Enzyklopädie der Pferderassen

EUROPA BAND 1

Jasper Nissen

Enzyklopädie der Pferderassen

- Deutschland
- Belgien
- Niederlande
- Luxemburg

EUROPA BAND 1

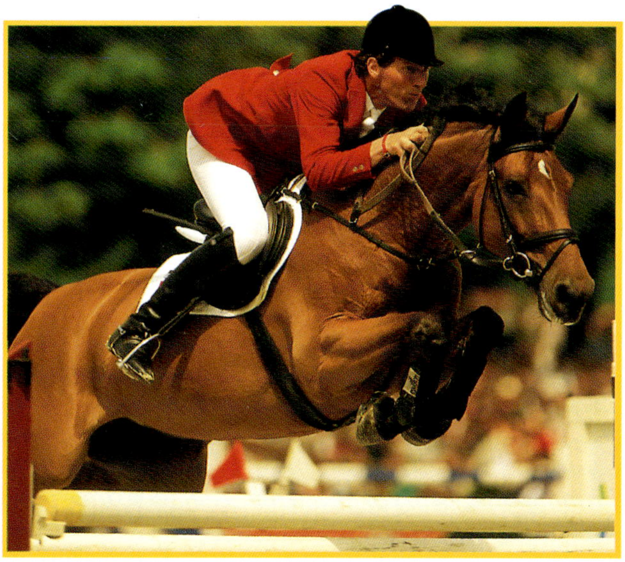

KOSMOS

Umschlag von eStudio Calamar unter Verwendung von 15 Farbfotos von E. Escher (großes Motiv Umschlagvorderseite), G. Blum und S. Stuewer (kleine Motive rechts und links des Buchrückens) sowie von Bild-Report-Wagner (Motiv des Buchrückens).

Mit 358 Farbfotos, Schwarzweißfotos und Illustrationen.

Bibliografische Information Der Deutschen Bibliothek

Die Deutsche Bibliothek verzeichnet diese Publikation in der Deutschen Nationalbibliografie; detaillierte bibliografische Daten sind im Internet über http://dnb.ddb.de abrufbar.

Gedruckt auf chlorfrei gebleichtem Papier

2. Auflage 2003

ISBN 3-440-09723-4
Redaktion: Birgit Bohnet
Gestaltungskonzept: Atelier Jürgen Reichert, Stuttgart
Printed in Czech Republic / Imprimé en République Tchèque

Bildnachweis

Wir danken folgenden Agenturen, Fotografen und Institutionen für ihre freundliche Unterstützung:

Animal Photography, S. A. Thompson (Großbritannien): S. 25 u., 27 o., 46, 111 M., 111 u., 113, 133 o., 137, 198, 199 u., 245, 246 u., 252, 256, 293 o., 298
Animal Photography, R. Willbie (Großbritannien): S. 67 o., 109 u., 162, 183, 193, 227 u., 293 u.,
H.-J. Bernhagen (Verden): S. 217 u., 219 o.
H. Bouwman (Niederlande): S. 238, 239, 241 u.
J. Christen (Mannheim): S. 65 u., 227 o.
H. M. Czerny (München): S. 84, 85 l., 145, 182
K. Decker (Glonn): S. 235
G. und H. Denzau (Essen): S. 21 u., 25 o., 28 u., 29, 36 o., 36 M., 36 u., 37 o., 37 M., 37 u., 38 o.l., 38 o.r., 44 o., 45
Deutsche Reiterliche Vereinigung (FN): S. 62
Deutsches Pferdemuseum (Verden a. d. A.): S. 41 u., 52, 58, 59 o., 72 o., 77 u., 99 u., 102, 103, 112 u., 116, 118 u.l., 172 l., 173 u., 175, 203, 220 u.r., 294, 299
Deutsches Pferdemuseum/Archiv Schiele: S. 192 o.
Deutsches Pferdemuseum/Archiv Tiedemann: S. 118 o.l., 118 o.r., 118 M.l., 118 r., 152 o., 206, 301
H. D. Dossenbach (Schweiz): S. 53, 54, 55, 57 o., 57 u., 59 u.
H. Erdmann (Garbsen): S. 22, 24 u., 26 u.
W. Ernst (Ganderkesee): S. 65 o., 66, 75, 81, 82 u., 83, 85 r., 86, 97 u., 98 o.l., 99 o., 105, 106, 107, 108, 109 o., 110 o.l., 110 o.r., 110 u.l., 110 u.r., 111 o., 114, 122, 124 o., 125, 126, 133 M., 133 u., 134 o., 134 u., 135, 136 u., 144, 146 l., 146 r., 147, 148, 153 o., 153 u.r., 154 u., 156 o., 156 M., 156 u., 163, 165, 166, 168, 171 o., 171 u., 172 r., 176, 186, 188, 208 u., 272, 273, 274 o., 277 u., 279, 283
W. Feldmann (Aegidienberg): S. 236 o., 236 u., 237 o.
M. Geyer (Beutelsbach): S. 201 u., 211, 213 u., 221 u.
K. Houghton (Großbritannien): S. 136 o., 207, 233 o., 257, 291, 292 u.
G. Kapitzke (Hannover): S. 30 u., 112 o., 115, 149, 178, 194, 196 o., 208 o., 209 o., 222, 228, 230 o., 244, 246 o.
B. Langrish (Großbritannien): S. 43 u., 259, 266, 270, 271, 277 o., 302
L. Lenz (Cochem): S. 31 o., 31 u., 233 u.
Mary Evans Picture Library (Großbritannien): S. 17 u., 23 o., 24 o., 27 u.
H. Menzendorf (Berlin): S. 74, 76 o., 76 u., 77 o., 78 o., 79, 120, 152 u., 154 ., 177 o., 199 o., 209 u., 214
Museum Halle/Fotoarchiv Kühn (Halle): S. 42 o., 42 u., 43 o., 297 o.
Archiv J. Nissen (Schweden): S. 11, 13 o., 13 u., 14 o., 14 u., 15 o., 15 u., 16 o., 16 u., 17 o., 18, 19, 21 o., 23 u., 25 M., 26 o., 28 o., 28 M., 30 o., 33, 35, 38 u., 40 u., 41 o., 44 u., 67 u., 69, 72 u., 73, 78 u., 88 o., 88 u., 89 o., 89 u., 90 o., 90 u., 91 o.l., 91 o.r., 91 u., 92, 93, 94 o., 94 u., 95, 96, 97 o., 98 u., 101, 117 o., 117 u., 118 u.r., 119, 121 o., 121 u., 124 u., 127, 128, 129 o., 129 u., 130, 131 o., 131 u., 132, 138 l., 138 r., 140 o., 140 u., 141, 142, 143, 151, 159, 173 o., 174, 177 u., 179 o., 179 u., 196 u., 197., 202, 205 o., 205 u., 210., 213 o.l., 213 o.r., 216 o., 216 u., 217 o., 219 u., 220 o.l., 220 o.r., 221 M., 221 o., 223, 240, 241 o., 248, 249, 260, 261 o., 261 u., 262, 274 u., 276 o., 276 u., 280 u., 281 o., 281 M., 281 u., 282, 284 o., 284 u., 287, 289 o., 289 u., 290, 295 o., 295 u., 297 u., 300, 303 o., 303 u., 304
F. Papavassiliou (Griechenland): S. 219 M.
H. Reinhard (Heiligenkreuzsteinach): S. 187
E. Schöpal (Düsseldorf): S. 98 o.r., 155, 263
Senckenberg-Stiftung (Frankfurt/Main), Haupt: S. 12
Sorrel (Ebersbach): S. 39, 47, 161, 195, 224 u., 225, 230 u.
Trakehner-Verband (Brozio): S. 64
M. Vogt (Rosdorf): S. 157, 212
A. Waidmann (Bonn): S. 218, 220 u.l.
E. Weiland (Schweiz): S. 40 o., 80, 82 o., 153 u.l., 192 u., 200, 201 o., 224 o., 226, 265, 280 o., 292 o.

INHALT

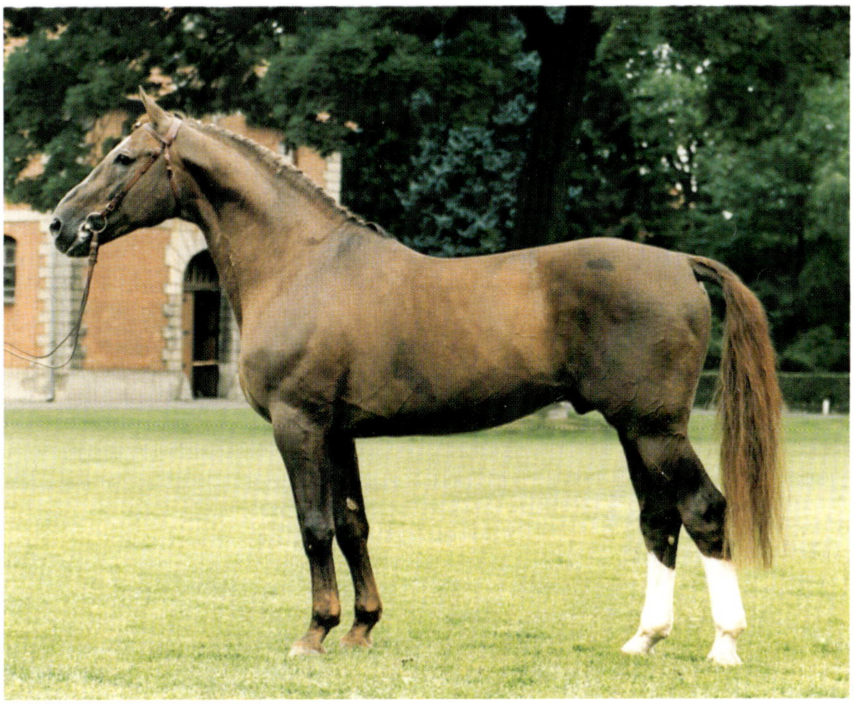

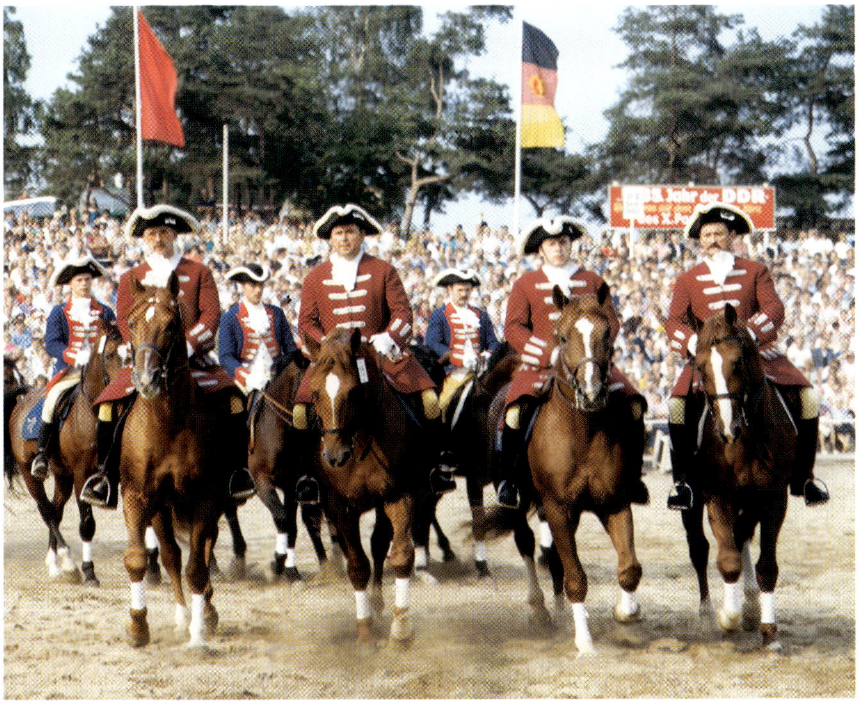

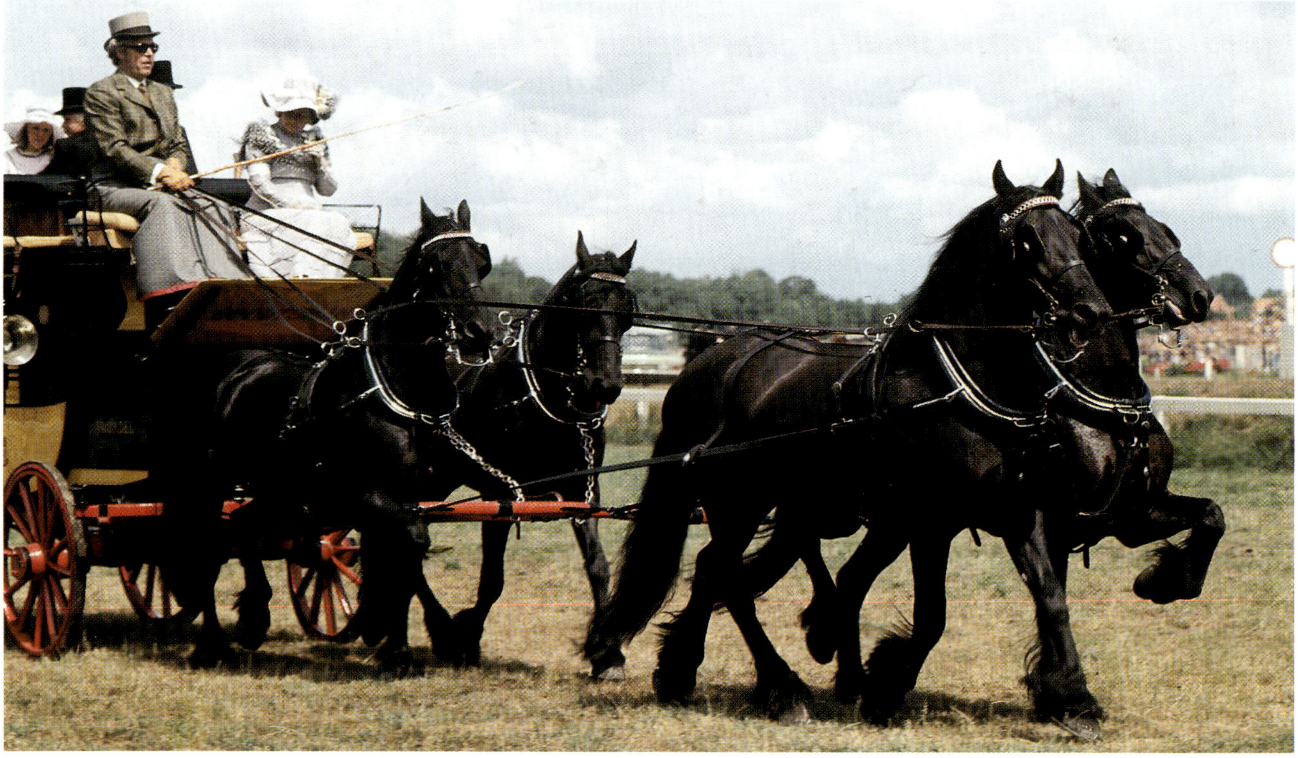

VORWORT

„Habent sua fata libelli" („Bücher haben ihre Schicksale" – T. Maurus, DE LITTERIS, SYLLABIS, METRIS, 3. Jhd. n. Chr.).

Als ich 1960 – noch während meines Studiums – das vom Kosmos Verlag herausgebrachte Rassenbestimmungsbuch „Welcher Hund ist das?" in die Hand bekam, fragte ich in Stuttgart an, ob es ein ähnliches Buch über Pferderassen gäbe. Daraus entwickelte sich ein brieflicher Dialog mit dem Verleger Rolf Keller, der dazu führte, daß er mich beauftragte, diese Lücke zu schließen und das fehlende Pferderassenbuch zu schreiben. WELCHES PFERD IST DAS? wurde von der ersten Auflage an ein großer Erfolg. Es wurde in mehrere Fremdsprachen übersetzt und erlebte bis 1986 insgesamt zehn erweiterte Auflagen. Doch mit dem Zusammenbruch des Ostblocks ergaben sich plötzlich Einblicke in eine Vielzahl von Zuchten, die uns bis dahin verwehrt gewesen waren. Auch im Bild der deutschen Zuchten veränderte sich durch die Wiedervereinigung einiges. Aufgrund meiner langjährigen und intensiven Beschäftigung mit der Materie verfügte ich auch über so viel Wissen, daß wir über ein neues, ein umfangreicheres Konzept nachzudenken begannen.

Nach ausgiebigen Gesprächen zwischen dem Verlag und mir begeisterten wir uns für die ganz große Lösung, das heißt eine ENZYKLOPÄDIE DER PFERDERASSEN in mehreren Bänden. Dabei schwebte mir als Leitbild ein wenig das Werk Graf Carl Gustav Wrangels, DIE RASSEN DES PFERDES (Stuttgart 1908/1909) vor. Das nun entstandene Buch hat nicht mehr viel mit WELCHES PFERD IST DAS? gemein. Lediglich die Gliederung der Rassenbeschreibungen habe ich beibehalten. Ich habe mich dabei nicht nur auf die von den Züchtervereinigungen vorgegebenen offiziellen Angaben beschränkt, sondern zahlreiche eigene Erfahrungen, Beobachtungen, Meinungen und kritische Betrachtungen eingebracht. Generell habe ich mich bemüht, ganz neu zu recherchieren und habe so zahlreiche, über Generationen weitergetragene Irrtümer und Falschdarstellungen ausmerzen, aber auch verschiedene, vom jeweiligen Zeitgeist beeinflußte Sichtweisen und Schlußfolgerungen relativieren können.

Intensive praktische und theoretische Beschäftigung mit allem, was das Thema Pferd und in weiterem Sinne die Equiden berührt sowie diverse hippologische Auslandsstudienreisen haben meinen Horizont ein wenig über den berühmten „Tellerrand" erweitert, so daß ich mir ein recht umfassendes „hippologisches Weltbild" habe machen können. Ich kenne die Materie aus vieljähriger persönlicher Erfahrung. Nicht zum wenigsten geprägt hat mich selbstverständlich meine Zeit beim Holsteiner-Verband in jener schicksalhaften Phase des Umzüchtungsprozesses auf ein modernes Sportpferd, während der ich aktiv in Wort und Schrift Anteil an den Weichenstellungen für die heutige, so erfolgreiche Zucht nehmen und unseren „eigenen Holsteiner Weg" durchsetzen konnte. So kommt es, daß meine persönliche Meinung nicht immer mit der offiziell „von der Kanzel verkündeten" übereinstimmt.

Die Unterstützung meiner vorliegenden Arbeit durch die Zuchtverbände war in der Mehrzahl mustergültig, wofür ich den verantwortlichen Persönlichkeiten hier meinen Dank ausspreche! Leider gab es ein paar unerfreuliche Ausnahmen, die ich mit Schweigen übergehe. Bei den Zuchten im Bereich der ehemaligen DDR waren verständlicherweise, trotz meist großer Bereitwilligkeit, die Möglichkeiten noch begrenzt.

Im Bemühen um Authentizität und Anschaulichkeit habe ich die mir erreichbaren Fachleute möglichst oft zu Worte kommen lassen, und bemerke ausdrücklich, daß ich, was die einschlägige Literatur über den behandelten Stoff an Interessantem und Bewährtem bot, in entsprechender Weise benutzt habe.

Danken möchte ich allen, die mich in meiner Arbeit unterstützt haben: Zuerst meiner Verlagslektorin Birgit Bohnet, die bis zum Schluß die Nerven und ihre gute Laune behalten hat, der Verlagsleitung für ihre Geduld; weiter Henk Bouwman, dem ich im wesentlichen die Fakten für den Benelux-Teil verdanke, wobei er zahlreiche heimische Quellen benutzen konnte, die mir nicht zugänglich gewesen wären, und durch die der Text außerordentlich gewonnen hat. Gedanklicher Austausch mit zahlreichen Persönlichkeiten aus Pferdezucht und -sport hat mein Leben lang bestanden. Schon in meiner Studienzeit habe ich aufgrund persönlicher Bekanntschaft an den Forschungsergebnissen Hermann Ebhards und Dr. Erna Mohrs zur Frage der Ahnen unserer Hauspferde teilhaben dürfen. Was meine Sicht der Vollblutrasse angeht, so haben mich vor allem der verstorbene Generalsekretär des Direktoriums für Vollblutzucht und Rennen, Franz Châles de Beaulieu, und Landstallmeister Dr. Udo v. Kummer beeinflußt. Aus jüngster Zeit nenne ich stellvertretend für fruchtbare Gespräche Dr. Walter Hecker, Martin Haller, Mary McCann, Léon N. Melchior, Dr. Marianne Jönsson, Dr. Charlotte Moore, Barbara Müller, Helke Wendl . . . Besonderen Dank schulde ich Professor Dr. Hans-Joachim Schwark und Dr. Petra Petzold, denn sie gaben mir die unschätzbare Möglichkeit, einen Überblick über die noch intakte Pferdezucht der DDR vor dem Wiederanschluß zu gewinnen.

Unter den Photographen, denen ich danken möchte, nenne ich besonders Sally Anne und John Thompson, Werner Ernst, der in Krisensituationen sofort zur Stelle war, weiterer Dank gilt dem Deutschen Pferdemuseum und dem Haustiermuseum Halle.

Schließlich muß ich meiner Frau und unserem Gestütsteam für ihre Geduld und ihr Verständnis dafür danken, daß das Verfassen von Büchern, namentlich von derartigem Umfang, viel Zeit erfordert, die anderswo durch Mehrarbeit ausgeglichen werden muß.

Ich möchte dieses Buch meinen Eltern widmen, die stets verständnisvoll und hilfreich hinter allen meinen Unternehmungen und Arbeiten gestanden haben.

Jasper Nissen
Stuteri Penarpsgården/ Förslöv, Schweden

Zu diesem Buch

Der erste Band der ENZYKLOPÄDIE DER PFERDERASSEN EUROPAS liegt vor Ihnen. Er enthält einleitend die stammesgeschichtliche Entwicklung der Equiden, die systematische Einordnung und die einzelnen Untergattungen, Arten und Unterarten der Gattung Pferd (Equus). Den Hauptteil bilden die Pferderassen und Typzuchten, geordnet nach Ländergruppen und einzelnen Ländern, jeweils in der Reihenfolge Warmblut, Kaltblut, Ponies.

Bei den Niederlanden habe ich allen anderen Rassen das (West-)Friesische Pferd vorangestellt als die eigentliche „Urrasse" in „de lage Landen", zumal es sich auch nur mit Schwierigkeiten unter die Begriffe Warmblut oder Kaltblut einordnen läßt.

Hinsichtlich der Pferderassen ist in vielen Büchern aus Gründen eines übersichtlichen Layouts und einer scheinbar den Ordnungssinn des Lesers ansprechenden, einheitlichen Optik jede Rasse im gleichen Umfang dargestellt, umfassen Aegidienberger wie Trakehner, Hannoversches wie Rheinisches Warmblut die gleiche Seiten- und Bilderzahl. Aber diese Art der Bearbeitung eines so komplexen Stoffes ist wirklichkeitsfremd und bringt dem ernsthaft interessierten Leser keineswegs die erwünschte und erwartete Information. Es ist, wie ich meine, unbedingt erforderlich, jede Rasse- oder Typzucht individuell, entsprechend ihrem heutigen Gewicht und zugleich in dem Rahmen ihrer geschichtlichen Bedeutung im Gesamtzusammenhang pferdezüchterischer Entwicklung zu behandeln, wenn man die Proportionen wahren will. Damit dem Leser auch hier das Aufsuchen bestimmter Details erleichtert wird, habe ich die häufig übliche, bis heute bewährte systematische Gliederung innerhalb jeder einzelnen Rasse beibehalten.

Aufgrund der Vielfalt der europäischen Pferderassen haben wir die ENZYKLOPÄDIE DER PFERDERASSEN EUROPAS in drei Bände aufgeteilt. Es stand für mich dabei außerhalb jeder Debatte, daß Deutschland als wichtigstes Zuchtland für das warmblütige Reit- und Sportpferd mit seinen 14 regionalen und einigen überregionalen Warmblutzuchtverbänden in den ersten Band gehörte. Mit über 80.000 eingetragenen Zuchtstuten stellten die deutschen Warmblutzuchtverbände (1997) gemeinsam die bei weitem größte Zahl an Stuten, gefolgt von den Ponies mit 40.000 (davon 9.200 Reitponies), Araber mit 4.300, Kaltblut mit 4.200 und Schwerem Warmblut mit 920 Stuten. Ebenso aufgenommen in den ersten Band habe ich die Rassen der Benelux-Staaten, deren Warmblutzuchten weitgehend auf deutschem Zuchtmaterial aufbauen. Die Britischen Inseln, Frankreich und Skandinavien werden, ebenso wie Süd- und Osteuropa, im zweiten beziehungsweise dritten Band behandelt.

Nicht behandelt unter Deutschland und den Benelux-Staaten habe ich die dortigen Reitponyzuchten, da es sich hierbei ursprünglich um eine britische Schöpfung handelt, hervorgegangen aus der Polopony-Zucht gegen Ende des 19. Jahrhunderts. Jedoch ist das Grundprinzip der Reitponyzuchten, ihr Ausgangsmaterial, ihre „Ingredienzien" in den verschiedenen Ländern mehr oder weniger gleich. Da Deutschland außer dem Dülmener Wildbahn-Pony, dessen Anteil am Entstehen der deutschen Reitponyzuchten gering ist, weiter keine und die Benelux-Staaten überhaupt keine autochthone Ponyrasse besitzen, ist man auf britische Importe angewiesen. Vorwiegend wird mit einer Welsh-, New Forest-, Connemara-, gelegentlich auch Dartmoor-Grundlage gearbeitet, die mit Orientalischem und/oder Vollblut veredelt wird. Das angestrebte Zuchtziel ist das eines vielseitigen, für den Sport geeigneten Reitponys analog dem der Reitpferdezuchten.

Ausgelassen habe ich im deutschen und im Benelux-Teil Haflinger, Islandpferd, Shetland-Pony und Fjordpferd, obgleich sie hier schon lange nachgezüchtet werden und in Deutschland teils beachtlich große Population aufweisen: Laut Jahresbericht der Deutschen Reiterlichen Vereinigung (FN), Warendorf 1995, sind beim Haflinger 14.600, beim Islandpferd 5.200, beim Shetland-Pony 4.800 und beim Fjordpferd 1.500 Zuchtstuten eingetragen. Ich begründe dieses Vorgehen mit einer EU-Regelung, die eine Reihe erbittert geführter Diskussionen zwischen den Zuchtleitungen der Ursprungszuchten und denen einiger Nachzuchtgebiete beendet hat. In Zukunft soll für die Zuchtzielbeschreibung von Nutztieren allein das jeweilige Originalzuchtgebiet zuständig sein. Im Falle der Haflinger-Zucht ist also allein der Zuchtverband im zu Italien gehörenden Südtiroler Alpengebiet federführend. Analoges gilt zum Beispiel auch für die Connemara-Zucht an der Westküste der Republik Irland. In beiden Fällen bestanden erhebliche Meinungsverschiedenheiten über das Zuchtziel und die notwendigen Maßnahmen, es zu erreichen, zwischen den heimatlichen Zuchtleitungen und denen der Nachzuchtgebiete. Da diese Regelung schon längere Zeit zu erwarten war, habe ich konsequenterweise alle Rassen unter ihrem Heimatland behandelt und gedenke das auch durch das gesamte Buch fortzuführen. Entsprechend verfahre ich deshalb auch beim Vollblut, das ich unter seinem Entstehungsland bringe. Dort werde ich dann jedoch auch die wichtigsten Nachzuchten behandeln. Analoges gilt für andere international weit verbreitete Rassen.

Nicht eingegangen unter Deutschland und den Benelux-Staaten bin ich auch auf alle „Exoten", die durch „alternative" Reitweisen (Western, Gangarten etc.) aus Amerika oder nach dem Fall des „Eisernen Vorhangs" aus dem ehemaligen Ostblock zu uns gekommen sind und in der hippologischen Fachpresse trotz ihrer geringen Zahlen ein weit überproportionales Echo gefunden haben. So betrugen laut FN (a. a. O.) die registrierten Stutenzahlen der aus Nordamerika stammenden Rassen in Deutschland 1995 insgesamt etwa 950, der aus Südamerika 150 und die der aus dem Gebiet der ehemaligen UdSSR etwa 70 Köpfe.

Zum Schluß noch ein paar Anmerkungen zu einigen Begriffen und Schreibweisen, soweit sie ungewohnt oder ungewöhnlich sind: Im allgemeinen habe ich mich aus gewissen, mir reichlich unfruchtbar erscheinenden Gelehrtendisputen um den korrekten wissenschaftlichen Namen einer Gattung, Untergattung, Art etc. herausgehalten, mit zwei Ausnahmen. Da ist zum einen der früheste bekannte direkte Vorfahre des Pferdes. Er wurde, als seine fossilen Überreste zuerst 1838/39 in England entdeckt worden waren, von dem Paläontologen Richard Owen nicht als solcher erkannt. Vielmehr sah er den Fund als einen Vorläufer der Hyraces (Klippschliefer) an und nannte ihn „Hyracotherium" (klippschlieferartiges Tier). Wissenschaftlich gilt seine Benennung, da zuerst erfolgt, als die korrekte Bezeichnung. 1876 wurden auch in Amerika erste Fossilien der gleichen Gattung entdeckt, die von E. D. Cope zuerst beschrieben wurden. Er erkannte sie als Vorfahren des Pferdes und nannte sie Eohippus, da sie im Eozän gelebt hatten Der Name ist eingängig und plausibel; aber die wissenschaftliche Nomenklatur besteht darauf, daß nur der auf einem Irrtum beruhende, zuerst vergebene Name wissenschaftlich richtig sei. Da ich das für „Haarspalterei" halte, verwende ich die – recht poetische – Bezeichnung Eohippus (wörtlich „Pferd der Morgenröte").

Für die Untergattung „Hemionus", die zwischen Esel und Pferd zu stehen scheint, habe ich, Dr. Jiři Volf, dem langjährigen Direktor des Prager Zoologischen Gartens und profundem Equiden-Spezialisten folgend, die nicht so übliche und von manchen Wissenschaftlern abgelehnte ältere Bezeichnung „Pferdeesel" verwendet. Freilich bedeutet das griechische Wort ημιονοσ in deutscher Übersetzung „Halbesel". Aber dieser Name provoziert meines Erachtens nur die Frage nach der anderen Hälfte. Die Verlegenheit der Wissenschaft, diese Untergattung möglichst treffend zu bezeichnen, zeigt sich an einem anderen, ebenfalls älteren, nur noch selten verwendeten Namen, „Hemippus" („Halbpferd"). Ich meine, mit dem Terminus „Pferdeesel" ist die Zwischenstellung zwischen den beiden Untergattungen eindeutig ausgedrückt.

Entsprechend Graf C. G. Wrangel in DIE RASSEN DES PFERDES (2. Band, Stuttgart 1908), G. Schwarznecker/G. Froelich in LEHRBUCH DER PFERDEZUCHT (Berlin 1926) und zahlreichen anderen Autoren habe ich, abweichend vom Duden, die im Englischen übliche Geschlechtsbezeichnung *der* Pony (the Pony, he), statt *das* Pony beibehalten, ebenso wie die englische Pluralendung Pon*ies* statt Pon*ys*.

Auch habe ich die ältere Bezeichnung Gest*üt*buch statt *Stut*buch angewendet, wie sie zum Beispiel in der Vollblut- und der Holsteiner-Zucht bis heute üblich ist. „Gestütbuch" ist die korrekte Übersetzung des englischen „Stud Book" – „Stud" bedeutet nicht „Stute", sondern „Gestüt". In diesem Zusammenhang ist die gesamte „Herde" gemeint („Herdbuch", wie in der Rinderzucht, wäre deshalb korrekter als „Stutbuch"). „Herde" bedeutet die Gesamtpopulation einschließlich der Hengste.

Entgegen den Regeln des Dudens habe ich auch die Rassebezeichnungen, soweit sie auf -isch enden, groß geschrieben, zum Beispiel *W*estfälisches Pferd. Damit will ich unmißverständlich ausdrücken, daß es sich nicht um ein Pferd aus Westfalen, sondern um ein Pferd Westfälischer Rasse handelt. Ebenso habe ich *S*chweres *S*ächsisches Warmblut geschrieben, um klarzustellen, daß „Schwer" und „Sächsisch" Teile der Rassebezeichnung sind. Dagegen habe ich englisches Vollblut, *a*merikanisches Vollblut geschrieben, weil es sich nicht um Namen unterschiedlicher „Vollblutrassen" sondern lediglich um Herkunftsbezeichnungen handelt, während die Rassezugehörigkeit dieselbe ist.

In der Regel benutze ich den Begriff „englisches Vollblut" ohnehin nicht, sondern verwende einfach das Wort „Vollblut". Der im Deutschen übliche Zusatz soll die englische Rasse von anderen „Vollblutrassen" (wie dem Arabischen, Anglo-Arabischen oder anderem „Vollblut") unterscheiden. Aber das etwas unglücklich gewählte deutsche Synonym „Vollblut" für das englische „Thoroughbred" bezeichnet korrekt angewendet nur diese ganz bestimmte Rasse. Ebensowenig, wie man in dem angelsächsischen Sprachraum von einem „Arabian Thoroughbred" spricht, sollte man von einem „Arabischen Vollblut" sprechen. Obwohl dieser Begriff im Deutschen gebräuchlich ist und landläufig verwendet wird, ist er ebensowenig korrekt, wie die gelegentlich aus Laienmund gehörten peinlichen Zusammenstellungen „Trakehner Vollblut" oder „Vollblutaraber".

Für die Bezeichnung der wichtigsten Ursprungsrasse des heute „Cheval de Selle Français" (meist abgekürzt „Selle Français", SF) genannten Französischen Reitpferdes habe ich, entsprechend Wrangel und Schwarznecker (a. a. O.), als Analogbildung zu Holsteiner, Oldenburger etc. die Form Normän*ner* gewählt und nicht Norman*ne*.

Im Register sind nur Hinweise gegeben auf Textstellen, in denen sich die hauptsächlichste Behandlung des Stichwortes (halbfett) oder aber wichtige, zur Vertiefung beitragende Zusammenhänge und Ausführungen (normal) zu finden sind. Auf Namen wird kursiv verwiesen.

Zoologische Grundlagen

Die Entwicklungs-geschichte der Equiden

Die Ordnung der *Mesaxonia* (Mittelachsentiere) oder *Perissodactyla* (Unpaarzeher) aus der Überordnung der *Ungulatae* (Huftiere) hatte ihre Blütezeit im mittleren Tertiär, also vor ca. 40 bis 25 Millionen Jahren. Die meisten ihrer Unterordnungen und Familien sind mittlerweile ausgestorben. Heute existieren nur noch zwei ihr zugehörige Unterordnungen mit insgesamt drei Familien:

1. Unterordnung *Ceratomorpha* (Nashorngestaltige bzw. Nashornverwandte) mit den Familien *Rhinocerotoidae* (Nashörner) und *Tapiridae* (Tapire).
2. Unterordnung *Hippomorpha* (Pferdegestaltige bzw. Pferdeverwandte) mit der Familie *Equidae* (Pferde).

Die Stammesentwicklung der Pferde im Verlauf der Evolution erfolgte von der noch im Palaeozän lebenden, im Verlauf des Eozän ausgestorbenen Unterklasse der Ur-Huftiere *(Condylarthra)* aus, kleinen Allesfressern mit wenig spezialisierten Pfoten, deren Zehen jedoch bereits in kleinen Hufen endeten.

Nach unserer heutigen Kenntnis war Nordamerika die Heimat der Urhuftiere und später das Ursprungsgebiet des laubfressenden Waldbewohners *Eohippus,* mit dem die Ahnenreihe der Vorfahren unserer Pferde begann. Sie setzte sich bis zum einzehigen *Pliohippus* fort und endete schließlich beim *Equus,* das heißt den rezenten Zebras, Eseln, Pferdeeseln und „echten" Pferden.

Die Entwicklungsgeschichte der Pferde ist deshalb so interessant, weil sie wohl das einzige Beispiel eines fast lückenlos rekonstruierten fossilen Stammbaumes darstellt, der sichtbar werden läßt, in welcher Weise sich entsprechend der Theorie *Charles Darwins* (1809–1882) die stammesgeschichtliche Entwicklung der Tierwelt überhaupt vollzogen hat.

Während noch *Georges Baron de Cuvier* (1769–1832) und seine Anhänger davon ausgingen, daß neue Tier- und Pflanzenarten in jedem Erdalter von neuem jeweils ganz spontan aufgetaucht seien, vertrat als erster *Darwin* in seiner Arbeit On the Origin of Species by Means of Natural Selections (1859) die Meinung, daß sich die verschiedenen Fossilienfolgen, die bekannt waren, als Ausdruck einer evolutionären Fortentwicklung interpretieren ließen, die jeweils vom niedrigeren, primitiveren, unspezialisierten zu höheren, komplizierteren, spezialisierteren Formen verlaufen sei.

Die Entwicklungsgeschichte der Pferde gilt als das Paradebeispiel einer mit Hilfe einer Fossilienfolge rekonstruierten Evolution. Wesentlichstes Merkmal dieser Entwicklungsgeschichte der Equiden ist die allmähliche Aufrichtung vom relativ schwerfälligen Sohlengänger zum flüchtenden Zehenspitzengänger unter gleichzeitiger Reduzierung der fünf Strahlen des Vorder- und Hintermittelfußes bis auf eine (die mittlere) tragende Zehe, und unter gleichzeitiger Größenzunahme vom etwa windspielgroßen Alles- bzw. Laubfresser, der im Wald lebte, zu einem bis zu 180 cm Widerristhöhe erreichenden, Kräuter und Gras fressenden Tier der Savanne und Steppe.

Bei *George Gaylord Simpson* lesen wir dazu in der Einteilung zu dem Aufsatz Die Evolution des Pferdes (Heidelberg 1966): „Als *Charles Darwin* sein berühmtes Buch über den Ursprung der Arten schrieb, schien das historische Zeugnis, soweit es in Gestalt der damals schon bekannten fossilen Überlieferung vorlag, der realen Existenz der von ihm angenommenen ‚Evolution' eher zu widersprechen. Die meisten Paläontologen hingen damals noch der Ansicht von *Cuvier* an, der die Aufmerksamkeit darauf gelenkt hatte, daß die neuen Tier- und Pflanzenarten in der vorliegenden Fossilreihe immer ganz unvermittelt auftauchten, ohne nachweisliche Vorfahren, die noch existiert haben müßten, wenn die neuen Arten ihre Entstehung einem evolutionären Prozeß verdankten.

Darwin vertrat demgegenüber die Ansicht, daß sich die Fossilfolge der Hauptgruppen der Lebewesen dennoch als Ausdruck einer evolutionären Weiterentwicklung interpretieren lassen, die von niedrigeren, primitiveren zu höheren und fortgeschritteneren Lebensformen verlaufen sei. Das scheinbar unvermittelte Auftreten bestimmter, neuer Arten in der fossilen Überlieferung wurde von ihm einleuchtend und überzeugend einfach als Folge der Unvollständigkeit der fossilen Funde erklärt. Tatsächlich ist, wie wir auch heute noch zugeben müssen, nur ein kleiner Teil der Arten, die es im Verlaufe der Erdgeschichte gegeben hat, in Form von Fossilien im Erdboden konserviert worden. Und von dieser ohnehin kleinen Anzahl ist nur der kleinste Teil bis heute gefunden, identifiziert und beschrieben.

Die Zahl der fossilen Funde ist seit den Tagen Darwins enorm angewachsen. Unter diesen Umständen war es zu erwarten, daß die weitere Suche dann, wenn es wirklich eine Evolution gegeben hatte, früher oder später Beispiele dafür liefern mußte, daß sich bestimmte Organismenarten innerhalb einer bestimmten geologischen Zeitspanne tatsächlich von einer Form zur anderen entwickelt hatten.

Das erste einigermaßen überzeugende Beispiel wurde schon 1872 von *Thomas Henry Huxley*, Darwins Freund und entschiedenem Gefolgsmann, beschrieben. Er wies nach, daß vier bekannte Gattungen fossiler europäischer Säugetiere eine Reihe von Schritten darstellten, die stufenweise bis zu den heute lebenden Pferden führten, wenn man sie chronologisch richtig anordnete: Es handelte sich um das *Palaeotherium* aus dem frühen Tertiär, das *Anchitherium* aus dem mittleren Tertiär, das *Hipparion*, das im Pliozän, dem letzten Abschnitt des Tertiärs gelebt hatte und schließlich das Pferd, *Equus*, das noch heute lebt, und dessen älteste Fossilien aus dem Pleistozän stammen. 1873 und 1876 unterstützte der Russe *Vladimir Kovalevsky* diese These Huxleys durch die Lieferung weiterer Details, womit auch er zu den Pionieren der palaeontologischen Evolutionsforschung zu rechnen ist. Schon vor Huxley und Kovalevsky hatte *Joseph Leydy* 1869 eine ganze Anzahl fossiler Pferde aus Amerika beschrieben. Seine Nachfolger *Othniel Charles Marsh* und *Edward Drinker Cope* verfolgten dieses Thema mit großem Eifer und als erbitterte Konkurrenten. Bereits 1874 sagte Marsh vor seiner Sammlung amerikanischer fossiler Pferde: ‚Die Abstammungslinie scheint direkt gewesen zu sein. Und die nunmehr vorliegenden Fossilien belegen jeden wichtigen Schritt der Entwicklung . . .'

Huxley war Marshs Behauptungen gegenüber skeptisch. Aber als er 1876 auf einer Vorlesungsreise nach Amerika kam und zwei Tage damit verbracht hatte, Marshs Sammlung zu studieren, war er völlig überzeugt."

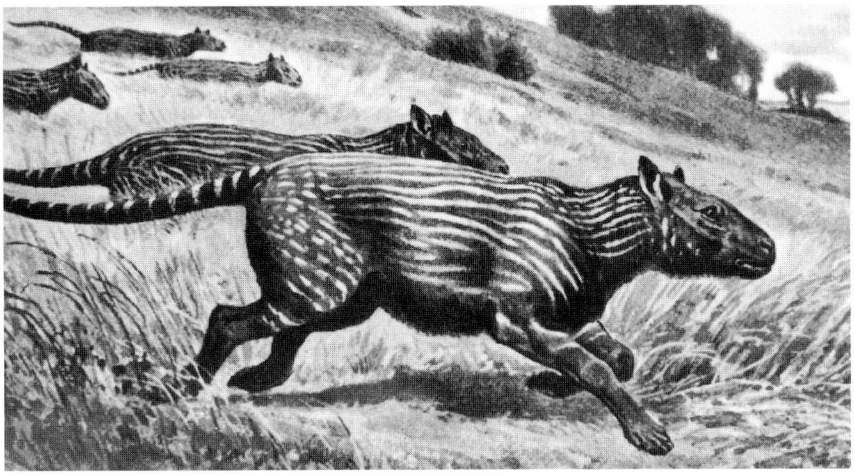

Phenacodus
Zeitliche Verbreitung: Oligozän
Eine zu den Condylarthra zählende, primitive, alttertiäre Frühform der Huftiere mit noch raubtierhaftem Gebiß, die an der Wurzel der Perissodactyla stand. (Zeichnung Professor Heinrich Harder)

Huxleys früheste Gattung, das *Palaeotherium*, hatte mit den Equiden zwar einen gemeinsamen Vorfahren, war jedoch ein europäischer Seitenzweig der Entwicklung. Es wird nicht mehr klassifikatorisch zu den Equiden, den Mitgliedern der Pferdefamilie gezählt. Huxleys übrige europäische Gattungen *Anchitherium*, *Hipparion* und *Equus* sind tatsächlich

Zu den Bildern prähistorischer Pferdeverwandter und Pferdevorfahren:
Den der Entwicklungsgeschichte des Pferdes beigegebenen Bildern von Professor Heinrich Harder müssen ein paar einleitende Worte vorausgeschickt werden, um keine Mißverständnisse aufkommen zu lassen.
Nachdem gegen Ende des 19./Anfang des 20. Jahrhunderts die Wissenschaft den Stammbaum der Equiden seit ihren frühesten Vorformen bis in unsere Zeit an Hand von Skelettfunden ziemlich lückenlos rekonstruiert hatte, ist immer wieder versucht worden, die toten Knochen durch Beschreibungen oder auch in bildlicher Darstellung mit Leben, mit Fleisch und Blut auszufüllen und in die jeweilige landschaftliche Umgebung ihres Erdzeitalters zu stellen.
Recht umfassende Werke dazu veröffentlichte Professor Othenio Abel, Paläontologe an der Universität Wien, unter den Titeln „Lebensbilder aus der Tierwelt der Vorzeit" (Jena 1922) und „Die vorzeitlichen Säugetiere" (Jena 1914), ebenso wie der naturkundliche Schriftsteller Wilhelm Bölsche, der zahlreiche Bücher zum Thema schrieb, wie „Tiere der Urwelt", „Tierwanderungen in der Urwelt", „Stammbaum der Tiere" etc. (alle Stuttgart, zwischen 1910 und 1930).
Um die bildliche Rekonstruktion der urweltlichen Tierwelt bemühte sich um die gleiche Zeit der tierkundliche Maler und Illustrator Professor Heinrich Harder, Berlin, in zahlreichen farbigen Zeichnungen.
In dem Vorwort zu seinen „Lebensbildern" schreibt Abel zu diesen Arbeiten: „Der dilettantenhafte Charakter, der fast allen Rekonstruktionen aus der Vorzeit der Erdgeschichte anhaftete . . . ist größtenteils Schuld daran, daß in wissenschaftlichen Kreisen derartige Versuche meist mit einem mehr oder weniger nachsichtigen Lächeln zu den anderen dilettantenhaften Spekulationen über das Leben der vorzeitlichen Tiere gelegt und nicht ernsthaft diskutiert wurden. . . ." Natürlich konnten und können solche Versuche, die vorzeitlichen Equiden und ihre Vor- und Nebenformen in ihren Lebensäußerungen, Körperformen und -farben, ihrer Körperhaltung, ihrem Bewegungsablauf etc. zu rekonstruieren, immer nur Versuche bleiben. Dennoch sind die zahlreichen von Professor Harder (der sich weitgehend auf die Darstellung von vorgeschichtlichen Tieren spezialisiert hatte) geschaffenen farbigen Zeichnungen bis heute außerordentlich aktuell, auch wenn aufgrund neuer Forschungsergebnisse in kleineren Details nicht ganz zutreffend. Der Gesamteindruck dürfte der jeweiligen Gattung oder Art recht nahekommen.
Zeichnungen neueren Datums, zum Beispiel in der "Illustrated Encyclopaedia of Dinosaurus and Prehistoric Animals" von Cox, Dixon, Gardiner und Savage (London 1988), in „Prehistoric Animals" von Benton, Channell und Maddison (London 1989) und in „The Rise of Life" von Reader und Gurche (London 1987) weichen nur unwesentlich von ihnen ab.

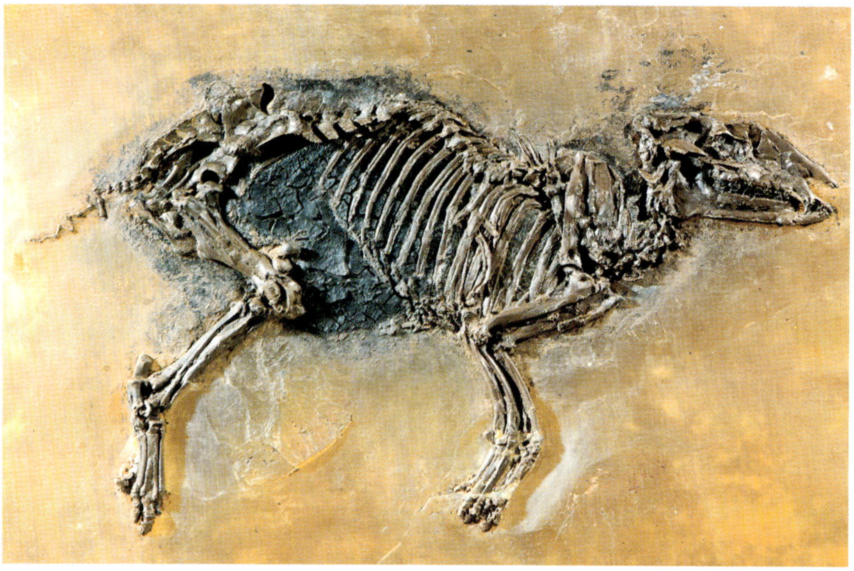

Skelett des „Kleinen Messeler Urpferdes" (Propalaeotherium parvulum messelense) aus der Ölschiefergrube Messel am Odenwald. Es ernährte sich von weichen Blättern. Kopf-Rumpflänge ca. 55 cm, Widerristhöhe ca. 30 cm.

Glieder dieser Familie. Sie alle entwickelten sich jedoch in Nordamerika und wanderten von dort aus, jedes für sich, über Asien nach Europa ein.

Am Ende des 19. Jahrhunderts war die Entwicklung, die vom *Eohippus* zum *Equus,* dem heutigen Pferd geführt hatte, in der Art und Weise, in der Marsh sie rekonstruiert hatte, zu dem am vollständigsten und am besten bekannten Beispiel der Evolution geworden. Es machte das Phänomen der Evolution mit einem Mal konkret sichtbar und wurde als überzeugender und endgültiger Beweis ihrer Realität anerkannt. In fast allen Lehrbüchern und populären Darstellungen der Entwicklungsgeschichte dient es heute als anschauliches Beispiel!

Beginnen wir nun mit unserer Betrachtung der Evolution der Pferdefamilie im frühen Tertiär, dem sogenannten Eozän (dem Zeitalter der „Morgenröte"), als sich der Zweig der Pferdeähnlichen *(Equidae)* aus dem Stamm der Huftiere *(Ungulatae)* differenzierte: Zu diesem Zeitpunkt, vor nunmehr etwa 50 Millionen Jahren, finden wir den *Eohippus* (das „Früh-Pferd", oder wörtlich besser „Morgenröte-Pferd"), ein etwa windspielgroßes, zierliches Tier, das sich seinen Verfolgern durch rasche Flucht entzog. Es war zwischen 25 und 45 cm hoch, besaß vierstrahlige Vorder- und dreistrahlige Hintergliedmaßen und zunächst ein vollkommen ausgebildetes Allesfressergebiß. Fossilien fanden sich in Amerika, vor allem in Wyoming, USA. Parallele Entwicklungsformen, in Europa von *Richard Owen* 1838 als *Hyracotherium* bezeichnet (Fundorte in der Nähe Londons), dürften als Seitenzweig und nicht als direkte Vorläufer der heutigen Gattung Pferd anzusehen sein. Das *Hyracotherium,* der gleichen Wurzel wie der *Eohippus* und seine Nachfahren entstammend, ist vermutlich ein Vorläufer der Tapire.

Dieses Beispiel zeigt bereits, daß man nicht dem weitverbreiteten Trugschluß verfallen darf, daß die Entwicklungsgeschichte ganz allgemein und die der Pferde im besonderen völlig geradlinig, zielsicher verlaufen sei. Dieser Schluß wurde allerdings von den frühen Evolutionsforschern tatsächlich gezogen. Darstellungen in vielen Museen und Abbildungen in Lehrbüchern suggerieren auch heute noch nicht selten eine solche einfache Abfolge der Ereignisse. In Wirklichkeit war der Vorgang der Evolution wesentlich komplizierter.

Jedoch handelt es sich bei dieser Frage nicht einfach um Spezialistengezänk, sondern um ein grundsätzliches Problem der Evolution und damit der gesamten Biologie, mit Konsequenzen selbst für Philosophen und Theologen. Es geht hier um den Begriff der „Orthogenese". Dieser aus dem Griechischen stammende Terminus bedeutet, wörtlich übersetzt „direkte oder geradlinige Entwicklung". Ursprünglich wollte man mit ihm nur eine Evolution beschreiben, die völlig geradlinig, also ohne Abweichungen oder Aufsplitterungen verlaufen ist. Zwar haben solche Entwicklungen gelegentlich stattgefunden, jedoch niemals über beliebig lange Zeiträume und auf keinen Fall in der Evolution der Equiden!

Tatsächlich wurde der Begriff der Orthogenese von seinen Erfindern jedoch kaum jemals im rein deskriptiven Wortsinn angewendet. Vielmehr wurde er fast stets in weltanschaulichem Sinne dazu benutzt, eine Entwicklung zu umschreiben, von der sie annahmen oder auch behaupteten, daß sie unabhängig von natürlicher Auslese oder biologischen Zwängen der Anpassung an die Umwelt, von einer geheimnisvollen „inneren Kraft" gesteuert wurde.

Diese „geheimnisvolle Kraft" wurde von dem polnisch-französischen Philosophen *Henri Bergson* (1859–1941), dem Vertreter einer spiritualistischen Lebensphilosophie, als „Élan vital" (= zweckgerichteter Lebenstrieb) bezeichnet. *Hans Driesch* (1867–1941), deutscher Biologe und Philosoph, Vertreter eines antimaterialistischen (Neo-)Vitalismus, nannte sie „Entelechie" (= Zielgerichtetheit der Entwicklung).

Von diesen Autoren wurde ganz bewußt dem Phänomen der Evolution eine immaterielle und auf jeden Fall unbeobachtbare Ursache unterlegt, wodurch es aus dem Bereich wissenschaftlicher Diskussion herausgenommen wurde. Bis zur letzten Konsequenz wird diese weltanschaulich-religiöse Gedankenrichtung von dem Jesuiten, Palaeontologen und Philosophen *Marie-Joseph Pierre Teilhard de Chardin* (1881–1955) in seinem Spätwerk vertreten. Er faßt die Evolution grundsätzlich orthogenetisch auf, als eine Entwicklung, die einem bestimmten, göttlichen Plan (in my-

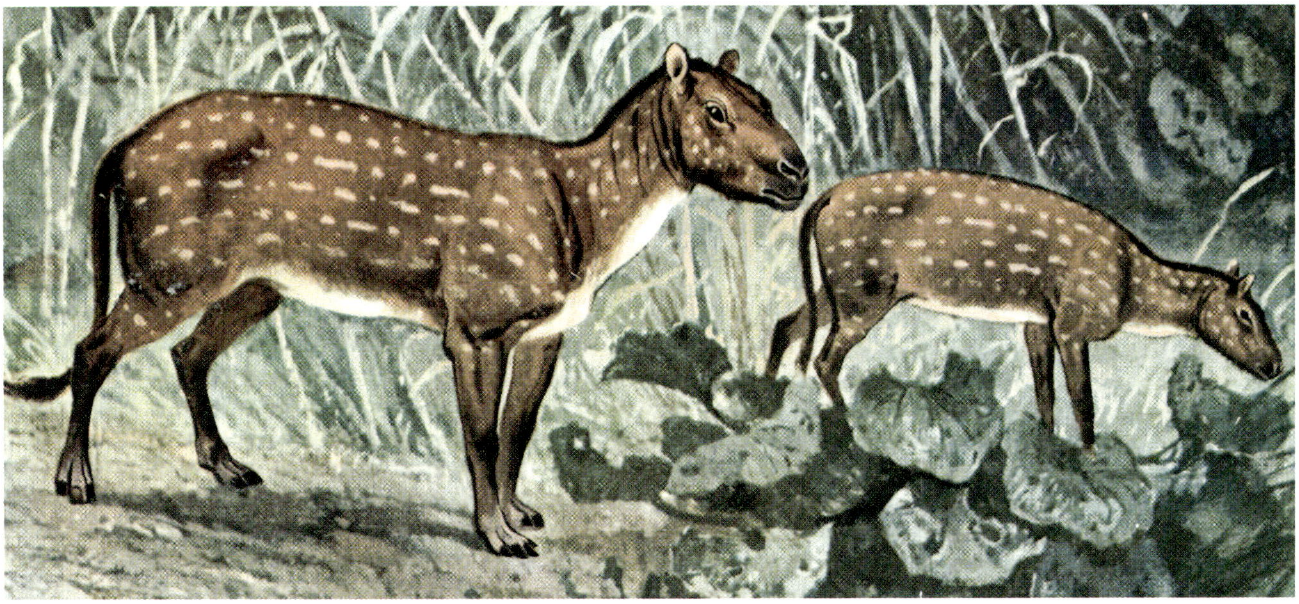

Eohippus (Hyracotherium)
Zeitliche Verbreitung: Unteres Eozän
Geographische Verbreitung: Nordamerika, Asien, Europa
Älteste pferdeartige Huftierform. Eohippus lebte in den tropischen tertiären Wäldern und ernährte sich von weichen Blättern. Es hatte vorn vier und hinten drei Zehen mit kleinen Hufschuhen. Den größten Teil des Gewichts trug bereits die dritte Zehe vorn beziehungsweise die mittlere hinten, jedoch befähigte es die Mehrzehigkeit, auch sumpfigen, moorigen Boden zu überqueren. Widerristhöhe ca. 20 cm, Länge ca. 60 cm. (Zeichnung Professor Heinrich Harder)

stisch-theologischem Sinn verstanden) folgt.

Betrachten wir jedoch einmal einige der Veränderungen etwas genauer, die sich tatsächlich innerhalb des ungeheuren Zeitraumes abgespielt haben, der zwischen *Eohippus* und *Equus* liegt. Da müssen wir gleich zu Anfang feststellen, daß die Abstammungslinie keineswegs eingleisig ist. Wiederholt kam es vielmehr in dieser Geschichte zu plötzlichen Aufsplitterungen, bei denen jeweils mehrere neue Linien entstanden, die sich selbständig und voneinander unabhängig entwickelten. So entstanden in Europa aus dem *Hyracotherium* (oder nahe verwandten Formen) sieben oder acht verschiedene *Palaeotherien*-Arten, die *Huxley* und *Kovalevsky* als Vorfahren des Pferdes ansahen. In Wirklichkeit gehörten sie einer ausgestorbenen Seitenlinie an. Sie bildeten eine Sackgasse in der Evolution der Pferde, die schon im frühen Oligozän, also vor 30 bis 35 Millionen Jahren, erlosch.

In Nordamerika unterschieden sich die Nachkommen von *Eohippus*, also die genuinen Mitglieder der Pferdefamilie, während des gesamten Pliozäns und des größten Teils des Oligozäns, also während eines Zeitraumes von mindestens 25 Millionen Jahren, nicht wesentlich voneinander. Obgleich in dieser gewaltigen Zeitspanne eine ganze Reihe verschiedener Arten auftritt, die sich hauptsächlich in der Größe unterscheiden, scheint es zu keiner Zeit mehr als zwei, meist nur eine Gattung gleichzeitig gegeben zu haben. Etwa am Ende des Oligozäns und zu Beginn des Miozäns, also vor etwa 25 Millionen Jahren, kam es dann plötzlich zu einer Aufsplitterung, die zum Entstehen von vier bis sechs Gattungen dreizehiger, laubfressender „Pferde"

Hypohippus (Anchitherium)
Zeitliche Verbreitung: Unteres bis oberes Miozän
Geographische Verbreitung: Entstehung in Nordamerika, später auch Asien und Europa
Das Hypohippus lebte teilweise noch von Blättern, teilweise schon von Gräsern. Es sah dem dreizehigen Mesohippus sehr ähnlich. Der Übergang von einer Form in die andere verlief mehr oder weniger unmerklich. Widerristhöhe ca. 60 cm. Überquerte die damals bestehende Landbrücke zwischen Alaska und Asien und überlebte dort (China) bis vor etwa fünf Millionen Jahren.

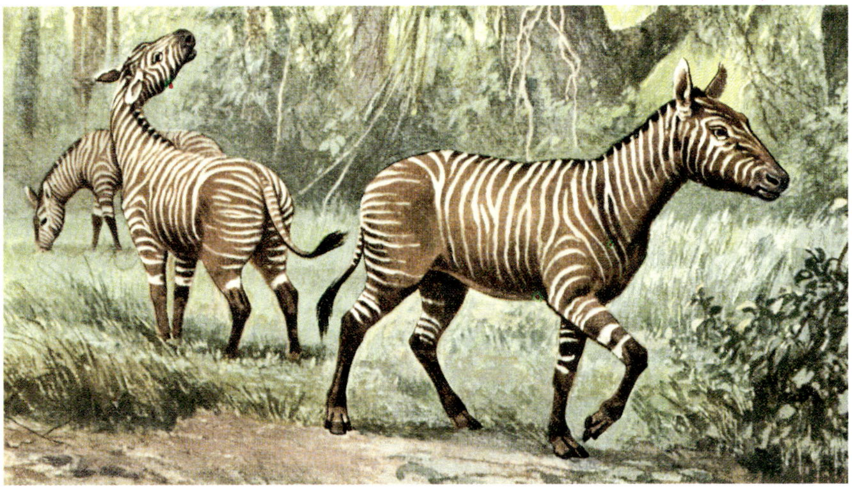

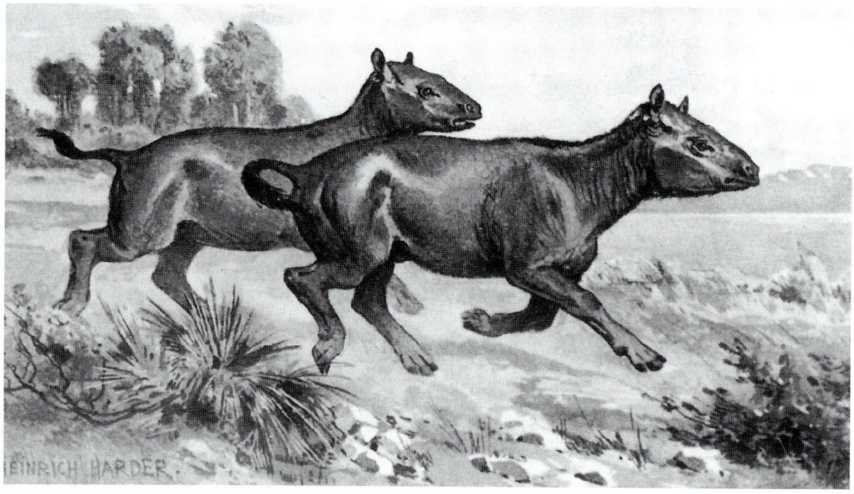

Palaeotherium
Zeitliche Verbreitung: Oberes Eozän bis unteres Oligozän
Geographische Verbreitung: Europa
Das tapirähnliche Palaeotherium (Ur-Huftier) lebte in den untertertiären tropischen Wäldern Europas. Es ernährte sich weitgehend von weichen Blättern. Beim Palaeotherium findet noch keine Reduktion der Zehen statt. Widerristhöhe ca. 75 cm (Zeichnung Professor Heinrich Harder)

führte. Eine von ihnen gelangte im mittleren Miozän nach Europa. Vertreter dieser Gattung wurden zuerst in Europa gefunden, wo sie 1844 auch von *Meyer* ihren Namen *Anchitherium* erhielten. Wie schon erwähnt, haben *Huxley* und *Kovalevski* geglaubt, das *Anchitherium* sei der zweite Schritt, der vom *Palaeotherium* zum Pferd geführt habe. Tatsächlich jedoch war das *Anchitherium* wiederum nur das Mitglied einer Seitenlinie, wenn es auch mit den echten Vorfahren des heutigen Pferdes große Ähnlichkeit hatte.

Eine weitere, wohl ebenfalls durch spezielle Anpassungsbedingungen verursachte Aufsplitterung, und zwar die umfangreichste von allen, fand im mittleren Miozän wiederum in Nordamerika statt. Damals entstanden „Pferde", die, wie ihr Gebiß ausweist, vom Laubfressen zum Grasen übergingen. Auch begannen ihre Füße, nachdem sie ihre bisher gewohnte Umwelt, den Wald, verlassen hatten, sich dem flachen, harten Boden des offenen Landes anzupassen. Man muß wohl die allmählich stattfindende Veränderung der Equiden-Vorläufer zurückführen auf ein Absinken der Temperaturen und einen damit verbundenen Rückgang der Flora, der sie zwang, sich, statt wie früher im Wald, nun in freiem, übersichtlichem Gelände aufzuhalten. Damit setzten sie sich mehr der Verfolgung durch hetzende Raubtiere aus. Die weiteren Wege, die für die Futtersuche notwendig wurden, die erhöhte Laufgeschwindigkeit, die zur Flucht und Lebensrettung notwendig waren, führten zur Vergrößerung und Verstärkung der die Hauptlast tragenden mittleren Zehe. Die übrigen, auf dem trockenen Savannen- oder Steppenboden nicht mehr wichtigen seitlichen Stützzehen bildeten sich zurück.

Die Verlagerung der hauptsächlichen Nahrung auf das härtere Futter der Steppe zeigt sich auch in der Entwicklung des Gebisses, bei den Backenzähnen entwickelten sich fast gleichförmige Mahlzähne.

Die starke, klimatisch bedingte Aufsplitterung der Equiden führte dazu, daß es im frühen Pliozän in Nordamerika zeitweilig zwischen 7 und 13 verschiedene Gattungen grasender „Pferde" gleichzeitig gab. Von ihnen wanderte wiederum eine Gattung, und zwar *Hipparion*, über Asien nach Europa ein, wo sie zuerst entdeckt und schon 1832 von *Christol* ihren Namen erhielt. In dem von Huxley und Kovalevsky aufgestellten

Hipparion
Zeitliche Verbreitung: Mittleres Miozän bis Pleistozän
Geographische Verbreitung: Nordamerika, Asien, Europa, Afrika
Über Parahippus und Merychippus hatte sich in Nordamerika das grasfressende Pferd entwickelt, dessen Lebensraum die Savanne und Steppe war und das sich als Hipparion auf Asien, Europa und Afrika verbreitet hatte. In der Folgezeit entstanden zahlreiche Equiden, die bis auf die Gattung Equus alle wieder ausstarben. So auch Hipparion, das vor ca. zwei Millionen Jahren unterging. Es hatte eine Widerristhöhe von ca. 140 cm und ähnelte stark den heutigen Equiden, besaß jedoch immer noch drei voll ausgebildete Zehen, von denen die mittlere den Boden berührte; die anderen beiden waren verkleinert. (Zeichnung Prof. H. Harder)

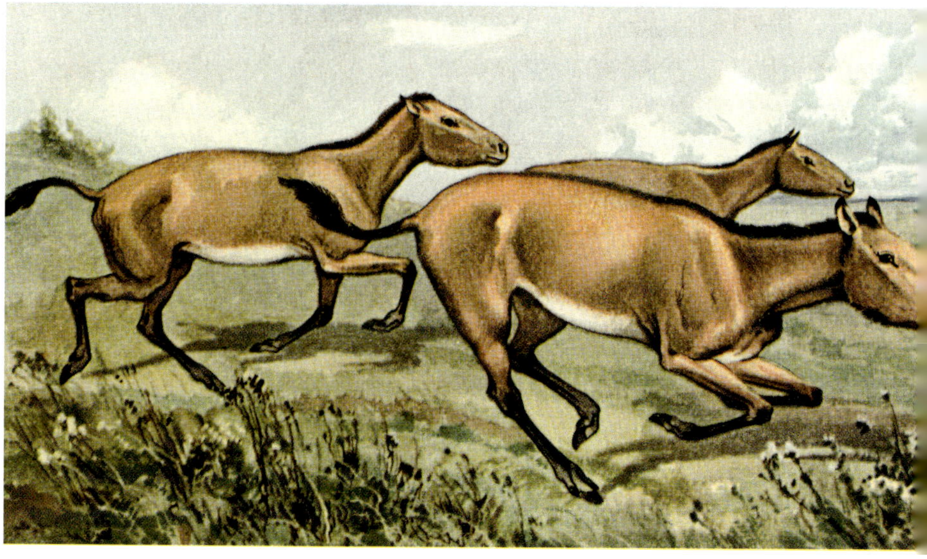

Stammbaum spielt sie ebenfalls die Rolle eines direkten Vorfahren des Pferdes, obgleich auch *Hipparion* – das wissen wir heute sicher – nur einer der zahlreichen blind endenden Seitenlinien der Familie angehört. Die heutigen Equidenarten stammen alle aus einer anderen Linie dieser im mittleren Miozän erfolgten Aufsplitterung.

Vor ca. 1,2 Millionen Jahren, mit dem Eintritt der ersten Vereisung, gab es im Gebiet des eurasischen Kontinents eine Reihe unterschiedlicher Equidenarten, aus deren einer sich vermutlich die heute noch vorhandenen Arten Zebra, Esel, Pferdeesel und Pferd entwickelt haben.

Bemerkenswerterweise scheint es in Afrika bis zum frühen Pleistozän, also bis vor ungefähr 2 Millionen Jahren, keine Pferde gegeben zu haben. Erst dann tauchten einige recht ungewöhnliche Formen auf, wahrscheinlich von *Hipparion* abstammend, die heute längst wieder ausgestorben sind. Noch später kamen die heute dort lebenden afrikanischen Mitglieder der Pferdefamilie dorthin: Zwei Zebra-Arten und eine Wildesel-Art.

Eine der nordamerikanischen Linien aus dem Pliozän gelangte am Ende dieser Epoche bis nach Südamerika* und wurde dort zum Ausgangspunkt dreier später wieder ausgestorbener Gattungen. Später, im Pleistozän, wanderte auch eine Pferdeart direkt von Nord- nach Südamerika ein. In Südamerika zeichnete sich bei dieser Art eine sehr bemerkenswerte, offenbar milieubedingte Entwicklung ab (die sich erstaunlicherweise in der Neuzeit analog noch einmal wiederholte): Bei der in Südamerika lebenden Pferdeart reduzierten sich die Griffelbeine völlig, so daß bei ihr schließlich, im Gegensatz zu den verschiedenen rezenten Equiden, nur noch die mittlere Zehe allein erhalten blieb. Diese Art starb etwa um die Mitte des Diluviums aus.

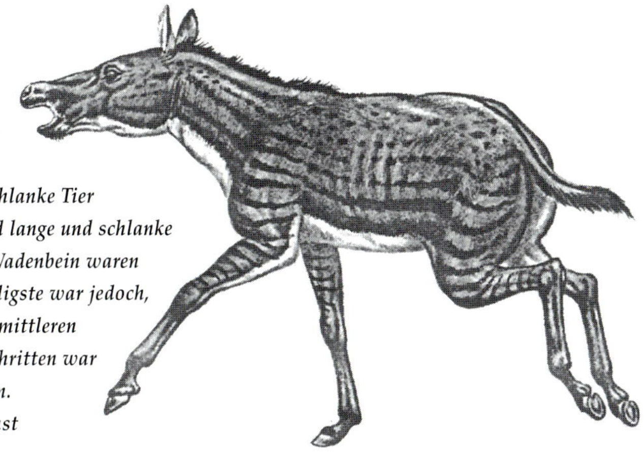

Thoatherium
Zeitliche Verbreitung:
Unteres Miozän
Geographische Verbreitung:
Südamerika
Das etwa gazellengroße, schlanke Tier (ca. 70 cm) besaß auffallend lange und schlanke Gliedmaßen. Speiche und Wadenbein waren stark reduziert. Das Auffälligste war jedoch, daß die Reduktion auf den mittleren Strahl noch weiter fortgeschritten war als bei den heutigen Pferden. Die „Griffelbeine" waren fast völlig verschwunden.

Nach *Wolf Herre in* ABSTAMMUNG UND DOMESTIKATION DER HAUSTIERE (1958) kann man seit dem Pliozän in Nordamerika mit Recht von der Gattung *Equus* sprechen. Im Diluvium entstand dann eine reiche artliche Aufspaltung. Meist waren die pleistozänen Pferde Nordamerikas Steppentiere, doch gab es auch noch einige, die an ein Leben im Wald angepaßt waren.

Daß die Evolution der Pferdevorfahren in Nordamerika stattfand, ist heute unumstritten. Von hier aus wanderten immer wieder einzelne Spielarten der Pferdevorfahren über zeitweilig bestehende Landbrücken in andere Erdteile aus.

Zum einen erfolgte die Wanderung über eine Landbrücke zwischen Alaska und Sibirien, die noch zu Beginn des Pleistozäns bestand, heute jedoch durch die Behringstraße unterbrochen ist. Zum anderen erfolgte sie über die im Verlaufe der Erdgeschichte mehrfach unterbrochene, aber seit dem Ende des Pliozäns permanent vorhandene mittelamerikanische Landbrücke (Landenge von Panama) nach Südamerika.

Bis zum Ende des Pliozäns starben alle Nebenzweige der Ahnenreihe der Equiden außerhalb Nordamerikas aus, vermutlich oftmals wegen einer zu starken, nicht umkehrbaren Spezialisierung und Unangepaßtheit an wechselnde Umweltbedingungen.

Vom *Eohippus* bis zum heutigen Pferd haben, wenn man ein Generati-

Mesohippus
Zeitliche Verbreitung: Mittleres Oligozän
Geographische Verbreitung: Nordamerika
Beim Mesohippus findet aufgrund des trockeneren Klimas ein allmählicher Übergang zu härterem Futter statt, was sich an der Vergrößerung der Reibflächen der Zähne ablesen läßt. Es besaß bereits vorn und hinten nur noch drei Zehen, deren mittlere die Hauptlast trug. Größe etwa die eines Windhundes, Länge ca. 120 cm

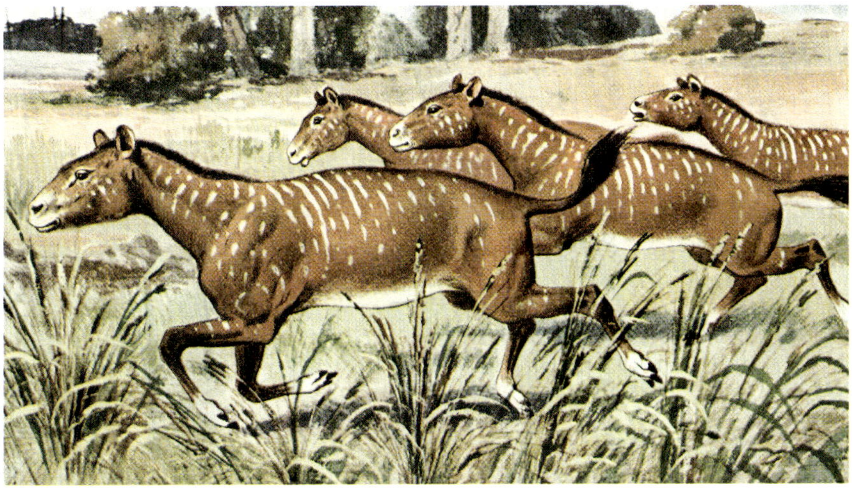

* Während des Tertiärs war Südamerika infolge der Kontinentaldrift und eines gestiegenen Meeresspiegels eine Insel. Pferde gab es dort noch nicht, doch hatten sich pferdeähnliche Tiere entwickelt, die, von der Abstammung her nur entfernt mit den Perissodactyla verwandt, auf dieselbe Wurzel zurückgingen und in ihrer Gestalt sehr den Pferden in Nordamerika glichen.

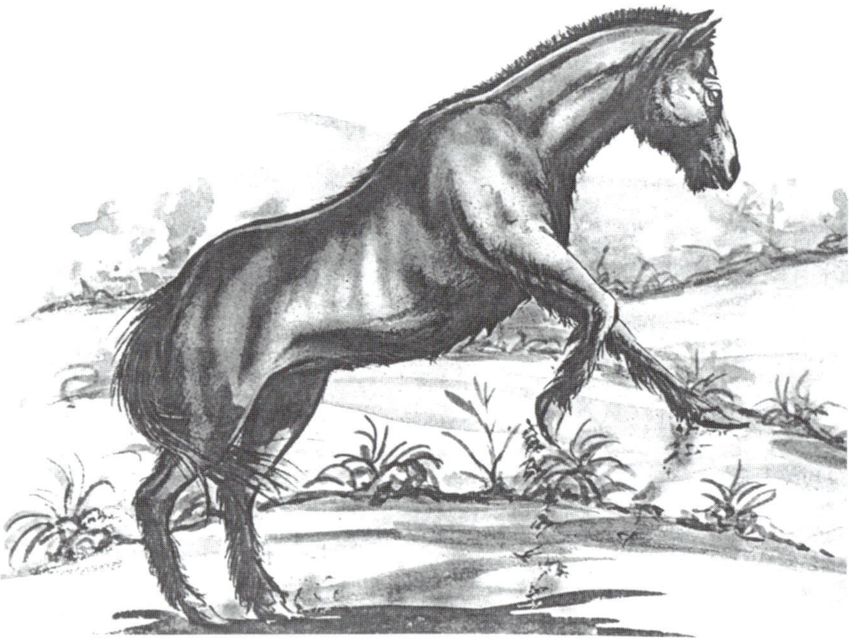

Pliohippus
Zeitliche Verbreitung: Pliozän
Pliohippus war bereits ein richtiges Pferd, etwa von Ponygröße. Es hatte einen ausgebildeten Huf (Einhufer), während die anderen Zehen nur noch als verkümmerte Reste zu erkennen waren. Es verschwand vor etwa fünf Millionen Jahren aus der nordamerikanischen Fauna.

onsintervall von vier Jahren voraussetzt, ca. 15 Millionen Generationen an Vorfahren gelebt. Die Aufspaltung des *Pliohippus* in die heutigen Pferdearten ist vor etwa 8 Millionen Jahren (oder 2 Millionen Generationen) erfolgt.

Wenn, wie jüngste Forschungen ergeben, die Besiedelung des amerikanischen Doppelkontinents durch den Menschen nicht, wie bisher angenommen, vor ca. 10 000 Jahren, sondern bereits vor ca. 30 000 Jahren, vermutlich über die Landbrücke im Gebiet der heutigen Behringstraße von Asien aus einsetzte, müßte man daraus die erstaunliche Tatsache ableiten, daß die Einwanderer dort noch auf große Pferdeherden trafen, die das Pleistozän überlebt hatten und weiter, daß für die folgenden 20 000 Jahre Pferde und Menschen in Amerika nebeneinander gelebt hätten.

Dann jedoch starben vor etwa 10 000–8000 Jahren die Pferde in ihrer eigentlichen Heimat aus. Den oder

Pleistohippus
Zeitliche Verbreitung: Spätes Pleistozän
Geographische Verbreitung: Entstehung in Nordamerika, später Verbreitung über die Landbrücke nach Asien, Europa, Afrika in mehreren Wellen.
Ob die Aufspaltung in die verschiedenen Arten Equus (Zebra, Esel, Halbesel, „echtes" Pferd) bereits in Amerika erfolgte oder erst später, wird von verschiedenen Wissenschaftlern unterschiedlich beantwortet, ebenso wie die Frage, wann Equus in Amerika ausgestorben ist – und warum. Die Theorien dazu reichen von vor ca. 10 000 Jahren bis in die Zeit von um Christi Geburt und von Klimaveränderungen bis zu feindlichen Raubsäugern oder epidemischen Erkrankungen (vergleichbar etwa der Myxomatose beim Kaninchen). Es steht jedoch wohl eindeutig fest, daß die Besiedlung Amerikas durch den Menschen (in mehreren Wellen) bereits seit vor 40 000 bis 30 000 Jahren erfolgte. Das bedeutet, daß Menschen und Pferde über mehrere 10 000 Jahre nebeneinander auf dem amerikanischen Kontinent gelebt haben. Bei seiner Zeichnung hat sich Professor Harder offenbar vom Phänotyp des Przewalski-Pferdes inspirieren lassen, wie wir ihn bereits auf Höhlenmalereien Südfrankreichs und Nordspaniens finden können.

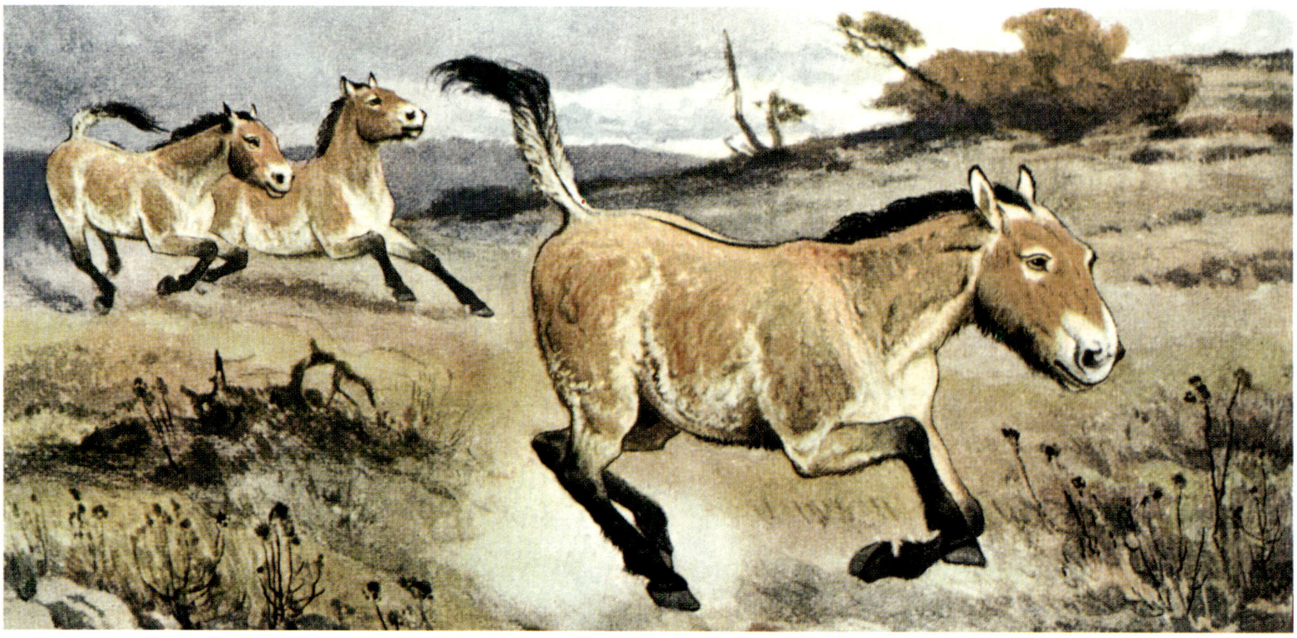

die Gründe dafür wissen wir bis heute nicht. Unter anderem wird eine Überbejagung durch die ersten, als nomadisierende Jäger in Amerika lebenden Menschen ins Feld geführt. Das klingt allerdings wegen der geringen damaligen menschlichen Population sehr unwahrscheinlich. Vermutlich ist diese Theorie dadurch entstanden, daß das Aussterben der Pferde mit dem früher angenommenen Zeitpunkt der Einwanderung des Menschen nach Amerika ungefähr zusammenfiel.

Wahrscheinlich zählten eher die starke Einengung des Lebensraums durch die Eiszeit, ein mangelndes Angepaßtsein an sich ändernde klimatische Verhältnisse und die damit sich ändernde Ernährungsgrundlage zu den Ursachen, möglicherweise verbunden mit einer plötzlich epidemisch auftretenden Seuche. Daß dann die jagenden Menschen den letzten Pferden in Amerika den Garaus gemacht haben, ist natürlich ohne weiteres möglich.

Als die Europäer, seien es die Wikinger oder die Templer gewesen, vielleicht auch schon die Ägypter oder die Phönizier – Columbus war gewiß nicht der erste! –, Amerika betraten, fanden sie dort keine Equiden mehr vor. Die gesamte heute auf dem Doppelkontinent in Wildherden lebende ferale Pferdepopulation (Mustang, Cimarron) geht auf eingeführte europäische Hauspferde zurück. Es gibt dazu verschiedene Theorien, wer wann die ersten Pferde dorthin gebracht habe ...

Das Erstaunliche ist, daß die Reduktion der Griffelbeine, die oben erwähnt wurde, bei den heute in Südamerika lebenden Pferden der Pampas – offenbar milieubedingt – erneut stattfindet, wie schon bei der fossilen Art. Untersuchungen von *van de Pas* an Röhrenknochen der Hintergliedmaßen von Pferden, die seit mindestens 400 Jahren in der Pampa leben, zeigen, daß die Länge ihrer Griffelbeine auf nur 30 Prozent der Röhrbeinlänge reduziert ist, im Gegensatz zu den etwa 70 Prozent der die Länge des Röhrenknochens ausmachenden europäischen Pferde, von denen sie abstammen.

Zurück zur Entwicklungsgeschichte der Equiden: Wir stellen noch einmal fest, daß die Evolution, der Stammbaum unserer Pferde, keineswegs gradlinig vom *Eohippus* zum heutigen Pferd verläuft. Genaugenommen stellt sie nicht einmal einen Stamm„baum", sondern eher einen sich immer von neuem verzweigenden Stamm„busch" dar. Es gab in dieser Entwicklung eigentlich auch keinerlei Tendenzen, die etwa allen Ästen und Zweigen dieses Busches gemeinsam gewesen wären, und auch keine, die sich durch die ganze Entwicklungsgeschichte hindurch verfolgen lassen.

Lediglich die Zunahme der Größe im Verlaufe der Evolution des Stammes ist, wie in der Stammesgeschichte aller Tiere, als allgemeine Tendenz auch der Evolution der Pferde anzusehen. Der Grund dafür dürfte darin zu suchen sein, daß der größere Organismus wesentlich ökonomischer arbeitet, was seinen Energiehaushalt angeht. Er benötigt im Verhältnis zu seinem Körpergewicht geringere Futter- (= Energie-)Mengen, um seine Körpertemperatur konstant zu halten. Trotzdem aber nahm die durchschnittliche Größe während des Eozän, also während der ganzen ersten mindestens 15 Millionen Jahre dauernden Entwicklungszeit, wenn überhaupt, nur unwesentlich zu. Einige später auftauchende Linien zeigten keine Tendenz zu weiterem Wachstum, einige wurden sogar wieder kleiner.

Nach dem Übergang vom Laub- zum Grasfressen im Miozän kam es

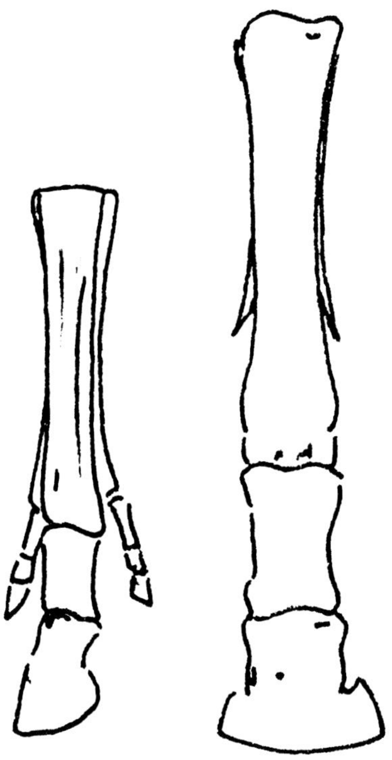

Vergleich des Hinterfußes von Hipparion (links) und rezentem Pferd (rechts): Die beiden seitlichen Phalangen, die beim Hipparion noch deutlich ausgebildet waren, sind bei unserem heutigen Pferd zu dünnen Knochenspangen, den sogenannten Griffelbeinen, zurückgebildet. (Zeichnung nach E. Jörg vom Verfasser)

Die Ahnenreihe zeigt die Größenzunahme der Equiden im Verlauf der Entwicklungsgeschichte vom Eohippus bis zum rezenten Pferd:

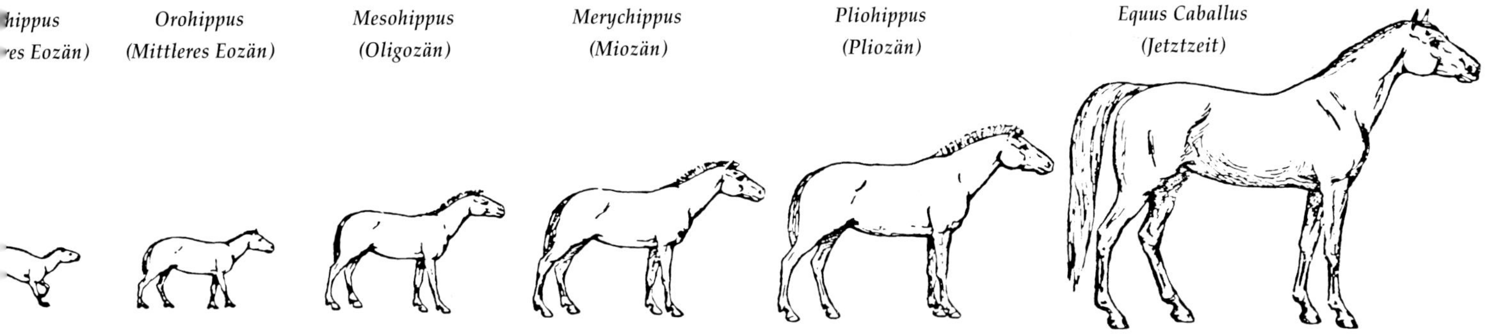

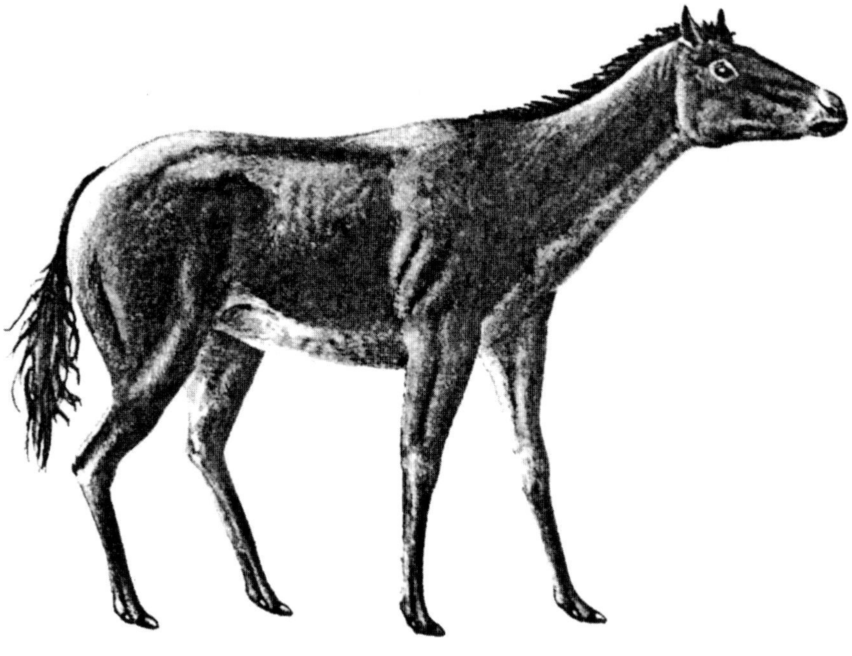

Parahippus
Zeitliche Verbreitung: Unteres Miozän
Geographische Verbreitung: Nordamerika
Parahippus stellte gewissermaßen eine Zwischenstufe in der Evolution des Pferdes dar, da es einerseits, wie seine Vorfahren Mesohippus und Miohippus, noch dreizehige Füße besaß, andererseits bereits ein Gebiß, das vollkommen dem Verzehr von Gras als der hauptsächlichsten Pflanzenart der Steppenfauna angepaßt war. Seine Widerristhöhe lag bei ca. 100 cm.

relativ rasch zu starken Zahnveränderungen, vor allem am Zahnmuster der Backenzähne.

Der Bau der Gliedmaßen änderte sich während der ersten Entwicklungsphase kaum. Dann jedoch wurde plötzlich die mittlere Zehe kräftiger als die übrigen, obgleich der „Pfoten"-Charakter des Fußes zunächst noch erhalten blieb. Diese mittlere Zehe wurde zum tragenden Strahl, als die Pferde im Miozän in die Steppe hinauswanderten. Die beiden seitlich noch vorhandenen Zehen wurden immer kleiner und hatten nach verhältnismäßig kurzer Zeit keinerlei statische Funktion mehr.

Die Frage, die die Wissenschaft lange beschäftigt hat, war die, ob die Evolution allgemein und die der Pferde im besonderen, kontinuierlich erfolgt sei, oder ob sie sich sprunghaft durch plötzlich auftretende große Mutationen vollzogen habe. Die Theorie einer sprunghaften Entwicklung vertrat vor allem der niederländische Genetiker *Hugo de Vries* (1848–1935). Genährt wurde sie durch die von *Huxley* und *Kovalevsky* vorgeschlagene Stammesfolge, die in Sprüngen vorwärts zu gehen schien. Auch die von *Marsh* ausgearbeitete Entwicklungsfolge verlief noch nicht lückenlos. Bei ihr waren die einzelnen in der Entwicklungsgeschichte aufeinanderfolgenden Arten durch scheinbare Sprünge voneinander getrennt. Das lag aber nur daran, daß die von den verschiedenen Forschern als Vorfahren unseres Pferdes angesehenen Fossilien eben keine Vorfahren waren, sondern mehr oder weniger weit entfernte Verwandte aus Seitenlinien. Der Grund für die scheinbaren Entwicklungssprünge lag darin, daß man die entscheidenden Zwischenglieder noch nicht gefunden hatte. Außerdem rechnete *Marsh* die Gattungen *Hipparion* und *Anchitherium* noch zu den Vorfahren der Pferde, obgleich sie tatsächlich anderen Arten des Familienstammbaumes zugeordnet und heute als Vorfahren der Tapire und Nashörner angesehen werden.

Seit den sechziger Jahren bis heute hat sich die Meinung der Wissenschaft, daß die von *de Vries*, aber auch einer Reihe anderer, jüngerer Genetiker und Palaeontologen vertretene Ansicht hinsichtlich einer in Mutationssprüngen voranschreitenden Evolution richtig sei, deutlich geändert.

Weitaus wahrscheinlicher, so nimmt man heute an, ist es, wie *Simpson* (a. a. O.) schreibt, daß „der evolutionäre Fortschritt ein Prozeß ist, der sich an einer ganzen Population abspielt und nicht ein einmaliges, zu einem bestimmten Zeitpunkt an einem bestimmten Individuum auftretendes Ereignis . . .". Vor dem Hintergrund unseres heutigen Wissensstandes scheint ein evolutionärer Fortschritt in einzelnen, mehr oder weniger willkürlich auftretenden Sprüngen, unmöglich zu sein.

Heute ist die Evolution der Equiden vollkommen lückenlos nachgewiesen. In den vollständigsten Sammlungen, über die wir verfügen, vollziehen sich alle Übergänge völlig stufenlos. Die bedeutendste Sammlung fossiler Pferde dürfte die von *Childs Frick* (New York) sein. Sie wird seit Jahren von Beauftragten der Frick Corporation untersucht. Die Ergebnisse sind bisher jedoch nur teilweise veröffentlicht worden.

Zu der stufenlosen Entwicklung noch einmal *Simpson* (a. a. O.): „Dies gilt sogar für die auffälligste und wichtigste Veränderung, nämlich die vom pfotenfüßigen Laubfresser zum grasfressenden, mit einem ‚Sprungfuß' ausgestatteten Tier. Gerade dieser Übergang wird auch heute noch gelegentlich als Beispiel eines unvermittelten Mutationssprunges angeführt. In den besten Sammlungen kann man sich dagegen davon überzeugen, daß auch dieser Übergang vom laubfressenden Parahippus zum weidenden Merychippus so allmählich erfolgt ist, daß es nicht möglich ist, anzugeben, wo die eine Gattung aufhört und die andere beginnt."

Wenn auch in Relation zu dem gesamten Zeitraum der Entwicklungsgeschichte der Übergang von dem einen zu dem anderen Fußtyp verhältnismäßig kurzfristig erfolgt war, so war er doch völlig stufenlos und offenbar Auswirkung einer Selektion, die auf jeweils an sich ganz geringfügige Merkmalsveränderungen innerhalb der gesamten Population einwirkte. Zwischendurch gab es immer wieder Phasen einer vollkommenen Stagnation der Entwicklung. Nach *Simpson* ist „die Stammesgeschichte nur zu verstehen, wenn man von der Annahme ausgeht, daß sie das Ergeb-

Merychippus
Zeitliche Verbreitung: Mittleres bis oberes Miozän
Geographische Verbreitung: Nordamerika
Merychippus war der erste wirkliche Grasfresser in der Entwicklungsgeschichte der Equiden. Er besaß einen längeren Hals, da er nahezu ausschließlich am Boden weidete. Bei Merychippus entwickelte sich das für die heutigen Equiden typische starke, elastische Nacken-Rücken-Band, das es ihm ermöglichte, seinen relativ schweren Kopf (das Gewicht war durch das starke Gebiß bedingt) leicht anzuheben, um so rasch vor Angriffen von Raubtieren flüchten zu können. Die Füße waren zwar noch dreizehig, doch trug nur noch die mittlere Zehe das Körpergewicht, die seitlichen Zehen erreichten den Boden nicht mehr.

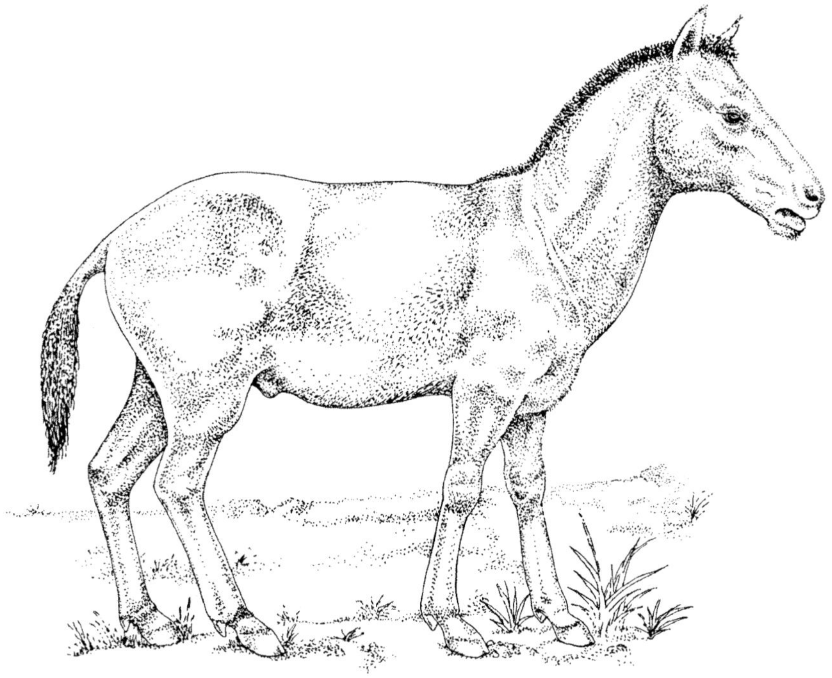

nis einer natürlichen Auslese ist, die an einer großen Zahl geringfügiger Veränderungen innerhalb einer ganzen Population ansetzte".

Daß die Entwicklung innerhalb der Pferdefamilie in einem ständig wachsenden Tempo erfolgte, das unterschiedliche Merkmale zu unterschiedlichen Zeiträumen betraf, daß ihre Richtung verschiedene Male wechselte, ja bei verschiedenen Entwicklungslinien unterschiedliche Richtungen nahm, hierfür eine „orthogenetische" Erklärung finden zu wollen, ist unrealistisch. Vielmehr dienten alle Veränderungen innerhalb der verschiedenen Linien und Zweige der Anpassung an eine wechselnde Umwelt. Entsprechend korrespondieren die Unterschiede zwischen den verschiedenen Gattungen und Arten, zum Beispiel zwischen Wald- und Steppentieren, zwischen Laub- und Grasfressern, mit den Unterschieden der jeweiligen Umwelt und den darauf beruhenden Lebensgewohnheiten der jeweiligen Gattung oder Art. Änderungen innerhalb der evolutionären Entwicklung lassen sich elegant und völlig befriedigend mit dem Darwinschen Prinzip der natürlichen Auslese erklären, ohne daß man dafür irgendwelche vitalistischen oder undefinierbare mystische Erklärungen oder unkontrollierbare „innere Kräfte" zu bemühen brauchte.

Obwohl die Abstammungsgeschichte des Pferdes seit mehr als 120 Jahren untersucht worden ist, gibt es bis heute immer noch ein paar unbekannte beziehungsweise umstrittene Einzelheiten. So besteht beispielsweise bis heute keine völlige Übereinstimmung über die genaue Abstammung der sechs heute lebenden Einhufer-Arten, die zusammen die Gattung *Equus* ausmachen. Allgemein nimmt man an, daß sich diese Arten alle in der Alten Welt entwickelt haben und zwar als Nachkommen primitiver, zebraartiger Einwanderer, die über die Landbrücke im Bereich der Behringstraße aus Nordamerika nach Asien, Europa und Afrika gekommen waren. Einige amerikanische Forscher sind dagegen der Ansicht, daß die Aufsplitterung zwischen diesen Arten bereits in Amerika im späten Pliozän oder frühen Pleistozän begann. Ja, es gibt sogar den Standpunkt, daß Zebras, Esel und Pferde bereits im späten Miozän als getrennte Arten in Texas vorkamen.

Vermutlich wird es jedoch so gewesen sein, daß im Laufe der Jahrtausende verschiedene Gruppen von Pferdeähnlichen nacheinander über die Behringstraße in die Alte Welt eingewandert sind. Da die Entwicklung niemals stillsteht, hatten sich im Laufe der Zeit in Amerika die dort bodenständigen Equiden weiterentwickelt, so daß sich etwa der erste Einwanderungsschub bereits wesentlich vom nächsten unterschied. Andererseits blieben auch die eingewanderten Equiden nicht auf ihrem ursprünglichen Entwicklungsstand stehen, sondern entwickelten sich ganz selbstverständlich unter dem Einfluß der neuen Umgebung und anderen Klimaten weiter.

Aus einer der eingewanderten Equidengattungen dürften sich dann die verschiedenen rezenten Equiden-Arten entwickelt haben. Dafür spricht die bis heute bestehende enge Verwandtschaft unter ihnen, die man unschwer daran erkennen kann, daß sie sich alle untereinander fruchtbar paaren lassen.

DIE EQUIDENARTEN

Innerhalb des Zoologischen Systems gehören die Pferde in die Ordnung (Ordo) der Unpaarhufer *(Perissodactyla)*, die Unterordnung (Sub ordo) der Pferdegestaltigen oder Pferdeverwandten *(Hippomorpha)* und die Familie (Familia) der Pferdeartigen *(Equidea)*. Die nächst niedrige Einheit stellt die Gattung (Genus) dar. Ihr Name lautet für die Einhufer *Equus*.

Die Gattung stellt das durch begriffliche Verallgemeinerung von Arten gewonnene Gemeinsame dar. In der Zoologie bildet die Gattung eine systematische Kategorie, in der nahestehende Arten unter einer gemeinsamen Gattungsbezeichnung zusammengefaßt werden.

Die Gattung *Equus* zerfällt in die Untergattungen (Subgenus) *Equus dolichohippus*, *Equus hippotigris*, *Equus asinus*, *Equus hemionus* und *Equus przewalskii*. Die einzelnen Untergattungen werden jeweils durch eine oder mehrere Arten (Species) verkörpert, von denen einige sich erneut in Unterarten (Subspecies) aufsplittern.

Unter einer Art versteht man die Zusammenfassung aller Tiere, die in ihren Erbanlagen, in ihren Chromosomen und in ihrem Plasma soweit übereinstimmen, daß jede Paarung von Angehörigen zu Nachkommen mit unbedingter Fruchtbarkeit und voller Lebenstüchtigkeit führt (ausgenommen selbstverständlich krankhafte Veränderungen, Mutationen und Erbfehler, wie sie jede Population aufweist). Im weitesten Sinne kann man eine Art als einen Erbverband, eine über viele Generationen in sich geschlossene Genpopulation bezeichnen. Paarungen von Tieren, die nicht der gleichen Art angehören, führen zu eingeschränkter oder völlig fehlender Fruchtbarkeit, Entwicklungsstörungen oder nicht voll lebenskräftigen Nachkommen. Alle Arten unterliegen, ebenso wie jeder andere Erbverband, über längere Zeiträume Veränderungen.

Die Untergattung *Equus dolichohippus* besitzt nur eine Art, das Grévy-Zebra *(Equus grévyi)*. *Equus hippotigris*, das echte Zebra, weist zwei Arten auf: das Berg-Zebra *(Equus zebra)* und das Steppen-Zebra *(Equus quagga)*. Von ihnen hat *Equus zebra* zwei Unterarten, das Kap-Berg-Zebra *(Equus zebra zebra)* und das Hartmann-Berg-Zebra *(Equus zebra hartmanni)*. Das Steppen-Zebra besitzt deren fünf, das Quagga *(Equus quagga quagga* – ausgestorben), und das Burchell-Zebra *(Equus quagga burchelli* – ausgestorben), das Chapman- oder Damara-Zebra *(Equus quagga antiquorum)*, das Selous-Zebra *(Equus quagga selousi)* und das Grant- oder Boehm-Zebra *(Equus quagga boehmi)*.

Equus asinus, die dritte Untergattung, weist nur eine Art auf, den Afrikanischen Wildesel *(Equus asinus)*, mit den drei Unterarten Nubischer Wildesel *(Equus asinus africanus* – ausgestorben), Nordafrikanischer Wildesel *(Equus asinus atlanticus* – ausgestorben) und Somali-Wildesel *(Equus asinus somalicus)*.

Bei der Untergattung *Hemionus* mit nur einer Art, dem Asiatischen Pferde- oder Halbesel *(Equus hemionus)* unterscheiden wir sieben Unterarten: den Anatolischen Pferdeesel *(Equus hemionus anatoliensis* – ausgestorben), den Syrischen Pferdeesel *(Equus hemionus hemippus)*, den Persischen Pferdeesel oder Onager *(Equus hemionus onager)*, den Turkmenischen Pferdeesel oder Kulan *(Equus hemionus kulan)*, den Indischen Pferdeesel oder Khur bzw. Ghorkar *(Equus hemionus khur)*, den Mongolischen Pferdeesel oder Dschiggetai *(Equus hemionus hemionus)* und den Tibetanischen Pferdeesel oder Kiang *(Equus hemionus kiang)*.

Die letzte Untergattung bilden die echten Pferde *(Equus)* mit einer Art, dem Przewalski-Pferd *(Equus przewalskii)*. Sie gliedert sich in die Unterarten Südrussisches Steppenwildpferd oder Steppentarpan *(Equus przewalskii gmelini* – ausgestorben), Waldwildpferd oder Waldtarpan *(Equus przewalskii silvaticus)* – ausgestorben) und Mongolisches oder Östliches Steppenwildpferd *(Equus przewalskii przewalskii)*.

In welcher Folge die Evolution der Equiden erfolgt ist, welche der Arten die älteste, welche die jüngste ist, wissen wir nicht genau, ebensowenig wie über ihre Verwandtschaft untereinander. Die unterschiedlichen Chromosomenzahlen geben jedoch Hinweise: Die Berg-Zebras besitzen 32, die Steppen-Zebras 44, das Grévy-Zebra 46, die Pferdeesel 56, die Esel 62, die Hauspferde 64 und das Przewalski-Pferd 66 Chromosomen.

Die Entdeckung, daß das Hauspferd nur 64 Chromosomen besitzt, im Gegensatz zu den 66 des *Equus przewalskii*, hat die bisher vertretene Theorie der Zoologen ins Wanken gebracht, daß die Hauspferde aus dem asiatischen Wildpferd hervorgegangen seien. Wenn der Abstand von Hauspferd zu Esel und zu Przewalski-Pferd jeweils zwei Chromosomen beträgt, muß es sich bei Hauspferd und Wildpferd um zwei verschiedene Arten handeln. Die Urform, aus der das Hauspferd hervorgegangen ist, müßte eine Art mit 64 Chromosomen gewesen sein, die heute in freier Wildbahn ausgestorben ist. Da alle domestizierten Pferde ausnahmslos 64 Chromosomen besitzen, müßten sie alle (Araber, Shire, Shetland-Pony . . .) von einer einzigen Art abstammen, was die Theorie von *Herre* bezüglich einer monophyletischen Abstammung des Hauspferdes untermauern würde und eine polyphyletische Abstammung widerlegt.

ZEBRAS

Die Gattung *Equus*, die den afrikanischen Kontinent bevölkert, ist allgemein unter dem Namen Zebra bekannt. Doch ist den meisten Menschen nicht klar, daß es sich bei dem Namen „Zebra" eigentlich um die Bezeichnung eines gemeinsamen Merkmals handelt, nämlich die schwarzweiße Streifung, und nicht um den zusammenfassenden Namen für eine einheitliche Art. Tatsächlich zerfallen die Zebras in eine Reihe von Arten und Unterarten, von denen einige mehr dem Pferd, andere dem Esel näherstehen. Heute kann man drei Hauptarten unterscheiden, die zwar alle schwarz-weiß gestreift sind, sich jedoch in ihrem Exterieur, in der Anzahl und dem Muster ihrer Streifung markant unterscheiden. Eine vierte Art, möglicherweise auch nur Unterart, das *Quagga*, ist im vorigen Jahrhundert von den Buren ausgerottet worden. Diese Art hatte nur an Kopf, Hals und dem vorderen Teil des Rumpfes Streifen.

In einer je nach Art verschiedenen Phase der embryonalen Entwicklung wird bei jedem Pferd ein gestreiftes

Ausgestopftes Quagga im Frankfurter Naturkunde-Museum. Bei diesem von den Buren bereits 1878 ausgerotteten südlichsten Steppen-Zebra hatte sich die Tendenz zur Auflösung der Streifung soweit fortgesetzt, daß sie nur noch im Hals-Kopf-Bereich erhalten geblieben war. Mittels eines Zuchtprogramms mit ausgesuchten Steppen-Zebras, bei denen die Streifung ebenfalls in Teilauflösung begriffen ist, versucht man zur Zeit die Rückzüchtung eines dem Quagga gleichenden Steppen-Zebras.

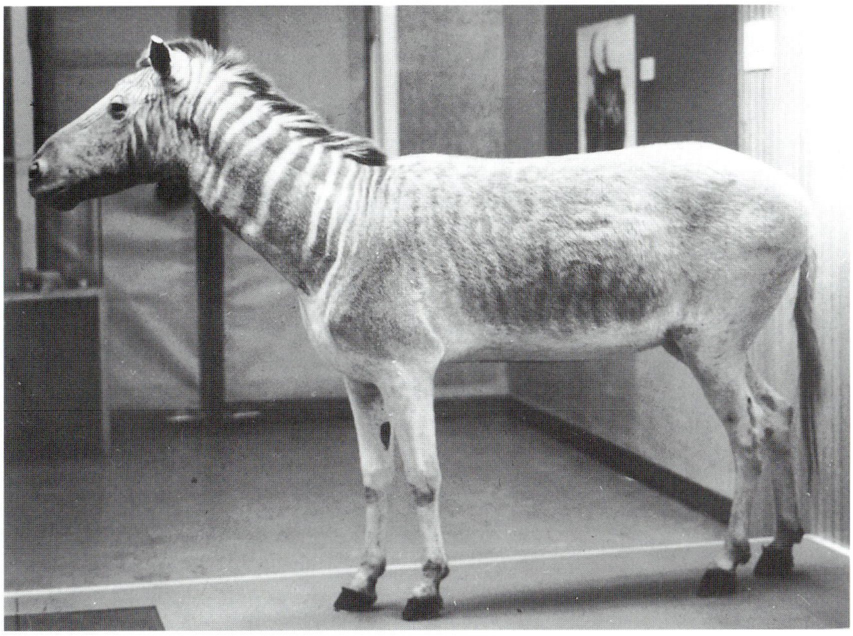

Haarkleid angelegt, das jedoch, außer bei den Zebra-Arten, nicht zur Ausbildung kommt und bis zum Erwachsenenalter erhalten bleibt. Allerdings beobachtet man gelegentlich Teilstreifungen, vor allem im Bereich von Unterarm, Unterschenkel und, sehr selten, Hals (Cleveland Bay, Fjording etc.).

Folgt man dem „Biogenetischen Grundgesetz" von *Ernst Haeckel* (1834–1919), nach dem die Ontogenese (Individualentwicklung) eine verkürzte Phylogenese (Stammesentwicklung) ist, so muß in einer Phase der Stammesgeschichte des Pferdes ein gemeinsamer Vorfahr aller rezenten Pferde gestreift gewesen sein.

Tatsächlich stellen Zebras also nicht eine Gruppe engster Verwandter dar, sondern eine Sammlung verschiedener Vertreter der Art *Equus*, die die Streifen von einem gemeinsamen Vorfahren geerbt und realisiert haben, während sie den Eseln, Halbeseln und Pferden verlorengegangen sind.

Wieso ist es nun bei den Zebras zur Ausbildung dieses tatsächlich allen Equiden eigenen Potentials gekommen? Lange Zeit glaubten Zoologen, die Streifen dienten der Tarnung vor räuberischen Feinden, wie Löwen und Leoparden, in der hitzeflimmernden Luft der afrikanischen Savanne. So beschreibt beispielsweise der bekannte Afrikareisende *C. G. Schillings* das Phänomen in seinem Buch MIT BLITZLICHT UND BÜCHSE IM ZAUBER DES ELELESCHO (Leipzig 1910). Das ist jedoch ein Irrtum! Aufmerksam geworden durch den Befund, daß unter den afrikanischen Wildtieren die Zebras kaum Befall mit *Trypanosoma,* dem Erreger der „Schlafkrankheit", aufweisen, kam dem Zoologen *Jeff Waage* die Idee, daß das Streifenmuster der Zebras nicht dem Schutz vor den Großraubtieren diene; denn selbst der Mensch mit seinen weit weniger scharfen Augen als sie habe kaum Schwierigkeiten, die Zebras auf weite Distanzen zu erkennen.

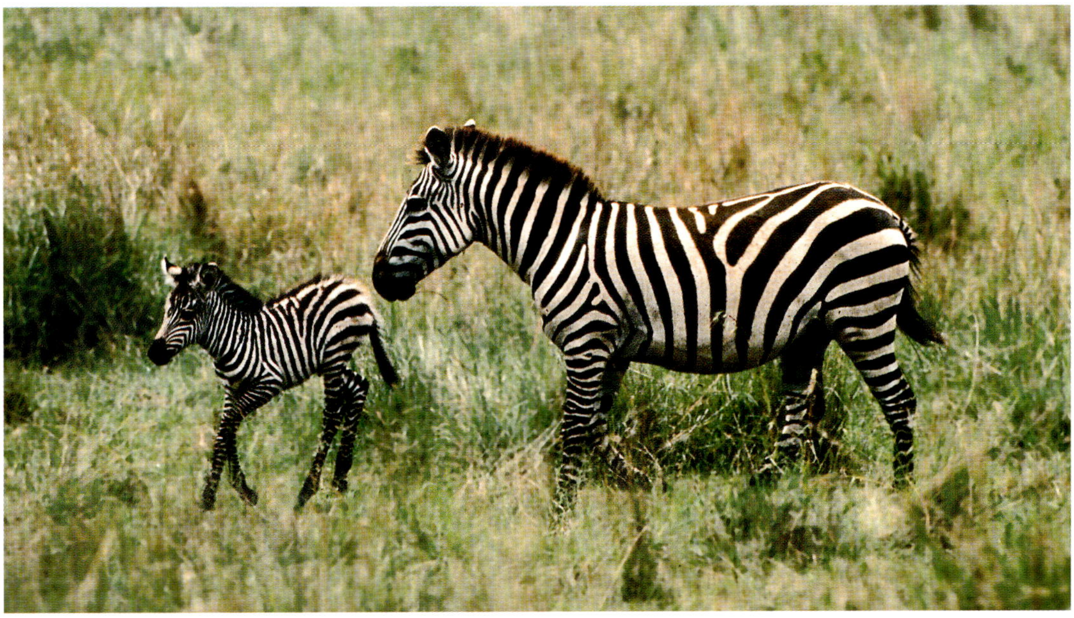

Steppen-Zebra-Stute mit Fohlen

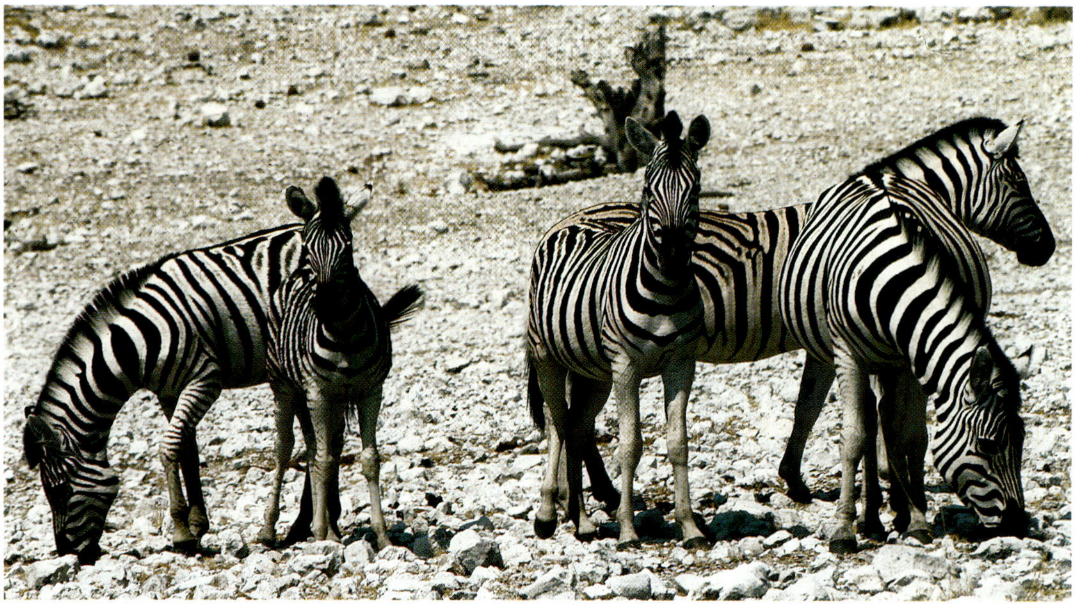

Steppen-Zebra-Familie im National-Park Etosha-Pfanne; der Rückgang der Beinstreifung ist gut erkennbar.

Vielmehr diene die Streifung der Abwehr der Tsetse-Fliege *(Glossina)*, der Überträgerin der *Trypanosomen*. Diese Stechfliege ernährt sich vom Blut der Großsäuger. Mit ihren riesigen Facettenaugen steuert sie von ihrem Ausguckposten im Busch aus zielsicher über mehrere Meter ihre Opfer an, die sie als sich langsam bewegende (weidende) dunkle Masse ausmacht.

Diese Tatsache liefert den Schlüssel für das Verständnis der Evolution der Zebraarten: Vermutlich besaßen die urwaldbewohnenden, laubfressenden, buschschlüpfenden Vorfahren der Pferde seit dem Frühtertiär (Gattung *Hyracotherium)* bis zum älteren Jungtertiär, dem Mittelmiozän (Gattungen *Mesohippus, Merychippus* bis *Pliohippus)*, eine Streifung des Fells, die zum Auflösen der Körperkonturen in dem wechselnden Licht des dichten Dschungelunterholzes diente, analog der, die wir noch heute beim Tiger beobachten. Ihre latent vorhandene Anlage bildete den Auslöser für das Entstehen der Streifung bei den Zebras und damit der Entwicklung eines Schutzes gegen die Blutsauger der Savannen und Steppen Afrikas. Denn trotz ihrer kopfgroßen Komplexaugen sind die Fliegen nicht in der Lage, die Konturen der Zebras zu erkennen und sie als zusammenhängende Masse auszumachen. Die Streifung wirkt gewissermaßen wie eine „optische Auflösung" für sie.

Vom nordamerikanischen Kontinent kommend, wo die Hauptentwicklung der Equiden stattgefunden hatte, gelangte Equus über Asien nach Europa und Afrika. Nie jedoch, bevor sie das äquatoriale Afrika betraten, waren sie einem Selektionsdruck ausgesetzt gewesen, wie ihn *Trypanosoma* darstellte. Als Abwehr gegen die den Erreger übertragenden Stechfliegen entwickelten sie die Streifung, und zwar nicht nur einmal, sondern offenbar mehrere Male. Die Einwanderung von *Equus* erfolgte vermutlich in drei zeitlich aufeinanderfolgenden Wellen. Aufgrund dessen kann man heute drei Arten unterscheiden: Steppen-, Berg- und Grévy-Zebra.

Nach *J. Reichhoff* sind die am weitesten nach Süden vorgedrungenen Pferde auch die stammesgeschichtlich ältesten Einwanderer. Sie haben für den weitesten Weg auch die meiste Zeit benötigt. Gewissermaßen „Speerspitze" dieser Einwanderungswelle war das Quagga, das zu den Steppen-Zebras zu zählen ist. *Groves* hat durch Typvergleich festgestellt, daß das Quagga eine Unterart des Steppen-Zebras darstellt, bei der es, da sie der Trypanosoma-Gefahr in das gemäßigte Klima Südafrikas entronnen ist, allmählich wieder zu einer Streifenreduktion gekommen war. Im Südwesten Afrikas, im Bereich der Etosha-Pfanne und im südöstlichen Zululand, kommen gelegentlich Steppen-Zebras vor, denen an den Hinterbeinen die Streifung fehlt, wie beim Quagga.

J. B. L. Bard ist der Meinung, wie übrigens auch die Eingeborenen Afrikas, daß Zebras schwarze Tiere mit weißen Streifen seien und nicht umgekehrt, wie wir Bewohner des Nordens sie sehen. Bard leitet diese Auffassung von der Entdeckung einzelner Zebra-Individuen ab, bei denen die Streifung aus einer Reihe von weißen Punkten und unterbrochenen Flecken auf schwarzem Grund besteht und nicht aus zusammenhängenden Linien. Diese Tatsachen haben zur Bildung einer Arbeitsgruppe geführt, die sich die Rückzüchtung des Quaggas aus ausgesuchten Exemplaren des Steppen-Zebras mit verminderter Streifung zum Ziel gesetzt hat.

Bei *Krumbiegel* in EINHUFER (Wittenberg-Lutherstadt 1958) lesen wir zum Thema der Streifenzeichnung bei den Zebraarten folgendes: „Die Streifenzeichnung der Einhufer überhaupt und der ‚Tigerpferde' im besonderen wirft eine ganze Reihe von Problemen auf. Die Reduktion der Streifung erfolgt offenbar mit gerichteter Tendenz zur Einfarbigkeit. Demnach sind die Tigerpferde die primitivsten Einhufer, die übrigen Arten weiter fortgeschritten. Bei ihnen sind allenfalls ein Aalstrich auf dem Rücken oder ein Schulterstreif oder angedeutet Beinringelung vorhanden. Die primitivsten Tigerpferde wiederum wären das Berg-Zebra und das Grévy-Zebra. Unter den verschiedenen Rassen des Quagga-Zebras steht das Grant-Zebra mit seiner lückenlosen einförmigen Streifung am tiefsten. Das ausgerottete echte Quagga war am weitesten der Einfarbigkeit genähert.

Daß das reguläre Streifungsbild auch gelegentlich individuell im Sinne der Zersplitterung und in Richtung Einfarbigkeit tendiert, zeigen vereinzelte Fälle, in denen besonders an den Hinterkeulen eine Auflösung der Streifen und Verschwimmen des Musters auftreten kann.

Wie schon angedeutet, können wir vermuten, daß in früheren Erdperioden Streifenkleider überhaupt häufiger waren und in der Jetztzeit ein Hang zur Einfarbigkeit besteht: Jungtiere sind vielfach – wie beim Wildschwein, vielen Hirschen usw. – gestreift oder gefleckt, ohne daß beim erwachsenen Tier hiervon noch eine Spur vorhanden wäre . . . Die Einhufer würden in eine solche Regel von der Tendenz zur Abschaffung von Streifen- und Fleckenkleidern hineinpassen.

Die Abschaffung einer Eigenschaft wie der Streifung ist gerade bei den Zebras in allen Abstufungen zu verfolgen. Mehr und mehr wird das Streifenkleid rückgebildet oder ‚rudimentär'. Rudimentäre Organe haben die Eigenschaft, besonders stark individuell zu variieren, das heißt individuell sehr verschieden ausgeprägt zu sein. So sind auch die Zebras mit halbabgeschafftem Streifenkleid so variabel, daß man kaum zwei völlig gleiche Exemplare finden kann. Höchst selten kommt es sogar vor, daß bei voll gestreiften abnorme Zwischenstreifen auftreten: Ein solcher Fall wurde 1956 von *Trumler* beim Hartmann-Zebra beschrieben.

Vielleicht führen solche Fälle zu dem Schluß, daß die Entwicklung zur Einfarbigkeit zielstrebig (‚orthogenetisch') erfolgt. Bei der Seltenheit derartiger Exemplare kann man vorerst nicht feststellen, ob dieses Vorauseilen in der Entnormung des Streifenkleides der einzelnen Individuen erblich ist und sich eventuell einbürgert: Noch heute ist die Frage umstritten, ob die Artänderung generell oder von auftretenden einzelnen Erbänderungen (‚Mutationen') ausgeht . . ."

Frühe Darstellung eines Quaggas (Brightly um 1811)

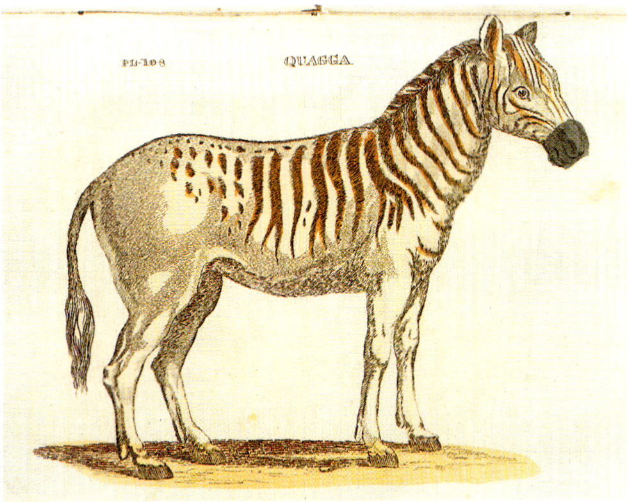

Unter der Bezeichnung „Echte Zebras" (Untergattung *Hippotigris)* faßt man die beiden Arten Steppen-Zebra *(Equus quagga)* und Berg-Zebra *(Equus zebra)* zusammen. Ihnen gegenüber steht die Untergattung Dolichohippus mit dem Grévy-Zebra *(Equus grevyi)*. Es ist zugleich die größte und urtümlichste Form unter den Zebras, während das Steppen-Zebra, und unter seinen Unterarten das Quagga, die höchstentwickelte Form darstellt.

STEPPEN-ZEBRA

Equus quagga

Unter allen heutigen Zebraarten sind die der ersten Einwanderungswelle, die Steppen-Zebras *(Equus quagga)*, die einzigen, die noch in größeren

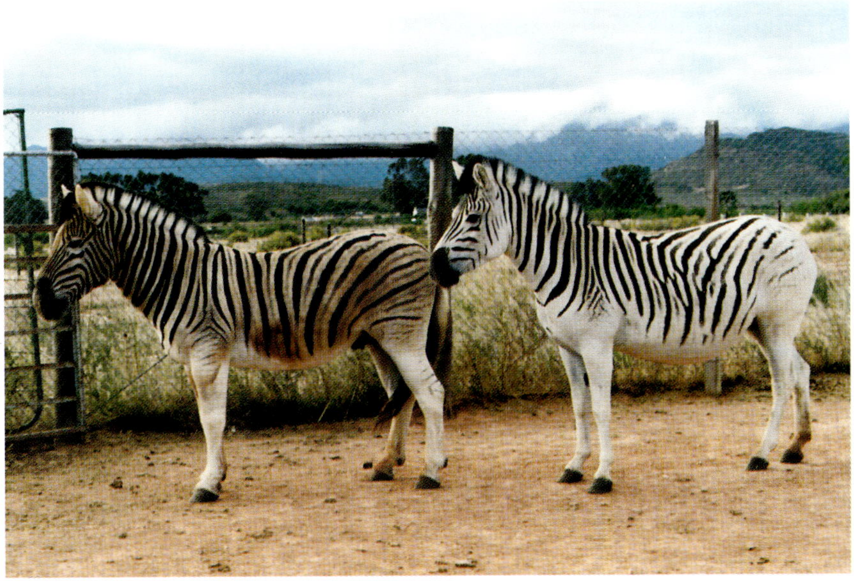

Steppen-Zebras des südafrikanischen Rückzüchtungsprogramms: links Hengst Albert, gefangen 1987 im National-Park Etosha-Pfanne (Namibia), rechts Stute Reina, geboren innerhalb des Rückzüchtungsprojektes von Eltern aus Natal (Zululand). Beide zeigen nahezu rein weiße Beine, die Stute dazu auch bereits eine Auflösung der Streifen auf der Kruppe. Photo von 1993 aus der Versuchsstation Vrolijkheid

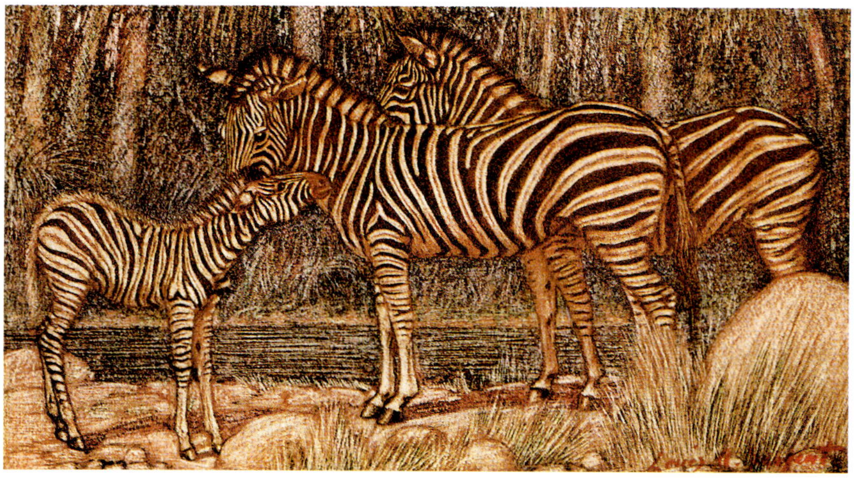

Das ausgerottete Burchell-Steppen-Zebra besaß eine sehr ausgeprägte Schattenstreifung. Darstellung von Louis Sargent in „Wild Beasts of the World" (London 1909)

Zahlen vorkommen, obgleich auch von ihnen schon zwei der ursprünglich fünf vorhandenen Unterarten durch den Menschen ausgerottet worden sind. Das Aussterben beider geht auf das Konto der im Süden Afrikas siedelnden Buren, also auf Kosten der weißen Rasse.

QUAGGA

Das Quagga *(Equus quagga)*, von dem 1878 das letzte Exemplar in freier Wildbahn geschossen wurde, während 1883 ein allerletztes überlebendes Exemplar im Amsterdamer Zoo einging, lebte in den Trockengebieten Südafrikas bis zum Kapland. Es besaß nur an Kopf, Hals und Vorderhand weiße Streifen, die Hinterhand war braun-gelblich schattiert, die Gliedmaßen hell. Dank der eigentümlichen Zeichnung des Quaggas hatten die ersten Europäer, die am Kap siedelten, den Eindruck, es mit einem Pferd zu tun zu haben und nicht mit einer Zebraart, die noch im 18. Jahrhundert in riesigen Herden das Land durchzog.

Der lautmalende Name Quagga, der das „Bellen" der Steppen-Zebras nachahmt, stammt aus der Hottentottensprache und wurde später von den Weißen übernommen.

BURCHELL-ZEBRA

Das Burchell-Zebra *(Equus quagga burchelli)* wurde in freier Wildbahn um 1909/10 ausgerottet. Das letzte Exemplar starb 1911 in Hagenbecks Tierpark in Hamburg. Auch bei ihm war, bei rötlich-gelber Grundfärbung, eine Streifung am hinteren Teil des Körpers kaum mehr vorhanden. Sein Verbreitungsgebiet erstreckte sich vom südlichen Botswana bis zum Norden des Oranje-Freistaates.

CHAPMAN- oder DAMARA-ZEBRA

Beim Chapman- oder Damara-Zebra *(Equus quagga antiquorum)*, das zwischen Angola und Südwestafrika bis nach Transvaal verbreitet ist, finden sich zwischen den dunklen Streifen vielfach hellere „Schattenstreifen", die an der Hinterhand mit der bräunlichen Grundfarbe verfließen und an den Beinen völlig verschwinden.

SELOUS-ZEBRA

Das Selous-Zebra *(Equus quagga selousi)* weist eine engere, zahlreichere Streifung mit geringeren Zwischenräumen auf. Die Extremitäten sind bis zu den Hufen hinab gestreift. Es lebt vom unteren Sambesi bis nach Ost-Sambia und Malawi.

GRANT- oder BOEHM-ZEBRA

Die am häufigsten abgebildete Unterart ist das Grant- oder Boehm-Zebra Ostafrikas *(Equus quagga boehmi)*.

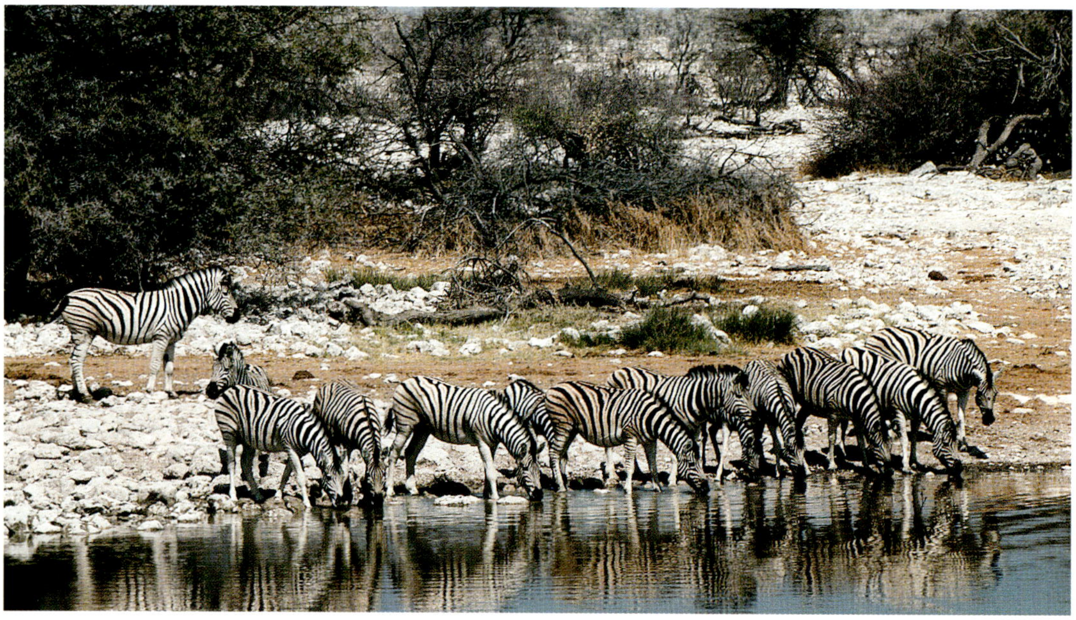

Steppen-Zebras an der Tränke im National-Park Etosha-Pfanne, Namibia. Braune Schattenstreifung in unterschiedlichem Stadium

Sicherndes Steppen-Zebra-Rudel im Reservat Masai Mara (Kenia)

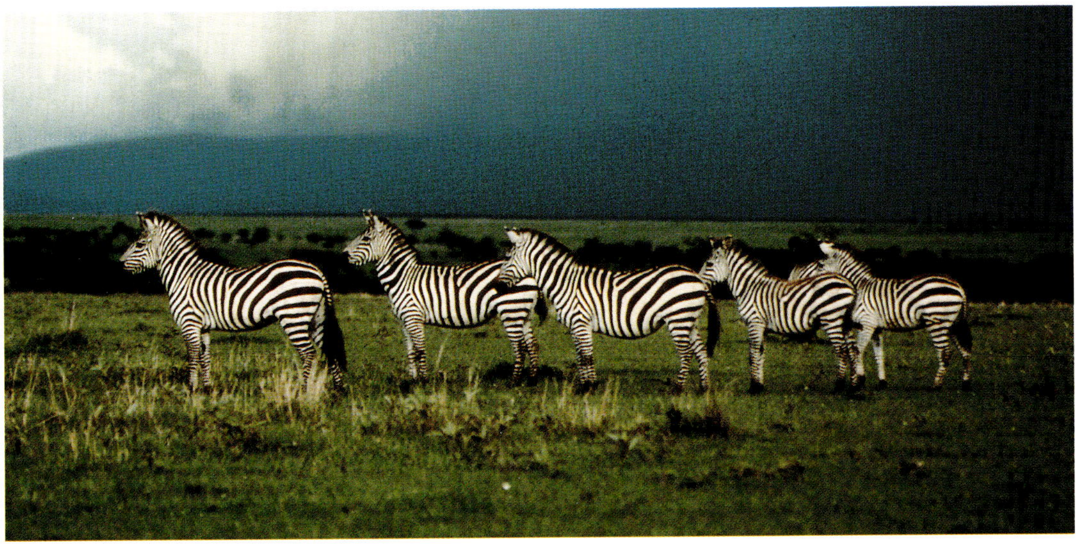

Es findet sich noch heute in großen Zahlen vom südlichen Sudan bis zum Oberlauf des Sambesi. Es besitzt an der Hinterhand breite und wenig zahlreiche Streifen. Auch die Gliedmaßen sind in ihrer ganzen Länge gestreift.

Aus dem Vorstehenden geht hervor, daß, je weiter die Verbreitung des Steppen-Zebras nach Süden reicht, desto weniger stark ist die Streifung ausgeprägt. Vom stark kontrastreich gestreiften Grant-Zebra bis zum an Rumpf und Hinterhand nahezu ungestreiften Quagga führt eine Reihe von Unterarten, bei denen die Streifung immer mehr abnimmt. Vor allem im Süden treten immer wieder einzelne ausgefallene Exemplare auf, bei denen sich an Schulter, Gliedmaßen und Hinterhand auf dunklem Grund statt heller Streifen nur „Klecks"- oder „Punkt"-Reihen finden.

Allen Steppen-Zebras ist gemeinsam, daß sie relativ pferdeähnlich gebaut sind. Die Widerristhöhe variiert zwischen 120 und 140 cm. Die Ohren sind recht kurz, die Schwanzquaste ist lang und stark behaart. Die Lautäußerungen klingen wie ein zwei- oder dreisilbiges „Qua-ha-ha" und haben keine Ähnlichkeit mit dem Pferdewiehern oder dem Schreien der Esel. In ihrem Sozialverhalten unterscheiden sie sich klar von den anderen Zebraarten. Sie weiden in riesigen Herden zu Zehntausenden nebeneinander, die aus zahllosen kleinen Familiengruppen mit je einem Hengst und mehreren Stuten (nach Studien von *Hans Klingel* in der Serengeti bis zu 16) mit ihren Fohlen bestehen. Daneben gibt es Junggesellengruppen von Junghengsten, die noch keine Stuten haben um sich scharen können. Jahreszeitlich bedingt unternehmen die Herden weite Wanderungen.

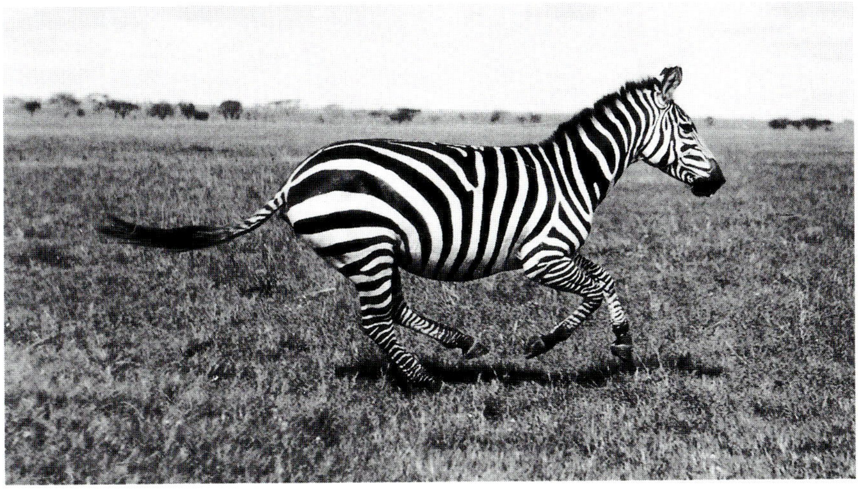

Galoppierendes Steppen-Zebra (Grant oder Böhm) in der ostafrikanischen Steppe

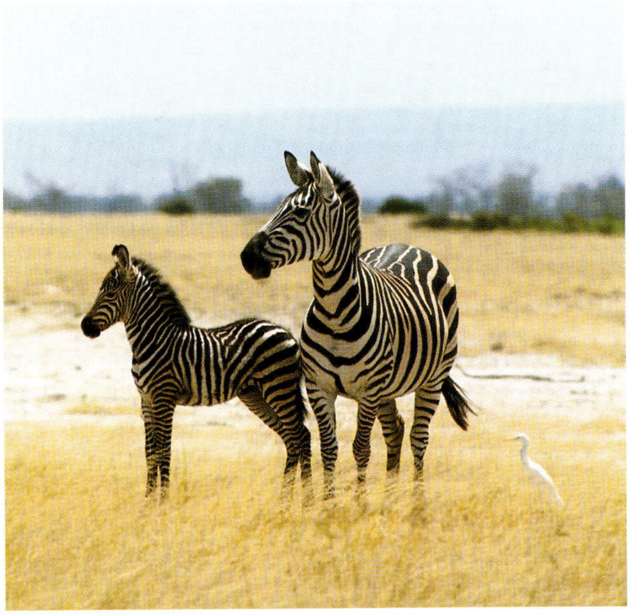

Steppen-Zebra-Stute mit Fohlen

BERG-ZEBRA

Equus zebra

Die zweite Einwanderungswelle brachte vermutlich, in nicht sehr großem zeitlichen Abstand oder fast gleichzeitig, das Berg-Zebra nach Afrika. Aus molekularbiologischen Analysen läßt sich der für die Evolution wichtige Schluß ziehen, daß Steppen-Zebra und Berg-Zebra vor ca. 3–4 Millionen Jahren aus einem gemeinsamen Vorfahren hervorgegangen sind. Das Berg-Zebra ist das pferdeähnlichste der drei Zebraarten. Wir unterscheiden zwei Unterarten:

Das Hartmann-Berg-Zebra ist etwas größer als das Kap-Berg-Zebra. Seine Streifung ist feiner und enger. Hauptunterscheidungsmerkmal ist jedoch ein auffallend ausgeprägter Hautsack im Kehlbereich.

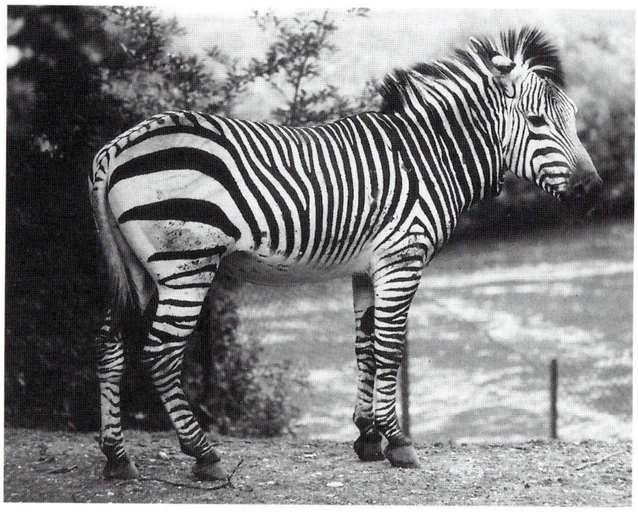

KAP-BERG-ZEBRA

Das Kap-Berg-Zebra *(Equus zebra zebra)* ist das kleinste der Zebraarten. Es erreicht höchstens 125 cm Widerristhöhe. Von ihm existieren nur noch geringe Restbestände in Schutzgebieten im Kapland. Es kam nie in so großen Zahlen wie das Steppen-Zebra vor. Mit fortschreitender Besiedlung der Kap-Kolonie nahmen seine Zahlen rasch ab, und es hätte wohl das Schicksal von Quagga und Burchell-Zebra geteilt, wenn man nicht in letzter Minute Gesetze zur Erhaltung dieser Unterart erlassen hätte. 1913 wurde mit den letzten erhaltenen 27 Exemplaren etwa 40 km westlich von Cradock ein Berg-Zebra-Nationalpark eingerichtet. Heute gibt es in Südafrika wieder mehrere kleine Herden in zwei Schutzgebieten, doch dürfte ihre Gesamtzahl kaum 100 Exemplare übersteigen.

HARTMANN-BERG-ZEBRA

Das Hartmann-Berg-Zebra *(Equus zebra hartmanni)* ist bis heute noch etwas häufiger, obgleich auch sein Bestand recht stark gefährdet ist. Sein Ausbreitungsgebiet liegt nördlich dem des Kap-Berg-Zebras in den Berggebieten von Südwestafrika und Angola. Es ist vorzüglich an seine wüstenhafte Heimat angepaßt. Es kann mehrere Tage ohne Wasser auskommen und ersteigt aufgrund seiner angeborenen Trittsicherheit und guten Klettereigenschaften auch größere Gebirgshöhen. Diese Unterart lebt, wie das Kap-Zebra, nur in kleineren Rudeln von in der Regel sieben bis zwölf Tieren. Das Hartmann-Zebra ist etwas größer als das Kap-Zebra. Seine Streifung ist etwas enger und schmaler, die Grundfärbung dunkler. Es ist an einem auffallenden Hautlappen im Kehlbereich sehr leicht zu erkennen.

Exterieurmäßig stehen die Berg-Zebras dem Pferd am nächsten von allen Zebraarten. Ihre Ohren sind kurz, ponyartig. Der Kopf ist zierlich und zur Maul-Nüstern-Partie hin spitz zulaufend, die Hufe schmal mit hohen Trachten. Die Lautäußerungen ähneln dem Wiehern eines Pferdes und weichen stark von dem „Bellen" der Steppen-Zebras ab.

GREVY-ZEBRA

Equus grevyi

Deutlich unterschieden von den anderen Zebraarten ist das Grévy-Zebra durch urtümliche morphologische Merkmale und ein stark abweichendes Verhalten. Zugleich dürfte es sich bei dem Grévy-Zebra um den jüngsten Einwanderer in die afrikanische Fauna handeln, da es der „Einwanderungspforte" *(J. Reicholf 1985)* von Asien am nächsten benachbart ist. Diese Erklärung folgt dem häufig in der Evolutionsbiologie angeführten „Prinzip der sparsamsten Interpreta-

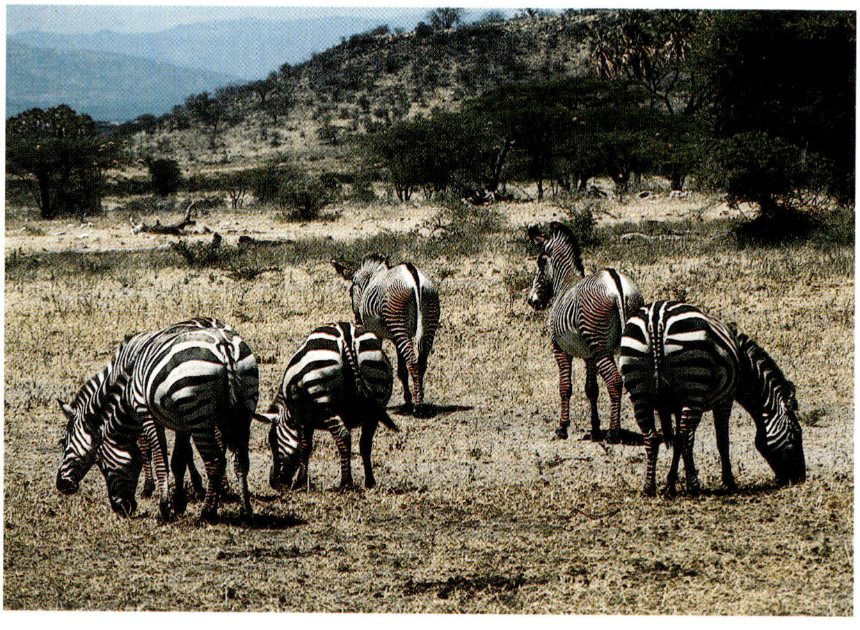

Grévy-und Steppen-Zebras vergesellschaftet im Samburu-National-Park, Kenia

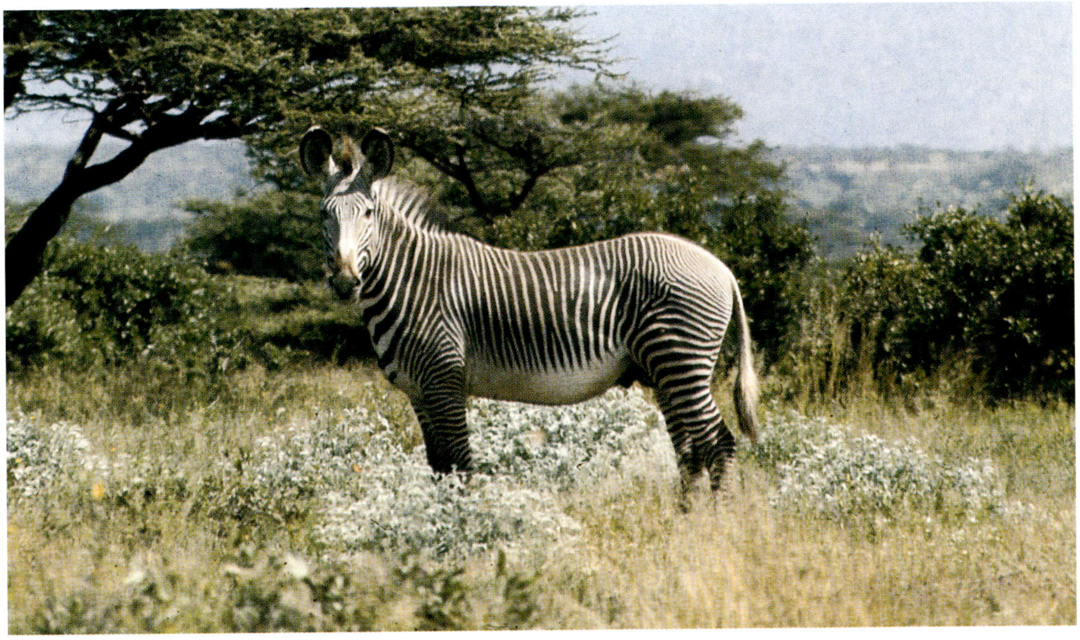

Grévy-Zebra in der Savanne im Samburu-National-Park, Kenia

tion", dem sogenannten „Parsimony-Prinzip", das Fakten mit möglichst wenigen Vorgaben und der höchsten Wahrscheinlichkeit zu untermauern sucht.

Merkwürdigerweise ist das Grévy-Zebra, obgleich sein Verbreitungsgebiet Europa am nächsten liegt, das letzte der wissenschaftlich beschriebenen Tigerpferde, und das, obwohl es (wie es scheint) bereits seit der klassischen Antike bekannt war. Mit großer Sicherheit handelt es sich bei dem in der antiken Literatur beschriebenen „Hippotigris" um das Grévy-Zebra.

Die Wissenschaft, genauer der Zoologe *Emile Oustalet* vom Pariser Naturkundlichen Museum, wurde darauf aufmerksam, als 1882 der Negus von Äthiopien, *Menelik I.*, dem französischen Staatspräsidenten ein aus seiner Heimat stammendes Zebra zum Geschenk gemacht hatte, das völlig anders aussah, als man es von Zebras bis dahin gewohnt war. Er fertigte eine Beschreibung des Tieres an und benannte es zu Ehren des Präsidenten mit dessen Namen.

Das Grévy-Zebra ist die größte wildlebende Einhuferart überhaupt mit einer Widerristhöhe um oder sogar über 160 cm Stockmaß. Seine schmalen Streifen sitzen außerordentlich dicht und eng nebeneinander, am Hals geringgradig breiter. Während das Steppen-Zebra in der Regel etwa 25–30, das Berg-Zebra 40–45 Streifen aufweist, besitzt das Grévy-Zebra deren etwa 80. Seine Extremitäten sind ebenfalls bis zu den Hufen hinunter fein gestreift. Nur der Bauch und eine Art „Spiegel" oberhalb der Schweifwurzel sind streifenlos. Der Kopf ist grob und plump, die Ohren sehr groß und „tütenförmig". Bei den Fohlen erstreckt sich die Mähne über den ganzen Rücken. Die Stimmäußerung ist dem Eselgeschrei sehr ähnlich. Auch das ungesellige Verhalten weicht stark von dem der anderen Zebraarten ab. Es ist ausgesprochen unverträglich, ähnlich dem Esel, und bildet nur kleine Trupps mit je einem Hengst, der sehr revierbewußt ist. Die Eigenbezirke der Hengste sind sehr groß (von 2,5 bis 10,5 km^2) und werden eifersüchtig bewacht. Häufig sind sie von geographischen Marken wie kleineren und größeren Wasserläufen begrenzt. Im übrigen werden sie durch Kothaufen markiert. Das Verbreitungsgebiet erstreckt sich über die Busch-, Savannen- und Steppengebiete von Äthiopien, Somalia und dem südlichen Sudan bis in den Norden Kenias. Leider ist sein Bestand in den meisten dieser Gebiete wegen der dortigen politischen Entwicklungen stark gefährdet.

Trotz ausgedehnter Versuche und auch einzelner sporadischer Erfolge,

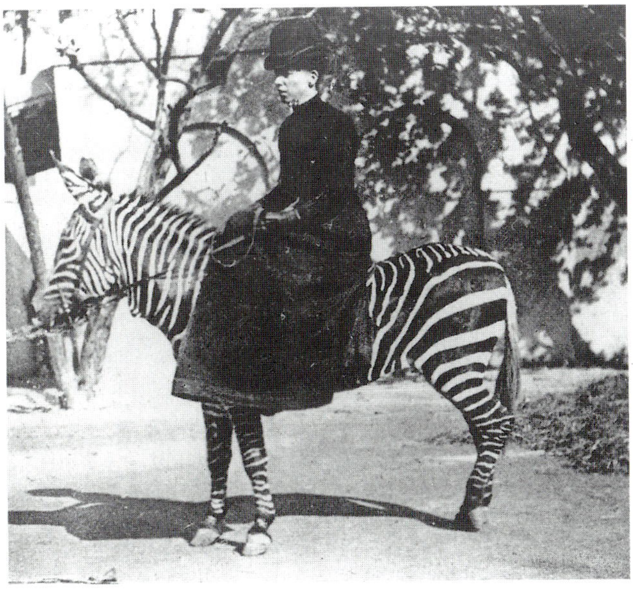

Seit ihrer Entdeckung bis in das 20. Jahrhundert hinein wurden zahlreiche Versuche unternommen, die verschiedenen wilden Equiden zu domestizieren. Trotz vereinzelter geglückter Versuche, wie im abgebildeten Fall mit einem Hartmann-Berg-Zebra, wurden noch mit keiner einzigen Art dauerhafte Erfolge erzielt.

vor allem während der Kolonialzeit, Zebras zu zähmen und zu Haus- und Nutztieren zu machen, um sie, die dem Klima Afrikas weit besser angepaßt sind als die eingeführten europäischen Haustierarten, zum Fahren und Reiten zu verwenden, ist dies bei keiner der Zebraarten auf Dauer gelungen. Am leichtesten wäre es vermutlich mit dem Quagga gegangen, das als weniger wild galt als die übrigen Arten, wenn es nicht so rasch ausgerottet worden wäre.

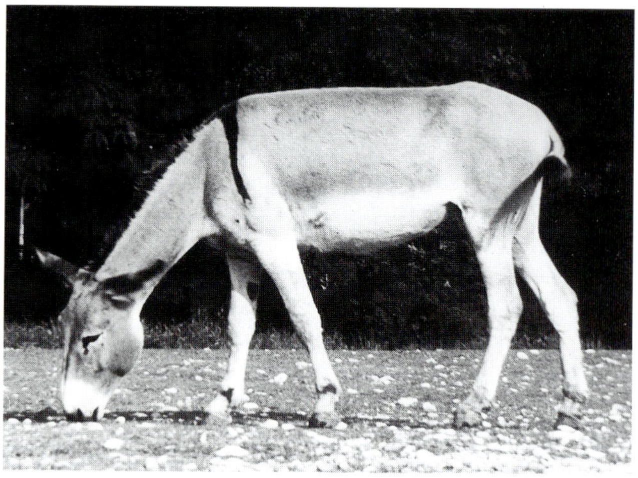

Bei dem in Freiheit wahrscheinlich ausgestorbenen Nubischen Wildesel ist das Schulterkreuz kräftig markiert, dagegen fehlt die Beinstreifung

ESEL

WILDESEL

Die dritte Untergattung der Pferde bilden die „echten" Esel. Sie kommen nur in einer Art, dem Afrikanischen Wildesel *(Equus asinus)* vor, die ursprünglich in vier Unterarten zerfiel.

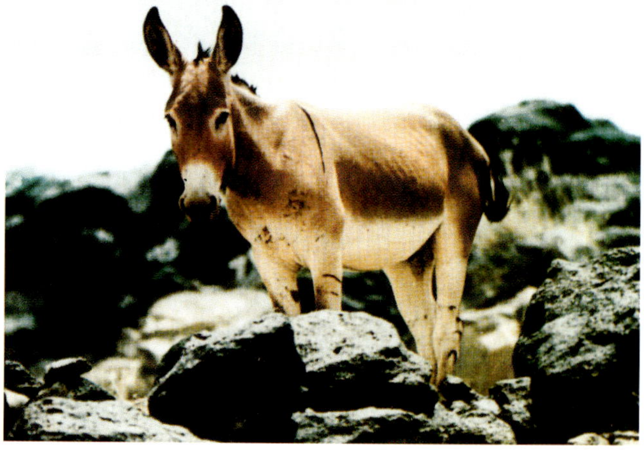

Somali-Wildesel, kenntlich an der Zebrierung der Beine und dem nur schwach ausgebildeten Schulterkreuz

NUBISCHER WILDESEL

Der Nubische Wildesel *(Equus asinus africanus)* war früher von Ägypten bis zum Ostsudan verbreitet. Er ist heute in freier Wildbahn ausgestorben. Es gibt nur noch einige wenige Exemplare in Zoologischen Gärten, von denen man jedoch nicht ganz sicher weiß, ob sie völlig reinblütig sind. Der Nubische Esel ist relativ klein, von gelblich-gräulicher Färbung, mit dunklem Aalstrich und ausgeprägtem Schulterkreuz.

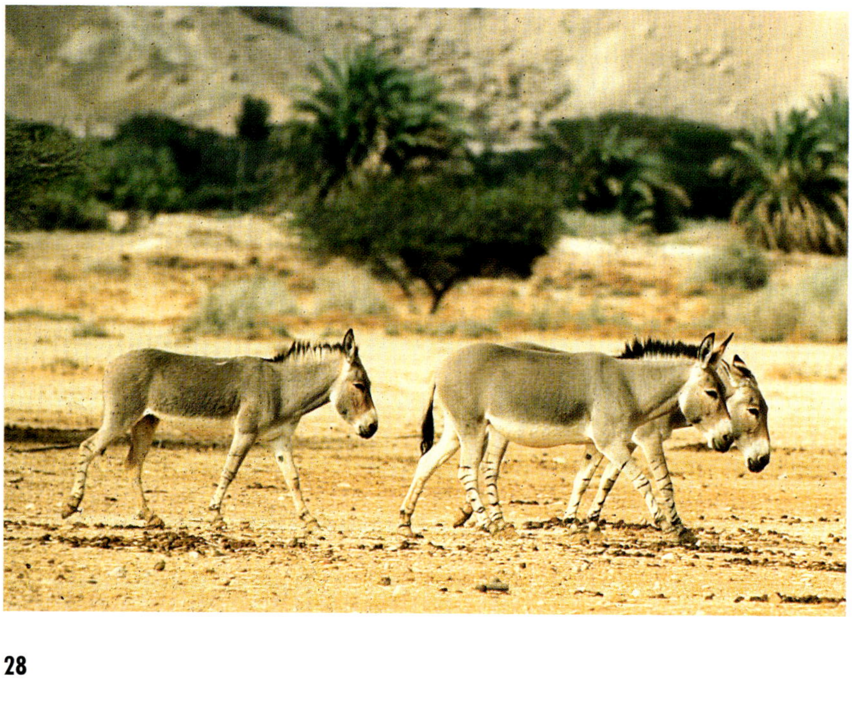

Somali-Wildesel in Hairbar (Israel). Kein Schulterkreuz, jedoch Beinstreifung

NORDAFRIKANISCHER WILDESEL

Der früher in den südlichen Atlasländern weitverbreitete Nordafrikanische Wildesel *(Equus asinus atlanticus)* ist heute völlig ausgerottet. Gewisse Charakteristika haben sich möglicherweise in verwilderten Hauseseln in der Sahara erhalten.

SOMALI-WILDESEL

Ob es von dem Somali-Wildesel *(Equus asinus somaliens)* heute noch lebende Exemplare in freier Wildbahn gibt, ist nach den langanhaltenden Bürgerkriegen in Äthiopien und Somalia fraglich. In den siebziger Jahren gab es noch einige hundert Somali-Esel in Somalia und in der zu Äthiopien gehörenden Danakil-Wüste. Der Somali-Esel ist die größte der drei Unterarten. Er erreicht eine Widerristhöhe von ca. 140 cm. Seine Farbe ist ein rötliches Grau. Er besitzt nur einen sehr feinen Aalstrich und kein Schulterkreuz, dagegen eine kräftige dunkle Zebrastreifung an allen vier Gliedmaßen, dazu eine dunkle Stehmähne und eine ebensolche Schweifquaste. Die einzige reinblütige Somali-Wildeselherde in Gefangenschaft befindet sich derzeit im Basler Zoo.

EUROPÄISCHER WILDESEL

Die Unterart des Europäischen Wildesels *(Equus asinus hydruntinus)*, den man auf vorgeschichtlichen Höhlenmalereien (Lascaux in der Dordogne, Alter ca. 15 000–13 000 Jahre) abgebildet sieht, dürfte das Ende der Eiszeit und die Klima- und Milieubedingungen, die mit dem Aufbrechen der großen Gletscher einsetzten, nicht überlebt haben, obgleich der Europäische Wildesel, wie *B. Kürten* in PLEISTOCENE MAMMALS OF EUROPE (London 1968) aufgrund fossiler Funde nachweist, im späten Pleistozän sehr verbreitet war. So konnte er nichts zu der Entstehung der modernen Hauseselrassen beitragen. Hingegen waren die anderen drei Wildeselunterarten an der Entstehung des Hausesels beteiligt.

Allen Wildeseln gemeinsam sind die stark verlängerten Ohren. Kastanien sind nur an den Vordergliedmaßen ausgebildet. Bauch und Gliedmaßen sind im allgemeinen heller als die Decke. Am Schweif ist lediglich die Quaste stärker behaart. Über die Lebensweise der Wildesel in Freiheit wissen wir nur sehr wenig, da sie zu rasch ausgestorben sind. Immerhin ist bekannt, daß sie im Gegensatz zu den echten Pferden und zum Steppen-Zebra nur in kleinen Rudeln von acht bis zehn Tieren leben, die in der Regel von einer alten, erfahrenen Stute geführt werden. Die Esel sind außerordentlich scheu und halten sich meist in öden, trockenen Felswüsten auf. Sie sind extrem genügsam und ernähren sich von Mimosen, Dorngesträuch und härtesten Trockengräsern. Ohne Schaden zu nehmen, können sie mehrere Tage ohne Wasser auskommen. Interessant ist die Feststellung des bekannten Zoologen und Direktors der Catskill Game Farm (Massachusetts, USA), *Heinz Heck*, daß er meine, daß die Wildesel hinsichtlich ihrer geistigen Fähigkeiten unbedingt bei weitem an die erste Stelle unter allen Equiden zu stellen seien.

Somali-Wildesel in den Danakilbergen (Danakil-Wüste, Äthiopien)

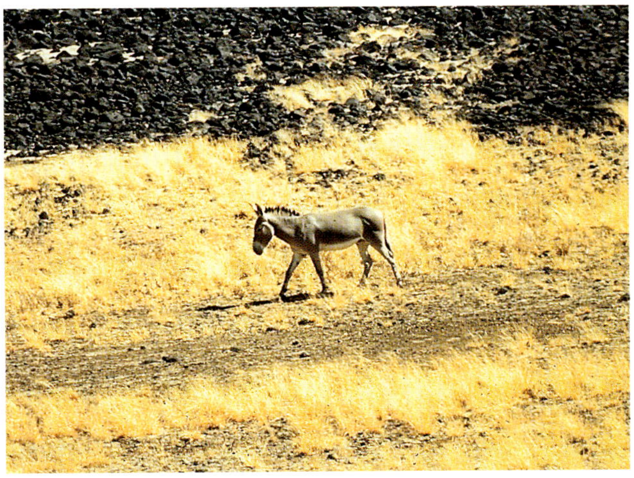

HAUSESEL

Lange vor dem Pferd hat der Mensch den Esel gezähmt, vermutlich in Nordafrika oder Vorderasien. Nach Europa gelangte der Esel als Haustier in der Bronzezeit, also im zweiten Jahrtausend v. Chr. Wahrscheinlich brachten ihn die Etrusker mit, als sie von Kleinasien aus Italien besiedelten. In der klassischen Antike war der Hausesel bereits im gesamten südlichen Europa verbreitet. Den Esel in Ostafrika dürften die Massai gezähmt und auf ihren Wanderungen im gesamten inneren Afrika verbreitet haben.

Die Verwendung des Esels war vielseitig: Man ritt, spannte ihn an, benutzte ihn zum Antreiben von Mühlen, Wasserpumpen etc., vor allem aber als Tragtier. Besonders die Genügsamkeit des Esels förderte seine Verbreitung. Er braucht kein Kraftfutter – Gras, Kräuter, Heu und Stroh genügen ihm für seine Ernährung. Er ist sehr widerstandsfähig und langlebig.

Im Gegensatz zu den Hauspferden, die sich in zahllose verschiedene Rassen und Schläge aufspalten, ist die Rassenvielfalt der Hausesel wesentlich begrenzter. Sie sind auch nicht so streng voneinander getrennt. Grob eingeteilt lassen sich gemäß *J. E. Flade* (DER HAUSESEL; Wittenberg 1990) entsprechend ihrer Herkunft drei Hauptgruppen unterscheiden.

AFRIKANISCHE ESEL

Zu ihnen zählen alle Esel des Mittelmeerraumes. Sie gehen vermutlich vor allem auf den Nubischen Wildesel zurück. Die Haarfarbe ist in der Regel ein Grau unterschiedlicher Schattierung. Ein Aalstrich ist stets, ein Schulterkreuz oft vorhanden. Bei den dunkleren Varianten ist der Aalstrich nicht immer erkennbar. Die Widerristhöhe beträgt 100 bis 120 cm. Im Laufe der Jahrhunderte sind die Esel des Mittelmeerraumes mit europäischen und vorderasiatischen Eseln gekreuzt worden. Die Folgen der Einkreuzungen sind eine – erwünschte – Größenzunahme sowie das Auftreten von Farbnuancen, die beim Afrikanischen Esel nicht vorkamen, wie zum Beispiel ein starkes Nachdunkeln der Grautöne bis hin zu Schwarz.

SOMALI-ESEL

Zu dieser Gruppe zählen die großen hellfarbigen Esel Ägyptens und Arabiens. Nach der Überlieferung sind diese Esel während der arabischen Völkerwanderung über das nördliche Afrika nach Südspanien gelangt, wo sie vor allem im Gebiet von Cordoba (Andalusien) bodenständig wurden. Von hier übten sie Einfluß aus nach Südfrankreich, die Gascogne und das Poitou, sowie den Westen Oberitaliens, Piemonte. Sie trugen bei zur Entwicklung der für

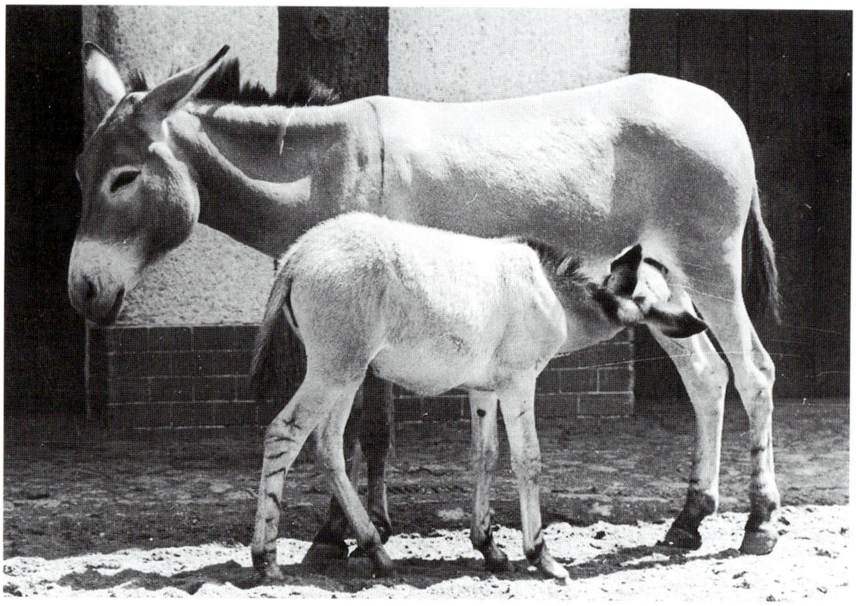

Somali-Wildeselstute mit Fohlen, Frankfurter Zoo

die Maultiererzeugung so wichtigen Riesenesel-Rassen. Von Spanien und Frankreich aus gelangten sie auch nach Amerika. In der Jugend sind diese Esel meist grau. Ihre Farbe pflegt sich jedoch mit zunehmendem Alter aufzuhellen mit einem beigen Anflug, teils auch heller Äpfelung. Aalstrich und Schulterkreuz fehlen meist. Das Fell ist weich, fein und kurz. Die Widerristhöhe liegt bei 130 bis 140 cm, gelegentlich sogar bei 155 bis 160 cm.

EUROPÄISCHE ESEL

Die Urform des Europäischen Esels läßt sich bereits in Höhlenmalereien der Dordogne (Lascaux, ca. 15 000 bis 13 000 v. Chr.) und des Pyrenäenvorgebirges (Trois-Frères, ca. 13 000 bis 11 000 v. Chr.) nachweisen. Die Wildform dürfte bereits in vorgeschichtlicher Zeit ausgestorben sein. Zu den Europäischen Eseln gehören drei auf vermutlich eine gemeinsame Wurzel zurückgehende Gruppen, die sich nicht eindeutig voneinander trennen lassen. Als erste Gruppe ist der *Leonés-Zamorana-Esel* zu nennen, der in Nordwestspanien, im Gebiet von Léon, zwischen Zamora und Léon beheimatet ist. Der tiefe, kräftige Esel besitzt eine lichtschwarze bis tiefschwarze Farbe. Besonders um die Augen, im Maulbereich, an den Innenseiten der Unterschenkel, dem Unterbauch und der Schwanzwurzel finden sich deutliche Aufhellungen bis zum Silbergrau. Das Haarkleid ist relativ grob, lang und struppig. Die Widerristhöhe beträgt 140 bis 155 cm.

Als zweite Gruppe kann man den *Poitou-Esel* ansehen. Er wird in Südwestfrankreich, im Gebiet der Poitou-Sümpfe zwischen Nantes und Poitiers, gezüchtet. Die Exterieur-und Farbmerkmale stimmen weitgehend mit denen des Leonés-Zamorana-Esels überein. Die scheinbar abweichende „schnürenpudelartige" Behaarung, die dem Poitou-Esel ein merkwürdig pittoreskes Aussehen verleiht, ist darauf zurückzuführen, daß die Bauern der Gegend ihre Esel aus Aberglauben niemals putzen. Poitou-Esel, die zum Beispiel im Schweizer National-Gestüt Avenches einer normalen Fellpflege unterworfen werden, zeigen eine zwar grobe, aber glatte, glänzende Behaarung analog der der Leonés-Zamorana-Esel. Die Größe der Poitou-Esel erreicht 135 bis 150 cm oder darüber.

In Südostspanien, in Katalonien, aber auch auf den Balearen, in der südfranzösischen Gascogne und im oberitalienischen Piemonte, westlich von Turin, findet sich als dritte Gruppe der Typ des *Katalonischen Esels*. Seine Färbung ist im allgemeinen dunkel, ein Schwarz- oder Dunkelkastanienbraun, landläufig als „rosinenfarbig" bezeichnet. Rund um Augen und Maulpartie, im oberen Bereich der Innenseite der Unterschenkel, an der Bauchunterseite sowie am Schwanzansatz kann sie deutlich von der übrigen Färbung abweichen und von Kastanienbraun über

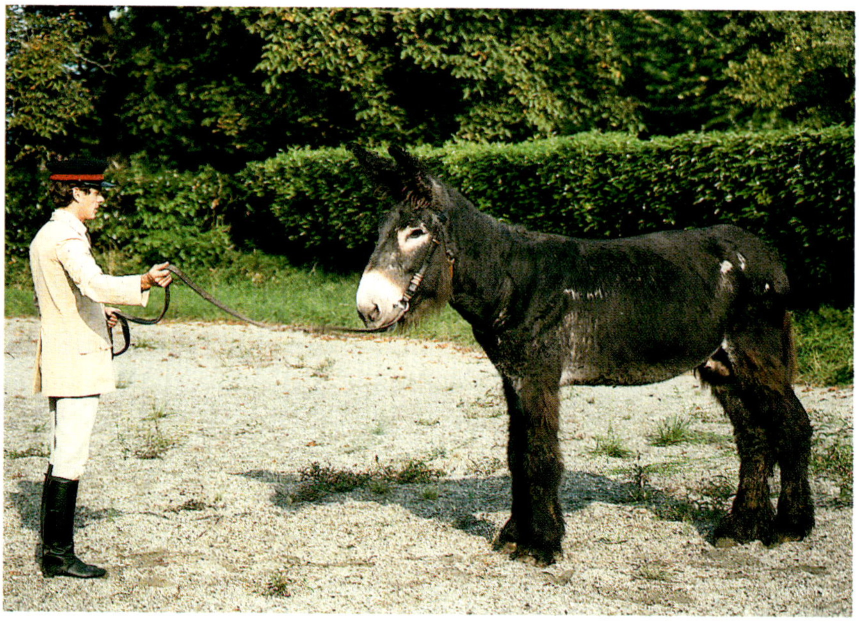

Poitou-Eselhengst der staatlichen französischen Gestütsverwaltung, Frankreich (Hengstdepot de Saintes)

Katalonischer Riesenesel

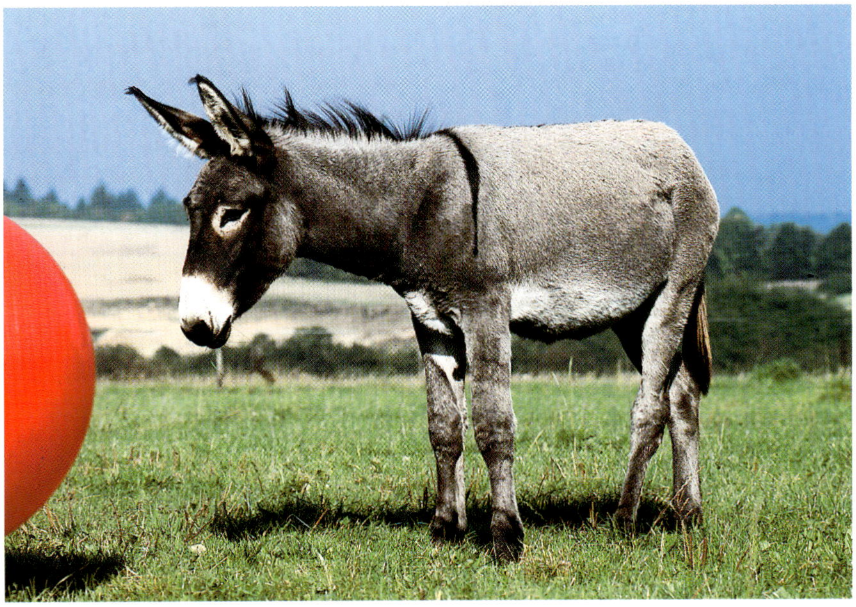

Fuchsfarbigkeit bis zu Grau oder Silbergrau variieren. Die Widerristhöhe ist zwischen 135 und 150 cm anzusetzen. Auch höhere Stockmaße kommen vor.

Die Hauseselpopulation verteilt sich nach *J. E. Flade* in DER HAUSESEL (Wittenberg-Lutherstadt 1990) folgendermaßen auf die Erdteile:

1. Europa (ohne die Staaten der ehemaligen UdSSR): ca. 1,2 Millionen

Die drei Rassengruppen wurden bereits oben erwähnt. An lokalen Spielarten kann man unterscheiden:

- Andalusischer Esel (130 bis 150 cm Widerristhöhe)
- Katalonischer Esel (135 bis 150 cm Widerristhöhe)
- Sizilianischer Esel (110 bis 130 cm Widerristhöhe)
- Sardischer Esel (100 bis 130 cm Widerristhöhe)
- Maltesischer Esel (120 bis 130 cm Widerristhöhe)
- Italienischer Esel mit den Rassen Martina Franca (135 bis 150 cm Widerristhöhe)
  Pantellaria (128 bis 146 cm Widerristhöhe)
- Griechischer und Mazedonischer Esel (95 bis 150 cm Widerristhöhe)
- Dalmatinischer Esel (115 bis 135 cm Widerristhöhe)
- Bulgarischer Esel (95 bis 150 cm Widerristhöhe)
- Gascogne-Esel (135 bis 150 cm Widerristhöhe)
- Poitou-Esel (135 bis 150 cm Widerristhöhe)
- Leonés-Zamorana-Esel (140 bis 155 cm Widerristhöhe)
- Schweizerischer Esel (80–143 cm Widerristhöhe)

2. Gebiet der ehemaligen UdSSR: ca. 300 000

- Dagestanischer Esel (90 bis 112 cm Widerristhöhe)
- Kaukasischer Esel (aus der Kreuzung von Aserbaidschanischem und Dagestanischem Esel entstanden)
- Turkmenischer Esel (140 cm Widerristhöhe)
- Usbekischer Esel (90 bis 155 cm Widerristhöhe)

3. Asien: ca. 34 Millionen

VORDERASIEN

- Maskat-Esel (Süden der arabischen Halbinsel)
- Arabischer Esel (Vorderasien einschließlich Iran und Irak, Afghanistan, Indischer Subkontinent, mittelasiatische Republiken der ehemaligen UdSSR)
- Türkischer Esel

ZENTRAL- UND OSTASIEN

- Chinesische Esel (zahlreiche Varianten)
- Hochgebirgsesel (zum Beispiel Tibet-Esel etc.)

4. Afrika: ca. 12,2 Millionen

- Ägyptischer Esel
- Maskat Esel (in Ägypten)
- Ostsudanesischer Esel
- Nordafrikanischer Esel (Maghreb-Staaten)
- Äthiopischer Esel

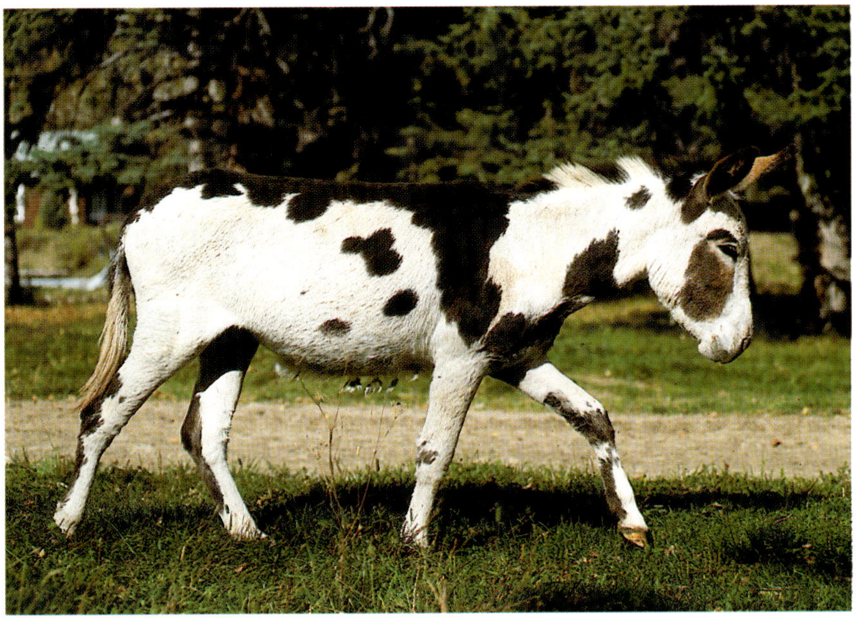

Gescheckter Hausesel (Kanada)

- Südafrikanischer Esel (seit Ende des 19. Jahrhunderts stark durch Europäische Esel beeinflußt)

5. Amerika: ca. 7,2 Millionen
Die Esel Mittel- und Südamerikas gehen vor allem auf spanische und portugiesische Importe zurück, in Nordamerika vor allem auf Europäische Esel, im 19./20. Jahrhundert vor allem Riesenesel wie Poitou-Esel, die in den USA Widerristhöhen von über 160 cm Stockmaß erreicht haben. Während in Lateinamerika der Esel immer noch eine bedeutende Rolle im Transportwesen und in der Maultierzucht spielt, sind in Nordamerika nicht geringe Eselbestände verwildert (als „Burros" bezeichnet – von spanisch „burro" = Esel) analog den Mustangs.

Australien:
Über die Zahl der meist nur zu Hobbyzwecken gehaltenen zahmen Esel liegen keine verläßlichen Angaben vor. Dagegen gibt es, vor allem in den ariden Steppen- und Wüstengebieten Nordwestaustraliens, viele verwilderte Esel, deren Zahl auf bis zu einer Million geschätzt wird und die teilweise vergesellschaftet mit den verwilderten Pferden, den „Brumbies", vorkommen.

Eselhaltung ausschließlich als Hobby, zur Freizeitgestaltung, findet sich nur in den Ländern, in denen der Esel nicht mehr oder kaum noch zur Arbeit verwendet wird und ein hoher Lebensstandard die Beschäftigung mit ihm und anderen „Pets" möglich macht. „Hobby"-Eselbestände sind folglich nur in Nordwesteuropa, Nordamerika und Australien von nennenswerter Bedeutung. In einer Reihe von Ländern werden sie von Zuchtverbänden betreut, die jedoch meist nur sehr klein sind.

MAULTIERE UND MAULESEL

Das *Maultier* ist eine Kreuzung von Eselhengst und Pferdestute, lateinisch als *mulus*, italienisch und spanisch als *mulo*, französisch als *mulet*, englisch als *mule* bezeichnet.

Der Maulesel ist eine Kreuzung von Pferdehengst und Eselstute, lateinisch als *burdus, hinnus, hinnulus*, italienisch als *bardotto*, spanisch als *burdegano, romo, macho*, französisch als *bardot, bardeau*, englisch als *hinny* bezeichnet. Bezüglich dieser Begriffe herrscht oft große Verwirrung!

Einer der Hauptzwecke der Eselhaltung war bereits seit dem frühen Altertum die Erzeugung von Hybriden zwischen Esel und Pferd. Man unterscheidet zwischen *Maulesel* und *Maultier*. Der Bastard aus der Paarung von Eselhengst und Pferdestute wird als Maultier bezeichnet, der aus der Paarung von Pferdehengst und Eselstute heißt Maulesel. Da die Hybriden in der Regel in der Größe von der Mutter geprägt werden, pflegt der Maulesel meist kleiner zu sein als das Maultier. Im übrigen findet sich bei Maulesel und Maultier in gleichem Maße eine mosaikartige Zusammenfassung der Merkmale der beiden Ausgangsarten *Equus caballus* und *Equus asinus* mit mehr oder weniger hervortretenden väterlichen und mütterlichen Eigenschaften. Bei gründlicher Untersuchung erweist sich die Vererbung von Charakter und Temperament als intermediär. Im Phänotyp stehen Maulesel und Maultier zwischen beiden Arten, und es lassen sich auch objektiv keine signifikanten Unterschiede zwischen beiden erkennen, obgleich manche, vor allem ältere Autoren, gerade dieses behaupten. Sie insistieren, daß der Maulesel mehr das Äußere des Pferdes besitze, während das Maultier eselähnlicher sei. Der auffälligste Unterschied zwischen den beiden Hybriden ist die Stimmlautgebung, die beim Maulesel mehr dem Wiehern des Pferdes, beim Maultier mehr dem Eselsgeschrei ähnelt. Nach *Spöttel* (mündliche Angaben, mitgeteilt von *J. Ulrich Duerst* in TIERHEILKUNDE UND TIERZUCHT, Band VII, Berlin/Wien 1930) sollen im Haustiergarten Halle bei Größengleichheit der Eltern gezüchtete Maulesel und Maultiere sich in ihren Formen nicht im mindesten unterschieden haben.

Die Paarung von verschiedenen Arten, die von der Gattung *Equus* in ihrer Gesamtheit der Arten (Pferd, Esel, Pferdeesel, Zebra) abgeleitet werden können, führen in der ersten Kreuzungsgeneration (F_1) zu Individuen mit begrenzter Fruchtbarkeit. Bei Hybriden, die aus der Anpaarung von Vertretern im zoologischen System einander entfernter stehenden Arten hervorgehen, sind die männlichen Individuen in der Regel unfruchtbar, auch bei Rückpaarung der F_1-Produkte an die väterliche Ausgangsform. Der Grund liegt in einem unvollständigen spermiogenetischen Reifungsvorgang. Dagegen kommen unter den weiblichen Produkten der heterotischen Paarung zweier Equidenarten immer wieder einmal, wenn auch selten, fruchtbare Individuen vor. In der Antike wurden sie als zoologische Wunder und Zeichen der Götter angesehen. So berichtet bereits *Herodot* (um 484 bis 425 v. Chr.), daß während der Belagerung Babylons durch die Perser unter *Darius I.* (522 bis 486 v. Chr.) in der Stadt eine Maultierstute gefohlt habe, was als ein schlimmes Omen angesehen wurde und zur Übergabe Babylons geführt habe. Auch *Plinius der Ältere* (23 oder 24 bis 79 n. Chr.) schreibt um etwa 60 n. Chr. über fruchtbare Maultierstuten. Nach *Flade* (a. a. O.) gibt es aus neuerer Zeit eine ganze Reihe solcher Informationen, so von 1739 aus Öhringen/Württemberg, und 1762 aus Valencia/Spanien. Die älteste wissenschaftlich abgesicherte derartige Nachricht stammt aus dem ältesten Pariser Zoologischen Garten, dem Jardin d'Acclimatisation, wo zwischen 1873 und 1881 die Maultierstute *Catherine* drei Fohlen von einem Pferdehengst und zwei von einem Eselhengst gebracht hat. Einer der aus der Pferdeanpaarung stammenden Hengste brachte später mit einer Pferdestute ein weiteres Fohlen. *H. Henseler* (EIN FRUCHTBARES MAULTIER, Deutsche landwirtschaftliche Tierzucht 1925) beschreibt die Nachkommen einer fruchtbaren Maultierstute im Razza Reposito Allevamento Persano bei Salerno, die mit einem schwarzen Eselhengst braune Fohlen von Maultiergestalt, mit einem Fuchs-Pferdehengst einen Fuchs mehr im Pferdeexterieur und mit einem anderen brau-

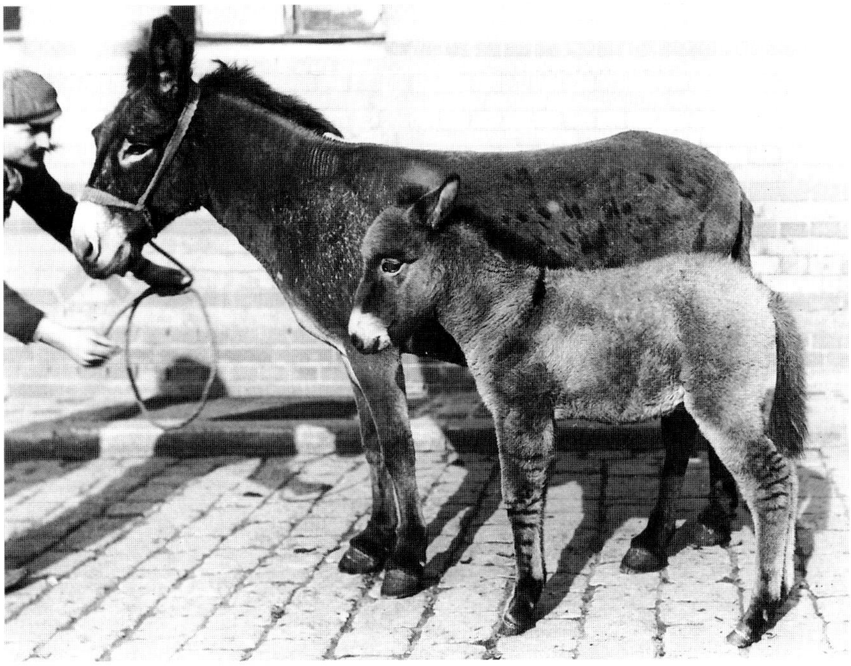

Maulesel-Fohlen aus der Kreuzung von Przewalski-Hengst und Eselstute. Auffallende Zebrastreifung an den Gliedmaßen und Schulterkreuz

nen Pferdehengst ein braunes, pferdeähnliches Fohlen brachte. Über andere derartige Vorkommnisse berichten unter anderem *v. Wahl* 1907 und *Horie* und *Nishikawa* 1954. Es muß jedoch betont werden, daß diese Fälle eine große biologische Seltenheit darstellen.

Bereits im antiken Rom schätzte man das Maultier, verwendete es vor dem Wagen, als Tragtier und zum Reiten. Nach *Flade* (a. d. O.) geht allerdings die Zucht von Hybriden aus der Kreuzung verschiedener Equidenarten viel weiter zurück als in die römische Antike. Daß der Gedanke der Artkreuzung sehr alt ist und bereits im alten Orient und im klassischen Altertum früh geläufig war, bestätigen viele Quellen. Aus dem 15. Jahrhundert v. Chr. stammt der wahrscheinlich älteste Nachweis für ein Maultier in Form eines Gemäldes in dem Grab des Nebamon im ägyptischen Theben. Im Alten Testament werden mehrfach Kreuzungen zwischen Pferd und Esel erwähnt. So ritt Absalom ein Maultier, als er mit seinen Haaren in den Zweigen eines Baumes hängen blieb. Wir begegnen dem Maultier in den alten Kulturzentren des Vorderen Orients bald nachdem das Pferd dort eingeführt worden war, was relativ spät geschah, da es noch bei den alten Babyloniern den Namen „Esel des Ostens" führte, und in Ägypten erst durch die aus dem Norden einwandernden Hyksos eingeführt wurde. Ursprünglich hat man wohl mehr oder weniger zufällig Esel (beziehungsweise Onager) und Pferd miteinander gekreuzt, und zwar in solchen Gegenden, in denen Völkerstämme, die Esel hielten, mit pferdehaltenden Stämmen zusammentreffen. Erst als sich die Nützlichkeit der Blendlinge erwies, kam es zu gezielter Kreuzungszucht. *Homer* (ca. 8. Jahrhundert v. Chr.) und *Anakreon* (ca. 580 bis 495 v. Chr.) halten die Eneter (Verbündete Trojas, in Paphlagonien ansässig) und andere kleinasiatische Volksstämme für diejenigen, die die ersten Artenkreuzungen (vermutlich zunächst zwischen Onagerhengsten und Pferdestuten) vorgenommen haben. Die 64 Maultiere, die den Sarg *Alexanders des Großen* (356 bis 323) von Babylon nach Alexandria transportierten, waren wahrscheinlich Kreuzungsprodukte von Onagern mit Pferdestuten. Die Praxis der Kreuzung von Onagern und Pferden wurde bis in die römische Zeit beibehalten. So beschrieben noch *Tacitus* (55 bis 120 n. Chr.) unter dem Namen „Asini agrestes" solche Kreuzungen aus der syrischen Steppe, ebenso wie auch *Petronius* (gest. 66 n. Chr.). und *Columella* (um 60 n. Chr.). In den antiken griechischen Quellen finden sich zahllose Stellen über die Kreuzung von Pferd und Esel, so bei *Xenophon* (496 bis 406 v. Chr.), *Herodot* (ca. 484 bis 425 v. Chr.), *Demokrit* (460 bis 371 v. Chr.), *Aristoteles* (384 bis 322 v. Chr.) und anderen. Besonders *Aristoteles* unterscheidet in seiner GESCHICHTE DER LEBEWESEN (Tierkunde) zwischen Maultier und Maulesel und erwähnt auch die Kreuzungen zwischen Onager und Pferd.

Die Landschaft Elis (westliche Küstenlandschaft des Peloponnes), bis heute eines der fruchtbarsten Gebiete Griechenlands, war von alters her berühmt wegen ihrer Maultiere. Und auch in Lakonien (südlicher Peloponnes) wurde eine ausgedehnte Maultierzucht betrieben. Durch die Römer wurde mit der Ausdehnung des Imperiums über den gesamten Mittelmeerraum die Maultierzucht in zahlreiche Länder eingeführt, so in das heutige Spanien und Frankreich. Auf der Iberischen Halbinsel wurde Maultierzucht auch während der Maurenherrschaft in umfangreichem Maße betrieben. Nach der Reconquista wurde die Maultierzucht lange Zeit durch die Krone bekämpft, da man fürchtete, daß die Pferdezucht auf ihre Kosten Schaden erleiden werde. Durch den wachsenden Einfluß der Geistlichkeit trat das Maultier zeitweilig in den Vordergrund. So kam es zu rigorosen Verordnungen gegen die Maultierzucht und für die Hebung der Pferdezucht. Schon *Philipp II.* legte 1562 eine Strafe von 20 000 Maravedi und zwei Jahre Gefängnis für die Bedeckung einer Pferdestute durch einen Eselhengst fest.

Aus dem deutschen Sprachraum erfahren wir erst relativ spät von dem Vorhandensein von Maultieren, obgleich anzunehmen ist, daß bereits die zur Zeit Karls des Großen erwähnten Eselhengste der Maultierzucht dienten. *Wolfram v. Eschenbach* läßt seinen Parzival von Anjou (312,7) „ein Maultier, hoch wie ein kastilisches Roß, falb, mit geschlitzten Nüstern und gebrannt wie ein ungarisches Streitroß" reiten. Ein Beweis, daß es damals im Poitou und Anjou eine Maultierzucht gab, wie es übrigens die Überlieferung der Züchter der Gegend bis in unsere Zeit berichtet. Sichere Angaben über Maultierzucht an der Schwelle vom Mittelalter zur Neuzeit finden sich in Abbildungen im Werk von *Georg Simon Winter von Adlersflügel* (um 1675), während *Marcus Fugger* in seiner Arbeit VON DER GESTÜTEREY 100 Jahre vorher nicht darauf eingeht. Nach *W. v. Baudissin* wurde die Zucht von Maultieren bereits vor dem Dreißigjährigen Kriege betrieben. Aber erst seit dem 18. Jahrhundert habe es eine ausreichende Zahl von Eselhengsten für eine ausgedehntere Zucht gegeben.

Die beiden Artenkreuzungsprodukte, Maultier und Maulesel, verkörpern eine Zwischenform mit stark heterotischem Effekt. Ihnen eigen sind eine große Umstellungs- und Anpassungsfähigkeit an ungünstige Lebensbedingungen ebenso wie eine hervorragende Widerstandsfähigkeit gegen Krankheiten und eine lange Lebensdauer und Leistungsfähigkeit bis ins hohe Alter. Alle diese Eigenschaften erklären ihren hohen wirtschaftlichen Wert.

Vor allem das aufgrund seiner Pferdemutter größere und stärkere Maultier ist ebenso stark und leistungsfähig wie ein erstklassiges Arbeitspferd gleicher Größe und Stärke. Oft ist es ihm sogar weit überlegen. Dazu ist es sehr frühreif, so daß man es bereits im Alter von anderthalb Jahren zur Arbeit verwenden kann. Vom Esel hat es viel von dessen tropischer Zähigkeit ererbt. Es verträgt ungemein harte Strapazen, vor allem auch im Gebirge und in den heißen, baumlosen Ebenen des Südens. Es übersteht Hunger und Durst, Überanstrengung und Überlastung, denen ein hochgezüchteter Warmblüter, aber auch ein schwerer Kaltblüter erliegen würde. Die Härte seiner Konstitution äußert sich auch in seiner Widerstandskraft gegen Krankheiten wie Koliken, Lahmheiten, Sehnen- oder Hufprobleme etc. Es ist weitaus leichtfuttriger als ein gleich großes und schweres Pferd. Offenbar verwertet es auch Futter besser, denn es kommt im allgemeinen mit dem jämmerlichsten Grün- oder Rauhfutter und ohne oder mit nur ganz geringen Körnerfutterzulagen aus. Die schweren, großen Maultiere des Poitou oder die „Zucker-Maultiere" der nordamerikanischen Südstaaten allerdings brauchen ihrer Größe entsprechend auch reichlicheres Futter, aber immer noch weniger und von geringerer Qualität als gleich große und schwere Pferde. Bei entsprechenden Futtergaben sind sie dann allerdings hinsichtlich Ausdauer und Kraft den Pferden überlegen.

Das Maultier ist im Gang überaus sicher. Es setzt seine Füße schnell, aber mit Bedacht. Daher ist es der ideale Säumer für Traglasten auf schmalen Gebirgspfaden und in unwegsamem Gelände. Es ist ausgesprochen langlebig und bis zum 25. Jahr zu harter Arbeit fähig, nicht selten auch bis zum 35. und darüber. Nachteilig ist beim Maultier vor allem der etwas schwierige Charakter, der eine sehr feinfühlige Behandlung durch den Menschen erfordert.

Man kann zwei Typen von Maultieren unterscheiden: schwere und leichte. Die schwersten Typen entstammen der Paarung gröbster, schwerster Kaltblutstuten mit den schwersten und gröbsten Eselhengsten, wie sie zum Beispiel das Poitou liefert. Die größten und schwersten Maultiere wurden bis in die dreißiger Jahre des 20. Jahrhunderts in den USA gezüchtet, mit importierten europäischen Rieseneseln (vor allem des Poitou-Typs) aus in den USA entwickelten schwersten Kaltblutstuten des Conestoga-Typs. Sie erreichten bis zu 175 cm Stockmaß und 800 kg Körpergewicht. Leichte Maultiere sind weit häufiger. Ihre Größe variiert von Eselsgröße (ca. 120 cm) bis zu den großen Katalonischen Maultieren (160 cm und mehr Widerristhöhe).

Der Unterschied in der Zucht von Mauleseln und Maultieren liegt in dem unterschiedlichen Paarungsverhalten von Pferd und Esel: Der Eselhengst nähert sich ohne langes Vorspiel sehr direkt der Stute und deckt sie ohne weiteres, wenn sie nicht sehr energischen Widerstand leistet. Vielfach „vergewaltigt" er sie ganz einfach. Der Pferdehengst dagegen nähert sich der Stute in der Regel sehr vorsichtig und deckt sie erst nach längerem Umwerben und ausgiebigem Vorspiel. Bei Abwehrhaltung der Stute läßt er sofort von ihr ab. Das Verhalten der Stuten entspricht dem der Hengste: Die Eselstute, die die brutale Annäherung des Hengstes als physiologisches Verhaltensmuster erwartet, reagiert vielfach irritiert und ungeduldig auf das „schüchterne" Liebeswerben des Pferdehengstes und schlägt ihn ärgerlich ab, weil er ihr nicht „forsch" genug auftritt, so daß ihm oft rasch Libido und Mut vergehen, weitere Versuche zu wagen. Dagegen unterwirft sich die Pferdestute, sofern sie sich auf dem Höhepunkt der Rosse befindet, der heftigen, direkten Annäherung des Eselhengstes meist sofort und problemlos. Vor allem den großen, starken, temperamentvollen Eselhengsten der Mittelmeerländer widersteht kaum eine Pferdestute.

Da es den Züchtern weit größere Schwierigkeiten bereitet, eine Eselstute zur Annahme des Pferdehengstes zu bewegen, ist die Mauleselzucht nur sehr wenig verbreitet und von weit geringerer wirtschaftlicher Bedeutung. Die früher in Spanien und auf Sizilien verbreitete Mauleselzucht (dort wurden die Hybriden vor allem als Tragtiere in den Schwefelbergwerken verwendet), ist heute weitgehend zum Erliegen gekommen. Größere Bedeutung hat sie bis heute in Nord- bzw. Nordostafrika. In größerer Ausdehnung systematisch betrieben findet sie sich eigentlich nur noch in Äthiopien und Eritrea.

Dagegen war die Maultierzucht schon immer häufiger und weiter verbreitet. Sie findet sich in fast allen subtropischen und tropischen Ländern der Erde, wo nicht Parasiten wie die Tsetse-Fliege und Krankheitserreger wie Trypanosoma eine Haltung von Pferden und Eseln unmöglich machen. Ja, selbst in gemäßigten Klimaten wie in Deutschland oder Großbritannien spielte früher die Maultierzucht eine gewisse Rolle für Landwirtschaft und Wirtschaft und vor allem für Zwecke der Armee. In Großbritannien wurde seit Beginn des 19. Jahrhunderts eine ausgedehnte Werbetätigkeit für die Maultierzucht entfaltet. Namentlich

E. Pease (Darlington), *C. L. Sutherland* (Downs, Kent) und *Ferguson* (Pixton, Schottland), die ihre Farmen mehr oder weniger ausschließlich mit Maultieren bewirtschafteten, verkündeten ihr höchstes Lob. Großbritanniens restloser Sieg im Burenkrieg wäre ohne die Tausende der dort eingesetzten Maultiere nicht möglich gewesen. Und noch in den beiden Weltkriegen fanden bei den britischen Truppen in Kleinasien und Nordafrika zahlreiche Maultiere Verwendung.

In Deutschland fand die Maultierzucht in neuerer Zeit meist unter militärischen Aspekten statt. So hielten verschiedene der bedeutendsten Haupt- und Landgestüte, teils schon seit dem ersten Drittel des 18. bis weit ins 20. Jahrhundert hinein, Eselhengste für die Maultierzucht bereit, darunter Trakehnen, Memsen, Neustadt/Dosse, Braunsberg, Celle, Osnabrück-Eversburg und Schwaiganger. Die letzten größeren Anstrengungen zur Maultierproduktion als Tragtiere für die Gebirgstruppen wurden seit 1936 bis Kriegsende in Osnabrück, Graditz und Schwaiganger und die Aufzucht in eigens eingerichteten Maultierfohlen-Aufzuchthöfen in den Alpen unternommen.

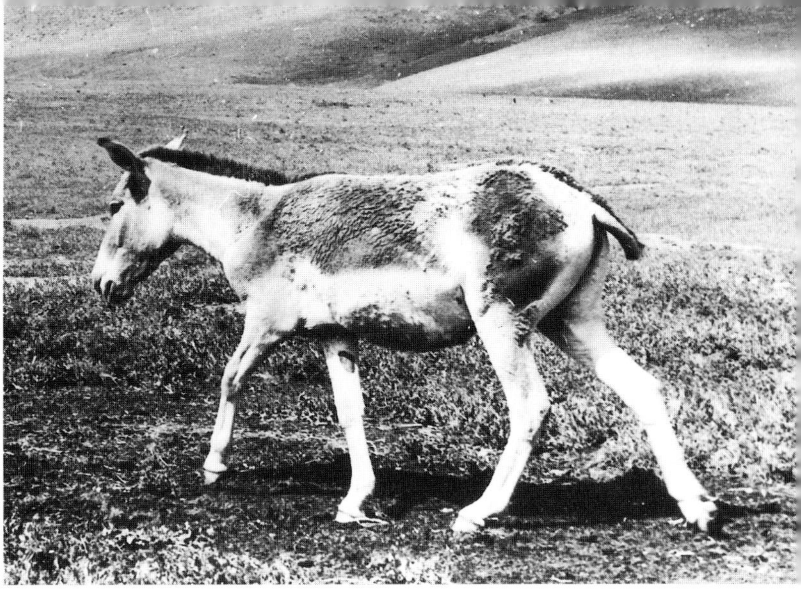

Onager in freier Wildbahn in der wüstenähnlichen Gebirgsebene des nördlichen Irans, im Grenzgebiet zu Turkmenistan

PFERDEESEL (HALBESEL)

Eine Anzahl zwischen Pferd und Esel stehender Einhufer vereinigt man in der 4. Untergattung der Pferde- oder Halbesel *(Hemionus)*. Ich verwende hier, ebenso wie *Professor Juri Volf* in seinem Beitrag EINHUFER ODER PFERDEVERWANDTE (in GRZIMEKS TIERLEBEN – ENZYKLOPÄDIE DES TIERREICHS, Zürich 1970) den etwas altmodisch klingenden Begriff „Pferdeesel“. Dieser ist wesentlich treffender und eindeutiger, da der Ausdruck „Halbesel“ zu Recht stets die Frage nach der anderen Hälfte aufkommen lässt. Ihre nicht sehr unterschiedlichen Formen, von Vorderasien bis Tibet und in die äußere Mongolei verbreitet, werden heute zu nur einer Art, dem Asiatischen Pferdeesel *(Equus hemionus)*, zusammengefaßt, die man in sieben Unterarten unterteilt.

ANATOLISCHER PFERDEESEL

Der Anatolische Pferdeesel *(Equus hemionus anatoliensis)*, der in Kleinasien lebte, wurde dort bereits in älterer geschichtlicher Zeit ausgerottet.

SYRISCHER PFERDEESEL

Ob es den Syrischen Pferdeesel *(Equus hemionus hemippus)* noch in Freiheit gibt, ist zweifelhaft. Nach den jüngsten kriegerischen Auseinandersetzungen ist er dort wahrscheinlich ebenfalls ausgerottet. Sein Verbreitungsgebiet erstreckte sich ursprünglich über Syrien, das Zweistromland und den Norden der Arabischen Halbinsel. Der Syrische Halbesel hat eine sand- bis braungelbe Decke, der Bauch ist fast reinweiß. Der deutlich ausgeprägte Aalstrich reicht bis ans Schweifende. Mähne und Schweifquaste sind dunkel. Die Hufe sind im Kronenbereich dunkel gesäumt. Die Augen sitzen sehr hoch in dem recht groben, langen Gesicht.

Ob die Sumerer oder andere alte Kulturvölker Vorderasiens, die im 5.–3. Jahrtausend v. Chr. in Mesopotamien lebten und die ersten Hochkulturen begründeten, noch vor dem Pferd die anatolische oder syrische Unterart des Pferdeesels zähmten und vor ihre Streitwagen spannte, wie aus zeitgenössischen Darstellungen aus dem Zweistromland hervorzugehen scheint, ist nicht ganz geklärt. Die von manchen Forschern angenommene Version, daß es sich bei den dargestellten Zugtieren um Maultiere oder Maulesel gehandelt haben könnte, klingt wenig wahrscheinlich. Das würde voraussetzen, daß Pferd und Esel bereits gezähmt waren, um eine solche Kreuzungszucht zu so früher Zeit vornehmen zu können. Denn in freier Wildbahn kommt es niemals zur Bastardisierung zwischen diesen Untergattungen. *F. E. Zeuner*, der darüber eingehende Untersuchungen angestellt hat, meint in A HISTORY OF DOMESTICATED ANIMALS (London 1963), daß man im Zweistromland seitens der Sumerer die Pferdeesel lange vor den Pferden ähnlich wie Ochsen unter einem Joch vor ihre Streitwagen gespannt und mit einem Nasenring gelenkt habe.

In römischer Zeit sollen Onager-Fohlen eingefangen und für die Kreuzung mit Pferden zur Zucht von Hybriden verwendet worden sein, da sie leichtfüßiger und ausdauernder waren als die aus der Kreuzung von Pferd und Esel stammenden Maultiere und Maulesel. Alle aus den letzten 150 Jahren bekannt gewordenen Versuche, unter anderem durch die sehr pferdeerfahrenen Kirgisen, Pferdeesel soweit zu zähmen und abzurichten, daß sie ihre angeborene Scheu und Wildheit ablegen und sich zum Ziehen, Reiten oder Tragen von Lasten verwenden lassen, sind ohne Ausnahme gescheitert. Nach *W. Heptner* hat man im Staatsgestüt Taschkent in der Sowjetunion einige Jahre lang versucht, Kulan-Pferde-Mischlinge zu zähmen und zur Arbeit zu verwenden, wegen der Wildheit der Tiere jedoch ebenfalls ohne Erfolg.

PERSISCHER PFERDEESEL

Der Persische Pferdeesel oder Onager *(Equus hemionus onager)* besitzt eine mittlere Größe von etwa 130 cm Wi-

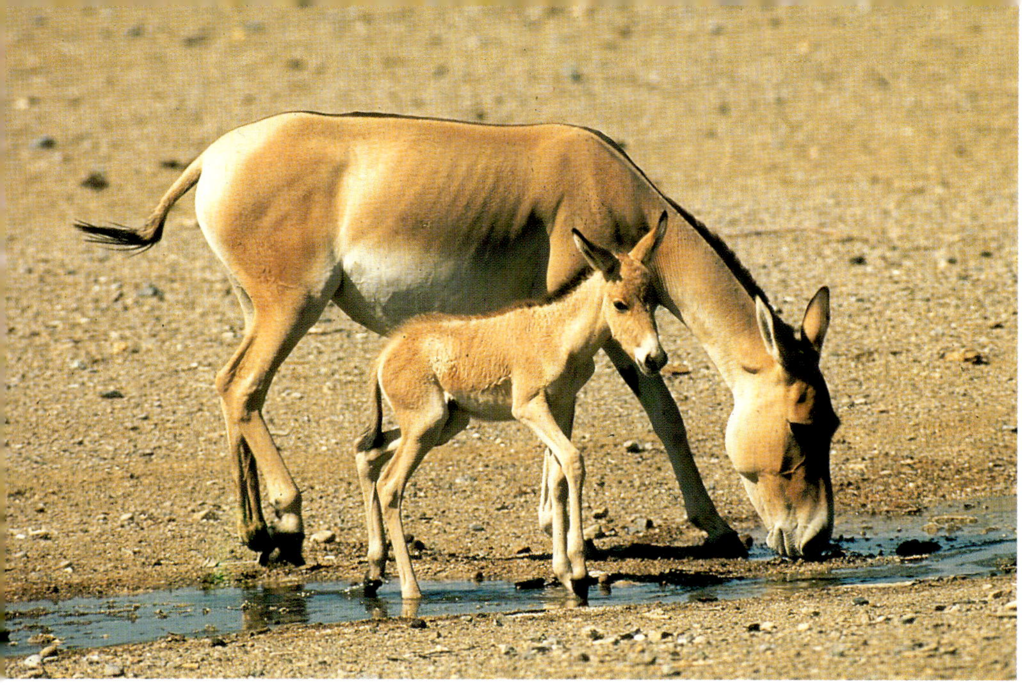

Onager-Stute mit Fohlen an der Tränke, Turan (nördlicher Iran). Auffallend die über den ganzen Rücken bis in die Schwanzwurzel verlaufende Mähne des Fohlens im Bereich des späteren Aalstrichs, die mit dem Verlust des Lanugo verschwindet.

derristhöhe. Er ist hellgelb-bräunlich gefärbt. Der Aalstrich reicht bis ans Schweifende, die Kronenränder sind dunkel gesäumt. Die Augen sitzen relativ hoch. Sein heutiges Rückzugsgebiet sind die nordiranischen Bergebenen, wo er recht selten geworden ist. Er war früher sehr viel weiter verbreitet und noch bis ins 12. Jahrhundert in der Ukraine und im unteren Dnjeprtal häufig. Aus Transkaukasien verschwand er erst gegen Ende des 18. Jahrhunderts. Die meisten der heute in Zoologischen Gärten gehaltenen Onager stammen von einer Herde ab, die der bekannte Tierfänger *Arnulf Johannes* zusammen mit dem *Prinzen M. H. Dovlatshahi* 1954 in Nordpersien im Auftrag von Hagenbecks Tierpark (Hamburg), einfing. Sie bestand aus elf ausgewachsenen Tieren und neun Fohlen.

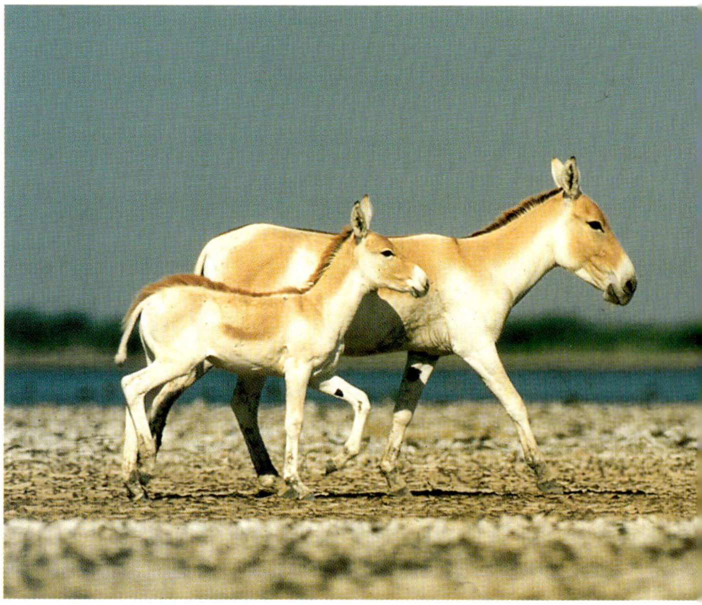

Khur-Stute mit Fohlen, Little Rann of Kutch (Indien). Auch die Pferdeesel dieser Unterart bilden mit ihrem Fohlenhaar eine vom Kopf bis zur Schwanzwurzel durchgehende Mähne aus, die mit der Ausbildung des permanenten Haarkleides bis auf den darunter zum Vorschein kommenden Aalstrich verschwindet.

TURKMENISCHER PFERDEESEL

Der nördlich des Onagers lebende, nach *W. Heptner* zur selben Unterart zu rechnende Turkmenische Pferdeesel oder Kulan *(Equus hemionus kulan)* gilt seit 1967 aufgrund von Forschungen von *Groves* und *Mazák* als eigenständige Form. Er wurde bereits 1919 in der gerade entstandenen Sowjetunion unter Naturschutz gestellt. Dennoch war er in Kasachstan bereits 1935/36 ausgestorben. In Turkmenien gab es Anfang der siebziger Jahre noch etwa 700 Exemplare in einem Schutzgebiet zwischen den Flüssen Tedschen und Murgab, sowie eine kleine Zahl dorthin überführter Tiere auf der Insel Barsa Kelmes im Aralsee. Im Gegensatz zum Onager, dem er sonst im Phänotyp sehr ähnlich ist, hat der Kulan relativ tiefgestellte Augen und beiderseits des Aalstriches ein schmales weißes Feld auf dem Rücken.

INDISCHER PFERDEESEL

Der Indische Pferdeesel, Khur oder auch Ghorkhar genannt *(Equus hemio-*

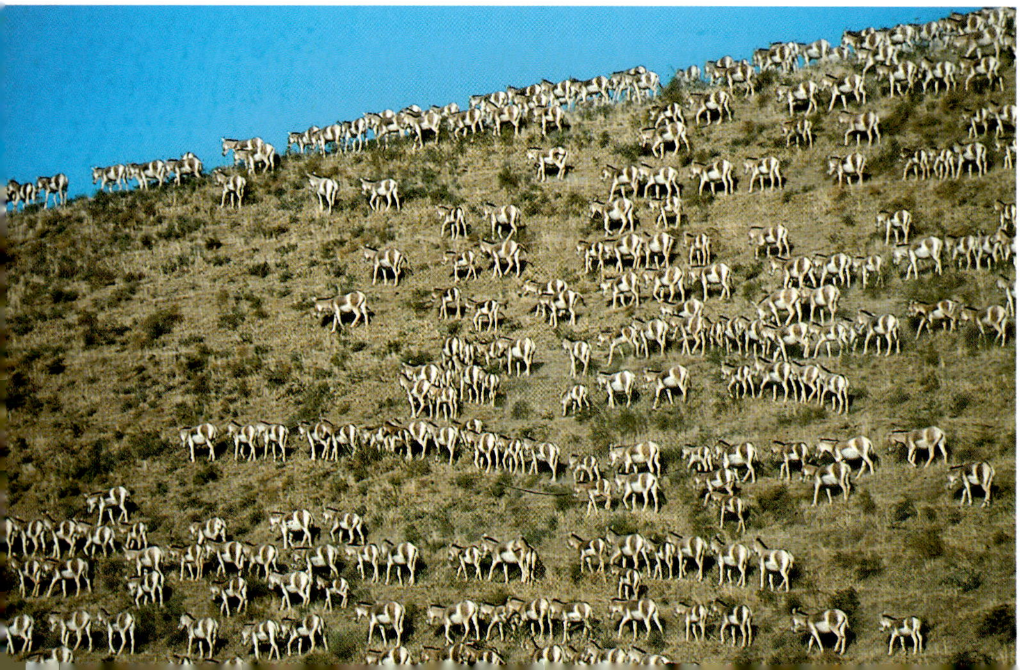

Kulan-Herde (ca. 280–300 Tiere) im Gebiet von Badkhyz (Turkmenistan). Die riesige Herde, die aus lauter einzelnen Rudeln von 5 bis 15 Tieren besteht, gibt einen Eindruck von den Equidenherden, die einmal die Neue und die Alte Welt bevölkerten, ehe der Mensch sie ausrottete.

nus khur), ist nur mittelgroß. Er besitzt eine rötlichgelbe Decke. Die helle Färbung des Bauches erstreckt sich recht weit hinauf in die Flanken. Der Aalstrich endet in der Regel an der Schweifwurzel. Früher gab es den Khur in allen Trockengebieten von Nordwestindien, Westpakistan und Südostpersien. Doch ist diese Unterart, von der es nach *Wynter-Blyth* und *Salim Ali* noch in den vierziger/fünfziger Jahren einige tausend Exemplare gab, heute auf nur wenige hundert zusammengeschmolzen. Sie verschwanden nicht durch Bejagung durch den Menschen, denn die Bewohner ihres Verbreitungsgebietes sind Vegetarier, sondern erlagen der durch Haustiere eingeschleppten Surrakrankheit (verursacht durch *Trypanosoma evansi*). In den sechziger, Anfang siebziger Jahre gab es den Khur nur noch im nordindischen Wüstengebiet des Kleinen Kusch, nördlich der Halbinsel Kathiawar, wo man seine Zahl auf etwa 850 Stück schätzte. Vermutlich ist sie seither noch weiter zurückgegangen. Auffallend ist beim Khur, daß er weit weniger scheu ist als die anderen Pferdeesel und Menschen bis auf ca. 800 m an sich herankommen läßt. Offenbar ist das darauf zurückzuführen, daß er nie bejagt wurde. Er lebt in Rudeln von 10–15 Tieren, gelegentlich vergesellschaftet mit Nilgau- und Hirschziegen-Antilopen. Er wandert je nach Jahreszeit dem Futterangebot folgend über große Strecken.

MONGOLISCHER PFERDEESEL

Vom Mongolischen Pferdeesel oder Dschiggetai *(Equus hemionus hemionus)* gibt es noch Restherden im Gebiet der Wüste Gobi in der Mongolei. Gewöhnlich wird er in kleinen Flußtälern und Senken und ehemaligen Seebecken angetroffen, seltener in freierem Gelände, in Rudeln von 5–15 Tieren. Die Widerristhöhe des Dschiggetai beträgt bis 130 cm. Die Decke ist sandfarben-grau und lichtet sich mit dem Anlegen des Winterpelzes. Der Aalstrich ist nur gering ausgeprägt und schmal. Der Angesichtsschädel wirkt lang durch die hoch sitzenden Augen.

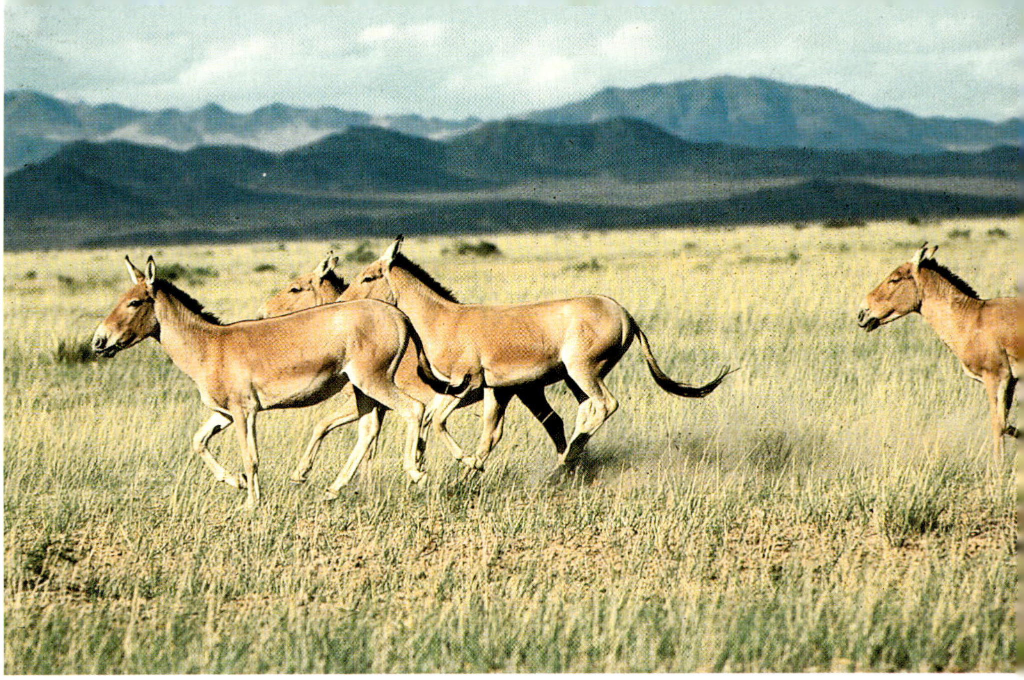

Galoppierendes Dschiggetai-Rudel in der Dsungarischen Gobi (Mongolei)

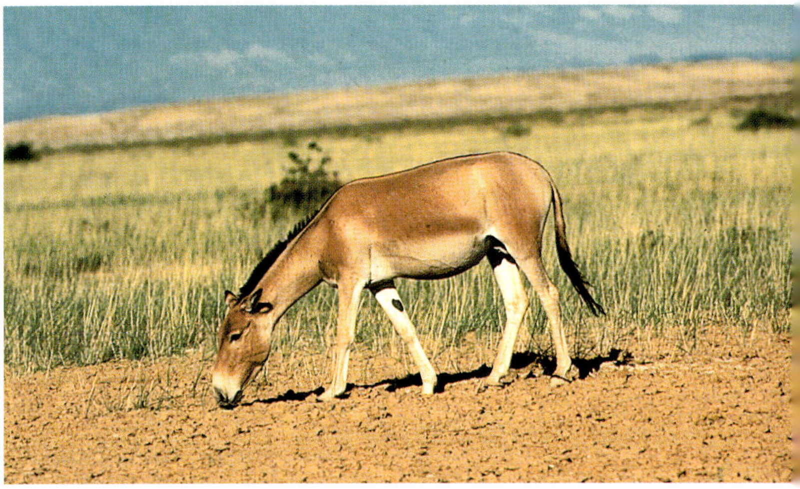

Dschiggetai in der Dsungarischen Gobi (Mongolei)

TIBETANISCHER PFERDEESEL

Der Tibetanische Pferdeesel oder Kiang *(Equus hemionus kiang)* ist der größte Vertreter der gesamten Art. Er erreicht eine Widerristhöhe von bis zu 150 cm. Diese Unterart ist bis heute noch die zahlreichste, am wenigsten bedrohte, was vermutlich mit ihrem Lebensraum zusammenhängt. In seiner Heimat, den Hochgebirgssteppen Tibets, lebt der Tibetanische Pferdeesel in 4100–4800 m Höhe. Er meidet die offene Landschaft und zieht hügelig unübersichtliches Gelände vor. Hier ernährt er sich von Hartgräsern und Trocken- und Salz-

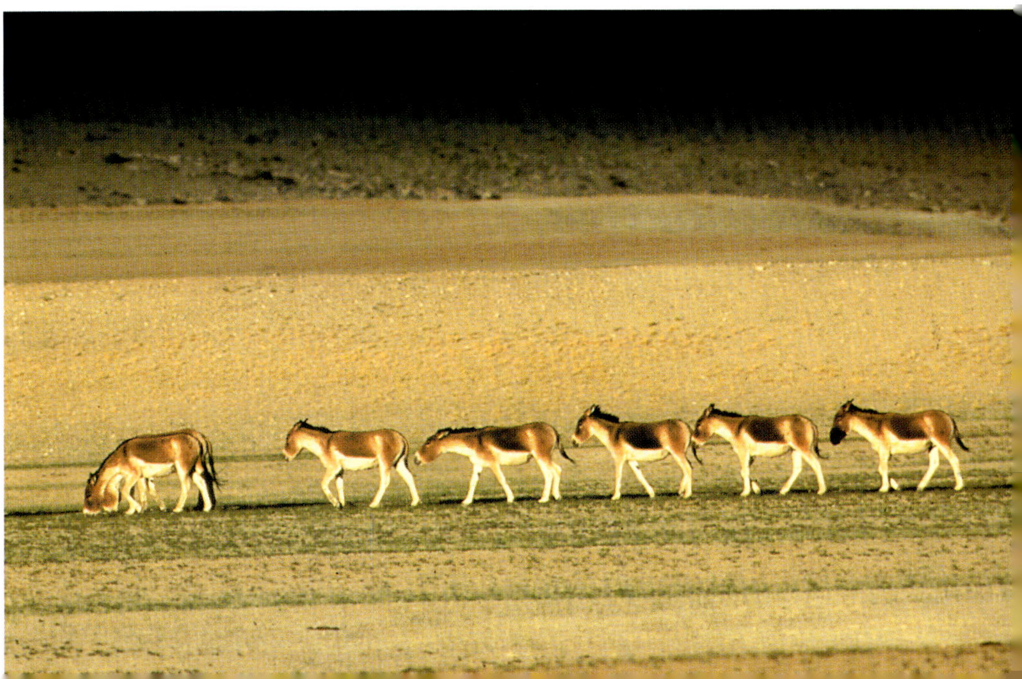

Ziehendes Kiang-Rudel, Ladakh (Indien)

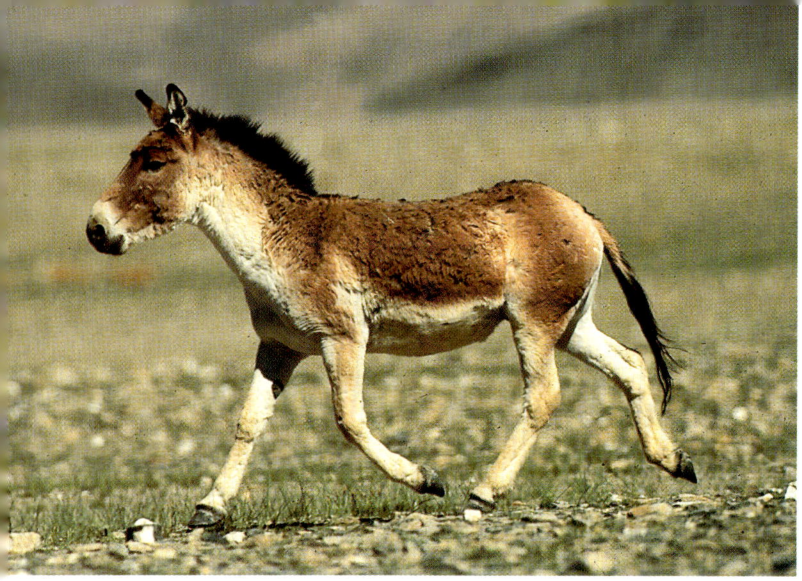

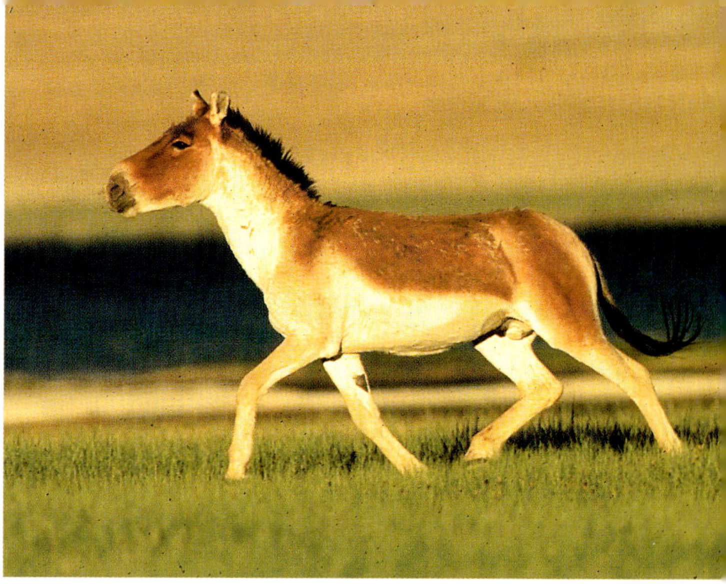

Oben links: Kiang im Winterfell, Ladakh (Indien)

Oben rechts: Kiang im Sommerfell, Ladakh (Indien)

pflanzen, so daß er auch keiner Haustiergattung die Nahrung streitig macht. Im Gegensatz zu den Afrikanischen Eseln ist er jedoch, wie alle anderen Pferdeesel auch, mehr auf das Vorkommen von Tränken angewiesen. Sofern die Herden nicht über 20 km von ihren Wasserstellen entfernt sind, saufen sie zweimal am Tag. Im Notfall, weiter vom Wasser entfernt, müssen sie mindestens alle 2–3 Tage einmal eine Tränke aufsuchen. Im Gegensatz zu den anderen Pferdeeseln ist der Kiang ein ausgesprochenes Herdentier. Der bekannte Tibetforscher *Ernst Schäfer* schreibt, daß die Zahlen der Herden schwanken zwischen größeren oder kleineren Rudeln von 15–20 bis zu Herden von bis zu 300–400 Köpfen.

Die Decke des Kiang ist im Sommer kräftig rotbraun. Im Winter färbt sie sich bräunlichgrau. Der Bauch ist cremigweiß. Auffallend ist der schwere, klobige Kopf. Der Aalstrich reicht durchgehend bis zur Schweifquaste. Bei den Tibetern gilt der Kiang als heilig, da er ihrem Glauben nach von den Göttern geschaffen sei. Sie haben ihm deshalb niemals nachgestellt. Seit der chinesischen Herrschaft über Tibet ist der Kiang unter strengsten Naturschutz gestellt. Hier stimmen ausnahmsweise einmal die alten, überkommenen Bräuche und Einstellungen und die neuen Gesetze miteinander überein.

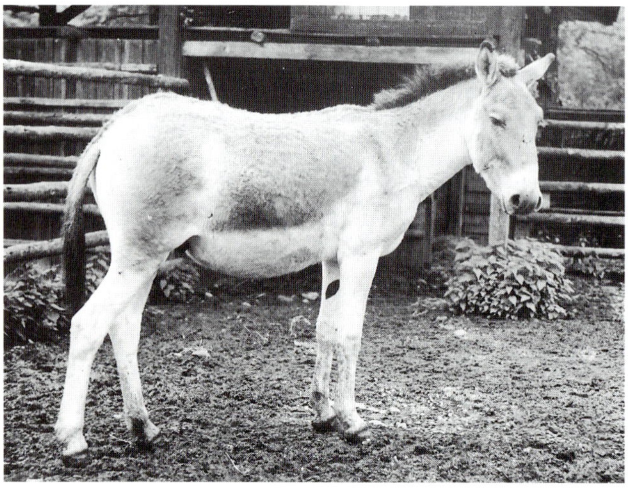

Der Kiang ist der größte Vertreter der Pferdeesel. Er lebt in Höhen von 4100 bis 4800 Metern in den Hochebenen Tibets. Hier eine Aufnahme aus dem Frankfurter Zoo

ECHTE PFERDE

Die 5. und letzte Untergattung von *Equus* stellen die „echten" Pferde dar. Wiederum gibt es nur eine Art *(Equus przewalskii)*, von der noch in geschichtlicher Zeit drei deutlich unterscheidbare Unterarten existierten. Zwei von ihnen sind jedoch inzwischen ausgerottet.

In geschichtlicher Zeit kamen echte Wildpferde nur in Asien und Europa vor. In dem Entstehungsgebiet der Equiden, in Amerika, waren die meisten bereits am Ende des Tertiärs ausgestorben. Die letzte Art scheint dort allerdings erst vor etwa 10 000–12 000 Jahren verschwunden zu sein. Fossilfunde deuten darauf hin, daß Wildpferde während der Eiszeit und auch noch in der Nacheiszeit in den weiten Steppen und Tundren Eurasiens bis weit westlich recht häufig waren. Mit der nacheiszeitlichen Klimaerwärmung, als sich an der Stelle der Steppen mehr und mehr Urwälder ausbreiteten, spaltete sich das Wildpferd in eine Reihe von Unterarten auf. Auf den vorgeschichtlichen Höhlenmalereien in der französischen Dordogne und im spanischen Santander (von vor ca. 30 000–10 000 Jahren) sind klar zwei unterschiedliche Typen zu erkennen. Drei Unterarten erreichten die geschichtliche Zeit, so daß wir einigermaßen verläßliche Nachrichten über ihr Aussehen und ihr Verbreitungsgebiet haben.

EQUUS PRZEWALSKII

SÜDRUSSISCHES STEPPENWILDPFERD

Eine Unterart, das Steppenwildpferd, auch Steppentarpan *(Equus przewalskii gmelini)* genannt, veränderte sich nach dem Ende der Eiszeit kaum. Es bewohnte auch weiterhin die weiten Steppengebiete nördlich des Schwarzen Meeres.

Der Steppentarpan war ein recht großes Tier. Er hatte einen relativ kurzen, zur Maul-Nüsternpartie verjüngten Kopf mit leicht konkavem Profil. Die Färbung war mausfalb, mit schwarzer Mähne und Schweif und einem breiten, bis zur Schweifwurzel verlaufenden Aalstrich. Die Gliedmaßen waren in ihrem unteren Bereich (Röhrbeine und Fesseln) ebenfalls schwarz. Das Fohlenfell (Lanugo) zeigte einen fuchsig-rötlichen Schimmer. Das Winterfell war lang, dicht und gelegentlich etwas gewellt. Das Verbreitungsgebiet des Steppentarpans waren die Steppen und Waldsteppen im Süden Rußlands. Hier wurde er im 19. Jahrhundert restlos ausgerottet. Vermutlich kam er vorher noch erheblich weiter westlich vor.

Der Tarpan erhielt seinen zoologischen Namen *(Equus gmelini)* nach *S. G. Gmelin*, der ihn 1770 in seinem in St. Petersburg veröffentlichten Werk REISE DURCH RUßLAND erstmals erwähnt und beschreibt. Seine Heimat sollte Südost-, Ost- und Westasien gewesen sein. Der Name Steppentarpan wurde von dem deutschen Naturforscher *Peter Simon Pallas* (1741–1811) geprägt, der in den siebziger Jahren des 18. Jahrhunderts verschiedene russische Provinzen bereiste. Er erwähnt in seinen Berichten diese Steppenwildpferde am Schwarzen Meer eingehend.

Noch zu Beginn des 19. Jahrhunderts waren die Steppen nördlich des Schwarzen Meeres sehr wenig besiedelt. So konnten die noch relativ zahlreichen Wildpferde meist in kleinen Herden weit umherschweifen und fanden reichlich Nahrung. Mit der zunehmenden Besiedlung kam es immer häufiger zu Berührungen von Wild- und eingeführten Hauspferden. Nicht selten entführten Wildpferdhengste zahme Stuten, so daß schon bald der Wildpferdstamm nicht mehr reinblütig war. Da die südrussischen Bauern in den Wildpferden eine unliebsame Konkurrenz zu ihren dort weidenden Pferden und Rindern sahen, begannen sie ihnen zunehmend unbarmherziger nachzustellen. Um 1850 waren kaum noch welche von ihnen vorhanden. Nach Angaben von *J. N. Schatilow* fing man in den fünfziger und sechziger Jahren noch einige Steppenwildpferde ein, von denen eins, das 1866 bei Cherson am Dnjepr gefangen worden war, noch bis 1887 im Moskauer Zoo gezeigt wurde.

In freier Wildbahn gab es Anfang der sechziger Jahre noch eine neunköpfige Herde in Taurien, in der Nogaischen Steppe, nördlich der Halbinsel Krim, nahe der bis heute weltberühmten zoologischen Versuchsstation Askania Nova der Gebrüder Falz-Fein. *Friedrich Falz-Fein* versuchte, die Tiere einzufangen und so zu retten. Er war jedoch zu spät auf sie aufmerksam geworden, erst als aufgrund von Verfolgungen durch die Bauern nur noch eine Stute geblieben war. Auch sie ging später, bei dem Versuch, sie zu fangen, zugrunde.

Von dem im Moskauer Zoo gehaltenen Hengst gibt es drei Fotografien, so daß man sich heute ein Bild machen kann, wie der Steppentarpan ausgesehen hat.

WALDWILDPFERD

Das Waldwildpferd, auch Waldtarpan *(Equus przewalskii silvaticus)* genannt, dürfte sich mit der Ausbreitung der Wälder in der Nacheiszeit vom Steppentarpan abgespalten und dem Waldleben angepaßt haben. Es bevölkerte in größerer Zahl die riesigen Urwälder Europas bis weit in den Westen.

Bereits in der Antike werden wildlebende Waldtarpane in der Literatur erwähnt *(Caesar, Tacitus)*. Mit der immer weiter fortschreitenden Rodung der Urwälder gingen ihre Bestände jedoch mehr und mehr zurück, und bereits im frühen Mittelalter waren sie, außer in Osteuropa, nahezu völlig ausgerottet.

Ihre letzten Rückzugsgebiete fanden sie in Nordostpolen. Soweit wir heute wissen, gab es dort in der zweiten Hälfte des 18. Jahrhunderts noch einige wahrscheinlich reinblütige Waldwildpferde. Anfang des 19. Jahrhunderts hielt *Fürst Zamojski* in einem Tierpark nahe der Stadt Zamość eine Herde von ihnen. Später verteilte er sie an die dortigen Bauern, die sie zähmten und zur Arbeit verwendeten. Man führt die Herkunft der heutigen Koniks auf diese Wildpferde zurück.

Der Waldtarpan war dem Steppentarpan ähnlich, jedoch kleiner und leichter. Nach Angaben von *Otto Antonius* hatte er ein mehr gelblichbraunfalbes Fell, das sich im Winter stark aufhellte. Der Aalstrich war ausgeprägt.

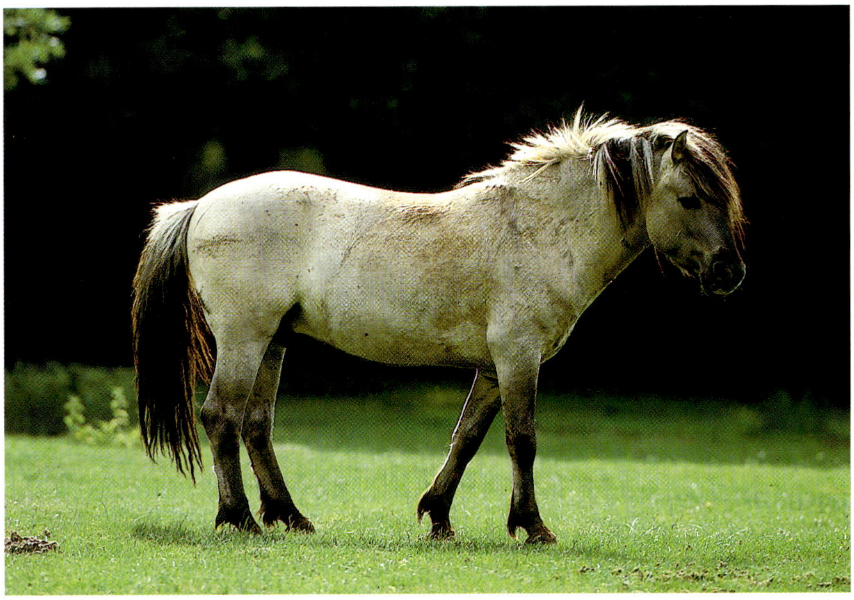

Tarpan-Rückzüchtung (Hengst) aus dem Rückzüchtungsprogramm von Professor Vetulani in Bialowice

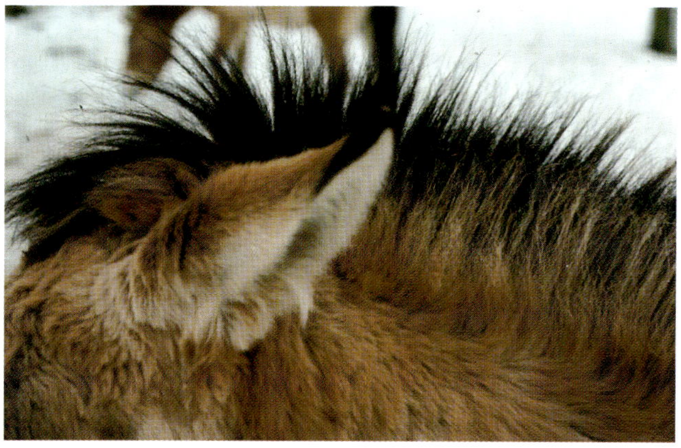

Typische Przewalski-Merkmale: kein Schopf, Stehmähne

MONGOLISCHES STEPPENWILDPFERD

Das Mongolische oder Östliche Steppenwildpferd *(Equus przewalskii przewalskii)* wird von den Mongolen Také, den Kirgisen Surtag, den Tartaren Kertag und den Chinesen Je-ma genannt. Es ist etwas größer als das Südrussische Steppenwildpferd. Der Kopf ist gröber mit geradem oder häufiger ausgesprochen konvexem Profil (Ramskopf). Die Ohren sind kurz und spitz. Die kleinen Augen sitzen ziemlich hoch. Der Hals ist tief angesetzt und sehr dick, der Rumpf breit und tief. Die Oberlinie ist gerade mit kaum markiertem Widerrist, die Kruppe gerundet und nicht gespalten. Die trockenen, starken Gliedmaßen sind kurz, mit kurzen Röhren und deutlich markierten Gelenken und Sehnen. Kastanien sind vorn und hinten ausgebildet, ebenso wie der Sporn an allen vier Fesselköpfen. Die Fesselung ist von mäßiger Länge, die Hufe groß, rund, ideal geformt und extrem hart. Im Gegensatz zum Hauspferd werden Mähnen- und das kurze obere Schweifhaar jährlich gewechselt mit oder im Anschluß an den übrigen jährlichen Haarwechsel im Frühjahr und Herbst. Dadurch erklärt sich, daß das Mähnenhaar nicht länger als etwa maximal 20 cm wird und meist aufrecht steht. Ein Schopf wird nicht entwickelt. Das noch nicht gewechselte obere helle Schweifhaar „steht wie eine Glocke über dem schwarzen Schweif" (*Erna Mohr*, DAS URWILDPFERD, Wittenberg 1959).

Beim Mongolischen Wildpferd entwickelt sich im Winter auch Unterwolle in der Mähne und im oberen Schweifbereich. Das Winterfell ist außerordentlich lang und dicht. Es bildet sich ein starker Kinnbart aus. Im Sommer ist das Fell kurz, glatt und glänzend. Die Farbe des Fells scheint, soweit man das anhand der in den verschiedenen Zoologischen Gärten gehaltenen Przewalski-Pferde beurteilen kann, von einem hellen Rötlich-Gelbbraun bis zu einem kräftigen gelblichen Rotbraun zu variieren. Es fragt sich, ob das lokale oder regionale Varianten sind, da die Pferde in verschiedenen Gegenden gefangen worden sind. Nach *Theodor Noack* (EQUUS PRZEWALSKII, Zoologischer Anzeiger 1902) variiert die Färbung je nach Standort: Pferde der Steppe seien gelblichgrau, aus dem niedrigen Bergland rötlichgelb und aus dem Hochgebirge dunkel, lebhaft rotbraun.

Inwieweit Noacks Angaben allerdings mit der Wirklichkeit übereinstimmen, scheint fraglich. Spätere Forscher haben seine Farbeinteilung nicht bestätigt. Aus nahezu allen Berichten über aus frischen Fängen eintreffende Wildpferde in Hamburg-Stellingen, Askania Nova, Moskau und St. Petersburg, geht klar hervor, daß selbst bei nur wenigen Tieren, die in derselben Gegend gefangen worden waren, die Farbe stark variierte. Auch ein Foto von drei Wildpferden in Freiheit, 1954 von *Gombojap* in der Mongolei aufgenommen, zeigt ein helles und zwei dunkle Pferde. Diese Farbvarianz scheint demnach eher typisch für das Mongolische Wildpferd zu sein. Ähnliche Erscheinungen findet man ja auch sonst in der Natur: So können beispielsweise beim Mäusebussard ganz dunkle neben fast weißen Exemplaren in einer Gegend vorkommen. Beim Eichhörnchen, Hamster oder Leoparden hat man sogar helle und dunkle Exemplare in einem Wurf beobachtet. Bei allen Przewalski-Pferden ist aber der Unterbauch hell, ebenso die Maul-Nüsternpartie („Mehlmaul" wie zum Beispiel beim Exmoor-Pony). Ein schmaler Aalstrich, der bis in den Schweif hinein verläuft, ist die Regel. Mähne, Schweif und Gliedmaßen sind dunkel, um so dunkler, je dunkler die Decke.

Przewalski-Pferd in dem weiträumigen Naturreservat der von Friedrich v. Falz-Fein in der zweiten Hälfte des 19. Jahrhunderts begründeten, heute weltberühmten zoologischen (vor allem hippologischen) Versuchsstation Askania Nova in der Taurischen Steppe (südliche Ukraine)

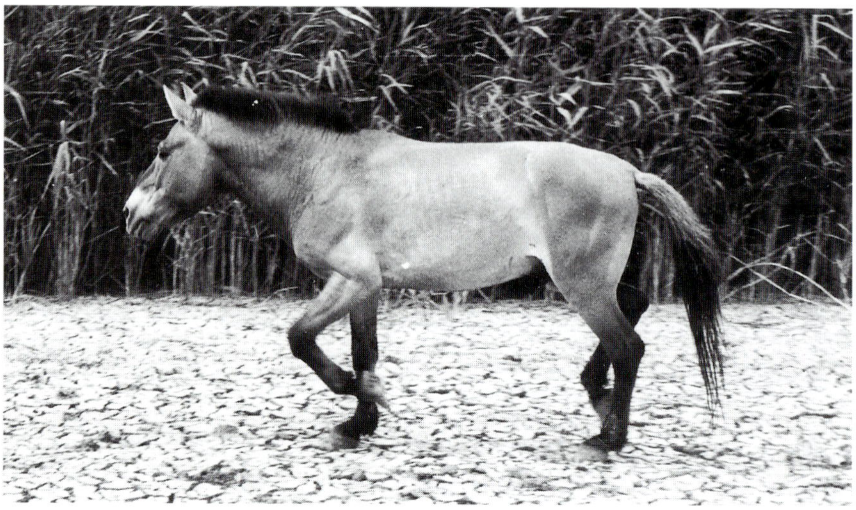

Angreifender Przewalski-Hengst in der dafür typischen, gesenkten Kopf-Hals-Haltung

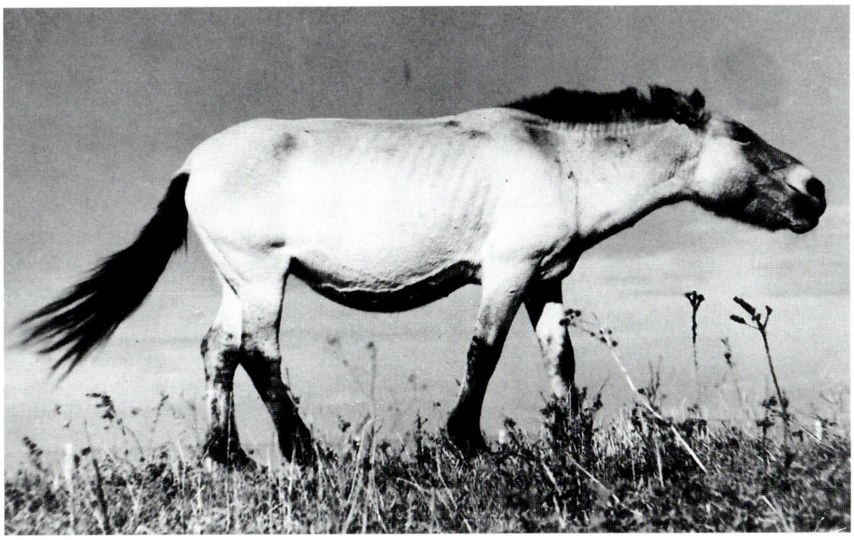

Über das Leben des Przewalski-Pferdes in freier Wildbahn gibt es wenige Beobachtungen. Nach *Noack* (a. a. O.) bewohnt es nicht nur die wüstenhaften Ebenen, sondern geht im Gebirge auch bis in Höhen von 2500 m und mehr. Nach Angaben der Brüder *Grum-Grzimajlo* hält es sich tagsüber in der Wüste auf und zieht erst nach Sonnenuntergang in die Weidegebiete, wo es sich vor allem von Hartgräsern und Trockenpflanzen ernährt. Im allgemeinen halten die Pferde in Rudeln oder kleinen Herden von bis zu 20 Tieren zusammen, meist mit einem Leithengst. Die Lautäußerungen unterscheiden sich nicht oder kaum von denen domestizierter Pferde. *Grieger* berichtet, daß die Lebensweise der Wildpferde eine sehr regelmäßige sei. Sie haben die Gewohnheit, stets einige Stunden an der Tränke zu lagern, wo man sie leicht aufspüren kann. Allerdings sind sie sehr scheu und flüchten bei Annäherung sofort in die Weite der Steppe. Die Abfohlperiode liegt in der ersten Hälfte des Monats Mai. Die Pferde leben in kleineren Rudeln von 12 bis 15 Individuen. Alle gehören dem selben Formtypus an. Das Auge ist dunkel, die Stirn deutlich gewölbt. Die Färbung in den verschiedenen Rudeln differiert etwas. Die Körperbehaarung ist gewellt, was sich auch auf die Beine erstreckt.

Der Forschungsreisende *Colonel Hamilton Smith* war der erste Europäer, der 1841 aufgrund seiner Erkundungen an Ort und Stelle in Zentralasien das später als *Equus przewalskii* bezeichnete Asiatische Steppenwildpferd beschrieb. Hier entdeckte es erneut 1879 der russische General und Asienforscher *Nikolaj Michajlowitsch Przewalski* (1839–1888). Er sah in der Gegend von Kobdo mehrere Rudel der gelblich-bräunlichen Wildpferde. Doch gelang es ihm nicht, eins zu erlegen. Auf dem Tauschwege erhielt er dann von den Mongolen einen Schädel und ein Fell dieses Tiers. Nach seiner Rückkehr nach Europa stellte 1881 der russische Zoologe *I. N. Poljakow* fest, daß es sich um eine neue Art handelte, die stark von dem bekannten Russischen Steppenwildpferd abwich, und nannte sie ihrem Entdecker zu Ehren *Equus przewalskii*.

Als ersten Europäern gelang es den Brüdern *Grum-Grzimajlo*, Przewalski-Pferde zu erlegen. Die Unzugänglichkeit der zentralasiatischen Steppen erschwerte einen Fang der neuentdeckten Wildpferde außerordentlich. Eine besondere Rolle spielte gegen Ende des 19. Jahrhunderts der russische Kaufmann *Assanow*, der im chinesischen Grenzgebiet Handel trieb und gleichzeitig mit den Brüdern *Falz-Fein* in Verbindung stand. Diese beabsichtigten, in ihrer Equiden-Forschungsstation Askania Nova auch Asiatische Steppenwildpferde zu halten und zu züchten. Daraufhin ließ Assanow in den Jahren 1897–1899 mehrfach junge Przewalski-Pferde einfangen, von denen ein Hengst und vier Stuten überlebten und nach Askania Nova gelangten.

Der größte Fang an Przewalski-Pferden gelang einer von *Carl Hagenbeck* ausgesandten Expedition unter

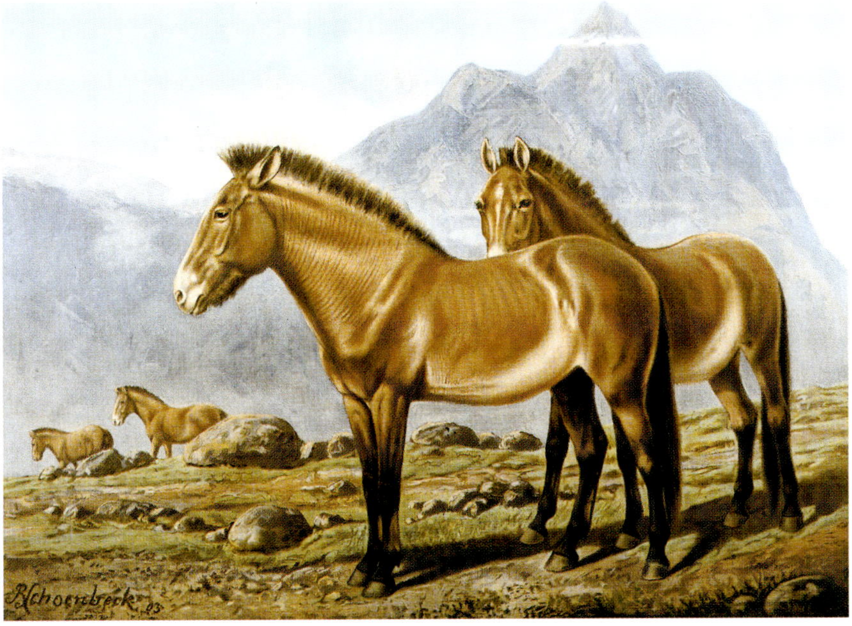

Frühe Darstellung eines Przewalski-Pferdes von Otto Erdmann (geb. 1834), kurz nach der Entdeckung dieser Species

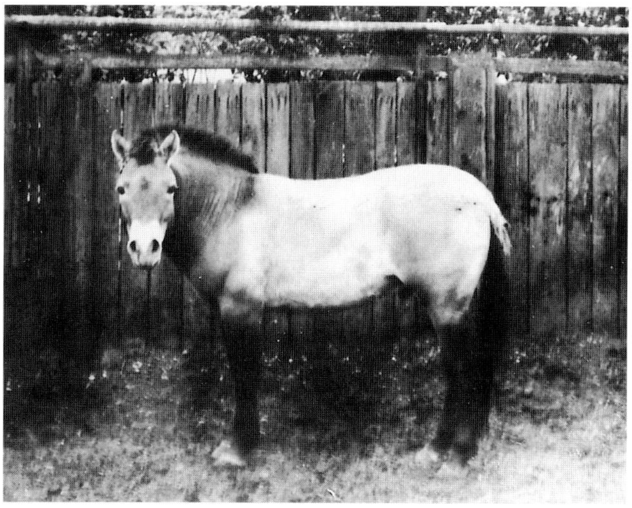

Przewalski-Hengst, 1901 von Carl Hagenbecks Tierfänger Grieger in der Mongolei gefangen. Auf der Aufnahme 1906 im Haustiergarten Halle

Leitung des Forschers und Tierfängers *Wilhelm Grieger* zu Beginn des 20. Jahrhunderts in der Gegend zwischen der chinesischen Grenzbefestigung Kobdo und dem Kara Ussu (Schwarzwassersee) in den Tälern der Altaikette, an den Ufern des Zedzik-Noor. Er erbeutete dort 52 Przewalski-Fohlen, von denen 28 lebend Hamburg-Stellingen erreichten. 1902 kaufte Hagenbeck von Assanow noch fünf Hengste und sechs Stuten hinzu. Die meisten der heute in Gefangenschaft gehaltenen Wildpferde gehen auf diese Fänge zurück.

Nachrichten zufolge, die unter dem Titel VERSCHOLLEN – CHINAS WILDPFERDE von *Wolfgang Frey* (Mitglied der Spezialistengruppe der Survival Commission der IUCN für Equiden) in BBC Wildlife veröffentlicht wurden (Januar 1995), scheint es entgegen bisherigen Annahmen der Wissenschaft doch noch Möglichkeiten eines Überlebens von Przewalski-Pferden in freier Wildbahn im chinesisch-mongolischen Grenzgebiet zu geben. Dem Autor gegenüber meinte *Dr. Dumaajaoyn Baatar*, der Präsident der Mongolischen Akademie der Wissenschaften, im Sommer 1994, daß es sich lohnen würde, im Rahmen einer gemeinsamen chinesisch-mongolischen Aktion nach ihnen zu suchen. Ähnlicher Ansicht ist *Professor Xingyi Gao*, der Säugetierexperte des Wüsteninstitutes der Chinesischen Akademie der Wissenschaften in Urumtschi. Nach Frey stellt sich der Verlauf der Ereignisse um das Schicksal der letzten wildlebenden Przewalski-Pferde nach den Fängen für die genannten Tiergärten folgendermaßen dar:

Bereits an der Schwelle zum 20. Jahrhundert waren die Vorkommen der Asiatischen Steppenwildpferde außerordentlich eingeschränkt. Nomaden machten den stets fluchtbereiten Pferden die Wasserstellen streitig, Grenzposten schossen sie zur eigenen Fleischversorgung ab, bis sie schließlich selbst in ihrem letzten Rückzugsgebiet im Tachin-Schara-Nuru (dem „Gebirge des Gelben Pferdes") in der westlichen Mongolei die Verluste nicht mehr durch Neugeburten ausgleichen konnten. Reisende, die seit den ersten Jahren des 20. Jahrhunderts bis in die dreißiger Jahre, das Verbreitungsgebiet der Wildpferde durchquerten (*Sven Hedin* et al.), konnten keinerlei Hinweise mehr auf die Existenz der Tiere erhalten. So wurden schon vor dem Zweiten Weltkrieg Befürchtungen laut, daß das Wildpferd auch in seinen letzten Rückzugsgebieten in Zentralasien ausgestorben sei.

Dagegen waren nach Angaben von *D. F. Dagva* im Chonin-Usan-Tal in der Wüste Gobi in den vierziger Jahren noch einige größere Herden vorhanden. Zwischen 1942 und 1945 gelang es mongolischen Tierfängern, noch vier Pferde einzufangen. Das letzte Wildpferd, eine Stute, wurde 1947 in freier Wildbahn gefangen. Die extrem harten Winter von 1942 und 1956 haben jedoch der gesamten Wildfauna des mongolisch-chinesischen Grenzgebietes stark zugesetzt und eventuell noch vorhandene größere Wildpferdebestände ebenfalls mit Sicherheit dezimiert.

1981 schrieb *Professor Tan Bangjie* in der chinesischen Zeitschrift NATURE, daß ein chinesischer Geologe, *Pen Xi Ling*, in der Provinz Xin Jiang mehrfach auf Wildpferde gestoßen sei. Eine daraufhin groß angelegte Suche, organisiert vom chinesischen Land- und Forstministerium in Zusammenarbeit mit der Akademie der

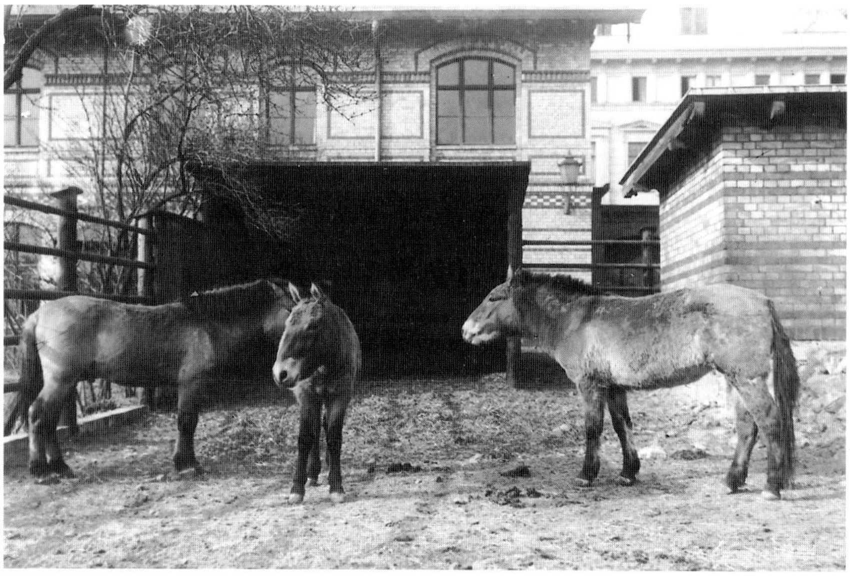

Przewalski-Gruppe um 1911 im Haustiergarten Halle, aus dem Transport von Carl Hagenbeck stammend

Skelett des Przewalski-Hengstes, Museum für Haustierkunde, Halle

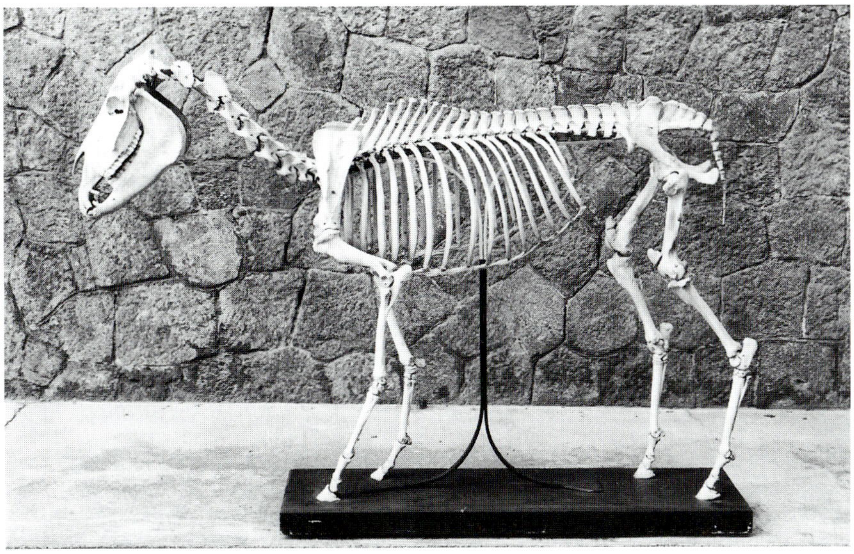

Wissenschaften, die sich über drei Jahre hinzog, blieb jedoch erfolglos, so daß man glaubte, konstatieren zu müssen, daß das Wildpferd auf chinesischem Boden ebenfalls ausgestorben sei.

Jedoch besucht *Professor Gao* seit 1980 immer wieder das Gebiet in Xin Jiang, das an den Teil der Mongolei grenzt, wo bis in die fünfziger Jahre noch Wildpferde beobachtet wurden. Es handelt sich um ein militärisches Sperrgebiet, unbewohnt, das zum größten Teil aus einer grasbestandenen Hochebene mit einer Reihe offener Wasserstellen besteht. Über die Jahre haben ihm Schafhirten immer wieder von Begegnungen mit Wildpferden berichtet, die sie deutlich von den Pferdeeseln zu unterscheiden verstanden. So scheint es denn unrichtig zu sein, wie man es oft in der Literatur liest, daß es sich bei Beobachtungen von angeblichen Wildpferden stets um Verwechslungen mit Pferdeeseln gehandelt habe. Professor Gao ist deshalb der Ansicht, daß es in dem Gebiet noch eine kleine Population von Przewalski-Pferden geben muß. Hauptanhaltspunkt ist für ihn bisher, außer den Berichten der Hirten, ein Wildpferdeschädel, den er 1981 in dem fraglichen Gebiet gefunden hat und der dort maximal anderthalb Jahre gelegen haben konnte. Der Schädel befindet sich heute im Agrar-Institut von Urumtschi.

Jedoch, selbst wenn es sich aufgrund dieser hoffnungsvollen Berichte aus dem mongolisch-chinesischen Grenzgebiet herausstellen sollte, daß doch ein kleiner Restbestand des *Equus przewalskii* in Freiheit überlebt hat, so bleibt doch die Auswilderung von Tieren aus Zoobeständen in Reservate im Bereich des ehemaligen Verbreitungsgebietes ein entscheidender Teil der Strategie, mit der das Überleben der Art in Freiheit auf Dauer gesichert werden soll.

Aufgrund des außerordentlich großen Interesses der Wissenschaft ist eine größere Zahl von Wildpferden in Zoologischen Gärten erhalten geblieben, so in Prag, Askania Nova, Whipsnade, San Diego, Catskill, München-Hellabrunn, Berlin-Friedrichsfelde, Duisburg, Halle etc. Für alle in Zoologischen Gärten gehaltenen Przewalski-Pferde gibt *Dr. Juri Volf* vom Prager Zoo seit 1960 federführend ein gemeinsames Gestütbuch heraus. Bereits Anfang der siebziger Jahre enthielt dieses etwa 200 Tiere. Bis heute hat sich ihre Zahl auf gut 1100 in über 130 Beständen erhöht. Allerdings verschwanden die letzten Wildpferde nicht aus ihrer mongolischen Heimat, weil sie bejagt wurden, was streng verboten war und hart bestraft wurde. Sie wurden vielmehr von den Nomaden verdrängt, die ab 1950 mit ihren Viehherden in die bis dahin unberührte Natur eindrangen. Sie verdrängten die scheuen Einhufer von den besten Weidegründen und – schlimmer noch – von den wenigen offenen Wasserstellen. Der Zugang zu den Tränken ist der wichtigste Faktor für die Erhaltung der Art. Denn die Wildpferde können nur zwei bis höchstens vier Tage ohne Wasser auskommen, im Gegensatz zu der anderen wilden Einhuferart, dem Dschiggetai, der (mehr an die trockene Halbwüste angepaßt) geringere Ansprüche an Tränkemöglichkeiten stellt. Man fin-

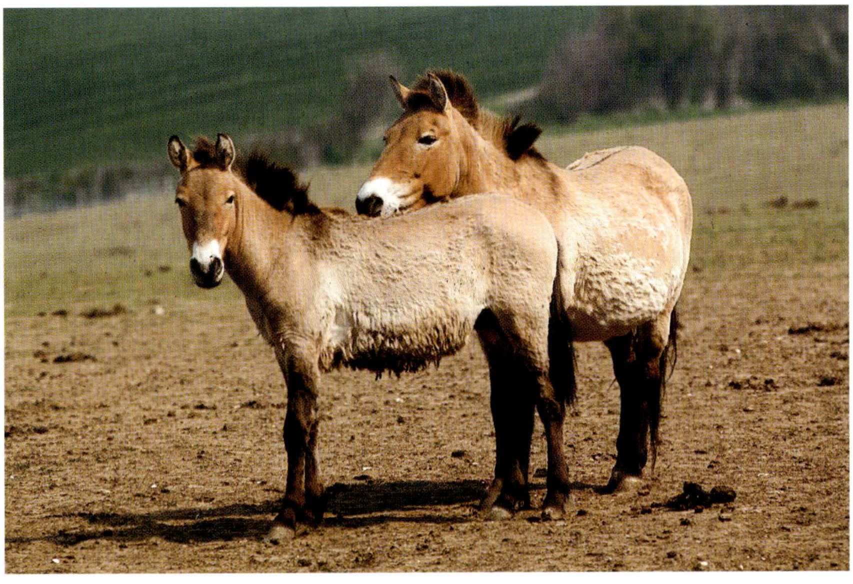

Przewalski-Pferde in Whipsnade

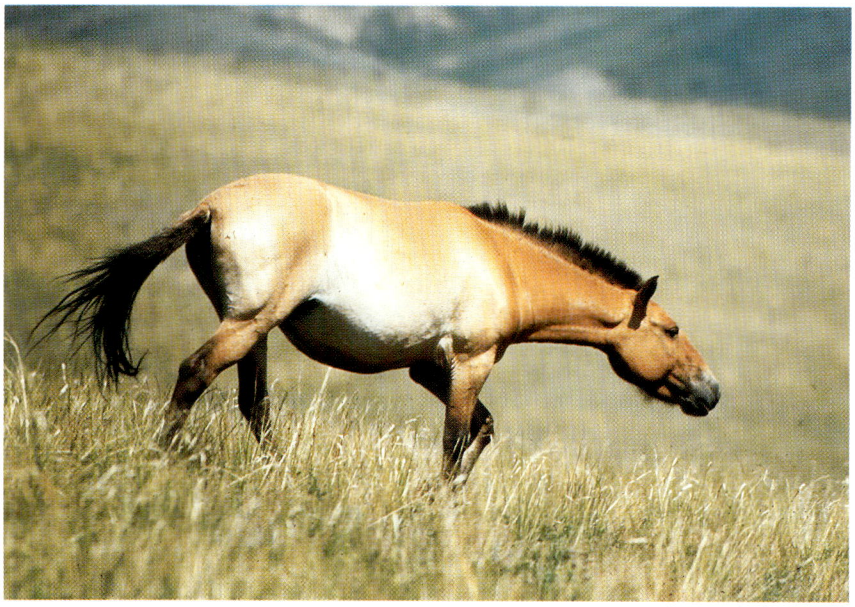

Przewalski-Pferd im Naturreservat Hustain Nuruu (Mongolei)

det ihn deshalb noch heute in Gegenden, in denen Wildpferde niemals überleben könnten.

Auf der Suche nach Wasser und Äsung zogen die Pferde über die Grenze nach China hinein und blieben dort vor allem während der Sommermonate Juli und August. Als die Störungen auf mongolischem Gebiet immer mehr zunahmen, kamen die scheuen Wildpferde überhaupt nicht mehr zurück. Von der Mongolei aus ließ sich beobachten, daß es jenseits der Grenze recht umfangreiche Wildbestände gab und – eine Hoffnung – daß sich dort auch Wildpferde gehalten hatten.

1958 veröffentlichte der russische Zoologe *Bannikow* in einem Artikel in der französischen Fachzeitschrift MAMMALIA eine Fotografie von drei Wildpferden, die 1954 in der Mongolei aufgenommen worden war. Damals schätzte Bannikow den Restbestand an Wildpferden in dem Gebiet auf noch etwa 40 Exemplare. Danach gab es nur noch vereinzelte Beobachtungen. Die letzten Nachrichten stammen aus den Jahren 1967 bis 1969, alle aus einem sehr eng umschriebenen Areal an der mongolisch-chinesischen Grenze. Expeditionen mongolischer Wildbiologen, die vom Institut für Biologie der Akademie der Wissenschaften durchgeführt wurden, trafen im Juni 1967 auf ein Rudel von fünf Pferden. Im Jahr darauf beobachtete man am 28. Mai 1968 eine Stute mit Jährlingsfohlen und einen volljährigen Hengst, und am 29. Mai noch zwei Jungpferde. In derselben Gegend stießen mongolische Hirten 1969 noch einmal auf acht Wildpferde. Jedoch fanden mehrere eigens zu dem Zweck des Aufspürens von Wildpferden veranstaltete Expeditionen 1979, 1988 und 1989 nirgendwo mehr einen Hinweis auf ihre fortwährende Existenz in der Mongolei. So kam man zu dem Schluß, daß sie ausgestorben sein müßten.

1990 fand in Leipzig das fünfte internationale Symposium zur Erhaltung des Przewalski-Pferdes statt. Mittlerweile sind in den Ursprungsländern Mongolei und China Bestrebungen im Gang, einige Pferde wieder auszuwildern. Seit 1985 unterhält China in der Dsungarei bei Urumtschi ein erstes geschlossenes Reservat, in dem Wildpferde auf ein Leben in Freiheit vorbereitet werden. In der Mongolei hat man ein ähnliches Reservat in der Nähe der Wüste Gobi eingerichtet. Dazu bestehen in zahlreichen Ländern Semi-Reservate, so zum Beispiel am Solling in Niedersachsen und bei Liebenthal in dem Naturschutzgebiet der Schorfheide in Brandenburg. Die Auswilderung soll in einigen Jahren im Rahmen des Europäischen Erhaltungsprojektes Przewalski-Pferd (EEP) geschehen, das vom Kölner Zoo koordiniert und geleitet wird.

In der in den Zoologischen Gärten betriebenen Wildpferdezucht unterscheidet man eine A- und eine B-Linie. Die A-Linie beruht ausschließlich auf Tieren, deren Vorfahren wild eingefangen und, jedenfalls in der Gefangenschaft, unvermischt weitergezüchtet worden sind. In der Stammtafel der B-Linie findet sich eine Stute von zweifelhafter Hauspferdeabstammung. Jedoch finden sich im

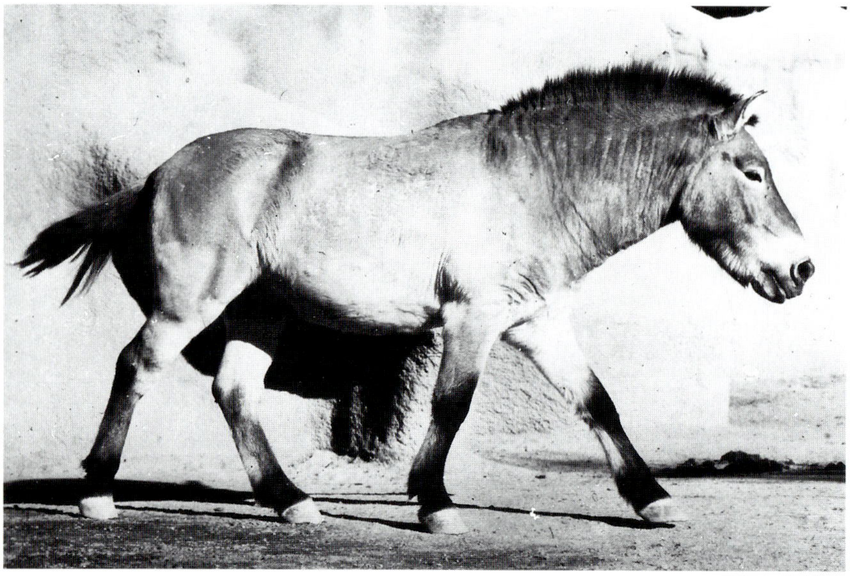

Przewalski-Pferd in klar erkennbarem Paßgang

Przewalski-Stute mit Fohlen, ausgewildert im Naturreservat Hustain Nuruu (Mongolei)

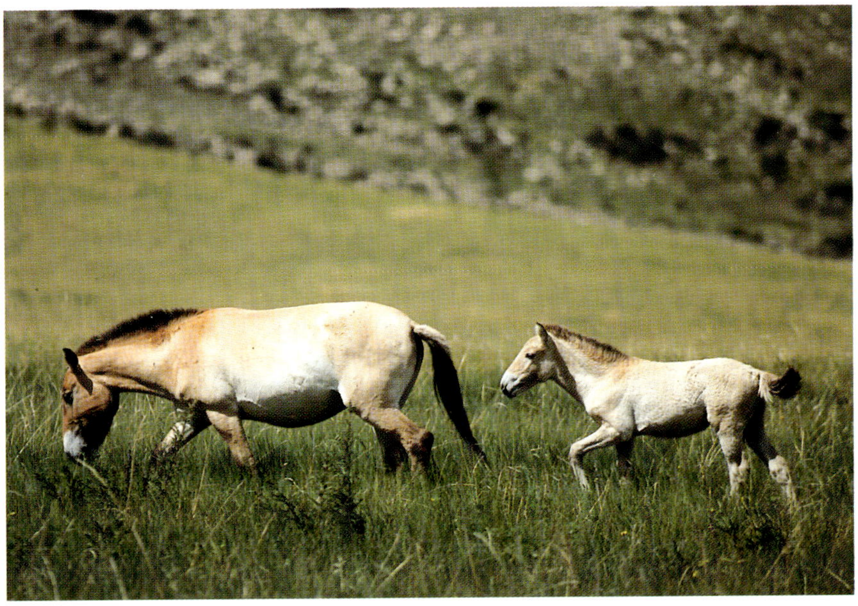

Gründerbestand der B-Linie auch zwei zusätzliche Wildpferde, die die A-Linie nicht besitzt, wodurch deren genetische Breite größer ist.

Früher ging man allgemein davon aus, daß es in der freien Natur zwangsläufig bei dem Zusammentreffen von Haus- und Wildpferden immer wieder zu Vermischungen gekommen sei. Neuere Forschungen haben jedoch zu der Erkenntnis geführt, daß sehr starke Barrieren im allgemeinen ein Einfließen von Haustiergenen in eine Wildpopulation verhindern. Von der Wissenschaft sind Argumente für und gegen die Aufrechterhaltung nur einer oder beider Zuchtlinien des Wildpferdes vorgebracht worden. Jedoch ist man inzwischen zu dem Schluß gekommen, daß für die Zukunftssicherung der Art *Equus przewalskii* die Erhaltung beider Linien notwendig ist. Die chinesischen Wildbiologen wollen dem Rechnung tragen, indem sie die beiden Linien in getrennten Reservaten auswildern.

Hinsichtlich des Ursprungs unserer Hauspferde und der Geschichte ihrer Domestikation gibt es eine Reihe widerstreitender Theorien. Im wesentlichen geht es dabei um die Frage, ob man für die Entstehung unserer heutigen Hauspferderassen eine monophyletische oder eine polyphyletische Abstammung annehmen muß. Eine Möglichkeit ist, daß alle heutigen Pferde auf eine Stammform zurückzuführen sind und die große Variationsbreite und starke Differenzierung zu den heutigen Rassen und Schlägen erst in geschichtlicher Zeit unter der Auslese verschiedener langdauernder Milieubedingungen und Klimate und unter dem Einfluß züchterischer Eingriffe des Menschen stattgefunden hat. Eine andere Alternative wäre es, von vornherein eine mehrstämmige Abstammung der heutigen Hauspferderassen und -schläge anzunehmen, die bereits vor der (womöglich in verschiedenen Gegenden der Erde zu verschiedenen Zeitpunkten erfolgten) Domestikation bestanden hätte.

Zur Debatte stehen derzeit drei Haupttheorien über das Ausgangsmaterial der heutigen Pferderassen:

1. Alle Haustierrassen gehen zurück auf unterschiedliche Frühzähmungsformen einer Stammform. Sie entwickelten sich aus unterschiedlichen Wuchsformen und führten in den verschiedenen Gegenden der Erde zu verschiedenen Zeiten zur allmählichen Bildung der heutigen unterschiedlichen Rassen.
2. Durch das Vorhandensein zweier oder mehrerer deutlich verschiedener Ausgangsformen von Wildpferden lag bereits bei der in verschiedenen Erdgegenden erfolgten Domestikation ein unterschiedliches Pferdematerial vor, das die Differenzierung der verschiedenen Rassen bedingte.
3. Es existieren Erbtypen, die aus einer oder mehreren Formen der Vorpferdeartigen (Praeequiden) stammen, die sich im frühen Quartär, möglicherweise sogar bereits in ihrem Ursprungsgebiet Nordamerika, voneinander abhoben und sich bis heute im Erbgut unserer verschiedenen Rassen durch unterschiedliche Knochenstruktur und Zahnbildung und stark voneinander differierende Verhaltensweisen erkennen lassen.

Der aufmerksame Pferdezüchter, wenn er sich etwas länger mit der Materie befaßt hat, wird erkennen, daß in seinem Zuchtmaterial verschiedene Pferdeformen unterschiedlicher Herkunft miteinander verkreuzt ihre Spuren hinterlassen haben. Die immer noch aktuelle Frage, was eigentlich diese unterschiedlichen Pferdeformen vom zoologischen Standpunkt aus gesehen sind, wurde 1956 von *Hermann Ebhardt* in den SÄUGETIERKUNDLICHEN MITTEILUNGEN im Rahmen einer Arbeit über VERHALTENSWEISEN VERSCHIEDENER PFERDEFORMEN gestellt. Die Antworten der Wissenschaft lauteten und lauten unterschiedlich.

Die herrschende deutsche Lehrmeinung, begründet von *Wolf Herre* und *B. Klatt*, Universität Kiel, definiert: Es handelt sich bei den verschiedenen Ausgangs-Pferdeformen um Frühdomestikations-Varianten aus nur einer Stammform, die aufgrund von Wuchsformen entstanden und an verschiedenen Orten der Erde durch Selektion zu einer allmählichen Ausbildung verschiedener Rassen führten.

Die polnische Forschung, vertreten vor allem durch *E. Skorkowski* von der Universität Krakau, erklärt dagegen, es handle sich um Unterarten, zum einen hervorgegangen aus der *Equus stenonis*-Gruppe der Zebra-Pferde, die sich im Laufe des Quar-

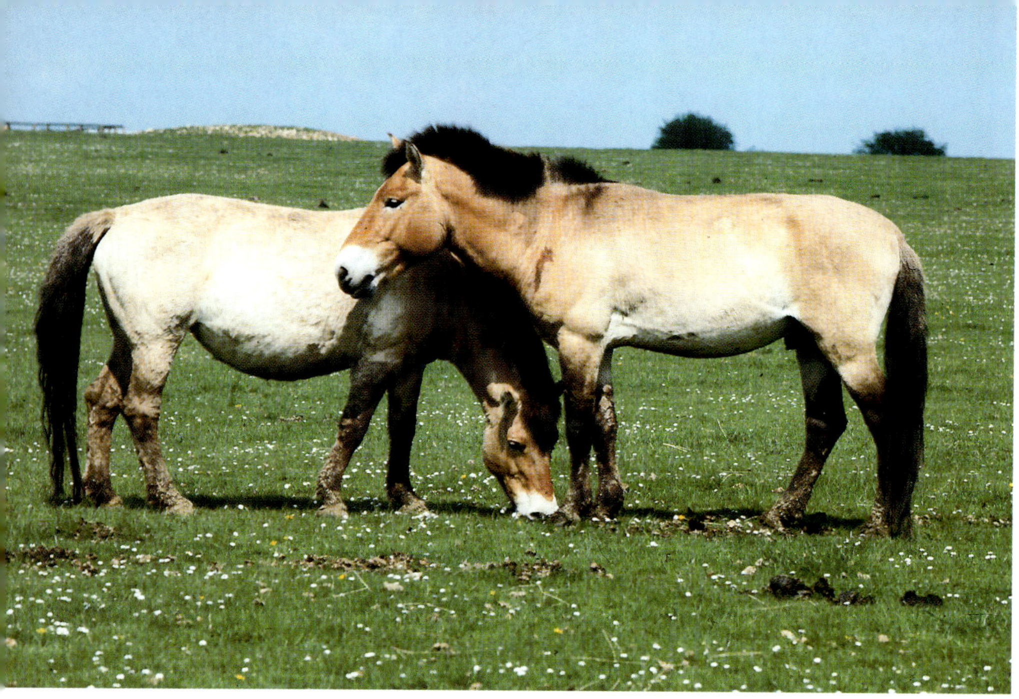

Przewalski-Pferde im Tierpark von Whipsnade

tärs auseinander entwickelt hätten und noch heute im Erbgut unserer Hauspferderassen vertreten sind. Die andere Unterart ist aus der *Equus sivavalensis*-Gruppe der Esel-Pferde hervorgegangen, die sich ebenfalls bis heute im Pferde-Erbgut findet. Ursprünglich aufgrund von Hypophysensekretion entstandene Wuchsformen hätten die Unterartenformierung verursacht. Heute hätten Umwelteinflüsse einen gewissen auslesenden Charakter, da sie zum Beispiel bei „Schollenwechsel" die eine oder andere Abstammungskomponente in den Vordergrund treten lassen.

Als dritte müssen wir die angelsächsische Antwort auf Ebhardts Frage vorstellen. Sie wird von *J. G. Speed* und *M. G. Etherington* von der Universität Edinburgh vertreten und lautet: Es handle sich um Erbtypen, die sich bereits in weit zurückliegenden Frühzeiten des Quartärs, möglicherweise bereits in ihrem Ursprungsland Nordamerika, voneinander abgehoben haben, vielleicht von mehreren verschiedenen Formen der Praeequiden abstammend, und die noch heute im Erbgut unserer Pferde nachweisbar sind.

Die vor allem von *Wolf Herre* vertretene deutsche Lehrmeinung behauptete (wie bereits angeführt) lange Zeit eine ausschließlich monophyletische Abstammung der Hauspferde und nahm als Stammvater den *Equus przewalskii poljakow* als das „Ur"-Wildpferd an, von dem alle Hauspferderassen durch Selektion ausgegangen seien.

In diesem Zusammenhang stellt sich jedoch die Frage: Wie weit entfernt oder wie nahe miteinander verwandt sind *Equus przewalskii* und *Hauspferd* tatsächlich? Aufgrund der unterschiedlichen Chromosomenzahlen müßte das Hauspferd gleich weit vom Esel wie vom Asiatischen Wildpferd entfernt sein. Wenn man zwei Equidenarten mit unterschiedlichen Chromosomenzahlen miteinander kreuzt, weist der Blendling stets eine ungleiche Anzahl von Chromosomen auf, was in der Regel zu Unfruchtbarkeit führt. Wir können das an verschiedenen Beispielen demonstrieren: Die Kreuzung eines Hauspferdes mit 64 Chromosomen mit einem Esel mit 62 Chromosomen ergibt ein Maultier oder einen Maulesel mit 63 Chromosomen. Kreuzt man ein Hauspferd mit einem Grévy-Zebra mit 46 Chromosomen, so erhält der Bastard 55 Chromosomen. Der Mischling aus einem „echten" Zebra mit 44 Chromosomen und einem Esel mit 62 Chromosomen erhält 53 Chromosomen etc. Sorgfältige Forschungen von *A. P. Grey*, dokumentiert in MAMMALIAN HYBRIDS (London 1971), haben bestätigt, daß die männlichen Exemplare dieser Hybridisierungen fast immer unfruchtbar sind. Ihr Samen besteht in der Regel aus einer milchigen Flüssigkeit, die gelegentlich ein paar unreife, bewegungsunfähige Spermien enthält. Der Geschlechtstrieb ist dabei durchaus normal oder sogar stark ausgeprägt. Möglicherweise ist das darauf zurückzuführen, daß die Hoden der Maultier- und anderen Hybridhengste ein Übermaß der Androgen-produzierenden Leydigschen Zellen enthalten, die den Spermien-Reifungsprozeß verhindern. Dagegen ist es durchaus nicht selten, daß Rückpaarungen von Maultierstuten oder anderen weiblichen der erwähnten Kreuzungsprodukte mit einer der jeweiligen Ursprungsarten zu Geburten von Fohlen führen können, die von dem jeweiligen Vater geprägt sind. Soweit ist die Sache logisch. Nun kommt jedoch das Paradoxon: Wenn man ein Przewalski-Pferd mit 66 Chromosomen mit einem Hauspferd mit 64 Chromosomen paart, entsteht überraschenderweise in der Regel ein durchaus fortpflanzungsfähiges Produkt beider Geschlechter mit 65 Chromosomen. Das bedeutet also, daß eine ungerade Chromosomenzahl nicht unbedingt zu Unfruchtbarkeit führen muß. Sind also Przewalski-Pferd und Hauspferd doch näher verwandt als Hauspferd und Esel?

Auf Felszeichnungen der Steinzeit in Frankreich und Spanien erkennt man, daß das Pferd eines der beliebtesten Jagdtiere des südwesteuropäischen Ureinwohners war. In den zwischen 1879 und 1940 gefundenen Höhlen hat man farbige Wandmalereien sowie Elfenbein- und Knochenschnitzereien von Tieren entdeckt, die von Menschen in der Epoche der letzten Eiszeit, vor etwa 30 000 bis 12 000 Jahren in der sogenannten „Magdalénien-Zeit" geschaffen worden sind. Unter diesen Tieren sind zahlreiche Pferdedarstellungen, die in verblüffender Weise den heutigen Przewalski-Pferden ähneln. Daneben finden wir einen anderen, feingliedrigeren Typ, der sehr stark an den Exmoor-Pony erinnert. Wir können also davon ausgehen, daß in der Eiszeit über ganz Asien und Europa diese Pferdetypen verbreitet waren, wobei wir sicher annehmen können, daß sie nicht nur in der Steppe, sondern auch in Waldgebieten, Baumsteppen, Tun-

Tarpan-Rückzüchtung (Stute mit Fohlen) in Bialowice

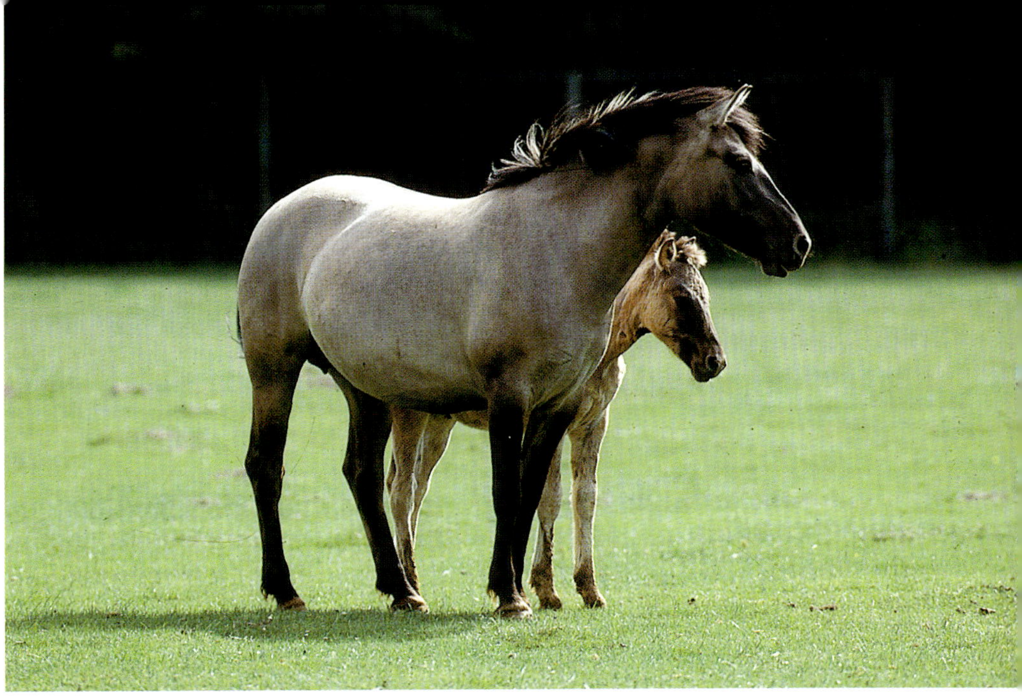

dren und Mooren lebten. Durch das Vordringen des Menschen wurden die Wildpferde immer mehr zurückgedrängt, bis sie schließlich auf die reinen Steppengebiete, die vom Menschen nicht genutzt werden konnten, beschränkt waren. Sie entwickelten sich gewissermaßen zu Reservaten, in denen die Wildpferde bis in unsere Zeit ihre letzte Zuflucht fanden. Solche Rückzugsgebiete gab es in Südosteuropa, in Polen, den südrussischen Steppengebieten . . . Die Urheimat des Wildpferdes ist also nicht die innerasiatische Salzsteppe der Dsungarei. Das ist vielmehr seine letzte Zufluchtsstätte. Durch die Aufspaltung des weiten ursprünglichen eurasischen Verbreitungsgebietes in zahlreiche kleine Inseln dürften sich im Laufe der Entwicklungsgeschichte zahlreiche, voneinander differierende Typen von erheblicher Varianz als Ausgangsmaterial für die verschiedenen Primitiv-Hauspferde-Rassen gebildet haben.

Noch zur Zeit der Entdeckung von *Equus przewalskii* glaubten alle Zoologen, daß unsere Hauspferde sämtlich vom Tarpan abstammten, und Przewalski selbst war noch Jahre nachher der Meinung, einen besonderen Halbesel entdeckt zu haben. Vor allem der Wiener Zoodirektor *O. Antonius* war ein eifriger Verfechter der Theorie, daß der Tarpan der Urahn aller unserer Hauspferde sei. Seiner Meinung nach führten zum Beispiel die Koniks, kleine, zähe Primitivpferde in Polen, noch sehr viel Tarpanblut. Von polnischen Zoologen, *Skorkowski* und anderen, wird der Tarpan bis heute als die Ausgangsrasse aller orientalischen und osteuropäischen Pferderassen angesehen. Sie meinen, daß er erheblichen Einfluß auf alle Warmblutrassen gehabt habe. Sie, ebenso wie russische Forscher, unterscheiden bis heute einen Steppen- und einen Waldtarpan. In der Literatur zum Thema „Abstammung unserer Hauspferde" finden wir vor allem bei älteren Autoren durchweg, daß unsere warmblütigen Hauspferde vom Tarpan abstammen sollen.

Neueste Forschungen von *Dr. Nobushige Ishida,* Tokio, veröffentlicht unter dem Titel „Mitochondrial DNA sequence of various species of the Genus *Equus* with special reference to the phylogenetic relationship between Przewalski's Wild Horse and the Domestic Horse" (J.Mol.Evol. 4/2), deuten darauf hin, daß es sich bei dem Przewalski-Pferd um eine relativ frühe Abspaltung von dem Hauptstamm der „Echten Pferde" handelt, die sich vor etwa 500.000 Jahren vollzogen haben müßte. Die Unterschiede sind ähnlich groß wie die des ausgestorbenen Neandertalers zum rezenten Menschen. Es scheint, daß die einzige Hausrasse, die von ihm beeinflußt worden ist, der Mongolenpony ist. Damit fällt das Dogma *W. Herres,* daß *Equus przewalskii* der alleinige Stammvater aller Haustierrassen sei, wie ein Kartenhaus in sich zusammen.

Seit den dreißiger Jahren unseres Jahrhunderts versuchte man in Polen und in Deutschland, aus „tarpanähnlichen" Hauspferden die ursprünglichen Typen des Wald- bzw. Steppentarpans rückzuzüchten. In Polen benutzte *T. Vetulani* dazu jene bodenständigen Koniks, die sich seiner Meinung nach noch viel vom Waldtarpan bewahrt hatten. Die deutschen Zoodirektoren *Lutz* und *Heinz Heck* in Berlin und München verwendeten zur Rückzüchtung primitive Hauspferderassen, die sie mit Przewalski-Pferden kreuzten, um den Tarpan wiedererstehen zu lassen, so wie sie sich vorstellten, daß er ausgesehen habe. So sieht man denn heute in einigen europäischen und amerikanischen Tierparks rückgezüchtete angebliche „Tarpane". Das Ganze war natürlich ein Irrweg. Denn eine Tierart, die einmal untergegangen ist, läßt sich nicht wieder erschaffen.

W. Herre wies vor allem auf die schmale Vergleichsbasis hin und bemängelte, daß man aufgrund subjektiver Vorstellungen über eine angebliche Wildpferdeart aus Hauspferden entsprechende Vertreter herausgelesen und zu Typen einer nicht mehr existierenden Wildart erklärt habe. Auf einer Tagung des Internationalen Verbandes der Zoodirektoren distanzierte sich daher folgerichtig die Wissenschaft davon, und auf Antrag von *B. Grzimek* wurde beschlossen, solche Rückzüchtungen nicht mehr anzuerkennen. Maßgebliche Zoologen unter Führung von *Wolf Herre,* Kiel, vertreten heute noch den Standpunkt, es habe kein mausgraues Urwildpferd wie den Tarpan als den Stammvater unserer Hauspferde gegeben.

Verschiedene Forscher, vor allem in Großbritannien und Amerika, halten neben dem Przewalski-Pferd das Lybische Pferd Nordafrikas, den Keltischen Pony in Nordwest-Europa und das sogenannte „Dawn-Horse" für die Stammväter unserer Hauspferde. Sie glauben, daß die leichten Pferderassen weitgehend auf die Przewalski-Pferde und die Lybische Stammform zurückgehen, die Ponies auf den Keltischen Pony und die Kaltblüter auf das „Dawn-Horse" (in Kombination mit dem Przewalski- und dem Lybischen Pferd). Die Edinburgher Anatomen *Speed* und *Etherington* hielten 1952 den Exmoor-Pony für die typmäßig reinste und zugleich älteste Ponyrasse. Diese Ansicht vertritt auch *Hermann Ebhardt*. Aufgrund langjähriger, umfänglicher Forschungen stellte Ebhardt in verschiedenen Veröffentlichungen in den fünfziger/sechziger Jahren eine Theorie von vier Ausgangstypen, zwei Süd- und zwei Nordtypen auf, wobei er die Südtypen aufgrund ihres Typs, nicht ihrer Widerristhöhe, als Pferde, die Nordtypen als Ponies bezeichnete. Ich ändere im Folgenden seine Reihenfolge entsprechend dem von ihm angenommenen Alter, weil sie mir logischer erscheint.

Ebhardt charakterisiert die beiden Südpferdetypen, eine frühe, bereits im Spät-Pliozän entwickelte Gruppe und eine spätere, die erst zu Beginn der Eiszeit erscheint, folgendermaßen:

1. Der Ur-Araber (von Ebhardt als Typ IV bezeichnet)

Ebhardt nimmt ihn als Stammvater aller edlen orientalischen Rassen, vor allem des Arabers, an. Aufgrund von Gebiß- und Knochenuntersuchungen stellt er diesen Typ als den dem *Pliohippus* noch am nächsten stehenden heraus. Sein Gebiß ist noch nicht als das eines reinen Trockengrasfressers spezialisiert („Beißzangen"-Gebiß), sondern gleicht noch sehr dem Weichfutter-, Laubfresser-„Rupf"-Gebiß der Pliozänpferde, deren grazile Gestalt und seidiges, an ein warmes Klima angepaßtes Fell er ebenfalls bewahrt hat.

Für Ebhardt ist der Ur-Araber die Ausgangsform aller vorderasiatischen (türkischen, kurdischen, syrischen, persischen) Landschläge sowie des Akhal-Tekkiners und besaß bereits weitgehend alle Merkmale des Wüstenarabers, wie sie zum Beispiel eine etwa 8000 Jahre alte Felszeichnung von Uadi Massauda im südlichen Fezzan (Acacus Gebirge, lybische Sahara), also mehrere tausend Jahre vor der Domestikation des Pferdes überhaupt, zeigt. Knochenfunde von Hançar im West-Iran und Hayashida in Japan in den fünfziger Jahren untermauern die ursprünglich weitverbreitete Existenz des Typs. Unter den heutigen Pferden am nächsten kommt ihm wohl der erst 1965 in Nordpersien wiederentdeckte Kaspische Pony.

2. Das Steppenpferd (von Ebhardt als Typ III bezeichnet)

Dieses ebenfalls noch recht feinknochige, jedoch größere Pferd stellt Ebhardt in eine gewisse Verwandtschaft zum Ur-Araber, doch ist es hinsichtlich seines Gebisses bereits mehr auf die Aufnahme von Trockenfutter spezialisiert. Ebhardts Meinung nach besaß es ein durch lange Linien konturiertes Exterieur, einen schmalen, langen Ramskopf, lange Ohren, eine abschüssige Kruppe und feines Deck- sowie dünnes Mähnen- und Schweifhaar. Er hält es für den Vorfahren des Berbers und des Andalusiers. Persönlich würde ich auch die Turkmenischen Pferde, zum Beispiel den Akhal-Tekkiner, diesem Typ zurechnen, da auf sie alle angeführten Merkmale zutreffen.

Die zwei Nord-Pony-Typen beschreibt Ebhardt folgendermaßen:

3. Der Ur-Pony (von Ebhardt als Typ I eingeordnet)

Als typischste bis heute fast unverändert erhaltene Form sieht Ebhardt den Exmoor-Pony an, hält ihn jedoch zugleich für den Stammvater aller Moor- und Mountain-Ponies und zahlreicher Landschläge Nord-, West- und Nord-Ost-Europas. Entsprechend den klimatischen Bedingungen und der Futtergrundlage entwickelte er einen ziemlich dicken, wasserabstoßenden Pelz und ein spezialisiertes Hartfutterfressergebiß. Höhlenmalereien aus vorgeschichtlicher Zeit zeigen Darstellungen dieses Typs mit seiner torfbraunen Farbe. Tatsächlich war dieser Vorfahr unserer Hauspferde wohl der meistverbreitete Typ auf der Erde. Man hat nicht nur in Europa, sondern auch in Vorder-, Zentral- und Ostasien Skelette von ihm ausgegraben. Ja, sogar in Nordamerika, von Alaska bis hinunter nach Texas, zeigen fossile Knochenfunde seine einstmals große Verbreitung und zugleich, daß der Ur-Pony schon mit Beginn der Eiszeit und vor seiner Auswanderung über die Landbrücke über die heutige Behringstraße in der Urheimat der Pferde existierte.

4. Der Ur-Kaltblüter (der Tundrenpony, von Ebhardt Typ II genannt)

Auch von diesem Typ hat man zahlreiche Knochen gefunden. Es sollen sogar vollständig erhaltene Tiere aus dem ewigen Eis Sibiriens geborgen worden sein. Nach Ebhardts Ansicht hat sich auch das Asiatische Wildpferd unter dem Einfluß arider asiatischer Steppenklimate aus ihm entwickelt. Vor allem aber hält er es für den Urahn aller westeuropäischen und alpenländischen Kaltblüter, die auf verschiedene ausgestorbene Diluvialformen wie *Equus caballus robustus, Equus caballus noricus* etc. zurückgehen. Die Stammform, wie wir sie neben den Ur-Ponies auf den Höhlenmalereien der Dordogne und des Santander finden, hätten in verschiedener Mischung mit anderen Formen zur Entstehung aller unserer heutigen europäischen Warm- und Kaltblutrassen beigetragen.

Der Ur-Kaltblüter verlor den raschen Bewegungsablauf seiner Vorfahren. Er entwickelte sich zu einem behäbig langsamen Schrittpferd von massivem Körperbau und oft beachtlicher Größe. Die an sich schon derbe Körperbehaarung wurde in den extrem kalten Wintern zu einem bärenartigen Pelz, der am Kinn einen kräftigen Bart und an den Gliedmaßen einen reichlichen Behang sowie ebensolches Langhaar ausbildete. Der Schädel mit der schmalen Stirn und den kleinen, tiefliegenden Augen besaß in seiner Ramsnase perfekt ausgebildete Vorwärmräume für die Atemluft. Dazu kam eine – an die unter gleichen Bedingungen entstandene Muffel des Elchs erinnernde – „Schneepflugnase" *(M. Schäfer)*, die bei der winterlichen Futtersuche ein Fortschieben des Schnees ermöglichte und zugleich sein Eindringen in die Nüstern verhinderte. In seiner Arbeit PFERDEKENNER (München 1971) vertritt *Michael Schäfer* sehr ähnliche Theorien wie Ebhardt.

Vor etwa einer Million Jahre begannen die Pferde in mehreren Wellen von Nordamerika ihre Wanderung nach Asien und Europa hinein. Die ersten Einhufer besiedelten das südliche Asien in Richtung Vorderasien und Europa, da sie dort das warme Klima ihrer Heimat vorfanden, dem sie hinsichtlich Kauapparat („Rupf"-Gebiß) und Fellausbildung am besten angepaßt waren.

Die letzten Pferde, die einige Hunderttausende von Jahren später die Landbrücke über die Beringstraße überwanden, ehe sie unter riesigen Gletschermassen verschwand, wählten die nördliche Route an der Eisgrenze entlang, da sie sich bereits in Amerika der allmählich zunehmenden Kälte angepaßt hatten. Entsprechend den an- und abschwellenden Eis- bzw. Warmzeiten könnten sich sehr wohl die von Ebhardt und Schäfer postulierten vier Ur-Typen ausgebildet haben, aus denen die Rassenvielfalt unserer heutigen Hauspferde hervorgegangen ist.

Möglicherweise hat die Aufspaltung der Nord-Ponies erst unter dem Einfluß der Eiszeiten stattgefunden. Die Ur-Ponies waren rastlose Wanderer, stets auf der Suche nach neuen, ergiebigeren Weidegründen, wenn die nachrückenden Gletscher die ursprünglichen Lebensräume in vegetationslose Eiswüsten verwandelten. Wurde ihnen der Lebensraum durch zunehmende Vereisung zu unwirtlich, so zogen sie sich in eisfernere Gebiete zurück. Aufgrund ihres ausgeprägten Wandertriebes und ihrer Beweglichkeit waren die Ur-Ponies am weitesten verbreitet von allen Pferdeformen. Zugleich waren sie am wenigsten auf eine bestimmte Umwelt spezialisiert. Ob der stammverwandte Ur-Kaltblüter, der Tundrenpony, bereits als spezialisierte Form die Landbrücke nach Eurasien passierte oder sich erst hier entwickelte, ist ungeklärt.

Immer wieder wurden, ob im Norden Nordamerikas oder in Asien und Europa, durch die unmerklich wachsenden Vereisungen Pferdepopulationen, oft von erheblicher Größe, in Gletscherenklaven eingeschlossen. Die klimatischen Veränderungen durch die Eiszeiten zu langen, trockenkalten Wintern, kurzen, heißen Sommern mit kurzen Vegetationsperioden, Schneeharsch im Winter, Geröllhalden, und trügerischen Sumpf- und Moorböden im Sommer, vollzogen sich unendlich langsam, für das Individuum, ja für ganze Generationsfolgen kaum bemerkbar und scheinbar übergangslos. So konnte sich die Fauna an die Veränderungen von Klima und Flora über lange Zeiträume von Zehn- oder Hunderttausenden von Jahren anpassen. Insgesamt gesehen nahm die Entwicklung der nördlichen Ur-Pferde einen Zeitraum von ca. 600 000 Jahren in Anspruch.

Um uns den Ablauf der Entwicklung der Equiden in Relation zur Dauer der Eis- und Warmzeiten etwas plastischer vor Augen zu führen, hier die zeitliche Abfolge der letzten eine Million Jahre bis heute:

1 000 000– 12 000	Altsteinzeit mit 4 großen Eis- und 3 großen Warm- oder Zwischeneiszeiten
600 000–550 000	Elbe- oder Günz-Eiszeit
550 000–480 000	Warm- oder Zwischeneiszeit Intima
480 000–420 000	Elster- oder Mindel-Eiszeit
420 000–230 000	Warm- oder Zwischeneiszeit Optima
230 000–180 000	Saale- oder Riß-Eiszeit
180 000–120 000	Warm- oder Zwischeneiszeit Ultima
120 000– 12 000/ 10 000	Weichsel- oder Würm-Eiszeit

Die jeweils erste Bezeichnung der Eiszeiten bezieht sich auf den norddeutschen, die zweite auf den alpinen Bereich. Das Ende der letzten Eiszeit in Süd- und Mitteleuropa setzte vor etwa 12 000 Jahren, in Nordeuropa vor etwa 10 000–8000 Jahren ein.

Die Pferde- und Ponyrassen

Der Stammbaum der Equiden, hervorgegangen aus der Wurzel der im Paläozän entstandenen Ur-Huftiere, ist nächst dem des Menschen der vollständigste und besterforschte. Trotz zahlreicher blind endender Aufzweigungen, die gewissermaßen Sackgassen der Evolution darstellen, können wir die Entwicklungsgeschichte der Equiden lückenlos seit dem frühen Tertiär, dem Eozän vor etwa 60 Millionen Jahren, bis in die heutige Zeit, vom etwa kaninchen- bis fuchsgroßen Eohippus bis zum rezenten Pferd an Hand fossiler Ausgrabungen rekonstruieren. Der größere Teil dieser Entwicklung fand in Nordamerika statt.

Keine endgültige Klarheit haben wir über die genaue Verwandtschaft der Equiden-Untergattungen und -Arten untereinander. Auch die verschiedenen Theorien die „Echten Pferde" betreffend, nach denen sich schon vor ihrer „Auswanderung" aus Amerika mehrere Untergattungen, Unterarten oder Urrassen gebildet hätten, die auf verschiedenen Routen (Süd oder Nord) Asien in Richtung Europa durchquert hätten, wie auch Theorien über zwei, vier oder mehr „Archetypen", sind noch Gegenstand der Forschung. Mit Sicherheit scheint man heute jedoch Equus przewalskii als Vorfahren unserer Hauspferde ausschließen zu können. Er ist ähnlich weit entfernt verwandt mit unseren domestizierten Pferden wie der Neandertaler mit uns rezenten Menschen.

Mit Sicherheit können wir für Westeuropa von zwei unterschiedlichen autochthonen Formen „Echter Pferde" ausgehen: einem kleinen, mehr ponyartigen, archaischen Typ, wie er sich bis heute am reinsten im Exmoor-Pony erhalten hat, und einem größeren, schwereren, mehr dem Kaltblut nahestehenden Typ, der erst später erscheint. Bereits die steinzeitlichen Höhlenmalereien von vor 15.000 Jahren in Südfrankreich und Nordspanien zeigen beide Typen in wunderbarer Naturtreue nebeneinander.

Innerhalb der geschichtlichen Zeit, mit der sich der Rassenteil befaßt, können wir im gesamten Europa seit der Antike eine Folge von Entwicklungsperioden gegeneinander abgrenzen. Neben den domestizierten Pferden lebten in den Urwäldern und unkultivierten Gebieten des Kontinents und der Inseln noch lange Zeit Wildpferde, deren letzte Nachfahren die Native Ponies der Britischen Inseln, die Dülmener Wildbahn-Ponies in Westfalen, die Koniks in Polen und die Gotland-Ponies auf der schwedischen Insel Gotland sind.

In dem hier behandelten Teil Europas sind in der Neuzeit durch gezielte Zuchtwahl einige der weltweit wichtigsten und gegensätzlichsten Pferderassen entstanden, darunter das Belgische Kaltblut, die seit Beginn der landwirtschaftlichen Revolution bedeutendste europäische Arbeitspferderasse. Doch die seit Mitte des zwanzigsten Jahrhunderts vollzogene totale Motorisierung hat das Pferd aus Landwirtschaft, Wirtschaft, Industrie und Heer verdrängt. Dabei ist die bis zum Zweiten Weltkrieg wichtigste und zahlenmäßig größte Kaltblutrasse, die Belgische, fast völlig hinweggefegt worden.

Obgleich also das Pferd seine staatstragende Rolle in Frieden und Krieg verloren hat, schickt sich heute erneut eine Pferderasse an, von Westeuropa aus die Welt zu erobern, diesmal als Sportkamerad des Menschen: das Internationale Warmblut-Reit- und -Sportpferd. Die Hauptrolle hierbei spielt die Hannoversche Zucht als größtes geschlossenes Warmblutzuchtgebiet der Welt nach dem Zweiten Weltkrieg. Ohne Übertreibung kann man sagen, daß der Hannoveraner heute den Grundstock fast aller als Warmblut bezeichneten Reit- und Sportpferdezuchten Westeuropas bildet, von Skandinavien über Deutschland, Österreich, die Benelux-Staaten bis auf die Britischen Inseln, und mittlerweile auch beginnt, in Übersee, also Nord- und Südamerika, Australien und Neuseeland, Fuß zu fassen.

Unter den anderen Komponenten, die Anteil an der im Entstehen begriffenen neuen internationalen Rasse erlangt haben, muß man außer der jeweiligen bodenständigen Landeszucht, die jedoch meist in einem Verdrängungsprozeß verschwindet, an erster Stelle das Vollblut und den Trakehner nennen, sowie in jüngster Zeit die beiden französischen Reitpferderassen (Selle Français und Anglo-Araber) und den Holsteiner. Diese drei sind außer dem Trakehner auch die einzigen Warmblutzuchten, die sich einen eigenen, mehr oder weniger unverwechselbaren Rassetyp erhalten haben. Dagegen ist es bei den übrigen Zuchten wegen der nur noch geringen genetischen Unterschiede aufgrund der starken Fluktuation von Zuchtmaterial, identischen oder sehr ähnlichen Zuchtzielen und Selektionsverfahren zu mehr und mehr zunehmenden Typangleichungen gekommen, die alle dem modernen Hannoveraner nahestehen. Es ist mittlerweile bereits die Situation eingetreten, daß die Namen Oldenburger, Zweibrücker oder Hessisches, Niederländisches, Dänisches, Schwedisches, Belgisches oder Britisches Warmblut nur noch die geographische Herkunft bezeichnen, nicht jedoch mehr eine eigene Rassezugehörigkeit, so daß, mindestens innerhalb der Europäischen Union, ein gemeinsames Gestütbuch für die Internationale Warmblutrasse (wie sie Celia Clarke, Debbie Wallin und Jane Kidd in ihrem Buch THE INTERNATIONAL WARMBLOOD HORSE, Buckingham 1991, bezeichnen) vorstellbar wäre.

Es scheint durchaus nicht unmöglich, daß das Internationale Warmblutpferd einmal weltweit die Bedeutung erlangen könnte, die heute das Vollblut besitzt.

DEUTSCHLAND

Auf dem Schicksalsweg, den Mensch und Pferd gemeinsam durchschritten, hat das Pferd stets getreulich die wechselnden Anschauungen, Lebensformen, Sitten und Gebräuche des Menschen widergespiegelt.

In der Vorstellungswelt des Altertums stand es in enger Beziehung zu den Göttern. Zunächst war es Jagdwild und Opfertier, bevor es gezähmt, dem Menschen zum Reiten, vor dem Wagen und Pflug diente. So bestand über Jahrtausende eine enge Bindung zwischen Mensch und Pferd. Es ist kaum vorstellbar, wie die Geschichte der Völker ohne das Pferd verlaufen wäre. In dieser Schicksalsgemeinschaft hat das Pferd die Lebensgewohnheiten des Menschen in stärkstem Maße beeinflußt und bedeutend auf den Fortgang der Geschichte eingewirkt. Bis in die Neuzeit war es ein militärischer Faktor von höchster Bedeutung. Unschätzbar war auch der Einsatz des Pferdes in der friedlichen Nutzung als Verkehrsmittel und als landwirtschaftliche Zugkraft.

Die Pferde auf dem Gebiet des heutigen Deutschland waren nach allen Überlieferungen in Beschreibungen, Skulpturen sowie Ausgrabungen in frühgeschichtlicher Zeit und während der klassischen Antike bis ins frühe Mittelalter hinein meist relativ klein, doch fanden sich bereits verschiedene Typen, was Größe, Kaliber, Adel angeht.

Untersuchungen von Skeletten von in der Wikingerstadt Haithabu (bei Schleswig) an der Schlei ausgegrabenen Pferdeskeletten durch *Professor Günter Nobis* (Zoologische Fakultät der Universität Köln), die aus der Zeit von 800 bis 1050 n. Chr. stammen, ergaben, daß die dort gehaltenen Pferde eine Größe von etwa 135 bis 145 cm Widerristhöhe hatten (aus *Wolf Herre*, DIE HAUSTIERE VON HAITHABU, Neumünster 1960). Es ist kaum anzunehmen, daß sich diese Pferde wesentlich von denen der vorhergehenden Jahrhunderte unterschieden haben.

Im Gedankengut, den Sagen und dem kultischen Leben der Germanen spielte das Pferd eine bedeutende Rolle. Lange vor ihrer Berührung mit den Römern verehrten sie in ihren heiligen Tempelhainen den Göttern geweihte weiße Rosse. Dazu schrieb *Publius Cornelius Tacitus* (ca. 55–120 n. Chr.) in seinem Werk DE ORIGINE, SITU, MORIBUS AC POPULIS GERMANORUM (bekannter unter dem Kurztitel GERMANIA): „Schimmel sind es, die durch keinerlei Arbeit im Dienste der Sterblichen entweiht sind. Sie werden vor den heiligen Wagen gespannt. Der Priester oder König oder das Haupt der Gemeinde geleiten sie und achten auf ihr Schnauben und Wiehern. Keinen Vorzeichen glaubt man mehr, nicht nur bei dem einfachen Volke, sondern auch in den oberen Schichten, selbst unter den Priestern. Nach dem Glauben des Volkes (der Germanen) nämlich sind die Priester nur Diener, die Pferde jedoch Vertraute (Mitwisser) der Götter."

Seit jeher hatte das Pferd auf deutschem Boden für Kampf und Krieg eine große Bedeutung, wie überhaupt im gesamten germanischen Raum. *Plutarchos* berichtet, daß die Kimbern in der Schlacht auf dem „Raudischen Feld" (bei Vercellae) 101 v. Chr. gegen das römische Heer des *Gajus Marius* (156–86 v. Chr.) 15 000 Reiter aufgeboten hätten.

Laut *Gajus Julius Caesar* (101–44 v. Chr.) waren die Pferde der Germanen klein und unansehnlich, jedoch anspruchslos, hart, ausdauernd und schnell. Nachdem er sie kennen und schätzen gelernt hatte, machte er seine germanische Leibgarde, die er zunächst mit römischen Pferden ausgerüstet hatte, auf Pferden germanischer Zucht beritten. Nach *Tacitus* (a. a. O.) sollen die in der unteren Rheinebene siedelnden Stämme der Bataver, Usipeter, Tencterer, Sigambrer eine ansehnliche Reiterei besessen haben. Bei den aus dem Norden kommenden Vandalen stellte die Reiterei sogar die Hauptmacht ihres Heeres dar.

Nicht alle antiken Schriftsteller schildern die germanischen Pferde als klein und unansehnlich. So empfiehlt der römische Verfasser *Publius Flavius Vegetius Renatus* um 400 n. Chr. in seiner Schrift SCRIPTORES REI RUSTICAE seinen Landsleuten die berühmten thüringischen Silberschimmel als Zuchtmaterial zur Verbesserung ihrer Pferderasse. Diese „Silberrosse" sind auch Gegenstand eines Briefwechsels zwischen dem Ostgotenkönig *Theoderich* (493–526) mit dem Thüringer König *Irminfried*. Auch die Sage berichtet von Schimmeln, wie der Lieblingsstute *Brunhilds* und dem Gestüt, in dem *Studas* die weithin bekannten Hengste *Schimming* und *Falke* züchtete.

Die Eroberungen und Besetzungen von Teilen des südlichen Germaniens, die Völkerwanderungszeit, die Einfälle der Hunnen, Magyaren, Türken von Osten her, der Mauren von Süden und der Wikinger und Normannen von Norden, die von den Kreuzrittern als Beute zurückgebrachten orientalischen Pferde führten im Herzen Europas, auf dem heutigen Gebiet Deutschlands, zu einer Vermischung und Verschmelzung der verschiedenen Typen.

Seit dem frühen Mittelalter kommt es auf dem Gebiet Deutschlands zu einer Neugestaltung der gesellschaftlichen Verhältnisse. Mit der Rodung der Wälder und der Bebauung des Bodens und einer allgemein fortschreitenden Kultur teilen sich die Stände. So nimmt die allgemeine kriegerische Neigung, wie sie bei den germanischen Stämmen in der Völkerwanderungszeit vorherrschte, ab. Die Allgemeinheit gehört nicht mehr automatisch dem Kriegerstand und dem Heerbann an.

Seit *Karl dem Großen* (747–814) und seinen Nachfolgern wird das Pferd zu einem Rangabzeichen, die Bezeichnung Ritter (Reiter) zu einem Standesbegriff, nicht mehr nur einem Mittel des Kampfes. Das Zu-Pferde-Sitzen wird zum Kennzeichen der Wahrhaftigkeit und einer bevorzugten Stellung: das Zu-Fuß-Gehen erhält einen Beigeschmack von Niedrigkeit.

Die einstigen Führer im Kampf, durch Eroberung reiche Grundeigentümer geworden, sind genötigt, zur Konsolidierung ihrer Macht besondere Einrichtungen zu treffen. Während sie früher gewohnt waren, diejenigen ihrer Heerfolge, die sich durch besondere Tapferkeit ausgezeichnet hatten, durch Beuteanteile und Geschenke von Rossen (foedum – die ursprüngliche Form des Feudalismus) an ihre Person zu binden, müssen sie sie sich nun durch die Belehnung mit Ämtern oder Landbesitz verbunden halten.

Durch Grundbesitz werden die Gefolgsleute ansässig (vassus). Hieraus entwickelt sich das Vasallenverhältnis zum Lehnsherrn. Feudalismus (Rosselehn) und Vasallentum verschmelzen miteinander. Die Vasallen sind zum Heerbann verpflichtet; in Kriegszeiten müssen sie „Rosse und Reisige" stellen. Mit der Zeit entwickelt sich eine Teilung der Lehnsdienstpflicht: Die Städte müssen „Fußknechte", der ländliche Grundbesitz berittene „reisige" Knechte stellen. So kommt es zur Entstehung der Rittergüter, Sattelhöfe etc.

Die Einrichtung des Lehnskriegsdienstes bewährt sich während der Ungarneinfälle am Ende des 9., Anfang des 10. Jahrhunderts. Bald jedoch entstehen Schwierigkeiten zwischen den mächtigen, trotzig auftretenden Vasallen und ihren Lehnsherren, die sich in deren Abhängigkeit befinden.

Um diesem unerfreulichen Zustand abzuhelfen und zugleich dem Ritterstand eine Art ideelle Klammer zu schaffen, gründete *König Heinrich I.* (875–936), nachdem er ein stehendes Ritterheer geschaffen hatte, eine ritterliche Gemeinschaft, die nach bestimmten Regeln und einem eigenen Ehrenkodex Waffenübungen bei eigens dafür veranstalteten Turnieren abhielt. Hieraus entwickelte sich das ritterliche Turnierwesen, das bis zu *Kaiser Maximilian* (dem „letzten Ritter" – 1459–1519) Bestand hatte.

Kaiser Konrad II. (990–1039) organisierte zu Anfang des 11. Jahrhunderts das Lehnswesen neu, indem er die kleinen Ritterlehen erblich machte. Während der Kreuzzüge zogen große Mengen dieser Ritter ins „Heilige Land". Es wird berichtet, daß *Gottfried von Bouillon* (1060–1100) ein Heer von 100 000 Rittern befehligt habe. In dem 1099 von ihm erstürmten Jerusalem entstanden am Heiligen Grab die ersten geistlichen Ritterorden, die bei den Staufern Anklang und Nachahmung in weltlicher Richtung fanden. Der goldene Sporn wurde zum Symbol des Rittertums, das Pferd zum Mittelpunkt ritterlichen Lebens, seiner Zucht, Aufzucht und Pflege wurde eine bis dahin nicht gekannte Aufmerksamkeit zuteil. Jeder wollte am besten beritten sein. So breitete sich eine Zucht von schweren Streitrossen aus, die man, dem wachsenden Gewicht der eisernen Rüstungen entsprechend, die Mann und Roß trugen, immer schwerer und stärker wünschte.

Neben dieser Spezialzucht, deren Schwerpunkte sich vor allem entlang der Nordseeküste von Jütland bis Flandern und in eigens dafür eingerichteten Gestüten des Adels fanden, wurde allenthalben die jeweilige, mehr oder weniger unveredelte Landrasse gezüchtet, die vornehmlich als Verkehrsmittel unter dem Sattel, Packsattel oder, nach Aufkommen der Wagen, vor diesen diente, während die Arbeit auf dem Acker, vor dem Pflug etc. noch lange fast ausschließlich von Ochsen versehen wurde.

Bereits seit *Kaiser Friedrich II.* (1194–1250) auf Sizilien größere Gestüte mit edlen Pferden orientalischen und iberischen Ursprungs unterhielt, gelangte dieses Blut auch nach Deutschland, hauptsächlich in die Marställe und Hofgestüte der Fürsten. Hier fand eine zunehmende Veredlung des gezüchteten Pferdematerials statt, seit es nach der Erfindung des Pulvers durch den Zisterzienser-Mönch *Berthold Schwarz* in der zweiten Hälfte des 14. Jahrhunderts und dem Aufkommen der Faustrohre nicht mehr darauf ankam, den Gegner mit eingelegter Lanze aus dem Sattel zu stoßen, sondern seinem Geschoß durch rasches „Caraccolieren" (genannt nach dem italienischen Reitmeister *Pasquale Caracciola*) auszuweichen. Schon 1539 be-

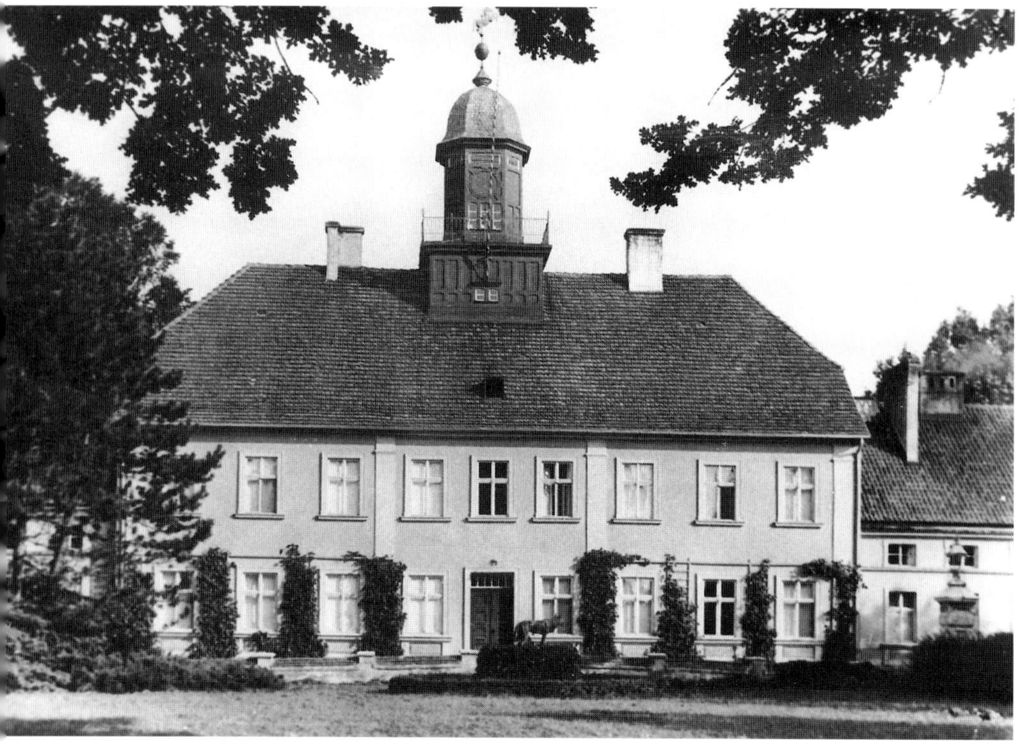

Über zweieinhalb Jahrhunderte und teilweise weit länger waren die Haupt- und Landgestüte das Rückgrat der verschiedenen deutschen Landeszuchten. Hervorzuheben sind hier vor allem die der ehemaligen Preußischen Gestütsverwaltung unterstehenden Gestüte und sonstigen Einrichtungen. Einen hervorragenden Platz nahm bis 1944 das 1732 gegründete Haupt- und Landgestüt Trakehnen in Ostpreußen ein. Hier eine ältere Aufnahme des Schlosses, vor dem zwischen 1918 und 1932 die Bronzestatue eines Wolfes stand. Um 1996 fand eine Sanierung des Schlosses, das heute auf russischem Gebiet liegt, mit deutscher Hilfe statt, um es vor dem endgültigen Verfall zu retten.

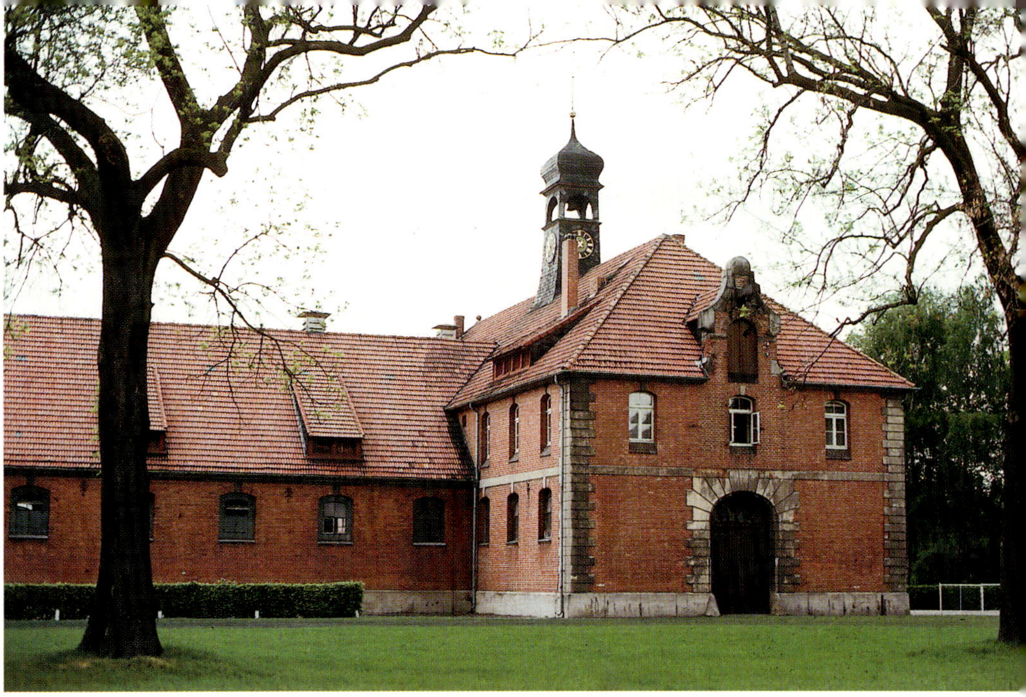

Das wichtigste preußische Landgestüt außer den Ostpreußischen war das Hannoversche Landgestüt Celle, gegründet 1735 (Detail des Grabensee-Stalles).

klagte sich *Georg Albrecht von Preußen*, daß er kein einziges brauchbares Turnierpferd mehr auftreiben konnte. Den Bemühungen Maximilians war es nicht gelungen, diesen allgemeinen Trend aufzuhalten.

Mit dem Tode Maximilians hört das gefährliche Lanzenstechen der Turniere, das so manchen Ritter das Leben gekostet und gegen das die Kirche schon seit langem gewettert hatte, endgültig auf. An Stelle roher Kraft treten zierlich gefahrlose Caroussels, die Geschicklichkeit und Grazie und ein wohlgerittenes, schulmäßig ausgebildetes Blutpferd erfordern. Nach dem Abschluß der Reconquista 1492 kommt mehr und mehr spanisches Zuchtmaterial nach Deutschland. Zugleich werden an zahlreichen Fürstenhöfen „Spanische" Hofreitschulen eingerichtet (wie noch heute die in Wien existiert), in denen nach spanischer Weise geritten wird. Seit Maximilians Zeit wird ein großer Aufwand an Pferden und Ausrüstung getrieben. Bei einem seiner Treffen mit dem König von Polen umfaßte sein Gefolge nicht weniger als 5000 Reiter. Selbst einfache Ritter zeigten sich stets mit Gefolge.

Von nun an treten die schweren Pferdeschläge, aus dem Turnierdienst entlassen, ins Geschirr, vor der neuerfundenen Kutsche. 1509 erscheint die Gemahlin des *Kurfürsten Joachim* in einer vergoldeten Kutsche bei einem Turnier in Ruppin. 1594 hält *Johann Siegesmund* seinen Einzug in Warschau mit 36 sechsspännigen Karossen und 1601 taucht die erste „Glaskutsche" (also eine Kutsche mit Glasfenstern) bei der Vermählung der *Infanta Maria* mit dem späteren *Kaiser Ferdinand III.* in Deutschland auf. Da die Wagen meist den Rang der Insassen nicht ausdrücken konnten, wurde eine Rangordnung festgelegt für die Zahl der vorzuspannenden Pferde: Edelleute vier, Grafen und Fürsten sechs, Königliche Hoheiten acht Pferde. Diese Ordnung wurde eifersüchtig überwacht.

Mit der Verbesserung der Handfeuerwaffen verliert zwar das Ritterwesen seine Bedeutung, aber auch der kriegerische Geist ist verloren gegangen. Doch wird die feudale Form der Lehnsdienstpflicht noch geraume Zeit beibehalten, bis schließlich die Fürsten notgedrungen dazu veranlaßt werden, Söldnerheere zu schaffen, die sie teilweise aus der Ablösung der Lehnsdienstpflicht finanzieren. Sie geben quasi die Beschaffung des Heeres in Auftrag und der jeweilige Unternehmer hat Roß und Reiter gemeinschaftlich zu stellen.

Hierin gingen *Johann Georg I. von Sachsen* (1585–1656) und der „Große Kurfürst" *Friedrich Wilhelm von Brandenburg* (1620–1688) mit reformatorischem Beispiel voran. Im Dreißigjährigen Krieg (1618–1648) liefen beide Methoden zur Truppenbeschaffung noch nebeneinander her. Doch hatte das Ritterwesen seine Hegemonie bereits an das aus Landsknechten (ursprünglich Lantz-, von Lanze) bestehende Söldnerheer verloren.

Während all dieser Zeit waren die Landrassen mehr oder weniger unveredelt gleich geblieben, ausgenommen in einigen Gebieten, wo neben den Landesherren die reichen, unabhängigen, bäuerlichen Züchter selbst eine Veredlung in die Hand genommen hatten, wie in Holstein, Ostfriesland oder Oldenburg.

Als nach dem Dreißigjährigen Krieg „der Soldat abzäumte und der Bauer einspannte", wie man damals sagte, lag die Pferdezucht im gesamten Deutschen Reich tief am Boden. Die Landeszuchten waren fast überall völlig ausgeblutet durch die unausgesetzten Remonteaushebungen seitens der eigenen oder durchziehender fremder Truppen. Die Fürsten hatten ihre Marstallpferde an Generale und Obristen verschenkt, um sie sich gewogen zu machen. Aus dem gleichen Grund hatten die Bauern ihre Pferde an Cornetts und Wachtmeister vergeben, soweit man sie ihnen nicht einfach mit Gewalt abgenommen hatte.

Aus der Notwendigkeit, die Kavallerie der stehenden Heere aus angeworbenen und ausgehobenen (oder gepreßten) Leuten beritten zu machen, kam es überall zu Versuchen, die Landeszuchten zu befördern; denn Geld, um im Ausland Pferde zu kaufen, war nirgendwo vorhanden. Auf diese Weise entstanden ab der zweiten Hälfte des 17. bis zum Ende des 18. Jahrhunderts neben den Hofgestüten in Jagdschlössern, säkularisierten Klöstern etc. Stutereien und Beschälanstalten, deren ausschließlicher Zweck zunächst einmal in der Befriedigung militärischer Bedürfnisse bestand. Viele, vor allem kleinere Fürsten unterhielten ihre Truppen vornehmlich, um sie – meistbietend – an kriegführende Parteien zu vermieten oder zu verkaufen. Ein besonders krasses Beispiel hierfür war Hessen-Kassel.

Im 18. Jahrhundert kam es zur Gründung bzw. Neuorganisation zahlreicher Land- und Hauptgestüte in den zum Deutschen Reich gehörenden Ländern: Redefin (Mecklenburg) 1710, Graditz (Sachsen) 1722, Beberbeck (Hessen) 1724, Trakehnen (Preußen) 1732, Moritzburg (Sachsen) 1733, Celle (Hannover) 1735, Landshut (Bayern) 1750, Zweibrücken (Pfalz) 1758, Dillenburg (Hessen) 1768, Neustadt (Preußen) 1787, Marienwerder (Preußen) 1788 …

Unter dem Einfluß vor allem der Landgestüte sowie der in der zweiten Hälfte des 18. Jahrhunderts von vielen Fürsten erlassenen Beschälordnungen und eines teils recht großzügigen Prämienwesens, blühten allenthalben die Landeszuchten auf, wenn auch hie und da durch Kriege, wie zum Beispiel den Siebenjährigen Krieg (1756–1763), regional beeinträchtigt.

Diese erfreuliche kontinuierliche Aufwärtsentwicklung wurde jedoch jäh unterbrochen durch die Napoleonischen Kriege (1798–1815), die in der deutschen Pferdezucht einen fast ebenso großen Schaden anrichteten, wie der rund einhundertfünfzig Jahre zuvor tobende Dreißigjährige Krieg. Mit *Napoleon* ging die alte Ordnung Europas unter. Das Deutsche Reich hatte mit dem Reichdeputationshauptschluß 1806 aufgehört zu bestehen. Preußen wurde von nun an zur Hegemonialmacht in Deutschland.

Aber auch vieles andere hatte sich stark verändert unter dem Einfluß der Französischen Revolution und der Kriege: Eine der bedeutsamsten Wandlungen auf dem Gebiet der Pferdezucht war die Ablösung der spanischen und orientalischen Veredlerrassen, die so lange das Bild des Reitpferdes geprägt hatten, durch das Vollblut. Die Vollblut- und die mit ihm veredelten englischen Halbblutpferde hatten sich in den kriegsentscheidenden Schlachten, vor allem bei Waterloo, vor den Augen ganz Europas glänzend bewährt. Was lag näher, als den Wiederaufbau der am Boden liegenden Pferdezucht mit englischem Zuchtmaterial zu beginnen, zumal die englischen Zuchten die einzigen waren, die nicht durch den Krieg gelitten hatten.

Die Ausrichtung auf das englische Zuchtziel wurde ganz wesentlich beeinflußt dadurch, daß sich die militärische und zivile Reiterei von dem Idealbild des Schulpferdes klassischer Form abwendete und ihr neues Ideal in den aus England importierten Jagden und Rennen fand. Dieses Leitbild hat die nun zu ihrer heutigen Form findenden Warmblutzuchten grundsätzlich bis heute geprägt, wenn auch das Zuchtziel zu verschiedenen Zeiten und in den verschiedenen Regionen durch einen verschieden hohen Blutgehalt bestimmt war.

Der in Deutschland in der zweiten Hälfte des 19. Jahrhunderts von *Hermann v. Nathusius* als Gegensatz zu „Vollblut" und „Kaltblut" geprägte und von seinem Bruder *Wilhelm* 1880 erstmals publizierte Sammelbegriff „Warmblut" sollte die Rassen kennzeichnen, die nach ihrer Entstehung und ihrem äußeren Gepräge ein vielseitig verwendbares Pferd verkörperten, hervorgegangen aus den überall vorhandenen bodenständigen Landschlägen unter mehr oder weniger starker Einkreuzung von edlen Rassen, zunächst Spaniern und Türken, dann Arabern, Vollblütern und Anglo-Arabern, oder von unter deren Einfluß entstandenen Rassen.

Der Begriff „Warmblut" löste allmählich die vor dem Ersten Weltkrieg fast ausschließlich verwendete Bezeichnung „Halbblut" ab. Der Sprachgebrauch verlieh dem Ausdruck „Warmblut" die Deutung, daß man jedes zwischen dem Vollblut, dem Orientalen und dem Kaltblut stehende Pferd mit ihm bezeichnete. Ein Warmblutpferd konnte demnach also dem Vollblut nahestehen (zum Beispiel der Ostpreuße), aber auch dem Kaltblut (zum Beispiel der Ostfriese oder Württemberger). Wichtigste Unterscheidungsmerkmale des Warmblutpferdes gegenüber dem Kaltblut waren unter anderem der fehlende Behang an den Gliedmaßen, die zwar meist geneigte, doch niemals abgeschlagene und gespaltene Kruppe, der getragene Schweif und das glatte Langhaar.

Im Laufe des 17. bis 19. Jahrhunderts waren in den zahlreichen landschaftlich und politisch voneinander getrennten Gebieten des Deutschen Reiches durch Einkreuzung der erwähnten Rassen regionale, mehr oder weniger geschlossene, einheitliche und selbständige Warmblutzuchten entstanden, wobei sich der uns heute geläufige charakteristische Rassetyp meist erst im 19. Jahrhundert ausbildete. Die wichtigsten deutschen Warmblut-Landeszuchten waren der Ostpreuße, der Mecklenburger, der Hannoveraner, der Oldenburger, der Ostfriese, der Württemberger und der Rottaler; dazu der Holsteiner, der in dem bis 1864 zu Dänemark gehörenden Holstein eine gesonderte Entwicklung nahm. Bedeutende Gestütszuchten waren außerdem der Trakehner, der Beberbecker, der Senner und der Zweibrücker. Alle anderen deutschen Warmblutzuchten entstanden in Anlehnung an diese Rassen.

Zu Beginn des 20. Jahrhunderts bestanden in Deutschland folgende Warmblutzuchtgebiete:

Preußen mit: Brandenburg, Hannover, Hessen-Nassau, Kurhessen, Holstein, Ostfriesland, Ostpreußen, Pommern, Provinz Sachsen, Schlesien, Westfalen, Westpreußen.

Bayern mit: Lenggries, Pfalz, Rottal.

Anhalt, Baden, Braunschweig, Großherzogtum Hessen, Lippe-Detmold, Mecklenburg, Oldenburg, Königreich Sachsen, Thüringen, Württemberg.

Dazu an Gestütszuchten mit einer eigenen Rasse von überregionaler Bedeutung: Beberbeck/Sababurg, Lopshorn/Senne, Marbach a. d. Lauter, Neustadt a. d. Dosse, Trakehnen, Zweibrücken.

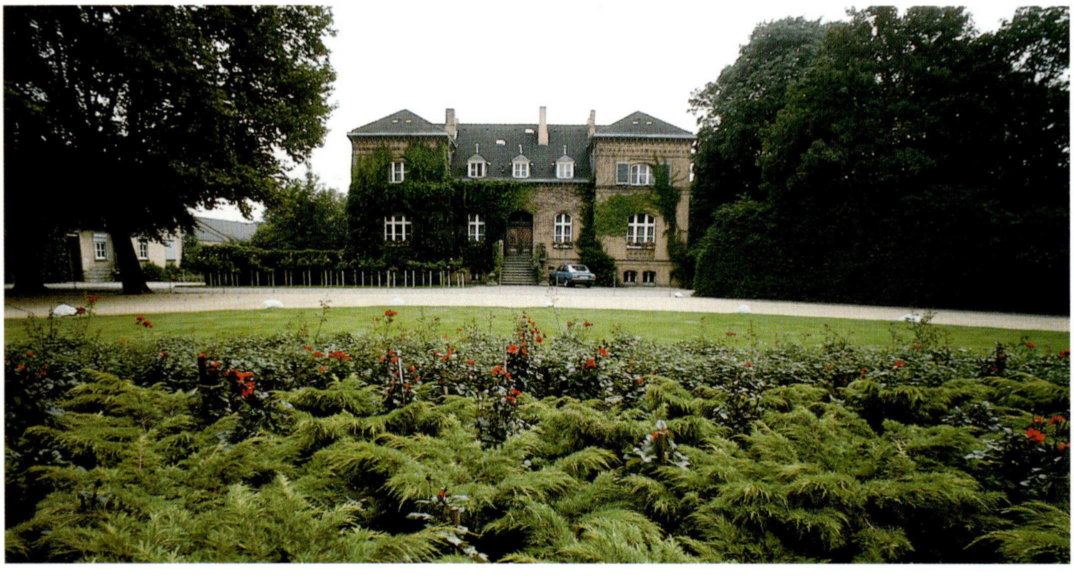

Verhältnismäßig spät erhielten die preußischen Provinzen Westfalen und Rheinland ihre Landgestüte. 1826 wurde das Westfälische Landgestüt Warendorf gegründet, das bis heute fortbesteht (Landstallmeisterhaus).

Das das Rheinland überwiegend mit Kaltbluthengsten versorgende, 1839 gegründete Landgestüt Wickrath wurde 1956 aufgelöst. Seine Aufgaben übernahm neben der starken Privathengsthaltung teilweise das Landgestüt Warendorf.

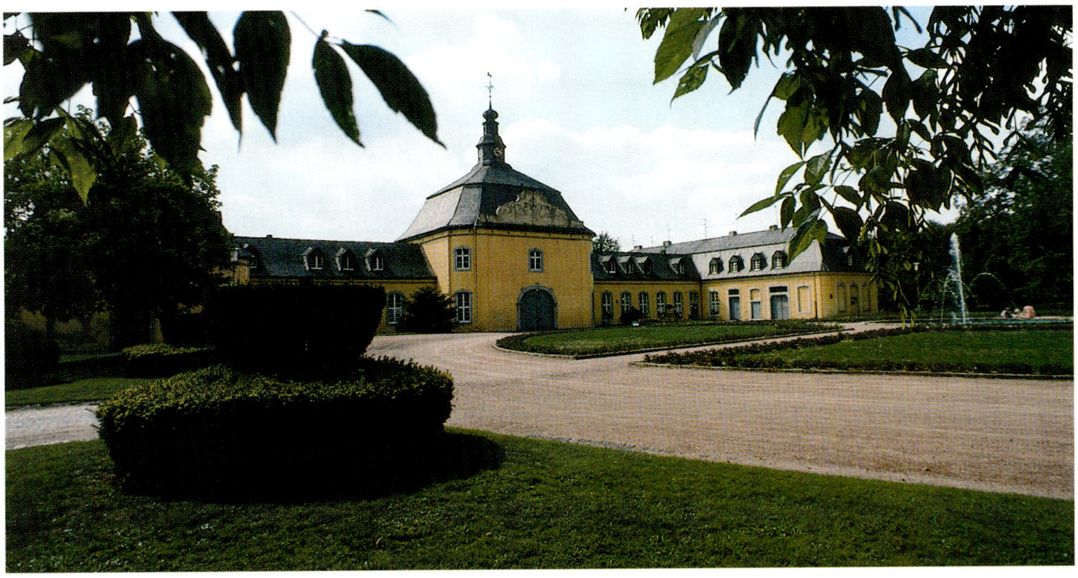

Der nachhaltigste Wandel in der Pferdezucht und der rassemäßigen Zusammensetzung der Landeszuchten wurde ausgelöst durch die landwirtschaftliche Revolution, die nach der Mitte des 19. Jahrhunderts stattfand. Ihren ersten Anstoß erhielt sie durch die Aufhebung der Leibeigenschaft, die von *Kaiser Joseph II.* in seinen Erblanden 1781/82 eingeleitet und danach im gesamten Reich vollzogen wurde (Preußen 1807, Württemberg 1817, Bayern 1818). Ein nächster kam mit der Abkehr von der seit dem Mittelalter praktizierten Dreifelderwirtschaft, die die Zucht der landwirtschaftlichen Nutztiere, also auch die Pferdezucht, begünstigt hatte. Mit der Aufhebung der Allmenden und durch die Parzellierung des Grundeigentums sowie die Einführung der Fruchtwechselwirtschaft, die den reinen Körneranbau durch den Hackfruchtbau ergänzte, kam es zu weiteren Veränderungen im landwirtschaftlichen Betriebssystem.

Aufgrund der Freizügigkeit, die durch die Aufhebung der Leibeigenschaft entstanden war, erfolgte ein starker Zuzug und Bevölkerungsanstieg in den aufstrebenden Industriestädten. Die Notwendigkeit, die Ernährung dieser nicht mehr selbst ihren Nahrungsbedarf erzeugenden Massen zu sichern, erforderte eine Intensivierung der Landwirtschaft zur Steigerung der Erträge. Um 1839 hatte *Justus Freiherr v. Liebig* (1803–1873) die agrikulturchemische Begründung für die Mineraldüngung geliefert, wodurch er zum bedeutendsten Reformator des Feldbaus wurde; denn erst mit Hilfe des Mineraldüngers und der Tiefkultur wurde ein intensiver Hackfruchtanbau (Kartoffeln, Steckrüben, Zuckerrüben, Futterrüben und Kohl) ermöglicht. Die Kartoffel wurde zum bevorzugten Volksnahrungsmittel.

Die Auswirkungen auf die Pferdezucht waren beträchtlich und weitreichend. Zwar favorisierte der Staat auch weiterhin die Remontezucht zu militärischen Zwecken. Aber die Landwirtschaft verlangte ab Mitte des Jahrhunderts immer vehementer nach einem schwereren Pferd für die schwerer werdenden Ackergeräte und -maschinen. Sieger in dieser Interessenkollision blieben schließlich die landwirtschaftlichen Zwänge. In weiten Gebieten begann sich die Kaltblutzucht durchzusetzen.

Am Beispiel des Rheinlandes, das später das wichtigste Kaltblutzuchtgebiet für das Kaltblutpferd Belgischen Typs in Deutschland werden sollte, läßt sich die Entwicklung besonders gut studieren. Aufgrund ihres Bodens, des fruchtbarsten in ganz Deutschland, war die Rheinische Tiefebene hervorragend für den intensiven Ackerbau geeignet. Logischerweise benötigte die dortige Landwirtschaft ein schweres Ackerpferd.

1815 war die Rheinprovinz preußisch geworden. 1833 wurde ein „Landwirtschaftlicher Verein" ins Leben gerufen, der sich um eine Hebung des dort bodenständigen, jedoch „degenerierten, wenig leistungsfähigen Landschlages" bemühte. Seine Arbeit fand schließlich Resonanz bei der Regierung in Berlin, die 1839 das Landgestüt Wickrath einrichtete. Die erste Hengstbesetzung erfolgte jedoch, außer mit einigen wenigen importierten Hengsten des Brabanter Schlages, mit Ostpreußischen und Trakehner-Hengsten. Diese den Bestrebungen der rheinischen Landwirtschaft zuwiderlaufende Maßnahme mußte völlig fehlschlagen, ebenso wie die um 1850 vorgenommene Einfuhr von Anglo-Normänner-Hengsten zur „Veredlung" der zeitweise benutzten Brabanter. Noch um 1875 standen in Wickrath 37 Warmblütern (Anglo-Normännern, Oldenburgern, Hannoveranern, Mecklenburgern) nur neun Kaltbluthengste (Suffolk, Clydesdale, Brabanter) gegenüber.

Endlich 1876 hatten die seitens der Landwirtschaft „gebetsmühlenartig" über Jahrzehnte vorgetragenen Wünsche nach einem, dem sich immer mehr ausdehnenden Zuckerrübenanbau und den Bedürfnissen der Industrie angepaßten, „schweren Acker- und Fuhrschlag" Erfolg, der sich in der Anerkennung des Zuchtziels eines schweren kaltblütigen Arbeitspferdes durch die Preußische Gestütsverwaltung ausdrückte.

Ein noch nicht entschiedener Kampf um den geeigneten Typ zwischen den Anhängern der schweren englischen oder französischen und denen der belgischen Rasse brachte schließlich den Sieg des Belgiers. Das 1886 ins Leben gerufene Belgische Gestütbuch gab 1892 Anregung zur Gründung des „Rheinischen Pferdestammbuches" mit dem Zuchtziel eines Kaltblutpferdes Belgischen Typs.

Vom Rheinland aus trat das Belgische Kaltblut seinen Siegeszug in die meisten Zuchtgebiete Deutschlands an. Es etablierten sich Zuchten dieses Typs 1892 in Rheinland-Nassau, 1894 in Westfalen, 1896 in Baden, Braunschweig und der Pfalz, 1897 in Anhalt, 1904 in Hannover und in der Provinz Sachsen, 1907 in Pommern, 1908 in Württemberg, 1911 im Königreich Sachsen, 1914 in Ostpreußen, Schlesien und Westpreußen, 1916 in Thüringen, 1921 in Kurhessen, 1929 in Hessen-Waldeck, 1934 in Hessen-Nassau und 1938 in Ostholstein. Schwerpunkte lagen, außer im Rheinland, vor allem in Sachsen-Anhalt, Westfalen, dem Freistaat Sachsen und, erstaunlicherweise, in der wichtigsten Remonteprovinz Ostpreußen.

Durch Annexion kam 1866, nach dem deutsch-dänischen und dem preußisch-österreichischen Krieg, das vorher in Personal-Union zu Dänemark gehörende Schleswig-Holstein, eines der pferdereichsten Gebiete Europas, an Preußen. Mit der 1888 von der Preußischen Gestütsverwaltung erlassenen Körordnung wurde für das Herzogtum Schleswig (nördlich der Eider bis zur Königsau) als Zuchtziel der „kaltblütige Schleswiger" bestimmt. Das dort bodenständige Pferd führte ursprünglich einen hohen Anteil an Warmblut in seiner Erbmasse. Neben dem ersten Gestütbuchband beweisen dies vor allem sein lebhaftes Temperament, sein schwungvolles und ausdauerndes Gangvermögen und nicht zuletzt die Tatsache, daß sich noch um die Jahrhundertwende namhafte Tierzüchter darüber stritten, ob der Schleswiger ein Kaltblut- oder Warmblutpferd sei.

Während die Schleswiger Zucht sich vor allem in dem nach dem ersten Weltkrieg durch Volksabstimmung an Dänemark zurückgefallenen Nordschleswig entwickelte, wurde Schleswiger Zuchtmaterial auch in anderen deutschen Zuchtgebieten zum Wegbereiter einer Kaltblutzucht. Das gilt zum Beispiel für Mecklenburg, wo die ab 1845 eingeführten Clydesdales, Suffolks und Shires, die zu einem totalen züchterischen Desaster geführt hatten, durch Jüten bzw. Schleswiger (die ja derselben Rasse angehören) abgelöst wurden. Erst 1934 wurde die Schleswiger Zuchtrichtung endgültig durch den Rheinisch-Belgischen Typ abgelöst.

Auch im angrenzenden Pommern, in dem sich (vor allem in Vorpommern) sehr oft die mecklenburgische Entwicklung widerspiegelte, hatte sich seit 1870 eine Kaltblutzucht ausgebreitet. Anfänglich hatte man auch hier mit ziemlichem Mißerfolg englisches Karrenpferdeblut verwendet. Doch dann wechselte man zu dänisch-schleswigschem Zuchtmaterial über. 1902 standen im Landgestüt Labes 44 Kaltbluthengste, von denen die Mehrzahl Schleswiger bzw. Jüten waren. 1907 schlossen sich die pommerschen Kaltblutzüchter in einem Verband zusammen. Aber erst 1924 wurde als endgültiges Zuchtziel der Rheinisch-Belgische Typ eingeführt. Das Schleswiger Pferd hatte gewissermaßen nur als Schrittmacher gedient.

Ähnliches gilt für Brandenburg. Hier stellte das Landgestüt Neustadt schon 1898 Kaltbluthengste der dänisch-schleswigschen Zuchtrichtung auf. Diese Zuchtpolitik wurde noch bis in die ersten Jahre des Zweiten Weltkrieges fortgesetzt, als man schließlich auf die Rheinisch-Belgische Richtung einschwenkte.

Die Begründung für die überall zu beobachtende Abkehr vom Schleswiger, die Rasse sei „zu sehr Produkt der heimischen Scholle, um erfolgreich verpflanzt werden zu können" (so nachzulesen in LEHRBUCH DER PFERDEZUCHT, 6. Auflage von *G. Schwarznecker – G. Frölich*, Berlin 1926), sieht merkwürdig fadenscheinig aus. Aber man muß sie vielleicht in einem ganz bestimmten Zusammenhang sehen. Denn es mutet doch recht seltsam an, daß ähnliche Argumente auch gegen den Holsteiner vorgebracht wurden. Man wird den Eindruck nicht ganz los, daß die schleswig-holsteinischen „Muß"-Preußen bei den Herren der Preußischen Gestütsverwaltung und anderen deutschen Pferdezuchtfunktionären nicht besonders beliebt waren. Auswirkungen dieser ablehnenden Haltung waren noch bis zum Ende der siebziger Jahre zu spüren.

Aus schriftlichen Überlieferungen und auch bildlichen Darstellungen muß man annehmen, daß das Bayerische Landpferd, außer der edleren Rottaler und Lenggriesser Zucht, in früheren Jahrhunderten einen von Typ und Exterieur wenig einnehmenden, im allgemeinen recht gemeinen Schlag darstellte. Wenn auch die Krone und einzelne Adlige und ab der Mitte des 16. Jahrhunderts auch Klosterherren vorübergehend einen gewissen Einfluß auf die Zucht ausübten, so bleibt doch festzustellen, daß im Großen und Ganzen die Zucht davon wenig tangiert wurde. In der Hauptsache wurden unqualifizierte Bauernhengste zur Bedeckung der Stuten herangezogen.

Zwischen den bayerischen Gebietsteilen und den österreichischen Alpenländern mit ihren häufig sich ändernden Grenzverläufen bestand auf dem Gebiet der Pferdezucht sehr viel Gemeinsamkeit. Den Grundstock der einheimischen Landrasse bildete das autochthone Pferd der einstigen römischen Provinz Noricum, die in der Antike beide Gebiete umfaßt hatte. Diese Zucht erfuhr im Laufe der Geschichte ihre meiste Förderung im Bereich des Erzbistums Salzburg.

Seit dem Ende des 18. bis zum Ende des 19. Jahrhunderts, nach der Errichtung einer Landbeschälung in Bayern im Jahre 1769, hatte die Landrasse mit edlen Hengsten verschiedenster Herkunft (Norfolk Roadster, Holsteiner, Normänner, Clevelander, Oldenburger sowie Vollblut und Araber) einen gewissen Veredlungsgrad erreicht. Der Höhepunkt dieser Entwicklung lag in der zweiten Hälfte des 19. Jahrhunderts. Aber auch in dieser Zeit deckten die Bauern vorzugsweise mit ihren eigenen Hengsten, von denen immer 200 bis 300 im sogenannten „Gauritt" bis Niederbayern und in die Oberpfalz vordrangen. Im Chiemgau, der bis 1815 zu Salzburg gehörte, konnte sich die Norische Rasse auf bayerischem Gebiet am reinsten erhalten.

Bis etwa 1930/35 züchtete man das bayerische Pferd noch in zwei Schlägen, dem leichteren Oberländer, auf der Grenze zum schweren Warmblut, und den schwereren, eindeutig kaltblütigen Pinzgauer. Ursprünglich meinte der Name Oberländer ein Pferd des Oberlandes. 1934 wurde der Begriff als die Bezeichnung für die gesamte süddeutsche Kaltblutzucht eingeführt, um sie gegen den österreichischen Pinzgauer abzugrenzen. Jedoch gingen die Bestrebungen seit den zwanziger Jahren dahin, auch den Oberländer zu einem schwereren Typ umzuzüchten, wobei Stuten aus dem Pinzgau eine nicht unwesentliche Rolle spielten. Nach dem Anschluß Österreichs ans Reich 1938 wurde der Pinzgauer Einfluß noch größer. Ab 1939 wurden beide Schläge unter der Bezeichnung Noriker zusammengefaßt.

Nachdem in Württemberg und Baden noch bis zum Ende des Ersten Weltkrieges ein Kaltblutpferd auf Rheinisch-Belgischer Grundlage gezüchtet wurde, erfolgte in den zwanziger Jahren eine Umorientierung auf das Norische Blut. 1925 gingen zunächst nur einige Gebiete, 1935 dann ganz Württemberg und Baden, in den Gebieten, in denen Kaltblutzucht betrieben wurde, zum Noriker über. 1948 einigten sich die Zuchtgebiete auf den gemeinsamen Namen „Süddeutsches Kaltblut", womit offenbar erneut ihre Unabhängigkeit und ein Unterschied zum in Österreich gezüchteten Norischen Pferd unterstrichen werden sollte.

Die Entwicklung der deutschen Pferdezucht im 20. Jahrhundert ist gekennzeichnet durch die Ergebnisse des Ersten und des Zwei-

Eines der ältesten deutschen Staatsgestüte, 1554 von Herzog Christoph von Württemberg gegründet, ist das Haupt- und Landgestüt Marbach a. d. Lauter.

Rechts: der Gestütshof

Unten: das alte Reithaus

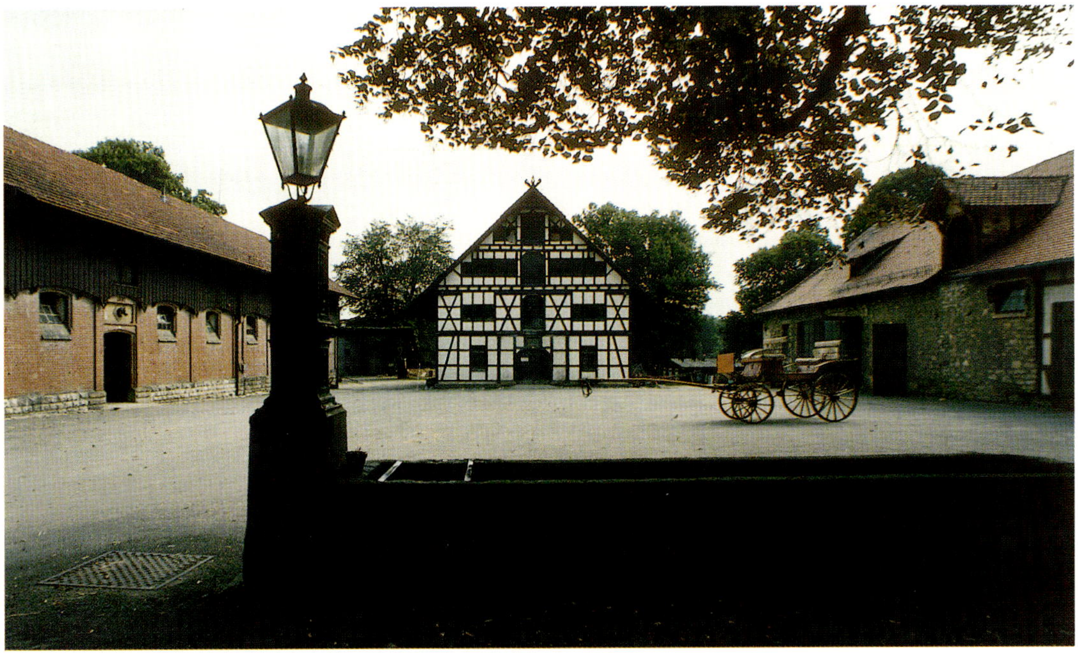

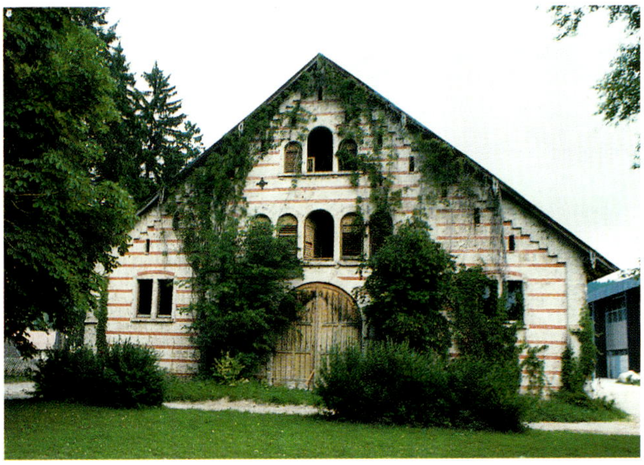

ten Weltkrieges, die zwei einander diametral zuwiderlaufende Zuchtprozesse auslösten. Dabei spielten die durch die Kriege verursachten politischen, technischen und ökonomischen Umwälzungen eine mehr oder weniger gleichberechtigte Rolle.

Der Erste Weltkrieg brachte in Deutschland den Sturz der Monarchien und manche Veränderungen der Landkarte. Mit der Auflösung der Monarchien erfolgte auch eine Schließung der zahlreichen großen und kleinen Marställe und einer Reihe fürstlicher Privatgestüte. Die Grenzveränderungen führten im Inneren des Reiches zu gebietlichen Umgruppierungen und Zusammenschlüssen zu größeren Einheiten. Der Erosionsprozeß an den Reichsgrenzen brachte den Verlust einiger wichtiger Pferdezuchtgebiete: Mit Nordschleswig fiel der größte Teil der Schleswiger Zucht an Dänemark zurück. Mit Lothringen verlor Deutschland seinen Anteil am Zuchtgebiet des Ardenners. Und mit Westpreußen schied ein nicht unbedeutendes Warmblutzuchtgebiet aus dem Reichsverband aus und wurde in Polen eingegliedert.

Aber all das sind relativ unerhebliche Veränderungen, setzt man sie in Beziehung zu der Tatsache, daß mit dem Ersten Weltkrieg das Ende der Bedeutung des Pferdes als schlachten- und kriegsentscheidender Faktor gekommen war. Die Konsequenzen waren weitreichend.

Bis 1918 bestand die Hauptaufgabe der Gestütsverwaltungen in der Bereitstellung der Remonten für 490 Kavallerieschwadronen (ca. 120 000 Pferde), die reitende bzw. fahrende Feldartillerie, die Pioniertruppen, die Gebirgstruppen, den Train. Nach dem Verlust des Krieges und unter dem Diktat des „Versailler Vertrages" von 1919, aufgrund dessen die große deutsche Armee auf ein „100 000-Mann-Heer" reduziert wurde, war die Remontezucht als bäuerlicher Hauptbetriebszweig nicht mehr lohnend. Es war schnell klar, daß die Hauptverwendung des Pferdes, Kaltblut wie Warmblut, von nun an in der Landwirtschaft lag; zumal auch der zivile Markt für leichte warmblütige Reit- und Wagenpferde wegen der schwierigen wirtschaftlichen Nachkriegssituation völlig zusammengebrochen war und ein nennenswerter Turniersport als Abnehmer noch nicht bestand. Außerdem hatte der Krieg die technische Entwicklung des Automobils erheblich vorangetrieben, so daß es als ein immer ernsterzunehmender Konkurrent hauptsächlich bei der Personenbeförderung und dem Lasttransport in Wirtschaft und Industrie aufzutreten begann.

Die Kaltblutzuchten waren weitgehend schon den veränderten Anforderungen angepaßt und auch die schweren Warmblutzuchten konnten den Ansprüchen einer intensiven Landwirtschaft an ein ruhiges, starkes, schweres Ackerpferd bereits recht weitgehend entsprechen. Um so härter traf die neue Situation die großen Remontezuchten Ostpreußens und Hannovers. Von einem Tag auf den anderen waren ihre Pferde nicht mehr abzusetzen. Fieberhaft bemühten sich die Züchter in allen Warmblutzuchtgebieten, durch Umstellung des Zuchtziels so rasch wie möglich ihre Pferde schwerer zu züchten, was vor allem in Ostpreußen und Hannover nicht leicht fiel.

Ein unerbittlicher Konkurrenzkampf zwischen Warmblut und Kaltblut, zwischen edlem und schwerem Warmblut setzte ein. Ja, selbst unter den Kaltblutrassen verdrängte dieses bis über den Zweiten Weltkrieg anhaltende Ringen um Marktanteile fast überall die leichteren Rassen zugunsten des schweren Rheinisch-Belgischen Typs.

In den Zuchten des edlen Warmbluts standen plötzlich im Zuchtziel Begriffe obenan, die für die Remontezucht bisher kaum eine Rolle gespielt hatten, wie Wirtschaftstyp, Kaliber, Wucht, Schwere, Knochenstärke, Leichtfuttrigkeit, tief am Boden stehen, ruhiges, arbeitswilliges Temperament. Dabei kam es teilweise zu recht erheblichen Typänderungen und in Extremfällen zu einem Abgleiten ins Gemeine; Temperament, Energie und Gangvermögen gingen verloren.

Bei den schweren Warmblutzuchten, die um jeden Preis die Konkurrenz hinsichtlich Kaliber und Gewicht mit dem Kaltblut zu bestehen suchten, kam es zu derartigen Auswüchsen, daß man diese Zuchtphase im Nachhinein als „Elefantenperiode" bezeichnet hat.

Fraglos wäre die Entwicklung auch in den Zuchten des edlen Warmbluts, einmal in Gang gesetzt, zu einem reinen „Wirtschaftswarmblut" weitergegangen und alle wertvollen Reitpferdequalitäten ausgekreuzt worden, wenn nicht der geniale *Gustav Rau* mit seiner zündenden Idee des „deutschen Bauern auf deutschem Pferd" den ländlichen Turniersport ins Leben gerufen hätte. Diese Bewegung brachte eine große Zahl der Züchtersöhne aufs Pferd. Dadurch wurde manche edlere, besser für den Reitsport geeignete Stute als überzählig für den eigenen Bedarf des Hofes in der Zucht behalten. Dadurch, daß sich der Reitsport seit den zwanziger Jahren über den begrenzten, elitären Kreis von Offizierskorps, Adel und Reichen zum Volkssport erweiterte, entstand in den dreißiger Jahren wieder ein Reit- und Sportpferdemarkt.

Diese Entwicklung sollte jedoch nicht lange anhalten, denn schon stand der Zweite Weltkrieg vor der Tür mit all seinen fatalen Folgen. Das apokalyptische Ende des Krieges, der Verlust der großen Pferdezuchtgebiete im Osten, die Teilung Rumpfdeutschlands in einen größeren westlichen, westlich beeinflußten und einen unter sowjetischem Einfluß stehenden östlichen Teil durch eine allmählich immer undurchdringlicher werdende Grenze, all das hatte weitreichende Auswirkungen auf Pferdezucht und -sport.

Größte Wichtigkeit jedoch für die Entwicklung der pferdezüchterischen Situation bekam die rasante totale Motorisierung im Zusammenhang mit dem überraschenden „deutschen (westdeutschen!) Wirtschaftswunder". Sie brachte das endgültige Ende der Bedeutung des Pferdes als ökonomischer Faktor in Landwirtschaft, Handel, Industrie sowie in der Landesverteidigung.

Binnen zweieinhalb Jahrzehnten ging die Zahl der Pferde in Westdeutschland von über 1,5 Millionen beim Zusammenbruch 1945 auf 250 000 im Jahre 1970 zurück.

Nachdem es zunächst so ausgesehen hatte, als ob das Pferd in Zukunft zu einem Dasein im Zoo verdammt sein würde, begann sich seit der Mitte der fünfziger Jahre, als aufgrund des durch das Wirtschaftswunder verursachten Wohlstands der Pferdesport aller Sparten immer mehr zunahm, eine gegenläufige Bewegung abzuzeichnen. Zwar gehörte die staatstragende Bedeutung des Pferdes restlos der Vergangenheit an; dagegen stieg seine ideelle Bedeutung als Sport- und Freizeitpartner im Zusammenhang mit der durch die Technisierung und Automatisation zahlreicher Branchen zunehmenden Freizeit kontinuierlich.

Seit Mitte der fünfziger Jahre setzte in allen Warmblutzuchten, anfänglich noch zögernd, doch ab etwa 1960 überall mit zunehmendem Nachdruck, ein Veredlungsprozeß in Richtung auf einen vielseitig verwendbaren, sportlichen Reitpferdetyp ein, der sich unter den großen norddeutschen Zuchten zu einem Wettbewerb um die beste Eignung für den Spitzensport entwickelte.

Mit ihren Veredlungsmaßnahmen beschritten die einzelnen westdeutschen Zuchtleitungen verschiedene Wege: Hannover verwendete in dem Modernisierungsprozeß, der dort recht früh einsetzte, sicher unter dem Einfluß von *Hans Joachim Köhlers* Auktionsaktivitäten seit 1949, anfänglich Ostpreußische Hengste, teils auch – in Deutschland gezogene – Vollblüter und einiges weniges Arabisches Halbblut ein. Westfalen verfuhr nach ähnlichem Rezept, allerdings sparsamer, mit einem deutlichen Schwergewicht auf einer Selektion der Zucht aus sich selbst – ein zwar mühsamerer, doch zugleich recht sicherer Weg.

Ostfriesland machte einen späteren Generationen fast unglaublich scheinenden „Selbstmordversuch" ausschließlich mit Hilfe Arabischen Blutes, aus der es nur die „Hannoversche Umarmung" rettete. Das heißt, die Ostfriesische Zucht als solche ging unter bzw. – ins Vorbuch verbannt – in der Hannoverschen auf.

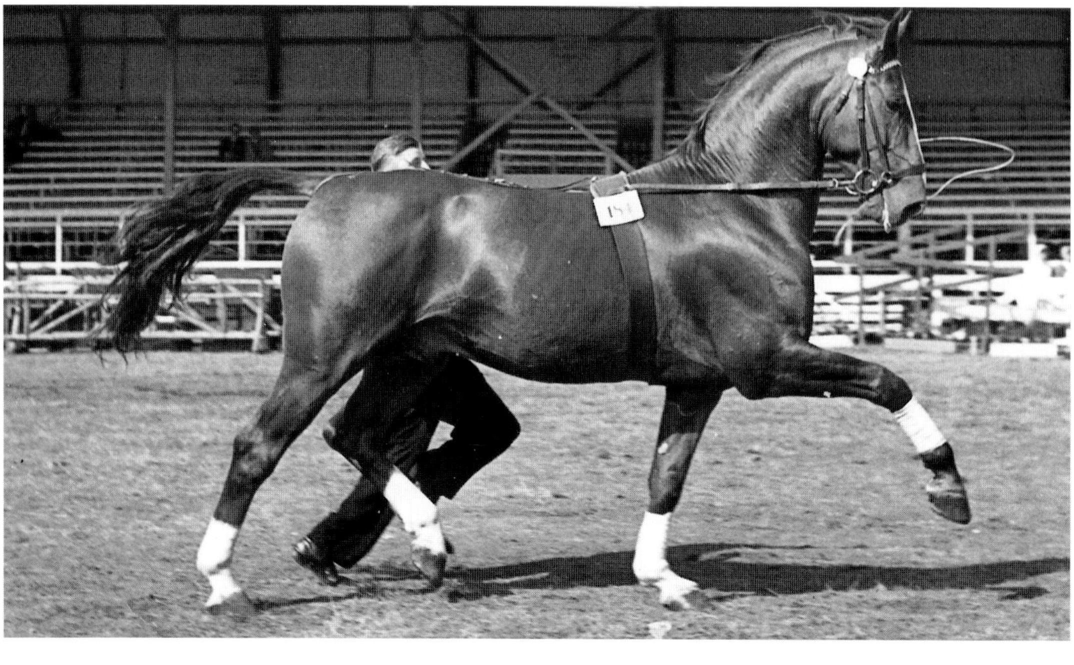

Aus der ersten Nachkriegszeit stammte der Landbeschäler Durban, geb. 1950 (v. Duellant – Allerhand), der bei den Hengstparaden meist als Aktionstraber „à la Celle" gezeigt wurde.

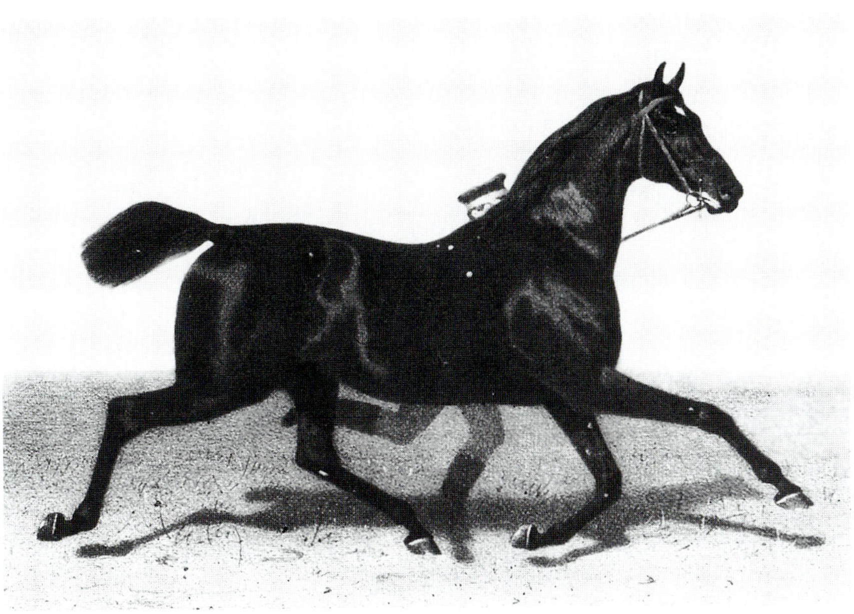

Hochedler Hannoveraner der fünfziger/sechziger Jahre des 19. Jahrhunderts, Litho von Emil Volkers (1831–1905)

In Oldenburg setzte man zunächst einen Anglo-Normänner-Halbblüter und einige wenige Vollblüter ein. Später folgte dann ein ganzer „Cocktail" unterschiedlicher Rassen mit Schwerpunkten auf Selle Français, französischem Anglo-Araber und vor allem Hannoveraner, so daß von der bodenständigen Zucht, ähnlich wie in Ostfriesland, allenfalls noch etwas im Hintergrund der Mutterseite der Pedigrees zu finden ist.

Hessen, Pfalz und Württemberg veredelten zu Beginn fast ausschließlich mit Ostpreußischem Blut, schwenkten nach einigen Jahren jedoch auf Hannoversches um. Im bayerischen Rottal verwendete man von vornherein Hannoversche Hengste.

Die Holsteiner Zuchtleitung schlug seit Ende der fünfziger Jahre – nach der Privatisierung des Hengstbestandes – den von dem Generalsekretär des Direktoriums für Vollblutzucht und Rennen, *Franz Châles de Beaulieu*, 1966 einmal so bezeichneten „eigenen Weg" der ausschließlichen Veredlung mit dem Vollblut ein, der von den meisten deutschen Pferdezuchtfunktionären arg kritisiert wurde.

Eine von dem Hannoverschen Geschäftsführer *Dr. Arnold Schlie* und dem Generalsekretär des Hauptverbandes für Zucht und Prüfung deutscher Pferde, *Dr. Kurt Volkmann*, initiierte Bewegung unter der Bezeichnung DEW (Deutsches Edles Warmblut) sorgte in den sechziger Jahren für einige Aufregung. Sie bestand in einem Versuch der – „edlen" – Zuchtverbände Hannover und Westfalen, die Zuchten des sogenannten „Schweren Warmbluts" Holsteins, Oldenburgs, Ostfrieslands und Süddeutschlands, auszugrenzen, sofern sie sich nicht durch Verdrängungszucht zu dem von *Dr. Volkmann* kreierten „Standardtyp Hannover" bekannten. Ostfriesland willigte ein und begab sich „unter die Fittiche" Hannovers. Es wurde, ebenso wie die süddeutschen Verbände Hessen, Pfalz, Württemberg und das bayerische Rottal, Hannoversches Nachzuchtgebiet. Allein Holstein und Oldenburg wehrten sich vehement gegen „Eingemeindungsversuche". Die – künstlich geschürte – Unruhe legte sich jedoch in wenigen Jahren, je weiter die als „Schweres Warmblut" abqualifizierten Verbände auf dem Weg der Veredlung fortschritten. Der heutigen Generation (1996) ist sie kaum noch verständlich.

Aufgrund der inzwischen fast ausschließlichen Nutzung des Pferdes und der daraus als Folge entstandenen allgemeinen Angleichung des Zuchtziels der westdeutschen Warmblutzuchten un-

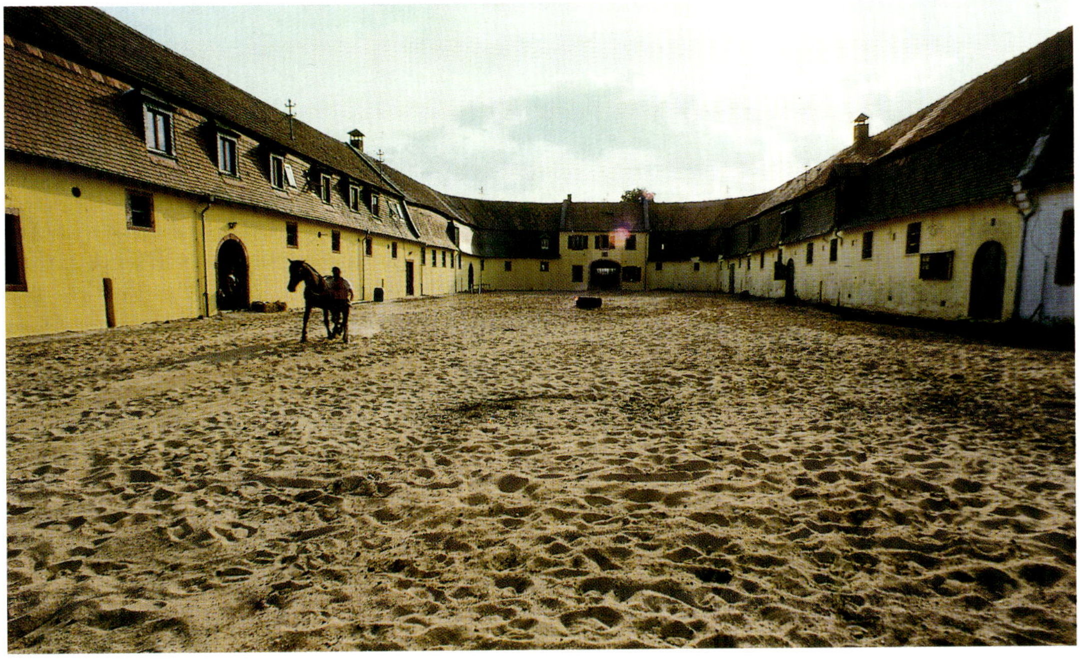

1755 gründete Herzog Christian IV. von Zweibrücken seine berühmte Anglo-Araber-Zucht auf dem zum späteren Haupt- und Landgestüt gehörenden Eichelscheider Hof.

ter Abbau der bisherigen gegenseitigen Abgrenzungen und einer immer mehr fortschreitenden Typenangleichung hat die „Deutsche Reiterliche Vereinigung" (FN), Abteilung Zucht, unter Federführung ihres Geschäftsführers *Dr. Hanfried Haring*, als Gesamtorganisation der Zuchtverbände, im Jahre 1972 beschlossen, ab dem 1. Januar 1973, vor allem mit Rücksicht auf den Verkehr mit dem Ausland, für diese Rassengruppe die dort besser verständliche Bezeichnung „Deutsches Reitpferd" einzuführen. Der Beschluß lautete: „Ab 1. Januar kann als ‚Deutsches Reitpferd' durch die FN abstammungsmäßig nur ein Pferd bezeichnet werden, das mindestens über vier Generationen stutbuchmäßiger Abstammung verfügt und innerhalb der ersten beiden Generationen mindestens 75 Prozent der nachfolgend aufgezählten Rassen führt: Englisches Vollblut, Arabisches Vollblut, Anglo-Araber, Trakehner, Holsteiner, Hannoveraner/Westfale." Die Forderung beweist, daß man einigen Rassen eine besondere Vorrangstellung eingeräumt hat. Die gleichzeitige Angabe des Herkunftsgebietes kann darüber hinaus Auskunft über die spezielle Rassenzugehörigkeit geben.

Die alten Zuchtziele mit ihren drei unterschiedlichen Leistungstypen Wirtschaftspferd, Wagenpferd und Reitpferd sind vereinheitlicht und mehr oder weniger ausschließlich auf die Zucht eines – vielseitigen – Reitpferdes ausgerichtet worden.

Nach den Ende der sechziger Jahre seitens der „Deutschen Landwirtschaftsgesellschaft" (DLG) für deren Wanderausstellungen festgelegten Regeln lautete das für alle zum „Deutschen Edlen Warmblut" (DEW) gehörigen Rassen gemeinsame Zuchtziel: „Ein rittiges, edles, großrahmiges und korrektes, für Reitzwecke aller Art geeignetes Pferd." Diese Definition wurde 1975 in einem von allen westdeutschen Warmblutzuchtverbänden beschlossenen Zuchtziel unter der Bezeichnung „Deutsches Reitpferd" noch erweitert und präzisiert und lautet heute: „Gezüchtet wird ein edles, großliniges und korrektes Reitpferd mit schwungvollen, raumgreifenden, elastischen Bewegungen, das aufgrund seines Temperaments, seines Charakters und seiner Rittigkeit für Reitzwecke jeder Art geeignet ist."

Eine analoge Entwicklung fand in der ehemaligen Deutschen Demokratischen Republik (DDR) statt, wo man noch konsequenter vorging und die alten, traditionellen Zuchtgebiete zu einem einheitlichen Gesamtzuchtgebiet für „Edles Warmblut" vereinigte. Es war ebenfalls deutlich am Hannoverschen Typ ausgerichtet, den man in den Zuchtgebieten des „Schweren Warmbluts" durch Verdrängungskreuzung zu erzielen trachtete.

Auf dem Gebiet der Sowjetischen Besatzungszone lagen nach dem Zweiten Weltkrieg einige ehemalige Provinzen mit historisch bedeutsamen, traditionsreichen Warmblutzuchten, die teils bereits seit langem auf einem hohen Stand gewesen waren. Hier sind vor allem Mecklenburg und Brandenburg hervorzuheben als Hochburgen einer Edlen Warmblutzucht Hannoverschen Typs, dazu Sachsen und Thüringen als bedeutende Nachzuchtgebiete des Schweren Warmbluts auf Oldenburgisch-Ostfriesischer Grundlage. Hinzu kamen einige Provinzen, in denen Kaltblutzucht eine sehr bedeutende Rolle gespielt hatte, wie vor allem Sachsen-Anhalt und Sachsen.

Gemäß *Dr. Walter Hartwig* (später Geschäftsführer in Hannover) waren 1945 etwa 80 Prozent des gesamten Pferdebestandes auf dem Gebiet der Sowjetischen Besatzungszone durch Kriegs- und Nachkriegsereignisse verlorengegangen. Ende 1945 war die Pferdezucht in Mecklenburg und den nicht an Polen gefallenen Kreisen Vorpommerns auf einem absoluten Nullpunkt angelangt. Auf Veranlassung der Besatzungsmacht erfolgte ab 1945 bis 1948 eine Bestandsaufnahme und Registrierung der vorhandenen Reste an Zuchtmaterial. Für den notwendigen Neubeginn und Wiederaufbau wurden die beiden Gebiete sowie der bis 1945 zu Hannover gehörige, rechtselbische Deckstellenbereich Neuhaus a. d. Elbe, der bei Kriegsende der sowjetischen Zone zugeschlagen worden war, zu einem geschlossenen Zuchtgebiet vereinigt.

Das vormals für die vorpommerschen Kreise zuständige Landgestüt Labes war, da ostwärts der Oder gelegen, an Polen gefallen. Daher wurde 1946 in dem ehemaligen Remontedepot Ferdinandshof, im Kreis Uckermünde, ein neues Landgestüt errichtet. Es stellte jedoch schon Anfang der sechziger Jahre seinen Betrieb wieder ein. 1949 wurde das bis dahin von den sowjetischen Truppen zweckentfremdet genutzte, sehr heruntergekommene Landgestüt Redefin als „volkseigenes" Hengstdepot wiedereröffnet.

Wie in allen von den Sowjets besetzten Gebieten der späteren DDR war auch in der Provinz Brandenburg in der ersten Nachkriegszeit die Lage der Pferdezucht verzweifelt. Einer Arbeit des brandenburgischen Tierarztes *Dr. H. Fischer* über den Wiederaufbau der Warmblutzucht in Brandenburg 1945–1949 können wir einige Daten und Fakten entnehmen. Aufgrund der langjährigen traditionellen Bedeutung der Zucht des Haupt- und Landgestüts Neustadt für die märkische Pferdezucht, vor allem die Warmblutzucht, wurden alle Anstrengungen unternommen, den Gestütsbetrieb so rasch wie möglich wieder in Gang zu setzen. Nach Wiederauffindung einer Reihe eigener Hengste innerhalb des Landes und Eingliederung von etwa dreißig Hengsten des westpreußischen Landgestüts Marienwerder konnte der Hengstbestand so weit aufgefüllt werden, daß 1946 der Deckbetrieb mit 166 Warmblut- und 41 Kaltbluthengsten aufgenommen werden konnte. Das Hauptgestüt begann seinen Betrieb mit 59 Mutterstuten. Als Hauptbeschäler wurden der Trakehner *Hexenschuß* und der Hannoveraner *Fernab* verwendet.

Da in der ersten Zeit eine erhebliche Nachfrage nach Kaltblut bestand, mußte das Landgestüt zunächst eine Reihe von Stationen gemischt besetzen. Entsprechend der allgemeinen Entwicklung in der Landwirtschaft wurde jedoch die Kaltblutzucht bald als unrentabel eingestellt.

Anfang der sechziger Jahre kam es zu einer gravierenden Änderung der Pferdezuchtpolitik, die eine die gesamte DDR umfassende Neuorientierung und Reform beinhaltete. Im ganzen Land wurde die Warmblutzucht auf ein vielseitig geeignetes Reitpferd ausgerichtet. Wegen der zunehmenden Motorisierung der Landwirtschaft, einer weitgehenden Ablösung des Pferdes durch den Traktor und einem damit einhergehenden Rückgang der Pferdezahlen kam es zu bedrohlichen Verkleinerungen der regionalen Populationen, die eine sinnvolle Selektionsarbeit in Frage stellten. So beschloß man staatlicherseits, die Zuchtgebietsgrenzen aufzuheben, ein einheitliches, modernen Anforderungen entsprechendes Zuchtziel aufzustellen und die Hengstkörungen mit Blick auf den Einsatz innerhalb einer zu schaffenden einheitlichen Zuchtpopulation vorzunehmen. Hierfür bildeten die Mecklenburger- und die Brandenburger- Zucht die Basis. Ergänzend zog man Hannoversche und Ostpreußische Reinzuchten der Hauptgestüte Radegast (Hannoveraner) in Sachsen-Anhalt und Ganschow (Trakehner) in Mecklenburg, sowie einiger kleinerer Trakehner- Zuchtstätten für die Remontierung von Hengstanwärtern heran. „Mittels erweiterter Reproduktion in den klassischen Zuchtgebieten des Edlen Warmbluts war es", gemäß *Professor Hans Joachim Schwark* in PFERDEZUCHT (Berlin 1984), „möglich, Zuchtpferde für die Zuchtgebiete Sachsen-Anhalt, Sachsen und Thüringen bereitzustellen." 1945 lag das Verhältnis von Schwerem Warmblut zu Kaltblut in Sachsen bei 60 : 40 Prozent, in Thüringen bei 40 : 60 Prozent.

In den Zuchtgebieten des Schweren Warmbluts kam es durch Verdrängungskreuzungen mit Vollblut, Trakehner und Edlem Warmblut (in dieser Reihenfolge) zu einem Umzüchtungsprozeß. Innerhalb von etwa zehn Jahren wurde auf diese Weise ein geschlossenes Zuchtgebiet geschaffen, das die gesamte DDR umfaßte.

Zwischen 1970 und 1990 (dem Wiederanschluß der DDR) stellte das Edle Warmblut mit rund 10 000 Mutterstuten die wichtigste Pferderasse der DDR dar. Nach *Schwark* (a. a. O.) befand sich der Hengstbestand „ausschließlich in Volkseigentum und wird in den drei Hengstdepots Redefin, Neustadt/ Dosse und Moritzburg bei annähernd ausgeglichenen Kapazitäten gehalten". Seit 1952 hatten in allen drei Hengstdepots Hengstleistungsprüfungsanstalten bestanden, die 1978, der besseren Vergleichsmöglichkeiten und organisatorischer Gründe wegen, in Neustadt zusammengelegt wurden.

Gleichzeitig mit der Vereinheitlichung der Zucht erfolgte eine völlige organisatorische Neuordnung, die in einer Zerschlagung der alten Strukturen der gewachsenen traditionsreichen Pferdezuchtgebiete und einer Einteilung in drei Pferdezuchtdirektionen, Nord, Mitte und Süd, mit dem jeweiligen züchterischen Mittelpunkt eines der drei Hengstdepots bestand.

Die Ära des Edlen Warmbluts der DDR als einheitlicher Rasse ging mit der Wiedervereinigung zu Ende. Die föderative Struktur der Bundesrepublik, die auf die ehemalige DDR übertragen wurde, führte zur Gründung von fünf neuen Bundesländern, mehr oder weniger auf der Grundlage der Grenzen der alten Reichsprovinzen. Mecklenburg und der Rest von Vorpommern, der deutsch geblieben war, wurden in einem Bundesland vereinigt. Da nach den Gesetzen der Bundesrepublik Deutschland die Tierzucht der Länderhoheit untersteht, kam es folgerichtig auch zu einer Aufsplitterung der Pferdezucht in fünf eigenständige Pferdezuchtverbände. So verständlich das Streben der Mecklenburger und Brandenburger Züchter war, ihre alte Selbständigkeit zurückzugewinnen und – in Mecklenburg – ihren traditionellen Brand zu brennen, so war doch die Zerschlagung der seit zwanzig Jahren bestehenden größeren Zuchteinheiten, die fraglos weit geeigneter für eine effektive Arbeit waren, ähnlich irrational und wohl auch von emotionalen Beweggründen bestimmt wie die Zerschlagung der auf dem Boden der DDR entstandenen, im Vergleich mit Westdeutschland wesentlich größeren, im Hinblick auf die EU-Konkurrenz weitaus schlagkräftigeren landwirtschaftlichen Einheiten.

In Westdeutschland war und ist ja ein eher entgegengesetzter Trend zu beobachten. Man denke etwa an die Vereinigungen der Zuchtgebiete Baden und Württemberg, Rheinpfalz und Saar, Kurhessen und Hessen-Nassau, Hannover und Ostfriesland, die enge Zusammenarbeit zwischen Westfalen und dem Rheinland oder die sich in allerjüngster Zeit abzeichnenden gemeinsamen Initiativen der süddeutschen Zuchtgebiete.

Die Umwandlung des nach dem Krieg hauptsächlich auf Betreiben des Direktors des Tierzuchtinstitutes der Landwirtschaftlichen Fakultät der Universität Halle, *Professor Werner Wussow*, entstandenen Hannoverschen Hauptgestüts Radegast in ein Landgestüt für Sachsen-Anhalt, das bis dahin seit Schließung des Landgestüts Kreuz von Neustadt a. d. Dosse mit Hengsten mitversorgt worden war, scheint ziemlich paradox und läßt sich eigentliche nur aus der Konkurrenzsituation der Länder untereinander (oder ihrer „Landesfürsten" aufgrund unterschiedlicher Parteizugehörigkeit) erklären.

Bei Kriegsende dürfte Sachsen-Anhalt, wie *Professor Schwark* (a. a. O.) meint, das führende Kaltblutzuchtgebiet des Belgischen Typs in Deutschland gewesen sein. Der Rückgang dieser Zuchtrichtung setzte auch hier, analog zu Westdeutschland, mit der Motorisierung der Landwirtschaft seit den fünfziger Jahren ein. Wie keine andere Pferderasse in der DDR war die Kaltblutzucht einem gewaltigen Schrumpfungsprozeß unterworfen. Immerhin war es möglich, mit Hilfe staatlicher Maßnahmen eine Zuchtkapazität zu erhalten, die in ihrem Umfang den volkswirtschaftlichen Erfordernissen Rechnung trug und den Fortbestand der Rasse auch in qualitativer Hinsicht sicherte. Ihre hauptsächlichste Verbreitung hatte sie bei dem Wiederanschluß in der Altmark, in der nordthüringischen Ackerebene und in den Ackerbaugebieten um Dresden und Cottbus. 1982/83 betrug die Größe der Population nach *Professor Schwark* (a. a. O.) 44 Hengste und 637 Stuten. Laut Jahresbericht der „Deutschen Reiterlichen Vereinigung" (FN) waren es 1995 noch 33 Hengste und 549 Stuten (ein Rückgang von 14 Prozent).

Zwei gesonderte Entwicklungen in der Pferdezucht der DDR sind noch nachzutragen:

Zur Situation der Trakehner-Zucht auf dem Gebiet der damaligen Sowjetischen Besatzungszone lesen wir in BIOGRAPHISCHE NOTIZEN EINES PFERDENARREN (Bad Homburg 1981) von *Hans Joachim Köhler* (dem „Erfinder" und jahrzehntelangen Leiter der Verdener Auktionen) über die erste Nachkriegszeit etwa ab Mitte 1945 in dem zunächst von den Briten eroberten, dann jedoch den Sowjets übergebenen Mecklenburg, wohin er nach Kriegsende zurückgekehrt war. Kurz nach seiner Heimkunft besuchte er in Perlin, nahe der lauenburgischen Grenze (bei Ratzeburg), den aus Trakehnen geflüchteten Landstallmeister *Dr. Ernst Ehlert*, der dort mit achtzig Mutterstuten und einer Reihe von Stutfohlen aus den verschiedenen Trakehner-Herden sowie mehreren Hauptbeschälern hoffte, unter primitivsten Bedingungen einen züchterischen Grundstock für einen Wiederaufbau von Trakehnen konservieren zu können. Sofort nach ihrem Einrücken in Mecklenburg transportierten die Sowjets den größeren Teil der Trakehner-Stuten und -Hengste in die Sowjetunion ab. Nur 30 Stuten und zwei Hengste gelang es mit Hilfe der abziehenden Engländer noch in den Westen zu retten. Ebenfalls wurden nahezu sämtliche Beschäler des Landgestüts Redefin und eine größere Zahl Beschäler der Ostpreußischen Landgestüte Georgenburg und Braunsberg nach Rußland verladen.

Während man sich bei dem Veredlungsprozeß des Warmbluts in Richtung auf eine vielseitig verwendbare Reitrasse ziemlich ungeniert des geretteten ostpreußischen Zuchtmaterials für eine Kombinationskreuzung bediente, bedurfte es in der DDR einer recht langen Zeit, ehe man, vorher daran offenbar aus ideologischen Gründen gehindert, wieder eine Reinzuchtpopulation an Pferden dieser Rasse anstrebte. Diese Zuchtrichtung wurde erst 1962 (nach dem 1959 beschlossenen „Perspektivplan" und nachdem *Walter Ulbricht* 1960 Staatsratsvorsitzender geworden war) aufzubauen begonnen. Damals, 15 Jahre nach Kriegsende, war

Brandzeichen in Deutschland

(Deutsches Reitpferd, Kaltblut, Ponys/Kleinpferde, Sonstige Rassen)

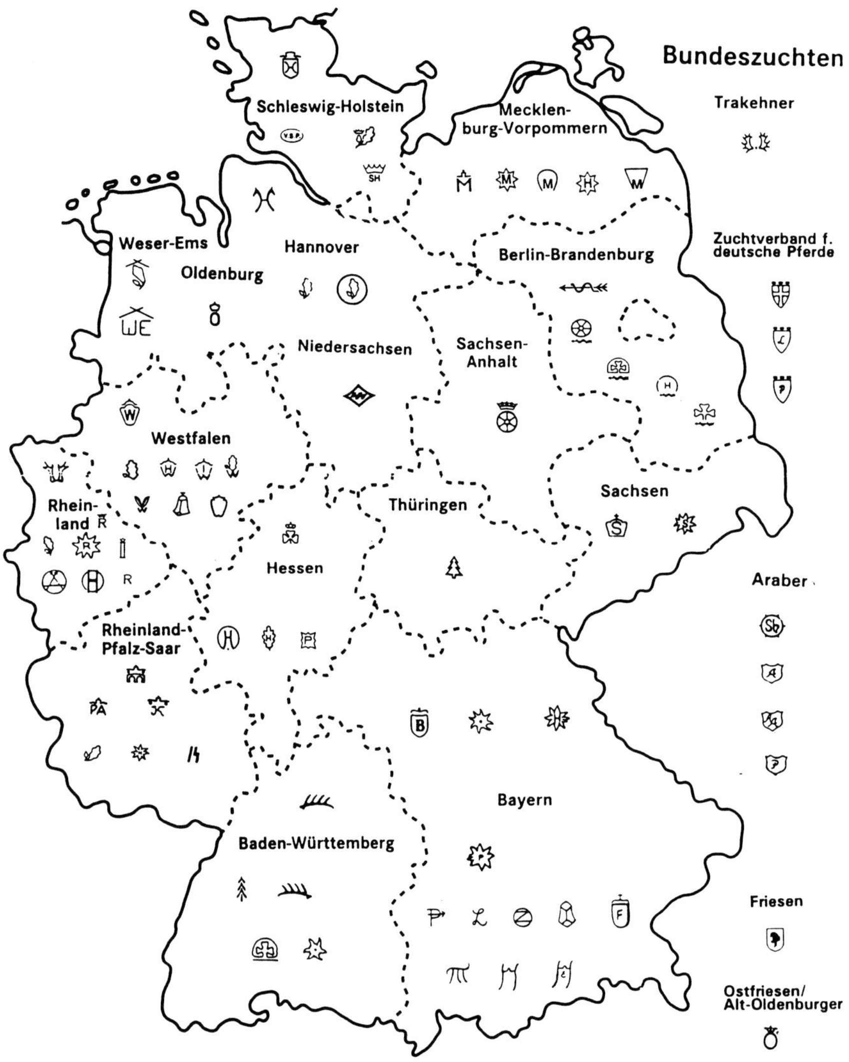

In ihrem Jahresbericht für 1995 veröffentlichte die Deutsche Reiterliche Vereinigung (Hauptverband für Zucht und Prüfung Deutscher Pferde) eine Karte mit den Brandzeichen sämtlicher deutscher Pferdezuchten.

das meiste während und unmittelbar nach dem Zusammenbruch auf das Territorium der DDR gelangte und nicht von den sowjetischen Truppen requirierte Zuchtmaterial des „Ostpreußischen Stutbuches" von der Landeszucht aufgesogen worden. Dazu schreibt *Schwark* (a. a. O.): „Nach eigenen Erhebungen waren zu der Zeit (nur!) noch 103 zuchttaugliche Stuten mit belegbarer Abstammung vorhanden. Sie wurden vornehmlich in vier Zuchtbetrieben zusammengezogen, um im konzentrierten Einsatz des gesamten Zuchtmaterials eine stabile Reinzucht entwickeln zu können. Besondere Verdienste erwarben sich dabei die Gestüte Ganschow und Graditz sowie die Güter Kölsa, Kreis Herzberg, und Iden-Rohrbeck, Kreis Osterburg." Innerhalb von zwanzig Jahren vermehrte sich diese Population auf 310 Zuchtstuten und 30 gekörte Hengste und erlangte einen bedeutenden Einfluß auf die Entwicklung des Edlen Warmbluts zu einer Reitpferderasse. Bei der Vereinigung West- und Ostdeutschlands kam es zu einer mehr oder weniger problemlosen Eingliederung der Trakehner-Zucht der DDR in den „Verband der Züchter und Freunde des Ostpreußischen Warmblutpferdes Trakehner Abstammung".

Ebenfalls eine gesonderte Entwicklung nahm die Zucht des Schweren Warmbluts auf Oldenburgisch-Ostfriesischer Grundlage auf dem Gebiet der ehemaligen DDR. Bis in die erste Nachkriegszeit hatte in Sachsen, Thüringen und Sachsen-Anhalt eine recht umfangreiche Zuchtpopulation bestanden, hervorgegangen seit der zweiten Hälfte bzw. dem letzten Drittel des 19. Jahrhunderts aus Importen aus den Ursprungszuchtgebieten Oldenburg und Ostfriesland. Den Anforderungen der intensivierten Landwirtschaft Rechnung tragend, wurden ab 1858 nach Sachsen schwere englische Hengste der Cleveland Bay-Rasse, Hannoveraner und Mecklenburger, später dann überwiegend Anglo-Normänner importiert.

Nach dem deutsch-französischen Krieg von 1870/71 wurde dieser Trend unterbrochen, und 1873 kaufte die sächsische Gestütsverwaltung den ersten Hengst in Oldenburg. Im selben Jahr wurde die Anlehnung an das Oldenburger Zuchtziel beschlossen: „Ein kurzbeiniges, dabei gängiges Durchschnittspferd mit runden Rippen, breitem Becken, gutem regelmäßigem Stand und Gang und von nicht zu gemeiner Abstammung, für den Dienst im Wagen und Pflug gleich geeignet." Bereits im Jahre 1879 wurden durch den Landstallmeister *Graf zu Münster* Eintragungsbestimmungen für Stuten formuliert. 1884 gründeten die Züchter einen Fohlenaufzuchtverein, gewissermaßen den Vorläufer des 1920 entstandenen „Sächsischen Pferdestammbuches". Bereits 1912 war auf Drängen der sächsischen Züchterschaft die staatliche Förderung der Erzeugung von Kavallerieremonten im Königreich Sachsen eingestellt worden, was sich positiv auf den Einsatz der Hengste des Schweren Warmbluts auswirkte. Danach kamen bis zum Ende des Zweiten Weltkrieges in Sachsen nahezu ausschließlich Oldenburger und Ostfriesische Hengste aus den Originalzuchtgebieten zum Einsatz. Im Vorland des Erzgebirges, in der Mittel- und Oberlausitz und im Rochlitzer Bergland entstanden Gebiete mit in sich gefestigten, bodenständigen Stutenfamilien. Es war fast eine Sensation, als 1937 der erste, in Sachsen selbst gezogene Hengst auf Station ging.

In Thüringen finden sich Anfänge einer organisierten Warmblutzucht ab 1844, dem Jahr der Gründung des „Vereins zur Hebung der Pferdezucht". Seither erfolgten regelmäßige Importe vor allem weiblichen Zuchtmaterials aus Oldenburg. 1913 wurde die „Züchtervereinigung für das Oldenburger Pferd" gegründet und

1928 entstand der „Landesverband der Warmblutzüchter Thüringens". Interessanterweise lehnte sich Thüringen deutlich mehr als die anderen Nachzuchtgebiete an Ostfriesland an. Bis zum Ende des Zweiten Weltkrieges expandierte die thüringische Zucht bedeutend, zumal während des Krieges das weibliche Zuchtmaterial von der Aushebung für den Militärdienst ausgenommen war.

In Sachsen-Anhalt, einem Hochzuchtgebiet des Kaltblutpferdes auf Belgischer Grundlage, faßte das Schwere Warmblut erst spät Fuß. 1912 wurde zwar ein Warmblutzuchtverband gegründet, doch kam es erst nach dem Ersten Weltkrieg, ab 1925, zu einer staatlichen Förderung der Zucht. Zwischen den Kriegen und bis zum Ende des Zweiten Weltkrieges fand ein starker Aufschwung des Schweren Warmbluts in Sachsen-Anhalt statt. Der Zweite Weltkrieg hinterließ auch in den Zuchtgebieten des Schweren Warmbluts tiefe Spuren. In Sachsen wurde nicht nur der Pferdebestand stark in Mitleidenschaft gezogen. Gemäß *Kai-Uwe Sprenger* in HENGSTBUCH DER SCHWEREN WARMBLUTZUCHT AUF OLDENBURGISCH-OSTFRIESISCHER GRUNDLAGE (Dresden 1994) ging bei den Luftangriffen auf Dresden die Dokumentation des Verbandes vollständig verloren. Und in Moritzburg verbrannten die sowjetischen Besatzungstruppen das gesamte Archiv des Landgestüts. Ab 1945 nahm der Verband seine Arbeit wieder auf. In mühsamer Kleinarbeit wurde die Dokumentation aus den Stallbüchern der Züchter, soweit erhalten, rekonstruiert.

Durch Angliederung ehemals schlesischer Kreise im Osten Sachsens und schlesische Flüchtlinge kamen Pferde aus dieser, ebenfalls zu den Nachzuchtgebieten des Schweren Warmbluts auf Oldenburgisch-Ostfriesischer Grundlage gehörenden, Provinz ins Land. In Schlesien bestand diese Zuchtrichtung auch schon seit den neunziger Jahren des 19. Jahrhunderts. Aufgrund des allgemeinen akuten Pferdemangels bestand in der ersten Nachkriegszeit Bedeckungszwang. Um die Aufzucht von qualitativ geeigneten Hengstanwärtern in ausreichender Zahl zu sichern, richtete man bereits 1946 den Fohlenaufzuchthof Oberrennersdorf ein.

Einen schweren Rückschlag für die gesamte sächsische Zucht bedeutete die ideologisch begründete Auflösung des Landgestüts Moritzburg 1951, in dem lediglich eine Hengstleistungsprüfung bestehen blieb. Erst mit der Wiedereinrichtung Moritzburgs als Hengstdepot im Jahre 1956 kam es zu einem erneuten Aufschwung der Zucht. Zugleich begann sich mit der abnehmenden Bedeutung des Pferdes für die Landwirtschaft das Zuchtziel mehr und mehr an den Merkmalen eines edlen, vielseitig verwendbaren Reitpferdes zu orientieren. In Thüringen lag bis 1960 die Hengsthaltung, wie vor dem Krieg, fast ausschließlich in der Hand von Hengsthaltungsgenossenschaften und privaten Züchtern. 1961 wurden alle Hengste zwangsenteignet und in dem neuentstandenen Hengstdepot Stotternheim bei Erfurt zusammengezogen. Ab 1962 kamen dann mit der Schaffung der drei regionalen Pferdezuchtdirektionen ausschließlich nur noch Moritzburger Landbeschäler zum Einsatz.

In Sachsen-Anhalt, wo die Pferdezucht durch die Kriegseinwirkungen nicht minder stark gelitten hatte, stiegen in den ersten Nachkriegsjahren wegen des allgemeinen Bedeckungszwanges und der durch Zerschlagung des Großgrundbesitzes neuentstandenen zahlreichen Kleinbauernwirtschaften, in denen Neubauern und Flüchtlinge angesiedelt wurden, die Pferdezahlen rasch wieder an und ersetzten die Verluste der letzten Kriegs- und ersten Nachkriegsjahre. 1947 wurde auch wieder ein erster Hengst aus Ostfriesland geholt und gekört. Kurz darauf erfolgte die Trennung der Gestütbücher in Schweres und Edles Warmblut.

Auf Betreiben vor allem des Direktors des Tierzuchtinstitutes der Universität Halle und „Spiritus rector" des Hauptgestüts Radegast, *Professor Werner Wussow*, orientierte sich die Warmblutzucht Sachsen-Anhalts mehr und mehr um auf ein Reitpferd Hannoverschen Typs. Seit 1968 wurden keine Schweren Warmbluthengste mehr eingesetzt und 1976 alle Stuten dieser Zuchtrichtung im Gestütbuch gestrichen.

Mit der sinkenden Bedeutung des Pferdes als Zugkraft und der Umorientierung des Zuchtziels auf ein vielseitig verwendbares Reitpferd auch in Sachsen wurde zunächst, analog den Veredlungsversuchen in Ostfriesland, der Vollblutaraberhengst *Wesir* eingesetzt, später dann Englische Vollbluthengste. Die letzten drei Oldenburger Importhengste kamen 1965 ins Zuchtgebiet Sachsen. Insgesamt ging im Laufe der sechziger Jahre in Sachsen, Thüringen und Sachsen-Anhalt der Bestand an Stuten des Schweren Warmbluts stark zurück. Ein Erhalt dieser Rasse lag nicht im Interesse der offiziellen Zuchtpolitik der DDR und fast wäre ihre Zucht völlig zum Erliegen gekommen. Zwischen 1971 und 1980 wurde für den Bereich des Hengstdepots Moritzburg kein einziger Schwerer Warmbluthengst mehr gekört. Und in den Jahren 1975/76 wurden weder in Sachsen noch in Thüringen Schwere Warmbluthengste ausstationiert.

Nur dank des engagierten Einsatzes der damaligen „Landstallmeisterin" von Moritzburg *Dr. Hertha Steiner* (1962–1986), die die bereits abgekörten Schweren Hengste nicht kastrieren oder schlachten, sondern sie als Kutsch- und Arbeitspferde weiter ihren Hafer verdienen ließ, sowie des Eigensinns und der Beharrlichkeit der Züchter, konnten 1977 erstmals wieder drei Schwere Warmbluthengste auf Station gehen. Allerdings blieb Sachsen-Anhalt für die traditionelle Zucht verloren. Heute umfaßt diese wertvolle Genreserve in Sachsen und Thüringen zusammen eine Population von ca. 650–700 Mutterstuten und ca. 25–30 Hengsten (die meist im Landgestüt Moritzburg beheimatet sind). In Sachsen allein befinden sich ca. 350–400 Stuten und 20 Hengste.

Ein zahlenmäßig bedeutenderer Bestand findet sich in Polen, in seinem alten angestammten Zuchtgebiet Schlesien, mit ca. 2000 Stuten und ca. 400 Hengsten. Weitere Populationen weisen in Deutschland die Originalzuchtgebiete Oldenburg und Ostfriesland mit ca. 100 Stuten und das bayerische Rottal mit 25 Stuten auf. Im ehemaligen Nachzuchtgebiet Dänemark auf der Insel Seeland gibt es noch ca. 450 Stuten und in Holland im stark vom Oldenburger geprägten Groninger-Zuchtgebiet noch ca. 50 Stuten. Allerdings besitzen einige dieser Teilpopulationen nicht unerhebliche Genanteile anderer Warmblutrassen (Holsteiner, Hannoveraner, Ostpreußen), so in Groningen und Oldenburg.

Der Bestand an Altwürttembergischem Warmblut, das zuchtgeschichtlich ursprünglich mit dem Anglo-Normänner Cob begründet wurde, umfaßt noch ca. 40 Stuten. Hier findet zur Zeit ein Regenerationsversuch mit Hilfe des auf den Anglo-Normänner *Condor* (v. *Foudroyant* xx) ingezüchteten Moritzburgers *Centimo* statt, der als Leihhengst in Marbach steht.

Es steht zu hoffen, daß es den gemeinsamen Zuchtbestrebungen aller passionierten Anhänger des Schweren Warmbluts gelingt, den kleinen Eifersüchteleien zum Trotz, die sich hier und da bemerkbar machen, den Fortbestand der Rasse zu sichern und so ein einzigartiges Kulturgut zu erhalten.

WARMBLUT-ZUCHTEN

TRAKEHNER

Ostpreuße Trakehner Abstammung

TYP, INTERIEUR, VERWENDUNG: Der Ostpreuße Trakehner Abstammung ist neben den Vollblutrassen die edelste Reitpferderasse Deutschlands. Er ist ein hochnobles, leichtes, elegantes Reitpferd im Anglo-Arabischen Typ, insofern vielleicht dem südfranzösischen Anglo-Araber vergleichbar. Früher stellte er die ideale leichte Kavallerieremonte der preußischen und später der gesamten deutschen und anderer Armeen dar.

Der Ostpreuße ist ein zähes, hartes, ausdauerndes, bewegliches Pferd mit lebhaftem, eifrigem Temperament, oft sehr viel Energie und unermüdlicher Gehlust, nicht immer ganz einfachem Charakter, gelegentlich etwas „kuckig", das einen einfühlsamen Reiter erfordert, um sein Bestes zu geben. Besonders geeignet ist er als Military- und Dressurpferd mit Erfolgen bis zu Medaillenrängen bei Olympischen Spielen, sowie als Jagd-, Distanz- und „Allround"-Pferd, so zum Beispiel auch vor dem leichten Kutschwagen. Erfolge im Spitzen-Springsport sind eher die Ausnahme.

Als Veredler haben Ostpreußische Hengste in verschiedenen deutschen Zuchtgebieten eigene Hengstlinien begründet: In Hannover waren es die Hengste *Abglanz, Semper Idem, Lateran* und *Trautmann;* in Westfalen *Abschaum* und *Cyklon* und in Baden-Württemberg vor allem *Julmond*. Aber auch in Hessen, dem Rheinland, Rheinland-Pfalz / Saar und in der Zucht der DDR haben sie ihren Stempel hinterlassen. Von größter Bedeutung für die niederländische Zucht war der Trakehner *Marco Polo*.

EXTERIEUR:
Das in der Regel im Langrechteck-Format stehende, seltener einmal zum eher quadratischen tendierende Ostpreußische Pferd (Erbteil Arabischen Blutes) macht mit seiner straffen Textur, der dünnen Haut und dem feinen, seidigen Fell, die bei Anstrengungen deutlich das Adergeflecht hervortreten lassen, den Eindruck großer allgemeiner Trockenheit. Der Kopf ist plastisch modelliert, meist hochedel, ausdrucksvoll, mit lebhaften und aufmerksamen Augen. Die beweglichen Ohren können hier und da etwas breit gestellt sein. „Bammelohren" kommen kaum noch vor. Das Genick ist leicht, die Verbindung vom Kopf zum gut aufgesetzten und getragenen, schön geformten Reitpferdehals ist fein. Die Schulter kann hin und wieder einmal etwas knapp sein und könnte auch etwas schräger gelagert sein. Die Brust ist nicht besonders breit. Der ausgeprägte Widerrist leitet in den kräftigen, muskulösen Rücken mit entsprechender Lende über. Die nicht immer lange Kruppe ist wohlgeformt, gerundet, oft etwas abgeflacht, mit lang herabreichender Sitzbeinmuskulatur. Der gut angesetzte Schweif wird schön getragen. Die korrekten Gliedmaßen wirken wegen ihrer straffen Textur und des nur geringen Unterhautbindegewebes ausgesprochen trocken, mit scharf konturierten Sehnen und Gelenken. Die meist kleinen, harten, leicht engen Hufe bestehen aus zähem, feinfaserigem Horn und weisen oft relativ hohe Trachten auf.

Das im Sommer seidige Fell kann so ziemlich jede Farbe einschließlich – sehr selten – Scheckung aufweisen. In Trakehnen waren die Herden nach Farben getrennt und wurden auch seit gut 150 Jahren darauf selektiert. Bei den Füchsen sind größere weiße Abzeichen nicht selten. Die Widerristhöhe variiert von 160–170 cm.

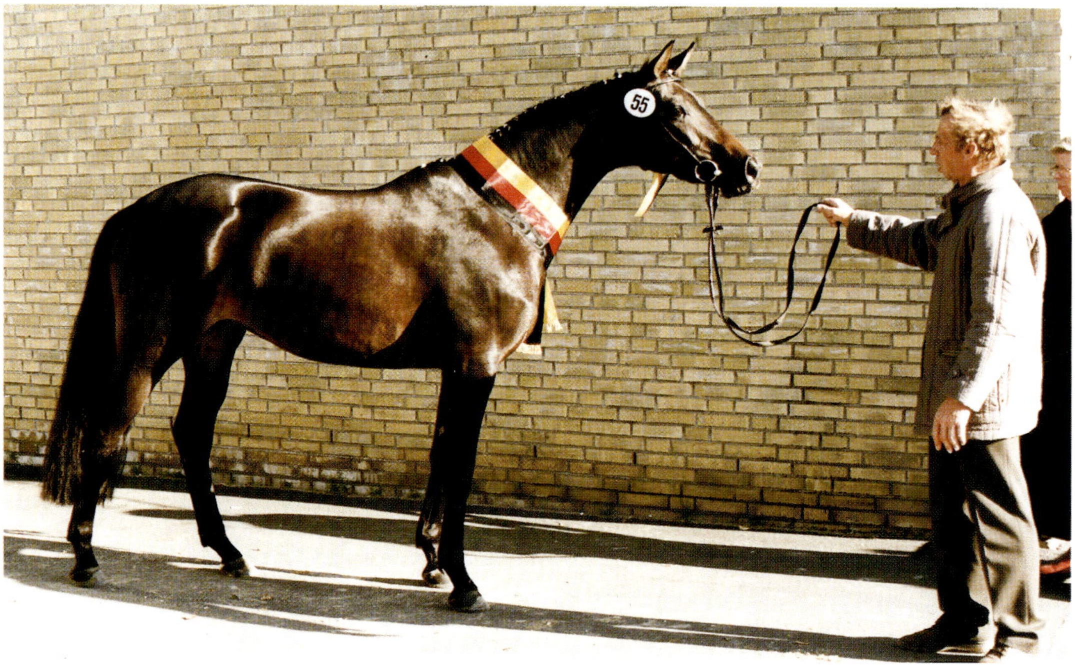

Osterglück (v. Unkensee), Trakehner-Jahrgangssiegerin 1991

Fontainebleau, Siegerhengst der zentralen Körung 1993 in Neumünster

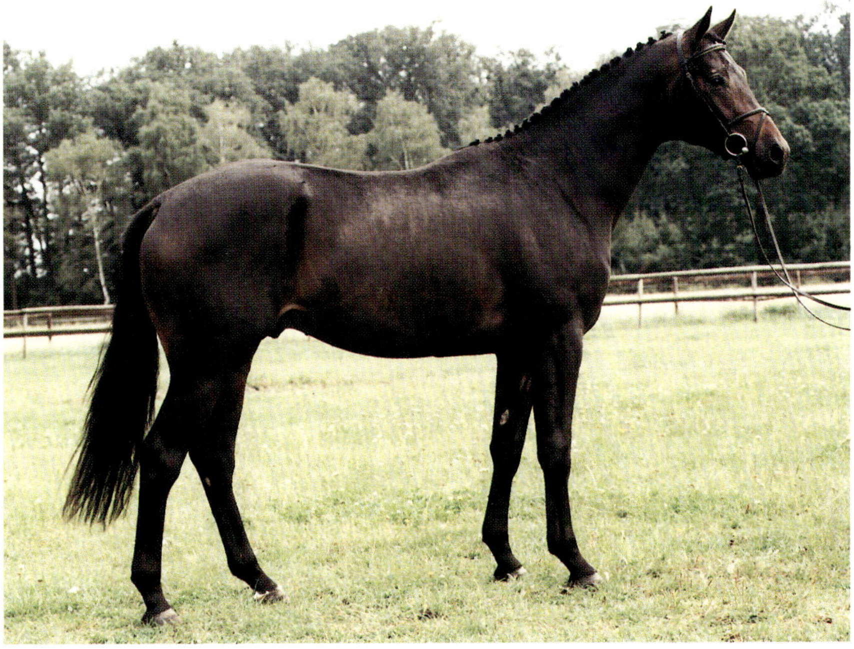

MECHANIK:
Der Bewegungsablauf des Trakehners ist korrekt und meist schwungvoll und zeigt eine klare Folge und guten Takt. Der Trab ist ausgesprochen flach mit in der Regel keinerlei Knieaktion; zugleich wirkt er, ebenso wie der raumgreifende Galopp, leicht, mühelos, ohne Kraftaufwand. Gelegentlich mangelt es an energischem Antritt aus der Hinterhand. Die Springanlagen sind meist eher durchschnittlich.

ZUCHT:
Bis 1944 stellte der Ostpreuße Trakehner Abstammung die bodenständige Landeszucht der Provinz Ostpreußen dar. Zentrum der Zucht war das staatliche Hauptgestüt Trakehnen mit 16 Vorwerken, ca. 6000 Hektar und ca. 1500 Pferden. Die Landeszucht wurde von den Landgestüten Georgenburg (bei Insterburg), Rastenburg an der Guber und Braunsberg (am Unterlauf der Passarge) mit Beschälern versorgt. Dazu kam nach dem Ersten Weltkrieg noch das Landgestüt Marienwerder, an der alten Nogat gelegen, in dem beim Reich verbliebenen Teil Westpreußens. Die Zahl der Privatbeschäler war für das große Zuchtgebiet vergleichsweise niedrig.

Es bestanden zahlreiche größere Privatzuchten, von denen hier genannt seien: Juditten (v. Kuenheim), Willkamm (Graf Rautter), Weedern (v. Zitzewitz), Finckenstein (Burggraf z. Dohna), Schulzenwalde (Stahl), Kinderhof (v. Janson), Prökelwitz (Fürst z. Dohna-Schlobitten), Jaecknitz (v. Saint-Paul), Schlodien (Burggraf u. Graf z. Dohna), Dönhoffstädt (Graf z. Stolberg-Wernigerode), Korbsdorff (v. Kobylinski), Eibenburg (Voigt), Tolksdorf-Plötnick (Burggraf u. Graf z. Dohna-Schlobitten), Jankendorf (v. Kobylinski), Kleschowen (v. Zitzewitz), Lenken (v. Sperber), Mertensdorf (Frhr. v. d. Goltz), Sechserben (Plock), Wohnstorff (Frhr. v. Schrötter), Kattenau (v. Lenski), Kallwischken (Scharfetter), Dombrowken (Voigt), Klein Dräwen (Heyser) . . . Daneben gab es eine fast unübersehbare Menge kleinerer bäuerlicher Zuchtstätten.

Die Population in Ostpreußen umfaßte beim Zusammenbruch etwa 27 000 registrierte, zuchtwirksame Mutterstuten, die westpreußischen eingeschlossen, und etwa 750 Hengste, 585 staatliche und 165 Privatbe-

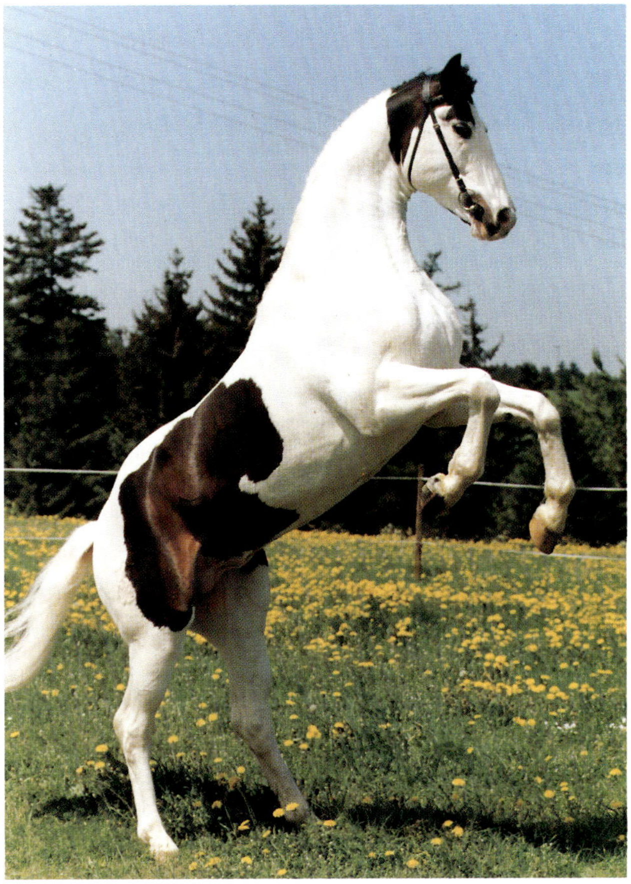

Einer der seltenen Trakehner-Schecken, die vor dem Zweiten Weltkrieg sogar in Trakehnen gezogen wurden und vor allem als Zirkuspferde sehr beliebt waren.

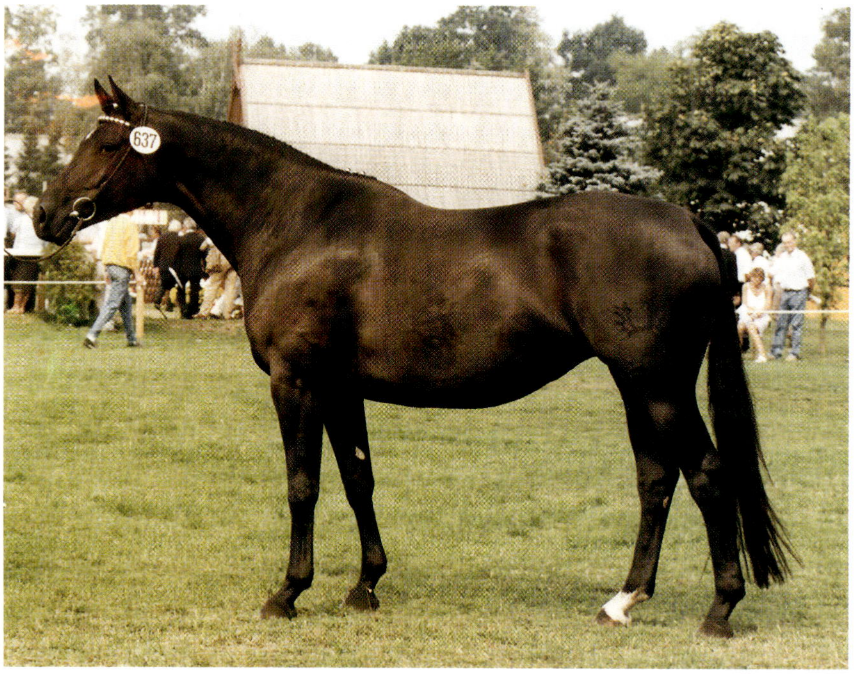

Herzblüte, im Gestüt der kurhessischen Hausstiftung in Panker gezogen, Bundeschampionat 1990

schäler. Der Zuchtverband, der auch die Herdbuchführung versah, führte den Namen „Ostpreußische Stutbuchgesellschaft" und hatte seinen Sitz in Königsberg.

Seit dem Ende des Zweiten Weltkrieges wird in allen deutschen Bundesländern Trakehner-Reinzucht betrieben. Der 1947 aus der „Ostpreußischen Stutbuchgesellschaft" hervorgegangene „Verband der Züchter und Freunde des Warmblutpferdes Trakehner Abstammung" (Sitz Neumünster) arbeitet überregional. Seit der Wiedervereinigung betreut er auch die Trakehner-Zucht auf dem Gebiet der ehemaligen DDR. Die Lenkung der Zucht erfolgt bundesweit zentral.

Seit 1963 finden jährlich im Oktober in der Holstenhalle zu Neumünster/Holstein zentral für Westdeutschland, und seit der Wiedervereinigung für ganz Deutschland, die Körung und der Hengstmarkt für zweieinhalbjährige Trakehner-Hengste statt. Die Veranstaltung ist mit einer Versteigerung der – verkäuflichen – gekörten und nicht gekörten Hengste verbunden. Seit 1977 wird außerdem im Rahmen der Körveranstaltung jährlich eine der größten deutschen Stutenauktionen durchgeführt, dazu eine Auktion ausgewählter Fohlen.

Nach dem Zweiten Weltkrieg begannen die Reitpferdeauktionen 1952 in Wülfrath, danach an wechselnden Orten. Ab 1983 übernahm die Eugen Wahler KG die Organisation der Auktionen zunächst in Schloß Kranichstein bei Darmstadt und seit 1990 auf dem Klosterhof Medingen bei Bad Bevensen. Jährlich werden dort im Frühjahr eine Versteigerung von ca. 40 Elite-Reitpferden und im Herbst eine weitere Auktion mit ca. 20 Reitpferden sowie speziell ausgesuchten Stuten und Fohlen durchgeführt.

Seit 1975 werden jährlich wechselnd an verschiedenen Orten Bundesschauen für Trakehner-Zuchtpferde abgehalten. Der „100-Tage-Test" der drei- bis vierjährigen Junghengste erfolgte zunächst ab 1960 in der ehemaligen hannoverschen Hengstprüfungsanstalt Westercelle. Heute kann er nach Wahl der Besitzer in den verschiedenen staatlichen Anstalten bzw. der staatlich anerkannten, privat geführten Prüfungsanstalt Medingen abgeleistet werden.

Die zahlenmäßige Entwicklung des Trakehner-Pferdebestandes auf dem Gebiet der Bundesrepublik Deutschland zeigt die nebenstehende Tabelle.

Von der „Deutschen Reiterlichen Vereinigung" (FN), der Dachorganisation der deutschen Pferdezucht und -sportverbände, wurde die Trakehner-Zucht nach dem Kriege zunächst in die Abteilung „Spezialzuchten" eingeordnet, wo sie mit dem Vollblut, den Trabern und den Arabern eine eigene Gruppe zum Beispiel bei den Ausstellungen der „Deutschen Landwirtschaftsgesellschaft" (DLG) bildete. Auf den letzten noch durchgeführten DLG-Ausstellungen und jetzt auch auf den Bundes-Championaten wird sie mittlerweile als „veredelte Warmblutrasse" geführt (*Lars Gehrmann*, briefliche Mitteilung 1995).

Die Trakehner-Population in Deutschland umfaßt etwa 5000 Pferde mit leicht steigender Tendenz. Die durchschnittliche Zahl pro Züchter beträgt 1,4 Stuten. Doch besteht auch eine Anzahl von mittelgroßen bis größeren Zuchten von Bedeutung, vor allem auch auf dem Gebiet der ehemaligen DDR. Das Verhältnis von Stuten zu Hengsten hat zwischen 1990 und 1995 durchschnittlich zwischen 14 : 1 bis 18 : 1 gelegen. In den meisten der deutschen Landgestüte werden bis heute einzelne Trakehner-Hengste für eine weitere Veredlung bereitgehalten.

Bedeutende Reinzuchtpopulationen außerhalb Deutschlands bestehen auf dem Gebiet der ehemaligen Sowjetunion im Gestüt Kirow am Don, in Polen in den Gestüten Liski, Kadyny und Rzcsesna sowie in den USA. In dem dortigen Verband sind etwa 1000 Stuten registriert.

Jahr	Hengste	Stuten	Neueintrag als Turnierpferde
1990	282	3766	802
1991	288	4149	864
1992	273	4481	948
1993	269	4764	888
1994	280	4935	949
1995	237	5130	976

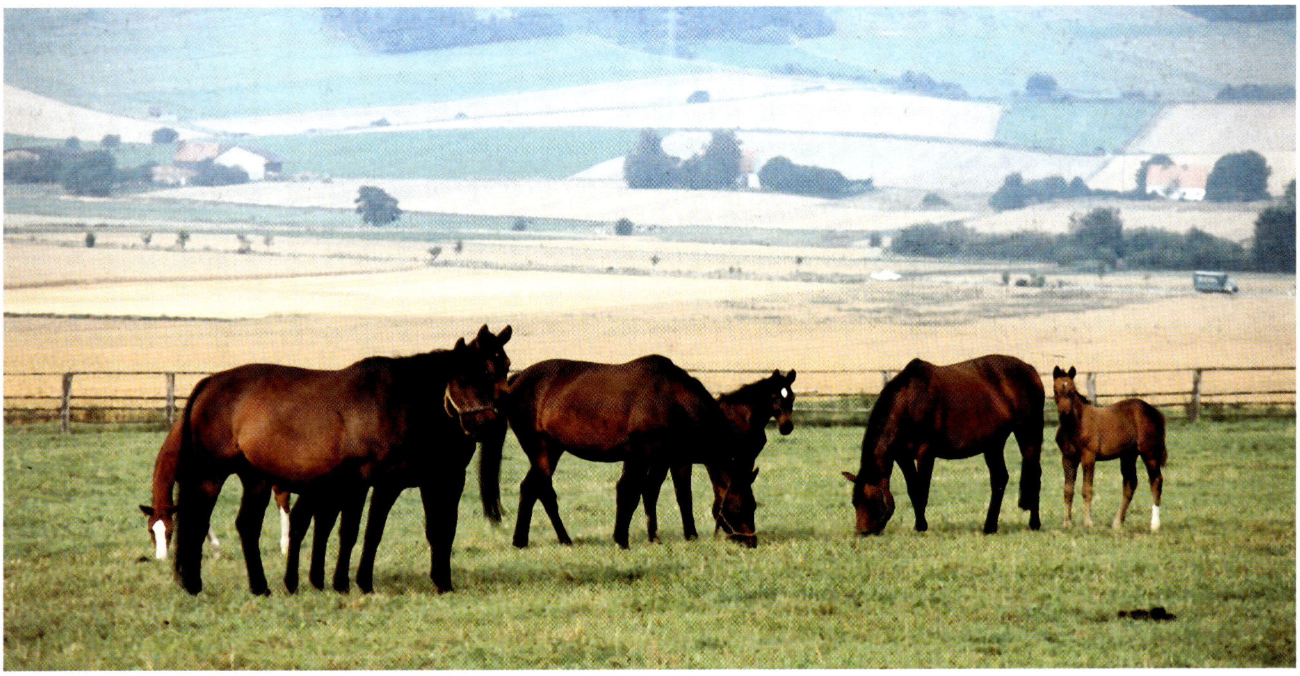

Trakehner-Stuten in ihrer neuen, ostholsteinischen Heimat

Mehr oder weniger großen Einfluß erlangte die Ostpreußische bzw. Trakehner-Zucht schon vor dem Ersten Weltkrieg bzw. zwischen den Kriegen, vor allem aber seit den vierziger/fünfziger Jahren für die Veredlung und Verbesserung bodenständiger Zuchten. Von der großen Bedeutung des Trakehners bei dem Modernisierungsprozeß und der Umzüchtung auf ein vielseitig verwendbares Reitpferd in sämtlichen deutschen Warmblutzuchten – nur Holstein hielt sich von seinem Einfluß frei – einmal abgesehen, war er maßgeblich an der Verbesserung oder Neuentstehung von Reit- und Sportpferdezuchten beteiligt in Schweden, Dänemark, Holland, Österreich, Kroatien, Italien, Großbritannien, den USA, Kanada, Argentinien, Kolumbien, Südafrika, Namibia, Polen, dem Baltikum, Ungarn, Rußland, der Ukraine . . .

GESCHICHTE:
Seit dem Neolithikum (etwa 7000–3000 v. Chr.) war das Gebiet der späteren Provinz Ostpreußen von Jägern und Fischern besiedelt. Bis in das 2. und 3. Jahrhundert bewohnten die Goten Ostpreußen. Nach ihrem Abzug rückten die baltischen Preußen nach, deren Name „Prußen" im 10. Jahrhundert erstmals auf ihr Siedlungsgebiet übertragen wurde. Schon in der Bronzezeit wurde in allen Hochkulturen des Mittelmeeres und Zentralasiens der Bernstein (von den Griechen „Electron" genannt) für Schmuck und als Medikament hochgeschätzt. Er wurde an der ostpreußischen Ostseeküste gewonnen und über traditionelle Handelswege in den Süden und Osten transportiert und diente den Prußen als wertvolles Tausch- und Handelsobjekt gegen industrielle Erzeugnisse. Auf diese Weise mögen erste Pferde orientalischen Typs (?) bereits sehr früh im Austausch gegen Bernstein ins Baltikum gelangt sein, auch wenn sie wegen ihrer geringen Zahl kaum Spuren hinterlassen konnten.

Geschichtlich geht das heutige Ostpreußische Pferd zurück auf das Altpreußische Pferd, das der autochthonen Landrasse angehörte, die man sich wohl so ähnlich vorstellen muß, wie den noch heute in Polen gezüchteten, ziemlich urtümlichen Konik. Sie dürfte ihren Ursprung ebenfalls in dem noch bis ins 16. Jahrhundert in Preußen vorkommenden

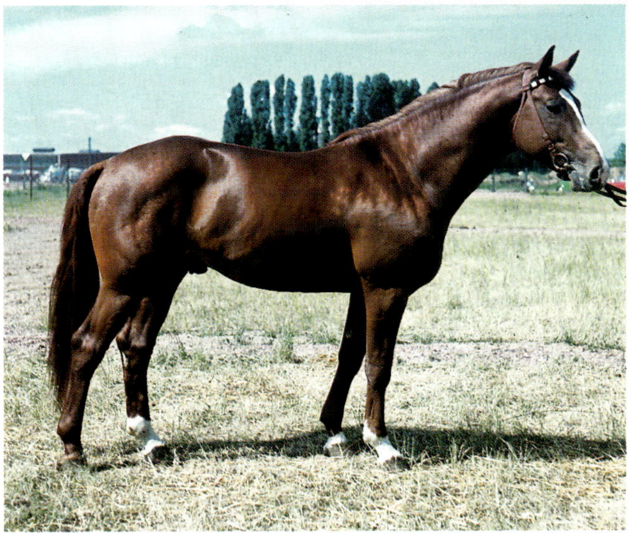

Heros, geb. 1960 (v. Humboldt – Totilas), 1. Preis und Siegerhengst auf der DLG-Schau Hannover 1964. Nach dem Zweiten Weltkrieg einer der besten Leistungsvererber der Trakehner-Zucht.

Wildpferd des Tarpan-Typs haben. Unter den durch ein rauhes Klima und die Unwirtlichkeit des Landes bedingten primitiven wirtschaftlichen Verhältnissen konnte nur ein Pferd überleben, das äußerst genügsam und anspruchslos und in hohem Maße auch widerstandsfähig gegen ungünstige äußere Verhältnisse war. Da der Mensch in der frühen Zeit bei natürlichsten Aufzuchtbedingungen die Rasse durch künstliche Zuchtwahl nur wenig beeinflußte, konnte sie sich einen hohen Grad an Ausgeglichenheit bewahren und den alten Typ noch über viele Jahrhunderte im Land erhalten.

In der Zeit *Alfreds des Großen* (848–901) unternahm – auf dessen Veranlassung – der angelsächsische Seefahrer *Wulfstan* (Ulfsteen) Forschungsreisen in den baltischen Raum. Unter anderem führte ihn eine Reise von der von ihm als Operationsbasis gewählten Wikinger-Hauptstadt Haddeby (Haithabu, Hedeby) bei Schleswig nach deren Handelsfiliale Truso im Samland, dem späteren Elbing. Laut seinem Reisebericht waren die alten „Prußen" im 9. Jahrhundert bestens vertraut mit der Pferdezucht und -haltung. Pferde dienten diesem baltischen Volk jener Gegend vor allem für Kriegs- und Jagdzwecke. Die damals übliche Taktik des „Plänkelns", des Kleinkrieges mit plötzlichen Überfällen und Reitergefechten, erforderte ein schnelles, ausdauerndes, hartes Pferd.

Der Reichtum an Pferden muß im alten Preußenland groß gewesen sein. *Peter v. Dusburg* berichtet in seinem CHRONICON PRUSSIAE (Frankfurt/Leipzig 1679), daß jede der elf Landschaften im Kriegsfall mindestens 2000 berittene freie Bauernkrieger aufbringen mußte; das Samland stellte 4000 und die Landschaft Sudaunen sogar 6000 Reiter. Nach *Hansheinrich Trunz*, PFERDE IM LANDE DES BERNSTEIN (Berlin/Hamburg 1967), läßt sich der Pferdereichtum vor allem auch an den zahlreichen Reitergräbern ablesen, die etwa mit der Zeit um Christi Geburt entstehen und sich bis um 1000 n. Chr. fortsetzen. Viele altpreußische Ortsnamen weisen ebenfalls auf das Pferd hin.

Trotz ihres nicht sehr ansehnlichen Äußeren besaßen die Altpreußischen Pferde eine große Leistungsfähigkeit und Ausdauer. In ihrer Anspruchslosigkeit waren sie der heimischen „Scholle" angepaßt. Bei der Unwegsamkeit des Landes, das noch zu 80 Prozent mit Wald bedeckt war, dienten sie dem Menschen als unentbehrliche Weg- und Kampfgenossen.

Erste Christianisierungsversuche der Prußen scheiterten. Um 1225 wandte sich *Herzog Konrad I.* von Masowien an den Deutschen Orden um Hilfe gegen die ihn bedrohenden Prußen. Für seine Unterstützung versprach er dem Orden das Culmer Land. Daraufhin ließ sich der amtierende Hochmeister, *Hermann v. Salza*, von dem Staufenkaiser *Friedrich II.* diese Schenkung bestätigen – ebenso wie eine Option auf alle weiteren in Zukunft eventuell im Osten zu machenden Eroberungen. Außerdem ließ er sich eine Garantie geben für einen dort zu errichtenden Ordensstaat. 1231 begann der Orden mit der Eroberung des Prußenlandes, die 1283 abgeschlossen wurde. Zur endgültigen Sicherung der eroberten Gebiete rief der Orden deutsche Siedler ins Land.

In jener Zeit war vermutlich das eigentliche Wildpferd in Preußen schon weitgehend ausgerottet. Doch existierte wohl eine dem Wildtyp noch sehr nahe Form, die in halbwilden Herden frei im Land umherschweifte, aus denen sich die Bevölkerung nach Bedarf bediente. In Berichten des Deutschen Ritterordens lesen wir, daß in Preußen noch bis weit ins 16. Jahrhundert hinein kleine Herden „wilder Pferde" vorgekommen seien. 1543 erließ *Herzog Albrecht* (der letzte Hochmeister des Deutschen Ritterordens, 1490–1568) ein Edikt, daß man bei Lyck keine „wilden" Pferde mehr jagen, sondern sie hegen solle, damit sie nicht ausgerottet würden. Von vielen Experten sind Zweifel angemeldet worden, daß es sich noch um wilde Pferde gehandelt habe. Alle Beschreibungen stimmen jedoch darin überein, daß es kleine, mausfalb gefärbte Pferde mit Aalstrich und Zebrastreifung waren, die meist in einem großen, aber doch begrenzten Areal sozusagen „wild" lebten. Die Eingriffe des Menschen beschränkten sich darauf, kranke Tiere abzuschießen, gelegentlich Zuchthengste zuzuführen und nach Bedarf Pferde herauszufangen. Die Deutschen Ordensritter, die das heidnische Land eroberten, christianisierten und kultivierten, lernten bald die Vorzüge des von den Einheimischen als „Sweykis" bezeichneten kleinen preußischen Pferdes für ihre Arbeit und seine Unentbehrlichkeit für die Verhältnisse im Lande kennen und schätzen. So förderten sie neben der Zucht ihrer großen, aus dem Westen importierten ritterlichen Streitrosse, für die sie laufend Zuchtmaterial aus Thüringen, Flandern und Holstein nachholten, in den sogenannten „Ackergestüten" auch die Zucht der bodenständigen Pferderasse.

In der Blütezeit des Ordens bis um 1400 müssen dessen Gestüte in Preußen sehr umfangreich gewesen sein. Aus dem von dem Königlich Preußischen Archivrat *Dr. Joachim*, dem Staatsarchivar zu Königsberg, 1896 veröffentlichten MARIENBURGER TRESSLERBUCH DER JAHRE 1399–1490 ist zu entnehmen, daß der Komtur von Christburg (bei Marienburg) folgenden Pferdebestand hatte: „42 Rosse (das heißt Beschäler), 59 Hengste und Knechtspferde (schwere Reitpferde für den Kriegsdienst), 96 Conventshengste (Ritterpferde des schweren ‚deutschen' Schlages), 11 Füllen (Remonten), 504 alte Stutkobeln (Mutterstuten), 300 Hengstfüllen von ein, zwei und drei Jahren, 85 Wagenpferde und ‚Schweiken' (leichte Gebrauchspferde des prußischen Schlages), zusammen 1256 Pferde." In den Ordensgestüten der Marienburg, an der Nogat, waren nach *Johann Voigt* in MARIENBURG die Pferdebestände ebenfalls beträchtlich, so unter anderem im Jahre 1404 zu Stuhm 150, 1407 zu Lesewitz 130 und zu Leske 180, 1409 zu Grebin 240 Köpfe. Ähnlich imponierende Pferdezahlen finden sich unter anderem für das Gebiet des Ordensmarschalles der Burg von Königsberg. Selbst im Jahre 1436, als der Orden (1410 von den Polen bei Tannenberg geschlagen) in unaufhaltsamem Niedergang begriffen war, hielten die Gestütshöfe der Marienburg noch 555 Zuchtstuten, 196 Hengst- und Stutfohlen und 38 Gebrauchspferde. Die einheimische Zucht für Wirtschaftszwecke, als leichte Reitpferde und für die leichte Kavallerie der sogenannten „Turkopoliere" wurde in zahlreichen eigenen Gestüten betrieben.

Es ist bekannt, daß schon in recht früher Zeit die Gestüte des preußischen Schamaiten (Samogitien) in der Lage waren, den Markt zu Tilsit mit einer ansehnlichen Menge brauchbarer Reit- und Zugpferde zu beschicken. Man unterschied dabei drei Typen:

1. Der *Masurische Typ* hatte eine Größe von 133–158 cm, ein kräftiges, stabiles Fundament und vorzüglichen, raumgreifenden Gang sowie einen kurzen, dicken Hals.
2. Die *Tilsiter Niederungspferde* besaßen eine Größe von 159–162 cm, einen tonnigen Rumpf, abgeschlagene Kruppe, Ramsköpfe, „Rattenschwänze" und sollen wahre Ausbünde an Häßlichkeit gewesen sein.
3. Die kleinen *Litauer Schweiken* waren zwischen der Tilsiter Niederung und Masuren heimisch, wo man später die besten Ostpreußischen Pferde züchtete. Sie waren häufig flachrippig, lang gefesselt, aber enorm leistungsfähig und hart.

Nach *J. P. Frentzel* in DIE LANDESPFERDEZUCHT IM REGIERUNGSBEZIRK GUMBINNEN (Berlin 1895) waren die drei genannten Typen „eine ziemlich schlimme Gesellschaft". Schon seit recht früher Zeit bestanden in Ostpreußen einige bedeutende Privatgestüte, wo Hengste besserer Qualität gehalten wurden, die die bäuerliche Zucht des Umlandes günstig beeinflußten. Hier sind vor allem Georgenburg und Schreitlauken zu nennen. Eine eigentliche bäuerliche Landespferdezucht, wie in anderen Gebieten des Reiches, gab es jedoch noch nicht.

Nach dem Niedergang des Ritterordens und der Umwandlung des Ordensstaates in ein weltliches, protestantisches Herzogtum bis weit in das

Preußischer Fuchshengst aus der zweiten Hälfte des 18. Jahrhunderts. So etwa dürften die Trakehner-Gestütshengste gegen Ende der Regierungszeit Friedrichs des Großen unter der Leitung des Oberpräsidenten von Preußen, J. F. v. Domhardt (1746–1780), ausgesehen haben. Gemälde des Niederländers Tethart P. C. Haag (1737–1812), heute in Schloß Cannenburgh

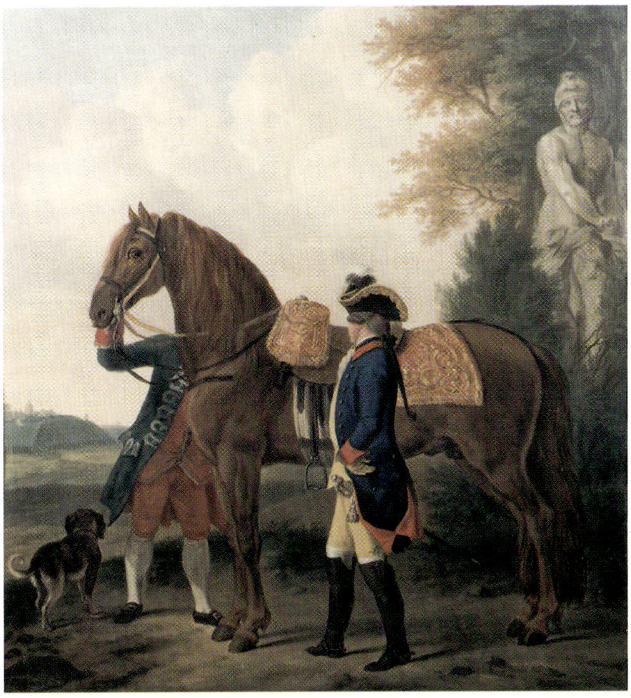

18. Jahrhundert hinein, stand die Pferdezucht in Ostpreußen auf keiner sehr hohen Stufe. Während des schwedisch-polnischen Krieges 1655–1660 hatte Preußen unter Verwüstungen durch Polen, Tataren und Moskowiter furchtbar zu leiden. Indes brachte dieser Krieg für den herrschenden *Großen Kurfürsten Friedrich Wilhelm* (1620–1688) die ersehnte Unabhängigkeit von fremder Oberhoheit. Als seinen einzigen reichsunabhängigen, souveränen Besitz erhob dann sein Sohn, *Kurfürst Friedrich III.*, Preußen zum Königreich, indem er sich 1701 in Königsberg zum König in Preußen krönte. Noch während der Herrschaft des außerordentlich prachtliebenden und verschwenderischen Friedrich traf Preußen ein weiterer schwerer Schicksalsschlag. 1709–1711 raffte eine aus Polen eingeschleppte Pestepidemie gut ein Drittel der Bevölkerung des Landes hinweg. Weite Gebiete in den östlichen, sogenannten litauischen Kreisen waren verödet, ganze Dörfer standen leer.

Diesen Schaden machte die Fürsorge des 1713 gekrönten „Soldatenkönigs" *Friedrich Wilhelms I.* (1688–1740) wieder gut durch die Bauernbefreiung, die Förderung der Einwanderung (20 000 Familien zwischen 1714 und 1728, 1732 17 000 Salzburger) und den Wiederaufbau der zerstörten oder verfallenen, leerstehenden Häuser und Gehöfte. 1725 gab Friedrich Wilhelm, unter dessen strengem Regiment ein stehendes Heer herangebildet wurde, nachdem die Verpflichtung der Ritterschaft zum „Rossedienst" abgelöst worden war, und der deshalb einen großen Bedarf an Pferden für militärische Zwecke hatte, auf Anregung des Fürsten *Leopold v. Dessau*, den Befehl, „das aus Strauchwerk und Sumpf bestehende, alte Jagdrevier der lithauischen Fürsten (im nordöstlichen Ostpreußen, Anm. d. Verf.) zu rohden und trockenzulegen" (so *G. Schwarznecker* in RACEN, ZÜCHTUNG UND HALTUNG DES PFERDES, Berlin 1879). Als Entwässerung diente der unter Aufsicht des *Grafen Schwerin* und des Ingenieurs *Suchodolez* von 600 Infanteristen ausgehobene, etwa sieben Kilometer lange Pissakanal. Schon 1732 war die Arbeit so weit fortgeschritten, daß das neue Stutamt Trakehnen, das mit den Vorwerken Bajohrgallen, Guddin, Gurdzen, Jodlauken, Jonasthal und Kalpakin etwa eine Quadratmeile (56,25 Quadratkilometer) umfaßte, durch Konzentration der zerstreut liegenden kleineren Gestütshöfe Ragnit, Schreitlauken,

Budupönen, Insterburg, Batriken, Balga, Brandenburg und Koppelbude belegt werden konnte. Insgesamt zogen 1101 Pferde nach Trakehnen um. Dazu wurden 60 Instleute mit ihren Familien neu angesiedelt und etwa 150 leerstehende Bauernhöfe wieder besetzt, die das notwendige Heu und Stroh zu liefern verpflichtet wurden.

Die Hauptmasse der Stuten bestand aus einem noch auf die Zeiten des Deutschen Ritterordens zurückgehenden Stamm, der unter Vermeidung allzuenger Inzucht in sich fortgezüchtet worden war und dem man gelegentlich auswärtige Hengste zugeführt hatte.

Noch während seiner Zeit als Kronprinz in Rheinsberg erhielt *Friedrich der Große* (1712–1786) von seinem Vater 1739 Trakehnen als persönliches Eigentum geschenkt, nur sieben Jahre nach dessen Inbetriebnahme. Nachdem Friedrich zunächst noch einiges Interesse gezeigt hatte, indem er einzelne besonders gute Beschäler selbst auswählte oder auch dem Gestüt von außerhalb zuwies (die Namen *Katte* oder *Rheinsberger* zeugen davon), verwunderte es zahlreiche Chronisten, „daß ein auf die Hebung der Landescultur in vielfacher Hinsicht so bedachter Monarch wie Friedrich der Große für die Landespferdezucht so gut wie Nichts gethan hat" (*G. Schwarznecker,* a. a. O.). Jedoch muß man wohl sein Verhältnis zu Trakehnen unter dem Aspekt der seit seinem ersten Regierungsjahr geführten Kriege und den späteren dringenderen Wiederaufbauarbeiten betrachten. Der König erließ zwar einige Verordnungen, die die Verbesserung der Zucht bewirken sollten, wie zum Beispiel Vorschriften für die königlichen Domänenpächter hinsichtlich geeigneter Hengste oder Bildung von Bauerngestüten im Netzebruch, für die er sogar in der Moldau einige Ankäufe tätigen ließ. Die Erfolge dieser Maßnahmen waren jedoch ähnlich bescheiden, wie die Maßnahmen selbst. „Trakehnen war er kein gnädiger Herr", wie *Graf Wrangel* in DIE RASSEN DES PFERDES (1. Band, Stuttgart 1908) schreibt. Er habe wenig Anteilnahme an dem Gestüt gezeigt, soweit es über die Versorgung seines Marstalles und möglichst vorteilhafte Erlöse aus der Gestütsproduktion hinausging. Jährlich mußte das Gestüt 12 000–18 000 Dukaten an die Privatschatulle des Königs abliefern. Gelegentlich kam es vor, daß die Gestütsbeamten wertvolles Material verkaufen mußten, um die angeforderten Beträge bezahlen zu können. „Wenn sie unterthänigst um Geldmittel zum Ankaufe besserer Hengste petitionierten, ward ihnen stets der Bescheid, daß die jährlichen Einnahmen aus Trakehnen viel zu gering seien, um derartige Ausgaben zu gestatten" (*Wrangel*, a. a. O.).

Wahrscheinlich ist die spätere Geschichtsschreibung reichlich hart mit Friedrichs Verhältnis zu Trakehnen ins Gericht gegangen. Geschrieben wurde ja stets aus der Sicht einer staatlichen Gestütsverwaltung und meist von den betroffenen Beamten selbst. In der Regel werden Staatsgestüte subventioniert (bis auf den heutigen Tag!). Wo gibt es ein Staatsgestüt, das mit Gewinn arbeitet, im Gegensatz zur privaten Hengsthaltung? Es scheint an der Zeit, das Bild ein wenig zurechtzurücken! Daß Friedrich Gewinne erwartete, war aus seiner Sicht als Anhänger des Merkantilismus verständlich. Aber vermutlich hatte die durch die verschiedenen Kriege leere preußische Staatskasse auch keine überflüssigen Ressourcen, um sie in ein offenbar florierendes Gestüt zu investieren.

Daß das Gestüt erfolgreich war, läßt sich aus den erwirtschafteten Summen, aber auch aus den vielen positiven Zeugnissen über die in Trakehnen gezüchteten Pferde jener Zeit ablesen. Immerhin ritt der Reformator der preußischen Kavallerie, *General Friedrich-Wilhelm v. Seydlitz* (1721–1773), „fast ausschließlich Trakehner". Der König selbst sagte von seinen Trakehnern, die ihn eine halbe Stunde früher als die bis dahin benutzten besten englischen Gespanne von Sanssouci nach Berlin brachten, daß ihnen „keine anderen Pferde an Schnelligkeit und Ausdauer gleichkämen". Als Kurierpferde auf der Strecke Berlin–Königsberg (ca. 550 km) sollen Trakehner Pferde sogar einen Vorsprung von 24 Stunden erzielt haben.

Während der Regierungszeit Friedrichs des Großen erwies sich die Tätigkeit des Direktors der „Kriegs- und Domainenkammer" zu Gumbinnen und nachmaligen Oberpräsidenten von Ostpreußen, *Johann Friedrich v. Domhardt,* für Trakehnen und die Landeszucht als äußerst segensreich. Schon 1746 hatte der König, den bei der Besetzung wichtiger Positionen meist eine hervorragende Menschenkenntnis leitete, diesen fähigen Beamten mit der Oberaufsicht über Trakehnen betraut, die er bis zu seinem Tode 1780 innehatte. In den Jahren von 1771–1780 unterstützte ihn hierin der sehr tüchtige Kriegsrat *Wlömer*. Domhardt merzte immer wieder weniger gute Stuten aus, befürwortete dagegen die Anschaffung erstklassiger Beschäler. Nachdem während der Kriegsjahre das Gestüt notgedrungen seine Nachwuchshengste aus der eigenen Zucht remontieren mußte, erwarb Domhardt gleich nach Kriegsende eine Reihe vorzüglicher englischer und türkischer Beschäler für Trakehnen.

Unter den damals von Domhardt angekauften Hengsten ragen drei wegen ihrer hervorragenden Nachzucht heraus: *Persianer*, Schimmel, vermutlich persischer oder türkischer Abstammung, in der Zucht 1768–1788. *Spinola*, Blauscheck, geb. 1759 in Trakehnen, in der Zucht 1764–1780. *Pitt*, Brauner, geb. in England, entweder orientalischer Abstammung oder der englischen „Courser Race" angehörend (also Vollblut), in der Zucht 1764–1780. Man kann wohl mit einigem Recht diese drei Hengste als die Stammväter der alten Trakehner-Zucht ansehen.

Unter den übrigen etwa 200 ersten im Trakehner Hengstbuch bis 1800 verzeichneten Beschälern finden sich Hengste aus aller Herren Länder, wie aus dem von Landstallmeister *Jürgen v. Henninges* herausgegebenen HAUPTBESCHÄLERBUCH TRAKEHNEN 1732–1945 (Braunschweig 1985) hervorgeht. Soweit identifizierbar, stellten die größte Zahl mit etwas über 60 die in Trakehnen selbst geborenen Hengste unterschiedlichster Abstammung. Größere Zahlen kamen aus dem „Friedrich-Wilhelm-

Gestüt" in Neustadt a. d. Dosse (etwa 15), aus England (sowohl „Courser", als auch Halbblut und Wagenschläge – zusammen etwa 20) und Dänemark (der dunklen Farbe nach vermutlich durchweg Holsteiner – etwa 20). Ein mit ox bezeichnetes Kontingent umfaßt ebenfalls etwa 20 Hengste vermuteter orientalischer Herkunft. Daß es sich dabei um Araber gehandelt hat, dürfte in den meisten Fällen recht zweifelhaft sein. Etwa zehn Hengste werden als Türken bezeichnet, zehn als Spanier, zehn als Zweibrücker. Dazu finden sich vereinzelte als Moldauer (einer), Polen (zwei), Böhmen (drei), Mecklenburger (zwei), Ansbacher (drei), Neapolitaner und Sizilianer (zusammen drei) bezeichnete Hengste.

Wie knapp das Geld in Preußen war, zeigt eine Episode aus der Zeit nach dem Siebenjährigen Krieg. Als *Domhardt* dem König vorschlug, ein besonders schönes Gespann Porzellan-Schecken aus der Zucht des Gestüts für Eigengebrauch zu behalten, antwortete der: „Mein lieber Domhardt, lieb ist mir, was Ihr mir von dem schönen Zuge schreibt! Aber Gott bewahre mich, damit zu fahren; dazu bin ich zu arm! Schreibet nach Paris, Petersburg oder Warschau, wo die reichen Leute wohnen und suchet sie aufs Höchste anzubringen. Da sie so schön sind, müssen sie wenigstens 2000 Dukaten kosten. Lasset Euch aber von den Polen nicht betrügen, sondern sehet zu, daß Ihr gutgeränderte Dukaten bekommet und sendet sie mir zu! Euer wohlaffectionierter Friedrich." Den Paradezug von neun porzellanscheckigen Hengsten kaufte dann der *Fürst Potemkin* zum Preis von 2000 Dukaten für die Kaiserin *Katharina die Große* von Rußland. Ein ähnlicher Zug ging an den *Fürsten Radziwill* nach Warschau.

Wegen des akuten Geldmangels erhielt das Gestüt während der Regierungszeit Friedrichs des Großen keine neuen Stuten. Die ersten fast sechzig Jahre wurde mit dem alten Stamm weiter gezüchtet. Einige der stärksten und besten Stuten wurden sogar für die Maultierzucht verwendet.

Vor allem auf das vielfache Drängen des Kriegsrates *Wlömer* hin, der ein diesbezügliches Memorandum verfaßt hatte, nahm *Domhardt* ab 1779, und zwar unter recht günstigen Auspizien, nach dem Muster des hannoverschen Landgestüts Celle, zunächst in aller Stille mit elf Hengsten den Versuch einer Landbeschälung wieder auf. Ein ähnlicher Versuch war schon einmal vergeblich unter *Friedrich Wilhelm I.* gemacht worden. Er hatte bei den Züchtern wegen der rigorosen Ausführungsbestimmungen und Auflagen, die, typisch für das absolutistische 18. Jahrhundert, die Bauern mehr knebelten als förderten, keinen Anklang gefunden. Damit teilte er das Schicksal anderer „Volksbeglückungen" jener Zeit, die nicht das wirkliche Interesse der „Beglückten" in Betracht zogen, sondern sie allzusehr bevormundeten. Trotz vielversprechender Ansätze war Friedrich jedoch nicht dazu zu bewegen, Domhardts Versuche offiziell zu sanktionieren, da er dafür zu alt sei und sie seinem Nachfolger überlassen wolle. Dennoch vermehrte Domhardt nach der erfolgreichen Resonanz in der Züchterschaft im folgenden Jahr die Zahl der Landbeschäler mit stillschweigender Billigung des Königs auf 21 Hengste. Solchermaßen war damit auch in Preußen, von Trakehnen ausgehend, der Anfang einer staatlichen Landbeschäler-Haltung gemacht worden.

Nach dem Tode des „Großen Königs" wurde in der Pferdezucht Preußens ein völlig neues Kapitel aufgeschlagen. Da der König in seinem Testament keine Verfügung über sein Privateigentum getroffen hatte, wurde Trakehnen verstaatlicht. Der Nachfolger Friedrichs II., *König Friedrich Wilhelm II.* (1744–1797), der eine ungewöhnliche Passion und ein lebhaftes Interesse für alle Fragen der Pferdezucht bewies, hatte das große Glück, mit dem *Grafen Lindenau* die geeignete Persönlichkeit für die Durchsetzung sämtlicher notwendiger Reformen auf diesem Gebiet zu finden. *Carl Heinrich August Graf v. Lindenau* war ein Sohn des Oberstallmeisters von Sachsen, der dort zuvor schon ein Landgestüt zur Hebung der bäuerlichen Pferdezucht eingerichtet hatte. Als Oberstallmeister (1786–1808) Leiter sämtlicher preußischer Staatsgestüte, zugleich Flügeladjutant des Königs, ausgestattet mit allen Vollmachten und unter Bereitstellung aller erforderlichen Geldmittel, ging Lindenau daran, das gesamte Gestütswesen von Grund auf neu zu organisieren.

Seinem „strengen Purificationsprozesse" (wie ihn *G. Schwarznecker*, a. a. O., nennt) an dem Zuchtmaterial Trakehnens fielen von 38 vorhandenen Hauptbeschälern sogleich 25, von 356 Mutterstuten 144 zum Opfer. Zwar hatten die vorher verwendeten Neapolitanischen und Böhmischen (Kladruber?) Hengste „größere Figuren mit Feuer und Action" gebracht, aber auch allerlei Erbfehler, wie Schale, Spat, Hasenhacken etc. Treu seinem Wahlspruch, daß „nur lauteres Gold an Beschälern, seien sie Engländer, Orientalen oder andere Racen fortan in Trakehnen sollen benutzet werden", musterte Lindenau alles aus, was ihm nicht gut genug erschien. Anschließend das „lautere Gold" zu beschaffen, um die entstandenen Lücken zu schließen, gestaltete sich jedoch während der ständigen Kriegsunruhen jener Zeit und in einem so armen Land wie Preußen zu einer schier unlösbaren Aufgabe. So mußte Graf Lindenau bald zu der Erkenntnis kommen, daß es weitaus leichter war, mäßiges oder schlechtes Material auszusortieren, als es durch besseres zu ersetzen.

Lindenaus Tätigkeit war für Trakehnen außerordentlich segensreich. 1801 bereits besaß das Gestüt 262 erstklassige Stuten eigener Zucht. Das hatte er erreicht durch umsichtige Ankäufe von Stuten und Hengsten in Mecklenburg, Zweibrücken und Dänemark (Holstein), denen sich später direkte Erwerbungen in England und im Orient anschlossen. Besonders glücklich war die Verwendung einer Reihe von Söhnen des angeblichen Arabers *Turc-Main-Atty* (vermutlich eines Turkmenen) aus dem „Friedrich-Wilhelm-Gestüt" in Neustadt a. d. Dosse. Durch strenge Zuchtwahl gelang es ihm, dem Trakehner einen einheitlichen Typ zu verleihen. Da das Gestüt nun nicht mehr ausschließlich den Königlichen Marstall

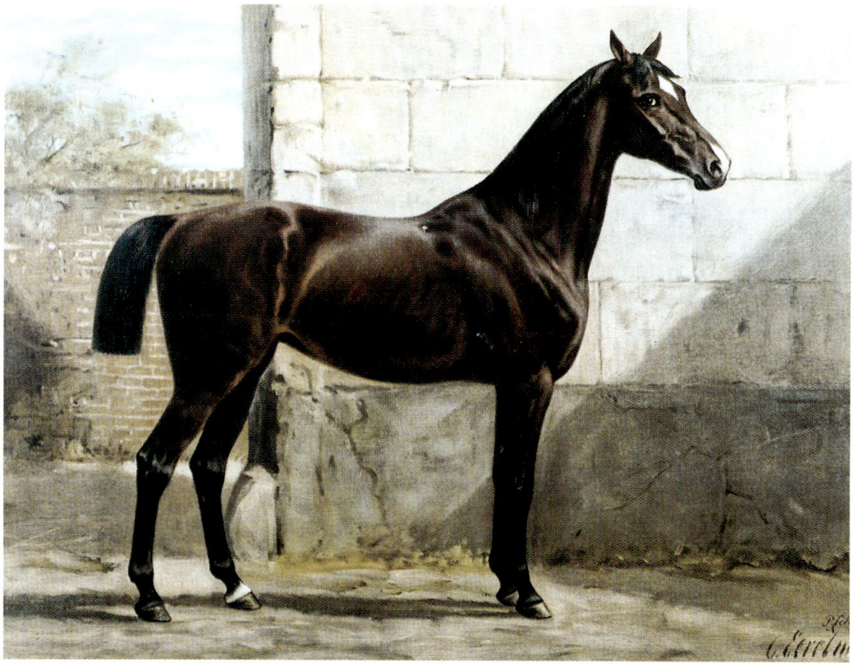

Ostpreußische Stute aus dem Anfang der sechziger Jahre des 19. Jahrhunderts, Gemälde von Otto Erdmann (geb. 1834)

zu beliefern brauchte, konnte es leichter seiner zukünftigen Hauptaufgabe nachkommen, Vaterpferde für die inzwischen gegründeten Landgestüte zu züchten. Um eine bessere Ordnung in den gesamten Gestütsbetrieb zu bringen, wurden auf Anordnung Lindenaus durch Landstallmeister *Carl v. Brauchitsch* auch die Stuten nach Reit- und Wagenschlag und nach Farben getrennt auf die verschiedenen Vorwerke verteilt.

Nach der Niederlage Preußens 1806 gegen *Napoleon* wurden alle preußischen Staatsgestüte auf russisches Gebiet auf das Gut Szawlan des *Fürsten Subow* in Litauen in Sicherheit gebracht. Da diese Flucht bei eisiger Kälte und in größter Eile vor sich ging, ist es nicht verwunderlich, daß sie erhebliche Verluste forderte. Nach vorübergehender Rückkehr mußte das Gestüt 1812 vor der bei ihrem Übergang über die Beresina aufs Haupt geschlagenen, aus Rußland zurückflutenden „Grande Armée" erneut flüchten.

1814 starb der seit 1789 tätige Trakehner Gestütsdirektor, Landstallmeister *Friedrich Carl Ludwig v. Below.* Ihm folgte *Carl Friedrich Wilhelm v. Burgsdorf,* der diese Position von 1818 bis zu seinem Tode 1848 innehatte. Sein Wirken war für die weitere Entwicklung von Trakehnen von außergewöhnlicher Bedeutung. Daß er das Gestüt nach den unheilvollen Kriegsjahren nicht gerade in blühendem Zustand übernehmen konnte, war selbstverständlich. Kaum jemand war jedoch wohl mehr befähigt als er, Trakehnen wieder emporzubringen. In seiner Amtszeit gelang es ihm, Großes zu leisten, obgleich, das darf nicht übersehen werden, er mehrere Male die Zuchtrichtung änderte. Zunächst bevorzugte er die Orientalen, dann die Engländer, dann wieder die Orientalen und schließlich wieder die Engländer.

Von allen unter dem *Grafen Lindenau* getroffenen Maßnahmen die am weitesten in die Zukunft reichende war die an die Bemühungen des Oberpräsidenten *v. Domhardt* anknüpfende Einrichtung einer staatlichen Landbeschäler-Haltung zur Hebung der Landeszucht. 1787 wurde dem Hauptgestüt Trakehnen – nun ganz offiziell und mit königlicher Billigung – ein Landgestüt angegliedert. Bis 1789 konnte der amtierende Trakehner Landstallmeister *v. Brauchitsch* den Bau und die Einrichtung der Landgestüts-Marställe zu Ragnit, Insterburg und Oletzko melden, die nach und nach mit insgesamt etwa 260 Landbeschälern besetzt wurden. Zusammengefaßt unter dem Namen „Litauisches Landgestüt" unterstanden die vier Marställe der Leitung des Landstallmeisters von Trakehnen, der (von 1787–1877) den Titel eines „Litauischen Landstallmeisters" führte.

In Parenthese sei hier vermerkt, daß die Standorte der Landgestüte wiederholt wechselten. Bereits 1806, nach dem verlorenen Krieg gegen Frankreich, wurde das Landgestüt zu Ragnit wieder aufgelöst. 1823 wurde der Landbeschäler-Marstall von Oletzko nach Gudwallen verlegt. 1877 gab Trakehnen sein Landgestüt in das neuerrichtete Gestüt Rastenburg ab. In Braunsberg wurde 1891 ein neues Landgestüt eingerichtet. 1899 überstellte die Gestütsverwaltung das Landgestüt Insterburg in das weiträumige, aus Privatbesitz erworbene Gestüt Georgenburg. Nach dem Versailler Vertrag und der Ab-

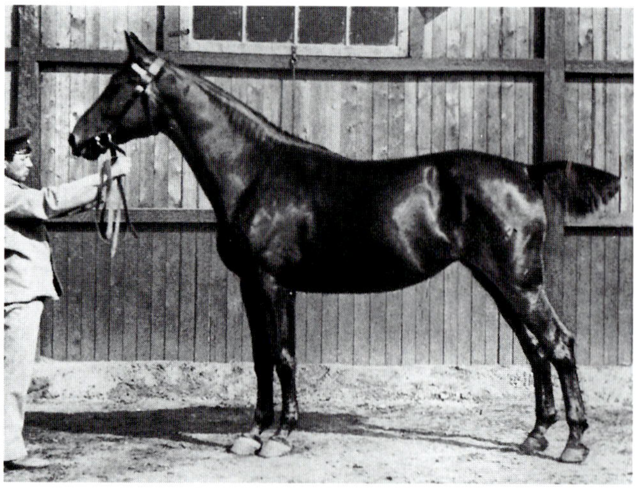

Ostpreußische Stute Elsa, geb. 1896, aus C. v. Drathen, „Die europäischen Pferdeschläge auf der Pariser Weltausstellung 1900" (Berlin 1901)

Trakehner-Hengst Morgenstrahl, geb. 1896, (v. Blue Blood xx – Lollypop xx), Hauptbeschäler in Trakehnen, nach einem Gemälde von Professor H. Sperling

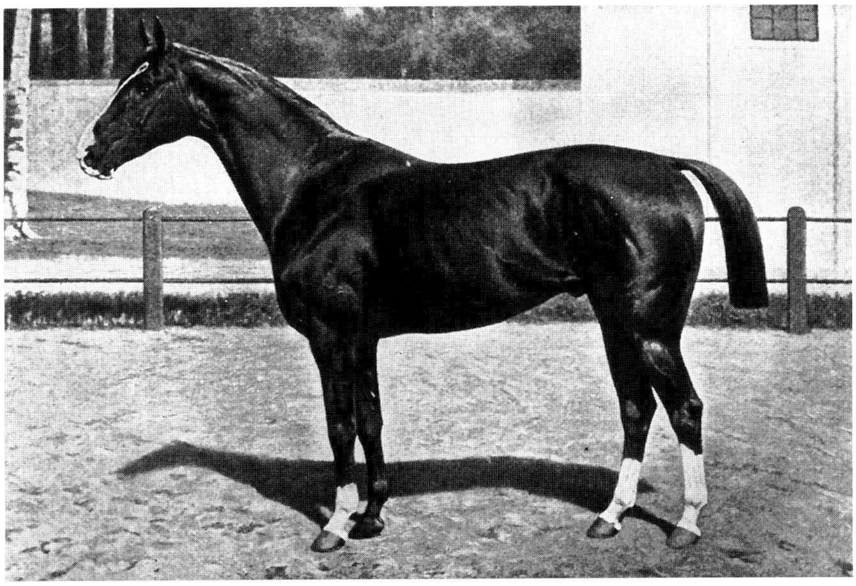

trennung Westpreußens vom Reich 1919 fiel auch das Landgestüt mit den bei Deutschland verbleibenden Kreisen an Ostpreußen. 1929 wurde in der Weltwirtschaftskrise aus Ersparnisgründen Gudwallen aufgelöst und mit Georgenburg zusammengelegt.

Ab 1877 begann der „Landwirtschaftliche Zentralverein für Litauen und Masuren“ in Insterburg auf Anregung des damaligen Landstallmeisters von Gudwallen, *Burchard v. Oettingen*, mit der Vorbereitung für ein „Ostpreußisches Stutbuch für Edles Halbblut Trakehner Abstammung“. Nach langwierigen Vorarbeiten von *Carl Moritz Stöckel*, dem Generalsekretär des Zentralvereins, wurde 1890 der 1. Band veröffentlicht, nachdem 1889 die Gründung der „Ostpreußischen Stutbuchgesellschaft für Warmblut Trakehner Abstammung“ erfolgt war. Treibende Kraft war Stöckel vom Insterburger Verein. Der in dem Namen enthaltene Zusatz „Trakehner Abstammung“ hat insofern seine volle Berechtigung, als seit 1787 die Hauptaufgabe Trakehnens darin bestand, die Ostpreußischen Landgestüte mit Landbeschälern zu besetzen und laufend zu ergänzen. „Sie ist“, wie *Dr. Martin Heling*, der letzte Landstallmeister von Georgenburg, in seinem Buch TRAKEHNEN (3. Auflage, München 1965) schreibt, „nicht nur gelöst, sondern insgesamt – wenn auch in gewissen Zeitepochen zu bisweilen wechselnder Zufriedenheit – in hervorragender Weise erfüllt worden. Alle Staatsgestüte Preußens haben aus Trakehnens Erzeugung Nutzen gezogen. Über die Ostpreußischen Landgestüte im besonderen aber gewann das heimische Hauptgestüt so weitgehenden Einfluß auf die Ostpreußische Landespferdezucht, daß Trakehnen ihr Mittelpunkt und Herzstück wurde, absolut führend sowohl in der Zuchtrichtung als auch hinsichtlich der Zuchtmethoden blieb, und damit eine ebenso eindeutige wie einmalige Auswirkung auf das größte deutsche Pferdezuchtgebiet erreichte. Auch als in späteren Jahren zur laufenden Remontierung der Landbeschälerbestände (und der des Hauptgestüts, Anm. d. Verf.) Hengste der Ostpreußischen Privatzucht vom Staat hinzugekauft werden mußten, blieb der bestimmende Einfluß Trakehnens erhalten; denn diese der privaten Landespferdezucht entstammenden Landbeschäler führten ja ihrerseits in väterlicher und mütterlicher Abstammung reines Trakehner Blut.“

Allerdings soll man nicht verkennen, daß, als Landstallmeister *v. Oettingen* 1895 die Leitung Trakehnens übernahm, er nach eigener Aussage von seinen Vorgängern ein im Niedergang befindliches Gestüt hinterlassen erhielt. In einer Denkschrift, verbunden mit zahlreichen Reformvorschlägen, legte Oettingen seine Kritik 1895 nieder: „Die Pferdezucht Trakehnens hat mit den im Laufe der Zeit mehr und mehr gesteigerten Anforderungen an Form und Leistungsfähigkeit nicht gleichen Schritt gehalten. Die Befürchtung eines Niederganges der Zucht liegt nahe ...

1. Die Zahl der von Trakehnen gelieferten Beschäler (Land- und Hauptbeschäler) hat sich in der Zeit von 1848–1896 erheblich vermindert. Von 1848–1859 betrug sie durchschnittlich 52,7 (jährlich, Anm. d. Verf.) bei 300 Mutterstuten. Von 1884–1896 aber nur 39,6 bei 350 Mutterstuten ...
2. Benützung von Halbblutbeschälern in Trakehnen, die außerhalb des Gestütes gezogen sind, war früher eine Seltenheit, während sie heute fast zur Regel geworden ist ...“

Im Einzelnen führt er dann die Gründe für den Niedergang auf: Er ist der Ansicht, daß Trakehnen, aufgrund von Sparsamkeit am falschen Platz, weit hinter dem Standard der großen Privatgestüte Ostpreußens zurückgeblieben sei. Die völlig überweideten Koppeln seien in einem miserablen Zustand. Der Mangel an Personal, das vorhandene noch dazu schlecht ausgebildet, sei der Grund für den schlechten Ausbildungs- und Trainingszustand des jungen Pferdematerials. Bis zu Oettingens Zeiten gab es kaum rationelle Weidepflege. Vielmehr wurden die Herden von berittenen Hirten gehütet, wodurch sie ständig sehr eng zusammengehalten wurden und sich nicht über die gesamten Weideflächen gleichmäßig zerstreuen konnten. Die Gründe für den Personalmangel seien unzulängliche Bezahlung und zum großen Teil schlechte Beschaffenheit der auf dem Hauptgestüt vorhandenen „Leutewohnungen“.

Oettingen war der erste Trakehner Landstallmeister, der Leistungsprüfungen des Zuchtmaterials einführte. An seinem Vorbild orientierten sich später die Leistungsprüfungen an allen staatlichen Zuchtanstalten Deutschlands. Sie führten schließlich 1926/27 zur Gründung der Hengstleistungsprüfungsanstalten in Zwion-Georgenburg und Westercelle.

Die Entwicklung der Ostpreußischen Zucht und vornehmlich die Trakehnens bildete stets einen Gegenstand aufmerksamsten hippologischen Interesses. Man hat häufig auf die Ausgeglichenheit des Trakehner Materials hingewiesen, wie sie sich aus der Mischung der verschiedensten Rassen in der geschickten Hand eines Burgsdorf herausgebildet hatte, obgleich dieser mehrfach seine züchterische Richtung geändert hatte. Zugleich hat man dem gegenüber bemerkt, daß diese Ausgeglichenheit des Typs mit einer zunehmenden Bluthomogenität nicht Schritt gehalten habe. Erklären kann man das wohl aus einem mehrfachen Schwanken der Mode und den Wechselbädern von „Verstärken" und „Veredeln" in relativ kurzen Abständen. Die Urteile in der Bewertung der Trakehner und der Ostpreußischen Zucht haben im Urteil der jeweiligen Zeitgenossen mehrfach gewechselt.

Als im Zuge der Intensivierung der Landwirtschaft nach der Erfindung der mineralischen Düngung durch *Justus v. Liebig* die für den Hackfruchtbau notwendige Tiefkultur mit schwerem Ackergerät und damit verbunden auch eines schwereren, ruhigeren Arbeitspferdes bedurfte und daraufhin das Kaltblut in diese rein auf Remonteproduktion ausgerichtete Domäne des Edlen Warmbluts einzudringen begann, suchte man die Warmblutzucht möglichst zu verstärken. Besonders Trakehnen zog unter übertriebener Mästung Hengste heran, die Knochen wie Kaltblüter hatten, aber schwerfällige, ungeschlachte Pferde ohne Gang und mit unschönen Formen waren. In der Vererbung hielten diese Hengste, deren Anlagen ja keineswegs genetisch fixiert waren, nicht, was ihr Phänotyp versprach. Landstallmeister *Gustav Adolph v. Dassel*, der Trakehnen von 1864–1888 leitete, unternahm sogar am Anfang seiner Amtsperiode, hierin von dem „Reinblütigkeitsprinzip" abweichend, den Versuch einer Verstärkung mit der Einführung von drei Anglo-Normännern und einem Hannoveraner. Wenn auch seitens der Zuchtleitung dieser Einfluß „artfremden Blutes" gern geleugnet oder heruntergespielt wird, so erscheint doch der Normänner *Goutte d'Or* in einigen wichtigen Stutenstämmen, so ausgerechnet in dem von dem Trakehner Hauptbeschäler *Tempelhüter*.

Nach seinem Amtsantritt 1895 hielt Landstallmeister *v. Oettingen* zunächst an der Zuchtpolitik seiner Vorgänger *Schwichow* und *Dassel* fest und bemühte sich um eine Verstärkung des Trakehners. Zu diesem Zweck holte er aus seiner früheren Wirkungsstätte, dem Hauptgestüt Beberbeck, das er von 1892–1895 geleitet hatte, die *Odoardo*-Söhne *Optimus* und *Obelisk* und den *Odoardo*-Enkel *Lehnsherr* nach Trakehnen. Über diese Verstärkung mit dem *Odoardo*-Blut schwankte das Urteil der Zeitgenossen von begeisterter Zustimmung bis zu verabscheuender Ablehnung. Ob die von ihm gewählte Art des Vorgehens die zweckmäßigste war, kann man füglich bezweifeln. Er selbst nannte die Verstärkung eine höchst undankbare, schwierige und vor allem anderen „unpoetische" Arbeit. Wenn ihre Notwendigkeit in jener Zeit auch unbestreitbar war, so erschien doch „das Unerwünschte, das man mitnehmen mußte", wie Oettingen es in der Einleitung zu dem 3. Band des Trakehner Gestütbuches (Berlin 1920) ausdrückte, vielen Züchtern und Freunden des Ostpreußischen Pferdes als bedenklich. *Graf C. G. Wrangel* meint in seinem BUCH VOM PFERDE (2. Band, Stuttgart 1928): „*Optimus* ist in Ostpreußen mit Recht viel bekämpft worden; denn er machte Pferde mit schwankendem Gange ... Die Remontekommissionen kauften keinen Gaul, der *Optimus*-Blut hatte, und heute ist das *Optimus*-Blut nahezu ausgemerzt. *Optimus* hat auch dort, wo er hinkam, den alten schönen Ostpreußischen Typ zerstört und schwerere, aber unschöne Formen gegeben. Seine Nachteile überwogen die Vorteile, die er gab, bei weitem." Es war ein Versuch, „ohne Schiffbruch zu erleiden zwischen Scylla und Charybdis hindurchzusteuern", am besten gekennzeichnet durch das schon während der Amtszeit des Landstallmeisters *Friedrich Ernst August v. Schwichow*

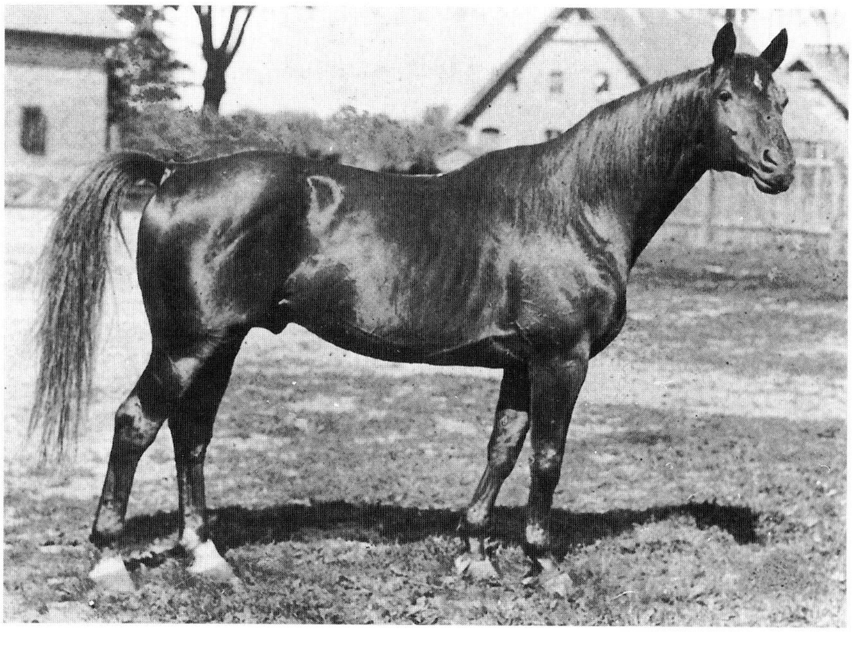

Der berühmte Tempelhüter, geb. 1905 (v. Perfektionist xx – Jenissei) – nicht idealisiert, wie sein Standbild. Man sieht, daß zu seiner Zeit in der Trakehner-Zucht noch pragmatische Zweckmäßigkeit und nicht der nach dem Zweiten Weltkrieg entstandene Typ- und Schönheitskult die Zucht beherrschte.

Der Trakehner Hauptbeschäler Dampfroß, geb. 1916 (v. Dingo – Passvan), ein kleiner (159 cm), aber sehr schöner, typvoller Hengst, der trotz etwas mangelhafter Fertilität großen Einfluß auf die Zucht erlangte. Landstallmeister Dr. Ehlert pflegte von ihm zu sagen: „Man möchte ihn sich an die Uhrkette hängen."

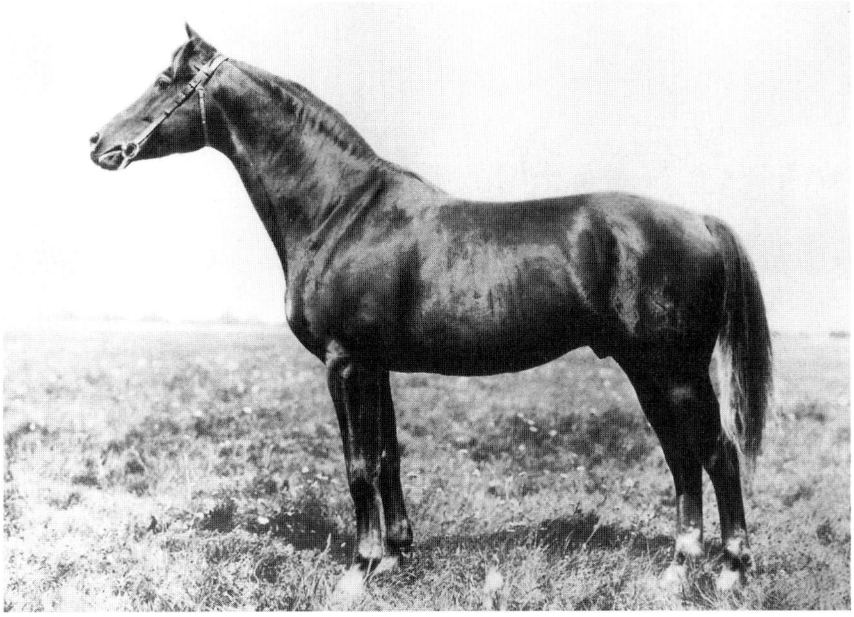

(1847–1864) aufgekommene Wort: „Zu viel Adel, zu fein; zu viel Masse, zu gemein!"

In der Folgezeit ging dann allerdings *Oettingen* zum anderen Extrem einer intensiven Veredlung über. Der in dem von ihm verfaßten Vorwort zum 2. Band des Trakehner Stutbuchs (Berlin 1901) stehende Satz: „Wir wollen selbst in Trakehnen eine Art ‚Vollblut' produzieren", ist zwar gelegentlich einer gewissen Mißdeutung unterlegen. Aber tatsächlich bedeutete er ein Programm, das letztlich auf eine Art Verdrängungskreuzung mit dem Englischen Vollblut hinauslief und sich mehr und mehr von der bodenständig-bäuerlichen Landeszucht entfernte. Dazu lesen wir bei Landstallmeister *Dr. Martin Heling* (a. a. O.): Er „erzielte sogleich einen Haupttreffer mit dem von Oberlandstallmeister *Graf Georg Lehndorff* 1903 in England angekauften Vollbluthengst *Perfektionist*, der in leider nur dreijähriger Decktätigkeit bei durchaus gelungener Erhaltung des Kalibers fast ausschließlich bestes Zuchtmaterial erzeugte, darunter, um unter 56 Beschälern und 59 Mutterstuten nur drei Namen zu nennen, die bedeutenden Hauptbeschäler *Tempelhüter, Jagdheld* und *Irrlehrer*. Allmählich zog v. Oettingen aber nun mehr und mehr Vollblut-Hengste, zum Teil in raschem Wechsel heran, so daß in seinen letzten Jahren in der Regel 12 Vollblütern annähernd 300 Stuten zugewiesen wurden, während sieben Halbblüter nur rund 100 Stuten erhielten. Mit dieser ungemein starken Vollblutzufuhr, welche die Kritik mancher Kreise der Züchterschaft (vor allem im nachhinein, nach dem unglücklichen Ausgang des Ersten Weltkrieges, Anm. d. Verf.) auslöste, entfernte sich Trakehnen infolge einer unvermeidlich fortschreitenden Verfeinerung des Knochengerüstes von dem seit *v. Burgdorfs* Bekenntnis des vordringlich zu befriedigenden Dienstes an die Landespferdezucht. Sie will aber aus der Zeit verstanden sein! Diese war das Zeitalter der ‚schimmernden Wehr', des Glanzes von 110 Kavallerieregimentern, der berauschend wachsenden Weltgeltung Deutschlands unter dem achtungsgebietenden Schutz seiner Armee, also einer Ära des tonangebenden Einflusses des Militärs. Das Kavalleriepferd wurde ‚höheren Ortes' schneller, wendiger und leistungsfähiger verlangt, eine Forderung, die sich in der Hauptsache an die Provinz Ostpreußen richtete, die jährlich ca. 7000 Remonten allein an Preußen lieferte und, einschließlich des Remontebedarfs anderer deutscher Länder, und der nach außerhalb der ostpreußischen Grenzen gehenden Fohlen, ihren Remonteabsatz auf die einen ausschlaggebenden Wirtschaftsfaktor darstellende Zahl von jährlich etwa 12 000 Stück der Erzeugung erhöhte."

Zwar glaubte *Oettingen*, daß auch das edle, hochgezüchtete Ostpreußische Pferd für jede Arbeit im Zug zu verwenden sei, wenn man nur für eine sachgemäße Ausbildung von Mensch und Pferd sorge. Aber diesem Wunschdenken stand ein bedeutendes psychologisches Hindernis im Wege. Es ließ den Faktor Mensch unberücksichtigt. Es rechnet nicht mit der mangelnden Eignung und Willigkeit des angestellten Personals. So kam es seitens vor allem des größeren und Großgrundbesitzes im mittleren und westlichen Ostpreußen, der nicht ohne angestelltes Personal auskam, mehr und mehr zur Selbsthilfe, zu einer Abwendung vom Edelpferd. Große Gebiete gingen auf diese Weise an eine Kaltblut- und Mischzucht verloren. Dagegen hielt der mittlere bis kleinbäuerliche Grundbesitz, bei dem der Bauer selbst oder seine Familienangehörigen mit den Zuchtstuten ackerten, an der Edel- und Veredlungszucht fest, die ihm durch den Fohlenverkauf an die großen Remonte- und Hengstaufzüchter bisher eine sichere Rendite verschafft hatte.

Auch Trakehnen und seine bis dahin auf das einseitige Ziel der Produktion von Remontevätern ausgerichtete Zucht mußte nach 1918 eine rigorose Neuorientierung erfahren. In der Unsicherheit der ersten Nachkriegszeit erwog man allen Ernstes, in Trakehnen eine Einkreuzung schwerer Warmblutrassen, ja vielleicht sogar von Kaltblut. In jener Zeit schwankender, suchender Auffassungen wurde nur eine bedingungslose Umstellung der gesamten Landeszucht auf ein für den schweren Zug in Wirtschaft und Landwirtschaft geeig-

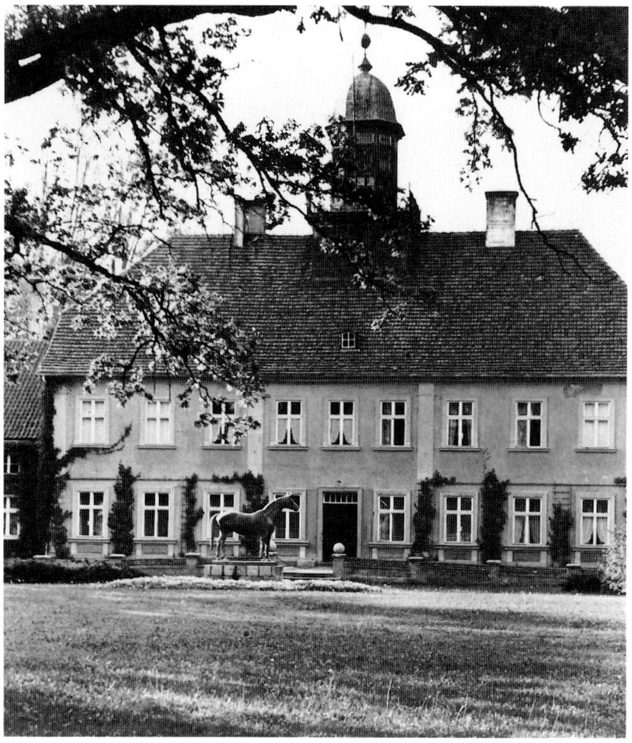

Das Schloß der Trakehner Landstallmeister mit dem Tempelhüter-Denkmal im Jahre 1936

netes Gebrauchs-Warmblutpferd mit genügend Masse und ruhigem Temperament noch als sinnvoll und geeignet angesehen, um in Konkurrenz zum Kaltblut zu treten.

Ostpreußen saß mit seiner Vorkriegsproduktion an Kavalleriepferden so gut wie völlig fest. Die Züchter mußten schon froh sein, wenn sie durch von der Landwirtschaftskammer Königsberg veranstaltete Auktionen und durch einen einer Verschleuderung gleichkommenden Verkauf einen Teil ihres Pferdeüberhangs für die Hälfte oder ein Drittel der Gestehungskosten an die sowjetische Militäradministration absetzen konnten, statt sie dem Schlachter überantworten zu müssen. Die Einseitigkeit des früheren Zuchtziels ohne Berücksichtigung der Belange der Landwirtschaft erforderte nach dem Zusammenbruch des Remontemarktes eine sofortige totale, radikale Umstellung der Warmblutzucht. In dem von der Zuchtleitung des Verbandes der Ostpreußischen Warmblutzüchter formulierten neuen Zuchtziel werden eine Reihe von Begriffen eingeführt, die bis dahin in der Kavallerieremontezucht keine Rolle gespielt hatten, wie: Wirtschaftstyp, für Wirtschaftszwecke benötigte Eigenschaften, Kaliber, Wucht, Schwere, Knochenstärke, Mittelgröße, Längsrechteckrahmen, Leichtfuttrigkeit, kurzbeinig, tief- und breitrumpfig, ruhiges, arbeitswilliges Temperament . . ." Ausdrücklich weist *Dr. Fritz Schilke*, der langjährige Geschäftsführer der „Ostpreußischen Stutbuchgesellschaft" und des späteren „Trakehner Verbandes" in seinem Buch TRAKEHNER PFERDE – EINST UND JETZT (4. Auflage, München/ Bern/Wien 1974) darauf hin, daß das Temperament besondere Berücksichtigung erfordert habe! Dazu heißt es in dem Kriegsveterinärbericht des deutschen Heeres 1914/18; daß der Ostpreuße „in fremder Umgebung und gegen ungewohnte Eindrücke schreckhaft und ängstlich" sei.

Mit der Umstellung der Ostpreußischen Zucht wurde der Sohn des bis 1912 als Oberlandstallmeister amtierenden Grafen Georg Lehndorff, *Graf Siegfried Lehndorff*, betraut, der von 1906–1922 mit sehr großem Erfolg das Vollblut-Hauptgestüt Graditz geleitet hatte, da Oberlandstallmeister *Groscurth* offenbar *Graf Sponeck* nicht die dabei notwendige Konsequenz zutraute. „Seinem Zuchtgenie", (*Dr. Martin Heling*, a. a. O.) „gelang es in nur neun Jahren, alle erforderlichen Weichenstellungen vorzunehmen.

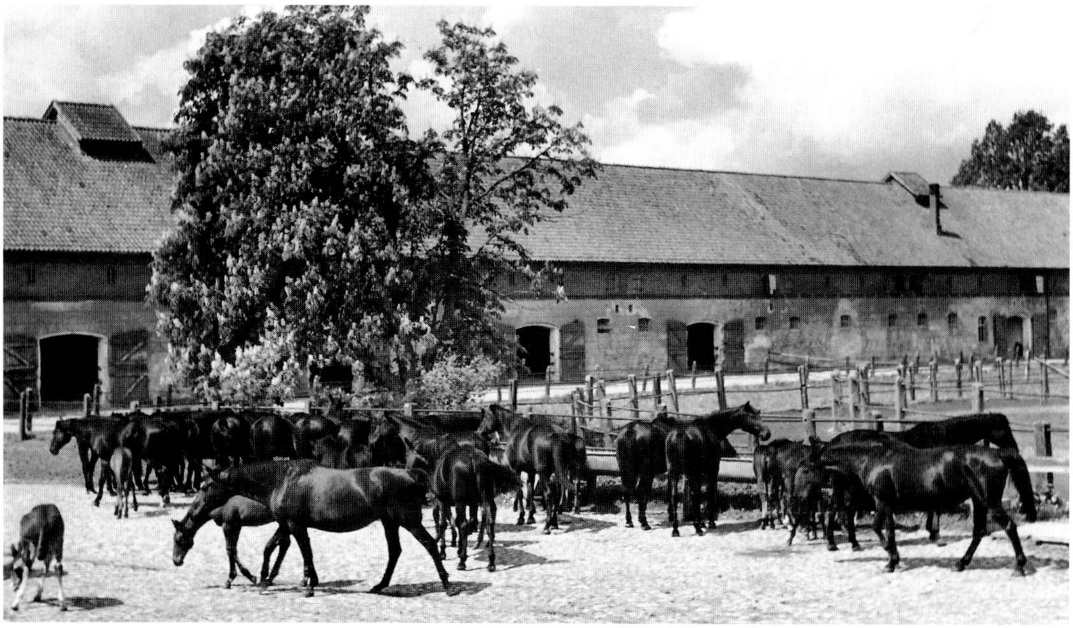

Trakehnen: die Rappherde auf dem Vorwerk Gurdszen 1938

Trakehnen: zweijährige Junghengstherde auf dem Vorwerk Budupönen 1938

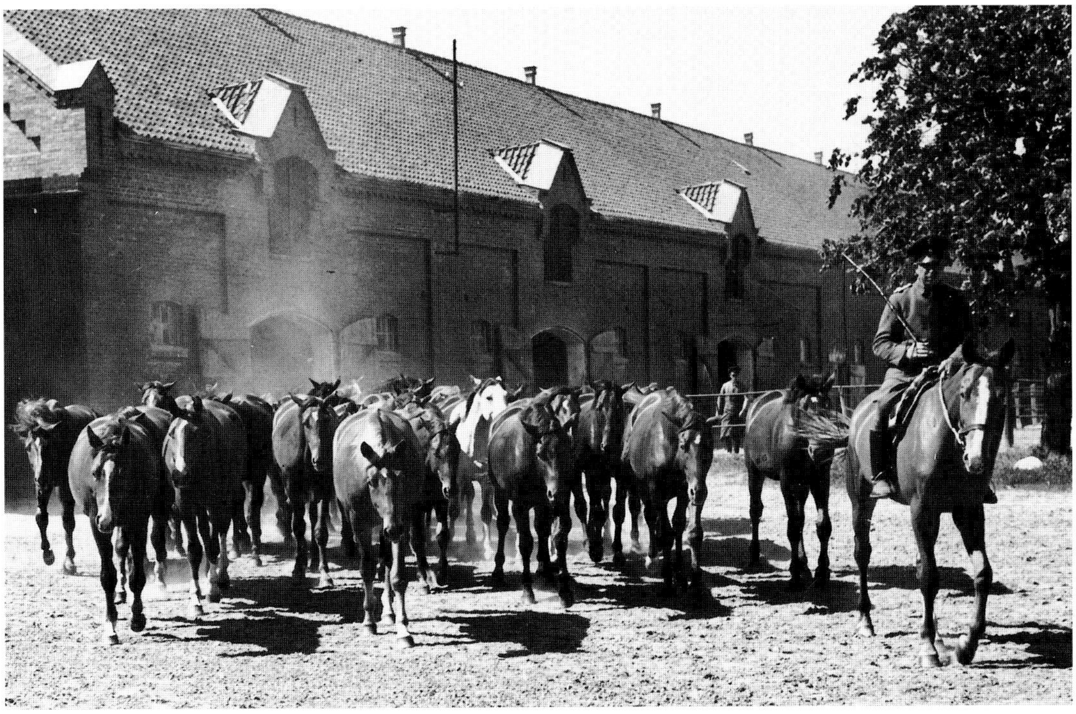

Dabei trat er erfolgreich den Überlegungen des Oberlandstallmeisters, der kein Pferdefachmann war, entgegen, als er in Panik über die Zerschlagung der Remontezucht für die deutsche Warmblutzucht nur noch das Leitbild des Oldenburgers gelten lassen wollte und in blindem Aktionismus allen Ernstes den Einsatz von Oldenburger-Hengsten in Trakehnen erwog. Lehndorff bemühte sich, den Umstellungsprozeß allein aus der Rasse heraus vorzunehmen, durch Selektion auf die stärksten und schwersten Exemplare, ohne dabei doch Typ und Adel völlig zu vernachlässigen." Kurzzeitig kam es über den von Groscurth als Hauptbeschäler für Trakehnen aus Marbach geholten Anglo-Normänner *Floral* zu Unstimmigkeiten und einer Spaltung in der Züchterschaft, als die „Ostpreußische Stutbuchgesellschaft" nicht bereit war, den „fremdblütigen" Hengst und seine Nachzucht ins Gestütbuch aufzunehmen.

Ernsterer Natur waren Differenzen zwischen *Lehndorff* und dem auf Großcurth folgenden Oberlandstallmeister *W. Gatermann* (seit 1928), ebenfalls einem Nicht-Pferdefachmann. Sie führten 1931, wenige Wochen vor der Zweihundert-Jahr-Feier Trakehnens, zu Lehndorffs Zwangsversetzung an das Landgestüt Braunsberg. Hierbei handelte es sich um rein persönliche Unstimmigkeiten der beiden Herren, keineswegs war der Versetzungsgrund ein Versagen Lehndorffs im Amt. Vielmehr hat er, wie *Heling* (a. a. O.) schreibt, „den ihm bei seiner Amtsübernahme erteilten, ungemein diffizilen Auftrag mit bewunderungswürdigem Geschick angefaßt, mit überzeugungsfester Beharrlichkeit gegen alle Zweifel und Zweifler durchgeführt und bei einem imponierend prompten Ablauf in einem Maße erfüllt, das nicht allein von dem hohen Grade züchterischen Könnens zeugte, das auch während und nach seiner Amtszeit stets mit uneingeschränkter Anerkennung vor jedem objektiven Urteil bestanden hat."

Größte Bedeutung für die Trakehner und die gesamte Ostpreußische Leistungszucht hatten die zuerst in Gudwallen von *Oettingen* in Form von Hengstrennen eingeführten Leistungsprüfungen, die später, nachdem er die Leitung Trakehnens übernommen hatte (mit Assistenz seiner sehr sportlich passionierten Tochter *Marissa,* der nachmaligen Frau seines

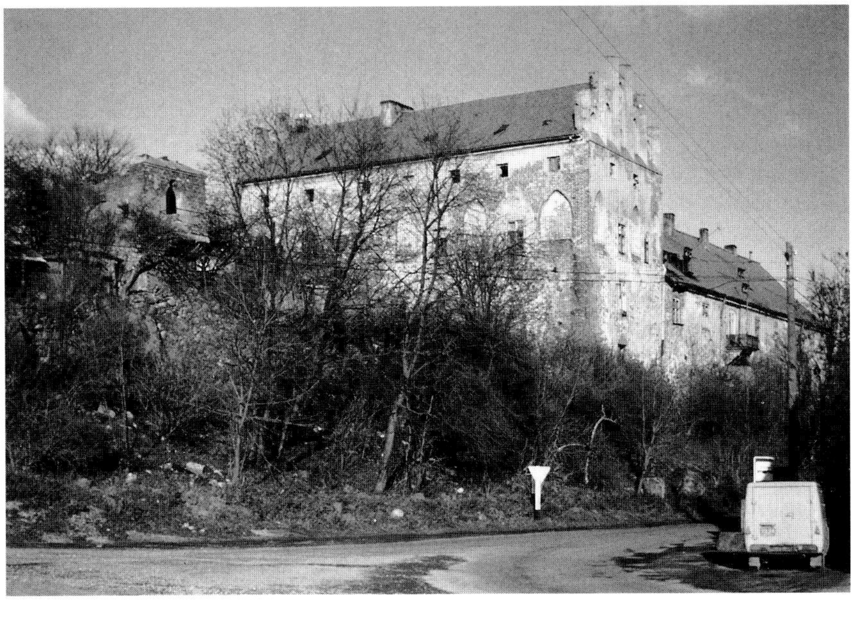

Die verfallende Georgenburg im jetzt polnischen Teil Ostpreußens (Photo von 1990)

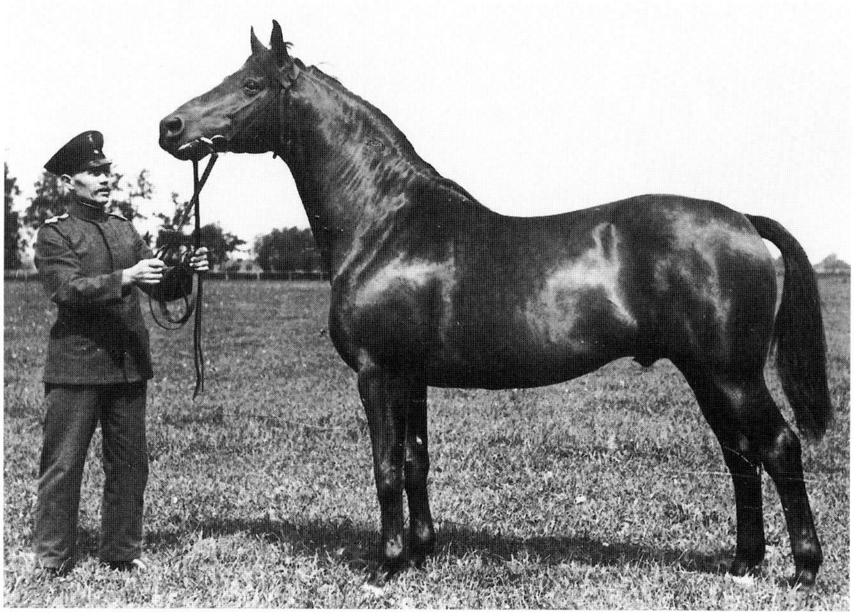

Über Pythagoras, den besten Dampfroß-Sohn, geb. 1927 (aus einer Stute v. Tempelhüter), schrieb Dr. Ehlert: „Der Hengst strotzt von Nerv und Adel. Kopf selten schön mit lebhaftem Auge. Hals fein und gut angesetzt. Widerrist und Schulter gut. Beine kräftig, Gelenke groß und ausdrucksvoll. Zu wünschen bliebe vielleicht etwas mehr Tiefe. Gang ein wenig bodenweit, aber außerordentlich schwungvoll und energisch. Vorzüglicher Galoppierer."

Nachfolgers, *Grafen Kurt Sponeck*), in Jagden hinter der auf eigene Rechnung von dem 9. Feldartillerieregiment zu Itzehoe erworbenen Foxhound-Meute umgewandelt wurden. Dadurch, daß sich diese Leistungsprüfungen nicht nur auf die Nachwuchsbeschäler erstreckten, sondern auch die zukünftigen Mutterstuten und das Verkaufspferdematerial einschlossen, erlangte man mit ihrer Hilfe bald ein Bild der individuellen Leistungsanlagen eines jeden Zuchtpferdes ebenso wie von deren Vererbung und von den allgemeinen Anlagen der Stuten- und Hengstlinien.

Aus diesen Anlageprüfungen gingen später die Leistungsprüfungen in der eigens dafür 1926 in Zwion-Georgenburg eingerichteten Hengstleistungsprüfungsanstalt hervor. Zwion wurde auch Vorbild der 1927 in Westercelle gegründeten Hannoverschen Prüfungsanstalt (heute Adelheidsdorf) und der verschiedenen nach 1960/70 in Westdeutschland und der DDR eingerichteten derartigen Institute.

Trotz der gerade auch in Ostpreußen von dem harten Konkurrenzkampf Warmblut gegen Kaltblut diktierten allgemeinen Verstärkung verkümmerte der Ostpreuße, von einigen Auswüchsen einmal abgesehen, nicht, wie einige andere deutsche Warmblutrassen, zum reinen „Wirtschafts"-Warmblut. Hier half die von dem Schöpfer der ländlichen Reitervereinbewegung, Oberlandstallmeister *Dr. Gustav Rau* zu Beginn der zwanziger Jahre gestartete Initiative des „deutschen Bauern auf deutschem Pferd", das Interesse in der ländlichen Jugend an einem reitbaren landwirtschaftlichen Arbeitspferd wachzuhalten. Ein großer Teil der Züchtersöhne und -töchter, gerade auf den kleineren Höfen, wo man der Versuchung eines Umstiegs auf das bequemste Kaltblut widerstanden hatte, begann, sich dem Reitsport zu widmen. So kam es, daß auf vielen Züchterhöfen eine überzählige Stute gehalten wurde, weil sie sich besonders gut für die Prüfungen im Rahmen des ländlichen Turniersports eignete und nicht, weil betrieblicher Bedarf für sie bestand. In auf Dorf- und Kreisebene organisierten Reit- und Fahrvereinen erhielten die meist jugendlichen Mitglieder von „gedienten" Kavalleristen oder Artilleristen Unterricht im Reiten und Fahren, um dann auf den selbstgezogenen, selbst ausgebildeten Pferden ihre erworbenen Fähigkeiten im Wettkampf des ländlichen Turniersports zu messen. Der Gedanke Raus, der hinter der gesamten Bewegung stand, war der, eine Massenbewegung des Miteinanders von Zucht und Sport ins Leben zu rufen, in der beide wechselseitig befruchtend aufeinander einwirkten.

In der Zeit zwischen den beiden Weltkriegen galten Ostpreußische und Trakehner Pferde, nicht zum wenigsten wegen ihres hohen Anteils an wertvollstem Vollblut, in dem mehr und mehr expandierenden Turniersport als harte, ausdauernde Leistungspferde für einen vielseitigen Einsatz. Ihre außerordentlichen Erfolge bei Olympischen Spielen (vor

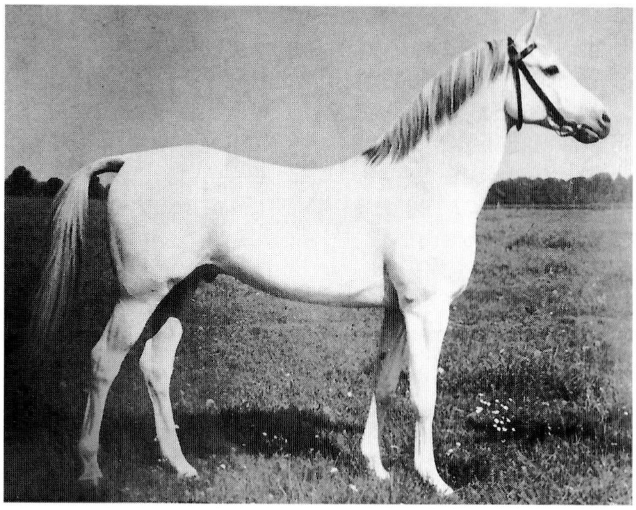

Der polnische Araber Fetysz ox, geb. 1924 (v. Bakszysz ox – Siglavi Bagdady Or.Ar.) stand 1937–1944 als Hauptbeschäler in Trakehnen. Er wurde der Vater der Mutter des in Hannover als Veredler eingesetzten Springvererbers Lateran.

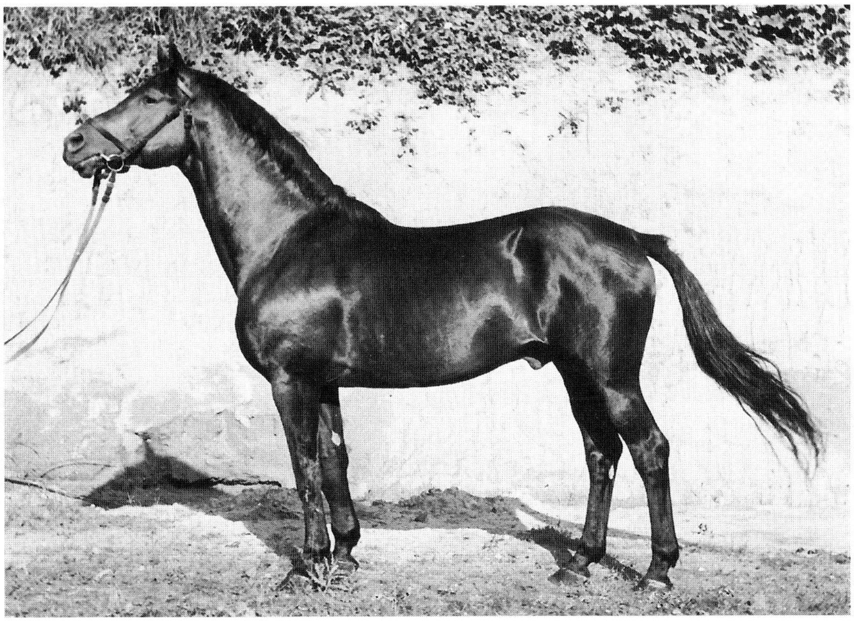

Totilas, geb. 1938 (v. Pythagoras – Pilger), war noch im Hauptgestüt Trakehnen geboren und in Ostpreußen Landbeschäler im Landgestüt Georgenburg gewesen. Er wurde ein sehr wichtiger Vererber in der westdeutschen Trakehner-Zucht.

allem die Goldmedaillen 1936 in Berlin) in der Dressur und in der Military sowie in bedeutenden Halbblut-Jagdrennen, wie dem „v. d. Goltz-Querfeldeinrennen" und der großen „Pardubitzer Steeple Chase", verhalfen der Ostpreußischen Zucht zu Weltruhm. Erfolge in Springprüfungen waren allerdings schon damals eher die Ausnahme.

Dennoch ging nach dem Ersten Weltkrieg in der ehemals wichtigsten preußischen Remonteprovinz bedeutendes Terrain an die Kaltblutzucht verloren. In den westlichen und mittleren Kreisen Ostpreußens entstand die größte Kaltblutzucht des Deutschen Reiches. Wie das zahlenmäßige Verhältnis von Warmblut zu Kaltblut bei Kriegsausbruch aussah, zeigen folgende Zahlen (nach *Trunz*, PFERDE IM LANDE DES BERNSTEINS, Berlin/Hamburg 1967):

	Warmblut	Kaltblut
Hengste mit Deckerlaubnis A u. B	655	1198
Gedeckte Stuten	35 408	71 765

Die Warmblutzucht erstreckte sich über die nordöstlichen, östlichen und südöstlichen Kreise Ostpreußens.

Nachfolger von *Graf Siegfried Lehndorff* wurde in Trakehnen der Landstallmeister von Braunsberg, *Dr. Ernst Ehlert*. Ihm blieb nur zu vollenden, was Lehndorff eingeleitet hatte. So konnte noch kurz vor dem Ausbruch des Zweiten Weltkrieges konstatiert werden, daß die Aufgabe der zwanzig Jahre zuvor eingeleiteten Typumstellung gelöst worden war. Dann brach der Krieg herein. Im Gegensatz zum Ersten Weltkrieg mit seinen Russeneinfällen, mit den sie begleitenden schweren Zerstörungen, merkte man in Ostpreußen trotz mancher Behinderungen und Erschwernisse nur wenig vom Kriegsgeschehen. Bis dann mit dem Zusammenbruch Deutschlands 1944/45 das schreckliche Ende kam, der Untergang Ostpreußens in einem Inferno. Im ersten großen Krieg hatten ganz genaue Evakuierungspläne bestanden, die auch ausgeführt wurden. Und noch zu Beginn der dreißiger Jahre gab es beim preußischen Landwirtschaftsministerium solche Pläne für einen eventuellen Kriegsfall. Jedoch ließ man sie nach der „Machtübernahme" durch die Nationalsozialisten einfach verschwinden. So bestand bei Kriegsbeginn 1939 keinerlei Vorausplanung in dieser Richtung. Dies Versäumnis wurde auch in den folgenden Kriegsjahren nicht nachgeholt, selbst dann nicht, als die Front bereits an den Grenzen Ostpreußens stand. Ja, jegliche vorbereitende Maßnahme wurde von dem nationalsozialistischen Gauleiter und Reichsverteidigungskommissar *Koch* ausdrücklich verboten. In ihrer Verblendung und Hybris beabsichtigten die Verantwortlichen, ihrer wahnwitzigen Parteidoktrin folgend, ein ganzes Volk mit sich in den Strudel ihres eigenen Unterganges zu reißen. Sehenden Auges überantworteten sie den gesamten deutschen Osten dem Untergang.

Zunächst wurde jeder Versuch einer geordneten, planmäßigen Evakuierung der Bevölkerung und der wertvollen Pferde- und anderen Nutztierbestände von Berlin mit Verboten und unter Androhung strengster Maßregelungen als defätistisch verhindert, bis es allenthalben zu spät war. In einem beispiellosen Zug der Leiden floh die Bevölkerung in den Westen. Was von Pferden aus privater Zucht und aus den Staatsgestüten dorthin gerettet wurde, war ein verschwindend kleiner Teil, häufig nur durch den Zufall bestimmt.

Das Ende des großen Trecks des Winters 1944/45 setzte einen vorläufigen Schlußstrich unter die lange und vor allem in den letzten anderthalb Jahrhunderten ruhmreiche Geschichte der Ostpreußischen Zucht. Ein Teil der gerettet geglaubten Bestände ging in den ersten Nachkriegsmonaten dadurch verloren, daß die britischen und amerikanischen Truppen weite Teile Deutschlands den Sowjets überließen. In Mecklenburg wechselte am 30. Juni 1945 plötzlich die britische mit der sowjetischen Besatzungsmacht. Daraufhin wurde fast der gesamte im Remonteamt Perlin, direkt an der späteren Zonengrenze einquartierte, von Landstallmeister *Dr. Ehlert* dorthin gerettete Bestand von 290 der wertvollsten Trakehner-Stuten von den sowjetischen Truppen beschlagnahmt und in das Gestüt Kirow am Don abtransportiert. Lediglich eine kleine Herde von zwei

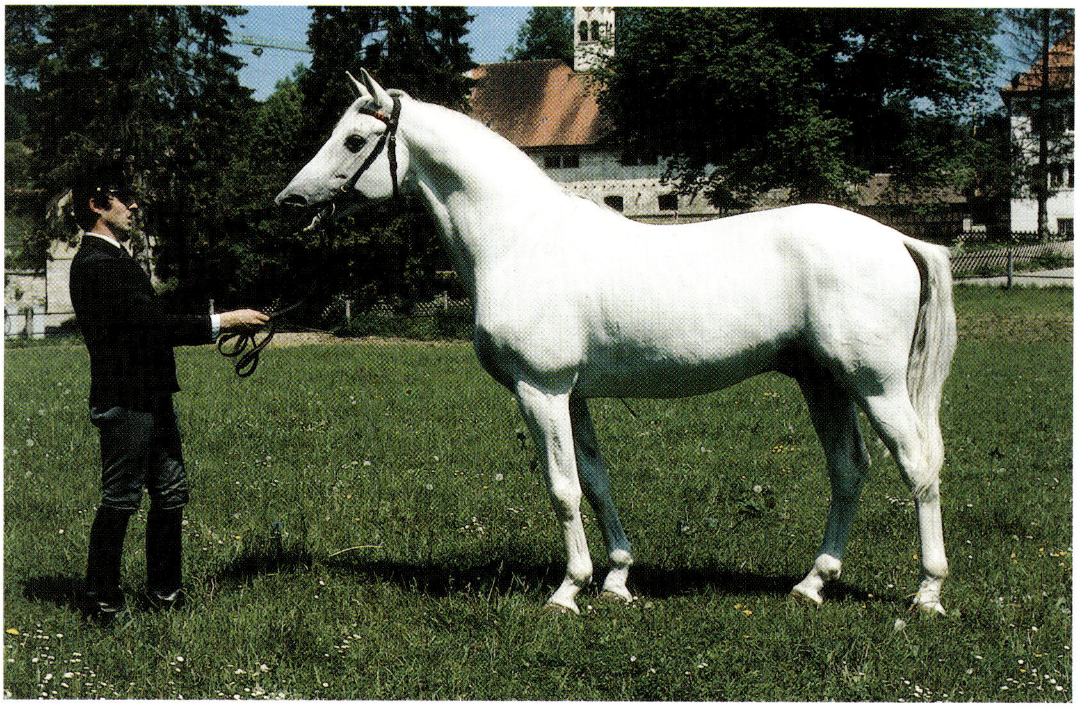

Pregel, geb. 1957 (v. Tropenwald – Hirtensang), aus der bewährten Zucht von Curt Krebs-Schimmelhof, war einer der besten Vererber von Reitpferdeeigenschaften in der Trakehner-Zucht der sechziger/siebziger Jahre.

Hengsten, 26 Stuten und sechs Fohlen konnte von dem notwendigen Personal mit einem Passierschein des britischen Brigadiers *L. Bolton* noch kurz vorher auf lauenburgisches Gebiet gebracht und später der „Ostpreußischen Stutbuchgesellschaft" übergeben werden. Von ihnen kamen jedoch nur 15 zur Zuchtausnutzung. Eine Reihe von ihnen verhungerte in dem harten Winter 1946/47 aus Mangel an Rauhfutter.

Mit völliger Sicherheit läßt sich die Zahl der insgesamt in den Westen gelangten Mutterstuten Ostpreußischer Abstammung nicht bestimmen. In den ersten Nachkriegsmonaten traten weitere hohe Verluste ein. Man rechnet, daß ungefähr 1500 reinblütige Stuten das Gebiet der späteren Bundesrepublik Deutschland erreichten. Nach den wochenlangen Strapazen des Trecks ging dann noch ein großer Teil auch dieses Restbestandes durch Tod aus Erschöpfung oder Futtermangel, Schlachtungen, aber auch Requirierung durch die Besatzungsmächte verloren. Die ostpreußischen Flüchtlinge galten im Westen vielfach als unerwünschte Eindringlinge und hatten nicht die Möglichkeiten und Mittel, ohne Heimat und eigene Scholle, in ihrer eigenen verzweifelten Situation, ihre Mutterstuten, die ihnen das Leben gerettet hatten, weiter zu erhalten. So kam es, daß 1947, bei der Umwandlung der „Ostpreußischen Stutbuchgesellschaft" in den „Trakehner Verband" nur noch etwa 760 eingetragene Stuten vorhanden waren.

Hansheinrich Trunz beschreibt kurz, knapp und eindrucksvoll in seinem Buch PFERDE IM LANDE DES BERNSTEINS (Berlin/Hamburg 1967) anhand einiger Zahlen Ende und Neuanfang der Ostpreußischen Pferdezucht: „Die seit Jahrhunderten blühende Ostpreußische Pferdezucht ‚im Lande des Bernsteins' ist vernichtet. Trakehnen, das Rudolf G. Binding so treffend ‚Das Heiligtum des Pferdes' nannte, und weit über 18 000 private Zuchtbetriebe sind zerstört. Von den im Jahre 1944 in das ‚Ostpreußische Hengstbuch' eingetragenen 852 lebenden warmblütigen Hengsten und 26 264 in das ‚Stutbuch für Warmblut Trakehner Abstammung' eingetragenen lebenden Stuten – sowie von den westpreußischen 469 Hengsten und 9834 Stutbuchstuten, insgesamt mehr als 36 000 Zuchttieren, erreichten nur etwa 1500 das Gebiet der (späteren, Anm. d. Verf.) Bundesrepublik Deutschland.

Aller Wahrscheinlichkeit nach wären sie hier – ebenso wie die geretteten ‚Ermländer' (Ostpreußisches Kaltblut, Anm. d. Verf.) – in der westdeutschen Pferdezucht aufgegangen, wenn nicht *Dr. F. Schilke*, langjähriger Geschäftsführer der ‚Ostpreußischen Stutbuchgesellschaft', zunächst allein und selbständig handelnd, bald aber unterstützt von seinem Vorsitzenden der Gesellschaft, *Freiherrn v. Schrötter,* und Mitgliedern des Vorstandes, im Jahre 1945 begonnen hätte, die Pferde Trakehner Abstammung wieder zu erfassen. Die Verhältnisse waren denkbar schwierig. Die Pferde waren auf drei Besatzungszonen verteilt. Niemand wußte, wo Stutbuchpferde standen und Reisegeld war knapp.

Glücklicherweise war es den Landstallmeistern *Dr. Heling* und *v. Warburg* gelungen, 84 Georgenburger und acht Braunsberger Hengste nach Celle zu retten. Von diesen sowie aus den 1944 nach Hunnesrück überstellten Hengstfohlen des Jahrganges 1943 verblieben 56 Hengste – 34 Original-Trakehner und 22 der Ostpreußischen Privatzucht – den westdeutschen Staatsgestüten. Die Vatertierfrage war hierdurch gelöst.

Trotz heute kaum noch vorstellbarer Schwierigkeiten gelang es der Stutbuchhaltung, sonderlich der aufopfernden Arbeit von *Dr. Schilke,* mit 61 Hengsten und etwa 750 Stuten nebst Fohlen, darunter 15 Stuten aus Trakehnen (die auf die Gestüte Hunnesrück [Kreis Einbeck] Schmoel und Rantzau [beide Kreis Plön] aufgeteilt wurden), die alte Ostpreußische Zucht neu aufzubauen, wobei nach und nach behördliche Stellen und Ämter mit wohlwollendem Verständnis Hilfe leisteten. In den ersten Jahren waren es fast ausschließlich vertriebene Ostpreußen, die sich der Sache ihres Pferdes annahmen. Später, als mit der sprunghaft zunehmenden Motorisierung die Nachfrage nach Wirtschaftspferden, auf deren Zucht der Westen großenteils eingestellt war, nachließ und mit wachsendem Wohlstand die Nachfrage nach Reitpferden stieg, erweckten die Ostpreußischen Pferde das Interesse breiterer Kreise . . ."

Für die weitere Existenz der Ostpreußischen Zucht war es ein großes Glück gewesen, daß es den Geschäftsführer der „Ostpreußischen Stutbuchgesellschaft", *Dr. Fritz Schilke*, ebenso wie den Vorsitzenden des Verbandes, *Siegfried Freiherr v. Schrötter-Wohnstorf*, nach Schleswig-Holstein verschlagen hatte. Schilke hatte ein erstes Unterkommen in Wiemerskamp bei Hamburg gefunden, von wo aus er sofort mit einer Sammlung der versprengten Reste begann. Die ersten Arbeiten der Geschäftsstelle eines neuzugründenden Verbandes spielten sich in einem Zimmer ab, das zugleich als Eß-, Wohn- und Schlafraum der Familie diente. Langsam trafen von überall her Nachrichten ein über Rettung und Verbleib bekannter Züchterfamilien samt ihrer Pferde. Vor allem in Holstein und Niedersachsen fanden sich so viele eingetragene Stuten mit dem Brandzeichen, daß es den Behörden als sinnvoll erschien, sich der Reste der Zucht und ihrer Erhaltung durch finanzielle und ideelle Unterstützung anzunehmen.

Der Wiederaufbau der Ostpreußischen Zucht war zunächst ungeheuer schwierig. In den ersten Nachkriegsjahren war die Pferdezucht von dem sogenannten „Morgenthau-Plan" bestimmt, der vorsah, Deutschland jegliche Industrie zu verbieten und es in ein reines Agrarland zu verwandeln. Die Leitbilder der Pferdezucht waren das schwere landwirtschaftliche Arbeitspferd kaltblütigen bzw. warmblütigen Schlages. So bestand für viele Ostpreußische Züchter in jener Zeit kein Anreiz, mit ihren edlen Warmblutstuten weiterzuzüchten. Zudem hofften die meisten Ostvertriebenen in den ersten Nachkriegsjahren noch auf eine kurzfristige Rückkehr in die alte Heimat und viele Züchter wollten ihre Stuten nicht noch einmal tragend den Strapazen eines langen Trecks aussetzen. So wurde zwischen 1945 und 1947 kaum eine Trakehner-Stute gedeckt. In manchen Fällen hatte es die Züchter auch in Gegenden verschlagen, wo unter den damaligen Verhältnissen kein Trakehner-Hengst erreichbar war.

Viele Stuten, die zu Lebensrettern ihrer Züchterfamilien geworden waren, trugen nach 1945 zunächst einmal weiter im Geschirr zu deren Lebensunterhalt, oft in ausschlaggebender Weise bei. Viele Pferde arbeiteten in der Landwirtschaft, auf den Höfen, auf denen sie einquartiert waren. Manche Züchter betrieben auch Fuhrgeschäfte.

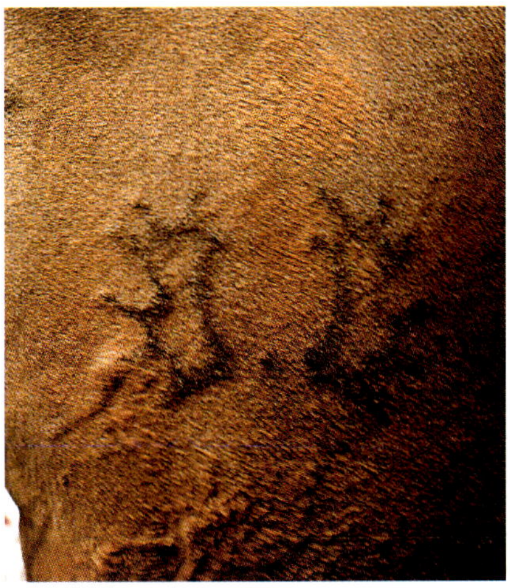

Der nach dem Zweiten Weltkrieg in Westdeutschland für alle nun als Trakehner bezeichneten Ostpreußischen Pferde verwendete doppelte Elchschaufelbrand auf dem linken Hinterschenkel

Als sich jedoch nach der Währungsreform Mitte 1948 die wirtschaftlichen Verhältnisse wieder zu stabilisieren begannen, und die Motorisierung und Mechanisierung mit zunehmender Geschwindigkeit anfing vonstatten zu gehen, waren viele Anwendungs- und damit Existenzmöglichkeiten für die Flüchtlingspferde aufs Neue in Frage gestellt. Diese Durststrecke war jedoch relativ kurz, da bald klar wurde, daß die alleinige Zukunft des Pferdes von nun an unter dem Sattel liegen würde und das Ostpreußische Pferd von allen deutschen Rassen allein mehr oder weniger bereits einem anzustrebenden Reitpferdtyp entsprach.

Die Zahl der wieder aufgefundenen Züchterfamilien und Pferde hatte zwar dank der unermüdlichen Arbeit Dr. Schilkes in den ersten Nachkriegsjahren große Fortschritte gebracht. Jedoch war die züchterische Arbeit, namentlich die Verbandsarbeit, stark gehandicapt durch die bundesweit ausgedehnte Zucht, durch geringere Rechte gegenüber den bodenständigen Zuchtverbänden, das Fehlen gewachsener Strukturen, Zugehörigkeiten zu Landwirtschaftskammern, Landesreiterverbänden (bedingt durch die seit 1948 bestehende föderative Struktur der Bundesrepublik), das Fehlen jeglicher stationärer Einrichtungen für Körungen, Ausbildung und Training, Absatzveranstaltungen etc. Überall waren die heimatvertriebenen Züchter und ihre Pferde, gewissermaßen in der „Diaspora", nur – nicht immer gern gesehene – Gäste.

Die Auswahl der im Vergleich zu der riesigen Stutenbasis des Originalzuchtgebietes winzigen, geretteten Stutenzahl der ersten Nachkriegsjahre war außerordentlich zufällig zustande gekommen. Apokalyptische Zeiten, wie sie das Ende des Zweiten Weltkrieges im deutschen Osten darstellten, werden nicht selten durch Legendenbildung verklärt.

Zwar schreibt *Heling* (a. a. O.) mit Recht, „daß mit den Trecks Ostpreußischer Züchter eine beachtliche Zahl von Zuchtstuten bis nach Westdeutschland gelangt" sei, und „damit eine einzigartige Leistungsprüfung abgelegt und einen eindringlichen Beweis ihrer Härte und Treue erbracht" hätte. *Schilke* (a. a. O.) schreibt: „Übereinstimmend in allen (Berichten, Anm. d. Verf.) ist die Bewunderung für die durch die Pferde vollbrachten Leistungen und für uns das Erkennen daraus, daß die äußersten Leistungsgrenzen für die Pferde viel weiter gesteckt sind, als man gemeinhin anzunehmen geneigt ist."

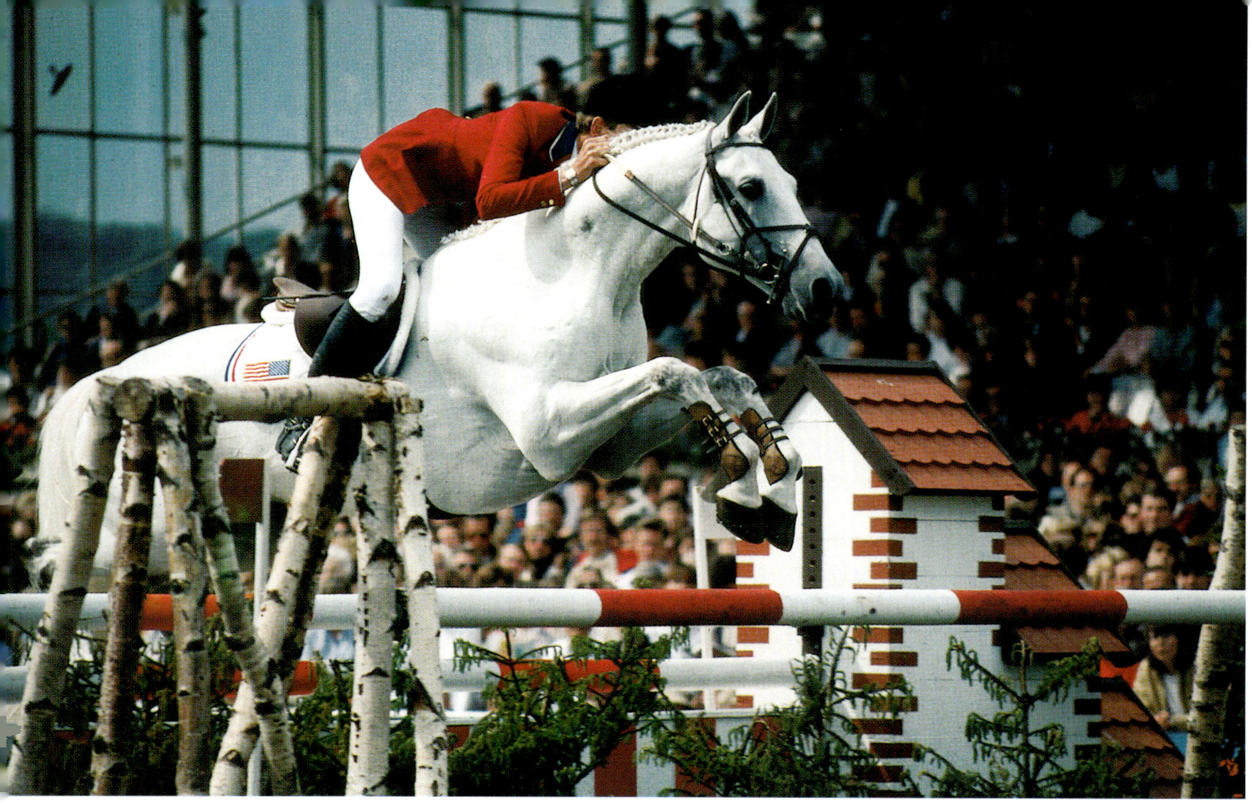

Abdullah (v. Donauwind), in Dänemark gezogener, in Amerika geborener Trakehner-Hengst, unschwer zu erkennen an seiner unorthodoxen Vorderbeintechnik, gewann mit Conrad Homfeld die Einzel-Silbermedaille und Mannschafts-Gold bei den Olympischen Spielen in Los Angeles 1984.

Und *Daphne Machin-Goodall* meint enthusiastisch in DIE PFERDE MIT DER ELCHSCHAUFEL (Hamburg/Berlin 1966): „In Anbetracht der ungeheuren Anforderungen, denen die Pferde sich gewachsen gezeigt hatten, war es . . . klar, daß man diese Zucht nicht aussterben lassen durfte. Stand doch eines mit Sicherheit fest: Pferde, die solche monatelange Reise auf Leben und Tod unter unglaublich harten Bedingungen durchmachten und überlebten, besitzen jede Eigenschaft, die wir von einem Pferd verlangen. Sie haben die schärfste Leistungsprüfung aller Zeiten überstanden! Sie haben Zähigkeit, Schnelligkeit, Ausdauer, Anpassungsfähigkeit und Fruchtbarkeit bewiesen. Sie waren stets willig und lebten von fast nichts. Sie verfügen über alle Eigenschaften, die das Pferd zu einem selbständigen Lebewesen und zu einem Mitarbeiter und Kameraden des Menschen machen . . ."

All das trifft natürlich zu! Betrachtet man jedoch diese „schärfste Leistungsprüfung aller Zeiten" einmal „sine ira et studio" und ohne Sentiment, so muß man zwar zustimmen, daß sie extrem hart war, aber doch völlig ungezielt und keineswegs auf eine Erkenntnis bzw. Erhaltung der besten Reit- und Sportpferdeeigenschaften gerichtet, die seit den fünfziger Jahren für die deutschen Warmblutzuchten überlebensnotwendig wurden.

Wegen der Kleinheit der Population mußte zunächst mit allem gezüchtet werden, was überhaupt gerettet worden war. Als Beispiel möge hier der Hengst *Ernest* dienen (geb. 1939, v. *Linneweber* oder *Eiserner Fleiß – Lehndorff – Läufer*), der in Georgenburg als Beschäler ausrangiert, als Einspännerpferd Landstallmeister Dr. Helings die Flucht überstand und dann im Westen von 1946 bis 1963 zur Zucht benutzt wurde.

Einer der hauptsächlichsten Ansprüche, mit denen die Ostpreußischen Züchter auftraten, war der, daß ab den fünfziger Jahren ihre Pferde als einzige ausgewiesene Reitpferderasse zur Veredlung aller anderen Warmblutzuchten in Richtung auf einen ausschließlich sportlichen Zwecken dienenden Reitpferdetyp geeignet und berufen seien. Um diesem Anspruch gerecht werden zu können, bemühte man sich vor allem in den ersten Jahren um möglichste Reinzucht.

In dem Zusammenhang schreibt *Schilke* (a. a. O.): „Um den sicheren Weg bei dem Wiederaufbau der Zucht nach 1945/46 zu gehen, schien

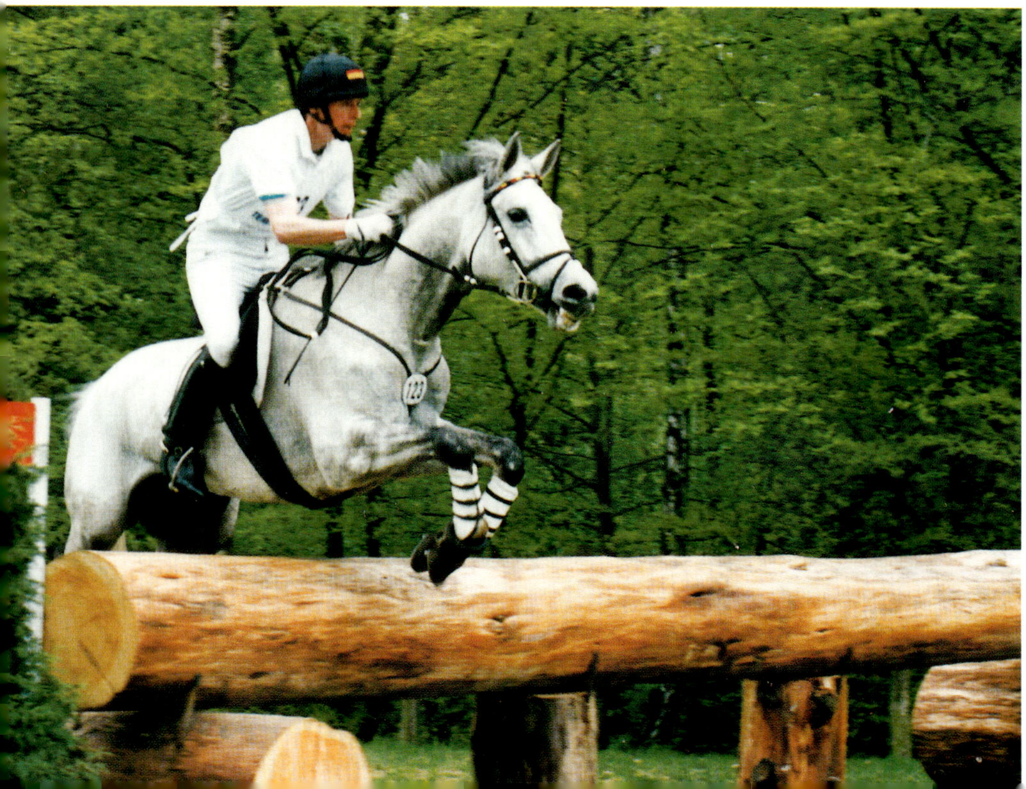

Das erfolgreiche Militarypferd White Girl unter Peter Thomsen

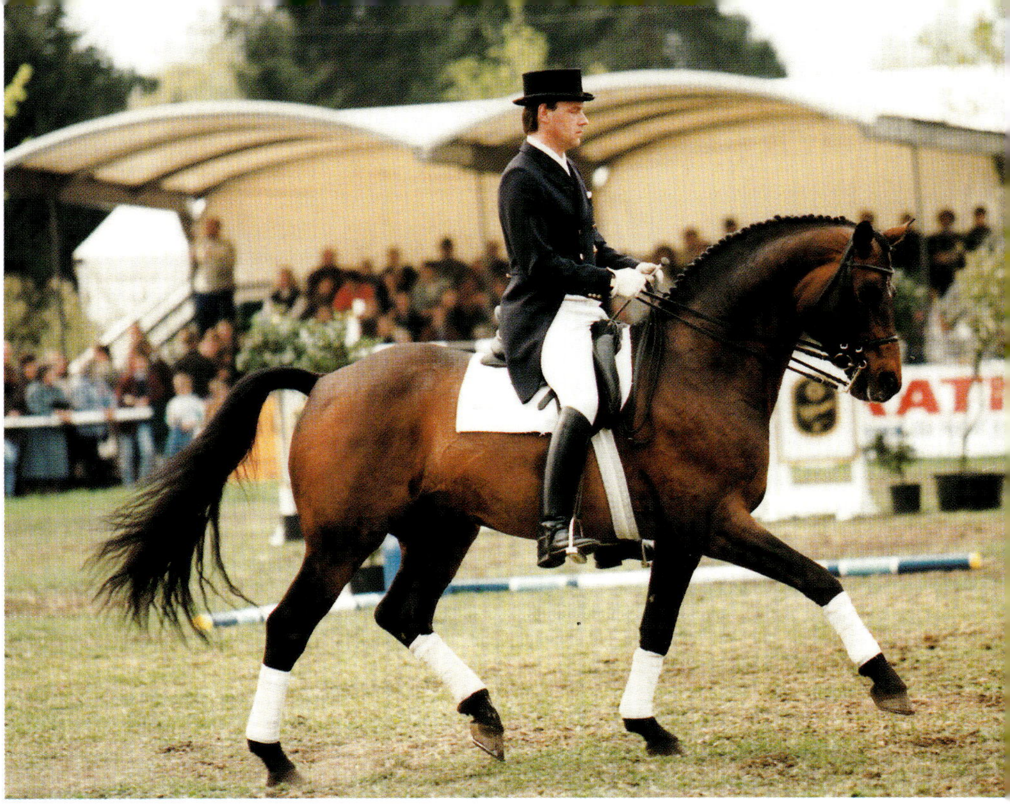

Im Besitz des Gestüts Klosterhof Medingen ist der Deckhengst Caprimond, er ist erfolgreich in Dressuren bis zur Klasse S.

zunächst eine Sparsamkeit bei der Verwendung des Englischen Vollbluts geboten ..." Sportlich eingestellte Züchter, die früh schon einer ausgedehnteren Verwendung von Vollblut das Wort redeten, wie *Heinz Haasler* (Alpen, Rheinland) oder *Georg Heyser* (Schenefeld bei Hamburg), die schon in Ostpreußen als hervorragende Pferdeleute nicht nur auf züchterischem, sondern auch auf sportlichem Gebiet bekannt waren, wurden von der Zuchtleitung bekämpft. Damit wurde eine für die Zukunft weittragende Weichenstellung vorgenommen.

Indem man sich bemühte, die Ostpreußische, oder wie sie nun genannt wurde, die Trakehner-Zucht, als gleichberechtigt mit den über geschlossene Gestütbücher verfügenden Vollblutrassen darzustellen und so einen Gegensatz zu den Landeszuchten und eine quasi Überlegenheit über sie konstruierte, legte man sich das Handicap auf, keinerlei genetische Anleihen bei anderen Populationen zuzulassen, die die vorhandene Palette der Erbanlagen eventuell um bestimmte, im Erbbild nicht oder nur schwach vertretene Leistungsgene zu erweitern. Damit brachte man sich – freiwillig – in eine nachteilige Position gegenüber den anderen deutschen Warmblutzuchten, die sich bis heute auswirkt.

Es ist eine tragische, aber nicht zu leugnende Tatsache, daß die Ostpreußische Zucht, die zwischen den beiden Weltkriegen die Turnierszene beherrschte, nach 1945 diese Bedeutung nie wieder erlangt hat. Selbst ihre glühendsten Verfechter, sofern sie einer objektiven Betrachtung fähig sind, beklagen das. Natürlich fehlt es nicht an vielfältigen Entschuldigungen, die jedoch den unvoreingenommenen, außenstehenden Betrachter kaum überzeugen können. Diese Begründungen klingen unglaubwürdig und widersprüchlich: Daß die Trakehner Pferde in der Regel nur Erfolge in Hengstleistungsprüfungen (wo sie meist „siegten" oder in der Spitzengruppe zu finden seien) oder auf Turnieren in Material- und Eignungsprüfungen erzielten, liege daran, daß die meisten Pferde, die sich für den Spitzensport aller Sparten eigneten, gar nicht erst die Möglichkeit erhielten, sich zu bewähren; denn die Spitzenreiter seien nur in den seltensten Fällen in der Lage oder bereit, Spitzenpreise für noch unentdeckte Nachwuchstalente zu zahlen. Andererseits seien heute viele reiche Leute willens – dem Modetrend folgend – sich den Erwerb eines Pferdes mit dem Elchschaufelbrand als Statussymbol große Summen kosten zu lassen. Aus deren Ställen kämen diese Pferde kaum jemals in den Spitzensport. Den Züchtern und Ausbildern sei es nicht zu verdenken, daß sie in solchen Fällen lieber das Geld nähmen, statt einer sportlichen Karriere ihres Pferdes unter einem Topreiter eine Chance zu geben.

Die Argumentation *Schilkes* (a. a. O.) klingt nicht überzeugend: „Mehrere Inhaber von Trakehner-Gestüten halten sich einen Bereiter oder auch einen Reitlehrer, der die Lizenz hat, Lehrlinge auszubilden. Sie möchten es aber nicht, daß ihre Bereiter sehr viel mit den Pferden auf Turnieren unterwegs sind, sondern gestatten dieses nur in einem nicht allzu großen Umkreis vom Wohnort entfernt. Denn Zweck ist in diesen Fällen nicht, Pferde für den Hochleistungssport heranzubilden und herauszubringen, sondern die jungen Pferde der eigenen Zucht auf einen gewissen Ausbildungsstand zu bringen, diesen bestätigt zu sehen und damit höhere Verkaufschancen zu besseren Bedingungen zu erreichen."

Meines Erachtens sticht dieses Argument Schilkes nicht. Denn es läßt die Frage offen: Wo bleiben diese wohlausgebildeten Pferde, wenn sie sich denn für den Spitzensport eignen? Jedermann weiß, daß der heutige Hochleistungssport aller Sparten für fertige Pferde die bei weitem höchsten Preise zahlt und ständig auf der Jagd ist nach Spitzenpferden.

Tatsächlich hat die Selektion in der (west-)deutschen Trakehner-Zucht zu lange fast nur nach Typ und Exterieur und allenfalls noch nach den wenig aussagekräftigen Ergebnissen des „100-Tages-Tests" stattgefunden. Bei den Spitzenreitern ist der in Deutschland gezogene Trakehner schon seit recht langer Zeit in Mißkredit geraten, und das hat sich mittlerweile bis in den Breiten- und Basissport fortgesetzt.

Es muß nachdenklich stimmen, daß die wenigen im Spitzensport erfolgreichen Trakehner meist außerhalb Deutschlands zum Beispiel auf dem Gebiet der ehemaligen UdSSR, in Polen, den USA etc. gezogen sind (*Prints, Abdullah, Pepel, Biotop* ...).

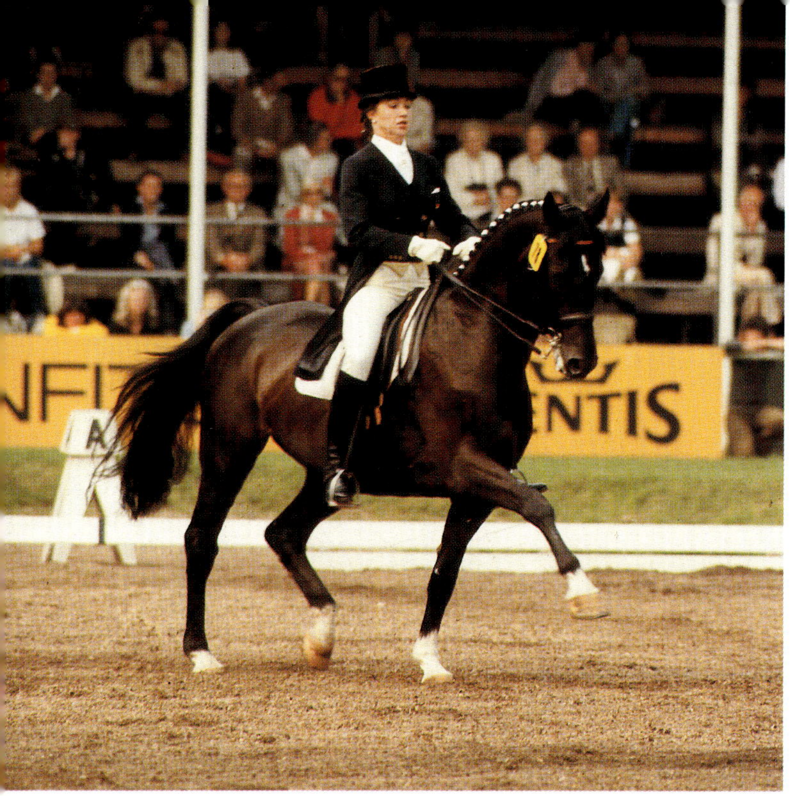

Ultimo (v. Heros), unter Gabriele Grillo vielmaliger Sieger in S-Dressuren

Daß die Zahl der Trakehner Veredlerhengste in den meisten Warmblutzuchten seit Jahren rückläufig ist, hat weniger seinen Grund in dem erreichten Sättigungsgrad und weil die Veredlung mehr oder weniger abgeschlossen ist. Vielmehr hat sich auch bei den Zuchtverbänden die Meinung ganz allgemein verbreitet, daß der Trakehner den Zuchten keine Leistungsgene für den Spitzensport bringe, da die Trakehner-Zucht selbst keine Spitzenleistungen hervorbringe. Denn es geht heute in allen Zuchten in einem harten Konkurrenzkampf nicht mehr um Typverbesserungen. Dies Ziel ist inzwischen erreicht. Es geht vielmehr in vielen Populationen um die Zuführung bestimmter Leistungsgene zur Verbesserung von Temperament und Charakter, von Lern- und Leistungsbereitschaft, von Springanlagen und Rittigkeit etc. Und bei einigen dieser Eigenschaften hat auch die heutige Trakehner-Zucht einen erkennbaren Nachholbedarf.

Hier steht eine schwere Aufgabe vor der Trakehner Zuchtleitung, für die eine Leitung der Zucht nur bedingt möglich und eine (unbedingt notwendige) scharfe Selektion des (bei weitem zu zahlreichen) Hengstbestandes nahezu unmöglich ist.

Obgleich die Population zahlenmäßig durchaus wieder die Größe einer Landeszucht erreicht hat, ist ihre Leistungsdichte, verglichen mit den führenden deutschen Leistungszuchten, gering, die durchschnittlich erreichten Zuchtschätzwerte niedrig, Spitzenleistungspferde selten, eher zufällig. Dem läßt sich nur durch ganz gezielte, konsequente, kompromißlose züchterische Maßnahmen abhelfen.

HOLSTEINER

TYP, INTERIEUR, VERWENDUNG:
Der Holsteiner stellt unter den deutschen Reitpferdezuchten eine Ausnahme dar, da er sich trotz hohen Veredlungsgrades seinen ureigenen, unverwechselbaren Typ erhalten hat, der deutlich von dem der anderen abweicht, die nahezu alle vom Hannoveraner und Ostpreußen beeinflußt, wenn nicht gar auf Hannoversch/Ostpreußischer Basis erst nach dem Zweiten Weltkrieg in der heutigen Form entstanden sind.

Seit Jahrhunderten war der Holsteiner das Allzweckpferd Europas, zuvorderst natürlich das Wirtschaftspferd der bäuerlichen Betriebe der Elb- und Seemarschen sowie ein leichterer, doch kräftiger Luxuskarossier und gewichttragendes Reitpferd. Daneben ist er seit dem Beginn des Turniersports ein hervorragendes Reitpferd für alle Disziplinen, vor allem für Springen. Seit dem Ausscheiden des Pferdes als Zugkraft aus Landwirtschaft, Wirtschaft und Armee und der konsequenten Veredlung mit Englischem Vollblut und hoch im Blut stehendem Französischem Halbblut verkörpert der moderne Holsteiner einen bedeutenden, großlinigen Bluttyp mit allen Points eines hochklassigen Sportpferdes.

Auffällig ist der aufgrund der Kleinheit der Population und vielfach enger Inzucht während der Veredlungsphase außerordentlich einheitliche Typ der Rasse. Der Holsteiner ist in der Regel groß, bedeutend konturiert, gesund, hart, trocken, gelegentlich etwas schwerfuttrig. Er zeichnet sich aus durch große Leistungsbereitschaft und Leistungsfähigkeit. Seine unbedingte Ehrlichkeit und sein anständiger, zuverlässiger Charakter sind sprichwörtlich. Sein Temperament ist energisch, eifrig, manchmal etwas „heiß", doch niemals „fahrig" oder kopflos.

EXTERIEUR:
Der moderne Holsteiner besitzt einen großen Rahmen mit auffallend langen Linien. Der Kopf ist edel, trocken, mit im allgemeinen geradem, selten konkavem Profil, ausdrucksvollen, lebhaften Augen, weiten Nüstern und beweglichen Ohren. Der Übergang zum Hals ist leicht, der Hals selbst hoch aufgesetzt und auffallend lang. Die Schulter und der Oberarm sind lang, gut gelagert in idealem Winkel zueinander und kräftig bemuskelt. Der ausgeprägte, lang in den Rücken hineinreichende Widerrist gewährleistet eine vorzügliche Sattellage. Der kräftige Rücken ist gelegentlich etwas lang mit einer etwas „offenen" Nierenpartie, die Kruppe lang, breit, mit ausgeprägter, lang hinabreichender Sitzbeinmuskulatur. Die Gliedmaßen sind meist kräftig, trocken, mit kurzen Röhren und soliden, klar konturierten Sehnen und Gelenken. Ab und zu sieht man eine etwas lange, auch zehenweite Fesselung und ein winkliges Hinterbein mit nicht ganz ideal eingeschientem Sprunggelenk. Auffallend sind die großen, runden, gesunden Hufe.

Die typischste Farbe ist ein helles bis Mittelbraun, gelegentlich mit Aal-

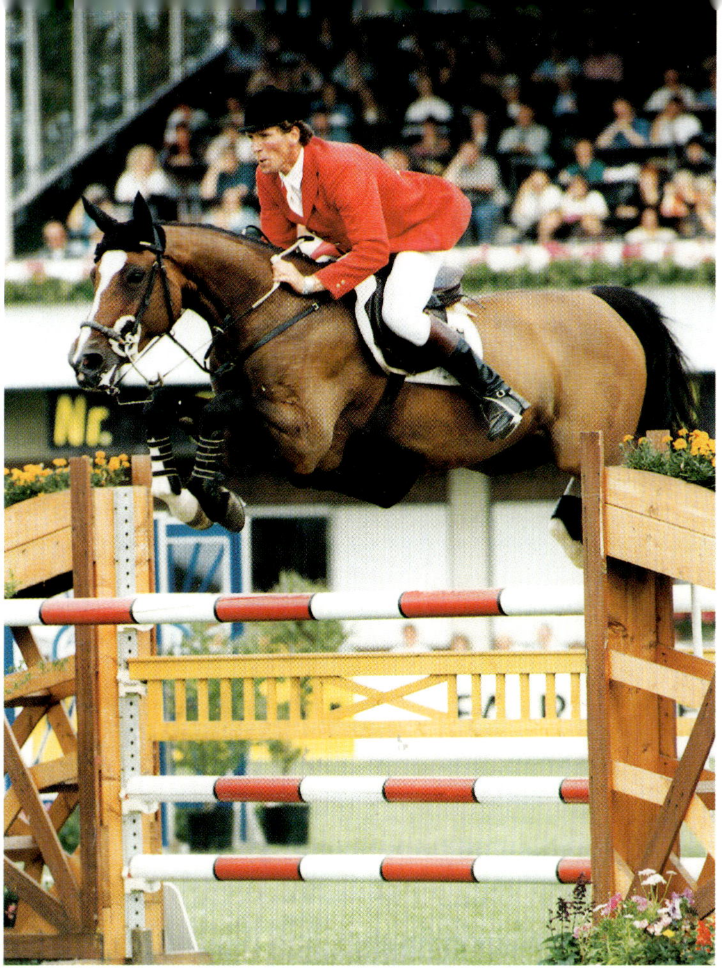

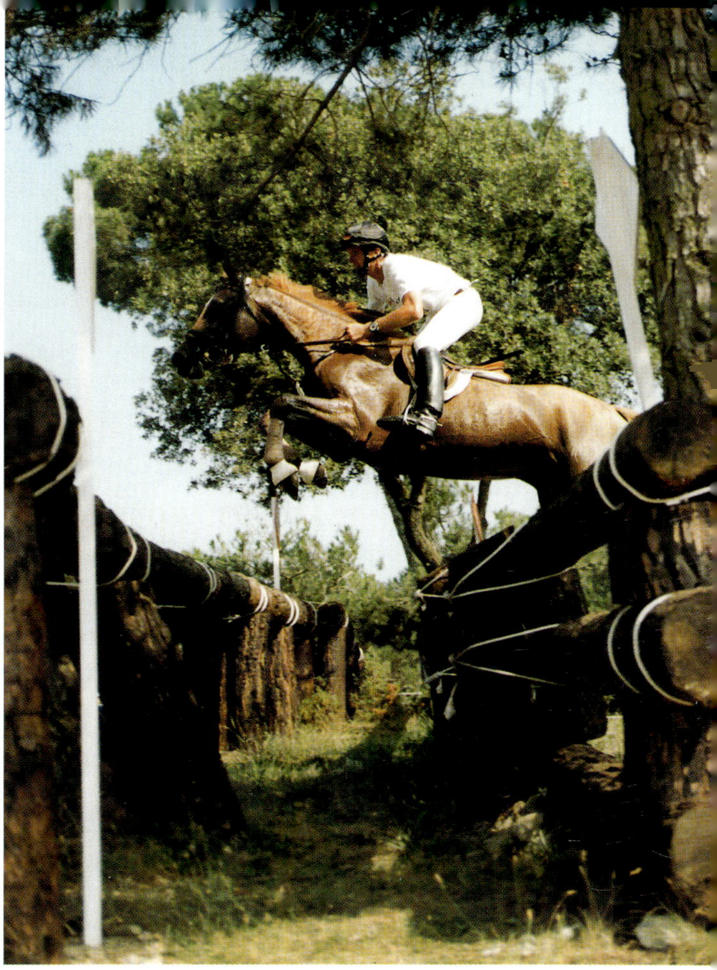

Oben links: Classic Touch (v. Cor de la Bryère SF – Landgraf I), gewann Einzel- und Mannschafts-Bronze unter Ludger Beerbaum bei den Olympischen Spielen 1992 in Barcelona.

Oben rechts: Feine Dame (v. Diplomat xx – Anblick xx), gewann unter Herbert Blöcker bei den Olympischen Spielen 1992 in Barcelona Einzel-Silber und Mannschafts-Bronze.

strich; doch auch Dunkel- und Schwarzbraun kommen häufiger vor, ebenso wie Schimmel. Füchse und Rappen sind sehr selten, Füchse zudem unerwünscht. Größere weiße Abzeichen an Kopf und Gliedmaßen sind ebenfalls nicht häufig, außer in der R-Linie. Die Widerristhöhe beträgt 165–175 cm Stockmaß.

MECHANIK:
Der Schritt ist bodendeckend und zeigt, ebenso wie der kadenzierte Trab, ein energisches Abfußen aus der Hinterhand. Dabei sind der Trab und der elastische Galopp bei etwas hoher, runder Aktion schwungvoll und raumgreifend. Die Springanlagen stellen den Holsteiner hinsichtlich Vermögen und Technik mit an die Spitze aller Sportpferderassen der Welt. Aufgrund seiner runden Trabaktion fallen ihm die Schulgangarten Piaffe und Passage besonders leicht.

ZUCHT:
Das traditionelle Holsteiner-Kernzuchtgebiet liegt in den Elb- und Seemarschen des westlichen Holsteins. Der Marschboden besteht aus angeschwemmtem Ton, mehr oder minder durchsetzt mit Sand und zudem einem hohen Gehalt an Kalk. Während der sommerlichen Trockenheit wird dieser Boden hart wie Beton, was sich vor allem positiv auf die Hufbildung auswirkt. (Es ist ein recht weit verbreiteter Irrtum unter Leuten, die nicht mit der Landschaft vertraut sind, anzunehmen, daß die Marschniederungen eine Tendenz zu weichen Hufen begünstigten.) Inzwischen hat sich die Holsteiner-Zucht auch über die übrigen Gebietsteile des nördlichsten Bundeslandes ausgebreitet und auch die traditionellen Zuchtgebiete des Schleswigers in Schleswig und des Rheinisch-Deutschen Kaltbluts in Südostholstein und Lauenburg erobert. Selbst in dem ursprünglich zu Oldenburg gehörenden Teil Ostholsteins überwiegt die Holsteiner-Rasse bei weitem. Das Zuchtzentrum ist die Reit- und Fahrschule Elmshorn mit dem Verbandshengstdepot mit 60 Hengsten. Hier finden auch die jährlichen Stutenprämiierungen statt. Daneben besteht eine recht umfangreiche Privathengsthaltung mit ca. 150 Hengsten, von denen jedoch nur eine Minderheit die Qualität der verbandseigenen Hengste erreicht. Die Stutenpopulation beträgt etwa 6500 Mutterstuten. Außerdem stehen im übrigen Deutschland und angrenzenden Ausland noch ca. 50 weitere Holsteiner-Hengste, die vom Verband züchterisch anerkannt sind. Als Holsteiner gelten alle beim Holsteiner-Verband im Gestütsbüro in Kiel registrierten Pferde.

Eine Besonderheit der Holsteiner-Zucht sind die Stutenstämme. Wie in der Vollblutzucht gehört jedes Holsteiner-Pferd zu einer Stutenfamilie. Diese Familien sind fortlaufend numeriert. Die niedrigsten Stammnummern sind zuerst vergeben worden. Diese Stämme sind also die ältesten. Das bedeutet, daß sie am meisten durchgezüchtet sind. Dabei ist auffällig, daß seit Beginn einer organisierten Zucht viele der alten Züchter immer wieder auf denselben Stamm rückgepaart beziehungsweise, wenn

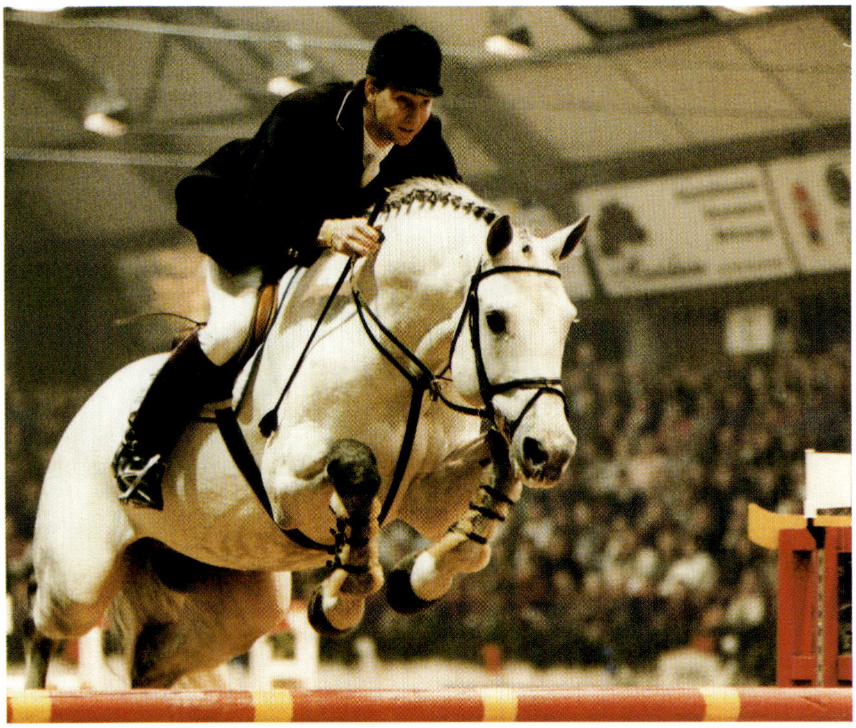

Verbandsbeschäler Corrado, geb. 1985 (v. Cor de la Bryère SF – Capitol I), Grand-Prix-Sieger unter Franke Sloothaak

sie zwei Stämme hatten, diese alternierend über Kreuz gepaart haben. Eigentliche Holsteiner-Nachzuchtgebiete, etwa analog den zahlreichen, die Hannover aufzuweisen hat, gibt es nicht, mit Ausnahme des sehr kleinen im dänischen Nordschleswig. Weitgehend auf Holsteiner-Blut aufgebaut ist die nach dem Zweiten Weltkrieg im Staatsgestüt Mezöhegyes entstandene Ungarische Sportpferdezucht und die Niederländische Warmblutzucht (KWPN). Dagegen spielen Holsteiner-Gene auch eine zunehmend größere Rolle bei der Verbesserung der Springanlagen, so in allen deutschen Reitpferdezuchten (ausgenommen die Ostpreußische) und in vielen ausländischen (so in Belgien, Schweden, den Baltischen Ländern, der Slowakei, Slowenien, den USA, Argentinien, Brasilien etc.).

Die untenstehende Tabelle zeigt die Entwicklung der Holsteiner-Zucht seit 1990.

GESCHICHTE:
Erste Nachrichten über pferdezüchtende Völker auf der kimbrischen Halbinsel, das heißt von Norden nach Süden betrachtet Jütland, Schleswig und Holstein, sind die Berichte der Züge der Kimbern, Teutonen, Ambronen und Haruder am Ende des 2. Jahrhunderts v. Chr. Die beste Karte dieses Gebietes finden wir in einer Handschrift des griechischen Geographen *Ptolomaios* aus dem 2. Jahrhundert n. Chr. im Codex Vaticanus Urbinas 82. Darauf lesen wir in Unical-Schrift „Kimbrike Xerronesos“, also „Kimbrische Halbinsel“. Im Norden finden wir die „Kimbroi“, das heißt die Kimbern, südlich davon die „Xaroudes“, die Haruder oder Harder (der Name hat sich in der aus vor- oder frühmittelalterlicher Zeit stammenden Gebietseinteilung in Harden des heutigen deutsch-dänischen Grenzgebietes erhalten); dazu eine Reihe von Stammesnamen, die bis heute nicht gedeutet werden konnten. Nördlich des „Albis Potamos“ (also der Elbe) finden wir die „Saxones“, also die Sachsen (auf der Karte fehlerhaft „Axones“, im dazu gehörigen Text jedoch korrekt „Saxones“ geschrieben).

Folgen wir einem Aufsatz von *Mogens B. Mackeprang* (Kopenhagen): Zug der Kimbern und Teutonen aus Nordjütland (Zeitschrift „Der Norden“ 16. Jahrgang, 1939). Er schreibt: „Wir sehen also, daß es in Jütland zur Zeit des Ptolomaios im zweiten Jahrhundert n.d.Ztw. oder etwas früher einen Volksstamm gab, den man die Kimbern nannte und der doch so bedeutend gewesen sein muß, daß die gesamte Halbinsel (bis hinunter zur Elbe, Anm. d. Verf.) nach ihm ihren Namen erhielt.

Das Ereignis, das den Kimbern und den mit ihnen verbündeten, verwandten Stämmen ihren weltgeschichtlichen Ruhm gab, waren ihre großen Wanderungen durch Europa am Ende des zweiten Jahrhunderts v.d.Ztw. und ihre siegreichen Kämpfe. Sowohl die Karte des Ptolomaios als auch die Aussprüche Caesars, Plinius' und mehrerer anderer römischer Verfasser zeigen nichtsdestoweniger, daß in der jütländischen Heimat so viele Kimbern zurückgeblieben waren, daß der Name noch zur Zeit der Ztw. sowohl für das Land als auch für die Bevölkerung erhalten geblieben war.“

Ausgelöst wurde der Kimbernzug durch eine große Sturmflut, die weite Strecken des Chersonesus Cimbrica, wo sie ihre Wohnsitze hatten, hinweggerissen hatte. Daraufhin zogen die heimatlos gewordenen mit zahlreichen pferdebespannten Wagen nach Süden, um neue Siedlungsgebiete zu finden. 113 v. Chr. erschienen sie an

Die Entwicklung der Holsteiner Zucht seit 1990

Jahr	Verbands-beschäler	Privat-beschäler	Stuten	Neueintrag als Turnierpferde
1990	126+		5089	1252
1991	129+		5593	1271
1992	62	41	5890	1628
1993	66	55	5532	1363
1994	106	66	6386	1766
1995	120	65	6593	1990

+ Noch nicht aufgeteilt in Verbands- und Privatbeschäler, einschließlich der außerhalb des Zuchtgebiets stationierten Hengste

der Nordgrenze der römischen Provinz Noricum, wo sie von dem römischen Prokonsul *Gnaeus Papirius Carbo* Siedlungsland begehrten. Dieser versuchte sich ihrer durch eine List zu entledigen, wurde jedoch daraufhin von ihnen bei Noreja (Neumarkt) „aufs Haupt geschlagen". Für eine Reihe von Jahren setzte diese erste Welle der Germanischen Völkerwanderung dem Römischen Imperium ganz erheblich zu. 105 v. Chr. schlugen die Kimbern und Teutonen den Konsul *Manlius Aurelius Scaurus* bei Arausio (Orange) und töteten etwa 80 000 römische Legionäre. Rom wurde vom „furor teutonicus" oder „furor cimbricus" (teutonischer oder kimbrischer Schrecken) geschüttelt. Erst 102 v. Chr. konnte *Gajus Marius* die Teutonen bei Aquae Sextiae (Aix-en-Provence) und 101 v. Chr. die Kimbern auf dem „Raudischen Feld" bei Vercellae (zwischen Turin und Mailand) besiegen.

In der Marius-Biographie des *Mestrius Plutarchus* (46 – 125 n. Chr.) lesen wir, daß die Kimbern von zwei anderen Stämmen, den Teutonen und den Ambronen, begleitet wurden. *Ptolomaios* bringt die Teutonen auf seiner Karte östlich vom Unterlauf der Elbe unter. Ihr Name wird aber auch mit dem des jütländischen Gaues „Thy-" oder „Thytesyssel" (wie er im Mittelalter hieß) in Verbindung gebracht. *Mackeprang* (a.a.O.) ist höchst unsicher über die genaue Lokalisierung. Andere Autoren sind der Ansicht, daß der lateinisch „Teutonarii" genannte Stamm mit den Dithmarschern an der holsteinischen Westküste identisch war, was logisch klingt. Der Name des damals im Meer versunkenen Stammesgebietes der Ambronen hat sich bis heute in dem der nordfriesischen Insel Amrum als dessen vermutlich letzten Rest erhalten.

Aus der Zeit der Kimbernzüge sind uns einige archäologische Funde von höchster Bedeutung erhalten geblieben, die die hohe hippologische Kultur jener Stämme beweisen und erklären, wieso ihre reitenden und fahrenden Truppen, außer aufgrund ihrer großen Zahl, eine so große Bedrohung für die in der Regel zu Fuß kämpfenden Römer schon vor der Kaiserzeit darstellten. So hat man im Dejbjerger Moor in Westjütland einen außerordentlich kunstvollen Wagen mit höchst komplizierten Speichenrädern (jeweils 14) und technisch ungewöhnlich perfekten Achslagerungen und anderen Details ausgegraben (heute Nationalmuseum Kopenhagen), der an Perfektion alles übertrifft, was man aus antiker Zeit im Mittelmeerraum gefunden hat und eher in die Mitte bis Ende des 18. Jahrhunderts passen würde, als sich in Nordwesteuropa, vor allem England und Frankreich, der Wagenbau erneut zur Perfektion entwickelte.

Der Kimbernzug war der erste oder einer der ersten Kriegszüge, der den Römern die Bedeutung einer berittenen Truppe offenbarte. Von nun an bestimmte für über 2.000 Jahre das Pferd und sein Einsatz im Krieg weitgehend die Weltgeschichte.

In Holstein hat das Pferd bereits in frühgeschichtlicher Zeit eine bedeutende Rolle gespielt. Dies bekunden die Namen der sagenhaften Anführer der Angeln, Sachsen und Jüten, die im Jahre 449 n. Chr. von der Westküste Schleswig-Holsteins nach Britannien übersetzten. Sie sollen *Hengist* und *Horsa* geheißen haben, beides altgermanische Bezeichnungen für das Pferd. Die Angeln, Sachsen und Jüten landeten mit ihren Drachenbooten, in denen sie auch ihre Streitrosse mitführten, in der Mündung des Humber (an der Ostküste des heutigen Englands) und besetzten von dort aus die angrenzenden Gebiete des heutigen Yorkshire und Lincolnshire, von wo aus sie in Kämpfen das ganze heutige England unterwarfen. Später fand dann ein lebhafter Handelsaustausch mit dem Ursprungsland statt, der mit Sicherheit auch Pferde eingeschlossen hat. Wie eng die Verbindungen mit der alten Heimat noch nach Jahrhunderten waren, zeigen zum Beispiel die Reisen des Angelsachsen *Wulfstan* (Ulfsteen), der ein Zeitgenosse *König Alfreds des Großen von Wessex* (848–901) war und auf dessen Veranlassung Forschungsreisen in den östlichen Ostseeraum unternahm, wobei er die in der Nähe des heutigen Schleswig an der Schlei gelegene alte Wikinger-Hafen- und Hauptstadt Haddeby (Hedeby, Haithabu) als seine Operationsbasis benutzte.

Aus dem Frühmittelalter wissen wir auch, daß die Sachsen, deren Siedlungsgebiet sich damals über Holstein nach Norden hinaus erstreckte, unter ihrem *Herzog Widuking* (Wittekind – 735/40?–807) in ihren Kriegen mit den Franken (777–785) als hervorragende Reiter gefürchtete Gegner der Heere *Karls des Großen* waren. Man wird mit Sicherheit annehmen dürfen, daß sie Pferde heimischer Zucht ritten. Demnach muß schon damals auf dem der Pferdezucht so günstigen Boden der Marschen beiderseits der Elbe ein edles Kriegsroß aufgewachsen sein. Verbürgt ist aus jener Zeit, daß die Sachsen mit großer Liebe an ihren Pferden hingen und sie unter anderem durch Wettrennen, die gleichzeitig kultischen Zwecken dienten, zu kräftigen trachteten. Außerdem war in heidnischer Zeit das Pferd das wertvollste Opfertier, die Götter den Menschen gnädig zu stimmen.

Nach der Bekehrung der Bevölkerung Schleswig-Holsteins zum Christentum im 9. Jahrhundert durch *Ansgar*, den „Apostel des Nordens" (801–865), wurde die Pferdezucht hauptsächlich in den vielerorts errichteten Klöstern und durch den Adel gepflegt und zu hoher Blüte gebracht. Eine besonders wichtige Rolle spielten in dieser Zeit das Zisterzienser-Kloster zu Uetersen und die Familie *von Ahlefeldt* auf Haseldorf, sowie das freie Bauerntum der Elb- und Nordseemarschen an der Westküste Holsteins. Seit den Zeiten der Kreuzzüge bemühten sich Adel und Geistlichkeit im Wettstreit durch Importe edlen Zuchtmaterials, vor allem aus den unter den Mauren blühenden Gestüten der Iberischen Halbinsel, die heimische Rasse zu verbessern.

Erste spezifische Quellen über Vorgänge innerhalb der Holsteiner-Zucht finden sich in Schenkungsurkunden aus dem ersten Drittel des 13. Jahrhunderts sowie aus Gerichtsakten. Infolge der Reformation und der Säkularisierung der Klostergestüte und Kirchengüter in Dänemark ab 1536 kam es zu einer weiten Streuung des edlen Zuchtmaterials. Vor allem die schleswig-holsteinischen Landesherren, das heißt die dänischen Könige

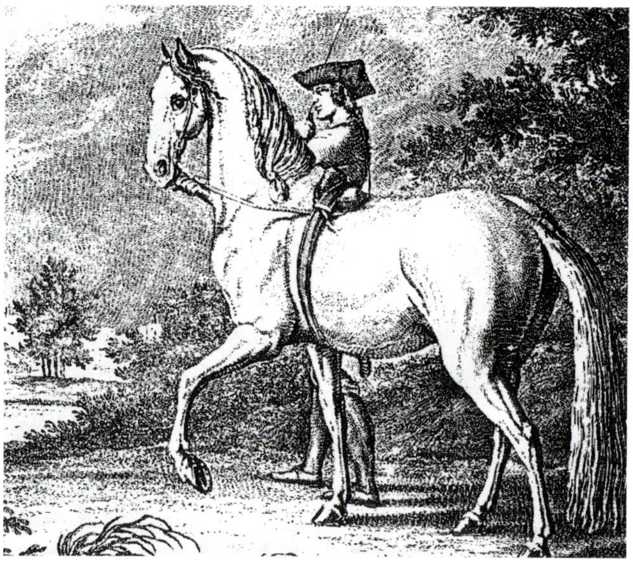

Holsteiner-Hengst im Typ des mit Andalusischem Blut veredelten Holsteiners des 18. Jahrhunderts, der europaweiten Ruf genoß und mit dem zahlreiche der bedeutendsten Gestüte (wie Celle 1735) begründet wurden. Kupferstich von Johann Elias Ridinger (1698–1767)

(die Herzogtümer waren von 1460–1864 mit Dänemark durch Personalunion verbunden), nahmen sich mit großem Interesse und Eifer der Förderung der Pferdezucht des Landes an und sorgten durch Anlage von Gestüten und Einfuhr edler Hengste für ihre Weiterentwicklung, nicht zuletzt auch im Hinblick auf die Remontierung ihrer Marställe und ihrer Kavallerie.

Während des 16. bis 18. Jahrhunderts besaß die Holsteiner-Zucht einen sehr hohen, sich noch ständig verbessernden Stand. Aus Beschreibungen wissen wir, daß der Alt-Holsteiner hinsichtlich Größe, Exterieur und Gang stark vom Andalusier geprägt war. Durch Abgabe von Zuchtmaterial war die Rasse in jener Zeit maßgeblich an dem Aufbau einer Reihe bedeutender Gestüte und Zuchten Europas beteiligt. So wurden zum Beispiel das Hessen-Nassauische Hofgestüt zu Dillenburg und das Königliche Hofgestüt zu Cordoba in Andalusien zu Anfang des 16. Jahrhunderts mit Kreuzungen von Holsteinern und Orientalen begründet. Auch das französische „Klein Versailles“ der Pferde, der Haras du Pin und das Preußische Hof-(später Haupt-)Gestüt Trakehnen erhielten bei ihrer Gründung 1715 resp. 1732 Holsteiner Zuchtmaterial. Den Grundstock für die Errichtung des hannoverschen Landgestüts Celle im Jahre 1735 bildeten 13 Holsteiner-Hengste, denen zahlreiche weitere folgten. Bis 1770 war Celle ausschließlich mit Holsteiner-Hengsten besetzt und noch um 1800 war der mittlerweile auf 100 Hengste angestiegene Beschälerbestand überwiegend holsteinisch gezogen.

Für die hohe Wertschätzung, deren sich der Holsteiner im 18. Jahrhundert erfreute, spricht ebenfalls, daß die Herzöge von Oldenburg um 1780 und später holsteinische Beschäler für ihre Landeszucht einführten. Aber auch in Mecklenburg, Westfalen, Württemberg, Bayern, in Ungarn (Mezöhegyes wurde 1785 mit 148 Holsteiner Stuten begründet) und in Polen wurde im 18. Jahrhundert Holsteiner Zuchtmaterial verwendet. Selbst der weltberühmte englische „Vater der modernen Tierzucht“, *Robert Bakewell* (1725–1795), riet zur Einfuhr der sehr typtreuen Holsteiner „wegen ihres schönen, gleichmäßigen, hohen Baues, ihres kräftigen Fundaments und der hohen, räumenden Gänge“. Neben den Zuchtpferden war im 17. und 18. Jahrhundert auch der Handel mit Holsteiner Gebrauchspferden außerordentlich lebhaft und einträglich. Vor allem Spanien, Österreich-Ungarn, Preußen, Italien und Frankreich traten als Käufer auf. Eine sehr bedeutende Rolle spielte der Holsteiner jener Zeit für die Remontierung der französischen Armeen und der schweren Kavallerie

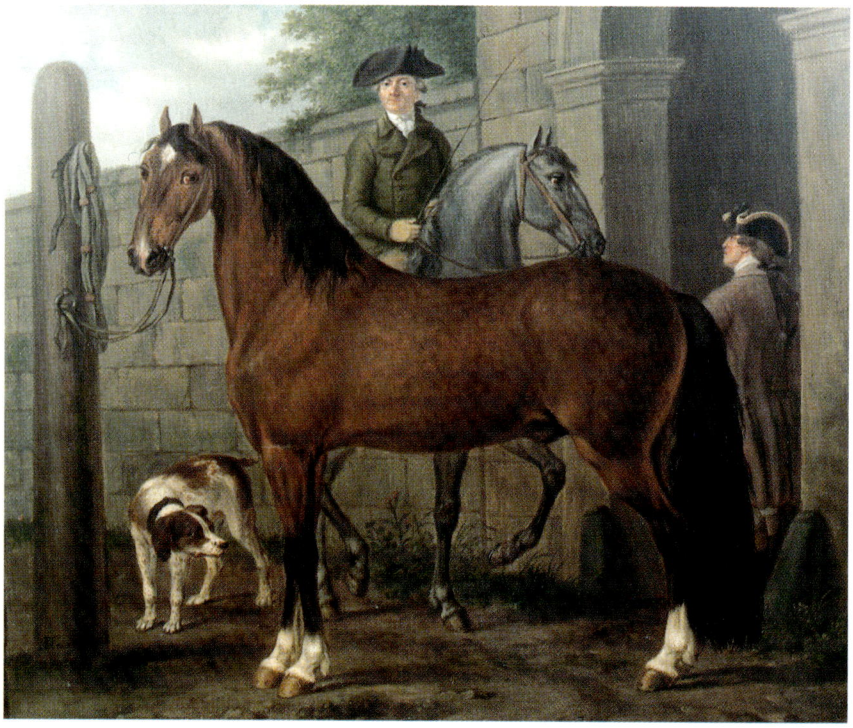

Alt-Holsteiner-Hengst im Typ der Rasse vor der Veredlung mit dem Yorkshire Coach-Blut. Aufgrund seiner Farbe und Abzeichen könnte er ein direkter Vorfahr des ca. 1812 geborenen Holsteiner-Stempelhengstes Ladiges (Nr. 13 des Hengstregisters des Holsteiner-Gestütbuchs) sein. Gemälde des Niederländers Tethart P. C. Haag (1737–1812) aus dem Jahre 1786, heute Schloß Cannenburgh

Typischer Alt-Holsteiner-Hengst und Alt-Holsteiner-Stute aus der Zeit der Veredlung mit dem Yorkshire-Coach-Blut, um 1830/40

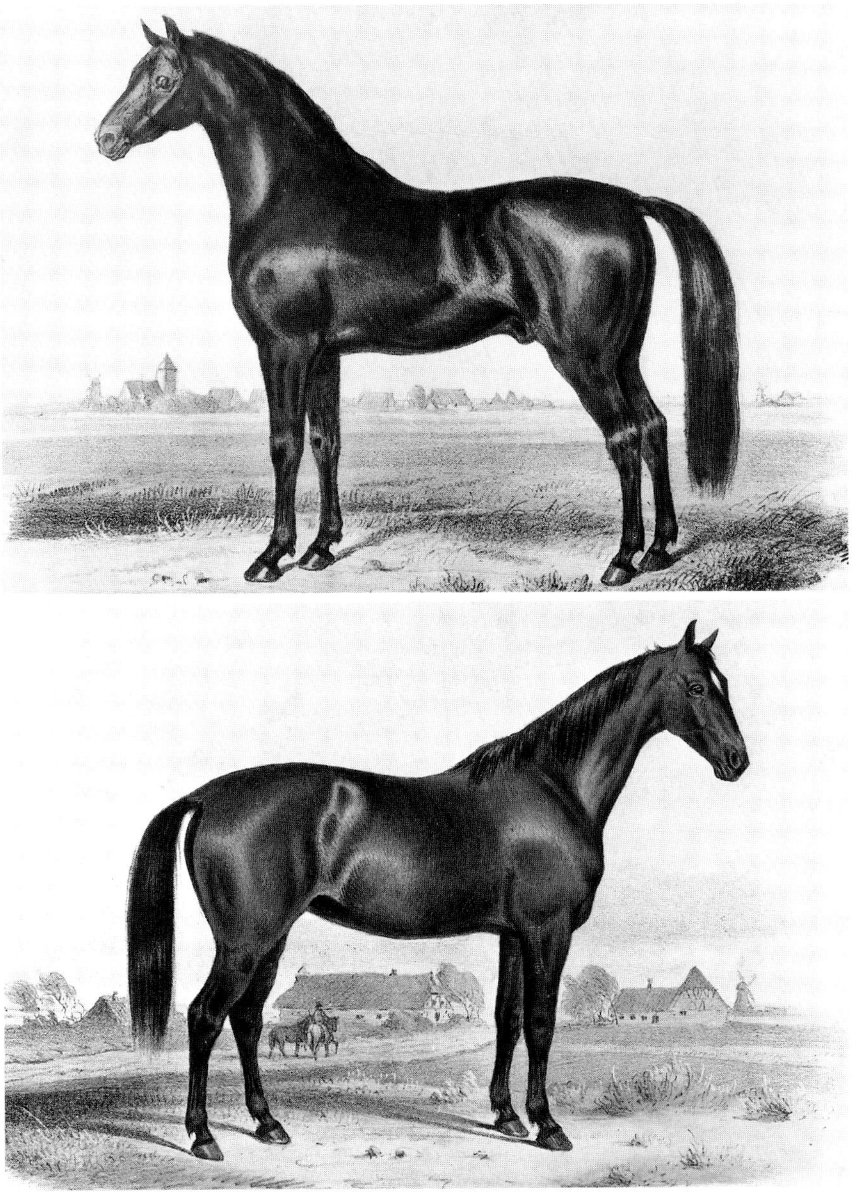

der deutschen (kaiserlichen) Reichsarmee.

Seit 1770 erfuhr die Holsteiner-Zucht eine zunehmend stärkere Förderung seitens der Dänischen Krone durch die jährliche Vergabe der sogenannten „Königlichen Prämien für Beschäler in bäuerlichem Besitz". 1782 erfolgte die Paraphierung der Anforderungen an das Exterieur der Hengste. 1798 folgten weitere Zuchtbestimmungen. Aus zeitgenössischen Quellen (zum Beispiel von dem Engländer *Edward Daniel Clarke*, der 1799 die Herzogtümer bereiste), entnehmen wir folgende Beschreibung des Alt-Holsteiners der Zeit: „Stattliche Größe und Stärke, wohlproportionierte Körperformen, kleiner Kopf mit breiter Stirn und Ramsnase, hoch aufgesetzter ‚Schwanenhals', breite Brust, lange, breite Kruppe mit hochgetragenem Schweif, imponierende, erhabene, raumgreifende Gänge, vornehme Haltung . . ." Das 18. Jahrhundert klang für die kleine Holsteiner Pferdezucht aus in einem Triumph sondergleichen: Der Holsteiner war eine der begehrtesten, bestbezahlten Pferderassen Europas.

Diese langandauernde Phase höchster Prosperität wurde jedoch jäh unterbrochen durch die Kriege Napoleons, mit denen er ganz Europa überzog. Nicht nur über die französischen, sondern über alle kontinentaleuropäischen Pferdezuchten brach eine Katastrophe herein. Der unersättliche Bedarf der zahlreichen großen Armeen und die entsprechend rücksichtslose Remontierung entblößten allenthalben die Länder ihrer besten Pferde und ließen kaum brauchbares Zuchtmaterial zurück. Holstein blieb davon nicht ausgenommen, obgleich Dänemark mit Frankreich verbündet war. (Zwischen 1806 und 1814 war das freie Hamburg von Napoleons Truppen besetzt und von hier aus gingen die Pferdeaushebungen in allen angrenzenden Gebieten vonstatten.) Auf diese Weise wurden die bäuerlichen Züchter, die vorher jedes Jahr Zehntausende von hochklassigen Luxuspferden exportiert hatten, einer ihrer wichtigsten Einnahmequellen ihrer weitgehend auf das Gräsen von Vieh und Pferden abgestellten Landwirtschaft beraubt. Um die Misere noch größer zu machen, setzte 1826 eine schwere Sturmflut vor allem die Weidegebiete des Hochzuchtgebietes der Elbmarschen unter Wasser, die danach jahrelang wegen „Versalzung" nur bedingt genutzt werden konnten. Zahlreiche Züchterfamilien verarmten und mußten von Haus und Hof. Die Zucht lag völlig am Boden. Man mußte um ihren Bestand fürchten.

In dieser Zeit äußerster Not traten einige beherzte Männer auf den Plan, die einen umfassenden Rettungsprozeß für die Holsteiner-Zucht einleiteten. Das einzige Land in Europa, dessen Pferdezucht in den Napoleonischen Kriegen nicht gelitten, sondern vielmehr in höchstem Grade ihre Bewährungsprobe bestanden hatte, war Großbritannien. Die Schlacht bei Waterloo erlangte gewissermaßen Symbolwert: Sie hatte die Überlegenheit der englischen Pferdezucht klar bewiesen. 1820 holte *Herzog Christian August von Schleswig-Holstein-Sonderburg-Augustenburg* („der Augustenburger") die ersten Vollblut-Hengste ins Land für sein Gestüt auf der Insel Alsen. Sie stellte er den Züchtern

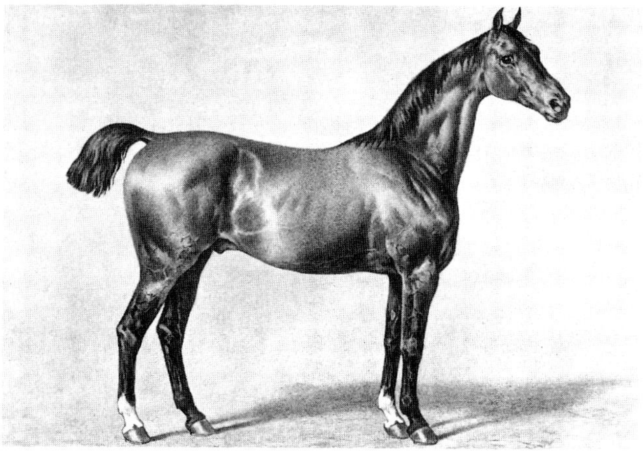

Holsteiner Linienbegründer Ethelbert, geb. 1874 (v. St. Fagans xx – Hannibal), nach einer Zeichnung von Professor H. Sperling aus dem Jahre 1892

zunächst unentgeltlich, später für sehr geringe Decktaxen zur Verfügung. Bis zur Auflösung 1848 wurden auf dem Gestüt jährlich bis zu 600 Stuten in bäuerlichem Besitz gedeckt.

Das große Verdienst, den Wert der Einkreuzung von Englischem Halbblut in die Holsteiner-Zucht erkannt zu haben, gebührt den Pferdehändlern und Hengsthaltern *Jürgen Vahlert sen. und jun.* und dem Schwiegersohn des letztgenannten, dem Agenten und Dannebrogsmann *Jacob Olde;* alle aus Neuenbrook in der Krempermarsch. 1820 importierte Vahlert sen. den ersten Coach-Hengst nach Holstein. Ihm folgte eine große Anzahl weiterer ausgezeichneter Hengste dieser Rasse. Olde, der viel in England gereist war, und die Zucht in Yorkshire eingehend studiert hatte, begann bald mit den importierten Hengsten und seinen eigenen hochklassigen Stuten zu züchten. Bereits 1830, als er im „Itzehoer Wochenblatt" 16 Deckhengste annoncierte, waren davon zehn aus eigener Zucht. Die Oldesche Zucht weitete sich rasch mehr und mehr aus und umfaßte zur Zeit ihrer höchsten Blüte ca. 150 Hengste.

Dem Einfluß der von den Vahlerts und Olde importierten Hengste war es zu verdanken, daß sich die Zucht rasch wieder aus ihrer Depression erholte und daß sich das Holsteiner Pferd bald in deutlich verbessertem Exterieur präsentierte. Der barocke Ramskopf verschwand, der Körper wurde tiefer und geschlossener, jedoch der stattliche Halsaufsatz und die gewaltigen Gänge, auf die seitens der Züchter stets größter Wert gelegt worden war, blieben erhalten. Von nun an ging es steil aufwärts. Zucht und Handel blühten auf wie früher. Vor allem Luxuskarossiers gingen, vielfach zu sehr hohen Preisen, in die mit der Industriellen Revolution aufblühenden Metropolen Europas. Der prosperierende Handel, der ständig steigende Bedarf an erstklassigen Wagenpferden, aber auch an gewichttragenden Huntertypen, vermehrten den Ruhm des Holsteiners in der ganzen Welt.

Aber die hohen Preise für Wallache beschworen, nicht ganz unerwartet, eine Gefahr für die Zucht herauf. Sie verführten die Züchter dazu, des kurzfristigen Gewinns wegen die Hengstaufzucht zu vernachlässigen und den Schwerpunkt auf die Aufzucht von Luxuswallachen zu legen. Leider starb der damalige Motor der Zucht, *Jacob Olde*, schon 1840. Unter seinem Einfluß wäre es wohl nicht zu einer solchen Fehlentwicklung gekommen. Auf dem Höhepunkt dieser für die Zucht sehr gefährlichen Situation traten einschneidende Änderungen im politischen Status Schleswig-Holsteins ein. Die im deutsch-dänischen Krieg 1864 von Preußen und Österreich gemeinsam eroberten Herzogtümer wurden von Preußen nach seinem Sieg im preußisch-österreichischen Krieg 1866 im Ganzen annektiert. In der preußischen Regierung hatte man geglaubt, sich mit Holstein eine neue, ergiebige Remonteprovinz erschlossen zu haben, als Reservoir für den großen Bedarf der Armee. In diesen Erwartungen wurde man jedoch getäuscht. Tatsächlich hatten die Holsteiner-Züchter, die gewohnt waren, Luxuspferde zu Spitzenpreisen zu exportieren, kein sonderliches Interesse, aus Patriotismus für ein ungeliebtes Vaterland, das nicht das ihre war, ihre Pferde zu den von der Remontekommission mit typisch preußischer Sparsamkeit festgesetzten Remonte-Billigpreisen abzugeben.

Schon bald begann im Zuge einer allgemeinen Verwaltungsreform, die den Herzogtümern die preußische Beamtenhierarchie überstülpte, die preußische Gestütsverwaltung in die bis dahin rein privat organisierte Pferdezucht hineinzuregieren. 1874 wurde in Traventhal bei Segeberg ein Landgestüt eingeweiht, das zunächst mit Ostpreußischen, später auch mit Hannoveraner-Hengsten für die Re-

Krempermarsch-Stute Ceres um 1875, elf Jahre vor der Herausgabe des 1. Bandes des Gestütbuches der holsteinischen Marschen durch Georg Ahsbahs

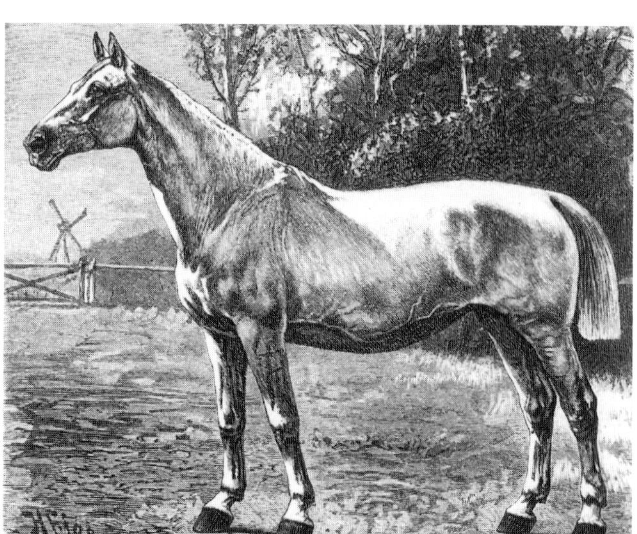

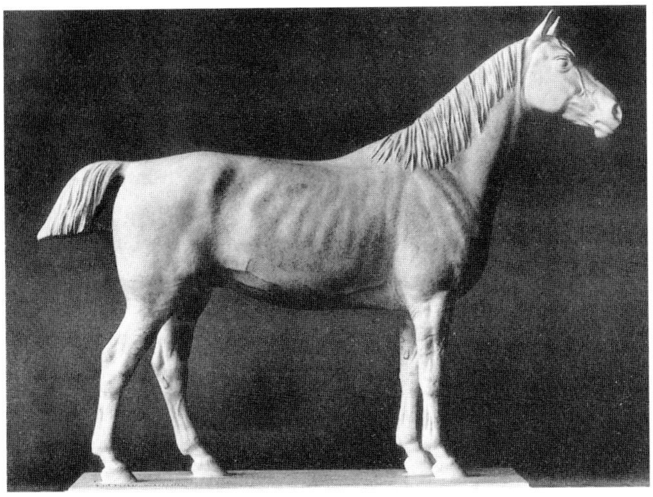

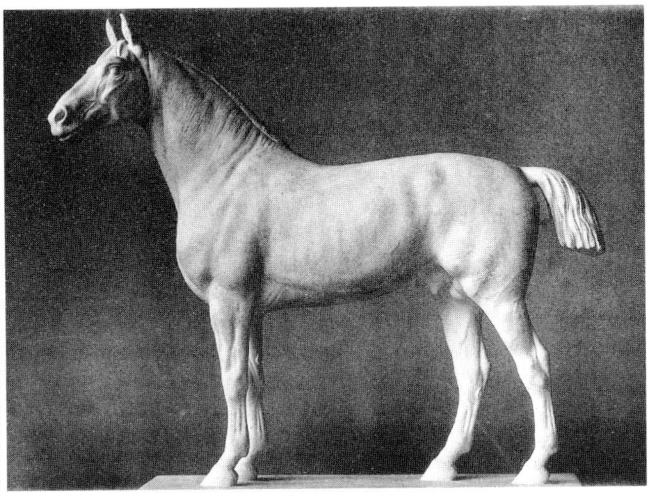

Holsteiner Typen der achtziger Jahre des 19. Jahrhunderts, Stute Fichte und Hengst Brutus, modelliert von Max Landsberg 1892

monteproduktion besetzt wurde. Diese Hengste stießen in die durch die seitens der Marschzüchter vernachlässigte Hengstaufzucht entstandene Lücke. Bald zeigten sich unter ihrem Einfluß bei den entstandenen Kreuzungsprodukten Einbußen an Kaliber, Größe, Gangvermögen, dazu noch allerlei Knochenfehler wie Spat, Schale etc. Getadelt werden mußten vor allem bei den Nachkommen der Ostpreußischen Hengste vielfach Feinknochigkeit, flache, oft knieweite Gänge, schmale, kleine Gelenke, kleine Hufe, Temperamentsmängel . . . Hinzu kam, daß das Landgestüt und eine Reihe privater Hengsthalter in Ermangelung geeigneter holsteinisch gezogener Hengste Oldenburger aufstellten, um wenigstens hinsichtlich Kaliber und Substanz etwas gegenzuhalten. Leider gingen durch ihren Einfluß nun auch noch Trockenheit, Härte und Adel verloren. Den Nachkommen eignete eine gewisse Gemeinheit, Typlosigkeit; die Stuten wirkten „klatschig".

Ein Trend zu einer Mischzucht schlimmster Sorte zeichnete sich ab. Plötzlich war die scheinbar blühende Holsteiner-Zucht erneut in höchster Gefahr, zumal die preußische Gestütsverwaltung, der die Holsteiner-Zucht fremd war und außerdem ihren Zwecken nicht entsprach, die Züchter mehr und mehr massiv unter Druck zu setzen begann, auf ihren züchterischen „Schlingerkurs" einzuschwenken. In dieser krisenhaften Situation wurden von verantwortungsbewußten Männern die seit etwa 1830 bestehenden Pferdezuchtvereine der Marschen, deren Aktivitäten etwas eingeschlafen waren, wieder mit Leben erfüllt beziehungsweise neu gegründet. 1883 gründete der nachmalige Ökonomierat *Georg Ahsbahs* den Pferdezuchtverein Kremper Marsch, 1885 sein Freund *Claus Hell* den Pferdezuchtverein Haseldorfer-Seestermüher Marsch. 1886 publizierte Ahsbahs den ersten Band des GESTÜTBUCHES DER HOLSTEINISCHEN MARSCHEN. Um den Gefahren weiterer forcierter Fremdbluteinkreuzung und Kastration von geeigneten Junghengsten zu begegnen, gründete man im gleichen Jahr auf seine Initiative hin den Hengstaufzuchtverein „Holsatia". Seine Zielstellung war es, aus den wenigen noch reingebliebenen Stutenstämmen Hengstfohlen anzukaufen, sachgemäß aufzuziehen und nach Körung als Dreijährige der Zucht zur Verfügung zu stellen. 1888 stationierte der „Verein Holsatia" seine ersten Beschäler in der Kremper

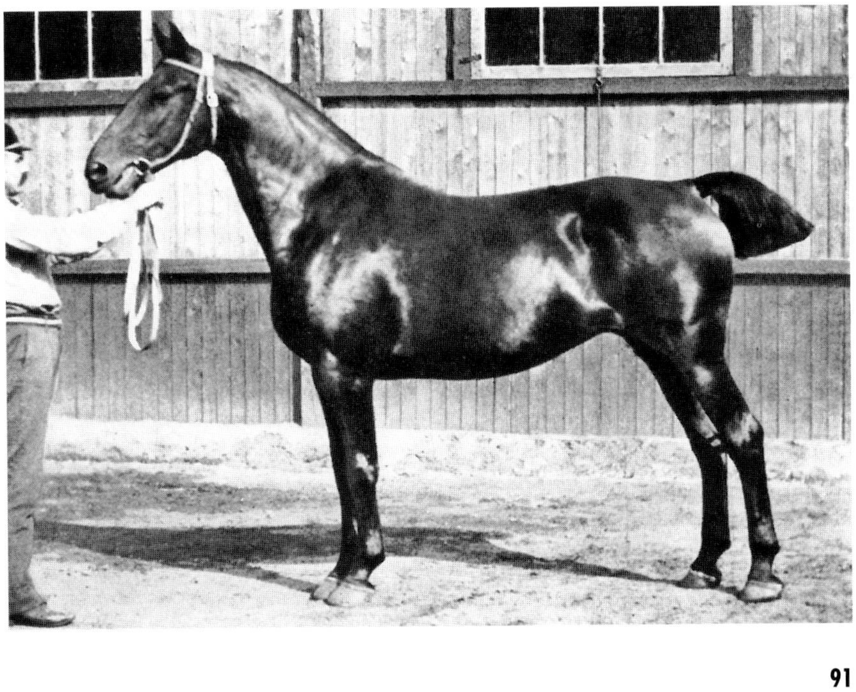

Lustige, geb. 1891, aus C. v. Drathen, „Die europäischen Pferdeschläge auf der Pariser Weltausstellung 1900" (Berlin 1901)

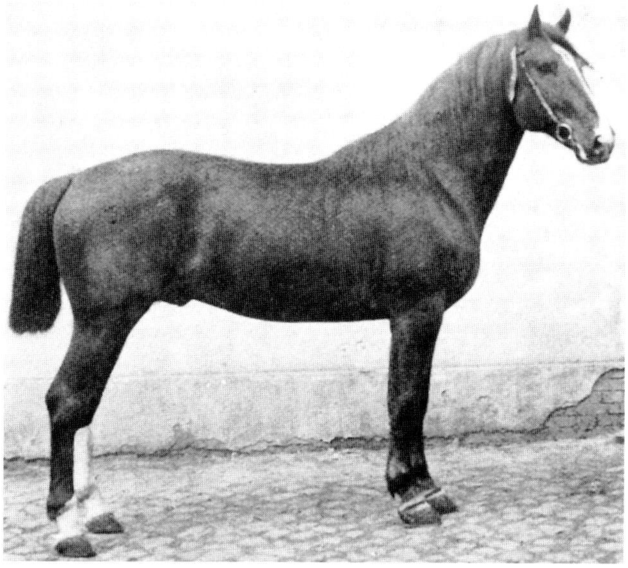

Ein typischer Vertreter der Holsteiner Geestzucht war der auf hannoverscher Grundlage gezogene Hengst Sheridot, geb. 1918 (v. Sheridan – Ischariot) des Landgestüts Traventhal. Mit solchen Hengsten hatte es der Geestverband schwer, mit den Marschhengsten zu konkurrieren.

Marsch. 1887 schlossen sich die Vereine Kremper Marsch und Haseldorf-Seestermüher Marsch zusammen und integrierten den Hengstaufzuchtverein. 1891 schlossen sich die übrigen Marschvereine an. Das war die Geburtsstunde des heutigen Holsteiner-Verbandes. 1894 wurde die Reit- und Fahrschule zu Elmshorn gegründet als erste private Einrichtung dieser Art auf der ganzen Welt, der sich als Aufgaben vor allem die Ausbildung und der Absatz der Pferde der Züchter und die Ausbildung der Züchterjugend in allen Bereichen der Pferdezucht, -haltung und des Umganges mit dem Pferd sowie im Reiten und Fahren stellten.

So erfreulich zielbewußt und geradlinig die Entwicklung im Hochzuchtgebiet der Marschen verlief, wo das konsequent durchgeführte Reinzuchtprinzip die Gefahrenperiode der Mischzucht bald vergessen machte, so diffus und uneinheitlich ging es in den anderen Landesteilen zu. 1896 wurde auf Betreiben der Gestütsverwaltung und zur Unterstützung des Landgestüts Traventhal, das gewissermaßen den „Kristallisationskern" bildete, der „Verband der Pferdezucht-Vereine der Schleswig-Holsteinischen Geestlande" analog zum Marschenverband und gewissermaßen in Konkurrenz zu ihm gegründet. Sein Zuchtpferdebestand war höchst buntscheckig und zusammengewürfelt. Neben einem gewissen Anteil an reingezogenen Ostpreußen und Hannoveranern war die Mehrzahl der Stuten ein getreues Spiegelbild der planlosen Zuchtpolitik der Gestütsverwaltung mit ihrem inkongruenten Hengstbestand. Nicht selten auf einer Holsteiner Marschgrundlage fanden sich Ostpreußisches, Hannoversches, Oldenburger, Ostfriesisches, Mecklenburger, Beberbecker Blut in buntester Mischung.

Das Verhältnis der beiden Verbände war viele Jahre lang nicht gerade freundschaftlich, zumal von Obrigkeitsseite der Geestverband ständig zu ungunsten des Marschverbandes gefördert wurde. Auch das Verhältnis der Zuchtleitung des Marschverbandes zum Leiter des Landgestüts und zur Gestütsverwaltung war lange Jahre gespannt. Wie groß der Gegensatz zwischen dem Verband und der preußischen Gestütsverwaltung war, geht aus dem von 1887 bis zum Ersten Weltkrieg währenden Streit um die für die Hengsthaltung des Verbandes durch den Staat gewährten Beihilfen hervor, über den *Graf C. G. Wrangel* in DIE RASSEN DES PFERDES (1. Band, Stuttgart 1908) ausführlich berichtet. An die Zusicherung der bereits seit 1887 nur nach jährlich neuen zähen Verhandlungen gewährte, recht spärliche Staatsbeihilfe knüpfte das Landwirtschaftsministerium plötzlich im Jahre 1904 die Bedingung, daß jeder von der Verbandskörkommission gekörte Hengst für seinen Zuchteinsatz einer Genehmigung des preußischen Oberlandstallmeisters bedürfe. Als die Verbandsleitung diesen Eingriff in ihre demokratische Selbstverwaltung in nicht sehr diplomatischer Weise ablehnte, wurde die Beihilfe, dem „staatserhaltenden Prinzip" folgend: „Nicht räsonieren, parieren!" ersatzlos gestrichen. Und dabei blieb es. Zwar wurde durch die Entziehung der Staatsbeihilfe die Holsteiner Körkommission diskreditiert, aber der Oberlandstallmeister hatte sein Ziel, in die Zuchtpolitik des Verbandes hineinzuregieren, nicht erreicht.

Erst mit *Landstallmeister Reuter* änderte sich das Verhältnis zum Besseren. Er trat seinen Posten 1919 an und hatte ihn bis 1942 inne. 1925 war das Landgestüt Traventhal ganz auf Hannoversches Blut umgestellt. Der Bestand betrug damals 145 Hengste. Nach dem Ersten Weltkrieg (1914–1918) entbrannte ein mörderischer Existenzkampf der Warmblutzuchten, um sich gegen das überall vordringende Kaltblut zu wehren. Durch die Weltwirtschaftskrise und die Inflation in den zwanziger Jahren hatte niemand mehr Geld für Luxuspferde, weder Kutschpferde noch Huntertypen oder andere Reitpferde. Die sich ausbreitende Motorisierung begann erste Folgen in Industrie, Wirtschaft und Landwirtschaft zu zeigen. Die Leute, die noch wohlhabend genug waren, um sich Pferde zu Repräsentationszwecken zu halten, fanden es nun schicker, das Automobil zu benutzen. Weniger betroffen war Holstein durch die Reduzierung der deutschen Armee aufgrund des „Versailler Vertrages" auf ein „100 000-Mann-Heer", den Rückgang von 110 Kavallerie-Regimentern (à 1000 Pferde Friedensstärke) auf 18, obgleich auch hier gewisse Einbußen entstanden. Diese Entwicklung traf hauptsächlich Ostpreußen und Hannover und deren Nachzuchtgebiete.

In dieser Situation kam es zu zwei bedeutsamen Entwicklungen auf dem Pferdesektor in Deutschland, beide maßgeblich initiiert durch den bekannten Hippologen *Gustav Rau*. Unter dem Slogan „Der deutsche Bauer auf deutschem Pferd" organisierte er in genialer Weise den Reitsport als Breitensport. In zahllosen ländlichen Reitervereinen erhielt vor allem die bäuerliche Jugend unter Anleitung ehemaliger Kavalleristen und Artilleristen Unterricht im Reiten und Fahren, um dann ihre erworbenen Fähigkeiten auf ländlichen Turnieren unter Beweis zu stellen. Der entscheidende Punkt dieser so entstandenen Massenbewegung war das enge Miteinander von Zucht und Sport, das noch heute die Basis des deutschen Pferdesports kennzeichnet und das Geheimnis der Erfolge der deutschen Pferdezucht ist. Der zweite gedankliche Ansatz Raus, der auf eine bessere Ausgangsposition des Warmbluts in Konkurrenz zum Kaltblut und Traktor hinzielte, war die Verstärkung der verschiedenen Warmblutzuchten durch deutliches Abrücken vom Edelblut (namentlich vom Vollblut) und Konzentration und Konsolidierung auf die schwersten Exemplare der jeweiligen Rasse (später abschätzig „Elefantenperiode" genannt).

Wegen der schwierigen wirtschaftlichen Verhältnisse in den zwanziger Jahren, dem unerbittlichen Verdrängungskampf Warmblut – Kaltblut – Traktor, konnte der Marschverband die Belastung mit einem eigenen Hengstdepot nicht mehr tragen. 1926/27 sah sich der Verbandsvorstand gezwungen, den gesamten wertvollen Beschälerbestand an das Landgestüt Traventhal zu übergeben. Dieser Entschluß fiel der Zuchtleitung nicht leicht, da sie hiermit das künftige Geschick der Holsteiner-Zucht der Obhut der Gestütsverwaltung anvertraute. Glücklicherweise gelang es dem Landstallmeister, mit Takt und diplomatischem Geschick, vorhandene Gegensätze und Interessen auszugleichen und den Wünschen der Marschzüchter entgegenzukommen. Bereits 1934 waren von den 145 Landbeschälern drei Viertel Holsteiner Marschhengste. Der Rest entstammte, abgesehen von drei Vollblut-Hengsten, der Hannoverschen Zucht. 1935 wurden auf Anordnung des nationalsozialistischen Landwirtschaftsministeriums („Reichsnährstand") die beiden feindlichen Holsteiner-Verbände zwangsweise zum „Verband der Züchter des Holsteiner Pferdes" zusammengeschlossen, unter Vorsitz des Marschzüchters *Jacob Hellmann*.

Nun setzte auf der Geest allenthalben eine Verdrängungszucht mit Holsteiner Marschhengsten ein. Fremdblütige Hengste wurden nicht mehr aufgestellt. Die Zahl der Landbeschäler stieg laufend auch über die Kriegszeit und erreichte 1948 ihren Höhepunkt mit ca. 230 Hengsten. Zugleich ging die Zahl der Hannoveraner gegen Null. Naturgemäß waren zunächst die Produkte aus der Verdrängungszucht den Marschpferden hinsichtlich Typ, Gangvermögen etc. deutlich unterlegen.

In gewissem Sinne konnte man von einer „Zwei-Klassen"-Zucht sprechen. Wie schon erwähnt, gehört wie in der Vollblutzucht jedes Holsteiner Pferd einem Stutenstamm an. Je älter ein Stamm, desto niedriger die Stammnummer, desto durchgezüchteter die betreffende Stutenfamilie. Inzwischen ist eine allgemeine Angleichung erfolgt, da seit den dreißiger Jahren die Beschäler nahezu ausschließlich aus den Marschstämmen remontiert worden sind und die Marschzüchter stets eifersüchtig darüber gewacht haben, daß sie die besten Hengste ins Hochzuchtgebiet bekamen, während auf der Geest nur „zweite" oder „dritte Wahl" stationiert wurde.

Aus einer größeren Anzahl von Hengsten, die seit der Verbandsgründung Beschäler geliefert hatten, kristallisierten sich in den zwanziger/dreißiger Jahren einige bedeutende Hengstlinien heraus, von denen drei für das moderne Holsteinische Sportpferd bis heute Bedeutung besitzen, obgleich nur noch eine existiert. Die im Mannesstamm ausgestorbenen Linien, die alte L- und die H-Linie, gehen zurück auf den Englischen Vollbluthengst *St. Fagans* (geb. 1862), während die noch in Resten bestehende F-Linie mit dem Yorkshire-Coach-Hengst *Brilliant* (geb. 1842), begründet wurde.

Nach dem Zweiten Weltkrieg, seit Beginn der fünfziger Jahre, trat in der Holsteiner-Zucht, wie in allen deutschen Pferdezuchten, mit der in der Folge des „Wirtschaftswunders" sich immer rasanter ausbreitenden Motorisierung eine außerordentliche Bestandsminderung ein. Gleichzeitig stagnierte der Umzüchtungsprozeß auf ein marktgängiges, edles Reitpferd. Bis zur Auflösung des Landgestüts Traventhal wirkte dieses, nicht

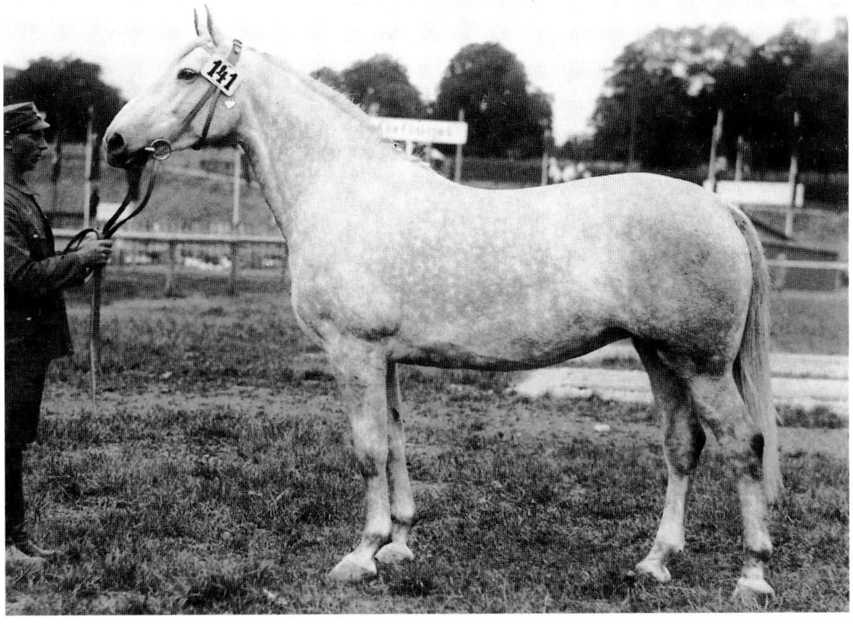

Die von der Holsteiner Zuchtleitung vor dem Zweiten Weltkrieg als Idealtyp herausgestellte Staatsprämienstute Gazelle, geb. 1930 (v. Mackensen), Reichsnährstandsausstellungs-Siegerin Frankfurt/Main 1936

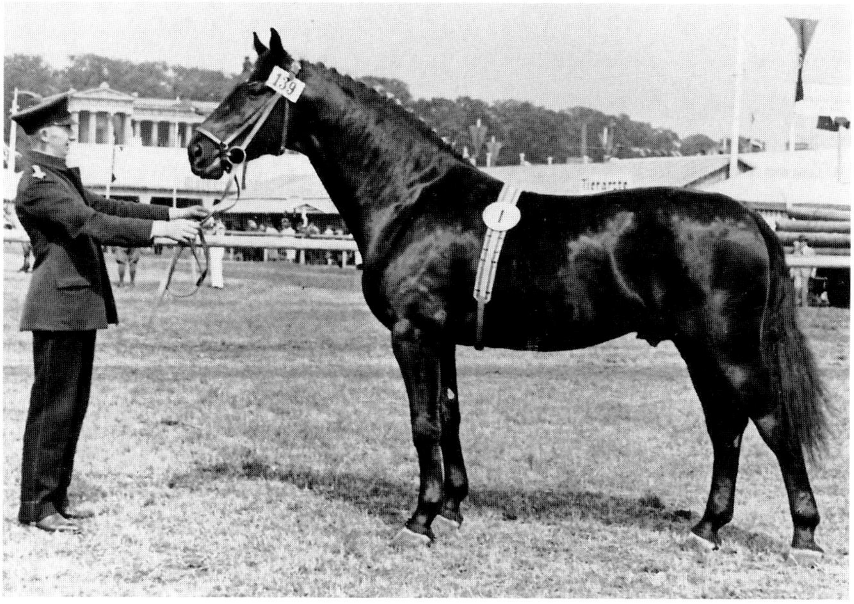

Heino, geb. 1933 (v. Heintze – Tobias), einer der besten Leistungsvererber der Holsteiner-Zucht der dreißiger/vierziger Jahre

zum wenigsten aus finanziellen Gründen, gleichsam als „retardierendes Moment" einer konsequenten Modernisierung des Hengstbestandes entgegen. Aber auch die Zuchtleitung konnte sich lange nicht zu einer zielgerichteten Veredlung durchringen. Bis zum Ende der fünfziger Jahre hielt man in Konkurrenz zum Kaltblut an einem praktischen Wirtschaftstyp fest. Bedauerlicherweise wurden bei der DLG-Schau 1951 in Hamburg die falschen Zeichen gesetzt. Die Holsteiner-Zucht wurde „an letzter Stelle plaziert, weil man aus dem bedeutenden Rahmen ihrer Pferde einen noch nicht ‚voll wirtschaftlichen Typ' ablesen zu müssen glaubte und das allgemein und landläufig projektierte Wirtschaftsmodell auf Mittelgröße abgestimmt war" (*Dr. Viergutz* im PFERDEFREUND, Bad Segeberg, 6/51). Fehlgeleitet durch dieses Richterurteil erfolgte von nun an bis zur Auflösung des Gestüts die Selektion auf „wirtschaftliche *Marder-* und *Fangball*-Typen" – wie die beiden wichtigsten damals als Leitbilder in Holstein herausgestellten Hengste hießen.

Auf der Strecke blieben alle bereits einen modernen Reitpferdetyp verratenden, aus der Vorkriegszeit stammenden Hengste. In der jüngeren Züchterschaft, unter den Reitern unter ihnen, begann es zu gären. Aber noch waren die konservativen Kräfte stärker. Der Züchter und Pferdehändler *Rheder Thormählen* (Langenhals), der damals bereits erkannt hatte, daß die Zukunft des Holsteiner Pferdes allein und ausschließlich im Sport liegen würde und folgerichtig sporterprobte Stuten in seinen Stutenbestand einreihte, um mit ihnen gezielt auf Leistung zu züchten, wurde als unseriös und als „Glücksritter" abqualifiziert. Der Vorstoß des Züchters *I. H. Claus Thormählen* (Moorhusen), unter dem Titel SIND WIR IN DER PFERDEZUCHT AUF DEM RICHTIGEN WEGE? (PFERDEFREUND, Bad Segeberg, 4/52), in dem er anregte, zu versuchen, etwas von dem Blut des besten vor dem Zweiten Weltkrieg in Holstein verwendeten Vollblut-Hengstes *Trebonius* zu retten, prallte an der ablehnenden Einheitsfront von Landstallmeister und Zuchtleitung ab. Statt dessen machte man einige ungezielte, halbherzige Veredlungsversuche mit einigen Hengsten verschiedenster Provenienz (Hannoveraner, Ostpreuße, Anglo-Araber, Halbblut-Araber, Schwedisches Warmblut, Vollblut, ja sogar Traber). Diese Experimente hinterließen jedoch kaum Spuren in der Zucht. Wenn nicht etwas Radikales geschah, schien die Zucht, deren Zahlen sich beharrlich dem Nullpunkt näherten, dem Untergang geweiht.

Auf dem Höhepunkt der Krise kam es jedoch zu dem, was man heute im Nachhinein als das „Holsteiner Wunder" bezeichnen könnte. Nachdem der Holsteiner-Verband bei Schließung des Landgestüts den Beschälerbestand geschlossen aufge-

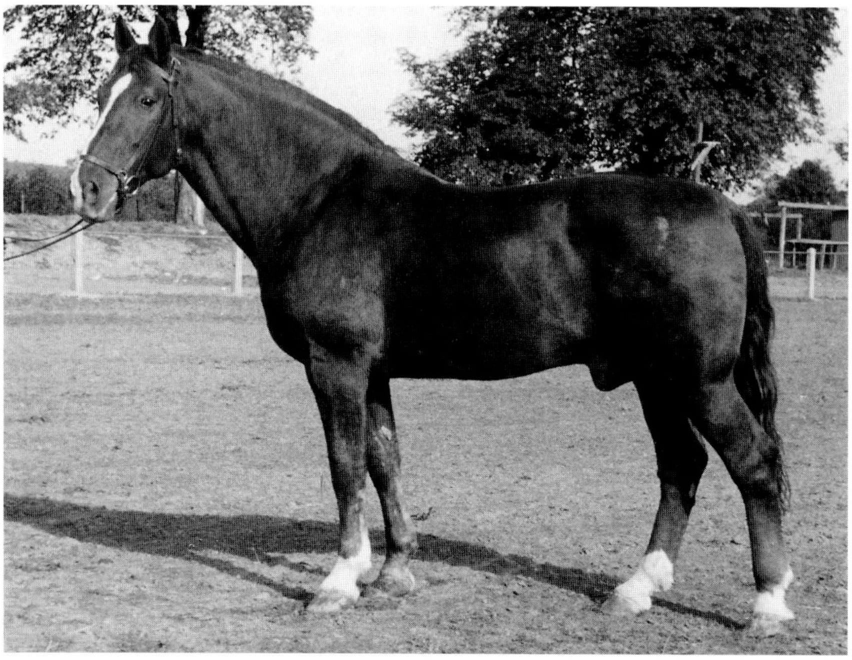

Fanal, geb. 1934 (v. Favorit – Fant), aus der Linie Brilliant, wurde der wichtigste Springvererber der ersten Nachkriegszeit. Er deckte von 1937–1952.

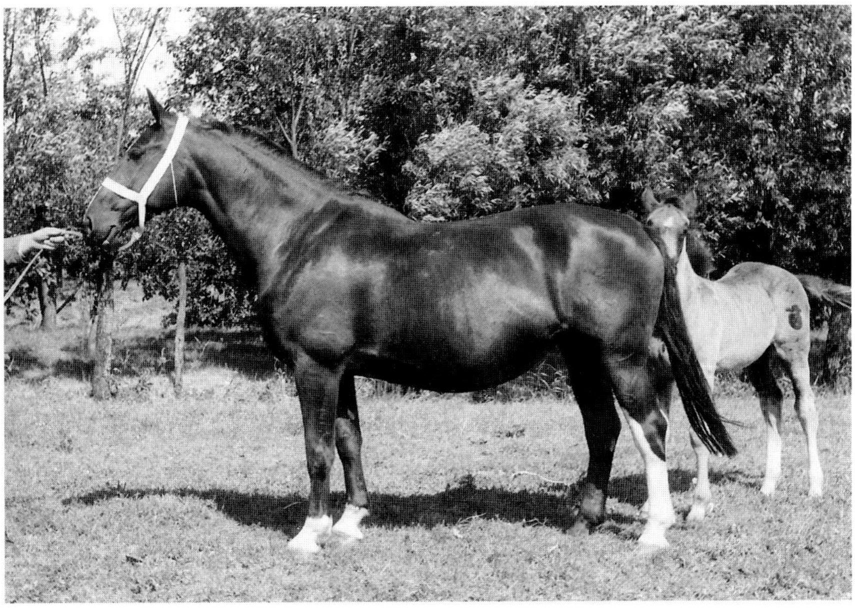

Die Stute Dorette, geb. 1945 (v. Monarche – Meisterläufer) im verstärkten, kurzbeinigen Typ der Zeit zwischen 1925 und 1955, lieferte mit Farn den wichtigsten Springvererber der niederländischen Warmblutzucht.

kauft hatte, wurde von dem damaligen Geschäftsführer *Helmut Horstmann* nur die Veredlung mit dem Englischen Vollblut konsequent weiterverfolgt und alle anderen Zuchtexperimente rigoros abgebrochen. Als einziger deutscher Zuchtfunktionär hatte der ehemalige Kavallerieoffizier erkannt, daß nur die Veredlung mit dem ausschließlich unter Reitergewicht auf Schnelligkeit im Galopp selektierten Englischen Vollblüter die sicherste und damit allen anderen Rassen vorzuziehen sei. Nur das Vollblut besaß die nötige Durchschlagskraft, die Zucht von den „Schlacken" der jahrelangen Verstärkung zu reinigen. Zugleich hatte er erkannt, daß die Auswahl des richtigen Vollblut-Hengstes für die Ergebnisse der Veredlung ausschlaggebend ist: Abgesehen von seinen interieuren Eigenschaften, zu denen vor allem auch seine im Pedigree dokumentierten Leistungsanlagen zu zählen sind, muß der in der Warmblutzucht einzusetzende Vollbluthengst exterieurmäßig bereits möglichst dem Idealbild des Pferdes nahekommen, das man mit ihm erzeugen will. Wenn er hinsichtlich Typ, Größe, Stärke und Bewegungsablauf zu sehr von der zu veredelnden Stutenbasis abweicht, kommt es in den folgenden Generationen immer wieder zu Aufspaltungen und zum Anfall zu vieler, zu kleiner, zu feiner Produkte. Das kann in einer Zeit, in der jede neue Generation ihren Eltern „über den Kopf wächst", und folgerichtig der Markt auch größere Pferde verlangt, nicht wünschenswert sein.

Verschiedene Studienreisen auf die Britischen Inseln, wo man mit der Auswahl von Vollblut-Hengsten für die Halbblutzucht die längste Erfahrung hatte, überzeugten Horstmann, und kurz darauf auch mich, uns an dem Leitbild des „Hunter Producers" zu orientieren. In der Folge holten wir von dort, wo die Auswahl logischerweise weit größer war als in Deutschland, einen Teil unserer Vollblüter aus England und Irland. Der erste dieser Hengste, der noch vor der Auflösung Traventhals in Elmshorn eine neue Heimat fand, war der anglo-irische Hunter Producer *Cottage Son xx*. Unter den größten ökonomischen Schwierigkeiten wurden in einem erstaunlichen Kraftakt erhebliche Summen bereitgestellt und in die Hengsthaltung des Verbandes investiert. Innerhalb kürzester Frist verschwanden die Wirtschaftstypen. Eine starke Hengstrotation setzte ein. Der Selektionsdruck wurde außerordentlich verstärkt bei deutlicher Schwerpunktverlagerung auf die Vollbluthengste und ihre Nachkommen. Ein Eckpfeiler unserer Zuchtpolitik in den sechziger/siebziger Jahren war es, möglichst viele Halbblut- bzw. Viertelblutstuten für die Anpaarung an die Halbbluthengste zu schaffen, da die bis dahin übliche, von allen Zuchttheoretikern empfohlene Rückpaarung an den reingezogenen Stutenstamm meist zu einem Rückschlag in Richtung auf den alten Typ führt und die erreichten Reitpferdepoints wieder auskreuzt (gewissermaßen analog der „Echternacher Springprozession": Fünf Sprünge vor, zwei zurück).

Im nachhinein stellte sich heraus, daß auch eine Reihe der Vollblut-Hengste, die man zunächst als Versager angesehen hatte, da sie keine eigenen Hengstlinien begründen konnten, sich als ausgesprochene Glückstreffer in der Anpaarung an die Stempelhengste erwiesen. Der mit *Cottage Son xx* eingeleitete „eigene Weg Holsteins" einer ausschließlichen Veredlung mit dem Englischen Vollblut (so 1965 von dem damaligen Generalsekretär des Direktoriums für Vollblutzucht und Rennen, *Franz Châles de Beaulieu*, bezeichnet) stieß bei den offiziellen Zuchtfunktionären allgemein auf Kritik und Ablehnung, die sich in heftigen Pressekampagnen entlud, auf Verbandsseite weitgehend allein von mir bestritten. Die Kritik war allerdings weiter nicht verwunderlich, war doch die Mehrzahl der Kritik übenden Zuchtfunktionäre aus der Hierarchie der preußischen Gestütsverwaltung hervorgegangen, in der eine traditionelle Aversion gegen die Holsteiner-Zucht bestand. Es war schon ziemlich grotesk, daß von Funktionären, wie dem damaligen Generalsekretär des „Hauptverbandes für Zucht und Prüfung Deutscher Pferde" (dem Vorläufer der heutigen „Deutschen Reiterlichen Vereinigung" – FN), *Dr. Kurt Volkmann*, und dem niedersächsischen Pferdezuchtreferenten *Professor Hans Löwe*, die Holsteiner Veredlungsbestrebungen mittels Vollbluts als „Kreuzungszucht" abqualifiziert wurden (wie übrigens auch die Oldenburgs), während das gleiche Vorgehen in der Hannoverschen und Ostpreußischen Zucht von ihnen mit „Kombinationszucht" oder auch „Blutauffrischung" umschrieben wurde.

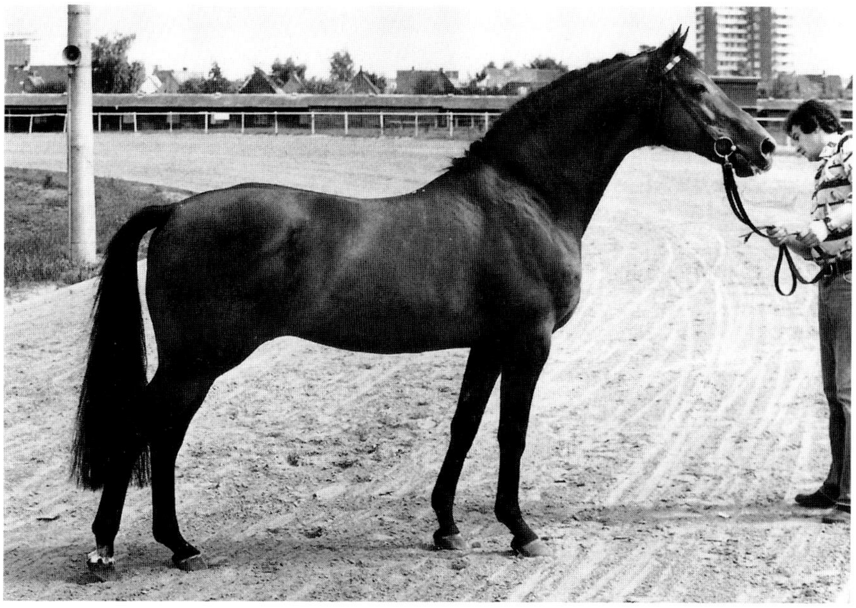

Ladykiller xx, geb. 1961 (v. Sailing Light – Loningdale). Der Mockinländer wurde trotz sehr mäßiger Rennleistung der bedeutendste Vollblut-Springleistungs-Vererber Europas nach dem Zweiten Weltkrieg.

Natürlich waren bei der Kritik an dem beziehungsweise der Bekämpfung des „Eigenen Holsteiner Weges" seitens einiger Verbände auch handfeste Eigeninteressen im Spiel. Die Ostpreußen und Hannoveraner hätten natürlich – einzeln oder gemeinsam – nur allzu gern Holstein mit Veredlerhengsten versorgt, Hannover, womöglich auch Holstein (nach „Ostfriesischem Muster"), für den damals für die gesamte deutsche Warmblutzucht propagierten „Standard-Typ Hannover" vereinnahmt. Den Ostpreußen, von denen viele nach der Flucht in Holstein eine neue Heimat gefunden hatten, wollte die Ablehnung ihrer Hengste für eine Veredlung des Holsteiners seitens der Zuchtleitung und der Majorität der Züchter durchaus nicht einleuchten. Sie liefen Sturm dagegen. Und tatsächlich gelang es ihnen zeitweilig mit Hilfe des ihnen wohlgesonnenen Landwirtschaftsministers, bei dem die angestammte Holsteiner-Zucht damals in weit geringerer Gunst stand, für eine gewisse Anzahl, in der Regel zehn ihrer Hengste, Deckerlaubnis für Holsteiner-Stuten zu erzwingen. Wenn man sich klarmacht, daß um die Mitte der sechziger Jahre die Holsteiner-Zucht nur noch etwa 1200 eingetragene Stuten und etwa 35 Hengste betrug, so war das eigentlich ein unglaublicher, dirigistischer Eingriff in die Zuchtpolitik eines um seine nackte Existenz kämpfenden autonomen Verbandes.

Glücklicherweise war es der Zuchtleitung gelungen, mittels zahlloser Publikationen bei den Züchtern Verständnis und Zustimmung für „Holsteins Eigenen Weg" zu wecken. Aufgrund der breiten Zustimmung gab es kaum „Abtrünnige", die gegen das Elmshorner Zuchtkonzept von den „fremdblütigen" Hengsten Gebrauch machten. Es ist schon eine bemerkenswerte Tatsache, daß, nachdem Jahrhunderte lang die Dänische Krone die bodenständige Pferdezucht bevorzugt gefördert hatte, seit der Annexion der Herzogtümer durch Preußen 1866 alle offiziellen Maßnahmen – bewußt oder unbewußt – den Interessen der Holsteiner-Zucht entgegengesetzt gewesen sind. Andersherum ausgedrückt sind alle Entwicklungen von essentieller Bedeutung und die größten Leistungen der Holsteiner Zucht nicht nur nicht in Übereinstimmung mit der offiziellen Regierungspolitik zustande gekommen (gleich, ob es dabei um die preußische, die deutsche Reichs- oder die schleswig-holsteinische Landesregierung handelte), sondern geradezu in gezielter Abwehr von Maßnahmen der offiziellen Politik. Das trifft zu auf die Gründungen des „Hengstaufzuchtvereins Holsatia" und die Einrichtung des Verbandshengstdepots zu Elmshorn gegen Ende des 19. Jahrhunderts in Abwehr der Einflüsse der „fremdblütigen" Hengste des staatlichen Landgestüts Traventhal bis hin zu „Holsteins Eigenem Weg" der Veredlung mit dem Anglo-Irischen Hunter Producer statt mit Hilfe des offiziell gewünschten und geförderten Trakehner-Blutes. All das war nur möglich mit einer selbstbewußten, mündigen, „denkenden" Züchterschaft.

Als wichtigster Beschäler der Veredlungsperiode muß der 1961 in England gezogene braune „Mockinländer" *Ladykiller xx* (v. *Sailing Light* a. d. *Lone Beech* v. *Loaningdale*) angesehen werden, der mit 35 gekörten Söhnen die zur Zeit bedeutendste Hengstlinie, vor allem über seine Söhne *Lord* und *Landgraf I* begründete. Über *Ladykiller xx* schrieb ich (als damals stellvertretender Verbandsgeschäftsführer) schon im Novemberheft der Holsteiner Verbandszeitschrift, deren Redaktion mir oblag, etwa vier Wochen, ehe wir den Hengst für Elmshorn ankauften, im Zusammenhang mit der Vollbluthengstschau Köln 1964: „Herausragendes Pferd war meines Erachtens weniger der Sieger *Lucius xx*, der trotz seines vorzüglichen Fundamentes in Niere und Hinterrippe (‚Schluß') nicht voll befriedigte (er ging später nach Westfalen, Anm. d. Verf.), sondern der sehr solide, im Fundament ihm wohl kaum nachstehende, rein englisch gezogene Hengst *Ladykiller xx*, ein Hengsttyp, wie ihn wohl jede unserer Warmblutzuchten gut als Beschäler gebrauchen könnte." Neben *Ladykiller xx* erlangten zeitweilig als Linienbegründer die Hengste *Cottage Son xx*, *Marlon xx*, *Anblick xx* und *Manometer xx* größere Bedeutung. Sie finden sich allerdings heute meist auf der Mutterseite wieder.

1971 kaufte ich in der Normandie einen weiteren Stempelhengst für Holstein, den Selle Français *Cor de la Bryère* (geb. 1968, v. *Rantzau xx* – *Lurioso* – *Landau*). Eine sorgfältige Analyse seiner Abstammung veranlaßte mich, ihn zu erwerben, da sich zeigte, daß er 62,5 Prozent des

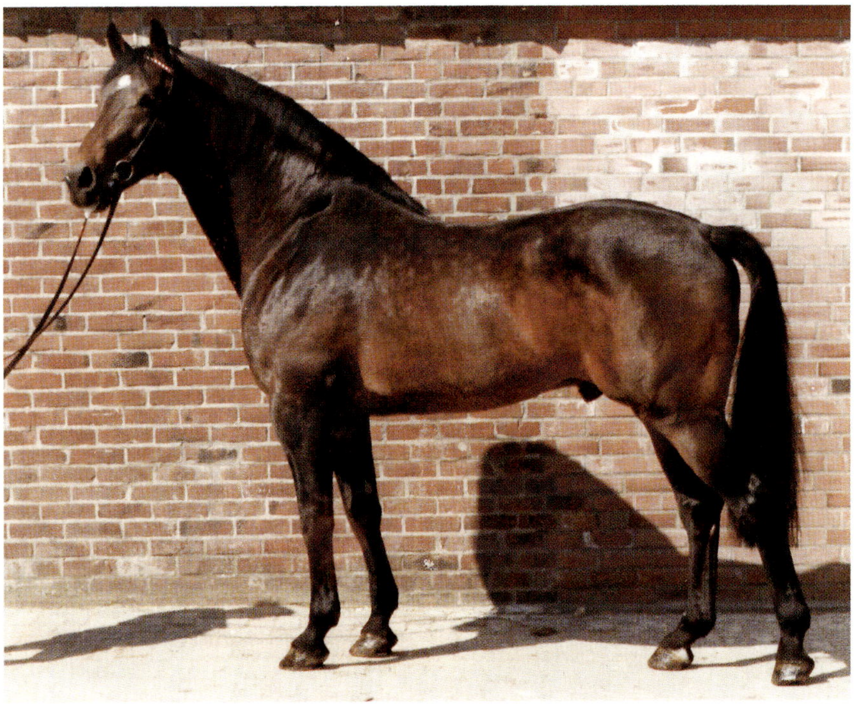

Der Weltklassevererber Landgraf I, geb. 1966 (v. Ladykiller xx – Aldato) ist neben Ramiro der Holsteiner-Hengst, dessen Wirken am weitesten über die Grenzen des Zuchtgebiets ausgestrahlt hat.

besten französischen Vollbluts führte, das eine geradezu ideale Ergänzung zu den von uns in Holstein verwendeten Vollblütern darstellen würde, wie sich später dann ja auch zeigte. Auch er konnte eine eigene weitverzweigte Hengstlinie begründen.

Zu einem Stempelhengst für zahlreiche europäische Warmblutzuchten entwickelte sich der Hengst *Ramiro*, der 1995 im Alter von 30 Jahren in Holland starb. Sein Einfluß beruht allerdings nicht auf seinem schwachen Vater *Raimond*, der eigentlich ein Versager auf der ganzen Linie war. *Ramiros* Vererbungskraft beruhte auf seiner mütterlichen Abstammung aus dem Bahlmannschen Leistungsstamm 776 über *Cottage Son xx* – *Logenschließer* – *Favorit!* Umgekehrt ist die kürzlich wieder aufgeblühte Hengstlinie von *Cottage Son xx* nicht von ihrem Linienbegründer geprägt, sondern durch den polnischen Anglo-Araber *Ramzes*. Der zur Zeit wichtigste Vertreter der Linie, *Capitol* I (geb. 1975, v. *Capitano* – *Maximus* – *Ramzes AA*) weist eine mehrfache Inzucht auf *Ramzes* auf und ist aus einer Vereinigung der beiden Leistungsstämme 104 a und 173 hervorgegangen. *Ramzes'* bester direkter Sohn, der sporterprobte Privathengst *Roman*, der aus dem berühmten Stutenstamm 18 b[1] stammt (über *Monarch* – *Meisterläufer II* – *Firlefanz*), aus dem auch sein in den Niederlanden so erfolgreicher Halbbruder *Farn* (Vater von *Nimmerdor*) hervorgegangen ist, litt leider sehr unter Querelen zwischen der Verbandsleitung und seinem Besitzer, wodurch es ihm verwehrt blieb, einen eigenen Mannesstamm zu begründen. Dieses Schicksal erlitt bedauerlicherweise auch ein anderer hervorragender Privathengst, der Vollblüter *Sacramento Song* (geb. 1967, v. *Sicambre* – *Sayajirao* – *Easton*). Ich entdeckte ihn 1973 bei dem zu seiner Zeit sehr bekannten englischen Hengsthalter *Charlie Mumford*, woraufhin er durch den Holsteiner Privathengsthalter *Reimer Witt* importiert wurde. Er war sicher der

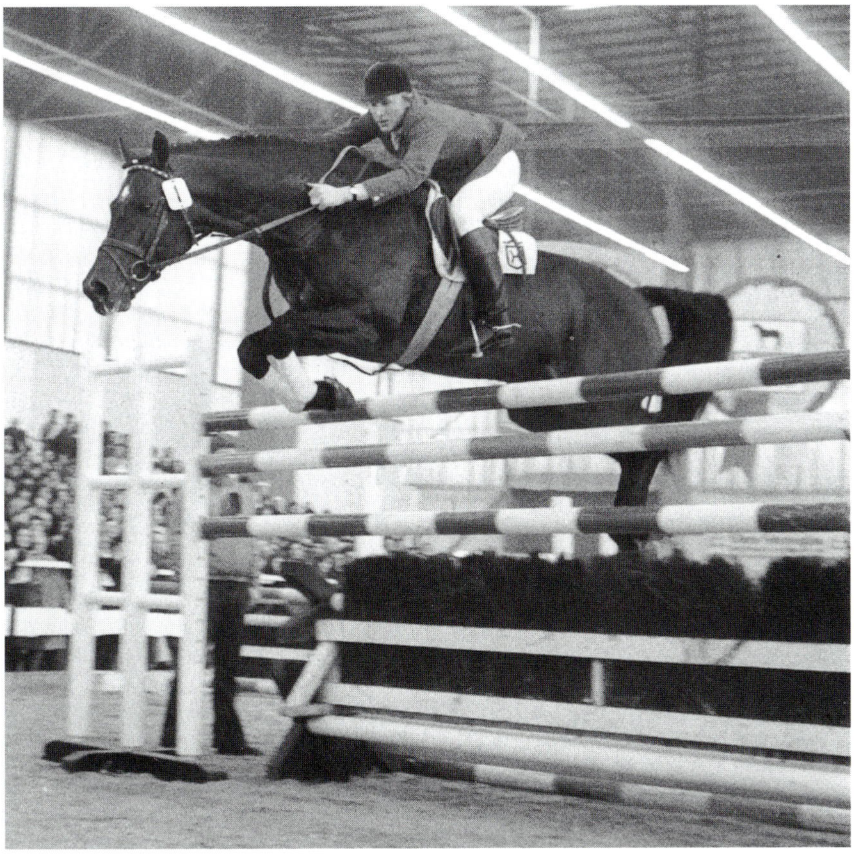

Landgraf I, Vollbruder von zwei international erfolgreichen Springpferden, Léon (ex Landgraf II) und Landgräfin, wurde Vater der bei weitem größten Zahl von Turnierpferden Holsteiner Abstammung und weist die höchste Nachkommengewinnsumme aller deutschen Hengste auf (1995 über sechs Millionen DM), hier unter H. Blöcker auf der Equitana in Essen 1975.

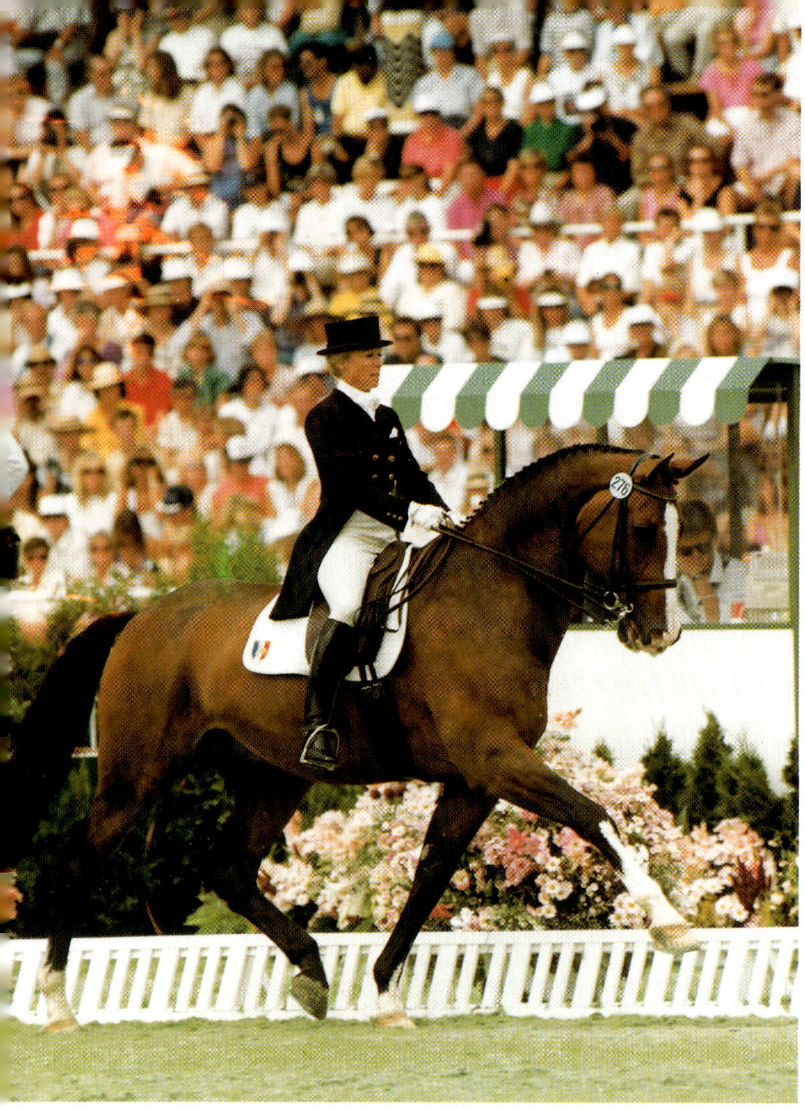

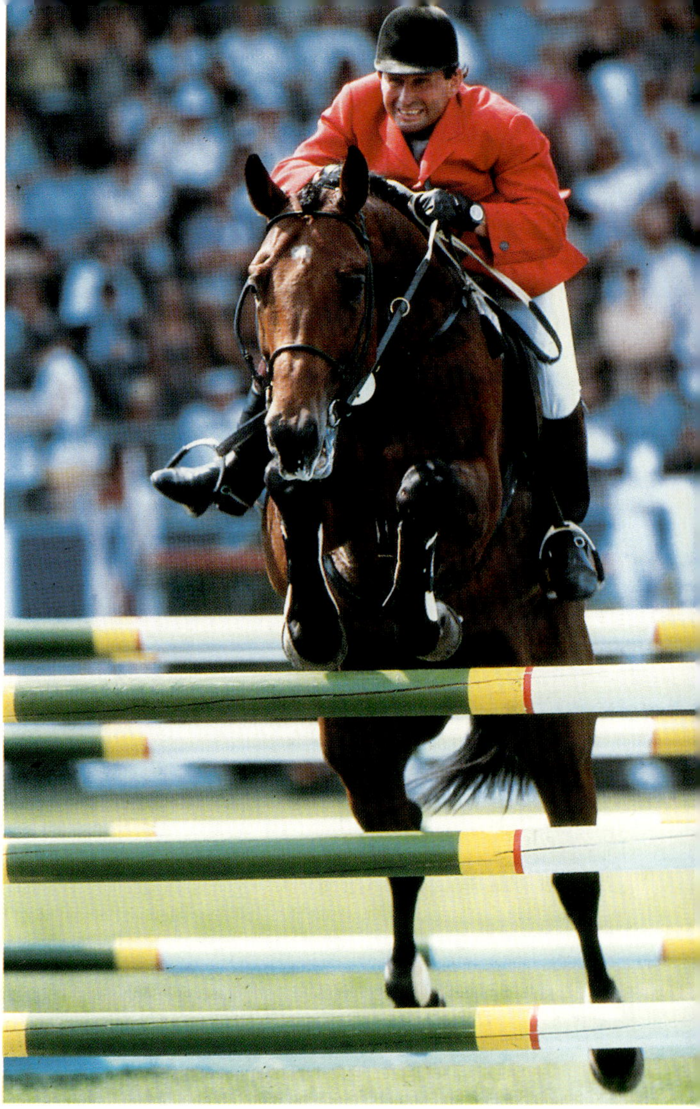

Das ideale Dressurpferd: Corlandus (v. Cor de la Bryère SF – Consul) unter Margit Otto-Crepin (oben links). Sieger der Europameisterschaft 1987 in Goodwood, Einzel-Silbermedaille bei den Olympischen Spielen 1988 in Seoul.

Oben rechts: Eine geglückte Paarung: Cash, geb. 1987 (v. Cor de la Bryère SF a. d. Landgräfin, Vollschwester des Weltspitzenspringvererbers Landgraf I), Mutter wie Sohn international siegreich unter Hugo Simon

beste Springvererber unter allen Vollblut-Hengsten, die Holstein seit den fünfziger Jahren gehabt hat, mit der bei weitem besten Springabstammung, die sich finden ließ, und lieferte zahlreiche Spitzenspringpferde. Hätte er die Chancen bekommen wie *Ladykiller xx* und *Cor de la Bryère SF*, hätte Holstein heute eine dritte, ähnlich bedeutende Leistungslinie. Das hat leider kleinliches Konkurrenzdenken verhindert.

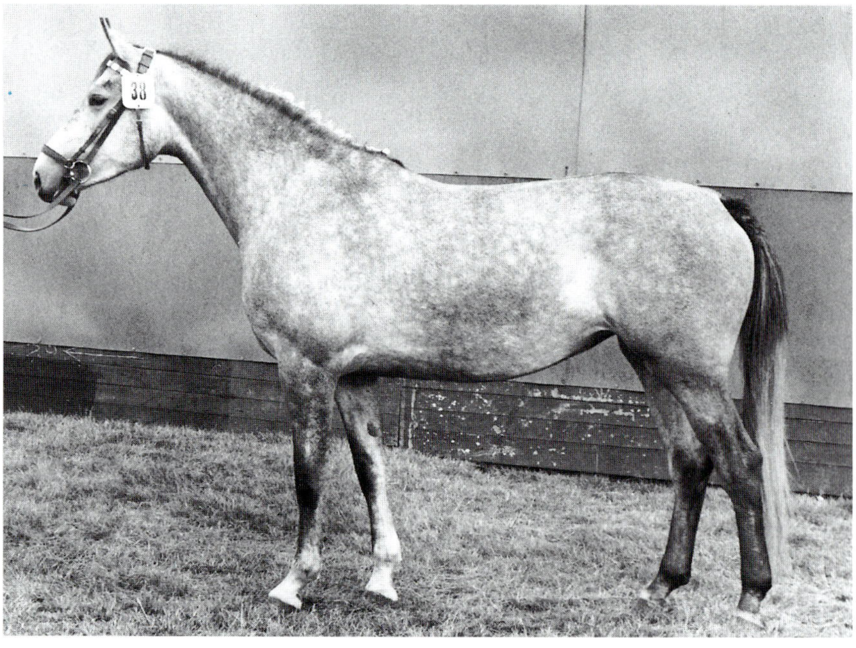

Die Staatsprämienstute Vase, geb. 1962 (v. Ramzes AA – Heinzelmann), aus der bekannten Zucht von Thormählen (Langenhals), eine Vollschwester des internationalen Springpferdes Romanus (H. G. Winkler), wurde Stammutter einer ganzen Dynastie von Leistungspferden.

Die in Frankreich mit dem Vollbluthengst *Orange Peel* begründete Selle-Français-Linie hat Holstein über die von meinem Nachfolger *Maas Joh. Hell* importierten Söhne ihres bedeutendsten Vertreters, *Almé*, erreicht, die ausschließlich in Zangersheide, teils aus Hannoverschen Müttern, gezogen sind. Eine sportliche Bilanz dieses Jahrhunderts zeigt, daß Holstein seit den zwanziger/dreißiger Jahren bis heute unter den deutschen Zuchten, was den Springsport angeht, die höchste Leistungsdichte aufweist und in Relation zur Größe seiner Population die meisten erfolgreichen Vertreter geliefert hat. Aber auch in den anderen Disziplinen nimmt es seit jeher eine Position in der Spitzengruppe ein. In allerjüngster Zeit bemüht sich die Holsteiner Zuchtleitung, durch eine erneute Zufuhr von Anglo-Arabischem Blut, polnischem und Shagya-Araber sowie zahlreicher Vollblut-Hengste einer vermeintlichen Inzuchtdepression gegenzusteuern. Außerdem betreibt man in großem Stil Jungstutenprüfungen. Dieses Modell hat inzwischen in den meisten anderen bundesdeutschen Zuchtgebieten Nachahmer gefunden.

MECKLENBURGER

TYP, INTERIEUR, VERWENDUNG:
Der moderne Mecklenburger entspricht im Typ dem Zuchtziel des „Edlen Warmbluts der DDR", auf den er seit etwa 1960 hin selektiert worden ist; er erinnert stark an den Hannoveraner vor etwa zwanzig Jahren. Großer Wert wird auf eine harte Konstitution mit besonderer Belastbarkeit des Fundaments gelegt. Die Fruchtbarkeit ist überdurchschnittlich hoch. Der Mecklenburger ist ein ausgezeichneter Futterverwerter. Er besitzt ein lebhaftes, doch umgängliches Temperament bei hoher nervlicher Stabilität und eine ausgeprägte Leistungsbereitschaft, die auch Dauerleistungen und gelegentliche Belastungen bis an die Grenze der Leistungsfähigkeit erlaubt. Er ist vorzüglich geeignet für alle Disziplinen des Reit- und Fahrsports, auch für den leichten Zug, wo er, ebenso wie unter dem Sattel, eine gute Aufrichtung, Ausbalanciertheit und Beweglichkeit zeigt. Aufgrund seines in der Regel unkomplizierten Charakters ist er auch bei Freizeitreitern sehr beliebt. Auf dem Gebiet der DDR hatte er größten Einfluß auf die Entwicklung der anderen Zuchtgebiete, vor allem durch die Lieferung von Deckhengsten.

EXTERIEUR:
Der Gesamteindruck des modernen Mecklenburgers ist in der Regel der eines recht harmonischen Pferdes, in seinen edleren Exemplaren elegant, bei ausreichender Tiefe und Breite und guter Bemuskelung. Der Kopf ist markant und ausdrucksvoll, nicht immer besonders edel. Die Augen sind freundlich und klar, die Ohren relativ lang, das Genick meist leicht, der Hals von guter, mittlerer Länge und gut aufgesetzt und getragen, in seinem oberen Teil wohlbemuskelt. Die Schulter ist gewöhnlich gut gelagert, schräg, der Widerrist markiert und von genügender Länge. Der mittellange Rücken geht über eine gut bemuskelte Lende in eine recht lange, breite, leicht abschüssige Kruppe über, bei der vor allem die ausgeprägte, lange Sitzbeinmuskulatur auffällt. Die Gliedmaßen sind korrekt gestellt, mit ausgeprägten Sehnen und Gelenken und regelmäßig geformten, mittelgroßen, festen Hufen.

Vorherrschende Farben sind Braune und Füchse verschiedener Schattierung, Rappen und Schimmel sind seltener. Große weiße Abzeichen

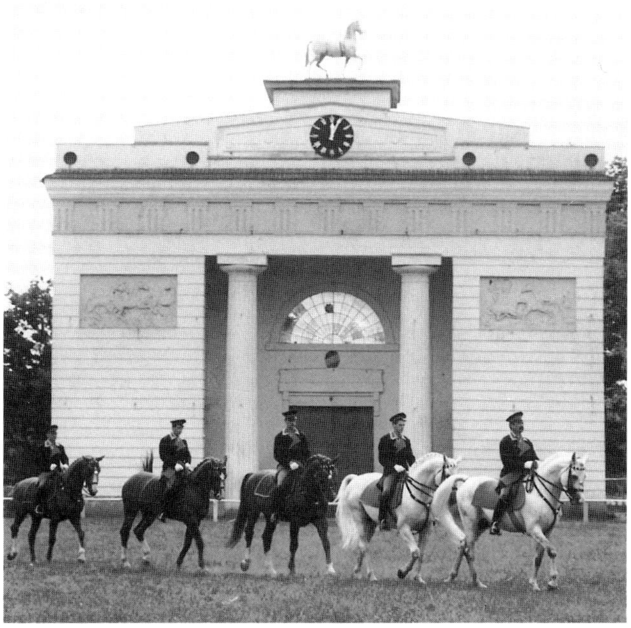

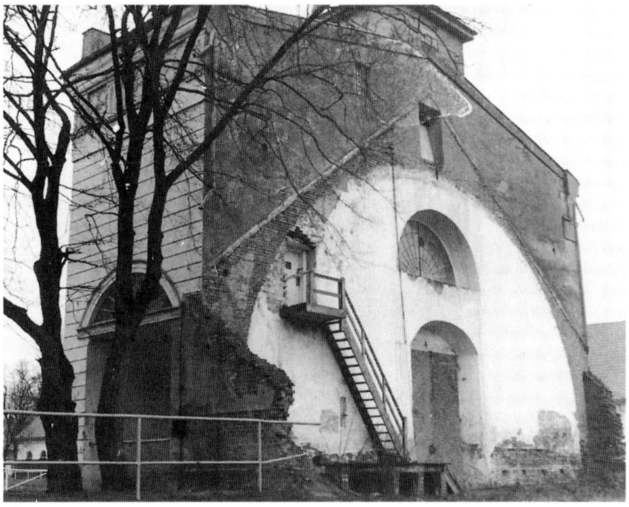

Die klassizistische Fassade ist alles, was SED-Barbarei von dem 1820 nach den Plänen des Oberlandbaumeisters Wünsch errichteten Reithauses im Mecklenburgischen Landgestüt Redefin übriggelassen hat.

sind bei Zuchtpferden nicht gern gesehen. Die Widerristhöhe liegt bei 162–170 cm.

MECHANIK:
Die Bewegungen in den drei Grundgangarten sind taktmäßig und raumgreifend mit energischem Antritt aus der Hinterhand. Gelegentlich lassen sie ein wenig an Elastizität vermissen. Das Springvermögen ist überdurchschnittlich gut.

ZUCHT:
Außer dem staatlichen Landgestüt Redefin, an der Sude, südlich Hagenow gelegen, hat sich in Mecklenburg seit der Wiedervereinigung eine ganze Reihe von Privathengsthaltern etabliert. 1995 betrug das Verhältnis 41 Landbeschäler zu 31 Privatbeschälern, wobei zu erwarten steht, daß die Privathengsthaltung sich weiter ausdehnen wird. Der Stutenbestand liegt bei 2500 Köpfen und dürfte in den kommenden Jahren ebenfalls zunehmen. Die Betreuung liegt bei dem „Verband der Pferdezüchter Mecklenburg-Vorpommerns" in Güstrow, dem auch die Gestütbuchführung obliegt.
Die untenstehende Tabelle zeigt die zahlenmäßige Entwicklung der Zucht in Mecklenburg-Vorpommern seit 1990.

GESCHICHTE:
Noch zu Zeiten von *Publius Cornelius Tacitus* (55–115 n. Chr.) war Mecklenburg von Sachsen, Langobarden und anderen germanischen Stämmen bewohnt, die für ihre Pferdeverehrung bekannt waren. Nachdem jedoch im Verlauf der Völkerwanderung die Germanen das Land verlassen hatten, wurde das menschenleere Gebiet im 6. Jahrhundert von nachrückenden slavischen Völkerschaften besetzt (in deren Götterverehrung ebenfalls das Pferd einen Ehrenplatz einnahm), im Westen von den Obotriten und im Osten von den Wilzen. *Karl der Große* (747–814) machte 789 die Obotriten und Wilzen dem Fränkischen Reich tributpflichtig. Diese zunächst nur lose Verbindung wurde von *Kaiser Heinrich I.* (875–936) erneuert, der den deutschen Einfluß verstärkte und 928 bis 931 dem Christentum Eingang verschaffte. Die eigentliche Kolonisierung erfolgte jedoch erst durch die Sachsenherzöge. Nach langwierigen Kämpfen gelang es den Reiterheeren *Heinrich des Löwen* (1129–1195), die Slaven völlig zu unterwerfen und durch Ansiedlung deutscher Kolonisten den deutschen Einfluß auf Dauer zu sichern. 1167 gab er die Herrschaft über das Land an *Pribislav*, den Sohn des in dem Unterwerfungskampf gefallenen Obotritenfürsten *Niklot* zurück. 1170 wurde dieser von Kaiser *Friedrich Barbarossa* (1122–1190) in den Reichsfürstenstand erhoben. Nach dem Stammsitz der Familie Pribislavs, Mikilinborg, zwischen Wismar und dem Schweriner See gelegen, wo er ein bedeutendes Gestüt unterhielt, erhielt später das Land seinen Namen Mecklenburg.

In vorgeschichtlicher germanischer Zeit gab es in diesem Gebiet, wie wir aus Überresten von Pfahlbauten und Hüttengräbern wissen, nur ein kleines Pferd, das wild oder in halbwilden Gestüten frei im Wald lebte. Eines der ältesten dieser halbwilden Gestüte war wohl Dierhagen, am Saaler Bodden, von dem angenommen wird, daß seine Pferde ursprünglich von den heiligen weißen Rossen aus dem Hain des Slavengottes *Svantevit* (Sventivit, Svatovit) stammten, die dort als orakelverkündend verehrt wurden. Dieses Hauptheiligtum der Slaven lag übrigens nicht mehr auf mecklenburgischem Boden, sondern im angrenzenden heutigen Vorpommern, auf der Insel Rügen, die zum Siedlungsgebiet der Obotriten gehörte.

Als *Johann Moltke* 1329 Dierhagen von *Heinrich zu Mecklenburg* als Pfand erhielt, mußte er sich ausdrücklich verpflichten, die dortige „Stuterey" weiterzuführen. Auch das später so berühmte Basedow der *Grafen Hahn* ist sehr alt. Es wird bereits im 15. Jahrhundert als Gestüt erwähnt. Erst während der Ritterzeit des frühen und Hochmittelalters wurde das bodenständige kleine, vermutlich der ostpreußischen Schweijke ähnelnde Pferd umgezüchtet zu einem größeren massigeren Tier, das einen gepanzerten Ritter tragen konnte. Jedoch verschwand diese Zucht größerer Pferde mit dem Aufkommen der Handfeuerwaffen und dem dadurch bedingten Untergang des Rittertums am Ende des Mittelalters zunächst wieder. Einer alten Quelle zufolge konnte man um 1539 keinen einzigen genügend großen und starken Streithengst mehr im ganzen Lande auftreiben.

Neue Keime regten sich in der Pferdezucht in der zweiten Hälfte des 16. Jahrhunderts unter *Herzog Johann Albrecht* I. (1525–1576), der zu Krivitz, Dömitz, Medow, Ivenack und anderen fürstlichen „Bauhöfen" Gestüte und Fohlenhöfe anlegen ließ. Es wurden damals „Ungarische, Welsche, Wredenhägener Wilde, Deutsche Wilde und Friesische Stuten für die Stutereyen" angekauft. Und das Hengstverzeichnis aus dem Jahre 1569 lautete: „Der Lübsche, der Florenzer, der Geldersche, der Preuße, der Mantuaner, der Spaniole, der Friese . . .". Auch die Herzöge der Linie Mecklenburg-Güstrow (ausgestorben 1699) beförderten eifrig die Pferdezucht und gründeten Gestüte zu Pustow, Rosin, Wockern und Mamerow. Leider knickte der Sturm des 30jährigen Krieges hier so manche sich entfaltende Blüte, obgleich *Wallenstein*, durch den Kaiser vorüberge-

Jahr	Privatbeschäler	Landbeschäler	Stuten	Neueintrag als Turnierpferde
1990	--[+]	--[+]	--[+]	--[+]
1991	6	54	1860	--[+]
1992	20	54	2167	--[+]
1993	30	50	2515	29
1994	37	49	2487	369
1995	47	42	2479	482

[+] Noch keine gesonderten Angaben.

Zahlenmäßige Entwicklung der Zucht in Mecklenburg-Vorpommern seit 1990

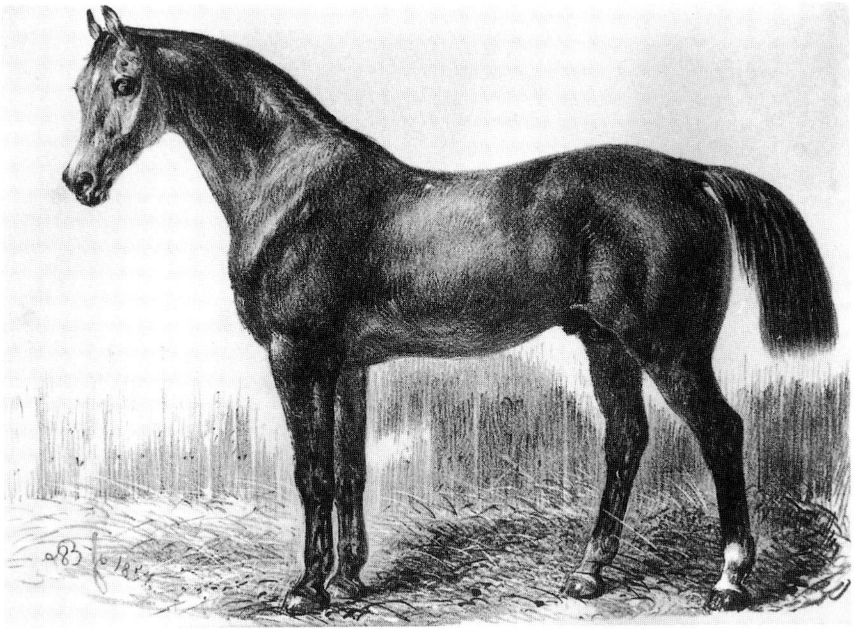

Veredelter Mecklenburger-Hengst aus den dreißiger/vierziger Jahren des 19. Jahrhunderts, aus Villeroy/Bosch, „Der Pferdezüchter" (Mainz 1858)

hend zwischen 1628 und 1631 mit Mecklenburg belehnt, sich in dieser Zeit viel hier aufhielt und Friesische Stuten und Orientalische Hengste einführen ließ und auch sonst die Zucht mit allen Mitteln förderte.

Immerhin erholte sich das Land in hippologischer Beziehung nach Ende des Krieges in recht kurzer Zeit unter der Regierung von *Herzog Gustav Adolf* aus der Güstrower Linie, der Neapolitanische, Oldenburger, Friesische, Frederiksborger, Holsteiner, Türkische und Berberhengste einführte. Unter seinen Nachfolgern kamen dazu noch gedrungene, breite, kräftige Hengste aus England, vermutlich aus Yorkshire und Norfolk, wodurch sich im 18. Jahrhundert der Mecklenburger zu einer der gesuchtesten Pferderassen Europas entwickelte. Diese Blüte der Zucht dauerte bis über die Mitte des 19. Jahrhunderts hinaus an. Inzwischen war eine Reihe bedeutender Gestüte gegründet bzw. ausgebaut worden. Vorzügliche warmblütige Zuchten wurden betrieben im Großherzoglichen Hauptgestüt Redefin; bei *Graf Plessen* (Ivenack); *Graf Bassewitz* (Prebberede); *v. Blücher* (Suckow); *Graf Blücher* (Finken); *Levetzow* (Markow); *v. Ferber* (Heller); *v.* Zeppelin (Appelhagen) etc.

Tatsächlich gab es in der ersten Hälfte des 19. Jahrhunderts kaum ein Gut in Mecklenburg, auf dem nicht sechs, acht, zehn und mehr Mutterstuten gehalten wurden. Viele Güter unterhielten regelrechte Gestüte und besaßen meist einen oder mehrere Hengste guter Klasse. Der alte Mecklenburger galt als das „Ideal eines Campagnepferdes, die schönste Blüte der deutschen Pferdezucht", wie *Christian Ehrenfried* an *Seyfert v. Tennecker* (1770–1839) schreibt, ein vielseitig gebildeter Hippologe, Veterinär und von 1806 bis 1826 Kavallerieoffizier, und weiter, „daß sich kein Pferd besser zur Fortpflanzung (= Zucht) schicke". Von guter Mittelgröße, 156–158 cm hoch, meist Fuchs oder Braun, waren „Fundament, Bau und Ausputz" gleich vorzüglich bei diesen Pferden. Die ganze Form machte den Eindruck des Geschlossenen, Soliden, Kompakten und zugleich großer Härte. Dabei war der Mecklenburger von gutem Temperament, äußerst gängig und „so dauerhaft", daß er selten unter irgendwelchen Lahmheiten oder Knochenschäden litt.

Das Land verdankte diesen glänzenden Stand seiner Pferdezucht einer Reihe von günstigen Faktoren, wie wir bei *Graf C. G. Wrangel* in DIE RASSEN DES PFERDES (1. Band, Stuttgart 1908) nachlesen können: „Ich kenne überhaupt – England/Irland, die Normandie und Südskandinavien (Schleswig-Holstein, Südjütland, die dänischen Inseln und die schwedische Provinz Schonen) ausgenommen – keine ‚Scholle', die sich in so hohem Grade zur Aufzucht edler und starker Pferde eignet." Weiter zählt er an Gründen für die erfolgreiche Pferdezucht auf den im 18. und zu Beginn des 19. Jahrhunderts vergleichsweise niedrigen Stand der Landwirtschaft und den dadurch bedingten Reichtum an Weiden und Hutungen gegenüber der körnertragenden Fläche des Bodens, die kommunale Bewirtschaftung der großen zu Bauernrecht verpachteten Flächen der Landesherrschaft und großenteils auch der Gutsherrschaften, sowie den ausgedehnten Anbau von Hafer und Weidepflanzen gegenüber dem anderer Zerealien und die damalige wenig intensive, für die Gespannpferde schonendere Bodenbearbeitung etc. Positiv für eine günstige Entwicklung der Pferdezucht war auch die Aufgeschlossenheit der Regierung, welche sie nach Kräften zu fördern suchte, vor allem durch zweckmäßige Gesetze und Verordnungen und die Einrichtung eines Landgestüts in Redefin im Jahre 1812.

Die Hochblüte der Mecklenburgischen Rasse erstreckte sich bis etwa zum Ende der sechziger Jahre des 19. Jahrhunderts. Der größte Aufschwung der Zucht kam mit der Einführung des Englischen Vollbluts als Veredler. Die ersten Beschäler der Englischen „Courser" Rasse kamen bereits im letzten Jahrzehnt des 18. Jahrhunderts in eine Anzahl großer mecklenburgischer Privatgestüte und auch in die herzoglichen Hofgestüte. Nach dem Sieg über Napoleon erfaßte geradezu eine Welle der Begeisterung für das Vollblut vor allem die großen Züchter des Landes. Sie entwickelte sich folgerichtig als Resultat der Napoleonischen Kriege. Ihre Vorkämpfer waren vor allem die Barone *Wilhelm Biel* auf Zierow und *Gottlieb Biel* auf Weitendorf, die ihre Gedanken auch in einer von Gottlieb

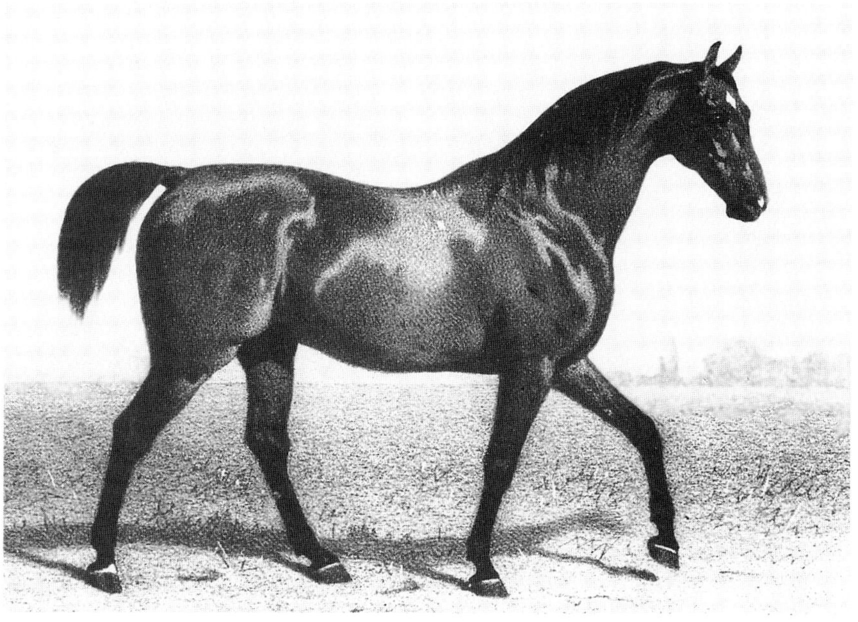

Mecklenburger-Hengst um 1870, Gemälde von Emil Volkers (1831–1905)

Biel verfaßten Schrift EINIGES ÜBER EDLE PFERDE (Dresden 1830) publizierten. Die Gebrüder Biel, die vielfache Bindungen nach England besaßen (Wilhelm war mit einer Engländerin verheiratet), hatten ihr „Schlüsselerlebnis", wenn man so sagen will, in den Befreiungskriegen, in denen sie in der britischen Armee dienten. Es war die Schlacht bei Waterloo 1815, in der ihnen die ungeheure Überlegenheit der englischen Kavalleriepferde über die kontinentalen richtig bewußt wurde, die ihre Begeisterung für das Englische Vollblutpferd geweckt hatte.

In Mecklenburg traf das Vollblut auf eine konsolidierte Zuchtbasis einer auf vielseitige Verwendbarkeit gezüchteten Landespferdezucht hoher Qualität. Und bereits die erste Veredlungswelle erregte in ihren Resultaten so viel Aufsehen, daß der bis dahin bereits weitverbreitete Ruhm des Mecklenburgers eine weitere Steigerung erfuhr. So hatten der in England geborene Hengst *Morwick Ball* und sein in Ivenack gezogener Sohn *Herodot*, der während des Krieges von französischen Truppen entführt, nach 1815 jedoch returniert wurde, „züchterische Erfolge, die in ganz Europa bekannt wurden. Eine große Anzahl Ivenacker Hengste kaufte das Landgestüt Redefin, eine noch größere das Landgestüt Celle", wie der Celler Landstallmeister (1958–1988) *Dr. Christian Freiherr v. Stenglin* in seinem Standardwerk DEUTSCHE PFERDEZUCHT (Warendorf 1983) berichtet.

In der ersten Hälfte des 19. Jahrhunderts war das Mecklenburger Pferd ein ausgesprochen gesuchter Exportartikel, und zahlloses Gebrauchs- und Zuchtmaterial, vor allem Hengste, ging jedes Jahr ins Ausland. Die Stammhengste der Althannoverschen Zucht waren nahezu ausnahmslos in Mecklenburg geboren oder dort züchterisch tätig. In der Periode von ca. 1780/90 bis 1870/80 waren folgende Hengste für Hannover von Bedeutung: der Englische Vollbluthengst *Morwick Ball* und sein 1793 geborener Sohn *Herodot*, von denen vor allem der letztgenannte zahlreiche Beschäler für Hannover lieferte, der Vollblüter *Robin Hood* (geb. 1818), dessen Söhne *Black Comet, Cavalier* und *Phoenix* in Celle großen Einfluß erlangten, die in Mecklenburg und dem benachbarten Vorpommern geborenen Linienbegründer *Beiram* (geb. 1829), *Norfolk* (geb. 1843), *Cardinal* (geb. 1844), *Jellachich* (geb. 1844), *Sheridan* (geb. 1845), *Zernebog* (geb. 1845), *Dechant* (geb. 1852), *Inkermann* (geb. 1855), *Jason* (geb. 1857), *Medardus* (geb. 1861), *Young Isolani* (geb. 1869) und andere.

Die Ursachen für den Verfall der Mecklenburger Rasse im letzten Drittel des 19. Jahrhunderts sind vielfältig und wohl kaum allein in einer übermäßigen Vollblutverwendung zu suchen, wie man, von den „Terribles Simplificateurs" seit über hundert Jahren unablässig behauptet, ohne daß es dadurch wahrer wird, überall in der hippologischen Literatur lesen kann. Eine solche Veredlung geschah auch anderswo, zum Beispiel in Ostpreußen, Pommern, Hannover, ohne daß das dortige Vorgehen in gleicher Weise zu einem abschreckenden Beispiel verteufelt wird. Daß von verschiedenen Autoren im Zusammenhang mit dem Untergang der alten, weltberühmten Mecklenburger Zucht ausgerechnet die Romanfigur des „Inspektors Bräsig" aus der Feder des plattdeutschen Dichters *Fritz Reuter* (1810–1874) als Kronzeuge für die Schädlichkeit der Vollblutveredlung angeführt wird, macht die Geschichte nicht gerade glaubhafter.

Tatsächlich hatte erst das Vollblut den Mecklenburger zu dem allseits geschätzten und gesuchten Veredler gemacht, dem vor allem Hannover seinen unaufhaltsamen Aufstieg verdankt. Wenn man beispielsweise lesen muß, daß die Blüte Mecklenburgs kaum bis in die Mitte der vierziger Jahre des 19. Jahrhunderts gedauert habe, muß man sich doch sehr wundern, wieso Hannover bis nach 1870 einen Teil seiner wichtigsten Stammhengste von dort bezog, wie bei *Gustav Rau*, DIE WICHTIGSTEN BLUTSTRÖME IN DER HANNOVERSCHEN PFERDEZUCHT (Berlin 1914) in der Rubrik „Alte Hengste" leicht zu kontrollieren. Wenn die Qualität nach 1845 so stark zurückgegangen wäre, hätte man wohl kaum danach noch von dort Hengste bezogen, die zu Stammvätern der Hannoverschen Zucht wurden. Es macht ebenfalls stutzig, wenn man liest, daß 1867 bei Aufstellung des Dragonerregiments Nr. 2 die notwendigen 800 Pferde problemlos im Land remontiert werden konnten. In dem bald darauf ausbrechenden Deutsch-Französischen

Krieg 1870/71 haben diese Pferde zur Genüge bewiesen, daß Mecklenburg damals die Heimat eines außerordentlich leistungsfähigen Soldatenpferdes war. Auf jeden Fall fällt auf, daß die meisten Autoren, die uns Mecklenburg als warnendes Beispiel reichlicher Vollblutverwendung vorhalten, entweder fanatische Vertreter der Kaltblutzucht waren oder in der Zeit zwischen den beiden Weltkriegen unter dem Eindruck der damals überall vorgenommenen Verstärkung der Warmblutzuchten im Konkurrenzkampf mit dem Kaltblut und dem Traktor geschrieben haben. Bei späteren Autoren wird man den Verdacht nicht los, daß sie einfach bei ihren Vorgängern abgeschrieben haben, statt genau zu recherchieren.

Tatsächlich hatte der Niedergang der Mecklenburger Zucht weitgehend andere Gründe. Ein „Zeitzeuge", *Graf A. v. Bernstorff*, gibt in seiner Broschüre DIE MECKLENBURGISCHE PFERDEZUCHT von 1878 nicht dem starken Vollbluteinfluß die Schuld, von dem er meint, daß er zu verkraften gewesen sei. Vielmehr mußte die Mecklenburger Zucht einige schwere Schläge einstecken, die den Niedergang auslösten: Eine Reihe bedeutender Privatgestüte wurden aufgelassen, darunter Markow (1842), Prebberede (1843) und Ivenack (1844), sowie das 1810 gegründete herzogliche Hauptgestüt Redefin (1848), teils wegen Tod ihrer Besitzer, teils aus anderen Gründen, die nichts mit Pferdezucht zu tun hatten. Beim Hauptgestüt handelte es sich um politische Gründe.

Nach Ansicht *Graf Bernstorffs* (a. a. O.) lag das entscheidende Problem darin, daß sich die politischen und wirtschaftlichen Verhältnisse im Lande seit dem Anfang des Jahrhunderts von Grund auf geändert hatten. Zunächst fand eine allmähliche Aufgabe der alten Zuchtorganisation mit ihren Stuten- und Fohlenschauen, Hengstvorführungen, Registerführung, Deckzwang etc. statt, die in einen als völlige Anarchie zu bezeichnenden Zustand mündete. 1819 wurde die Aufhebung der Leibeigenschaft beschlossen und schrittweise auch realisiert, 1822 die Separation der Bauerndörfer im Domanium angeordnet. Jede separierte Bauernhufe wurde in Erbpacht vergeben. Die im Jahre 1848 eingeleitete Parzellierung der Gemeindeweiden, die mit der fortschreitenden Intensivierung der Landwirtschaft einhergehende Zunahme des Korn- und Hackfruchtbaues, der überhandnehmende Verkauf der besten Stutfohlen wegen der immer mehr zunehmenden Nachfrage nach außerhalb des Zuchtgebiets und die Weiterzucht mit der „dritten oder vierten Wahl", all das trug mit zu einem Verfall bei. Den Garaus jedoch machte der Zucht die Aufstellung schwerer englischer und französischer Kaltbluthengste. Zitieren wir noch einmal *Graf Wrangel* (a. a. O.): „Geradezu vernichtend für die warmblütige Pferdezucht in Mecklenburg erwies sich die vom damaligen Oberlandstallmeister Freiherrn v. Maltzahn zu Anfang der sechziger Jahre des vorigen (19.) Jahrhunderts bewirkte Aufstellung einer großen Anzahl von Suffolk-Hengsten. Alle Stationen bekamen Suffolk-Hengste. Im Jahre 1872 bestand fast die Hälfte des Redefiner Hengstbestandes aus Suffolks . . .". Und *Graf Bassewitz* (a. a. O.) schreibt: „Es begann ein wildes Züchten auf Basis der Ausgleichungstheorie. Leichte Stuten wurden mit Suffolks belegt, Dänische, ordinäre, oft sehr mangelhafte und Bastardstuten, die dem Suffolk zu sehr ähnelten, wieder edlen Hengsten zugeführt; und so entstand ein Sortiment Stuten, in denen so häufig heterogenes Blut gemischt war, daß die Produkte schließlich jeden Charakter verloren. Die Stallfütterung beförderte die Ausbildung des Rumpfes gegenüber dem Fundament; und oft fand man Pferde, die den schweren Körper des Suffolk und die Beine der leichten Mutter hatten . . . In der bäuerlichen Zucht nahmen Knochenfehler in wirklich kolossalem Maße überhand, vor allem die gefährlichen Attribute massiger Rassen, der Spat und die Schale . . ." Noch einmal *Graf Wrangel:* „Baron Maltzahn beging leider den Kardinalfehler, nicht zu bedenken, daß man auf dem Wege einer heterogenen Mischzucht wohl hie und da zur Produktion guter Gebrauchspferde gelangen kann, nie und nimmer aber in irgendeiner Richtung reformierend auf das vorhandene Zuchtmaterial einwirken wird!" Um erfolgreich zu sein, hätte er mit

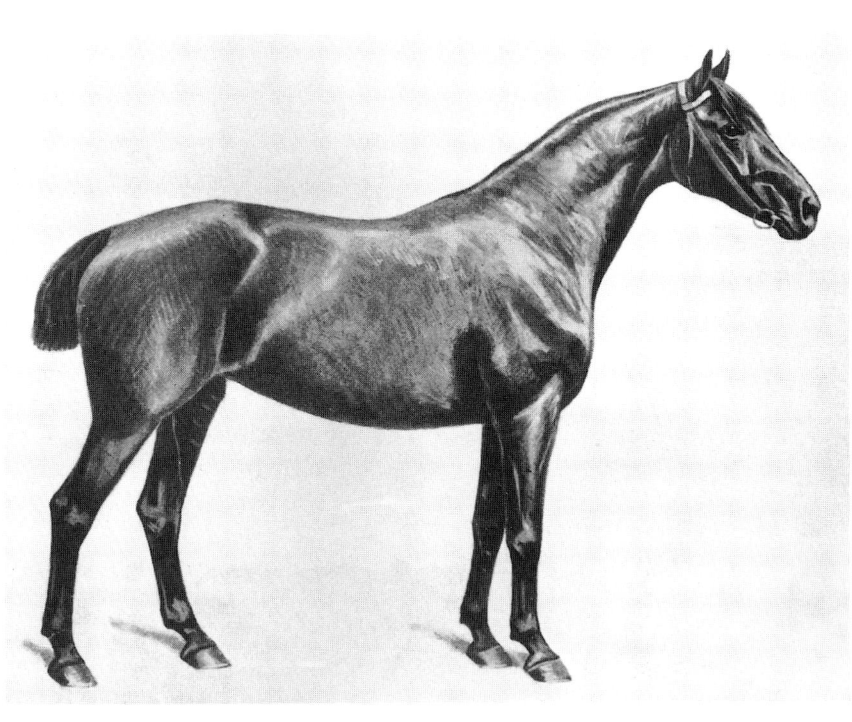

Mecklenburger-Stute um etwa 1890, Litho nach einem Gemälde von Emil Volkers

den importierten Suffolks Reinzucht betreiben müssen.

Nachdem die Zucht so katastrophal heruntergewirtschaftet war und es schien, daß die alte, berühmte Mecklenburger Rasse für immer untergegangen war, wurden ab etwa 1890 seitens der Regierung und einer Reihe profilierter Züchter Maßnahmen eingeleitet und bald auch große Anstrengungen unternommen, in diesem von Klima und „Scholle" her für Pferdezucht so bevorzugten Land erneut eine Warmblutzucht aufzubauen. Ein größerer Teil der Züchterschaft unter Führung der Gestütsverwaltung suchte Anlehnung an Hannover, das in der Vergangenheit so viel von dem alten Mecklenburger Blut profitiert hatte. Eine Minderheit dagegen orientierte sich nach Holstein und schloß sich in dem 1897 gegründeten „Gnoyener Pferdezuchtverein" zusammen. Über diese Gründung erschien ein aufsehenerregender Artikel in der DEUTSCHEN HIPPOLOGISCHEN PRESSE (Berlin, Nr. 24/25, 1897). Hier die einleitenden Sätze, die die Beweggründe der Initiatoren darlegt: „Wenn man sich frägt, ob denn die unter der bewährten Leitung im mecklenburgischen Landgestüt aufgestellten Hengste den Bedürfnissen des Landes resp. den Anforderungen der Züchter nicht genügen, so muß diese Frage im Allgemeinen mit ‚Nein' beantwortet werden. Die Gestütsverwaltung, als auch die meisten Züchter glaubten im Anfang, daß in erster Linie das hannoversche Pferd geeignet sein müsse, die mecklenburgische Zucht wieder in die Höhe zu bringen. Es mag dahingestellt bleiben, ob dem Landgestüt nicht die Mittel zur Verfügung standen, erstklassige Hengste zu beschaffen, welche die Bestrebungen des Landes rascher zum Ziele hätten bringen können. Jedenfalls finden die Redefiner Hengste nur spärlichen Beifall und Ausnützung."

Um Mecklenburg nicht völlig der Kaltblutzucht verfallen zu lassen, wurde der besagte Zuchtverein gegründet und nach reiflicher Überlegung beschloß man, das Holsteiner Marschpferd für einen Wiederaufbau zu wählen. Trotz sehr schöner züchterischer Anfangserfolge standen jedoch auf Dauer diese teils sehr namhaften Züchter, wie *Graf Bassewitz* (Burg Schlitz), *Dr. Schröder* (Poggelow) und *v. Oertzen* (Baebelitz) und andere auf verlorenem Posten. Zum einen konnte die große Hannoversche Zucht so sehr viel leichter geeignetes Zuchtmaterial in gleichmäßiger Qualität liefern als das kleine Holstein, zum anderen waren die Hengste dort erheblich billiger. Hinzu kam, daß in einer Art Arbeitsteilung zahlreiche mecklenburgische Züchter sich der Aufzucht Hannoverscher Hengstfohlen zu widmen begann, die sie im Originalzuchtgebiet bei den dort überwiegend kleineren Züchtern aufkauften, die selten mehr als zwei, drei Zuchtstuten besaßen, um sie in Mecklenburg in größeren Herden auf ihren harten, hochgelegenen, großflächigen Kleekoppeln aufzuziehen. Schließlich, und das gab wohl den Ausschlag, favorisierte die mecklenburgische Gestütsverwaltung den Hannoveraner gegenüber dem „ausländischen" Holsteiner.

Sehr erschwerend für die Entwicklung der Warmblutzucht wirkte seit den Importen *Maltzahns* in Mecklenburg die Kaltblutzucht. Viele Züchter wandten sich dieser Rasse zu, da sie ihnen unter den gegebenen Verhältnissen einen größeren Ertrag als die Zucht edler Pferde abwarf. Namentlich dort, wo in größerem Ausmaß Hackfruchtanbau betrieben wurde, setzte sich das Kaltblut durch, da man nicht darauf warten wollte, bis die Warmblutzucht das genügend starke Pferd lieferte, das man benötigte.

Ein allgemeiner Wiederaufschwung der Warmblutzucht setzte erst ab 1895 ein. Vorher „ging die Pferdezucht zunächst jenen dornenvollen Weg, der jeder Zucht beschieden ist, ‚die sich wider das Blut versündigt'", wie *Hans Joachim Köhler* in HANNOVERS EDLES WARMBLUT (Hamburg – München – Neuhaus, 1949) es ausdrückt. Weiter schreibt er: „Dieser Weg der Untiefen und des Verfalls wurde züchterisch erst wieder gangbar, als 1895 in Mecklenburg nach Ausmerzung aller kaltblütigen Hengste aus der Warmblutzucht und nach einer umfangreichen ‚Säuberungsaktion' unter den Vollblutbeschälern, das Hannoversche Zuchtziel zur Grundlage des Wiederaufbaus erklärt wurde." In jenem Jahr wurde auch der landeseinheitliche Körzwang für Hengste eingeführt, ab 1899 dazu die jährlichen Stuten- und Fohlenprämiierungen. Seit 1895 gehörten nur noch Warmbluthengste dem Landgestüt Redefin an, überwiegend aus Hannover oder mit Hannoverscher Blutführung. 1913 wurde der Mecklenburgische Warmblutzuchtverband gegründet.

Noch 1932 stammten gut zwei Drittel der Hengste direkt aus dem Originalzuchtgebiet Hannover. So ist es nicht verwunderlich, daß bis zum Ende des Zweiten Weltkriegs eine weitgehende Übereinstimmung in Typ, Modell, Abstammung und Leistung zwischen Mecklenburger und Hannoveraner bestand. Insgesamt wurden zwischen 1895 und 1948 rund 1000 Hengste auf den Deckstationen im Land stationiert; von ihnen stammten 75 Prozent aus Hannover.

Bald nach der Jahrhundertwende konnten die mecklenburger Hengstaufzüchter ihre ersten Triumphe feiern. Dabei handelte es sich meist um in Hannover als Fohlen angekaufte Hengste. 1901 lieferte Mecklenburg den Stammbegründer *Schwabenstreich*, 1902 *Khedive*, 1906 *Kirkland*, 1908 *Flingarth* und *Honorat*, 1909 *Sportland*, 1911 *Alderman I* und *Desmond*... Rund 500 Hannoversche Hengstfohlen gingen zwischen 1900 und 1944 aus mecklenburgischer Aufzucht wieder nach Hannover zurück. Während zunächst der Hengstankauf durch die Preußische Gestütsverwaltung und den Mecklenburger Oberlandstallmeister in den Ställen der Aufzüchter erfolgte, wurde ab 1934 nach langen Jahren der Unterbrechung erstmals wieder der Mecklenburger Hengstmarkt zu Güstrow abgehalten. Hier traten die Gestütsverwaltungen Mecklenburgs und Preußens als gleichberechtigte Käufer auf und wählten in jährlichem Wechsel des Rechts auf den Spitzenhengst ihren Bedarf im Verhältnis 1 : 1 aus. 1944 war dieser Markt mit rund 500 vorgestellten Hengsten der bei weitem größte in Deutschland.

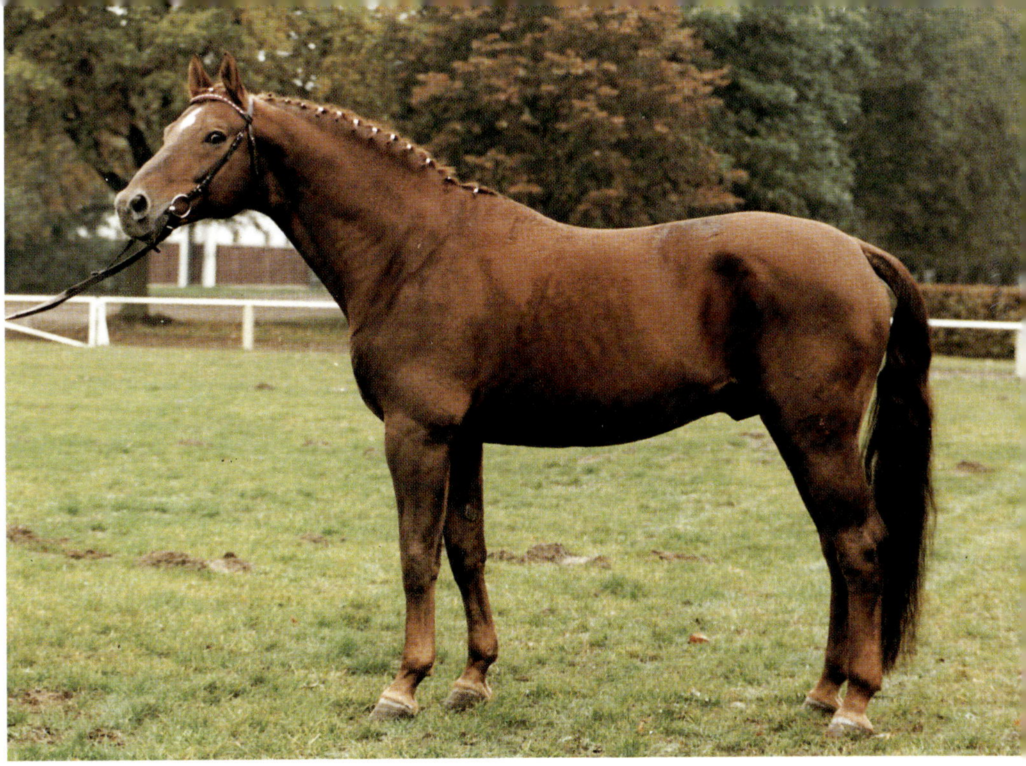

Moderner Mecklenburger-Hengst Apollo II, geb. 1980 (v. Adept – Donar)

Auf diesen erneuten Hochstand der Zucht folgte mit dem Kriegsende und der ersten Nachkriegszeit ein geradezu apokalyptischer Zusammenbruch. Der größte Teil Mecklenburgs war zu Beginn des Jahres 1945 Schauplatz heftiger Kämpfe mit allen Folgen. Dabei gingen rund 70 Prozent des gesamten eingetragenen Zuchtpferdebestandes, vor allem fast alle Hengste verloren. Anfang Juli räumten die westalliierten Truppen das zunächst von ihnen besetzte Mecklenburg gemäß dem „Vertrag von Jalta" und überließen es der Roten Armee. Am 1. September verluden sowjetische Einheiten sämtliche Hengste des Landgestüts Redefin sowie etwa 50 gerettete Landbeschäler der Ostpreußischen Landgestüte Georgenburg, Braunsberg und Rastenburg als Kriegsbeute in die UdSSR, unter Mitnahme der gesamten transportablen Gestütseinrichtung. Nur wenige Tage nach der Räumung des Gestüts wurden die leerstehenden Gebäude von sowjetischen Viehkommandos mit Beschlag belegt.

Ende 1945, Anfang 1946 begann man mit dem Sammeln der Reste und dem Wiederaufbau der Zucht. Erneut wurde das Hannoversche Warmblutzuchtziel als für das Land verbindlich anerkannt. Alle dreijährigen und älteren Stuten wurden klassifiziert, registriert und mit dem Eintragungsbrand versehen. Dabei stellte sich heraus, daß die großen, bedeutenden Zuchtbezirke ganz unterschiedliche Verluste erlitten hatten. Im Bezirk Rostock waren noch knapp 50 Prozent der eingetragenen Stuten erhalten, im Bezirk Güstrow ebenso wie im Bezirk Malchin 30 Prozent. Der Bezirk Schönberg war von den Folgen des Frühjahrs 1945 fast völlig verschont geblieben. Das gilt ebenfalls für das eigentlich zu Hannover gehörige, rechtselbische, nach 1945 Mecklenburg und damit der Ostzone zugeschlagene Amt Neuhaus.

Die Bemühungen, den Hengstbestand wiederherzustellen und auf den alten Stand zu bringen, bestanden zunächst in Versuchen, verlorengegangene Landbeschäler und auch Privathengste wiederzufinden und zu identifizieren, ebenso wie die über das ganze Land versprengten Reste an Junghengsten aus den Beständen der großen Hengstaufzüchter. Ende 1946 erfolgten die ersten erneuten Ankäufe von Hengsten im Originalzuchtgebiet Hannover zur Ergänzung des Bestandes. Insgesamt gelang es, dreizehn ehemalige Redefiner, darunter einige Spitzenhengste, wiederaufzufinden und (trotz erbärmlichen Zustandes) ihre Abstammung zweifelsfrei festzustellen. Unter den Junghengsten war eine ganze Reihe, bei der eine sichere Identifikation nicht gelang. Bei anderen war nur der Vater bekannt. Wegen ihrer hohen Exterieur- und Gangqualitäten und mangels Masse an geeigneten Hengsten wurde dennoch eine gewisse Anzahl von ihnen gekört, auch wenn ihre Abstammung nur durch Fohlenbrand bewiesen war. Nachdem die Anlagen des Landgestüts Redefin nach Abzug der Viehkommandos der Roten Armee im Spätherbst 1948 aufgeräumt, gereinigt und instand gesetzt worden waren, konnte ab 1949 endlich wieder ein geordneter Gestütsbetrieb aufgenommen werden.

Mit dem Ende des Zweiten Weltkrieges, bei dem es zu einer Teilung Pommerns gekommen war – der östliche Teil, jenseits der Oder („Hinterpommern") fiel an Polen, der westliche, diesseits der Oder („Vorpommern") an die sowjetische Besatzungszone –, wurde Vorpommern dem Mecklenburgischen Zuchtgebiet angegliedert. Ein Blick in die Geschichte Vorpommerns zeigt, daß das von der Agrarstruktur und den Bodenverhältnissen seinem westlichen Nachbarland sehr ähnliche Vorpommern auch eine ähnliche züchterische Vergangenheit hatte, obgleich seine politische Entwicklung anders verlaufen war.

Nach einer über einige Jahrhunderte währenden polnischen Oberhoheit wurde Pommern ab 1181 ein eigenes slawisches Herzogtum innerhalb des Deutschen Reichsverbandes. Nach verschiedenen interfamiliären Erbteilungen vereinigte *Boguslav X.* aus dem Haus der Greifen (1454–1523) ganz Pommern unter seiner Herrschaft. Nachdem das Greifenhaus erloschen war, erwarb Brandenburg im „Westfälischen Frieden" von 1648 Hinterpommern, während Vorpommern an Schweden fiel. Dieses schwedische Gebiet ging dann seit dem 1. und 2. Nordischen Krieg (1655–1660 resp. 1700–1721) allmählich und stückweise an Brandenburg-Preußen, bis es ab 1815 vollständig unter preußischer Herrschaft stand. Damit lag Pommern im Bereich des Wirkungsgebietes der Preußischen Gestütsverwaltung.

Dennoch verlief die pferdezüchterische Entwicklung der Mecklen-

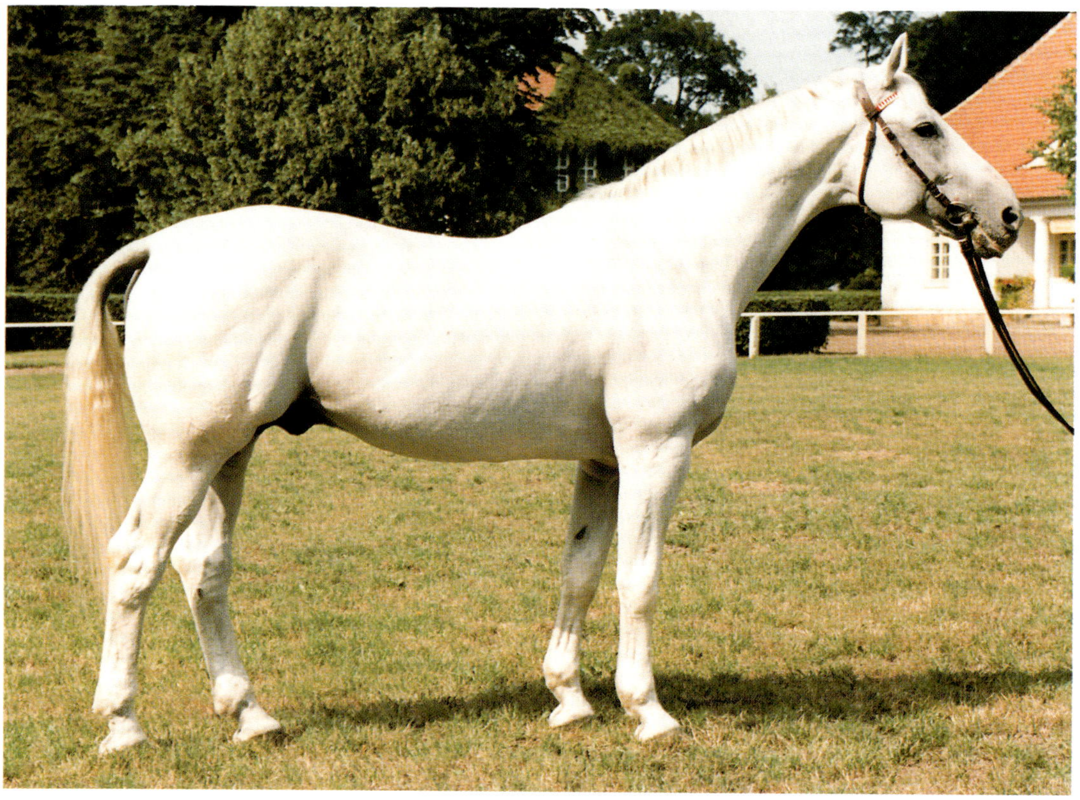

Der Redefiner Landbeschäler Kobold, geb. 1974 (v. Komet – Drusus), ist ein Angehöriger der alten Hannoverschen Körling-Linie.

burgs nicht unähnlich. Nach einer Periode recht intensiver Vollblutveredlung und einem Hochstand der Zucht folgte eine Zeit wildester Mischzucht. 1876 wurde nahe der Stadt Labes, rechts der Oder, im Kreis Regenwalde, ein Landgestüt für ganz Pommern gegründet. Der erste Besatz erfolgte mit 130 Hengsten aus dem brandenburgischen Landgestüt Lindenau und dem westpreußischen Landgestüt Preußisch-Stargard. 1906 umfaßte der Bestand 160 Beschäler, von denen 40 Prozent Oldenburger, 12 Prozent Kaltblüter, je 23 Prozent Hannoveraner und Ost- bzw. Westpreußen waren und 2 Prozent anderen Rassen angehörten. In diesem Jahr kam es auf Betreiben einer Reihe einflußreicher Züchter, die sich zu dem „Verband Pommerscher Halbblutzüchter" zusammengeschlossen und das Hannoversche Zuchtziel auf ihre Fahnen geschrieben hatten, zu dem Beschluß des preußischen Landwirtschaftsministeriums, keine Kaltbluthengste mehr zu stationieren, den Ankauf von Oldenburgern (und Ostfriesen) einzustellen und die staatliche Hengstremontierung in Zukunft nur noch auf Hannoversch gezogene Hengste zu beschränken. Langsam wurde danach der Beschälerbestand von allem anderen Blut gesäubert. In der „Weltwirtschaftskrise", in der der Hengstbestand drastisch von 204 (1825) auf 144 (1932) zurückgegangen war, fanden sich außer Hengsten Hannoverscher Blutführung nur noch ca. 10 Prozent Ost- bzw. Westpreußen. Ein Jahr vor Kriegsausbruch war der Bestand wieder auf 216 Hengste gestiegen, 95 Prozent von ihnen Hannoversch gezogen. In den Kriegsjahren stieg die Zahl der Landbeschäler jährlich um 5–10 Prozent.

Während in Mecklenburg die Warmblutzucht ab 1895 auf einer breiten bäuerlichen Grundlage fußte, waren es in Pommern zunächst einzelne große Privatzuchten, die, wie *H. J. Köhler*, es (a. a. O.) ausdrückt, wie „Hauptgestüte" fungierten, die den züchterischen Fortschritt beförderten. In dem nach 1945 bei Deutschland verbliebenen Rest Pommerns lagen die wichtigsten Zuchtregionen mit den Kreisen Grimmen, Stralsund, Demmin, Anklam und Greifswald. Die bedeutendsten Züchter hier waren bis zum Ende des Krieges *Heinrich Plate* (Voigtsdorf, Kreis Grimmen), *Hans Langenohl* (Velgast, Kreis Stralsund) und in Altentreptow, Kreis Demmin, eine Reihe bedeutender kleinerer Züchter. Von dem in diesen Zuchthochburgen vorhandenen Stutenmaterial konnte nach Kriegsende in Voigtsdorf ein recht großer Bestand gerettet werden; in Velgast überlebten etwa 20 Prozent, und in Altentreptow praktisch nichts.

Das Landgestüt Labes hatte bis Kriegsende auch Vorpommern mit Hengsten versorgt. Da das Gestüt im März 1945 auf seiner Flucht mitten in die Kriegshandlungen geraten war, und sämtliche Hengste, soweit sie überlebt hatten, in den Osten abtransportiert worden waren, mußte für Vorpommern in irgendeiner Weise Ersatz geschaffen werden. So wurde 1946 im ehemaligen Remontedepot Ferdinandshof, Kreis Ückermünde, ein neues Landgestüt unter Leitung *Hans Joachim Köhlers*, bei Kriegsende Kavalleriemajor, eingerichtet, das jedoch schon bald nach dessen Flucht vor den DDR-Behörden in den Westen 1948 wieder aufgelöst und in das Mecklenburgische Landgestüt Redefin eingegliedert wurde. Etwa ab

Missouri, geb. 1982 (v. Mistral II – Intendant), kann heute, vielfach erfolgreich in Schweren Springen unter Holger Wulschner, als ein Repräsentant der Mecklenburger-Zucht gelten. Er ist von der LPG „Helle Zukunft" in Berge, im Bereich der Pferdezuchtdirektion Nord der DDR, gezogen.

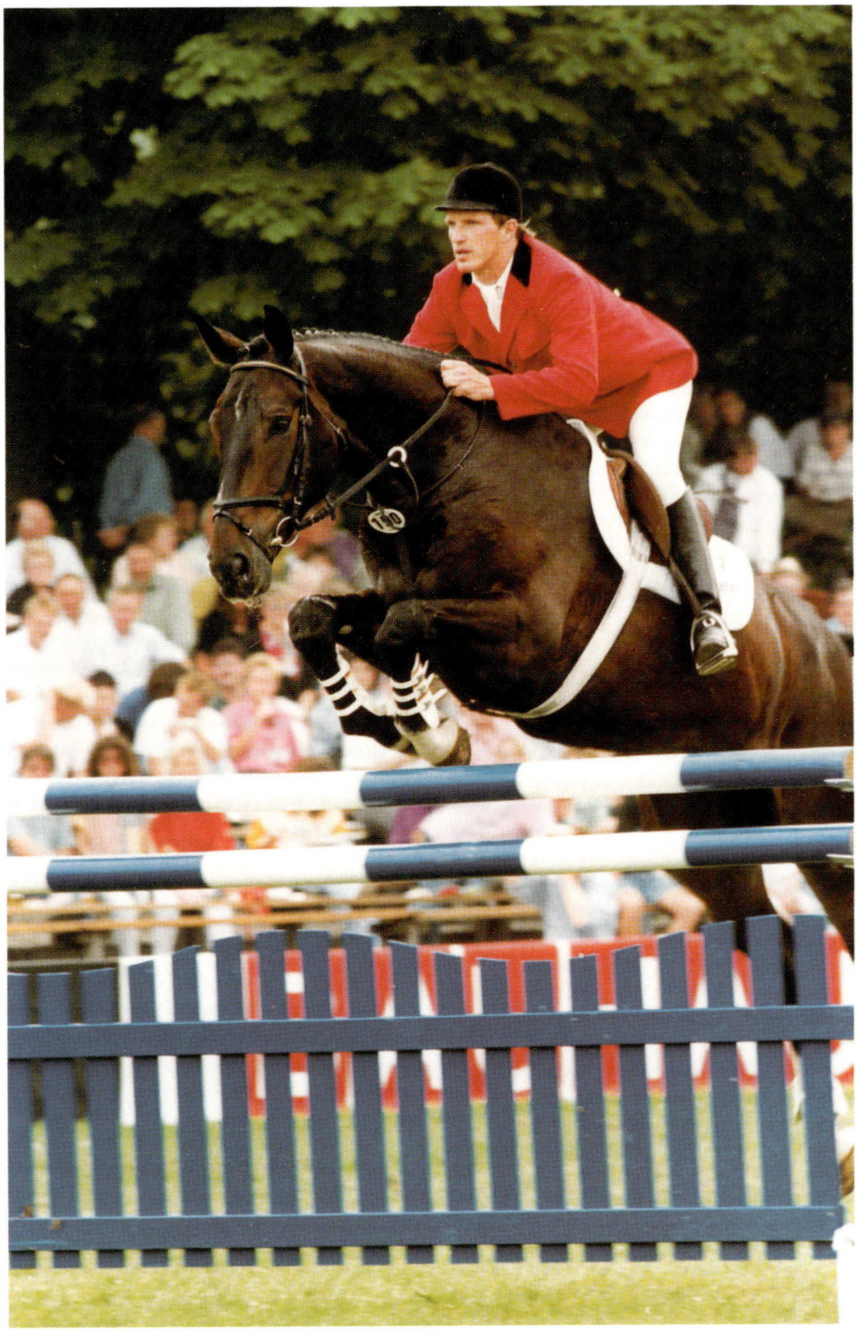

1960 erfolgte eine Umorientierung der Zucht auf eine „einheitlich ausgerichtete und geschlossene Reitrasse der DDR", so *Hans Joachim Schwark* in PFERDEZUCHT (Berlin 1984). Er schreibt: „Mit dem weitgehenden Ersatz der Pferde in der Landwirtschaft wurde es notwendig, ein einheitliches, den neuen Anforderungen Rechnung tragendes Zuchtziel zu formulieren, die Vatertiere unter dem Blickwinkel des Einsatzes in der Gesamtpopulation zu kören und die Zuchtgebietsgrenzen aufzuheben. Das Mecklenburger und Brandenburger Warmblut schuf hierfür eine gute, und solide Grundlage, die durch bestehende Reinzuchten an Pferden Trakehner und Hannoveraner Abstammung ergänzt wurden. Mittels erweiterter Reproduktion in den klassischen Zuchtgebieten des Edlen Warmbluts war es möglich, Zuchtpferde für die Zuchtgebiete Sachsen-Anhalt, Sachsen und Thüringen bereitzustellen . . . So war es möglich, im Verlauf von rund zehn Jahren (Anfang der sechziger bis Anfang der siebziger Jahre) ein die ganze Republik umfassendes Zuchtziel für die Reitrasse der DDR zu schaffen."

In dem seit 1960 vorangetriebenen Veredlungsprozeß auf ein vielseitig verwendbares, edles Reitpferd wurde eine Kombinationszucht des bodenständigen Stutenbestandes mit Englischem Vollblut und Hengsten Ostpreußischer Abstammung betrieben. Orientalisches Blut wurde nur in seltenen Ausnahmefällen verwendet. Die Vorstellungen der damaligen Zuchtleitung skizziert *Schwark* (a. a. O.) folgendermaßen: „Die höchsten Anteile am Hengstbestand werden in den Gruppen ‚Erhalterhengste' (≦ 25 % Genanteile der Veredlerrassen) mit 32 Prozent und ‚Endprodukthengste' (≦ 25–50 % Genanteile der Veredlerrassen) mit 30,4 Prozent gehalten . . . Die Genanteile der Veredlerrassen werden ab 1973 etwa konstant gehalten, so daß in den letzten 10 Jahren bereits eine Konsolidierungszucht wirksam ist." In diesem Prozeß der Umstellung stellte die Zucht in Mecklenburg-Vorpommern, die nach der Gebietsreform weitgehend identisch war mit dem Gebiet der „Pferdezuchtdirektion Nord", mit ihrem Zuchtzentrum, dem Redefiner Hengstdepot, den Hauptmotor dar. Bis zum Wiederanschluß lieferte sie bei weitem die meisten und besten Sportpferde der Nachkriegszeit und die meisten und besten Zuchthengste. Nach Wiederherstellung ihrer Unabhängigkeit als Zuchtverband des Landes Mecklenburg-Vorpommern ist sie die erfolgreichste Leistungszucht auf dem Gebiet der ehemaligen DDR. Seit dem Wiederanschluß haben sich die Einflüsse aus Hannover wieder verstärkt. Außerdem zeichnet sich ein vermehrter Einsatz von Holsteiner-Hengsten zur Verbesserung der Springanlagen ab.

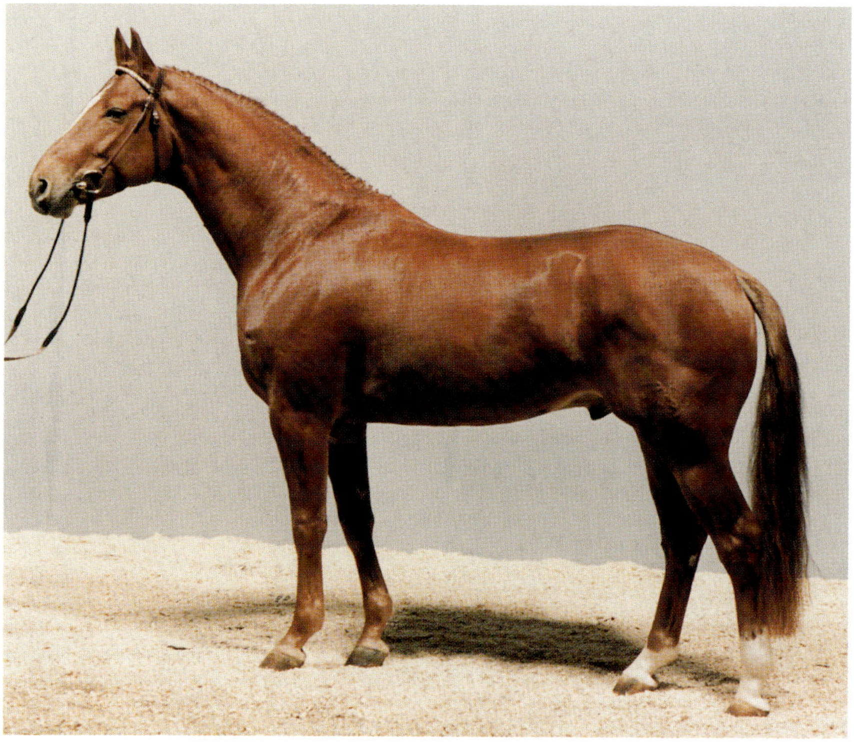

Der Celler Landbeschäler Weltmeyer, geb. 1984 (v. World Cup – Absatz), Sieger der Hengstleistungsprüfung in Adelheidsdorf mit einer Gesamtpunktzahl von 143.96, Sieger im Bundeschampionat für dreijährige Hengste 1987. Er kommt nach Ansicht der Zuchtleitung dem Ideal des hannoverschen Reitpferdeerzeugers sehr nahe. Seine Zuchtschätzwerte (BLUP) lauteten 1995: Dressur 164 (89 Prozent), Springen 56 (62 Prozent), Gesamtindex 110. Damit lag er an 27. Stelle in seiner Altersgruppe (Dressur 4. – Springen 148.) von 185 Hengsten.

HANNOVERANER

TYP, INTERIEUR, VERWENDUNG:
Wegen des sehr großen zahlenmäßigen Umfangs der Rasse ist der Typ des Hannoveraners nicht sehr einheitlich. Ja, die Zuchtleitung hält eine breite Typenpalette sogar für einen Vorteil, da so, nach dem Motto „Wer vieles bringt, wird allen etwas bringen" (J. W. v. Goethe, „Faust", „Vorspiel auf dem Theater"), die Zucht Pferde für jeden Geschmack und Verwendungszweck hervorzubringen in der Lage ist. Das nach der mehr oder weniger abgeschlossenen Veredlung mit Hilfe des Trakehners und des Vollbluts, die beide ihren prägenden Stempel hinterlassen haben, 1974 zuletzt neu formulierte Zuchtziel lautet denn auch recht vage: „Ein für alle Zwecke geeignetes, edles, korrektes, großrahmiges Warmblutpferd mit gutem Temperament und Charakter." Rassische Charakteristika finden darin keine Erwähnung, ebensowenig wie in dem 1978 von der „Deutschen Reiterlichen Vereinigung" (FN) formulierten, etwas ausführlicheren Zuchtziel des „Deutschen Reitpferdes", bei dem das hannoversche Zuchtziel Pate gestanden hat: „Das Zuchtziel ist ein edles, großrahmiges, korrektes und leistungsstarkes Warmblutpferd mit schwungvollen, raumgreifenden, elastischen Bewegungen, das aufgrund seines Temperaments seines Charakters und seiner Rittigkeit für Reitzwecke jeder Art geeignet ist."

Der moderne Hannoveraner ist ein edles, mittelschweres bis leichtes, nicht übergroßes Pferd von oft hohem Adel und viel Ausdruck. Es sind, wie der frühere Geschäftsführer *Dr. Arnold Schlie* in DER HANNOVERANER (München/Basel/Wien 1967) schrieb, neben den körperlichen vor allem die Temperaments- und Charaktereigenschaften, die Umgänglichkeit, die Leistungsbereitschaft und Leistungsfähigkeit, die es der Rasse ermöglichen, seit Beginn des Turniersports Spitzenpferde für alle Disziplinen des Sports zu liefern. Die Hannoveraner-Zucht stellt heute den größten Anteil an Reit- und Sportpferden in Deutschland, ja der Welt. Der Hannoveraner dürfte wohl auch die meist verbreitete Freizeitrasse Deutschlands sein.

Neben der eigentlichen Landeszucht besteht eine eigene hannoversche Zucht von Halbblutrennpferden, die bis zu über 90 Prozent Vollblut führen und fast nicht vom reinen Vollblut zu unterscheiden sind. Sie machen in Deutschland die meisten für inländische Halbblüter offenen Hindernis- und Flachrennen unter sich aus.

Größte Bedeutung hat der Hannoveraner durch seinen prägenden Einfluß auf die meisten deutschen Zuchtgebiete sowie auf zahlreiche ausländische warmblütige Reitpferdezuchten auf der ganzen Welt. Das Gesicht des „Internationalen Warmblutpferdes", so von *Celia Clarke* und *Debbie Wallin* in ihrer Arbeit THE INTERNATIONAL WARMBLOOD HORSE (Buckingham 1991) bezeichnet, wird weitgehend vom Hannoveraner bestimmt. Gemäß Landstallmeister *Dr. Christian Freiherr v. Stenglin* in DEUTSCHE PFERDEZUCHT (2. Auflage, Warendorf 1994) wurden zwischen 1946 und 1980 in andere deutsche Zuchtgebiete 315 Hengste Hannoverscher Zucht verkauft. Hier standen Westfalen, Bayern, Hessen, Rheinland, Rheinland-Pfalz (Zweibrücken) und die ehemalige Deutsche Demokratische Republik an der Spitze. Im gleichen Zeitraum gingen 212 Hengste ins Ausland, in der Mehrzahl nach Belgien, Dänemark, Schweden, Österreich, Großbritannien und Kanada.

EXTERIEUR:
Der Kopf des Hannoveraners ist in der Regel trocken und edel, mit meist geradem, seltener konkavem Profil. Die früher recht häufigen Ramsköpfe sind fast völlig verschwunden. Die Augen sind groß und lebhaft, die Ohren relativ lang. Der Übergang vom Kopf zum Hals ist leicht, der Hals von mittlerer Länge, gut aufgesetzt und getragen und wohl bemuskelt. Die Schulter ist lang und schräg gelagert.

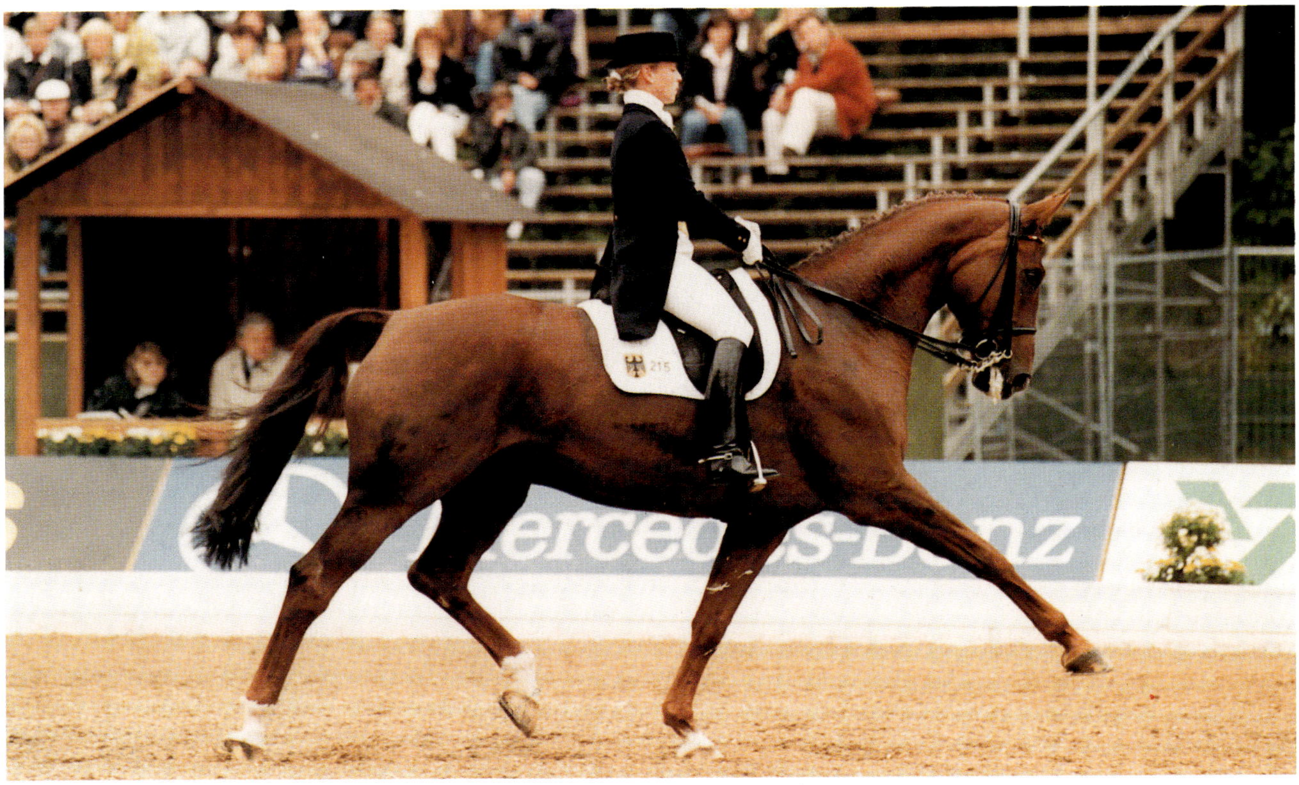

Das Hannoveraner Dressurpferd Gigolo, geb. 1983 (v. Graditz – Busoni xx), weist mit seiner Reiterin Isabell Werth eine lange Reihe internationaler Spitzenerfolge auf, unter anderem Einzel- und Mannschafts-Gold bei den Europameisterschaften 1991, 1993 und 1995, der Weltmeisterschaft in Den Haag 1994 und den Olympischen Spielen in Barcelona 1992 und Atlanta 1996.

Hannoverscher Viererzug, gefahren von Nanno Jansen

Dadurch reicht der ausgeprägte Widerrist weit in den Rücken hinein und bietet eine ausgezeichnete Sattellage. Die Gurtentiefe ist beachtlich. Der kräftige Rücken geht über eine muskulöse, gelegentlich etwas „stramme" Nierenpartie in die breite, lange, nicht sehr abschüssige Kruppe mit weit hinabreichender, ausgeprägter Sitzbeinmuskulatur („Hosen") über. Gelegentlich kommt bei älteren Typen (Gotthard) ein hoher, unschöner Schweifansatz vor.

Innerhalb der Variationsbreite der Rasse trifft man immer wieder einmal auf recht kurzbeinige, tiefe, praktische Typen ohne viel Linie, daneben auch auf große, hochgestellte Pferde mit „viel Wind unterm Bauch" als Extreme der allgemeinen Population. Letztere sind allerdings heute fast völlig verschwunden. Das Fundament ist im allgemeinen kräftig und ausgesprochen korrekt mit kurzen Röhren, breiten, starken Vorderfußwurzeln und Sprunggelenken und klar markierten Sehnen. Die Hufe sind eher klein bis mittelgroß

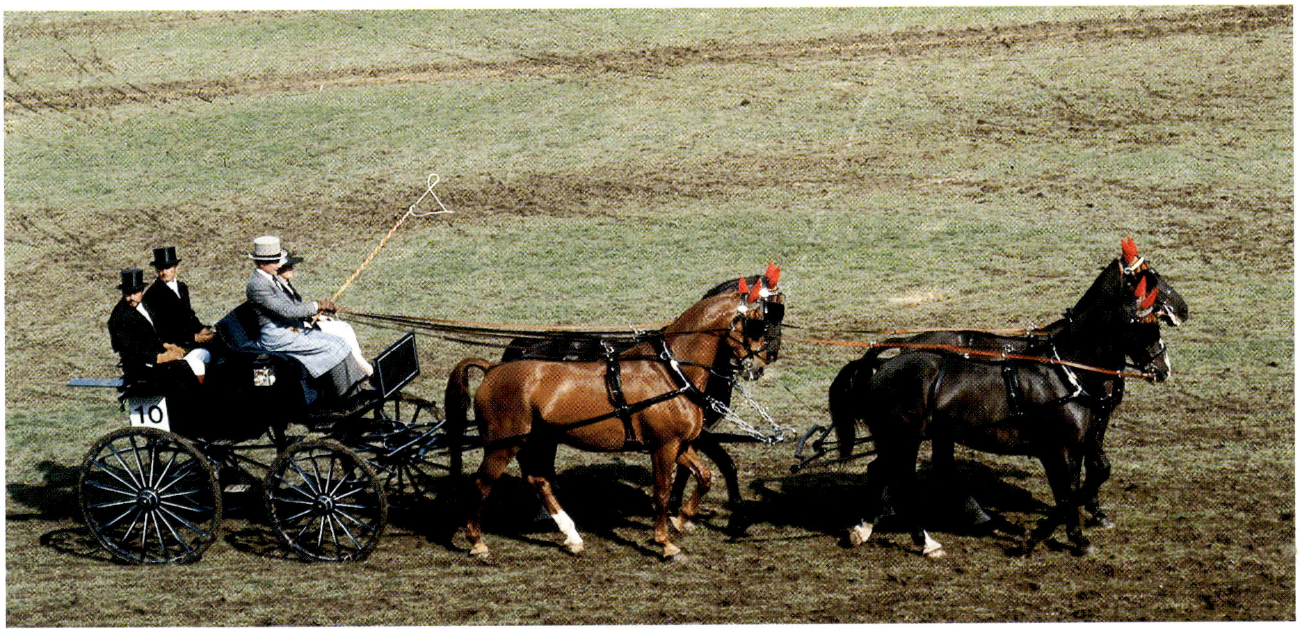

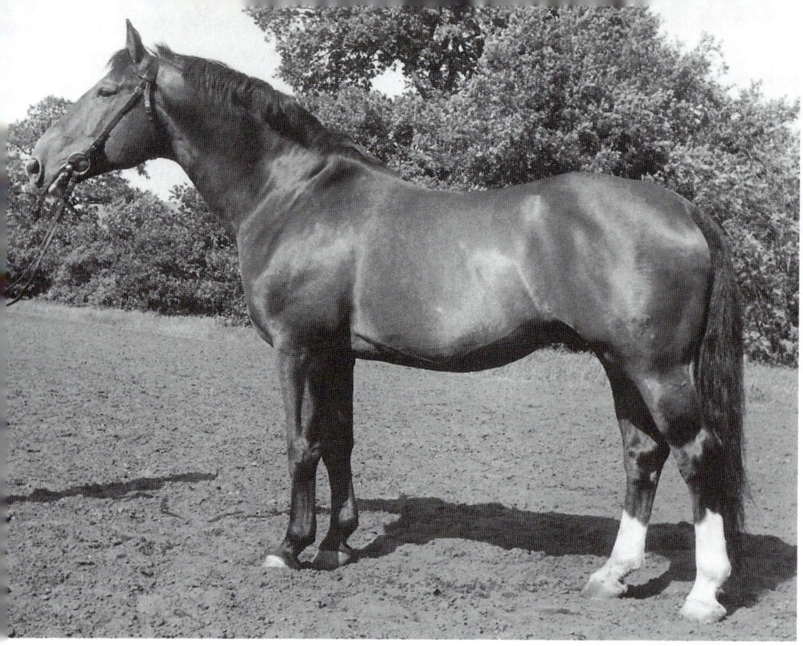

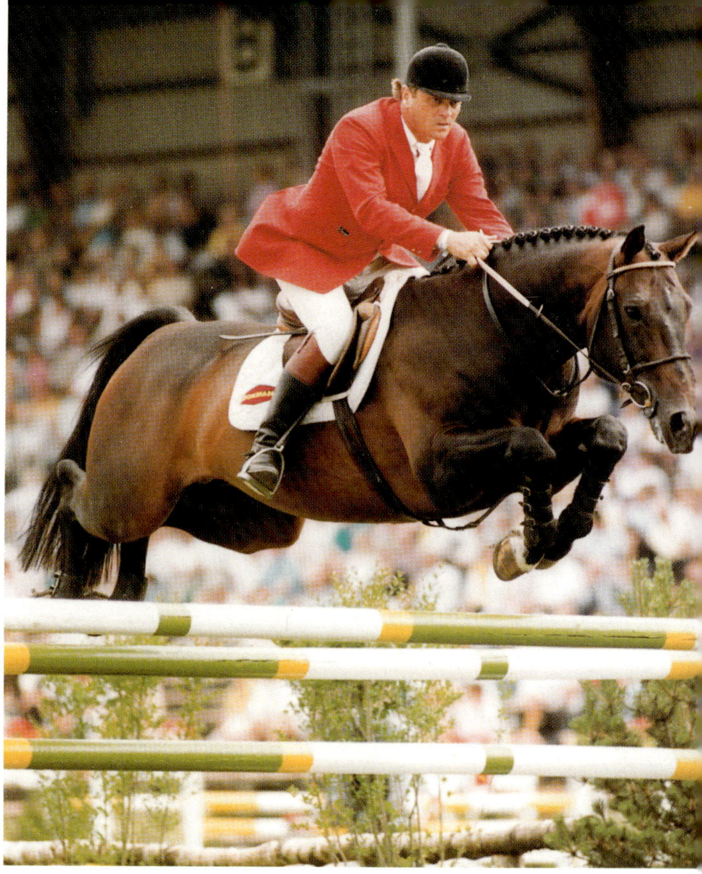

Noch recht deutlich den alten Typ vor der Veredlung in Richtung „Standardtyp Hannover" verkörpert der Celler Landbeschäler Gralsritter (links), geb. 1965 (v. Grande – Frustra II). Er brachte den im internationalen Springsport herausragenden Hengst Grandeur (rechts), geb. 1978 (a.e. Stute v. Einblick), dessen Zuchtwert für Springvererbung (1996) bei 170 (69 Prozent) liegt.

mit in der Regel relativ hohen Trachten. Unter den Pferden der Elb- und Seemarschen findet man oft auch große, runde, weite Hufe.

Es überwiegen Füchse oder Braune in verschiedenen Farbabstufungen, aber auch Rappen und – in bestimmten Linien – Schimmel kommen vor. Weiße Abzeichen an Kopf und Gliedmaßen sind häufig, besonders bei den Füchsen sind sie oft recht groß. Das Stockmaß variiert um 165 cm, mit Ausnahmen um 160 cm und gelegentlichen Extremen von deutlich über 170 cm.

MECHANIK:
Der Hannoveraner zeichnet sich durch drei vorzügliche Grundgangarten aus. Der Schritt ist lang, fördernd, energisch, die Trabaktion leicht, raumgreifend, meist eher flach, mit gutem Antritt von hinten, der Galopp elastisch und bodendeckend. Die ausgezeichneten Rittigkeits- und Springanlagen stellen den Hannoveraner in die Spitzengruppe der Rassen, die Pferde für den internationalen Topsport liefern bis hin zu Olympischen, Welt- und Europameisterschafts-Siegern.

ZUCHT:
Die drei großen deutschen Ströme, die sich in die Nordsee ergießen, Elbe, Weser und Ems, bilden in ihren Niederungsgebieten das ursprüngliche Kernzuchtgebiet der Hannoverschen Marschzucht. An ihren Ufern liegen die alten Züchterhöfe, die das Rückgrat der Zucht sind und auf denen sich das Hannoversche Pferd zu seinem heutigen spezifischen Typ entwickelt hat. Zum Bereich der genannten Ströme gehören auch ihre Nebenflüsse, deren Landschaften meist den gleichen Charakter tragen, wie die

Von dem bereits dem „Standardtyp Hannover" nahestehenden Hengst Watzmann (links), geb. 1968 (v. Weingau – Flachsmann), stammt das Weltklassespringpferd Walzerkönig (rechts), geb. 1978 (a.e. Stute v. Absatz).

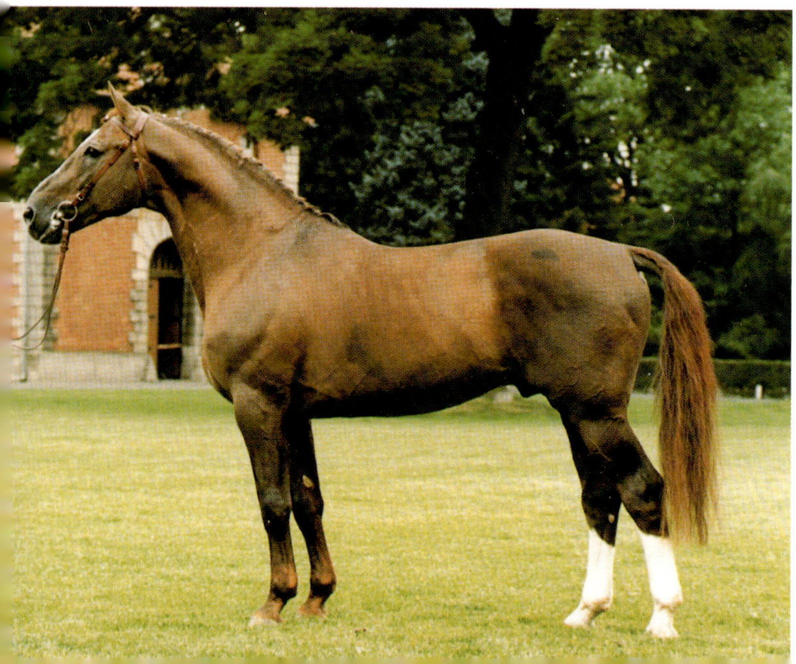

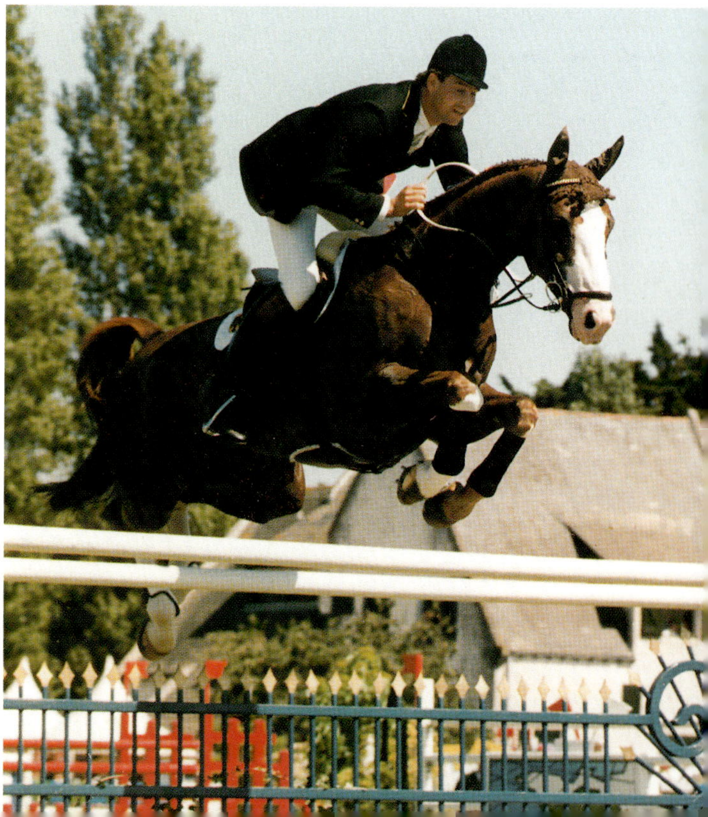

Hauptströme. Heute müssen die Regierungsbezirke Stade, Lüneburg und Osnabrück als die Hauptzuchtgebiete des Hannoverschen Pferdes angesehen werden. Die Zucht wird organisiert von dem „Verband Hannoverscher Warmblutzüchter" mit Sitz in Verden, der auch das Hannoversche Gestütbuch betreut.

Die Versorgung mit Hengsten erfolgt traditionell durch das Landgestüt Celle, das heute (1996) in recht umfangreichem Maße mit Frischsamenbesamung arbeitet (92 Prozent).

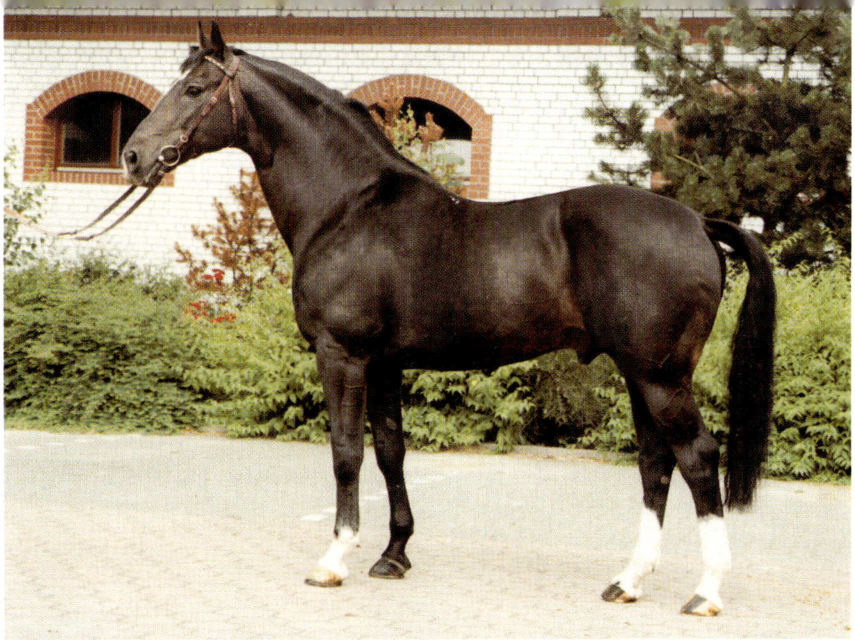

Oben: Prägend auf den modernen Hannoveraner-Typ eingewirkt hat der Privathengst Pik Bube, geb. 1972 (v. Pik König – Frustra II), im Besitz des Gestüts Grönwoldhof, der selbst bis zur Grand-Prix-Dressurreife ausgebildet war.

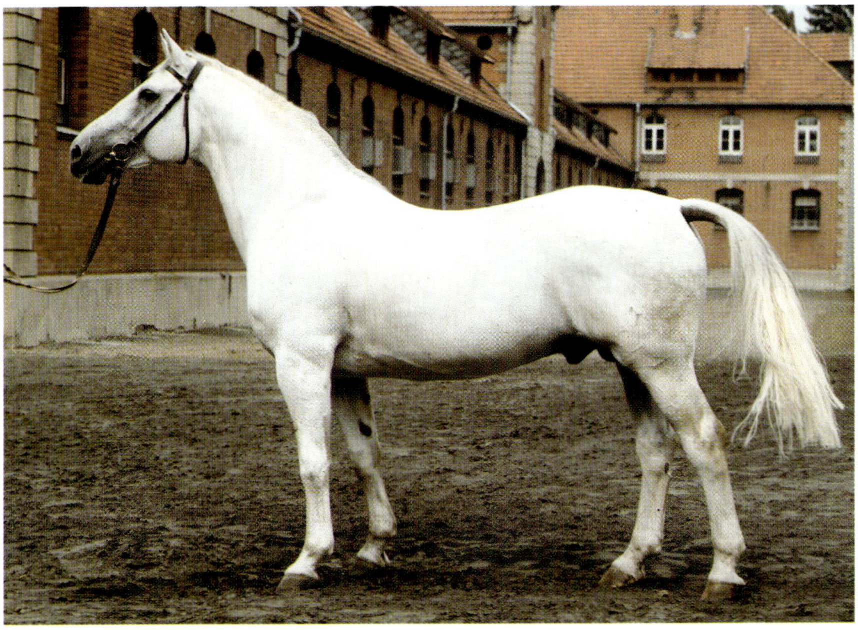

Links: Die Anlage und Organisation des Landgestüts Celle wird von einer über 250jährigen Tradition getragen, was an vielen Details zu erkennen ist. Hier ein Hengst vor der Kulisse einiger Gestütsgebäude.

Der Nachfrage nach fremdblütigem Veredlerblut, vor allem Vollbluthengsten und einigen Holsteiner Spitzenbeschälern zur Einführung neuer „Spring"-Gene, ist der sehr geschäftstüchtige Celler Landstallmeister *Dr. Burchard Bade* durch Anpachtung von Privat-Hengsten teils auch von außerhalb des Zuchtgebiets entgegengekommen. Noch bis vor wenigen Jahren war Privathengsthaltung in Hannover so gut wie unbekannt, nachdem sie im 19. Jahrhundert seitens des Landgestüts, der Zuchtleitung und der Regierung unbarmherzig bekämpft, zu fast völliger Bedeutungslosigkeit verkommen war.

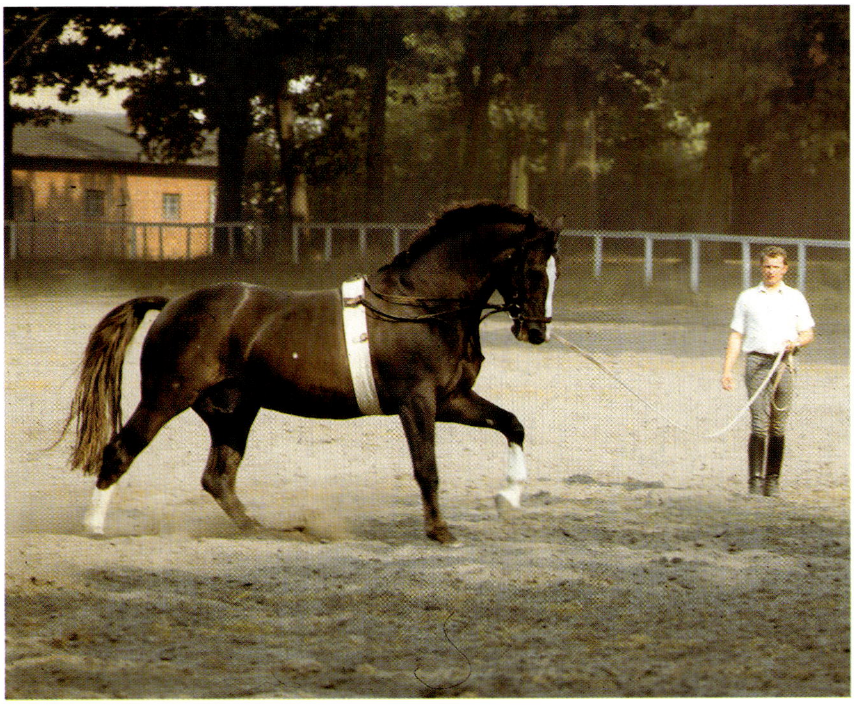

Arbeit an der Longe

Heute, im Zuge einer allgemeinen Liberalisierung der Pferdezucht, ist auch in Hannover eine starke, zahlenmäßig ständig steigende private Hengsthaltung entstanden, wie nebenstehende Tabelle zeigt.

Das zahlenmäßige Verhältnis der Bedeckungen durch Landbeschäler zu Privatbeschälern liegt allerdings immer noch bei gut 5 : 3. Auch die Privathengsthaltung arbeitet zum großen Teil mit künstlicher Besamung (ca. 70 Prozent). Die eigentliche züchterische Arbeit erfolgt großenteils in den ehrenamtlich geführten 52 Pferdezuchtvereinen, die meist um die staatlichen Deckplatten herum entstanden sind. Das Landgestüt unterhält zwei weitere züchterisch wichtige Institutionen: Zum einen die Hengstaufzuchtstation Hunnesrück, in der der Staat jährlich etwa 40–50 Junghengste zur Ergänzung der bei der Körung in Verden von Privat angekauften Beschäleranwärter für das Landgestüt aufzieht. Zum anderen gehört zu Celle die Hengstleistungsprüfungsanstalt Adelheidsdorf mit einer Kapazität, die nicht nur ca. 40 Plätze für die eigenen Hengste bereithält, sondern darüberhinaus ca. 60 Plätze für Hannoversche Privathengste und Hengste anderer Zuchtgebiete, die nicht unerheblich zur Finanzierung dieses Institutes beitragen. Auf dem Klosterhof Medingen bei Bad Bevensen besteht eine weitere, privat geführte Anlage zum Training und zur Prüfung von Hengsten mit ebenso hoher Kapazität.

Zahlenmäßige Entwicklung der Hannoveraner Zucht seit 1990

Jahr	Landbeschäler	Privatbeschäler	Stuten	Neueintrag als Turnierpferde
1990	175	189	15 820	4509
1991	168	200	16 946	4268
1992	164	227	18 071	4422
1993	156	253	18 763	4662
1994	152	269	19 363	4682
1995	152	294	19 715	5114

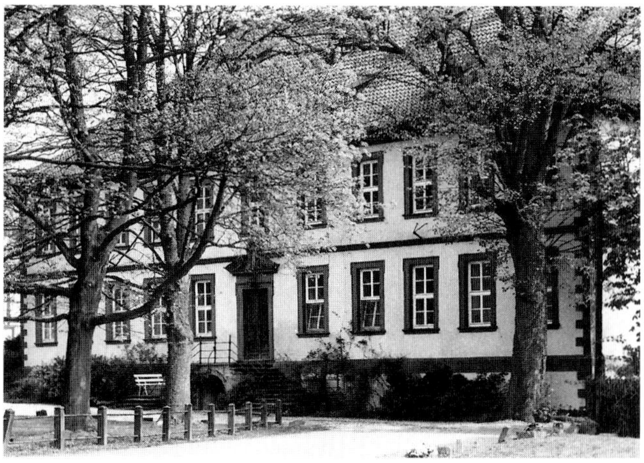

Das Verwaltungsgebäude der Hengstaufzuchtanstalt Hunnesrück

Der Körplatz Verden, auf dem die zentrale Hengstkörung stattfindet, besteht in dieser Form erst seit 1950. Vorher erfolgten die Körungen dezentral auf verschiedenen Plätzen.

Mit zunehmender Erfahrung der hannoverschen Aufzüchter wurde die Regelung eingeführt, daß etwa 50 Prozent der Remontehengste des Celler Landgestüts mit Hengsten aus privater Aufzucht, 50 Prozent aus Hunnesrück erfolgte. Seit Anfang der siebziger Jahre war das Verhältnis etwa zwei Drittel zu einem Drittel mit steigender Tendenz für die privat aufgezogenen Hengstanwärter. Der zentralen Verbandsgeschäftsstelle in Verden mit den Abteilungen Gestütbuchführung, Absatz und Werbung sowie Finanzierung mit Kasse ist die Hannoversche Reit- und Fahrschule angegliedert und das 1972 errichtete Auktionszentrum. In ihm finden jährlich eine Herbst- und eine Frühjahrsauktion für Hannoversche Elite-Reitpferde statt. Seit 1979 wird in Verden auch die zentrale Verbandsstutenschau durchgeführt, die nach einem bedeutenden Züchter „Louis-Wiegels-Schau" genannt wird.

Der Einfluß der Hannoverschen Zucht auf die Warmblutzuchten

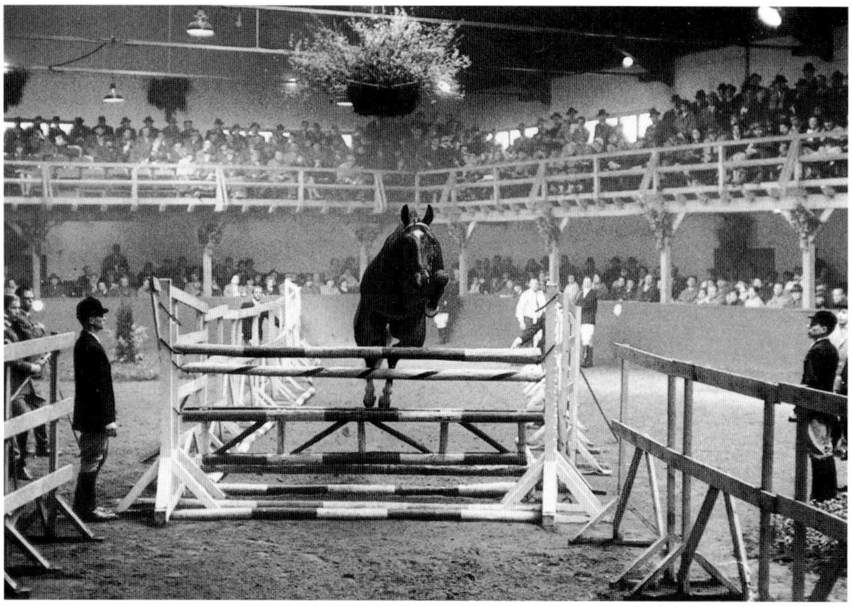

Freispringen bei einer der früheren Reitpferdeauktionen (1964), die damals noch in der alten Niedersachsenhalle in Verden von Hans Joachim Köhler veranstaltet wurden.

Fohlenauktion in der neuen, 1972 erbauten Niedersachsenhalle, in der Ausbildungs- und Absatzzentrale des hannoverschen Verbandes

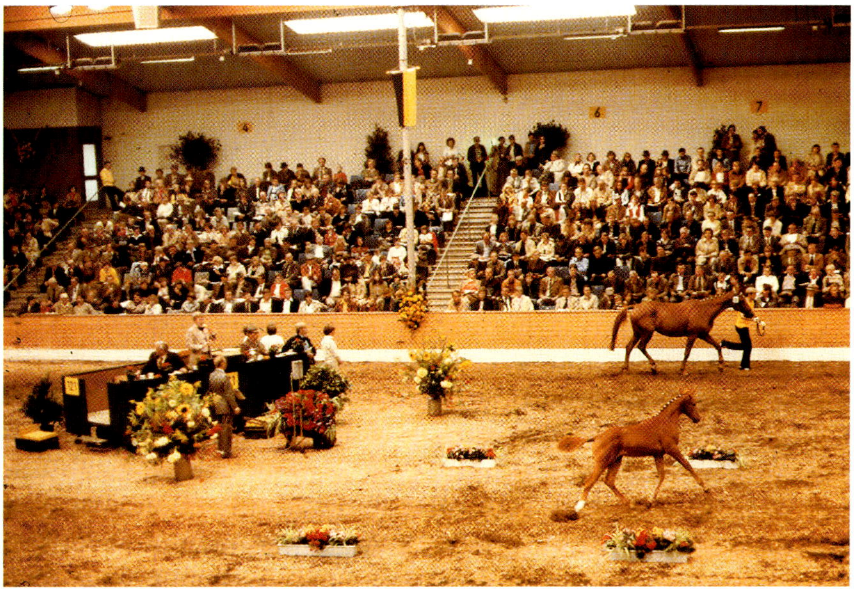

Deutschlands, Europas, ja der Welt ist immens. Während Hannoversches Blut in nahezu allen deutschen Zuchten (außer Holstein und der Trakehner-Zucht) in mehr oder minder starkem Maße wirksam ist, haben sich die Westfälische Zucht, die Zuchten des Edlen Warmbluts in der ehemaligen DDR sowie unter den ausländischen Zuchten die Dänische, Belgische, und bis noch vor wenigen Jahren die Schwedische als Nachzuchtgebiete Hannovers mit nur wenigen anderen Einflüssen etabliert. Das ursprünglich eigenständige Ostfriesische Zuchtgebiet ist voll in die Hannoversche Zucht integriert.

GESCHICHTE:
„Das springende weiße Roß im Wappen des Welfenhauses und die Pferdeköpfe, die noch heute das Wahrzeichen vieler Bauernhäuser Niedersachsens bilden, beweisen, daß Hannover von alters her ein pferdezüchtendes Land gewesen ist", heißt es in einem Memorandum des hannoverschen Innenministeriums von 1863. Und so ist es in der Tat. Bereits aus vorgeschichtlicher Zeit stammen die „Neidköpfe", die gekreuzten Pferdeköpfe an den Giebeln niedersächsischer Bauernhäuser, in denen sich der Pferdestall gleich neben der Wohndiele befindet. Sie bilden noch heute in stilisierter Form das Brandzeichen des Hannoverschen Verbandes. Ursprünglich einmal hatten die Sachsen wirkliche Pferdeschädel auf ihren Giebeln befestigt, um Unheil von ihren Stallungen und Wohnungen fernzuhalten. Das springende Pferd auf rotem Grund, das Wappen Niedersachsens, ist dem Wappenschild des Welfenhauses entnommen, das es seit 1361 als Zeichen seiner Hoheit führte und das schließlich *Kurfürst Ernst-August von Hannover* (1629–1698) im Jahre 1692 auf Vorschlag des von ihm protegierten Philosophen *Gottfried Wilhelm Leibniz* (1646–1716) auch in sein Wappen übernommen hatte.

Aber die Pferdezucht in Niedersachsen läßt sich bereits bis in die Vor- und Frühgeschichte zurückverfolgen. *Publius Cornelius Tacitus* (55–115 n. Chr.) berichtet in seinem Werk DE ORIGINE ET SITU GERMANORUM (bekannter unter dem verkürzten Namen „Germania") über den Stamm der Chauci, die damals an der Küste zwischen der unteren Elbe und der Ems siedelten: „Doch haben alle ihre Waffen in Bereitschaft, und wenn es die Umstände erfordern, ein Heer, der Männer und Pferde eine große Menge. Und auch wenn sie sich ruhig verhalten, bleibt ihr Ruf doch derselbe." Man kann daraus folgern, daß die dortige Pferdezucht jener Zeit recht ausgedehnt gewesen ist. Ab dem 4. Jahrhundert gingen die Chauci im Stammesverband der Sachsen auf. Ihre Nachfahren sollen die Einwohner des Landes Hadeln und Kehdingen sein.

Nach *Wolfgang von Unger* in DIE AHNEN DES HANNOVERANERS (Hannover 1928) soll bereits *Herzog Wittekind* (Widukind) von Sachsen ein springendes schwarzes Roß in seinem Wappen geführt haben, das er, als er sich 785 *Karl dem Großen* unterwarf und zum Christentum übertrat, in ein weißes umgewandelt habe, um so seine Abkehr von den alten Göttern deutlich zu machen. Man darf das allerdings füglich bezweifeln, da schon in vorgeschichtlicher Zeit die weißen Pferde den germanischen Stämmen heilig waren und das springende weiße Roß das sächsische Stammessymbol war. Andererseits kommen Wappen erst um 1100 auf. An der Mündung der Weser, am Rand der Heide, breitet sich unweit Dorum eine weite, ebene Fläche von etwa drei Quadratkilometern aus, die seit undenklichen Zeiten „Pferdeweide" heißt. An ihr liegt in der Nähe alter Wallanlagen aus vorgeschichtlicher Zeit der Hof „Sachsendingen", der durch seinen Namen dokumentiert, daß hier einst ein Thing, eine sächsische Volksversammlungs- und Gerichtsstätte lag und auf der „Pferdeweide" möglicherweise heilige weiße Rosse gehalten worden sind.

Das heutige Bundesland Niedersachsen ist im wesentlichen identisch mit dem östlichen Teil des mittelalterlichen Stammesherzogtums Sachsen, das zur Zeit *Heinrichs des Löwen* (1129–1195 – aus dem Welfenhause) seine größte Ausdehnung hatte. Nach den Auseinandersetzungen zwischen Welfen und Staufern verblieben den Welfen nur die Herzogtümer Lüneburg, Braunschweig, Calenberg-Hannover und Gebietsteile an der oberen Leine und im Harz. In diesen Gebieten herrschten mehrere Jahrhunderte lang Zweige des Welfenhauses. In verschiedenen Landesteilen unterhielten die Welfenherzöge schon in früher Zeit Hofgestüte, die die fürstli-

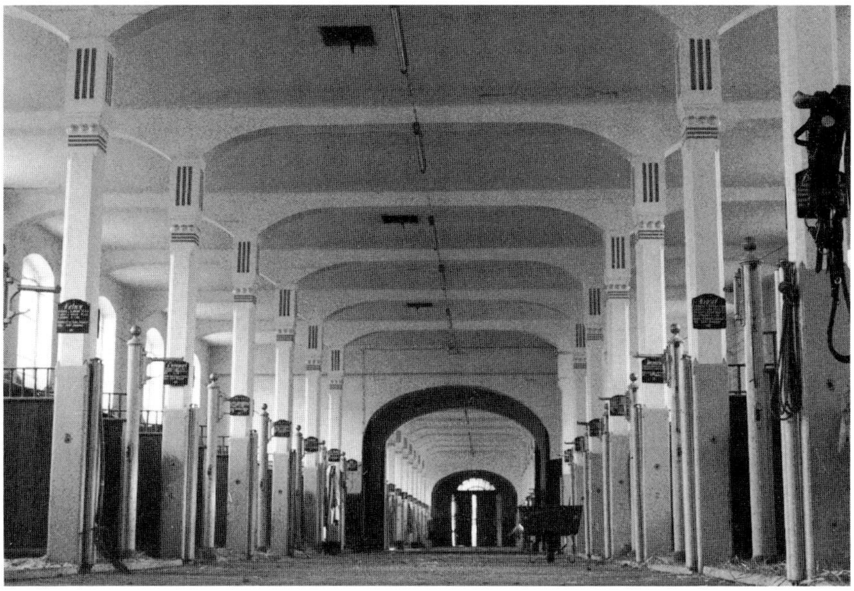

Ständerstall in Celle

chen Marställe zu beliefern hatten. Bereits im 14. Jahrhundert sollen laut *F. Schöttler* in DAS HANNOVERSCHE PFERD (Hannover 1914) Privatgestüte der Landesherren bestanden haben, für die man unter hohem finanziellen Aufwand Andalusische Beschäler aus Spanien bezog. Nach *C. Bräuer* DIE GESTÜTE DES IN- UND AUSLANDES (Dresden 1901) haben die *Grafen von Hoya* im 15. und 16. Jahrhundert ein Gestüt zu Bücken unterhalten, in dem sie mit spanischem Blut züchteten. 1582 fiel Hoya an die Herzöge von Celle und Lüneburg, die das Gestüt nach Memsen (ebenfalls nahe Hoya) verlegten, wo bereits seit vor 1550 ebenfalls ein Hofgestüt bestand. Dort und zu Neuhaus am Solling setzten die Herzöge von Celle ihre Veredlungsbestrebungen fort. Zu diesem Zweck führten sie neben den Andalusischen auch Neapolitanische Hengste ein. Bei Lüneburg, in Radbruch und in Nienover am Solling gab es ebenfalls Hofgestüte.

Durch Erbschaft und anderen Hinzugewinn sowie die Vereinigung der drei Zweige des Welfenhauses entstand Ende des 17. Jahrhunderts das Kurfürstentum Hannover. Um diese Zeit hatte die Hannoversche Landeszucht bereits einen recht hohen Stand erreicht, was unter anderem daraus ersichtlich ist, daß die hannoverschen Bauernsöhne, wenn sie zu den Reiterregimentern einrückten, ihre eigenen Pferde mitbrachten (MILITÄR-WOCHENBLATT, Berlin 1905). 1714 bestieg der hannoversche *Prinz Georg Ludwig* (1660–1727) als Erbe der Queen Anne als *George I.* den britischen Thron. Bis 1837 blieb Hannover durch Personalunion mit Großbritannien verbunden. Der Sohn Georg I., *George II. August* (1683–1760), dem die Förderung der Pferdezucht sehr am Herzen lag, wies bereits Anfang der dreißiger Jahre die hannoversche Regierung auf den Vorteil der Einrichtung eines Landgestüts hin. Dabei scheint er von Anfang an den Ankauf von Holsteinischen Beschälern aus dem benachbarten Dänemark im Auge gehabt zu haben. Die schwarzen Holsteiner waren so berühmt, daß sich nach allen Richtungen eine umfangreiche Ausfuhr entwickelt hatte. Durch das Beispiel der Landesherren, der dänischen Könige, ermuntert, wetteiferten Ritterschaft und das freie Bauerntum des westlichen Holsteins darin, die Qualität der von ihnen gezüchteten Pferde ständig weiter zu verbessern. Als sich die hannoversche Regierung nicht zu der angeregten Landgestütsgründung entschließen konnte, griff der König selbst ein und befahl am 27. Juli 1735 seiner Rentkammer, „demnach wir zum Besten unserer Unterthanen und zur Erhaltung einer guten Pferdezucht in unseren Teutschen Landen, absonderlich aber im Herzogthum Bremen, der Grafschaft Hoya und in vier Ämbtern im Eimbeck-Göttingenschen Allergnädigst gut gefunden und resolvieret haben, ein Landgestüt, vorerst von 12 Hengsten anlegen zu lassen, auch die dazu erforderlichen Kosten aus besonderer Gnade vor das mahl und bis man siehet, was vor Nutzen davon in das gesambte Land erwachse, aus unserer Realkammer herzuschießen . . .", wie es in seinem Erlaß heißt.

Bereits 1732 wurden durch den aus England stammenden Oberjäger *Brown* von der früheren Herzoglich-Celleschen Hirschmeute in der Göhrde, der in der Celler Vorstadt bereits eine private Hengsthalterei unterhielt, Erkundigungen nach dem Stand des Stutenmaterials an der mittleren Weser angestellt und bei Hoya, Nienburg und Stolzenau einige 300 Stuten für eine Bedeckung geeignet befunden, wobei er der Meinung war, daß es eine noch erheblich größere Zahl gäbe. *Baron Oeynhausen*, der es aus Überlieferungen seiner Familie wissen mußte, schrieb 1865 in seinem Werk PFERDELIEBHABER „Das Landgestüt war zuerst die Idee eines Privatmannes (sc. Brown, Anm. d. Verf.), der mit 12 Beschälern anfing, die er unter bestimmten, von der Regierung gutgeheißenen Bedingungen zum Bedecken ausbot." Demnach wäre die Initiative von Brown ausgegangen und nicht vom König. Immerhin erhielt Brown vom König das Geld, um in Holstein 12 Hengste anzukaufen. Und da er geschickt verhandelte, reichte das Geld sogar noch für einen dreizehnten und vierzehnten. Zunächst wurden die Hengste in den Stallungen des Oberjägers untergebracht, um von dort aus jährlich, 1736 erstmals, auf die „Bedeckungsörter" zu ziehen. Dort bezahlten die Züchter pro Bedeckung „einen Himpten Hafer" (31,15 Liter) und für das lebende Fohlen einen Thaler. Die guten Erfolge des ersten Jahres führten dazu, daß die Zahl der Hengste auf 24 erhöht wurden.

Als 1748 der aus einer alteingesessenen Hoyaschen Bauernfamilie stammende Stallmeister *Stegemann*, ein ehemaliger Kavallerieoffizier, die Nachfolge des bisherigen Gestütsleiters Brown antrat, standen bereits 40 Hengste in den inzwischen vom Staat angekauften Stallungen des Landgestüts. Und das Gestüt expandierte weiter, mit Unterbrechung des Siebenjährigen Krieges (1756–1763), in dem Großbritannien und damit auch Hannover auf Seiten Preußens standen und es zu mehrfachen Einfällen der Franzosen kam. Unter Stegemann kamen einige englische Hengste der „Courser" Rasse (alte Bezeichnung für Vollblut) ins Gestüt. Auch der Marstall zu Hannover stellte zeitweilig Hengste zur Verfügung. Aber noch um 1800, als der Bestand auf 100 Hengste angewachsen war, war die Mehrzahl der Hengste Holsteinisch gezogen.

Der Stallmeister *Koch*, der 1790 sein Amt als Gestütsleiter antrat, kaufte nahezu ausschließlich Mecklenburgische Hengste. Nach Mecklenburg flüchtete er auch mit seinen Pflegebefohlenen, als 1803 die Franzosen Hannover in Besitz nahmen. Für das Landgestüt wirkte sich diese Flucht als ein nahezu vernichtender Schlag aus. Nicht weniger als sechzig Hengste mußten verkauft werden, um die Kosten für den Unterhalt des Restes zu decken. Eine Reihe von Hengsten ging ein, und als Koch in die inzwischen zu dem 1807 gegründeten Königreich Westfalen geschlagene hannoversche Heimat zurückkehrte, waren nur noch etwa 30 Hengste geblieben.

Unter der Herrschaft des Königs „Lustik", *Jérôme Bonaparte* (1784–1860), eines Neffen Napoleon Bonapartes, fristete das Landgestüt ein kümmerliches Dasein, ebenso wie die gesamte Hannoversche Zucht. Bessere Zeiten traten erst wieder ein, als das 1814 auf dem „Wiener Kongreß" zum Königreich erhobene und um Ostfriesland, Meppen, Lingen und das nördliche Eichsfeld vergrößerte Hannover, befreit von der Fremdherrschaft, sich erneut ungestört friedlicher Arbeit widmen konnte. Von nun an ging es rasch und stetig wieder aufwärts.

Die kontinuierlich positive Entwicklung, die zur Entstehung des Hannoverschen Warmblutpferdes führte, ist im Wesentlichen durch die Tätigkeit dreier bedeutender Landstallmeister des Landgestüts Celle geprägt. Von 1816 bis 1839 war Oberstallmeister *August Freiherr von Spörcken* Gestütsleiter. Als nach der Trennung der Thronfolge in Großbritannien und Hannover hier *König Ernst August* (1771–1851) im Jahre 1837 die Regierung übernommen hatte, machte er den durch die Verhältnisse im hannoverschen Gestütswesen entstandenen Zwiespältigkeiten ein Ende. 1838 übertrug er August von Spörcken das Hofstallmeisteramt und stellte seinen jüngeren Bruder, Generalleutnant *Friedrich von Spörcken* an die Spitze der gesamten Landgestütsverwaltung. Zugleich überwies er ihm auch die Beschäler, die bis dahin dem Hofstallmeisteramt unterstanden hatten. 1840 löste Ernst August das traditionsreiche Hofgestüt Memsen auf und verpflanzte die dort entstandene berühmte Zucht weißgeborener Schimmel, „Kakerlaken" genannt, in das von August von Spörcken neu errichtete Hofgestüt Herrenhausen bei Hannover. Diese Zucht ging 1895 aufgrund mangelnder Fruchtbarkeit und Lebenskraft zugrunde. Die ebenfalls in Memsen gezüchteten Isabellen, deren Stamm 1727 mit Pferden des dänischen Hofgestüts Kroghdal in Esserom und Bernern begründet worden war, hatte man bereits vorher ins britische Krongestüt Great Lodge verpflanzt.

Von der Mitte des 19. Jahrhunderts bis nach dem Ersten Weltkrieg hatte Herrenhausen nachhaltigen Einfluß auf die Typgestaltung des Hannoverschen Pferdes. Herrenhausens Aufgabe war es zum einen, den königlichen Marstall zu Hannover und später Gmünden zu remontieren. Zum anderen sollte es Hengste für die Landeszucht, das heißt, für das Landgestüt Celle züchten. Der Gestütsleiter *Schrenk* (tätig von 1866–1904) galt zu seiner Zeit als einer der besten Kenner der Hannoverschen Zucht. Seine

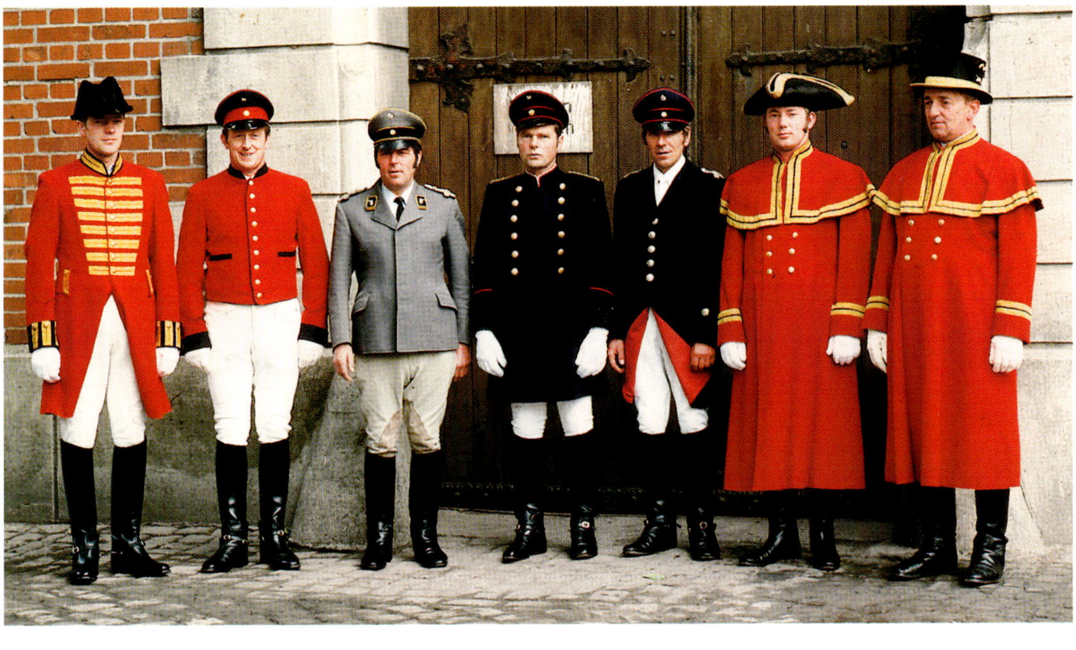

Celler Gestütsuniformen aus hannoverscher, preußischer und bundesrepublikanischer Zeit

Tätigkeit wirkte sich für Hannover außerordentlich segensreich aus. Zwischen 1869 und 1928 lieferte das Hofgestüt 195 Hengste für Celle, daneben 74 an private Hengsthalter. Die wichtigsten von ihnen dürften die Linienbegründer *Flick* (geb. 1861, von *Zernebog – Jellachich*) und *Adeptus xx* (geb. 1880, von *Adonis – Blenheim*) gewesen sein. Da die Erweiterung von Celle nicht mit dem steigenden Bedarf an Landbeschälern Schritt hielt, wurden zwischen 1814 und 1839 eine Reihe von Stationen eingerichtet, die mit Marstallhengsten besetzt wurden. Unter ihnen befanden sich zahlreiche Vollblüter und Orientalen, wodurch die Zucht eine recht hohe Zufuhr an edlem Blut erhielt. Um einer zu starken Verfeinerung vorzubeugen, stationierte man auf diesen Deckplatten auch Rapp-, Isabell- und Mausfalbhengste der Kutschrassen aus den Hofgestüten. Sie zeichneten sich durch Größe, Knochenstärke und imponierende Gänge aus und waren, da die Fohlen von ihnen leicht zu verkaufen waren, sehr gefragt.

1821 wurde eine Verordnung über die Haltung von Privatbeschälern herausgegeben, die die wilde „Gaureiterei" verbot. Allgemein kann man davon ausgehen, daß die Landgestütshengste mehr Remonten, Kutsch- und Reitpferde lieferten, während die Privathengste hauptsächlich für den Ersatz von Wirtschaftspferden sorgten. 1844 wurde für alle privaten Hengste eine Körordnung geschaffen, die 1860 eine wesentliche Verschärfung erfuhr. Zwischen 1850 und 1860 stammten noch gut 75 Prozent der jährlich in Hannover geborenen etwa 20 000 Fohlen von Privathengsten, die vor allem auf der Geest deckten. Deren Zahl begann jedoch nun rasch abzunehmen, im gleichen Takt, wie die Gestütshengste zunahmen, bis die Privathengsthaltung zu nahezu völliger Bedeutungslosigkeit zurückging.

Baron Friedrich von Spörcken, der damals schon die Siebzig überschritten hatte, legte 1866, nach dem Zusammenbruch des Königreichs Hannover, aus Loyalität zum Welfischen Königshaus die Gestütsleitung nieder. Er betrat das Gestüt, in dem er 27 Jahre gewirkt hatte, nie wieder und lehnte auch jeden Kontakt mit seinen Nachfolgern zu deren großem Bedauern ab. Ihm folgte sein Stellvertreter, der *Rittmeister von Schlütter*, der jedoch bereits nach zwei Jahren an das mit Hannoverschen Hengsten neu einzurichtende Landgestüt in Labes in Hinterpommern berufen wurde. Seine Nachfolge trat von 1869–1891 *Landstallmeister von Unger* an.

Die drei „Epochen" der drei Landstallmeister lassen sich etwa folgendermaßen charakterisieren: *August von Spörcken* baute die durch die Napoleonischen Kriege stark in Mitleidenschaft gezogene Zucht mit Hilfe mecklenburgischer und englischer Halbbluthengste systematisch wieder auf. Er erwarb sich zudem große Verdienste um die Verbesserung und Erweiterung der zum Gestüt gehörenden Baulichkeiten und durch zahlreiche organisatorische Maßnahmen zur Hebung der Hannoverschen Landespferdezucht. Allerdings warf man ihm später vor, daß er in der Verwendung edlen englischen Blutes, vor allem des Vollbluts, zu weit gegangen sei, was angeblich zur Folge gehabt hätte, daß die Pferde teilweise zu leicht und zu heftig für den landwirtschaftlichen Gebrauch geworden seien. Erst sein Nachfolger *Friedrich von Spörcken* hat nach Meinung von *Graf C. G. Wrangel* in DIE RASSEN DES PFERDES (1. Band, Stuttgart 1908) „den Namen v. Spörcken in ‚goldenen Lettern' in die Annalen des Landgestüts eingeschrieben; und es muß als ein großes Glück für die Zucht des Landes Hannover bezeichnet werden, daß dieser ausgezeichnete Pferdemann bis 1866 das Szepter in Celle geführt hat." Erst in den langen Jahren seiner Leitung wurde eine im eigentlichen Sinne umfassende planmäßige Landespferdezucht möglich. 1844 führte er eine für das ganze Land geltende Körordnung ein, von der nur Ostfriesland ausgenommen blieb, das bereits seit 1750 eine eigene Körordnung besaß. Das ganze 19. Jahrhundert hindurch, ja, bis zum Ausbruch des Ersten Weltkrieges 1914, standen die Hannoverschen Landstallmeister „vor dem Problem, gleichzeitig die Wünsche der Armee nach einem leistungsfähigen Truppenpferd als auch die Interessen der Landwirtschaft, die ein starkes, ruhiges Kaliberpferd immer dringlicher notwendig hatte, zu berücksichtigen", wie *Christian Freiherr von Stenglin*, Landstallmeister von Celle (1958–1980), in DEUTSCHE PFERDEZUCHT (Warendorf 1983) schreibt. Hier befand sich Friedrich von Spörcken in einem unmittelbaren

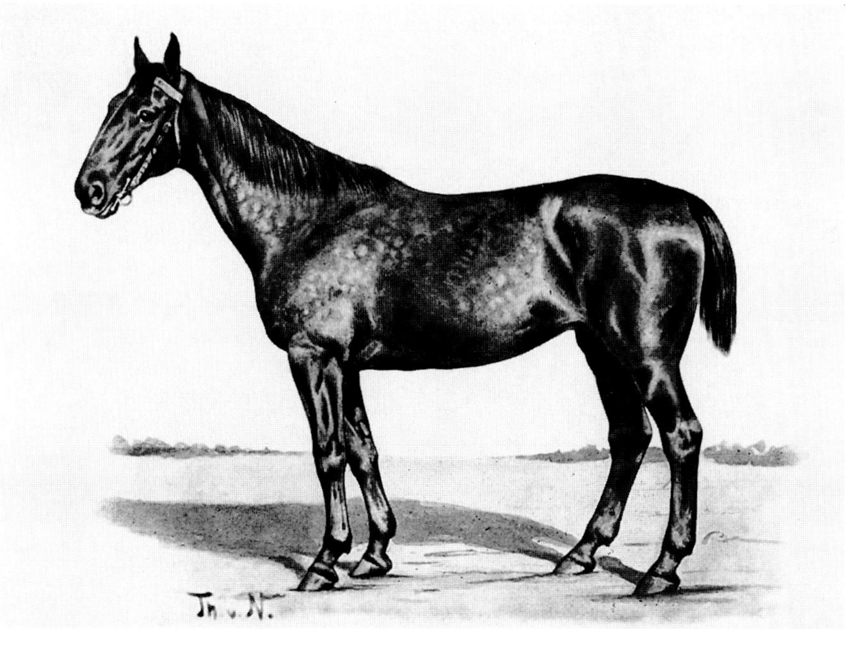

Hannoversche Stute um etwa 1890

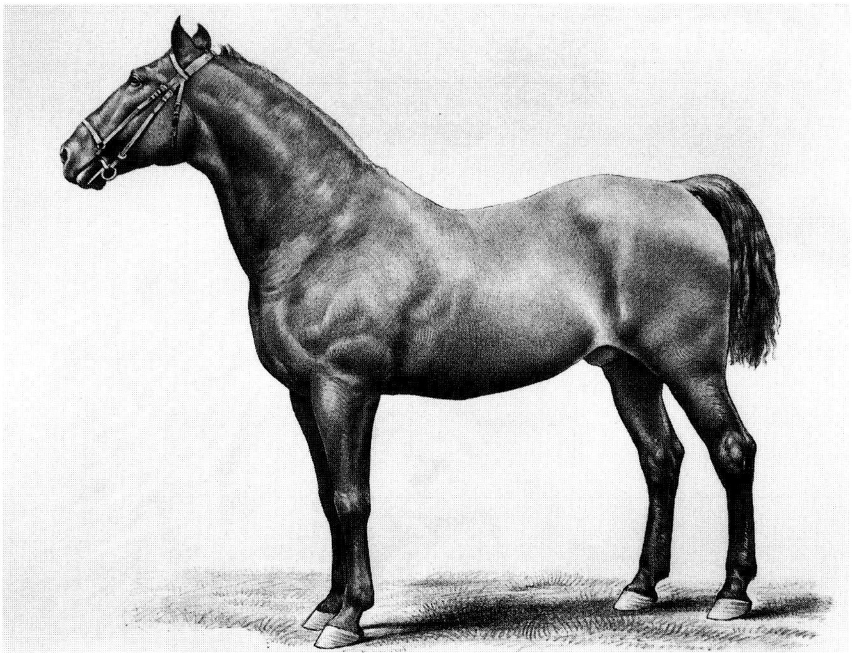

Hannoverscher Hengst um 1880/90, aus C. M. Stoeckels, „Deutschlands Pferde" (Berlin 1891)

Interessenkonflikt, da er neben der Gestütsleitung auch verantwortlich war für den Pferdeersatz der hannoverschen Armee, deren Friedenssoll bei etwa 3000 Pferden lag. Mit diesem Problem wurden die Nachfolger Spörckens, *von Unger* und *Dr. Grabensee*, noch weit stärker konfrontiert, da mit der in ihrer Amtszeit erfolgenden Intensivierung der Landwirtschaft der Ruf nach einem stärkeren, schwereren Pferd ständig lauter und die Gefahr eines Bodenverlustes an das vorwärtsdrängende Kaltblut größer wurde. Einerseits war Hannover zwischen 1866 und 1918 nächst Ostpreußen die größte Remonteprovinz Preußens und später des Deutschen Reiches, andererseits war es die Provinz mit der höchsten Anzahl in der Landwirtschaft eingesetzter Warmblutpferde.

Der ewige Kampf zwischen Verstärkung und Veredlung stellte für F. von Unger (Landstallmeister 1869–1891) und Dr. W. Grabensee (1892–1915) eine unablässige „Gratwanderung" dar. Einerseits durfte der Absatz der Remonten an das Militär als sichere Einnahmequelle für die Züchter nicht gefährdet werden, andererseits mußte jedoch eine breite Basis kalibriger Mutterstuten geschaffen und erhalten werden, die, gepaart mit den jeweils passenden Hengsten, geeignet waren, sowohl solide, gängige Wirtschaftspferde, wie auch trockene, harte, noble Militär- und Luxuspferde zu erzeugen.

Charakteristisch für das Hannoversche Zuchtgebiet war seit jeher, daß die Zucht nahezu ausschließlich in bäuerlicher Hand lag, wo die Mutterstute vom Eigentümer und Züchter selbst oder von seinen Familienangehörigen gepflegt und gefahren wurde. Das hatte den großen Vorteil, daß die Stuten nicht von angestelltem, womöglich nicht so kundigem oder persönlich uninteressiertem Personal betreut und zur Arbeit eingesetzt wurden. Folglich konnte ein wertvolleres, edleres Stutenmaterial gehalten und zur Zucht benutzt werden. Dagegen waren in den meisten Gegenden Hannovers die Bauern wegen Mangels an Weideflächen und weil sie oft nur ein Fohlen hatten, genötigt, ihre Fohlen als Absetzer an darauf spezialisierte Aufzüchter zu verkaufen. Viele von diesen betrieben die Aufzucht in großem Stil. Die Aufzüchter, ebenso wie die größeren Züchter, die größere Stutenherden besaßen (besitzen) und ihre Fohlenjahrgänge selbst aufzogen (aufziehen), waren und sind in den Elbmarschen, im Land Hadeln und in Kehdingen ansässig. Bis zum Ende des Zweiten Weltkrieges ging jedoch der größte Teil der Fohlen zur Aufzucht nach Mecklenburg. Auf den weiten, trockenen, hochgelegenen Weiden mit ihren fruchtbaren, kalkreichen Lehmböden wurden die Hannoverschen Pferde wesentlich trockener und härter als in ihrem Heimatland.

Geschichtlich gesehen und verglichen mit den anderen deutschen Zuchten erfolgte der Zusammenschluß der Züchter zu einem Verband

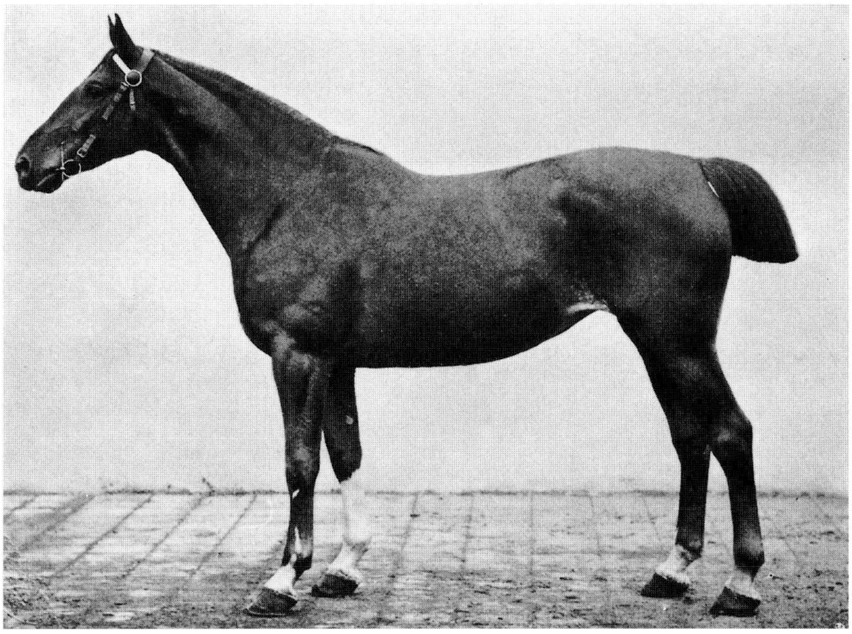

Hannoversche Stute um 1900, aus Froelich/Schwarznecker, „Lehrbuch der Pferdezucht" (6. Auflage, Berlin 1926)

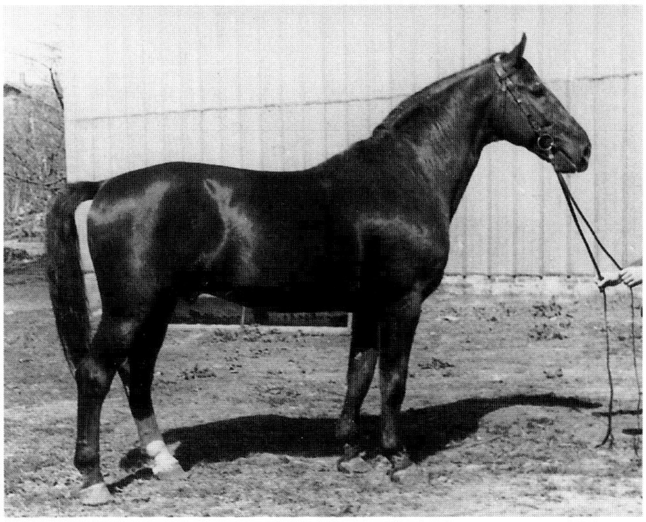
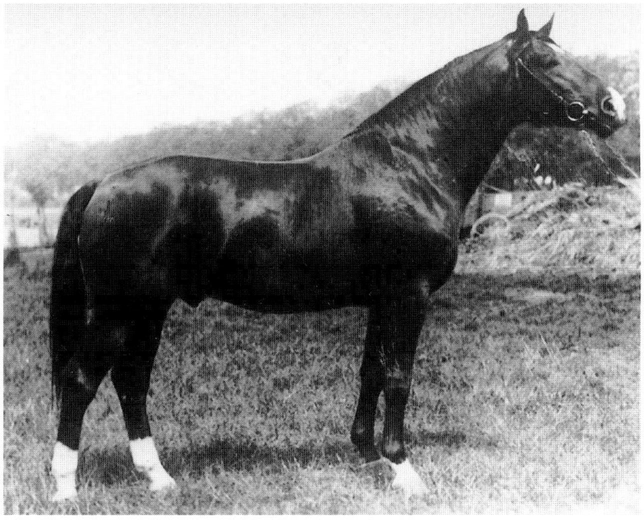
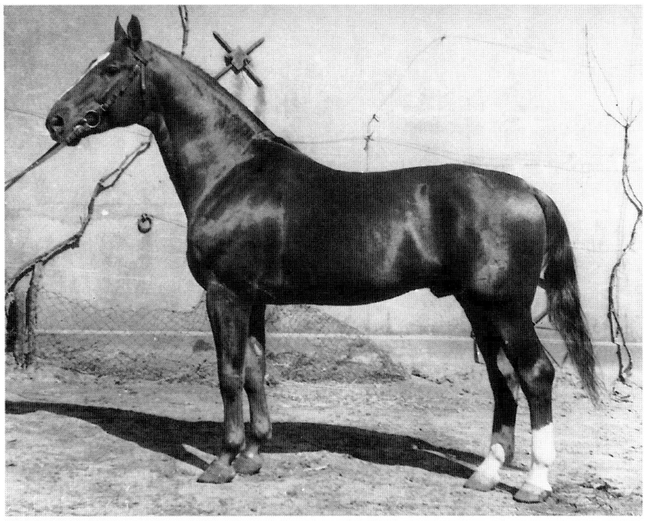
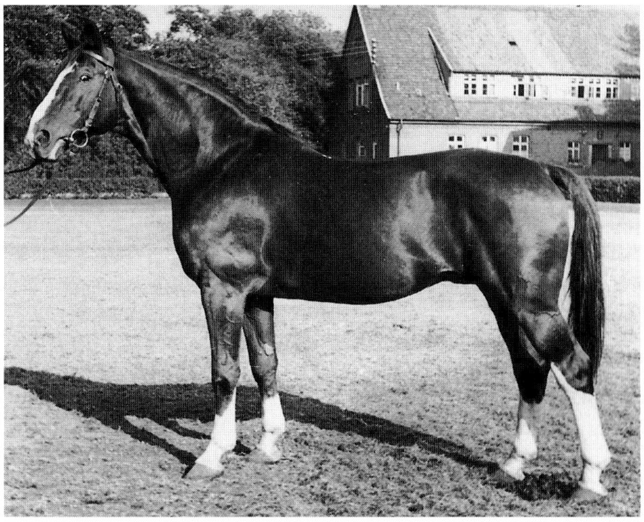
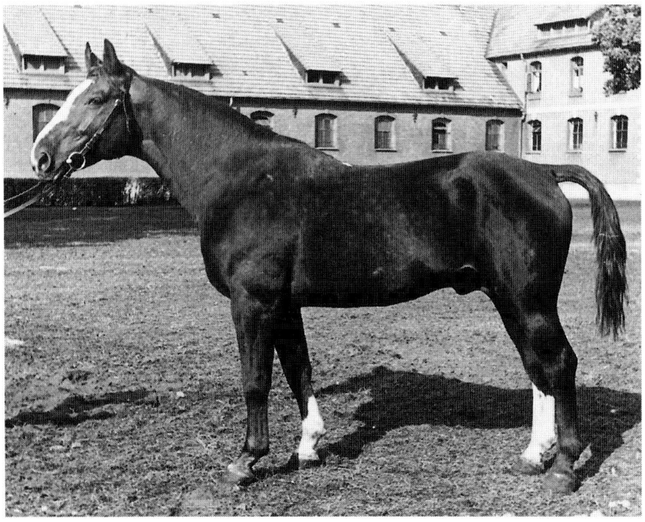
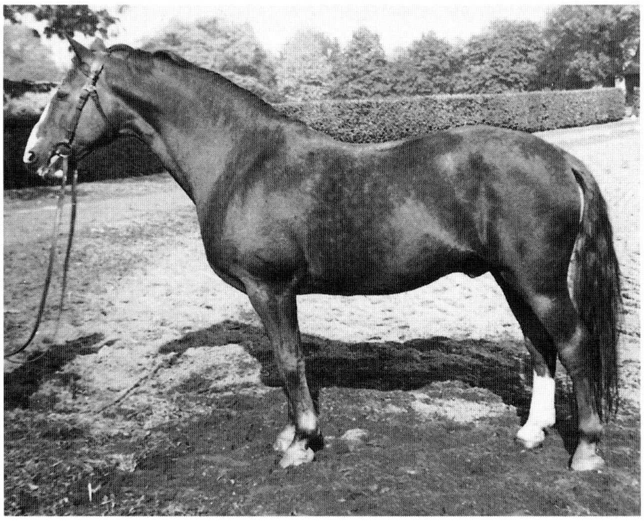

Hannoversche Hengsttypen der dreißiger/vierziger Jahre des 20. Jahrhunderts, der Verstärkungsperiode:
Oben links: Almjäger I, geb. 1930 (von Alpenflug II – Goldschläger), Landbeschäler in Celle
Oben rechts: Futurist I, geb. 1933 (v. Flak – Christian de Wet xx), Landbeschäler in Celle
Mitte links: Abendsport, geb. 1935 (v. Alkoven – Sportsman), Landbeschäler in Celle
Mitte rechts: Demant, geb. 1938 (v. Detektiv – Alderman I), Landbeschäler in Celle
Unten links: Assing I, geb. 1939 (v. Ast – Jasperding), Landbeschäler in Celle
Unten rechts: Duellant, geb. 1943 (v. Dolman – Foliant), Landbeschäler in Celle

recht spät. Zwar hatte bereits seit 1888 die „Hannoversche Stutbuchgesellschaft" bestanden und daneben ein „Verein zur Förderung der hannoverschen Landes-Pferdezucht". Die Stutbuchgesellschaft war eine Idee des damaligen Celler Landstallmeisters *von Unger* gewesen: Zusammenschlüsse der Züchter bestanden anfänglich nur auf lokaler, später auch regionaler Ebene. Mit ihrer Hilfe konnte man jedoch zentrale Anliegen nicht oder nur schwer durchsetzen. Auch die schwierigen Absatzverhältnisse nach dem Ersten Weltkrieg durch den Fortfall der Remonteverkäufe an die Armee bedurften unbedingt „gebündelter" Anstrengungen. Deshalb beschlossen einige weitblickende Persönlichkeiten einen Zusammenschluß aller Hannoverschen Züchter, dessen Gründung im Juli 1922 unter dem Namen „Provinzialverband Hannoverscher Warmblutzüchter" erfolgte. Im September wurde die Stutbuchgesellschaft dem neuen Verband angegliedert, blieb jedoch laut Satzung eine selbständige Abteilung. Bis zum Ende des Ersten Weltkrieges hatte das Landgestüt seinen Hengstbestand fast ausschließlich mit in Mecklenburg und Vorpommern aufgezogenen Hannoverschen Hengsten ergänzt. Nach 1918 entstanden hier insofern Engpässe, als auf den Hengstmärkten im mecklenburgischen Güstrow und im pommerschen Stettin in zunehmendem Maße ausländische Käufer auftraten, die mit „harter Währung" die besten Hengste aufkauften, so daß für das Landgestüt nur zweite Wahl nachblieb. Um dem gegenzusteuern, entschloß sich 1921 die Gestütsverwaltung, in dem ehemaligen Remontedepot Hunnesrück am Solling bei Einbeck, eine staatliche Hengstaufzuchtanstalt einzurichten.

Nach dem Verlust des Ersten Weltkrieges und unter dem Diktat des „Versailler Vertrages" (1919), durch den die große deutsche Armee auf ein „100 000-Mann-Heer", die Kavallerie von 120 auf 20 Regimenter (von 120 000 auf 20 000 Pferde) reduziert worden war, wurde die Remontezucht in Hannover für den bäuerlichen Züchter uninteressant als Betriebszweig. Zur gleichen Zeit begann sich ein unerbittlicher Konkurrenzkampf zwischen Warmblut und Kaltblut um Marktanteile zu entwickeln. Beim Absatz schnittiger Wagenpferde machten sich zudem die Auswirkungen des sich ausbreitenden Automobils zunehmend mehr bemerkbar. Glücklicherweise, vielleicht durch den Einfluß der Scholle vor allem in den Geestgebieten, degenerierte in dieser Zeit der Hannoveraner nicht zum reinen „Wirtschaftswarmblüter". Hier half die von dem bedeutendsten deutschen Hippologen des zwanzigsten Jahrhunderts, *Gustav Rau,* ins Leben gerufene Bewegung des „Deutschen Bauern auf Deutschem Pferd" wesentlich mit, daß ein großer Teil der Züchtersöhne sich dem Reitsport zu widmen begann. Auf diese Weise wurde manche edlere, hinsichtlich des eigentlichen Bedarfs des Hofes überzählige Stute für den Sport im Rahmen der ländlichen Reitervereine gehalten. Der Pferdesport begann sich über den kleinen „elitären" Kreis von Offizieren, Adel und Reichen über die ländliche Reiterei in Richtung Volkssport zu entwickeln.

Aber auch auf andere Weise noch bemühte man sich, dem Hannoveraner einen gehörigen Einschlag an Adel und Draht zu erhalten: Das Instrument dafür war die Hengstleistungsprüfungsanstalt Westercelle. Nach dem Muster der ein Jahr zuvor in Zwion-Georgenburg in Ostpreußen eingerichteten Hengstleistungsprüfungsanstalt wurde in dem 1908 erbauten, ursprünglich als Ausbildungs- und Verkaufsinstitut geplanten sogenannten „Hannoverschen Stall" in Westercelle 1927 eine ebensolche Anstalt für Training und Prüfung der angehenden Hannoverschen Landbeschäler eingerichtet.

Seit Beginn des 20. Jahrhunderts hatte die Hannoversche Zucht eine stete zahlenmäßige Zunahme erfahren. In Celle war die Zahl der Landbeschäler nach 1918 auf ca. 500 gestiegen. So wurde die Einrichtung eines zweiten Landgestüts notwendig. Dieses wurde 1925 am Rande der Stadt Osnabrück in Eversburg eingeweiht. 1948 standen hier 180, in Celle 380 Hengste. Daneben wurde auch ab 1934 das in der Mitte des 15. Jahrhunderts als „wildes" Gestüt begründete, ab 1815 als Marstall-(Hof-)Gestüt und ab 1832 als Herzoglich-Braunschweigisches Landgestüt dienende

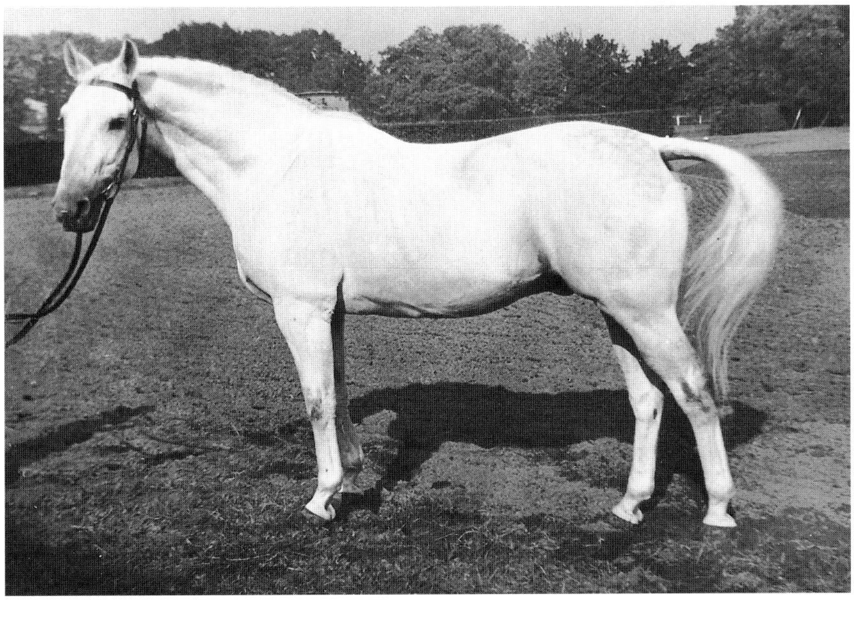

Einer der Ostpreußischen Veredlerhengste der „ersten Stunde" nach dem Zweiten Weltkrieg in der hannoverschen Zucht war der seit 1946 als Celler Landbeschäler wirkende Original-Trakehner Lateran, geb. 1942 (v. Helikon – Fetysz ox), der sich vor allem als Springvererber einen Namen machte.

Harzburg-Bündheim am Nordrand des Harzes als Hannoversches Landgestüt verwendet.

Den Zweiten Weltkrieg überstand die Hannoversche Zucht, abgesehen von den Lücken, die eine rücksichtslose Remonteaushebung durch das Militär vor allem gegen Kriegsende gerissen hatte, ziemlich unbeschadet. Und sofort nach Kriegsende flüchtete alles in Sachwerte. Die Bedeckungszahlen stiegen ins „Astronomische". Man rechnete fest mit einem unmittelbar bevorstehenden Wiederzusammenschluß mit den deutschen Ostgebieten und der Notwendigkeit, die dortigen völlig ausgebluteten Zuchten, großenteils ehemalige Hannoversche Nachzuchtgebiete, mit Pferden versorgen zu müssen. Gerüchteweise verlautete auch etwas von einem „Morgenthau-Plan", der vorsehen sollte, aus Deutschland ein reines Agrarland ohne Industrie zu machen. Auch dafür würde man natürlich viele Pferde benötigen. Dann kam im Juni 1948 die Währungsreform. Die Wiedervereinigung ließ auf sich warten. Statt des „Morgenthau-Planes" kam der „Marshall-Plan". Und mit seiner Hilfe kam es zum „Deutschen Wirtschaftswunder". Die mit dem Wirtschaftswunder einhergehende, sich rasant ausbreitende Motorisierung der Landwirtschaft führte zu einem proportional damit einhergehenden Schwund der Pferdezahlen. Von 30 000 gestütsbuchmäßig registrierten Hannoverschen Mutterstuten im Jahre 1948 sank der Bestand auf 6500 (minus 78 Prozent) im Jahre 1960. Folgerichtig wurden 1960 das Landgestüt Harzburg-Bündheim und 1961 das Landgestüt Osnabrück-Eversburg, für die es keinen Bedarf mehr gab, aufgelöst und der gesamte Staatshengstbestand in Celle konzentriert.

Wie alle Warmblutzuchten außer der Ostpreußischen mußte auch Hannover die Auswirkungen der jahrelangen Verstärkung so rasch wie möglich beseitigen und in Richtung auf ein vielseitig verwendbares Reitpferd veredeln. Die starke Bestandsminderung in den fünfziger Jahren hatte zwangsläufig bereits eine Selektion in Richtung Nur-Reitpferd vorangetrieben. Analoges war im Hengstbestand geschehen. Darüber hinaus wurden drei parallele Wege beschritten:

1. Die Selektion in der eigenen Zuchtbasis. Dieser Weg war zwar der am wenigsten risikoreiche, aber zugleich auch der langsamste.

2. Schneller war der Weg über den Einsatz von Veredlerhengsten. Hier bot sich der Trakehner beziehungsweise der Ostpreuße an. Von dieser Rasse waren 1944/45 viele, teils sehr gute Hengste nach Hannover gekommen, von denen sich die Hannoversche Zuchtleitung die für ihre Zwecke besten auswählen konnte. Durchschlagende Erfolge waren *Semper Idem* (geb. 1934, v. *Dampfross – Parsival*) über seinen Sohn *Senator* und *Abglanz* (geb. 1942, v. *Termit – Poseidon*) über seine Söhne *Abhang I–III* und *Absatz* beschieden. Unter dem Ostpreußischen Einfluß verschwanden die bis dahin häufig etwas ordinären Köpfe. Der Widerrist wurde besser markiert. In Kauf genommen werden mußte nicht selten eine Einbuße an Rahmen und Größe und „die oft zögernde Bereitschaft beim Springen", wie *Dr. W. Hartwig* in 100 JAHRE HANNOVERSCHES STUTBUCH (Verden 1988) schreibt. Zwischen 1946 und 1960 deckten im jährlichen Durchschnitt 10–12 Hengste Trakehner Blutführung in Hannover. In den sechziger Jahren ging die Zahl merklich zurück und nach 1970 waren es nur noch ein oder zwei Hengste.

3. Der dritte Parallelweg schließlich war die Veredlung mit dem Englischen Vollblut. Vollblut hatte bereits seit dem Beginn des 19. Jahrhunderts eine bedeutende Rolle in der Hannoverschen Zucht gespielt. Nun jedoch mußte es seit dem Anfang des 20. Jahrhunderts zum ersten Mal wieder verstärkt für die Veredlung herangezogen werden. Von 1962 mit elf Vollblut-Hengsten steigerte sich nach kurzem Absinken ihre Zahl auf 24 im Jahre 1976. Auch hier zeigten sich gewisse Schattenseiten, deren gravierendste eine Einbuße an Größe, Substanz und Kaliber war. Hier rächte es sich, daß man bedingungslos der Doktrin des damaligen hannover-

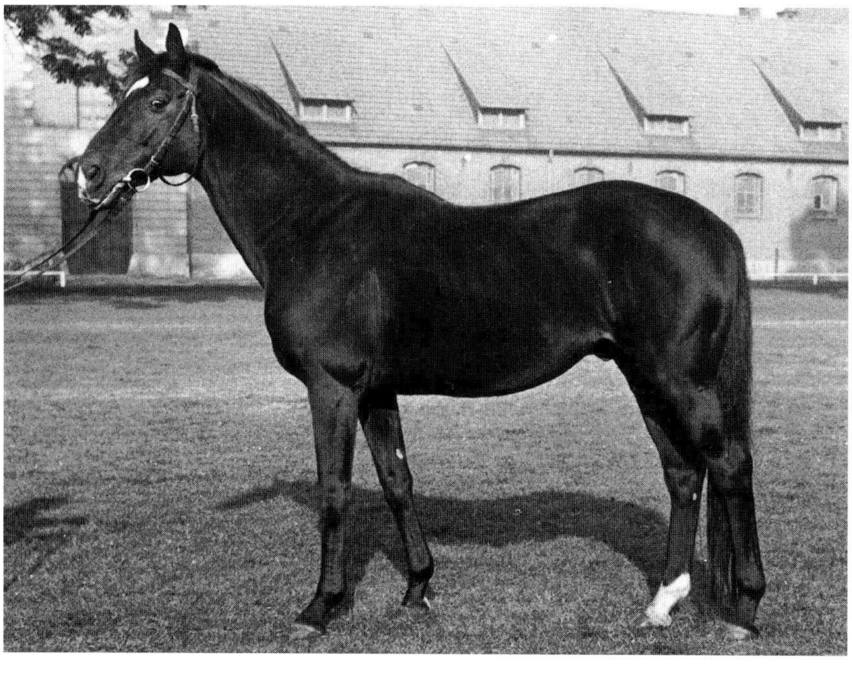

Zum wichtigsten Veredlerhengst der hannoverschen Zucht nach dem Zweiten Weltkrieg wurde der im Gestüt Burg Röttgen 1944 geborene Der Löwe xx (v. Wahnfried – Herold), trotz seines geringen Stockmaßes von nur 158 cm. Er stand von 1951 bis 1973 in der Zucht und lieferte 18 gekörte Söhne, 23 Staatsprämienstuten, 183 Hauptstutbuchstuten und 314 Turnierpferde für alle Sparten mit einer Gesamtgewinnsumme von fast einer Million DM.

Der in Hannover nach dem Zweiten Weltkrieg eingesetzte Vollbluthengst Marcio, gez. 1947 im Gestüt Waldfried (v. Aventin – Janus), begründete eine eigene Hengstlinie. Er vererbte vor allem Dressuranlagen.

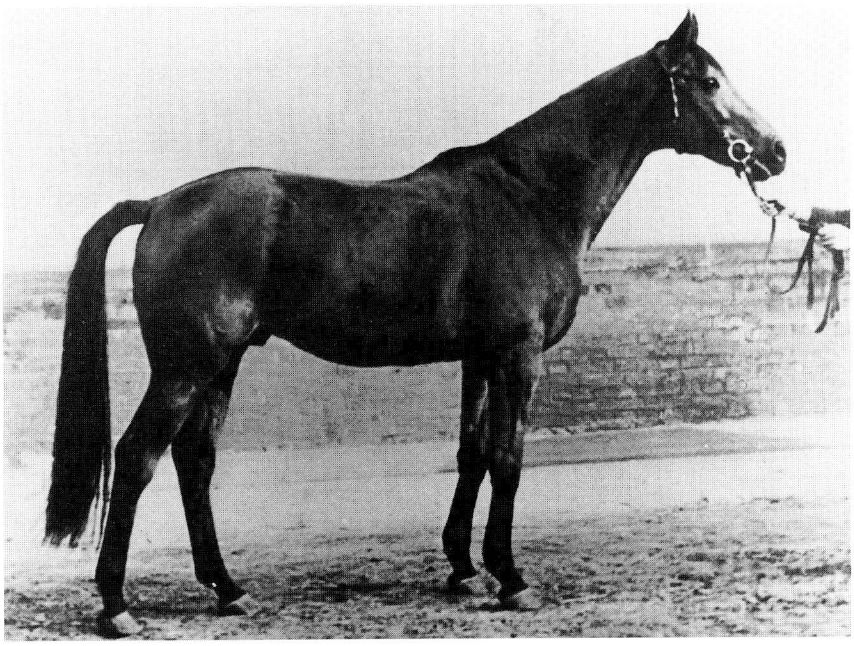

schen Tierzuchtreferenten *Professor Hans Löwe* gefolgt war, wonach der Vollblut-Hengst lediglich Adel und „Draht", die Warmblutstute dagegen Kaliber, Substanz, Größe und Gangvermögen „in die Ehe" einbringen solle. Indem man zu viele zu kleine, feine, leichte Vollblut-Hengste aufstellte, verstieß man gegen einen fundamentalen züchterischen Grundsatz, daß nämlich der für die Veredlung einzusetzende Vollblut-Hengst hinsichtlich Typ, Exterieur und Reitpferdepoints, sowie Größe und Kaliber und möglichst auch Gang und Springanlage bereits dem angesteuerten Typ nahekommen muß und auf keinen Fall einen zu großen Gegensatz zu der zu veredelnden Stute darstellen darf, da es sonst auch in den kommenden Generationen zu viele unerwünschte Aufspaltungen gibt. Es ist immer eine mißliche Sache, wenn man ohne praktische züchterische Erfahrungen Zuchttheorien am „Grünen Tisch" entwickelt. Unter den zahlreichen Vollblütern, die Hengstlinien begründeten und/oder Bedeutung als Produzenten erfolgreicher Sportpferde erlangten, sind vor allem zu nennen: *Adlerschild* (von *Ferro – Alchimist,* 158 cm), *Der Löwe* (von *Wahnfried – Herold,* 158 cm), *Marcio* (von *Aventin – Janus,* 161 cm), *Pik As* (von *Abendfrieden – Mirza I,* 157 cm), *Velten* (von *Ticino – Alchimist,* 159 cm), *Valentino* (von *Nuvolari – Abendfrieden,* 159 cm) etc.

Von den genannten Vollblut-Hengsten war es vor allem *Der Löwe,* der durch seine Söhne eine eigene Hengstlinie begründen konnte, und viele züchterisch wertvolle Töchter und Großtöchter sowie eine lange Reihe erfolgreicher Sportpferde für alle Disziplinen erzeugte. Er wurde so der wichtigste Vollblutbeschäler für Hannover im 20. Jahrhundert. Die Pflege des Arabischen Elements war nach dem umstrittenen Einsatz des Radautzers *Amurath* (1902–1918) sporadisch immer wieder einmal versucht worden. Da jedoch in der Regel die F_1-Generation zu klein blieb und das die Verkaufschancen erheblich minderte, hat das Arabische Element im Hannoverschen Zuchtgebiet niemals größeren Einfluß erlangt.

Während in den fünfziger Jahren der Hengst ohne Veredlerblut die Norm war, ist er heute eine Rarität, wenn es ihn denn überhaupt noch gibt. Das Veredlerblut reicht bei den meisten Hannoveranern bis in die vierte, fünfte, ja sechste Generation zurück. An alten Hannoverschen Hengstlinien erhalten geblieben sind, durchweg sehr stark gesättigt mit

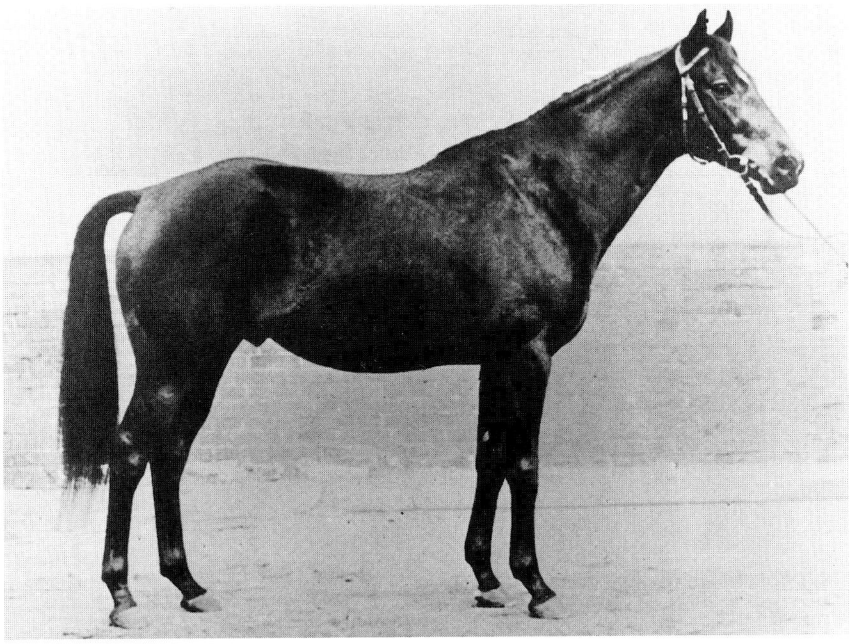

Der Veredlerhengst Pic As xx, gez. 1949 im Gestüt Mydlinghoven (v. Abendfrieden – Mirza II), wohl der kleinste in Hannover eingesetzte Vollbluthengst mit einem Stockmaß von 157 cm, zeichnete sich vor allem durch Springvererbung aus. Er konnte eine eigene Hengstlinie begründen.

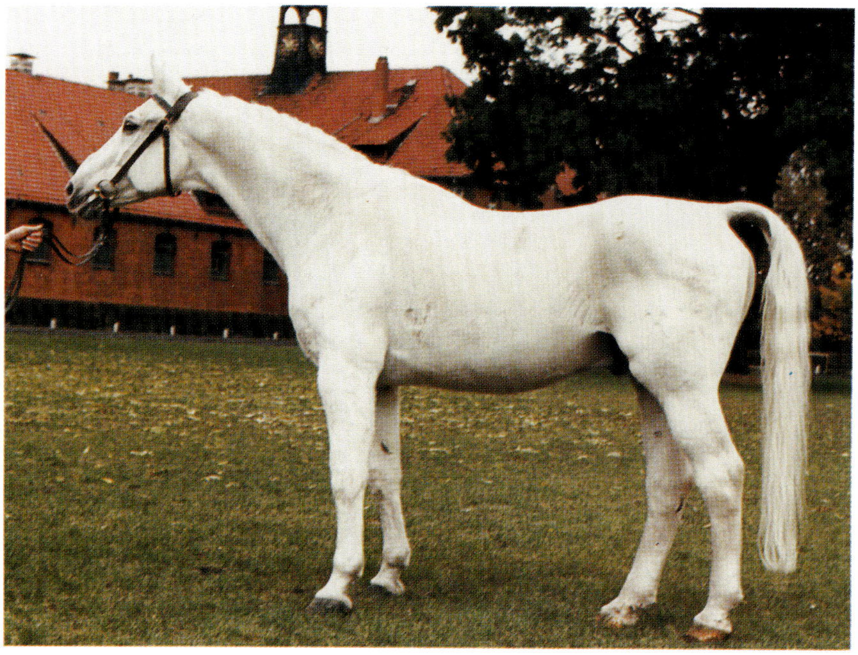

Der bedeutendste Springvererber der Nachkriegszeit in Hannover war Gotthard, geb. 1949 (v. Goldfisch II – Amateur I), der von 1953–1977 deckte, auf dem Bild zu sehen im Alter von 24 Jahren. Von ihm wurden 16 Söhne für Hannover gekört. Insgesamt (andere Zuchtgebiete eingeschlossen) lieferte er 33 gekörte Söhne, 25 Staatsprämienstuten, 194 Hauptstutbuchstuten und 292 Turnierpferde (fast ausschließlich Springpferde) mit einer Nachkommengewinnsumme von über 2 Millionen DM. Größte Bedeutung erlangte Gotthard für das belgische Gestüt Zangersheide, in dem 1980 insgesamt 135 Gotthard-Töchter standen, die den ersten Outcross-Schritt für den Selle-Français-Hengst Almé ermöglichten.

Edelblut, folgende: *Goldammer II* (vor allem über *Gotthard* und *Grande*), *Feiner Kerl* (über *Ferdinand*), *Detektiv* (über *Duellant* und *Dömitz I*), *Adeptus xx* (über *Eisenherz I.*).

Nach dem Ausfall Ostpreußens mit dem Zusammenbruch des Deutschen Reiches und dem Verlust der Ostgebiete hat die Hannoversche Warmblutzucht den Rang der größten in sich geschlossenen Zucht eines edlen Warmblutpferdes in Deutschland, ja in Europa übernommen. Hannover war Ende der vierziger Jahre, Anfang der fünfziger Jahre das erste Zuchtgebiet in Deutschland, in dem der Einsicht Rechnung getragen wurde, daß die ausschließliche Nutzung des Warmblutpferdes auf dem Sport- und Freizeitsektor liegen würde. Dazu schreibt *Dr. Walter Hartwig*, (a. a. O.): „Infolge der Umstellung auf ein ‚Nur-Reitpferd' mußte eine verstärkte Aufklärung in der eigenen Züchterschaft erfolgen. Der Neuaufbau des Turnierwesens mußte in Angriff genommen werden. Hier gründete der Verband den ‚Vorläufigen Ausschuß für Pferdeleistungsprüfungen', den Vorläufer der späteren Kommission für Pferdeleistungsprüfungen von Warm- und Kaltblutpferden in Niedersachsen. Die Auflösung der Landgestüte Osnabrück und Harzburg war zu verkraften. Die verstärkte Hinwendung der kleineren Landwirte zum anspruchslosen Fjordpferd mußte ausgesessen werden, und deutsche Zuchtgebiete, die bisher auf der Grundlage des Schweren Warmbluts gezüchtet hatten, waren zu überzeugen, daß eine Umstellung der Zucht auf ein ‚modernes' Reitpferd am besten mit dem ‚Hannoveraner' geschehe. Der Begriff ‚Standardtyp Hannover', der seinerzeit unter verschiedenen deutschen Zuchtverbänden Unruhe auslöste, ist aber nicht von einem ‚Hannoveraner' geprägt worden. Die züchterische Verbreitung des Hannoverschen Pferdes über die Grenzen des eigenen Vaterlandes erforderte viel Geduld und Fingerspitzengefühl. . . ."

Hartwig beschreibt die Situation aus hannoverscher Sicht sehr treffend. Man versteht, wieso die meisten deutschen Pferdezuchtverbände ihren Veredlungsprozeß mit Hannoverschem Blut durchführten beziehungsweise mit ihm eine völlig neue Zucht begründeten. Der von dem Generalsekretär der FN, *Dr. K. Volkmann*, geprägte Begriff „Standardtyp Hannover" allerdings ist vor Hartwigs Zeit von seinem Vorgänger, dem „Hannoveraner" *Dr. Arnold Schlie*, propagiert worden, aus dessen Mund ich ihn damals auch zum ersten Mal gehört habe. Er wurde bald ein Schlagwort der meisten deutschen Pferdezuchtfunktionäre, die mit „Sirenengesängen" für ein Einschwenken auf die Hannoversche Linie warben. Eine „Frontstellung" löste er meines Wissens nur in Holstein aus, das sich vehement gegen die „Hannoversche Umarmung" wehrte. Die daraus entstehende Pressefehde wurde zwischen *H. J. Köhler*, der sich den Begriff zu eigen gemacht hatte, und mir ausgetragen.

Bei ihren Veredlungsbestrebungen hat sich die Hannoversche Zuchtleitung ohne Frage, mindestens zeitweilig, sehr stark von den von *H. J. Köhler* initiierten und glänzend in Szene gesetzten Verdener Auktionsaktivitäten beeinflussen lassen. Bei den Auktionen ging fraglos der Trend mehr in Richtung auf ein hübsches („niedliches"), leichtverkäufliches Pferd als in Richtung auf die Spitzenleistung im Sport. Die Auktionen begannen schon im Herbst 1949 und wurden kontinuierlich zu dem „Schaufenster" der Hannoverschen Zucht ausgebaut. 1971/72 wurde ihnen eine eigene Anlage errichtet.

Ein bis heute etwas umstrittenes Ereignis in der Hannoverschen Verbandsgeschichte war die Eingliederung des ostfriesischen Zuchtgebiets, je nachdem man sie aus hannoverscher oder ostfriesischer Perspektive betrachtet. Ostfriesland hatte zunächst seit 1945 ein von Kathederhippologen erdachtes Veredlungskonzept mit Hilfe Arabischen Blutes versucht, das in einem Desaster geendet hatte. Die teils ganz hübschen Produkte der ersten Generation waren edler, trockener und handlicher als die reingezogenen Ostfriesen der Verstärkungsperiode. Aber es fehlte ihnen an Rahmen, Wüchsigkeit, Riß und Gang, an allem, was ein modernes Sportpferd ausmacht. Damit waren sie in einer Zeit des Überangebotes an Pferden unverkäuflich. Leider verschwanden diese Mängel auch nicht in der Enkel- oder Urenkelgeneration, vor allem nicht in der Rückpaarung an reingezogene Ostfriesen. Die Zahl der Bedeckungen in Ostfriesland fiel von 12 000 im Jahre 1947 auf unter 1000 in den sechziger Jahren. Der unaufhaltsame Rückgang an Mitgliedern, an eingetragenen Stuten, der Verlust der einstigen Nachzuchtgebiete in Westpreußen, Schlesien, Sachsen und Thüringen wurden für das kleine Zuchtgebiet immer bedrohlicher. Allgemein war erwartet worden, und die Landwirtschaftskammer hatte auch dringend dazu geraten, einen Zusammenschluß mit dem stammverwandten benachbarten Oldenburg anzustreben. Züchterschaft und Zuchtleitung wählten einen anderen Weg. Welche Gründe auch immer mitgespielt haben mögen – man spricht von alten Animositäten aus der „Häuptlings- und Grafenzeit" – Ostfriesland schloß 1964 mit Hannover einen Kooperationsvertrag, in dessen Folge die Ostfriesischen Hengste, die ohnehin nichts mehr zu tun hatten, schrittweise durch Hannoversche ersetzt wurden. 1974 kam es zu einem Anschluß an den Hannoverschen Verband.

Für den Außenstehenden sah es so aus, als ob Ostfriesland mit Hilfe des Araberblutes einen kaum glaublichen „Selbstmordversuch" unternommen habe, vor dessen Konsequenzen es nur die „Hannoversche Umarmung" rettete, so daß die Zucht als solche zwar nicht „unterging", sondern in der Hannoverschen „aufging". Die reingezogenen Ostfriesischen Stuten aus den alten Stutenstämmen mit jahrhundertealter züchterischer Tradition wurden zu Vorbuchstuten degradiert und die alte Rasse mittels Verdrängungszucht in den Hintergrund der Pedigrees geschoben, wo sie heute, nach fast 30 Jahren Hannoverschen Einflusses, bereits vier bis fünf Generationen zurückliegt, so daß sie auf den Fohlenscheinen kaum noch auftaucht. Schon 1979 konnte der damalige Zuchtleiter des Verbandes, *Dr. W. Hartwig*, stolz die Vollzugsmeldung abgeben, daß es ein Ostfriesisches Pferd nicht mehr gäbe.

Eine Besonderheit der Hannoverschen Zucht muß hier noch erwähnt werden: Es gibt in Hannover einen Spezialzuchtzweig, der ebenso alt ist wie die Galopprennen in Deutschland, die Halbblutrennpferdezucht. Diese heute zahlenmäßig nicht mehr sehr umfangreiche Zucht hatte ihre Blütezeit zwischen 1870 und 1940, als es ungezählte Offiziersrennen in Deutschland gab. Es ist eine alte, klassische Verdrängungszucht, bei der edle, jedoch nicht dem Vollblut angehörende Stuten immer wieder, über viele Generationen, mit Vollblut gepaart werden, so daß die Produkte sich „in praxi" kaum noch vom Vollblut unterscheiden. Die Zucht ist hauptsächlich in den Gebieten um Hoya und Verden heimisch. „Eigenartigerweise ist", gemäß *Dr. Freiherrn v. Stenglin* in 100 JAHRE HANNOVERSCHES STUTBUCH (Verden 1988), „aus dieser seit über einem Jahrhundert hartgeprüften Spielart der Hannoverschen Zucht niemals ein Hengst für die Warmblutzucht hervorgegangen, ebensowenig wie ein Pferd für den Springsport."

Seit 1927 hat in Hannover eine Hengstprüfungsanstalt bestanden, zunächst in Westercelle und dann ab 1975 in der nach modernsten Erkenntnissen eingerichteten Anstalt Adelheidsdorf. Hier werden die Hannoverschen Hengste ein Jahr lang trainiert und geprüft. Das dortige Prüfungsergebnis, das seit etwa 50 Jahren die Grundlage für die Selektion des Beschälernachwuchses darstellt, ist darauf gerichtet, möglichst vielseitig veranlagte Hengste in die Zucht einzurangieren. Es ist jedoch eine bekannte Tatsache, wie ich auch in meiner Kritik an dem System unter dem Titel LEISTUNGSZUCHT – DIE 'HEILIGEN' 100 TAGE im ZANGERSHEIDE MAGAZIN (Heft Juni–August 1996) ausgeführt habe, daß Hengste, die eine ausgesprochene Doppelbegabung hinsichtlich Dressur- und Springverhalten besitzen, in der Regel keine Spitzenbegabungen im Springen hervorbringen und häufig nach beiden Seiten medioker vererben. Nur so kann man sich wohl erklären, weshalb die früher sprichwörtlich überragende Springveranlagung, verkörpert durch Namen wie die der berühmten Vererber der ersten Nachkriegszeit, *Agram* (geb. 1939), *Ferdinand* (geb. 1941) und *Gotthard* (geb. 1949), in Hannover in beängstigendem Maße zurückgegangen ist. Um diesem Trend zu begegnen, hat die Hannoversche Zuchtleitung vor ein paar Jahren ein eigenes Zuchtprogramm zur gezielten Förderung der Springanlagen mit etwa 400 ausgewählten Stuten und einer Reihe als ausgesprochene Springvererber ausgewiesenen Hengsten aufgelegt, in das auch Gene aus der von allen deutschen am meisten auf Springen ausgerichteten Holsteiner-Zucht integriert worden sind. Die Alarmglocken mußten spätestens dann schrillen, als die in Zangersheide gezogene und Hannoversch gebrannte *Ratina Z*, die drei Viertel Holsteiner und ein Viertel SF-Blut, jedoch keinen Tropfen Hannoverschen Blutes aufweist, zum Vorzeigeobjekt für Hannovers Springanlagen erhoben wurde und ihre Siege in verschiedenen Springprüfungen den Ausschlag geben mußten, daß Hannover zur erfolgreichsten Leistungszucht gekürt wurde.

Mittlerweile hat die Zuchtleitung ganz gezielt eine Reihe von Maßnahmen ergriffen, der nicht mehr abzuleugnenden Entwicklung gegenzusteuern. Zum einen hat man eine Reihe von erprobten Holsteiner-Hengsten mit anerkannt hervorragender Springvererbung aus den bedeutendsten Hengstlinien der nördlichen Nachbarzucht anerkannt. Das war schon ein ganz erstaunlicher, beispielloser Vorgang, bei dem die Verantwortlichen offenbar „über ihren eigenen Schatten gesprungen" sein müssen. Denn es ist noch gar nicht so lange her, daß die Holsteiner-Zucht von Hannover als „inferior" und nicht gesellschaftsfähig angesehen und allenfalls als „vorbuchwürdig“ erachtet wurde. Weiter hat die Zuchtleitung mit einer Reihe eigener Hengste und 400 speziell ausgewählten Stuten ein Zuchtprogramm zur Verbesserung der Springanlagen gestartet. Man darf gespannt sein, wie bald sich die erkannten Mängel beheben lassen. Bei den Hengstkörungen 1995 und 1996 ging die Selektion bereits deutlich in Richtung Springen.

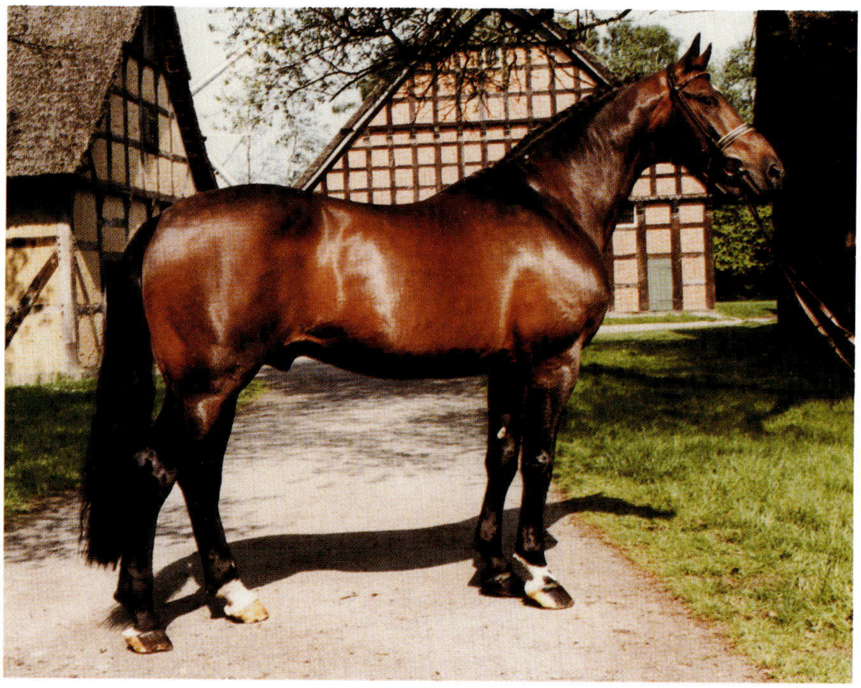

Eine sehr geglückte Verbindung des hannoverschen mit dem französischen Blut findet sich in dem 1977 in Oldenburg geborenen Hengst Welt As (v. Weltmeister – Furioso II SF), der gleicherweise Spring- wie Dressuranlagen vererbt.

OLDENBURGER

TYP, INTERIEUR, VERWENDUNG, EXTERIEUR, MECHANIK:
Der moderne Oldenburger ist ein edles, vielseitig verwendbares Reitpferd, bedeutend liniert, mit ausgezeichneten Leistungsanlagen für alle Disziplinen des Reit- und Fahrsports. Der starke Edelbluteinschlag ist unverkennbar. Dieses Pferd besitzt keinerlei Exterieurmerkmale des alten, „starken, eleganten Kutschpferdes mit hohen, räumenden Gängen“ oder des „mittelschweren, eleganten Wagenpferdes“, viel weniger noch des „schweren landwirtschaftlichen Gebrauchs- und Wagenpferdes“ oder des „schweren, starkknochigen, vollrumpfigen leistungsfähigen Wirtschaftspferdes mittleren Rahmenausmaßes“ mehr, wie die Zuchtziele in verschiedenen Phasen der züchterischen Entwicklung zwischen 1900 und 1930 lauteten.

Der heutige, moderne Oldenburger entspricht weitgehend dem in der Zuchtzielbeschreibung des „Deutschen Reitpferdes“ geforderten, stark Hannoversch beeinflußten Pferdetyp. Man kann nicht mehr von einem eigenständigen Oldenburger Rassetyp sprechen. Vielmehr bedeutet Oldenburger heute eine geographische Herkunftsbezeichnung. Sie umschreibt das moderne „Deutsche Reit- und Sportpferd“ aus dem Oldenburger Zuchtgebiet. Exterieurmäßig verleugnet der moderne Oldenburger nicht den hohen Anteil an „Blut“. Aber hauptsächlich ist er von dem starken Hannoverschen Einfluß der letzten beiden Jahrzehnte geprägt worden, so daß rassenmäßig charakteristische Exterieurpoints, die ihn vom modernen Hannoveraner unterscheiden könnten, unerheblich oder völlig verschwunden sind. Entsprechendes gilt auch für den Bewegungsablauf. Vor allem der Hannoversche Einfluß, mehr als der zeitweilig übermächtige des Selle Français, hat auch eine Reihe hervorragender Springpferde hervorgebracht.

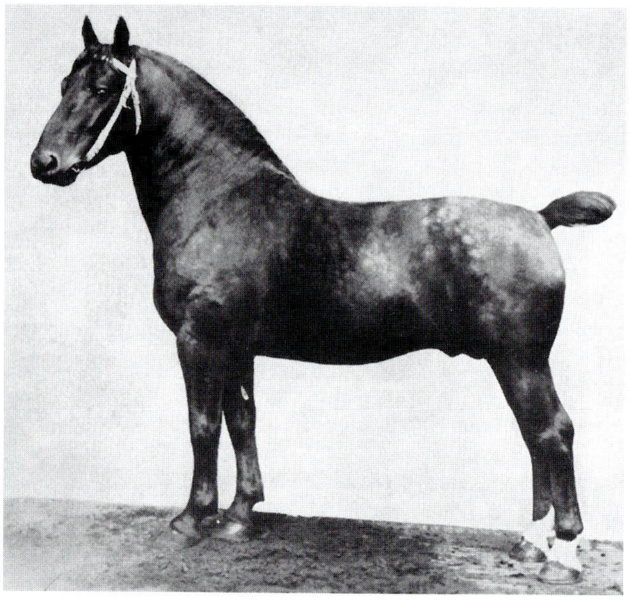

Der Typ des Oldenburgers um 1910; Perser, geb. 1907 (v. Erbprinz – Erbgraf)

ZUCHT:
Aufgrund der klimatischen und bodenmäßigen Gegebenheiten bildet in dem recht kleinen Oldenburger Zuchtgebiet die Tierzucht den Hauptanteil an der landwirtschaftlichen Produktion. Das ehemalige Großherzogtum Oldenburg, heute ein Teil des Bundeslandes Niedersachsen, wird im Norden und Osten

Moderne, in Oldenburg gezogene edle Stute Anke (v. Zeus AA) auf der Stutenschau in Rastede 1993

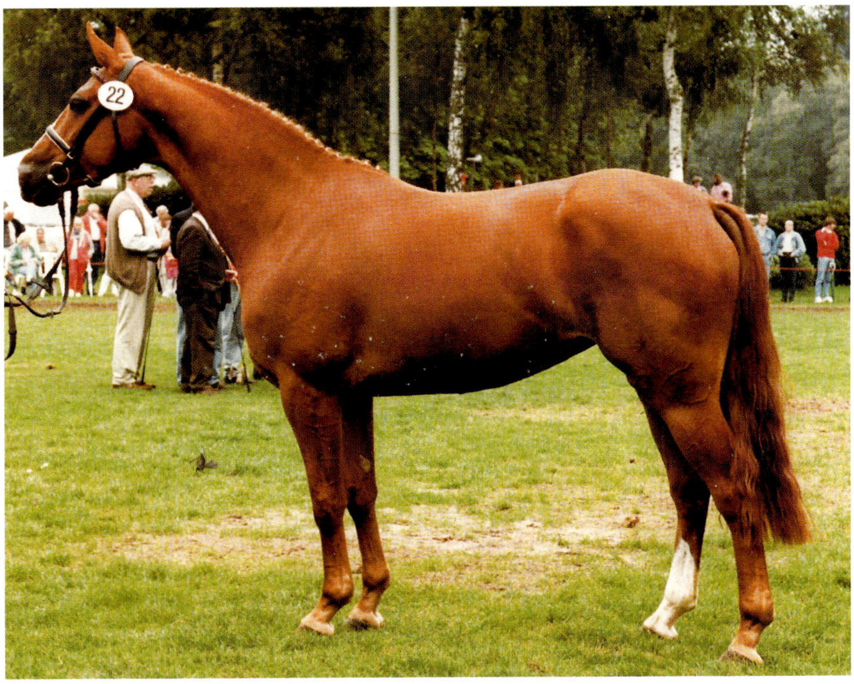

durch den Unterlauf der Weser, im Süden und Westen durch die ehemaligen Regierungsbezirke Osnabrück und Aurich, von denen der erste zum Hannoverschen, der zweite das alte ostfriesische Zuchtgebiet umfassende, jetzt jedoch auch zu Hannover gehört, sowie von der Nordseeküste begrenzt. Oldenburg umfaßt die alten Kreise Friesland, Ammerland, Wesermarsch, Oldenburg, Cloppenburg und Vechta. Gemäß dem Pferdezuchtgesetz von 1923 gehört außerdem der ehemalige Landesteil Lübeck, eine Enklave des früheren Herzogtums Oldenburg im Osten Holsteins, zum Zuchtgebiet.

Staatliche Gestüte und staatliche Aufzuchtstationen gibt es in Oldenburg nicht. Während früher ein Teil der Hengste in Genossenschaftsbesitz war (ca. 20 Prozent), die einen recht großen Einfluß auf die Zucht besaßen, ist es heute mehr und mehr der einzelne große Hengsthalter, der mit seinen Hengsten die Entwicklung der Zucht bestimmt. Die Zuchtleitung und die Gestütbuchführung liegen bei dem „Verband der Züchter des Oldenburger Pferdes" in Oldenburg. Die Entwicklung des Hengst- und Stutenbestandes seit 1990 zeigt die folgende Tabelle:

Jahr	Hengste	Stuten	Neueintrag als Turnierpferde
1990	174	5487	1256
1991	208	6039	1281
1992	178	6449	1269
1993	201	7568	1507
1994	218	8303	1697
1995	213	8411	1917

Unter den alten Nachzuchtgebieten, die noch auf der ursprünglichen Oldenburger Grundlage weiterzüchten, obgleich diese Zuchtrichtung im Originalzuchtgebiet praktisch nicht mehr existiert, müssen vor allem Schlesien (heute Polen), Sachsen und Thüringen genannt werden. Eine kleine Population besteht auch noch in Dänemark. In Sachsen-Anhalt, Hessen, Baden und dem Bayerischen Rottal sind die Schweren Warmblüter verschwunden, aufgesogen von der mittlerweile auf ein edles Warmblutpferd im „Nur-Reitpferdtyp" umgestellten Zucht. Nach dem mehr oder weniger abgeschlossenen Umzüchtungsprozeß auf das moderne Oldenburger Sportpferd hat auch der Absatz von Zuchtmaterial wieder Tritt gefaßt und Hengste, aber auch Stuten, gehen nicht nur in die Zuchtgebiete anderer Bundesländer, sondern auch ins Ausland, nach Australien, Belgien, Dänemark, Großbritannien, Luxemburg, die Niederlande, Schweden, die USA . . .

Züchterische Ereignisse von Bedeutung sind die Hengstkörung und die Stutenschau und -prämierung. Die Schau der besten 80–100 dreijährigen Stuten findet seit 1936 in Oldenburg statt. Die zentrale Hengstkörung und -schau, seit 1932 jedes Jahr ebenfalls in Oldenburg durchgeführt mit etwa 50–60 Junghengsten, von denen etwa 20–30 gekört werden, ist eine besonders publikumswirksame Veranstaltung. Hier werden auch die Althengste vorgestellt, so daß man sich einen guten Überblick über die Zucht verschaffen kann. An Absatzveranstaltungen richtet der Oldenburger-Verband jährlich je eine Frühjahrs- und eine Herbstauktion aus. Die erste Auktion fand im Herbst 1974 als Weser-Ems-Auktion statt. (Bei den Auktionen haben auch die Mitglieder der Hannoverschen Bezirksverbände Emsland, Osnabrück und Ostfriesland Gelegenheit, ihre Produkte zu verkaufen.) Vorgänger dieser Veranstaltungen waren 12 seit 1966 von Ludwig Kathmann, Holtrup, ausgerichtete Auktionen in Vechta.

GESCHICHTE:

Oldenburg ist ein altes Züchterland mit großer züchterischer Tradition. Da das heutige Oldenburg zum alten sächsischen Stammesgebiet gehörte, wie etwa die auf den Giebeln der Bauernhäuser angebrachten, auf sächsischem Brauchtum beruhenden „Neidköpfe" (geschnitzte, gekreuzte Pferdeköpfe) zeigen, ist seine Geschichte auch seit germanischer Vor- und Frühzeit eng mit der sächsischen verknüpft, ja identisch gewesen. So wird man ohne Frage Nachrichten, die wir bei *Tacitus* (55–115 n. Chr.) finden, unter anderem auch auf sie beziehen dürfen.

Erste authentische Aufzeichnungen speziell über die Oldenburger Pferdezucht sind jedoch relativ jung

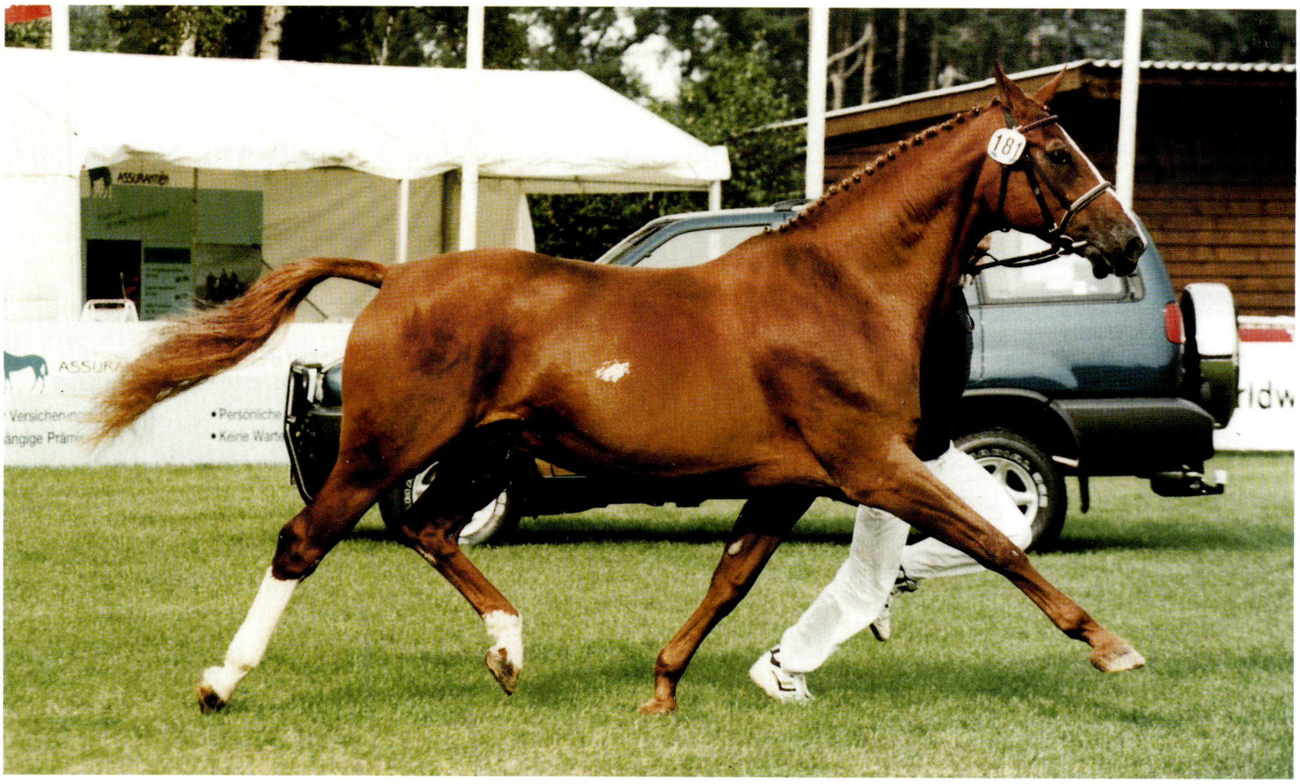

Oldenburger-Stute Chinchilla auf dem Bundeschampionat in Warendorf 1994

und datieren erst aus dem 16. Jahrhundert. So heißt es in einem 1587 geschriebenen Brief des Chronisten *Hamelmann:* „Oldenburgs fette Ochsen und schöne Pferde sind bekannt." Aus einem im Landesarchiv vorhandenen Verzeichnis des Stallmeisters *Albert Jüchter* ergibt sich, wie der Oldenburgische Wirkliche Geheime Regierungsrat *L. Hofmeister* in seinem Werk Die Pferdezucht des Herzogtums Oldenburg 1583–1884 mitteilt, „welche Gaule" *Graf Johann von Oldenburg* zwischen 1583 und 1589 „an hohe Herrschaften und hochgestellte Kriegsleut aus Ihrer Gnaden Ställe verschenket hat." In den fraglichen sechs Jahren waren es insgesamt 133 Pferde. Bereits damals muß die gräfliche Pferdezucht einen sehr hohen Stand gehabt haben. Zu Graf Johanns Zeiten wurden auf den Hofgestüten jährlich mehrere hundert edler Schul- und Reitpferde sowie große, starke Wagenpferde gezüchtet, wobei die Farbzucht im Vordergrund der züchterischen Bemühungen stand.

Schon vor 1583 hatte die Oldenburger-Zucht in ganz Europa ein hohes Ansehen. Die ursprünglich auf die gleiche autochthone Basis wie die Westfriesische und die Ostfriesische Zucht zurückgehende Oldenburger Landrasse muß gleichermaßen wie die Gestütszucht schon ein recht hohes Niveau erreicht haben. Sie verkörperte einen großen, starken Pferdetyp, der als Reit- und Wagenschlag eine hervorragende Eignung besaß und sich durch ausgeprägte Ramsköpfe (Erbteil der zur Veredlung eingeführten Andalusischen Hengste), viel Aufsatz und Hals, mächtige Aktion und auffallende Farben auszeichnete.

Einen züchterischen Höhepunkt erreichte die Oldenburger Pferdezucht in der Regierungszeit des *Grafen Anton Günther* (1583–1667). Als er 1603, nach dem Tode seines Vaters *Johann XVI.*, die Regierung übernahm, fand er auf den zahlreichen Vorwerken eine bedeutende, hochedle Pferdezucht vor, dazu ein wohlgefülltes Staatssäckel, beides günstige Voraussetzungen, seinen Liebhabereien für schöne Pferde und die höhere Reitkunst zu frönen. Auf einigen ausgedehnten hippologischen „Bildungsreisen" zu Beginn seiner Regierungszeit in den Jahren 1606 und 1609 erwarb er sich einen Überblick über die Pferdezucht Europas seiner Zeit und das notwendige hippologische Rüstzeug für seine spätere ausgedehnte, von hoher Sachkenntnis getragene züchterische Tätigkeit. Berühmt geworden ist das zeitgenössische Gemälde, das „des Heiligen Römischen Reiches Stallmeister" auf seinem Leibpferd, dem Schimmelhengst *Kranich,* darstellt, der eine sieben Ellen lange Mähne und einen neun Ellen langen Schweif besaß (1 Elle = ca. 0,60 cm).

Anton Günther war ein weitschauender, maßgebender Förderer nicht nur der Pferdezucht in seinen eigenen Gestüten, sondern ließ sich auch die Verbesserung der allgemeinen Landeszucht durch Einfuhr edler Hengste äußerst angelegen sein. Zugleich war es seiner Staatskunst zu verdanken, daß er sein Land durch geschicktes Taktieren und reiche Geschenke an Geld und vor allem edlen Pferden an die verschiedenen kriegführenden Parteien von den Kriegs- und Beutezügen der Heere *Mannsfelds* und *Tillys* während des Dreißigjährigen Krieges frei und in friedlicher Neutralität erhalten konnte. Während in anderen Teilen Deutschlands Landwirtschaft und Pferdezucht arg darniederlagen, auch wohl ganz vernichtet wurden und allenthalben der Wohlstand zugrunde gerichtet wurde, blühten im Oldenburger Land Pferde- und Viehzucht.

Obgleich am Krieg selbst nicht beteiligt, saß Anton Günther doch bei Kriegsende dank diplomatischen Geschicks mit am Verhandlungstisch, um die Belange Oldenburgs wahrzunehmen, denen er kräftig durch Geschenke aus seinen Gestüten Nachdruck verlieh. Es gibt ein Verzeichnis im Landesarchiv über die insgesamt 206 „pferdte, die Ihre Hochgeborene Gräfliche Gnaden (während der drei Jahre von 1648–1650 dauernden Friedensverhandlungen, Anm. d. Verf.) zu dess Landess Bestem weggeben haben.“ Ihr Wert soll fast 24 000 Reichstaler betragen haben, was einem heutigen Wert von über zwei Millionen Mark entsprechen würde. Einige Beispiele für die großzügigen Pferdegeschenke, mit denen Anton Günther Politik zu betreiben pflegte, mögen hier folgen: Als *Kaiser Leopold I.* nach seiner Vermählung mit seinem Hochzeitszug 1658 in Wien einritt, saß er auf einem Oldenburger Rapphengst, und die Staatskarosse der jungen Kaiserin war mit sechs „hermelinfarbenen“ Oldenburgern bespannt, alle Pferde Geschenke des Grafen. Über die prachtvollen Oldenburger Pferde der Königin *Christine von Schweden* (1626–1689) lesen wir bei *William Cavendish, Herzog von Newcastle* (1592–1676): Unter den vielen Pferden aus dem Besitz der Königin hätten sich auch acht große Wagenpferde aus des Grafen von Oldenburgs „Stutereyen“ befunden. Diese als „Läufer“ bezeichneten Pferde waren „nicht nur breit in Brust und Kreuz, edel gewachsen in Hals und Kopf und auch schöner gewesen, als alle, die ich jemals gesehen habe.“

Was die Verbesserung und Beförderung der Pferdezucht in seinem Herrschaftsbereich betrifft, so beschränkte sich der Graf nicht auf halbe Maßnahmen. Nicht umsonst galt er als der bedeutendste Hippologe seiner Zeit. Zugleich neben der großen Fach- und Sachkenntnis auf diesem Gebiet, standen ihm hohe staatspolitische Einsicht und große finanzielle Ressourcen zu Gebote. So setzte er den Hebel an der richtigen Stelle an, indem er sich bemühte, das Verständnis der Züchter für Zucht und Aufzucht, Behandlung, Fütterung und Pflege der Pferde zu vermehren und zu vertiefen. „Die jungen Bauernsöhne erhielten während seiner Regierungszeit regelrechten Unterricht, sowohl im Behandeln der Pferde als auch im Fahren und Reiten derselben, und zwar nicht allein zu dem Zweck, um sachkundige Leute für die landesherrlichen Gestüte zu bekommen, sondern auch, um mit der praktischen Ausbildung der jungen Leute deren Interesse für die Pferdezucht zu wecken“, wie *J. Schüssler* in DAS OLDENBURGER ELEGANTE SCHWERE KUTSCHPFERD (Hannover 1910) berichtet. Darüber hinaus wurden den Bauern geeignete Gestütshengste zur Benutzung für ihre Zucht zur Verfügung gestellt und der Stutenbestand durch Überlassung wertvollen Stutenmaterials verbessert. In jener Zeit fanden zur Veredlung Berber-, Andalusische, Neapolitanische, Türkische und veredelte Englische und Holsteinische Hengste Verwendung.

Zur Verbesserung der Absatzverhältnisse ließ sich der Graf die Einrichtung von Pferdemärkten eifrigst angelegen sein. Jährlich im Juni und Juli fanden die großen Märkte zu Oldenburg statt, von denen aus etwa 5000 Pferde ins Ausland, nach Frankreich, Italien etc. verkauft wurden. Bedauerlicherweise kam es nach Anton Günthers Tod zu einem Verfall der gräflichen Gestüte und nach dem Tod seines Nachfolgers, des *Grafen Anton I.*, im Jahre 1760 zu ihrer Auflösung. Über den Umfang der von Graf Anton Günther unterhaltenen Gestüte besitzen wir leider keine schlüssigen Angaben. Nach den von Hofmeister herangezogenen Belegen betrug die Gesamtzahl der um Neujahr 1664 gehaltenen Pferde 1432, darunter mehr als 250 Schul-, Reit- und Wagenpferde im Marstall und Schulstall zu Rastede. Demnach dürfte die Zahl der Gestütspferde damals etwas unter 1200 betragen haben.

Nach dem Hinscheiden Anton Günthers 1667 kam es zu einer Herrschaft der seit 1448 das dänische Königshaus stellenden Hauptlinie des Hauses Oldenburg. Für 100 Jahre wurden die Grafschaften Oldenburg und Delmenhorst dänische Provinz, das Jeverland fast ebenso lange eine Enklave des Fürstentums Anhalt-

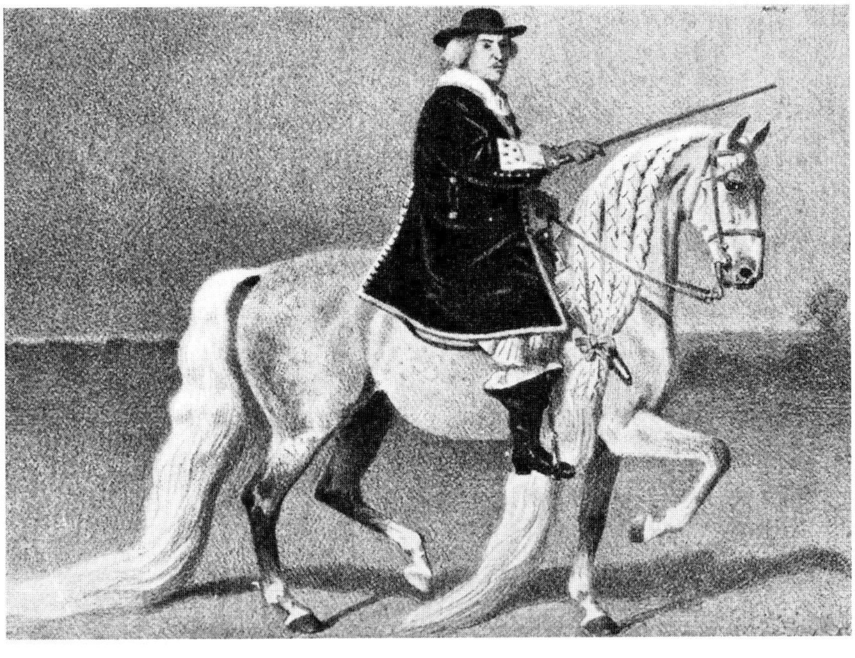

Graf Anton Günther v. Oldenburg (1603–1667), einer der bedeutendsten Hippologen seiner Zeit, auf seinem Oldenburger-Hengst Kranich; Litho nach einem Gemälde von E. Volkers, der zeitgenössischen Darstellung des Pferdes von Johan Hauwert (Theodor-Franckh-Stiftung, Kopenhagen) von 1650 nachempfunden und um die Figur des Grafen ergänzt

Zerbst. Die Grafschaften wurden von einem Statthalter regiert. Das dänische Königshaus hatte die höheren Interessen eines europäischen Staatswesens wahrzunehmen und brachte der Pferdezucht weit geringere Aufmerksamkeit entgegen als der verstorbene Graf. Es war ein Glück für Oldenburg, daß während seiner über sechzigjährigen Regierungszeit eine so solide Grundlage an Verständnis für die Pferdezucht gelegt worden war, daß ihr völliger Verfall verhindert wurde.

Der auf die Glanzzeit folgende Zeitabschnitt ist gekennzeichnet durch eine Stagnation der Zucht. Durch verschiedene Katastrophen wurde das Land arg heimgesucht. Vor allem im Kernzuchtgebiet der Marschen richteten die Sturmfluten der Jahre 1717 und 1721 großen Schaden an durch Überschwemmungen des Weidelandes, die in den Grafschaften und im Jeverland zu einem Verfall des einstigen Wohlstandes führten. Mit dazu beigetragen hatte schon vorher der Krieg zwischen Dänemark und Schweden, das mit Frankreich verbündet war. 1679 kam es zu Einfall, Plünderung und Brandschatzung durch französische Truppen, wodurch die noch bestehenden gräflichen Gestüte und die allgemeine Landeszucht erheblich beeinträchtigt wurden. Erstaunlicherweise erhielt sich dennoch auch in dieser Zeit die Bedeutung der großen Oldenburger Pferdemärkte.

Nur wenige erwähnenswerte hippologische Ereignisse trugen sich zu während der hundertjährigen dänischen Statthalterschaft: 1672 begründete der dänische *König Christian V.* (1646–1699) zu Esserom ein neues Gestüt, Kroghdal, mit dem aus der Zucht des Grafen Anton Günther stammenden „weißgeborenen" Schimmel „Jomfruen" („Die Jungfrau"), womit er die Grundlage für den berühmten „weißgeborenen" Schimmelstamm der Frederiksborger Zucht legte. 1765 machte *König Christian VII.* (1749–1808) den Versuch, zwei in Dänemark gezogene Beschäler im Oldenburger Zuchtgebiet zu stationieren. Sie wurden jedoch wegen zu hoher Decktaxen kaum in Anspruch genommen. Im Verlaufe des 18. Jahrhunderts traten allerlei Mißstände in der Oldenburger-Zucht ein: Man ließ die Hengste bereits im Alter von noch nicht einmal zwei Jahren gegen geringes Deckgeld große Stutenzahlen belegen, man verkaufte die besten Stuten, man verwendete vielfach mangels besseren Materials fehlerhafte Stuten zur Zucht, man widmete der Aufzucht nicht die gebotene Sorgfalt . . .

Gegen Ende des Jahrhunderts hatte der Zucht- und Gebrauchswert des einst so berühmten Oldenburger Pferdes arg Schaden genommen. Pferde gab es zwar noch mehr als genug, doch von dem alten Stamm, der den Ruf der Zucht über ganz Europa getragen hatte, war so gut wie nichts mehr vorhanden. Als die Grafschaft Oldenburg 1773 durch Vergleich an eine Seitenlinie des Hauses Oldenburg, das Haus Holstein-Gottorp, gefallen und zum Herzogtum erhoben worden war, bemühte sich der nun regierende Herzog *Friedrich August*, die Landespferdezucht durch Überlassung von guten Beschälern aus seinem Marstall wieder zu heben. Zwischen 1782 und 1785 wurden von der Regierung auch Vorschläge zur Hebung der Pferdezucht mittels Körung der Hengste, Verteilung von Prämien, Verbot der Zuchtbenutzung zweijähriger Hengste etc. ausgearbeitet.

Diese Maßnahmen scheiterten jedoch an dem passiven Widerstand der Züchter. Der 1785 erfolgte Tod Friedrich Augusts und die Schatten der bald darauf hereinbrechenden Französischen Revolution und der Napoleonischen Kriege behinderten seinen Nachfolger bei der energischen Durchsetzung der eingeleiteten Reformen. Während der französischen Besatzung 1807–1813 und der sie beendenden Freiheitskriege 1812–1815 hatte der Niedergang der Oldenburger Zucht, vor allem durch die rücksichtslose Remontierung seitens „Freund und Feind", rasende Fortschritte gemacht. Erst nachdem einigermaßen Ruhe eingekehrt war, wurden von der Regierung, von 1819/20 an, die rund dreißig Jahre zuvor ins Stocken geratenen Maßnahmen zur Förderung der Pferdezucht erneut in Angriff genommen.

Das Jahr 1819 mit der Einführung einer staatlichen Hengstkörung muß als einer der bedeutendsten Wendepunkte der Oldenburger Pferdezucht angesehen werden. Erstmals fand damals eine eingehende Musterung und Qualitätsbewertung der im Lande vorhandenen Beschäler durch eine sachverständige, unabhängige Kommission statt. Der Erlaß, aufgrund dessen im Juni 1820 die erste reguläre Körung von Hengsten stattfand, lautete folgendermaßen: „Alle Hengste, welche im Herzogtum Oldenburg und in der Herrschaft Jever vorhanden sind und zum Beschälen der Stuten dienen, sollen von einer Körungscommission besichtiget und geprüft werden. Die Besitzer der nach dem

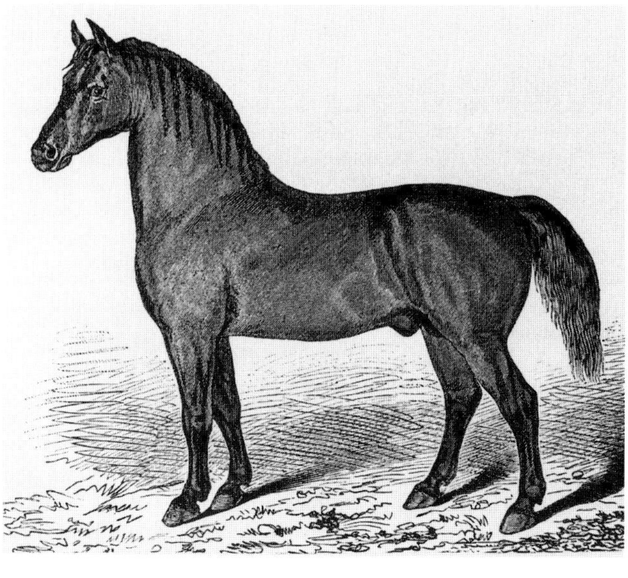

Martens alter Hengst, in der Oldenburger-Zucht von 1838 bis 1853. Ein Urenkel des Stäveschen Hengstes, geb. 1806, eines der Gründerhengste der Oldenburger-Zucht

gemeinschaftlichen Ermessen der Körungscommission vorzüglichsten drei Hengste sollen der Gnädigsten Absicht seiner Herzöglichen Durchlaucht zufolge eine Prämie aus der Herrschaftlichen Cassa erhalten, und zwar ein jeder von 100 Reichsthalern Gold, entweder in Silberzeug oder baarem Gelde, nach dem Wunsche des Besitzers. Das Pferd erhält einen Brand O mit Krone und einen Nahmen. Die Bedingung der Prämie ist, das der Hengst wenigstens ein Jahr im Lande bedecke. Kein Hengst wird jünger oder älter zur Körung zugelassen, als nach beendigtem 3ten und bis zum 15ten oder 16ten Jahre, je nachdem er sich gehalten hat. Erb- und andere Fehler machen nach dem Ermessen der Körungscommission den Hengst verwerflich."

Bei der ersten Körung wurden 102 Hengste vorgeführt, von denen 68 als Beschäler zugelassen werden konnten. Aufgrund dieser und anderer Maßnahmen dauerte es nicht lange, bis sich die Zucht in den Oldenburger Marschen zu erholen begann. „Ein glücklicher Zufall trug wesentlich dazu bei", berichtete *Hofmeister* in seinen 1874 erschienenen MITTEILUNGEN ÜBER DAS OLDENBURGISCHE SCHWERE WAGENPFERD: „Im Jahre 1820 führten die Pferdehändler *Stäve* und *Brandes* aus Braunschweig einen in England geborenen, älteren, kastanienbraunen Hengst mit Stern und vorzüglichen Exterieureigenschaften und Gang ein, der um so mehr Beifall fand, als die bis dahin so beliebten größeren weißen Abzeichen an Kopf und Gliedmaßen sowie die Ramsköpfe aus der Mode kamen. Nach dem bei der Körung aufgenommenen Protokoll war der Hengst „12 bis 18 Jahre alt, 11 $^1/_2$ Quartier (ca. 172 cm Stockmaß, Anm. d. Verf.) hoch" und „wurden das Gebäude des vorgeführten Hengstes, seine Taille, Knochen und Muskulatur von vorzüglicher Schönheit befunden." Er deckte nur drei Saisons, 1820–1822, im Zuchtgebiet. Obwohl die Händler Stäve und Brandes die meisten Hengstfohlen selbst aufkauften und exportierten, blieben doch zwei zurück, der 1821 geborene *Neptun* und der 1823 geborene *Thorador*, mittelgroße Hengste, die sich sehr ähnlich waren und durch gute Körperformen und korrekten Gang auszeichneten. Beide Hengste vererbten sich samt ihrer Nachkommenschaft hervorragend und bildeten bald eine eigene Hengstlinie. Von *Neptun* stammte der 1835 geborene „Alte Martenssche Hengst", der viel Ähnlichkeit mit seinem Großvater hatte. Sein hervorragender Sohn war *Landessohn*, geb. 1846, der mit insgesamt 35 gekörten Söhnen der bedeutendste Beschäler seiner Zeit wurde. Welcher Rasse der alte „Stävesche Hengst", wie er später genannt wurde, angehört hat, ist ungewiß. Man nimmt an, daß er ein Yorkshire-Coach- oder Cleveland-Bay-Hengst war.

In der Folgezeit wurden mehrere Hengste dieser englischen Wagenpferderassen eingeführt, von denen *Astonishment* (geb. 1836) und *Duke of Cleveland* (geb. 1845) eigene Linien begründen konnten. Andere Linien wurden von dem Vollbluthengst *Sportman* (geb. 1836) und von dem 1846 in der Senne geborenen Vollblut-

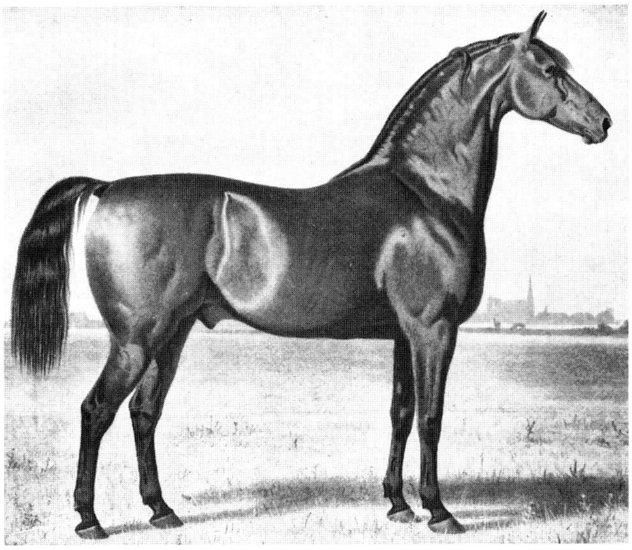

Landessohn, geb. 1846; der 1850 mit einem Staatspreis ausgezeichnete Hengst war ein Sohn von Martens altem Hengst. Er stand bis 1869 in der Zucht.

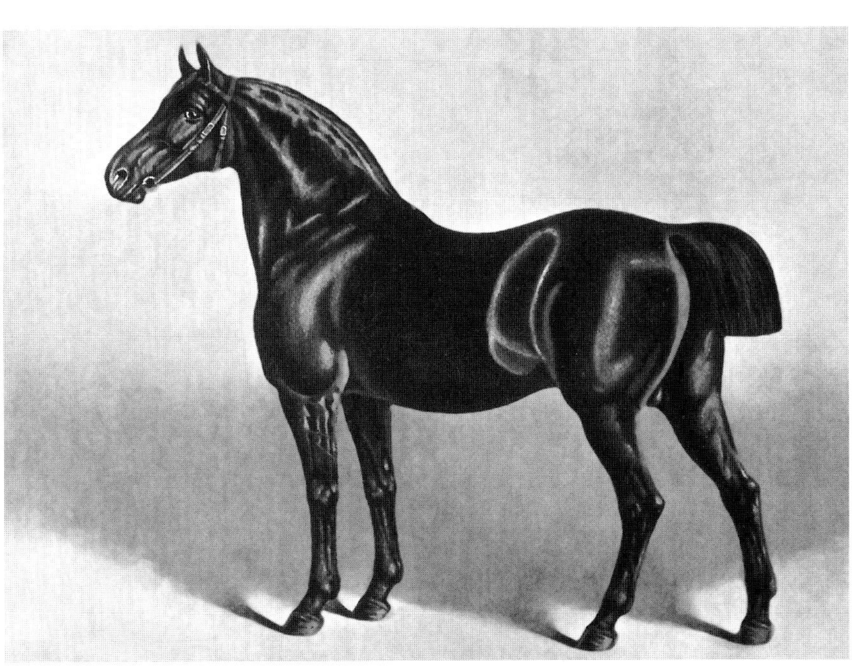

Oldenburger-Hengst um 1880, aus Zürn, „Die Rassen des Pferdes" (Leipzig 1902)

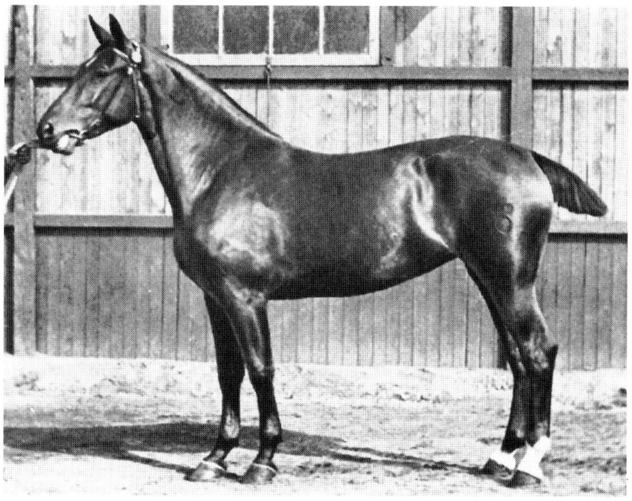

Oldenburger-Stute Erra II, geb. 1897. Aus C. v. Drathen, „Die europäischen Pferdeschläge auf der Pariser Weltausstellung 1900" (Berlin 1901)

sohn *Menkes Senner* sowie schließlich von dem Yorkshire-Coach-Hengst *Luck's All* (geb. 1846) begründet. Als die Nachkommen des Stäveschen Hengstes Gegenstand besonderer Nachfrage wurden, begann man in Oldenburg größeren Wert auf die Abstammung zu legen. Daraufhin wurde 1862 ein Stammregister für das hauptsächlich in den Ämtern Elsfleth, Brake, Övelgönne und Stollhausen gezüchtete starke Wagenpferd angelegt. Die darin eingetragenen Pferde sollten als Brandzeichen ein I mit einer Krone darüber auf dem rechten Hinterschenkel erhalten. Dieses erste Register fand jedoch nicht den Beifall der Züchter, die kaum Pferde eintragen ließen.

24 Jahre später, 1886, ordnete die Regierung die Führung eines öffentlichen Stammregisters für Elitetiere Oldenburgischer Rasse an. Die von Ökonomierat *Eduard Lübben*, Sürwürden, gegründete „Gesellschaft der Züchter Oldenburger Kutschpferde" wollte davon jedoch nichts wissen und bestand auf der sofortigen Einrichtung eines ordentlichen Gestütbuches mit dem Argument, daß es sich bei der Oldenburger-Zucht nach 70 Jahren regulärer Hengstkörung um eine konsolidierte Rasse handle. Der erste Band des „Oldenburger Gestütbuches – Aufzeichnungen über Stämme und einzelne Tiere des schweren eleganten Kutschpferdschlages" erschien in Oldenburg 1891. Damit jedoch nicht genug. Es scheint, daß die Oldenburger-Züchter jener Zeit geradezu versessen darauf waren, Gestütbücher zu gründen. 1893 wurde das seit 1886 von der großherzoglichen Kommission geführte Stamm- und Ahnenregister publiziert. Und ab 1897 erschien, nachdem das Oldenburger Land durch ein neues Pferdezuchtgesetz in ein nördliches und ein südliches Zuchtgebiet eingeteilt worden war, für den Süden das „Stutbuch der Münsterländisch-Oldenburgischen Geest".

In der zweiten Hälfte des 19. Jahrhunderts fand die Hereinnahme fremdblütiger Beschäler mit insgesamt zehn Hengsten ihren Abschluß. Es waren vier Hannoveraner, zwei Anglo-Normänner, zwei Ostfriesen, ein Ostpreuße und ein Traber, vier von ihnen wurden zu Linienbegründern: die Hannoveraner *Graf Wedel* (geb. 1862), *Agamemnon* (geb. 1863) und *Emigrant* (geb. 1875) und der Anglo-Normänner *Normann* (geb. 1868). Der wichtigste von ihnen ist der Normänner *Normann* (v. *Introuvable* a. d. *Séduisante* v. *Séducteur*). Er deckte 16 Jahre und lieferte selbst nur 12 gekörte Söhne. Dennoch wurde er über seinen Sohn *Rubico*, den Vater der Linienbegründer *Ruthard* und *Wittelsbacher*, der wichtigste Stammhengst der Oldenburger-Zucht. Bei Ausbruch des Zweiten Weltkrieges gehörten etwa 90 Prozent der Oldenburger Beschäler der *Normann*-Linie an. Die von *Emigrant* (v. *Young Nord-Consul)* begründete Linie erlangte besondere Bedeutung in Ostfriesland über *Eichendorff-Eekboom*. 1939 gehörten etwa fünf Prozent der Beschäler in Oldenburg zur *Emigrant*-Linie, während es in Ostfriesland nahezu 40 Prozent waren.

Die Zeit von 1900 bis 1914 wurde in Oldenburg der endgültigen Konsolidierung und Festigung des Typs als elegantes, starkes Kutschpferd gewidmet, was sich in einer immer noch mehr zunehmenden Ausgeglichenheit der Rasse dokumentierte. Im Gegensatz zu den Zuchten des Edlen Warmbluts, allen voran Ostpreußen, die mit dem Ende des Ersten Weltkriegs und dem Verlust des Absatzes über den Remontemarkt mit großen Schwierigkeiten zu kämpfen hatten, war es für die Oldenburger Zuchtleitung relativ leicht, ihr Zuchtziel auf eine hauptsächliche Nutzung in der Landwirtschaft, auf ein Pferd im schweren Wirtschafts-Warmbluttyp einzustellen. Hatte bereits vor dem Kriege der aufkommende „Automobilismus" (wie man damals sagte) vor allem auf dem privaten Sektor den Bedarf an edlen, gängigen Karossiers deutlich beeinträchtigt (der letzte deutsche Kaiser, *Wilhelm II.*, fuhr lieber mit dem Auto, statt mit einem Vierer- oder Sechserzug Oldenburger Kutschpferde), so wurden sie in der Nachkriegszeit fast gänzlich überflüssig.

Es hatte auch schon vor dem Kriege immer wieder sehr schwere Exemplare in der Oldenburger-Zucht gegeben, die an Kaliber und Knochenstärke mit dem Kaltblut konkurrieren konnten. Mit der in der Nachkriegszeit weiter zunehmenden Intensivierung der Landwirtschaft ging ein ständig steigender Bedarf an solchen schweren Warmbluttypen einher. Konsequent stellte sich die Zuchtleitung um in der Auswahl ihres Zuchtmaterials und stellte bevorzugt solche kurzbeinigen, gedrungenen, „knüppeligen" Typen zur Weiterzucht ein. Um in Südoldenburg nicht am Markt vorbeizuproduzieren, sondern an dem Nachfrage„boom" für schwere Oldenburger Wirtschaftspferde teilzuhaben, regte der damalige Südoldenburger Verbandsvorsitzende *Oberhofmeister Baron v. Frydag*, Daren, 1923 den Wiederanschluß an den Norden und eine Angleichung des Zuchtziels an. 1924 wurde diese

Vereinigung im neugegründeten Gesamt-„Verband der Züchter des Oldenburger Pferdes“ vollzogen.

Bereits seit der Mitte des 19. Jahrhunderts hatten Oldenburger-Hengste viele deutsche Landeszuchten beeinflußt. So hatte die sächsische Gestütsverwaltung nach dem Deutsch-Französischen Krieg 1873 den ersten Hengst Oldenburger Abstammung aufgestellt, nachdem sie sich bis dahin in der Normandie mit Wamblutbeschälern versorgt hatte. Das kleine bayerische Warmblutzuchtgebiet im Rottal hatte schon um die Mitte des 19. Jahrhunderts seine ersten Hengste in Oldenburg angekauft. Zwischen 1874 und 1906 gingen insgesamt 682 Oldenburger-Hengste nach Bayern. Mehrere hundert Hengste kaufte Schlesien, wo seit den sechziger Jahren der Oldenburger besonders bevorzugt wurde. In Baden fand das Oldenburger Pferd seit der Jahrhundertwende Eingang. Ähnliches gilt für das Einzugsgebiet des Landgestüts Zweibrücken, die Pfalz. In Hessen, sowohl in Kurhessen wie in Hessen-Nassau, fand die Oldenburger-Zucht eine Heimat, ebenso wie in Sachsen-Anhalt, wo der Schwerpunkt der Zucht in der Altmark lag. In Thüringen wurde der Oldenburger-Zucht vor allem um Altenburg besondere Zuchtförderung zuteil.

Ein Blick ins Ausland zeigt, daß auch dort die Oldenburger Schwere Warmblutzucht bedeutende Einflüsse gewonnen hatte. An erster Stelle muß man Holland nennen, dessen Groninger-Zucht sich bis in die erste Zeit nach dem Zweiten Weltkrieg in enger Typanlehnung an den Oldenburger entwickelte. Zu weiteren Ländern, die Oldenburger importierten und züchteten, gehören unter anderem Dänemark, wo eine alte, schon aus dynastischer Verflechtung herrührende Tradition bestand, dann Schweden, Lettland, Rußland, die Tschechoslowakei, Rumänien, Italien, Spanien. In Übersee waren Hauptabnehmer die USA, Kanada, und in geringerem Maße Südamerika, Australien, Südafrika.

In den dreißiger Jahren war die Oldenburger Rasse zur verwendungsvielseitigsten Wirtschaftspferderasse der Welt und zugleich zur denkbar ausgeglichensten Warmblutzucht herangereift. Natürlich trugen dazu die Kleinheit und Übersichtlichkeit des Zuchtgebietes bei. Aber die Hauptursache lag in der außerordentlich engen Genpalette. Von den ehemals zehn alten Hengstlinien gab es 1935 praktisch nur noch zwei. Von ihnen besaß die *Emigrant*-Linie nur noch eine sehr schwache Basis mit zwischen zehn und fünf Prozent. So kam es in den letzten Jahren vor dem Zweiten Weltkrieg zu einer heißen Diskussion über eine Blutauffrischung. Seit rund 80 Jahren war der Oldenburger-Zucht kein reines Vollblut mehr zugeflossen, als sich die

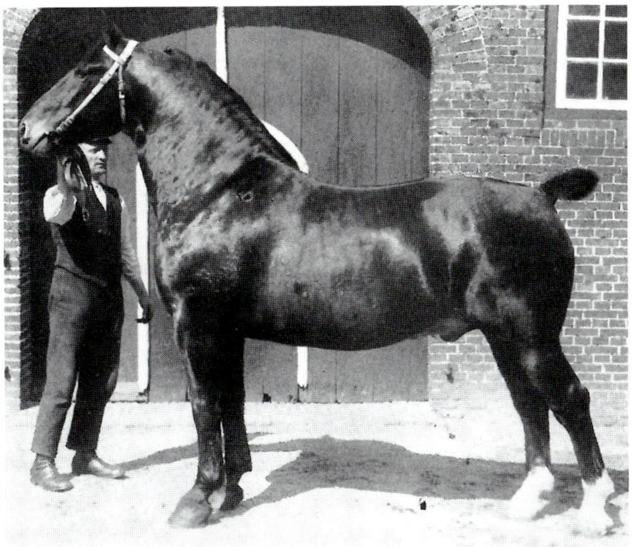

Mit Pferden wie Gouverneur, geb. 1925 (v. Goeben-Gido), war um 1930 der schwerste Warmbluttyp auf der Grenze zum Kaltblut erreicht.

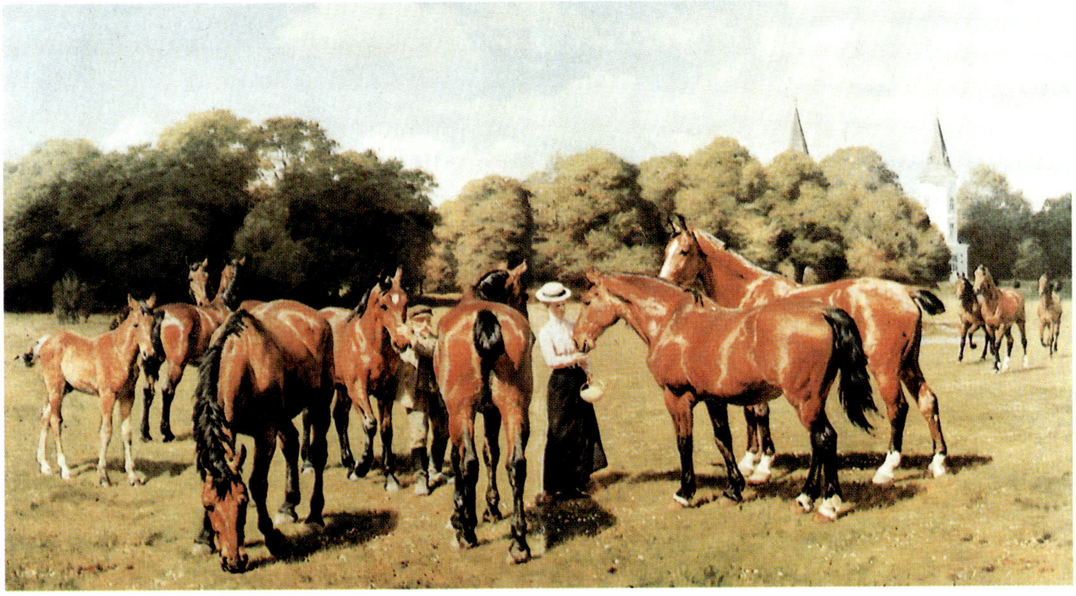

Seit 1904 war Giesegard des Zentrum der dänischen Oldenburger-Zucht auf Seeland. Das Gemälde von Otto Bache zeigt die Züchterin Gräfin Brockenhuus-Schack mit ihrer Oldenburger-Stutenherde auf der Weide in Giesegard.

Verbandsleitung unter ihrem Vorsitzenden, *Landesökonomierat B. Meyer*, Krögerdorf, entschloß, in einem begrenzten Zuchtversuch, dem Derbysieger *Lupus xx* 1935, 1936 und 1937 je eine begrenzte Zahl sorgfältig ausgewählter Stuten zuzuführen. Insgesamt fielen aus 38 Bedeckungen 21 Fohlen, zehn Hengste und elf Stuten. Von den Hengsten wurden vier gekört, die Stuten alle der Zucht zugeführt. Aber insgesamt war dieser „Vollbluteinmischung", wie *Professor Wilhelm Zorn* sie in seiner PFERDEZUCHT (Stuttgart 1952) bezeichnet, um das von ihm für nicht zutreffend gehaltene Wort „Blutauffrischung" zu vermeiden, kein nachhaltiger Erfolg beschieden. In Rückpaarung an „Reinblut"-Oldenburger eliminierten die durchgezüchteten Stutenstämme das edle Blut sehr schnell wieder, so daß schon nach wenigen Jahren seine Spuren nicht mehr erkennbar waren.

Nach dem Zweiten Weltkrieg, als überall die große Krise für das schwere warmblütige Wirtschaftspferd einsetzte, wurde die unumgängliche Umstellung auf ein leichteres, vielseitig verwendbares Reit- und Sportpferd durch die extrem konservative Zuchtleitung unter *H. Kückens*, Hiddigwarden, sehr lange hinausgezögert, so lange, bis es für die ständig an Boden verlierende Zucht fast zu spät geworden war. Zwar hatte man schon 1950 den Anglo-Normänner *Condor* für eine erneute Blutauffrischung importiert. Aber was sollte er trotz seiner 62,5 Prozent Vollblut im Pedigree auf einer Stutengrundlage bewirken, auf der ein reingezogener Vollbluthengst gescheitert war. Hier mußte eindeutig Radikaleres geschehen! Freilich hatte Oldenburg bis in die fünfziger Jahre hinein hinsichtlich des angestrebten Zuchtziels das Möglichste erreicht, was überhaupt zu erreichen war. Außenstehende waren immer wieder fasziniert und verwundert über die Ausgeglichenheit des Rassetyps innerhalb der Zucht. Aber was nützte im „Zeitalter des Sportpferdes", wie es der frühere Generalsekretär des Direktoriums für Vollblutzucht und Rennen, *Franz Châles de Beaulieu*, in einem seiner Buchtitel einmal umschrieb (Berlin 1978), der ausgeglichenste Typ des Wirtschaftspferdes, ein solches „Zuchtbild von ungeheurer Geschlossenheit und Wucht" *(Gustav Rau)*, wenn dieses Pferd nicht mehr zu verkaufen war, ausgenommen als Schlachttier. Die Oldenburger-Züchter standen vor der Existenzfrage.

Wie die anderen deutschen Warmblutzuchten geriet auch Oldenburg in die Zwangslage, sich, und zwar schnell, auf die alleinige Erzeugung eines vielseitig verwendbaren Reitpferdes umstellen zu müssen. Bereits begannen verschiedene Züchter, hinter dem Rücken der Zuchtleitung, sich anderweitig edlerer Hengste zu bedienen, gekört oder ungekört, um geeignetes Material für den Sportpferdemarkt anbieten zu können. Es erschienen Pferde mit Oldenburger Brand auf den Turnierplätzen, die nicht von reingezogenen Oldenburger-Hengsten stammen konnten, jedoch wesentlich mehr dem gewünschten Sporttyp entsprachen. Man munkelte von Traberhengsten, die irgendwo „hinter einer Hecke" gedeckt hätten ... Ähnliches spielte sich damals auch in anderen deutschen Zuchten ab, in denen die Maßnahmen der Zuchtleitung hinter den Forderungen des Marktes zurückgeblieben waren.

Es war also weniger als „fünf Minuten vor 12", als sich die Oldenburger Verbandsoberen 1959 entschlossen, nach 115 Jahren der Vollblut-„Abstinenz" den im Gestüt Schlenderhan gezogenen Vollbluthengst *Adonis* (geb. 1952, v. *Magant* a. d. *Aster* v. *Oleander-Wallenstein*) im Zuchtgebiet zu stationieren. Das bedeutete den Durchbruch zu dem neuesten Kapitel in der Zuchtgeschichte Oldenburgs. Mit *Adonis xx*, der bereits in der ersten Saison doppelt so viele Stuten deckte, wie der meistfrequentierte Oldenburger-Hengst, wurde die Epoche der Oldenburger Sportpferdezucht eingeleitet. In kurzer Zeit folgten *Manolete xx*, *The Monk xx*, *Miraculo xx*, *Guter Gast xx*, *More Magic xx*, *Vollkorn xx*, *Vierzehnender xx*, *Kronprinz xx* etc. „Der Bann war gebrochen", wie *Dr. Roland Ramsauer* (Zuchtleiter des Oldenburger-Verbandes 1973–1987) über den Beginn der Veredlungsphase in Oldenburg in DEUTSCHE PFERDEZUCHT (WARENDORF 1983) meint.

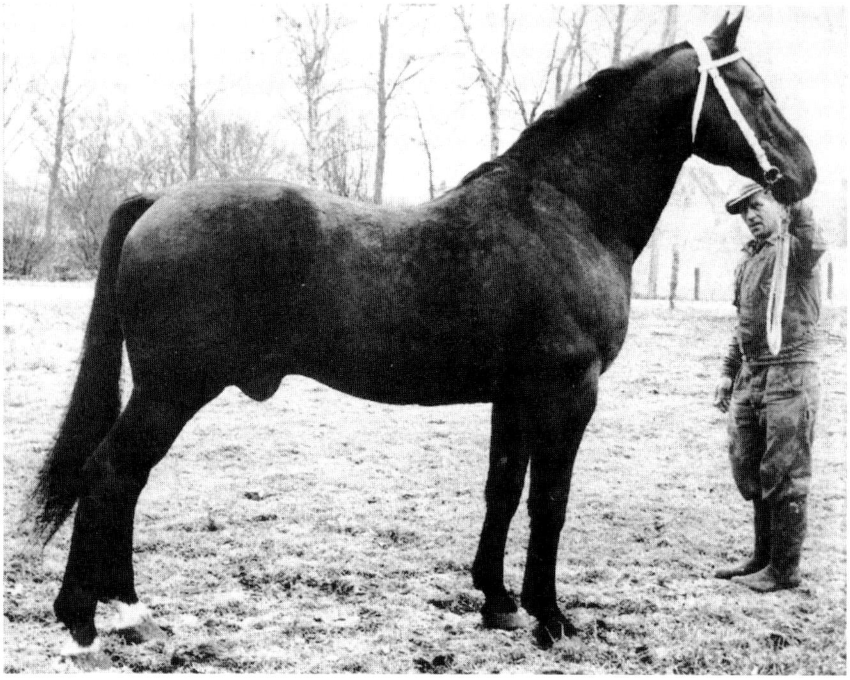

Condor, geb. 1946 in Frankreich (v. Foudroyant xx – Issu d'Amblie), war der Anglo-Normänner-Hengst, der nach dem Zweiten Weltkrieg (ab 1950) den Veredlungsprozeß in Oldenburg einleitete. Ab 1964 wirkte er in der dänischen Oldenburger-Zucht.

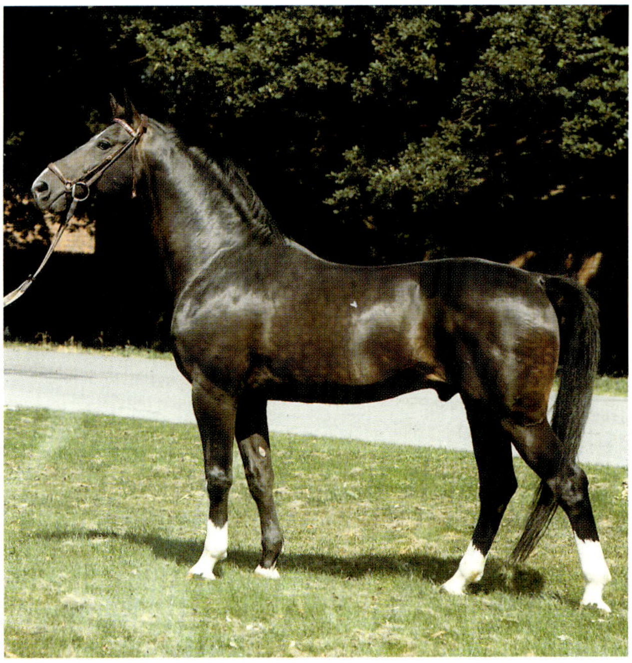

Oldenburger im veredelten Wirtschaftstyp vor der völligen Umstellung der Zucht

Anfang der sechziger Jahre war in allen deutschen Zuchtverbänden die Stutenbasis äußerst klein geworden. Es erschien deshalb logisch, daß sich Oldenburg und Ostfriesland, deren genetische Grundlagen zum großen Teil übereinstimmten, und die schon einmal, wenn auch nur kurz, 1942–1945, auf Anordnung des „Reichsnährstandes" (des nationalsozialistischen Landwirtschaftsministeriums) zwangsvereinigt gewesen waren, zu einer größeren züchterischen Einheit zusammentaten. 1963 war man bereits so weit gekommen, daß die beiden Zuchtverbände die Hengste und Stuten des anderen Verbandes als gleichberechtigt anerkannten. Die Bemühungen um einen Zusammenschluß dieser zwei einander in vielem ähnlichen Zuchtgebiete – beide besaßen ausschließlich private Hengsthaltung, beide waren gleichermaßen mit der Notwendigkeit einer totalen Typumstellung konfrontiert – blieben vergebens. Kurz vor der Unterschrift unter den fertig ausgehandelten Vertrag „warf sich" Ostfriesland stattdessen Hannover „in die Arme". Nach Ansicht von *Gysbert Meinen*, geäußert in einem Aufsatz unter dem Titel „SIE LEBEN NOCH – DIE OSTFRIESEN UND OLDENBURGER ALTEN SCHLAGES" in der Zeitschrift „DAS ZUGPFERD" (Stücken, Heft 4, 1994), wurden damit „historische Rechnungen aus der Häuptlings- und Grafenzeit beglichen . . ."

Nach einem ersten Veredlungsschub mit dem Vollblüter folgten in Oldenburg Zuchteinsätze von Selle Français, Französischen Anglo-Arabern, Hannoveranern, Trakehnern, in

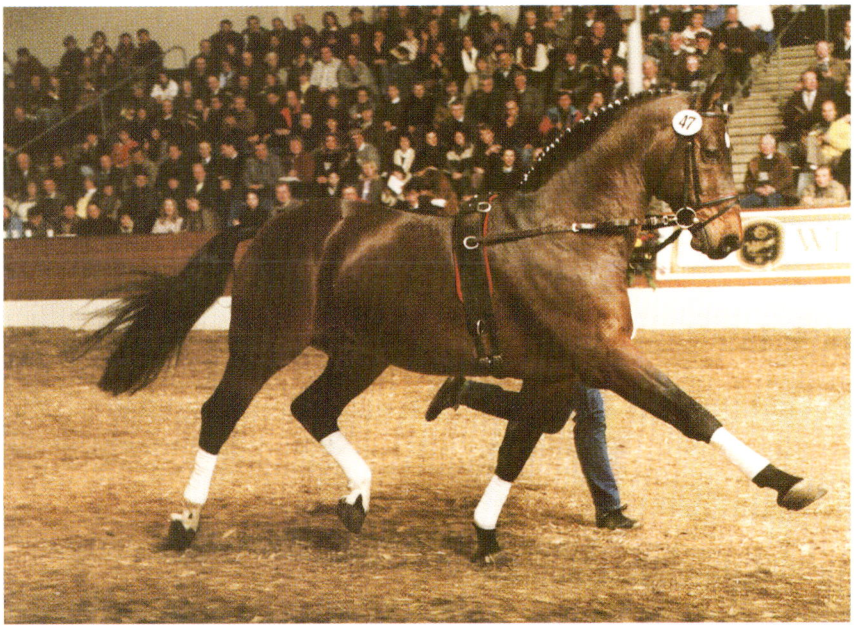

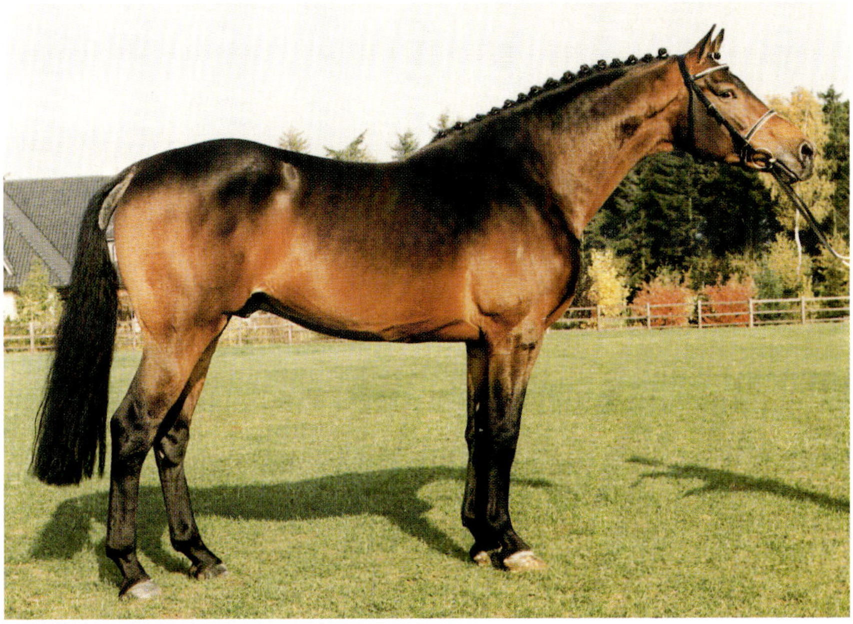

Die Genkomponenten in der heutigen Oldenburger-Zucht sind vielfältig. Eine recht bedeutende Rolle spielt seit einigen Jahren das Holsteiner-Blut, teils über in Westfalen oder Oldenburg gezogene Söhne von Holsteiner-Hengsten, wie Raphael (oben), geb. 1979 (v. Ramiro Holst. – Abhang I Hann.), teils über rein holsteinisch gezogene Hengste, wie den wohl besten Landgraf-I-Sohn Landadel (unten), geb. 1982 (a.e. Stute von Farnese – Ladykiller xx).

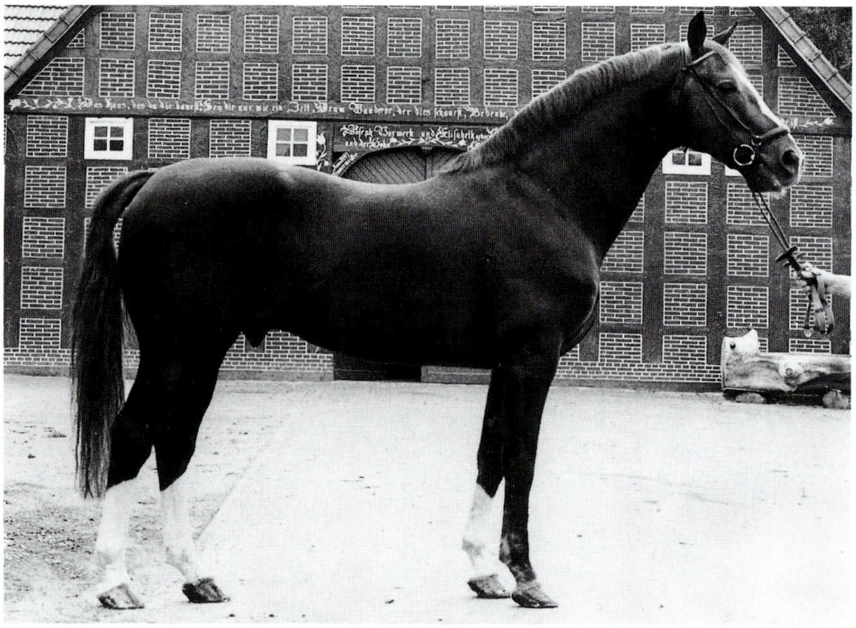

Den Veredlungsprozeß setzte in großem Stil der ebenfalls in der Normandie gezogene, von Georg Vorwerk importierte Furioso II, geb. 1965 (v. Furioso xx – Talisman), fort. Er wurde in Deutschland Vater von über 1300 erfolgreichen Turnierpferden mit einer Nachkommengewinnsumme von rund 3,7 Millionen DM (1995).

jüngster Zeit (1995) auch Holsteinern. Will man es positiv ausdrücken, so kann man sagen, daß die Oldenburger Zuchtleitung von allen deutschen Zuchtleitungen bei weitem die geringsten Vorurteile bei der Verwendung von „Fremdblut" gezeigt hat. Nach dem Wort aus Goethes „Tasso", „Erlaubt ist, was gefällt", wurden praktisch Hengste jeder europäischen Reitpferdrasse für den anzurichtenden „Cocktail" akzeptiert. Dieses Zuchtverfahren, bei dem der harte Konkurrenzkampf der großen Privathengsthalter ganz sicher die entscheidende Rolle gespielt hat, als – womöglich beabsichtigte – „Kombinationskreuzung" zu bezeichnen, wie es *Ramsauer* (a. a. O.) tut, klingt reichlich euphemistisch. Ich wage ernsthaft zu bezweifeln, daß dem Oldenburger Weg ein vorgefaßter Plan zugrunde lag. Vielfach war es wohl eher so, daß wenn *Georg Vorwerk* (Cappeln) einen Anglo-Normänner-Hengst *(Furioso II SF)* gekört bekam, *Ludwig Kathmann* (Holtrup) für seine Stutenhalter-Klientel ebenfalls einen gekörten Hengst dieser Rasse *(Futuro SF)* bereitstellen mußte. Die Namen dieser beiden bekanntesten Oldenburger Hengsthalter ebenso wie die der Hengste sollen hier nur stellvertretend stehen für einen sich immer wieder wiederholenden Kampf um Marktanteile bei den Bedeckungen.

Daß trotz dem, der traditionellen Oldenburger Zuchtpolitik mit ihrem über 100 Jahre durchgehaltenen Reinzuchtprinzip diametral entgegengesetzten Vorgehen, in den vergangenen dreißig (1964–1994) Jahren eine Zucht eleganter, edler, vielseitig verwendbarer Reitpferde relativ einheitlichen Typs entstanden ist, die in den internationalen Sportarenen mithalten kann, und zwar in allen Disziplinen, liegt meines Erachtens nur an dem sehr hohen Anteil an durchgezüchteten Hannoverschen Hengsten, die genmäßig über alle anderen buntgemischten Blutbeigaben dominierten. Letztlich ist das Resultat der Oldenburgischen Veredlung von Typ und Leistungsanlagen her kaum von dem im benachbarten, voll in das Hannoversche Zuchtgeschehen integrierten Ostfriesland verschieden. Die recht spät einsetzenden Umzüchtungsmaßnahmen fielen in eine Zeit des allgemeinen Aufschwunges des Reit- und Turniersports in Deutschland, so daß die Oldenburger Züchter sofort ihre derart erzielten Produkte für ei-

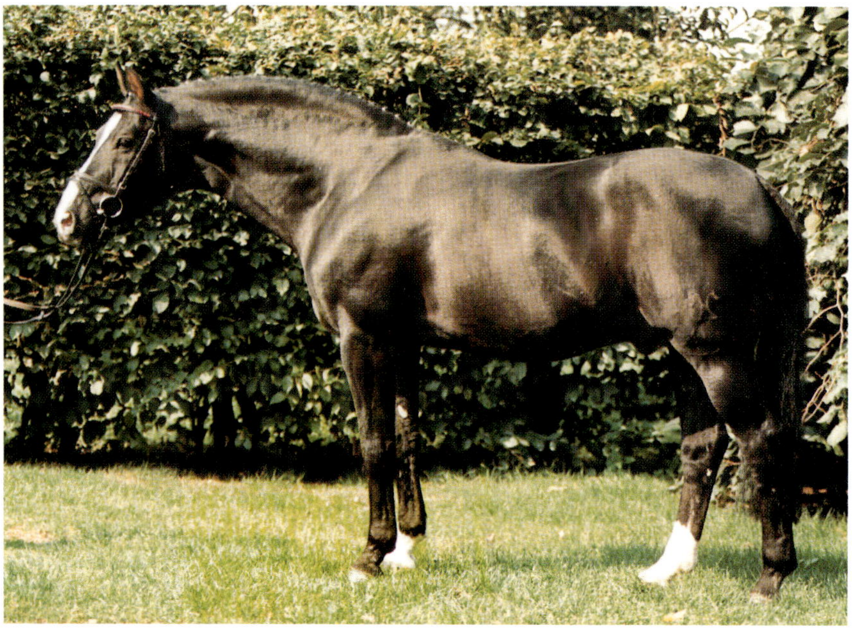

Der mit dem französischen Blut und dem Vollblut eingeleitete Umzüchtungsprozeß in Oldenburg wurde später hauptsächlich mit Hannoveraner-Hengsten fortgesetzt. Eine herausragende Stellung unter ihnen nimmt der 1972 geborene, selbst im Sport geprüfte Grannus (v. Graphit – Ozean Trak.) ein, dessen Nachkommen eine Lebensgewinnsumme von ca. drei Millionen DM aufweisen (1996).

Donnerhall, geb. 1981 (v. Donnerwetter Hann. – Markus Oldenb.), verkörpert den internationalen Typ des modernen warmblütigen Dressurpferdes. 1996 wies er einen Dressur-Zuchtwert von 271 (90 Prozent) auf.

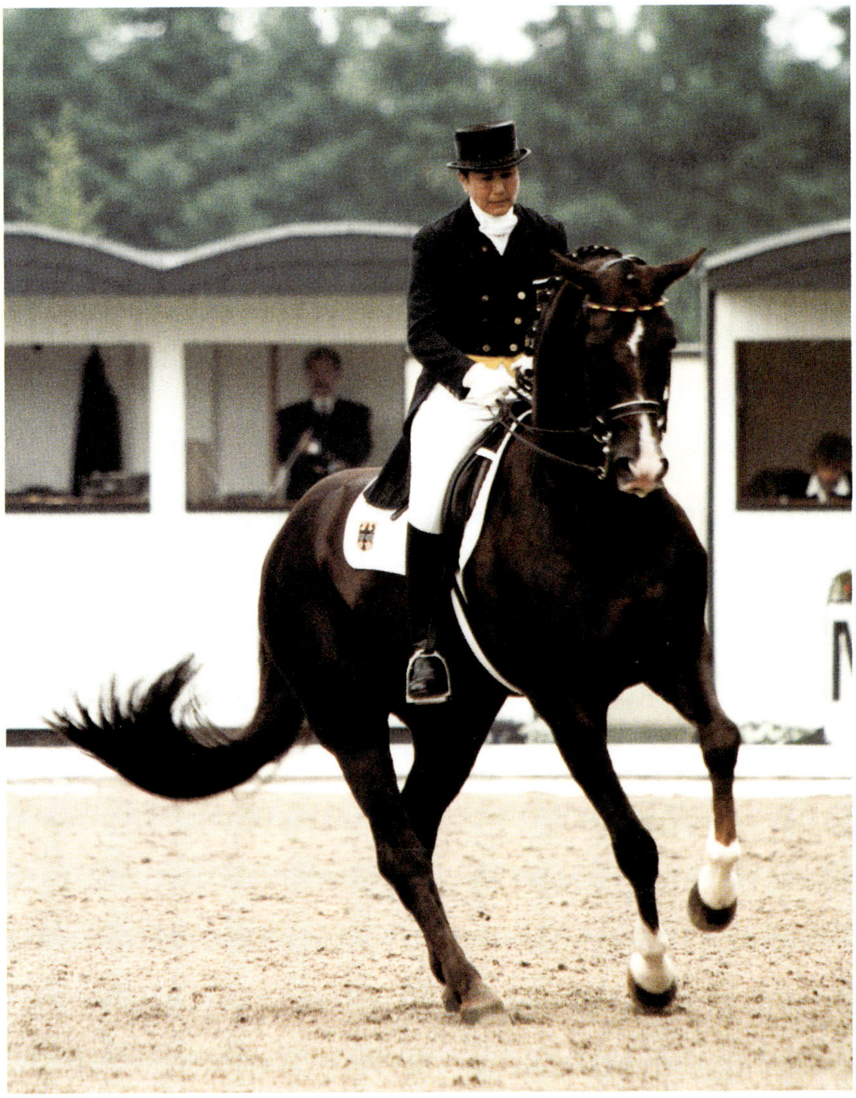

nigermaßen kostendeckende Preise im Markt unterbringen konnten. Dabei ging allerdings leider auch so manche geglückte und eigentlich für weitere Veredlung notwendige Stute an den Sport verloren.

Was bei dem Erneuerungsprozeß auf der Strecke blieb, war die „Wucht der Geschlossenheit der Zucht", die die alte Oldenburger Rasse vor allen anderen Zuchten ausgezeichnet hatte. Die bodenständigen Stutenlinien sind im Hintergrund der Stammtafeln verschwunden, ebenso wie ihre phänotypischen Merkmale aus dem Exterieur und Bewegungsablauf der heute in Oldenburg gezüchteten Pferde. Im Jahre 1975 beschlossen die deutschen Zuchtverbände gemeinsam mit der „Deutschen Reiterlichen Vereinigung" (FN) ein gemeinsames Zuchtziel: „Gezüchtet wird ein edles, großliniges und korrektes Reitpferd mit schwungvollen, raumgreifenden, elastischen Bewegungen, das aufgrund seines Temperamentes, seines Charakters und seiner Rittigkeit für Reitzwecke jeder Art geeignet ist." Die Oldenburger Zuchtleitung stellte sich voll hinter diesen Rassebegriff. Damit gehörte nach *Ramsauer* (a. a. O.) „das Oldenburger Pferd als Rassebegriff der Vergangenheit an. Das „Deutsche Reitpferd" aus Oldenburg stellt heute nur noch eine „geographische Herkunftsbezeichnung" dar.

Eine kleine Schar unentwegter Oldenburger- und Ostfriesen-Züchter versucht seit einigen Jahren, die alte Rasse in ihrer ursprünglichen Gestalt als „Kutsch- und Wirtschaftspferd, das sich auch reiten läßt", gemeinsam zu retten und zu erhalten, wobei sie gewissermaßen den seinerzeit nicht zustande gekommenen Zusammenschluß der beiden schweren Wirtschaftsrassen nachvollziehen. 1975 begann seitens dieser Züchter bereits eine erste Bestandsaufnahme mit für sie „niederschmetterndem Ergebnis. Es gab keinen gekörten Hengst mehr. Und die zuchtfähigen Hengstmütter ließen sich leicht an einer Hand abzählen", so *Gysbert Meinen* (a. a. O.). 1979 wurden von Meinen die ersten, fast alle über 15 Jahre alten, reingezogenen, prämiierten Stuten aufgekauft und mit gleichgesinnten Züchtern ein Rückzüchtungsprogramm in Angriff genommen, um den alten Typ phänotypisch und genotypisch wiedererstehen zu lassen. Diese nun zu einer Art „Spezialzucht" gewordene Zuchtrichtung hat eine Heimat im „Zuchtverband für Deutsche Pferde" gefunden und spielt für die allgemeine Oldenburger Landeszucht nicht einmal mehr die Rolle einer Genreserve, wie sie etwa in den Niederlanden das „Basispaard" darstellt.

Natürlich wird man den Untergang, das Verschwinden eines Kulturgutes wie der alten, stolzen Oldenburger (und Ostfriesischen) Rasse bedauern und ihr vielleicht nostalgisch nachtrauern. Aber die heutige, nachgeborene „grüne" Generation, die dies zumeist tut und ihren Eltern und Großeltern oft leidenschaftliche Vorwürfe macht, sollte sich vor Schuldzuweisungen hüten, daß diese zu wenig für deren Erhalt getan hätten. Sie kann sich heute nicht mehr vorstellen, unter welchen Zwängen die ältere Generation in den fünfziger/sechziger Jahren gehandelt hat. Für das schwere Wirtschafts-Warmblut gab es damals nur noch einen Abnehmer, die Schlachthäuser Frankreichs, Belgiens, Italiens. Nur dort ließ sich der damalige Typ noch absetzen. Es ist sehr leicht, aber völlig unreali-

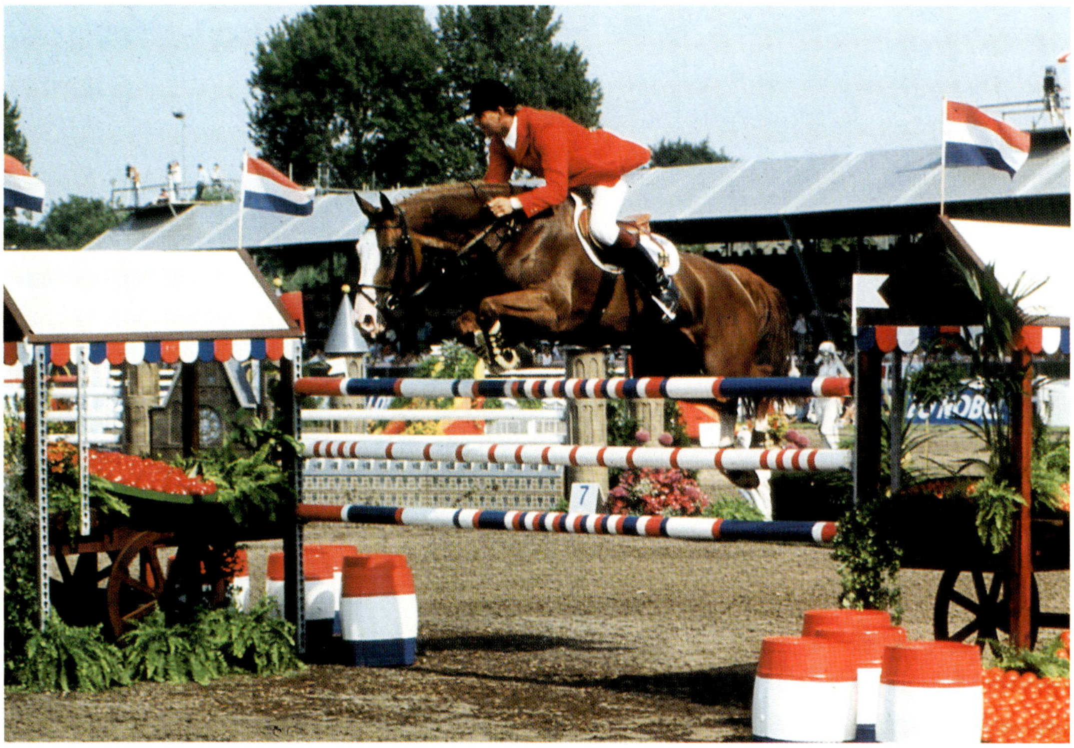

Ein Ausnahme-Springpferd ist die in Oldenburg geborene Stute Weiheiwej (v. Westminster Hann. – Grannus Hann.), mit Franke Sloothaak war sie 1994 Siegerin in der Weltmeisterschaft.

stisch, aus heutiger Sicht anzuklagen. Ohne die rigorose Veredlung in Richtung auf einen modernen Reitpferdetyp, wie ihn der von eben diesen Nostalgikern oft verteufelte Turniersport forderte, hätte das Pferd außerhalb des Zoos kaum überlebt. Es ist auch völlig unrealistisch, sich einzubilden, daß man noch heute eine breite, nach Tausenden zählende, warmblütige Landeszucht mit dem Zuchtziel „Wirtschaftspferd" aufrechterhalten könnte. Die einzigen heute tatsächlich noch bestehenden Märkte, auf denen sich die erzeugten schweren Pferde – ob zu kostendeckenden Preisen, mag dahingestellt bleiben – absetzen lassen, bestehen in winzigen Bedarfs-„Nischen" wie „alternativer" Land- und Forstwirtschaft, Brauerei- und anderen Reklame-Schaugespannen, Freizeitreit- und -fahrsport, Touristik (Plan- und Pferde-Busfahrten o. ä.), vielleicht dem Zirkus, die alle derzeit schon von den wenigen noch vorhandenen Kaltblütern besetzt sind.

Dagegen ist das heutige moderne Oldenburger Sportpferd auf dem besten Wege, sich Schritt für Schritt ähnlich weite Märkte zu erobern wie die Oldenburger Wirtschaftszucht in ihrer Blütezeit. Pferdezucht ist nichts in sich Statisches. Sie ist einem steten Wandel unterworfen. So wie im Laufe der letzten Jahre das Sportpferd das Wirtschaftspferd verdrängt hat, so ist vorher das elegante Kutschpferd von dem „knüppeligen" Wirtschaftstyp abgelöst worden. Und wenn wir die Zeit seit dem Grafen Anton Günther an uns vorbeiziehen lassen, so wird klar, daß seither viele Typwandlungen stattgefunden haben.

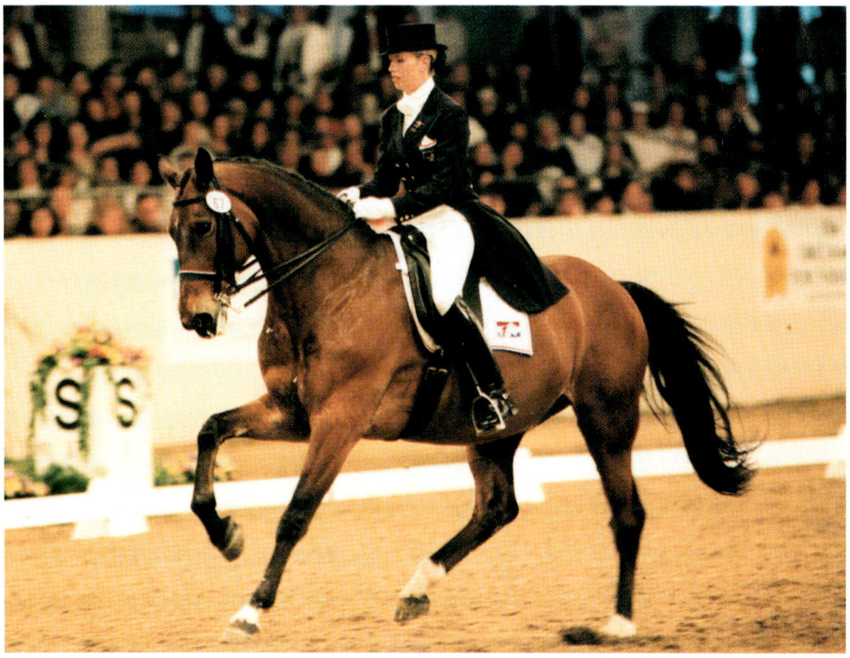

Das beste Dressurpferd von Welt As, Bonfire, stammt aus einer Praefectus xx-Tochter und wurde 1995 Kür-Europameister in Mondorf-les-Bains mit der niederländischen Reiterin Anky van Grunsven.

ALT-OSTFRIESE, ALT-OLDENBURGER

TYP, INTERIEUR, VERWENDUNG:
Wegen ihrer genetisch weitgehenden Identität kann man (vergleichbar etwa mit den heutigen Hannoveranern und Westfalen) die Alt-Ostfriesen und Alt-Oldenburger zu einer Rasse zusammenfassen, ohne allzu viel Widerspruch zu erregen. Die beiden Zuchten verkörperten gemeinsam vor dem Ersten Weltkrieg den starken, schweren, dabei eleganten, vornehmen Karossier, der sich in seinen leichteren Exemplaren auch als schweres, gewichttragendes Reitpferd eignete. Nach dem Kriege wurde die Eleganz aus den Zuchtzielen beider Verbände gestrichen. Die statt dessen aufgenommenen Begriffe „mittlerer Rahmen“, „Starkknochigkeit“, „Leichtfuttrigkeit“ etc. brachten folgerichtig eine erhebliche Vergröberung, namentlich in Ostfriesland, wo sie bis an die Grenze zum Kaltblut ging, vergleichbar etwa dem Cob Cultural der Normandie. Auch das Gangvermögen wurde beeinträchtigt.

Die Entwicklung, die nach dem Zweiten Weltkrieg einsetzte, jedoch in Ostfriesland und Oldenburg von der Entstehung einer Edlen Warmblutzucht überholt wurde, ging wieder in Richtung des vor dem Ersten Weltkrieg vorherrschenden Typs. Einen guten Eindruck davon gibt der letzte Ostfriesische IA- und Siegerhengst der DLG-Schau 1960, der Rappe *Alexander* (geb. 1955, v. *Alex – Gelimar*). Er verkörperte wieder das starke Warmblut-Allzweckpferd, das vor allem als Karossier brillierte, aber auch als Reitpferd einsetzbar war. Dieses Schwere Warmblutpferd war von imponierender, stolzer Haltung, die seine Verwendung im Fahrsport oder im repräsentativen Gespann ermöglichte. Seine außerordentliche Energie und unbedingte Zugfestigkeit und Treue im Geschirr prädestinierte es für alle, auch schwerste, landwirtschaftliche Arbeit.

Der Ostfriese galt im allgemeinen als härter, drahtiger und womöglich gängiger als der Oldenburger. Während in anderen Zuchtgebieten das Zuchtziel in der Regel die Zielvorgabe eines Ideals darstellt, das meist nur von einigen wenigen Spitzentieren erreicht wird, war die Alt-Oldenburger Zucht der ersten Hälfte des 20. Jahrhunderts in ihrer Gesamtheit von einer kaum glaublichen Ausgeglichenheit in Typ, Exterieur und Gang, wobei dieser Gesamteindruck eines „Zuchtbildes von ungeheurer Geschlossenheit und Wucht“, wie er von *Gustav Rau* einmal charakterisiert wurde, durch die durchweg einheitlich dunklen Farben mit wenigen, meist nur kleinen Abzeichen noch verstärkt wurde. Die Zukunft dieses zugfesten, ehrlichen, langlebigen, leichtfuttrigen Kutsch-, Wirtschafts- und Reitpferdes dürfte sicher wieder das repräsentative Gespann sein, daneben auch der Freizeitsport, die Touristik, das Therapeutische Reiten, aber auch die aus ökologischen Gründen zunehmende „alternative“ Land- und Forstwirtschaft. Aber dieser Markt ist sehr begrenzt!

EXTERIEUR:
Das Schwere Warmblutpferd Alt-Ostfriesisch-Oldenburger Rasse zeichnet sich insgesamt durch harmonische, „abgedrehte“ Formen aus. Der Kopf ist wohl proportioniert, eher klein, oft leicht geramst, die Augen ausdrucksvoll, lebhaft. Der hoch aufgesetzte, starke Hals wird stolz getragen. Der Rumpf ist breit und tief, mit tonniger Rippenwölbung und tiefer Flanke. Das Schulterblatt bildet einen günstigen Winkel zum Oberarm, wodurch eine ausgezeichnete Schulterfreiheit gewährleistet wird. Der Widerrist verschwindet in stark ausgebildeter Muskulatur. Der Rücken ist nicht selten etwas „eingesattelt“ und wirkt dadurch dann weich. Die Kruppe ist breit, kräftig bemuskelt, gelegentlich etwas gerade, mit hohem Schweifansatz. Den Körper tragen vier kurze, kräftige Extremitäten mit tief sitzenden, breiten, massiven Gelenken und kurzen, starken Röhrbeinen. Die Hinterbeine sind oft etwas gerade. Ein Behang ist nicht ausgebildet. Die runden Hufe sind groß und können manchmal etwas flach sein.

Die Färbung ist durchweg dunkelbraun, auch Rappen und Braune kommen vor. Im Südoldenburgischen und in Ostfriesland war auch häufig eine kräftige Fuchsfarbe und gelegentlich die Schimmelfarbe verbreitet. Während der Alt-Oldenburger in der

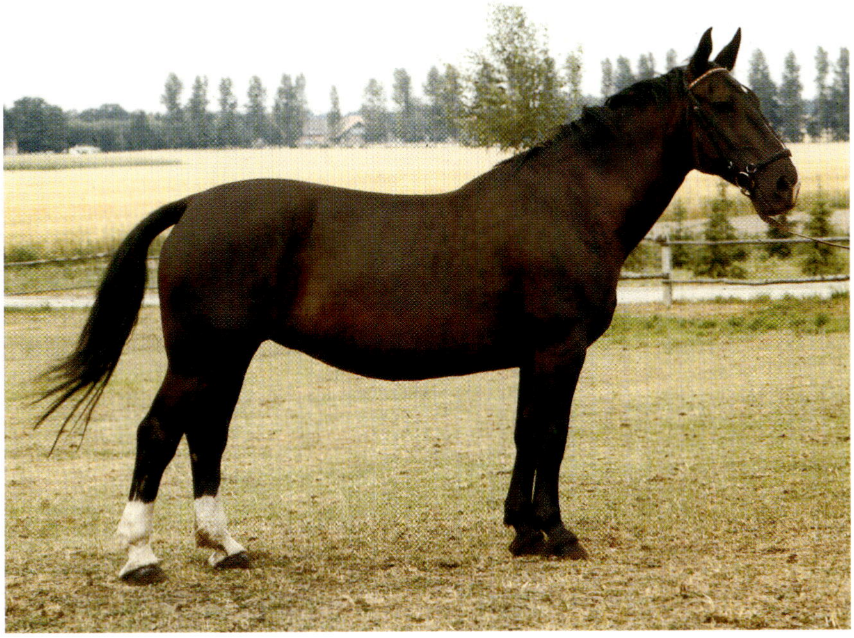

Alt-Oldenburger-Typ aus dem Anfang der sechziger Jahre

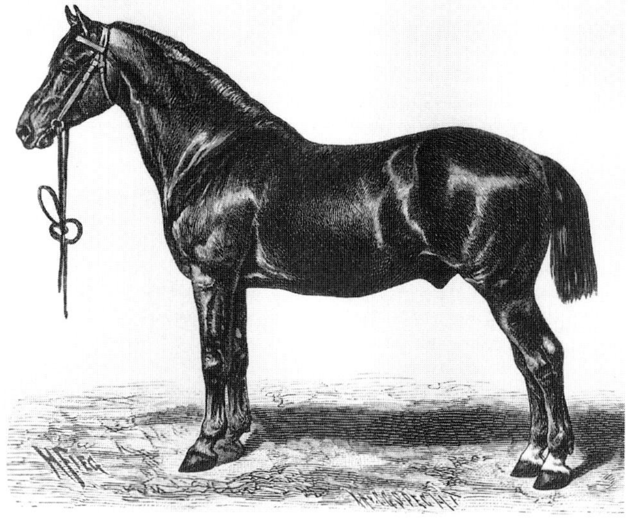

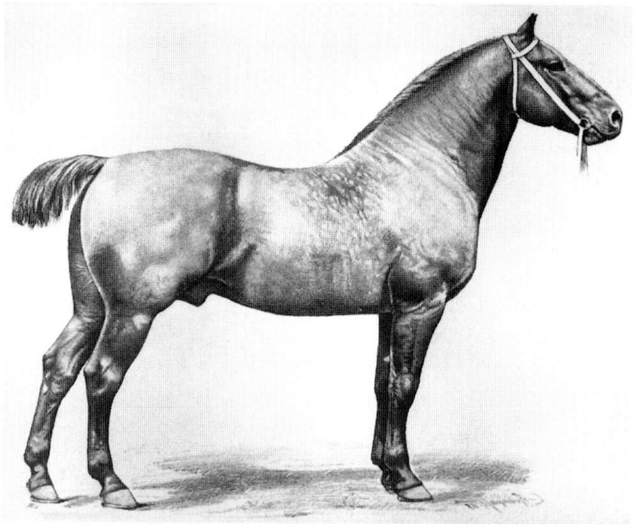

Oben links: Oldenburger-Hengst von ca. 1860, nach einem Holzschnitt aus Graf C. G. Wrangel, „Das Buch vom Pferde" (2. Band, Stuttgart 1895)

Oben rechts: Alt-Oldenburger-Hengst um 1890 aus Stoeckel, „Deutschlands Pferde" (Berlin 1891)

Regel kaum weiße Abzeichen besaß, mit Ausnahme weißer Kronen und Fesseln und eines kleinen Sterns, besaß der Alt-Ostfriese, vor allem die Füchse, auch Blessen und größere Gliedmaßenabzeichen. Die Widerristhöhe lag (liegt) bei 160–165 cm Stockmaß, die Stuten auch darunter.

MECHANIK:

Dem Alt-Ostfriesen / Alt-Oldenburger war ein langer, freier Schritt, ein raumgreifender, hoher, runder Trab mit viel Schub aus der Hinterhand sowie Galoppier- und Springvermögen zu eigen. In den fünfziger Jahren sah man einige im schweren Huntertyp stehende reingezogene Ostfriesen und Oldenburger in schweren internationalen Springen.

ZUCHT:

Das historische Zuchtgebiet Ostfriesland liegt im Nordwesten des Landes Niedersachsen und ist heute ein Teil von ihm. Es wird im Westen von Dollart und Ems, im Nordwesten und Norden von der Nordsee, im Süden vom Münsterland und im Osten vom ehemaligen Herzogtum Oldenburg begrenzt. Zu Ostfriesland gehören auch die Ostfriesischen Inseln: Borkum, Juist, Norderney, Baltrum, Langeoog und Spiekeroog. Von 1904 bis 1964 gab es hier ausschließlich eine private Hengsthaltung, analog dem benachbarten Oldenburger Zuchtgebiet.

1965–1968 begann in Ostfriesland die staatliche Hengsthaltung von Celle aus wieder Fuß zu fassen, zunächst mit vier Pachthengsten. Heute findet man in dem der Hannoverschen Zucht angegliederten ostfriesischen Gebiet sowohl private als auch staatliche Hengsthaltung. Gestütbuchführung, Körungen, Auktionen werden durch den „Verband Hannoverscher Warmblutzüchter" in Verden durchgeführt. Brandzeichen und Brennordnung entsprechen denen des Hannoverschen Verbandes. Die alten Ostfriesischen Brandzeichen werden in der veredelten Warmblutzucht nicht mehr verwendet.

Ostfriesland ist heute ein Unterverband des Hannoverschen Verbandes. Das von *Gysbert Meinen* initiierte Rückzüchtungsprogramm für den Alt-Ostfriesen / Alt-Oldenburger hat seine neue Heimat im – „alternativen" – „Zuchtverband für Deutsche Pferde" gefunden, der auch das von ihm käuflich erworbene, 1918 eingeführte Brandzeichen des „Ostfriesischen Stutbuches" brennt.

GESCHICHTE:

Die Annahme, daß schon in vor- und frühgeschichtlicher Zeit im Gebiet des heutigen Ostfrieslands eine ansehnliche Pferdezucht betrieben wurde, geht sicher nicht fehl. Wie in der gesamten norddeutschen Tiefebene stand das Pferd auch schon während der Zeit vor der Völkerwanderung in hohem Ansehen bei den dort siedelnden Germanenstämmen. Aus der Zeit vor dem Mittelalter und auch aus diesem selbst sind Aufzeichnungen und Mitteilungen über Pferdezucht nur spärlich vorhanden. Interessanterweise werden in der in altniedersächsischer Mundart, wohl auf Veranlassung *Ludwigs des Frommen* (778–840) im Anfang des 9. Jahrhunderts verfaßten, Evangelienharmonie „Heliand" die Hirten, die in der Heiligen Nacht zuerst dem neugeborenen Christkind huldigen, als Pferdehirten dargestellt.

Bereits im 9. Jahrhundert wurde das Gebiet zwischen Zuidersee und Unterweser Ostfriesland genannt. Hier bildeten sich nach dem Zerfall des Karolingerreiches mehrere selbständige Bauernrepubliken, sogenannte „Länder". Sie schlossen sich im 11. / 12. Jahrhundert in einer Art „Landfriedensbund" zusammen. Als dieser Verband nach 1327 verfiel, grenzten sich die nunmehr wieder selbständigen Länder scharf gegeneinander ab, unter der Führung einzelner reicher Großbauern, die meist ein Richteramt versahen, das schon jahrhundertelang erblich mit ihren Höfen verbunden war. Man nannte sie „Häuptlinge". Sie gewährten den anderen Bauern in Kriegszeiten

Schutz in ihren Burgen. Unter den einzelnen Häuptlingen, die jeder ihre Macht zu erweitern trachteten, entbrannten heftige Fehden. *Ulrich Cirksena*, einer der Häuptlinge, dem es gelang, diese Stammeskämpfe zu beenden und die verschiedenen Länder, mit Ausnahme des Harlinger Landes, 1441 wieder zu einen, wurde 1454 von *Kaiser Friedrich III.* zum Reichsgrafen von Ostfriesland ernannt. Das Geschlecht Cirksena herrschte bis 1744. Erste Hauptstadt wurde Emden, ab 1561 Aurich.

Im Hochmittelalter und zu Beginn der Neuzeit erfreute sich die Pferdezucht Ostfrieslands eines bedeutenden Rufes. Der aus dem Haag stammende „Informator" (Erzieher, Lehrer) des jungen Grafen Edzard II. und seiner Brüder (1550–1557) und nachmalige Bürgermeister von Norden (1558), *Wilhelm Fullonius Gnaphaeus*, rühmt Aurich, wo er häufig mit seinen Zöglingen weilte, wegen seiner bedeutenden Pferdemärkte, die dort sieben Mal im Jahr abgehalten würden und zu denen Käufer aus Westfalen, Friesland, Flandern und Brabant herbeiströmten, um Streitrosse (und Bullen) zu kaufen, die in solcher Vollkommenheit sonst nirgends vorhanden seien. *Marx Fugger*, Herr auf Kirchberg und Weißenborn (1525–1597), liefert in seinem berühmten Prachtwerk VON DER GESTÜTEREY (Worms 1578) folgende Beschreibung der Friesischen Pferde: „Die Friesen, welche für starcke und nothaffte Pferdt gehalten ..." *G. Schwarznecker*, Gestütsdirektor des Rheinischen Landgestüts Wickrath, schreibt in RACEN, ZÜCHTUNG UND HALTUNG DES PFERDES (Berlin 1879): „Ostfriesland hat stets eine hippologische Ausnahmestellung eingenommen. Schon im Mittelalter zeichnete es sich durch die Produktion eines starken Ritterpferdes aus, das hochaufgerichtet im Halse, mit breiter Brust und mäßiger Tiefe besonders in der gespaltenen Kruppe und in der muskulösen ‚Hose' seinen Glanzpunkt aufzuweisen hatte, den dicken, eingeklemmten Schwanz – als Zeichen besonderer Kraft – dabei nicht zu vergessen."

Wenn die Angaben und Mitteilungen aus früheren Jahrhunderten über die Ostfriesische Zucht und namentlich über das Exterieur des damaligen Pferdes auch spärlich und verstreut sind, so gewinnt man doch den Eindruck, daß sich in der Geschichte der Zucht zwei Perioden unterscheiden lassen: Einmal die Zeit des unveredelten Friesischen Pferdes, zum anderen die Zeit des veredelten Friesischen Pferdes. Die erste Periode liegt vor der Wende des 16. zum 17. Jahrhundert. Das unveredelte Pferd, das sich damals vermutlich ganz entlang der Nordseeküste als autochthone Rasse fand, ähnelte mit einiger Sicherheit dem in den Büchern von Fugger und Schwarznecker beschriebenen Typ. Das heißt, es sah ungefähr so aus wie das heute in Westfriesland gezüchtete Friesische Pferd. Ohne vollständig den Ausdruck eines kaltblütigen Pferdes gehabt zu haben, wird man es doch mehr diesem als dem Warmblut zuzählen müssen. Dieser Pferdetyp dürfte noch bis ins 18. Jahrhundert hinein die Majorität der ostfriesischen Landespferdezucht ausgemacht haben.

In den Gestüten der herrschenden Familie Cirksena wurde bereits seit dem 16. Jahrhundert ein weitaus edleres Pferd gezüchtet. Die Veredlerhengste kamen aus aller Herren Länder und gehörten meist spanischem oder orientalischem Blut an. Im Jahre 1608 schickte *Graf Enno III. Cirksena* dem *König Jacob I. von England* (1566–1626), der als erster Monarch in Europa auf eine wirklich rationell betriebene Pferdezucht bedacht war, vier Pferde aus seinen Gestüten, die von einem Stallmeister, zwei Edelknaben, einem „einspännigen" Knecht und einem Stallburschen geleitet wurden. Aus dem großen personellen Aufwand kann man schließen, daß der Graf dem pferdesachverständigen König wirklich herausragende Pferde seiner Zucht schickte, mit denen er in England für einen neuen Absatzmarkt zu werben gedachte.

Ein großer Pferdefreund muß *Graf Ulrich II.* gewesen sein. Trotz der Wirren des Dreißigjährigen Krieges befand sich der Marstall dieses Zeitgenossen *Graf Anton Günthers von Oldenburg* bei Kriegsende noch in sehr guter Verfassung. Die Namen einiger seiner Hengste werfen ein bezeichnendes Licht auf deren Herkunft, wie zum Beispiel *Der Fränking, Der Chevalier, Der Holsteiner, Der Polnische Tiger, Der Türk, Der Engländer* ... Auch sein Gestüt zu Ilo war 1648 wohl besetzt mit einem Gesamtbestand von 182 Pferden. Die Namen der dort stationierten Beschäler lauteten: *Der alte Türk* (kastanienbraun), *De Bonemyne* (lichtbraun, geschenkt vom Prinzen von Oranien), *Fickfohrt* (ein weißer Zelter), *Der alte Senner* (vom Landgrafen Philipp von Hessen), und *Der Neapolitaner* (schwarzbraun). Die Namen dieser Hengste deuten auf die Verwendung viel edlen Blutes. Durch dessen Einkreuzung wurde das ursprünglich kaltblütige Friesische Landpferd allmählich in ein edleres, warmblütiges umgewandelt.

Auch Ulrichs Nachfolger, *Graf Enno Ludwig* und die *Fürstin Christine Charlotte*, machten große Anstrengungen, die Pferde in ihren Gestüten, aber auch die allgemeinen Pferdezucht- und -absatzbedingungen in ihrem Herrschaftsbereich zu verbessern. Mit dem *Fürsten Georg Albrecht* begann für den Marstall eine neue Zeit. Zuerst wurde 1708 ein umfassendes Register aller Pferde mit genauen Angaben ihrer Herkunft aufgestellt, das bis 1725 fortgeführt vorliegt. Von da ab ist es vermutlich verlorengegangen. Ausweislich dieses Registers stammten die Pferde aus den verschiedenen bedeutenden Pferdezuchtländern jener Zeit, wie Spanien, der Türkei, England, Polen, Ungarn, Siebenbürgen, Dänemark, Island, Holstein, der Senne, Oldenburg. Vor allem ein spanischer Rapphengst, *L'Andaloux*, hatte offenbar eine sehr umfangreiche Nachzucht, und es ist sehr gut möglich, daß die bei dem alten Ostfriesen als typisches Rassemerkmal geltenden Ramsköpfe auf die Zufuhr Andalusischen Blutes zurückzuführen sind.

Aus dem Jahre 1712 datiert eine Aufstellung über die Tätigkeit der herrschaftlichen „Spring-"(Deck-) Hengste im Harlinger Land. Dort standen damals 16 Marstallhengste, die in der Saison 790 Stuten deckten. Nachdem bis dahin die Hengsthaltung in Händen der Landesherren ge-

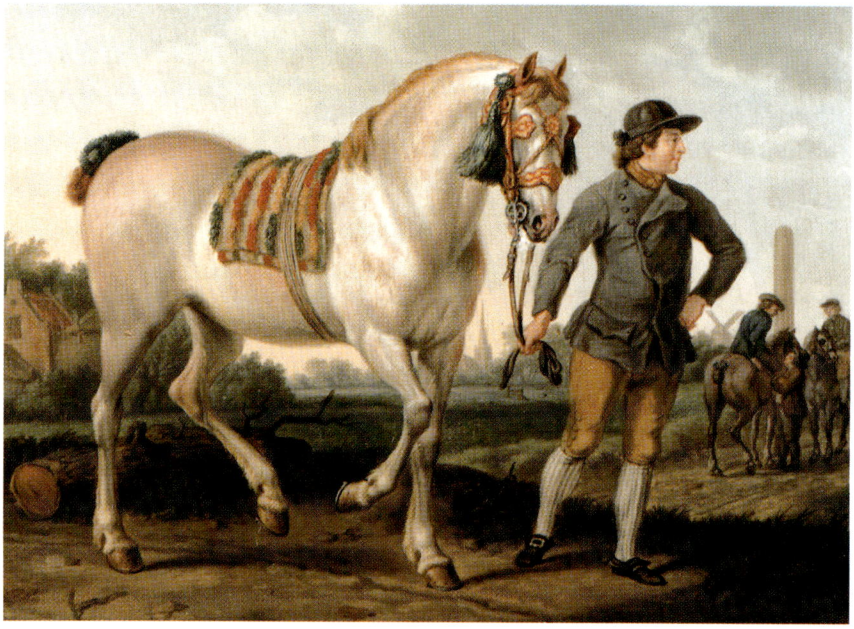

Friesisches Pferd des 18. Jahrhunderts, deutlich beeinflußt vom Andalusier. Gemälde 1789 des Niederländers Tethart P. C. Haag, heute Schloß Cannenburgh

legen hatte, die den bäuerlichen Züchtern ihre eigenen Beschäler zur Verfügung stellten, erließ 1715 *Fürst Albrecht Georg* eine Verordnung, „daß er hinfüro in die Ämbter Esens und Wittmundt keine Springhengste mehr schicken wolle, sondern es jedem Einzelnen verstatte, unter besonderen Conditiones selbst Hengste zu halten." Anschließend folgten genaue Bestimmungen über Alter, Erbfehler und Exterieurmerkmale der angehenden Beschäler. Aus dieser Verordnung geht hervor, daß in Ostfriesland die staatliche Hengstkörung älter ist als in allen anderen deutschen Zuchtgebieten.

1744 kam es zu einer bedeutenden Änderung des politischen Status' Ostfrieslands: Das Haus Cirksena starb aus, und das Land fiel an das Preußen *Friedrichs des Großen* (1712–1786). 1755 wurde durch die „Königlich Preußische und Ständische Domainen-Cammer" die Körordnung auf ganz Ostfriesland ausgedehnt. Diese „Verordnung, wie es im Fürstenthume Ostfriesland zur Verbesserung der Pferdezucht mit deren Beschälern solle gehalten werden, de dato Aurich, den 3ten Martii 1755" fand sich 1907 nur noch in einem handschriftlichen Exemplar im Königlichen Staatsarchiv zu Aurich, wie wir bei *H. Groß* in Das Ostfriesische Pferd (Hannover 1908) lesen können. Eine der Bestimmungen der Körordnung sah vor, „daß zuförderst drei redliche, verständige und erfahrene Köhrmeister angestellet und verpflichtet werden sollen, nemlich in Aurich, Leer und Norden . . ."

Diese Bestimmung erwies sich als der Zucht nicht sehr förderlich, da die Körmeister mit typisch preußischer Sparsamkeit sehr niedrig entlohnt wurden und sich ein tüchtiges „Zubrot" verdienten, in dem sie sich von den Hengsthaltern holten, was sie vom Staat nicht bekamen. Das heißt, die Körungen richteten sich oft weniger nach der Qualität der Hengste als nach der Qualität der Bestechungsgelder. In einer handschriftlichen Enquete von 1816 aus der Feder des *Grafen C. A. v. Wedel*, die sich im Archiv zu Aurich befindet, lesen wir: „Diese Köhrmeister waren gewöhnlich aus der niedrigen Volksklasse, und da sie ihren Posten gekauft hatten, so verwalteten sie denselben bloß aus Gewinnsucht. Ein heilsamer Zweck konnte hiervon nicht erwartet werden. Sie wurden aber, die Protestation der Ostfriesischen Landstände ohnerachtet, beibehalten."

Im Jahre 1770 schlug die Kriegs- und Domänenkammer vor, nach dem Vorbild Celles eine Anzahl Holsteiner-Hengste zu kaufen, um die sinkende Qualität, deren Ursache man offenbar nicht erkannt hatte, zu verbessern. Leider scheiterte diese sinnvolle Initiative an den begrenzten finanziellen Mitteln des Landes. Die Napoleonischen Kriege brachten, ebenso wie die Zeit danach, erneute politische Veränderungen: 1807–1810 gehörte Ostfriesland zu den Niederlanden, 1810–1813 zu Frankreich, 1813–1815 wieder zu Preußen und ab 1815 bis 1866 zum Königreich Hannover, mit dem zusammen es 1866 wieder an Preußen fiel. Daß vor allem die raschen Wechsel am Anfang des Jahrhunderts, ebenso wie die rücksichtslosen Remontierungen durch die kriegführenden Parteien für ihre großen Armeen, einer gedeihlichen

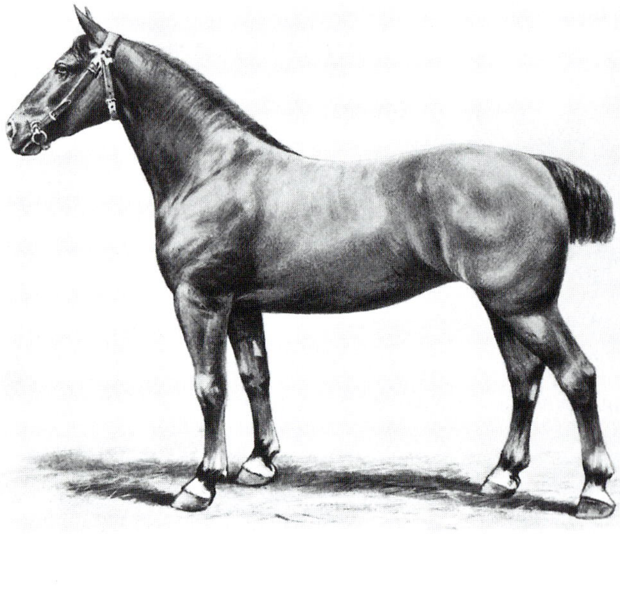

Ostfriesische Stute Aletta um etwa 1890 im Oldenburgischen Typ, aus Froelich/Schwarznecker, „Lehrbuch der Pferdezucht" (Berlin 1926)

Ostfriesischer Hengst Warner, geb. 1896, aus C. v. Drathen, „Die europäischen Pferdeschläge bei der Pariser Weltausstellung 1900" (Berlin 1901)

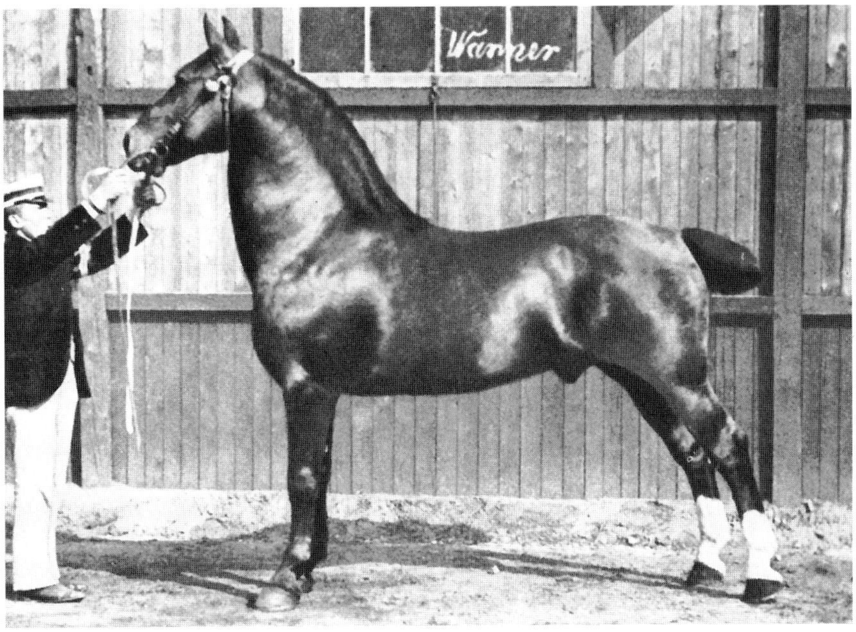

Pferdezucht nicht förderlich waren, scheint naheliegend. Erst nachdem Ostfriesland 1815 hannoversche Provinz geworden war, kam es zu einer allmählichen Konsolidierung der Landeszucht.

Ab 1816 begann das hannoversche Landgestüt Celle, Hengste in Ostfriesland zu stationieren. Bis zur Jahrhundertmitte waren es jährlich etwa vier bis sechs, später bis zu 16 Landbeschäler. Es handelte sich meist um edle Hengste, auch Vollblüter, da die Regierung, vor allem nachdem Ostfriesland preußisch geworden war, Militärremonten aus diesem der Pferdezucht so günstigen Gebiet zu erhalten wünschte. Sie waren jedoch bei den Züchtern nicht sehr beliebt und wurden nur wenig benutzt. Die Bauern bevorzugten die privat eingeführten Cleveland Bay- und Yorkshire-Coach-Hengste und später die auf Normänner zurückgehenden Blutlinien des benachbarten Oldenburger Zuchtgebiets. 1903 ging wegen mangelnder Nachfrage die fast neun Jahrzehnte währende Ära des Einsatzes von Celler Landbeschälern in Ostfriesland zu Ende.

In Oldenburg hatten sich im Laufe des 19. Jahrhunderts eine Reihe von Hengstlinien herauskristallisiert. Beginnend mit dem *Stäveschen Hengst* begründeten *Graf Wedel, Luck's All, Emigrant* und *Normann* bedeutende Linien. Durch Aufstellung von Hengsten dieser Linien entwickelten sich auch in Ostfriesland in der zweiten Hälfte des 19. Jahrhunderts mehr und mehr konsolidierte Stutenstämme. 1850 gründete der „Landwirtschaftliche Hauptverein" das Ostfriesische Hengstregister, 1863 das Gestütbuch, dessen erster Band jedoch erst 1893 veröffentlicht wurde. Die freiwillige Stutenkörung als Ergänzung der Hengstkörung zur Hebung der Qualität des Gesamtpferdebestandes wurde durch den „Landwirtschaftlichen Hauptverein" schon 1853 angeregt und endlich 1859 eingeführt. *Gustav Rau* schildert in seinen Arbeiten DIE NOT DER DEUTSCHEN PFERDEZUCHT (Stuttgart 1907) und DIE DEUTSCHEN PFERDEZUCHTEN (Stuttgart 1911) den Ostfriesen des ausgehenden 19. Jahrhunderts und der Zeit bis etwa zum Ersten Weltkrieg als eine, verglichen mit dem stammverwandten Oldenburger, drahtigere, trockenere, härtere, nervigere Rasse, zugleich auch als energischer im Gang, mit hervorragendem Antritt von hinten, jedoch weniger korrekt.

In dieser Blütezeit der Ostfriesischen Zucht bestanden lebhafte Exportbeziehungen nach allen Ländern Europas und nach Übersee. In vielen deutschen Zuchtgebieten wurden Ostfriesen zur Verstärkung der zu leicht gewordenen heimischen Rasse eingesetzt. Ostfriesische Kutschpferde traf man in den Straßen der großen europäischen Metropolen. Gemeinsam mit dem Oldenburger eroberte sich der Ostfriese eine Reihe bedeutender Nachzuchtgebiete innerhalb des Deutschen Reiches.

Nach dem Ende des Ersten Weltkrieges nahm die Nachfrage nach Luxuskarossiers rasch ab. Zum einen war kein Geld da für repräsentative Zwecke. Zum anderen begann das rasch vordringende Automobil dem Kutschpferd den Rang streitig zu machen. Aber es war auch eine zunehmende Intensivierung der Landwirtschaft und ein um Marktanteile entstandener Konkurrenzkampf zwischen Warmblut und Kaltblut, die, wie allenthalben die deutschen Warmblutzuchten, auch Ostfriesland zur Umstellung seines Zuchtzieles auf ein schweres Wirtschaftswarmblut zwang. Schon vor dem Kriege hatte es in Ostfriesland vereinzelt Hengste gegeben, die hinsichtlich Schwere und Kaliber auf der Grenze zwischen Warmblut und Kaltblut standen. Nach dem Krieg entschieden sich die Züchter, statt Kaltblut ins Land zu holen, zu einer allgemeinen Selektion auf schwerstes Kaliber innerhalb der eigenen Zucht. Einer der Auslöser war sicher die starke Nachfrage nach schweren Wirtschaftspferden im Cob-Typ aus den aufstrebenden Nachzuchtgebieten Schlesien, Sachsen, Thüringen, Sachsen-Anhalt, Hessen und Baden. Der starke Einfluß der auf Oldenburger-Blut zurückgehenden Hengste war dabei ins Auge fallend.

Nach *Dr. Christian Freiherr v. Stenglin* in DEUTSCHE PFERDEZUCHT (Warendorf 1983) kamen im langjährigen Durchschnitt zwischen 1904 und 1927 etwa 43 Prozent der im Ostfriesischen Zuchtgebiet aufgestellten Hengste aus Oldenburg. Die Oldenburger *Emigrant*-Linie, die dort damals nur noch etwa 15 Prozent (mit abnehmender Tendenz) des Hengstbestandes ausmachte, wurde in Ost-

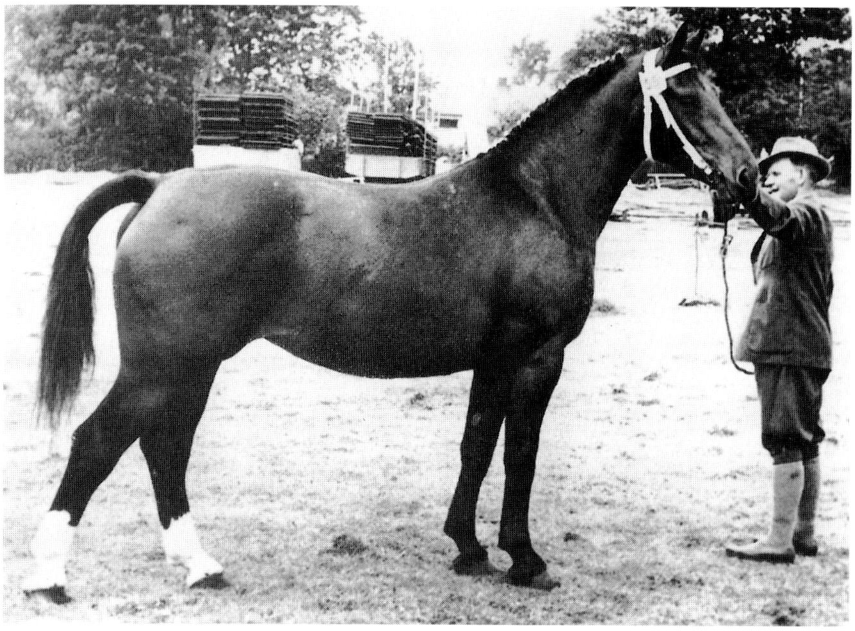

Ostfriesische Stute Linde, geb. 1958. Veredelter Wirtschaftstyp, führt über ihren Vater Wildschütz ein Achtel Arabisches Blut (Wind ox). DLG-Ausstellung Ia und Goldene Plakette des HDP

friesland eine der beherrschenden Linien, fast ebenso umfangreich wie die *Normann*-Linie. Hauptrepräsentanten waren *Eichendorff* und sein Sohn *Eekboom*. Von 1904 bis 1923 stiegen laut *Stenglin* (a. a. O.) die Bedeckungszahlen in der Ostfriesischen Zucht von ca. 4500 auf 9500, um nach einem Abfall bis auf 4000 von 1934 bis 1948 wieder auf bis ca. 12 000 anzusteigen. Nach der Währungsreform und im Zuge der mit dem „Deutschen Wirtschaftswunder" rasch fortschreitenden Motorisierung der Landwirtschaft gingen dann die Bedeckungszahlen in schwindelerregender Talfahrt zurück, in den sechziger Jahren auf unter 1000.

Während des Nationalsozialismus wurde der höchst verdienstvolle „Landwirtschaftliche Hauptverein für Ostfriesland", dem bis dahin die Gestütbuchführung oblegen hatte, aufgelöst und das „Ostfriesische Stutbuch", umgewandelt in einen eingetragenen Verein, direkt dem „Reichsnährstand" (dem nationalsozialistischen Landwirtschaftsministerium) unterstellt. 1942 wurden auf dessen Anordnung hin „Ostfriesisches Stutbuch" und Oldenburger Verband zwangsvereinigt. Diese an sich logische Verbindung wurde jedoch schon bei Kriegsende 1945 wieder gelöst.

Da es vor allem innerhalb des Ostfriesischen Hengstbestandes zu einer reichlich engen Blutführung gekommen und ein zur Blutauffrischung in den dreißiger Jahren importierter Anglo-Normänner-Hengst ein züchterischer Mißerfolg gewesen war, beschloß die Zuchtleitung, analog Oldenburg, das mit Hilfe des Vollbluthengstes *Lupus* eine neue Hengstlinie geschaffen hatte, einen Zuchtversuch mit Arabischem Vollblut zu machen, ohne sich offenbar voll darüber im Klaren zu sein, wo die entscheidenden Unterschiede der beiden Rassen und der Auswirkungen ihres Einsatzes in der Warmblutveredlung liegen. Leider ließ man es nicht bei einem Versuch bewenden, obgleich, entmutigend genug, die F_1-Produkte durchweg zu klein, fein und unbedeutend ausfielen und diese Fehler auch in der zweiten und dritten Generation in Rückpaarung an rein Ostfriesisch gezogene Hengste beziehungsweise Stuten fortbestanden. Dennoch benutzte man, nachdem der aus dem polnischen Araber-Gestüt Janow-Podlaski stammende *Wind ox* und der im württembergischen Hauptgestüt Marbach a. d. Lauter gezogene *Jason ox* von 1945 bis 1950 rund 500 Stuten gedeckt hatten, man also genügend Vergleichsmaterial vor Augen hatte, auch noch weiterhin Arabische Hengste, so die Shagya-Araber *Gazal*, *Gazal VII* und *Mersuch* und den Vollblut-Araber *Haladin*. Nüchtern betrachtet kann man diesen Zuchtversuch eigentlich nur als einen verhängnisvollen, an dem berühmten „Grünen Tisch" ersonnenen „Selbstmordversuch" bezeichnen.

Während einerseits mit Beginn der fünfziger Jahre die Bedeckungszahlen in allen Zuchten dramatisch sanken und sich andererseits immer klarer abzuzeichnen begann, daß der einzige zukünftige Verwendungszweck des Pferdes im sportlichen Einsatz liegen werde, bestand die einzige Möglichkeit, den Absatz der Zuchtprodukte zu steigern und auf Dauer zu sichern, darin, die Reitpferdepoints zu verbessern. Auf der in der „Elefantenperiode" (wie die Verstärkerära zwischen 1918 und 1948 oft genannt wurde) entstandenen, schweren, kurzbeinigen, „knüppeligen" Ostfriesischen Stutengrundlage war der Araber mit seinem Quadratformat und seinen begrenzten Linien die wohl denkbar wenigst geeignete Veredlerrasse, die sich hätte finden lassen: Den aufgrund eines von romantischen Gefühlen (von Karl Mays „Rih"?) inspirierten, katastrophalen Fehlgriffs verursachten Schaden mußten die von ihrer Zuchtleitung in die Irre geführten Züchter teuer bezahlen. Ich habe selbst Anfang der fünfziger Jahre einige „Friesenaraber", wie man diese Kreuzungsprodukte nannte, eines aus Ostfriesland stammenden Reitervereinskameraden geritten. Sie waren in Größe, Rahmen, Exterieur (keine Sattellage) und Bewegungsablauf höchst unbefriedigend und taugten bestenfalls als Spazierreitpferde, sofern sie dafür nicht zu „kuckig" waren.

Was wäre geworden, kann man sich heute fragen, wenn Ostfriesland, wie das so hart kritisierte Holstein, statt auf die Araber auf das Vollblut gesetzt und für die Veredlung einige große Anglo-Irische Hunterproducer ins Land geholt hätte? Das Vollblut wäre vermutlich die einzige Veredlerrasse gewesen, die die nötige Durchschlagskraft gehabt hätte, um den Rahmen der im Cob-Typ stehenden Ostfriesischen Stuten wieder „auseinanderzurücken" und so den alten, sehr viel edleren, eleganteren Karossier- und Huntertyp der Zeit um die Jahrhundertwende wieder erstehen zu lassen und ihm zugleich die Points eines modernen Sportpferdes zu verleihen. Es hat tatsächlich einige derartige, unerkannt gebliebene Produkte aus Ostfriesischen Müttern von den durch den Holsteiner-Verband importierten großrahmigen Vollbluthengsten gegeben. Unerkannt deshalb, weil die Mütter nur im Holsteiner Vorbuch ohne Abstammung geführt wurden. Das bekannteste derartige Pferd war Hauke Schmidts *Manolito* (v. *Marlon xx*), der erfolgreich in internationalen Springen startete.

Eine Stellungnahme aus Hannoverscher Sicht zu den Ergebnissen der Araberveredlung gibt *Dr. Walter Hartwig* ab, der damalige Geschäftsführer in Hannover, in seiner Kritik der „Angeld-Schau" Aurich 1967 in der Zeitschrift DAS HANNOVERSCHE PFERD (Hannover, Heft 3/1967): „Unter den ersten Angeld-Stuten war Gazal mit sechs Töchtern vertreten, drei Stuten waren Original-Hannoveraner, acht Stuten hatten mehr oder weniger weit zurückliegend Arabisches Blut aufzuweisen, während keine einzige reingezogene Ostfriesische Stute mehr zu finden war, ein Zeichen, daß die Ostfriesische Zuchtleitung den Erfordernissen der Zeit Rechnung trägt. Bedenklich stimmt den unvoreingenommenen (?) Besucher die Vielzahl der kleinen Typen mit den häufig stark hervortretenden Hüften und der zu kurzen Kruppe. In der Ostfriesischen Zucht dürfte nun genug Arabisches Blut sein. Die Stuten sind genügend ‚vor'veredelt und bedürfen nun des großlinigen und durchgezüchteten Hannoverschen Hengstes, der in Form einer Verdrängungskreuzung für die Zukunft ausschließlich die Richtung angeben sollte."

Nachdem die Zufuhr des Arabischen Blutes im Desaster geendet hatte, die Bedeckungszahlen gegen Null zu gehen drohten, die traditionellen Absatzmärkte in Ost-, Mittel- und Süddeutschland verloren gegangen, schwere Warmblüter nur noch als Schlachttiere abzusetzen waren, schien die Lage für Ostfriesland völlig aussichtslos. Der unaufhaltsame Schwund an Stuten und Mitgliedern wurde für das kleine Zuchtgebiet so bedrohlich, „daß", wie *Stenglin* (a. a. O.) schreibt, „Behörde und Landwirtschaftskammer den Zusammenschluß mit dem zuchtverwandten Oldenburg dringend anrieten. – Züchterschaft und Zuchtleitung entschieden sich für einen anderen Weg . . ." Das „Ostfriesische Stutbuch" beschloß, „sich erst einmal auf den Hannoveraner zu stützen. Einzelne Züchter erwarben Hannoversche Stuten und Fohlen. 1965–1968 wurden die Landbeschäler *Landherr, Endflug, Gospodin* und *Ester I* vom Landgestüt Celle angeliehen. Gleichzeitig ging man daran, Hannoversche Junghengste auf dem Verdener Hengstmarkt anzukaufen und Hengstfohlen aus Hannover für die Körung in Aurich aufzuziehen."

Der letzte Band des Ostfriesischen Gestütbuches war im Jahre 1960 erschienen. Schon ab Frühjahr 1967 verlegte das „Ostfriesische Stutbuch" (also der Ostfriesische Verband) der Kostenersparnis wegen seine Geschäftsstelle von Norden nach Hannover. Über den Fortgang der Entwicklung lesen wir bei *Gysbert Meinen* in einem Artikel mit der Überschrift SIE LEBEN NOCH – DIE OSTFRIESEN UND OLDENBURGER ALTEN SCHLAGES in der Zeitschrift DAS ZUGPFERD (Stücken, Heft 4/1994): „1972 deckten im Ostfriesischen Zuchtgebiet 21 Hannoversche Hengste, 1 Vollblüter, 1 Araber und 5 Junghengste aus Ostfriesischen und Oldenburger-Stuten mit einem Hannoveraner als Vater und zwei Paarungen aus Trakehnern und Hannoveranern. Die alte Ostfriesische Rasse war zur Ausrottung freigegeben, zumal die Tierzuchtleitung in Ostfriesland infolge mangelnder Qualifikation in Bezug auf das von der Staats-

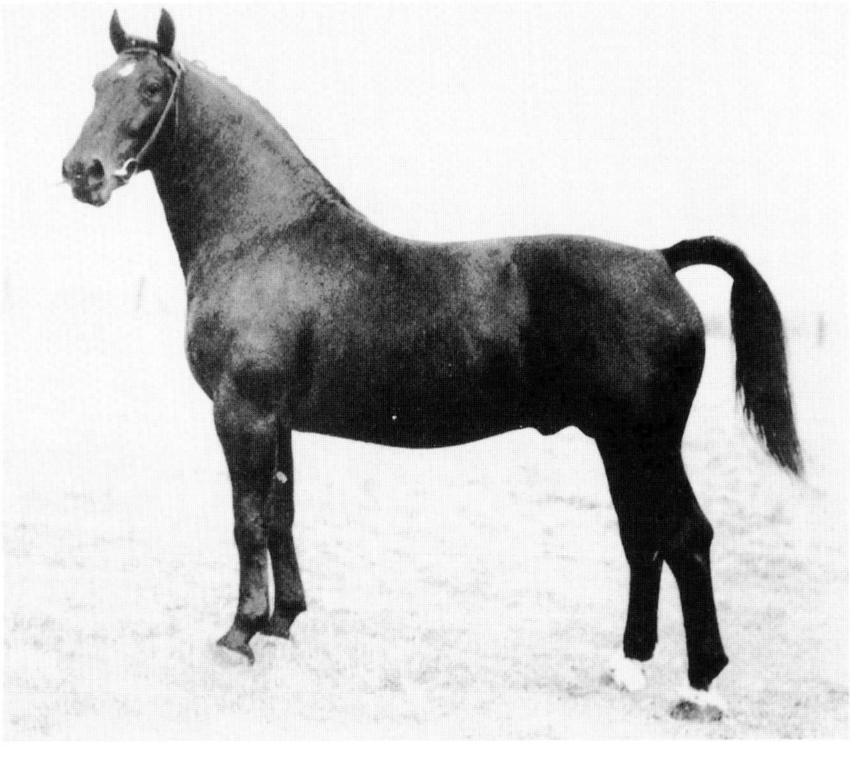

Der Ostfriesische Hengst Alexander, geb. 1955, im veredelten Wirtschaftstyp, war der letzte reingezogene Hengst im Ostfriesischen Zuchtgebiet vor der Eingliederung in die hannoversche Zucht. Er erhielt bei der DLG-Ausstellung in Köln 1960 den Ia- und den Siegerpreis in der Abteilung Schweres Warmblut.

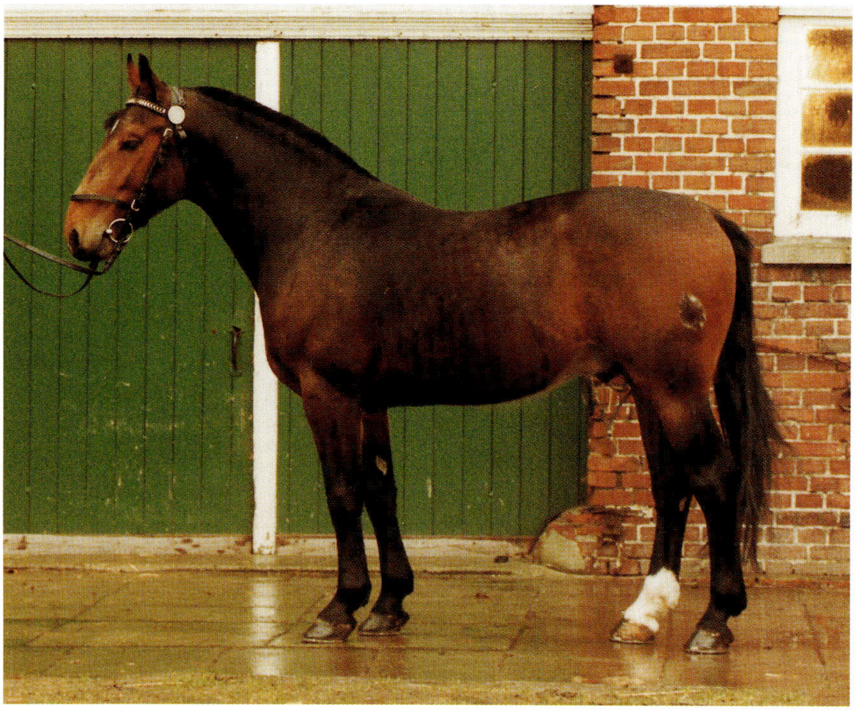

„Alt"-Ostfriesische Stute um 1990

regierung erlassene Tierzuchtgesetz keine Chance sah, sich weiterhin mit ihren Zuchtprodukten erfolgreich durchzusetzen. Die Ostfriesischen Züchter traten nun die Flucht nach vorn an und fusionierten, nachdem sie den Oldenburger Verband vorher nochmals arglistig versetzten (hier wurden historische Rechnungen aus der Häuptlings- und Grafenzeit beglichen), mit dem Hannoverschen Verband. Der traf, sich äußerlich zierend, hier natürlich auf eine Schar qualifizierter Pferdezüchter und betrieb mit Duldung der Ostfriesenzüchter die Vernichtung der traditionellen Rasse ganz bewußt und massiv durch die alles beschönigende Verdrängungskreuzung, so daß der damalige Zuchtleiter des Hannoverschen Verbandes (Dr. Hartwig, Anm. d. Verf.) 1979 ‚stolz' berichten konnte, daß es ein Ostfriesisches Pferd nicht mehr gäbe. Eine fast 2000jährige große kulturelle Leistung friesischer Züchter und Bauern hatte durch dieses Tun fast ein wahrhaft schmähliches Ende gefunden. Kein Züchter, kein Tierzuchtbeamter des Landes oder des Staates, kein Hippologe ergriff die Initiative, um hier aus Dankbarkeit und Achtung vor den Leistungen der Vorfahren oder aus Ehrfurcht vor diesem Geschöpf zu dessen Rettung etwas zu tun. Das Ostfriesenpferd, als gesund und langlebig, leichtfuttrig, fruchtbar, leistungsfähig und charakterlich höchst einwandfrei bekannt, war praktisch ausgerottet worden."

Bereits 1975 begann *Meinen* mit einer Bestandsaufnahme der Reste der alten Ostfriesischen Zucht. „Das Ergebnis war", wie er (a. a. O.) schreibt, „niederschmetternd. Es gab keine gekörten Hengste und die zuchtfähigen Hengstmütter ließen sich an einer Hand abzählen." Vier Jahre später kaufte er die ersten, fast alle über 15 Jahre alten reingezogenen und prämiierten Ostfriesischen Staatsprämienstuten auf und begann mit ihnen ein gezieltes Rückzüchtungsprogramm. Nicht ganz klar ist, welchen Pferdetyp er dabei anstrebt. Ist es das „elegante, starke Kutschpferd" der Zeit vor dem Ersten Weltkrieg oder das „schwere, starkknochige, kurzbeinige, landwirtschaftliche Wirtschaftspferd" der zwanziger bis vierziger Jahre? In seinem Artikel im ZUGPFERD lehnt Meinen die züchterische Verwendung von Pferden des Schweren Warmbluttyps auf Oldenburgisch-Ostfriesischer Grundlage aus den traditionellen Nachzuchtgebieten Thüringen, Sachsen und Schlesien (heute Polen) für sein Zuchtprogramm kategorisch ab, ebenso wie die von Pferden aus Dänemark oder den Niederlanden, da sie „vor einem halben Jahrhundert einmal aus Ostfriesland (und Oldenburg, Anm. d. Verf.) bezogen wurden und dort im Laufe der Zeit züchterisch natürlich anders beeinflußt wurden und keine Ähnlichkeit in Typ, Gangvermögen, Umgang und Leistung mehr mit den Pferden der 60er Jahre haben", wie er (a. a. O.) schreibt. Andere Züchter allerdings bedienen sich ihrer sehr wohl bei dem Versuch, die phänotypischen und genotypischen Eigenschaften der alten Schweren Warmblutrasse zu erhalten. Das Zuchtziel beider Zuchtrichtungen lautet gleich; es ist der Typ des „zugstarken, reitbaren Wirtschafts- und Sportpferdes".

Ich verstehe nicht ganz, warum Meinen die Pferde aus den ehemaligen DDR-Zuchtgebieten so rigoros ablehnt, entsprechen doch zum Beispiel die heute im Landgestüt Moritzburg stehenden Landbeschäler weitgehend dem von ihm angestrebten Zuchtziel. Davon habe ich mich selbst bei der letzten Hengstparade des Gestüts vor der Wiedervereinigung im Herbst 1990 überzeugen können. Es ist auch keineswegs so, daß der Kontakt zu dem Originalzuchtgebiet „vor einem halben Jahrhundert" abgerissen wäre. Moritzburg bekam seine letzten drei Original-Oldenburger alten Typs *(Cabinett, Eros* und *Ventus)* 1965. Von ihnen hat *Eros* (aus der *Eminent*-Linie über *Eichendorff – Eekboom* stammend) bis 1986 im Osten gedeckt. Die Bilder seiner drei im HENGSTBUCH DER SCHWEREN WARMBLUTZUCHT AUF OLDENBURGISCH-OSTFRIESISCHER GRUNDLAGE (Dresden 1994) abgebildeten Söhne *Eckhard, Epos* und *Erbe* entsprechen weit mehr dem von Meinen als Idealtyp abgebildeten DLG-Sieger von 1960 *Alexander* (geb. 1955, v. *Alex – Gelimar*) als sein etwas ordinär wirkender, von ihm als „Wiederbegründer" der Alt-Ostfriesisch-Oldenburgischen Zucht apostrophierter *Thake* mit seinem groben, ausdruckslosen Gesicht, den kleinen Augen und schweren Ganaschen.

Es ist schade, daß solche, von kleinlichen Eifersüchteleien getragenen Haarspaltereien eine Rettung der Schweren Warmblutrasse in ihrem Originalzuchtgebiet behindert, deren Gesamtpopulation von Meinen mit nur ca. 100 angegeben wird, wobei nach seinem eigenen Bekunden der Anteil an Pferden mit Ostblock-, dänischer oder niederländischer Abstammung überwiegt. Fraglos hätte zum Beispiel der 87,5 Prozent nachgewiesenes Original-Alt-Oldenburger/Ostfriesisches Blut führende *Erbe* (v. *Eros – Edelfalk*) aus einem sächsischen Stamm (über *Garlef* 5/8 Original Alt-Oldb-Ostfr. – *Grusenus* 7/8 Original Alt-Oldb-Ostfr.) in Anpaarung an die 27jährige *Eibe I* ihn weitergebracht als ein Viertel-Hannoveraner. Man versteht nicht ganz, wieso das von diesem stammende Fohlen nun plötzlich ein „Reinblut"-Ostfriese/Oldenburger sein soll. Man kann nur *Kai-Uwe Sprenger* voll zustimmen, wenn er in der Einleitung zu dem HENGSTBUCH DER SCHWEREN WARMBLUTZUCHT AUF OLDENBURGISCH-OSTFRIESISCHER GRUNDLAGE schreibt: „Das Schwere Warmblutpferd auf Oldenburgisch-Ostfriesischer Grundlage ist durch die Selektion in seiner spezifischen Merkmalsausprägung von Typ, Exterieur und Leistung entstanden. Die derzeit existierende Population wird diese Eigenschaften deshalb auch nur durch selektive Maßnahmen behalten. Die geringe Populationsgröße stellt dabei hohe Anforderungen an die Züchter. In erster Linie gilt es, die vorhandene genealogische Breite zu nutzen!" Mit dem Hengstbuch „steht nunmehr eine Dokumentation über Genealogie und Zuchtgeschichte der für den Fortbestand der Rasse wohl bedeutendsten Population zur Verfügung. Es bleibt zu wünschen, daß es gelingt, das Schwere Warmblutpferd auf Oldenburgisch-Ostfriesischer Grundlage als kulturhistorisches Gut zu erhalten und ihm auf Grund seiner exterieuren und interieuren Eigenschaften einen Platz unter den Pferderassen der Welt zu sichern!"

Dem kann man nur zustimmen. Und ich möchte hinzufügen, daß es hoffentlich gelingt, der Rasse auch in ihrem Originalzuchtgebiet, auf dessen Scholle sie entstanden ist, in Ostfriesland und Oldenburg, als wertvolle Genreserve wieder Heimatrecht zu schaffen, auch wenn ihre Marktchancen heute relativ gering sind. Was die teils durch „Verdrängungszucht", teils auf Original Hannoverschen Stämmen entstandene moderne Reitpferdezucht Ostfrieslands angeht, so war für Hannover die Eingliederung dieses Zuchtgebiets unbedingt eine Bereicherung. Zunehmend erscheinen dort gezogene Hannoversche Zuchtprodukte, die teils über die Verdener Auktionen ihren Weg in bekannte deutsche und ausländische Turnierställe gefunden haben, in den Siegerlisten der verschiedenen Turniersportdisziplinen.

WESTFALE

TYP, INTERIEUR, VERWENDUNG: Der Westfale verkörpert ein kräftiges, großrahmiges, edles Warmblutpferd im Typ des modernen internationalen Reit- und Sportpferdes. Insgesamt die nahe Verwandtschaft zum Hannoveraner verratend, ist er doch im großen Durchschnitt aufgrund des in etwas anderen Bahnen verlaufenen Umzüchtungs- und Veredlungsprozesses nach dem Zweiten Weltkrieg ein wenig kalibriger und weniger edel. Er ist ein reelles, solides, leistungsstarkes, vielseitig verwendbares Reitpferd, gängig, von hoher Lern- und Leistungsbereitschaft, mit meist ruhigem, „sachlichem" Temperament und frommem, ehrlichem Charakter. Die Westfälische Zucht liefert bereits seit den dreißiger Jahren Spitzenprodukte für alle Disziplinen des Reit- und Fahrsports mit internationalen Erfolgen bis zu Olympischen Spielen, Welt- und Europameisterschaften. Wegen seines unproblematischen Temperaments eignet sich der Westfale auch gut als Freizeitpferd.

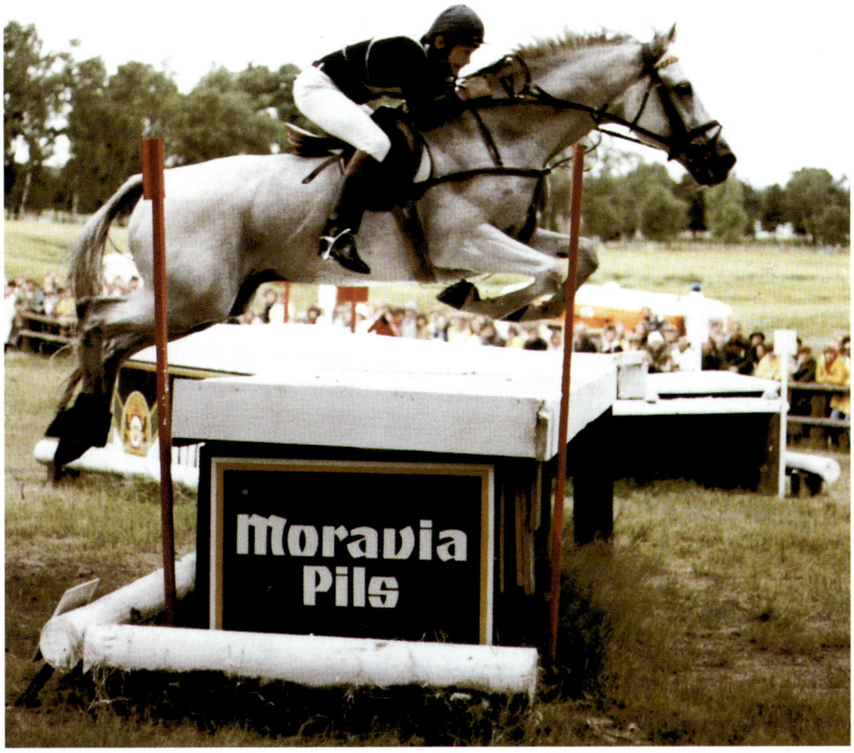

Das Westfälische Militarypferd Sioux, geb. 1963 (v. Sinus xx – Radetzky), gehörte in den siebziger Jahren mit Horst Karsten zur Weltspitze der Vielseitigkeitsreiterei.

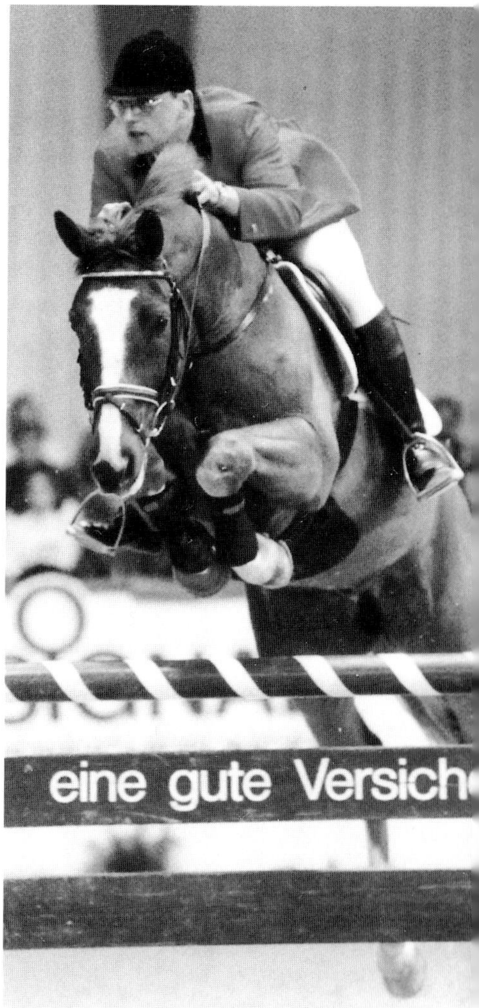

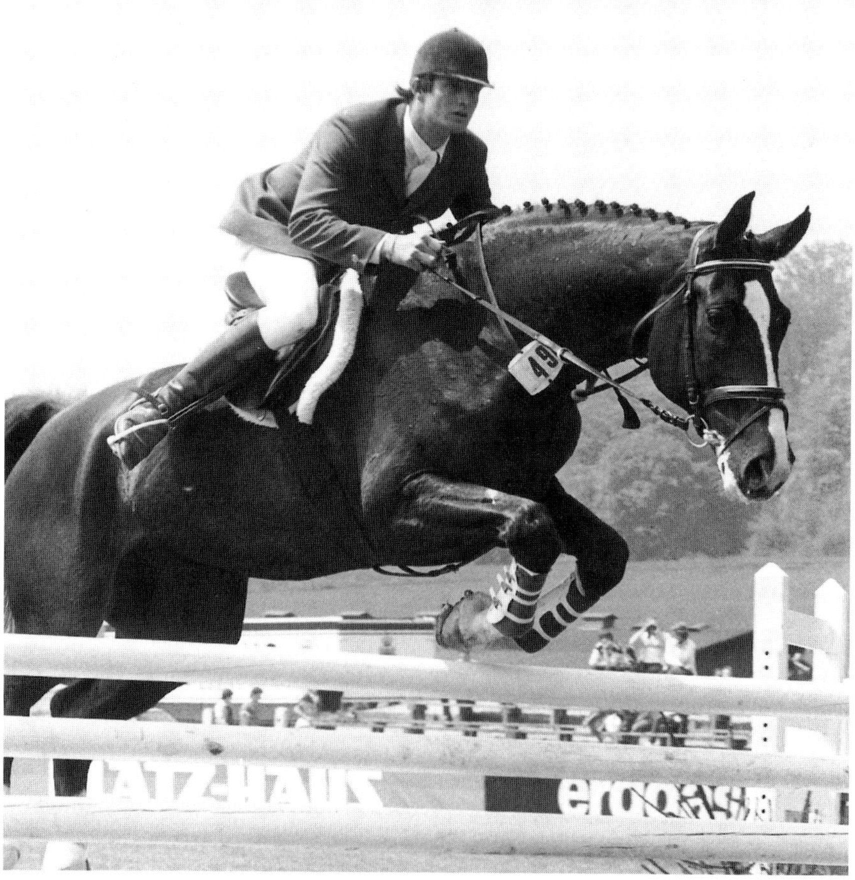

Oben: Fire, geb. 1972 (v. Frühlingstraum II – Romulus II), gewann 1982 in Dublin unter Norbert Koof die Weltmeisterschaft der Springreiter.

Rechts: Mit Priamos, geb. 1982 (v. Pilot – Direx), gehörte Dirk Hafemeister jahrelang dem erfolgreichen deutschen Springreiter-Team an.

EXTERIEUR:
Das Westfälische Pferd ist dem stammverwandten Hannoveraner in den großen Linien recht ähnlich, oft nicht von ihm zu unterscheiden. In der Regel besitzt es etwas weniger Adel und Charme, vor allem hinsichtlich der Kopfformierung. Der Übergang vom Kopf zum Hals ist meist leicht, der Hals von mittlerer Länge, gut aufgesetzt, geformt und getragen. Der ausgeprägte Widerrist reicht weit zurück in den muskulösen Rücken. Das lange Schulterblatt ist schräg gelagert, Ober- und Unterarm lang und wohl bemuskelt. Die Gurttiefe ist bedeutend, der Rumpf gut gerippt mit im allgemeinen geschlossener Flanke. Die kräftig bemuskelte Nierenpartie geht über in eine lange, breite, schräge Kruppenpartie mit tief herabreichenden „Hosen" (langen Sitzbeinmuskeln) und gut angesetztem, schön getragenem Schweif. Das Fundament ist trocken und hart mit kurzen Röhren, kräftig ausgeprägten Sehnen und klaren Gelenken. Die mittelgroßen Hufe sind von ausgezeichneter Hornqualität. Am häufigsten sind Braune und Füchse, aber auch Rappen und Schimmel. Größere weiße Abzeichen an Kopf und Gliedmaßen finden sich vor allem in der *Papayer-xx-* und der *Pluchino-xx-*Linie. Die Widerristhöhe beträgt 165 bis 170 cm Stockmaß.

MECHANIK:
Der Westfale besitzt drei korrekte, fördernde, ausbalancierte Grundgangarten. Der Schritt ist von guter Länge und losgelassen, der Trab energisch, raumgreifend, meist flach, die Galoppade groß und schwungvoll. In einigen Blutlinien *(Papayer xx, Pluchino xx, Ramzes AA)* findet sich eine hinsichtlich Vermögen und Manier überragende Springanlage, wodurch der Westfale zur Spitzengruppe der Springpferdezuchten der Welt gehört.

ZUCHT:
Das Westfälische Zuchtgebiet umfaßt ganz Westfalen, also den östlichen Teil des nach dem Zweiten Weltkrieg entstandenen Bundeslandes Nordrhein-Westfalen. Im Norden liegt die fruchtbare münsterländische Tiefebene, im Nordosten mit Teutoburger Wald, Egge- und Wiehengebirge das Weserbergland; im Süden das Sauerland und das Siegerland sind rein gebirgig. Das von der Nordsee und dem Golfstrom beeinflußte Klima ist der Pferdezucht günstig, zumal die oben angeführten Höhenzüge die kalten Ostwinde abhalten. Die landwirtschaftliche Struktur weist einen großen Anteil an natürlichem Grünland auf, das durch zahlreiche kleine Bäche und Flüsse ständig ausreichend mit Wasser versorgt wird. Etwa 24 Prozent der Fläche besteht in fruchtbaren Dauerweiden, die eine solide Grundlage für eine ausgedehnte Rinder- und Pferdezucht bieten. Die Züchterschaft besteht in der Mehrzahl aus klein- und mittelgroßen bäuerlichen Zuchten, die in der Regel drei bis fünf Zuchtstuten halten. Zur Weiterzucht verwendet man

meist die selbstgezogenen Stuten. Auf diese Weise sind seit der Jahrhundertwende durchgezüchtete, erbtreue, bodenständige Stutenfamilien entstanden.

Die Zucht und das Gestütbuch werden vom „Westfälischen Pferdestammbuch" in Münster betreut, in dem einträchtig Warmblut, Kaltblut und Ponies vereinigt sind. Die Westfälische Zucht ist nach Hannover die zweitgrößte geschlossene Warmblutzucht Deutschlands. Die Population betrug 1995 knapp 9800 Mutterstuten mit steigender Tendenz. Das Land Nordrhein-Westfalen unterhält in Warendorf ein staatliches Landgestüt, das außer Westfalen auch das Rheinland mit einigen Beschälern versorgt. Während der Landbeschälerbestand von 1990 bis 1995 um rund 15 Prozent geschrumpft ist, hat die Zahl der Privatbeschäler um über 40 Prozent zugenommen. Die Tabelle rechts oben zeigt die Entwicklung der Hengst- und Stutenzahlen seit 1990.

Zum Landgestüt Warendorf gehört eine Hengstleistungsprüfungsanstalt, in der die angehenden Landbeschäler einem eingehenden Test unterzogen werden. Die übrigen vorhandenen Kapazitäten werden für Training und Prüfung von Privathengsten genutzt. In der dem Landgestüt angegliederten „Deutschen Reitschule" wird ein Teil der Gestütshengste, die auf die Warteliste gesetzt sind, um die positive oder negative Entwicklung ihrer Nachzucht abzuwarten, als Schulpferde genutzt. Das Absatzzentrum des „Westfälischen Pferdestammbuchs" befindet sich in Münster-Handorf. Hier werden jährliche Elite-Frühjahrs- und -Herbstauktionen abgehalten. Außerdem unterhält das Pferdestammbuch dort eine weitere Hengstleistungsprüfungsanstalt für Privathengste der Westfälischen und anderer Zuchten.

Das Zuchtziel der Westfälischen Warmblutzucht entspricht weitgehend dem 1975 von den deutschen Pferdezuchtverbänden und der Abteilung Zucht der „Deutschen Reiterlichen Vereinigung" (FN) festgelegten Zuchtziel. Westfalen liefert Zuchtmaterial meist in die gleichen Zuchtgebiete wie Hannover. In größerer Zahl gehen Hengste nach Bayern und seit der Wiedervereinigung nach Sachsen.

Die Entwicklung der Hengst- und Stutenzahlen seit 1990

Jahr	Landbeschäler	Privatbeschäler	Stuten	Neueintrag als Turnierpferde
1990	113	101	8211	2754
1991	115	110	8486	2801
1992	96	120	8900	2864
1993	96	143	9575	2748
1994	97	174	9867	3065
1995	112	327	10065	3446

Hengste für 1995 für Westfalen und Rheinland gemeinsam angegeben!

GESCHICHTE:
Die Westfalen waren ein westgermanischer Volksstamm, der sich von seinem Kernland zwischen Ems und Hunte bis gegen Ende des 7. Jahrhunderts nach Süden und Westen ausbreitete und neben den Engern und Ostfalen einen Teil des Sachsenvolkes ausmachte. Trotz ihrer Unterwerfung durch die Franken unter *Karl dem Großen (747–814)* in den Sachsenkriegen zwischen 772 und 804, bewahrten sich die Westfalen eine so große Eigenständigkeit, daß der Name seit dem 12. Jahrhundert das gesamte Gebiet zwischen Rhein und Weser bezeichnete. Eine territoriale Eigenständigkeit beginnt sich jedoch erst seit der Zerschlagung des Herzogtums Sachsen 1180 abzuzeichnen, dessen westlicher Teil an das Erzstift Köln fiel.

Westfalen führt bis heute, wie Niedersachsen, ein weißes springendes Pferd auf rotem Grund im Wappen. In der Literatur liest man oft, daß das silberne oder weiße Roß auf rotem Grund ein Wildpferd darstelle, deren es früher so viele in Westfalen gegeben habe. Aber das ist mit Sicherheit falsch. Westfalenroß und Niedersachsenroß haben den gleichen Ursprung. Das weiße Pferd war den Germanen schon vor der Völkerwanderungszeit heilig. Es wurde in eigenen heiligen Hainen gehalten und war göttlichen Ursprungs und Opfertier zugleich. Nach *Max Jähns* ROSS UND REITER

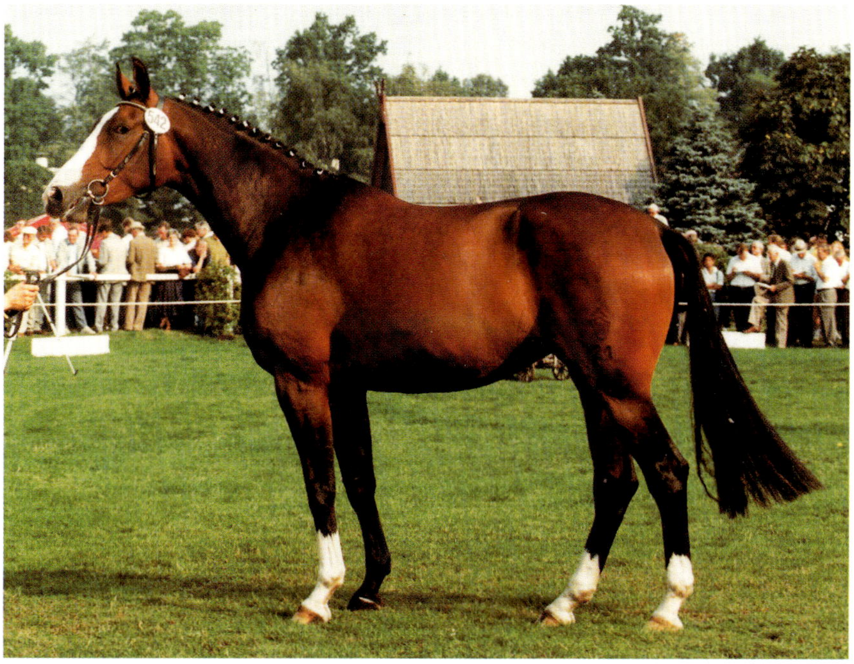

Dreijährige Westfälische Stute Freude, vorgestellt beim Bundeschampionat in Warendorf 1994

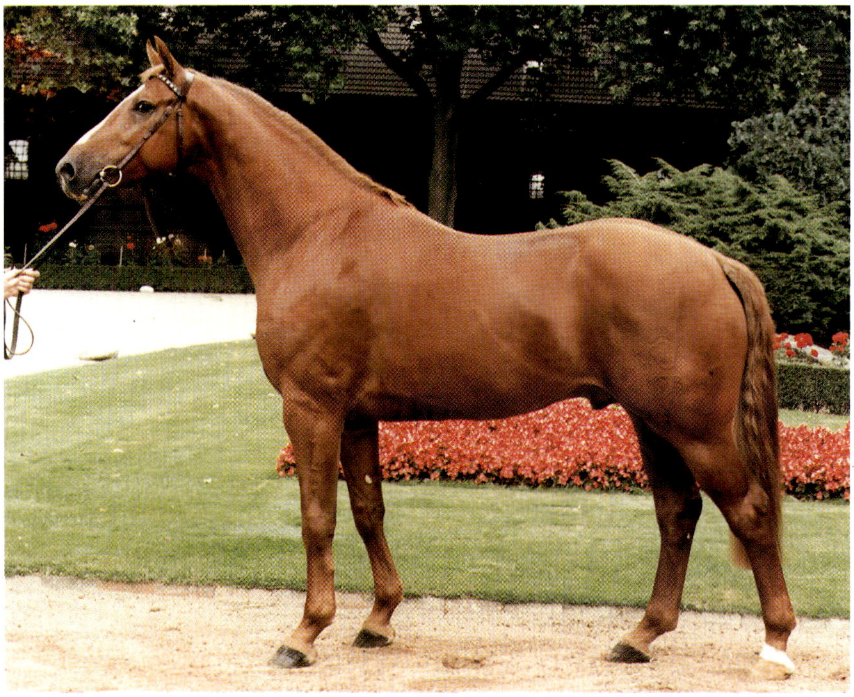

Der Westfälische Landbeschäler Diamantino, geb. 1985 (v. Damenstolz – Lucifer), wird von der westfälischen Zuchtleitung als der am meisten dem Zuchtziel entsprechende Hengsttyp herausgestellt.

IN LEBEN UND SPRACHE, GLAUBEN UND GESCHICHTE DER DEUTSCHEN (Leipzig, Band 1, 1872) war „der springende Schimmelhengst ‚frei und treu' Wahrzeichen der Sachsen und prangt daher noch heut im Wappen von Engern, Westfalen, Kent, Braunschweig und Hannover". Jähns nimmt an, daß die Sachsen schon in sehr früher Zeit, ähnlich den Feldzeichen der Griechen, Römer und Kelten, über ihren Schlachtreihen das Sonnensymbol blendender Unnahbarkeit in Gestalt eines weißen, vorwärts springenden Rosses auf ihren Bannern fliegen ließen.

Die Sage will wissen, daß des Sachsenherzog *Widukinds* Wappentier ein schwarzer Hengst gewesen sei. Bei seiner Taufe habe ihm *Karl der Große* einen weißen Hengst geschenkt und dazu gesagt, daß er fürderhin einen weißen Hengst im Wappen führen solle, um ihn ständig daran zu erinnern, daß er dem Heidentum abgeschworen habe. Die Geschichte von dem Wechsel Widukinds von einem schwarzen zu einem weißen Roß war im Mittelalter weit verbreitet. Jedoch gab es Wappen erst einige hundert Jahre später, nämlich ab 1100. Tatsächlich war das heilige Roß der Sachsen auch in heidnischer Zeit immer weiß gewesen. Dazu noch einmal *Jähns* (a. a. O.): „Wenn es, ganz im Widerspruche mit seiner altheiligen Lichtbedeutung, von Einigen als ursprünglich schwarz bezeichnet wird, so nur, um es bei Wittekinds (Widukinds) Taufe ‚christlich weiß' werden zu lassen, so ist diese Wendung offenbar eine fränkische Tendenzmythe, so schön sie auch erzählt werden mag."

H. P. Lampe bestätigt die Herkunft des weißen westfälischen Wappenroßes von Widukind in seiner Monographie WILDPFERDE IN WESTFALEN (Recklinghausen 1977): „Die Anfänge liegen im Welfenhause. *Herzog Albrecht I. von Braunschweig-Grubenhagen* verwendete 1361 zum ersten Mal ein Siegel mit einem schreitenden Pferd. Diesem neuen Brauch folgen schnell weitere Familienmitglieder. Die Pferdesiegel lösen die alte Wappenfigur der Welfen, den Leoparden, ab. Warum? Das Welfenhaus fühlte sich vom Kaiser in der Kurfürstenfrage zurückgesetzt. Da es um Nachfolgefragen ging, wollte man durch die Führung des Pferdes in Siegeln und Wappen deutlich machen, daß die Welfen eine bevorzugte Stellung als legitime Nachfolger der alten Sachsenherzöge, besonders Widukinds, inne hätten. Bei der Teilung des Reiches *Heinrichs des Löwen* (1129–1195) im Jahre 1180 waren die Erzbischöfe von Köln zu Herzögen von Westfalen geworden. Aber erst 1469 nahmen sie das springende weiße Roß auf rotem Grund als Symbol für Westfalen als einen Teil des ehemaligen Sachsenreiches in ihr Wappen auf. Der Grund war der gleiche wie bei den Welfen."

Im Mittelalter wurde in Westfalen ebenso wie im benachbarten Rheinland eine lebhafte Pferdezucht in sogenannten „wilden Gestüten" betrieben. Nachrichten über diese regionale Besonderheit finden sich in zahlreichen alten Urkunden. Diese „wilden" Pferde, „Equi vagi", gehörten jeweils dem Herren, der den Wildbann über den betreffenden Flurstrich besaß. Die gesamte Pflege bestand darin, daß man ihnen in sehr strengen Wintern vielleicht etwas Heu hinwarf. Jagden auf wilde Pferde reichen in Westfalen bis ins 18., ja 19. Jahrhundert hinein. Eine der letzten soll die gewesen sein, zu der der *Waldgraf v. Spee* auf den 14. September 1821 einlud. Die Pferde wurden von berufsmäßigen sogenannten „Pferdestrickern", die auf Bäumen saßen, mittels lassoartiger Schlingen eingefangen, nachdem sie ihnen von oft mehreren Tausend Treibern zugetrieben worden waren.

Die bekanntesten Wildbahnen in Westfalen waren: die des Emscher Bruches, zu beiden Seiten der Emscher; die des Duisburger Waldes, in der Gegend des heutigen Duisburg, im Gebiet von Ruhr und Lippe; die des Heidegebiets der Senne, einem weiten Ödland in der Gegend von Paderborn, Lippe-Detmold und Höxter im Teutoburger Wald; die Davert, ein Sumpf-, Moor- und Heidegebiet in der Gegend von Amelsbüren, Rinkerode und Ascheberg; das Münsterländer „Klei" im Süden von Münster und das Merfelder Bruch, ein Wald-,

Heide- und Moorgebiet bei Coesfeld. Die einzige von ihnen, die bis heute noch besteht, ist die Wildbahn der *Herzöge v. Croy* im Merfelder Bruch. Allerdings sind in keiner dieser „Wildbahnen" die Pferde unbeeinflußt von fremdem Blut geblieben. Beispielsweise „resolviert" *Kurfürst Johann v. Jülich, Cleve und Berg*, „daß die wilden Hengste abgeschossen werden sollen, da die Erfahrung gelehrt habe, daß auf solchem Fuße das Gestüte niemalen in guten Stand aufkommen werde". Statt dessen ließ man elf fremdblütige Hengste, Türken, Spanier, Engländer und Preußen, im Gestüt frei.

Bereits im 15. Jahrhundert werden die Pferde des Duisburger Waldes und des Emscher Bruches gerühmt als ein zwar kleiner, aber zäher, ausdauernder Schlag. Bis zum Ende des 18., Anfang des 19. Jahrhunderts standen die „wilden Gestüte" in hohem Ansehen. Es finden sich lobende Worte über die Pferde der Senne, der Davert, des Merfelder Bruchs. Ihre Produkte wurden gut bezahlt und leisteten noch in den Napoleonischen Kriegen 1796 bis 1815 vortreffliche Dienste. Sehr bekannt war das Münsterländer „Kleien-Pferd", das zwar nur fünf Fuß (ca. 145 bis 150 cm) hoch wurde, doch durch gute Bewegungen und ein vorzügliches natürliches Gleichgewicht den Reitansprüchen jener Zeit voll entsprach.

Bedauerlicherweise wurden, dem damaligen allgemeinen Trend folgend, alle diese uralten, bodenständigen, heimischen Schläge mit fremdländischen Rassen durchkreuzt. Zum Beispiel tauschte man 1808 beim Durchmarsch der Überreste der spanischen Division eine größere Anzahl Andalusischer Hengste ein. Die bischöfliche Regierung stellte zu Borghorst Neapolitanische Hengste auf. Holländische Hengste wurden eingeführt. Kurz gesagt hatte man größte Eile, die vorhandene Rasse zu zerstören, ohne etwas Besseres an ihre Stelle zu setzen. Klima und Bodenbeschaffenheit sind in Westfalen der Pferdezucht im allgemeinen günstig. Auch die Art der Ansiedlung, bei der die Höfe inmitten der dazugehörigen Feldmark liegen und die übliche Art des Erbganges, die die Höfe geschlossen erhält und weiter gibt und so groß genug erhält (und nicht, wie in vielen anderen Gegenden Deutschlands, durch Realteilung immer mehr zersplittert), kam einer positiven Entwicklung der Pferdezucht entgegen. Schließlich erforderten die schweren „Minuten-Böden", die in einem bestimmten Stadium der Abtrocknung bearbeitet werden mußten, eine verhältnismäßig große Spannkraft, namentlich vor der im Verlaufe der zweiten Hälfte des 19. und ersten Hälfte des 20. Jahrhunderts durchgeführten Drainage. Und doch, trotz all dieser günstigen Voraussetzungen entstand in Westfalen keine in sich gefestigte Landespferdezucht, sondern ein buntes Gemisch von Kreuzungsprodukten der mäßigsten Art, mit dem eine erfolgreiche Weiterzucht kaum möglich war.

Wiederholte Wechsel in dem politischen Status des Landes waren einer gedeihlichen Entwicklung der Pferdezucht nicht förderlich. Das Herzogtum Westfalen war eine Hauptstütze der kurkölnischen Macht. Andere Territorien wurden zu Brückenpfeilern der Brandenburgisch-Preußischen Ausdehnungspolitik an den Niederrhein: 1614 Mark Ravensberg und Cleve, 1648 Minden, 1702 Lingen und Tecklenburg, 1803 der Ostteil des Oberstifts Münster und Paderborn. 1803 fiel das Kurkölnische Westfalen an Hessen-Darmstadt, das westliche Münsterland an einige linksrheinische Adelsgeschlechter. 1807 bildete *Napoleon I.* aus Westfalen, Braunschweig, Kurhessen und sächsischen Gebieten das Königreich Westfalen, mit seinem Bruder *Jerome Bonaparte* an der Spitze. 1810 vergrößerte er es um den Rest Hannovers. Zugleich trennte er den westlichen Teil des Gebietes ab und verleibte ihn Frankreich ein. 1813 zerbrach das künstliche Reichsgebilde Westfalen des „Königs Lustik". 1815 kam das völlig ausgeplünderte Westfalen in seiner Gesamtheit entsprechend den Übereinkünften beim „Wiener Kongreß" an Preußen. Lediglich Lippe-Detmold blieb selbständig.

Sofort nach dem Anschluß an Preußen 1815 erging eine Petition an den preußischen Oberlandstallmeister, wegen der guten Erfahrungen in Ostpreußen, Hannover und einigen süddeutschen Ländern auch im Gebiet zwischen Weser und Rhein ein Landgestüt einzurichten. Leider vergriff sich die von bestem Willen be-

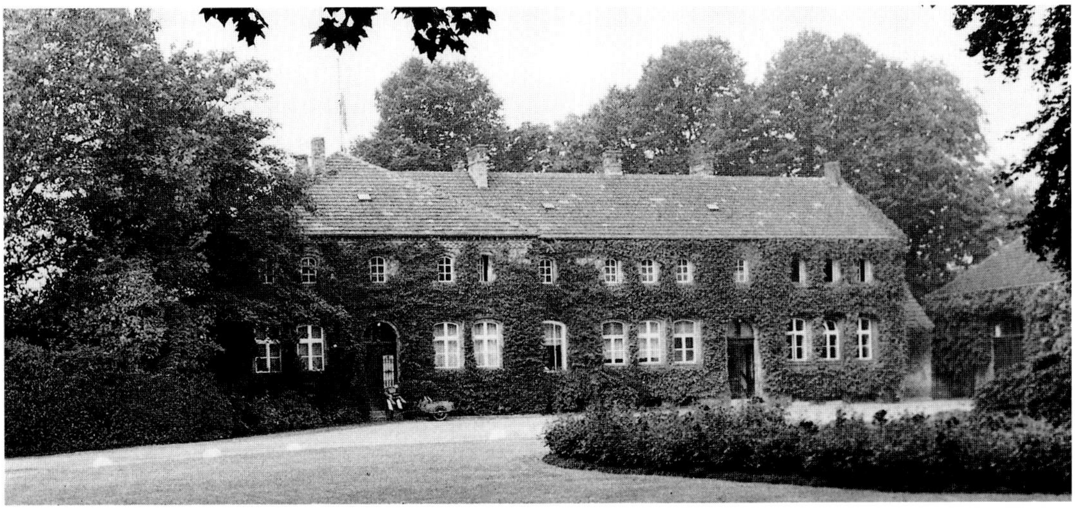

Das Sattelmeisterhaus in Warendorf

seelte Gestütsverwaltung in dem Material, das sie dem endlich 1826 in Betrieb genommenen Landgestüt Warendorf zur Hebung der Pferdezucht des Landes an Beschälern zuwies. Es bestand aus leichten, hochedlen, aus den preußischen Staatszuchten hervorgegangenen Hengsten, die man in Westfalen aufstellte, in der Hoffnung, sich eine neue Remonteprovinz zu erschließen. Man „hoffte" lange. Die „Remontezeit" dauerte bis 1875. In dieser Zeit sank der Pferdebestand von ca. 126 000 auf ca. 118 000 (also um rund 6,5 Prozent), statt wie überall sonst in Preußen, anzusteigen. Die Entwicklung insgesamt war unbefriedigend, trotz großzügiger Förderung der Pferdezucht durch den Staat. Das lag natürlich an den zu unterschiedlichen Zielen, die die preußische Gestütsverwaltung und die bäuerliche Züchterschaft verfolgten.

Für die Zucht der vor allem seitens des Militärs gewünschten Remonten war die Stutengrundlage zu primitiv, dürftig und schlecht. Die Nachkommen der edlen Landbeschäler blieben zu klein, waren als Reitpferde zu unschön, unmodern, und als Arbeitspferde zu leicht und schwach, um den steigenden Anforderungen einer mehr und mehr intensivierten Landwirtschaft zu genügen. Die Unzufriedenheit der Züchter, die zunächst große Hoffnungen auf das Gestüt gesetzt hatten, und nun allein den Landbeschälern die Schuld gaben, nahm ständig zu. Sicher waren die Staatshengste wenig geeignet, aber das war nur die halbe Wahrheit. Es bestand unter den erzkonservativen Bauern ganz allgemein die Neigung, Hengste zu benutzen, die typmäßig ihren heimischen Stuten möglichst nahe waren, am liebsten aus eigener Zucht. Westfalen war zu jener Zeit, im Gegensatz zu den Hochzuchtgebieten im Norden, Holstein, den hannoverschen Marschen, Oldenburg und Ostfriesland ein pferdezüchterisches „Entwicklungsland".

Als 1834 die Ständevertretung des Kreises Coesfeld beschloß, auf eine Stationierung staatlicher Landbeschäler zu verzichten, da deren Nachkommen weder für den Verkauf noch für den Eigenbedarf genügten, reagierte der preußische *Oberlandstallmeister v. Knobelsdorff* mit äußerster Schärfe und rügte mit harten Worten das mangelnde züchterische Verständnis der Bauern und die schlechten Aufzuchtbedingungen, unter denen die Pferde in Westfalen großgemacht wurden. Unter anderem schrieb er: „In einem Lande, wo immer über den schlechten Zustand der Pferdezucht Klagen geführt werden, wo man nur ‚Acker- und Fuhrmannspferde' zieht und alle anderen eingeführt werden müssen, wo man die Füllen vor erreichtem zweitem Jahr anspannt und die selbstgezogenen zweijährigen Hengstfüllen zur Zucht verwendet, da sollte man sich nicht erlauben, die in den Königlichen Gestüten gezogenen Hengste zu tadeln. In anderen Provinzen, wo die Pferdezucht in voller Blüte steht, werden sie fortgesetzt von den Züchtern sehnlichst erwartet. Wenn es hiernach keinen Beweises des Unverstandes jenes Tadels mehr bedarf, so stellt sich derselbe doch von selbst heraus, wo die sonst unbegreifliche Erscheinung wahrgenommen wird, daß die Züchter ihre von schlechten Stuten und königlichen Landbeschälern gezogenen jungen Hengste den Vätern vorziehen. Es ist seit Entstehung der Landgestüte kein Beispiel zu finden, daß die Landbeschäler durch ihre eigenen Söhne erster Generation verdrängt worden wären, was im Münsterischen der Fall ist, wo 12 Landbeschäler stehen und 80 Bauernhengste öffentlich decken."

Staatlicherseits wurden 1837 fünf Remontedepots, ein Hauptdepot in Boyenstein und vier Nebendepots eingerichtet, die insgesamt 1300 Hektar umfaßten und eine Kapazität von bis zu 400 Pferden hatten. Im Lande wurden regelmäßig verschiedene Remontemärkte abgehalten. Aber die angebotenen Pferde waren von so schlechter Qualität, daß die Ankaufskommission in der Regel gerade zwischen acht und zehn Prozent gebrauchen konnten, die dann gewöhnlich in die niedrigste Preisklasse der Trainpferde fielen. Ein Beispiel mag die Situation verdeutlichen: 1840 gab es in Westfalen etwa 128 000 Pferde, von denen ca. 25 000 drei- bis fünfjährig und sicher 10 000 verkäuflich waren. Auf insgesamt 23 Remontemärkten wurden von ihnen 810 zum Verkauf angeboten, von denen die Kommission schließlich 131 Stück kaufte. Bei so geringem Absatz konnte sich die Remontezucht nicht zu einem Betriebszweig der Landwirtschaft entwickeln.

Der Versuch, Westfalen zur Remonteprovinz zu machen, war gescheitert. Nach zwanzigjährigem Bestehen wurden die Remonteämter und Remontedepots aufgelöst. Für einen Zeitraum von weiteren zwanzig Jahren herrschte in Westfalen ein völliges Durcheinander. Die Züchter waren ratlos, orientierungslos. Einerseits verlegte die Remontekommission nach den schlechten Erfahrungen der vergangenen Jahre ihre Ankäufe in die östlichen Provinzen, zum anderen verlangte die Intensivierung der Landwirtschaft, die Umstellung von der Dreifelderwirtschaft (dem Wechsel von Winterhalmfrucht zu Sommerhalmfrucht zu Brache) auf den Hackfruchtbau und die dafür notwendige Tiefkultur gebieterisch nach einem schweren, kräftigen Arbeitspferd, ebenso wie die aufstrebende Industrie des nahen Ruhrgebietes.

Bereits seit den dreißiger Jahren war jährlich eine größere Zahl Ostfriesischer Stuten ins Münsterland und ins Bergische Land eingeführt worden. Seit Beginn der vierziger Jahre begannen die Bauern im Münsterschen Arbeitspferde aus Jütland zu importieren. Um den kleinen westfälischen Landschlägen, den Münsterländer Kleien-Pferden, den Davert-Nickels, den Emscherbrücher Dickköppen, mehr Masse und Kaliber zu verleihen, wurde durch Züchter und Händler eine große Zahl schwerer Stuten aus Oldenburg und Hannover eingeführt. Um Arnsberg herum kaufte man zu dem Zweck Percheron-Hengste. Einem zeitgenössischen Bericht ist das vernichtende Urteil zu entnehmen, daß man alle diese unterschiedlichen Rassen und Schläge wahllos und planlos untereinander und mit den heimischen Landschlägen verkreuzte, bis schließlich der Pferdebestand nur noch ein undefinierbares Rassengemisch dar-

Westfälischer Hengst von vor 1890, aus Zürn, „Das Pferd und seine Rassen" (Leipzig 1902)

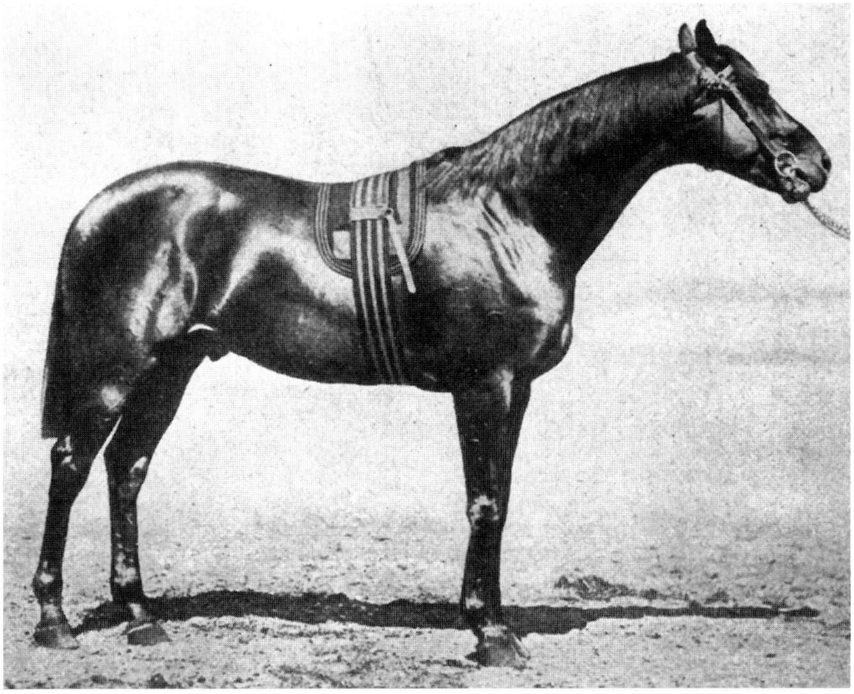

stellte, in dem man kaum noch ein Pferd zur Befriedigung der notwendigen Spanndienste im Lande finden konnte. In der gesamten Fachliteratur jener Zeit, soweit überhaupt Westfalens Erwähnung getan wurde, rangiert seine Pferdezucht auf dem letzten Platz unter den preußischen Provinzen.

Zu Beginn der siebziger Jahre begannen viele Bauern, schwere Hengste der verschiedenen Kaltblutrassen aus Großbritannien, Frankreich und Belgien einzuführen. Man holte Clydesdale, Percheron, Ardenner, Brabanter herein, mit denen man das Rassengemisch natürlich noch vergrößerte. Viele Bauern, vor allem die, die wirtschaftlich zu rechnen verstanden, gaben resigniert die Zucht auf und kauften sich ihre Gebrauchspferde außerhalb der Landesgrenzen. Ab 1870 stellte auch das Landgestüt die ersten 17 Hengste des kaltblütigen Arbeitsschlages auf. 1875 hatte die Gestütsverwaltung endlich ein Einsehen und strich Westfalen endgültig von der Landkarte der Remonteprovinzen. Die Bauern züchteten weiter in schöner „Selbstgenügsamkeit" typlose „Acker- und Fuhrmannspferde".

Die Wende, die Anstöße zu einem Ausweg aus der züchterisch hoffnungslos verfahrenen Situation, kamen schließlich von dem „Westfälischen Bauernkönig", wie man ihn nannte, dem *Baron Burchard v. Schorlemmer-Alst* (1825–1895), der zusammen mit dem Tierarzt *Doppheide* aus Burgsteinfurt 1888 einen ersten Pferdezuchtverein für das nördliche Münsterland gründete. Ziel des Vereins war die allgemeine Hebung der Pferdezucht durch Verbesserung des Stutenbestandes mit Hilfe der Einfuhr guter Fohlen, Anlage eines Gestütbuches, Prämiierung guten Zuchtmaterials, Leistungsprüfungen und nicht zuletzt (!) Belehrung der Züchter. Zuchtziel war ein schweres, hochklassiges Wagenpferd im Karossiertyp. Als Hengste standen neben zwei Beschälern des Landgestüts sieben Privathengste Oldenburger Blutführung zur Verfügung. In rascher Folge entstanden nun nach diesem Beispiel weitere Pferdezuchtvereine, so im Kreis Coesfeld (für Schweres Warmblut auf Oldenburger Grundlage), in Unna (für Edles Halbblut), in Bielefeld (für Schweres Warmblut), in Horn (für schwere kaltblütige Arbeitspferde auf Belgischer Grundlage), dazu eine Reihe von Renn- und Reitervereinen, die durch Trab- und Galopprennen ebenfalls die Halbblutzucht zu befördern suchten. Insgesamt entstanden so 21 Pferdezuchtvereine und Hengsthaltungsgenossenschaften. Gezüchtet wurde fast ausnahmslos ein Schweres Warmblutpferd auf Oldenburgisch-Ostfriesischer Grundlage und ein mittelschweres Kaltblutpferd auf Belgischer Grundlage.

Vom „Landwirtschaftlichen Provinzialverein" wurde eine Pferdezuchtkommission eingesetzt, die 1894 bestimmte, daß in den nördlichen Kreisen Warmblut, in den südlichen Kaltblut gezüchtet werden sollte. Da dieser Beschluß aber auf recht großen Widerstand bei den Bauern stieß, wurde er kurze Zeit später dahingehend abgewandelt, daß nicht räumlich, sondern nur nach Zuchtrichtungen getrennt wurde, dergestalt, daß die Warmbluthengste nur Warmblutstuten, die Kaltbluthengste nur Kaltblut- und Kreuzungsstuten decken durften, sowie Stuten unbekannter Herkunft, sofern sie den Typ des schweren Pferdes aufwiesen. Auf diese Weise kam in Westfalen endlich die Pferdezucht in geregelte Bahnen. 1897 wurde ein Tierzuchtinspektor eingestellt. Eine Körordnung für Hengste und später auch für Stuten wurde erlassen, die alle fehlerhaften und erbkranken Pferde von der Zucht ausschloß. 1898 hatte sich die Situation soweit geklärt, daß die ersten 550 Warmblutstuten und 411 Kaltblutstuten gestütbuchmäßig erfaßt waren. 1904 wurde das „Westfälische Pferdestammbuch" gegründet, das sich der Warmblut- und der Kaltblutzucht gleichermaßen annahm. Außerdem wurden Stutenschauen, Prämiierungen, Leistungsprüfungen etc. eingeführt.

Von den züchterischen Maßnahmen, die ab 1905 auf Initiative des Warendorfer Landstallmeisters, *Baron v. Schorlemmer,* eingeführt wurden, hatten vor allem die Leistungsprüfungen für Hengste und Stuten eine bahnbrechende Wirkung. Diese unter dem Namen „Warendorfer Tage" durchgeführten Prüfungen, die sich an ähnlichen in Frankreich, Großbritannien, Ungarn und den USA orien-

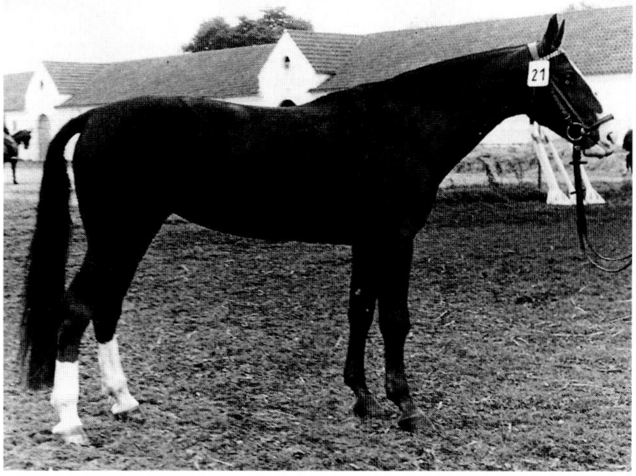

Das Westfälische Spitzenspringpferd Ala, geb. 1945, v. Allerletzter. Die Stute steht noch ganz im Wirtschaftstyp der Zeit vor der Veredlungsphase.

des höheren Blutes in ihrer Vererbung Verbesserungen gelungen sind. So konnten gewisse Unschönheiten beseitigt werden. Besonders eindeutig war die Verbesserung des Gangvermögens und der Konstitution, was von so manchem Züchter sehr begrüßt wurde. Daß dennoch die Normänner nur über zwei Jahrzehnte Einfluß behielten, lag vor allem daran, daß die Nachzucht sich oft als zu leicht zeigte, was bei dem Zuchtziel unerwünscht war."

Nachdem auch die Normänner als eine Art „Übergangsrasse" bei den Züchtern in Ungnade gefallen waren, obgleich sie in einigen Gebieten Westfalens die Zucht deutlich geprägt hatten, kam man mehr und mehr dazu, Anlehnung an das benachbarte blühende Zuchtgebiet Hannover zu suchen. Inwieweit die Abwendung vom Anglo-Normänner auch politische Gründe hatte und eine gewisse Abneigung gegen den „Erbfeind" Frankreich ihren weiteren Einsatz beendete, mag dahingestellt bleiben.

Durch den Aderlaß des Ersten Weltkrieges war abrupt eine steil aufwärts führende Entwicklung der Westfälischen Warmblutzucht unterbrochen. Nach dem Kriege begann eine neue Zuchtperiode „mit neuen Männern und mit neuen Ansichten" (*H. P. Lampe*, a. a. O.). Es kam zu dem entscheidenden Wendepunkt bei der Mitgliederversammlung des „Westfälischen Pferdestammbuches" im November 1920, als der Beschluß gefaßt wurde, ein Pferd des schweren Wagentyps auf Hannoverscher Basis zu züchten. Wegbereiter der Hannoverschen Zuchtrichtung wurde der 1900 in Hannover geborene Landbeschäler *Herrscher* (v. *Hercules III* – *Jongleur*), der 1903 bis 1928 in Westfalen deckte. Stark unterstützt wurde die neue Zuchtrichtung in den zwanziger/dreißiger Jahren durch die von dem genialen Hippologen *Gustav Rau* ins Leben gerufene ländliche Reitervereinsbewegung. Durch sie wurde das Interesse am Warmblutpferd und seiner Zucht immer größer und ein zahlenmäßiger Rückgang zugunsten des Kaltbluts wie anderswo verhindert. In Westfalen konnte die Warmblutzucht trotz der Einbußen durch den

tierten, wirkten in Deutschland beispielgebend auch auf andere Zuchtverbände. Auf den schweren Böden und auf den intensiv bewirtschafteten Höfen hatte sich auf breiter Front die Schrittpferdezucht auf Belgischer Grundlage durchgesetzt. Sie umfaßte 1919 bereits ca. 70 Prozent der gesamten westfälischen Pferdezucht. In der Warmblutzucht, die auf den leichteren Böden vorherrschte, kam es jedoch zu Überlegungen, ob man die richtige Rasse gewählt habe. Dazu schreibt *H. P. Lampe* in WESTFALENS PFERDE (Recklinghausen o. A.): „Grund dazu gaben vor allem die Ostfriesischen und Oldenburger-Hengste. Deren Nachzucht befriedigte nämlich keineswegs immer. Auf Grund der anderen Verhältnisse, vor allem der vorhandenen Futtergrundlage wegen, waren die meisten Züchter mit den Nachkommen dieser Hengste nicht mehr zufrieden. Man rief nach neuem Blut; man versuchte es mit einigen Traberhengsten. Diese Hengste weckten bei den Züchtern kein großes Interesse und wurden entsprechend wenig benutzt. Dann sollten Anglo-Normänner Nerv, Trockenheit und Gangvermögen verbessern. Alles dieses war verlorengegangen oder drohte verloren zu gehen. Einige der eingeführten Anglo-Normänner konnten vorübergehend Einfluß gewinnen ... Rund 20 Jahre hat die Einfuhr von Normännern gedauert. Unter den westfälischen Züchtern fanden sie unterschiedliche Beurteilungen. Dies ist erklärlich, wenn man bedenkt, welches Mosaik an Blutanhäufungen die Normänner in der westfälischen Zucht vorgefunden hatten. Dennoch kann man heute feststellen, daß den sehr edel gezogenen Normännern durch ihre Energie

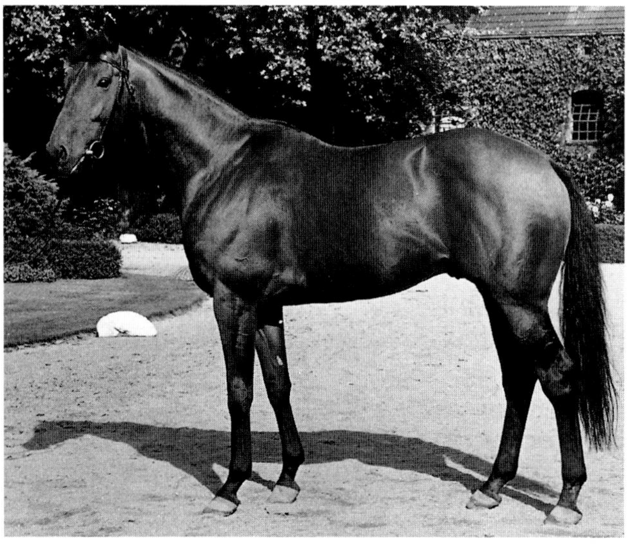

Der Vollbluthengst Angelo, geb. 1962 (v. Oliveri – Neckar), lieferte für Warendorf eine Reihe von Spitzenpferden für alle Sparten des Sports.

Ersten Weltkrieg die ganz Deutschland überschwemmende Kaltblutwelle ohne größere Beeinträchtigung überstehen. Der Einfluß der Hannoveraner wurde dabei täglich größer.

Im ersten Kriegsjahr des Zweiten Weltkrieges, 1940, wurden in Westfalen 152 Warmbluthengste gekört, von denen 46 Prozent von Hannoverschen Hengsten stammend, im Zuchtgebiet gezogen waren. Die anderen 54 Prozent stammten aus dem Hannoverschen Originalzuchtgebiet oder Mecklenburg. Dann jedoch begann der furchtbare Zweiten Weltkrieg seinen Tribut zu fordern. Der erste Luftangriff auf Münster vernichtete den größten Teil der Gestütbuchunterlagen des Pferdestammbuches. Die Wehrmacht hob gegen Ende des „totalen Krieges" immer mehr und rücksichtsloser Pferde aus. Die Bilanz nach dem Zusammenbruch des Deutschen Reiches sah böse aus. Die besten Pferde waren im Krieg verloren gegangen. Nur die weniger gute Qualität war nachgeblieben. Eine Überalterung des Zuchtpferdebestandes war eingetreten. Es herrschte eine allgemeine Unsicherheit über das anzustrebende Zuchtziel. Doch man ging mit Elan an die Wiederaufbauarbeit. Schon 1946 führte der Verband die ersten Eintragungstermine für Stuten durch. 1948 waren für beide Zuchtrichtungen wieder insgesamt 40 000 Mutterstuten eingetragen. Erneut wurde, wie zwischen den Kriegen, Hannoversches Zuchtmaterial eingekauft, vor allem Hengste, wobei das Beste gerade gut genug war. Besonders legte man Wert auf die Herkunft aus sehr guten, alten, konsolidierten Stutenstämmen des Kernzuchtgebietes und begnügte sich nicht mit den zweitklassigen Qualitäten aus den Randgebieten.

Bis zur Währungsreform hatte die Landwirtschaft sich in Sachwerte geflüchtet. Die Bedeckungszahlen waren gewaltig angestiegen, da jede Stute gedeckt worden war. Mit dem beginnenden „Wirtschaftswunder" und der damit einhergehenden, rasend zunehmenden Motorisierung der Landwirtschaft fielen sie jäh ab. Die Bedeutung des Kaltblutes gegenüber dem Warmblut wurde immer geringer. Aber auch die Warmblutzucht nahm in beängstigender Weise ab. Mit dem wieder auflebenden Pferdesport während der fünfziger Jahre, der sich zu einem Volkssport entwickelte, wurde die Umstellung auf einen vielseitig verwendbaren Reitpferdetyp notwendig. Dazu noch einmal *H. P. Lampe* (a. a. O.): „Der Veredlungsprozeß, den man durchzuführen hatte, wurde in Westfalen auf zwei Wegen gleichzeitig beschritten. Es wurden zum Einen Hengste sogenannter Veredlungsrassen eingesetzt; zum Anderen betrieb man konsequente Selektion innerhalb des bodenständigen Zuchtmaterials." Die erstgenannte Methode wurde

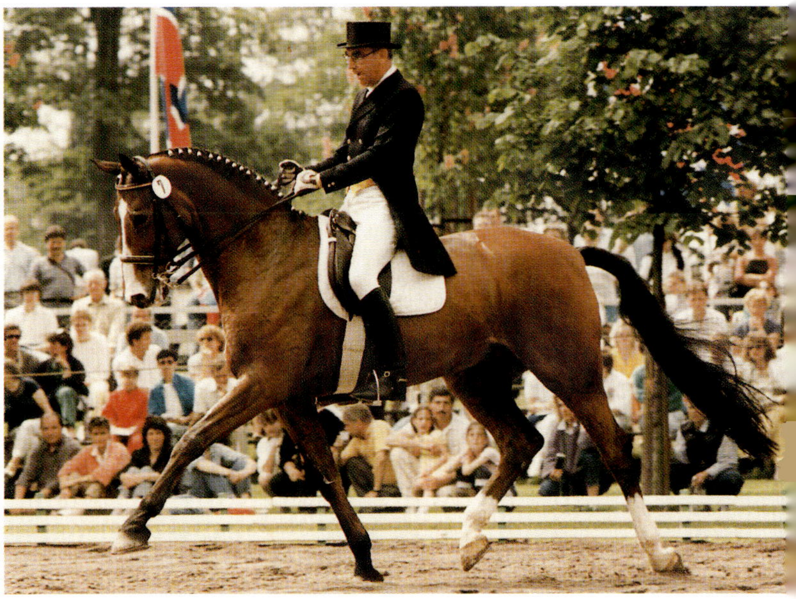

Aus derselben Stutenfamilie des westfälischen Züchters Herbert de Baey (Lemgo) stammen die Spitzen-Dressurpferde Ahlerich (r.), geb. 1971 (v. Angelo xx – Donar), sein Vollbruder Amon, „Rembrandt" (u. l.), geb. 1977 (v. Romadour II – Angelo xx) und Rubinstein (u. r.), geb. 1986 (v. Rosenkavalier – Angelo xx).

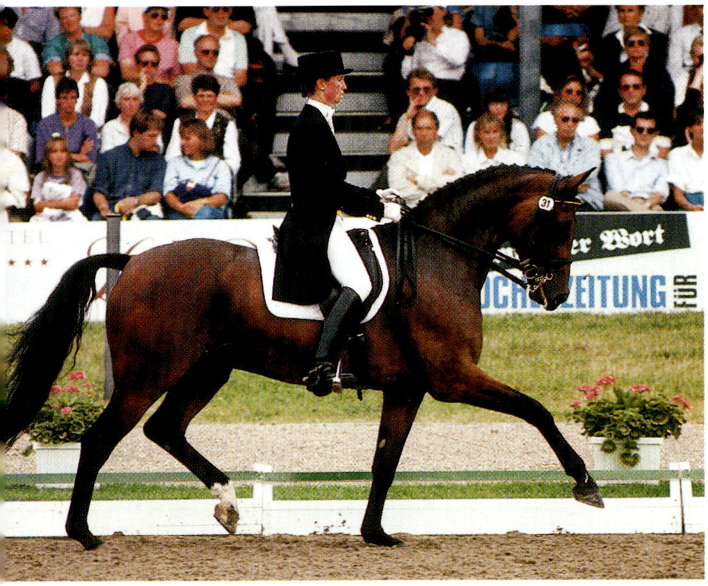

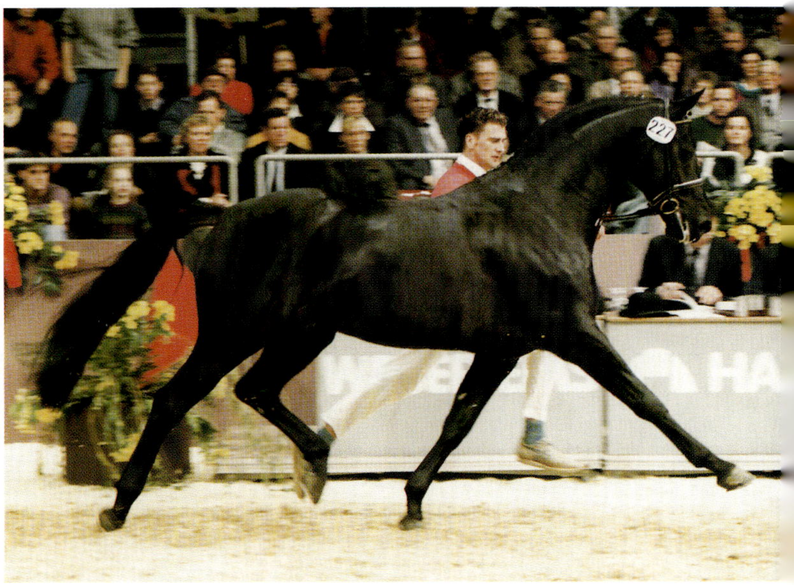

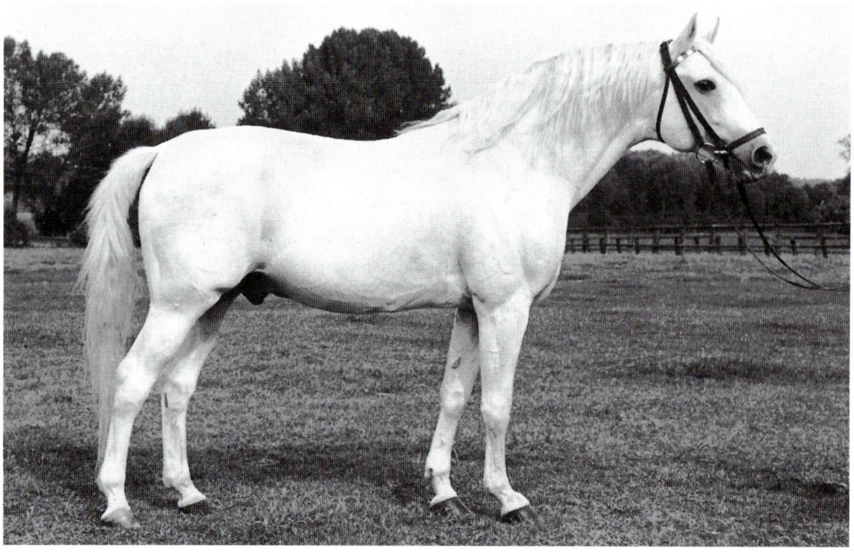

Ramzes AA, geb. 1938 (v. Rittersporn – Shagya): Der bedeutende Linienbegründer des Gestüts Vornholz ist deutlich erkennbar als ein Produkt der polnischen, Gräflich Platerschen Zucht zu Zyberk, die sich als Anglo-Araber durch wenig Adel, vielmehr relative Größe, Knochenstärke und Solidität auszeichneten. Er begründete in Westfalen zwei Hengstlinien, eine Dressurlinie über den Vornholzer Radetzky und eine Springlinie über den Holsteiner Ramiro.

vorwiegend mit Englischen Vollbluthengsten, weniger mit Trakehnern, wie zum Beispiel in Hannover, betrieben, in der klaren Erkenntnis, daß diese seit Jahrhunderten ausschließlich auf Leistung im Galopp unter dem Sattel gezüchtete Rasse am besten geeignet war, der Zucht Leistungsfähigkeit und Härte sowie Reitpferdepoints zu verleihen und die Spuren der Verstärkungsära der Zwischenkriegszeit zu beseitigen, wobei sich schnelle Anfangserfolge einstellten. Der zweite Weg, der wesentlich langwieriger war, hatte jedoch Vorrang. Bei der Selektion „aus sich selbst" traten phänotypische Änderungen weniger deutlich in Erscheinung und die guten Interieureigenschaften blieben erhalten.

Neben den bekannten Hannoverschen Hengstlinien bildeten sich in Westfalen mit Hilfe des Vollbluts einige neue ausgesprochene Leistungslinien heraus, die bestimmt waren, im internationalen Sport eine bedeutende Rolle zu spielen. Unter den Spitzenleistungspferden Westfälischer Abstammung ragen heute im Springsport die Nachkommen der beiden Privatbeschäler *Pluchino xx* (geb. 1949, v. *Niccolo dell'Arca – Holywell*) über seinen Sohn und Enkel, die Privathengste *Perseus* und *Pilatus* und die Urenkel, die Warendorfer Landbeschäler *Pilot* bzw. *Polydor*, und *Papayer xx* (geb. 1954, v. *Persian Gulf – Fairway*) über den Landbeschäler *Paradox I* heraus. Dazu kommt die mit dem polnischen Anglo-Araber *Ramzes*, einem Privatbeschäler *Baron Clemens v. Nagel-Doornicks,* im Gestüt Vornholz begründete Hengstlinie, die auf dem Springsektor über den in Vornholz stationierten, im internationalen Springsport erfolgreichen *Ramzes*-Enkel *Ramiro* (geb. 1965, aus einer ebenfalls sporterprobten Holsteiner Mutter v. *Cottage Son xx – Logenschließer*) zu seinen aus westfälischen Stuten stammenden Söhnen führt. Dieser Zweig der *Ramzes-AA*-Linie findet sich in Westfalen nur in Privathand, ist jedoch sonst über ganz Europa verbreitet.

Auf dem Dressursektor führt in Westfalen ein anderer Zweig der *Ramzes-AA*-Linie, der ebenfalls aus dem Gestüt Vornholz stammt. Er verläuft über (den ebenfalls von Baron Nagel gezüchteten) *Radetzky* (geb. 1951, v. *Ramzes AA – Oxyd*) *– Remus I – Romulus I – Romadour II*. Von den alten Hannoverschen Hengstlinien treten als Leistungsvererber in Springen bzw. Dressur noch heute hervor die Vertreter der D-Linie über *Damhirsch, Dirigent* und *Doktor*; der F-Linie über *Frühling* und der G-Linie über *Grünspecht*.

Eine bedeutende Rolle bei der Entwicklung der westfälischen Reit- und Sportpferdezucht nach dem Zweiten Weltkrieg, aber darüber hinaus ganz Deutschlands, ja Europas, spielte das bereits erwähnte Privatgestüt Vorn-

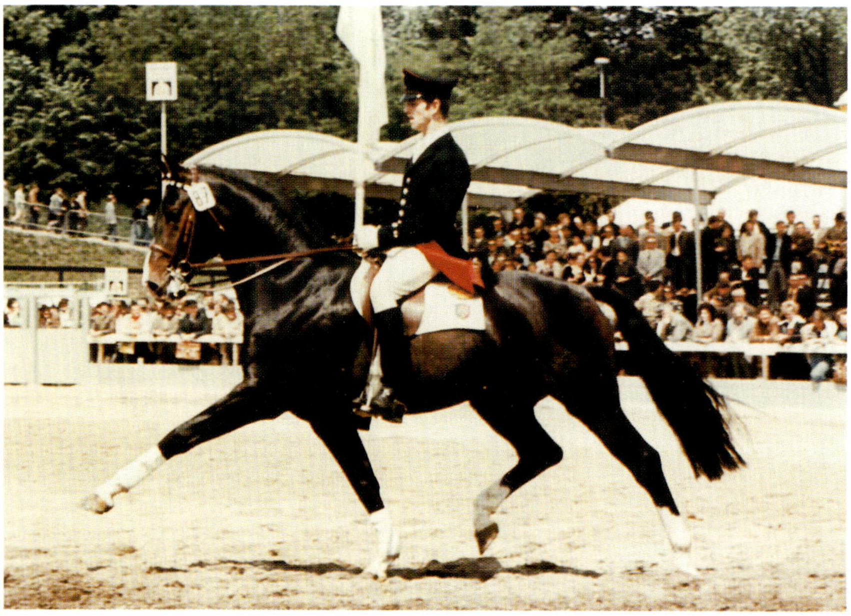

Aus der mit dem Vornholzer Mutterstamm auf ursprünglich Beberbecker Wurzel zurückgehenden Westfälischen Radetzky-Linie stammt auch Romadour II, geb. 1969 (v. Romulus I – Grünfink), der Vater von Rembrandt, dem erfolgreichsten deutschen Dressurpferd aller Zeiten.

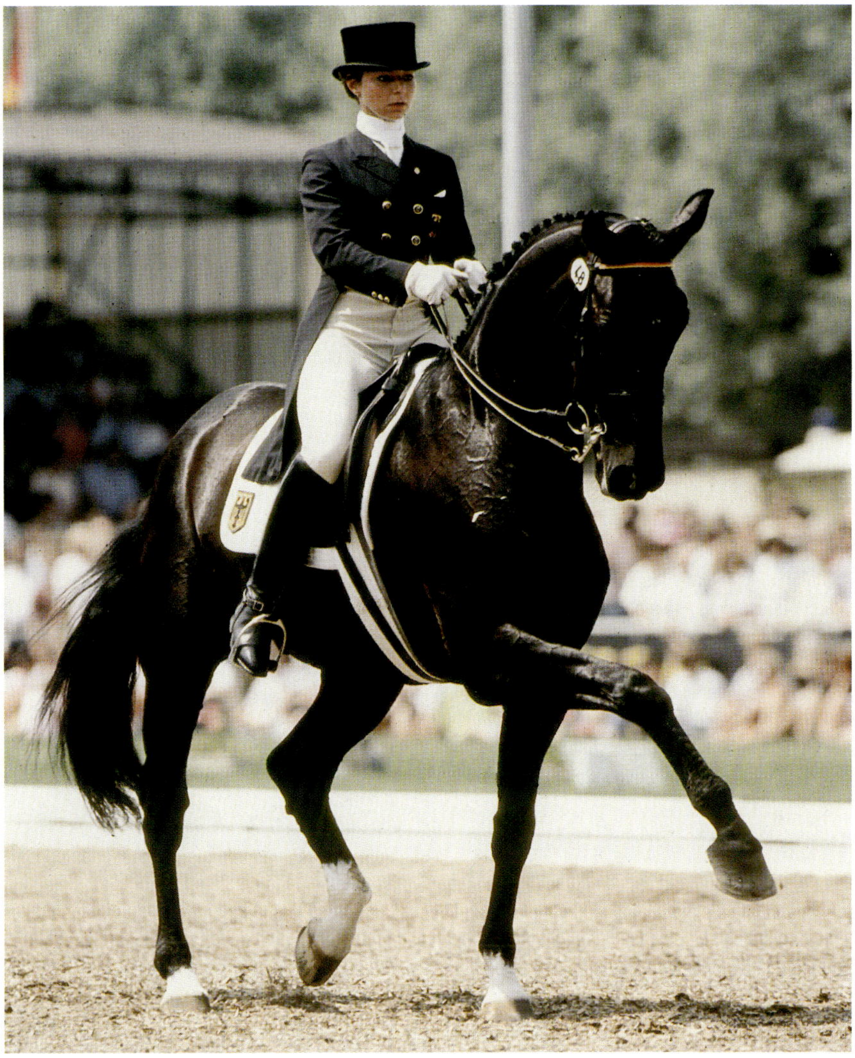

Das Dressurpferd Ganimedes, geb. 1978 (v. Grünhorn III – Fidalgo xx), war unter Monica Theodorescu bei zahlreichen internationalen Meisterschaften erfolgreich.

holz bei Ostenfelde, das von 1937 bis 1977 bestand, und sein Gründer, Besitzer und „Spiritus rector", *Clemens Freiherr v. Nagel-Doornick* (1909–1977), zweifellos die bedeutendste Persönlichkeit, die die Westfälische Zucht je gehabt hat. Vornholz war das erste und einzige Warmblut-Privatgestüt von Rang, das Westfalen je aufwies. Aber seine Ausstrahlung, die Impulse, die von ihm ausgingen, waren ungeheuer weitreichend. Es ist bemerkenswert, daß die drei wichtigsten modernen Leistungslinien der Westfälischen Zucht mit Privathengsten begründet wurden: *Ramzes AA, Papayer xx* und *Pluchino xx*. Unwillkürlich muß man an das Wort des preußischen Oberlandstallmeisters *Georg Grafen Lehndorff* (1833–1914), von 1887 bis 1912 an der Spitze der allmächtigen preußischen Gestütsverwaltung, denken, der schon 1881 in seinem HANDBUCH FÜR PFERDEZÜCHTER (5. Auflage, Berlin 1909) schrieb: „Die staatlichen Landgestüte haben m. E. die Funktion, so lange als Vorbild und Wegbereiter für eine sachgemäße und gedeihliche Pferdezucht zu dienen, bis diese das notwendige Niveau erreicht hat, so daß die Staatshengsthaltung überflüssig wird." Dieser in Widerspruch zu dem „Parkisonschen Gesetz" stehende Satz wurde formuliert auf dem Höhepunkt der Verwendung des Pferdes als unverzichtbares, kriegsentscheidendes Mittel der Landesverteidigung, als unersetzliche Zugkraft in Landwirtschaft, Wirtschaft und Industrie, also lange vor dem Einsetzen der umfassenden Motorisierung Westeuropas in den dreißiger/vierziger Jahren, lange bevor sich irgendein Mensch auch nur hätte träumen lassen, daß das Pferd als Mittel zur Fortbewegung von Menschen und Lasten jemals, und zwar völlig, würde überflüssig werden.

Baron Clemens v. Nagel, der, selbst ehemaliger Kavallerieoffizier, vom Sport kam, wurde als Züchter unser aller Vorbild. Ich hatte das Glück, in den sechziger/siebziger Jahren häufiger sein Gast sein zu dürfen und züchterische Fragen mit ihm zu diskutieren. Nagels Vater war Landstallmeister des Hauptgestüts Beberbeck gewesen, bis zu dessen Auflösung und Verkauf an den polnischen Staat 1929. Er selbst leitete während des Zweiten Weltkrieges und der deutschen Besatzung das polnische Nachfolgegestüt Beberbecks, Racot bei Posen. Nach eigenem Bekunden in dem Vorwort zu dem 1962 veröffentlichten „Stutbuch Vornholz" beabsichtigte er in seinem 1937 auf dem Familiensitz Vornholz bei Ostenfelde gegründeten Gestüt eine „Hochleistungszucht von Sportpferden" zu betreiben. Zunächst war das Zuchtziel ein leistungsstarkes Vollblutpferd für die Jagdrennbahn. Dann, nach Kriegsende begann die Beberbecker Phase. In dieser Zeit züchtete er aus der von dem Beberbecker *Oxyd* a. d. hannoversch gezogenen *Meerfahrt* stammenden *Malta* den Westfälischen Linienbegründer *Radetzky* (geb. 1951) v. *Ramzes AA*.

Ab 1960 setzte in Vornholz die Holsteiner Phase ein, ausgelöst durch die zweimalige Verpachtung von *Ramzes* nach Holstein und dessen dortige überragende Zuchterfolge. Damals wurden in den Stutenbestand insgesamt etwa zwanzig Stuten Holsteiner Blutführung eingereiht. Dazu wurde logischerweise, jedoch zum größten Mißfallen der Westfälischen Zuchtleitung, nach dem Tod von *Ramzes* 1967 sein im Mutterleib in Holstein erworbener Enkel, der spätere „Jahrhunderthengst" *Ramiro*, als Vornholzer Hauptbeschäler aufgestellt. Er entsprach in allem den Vorstellungen des großen Züchters von einem warmblütigen Leistungsvererber. Nagel stand noch in der Tradition der preußischen Gestütsverwaltung und hatte sich sein hippologisches Rüstzeug in geistigem Austausch mit deren großen Persönlichkeiten ge-

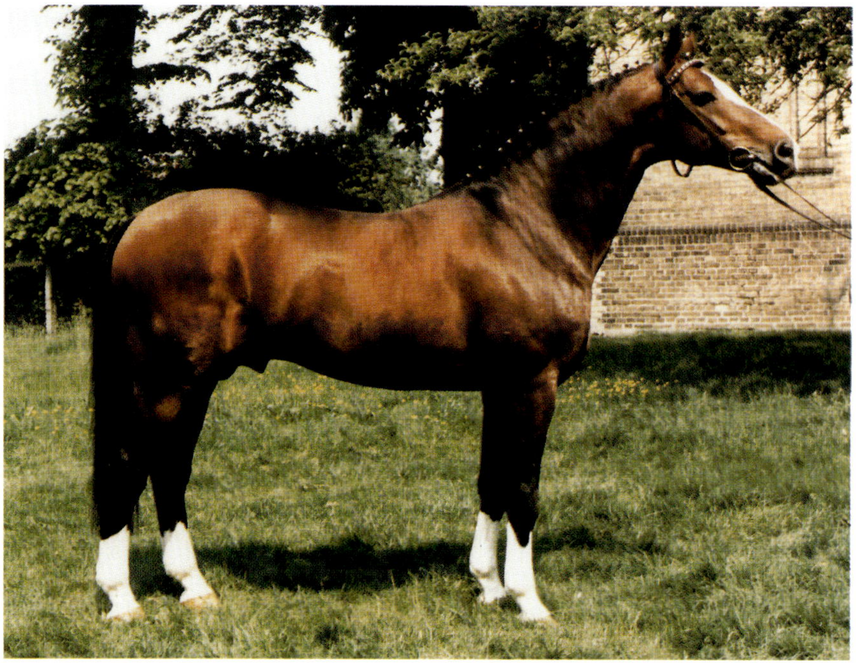

Links: Der Westfälische Spitzenvererber Pilot, geb. 1974 (v. Pilatus – Graphit Hann.), ist mit weit über 3,5 Millionen DM Nachkommengewinnsumme der erfolgreichste Springvererber Westfalens.

Unten: Nicht viel weniger erfolgreich ist der in Westfalen und dem Rheinland eingesetzte Polydor, geb. 1972 (ebenfalls von Pilatus – Frühlicht), mit einer Nachkommengewinnsumme von 3,3 Millionen DM. Pilot und Polydor gehen über Perseus auf die erfolgreiche, mit dem Privathengst Pluchino xx, geb. 1949 (v. Niccolo dell'Arca – Holywell), begründete Westfälische Hengstlinie zurück.

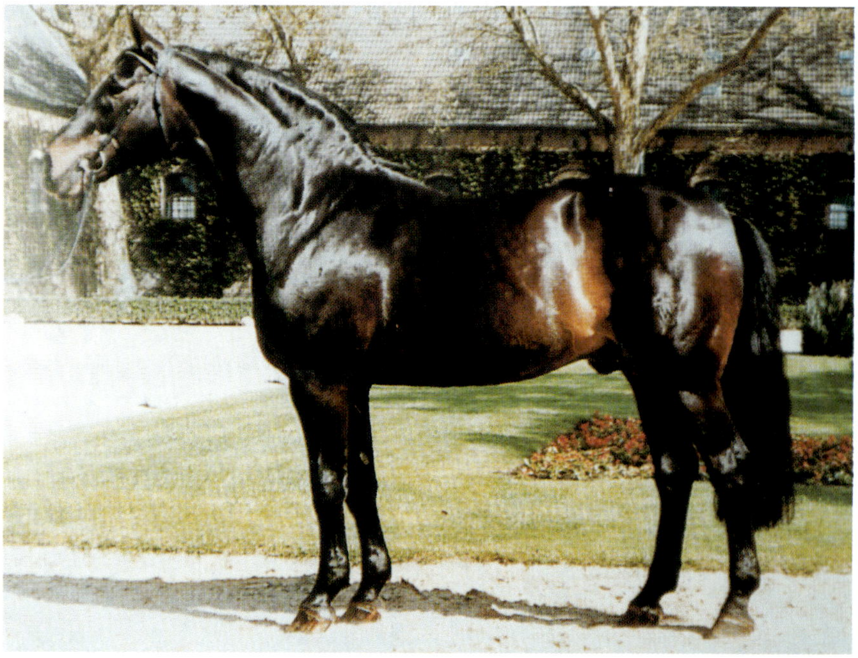

holt, den Landstallmeistern *Graf Siegfried Lehndorff, Graf Kurt Sponeck, Gustav Rau* etc., sowie den westfälischen Zuchtfunktionären der „ersten Stunde" nach dem Zweiten Weltkrieg, dem Tierzuchtdirektor *Fritz Böllhoff* (mit dem ihn eine Beberbecker Vergangenheit verband) und dem Landstallmeister *Konrad Bresges*. Leider war in späteren Jahren Nagels Verhältnis zu den Persönlichkeiten der Westfälischen Zuchtleitung, den Mitgliedern der Körkommission und dem ab 1966 amtierenden Zuchtleiter, *Dr. Ferdinand Dohmen*, einem Gegner der privaten Hengsthaltung, gespannt. Auch das Verhältnis zu dem seit 1966 Warendorf leitenden Landstallmeister *Dr. Gerd Lehmann* war bestenfalls „lauwarm". Mit der Zuchtleitung, vor allem mit Dohmen, kam es über *Ramiro* zu unerquicklichen Reibereien. Schließlich ließ Nagel seine in Westfalen geborenen Zuchtprodukte Holsteinisch brennen. Da auch der Landstallmeister die private Konkurrenz nicht goutierte, dürfte hier wohl der Hauptgrund zu suchen sein, weshalb der Spitzenvererber *Ramiro* bis heute zwar in ganz Europa seine Spuren hinterlassen hat, es auch einige Privathengste aus seiner Linie in Westfalen gibt, aber kein einziger seiner Nachkommen den Weg ins Landgestüt Warendorf gefunden hat.

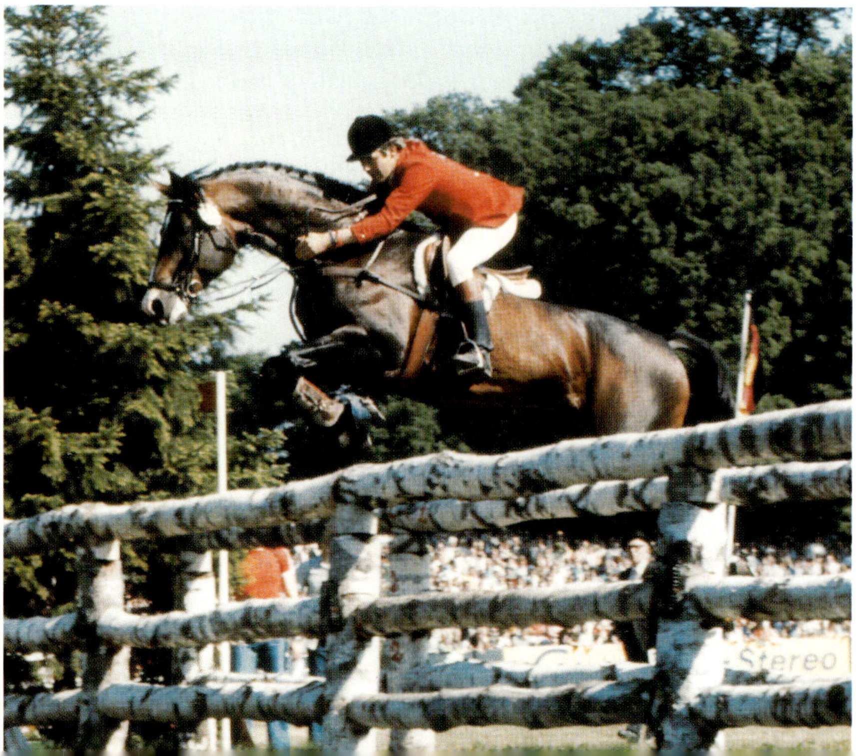

Ramiro unter Fritz Ligges

SENNER

TYP, INTERIEUR, VERWENDUNG:
Über viele Jahrhunderte galt die Senner-Zucht als eine der besten Reitpferdezuchten Deutschlands. Der heutige Senner ist ein edles, mittelgroßes, gängiges, im betont Anglo-Arabischen Typ stehendes Pferd, das sich durch Reitpferdepoints, Eleganz, Ausdauer, Zähigkeit und hohe Leistungsbereitschaft sowie Futterdankbarkeit und Genügsamkeit auszeichnet. Er eignet sich vorzüglich als Sportpferd für alle Disziplinen, vor allem für Springen und Military, und auch als Freizeitpferd. Er ist recht spätreif, dabei langlebig und fruchtbar und von unverwüstlicher Gesundheit. Sein Charakter ist umgänglich und freundlich, sein Temperament lebhaft, gelegentlich etwas heiß.

EXTERIEUR:
Das Exterieur des Senners ist deutlich vom Anglo-Araber geprägt. Die Konturen werden von langen Linien begrenzt. Der Kopf ist edel, trocken, ausdrucksvoll mit großen, lebhaften Augen. Das Profil ist gerade bis konkav, der Hals von mittlerer Länge mit leichtem Genick. Der ausgeprägte Widerrist bietet eine gute Sattellage, obgleich die Schulter gelegentlich etwas knapp sein kann. Das Fundament ist trocken, klar und hart, vorn manchmal etwas zehenweit gestellt. Auffallend sind die kleinen, außerordentlich harten, zähen Hufe.

Vorzugsweise finden sich Braune und Schimmel, seltener Füchse. Einige Senner weisen noch den entlang der Rückenlinie verlaufenden „Aalstrich" sowie, vor allem im Fohlenhaar (Lanugo), eine Zebrierung an den Unterarmen auf – Erbteil des tarpanähnlichen Wildbahnpferdes, aus dem die Rasse einst hervorgegangen ist. Die Widerristhöhe variiert von 158 bis 164 cm Stockmaß.

MECHANIK:
Die noch bei *Fröhlich-Schwarznecker* in LEHRBUCH DER PFERDEZUCHT (Berlin 1926) angegebenen etwas eiligen, kurzen Bewegungen sind heute durch einen fördernden, energischen, modernen Reitpferdebewegungsablauf in allen drei Gangarten abgelöst worden. Das Springvermögen gilt als überdurchschnittlich.

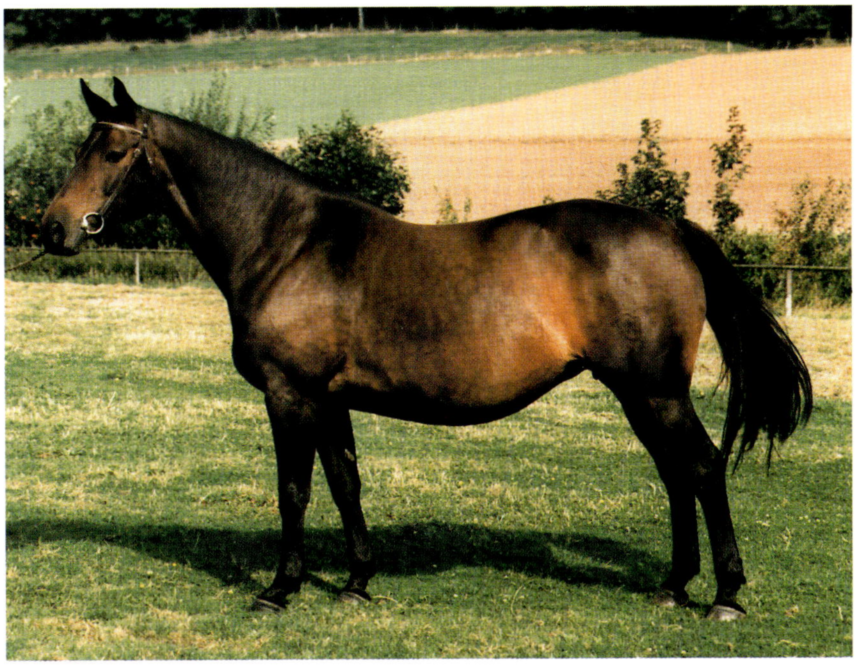

Hochtragende Senner-Stute aus dem Sennergestüt Spiekerhof am Teutoburger Wald

ZUCHT:
Die Senner-Zucht bestand ursprünglich in einem halbwilden Gestüt in der Senne, einem weiträumigen Heidegebiet an den Quellen von Ems und Lippe, bei dem lippeschen Jagdschloß Lopshorn, am südwestlichen Hang des Teutoburger Waldes im Fürstentum Lippe-Detmold (heute zu Westfalen gehörig).

Seit 1976 besteht in Wieklinghausen das Senner-Gestüt Spiekerhof der Familie *Lackner*, in dem die größere Zahl der noch existierenden Senner-Population von etwa 30 bis 40 Zuchtpferden konzentriert ist. Seit 1996 werden die Senner, nach der Einrichtung eines eigenen Gestütbuchs beim Westfälischen Pferdestammbuch (Münster), wieder als eigenständige Rasse geführt

GESCHICHTE:
Bei *Hans Peter Lampe* lesen wir in seiner Arbeit WILDPFERDE IN WESTFALEN (Recklinghausen 1977) über das Senner-Gestüt: „Eine alte Volkserzählung des ostwestfälischen Raumes führt den Beginn der wohl ältesten Zuchtstätte und Zuchtrasse Westfalens auf die „Hermannsschlacht" im Teutoburger Wald (9 n. Chr.) zurück. Man erzählte sich nämlich, daß die dort erbeuteten römischen Pferde der Grundstock gewesen seien für die Zucht der später so berühmten Sennerpferde ... Die Senner seien also nicht ein bodenständiges Zuchtprodukt gewesen."

Seit dem 8. Jahrhundert gibt es Nachrichten über Pferdezucht im sächsischen Stammesgebiet, zu dem auch das Lipper Land gehörte. Seit dem 10. Jahrhundert war das Gebiet der Senne im Besitz der Herren zur Lippe. Die erste urkundliche Erwähnung einer Pferdezucht im Ösning (Teil des Teutoburger Waldes) und der Senne geschah, als 1160 *Bischof Bernhard von Paderborn* dem Abt des neuerbauten Klosters Hardeshausen umfangreiche Liegenschaften bei Veldrom und den dritten Teil seiner ungezähmten Stuten (equae indomitae) überließ. Diese Ausdrucksweise deutet auf den halbwilden Charakter der Zucht, wie sie noch mehrere Jahrhunderte weiterhin durchgeführt wurde. Das Wort „wild" bezieht sich auf die Stutenherde, die das ganze Jahr über, Sommer wie Winter, im Freien, in der Senne lebte, nur von wenigen berittenen Hirten betreut.

Die genaue Lage des ursprünglichen Senner-Gestütshofes ist ungewiß. Da wesentliche Baulichkeiten während des Mittelalters nicht benötigt wurden, nimmt das nicht wunder. Für Musterungen der „Senner vom Holze", so genannt wegen ihres ganzjährigen Aufenthaltes im Wald, oder „Kron-Senner" wegen ihres Brandes mit der lippischen Rose mit Krone darüber, genügte ein einfacher, eingefriedigter Kamp.

Eine zusammenfassende Einfriedigung (wie etwa der „Mauerpark" an der Sababurg) des Sennegebietes gab es nicht, dazu wäre das Areal viel zu groß gewesen. Anfangs scheint man es wohl den angrenzenden Dorfschaften überlassen zu haben, ihre Felder mittels sogenannten „Landwehren" (in früheren Zeiten Erdwälle und Gräben, mit denen Land- beziehungsweise Flurgrenzen gesichert wurden) zu schützen. Ihre Spuren lassen sich bis heute vielerorts feststellen. Dorfnamenendungen auf -hagen (= eingehegt, eingefriedigt) künden davon.

Die Hengste standen im Marstall der Landesherren. Zur Deckzeit wurden entweder die Stuten eingefangen; oder es wurden einige Hengste mit der Stutenherde laufen gelassen. Die Stuten selbst wurden niemals geritten oder sonst zur Arbeit verwendet. Daher zeigten sie deutliche Wildtiereigenschaften. Sie waren außerordentlich scheu und, wenn in Bedrängnis, aggressiv und bösartig.

Das Gebiet der Senne bot besonders günstige Voraussetzungen für ein Wildgestüt: Das weiträumige Gelände war hügelig, der Boden teils kalkhaltig, wenig geeignet für den Ackerbau. Wasserstellen waren selten. Die Pferde mußten weite Wege zur Tränke zurücklegen, was neben den ohnehin rauhen Lebensbedingungen ebenfalls zu einer natürlichen Abhärtung und Auslese beitrug. Der ständige Weidegang brachte den Vorteil mit sich, daß die Pferde selbst für ihren Unterhalt sorgten, also nichts kosteten. Wie hoch die Senner während des Mittelalters eingeschätzt wurden, geht aus den Bestimmungen des „Westfälischen Landfriedens" von 1371 hervor, in dem es heißt, daß die „wilden" Pferde „sicher" sein sollten. Ihr Diebstahl oder Raub stand unter besonders schwerer Strafe.

Der Senner war niemals eine „reine" Rasse. „Es handelte sich um eine ‚Typzucht'", wie *Mathias Vogt* in einem Aufsatz unter dem Titel GENÜGSAME PFERDE MIT JAHRHUNDERTEALTER, FÜRSTLICHER TRADITION in der Zeitschrift „Rund ums Pferd" (Dummersdorf 10/94) schreibt, „die auf bestimmten Stutenlinien basiert, wobei die Vererbung von Exterieur und Interieur im Wesentlichen auf der Erbkraft der mütterlichen Seite beruht."

Die Senne bildete eins der Wildbahngestüte, deren es im westfälischen Raum eine ganze Reihe gab. Von ihnen ist heute nur noch das im Merfelder Bruch bei Dülmen erhalten. Ihr Charakteristikum bestand darin, daß man grundsätzlich keine fremdblütigen Mutterstuten einrangierte, sondern immer mit dem vorhandenen Mutterstamm weiterzüchtete. Ein Einsatz von Fremdblut erfolgte nur über die Beschäler. Von den Herren zur Lippe wird berichtet, daß sie aus den Kreuzzügen (Ende des 11. bis Ende des 13. Jahrhunderts) besonders wertvolle orientalische Hengste mitgebracht hätten.

1493 ließ *Gräfin Anna zur Lippe* die „wilden" Pferde zählen und nach Jahrgängen zusammenstellen. Damals betrug der Bestand 60 Stück. In seinem letzten Willen gedachte um 1500 *Graf Bernhard VII.* auch seines Gestüts und bestimmte, daß es von seinen Söhnen nicht aufgeteilt werden dürfe. 1541 wurde erstmals der Name „Senner" in einem Brief des *Adrian von Zerssen* erwähnt. In den folgenden Jahren mehrten sich die Nachrichten über die Senner-Zucht als vorzüglicher „Streitrosse" im Zusammenhang mit – politisch motivierten – Schenkungen von Pferden an zahlreiche hochgestellte Persönlichkeiten. Um 1600 hatte der Bestand zeitweilig eine Zahl von bis zu 200 Mutterstuten erreicht. In jener Zeit spielten Pferde eine bedeutende Rolle in Form von Staatsgeschenken und die Herren zur Lippe machten ausgiebig davon Gebrauch.

Während des Dreißigjährigen Krieges wurde die Senner-Zucht arg dezimiert durch Plünderungen durchziehender Truppen. *Graf Simon VII.* klagt 1625, daß der Lippische Marstall durch den Krieg ruiniert sei. Und sein Sohn schreibt 1632, daß seine „wilde" Stuterey auf der Senne (hier taucht die Bezeichnung „wild" zum letzten Mal nach längerer Unterbrechung wieder auf) durch kriegerische Räubereien größtenteils entführt worden sei.

Nach dem Friedensschluß von Münster und Osnabrück (1648) bemühte man sich sehr um einen raschen Wiederaufbau des Gestüts. Ausweislich eines Protokolls von 1675 hatte der Bestand wieder 50 Köpfe erreicht. 1657 ließ der damals regierende *Graf Herrmann Adolph* das Gestüt wieder instandsetzen. Im selben Jahr soll am Rande der Senne ein Jagdhaus errichtet worden sein. 1680 wurden dann die Gebäude auf Anordnung des *Grafen Simon Heinrich* (1666–1697) von dem Doneper Teich nach Lopehorn, zwischen Detmold und Augustdorf, im Norden der Senne verlegt. Hier wurde das Jagdschloß Lopshorn errichtet. Hier gruben Harzer Bergleute auch den berühmten Lopshorner Brunnen, der ursprünglich 60 Fuß (18 m) tief, später noch einmal um das Doppelte vertieft wurde. Kurz nach dem Dreißigjährigen Krieg hatte der regierende Graf den Landständen die Einrichtung einer Landbeschälung vorgeschlagen. Daraufhin errichteten die Stände einen Stall für 16 Landbeschäler und bewilligten auf 15 Jahre 2000 Taler jährlich für deren Unterhalt.

Die ersten noch vorhandenen Pferderegister des Senner-Gestüts gehen bis auf das Jahr 1706 zurück. Ältere Unterlagen sind leider durch Kriegseinwirkungen vernichtet worden. Ab 1713 gibt es genauere Angaben über den Bestand. Das Hengstregister I von 1713 bis 1747 enthält erste Eintragungen über die verwendeten Beschäler. 1720 waren 120 Zuchtstuten vorhanden. Die Zahl der Beschäler schwankte zwischen 7 und 13 Hengsten. Um 1740 waren es 130 bis 140 Mutterstuten und 12 Beschäler. Das Schloß Lopshorn wurde 1685 fertig, die übrige Schloß- und Gestütsanlage erst endgültig um 1715.

Wie in Fredriksborg, Kladrub, Li-

Senner um etwa 1840/50, aus Zürn, „Das Pferd und seine Rassen“ (Leipzig 1902)

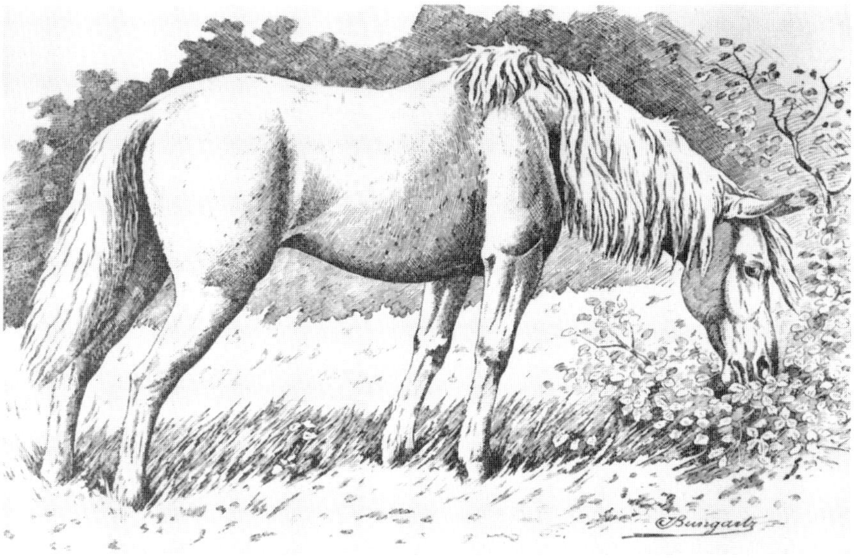

pizza oder Memsen und anderen Hofgestüten wurde auch in Lopshorn im 17./18. Jahrhundert ein Pferd spanischen Typs angestrebt mit hohem Aufsatz, Kniebug und exotischen Farben. Vier Stuten begründeten zwischen 1725 und 1733 die vier später den Gestütsbestand ausmachenden Stutenlinien: *David* (geb. 1725), *Stallmeister* (geb. 1726), *Exterde* (geb. 1731) und *Dohna* (geb. 1733). Die Linie *Exterde* war im 19. Jahrhundert die meist verbreitete, starb jedoch schon 1890 mit der Stute *Freya* aus. Die *Stallmeister*-Linie erlosch 1927 mit der Stute *Panama*. Die Stute *David* ist die Stammmutter aller heute noch lebenden Senner. Der letzte Vertreter der *Dohna*-Linie war der an der Tierärztlichen Hochschule zu Utrecht gezogene Hengst *Marius* (v. d. Berberhengst *Omar* a. d. *Maja* v. *Mandub ox* a. d. *Vedette*). Insgesamt ist es interessant, daß sich über die Jahrhunderte niemals eine Hengstlinie länger als drei Generationen zu halten vermochte. Die Kontinuität der Zucht wurde demnach ausschließlich durch die Stutenstämme gesichert.

Aus dem Jahre 1747 gibt es einen sehr interessanten Bericht des damals sehr bekannten *Stallmeisters Zehentner* über das Senner-Gestüt, indem er die seit Jahrhunderten unveränderte Herdenhaltung im Freien und die knappe Haltung beschreibt, daß nur in sehr strengen Wintern ein wenig Heu zugefüttert werde.

Der im Jahre 1748 die Regierung antretende *Graf Simon August* tat im Laufe seiner langen Regierungszeit bis 1782 sehr viel für das Gestüt. Wie die meisten Pferdezuchten des 17./18. Jahrhunderts war auch das Senner-Gestüt nicht von gewissen Modeströmungen verschont geblieben und weniger auf Brauchbarkeit und Gesundheit ausgerichtet worden. Hier jedoch griff nun der Graf ein, indem er genaue Richtlinien für die Beurteilung der Zuchttauglichkeit von Hengsten und Stuten erließ. Alle mit Mängeln behafteten und alle Scheckstuten wurden gnadenlos ausrangiert.

Von 1768 bis 1774 leitete der bedeutende Hippologe *J. G. Prizelius* als Stallmeister das Gestüt zu Lopshorn, der 1771 eine „Beschreibung des so bekannten Senner-Gestütes in der Grafschaft Lippe“ verfaßte, in der er zahlreiche wertvolle Hinweise und Verbesserungsvorschläge für den Gestütsbetrieb machte.

Schon *Zehentner* hatte darauf hingewiesen, daß in den Wintermonaten im Walde viele Verluste einträten, vor allem, weil so manches Fohlen hinwegstarb und die Stuten wegen Mangel an Nahrung verfohlten. Im Winter hielten sich die Stuten vorwiegend in der mehr oder weniger freien, baumlosen Senne auf und ernährten sich von Heidekraut. In dieser Jahreszeit, schreibt *Prizelius* (a. a. O.), wurden die Stuten so mager, „daß ein jeder, dem diese Pferde unbekannt sind, sie für die elendesten Tiere hält“.

In SENNER-GESTÜT SPIEKERHOF schreibt *Karl-Ludwig Lackner* 1977 (unveröffentlicht): „Trotzdem wurden die Pferde nur dann im Gestüt aufgestallt und zugefüttert, wenn sie das hoch vom Schnee bedeckte Heidekraut nicht mehr freischarren konnten. Diese harte Aufzucht sorgte für eine natürliche Auslese alles Kranken und Schwachen. Fast jedes Jahr fielen einige Pferde der Härte des Winters zum Opfer. Im Winter 1719/20 waren die Verluste besonders hoch. Von 146 Stuten und Fohlen starben 48, darunter 26 Mutterstuten. Auch im Winter 1739/40 hatte das Gestüt erhebliche Verluste. Im Gestütsregister wird erwähnt, daß allein 19 Stuten ‚im Walde tot aufgefunden wurden‘.“

1772 setzte *Prizelius* den ersten Beschäler Arabischer Abstammung, *Petit Maitre* (Hengstregister II, Nr. 23), ein. Der Hengst *Lothario* (Hengstregister II, Nr. 44) war im Jahre 1794 der erste Vertreter der englischen „Courser“ Rasse (also Vollblut), der in Lopshorn zum Einsatz kam.

Wie *H. P. Lampe* (a. a. O.) schreibt, stammen von *Zehentner* und *Prizelius* genaue Beschreibungen der Senner Pferde des 18. Jahrhunderts: „Diese seien etwas über mittelgroß, mit feinem Kopf, oft mit leichter Ramsnase. Der Hals sei wohlgeformt und lang, Kruppe und Brust ohne Tadel, die Schultern leicht und beweglich, der Rücken sei gerade und sehr kräftig. Mähnen und Schweife lang, Beine stark und trocken. ‚Kurz, den größten Haufen kann man schön, die wenigsten mittelmäßig, alle aber gut nennen‘.“

Die Jährlinge erhielten als Kennzeichnung den Brand der lippischen Rose mit der Krone (daher Kron-Senner) und den Initialen des jeweils regierenden Herrschers auf dem rechten Hinterschenkel. Die Hengstabsetzer wurden auf den Weserweiden bei Schloß Vahrenholz aufgezogen. Die Selektion der Senner Beschäler erfolgte im Detmolder Marstall im Rahmen ihrer täglichen Arbeit unter dem Sattel oder im Geschirr. Vor allem die Bewährung bei den ausgedehnten Jagden hinter der Meute war ein vorzügliches Selektionskriterium. Neben selbstgezogenen Hengsten wurden im Gestüt in der Senne ständig fremde Hengste benutzt, so zu Beginn des 18. Jahrhunderts die „Dänen" *Veinquer, Royal Danois* etc. (Frederiksborger oder Holsteiner?), die als stark und arabisch geprägt beschrieben wurden. Nach ihnen kamen die englischen „Courser" *Royal III, Romulus* etc. In den Napoleonischen Kriegen erwarben sich die Senner Pferde einen ausgezeichneten Ruf bezüglich Ausdauer und Leistungsbereitschaft. Züchterisch wurde der Zeitraum zwischen 1800 und 1840 durch eine starke Inzucht auf den Anglo-Araber *Nessus* (Hengstregister II, Nr. 58 – geb. 1801 v. *Neschty Or. Ar.* a. d. *Rachel xx*) geprägt, der der in jener Zeit berühmten Anglo-Araber-Zucht des „Friedrich-Wilhelm"-Gestütes in Neustadt a. d. Dosse entstammte.

Ab 1825 kam das Senner-Gestüt noch einmal zu hoher Blüte. Ab 1839 wurde in Lopshorn neben der Senner-Zucht auch eine Vollblutzucht aufgebaut. Gleichzeitig folgte man dem damaligen allgemeinen Trend zu einem vermehrten Vollbluteinsatz auch in der Senner-Zucht. Im Gründungsjahr der Vollblutzucht in der Senne gelang es dem damaligen *Stallmeister Knoch* aus der berühmten Zucht des *Grafen Hahn* (Basedow in Mecklenburg) mit *Mozart xx* (geb. 1834, v. *Figaro* a. d. *Georgine*) den schnellsten Vollbluthengst des Kontinents zu erwerben. 1844 folgte *Brother to Rostrum xx* 5 (geb. 1838, v. *Glaucus* a. d. *Rosalie*), gezogen von Lord Bruce in England, dessen Sohn *Menkes Senner* (aus einer Senner-Stute) in der Oldenburger-Zucht eine bedeutende Hengstlinie begründen konnte.

Noch um 1830 hatte das Lippische Landgestüt 18 Beschäler. Doch ab der Mitte des Jahrhunderts begann ein Niedergang der Lippischen Pferdezucht einzusetzen. So schreibt *Vogt* (a. a. O.): „Während in anderen Ländern des damaligen Deutschen Bundes der Aufschwung der Landgestüte begann, wurde das Lippische Landgestüt 1863 aufgelöst." Das läßt sich nur aus der besonderen Ausrichtung der Senner-Zucht erklären. In Lopshorn hatte stets die Bereitstellung von Pferden für den Marstall zu Detmold Vorrang, die Verbesserung der Landeszucht war zweitrangig. Mit dem Einsetzen der landwirtschaftlichen Revolution, Aufgabe der Dreifelderwirtschaft, Einführung des Hackfruchtbaus und der dafür notwendigen Tiefkultur und in ihrer Folge schwererer Ackergeräte stellte sich der Senner als zu leicht und zu temperamentvoll für die veränderten Rahmenbedingungen der landwirtschaftlichen Arbeit heraus. Auch die Aufstellung von Percheron-Hengsten für die Landeszucht ab 1851 konnte den Niedergang des Landgestüts nicht mehr verhindern.

Fürst Woldemar, der 1876 nach dem Tode seines Bruders die Regierung des Fürstentums übernahm, wandte sich von der bisherigen Edelzucht ab, indem er die Benutzung des Vollbluts erheblich einschränkte. Er verkaufte einen größeren Teil der edlen Stuten und stellte dafür einige schwere Cleveland Bay- und Mecklenburger-Stuten ein. Überhaupt wurde der Zuchtbetrieb erheblich eingeschränkt, da die Neigung des Fürsten mehr der Rotwildjagd als der Pferdezucht galt. Die Waldweide wurde fast völlig aufgegeben. Von den verkauften Stuten kamen 16 in das Gestüt Beberbeck bei Hofgeismar in Hessen, das von der preußischen Gestütsverwaltung zum Hauptgestüt ausgebaut wurde. Im sogenannten Mauerpark der Sababurg fanden die Senner Pferde ähnliche Lebensbedingungen wie in ihrer Heimat vor und verhalfen dem Gestüt in kürzester Zeit zu höchster Blüte. Von Beberbeck aus erlangte das Senner-Blut bedeutenden Einfluß auf die Trakehner, Hannoversche und Westfälische Zucht, nach dem Verkauf Beberbecks an den polnischen Staat 1926 auch auf die Zucht des Hauptgestüts Racot bei Posen.

Die schweren Stuten wurden ein Mißerfolg. Sie konnten sich in der Senne nicht akklimatisieren. Sie wurden nicht in den Herdenverband aufgenommen. Sie waren nicht fruchtbar, so daß sie nach kurzer Zeit wieder entfernt werden mußten. Nach zehnjähriger Pause wurde noch einmal der Versuch gemacht, das Senner-Gestüt in seiner alten Form wieder aufleben zu lassen. Man bemühte sich sogar, einige Stuten mit Senner-Blut zurückzukaufen. Auch die Waldweide wurde wieder eingeführt. Doch wurde dieser Versuch nach kurzer Zeit wieder aufgegeben. Gegen Ende des Jahrhunderts versuchte man die Verstärkung mit Hilfe der englischen Halbbluthengste *Quack, Ivanhoe* und *Kildare*.

Seit Anfang des 20. Jahrhunderts kam es dann wieder zu einer deutlichen Hinwendung zum Arabischen, Anglo-Arabischen Voll- und Halbblut und zum Englischen Vollblut. Neben dem aus dem Königlich-Württembergischen Hofgestüt Weil stammenden *Zend ox* (v. *Zaid* a. d. *Jara*) kamen der Holsteiner *Tizian* (geb. 1904, v. *Amurath Ar. – Achill – Fritz*) und der Vollblüter *Eastchap* zum Einsatz.

Nach dem Ende des Ersten Weltkriegs fiel mit der Enteignung des Lippischen Fürstenhauses das Gestüt Lopshorn an den Freistaat Lippe-Detmold, der es an den Verband Lippischer Pferdezüchter verpachtete. Ein Großteil der Pferde wurde verkauft. Jedoch wurde die Fortführung der Senner-Zucht mit einem Mindestbestand von zehn Pferden zur Auflage gemacht. Bis 1935 verwendete man vor allem die Vollbluthengste *Lüderbach, Chamisso* und *Punkt* (alle Warendorf) und *Onkel Ludwig* (Ravensberg).

Nachdem sich das Land Lippe nicht mehr in der Lage sah, das Gestüt finanziell weiter zu unterstützen und eine Übernahme durch die preußische Gestütsverwaltung abgelehnt worden war, wurde, trotz Einspruchs so bedeutender Hippologen wie Oberlandstallmeister *Dr. Gustav Rau*, auf Anordnung des Nationalsozialistischen Reichsnährstandes (Landwirtschaftsministerium) im Februar 1935 die Senner-Zucht in einer letzten Auktion in Lopshorn aufgelöst. Rau schrieb damals an die Lippische Landesregierung und machte sie auf den „unersetzlichen Verlust" aufmerksam, „den die Deutsche Warm-

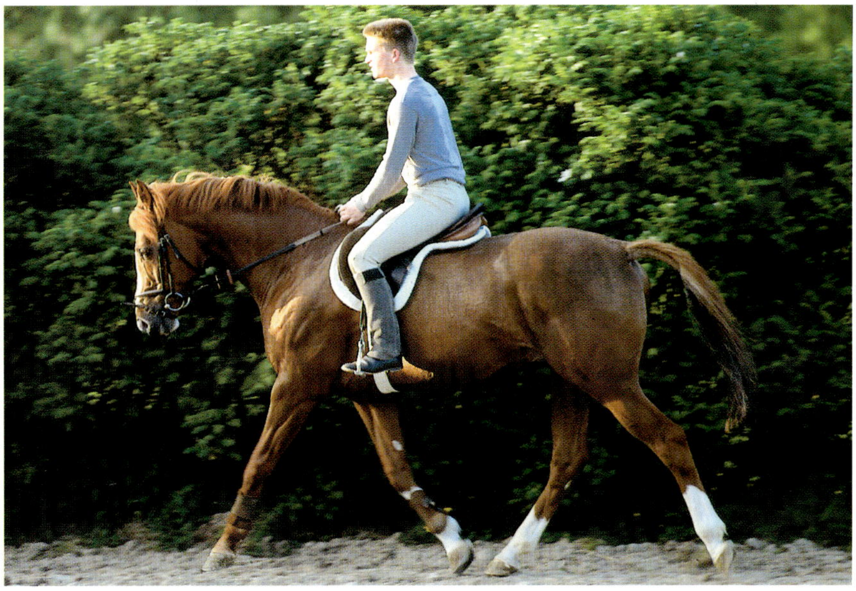

Senner unter dem Sattel

blutzucht durch das Aufhören einer ihrer ältesten Kulturstätten erleiden würde". Dennoch wurden die letzten 16 Senner, 13 Mutterstuten und Jungstuten und drei Hengste verkauft, ausnahmslos an Besitzer im Lipper Land.

Daß es die Senner bis heute immer noch gibt, ist vor allem einer niederländischen Privatzüchterin zu verdanken, *Julie Marie Immink*, die 1935 anhand einer noch vorhandenen Verkaufsliste den Verbleib der Stuten aufspürte und nach und nach einen Teil von ihnen wieder zurückkaufen konnte. Durch Entgegenkommen des Fürsten zur Lippe konnte sie die leerstehenden Gestütsstallungen in Lopshorn beziehen und nach Einzäunung der zugehörigen Weiden den Gestütsbetrieb wieder aufnehmen. Durch Vermittlung des Landstallmeisters *Reuter* vom Holsteiner Landgestüt Traventhal konnte sie aus dem Bestand des Landgestüts Osnabrück den Beschäler *Mandub ox* (gez. 1932 vom Prinzen Odescalchi, Innocenzhof bei Ilok, Jugoslavien, v. *Koheilan IV-3* a. d. *Makame* v. *Kadi*) erwerben. Nachdem es Frau Immink durch Eingaben gelungen war, die Pferde vor dem Kriegsdienst zu bewahren, gestaltete sich im letzten Kriegsjahr die Futterbeschaffung immer schwieriger.

Nach dem Zusammenbruch und dem Einmarsch der Amerikaner drohten in den Nachkriegswirren dem einsam gelegenen Gestüt durch im Wald umherstreifende freigelassene Kriegsgefangene größte Gefahren. Im Sommer 1945 mußte Frau Immink nach Plünderung und Brandschatzung von Schloß und Gestüt Lopshorn fluchtartig mit ihren Pferden verlassen. Im Frühjahr 1946 machte sie noch einmal den Versuch eines Neuanfangs auf dem Schapeler in der Stapellager Senne, einem reinen Heidegebiet. Jedoch verhungerten ihr hier wegen Futtermangels in dem harten Winter 1946/47 drei Stuten und ein Fohlen. Erst eine Futterlieferung der britischen Besatzungstruppen rettete den restlichen Bestand. Nach diesem Rückschlag entschloß sie sich endgültig, das Gestüt aufzulösen, um die noch übrigen Pferde vor dem Untergang zu retten.

Nach *Vogt* (a. a. O.) wurde „in den fünfziger/sechziger Jahren die Erhaltungszucht in Beständen in Holland (Tierärztliche Hochschule Utrecht), Lemgo (Lüpke) und Lage (Offenhausen) fortgeführt . . ." Ab Ende der sechziger Jahre vergrößerte sich der Kreis der Senner-Pferdezüchter allmählich. 1976 begann *Karl-Ludwig Lackner* den Wiederaufbau der Zucht auf dem Spiekerhof mit den Stuten *Indra* und *Norma*. Nach intensiver Suche hatte er in Rheinland-Pfalz bei dem damaligen Kreistierzuchtinspektor und Privathengsthalter *Theo Genn*, Sobernheim, eine auf Senner Grundlage gezüchtete Stute, *Norma* (geb. 1971, v. *Colorado Holst.* a. d. *Alkmene* v. *Ramzes Anglo-Araber* a. d. *Ingrid* v. *Onkel Ludwig xx* a. d. *Ingeborg* v. *Tizian Holst.*) erwerben können. Die Stute *Indra* (geb. 1958 v. *Felsen I* a. d. *Columbine* v. *Mandub ox* a. d. *Usa* v. *Luderbach xx* a. d. *Ingeborg* v. *Tizian Holst.*) wurde Lackner von dem Ehepaar Lüpke in Lemgo zur Verfügung gestellt.

Vogt schreibt (a. a. O.): „In der Senner Zucht wird, wie in den vergangenen Jahrhunderten, auf Anglo-Araber und Englische Vollblüter als Beschäler zurückgegriffen. Die 26 vorhandenen Senner, die mit dem alten Brandzeichen (der lippischen Rose, Anm. d. Verf.) auf der rechten Hinterhand gekennzeichnet wurden, lassen sich über eine Folge von 21–24 Generationen auf die Stammstute David zurückverfolgen."

Jüngste Erfolge von Senner-Pferden der Lacknerschen Zucht bis in den Spitzensport sowie die Jungpferde, die die Weidesaison im Detmolder Freilichtmuseum verbringen und so hier vor der Kulisse baulicher bäuerlicher Kulturdenkmäler ein lebendes Lipper Kulturerbe repräsentieren, lassen hoffen, daß die uralte Rasse überleben wird.

Vogt meint (a. a. O.) sogar, daß im Rahmen der gegenwärtigen Entwicklung die Möglichkeit bestehe, daß die Pferde in ihre seit 1945 als Truppenübungsplatz genutzte Heimat, die Senne, zurückkehren könnten.

In einer noch unveröffentlichten Ausarbeitung unter dem Titel DER SENNER – DIE ÄLTESTE REITPFERDEZUCHT IN DEUTSCHLAND schreibt er zu „Situation und Ausblick" der derzeitigen Zucht: „Der Bestand des Senners liegt zur Zeit (1995) bei etwa 30 Pferden. Durch Einsatz geeigneter Hengste wird versucht, die genealogische Basis zu verbreitern. Die Zahl der Züchter muß noch angehoben werden, um die Rasse wieder auf eine breitere Basis zu stellen. Dazu ist die Gründung einer Arbeitsgemeinschaft in Vorbereitung. Trotz der geringen Anzahl der Pferde sind bei gegebenen Absatzverhältnissen die Aussichten der Rasse eher als günstig zu beurteilen.

Die heutigen Nachkommen der Senner behaupten sich im Turnier- und Freizeitsport."

RHEINISCHES WARMBLUT

TYP, INTERIEUR, VERWENDUNG, EXTERIEUR, MECHANIK:
Das heute im Rheinland gezüchtete Warmblutpferd muß dem etwas verschwommenen Begriff des „Deutschen Reitpferdes" zugeordnet werden, wie es mittlerweile, außer in Deutschland, in ähnlichem Typ auch in den meisten westeuropäischen Ländern gezüchtet wird. Das „Zuchtziel des Deutschen Reitpferdes", das 1975 von allen westdeutschen Zuchtverbänden formuliert wurde, lautet: „Gezüchtet wird ein edles, großliniges und korrektes Reitpferd mit schwungvollen Bewegungen, das aufgrund seines Temperamentes, seines Charakters und seiner Rittigkeit für Reitzwecke jeder Art geeignet ist."

ZUCHT:
Das Zuchtgebiet des Rheinischen Warmblutpferdes erstreckt sich auf den Landesteil „Nordrhein" des Bundeslandes Nordrhein-Westfalen. Es wird im Nordwesten begrenzt durch Emmerich am Rhein, im Nordosten durch Oberhausen. Im Süden dehnt es sich bis in den Raum Bonn aus. Typische Landschaften sind das Tiefland am Niederrhein und in der Köln-Aachener Bucht, das Bergische Land und das Mittelgebirge der Eifel (ein Ausläufer der Ardennen).

Das Landschaftsbild der Region am Niederrhein ist flach, nur durch kleine Anhöhen unterbrochen, der Boden fruchtbar, aufgeteilt in Höfe von mittlerer Größe und vielfältiger Struktur. Neben Ackerbau und Tierzucht kommt auch Obst- und Gemüsebau vor, oft in einem Betrieb. Das Klima der Grünländereien der fruchtbaren Flußmarsch ist milde, die Weideperiode lang. Die Stutenbestände sind relativ klein und werden als Weideergänzung zum Rind gehalten.

Die Köln-Aachener Bucht wird gekennzeichnet durch die besten Böden Deutschlands. Mittel- und Großbetriebe mit fast ausschließlichem Ackerbau sind das Charakteristikum des Gebietes. Das Klima ist extrem milde, die Niederschläge wohl verteilt. Grünland für die Pferdezucht steht nur in sehr geringem Umfang zur Verfügung. Daß andererseits die klimatischen und bodenmäßigen Voraussetzungen ideal sind, beweist die Tatsache, daß eine Reihe der renommiertesten deutschen Vollblutgestüte in diesem Gebiet liegen, wie Schlenderhan, Röttgen, Bona, Mydlinghoven, Zoppenbroich etc.

Das Bergische Land (Teil des rechtsrheinischen Schiefergebirges zwischen Ruhr und Sieg – höchste Erhebung der Unnenberg mit 506 Metern) und die Eifel (zwischen der niederrheinischen Bucht und der Mosel – höchste Erhebung die Hohe Acht mit 747 Metern) besitzt durchaus Mittelgebirgscharakter. Das Klima ist relativ rauh, die Niederschläge hoch, die Vegetationsperiode kurz. Die Struktur der Landschaft ist gekennzeichnet durch enge Täler und steile Hänge sowie kleinbäuerliche Betriebsformen.

Durch die nach der Auflösung des Landgestüts Wickrath (1957) notwendig gewordene Teilversorgung des Rheinlandes mit Landbeschälern des Landgestüts Warendorf ist eine gewisse Typangleichung zwischen Westfalen und Rheinländern eingetreten, zumal seit dem Beginn der siebziger Jahre das Landgestüt Warendorf auch Hengste im Rheinland ankauft. Die Entwicklung der Warmblutzucht im Rheinland läßt sich an folgenden Zahlen ablesen:

Jahr	Warmblutstuten
1954	85
1964	428
1974	3384
1984	2780
1994	3629

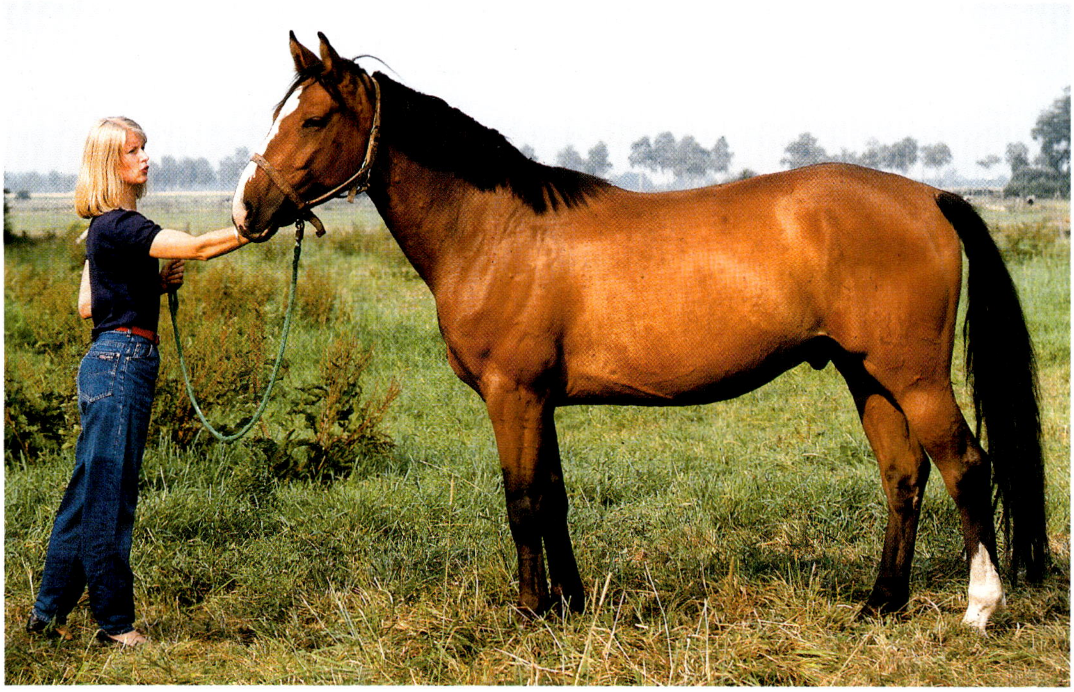

Rheinische Warmblutstute

Rheinische Stute Raute, geb. 1987 (v. Rheingold), Teilnehmerin am Bundes-Championat in Verden 1990

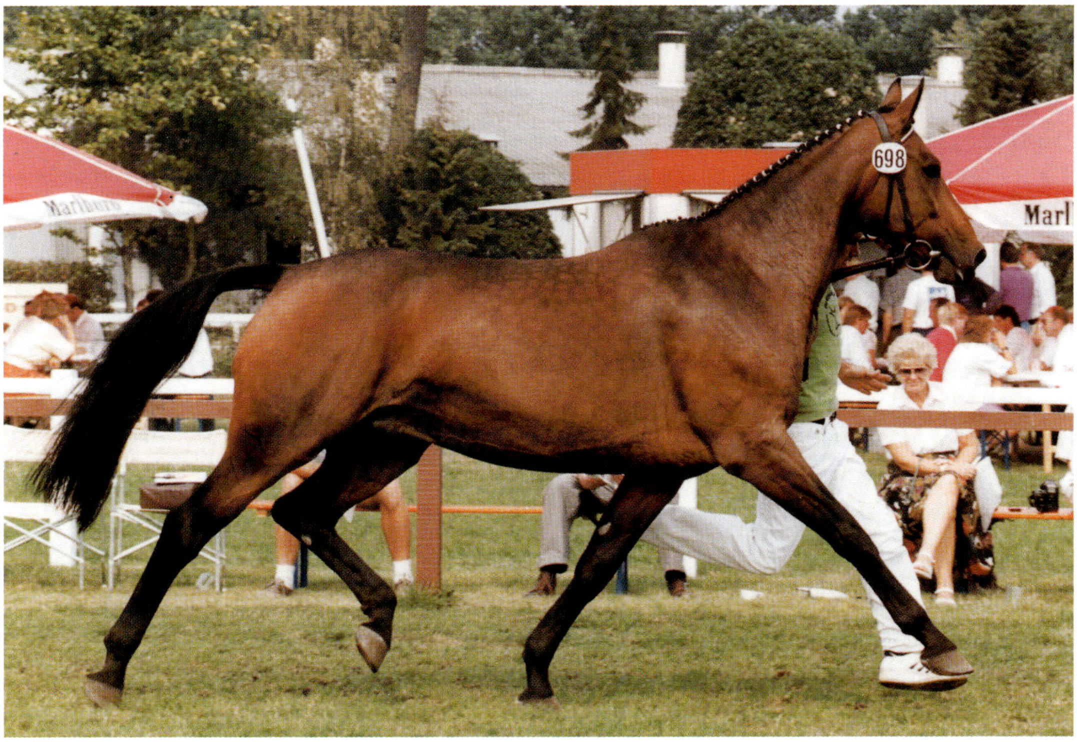

Die Betreuung der Zucht erfolgt durch das „Rheinische Pferdestammbuch", Bonn, das auch das Gestütbuch herausgibt. Es veranstaltet auch die jährlichen Stutenschauen und die Reitpferdeauktionen.

Neben der staatlichen Hengsthaltung, die vom westfälischen Landgestüt versehen wird, besteht eine recht umfangreiche Privathengsthaltung. Die Tabelle unten zeigt die Entwicklung der Hengst- und Stutenzahlen seit 1990.

GESCHICHTE:

Die ersten Nachrichten über eine Pferdezucht im Rheinland stammen bereits aus der Römerzeit. So lesen wir bei *Publius Cornelius Tacitus* (ca. 55–ca. 115), daß die Treverer an Mosel und Rhein sowie in der Eifel bei weitem die beste Reiterei des Landes besessen hätten, deren Ruhm bis nach Gallien gedrungen sei.

In der Zeit *Karls des Großen* (747–814) bestanden bereits ausführliche Vorschriften über die Pferdezucht auch des rheinischen Raumes. Dem Werk von *Marx Fugger* VON DER GESTÜTEREY (FRANKFURT 1584) entnehmen wir, daß es zu seiner Zeit drei Zuchtrichtungen im Rheinland gab: das Bergische, das Geldernsche und das Eifeler Pferd. Das Geldernsche Pferd wird von ihm als das beste Ritterpferd der Zeit bezeichnet.

Zur Förderung der Pferdezucht in der Eifel bewilligte der *Erzbischof Clemens Wenzel* von Prüm 1772 die Konzession zur Anlage eines Landgestüts in Prüm, das ab 1776 seinen Betrieb unter erzbischöflicher Administration aufnahm. Ähnliche Gestüte bestanden auch in Trier und Montabaur, von denen aus die Hengste während der Decksaison über das Land verteilt wurden. Der Erzbischof erließ auch eine Reihe von Bestimmungen über die Pferdezucht, unter anderem die Vorführung der Jährlinge und ihre Kennzeichnung mit dem Gestütsbrand betreffend. Die Privathengste in der Eifel mußten jährlich einmal vorgeführt werden.

Die Französische Revolution und die Napoleonischen Kriege mit ihren starken Pferdeaushebungen bewirkten einen schweren Niedergang der Rheinischen Pferdezucht, von dem sie sich lange nicht wieder erholte. Zumal man „zur Hebung der Pferdezucht" zu allerlei zweifelhaften Experimenten mit völlig ungeeignetem Pferdematerial griff, das sich teilweise überhaupt nicht miteinander vertrug. So folgten auf Araber- und Berber-Hengste solche der Clydesdale, Shire- und Percheron-Zucht sowie Hengste verschiedenster Warmblutrassen.

Um dem entgegenzusteuern, regte 1835 der „Landwirtschaftliche Verein für Rheinpreußen" die Errichtung eines Hengstdepots an. Erste Anfänge gingen bereits auf *Napoleon I.* zurück, der 1808 in Wickrath ein Kaiserlich-Französisches Hengstdepot und Gestüt hatte einrichten lassen, das jedoch bereits 1814 nach der Vertreibung der Franzosen wieder geschlossen worden war.

1839 endlich kam es zu einer Wie-

Die Entwicklung der Hengst- und Stutenzahlen seit 1990

Jahr	Landbeschäler	Privatbeschäler	Stuten	Neueintrag als Turnierpferde
1990	–+	113	2720	886
1991	–+	137	2850	891
1992	18	123	3059	930
1993	19	136	3416	950
1994	18	142	3629	1123
1995	112++	327++	3708	1024

+ nicht angegeben

++Seit 1995 geben Westfalen und Rheinland ein gemeinsames Hengstverzeichnis heraus.

dereinrichtung des Landgestüts Wickrath. Allerdings war sein Nutzen aufgrund des ungeeigneten und inhomogenen Hengstbestandes zunächst sehr beschränkt, zumal auch kein einheitliches, klar definiertes Zuchtziel bestand. Allmählich jedoch begann sich in der Züchterschaft das Zuchtziel eines schweren, kaltblütigen Arbeitspferdes herauszukristallisieren. Artikuliert wurde dieser Wunsch zuerst öffentlich durch den besonders tatkräftigen Vorsitzenden der Sektion für Pferdezucht in Düsseldorf, *J. Wolters*, der offiziell für die Einführung der Kaltblutzucht eintrat. Bereits von dem zweiten Leiter des Landgestüts Wickrath, dem bedeutenden Hippologen *G. Schwarznecker*, wurden die Argumente der Bauern verstanden und anerkannt. Er sah in der „regellosen Aufstellung von Hengsten verschiedenster Racen-Typen ein Hemmnis für die Zucht", und bezeichnete Wickrath als „Ablagerungsstätte für züchterischen Bauschutt". Bei seinem Amtsantritt 1871 sah der Hengstbestand folgendermaßen aus:

10 Graditzer	3 Rheinländer
2 Posener	1 Neustädter
2 Hannoveraner	2 Franzosen
3 Ostfriesen	2 Pinzgauer
1 Holsteiner	10 Suffolks
4 Clydesdales	

Der Arbeit von *Dr. K. Simons* Entwicklung der Rheinischen Pferdezucht (Oppeln 1911) entnehmen wir, daß es 1865 22 Vereins- und 93 Privathengste gab, die sich auf folgende Rassen verteilten:

10 Eifeler	8 Belgier
16 Ardenner	2 Normänner
29 Oldenburger	1 Däne
21 Percherons	1 Engländer
5 Kreuzungshengste	

1876 gelang es endlich wiederum dem „Landwirtschaftlichen Verein für Rheinpreußen", den damaligen Preußischen Oberlandstallmeister *v. Lüderitz* davon zu überzeugen, daß für die Rheinprovinz nur die Zucht eines schweren kaltblütigen Arbeitspferdes Sinn mache. Von nun an wurde schrittweise der Wickrather Hengstbestand durch Belgische Hengste des Brabanter Typs ersetzt. 1892 wurde das „Rheinische Pferdestammbuch" gegründet und zum einheitlichen Zuchtziel für die Rheinprovinz das Kaltblutpferd Belgischen (Brabanter) Typs erhoben.

Für den Belgier entschied man sich, weil weite Gebiete des Rheinlandes ähnliche Aufzuchtbedingungen aufwiesen wie das belgische Ursprungszuchtgebiet. So fand, wie *Dr. Deselaers* in seiner Dissertation Stutenstämme des Rheinischen Kaltblutpferdes schrieb, „das Belgische Kaltblutpferd im rheinischen Zuchtgebiet seine zweite Heimat." Dieses Pferd wurde, zunächst als Rheinisch-Belgisches und später als Rheinisch-Deutsches Kaltblut bezeichnet, ein Qualitätsbegriff.

Nach einer fast fünfzigjährigen Zeit unvorstellbarer Blüte kam es dann nach dem Zweiten Weltkrieg zu einem geradezu dramatisch jähen Absturz einer der zahlenmäßig größten deutschen Kaltblutzuchten buchstäblich ins Nichts. 1996 gab es im Rheinland wieder etwa 150 Stuten dieser Rasse, 1946 waren es 27 000 gewesen. Den absoluten Tiefpunkt stellte 1975 dar, als der Bestand an Rheinisch-Deutschen Kaltblutstuten auf elf abgesunken war.

Eine Tatsache, die inzwischen von der jüngeren Generation fast vergessen ist, soll hier mit den Worten von *Ernst Gössing*, dem langjährigen rheinischen Pferdezuchtreferenten, noch einmal deutlich gemacht werden, da man mit Krieg und Kampfgebiet im allgemeinen den deutschen Osten verbindet. Zugleich beschreiben diese Zeilen die Geburtswehen der Rheinischen Warmblutzucht, die bei weitem nicht von allen Seiten positiv gesehen wurde:

„Während der letzten Monate des Zweiten Weltkrieges war das Rheinland Kriegsgebiet. Die Bevölkerung mußte fliehen. Schwere Kriegsschäden entstanden. Nach diesem Inferno fehlte es an allem. Besonders gefragt waren Pferde, um das Land bestellen zu können und beim Wiederaufbau einzusetzen.

Der ‚Pferdeausgleich', wie die offizielle Bezeichnung lautete, wurde ins Leben gerufen. Neben den geretteten Kaltblutpferden kamen dadurch Pferde verschiedenster Rassen und Schläge in den rheinischen Raum. Sie stammten aus Wehrmachtsbeständen, von Flüchtlingen aus den Ostgebieten oder waren Beutepferde unbekannter Herkunft.

Auch beim Landgestüt Wickrath fand eine größere Zahl Warmbluthengste Unterkunft, die aus Landgestüten der Ostprovinzen stammten und vor dem Zugriff hatten evakuiert werden können. Unmittelbar nach Ende des Zweiten Weltkrieges bildeten alle diese Pferde die Grundlage des rheinischen Pferdebestandes.

Neben dem naheliegenden Wiederaufbau der Kaltblutzucht gaben die vielen jetzt vorhandenen warmblütigen Pferde den Anstoß, mit ihnen eine rheinische Warmblutzucht zu beginnen. Dies um so mehr, als der rheinische Turniersport und die Reiterei schnell wieder auflebten und einen erheblichen Bedarf an geeigneten Pferden erkennen ließen.

Bereits im Oktober 1948 bildete sich unter der Führung von *Heinz Ostrop* (Keppeln) ein vorläufiger Zusammenschluß unter dem Namen ‚Rheinischer Verband der Warmblutzüchter', um die ersten Erfassungen und Eintragungen von Zuchtpferden vorzunehmen.

In dem sich abzeichnenden berechtigten Gefühl der Notwendigkeit einer Rheinischen Warmblutzucht richtete H. Ostrop am 1. März 1949 ein Informationsschreiben an die Vorstandsmitglieder des Rheinischen Pferdestammbuchs und die Kreispferdezuchtvereine. Große Aufregung und heftige Proteste unter den Kaltblutzüchtern wurden damit ausgelöst. Der ‚Große Ausschuß des Rheinischen Pferdestammbuches' beriet sich in mehreren Sitzungen und kam einhellig zu dem Ergebnis, daß ‚die Zucht eines Warmblutpferdes in der Rheinprovinz abzulehnen sei und er darauf bestehen müsse, daß die Warmbluthengste des Landgestüts Wickrath möglichst bald verschwinden'.

Ohne Rücksicht auf diese Beschlüsse fand am 23. Mai 1949 in Krefeld die offizielle Gründungsversammlung des ‚Rheinischen Verbandes der Warmblutzüchter' statt, an der ca. 100–120 interessierte Personen teilnahmen. Die Konstituierung

Wilster, geb. 1976 (v. Wächter – Martinez), international erfolgreiches Springpferd aus der Zucht von Wilhelm Rueben, Würselen

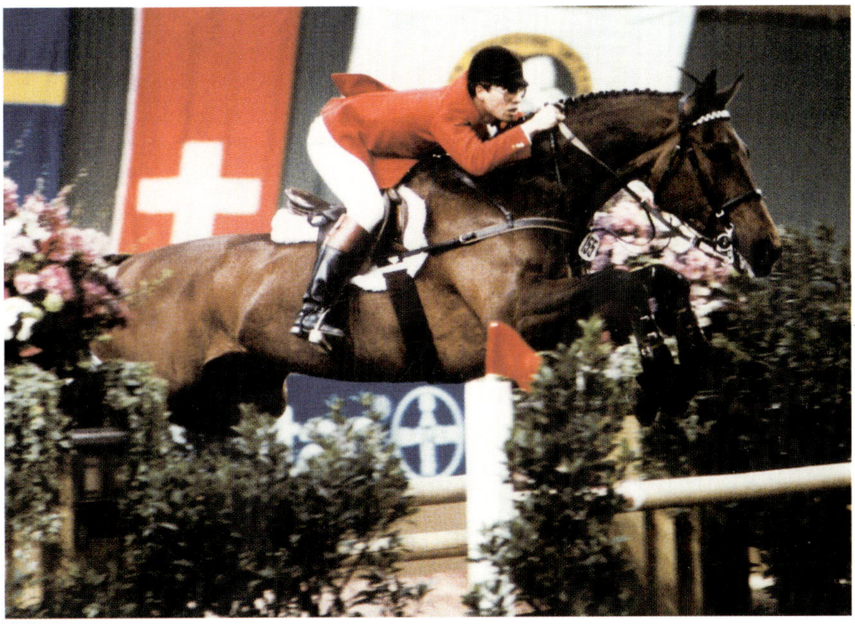

wurde beschlossen und *H. v. Groote* zum Vorsitzenden gewählt. Der Verband nahm seine Arbeit sofort auf.

Diese Tatsache veranlaßte den Vorstand des Rheinischen Pferdestammbuches, nun schweren Herzens dem folgenden Kompromißvorschlag der Landwirtschaftskammer Rheinland zuzustimmen: ‚Die Registrierung der Warmblutstuten und die Beglaubigung der Fohlenscheine erfolgt bei der Landwirtschaftskammer Rheinland. Die Deckerlaubnis A für Warmbluthengste kann so lange ausgesprochen werden, wie Warmblut-Landbeschäler in Wickrath aufgestellt werden.'

Trotz dieses Zugeständnisses ist es bezeichnend für die weitere kompromißlose Härte des Rheinischen Pferdestammbuches, daß noch am 1. Oktober 1949 gegenüber dem ‚Zentralverband für Zucht und Prüfung deutscher Pferde' (damaliger Vorläufer der heutigen FN) ‚mit Nachdruck darauf hingewiesen wird, daß das Rheinische Pferdestammbuch nie eine Abteilung Warmblut einrichten werde, da dies mit der jahrzehntelangen Tradition des Rheinischen Pferdestammbuches nicht zu vereinbaren sei.'

Diese Haltung des Pferdestammbuches bewirkte es, daß zunächst von 1949–1952 der ‚Rheinische Verband der Warmblutzüchter' alle Warmblutstuten und -hengste im Rheinland erfaßte, die für eine Zucht in Frage kamen bzw. deren Besitzer interessiert waren. Das günstige Ergebnis dieser Erfassung bewirkte dann entscheidend, daß bei der Landwirtschaftskammer Rheinland ein Unterausschuß unter dem Vorsitz von *Arnold Zillikens* (Worringen) gebildet worden war, der sich 1953 an alle Besitzer und Freunde der Warmblutzucht wandte, um auf die Eintragungsmöglichkeit in das bei ihr geschaffene Stutbuch (Stammbuch und Hauptstammbuch) für Warmblutpferde hinzuweisen. Entsprechende Abstammungsnachweise unter dem Namen der ‚Landwirtschaftskammer Rheinland' wurden geschaffen. In Verfolgung dieser Ankündigung wurden an vier Tagen 41 Eintragungstermine wahrgenommen, und dabei die Erfassung der Warmblutpferde durchgeführt. Das Ergebnis war ein Bestand von 165 Mitgliedern mit 35 Hauptstammbuch- und 220 Stammbuchstuten." (In: DEUTSCHE PFERDEZUCHT, 1. AUFLAGE, WARENDORF 1983.)

Insgesamt erfolgte der Beginn der Rheinischen Warmblutzucht, mit deutlicher Zeitverschiebung zum Niedergang der Kaltblutzucht, zunächst sehr zögerlich und abwartend zwischen 1955 und 1965. Erst ab der zweiten Hälfte der sechziger Jahre intensivierte sich das Tempo und die Stutenzahlen nahmen zu, so daß eine gezielte züchterische Arbeit möglich wurde.

Das ist ein wenig erstaunlich, da schon in den ersten Jahren nach dem Krieg zahlreiche Turnierpferde bester Qualität aus den großen Hochzuchten Norddeutschlands in das reiche Rheinland gelangt waren, darunter auch nicht wenige Spitzenstuten, deren man sich nur hätte zu bedienen brauchen. Jedoch war damals offenbar die Zeit für derartiges Leistungsdenken weder in der Zuchtleitung noch in der Züchterschaft reif.

Maßgeblichen Anteil an der ersten Entwicklung hatte das Trakehner Pferd, leicht erklärlich, da ins Rheinland durch die Flucht aus dem Osten eine größere Zahl von Pferden Ostpreußischer Blutführung gelangt und dort gewissermaßen in eine Lücke gestoßen waren, da das Rheinland einer eigenen gewachsenen Warmblutzucht entbehrte.

Der Wiederaufbau der hochstehenden Trakehner-Zucht strahlte naturgemäß ganz wesentlich auf die neu entstehende Rheinische Warmblutzucht aus. Allerdings wäre das wohl kaum in dem Maße möglich gewesen, wie es geschah, hätte sich nicht der spätere Pferdezuchtreferent (ab 1959) im Rheinland, *Ernst Gössing*, seit seiner ersten Tätigkeit bei der Landwirtschaftskammer Rheinland 1948 bis zu seiner Pensionierung, ja bis zu seinem 1992 erfolgten Tode, so vehement für die starke Verwendung des Trakehners als hauptsächlichsten Veredlungsfaktor eingesetzt – wobei er leider gegenüber anderen Warmblutrassen eine ausgesprochene Intoleranz an den Tag legte.

Gössing war es auch, der als Rheinischen Warmblutbrand die ostpreußische Rehkrone einführte, mit der zwischen den beiden Weltkriegen der in Insterburg ansässige „Ostpreußische Warmblutverband" vor seiner Fusionierung mit der „Ostpreußischen Stutbuchgesellschaft" (Königsberg) seine Pferde gebrannt hatte.

Neben dem Trakehner bedienten sich in späteren Jahren die Züchter auch des hannoverschen und westfälischen Blutes, während Holsteiner und Oldenburger anfänglich nicht gern gesehen waren. Während der Umstellungsphase in den norddeutschen Zuchtgebieten war es nicht ganz leicht, an hochklassige, volljährige, erprobte Stuten heranzukommen. So kauften verschiedene rheinische Züchter statt dessen Spitzenstutfohlen.

Neben den in das Rheinland verschlagenen Ostpreußischen Hengsten und zunächst nur sehr vereinzelten Privathengsten, deren Zahl erst allmählich zunahm, waren es die Hengste des westfälischen Landgestüts Warendorf, die an der Entstehung einer Rheinischen Warmblutzucht maßgeblichen Anteil hatten.

Immerhin erhebt die rheinische Züchterschaft im Gegensatz zu anderen Zuchtgebieten nicht den Anspruch, eine eigene Rasse zu züchten, sondern hat sich, wie der Geschäftsführer des „Rheinischen Pferdestammbuches", *Dr. Hanno Dohn*, es in seinem Buch PFERDELAND AM RHEIN (BAD HOMBURG 1982) ausgedrückt hat, „für das Deutsche Reitpferd aus dem Rheinland" erklärt. Er ist der Ansicht, daß „in der gesamten deutschen Warmblutzucht nach intensiven Veredlungs- und Verdrängungskreuzungen nicht mehr von eigenständigen Rassen, ja nicht einmal von unterschiedlichen Schlägen gesprochen werden" könne. Hinsichtlich der Nachzuchtgebiete, wie es das Rheinland ja darstellt, trifft das in der Tat wohl zu. Auch wenn die ursprünglich eingeschlagenen Wege zunächst unterschiedlich waren, hat sich doch bis heute unter ihnen eine gewisse Einheitlichkeit herausgebildet.

SACHSEN-ANHALTINER WARMBLUT

TYP, INTERIEUR, VERWENDUNG, EXTERIEUR, MECHANIK:
Sachsen-Anhalt ist ein Nachzuchtgebiet des Hannoveraners. Bis 1990 stellte es einen Teil der die gesamte DDR überdeckenden Zucht des „Edlen Warmbluts der DDR" dar. Die dort gezüchteten Pferde sind bis zu einem gewissen Maße unverkennbar durch die auf das Gebiet ausstrahlenden Einflüsse des auf rein Hannoverscher Basis aufgebauten Hauptgestüts Radegast geprägt und sind so einem in den sechziger/siebziger Jahren kreierten „Standardtyp Hannover" recht nahe.

ZUCHT:
Das nach der Wiedervereinigung von Bundesrepublik und Demokratischer Republik wiedererstandene Bundesland Sachsen-Anhalt besitzt, da gemäß der Gesetzgebung in Deutschland die Tierzucht der Länderhoheit unterliegt, einen eigenen Pferdezuchtverband, den „Pferdezuchtverband Sachsen-Anhalt" mit Sitz in Stendal, der das Gestütbuch führt. Die Versorgung mit Hengsten erfolgt teils durch das in ein Landgestüt umgewandelte vorherige Hauptgestüt Radegast bei Halle, teils durch im Land ansässige Privathengsthalter. Außerdem sind die Hengste des Brandenburgischen Landgestüts Neustadt an der Dosse und ein Teil der Brandenburgischen Privathengste vom Sachsen-Anhaltinischen Zuchtverband anerkannt.

Die Provinz Sachsen wurde nach den Napoleonischen Kriegen 1816 aus ehemals sächsischen, preußischen und mainzischen Gebieten gebildet und Preußen zugeschlagen. 1945 wurde sie mit Anhalt zur Provinz Sachsen-Anhalt vereinigt.

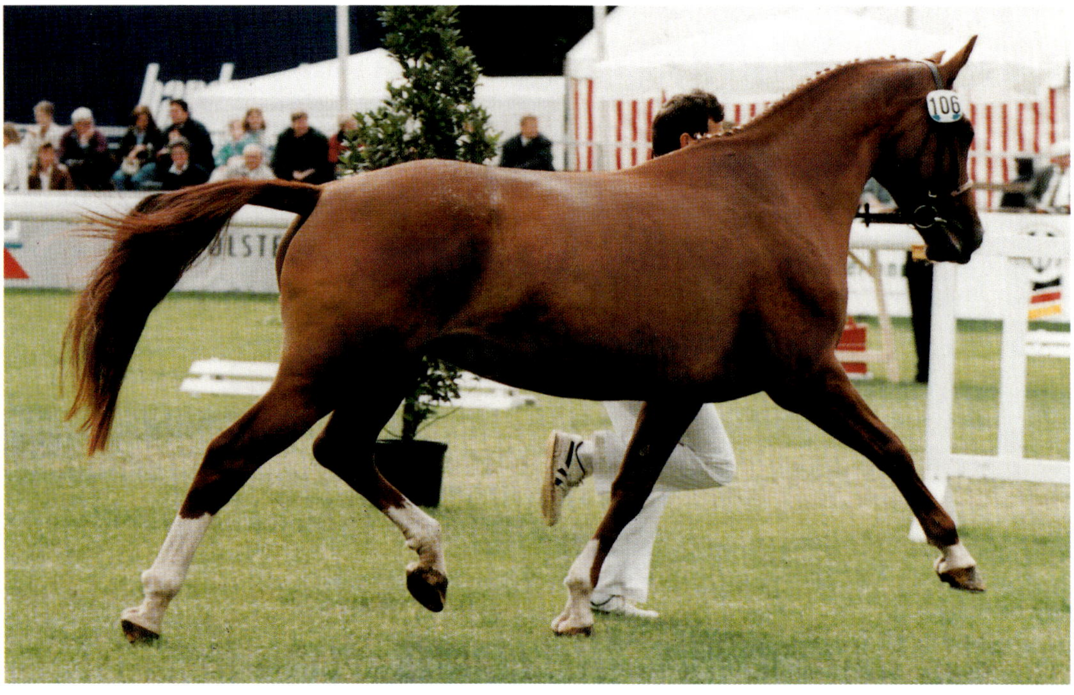

Sachsen-Anhaltinische Vertreterin Gina, geb. 1991 (v. Galib ben Afas ox – Duktus), beim Bundes-Championat Warendorf 1994

Landwirtschaftlich gesehen galt die Provinz Sachsen als die reichste unter den preußischen Provinzen. Im 19. Jahrhundert wurde sie zum Zentrum des deutschen Zuckerrübenanbaus und des deutschen Zuckerhandels. Hier nahm das Genossenschaftswesen (begründet von *Hermann Schulze-Delitzsch*, 1808–1883) in Deutschland seinen Anfang. Der Hackfruchtanbau war der höchste im Deutschen Reich mit über 26 Prozent Anteil an der landwirtschaftlichen Nutzfläche. Hierin und in der damit notwendigen Tiefkultur lag der Hauptgrund für den seit der Mitte des 19. Jahrhunderts immer stärker werdenden Bedarf an einem starken, schweren Ackerpferd. 1933 teilten sich die Hofgrößen folgendermaßen auf:

0,5– 2 Hektar = 4 Prozent
2 – 5 Hektar = 5 Prozent
5 – 20 Hektar = 30 Prozent
20 –100 Hektar = 35 Prozent
über 100 Hektar = 26 Prozent

Die bäuerlichen Wirtschaften zwischen 5 und 100 Hektar waren mit 65 Prozent die Hauptstütze der Pferdezucht des Landes. Die Bodenverhältnisse waren unterschiedlich: Das fruchtbarste Gebiet, das Tieflandbecken zwischen Magdeburg und Halle, die sogenannte Magdeburger Börde, war reines Ackerbaugebiet mit Zuckerrüben-, Weizen- und Brau-Gersten-Anbau. In der Elbeniederung herrschte schwerer Lehmboden vor. Vor allem im mittleren Teil von Sachsen-Anhalt gab es ein reichverzweigtes Netz an Bächen und Auen, das die Voraussetzung für eine ausgedehnte Grünlandkultur und damit für Weide- und Heuland für die Tierzucht bot. Auf den leichteren Böden der Altmark, im Eichsfeld und Jerichow, herrschte Kartoffel- und Roggenanbau vor. In der Elbeniederung um Fischbek im Kreis Jerichow war ein bedeutendes Zentrum der deutschen Schwarzbuntzucht.

GESCHICHTE:
Die Geschichte der Pferdezucht in der Provinz Sachsen war recht wechselvoll. Seit den „Befreiungskriegen" versuchte man sich im preußischen Sachsen an einer klar ausgerichteten Veredlungszucht. Mit Hilfe von Vollbluthengsten versuchte man auf der heimischen Stutengrundlage Remonten für die Armee zu züchten. Der gute Boden und die reiche Futtergrundlage in weiten Teilen des Landes brachten zunächst auch recht erfreuliche züchterische Erfolge. Dann jedoch kam es von der Mitte des 19. Jahrhunderts an zu der folgenschweren landwirtschaftlichen Revolution. Nachdem *Justus Freiherr v. Liebig* (1803–1873, 1845 geadelt) ab 1839 die agrikulturchemische Begründung für die künstliche Mineraldüngung und ihre Notwendigkeit für den intensiven Ackerbau entdeckt hatte, begann sich zunächst auf den schwersten, fruchtbarsten Böden, später dann allgemein eine intensivierte Tiefkultur zu entwickeln. Der sich mehr und mehr ausbreitende Hackfruchtbau, vor allem der Zuckerrübenanbau, erforderte eine wesentlich stärkere Bearbeitung des Bodens. Da dafür ein stärkeres Pferd als das bis dahin gezüchtete notwendig wurde, wandte sich die Landwirtschaft von der Zucht einer leichten Kavallerieremonte ab und der eines für das Tiefpflügen geeigneten schweren Warmblutpferdes zu. Hierbei lag die Betonung auf „schwer", da die Landwirtschaft ein solches Pferd benötigte und auch bald zu verlangen begann.

Dabei dachte man zunächst noch an ein vielseitiger verwendbares Pferd, ohne doch ein klares Zuchtziel vor Augen zu haben. Einen gewissen „Gleichschritt" in die Bestrebungen der provinzialsächsischen Pferdezüchter brachte die in jener Zeit begründete „Centraldeputation zur Förderung der Pferdezucht", in der sich vor allem der Gutsbesitzer *Heinrich v. Nathusius*, Althaldensleben (1824–1890), für die Zucht eines schweren Schrittpferdes einsetzte, ohne daß er sich bereits klar war, welche Rasse dafür am besten geeignet sein würde. Erst in seinen Schriften DAS SCHWERE ARBEITSPFERD MIT BESONDERER RÜCKSICHT AUF DEN CLYDESDALE (Berlin 1882) und ÜBER DIE ZUCHT SCHWERER ARBEITSPFERDE UND DIE MITTEL ZU IHRER BEFÖRDERUNG IN PREUSSEN (Berlin 1885) spricht er sich eindeutig für den schottischen Clydesdale aus.

Alle diese Zuchtbestrebungen der Landwirtschaft waren den Intentionen der Preußischen Gestütsverwaltung strikt entgegengesetzt, und es dauerte unendlich lange, bis man sich durchrang, ihnen nachzugeben. Erst 1888 wurde schließlich die Provinz Sachsen offiziell als „ungeeignet für die Remontezucht" erklärt, dabei allerdings die neue Zuchtrichtung für die Provinz wiederum offengelassen. Bis 1877 war das provinzialsächsische Zuchtgebiet vom Land- und Hauptgestüt Graditz bei Torgau an der Elbe betreut worden. Dann erfolgte eine Versorgung mit Hengsten des Landgestüts „Lindenau" in Neustadt an der Dosse, bis 1891 in Kreuz bei Halle ein staatliches Landgestüt gegründet wurde. Dieses wurde vorläufig wieder nur mit Warmbluthengsten besetzt.

Um die Jahrhundertwende waren dann die Warmblüter zahlenmäßig endgültig und bedeutend zurückgegangen. Statt dessen stationierte man dort zunächst Hengste verschiedener britischer und französischer Kaltblutrassen und auch Kreuzungen mit ihnen. In diese Zeit der ungeklärten Rassenfrage fiel 1899 die Gründung des „Pferdezuchtvereins Sachsen-Anhalt" zu Halle. Hauptinitiatoren waren Ökonomierat *Dr. F. Hoesch* (Neukirchen, Altmark) und Gutsbesitzer *F. Bollmann* (Lindau, Zerbst). Um 1905 erreichte die Clydesdale -und Shire-Zucht ihren absoluten Höchststand. Inzwischen hatte sich jedoch seit 1880, zunächst noch nur gelegentlich, dann jedoch zunehmend, vor allem aufgrund seiner besseren Futterverwertung, der Belgische Kaltblüter ausgebreitet und begann ab 1905 rascher und rascher die britischen Rassen von ihrem ersten Platz zu verdrängen. Sehr zur Verbreitung des Belgiers trugen das 1912 für die Provinz erlassene neue Körgesetz und die Einfuhr besten Original-Belgischen und im Rheinland nachgezogenen Belgischen Zuchtmaterials durch das Landgestüt Kreuz und die rund 100 Pferdezucht- und Hengsthaltungsgenossenschaften sowie eine Reihe von Einzelzüchtern bei.

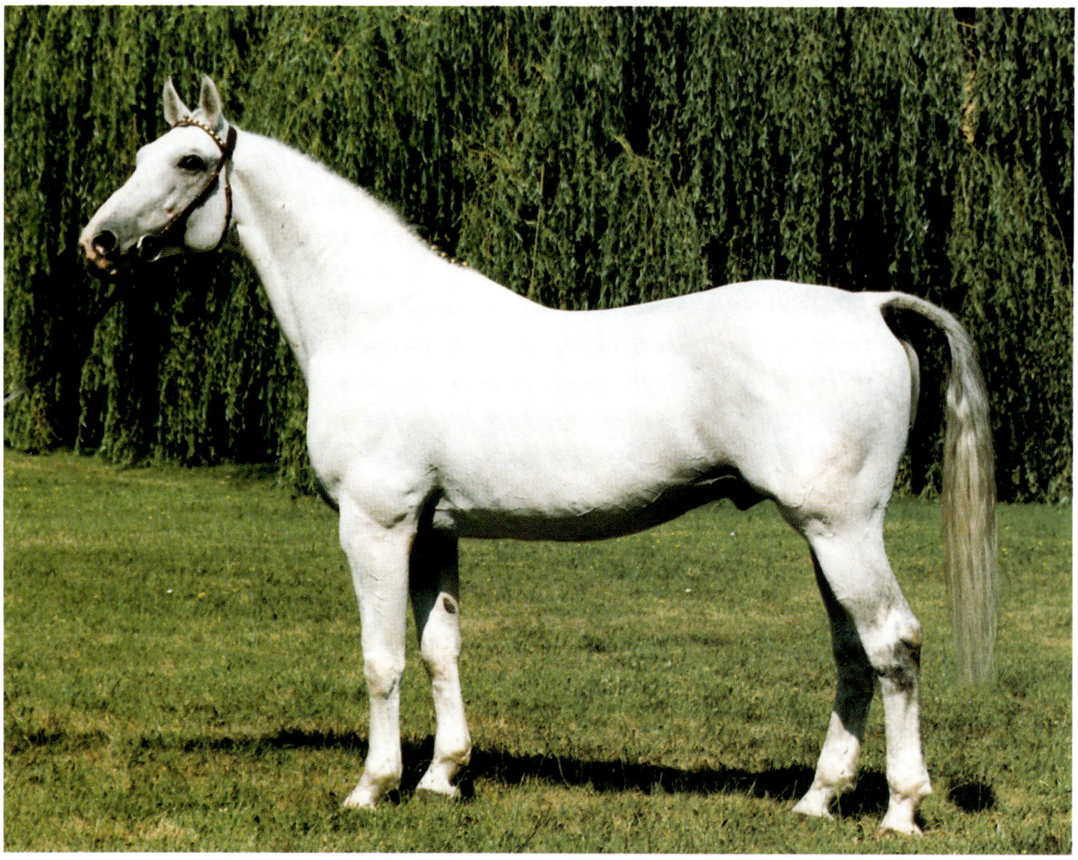

Der ausgezeichnete Springvererber Kolibri, geb. 1979 (v. Kobold I – Lapis), wirkte vor der Wende im Bereich der Pferdezucht Direktion Mitte, das heißt vor allem in Sachsen-Anhalt und Brandenburg. Er ist ein Vertreter der alten hannoverschen Körting-Linie, die, dort ausgestorben, sich jedoch in der ehemaligen DDR erhalten hat. Kolibri weist einen BLUP-Zuchtschätzwert für Springvererbung von 136 (94 Prozent) auf.

Die Entscheidung zugunsten eines schweren, und doch gängigen, dabei futterdankbaren Kaltbluttyps fiel aufgrund der wirtschaftlich begründeten Zuchtforderungen und -voraussetzungen der intensiv betriebenen mitteldeutschen Rübenwirtschaften. Die anhaltinische Kaltblutzucht entwickelte sich in ähnlichen Bahnen wie die der Provinz Sachsen. 1904 wurde das 1805 gegründete Gestüt Coswig, Kreis Zerbst, aufgelöst. Um diese Zeit enthielt der anhaltinische Hengstbestand nahezu ausschließlich Pferde belgischer Abstammung. 1915 wurde ein „Verband für die Zucht des deutschen Kaltblutpferdes in Anhalt" gegründet, der 1933 im „Pferdezuchtverband von Sachsen-Anhalt" aufging. Vor allem die Zucht im Norden von Anhalt, in den von der Natur mit größeren Grünlandanteilen begünstigten Gebieten, entwickelte sich unter Führung der Pferdezuchtgenossenschaften Schora-Güterglück und Deetz-Lindenau mit Hilfe von Hengsten aus dem Landgestüt Kreuz zu bedeutender Höhe.

Nach dem Ersten Weltkrieg erkannte die Landwirtschartskammer für die Provinz Sachsen neben dem Kaltblutzuchtverband auch den Verband für die Zucht des Schweren Warmblutpferdes an. Das war vor allem das Verdienst des Landwirts *E. Schernbeck* aus dem Schwarzbunt-Zuchtzentrum Fischbeck (Kreis Jerichow), der sich sein Leben lang für das Oldenburger Pferd einsetzte, wobei er durch den Landstallmeister des Landgestüts Kreuz bei Halle Unterstützung erhielt. Die Entwicklung des Bestands an Warmbluthengsten im Landgestüt Kreuz läßt sich an den folgenden Zahlen ablesen: im Jahr 1900 waren 8 Prozent Warmblüter, 1910 waren es 9 Prozent und 1920 rund 26 Prozent. Großen Einfluß auf die Entwicklung der Pferdezucht in der Provinz Sachsen erlangte *Hasso Schwechten*, der landwirtschaftlichen Kreisen der Provinz entstammende Landstallmeister von Halle-Kreuz, das er von 1922 bis 1947 leitete. Die rassenmäßige Zusammensetzung von Kreuz, wie er sie bei seinem Amtsantritt vorfand, geht aus seinem Beitrag DAS LANDGESTÜT KREUZ (in DIE PREUSSISCHE GESTÜTSVERWALTUNG, Hannover 1927) hervor.

Von den 151 Kaltbluthengsten waren

Original-Belgier	62
in Sachsen gezogene Belgier	29
in Westfalen gezogene Belgier	3
im Rheinland gezogene Belgier	47
Niederländische Kaltblüter	10
	151

Von den 50 Warmbluthengsten stammten aus

Oldenburg	40
Hannover	3
Brandenburg	2
Polen	4
Elsaß	1
	50

Von 1927 an bis zur nationalsozialistischen „Machtübernahme" 1933 war Schwechten zugleich auch Geschäftsführer des Zuchtverbandes. 1923 wurde zu dem auf Oldenburgischer Grundlage züchtenden Warmblutverband in Fischbeck durch *Major v. Gaza* im Kreis Jerichow zusätzlich noch ein „Verband für die Zucht eines Provinzialsächsischen Warmblutpferdes auf Hannoverscher Grundlage" ins Leben gerufen. Jedoch blieb bis zum Ende des Zweiten Weltkriegs die Verbreitung des Hannoveraners verhältnismäßig gering. In der Decksaison 1944 hatten für die Warmblutzucht ausschließlich 45 Oldenburgisch oder Ostfriesisch gezogene Hengste auf den staatlichen und privaten Deckstationen des Landes gestanden. Mit dem Kriegsende kam es jedoch zu einer gewaltigen Umschichtung: 1946 zählte man neben 69 Schweren Warmbluthengsten 107 Hengste des Edlen Warmbluts, wobei diese nahezu ausschließlich aus den verlorenen deutschen Ostgebieten stammten. Bis zum Jahre 1951 ging die Zahl der Edlen Hengste auf 73 zurück, denen 130 Schwere Warmblüter gegenüberstanden. Das heißt, das Schwere Warmblut hatte sich erheblich vermehrt, wobei die Zunahme großenteils aus dem polnisch okkupierten Schlesien stammte. Die Fluchtbewegung hatte also eine nachhaltige Veränderung des Pferdebestandes in Sachsen-Anhalt zur Folge gehabt.

Da verständlicherweise die Ostflüchtlinge ihre Zuchten in organisiertem Rahmen fortzusetzen wünschten, wurde 1944 vom Sachsen-Anhaltinischen Zuchtverband ein eigenes „Gestütbuch für Edles Warmblut" aufgelegt. Bis dahin hatten nur Gestütbücher für Kalt- und Schweres Warmblut bestanden. In der ersten Zeit herrschte noch Uneinigkeit hinsichtlich der einzuschlagenden einheitlichen Zuchtrichtung für das Edle Warmblut. Es galt vor allen Dingen, ohne Rücksicht auf Qualität, die Pferdezahl zu vermehren, um die Landwirtschaft mit der notwendigen tierischen Zugkraft zu versehen.

Seit Anfang bis Mitte der fünfziger Jahre begann sich mit der rapide fortschreitenden Motorisierung der Landwirtschaft eine Zunahme der Warmblutzucht auf Kosten der mehr und mehr zurückgehenden Kaltblutzucht abzuzeichnen. Damit einher ging eine allmähliche Änderung des Nutzungszwecks, so daß schließlich nur noch sportliche Aspekte das Zuchtziel bestimmten. Bis dahin dauerte es jedoch noch einige Zeit. Zunächst einmal erhielt Professor *Werner Wussow*, der Direktor des Tierzuchtinstitutes für Haustierzucht der Universität Halle, von der „Deutschen Akademie der Landwirtschaftswissenschaften zu Berlin" den Forschungsauftrag, die Eignung des auf Hannoverscher Grundlage gezüchteten Edlen Warmblutpferdes für die landwirtschaftlichen Belange Sachsen-Anhalts zu untersuchen. Hierdurch sollte der Warmblutzucht eine den wirtschaftlichen Bedürfnissen entsprechende Richtung gegeben werden.

Daß Wussow den Hannoveraner wählte lag nahe, da es bereits vor 1945 einige Zucht- und Aufzuchtstätten für Hannoversche Hengste und Remonten gegeben hatte. Zudem hatte bereits seit 1827 in der braunschweigischen Enklave Calvörde mitten in der Provinz Sachsen eine Deckstation des Landgestüts Harzburg-Bündheim bestanden. Bei der Wahl des Hannoveraners ließ sich Wussow auch durch die guten Erfahrungen leiten, die in den anderen Nachzuchtgebieten Mecklenburg, Pommern, Brandenburg und Westfalen mit dieser Rasse gemacht worden waren. Entsprechend der Typvarianz der größten deutschen Warmblutzucht hatten sich in diesen von Boden und Klima so unterschiedlichen Gebieten gewisse, den örtlichen Gegebenheiten angepaßte Typabstufungen ergeben, wie *Arnold Schlie*, nach dem Zweiten Weltkrieg langjähriger Geschäftsführer des Hannoverschen Verbandes, in DER HANNOVERANER (München – Basel – Wien 1967) schrieb: „Man kann den Mecklenburger, den Brandenburger, den Westfalen mit den Variationen eines musikalischen Themas vergleichen, das seinerzeit in dem Original-Hannoveraner gegeben ist . . ." Über Radegast führt er aus: „Der Weg des in Radegast anzulegenden Versuches konnte von vornherein nicht der gleiche sein, den nach einem positiven Ausgang des Versuches die Landespferdezucht vielleicht einschlagen würde. Wie immer bei derartigen Umstellungen ist es nur einem kleinen Kreis möglich, durchgezüchtete Vertreterinnen der neuen Zuchtzielrasse zu erwerben und so den mühseligen Weg der Verdrängungszucht zu vermeiden. Unter den hier vorliegenden Verhältnissen machte die Trennung von der Bundesrepublik größere Stutenankäufe in Hannover für die Landeszucht ohnehin unmöglich. Andererseits waren Mecklenburg und Brandenburg (unter den schwierigen Nachkriegsbedingungen – Anm. d. Verf.) zahlenmäßig nicht in der Lage, größere Mengen Zuchtmaterial Hannoverscher Blutführung in der erforderlichen Güte abzugeben. – Ein auf Verdrängungszucht angelegter Versuch hätte zu lange gedauert."

So beschloß *Wussow*, „hauptgestütsmäßig" vorzugehen und mit Hilfe der Verwendung Original-Hannoverschen Stutenmaterials in Radegast festzustellen, ob diese Rasse für Sachsen-Anhalt geeignet sei. 1951 wurden die ersten beiden Hannoversch gezogenen Stuten in Mecklenburg angekauft, 1953 folgten zwei Original-Hannoversche Stuten aus dem Amt Neuhaus an der Elbe. Im selben Jahr kaufte Radegast auch seinen ersten Hannoveraner-Hengst, den Celler Landbeschäler *Griff*. Zwischen 1954 und 1956 wurden von Professor Wussow in Hannover insgesamt 11 Zuchtstuten erworben, von denen 9 Staatsprämien erhalten hatten. Dem Hauptbeschäler *Griff* wurde 1956 der Hengst *Fridolin* zugesellt. 1958 erhielt Radegast den Verdener Spitzenhengst *Doornkaat* und 1959 den Spitzenhengst *Feierabend*. Da die Radegaster Scholle der Entwicklung eines kräftigen Skeletts günstig war, ging man 1960 das Wagnis ein, den Vollblut-Sohn *Julier* und 1963 den arabisch veredelten *Kurfürst* einzustellen. Zu Anfang wurde strikt der dialektisch-materialistischen Vererbungslehre von *Trofim Denissowitch Lyssenko* (1898–1976) folgend gezüchtet, nach der erworbene Eigenschaften vererbbar sein sollen. Man paarte ausschließlich nach Typauslese und verzichtete bewußt auf eine Konsolidierung durch „Blutanschluß", „Linien-" oder „Inzucht".

Mit dem Einsatz von *Julier* und *Feierabend* wurde der Versuch als abgeschlossen angesehen. Ende der sechziger Jahre war Radegast aus dem Versuchsstadium heraus, die Zucht wurde nach den gleichen

Warmblut					Kaltblut		
Jahr	Land-beschäler	Privat-beschäler	Stuten	Neueintrag von Turnierpferden	Land-beschäler	Privat-beschäler	Stuten
1991	–[+]	13	1733	–[++]	–[+]	–	191
1992	29	30	1961	–[++]	7	4	182
1993	35	44	2212	90	6	6	183
1994	33	47	2276	385	1	12	175
1995	33	50	2330	513	3	10	138

[+] noch von Neustadt mitversorgt [++] noch nicht erfaßt.

Entwicklung des Hengst- und Stutenbestandes seit der Wiedervereinigung

Gesichtspunkten betrieben wie im Originalzuchtgebiet. Das Ziel war ein solider, vielseitig verwendbarer Hannoverscher Typ mit modernem Überguß. Er wurde voll erreicht. Damit war ein teils mit erheblicher Skepsis, teils mit großen Hoffnungen begonnenes Experiment gelungen. Das zeigt sich vor allem an den steigenden Zahlen gekörter Hengste nicht nur für Sachsen-Anhalt, sondern auch für die Hengstdepots der drei Pferdezuchtdirektionen der DDR, aber auch an der Lieferung von Zuchtmaterial ins Ausland, zum Beispiel nach Ungarn oder in die Sowjetunion.

Seit Mitte der sechziger Jahre begann im ganzen Zuchtgebiet Sachsen-Anhalt ein Umstellungsprozeß einzusetzen. Die frühere Hochburg des Schweren Warmbluts wurde über den Weg der Verdrängungskreuzung, unter Zuhilfenahme von Vollblut und ostpreußischem Blut mehr und mehr zu einem Zuchtgebiet des Edlen Warmbluts. Vorreiter waren natürlich das Hauptgestüt Radegast und die staatliche Hengsthaltung. Darüber hinaus wurden die genossenschaftlichen Betriebe und Staatsgüter, in denen Zuchtstutenbestände von zehn und mehr Stuten vorhanden waren, als „staatlich-anerkannte Zuchtbetriebe" gefördert, da sich der Export von Reitpferden als Devisenquelle nutzen ließ. Aber trotz dieser Förderung war es überwiegend dem persönlichen Engagement einzelner zu danken, wenn der insgesamt nicht sehr lukrative Betriebszweig Pferdezucht züchterisch vorangetrieben werden konnte.

Innerhalb der folgenden zwanzig Jahre verschwand auf dem Gebiet des heutigen Sachsen-Anhalt das Schwere Warmblut vollständig. Dieser Prozeß wurde wesentlich dadurch unterstützt, daß nach 1970 das Hengstdepot Neustadt an der Dosse, das nach der Auflösung von Halle-Kreuz im Jahre 1961 auch für Sachsen-Anhalt im Rahmen der Pferdedirektion Mitte zuständig wurde, den Ankauf Schwerer Hengste beendete. Heute wird in Sachsen-Anhalt, vor allem in der zwischen dem Originalzuchtgebiet Hannover und dem Nachzuchtgebiet Brandenburg gelegenen, von der Natur für die Pferdezucht besonders begünstigten Altmark, ein edles Warmblutpferd im Hannoverschen Typ gezüchtet. Nach dem 1990 erfolgten Zusammenschluß von Bundesrepublik und DDR und der Wiederherstellung Sachsen-Anhalts, nun als föderatives deutsches Bundesland, ist als Erbteil aus 30 Jahren Zuchtgeschichte im Rahmen der Pferdezuchtdirektion Mitte eine qualitativ hochstehende Reitpferdezucht vorhanden. Das Hauptgestüt Radegast wurde 1992, da es als Wegbereiter nicht mehr benötigt wurde, aufgelöst und in ein Landgestüt umgewandelt. Daneben hat sich eine mehr und mehr sich ausbreitende Privathengsthaltung etabliert. Gleichzeitig jedoch sind auch die Neustädter Landbeschäler und ein Teil der Brandenburger Privatbeschäler vom „Sachsen-Anhaltinischen Zuchtverband" anerkannt.

Die Entwicklung des Hengst- und Stutenbestandes in Sachsen-Anhalt seit der Wiedervereinigung zeigt die Übersicht oben.

BRANDENBURGER

TYP, INTERIEUR, VERWENDUNG:
Der moderne Brandenburger ist ein edler, harter Reitpferdetyp. Im Kaliber steht er etwa zwischen dem Ostpreußen und dem Hannoveraner. Insgesamt wirkt er etwas edler und leichter als der Mecklenburger. Er besitzt ein ruhiges, ausgeglichenes und doch lebhaftes Temperament und einen durch Umgänglichkeit geprägten Charakter mit hoher, nervlicher Stabilität und Leistungsbereitschaft. Er eignet sich für alle Disziplinen des Reit- und Fahrsports ebenso wie für die Freizeitreiterei. Unter seinen wirtschaftlichen Eigenschaften hervorzuheben sind eine gute Futteraufnahme und -verwertung und eine hohe Fruchtbarkeit, denen bei der Selektion nach dem Zweiten Weltkrieg ein besonders hohes Augenmerk geschenkt wurde, ebenso wie einer hohen konstitutionellen Härte und der besonderen Belastungsfähigkeit des Fundaments.

EXTERIEUR:
Das Exterieur des Brandenburgers ist gekennzeichnet durch Adel, Harmonie der Proportionen und Eleganz der Formen. Der Kopf ist edel und ausdrucksvoll mit großen, klaren Augen und nicht selten etwas breit angesetzten Ohren. Der genügend lange, günstig an- und aufgesetzte Hals wird gut getragen. Die schräg gelagerte Schulter und der ausgeprägte Widerrist gewähren eine ausgezeichnete Sattellage. Die Kruppe ist in der Regel von guter Länge und Breite bei ausgeprägter Bemuskelung. Die Gliedmaßen sind charakterisiert durch Korrektheit, klare, ausgeprägte Ge-

Moderner Brandenburger-Landbeschäler Achat, Neustadt/Dosse

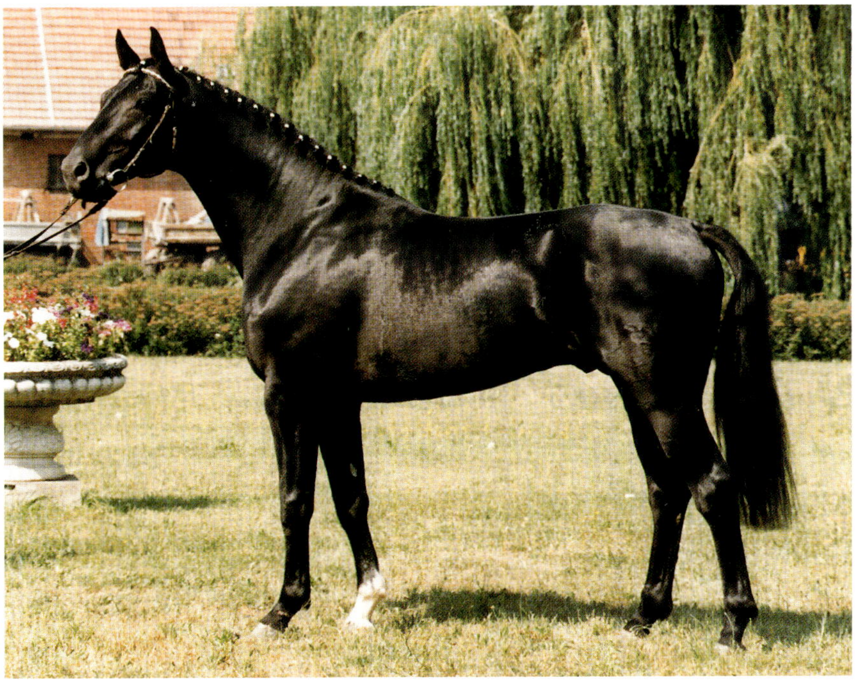

lenke und Sehnen und regelmäßige, nicht sehr große, feste Hufe.

Am häufigsten sind Braune und Füchse in unterschiedlichen Farbabstufungen, doch kommen auch Schimmel vor. Weiße Abzeichen sind nicht selten. Die Widerristhöhe variiert von 162–170 cm Stockmaß.

MECHANIK:
Der Bewegungsablauf ist regelmäßig in allen drei Grundgangarten, raumgreifend und taktmäßig, dabei eher flach, ohne sonderliche Knieaktion und mit durchweg gutem Antritt von hinten. Die Springanlagen liegen über dem Durchschnitt.

ZUCHT:
Das Zuchtgebiet des Brandenburgers umschließt das heutige Land Brandenburg einschließlich Berlins, wie es nach dem Zweiten Weltkrieg nach Abtrennung der Gebiete östlich von Oder und Neisse entstanden ist. Die Züchter werden repräsentiert durch den „Landespferdezuchtverband Berlin-Brandenburg" in Neustadt a. d. Dosse. Hier befindet sich auch die Gestütbuchführung. Der Hengstbestand betrug 1995 41 Privatbeschäler und 36 Landbeschäler des Landgestüts Neustadt. Neben dem Landgestüt unterhält das Land Brandenburg ein Hauptgestüt und eine Hengstleistungsprüfungsanstalt in Neustadt. Die Stutenpopulation liegt bei ca. 2.100 Köpfen.

GESCHICHTE:
Das alte Stammland der Preußischen Monarchie war zu Beginn unserer Zeitrechnung von den germanischen Semnonen, einem suebischen Stamm, dem Kernvolk der Alemannen, bewohnt. Hier lag der heilige Hain, in dem sich jährlich alle stammverwandten germanischen Völker versammelten und Menschenopfer darbrachten. Der Hain mit seinen heiligen Rossen wird 178 n. Chr. zum letzten Mal erwähnt.

Nach dem Abzug der Germanen im Verlauf der Völkerwanderungszeit wanderten im 7. Jahrhundert von Osten her slawische Stämme in den menschenleer gewordenen Raum ein, von denen die Wilzen dort seßhaft wurden. Deren Hauptstamm, die Heveller, errichteten an der Havel mit der Brendanburg (Brennaburg, Brennabor) ihre Hauptveste, das heutige Brandenburg. Sie wurde 927/928 von *König Heinrich I.* (875–936) erobert und dort 931 die Mark Nordsachsen, die spätere Altmark, begründet. Unter seinem Sohn, *Kaiser Otto dem Großen* (912–972), wurden die Bistümer Havelberg (946) und Brandenburg (949) gestiftet. In einem blutigen Aufstand der Slawen nach dem Tod Ottos II. (955–983) gingen alle Eroberungen östlich von Saale und Elbe wieder ver-

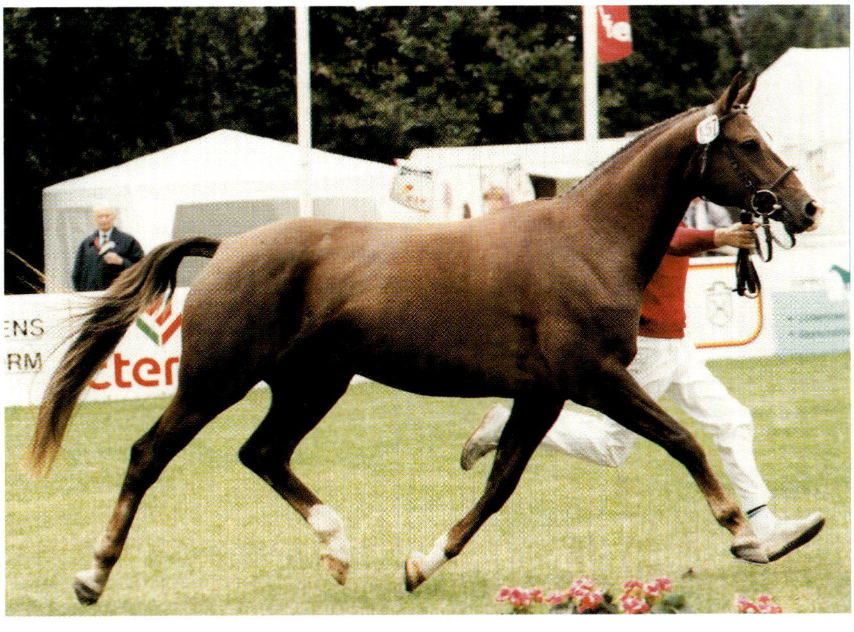

Brandenburger-Stute Parabiose, Teilnehmerin am Bundes-Championat für dreijährige Reitpferde in Warendorf 1994

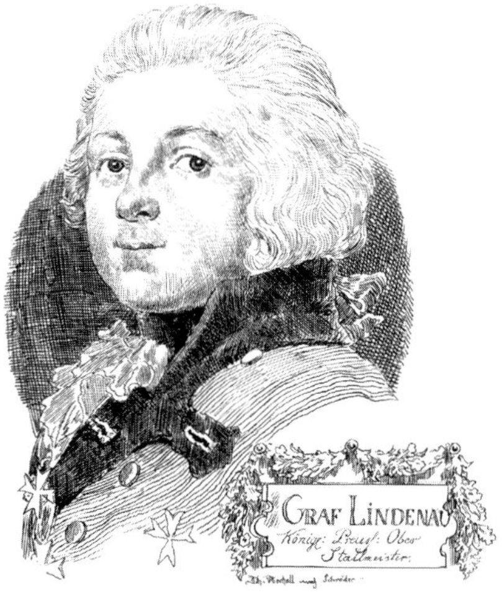

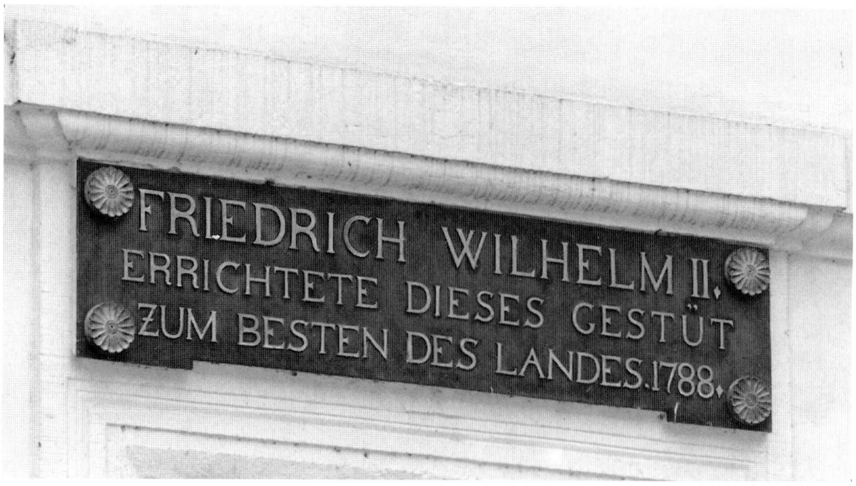

Portrait des Grafen Carl Heinrich August v. Lindenau (geb. 1755). Federzeichnung von Theodor Rocholl nach einem zeitgenössischen Gemälde des Berliner Malers Schröder. Lindenau wurde 1786 als Oberstallmeister (Oberlandstallmeister) von König Friedrich Wilhelm II. mit der Leitung sämtlicher Haupt- und Landgestüte Preußens betraut. Er reformierte das Gestütswesen von Grund auf. Unter seiner Leitung wurde 1788 das nach seinem Stifter Friedrich-Wilhelm-Gestüt benannte Hauptgestüt zu Neustadt a.d. Dosse errichtet. 1789 erfolgte dann, ebenfalls zu Neustadt, der Bau des ihm zu Ehren Lindenau-Gestüt genannten Landgestüts.

loren, das Christentum wurde ausgerottet. Erst 1134, nachdem er mit der Altmark belehnt worden war, eroberte der Askanier *Albrecht der Bär* (1100–1170) das Havelland mit Priegnitz, Zauche und Mittelmark und der Brandenburg erneut und baute es zu einem deutschen Territorium aus, das zur Keimzelle des späteren Königreichs Preußen wurde.

Pferdezucht hat in Brandenburg immer in enger Beziehung zur Landwirtschaft stattgefunden. Der Bauernstand stellte den größten Teil der Pferdezüchter und war zugleich der größte Abnehmer der Zucht. So haben seine Bedürfnisse über die Jahrhunderte in maßgeblicher Weise das Zuchtziel und dessen Produkt geformt. Daneben waren es jedoch seit den Zeiten des Askaniers die Belange des Militärs, die Einfluß auf die Pferdezucht ausübten.

Die Ergebnisse der Zucht wurden, wie überall, in maßgeblicher Weise von Klima und „Scholle" geprägt, auf der die Pferde aufgezogen wurden. Unter diesem letzten Aspekt ist Brandenburg nur in recht eingeschränktem Maße als für die Pferdezucht prädestiniert anzusehen. „Des Heiligen Römischen Reiches Sandstreubüchse", wie man es scherzhaft schon im ausgehenden Mittelalter genannt hat, besaß und besitzt über weite Strecken des Landes einen so armen Sandboden, daß er nicht geeignet ist, die Futtergrundlage für die dort geborenen Pferde zu sichern. 45 Prozent der Gesamtfläche besteht aus „fliegendem Sand" („Kaninchensand"), vor allem im Süden des Landes, 34 Prozent aus anlehmigem Sand. Der schwerste Boden findet sich an der Oder und in der Uckermark. Pferdezucht mit Aussicht auf Erfolg ließ sich immer nur in den Gebieten betreiben, die um die bzw. in den Flußniederungen lagen oder wo Mohr-, Lehm- oder anlehmige Böden die Anlage von Weiden ermöglichten. Grundlegende Möglichkeiten zur Verbesserung der Pferdezucht und Viehwirtschaft eröffneten die unter dem „Großen Kurfürsten" (1620–1688) begonnenen und unter dem „Soldatenkönig" *Friedrich Wilhelm I.*(1688–1740) und *Friedrich dem Großen* (1712–1786) fortgeführten Unternehmungen zur Urbarmachung von Mooren und Brachland für die Gewinnung fruchtbarer Weiden und Wiesen.

Neben den einer rentablen Pferdezucht hinderlichen natürlichen Gegebenheiten, die mit großen Anstrengungen seitens des Staates ausgeglichen werden konnten, wirkte ein allzuhäufiger Wechsel der Zuchtpolitik seitens des Herrscherhauses erschwerend. Im 17. Jahrhundert bestanden einige Hofgestüte mit unterschiedlicher Rassenzusammensetzung. Doch konnte keineswegs von einer einheitlichen Zucht gesprochen werden. Erste gezielte Maßnahmen zur Verbesserung der Pferdezucht in der Mark Brandenburg wurden durch *König Friedrich Wilhelm II.* (1744–1797) mit der Errichtung des „Friedrich-Wilhelm-Gestüts" in Neustadt an der Dosse 1786–1788 unternommen. Auch organisatorisch bemühte sich der König um eine Förderung der Landeszucht. So erließ er beispielsweise 1789 ein „Landgestütsreglement für die Churmark", aufgrund dessen Privatbeschäler nur noch genutzt werden durften, wenn sie vorher einer Körung unterzogen worden waren. Friedrich Wilhelm II. ging es mit seinen Maßnahmen vor allem um die Zucht schneller Kavalleriepferde, die bis dahin für teures Geld im Ausland eingekauft werden mußten. Um die Landeszucht in dieser Richtung zu beeinflussen, wurde neben dem Hauptgestüt das nach seinem ersten Landstallmeister *Graf Carl Heinrich August v. Lindenau* (1755–1808) genannte „Lindenau-Gestüt" angelegt. Der erste Stutenstamm in Neustadt bestand aus Englischem Halbblut, Zweibrücker sowie Ostpreußischen und Mecklenburgi-

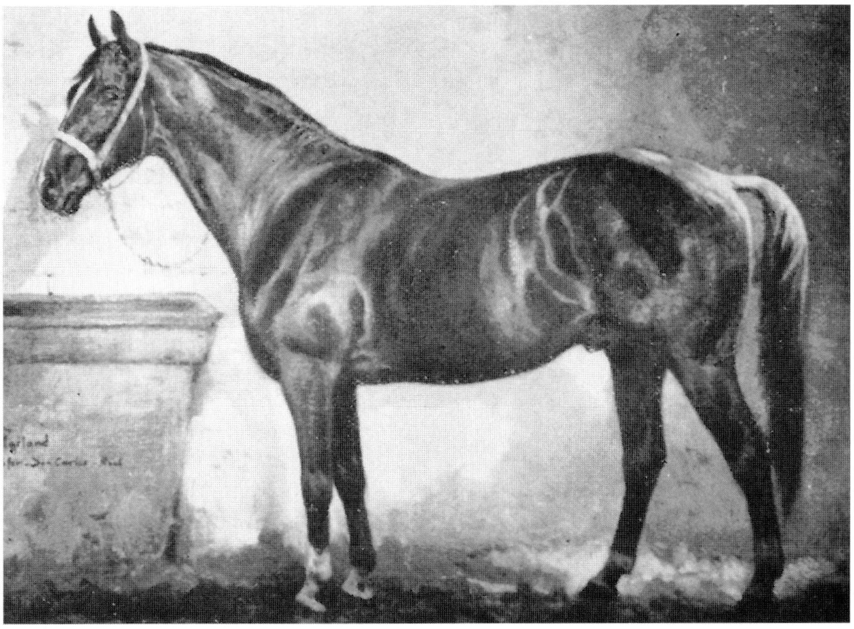

Mailand, geb. 1910 (v. Maikäfer – Don Carlos), war seit dem Ersten Weltkrieg Hauptbeschäler im Friedrich-Wilhelm-Gestüt.

schen Stuten. Zunächst verwendete Englische Vollbluthengste brachten noch nicht die gewünschten Resultate. Besser fuhr man mit einigen Orientalen, unter denen sich vor allem der auch weit auf die übrige preußische Pferdezucht ausstrahlende, 1791 ins Gestüt gekommene *Turc-Main-Atty* besonders auszeichnete. Aufgrund seiner Größe und anhand von zeitgenössischen Darstellungen kann man schließen, daß es sich nicht um einen Araber, sondern um einen Turkmenen gehandelt hat. Seinen Namen soll er, folgt man *Graf C. G. Wrangel* in DIE RASSEN DES PFERDES (Band 1, Stuttgart 1908), dem Umstand verdanken, daß der türkische Gesandte in Berlin bei seinem Anblick ausrief „Turc-Main-Atty" – „ein Turkmenisches Pferd".

Mit den orientalischen Hengsten und dem vorhandenen Stutenmaterial betrieb das Hauptgestüt zunächst eine Anglo-Araberzucht. Auf Wunsch des Königs, der den Hengst sehr schätzte, wurde Turc-Main-Atty als Araber eingestuft. Das Landgestüt zeichnete sich in den ersten 100 Jahren seines Bestehens vor allem durch die strengen Bestimmungen aus, denen die Stuten unterworfen wurden, die durch seine Hengste gedeckt werden durften. Hingegen war sein Beschälerbestand von sehr schwankender Qualität und unterschiedlicher Rassezugehörigkeit und trug lange Jahre keineswegs den Bedürfnissen der Verbraucher, also der Landwirtschaft, nach einem ruhigen, gängigen, ausreichend kalibrigen Arbeitspferd Rechnung.

Als sich die Gestütsverwaltung dem Drängen der Bauern nicht mehr länger verschließen konnte, löste man als erstes das Hauptgestüt auf, dessen Stutenbestand sich aus leichten, zu leichten und feinen Halbblutstuten zusammensetzte, die noch durch hoch im Blut stehende Trakehner- und Vollblut-Hauptbeschäler in ungünstiger Weise beeinflußt wurden. Militärische Belange führten jedoch 1896 zur Wiedereinrichtung des Gestüts, in das nun erneut leichte Stuten Arabischer, Ostpreußischer und Hannoveraner Abstammung eingestellt wurden, die (wie vorher) meist mit Vollbluthengsten angepaart wurden.

Bis zum Ende des Ersten Weltkrieges bestand kaum eine Kommunikation zwischen der Leitung des Hauptgestüts und der Landeszucht. In das Landgestüt jedoch begann man nun zunehmend, dem Beispiel zahlreicher Privathengsthalter, vor allem im Gebiet der Priegnitz, im Havel- und Rhinluch und im Netze- und Warthebruch folgend, dänische (jütische) Kaltbluthengste einzustellen. 1907 standen dort bereits 121 Dänen. Von der Züchterschaft freudig begrüßt, wurden diese Hengste sehr stark benutzt, wobei man wahllos alle Stuten

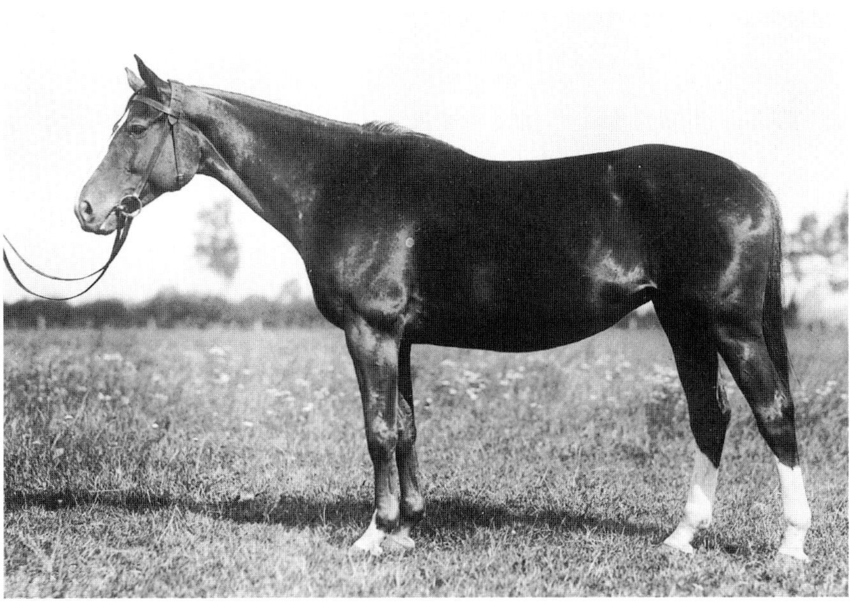

Vergißmeinicht, geb. 1918 im Hauptgestüt Neustadt (v. Candidat Hann. – Jerif Demir ox – Chamant xx), zeigt noch den sehr hoch im Blut stehenden Typ, den es mit Hilfe des hannoverschen Blutes von der Kavallerie zu einem in der Landwirtschaft verwendbaren Typ umzuzüchten galt.

mit ihnen paarte, bis sich etwa zehn Jahre später die Erkenntnis durchsetzte, daß man durch das wilde Kreuzen ein totales züchterisches Chaos angerichtet hatte. Die hemmungslose Manie, mit der man alle für die landwirtschaftliche Arbeit zu leichten, zu feinen, zu nervigen Stuten mit dem Kaltbluthengst als dem scheinbaren Allheilmittel gekreuzt hatte, befriedigte in ihren Produkten hinsichtlich Leistung, Futterbedarf und Gesundheit (vor allem des Fundaments) in keiner Weise. Eine große Enttäuschung machte sich breit. Hätte man, und diesen Vorwurf muß man vor allem der Preußischen Gestütsverwaltung machen, ein wenig nach Nordwesten „über den Tellerrand" geblickt, so hätte man aus dem 40 Jahre vorher vorgenommenen Kreuzungs-Experiment mit den Suffolks des *Barons Maltzahn* die Unzweckmäßigkeit einer derartigen Mischzucht studieren können, ehe man in den gleichen Fehler verfiel. Was auf dem guten Mecklenburger Boden nicht erfolgreich war, mußte auf dem Brandenburger Sand geradeswegs „in die Wüste" führen.

Bei *Wilfried Pabst* im Kapitel „Brandenburg" in DEUTSCHE PFERDEZUCHT (WARENDORF 1983) werden die nächsten Schritte so beschrieben: „Auf der Suche nach schweren, reingezogenen Warmblutpferden wandte sich ein Teil der Züchter nunmehr dem Oldenburger zu. Im Jahre 1923 hatten 75 Oldenburger Landbeschäler die letzten Dänen aus dem Landgestüt verdrängt. Der Wunsch der Züchter, aus dem Durcheinander der Kreuzungen herauszukommen, führte dann zu einer Abgrenzung der Warmblut- und Kaltblutzuchtgebiete in der Provinz Brandenburg. Der Warmblutzucht vorbehalten blieben die alten, prädestinierten Gebiete der Elb-, Havel- und Netzeniederungen mit den an sie anschließenden Geesträumen . . . Für die Kaltblutzucht wurden im Wesentlichen die südlichen Gebiete der Mark, dazu das Oderbruch und die Uckermark ausgewiesen." Hier entwickelte sich mittels einer Verdrängungskreuzung auf dem vorhandenen Stutenmischmasch eine leichte bis mittelschwere Kaltblutzucht Rheinisch-Belgischen Typs.

Die Gestütsverwaltung und die Warmblutzüchter benötigten eine längere Zeit, um einzusehen, daß die Wahl des anspruchsvollen Oldenburgers erneut eine falsche gewesen war. Obgleich sich bereits 1921 ein „Verband Brandenburgischer Warmblutzüchter" mit eigenem Gestütbuch für Warmblut konstituiert hatte, fand man erst allmählich zu einer einheitlichen Zuchtrichtung im Typ eines edlen, doch kräftigen Warmblutpferdes auf Hannoversch-Ostpreußischer Basis. Durch Stutenkörungen, Prämiierungen, Schauen, Leistungsprüfungen, Fohlen-Auktionen und die Vermittlung guter Stuten versuchte man, die Zucht zu fördern. Durch gemeinsame zielstrebige Zusammenarbeit zwischen Züchtern, Verband, Landwirtschaftskammer und dem Land- und Hauptgestüt gelang es innerhalb der folgenden 20 Jahre, ein einheitliches Brandenburger Warmblutpferd im Typ des Hannoveraners zu schaffen. Vor allem Fohlenkäufe im benachbarten Hannover eröffneten vielen kleinen bäuerlichen Züchtern die Chance eines erfolgsversprechenden Neuanfangs. Die Kammer half nach Kräften mit Zuchterhaltungsprämien, Deckgeldbeihilfen, Zuschüssen zu Prämiierungen, Ankaufsbeihilfen für Genossenschaftshengste, Gründung einer Hufbeschlagschmiede und Reit- und Fahrschule. Wesentlichen Anteil an dem Aufschwung der Zucht hatte die Gründung zahlreicher Reitvereine, die vor allem bei der bäuerlichen Jugend das Interesse an dem Warmblutpferd weckte und förderte, nach der von *Gustav Rau* ausgegebenen Devise „Der deutsche Bauer auf deutschem Pferd".

Mitten in diesen Aufwärtstrend der Brandenburger-Zucht fiel der Ausbruch des Zweiten Weltkrieges. Wenn es auch in den ersten Kriegsjahren gelang, die wertvollsten Stuten im Landgestüt und auf den Zuchthöfen vor der Aushebung als Remonten zu bewahren, wurden doch kriegsbedingt die züchterischen Fördermaßnahmen stark eingeschränkt. In den letzten Kriegswochen wurde die Provinz Brandenburg, vor allem im Verlauf der Belagerung von Berlin, der Schauplatz schwerster Kämpfe, denen der größte Teil der Landespferdezucht zum Opfer fiel.

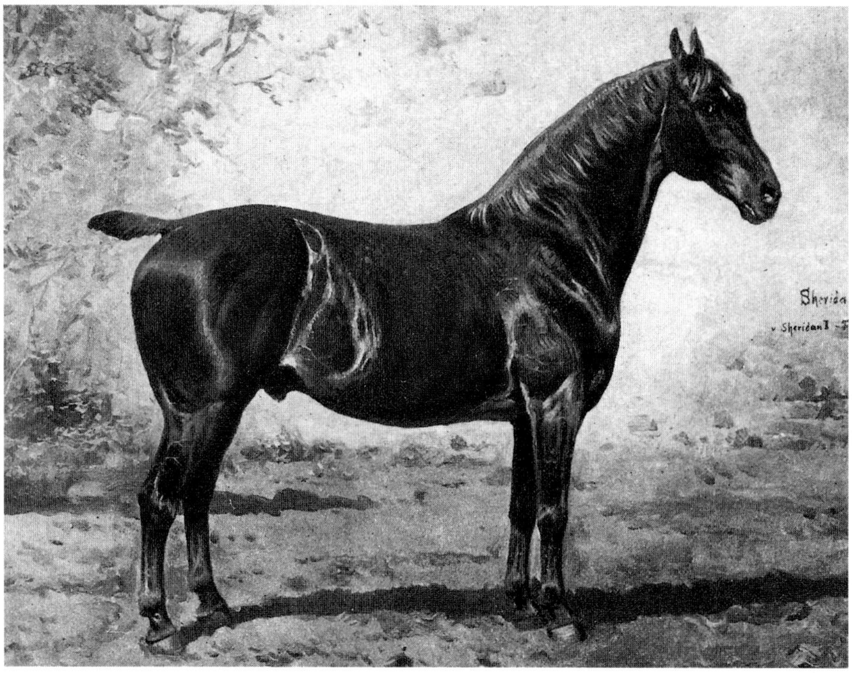

Der Hannoveraner Sheridan, geb. 1907 (v. Sheridan II – Thorwart), war von 1918 bis 1921 Landbeschäler im Lindenau-Gestüt, ehe er ab 1922 zum Hauptbeschäler im Friedrich-Wilhelm-Gestüt avancierte.

Der Brandenburger Landbeschäler Lardonius, geb. 1931, zeigt den großen Zuchtfortschritt, den die Zucht in Brandenburg in nur zwanzig Jahren mit Hilfe des hannoverschen Blutes erreicht hatte.

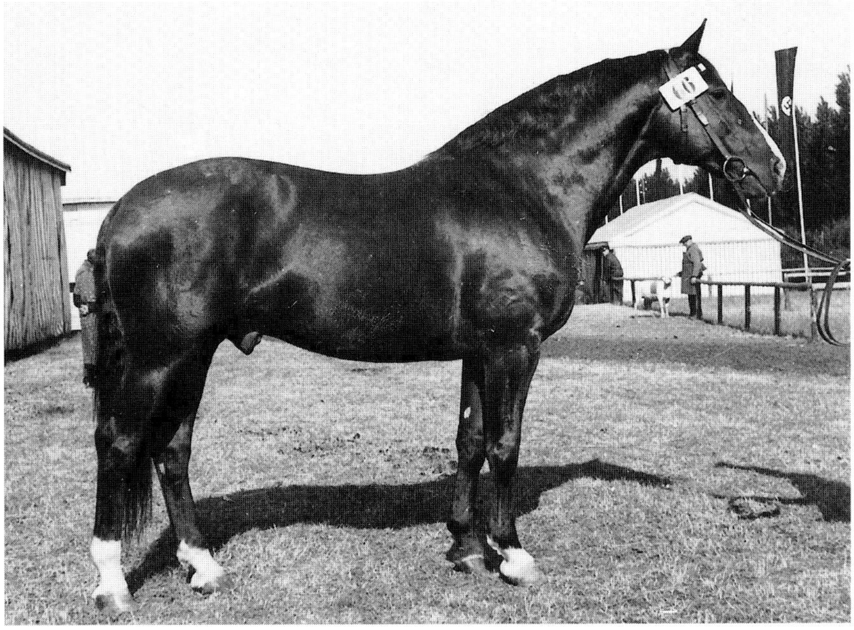

Die Lage während der ersten Nachkriegszeit war in Brandenburg, vor allem was die Warmblutzucht angeht, wie in allen von den Sowjets eroberten und besetzten Gebieten der späteren DDR, ziemlich verzweifelt. Von den wertvollen heimischen Stutenstämmen waren ca. 80 Prozent verlorengegangen. Nur ganz wenige reinblütige bodenständige Brandenburgische Stutenstämme waren erhalten geblieben. Dagegen waren zahlreiche, nicht identifizierbare Flüchtlingspferde ins Land gekommen. Dennoch „neigte sich die Schale" zugunsten der Warmblutzucht, da das Kaltblutzuchtgebiet des Netzebruches durch die im Vertrag von Jalta festgelegte Oder-Neisse-Grenze an Polen gefallen war. Der gesamte Hengstbestand des „Lindenau-Gestüts", soweit er das Kriegsende überlebt hatte, wurde von den Sowjets als Reparationszahlungen beschlagnahmt und in den Osten abtransportiert. Aus der Arbeit des brandenburgischen Tierarztes *Dr. H. Fischer* über den Wiederaufbau der Warmblutzucht in Brandenburg 1945–1949 können wir einige Daten und Fakten der Entwicklung entnehmen. Wegen der langjährig traditionell großen Bedeutung von Land- und Hauptgestüt für die märkische Pferdezucht, namentlich die Warmblutzucht, wurden äußerste Anstrengungen unternommen, den Gestütsbetrieb möglichst rasch wieder in Gang zu setzen. Unter dem Namen „Arthur v. Weinberg"-Gestüt wurden das ursprünglich nach seinem Gründer, König Friedrich-Wilhelm v. Preußen (1744–1797) „Friedrich-Wilhelm-(Haupt-)Gestüt" und das nach dem ersten Landstallmeister von Neustadt, Karl Heinrich August Graf v. Lindenau (1755–1808) benannte „Lindenau-(Land-)Gestüt" bereits im Herbst 1945 wieder in Betrieb genommen.

Als kommissarischer Leiter fungierte zunächst der ehemalige Tierzuchtamtsleiter in Neustadt, Landwirtschaftsrat *Condereit*. Nach Wiederauffindung und Identifizierung einer Reihe von eigenen Hengsten im Land, Importen aus Hannover und der Eingliederung von etwa 30 geretteten Hengsten des Landgestüts Marienwerder konnte der Hengstbestand soweit aufgefüllt werden, daß für die Decksaison 1947 166 Warmblut- und 41 Kaltbluthengste zur Verfügung standen. Zum selben Zeitpunkt besaß das Hauptgestüt 59 Mutterstuten, 33 Hengstfohlen und 8 Stutfohlen. Die Hauptbeschäler im Hauptgestüt in den Jahren 1946/47 waren der Trakehner *Hexenschuß* und der Hannoveraner *Fernab*. Die Rassezugehörigkeit des Hengstbestandes gliederte sich folgendermaßen:

Brandenburger	57	Trakehner	7
Hannoveraner	15	Westpreußen	7
Ostpreußen	7	Mecklenburger	1

Zur Hebung der Hengstqualität wurde laut Dr. Fischer sehr streng gekört. Allerdings wird man den Verdacht nicht los, daß hier auch ideologische Gründe eine nicht zu unterschätzende Rolle spielten. Denn den Maßnahmen fielen hauptsächlich Privathengste zum Opfer. Hinsichtlich der Abstammungen wurde an die guten Erfahrungen mit den Hannoverschen Hengstlinien angeknüpft, die teils bereits vor dem Krieg in der Mark bodenständig waren, wie *Mailand* oder *Sheridan*. Sie besaßen bis Kriegsende großen Einfluß auf die Brandenburger-Zucht. Da in der ersten Nachkriegszeit eine große Nachfrage nach Kaltbluthengsten bestand, war das Landgestüt zunächst gezwungen, eine Reihe von Hengststationen gemischt zu besetzen. Doch wurde die Kaltblutzucht entsprechend der allgemeinen Entwicklung in der Landwirtschaft in Brandenburg bald als unrentabel eingestellt.

Zu Anfang der sechziger Jahre kam es zu einer gravierenden Änderung der Pferdezuchtpolitik, die eine die gesamte DDR umfassende Neuorientierung und Reform beinhaltete. Im ganzen Land wurde die Warmblutzucht auf ein vielseitig geeignetes Reitpferd ausgerichtet. Wegen der zunehmenden Motorisierung der Landwirtschaft, einer weitgehenden Ablösung des Pferdes durch den Traktor und einem damit einhergehenden Rückgang der Pferdezahlen kam es zu bedrohlichen Verkleinerungen der regionalen Populationen, die eine sinnvolle Selektionsarbeit in Frage stellten. So beschloß man staatlicherseits, die Zuchtgebietsgrenzen aufzuheben, ein einheitliches, modernen Anforderungen entsprechendes

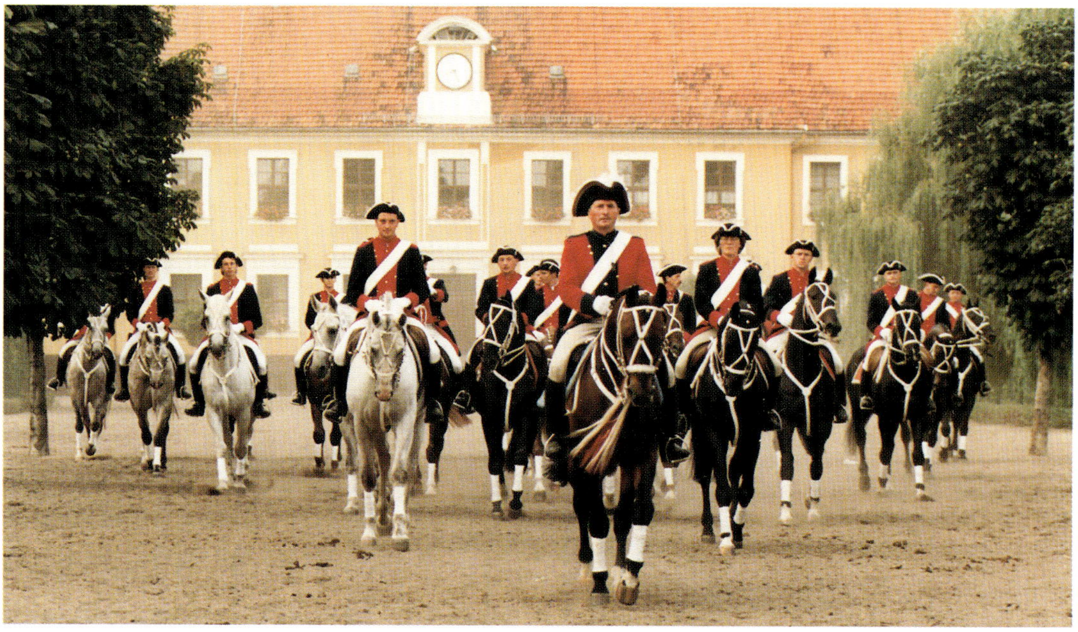

Hengstparade im Landgestüt Neustadt a.d. Dosse

Zuchtziel aufzustellen und die Hengstkörungen mit Blick auf den Einsatz innerhalb einer zu schaffenden einheitlichen Zuchtpopulation vorzunehmen. Hierfür bildeten die Mecklenburger- und die Brandenburger-Zucht die Basis. Nach *Schwark* (a. a. O.) befand sich der Hengstbestand „ausschließlich in Volkseigentum und wird in den drei Hengstdepots Redefin, Neustadt/Dosse und Moritzburg bei annähernd ausgeglichenen Kapazitäten gehalten." Seit 1952 hatten in allen drei Hengstdepots Hengstleistungsprüfungsanstalten bestanden, die 1978, der besseren Vergleichsmöglichkeiten und organisatorischer Gründe wegen, zu einer in Neustadt zusammengelegt wurden. Gleichzeitig mit der Vereinheitlichung der Zucht erfolgte ab 1960 eine völlige organisatorische Neuordnung, die in einer Zerschlagung der alten Strukturen der gewachsenen traditionsreichen Pferdezuchtgebiete und einer Einteilung in drei Pferdezuchtdirektionen, Nord, Mitte und Süd mit dem jeweiligen züchterischen Mittelpunkt eines der drei Hengstdepots, bestand.

Für rund 30 Jahre verlor nun Brandenburg, wie die anderen Reitpferdezuchten auf dem Gebiet der ehemaligen DDR, seine Selbständigkeit. Dennoch entstand durch die Verschmelzung der Blutströme aus dem verlorenen deutschen Osten (Ost- und Westpreußen) mit denen Hannovers und dem Einfluß der Brandenburger „Scholle" ein etwas edlerer Typ als etwa in Mecklenburg-Vorpommern. Da ich das Glück hatte, in Begleitung von Professor Schwark, dem damaligen Ordinarius der tierzüchterischen Fakultät der Leipziger Universität und Gründervater des „Edlen Warmbluts der DDR" im Herbst 1990, noch vor der endgültigen Wiedervereinigung von Bundesrepublik und DDR, sämtliche Gestüte in voller Funktion zu erleben, weiß ich aus eigenem Augenschein, daß vor allem die jüngeren Jahrgänge des Hauptgestüts eine seltene, beeindruckende Ausgeglichenheit mit viel Adel und vollendetem weiblichem Ausdruck zeigten.

Die Ära des „Edlen Warmbluts der DDR" als einheitlicher Rasse ging mit der Wiedervereinigung zu Ende. Die föderative Struktur der Bundesrepublik, die auf die ehemalige DDR übertragen wurde, führte zur Gründung von fünf neuen Bundesländern. Da nach den Gesetzen der Bundesrepublik die Tierzucht der Länderhoheit untersteht, kam es folgerichtig auch zu einer Aufsplitterung der Pferdezucht in fünf eigenständige Pferdezuchtverbände. So wurde Brandenburg wieder ein eigenständiger Zuchtverband. Vom Blutaufbau her enthielt der Hengstbestand des Landgestüts in Neustadt zum Zeitpunkt der Wiedervereinigung Beschäler teils aus Original-Hannoverschen Linien, teils aus Linien, die über Redefin nach Brandenburg gekommen waren. Zu ihnen gehörten u. a. die *Detektiv*-Linie, die *Goldschaum*-Linie und die *Adeptus*-Linie. Die in Hannover im Mannesstamm erloschene *Kingdom*-xx-Linie konnte, gegen den Widerstand der staatlichen Zuchtleitung, von den Neustädter Gestütsdirektoren *H. Neuschulz* und *H. Hoppe* revitalisiert werden. Trotz Kastrationszwanges für alle ungekörten Hengste wurde der in Mecklenburg geborene Hengst *Komet* (v. *Körling* – aus der *Kingdom*-xx-Linie), der auf wundersame Weise der Kastration entgangen und im Dresdener Raum erfolgreich im Springsport bis zur Klasse S eingesetzt worden war, als Beschäler im Hauptgestüt eingesetzt, obwohl er im Typ etwas altmodisch erschien. Durch Anpaarung mit edlen Stuten gelang es, von ihm eine Reihe von erfolgreichen Springvererbern zu erhalten.

1990 wurde der in den fünfziger Jahren aufgelöste Zuchtverband neu gegründet. Im Vatertierbestand des Landgestüts, aber vor allem durch eine Anzahl von Privathengsthaltern, hat eine umfangreiche Blutauffrischung stattgefunden. Vor allem Holsteiner aus der *Ladykiller*-xx-Linie und der *Cor-de-la-Bryère-SF*-Linie, dazu Westfalen aus der *Pluchino*-Linie, gewinnen an Einfluß.

HESSISCHES WARMBLUT

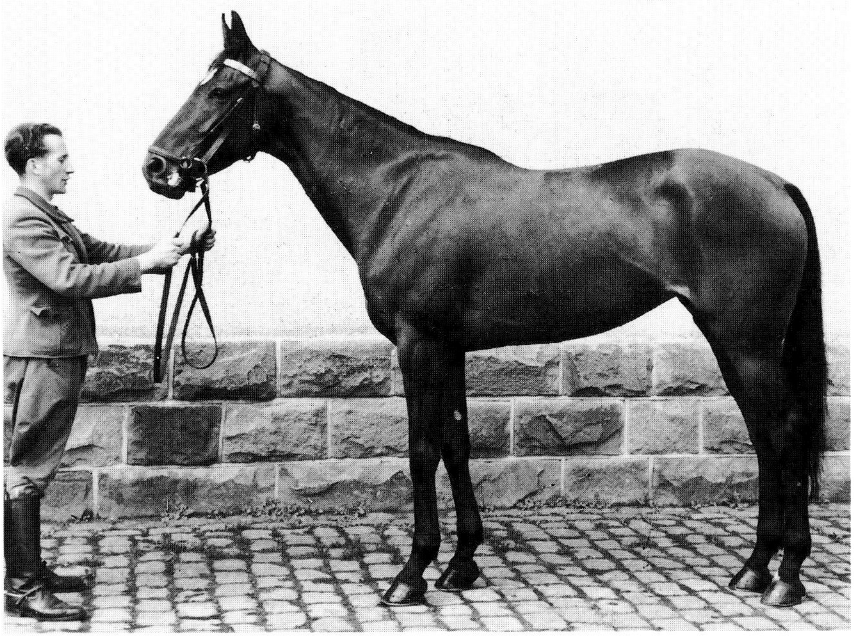

TYP, INTERIEUR, VERWENDUNG, EXTERIEUR, MECHANIK:
Ebenso wie die Warmblutpferde der anderen deutschen Nachzuchtgebiete müssen die ehemals eigenständigen Zuchten Kur-Hessens und des Großherzogtums Hessen heute unter den Begriff des „Deutschen Reitpferdes" eingeordnet werden, dessen Typ weitgehend vom Hannoveraner geprägt worden ist.

Das „Zuchtziel des Deutschen Reitpferdes", wie es 1975 von allen westdeutschen Zuchtverbänden auf Veranlassung der Abteilung Zucht der „Deutschen Reiterlichen Vereinigung" (FN) beschlossen wurde, lautet: „Gezüchtet wird ein edles, großliniges und korrektes Reitpferd mit schwungvollen Bewegungen, das aufgrund seines Temperamentes, seines Charakters und seiner Rittigkeit für Reitzwecke jeder Art geeignet ist."

Der Anteil an Pferden Hessischer Zucht für den Spitzensport, der in den fünfziger/sechziger Jahren mit *Halla, Sonnenglanz, Kosmos*, wirklichen Weltklassepferden, einen so vielversprechenden Anfang nahm, hat leider keine Fortsetzung gefunden. Allerdings konnte man diese drei Pferde auch kaum der Hessischen Landeszucht zurechnen. *Halla* und *Sonnenglanz* waren bekanntlich Produkte von Traberhengsten aus einer französischen Beutestute unbekannter Herkunft. Und auch die Abstammung von *Kosmos'* Mutter war unbekannt, während der Vater Ostpreuße war.

In DEUTSCHE PFERDEZUCHT (2. Auflage, Warendorf 1994) charakterisiert *Dr. Günther Hangen*, ehemals Tierzuchtleiter im Landwirtschaftsministerium Kassel, die Situation folgendermaßen: „Leider sind aus der kleinen Population der Hessischen Reitpferdezucht nur wenige Pferde in den ‚Großen Sport' gelangt und haben sich dort auszeichnen können. Die meisten Zuchtprodukte dienten ausschließlich dem Freizeitsport ihrer Besitzer oder wurden ausschließlich auf kleinen Turnieren eingesetzt."

Die berühmte, als Hessisches Warmblut startende Stute Halla, geb. 1944 (v. d. Traberhengst Oberst a.e. französischen Beutestute unbekannter Abstammung). Trotz fraglos bedeutender Points in Schulter- und Kruppenformierung war sie in vieler Hinsicht ein „Fehlerpferd". Am meisten gegen eine erfolgreiche Karriere im Springen sprachen zunächst, außer ihrem schwierigen Temperament, der ungünstige Hals und die langen Röhren und schwachen Gelenke.

ZUCHT:
Man kann das heutige Bundesland Hessen als eine Art Bindeglied zwischen Nord- und Süddeutschland ansehen, in dem sich nord- und süddeutsche Elemente mischen.

Der größte Teil Hessens ist durch Senken und Becken stark gegliedert. Der Westen gehört mit Taunus, Westerwald, Gladenbacher Bergland und Kellerwald zum Block des rechtsrhei-

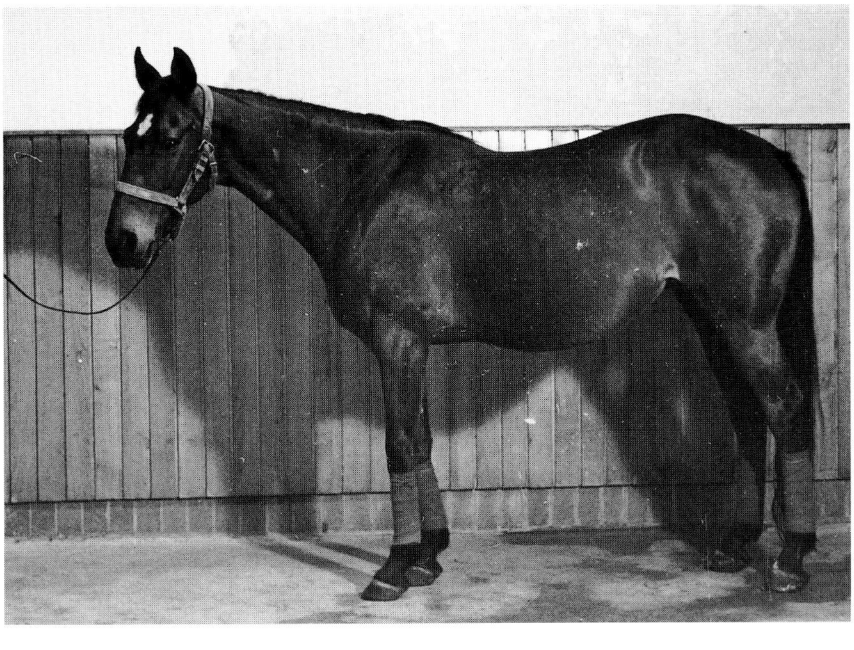

Halla als Zuchtstute in hohen Alter. Sie bekam ihr erstes Fohlen mit 17 Jahren und noch viele weitere, doch war ihr keins ebenbürtig.

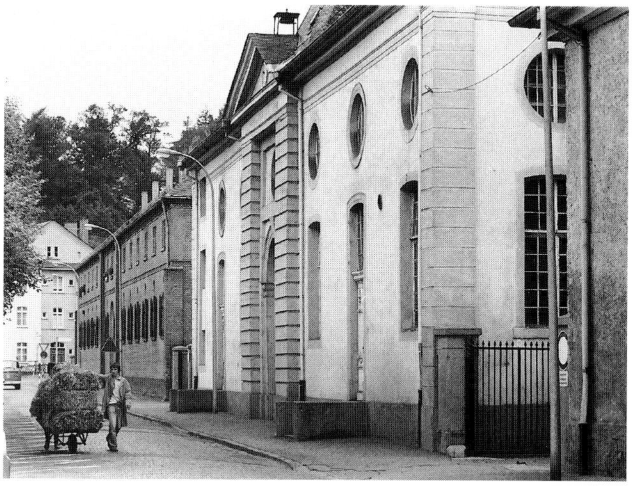

Landgestüt Dillenburg, Einfahrt von der Wilhelmstraße aus

nischen Schiefergebirges, nach Norden und Osten schließt sich das Hessische Bergland an, das meist aus Buntsandstein besteht, teils überlagert von annähernd horizontal gelagertem vulkanischem Ergußgestein. Darüber erhebt sich nur der Vogelsberg in flachem Anstieg, der das wohl größte Gebiet vulkanischen Gesteins in Europa darstellt. Seine höchste Erhebung ist die Wasserkuppe in der Rhön, mit ca. 950 m über dem Meeresspiegel.

In der nördlichen Hälfte Hessens, dem ehemaligen Kur-Hessen, ist die Zahl der mittelgroßen bäuerlichen Betriebe höher als im Süden und Westen, wo vielfach Nebenerwerbslandwirtschaft betrieben wird und sich teilweise bereits durch Aufgabe der Großtierhaltung und Einstellung der Pflege der Grünlandflächen Sozialbrache ausbreitet. Der Anteil an natürlichem Grünland ist besonders hoch in den Basaltlandschaften Hoher Westerwald, Hohe Rhön und Hoher Vogelsberg. Im übrigen ist der Waldanteil sehr hoch. Mit etwa 40 Prozent der Fläche ist Hessen das waldreichste Bundesland. Aufgrund der vorwiegend kleinbäuerlichen Betriebsstrukturen werden von den Züchtern selten mehr als eine bzw. zwei Stuten gehalten.

Die Züchtervereinigung, der „Verband Hessischer Pferdezüchter", Kassel, betreut neben der Abteilung „Deutsches Reitpferd" auch die Gruppe „Sonstige Reitpferde", in der eine Reihe exotischer Rassen zusammengefaßt ist. Die Hengsthaltung liegt zum einen im Landgestüt Dillenburg, zum anderen in der Hand der Privathengsthaltung, wobei das Verhältnis etwa 1 : 2 beträgt.

Die Tabelle unten soll die Entwicklung der Hengst- und Stutenbestände seit 1990 veranschaulichen.

Der züchterische Schwerpunkt liegt nach wie vor auf dem Hannoverschen Blut. Für 1993 schlüsselte *Dr. Hangen* (a. a. O.) die Zusammensetzung des Beschälerbestandes folgendermaßen auf:

Von den 48 Landbeschälern, die 1993 auf Station gingen, waren 26 in Hannover (54 Prozent), zehn in Hessen (22 Prozent), drei in Holstein (7 Prozent), und je einer in Westfalen und Oldenburg (2 Prozent) geboren. Als Veredler eingesetzt wurden drei Vollblüter (7 Prozent), zwei Trakehner (4 Prozent) und zwei Anglo-Araber (4 Prozent).

Die Zahl der in Privatbesitz befindlichen anerkannten Reitpferdehengste stieg von 13 (1972) auf 106 (1993). Lag das Schwergewicht anfänglich auf Beschälern der Spezialrassen, so ging deren Anteil 1993 auf sechs Vollblüter (5,5 Prozent), 13 Trakehner (12 Prozent), vier Selle Français (4 Prozent) und einen Araber (1 Prozent) zurück. Aus deutschen Reitpferdezuchten stammten 25 Hannoveraner (22 Prozent), 24 Hessen (22 Prozent), 22 Holsteiner (21 Prozent), sieben Westfalen (6 Prozent), sechs Oldenburger (5,5 Prozent) sowie ein Hengst aus Rheinland-Pfalz-Saar (Zweibrücken) (1 Prozent).

Seit einigen Jahren veranstaltet der Hessische Zuchtverband in seinem Ausbildungs- und Vermarktungszentrum Alsfeld seine jährlichen Eliteauktionen.

GESCHICHTE:

Die Geschichte der Hessischen Pferdezucht ist ein wenig kompliziert, da das Land über Jahrhunderte in einen „Flickenteppich" kleinerer und größerer weltlicher und geistlicher Herrschaftsgebiete zerfiel.

Der nördliche Teil, das spätere Kur-Hessen, war das alte Stammland der Chatten, die sich als einer der wenigen Germanenstämme nicht an der Völkerwanderung beteiligten, sondern seßhaft blieben. Von den Chatten berichtet *Publius Cornelius Tacitus* (um 55 bis nach 115 n. Chr.), daß sie kleine, unansehnliche Pferde besaßen, die jedoch schnell, ausdauernd und wendig gewesen seien: „Die Reiterei pflegt den Sieg durch rasche Vorstöße einzuleiten und sich ebenso schnell wieder zurückzuziehen. Ihre Schnelligkeit ist schreckerregend, ihr Verharren nicht Zögern, sondern Standhaftigkeit . . ."

Die letzten Nachrichten über die Chatten stammen aus dem dritten Jahrhundert n. Chr., danach hören wir erst wieder aus dem hessischen Gebiet, als der dortige Volksstamm als Hessii, Hassii, Hessiones bezeichnet wird, nachdem er seit dem sechsten

Die Entwicklung der Hengst- und Stutenbestände seit 1990

Jahr	Privatbeschäler	Landbeschäler	Stuten	Neueintrag als Turnierpferde
1990	111	66	3132	943
1991	101	66	3049	971
1992	107	51	3016	1000
1993	115	52	2938	970
1994	127	62	2849	969
1995	124	66	3101	989

Jahrhundert in den Machtbereich der Franken einbezogen worden war.

Erst unter den ludowingischen Grafen (1122–1247) kommt es wieder zu einer eigenständigen Politik Hessens, das zunächst noch mit Thüringen verbunden ist. Im Hessisch-Thüringischen Erbfolgekrieg (1247–1264) kommt es zur Trennung der beiden Gebiete. Unter dem Reichsfürsten *Philipp dem Großmütigen* (1504–1567) erreichte Hessen seine größte Ausdehnung.

Durch die von Philipp bei seinem Tode 1567 testamentarisch verfügte Aufteilung des Landes an seine Söhne beginnt eine Zeit der Zersplitterung Hessens. Jahrhundertelang besteht ein erheblicher Gegensatz zwischen den entstehenden beiden Hauptlinien, da Hessen-Kassel protestantisch, Hessen-Darmstadt katholisch war. Das wirkte sich unter anderem im Dreißigjährigen Krieg (1618–1648) höchst negativ aus.

Während der Ritterzeit, die mit der Erfindung des Schießpulvers und der Handfeuerwaffen zu Ende ging, züchtete der hessische Adel auf seinen Gütern mächtige Streitrosse, während die Bauern ein knapprahmiges, leichtfuttriges Pferd hielten, das neben dem Rinderanspann die Feldarbeit verrichtete und als hauptsächlichstes Verkehrsmittel im Lande diente.

Laut *Hangen* (a. a. O.) wurden während des 15. Jahrhunderts in Hessen verschiedene herrschaftliche Gestüte gegründet, von denen das in Seibelsdorf am Nordrand des Vogelsbergs (1474) und das der Landgrafen von der Zapfenburg (1490) die wichtigsten waren. Vor allem letztgenanntes sollte jahrhundertelang bedeutendsten züchterischen Einfluß auf die hessische Zucht und darüber hinaus ausüben.

Wegen hoher Verluste durch Raubwild und Diebstahl ließ *Landgraf Wilhelm II.* von 1589–1591 ein etwa 150 Hektar großes Gelände um die jetzt „Sababurg" genannte Zapfenburg roden und mit einer ca. drei Meter hohen Mauer einfriedigen. Außerdem wurden Stallungen gebaut und eine Wasserleitung dorthin verlegt. Die „Sababurger Wilden", wie die

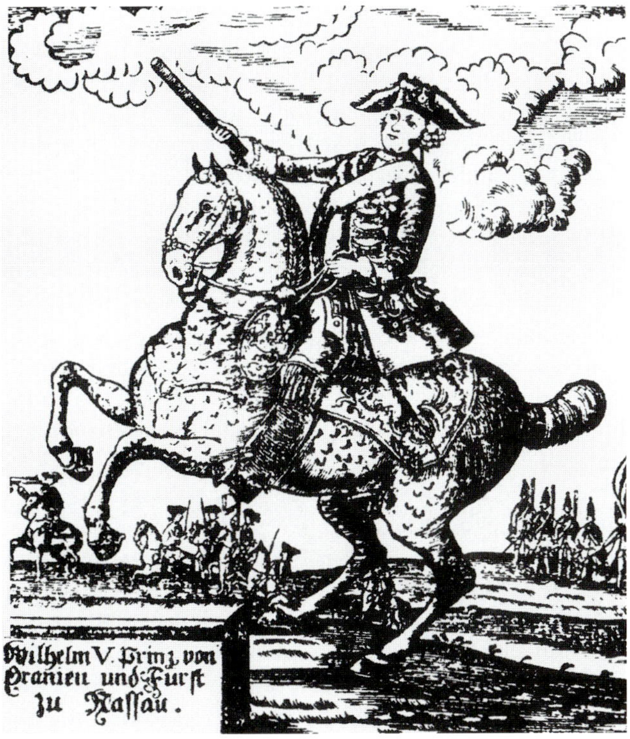

Wilhelm V., Prinz von Oranien und Fürst zu Nassau, auf einer der berühmten „Dillenburger Ramsnasen". Zeitgenössische Darstellung des 18. Jahrhunderts

dort gezüchteten Pferde genannt wurden, entwickelten sich bald zu einer wichtigen Einnahmequelle des Kasseler Hofes. Wie aus der im hessischen Staatsarchiv zu Marburg bewahrten Korrespondenz hervorgeht, belieferte das Sababurger Gestüt drei Jahrhunderte lang die verschiedenen Höfe Deutschlands und Europas mit ausgesuchtem Pferdematerial. Während dieser langen Zeit wurde züchterisch stets an dem bewährten Typ festgehalten. Die Pferde wurden als „mittelgroß, stark, zäh, mit langem dünnem Reithals, kräftigem Rücken, abschüssiger Kruppe und kräftigen Beinen" beschrieben.

In Südhessen wurde 1669 auf Anordnung des Landgrafen *Ludwig VI.* von Hessen-Darmstadt ein kleines Hofgestüt in Wembach gegründet, das jedoch schon 1699 wieder aufgelöst wurde. An seiner Stelle errichtete man im selben Jahr ein Gestüt in Ulrichstein am Vogelsberg, da dort weitaus bessere Weiden zur Verfügung standen und das felsige Gelände mit seinen Hanglagen und dem rauhen

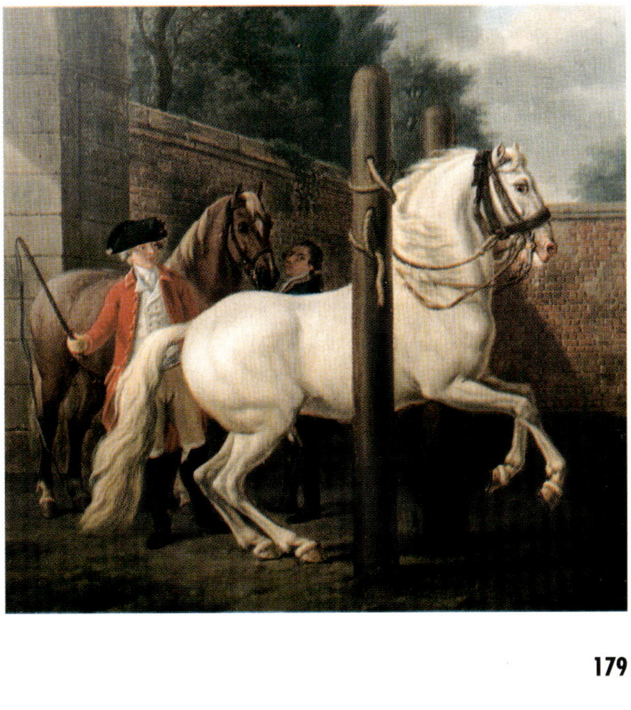

Schulpferd aus der Zucht der „Dillenburger Ramsnasen" der Grafen von Hessen-Nassau-Dillenburg 1786. Gemalt von dem Niederländer Tethart P. C. Haag (1737–1812), heute Schloß Cannenburgh

Klima die Erzielung robuster Pferde mit stabilem Fundament erwarten ließ. Jedoch litt das Gestüt zeit seines Bestehens an der Unbeständigkeit seiner Leitung, so daß sich kein eigenständiger, in sich konsolidierter Stutenstamm wie in Sababurg heranbilden konnte.

Ganz im Gegensatz dazu war die Zucht der sogenannten „Dillenburger Ramsnasen" höchst erfolgreich. Bereits während der Regierungszeit des *Grafen Wilhelms des Reichen von Nassau-Dillenburg* (1519–1559) waren diese Pferde sehr gefragt. *Hangen* beschreibt die aus der Anpaarung von spanischen und andalusischen Hengsten an Stuten holsteinischer und dänischer Blutführung stammenden Dillenburger als mittelgroß, muskelbepackt, mit kleinen, edlen, im Nasenbereich leicht konvexen Köpfen, Schwanenhals, Senkrücken, gespaltener Kruppe und hohen, räumenden Gängen, sehr gesucht als Parade-Reit- und Kutschpferde.

Im Anfang des 18. Jahrhunderts stieg Hessen-Kassel unter dem *Landgrafen Karl* (1677–1730) zu einer der ersten Militärmächte im Norddeutschen Raum auf. Hessische Soldaten kämpften und entschieden Schlachten als Söldner in Europa und Übersee. Besonders die hessische Kavallerie war an dem siegreichen Ausgang vieler Schlachten beteiligt. Zum Beispiel kämpften Hessen auf englischer Seite im Siebenjährigen Krieg gegen die Franzosen in Kanada.

Um den Remontebedarf seiner Armee zu befriedigen, vereinigte Karl 1727 das Gestüt Sababurg mit dem benachbarten Gut Beberbeck zum Hofgestüt Beberbeck. Da mit den Erzeugnissen des Gestüts jedoch noch immer nicht der Bedarf der gut 20 000 Mann starken Truppen gedeckt werden konnte, richteten Karls Söhne *Friedrich I.* und *Wilhelm VIII.* 1737 nach dem Vorbild des Hannoverschen Landgestüts Celle in Kassel ein Landgestüt ein, in der Absicht, auf diese Weise auch die bäuerliche Zucht in die Remontezucht einzubeziehen. Zugleich wurden für die Benutzung der Hengste und den Verbleib ihrer Nachzucht entsprechende Vorschriften erlassen. Durch die Besetzung des Kasseler Landgestüts mit Beschälern aus dem Hofgestüt Beberbeck nahm bald die Landeszucht von Hessen-Kassel einen solchen Aufschwung, daß Hessen in dem 30-bändigen Großen Universal-Lexikon von Zedler (Leipzig und Halle 1741) unter den deutschen Ländern erwähnt wurde, in denen die besten Reitpferde gezüchtet wurden.

Leider war der so erfolgreich aufgebauten Zucht keine lange Dauer beschieden. Im Siebenjährigen Krieg führten, was die heimischen Truppen nicht für ihre Remontierung benötigt hatten, die ins Land eingefallenen Franzosen mit sich fort. Überall in Hessen entstanden der Pferdezucht schwere Schäden, die, kaum notdürftig behoben, durch die Napoleonischen Kriege erneut und eher noch schlimmer entstanden.

Der nach der Beendigung der Befreiungskriege und dem Wiener Kongreß zum Kurfürsten aufgestiegene Regent von Nord-Hessen, *Wilhelm II.*, ein erfahrener Pferdemann, begann den Wiederaufbau der Pferdezucht tatkräftig, indem er 1826 Beberbeck zum modernsten Gestüt Europas ausbauen ließ. Sein Oberstallmeister *Otto v. d. Malsburg* suchte die Restbestände der im Land verstreuten Beberbecker Herde zusammen und ergänzte sie durch edle Stuten aus der Veredlungsphase der Mecklenburger und Vorpommerschen Zucht. Von dort holte er 1826 auch 41 neue Landbeschäler für das Hengstdepot in Kassel, denen er 1827 noch 14 weitere edle Englische Halbbluthengste (vermutlich mit Yorkshire-Coach-Abstammung) hinzufügte. In diesem Jahr konnten von Kassel aus 24 Deckstationen mit insgesamt 104 Hengsten besetzt werden.

Aufgrund der Erfolge des Landgestüts zu Kassel entschloß man sich auch in den anderen hessischen Herrschaften, Landgestüte zu gründen. Das wichtigste unter ihnen war das bereits seit 1821 im Darmstädtischen Marstall bestehende Gestüt. Hierfür hatte zunächst das Hofgestüt Ulrichstein die Hengste bereitgestellt. Diese Beschäler bewährten sich jedoch nicht in der Landeszucht, da sie aufgrund eines zu hohen orientalischen Blutanteils zu leicht geworden waren. Deshalb holte man ab 1836, dem Beispiel Malsburgs folgend, Mecklenburger ins Land. Zeitweilig war Darmstadt in der Lage, 27 Deckstationen im Lande mit insgesamt 105 Landbeschälern zu versehen. 1857 kam es zu einem Wechsel in der Zuchtpolitik, als auf Wunsch des Militärs fast ausschließlich Anglo-Normänner in den Hengstbestand eingereiht wurden. Sie bewährten sich, gewohnt an das milde, vom Golfstrom beeinflußte Klima und das reiche Futterangebot der Normandie, nicht in dem rauhen Mittelgebirgsklima und bei dem kargeren Futterangebot Hessens. Deshalb kaufte man ab 1879 nur noch Oldenburger Hengste. Weite Gebiete gingen der Warmblutzucht von nun an an eine auf Belgischer Grundlage entstehende Kaltblutzucht verloren.

Nach dem Preußisch-Österreichischen Krieg von 1866, in dem sich Kur-Hessen auf die Seite Österreichs geschlagen hatte, annektierte Preußen das Land kurzerhand als Provinz Hessen-Nassau (bestehend aus Kur-Hessen, Nassau, der Freien Stadt Frankfurt und Teilen des Großherzogtums Hessen). Damit trat in Hessen-Nassau die Preußische Gestütsverwaltung ihre Herrschaft an. Eine besonders glanzvolle Zeit folgte nun für das von da an sogenannte „Preußische Hauptgestüt Beberbeck".

Da die im „Friedrich-Wilhelm-Hauptgestüt" Neustadt a. d. Dosse gezüchteten Pferde zu „weich" geworden waren, wurde es aufgelöst und der beste Teil seines Stuten- und Hengstbestandes kam nach Beberbeck. Von nun an bestand die Stutenherde zur Hälfte aus Alt-Beberbecker und zur Hälfte aus Neustädter Material, dem noch einige Stuten aus dem ebenfalls geschlossenen Sennergestüt Lopshorn hinzugefügt wurden. Der Gestütsleiter, der aus Ostpreußen stammende Landstallmeister *Conrad v. Jachmann*, dem der fast 1300 Hektar umfassende Gestütsbetrieb unterstellt war, führte Beberbeck in nur wenigen Jahren in eine Spitzenposition in der deutschen Reitpferdezucht.

Die beiden Hauptbeschäler, die dabei die entscheidende Rolle spielten, waren der 1874 in Frankreich gezogene *Chamant xx*, braun, v. *Mortemer* a. d. *Araukaria* v. *Ambrose* – *Glen-*

coe, und der 1880 in Beberbeck geborene *Optimus*, schwarzbraun, v. *Odoardo* a. d. *Optima* v. *The Colonel – Torso*. Der klassisch gezogene *Chamant* wurde nach 13 Jahren züchterischen Einsatzes in Beberbeck im Hauptgestüt Graditz noch zu einem Stempelhengst der deutschen Vollblutzucht, während *Optimus* von 1896 bis 1903 Hauptbeschäler in Trakehnen war.

Insgesamt lieferte Beberbeck unter preußischer Regie bis zu seiner durch die Weltwirtschaftskrise erzwungenen Auflösung 1929 über 500 Landbeschäler, von denen mehrere in verschiedenen deutschen Zuchtgebieten zu Stempelhengsten wurden und eigene Hengstlinien begründeten.

Es ist recht interessant, was *Graf C. G. Wrangel* auf dem Höhepunkt der dortigen Zucht in DIE RASSEN DES PFERDES (1. Band, Stuttgart 1908) über das Beberbecker Pferd schreibt: „Man sollte meinen, daß dieser hohe Prozentsatz (an Vollblut, Anm. d. Verf.) zur Folge haben müßte, daß die in Beberbeck gezogenen Pferde zu fein in den Knochen würden. Dem ist aber durch die starken Stuten vorgebeugt, die aus dem *Odoardo*-Blut und von anderen starken Hengsten, wie zum Beispiel *Jubelgreis*, stammen.

Was schließlich die Qualität des Beberbecker Pferdes anbelangt, so stimmen wohl alle Fachmänner darin überein, daß dieses Produkt deutscher Zucht eine bedeutende Leistungsfähigkeit besitzt. Mit Bezug hierauf sei nur an die vielen schönen Siege erinnert, die in Beberbeck gezogene Halbblutpferde in Jagdrennen und Distanzritten errungen haben. Weniger einstimmig aber lauten die Schilderungen, die man über das Exterieur der Beberbecker zu hören bekommt. Der eine hat nur Lob für dieses, der andere findet manches, was er tadeln zu müssen glaubt. Nun, Idealpferde zu züchten, ist noch niemandem geglückt. Irgend etwas wird man stets auch dem besten Gaul nachsehen müssen.

Vergleicht man an Hand der von *Professor Simon v. Nathusius* veröffentlichten Maße (siehe des genannten Verfassers hochinteressante Arbeit MESSUNGEN AN HENGSTEN, STUTEN UND GEBRAUCHSPFERDEN, Berlin 1905) die Durchschnittsmaße der Pferde Beberbecker Edelzucht mit denjenigen der Ostpreußen, so findet man, daß die ersteren bessere Durchschnittsmaße aufzuweisen haben. Diese waren nämlich in Zentimetern für 27 alte (das heißt mindestens fünfjährige) Beberbecker Stuten folgende: Widerristhöhe 163,61, Kruppenhöhe 161,38, Beinlänge vorn 79,88, Brusttiefe 83,72, Brustumfang 193,37, Brustbreite 43,42, Kruppenbreite 55,63, Röhrbeinumfang 20,26 und Rumpflänge 171,70;
und für 31 alte Ostpreußische Stuten: Widerristhöhe 161,23, Kruppenhöhe 160,31, Beinlänge 84,46, Brusttiefe 77,90, Brustumfang 193,61, Brustbreite 43,00, Kruppenbreite 56,45, Röhrbeinumfang 19,86 und Rumpflänge 152,90.

Also mit alleiniger Ausnahme der Kruppenbreite durchgehend günstigere Maße für die Beberbecker Stuten. Dies stimmt genau mit den tatsächlichen Verhältnissen überein. Der Beberbecker ist faktisch ein tieferes, starkknochigeres Pferd als der Ostpreuße. Nur wäre ihm etwas mehr Breite und Länge in der Kruppe, gefälligerer Schweifansatz und auch eine bessere Form der hinteren Rippe zu wünschen.

Ja, gewiß, mein alter Trainer Lienow hatte ganz recht, wenn er, sobald ein Fehlergucker sich bemüßigt fühlte, etwas an den in seiner Obhut anvertrauten Rennpferden auszusetzen, zu antworten pflegte: ‚Lieber Herr, alles kann man nicht haben!' "

Leider brach nach dem Ende des Ersten Weltkrieges der Markt für Kavallerieremonten jäh zusammen, und die Weltwirtschaftskrise der zwanziger Jahre beendete für längere Zeit auch die Nachfrage nach Luxusreitpferden. Unter dem Druck dieser Verhältnisse wurde Beberbeck das Opfer eines Auflösungsbeschlusses des Preußischen Landtages. Während die ebenfalls im Gestüt vorhandenen Kaltblüter in alle Welt gingen, wurde der hochklassige Warmblutpferdebestand nahezu vollständig an die Polnische Gestütsverwaltung verkauft, die damit das Hauptgestüt Racot bei Posen besetzte. Aus den Beberbecker Pferden und west- und ostpreußischem Material wurde dort die heutige Wielkopolska (Großpolnische) Rasse geschaffen.

Der bekannte Pionier der warmblütigen Sportpferdezucht, *Baron Clemens v. Nagel-Doornick*, ein Sohn des letzten Beberbecker Landstallmeisters, baute mit Beberbecker Pferden in seinem Gestüt in Vornholz einen kleinen eigenen Stamm auf, ehe er im Zweiten Weltkrieg während der deutschen Besetzung Polens selbst Gestütsleiter von Racot wurde.

1870 verlegte die Preußische Gestütsverwaltung das Landgestüt Kassel in das ehemalige Hofgestüt Dillenburg, wohin auch die Hengste aus den regionalen Depots Korbach und Weilburg verbracht wurden. Bis 1900 erreichte der Dillenburger Hengstbestand eine Zahl von etwa 150, bis 1920 sogar von 180 Hengsten.

Die Zeit zwischen den beiden Weltkriegen, die von dem Wettbewerb zwischen Warmblut und Kaltblut geprägt war, brachte in der Warmblutzucht eine Hinwendung zum schweren, unkomplizierten landwirtschaftlichen Arbeitspferd, weg von der leichten Kavallerie-Remonte und vom Luxus-Reit- bzw. Kutschpferd. Die Zucht richtete sich statt an den Bedürfnissen des Militärs und anderer früherer Käuferkreise ausschließlich an denen der Landwirtschaft und Wirtschaft aus. Die Konsequenz war, daß bereits um 1920 der Hengstbestand der beiden hessischen Landgestüte in der Mehrzahl aus Kaltblutbeschälern bestand (Darmstadt 77 Prozent, Dillenburg 85 Prozent).

Die verbleibenden Warmbluthengste waren meist Oldenburger, vereinzelt auch Ostfriesen. Jedoch zeigte sich hier das gleiche Phänomen wie bei den Anglo-Normännern in der zweiten Hälfte des 19. Jahrhunderts: Aufgrund der klimatisch und bodenmäßig so anderen Verhältnisse verloren die Nachkommen der Oldenburger Hengste viel von ihrem Rassecharakter, Kaliber, Knochenstärke, Tiefe, Masse. So eigneten sie sich weder mehr für die Belange der Landwirtschaft, noch auch für den von *Gustav Rau* unter der Devise „Der deutsche

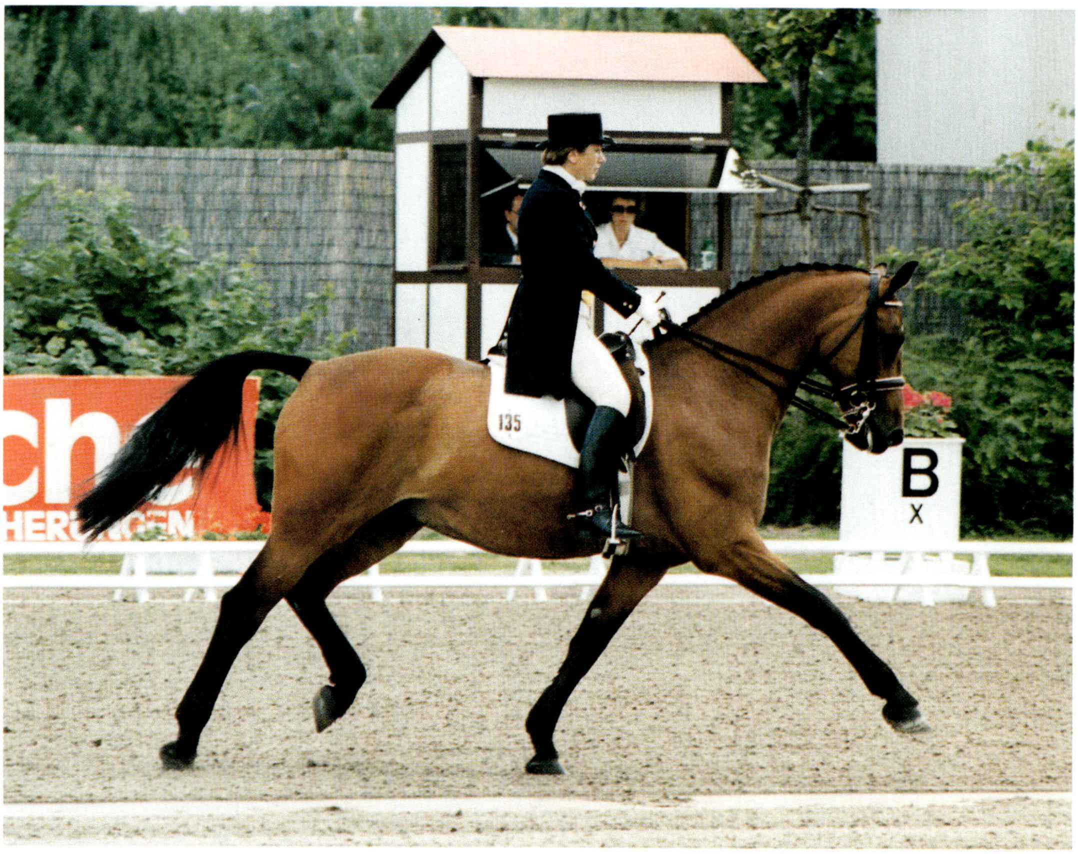

Der von dem Holsteiner-Hengst Nelson stammende, hessisch gebrannte Wallach Nektar war mehrfach mit Karin Rehbein in S-Dressuren erfolgreich.

Bauer auf deutschem Pferd" ins Leben gerufenen ländlichen Turniersport. Folgerichtig forderten die Warmblutzüchter eine Umstellung des Zuchtziels auf ein der Scholle besser angepaßtes, besser für den Sport geeignetes Pferd.

„1941 (siehe *Hangen*, a. a. O.) beschlossen die Warmblutzüchter im ‚Kurhessischen Pferdestammbuch', Hengsthaltungsgenossenschaften zu gründen und diese mit Holsteiner-Hengsten zu besetzen. Die Züchter in Südhessen blieben dagegen beim Oldenburger Pferd." Leider kamen diese ersten Ansätze einer Veredlung der nordhessischen Zucht nach der Währungsreform 1948 zum Erliegen, als der Pferdemarkt aufgrund des Überangebots zusammenbrach und sich die privaten und genossenschaftlichen Hengsthaltungen auflösten.

Zu Beginn der Umstellung auf ein vielseitig verwendbares, modernes Reitpferd verfügte 1960 das Landgestüt Dillenburg, in das bei seiner Auflösung 1958 auch der Bestand des Landgestüts Darmstadt eingegliedert worden war, über 76 typmäßig sehr einheitliche Hengste Oldenburger Blutführung sowie als Veredler über den Trakehner *Kosmos* und den Vollblüter *Admiral*.

Von 1950 bis 1970 ging der Bestand an Pferden in Hessen um ca. 80 Prozent zurück. Eine der Hauptursachen dafür war die Abwanderung von etwa Dreiviertel der in der Landwirtschaft tätigen Bevölkerung in die aufstrebenden Industrieregionen Südhessens. Es gab einfach nicht mehr genügend Leute, die mit Pferden arbeiten konnten und / oder wollten. Oft ging mit dem Ausscheiden des Altbauern das letzte Pferd vom Hof; in vielen Dörfern Hessens verschwanden die Pferde völlig, ersetzt durch kleine 50-PS-Ackerschlepper.

Daß es in Hessen überhaupt noch bzw. teilweise wieder Pferdezucht gibt, ist allein dem bald nach dem Krieg wieder erwachenden, sich ständig ausweitenden Turniersport zu danken. Da die noch vorhandenen Pferde in ihrer Mehrzahl sportlichen Zwecken nicht genügten, entschlossen sich die hessischen Züchter, wie überall im westlichen Europa, zu einer Veredlung ihrer Pferde. Aufgrund der damals noch bestehenden Spaltung der Zucht in Kur-Hessen und Hessen-Nassau waren die von den Zuchtleitungen gewählten Wege dahin zunächst getrennt. In Kur-Hessen entschied man sich zu einer engen Anlehnung an den erfolgreichen nördlichen Nachbarn Hannover, teils auch Westfalen, wobei man außer der Verdrängungskreuzung mit Hannoverschen und Westfälischen Hengsten den Ankauf weiblichen Zuchtmaterials aus diesen Gebieten propagierte. In Hessen-Nassau dagegen verlangten die südhessischen Züchter zur schnelleren Erreichung des angestrebten Zuchtziels den Einsatz von Trakehner-Blut.

Großes Verdienst in dieser ersten Phase der Veredlung erwarb sich das Landgestüt Dillenburg, damals nahezu alleiniger Hengsthalter in Hessen. Es wurde seit 1962 von Landstallmeister *Armin Holzrichter* geleitet. Ihm gelang es, trotz nur beschränkter finanzieller Mittel, in wenigen Jahren den gesamten Hengstbestand auszutauschen. Bereits fünf Jahre nach seinem Amtsantritt stammten 87 Prozent aller in Hessen geborenen Fohlen von neu eingestellten Veredlerhengsten. Wichtigste Hengste in dieser Zeit der Umstellung waren die Hannoveraner *Lotse*, *Lützow* und *Senior*, der Westfale *Ratsherr*, die Ostpreußen *Thor* und *Mandant* und die Vollblüter *Adonis* und *Usurpator*.

1972 bekam die hessische Pferdezucht einen neuen Impuls durch die Gründung eines gemeinsamen „Ver-

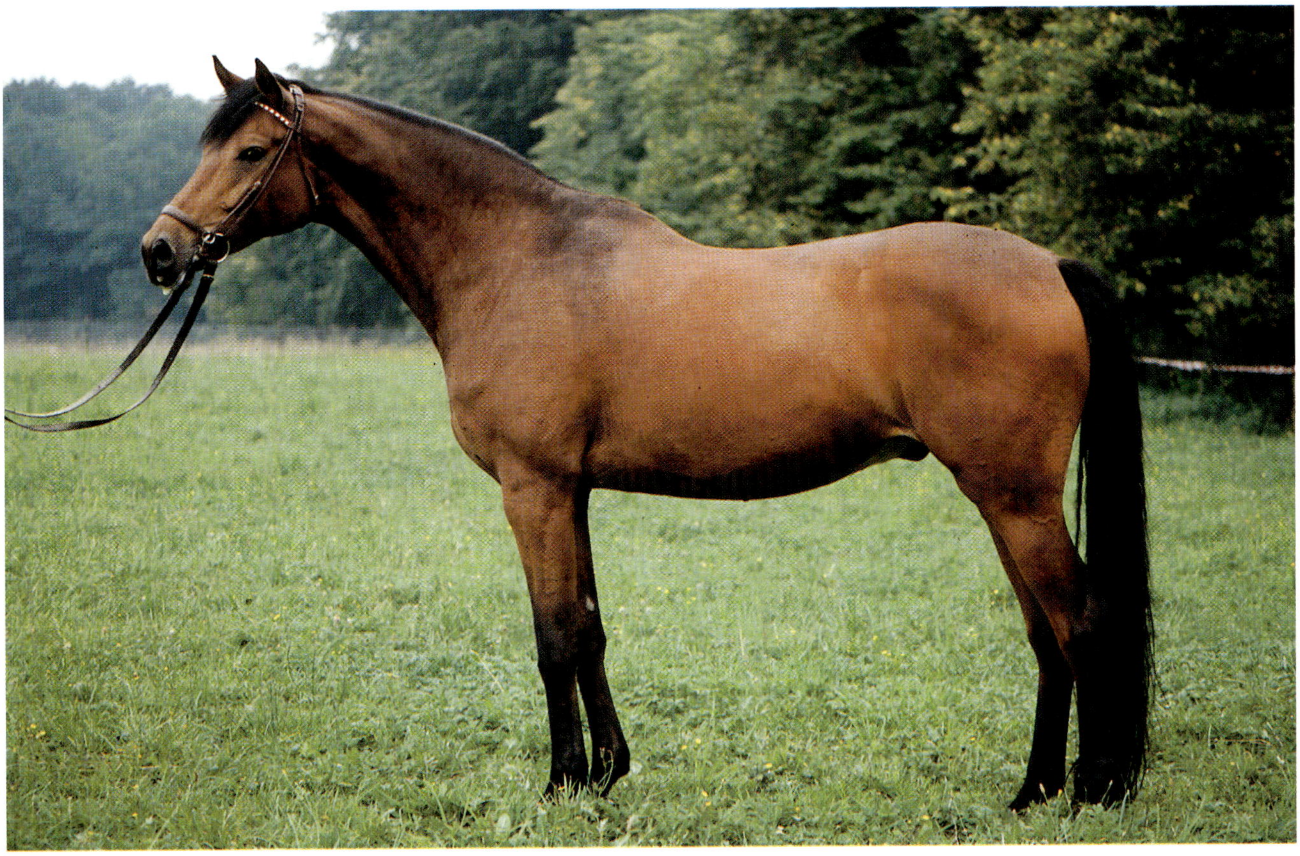

In Hessen auf Ostpreußischer Grundlage gezogener Warmbluthengst

bandes Hessischer Pferdezüchter", nachdem bereits seit 1964 eine provisorische „Arbeitsgemeinschaft Hessischer Pferdezuchtverbände" bestanden hatte. Nukleus dieser Gründungen war fraglos das Landgestüt Dillenburg.

Der Zeitpunkt der Gründung eines gemeinsamen Verbandes fiel zusammen mit dem absoluten Tiefstand der Pferdezucht in der Bundesrepublik Deutschland. 1970 betrug der Bestand an warmblütigen Zuchtpferden in Kur-Hessen noch 1172, in Hessen-Nassau 1200, gesamt also 2372 Pferde. 25 Jahre später (1995) war er um 22 Prozent gestiegen auf 2849 Pferde. Vergleicht man diese Zunahme mit der der großen norddeutschen Zuchtgebiete im selben Zeitraum, so scheint sie allerdings recht niedrig (Holstein 78 Prozent, Oldenburg 74 Prozent, Hannover 59 Prozent und Westfalen 49 Prozent). Einer der Hauptgründe dafür dürfte in dem fast völligen Fehlen von „Zugpferden" hessischer Zucht im „Großen Sport" zu suchen sein.

Auffallend ist die stetig abnehmende Bedeutung des Landgestüts zugunsten einer sich immer mehr ausbreitenden Privathengsthaltung, die weder finanziell noch „ideologisch" in der Auswahl ihrer Beschäler beschränkt ist.

THÜRINGER EDLES WARMBLUT

TYP, INTERIEUR, VERWENDUNG, EXTERIEUR, MECHANIK:
Ein eigenes, unverwechselbares Gesicht des in Thüringen gezüchteten Warmblutpferdes existiert bisher nicht. Von 1960 bis 1990 war die Thüringer Zucht ein Teil der die gesamte DDR überdeckenden Zucht des „Edlen Warmbluts der DDR". Das ebenfalls in Thüringen gezüchtete „Schwere Warmblut" entspricht in allen charakteristischen Eigenschaften dem in Sachsen gezüchteten.

ZUCHT:
Das nach der Wiedervereinigung der Bundesrepublik und der Demokratischen Republik auf der Grundlage der alten Provinzialgrenzen wiedererstandene heutige Bundesland Thüringen besitzt, da gemäß bundesdeutscher Gesetzgebung die Tierzucht der Länderhoheit unterliegt, einen eigenen Pferdezuchtverband, den „Verband Thüringer Pferdezüchter" in Weimar, der die verschiedenen Zuchtrichtungen „Edles Warmblut", „Schweres Warmblut", Kaltblut und Ponies betreut und die Gestütbücher führt, jedoch kein eigenes Landgestüt. Die Versorgung der Zucht mit Hengsten erfolgt teils durch das Sächsische Landgestüt Moritzburg, teils durch die im Land ansässige Privathengsthaltung.
Die Tabelle auf der nächsten Seite oben zeigt die Entwicklung des Zuchtpferdebestandes im Land seit 1991.

GESCHICHTE:
Die in frühmittelalterlicher Zeit einmal berühmte Thüringer Pferdezucht war, entsprechend der durch den deutschen Partikularismus bedingten Zersplitterung des Landes, über viele Jahrhunderte praktisch bedeutungslos. Thüringen hatte weder den Ruf seiner berühmten „Silberschimmel" aus der Völkerwanderungszeit

Edles Warmblut					Schweres Warmblut			Kaltblut		
Jahr	Landbeschäler	Privatbeschäler	Stuten	Neueintrag von Turnierpferden	Landbeschäler	Privatbeschäler	Stuten	Landbeschäler	Privatbeschäler	Stuten
1991		10+	1110+	–++	–+	–+			1+	175
1992	21	12	903	–++	8	2	189	6	2	137
1993	20	17	941	17	5	3	193	2	4	128
1994	16	22	1023	142	5	3	223	3	4	138
1995	14	20	1091	176	5	4	234	2	4	146

+ Noch nicht aufgeteilt in Edles und Schweres Warmblut und Land- und Privatbeschäler

++ Noch nicht erfaßt

Entwicklung des Zuchtpferdebestandes in Thüringen seit 1991

bewahrt, noch die Erinnerung an die frühen Gestüte zu Masfeld, Georgenthal, Rossdorf und Jena. Erste schriftliche Erwähnung einer Pferdezucht auf thüringischem Boden findet sich in einem Brief des Ostgotenkönigs *Theoderich* (493–526) an den Thüringischen *König Irminfried*, der eine Nichte Theoderichs, Amalaberga, heiratete, und ihr zur Hochzeit „silberfarbene" Thüringer Rosse als Morgengabe darbrachte; sie werden in dem Brief beschrieben und ihre Vorzüge gerühmt.

Im frühen Mittelalter war Pferdezucht ein Vorrecht der „Freien", der überall in Thüringen ansäßigen Ritterschaft, sowie der Geistlichkeit. Der „gemeine Mann" verwendete bei der Feldarbeit Rinder, da Pferde in der Unterhaltung zu teuer waren. Einer gedeihlichen allgemeinen Entwicklung einer Landespferdezucht hinderlich war die Zersplitterung des Landes bis 1918 in acht verschiedene Territorien unter acht verschiedenen Herrscherhäusern. Dazu war die bäuerliche Struktur für eine Pferdezucht äußerst ungünstig. Das Hauptgefüge der Landwirtschaft bildeten Betriebe unter zwei Hektar, die 64 Prozent ausmachten, sowie kleinbäuerliche Betriebe von zwei bis zehn Hektar mit rund 27 Prozent. Das bedeutete, auf etwa 91 Prozent aller landwirtschaftlichen Betriebe verbot sich eine Pferdezucht schon aufgrund ihrer Kleinheit. Schuld daran war die geradezu irrsinnige Realteilung, besonders in Südthüringen, wo es zahlreiche Höfe gab, auf denen sich zwei oder drei Familien Haus, Stall, Wirtschaftsgebäude teilen mußten. Lediglich in den Kreisen Altenburg und Camburg, die keine Realteilung kannten, lagen die Hofgrößen über zehn bis unter fünfzig Hektar.

Problematisch sind zudem das Klima und die Bodenstruktur Thüringens, die für die Landwirtschaft nicht sehr günstig sind. Die jährliche Niederschlagsmenge reicht häufig nicht aus, um gute, ertragreiche Weiden anzulegen. Pferdezucht konnte nur erfolgreich auf den mittleren und größeren Höfen und den wenigen Gütern mit entsprechender Bodenqualität betrieben werden, von denen die meisten in den Kreisen Sondershausen, Weimar und Gotha lagen. Die heimische Pferdezucht war nie in der Lage, die Abgänge im Arbeitspferdebestand des Landes zu ergänzen.

Seit jeher bemühten sich die verschiedenen „Duodez"-Fürsten, jeder für sich, für ihren Bedarf Militärpferde zu züchten. Im Großherzogtum Sachsen-Weimar-Eisenach bestand bereits seit dem 16. Jahrhundert das Hofgestüt Allstedt. 1820 wurden dazu die beiden Militärgestüte Marksuhl und Geisa gegründet. In Sachsen-Meiningen errichtete *Herzog Bernhard* zwischen 1821 und 1825 in Altenstein ein Hofgestüt. Denjenigen Fürsten und Herren, deren Territorien für eine Selbstverteidigung zu klein waren, war jedoch häufig die landeseigene Pferdezucht völlig gleichgültig. Einige Landesherren versuchten eine Hebung der bäuerlichen Pferdezucht, soweit überhaupt existent, finanziell und durch Aufstellung von Beschälern zu fördern. Um das Pferd zum Allgemeingut der Landwirtschaft zu machen, bestand im Herzogtum Sachsen-Altenburg zeitweilig eine Vorschrift, wie viele Pferde ein Bauer auf welcher Hofgröße mindestens halten mußte. In Sachsen-Meiningen war zwischen 1689 und 1706 auf dem Kammergut Salzungen eine Reihe von Beschälern stationiert, die die Bauern unentgeltlich benutzen durften.

Um die Mitte des 19. Jahrhunderts richtete *Fürst Günther Friedrich Carl II. v. Schwarzburg-Sondershausen* auf dem Possen, dem Gipfel der Hainleite, ein Hengstdepot und Gestüt ein. Seine ersten Beschäler bezog er aus dem Sennergestüt der Fürsten von Lippe-Detmoldt zu Lopshorn. Auch diese Hengste deckten unentgeltlich. Dennoch wurden sie von den Bauern kaum benutzt, da die Produkte ihren Zwecken nicht genügten. In jedem der Thüringer Kleinstaaten machte die Pferdezucht ihre eigene Entwicklung durch. Ein klar umrissenes Zuchtziel war nirgendwo vorhanden, so daß es auch nicht, wie anderswo, zur Ausbildung eines einheitlichen Typs der Landeszucht kommen konnte.

Schließlich zwang der Mangel an tierischer Zugkraft für die intensivierte Landwirtschaft die Regierungen, sich verstärkt der Pferdezucht zuzuwenden. 1862 schlossen sich unter der Federführung von *Herzog Ernst II. v. Sachsen-Coburg-Gotha* die Züchter seines Herrschaftsbereichs sowie des Fürstentums Schwarzburg-

Sondershausen und des südlichen Teils Sachsens zum „Mitteldeutschen Pferdezuchtverein" zusammen. Das Zuchtziel eines kräftigen, ausdauernden Pferdes sollte erreicht werden „mit Hülfe des Percheron und seiner besseren Race-Verwandten". Angestrebt wurde der Typ eines „tüchtigen Artillerie- und Gendarmeriepferdes", das sich vor allem durch Anspruchslosigkeit und Frühreife auszeichnen sollte. Bereits 1848 hatte der Herzog eine „Landesbeschäleranstalt" gegründet, die jedoch noch ausschließlich mit Warmbluthengsten, vornehmlich Oldenburgern, besetzt war. 1860 wurden auf seine Initiative hin die ersten Kaltbluthengste aufgestellt. Es waren Percheron, Shire und Belgier. Ab 1894 verteilte man die Hengste auf sieben Stationen im Lande. Während auf den größeren Besitzungen meist Kaltblutzucht betrieben wurde, hielten die kleineren Bauern noch recht lange am Warmblut fest. Die Hauptwarmblutzuchtgebiete Thüringens waren jedoch Weimar-Eisenach und Altenburg.

1875 wurde in Apolda der „Weimarische Pferdezuchtverein" gegründet, der sich mit großer Mehrheit für die Zucht von Oldenburgern entschied. Die Einfuhr von Oldenburger Absatzfohlen erfolgte auf Kosten des Vereins. Zwischen 1875 und 1883 wurden so insgesamt 266 Fohlen ins Land geholt und zugleich die Zucht durch Prämien gefördert. 1886 wurde per Gesetz die erste Körordnung eingeführt, um der „wilden" Hengsthaltung Einhalt zu gebieten. Im Herzogtum Altenburg war schon 1844 im herzoglichen Marstall eine erste „Beschälerstation" eingerichtet worden, die mit einem Oldenburger und einem Shire besetzt wurde. Jedoch fand erst nach der Gründung der Hengstdepots Hermsdorf und Schmölln um 1880 im Westen des Herzogtums die Pferdezucht weitere Verbreitung.

Unglücklicherweise verfiel man zunächst auf die Zucht von Shires, denen man nicht die notwendigen Aufzuchtbedingungen bieten konnte. So blieb die Nachzucht unbefriedigend. Statt dessen spaltete sich die Züchterschaft. Während der größere Teil zur Zucht von Belgiern überwechselte, breitete sich andererseits die Oldenburger und später die Ostfriesische Rasse mehr und mehr unter den Warmblutzüchtern aus. Im Jahre 1900 wurde der erste Band des „Gothaischen Gestütbuchs" aufgelegt. Der Teil der Züchterschaft des Herzogtums Weimar, der sich der Belgischen Zucht zugewandt hatte, konstituierte 1901 den „Züchterverein für die Zucht des schweren Arbeitspferdes" und erhob den Belgier zum Zuchtziel. In Schwarzburg-Sondershausen hatte man schon 1869 den ersten Ardenner-Hengst angeschafft, für den eine staatliche Beihilfe gewährt wurde. Im zu Meinigen gehörenden Camburg wurden ab 1903 die ersten Kaltbluthengste aufgestellt. Ab 1904 unterteilte man das Gebiet des Herzogtums Weimar in Warmblut- und Kaltblutregionen. 1913 übernahm die Landwirtschaftskammer die bis dahin staatlich betriebene Hengsthaltung. Gleichzeitig entstanden verschiedene Hengsthaltungs-Genossenschaften. 1916 gründete man den „Pferdezuchtverein zu Camburg" mit dem Zuchtziel eines Kaltblutpferdes Belgischen Typs.

Nachdem als Folge des Ersten Weltkrieges die verschiedenen Territorien Thüringens 1920 zu einer geschlossenen Provinz zusammengefaßt worden waren, kam es 1921 zur Gründung des „Landesverbandes der Pferdezüchter Thüringens" mit Sitz in Weimar, der Warm- und Kaltblutzüchter unter einem Dach vereinigte. Im selben Jahr wurde das erste Körgesetz für ganz Thüringen erlassen. 1935 wurde in Thüringen einvernehmlich eine Rassenbereinigung vorgenommen, um die recht verbreitete Kreuzungszucht zu unterbinden. Fortan durften Stuten im Warmbluttyp nur noch von Oldenburger-, im Kaltbluttyp nur von Belgisch gezogenen Hengsten gedeckt werden. Im Gegensatz zu den meisten anderen Provinzen des Deutschen Reiches entwickelte sich in Thüringen ein harmonisches Mit- und Nebeneinander von Warm- und Kaltblutzucht. In der verbleibenden Zeit bis zum Ende des Zweiten Weltkriegs kam es in Thüringen zu einer recht befriedigenden Entwicklung beider Rassen, die jedoch im Chaos des Zusammenbruches erhebliche Einbußen hinnehmen mußten. Neben der zunächst nach 1945 dominierenden Kaltblutzucht wurde die schwere Warmblutzucht auf Oldenburgisch-Ostfriesischer Grundlage als die eines vielseitigen Wirtschaftspferdes gefördert. Interessanterweise lehnte man sich, im Gegensatz zu Sachsen, in Thüringen in der Warmblutzucht deutlich mehr an Ostfriesland als an Oldenburg an.

Sofort im Anschluß an das Kriegsende wurden große Anstrengungen unternommen, die Pferdezucht neu aufzubauen und zu organisieren... Bis zum Jahre 1960 lag die Hengsthaltung fast ausschließlich in der Hand der Hengsthaltungs-Genossenschaften und privater Einzelzüchter. 1961 wurden alle Hengste zwangsweise enteignet und im staatlichen Hengstdepot Stotternheim bei Erfurt zusammengezogen. Ab 1962 übernahm im Zuge der Gebietsreform und der Neueinteilung der Pferdezuchtgebiete das sächsische Landgestüt Moritzburg die ausschließliche Versorgung Thüringens mit Hengsten. Mit sinkender Bedeutung des Pferdes für die Sicherung der tierischen Zugkraft in der Landwirtschaft begann man sich nach 1960 vermehrt der Reiteignung zuzuwenden. Analog zum Ostfriesischen Originalzuchtgebiet versuchte man zunächst eine Veredlung mit Hilfe Arabischen Vollbluts. Jedoch ging im Verlaufe der sechziger Jahre in Thüringen, wie überall, der Bestand an schweren Warmblutstuten so stark zurück, daß man staatlicherseits das Zuchtziel eines „Schweren Warmblutpferdes auf Oldenburgisch-Ostfriesischer Grundlage" aufgab und auf das einer Reitpferdezucht im Typ des „Edlen Warmbluts" umstellte. Zwischen 1971 und 1980 wurden für den auch Thüringen einschließenden Bereich des Hengstdepots Moritzburg keine Schweren Warmbluthengste mehr gekört.

In den Jahren 1975/76 kamen auch keine Schweren Warmbluthengste zum Deckeinsatz. Glücklicherweise wurden jedoch dank der damaligen Moritzburger Landstallmeisterin *Dr. Herta Steiner* die abgekörten Hengste nicht kastriert oder geschlachtet, sondern konnten ihren Hafer weiter als Kutsch- und Arbeitspferde verdienen. Aufgrund des engagierten Eintretens von Landstallmeisterin und Züchtern konnten, entgegen den von offizieller Seite vertretenen Intentionen, die ausschließlich auf die Zucht eines Edlen Warmblutpferdes gerichtet waren, ab 1977 wieder Hengste des Schweren Warmbluts auf Station gehen. Nach 1981 wurden auch wieder Hengste dieser Rasse gekört. Heute kann man wohl davon ausgehen, daß der Bestand des Schweren Warmbluts als wertvolle Genreserve nicht nur in Sachsen, sondern auch in Thüringen gesichert ist, auch wenn es nur noch etwa ein Fünftel des sonst aus Pferden des edlen Typs bestehenden Warmblutbestandes ausmacht. Der genetische Aufbau des „Edlen Warmbluts“ in Thüringen liegt bei etwa 20 Prozent Ostpreußischen und 80 Prozent Hannoverschen Anteilen.

SÄCHSISCHES EDLES WARMBLUT

TYP, INTERIEUR, VERWENDUNG, EXTERIEUR, MECHANIK:
Ein unverwechselbares, eigenes Gesicht des Edlen Sächsischen Warmbluts gibt es bis heute noch nicht. Einer der Gründe liegt darin, daß die Rasse aus dem schweren Oldenburgisch/Ostfriesischen Warmblut durch Verdrängungszucht erst in den letzten 30 Jahren hervorgegangen ist. Zum anderen ist die Edle Sächsische Warmblutzucht ein integrierender Bestandteil des die gesamte DDR umfassenden Edlen Warmbluts geworden, dessen Zuchtziel *H. J. Schwark* in seinem Werk PFERDEZUCHT – EIN FACHBUCH FÜR PFERDEZÜCHTER UND -SPORTLER (Berlin 1984) folgendermaßen beschreibt: „Die Orientierung auf eine einheitlich ausgerichtete und geschlossene Reitpferderasse der DDR fällt in die erste Hälfte der sechziger Jahre. Mit dem weitgehenden Ersatz der Pferde in der Landwirtschaft wurde es notwendig, ein einheitliches, den neuen Anforderungen Rechnung tragendes Zuchtziel zu formulieren, die Vatertiere unter dem Blickwinkel des Einsatzes in der Gesamtpopulation zu kören und die Zuchtgebietsgrenzen aufzuheben . . . Der zu vollziehende Umstellungsprozeß setzte neben anderen zuchtorganisatorischen Maßnahmen die Neuformulierung des Zuchtziels voraus. Bis zur Gegenwart (also bis 1990, Anm. d. Verf.) hat nachstehend genanntes Zuchtziel Gültigkeit:

Allgemeine Leistungen:
- konstitutionshart mit besonderer Belastbarkeit des Fundaments;
- hohe Fruchtbarkeit;
- gute Futterverwertung;
- lebhaftes, durch Umgänglichkeit geprägtes Temperament bei hoher nervlicher Stabilität und ausgeprägter Leistungsbereitschaft;
- Eignung zu zeitlicher Überbelastung und Dauerbelastungen.

Spezielle Leistungen:
- ausgesprochene Eignung für alle Disziplinen des Reit- und Fahrsports sowie der Reit- und Fahrtouristik;
- gute Eignung für den leichten Zug;
- taktmäßige, raumgreifende und schwungvolle Bewegungen in allen drei Gangarten mit energischem Antritt;
- natürliche Aufrichtung in Verbindung mit Gleichgewicht und Beweglichkeit.

Exterieur:
- harmonisches und elegantes Pferd mit guten Übergängen, genügender Tiefe und Breite sowie guter Bemuskelung;
- ausdrucksvoller, markanter Kopf mit großem und klarem Auge und leichtem Genick;
- langer, besonders im oberen Teil bemuskelter, gut an- und aufgesetzter und gut getragener Hals;
- lange und schräge Schulter;
- langer und ausgeprägter Widerrist;
- mittellanger, elastischer Rücken mit gut bemuskelter Lendenpartie;
- lange, geneigte und breite Kruppe mit langer und besonders kräftiger Bemuskelung;
- korrekte Gliedmaßen mit klaren und gut ausgeprägten Gelenken sowie regelmäßig ausgeformten festen Hufen.“

Es kommen Füchse oder Braune verschiedener Schattierung vor, aber

Der edle Sächsische Warmbluthengst Grundsatz, geb. 1983 (v. Grund – Dekor), geht in zweiter Generation auf den Vollblut-Hengst Grollus zurück, der, in der Pferdezuchtdirektion Süd als Veredler eingesetzt, eine Reihe von Sportpferden für den Spitzensport lieferte.

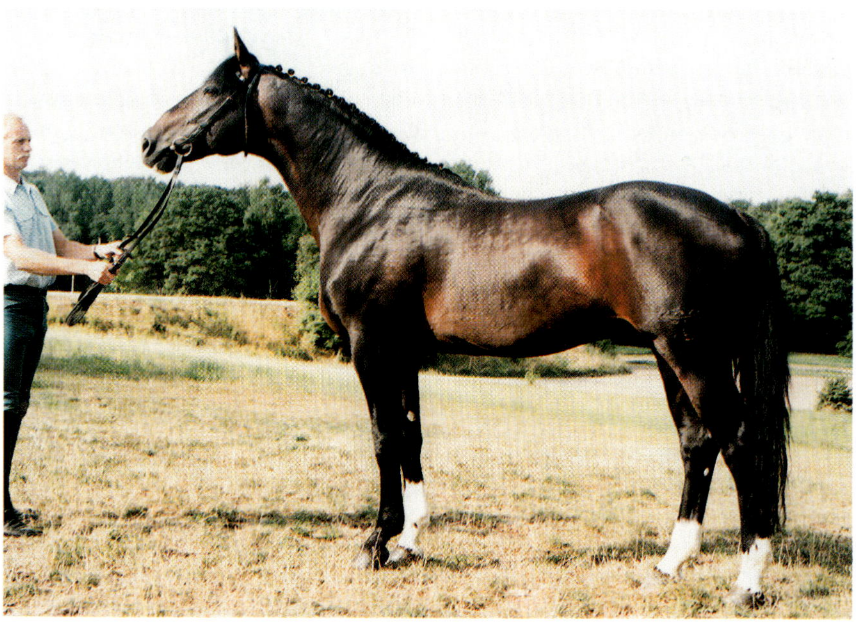

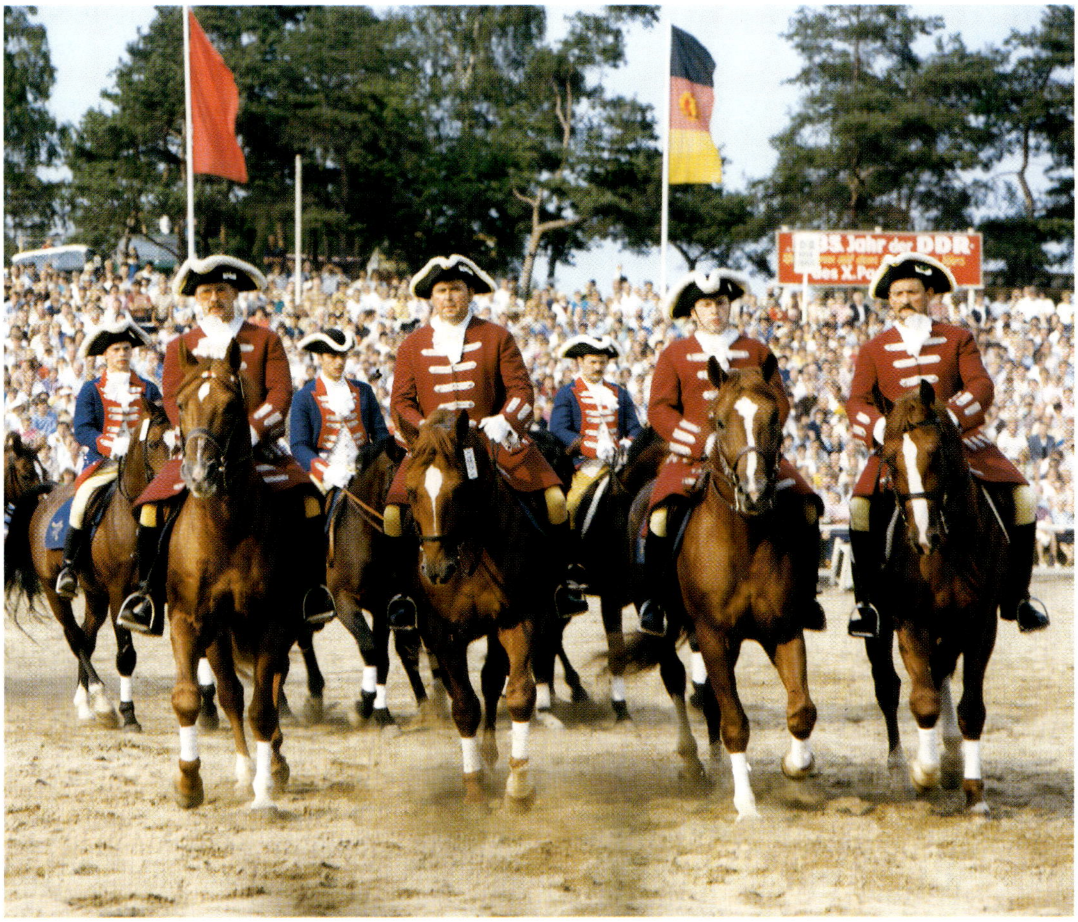

Die im Landgestüt Moritzburg veranstalteten Hengstparaden bildeten schon in den Zeiten der ehemaligen DDR eine begeistert angenommene Attraktion, wie die zahlreichen Zuschauer unter den Flaggen der Sowjetunion und der DDR zeigen.

auch Rappen und Schimmel. Weiße Abzeichen an Kopf und Gliedmaßen sind häufig. Die Widerristhöhe beträgt (nach Schwark a. a. O.) 162–170 cm.

ZUCHT:
Bis 1990 befand sich (nach Schwark a. a. O.) der Hengstbestand in der gesamten DDR ausschließlich in „Volkseigentum". Auch die Zuchtstuten gehörten größtenteils „volkseigenen" Betrieben. Der nach der Vereinigung von Bundesrepublik und Demokratischer Republik wiedererstandene Freistaat Sachsen besitzt entsprechend dem föderativen Charakter Deutschlands auch die tierzuchtrechtliche Hoheit. Logischerweise ist daher nach 1990 auch wieder ein eigener „Pferdezuchtverband Sachsen" mit Sitz in Dresden entstanden. Neben dem traditionsreichen Landgestüt Moritzburg bei Dresden entsteht zur Zeit eine, bisher allerdings noch bescheidene Privathengsthaltung im Lande.

Die Tabelle unten zeigt die zahlenmäßige Entwicklung des Edlen Warmbluts in Sachsen seit 1990.

Jahr	Landbeschäler	Privatbeschäler	Stuten	Neueintrag als Turnierpferde
1990	68	14	1739	–+
1991	45	15	1815	–+
1992	41	18	1848	–+
1993	43	14	1815	31
1994	43	14	1804	215
1995	42	18	1840	295

+ Noch nicht erfaßt

Zahlenmäßige Entwicklung des Edlen Warmbluts in Sachsen seit 1990

SÄCHSISCH-THÜRINGISCHES SCHWERES WARMBLUT

TYP, INTERIEUR, VERWENDUNG, EXTERIEUR:
Das Schwere Warmblutpferd auf Oldenburgisch-Ostfriesischer Grundlage ist durch Selektion in seiner spezifischen Merkmalsausprägung von Typ, Exterieur und Leistung entstanden. Ausgeglichenes, jedoch energisches Temperament, unbedingte Ehrlichkeit und Zugwilligkeit auch im schweren Zug, Leichtfuttrigkeit, Fruchtbarkeit und eine bestechende Gangmechanik waren die Zuchtziele seit dem vorigen Jahrhundert. Sie ermöglichen bis heute den vorzugsweisen Einsatz dieser Pferde vor dem Wagen, im Fahrsport wie im reprä-

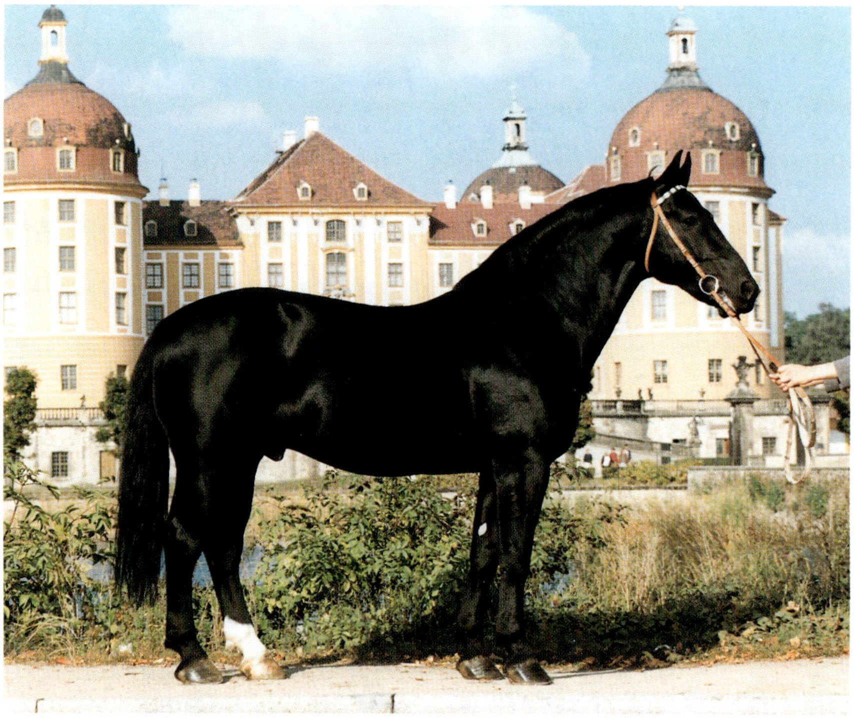

Sächsisch-Thüringisches Schweres Warmblut: Moritzburger Landbeschäler Elton, geb. 1983 (v.d. 1965 aus Oldenburg eingeführten Eros a.e. Tochter von Flugwind). Veredelter Wirtschaftstyp des Schweren Warmbluts

sentativen Gespann. Daneben eignen sie sich auch als gewichttragende Reitpferde von geradezu imponierendem Auftreten. Steigende Bedeutung erlangen sie aus ökologischen Gründen zum Beispiel im Forst beim Stämmerücken etc. Die Kreuzung der Schweren Warmblutstute mit dem Vollbluthengst ergibt häufig einen klassischen Huntertyp. In seinem Werk PFERDEZUCHT – EIN FACHBUCH FÜR PFERDEZÜCHTER UND -SPORTLER (Berlin 1984) charakterisiert *H. J. Schwark* das Schwere Warmblut durch folgende Merkmale:

Allgemeine Leistungen:
- Konstitutionshart mit besonderer Belastbarkeit des Fundaments;
- hohe Fruchtbarkeit und frühreif;
- sehr gute Futterverwertung;
- ruhiges, durch Umgänglichkeit geprägtes Temperament;
- gute Eignung für Dauerbelastungen.

Spezielle Leistungen:
- Ausgesprochene Eignung für den Fahrsport und die Fahrtouristik;
- sehr gute Eignung als Wagenpferd für mittelschweren Zug;
- taktmäßige, raumgreifende Bewegung im Schritt und Aktion im Trab.

Exterieur:
- Mittelschweres, genügend elegantes Pferd mit großer Breite sowie gutem Schluß;
- ausdrucksvoller Kopf;
- mittellanger, gut bemuskelter Hals;
- lange, schräge Schulter;
- gut erkennbarer Widerrist, elastischer Rücken;
- lange, leicht geneigte Kruppe mit kräftiger Bemuskelung;
- korrekte, trockene Gliedmaßen mit klaren und gut ausgeprägten Gelenken sowie regelmäßig ausgeformten, festen Hufen.

An anderer Stelle steht zu lesen: Pferde der Rasse Schweres Warmblut sind wie folgt zu charakterisieren:
- Typisches Wagenpferd, repräsentativ durch Aufrichtung, Adel, Kaliber und gute Körperharmonie;
- mittelgroßer, der Masse angepaßter Kopf mit großen Augen und relativ kleinen Ohren;
- aufgesetzter, gut geformter, muskulöser Hals;
- schräg gelagerte, stark bemuskelte Schulter und wenig hervorstehender Widerrist;
- mittellanger, elastischer Rücken mit breiter Nierenpartie;
- runde und breite, gut bemuskelte und nahezu horizontale Kruppe;
- von Knochenstärke, Korrektheit und guter Textur gekennzeichnete Gliedmaßen, mit der Masse angepaßten, gesunden Hufen;
- herausragende Bewegungen im Trab mit Aktion;
- fast ausnahmslos Braune und Rappen;
- Hengste etwa 162 cm Widerristhöhe, 24 cm Röhrbeinstärke, 650 kg Masse;
- Stuten etwa 160 cm Widerristhöhe, 23 cm Röhrbeinstärke, 600 kg Masse.

MECHANIK:
Dem Schweren Sächsisch-Thüringischen Warmblut ist eine bestechende, runde, hohe und doch raumgreifende Trabaktion eigen, die bei hoher Aufrichtung aus einer aktiven Hinterhand entwickelt wird. Der Schritt ist lang und frei aus der Schulter bei guter Folge der Hinterhand, der Galopp wirkt etwas schwerfällig.

GESCHICHTE:
Es wird behauptet, daß in Sachsen und dem benachbarten Thüringen die Pferdezucht schon in frühgeschichtlicher Zeit einen guten Ruf besaß. Solche Angaben sind meist schwer nachzuprüfen. Immerhin empfiehlt *Flavius Vegetius Renatus* um 400 n. Chr. in seinem Werk EPITOMA REI MILITARIS die thüringisch/sächsischen Silberschimmel ihrer Tüchtigkeit halber als Zuchtmaterial zur Verbesserung der Kriegspferdezucht. Diese Silberschimmel haben auch die Bewunderung des Ostgotenkönigs *Theoderichs des Großen* („Flavius Theodericus", 453–526) erregt, wie aus einem Brief von ihm hervorgeht. Auf jeden Fall ist es erwähnenswert, daß in Sachsen und Thüringen seit jeher eine Vorliebe für schwerere Pferde bestanden hat.

Der oft gehörte und gelesene Vorwurf, daß die sächsischen Herrscher und Regierungen die Pferdezucht nicht in zureichendem Maße gefördert hätten, dürfte wohl eher unzutreffend sein. Sicher haben sie nicht weniger, aber eben auch nicht gerade mehr dafür getan, als in anderen Gegenden Deutschlands. Das Kernland Sachsens war die Mark Meißen, die 929 unter dem Geschlecht der Wettiner zur Markgrafschaft erhoben wurde. 1423 wurde das Fürstenhaus, nach dem Erwerb von Sachsen-Wittenberg, mit der Kurwürde belehnt. Durch zahlreiche Erbteilungen wurde der thüringische Teil sehr stark aufgesplittert. Von den landschaftlichen Gegebenheiten war Sachsen, ähnlich wie Thüringen, durch seine vorherrschenden Mittel- und Vorgebirgslagen gegenüber dem norddeutschen Flachland, das für Pferdezucht geradezu prädestiniert war, deutlich benachteiligt. Die zahllosen kriegerischen Auseinandersetzungen, in die Sachsen seit dem ausgehenden Mittelalter verwickelt war, taten ein Übriges, um zu verhindern, daß sich eine gedeihliche Pferdezucht entwickeln konnte.

Die nachweislich ältesten Gestüte befanden sich in den thüringischen Gebieten Kur-Sachsens. Von den Kurfürsten der Albertinischen Linie waren es zunächst *August* (1553–1586) und sein Sohn *Christian I.* (1586–1591), die ein reges Interesse für die Pferdezucht zeigten. August errichtete 1563 in Merseburg ein Hofgestüt, Christian 1586 in Kalkreuth bei Großenhain. Außerdem bestanden seit 1630 die Torgauer Gestüte mit den Vorwerken Graditz, Döhlen, Repitz, Kreyschau und Alt- und Neu-Bleesern, sowie seit 1646 Veßra bei Schleusingen. Einige Jahrzehnte später wurden Wendelstein bei Roßleben, Paudritsch bei Leisnig und Zella bei Nossen gegründet. Es fehlte also keinesfalls an Bemühungen, die Pferdezucht durch fürstliche Hofgestüte in großer Zahl auf dem relativ kleinen Gebiet zu heben. Genützt haben sie jedoch der sächsischen Landeszucht insgesamt nur wenig. Ihr Hauptzweck war stets die Remontierung des kurfürstlichen Marstalles.

Nach *Dr. Albert Johne* in GESCHICHTE DER SÄCHSISCHEN PFERDEZUCHT wurden, wie für die meisten Hofgestüte in Deutschland zutreffend, Beschäler aus Friesland, Oldenburg, Holstein, Frederiksborg, Mecklenburg und Spanien eingeführt. Größten Einfluß hatten im 16. – 18. Jahrhundert andalusisch- und neapolitanischblütige Hengste.

Die im Zuge der Gegenreformation ausbrechenden Religionskriege, in denen Sachsen zum Aufmarsch- und Durchzugsgebiet aller kriegführenden Parteien wurde, ruinierten immer von neuem nicht nur die Landespferdezucht, sondern auch die Hofgestüte. Im Schmalkaldischen Krieg 1546/47 wurde *Kurfürst Johann Friedrich I. von Sachsen* von *Kaiser Karl V.* in der Schlacht bei Mühlberg (April 1547) geschlagen und gefangen genommen. In den Schrecknissen des Dreißigjährigen Krieges (1618–1648) ging die Pferdezucht mehr oder weniger völlig zugrunde. Dagegen erwarb Sachsen als Vormacht des Protestantismus im Frieden zu Münster und Osnabrück die Lausitz.

Wegen seines von persönlicher Eitelkeit getragenen Wunsches, König zu werden, trat *Kurfürst August der Starke* (1670–1733) zum Katholizismus über und ließ sich 1697, nach Bezahlung ungeheurer Bestechungsgelder an die Mitglieder, vom polnischen Sejm (Reichstag), zum König von Polen krönen. Seitdem bestand bis 1764 eine Personalunion zwischen Sachsen und Polen, die Sachsen nichts als ungeheure Kosten verursachte.

1722 erhielt der sächsische Oberlandbaumeister *Mathäus Daniel Pöppelmann* (1662–1736), der Schöpfer des Dresdner Zwingers, des Jagdschlosses Moritzburg und zahlreicher Prachtbauten, Paläste, Kirchen und Brücken, den Auftrag, auf dem alten Befestigungswerk der Slaven, Gradiste (Große Schanze), dem Vorwerk Graditz des Torgauer Gestüts, die Gebäude zu einem großen, die verschiedenen Gestütshöfe vereinigenden Gestüt zu errichten. Kaum fertig geworden und in Betrieb genommen, erlitten Sachsen und seine Pferdezucht erneut schwere Schädigungen durch den Siebenjährigen Krieg (1756–1763), in dem *Friedrich der Große* nach dem Beitritt der *Zarin Elisabeth* zur französisch-österreichischen Allianz gegen Preußen in Kursachsen einfiel, um sich eine Aufmarschbasis für seine Truppen zu schaffen.

Während der auf den Hubertusburger Frieden 1763 folgenden Zeit relativer Ruhe bis etwa 1800 wiesen verschiedene Oberstallmeister im Verein mit dem Geheimen Finanzkollegium immer wieder auf den katastrophalen Zustand der Landespferdezucht hin, darauf, daß die fürstlichen Hofgestüte dem Land zu hohe Kosten verursachten, ohne irgendwelchen Nutzen zu bringen, daß insgesamt keinerlei erkennbare Fortschritte in Richtung einer Konsolidierung der Pferdezucht erkennbar seien etc.

Erst der *Oberstallmeister von Lindenau,* der Vater des nachmaligen preußischen Oberlandstallmeisters dieses Namens, nahm eine totale Reorganisation des gesamten Gestütswesens und der Landeszucht in Angriff, indem er 1766 einen ersten größeren Versuch mit einer Landbeschälung in Sachsen machte. Hierzu stellte er verfügbare Hengste aus dem Marstall in Dresden den Stutenhaltern kostenlos und ohne besondere Auflagen zur Verfügung. Leider geriet dieser vielversprechende erste Anfang aus mannigfachen Gründen alsbald wieder ins Stocken. Eine ausgedehnte „Hengstreiterei", zum Teil von außerhalb der Landesgrenzen, war lange Jahre, trotz nicht selten minderwertiger Qualität der Hengste, die einzige Quelle des Pferdenachwuchses für die sächsischen Bauern. Erst 1792 wurde endlich eine allgemeine Landbeschälung beschlossen, nachdem 1790 bereits in Annaburg (bei Wittenberg) eine sogenannte Landfohlenerziehungsanstalt als staatliche Aufzuchtstätte gegründet worden war, in der ausgesuchte Fohlen bäuerlicher Zucht zum Zweck der Erzielung von Remonten für die Armee und Zuchtmaterial aufgezogen werden sollten.

Nach dem Ausbruch des Napoleonischen Krieges schlug sich Sachsen auf die Seite Frankreichs, mit dessen Hilfe es, bis dahin Kurfürstentum,

1806 Königreich wurde. Wegen Sachsens Parteinahme für Napoleon kam es jedoch beim Wiener Kongreß (September 1814 bis Juni 1815) zu heftigen Auseinandersetzungen um den Fortbestand des Königreichs unter den Alliierten, bei denen es (im Januar 1815) fast zum Krieg gekommen wäre. Auf Betreiben *Talleyrands* schlug man schließlich den Ausweg einer Teilung Sachsens ein, wobei Preußen die Niederlausitz, einen Teil der Oberlausitz, den Kurkreis, den Thüringischen und Neustädter Kreis, Naumburg, Merseburg und Teile des Erfurter Kreises erhielt. Dadurch fielen die Torgauer Gestüte (Graditz mit seinen Vorwerken) an Preußen, Sachsen verlor seine wichtigsten Zuchtgebiete.

1828 wurde in Moritzburg, in der Nachbarschaft des Jagdschlosses, ein Landgestüt errichtet. In den ersten Jahren standen dort etwa 40 Hengste, deren Zahl sich im Laufe der folgenden 20 Jahre auf etwa 60 vermehrte. 1857 wurden von etwa 70 Landgestütshengsten fast 5500 Stuten gedeckt. Trotz vieler Anfeindungen, teils unberechtigt, teils jedoch auch berechtigt und aus berufener Feder, gelang es drei Generationen Landstallmeistern, *Grafen zu Münster*, die Existenz des Gestüts gegen alle Widerstände und mit beachtlichem Erfolg durchzusetzen. Es wurden Stuten- und Fohlenprämiierungen durchgeführt und 1873 zum ersten Mal auch ein Zuchtziel formuliert, das die Produktion „eines stämmigen, gängigen Durchschnittspferdes mit runden Rippen, breitem Becken, gutem, regelmäßigem Stand und Gang, von nicht zu gemeiner Abstammung, für den Dienst im Wagen und im Pflug gleich geeignet" forderte.

Trotz aller Bemühungen konnte *Gustav Schwarznecker* (1870–1881 Landstallmeister des rheinischen Landgestüts Wickrath, danach Landstallmeister des westpreußischen Landgestüts Marienwerder) mit einigem Recht in RACEN, ZÜCHTUNG UND HALTUNG DES PFERDES (Berlin 1878) noch schreiben: „Das Königreich Sachsen ist eigentlich nur aus Höflichkeit zu erwähnen, da es in hippologischer Beziehung auf sehr tiefem Niveau steht, sowohl qualitativ wie quantitativ." In seiner 1891 erschienenen Schrift DAS GESTÜTSWESEN DEUTSCHLANDS stimmt *Professor Pusch* von der Tierärztlichen Hochschule Dresden in diesen pessimistischen Ton ein und schreibt, „daß von vielen Seiten der sächsischen Pferdezucht heute noch jede Existenzberechtigung abgesprochen wird. Infolge der hohen Bodenwerte, die dem bäuerlichen Wirte die Anlage von Koppeln nicht gestattet, wird die Aufzucht zu teuer. Außerdem fehlt den jungen Pferden die Bewegung und dem Züchter das richtige Verständnis."

Erst *Graf C. G. Wrangel* sieht in seinem Buch DIE RASSEN DES PFERDES (1. Band, Stuttgart 1908) erste Verbesserungen durch die eingeführten Oldenburger und Ostfriesen und zollt dem Wirken der Landstallmeister, Grafen zu Münster, Vater und Sohn, großes Lob für ihre unermüdlichen Bemühungen.

Bei seiner Gründung hatte sich der Hengstbestand Moritzburgs an den Bedürfnissen von Hof und Armee orientiert. Den Anforderungen der Landwirtschaft entsprechend, die im Zuge der landwirtschaftlichen Revolution, nach der Erfindung der mineralischen Düngung durch *Justus v. Liebig* und der Intensivierung der Ackerbearbeitung für den sich mehr und mehr ausbreitenden Hackfruchtbau, ein schwereres Pferd für die schwereren Maschinen benötigte und forderte, wurden ab 1858 schwere englische Hengste, Hannoveraner, Mecklenburger und dann in zunehmendem Maße Normänner des Cob-Typs importiert. Nach dem Deutsch–Französischen Krieg von 1870/71 glaubte man aus patriotischen Gründen bei dem „Erzfeind" kein Zuchtmaterial mehr kaufen zu sollen. So erwarb die Königlich-Sächsische Gestütsverwaltung 1873 den ersten Hengst in Oldenburg. In Zukunft remontierte man seinen Hengstbestand in Oldenburg und Ostfriesland. Bereits im Jahre 1879 wurde durch den Landstallmeister eine Eintragungsordnung für Stuten geschaffen. 1882 gründete man einen Fohlenaufzuchtverein mit den Fohlenhöfen Cunertswalde und Heuscheune mit einer Kapazität von etwa 250 Fohlen. Dieser Verein wurde zum Vorläufer des 1920 gegründeten „Sächsischen Pferdestammbuches".

Gegen Ende des 19. Jahrhunderts breitete sich besonders auf dem schweren Boden der Kreishauptmannschaft Leipzig das Kaltblut belgischer Blutführung aus. Ende der zwanziger Jahre des 20. Jahrhunderts lag der Beschälerbestand von Moritzburg bei rund 100 Hengsten, von denen etwa ein Drittel Kaltblüter waren, wobei deren Tendenz gegen den Krieg zu steigend war. Zwischen 1890 und 1910 kamen auf Wunsch der Remontierungskommission auch Ostpreußische und Hannoversche Hengste von Moritzburg aus zum Einsatz. Jedoch hatten die edlen Hengste kaum zu tun, da sie von den Bauern abgelehnt wurden. 1912 schließlich wurde auf Drängen der sächsischen Züchter die Aufhebung der sächsischen Militärremontenerzeugung beschlossen, was sich positiv auf den Einsatz der schweren Hengste auswirkte. Bis zum Ausbruch des Ersten Weltkrieges wurden fortan die leichten Kavallerieremonten in Ostpreußen zugekauft.

Noch bis zum Ersten Weltkrieg war das Königreich Sachsen einer der wenigen deutschen Teilstaaten, in dem keine Körordnung bestand. Das läßt sich damit erklären, daß es kaum Privathengste gab, und die wenigen vorhandenen keine Rolle in der Landeszucht spielten. Maßgeblich waren nur die königlichen Landbeschäler. *Graf Wrangel* (a. a. O.) bemerkt dazu: „Es lag daher bisher kein Anlaß vor, den immerhin belästigenden Körzwang auch in Sachsen einzuführen …"

Nach dem Ende des Ersten Weltkrieges, als in allen deutschen Warmblutzuchtverbänden eine Verstärkungswelle einsetzte, um im Wettkampf mit dem Kaltblut bestehen zu können, bestand keinerlei Nachfrage mehr nach edlen Hengsten. Bis 1945 kamen in Sachsen nahezu ausschließlich Oldenburger und Ostfriesische Hengste zum Einsatz, wobei die Zucht teilweise einen recht hohen Stand erreichte. So entstanden im Erzgebirgsvorland, in der Mittel- und Oberlausitz und im Rochlitzer Bergland Zuchtgebiete mit guten bodenständigen Stutenfamilien. 1937 konnte der erste im Land gezogene Hengst gekört werden.

Mit dem Ende des Zweiten Weltkrieges brach auch über diese aufstrebende Zucht die Katastrophe herein. Im HENGSTBUCH DER SCHWEREN WARMBLUTZUCHT AUF OLDENBURGISCH-OSTFRIESISCHER GRUNDLAGE (Dresden 1994) lesen wir aus der Feder von *Kai-Uwe Sprenger* über die Zeit nach dem Zweiten Weltkrieg: „Der Zweite Weltkrieg hinterließ auch in Sachsens Pferdezucht tiefe Spuren. Nicht nur der Pferdebestand wurde stark in Mitleidenschaft gezogen, sondern auch die gesamte Dokumentation des Verbandes wurde in Folge der Bombenangriffe auf Dresden vernichtet. In Moritzburg verbrannten die (sowjetischen) Besatzungstruppen das gesamte Archiv des Landgestütes. Der Verband nahm Ende 1945 seine Arbeit wieder auf. In mühevoller Kleinarbeit wurde die Dokumentation aus den Stallbüchern der Züchter rekonstruiert. Durch die Angliederung ehemals schlesischer Kreise an Sachsen und durch schlesische Umsiedler kamen Pferde aus diesem Nachzuchtgebiet Oldenburgs ins Land. Schlesien hatte Ende des 19. Jahrhunderts begonnen, Oldenburger und Ostfriesen anzukören. Aufgrund des akuten Pferdemangels in den ersten Nachkriegsjahren wurden alle zuchtverwendungsfähigen Stuten dem nächststehenden Hengst zugeführt. Um eine qualitätvolle Hengstreproduktion in Sachsen zu sichern, wurde bereits 1946 der Hengstfohlenaufzuchthof Oberrennersdorf geschaffen. Einen Rückschlag für die Zucht bedeutete die Auflösung des Landgestütes Moritzburg im Jahre 1951. Lediglich die Hengstprüfungsanstalt wurde weiter betrieben. Erst mit der Wiedereinrichtung des Hengstdepots 1956 nahm die Warmblutzucht wieder Aufschwung . . . Mit der sinkenden wirtschaftlichen Bedeutung des Pferdes orientierte sich das Zuchtziel an Merkmalen der Reiteignung. Aus diesem Grunde kam der Vollblutaraber *Wesir* zum Einsatz und später dann Englische Vollbluthengste. Aus Oldenburg kamen letztmalig 1965 drei Hengste . . . Diese Hengste beeinflußten die Genealogie der heute lebenden Schweren Warmblüter entscheidend . . . Der damals eingeführte Hengst *Eros*, der der *Emigrant*-Linie angehörte, deckte in Sachsen bis 1986. Im Originalzuchtgebiet war die Rasse zu diesem Zeitpunkt bereits verschwunden . . . Jedoch nahmen im Laufe der sechziger Jahre auch in den Nachzuchtgebieten Sachsen, Thüringen und Sachsen-Anhalt die Bestände an Schweren Warmblutstuten stark ab, bis es zum völligen Erliegen der Zucht kam. 1971–1980 wurden für den Bereich des Hengstdepots Moritzburg keine Schweren Warmbluthengste gekört und in den Jahren 1975/76 kamen weder für Sachsen noch für Thüringen Schwere Warmbluthengste zum Deckeinsatz. Dank des engagierten Eintretens von Züchtern, Zuchtleitung und insbesondere der damaligen Landstallmeisterin von Moritzburg, *Dr. Herta Steiner*, wurden die abgekörten Hengste nicht kastriert und verdienten als Kutschpferde weiter ihren Hafer, so daß 1977 erstmals wieder drei Hengste auf Station gingen. Inzwischen gibt es in Sachsen und Thüringen ca. 600 Stuten, die von 20 Hengsten des Sächsischen Landgestütes belegt werden. Ziel der züchterischen Bestrebungen muß es sein, die Rasse Schweres Warmblut im Genpool der Haustierrassen Europas zu erhalten."

WÜRTTEMBERGER

TYP, INTERIEUR, VERWENDUNG, EXTERIEUR, MECHANIK:
Bei dem heute in Baden-Württemberg gezüchteten edlen Warmblutpferd handelt es sich um ein vielseitig verwendbares Pferd im Typ des „Deutschen Reitpferdes", das nichts mehr mit dem bis in die fünfziger Jahre gezüchteten, auf Ostpreußisch-Normänner Grundlage entstandenen Alt-Württemberger oder dem in Baden mit Hilfe Oldenburger-Ostfriesischer Hengste entstandenen Schweren Warmblut gemein hat.

Der in Baden-Württemberg gezüchtete edle Reitpferdetyp entspricht weitgehend dem „Zuchtziel des Deutschen Reitpferdes", das 1975 von den Verantwortlichen aller westdeutschen Pferdezuchtverbände als „kleinster gemeinsamer Nenner" formuliert und beschlossen wurde: „Gezüchtet wird ein edles, großliniges, korrektes Reitpferd mit schwungvollen Bewegungen, das aufgrund seines Temperaments, seines Charakters und seiner Rittigkeit für Reitzwecke jeder Art geeignet ist."

ZUCHT:
Baden-Württemberg hat Anteil an mehreren landschaftlichen Großräumen: dem Oberrhein, dem Schwarzwald, dem Odenwald, dem Schichtstufenland und dem Alpenvorland. Der durchschnittlich nur etwa 100 Meter über dem Meeresspiegel gelegene Oberrheingraben mit dem Kaiserstuhl (dem östlich des Rheins gelegenen Bergland – höchste Höhe der Totenkopf mit 557 Metern) bildet einen starken landschaftlichen Gegensatz zu den in Staffelbrüchen aufsteigenden Gebirgen des Schwarzwaldes und des Odenwaldes. Hier liegt der Feldberg, mit 1493 Metern die höchste Erhebung Baden-Württembergs. Den tiefsten Punkt zeigt der Rheinpegel bei Mannheim mit 85 Metern.

Die Siedlungsstruktur ist historisch bedingt. Die Gäulandschaften mit ihren Muschelkalk- und Lettenkeuperflächen, das Oberrheinische Tiefland, das Bodenseebecken und die Schwäbische Alb wurden bereits zur Landnahmezeit besiedelt. Die Landwirtschaft ist infolge der traditionsgebundenen, weitverbreiteten Realteilung durch starke Grundstückszersplitterung gekennzeichnet.

In Württemberg ebenso wie in Baden wurde Pferdezucht stets nur für den Eigenbedarf und eventuell noch für die Landesverteidigung betrieben. Die Betriebsstrukturen und die klimatischen und bodenmäßigen Voraussetzungen waren für eine gedeihliche Pferdezucht größeren Stils in weiten Teilen des Landes nicht günstig. Dennoch wurden seitens der Regierung

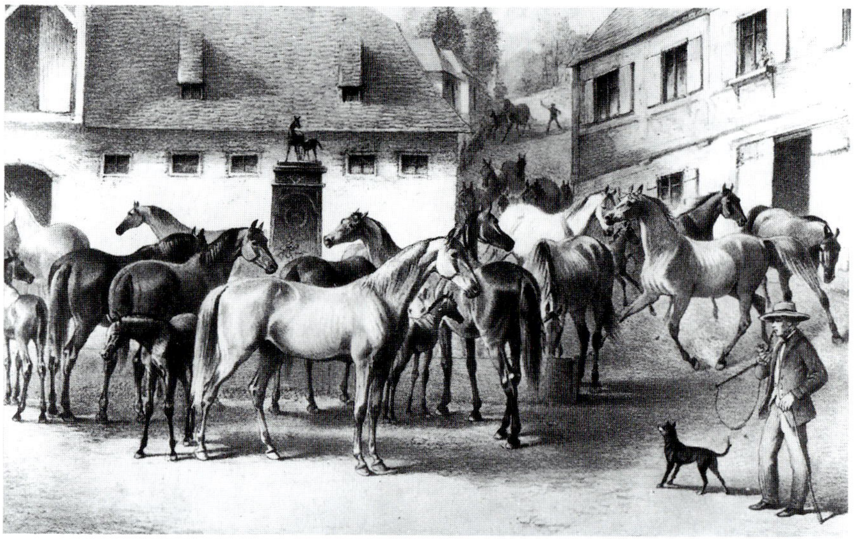

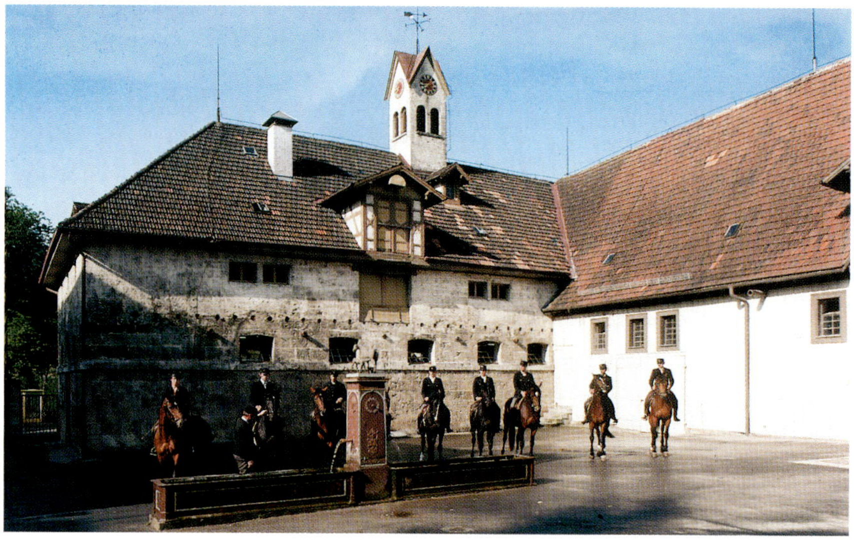

Der Marbacher Gestütshof mit dem berühmten Stutenbrunnen (im Vordergrund rechts der damalige Landoberstallmeister Freiherr v. Reischach) auf einer Darstellung von etwa 1850 und auf einem Photo von heute

zu allen Zeiten große Anstrengungen unternommen, um sie in einem gewissen Umfang aufrechtzuerhalten. Auf den Höhen des Schwarzwaldes entstanden die eigenständige Kaltblutrasse der Schwarzwälder Füchse, in Württemberg, auf der Schwäbischen Alb, das Württembergische Warmblut.

Weder Württemberg noch Baden haben zu irgendeiner Zeit ihren Bedarf an Pferden aus eigener Erzeugung decken können. Zu sehr wurde die Pferdezucht behindert durch kleinparzellierte Betriebe und teuren Boden. Seit der Mitte des 19. Jahrhunderts bestimmte bis zu dem Umzüchtungsprozeß auf ein vielseitig verwendbares Reitpferd der Bedarf der Landwirtschaft weitgehend die Pferdezucht in Württemberg und Baden.

Dauergrünland, Voraussetzung für die Zucht von Rind und Pferd, ist im allgemeinen nur in geringem Umfang vorhanden, in Südwürttemberg und Südbaden macht es 33 Prozent der landwirtschaftlichen Nutzfläche aus, in Nordwürttemberg 25,5 Prozent, in Nordbaden 21,8 Prozent. Da das Pferd stets als Futterkonkurrent zum Rind und nicht als Weideergänzung wie in Norddeutschland angesehen wurde und der Bauer weder in der Lage noch Willens war, größere Investitionen in die Pferdezucht vorzunehmen, konnte sich nur ein sehr genügsames Pferd halten. Seit Beginn einer verbandlich organisierten Pferdezucht vor rund 100 Jahren ist von offizieller Seite immer wieder die schädliche Stallaufzucht beklagt worden. Weidehaltung wurde von den Kleinbauern als Vergeudung kostbaren Bodens angesehen. Kaum einer der Kleinbetriebe hatte ausreichend Weideland.

Seitens der Verantwortlichen in den Verbänden wurde daher die Aufzucht auf gemeinschaftlichen Fohlenweiden angestrebt, die entsprechend dem Vorbild des Hauptgestüts Marbach nach und nach eingerichtet wurden und zum Teil bis heute bestehen.

Recht bezeichnend ist das, was der Regierungs-Landwirtschaftsdirektor *Helmut Reiff*, der erste Zuchtleiter der Pferdezucht in Württemberg und Baden nach dem Zweiten Weltkrieg, in DEUTSCHE PFERDEZUCHT (1. Auflage, Warendorf 1983) über die strukturelle Zusammensetzung der Züchterschaft schreibt: „Rund 70 Prozent aller landwirtschaftlichen Betriebe Baden-Württembergs haben eine landwirtschaftliche Nutzfläche von weniger als 10 Hektar Eigentum. In weiten Teilen des Landes besteht das Realteilungsrecht. Der Klein- oder Kleinstbetrieb ist vorherrschend. Liebhaber, deren Haupterwerb außerhalb der Landwirtschaft liegt, deren Wurzeln aber im bäuerlichen Lebenskreis fußen, befassen sich heute mit der Pferdezucht. Dies gilt gleichermaßen für den ‚Feierabendlandwirt' wie für den erfolgreichen Industriellen, der Entspannung und Ausgleich bei dieser Tätigkeit sucht . . . Pferdezucht als tragenden Betriebszweig hatte es zu Zeiten eines landwirtschaftlichen Arbeitspferdes nie gegeben . . . Für eine optimale Aufzucht fehlten meist die Voraussetzungen . . ."

Mit anderen Worten, und ich bitte mir das nicht als norddeutsche Arroganz auszulegen, wenn ich feststelle, daß die Reitpferdezucht in Baden-Württemberg heute zum weit überwiegenden Teil eine reine „Hobby-Zucht" ist, bei der sehr viele Pferdehalter aufgrund des allgemeinen

Wohlstandes nicht darauf angewiesen sind, damit Gewinne zu erzielen. Darin besteht einer der entscheidenden Unterschiede zu den großen norddeutschen Zuchten Holstein, Oldenburg, Hannover und Westfalen. Dort gibt es zahlreiche Betriebe, deren Haupterwerbszweig die Pferdezucht und -aufzucht ist. Ausbleibende Gewinne aufgrund von Fehlern bei der Paarung, Haltung, Aufzucht, Vermarktung wirken sich bei ihnen existenzbedrohend aus.

Die Betreuung der Zucht erfolgt durch den „Pferdezuchtverband Baden-Württemberg", Stuttgart, der auch die Gestütbuchführung innehat. Er richtet Körungen, Stutenschauen und -prämiierungen und Absatzveranstaltungen aus. Die Versorgung mit Hengsten erfolgt durch das dem auf dem ca. 700 bis 800 Meter hohen Kalkgebirge der Schwäbischen Alb gelegenen Hauptgestüt Marbach a. d. Lauter angegliederten Landgestüt und die Privathengsthaltung etwa im Verhältnis 1 : 1.

Die Tabelle rechts oben zeigt die zahlenmäßige Entwicklung der Zucht seit 1990.

Zahlenmäßige Entwicklung der Zucht seit 1990

Jahr	Privatbeschäler	Landbeschäler	Stuten	Neueintrag als Turnierpferde
1990	75	71	5573	1005
1991	60	68	5971	1071
1992	67	71	5749	1080
1993	73	69	5991	1100
1994	70	64	5868	1151
1995	57	61	6104	1301

GESCHICHTE:

Der Name der Landeshauptstadt Baden-Württembergs, Stuttgart (Stuten**hof**, nicht Stuten**garten**, entspricht dem englischen Yard oder dem skandinavischen Gąrd gleich Hof), deutet auf eine dort bereits seit dem frühen Mittelalter vorhandene Pferdezucht von überregionalem Bekanntheitsgrad hin. Jedoch beklagte schon *Herzog Ulrich* 1537, daß die Pferdezucht Württembergs weit hinter der der Pfalz zurückstehe und leitete erste Maßnahmen zu ihrer Förderung ein. *Graf C. G. Wrangel* meinte in DIE RASSEN DES PFERDES (1. Band, Stuttgart 1968), daß die Regenten Württembergs zwar stets der Pferdezucht lebhaftes Interesse entgegengebracht hätten, ihr Verständnis für diesen Zweig der Landwirtschaft jedoch gelegentlich zu wünschen übrig gelassen habe. Recht anschaulich beschreibt die Entwicklung der Württembergischen Zucht *Professor Sohnle* in seiner Arbeit BEITRÄGE ZUR PFERDEZUCHT UNTER BESONDERER BERÜCKSICHTIGUNG DER EINSCHLÄGIGEN WÜRTTEMBERGISCHEN VERHÄLTNISSE. Er berichtet darin unter anderem: „Unsere Regenten betrieben die Pferdezucht nicht bloß, um ihren Marstall mit edlen, schönen Rossen zu versehen, sondern auch in der Absicht, durch Abgabe von Hengsten aus den Hofgestüten der Landespferdezucht aufzuhelfen. *Herzog Ludwig*, der Gründer des Gestüts Marbach (1575), kaufte zu diesem Zwecke das beste Material, das in damaliger Zeit zur Verfügung stand: Orientalisches Vollblut, Spanisches und Neapolitanisches Halbblut . . ."

Das Gestüt nahm eine so günstige Entwicklung, die dort gezüchteten Pferde waren von so hoher Qualität, daß zwei von *Herzog Friedrich* 1604 dem englischen *König James I.* geschenkte Pferde in London ihrer Schönheit wegen beträchtliches Aufsehen erregten. 1674 wurden auf Drängen *Herzog Wilhelm Ludwigs*, trotz dem Widerstand des landständischen Adels, die in den Elbherzogtümern (Holstein und Hannover) und Thüringen zur Wiederherstellung des durch den Dreißigjährigen Krieg (1618–1648) schwer mitgenommenen Gestüts Marbach erworbenen Hengste den Bauern ohne jegliche lästige Beschränkungen zur Bedeckung ihrer Stuten zur Verfügung gestellt.

In der Regierungszeit *Herzog Karl Eugens* (1728–1793) erreichte die Württembergische Landeszucht eine nie zuvor erreichte Höhe, vor allem seit seiner Verbindung mit der *Gräfin Franziska v. Hohenheim*, die einen sehr positiven Einfluß auf den außerordentlich prachtliebenden, despotischen Herrscher hatte (man denke an den Zwang, den er auf Schiller ausübte). Sein Regiment war seitdem durch zahlreiche segensreiche Maßnahmen zum Wohl des Landes, vor allem auf dem Gebiet der Landwirtschaft, gekennzeichnet. Mit großer Energie widmete er sich der Pferdezucht und importierte ungarische

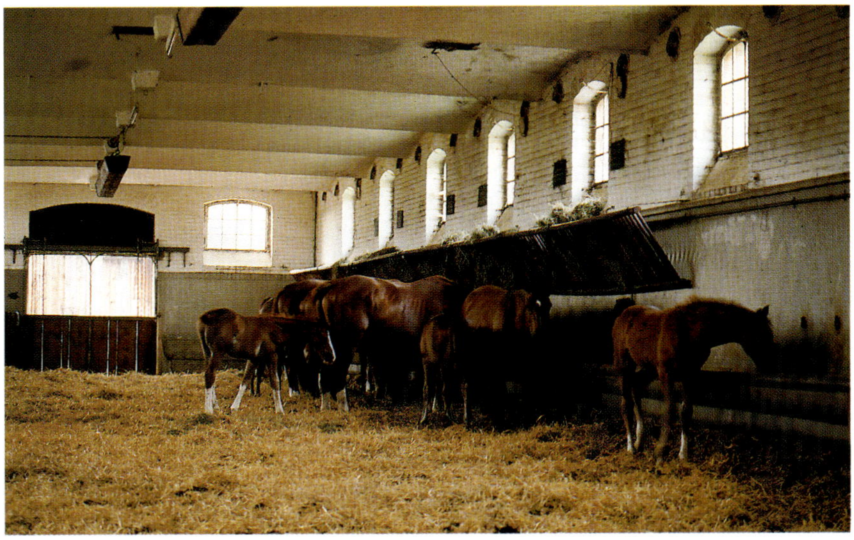

Stutenlaufstall in Marbach

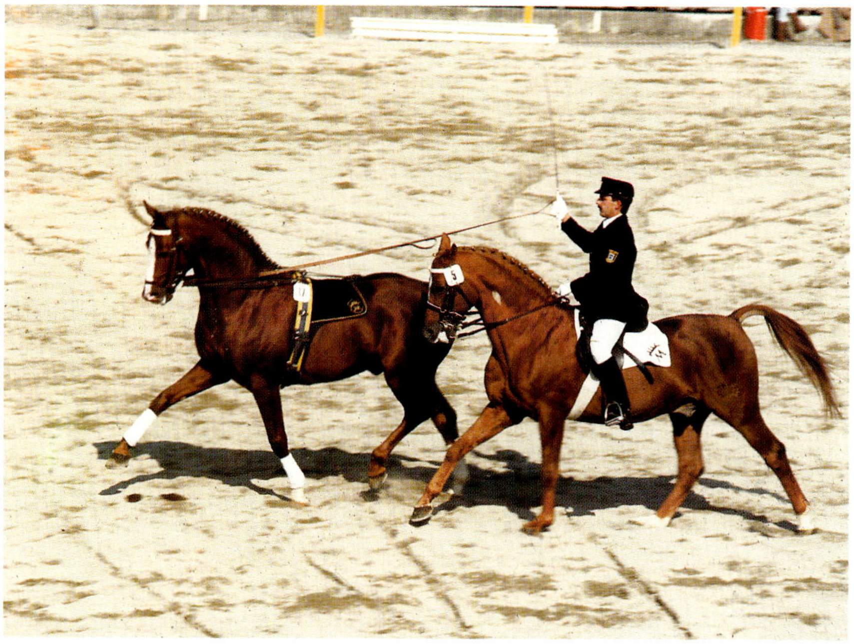

Hengstparade in Marbach: Vorführung eines Aktionstrabers

Stuten und Neapolitanische Hengste für das Hofgestüt. Auch ein englisches Gestüt richtete er mit 24 Stuten auf dem Lustschloß Solitude ein, um eine neue Reitrasse zu erzielen, geeignet für den Marstall und militärische Zwecke. Neben Marbach waren zu seiner Zeit Einsiedel, Offenhausen, Kirchheim und Urach die bedeutendsten Gestüte Württembergs.

Allerdings wurden während Karls Regierungszeit, dem Zeitgeist und seinem eigenen despotischen Charakter entsprechend, die Untertanen in ihrem freien Dispositionsrecht so sehr eingeschränkt, daß manche der aus den hippologischen Neigungen des Herzogs entspringenden, an sich durchaus nützlichen Maßnahmen nur bedingt der bäuerlichen Züchterschaft zugute kamen.

Aber ohnehin fegten die seit der Französischen Revolution und nachfolgend unter Napoleon auf deutschem Boden ausgetragenen Kriege alles auf dem Gebiet der Pferdezucht von Karl Geschaffene hinweg, so daß man von einer Landeszucht nicht mehr sprechen konnte. Bei Kriegsende war ein Zucht- und Nutzpferdebestand in Württemberg so gut wie nicht mehr vorhanden.

Dies war die Situation, als *König Wilhelm I.* (1781–1864), der 1816, nach dem Wiener Kongreß, gekrönt worden war, sein Reformwerk begann. Wilhelm entwickelte sich zu einem bedeutenden Hippologen seiner Zeit. Er war ein großer Freund und Gönner der Landwirtschaft und aller ihrer Disziplinen. Er reorganisierte 1817 das Landgestütswesen von Grund auf, indem er Hof- und Landgestüt voneinander schied und das letztgenannte einer eigenen Landgestütskommission unterstellte.

An dieser Stelle muß auf die Passion König Wilhelms für die orientalisch-arabische Zucht eingegangen werden. Bereits als Kronprinz war er ein begeisterter Anhänger der orientalischen Pferde. Da man zu jener Zeit in hippologischen Kreisen Kontinental-Europas diese Rasse als bestgeeignet für die Veredlung und Verbesserung aller Landrassen hielt und Wilhelm nach den Napoleonischen Kriegen der darniederliegenden Pferdezucht in seinem Herrschaftsbereich auf jede Weise aufhelfen wollte, erklärte er 1817 durch „allerhöchstes Dekret“ die königlichen Domänen Weil, Scharnhausen und Kleinhohenheim zum königlichen Privatgestüt und widmete sie der Araberzucht.

Mit Hilfe des Agenten *Baron v. Fechtig* kaufte er von 1814–1819 zahlreiche Hengste und Stuten meist einwandfrei Arabischer Abstammung. 1822 umfaßte der Gestütsbestand bereits 18 Original-Arabische Mutterstuten mit 24 in Weil gezüchteten Nachkommen. Als wichtigster Vererber setzte sich schon früh der 1817 importierte Original-Araber *Bairactar* durch, der auch vom König persönlich als Leibreitpferd verwendet wurde. Durch immer erneut getätigte Importe und umfangreiche Nachzucht wuchs das Gestüt über den ursprünglich geplanten Umfang weit hinaus. Durch die besseren Aufzuchtbedingungen wurden die Pferde bereits in der ersten Generation größer und stärker als ihre im Orient geborenen und aufgezogenen Eltern, ohne doch an Typ zu verlieren. In DEUTSCHE PFERDEZUCHT (2. Auflage, Warendorf 1994) schrieb *Dr. Ekkehard Frielinghaus* über die erste Zeit in Weil: „Der Auswahl beim Ankauf der auch später noch aus dem Orient eingeführten Araber und bei der Zuchtwahl scheint ein absolut festgefügtes Ideal vom Arabischen Pferd zugrundegelegen zu haben. Dies zeigen auch die von namhaften Künstlern der damaligen Zeit erhaltenen Gemälde der Arabischen Pferde. Neben scharfer Auslese entwickelte Weil geradezu klassische Zuchtmethoden. Die wiederholte Anpaarung oft nah verwandter, importierter oder selbstgezogener, bewährter Hengste schuf eine Gleichheit und Qualität der Nachkommen, die den Ruf des Weiler Arabers begründeten.

Es muß besonders hervorgehoben werden, daß gerade diese Inzucht eine Kumulierung bester Rasseanlagen bewirkt hat, ebenso wie sie schlechte Anlagen ohne Umwege offenbar machte. Diese Zuchtmethode und die dadurch entstandene genetische Homogenisierung dürfen als die Ursache für die zuchtfestigende und zuchtfördernde Wirkung des Weiler Blutes angesehen werden . . .

Beim Tode *Wilhelm I.* im Jahre 1864 galten die Weiler Araber als die besten des Kontinents. Dem schwäbischen Gestüt ging der Ruf der größten und edelsten Araberzucht des mitteleuropäischen Raums voraus . . .“

Nach dem Tod des Königs setzte unter seinem Nachfolger zunächst ein allmählicher Verfall und zahlenmäßiger Rückgang der Weiler Araberzucht ein. Sie wurde weitgehend vom Engli-

Große Hengstquadrille

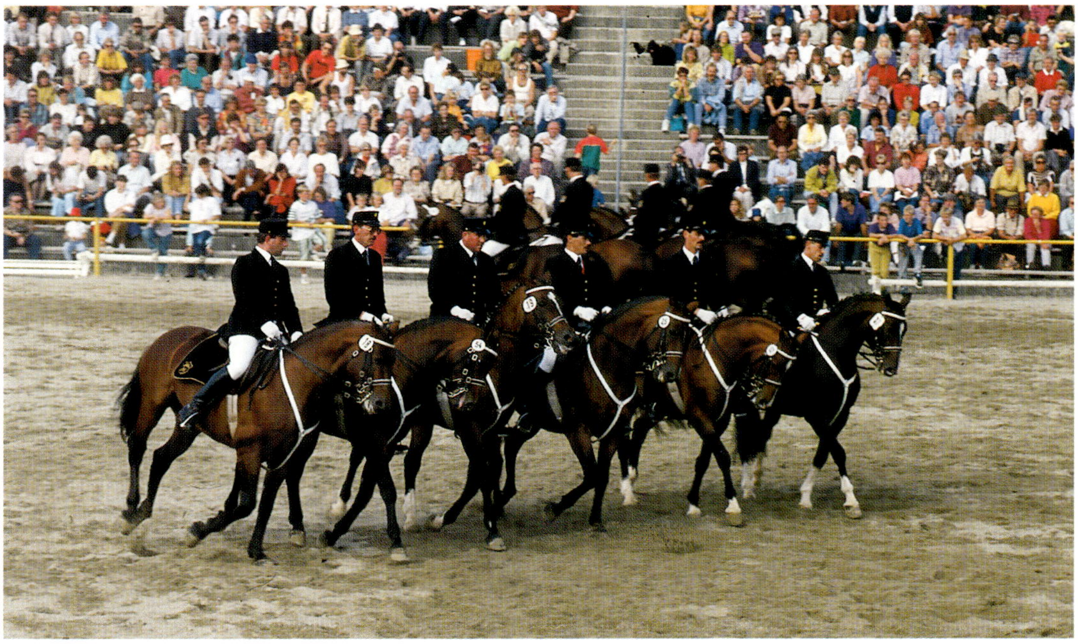

schen Vollblut abgelöst, das damals mehr „en vogue" war. Der Erste Weltkrieg, die Abdankung des Herrscherhauses 1918 und die Weltwirtschaftskrise taten ein übriges.

1932 entschloß sich die züchterisch hochbegabte *Fürstin Pauline zu Wied*, eine Tochter des 1918 von der Regierung zurückgetretenen *Königs Wilhelm II.*, nachdem sie für kurze Zeit das Gestüt zu einer neuen Blüte gebracht hatte, aus wirtschaftlichen Gründen die nunmehr 115jährige königliche Araberzucht dem Württembergischen Staat zu übereignen. Ausschlaggebend dabei war ein testamentarischer Beschluß *Wilhelm I.* gewesen, der verbot, die Zucht aufzulösen. Vier Hengste, zwölf Stuten und Nachzucht wurden damals in das Hauptgestüt Marbach übernommen. Seitdem wird die Araberzucht dort fortgesetzt.

Es war naheliegend, wie ja auch von *Wilhelm I.* bei seiner Gestütsgründung beabsichtigt, die Araber der allgemeinen Landeszucht dienstbar zu machen. Vor allem die Bauern auf der Alb benutzten das edle Blut im vorigen Jahrhundert fleißig und ließen sich auch durch zeitweilige Gegenströmungen nicht davon abbringen, wie wir bei *J. J. Wörz* (in DIE STAATS- ODER LANDESPFERDEZUCHT-ANSTALTEN WÜRTTEMBERGS, Ulm 1876) nachlesen können. Einige arabische Stuten wurden zu Stammstuten in der Marbacher Stutenherde und konnten eigene Linien begründen.

Das bei der Abtrennung des Landgestüts 1817 diesem überlassene Pferdematerial war aufgrund der vorangegangenen Kriege, die in ganz Europa das Unterste zuoberst gekehrt hatten, sehr bunt zusammengewürfelt. Es fanden sich Araber, Perser, Türken, Ungarn, Siebenbürger, Mecklenburger, Holsteiner, Engländer, Normänner. Zu ihnen gesellten sich in den folgenden Jahren noch Orlow-Traber und Kosakenpferde vom Don. Wie *Graf Wrangel* (a. a. O.) zu Recht bemerkt, hätte *George Louis Leclerc, Comte de Buffon* (1707–1788), der generell die Rassenkreuzung als Zuchtmethode empfohlen hatte, seine helle Freude an diesem Ausgangsmaterial gehabt. Das Zuchtergebnis konnte natürlich in keiner Weise befriedigen.

Allein die Nachzucht von *Sanspareil*, einem 1802 in Neustadt a. d. Dosse gezogenen Anglo-Araber-Hengst, den man aus dem Besitz des Königs „Lustik" *(Jerôme Bonaparte)* von Westfalen erworben hatte, erlangte einen gewissen Ruf über Württembergs Grenzen hinaus. Bald herrschte eine zunehmende Unzufriedenheit über die Ergebnisse der zahlreichen heterogenen Kreuzungen, die vielfach zu gar nichts zu gebrauchen waren.

Unter diesem Druck setzte die Regierung 1839 eine Kommission ein, die mit der Revision der Gestütsbestände und der Ausarbeitung von Verbesserungsvorschlägen betraut wurde. Nach einigem Hin und Her einigte man sich, der dahinsiechenden Zucht durch die Einkreuzung Englischen Vollbluts und Halbbluts, die in jener Zeit in England in bester Qualität zu haben waren, wieder auf die Beine zu helfen. Im Jahre 1840 erfolgten, wie *J. J. Wörz* (a. a. O.) berichtet, die ersten Ankäufe von Yorkshire Coach- bzw. Cleveland Bay-Stuten. Nach seinem Zeugnis bewährten sich diese Stuten in Württemberg nicht, da sie große Schwierigkeiten hatten, sich zu akklimatisieren. Fruchtbarkeitsstörungen und Verfohlungen waren die Folge.

Gemäß *Graf Wrangel* (a. a. O.) hatte der damalige Landoberstallmeister, *Freiherr v. Reischach* desto größeren Erfolg mit seinen Hengstankäufen: „Der Englische Halbbluthengst *Volunteer*, der im Jahre 1840 zusammen mit fünf anderen Halbbluthengsten in der Grafschaft Yorkshire gekauft worden war, wie auch der Englische Vollbluthengst *Sovereign*, geb. 1829, v. *Champion* a. d. *Mervinia* v. *Walton*, der aus dem Gestüt des Herzogs zu Sachsen-Meiningen kam, bewährten sich nämlich als ganz außerordentlich wertvolle Vaterpferde. Während einer etwas mehr als 12jährigen Verwendung waren im Stammgestüt Marbach von *Sovereign* 275, von *Volunteer* 225, zusammen 500 Fohlen vorhanden."

Leider hielt diese positive Entwicklung nach dem 1861 erfolgten Tode Reischachs nicht an. Sein Nachfolger *v. Stetten* verspielte in kurzer Zeit das Erreichte. „Als er mit Suffolk-Hengsten und Oldenburgern zu experi-

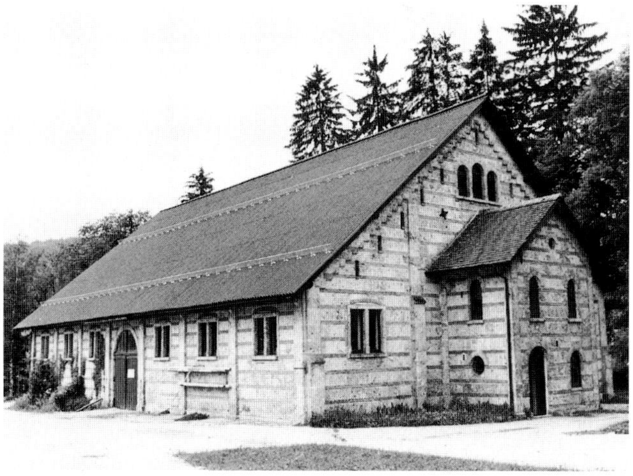

Marbach, altes Reithaus

mentieren begann, gab es kein Aufhalten mehr auf der schiefen Bahn. Herr v. Stetten muß überhaupt ein wunderlicher Landoberstallmeister gewesen sein, leistete er doch Großes in der Mischmaschzucht ..." (*Graf Wrangel*, a. a. O.).

Glücklicherweise dauerte sein Regiment nicht allzulange, obgleich der angerichtete Schaden beträchtlich war. An seine Stelle trat als Retter in der Not der *Rittmeister v. Hofacker. Professor Sohnle*, der jahrelang mit ihm zusammen arbeitete, schrieb über seine Tätigkeit (a. a. O.): „Die von Hofacker ins Leben gerufene Zucht verdankt ihr Dasein nicht etwa dem Zufall oder einem glücklichen Griffe, wie dieses in den Jahren 1857 bis 1861 der Fall war, sondern sie war das Ergebnis vieljähriger Arbeit und züchterischen Verständnisses. In seiner langen Amtsführung (1867–1896) wich Hofacker nicht ein einziges Mal von der eingeschlagenen Zuchtrichtung ab. Unverrückt das Ziel im Auge behaltend, arbeitete er, von Fall zu Fall die richtigen Konsequenzen ziehend, auf Typierung und weitere Ausgestaltung des einmal geschaffenen Stammes hin."

Dabei wurde ihm seine Arbeit durch die im Volksmund als „Roßparlament" bezeichnete, ihm zur Seite gestellte Pferdezuchtkonferenz nicht gerade erleichtert, und es bedurfte gewiß einer so starken Persönlichkeit wie der seinen, um sich gegenüber Leuten durchzusetzen, „die auch in rein technischen Fragen keinen Schimmer von der auf der Tagesordnung stehenden Angelegenheit hatten" (*Graf Wrangel*, a. a. O.).

Als Zuchtziel wurde bei Hofackers Amtsantritt ein Pferd im Typ eines Artilleriestangenpferdes aufgestellt. Der Weg dahin sollte durch die Einstellung von Anglo-Normänner-Hengsten in einer Art allmählicher Verdrängungszucht zunächst in Marbach und dann in der Landeszucht zu einer Anglo-Normänner-Reinzucht führen. Dafür wurden zwischen 1867 und 1888 etwa 40 Anglo-Normänner-Hengste und etwa 30 Stuten importiert. Jedoch machte das Klima der Rauhen Alb das Vorhaben unmöglich, mit dem die das milde, maritime, vom Golfstrom beeinflußte Klima ihrer Heimat gewohnten Anglo-Normänner-Pferde nicht fertig wurden.

Überlegungen, wie man einen geeigneten Stutenstamm für Marbach schaffen könne, führten Hofacker dazu, ab 1877 bis 1888 eine größere Zahl Stuten in Ostpreußen anzukaufen, da er meinte, daß das Klima in Ostpreußen, vor allem die dortigen harten Winter, mehr dem der Alb entsprachen.

Diese Ostpreußischen Stuten wurden von den Anglo-Normänner-Hengsten gedeckt, während umgekehrt die Normänner-Stuten einigen ebenfalls angekauften Ostpreußischen Hengsten zugeführt wurden. In der Folgezeit verzichtete Hofacker auf eine weitere Hereinnahme fremden Blutes; stattdessen züchtete er mit den entstandenen Kreuzungsprodukten untereinander weiter. Daß auf solche Weise aus einer recht heterogenen Kreuzung bis zum Ende des 19. Jahrhunderts eine in sich konsolidierte Rasse, ein einheitlicher, zuchtkonstanter Typ entstand, war allein sein Verdienst.

Als der erreichte Typ durch an sich sehr sorgfältig ausgewählte, starke Vollblut- und Halbbluthengste verlorenzugehen drohte, fuhr Hofacker 1888 erneut in die Normandie, um geeignete Beschäler zu kaufen. Bei dieser Gelegenheit gelang ihm ein wahrer Glücksgriff. Unter den Ankäufen

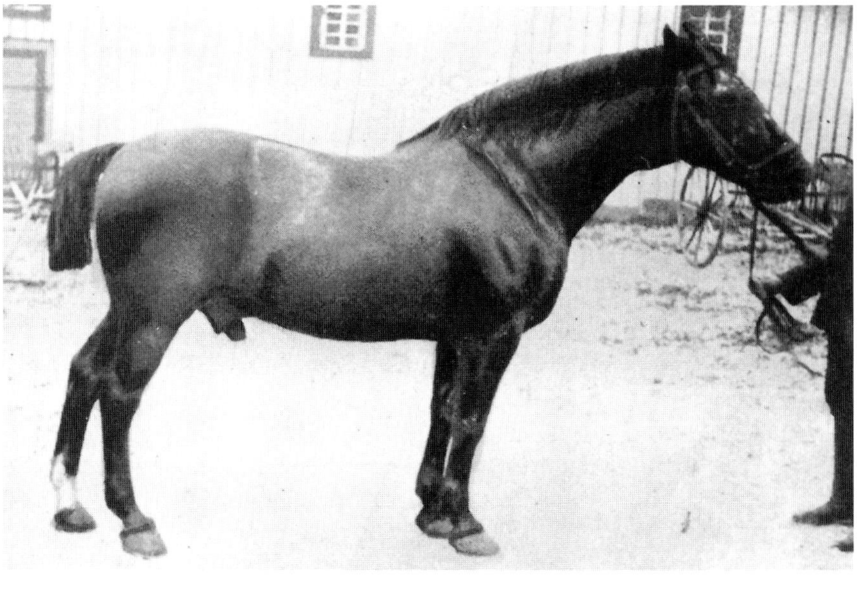

Der wichtige Linienbegründer Faust, geb. 1883 (v. Valére – Ignace) in der Normandie, Cobtyp, Hauptbeschäler in Marbach a.d. Lauter, hier im hohen Alter. Er prägte die Zucht maßgeblich bis in die fünfziger Jahre des 20. Jahrhunderts.

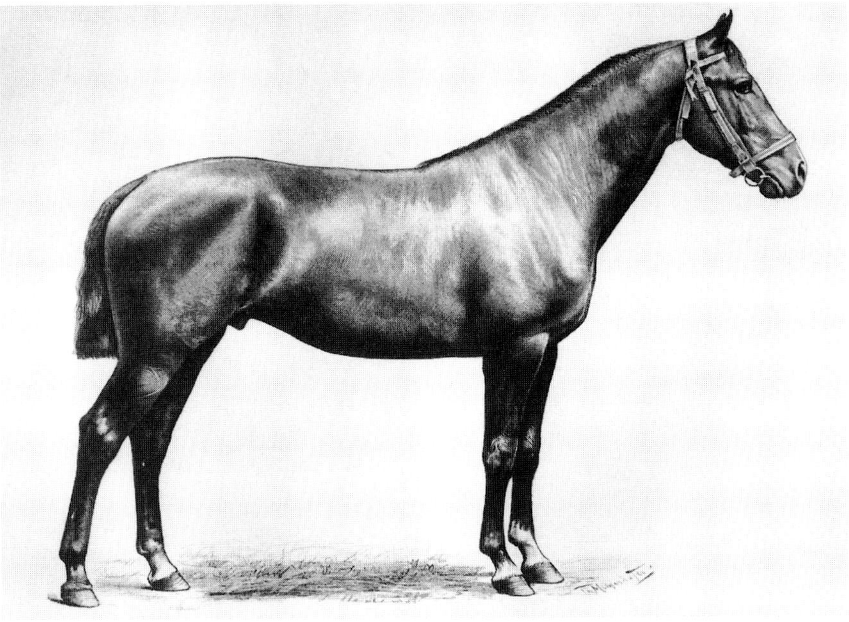

Württemberger-Hengst um 1890, aus Stoeckel, „Deutschlands Pferde" (Berlin 1891)

war der später zu epochaler Berühmtheit gelangende Hengst *Faust*, der der gesamten Württemberger-Zucht seinen Typ aufprägte. Ironischerweise hatte Hofacker zwei andere Hengste für den Ankauf ausgewählt und mußte den etwas kleinen, in einem mehr altmodischen Typ stehenden Cob-Hengst *Faust* mitnehmen, um die anderen zu bekommen. Er wurde der entscheidende Stammvater der Württemberger-Zucht bis zur nach dem Zweiten Weltkrieg einsetzenden Veredlung.

Faust war ein ungewöhnlich kleiner Anglo-Normänner im Cob-Typ, ein Produkt der besten Blutströme seiner Rasse, die in seinem Pedigree durch Inzucht gefestigt waren. Aufgrund seiner konsolidierten Abstammung, seines geschlossenen, rumpfigen Exterieurs, tief am Boden stehend, mit starkem, korrektem Fundament und seiner sprühenden Energie war er berufen, in nur wenigen Jahren auf der ihm durch die vorhergehenden Anglo-Normänner-Hengste Blutanschluß bietenden Marbacher Stutenherde einen neuen Württemberger Warmbluttyp zu prägen.

In der Zeitschrift DAS ZUGPFERD (Heft 4/5, Oberteuringen 1990) schreibt der ehemalige baden-württembergische Zuchtleiter *Dr. Otto Frey* unter dem Titel „Der Württemberger im Wirtschaftstyp": „Landstuten mit viel Araberblut und Stuten aus Ostpreußen waren die mütterliche Grundlage. Hengste aus der Normandie formten die Rasse. *Faust*, ein Anglo-Normänner im Cob-Typ, wurde zum Stammvater der Rasse. Durch Inzucht wurde sein Typ gefestigt. Es entstand das Württemberger Warmblut als eigene Rasse. Ausdauer und Leistungsfähigkeit zeichnete sie aus: Ein gedrungenes, futterdankbares Modell mit harten Hufen; das ideale Pferd für die Landwirtschaft, ‚Herr und Bauer' zugleich.

Die *Faust*-Nachkommen prägten die Zucht bis in die 60er Jahre. Hengste aus anderen Zuchtgebieten konnten keine entsprechenden Linien aufbauen . . ."

In seinen HIPPOLOGISCHEN WANDERUNGEN schrieb Gustav Rau in der SPORTWELT (Berlin, Jahrgang 1909): „. . . *Faust* hat sich mit einer Gleichmäßigkeit ohnegleichen vererbt. Er prägte seinen Stempel auf. Er ist einer von den alten Anglo-Normänner Typen, die bei starkem Kaliber ein auffallendes Feuer und eine hohe Energie der Bewegung zeigen. Das, was das Vaterpferd von Klasse, den bedeutenden Hengst unter vielen anderen erkennen läßt, das undefinierbare Etwas, liegt über ihm . . ."

1908 wurde aus Anlaß der DLG-Schau in Stuttgart, auf der der neue Typ als „Veredelter Württemberger Landschlag" vorgestellt wurde, die Einrichtung eines Gestütbuches beschlossen. Sie war die wesentliche Voraussetzung für die Anerkennung der aufgrund ihrer Anglo-Normänner-Abstammung eine Sonderstellung unter den deutschen Zuchten einnehmenden Württemberger-Zucht als Zuchtverband.

Zu Beginn des Jahrhunderts schrieb *Professor Simon v. Nathusius*, Jena (1865–1913), über das Württemberger Pferd: „Das Faustblut und der Fausttyp haben sich in Württemberg so ausgezeichnet bewährt, daß man wünschen möchte, die so erfolgreich eingeleitete Anglo-Normänner-Zucht möge in Württemberg ihren ruhigen, ungestörten Fortgang nehmen!"

Schon 1895 war ein „Württemberger Pferdezuchtverein" gegründet worden, der nach Einrichtung des Gestütbuchs in den „Verband Württembergischer Warmblutzüchter" umgewandelt wurde.

1908 versuchte man noch einmal, in der Normandie Hengste im Typ von *Faust* zu erwerben, doch war dieser zur Zeit seines Ankaufs bereits sehr selten gewordene Typ nun endgültig verschwunden. Statt seiner kaufte man den hocheleganten Karossiertyp *Floral*, der von 1909–1915 Hauptbeschäler in Marbach war, wo er eine Reihe erstklassiger Stuten machte. Er wechselte später nach Trakehnen, wo er als Verstärker eingesetzt wurde, und von da schließlich nach Warendorf.

Da die Württemberger Bauern ein stärkeres Pferd wünschten, holte man von 1903–1923 insgesamt 23 Oldenburger-Hengste des schweren Typs in die Zucht. Einer der ersten von ihnen, *Elegant*, begründete mit *Flieder* (aus einer *Faust*-Tochter!) eine eigene Hengstlinie. Sein Erfolg lag in der Rückpaarung auf das Anglo-Normänner-Erbe. So erreichte man die angestrebte Verstärkung, ohne den konsolidierten Typ aufs Spiel zu setzen.

Gegen Ende der zwanziger Jahre des 20. Jahrhunderts hatte die Württemberger-Zucht einen außerordentlich hohen Stand an Ausgeglichenheit erreicht. Aufgrund der wenigen Hengstlinien, die vorhanden waren, war diese jedoch um den Preis einer recht engen und sich ständig verstärkenden Inzucht zustande gekommen. 1931 wurden deshalb einige Hannoversche Hengste angekauft, von denen der Fuchs *Alarm* (aus der *Adeptus-xx-Linie*) in Marbach als Hauptbeschäler eingesetzt wurde. Er vererbte jedoch außer der Anlage zu Dämpfigkeit mangelnde Zugfestigkeit, weshalb er mitsamt seiner Nachzucht bald wieder verschwand. An seine Stelle trat 1938 der Brandenburger *Optiker* (von dem Hannoveraner *Feiner Kerl* a. d. Graditzer Verstärker-Linie *Mailand – Maikäfer*). Er konnte sich jedoch wegen Deckfaulheit und allgemeiner Energielosigkeit ebenso wenig wie seine Söhne in der Zucht halten.

Für eine Übergangszeit bis zum Einsetzen der Veredlung in Richtung Reitpferd waren Marbach und die Landeszucht wieder auf heimische Hengste angewiesen, die aus der Anglo-Normänner Inzucht hervorgegangen waren. Unter ihnen sind vor allem *Ferwal*, aber auch *Falko*, *Satanas* und *Eidgenosse* hervorzuheben, die sich züchterisch bewährten.

Bisher haben wir uns ausschließlich mit Württemberg befaßt, müssen jedoch der Vollständigkeit halber auch einen Blick auf die weniger bedeutende badische Zucht werfen.

1926 schrieb *Dr. G. Frölich* in Schwarznecker/Frölich LEHRBUCH DER PFERDEZUCHT (Berlin 1926) über die badische Pferdezucht: „In das früher vorhandene Gewirr von Zuchtrichtungen ist neuerdings mehr Klarheit gekommen. Die früher beliebten Normänner (1879 gehörten von 72 subventionierten Hengsten 48 dieser Rasse an) sind (aus patriotischen Gründen, nach dem verlorenen Krieg? Anm. d. Verf.) zurückgedrängt und durch Oldenburger ersetzt. Ob allerdings der Erfolg befriedigen wird, scheint zweifelhaft. Die Zucht der Halbblutpferde ist in Mittelbaden (Rheinebene) und Oberbaden verbreitet . . . Landgestüte bestehen nicht.

Die unter Mitwirkung der Regierung gekauften Hengste werden den

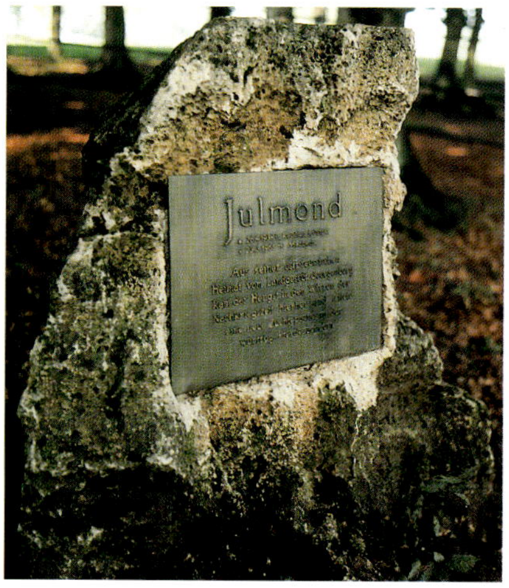

Die Gedenktafel für den Trakehner-Hengst Julmond, der in der ersten Veredlerphase nach dem Zweiten Weltkrieg dem Stutenstamm des Hauptgestüts seinen Stempel aufdrückte.

Hengsthaltern unter Ersatz eines Teils der Ankaufskosten überlassen. Außerdem wird ein Futtergeld gezahlt, wozu dann noch die Deckgelder kommen."

Durchschnittlich deckten zwischen 1890 und 1900 ca. 80 subventionierte Hengste ca. 3600 Stuten bei einer Trächtigkeitsquote von 50 Prozent. Um 1910 deckten rund 120 subventionierte Hengste, von denen etwas über die Hälfte Kaltblüter waren, etwa 5700 Stuten, davon knapp die Hälfte Warmblutstuten.

Mit nicht unerheblichem finanziellem Aufwand seitens der badischen Regierung wurde eine ganze Reihe von Fohlenweiden eingerichtet, deren Benutzung sich erfreulicherweise von Jahr zu Jahr steigerte. Bis dahin hatte die Aufzucht sehr im Argen gelegen. Der Bauer glaubte in der Regel, wenn er die Stute von einem der subventionierten Hengste hatte decken lassen und das Fohlen zur Welt gekommen war, das Seine getan zu haben. Sorglos ließ er die Fohlen in engen, niedrigen, dunklen, dämpfigen Ställen aufwachsen, ohne Licht, Luft und Bewegung.

Interessant ist die Tatsache, daß man in Mittelbaden, zum Beispiel um Emmendingen, wo sich um die Jahrhundertwende, dem allgemeinen Modetrend folgend, Kaltblutzucht ausgebreitet hatte, später zur Zucht eines kräftigen, untersetzten Wirtschaftswarmblutpferdes für die Feldarbeit zurückkehrte, in der klaren Erkenntnis, daß der kalkarme Boden der Gegend das für die Aufzucht eines schweren Kaltblüters Belgischen Typs notwendige gehaltvolle Futter nicht liefern konnte.

Zwischen den beiden Weltkriegen bestand auf badischem Gebiet neben ausgedehnter Kaltblutzucht auf den besseren Böden eine zahlenmäßig begrenzte mittelschwere bis schwere Warmblutnachzucht mit staatlich subventionierten importierten Oldenburger-Hengsten.

„In Baden hat", wie *Professor Wilhelm Zorn* in PFERDEZUCHT (3. Auflage, Ludwigsburg 1952) schreibt, „der Oldenburger seit Ende des letzten Jahrhunderts Eingang gefunden.

Als Grundlage für ein Warmblutpferd sind die bodenständigen Hardtpferde (Reit- und Wagenpferde des 18. Jahrhunderts), der Pfälzer Schlag (etwas kräftiger und gemeiner) und der Baarschlag (ein kräftiges Zugpferd aus den Fürstenbergischen Landen) anzusehen. Wenig geglückte Einkreuzungen mit Mecklenburgern, Arabern, Ostpreußen, Hannoveranern, Anglo-Normännern verschoben das Zuchtziel nur zugunsten der vordringlichen Kaltblutzucht.

1908 wurde der ‚Verband Mittelbadischer Pferdezuchtgenossenschaften' gegründet, der später im ‚Badischen Pferdestammbuch, Abteilung Warmblut' aufging, mit dem Zuchtziel eines schweren, untersetzten, doch edlen Halbblutpferdes, das später auf den Oldenburger Typ einheitlich festgelegt wurde . . . Die wirtschaftlichen Zuchtbedingungen (mit den vielen Arbeitsspitzen der Heu-, Wein-, Tabakernte) verlangen wohl weniger ein schweres, als ein vielseitig verwendungsfähiges, leichtfuttriges und auch gängigeres Bauernpferd, dessen Aufzucht aber in den vornehmlich kleinbäuerlichen Betrieben Schwierigkeiten bietet. Die Zucht ist (1952, Anm. d. Verf.) als noch im Aufbau befindlich zu bezeichnen . . ."

In der 1. Auflage von DEUTSCHE PFERDEZUCHT (Warendorf 1983)

Württemberger-Stute Atlanta, geb. 1962, Siegerehrenpreis bei der 50. DLG-Wanderausstellung in München 1968

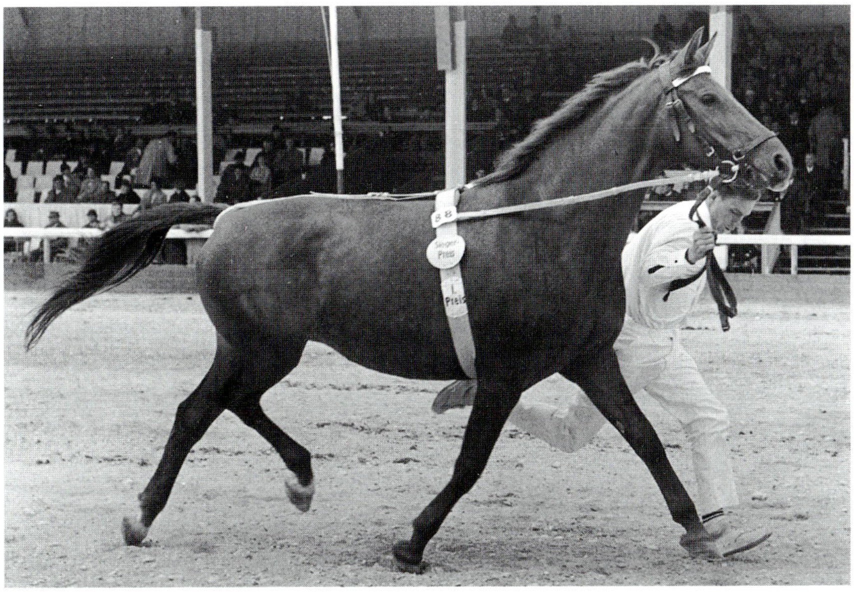

findet sich in dem Beitrag „Baden-Württemberg“ von *Helmut Reiff* kaum ein Wort über die Warmblutzucht in Baden. Aber auch in der 2. Auflage von 1994, in der Überarbeitung von *Dr. Otto Frey*, wird Baden nur wenig erwähnt. Beiden ist es offensichtlich nur um die Württemberger Zucht zu tun.

Baden wird mit nur wenigen dürren Sätzen als Oldenburger-Nachzuchtgebiet abgefertigt, in dem nach Bildung des Süd-Weststaates Baden-Württemberg 1952 die staatlich subventionierte Privathengsthaltung in den Jahren 1953 bis 1955 durch Hengste des nun auch für Baden zuständigen Landgestüts abgelöst wurde, wobei an die Stelle der den harten Bedingungen der dortigen Landwirtschaft nicht gewachsenen, zu weichen, anspruchsvollen Oldenburger bodenständige Württembergische Landbeschäler traten. Seither verfolgten Baden und Württemberg ein gemeinsames Zuchtziel.

Ab 1952 begann man im Haupt- und Landgestüt Marbach mit dem Einsatz von ostpreußischen Hengsten. Aber erst der 1938 geborene Fuchshengst *Julmond* (v. *Julianus – Padischah – Skandinavier*) brachte ab 1956 einen ersten durchschlagenden Erfolg. 1960 bis 1965 wurde der schon recht alte Hengst als Hauptbeschäler in Marbach stationiert. Dazu schreibt *Reiff* (a. a. O.): „Über die *Julmond*-Söhne ist im Protokoll des Zuchtverbandes 1961 vermerkt: ‚... alle diese Hengste sind von bestem Charakter. Hervorgehoben wird von den Züchtern das freundliche, gutartige Wesen ihrer Fohlen.‘

In der Deckperiode 1964 kam der erste Jahrgang der in Marbach gezüchteten F_1-Hengste zum Einsatz. Die ursprüngliche Absicht einer einmaligen Veredlung und anschließender Rückpaarung mit konsolidierten Hengsten Württemberger Zucht konnte nicht verwirklicht werden. Die edlen und eleganten Fohlen kamen mit zunehmendem Alter immer mehr auf den alten Württemberger Typ zurück. Zu stark war die Durchschlagskraft der bodenständigen Stutenstämme. Zur Beschleunigung brauchte man Landbeschäler durchgezüchteter Reitpferderassen ...

Hengste Alt-Württembergischer Zucht wurden kaum noch benützt, die Veredlung verlief geradezu stürmisch. Schon in der zweiten Generation hatte der Bestand an eingetragenen Stuten fast durchweg 75 Prozent ostpreußisches Blut. Die Vollmotorisierung der Landwirtschaft und ein von niemandem geahnter Aufschwung der Reiterei erzwangen die totale Umstellung auf das Reitpferd. Man mußte den zunächst keineswegs beabsichtigten Weg einer Verdrängungskreuzung gehen, um den angestrebten Typ zu erreichen und erblich zu verankern ...

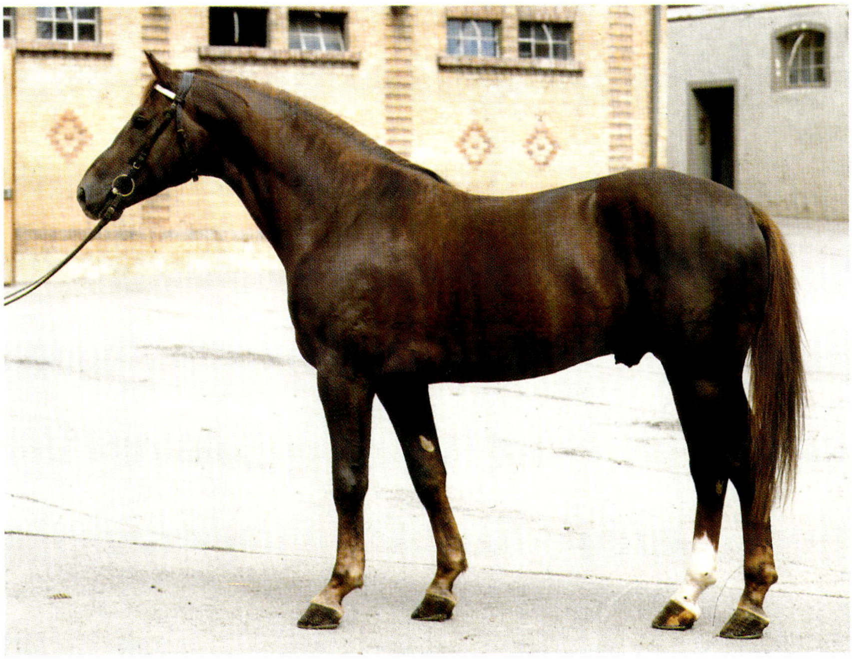

Auf hannoverscher Grundlage gezogener Württemberger-Hengst Maifürst, geb. 1977 (v. Mylord Hann. – Seneka Hann.)

Die Veredlung des alten Württembergischen Warmbluts war Ende der 70er Jahre abgeschlossen. Mit dem massiven Einsatz von Trakehner Hengsten wurde eine weitgehende Konsolidierung erreicht . . ."

Was nur bedingt erreicht wurde, ist die Eignung des in Baden-Württemberg gezüchteten Pferdes für den „Großen Sport". Trotz einer vergleichsweise großen Population ist die Zahl der im Spitzensport erfolgreichen Pferde klein, die Leistungsdichte der Zucht niedrig. Die meisten Zuchtprodukte dienen dem Freizeitsport oder werden im Turniersport auf unterer Ebene eingesetzt.

Unwillkürlich fragt man sich, was aus der Württemberger Zucht geworden wäre, wenn man sich seinerzeit statt auf die ostpreußischen auf die Anglo-Normänner Ahnen besonnen und dort angeknüpft hätte? Aus eigenen Beobachtungen in den siebziger Jahren weiß ich, wie vorzüglich sich die damals bereits „exkommunizierten" (das heißt zu Vorbuchstuten degradierten) reingezogenen Alt-Württemberger Stuten zur Anpaarung an den Vollbluthengst eigneten. Hätte man die auf diese Weise entstandenen Halbblutstuten mit einem modernen, edlen Selle Français Hengst, wie zum Beispiel *Cor de la Bryère* oder *Almé*, rückgepaart, so eine Verbindung herstellend zu dem Anglo-Normänner Erbe, so hätte man möglicherweise ohne Umwege das moderne Spitzenleistungspferd erreicht, das man heute mühselig über Normänner-Blut führende Zangersheider, Holsteiner- oder Oldenburger-Hengste zu erzielen trachtet. Aber das ist natürlich nur Spekulation.

Inzwischen ist die Zahl und der Einfluß der Trakehner-Hengste in Baden-Württemberg erheblich zurückgegangen. Sie haben Hengsten aus anderen Zuchten Platz gemacht. Mit dem steigenden Einfluß der Privathengsthaltung ist eine Reihe von Hengsten aus den großen norddeutschen Zuchtgebieten ins „Ländle" gekommen, unter denen vor allem die auf Hannoverscher Basis gezogenen Söhne des Selle Français-Hengstes *Almé* und eine Anzahl Holsteiner hervorzuheben sind.

ALT-WÜRTTEMBERGER

TYP, INTERIEUR, VERWENDUNG: Der Alt-Württemberger ist ein kräftig gebautes, mittelgroßes, mittelschweres, gedrungenes, „knüppeliges" Pferd im Cob-Typ, rumpfig, tief am Boden stehend, futterdankbar, der Idealtyp des praktischen, gängigen, harten, ausdauernden, genügsamen landwirtschaftlichen Arbeitspferdes. Er besitzt ein ruhiges, ausgeglichenes, doch lebhaftes Temperament und einen ehrlichen, unkomplizierten, zuverlässigen Charakter.

Der Alt-Württemberger gilt als absolut zugfest und war in früherer Zeit beim Militär ausgesprochen beliebt als Artillerie-Stangenpferd. Da die Grundlage der Zucht meist der kleinbäuerliche Familienbetrieb war, konnte sich der Bauer nur ein leichtfuttriges, dadurch billig zu haltendes, arbeitsbereites und arbeitsfähiges Pferd leisten, das der Scholle angepaßt und so handlich und umgänglich war, daß jedes Familienmitglied, von der Großmutter bis zum jüngsten Enkel, mit ihm umgehen und sich ihm bedenkenlos anvertrauen konnte.

Alt-Württemberger-Hengst Freisohn (aus der Faust-Linie)

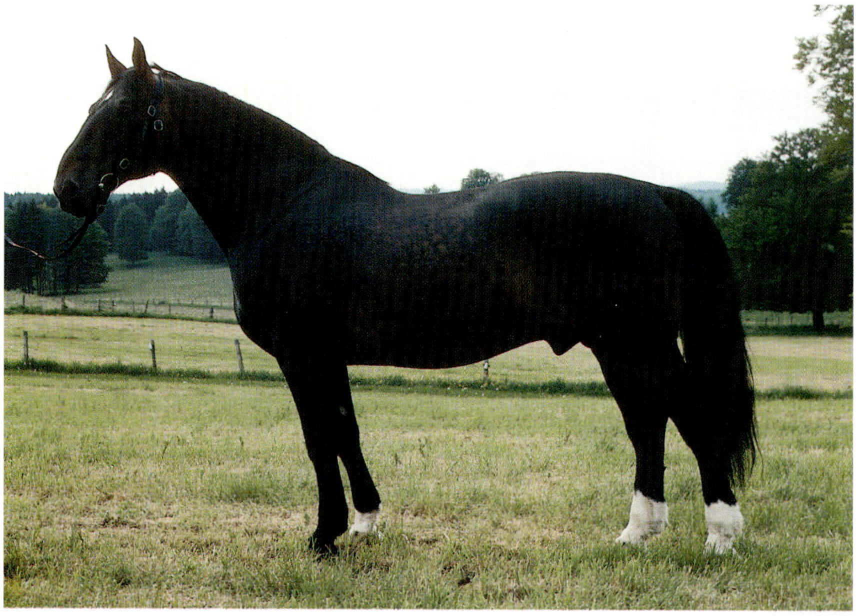

Heute stellt der Alt-Württemberger das ideale Freizeitpferd dar, das, anspruchslos und willig im Geschirr und unter dem Sattel, einen Kameraden auch für den weniger routinierten Pferdeliebhaber abgibt. Außer als Freizeitpferd findet er Verwendung im Anspann in der alternativen Land- und Forstwirtschaft, als Schlittenpferd, vor der Hochzeitskutsche, in Geschäftsgespannen zur Repräsentation und Werbung und im Tourismus, zum Beispiel vor der Alt-Württemberger Postkutsche.

Zuchtgeschichtlich ist der Alt-Württemberger stark vom Normänner-Cob alten Schlages (der sehr viel edler war als der heutige) geprägt und muß genetisch aufgrund des hohen Anteils an arabischem und ostpreußischem Blut über die Stutenstämme gegen den Alt-Oldenburger, Alt-Ostfriesen und Alt-Rottaler abgegrenzt werden, mit denen er zwar typmäßig verwandt, doch nicht identisch ist.

EXTERIEUR:
Der Alt-Württemberger ist ein nur mittelgroßes, geschlossen und ausgesprochen harmonisch und abgedreht wirkendes Pferd.

Der Kopf ist verhältnismäßig klein, recht edel, mit freundlichen Augen, das Profil ist in der Regel gerade. Der Hals ist meist gut an- und aufgesetzt, ziemlich breit an der Basis, die Schulter mäßig schräg, der Widerrist nur

Alt-Württemberger-Stute Kali

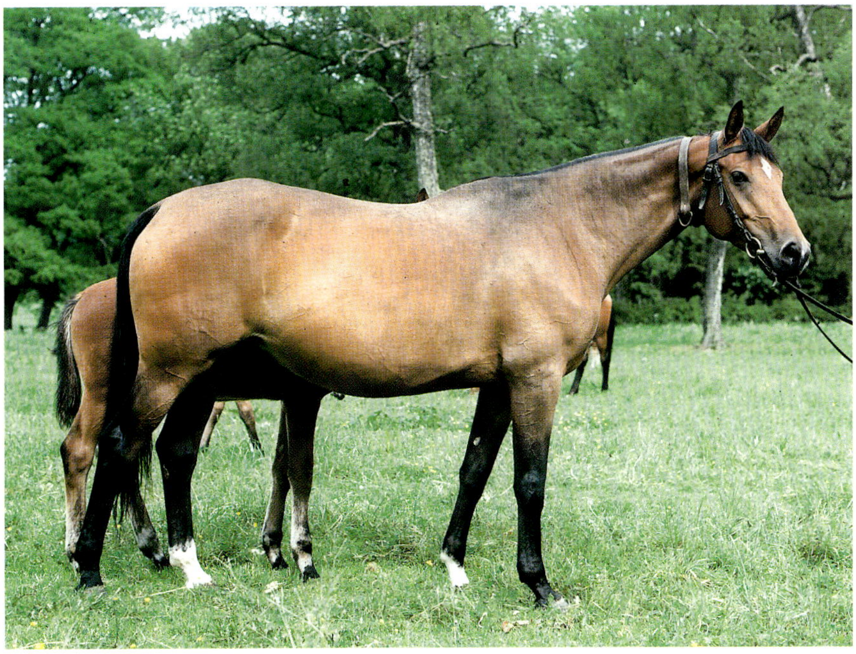

gering ausgeprägt, die Gurttiefe beträchtlich. Der kräftige, tragfähige Rücken geht über eine breite, muskulöse Lende in die breite, wohlbemuskelte, abschüssige Kruppe mit gut ausgeprägter langer Sitzbeinmuskulatur über. Die korrekten, stabilen Gliedmaßen sind stark, mit breiten Vorderfußwurzeln und Sprunggelenken, kurzen, starken Röhrbeinen und gelegentlich etwas kurzer Fesselung. Die gut geformten Hufe sind eisenhart.

An Farben herrschen Braune und Dunkelbraune vor, in der Regel mit wenig Abzeichen. Die Widerristhöhe liegt bei 155–160 cm Stockmaß, Stuten gelegentlich auch darunter.

MECHANIK:
Die drei Grundgangarten sind energisch und fördernd, namentlich Schritt und Trab. Gelegentlich ist die Trabaktion geradezu brillant mit vorzüglicher Schulterfreiheit und gutem Schub aus der Hinterhand (Erbteil des Anglo-Normänners *Floral*).

ZUCHT:
Wie bei *Hauptmann Horst Bötticher* in seiner PFERDEFIBEL (Berlin 1936) nachzulesen, setzte sich damals der Warmblutbeschälerbestand aus 106 in Marbach gezogenen Hengsten, einem Hannoveraner, einem Pommern und zwei Vollblut-Araberhengsten zusammen. Der Stutenbestand des Hauptgestüts betrug 70 Köpfe.

Alle dreijährigen Warmbluthengste und -stuten des Gestüts mußten, ehe sie in den Zuchtbestand eingereiht wurden, eine schwere Leistungsprüfung absolvieren. Der Grundsatz, die jungen Zuchtpferde einer so harten Arbeitsprüfung zu unterziehen, habe, wie Bötticher meint, unbedingt einen außerordentlich positiven Einfluß auf die spätere Arbeitsenergie und Zugsicherheit der Nachzucht gehabt.

1996 lag die Alt-Württemberger Restpopulation bei ca. 50 Pferden. Die beiden für die Anpaarung empfohlenen Beschäler mit Alt-Württemberger Vorfahren (25 Prozent) gehören zum Beschälerbestand des Landgestüts Marbach. Um eine drohende Inzuchtdepression zu vermeiden, praktiziert man einen gewissen Genaustausch mit anderen schweren Warmblutpopulationen Deutschlands. Seit 1992 erfolgt ein leihweiser Einsatz des Moritzburger, auf den Normänner *Condor* (v. *Foudroyant xx*) ingezüchteten Landbeschälers *Centimo* in Marbach. Erstaunlich eigentlich, daß man nicht statt dessen „ad fontes" zurückkehrt und in der Normandie nach einem genügend edlen Cob-Hengst sucht.

GESCHICHTE:
Bis zum Ende der fünfziger Jahre und der Umstellung des Württemberger Zuchtziels auf ein vielseitig verwendbares, edles Reitpferd war die Württemberger Zuchtgeschichte für

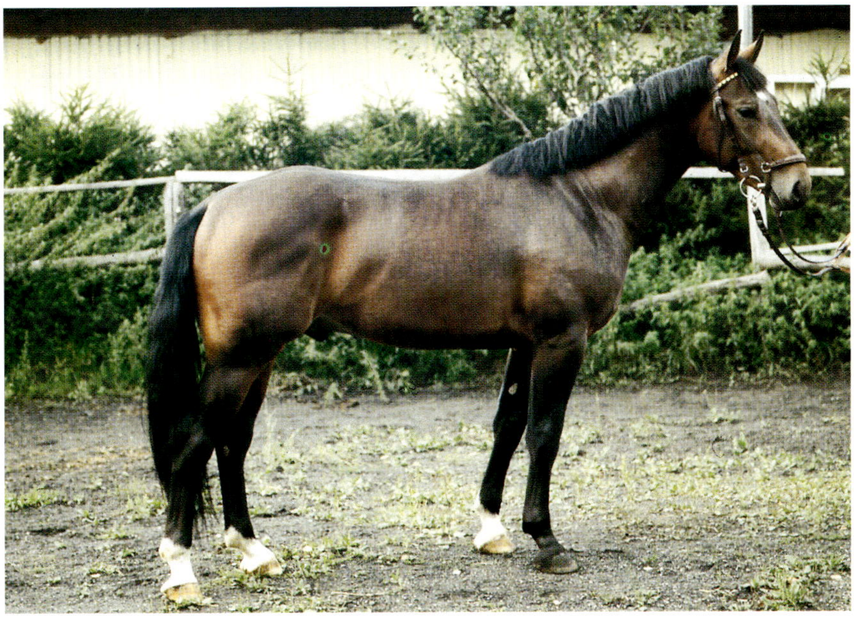

Alt-Württemberger-Junghengst von Centimo (zweijährig)

beide Zuchtrichtungen identisch. Dann jedoch nahm sie eine unterschiedliche Entwicklung. Während der Reitpferdetyp mit allen Mitteln gefördert wurde, versuchte man offiziellerseits den „alten Typ“ so rasch wie möglich zu überwinden, ja auszumerzen, was soweit ging, daß die Zuchtleitung (analog etwa zu Ostfriesland) die reingezogenen Alt-Württemberger Stuten, selbst Hauptstutbuch- und Staatsprämienstuten, degradierte und ins Vorbuch verbannte. Damit wurde die „Neu-Württemberger“-Zucht wurzellos, ein eigentlich sehr typischer Vorgang für unser geschichtsloses Jahrhundert . . .

Erst in letzter Stunde, gewissermaßen „fünf Minuten vor Zwölf“ fand sich eine Handvoll Freunde des Alt-Württemberger-Pferdes im Wirtschaftstyp zusammen, um 1988 auf einem Treffen im Gestütsgasthof zu Marbach einen „Verein zur Erhaltung des Alt-Württemberger Pferdes“ zu gründen.

In der Folgezeit bemühte man sich, alle Stuten mit mindestens 50 Prozent Alt-Württemberger Genanteilen zu erfassen. Für die Anpaarung wurden bestimmte Hengste mit Alt-Württemberger Vorfahren und möglichst einer erfolgreich absolvierten Zugleistungsprüfung empfohlen. Während sich noch eine gewisse, allerdings kleine Zahl Stuten mit 50 oder mehr Prozent an Alt-Württemberger Blut fand, waren leider reingezogene Hengste nicht mehr am Leben. Bestenfalls führten die Hengste noch 25 Prozent Alt-Württemberger Blut.

Bedauerlicherweise scheint, wenn man die Stutenzahlen in den Jahresberichten der „Deutschen Reiterlichen Vereinigung“ (FN), Abteilung Zucht, vergleicht, die mit großem Elan und Begeisterung begonnene Bewegung zur Rettung und Erhaltung des Alt-Württembergers in den letzten Jahren zu stagnieren, wenn nicht gar rückläufig zu sein. Man muß ernstlich um den Fortbestand der Rasse fürchten. Nur mit allzuviel Recht zählt die „Gesellschaft zur Erhaltung alter und gefährdeter Haustierrassen“, Witzenhausen, den Alt-Württemberger zu den „alarmierend gefährdeten“ Pferderassen!

ZWEIBRÜCKER

TYP, INTERIEUR, VERWENDUNG, EXTERIEUR, MECHANIK:
Wie die anderen der süddeutschen Zuchtgebiete muß man auch die im Zuchtgebiet Rheinland-Pfalz-Saar gezüchteten Warmblutpferde dem von der „Deutschen Reiterlichen Vereinigung“ (FN) geprägten Begriff „Deutsches Reitpferd“ zuordnen, obgleich es sich eigentlich um ein traditionelles Warmblutzuchtgebiet handelt.

In dem heute in Rheinland-Pfalz und Saar gezüchteten Pferd vereinigen sich verschiedene Rassekomponenten vorwiegend aus den großen norddeutschen Zuchten zu einem mehr oder weniger einheitlichen Typ. Der heute allgemein gebrannte, traditionelle Zweibrücker Brand kennzeichnet nicht mehr eine bestimmte, klar unterscheidbare, eigenständige Rasse, sondern nur noch das Herkunftsgebiet.

Das sehr allgemein formulierte Zuchtziel, wie es 1975 von allen westdeutschen Zuchtverbänden einhellig gebilligt wurde, lautet: „Gezüchtet wird ein edles, großliniges und korrektes Reitpferd mit schwungvollen Bewegungen, das aufgrund seines Temperaments, seines Charakters und seiner Rittigkeit für Reitzwecke jeder Art geeignet ist.“

ZUCHT:
Rheinland-Pfalz ist ein nach dem Zweiten Weltkrieg neu entstandenes Gebilde, obgleich innerhalb seiner heutigen Grenzen durchaus eine gewisse Gemeinsamkeit hinsichtlich Geschichte und kultureller Vergangenheit besteht.

Rheinland-Pfalz hat Teil an verschiedenen Landschaftsräumen: dem Rheinischen Schiefergebirge, dem Bergland von Nahe und Saar, dem Pfälzer Wald und der Oberrheinischen Tiefebene. Eine eigene Einheit stellt das Mittelrheintal dar, das sich unterhalb Koblenz zum Mittelrheinischen Becken erweitert. Das Klima ist durch erhebliche Unterschiede zwischen den gebirgigen und den ebenen, tiefer liegenden Landesteilen gekennzeichnet. Im Oberrheinischen Tiefland erreichen die Niederschläge ebenso wie im Mittelrheintal und Mittelrheinischen Becken im jährlichen Durchschnitt zwischen 450 und

Mit dem Zangersheider Hengst Alexis Z, geb. 1977 (v. Almé SF – Weingau Hann.), importiert durch Jens Rombelheim, Gestüt Drachenhof bei Koblenz, begann im Zweibrücker Zuchtgebiet ab Mitte der achtziger Jahre eine neue Ära: Plötzlich erschienen Pferde mit dem Zweibrücker Brand im internationalen Spitzensport.

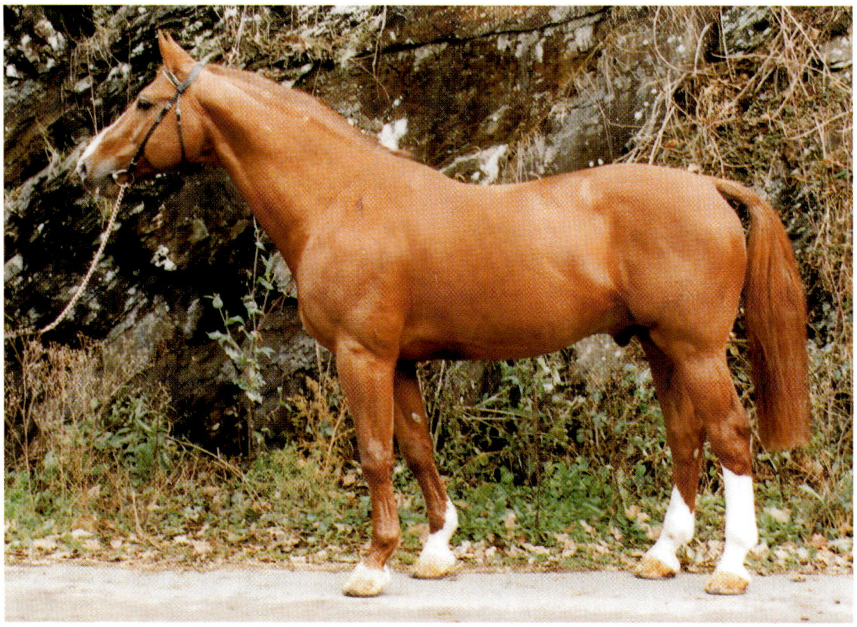

Der Hufeisenbau des Eichelscheider Hofes, wie er von Herzog Christian von Zweibrücken 1757 errichtet worden war – arg verfallen nach dem Zweiten Weltkrieg

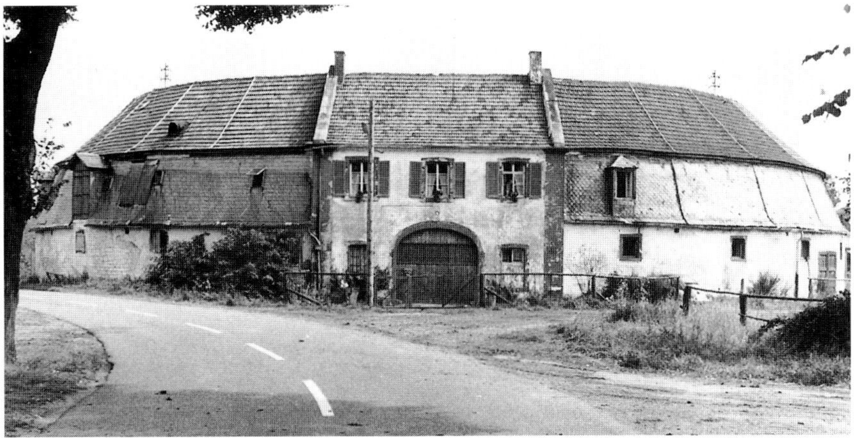

600 mm, in der Vorderpfalz und an der unteren Nahe jedoch kaum 300 mm. Am niederschlagsreichsten ist die West-Eifel mit bis zu 1100 mm.

Etwa 45 Prozent des Landes besteht in landwirtschaftlicher Nutzfläche gegenüber etwa 38 Prozent Wald. Das größte zusammenhängende Waldgebiet Deutschlands ist der Pfälzerwald. Grünlandwirtschaft mit Beweidung und Heuwerbung findet sich vor allem in höheren Lagen.

Das Bundesland Rheinland-Pfalz entstand durch Verordnung der französischen Militärregierung 1946. Es wurde gebildet aus der früher bayerischen Pfalz, den ehemals preußischen Regierungsbezirken Koblenz und Trier, einem Teil der ehemals preußischen Provinz Hessen-Nassau und Rheinhessen (links des Rheins).

Zum Zuchtgebiet gehört als zweites Bundesland das Saarland. Es hat ebenfalls teil an einigen der vorgenannten Landschaftsräume, dem Saar-Nahe Bergland und dem Pfälzer Wald, dazu dem Lothringischen Schichtstufenland. Der Anteil an Wald beträgt rund 30 Prozent. Es herrscht ein gemäßigt ozeanisches Klima ähnlich der Pfalz.

Die Pfalz ist das bedeutendste Weinbaugebiet Deutschlands. Im Vergleich zum Ackerbau nimmt in jüngster Zeit die Großviehhaltung zu, was auch der Pferdezucht zugute kommt. Aufgrund der historischen Entwicklung sind die landwirtschaftlichen Betriebe in Rheinland-Pfalz und Saar recht klein; viele werden im Nebenerwerb bewirtschaftet. Aufgrund der nicht mehr lohnenden Bewirtschaftung entsteht teilweise Sozialbrache.

Auch im Saarland, vor allem im Saar-Nahe-Tal findet sich bedeutender Weinbau. Grünlandwirtschaft mit Großviehhaltung wird vor allem in den Randgebieten zu Rheinland-Pfalz betrieben.

Die Betreuung der heute meist abgekürzt als Zweibrücker bezeichneten warmblütigen Reitpferdezucht erfolgt durch den Pferdezuchtverband Rheinland-Pfalz-Saar, der seinen Sitz in dem 1992 bezogenen Pferdezentrum Standenbühl, ca. 20 Kilometer östlich von Kaiserslautern hat. Standenbühl ist ein ehemaliger Fohlenaufzuchthof der Pfälzer Zucht, der heute ein Ausbildungs- und Vermarktungszentrum beherbergt, in dem Verkaufspferde ausgebildet, Auktionen, Hengstkörungen, Stutenschauen etc. durchgeführt werden, vergleichbar etwa der vor über 100 Jahren errichteten Reit- und Fahrschule Elmshorn des Holsteiner-Verbandes.

Die Versorgung mit Hengsten erfolgt zum geringeren Teil durch das Landgestüt Zweibrücken, zum größeren Teil durch eine recht umfangreiche Privathengsthaltung im Verhältnis von etwa 1 : 5 (1995).

Die Entwicklung der Reitpferdezucht mit dem Zweibrücker Brand verlief seit 1990 wie in der unten gezeigten Tabelle.

GESCHICHTE:
Das heutige Zuchtgebiet von Rheinland-Pfalz-Saar war seit 233 n. Chr. von Alemannen besiedelt, die dorthin von der Elbe gezogen waren. 357 von den Römern besiegt, wurden sie, nach nomineller Oberhoheit der Ostgoten, unter Theoderich dem Großen ab 496 von den Franken unterworfen. Die Christianisierung erfolgte im 7. und 8. Jahrhundert. Im 9. Jahrhundert bürgerte sich der Name Schwaben anstelle Alemannen ein. Aus all dieser Zeit verlautet wenig oder gar nichts über eine im Rhein-Main-Gebiet bestehende Pferdezucht.

Erst aus dem Jahre 1594 liegt ein Bericht an den Kurfürsten von der Pfalz vor, in dem erwähnt wird, „daß auch schon unter den Vorfahren des allergnädigsten Herren viele unterschiedliche Gestüte gehalten worden". Der Bericht erwähnt unter anderem die folgenden Gestüte: Ein „wildes Gestüt" auf dem „Otterberg", eins auf den „Fünf Höfen" zur Remontierung des Marstalles und des Kutschstalles, ein kleines „welsches Gestüt" von Neapolitanischen Pferden, „wie solche auch sonst an etlichen Orten in Deutschland und fürnehmlich in den kaiserlichen, churfürstlichen und fürstlichen Gestüten erzogen werden", sowie schließlich ein Gestüt auf der „Rehhütte", das mit starken Friesländischen Pferden

Die Entwicklung der Zweibrücker Reitpferdezucht seit 1990

Jahr	Landbeschäler	Privatbeschäler	Stuten	Neueintrag als Turnierpferde
1990	22	150	1902	466
1991	21	134	2042	475
1992	18	123	1851	518
1993	20	101	2396	519
1994	18	111	2013	542
1995	19	106	2074	535

besetzt war. Insgesamt wird der damalige Bestand der vier „Stutereien" mit 600 Köpfen angegeben.

Im 18. Jahrhundert wollte man die aufgrund von Kriegen, falschen Züchtungsgrundsätzen und Vernachlässigung stark zurückgekommene Pferdezucht durch Errichtung von Gestüten und Beschälanstalten wieder auf ihren alten, hohen Stand emporheben. Die Gründung des Gestüts Zweibrücken geht auf den von 1740 bis 1775 regierenden *Herzog Christian IV.* von Pfalz-Zweibrücken zurück, der ein sehr guter und passionierter Reiter, vor allem Jagdreiter war. Auf einer Reise nach England hatte er die dortige Pferdezucht und speziell die Vollblutzucht kennengelernt. Seine dort gewonnenen Erfahrungen und Erkenntnisse führten ihn 1752–1755 zum Aufbau einer eigenen, mehr oder weniger vollblutähnlichen Zucht auf den der Krone gehörigen Gütern Birkhausen im Hornbachtal, Eichelscheider Hof bei Waldmohr und Holzhauserhof bei Nohfelden an der Nahe. Aus diesen Anfängen ging das Gestüt Zweibrücken hervor, als dessen Gründungsjahr 1755 angegeben wird.

In dem selben Jahr erließ Herzog Christian eine Verordnung: „Um unsern getreuen Unterthanen mehrern Verdienst und Nahrung zu verschaffen, auch das Geld im Lande zu behalten, sollen nach unseren gnädigsten Gesinnungen in unseren gesamten Herzoglichen Landen, soviel wie immer thunlich, schöne, brauchbare und gute Pferde gezogen werden . . ."

Die Verordnung regelte in erster Linie die Ausstationierung herzoglicher Beschäler auf im Herzogtum Zweibrücken verteilten Stationen während der Decksaison.

Für die Veredlung und Verbesserung des heimischen Landschlages verwendete er Vollblut und Normänner sowie orientalische Hengste. Unter den Orientalen hervorzuheben ist der Araber-Hengst *Vezir*, ein Geschenk seines Bruders, des kaiserlichen Marschalls *Friedrich Michael von Pfalz-Zweibrücken*, der sich außerordentlich in der Zucht bewährte. Ein anderer Orientale, der große Bedeutung für Zweibrücken erlangte, war der Hengst *Soliman*, während der wichtigste Vollblut-Hengst englischer Zucht jener Zeit *Bauchy* war. Die in der Literatur für *Bauchy* angegebene Abstammung von *Darley Arabian* (geb. 1701, nach England importiert 1705) aus einer Tochter von *Byerley Turk* (geb. 1680, importiert nach England 1689) klingt allerdings reichlich unwahrscheinlich. Bei beiden Eltern dürfte es sich wohl eher um Pferde aus der jeweiligen Linie gehandelt haben. Ein Sohn des *Vezir, Empereur*, und ein Enkel, *Hercules*, wurden die Stammväter der neuen Zweibrücker Rasse.

Der Herzog ließ sich die Pferdezucht außerordentlich angelegen sein und führte eine Reihe von noch heute sehr modern klingenden Maßnahmen durch. Unter anderem sorgte er für eine rationelle, gesunde Aufzucht der Jungpferde. *Graf C. G. Wrangel* schreibt in DIE RASSEN DES PFERDES (1. Band, Stuttgart 1908), daß Herzog Christian IV. „der erste deutsche Fürst war, der die Zucht nach Leistung zum leitenden Prinzip bei der Produktion warmblütiger Pferde erhob.

Alle von ihm nach Arabischem und Englischem Vollblut gezogenen Pferde wurden auf der Parforcejagd erprobt, und jeden Hengst, der sich im Jagdfelde nicht bewährte, verurteilte er ohne Gnade zur Kastration. Es gelangte somit nach dem klassischen, züchterischen Lehrsatz ‚Fortes creantur fortibus et bonis' in Zweibrücken nur die als ‚stark und gut' erkannte Auslese zur Verwendung in die Zucht. Daß dieser Umstand außerordentlich viel zu den Erfolgen des Gestütes beigetragen hat, braucht wohl nicht besonders hervorgehoben zu werden."

Unter den von Herzog Christian veranstalteten Leistungsprüfungen standen die Parforcejagden an der Spitze. Sie stellten, wie *Johannes Grelle*, lange Zeit Tierzuchtreferent im Landwirtschaftsministerium von Rheinland-Pfalz, in DEUTSCHE PFERDEZUCHT (1. Auflage, Warendorf 1983) hervorhebt, „in dem bergigen Gelände höchste Anforderungen an Schnelligkeit, Kraft und Ausdauer der Pferde." Erprobte Beschäler, die aus dieser scharfen Zuchtwahl hervorgegangen waren, wurden auch der bäuerlichen Landeszucht zugänglich gemacht. Um 1760 deckten die herzoglichen Hengste bereits etwa 2000 ausgewählte Stuten der Landeszucht, eine für die damalige Zeit und das kleine Land beachtliche Zahl.

Die Zweibrücker Pferde werden von Zeitgenossen beschrieben als „mittelgroß mit kräftigen Beinen, der Kopf war edel, der Hals gewölbt, die Brust breit und tief, der Rücken kurz, die Kruppe oval" (*Grelle*, a. a. O.).

Schon bald erfreute sich die Zweibrücker Zucht ganz allgemein hoher Wertschätzung in Europa, wie steigende Exportzahlen in verschiedene bedeutende ausländische Gestüte zeigen: Unter anderem kauften das „Friedrich-Wilhelm"-Gestüt zu Neustadt an der Dosse und das Königlich-Preußische Gestüt Trakehnen zwischen 1786 und 1790 insgesamt elf Zweibrücker Hengste, die teilweise in beiden Gestüten deckten und hervorragend in das dortige Zuchtkonzept paßten.

Die ersten Ankäufe für Trakehnen führte noch der damals mit der Leitung des Gestüts betraute, sehr fähige Oberpräsident *v. Domhardt* bereits zu Lebzeiten *Friedrichs des Großen* durch. Landstallmeister *v. Burgsdorff* nennt als einflußreichste unter den Zweibrücker Hengsten für Trakehnen die Anglo-Araber *Culblanc* (geb. 1784) und *Empereur* (geb. 1787).

Herzog Karl II. August, der von 1775 bis 1795 regierte, ein Neffe Christians und sein Nachfolger, führte die Zucht ganz im Sinne seines Onkels weiter. Die Stuten im Gestüt Zweibrücken in jener Zeit waren meist in England gezogene Vollblut- und Halbblutstuten, die verwendeten Beschäler Orientalen arabischer bzw. turkmenischer Abstammung. Damit entstand in Zweibrücken die erste „Anglo-Araber"-Zucht. Sie wurde später zum Vorbild vor allem der von *Gayot* begründeten Anglo-Araber-Zucht Südfrankreichs.

Leider mußte das Gestüt Zweibrücken nach der geschilderten ersten großen Blütezeit im 18. Jahrhundert in der Folge immer wieder harte Rückschläge überstehen. Der erste schwere Einbruch kam mit der Fran-

Anglo-Araber-Hengste aus dem Gestüt Zweibrücken, wo diese Zuchtrichtung erstmals praktiziert wurde, während der Napoleonischen Kriege im 1806 gegründeten französischen Staatshengstdepot Rosières-aux-Salines (zeitgenössische Darstellung)

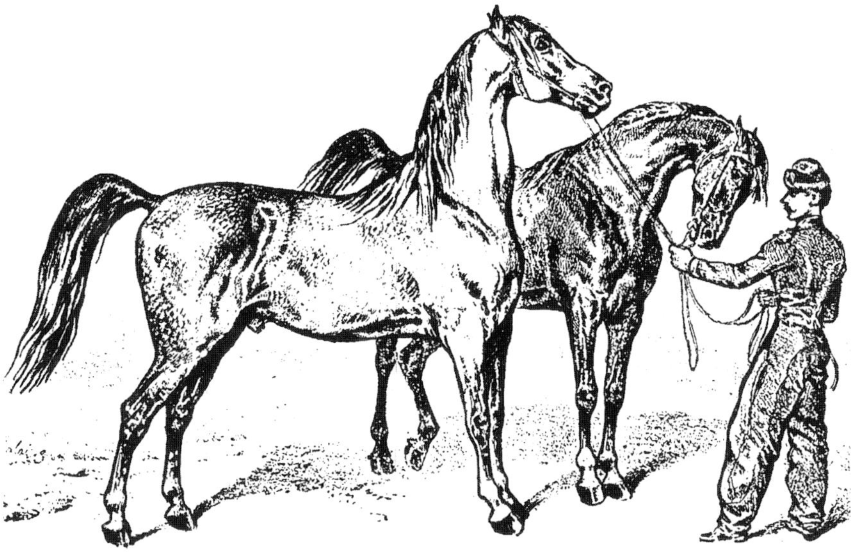

zösischen Revolution und den folgenden Napoleonischen Kriegen. 1792/93 besetzten französische Revolutionstruppen das Herzogtum Pfalz-Zweibrücken und entführten den gesamten wertvollen Pferdebestand des Hof- und Landgestüts Zweibrücken, sowie des herzoglichen Marstalls und der Leibgarde nach Rosières-aux-Salines bei Nancy, wo mit ihm ein neues Gestüt eingerichtet wurde. Um den Pferdebestand nicht im Stich zu lassen und gegebenenfalls seine Rückführung in das Heimatgestüt zu erwirken, war der damalige Gestütsleiter *Heinrich Georg Stubberg* mit nach Rosières gegangen.

1802 wurde *Napoleon Bonaparte* (1769–1821) auf Lebenszeit zum „1. Consul" ernannt und krönte sich 1804 als Napoleon I. zum Kaiser der Franzosen. Tatsächlich gelang 1806 eine teilweise Repatriierung, nachdem Napoleon in einem Dekret vom 7. Februar verfügt hatte, daß der Stammbestand nach Zweibrücken zurückgeführt werden solle. Gleichzeitig wurde das in „Haras Impérial de Deux Ponts" umbenannte Zweibrücken zu einem „Gestüt 1. Klasse" erhoben. Diesem Beschluß waren einige Ereignisse vorausgegangen, die Napoleon zu dieser Maßnahme bestimmten.

So war u. a. dem Kaiser ein Kavallerieregiment aufgefallen, das, ausschließlich auf Zweibrücker Pferden beritten, sich durch die Leichtigkeit seiner Manöver, die Wucht seiner Attacken und seine Ausdauer in der Verfolgung des fliehenden Feindes auszeichnete. Auch bei anderen Gelegenheiten hatte er die Zweibrücker Pferde immer wieder als besonders leistungsfähig kennengelernt.

1811 schenkte *Napoleon* dem Gestüt als Zeichen besonderer Gnade den 13jährigen Schimmelhengst *Fayoum* als Hauptbeschäler, der in den Schlachten von Eylau und Wagram seine Härte, Ausdauer, Schnelligkeit und Wendigkeit bewiesen hatte. Der durch *Strubberg* freudig begonnene Wiederaufbau Zweibrückens, den Napoleon wiederholt durch Schenkungen ausgesuchten Pferdematerials unterstützte, das er auf seinen Feldzügen erbeutet hatte, war jedoch nicht von langer Dauer.

Nachdem in dem Befreiungskrieg von 1814 Napoleon an allen Fronten geschlagen war, und die „Grande Armée" aus allen okkupierten Gebieten flüchtete, wurde das Gestüt von neuem nach Frankreich verschleppt. Hier wurde es bei Auxerre von österreichischen Kürassieren eingeholt und der gesamte Pferdebestand als Kriegsbeute nach Österreich entführt.

Den Todesstoß erhielt die berühmte Zweibrücker Anglo-Araber-Zucht, als alle noch im Gestüt verbliebenen Pferde von den von *Blücher* befehligten preußischen Truppen in das brandenburgische Gestüt Neu-

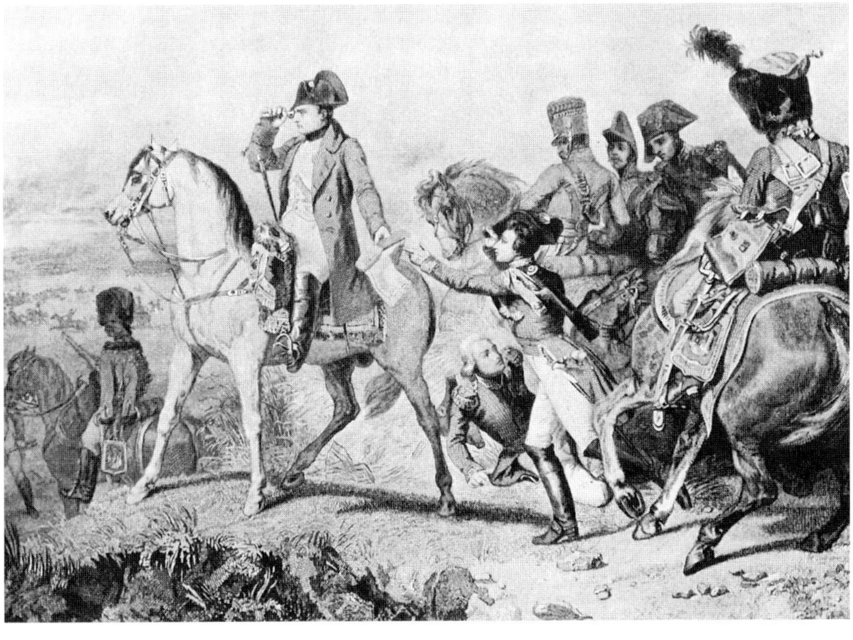

Napoleon auf dem im „Friedrich-Wilhelm"-Gestüt Neustadt a.d. Dosse gezogenen Anglo-Arabischen Hengst Fayoum, den er später dem von ihm 1806 wieder eingericheten „Harras Imperial de Deux Ponts" (ehemals Hofgestüt Zweibrücken) als Hauptbeschäler schenkte (zeitgenössische Darstellung).

stadt an der Dosse gebracht wurden, zur Ergänzung der dort seit etwa 1790 bestehenden Anglo-Araber-Zucht.

Nach dem Wiener Kongreß verfiel das Gestüt Zweibrücken zunächst mehr oder weniger völliger Bedeutungslosigkeit. Zwischen 1816 und 1890 war es eine Anstalt des nun bayerischen Kreises Pfalz. In dem Mischmasch an Hengsten und Stuten (Araber, Vollblut, Bayern, Normänner etc.) war eine einheitliche Zuchtrichtung nicht mehr erkennbar.

Eine Änderung trat erst ein, als ab Juli 1890 der bayerische Staat das Gestüt übernahm. Neben erheblichen baulichen Maßnahmen kam es nun zu einem klar umrissenen Zuchtziel, „ein edles, leistungsfähiges Halbblutpferd, das genügend stark ist, um als Reit- und Wagenpferd wie zu Militärzwecken verwendet zu werden. Es soll tief und breit sein, mit edlen, schönen Formen, gutem tragfähigem Rücken, möglichst korrekt gestellten, trockenen, starken Beinen und flottem, räumendem Gang."

Gegen Ende des Jahrhunderts deckten die ca. 60–70 Hengste des Landgestüts Zweibrücken jährlich rund 3000 Stuten. Nach der Jahrhundertwende bis zum Ersten Weltkrieg sank die Zahl der Beschäler auf ca. 50, die der Stuten auf 2500–2000.

Mit dem Ende des Ersten Weltkrieges kam das Ende der Remontezucht für das Militär, die immer eine erhebliche Rolle im Einflußbereich des Gestüts Zweibrücken gespielt hatte. Plötzlich waren nur noch die Belange der Landwirtschaft von Bedeutung. In Konkurrenz zum Kaltblut und zum Motor konnte nur noch ein schweres Warmblutpferd bestehen. Folgerichtig kam es zu einem forcierten Umzüchtungsprozess, in dem vor allem Oldenburger, Ostfriesen und einige Normänner eingesetzt wurden.

In DEUTSCHE HOCHZUCHTEN, Band 2, PFERDEHOCHZUCHTEN von Oberlandstallmeister *W. Gatermann* (Berlin 1924), lesen wir über die Zucht in der Pfalz: „Das Zuchtgebiet umfaßt die bayerische Rheinpfalz. Die Pferdezucht liegt fast ausschließlich in den Händen des klein- und mittelbäuerlichen Besitzes (15–50 Hektar). Gute Privatweiden sind nur selten vorhanden; vereinzelt werden genossenschaftliche oder gemeindliche Weideflächen und Tummelplätze beschickt. Eine größere Aufzuchtanstalt zu Standenbühl, Bezirk Kirchheimbolanden, im Besitz des Pferdezuchtvereins der Pfalz, wird von durchschnittlich 60 bis 70 Fohlen benutzt."

Das Zuchtziel der damaligen Zeit lautete: „Die Zucht eines starken, veredelten Wagenpferdes im Typ des schweren Hannoveraners bis Oldenburgers."

Nach dem Ende des Ersten Weltkrieges und während der Weltwirtschaftskrise kam es in den zwanziger Jahren aufgrund von Absatzschwierigkeiten zu einem dramatischen Rückgang der Pfälzer Pferdezucht. Die auf 30 Hengste zurückgegangenen Landbeschäler deckten gerade noch etwa 1000 Stuten. Bei *Gatermann* (a. a. O.) lesen wir, daß 1923 die Zahl der eingetragenen Stuten auf 389 zurückgegangen war. Eine Zunahme war erst in den dreißiger Jahren zu verzeichnen, als neben der Landwirtschaft auch Wehrmacht und Polizei wieder als Käufer auftraten. Daraufhin wurde 1936 ein neues Zuchtziel formuliert, wonach als „Zweibrücker" „ein edles, für Bauer und Soldat genügend starkes Wirtschaftspferd" angestrebt wurde, „dessen Härte und Ausdauer, freie Gänge und Temperament hervorzuheben sind".

Wie schon während des Ersten Weltkrieges mußte auch im Zweiten Weltkrieg die Pferdezucht aus dem Grenzgebiet evakuiert werden. Bei Kriegsende 1945 lag die Pferdezucht im Gebiet von Rheinland-Pfalz zunächst völlig am Boden. Mit der Stadt Zweibrücken war in den letzten Kriegstagen auch das Gestüt sehr stark zerstört worden. Die nach Bayern (Achselschwang und Schwaiganger) evakuierten Landbeschäler konnten erst 1946 zurückkehren. Dennoch kam es in den ersten Nachkriegsjahren noch einmal zu einer kurzen Scheinblüte der Pferdezucht, da jedermann bestrebt war, in Sachwerte zu investieren. Sie wurde jedoch mit der Währungsreform 1948 und dem Anfang der fünfziger Jahre mit dem „Wirtschaftswunder" einsetzenden Motorisierungsprozeß der Landwirtschaft nur allzu schnell beendet. In Rheinland-Pfalz war der Absturz von im Jahre 1946 durch 58 Landbeschäler gedeckte 4379 Stuten bis zum absoluten Tiefpunkt 1960 mit 23 Landbeschälern und 235 gedeckten Stuten

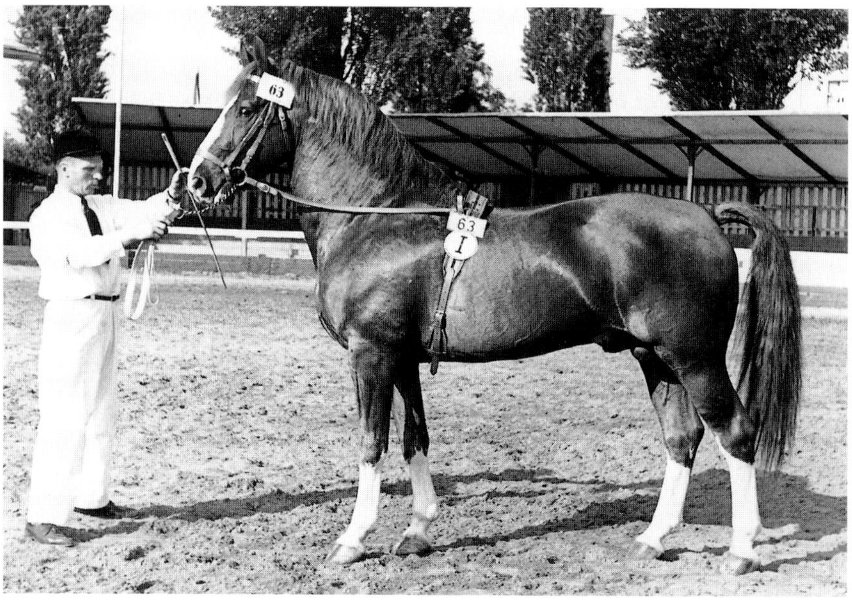

Zweibrücker-Hengst aus der Zeit vor der Umzüchtung auf ein modernes Reitpferd mit Hilfe von Trakehner- und Hannoveraner-Blut. Deutlich erkennbar ist noch der leicht orientalische Überguß bei dem auf der DLG-Schau 1959 in München mit einem 1. Preis ausgezeichneten Hengst.

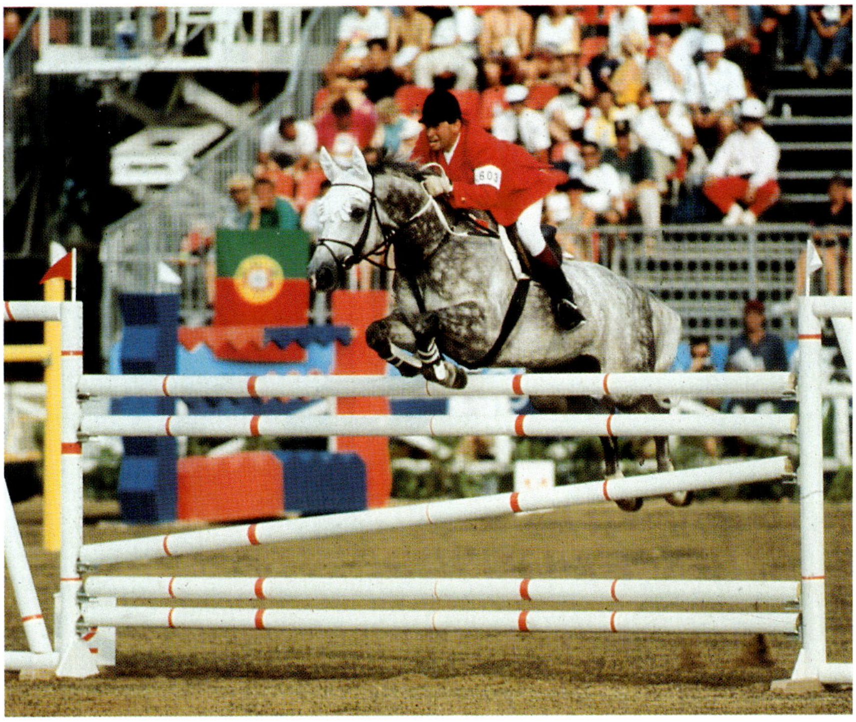

Der gekörte Hengst Amaretto D I, geb. 1982 (v. Alexis Z – Gotthard), siegreich mit Hugo Simon in zahlreichen S-Springen

geradezu dramatisch. Im Saarland sah es, was die Pferdezucht angeht, ähnlich traurig aus. Das Land selbst war vom ehemaligen Reich und späteren Bundesgebiet abgetrennt und stand unter französischer Verwaltung bis 1957.

Zunächst entstanden auf dem Boden des heutigen Zuchtgebiets mehrere Pferdezuchtvereinigungen: Der „Landesverband der Pferdezüchter Pfalz" (Kaiserslautern), die „Züchtervereinigung Rheinhessen" (Alzay), der „Pferdezuchtverband Rheinland-Nassau" (Koblenz), und der „Landesverband der Pferdezüchter Saarland" (Saarbrücken). Nachdem ab 1960 eine Arbeitsgemeinschaft zwischen Pfalz und Saar bestanden hatte, schlossen sich 1972 die Rheinhessen an. Seit 1977 endlich besteht der gemeinsame „Pferdezuchtverband Rheinland-Pfalz-Saar", der möglicherweise eine politische Entwicklung, das heißt den Zusammenschluß der Bundesländer Rheinland-Pfalz und Saarland, analog dem von Baden und Württemberg oder Nordrhein und Westfalen, vorweggenommen hat.

Der auch im Zuchtgebiet Rheinland-Pfalz-Saar seit Ende der fünfziger Jahre einsetzende Umzüchtungsprozeß vom Wirtschaftstyp der Verstärkerära auf ein modernes, vielseitig verwendbares Reitpferd, erfolgte, da von der ursprünglichen edlen Zweibrücker Zucht weder im Lande, noch im Hauptgestüt etwas nachgeblieben war, zunächst durch massiven Einsatz von Hengsten ostpreußischer Abstammung. In den Jahren von 1966 bis 1976 stieg der Anteil der Trakehner am Gesamtbestand der Zweibrücker Landbeschäler auf über 50 Prozent. 1960 wurde das Hauptgestüt wegen mangelnder Rentabilität aufgelöst, die Nebenbetriebe Birkhausen und Eichelscheider Hof abgetrennt.

Nachdem der letzte Leiter des Hauptgestüts Zweibrücken, *Dr. Frase*, schon seit 1952 begonnen hatte, seine Aufmerksamkeit den Trakehner Pferden zu schenken und Trakehner Patenschaftsfohlen auf dem Eichelscheider Hof aufzog, begann er bald auch Trakehner Hengste als Haupt- und Landbeschäler aufzustellen, wie wir bei *Dr. Fritz Schilke* in TRAKEHNER PFERDE – EINST UND JETZT (4. Auflage, München 1974) lesen. Er schreibt weiter: „Aus der positiven Einstellung des Ministeriums für Landwirtschaft, Weinbau und Forstwirtschaft, Mainz, ergab sich die Überlassung des bisherigen Pfälzer Hauptgestüts Birkhausen bei Zweibrücken an den Trakehner Verband am 1. April 1960 ..." „Unter Zuchtleitung des Verbandes wird Birkhausen als ‚Richtgestüt' der Trakehner Zucht in Süddeutschland angesehen", entnehmen wir TRAKEHNER HEUTE (Bad Homburg 1979), aus der Feder des damaligen Geschäftsführers *Dr. Eberhard v. Velsen-Zerweck*.

Für die Pfälzer Zucht blieb nur das Landgestüt Zweibrücken mit verringertem Personalbestand bestehen. Allmählich begann sich, ab Ende der siebziger Jahre, eine Abwendung vom Trakehner zum Hannoveraner abzuzeichnen. Insgesamt spielten Pferde mit dem Zweibrücker Brand in der Nachkriegszeit auf höherer Sportebene in allen Disziplinen eher eine Außenseiterrolle. Und sie hätten wohl auch weiter auf dem Freizeitpferdeniveau verharrt, wenn es da nicht „über Nacht" zu dem „Drachenhof Wunder" gekommen wäre.

Drachenhof ist ein Privatgestüt in Lonnig bei Koblenz, im Besitz der Familie Rombelsheim. Aus seiner Zucht sind in den letzten Jahren Leistungspferde, vor allem Springpferde, in Serie hervorgegangen, darunter eine ganze Reihe für den Spitzensport. Initialzündung war der von *Almé SF* stammende, in Zangersheide in Belgien von *Léon N. Melchior* aus der international erfolgreichen Hannoveraner *Weingau*-Tochter *Wonne* gezogene *Alexis Z*. Die Familie Rombelsheim hat gezeigt, wie mit Intelligenz, Konsequenz und gezielter, durchdachter Leistungsanpaarung durch den Einsatz eines einzelnen Spitzenvererbers auf einer „kleinen, aber feinen", sorgfältig selektierten Stutenherde Privatinitiative in Rekordzeit das erreichen kann, wonach Landgestüte und ganze Landeszuchten auch in jahrzehntelangem Bemühen vergeblich streben. „Horsemanship", Passion, Vorurteilslosigkeit, dazu offene Augen und Ohren für die Anforderungen des Sports und die Wünsche des Marktes, sowie die Ausnutzung aller technischen und theoretischen Hilfsmittel moderner Tierzucht bilden heute die Voraussetzung, wenn der Zuchterfolg nicht ein Zufall bleiben soll. Allerdings muß man bereits mit dem richtig ausgewählten Basismaterial beginnen.

BAYERISCHES WARMBLUT

TYP, INTERIEUR, VERWENDUNG, EXTERIEUR, MECHANIK:
Das heute in Bayern gezüchtete Warmblutpferd ist ein vielseitig verwendbares Pferd im Typ des Deutschen Reitpferdes, in allen Points dem modernen Hannoveraner oder Westfalen ähnlich. Das offizielle Zuchtziel lautet seit 1971: „Ein elegantes, großliniges Warmblutpferd im Rechteckformat, bei langer Halsung, langer und schräger Schulterlage, ausgeprägtem Widerrist und guten Verbindungen zur Mittelhand. Die Kruppe soll lang und leicht abgezogen sowie etwas abgedacht und mit guter Bemuskelung versehen sein. Klare Gelenke, raumgreifende, flache, korrekte Bewegungen sollen mit viel Aktivität der Hinterhand verbunden sein. – Leistungseigenschaften: Leistungsveranlagt, vielseitig verwendbar, mit betonter Reiteignung, viel Nerv und im Charakter einwandfrei.“

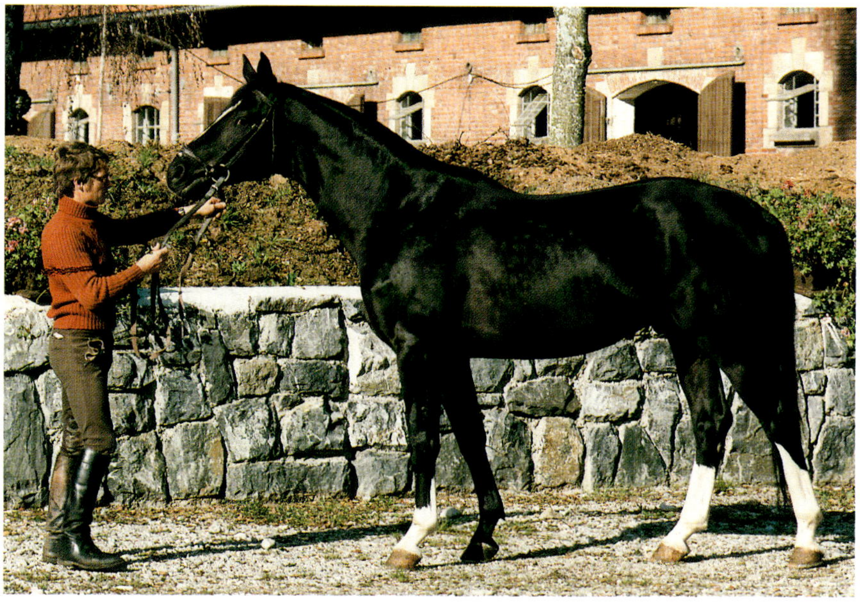

Bayerisches Warmblut heutiger Zucht

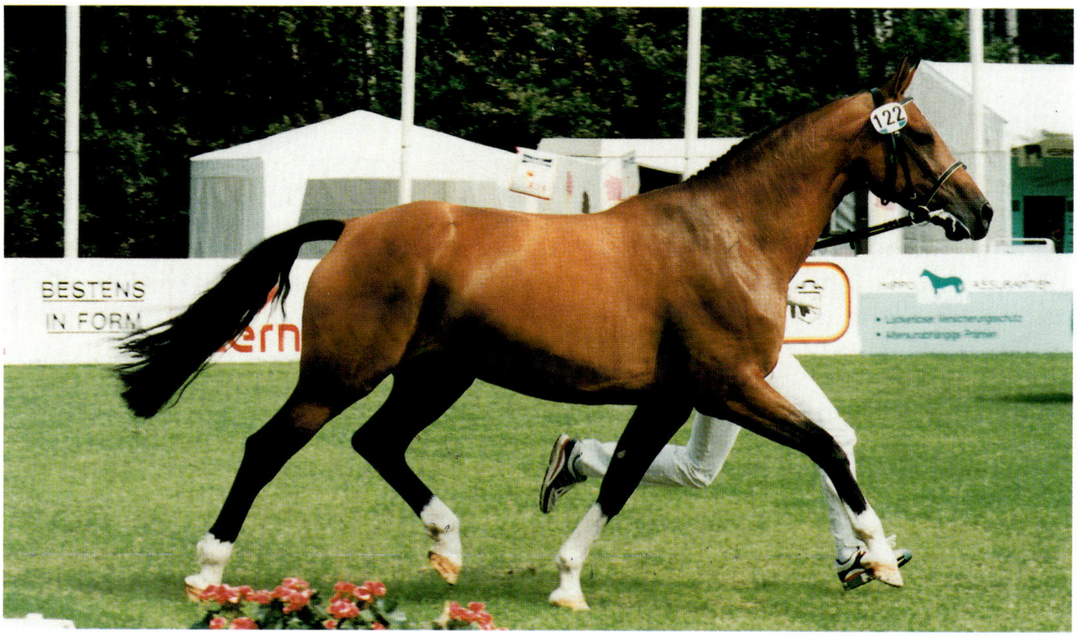

Veredelte Bayerische Warmblutstute Toscana, geb. 1991 (v. Piaster), Teilnehmerin am Bundes-Championat in Warendorf 1994

ZUCHT:
Der bayerische Rottgau ist das Kernzuchtgebiet der Bayerischen Warmblutzucht. Daneben existierten in früherer Zeit nur vereinzelte Zuchtinseln, zum Beispiel im Isartal, um Lenggries. Das Rottal in Niederbayern hat seinen Namen von einem Nebenfluß des Inn, der Rott. Das Hauptzuchtgebiet lag immer im unteren Rottal, im Bezirksamt Griesbach. Hier sind durch etwa 750 mm an Niederschlägen jährlich klimatisch und mit einer Ackerkrume aus kiesigen Sänden und Kalkmergel im Untergrund ideale Voraussetzungen für einen reichen Futteraufwuchs gegeben. Der Anteil an natürlichem Grünland macht in diesem Gebiet fast ein Drittel der landwirtschaftlichen Nutzfläche aus.

Seit 1963 hat sich die Bayerische Warmblutzucht allmählich über das ganze Land ausgedehnt. Neben der

Jahr	Landbeschäler	Privatbeschäler	Stuten	Neueintrag von Turnierpferden
1990	49	106	4537	956
1991	45	123	5083	1022
1992	47	146	5398	1095
1993	43	170	5610	1150
1994	40	155	5684	1256
1995	45	177	5480	1453

Die zahlenmäßige Entwicklung des Edlen Warmbluts in Bayern seit 1990

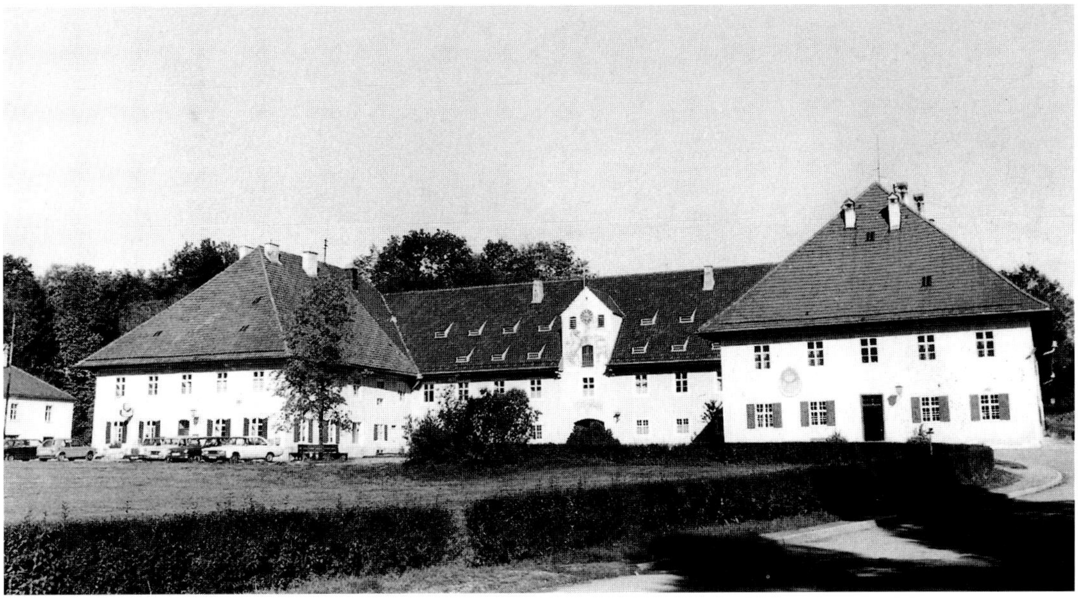

Das nach einem Brand von 1936 bis 1938 wieder aufgebaute Hauptgebäude des bayerischen Gestüts Schwaiganger

staatlichen Hengsthaltung im Landgestüt Schwaiganger besteht eine recht ausgedehnte Privathengsthaltung. Die Population umfaßt 5400 Mutterstuten und fast 200 Hengste, davon knapp 50 Landbeschäler gegenüber 150 Privatbeschälern. Das Bayerische Warmblut wird vom Verband Bayerischer Pferdezüchter, München, organisiert, der auch das Gestütbuch herausgibt.

GESCHICHTE:
Siehe Rottaler

ROTTALER

TYP, INTERIEUR, VERWENDUNG, EXTERIEUR, MECHANIK:
Neben der im Freistaat Bayern heute dominierenden Zucht eines edlen Reitpferdes existiert noch (beziehungsweise wieder) eine winzige Zucht des alten Rottalers im Schweren Warmbluttyp. Sie scheint jedoch von den offiziellen bayerischen Stellen bis jetzt noch nicht zur Kenntnis genommen worden zu sein. Jedenfalls weist der Jahresbericht der „Deutschen Reiterlichen Vereinigung" (FN) zwischen 1990 und 1995 kein Schweres Warmblut für Bayern aus, im Gegensatz zu anderen Bundesländern. Möglicherweise war der bayerischen Zuchtleitung die sich hier abzeichnende Entwicklung nicht ganz genehm, nachdem man 1965 den Rottaler gewissermaßen „begraben", als nicht mehr existierend erklärt hatte. Dagegen wird in einem Exemplar der Zeitschrift DAS ZUGPFERD (Stücken 1995) in einer Annonce der „Gesellschaft zur Erhaltung alter und gefährdeter Haustierrassen" der Rottaler unter den „alarmierend gefährdeten" Rassen aufgeführt. Und einer Pressenotiz in der gleichen Zeitschrift von 1994 zufolge soll es heute noch oder wieder etwa 25–30 Zuchtstuten und zwei Hengste der Rottaler Rasse geben mit leicht steigender Tendenz bei den Bedeckungen. Man sei dabei, mit Frischsamenübertragung zu arbeiten und daneben eine Samenbank mit Gefriersamen anzulegen. Außerdem werde eine eigene Züchtervereinigung ins Leben gerufen, und die Anerkennung eines eigenen Gestütbuches sei in Vorbereitung.

Das Rottaler Pferd ist ein mittelgroßer, breiter, tief am Boden stehender, vielseitig verwendbarer Wirtschafts- und Kutschpferdeschlag von recht hohem Adel. Aufgrund des Einflusses anderer Verhältnisse hinsichtlich Klima und Scholle erreicht er in Schwere und Stärke den Oldenburger, der maßgeblichen Einfluß auf die Zucht genommen hatte, nicht ganz, hat er ihm gegenüber eine gewisse

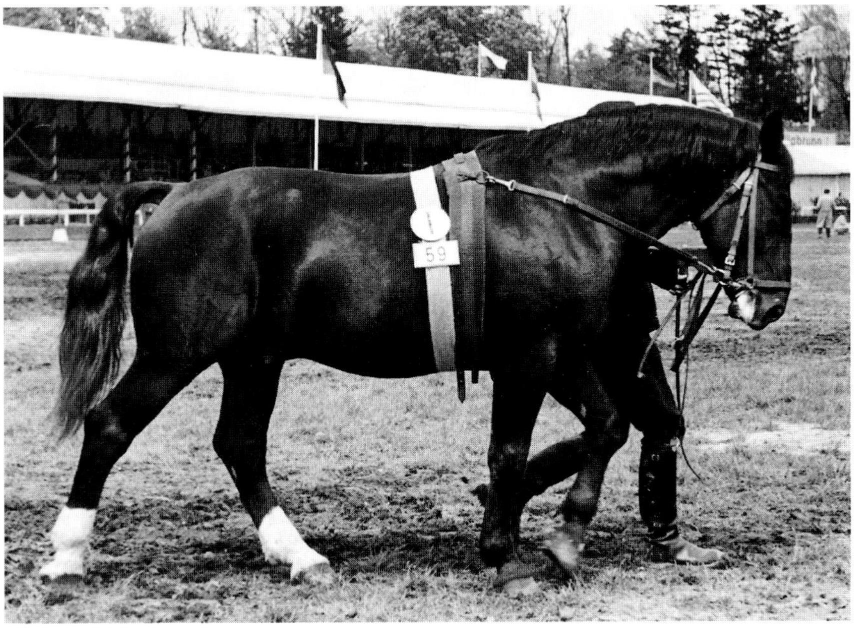

Rottaler-Hengst Fergus, 1. Preis bei der DLG-Wanderausstellung in München 1955

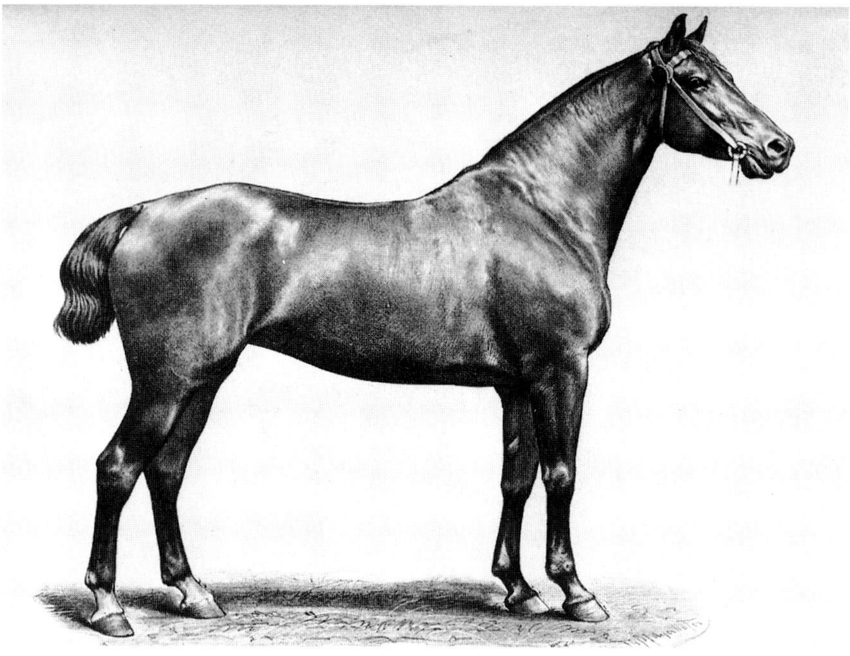

Rottaler-Stute um 1890, aus Stoeckel, „Deutschlands Pferde" (Berlin 1891)

Auftrocknung erfahren. Das harte und ausdauernde Pferd mit starkknochigem Fundament und kurzen Röhren zeichnet sich durch ein energisches Temperament und einen frommen Charakter, hohe Langlebigkeit und Fruchtbarkeit und energische, fördernde Grundgangarten aus. Die Farbe ist meist Braun. Die Widerristhöhe liegt bei 165 cm. In Zugleistungs- und -willigkeitsprüfungen vor dem Zugschlitten und kombinierten Eignungsprüfungen für Wagen- und Reitpferde wurde der Rottaler bis in die fünfziger Jahre hart auf seine vielseitige Verwendbarkeit geprüft.

GESCHICHTE:

Mit seiner weit in das erste Jahrtausend zurückreichenden Zuchtgeschichte ist der bayerische Rottgau ein klassisches Pferdezuchtland. Das Rottal war schon immer das Zentrum einer warmblütigen bayerischen Pferdezucht. Wenn man gewissen Überlieferungen Glauben schenken darf, stammte eine erste Grundlage an tüchtigen Reitpferden in dem Gebiet bereits aus der Zeit der römischen Besatzung der Provinz Noricum. Ein greifbares geschichtliches Ereignis, das möglicherweise maßgeblichen Einfluß auf die dortige Pferdezucht hatte, war der in jener Gegend zum Stehen gebrachte Magyarensturm im 10. Jahrhundert. Hier gilt es mit einem alten Irrtum aufzuräumen: Immer noch liest man (wie schon vor über 100 Jahren) in zahlreichen hippologischen Werken von „Hunneneinfällen". Aber tatsächlich wurden die mongolischen Hunnen unter ihrem König Attila in der Schlacht auf den „Katalaunischen Feldern" (bei Catalaunorum Civitas – Chalons-sur-Marne im nordöstlichen Frankreich) von den vereinigten römischen und westgotischen Heeren unter Führung des römischen Feldherrn *Flavius Vegetius* um 451 n. Chr. geschlagen. Und bereits 150 Jahre später war das ganze, riesige Hunnenreich spurlos verschwunden. Tatsächlich waren es die Magyaren (also die Ungarn), die in den Schlachten bei Dietfurt an der Rott 909 und vor allem bei Augsburg 955 (also nicht auf dem oft zitierten „Lechfeld", der „Königswiese") geschlagen wurden.

Ausgrabungen von Waffenresten, Hufeisen, Speerspitzen etc. geben Aufschluß über die damaligen Schlachtfelder. In der Schlacht bei Augsburg, in der die Magyaren von *Kaiser Otto dem Großen* (912–973) nahezu völlig vernichtet und für immer aus den Reichsgrenzen verbannt wurden, soll den Siegern eine große Zahl ihrer kleinen, genügsamen, harten, ausdauernden Pferde in die Hände gefallen sein, die als Kriegsbeute im Land blieben und bedeutenden Einfluß auf die damalige Landeszucht erlangt haben sollen. Ihre Einkreuzungen in die bodenständige Rasse ergab nicht ein großes, starkes Streitroß, wie es sich die schwer gepanzerten Ritter wünschten und benötigten, sondern ein trittsicheres, leichtes, vielseitiges, besonders ausdauerndes Pferd, das bald für die Reisen nach Rom über die schwierigen Alpenpässe, damals nur schmale Saumpfade, unter Adel und Geistlichkeit einen hervorragenden Ruf genoß. Im frühen bis in das Hochmittelalter waren die „Rottaler Füchse" gleich berühmt unter dem Sattel wie als Säumer. Natürlich hinterließen auch während der Kreuzzüge erbeutete orientalische Pferde, die die Ritter bei ihrer Rückkunft mitbrachten, ihre Spuren, zumal es sich in der Regel um Hengste handelte. Adel und Geistlichkeit wetteiferten in ihren Bestrebungen um die Fortentwicklung des leichteren Pferdeschlages in Niederbayern.

Im 16. Jahrhundert wurden in den Klostergestüten Ansbach und Griesbach erste planmäßige Zuchten edler Pferde eingerichtet, die einen sehr wohltuenden Einfluß auf die gesamte Pferdezucht hatten. Es kam zu einem allmählichen, doch stetigen allgemeinen Aufblühen der bayerischen Landeszucht. Im Dreißigjährigen Krieg (1618–1648) erlebte die Zucht dann einen gewaltigen Rückschlag. Das Land, die Städte und Dörfer waren verwüstet, entvölkert, die Bevölkerung verarmt und die Zuchtstätten von Adel, Klerus und auch die landesherrlichen Gestüte vernichtet.

Die Aufbauarbeit war lang und mühevoll. Erst im Laufe des 18. Jahrhunderts stabilisierten sich die Pferdezuchtverhältnisse in Bayern unter *Kurfürst Maximilian III. Joseph* (1727–1777) allmählich wieder. Ein kurfürstliches Dekret bestimmte 1754 die Unterstellung der gesamten Pferdezucht unter die Leitung des Oberhofstallmeisters. Mit Hilfe von Beschälanstal-

Stute des Alt-Rottaler Typs: Las Vegas, geb. 1973 (v. Laurus – Garant)

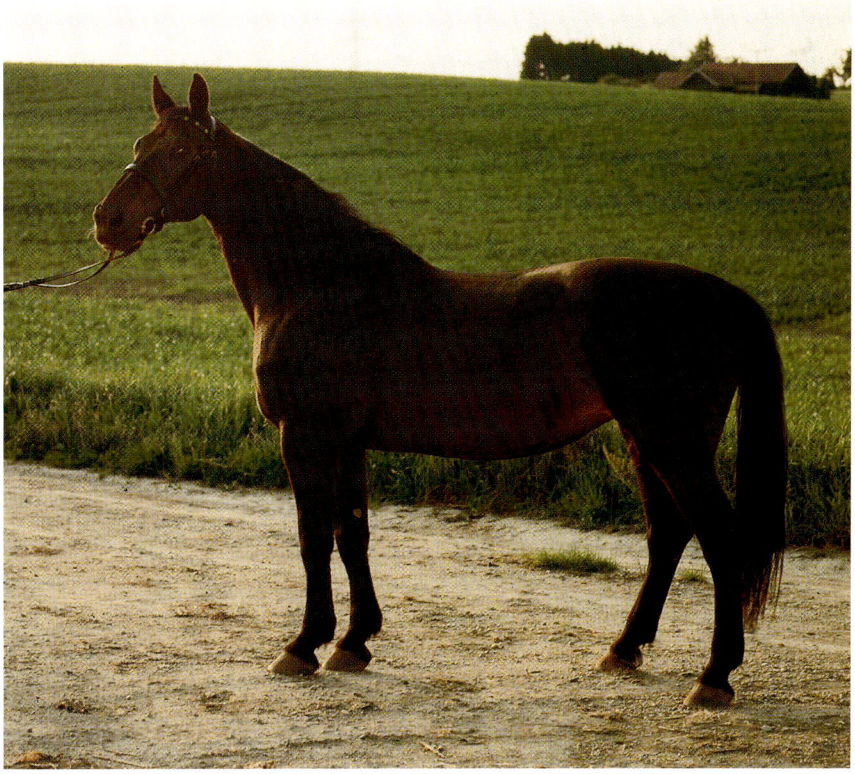

ten (Landgestüten) bemühte man sich, die völlig heruntergekommene Landeszucht wieder auf den alten Stand zu bringen. Zur Remontierung der Beschäler erwarb Oberststallmeister *Graf Daun* bereits in seinem ersten Dienstjahr Neapolitaner und Mecklenburger-Hengste. Da die Erfolge mit diesen Einkäufen unbefriedigend blieben, wurde 1768 die zentrale Beschälanstalt Landshut errichtet. Die zur Aufstockung des Beschälerbestandes notwendigen Hengste wurden sämtlich in Holstein eingekauft. Die Benutzung durch die Bauern war unentgeltlich. Doch mußten die Stuten aufgrund eines Dekrets von 1771 einer Musterungskommission vorgestellt werden, die über ihre Würdigkeit entschied.

Ab 1777 wurden dazu Hengste arabisch-ungarischer Blutführung aus dem Hofgestüt Rohrenfeld aufgestellt. Auch das Pfälzer Gestüt Zweibrücken, das damals zu Bayern gehörte, lieferte Hengste für die Landeszucht. Dennoch war in den letzten 15 Jahren des 18. Jahrhunderts ein Niedergang der Zucht zu verzeichnen, die durch die zuletzt genannten Hengste zu stark veredelt worden war, um noch in der Landwirtschaft verwendet werden zu können. Die bald darauf einsetzenden Napoleonischen Kriege gaben der Zucht den Rest und vernichteten sie völlig.

Nach dem Friedensschluß führte man 1818 eine völlige Neuorganisation der Pferdezucht in Bayern durch. Bis zu Beginn der fünfziger Jahre holte man dann, da die Pferdezucht des Kontinents allenthalben unter dem großen Krieg gelitten hatte, Cleveland- und Yorkshire-Coach-Hengste des schwereren Typs aus England, um die Zucht wieder zu beleben. Ihnen folgten ab den achtziger Jahren, als an die Stelle der bis dahin extensiv betriebenen Landwirtschaft ein intensiver Ackerbau mit schweren Gerätschaften und Maschinen trat, Oldenburger Hengste des schwersten Typs. Um 1900 war die Konsolidierung der Rottaler-Zucht als geschlossenes Warmblutzuchtgebiet auf Oldenburger Grundlage beendet. Entstanden war aufgrund des Einflusses der Scholle ein etwas leichterer, trockenerer, eleganterer Typ als der des Original-Oldenburgers, von vorzüglicher Gängigkeit.

Parallel zu der Entwicklung im Rottal kam es zur Einführung von Ostfriesen ins oberbayerische Isartal, die die Lenggrieser Zucht begründeten. 1906 wurde ein Gestütbuch für das Warmblut eingerichtet, der Zuchtverband gegründet, der Körzwang für Stuten und der Brennzwang eingeführt. Diese Blüte überdauerte beide Weltkriege. Als jedoch in den fünfziger Jahren mit der schockartigen Zunahme der Motorisierung der Landwirtschaft auch die Rottaler-Zucht dramatisch zurückging, da ihr Typ den Wünschen des Turniersports nicht mehr entsprach, wurde das Zuchtziel auf ein vielseitig verwendbares Reitpferd umgestellt. Dieses Ziel versuchte man zunächst mit Hannoveraner-, Westfalen- und Trakehner-Hengsten zu erreichen. Später folgten dann auch einige Vollblut- und Holsteiner-Hengste, die hauptsächlich von der Privathengsthaltung ins Land geholt und eingesetzt wurden, während das Landgestüt an dem ursprünglichen Konzept weiterhin festhielt. Einige bayerische Spitzenspringpferde sind – teils auch unabhängig von der Landeszucht – unter Vollblut- und Trabereinfluß entstanden.

Das schwere Rottaler Warmblut, kam unter oldenburgisch-ostfriesischem Einfluß zu seinem letzten großen züchterischen Höhepunkt. Die spezifische Merkmalsausprägung von Typ, Exterieur und Leistung erfolgte durch Selektion aus größeren Populationszahlen, als sie vermutlich je wieder zur Verfügung stehen werden. Um 1950 waren etwa 1200 eingetragene Rottaler-Stuten vorhanden. Auch in der derzeit existierenden sehr kleinen Population wird man weiter auf die spezifischen Merkmale zu selektieren versuchen, was sehr hohe Anforderungen an die Züchter stellt. Dabei gilt es, die gesamte genealogisch vorhandene Breite zu nutzen. Hoffentlich wird es gelingen, dem Rottaler wegen seiner exterieuren und interieuren Werte einen Platz unter Europas Pferderassen zu erhalten.

LEUTSTETTENER

Sárvárer

TYP, INTERIEUR, VERWENDUNG:
Der Sárvárer, nach seiner jetzigen deutschen Zuchtstätte auch Leutstettener genannt, ist ein edler, hoch im Blut stehender Reitpferdtyp. Aufgrund der fast zweihundert Jahre währenden sorgfältigen Selektion und der gesunden, robusten Aufzucht beständig, charakterfest, leistungsbereit und leistungsstark, gängig, hart und ausdauernd, eignet er sich für die verschiedenen Sportdisziplinen, vor allem die Military, die Jagdreiterei, Distanzritte sowie als leichtes Kutschpferd (Jucker) und zuverlässiges Freizeitpferd. Das Temperament gilt als besonders angenehm, der Charakter als freundlich, dem Menschen zugewandt. Vitalität bis ins hohe Alter und eine lang anhaltende Fruchtbarkeit sind weitere Merkmale von großem Wert, die längst nicht mehr in allen heutigen Reit- und Sportpferdezuchten die Regel sind.

EXTERIEUR:
Der Leutstettener ist ein nur mittelgroßes, edles Blutpferd in trotzdem bedeutendem Rahmen, mit hervorstechenden Reitpferdpoints, das deutlich den Einfluß des Englischen Vollbluts verrät. Er besitzt eine vorzügliche Oberlinie. Der markante Kopf ist trocken, mit geradem Profil und lebhaften Augen, der Hals gut geformt und getragen, mit leichtem Genick. Die schräg gelagerte, lange Schulter und der ausgeprägte Widerrist bieten eine gute Sattellage. Die kräftige Nierenpartie geht in eine muskulöse, wohlformierte Kruppe über. Das stabile Fundament wirkt ausgesprochen trocken und hart, ebenso wie die gut geformten, sprichwörtlich gesunden, widerstandsfähigen Hufe.

An Farben finden wir vorwiegend Rappen, Dunkelbraune und Braune, selten Füchse, wohl gar mit größeren Abzeichen, und Schimmel. Interessanterweise sind die Leutstettener im ungarischen Gestüt Káld fast ausschließlich Füchse. Die Widerristhöhe beträgt in der Regel 160 bis 163 cm Stockmaß.

MECHANIK:
Der Bewegungsablauf im Schritt und Trab ist raumgreifend und ausgesprochen leichtfüßig, ebenso wie das hervorragende Galoppiervermögen. Auch die Springanlagen liegen über dem Durchschnitt.

ZUCHT:
In Ungarn ist die Zucht heute wieder in dem zu Sárvár gehörigen Gestütshof Káld, im Komitat Vas (Eisenberg) in Westungarn beheimatet. In Deutschland wird die Zucht der Rasse im Gestüt Leutstetten am Starnberger See durch den *Prinzen Ludwig von Bayern* in kleinem Rahmen mit einem Bestand von acht bis zehn Stuten, der dazu gehörigen Nachzucht und vier Hengsten aufrechterhalten. Zusätzlich züchten noch einige Privatzüchter mit je ein bis zwei Stuten im Bayerischen Raum, doch ist die Population in Deutschland heute bedrohlich klein. Die züchterische Betreuung erfolgt durch den Landesverband Bayerischer Pferdezüchter.

GESCHICHTE:
Die Rasse des Sárvárers ist nach ihrem Ursprungsort Sárvár, einem kleinen Landstädtchen im westungarischen Komitat Vas (Eisenberg), benannt. Vor 1800 wurde in der Gegend die alte ungarische Landrasse gezüchtet. Seit 1803, nach dem Erwerb Sárvárs durch *Erzherzog Ferdinand*, bestand dort eine reguläre Gestütszucht. Damit handelt es sich bei der Sárvárer-Zucht um eine der ältesten ungarischen Privatzuchten. Ein lückenloses Gestütbuch läßt sich bis ins Jahr 1826 zurückverfolgen. Nonius- und ab 1852 Araberhengste bildeten zunächst die Stammbeschäler, bevor man auf Englisches Vollblut und Halbblut der Linien *Furioso xx* (geb. 1836) und *The North Star xx* (geb. 1844) umstellte. Die aus der Vereinigung dieser beiden Hengste entstandene ungarische Halbblutrasse lieferte bis zum Ersten Weltkrieg die Mehrzahl der Kavallerieremonten der Österreichisch / Ungarischen Armee.

Die Sárvárer-Stutenlinien, auf denen im wesentlichen bis heute die gesamte Zucht beruht, wurden begründet mit der aus England importierten *Helena* (geb. 1828), vermutlich einer Vollblutstute, und der aus Mähren stammenden *Bojár* (geb. 1830).

Nachdem Sárvár 1875 an das Haus Wittelsbach gefallen war, erfuhr die Zucht eine bedeutende Ausweitung.

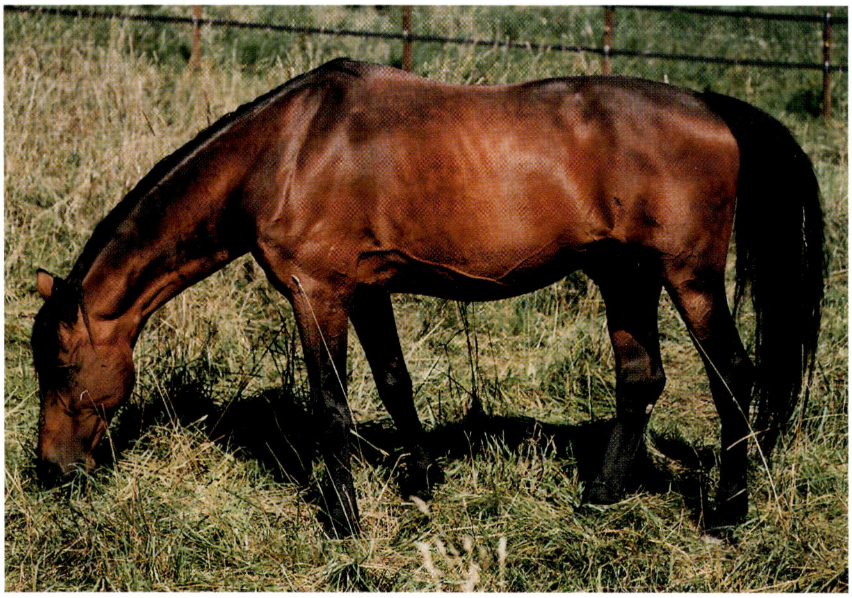

Sárvárer-Hengst moderner Zucht aus dem Gestüt Leutstetten des Prinzen Ludwig von Bayern (1989)

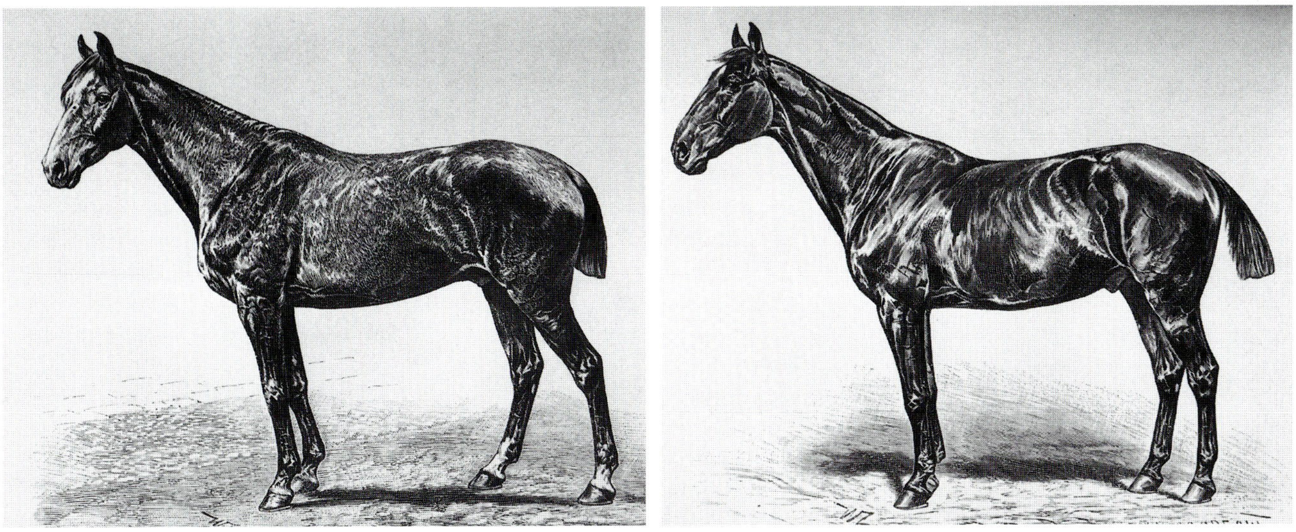

Sárváer-Stute (links) und -Hengst (rechts) um 1880/90, aus Graf Wrangel, „Ungarns Pferde" (Vier Bände, Stuttgart 1893/95)

Die züchterische Selektion erfolgte von da an in der Weise, daß alle Stuten in der Landwirtschaft arbeiteten, und dazu die drei- und vierjährigen Stuten zweimal wöchentlich über 2000 beziehungsweise 4000 m im Trab geprüft wurden.

Mit dem Einmarsch der sowjetischen Truppen 1945 nach Ungarn ging der Besitz verloren. Die prinzliche Familie mußte flüchten. Jedoch gelang es, den größten Teil der Gestütspferde mit Hilfe eines Eisenbahntransportes und einige Wochen später noch durch einen Treck nach Bayern zu retten, wo die Zucht in dem Gestüt Leutstetten eine neue Heimat fand.

Die in Ungarn verbliebenen Sárvárer wurden in dem zu Sárvár gehörigen Gestütshof Káld gesammelt, der 1961 auch einen Teil der Kisberer Halbblutzucht übernahm. Durch Schenkung des *Prinzen Ludwig von Bayern* erhielt Ungarn in den siebziger Jahren eine größere Anzahl Sárvárer Pferde. Ein Austausch von Zuchtmaterial, vor allem Hengste, mit Ungarn wird gelegentlich praktiziert.

Zur Zukunft der Rasse meint *Mathias Vogt*, Rosdorf, in einem unveröffentlichten Aufsatz mit dem Titel DER SÁRVÁRER – EIN STÜCK PUSZTA IN DEUTSCHLAND (1995) sehr richtig: „Wie bei allen Rassen mit geringer Populationsgröße hängt der Fortbestand von dem Engagement einzelner Personen ab. Solange der Prinz von Bayern die Sárvárer/Leutstettener züchtet, werden sie auch überleben. Wichtig wäre hier der Erhalt in Deutschland mit Blick auf die geringen Bestände in Ungarn und Österreich. Neben der Bedeutung als externe Genreserve und Kulturgut überzeugen auch die Leistungen dieser Rasse. Der Motivierung weiterer Züchter ist erhöhte Aufmerksamkeit zu schenken, sonst wird auch diese Rasse verschwinden.

Die züchterische Betreuung hat der Landesverband Bayerischer Pferdezüchter übernommen. Besondere Bedeutung hat die Erhaltung dieser Rasse in Deutschland, weil der Furioso-North-Star in Ungarn auch nur in einem kleinen Bestand vorhanden ist und der Bestand in Österreich fast verschwunden ist . . ."

Lediglich in dem Punkt möchte ich Vogt widersprechen, daß er ohne weiteres Sárvárer und Furioso-North-Star gleichsetzt. Nach Ansicht von *Dr. Walter Hecker*, dem Leiter der Hippologischen Akademie der Landwirtschafts-Universität von Kaposvar, ist der Sárvárer zwar vom Furioso-

Sárvárer-Fohlenstute des Gestüts Leutstetten

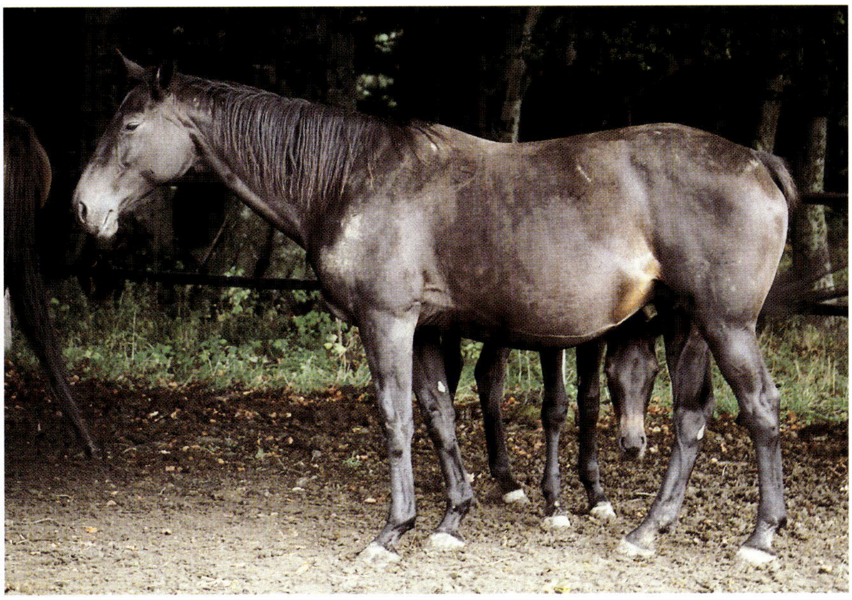

North-Star beeinflußt, stellt jedoch eine eigene Rasse dar, die sich von ihm in wesentlichen Punkten klar unterscheidet, vor allem durch den Blutaufbau der Mutterlinien und die über viele Generationen stattgefundene harte Leistungsauslese. Während der heutige Furioso-North-Star laut Hecker in dem Ruf einer gewissen Weichheit und auch mangelnden Rittigkeit steht, ist der Sárvárer bis heute dank der konsequent durch den Prinzen von Bayern weiter durchgeführten Selektion ein hartes Sportpferd.

KALTBLUTZUCHTEN

SCHLESWIGER

TYP, INTERIEUR, VERWENDUNG:
Der Schleswiger war stets und ist bis heute etwas leichter und trockener als der stammverwandte Jüte. Ein robustes, leichtfuttriges, energisches, ausdauerndes, kaltblütiges Zugpferd im mittleren Rahmen, eignet er sich seit jeher für alle anfallenden land- und forstwirtschaftlichen Arbeiten. Daneben ist aus dem ursprünglichen Arbeitspferd im Laufe der letzten Jahre auch ein vielseitig verwendbares Freizeitpferd geworden, das sich wegen seiner Handlichkeit und Gutmütigkeit und seines lebhaften, energischen Temperaments vorzüglich für Hobby- und Planwagenfahrten zum Beispiel im Segeberger Forst und in der Lüneburger Heide verwenden läßt. Auch die Brauereien in verschiedenen großen Städten spannen immer noch Schleswiger Pferde zu Reklamezwecken vor ihre Bierwagen. Hauptdomäne ist jedoch bis heute die Forstwirtschaft und die Arbeit in Baumschulen.

EXTERIEUR:
Der Gesamteindruck des Schleswigers ist ausgesprochen harmonisch. Der Kopf ist kurz, recht trocken und markant, mit breiter Stirn und lebhaften Augen. Das Profil ist in der Regel gerade. Der gut aufgesetzte und getragene Hals ist von guter Länge, dabei kräftig und muskulös, die Brust breit und tief, der Rücken meist kurz und kräftig, die abschüssige Kruppe bei guter Länge breit und wohlbemuskelt, mit tief herabreichender langer Sitzbeinmuskulatur. Die vorzügliche Rippenwölbung verrät gute Futterverwertung. Die Gliedmaßen sind nicht zu kurz, dabei trocken, mit starken Gelenken, stabil und korrekt, die Röhren kurz. Der nicht sehr üppige Behang wirkt seidig. Die Hufe sind groß, rund, mit meist ausreichend entwickelten Trachten.

An Farben kommen vor allem Füchse vor, meist mit lichterem Langhaar, aber auch Schimmel (Erbteil des Boulonnais) und selten Rappen oder Braune (Erbteil des Jüten). Die Widerristhöhe beträgt 158 bis maximal 165 cm Stockmaß.

MECHANIK:
Der Schritt ist raumgreifend, die Trabaktion bodendeckend, energisch, mit viel Schub aus der Hinterhand.

ZUCHT:
Das Zuchtgebiet des Schleswigers lag ursprünglich innerhalb der Grenzen des alten Herzogtums Schleswig. Im Norden bildete die Königsau (Kongeą) die Grenze zum dänischen Jütland, im Süden die Eider zu Holstein, im Westen die Nordsee und im Osten der „Kleine Belt“. Während der dänischen Herrschaft (bis 1864) war die Landschaft in „Harden“, Vogteien und Landschaften eingeteilt. Nach dem österreichisch-preußischen Krieg und der im Frieden von Prag 1866 festgeschriebenen Annexion Schleswig-Holsteins wurde den Herzogtümern die preußische Bürokratie aufgezwungen und das Land in Ämter und Kreise eingeteilt. Die Landschaft ist von leicht welliger bis fla-

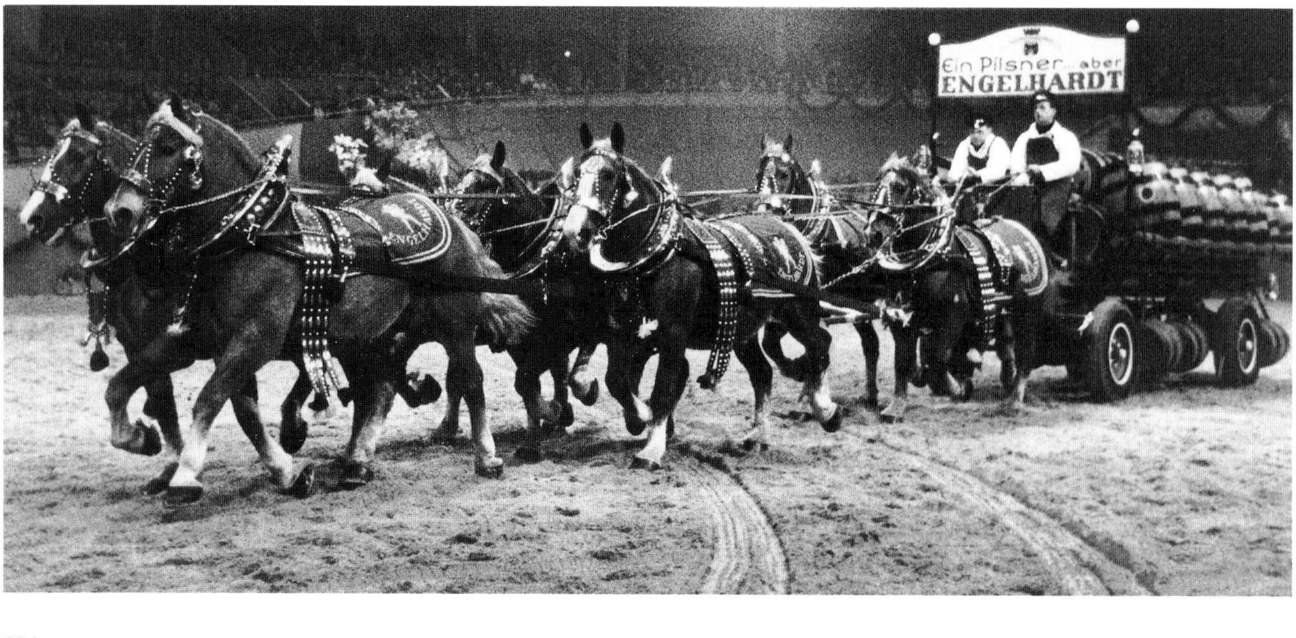

Schleswiger-Sechserzug in Galaanspannung vor einem Bier-Faßwagen der Engelhardt-Brauerei

cher Oberflächengestaltung. Im Westen liegen die Seemarschen mit ihren schweren bis schwersten, kalkreichen Tonböden. Den Mittelrücken bildet die sogenannte Geest mit ihren meist aus humusarmen Sänden und Mooren bestehenden Böden, die großenteils erst im 19. Jahrhundert durch Mergelung der Heideflächen und Trockenlegung der Moore für eine gewinnbringende Landwirtschaft erschlossen wurden. Im Osten, der durch eine Reihe tiefeingeschnittener Förden (Fjorde) gegliedert ist, bestehen die Böden meist aus fruchtbaren lehmigen Sänden beziehungsweise schweren Tonböden.

Heute ist das Zuchtgebiet zusammengeschrumpft bis auf einige kleine Zuchtinseln in Schleswig und Holstein sowie Niedersachsen. Die bedeutendste Zuchtstätte, die von *Jürgen Isenberg* in Gut Kamp, liegt bei Segeberg in Holstein. Seit einigen Jahren besteht im nördlichen Niedersachsen eine Zuchtenklave, nachdem sich das dortige Stammbuch für Kaltblutpferde entschloß, eine eigene Schleswiger-Abteilung zu eröffnen. Die Hengst- und Stutenhaltung liegt ausschließlich in privater, meist bäuerlicher Hand. Aufgrund der gemeinsamen Ursprünge hat man seitens der schleswig-holsteinischen Züchter in jüngster Zeit wieder eine gewisse Anlehnung an den jütischen Verband gesucht.

Der Zuchtpferdebestand in Schleswig-Holstein beträgt etwa 12 Hengste und 150 Stuten, die sich in der Hand von etwa 100 Züchtern befinden und vom „Pferdestammbuch Schleswig-Holstein/Hamburg" betreut werden. In Niedersachsen ist die sehr kleine Schleswiger Population dem „Niedersächsischen Stammbuch für Kaltblutpferde" angeschlossen.

GESCHICHTE:

Die Zucht des Schleswiger Kaltblutpferdes hat eine gemeinsame Wurzel mit dem stammverwandten Jüten und dem Holsteiner in dem bodenständigen Landschlag der Kimbrischen Halbinsel. Vor allem die tiefgelegenen, fruchtbaren Nordseegestade waren schon seit unendlichen Zeiten die Heimat eines recht großen, starken Pferdeschlages. Man weiß, daß dieser bereits die Aufmerksamkeit der Römer bei ihren ersten Berührungen mit den im 2./1. Jahrhundert v. Chr. an ihren Grenzen erscheinenden Kimbern und Teutonen erregte. Berühmt waren die hier gezüchteten Pferde wegen ihrer Größe und Stärke während des Mittelalters, die sie befähigte, einen schwer gepanzerten Ritter zu tragen. Mit dem Aufkommen der Feuerwaffen und dem Verschwinden der schweren Rüstungen trat eine Abnahme der Bedeutung des massiven Streitrosses zugunsten leichterer Pferdetypen ein. Doch fand es immer noch Verwendung in den Reihen der Schweren Reiterei und im landwirtschaftlichen Zug.

Ähnlich wie in Holstein war die Zucht, die im 17./18. Jahrhundert eine recht hohe Blüte erlebt hatte, in den Napoleonischen Kriegen arg mitgenommen worden. 1779 hatte die Dänische Krone eine erste Beschreibung für das Exterieur der Deckhengste erlassen, der 1782 und 1798 weitere Zuchtbestimmungen folgten. Gleichzeitig wurden die sogenannten Königlichen Medaillen gestiftet, die im Herzogtum Schleswig jährlich auf den Pferdemärkten in Lügumkloster, Cliplef, Bredstedt und Schleswig an die beiden besten vier- bis sechsjährigen, von bäuerlichen Züchtern gezogenen Hengste vergeben wurden.

Um der Zucht nach 1815 wieder aufzuhelfen, begann man privat und staatlicherseits Zuchtmaterial aus England zu importieren. 1820 führte *Herzog Christian August von Schleswig-Holstein-Sonderburg-Augustenburg* auf Alsen die ersten Englischen Vollbluthengste ein, und in der Folgezeit stellte er sie auch den bäuerlichen Züchtern zur Bedeckung ihrer Stuten zur Verfügung. An der Wiege der organisierten Schleswiger-Zucht haben also Englische Vollbluthengste gestanden. Daneben holten das königliche Landgestüt Kolding und private Züchter eine Anzahl Yorkshire-Coach-Hengste ins Land. Von diesen übten einige einen äußerst wohltätigen Einfluß auf die Zucht aus. Hier muß vor allem der 1846 importierte Hengst *Bay Buckingham* genannt werden, der mehr als 500 durchweg wertvolle Nachkommen lieferte. Unter den Coach-Hengsten war auch der im gleichen Jahr importierte Stammhengst der heutigen Holsteiner F-Linie, *Brilliant*, der 13 Jahre in Kolding stand, ehe er 17jährig in die Krempermarsch abgegeben wurde. Neben den Hengsten wurden von verschiedenen Züchtern auch Yorkshire-Coach-Stuten angekauft. Auf diese Weise entstand zum Beispiel in der Gegend um Randers eine größere Coach-Horse-Zuchtenklave.

Leider verfehlte man, mit Hilfe des Coach-Blutes geeignete Nachwuchshengste in ausreichender Zahl heranzuziehen, sondern verkaufte die anfallenden Hengstfohlen für gute Preise als Wallache und ersetzte die Lücken im Hengstbestand durch immer neue Importe; nun jedoch nicht mehr der bewährten Coach-Rasse, sondern aller möglicher Provenienzen. Der erste Band des Schleswiger-Gestütbuches aus dem Jahre 1900 weist nicht weniger als 70 rassefremde Hengste aus, die ab 1824 in die Zucht gelangten, darunter elf Holsteiner, elf Hannoveraner, zehn Englische Halbblüter, acht Oldenburger, sieben Suffolk Punch, vier Percheron, zwei Fredriksborger und je ein Englischer Vollblüter, Norfolk Roadster, Clydesdale und Ostfriese, der Rest ohne Rasseangabe. Dazu kamen seit 1867 noch 133 Traventhaler Gestütshengste der verschiedensten Rassen, vor allem Hannoveraner, Mecklenburger, Ostpreußen, Oldenburger, aber auch einzelne Norfolk Roadster, Anglo-Normänner, Shire, Ostfriesen, Belgier, Beberbecker etc.

Mit dem Beginn der Intensivierung der Landwirtschaft war es ab den sechziger Jahren zu Importen schwerer Kaltblüter wie Belgier, Shire und Clydesdale gekommen, wodurch eine ganz wilde Kreuzungszucht entstand. Erst der Import des englischen Fuchshengstes *Oppenheim* durch den Hamburger Pferdehändler *Louis Oppenheimer* brachte den entscheidenden Wandel in der Zucht. Bis heute haben die meisten Autoren angenommen, daß es sich bei dem Hengst *Oppenheim* um einen Suffolk Punch gehandelt hat, da die Fuchsfarbe für diese Zucht

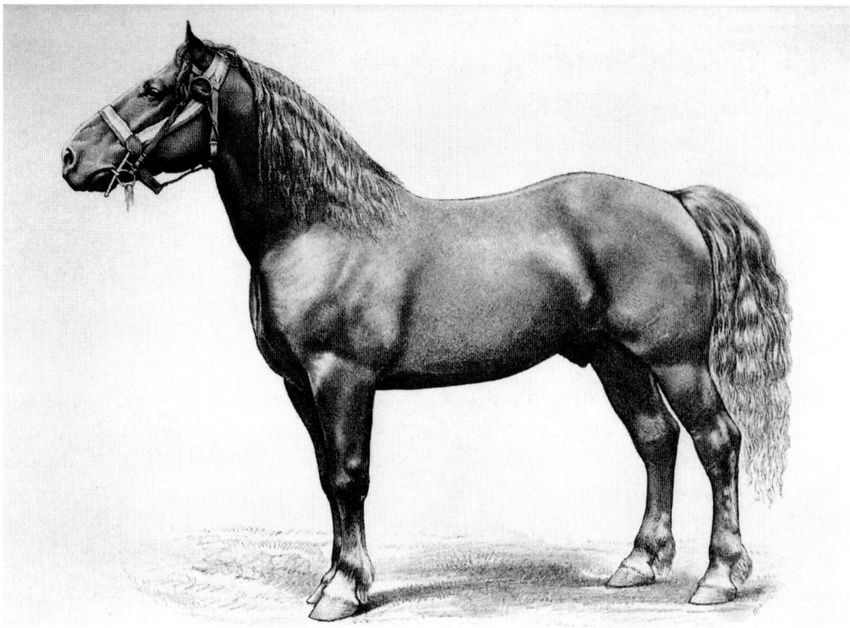

Nordschleswiger-Hengst um 1890, aus Stoeckel, „Deutschlands Pferde" (Berlin 1891)

rassetypisch ist. Manche haben auch geglaubt, daß er ein nondeskriptes Kreuzungstier, also ein reines Zufallsprodukt war, da er keine Papiere besaß. Aber ich vermute eher, daß er einer der sehr selten auftretenden Füchse der Shire- oder Clydesdale-Rasse war. Darauf deuten die Blesse und die weißen Abzeichen an den Beinen hin, sowie der vorher beim Schleswiger (und Jüten) kaum ausgeprägte Behang, dazu nicht zum mindesten natürlich seine durchschlagende Vererbung, die man nur von einem durchgezüchteten Vatertier erwarten kann. Ich könnte mir gut vorstellen, daß Louis Oppenheimer ihn deshalb für den Export erwerben konnte, da er trotz seiner exterieuren Vorzüge wegen seiner Farbe für eine züchterische Verwendung in seinem Heimatland nicht in Frage kam. Das mag auch der Grund sein, warum ihn keine Abstammungspapiere begleiteten.

Oppenheimer hatte ihn für Mecklenburg angekauft, wo er jedoch wegen periodischer Augenentzündung nicht abgenommen worden war. Durch diesen Zufall kam er nach Nordschleswig, wo er von 1865 bis 1872 in Randers auf Station stand. Im Einzugsgebiet der Station traf er auf die vorhandene Yorkshire-Coach-Stutengrundlage, mit der er sich hervorragend vererbte, nicht etwa mit anderen Kaltblutstuten. Der Einfluß des Coach-Blutes muß demnach als ein durchaus positiver bezeichnet werden, und nicht, wie man manchmal lesen kann, als verhängnisvoll und schädlich.

Die von manchen Autoren als planlose Kreuzungszucht bezeichnete Periode setzte erst ab 1866, genaugenommen nach der Annexion der Herzogtümer durch Preußen ein und dauerte bis etwa 1888. Wenn seit 1865 bis 1945 der Anteil der Fuchsfarbe auf 96 Prozent anstieg, so ist das dem Einfluß der drei auf Oppenheim ingezüchteten jütischen Munkedal-Hengste (*Munkedal Vater, Munkedal II Sohn* und *Aldrup Munkedal Enkel*) zuzuschreiben, die zufällig alle drei Füchse waren. Da auch die bedeutendsten Nachkommen der Munkedaler in den folgenden Generationen Füchse waren, wurde die ursprünglich dominierende braune Farbe von der Fuchsfarbe verdrängt.

Zu einer geregelten Zucht kam es im Herzogtum Schleswig erst, als 1888 die preußische Gestütsverwaltung eine Verordnung erließ, wonach für Schleswig-Holstein zwei Zuchtrichtungen anerkannt wurden, eine warmblütige im Süden, in Holstein, und eine kaltblütige im Norden, in Schleswig. Der Weg der Schleswiger Zucht hin zu einem einheitlichen Kaltbluttyp war damit vorgezeichnet. Aber bis zu der unglaublichen Blüte in den dreißiger/vierziger Jahren war er von politischen und wirtschaftlichen Schwierigkeiten begleitet, bedingt durch die Annexion durch Preußen, die Abtrennung von Nordschleswig vom Herzogtum Schleswig und seine Angliederung an Jütland und die Weltwirtschaftskrise in den zwanziger Jahren.

Der alte Schleswiger Landschlag war noch kein Kaltblutpferd im heutigen Sinne. Bis 1888 war man noch

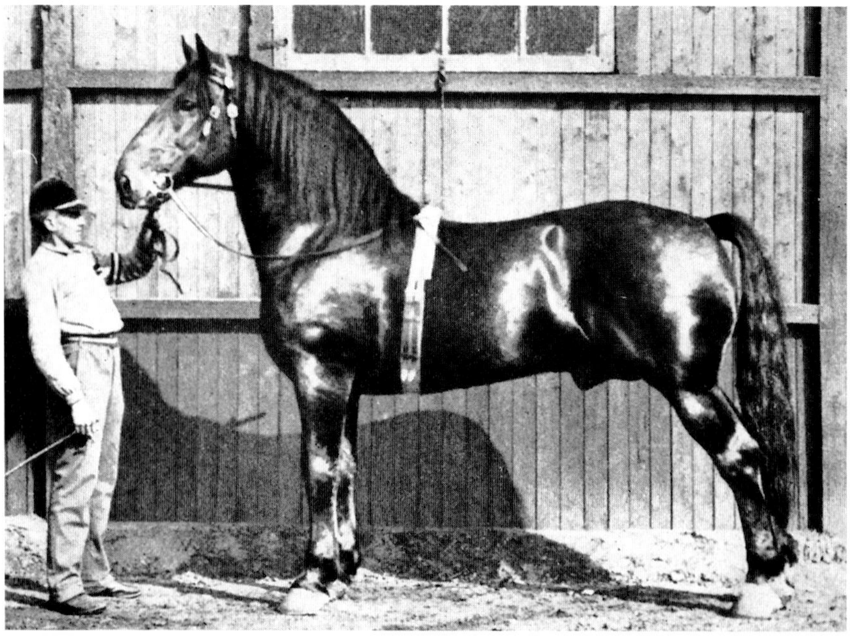

Nordschleswiger-Hengst Felix, geb. 1895, aus C. v. Drathen, „Die europäischen Pferdeschläge auf der Pariser Weltausstellung 1900" (Berlin 1901)

weitgehend unentschieden, ob man ein Kaltblut- oder Warmblutpferd züchten wollte. Von den alten Schleswiger Hengstlinien standen verschiedene durchaus noch im Warmbluttyp. Sie waren groß, mit guter Oberlinie, leichtem Fundament, ohne Behang und vor allem brillanter Trabaktion. Erst der Einfluß der *Munkedal*-Hengste führte zur Ausprägung eines einheitlichen Schleswiger Kaltbluttyps. Für die Zucht bestand lange Zeit das Problem, daß bei größerer Schwere das Gangvermögen litt. Hier waren die leichteren Hengste der alten Linien, wie *Garrik, Hans, Prins Carl, Gerlach* und *Waldemar von Ripen,* den Munkedal-Hengsten vielfach überlegen.

In der Zeit von 1920–1931, nach der Volksabstimmung vom Februar/März 1920, wurde der Verband durch die Abtrennung Nordschleswigs etwa zweier Drittel seiner wertvollsten Stutenbestände beraubt und geriet in eine schwere Krise. 1931 zählte man nur noch 1750 Mitglieder mit 1800 Stuten und überlegte eine Auflösung des Verbandes und Anlehnung an die Rheinisch-Deutsche Kaltblutzucht. Es war lediglich den intensiven Bemühungen seiner Vorsitzenden *R. Thomsen* und später *Carl Biesten* zu danken, daß er weiter bestand. Eine gewisse Modifizierung des Zuchtziels und die große Passion der Schleswiger Züchter halfen, die Krise zu überwinden.

Bis 1939 wurde bestes Zuchtmaterial in größerer Menge aus Jütland eingeführt. Ein etwas geringerer Rahmen und verbesserte Bewegungen in Schritt und Trab kamen vor allem den Wünschen der Wehrmacht entgegen. Von 1916 bis 1937 sank die Widerristhöhe von 173 auf 160 cm. Zwischen 1935 und 1950 erlebte die Schleswiger Zucht ihren absoluten Höchststand. Ihre größte züchterische Ausbreitung hatte sie 1948 mit 14 500 Züchtern und über 32 000 gedeckten Stuten. Von den 460 registrierten Hengsten waren 300 in Einzel- und 160 in Genossenschaftsbesitz.

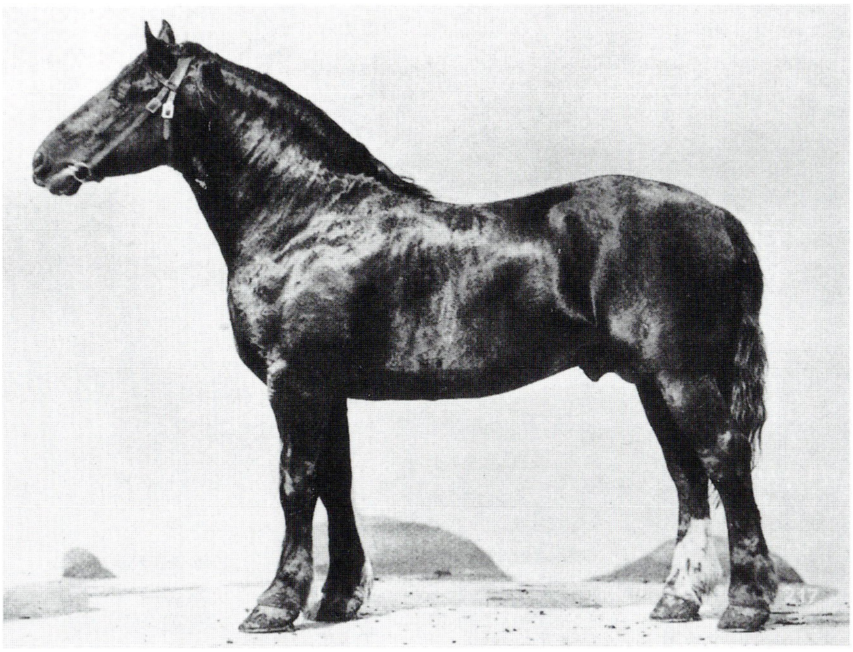

Schleswiger-Hengst etwa zur Zeit des Ersten Weltkrieges, aus Froehlich/Schwarznecker, „Lehrbuch der Pferdezucht" (6. Auflage, Berlin 1926)

Nach 1950 setzte mit der zunehmenden Ausbreitung des Ackerschleppers vor allem auf den schweren Marschböden der Köge an der Westküste sowie den Lehmböden im östlichen Schleswig-Holstein ein sich rasant beschleunigender zahlenmäßiger Niedergang der Schleswiger Zucht ein. Im Gegensatz zu Jütland, das sich teilweise auf Schlachtfohlenproduktion umstellte und zu diesem Zweck schwerere Hengste verwendete, waren die Schleswiger Züchter hierzu nicht bereit. Soweit sie nicht direkt zur Warmblutzucht übergingen, versuchten sie, ihr Pferd umzuzüchten auf einen kleineren Typ, der die Konkurrenz mit dem Warmblüter und vor allem dem sich immer mehr ausbreitenden Fjordpferd als Reservezugkraft auf den Höfen bestehen konnte. Zu diesem Zweck erwarb man 1954 in Frankreich den fünfjährigen Schimmelhengst *Faust,* einen Boulonnais des leichten Typs, und den dreijährigen *Hasta,* einen Postier-Bretonen. Vom Typ her brachten die

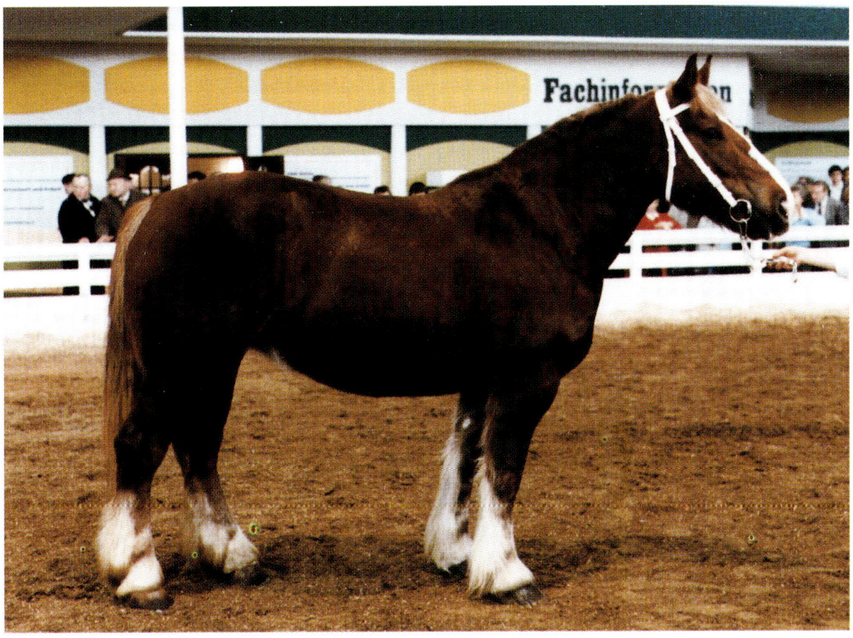

Moderne Schleswiger-Staatsprämienstute Raute (v. Varus – Junker)

Bretonen-Kreuzungen sehr trockene, gängige, aber zu leichte Pferde. Sie besaßen das hervorragende Gangwerk ihres Vaters, aber leider gewisse Charaktermängel. Durch Schrumpfung des Gesamtbestandes verschwanden sie größtenteils bald wieder. Die Boulonnais-Kreuzungen hielten sich dagegen länger. Die Produkte waren edel, besaßen ein kräftiges, trockenes Fundament mit wenig Behang und ein vorzügliches Gangvermögen. Doch gab es auch Gegner dieses Zuchtversuches, vor allem in Nordfriesland, wo sich ein kleines Kernzuchtgebiet des alten Schleswigers gehalten hatte. Vor allem die Schimmelfarbe war unbeliebt.

1976 hatte die Zucht nur noch 60 eingetragene Stuten. Daraufhin schloß sich der Schleswiger Verband dem „Pferdestammbuch Schleswig-Holstein/Hamburg" mit Sitz in Kiel an, da die geringe Mitgliederzahl die Aufrechterhaltung einer eigenen Geschäftsstelle unmöglich machte. Der Schwerpunkt der heutigen Zucht hat sich von den Marschen Nordfrieslands in den Kreis Segeberg (Gut Kamp) verlagert. Durch den erneuten Rückgriff auf Jütisches Zuchtmaterial ist der Tendenz gewehrt worden, die Pferde zu sehr „doppelponyartig" entarten zu lassen, sie vielmehr wieder etwas größer und stärker zu züchten. Dabei haben die Schleswiger Züchter bisher der Versuchung widerstanden, wie ihre Jütischen Kollegen auf der anderen Seite der Grenze, für den Schlachtfohlenmarkt zu züchten, bemühen sich vielmehr darum, alle Zuchtprodukte zu Gebrauchs- beziehungsweise Reproduktionszwecken abzusetzen. Die sehr klein gewordene Zucht besitzt immer noch einen gewissen, festen Abnehmerkreis, für den neben der Land- und vor allem Forstwirtschaft und den Brauereien seit Neuerem auch der Hobby- und Planwagenfahrsport gewonnen werden konnte. So scheint aufgrund des gesicherten Absatzes die Schleswiger Zucht in dieser „Nische" in ihrer Existenz nicht mehr gefährdet, zumal auch die Schleswig-Holsteinische Landesregierung Fördermittel zur Erhaltung des Kulturguts Schleswiger Kaltblut gewährt.

RHEINISCH-DEUTSCHES KALTBLUT

Siehe auch Belgien

TYP, INTERIEUR, VERWENDUNG:
Der früher landläufig aufgrund seiner Herkunft auch als „Belgier" bezeichnete Rheinisch-Deutsche Kaltblüter ist ein mächtiges, tiefes, breites Pferd. Er gilt als der Schwerathlet unter den in Deutschland gezüchteten Kaltblutrassen. Von enormer Körperkraft, deren Effektivität noch vermehrt wird durch den Einsatz seines hohen Gewichts, ist er energisch, beweglich, leistungsbereit (absolut zugfest) und besitzt einen gutmütigen, freundlichen Charakter und ein energisches und doch frommes, gewissermaßen „verhaltenes" Temperament. In seiner Glanzzeit stellte er das schwere Zugpferd „par excellence" in Deutschland für Landwirtschaft und Wirtschaft dar. Heute sieht man ihn gelegentlich noch in Brauereigespannen für Reklamezwecke, als Rückepferd in der Forstwirtschaft, bei Freizeitfahrern oder im Fremdenverkehr vor dem Planwagen.

EXTERIEUR:
Der Kopf des Rheinisch-Deutschen Kaltbluts ist relativ schwer, mit breiter Stirn und geradem Profil, kleinen gutmütigen Augen und kurzen, breit angesetzten Ohren, der Hals nicht sehr lang, breit, stark, gut angesetzt und getragen, der Widerrist ganz in starke Muskulatur eingebettet. Die Brust ist breit und tief, die Schulter muskelbepackt, der Rumpf tonnig gerundet. Der kräftige, breite, kurze Rücken geht über die gewölbte, kurze Nierenpartie in die gut herangeschlossene, enorm bemuskelte, breite, abschüssige, stets gespaltene Kruppe über. Die Hosenmuskulatur ist stark ausgeprägt. Die Gliedmaßen wirken stämmig, mit breiten Gelenken und kurzen, starken Röhren und großen, runden, gesunden Hufen. Der Behang ist in der Regel nicht sehr stark ausgeprägt. Die reich ausgebildete Mähne fällt meist beidseitig. Der tief angesetzte, früher stets kupierte Schweif wird heute lang belassen und nur zu Vorführungen hochgebunden und eingeflochten; er ist dick behaart und buschig.

An Farben finden sich hauptsächlich Braun- und Fuchsschimmel sowie Braune und Füchse Das Stockmaß liegt zwischen 165 und 170 cm.

MECHANIK:
Schritt und Trab sind frei und raumgreifend, der Trab oft mit beträchtlichem Schub und Schwung.

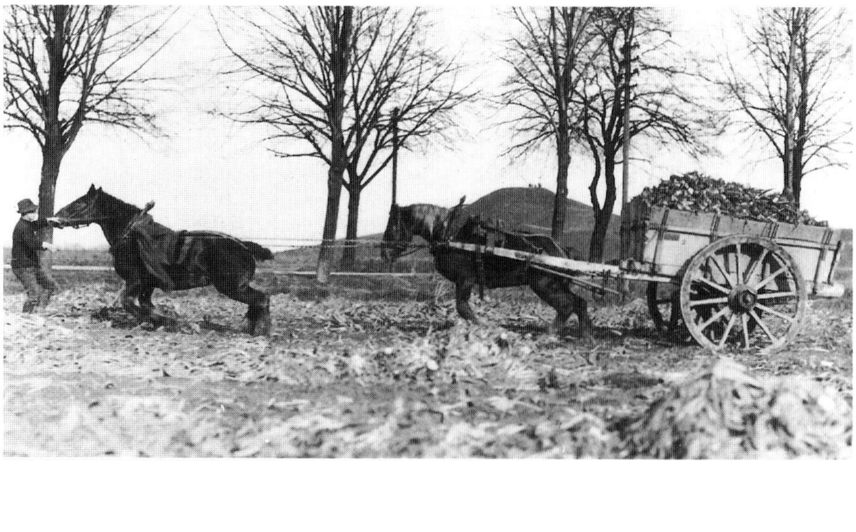

Typische Situation bei der Zuckerrübenernte in den dreißiger Jahren: Die Räder des vollbeladenen, für das Rheinland typischen Lastkarrens sind so tief in den schweren, aufgeweichten Boden eingesunken, daß ein zweites Pferd vorgespannt werden muß.

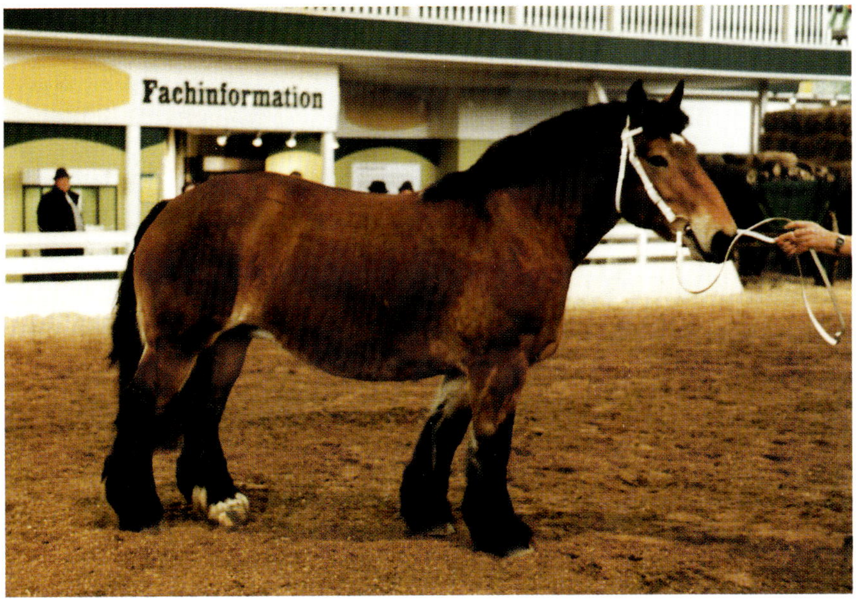

Niedersächsische Kaltblut-Staatsprämienstute Katja, geb. 1987, im Belgischen Typ

Thüringische Kaltblutstutenherde des Belgischen Typs mit Fohlen auf der Weide in Großenlupnitz 1992

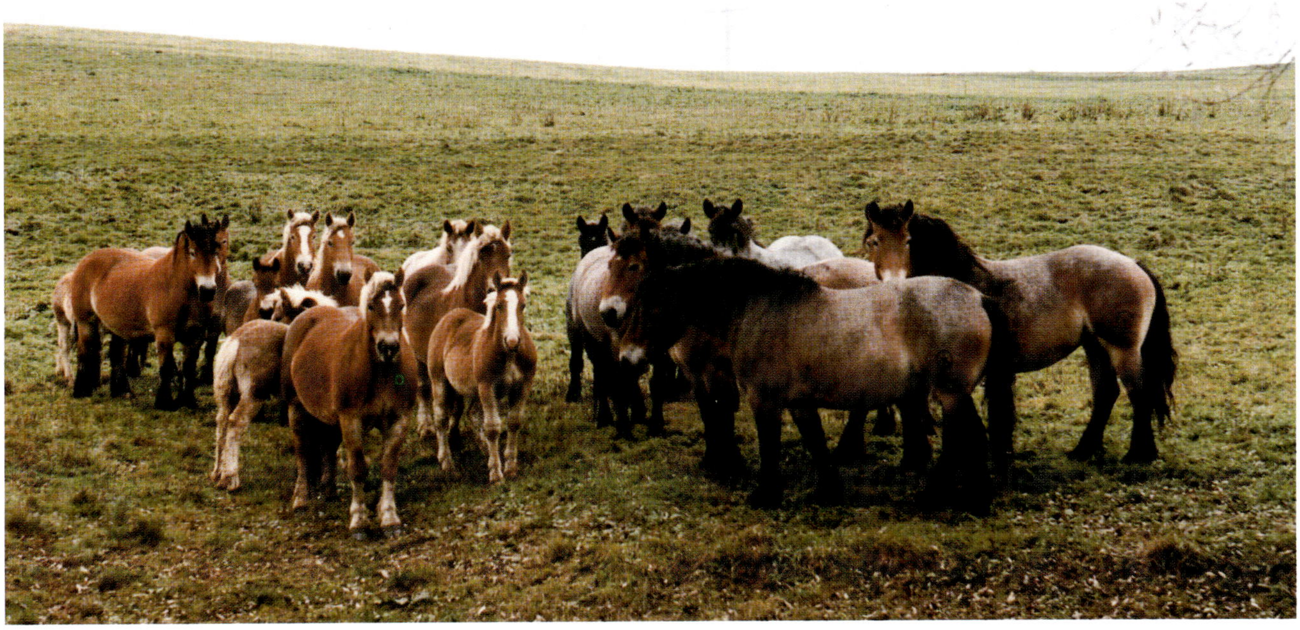

ZUCHT:
Der Name Rheinisch-Deutsches Pferd verrät die Herkunft aus dem Rheinland. Hier ist es jedoch heute bis auf verschwindende Reste ausgestorben. Das „Rheinische (Kaltblut-) Pferdestammbuch" mit Sitz in Bonn züchtet noch mit drei Hengsten und etwa 20 Stuten. Keimzelle war ursprünglich das aufgelöste Landgestüt Wickrath. Nachzuchtgebiete waren früher Westfalen, Hessen, Sachsen-Anhalt, Sachsen-Thüringen, Mecklenburg, Braunschweig, Ostholstein, aber auch die verlorenen Ostgebiete,

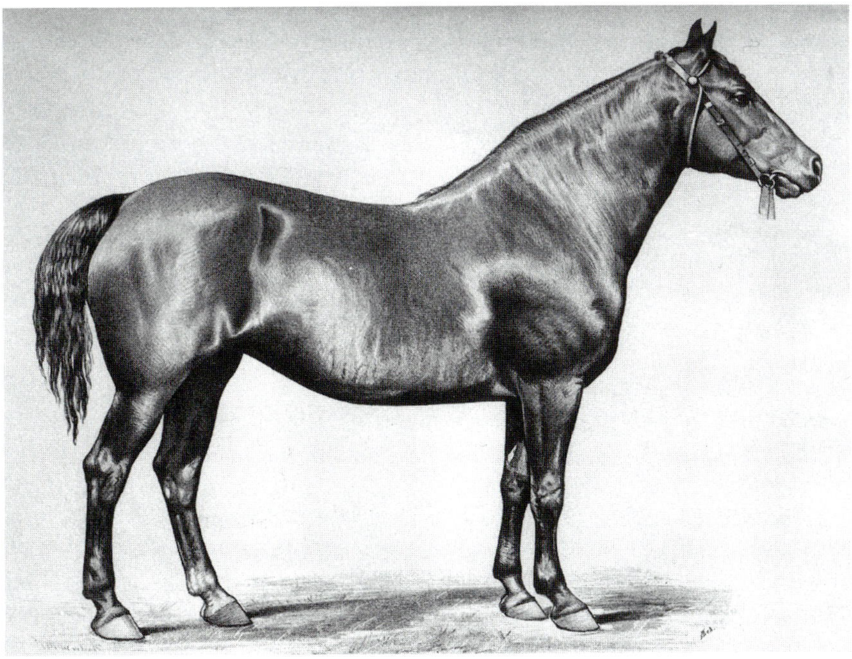

Rheinische Stute, geb. 1883, aus Stoeckel, „Deutschlands Pferde" (Berlin 1891), Typ vor der Umzüchtung mit dem Belgischen Blut

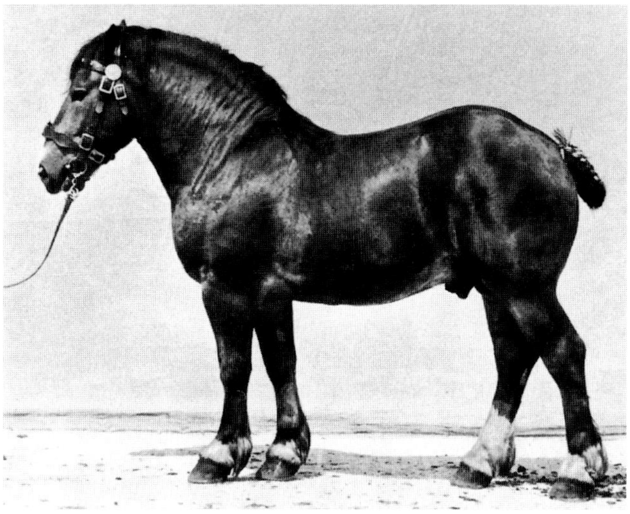

Rheinischer Hengst Belgischen Typs um 1910: Caesar, geb. 1908 (v. Rigolo – Modell), aus Rau, „Die Deutschen Pferdezuchten" (Stuttgart 1911)

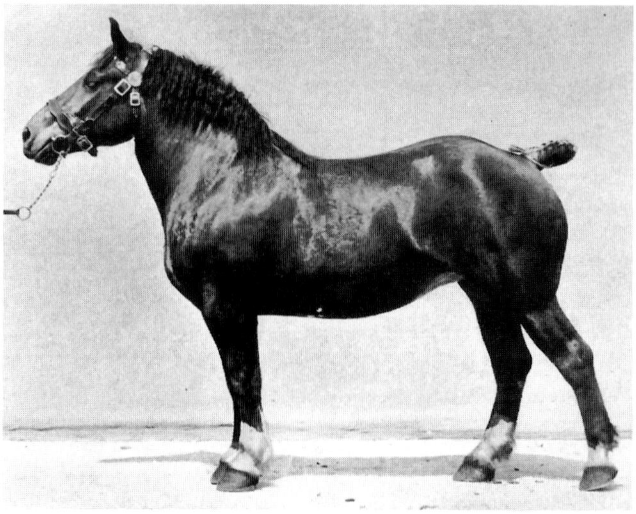

Rheinische Stute Belgischen Typs um 1910: Auslese, geb. 1906 (v. Primus – Prince de Condé), aus Rau, „Die Deutschen Pferdezuchten" (Stuttgart 1911)

Unten: Rheinische Kaltblüter Belgischen Typs vor dem Zugkraftmeßgerät 1929. Bei Bestehen der Zugkraftprüfung wurde eine Ehrenurkunde vergeben.

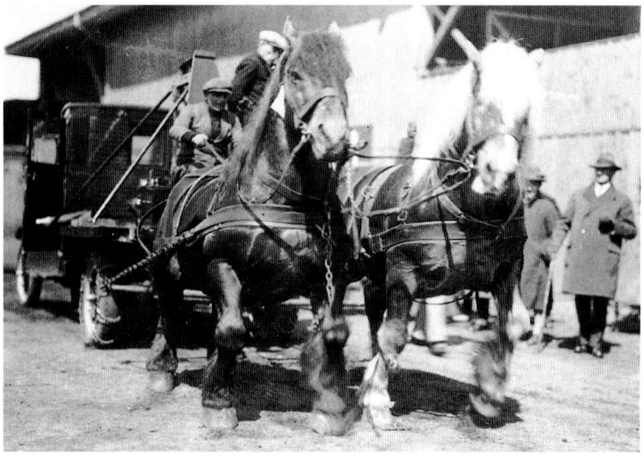

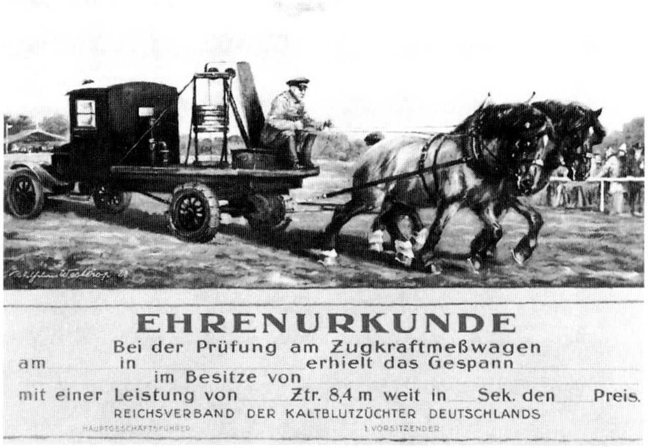
EHRENURKUNDE
Bei der Prüfung am Zugkraftmeßwagen
am ______ in ______ erhielt das Gespann
______ im Besitze von ______
mit einer Leistung von ______ Ztr. 8,4 m weit in ______ Sek. den ______ Preis.
REICHSVERBAND DER KALTBLUTZÜCHTER DEUTSCHLANDS

wo die Rasse in der polnischen Kaltblutzucht aufgegangen ist. Heute bestehen noch stark eingeschränkte Restzuchten in Westfalen und Niedersachsen, deren Populationen zwar klein, aber zahlenmäßig recht stabil sind, während die bisher umfangreicheren Zuchten auf dem Gebiet der ehemaligen DDR zur Zeit einem erheblichen Schrumpfungsprozeß unterliegen.

GESCHICHTE:
Das Rheinisch-Deutsche Kaltblut ist eine sehr junge Rasse. Bis zur Mitte des 19. Jahrhunderts züchtete man im Rheinland ein leichtes bis mittelschweres Pferd. Noch 1839 wurde das Landgestüt Wickrath bei Düsseldorf mit 50 warmblütigen Stammhengsten begründet. Mit der Intensivierung der Landwirtschaft und dem Einsatz schwererer Maschinen kam es immer häufiger zu Forderungen nach einem schweren landwirtschaftlichen Arbeitspferd. Nach nicht sehr erfolgreichen Versuchen mit englischen Kaltblütern machte man eine züchterische Anleihe bei dem belgischen Nachbarn. Schon seit Anfang des Jahrhunderts hatten belgische Ardenner bis zu einem gewissen Maße, doch ohne „staatlichen Segen", Einfluß auf die bäuerliche Zucht gewonnen.

Ab der Jahrhundertmitte kam es dann zu steigenden Importen hauptsächlich Brabanter-Zuchtmaterials und zu einer Verdrängungszucht mit dem schweren Kaltblüter. Die Initiativen kamen zunächst ausschließlich von privater Seite. Zunächst war der Widerstand der Preußischen Gestütsverwaltung ganz erheblich. Erst 1876 verzichtete der Staat auf eine Warmblutzucht in der Rheinprovinz, und man einigte sich auf das Zuchtziel des Belgischen Kaltbluts. 1880 wurde die Körordnung neugefaßt, 1892 das „Rheinische Pferdestammbuch" gegründet. Noch aber war die Zucht von ständigen Neuimporten abhängig. Bis kurz vor dem Ersten Weltkrieg machten Original-Belgische Hengste immer noch die Mehrzahl des Hengstbestandes des Landgestüts Wickrath aus (1912 noch gut 60 Prozent der über 200 Beschäler). Ein deutlicher Umschwung setzte erst ein, als durch den Krieg die Importe abnahmen. So kam es zu einer ver-

Rechts: Im Belgischen Typ stehender niedersächsischer Kaltbluthengst Gambert, geb. 1944

Mitte: Im Belgischen Typ stehender westfälischer Kaltbluthengst Nektar, geb. 1957

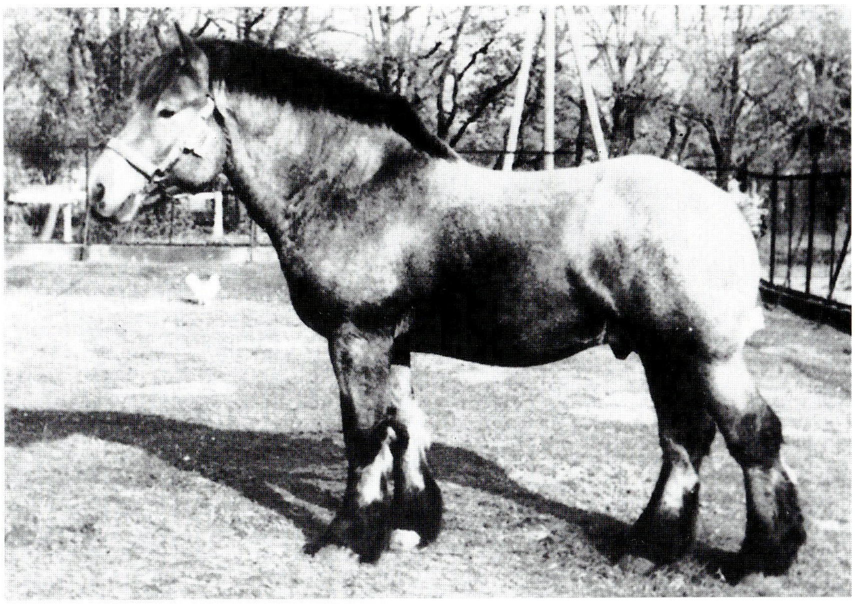

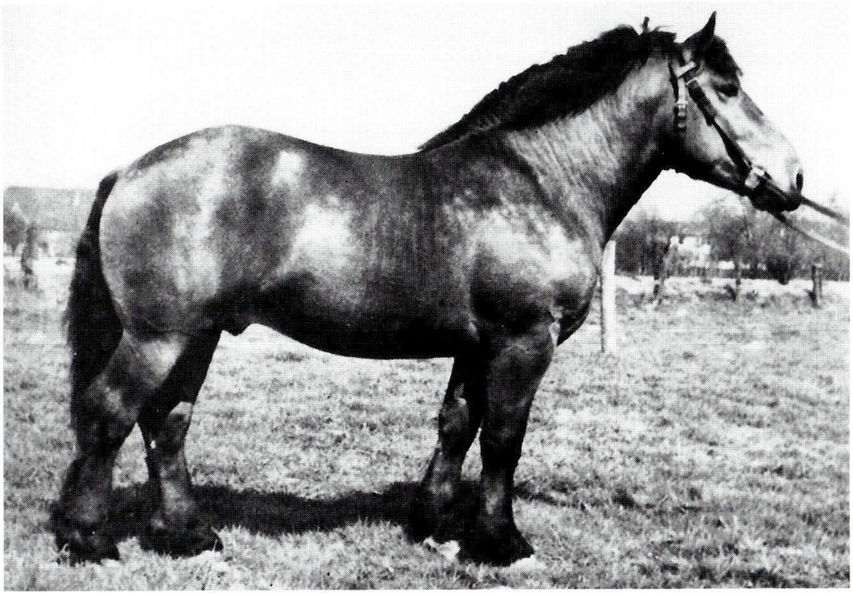

stärkten Hinwendung zu den im Lande gezogenen Hengsten und Stuten. Dem trug eine 1917 vorgenommene Neufassung des „Rheinischen Pferdestammbuches" Rechnung. Es kam zu einer Umorientierung vom „Rheinisch-Belgischen" auf das „Rheinisch-Deutsche" Zuchtziel.

Vom Ende des Ersten Weltkrieges bis in die ersten Jahre nach dem Zweiten Weltkrieg erlebte die Rasse im Rheinland, aber auch in allen anderen Zuchtgebieten, einen ungeheuren Boom. In dieser Zeit machte sie etwa 50 Prozent des gesamten Pferdebestandes des Deutschen Reiches aus. Dann kam es zu einer gegenläufigen Entwicklung: Im Zuge der rasanten Motorisierung und der Hinwendung zum Sportpferd ging die Rheinisch-Deutsche Kaltblutzucht in ihrem Stammzuchtgebiet in den fünfziger/sechziger Jahren in geradezu schwindelerregendem Tempo von einstmals 26 000 Mutterstuten gegen Null. 1956 wurde das Landgestüt Wickrath aufgelöst, die verbliebenen staatlichen Kaltbluthengste in das westfälische Landgestüt Warendorf überstellt. Die Landgestüte Harzburg-Bündheim (Braunschweig), Traventhal (Ostholstein), Darmstadt (Kurhessen) und Kreuz (Sachsen-Anhalt) erlitten das gleiche Schicksal, während in den Landgestüten Warendorf (Westfalen), Dillenburg (Hessen-Nassau), Redefin (Mecklenburg-Vorpommern), Neustadt/Dosse (Brandenburg) und Moritzburg (Sachsen und Thüringen) die Kaltbluthengste weitgehend ihre Plätze zugunsten von Reitpferdebeschälern räumen mußten und die Züchter vielfach zur Warmblutzucht umschwenkten.

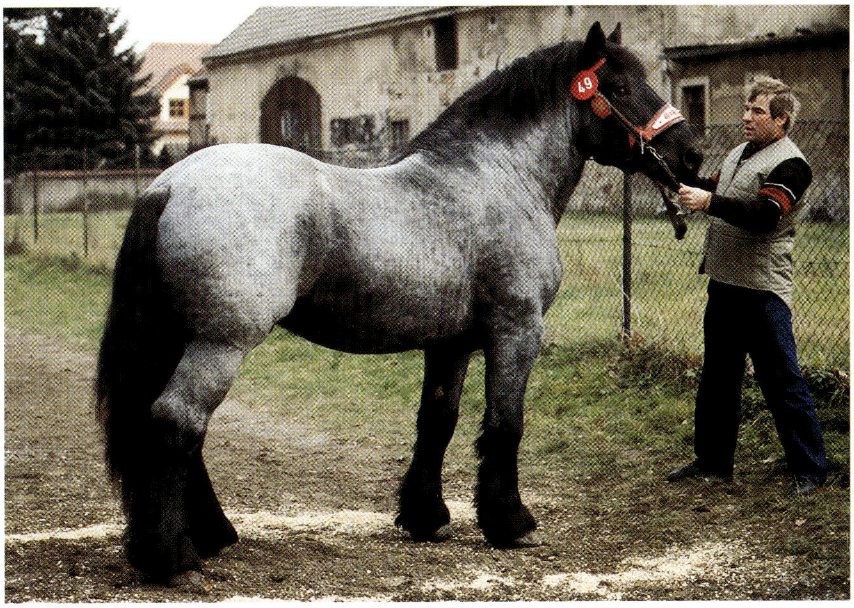

Im Belgischen Typ stehender sächsischer Kaltbluthengst Elegant, geb. 1990

SÜDDEUTSCHES KALTBLUT

Noriker, Pinzgauer, Oberländer
Siehe auch Österreich

TYP, INTERIEUR, VERWENDUNG:
Der Noriker ist das originäre Gebirgspferd der österreichischen und bayerischen Alpenländer. Dem Klima, Gelände und Futterangebot seiner Heimat verdankt er seine Robustheit und Genügsamkeit, die ihn auch mit dem minderwertigen, in den nassen, sauren Talauen geworbenen Heu auskommen lassen. Er ist ein schweres landwirtschaftliches Arbeitspferd, kräftig, hart, anspruchslos, frühreif, langlebig. Sein Charakter ist fromm und gutmütig, sein Temperament ruhig, ja nicht selten etwas träge. Dabei ist er hundertprozentig zugfest und ehrlich.

Zeitweilig unterschied man zwei Haupttypen: den schwereren österreichischen Pinzgauer und den leichteren bayerischen Oberländer. Während der mehr oder weniger reingezogene Pinzgauer in seinen Merkmalen noch vieles von einer Naturrasse bewahrt hatte, waren beim Oberländer deutlich edlere Bluteinflüsse erkennbar. Heute ist die Zuchtrichtung ziemlich einheitlich auf einen schwereren Typ ausgerichtet, nicht zuletzt unter dem Einfluß der Forderungen des Schlachtpferdemarktes. Der Nutzung des Norikers sind nach der vollzogenen Motorisierung nur noch Nischen geblieben, wie die Rückearbeit und andere forstwirtschaftliche Arbeit oder besondere betriebswirtschaftliche Verhältnisse wie bergige Lagen auf den Gebirgshöfen. Daneben finden vor allem auffällig gezeichnete Noriker Verwendung im Zirkus, in Brauereigespannen für Werbezwecke, bei Brauchtums-Veranstaltungen und als Freizeit-Planwagen-, Kutsch- oder Schlittenpferd. Besondere Bedeutung hat mittlerweile die Schlachtfohlenproduktion (in Österreich ca. 60–70 Prozent).

EXTERIEUR:
Der Kopf des Norischen Pferdes ist derb, langgestreckt, keilförmig, schwer und fleischig, meist mit ausgeprägter Ramsnase. Die Augen sind klein und gutmütig, die Ohren kurz, tief und breit angesetzt. Der Hals ist dick und kurz, die Brust breit und muskulös, die gepackte Schulter steil gelagert, der Widerrist breit, muskulös und niedrig. Der früher gewöhnlich lange, matte Rücken mit oft weicher Verbindung ist heute durch sorgfältige Selektion fast völlig verschwunden, ebenso wie die mangelnde Rippenwölbung. Die tief gespaltene Kruppe ist lang, breit, abgeschlagen mit tiefem Schweifansatz. Überbaute Pferde trifft man heute nur noch selten. Die Extremitäten sind kurz, stark, manchmal mit einer Tendenz zur Säbelbeinigkeit hinten, kurzer Fesselung und harten, unverwüstlichen Hufen. Auffallend sind die derbe, kraushaarige Doppelmähne und das stark gewellte, reich ausgebildete Schweifhaar. Behang findet sich nur in geringem Maße.

Die hauptsächlichen Farben sind Braune und Füchse mit, bis auf Blessen, recht wenigen Abzeichen. Daneben kommen auch Schimmel vor und in jüngster Zeit wieder vermehrt die früher häufigen Tigerschecken, Plattenschecken und Mohrenköpfe (vor allem in Österreich). Die Widerristhöhe liegt bei 155–165 cm.

MECHANIK:
Der Noriker ist ein Schrittpferd mit recht raumgreifenden, flotten, nicht immer ganz regelmäßigen Bewegungen in Schritt und Trab. Er zeichnet sich durch eine hohe Trittsicherheit auch im Hochgebirge aus.

ZUCHT:
Die ursprüngliche Heimat des Norikers ist die alte römische Provinz Noricum (das heutige Österreich und Bayern), der er seinen Namen verdankt. Dies ist auch heute noch sein Hauptverbreitungsgebiet, von wo aus sich die Rasse in den übrigen süddeutschen Raum (Württemberg, Baden, Pfalz) sowie darüber hinaus in das Sudetenland, Böhmen, Mähren, die Slowakei, Slowenien, Kroatien und Südwestungarn ausgebreitet hat. Das heutige Hauptverbreitungsgebiet in Österreich ist der Pinzgau (der westliche Teil des Bundeslandes Salzburg), die Talschaften der Salzach bis Lend und der Saalach bis zum Steinpaß mit dem Zeller See. Verbreitet ist er daneben auch in Kärnten, Steiermark und Tirol.

Die Stuten sind meist in bäuerlicher Hand, während die Hengsthaltung zwischen dem staatlichen österreichischen Bundeshengstenstallamt in Stadl-Paura (bei Lambach/Traun)

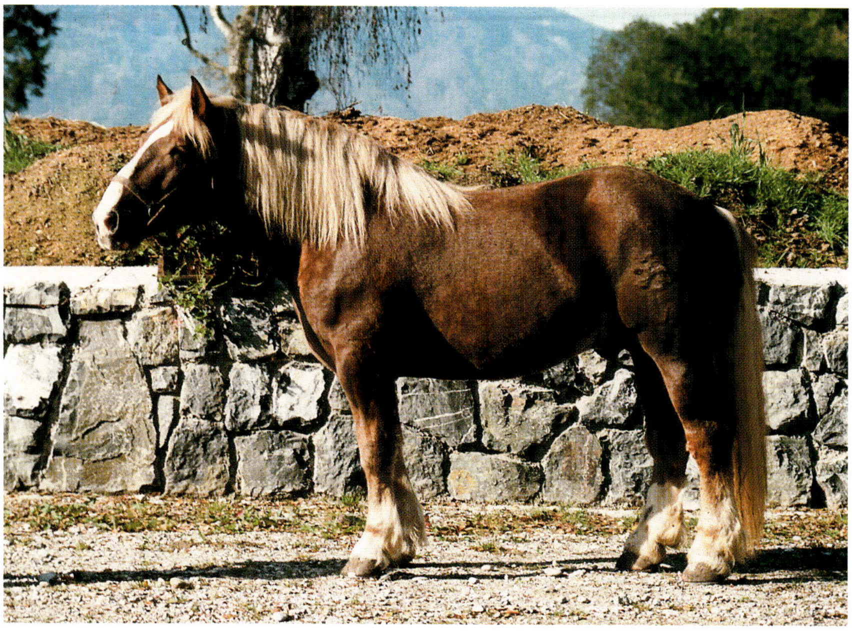

Moderner Hengst des Norischen Typs

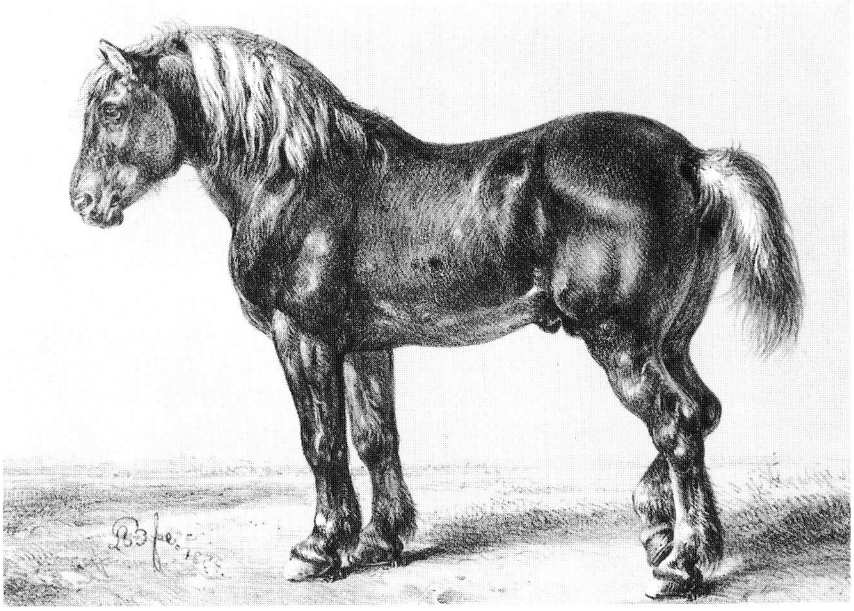

Noriker des schwereren (Pinzgauer) Typs um 1840/50 aus Villeroy/Müller, „Der Pferdezüchter" (Mainz 1858)

und privaten Hengsthaltern geteilt ist. Die Betreuung der Zucht erfolgt durch die Arbeitsgemeinschaft Norischer Pferdezüchter in Maishofen a. d. Saalach (Pinzgau). Ein Noriker-Aufzuchthof besteht in Stoißen bei Saalfelden a. d. Urschlau (Pinzgau).

In Deutschland wird der Noriker unter der Bezeichnung Süddeutsches Kaltblut in Bayern und Baden-Württemberg gezüchtet. Die Stutenhaltung ist rein bäuerlich, während die Bereitstellung der Hengste größtenteils staatlich organisiert ist. Doch gibt es auch eine private Hengsthaltung. Die Schwerpunkte der Zucht liegen in Bayern in dem dem Salzburger Land zunächst liegenden Chiemgau und im Oberland, sowie heute vor allem im Voralpenland und im Bayerischen Wald. Die Staatshengste stehen im Stammgestüt Schwaiganger im südbayerischen Voralpenland (am Fuß des Heimgartens zwischen Kochel und Murnau). In Baden-Württemberg besteht ebenfalls noch, neben den Schwarzwälder Füchsen, eine zahlenmäßig kleine Noriker-Zucht in bäuerlicher Hand, für die der Staat, das heißt das Haupt- und Landgestüt Marbach a. d. Lauter (auf der Schwäbischen Alb) noch einige Hengststationen besetzt.

GESCHICHTE:
Bereits in den Aufzeichnungen römischer Historiker wird das kräftige Pferd der Provinz Noricum gerühmt, das übrigens möglicherweise mit den römischen Besatzungstruppen als Trag- und Karrenpferd dorthin gelangt war. Auch zur Zeit Karls des Großen wird der Noriker-Rasse lobend Erwähnung getan.

Im Mittelalter begann seitens der Landesherren, des Adels und der Geistlichkeit eine erste systematische Zucht, der sich vor allem die Klöster annahmen. Um die Mitte des 16. Jahrhunderts gründete *Erzbischof Kuen von Salzburg* im Schloß Rief bei Hallein ein Gestüt, das über zwei Jahrhunderte die Zucht maßgeblich beeinflußt hat. 1574 wurden bereits die ersten Landbeschäler (sogenannte Hofstallonen) in den Pinzgau ausstationiert. 1688 erließ *Erzbischof Graf Thun* genaue Vorschriften, wie die Norische Zucht gefördert werden sollte. Von der Renaissance bis zur Mitte des 19. Jahrhunderts erfolgte wiederholt eine Einkreuzung fremden Blutes (Spanier, Neapolitaner, Kladruber, Clydesdale, Belgier).

Auf die im Barock eingeführten getigerten und gescheckten Andalusischen und Neapolitanischen Hengste, die die Erzbischöfe von Salzburg ins Land holten, um sie in die Noriker-Rasse einzukreuzen zur Erzielung von bunten Gala-Reitpferden für ihre Paraden und als Kutschpferde für ihre Equipagen, gehen bis heute die (allerdings selten gewordenen) Noriker Tiger- und die noch selteneren Plattenschecken zurück.

Nach der Säkularisation der Klostergestüte und Aufhebung der weltlichen Macht der Kirche 1781/82 durch *Kaiser Joseph II.* (1741–1790 – „Josephinismus") erlitt die Norische Zucht einen empfindlichen Rückschlag für fast ein Jahrhundert, obgleich seitens des Staates Deckstationen mit approbierten Hengsten eingerichtet wurden. 1826 wurde in den Stallungen des ehemaligen staatlichen Salzmonopols in Stadl-Paura das Österreichische Hengstenstallamt (das heißt ein Landgestüt) eingerichtet, von wo aus das Land später den größten Teil der zur Zucht verwendeten Noriker-Hengste bekam. Ab 1884 wurde nur noch Reinzucht betrieben. 1885 kam es zum Erlaß des ersten Hengstkörgesetzes.

Auch in Bayern bildete aufgrund der starken Wechselbeziehungen zwischen den österreichischen Alpenländern und den angrenzenden bayerischen Gebieten das Norische Pferd die allgemeine Zuchtgrundlage. Im Chiemgau, der bis zum Reichsdeputationshauptschluß 1803 zum Erzbistum Salzburg gehörte, erhielt sich die Rasse am reinsten. Durch vorübergehende Errichtung einer allgemeinen Landbeschälung in Bayern im Interesse der Remontierung des Heeres im eigenen Land im Jahre 1769 mit Warmbluthengsten unterschiedlichster Rassen (Holsteiner, Norfolk Roadster, Cleveland Bay, Normänner, Oldenburger, Ostfriese) erfuhr der bayerische Noriker – nicht zur Freude der Bauern – im 19. Jahrhundert eine gewisse Veredlung, aus der der leichtere Oberländer-Typ resultierte. Dieser Typ verbreitete sich im gesamten süddeutschen Raum, in Oberbayern, Schwaben, Baden, Württemberg und der Pfalz. Für die inzwischen auf das gesamte bayerische Oberland (daher der Name) ausgedehnte Zucht wurde 1906 das Ober-

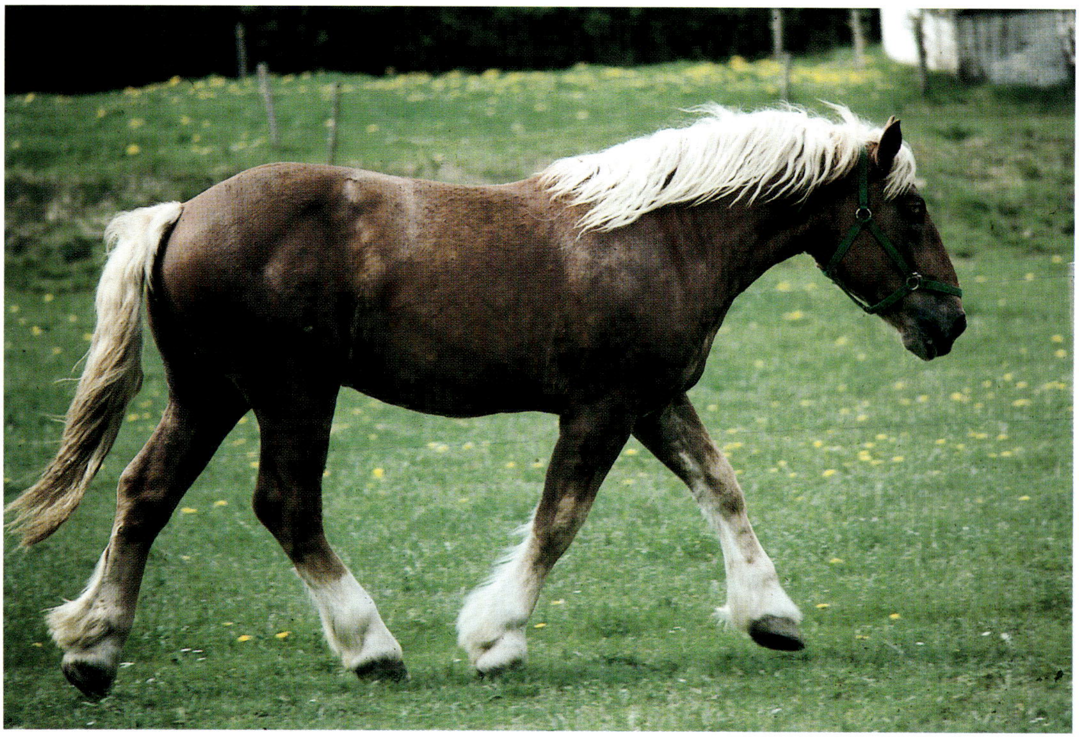

Nach dem Zweiten Weltkrieg wurden die deutschen Kaltblutpferde des Norischen Typs unter dem Begriff „Süddeutsches Kaltblut" zusammengefaßt. Bei dieser Stute handelt es sich um ein Süddeutsches Kaltblut aus Bayern.

länder-Gestütbuch eingerichtet. 1920 führte man ein einheitliches Brandzeichen ein, und die Rasse erhielt offiziell den Namen Oberländer. Nach dem Ersten Weltkrieg wurde allgemein seitens der Landwirtschaft ein schwereres Pferd gewünscht. So begann ein gezielter Umzüchtungsprozeß, in dem das Stammgestüt Schwaiganger eine bedeutende Rolle spielte. Hier wurde eine eigene Herde von 50 Köpfen mit Original-Pinzgauer-Stuten für die Erzüchtung geeigneter schwerer Landbeschäler aufgebaut.

Der Beginn der Kaltblutzucht in Württemberg erfolgte auf der Ulmer Alb, beeinflußt durch die Pferdemärkte zu Ulm, die zahlreich mit bayerischen Oberländern beschickt wurden. Zunächst war jedoch keine Einigung über ein einheitliches Zuchtziel zu erreichen. 1877 wurde in Langenau der erste Kaltblutzuchtverein gegründet. Ihm folgten in rascher Folge die Gründungen weiterer, die sich nach ihrem Zusammenschluß auf ein erstes Zuchtziel auf belgischer Grundlage, den sogenannten „Höhenbelgier" einigten. Erst die sehr unbefriedigenden Zuchtergebnisse, die dann zu der Erkenntnis führten, daß man niemals Zuchttiere aus besseren Umweltbedingungen in schlechtere verpflanzen soll, machten den Weg frei für die Zucht des „gemeinen bayerischen Pferdes" auf Norischer Grundlage.

Zur weiteren Verbreitung der Rasse trug maßgeblich die außerordentliche Bewährung des Oberländers im Ersten Weltkrieg als Zugpferd der schweren Artillerie und des Trains, auch unter schlechtesten Futter- und Geländebedingungen, bei. 1922 stellte der Pferdezuchtverein Ellwangen-Leutkirch als erster in Württemberg sein Zuchtziel auf den Oberländer Noriker um. Seit 1935 war das allgemeine offizielle Zuchtziel der Noriker.

Im Jahre 1939 ließ man auf Vorschlag des Reichsverbandes für Zucht und Prüfung deutschen Kaltbluts hin den Namen „Oberländer" fallen zugunsten der einheitlichen Bezeichnung „Noriker". Begründet wurde diese Namensänderung damit, daß es nach dem Anschluß Österreichs und

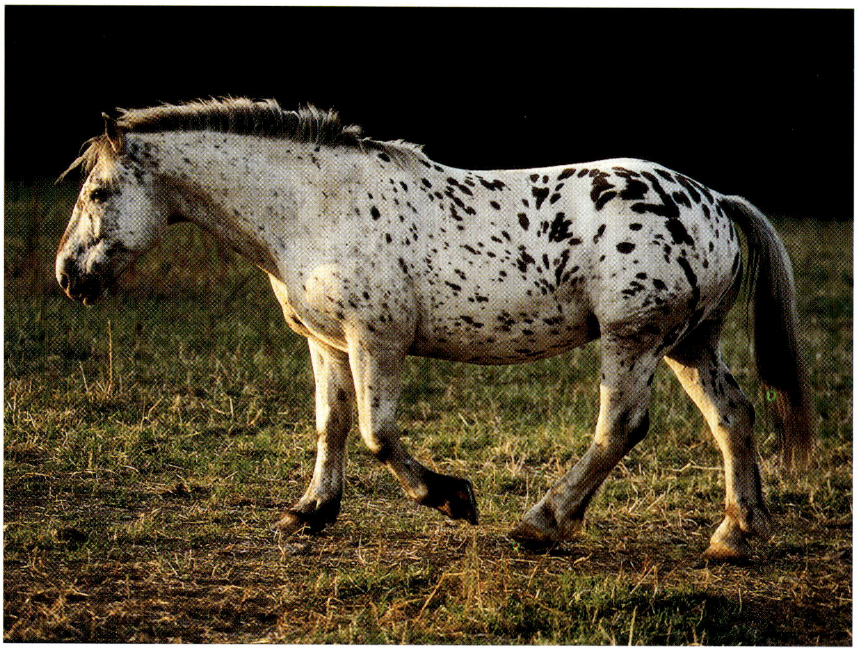

Einer der heute wieder sehr beliebten Tigerschecken Norischen Typs

der Annexion Böhmens und Mährens, nicht nur in Bayern, Württemberg, Baden und der Pfalz, sondern auch in Österreich, dem Sudetenland etc. Pferde Norischer Blutführung gab. Der Name Noriker wurde in Österreich bis heute beibehalten. Dagegen fand in Deutschland 1948 im Zuge der Vereinheitlichung des Zuchtzieles eine Zusammenfassung der Norischen Schläge durch die Deutsche Landwirtschaftsgesellschaft (DLG) unter der Bezeichnung „Süddeutsches Kaltblut" statt. Der danach einsetzende Motorisierungsprozeß vor allem in der Landwirtschaft führte allenthalben zu einem sehr starken und raschen Rückgang und in vielen Gebieten zu einem totalen Verschwinden der Zucht. Heute sind nur noch spärliche Reste der einstmals stolzen Rasse vorhanden.

Die Ausbreitung der Schlachtfohlenproduktion birgt zugleich die Gefahr in sich, daß sie bei den Züchtern zu einer verstärkten Selektion auf mehr Größe und Gewicht führt, wobei unter Umständen Einbußen hinsichtlich Gangvermögen und Typ in Kauf genommen werden, da ganz einfach ein höheres Ausschlachtungsgewicht einen besseren Preis bedingt. Die früher nach verschiedenen Typen unterschiedenen Zuchten sind heute mehr oder weniger vereinheitlicht dem Pinzgauer angeglichen. Zu dieser Vereinheitlichung kam es bereits während des Zweiten Weltkrieges. Auf diese Weise sind der auf den Halbhöhenlagen gezüchtete Oberländer und der noch kleinere, leichtere Abtenauer der Dolomitenhochtäler nahezu völlig verschwunden. In die in Deutschland vorhandenen Süddeutschen Kaltblutzuchtbestände von Bayern und Baden-Württemberg wird immer wieder einmal originales Norikerblut eingekreuzt, um eine Inzuchtdepression zu vermeiden.

Bis vor wenigen Jahren schienen die Noriker Tiger und Schecken vom Aussterben bedroht. Die einzige gezielte Zucht von Tigern, Schecken und Mohrenköpfen, die es heute gibt, betreibt *Walter Werni*, der Pferdezuchtreferent der Steirischen Landwirtschaftskammer und gleichzeitig Geschäftsführer des Steirischen Pferdezuchtverbandes. In der österreichischen Noriker-Zucht unterscheidet man fünf Hengstlinien: *Vulkan*, *Nero*, *Diamant*, *Schaunitz* und *Elmar*. Früher waren die verschiedenen Norikerfarben (Fuchs, Braun, Rappe, Mohrenkopf, Tiger und Scheck) auf bestimmte Linien fixiert. So vertrat damals die heute vom Aussterben bedrohte *Elmar*-Linie die Scheckfärbung. Hier ist ein gewisser Wandel eingetreten. Die meisten Tiger bringt heute die *Vulkan*-Linie hervor über ihren Repräsentanten *Toni-Vulkan*, der als der Hauptvererber der ausgefallenen Zeichnung gilt. Aufgrund der Bemühungen von Werni und einigen Gleichgesinnten scheint die Gefahr des Aussterbens der Noriker Tiger gebannt. Heute gibt es wieder eine Reihe von Tigerstuten und sogar einige Hengste. Entsprechendes gilt für die Plattenschecken. Allerdings ist die Tiger- und Scheckzucht nicht sehr einfach. Eine Scheckstute, dreimal mit einem Tigerhengst angepaart, brachte einen Tiger, eine Mischung aus Scheck und Tiger und einen abzeichenlosen Rappen. Über den Erbgang besteht bisher Unklarheit.

Edler Charakterkopf eines „Wälder"-Hengstes

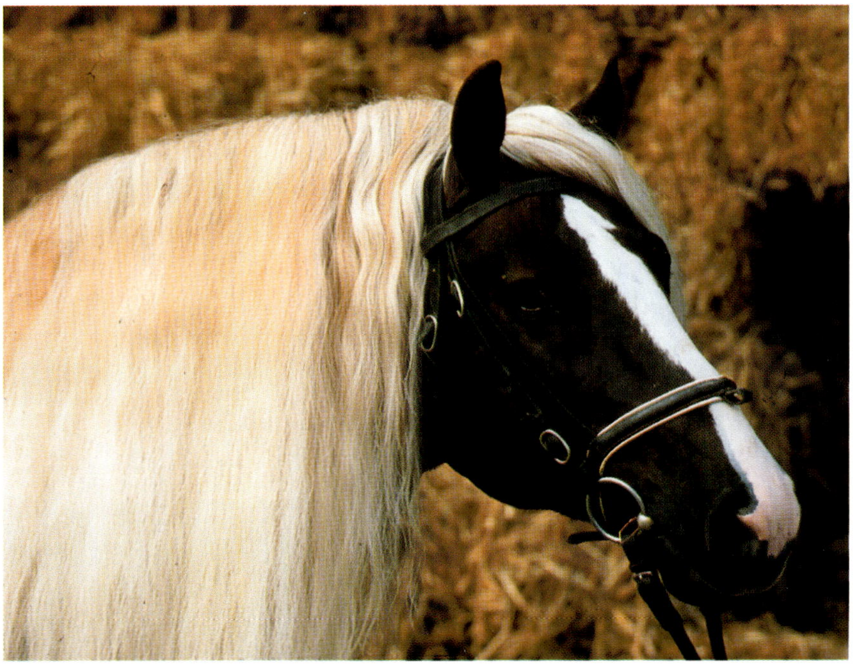

SCHWARZWÄLDER FUCHS

Sankt Märgener, Wälderpferd

TYP, INTERIEUR, VERWENDUNG: Bei dem hübschen, auffallend gefärbten Wälderpferd handelt es sich um die edelste, kleinste und leichteste deutsche Kaltblutrasse. Es steht in Modell und Kaliber zwischen Noriker und Haflinger und ist leichter und trockener als mancher schwere Warmblüter alten Typs. Im Kaliber ist es leicht bis höchstens mittelschwer. Aufgrund seiner außergewöhnlichen Anspruchslosigkeit gedeiht es selbst auf den kargen, kalkarmen Böden des Hochschwarzwaldes. Sein Charakter ist fromm und gutmütig bei doch energischem, lebhaftem Temperament. Es vereint in sich Intelligenz, Wendigkeit, Härte, Genügsamkeit mit hoher Leistungsbereitschaft und Leistungsfähigkeit und ist eifrig und willig bei allen landwirtschaftlichen Arbeiten. Früher war es das Saum-, Zug- und Rückepferd der Bergbauern und wurde bevorzugt vor allem bei allen Forstarbeiten und in kleinbäuerlichen Betrieben als „Mädchen für alles" eingesetzt. Heute ist es ein beliebtes Freizeit-Kutsch- und Schlittenpferd, ja sogar Robust-Reitpferd, das auch gern im Rahmen des Fremdenverkehrs genutzt wird.

EXTERIEUR:
Der Gesamteindruck des Schwarzwälders ist ausgesprochen harmonisch mit den gedrungenen Formen des leichtfuttrigen Wirtschaftspferdes, ein kleiner, gepackter Kaltblüter mit recht leichtem, trockenem Fundament, der unverkennbar norischen Ursprungs ist. Der Kopf ist edel, der Hals gut angesetzt, stark und kurz. Der kurze, kräftige, stramme Rücken geht mit guter Verbindung in die breite, muskulöse und abschüssige Kruppe über. Die Schulter ist steil und muskelbepackt. Die Gliedmaßen, korrekt mit ausgeprägten Sehnen und Gelenken, besitzen nur wenig Behang. Die Hufe sind wohl geformt und hart.

Charakteristisch ist die oft fast schwarze Dunkelfuchs-, Kohlfuchsfärbung mit hellem, nicht selten fast weißem, reich ausgebildetem Langhaar. Pferde ohne diese Farbmerkmale gelten als nicht rassetypisch. Die Durchschnittsmaße betragen für Hengste 150–155 cm, für Stuten 145–150 cm Stockmaß.

MECHANIK:
Die Bewegungen im Trab und Schritt sind flott, energisch, mit befriedigendem Raumgriff, dabei sehr trittsicher.

ZUCHT:
Der Schwarzwälder oder kurz Wälder Fuchs trägt seinen Namen nach seinem Original-Zuchtgebiet im Schwarzwald in Baden-Württemberg. Hier und in seinen Ausläufern wird er noch heute gezüchtet. Die Hengstaufzucht und Hengsthaltung sind auf das Haupt- und Landgestüt Marbach a. d. Lauter übergegangen. Die Zuchtbuchführung liegt beim Pferdezuchtverband Baden-Württemberg in Titisee-Neustadt.

GESCHICHTE:
Die Anfänge der Zucht der Schwarzwälder Füchse lassen sich bis in das 17. Jahrhundert zurückverfolgen. Tatsächlich sind jedoch die bodenständigen Stutenstämme wohl ebenso alt wie die Besiedlung des Schwarzwaldes durch die dort ansässigen Bergbauernfamilien. Der Überlieferung nach soll die originelle Färbung auf einige leichte Dunkelfuchshengste mit hellem Langhaar aus den Vogesen zurückgehen. Nach anderen Quellen hat erst ein 1875 geborener Hengst diese Farbe verbreitet. Während der Napoleonischen Kriege sollen auch französische Pferde ungeklärter Herkunft im Schwarzwald zurückgeblieben und zur Zucht verwendet worden sein. In den vor dem Reichsdeputationshauptschluß (1803) zu Österreich gehörigen geistlichen Herrschaften der Klöster Sankt Märgen, Sankt Peter und Sankt Blasien standen im 18. Jahrhundert einige Norische Hengste.

1896 schlossen sich die Wälder Züchter im „Verband der Schwarzwälder Pferdezuchtgenossenschaften“ zusammen, nachdem vorher staatlicherseits allerlei von den Züchtern nicht gebilligte Zuchtmaßnahmen vorgenommen worden waren. So wurden unter anderem nach Erlaß des Körgesetzes 1880 schwere Belgische Hengste im Zuchtgebiet stationiert und die leichten Original-Schwarzwälder Hengste abgekört, um der Rasse mehr Kaliber und Größe zu verleihen. Glücklicherweise setzten sich die durch starke Inzucht konsolidierten Stutenstämme weitgehend durch: Die Nachzucht aus solchen inhomogenen Kreuzungen behielt die Eigenschaften, die das Wälderpferd seit jeher ausgezeichnet hatten und die den Anforderungen von Gelände, Klima und Futterangebot angepaßt waren. Ein wenig „Corriger la fortune“ war nicht selten auch mit im Spiel, da die eigenwilligen Einödbauern auf ihren abgelegenen Höfen, „etwas außerhalb der Legalität“, fern der staatlichen Kontrolle, mit Hengsten aus den bodenständigen Stutenfamilien züchteten, die wegen ihres zu geringen Kalibers und nicht ausreichender Größe von der Körkommission abgelehnt oder ihr auch gar nicht erst vorgeführt worden waren. Der berühmteste dieser Hengste war ein edler Dunkelfuchs mit reichem, fast weißem Langhaar, der, da zu leicht, fein und klein, nie gekört war. Er lieferte eine zahlreiche vorzügliche Nachkommenschaft und findet sich in den Abstammungen von nicht weniger als elf gekörten Hengsten und einer großen Anzahl Stuten.

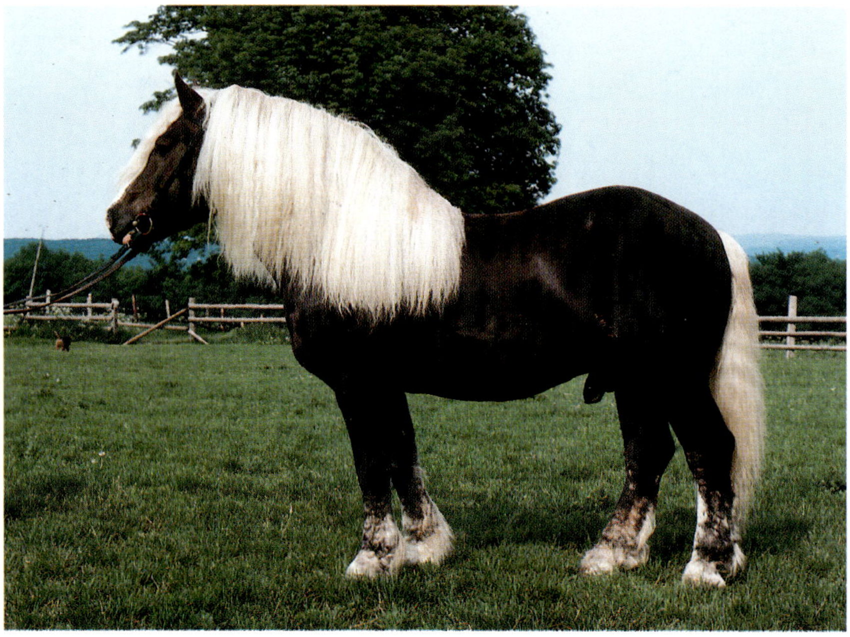

Schwarzwälder (St. Märgener)-Hengst in dem zum baden-württembergischen Haupt- und Landgestüt Marbach a.d. Lauter gehörenden Gestütshof St. Johann

Ungarische Post auf Schwarzwälder Füchsen bei der Hengstparade in Marbach

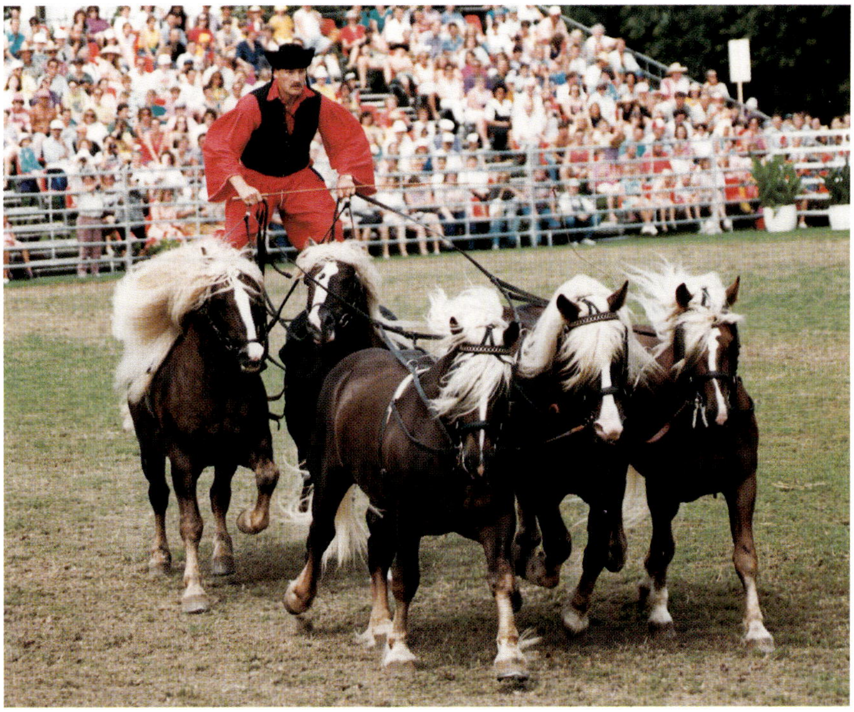

Um 1920 beschloß man den Hengstbestand in Zukunft nur noch aus den bodenständigen Stutenstämmen zu remontieren. Wegen der Kleinheit der Population entstand dadurch jedoch das Problem einer ständig enger werdenden Blutführung. So entschloß man sich zu gelegentlichen, behutsamen Blutauffrischungen mit in Typ und Färbung passenden Hengsten verwandter Populationen. Um 1930 wurden so der leichte Osttiroler Norikerhengst *Milan* und der in Aachen erworbene *Deutschritter* für die Wälderzucht gekört, die mit den konsolidierten Stutenstämmen die M- respektive D-Linie begründen konnten.

Wegen des starken Rückganges der Pferdezucht allgemein und der damit auch kleiner werdenden Zuchtbasis in den fünfziger/sechziger Jahren wurde die Gefahr einer Inzuchtdepression erneut akut. Diesmal versuchte man ihr durch den Einsatz der in Typ, Farbe und Kaliber passenden Norikerhengste *Reith-Nero*, *Wirts-Diamant* und *Jup* zu begegnen. Inzwischen sind auch diese Hengste von der Zucht voll assimiliert worden, und sie präsentiert sich in ungewöhnlicher Typklarheit und Einheitlichkeit. Die Gefahr eines weiteren zahlenmäßigen Rückganges oder gar eine Existenzbedrohung des Wälderpferdes besteht nicht mehr. Im Gegenteil, die Nachfrage, vor allem seitens des Fremdenverkehrs und aus dem Lager des Freizeitsports vor allem als Kutsch- und Schlittenpferd, übersteigt bei weitem das Angebot der nur kleinen Zucht. Damit ist das Schwarzwälder Kaltblutpferd eine der wenigen Kaltblutrassen, die nicht vom Aussterben bedroht ist.

PONYZUCHTEN

DÜLMENER WILDBAHN-PONY

TYP, INTERIEUR, VERWENDUNG: Die Dülmener ist eine der letzten der auf dem europäischen Kontinent von Anbeginn wild gehaltenen Primitiv-Pferderassen. Der mittelgroße, unveredelte Pony ähnelt im Typ den britischen Native Ponies. Allerdings hat er sich, da nicht über Jahrhunderte reingezüchtet, wie zum Beispiel die Exmoor- oder Dartmoor-Ponies, sondern immer wieder mit fremdblütigen Hengsten verschiedenster Provenienz gekreuzt, leider keinen so unverwechselbaren Typ erhalten. Der Dülmener Wildbahn-Pony war früher sehr beliebt in Kleinbetrieben, Gärtnereien, als Milchwagen- und Kleinhändlerspferd etc., als williges, eifriges, fleißiges Zugpferd. Auch in den nahen Niederlanden fand er vor der Motorisierung des Verkehrs zahlrei-

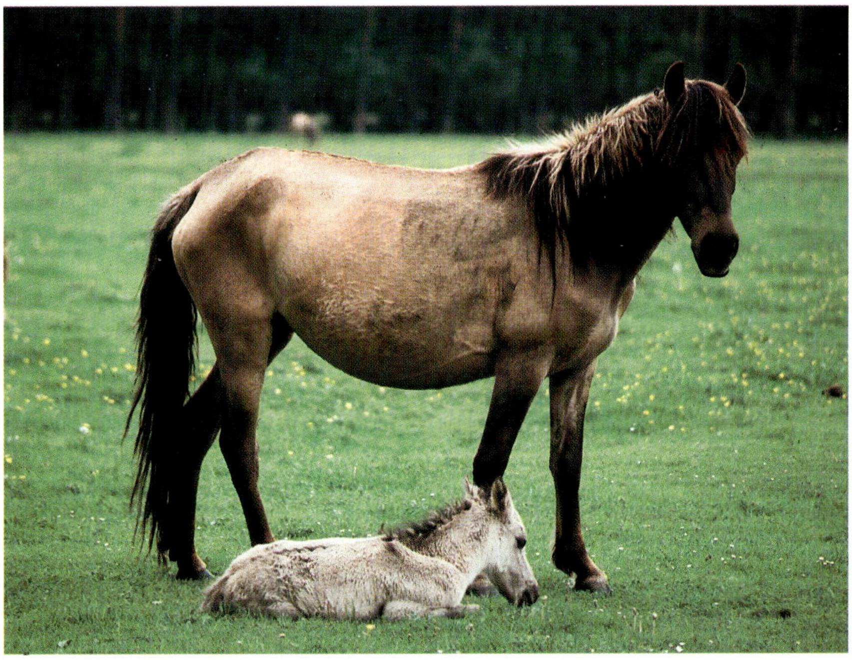

Dülmener-Wildbahnstute mit Fohlen

che Anhänger und Abnehmer. Heute wird er überwiegend als Kinderreitpony für alle Disziplinen verwendet, jedoch in seinen größeren Exemplaren auch als vielseitiges Familien-Robustreitpferd, sowie als Kutschpferd, Gelände- und Distanzpferd. Er gilt als charakterlich besonders ausgeglichen, intelligent, gelehrig. Er ist energisch und temperamentvoll, doch ohne Falsch oder Bosheit. Weitere schätzenswerte Eigenschaften sind seine Leichtfuttrigkeit, seine robuste Härte und seine Fruchtbarkeit und Langlebigkeit. Aufgrund unterschiedlicher Rasseneinkreuzungen haben sich drei Haupttypen herauskristallisiert, ein recht seltener dunkelbrauner Typ und zwei etwas gröbere, einer mausfalb, der heute die Mehrheit stellt, und ein weiterer, gelb- bis braunfalb.

EXTERIEUR:
Der Kopf des Dülmeners ist im allgemeinen recht edel mit kurzen, spitzen Ponyohren und großen, lebhaften Augen. Der Hals ist in der Regel gut aufgesetzt und von ausreichender Länge. Die Schulterlage ist günstig. Den kräftig bemuskelten Rücken verbindet eine muskulöse Lende mit der recht abschüssigen Kruppe. Die Gliedmaßen sind trocken und hart, mit gut markierten Sehnen und Gelenken. Gelegentlich kommt eine etwas kuhhessige Stellung vor. Die Hufe sind klein, wohlgeformt und eisenhart. Das Langhaar ist kräftig ausgebildet. In der kalten Jahreszeit wird ein sehr dicker, dichter Winterpelz entwickelt. Der Schweif ist tief angesetzt.

Die drei unterschiedlichen Haupttypen sind ein edlerer, etwas kleinerer dunkelbrauner Typ mit „Mehlmaul" und Aufhellungen am Bauch und den Innenseiten von Unterarm und Unterschenkel (Erbteil des Exmoors), ein gröberer, größerer Mausfalb mit Aalstrich und häufig Zebrastreifung an Unterarm und Unterschenkel (Erbteil des Koniks) und schließlich ein ebenfalls etwas größerer gelb- bis braunfalber Typ, ebenfalls mit den auf eine Primitivrasse hindeutenden Aalstrich und Zebrastreifung. Es kommen auch andere Farben vor, jedoch keine Schimmel. Füchse sind sehr selten. Weiße Abzeichen sind kaum vorhanden und auch nicht erwünscht. Die Größe variiert zwischen 125 und 140 cm Stockmaß.

MECHANIK:
Der Bewegungsablauf ist in allen drei Grundgangarten energisch und fördernd. Der Dülmener besitzt ausgezeichnete Galoppier- und Springanlagen.

ZUCHT:
Die Dülmener Rasse stellt eine der wenigen kontinentaleuropäischen Pferderassen dar, die seit ihrem nicht mehr datierbaren Beginn in einem mehr oder weniger wilden beziehungsweise halbwilden Zustand gehalten worden ist. Das Wildbahngestüt im Privatbesitz der *Herzöge v. Croy*, Dülmen, liegt in einem etwa 200 Hektar großen Wildgatter im Merfelder Bruch, westlich Dülmen, in der Nähe von Coesfeld in Westfalen. Während der Deckzeit ab Anfang Juni wird die Herde gewöhnlich innerhalb des Gatters in zwei Gruppen geteilt, denen jeweils ein Hengst zugesellt wird. Alle aus dem Gestütsbestand verkauften Pferde, fast ausschließlich Jährlingshengste, erhalten den Dülmener Brand in der linken Sattellage.

Neben der herzoglichen Gestütsleitung, die der Forstverwaltung angegliedert ist, besteht eine „Interessengemeinschaft des Dülmener Wildpferdes e. V." mit Sitz in Wittgert, Rheinland. Die Population innerhalb der Wildbahn beträgt etwa 200 Pferde, der IG angeschlossen sind rund 1000 Mitglieder mit etwa 150 Pferden.

GESCHICHTE:
Die Dülmener Ponies stellen die letzten Überreste der früher in Deutschland und vor allem in Westfalen zahlreichen „wilden" oder besser „Wildbahn"-Pferde dar. Von diesen „Wildbahnen", in denen „wilde" Pferde lebten, waren die bekannte-

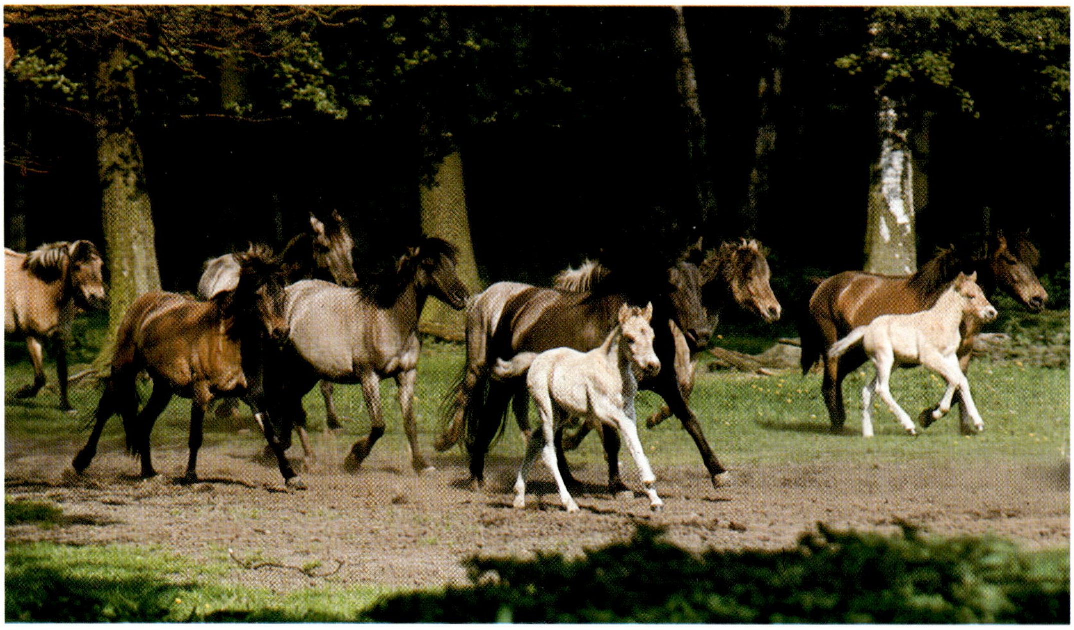

Dülmener Ponystuten und -Fohlen in freier Wildbahn

sten die Davert, in der der „Davertnickel" lebte, und das westlich sich anschließende Gebiet des Steverbruchs, das tiefgelegene Münsterland, hauptsächlich der Kreis Beckum, mit dem weit über die Landesgrenzen bekannten Münsterländer „Klei"-Pferd (oder „Kleien"-Pferd, genannt nach dem schweren „Klei"-boden), das Emscher Bruch mit den ob ihrer eigenartigen Kopfform sogenannten „Dickköppen", die Senne, ein Heidegebiet um das Jagdschloß Lopshorn der Lippischen Herzöge am Südhang des Teutoburger Waldes, deren Pferde über Jahrhunderte zu den berühmtesten Reitpferden Europas gehörten, der Arnsberger Wald (in der Nachbarschaft zu dem hessischen Wildgestüt im Reinhardtswald an der Zappenburg – dem späteren Hauptgestüt Beberbeck), die Quakenbrücker Mersch und das bis heute als einzige Wildbahn erhaltene Merfelder Bruch bei Dülmen.

Bereits 1316 wurde den Herren *Hermann v. Merveldt* und *Johannes v. Lette* neben den Fischerei- und Jagdrechten auch das Recht an den „wilden" Pferden im Merfelder Bruch urkundlich zugestanden. 1381 wurde im sogenannten „Westfälischen Landfrieden" auch für die Wildpferde ein Passus formuliert, der den Tieren Sicherheit gegen Übergriffe gewähren sollte.

Zu den wilden Pferden in den Wildbahnen gesellten sich bereits sehr früh, schon von früher Germanenzeit an, vor allem aber seit der Völkerwanderungszeit, entlaufene „zahme" Pferde durchziehender Völkerschaften, Kriegsrosse fremder Heerscharen und später auch entlaufene Pferde der heimischen Bauern und bildeten so die ersten „ver"-wilderten Pferdeherden. Aufgrund des Reichsdeputationshauptschlusses fiel 1803 das Merfelder Bruch an die Herzöge v. Croy. 1815 ging das heutige Westfalen durch einen Beschluß des Wiener Kongresses (September/Oktober 1814 – Juni 1815) in preußischen Besitz über. Ab 1817 kam es im Zuge der „Stein-Hardenberschen Reformen" zur Aufhebung der Allmende und der Verteilung des adligen und bäuerlichen Grundbesitzes durch gesetzliche Regelung. 1840 beantragte der Herzog v. Croy die Aufteilung der Allmendegründe, die sich bis an die niederländische Grenze erstreckten und bis 1845 von rund 90 Bauern und Kätnern als Gemeinschaftsweide genutzt wurden.

Mit der Aufgliederung in Einzelbesitzungen, wovon die Familie v. Croy rund 500 Hektar erhielt, verloren die Bauern das Weiderecht in diesem Gebiet und durften auch ihre Pferde dort nicht mehr „wild" halten. Bis zu dem Zeitpunkt soll die Herde etwa 150–160 Köpfe umfaßt haben. Als um 1850 die Markenteilung abgeschlossen war, entschloß sich *Herzog Alfred v. Croy* (gest. 1861), den Wildlingen auf seinem ihm verbliebenen Gelände in der Merfelder Wildbahn bei Dülmen für immer ein Refugium zu gewähren. Er ließ die etwa 20 Ponies, die überlebt hatten, einfangen und gab ihnen auf einem festeingezäunten, zunächst etwas über 30 Hektar umfassenden Areal eine dauernde Heimstatt. Die Wildbahnen, wie das Bruch bei Dülmen, bestehend meist aus Ödland, urwaldartigem Wald, Erlen- und Weidenbruch, undurchdringlichen Dickichten, Feuchtgebieten, Torf- und Schaddenböden, Heideflächen, das für alle Wildtiere, so auch für die Pferde, ideale Rückzugsgebiete darstellte, in die der jagende Mensch nur selten vordrang.

Durch intensive Zuchtbemühungen gelang es, aus den wenigen Überlebenden einer alten Tradition bis heute wieder eine Herde von ca. 200 Tieren erstehen zu lassen. Nur darf man sich nicht der weit verbreiteten Illusion hingeben, daß es sich bei den Dülmenern unserer Tage um echte Wildpferde handle. Echte Wildpferde sind auf deutschem Boden vermutlich schon in vorgeschichtlicher Zeit ausgestorben. In die vorhandenen, mehr oder weniger wild lebenden Populationen, haben immer wieder Einkreuzungen von Fremdblut stattgefunden, in früheren Zeiten sicher oftmals unbeabsichtigt. Vor allem von den zahlreichen Kriegszügen blieben immer wieder Spuren zurück. Spanier, Schweden, Franzosen und Kosaken hinterließen aus ihren Ländern mitgebrachte Pferde, die, einmal entlaufen, oftmals nicht wieder eingefangen werden konnten, oder auch, weil sie krank oder verletzt waren, zurückblieben. Das Ergebnis war eine Population, deren Vertreter die Wissenschaft als „Domestikationsmutanten" bezeichnet.

In den ersten 100 Jahren seit der Übernahme der Merfelder Wildbahn durch die Herzöge v. Croy entwickelten sich die Pferde weitgehend unbeeinflußt vom Menschen. Nach dem Ersten Weltkrieg jedoch ging man daran, Maßnahmen gegen eine – vermeintliche? – Inzuchtdepression zu ergreifen. Man begann, die Wildbahnpferde mit verschiedenen Pony- und Kleinpferdehengsten zu „veredeln". Anfänglich kamen vornehmlich Welsh-Hengste der Sektionen A und B zum Einsatz, die vermutlich Arabisches Blut führten, niemals jedoch direkte Araber, wie man manchmal in der Literatur liest. Leider wirkte sich der Einfluß der Welsh-Hengste nachteilig aus auf die Konstitution der Pferde. Die vielgerühmte Genügsamkeit und Härte gingen verloren. Unerwünschte weiße Abzeichen an Kopf und Gliedmaßen traten auf, untypisch für ein „Wildpferd". Um diesen unliebsamen Begleiterscheinungen zu begegnen, wurden nach dem Zweiten Weltkrieg nur noch Hengste aus ursprünglichen Rassen verwendet, wie Huzule, Halbblut-Mongole, Exmoor.

Eine neue Ära begann in der Dülmener Wildbahn mit dem aus dem polnischen Gestüt Popielno stammenden Mausfalbhengst *Nougat XII* (Stockmaß 132 cm), einem Konik. Durch ihn und einige weitere Hengste aus Popielno kam es zu einer allmählichen Konsolidierung der Rasse, so daß heute die Herde überwiegend aus Mausfalben besteht. Daneben kommen immer weniger Braunfalben oder Schwarzbraunfalben vor. Die im Exmoor-Typ stehenden Pferde sind fast verschwunden. Daß insgesamt eine gewisse Einheitlichkeit der Pferde in bestimmten Points besteht, wird neben den Konik-Hengsten wohl vor allem dem Stuten„stamm" und dem auslesenden Einfluß von Klima und Scholle zu verdanken sein.

Das Milieu, in dem die Ponies seit so langer Zeit leben, hat sich kaum

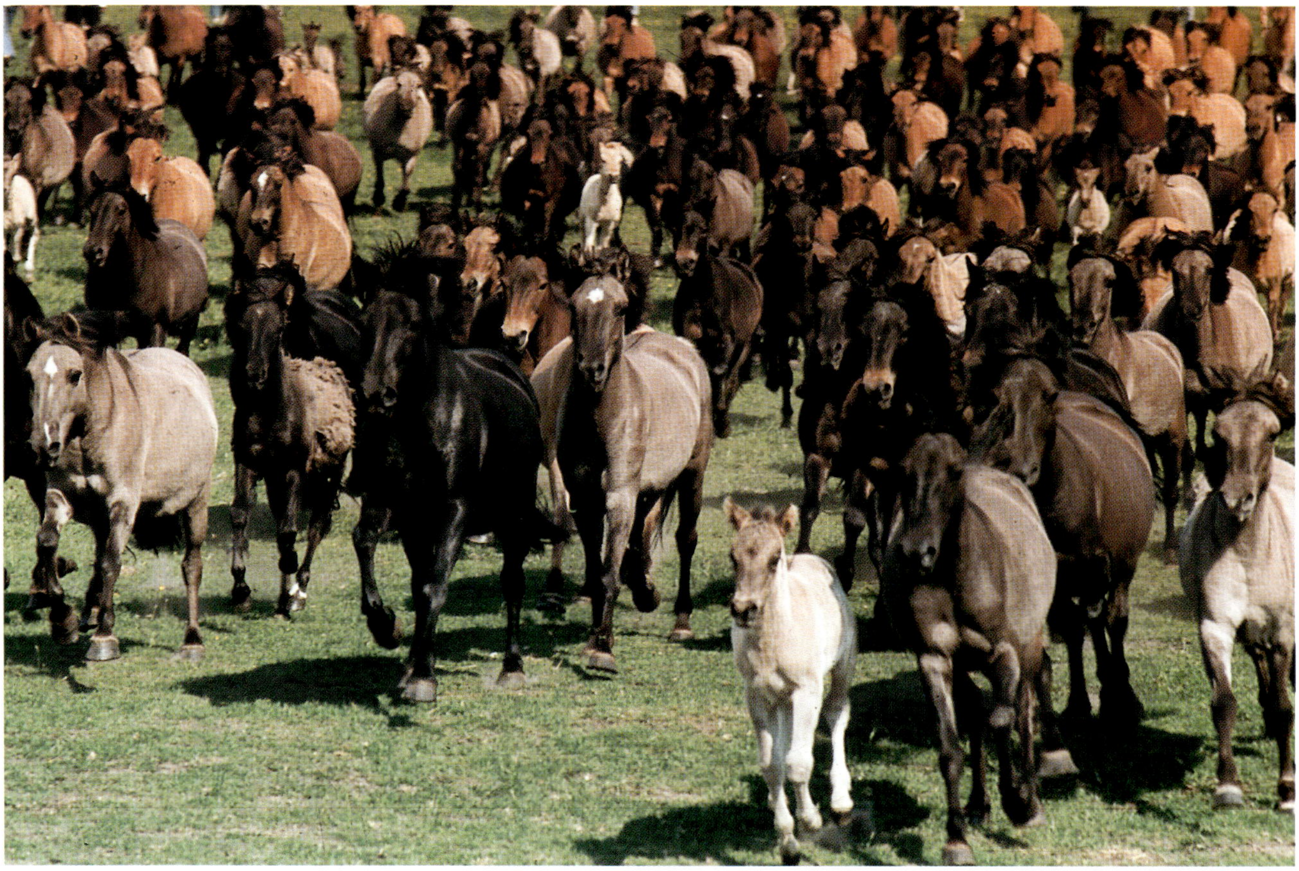

Auftrieb der großen Dülmener Herde

verändert. Die harte Selektion durch das Milieu wirkt ebenso prägend auf den Typ wie Abstammung und Zuchtwahl. Unter den heute im Bruch lebenden Ponies lassen sich zwar verschiedene Typen erkennen, aber wir finden darunter doch keineswegs solche, die sich auf bestimmte Vor- oder frühgeschichtliche Formen zurückführen ließen. Ihre Ex- oder Interieureigenschaften sind aufgrund der verschiedenartigen Einflüsse rein zufällig kaleidoskopartig zusammengesetzt.

Leider ist die scheinbar völlig natürliche, freie Haltung innerhalb ihres eingehegten Wildgatters, auf einem für die Kopfzahl der Herde zu kleinen Areal, auf mageren, moorigen, sumpfigen oder sandigen, überweideten, verkoteten Wiesen- und Weideflächen nicht optimal und auch keineswegs natürlich. Die winterlichen Heugaben auf den völlig verkoteten Futterstellen leisten einem starken Parasitenbefall Vorschub, der sich relativ leicht vermeiden ließe. Er führt zu einem unnötigen, überdurchschnittlich hohen Abgang an Stuten und Fohlen während des Winters und frühen Frühjahrs. In wirklicher Freiheit würden die Pferde auf parasitenfreie, futterreichere Flächen ausweichen.

Jeweils am letzten Sonnabend im Mai wird in der 1930/31 eigens dafür errichteten hufeisenförmigen Arena im Rahmen eines riesigen Volksfestes mit nicht selten an die 30 000 Zuschauern bei Bratwurst und Bier der gesamte Jahrgang an Jährlingshengsten aus der Herde herausgefangen. Eine Anzahl freiwilliger junger Männer („Pferdestricker" genannt), einheitlich gekleidet in blauweiß gestreifte Kittel mit rotem Halstuch, un-

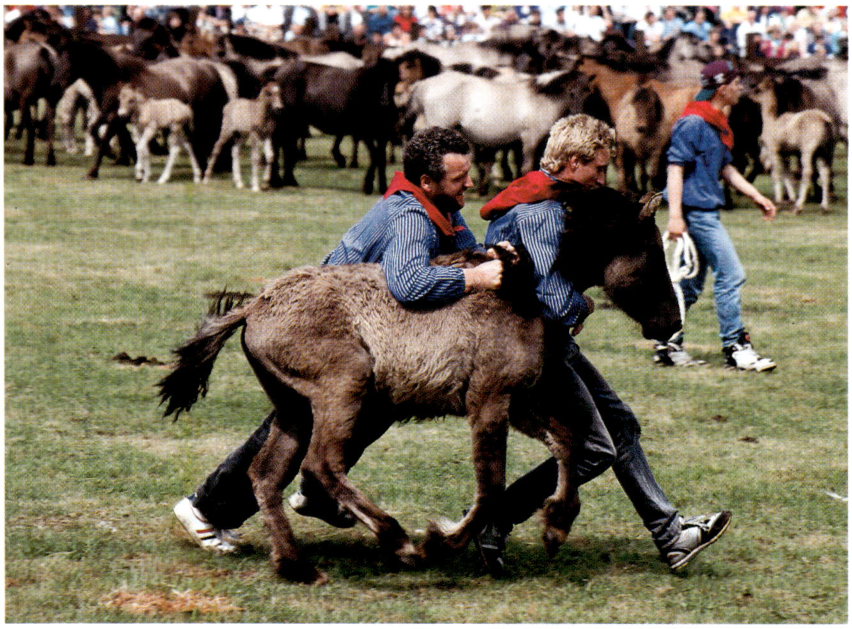

Dülmen: Einfangen eines Jährlingshengstes

ter Leitung des Oberförsters der herzoglichen Forstverwaltung, sondert die Hengste aus, greift sie und legt ihnen Halfter auf, wodurch sie zum ersten Mal auf etwas „unsanfte" Weise mit dem Menschen in Berührung kommen. Dann werden sie mit dem Brandzeichen der Herzöge v. Croy in der linken Sattellage versehen und anschließend versteigert.

1988 formierte sich ein kleiner Kreis engagierter Freunde des Dülmener Wildpferdes zu einer Interessengemeinschaft. Noch im gleichen Jahr wurden von der IG in Zusammenarbeit mit dem Zuchtleiter des Hessischen Ponyzuchtverbandes, *Dr. Otger Wedekind*, Eintragungs- und Zuchtrichtlinien für die Rasse aufgestellt, die später noch einmal vom Westfälischen Pferdestammbuch überarbeitet wurden. Ziel der IG ist es, diese einzige in Deutschland beheimatete bodenständige Kleinpferderasse einem möglichst großen Freundeskreis zugänglich zu machen. Die IG ist bei zahlreichen Veranstaltungen wie „Equitana" etc. an die Öffentlichkeit getreten und auch mit einem Schauprogramm am Fangtag beteiligt, um die Vielseitigkeit der Rasse zu verdeutlichen. Ein Problem bei dem Aufbau einer Zucht außerhalb der Merfelder Wildbahn stellt die Tatsache dar, daß das Haus Croy seit einer Reihe von Jahren keine Stuten mehr aus dem Gatter abgibt. So besteht der Gründerstutenbestand nur aus 27 Stuten, aus dem man notgedrungen gezwungen ist, eine Population aufzubauen.

LEHMKUHLENER

TYP, INTERIEUR, VERWENDUNG:

Der Lehmkuhlener ist ein gut linierter, mittelgroßer Reit- und Sportpony, der sich sehr vielseitig einsetzen läßt. Mit seinem ansprechenden Erscheinungsbild verbindet er ein munteres, energisches Temperament und eine angenehme Wesensart, einen verträglichen, gutmütigen Charakter, der eine Verwendung im Ponysport aller Disziplinen ermöglicht. Er ist leistungsfähig und leistungsbereit, zum Reiten und Fahren gleichermaßen geeignet und besitzt vor allem auch ein beachtliches Springvermögen. Aufgrund der halbwilden, ganzjährigen Haltung im Freien ist der Pony außerordentlich genügsam und hart. Leider sind durch die von *F. Lilienthal* mangels gekörter Hengste der eigenen Rasse vorgenommenen Araber-Warmblut-Einkreuzungen auch einige weniger schöne Typen zustande gekommen, denen der Ponycharakter verloren gegangen ist.

EXTERIEUR:

Der recht edle Pony zeigt im großen Durchschnitt ein sehr ansprechendes Exterieur. Der Kopf ist im allgemeinen recht fein und edel mit geradem Profil, aufgeweckten Augen und kurzen Ponyohren. Der Hals ist günstig geformt und getragen, das Genick leicht. Die Schulterformierung ist schräg bei genügender Länge. Die mächtige, abschüssige Kruppe zeigt einen tiefen Schweifansatz. Das Fundament ist von angemessener Stärke, trocken und extrem hart. Die Einschienungen der Gelenke lassen gelegentlich zu wünschen übrig.

Vorherrschend sind Rappen, Dunkelbraune und Braune, mit nur ganz geringen weißen Abzeichen. Die Widerristhöhe liegt bei 125 bis 132 cm Stockmaß.

Durch die Araber-Warmblut-Einkreuzungen entstanden leider gelegentlich auch größere Mischtypen mit schwereren Köpfen und zwar langen, aber tief angesetzten Hälsen, die nicht dem Lehmkuhlener Typ entsprechen. Häufig fallen sie schon durch ihre unerwünschte Fuchsfarbe und ein zu leichtes, fehlerhaftes Fundament aus dem Rahmen.

MECHANIK:

Die vorzüglichen, leichten, raumgreifenden Reitpferdbewegungen in allen drei Gangarten und die hervorragenden Springanlagen prädestinieren den Lehmkuhlener für den Sport.

ZUCHT:

Nach dem Verkauf ihrer Zuchtstätte, des Gutes Lehmkuhlen bei Preetz in Ostholstein durch die Familie *Donner*, bemühte sich *Friedrich Lilienthal* in Sankt Peter-Ording, in den Dünen an der Nordseeküste der Halbinsel Eiderstedt, das Überleben der Lehmkuhlener Rasse zu sichern. Er mußte jedoch leider aus alters- und gesundheitlichen Gründen vor einigen Jahren die Zucht wieder aufgeben. Durch den Verkauf der Stutenherde ist heute das Zuchtmaterial über das Bundesgebiet verstreut, und es ist ungewiß, ob ein erneuter Rettungsversuch möglich wäre.

GESCHICHTE:

Im letzten Viertel des 19. Jahrhunderts hatte die *Baronin v. Donner* auf Lehmkuhlen, bei Preetz in Ostholstein, von der Herzoglich Croyschen Gutsverwaltung einige Dülmener-Stuten aus der Wildbahn im Merfelder Bruch erwerben können, mit denen sie zunächst eine Ponyzucht mehr oder weniger für den Eigenbedarf begründete. Sie paarte diese Stuten mit kleinen Araber-, Vollblut- und Zwerghackney-Hengsten zur Erzielung eines für Kinder und Jugendliche geeigneten Reit- und Fahrponys, das sich rasch wegen seiner vorzüglichen Eigenschaften außerordentlicher Beliebtheit nicht nur in der Donnerschen Familie erfreute. Entstanden war ein mittelgroßer, eleganter Ponytyp von meist dunkler Färbung. Die ursprüngliche Dülmener Mausfalbfarbe war nach wenigen Generationen ausgekreuzt.

Bald gab es Nachkommen der Lehmkuhlener Zucht auf zahlreichen adligen Gütern entlang der Ostseeküste von Glücksburg bis Pommern und Ostpreußen. Die Baronin pflegte niemals Ponies zu verkaufen, sondern verschenkte sie als Kinder-, Reit- und Fahrponies an Verwandte und Freunde. In dem PONYBUCH von Nissen/Gorbracht (Frankfurt 1974) schrieb ich zur weiteren Entwicklung: „Die Lehmkuhlener entwickelten sich zu einer blühenden Zucht. Zeitweilig grasten bis zu 60, 80 Ponies auf den Weiden der Baronin, harte, widerstandsfähige Tiere, wie die Ausgangsrasse, der Dülmener.

Nach dem letzten Kriege wurde das Gut Lehmkuhlen verkauft, mit ihm die Ponyherde, die in alle Winde zerstreut wurde. Reitponies waren damals nicht gefragt; Wirtschaftlichkeit war Trumpf; und so schien der Lehmkuhlener zugunsten der frisch importierten, von staatlicher Seite favorisierten Fjords zum Aussterben verurteilt."

Es ist kaum glaublich, was, nicht etwa durch die Einwirkungen des Zweiten Weltkrieges, die zerstörend genug gewesen waren, sondern in der Nachkriegszeit durch behördliche Fehlentscheidungen und obrigkeitliche Anmaßung und Überheblichkeiten an Kulturgut in Westdeutschland vernichtet worden ist.

Ich schrieb dann (a. a. O.) weiter: „Einige Lehmkuhlener, vor allem ein sehr schönes Vierergespann Lehmkuhlener Rapphengste, gelangten in den Besitz der Spedition Neelsen, Kiel, und fuhren für den bekannten Fahrstall Reklame. Hier sah sie bei einem großen Turnier in der Ostseehalle (der Pädagoge und sehr passionierte Pferdemann, Anm. d. Verf.) Friedrich („Fiete") Lilienthal, als sie in schlankem Trabe die Bahn eggten und das Publikum zu Beifallstürmen hinrissen. Und sogleich keimte in ihm der Wunsch, diese Ponies vor dem Aussterben zu retten."

Ergänzend kann ich hier einfügen, daß, als ich im Sommer 1949 nach einem schweren Reitunfall mehrere Wochen in der Klinik von Dr. Lubinus lag, ich jeden Tag die Postwagen – die Kieler Post war damals noch bespannt (wie übrigens auch die Müllabfuhr) – teils mit Lehmkuhlener Gespannen vorbeifahren sah. Diese Ponies waren für den Zweck besonders geeignet, da sie sehr schnell trabten und wegen ihrer Kleinheit und Genügsamkeit wenig Futter benötigten. Andererseits hatten sie aufgrund ihrer ungewöhnlichen Stärke und Einsatzbereitschaft keinerlei Mühe, die leichten, gummibereiften Postwagen zu ziehen. – Zurück zu Lilienthal: „Mit einigen Schwierigkeiten gelang ihm der Erwerb von weiblichem Zuchtmaterial und einem der vier Gespannhengste Neelsens, der nicht gekört war. Und nun begann er, ‚etwas außerhalb der Legalität', da ihm das Köramt die Körung eines Hengstes Lehmkuhlener Abstammung verweigerte (und ihn auf die Benutzung der reichlich vorhandenen, „gekörten", im Kaltbluttyp stehenden, dicken dänischen – nicht etwa der edlen norwegischen Berg-Fjord-Hengste hinwies, Anm. d. Verf.), mit dem Lehmkuhlener Hengst *Pascha* und ein paar Stuten in den Dünen vor Sankt-Peter-Ording auf Eiderstedt den originalen Lehmkuhlener weiterzuzüchten.

Heute umfaßt seine Herde etwa 20 bis 30 Ponies. Weitere 30 bis 40 werden im übrigen Bundesgebiet als Kinderreitpferde und zur Zucht verwendet. So sind zum Beispiel die Kinder *Fritz Thiedemanns* auf zwei auf Lehmkuhlener Basis gezogenen Ponies beritten.

Überall, wo Lehmkuhlener auf Ponyturnieren auftauchen, fallen sie durch ihre vorzüglichen Reitpferdeeigenschaften, ihre Leistungsbereitschaft und ihr hervorragendes Springen auf. Trotzdem ist die Zukunft der Zucht nicht gesichert, solange man Friedrich Lilienthal keinen Hengst zugesteht. Durch die stark eingeschränkte Zuchtbasis und die hochgradige Inzucht innerhalb der Zucht ergeben sich sehr große Schwierigkeiten, aus dem vorhandenen Stutenmaterial einen Hengst zu erzüchten, der in der Herde in Sankt Peter eingesetzt werden kann.

Als Ausweg zeigt sich meines Erachtens nur der Ankauf eines analog dem Lehmkuhlener gezüchteten Reitponyhengstes, am besten aus England, aus einem der renommierten dortigen Gestüte. Denn die von Lilienthal mit Hilfe von Araber-Warmblutkreuzungen vorgenommenen Zuchtversuche entfernen sich teilweise zu sehr vom Originaltyp, ohne Verbesserungen zu bringen."

Aus Alters- und gesundheitlichen Gründen hat *Lilienthal* vor einigen Jahren mit der Zucht aufhören müssen. Da sich kein Nachfolger fand, der die Zucht weiterführte, wurden die Ponies verkauft und über Schleswig-Holstein und das übrige Bundesgebiet verstreut, wo sie Eingang gefunden haben in die verschiedenen Reitpony-Landeszuchten.

Ähnlich wie die Zucht des Arenberg-Nordkircheners ließe sich mit Sicherheit auch die Lehmkuhlener Zucht wiederbeleben. Aber wie bei ihm würde das ein großes persönliches Engagement einzelner Personen und möglicherweise die Bildung einer Arbeitsgemeinschaft erfordern. Wahrscheinlich ist es dafür bereits zu spät.

LEWITZER SCHECKE

TYP, INTERIEUR, VERWENDUNG:
Der Lewitzer Schecke ist die einzige auf dem Gebiet der ehemaligen DDR nach dem Zweiten Weltkrieg neu entstandene Pferderasse. Er ist ein mittelgroßer, eleganter, schöner Ponytyp von aparter, auffallender Färbung mit viel Ausdruck und Ausstrahlung. Er gilt als ausgesprochen hart und konstitutionsstark und besitzt ein hohes Reaktionsvermögen und eine ausgezeichnete Lern- und Leistungsbereitschaft sowie Lern- und Leistungsfähigkeit in Sport und Spiel. Dabei ist er anspruchslos und robust hinsichtlich Haltung und Fütterung und ausgesprochen fruchtbar. Aufgrund seines ausgeglichenen Temperaments und gutmütigen Charakters erfreut er sich ständig steigender Beliebtheit als Kinder-Reit- und Wagenpferd für alle sportlichen Disziplinen und Ponyspiele.

EXTERIEUR:
Der Lewitzer Schecke zeichnet sich durch ein harmonisches, gefälliges Exterieur aus. Durch seine Kürze wirkt er quadratisch. Der Kopf ist klein, trocken, ausdrucksvoll mit leichtem Übergang in einen schön geschwungenen Reitpferdehals von guter Länge. Der Widerrist ist ausgeprägt und reicht weit in den Rücken hinein, die Schulter ist günstig gelagert und bemuskelt, wodurch eine vorzügliche Sattellage gewährleistet wird. Der Rücken, kurz und kräftig, ist gut an die lange, mäßig geneigte, muskulöse Kruppe herangeschlossen. Das Fundament ist proportional zum Körper kräftig, mit ausgeprägten Sehnen und Gelenken.

Die Farbe ist in der Regel ein Rapp- bzw. Dunkelbraun-Plattenscheck, ge-

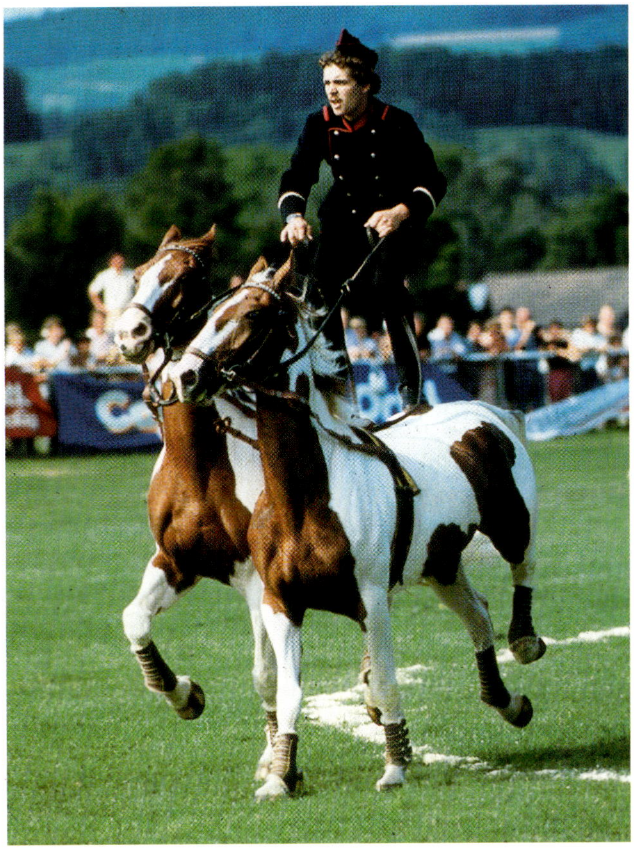
Ungarische Post auf Lewitzer Fuchsschecken

legentlich auch ein Fuchsscheck. Das Stockmaß liegt bei 130–135 cm.

MECHANIK:
Der Bewegungsablauf ist fördernd und elastisch in den drei Grundgangarten. Der Pony besitzt vorzügliche Springanlagen.

ZUCHT:
Die Lewitzer Zucht wird vornehmlich im Gründungsgestüt Lewitz bei Neustadt-Glewe nahe Schwerin betrieben. Die Zucht wurde ursprünglich von der Pferdezuchtdirektion Nord betreut. Heute ist sie dem Pferdezuchtverband Mecklenburg-Vorpommern, Güstrow, angeschlossen, wo auch die gestütbuchmäßige Erfassung erfolgt. Die Gesamtpopulation umfaßt etwa 300 Ponies. Es bestehen einzelne kleinere Zuchten auch in anderen deutschen Bundesländern.

GESCHICHTE:
Die Lewitzer Scheck-Ponyzucht ist seit 1971 auf dem damals „volkseigenen" Gut Lewitz bei Neustadt-Glewe in Mecklenburg entstanden, auf dem nach dem Zweiten Weltkrieg, ab 1958 trockengelegten und kultivierten, als „Die Lewitz" bekannten, weiträumigen (ca. 30 000 Hektar) ehemaligen Jagdgelände der Großherzöge von Mecklenburg-Schwerin, einem Niederungsmoor zwischen dem Schweriner See und Ludwigslust.

Die erste Auswahl des Zuchtmaterials erfolgte nach Typ, Exterieur, Scheckzeichnung, Bewegungsablauf und Ponymaß. So fand sich unter den Gründerstuten und -hengsten, die im ersten Heft des Stammbuches Aufnahme fanden, eine Reihe von Pferden mit nur unbefriedigenden oder gar keinen Angaben über Abstammung und Züchter bzw. Herkunft. Danach erfolgte unter Leitung des langjährigen Direktors des „VEG" (volkseigenen Gutes) Tierzucht, *Ulrich Scharfenorth,* gewissermaßen als Nebenzweig der landwirtschaftlichen Produktion, die Weiterentwicklung der Lewitzer-Zucht, auf die viel Mühe, Sorgfalt und große Zielstrebigkeit verwendet wurde. Neben der

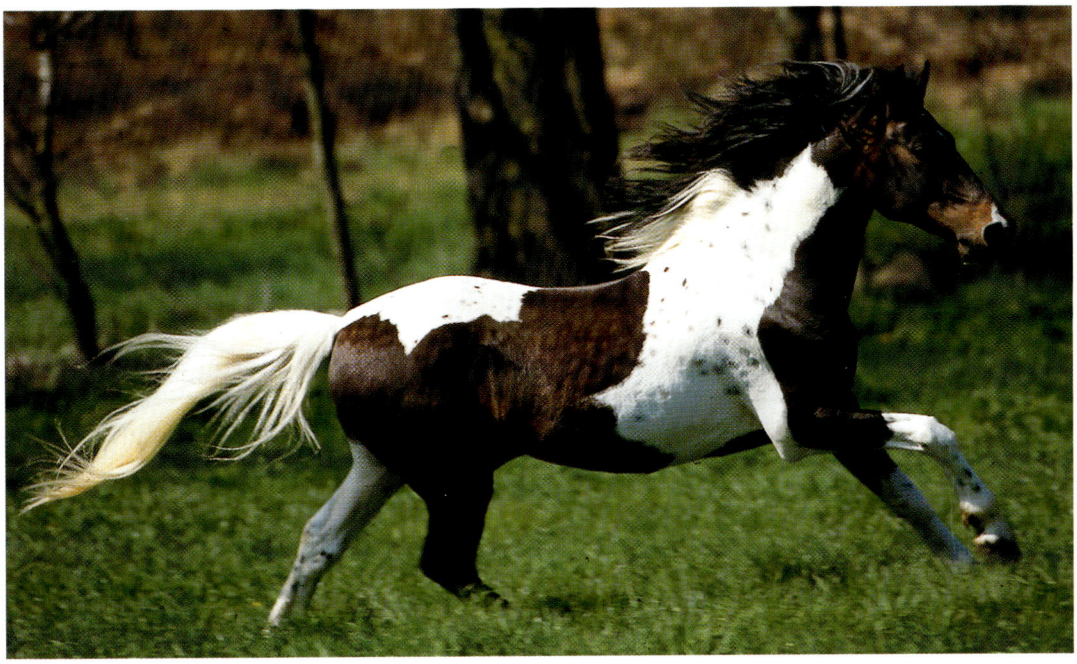
Lewitzer Ponyhengst (Braunscheck)

Selektion nach Phänotyp und Leistungsanlagen waren Inzucht und Verwandtschaftspaarung die Mittel der Wahl für eine Konsolidierung der Farbanlage. Nachdem zunächst versuchsweise 1984 eine Leistungsprüfungsordnung für Ponyhengste der DDR eingeführt worden war, wurden in einem Zweigbetrieb der tierzüchterisch/veterinärmedizinischen Fakultät der Universität Leipzig im Rahmen eines sechswöchigen Trainings unter einheitlichen Bedingungen auch eine Reihe von Hengsten des Lewitzer Gestüts getestet. Daneben erfolgte in der Lewitz eine ständige Charakter- und Eignungsprüfung der Ponys durch die vielen dort reitenden und fahrenden Kinder der näheren und ferneren Umgebung in Sport und Spiel. Ausdruck der besonderen Qualität der Lewitzer Scheck-Zucht war der steigende Einfluß von Zuchtmaterial aus diesem Betrieb auf andere Ponyzuchten der DDR, der daraufhin spürbar wurde.

Inzwischen hatte sich die Lewitzer-Zucht auch auf andere Betriebe der ehemaligen DDR und benachbarter Staaten des ehemaligen Ostblocks ausgebreitet und erfreut sich seit der Wiedervereinigung auch im ehemaligen Westdeutschland steigender Beliebtheit. 1991 wurde die Rasse offiziell anerkannt. 1992 wurde das Ponygestüt zusammen mit Teilen des Gesamtkomplexes des ehemaligen Gutes Lewitz an den Pferdezüchter und ehemaligen Springreiter *Paul Schockemöhle* verkauft. Es steht zu hoffen, daß die dort entstandene Zuchttradition der Scheck-Pony-Zucht von ihm fortgeführt wird.

ARENBERG-NORDKIRCHENER

TYP, INTERIEUR, VERWENDUNG:
Der Arenberg-Nordkirchener ist ein gut linierter Reit- und Sport-Pony mit vielseitiger Eignung. Insgesamt wirkt er etwas edler und leichter als der stammverwandte Dülmener. Der Pony verbindet mit seinem gefälligen Äußeren ein ruhiges Temperament und einen angenehmen, freundlichen Charakter. Zäh, genügsam und hart, aufgrund der robusten Aufzucht gesund, eignet er sich vorzüglich als Reitpony für Kinder und Jugendliche. Er ist jedoch auch stark genug, einen leichteren Erwachsenen zu tragen. Sehr gut einzusetzen ist er auch im leichten Zug sowie im Freizeitsport.

EXTERIEUR.
Insgesamt besitzt der Arenberg-Nordkirchener ein recht elegantes Exterieur. Der Kopf ist edel, trocken, markant, der Hals von mittlerer Länge, gut aufgesetzt, mit leichtem Genick. Bei gut gelagerter Schulter ist doch der Widerrist nicht selten etwas wenig ausgeprägt. Der Rücken zeigt eine gewisse Länge. Die muskulöse Kruppe ist ziemlich abschüssig. Das Fundament wirkt hart und trocken mit gut markierten Sehnen und Gelenken.

Die hauptsächlichsten Farben sind dunkle Braunschattierungen mit nur sehr geringen weißen Abzeichen. Die Widerristhöhe beträgt 132 bis 140 cm Stockmaß.

MECHANIK:
Alle drei Grundgangarten sind leicht, schwungvoll und raumgreifend. Das Springvermögen ist überdurchschnittlich.

ZUCHT:
Nach Auflösung der Zucht in der Nordkirchener Wildbahn finden sich nur noch vereinzelte Exemplare der Rasse, hauptsächlich in Westfalen und Schleswig-Holstein, die von den jeweiligen Landes-Reitponyverbänden betreut werden und in der allgemeinen Reitponyzucht aufzugehen drohen. Eine geschlossene Zucht besteht zur Zeit nicht.

GESCHICHTE:
Der Arenberg-Nordkirchener ist eine verhältnismäßig junge Rasse. Seit der Jahrhundertwende kamen, vor allem aus Großbritannien, beginnend mit dem Shetty, und aus Island, zunächst mehr oder weniger als Kuriositäten, später vor allem als Kinderreitpferde, verschiedene Pony- und Kleinpferdrassen nach Deutschland. In begrenztem Umfang waren bis in die zwanziger/dreißiger Jahre auch Klein- und Straßenhändler für Milch, Brot, Schrott- und Lumpensammler, kleine Bauernwirtschaften und Gärtnereien, sowie die Armee Abnehmer der noch unorganisierten, sich sehr langsam entwickelnden Zucht.

Einzelne Privatzüchter sammelten geeignetes Pferde- bzw. Ponymaterial und gründeten kleinere oder größere Gestüte. So errichtete 1923 der *Herzog v. Arenberg* in der Nordkirchener Wildbahn im Münsterland, gewissermaßen einer alten westfälischen Tradition folgend, analog der Dülmener Zucht im Merfelder Bruch, ein halbwildes Gestüt.

Da der Eigentümer des Merfelder Bruchs, der *Herzog v. Croy*, nur Hengste, jedoch keine Stuten aus der Wildbahn abgab, verwendete der Herzog v. Arenberg neben aus Dülmen bezogenen Beschälern als Stutenbasis zunächst „Panje"-Stuten, die im Verlauf des Ersten Weltkrieges in recht großer Zahl aus Ostpolen und Rußland ins Land gekommen waren. Bei diesen Stuten handelte es sich mit einiger Sicherheit, jedenfalls zum Teil, um echte Konikstuten oder doch um dem Konik nahestehende Stuten. Damit beschritt Arenberg gewissermaßen einen umgekehrten Weg als Dülmen, wo man Konikhengste auf der bodenständigen Stutengrundlage einsetzte.

Nach Landstallmeister *Dr. Wilhelm Uppenborn*, einem anerkannten Ponyfachmann, in seinem Werk PFERDEZUCHT UND PFERDEHALTUNG (3. Auflage, Offenbach 1970), waren die erzielten Produkte oft „ansprechende, sehr elegante Kinderreitpferde mit ausdrucksvollen Köpfen, guter Halsung, harmonischem Körperbau." Selektiert wurde auf einen eleganten Reit- und Sportpony, doch blieb der Gesamtbestand mit etwa 40 Stuten immer relativ begrenzt.

1968 erfolgte der komplette Verkauf der Zucht an *Orthmann*, Nordkirchen. Um mit der Aufwärtsentwicklung anderer Pony- und Kleinpferderassen Schritt zu halten, wurde der Arenberg-Nordkirchener weiter in Richtung Reitpony selektiert.

Der neue Besitzer bemühte sich, vor allem durch Einkreuzung von Welsh-Pony-Hengsten der Section B (bis 138 cm Stockmaß), den modernen Sportponytyp mehr und mehr zu vervollkommnen. 1974/75 zählte die Herde in Nordkirchen neben zwei gekörten Welsh-Pony-Hengsten etwa 75 bis 100 Stuten, Fohlen und Jungpferde, im Gegensatz zur originalen Welsh-Zucht oder auch den Dülmenern, meist Braune und Dunkelbraune. Im Vergleich mit den Dülmenern wirkten sie insgesamt gesehen etwas edler und verfeinerter. Zugleich lag ihr Durchschnittsstockmaß um einige Zentimeter höher (138 bis 140 cm) als das der Dülmener.

Nachdem noch 1984 auf der „Grünen Woche" in Berlin Arenberg-Nordkirchener Ponies in einem Schaubild gezeigt worden waren, wurde kurz darauf die Orthmannsche Zucht aufgelöst. Die meisten Ponies wurden innerhalb Westfalens, einige nach Schleswig-Holstein verkauft, wo sie in die Reitponyzuchten der Landesverbände integriert wurden. Damit galt die Rasse als nicht mehr existent.

Laut *Mathias Vogt*, Rosdorf, in einem noch unveröffentlichten Aufsatz mit dem Titel DER ARENBERG-NORDKIRCHENER – EINE BODENSTÄNDIGE KLEINPFERDRASSE, ergaben sich „Anfang 1995 jedoch Hinweise auf Restbestände dieser bodenständigen Kleinpferderasse". Weiter schreibt er unter „Derzeitige Situation und Ausblick": „Der Bestand an Nachkommen des Arenberg-Nordkircheners ist im Jahre 1995 auf etwa 20 Pferde zu schätzen. Da die Kleinpferderassen von den Bestandsreduzierungen in der Pferdehaltung nicht so stark betroffen sind wie die anderen Rassen, besteht die Möglichkeit der Erhaltung des Arenberg-Nordkircheners, wenn hier nach einer dringend notwendigen Bestandsaufnahme wieder eine züchterische Bearbeitung erfolgt. Vielleicht bestehen hier Möglichkeiten im Rahmen einer Arbeitsgemeinschaft."

Persönlich möchte ich diesen Optimismus allerdings ein wenig dämpfen, da die landeshoheitlichen Pferde- und Ponyzuchtverbände eifersüchtig allen derartigen Bestrebungen nach Individualität entgegenarbeiten, und die „Terribles Simplificateurs" allenthalben der „Gleichmacherei" huldigen und das „Einheitspferd" (bzw. den „Einheitspony") auf ihr Panier geschrieben haben.

AEGIDIENBERGER

TYP, INTERIEUR, VERWENDUNG:
Der Aegidienberger ist ein mittelgroßes, kompaktes, tiefes Pferd, bequem, robust zu halten, mit viel Ausstrahlung, vor allem als Freizeitpferd geeignet, aber auch für Sport und Show. Nach entsprechendem Training leistet er auch Wanderritte und mittlere Distanzritte problemlos. Er ist ein robuster, leichtrittiger, gehfreudiger und unkomplizierter „Natur-Tölter", hart, leistungsstark und leistungsbereit, intelligent, dabei von freundlichem Charakter und lebhaftem, energischem Temperament. Er besitzt eine höhere Hitzetoleranz als der Isländer, ein Erbteil des Paso.

EXTERIEUR:
Der Kopf ist recht hübsch, trocken, kantig, mit freundlichen, lebhaften Augen, der Hals relativ kurz, stark entwickelt, der Widerrist niedrig. Die Schulter, nicht sehr schräg gelagert, ist gut bemuskelt. Der kurze, starke Rücken schließt an eine breite, muskulöse Kruppe an mit weit herabreichenden, ausgeprägten Sitzbeinmuskeln. Das Fundament ist trocken und kräftig, die Hufe gut geformt und von zäher Konsistenz.

Dunkle Farben herrschen vor, große Abzeichen sind selten. Das Langhaar ist stark entwickelt. Das Stockmaß liegt bei ca. 140–150 cm.

MECHANIK:
Schritt, Trab und Galopp sowie Tölt sind genetisch fixiert, bei einigen Pferden auch der Rennpaß. Auffällig sind der hohe Kniebug, das energische Abfußen der Hinterhand, die weit unter den Schwerpunkt tritt, und die große Trittsicherheit. Springanlagen sind nur in geringem Maß vorhanden.

ZUCHT:
Das Zuchtzentrum ist das Gestüt und „Gangpferdezentrum" Aegidienberg, nahe dem Thermalbad Honnef, am rechten Rheinufer, am Fuß des Siebengebirges, in Nordrhein-Westfalen.

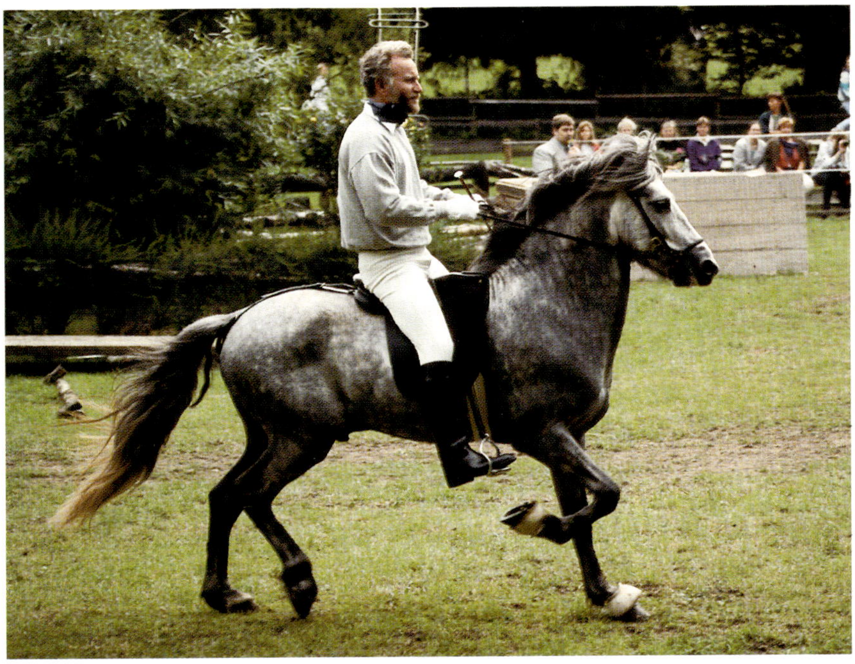

Aegidienberger unter dem Sattel beim Freizeitreiterfestival in Reken 1994

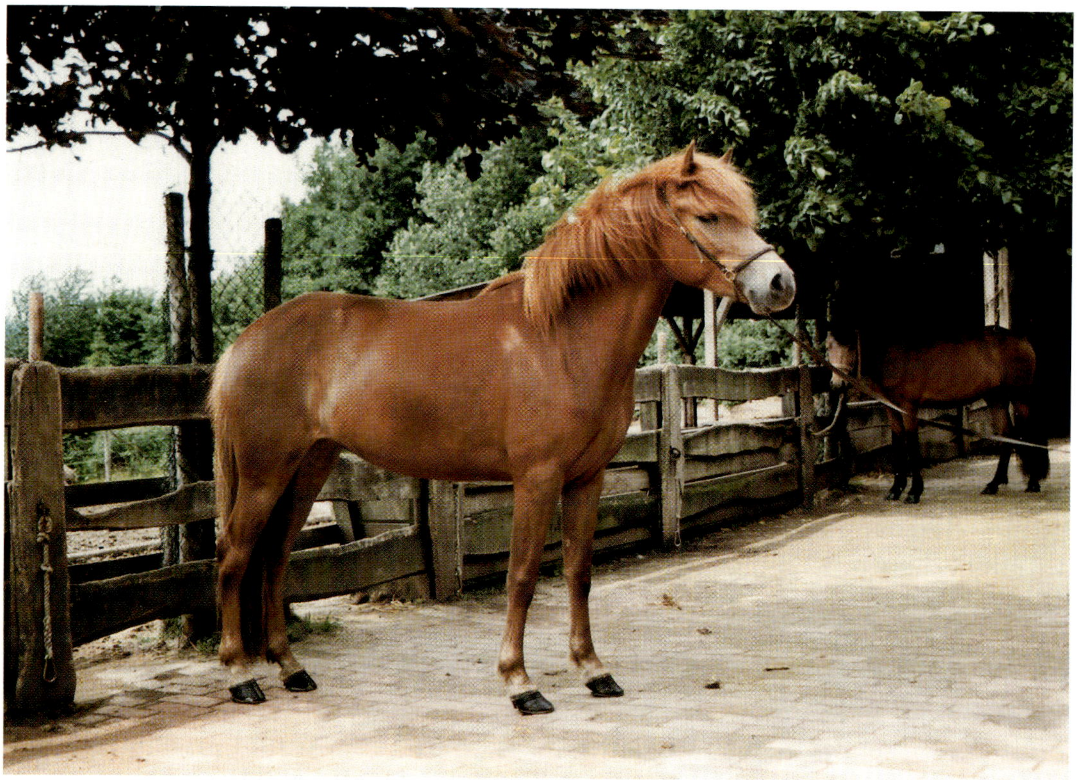

Aegidienberger-Stute Patricia

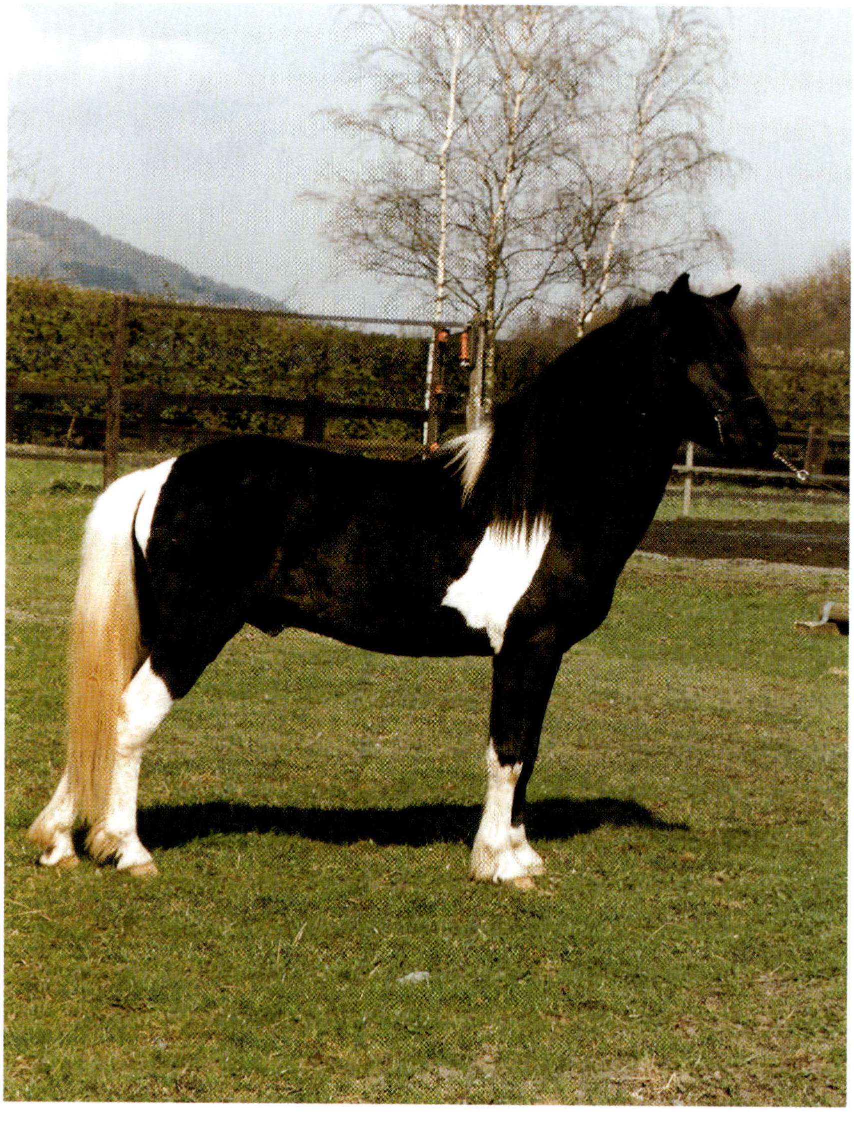

GESCHICHTE:
Die neue Rasse (?) wurde von *Walter Feldmann junior*, dem Besitzer eines umfangreichen und renommierten Islandpferdegestüts, nach mannigfachen Experimenten entwickelt. Sein Bestreben war es, ein etwas größeres und leichtrittigeres Pferd zu schaffen, als es der klassische Isländer darstellt. Zu diesem Zweck entwarf er ein Zuchtprogramm für eine Kombination von Islandpferd und Paso Peruano. Angestrebt wurde eine Genverteilung von fünf Achtel Island- und drei Achtel Paso-Blut.

Nach Absprache mit dem Rheinischen Pferdestammbuch ließ er Ende der siebziger, Anfang der achtziger Jahre einige seiner Islandstuten von seinem Paso-Peruano-Hengst *El Paso* decken. Das Ergebnis dieser F_1-Kreuzung waren etwas größere, elegante Natur-Tölter. Der Öffentlichkeit wurden sie erstmals als Absetzer auf der Equitana 1983 an der Hand vorgestellt. Die weitere Entwicklung verlief außerordentlich positiv, so daß Feldmann sich ermutigt fühlte, in seinem Zuchtprogramm fortzufahren. In den folgenden Jahren wurden nahezu

Aegidienberger-Hengst Valador

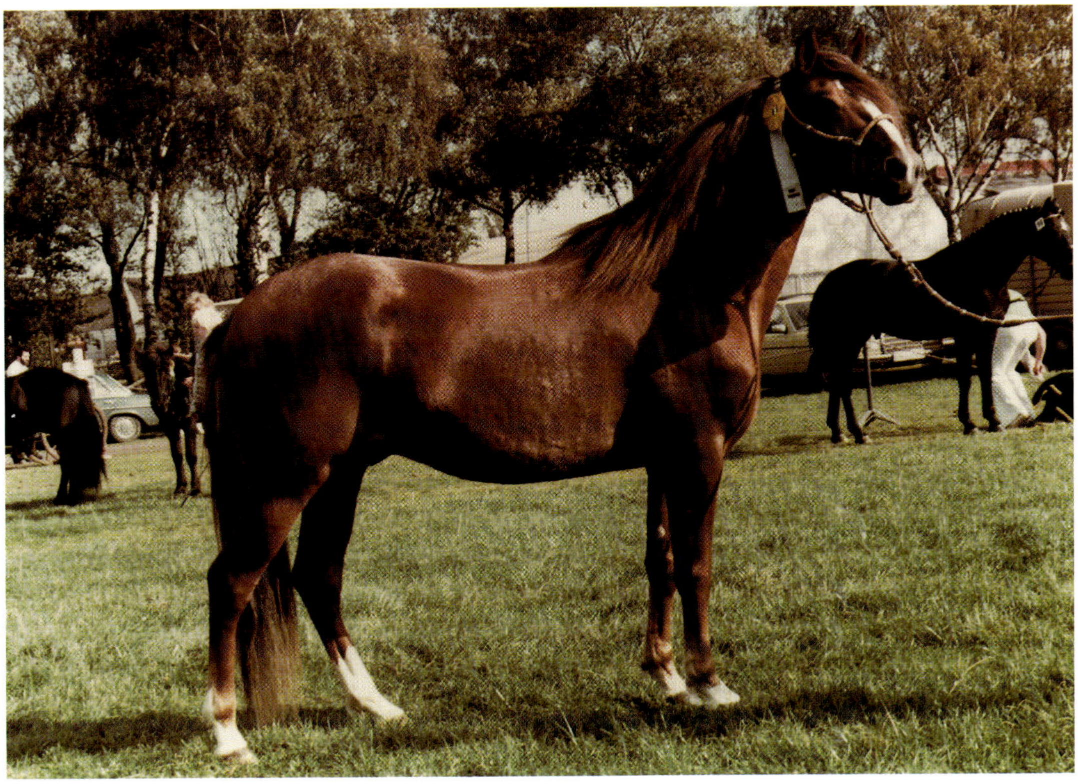

Der Peruanische Paso-Hengst El Paso, der Gründerhengst der Aegidienberger Zuchtrichtung

sämtliche Islandstuten des Gestüts von dem Paso-Hengst gedeckt, während die F1-Stuten mit dem Isländer rückgepaart wurden, die nachfolgenden Generationen mit Pferden der vorhergehenden. Innerhalb von drei Generationen entstand so der angestrebte neue Rassetyp, der nun ohne weitere Blutzufuhr von außen nur noch innerhalb des Bestandes angepaart wird unter strenger Selektion auf angestrebten Typ und Leistungen.

Inzwischen ist die heute etwa 400 Köpfe umfassende Aegidienberger-Population auch offiziell anerkannt, nachdem das Gros der Pferde dem angestrebten Zuchtziel entspricht: Durch den Einfluß des Paso ist ein größerer Tölter entstanden mit größerer Hitzetoleranz als sie dem Isländer zu eigen ist. Der Aegidienberger besitzt mehr Eleganz und Ausstrahlung, viel Nerv und Energie. Das leistungsbereite, menschenbezogene, kooperative Pferd ist besonders leicht in der Hand. Vom Isländer hat der Aegidienberger, verglichen mit dem Paso, ein kräftigeres Fundament sowie größere Robustheit und Härte erhalten. Trab und Galopp wurden ebenso verbessert wie die Gehlust. Der sogenannte „Termino" des Peruaners, die bodenweite Bewegung der Vordergliedmaßen aus der Schulter heraus, die das Auffußen nahezu erschütterungsfrei macht, ist allerdings fast ganz verloren gegangen, obgleich er immer noch erwünscht ist. Nicht ganz weggezüchtet werden konnte bisher die dem Isländer nicht selten anhaftende Prädisposition zu Sommerräude, zu der er im gemäßigten, mitteleuropäischen Klima neigt. Mittlerweile ist ein recht zufriedenstellender Absatzmarkt entstanden, nicht nur für Zuchtmaterial, sondern auch für angerittene vier- bis fünfjährige Gebrauchspferde.

DEUTSCHER REITPONY

Siehe Riding Pony, Großbritannien

HAFLINGER

Siehe Italien

ISLANDPFERD

Siehe Island

BENELUX-STAATEN

Die Entwicklung der Pferdezucht in den Niederlanden verlief zunächst bis in die Zeit der französischen Besetzung unter *Napoleon I.* (zwischen 1795 und 1815) etwa parallel mit der in den angrenzenden Zuchtgebieten von Ostfriesland/Oldenburg und Flandern (wobei man zu Flandern auch den heute französischen Teil des Küstengebiets bis über Dünkirchen (Dunkerque) hinaus rechnen muß. Die Grenzen verliefen damals etwas anders als heute). Jedoch unterschieden sich die Niederlande in ökonomischer Hinsicht und von der staatlichen Organisation her deutlich von den benachbarten Gebieten.

Die Landkarte etwa seit dem Mittelalter war zwar für den nördlichen und südlichen Teil der Niederlande etwas komplizierter als gegenwärtig (1997). Aber im großen und ganzen gesehen kann man die damaligen Niederlande insgesamt etwa mit dem Gebiet der heutigen Beneluxstaaten gleichsetzen. Ihre Geschichte verlief immer in einem gewissen Kontext. Zunächst gehörten die Niederlande in ihrer Gesamtheit zu Burgund, ehe sie nach der Heirat *Maria von Burgunds* mit *Maximilian von Österreich* 1477 unter Habsburgische Herrschaft kamen. Das Reich der Habsburger hatte seine größte Ausdehnung unter *Karl V.* (1500–1558), „darin", wie das Sprichwort sagte, „niemals die Sonne unterging". Geboren in Gent als Sohn *Philipps des Schönen von Burgund* und *Johannas der Wahnsinnigen*, wurde er auf Wunsch seines Großvaters, *Kaiser Maximilians I.*, von dessen Tochter *Margarete von Österreich*, der „Statthalterin" der Niederlande, erzogen, die zugleich bis zu seiner Krönung zum König von Spanien 1516 als Regentin eingesetzt wurde.

In Konkurrenz zu *Franz I.* von Frankreich bewarb sich Karl um die Würde des Kaisers des Heiligen Römischen Reiches und wurde 1530 als letzter Kaiser von einem Papst gekrönt. Ab 1620/21 überließ er seinem Bruder *Ferdinand* die Verwaltung der österreichischen Erblande, um dann in vier dynastischen Kriegen zwischen 1521 und 1544 das Ringen um das burgundische Erbe gegen *Franz von Frankreich* zu seinen Gunsten zu entscheiden. Während sein Bruder Ferdinand weiterhin Regent von Österreich blieb, band Karl das burgundische Erbe, also auch die Niederlande, sowie die überseeischen Kolonien an das von ihm selbst regierte Spanien.

Nachdem Karl mit dem Versuch, die Reformation rückgängig zu machen, gescheitert war, zog er sich 1555 in das Kloster San Jeronimo de Yuste in der Estremadura zurück und überließ seinem Sohn *Philipp II.* (1527–1598) die spanische Herrschaft, während sein Bruder Ferdinand Kaiser wurde.

Philipps fortwährende Versuche, seine absolutistischen Vorstellungen (sowohl in staatspolitischer als auch in religiöser Hinsicht) bei seinen Untertanen durchzusetzen, führte 1568 zu einem bewaffneten Aufstand der Bevölkerung in „de Lage Landen" unter Führung des Prinzen von Oranien (*Wilhelm der Schweiger*, 1533–1584). Die Folge war eine Spaltung der Niederlande in einen nördlichen und einen südlichen Teil und ein 80 Jahre währender Krieg mit Spanien.

Der nördliche, protestantische Teil, bestehend aus den (sieben) vereinigten Niederlanden, wurde Republik und unabhängig. Der südliche Teil, das heutige Belgien, blieb katholisch und spanisch und fiel 1713 an Österreich. Nach dem Dreißigjährigen Krieg wurde 1648 im Frieden von Münster und Osnabrück der seit der „Akte über die Teilung" aus dem Jahre 1581 entstandene „status quo" festgeschrieben und international anerkannt.

Bis zum französischen Überfall (im Winter 1795, als die Flüsse und Kanäle zugefroren und damit passierbar geworden waren) bildeten die nördlichen Niederlande eine Republik, bestehend aus den sogenannten Generalstaaten, regiert durch ein Parlament, mit einem Statthalter als Staatsoberhaupt. Der Titel war erblich mit dem Hause Oranien-Nassau verbunden. Der Träger des Titels war dem Parlament der Generalstaaten verantwortlich. Zugleich war er Oberbefehlshaber der See- und Landstreitkräfte. Kurzum

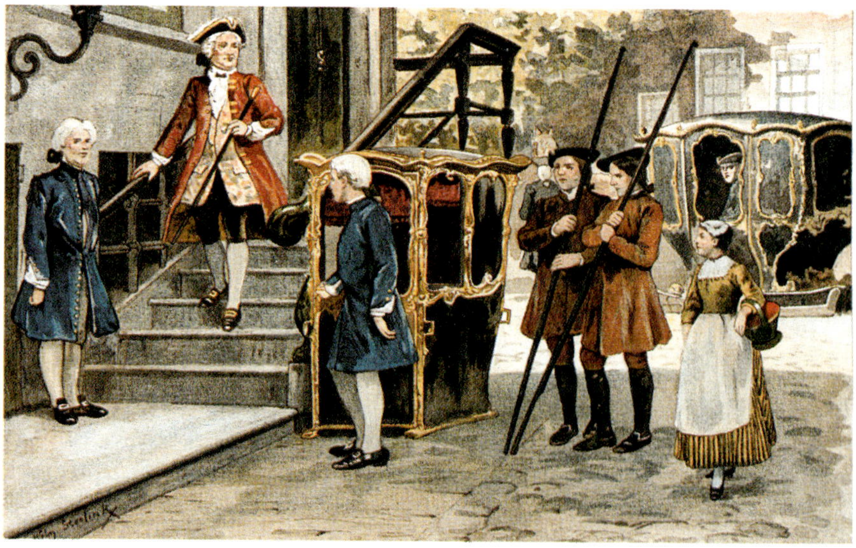

Ein Problem der Städte in den Niederlanden, selbst der größten, wie Amsterdam, war, daß sie oft unterhalb des Meeresspiegels lagen. Zwar waren die Straßen gepflastert, doch „schwammen" die Steine gewissermaßen auf dem weichen, teils moorigen Untergrund. Um das Pflaster nicht zu beschädigen, waren Wagen mit Rädern für den Personen- und Warenverkehr verboten. Alle Transporte erfolgten entweder durch Lastträger zum Beispiel mit der Sänfte (im Vordergrund) oder mit auf Kufen laufenden, pferdegezogenen Schleppen (im Hintergrund).

In den Niederlanden mit ihren vielen Kanälen fand natürlich der meiste Verkehr auf dem Wasser statt. Güter aus den fernöstlichen Kolonien wie auch die meisten Landeserzeugnisse, ja selbst Personen, wurden von Treidelpferden in sogenannten „Trekschuiten" entlang den am Wasser verlaufenden Treidelpfaden gezogen. Hier eine Vergnügungsfahrt.

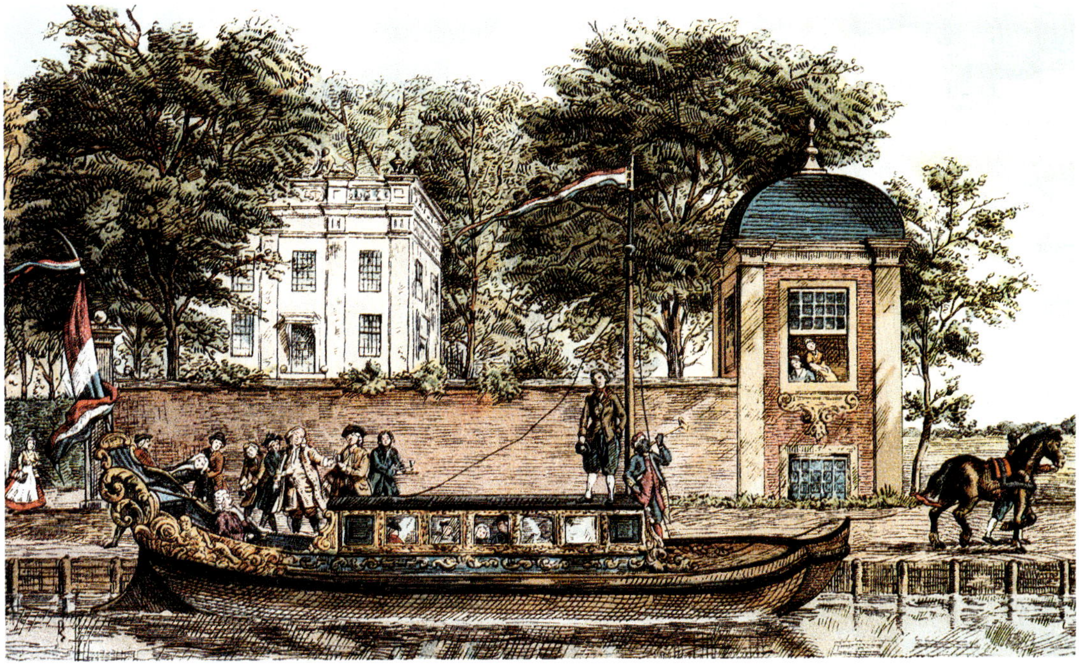

– eine „halbmonarchistische Republik", als Staatsform etwas völlig einmaliges. Als eine richtige Republik, wiewohl eine Oligarchie, überstanden die nördlichen Niederlande, die Generalstaaten, die auf „die Akte" folgenden mehr als zwei Jahrhunderte, einschließlich der beiden statthalterlosen Perioden (1650–1672 und 1702–1747).

Der Wohlstand des Landes und damit auch die Macht war im Westen, im eigentlichen Holland, konzentriert. Das „große Geld" kam aus dem heutigen Indonesien, das bis zur „Franzosenzeit" keine Kolonie war, sondern ein Gebiet, in dem die „Handelsmaatschappij VOC" (Handelsgesellschaft VOC) ein Monopol besaß, das sie mit eigenen militärischen Mitteln unter Kontrolle hielt.

So wie die Niederlande die erste Republik war, die in der modernen Geschichte entstand (die Dithmarscher Bauernrepublik, die Republik der Schweizer Urkantone und die Isländische Republik waren früh- bis spätmittelalterliche Gründungen), war die VOC (1602–1798) der erste multinationale, weltumspannende Konzern. Der Generalgouverneur „im Osten" war ein Angestellter der VOC, genauer gesagt wurde er von dem Rat der „Siebzehn Herren" (also dem Vorstand der VOC) angestellt und kontrolliert. Die VOC hatte im europäischen Mutterland sechs befestigte Plätze, fünf in Holland und einen in Seeland.

Holland und Seeland waren gewissermaßen der übriggebliebene freie Teil des ursprünglichen Gebietes der „Lage Landen". Damit stellte in der ersten Hälfte des 17. Jahrhunderts (dem sogenannten „Goldenen Zeitalter" der Niederlande) ein Gebiet von etwa 9000 Quadratkilometern eine Weltmacht dar. Die überaus teuren Eindeichungen zur Landgewinnung und zum Schutz des Landes sind zu einem sehr großen Teil durch die Reichtümer der VOC ermöglicht worden. Von hier aus verbreitete sich durch niederländische Fachleute die Kenntnis des Deichbaus entlang der nördlichen Nordseeküste, in Ostengland, im Gebiet der Weichselmündung in Preußen etc.

In einem Land mit so vielen Kanälen und Schleusen fand natürlich der meiste Verkehr auf dem Wasser statt. Segeln auf den schmalen Kanälen war nicht einfach, Rudern oder Staken mühsam. So wurden die an der Küste angelandeten Kolonialgüter, um sie ins Inland zu bringen, vielfach von Treidelpferden in sogenannten „Trekschuiten" entlang den am Wasser verlaufenden Treidelpfaden gezogen. Auf diese Weise konnten (zwar langsam, doch spielten in dem kleinen Land Entfernungen keine wesentliche Rolle) auf den Wasserstraßen riesige Lasten befördert werden. Aber es war auch der Zwang der Verhältnisse, der die fast ausschließliche Benutzung der Wasserwege notwendig machte, in einem Land, das zu einem großen Teil unter dem Meeresspiegel lag, in dem der Untergrund so weich und grundlos war, daß es in jener Zeit technisch einfach unmöglich war, feste Straßen zu bauen. Noch um 1800 gab es in dem ganzen Land nur etwa 200 km fester Klinkerstraßen (*K. Kilian*, NRC HANDELSBLAD, 11. 7. 1995). Folglich war insgesamt gesehen das Zug- und Reitpferd als Verkehrsmittel von untergeordneter Bedeutung. Natürlich war man in den höhergelegenen Sandgebieten mehr auf tierische Zugkraft angewiesen. Aber hier verhinderten ökonomische Zwänge einen Einsatz des Pferdes in größerer Zahl. Die Geest war arm.

Auch das Militär legte dem Faktor Pferd nur geringes Gewicht bei. Im Spanischen Erbfolgekrieg (1701–1713/14) hatte die „holländische Wasserlinie" ihren Nutzen bewiesen. Diese Verteidigungslinie bestand aus einem miteinander verbundenen System von Überschwemmungsgebieten, durch das die „Festung Holland" mittels eines überschwemmten Morastes vom übrigen Umland abgetrennt werden konnte, der zu tief war, ihn zu Fuß oder zu Pferd zu durchqueren und zu flach, um ihn mit Booten zu befahren.

Prinz Mauritz (1567–1627) war als Statthalter nicht allein der geistige Vater dieser „Wasserlinie"; er führte auch ein stehendes Heer ein. *Oberst P. Forbes* schreibt in seiner Arbeit DIE NIEDERLÄNDISCHE KAVALLERIE (1963), daß der Umfang stark variierte, abhängig jeweils von den kriegerischen Erfordernissen: 1590 hätte die Armee ca. 2000 Pferde, 1632 (also während des Dreißigjährigen Krieges) 4000, 1648 (nach Beendigung des Krieges)

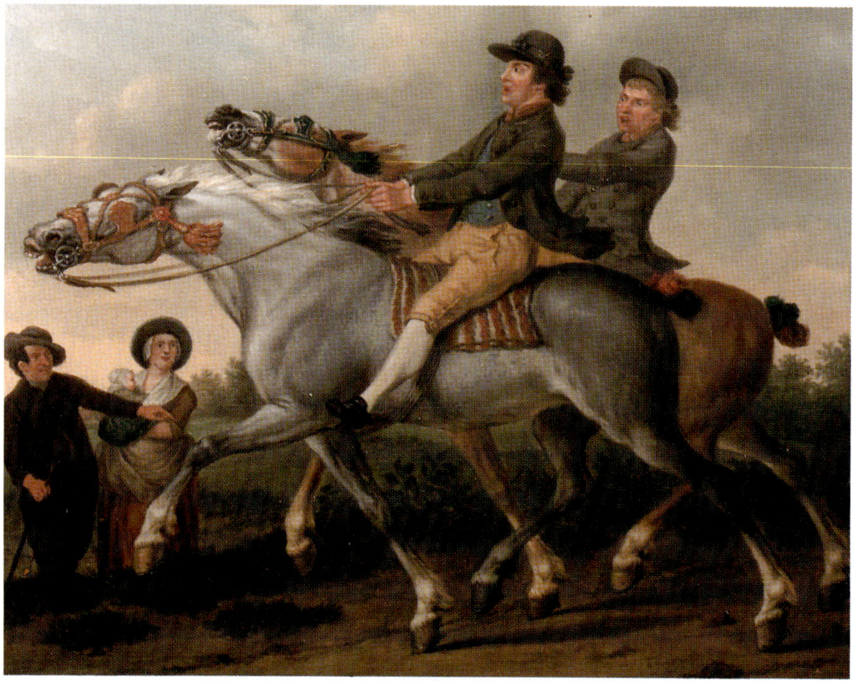

Zwei niederländische Schnelltraber („Harddraver") vom Ende des 18. Jahrhunderts, gemalt 1789 von Tethart Philipp Christian Haag. Auffallend ist die mangelnde Ähnlichkeit mit dem gemeinhin mit dem Begriff „Harddraver" verbundenen Friesen – sowohl hinsichtlich der Farbe als auch des Mangels an Behang.

3000, 1672 (mit Beendigung der ersten „statthalterlosen" Periode) 10 000 Pferde gehabt. Und in dem für die Niederlande so friedlichen 18. Jahrhundert lag der Pferdebestand stets durchschnittlich um 4000 Militärpferde.

Waren Transportwesen und Heer nicht auf große Pferdezahlen angewiesen, so war es die Landwirtschaft ebensowenig. Die fruchtbaren Küstengebiete bestanden zum Teil aus niedrig gelegenem natürlichem Grünland, das nur als Weide oder Wiese geeignet war, teilweise aus schwerem Kleiboden. Dieser eignete sich zwar auch als Ackerland, wurde damals jedoch auch meist gegräst. *Auke van der Woud* weist in diesem Zusammenhang in seiner Dissertation HET LAGE LAND (1987) auf die in jener Zeit noch nur unvollkommene Beherrschung des Wassers durch Vorfluter, Siele, Schleusen, Drainagesysteme, Pumpen etc. hin.

Die Sandgebiete der Geest waren wegen ihrer geringen Fruchtbarkeit zwar unbedingt auf tierischen Dung angewiesen, aber auch hier stand nicht der Ackerbau an erster Stelle. Getreide wurde bedeutend billiger aus den Kornkammern Preußens (den heute polnischen Ostgebieten Pommern, Ostpreußen und Westpreußen) eingeführt, wo vor allem die Marschgebiete der Oder- oder Weichselniederungen, namentlich deren Mündungsgebiete, von aus den Niederlanden vertriebenen Anhängern des friesischen Wiedertäufers *Menno Simonsz* (1496–1561) eingedeicht worden waren. Die Treppengiebel zum Beispiel in der Stadt Preußisch-Holland (heute Paslek, polnisch) erinnern ebenso wie der deutsche Name noch an die holländischen Siedler.

Die Kartoffel kam erst im Laufe des 18. Jahrhunderts auf den Tisch der Niederländer, zuerst bei den sozial niedrigen Schichten. Der Anbau dieses Getreideersatzes kam nur sehr allmählich in Gang auf den dafür prädestinierten armen Geestböden. *William H. Oliemanns* schreibt in HET BROOD VAN DE ARMEN (1988), daß der erste Kartoffelanbau für 1699 berichtet wird, und zwar im Betuwischen Bemmel, wo auch der frühest bekannte Kartoffelkaufmann (auch aus dem Gebiet von Betuwe stammend) in einem Registerauszug aus dem Jahre 1711 erwähnt wird. Daß jedoch erst 1789 im Süden von Roermond (also in einem Abstand von gut 100 Kilometern) „ganz kürzlich der Kartoffelanbau bekannt geworden" sei.

Die dritte bedeutende, für den Einsatz von Pferden relevante Ackerfrucht, die Zuckerrübe, kam erst während der „Franzosenzeit" zum Anbau, als Ersatzlieferant für den durch die 1806 von *Napoleon I.* gegen Großbritannien verhängte, unter dem Namen „Kontinentalsperre" bekanntgewordene Wirtschaftsblockade ausgefallenen Rohrzucker. Aber erst um 1860 waren die Rübenqualität, die Technik der dafür notwendigen Ackerbearbeitung (Tiefkultur) und die industrielle Verarbeitung soweit verbessert, daß der Anbau auch in den Niederlanden in größerem Maßstabe begann (so jedenfalls nach *de Joode*, LANDLEVEN, 1981). Dazu darf man nicht vergessen, daß noch bis in das dritte Viertel des 19. Jahrhunderts der wesentliche Anteil der Pferde an der landwirtschaftlichen Arbeit aus dem Pflügen, Eggen und dem Transport der Ernteerträge vom Feld und in die verarbeitenden Betriebe (Mühlen etc.) bestand. Säen und Ernten (wie zum Beispiel das Mähen, Garbenbinden, Dreschen), Düngerstreuen etc. geschah allemal mit der Hand. Da in den Niederlanden der Weidebetrieb überwog und bei weitem weniger tierische Zugkraft benötigte als der nun in Gang kommende intensive Ackerbau, war es verständlich, daß es bis dahin auf dem gesamten Staatsgebiet nur relativ geringe Pferdezahlen gab.

Statistisches Material ist nur weniges zu finden, aber auch aus dem wenigen, was *Auke van der Woud* (a. a. O.) veröffentlicht hat, können wir doch schließen, daß weder das „platte Land" noch die Städte im 17. bis in die erste Hälfte des 19. Jahrhunderts größere Aktivitäten entwickelten: „Seit der zweiten Hälfte des 17. Jahrhunderts hatten sich auf dem ‚platten Lande' keine wesentlichen Veränderungen in der Betriebsführung, dem Marktverhalten noch dem sozialen Leben ereignet. Auch das Bild der Städte hatte sich seit dem späten 17. Jahrhundert kaum verändert. Die meisten Städte in Holland und Seeland hatten sich nicht weiter ausgedehnt, sondern waren eher kleiner geworden. Was das gesamte Territorium angeht, so nahmen die Städte wenig Raum ein. 1815 betrug ihre Gesamtzahl 85, mit einer Einwohnerzahl von 809 368, gegenüber 1 368 400 Bewohnern des ‚platten Landes'. 1815 hatten die Niederlande also 2,2 Millionen Einwohner. 1994 waren es 15,4 Millionen."

Der Tatendrang des kleinen korsischen Diktators veränderte Europa von Grund auf und damit auch die oben geschilderte „heile Welt" der Niederlande, und in der Folge auch die dortige

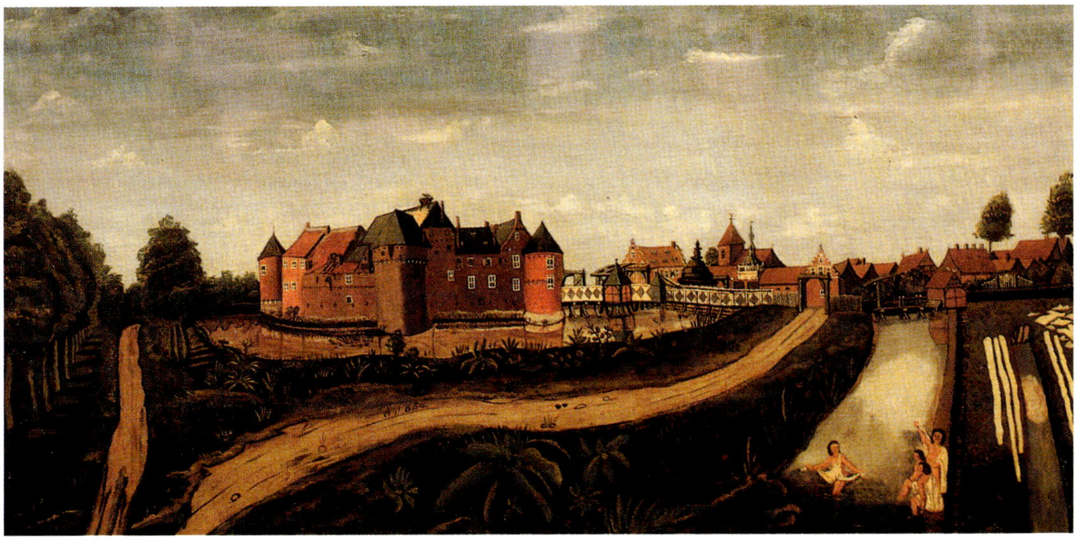

1821 richtete König Wilhelm I. im Castell zu Borculo ein staatlich-niederländisches Hauptgestüt ein, das bis 1849 – die letzten sieben Jahre als Privatgestüt König Wilhelms II. – bestand.

Pferdezucht. Aus Abbildungen und Beschreibungen aus der Zeit der Republik (und schon vorher) ist uns ein Bild des damaligen niederländischen Pferdes überkommen, das stark dem heutigen Friesen (Westfriesen) glich. Lediglich die Farbe war nicht einheitlich. Es führte zweifellos spanisches Blut, das ist unverkennbar. Aber auch viele eingeborene Niederländer im südwestlichen Zeeklei-Gebiet mit Nachnamen wie „van Toledo" oder „van Aragon" und braunen Augen und dunklem Haar verraten spanischen Einfluß. Kein Wunder nach etlichen Jahrzehnten der Anwesenheit spanischer Truppen im Lande. Das damalige Pferd war ein barocker Typ mit hohen Gängen und als Militärpferd für den damals üblichen Kampf Mann-gegen-Mann gut geeignet. Aber es konnte nicht galoppieren und war unbrauchbar für die schnelle Attacke geschlossener Kavallerieformationen. Viele dieser einheimischen Pferde ließen, zusammen mit ihren anderen kontinentalen Artgenossen, in den riesigen napoleonischen Schlachten ihr Leben.

In dem apokalyptischen Finale der Napoleonischen Kriege, der Schlacht bei Waterloo (Belle-Alliance) am 18. Juni 1815, lernten die kontinentalen Offiziere die Pferde ihrer britischen Kollegen, meist Englisches Vollblut oder hoch im Blut stehendes Halbblut, kennen. Das waren keine „Schulpferde", wie wir sie noch heute aus der Spanischen Reitschule zu Wien kennen, die courbettierten, passagierten, piaffierten, und die sich „zierlich auf dem Teller drehen" ließen. Aber auf der Rennbahn, der Flach- wie der Hindernisbahn, und im Jagdfeld, auch in grobem Gelände, waren sie unübertroffen. Sie galoppierten problemlos die Hügel des Schlachtfelds von Waterloo hinauf und herab – im Gegensatz zu den kontinentalen Remonten, denen nur allzurasch der Atem ausging.

Einige Monate vorher, am 16. März, hatte der Sohn des letzten Statthalters, Wilhelm V. (1748–1806), der 1795 nach England geflohen war, als *Wilhelm I.* die Königskrone der gesamten Niederlande (Norden wie Süden) erlangt. Damit waren bereits vor dem Ende des Wiener Kongresses Fakten geschaffen, die dessen Ausgang nicht mehr beeinflussen konnte, und nach einer Trennung von 234 Jahren Dauer die nördlichen und südlichen Niederlande wiedervereinigt. Der erste König des vereinigten Landes entstammte der alten Statthalterfamilie und war ein Prinz aus dem Hause Oranien-Nassau.

Der spätere *König Wilhelm II.* (1792–1849), ein Enkel des letzten Statthalters, hatte seine Jugend als Flüchtling in England verbracht. Vermutlich durch den englischen Einfluß war er ein Pferdemann durch und durch. 1815 war er, nur 23 Jahre alt, Oberkommandierender von Wellingtons 1. Armeekorps, in dem alle niederländischen Truppen vereinigt waren. Sie bestanden aus 30 282 Mann und 6248 Pferden (*G. T. Campagne*, VOR UND NACH WATERLOO, 1963), wovon 4147 Mann und 1630 Pferde fielen (J. A. Bartels VIER EEUWEN NEDERLANDSE CAVALERIE, 1987). Die niederländische Kavallerie stand am 12. Juni auf dem äußersten linken Flügel und bekam – wider Erwarten – den ersten Feindkontakt mit den Franzosen. Hier bei Quatre Bras erhielt der Prinz von Oranien seine Verwundung an der linken Schulter, weshalb er später mit dem Titel eines „Helden von Waterloo" ausgezeichnet wurde. Seine Uniform (von den 10th British Hussars) befindet sich im Armeemuseum zu Leiden, sein Leibpferd *Wexy* wird, gezäumt und gesattelt, im Stalldepartement im Haag gezeigt.

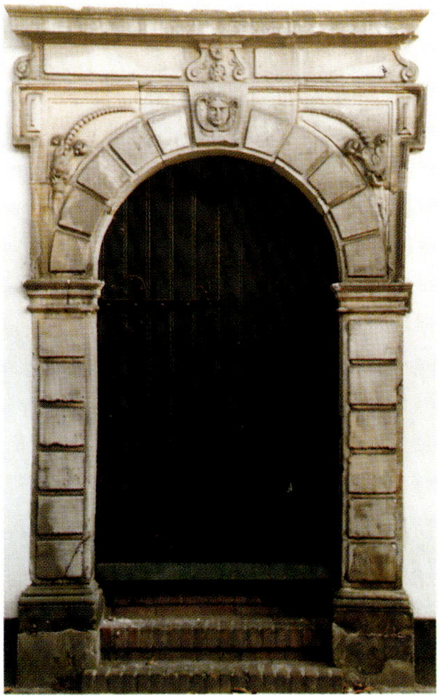

Die Gestütsgebäude fielen später einer Naturkatastrophe zum Opfer. Nur diese Tür, die erhalten geblieben war und in eine Schule eingebaut wurde, erinnert noch daran.

Wexy war ein Vollblut, denn der Prinz hatte eine Vorliebe für diese Rasse. Jedoch konnte er dieser Vorliebe erst frönen, nachdem sein Vater 1840 dem Thron entsagte. *Wilhelm I.* (1772–1843) war kein Pferdefreund, sondern suchte sein Glück als echter Niederländer auf dem Wasser. Auf seine Initiative hin wurde ein Netzwerk von 480 Kilometern neuer und 380 Kilometern verbesserter Kanäle geschaffen (*R. Filarski*, KANALEN VAN DE KONINK-KOOPMAN, 1995). Hatte noch *L. W. F. v. Oebschelwitz*, Adjutant bei dem Regiment Oranje-Friesland, in seinem Buch DE NEDERLANDSCHE STALMEESTER (1763) geschrieben, daß „die Friesischen Pferde wegen ihrer ansehnlichen Größe und Schwere sehr gesucht" seien „als Kutschpferde und für die Schwere Reiterei" und ein begehrter Exportartikel, so war nach Waterloo keine Rede von einer nennenswerten Pferdeausfuhr mehr. Dazu schrieb *E. A. L. Quadekker*: „Die Napoleonischen Kriege waren auch für die Pferdezucht unseres Landes sehr schädlich, da die besten Pferde weggeholt worden waren und wenig Lust und Anreiz bestand, neue, und dazu bessere zu züchten. Erst einige Zeit nach dem Kriege waren wieder neue Impulse zu züchterischer Arbeit zu verspüren und man begann einzusehen, daß auch kräftigere Fütterung bei der Aufzucht notwendig war, um der stark degenerierten Rasse wieder aufzuhelfen ..." (HET PAARDENBOEK, 1905).

„Kanalkönig" oder nicht, *Wilhelm I.* hat dennoch eine ganze Menge für die niederländische Pferdezucht getan. Es mißfiel ihm, daß es nicht möglich war, die jährlich benötigten 700 Militärremonten im Lande zu kaufen und dafür unnötig wertvolle Devisen ins Ausland abflossen. So richtete er 1818 in Walferdange (im heutigen Luxemburg, das bis 1890 in Personalunion zu Holland gehörte) ein Hengstdepot ein. Ihm folgte 1821 zu Borculo die Einrichtung eines staatlichen Hauptgestüts. *Leutnant van Soetermeer* schrieb über die Staatshengste (alle Importe), daß die Nachkommen der deutschen Hengste am besten den Anforderungen der „Kleinbauern" entsprachen, da sie vor allem frühreif waren und sich deshalb frühzeitig absetzen ließen. Dagegen waren sie weich und hielten nicht lange. Die Nachzucht der russischen und polnischen Hengste war hart und ausdauernd, aber für die niederländischen Bauern zu spätreif. Die hoch im Blut stehenden englischen Hengste schließlich lieferten bei „reichlicher Fütterung" hübsche, „nette" Pferde. Sie waren jedoch für die Bauern „unbrauchbar wegen ihrer hohen Ansprüche an Fütterung und Aufzucht und ihrer Spätreife ..." (DE VOORMALIGE RIJKSSTOETERIJ TE BORCULO, 1896).

Ab 1837 verdrängten die Vollbluthengste alle anderen Rassen aus dem Gestüt, zum Mißvergnügen der bäuerlichen Züchter und zur Freude der „Oberen Zehntausend" sowie der Offiziere und des Kronprinzen und Oberbefehlshabers. Im STAATSBLAD vom April 1840 ist die Stationierung der „Reichshengste" angezeigt. Danach standen auf 17 Stationen, in sechs Provinzen, insgesamt 24 Hengste, sämtlich aus England importierte Vollblüter.

1842 fiel das Staatsgestüt zu Borculo Einsparungsmaßnahmen des Kriegsministeriums zum Opfer. Dazu in Parenthese die Anmerkung, daß das Gestüt niemals unter der Regie des Landwirtschaftsministers gestanden hat. Das dürfte weitgehend das mangelnde Verständnis der Gestütsleitung für die Bedürfnisse der Bauern erklären. Danach betrieb der inzwischen zum König gekrönte *Wilhelm II.* Borculo auf eigene Rechnung und stellte in den folgenden sieben Jahren seine „Königshengste" gratis zum Decken auf. Doch fanden weder die Herren von der „Sociëteit tot aanmoediging der verbetering van het paardenras in het Koninkrijk der Nederlanden" (1841–1861) noch die Bauern Gefallen an der Anglomanie ihres Königs – im Gegenteil!

1845 brach in den Niederlanden die Kartoffelseuche *Phytophthora infestans* (eine Schimmelpilzerkrankung, auch falscher Mehltau genannt) aus, die die gesamte Ernte vernichtete. Dieselbe Krankheit führte in Irland zum „Great Famine", dem eine bis anderthalb Millionen Menschen zum Opfer fielen; etwa anderthalb Millionen wanderten aus. Von 1845 bis 1850 verlor Irland mindestens ein Drittel seiner Bevölkerung. In Deutschland und Österreich führte der durch Ausfall der Kartoffelernten verursachte Nahrungsmangel zu den Revolutionen von 1848. In den Niederlanden war Brot schreiend teuer und der „gemeine Mann" versuchte zu überleben mit Hilfe von „widerwärtig schmeckendem Brot, gebacken aus gemahlenen Linsen, das man in Zeeland ‚graues Sandmehl' nannte", (*P. Louwerse*, VADERLANDSE GESCHIEDENIS, 1930). *Wilhelm II.* finanzierte einen großen Teil der Nothilfe aus seiner eigenen Tasche, was sein persönliches Vermögen beträchtlich reduzierte. Als er 1849 starb, löste daher sein Sohn *Wilhelm III.* (1817–1890) das kostspielige Gestüt Borculo auf. Im Oktober 1850 wurden sämtliche Hengste – weit unter Preis – versteigert. Danach gab es in den Niederlanden keine „Königshengste" mehr. Es sollte bis Januar 1981 dauern, daß mit dem Ankauf der Zangersheider Hengste *Ramiro, Almé* und *Fürst Ferdinand* die niederländische Obrigkeit wieder eine staatliche Hengsthaltung aufnahm!

„Blut" bedeutete den niederländischen bäuerlichen Züchtern absolut nichts. Wenn es um einen Sport mit Prüfung auf Schnelligkeit von Pferden ging, so genügten ihnen die Kurzstrecken-Trabrennen, die es bis heute in den Küstenprovinzen gibt. Im Jahre 1911 wurden im calvinistischen Teil der Niederlande, „um dem allgemeinen Sittenverfall Einhalt zu gebieten", die Buchmacher- und Totalisatorwetten gesetzlich verboten.

„Dieses Gesetz hat die Vollblutzucht völlig vernichtet", schrieb Professor *D. H. M. Kroon* in DE FOKKERIJ DER LANDBOUWHUISDIEREN IN NEDERLAND (1925). Mit der kurzen Unterbrechung während der deutschen Besetzung im Zweiten Weltkrieg hatte das Gesetz bis 1949 Bestand. Wetten außerhalb der Rennbahnen wurden erst ab 1981 wieder zugelassen.

Außer einem durch das Kriegsministerium unter dem Eindruck des in Europa tobenden Ersten Weltkrieges eingeleiteten Zuchtexperiment im Haarlemmermeer in den Jahren von 1916 bis 1919, hoch im Blut stehende Armeeremonten zu produzieren, ist die Veredlung der niederländischen Zucht erst um 1960 in Gang gekommen. Alte Blutlinien, die sich auf Englische Vollblut-Gründerlinien zurückführen ließen, haben die Niederlande nicht gehabt. Es hat hier keinen hoch im Blut stehenden oder Vollblut-Liniengründer gegeben, wie *Zernebog, Adeptus xx, Devil's Own xx* oder *Goldschaum xx*, womit die Hannoversche Zucht aufgebaut worden ist, keinen *Brilliant YC* oder *St. Fagans xx* wie in Holstein, keinen *Duke of Cleveland, Emigrant* oder *Normann AN*, die in Oldenburg und Ostfriesland die Fundamente für die heutige Zucht gelegt haben. Der Einfluß der „Königshengste" läßt sich nicht mehr nachweisen.

Erste Gestütbuchaufzeichnungen datieren aus dem Jahre 1879. Dagegen sind zwischen 1850 und 1872 die noch bestehenden regionalen Anforderungen an die zur Zucht vorgesehenen Hengste aufgehoben worden.

„Das Gros der Züchter hatte kein Zuchtziel und verkaufte die besten Zufallsprodukte für möglichst viel Geld, um dann die schlechten für die Zucht zu behalten", schreibt *Quadekker* (a. a. O.); „jahrhundertelange Bemühungen, um einen gediegenen, zuchtkonstanten Pferdestamm zu schaffen, sind leider vergebens gewesen. Der gute Name, den das niederländische Pferd einstmals im Ausland genoß, vor allem das Friesische und das Geldersche, sind dahin. Statt dessen hört man nur noch: Als Zuchttiere sind sie völlig wertlos." Aufgrund der großen internationalen Nachfrage nach Pferden während der zweiten Hälfte des 19. Jahrhunderts (viele Kriege, industrielle und landwirtschaftliche Revolution, Ausdehnung von Schienen- und Straßennetzen etc.) ließen sich lange Zeit immer auch noch die mäßigen und schlechten Pferde verkaufen. Aber mit ihnen kam die gesamte niederländische Pferdezucht in Mißkredit.

So begann man 1865 mit der Gründung der ersten Hengsthaltungsgenossenschaften. Vor allem nach Oldenburg und Ostfriesland gingen die ersten Pioniere und Wegbereiter, um Hengste zu kaufen. Noch glaubte man an eine ‚heile Welt', der man mit ein paar teuren Hengsten aufhelfen könne. Dann kam es jedoch zu der großen Ernüchterung. Die 1884 zu Amsterdam veranstaltete bedeutende internationale Agrarausstellung bot Gelegenheit zu einem Vergleich der besten inländischen Zugpferde mit denen aus Deutschland, Frankreich und England. Anschließend ging jedermann deprimiert nach Haus, um die Erkenntnis reicher, daß eine große Anstrengung zur Verbesserung notwendig sei, wollten wir in Zukunft einen Platz auf dem Weltmarkt einnehmen, sollten unsere Pferde im Ausland gute Preise bringen und nicht durch konkurrierende ausländische Rassen völlig verdrängt werden ..." (*Professor Kroon*, a. a. O.)

„Bis etwa 1850 wurde in den Provinzen Friesland, Groningen, Drenthe und Overijssel das Friesische Pferd gezüchtet. In der Mitte des Landes war es das Geldersche Pferd und im Südwesten das Seeländische Pferd", schreibt *Dr. G. A. R. Nieuhoff* in HET PAARD (1964). Es geht um „Naturrassen, autochthone Rassen, die hier entstanden sind in vollkommener Anpassung an Klima, Futterangebot und Behandlung durch den Menschen, nahezu völlig ausgerichtet auf den Eigenbedarf der Züchter" (*Kroon*, a. a. O.).

Von diesen bodenständigen Rassen – vielleicht sollte man lieber von Schlägen oder Varietäten einer ursprünglich mehr oder weniger allgemein verbreiteten Rasse sprechen – ist allein der Friese übriggeblieben. *Professor Kroon* brachte in seinem Buch ein Photo eines „Seeländischen Hengstes", der in seinem Exterieur weit mehr einem Friesen gleicht als irgendeiner anderen Wagenpferdrasse. Zu seiner Beschreibung der „Gelderschen Rasse" publizierte er in der ersten Ausgabe seines bekannten Werkes von 1913 ein unscharfes Photo eines angeblich „Gelderschen Hengstes", auf dem man keinerlei deutliche Rassenmerkmale erkennen kann, außer, daß es ein absolut indifferentes Tier darstellt. In der 2. Auflage hat er das Foto ausgetauscht gegen ein wesentlich deutlicheres eines „Gelderschen Hengstes, prämiiert 1884". Auch dieses Pferd verrät in seinem Exterieur („hahniger", gebogener Hals, kein Widerrist, eingesattelter Rücken, kurze abgeschlagene Kruppe, tief angesetzter Schweif, rückbiegiges Vorderbein, starker Behang, platte Hufe) weitaus mehr Ähnlichkeit mit einem heutigen Friesen als mit dem heutigen Gelderschen Tuiger oder gar Basispferd.

Wouter Slob ist der Meinung und hat sie auch überzeugend bewiesen, daß es „nie eine eigene Geldersche Pferderasse" gegeben hat (Manuskript von 1993), daß es sich vielmehr um eine Variante der allgemein in den Niederlanden verbreiteten, dem heutigen Friesen ähnliche Rasse gehandelt habe. Und auch *Dr. Th. Frankenhuis* schrieb in HUISDIERRASSEN IN NEDERLAND (1982): „Die sogenannte Basis des Gelderschen, ebenso wie die des Groninger Pferdes, ist sehr neuen Datums. Erst seit der zweiten Hälfte des 19. Jahrhunderts hat man gezielt damit begonnen, das heimische Pferd, genaugenommen eine Mischzucht von zahllosen Rassen, zu verbessern. Durch Verwendung Oldenburger, Holsteiner, aber vor allem Normänner und Ostfriesischen Blutes entstand ein gutes landwirtschaftliches Arbeitspferd."

1925 veröffentlichte *Professor Kroon* fünf Photos von Groninger Pferden und bezeichnete sie in den dazu gehörigen Legenden als solche. Gleichzeitig brachte er auch fünf Photos von Gelderschen Pferden. Nur in den Legenden schrieb er stets dazu, daß es sich um gekreuzte Gelderländer handle, wobei er das auch noch spezifizierte, wie zum Beispiel: Geldersche Kreuzungshengst; Vater Oldenburger (nur eine Urgroßmutter Vollblut); Mutter Cleveland Bay x Oldenburger mit Orlow-Traberblut." Das klingt alles nicht sehr Geldersch!

Nach der Abspaltung Belgiens 1830 nahm die Pferdezucht dort eine recht viel andere Entwicklung als in den Niederlanden. Auf dem heute belgischen Gebiet hat bis zur Mitte des zwanzigsten Jahrhunderts niemals eine Warmblutzucht existiert. Die sehr konservativen Bauern beider Landesteile, sowohl des flämisch- als auch des französischsprechenden, lehnten ein Warmblutpferd ab und hielten eisern an ihrer Kaltblutzucht fest. Bis zur Mitte des 19. Jahrhunderts unterschied man ganz klar die in den einzelnen Gegenden gezüchteten Rassen, den sehr großen, etwas leichteren, typmäßig zwischen Boulonnais und Friesen stehenden Flamen, den rundere Formen und eine enorme Muskelfülle aufweisenden Brabanter, den „knüppeligen" Condrozer „Doppelardenner" und den auf dem Mittelgebirgshöhenzug der belgischen, luxemburgischen Ardennen beheimateten, kleinen, etwas leichteren, enorm gängigen Ardenner. Zwischen 1850 und 1880 begann dann der Brabanter alle anderen Rassen zu beeinflussen und teilweise sogar zu verdrängen wie den Flamen und den Condrozer. In Belgien blieb als weitere Kaltblutrasse nur die des – allerdings auch nicht ganz von Brabanter Einfluß freien – Ardenners erhalten.

Im übrigen Land wurde ein einheitliches Belgisches Kaltblutpferd im Brabanter Typ zum Zuchtziel erhoben. (Im Norden Frankreichs entwickelte sich unter dem Brabanter-Einfluß auf der autochthonen Ardenner-Grundlage der Trait du Nord.)

Erst nach der Mitte des 20. Jahrhunderts begann auch in Belgien eine sich rasch ausbreitende Warmblutzucht das Kaltblut zu verdrängen.

NIEDERLANDE

FRIESE

Westfriese

TYP, INTERIEUR, VERWENDUNG:
Das in dem zu den Niederlanden gehörenden Westfriesland gezüchtete Friesische Pferd verkörpert bis heute die autochthone Rasse dieses Gebietes. Da es sich nur schwer eindeutig als Warmblut- oder Kaltblutrasse einordnen läßt, vielmehr am meisten dem alten Begriff einer Landrasse entspricht, stelle ich es hier gesondert an den Anfang aller niederländischen Rassen.

Der Friese von heute ist in erster Linie ein elegantes Wagenpferd mit ausgesprochenen Renaissance/Barock-Charakteristika, einem lebhaften, doch frommen Temperament und aufgewecktem Charakter. In früherer Zeit wurde er vor allem auf den Milchvieh haltenden Betrieben der Weidedistrikte Frieslands (den sogenannten „Greidhoek" und „Wouden") gezüchtet.

Heute findet er hauptsächlich im Freizeitsport Verwendung. Außerdem stellt er in gewissem Sinne ein nationales Symbol Frieslands dar. Der niederländische Pferdesportverband (NHS) kennt eigene, spezielle, den Friesen vorbehaltene Wettbewerbe in der Anspannung vor der landestypischen „Sjees" (Chaise). Auch für den Einsatz im Zirkus und als barockes Reitpferd eignet sich der besonders intelligente, gelehrige und zugleich pittoreske Friese ganz hervorragend und ruft bei den Zuschauern durch seinen sehr ausgeprägten, unverwechselbaren Typ meist große Begeisterung hervor.

Die außerordentliche Typtreue des Friesen über die Jahrhunderte läßt sich daran ablesen, daß eine Darstellung des *Phryso* aus dem Jahre 1568 bereits genau den gleichen Typ zeigt wie der Friese unseres Jahrhunderts. Aufgrund der sehr großen typmäßigen Einheitlichkeit, der einheitlichen Farbe und einem sehr gleichmäßigen Bewegungsablauf ist es sehr leicht, einheitliche Friesische Paßgespanne zusammenzustellen.

Die ausgefallene, auffällige, ohne fremde Blutbeimischungen gezüchtete, in sich geschlossene Rasse hat im Handel keinerlei Konkurrenz durch irgendwelche andere Rassen zu fürchten. Es gibt nichts vergleichbares. Die Nachfrage übersteigt das Angebot. Für den „normalen", allgemeinen Turniersport (Dressur, Springen oder gar Military), außer Fahrprüfungen, diese allerdings bis einschließlich Marathonprüfungen, ist der Friese kaum geeignet. Vermutlich würde sein abweichender Typ auch die Richter etwa in der Dressur überfordern.

EXTERIEUR:
Der recht fein geformte, gelegentlich etwas lange, trockene Kopf, meist mit geradem oder sogar leicht konkavem Profil, gelegentlich auch leicht geramstem Barockprofil, wird hoch getragen auf einem schön geschwungenen, hoch aufgesetzten Hals, mit, vor allem bei den Hengsten, stark ausgebildetem Kamm, in seiner idealen Form allerdings nicht zu schwer, mit dem man ohne weiteres den Begriff „Schwanenhals" assoziiert. Der Hals ist eines der charakteristischsten Merkmale der Friesischen Rasse. Die lebhaften Augen sind groß und ausdrucksvoll, die kleinen, aufmerksa-

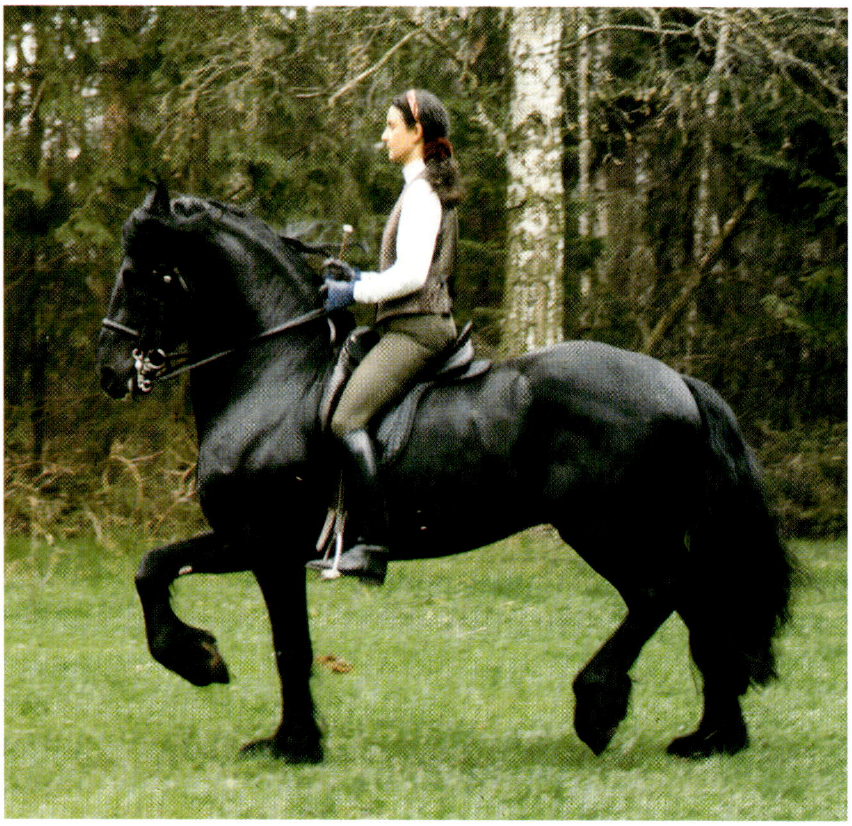

Friesischer Hengst in schulmäßiger Versammlung

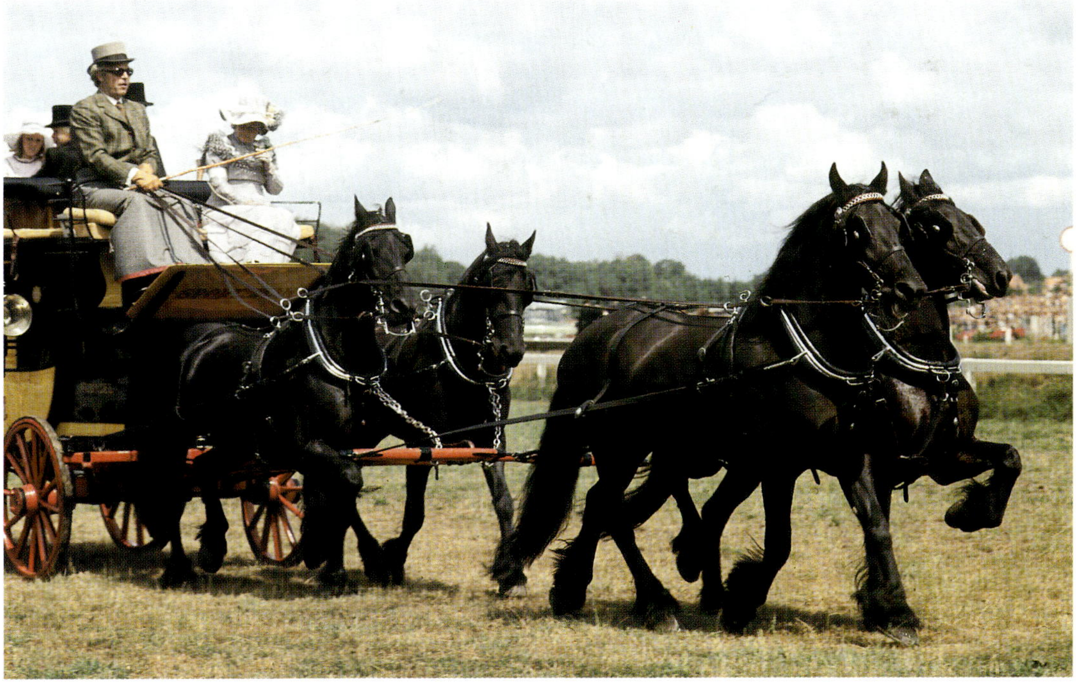

Friesischer Viererzug. Wegen der hohen Uniformität ist es sehr leicht, aus Pferden dieser Rasse Paßgespanne zusammenzustellen.

men Ohren stehen mit einwärts gebogenen Spitzen zueinander. Die wellige, reich ausgebildete Mähne fällt, wenn nicht eingeflochten, nach beiden Seiten. Der Widerrist ist nicht sehr ausgeprägt, die Schulter ziemlich steil gelagert, der Rücken weich, eingesattelt. Die breite, muskulöse, abschüssige Kruppe ist aufgrund der ausgeprägten Glutäenmuskulatur gespalten, der stark behaarte, lockige Schweif tief angesetzt und wenig getragen.

Friesen sind stets Rappen. Einzelne weiße oder graue Haare auf der Stirn sind gestattet, ebenso an der Lippe, auf keinen Fall aber an den Gliedmaßen. Gelegentlich kommen einige weiße Kronen- oder Ballenflecken vor, die jedoch von den Züchtern sorgfältig schwarz gefärbt werden, da sie sonst unter Umständen zum Gestütbuchausschluß führen. Auffallend und ein wichtiges Charakteristikum der Rasse ist der sehr „royale" Behang, den man ohne weiteres mit dem des Shire vergleichen kann.

Da der Friese seit Hunderten, vielleicht Tausenden von Jahren auf dem sehr weichen, moorigen Marschboden aufwächst, läßt die Hornqualität der oft platten Hufe hinsichtlich Struktur und Härte vielfach zu wünschen übrig.

Die geforderte Widerristhöhe für die Eintragung von zweieinhalbjährigen Stammbuchhengsten beträgt mindestens 158 cm, für dreieinhalbjährige und ältere mindestens 160 cm, für Stammbuchstuten mindestens 150 cm, für Ster-Stuten 155 cm und für Model-Stuten 158 cm. Insgesamt wird zur Zeit (1996) auf eine größere Widerristhöhe hin selektiert.

MECHANIK:
Der Schritt ist raumgreifend, der Trab erhaben, steppend, mit hohem Kniebug, wobei die Vorderbeine höher erhoben werden als die Hinterbeine. Die Bewegung der Vorderbeine ist oft recht inkorrekt, bügelnd. Der Galopp wirkt etwas schwerfällig.

ZUCHT:
Der Friese (Westfriese) stammt ursprünglich aus dem niederländischen Westfriesland. Seit den siebziger Jahren hat sich die Rasse jedoch mehr und mehr auch über die anderen Provinzen der Niederlande verbreitet. Das Verhältnis dürfte heute bei 50 Prozent in Friesland und 50 Prozent in den anderen Provinzen sowie dem Ausland (Belgien, Frankreich, Schweiz, Deutschland, USA) liegen.

In Südafrika besteht eine kleine Population, die viel Ähnlichkeit mit der Friesischen besitzt. Auf „afrikaans" heißen diese Pferde „Flamen", vermutlich, weil sie früher über Flandern (Antwerpen) verschifft wurden. Diese Handelsbeziehungen begannen wahrscheinlich schon früh im 19. Jahrhundert oder sogar noch früher.

Die Friesische Zucht wird von der Zuchtleitung des Verbandes in vorbildlicher Weise geführt und ist durch die Hengstlinien und die numerierten Stutenstämme (wie in der Vollblut- und der Holsteiner-Zucht) sehr übersichtlich. Das Friesische Stammbuch wurde 1879 gegründet und erhielt 1952 das Präfix „Königlich". Der Sitz ist in Drachten. Unter dem Namen „Phryso" erscheint ein monatliches Verbandsblatt.

Die Bedeckungszahl bewegte sich in den letzten Jahren (bis einschließlich 1995) immer um etwa 4000 Stuten mit etwa 75 Prozent geborener Fohlen. Die Tendenz ist steigend (1994 auf 1995 um ca. 8 Prozent). Ein nicht unerhebliches Problem ist der sehr enge Genaufbau, der stets eine gewisse Gefahr einer Inzuchtdepression in sich birgt.

Wesentlichen züchterischen Anteil an dem Wiederaufbau der Rapplinie des Kladrubers im Gestüt Slatinany in Böhmen hatte nach dem Zweiten Weltkrieg der Friesische Hengst *Romke*. Doch schon im 18. Jahrhundert bis Anfang des 19. Jahrhunderts

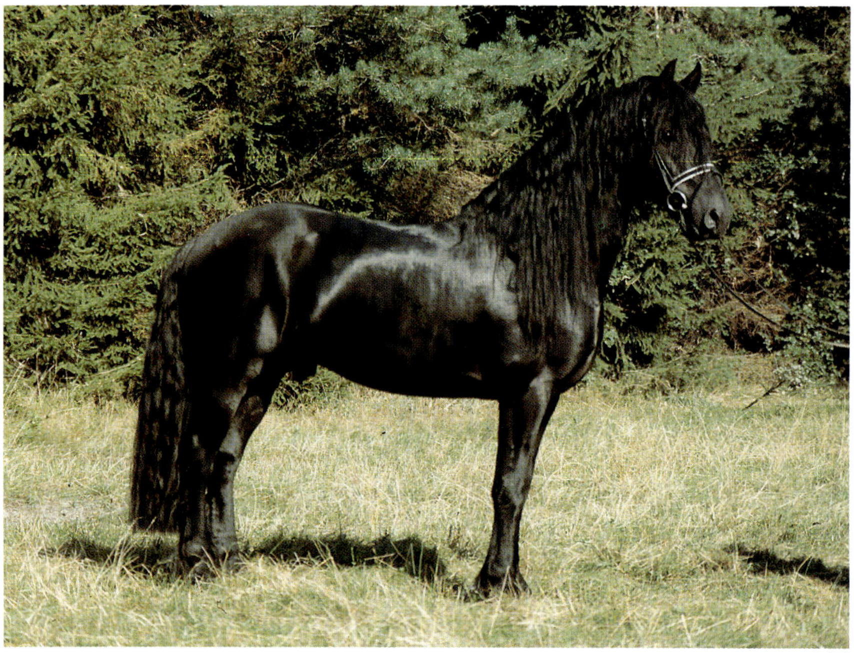

Der Friesische Hengst zeigt auffallend viel Adel.

war der als „Harddraver" (Schnelltraber) bezeichnete Friese maßgeblich an der Entstehung der Orlow-Traberzucht beteiligt, wie sich bis heute noch an dem oft nicht unerheblichen Behang ablesen läßt. Ähnlichen Einfluß, obgleich nicht konkret nachweisbar, scheint er auf die Entstehung der Standardbred-Rasse gehabt zu haben.

Wichtigste Nachzuchten finden sich heute in Belgien, Frankreich, der Schweiz, Deutschland, den USA, Kanada und Australien.

GESCHICHTE:
Das Friesische Pferd dürfte heute die einzige original-niederländische Pferderasse sein, die noch besteht. Aber auch ihr Fortbestehen ist einmal in großer Gefahr gewesen: „Der 1. Mai des Jahres 1879 ist ein denkwürdiger Tag in der Geschichte der friesischen Landwirtschaft, mehr vielleicht noch für die friesische Tierzucht.

An diesem Tag wurden nämlich in dem bekannten Krug ‚De dri Romers' in Roordahuizum sowohl das ‚Friesische Rinder-Stammbuch' als auch das ‚Friesische Pferde-Stammbuch' gegründet. Nachdem man sich darüber einig geworden war, ein spezielles ‚Friesisches Rinder-Stammbuch' zu gründen, stiftete man eben kurzerhand auch noch ein ‚Friesisches Pferde-Stammbuch', womit seine Gründer, was das Pferde-Stammbuch angeht, auf jeden Fall die ersten waren" (aus Fries Landbouwblad, 30. 7. 1954). „Nach drei Jahren spaltete sich das Stammbuch in eins für die ‚Friesische Rasse' und eins für die „Bovenlandse Rasse', die vor allem im Groninger Gebiet durch Kreuzung mit Oldenburger Pferden viel Aufschwung erhalten hatte.

In Friesland und einem Teil von Drenthe blieb man dem originalen Friesischen Pferd treu. Aber leider kamen nach einigen Jahren auch im Drenther Stammbuch keine Friesischen Pferde mehr vor. Und auch in Friesland selbst sah es schlecht aus. 1913 standen in dieser Provinz nur noch drei Hengste auf Deckstation. Glücklicherweise kam es dann jedoch zu einer Wende. In diesem Jahr hat eine Anzahl friesischer Bauern, Züchter und Grundbesitzer einander erneut die Hand gereicht und die Züchtervereinigung ‚Das Friesische Pferd' (‚Het Friesche Paard') gegründet (mit dem Zuchtziel, diese Rasse zu fördern und zu erhalten, Anm. d. Verf.).

Die Arbeit wurde diesen ‚Nothelfern' nicht immer ganz leicht gemacht. Indessen entwickelte sich die Zucht doch allmählich in einer aufsteigenden Tendenz. Mehr und mehr kam es zu einer Verbesserung des Materials, die Zahl der Zuchtpferde wuchs und die Qualität stieg stetig an. Im darauffolgenden Jahr wurden wieder Friesische Pferde eingetragen und seit 1943 werden die Friesischen Pferde in das „Friesch Paarden Stamboek" (FPS) eingetragen. 1951 konnte

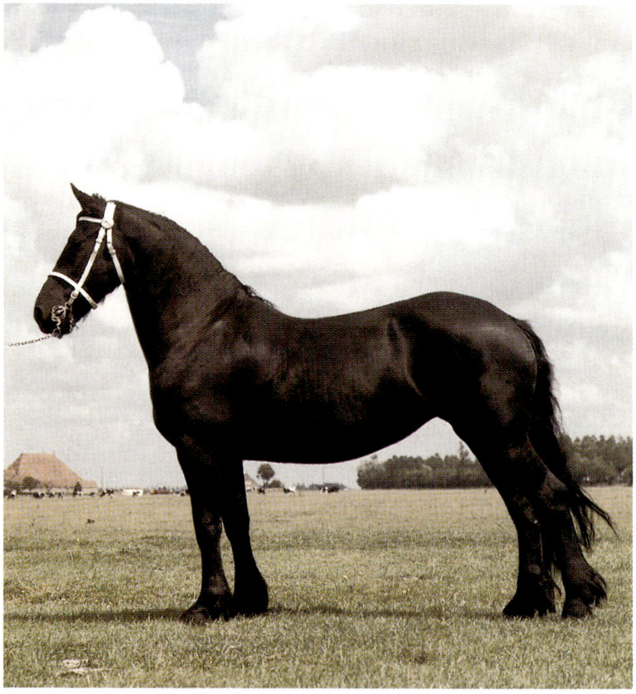

Friesische (Westfriesische) Stute. Sie dürfte hinsichtlich Typ und Exterieur das Pferd verkörpern, das bis ins 19. Jahrhundert in der Pferdezucht in die „de lage Landen" vorherrschend war, aus heutiger Sicht auf der Grenze zwischen Warmblut und Kaltblut stehend.

die Fördervereinigung für das Friesische Pferd ihre Tätigkeit einstellen, und drei Jahre später erhielt FPS das Prädikat „Königlich" (‚Koninklijke Friesch Paardenstamboek', Anm. d. Verf.)", schreibt *M. J. Baroness van Heemstra* 1961 in HET FRIESE PAARD.

Das Eintragungsverfahren sieht im Nachhinein ein wenig chaotisch aus. Denn seit 1879 kamen Friesische Pferde und Kreuzungsprodukte in verschiedene Register, von 1907 bis 1915 dann alle in ein und dasselbe. Erst 1943 kam mit der Einrichtung eines nordniederländischen Warmblutpferde-Stammbuches (NWP) Klarheit in die Sache: Friesische Pferde ins FPS und Bovenlanders (Warmblutpferde im Oldenburgisch-Ostfriesischen Typ) ins NWP.

Ob es sich bei dem Friesischen Pferd um ein Warmblut- oder Kaltblutpferd handelt, ist meines Erachtens nicht nur eine rein akademische, sondern eine grundsätzliche Frage.

Allerdings meint *Henk Bouwman* dazu (in einem hier erstmals veröffentlichten Beitrag von 1995): „Obgleich die Friesenzüchter das von ihnen gezüchtete Pferd niemals ‚expressis verbis' als Warmblutpferd bezeichnet haben und das KWPN den Terminus – jedenfalls auf dem Gebiet der Niederlande – als Monopol beansprucht, muß man das Friesische Pferd doch wohl als Warmblut bezeichnen." – Um es gleich hier zu sagen: Ich bin anderer Ansicht!

Interessanterweise führen Friesenzüchter außerhalb der Grenzen Frieslands (ähnlich wie die Haflinger-Züchter), vor allem in Deutschland (mit der berüchtigten deutschen Gründlichkeit) „mit Feuer und Schwert" eine Art „Kreuzzug", um alle Ungläubigen zu dem „wahren Glauben" zu bekehren, daß die von ihnen gezüchteten Pferde Warmblüter seien. So, als ob die Bezeichnung Kaltblut eine negative Wertung und eine Herabsetzung der Rasse beinhalte. Alle Hippologen, die den Friesen als Kaltblut oder dem Kaltblut nahestehend bezeichnen, sind in ihren Augen böswillige Ignoranten.

Aber wenn man der Sache einmal „sine ira et studio" auf den Grund geht, so muß man meines Erachtens zu ganz anderen Schlüssen kommen. Den meisten heute mit Pferden befaßten Personen, seien sie Züchter, Reiter oder auch nur ganz allgemein Pferdefreunde, ist nicht klar, daß die Unterscheidung der Begriffe Warmblut und Kaltblut im deutschen Sprachgebrauch nicht viel älter ist als gerade ein Jahrhundert ist, und daß sich namentlich der Ausdruck „Warmblut" erst seit etwa 15 bis 20 Jahren weltweit international verbreitet (und den Begriff Halbblut ersetzt) hat, vor allem in den westlichen, allen voran den skandinavischen, Benelux- und angelsächsischen Ländern (einschließlich USA und Kanada). Hierbei hat sich der Terminus von einem Definitionsbegriff zu einer Art Markenbezeichnung gewandelt, die eine gewisse Superiorität gegenüber allen anderen Pferderassen beansprucht.

Wenn wir die Frage einmal historisch angehen, so stellen wir fest, daß sich die Abgrenzung Warmblut gegen Kaltblut frühestens etwa seit der Mitte des 19. Jahrhunderts zu entwickeln beginnt. Bis dahin waren zahlreiche bodenständige Landrassen keineswegs in einer Richtung festgelegt.

Wenden wir diese Erkenntnis einmal auf den Friesen an, so können wir feststellen, daß er eine der wenigen autochthonen Landrassen darstellt, die sich über die Jahrhunderte mehr oder weniger in der ursprünglichen Form erhalten hat, ohne durch Umzüchtung in die eine oder andere Richtung abgedriftet zu sein.

Vermutlich handelt es sich bei dem Friesen um den letzten Rest der westnordwestlichen europäischen Küstenrasse, die von der Bretagne bis nach Nordjütland verbreitet war, und aus der durch gezielte Zuchtwahl und Einkreuzung fremden Blutes eine Vielzahl von Rassen entstanden ist, die wir heute nach bestimmten Rassemerkmalen in Warmblut und Kaltblut unterscheiden. Ich nenne hier: den Bretonen (Kaltblut), den Anglo-Normänner (Warmblut), den Percheron (Kaltblut), den Boulonnais (Kaltblut), den Ardenner (Kaltblut), den Flamen (Kaltblut), den Belgier (Kaltblut), das Niederländische Kaltblut, das Niederländische Warmblut, den Groninger (Warmblut), den Gelderländer (Warmblut), den Ostfriesen (Warmblut), den Oldenburger (Warmblut), den Hannoveraner (Warmblut), den Holsteiner (Warmblut), den Schleswiger (Kaltblut), den Jüten (Kaltblut). Allein der Friese ist bis heute „weder – noch"; er ist bis heute eine nahezu unveredelte Landrasse geblieben. Insofern hat *Henk Bouwman* recht, wenn er weiter unten (a. a. O.) schreibt: „Der Friese ist der letzte erhalten gebliebene Vertreter des Alt-Niederländischen Pferdes, und zudem noch (wie wir annehmen möchten) in fast reiner, nicht verbastardisierter Form."

Dennoch ist es meines Erachtens nicht ganz unberechtigt, wenn manche Hippologen den Friesen eher dem Kaltblut zurechnen, da er ja eine ganze Reihe typischer Kaltblutmerkmale aufweist, ja diese ihn deswegen sogar gewissermaßen als den „Urkaltblüter" ansehen. Man braucht nur einmal aufmerksam die Beschreibung des Friesen von *Dr. R. H. J. J. Geurts* in ZELDZAME HUISDIERRASSEN (1980) zu lesen, um zu sehen, daß meine Argumentation richtig ist. *Dr. Geurts*, der mit dem Thema „Genetische Analyse und Struktur der Zucht des Friesenpferdes" (Maastricht, 1969) promovierte, gilt als die größte Autorität auf dem Gebiet der Friesischen Zucht. Er schreibt sehr treffend: „In seiner allgemeinen Erscheinung unterscheidet sich das Friesische Pferd deutlich von anderen Warmblutrassen. Es hat einen kleinen Kopf mit kleinen, aufmerksamen Ohren, die mit nach einwärts gebogenen Spitzen stehen. Der gesamte Kopf ist trocken und ausdrucksvoll mit einer geraden oder ein wenig konkaven Profillinie. Der Hals ist das kennzeichnende Charakteristikum des Friesischen Hengstes, hochgetragen, schön gebogen, mit einem hübschen Mähnenkamm, ist er in seiner idealen Form nicht zu schwer bemuskelt an der Basis. Eine lange, reiche Doppelmähne trägt wesentlich zu dem Eindruck ‚Schwanenhals' bei. Der Rücken ist nicht zu lang und besitzt eine ‚weiche' (eingesattelte, Anm. d. Verf.) Oberlinie. Der Widerrist ist

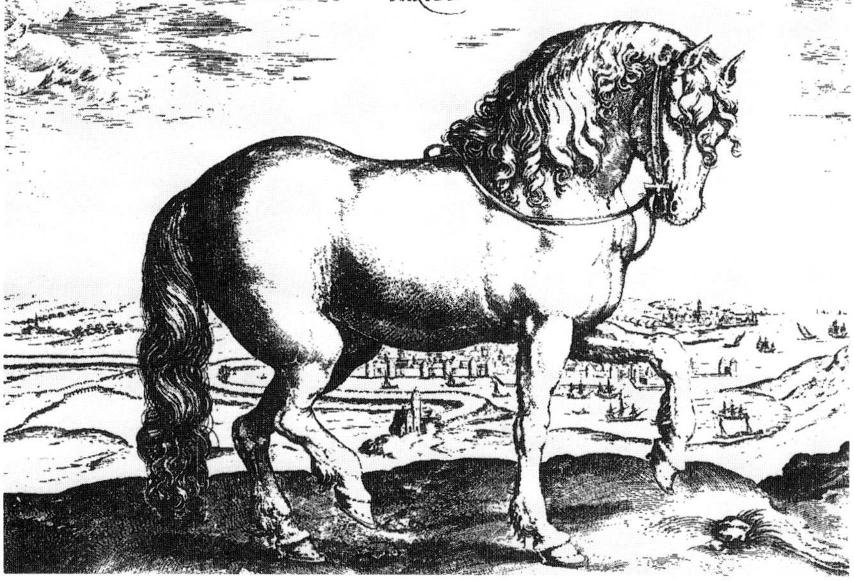

Die Typtreue des (West-)Friesen hat sich über die Jahrhunderte erhalten, wie sich aus einer Darstellung des „Phryso" aus dem Jahre 1568 ablesen läßt.

nicht stark entwickelt. Die Kruppe ist breit, reichlich bemuskelt und ziemlich abfallend; ein Eindruck, den der tief angesetzte Schweif, der nicht getragen wird, noch verstärkt. Das Fundament ist ausreichend stark mit gut geformten, jedoch etwas flachen Vorderfußwurzeln. Von Natur aus ist der Friese ein Traber. Im Schritt und Trab sind die Gänge flott, elegant und erhaben, mit vorzüglichem Antritt aus der Hinterhand. Das Gesamtbild erhält noch ein besonderes Gepräge durch das stark entwickelte Langhaar in Mähne und Schweif und den reichen Behang der Gliedmaßen. Bei einem aufgeweckten und temperamentvollen Charakter ist der Friese intelligent, äußerst fromm und ehrlich."

Eelke Dijkstra weist in HET FRIESE PAARD, RASKENMERKEN & GEBRUIK (1988) darauf hin, daß sich das Gebrauchszuchtziel nach 1915 veränderte von einem Kutschpferd zu einem landwirtschaftlichen Arbeitspferd. „Auf den Weidebetrieben (das Biotop, in dem das Friesische Pferd damals lebte, bestand aus dem niedrigen Mittel- und Südwest-Friesland, dem sogenannten „Greidhoek" – Grasecke – Anm. d. Verf.) nahm zu jener Zeit mit dem Aufkommen der Mähmaschine der Bedarf an Pferdezugkraft bedeutend zu. Ihr folgten andere pferdegezogene Maschinen. Man kann deshalb verstehen, daß (nach dem Fortfall des Bedarfs an Arbeitspferden aufgrund der Motorisierung und nach Schließung des ‚Vorbuchs'; Anm. d. Verf.) das Zuchtziel im großen und ganzen wieder in das von vor 1920 umformuliert wurde, vor allem weniger schwer und mehr im Typ Kutschpferd." Das durchschnittliche Stockmaß beträgt bei Stuten 155 cm, bei Hengsten 158 cm Widerristhöhe. „Jedoch wird heute durch gezielte Zuchtwahl ein Stockmaß von 160 cm angestrebt" (*Geurts*, a. a. O.).

Dijkstra betont nachdrücklich, daß die Rassemerkmale sehr große Bedeutung für die Selektion besitzen, „daß jedoch nicht weniger Wert auf den Bewegungsablauf gelegt wird. Er beansprucht vielmehr besondere Aufmerksamkeit, da hier eventuell auftretende Probleme innerhalb eines geschlossenen Stammbuches gelöst werden müssen (sich also nicht einfach durch Zuführung fremder Gene korrigieren lassen, Anm. d. Verf.).

In der Vergangenheit gab es immer wieder Versuche, die Zuchtleitung von FPS zu bewegen, Kreuzungsprodukte anzuerkennen. Jedoch ist das stets beharrlich abgelehnt worden. Im Nachhinein war diese Zuchtpolitik sicherlich gerechtfertig, da man nur so das kulturelle Erbe, das die Friesische Rasse darstellt, in ihrer Einmaligkeit erhalten konnte."

Bis in die zwanziger Jahre kamen noch braune und auch fuchsfarbene Friesen vor, obgleich die Rasse allgemein als einfarbig schwarz beschrieben wurde. Für die Stammbuchaufnahme sind heute einige weiße Stirnhaare erlaubt, aber auch nicht mehr und selbstverständlich ausschließlich die Rappfarbe! Als trotzdem im April 1991 zwei fuchsfarbene Fohlen zweifelsohne rein Friesischer Abstammung geboren wurden, eine Blutgruppenbestimmung der Abstammung nicht widersprach und Dr. Geurts die genetische Möglichkeit bestätigte, (PHRYSO, Juni 1991), war der Schock unter den FPS-Mitgliedern riesig groß.

Bereits seit dem frühen Mittelalter war das Friesische Pferd berühmt und begehrt als Turnierpferd für den gepanzerten Ritter, wobei dessen Rüstung im Laufe der Jahrhunderte immer schwerer wurde, bis die Panzerung von Roß und Reiter gegen Ende der Ritterzeit ca. 250 kg wog. Rechnet man das Gewicht des Reiters hinzu, so darf man von einem Gesamtgewicht von 320 bis 340 kg ausgehen, das dem Pferd aufgebürdet wurde. Dafür war ein großer Gewichtsträger mit starkem Rücken notwendig, wie ihn der Friese besaß, dessen Kraft der Wucht des Anpralls eines Gegners standhielt.

Nach der Erfindung des Schießpulvers um 1313 durch den Konstanzer Mönch *Berthold Schwarz*, der zu jener Zeit als Magister artium an der Pariser Universität lehrte, und der Einführung der Handfeuerwaffen, verlor der metallene Panzer bald an Bedeutung. Statt dessen wurde ein kurzes, geschlossenes Pferd benötigt, das durch seine Schnelligkeit und Wendigkeit auf die Wendungen des Gegners zu reagieren in der Lage war. Auch diesen Anforderungen entsprach der kurze, quadratische Friese.

Der Ruhm des Friesischen Pferdes als Streitroß hielt lange Zeit an. In seinem Werk DIE DEUTSCHE GESCHICHTE IN DER ZEIT DER REFORMATION erzählt der Historiker *Leopold v. Ranke (1795–1886)*, daß der *Kurfürst Johann Friedrich von Sachsen* 1544 auf einem Friesischen Hengst zum Reichstag geritten kam. Den selben Hengst ritt er drei Jahre später in der Schlacht von Mühlberg, in der er von *Kaiser Karl V.* geschlagen wurde. Der Kaiser erkannte ihn an der auffäligen Erscheinung seines Pferdes, das er anläßlich des Reichstages gesehen hatte, und ließ ihn daraufhin gefangen nehmen.

Die älteste bekanntgewordene Darstellung eines Friesenpferdes dürfte ein Gemälde des Hengstes *Phryso* im Besitz des *Don Juan d'Austria* von der Hand des flämischen Malers *Jan v. d. Straet* aus dem Jahre 1568 sein.

In ihren hippologischen Prachtwerken erwähnen verschiedene bedeutende ältere Autoren die Friesische Rasse, so *Marx Fugger*, Herr auf Kirchberg (1525–1597), in VON DER GESTÜTEREY (Worms 1578) und *William Cavendish*, Duke of Newcastle (1592–1676), in NOUVELLE METHODE POUR DRESSER LES CHEVAUX EN SUIVANT LA NATURE & MÊME LA LA PERFECTIONNANT PAR LA SUBTILITÉ DE L'ART (Paris 1668), als eine der vorzüglichsten ihrer Zeit.

War das Friesische Pferd des 18./19. Jahrhunderts mehr Kutschals Arbeitspferd, so war es doch vor allem auch als Trabrennpferd (Harddraver) in seiner Heimat außerordentlich beliebt. Diese Rennen wurden in der Regel auf den Klinkerdurchgangsstraßen abgehalten, meistens innerhalb eines Dorfes oder einer Stadt, über eine Distanz von 80 Ruten (325 Meter). Lange Jahrzehnte saßen die Teilnehmer auf den nur mit Decken „gesattelten" Pferden – ohne Bügel, später dann hinter dem Pferd auf dem für Friesland so typischen buntbemalten, hohen zweirädrigen Karren, der Sjees (Chaise). Zwischen 1800 und 1850 wurden 2847 Harddraver-Rennen ausgeschrieben. Namen von berühmten Harddravern wie „Mile Jan" oder „Sophia" leben bis heute in der Erinnerung der Züchter fort. Diese Rennen mit inländischen Pferden nahmen ein Ende, als man Orlow- und Standard-Traber für den Zweck zu importieren begann.

Zur Erinnerung an den Sieg bei Waterloo hatte *König Wilhelm I.* im Jahre 1823 ein jährlich in der friesischen „Hauptstadt" Leeuwarden unter dem Reiter auszutragendes Trabrennen um die sogenannte „Goldene Königs-Peitsche" gestiftet. 1891 überreichte die damalige Königin-Mutter und amtierende Regentin *Emma Adelheid Therese* (aus dem Hause Waldeck und Pyrmont) zum letzten Mal die goldene „Kenings-Swipe", wie *G. J. A. Bouma* in HET FRIESE

„Harddraverj", Trabrennen unter dem Reiter, war in Friesland ein beliebter Sport, hier 1830 in Anwesenheit König Wilhelms und der Prinzen in Leeuwarden der Ritt um die „Goldene Peitsche". Aus „Das Leben unserer Vorfahren" von N. de Roever und Dr. G. J. Dozy (Amsterdam 1902)

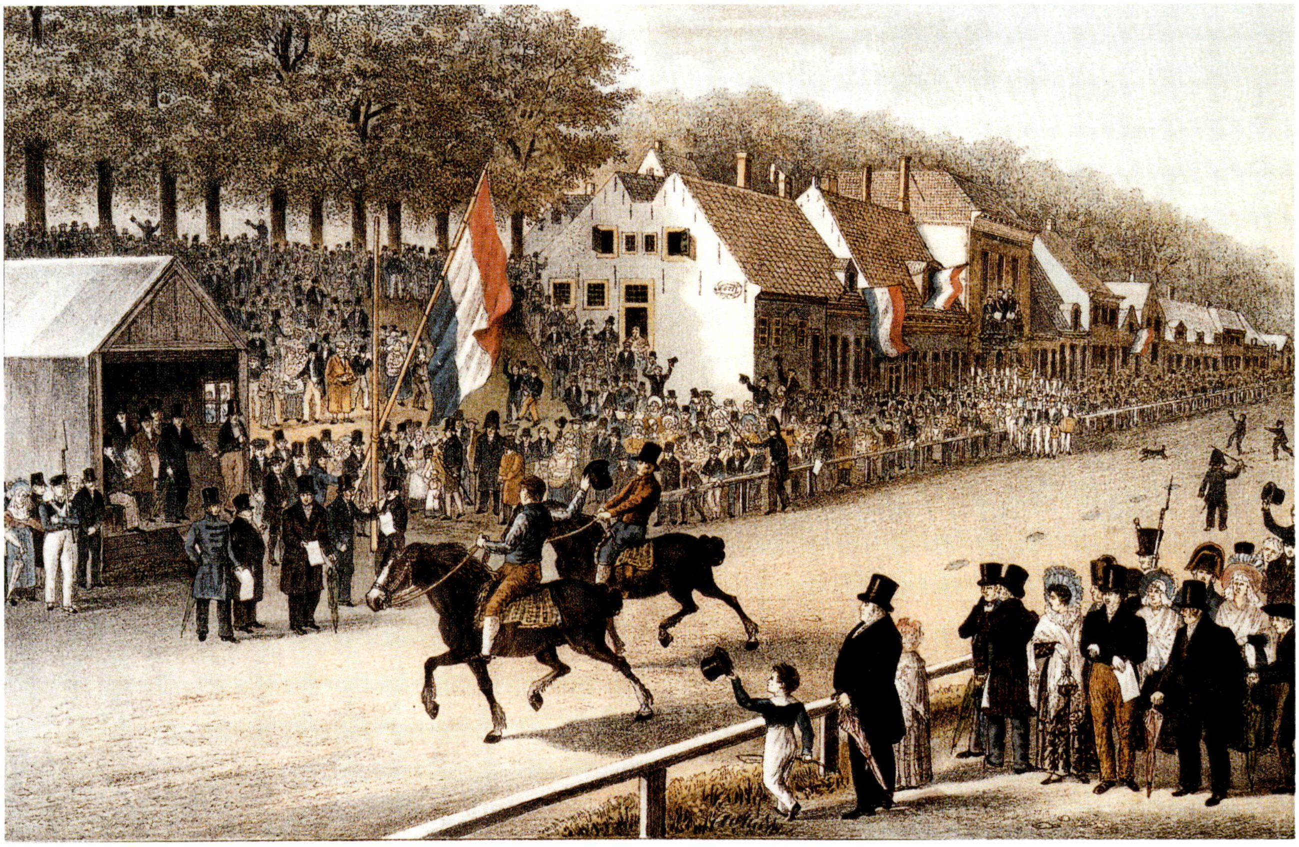

PAARD (1979) berichtet (einige dieser goldenen Peitschen sind bis heute im Museum zu Leeuwarden zu sehen). Ausländische „echte" Traber hatten die inländischen Friesischen Harddraver abgelöst, bis 1911 das sogenannte „Ammendement – van Vuuren" die Rennwetten für lange Zeit verbot und damit den gesamten Rennbetrieb lahmlegte.

Heute werden in den Niederlanden wieder Kurzstrecken-Trabrennen abgehalten, nun selbstverständlich nur mit „gewöhnlichen" einheimischen Harddravern; einziges Zugeständnis an die moderne Zeit ist die Anspannung vor dem Sulky; die Rennen finden im ganzen Land auf 14 verschiedenen permanenten Rennbahnen von Anfang Mai bis Mitte Oktober statt. Der älteste noch bestehende Verein für Harddraverrennen ist der für „Lisse & Umgebung von anno 1772" (s. DRAFSPORT TOEN EN NU, o. J.).

An dieser Stelle ist es vielleicht angezeigt, darauf hinzuweisen, welche Bedeutung der Harddraver für die Entwicklung der Renn-Traberrassen gehabt hat: Als *Graf Orlow* etwa um 1770 mit der Entwicklung der nach ihm benannten Traberrasse begann, bediente er sich des Harddraverblutes, da diese Rasse damals die einzige war, von der allgemein bekannt war, daß sie eine angeborene Anlage zum schnellen Traben besaß. Graf Orlow verwendete zunächst einen orientalischen Hengst mit gutem Trabvermögen, den er mit einer „dänischen" Stute paarte. Wir wissen nicht, ob diese Stute wirklich aus dem Gestüt Frederiksborg stammte, wie später allgemein behauptet wurde. Möglicherweise war es auch eine Holsteiner-Stute, da damals (Holstein war bis 1864 dänisch) der Holsteiner die wichtigste Pferderasse im gesamten dänischen Reich war.

Auf jeden Fall entsprach das Produkt, der Hengst *Polkan*, nicht den Erwartungen des Grafen, da seine Trabaktion nicht das von ihm angestrebte Zuchtziel hinsichtlich Schnelligkeit der Repetition und Raumgriff gebracht hatte. So paarte er *Polkan* mit einer Friesischen Harddraver-Stute, die diese Eigenschaften besaß und erzielte aus der Kombinationskreuzung von drei sehr heterogenen Rassen den Hengst *Bars I* (geb. 1784), der in der Tat alle gewünschten Eigenschaften besaß. Dieser Halbblut-Harddraver wurde zum Stammvater der gesamten Orlow-Traberzucht.

Im 19. Jahrhundert, nach dem Tode des Grafen, griff der damalige Gestütsdirigent *W. I. Schischkin*, um eine drohende Inzuchtdepression zu vermeiden, erneut auf das Harddraver-Blut zurück, wobei er strikt darauf sah, daß die Blutauffrischung ausschließlich über die weibliche Seite erfolgte. Aus einer der damals eingeführten Harddraver-Stuten stammte der Hengst *Ljubimec*, dessen Sohn *Warwar* sehr großen Einfluß auf die Weiterentwicklung der Rasse erlangte.

Wann, wo und wie das Harddraver-Blut als Komponente in die Amerikanische Standardtraberrasse Eingang gefunden hat, läßt sich nicht mehr belegen. Aber wir wissen, daß New York ursprünglich Neu Amsterdam hieß und eine niederländische Gründung war. Es wurde 1626 von dem in niederländischen Diensten stehenden Deutschen *Peter Minnewit* (1580–1641) als niederländische Handelsniederlassung und Hauptstadt der Kolonie Neu-Niederland errichtet. Es ist sehr gut möglich, daß bereits die ersten niederländischen Siedler Pferde ihrer heimischen Harddraver-Rasse mit nach Amerika brachten.

Auch die englischen sogenannten „Pilgerväter", die, bevor sie 1620 mit der berühmten Mayflower bei Cape Cod im Osten der heutigen Vereinigten Staaten von Amerika landeten, einige Zeit in den Niederlanden verbracht hatten, wohin sie vor den Verfolgungen durch die britische Staatskirche geflüchtet waren, haben möglicherweise niederländische Harddraver mit hinübergebracht, nachdem sie sie im Exil kennen und schätzen gelernt hatten. Es liegt nahe, daß aus der Anpaarung der Nachkommen dieser Harddraver mit Englischem Vollblut (*Messenger xx*) gegen Ende des 18. Jahrhunderts der Amerikanische Standardbredtraber entstanden ist.

Das Aufkommen des Freizeitsports mit Pferden hat die Friesische Rasse enorm populär gemacht. *Nieuhoff* schrieb noch 1964 (a. a. O.): „Und wenn es auch noch so stolz paradiert, sollte man doch nie aus den Augen verlieren, daß auch dieses Pferd ein landwirtschaftliches Arbeitspferd ist. Ab und an findet ein geringer Export statt. Doch erfährt insgesamt die Rasse außerhalb Frieslands bei weitem nicht die Beachtung, die sie verdient." – Das ist seither völlig anders geworden!

Seit den achtziger Jahren entwickelte sich die Zucht des Friesischen Pferdes zu einem „Booming Business" und die Anzahl der Pferde des Friesenpferde-Stammbuches überschlug sich mehrfach. 1968 ließen 1014 Mitglieder ganze 206 Fohlen registrieren; 1992 hatte das FPS 4002 Mitglieder, die 1968 Fohlen zur Eintragung anmeldeten. Um ein Aussterben der altehrwürdigen Rasse brauchen wir also heute nicht mehr zu bangen. Und doch hat diese Entwicklung durchaus auch eine Schattenseite: Der stetig zunehmende Export von Zuchtmaterial in die Vereinigten Staaten, nach Deutschland, Frankreich etc. macht die Arbeit der Zuchtleitung des „Mutter-Stammbuches" nicht gerade leichter. Denn in väterlicher Linie stammen heute alle Friesischen Pferde von nur einem Hengst ab, *Nemo* (geb. 1885).

Die weibliche Population ist, wie man dank einer Analyse des Tierarztes *Dr. Geurts* (er promovierte über dies Thema im Jahre 1969) weiß, in 79 Stämme aufgeteilt. In den Stutenstämmen finden wir im Hintergrund noch sechs weitere Hengstlinien, und zwar die von *De Pauw, Willem de Zwiger, Graaf Adolf, Prins Hendrik, Landszoon* und *Onsta*. Jedoch waren sie alle, bis auf die von *Prins Hendrik* (geb. 1873), schon vor 1900 ausgestorben.

Prins Hendrik war der Vater des berühmten *Regent* (geb. 1883) und über ihn Großvater des ebenso berühmten *Alva* (geb. 1893). Das Blut von *Alva* ist über 23 seiner Töchter in einer Anzahl von Stutenstämmen verankert. *Alvas* letzte beiden Söhne, *Oom* (geb. 1912) und *Stefanus* (geb. 1915) wurden 1921 resp. 1922 (als zu edel) „niet meer aanbevolen" (zu deutsch „abgekört"). Damit blieb die *Nemo*-Linie als einzige übrig. Via *Ulbe–Friso–Paulus* spaltete sie sich in die Linien von *Arend* (geb. 1921) und via *Ulbe–Friso–Paulus–Vredenstichter* von *Danilo* (geb. 1924).

Die modernen Hengste von heute (1996) stammen via *Arend–Mengelberg* aus der Linie von *Age* (geb. 1942), via *Arend–Held–Waling–Ewold* aus der Linie von *Tetman* (geb. 1956) und via *Danilo–Obscurant–Eelke* aus der Linie von *Ritske* (geb. 1955). Zwei Söhne von *Tetman, Jarich* (geb. 1962) und *Mark* (geb. 1964), konnten eigene Linien begründen. Und über *Age–Gerke–Djinse* scheinen auch Söhne von *Lammert* (geb. 1975) dabei zu sein, eigene Linien zu entwickeln.

Zugleich mit der Aufstellung eines Zuchtprogrammes hat das Friesenpferde-Stammbuch im Jahre 1978 begonnen, das Inzuchtproblem in der ja vergleichsweise immer noch kleinen Population in den Griff zu bekommen. Auch hier konnte man auf die wissenschaftliche Arbeit von *Dr. Geurts* zurückgreifen. Das daraus hervorgegangene System der Paarungsempfehlungen hat zu einer größeren genetischen Breite geführt. Auch die Tatsache, daß die Zucht nicht mehr nur auf die Provinz Friesland konzentriert ist, hat dazu beigetragen. Durch die Ausbreitung der Rasse über das ganze Land hat das Interesse an ihr außerordentlich zugenommen. Selbst nicht prämiierte Stuten sind teuer geworden; und es besteht eine große Nachfrage nach zuchtgeeigneten Hengsten.

Neben der traditionellen Exterieurkörung müssen die heutigen Hengstanwärter noch andere Tests bestehen, bevor sie „auf die Stuten losgelassen werden". Die Samenuntersuchung „versalzt" bereits vor der Körung manchem Hengstaufzüchter „die Suppe", wie es *Henk Bouwman* (a. a. O.) ausdrückte. Und die 50 Tage dauernde Trainingszeit mit abschließender Prüfung bringt nicht selten einen qua Blutführung sorgfältig zusammengestellten Jahrgang völlig aus der Balance.

„Die Inzucht bei den Friesen ist wieder in Zunahme begriffen", meldete das AGRARISCH DAGBLAD vom 31. 12. 1994. „Die Paarungsempfehlungen des Stammbuches lauteten bisher auf maximale fünf Prozent, aber die FPS-Zuchtleitung überlegt eine Reduzierung dieses Prozentsatzes. Außerdem muß mehr Wert auf eine größere genetische Varianz gelegt werden. Bei einer Paarung sollten in den ersten drei Generationen keine gemeinsamen Vorfahren mehr vorkommen. Die Zuchtleitung des Verbandes ist sich der Gefahren einer Inzuchtdepression, wie verminderte Vitalität und Fruchtbarkeit, Nachgeburtsprobleme, Häufung von Letalfaktoren, Nabelbrüche, Zwergwuchs etc. durchaus bewußt."

In einer Beleuchtung der Inzuchtproblematik schrieb *Dr. Geurts* 1995: „Ein Inzuchtprozentsatz von 11,33 Prozent war früher nichts Ungewöhnliches. Aber zum gegenwärtigen Zeitpunkt finden wir das viel zu hoch!"

Eine lebenskräftige Friesenpopulation zu erhalten unter gleichzeitiger Verbesserung der Qualität mittels Leistungsprüfungen, wenn man aufgrund eines geschlossenen Zuchtbuches nicht gleichzeitig die Möglichkeit einer Blutauffrischung durch Gen-Anleihen in anderen Populationen zur Erweiterung des eigenen genetischen Pools hat, ist kein einfaches Unterfangen!

WARMBLUT-ZUCHTEN

GRONINGER

Alt-Groninger

TYP, INTERIEUR, VERWENDUNG: Der Groninger alten Typs ist ein schweres Warmblutpferd auf Oldenburgisch-Ostfriesischer Grundlage. Früher wurde er in den nördlichen, an Deutschland grenzenden Provinzen der Niederlande, in Friesland bis zur Linie Harlingen–Leeuwarden, in Groningen und Drente, wo er ganz allgemein die Landeszucht darstellte, als bäuerliches Arbeitspferd gezüchtet. Vereinzelt fand er sich auch in Overijssel, Nord- und Süd-Holland.

In den sechziger/siebziger Jahren stellte der Groninger gewissermaßen die Hauptingredienz für die Zucht des Niederländischen Sportpferdes (in der Regel in Anpaarung an Hengste edlerer Rassen) dar, wodurch die vorhandenen Genreserven, bereits stark zurückgegangen durch den fortschreitenden Motorisierungsprozeß, fast völlig in Gebrauchskreuzungen aufgezehrt wurden. Dank einer Aktion der „Stiftung für seltene Haustierrassen" im Jahre 1978 blieb der letzte reinrassige Groninger-Hengst am Leben.

Gegenwärtig genießt die Rasse wieder eine gewisse Popularität als Freizeit-, Fahr- und Reitpferd, da sie sehr gutmütig und einfach zu hantieren ist. Das Temperament ist ruhig und ausgeglichen, der Charakter fromm. Das und die gute Futterverwertung machen die Haltung des Groningers auch durch Freizeitreiter und -fahrer mit geringerer Pferdeerfahrung recht unproblematisch.

Der Groninger eignet sich sehr gut für eine F_1-Kreuzung mit einer edlen Rasse. Seine rassetypischen Charakteristika sind unverwechselbar.

Dadurch, daß die Rasse über zwei/drei Generationen fast ausgestorben wäre, geschieht der Wiederaufbau nur mühsam. Zudem waren zu Beginn des Regenerationsprozesses durch eine Reihe von zu Mißdeutungen verleitenden Begriffen, wie „Groninger Blut", „verwandtes Blut", „veredeltes Blut", „übriges Blut", „unerwünschtes Blut", die Züchter stark verunsichert. Uneinigkeit und Flügelkämpfe über den „rechten Weg" führten zu Aufsplitterungen in der ohnehin nur kleinen Züchterschaft, die die Wiederherstellung der stolzen Rasse auf ihre Fahnen geschrieben hatte. So bestand vor allem ein Gegensatz zwischen den Anhängern des *Gambo*-Blutes, das zwischen 1930 und 1950 eine so große Rolle gespielt hatte, als man noch mit dem Kaltblut zu konkurrieren versuchte, und den Anhängern des Einflusses ei-

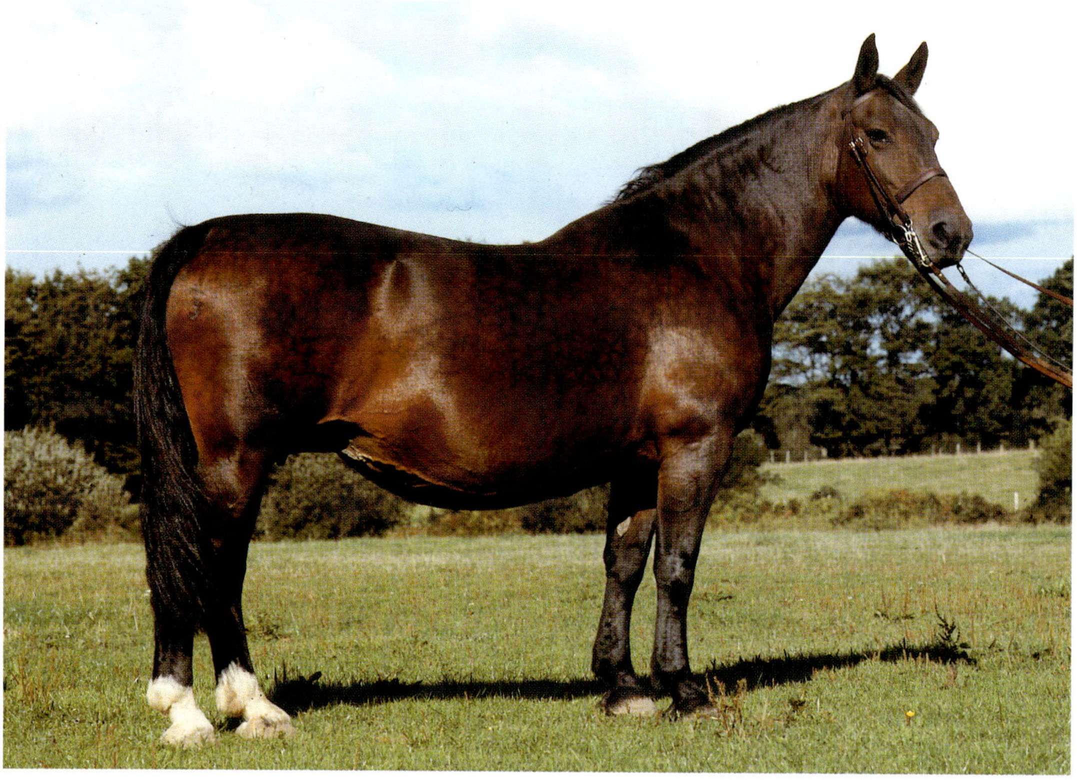

Alt-Groninger-Stute Cedola, der Typ vor Beginn der Veredlung stand dem Alt-Oldenburger und Alt-Ostfriesen nahe.

nes gewissen Holsteiner Blutanteils, vor allem aus der klassischen Holsteiner F-Linie.

EXTERIEUR:
Insgesamt steht der Groninger im Typ des Schweren Warmblutes klassischer Prägung, ähnlich dem Ostfriesen, dem Alt-Oldenburger, dem Sächsisch-Thüringischen Warmblut, dem dänischen Oldenburger und dem heute polnischen Schlesier. Der Kopf ist in der Regel relativ grob, dabei ausdrucksvoll, mit recht langen Ohren und gelegentlich leicht geramstem Profil. Der stark bemuskelte, breit an- und hoch aufgesetzte Hals zeigt eine mittlere Länge. Der Widerrist ist nicht sehr ausgeprägt, dabei breit, er verschwindet fast in der Muskulatur. Die Schulter, lang genug und wohl bemuskelt, ist nur mäßig schräg gelagert. Der Rücken, der meist eine gewisse Länge aufweist, ist gerade und kräftig bemuskelt. Auch die breite Kruppe ist relativ gerade mit hohem Schweifansatz. Die Brust und der gesamte Körper sind tief und breit. Das Pferd wirkt dennoch aufgrund der bedeutenden Flankentiefe trotz seiner Länge geschlossen. Das Fundament ist stark und einigermaßen trocken, mit robusten Gelenken; die Fesselung mäßig lang, eher kurz. Ein Behang fehlt so gut wie völlig. Die Vordergliedmaßen sind häufig etwas vorständig, die Hintergliedmaßen nach hinten herausgestellt. Die großen, runden Hufe sind im allgemeinen gut geformt.

Es kommen alle Grundfarben vor, allerdings mit Schwergewicht auf Rappen und Dunkelbraunen (keine Isabellen und Falben). Weiße Abzeichen, auch größere, sind üblich. Die Mindestwiderristhöhe für den Stammbucheintrag beträgt 158 cm Stockmaß. Der Groninger Verband ist der einzige niederländische Zuchtverband, der bei seinen Zuchttieren auch Brust- und Röhrbeinumfang mißt.

MECHANIK:
Der Schritt zeigt guten Raumgriff und Energie. Der Trab ist rund, mit nicht unerheblicher Knieaktion vorn und einem aktiven Antritt aus der Hinterhand. Der Galopp wirkt etwas schwerfällig. Die Springanlagen liegen über dem Durchschnitt.

ZUCHT:
Die Zucht ist ursprünglich in den Provinzen Groningen und Drente im östlichen Niederland entstanden, wo auch heute noch der züchterische Schwerpunkt liegt. Doch verteilt sich mittlerweile die Züchterschaft über die gesamten Niederlande.

In den deutschen Bundesländern Sachsen und Thüringen wird ebenfalls ein Warmblutpferd auf Alt-Oldenburgisch/Ostfriesischer Grundlage gezüchtet. Von hier haben in jüngster Zeit einige Mitglieder der Vereinigung „Das Groninger Pferd“ Zuchtmaterial importiert, ebenso wie aus dem in Dänemark (auf Seeland) bis heute bestehenden Alt-Oldenburger Zuchtgebiet. Die „*Gambo*-Anhänger“ des „Alt-Groninger“-Zuchtverbandes unterhalten enge Beziehungen zu dem heute polnischen, ehemals deutschen Zuchtgebiet Schlesien, da sie der Ansicht sind, daß das heutige Slaski-Pferd (das eher im Wirtschaftstyp der Zeit zwischen den beiden Weltkriegen steht) mehr ihrem Zuchtideal entspricht. Der Gegensatz ist vor allem dadurch entstanden, daß die Vereinigung „Das Groninger Pferd“, die mehr oder weniger identisch ist mit dem alten „Nederlands Warmbloedpaard“ (NWP), auch Alt-Holsteiner Blut (vor allem der F-Linie) akzeptiert, und damit an das Zuchtkonzept des Groninger Hauptzuchtinspekteurs *J. K. Wiersema* aus den fünfziger/sechziger Jahren anknüpft, was übrigens einen sehr positiven Effekt auf Stockmaß, Linierung und Bewegungsmechanik gebracht hat. Der Sitz des Verbandes „Das Groninger Pferd“ ist in Ijhorst. Die Züchtervereinigung gibt viermal jährlich ihr Verbandsblatt „Das Groninger Pferd" heraus.

1994 wurden 120 Stuten gedeckt, aus denen 1995 60 Fohlen fielen. Die Tendenz ist leicht steigend.

Vom züchterischen Standpunkt her betrachtet, wäre es bei der Kleinheit der derzeitigen (1996) Groninger-Population für die zukünftigen Perspektiven der Zucht unbedingt notwendig, alle kleinlichen Streitereien und Flügelkämpfe aufzugeben (wie sie übrigens auch unter den deutschen Alt-Oldenburger Züchtern im Originalzuchtgebiet zu beobachten sind; nachzulesen in DAS ZUGPFERD, in dem Artikel von *Gysbert Meinen* „Sie leben noch – die Ostfriesen und Oldenburger alten Schlages", Heft 4, Stücken 1994) und mit allen vorhandenen Zuchten des Schweren Warmbluts und deren Genreserven zusammenzuarbeiten, um so jeder Gefahr einer Inzuchtdepression aus dem Wege zu gehen.

GESCHICHTE:

War das südwestliche Gebiet der Niederlande mit seinem schweren, ackerfähigen Kleiboden seit langem in Richtung auf die Zucht des Belgischen Kaltblutpferdes orientiert (*Professor Kroon* schrieb deshalb schon 1913 konsequenterweise über „Das Belgische Pferd niederländischer Zucht"), so blickten auch die Pferdezüchter in dem anderen niederländischen Ackerbaugebiet, dem nördlichen Kleigebiet, über die Grenze. Im benachbarten Norddeutschland war ein Warmblutpferd beheimatet, das die Zucht in Groningen, dem Norden Westfrieslands, in Drenthe und Oberijssel so sehr beeinflußte, daß die alte Landrasse Friesischen Typs völlig verdrängt wurde.

Um 1938 lautete das Zuchtziel: „Ein möglichst schweres, stark gebautes, schönes Warmblutpferd im Groninger - Oldenburger - Ostfriesischen Typ mit bedeutender Breite und Tiefe, bestem Fundament und guten Hufen, sowie korrekten, räumenden Gängen" (*J. B. Kamphuis* in DIE GRONINGER WARMBLUTZUCHT, ohne Jahresangabe, vermutlich 1949).

Nach dem Ersten Weltkrieg hatte sich die Zucht wie im angrenzenden Nachbarland von dem „Händlerpferd", das heißt dem kalibrigen, jedoch eleganten Karossier, abgewandt und die Zuchtleitung sich ausschließlich dem Zuchtziel eines schweren, warmblütigen, ausschließlichen Ackerpferdes verschrieben, das geeignet war, dem Kaltblutpferd „paroli" zu bieten. Daß immer mehr pferdegezogene Landmaschinen auf den Markt kamen, hat selbstverständlich dieser Entwicklung sehr in die Hände gearbeitet, während durch das Aufkommen des „Automobilismus" die Nachfrage nach Karossiers des Luxustyps immer geringer wurde, bis er schließlich völlig aus dem Straßenbild verschwand. Die Motorisierung der Landwirtschaft, die maßgeblich vor allem nach dem Ende des Zweiten Weltkriegs unter dem Einfluß der Industrie der USA mit Riesenschritten voranging, hat dann der Blütezeit des „Niederländischen Oldenburgers" endgültig ein Ende bereitet. Auch hier also ein soziologisch-ökonomischer Zusammenhang!

An der Zucht des Groningers waren zwei Stammbuch-Vereinigungen beteiligt: In den drei nördlichen Provinzen war es das „Nord-Niederländische Warmblutpferde-Stammbuch" (NWP), im übrigen Gebiet die „Vereinigung zur Förderung der Zucht eines landwirtschaftlichen Arbeitspferdes in den Niederlanden" (VLN). Die VLN erkannte zwei Stammbücher an, das für das Geldersche Pferd (Sgldt) und das für das Groninger Pferd (Sgrt). Beide Stammbücher zusammen registrierten 1948 noch reichlich 1600 Stuten-Neueintragungen, davon NWP 1100 und VLN 500. 1958 hatte sich bei NWP die Zahl um 300 auf 800 vermindert, VLN registrierte unverändert 500.

Nach 1960 begann sich die Situation grundlegend zu ändern. Die VLN begann 1962 mit dem Einsatz von Vollblut (die ersten Hengste waren *Comet xx, Le Turbulent xx* und *Xebec xx*), deren Produkte in das „Sportregister" eintragen wurden. 1964 folgte auch das NWP mit dem Einsatz von Vollblut (den Hengsten *Ishan xx* und *Uppercut xx*) und trug die Nachzucht in ein „Sportstammbuch" ein. Gleichzeitig begannen beide Zuchtgebiete, ausländische Reitpferdehengste zu importieren, deren Nachkommen aus rein (klassisch) gezogenen Müttern zunächst noch ins originale Stammbuch aufgenommen wurden.

Tatsächlich brachte die Hinwendung zur Sportpferdezucht einen raschen Wandel. Der Rückgang der Zucht wurde gestoppt. Die Stutenzahlen begannen allmählich wieder anzusteigen, da die Nachfrage nach Reit- und Sportpferden seitens des Marktes mit dem allmählich sich wieder mehrenden Wohlstand nach dem Krieg im In- und Ausland stetig zuzunehmen begann.

Da die niederländische Vollblutzucht nicht dazu in der Lage war, aus ihrer winzigen Population heraus die notwendigen Vollbluthengste für die Veredlung bereitzustellen, waren VLN und WPN meist auf den Import ausländischer Hengste angewiesen, aus finanziellen Gründen meist aus der niedrigen Renn- und damit Preisklasse. Der später als Springvererber so berühmt gewordene *Lucky Boy* stellte, als in den Niederlanden geboren, die berühmte Ausnahme dar, die die Regel bestätigt.

1929 war aus Oldenburg *Gambo* (geb. 1927) in die Niederlande importiert worden. Als Dreijähriger war er mit 158 cm der Kleinste seines Jahrgangs. Als Vierjähriger wäre er um ein Haar abgekört worden, wäre er nicht von seinem Entdecker, dem damaligen Hauptinspekteur *R. A. Marsingh,* so vehement verteidigt worden. Danach hat *Gambo* jahrelang das Bild der Groninger-Zucht maßgeblich bestimmt.

Kamphuis schrieb (a. a. O.): „Das Gerücht machte die Runde, daß die Körkommission ihn abkören wollte, da sein Exterieur und sein Bewegungsablauf nicht befriedigten. Der Zuchtleiter jedoch sprang für ihn in die Bresche und hat dadurch die Niederländische Warmblutzucht vor großem Schaden bewahrt! Sich die Niederländische Zucht heute (1949, Anm. d. Verf.) ohne *Gambo* vorzustellen, ist völlig unmöglich. *Gambo* kam in einer Zeit tiefer Depression und hat, während einer sehr dunklen Wegstrecke, die die Zucht bewältigen mußte, der Züchterschaft gewissermaßen als ‚Leitstern' wieder Vertrauen und Hoffnung gegeben."

Via *Grusus–Gruson–Gambo–Girello–Wittelsbacher–Rubico* ging *Gambo* direkt auf den Oldenburger Gründerhengst *Normann* (geb. 1868, braun, v. *Introuvable* a. d. *Séduisante* v. *Séducteur*) zurück, einen aus der Normandie importierten Halbbluthengst, von dem seinerzeit nahezu 80 Prozent aller Oldenburger-Hengste abstammte (*Dr. Claus Dencker* in DAS OLDENBURGER PFERD, Berlin 1941).

Gambo lieferte der Groninger-Zucht gut 60 gekörte Söhne, von denen *Helios* und *Ledazoon* vor allem über ihre Töchter typbildend wirkten, während *Hendrik, Ilfons, Titus* und *Kambius* das *Gambo*-Blut in der männlichen Linie verbreiteten. In der nächsten Generation wiesen den größten Einfluß die *Gambo*-Enkel *Voorman* (v. *Ilfons*), *Harro* (v. *Hendrik*) und *Cambinus* (v. *Kambius*) auf. Von all dem ist heute, am Ende des 20. Jahrhunderts, nichts mehr vorhanden.

Es war der spätere Hauptinspekteur *J. K. Wiersema*, der eigentlich gegen den Willen der konservativen Züchterschaft und seines Vorgängers Marsingh, die Tür für „das Blut" aufstieß, beginnend mit 17 Holsteiner-Stuten, die im Herbst 1951 in Groningen eintrafen. Von ihnen war die jüngste, genannt *Morgenstern* (geb. 1949, aus dem Holsteiner Stamm 1907, v. *Gabriel–Lorentin*) diejenige, die über ihren Sohn *Sinaeda* (v. *Camillus* – über *Cambinus–Kambius* auf *Gambo* zurückgehend) die erste Modernisierungsphase einleitete. *Sinaeda* war buchstäblich figürlich und im übertragenen Sinne eine „Größe". Er gab mit seinen 16 Söhnen dem „knüppeligen" *Gambo*-Typ mehr Riß und Bewegung. *Voorman* (geb. 1940) hatte ein Stockmaß von 161 cm, einen Brustumfang von 210 cm und einen Röhrbeinumfang von 24,5 cm, *Harro* (geb. 1943) maß 159 cm, 223 cm, 24 cm, und *Cambinus* (geb. 1944) 159 cm, 217 cm, 23,5 cm. Von diesen Maßen wich *Sinaeda* (geb. 1955), was Brustumfang (215 cm) und Röhrbeinumfang (24,5 cm) anging, nicht wesentlich ab; hinsichtlich des Stockmaßes allerdings erheblich (168 cm)! Aber in dieser Periode (*Sinaeda* stand von 1958 bis 1966 in der Zucht) ging die Modernisierung in Wirklichkeit rascher voran, als das mit nur einem „klassisch" halb-Holsteinisch gezogenen Hengst möglich gewesen wäre: 1959 starb *Marsingh* und *Wiersema* übernahm das Steuer. Immer noch war die Einstellung der Mehrzahl der Züchter konservativ. Aber dennoch setzte Wiersema in seinem Bestreben, die Zucht vorwärts zu bringen, 1963 den Import der Hengste *Farn* (geb. 1959, v. *Fax I–Monarch*, Stamm 18b[1]), *Porter* (geb. 1959, v. *Polarfürst Trak.-Heimburg*, St. 884) und *Polaris* (*ex Pol*, geb. 1959, v. *Polarfürst Trak.–Lopshorn*, St. 1332) durch. Alle drei waren Holsteiner mit „Blut".

Die besten Holsteiner-Hengste waren allerdings nur selten zu verkaufen. So kam es, daß Wiersema für den Kader der Hengste für die von ihm ab 1964 energisch eingeleitete beschleunigte Veredelung, nach dem Import der Holsteiner-Hengste *Antonio* (geb. 1960, v. *Anblick xx–Loretto*, St. 1333) – Spitzenhengst seines Jahrganges und nur verkäuflich wegen seiner in Holstein unerwünschten Fuchsfarbe – und *Rigoletto* (geb. 1960, v. *Ramzes AA–Logarithmus*, St. 456) seinen Blick vermehrt in Richtung Vollblut und vor allem auch Trakehner-Blut zu richten gezwungen wurde.

Sieben der Stammväter der zwölf wichtigsten Leistungslinien in der späteren Niederländischen Sportpferdezucht zeigen Wiersemas Einfluß auf die moderne Entwicklung. Aber schon sein allererster Ruf nach „Blut" hallt bis heute (1995) noch nach: Wenn nichts mehr in der modernen Zucht an *Gambo* erinnert, der Name *Sinaeda* steht, obgleich es ihm selbst nicht gelang, eine eigene Hengstlinie zu begründen, immer noch und stets für Stutenfamilien mit ausgeprägten Springanlagen.

War so im Laufe der sechziger Jahre die Groninger Population des NWP bereits großenteils in Richtung auf ein Reit- und Sportpferd modernisiert, so lief dieser Prozeß in der VLN über das Geldersche Pferd. Der Unterschied zwischen Gelderländer und Groninger verschwamm im Gebiet der VLN immer mehr und schon 1966 wurde mit dem Halb-Groninger *Eremiet* (v. d. Gelderschen Hengst *Odin van Wittenstein*) der letzte Sgrt-Hengst gekört. Im Sommer 1969 fusionierten NWP und VLN zum WPN (seit Juni KWPN „Koninklijke Vereniging Warmbloed Paardenstamboek in Nederland"). Die neue Organisation setzte in raschem Tempo dem Wirken der letzten noch vorhandenen orthodox gezogenen Groninger-Hengste ein Ende: In der Decksaison 1969, der letzten vor der Vereinigung, hatte NWP noch 15 mehr oder minder rein und fünf mit Gelderschem Blut gemischte Groninger-Hengste in der Zucht. Der Bestand bei VLN belief sich auf zwei reingezogene und einen mischblütigen Hengst. Von diesen 23 Hengsten waren 1977 nur noch zwei gemischt Geldersch-Groningisch gezogene Hengste nachgeblieben: *Commandant* (50 Prozent Geldersch) und *Baldewijn* (25 Prozent Geldersch). Im Herbst wurde als letzter Groninger der Hengst *Baldewijn* abgekört; und in Zukunft mußten die wenigen noch vorhandenen Anhänger der Groninger-Rasse ihr Heil irgendwo anders suchen.

Anderthalb Jahre vorher war nach dem Muster des britischen „Rare Breeds Survival Trust" in den Niederlanden die „Stichting Zeldzame Huisdierrassen" (Stiftung zur Erhaltung seltener Haustierrassen) ins Leben gerufen worden. Dank des persönlichen Engagements der damaligen Vorsitzenden, der biologischen Archäologin *Dr. A. Clason*, konnte der fünfzehnjährige *Baldewijn* vor dem Schlachter gerettet werden. Unter den Fittichen der Stiftung kam 1982 die „Züchtervereinigung für das Groninger Pferd" zustande, die 1985 ihre offizielle Anerkennung erhielt.

Die „Restaurierung" der Groninger Zucht begann also mit *Baldewijn* und einem kleinen Restbestand größtenteils recht alter Zuchtstuten. Eine Zufuhr frischer Hengste war unbedingt notwendig. 1982 kam der dänische Oldenburger *Orlando Marienhøj* (geb. 1975, v. *Obmand–Orlando*) in die Niederlande. In Dänemark waren und sind, im Gegensatz zum Mutterland Oldenburg, noch klassische, rein gezogene Oldenburger vorhanden.

1985 wurde der Cleveland-Bay-Hengst *Manningford Hermes* (geb. 1974, v. *Coombegrove Zeus–Mulgrave*) und 1986 der dänische Oldenburger *Experiment MÌnstergard* (geb. 1982, v. *Expert–Gruson Hagen*) eingeführt. Es hatte einiger mühsamer Suche bedurft, um diese Hengste zu finden; denn sowohl in Dänemark als auch in England war die Decke recht dünn geworden.

Es war deshalb logisch, daß, als im November 1989 die Mauer fiel, sich auch für die klassische Groninger-Zucht eine Welt öffnete. Im früher deutschen Schlesien (heute polnisch) bestand noch aus deutscher Zeit eine größere Population „Schweren Warmbluts" auf Oldenburgisch-Ostfriesischer Grundlage unter dem Namen „Slask" (ca. 1000 Pferde), und nun waren diese Pferde plötzlich erreichbar. Von dort importierte man in der Folge den Hengst *Test* (geb. 1991, v. *Turkus–Dzakil*). Aus der ehemaligen DDR, aus Sachsen, holte man den ebenfalls auf Oldenburgisch-Ostfriesischer Grundlage gezogenen, dem „Schweren Warmblut" zuzurechnenden Hengst *Gerry* (geb. 1991, v. *Geronimo–Gletscher*). In Sachsen / Thüringen besteht mit dem sächsischen Landgestüt Moritzburg bei Dresden als zentralem Hengsthalter (1994 noch 22 Landbeschäler des „Schweren Warmbluts", dazu 3 Privatbeschäler) und einer Stutenpopulation von knapp 700 Köpfen ebenfalls eine recht ansehnliche „Schwere Warmblutzucht".

Daneben finden sich in der heutigen Alt-Groninger-Zucht auch zwei auf rein Alt-Holsteiner Grundlage gezogene Hengste, nämlich *Ferdinand* (geb. 1982, v. *Fernando–Fokus II*, St. 8769) und *Flamingo* (geb. 1975, v. *Fasolt–Lopshorn*, St. 3577), auf daß der „Inzuchtteufel" keine Chance erhält. Zudem ist die *Baldewijn*-Linie noch mit einzelnen Exemplaren vertreten. In dem gemischten Register müssen die Hengste das klassische Blut vor allem über die Mutterlinien führen, wiewohl darunter auch einige Hengste sind, die es über die Mütter ihrer Väter besitzen.

Von der ursprünglichen Groninger-Population ist dennoch nur sehr wenig übriggeblieben. Das Groninger-Stammbuch registriert zur Zeit (1996 / 97) jährlich etwa 60 Fohlen. Aber dank der recht großen Bandbreite der Genverteilung und der internationalen Kooperation mit den verwandten Zuchten über die Grenzen hinweg ist die Zukunft der Rasse nicht hoffnungslos.

GELDERLÄNDER

TYP, INTERIEUR, VERWENDUNG:
Bei dem heutigen Gelderländer handelt es sich um ein nach dem „Rezept" der meisten europäischen Warmblutrassen im Westen gezüchtetes mischblütiges Pferd, zu dessen Entstehung eine Reihe verschiedener Genkomponenten beigetragen haben (Oldenburger, Ostfriese, Anglo-Normänner, Holsteiner, Hannoveraner, Hackney, Vollblut etc.).

Früher wurde das Geldersche Pferd in Zentral-Holland, in den Provinzen Gelderland, Utrecht und Süd-Holland als vor allem bäuerliches Arbeits- und gängiges Wirtschaftspferd gezüchtet. In den sechziger / siebziger Jahren war es sehr populär für die F_1-Kreuzung in der Anpaarung mit edlen Hengsten zur Erzeugung von Sportpferden.

Aufgrund der züchterischen Ausrichtung auf das sogenannte „Vielseitigkeitspferd" (einen Typ des kombinierten Arbeits- und Reit- und Fahrpferdes für den ländlichen Sport) wäre es fast ausgestorben. Jedoch durch die Opposition einer Art „Bürgerinitiative" innerhalb der Gelderschen Züchterschaft, die seit 1979 an dem Zuchtziel eines sogenannten Basispferdes festhielt, blieb eine kleine Population erhalten, die seit 1995 wieder als Gelderländer oder Geldersches Pferd bezeichnet wird. Derzeit genießt der Gelderländer in einem begrenzten Freundeskreis eine gewisse Popularität vor allem als Freizeitfahrpferd.

Das Geldersche Pferd zeigt ein munteres, aufgewecktes Temperament mit einer gewissen Neigung zum „Angeben", „Prahlen", wenn man es so bezeichnen darf, wodurch sich mit ihm gewisse Schaueffekte erzielen lassen. Es eignet sich vorzüglich als vielseitiges Freizeitpferd, da es einen untadligen Charakter besitzt. Auch für die Zucht von Outcross-Produkten und Wagenpferden ist es gut geeignet. Die Qualität der früher oft schlechten Hufe ist immer noch verbesserbar. Die Anlage zum Galoppieren und damit für den gehobenen Reitsport ist begrenzt. Bei der heutigen gewollten Gen-Einengung ist es praktisch unmöglich, den sehr eng gewordenen Blutaufbau mit Hilfe einer typmäßig passenden Population aufzulockern. Im Prinzip sind lediglich die „Tuiger", die nicht traben können, Gelderländer. Sie allein können, wenn sie frei sind von Hackney- oder Sadlebred-Blut, direkt in das Geldersche Gestütbuch übernommen werden, was allerdings für die Population kaum eine Generweiterung darstellt, da sie aus der selben Wurzel stammen.

EXTERIEUR:
Der Kopf ist kompakt mit viel Ausdruck, der Hals in der Regel von guter Länge, jedoch öfter etwas gerade. Der gut markierte Widerrist reicht nicht sehr weit in den Rücken hinein. Der Rücken ist lang und einigermaßen weich, die Kruppe recht platt mit hohem Schweifansatz. Die Rumpftiefe ist gelegentlich unbefriedigend. Das Fundament zeichnet sich aus durch Trockenheit und gut formierte Gelenke. Allerdings sind die Vordergliedmaßen gelegentlich geschnürt und unterständig mit einer Tendenz zu zehenweiter Stellung. Die Fesselung ist relativ kurz und recht steil, die Hufe teilweise von mäßiger Form und Qualität.

Es kommen alle Grundfarben vor außer Isabellen und Falben; der Schwerpunkt liegt jedoch auf der Fuchsfarbe. Weiße Abzeichen, auch größere, sind sehr häufig. Die geforderte Widerristhöhe bei der Registrierung liegt für Hengste bei 160 cm, für Stuten bei 158 cm Stockmaß.

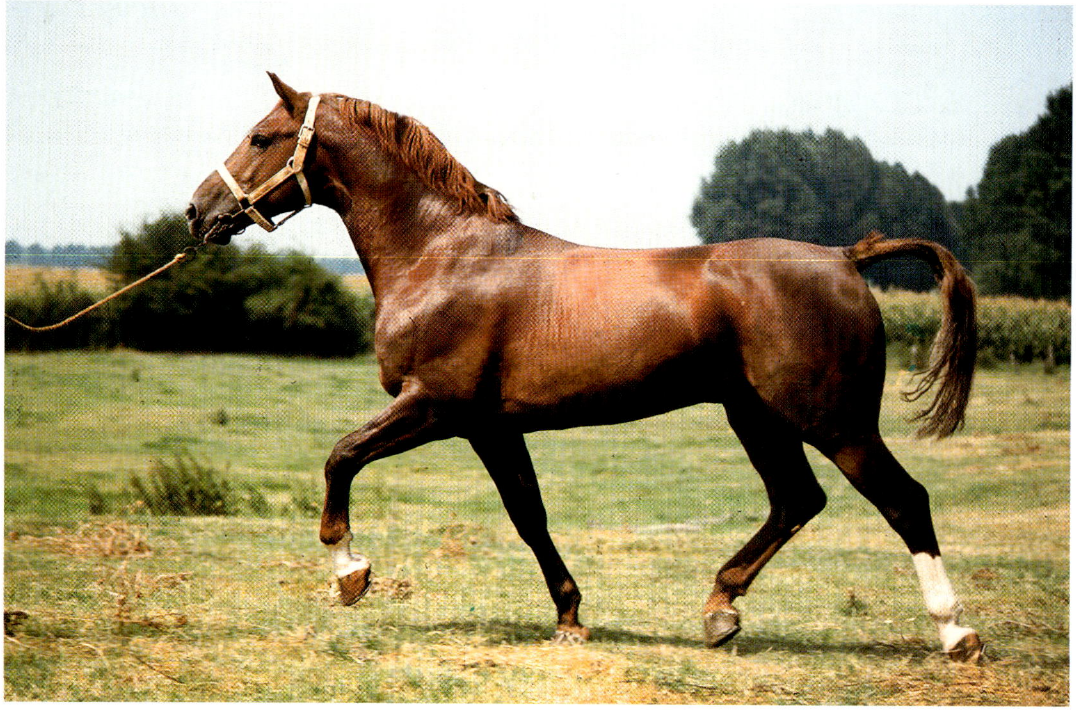

Gelderländer-Hengst des Basistyps

MECHANIK:
Der Schritt ist fördernd, raumgreifend. Der Trab bei deutlicher Aufrichtung der Vorderhand zeigt eine gewisse Tendenz zum Steppen vorn, wobei die Hinterhand nicht immer unter den Schwerpunkt tritt. Der Galopp ist in seinem Raumbegriff begrenzt und nicht sehr leichtfüßig, die Springanlagen recht gut.

ZUCHT:
Bei einer deutlichen Konzentration in der Provinz Gelderland bei einigen traditionellen Gelderschen Züchtern, findet sich die Zucht heute mehr oder weniger über die gesamten Niederlande verbreitet.

Das Geldersche Pferd war ursprünglich eine Typzucht (Typ „Vielseitigkeitspferd"), die sich jedoch heute wie eine Rassezucht gebärdet und mehr oder weniger der Reinzucht huldigt. Zwar gibt es in Hannover unter den wenigen veredelten Typen durchaus Pferde, die im Typ dem Gelderländer nahe sind. Ähnliches gilt zum Beispiel für den dänischen Frederiksborger. Jedoch ist ihnen zur Zeit (1996) der Zugang zum Gestütbuch verwehrt. Damit ist eine genetische Verbreiterung unmöglich.

Das neue Geldersche Stammbuch wurde 1969 gegründet. Seit 1988 hat die Vereinigung das Präfix „Königlich". Die Abteilung „Geldersches Pferd" ist eine Unterabteilung von KWPN und hat ihren Sitz in Stokkum.

Die Bedeckungszahl betrug 1994 insgesamt 388 Stuten, aus denen 232 Fohlen fielen. Die Tendenz ist derzeit rückläufig (1995 um 20 Prozent).

GESCHICHTE:
Trotz der „Schicksalsgemeinschaft" zwischen der Groninger und der Gelderschen Zucht ist von der letztgenannten wesentlich mehr übriggeblieben. Das liegt keineswegs an der ursprünglichen Verteilung. Bis in die vierziger Jahre bestand die Majorität des niederländischen Warmblutpferdebestandes aus Groningern.

Um hierzu ein etwas klareres Bild zu vermitteln: 1949 wurden in das Stammbuch von NWP 989 Stuten aufgenommen und in das von VLN 1572, wovon jedoch 623 Groninger und 949 Gelderländer waren. Die zahlenmäßige Relation war also damals Groninger zu Gelderländer wie 1,7 zu 1. 1949 verzeichnete VLN 11 102 Bedeckungen gegenüber 7137 bei NWP. Zum Vergleich: Im selben Jahr notierte der Friesische Verband nur 832 Bedeckungen. Das mag uns einen annähernden Begriff geben von Umfang und Bedeutung der drei Zuchten unmittelbar vor der großen Mechanisierungs- und Motorisierungswelle in der Landwirtschaft, die viele, vor allem landwirtschaftliche Arbeitspferderassen, fort- oder doch an den Rand des Untergangs geschwemmt hat.

Daß beträchtlich mehr Geldersche Pferde den Einbruch des Traktors überlebt haben, liegt an den in den Niederlanden so populären Wettbewerben für (Schau-)Kutschpferde. Die natürliche Anlage als „Tuiger" war, möglicherweise als Erbteil des Friesischen Harddravers, in der Gelderschen Population genetisch verankert. Dieser „Tuiger"-Typ hat sich heute zu einem speziellen Zuchtzweig entwickelt. Alle Gelderschen Pferde, die nicht den exaltierten Gang des Tuigers, sondern flachere Gänge besaßen, hat man jahrelang als „Vielseitigkeits"-Pferde, später lange als „Basis"-Pferde bezeichnet. Seit 1995 werden sie „Geldersche" Pferde („Gelderländer") genannt.

Bereits zu Beginn der sechziger Jahre war dieser Pferdetyp viel moderner als die wagenpferdetypischen Rassegenossen. Das war vor allem dem Anglo-Normänner-Hengst *L'Invasion* (geb. 1944, v. *Pré Salé–Lys de Vallée*), einem Dunkelfuchs mit großen weißen Abzeichen, zu verdanken, der bei der Herbstkörung 1947 seine „Aufwartung" machte. Dieser Hengst führte 12,5 Prozent Vollblut und war zu seiner Zeit außerordentlich modern und dazu von einem sehr ansprechenden Typ und außergewöhnlich gutem Charakter. All das gab er an seine Nachzucht weiter;

dazu jedoch leider auch seine schlechten Vorderhufe.

1967 veröffentlichte der spätere KWPN-Vorsitzende *Professor G. J. van de Mey*, übrigens ohne den Namen *L'Invasion* zu nennen, eine wissenschaftliche Untersuchung über die Erblichkeit der Anlage für Hufrollenerkrankungen (Podotrochlitis, Podotrochlose) bei den Nachkommen dieses Hengstes in HET NEDERLANDS WARMBLOEDPAARD (Dezember 1978). Sein Kollege *Dr. A. Angelino* bestätigte später diesen Untersuchungsbefund in einem die Nachzucht der Hengste *L'Invasion* und *Graf van Wittenstein* betreffenden Vergleich unter dem Titel „Erbkrankheiten und die Gefahren der Inzucht" (November 1991). Diese beiden Hengste hatten auf derselben Station gestanden und darum Stuten aus den selben Mutterstämmen zugeführt bekommen. Das war zu einer Zeit, als man noch mit der Stute am Fahrrad zum nächsten Hengst fuhr. Bei *Graf van Wittenstein* fand Angelino, daß acht Prozent der Produkte von Hufrollenerkrankungen betroffen waren, bei *L'Invasion* waren es 51 Prozent. Die fragliche Deckstation war der Hof Wittenstein, direkt bei Tiel, im Besitz des bekannten Hochzüchters *Evert van Binsbergen*, der 1947 *L'Invasion* in Frankreich entdeckt hatte.

Sein Sohn *Piet van Binsbergen* war von 1946 bis 1982 (36 Jahre!) Vorsitzender der Hengstkörkommission. Während seiner „Regentschaft" wurden von *L'Invasion* 30 Söhne gekört (in ihrer Gesamtheit gut für 178 Decksaisons), dazu in männlicher Linie 81 Enkel, 20 Urenkel und ein Ururenkel; die Zahl der Töchter, die in die Zucht gelangten, war „Legion". Glücklicherweise vererbte der meist benutzte *L'Invasion*-Sohn *Wachtmeester* (geb. 1957, aus einer Tochter von *Graf van Wittenstein*) das Übel nicht weiter. Aber insgesamt erhielt das Geldersche Pferd durch *L'Invasion* im Handel – zu Recht – einen schlechten Ruf. Wenn er auch selbst, wie im Hengstbuch vermerkt, 1960 „wegen unheilbarer Erkrankung der Vorderhufe" geschlachtet wurde, blieb doch sein Einfluß enorm groß.

1964 deckten im VLN-Gebiet 71 Geldersche Hengste, von denen insgesamt 17 (= 24 Prozent) mit *L'Invasion* verwandt waren. Die Tatsache, daß sich in jener Zeit die totale Motorisierung der Landwirtschaft vollzog, hat eine schärfere Selektion sehr gefördert. Die „intermittierende Lahmheit" aufgrund der Strahlbeinveränderungen machte *L'Invasion*-Töchter als Arbeitspferde unbrauchbar. Sie waren zwar hübsch und gut im Charakter und vielleicht noch ein Weilchen als Zuchtstuten zu verwenden, aber dann . . .

Kein Wunder, daß die Vollblut- und ausländischen Reitpferdehengste mit dem Beginn der sechziger Jahre einen so großen Zuspruch fanden. Anders als im NWP, wo die Modernisierung vor allem durch den Zuchtleiter *Wiersema* propagiert wurde, ging

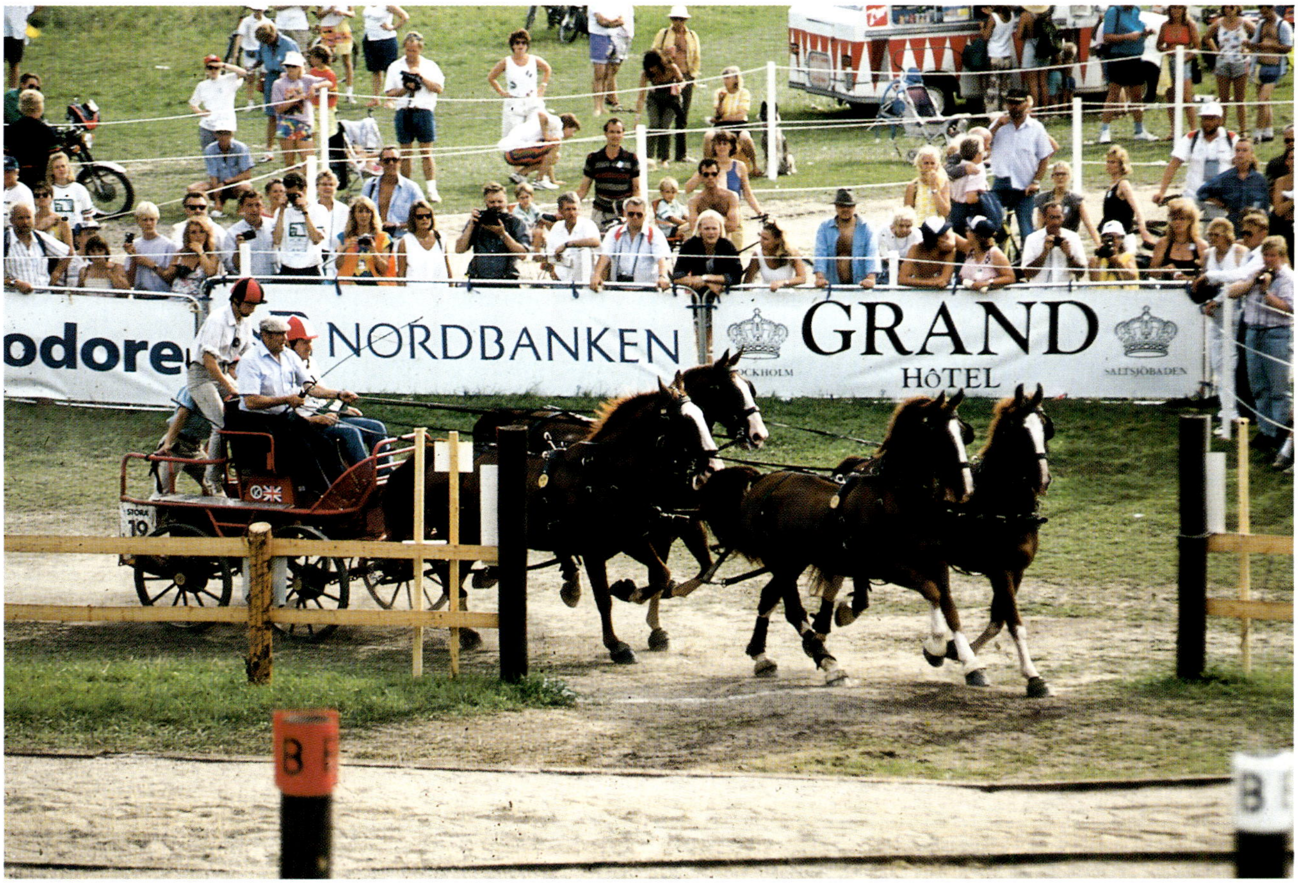

Gelderscher Viererzug in der Hindernisphase der Marathonstrecke

der Umzüchtungsprozeß in der VLN-Zucht von der Züchterschaft selbst aus, mehr oder weniger gegen den Widerstand der Zuchtleitung. Zu den Stutenprämiierungen von VLN waren jahrelang Halbblutstuten nicht zugelassen. Das Faktum, daß NWP ein „Sport-Stammbuch" besaß, während VLN nur ein „Sport-Register" hatte, charakterisiert den Unterschied in der offiziellen Zuchtpolitik der beiden Verbände deutlich genug. Wiersema hielt sein Zuchtgebiet soweit wie möglich von *L'Invasion*-Blut frei. Er „wahrschaute" seinen Vorstand vor dem „nicht verbessernden Normänner-Blut" (26. November 1960) und entsprach damit der Ansicht von *Professor van de Mey*, der sich dahingehend äußerte, daß „man keine Nachkommen ersten oder zweiten Grades von dem Normänner-Hengst *L'Invasion* in die Zucht nehmen" sollte (in VIEHZUCHT UND MILCHWIRTSCHAFT, Juni 1967).

Der Umzüchtungsprozeß im VLN-Gebiet verlief glücklich: Die erste Halbblutgeneration war brauchbar und ließ sich zu kostendeckenden Preisen absetzen, und niemand trauerte dem Untergang des Gelderschen „Vielseitigkeits"-Pferdes nach.

Als sich VLN und NWP endlich vereinigten, war auch keine Rede mehr von einem „Sport-Register". Die Population wurde aufgeteilt in zwei Stammbücher: Reitpferde resp. Tuiger (Kutschpferde). Und die Zuchtleitung machte nach Aussage von Hauptinspekteur *A. J. Vermond* auch absolut kein Geheimnis daraus, daß das Ziel war, „daß die Zahl der Hengste des ‚Vielseitigkeitstyps' langsam aber sicher austrocknet" (so wörtlich in IN DE STRENGEN, Oktober 1973).

Im Februar 1979 standen nur noch sieben Geldersche „Vielseitigkeits"-Hengste im Stationierungsplan, von denen zwei schon für eine Abkörung nach der Decksaison vorherbestimmt waren. Eine kleine Gruppe von „Fans" war damit nicht einverstanden und erschien mit Transparenten auf der Tribüne bei der Körung in Utrecht. Es sollten noch viele Demonstrationen „bürgerlichen Ungehorsams" folgen, ehe endlich 1982 den restlichen „Basis"-Pferden, wie sie nun genannt wurden, innerhalb von WPN eine eigene Zuchtrichtung zugestanden wurde. Die im Dezember 1979 gegründete „Vereinigung der Züchter und Freunde des Basis-Pferdes" war ursprünglich eine Aktionsgruppe, später eine Interessengemeinschaft, ehe sie schließlich eine eigene Zuchtabteilung und Sitz und Stimme im Vorstand von KWPN erhielt.

Wie in den meisten Warmblutzuchten ist auch die Beschreibung des Zuchtziels dieser Rasse wenig phantasievoll und recht schwammig: „Das Geldersche Pferd ist ein elegant gebautes Pferd und soll eine bedeutende Front, ein ansprechendes Exterieur, ausreichende Knochenstärke und Maße aufweisen, dazu imponierende, runde Bewegungen mit viel Schwung und energischem Antritt aus der Hinterhand. Es eignet sich für vielseitigen Gebrauch sowohl im Geschirr als auch unter dem Sattel, wobei es sich durch hohe Leistungsbereitschaft und einen zuverlässigen, ehrlichen Charakter auszeichnet" (Katalog 12. August 1995).

Die Jahresstatistik von KWPN meldete für 1994 388 Bedeckungen durch acht Geldersche („Basis") Hengste. Das waren knapp 2,5 Prozent aller Bedeckungen innerhalb von KWPN. Vier inzwischen tote Hengste sind über Gefriersamen der Samenbank der „Stiftung für seltene Hengstrassen" noch verfügbar. Sie sind in den letzten Jahren jedoch nicht mehr benutzt worden.

Die neun Gelderschen Hengste, die 1995 auf Deckstation standen, stammten in männlicher Linie ab von dem „Tuiger"-Stammvater *Oregon* (sechs) und von Holsteiner-Hengsten (drei). Vor allem bei den drei letztgenannten ist der Geldersche Anteil auf der Mutterseite außerordentlich klein. Eine Mutter ist zu drei Viertel Trakehner, eine andere halb Hannoveraner.

Von der in den fünfziger und sechziger Jahren vorherrschenden Stellung von *L'Invasion* ist in männlicher Linie nichts mehr vorhanden. Der letzte erwähnenswerte Vertreter der Linie war sein Ururenkel *Tusveld* (geb. 1977), der als „Tuiger" rangierte und 1982 abgekört wurde, als die Zuchtrichtung „Basis"-Pferd offiziell eingestellt wurde.

Seitdem sind bis 1995 insgesamt 25 Geldersche Hengste für die Leistungsprüfung vorselektiert worden, von denen jedoch nur acht den Anforderungen genügten und eine Deckerlaubnis erhielten. Hier stehen wir vor dem gleichen Problem wie bei den Friesen: Eine so kleine Population ist schwierig am Leben zu erhalten, wenn gleichzeitig die Selektion der Zuchthengste von einer (zu?) schweren Leistungsprüfung abhängig gemacht wird, die die geplante Genbreite immer wieder einengt. Allerdings ist die Geldersche „Rasse" gegenüber der Friesischen insofern im Vorteil, als man von einer „Rasse" im eigentlichen Sinne nicht sprechen kann. Seit Menschengedenken ist in die Geldersche Zucht immer wieder „Fremdblut" eingekreuzt worden. Wenn wir die Stammtafeln der 13 zur Zeit im Zuchteinsatz befindlichen Hengste (das heißt einschließlich der über die Samenbank verfügbaren vier) nur in den ersten drei Generationen überprüfen, dann finden wir eine recht bunt zusammengewürfelte Gesellschaft: 48,6 Prozent klassisches (was ist das?) Geldersches Blut, 13 Prozent Tuiger, 10,6 Prozent Holsteiner, 10 Prozent Normänner, 6 Prozent Hannoveraner, 6 Prozent Groninger/Oldenburger, 5,3 Prozent Trakehner und 0,5 Prozent Vollblut. Im Klartext also das typische „Europäische Warmblut", wie es sich als „Allerweltszucht" über die meisten westeuropäischen Länder von Skandinavien über Deutschland, Benelux bis in die Schweiz und Österreich verbreitet findet.

Wenn wir wollen, können wir von einer Typzucht sprechen, mit den Stammvätern *Oregon* (siehe oben) und *Normann* (Holsteiner, geb. 1949, v. *Heidelberg–Loretto*, Stamm 318 d[1]). Über den Tiefgefriersamen von *Apollo*, *Commandant* und *Dirigent* ist daneben sogar die *L'Invasion*-Linie noch gegenwärtig. Der vierte Tiefgefrierhengst *Gondolier* ist ein Sohn von *Amor* (Holst., geb. 1959, v. *Herrscher Schwed.–Loretto*, St. 1521).

NIEDERLÄNDISCHES REITPFERD

KWPN-Reitpferd

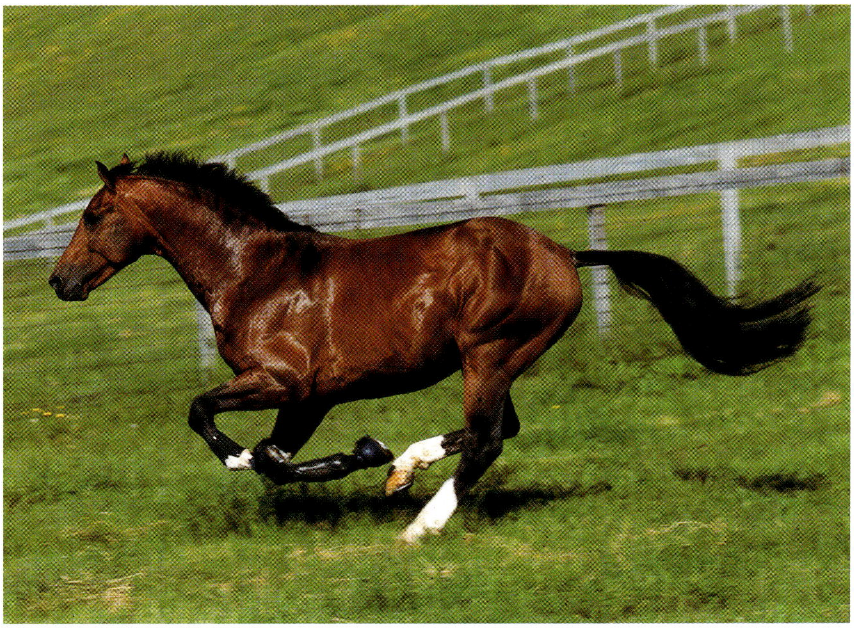

Moderner Königlich-Niederländischer Warmbluthengst Idocus

TYP, INTERIEUR, VERWENDUNG: Das KWPN-Reitpferd, bezeichnet nach dem Namen der Züchtervereinigung „Koniklijke Warmbloed Paardenstamboek in Nederland", ist ein leichtes Warmblutreit- und -sportpferd auf Gelderscher und/oder Groninger Basis über die Mutterlinie. Die Linien der Väter, Großväter und Urgroßväter stammen fast alle aus dem Ausland mit Schwerpunkten auf Norddeutschland (vor allem Holstein), der Normandie und Englischem Vollblut. Das Zuchtziel ist die Eignung für den allgemeinen Pferdesport: Dressur, Springen und auch Fahren. Für die Military führt das KWPN-Reitpferd im allgemeinen zu wenig Blut in den ersten beiden Generationen. Der allgemeine Typ ist der eines edlen Reitpferdes, wodurch sein Absatz relativ gesichert ist. Das Zuchtpferd schließt die Begriffe „schön" und „fromm" ein, was die Verkäuflichkeit fördert. Jedoch besteht bereits seit Jahren eine nicht unerhebliche Überproduktion, wodurch das Mittelklassepferd nur einen mittleren Preis bringt, der kaum die Gestehungskosten deckt.

Aufgrund der strengen Veterinäranforderungen an das Zuchtmaterial sind von Natur aus unbrauchbare, ungesunde Pferde selten. Wegen der in den vergangenen Jahren allgemein vor allem auf eine glänzende Trabaktion und bestimmte Exterieureigenschaften (vor allem auf einen kurzen Rücken) ausgerichteten Selektion, sind die Springanlagen vernachlässigt worden und deutlich zurückgegangen. Die strenge Selektion bereits in sehr frühem Alter hat eine starke Uniformität und eine Nivellierung zur Mitte hin gefördert. Dadurch sind von Natur aus spitzenveranlagte Pferde selten geworden.

Die fortwährende neue Einführung von männlichem Zuchtmaterial aus dem Ausland hat zur Folge, daß eigene Hengstlinien, die viele Generationen überdauert haben, kaum entstanden sind. Viele Pferde werden auf zu kleinen Flächen forciert aufgezogen („getrieben"), wodurch die aufgrund der strengen Veterinärselektion erreichte, verbesserte Haltbarkeit nicht immer voll zum Tragen kommt.

EXTERIEUR: Exterieurmäßig entspricht das KWPN-Reitpferd mehr oder weniger dem allgemeinen westeuropäischen Reitpferdemodell. Es finden sich alle gängigen Grundfarben, allerdings mit dem Schwerpunkt auf Braun und Dunkelbraun. Die Widerristhöhe liegt bei etwa 162 cm Stockmaß und darüber.

MECHANIK: Der Schritt ist raumgreifend und energisch, der Trab ebenso, mit sehr guter Schulterfreiheit und sehr gutem Antritt aus der Hinterhand. Der Galopp könnte vielfach besser sein, sowohl was Raumgriff als auch Elastizität angeht. Auch die Springanlagen sind nur in Ausnahmefällen weit überdurchschnittlich, das heißt, daß sie nur selten dem Anspruch des Zuchtverbandes auf Weltgeltung entsprechen.

Das Zuchtgebiet erstreckt sich über die gesamten Niederlande. Die „Koniklijke Vereniging Warmblood Paardenstamboek in Nederland" – (Königliche Vereinigung für das Warmblutstammbuch in den Niederlanden – KWPN) hat ihren Sitz in Zeist bei Utrecht. Sie veröffentlicht das vierzehntägige Verbandsblatt „In de Strengen".

1994 wurden insgesamt 12 997 Stuten gedeckt, aus denen 10 900 Fohlen fielen. 1995 zeichnete sich ein Rückgang der Bedeckungen von ca. 12 Prozent ab. In den USA und Schottland haben sich eigene Nachzuchten etabliert.

GESCHICHTE: Die Zuchtrichtung des KWPN-Reitpferdes (des warmblütigen Königlich-Niederländischen Reitpferdes) steht für beinahe 82 Prozent der gesamten KWPN-Zucht. Zugleich ist sie die jüngste Zuchtrichtung mit, im Hintergrund der Stammtafeln, sowohl Groninger als auch Gelderschen Stutenstämmen. 1994 wurden 12 671 Stuten gedeckt.

Kamphuis stellte in seiner Arbeit DIE GRONINGER WARMBLUTZUCHT (ohne Jahresangabe, vermutlich 1949) 22 Groninger Stutenstämme als grundlegend für die Zucht heraus, doch wurde seine Zusammenstellung weder von NWP noch VLN übernommen. Der weibliche Teil der KWPN-Zucht ist infolgedessen sehr unübersichtlich, zumal die Zahl der zuchtaktiven Stuten so sehr groß ist. Obgleich die Erfahrung gelehrt hat, daß die wissenschaftlich nicht zu begründende Vorstellung, „daß die Stute wesentlich mehr als 50 Prozent der erblichen Eigenschaften weitergibt", entgegen den Theorien der Populationsgenetik in praxi zutrifft, tut die niederländische Züchterschaft nichts für einen Aufbau konsolidierter Stutenstämme. Auf jeden Fall nicht auf dem Papier. So kommt es, daß auch nach 30 Jahren Reitpferdezucht niemand so recht weiß, welche Stutenstämme eigentlich wirklich einen prozentual überdurchschnittlichen Anteil an Leistungspferden für den Sport liefern. Das veranlaßt die Züchter, Stuten im Ausland zu erwerben, und zwar namentlich aus Zuchtgebieten, in denen vererbungssichere Stutenstämme aufgebaut worden sind. So kommt es, daß sich in der KWPN-Zucht mittlerweile zahlreiche Stutenstämme aus Hannover, Frankreich und vor allem Holstein finden. Die 17 Holsteiner-Stuten, die *Wiersema* 1951 nach Groningen holte, waren ein erster Anstoß für einen immer noch andauernden Prozeß.

Wurzelt dennoch ein Teil des Stutenbestandes immer noch in der alten einheimischen Basis, so kann davon bei dem Hengstbestand absolut keine Rede mehr sein. Aber auch hier ist die Sache, vor allem für Ausländer, ausgesprochen unübersichtlich, da die Hengstnamen immer noch, wie vor 100 Jahren, mit dem „Jahresbuchstaben" beginnen, statt, wie zum Beispiel in Deutschland, mit dem Anfangsbuchstaben der jeweiligen Hengstlinie.

Alle KWPN-Hengstlinien haben, wenn man die männliche Linie nur weit genug zurückverfolgt, ihren Ursprung in England (selbst die von *Oregon*). Die *Oregon*-Linie geht via *Kurassier – Nubert – Ebert – Monocraat–Martinius* zurück auf den Oldenburger *Manfred*, der sich wiederum via *Wilke – Cyrus – Kimme – Young Duke of Cleveland* bis auf den englischen Importhengst *Duke of Cleveland* (geb. 1845) zurückverfolgen läßt. Und der geht zurück via *Magistrate – Magnificent – Elegant – Rainbow – Dart 84* auf den Stammvater *Dart 83*, von dem man nur weiß, daß er um 1798 einer der Cleveland oder, wie man damals noch sagte, Chapman oder Traveller Stammhengste war (siehe Cleveland Bay Stud-Book, Band 29).

Auch scheinbar so original niederländisch klingende Hengstlinien wie die von den Holsteinern *Farn* und *Norman* begründeten gehen letztlich auf einen englischen Ursprung zurück, in diesem Fall auf den Vollblut-Gründervater *Darley Arabian* (importiert nach England 1704). Von ihm stammt vermutlich auch die väterliche Linie von *Cambridge Cole* ab, wie *Tom Ryder* in THE HIGH STEPPER (London/New York 1979) meint.

Seit 1962 ist ein unaufhörlicher Strom ausländischer Hengste in der KWPN-Zucht wirksam. Bis 1969 prägten bereits 13 Holsteiner, 8 Normänner, 15 Trakehner, 3 Hannoveraner, 2 Westfalen und 29 Vollblüter die KWPN-Zucht. Von ihnen haben die Namen *Amor* (Holsteiner), *Courville xx, Farn* (Holsteiner), *Marco Polo* (Trakehner) und *Doruto* (Trakehner) auch in der Leistungszucht von 1997 noch einen bedeutungsvollen Klang.

Waren die ersten niederländischen Zuchtprodukte, die erfolgreich auf der internationalen Turnierbühne erschienen, fast ausschließlich direkte Halbblüter (also aus der Paarung mit Vollblut), so änderte sich das Bild bald total. Mit dem Aussterben des altmodischen Gebrauchs-Arbeitspferdetyps erhielt der Stutenbestand ein völlig anderes, moderneres Gepräge. Das entsprach dem gesteckten Zuchtziel, das auf eine sportgeeignete Population ausgerichtet war, wobei jeweils die hinsichtliche Exterieur und Grundgangarten korrektesten Pferde für die Reproduktion eingesetzt wurden. Der direkte Vollbluteinfluß rückte dabei deutlich in den Hintergrund. Das hatte zur Folge, daß der „Heterosiseffekt" aufhörte, der den Sportpferden der ersten Generation soviel „Geist" mitgegeben hatte.

Die Zuchtleitung strebte „lange Reitpferdelinierung" und ein „kurzes Generationsintervall" an, um das KWPN-Reitpferd so rasch wie möglich als Rasse zu konsolidieren. Dies ging und geht bis heute einher mit einer außerordentlich scharfen Selek-

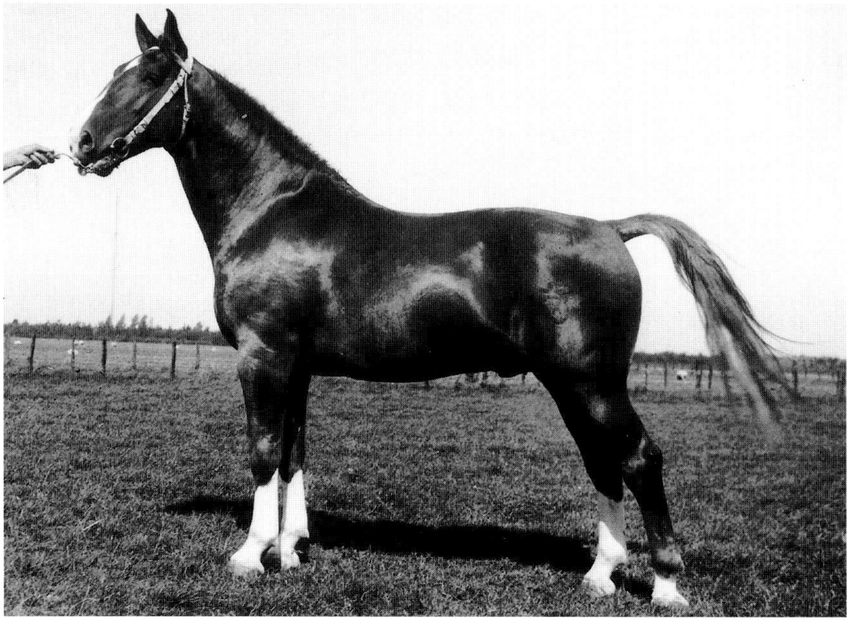

Normann, geb. 1949, war der erste Holsteiner-Hengst, der zu Beginn der fünfziger Jahre von dem damaligen Zuchtleiter Wiersema zur Veredlung ins Land geholt wurde.

Farn, geb. 1959, aus einem der besten Leistungsstämme der Holsteiner-Zucht ($18b^{1}$), begründete in den Niederlanden über seinen im internationalen Springsport geprüften Sohn Nimmerdor die erfolgreichste Springlinie der KWPN-Zucht.

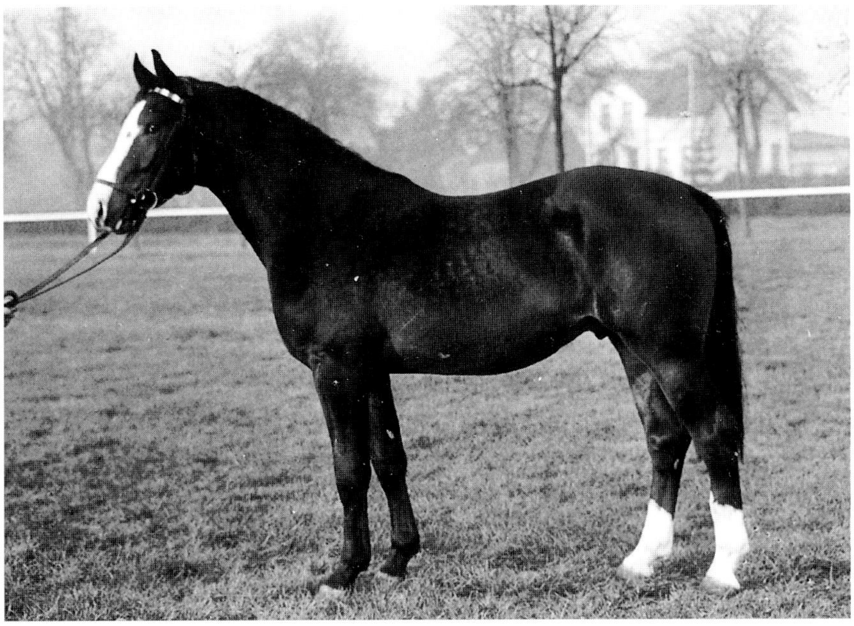

tion der Junghengste – und neuerdings auch Jungstuten – auf sportliche Veranlagung und Gesundheit (unter anderem Röntgen auf Strahlbeinlahmheit und Osteochondrose). Von den siebziger Jahren an waren die direkten Halbbluthengste gleichsam unerwünscht, da noch nicht konsolidiert, wohl weil sie immer wieder die Konsolidierungsarbeit störten.

Bei seinem Abschied nach 21 Jahren als Körkommissionsmitglied sagte *R. Brinkman:* „Als wir den Umformungsprozeß begannen, haben wir die Konsequenzen einkalkuliert. Wir sahen sie wohl voraus; so sind die Naturgesetze nun einmal. Aber was haben wir während der Zeit von van Binsbergens Vorsitz für eine Masse Hengste abkören müssen. Es war eine miese Zeit..." (IN DE STRENGEN", 13. Dezember 1990).

Drei Dezennien nach dem Beginn der Niederländischen Reitpferdezucht hat sich eine Anzahl bedeutender Hengstlinien herauskristallisiert: *Farn* (geb. 1959, v. *Fax I–Monarch*) gehört der *Achill*–Linie, der ältesten Holsteiner Hengstlinie überhaupt an, die mit dem Yorkshire-Coach-Hengst *Brilliant* (geb. 1842) begründet wurde. Seine durchschlagende Vererbung verdankt *Farn* allerdings gewiß nicht seinem Vater *Fax I.*, der ein ausgesprochener Negativvererber war (in Holstein wird er als „Leistungsbremse" bezeichnet!). Das Geheimnis seines Zuchterfolges liegt vielmehr in seinem Mutterstamm $18 b^{1}$, der 1813 mit der *Voss A 9* auf dem Hof von *Claus Thormählen* (Besenbeek) begründet wurde und zahllose Spitzen-Zucht- und -Leistungspferde hervorgebracht hat. *Farn* ist vor allem über *Nimmerdor* in den Vordergrund getreten. *Farn* lieferte 9 gekörte Söhne, *Nimmerdor* (geb. 1972, aus einer Tochter v. *Koridon xx–Senator Gron.* – selbst ein erfolgreiches internationales Springpferd) bis heute 17. Davon ist vor allem *Wellington* dabei, sich zu profilieren – mit bereits vier gekörten Söhnen (1995).

Obwohl die erste Generation der Nachkommen des Holsteiner-Hengstes *Amor* (geb. 1959, v. *Herrscher Schwed.–Loretto–Henitz,* St. 1521) – er wurde 31 Jahre alt, und ihm wurde als bisher einzigem KWPN-Hengst ein Denkmal errichtet – im Laufe seines langen Lebens aus 23 gekörten Söhnen bestand (von denen heute allein noch *Zuidpol* in der Zucht steht), hat er doch nur drei Enkel, die sein Erbe weitertragen. Und von ihnen stehen zwei in der Liste der Gelderschen („Basis"-) Hengste. Wenn man die Vorgeschichte kennt, ist das nicht so verwunderlich. Auch *Amors* Zuchterfolg beruht nicht auf seinem unrittigen schwedischen Vater, son-

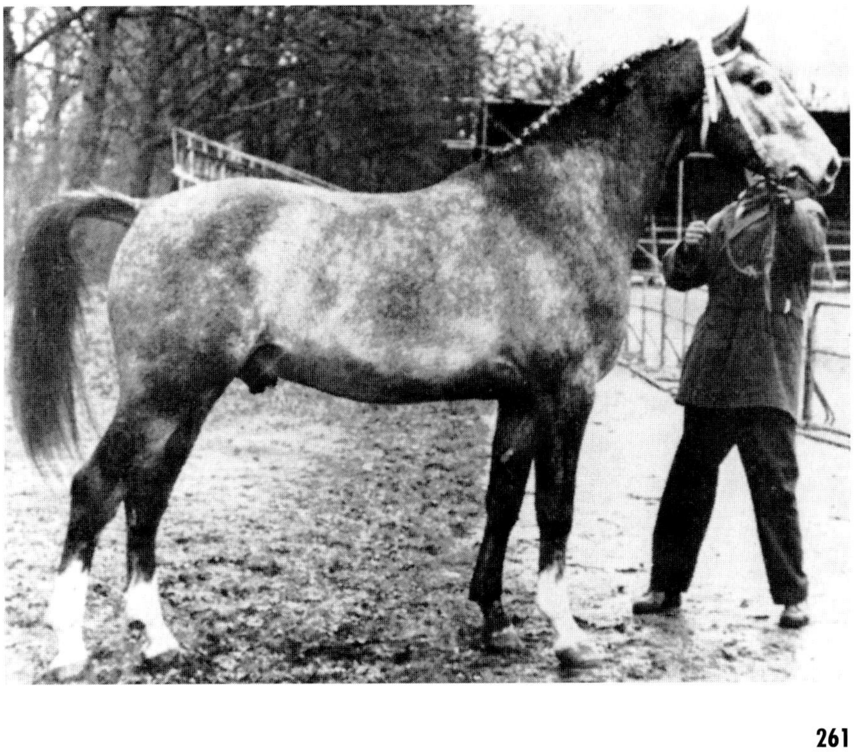

Der etwas unmoderne Rigoletto war vermutlich der beste Holsteiner Ramzes-Sohn. Er ging in die Niederlande, wo er zahlreiche sehr gute Springpferde brachte.

dern auf dem Holsteiner Stutenstamm 1521.

Obgleich der *Ramzes AA*-Sohn *Rigoletto* (geb. 1960, aus einer Stute v. *Logarithmus–Lorenzo I*, St. 456) in den Niederlanden sehr viele hochklassige Springpferde gebracht hat, hat er doch in männlicher Linie nichts hinterlassen.

Die wohl bedeutendsten Holsteiner Hengstlinien, die von *Ladykiller xx* und die von *Cor de la Bryere SF*, haben ebenfalls im KWPN Fuß gefaßt; *Ladykiller xx* bereits zu einem relativ frühen Zeitpunkt über den Hengst *Heidelberg* (ex *Largo*, geb. 1966, aus einer Stute v. *Heidelberg–Lockvogel*, St. 429), der ab 1969 zum Einsatz kam. *Ladykiller xx* lieferte der niederländischen Zucht sechs direkte Söhne. Von seinem erfolgreichsten Sohn *Lord* (geb. 1967, aus einer Tochter v. *Cottage Son xx–Lohgerber*, St. 1298) stehen zwei Söhne und ein Enkel in der Zucht. Sein anderer bedeutender Sohn, *Landgraf I*. (geb. 1966, aus einer Tochter v. *Aldato Fangball*, St. 275), hat dem KWPN bis heute (1995) acht Söhne und fünf Enkel gestellt. Mit dem unvergleichlichen World-Cup-Sieger *Libero* (geb. 1981, Mutter v. *Ronald–Komet*, St. 2830) hat die *Landgraf-I*-Linie einen herausragenden Vertreter für den Sport gestellt.

Die Bedeutung von *Cor de la Bryère SF* (geb. 1968 in der Normandie, v. *Rantzau xx–Lurioso*) auf die niederländische Zucht beginnt erst in allerjüngster Zeit zuzunehmen. Über seine Söhne *Caletto II* und *Corrado* und über seinen Enkel *Contender* verfügt die KWPN-Zucht 1995 über vier Hengste aus dieser Linie (*Indorado, Koriander, Contango* und *Corleone*).

Die vierte Zuchtgröße in Holstein, der anglo-irische Hunter-Producer *Cottage Son xx*, hatte bereits seit 1971 Einfluß auf die KWPN-Zucht über den *Consul*-Sohn *Joost* (ex *Conus*, geb. 1968, aus einer Stute von *Anblick xx–Loretto–First*, St. 242). Er hat viele vorzügliche Sportpferde gemacht, vor allem Springpferde, und ebenso Zuchtstuten. Aber von seinen fünf gekörten Söhnen hat keiner seine Bedeutung erlangt. Kürzlich bekam die *Cottage-Son-xx*-Linie Verstärkung über *Indoctro, Colino* und *Celano*, alle drei von *Capitol I* (geb. 1975, v. *Capitano–Maximus–Ramzes AA*, St. 173). Allerdings muß man hier eine Einschränkung machen: *Capitol* ist eigentlich ein sehr untypischer Vertreter seiner Hengstlinie. Durch eine mehrfache Inzucht auf den polnischen Anglo-Araber *Ramzes* (aus der Zucht von *Maria Gräfin Plater–Zyberk*, Wojcieszkowo bei Jarocin, Polen, geb. 1937, v. *Rittersporn xx–Shagya X-3–Bakszysz VI*) ist er in seinem Phänotyp und Genotyp stark von ihm geprägt.

Ein weiterer typischer Vertreter des *Cottage–Son-xx*-Blutes ist der der Holsteiner R-Linie zugerechnete *Ramiro*, dessen Muttervater *Cottage Son xx* ist. *Ramiro* (geb. 1965) stammt über *Logenschließer-Favorit* aus dem Stamm 776. Dieser 1981 aus dem Besitz von *Léon N. Melchior*, Gestüt Zangersheide, durch den niederländischen Staat angekaufte Hengst hat in seinem dreißigjährigen Leben nicht nur in Deutschland zahlreiche Nachzucht geliefert, sondern auch in Belgien und in den Niederlanden. Neben einer großen Zahl von Sportpferden hat er für das KWPN allein bis 1995 13 Söhne gekört bekommen, obgleich er als ausgesprochener „Stutenmacher" gilt. Über seinen Sohn *Zeoliet* hat er mittlerweile bereits zwei Enkel in der Zucht (*Jaraldo* und *Jacardo*, beide von *Elcaro*).

Die westfälische *Ramzes-AA*-Linie ist vertreten durch die Importe *Rolls Royce* (Westf., geb. 1975, v. *Rheingold*), *Rossini* (Westf., geb. 1979, v. *Rokoko–Cyrian*) und *Iglesias* (ex *Rubinstar Old.*, geb. 1990, v. *Rubinstein Westf.–Inschallah* x).

Aufgrund der VLN-Vorliebe für französische Pferde hat KWPN heute noch einen recht starken französischen Genanteil zu verzeichnen. Nach *L'Invasion* haben vor allem *Artilleur SF* (geb. 1959, v. *Kami de L'Isle–Out*), *A'Palatin SF* (geb. 1959, v. *Fra Diavolo xx–The last Orange*) *Duc de Normandie SF* (geb. 1962, v. *Monceaux xx–Reynolds*) und *Enfant de Normandie SF* (geb. 1963, v. *Enfant Terrible–Valet Maitre*) die Zucht mit resp. 7, 13, 14 und 10 gekörten Söhnen versorgt. Linien haben sie jedoch nicht begründen können.

Jedoch hatten nicht alle französischen Hengste nur ephemere Bedeutung. Zwei Stammväter haben die KWPN-Zucht stark beeinflußt. An erster Stelle ist hier *Furioso xx* zu nennen. Nach unbedeutenden im Inland gezogenen Enkeln lieferte er über Deutschland die Topvererber *Purioso*

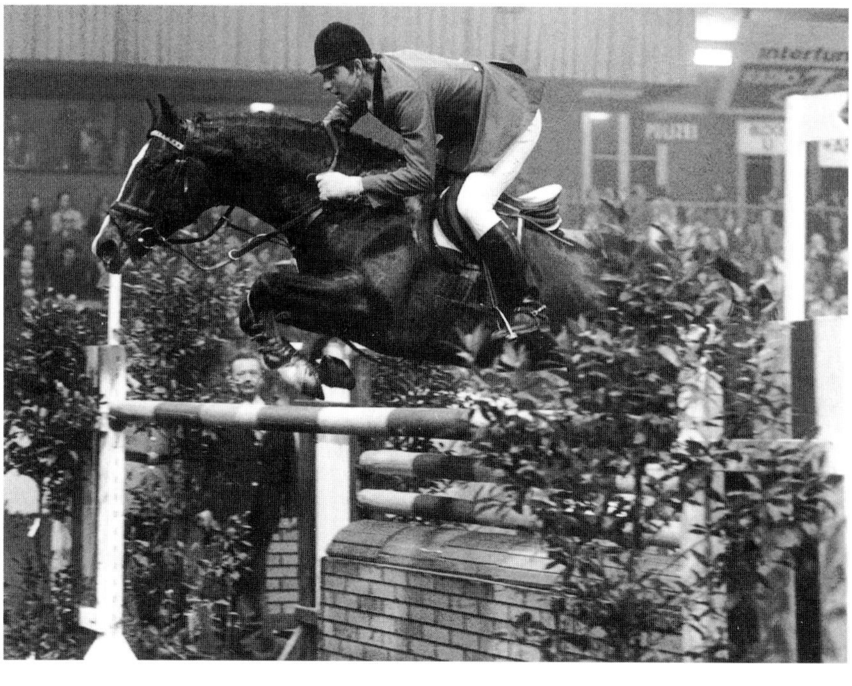

Joost, geb. 1968 (v. Consul a. d. Ulana v. Anblick xx), wurde 1970 als Conus 3968 gekört.

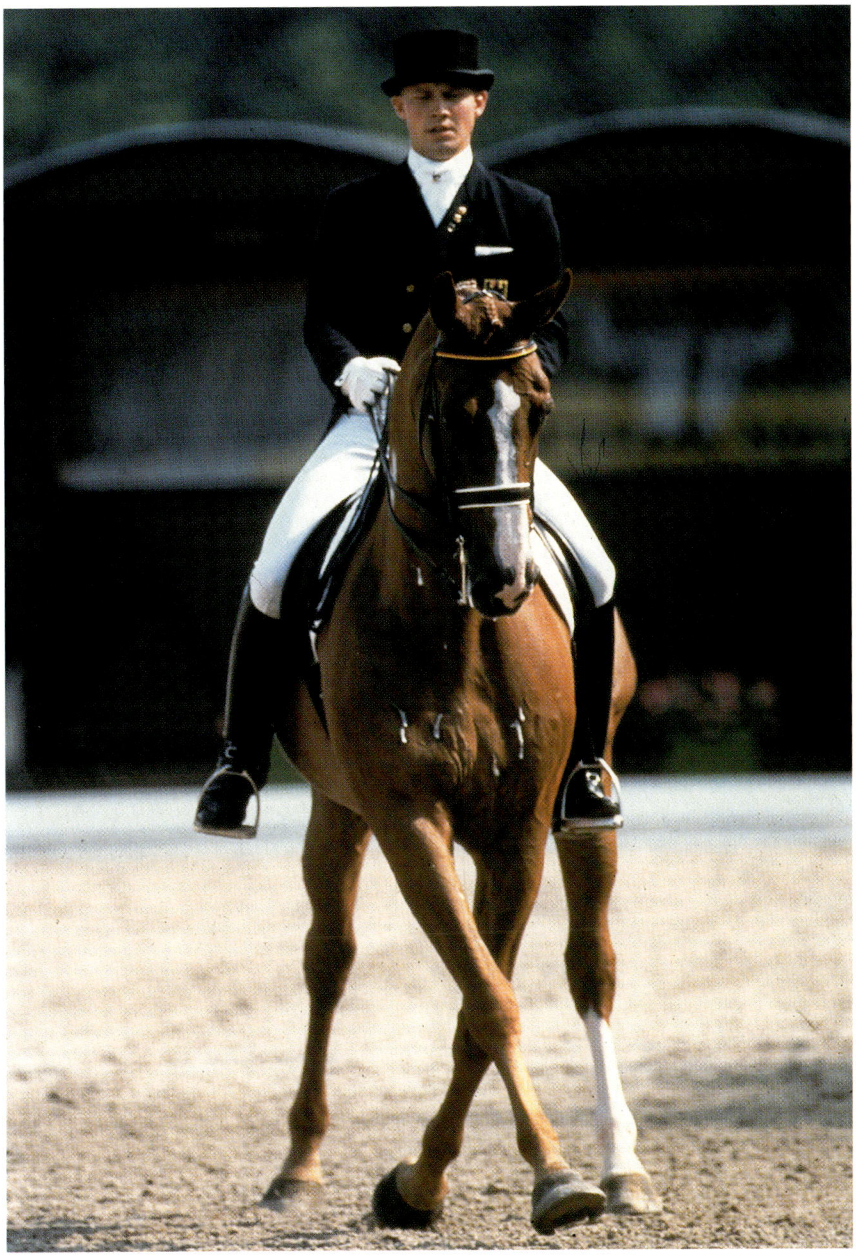

Ideal, Grand Prix-Dressurpferd der KWPN-Zucht, unter Sven Rothenberger

und *Voltaire* und, direkt aus Frankreich, *Le Mexico*. *Purioso* (Old. geb. 1974, v. *Furioso II SF–Martell Holst.–Abendglanz Westf.*) stellte bis heute fünf Söhne für die Zucht, von denen *Olympic Cocktail* als Dressurpferd der Schweren Klasse der bekannteste ist. Er hat inzwischen auch schon vier gekörte Söhne: *Havel, Hierarch, Jazz,* und *Jordan*. Der zweite *Furioso-II–Sohn* ist *Voltaire* (geb. 1979, aus einer Stute v. *Gotthard Han.–More Magic xx–Erich PB Han.*), der selbst eine Reihe von Jahren erfolgreich im internationalen Springsport bis zu Siegen in Großen Preisen war. Er brachte dem KWPN acht Deckhengste, von denen *Olympic Concorde* in die Fußstapfen seines Vaters tritt, sowohl sportlich, als auch in der Zucht mit fünf gekörten Söhnen. Der *Furioso II–Sohn Faust Z* (geb. 1987, aus einer Mutter v. *Ramiro Holst.–Ganeff Holst.*) ist selbst ein internationales Springpferd und seit 1992 für KWPN gekört.

Das Suffix Z bringt uns automatisch zu der zweiten wichtigen französischen Hengstlinie, der von *Almé SF*. 1995 stand *Almé* (geb. 1966, v. *Ibrahim–Ultimate xx*), zehn Jahre, nachdem er in sein Geburtsland zurückgekehrt und vier Jahre nach seinem Tod, immer noch an der Spitze der niederländischen Zuchtwertschätzung für Springvererbung. Er brachte für die KWPN-Züchter sieben Söhne, darunter den im internationalen Springsport erfolgreichen *Animo* (geb. 1982, Mutter von *Amor Holst.–Karolus Geld.*), zwei Enkel und vier Urenkel. Auch als Stutenmacher hat sich *Almé SF* als weit überragend erwiesen.

Haben vielbenutzte Vollbluthengste wie *Solaris xx* (geb. 1959, v. *Slonway–Coup de Lyon*), *Uppercut xx* (geb. 1960, v. *Fighting Don–Niccolo dell' Arca*), *Cartoonist xx* (geb. 1962, v. *Gilles de Retz–Verso II*), *Pericles xx* (geb. 1962, v. *Relic–Big Game*), *Pastrocio xx* (geb. 1966, v. *Almoro–Trachetto*) und *Talisman xx* (geb. 1955, v. *Trastevere–Caissot*) trotz respektabler Zahlen an gekörten Söhnen (resp. 12, 16, 7, 11, 7 und 8) keinen Einfluß mehr in der männlichen (*Uppercut xx* auch nicht mehr in weiblicher) Linie, so macht einer der wenigen in den Niederlanden geborenen Vollbluthengste immer noch von sich reden: *Lucky Boy xx*, der berühmte (und übel beleumdete) Hengst (aus der *Nearco*–Linie, geb. 1966, v. *Compromise–Ksarinor*). Berühmt ist er als Vater zahlreicher Spitzenspringpferde (nahezu ausschließlich aus „unmodernen" Müttern) und 19 Deckhengsten. Seinen schlechten Leumund verdankt er dem Schwindel seines Besitzers mit falschen Abstammungsnachweisen, die jedoch seinem Zuchtwert selbst keinen Abbruch tun konnten. Von seinen Söhnen hat bisher nur *Zion* (geb. 1986, Mutter v. *A'Palatin SF–Exakt Geld.*) für einen Urenkel gesorgt.

Zwei Vollblüter beginnen sich in der Zucht von Dressurpferden zu profilieren. Das ist zum einen *Le Faquin xx* (*Hyperion*-Linie, geb. 1954, v. *Aldis Lamp–Beausart*), der elf Söhne lieferte, von denen allein *Pretendent* (geb. 1974 aus einer Tochter von *Duc de Nomandie SF–Victor Geld.*) eine Linie stiften konnte über seine Söhne *Vincent* und *Vanitas*, beide erfolgreiche Dressurpferde.

Von dem Schimmel *Wahtamin xx* (*Nearco*-Linie geb. 1969, v. *I say–Neron)* – den ich 1973 für Holstein gekauft hatte, wo er jedoch von der damaligen Körkommission abgelehnt wurde – wurde nur ein Sohn mit dem

Namen *Uniform* (geb. 1978, Mutter v.*Eros* – weiteres unbekannt) gekört. *Uniform* war selbst ein sehr erfolgreiches Dressurpferd und das sind seine Söhne *Gregor, Highness* und *Junior* ebenfalls.

Ein Hengst, der für beide Disziplinen erfolgreiche Pferde lieferte, jedoch keine eigene Linie begründen konnte, war *Abgar xx* (*Hyperion*-Linie, geb. 1958, v. *Abernant–Roc du Diable*). Seine Söhne *Abantos* (geb. 1979, Mutter v. *Pericles xx*) und *Treffer* (geb. 1977, Mutter v. *Rigoletto Holst.*) wurden international erfolgreiche Springpferde (beide aus dem selben Stutenstamm), sein Sohn *Aktion* (geb. 1982, Mutter v. *Akteur Gron.*) ein internationales Dressurpferd.

Sehr gute Springanlagen vererbte *Courville xx* (*Phalaris*-Linie, geb. 1952, v. *Fair Trial–Chateau Bouscaut*). Drei seiner gekörten Söhne waren selbst international erfolgreiche Springpferde: *Jasper* (im Sport *Little One*, geb. 1968, Mutter v. *Nizam Gron.–Jubal Gron.*), *Notaris* (geb. 1972, Mutter v. *Polaris Holst.–Firmant Gron.*) und *Renville* (geb. 1975, Mutter v. *Farn Holst.–Sinaeda Gron.*). Von *Notaris* wurden vier Söhne gekört. *Jasper* begründete eine eigene Linie mit drei Söhnen und via *Boreas* (geb. 1983, aus einer Stute v. *Ecusson SF–Birthday Greetings xx*) zwei Enkeln, *Gentleman* und *Henzo*.

Von der zeitweilig im NWP-Zuchtgebiet recht favorisierten Veredlerrasse des Trakehners hat allein der Halbblüter *Marco Polo* (geb. 1962, v. *Poet xx–Altan Trak.*) Einfluß erlangt. Von seinen elf gekörten Söhnen war *Irco Polo* (geb. 1967, aus einer Tochter v. *Sinaeda Gron.-Commandeur Gron.*) selbst ein internationales Springpferd, eine Tradition, die zwei seiner Söhne, *Casimir* (geb. 1984, Mutter v. *A'Palatin SF–Armand Gron.*) in den Niederlanden und *Irco Marco* (geb. 1971, aus einer Stute v. *Sportman Gron.–Cromwell Gron.*), sowie dessen Sohn *Irco Mena* (geb. 1982, Mutter v. *Menelek xx–Battle Burn xx*) in Schweden fortsetzten.

Der bekannte und wegen falscher Deckscheine ins Gerede gekommene Trakehner *Doruto* (*Pythagoras*-Linie, geb. 1962, v. *Komet–Pindar xx*) war ein ausgesprochener „Stutenmacher“, so daß er auf der männlichen Seite nichts hat hinterlassen können. Eine Reihe international erfolgreicher Dressurpferde und wertvolle Zuchtstuten waren sein Vermächtnis.

Zu den direkt an die Niederlande angrenzenden Zuchtgebieten Hannover resp. Westfalen bestand traditionell wenig Bindung. Erst seit Beginn der neunziger Jahre kann man von einem leicht zunehmenden Einfluß sprechen. Die Hannoversche G-Linie kam über *Grannus* und seine Söhne *Gervantus* und *Herannus* ins Bild.

Der Westfale *Pilatus* wurde von KWPN wegen mangelnder Zuchtresultate abgekört. Später erhielt sein Sohn *Roemer* die Zulassung zur Zucht, wurde ein gefragter Dressurvererber und revanchierte sich durch vier gekörte Söhne (*Boy B, Darwin, Einstein* und *Winston*) sowie eine Enkel. Von dem überragenden Springvererber *Pilot* (v. *Pilatus*) deckten 1995 vier Söhne (*Peter Pan, Epilot, Iroko* und *Pavarotti*) und zwei Enkel in der KWPN-Zucht. *Pilots* rheinländisches Pendant *Polydor* war durch zwei Söhne (*Pionier* und *Polydox*) vertreten.

Ist das KWPN-Zugpferd, der sogenannte „Tuiger“, aufgrund seiner Blutführung und seines Typs, seines Exterieurs und seiner Bewegung (stark aufgerichtete Vorderhand, hoch aufgesetzter Hals, wenig Widerrist, gerade Kruppe, enorme Trabaktion) eine ausgesprochene eigenständige Rasse, so kann man das vom KWPN-Reitpferd unmöglich sagen. Eine Beschreibung weicht nicht von der irgendeines beliebigen anderen westeuropäischen warmblütigen Reitpferdetyps ab, und das gilt auch für den Bewegungsablauf.

Die Selektion der auf Frühreife gezüchteten Pferde erfolgt in einem frühen Stadium und ist äußerst hart. Hengstanwärter und ihre Mütter müssen strengsten röntgenologischen Anforderungen genügen, und das Resultat wird veröffentlicht. Die Hengste werden einem 70 Tage dauernden obligaten Test mit abschließender Prüfung unterzogen, ehe sie eine Deckerlaubnis erhalten (meist sind sie dann noch keine vollen drei Jahre alt!). Als Vier- und Fünfjährige müssen sie während wenigstens einer Wintersaison an den Prüfungen für Hengste teilgenommen haben. Die Stuten werden einem 35 Tage währenden freiwilligen Test im Herbst und Winter nach ihrem dritten Geburtstag unterworfen (sogenannte EPTM-Stuten – „Eigenleistungsgeprüfte“ Stuten).

Ob diese Methode einer so frühzeitigen Selektion für alle Pferde optimal geeignet ist, darüber gehen die Meinungen weit auseinander. – Dennoch unterscheidet sich dieses Pferd nicht von anderen warmblütigen Reitpferden; und durch die Politik einer offenen Population kann prinzipiell jede ausländische Blutlinie in das KWPN aufgenommen werden. Damit ist das Königlich-Niederländische Reitpferd als ein veterinärmedizinisch ‚gescreentes' Massenprodukt anzusehen und keine spezielle Besonderheit mehr.

Bereits heute selektiert das KWPN als einziges Pferdestammbuch der Welt nicht nur nach Zuchtschätzwerten für Springen und Dressur, sondern auch nach einem Exterieur-Index, der sich aus sage und schreibe 26 Einzelnoten zusammensetzt. Und das, obgleich seit langem nachgewiesen ist, daß der Fortschritt in der Tierzucht um so langsamer vonstatten geht, je mehr Selektionsmerkmale man berücksichtigt“ (*Henk Bouwman*, 1995, in einem noch unveröffentlichten Text).

Noch zwei weitere Meinungen dazu aus berufenem Munde möchte ich hier folgen lassen: Schon bei dem Hippologischen Symposium der Universität Leipzig 1983 hatte der heutige Landstallmeister des Hannoverschen Landgestüts Celle, *Dr. Burchard Bade*, in einem Beitrag mit dem Titel „Genetische Bedingtheit der in der Hengstprüfungsanstalt bewerteten Leistungsmerkmale und deren Wirkung auf die Population“ ganz klar einen signifikanten, direkten Zusammenhang zwischen Exterieur und Leistungsanlagen verneint.

Zehn Jahre später berichtet *Henk Bouwman*, der namhafte Chefredakteur im „Zangersheide-Magazin“ in Nr. 2/1993 unter dem Titel SPRENGSTOFF in einem Artikel, beruhend auf

Sven Günther Rothenberger auf dem KWPN-Dressurpferd Andiamo

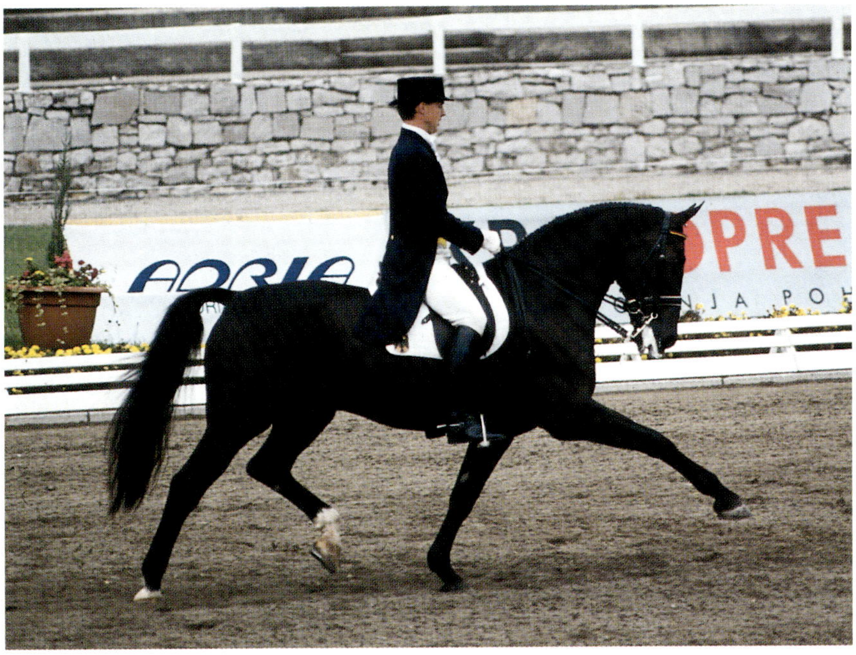

einem Interview, über die Bedenken und harte Kritik des niederländischen Nationaltrainers, profilierten Pferdezüchters und internationalen Pferdehändlers *Hans Horn* im Zusammenhang mit dem frühzeitigen Leistungstest. Darin sagt *Horn* unter anderem: „Der Leistungsprüfungssieger bleibt sein Lebtag Sieger. Der junge Hengstjahrgang sollte auf keinen Fall unbegrenzte Deckerlaubnis erhalten. Das ist ein völlig falsches Konzept! Gut natürlich für das Portemonnaie des Hengsthalters, aber ganz und gar nicht für die Qualität der Population. Und die sollte für jeden Zuchtverband Priorität besitzen.

Die Veranlagung eines Hengstes kann man auch in 30 Tagen erkennen. Und mir würde auch ein noch wesentlich kürzerer Leistungstest reichen. Aber ob ein Pferd die Qualität besitzt, im ‚Großen Sport' zu Spitzenleistungen zu gelangen, das zu erkennen erfordert mehr. Das ist etwas, wofür man sich ein paar Jahre Zeit nehmen muß. Hier ist KWPN völlig ‚auf dem Holzweg'. Der ‚Sieger' von Ermelo (der Hengstprüfungsanstalt von KWPN) deckt in der ersten Saison 300 Stuten, und dann kommt die ‚Entzauberung' in der Serie der Hengstwettbewerbe als Vier- und Fünfjähriger.

Die Leistungsprüfung ist nur ein Anlagetest, mehr nicht. Wenn die Züchter, wie es heute geschieht, die Ergebnisse von Ermelo überbewerten, ist die Zuchtleitung aufgerufen, etwas dagegen zu unternehmen! Ich meine, daß ein Junghengst in den ersten beiden Saisons nur eine limitierte Anzahl Stuten decken sollte. Und wenn bei der Besichtigung des ersten Fohlenjahrgangs nur die geringsten Zweifel aufkommen, sollte der Hengst in den ‚Wartestand' versetzt werden!"

Weiter unten sagt er dann zu der Exterieurselektion: „Wir haben hier in den Niederlanden mittlerweile ein sehr schönes, hübsches Endprodukt. Doch nun erweist es sich, daß dies gar nicht das Pferd ist, auf das der Sport gewartet hat.

Auf einem großen Turnier stand ich neben einem Mitglied der Jury, die die Noten für das Exterieur der Junghengste vergibt. *Milton* kam vorbei und mein Nachbar sagte: ‚Sieh mal, entsetzlich, dieser lange Rücken und so ein Hinterbein!'

Ja gewiß, aber eine gewisse Länge des Rückens und Springvermögen hängen ursächlich zusammen. Wir haben unsere KWPN-Pferde nach einem bestimmten Exterieur-Ideal selektiert. Nun haben wir den gewünschten kurzen Rücken, und das Springvermögen ist weg! Statt zu analysieren: Warum sind *Milton* oder auch *Egano* etc. so gute Springpferde? Nach dem Geschmack (!) der Exterieurexperten sind sie zu lang, und doch sind sie Spitzenpferde. Nicht trotz, sondern wegen einer gewissen Länge. Prämienschauen sind etwas für Exterieurfanatiker. Aber wir dürfen aus ihren Ergebnissen nicht zu viele Konsequenzen ziehen. Von ihnen kommen die falschen Signale!

Das KWPN will nicht nur Springpferde, sondern auch Dressurpferde, und außerdem auch noch ein ‚ideales' Exterieur . . .

Jahrelang haben Hengste (in anderen Zuchtgebieten, Anm. d. Verf.), die wegen ihres Exterieurs eigentlich gar nicht hätten gekört werden dürfen, wie *Gotthard, Domspatz, Landgraf I., Lord* etc. Spitzenpferde hervorgebracht. Heute würden sie schon bei der ersten Vorbesichtigung (auch in ihren Heimatzuchtgebieten, Anm. d. Verf.) eliminiert werden. Das beweist, daß die Exterieurselektion in der heute praktizierten Form ein Irrweg ist."

Das gilt für alle Zuchten des sogenannten „Internationalen Warmblut-Reitpferdes", von Schweden und Norwegen im Norden bis Benelux, Schweiz und Österreich im Süden!

TUIGER

Niederländisches Zugpferd

TYP, INTERIEUR, VERWENDUNG: Der „Tuiger", wie das Niederländische Schau-Zugpferd populär bezeichnet wird, ist ein mittelgroßes, mittelschweres Warmblutpferd, das blutmäßig auf dieselben Wurzeln zurückgeht wie das Geldersche Pferd. Die zielgerichtete Selektion auf einen exaltierten Trab ist erst recht jungen Datums und begann in den fünfziger Jahren.

Der Tuiger findet Verwendung als Turnierschaupferd, wobei der Niederländische Pferdesportverband (NHS) eigene Prüfungen speziell für

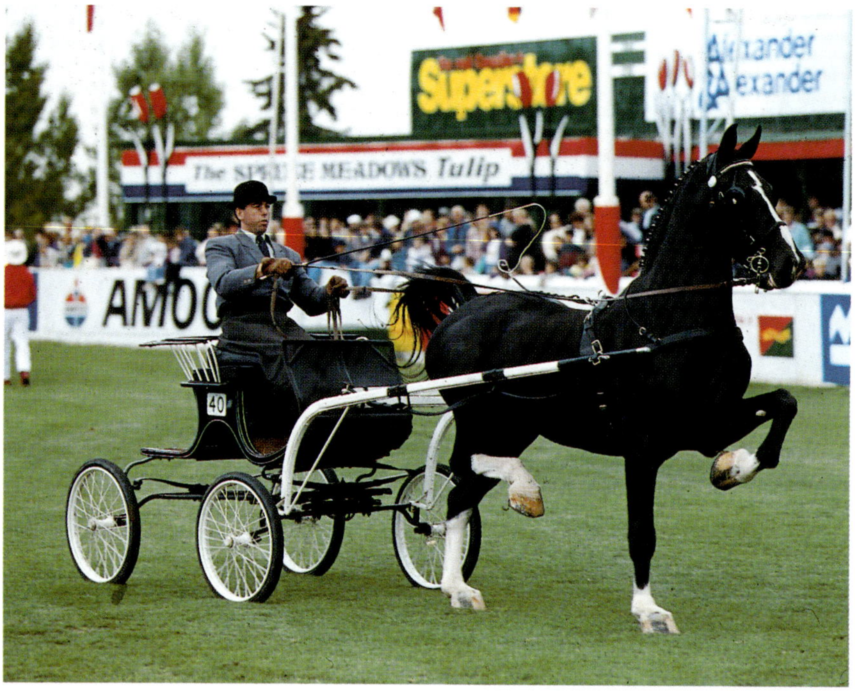

Tuiger-Schausieger in der begehrten Rappfarbe, deren Effekt noch durch die gleichmäßigen Abzeichen an den Gliedmaßen hervorgehoben wird

diese Rasse ausschreibt. Dazu gehören Prüfungen einspännig vor dem leichten vierrädrigen Turnier-Buggy ebenso wie zweispännig vor dem Spider oder Tilbury (zum Beispiel für Damen) oder im Tandem, Random etc.

Bei dem Tuiger handelt es sich um eine recht ausgefallene und sehr einheitliche Rasse mit einer extremen, auffallenden Trabbewegung, die so charakteristisch ist, daß sie auch jeder Laie sofort erkennt. Im Charakter ist der Tuiger trotz seines lebhaften, energischen Temperaments außerordentlich fromm und gutartig, wie seine gelassenen Reaktionen (oder vielleicht „Nichtreaktionen") auf die zahlreichen Hilfsmittel und anderen Manipulationen zeigen, die bei seinem Training und Turniereinsatz verwendet werden und teils durchaus die Grenze zur Tierquälerei überschreiten.

Der unnatürliche Hufbeschlag fördert eine Tendenz zum „Überköten".

Die trabmäßig weniger extrem veranlagten Exemplare eignen sich in der Anpaarung an edle Hengste sehr gut zur Erzeugung von talentierten Springpferden.

Leider ist der Schritt im allgemeinen so mangelhaft, daß der Tuiger in normalen Fahrprüfungen nicht konkurrenzfähig ist. Er eignet sich deshalb nicht für die großen Zwei- und Vierspännerprüfungen (mit Dressur, Marathonfahrt und Hindernisparcours), in denen heute Schritt und Galopp eine ebenso essentielle Rolle spielen wie ein raumgreifender Trab.

Problematisch ist die sehr enge genetische Basis mit nur zwei Stammvätern. Der Markt ist sehr begrenzt, da der Tuiger-Sport außerhalb der Niederlande ungebräuchlich, auch recht unbekannt ist und noch nirgends sonst hat Fuß fassen können.

EXTERIEUR:
Der Kopf des Tuigers ist recht groß und lang, gelegentlich etwas gemein, mit kleinen Augen und einer Tendenz zur Ramsnasigkeit (Erbteil des Stammvater *Oregon*). Der hoch aufgesetzte Hals zeigt eine starke Tendenz zu ausgeprägter Unterhalsbemuskelung („Hirschhals"). Die Schulter ist steil gelagert, doch von guter Länge, im typischen Traberwinkel zum Oberarm. Der Widerrist ist kurz und nur mäßig ausgeprägt. Der lange Rücken ist gut bemuskelt, die Kruppe platt, oft nahezu waagerecht, dabei „nackt", mit hohem Schweifansatz.

Die Vordergliedmaßen sind nicht selten unterständig und geschnürt, von vorn gesehen häufig sehr inkorrekt gestellt, zehenweit oder zeheneng. Die Fesselung ist kurz und steil, die Hufe groß mit hohen Trachten. Bei den Turnierpferden werden vielfach die Trachten extrem lang gelassen, wodurch den Pferden ein natürliches „Abrollen" des Hufes unmöglich gemacht und die ohnehin vorhandene Anlage zum Überköten noch unterstützt wird. Unter die Eisen wird eventuell im Trachtenbereich noch zusätzlich ein Keil geschraubt, um das sogenannte „Klimmen" (Steppen) zu fördern. Ein anderer Trick, um die Silhouette des Tuigers im gewünschten Sinne zu manipulieren, ist das sogenannte „Gambern" (direkt übersetzt eigentlich „Ingwern", im Deutschen würde man „Pfeffern" sagen). Es besteht darin, dem Pferd ein Stück zerkaute Ingwerwurzel mittels eines Eßlöffels Sambal-Öls (Reis-Gewürzöl) in den After zu applizieren, direkt bevor es den Schauring betritt. Im Geschirr wird der Schweif im rechten Winkel angehoben, was ein Metallbügel im Schweifriemen bewirkt (also immerhin ohne das sogenannte „Anglisieren", wie es z. B. beim Saddlebred in den USA üblich ist, einer operativen Durchtrennung der Niederzieher des Schweifes). Mit Hilfe eines Aufsatzgebisses und Aufsatzzügels wird das Pferd gezwungen, seinen Kopf extrem hoch und doch beigezäumt zu halten.

Im Training werden dem Tuiger „Schuhe" angelegt, die in einer Art sinnreich konstruiertem Flaschenzugsystem den Schautrab vervollkommnen sollen hinsichtlich Rhythmus und Kadenz, ähnlich den sogenannten „Gaiters" (den „Hosenträgern"), die den Traber hindern sollen, in Paß oder Galopp bzw. den Pacer in Trab oder Galopp zu fallen. Die Aufrichtung wird mittels eines „spanischen Reiters" verbessert. Wenn der Hals im Verhältnis zum übrigen Körper und Gesamtbild zu schwer wird, was oft bei älteren Hengsten der Fall ist, müssen die Pferde nicht selten ständig mit einer sogenannten „Schwitzkappe" (einer Art Kompresse über den ganzen Hals) im Stall stehen.

Beim Tuiger sind mehr oder weniger alle Grundfarben einschließlich Isabellen vertreten, jedoch überwiegen die Füchse. Rappen mit Blessen und vier hochweißen Beinen sind sehr gesucht. Blessen mildern den oft etwas herben Gesichtsausdruck und gleichmäßig hohe weiße Abzeichen an den Gliedmaßen sind deswegen so gesucht, weil sie den Trabmechanismus besonders unterstreichen. Braun, die beliebteste Reitpferdfarbe, ist sehr unpopulär; Schimmel sind selten.

Die Widerristhöhe beträgt im allgemeinen über 160 cm Stockmaß bei Hengsten, über 158 cm bei Stuten (im Alter von drei Jahren).

MECHANIK:
Der Schritt des Tuigers ist kurz und nicht immer ganz taktrein. Der Trab zeigt eine maximale Knieaktion. Im Trab soll der Tuiger vorn „klimmen" (Steppen) und sich hinten stark „setzen", mit einem deutlichen Schwebemoment. Von vorn gesehen ist der Trab oft „bügelnd" oder „schaufelnd". Der Galopp ist unelastisch und wenig ergiebig; die Springanlagen sind auffallend gut entwickelt, wie bei allen Traberrassen.

ZUCHT:
Das Zuchtgebiet des Tuigers ist nicht klar umrissen. Er wird überall in den Niederlanden gezüchtet, wo sich seine Liebhaber finden. Doch besteht eine gewisse Konzentration in Overijssel, Gelderland, Utrecht und Nord- und Süd-Holland.

Die Betreuung erfolgt durch das Niederländische Warmblut-Stammbuch (KWPN). 1994 wurden 2123 Stuten gedeckt, aus denen 1541 Fohlen fielen. Wegen des beschränkten Marktes, der sich ausschließlich auf die Niederlande erstreckt, war die Tendenz jüngst rückläufig (1995 etwa 12 Prozent weniger Bedeckungen).

GESCHICHTE:
Daß der Gelderländer („Basis"-) Pferdebestand einen bedeutenden Anteil Kutschpferdeblut besitzt, ist gewiß kein Zufall. Der „Tuiger", wie er meist in den Niederlanden und inzwischen auch im Ausland genannt wird, ist im Grunde nichts anderes als ein auf Turnier-(Show-)Eigenschaften gezüchtetes Selektionsprodukt der ursprünglichen landwirtschaftlichen Arbeitspferdepopulation.

Bereits gegen Ende des 19. Jahrhunderts erschienen auf den damals entstehenden „Concourses Hippiques" Pferde in zwar heimischer Anspannung vor der Sjees: es waren jedoch meist aus England importierte Hackneys. Die für die Niederlande heute so typischen heimischen „Tuiger" kamen zunächst aus der großen Masse der Landeszucht, ohne daß man bewußt darauf selektiert hatte.

Noch zu Anfang der sechziger Jahre sahen hippologische Autoren wie *Nieuhoff* oder *Heuff* diese Pferde keineswegs als altes niederländisches Erbgut an und auch nicht als eine in sich konsolidierte Zuchtrichtung.

Das „Tüpfelchen auf dem i" war der Hengst *Oregon* (geb. 1950, v. *Kurassier–Oberon*). Er und kein anderer ist der eigentliche Gründervater der heute so populären (und für den ausländischen Betrachter scheinbar so urtypisch niederländischen) „Tuiger"-Zucht. Er erhielt das höchste in der niederländischen Zucht vergebene Prädikat „preferent" erst 1968, als er bereits ein Jahr tot war.

Seine Linie ist bis heute „springlebendig". *Oregon* lieferte der Zucht 13 Söhne, 48 Enkel, 33 Urenkel, 20 Ururenkel und drei Urururenkel (Stand von 1995). Mit 18 Enkeln ist vor allem der Zweig von *Hoogheid* (dessen Mutter übrigens eine direkte *Oregon*-Tochter war) für die „Tuiger"-Zucht der wichtigste, vor allem über *Prolog–Wouter*. Zwei kleinere Hoogheid-Zweige sind der von *Noran–Waterman* und der von *Rentmeester–Allegro–Fortissimo*. Der Einfluß von *Oregon* auf die Geldersche Zucht verläuft via *Indiaan–Marconi* und der auf die Groninger via *Tamboer–Baldewijn–Bazalt*. 1995 verfügte die Tuiger-Zucht über 49 Hengste. Davon gingen 23 in direkter Linie auf *Oregon* zurück. Darüber hinaus waren ein American Saddlebred und ein Hackney-Hengst gekört.

Nun müssen wir uns jedoch der zweiten Linie zuwenden, auf die die Zugpferdezucht aufbaut: Es ist die Linie von *Cambridge Cole*. Dieser englische Import (geb. 1971) hat besonders gut in die Zucht gepaßt. Sein Entdecker *Albert Knol* behauptete in In der Strengen (13. Juli 1989), der Grund dafür sei, daß seine Großmutter, die nur in das Vorbuch des Hackney-Gestütbuches eingetragen war, der untergegangenen Yorkshire-Coach-Rasse angehörte (die so ungeheuer große Bedeutung für die Entstehung der Holsteiner-Zucht seit den zwanziger Jahren des 19. Jahrhunderts gehabt hatte, Anm. d. Verf.). Im Stand erinnert sein bedeutendster Sohn *Renovo* an ein Porträt des Holsteiner Stammvaters *Achill* (als Achtjähriger). Das könnte die Theorie von Knol untermauern, da *Achill*, wie wir heute wissen, ingezüchtet war auf die Yorkshire-Coach-Hengste *Brilliant* und *Burlington Turk*.

Cambridge Cole hat eine eigene Hengstlinie begründet, die bis heute (1995) aus acht Söhnen, 15 Enkeln (14 davon Söhne von *Renovo*) und neun Urenkeln besteht. Der Zweig *Renovo–Wilhelmus* ist derzeit der wichtigste. Insgesamt standen 1995 24 Hengste aus der *Cambridge Cole*-Linie auf Deckstation, einschließlich des Stammvaters selbst.

Mittlerweile ist in allerjüngster Zeit ein Zuchtversuch mit einer Anzahl Amerikanischer Saddlebred-Hengste gestartet worden, um einer drohenden Inzuchtdepression zu begegnen. Denn ein großer Teil der Population führt das Blut beider Stammväter, nicht selten mehrere Male. *Renovo* (geb. 1975 aus einer Tochter des nur in das Gelderländer Fohlenbuch eingetragenen *Humanist*) kommt als einziger der acht *Cambridge Cole*-Söhne aus einer von *Oregon*-Blut freien Mutter. Möglicherweise konnte er gerade deshalb so großen Einfluß auf die Zucht nehmen.

Obgleich die Kreuzung von Tuiger mal Reitpferd oftmals durchaus hervorragende Gebrauchspferde liefert, vor allem für den Springsport, hat man diese Möglichkeit bisher nur selten genutzt. 1994 sind durch Tuiger-Hengste 2123 Stuten gedeckt worden, von denen wir annehmen dürfen, daß sie nahezu alle dieser Zuchtrichtung angehörten. Die Tuiger-Zucht macht demnach gut 13,5 Prozent der gesamten KWPN-Zucht aus.

NRPS-REITPFERD UND -REITPONY

TYP, INTERIEUR, VERWENDUNG:
Das Zuchtziel des „Nederlands Rijpaarden en Pony Stamboek" ist ein Reitpferd resp. Reitpony mit Adel, Eleganz, angenehmem Temperament, Ausdauer und Reitpferdeeigenschaften. Mit Hilfe eines Schusses Arabischen oder Anglo-Arabischen Blutes versucht man, den gutartigen Charakter, die Härte und Vitalität und die Intelligenz zu fördern.

Die Zuchtgrundlage ist nicht sehr ausgeglichen; teils geht sie auf einheimische Blutlinien (Groninger und/oder Gelderländer) zurück, teils (vor allem bei den Ponyrassen) auf ausländische Linien, teils auch auf arabisch-/orientalischblütige Rassen.

Das Zuchtziel strebt ein für den Turniersport geeignetes Reitpferd beziehungsweise einen entsprechenden Reitpony an.

Der nicht orientalische oder nicht anglo-arabische Blutanteil in den Pedigrees unterliegt keinen rassemäßigen Beschränkungen. In dieser Hinsicht unterscheidet sich das NRPS von allen anderen Stammbüchern in den Niederlanden (für die Anglo-Araber besteht ein eigener Verband). Die Decktaxen liegen in der Regel deutlich unter denen von KWPN, was für manche Züchter einen Anreiz bietet, dem NRPS beizutreten. Das NRPS kennt keine Beschränkung des Stockmaßes nach unten oder oben; so bietet es auch Pferden eine Heimat, die sonst gewöhnlich durch die Lücke zwischen dem Großpferdemaß und dem Ponymaß fallen (zu kleingebliebene Großpferde und über das Ponymaß hinausgewachsene Ponies).

Die Hengstleistungsprüfungen von NRPS sind weit weniger rigoros als bei KWPN und tragen dem jugendlichen Alter der Probanden in ihren Anforderungen Rechnung, was für manchen Hengsthalter ebenfalls ein Grund ist, dem NRPS beizutreten.

Die Eintragungsvorschrift, wonach Ponies im Gegensatz zu Großpferden einen orientalischen Blutanteil von mindestens 25 Prozent aufweisen müssen, wirkt sich nicht sonderlich günstig auf den Bewegungsablauf aus. Festgehaltene Rücken, mangelnde allgemeine Elastizität, „stechende" Trabbewegungen sind nur zu häufig. Bei den Warmblutgroßpferden ist ein Anteil von 12,5 Prozent Anglo-Arabischen Blutes vorgeschrieben; allerdings ist nicht festgelegt, wieviel davon Vollblut und wieviel Araber sein soll. Daher überwiegt bei den meisten Pferden der Vollblutanteil, so daß im Typ kaum mehr ein Unterschied zu anderen Warmblutzuchten zu erkennen ist. Nur durch mangelnde Kenntnis der osteuropäischen Rassen dürfte es zu erklären sein, daß den Züchtern von NRPS der Shagya-Araber Ungarns hinter dem „Eisernen Vorhang" verborgen geblieben war. Doch ist er von ihnen bis heute (1997) nicht entdeckt worden, obgleich er sich ja vom Typ, Rittigkeit und Leistungsanlage als die ideale Veredlungskomponente hätte anbieten müssen. Er bringt alles mit, um der Zucht ihren eigenen Typ aufzuprägen.

EXTERIEUR:
Die Reitpferde und Ponies des NRPS stehen mehr oder weniger im Standardtyp aller übrigen derartigen europäischen Warmblut- resp. Reitponyzuchten, wenngleich doch bei den Ponies ein gewisser orientalischer Einschlag erkennbar bleibt.

MECHANIK:
Schritt und Trab der NRPS-Reitpferde und Ponies sind raumgreifend, während der Galopp vielfach etwas begrenzt ist. Die Springanlagen bewegen sich im allgemeinen innerhalb des guten Durchschnitts.

ZUCHT:
Die NRPS-Zucht ist über die gesamten Niederlande verteilt. Sie wird vom „Nederlands Rijpaarden en Pony Stamboek" (NRPS) betreut. Die Verbandsnachrichten werden alle vier Wochen dem Wochenblatt „De Hoofslag" beigeheftet. 1994 wurden 950 Ponystuten und 1300 Warmblutstuten gedeckt, woraus 1650 Fohlen fielen (Ponies 40, Pferde 60 Prozent).

GESCHICHTE:
Neben dem KWPN (und in sehr viel kleinerem Rahmen) beschäftigt sich in den Niederlanden ein weiteres Stammbuch mit der Zucht von Reitpferden. Das ist das NRPS („Niederländisches Reitpferde- und Pony-Stammbuch"), eine Vereinigung mit (1994) 4370 Mitgliedern (zum Vergleich: KWPN 27 584 Mitglieder, davon ca. 10 000 Züchter) und (1993) 2374 Bedeckungen. Das Verhältnis von Ponies zu Pferden war 1994 etwa 53 zu 47 Prozent.

Als „Pferde" zählen in diesem Fall auch Reitpferde mit geringer Widerristhöhe, in den Niederlanden auch als E-Kategorie bezeichnet, wodurch das NRPS die Lücke ausfüllt, die sonst meist zwischen Pony und Großpferd klafft und zwischen 148,1 cm und 156,9 cm Stockmaß liegt.

Das armselige Vegetieren, zu dem der niederländische Rennsport und damit auch die Vollblutzucht ab 1911 durch das Rennwettverbot verurteilt war, hatte zu einem spürbaren Mangel an im Inland gezogenen Vollbluthengsten geführt, so daß kaum noch „Halbblutpferde" im eigentlichen Sinne, das heißt aus der direkten Kreuzung Vollblut mal landwirtschaftliches Warmblutpferd gezüchtet wurden. So verstand man lange Zeit unter „Halbblut" die Kreuzung von Araber mal Wirtschafts-Warmblut. Erst mit Beginn der sechziger Jahre nahm der Einsatz von Vollbluthengsten zu und begann über die reine Zufälligkeit hinaus an Bedeutung zu gewinnen.

Die Vorgängerin des NRPS hieß APS („Arabisches Pferdestammbuch"), und sie war eine Fortsetzung des NAC („Niederländischer Araber Club"), der 1935 gegründet worden war. So gesehen kann das NRPS eigentlich für sich beanspruchen, daß es die älteste Reitpferdezucht der Niederlande ist.

1976 schloß das WPN sein Stammbuch für die Eintragung von Fohlen von Arabischen Hengsten aus Warmblutstuten. 1979 zogen die Araber-Vollblutzüchter aus dem APS aus und gründeten ein eigenes Stammbuch für Arabisches Vollblut. Daraufhin organisierten sich die verbliebenen APS-Mitglieder um zum NRPS, das schließlich Ende 1982 auch durch die gestrenge Obrigkeit anerkannt wurde. Unter dem Einfluß der Landwirtschafts-Lobby, hinter den Kulissen gesteuert vom WPN, verzögerte der Landwirtschaftsminister einige Jahre lang die Anerkennung des NRPS unter Berufung auf das noch bestehende „Pferdegesetz". Aber dieses Gesetz stammte aus dem Jahr der Mobilmachung 1939 und bot in Wirklichkeit keine Rückendeckung für neue restriktive administrative Maßnahmen. Um das einzusehen, benötigte das Ministerium allerdings fast vier Jahre.

Obgleich das WPN fünf Jahre zuvor das Arabische Blut ausgeschlossen hatte, „Kruppen- und Halsformierung weichen von dem Zuchtziel des WPN ab", erkannte eben dieselbe Zuchtleitung, die 1976 den „Bannstrahl geschleudert" hatte, im Frühjahr 1982 „in einem Aufwasch" 28 Arabische Vollbluthengste für die WPN-Zucht an. Diesem Manöver lag keinerlei Zuchtzieländerung zugrunde. Der Sinneswandel hatte allein „politische" Gründe und war darauf gerichtet, „Proselyten zu machen" (man kann es auch „Seelenfang" nennen). Hauptinspekteur *van der Veen* hat das selbst öffentlich zugegeben (IN DE STRENGEN, 10. März 1983).

Man kann sagen, daß das NRPS als eine Art „Blitzableiter"-Stammbuch entstanden ist. Es ist bis heute (anno 1997), obwohl beide Stammbücher inzwischen friedlich miteinander umgehen, ja fast kollegial miteinander verkehren, doch ein ständiger Konkurrent des KWPN geblieben. Hierin kann man es meines Erachtens ohne weiteres in Parallele setzen zu dem in Deutschland seit den siebziger Jahren bestehenden „Zuchtverband für Deutsche Pferde", der ja ebenfalls als Auffanginstitution für Züchter gegründet wurde, die mit der Politik der etablierten Verbände nicht einverstanden waren und sich dort nicht heimisch oder ungerecht behandelt fühlten.

Das Selektionsverfahren ist beim NRPS minder scharf. Die Examenskandidaten werden zu Hause auf die („Feld"-) Prüfung vorbereitet. Auch die Deckgelder sind im Durchschnitt deutlich niedriger. Auf einem in Rezession befindlichen Markt, wie wir ihn heute (1997) haben, ist das ohne Frage ein nicht unerheblicher Faktor.

Wegen des zu Hause erfolgenden Trainings und der kurzen Feldprüfung, zugleich einer deutlich niedrigeren Selektionsschwelle, wodurch weniger – stets sehr kostspielige – Ausfälle entstehen, ist auch für Hengsthalter heute eine Mitgliedschaft beim NRPS interessant geworden. Da die Kosten, einen Hengst „zu machen", recht viel geringer sind, kann sich der Hengsthalter auch mit niedrigeren Decktaxen begnügen. Das wiederum erhöht die Attraktivität für den Stutenhalter. Außerdem finden sich beim NRPS manche Genreserven, die dem KWPN durch die scharfe Selektion in (zu?) frühem Alter verloren gegangen sind. So gibt es beispielsweise beim NRPS noch das Blut von *Abgar xx* in männlicher Linie.

Das arabische Element, das bei der Entstehung und Anerkennung des NRPS noch eine entscheidende Rolle spielte, hat in der NRPS-Zucht von heute nur noch theoretische Bedeutung. Mit einem Prozentsatz von mindestens 12,5 „Anglo-Arabischen Blutes wird versucht, den Reitpferden Adel, Eleganz, Temperament, Ausdauer und Reitqualitäten mitzugeben", wie die offizielle Formulierung lautet. Wie hoch bei dem Anglo-Arabischen Blutanteil der Arabische sein muß, ist nicht vorgeschrieben. Man vergleiche das etwa mit dem Französischen Anglo-Araber, der nicht unter 25 Prozent Araberblut führen darf!

Bei den Ponies dagegen ist ein Minimum von 25 Prozent Araberblut obligatorisch. Obgleich in den Niederlanden noch elf weitere Pony-Zuchtverbände tätig sind, ist das NRPS das einzige Stammbuch, das eine ausschließlich auf sportliche Eigenschaften ausgerichtete Typzucht betreibt. Dadurch zieht das NRPS mit seinen 38 Reitpony-Hengsten auch Stuten aus anderen als dem eigenen Verband an. Seit 1995 hat das NRPS zusätzlich auch 28 Arabische Vollbluthengste anerkannt.

In der NRPS-Reitpferdezucht stehen acht Anglo-Arabische Vollbluthengste, vier Englische Vollbluthengste und 70 Reitpferdehengste, von denen 12 unter 157 cm Stockmaß sind. Die 58 „großen" Reitpferdehengste verteilen sich rassemäßig folgendermaßen (1995): Sechs Hengste aus „eigener" Zucht, das heißt schon als Fohlen beim NRPS registriert, 17 importierte und 35 aus der KWPN-Zucht stammende Hengste. Die meisten Importhengste stammen aus Deutschland: fünf sind Holsteiner, vier Westfalen beziehungsweise Rheinländer, einer Hannoveraner und einer Oldenburger.

Bei den KWPN-Hengsten handelt es sich vielfach um „Abfall" aus der Zuchtselektion jenes Verbandes, oftmals um zu kleine Varianten um 160 cm Stockmaß.

1995 standen neun Hengste aus KWPN-Vollblutlinien auf Station: Vier aus der *Lucky Boy xx*-, drei aus der *Courville xx*-, zwei aus der *Abgar xx*-Linie. Acht Hengste stammten aus der *Farn*-Linie, davon sieben über *Nimmerdor*, sechs aus französischen Linien, davon vier aus der *Furioso-xx*-Linie. Drei Hengste kamen aus der *Ramiro*-Linie. Daß das Arabische Blut heute keinen Faktor von Belang mehr darstellt, geht aus der Tatsache hervor, daß das NRPS in seinem eigenen Hengststationierungsverzeichnis vermerkt, daß bei 41 der 58 Reitpferdehengste „der Prozentsatz an Arabischem Blut unter fünf Prozent beträgt".

KALTBLUTZUCHTEN

NIEDERLÄNDISCHES KALTBLUT

Nederlands Trekpaard

TYP, INTERIEUR, VERWENDUNG: Das Niederländische Kaltblutpferd (Nederlands Trekpaard) ist eine der stärksten und schwersten Kaltblutrassen der Welt. Früher wurde es vor

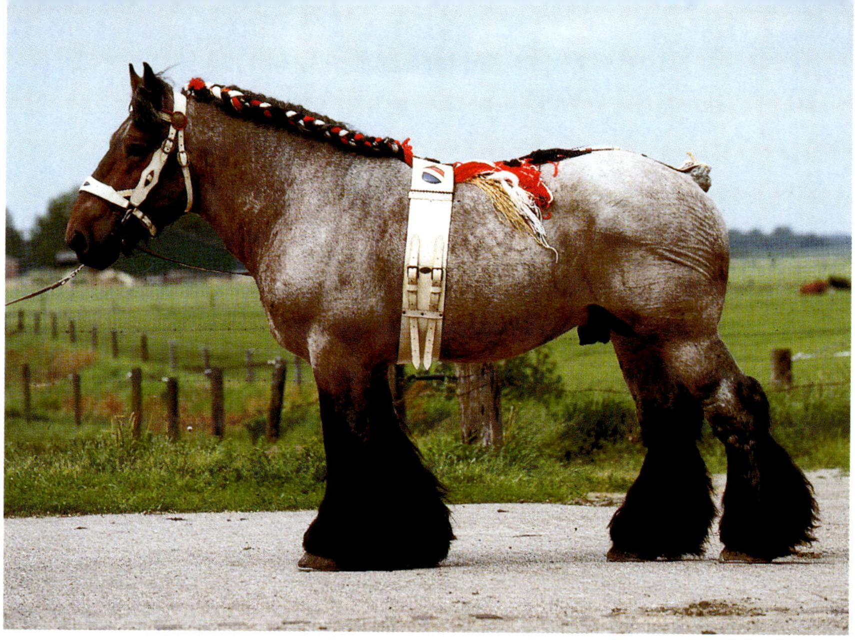

Niederländischer Kaltbluthengst, die schwerste Form des Kaltblutpferdes Belgischen Typs

allem auf den Ackerbaubetrieben in den südwestlichen Niederlanden, auf dem schweren „Seeklei" sowie in Südniederland auf den Sandböden gezüchtet. Typmäßig steht es dem Belgischen Kaltblut sehr nahe, geht auch auf dieselbe Wurzel zurück. Viele der Blutlinien sind identisch.

Mit dem Einsetzen der Motorisierung von Landwirtschaft und Wirtschaft nach dem Zweiten Weltkrieg ist die Rasse sehr rasch zahlenmäßig enorm zurückgegangen, doch zeichnet sich gegenwärtig auf allerdings sehr viel niedrigerem Niveau eine gewisse Erholung der Zucht ab, vor allem aufgrund der Aktivitäten der Stiftung „Das aktive Zugpferd". Das Niederländische Kaltblut war früher das schwere landwirtschaftliche Zugpferd auf den schweren Seemarschböden und bewegte in Industrie und Wirtschaft schwerste Lasten. Heute findet es unter anderem als Arbeitspferd in der biodynamischen Landwirtschaft wieder vermehrt Verwendung. Daneben gibt es nur sehr begrenzte Einsatzmöglichkeiten in der Forstwirtschaft (beim Stämmerücken und der Holzabfuhr), in Brauereigespannen, in Schauanspannung sowie bei Planwagenfahrten.

Das Niederländische Kaltblut ist ein kerniges, robust zu haltendes Pferd, das ohne viel Kraftfutter mit Hackfrüchten und allerdings sehr viel Rauhfutter auskommt. Die Züchterschaft ist heute zwar klein, aber fanatisch, so daß der Markt einigermaßen stabil ist.

Ein großer Nachteil ist die sehr begrenzte Einsatzmöglichkeit in der heutigen Zeit. Ein gewisses Problem stellen auch die nicht so seltenen Schwergeburten dar. Leider findet keine Selektion in dem täglichen, regelmäßigen und harten Einsatz mehr statt, so daß sich die Qualität der Pferde in den vergangenen Jahren nur mühsam hat aufrechterhalten lassen.

EXTERIEUR:
Der Kopf des Niederländischen Zugpferdes ist massiv und grob mit ziemlich kleinen Augen und kurzen Ohren. Das Genick ist kurz und schwer, der Hals tief angesetzt und schwer bemuskelt. Der niedrige Widerrist verschwindet in der stark ausgebildeten Muskulatur. Die recht steile Schulter wirkt beladen. Der Rumpf ist kurz, kompakt und stark bemuskelt, die Brust enorm breit. Der Rücken ist kurz, die Kruppe breit, stark bemuskelt, gespalten und sehr abschüssig („abgeschlagen"). Der Schweif ist tief angesetzt und wird, solange es noch nicht definitiv verboten ist, kurz kupiert. Die grobhaarige, stark ausgebildete Doppelmähne wird für Schauen mit Stroh oder Wolle eingeflochten.

Das Fundament ist schwer und nicht besonders trocken. Der Behang ist relativ üppig, allerdings auf die Rückseite der Röhre beschränkt. Oft ist das Unterhautbindegewebe stark verdickt durch Anwendung des „Feu Belge" (Behandlung mit Stahlbürste und Rasierklinge sowie Blistern), das durch die dadurch hervorgerufenen Entzündungen bleibende Verdickungen und eine lockig grobe Behaarung hinterläßt, wodurch der Röhrbeinumfang um einige Zentimeter erhöht wird. Die Hufe sind gut entwickelt und gestellt, groß und rund.

Es kommen überwiegend permanente Braunschimmel ohne Abzeichen mit schwarzem Langhaar und Behang vor, gelegentlich auch immer noch andere Farben. Nicht für die Stammbuchaufnahme, aber für Prämiierungen, sind genaue Maße vorgeschrieben, wobei man kleine, mittlere und große Typen unterscheidet:

	4jährige u. ältere Hengste	4jährige u. ältere Stuten
klein	unter 162 cm	bis 159 cm
mittel	164–168 cm	160–164 cm
groß	über 168 cm	über 164 cm

Jüngere Pferde sind entsprechend kleiner.

MECHANIK:
Schritt und Trab sind raumgreifend und fördernd, schwungvoll, mit einer gewissen Knieaktion.

ZUCHT:
Die Zucht ist ausschließlich in bäuerlicher Hand. Das eigentliche Hochzuchtgebiet ist das an Belgien grenzende südwestliche Seeklei-Ackerbaugebiet. Da in Belgien, Nordfrankreich, Deutschland und Dänemark verwandte Populationen gezüchtet werden, ist ein gewisser genetischer Austausch möglich, so daß die Gefahr einer Inzuchtdepression relativ gering ist.

Das Gestütbuch, 1914 gegründet, wird von der seit 1948 mit dem Präfix „Königlich" ausgezeichneten Züchtervereinigung in 's Gravenhage geführt. Sie gibt auch in zweimonatigem Rhythmus die Zeitschrift „Unser Zugpferd und der Haflinger" heraus.

GESCHICHTE:
Es kam schon in der Einleitung zur Pferdezucht in den Benelux-Staaten zur Sprache, daß der Ursprung des Niederländischen Schweren Kaltblutpferdes wahrscheinlich mit dem des

Das Niederländische Kaltblutpferd dient heute nahezu ausschließlich der Schlachtfohlenproduktion.

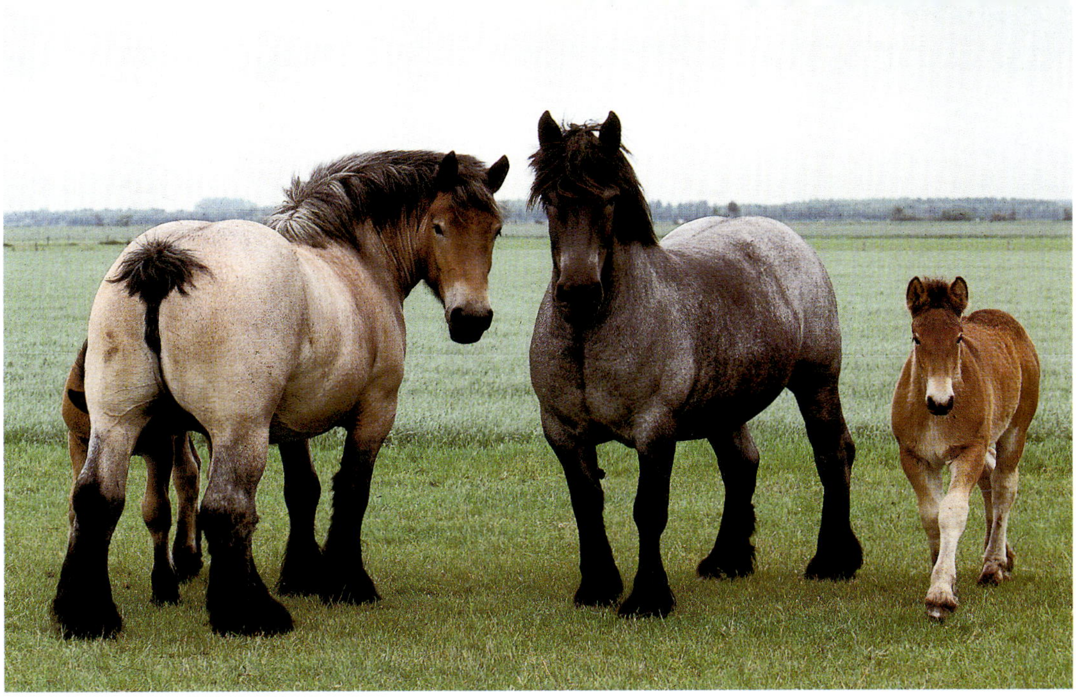

Niederländischen Warmblutpferdes identisch gewesen ist. *Dr. M. P. H. M. Roumen* referiert in seinem Buch DIE NIEDERLÄNDISCHE ZUGPFERDEZUCHT (1989) aus dem Werk von Professor Kroon, der darin eine Abbildung eines Hengstes bringt und mit der Legende versieht „Seeländischer Hengst von etwa 1850. Die Ähnlichkeit mit dem Friesischen Pferd ist unverkennbar." Roumen bemerkt dazu: „Die Schwäche des Fundaments stand bei diesen Pferden in keinem Verhältnis zu der kräftigen Entwicklung des Körpers."

„Bei den Händlern stand die seeländische Pferderasse nicht sehr ‚hoch im Kurs'! Der lange, ‚schlappe' Rücken, das ungenügende, fehlerhafte Fundament, schlechte Hufe und ein fuchtelnder Gang unserer Pferde waren Eigenschaften, daß der Handel die Zuchtpferde nicht für akzeptable Preise abzunehmen bereit war", schrieb *Peter Verdurmen* in seinem Programm für die Ausstellung „Über und rund um das Zugpferd" (1984).

Die Pferde in Seeländisch-Flandern (dem seit 1648 sogenannten Staatsflandern), dem an das belgische Flandern grenzenden Küstenstreifen der südwestlichsten niederländischen Provinz Seeland, der durch die Westerschelde von der übrigen Provinz getrennt ist, waren stets besser, als die auf den Inseln (Süd- und Nord-Beveland, Walcheren, Wolfaartsdyk, Schouwen, Duiveland, Tholen und Sankt Philippsland). Nach verunglückten Experimenten mit Clydesdales und Shires ging der Südwesten geschlossen zur Anwendung von Belgischen und seeländisch-flämischen Hengsten über, gleichzeitig auch zum Import Belgischer Stuten.

1904 wurde das seeländisch-belgische Pferde-Stammbuch gegründet, das 1915 in der Vereinigung „Het Nederlandsche Trekpaard" (Das Niederländische Zugpferd) aufging. Der Erste Weltkrieg bedeutete für die Niederländische Kaltblutzucht ein enormes Stimulans. Die Niederlande waren im Ersten Weltkrieg bekanntlich neutral, und nach dem Fall von Antwerpen (9. Okt. 1914) und der Besetzung Belgiens durch die deutschen Truppen wurde eine Anzahl hochklassiger Belgischer Kaltbluthengste vor dem Zugriff der Besatzungsmacht in die Niederlande in Sicherheit gebracht, wo sie der dortigen Zucht mächtige Impulse gaben. Die Nachfrage nach schweren Arbeitspferden stieg explosiv, und am Ende des Krieges hatte das Niederländische Kaltblutstammbuch schon mehr als 6000 Mitglieder.

Es war vor allem der Niederländer *Arnold van Broekhuyzen*, der von seinem belgischen Wohnsitz Ukkel bei Brüssel aus die niederländischen Züchter mit belgischem Material versorgte. Der Blutaufbau unterscheidet sich nicht von dem in Belgien (*P. H. Huisman* in ZELDZAME HUISDIERRASSEN, 1979). Der im Jahre 1979 verstorbene Notar *Grootegaster* beschrieb das ideale Zugpferd als „ein harmonisch gebautes Pferd mit einem schweren, breiten und tiefen Körper und groben, muskulösen Extremitäten mit langen, breiten Gelenken. Die Schulter schräg, der Rücken kurz und stark und die Kruppe lang und etwas abschüssig. Das Verhältnis zwischen Schulter zu Rücken zu Kruppe soll eins zu eins zu eins betragen. Die langen Sitzbeinmuskeln (Hosen) reichen tief herab und sind stark ausgeprägt. Die Kruppe ist (aufgrund der mächtig ausgebildeten Glutäenmuskulatur, Anm. d. Verf.) von hinten gesehen deutlich gespalten, an ein ‚Brötchen' erinnernd. Hinzu kommen ein korrekter Gliedmaßenstand, saubere, federnde Bewegungen und gute, runde, harte Hufe."

Dank dem bekanntesten, einflußreichsten Stammvater der Zucht, *Albion d'Or* (geb. 1916), ist die vorherrschende Farbe (laut Huisman a. a. O. 80 Prozent der Population) beim Niederländischen Kaltblut (wie bei seinem Belgischen Bruder) der permanente Braunschimmel.

Leider war die Zusammenarbeit zwischen der belgischen „Mutter"-Züchtervereinigung, der „Société Royale le Cheval de Trait Belge" (gegründet 1886) und der niederländischen „Tochter", der „Koninklijke Vereeniging Het Nederlandsche Trekpaard" längst nicht alle Zeit optimal: „Seit dem Bestehen eines ersten Pferdestammbuches in Seeland und Limburg wurden die vom Belgischen Pferdestammbuch ausgegebenen Papiere der in die Niederlande eingeführten Pferde hierzulande als voll gleichberechtigt anerkannt. Dagegen weigerte sich das Belgische Stamm-

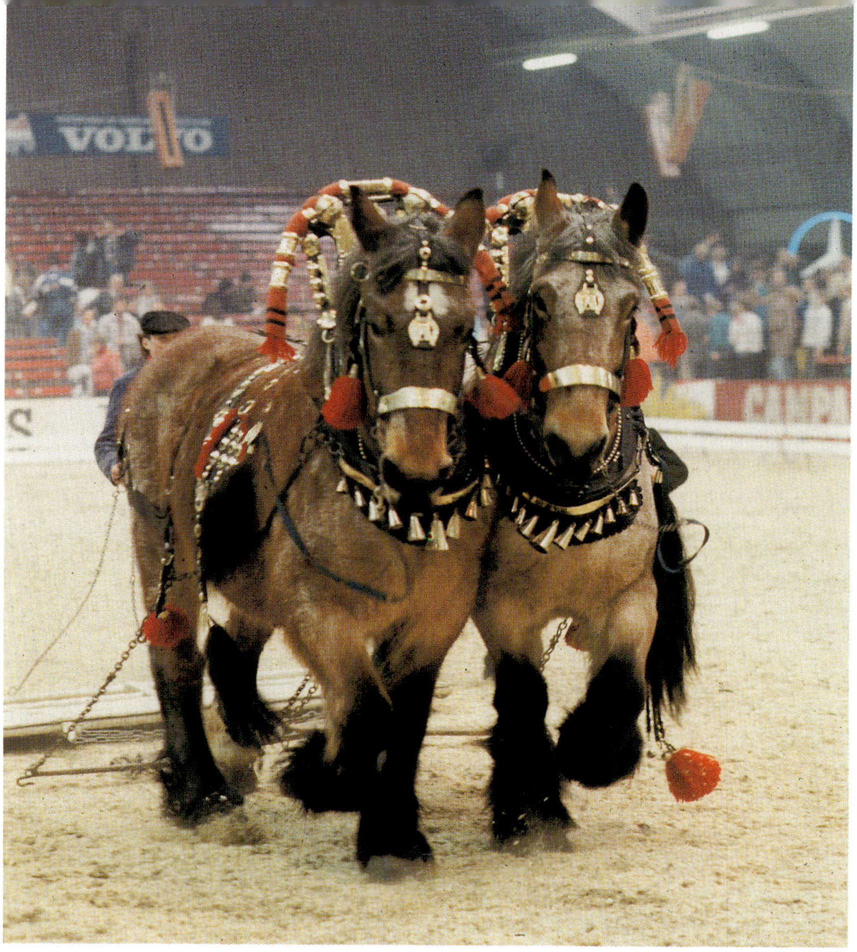

Niederländisches Kaltblutgespann beim Abschleppen des Hallenbodens auf einem Turnier

buch lange Zeit, die Abstammungsnachweise von Niederländischen Pferden anzuerkennen", so *Peter Verdurmen* (a. a. O.). „Es folgten Besprechungen und Verhandlungen zwischen den beiden Vereinigungen. Endlich kam es 1935 zu einer Übereinkunft auf vier Jahre. 1939 konnte man jedoch kein erneutes Übereinkommen erzielen. Die Folge war, daß ab 1940 als Gegenmaßnahme kein Belgisches Pferd mehr in das Niederländische Stammbuch eingetragen wurde. Damit kam die Einfuhr von Belgischem Zuchtmaterial in die Niederlande völlig zum Erliegen. Erst nach dem Kriege wurde dieser Beschluß wieder aufgehoben."

Während des Zweiten Weltkrieges nahm die Kaltblutzucht noch einmal einen sehr großen Aufschwung. 1944 hatte das Stammbuch reichlich 16 000 Mitglieder, die in den ersten Friedensjahren für einen Export von jährlich 10 000 Arbeitspferden gut waren. Allzuschnell kam aber dann der jähe Abschwung. Hatte 1948 das Stammbuch noch 14 500 Mitglieder gehabt, die etwa 24 000 Stuten von 450 Hengsten decken ließen, ließen 1968 5045 Mitglieder 4009 Stuten von 71 Hengsten decken. Acht Jahre später waren es nur noch 2012 Mitglieder, 1234 Stuten und 39 Hengste. Auf diesem Niveau hat sich die Niederländische Kaltblutzucht heute stabilisiert.

Bei weitem der wichtigste Stammvater der Niederländischen Kaltblutzucht war der bereits erwähnte *Albion d'Or*. Über *Espoir de Quaregnon – Justier de Haut Bois – Envie de Six Cences – Costaud de Marche – Costaud van Soesterhof – Costaud van de Capelstraat* lieferte er die Niederländischen Linienbegründer *Gamin van de Hool* (geb. 1964) und *Gamin van Schoonebeek* (geb. 1968), die über ihre Söhne und Enkel eigene Linien begründen konnten. Der in Belgien geborene *Costaud de Marche* (geb. 1942) deckte 1950/51 in Westfalen und danach in den Niederlanden, wo er erneut Einfluß erlangte über seinen Ururenkel *Horizon Tersaet* (geb. 1973). Neben den nahezu die gesamte Zucht dominierenden *Albion d'Or*-Linien gibt es noch zwei sehr viel kleinere, die von *Brin d'Or* (geb. 1893) begründet wurden und in den Niederlanden bis in die siebziger Jahre überlebten.

Es ist nicht ganz so wie in der Friesischen Zucht, daß alle Pferde heute auf einen einzigen Stammhengst zurückgehen. Aber auch hier sind doch zahlreiche bedeutende Linien nur noch in den Mutterstämmen vorhanden. Die Niederländische Kaltblutzucht ist dank dem enormen Import, der in der Blütezeit aus Belgien stattgefunden hat, minder eng in ihrem Genpool als die Friesische, die erst heute ihre eigentliche Blüte erlebt. Zudem gibt es Schwesterpopulationen in Nordfrankreich, Belgien, den Niederlanden und Deutschland, die in ihrem Blutaufbau sehr ähnlich sind und einen Genaustausch über die Grenzen ermöglichen würden. Allerdings sind alle diese Populationen klein und „die Decke ist insgesamt recht dünn geworden". In den Niederlanden wachsen (1996) jährlich ca. 600 Fohlen heran, in Belgien ca. 600, in Frankreich (Trait du Nord) ca. 600 und in Deutschland ca. 400.

Angesichts der eingeschränkten Anwendungsmöglichkeiten der Rasse in der modernen Industriegesellschaft als Arbeitspferd (Forstwirtschaft, Brauereien, „alternative Landwirtschaft", Planwagenfahrten etc.) und der Untauglichkeit für die meisten Pferdesportarten, einmal abgesehen von den Rennen im schweren Zug, die in Japan und den USA abgehalten werden, den Zweispännerwettbewerben in Frankreich und den Konkurrenzen im Wettpflügen in vielen Ländern bis hin zu Weltmeisterschaften, ist die Zukunft der Rasse höchst unsicher. Darum schrieb *Roumen* (a. a. O.): „Das zukünftige Zugpferdepotential benötigt für eine gesunde Zucht eine breitere Basis. Dafür sind gute züchterische Kontakte zwischen den Züchtern der verschiedenen Länder, die diese Zugpferdrasse züchten, unentbehrlich und ist ein gezielter Hengstaustausch dringend erwünscht. Möglicherweise als Beispiel dafür, wie so etwas funktionieren kann, mag der Hengst *Honved I* dienen, der in Westfalen von einem Belgischen Vater aus einer Deutschen Mutterlinie gezogen, in die Niederlande exportiert wurde, wo er heute in der Zucht wirkt."

BELGIEN UND LUXEMBURG

WARMBLUT-ZUCHTEN

BELGISCHES WARMBLUT

TYP, INTERIEUR, VERWENDUNG: Die Belgische Warmblutzucht beruht mehr oder weniger auf einer gelungenen Mischung von Hannoveraner und Normänner Leistungsblut und ist noch recht jungen Datums. Eine bodenständige Warmblutzucht hat es im eigentlichen Sinne in Belgien niemals gegeben. Das Zuchtziel ist ein für den Turniersport geeignetes, mittelschweres Reitpferd, wobei das Hauptaugenmerk auf dem Springsport liegt. Da es keine ursprüngliche Warmblutzucht gab, mußte sie auch nicht „umgezüchtet" oder unerwünschte Interieur- oder Exterieureigenschaften „wegrationalisiert" werden.

Die Population ist recht einheitlich im Typ, was für ein Nachzuchtgebiet eine beachtliche Leistung darstellt. Auffallend ist, daß die Zucht einen relativ hohen Anteil von besonders talentierten Springpferden für den „Großen Sport" hervorbringt, obgleich die Zucht klein ist und keineswegs an Überproduktion leidet. Daß dieses Resultat durch die Kombination von Normänner und Hannoveraner Blut zustande gekommen ist, könnte vielleicht der Hannoverschen Zuchtleitung einen Denkanstoß geben, nach dem gleichen Rezept an die jüngst (1995) in Angriff genommene Wiederherstellung der früher sehr viel breiter gestreuten Springanlagen ihrer Rasse heranzugehen. Nicht von ungefähr ist die im Springsport im Weltvergleich führende Stellung Hannovers allein aufgrund der durch eine analoge Blutkombination *(Almé SF* x *Gotthard Hann.)* im belgischen Gestüt Zangersheide entstandenen Zuchtprodukte erreicht worden.

Die Leistungsprüfung der Junghengste, aufgrund derer ihre Selektion erfolgt, ist dem Entwicklungsstand im Alter von drei Jahren angepaßt. Es bestehen zwischen dem Zuchtverband, der Ländlichen Reiterlichen Vereinigung und dem Belgischen (katholischen) Bauernverband sehr enge Bindungen, wodurch die Zucht einen sehr starken Rückhalt in der ländlichen, bäuerlichen Züchterschaft hat.

Dadurch, daß die Zuchtpolitik stets mehr auf ein „funktionales" als ein „schönes" Pferd ausgerichtet war und auch heute ist, ist das Belgische Warmblutpferd dem landläufigen Geschmack vieler Käufer nicht edel genug. Außerdem hat man etwas zu wenig Wert auf allgemeine Rittigkeit gelegt, wodurch ein Einsatz im Dres-

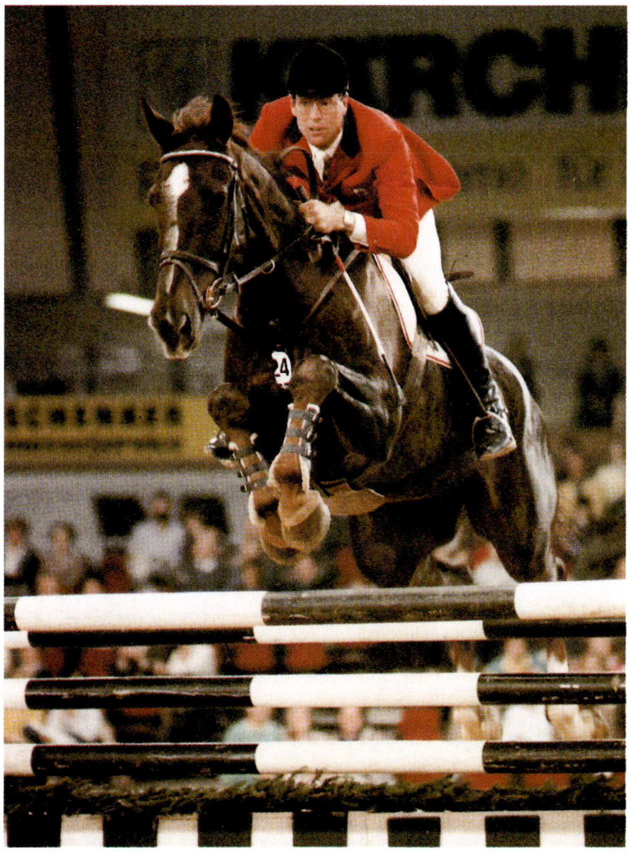

Der riesige Big Ben, 1976 als Produkt der Belgischen Warmblutzucht geboren, v. Etretat SF und mit Hannoverschem Blut auf der Mutterseite, vertrat mit seinem Reiter Ian Millar eine Reihe von Jahren die kanadischen Farben erfolgreich im internationalen Springsport.

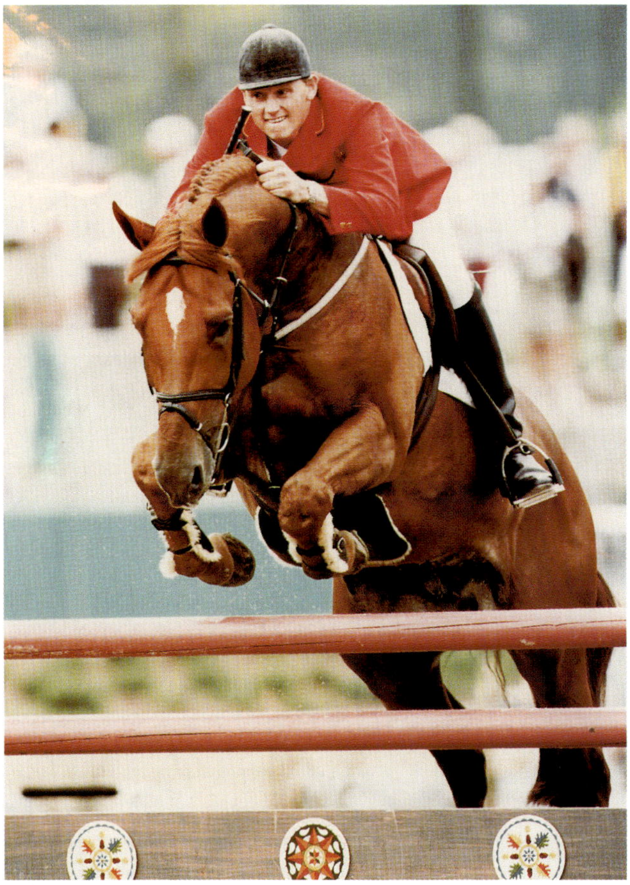

Jus de Pommes, geb. 1986, Belgischer Warmbluthengst, doch rein französisch gezogen, v. Primo de Bryères SF – Garitchou AA – Almé SF. Der spektakuläre Olympiasieger von Atlanta 1996 (Mannschafts- und Einzelgold) mit Ulrich Kirchhoff ging nur drei Wochen nach seinen überraschenden Erfolgen an einer Kolik ein, ein unersetzlicher Verlust für die europäische Sportpferdezucht.

sursport höherer Klassen nur in Ausnahmefällen möglich ist. Für den Militaryeinsatz ist das Belgische Warmblutpferd im allgemeinen etwas zu schwer, und es ermangelt auch eines ausreichenden Galoppiervermögens.

EXTERIEUR

Das Belgische Warmblutpferd steht mehr oder weniger in dem Standardtyp aller übrigen derartigen westeuropäischen Warmblutzuchten, ist jedoch im allgemeinen etwas größer und stärker als der Durchschnitt und bewegt sich hinsichtlich Adels an der unteren Grenze der Skala. Ein Stockmaß ist nicht vorgeschrieben, doch wird zu klein und unbedeutend erscheinenden Pferden die Eintragung verweigert, mit entsprechenden Begründungen wie „unterentwickelt", „zu knapp" o. ä. Alle Grundfarben sind vertreten.

MECHANIK:

Der Schritt ist fördernd, energisch, mit gutem Raumgriff; entsprechendes gilt für den Trab. Die Galoppade könnte gelegentlich etwas leichtfüßiger sein. Dagegen sind die Springanlagen überdurchschnittlich und besitzen nicht selten Weltspitzenniveau.

ZUCHT:

Die Belgische Warmblutzucht ist über das gesamte Königreich verbreitet, wobei der Schwerpunkt der Zucht wohl an der flämisch-französischen Sprachgrenze liegen dürfte. Der 1955 gegründete Zuchtverband „Belgisch Warmbloed Paard" (PWP) hat seinen Sitz in Oud-Heverlee bei Löwen. Das in flämischer Sprache geschriebene Verbandsblatt „Het Belgisch Warmbloedpaard" erscheint elfmal im Jahr.

1994 wurden 4700 Stuten gedeckt, aus denen 3300 Fohlen fielen. 1995 war ein Rückgang der Bedeckungen um ca. 11 Prozent zu verzeichnen. In den USA besteht ein Nachzuchtverband für Belgisches Warmblut.

GESCHICHTE:

Zu der treibenden Kraft für die Entstehung einer Belgischen Warmblutzucht wurde der katholische Hilfspfarrer *André de Mey*, der in den dreißiger Jahren, um der allgemeinen Landflucht entgegenzuwirken, eine Art ländlicher Kavallerie aufzubauen begann. Im Jahre 1937 gründete de Mey in seiner Pfarrgemeinde Boezinge in Nordwest-Flandern den ersten ländlichen Reitverein.

Zunächst wurden seine Initiativen allerdings sehr behindert durch die Tatsache, daß es in Belgien praktisch kaum Reitpferde und auch keine warmblütige Pferdezucht gab. Das fiel besonders auf bei dem ersten „Turnier" (falls man es schon so bezeichnen kann), das am 3. Juli 1938 ausgerichtet wurde und – sage und schreibe – 4000 Zuschauer anzog. Auf einem Photo von dieser Veranstaltung sieht man die Bauernsöhne zu Pferde; allerdings scheinen es Kaltblüter zu sein, auf denen sie sitzen.

„In Boezinge ritten 25 Reiter auf Pferden schweren und 14 auf denen eines etwas leichteren Typs. Keins dieser Pferde glich einem typischen Belgischen Kaltblut, aber noch weniger dem heutigen Belgischen Warmblut. Es waren verschiedenste Kreuzungsprodukte von Vollblut- oder Traberhengsten mit schweren Stuten", schreibt *Daniel van de Sompele* in seiner Arbeit VOM ‚BAUERN-REIT-

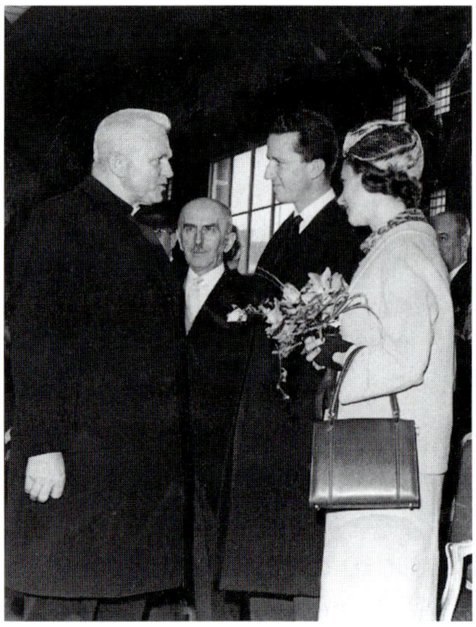

Kanonikus A. de Mey, der Schöpfer der belgischen ländlichen Reiterei und Initiator des Belgischen Warmblutpferdes, mit dem belgischen Herrscherpaar König Boudouin und Königin Fabiola in den frühen sechziger Jahren

PFERD' ZUM EDLEN WARMBLUT (1980). An diesem Bild änderte sich auch wenig bis in die fünfziger Jahre. Langsam begann sich die Erkenntnis durchzusetzen, daß sich die Landjugend nach einem anderen, leichteren Pferd umsehen müsse, einem Reitpferd, das sich auch für leichtere Spanndienste eignete. Da mit den vorhandenen Pferden kaum ein richtiger Reitsport ausgeübt werden konnte, wurden zwei folgenschwere Entschlüsse gefaßt. Der erste war der, die reiterliche Ausbildung ganz allgemein durch die Gründung von möglichst zahlreichen Reitvereinen zu fördern. Der zweite, und von mindestens ebenso weitreichender Bedeutung, war die Initiative, eine Reitpferdezucht aufzubauen, wobei man zunächst mehr ein „Dual-Purpose"-Pferd im Auge hatte, das sogenannte „Landbouw-Rijpaard" (eine Art Bauern-Reit- und Wirtschaftspferd). Denn die Kreuzung von Kaltblutstuten mit leichteren Hengsten war mißlungen; und das Kaltblut-Stammbuch versuchte alle derartigen Experimente auf jede Weise zu verhindern.

Bedauerlicherweise machte der Zweite Weltkrieg, der im darauffolgenden Jahr ausbrach, beide Vorhaben zunächst unmöglich. Die gesamte Bewegung stagnierte, während der Krieg, der von 1939 bis 1945 tobte, Belgien, wie schon der erste große Krieg, erneut schwer traf. Doch nach Kriegsende gewann sie, mit reichlich fünf Jahren Verspätung, allmählich wieder an Fahrt.

Durch Kontakte mit ländlichen Reitern in den Niederlanden kamen die ersten Gelderschen Pferde nach Belgien. 1953 wurde *Pfarrer de Mey* von seinem Bischof, der den Wert dieser neuen Bewegung erkannte, von der routinemäßigen Gemeindearbeit freigestellt, um sich ausschließlich der ländlichen Reiterei und dem Aufbau der Zucht zu widmen.

1953 fand die erste Hengstkörung statt für einen Zuchtverband, den es noch gar nicht gab. Einen Monat später gab der damalige Landwirtschaftsminister *Charles Heger* seine Zustimmung, den Versuch des Aufbaus einer Warmblutzucht fortzusetzen, unter der Voraussetzung, daß alle Zuchtvorgänge ordnungsgemäß durchgeführt und registriert würden.

Im Jahre 1954 wurden die ersten 29 Fohlen registriert. Da gerade in jener Zeit die Zahl der bisher nahezu ausschließlich verwendeten Kaltblutpferde dramatisch zurückging, galt es, die Züchter zu überzeugen, sich auf die Warmblutzucht umzustellen. Dazu wurden 1954 in Antwerpen, Limburg, Ost- und Westflandern vier kleine Demonstrationsschauen mit insgesamt 82 Pferden abgehalten. Und die Bauern zogen mit. 1955 wurden zu Louvain die Züchtervereinigung für „Het Landbouw-Rijpaard" (Bauernreitpferd) – NFLR – gegründet. Ab 1958 fanden regelmäßige ländliche Turniere analog denen in den Nachbarländern Niederlande und Deutschland statt. 1959 wurde zu Oud Heverlee (Louvain) die „Landelijke Ruiterschool" gegründet, die heute das Zentrum auch der meisten züchterischen Veranstaltungen darstellt, wie die nationalen Stutenkörungen und -prämiierungen, die nationale Schau für Belgische Warmbluthengste, die nationale Fohlenschau (seit 1988) etc.

Die neu eingetragenen Stuten nehmen an Springpferdeprüfungen für vier-, fünf- und sechsjährige Pferde teil, wodurch sich, wenn sie erfolgreich sind, ihr Zuchtwert erhöht. Um am Finale teilzunehmen, müssen sie sich bei mindestens drei von insgesamt elf möglichen Qualifikationsprüfungen auf den verschiedenen provinziellen Schauen qualifiziert haben.

1965 wurde Pfarrer André de Mey, der Motor aller dieser Initiativen, für seinen niemals erlahmenden Eifer, einen Reiterbund aller ländlichen Reiter und einen eigenen Zuchtverband für Warmblutpferde aufzubauen, durch die Ernennung zum „Ehrenkanonikus" der Kathedrale zu Brügge ausgezeichnet. Bis 1965 waren durch seine unablässigen Bemühungen in Belgien weit mehr als 250 ländliche Reitvereine entstanden.

Anläßlich der Ernennung zum Ehrenkanonikus de Meys schrieb ich in DAS HOLSTEINER PFERD vom Mai 1965: „Das größte Problem war allerdings das Pferd selbst, da es in Belgien den Typ, der gleichzeitig für die Landarbeit und als Reitpferd verwendet werden konnte, einfach nicht gab. Hochwürden de May fand jedoch die Lösung: Die Gebiete, in denen die ländliche Reiterei nach oder auch schon vor dem Ersten Weltkrieg entstanden war, also Deutschland, Frankreich und die Niederlande, mußten auch die geeigneten Warmblutpferde besitzen! Von dort mußten die Reitpferde also beschafft werden. Und was es in Belgien selbst an derartigen Pferden gab, mußte zusammen mit dem importierten Zuchtmaterial in einer neuen Züchtervereinigung, dem ‚Landesverband für das Bauern-Reitpferd' verwertet und in der angestrebten Richtung weiter entwickelt werden. So wurde Kanonikus de Mey zum Vorkämpfer für eine neue Belgische Pferdezucht.

Die Niederlande als nächste Nachbarn wurden zuerst angesprochen. Und so traten bald die ersten Gelderschen Pferde den Weg nach Belgien an. Aus der Normandie wurden ebenfalls Pferde für die flämischen Reiter eingeführt. Die Ostkantone, die Maasgegend und der Hennegau bezogen ihr Material aus Deutschland. Inzwischen (1965, Anm. d. Verf.) besteht diese vorzügliche Gestütbucharbeit seit zehn Jahren und umfaßt weit mehr als 5000 Pferde. Die so gezüchteten leistungsfähigen Reitpferde waren zugleich auch als Arbeitspferde bestens geeignet und besonders willkommen, wenn die wirtschaftlichen Verhältnisse dem Bauern die Anschaffung kostspieliger Maschinen nicht gestatteten.

Bald erschien auch die Zeitschrift ‚Het Landbouw-Rijpaard' (‚Das Bauern-Reitpferd'), die seit nunmehr zehn Jahren mit einer Auflage von 5000 Exemplaren erscheint. Sie vermittelt den Reitern und Züchtern das erforderliche Fachwissen."

1970 wurde die NFLR, die Züchtervereinigung für das „Bauern-Reitpferd" in die „Nationale Fokvereniging van het Warmbloedpaard" – NFWP – (Nationale Züchtervereinigung für das Warmblutpferd) und 1987 noch einmal in „Fokvereniging van het Belgish Warmbloedpaard" – BWP – (Züchtervereinigung für das Belgische Warmblutpferd) umbenannt. So ist aus der ländlichen Reitvereinsbewegung dieses Stammbuch hervorgegangen, aufgrund einer Initiative des (katholischen)

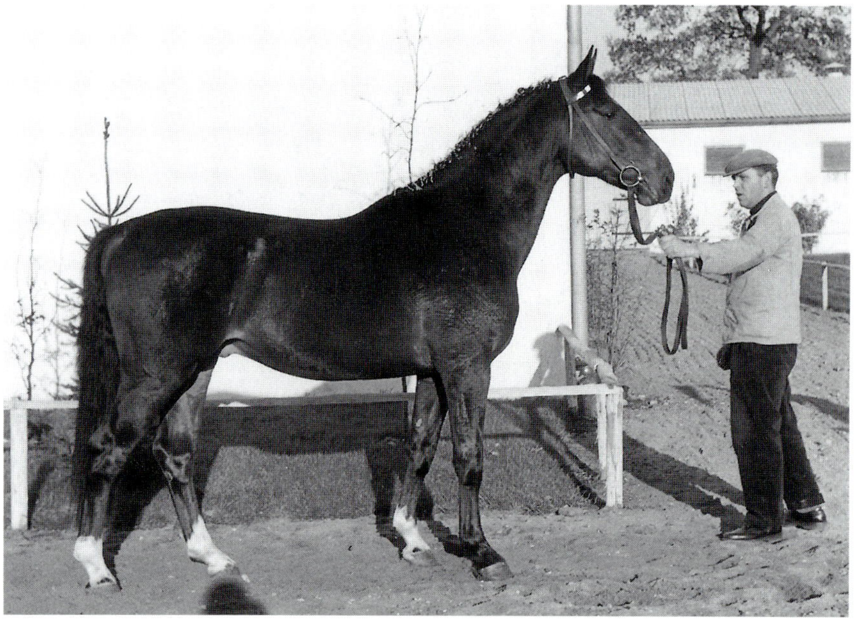

Der Holsteiner Gründerhengst Codex (v. Cottage Son xx – Lothario) zweieinhalbjährig 1964 auf der Körung in Elmshorn, wo ihn eine belgische Kommission für ihre Warmblutzucht kaufte.

Bauernbundes, eine einmalige Entstehungsgeschichte, die das heutige BWP gewiß mit keinem anderen Zuchtverband der Welt teilt.

Das BWP hat sich in diesem Rahmen zu einem recht stabilen Warmblutzuchtverband ausgewachsen, mit gut 6000 Mitgliedern, die jährlich etwa 4000 Fohlen züchten.

Die ersten drei Hengste, die für das damals noch nicht einmal bestehende Stammbuch gekört wurden, waren die drei Gelderschen Importe *Domburg* (geb. 1948, v. *Amburg*), *Graaf van Wittenstein I* (geb. 1950, v. *Graaf van Wittenstein*) und *Graaf van Wittenstein II* (geb. 1950, v. *L'Invasion SF*). Die Körungen durften zunächst allein durch die Jury der „Société Royale Le Cheval Demi Sang Belge" erfolgen – mit Unverstand und Böswilligkeit wurden sie durchgeführt! Erst 1958 bekam das NFWP durch den Landwirtschaftsminister eine eigene Körkommission zugestanden und 1960 auch endlich die offizielle Anerkennung als eigenständiger Zuchtverband.

Die Belgier holten auch weibliches Zuchtmaterial aus den Niederlanden; nach *v. d. Sompele* „zu Hunderten". „Geldersche Stuten und Geldersche Hengste mit französischen Blutanteilen wurden falsch ausgewählt und falsch bewertet. Soweit wie nur irgend möglich, wurden Nachkommen von *Reveil Angl. Norm.* (einem 1926 in der Normandie geborenen Hengst, der bis 1943 in der Betuwe auf Station stand, Anm. d. Verf.) und *L'Invasion SF* genommen." – Damit waren Strahlbeinprobleme vorprogrammiert!

Neben den Niederlanden wendeten die Belgier ihr Interesse auch den anderen großen Pferdezuchtländern Frankreich und Deutschland zu. Als erster französischer Hengst kam *Normand van de Peerdemesterij* (geb. 1952, v. *Angers–Libourne*) 1955 nach Belgien. Als erster deutscher Hengst wurde der Hannoveraner *Flügel van la Roche* (geb. 1956, v. *Firnis–Fermor III*) importiert. Ein weiterer bedeutender deutscher Hengst, an dessen Verkauf ich selbst bei einem Besuch von Pfarrer *de Mey* in der Verbandszentrale in Elmshorn beteiligt war, war der Holsteiner *Codex* (geb. 1962, v. *Cottage Son xx–Lothario*).

Gleichzeitig ging auch der Import aus den Niederlanden weiter. In den ersten 25 Jahren des Bestehens des Belgischen Warmblutstammbuches wurden 306 Hengste gekört. Davon kamen 78 Prozent aus dem Ausland. Diese 240 Hengste verteilten sich wie folgt: 78 Normänner oder Selle Français, 67 Hannoveraner, 49 Gelderländer, sechs Trakehner, vier Holsteiner, drei Westfalen, zwei Französische Anglo-Araber.

Die „eigen Kweek" (eigentlich Quecke, also das „eigene Unkraut"),

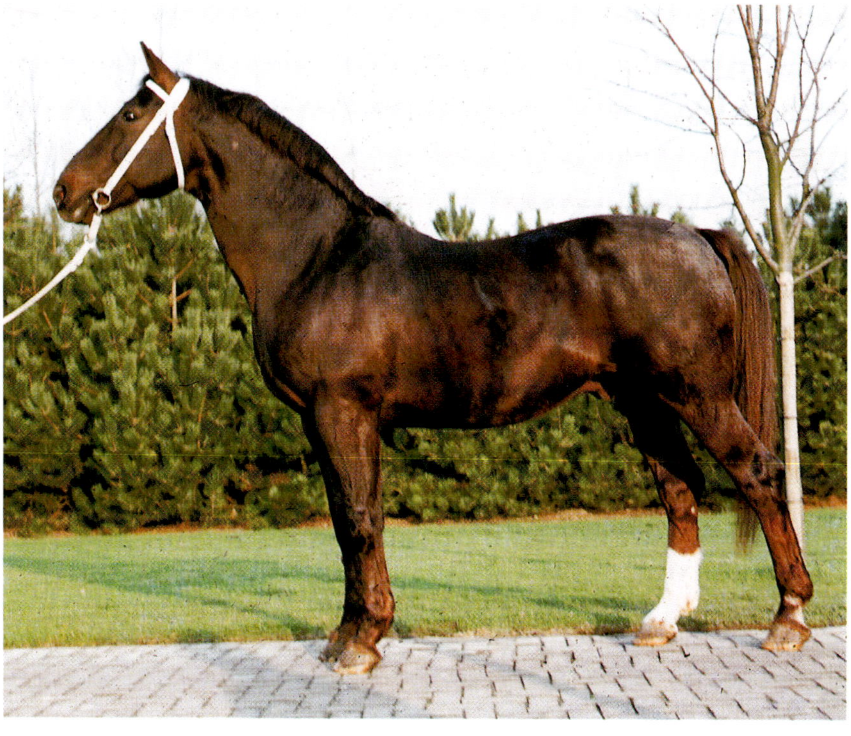

Der wichtigste Stammhengst der Belgischen Warmblutzucht, Lugano van la Roche (v. Lugano I – Ableger I). Auf dem Bild ist der berühmte Hannoveraner 20 Jahre alt.

Der vielfach sporterprobte Belgische Warmbluthengst Darco (oben, geb. 1980, v. Lugano van la Roche-Codex) hat einen würdigen Nachfolger gefunden in seinem ebenfalls im Springsport erfolgreichen Sohn King Darco (unten); beide geritten von Ludo Philippaerts.

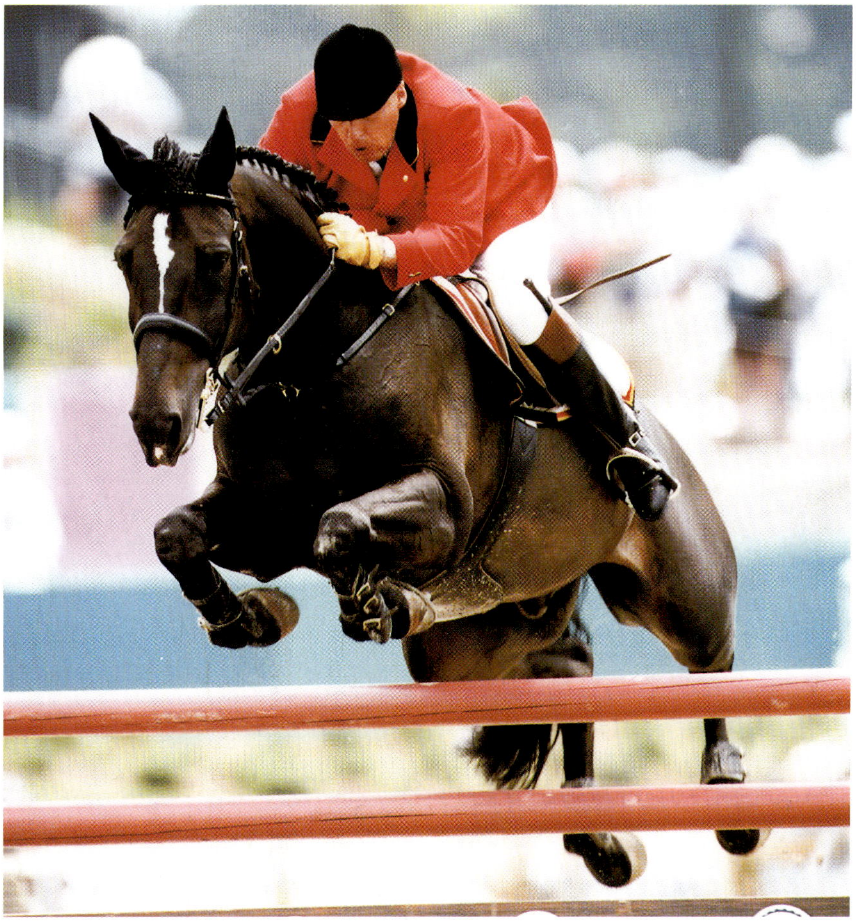

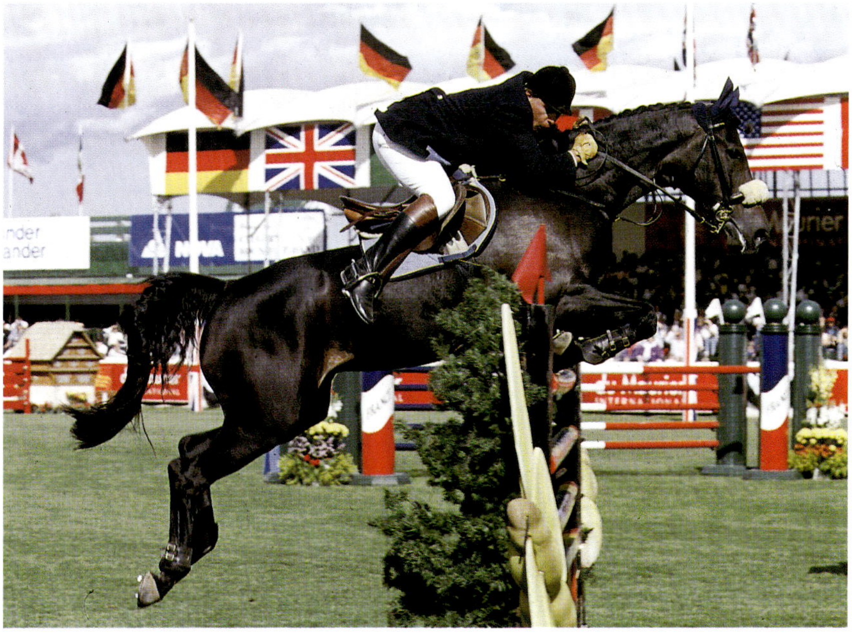

wie die Flamen es nennen, bestand aus 28 in Belgien gezogenen reinblütigen Hannoveranern, 27 Hengsten gemischter Abstammung, acht rein Geldersch und drei rein Normannisch gezogenen Hengsten.

Der Zustrom von Stuten aus Hannover war größer als der aus der Normandie. Von dem gesamten Hengstbestand waren 23 Prozent niederländischen, 27 Prozent französischen und 35 Prozent deutschen Ursprungs.

Die herausragenden Namen sind *Flügel van la Roche* (siehe oben), *Lugano van la Roche* (geb. 1963, v. *Lugano I–Ableger I*), *Drost* (geb. 1965, v. *Duft II–Abendjäger*), alle drei Hannoveraner, und der Holsteiner *Codex* (siehe oben); weiter der Vollblüter *Alcanar xx* (geb. 1966, v. *Abdos–Pharis*) und die Selle Français *Rubis–Rose* (geb. 1963, v. *Mexico–Reveur*), *Telstar* (geb. 1963, v. *Red Star II–Avranchin*), *Ut Fata* (geb. 1964, v. *Herquemoulin–Fontainebleau*) und *Vayrac* (geb. 1965, v. *Centaure du Bois–Ibrahim*).

Zwischen 1980 und 1995 körte das BWP reichlich 300 Hengste, davon 200 importierte (= 60 Prozent). Von dem „eigenen Unkraut" stammten 42 Prozent aus deutschen Mutterlinien und 14 Prozent aus französischen. Diese beiden Geberländer haben ihre vorherrschende Rolle bis heute aufrechterhalten können. Auffallend ist die Zunahme von Importen aus der KWPN-Zucht, Westfalen und vor allem Holstein (wie zum Beispiel der sehr populäre *Latano* (geb. 1985, v. *Landgraf I–Capitano*).

Damit ist das BWP seinem ursprünglichen Zuchtgrundsatz untreu geworden, „daß es nicht das Zuchtziel sein kann, in das Belgische Warmblutstammbuch einen bunten ‚Cocktail' aller deutschen Warmblutrassen aufzunehmen" (*v. d. Sompele, a. a. O.*).

In den achtziger/neunziger Jahren sind vor allem Importhengste in den Vordergrund getreten: Selle-Français-Hengste, wie *Etretat* (geb. 1970, v. *Vagabond–Protee xx*), *Fantastique* (geb. 1971, v. *Ibrahim–Centaure du Bois*), *Fleuri du Manoir* (geb. 1971, v. *Ibrahim–Le Mioche xx*), *Hedjaz* (geb. 1973, v. *Ibrahim–Ultimate xx*), *Lys de Darmen* (geb. 1977, v. *Plancho II x–Tanaël*) und *Major de la Cour* (geb. 1978, v. *Grand Veneur–Debuché*) drückten der Zucht ihren deutlichen Stempel auf. Aber auch Hannoversch gezogene Hengste wie *Saygon* (geb. 1972, v. *Alcaner xx–Dukat*), *Feinschnitt van de Richter* (geb. 1974, v. *Wendekreis–Waldfried*) und *Feo* (geb. 1980, v. *Wendekreis–Joker*) hatten große Bedeutung.

Das BWP war von Anfang an mehr auf die Zucht von Springpferden als auf die von Dressurpferden, oder soll man lieber sagen Reitpferden, ausgerichtet. Mit dem Freispringen der Junghengste auf der Körung war das NFWP zu Anfang der siebziger Jahre seiner Zeit weit voraus. „Wir sind bis heute das einzige Stammbuch in Europa, das bei der Körung neben dem Exterieur die jungen Hengste auch in Freiheit beurteilt hinsichtlich Bewegungsablauf, Charakter und ihrer angeborenen Springtechnik", schrieb Hauptinspektor *Daniel van de Sompele* schon 1980.

Ende der achtziger und in den neunziger Jahren ist eine Reihe von BWP-Hengsten auch erfolgreich auf der Bühne des internationalen Springsports aufgetreten, wie *Darco* (geb. 1980, v. *Lugano van la Roche Hann.–Codex Holst.*), *Jus de Pommes* (geb. 1986, v. *Primo des Bryères SF–Garithchou x*) und *Jokinal de Bornival* (geb. 1986, v. *Alme SF–Rigoletto Holst.*).

Es ist bemerkenswert, daß das BWP einer der wenigen Warmblutzuchtverbände ist, der kaum Trakehner-Blut bei dem Aufbau seiner Population eingesetzt hat.

Das bisher beste Springpferd der Belgischen Zucht war *Big Ben*, geritten von *Ian Miller* (Kanada). Er stammt von *L'Etretat SF*, ein Sohn von *Goldspring de Lauzelle* (geb. 1975, v. *Gotthard–Almhügel III*).

BELGISCHES SPORTPFERD

TYP, INTERIEUR, VERWENDUNG:
Das Belgische Sportpferd ist ein mittelschweres Warmblutpferd, entstanden auf Anglo-Normänner-Grundlage. Zuchtziel ist die Eignung für den Turniersport, mit dem Schwerpunkt auf Springanlagen, die auch das hauptsächlichste Selektionskriterium darstellen. Die Zucht ist relativ jungen Datums, da Belgien nie eine eigene Warmblutzucht besaß.

Typmäßig erinnert das „Cheval de Sport Belge" ein wenig an den Anglo-Normänner der sechziger Jahre, wobei gewisse Assoziationen mit dem Cob Normand nicht ganz abwegig sind. Es handelt sich, mit anderen Worten, nicht gerade um einen sehr modernen, eleganten, edlen Typ.

Die Zuchtleitung ist recht liberal eingestellt. Es bestehen ziemlich enge Verbindungen zur Zucht des Cheval de Selle Français. Da die Zucht stets mehr funktional auf Springen als auf Schönheit ausgerichtet war, entbehren die Pferde eines gewissen Charmes, wie ihn die meisten westeuropäischen Warmblutzuchten aufweisen. Auch ist kein allzugroßer Wert auf Rittigkeit gelegt worden.

EXTERIEUR:
Das Belgische Sportpferd besitzt häufig einen ausgesprochen großen Kopf mit konvexem Profil, kleinen Augen und langen Ohren. Der Hals hat nur eine mittlere Länge. Die lange Schulter ist günstig gelagert und wohl bemuskelt. Der ausgeprägte Widerrist reicht weit in den Rücken hinein. Der Rücken selbst und die Nierenpartie sind stark, die breite Kruppe muskulös und stark abschüssig, mit tiefem Schweifansatz. Das Fundament ist auffallend stark, nicht besonders trocken, mit nicht selten etwas flachen Hufen.

Es kommen alle Grundfarben vor, doch bilden Braune die Mehrheit. Für die Widerristhöhe der Hengste ist kein Minimum festgelegt. Jedoch werden zu kleine Hengste nicht gekört. Stuten müssen für die Registrierung mindestens ein Stockmaß von 158 cm aufweisen.

MECHANIK:
Der Schritt ist raumgreifend und energisch; der Trab besitzt wenig Ausdruck. Dagegen ist der Galopp recht leichtfüßig und die Springanlagen sind überdurchschnittlich.

ZUCHT:
Die sBs-Zucht ist über ganz Belgien verteilt, jedoch liegt ihr Schwerpunkt in der Wallonie. Der Verband hat kaum Rückhalt in der bäuerlichen Bevölkerung. Die meisten Züchter betreiben die Zucht als Hobby.

Das Stammbuch „Société Royale (seit 1967) Le Cheval de Sport Belge" (sBs) hat seinen Sitz in Rhode-St.-Genese. Es gibt ein zweisprachiges Mitteilungsblatt unter dem Titel „Nouvelles brèves / Korte berichten" heraus, das alle zwei Monate erscheint.

GESCHICHTE:
Neben dem Belgischen Warmblutpferd hat Belgien noch einen weiteren Reitpferd-Zuchtverband, die „Société Royale Le Cheval de Sport" („Königliche Vereinigung für das Sportpferd"), 1920 als „Le Cheval d'Armes" („Das Armee-Pferd") gegründet durch eine Anzahl wallonischer Offiziere – mit dem Zuchtziel eines edlen Kavallerie-Pferdes.

Nach dem Zweiten Weltkrieg wurde der Name geändert in „Le Cheval de Demi Sang Belge" („Belgisches Halbblut-Pferd"), 1967 zur „Société Royale" erhoben. Es war stets nur ein kleiner, an hauptsächlich aus Frankreich importiertem Material orientierter Zuchtverband. 1995 besaß er 1511 Mitglieder, die lange Zeit nur jährlich gut 300 Fohlen produzierten (*J. P. Hachez* LE CHEVAL DE DEMI SANG BELGE, 1980). Dieser geringe Umfang – das NFWP hatte 1960, sechs Jahre nach seiner Gründung, bereits 669 Mitglieder (*Daniel van de Sompele* in seinem Buch VOM LÄNDLICHEN REITPFERD ZUM EDLEN WARMBLUT, 1980) – liegt in dem Ursprung des Verbandes begründet. Von Alters her waren die belgischen Offiziere „frankophil" und „frankophon", und einer Anekdote zufolge, die durchaus Anspruch auf Glaubwürdigkeit erhebt, konnten im Ersten Weltkrieg die belgischen Mannschaften, meist Flamen, die Befehle ihrer Offiziere, in Französisch erteilt, nicht verstehen.

Das Stammbuch war natürlich auch französischsprachig und zudem ein „bürgerliches" oder vielleicht besser „städtisches". Denn auch die wallonischen Bauern verwendeten ausschließlich Kaltblutpferde, Brabanter und Ardenner. Das Stammbuch der Société hatte keine Wurzeln in der bäuerlichen Bevölkerung. Der Widerstand der meist bäuerlichen Flämischen Warmblutzüchter gegen die ihnen vom Landwirtschaftsministerium aufgezwungene Körkommission der „Société Demi Sang", die von

1953 bis 1958 die Hengste des NFLW körte, ist darum allzu verständlich.

Ende 1992 erhielt die sBs den heutigen Namen „Société Royale Le Cheval de Sport". In dem Jahr wurden 954 Fohlen registriert. Das BWP trug im selben Jahr 4257 Fohlen ein und – zum Vergleich – „Trait Belge" und „Trait Ardennais" zusammen noch 965.

Der sBs-Hengstbestand zählte 1995 93 Hengste, von denen neun als „eigen kweek" zu bezeichnen sind. Ebenso viele entstammen der BWP-Zucht. Aber nicht weniger als 41 waren französischen Ursprungs, fünf Anglo-Araber, der Rest Selle Français. Mit einem Anteil von insgesamt 44 Prozent am gesamten Hengstbestand sucht das sBs immer noch wesentliche Anlehnung an das südliche Nachbarland. Aus der KWPN-Zucht stammten 15 Hengste, elf aus der deutschen; und acht Hengste waren Vollblüter.

Es hat sich im Gestüt Zangersheide ein recht einheitlicher Typ herausgebildet, wie dieses Bild einer Gruppe Jungstuten beweist. Damit keine Verwechslungen vorkommen, tragen alle Pferde einen Halsriemen, in den die wichtigsten Daten eingeprägt sind.

Das sBs kennt im Gegensatz zum BWP keine Hengstleistungsprüfung. Die Hengste sind, analog zu Frankreich, nur verpflichtet, an dem Prüfungszyklus für junge Pferde (vergleichbar etwa den Qualifikationen zum deutschen Bundeschampionat oder dem französischen Cycle classique) teilzunehmen und müssen dort Punktzahlen oberhalb des Durchschnittsergebnisses erreichen. Dagegen schreibt das BWP, außer der Hengstleistungsprüfung (ohne zentrales Stationstraining, damit NRPS-vergleichbar) auch die Teilnahme an den öffentlichen Prüfungen als obligatorisch vor.

Mit etwas über 1400 Mitgliedern war sBs 1992 kleiner als 1978, als sie noch 1961 Mitglieder hatte. Die Rezession in der wallonischen Industrie hat bei diesem Rückschlag eine wesentliche Rolle gespielt und einen schweren Einbruch in der „städtischen" Demi-Sang-Zucht verursacht. Jedoch durch den liberalen Charakter der Züchtervereinigung und die europäische Freihandelszone hat das sBs seit Beginn der neunziger Jahre für Züchter (vor allem Hengstaufzüchter) aus BWP, den Niederlanden und dem deutschen Grenzgebiet eine steigende Anziehungskraft entwickelt. Die Warmblutzucht wird immer weniger eine bäuerliche Angelegenheit, wie sie es bis in die siebziger Jahre war. Allerdings hat sich mit „Stud Book Zangersheide" ein ernsthafter Konkurrent um die Gunst der Züchter etabliert.

ZANGERSHEIDER SPORTPFERD

TYP, INTERIEUR, VERWENDUNG:
Der im Gestüt Zangersheide gezüchtete große, kräftige, starkknochige, bedeutende Warmbluttyp ist ein Springpferd internationalen Zuschnitts. In der Regel nicht besonders edel, wirkt er solide, breit, tief, kalibrig. Die Hengste könnten gelegentlich etwas mehr männlichen Ausdruck, die Pferde insgesamt etwas mehr Charme zeigen. Manchmal wirken sie ein wenig „plain", doch fallen auch recht edle Typen an, für die die im internationalen Springsport Weltspitze verkörpernde *Ratina Z* ein besonders gutes Beispiel darstellt.

EXTERIEUR:
Die Köpfe der Zangersheider Pferde sind im allgemeinen nicht besonders edel, manchmal etwas lang. Der

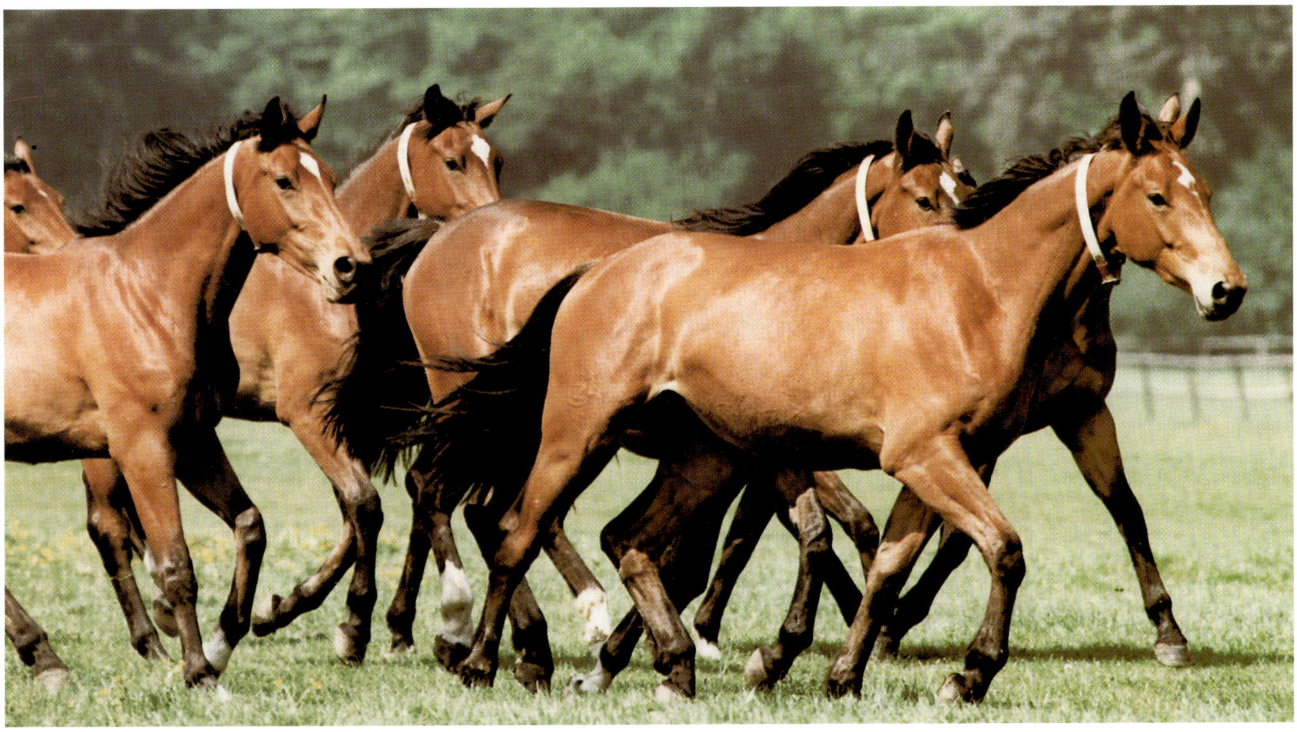

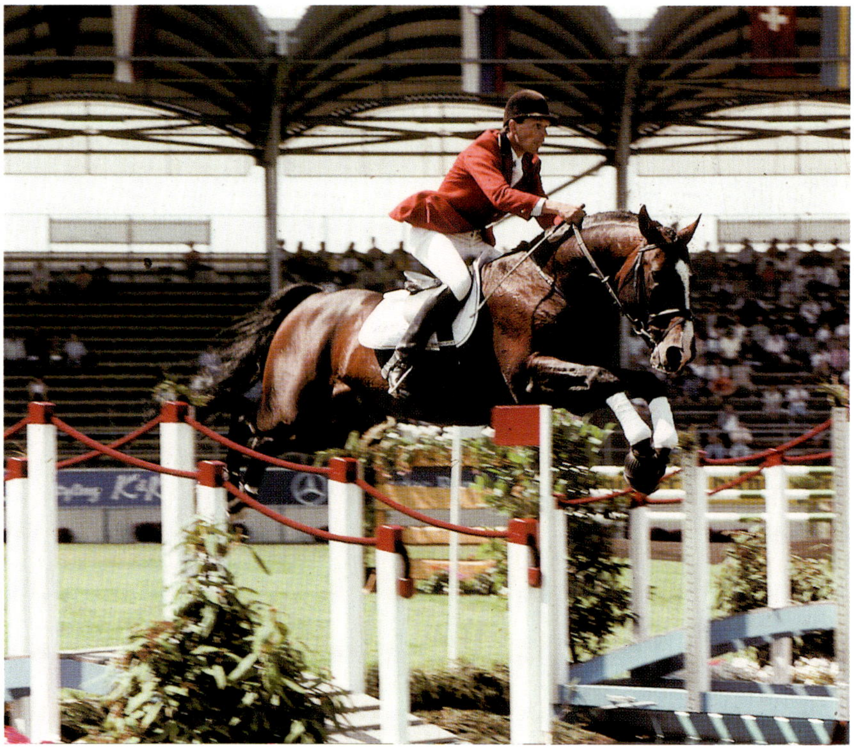

Ein Botschafter seiner Zucht ist der Zangersheider Robin Z, geb. 1983 (v. Ramiro Holst. – Almé SF – Gotthard Hann.), unter dem Schweden Peter Eriksson. Er ist das Produkt eines zweimaligen Outcrosses.

Kopf-Hals-Übergang ist günstig. Der gut aufgesetzte, lange Reitpferdhals wird gut getragen. Der mächtige Schultergürtel bietet mit dem lang in den Rücken reichenden, muskulösen Widerrist eine vorzügliche Sattellage. Der starke Rücken geht über eine kräftig bemuskelte Nierenpartie in eine lange, breite, geneigte Kruppe mit ausgeprägter langer Sitzbeinmuskulatur über. Das stabile Fundament zeigt starke, trockene Sehnen und Gelenke. Die Röhrbeine sind meist auffallend kräftig, kurz und trocken.

Die Farbe ist überwiegend ein Mittelbraun, doch finden sich auch hellere oder dunklere Schattierungen, dazu Füchse und (selten) Schimmel. Größere weiße Abzeichen an Kopf und Gliedmaßen sind häufig. Die Widerristhöhe liegt bei 168–172 cm Stockmaß.

MECHANIK:
Die nach Zangersheider Rezept gezogenen Pferde zeichnen sich im allgemeinen durch einen großen, raumgreifenden, energischen Bewegungsablauf sowie hinsichtlich Vermögen und Technik hervorragende Springanlagen aus, wodurch sie zu den weltbesten Springpferden zählen.

ZUCHT:
Keimzelle und Kristallisationspunkt des „Stud Book Zangersheide" ist das gleichnamige Privatgestüt in Lanaken in der belgischen Provinz Limburg, im Besitz des belgischen Geschäftsmannes *Léon N. Melchior*. Seit dem 1. Januar 1993 ist das Zuchtregister des „Stud Book Zangersheide" dem „Luxemburgischen Pferdestammbuch" als eigene Sektion angeschlossen.

Von allen im Stud Book Zangersheide registrierten Fohlen wird die genetische Identität (DNA-Code) mittels einer Haarprobenanalyse festgestellt. Die Spezialisierung auf den Springsport dominiert die Zucht. Es gibt deshalb keine Exterieurkörungen für Stuten. Für Hengste beschränkt sich – jedenfalls theoretisch – die Beurteilung auf Grundbegriffe wie Korrektheit in Stand und Gang. Es gibt keine Hengstleistungsprüfungen nach dem Muster des „100-Tage-Tests" und auch keine Anwendung der Populationsgenetik. Für die Selektion entscheidend sind sportliche Eigen- und Verwandtschaftsleistungen. Es gibt keine Beschränkungen qua Pedigree, jede Abstammung ist – theoretisch – gleichberechtigt, obgleich in praxi, jedenfalls im Gestüt Zangersheide selbst, die Genkombination *Ramiro x Almé x Ganeff* (über die Holsteiner-Stute *Heureka*) bisher die Zucht dominiert hat. Im Gestüt werden bereits die Fohlen Tests im Freispringen unterzogen. Alle Hengste werden vor dem Zuchteinsatz klinisch und röntgenologisch überprüft. Durch seine umfangreichen Dienstleistungen gegenüber seinen Mitgliedern übt das Stud Book Zangersheide eine starke Anziehungskraft auf die Mitglieder anderer, vor allem der benachbarten Zuchtverbände aus, wie die geradezu explosionsartig steigenden Mitglieder- und Bedeckungszahlen zeigen. Der dadurch auf die etablierten Zuchtverbände ausgeübte Zugzwang ist erheblich.

Nachteilig für eine gezielte Zuchtarbeit ist der zahlenmäßig in Relation zur Gesamtpopulation der Züchtervereinigung zu große Hengstbestand.

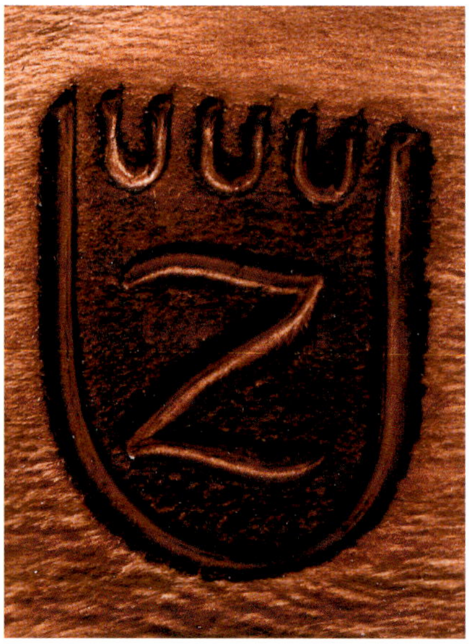

Der Gestütsbrand von Zangersheide auf dem rechten Hinterschenkel hat Zuchtgeschichte gemacht. Hengste mit diesem Brandzeichen decken in drei Erdteilen.

Winterliche Luftaufnahme des Gestüts Zangersheide. Alles ist so funktionell wie möglich, nichts luxuriös oder aufwendig angelegt.

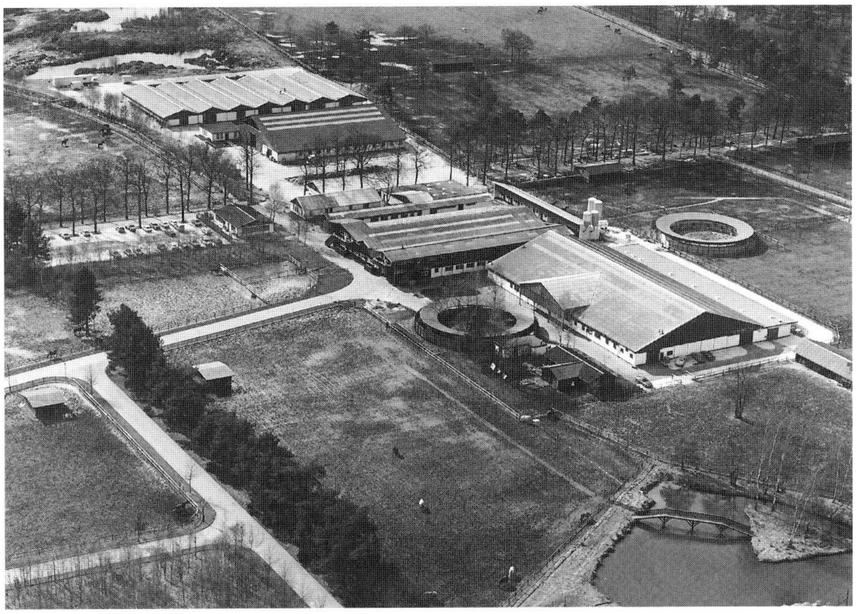

Untersuchungsstände im Gestüt Zangersheide. Hier werden in manchen Jahren täglich bis zu 150 Stuten untersucht und gegebenenfalls behandelt oder besamt. Im Hintergrund die schmaleren Stände für die Stuten ohne Fohlen, im Vordergrund breitere Stände, damit die Fohlenstuten mitsamt ihren Fohlen bequem darin Platz finden, da sie so wesentlich ruhiger stehen, als wenn man sie von ihnen trennt.

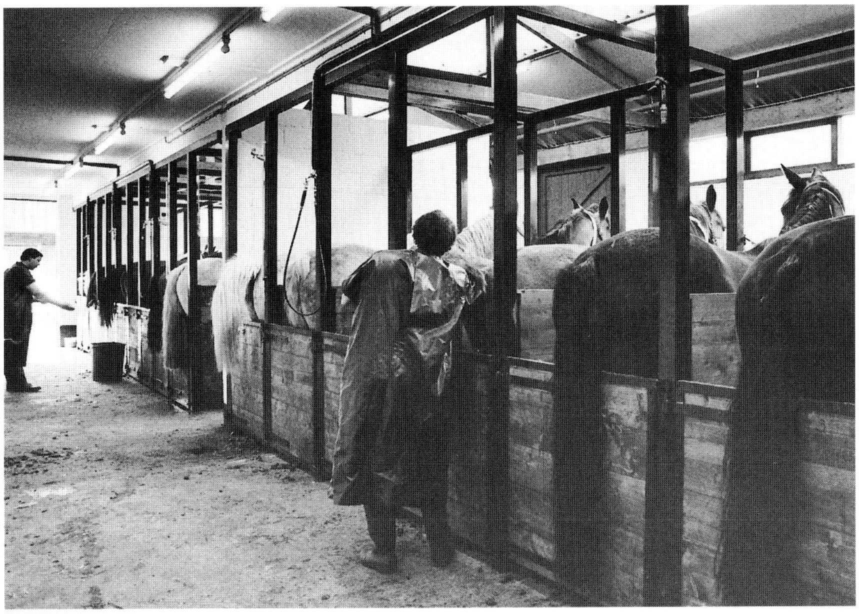

Zuchten kommen, deren Interessen sie mehr oder weniger offen vertreten, allzu oft zu Entscheidungen nach dem bekannten Motto „Schlägst Du meinen Juden, schlag ich Deinen Juden . . .“. Auf diese Weise geraten Hengste, die keine Lobby haben oder die als gefährliche Konkurrenz angesehen werden, gar nicht erst in die Zucht, während vorprogrammierte Nieten, weil voraussehbar ungefährlich als Mitbewerber um Bedeckungszahlen, gekört werden.

Samenentnahme auf dem „Phantom“ im Gestüt Zangersheide

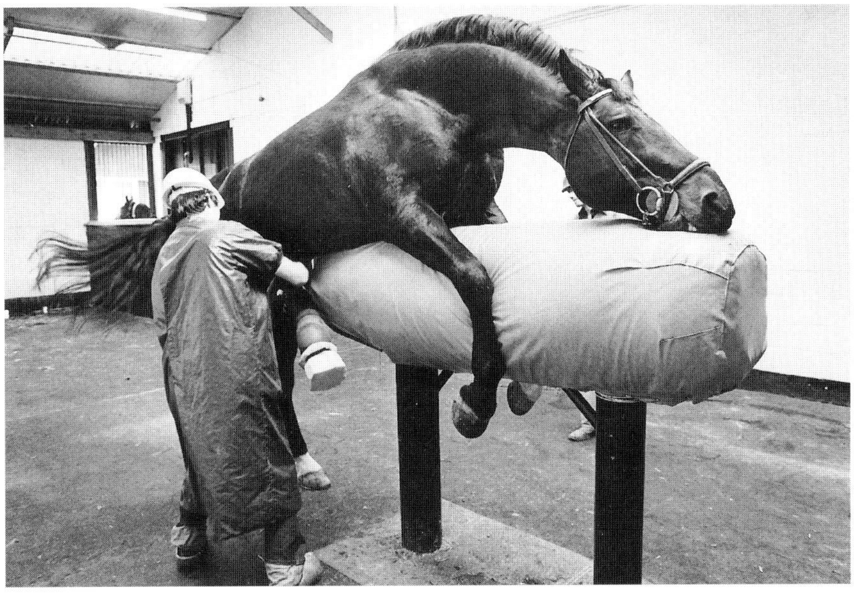

Es ist eine Tatsache, daß die Zuchtverbände, in denen die wenigsten (dabei vererbungssicher erkannten) Hengste die meisten Stuten decken, mit ihren Produkten am erfolgreichsten im Sport sind.

Bedauerlicherweise trägt meines Erachtens die Hengstkörkommission dem besonderen Charakter des als Leistungszucht konzipierten Stud Book Zangersheide nicht ausreichend Rechnung. Sie bewegt sich „auf ausgetretenen Pfaden“ und führt eine Vorselektion nach Gesichtspunkten durch, die wenig Rückschlüsse auf eine zu erwartende Leistung zulassen. Zudem kommt es, da die Kommissionsmitglieder aus anderen

Auf diese Weise hat sich der Gestütsherr von Zangersheide und Stifter des Stud Book, Léon N. Melchior, selbst die Hände gebunden und seine vom Ansatz her neuen (nicht von Traditionen angestaubten), außerordentlich interessanten, originellen, revolutionierenden Zuchtideen und -experimente werden teils verwässert, teils geradezu ins Gegenteil verwandelt. Man kann nur hoffen, daß es sich hierbei noch um „Kinderkrankheiten" des jungen Zuchtverbandes handelt.

Ein weiterer Nachteil des Stud Book Zangersheide ist die Tatsache, daß die Züchter sehr weit verstreut leben, wodurch sich Stutenmusterungen etc. schon aus technischen Gründen verbieten. So kommt es kaum zu einem festen Zusammenhalt in der Züchterschaft. Der einzelne Züchter bleibt mehr oder weniger anonym.

Das Stud Book Zangersheide, dessen rapide zunehmende Mitgliederzahl sich über ganz Europa verteilt – mit allerdings einer deutlichen Konzentration in Belgien und den Niederlanden, andererseits sogar Mitgliedern in Übersee (Südamerika) – hat seine Zentrale fortwährend in Domein Zangersheide bei Lanaken in Belgien. 1995 wurden für den jungen Verband bereits 2500 Bedeckungen registriert.

Das Stud Book Zangersheide gibt in zweimonatigem Abstand sein Verbandsblatt „Z-Magazine" heraus.

GESCHICHTE:
Eine Übersicht über die Pferdezucht in „de lage Landen" (den Benelux-Staaten) wäre unvollständig ohne eine Erwähnung des jüngsten Stammbuches „Stud Book Zangersheide". Dies internationale Pferdestammbuch besteht erst seit Januar 1993 in seiner heutigen Form mit Sitz in Stoeterij Zangersheide (Lanaken).

In den siebziger Jahren begründete der damals noch im internationalen Sport aktiv reitende belgische Geschäftsmann *Léon Noël Melchior* auf seinem Gut Zangersheide einen bedeutenden internationalen Springstall. Da er bald fand, daß eine Reihe der Springpferde, die er angekauft hatte, und die meist deutscher Zucht entstammten, ihn hinsichtlich Leistungsfähigkeit (Haltbarkeit, Gesundheit) und auch Leistungsbereitschaft enttäuschten, begann er, selbst Springpferde zu züchten.

Das Ausgangsmaterial bestand überwiegend aus Hannoverschen Stuten vor allem der alten Springlinien. Alle Pferde des Gestüts, nicht nur die dort gezogenen, sondern auch die Zukäufe, erhielten das Suffix Z. Nach einigen Paarungsversuchen mit Original-Hannoverschen Hengsten, die wenig befriedigend ausfielen, verwendete Melchior ab 1976 den der Anglo-Normänner-Zucht entstammenden, im Spitzenspringsport geprüften Selle Français Hengst *Almé* (geb. 1966, v. *Ibrahim – Ultimate xx – Cyrus*) als Hauptbeschäler. Der „Outcross" Selle Français x Hannoveraner (beziehungsweise in einigen wenigen Fällen x Holsteiner) lieferte auf Anhieb eine Reihe erfolgreicher Spitzenspringpferde und auch hervorragender Zuchtpferde.

In seinem Zuchtprogramm ging Melchior dann ab 1980 noch einen Schritt weiter, indem er als zweiten Outcross-Hengst den ebenfalls im Springsport international erfolgreichen Holsteiner *Ramiro* (geb. 1965, v. *Raimond – Cottage Son xx – Logenschliesser*) an die entstandene F_1-Generation anpaarte, womit er seine außerordentlichen Zuchterfolge fortsetzte. Von Anfang an wurde das gesamte Zuchtmaterial auf Springanlagen getestet und selektiert, im Fohlenalter im Freispringen, später dann unter dem Sattel.

In einem Artikel für die REITER REVUE INTERNATIONAL (Mönchengladbach, Sommer 1979) schrieb ich unter dem Titel „Zangersheide" (gekürzt): „Zangersheide, geboren aus Idealismus, hat seine eigene Philosophie entwickelt.

Vieles an dieser Philosophie ist sicher nicht neu. Wir haben uns der Erfahrungen bedient, die in der Vergangenheit gemacht worden sind. Dabei haben wir die völlige Integration von Zucht und Sport als das Leitmotiv für Zangersheide gewählt.

Wir meinen, daß Zangersheide auf diese Weise als Vorbild für eine optimal aufgebaute nationale Pferdezucht dienen könnte . . .

Wir hoffen, einen Beitrag liefern zu können für einen Gesundungsprozeß der Zucht, der Aufzucht und des Sportes . . .'

So schreibt Léon N. Melchior in der Einleitung zu einer reich illustrierten Broschüre über sein Gestüt ‚Zangersheide' bei Lanaken . . .

Tatsächlich ist dieses Gestüt völlig anders, als man es erwartet. Es ist

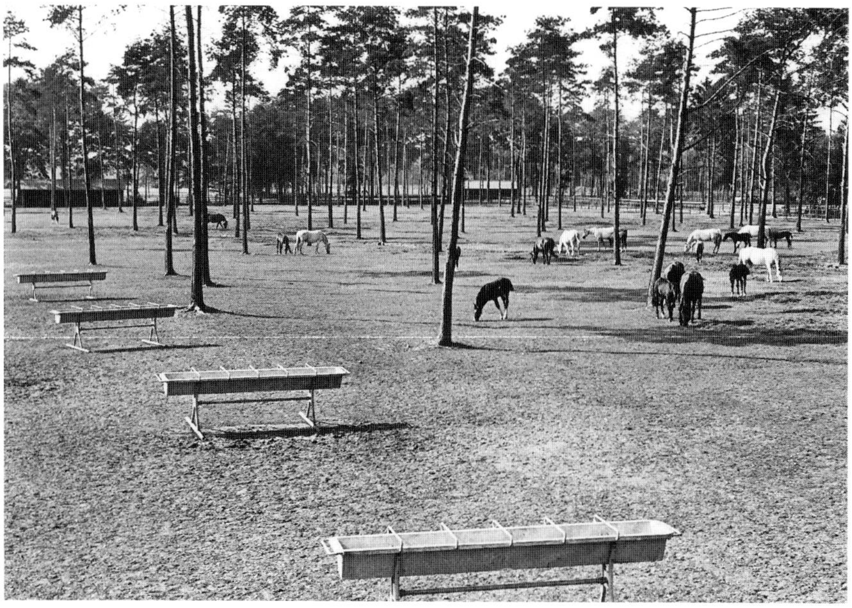

Zangersheider Stuten und Fohlen im winterlichen Auslauf. Im Vordergrund die Krippen, in denen sie ihre täglichen Kraftfuttergaben erhalten.

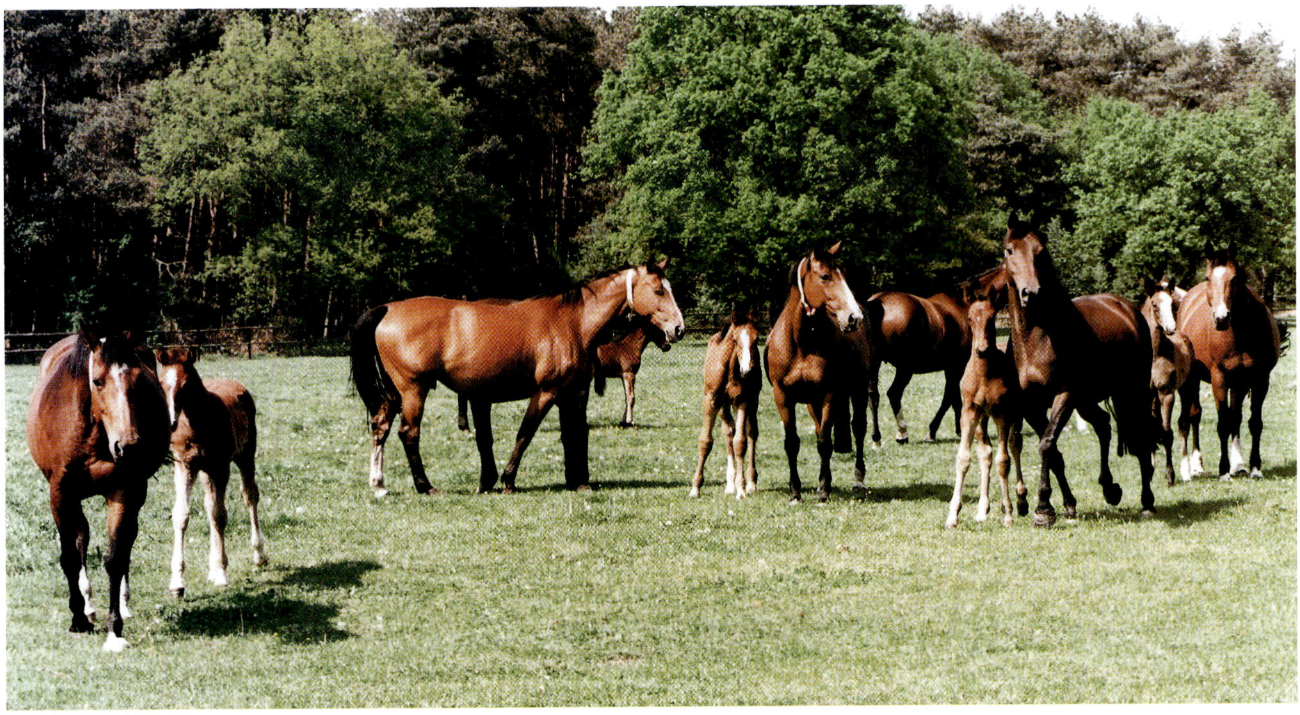

Stuten und Fohlen auf der Sommerweide im Gestüt Zangersheide

nicht mehr und nicht weniger, als das Modell eines neuzeitlichen Hauptgestütes . . .

Wer weiß, unter wie primitiven und teils auch armseligen Bedingungen im allgemeinen auch in Westeuropa immer noch die warmblütige Landespferdezucht betrieben wird, wie die elementarsten Grundsätze artgerechter Pferdehaltung, Fütterung und Aufzucht vernachlässigt werden; wie der Bedarf des Pferdes nach Sauerstoff und Bewegung ignoriert wird. Wie Aberglaube und von den Vätern kritiklos übernommene Vorurteile immer noch die Warmblutzucht bestimmen, bis hinein in die Zuchtprogramme, die teils so antiquiert sind, daß sie nicht einmal seit längerer Zeit gesicherte veterinärmedizinische Erkenntnisse oder Ergebnisse des Leistungssports berücksichtigen. Wer weiß, daß eine Trächtigkeitsquote von nur 50 Prozent in der Warmblutzucht die Regel, Deckinfektionen fast unvermeidlich sind, Fohlenverluste aufgrund von Verstößen gegen einfachste Hygieneerkenntnisse oder aufgrund rhesusähnlicher Erscheinungen beim Fohlen immer noch als traurige, aber unvermeidliche Schicksalsschläge hingenommen werden. Wer weiß, daß der schnelle Verschleiß und die frühe Unbrauchbarkeit vieler Warmblutpferde ihre Ursache in fehlerhafter Selektion, mangelhafter Aufzucht, unsachgemäßer Ausbildung und zu früher, zu harter Belastung haben. – Wer sich all dies vor Augen hält, für den muß Zangersheide eine Offenbarung sein!

Aber auch bei geringerem hippologischem Sachverstand und Kenntnis der Verhältnisse in der Warmblutzucht müßte meines Erachtens der Besucher Zangersheides zwei Dinge ganz klar erkennen, sofern er ohne Vorurteil kommt: Zunächst einmal die große Passion, die ungeheure Energie, mit der, gepaart mit Organisationstalent, schneller Auffassungsgabe und Sinn für das Wesentliche, logischem Denken – und natürlich Geld, Léon Melchior all dies geschaffen hat. Und zweitens die bereits (1979, Anm. d. Verf.) vorzeigbaren Ergebnisse, die alle darauf gerichtet sind, daß der heutige Züchter mit geringeren Kosten, kleinerem Risiko und besserer Rendite dem Konsumenten ein besseres, gesünderes, talentierteres Pferd in die Hand geben kann.

Alles in Zangersheide ist einfach, durchdacht, funktional angelegt, von größtmöglicher Zweckmäßigkeit in allen Einzelheiten, praktisch, ohne modischen Schnörkel, fast spartanisch: Gebäude, Stallungen, Reithalle, Sattel- und Geschirrkammern, Labors, Verwaltungs- und Schulungsräume, Weidezäune, bis hin zu überdachten Heuraufen oder Probierstand . . . Nichts ist aufwendig, protzig, nirgends ist mit Geld ‚geaast' worden. Zangersheides Zuchtpferdebestand ist weitgehend auf Hannoverscher Grundlage aufgebaut. Da Analysen ergeben hatten, daß das Gros der Springpferde Hannoverscher Blutführung aus den alten Linien *Agram, Domspatz, Ferdinand* und *Gotthard* stammt, die über einen längeren Zeitraum, möglicherweise unter dem Einfluß der Verdener Auktionsergebnisse, die vielleicht einen Trend zum ‚puppigeren', ‚niedlicheren' Pferd aufwiesen, auch bei der Zuchtleitung Hannovers weniger populär waren, hat sich L. Melchior beim Aufbau des Gestüts auf diese Blutlinien konzentriert. Zangersheide dürfte heute mehr Töchter der genannten Hengste besitzen als das gesamte Hannoversche Zuchtgebiet mit seinen 16 000 Stuten. Der Anteil der vier genannten Linien an dem ca. dreihundertköpfigen Stutenbestand beträgt ca. 230 Stuten; wobei den Löwenanteil die *Gotthard*-Nachkommen mit ca. 135 stellen.

Neben den Abstammungen waren weitere Kriterien für die Auswahl des Zuchtmaterials die individuellen und die Verwandtschaftsleistungen sowie

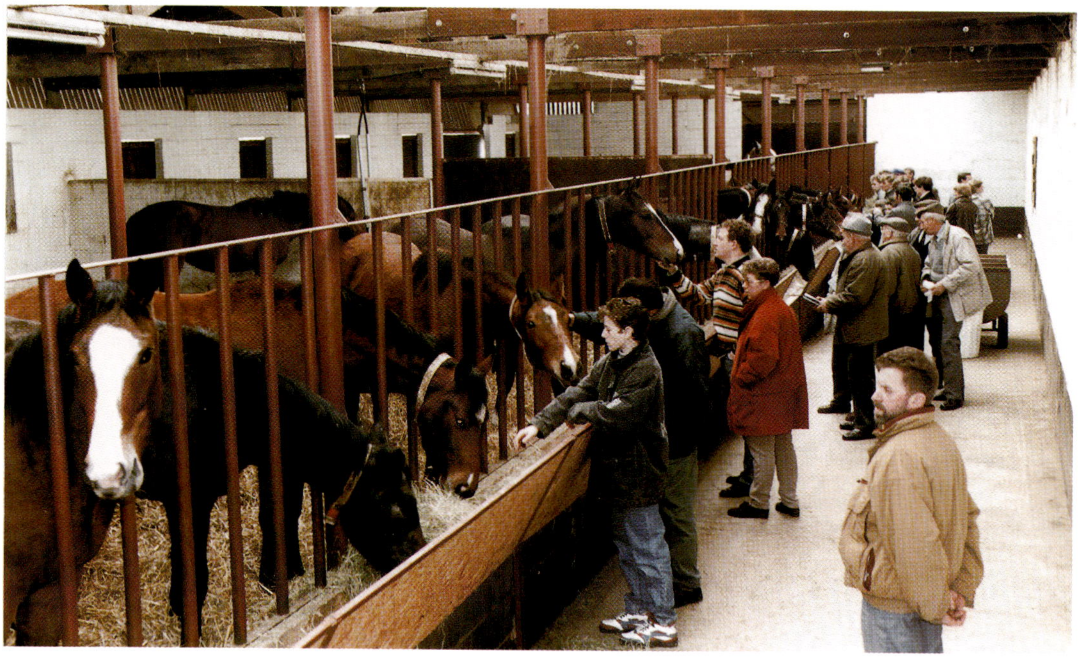

Die praktischen Laufställe für die Jährlinge und Zweijährigen im Gestüt Zangersheide

die Gesundheit, vor allem der Gliedmaßen. Wegen der in manchen Stutenstämmen und Hengstlinien gehäufter immanent vorhandenen Anlage zu Strahlbeinlahmheit – der Berufskrankheit vieler Springpferde –, die wohl mit recht hochprozentiger Sicherheit vererbt wird, wurde eine Analyse der Linien speziell auch hierauf durchgeführt und wurde und wird eine individuelle Untersuchung jedes zur Zucht eingestellten Pferdes vorgenommen.

Die genannten Untersuchungen und Analysen sind die logische Konsequenz aus der Erkenntnis, daß der Sport ein härteres und gesünderes Pferd benötigt, als es die Warmblutzucht zur Zeit im Durchschnitt liefert. Das beruht wahrscheinlich darauf, daß es die harte Selektion im Stutenbestand heute nicht mehr gibt, wie sie früher im Geschirr in jedem landwirtschaftlichen Betrieb stattfand, vielmehr die Lahmheit einer Stute oft gerade der Anlaß ist, sie in die Zucht zu nehmen; also eine negative Auslese. Die ganze Diskussion über Doping und Nervenschnitt würde überflüssig, wenn unsere Pferde härter wären.

Die Haltungs- und Aufzuchtbedingungen in Zangersheide sind optimal. Die Pferde sind in geräumigen, gut belüfteten Stallungen, meist Offenboxen oder Laufställen, untergebracht. Jedes Pferd erhält jeden Tag seine notwendige Bewegung, unter dem Sattel, im Paddock oder an der Bewegungsmaschine. Die Fütterung erfolgt vielseitig, individuell, nach modernsten Erkenntnissen, dem Alter und Verwendungszweck angepaßt. Hand in Hand einher mit der Aufzucht gehen ein das Pferd begleitendes Testen in der Bewegung und über dem Sprung bereits vom Fohlenalter an, eine ständige Gesundheitskontrolle auf Erbkrankheiten sowie eine präventive Vorsorge gegen Parasiten und Viruserkrankungen. Die tierärztliche und labormäßige Betreuung des großen Pferdebestandes ist musterhaft. Die Praxis- und Laborräume, in denen Tierärzte und Biologen Hand in Hand arbeiten, sind umfangreich und mit den modernsten Apparaturen eingerichtet. – Natürlich liegt der Schwerpunkt der Tätigkeit der Tierärzte bei einem so großen Bestand an Zucht- und Reitpferden auf der praktischen Prophylaxe und Bekämpfung von Krankheiten und Verletzungen sowie der Andrologie und Gynäkologie. Daneben aber wird geforscht; und man bemüht sich, durch Kontakte zu Universitäten und Besuche von Kongressen stets auf allen Gebieten der Pferdeheilkunde, -zucht und -haltung auf dem neuesten Stand der Forschung zu sein.

Seit Anbeginn der züchterischen Arbeit des Gestüts wird künstliche Besamung mit Gefrier- und Frischsamen durchgeführt. Hierin war Zangersheide führend vor allen anderen Stammbüchern."

Als Geschäftsmann großen Stils unterhält Léon Melchior zahllose intereuropäische Beziehungen. Dies ist

Der weiträumige Turnierplatz des Gestüts Zangersheide während des Welt-Zuchtpferde-Championats

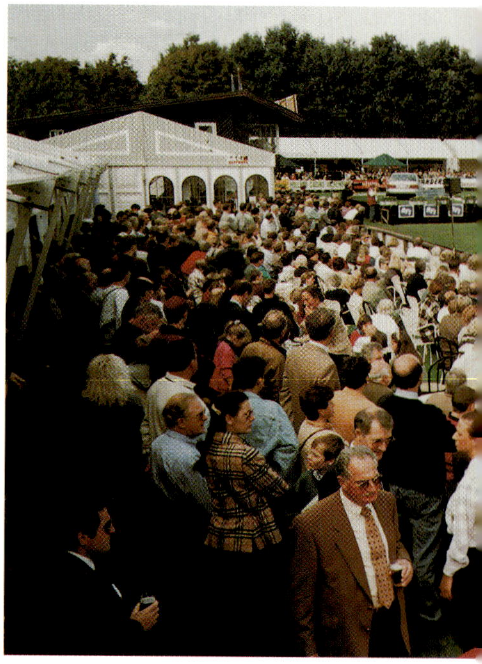

nicht weiter verwunderlich, wenn man sich einmal die Lage von Zangersheide vergegenwärtigt. Das Gestüt liegt direkt an der belgisch-niederländischen Grenze mitten im Herzen eines Vereinigten Europas.

Die zu Belgien gehörende Provinz Limburg, in der Lanaken mit „Domein" Zangersheide liegt, und die niederländische Provinz Limburg mit der nächstgelegenen Großstadt Maastricht, wo sich der Sitz der Melchiorschen Geschäftsunternehmungen befindet, bildet geschichtlich eigentlich eine Einheit. Zwischen 1283 und 1794 war das Gebiet um Maastricht, beiderseits der heutigen belgisch-niederländischen Grenze, ein Teil des Fürstbistums Lüttich. Vom Wiener Kongreß 1815 an bis 1839 bildete Limburg eine einheitliche Provinz, die von 1831 an, nach der Gründung des Königreichs Belgien, an die Belgische Krone fiel. 1839 wurde dann der östliche Teil den Niederlanden zugeschlagen und gehörte bis zum preußisch-österreichischen Krieg 1866 zugleich zum Deutschen Bund. Diese recht verwickelten historischen Nationalitätenfragen sind hier nur als Erklärung eingefügt, warum sich Melchior eine Zeitlang in Richtung Niederlande orientierte, warum sich andererseits Zangersheide heute zu einer „intereuropäischen", völkerverbindenden Institution entwickelt hat.

In einem weiteren Beitrag in der Reiter Revue International (Mönchengladbach, Juli 1981) habe ich unter dem Titel „Der Mohr kann gehen" ausführlich darüber berichtet, wie Melchior versucht hat, ein niederländisches Nationalgestüt zu etablieren: „Im Jahre 1977 entwickelte der damalige niederländische Landwirtschaftsminister *v. d. Stee* gegenüber Léon Melchior, dessen Gestüt zu seinem Kummer auf belgischem Boden lag, einen Plan zur Gesundung der niederländischen Pferdezucht und trat an ihn heran mit der Bitte um Kooperation zur Entwicklung eines gemeinsamen nationalen Gestütsprojektes in den Niederlanden.

Er argumentierte, daß Rinderzucht, Schweinezucht, Geflügelzucht durch die Verwertung der Erkenntnisse der modernen Populationsgenetik, der Andrologie und Gynäkologie, der Hygiene etc. nach dem Zweiten Weltkrieg in Westeuropa einen so hohen Stand erreicht hätten, daß züchterisch fast nichts mehr zu verbessern bleibe. In der Rennpferdezucht würden seit langem modernste wissenschaftliche Erkenntnisse verwertet. Nur die Warmblutzucht werde immer noch mit ‚steinzeitlichen' Methoden und einer Mischung aus Unkenntnis, Aberglauben und Schlamperei betrieben, zum Schaden des einzelnen Züchters.

Da diese Gedanken des Ministers sich mit den Erkenntnissen L. Melchiors weitgehend deckten, kam man schnell zu gemeinsamen Plänen. Vorgesehen war ein Hauptgestüt mit im Spitzensport erprobten, vererbungsgeprüften Elite-Hauptbeschälern und ca. 400 nach Abstammung, Leistung und Exterieur ausgesuchten Stuten und entsprechender Nachzucht, ein Zentrum des niederländischen Spitzensports, ein Ausbildungs- und Vermarktungszentrum, eine Forschungsabteilung mit Verbindung zur Universität etc. Insgesamt sollte die Sollstärke des Pferdebestandes ca. 1200 Pferde betragen. Als Standort für das zu gründende Zentrum mit zunächst ca. 250 Arbeitsplätzen wurde nach längerem Hin und Her Süd-Limburg ausgewählt, ein gewissermaßen vergessener Zipfel der Niederlande im äußersten Süden, in dem nach der Schließung zahlreicher Zechen eine überdurchschnittliche Arbeitslosigkeit herrschte und das zugleich wohl der zentralste Platz in ganz Westeuropa ist, in nächster Nachbarschaft zu Aachen, nahe der Autobahn Aachen–Maastricht und dem Flugplatz Beek gelegen.

Der Zweck eines solchen Nationalgestütes sollte ein vielfältiger sein. Zunächst einmal sollte hauptgestütsmäßig nach modernsten wissenschaftlichen Gesichtspunkten Be-

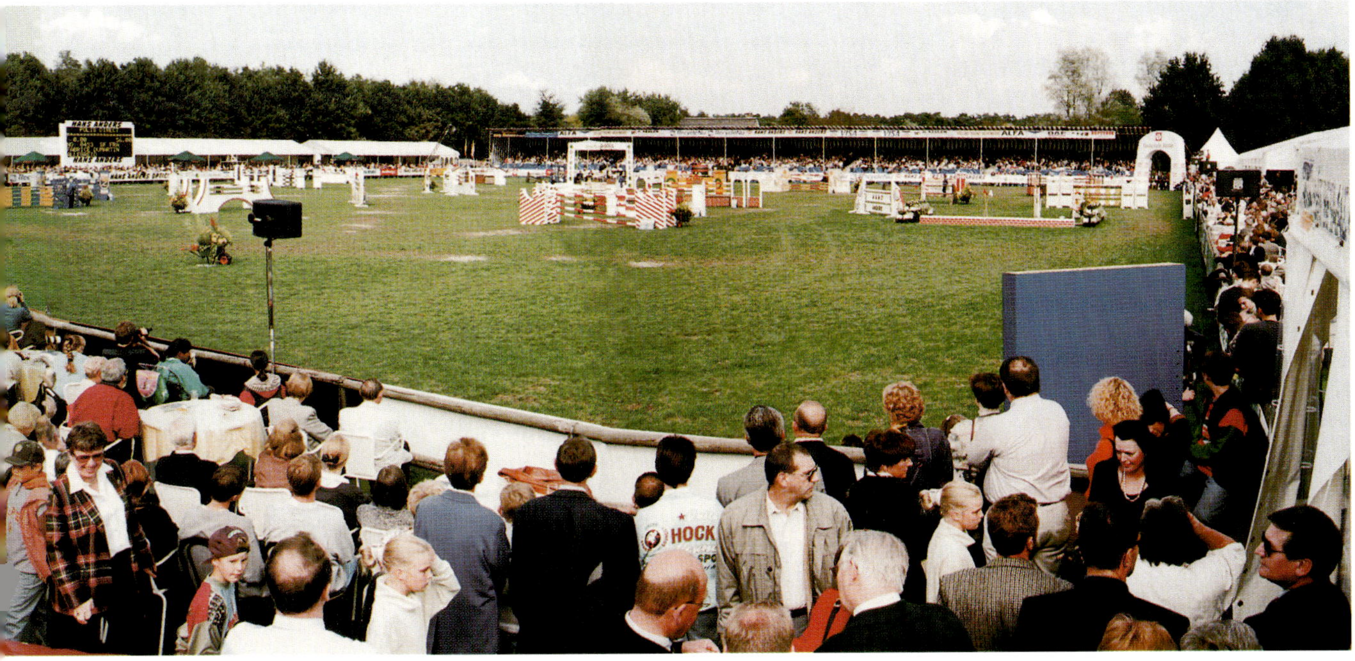

schälernachwuchs für die Niederlande erzüchtet werden, der dann intensiv selektiert werden sollte durch Fohlenfrüherkennungstests, Eigen- und Nachkommenschaftsleistungsprüfungen ... Dann sollten den Züchtern die erwiesenermaßen besten Hengste für ein geringes Deckgeld zur Verfügung gestellt werden, eingeschlossen den tierärztlichen Service, fachmännische Betreuung durch geschultes Stallpersonal, Transporte etc. Interessierten Züchtern sollten unter bestimmten Auflagen kostenlos Spitzenstuten zur Zucht zur Verfügung gestellt werden. Angeschlossen werden sollte ein Ausbildungs- und Vermarktungszentrum mit moderner Marketingtechnik für den Absatz der Zuchtprodukte der niederländischen Warmblutzucht. Zugleich war gedacht an Lehrvorführungen, Schulungskurse, Unterweisungen der Züchter durch kompetente Persönlichkeiten auf allen Gebieten der Pferdezucht und -haltung ... Und schließlich wollte man, vergleichbar etwa mit Warendorf, Stoneleigh, Fontainebleau, ein nationales Niederländisches Reiterliches Zentrum schaffen, um so Zucht und Sport, die ja leider vielerorts immer noch mehr oder weniger nebeneinander hergehen, ohne viel voneinander zu wissen, an einen Tisch zu bringen."

Zangersheide sollte weitgehend die Rolle eines Mäzens zufallen. Melchior warb für eine Zusammenarbeit aller Züchter an der gemeinsamen Sache einer nationalen Pferdezucht. Als Gegenleistung erbat er sich als Alternative zu dem vom Niederländischen Warmblutzuchtverband durchgeführten „100-Tage-Test" die Anerkennung seines eigenen Selektionssystems, das darin besteht, den jungen Hengst dreijährig nach der Körung eine begrenzte Anzahl Stuten decken zu lassen (ca. 30) und ihn bis achtjährig im öffentlichen Turniersport zu prüfen. Wenn er dann die gesetzten Normen im Sport erfüllt hätte und zugleich seine Nachzucht dem geforderten Standard entspräche, sollte er als voll anerkannt (A) in das Hengstregister aufgenommen werden.

Hauptanlaß für diese alternative Hengstselektion war für Melchior die Tatsache gewesen, daß die Fluktuation im Hengstbestand der niederländischen Warmblutzucht zu groß war und die tatsächlichen Leistungsanlagen im Alter von drei Jahren oft noch gar nicht erkannt wurden. Er argumentierte, daß jedes Jahr allzu viele Fohlen geboren würden, die von Hengsten stammten, die auf völlig ungezielte Weise („russisches Roulette", wie sie *Henk Bouwman* einmal genannt hatte) nach rein exterieuren Gesichtspunkten gekört und im Verlaufe des ersten Jahres, weil sie sich nicht wunsch- beziehungsweise erwartungsgemäß entwickelt hätten, wieder abgekört würden. Beispielsweise seien 1979 so 2400 Fohlen gewissermaßen „ohne Vater" geboren worden, über 30 Prozent aller von WPN-Hengsten stammenden Fohlen.

Aber weiter in meinem Reiter-Revue-Artikel: „Waren diese Überlegungen zunächst einmal nur zwischen dem Landwirtschaftsministerium und Melchior in vollem Konsens diskutiert worden, so kam nun eine dritte Größe ins Spiel, der Niederländische Warmblutzuchtverband (WPN). Und nun entstanden erhebliche Probleme; denn jetzt zeichneten sich plötzlich handfeste kommerzielle Interessen einer Minderheit im Verband ab.

Der Niederländische Warmblutpferdezuchtverband umfaßt 27 000 Mitglieder, von denen etwa 8000 aktive Züchter sind – der Rest besteht aus ‚Freunden'. Die Schlüsselpositionen werden von der Lobby der ca. 130 privaten Hengsthalter gehalten, die die Zuchtpolitik machen. Und vor denen stand natürlich mit dem Projekt das Schreckgespenst einer übermächtigen Konkurrenz auf, die sie binnen kurzem brotlos machen würde, und erschreckte auch die Funktionäre, die ihre Positionen gefährdet sahen, wenn sie nicht voll die Interessen der Hengsthalter vertraten. Ein Kleinkrieg brach los, bei dem man sich auf die Person Léon Melchiors einschoß und auch die Herren von der Regierung ‚mit Dreck zu bewerfen' begann, was soweit ging, daß man sie verdächtigte, von Melchior gekauft zu sein ..."

In der politischen „Schlammschlacht" tat sich vor allem der sozialistische Abgeordnete *Vortmann* hervor, der in einem wüsten Pamphlet seiner Fraktion nicht vor Unterstellungen und persönlichen Beleidigungen zurückschreckte und gegen das „Größenwahnsobjekt" Nationalgestüt wetterte. Sich der Person L. Melchiors zuwendend sagte er dann wörtlich: „Ja, und selbst dieses einzigartige Gestüt Zangersheide von Melchior: Erreicht man dort wohl ein besseres Ergebnis als 10 Prozent Zuchterfolge? Und will er das niederländische Volk beziehungsweise die niederländischen Pferdezüchter gerade an diesen besseren bereits erreichten Zuchterfolgen teilhaben lassen? Oder ist es nicht vielmehr so, daß Schinveld (so der Name des geplanten Gestüts, Anm. d. Verf.) den Ausschuß, die Minusvarianten, zu ‚Freundschaftspreisen' übernehmen soll und Melchior behält die besten Springpferde für sich?"

Es kam während einer Periode von fast zwei Jahren zu weitreichenden Turbulenzen wegen des Projekts, in denen die Regierung van Agt Melchior ständig mit Hinhaltemanövern frustrierte, obgleich der Bau beschlossen, der Standort Schinveld bestimmt, ein architektonisches Modell und detaillierte Baupläne gefertigt, das Land angewiesen war ...

Der Vorsitzende des Niederländischen Warmblutstammbuches, der Veterinärprofessor *v. d. Mey*, inszenierte mit Hilfe der „Freunde" unter den Mitgliedern und seinen Studenten eine Bürgerinitiative und demonstrierte vor dem Parlament nach dem Motto: „Wahnsinnig gewordener Milliardär erdrückt in ‚Herrenreitermanier' mit seinem Geldsack arme kleine Pferdezüchter, indem er mit Staatshilfe Pferdezucht fabrikmäßig betreibt."

Als sich ein Ende der Verzögerungen nicht absehen ließ, resignierte Melchior, zog sich verbittert aus allen Aktivitäten zurück und entschloß sich kurzerhand, den größeren Teil der mit soviel Liebe, Sorgfalt, Sachverstand und finanziellem Einsatz angesammelten Leistungsstuten wieder zu verkaufen und das Gestüt

Almé SF, der erfolgreichste französische Springvererber nach dem Zweiten Weltkrieg (v. Ibrahim – Ultimate xx), legte in der „Goldenen Kombination" mit dem Holsteiner „Jahrhunderthengst" Ramiro den Grundstein für die Zangersheider Zucht.

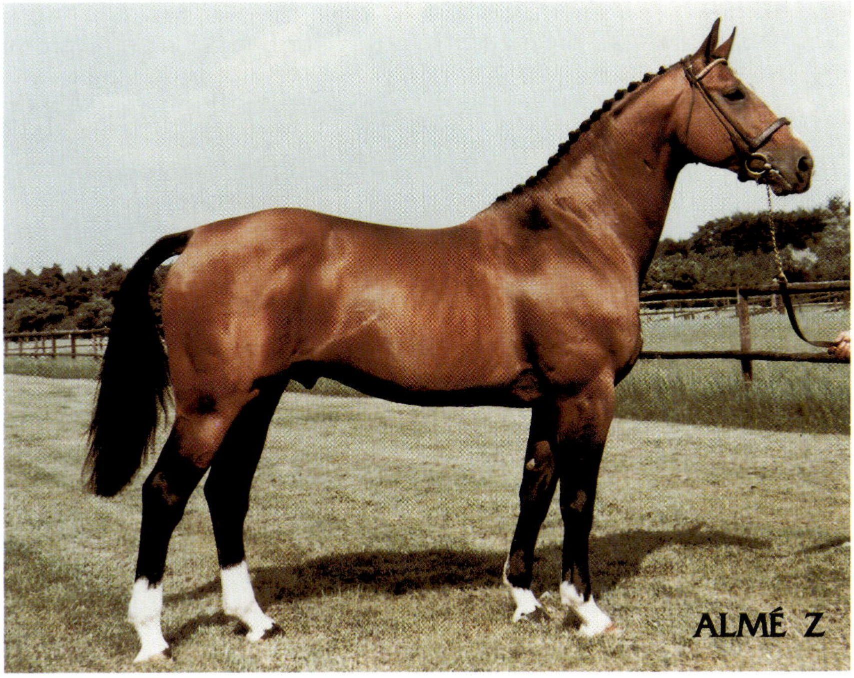

Zangersheide wieder auf den alten Bestand von ca. 100 Pferden zurückzuführen. Im Verlaufe eines Tages verkaufte er damals 651 Pferde, von denen der größte Teil über den Pferdehändler *Friedrich Ernst* (Verden) wieder in das Heimatzuchtgebiet Hannover zurückkehrte. Er behielt nur ca. 25 ausgesuchte Stuten der wichtigsten Blutlinien und aus jedem Jahrgang ca. 20 Jungpferde. Alle Forschungsvorhaben wurden abgebrochen, sowohl die medizinisch-technischen auf dem Gebiet der Besamung, der Geschlechtsvorausbestimmung, der Embryotransplantation, als auch auf zuchttheoretischem Gebiet das Zangersheider Selektionsmodell bis zum Alter von acht Jahren mit seinem Probedeckjahr etc.

Immerhin blieben von dem Gesamtprojekt ein paar nicht ganz unbedeutende Trümmer nach: Neben einem landwirtschaftlichen Mustergut behielt der niederländische Staat drei Staatshengste in Gestalt von *Ramiro, Almé* und *Fürst Ferdinand*. Im Fall von *Ramiro* spielte das Landwirtschaftsministerium noch einmal eine recht undurchsichtige Rolle: Von dem grollenden Léon Melchior hatte ich den Hengst für einen schwedischen Privatmann gekauft, woraufhin der Landwirtschaftsminister ein Exportverbot erließ.

In verkleinertem Umfang setzte Melchior in den folgenden Jahren sein Zuchtkonzept der Rotation zwischen den Hannoverschen, Normänner und Holsteiner Genpools fort, nachdem sich die Kombination *Almé* x *Ramiro* als „goldene Passerpaarung" herausgestellt hatte.

A. a. O. schrieb ich 1981: „Nachgeblieben ist in Zangersheide ein ausgesuchter Pferdebestand, von dem ich vorauszusagen wage, daß er in den nächsten 20 Jahren mehr Spitzenleistungspferde hervorbringen könnte als die gesamte Niederländische Warmblutzucht . . ." – Meine Voraussage ist eingetroffen! Ihren Höhepunkt erlebte die Paarung *Ramiro – Almé – Heureka* bisher in der Stute *Ratina Z*, die unter dem Zangersheider Reiter *Piet Raymakers* 1992 bei den Olympischen Spielen in Barcelona die individuelle Silbermedaille, 1993 mit *Ludger Beerbaum* in Göteborg das World-Cup-Finale und 1996 in Atlanta mit der deutschen Springreiter-Mannschaft sogar Gold gewann. Die Olympische Medaille von Barcelona war die erste, die seit 1936 einem niederländischen Reiter umgehängt wurde! Insgesamt hat Zangersheide in den letzten 20 Jahren über 120 Deckhengste und dazu mindestens ebenso viele nationale und internationale Spitzenspringpferde hervorgebracht (allein in Deutschland liefen bis 1995 insgesamt 66 davon im Springsport! Wie viele es in den Niederlanden und Belgien waren, geht leider aus den verfügbaren Statistiken nicht hervor, und wieviel es insgesamt auf der ganzen Welt sein mögen, wird wohl niemals zu ermitteln sein!), die durch züchterische und sportliche Leistungen für das Gestüt werben.

Die beiden Zangersheider Starvererber *Almé* und *Ramiro* haben die Springpferdezucht in Belgien, Niederlande, Luxemburg und Deutschland tiefgreifend beeinflußt.

Almé hat niemals in Deutschland auf Deckstation gestanden. Und doch lag er, mehr oder weniger ausschließlich aufgrund seiner Hannoversch gebrannten Zangersheider Produkte, in der deutschen Zuchtwertschätzung für Springanlagen 1994 mit 165 Punkten (88 Prozent) auf dem 7. Platz vor allen anderen 1159 in der deutschen Zucht eingesetzten Hengsten (Gruppe 3). Auf dem niederländischen Index liegt er für 1994 mit 140 Punkten (84 Prozent) 12 Jahre nach seinem letzten Zuchteinsatz in den Niederlanden unangefochten auf dem ersten Platz.

In Frankreich, wo *Almé* von 1971 bis 1974 und noch einmal, in seinen letzten Lebensjahren, von 1986 bis 1991 in der Zucht gewirkt hat, besitzt er einen BLUP von + 30 (92 Prozent). In seiner ersten Zuchtperiode erzeugte *Almé* in Frankreich 60 Fohlen. 1972 wurden nur sieben Fohlen geboren, (darunter die Hengste *Galoubet A* und *Grand d'Escla*), 1973 zwei (eins davon der Hengst *Herban*), 1974 15 (darunter *I love you, Indian Tonic* und *Iara*) und 1975, dem Jahr seiner vorläufig letzten Decksaison in Frankreich, waren es 36 Fohlen (darunter *Jalisco B, Jolly Good* und *Joyau d'Or*). Bereits 1980 und 1981 lag *Almé* in der französischen

Rex Z geb. 1988	Rebel Z I ●	Ramiro Holst. ◐	Raimond	Ramzes AA
				Infra
			Coralle	Cottage Son xx
				Holle
		Argentina Z ▲	Almé SF △	Ibrahim
				Girondine
			Heureka Holst. ■	Ganeff
				Nobida
	Ratina Z ●	Ramiro Holst. ◐	Raimond	Ramzes AA
				Infra
			Coralle	Cottage Son xx
				Holle
		Argentina Z ▲	Almé SF △	Ibrahim
				Girondine
			Heureka Holst. ■	Ganeff
				Nobida

Rabiat Z geb. 1990	Rebel Z II ●	Ramiro Holst. ◐	Raimond	Ramzes AA
				Infra
			Coralle	Cottage Son xx
				Holle
		Argentina Z ▲	Almé SF △	Ibrahim
				Girondine
			Heureka Holst. ■	Ganeff
				Nobida
	Calipa Z	Cor de la Bryère SF	Rantzau xx	Foxlight
				Rancune
			Quenotte	Lurioso
				Vestale du Bois Margot
		Ratina Z ●	Ramiro Holst. ◐	Raimond
				Coralle
			Argentina Z ▲	Almé SF △
				Heureka Holst. ■

Roots Z geb. 1993	Rex Z	Rebel I Z ●	Ramiro Holst. ◐	Raimond
				Coralle
			Argentina Z ▲	Almé SF △
				Heureka Holst. ■
		Ratina Z ●	Ramiro Holst. ◐	Raimond
				Coralle
			Argentina Z ▲	Almé SF △
				Heureka Holst. ■
	Cleopatra Z	Cor de la Bryère SF	Rantzau xx	Foxlight
				Rancune
			Quenotte	Lurioso
				Vestale du Bois Margot
		Reureka Z	Ramiro Holst. ◐	Raimond
				Coralle
			Heureka Holst. ■	Ganeff
				Nobida

Inzucht im Gestüt Zangersheide

Zuchtwertschätzung für Springen – obgleich von den 60 Nachkommen eine Reihe der besten ins Ausland exportiert worden waren – hinter *Uriel* auf dem zweiten Platz.

Ramiro war nur eine Saison (vom 1. Mai bis Ende Juli 1969) in seinem Heimatzuchtgebiet Holstein stationiert, wo er 19 Stut- und 11 Hengstfohlen (von denen drei gekört wurden) hinterließ. Bei seinem Besitzer *Baron Clemens v. Nagel-Doornick* im Gestüt Vornholz deckte er nur wenige Stuten und hatte es zunächst sehr schwer, sich gegen die Borniertheit der westfälischen Zuchtleitung durchzusetzen, die ihn mit allen Mitteln bekämpfte. Von 1971 bis 1973 ließ der Baron den Hengst von *Fritz Ligges* auf Turnieren reiten, dann verkaufte er ihn an dessen Sponsor *Hischmann*. Fritz Ligges ritt ihn weiter im Sport bis 1976. Während dieser Zeit wurde er nur wenig, von 1977 bis 1979 regelmäßig in der Zucht eingesetzt. Im Herbst 1979 bezog *Ramiro* dann eine Beschälerbox im Gestüt Zangersheide. Hier erhielt er endlich die züchterische Chance, die ihm gebührte. Aus dieser und der anschließenden Zeit in Brunssum in den Niederlanden datieren die meisten seiner Nachkommen. Deckte er in den 12 Jahren in Deutschland etwa 300 Stuten (durchschnittlich also 25 pro Jahr), so kam er in den vierzehn Jahren in den Niederlanden (1980–1994) in Mertenhof und Brunssum auf insgesamt etwa 3350 Bedeckungen (durchschnittlich 239 pro Jahr), wobei die Stuten nicht nur aus den Benelux-Staaten, sondern zum großen Teil auch aus Deutschland kamen.

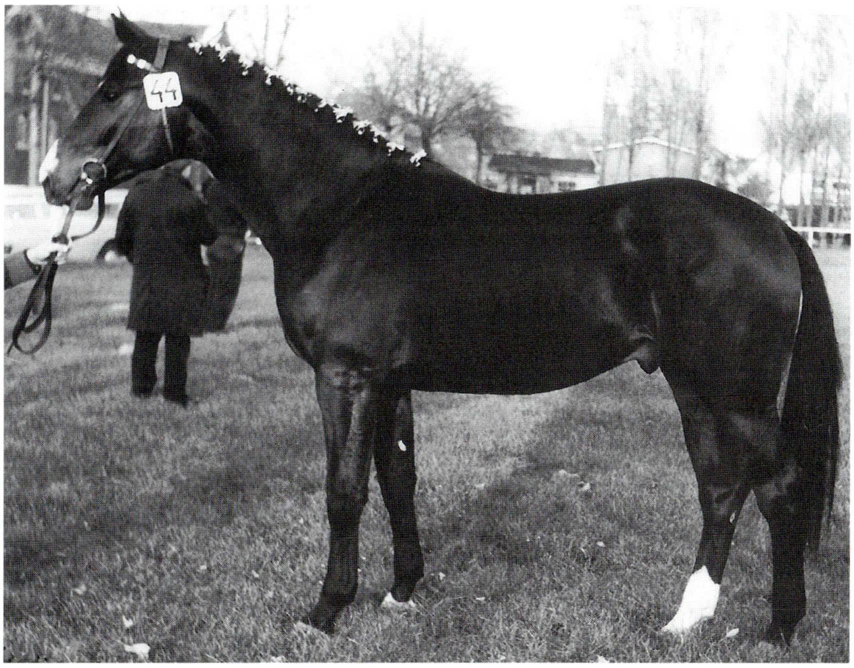

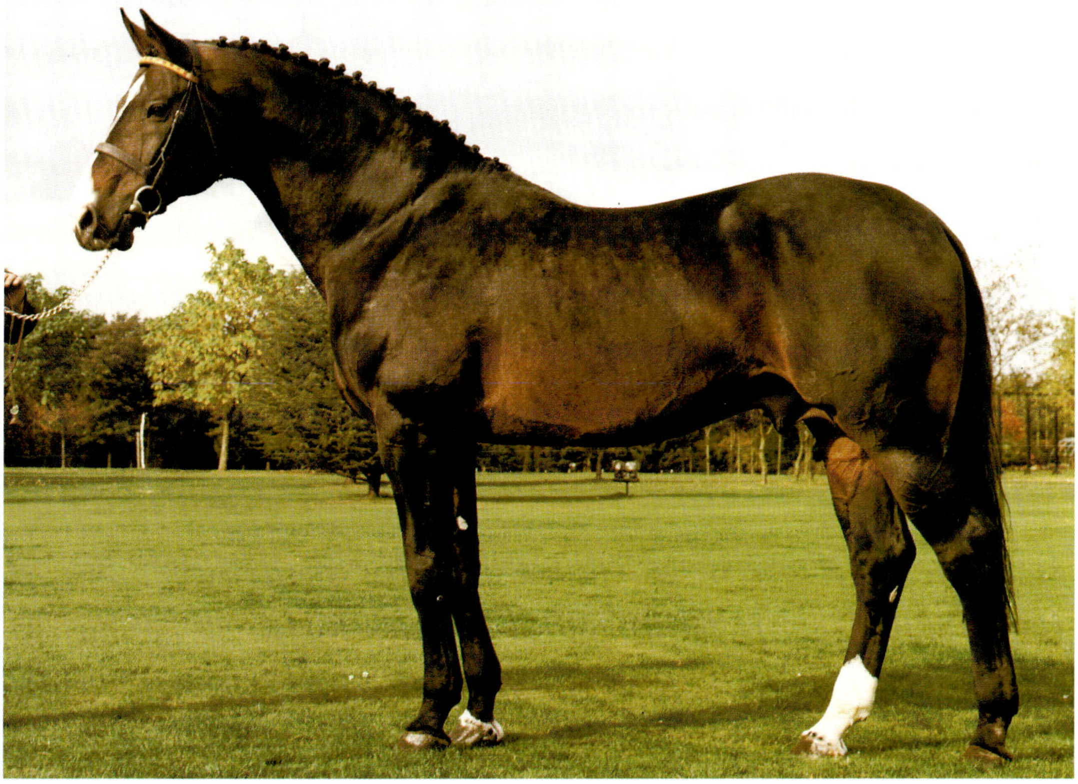

Ramiro, der spätere Zangersheider Hauptbeschäler. Auf dem oberen Bild von 1967, im Alter von zweieinhalb Jahren auf der Körung in Elmshorn, erkennt man in dem übergroßen, hochbeinigen Junghengst noch nicht seine künftige Bedeutung, die er als volljähriger Topvererber (links) nach einer erfolgreichen Sportkarriere für die Sportpferdezucht der Welt erlangen sollte.

In Deutschland hatte *Ramiro* bis 1994 279 Nachkommen im Sport, die eine Gesamtlebensgewinnsumme von 2 118 421,– DM aufzuweisen hatten. Sein Springindex betrug 159 (96 Prozent), womit er an 9. Stelle unter allen 1166 in der deutschen Zucht eingesetzten Hengsten (Gruppe 3) lag. In den Niederlanden stand er ein Jahr vor seinem Tode mit einem Springindex von 118 (96 Prozent) auf dem 28. Platz (man kann daran erkennen, daß ihm in den Jahren seiner Decktätigkeit in den Niederlanden zeitweilig weit mehr Stuten aus Deutschland als KWPN-Stuten zugeführt worden sind).

In Frankreich ist bisher, wegen der dortigen „xenophoben" Zuchtleitung, nur *Almé*, nicht jedoch *Ramiro* wirksam geworden. *Almé* jedoch ist durch die große Zahl seiner bedeutenden Söhne und Enkel (nicht zum

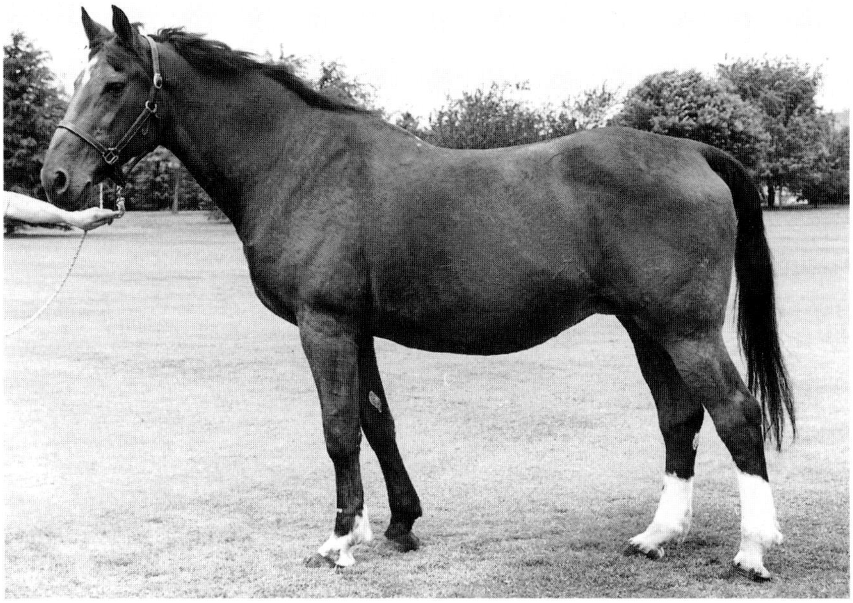

Die wichtigste Stammstute des Gestüts Zangersheide war die Holsteiner Grand Prix-Siegerin Heureka, geb. 1960, v. Ganeff – Falerner.

wenigsten über seinen wohl wichtigsten Sohn *Jalisco B*) 1995, vier Jahre nach seinem Tode, der größte „chef de race" der französischen Zucht dieses Jahrhunderts seit seinem Vater *Ibrahim*.

Schon bald nach der Gestütsgründung hatte *Léon Melchior* auf Grund seiner guten Beziehungen zu Hannover mit der dortigen Zuchtleitung ein besonderes Abkommen getroffen, wonach alle in Zangersheide gezogenen Pferde Hannoversch gebrannt und registriert wurden. Im Laufe der Jahre kam es jedoch zu einer allmählichen Entfremdung zwischen ihm und den Hannoverschen Offiziellen, da der sehr selbstbewußte und zielgerichtet agierende Gestütsherr seiner eigenen, als richtig und erfolgreich erkannten Zuchtphilosophie folgte, währenddessen die Zuchtleitung mehr und mehr ein hübsches „Mehrzweck"pferd anstrebte und sich von dem „altmodischen" Springpferdetyp abwandte. Stein des Anstoßes auf Hannoverscher Seite war allerdings wohl auch der abnehmende Hannoversche Genanteil und die Zunahme an seitens Hannovers nicht gern gesehenen fremden Genen. Mehr und mehr stellte sich heraus, daß die „goldene", die „Passerpaarung", am besten gelungen war auf der Basis der nicht Hannoverschen, sondern Holsteiner-Stute *Heureka*, einem ehemals internationalen Top-Springpferd, das von Léon Melchior selbst im Sport geritten worden war.

Mit dem 1. Januar 1993 kündigte die Hannoversche Verbandsleitung, nachdem der Zuchtleiter *Dr. J. Wilckens* bereits 1991 und 1992 bei der Registrierung Schwierigkeiten gemacht hatte, endgültig die zwanzigjährige Zusammenarbeit auf. Anläßlich seines Ausscheidens als Hannoverscher Zuchtverbandsvorsitzender sagte *Herwart v. d. Decken* in einem von *G. D. Gauger* geführten Interview in der Verbandszeitschrift DER HANNOVERANER (2/1993) auf die Frage, ob die Trennung des Hannoverschen Verbandes von Zangersheide ein Fehler gewesen sei: „Es steht der Hannoverschen Zucht nicht zu Gesicht, wenn sie sich ‚mit fremden Federn schmückt', wenn Pferde – wie in Zangersheide – als Hannoveraner fungieren, ohne einen oder nur wenige Tropfen Hannoversches Blut zu haben."

Das ist zum mindesten eine ganz unmißverständliche Aussage, daß nämlich das Zangersheider Zuchtkonzept nicht mit dem Hannovers übereinstimmt und sich Hannover demnach seit Jahren mit den von den Zangersheider Pferden errungenen „Federn" geschmückt hat. Erstaunlicher- und inkonsequenterweise figurierte dann einen Monat später die der soeben „geschaßten" Zangersheider Zucht entstammende *Ratina Z* (geb. 1982, v. *Ramiro Holst.* a. d. *Argentina Z* v. *Almé SF* a. d. *Heureka Holst.*), obgleich nach v. d. Deckens Ansicht zu Unrecht Hannoversch gebrannt, da keinen einzigen Tropfen Hannoverschen Blutes führend, nach ihrem World-Cup-Sieg auf dem Titelblatt des Verbandsorgans als Hannoveraner.

Nach dem Affront durch den Hannoverschen Verband wurde Léon Melchior gezwungen, sich eine andere Heimat für die von ihm gezüchteten Pferde zu suchen. Wesentlich bei der Wahl eines anderen Zuchtverbandes war es, daß von dort möglichst wenig Behinderung und Reglementierung seiner züchterischen Aktivitäten ausgehen würden. Er fand sich auf Grund der EU-Richtlinie 90/427 im Luxemburger Pferdestammbuch, das für Studbook Zangersheide ein eigenes Register einrichtete. Da bereits ein recht umfangreicher Bestand von in Zangersheide gezüchteten Pferden in verschiedenen europäischen Ländern, vor allem in Belgien, Holland, Luxemburg, Frankreich und Deutschland vorhanden war, lag es nahe, das neue Stammbuch auch für alle anderen Züchter zu öffnen, die eine analoge Zuchtrichtung verfolgten wie das Stammgestüt. Der Widerhall war erwartungsgemäß sehr groß. Seit dem 1. Januar 1993 bis zum Sommer 1995 wurden bereits ca. 3500 Mutterstuten registriert. Von den für den neuen Verband gekörten 130 Hengsten sind bisher 70 züchterisch zum Einsatz gekommen, die sich herkunftsmäßig prozentual auf folgende Zuchten verteilen: Holstein 37 Prozent, Hannover 27 Prozent, Frankreich 15 Prozent, Niederlande 13 Prozent.

Ein einziger Hengst gehört bisher dem Englischen Vollblut an. Das ist in der Tat charakteristisch für Zangersheide und Melchiors Zuchtphiloso-

Das bisher beste Produkt der Zangersheider Zucht, Ratina Z (v. Ramiro Holst. – Almé SF – Ganeff Holst.), trägt paradoxerweise einen Hannoverschen Brand.

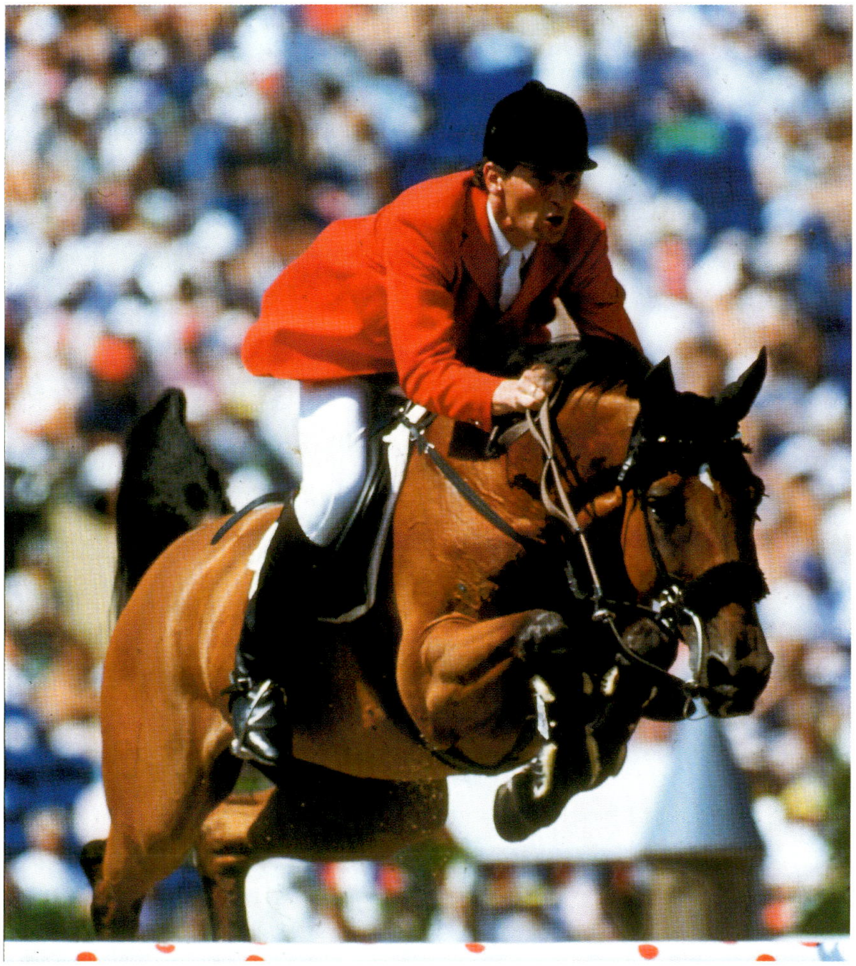

phie. Dieser niedrige Vollblutanteil ist für eine moderne Sportpferdezucht außergewöhnlich. Vollblut ist der Zangersheider Zucht nahezu ausschließlich in gewissermaßen bereits „assimilierter" Form, hauptsächlich über Holsteiner und französische Hengste zugeführt worden. Nach Melchiors eigenen Worten sei er (analog dem Vorwort zum 2. Band des TRAKEHNER GESTÜTBUCHES, Berlin 1901, von Landstallmeister *Burchard v. Oettingen*) dabei, „selbst eine Art Vollblut zu schaffen".

Auch durch seine organisatorische Struktur unterscheidet sich „Stud Book Zangersheide" von allen anderen Zuchtverbänden in Europa. Es handelt sich bei ihm nicht um einen gemeinnützigen, ideellen Verein, sondern um ein kommerziell geführtes Unternehmen, an dem sich auch Dritte beteiligen können. Ob mangels Mitspracherechts der Mitglieder schnellere Beschlüsse und eine flexiblere Geschäftsführung möglich werden, muß die Zukunft lehren. Auf jeden Fall besitzt „Stud Book Zangersheide" eine völlig neue Organisationsform, verglichen mit allen anderen Zuchtverbänden. Aber so demokratisch funktionieren auch die gemeinnützigen Verbände nicht, wie man aus den unterschiedlichen Meinungsäußerungen dazu in der hippologischen Fachpresse schließen kann.

Nach den Outcross-Rotationspaarungen der Anfangszeit bemüht sich Melchior zur Zeit durch eine teilweise sehr enge Inzucht, ja Inzestzucht auf die bewährtesten Stuten und Hengste, die erreichten Leistungsanlagen zu konsolidieren, wobei die Hauptkomponenten die Hengste *Almé SF* und *Ramiro Holst.* und die Stammstute *Heureka Holst.* bilden, alle drei Grand Prix Sieger. Als Inzucht- beziehungsweise Inzestzuchtprodukte seien die Beispiele *Rex Z*, *Rabiat Z* und *Roots Z* genannt (siehe S. 288).

KALTBLUTZUCHTEN

BELGISCHES KALTBLUT BRABANTER ABSTAMMUNG

Brabants Trekpaard, Cheval de Trait Belge, Belzen

TYP, INTERIEUR, VERWENDUNG: Das Belgische Zugpferd ist eine der schwersten landwirtschaftlichen Arbeitspferderassen der Welt, ein gewaltiges, enorm starkes, frühreifes Kaltblutpferd, ein Muskelpaket, ein Schwerathlet mit energischem Temperament und frommem, umgänglichen Charakter. Es gilt als absolut zugfest, dabei leicht lenkbar. Aufgrund seines Kalibers und seiner Masse ist es recht anspruchsvoll in der Aufzucht und benötigt auch ausgewachsen relativ viel Erhaltungsfutter, vor allem viel Rauhfutter. Nachdem es seine Rolle im schweren landwirtschaftlichen Zug ausgespielt hat, beschränkt sich die Zucht weitgehend auf Schlachtfohlenproduktion. Den Bemühungen der „Verenigung voor het Bevorderen van het Belgisch Trekpaard" (Verein zur Förderung des Belgischen Kaltbluts) ist es zu verdanken, daß der Belgier vermehrt wieder vor allem im alternativen Ackerbau eingesetzt wird. In sehr geringen Zahlen wird der Belgier noch in der Forstwirtschaft, zu Werbezwecken als Brauereipferd oder vor anderen Geschäftsfahrzeugen sowie im Tourismus für Planwagenfahrten und im Freizeitfahrsport verwendet. Dieser Markt ist jedoch außerordentlich klein und überschaubar.

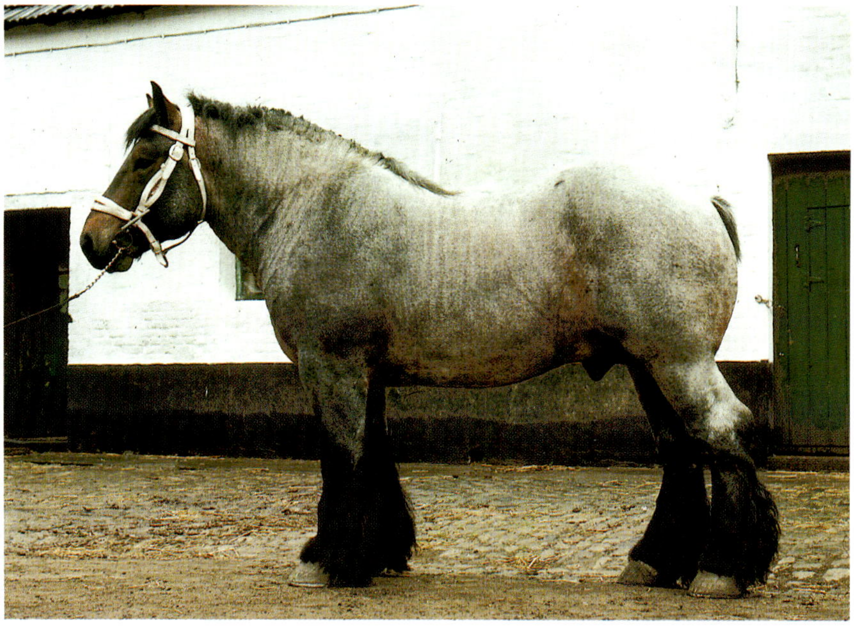

Moderner Belgischer Kaltbluthengst Codex de Wolvertan

EXTERIEUR:
Der Kopf des Belgischen Kaltblüters ist wohl proportioniert, jedoch recht unedel, der Hals kurz und dick mit mächtig ausgebildeten Ganaschen und grober, struppiger Doppelmähne. Der breite, niedrige Widerrist verschwindet fast vollkommen in der dicken Muskulatur. Die Brust ist breit und tief, der Rücken kurz, breit, meist etwas eingesattelt. An die starke, muskulöse, wie zwei Kissen hervortretende Lendenpartie schließt sich die ausladende, lange, gespaltene, stark abschüssige Kruppe an. Die lange, doch recht steile Schulter ist enorm bemuskelt, ebenso Ober- und Unterarm und die weit herabreichenden „Hosen" der Beckengliedmassen. Der Schweif ist in Belgien in der Regel ganz kurz kupiert, um die Kruppe noch breiter erscheinen zu lassen. Der Umfang der Röhren ist außerordentlich stark, wobei allerdings der Entwicklung oft mit dem „Feu Belge" genannten Blister nachgeholfen wird, dessen Wirkung nicht selten noch durch feine Hauteinschnitte mit einer Rasierklinge unterstützt wird. Aus der auf diese Weise erzeugten Entzündung des Unterhautbindegewebes resultieren dann mehrere Zentimeter mehr an Röhrbeinumfang und etwas verschwommene Gelenke, und neben einer gewissen allgemeinen Schwammigkeit des Gewebes auch eine starke, grobe, allerdings kurze Behaarung der kurzen Röhren und Fesseln. Die Hufe sind groß, rund und von guter Hornqualität, gelegentlich etwas platt.

Etwa 80–85 Prozent der Pferde sind Braunschimmel, und von ihnen gehen 95 Prozent auf den Stammhengst *Albion d'Or* zurück. Es kommen jedoch auch Rappschimmel, Braune und, selten, Füchse vor. Neben der über die *Albion d'Or*-Linie vorherrschenden Braunschimmelfarbe unterhält die „Stiftung Hanswijkhoeve" einen Bestand andersfarbiger Belgischer Kaltblutpferde in einem auf die Erhaltung dieser Farben ausgerichteten Zuchtprogramm.

Für die Widerristhöhe ist kein Minimum festgelegt. Jedoch hat es sich eingebürgert, daß die Eigner von Pferden um oder unter 160 cm Stockmaß diese in das Ardenner-Gestütbuch eintragen lassen. Daher ist es heute zu einer weitgehenden Übereinstimmung im Blutaufbau mit dem Belgischen Ardenner gekommen. Im allgemeinen ist der „Belzen" jedoch ein großes Pferd und erreicht eine Widerristhöhe von über 165 cm.

MECHANIK:
Trotz der gewaltigen Masse des Pferdes sind die Bewegungen im Schritt und Trab leicht, flott, energisch und raumgreifend.

ZUCHT:
Wie der Name sagt, stammt das Brabanter Zugpferd ursprünglich aus den tiefgelegenen, fruchtbaren

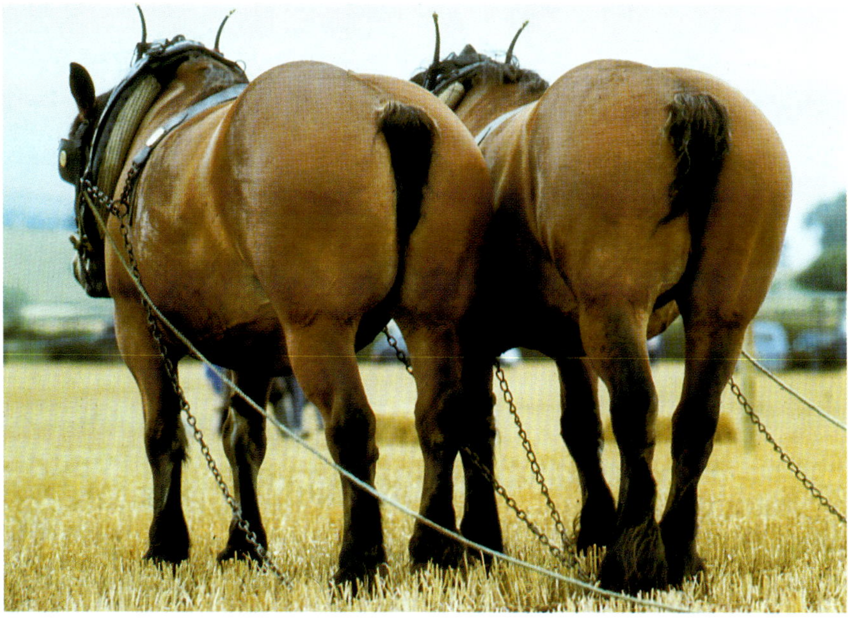

Typisch für Belgier: die extem kurz kupierten Schweife, die die mächtigen, gespaltenen Kruppen noch breiter erscheinen lassen.

Belgische Kaltblutstute in der Bewegung

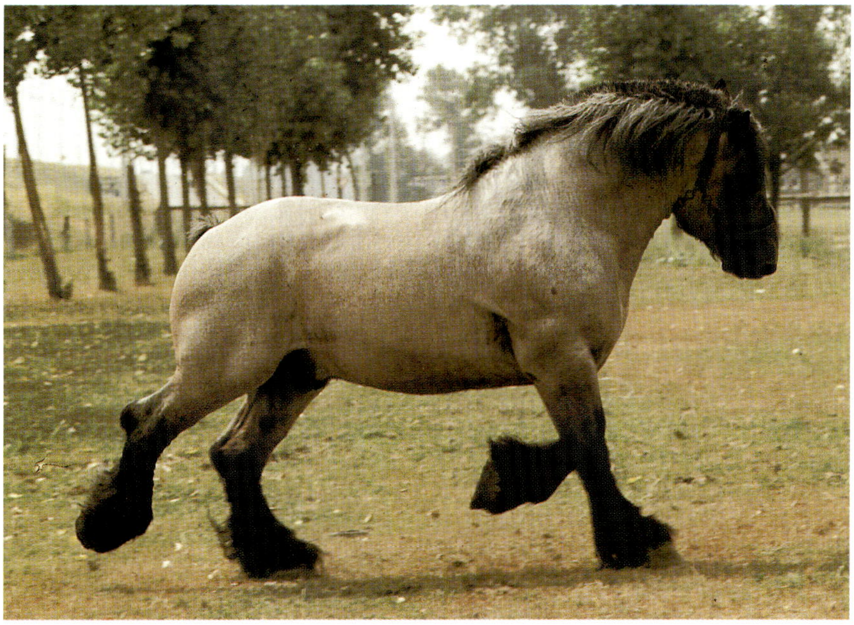

Marschgebieten der belgischen Provinz Brabant, doch ist es heute über ganz Belgien, vor allem auch Flandern, verbreitet. Die Zucht ist völlig in bäuerlicher Hand und wird betreut durch die „Société Nationale des Eleveurs Belges". Es bestanden und bestehen noch heute zahlreiche Nachzuchten auf der ganzen Welt, so in Deutschland, Dänemark, Rußland, USA, Japan, Südamerika etc.

GESCHICHTE:
Belgien kennt kein eigentlich bodenständiges Warmblutpferd. Bereits die ursprüngliche Landrasse stand dem späteren Kaltblut weit näher. Sofern es auf dem heute belgischen Boden jemals so etwas wie eine dem Warmblut nahestehende Zucht gegeben haben sollte, so war sie seit langem in der Entwicklung des Brabanters beziehungsweise des Flamen und dann im Trait Belge aufgegangen. Lange Zeit, bis zur einsetzenden Motorisierung von Landwirtschaft und Wirtschaft nach dem Zweiten Weltkrieg, war das schwere, kaltblütige Arbeitspferd aus der Provinz Südbrabant das Wahrzeichen Belgiens. Von hier aus fand es seine Verbreitung über die ganze Erde, wo es teils rein weitergezüchtet, teils zur Verbesserung heimischer Rassen eingesetzt wurde.

Das alte Belgien, größtenteils tiefgelegenes Flachland, wurde in der ersten geschichtlich überlieferten Zeit von den Galliern, speziell Treverern, bewohnt. *Caesar* fand dort auf seinem Eroberungszug ein ziemlich kompaktes, ausdauerndes Pferd vor, das ebenso zum Reiten wie vor dem Kampfwagen verwendet wurde. Nachdem das Gebiet dem Römischen Reich einverleibt worden war, genoß das dort gezogene Pferd allgemein große Wertschätzung und starke Verwendung seitens der Okkupanten. Bei *Publius Cornelius Tacitus* (55 – ca. 115) lesen wir, daß die Treverer sich zur Zeit Diokletians über die an sie gestellten übermäßigen Anforderungen hinsichtlich Pferdelieferungen beklagten. Vom Fall der römischen Herrschaft (ca. 410) bis zu *Karl dem Großen*, als die Franken das Gebiet erobert hatten und dort siedelten, kam es zu einem ausgedehnten Einstrom germanischen Pferdematerials. Etwa um die Zeit, als die prunkvolle Gesandtschaft des Kalifen *Harun-al-Raschid* von Karl dem Großen als Gegen-

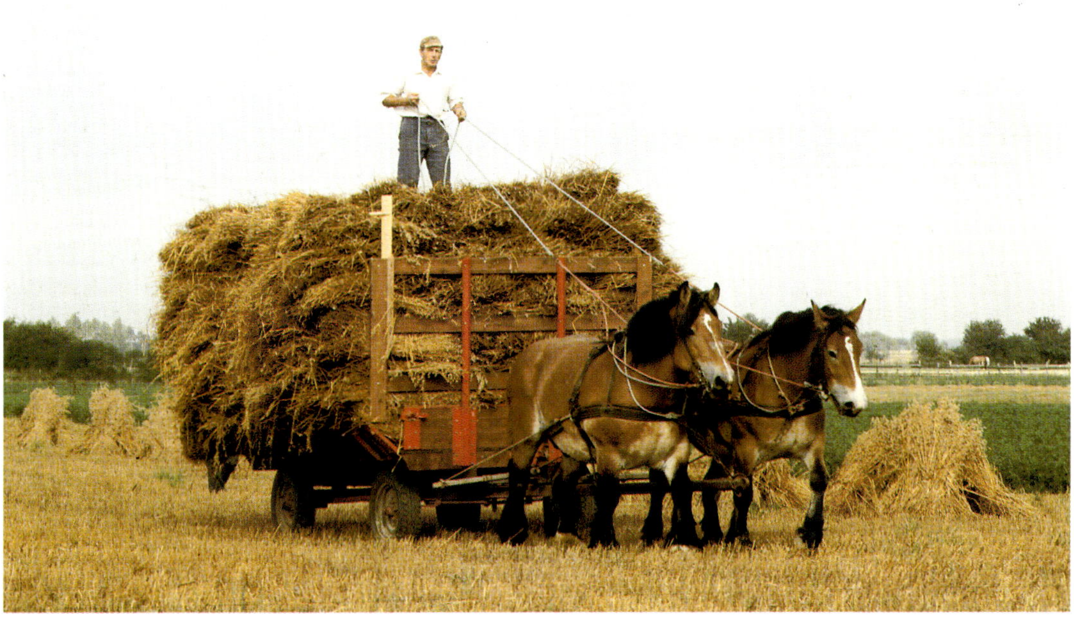

Belgische Kaltblüter bei der Erntearbeit

geschenke schwere Belgische Pferde nach Bagdad mit zurücknahm (807), soll auch der legendäre Brabanter Hengst *Bayard* die vier schwerbewaffneten Söhne des *Herzogs Haymon* über eine Strecke von zehn Meilen getragen haben, ohne zu ermüden.

Vom 11.–16. Jahrhundert waren Brabant und Flandern Heimat und Mittelpunkt der Zucht des schweren Ritterrosses. So schreibt zum Beispiel der Chronist *Ekkehard* (gest. 990): „Der an der Maas ansässige Adel ist allen anderen an Gewandtheit bei ritterlichen Manövern überlegen." Gegen Ende des 13. Jahrhunderts war die Ausfuhr an belgischen Pferden so stark geworden, daß *Herzog Jan I. von Brabant* sich veranlaßt sah, Präventivmaßnahmen gegen ihren Ausverkauf zu ergreifen. Auch in Belgien verdrängte die Erfindung des Schießpulvers und der Handfeuerwaffen den Gebrauch der schweren Pferde in den gepanzerten Ritterheeren mehr und mehr, auch wenn das belgische Ritterpferd noch bei zahlreichen Turnierfesten im In- und Ausland erscheint und erst mit dem mittelalterlichen Rittertum verschwindet. Seit etwa 1500 findet das schwere Pferd seinem Bau und seinen Eigenschaften gemäß mehr und mehr als Zugtier und Ackerpferd Verwendung. Gegen Ende des 16. Jahrhunderts war Belgien durch Kriegswirren total verwüstet, und auch die Pferdezucht lag am Boden. Eine nur leidliche Erholung dauerte bis zum Ende des 17. Jahrhunderts, doch warf sie der Einfall *Ludwigs XIV.* im Spanischen Erbfolgekrieg (1701–1714) erneut zurück.

Verschiedene Versuche, die Zucht durch fremdes Blut (Andalusier, Berber, Araber, aber auch Frederiksborger, Holsteiner etc.) und Anlage von Staatsgestüten während der österreichischen Herrschaft zu verbessern, die bis zu den Napoleonischen Kriegen dauerte, scheiterten an der hartnäckigen Ablehnung und dem Traditionssinn der Brabanter und flämischen Bauern. Während der „Franzosenzeit" wurden vier Hengstdepots errichtet, mit den Standorten Tervuren, Mézières, Wickrath und Brügge. „Das geschah 1806 bis 1808. Dort wurden Reit- und Kutschpferdehengste aus Hannover und der Normandie aufgestellt. Das bereitgehaltene Hengstmaterial konnte jedoch die Bauern nicht begeistern, und so wurden 1815 – bei Kriegsende – die Depots wieder aufgelöst." (*P. Damen* in DIE GESCHICHTE DES BELGISCHEN ZUGPFERDES, 1985).

Die Bauern hielten, auch nach den Napoleonischen Kriegen, die, wie überall in Europa, die Pferdezucht arg mitgenommen hatten, an ihrem Pferdeideal fest und bemühten sich um eine Regeneration der Rasse aus sich selbst. Diese Einstellung änderte sich auch nicht nach der Trennung Belgiens von den Niederlanden im Jahre 1830. 1839 – Belgien war mittlerweile ein selbständiges Königreich (unter der Herrschaft des Hauses Sachsen-Coburg), Luxemburg blieb in Personal-Union mit den Niederlanden verbunden – wurden die 65 Hengste von dem von *König Wilhelm I.* errichteten Gestüt zu Walferdange (gerade nördlich der Stadt Luxemburg) nach Tervuren verlegt. Dort hatte Wilhelm als Kronprinz übrigens schon ein Privatgestüt besessen. 1850 wurde das Depot verlegt nach Gembloux (zwischen Brüssel und Namur). Die Bauern mieden jedoch die „Blut"-Hengste wie die Pest und benutzten nur die Shires und Percherons. Deshalb wurde 1864 das Depot als ineffektiv aufgelöst. Damit hatte dennoch die staatliche Hengsthaltung in Belgien etwas länger Bestand gehabt als in den Niederlanden.

Um die Mitte des 19. Jahrhunderts, nachdem *Justus v. Liebig* 1839/40 die mineralische Düngung erfunden hatte, setzte eine allgemeine Intensivierung der Landwirtschaft ein. In deren Folge wurde allenthalben der Ruf nach einem schweren Zugpferd laut für die immer schwerer werdenden landwirtschaftlichen Geräte und Maschinen, die für die für den Hackfruchtbau (Zuckerrüben, Steckrüben, Futterrüben, Kartoffeln) angewandte, neuentwickelte Tiefkultur notwendig waren. Auch die aufstrebende Industrie benötigte ständig schwerere Pferde zum Bewegen schwerster Lasten. Hier stießen die schweren belgischen Pferde der Provinzen Brabant und Flandern in eine offensichtliche Marktlücke. Zunächst nur für den Eigenbedarf zum Einsatz auf den schweren Böden ihres Heimatlandes gezüchtet, verbreitete sich ihr Ruhm weit über dessen engere Grenzen.

1884 wurde im östlichen Flandern das erste Kaltblut-Stammbuch begründet; ihm folgten rasch Gründun-

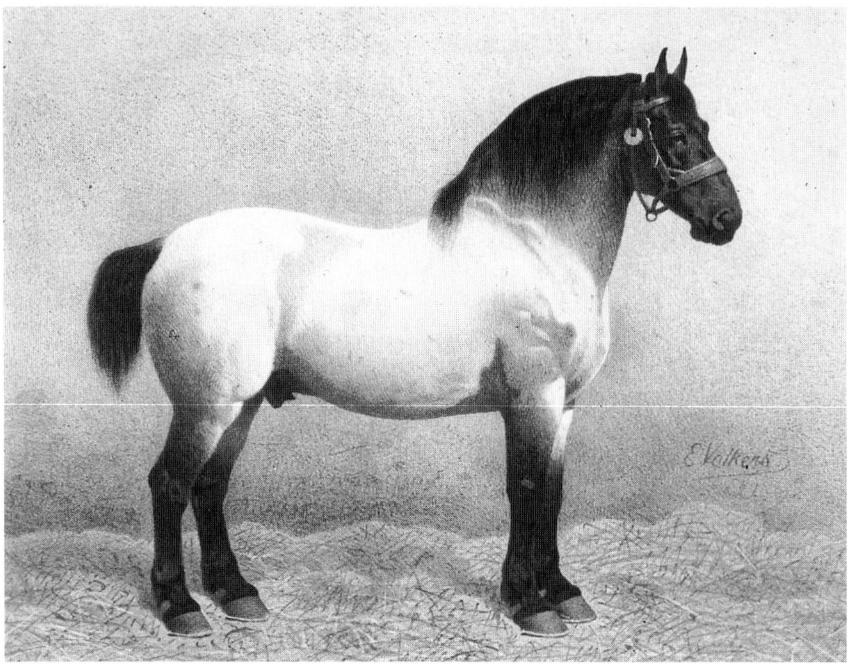

Belgischer Kaltbluthengst des Brabanter Typs, um 1869, Gemälde von Emil Volkers (1831–1905)

Belgische Kaltblutstute Celine II, geb. 1895, aus C. v. Drathen, „Die europäischen Pferdeschläge auf der Pariser Weltausstellung 1900" (Berlin 1901)

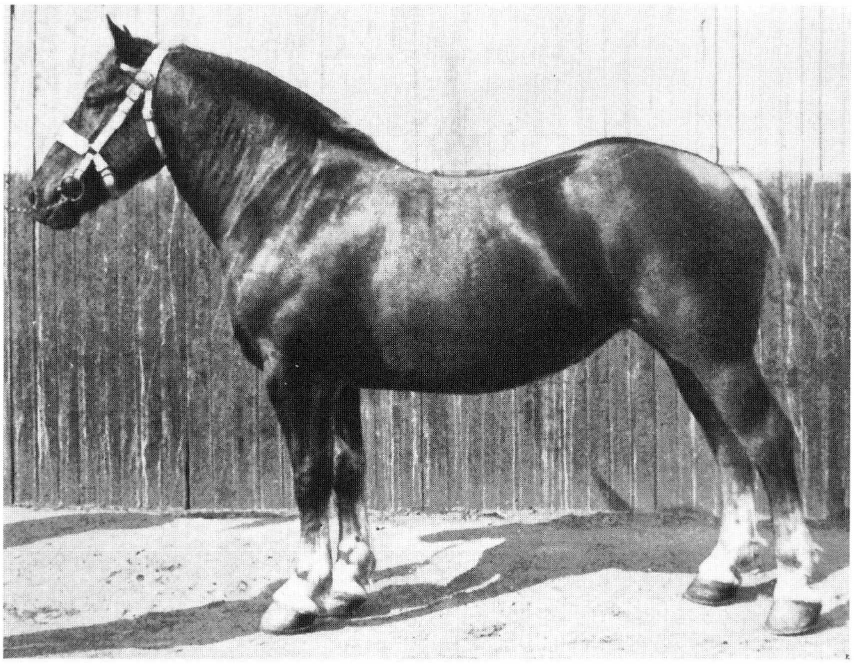

gen in den anderen Provinzen. Die Zucht begann sich immer stärker an dem Vorbild des Brabanters zu orientieren. Im gesamten Land, außer in den Ardenner Bergen, setzte eine Verdrängungszucht mit dem Brabanter ein, selbst in bis dahin so profilierten Zuchtgebieten wie Flandern und Condroz (wo bis dahin der sogenannte „Doppel-Ardenner" gezüchtet worden war), so daß diese beiden Rassen nahezu völlig verschwanden. Schon 1887 erschien das erste gemeinsame Kaltblut-Stammbuch für ganz Belgien. Der „Brabanter" Typ war vorherrschend. 1888 wurde die bis dahin gängige Bezeichnung „Flämisches Pferd" für das Pferd der Provinz Flandern abgeschafft. Statt dessen wurde der allgemeine Name „Cheval de Trait Belge" eingeführt.

Schon seit etwa 1870 hatte sich der Trait Belge zu einer einheitlichen Rasse konsolidiert, die mehr oder weniger in dem noch heute vorhandenen Typ stand. Es waren drei Hengstlinien entstanden: Die des *Jupiter I,* begründet mit dem Hengst *Orange I,* die des *Gris du Hainault,* begründet mit dem Hengst *Bayard,* und die des *Colosse de Méhaique,* begründet mit dem Hengst *Jean I.* Vor allem Schauerfolge auf Pferdeausstellungen in Belgien, Paris und Übersee machten die Rasse bekannt. Die größten Schauerfolge, die Belgische Kaltblüter errangen, waren die Gewinne des Grand Championats aller schweren Schläge auf den Weltausstellungen von Paris durch den *Orange-I*-Sohn *Brillant* im Jahre 1878 und durch den *Brillant-I*-Enkel *Rêve d'Or* 1900.

1891 wurden die „Société des Eleveurs Belges" (gegründet 1885) und die „Société Nationale du Cheval de Trait Belge" (gegründet 1886) zur „Société Nationale des Eleveurs Belges" vereinigt und ein gemeinsames Gestütbuch herausgegeben.

Die Pferdezucht ist in Belgien, wie leider nahezu das gesamte öffentliche Leben, beeinflußt durch den Sprachen- und Nationalitätengegensatz (französisch kontra flämisch). So verwundert es nicht, daß die Ehrentafeln Belgischer Kaltblut-Championats-Hengste und -Stuten seit 1886, dem Jahr der Gründung der „Société du Cheval de Trait Belge", bis weit über die sechziger Jahre unseres Jahrhunderts, nur wenige niederländisch klingende Eignernamen vermelden. Mit den Pferden und ihren Namen ist es nicht anders: „Die *Wallonie, Brabant, Hennegau, Liège* und *Namur* geben den Ton an" (Damen, a. a. O.). Natürlich kann man hierin, und wohl mit einigem Recht, eine Benachteiligung

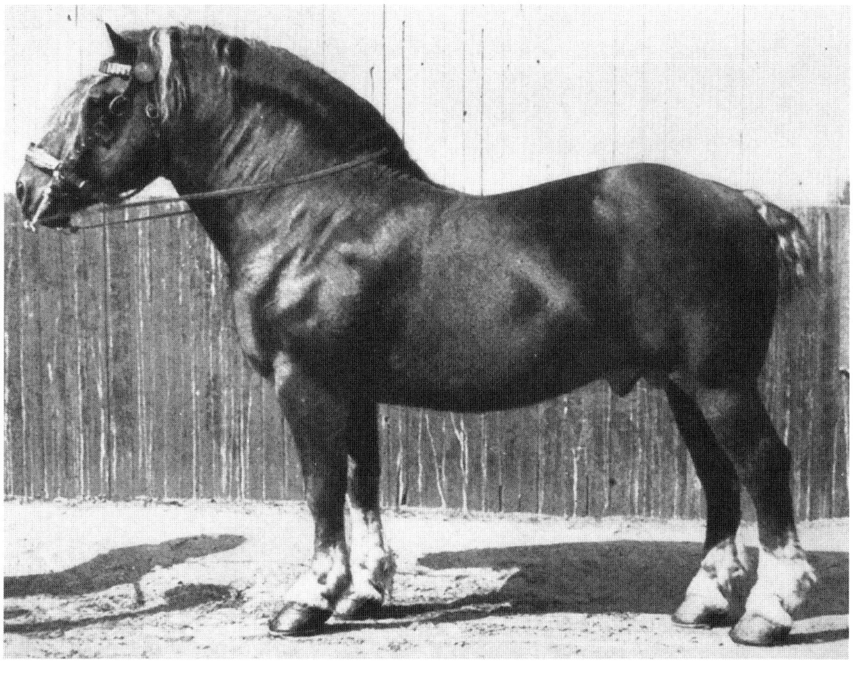

Rève d'Or, Belgischer Kaltbluthengst, geb. 1891, aus C. v. Drathen, „Die europäischen Pferdeschläge auf der Pariser Weltausstellung 1900" (Berlin 1901)

des flämischen Bevölkerungsteils sehen. Andererseits jedoch, wenn man die Sache objektiv betrachtet, war die Pferdezuchtpolitik des Brüsseler Landwirtschaftsministeriums und der „Société Nationale" unter volkswirtschaftlichen Aspekten gewiß recht weitblickend. Denn wie sonst, wenn nicht durch eine Erweiterung des Zuchtgebietes und eine Erhöhung der züchterischen Kapazitäten über Brabant hinaus, hätte man der sich ständig ausweitenden Nachfrage aus dem Ausland nachkommen sollen. Und das „gute Geld" von jenseits der Grenzen, das bis zum Schock der totalen Motorisierung nach dem Zweiten Weltkrieg reichlich floß, war den flämischen Bauern gewiß ebenso willkommen wie den wallonischen. 1919 wurde der Société noch das ehrenvolle „Royale" zuerkannt. Der belgische Pferdebestand war stabil, erstaunlicherweise, wenn man bedenkt, daß Belgien in beiden Weltkriegen Truppenaufmarschgebiet und Schauplatz schwerster Schlachten war. Seit den siebziger/achtziger Jahren bestimmte der Typus des „Trait Belge" den internationalen Markt für schwere landwirtschaftliche Arbeitspferde und schwerste Lastpferde für Wirtschaft und Industrie. So wurde die seit Jahrzehnten mit Energie verfolgte konsequente und zielbewußte Zuchtarbeit der belgischen Bauern honoriert. Im benachbarten Deutschland, mit seinem großen Bedarf an schweren Pferden, hatte sich der „Trait Belge" rasch gegen die bis dahin favorisierten britischen Kaltblüter durchgesetzt, da er „pflegeleichter", das heißt weitaus anspruchsloser hinsichtlich seines Futterbedarfs und auf den schweren Böden nicht durch den lästigen starken Behang gehandicapt war, wie der Clydesdale und der Shire. Der Export war in den ersten 50 Jahren des 20. Jahrhunderts eine bedeutende Einkommensquelle der belgischen Landwirtschaft. *Daniel van de Sompele* schrieb in seinem Buch VOM LÄNDLICHEN REITPFERD ZUM EDLEN WARMBLUT (1980): „Es ist ein offenes Geheimnis, daß für den allergrößten unter allen Kaltblut-Stammvätern, *Avenir d'Herse* (geb. 1921, Nationaler Champion von Belgien 1925), vergeblich eine Million Franken geboten wurden. In jener Zeit verdiente ein belgischer Landarbeiter im Jahr 6000 Franken."

Größten Einfluß auf die Zucht erlangte der 1923 geborene Braunschimmelhengst *Albion d'Or*, auf den bis heute etwa 95 Prozent aller Belgischen Kaltblutpferde zurückgehen. Ihm verdankt die Zucht auch die heute meist verbreitete Braunschimmelfärbung. Mit diesem Typ und Zuchtmaterial begann in nahezu allen intensiven Ackerbau treibenden Ländern der Erde (außer Großbritannien) die Zuchtbewegung zur Erzeugung eigener schwerer kaltblütiger Schläge und Rassen. Von Anbeginn bestanden enge Kontakte zwischen der belgischen Zucht und dem Südwesten der Niederlande, wo man um 1900 von Experimenten mit Clydesdale und Shire abrückte und geschlossen zur Kaltblutzucht Belgischen Typs überging. 1904 wurde das „Seeländische Belgische Pferdestammbuch" gegründet, das 1915 in der Vereinigung „Het Nederlandsche Trekpaard" aufging. Im Gegensatz zu Belgien waren die Niederlande im Ersten Weltkrieg neutral geblieben. Nach dem Fall von Antwerpen (9. Oktober 1914) und der Einnahme durch die deutschen Truppen evakuierte eine Reihe von Züchtern ihre hochwertigen Beschäler vor dem befürchteten deutschen Zugriff noch schnell über die Grenze auf niederländisches Gebiet. Das bedeutete für die niederländische Kaltblutzucht auf Belgischer Grundlage ein enormes Stimulans. Bereits während des Krieges stieg die Nachfrage nach schweren Arbeitspferden geradezu explosionsartig und weitete sich dann nach Kriegsschluß während der zwanziger/dreißiger Jahre mehr und mehr aus.

Es war vor allem der Niederländer *Arnold van Broekhuyzen*, der von seinem belgischen Wohnsitz Ukkel bei Brüssel aus die niederländischen Züchter mit belgischem Material versorgte (nachzulesen bei *P. H. Huisman* in ZELDSAME HUISDIERRASSEN, 1979). Dennoch war das Verhältnis zwischen der belgischen „Mutter" und der niederländischen „Tochter" nicht stets und allzeit ein gutnachbarschaftliches und frei von Friktionen. „Seit dem Bestehen eines ersten Pferdestammbuches in Seeland und Limburg wurden die vom Belgischen Pferdestammbuch ausgegebenen Papiere der in die Niederlande eingeführten Pferde hierzulande als gleichberechtigt anerkannt. Dagegen weigerte sich das Belgische Stammbuch, die Abstammungsnachweise von niederländischen Pferden ebenso anzuerkennen", schreibt *Peter Verdurmen*. „Es folgten Verhandlungen zwischen beiden Verbänden. Endlich wurde 1935 eine Übereinkunft für eine Probezeit von vier Jahren erzielt. 1939 jedoch gelang eine nochmalige Einigung nicht. Die Folge war, daß ab 1940 im Gegenzug kein belgisches Pferd mehr in das niederländische Stammbuch eingetragen wurde. Damit kam die Einfuhr belgischen Zuchtmaterials in die Niederlande völlig zum Erliegen. Nach dem Kriege wurde dieser Beschluß wieder rückgängig gemacht."

Während des Zweiten Weltkrieges nahm die Kaltblutzucht noch einmal einen gewaltigen Aufschwung, und in den ersten Nachkriegsjahren erreichten die Zahlen der Stutenbedeckungen ihren absolut höchsten Stand. Allzuschnell allerdings folgte dann der totale Absturz. Mit dem Schock der in den fünfziger/sechziger Jahren erfolgenden totalen Motorisierung von Landwirtschaft, Wirtschaft und Industrie wurden auch die marktbeherrschende Stellung und der unaufhaltsam scheinende Siegeszug des „Cheval de Trait Belge" jäh unterbrochen. Schrieb das Stammbuch 1931 noch 38 000 Fohlen ein, so waren es 1960 (doch) noch 12 000; aber 1983 noch 2000 (siehe *Damen*, a. a. O.) und 1992 (nach *M. Wentien*, 1992) nur noch 784. Heute befindet sich die einst so stolze Rasse überall auf dem Rückzug, sofern sie nicht schon völlig verschwunden ist, wie zum Beispiel in einer Reihe von Nachzuchtgebieten in Deutschland. In Belgien, wo ebenfalls ein starker Rückgang zugunsten einer sich mehr und mehr ausbreitenden warmblütigen Sportpferdezucht stattgefunden hat, ist heute das Zuchtziel vornehmlich auf Schlacht-

Original-Belgischer Kaltbluthengst Gaulois de Monceau, geb. 1922, er wurde einer der Stammhengste der Sachsen-Anhaltinischen Kaltblutzucht. Bis 1940 war er Landbeschäler im Landgestüt Kreuz.

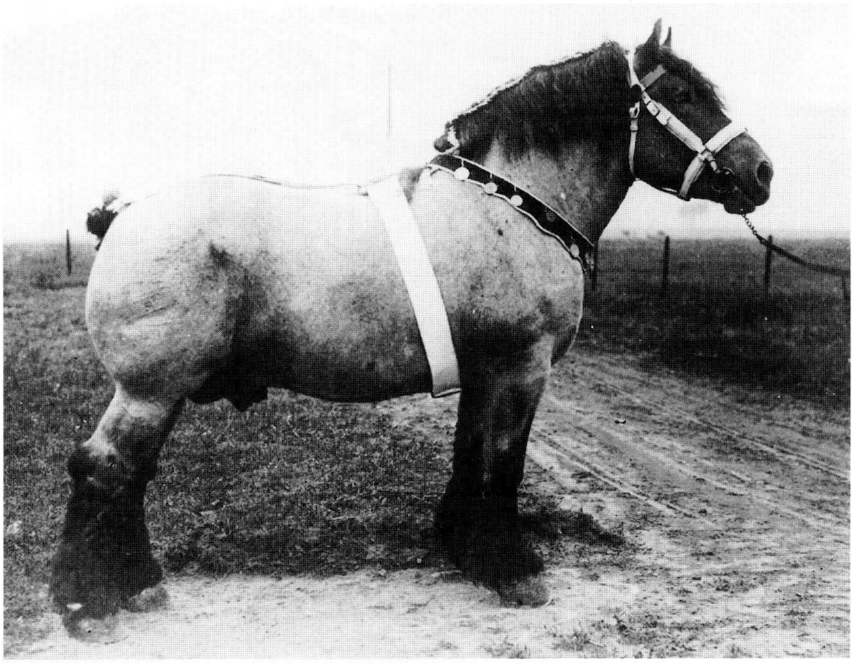

fohlenproduktion, auf Frühreife und ein hohes Ausschlachtungsergebnis ausgerichtet.

Dank der enormen Exportzahlen an Zuchtpferden, die während der Blütezeit der Kaltblutzucht in alle Welt gegangen waren, ist, obgleich die meisten Pferde auf den Stammhengst *Albion d'Or* zurückgehen, der Blutaufbau doch nicht so eng geworden, daß die unmittelbare Gefahr einer Inzuchtdepression besteht. In Belgien, Nordfrankreich, den Niederlanden, Deutschland und Dänemark bestehen verwandte Populationen, die einen Genaustausch, wo notwendig, über die Grenzen ermöglichen. Die einzelnen Populationen sind allerdings klein: In Belgien wachsen heutzutage (1996) jährlich etwa 600 Fohlen heran, ebenso in Nordfrankreich und den Niederlanden. In Deutschland beträgt ihre Zahl, verteilt über eine Reihe von Bundesländern, etwa 400. Angesichts der eingeschränkten Verwendungsmöglichkeiten der Rasse, außer als Fleischlieferant vor allem als Arbeitspferd in der alternativen Landwirtschaft, in der Forstwirtschaft und als Paradegespanne vor den Wagen der Brauereien und anderer Geschäftsunternehmen zu Werbezwecken, für Planwagenfahrten innerhalb des Tourismus und (sehr beschränkt) im Freizeitfahrsport, ist die Zukunft der Rasse doch recht unsicher. Denn der Belgier ist untauglich für die meisten Pferdesportarten, einmal abgesehen von den in Japan und den USA veranstalteten „Rennen" im schweren Zug, den Zweispännerwettbewerben in Frankreich und dem weltweit in zahlreichen Ländern veranstalteten Wettpflügen (bis hin zu Weltmeisterschaften). Deshalb schrieb *Dr. M. P. H. M. Roumen* in seiner Arbeit zu Recht: „Das zukünftige Kaltblutpotential benötigt für eine gesunde Weiterzucht eine breitere Basis. Dafür sind gute züchterische Kontakte zwischen den Züchtern, die diese Rasse züchten, über Ländergrenzen hinweg unentbehrlich und ist ein gezielter Hengstaustausch dringend erwünscht. Möglicherweise kann als Beispiel dafür der Hengst *Honved I* dienen, der, von einem belgischen Vater aus einer deutschen Mutterlinie, in Westfalen gezogen, von der niederländischen Zucht importiert wurde."

ARDENNER

Cheval de Trait Ardennais

TYP, INTERIEUR, VERWENDUNG: Einen hervorragenden Platz unter den Races Chevaux de Lourds (den

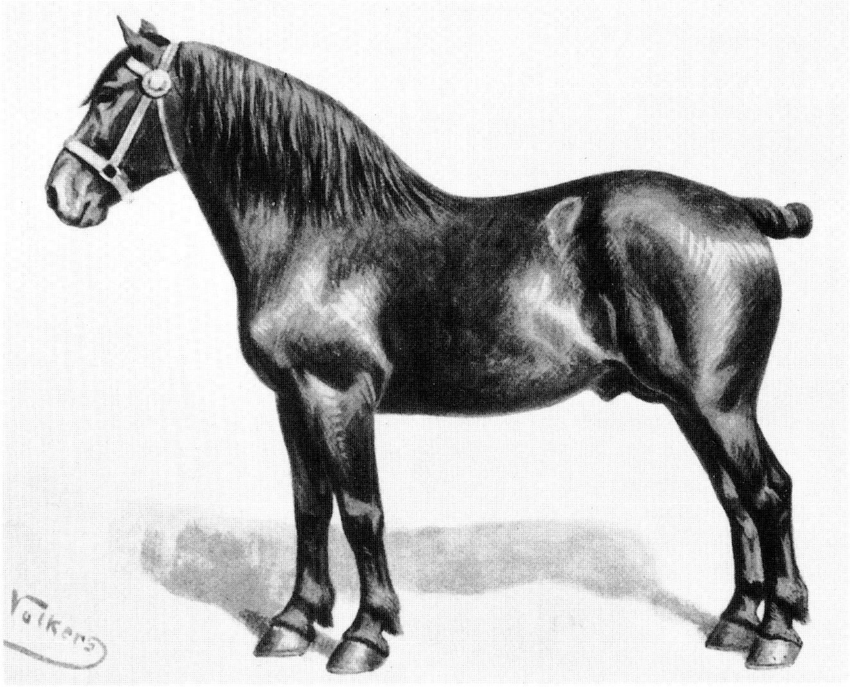

Ardenner-Hengst um etwa 1900 nach einem Gemälde von Emil Volkers

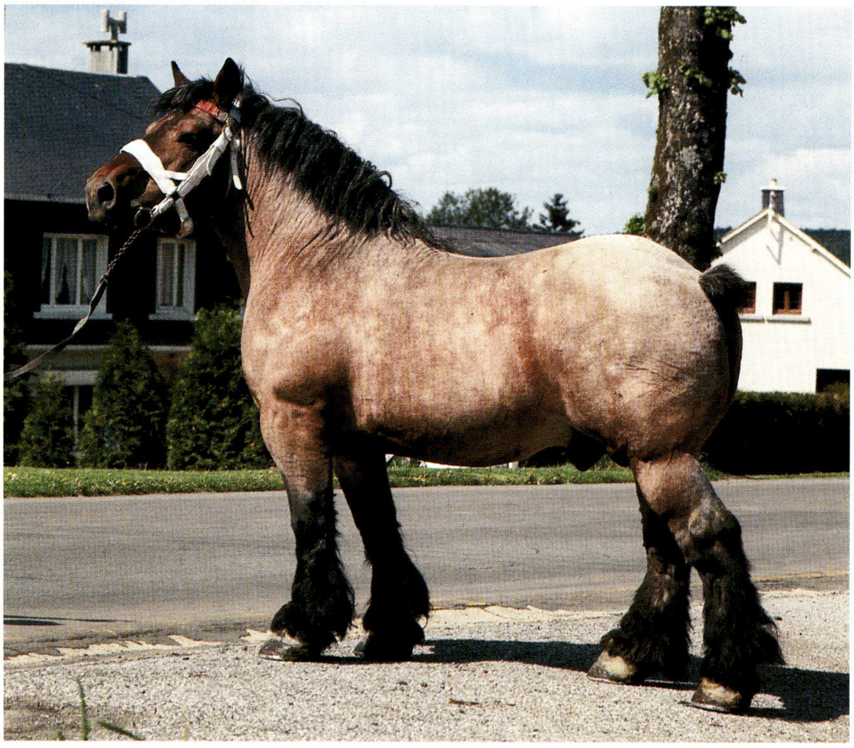

Der moderne Ardenner hat sich in Typ und Exterieur weitgehend dem Belgier angenähert.

französischen, luxemburgischen und belgischen kaltblütigen Zugpferderassen) nimmt der Ardenner mit seinen verschiedenen Typen ein. Es handelt sich um ein kleineres, mittelschweres bis schweres, patentes, arbeitsfreudiges Kaltblutpferd. Der Ardenner besitzt oft relativ viel Adel und eine harte, gesunde Konstitution. Sein Temperament ist lebhaft und energisch, der Charakter überaus fromm, verläßlich und ehrlich. Bei absoluter Zugfestigkeit besitzt er sehr viel Körperkraft, große Beweglichkeit und Gängigkeit. Früher war er ein beliebtes Arbeitspferd in der Land- und Forstwirtschaft, bei Post und Bahn, in der Industrie und bei der bespannten Artillerie. Gelegentlich dient der gutmütige, gelehrige, anspruchslose Kaltblüter auch heute noch seiner ursprünglichen Bestimmung, so auf größeren Höfen als tierische Zugkraft für kleinere Nebenarbeiten, für die ein Traktoreinsatz unrentabel wäre.

In Schweden, seinem bedeutendsten Nachzuchtgebiet, erfährt er immer noch eine nicht unerhebliche Anwendung in der Forstwirtschaft, vor allem als „Rückepferd“ in unwegsamen Waldgebieten, wo er in Konkurrenz zum Nordschwedischen Kaltblüter und den Forstmaschinen tritt. Von der Mitte des 19. Jahrhunderts an wurde der Ardenner nach Schweden und Rußland, Deutschland, USA, Kanada, Argentinien, Chile und andere Länder exportiert, wo er die dortigen Zuchten schwerer Pferde begründen oder verbessern half.

Heute kann man, grob gesehen, zwei Typen des Ardenners unterscheiden: Zum einen den ursprünglichen, kleineren, edleren, drahtigen Gebirgstyp, wie ihn noch heute der Schweden-Ardenner verkörpert. Zum anderen gibt es den bei weitem die Majorität der Rasse vertretenden Typ der Ebene, wie er heute in Frankreich im Ardennais du Nord (Trait du Nord) und in Belgien für die Schlachtfohlenproduktion angestrebt wird. Diesem Typ nähert sich unaufhaltsam der französische Auxois. Der belgische Ardenner stellt den schwersten Typ der Rasse dar. Hauptgrund dafür ist der starke Einfluß des „Trait Belge“ auf die Zucht: Züchter von zu klein gebliebenen Vertretern des Belgischen Kaltbluts (um oder unter 165 cm Stock) lassen seit Jahrzehnten ihre Pferde in das Ardenner-Gestütbuch eintragen, wodurch die Rasse sich immer mehr an die des „Trait Belge“ angleicht. Dagegen ist die französische Gestütsverwaltung bemüht, um der Erhaltung des Rassetyps willen, den französischen Berg-Ardenner nicht zu groß, massig und schwammig werden zu lassen. Trotzdem diktiert natürlich letztlich auch in Frankreich das Ausschlachtergebnis die Ardenner-Zucht.

Als ein großes Plus für die weitere Entwicklung der Rasse muß man es ansehen, daß die Zuchtverbände in Belgien, Frankreich und Luxemburg einander anerkennen und auf diese Weise ein Genaustausch zwischen den überall klein gewordenen Populationen möglich ist. Der einen deutlich edleren Typ verkörpernde Schweden-Ardenner hatte in der Nachkriegszeit, nach 1945, einen recht bedeutenden Einfluß auf die mit belgischem Zuchtmaterial aufgebauten Kaltblutzuchten vor allem Westdeutschlands, Polens und der ehemaligen Sowjetunion, denen er mehr „Draht“ und eine größere Gängigkeit verlieh.

Wenn man die heutige Ardenner-Zucht unvoreingenommen mit den Zuchten des Belgischen Kaltbluts vergleicht, so wird man feststellen müssen, daß die Grenzen fließend sind, und vielfach ein typmäßiger Unterschied, von der Größe abgesehen, nicht mehr besteht.

EXTERIEUR:
Der Berg-Ardenner und vor allem der Schweden-Ardenner besitzen recht edle, trockene, ausdrucksvolle Köpfe mit häufig deutlich orientalischem Einschlag, breiter Stirn, meist geradem Profil, großen, gutmütigen Augen und kurzen Ohren. Der Hals ist gut aufgesetzt, muskulös, mit breiter Basis, der Rumpf tief am Boden stehend, geschlossen, tonnig. Die Schulter wirkt mächtig, gepackt. Der gut ausgebildete Widerrist verschwindet in der stark entwickelten Muskulatur. An den kurzen, kräftigen Rücken schließt sich über die starke Lende die breite, muskulöse, abschüssige, stets gespaltene, gelegentlich etwas kurze Kruppe an. Die kurzen, kräftig bemuskelten Extremitäten besitzen kurze Fesselung und vorzüglich geformte, harte Hufe. Ein Behang ist nur gering ausgebildet. Die Doppelmähne

und der in Frankreich und Belgien noch heute kurz kupierte Schweif weisen eine starke Behaarung auf.

Der schwere Typ besitzt in der Regel weniger Adel und eine nicht so trockene Textur, ja wirkt manchmal sogar etwas schwammig, was Sehnen und Gelenke angeht (Einfluß des „Trait Belge").

An Farben trifft man meist Braune und Braunschimmel, aber auch Füchse und Fuchsschimmel. Rappen und helle Schimmel gelten als nicht typtreu. Der früher meist unter 158 cm Stockmaß messende Ardenner erreicht heute regelmäßig eine Widerristhöhe von um 160 cm (Stuten) und 164 cm (Hengste). Das gilt vor allem für den belgischen Ardenner, der auch insgesamt schwerer ist. Dagegen kommt der Schweden-Ardenner immer noch dem ursprünglichen Berg-Typ in allen Exterieurmerkmalen und hinsichtlich Größe und Kaliber am nächsten.

MECHANIK:
Den Ardenner zeichnet vielfach eine brillante, räumende Trabaktion aus. Der Schritt ist fördernd, energisch, trittsicher.

ZUCHT:
Der Ardenner ist gewissermaßen eine „Drei-Länder-Rasse", beheimatet in den französischen, belgischen und luxemburgischen Ardennen. Seine Urheimat war wohl das Condroz-Plateau (mit höchsten Erhebungen bis zu 700 Metern), eine Fortsetzung des Rheinischen Schiefergebirges mit Mittelgebirgscharakter im belgisch-luxemburgischen Grenzgebiet.

In Frankreich wird der leichtere Typ im äußersten Nordosten von Lothringen, der Champagne und dem Vorgebirge der Vogesen gezüchtet. Der schwerere Ardennais du Nord findet sich vor allem im Nordosten, dem Gebiet von Thierache und Lothringen. Das nationale Hengstdepot Montier-en-Der betreut die Departements Haute-Marne, Aube und Ardennes, das von Rosières-aux-Salines (bei Luneville) die Departements Vosges, Meurthe-et-Moselle und Meuse. Der heute dem Ardenner zuzurechnende Auxois stammt aus der Gegend um Auxerre im Department Yonne im nordwestlichen Burgund. Es wird vom Landgestüt Cluny (nahe Macon) mit Ardenner-Hengsten des Typs Nord versorgt. Außerhalb der eigentlichen Zuchtgebiete stehen Ardenner-Hengste in den Depots Straßburg (Elsaß) und Rodez (Aveyron). Insgesamt umfaßt die Population etwa 4500 Stuten und 250 Hengste.

Das belgische „Cheval de Trait Ardennais" wird vor allem im Gebiet von Lüttich, dem Süden von Namur sowie der benachbarten Provinz Luxemburg gezüchtet. In den vergangenen Jahren (1990–1995) registrierte die „Société Royale Le Cheval de Trait Ardennais", mit Sitz in Marloie, durchschnittlich 200 bis 300 Fohlen jährlich.

In der eigentlichen Ardenner-Zucht Frankreichs, im Einzugsbereich des Landgestüts Montier-en-Der, fielen 1994 insgesamt 143 Hengst- und 149 Stutfohlen. Hinzu kamen neun sogenannte „Arattel"-Hengst- und sieben Stutfohlen aus einem Zuchtexperiment, in dem Ardenner-Stuten mit Araber-Hengsten gekreuzt werden, um den alten Ardenner-Reittyp aus der Zeit *Napoleons I.* wiederherzustellen, der als ein besonders ausdauerndes, hartes Militärpferd galt. Sie werden seit 1992 in einem eigenen Register geführt. Ob allerdings in einer Zeit allgemeiner Überproduktion auf dem Reitpferdemarkt dieses Experiment eine Zukunft hat, bleibt abzuwarten.

Hauptzuchtgebiete des Schweden-Ardenners waren bisher Öster- und Västergötland, das Tal des Mälarfjords sowie Skåne. In jüngster Zeit finden sich jedoch die meisten Ardenner im waldreichen Småland, wo sie vor allem in den Forsten für die Rückearbeit eingesetzt werden. Die heutige Zuchtpopulation umfaßt knapp 80 Hengste, ausschließlich in Privatbesitz, die pro Jahr etwa 700 Stuten decken. Weitere Nachzuchten bestehen in Rußland, den USA, Argentinien, Chile etc.

GESCHICHTE:
Vorläufer des Ardenners, von dem am westlichen Rheinufer siedelnden germanischen Stamm der Condrusen gezüchtet, finden bereits bei *Caesar* (102–44 v. Chr.) in seinem Buch DE BELLO GALLICO lobende Erwäh-

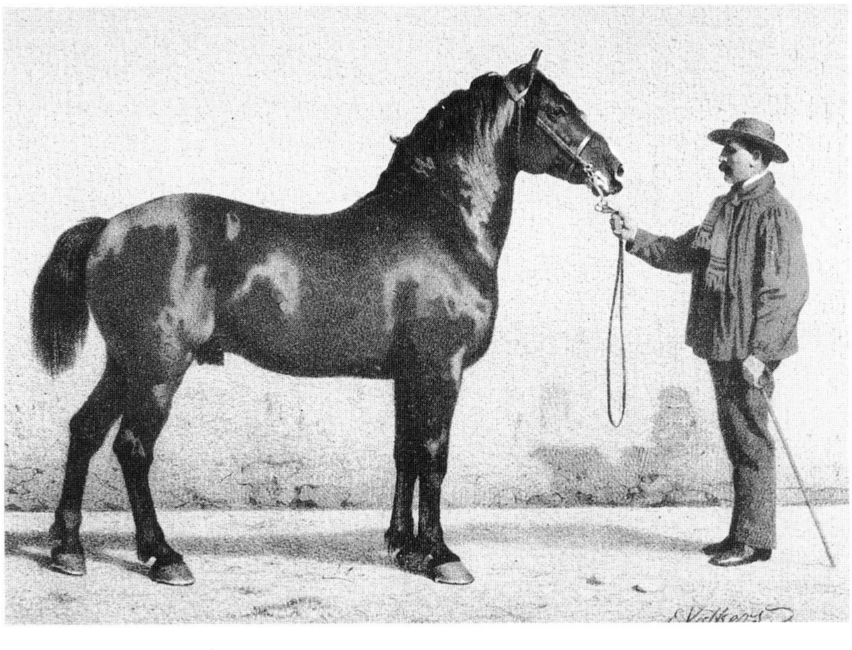

Leichter Berg-Ardenner-Typ, wie er um etwa 1870 in den Ardennen in Belgien, Frankreich und Luxemburg gezüchtet wurde, Gemälde von Emil Volkers (1831–1905). Dieser harte, trockene Typ brachte Napoleons Reisewagen nach dem verlorenen Rußlandfeldzug nach Paris zurück.

nung. Im Mittelalter lieferten die Ardennen zusammen mit Brabant und Flandern ein schweres Kriegsroß, das den gepanzerten Ritter und seine eigene Rüstung tragen konnte und trotzdem noch beweglich war. Im Frühmittelalter, nach der maurischen Niederlage bei Tour und Poitiers (732), erwarben die Mönche des in den Ardennen gelegenen Klosters Saint Hubert aus der Kriegsbeute einige orientalische und spanische Hengste, die sie in den heimischen Landschlag einkreuzten. Weitere orientalische Einkreuzungen erfolgten während der Kreuzzüge (Ende des 11. bis Ende des 13. Jahrhunderts).

Zum letzten Mal – vor dem derzeit (1995) laufenden Experiment – führte man dem Ardenner auf Betreiben *Napoleons I.* 1810 orientalisches Blut zu, um die Rasse besser auf militärische Verwendung auszurichten. Bereits im Dreißigjährigen Krieg verwendeten Heerführer der verschiedenen Parteien Pferde dieser Rasse und 1672, als *Marschall Turenne*, einer der Anführer der Armeen Ludwigs XIV., bei Trier lagerte, remontierte er seine Kavallerie aus der Ardenner-Zucht. Bis etwa 1780 war der Ardenner ein eher leichteres, auch für kavalleristische Zwecke geeignetes Pferd, dessen Widerristhöhe zwischen 142 und 152 cm Stockmaß lag. *Napoleon* lobte die Ardenner Pferde als unermüdlich und unverwüstlich selbst in dem eisigen russischen Winter. Sie hätten als einzige den Winterfeldzug 1812 in Rußland unbeschadet überstanden und seinen Train-Reisewagen von der Beresina nach Frankreich zurückgebracht.

Im Verlauf des 19. Jahrhunderts kam es mit der Intensivierung der Landwirtschaft und der Einführung des Hackfruchtanbaus zu einem Umzüchtungsprozeß in Richtung auf ein stärkeres, schwereres Kaliber. Erste Umzüchtungsversuche mit Percherons und Boulonnais' verliefen unbefriedigend, da die Produkte in ihrem Futteranspruch zu anspruchsvoll waren. Daraufhin begann man mit einer Selektion aus der Rasse selbst heraus, die bald zur Ausbildung eines kleinen, kompakten, kräftigen, genügsamen Kaltbluttyps führte, der wenig später seinen Siegeszug auch über weitere Gebiete als die seiner ursprünglichen Heimat antrat und ab der zweiten Hälfte des 19. Jahrhunderts auch zahlreiche ausländische Kaltblutzuchten begründete oder verbesserte. Eine nicht zu unterschätzende Rolle scheint der Ardenner bei der Entstehung des „Trait Belge" gespielt zu haben. Nach Ansicht des ersten Sekretärs der 1886 gegründeten „Société Nationale Le Cheval de Trait Belge", Chevalier *Hynderick de Theulegeot*, ist das Belgische Zugpferd aus einer Verschmelzung der beiden „Basisrassen", des Ardenner und des Flamen, entstanden.

In der nordwestfranzösischen Ebene um Lille kam es in neuerer Zeit durch erhebliche Boulonnais- und vor allem Brabanter-Einkreuzungen zur Entstehung eines schwereren, größeren und stärkeren Typs, der als eine vergröberte Ausgabe des Ardenner-Typs unter dem Namen „Trait du Nord" bekannt geworden ist.

Auch der heutige belgische Ardenner verdankt seine größere Widerristhöhe und sein stärkeres Kaliber der Einkreuzung von Brabanter Blut. Nahe mit dem Ardenner verwandt und unter seinem Einfluß entstanden, ist die französische Kaltblutrasse des Auxois. Seine Heimat, nach der er seinen Namen trägt, ist die Gegend um Auxerre, bis südlich und westlich von Dijon in Burgund. Aus mittelalterlichen, klerikalen Dokumenten wissen wir, daß es dort früh ein kleines, gedrungenes, robustes Pferd, den sogenannten „Morvan-Klepper" gab, der sich durch extreme Härte und Ausdauer auszeichnete. Aus ihm entstand durch Einkreuzung von orientalischem Blut ein sehr nützlicher, einheitlicher Reit- und Wagenpferdetyp. Im 19. Jahrhundert, nachdem die Rasse durch die Napoleonischen Kriege (1796–1815) starke Einbußen erlitten hatte, ging man von der Zucht des „Morvan-Pferdes" ab und begann zunächst mit Einkreuzungen von Boulonnais', Percherons und Brabantern, wodurch der für die intensivierte Landwirtschaft benötigte schwerere und doch genügsame Bourguignon entstand. Ab 1913 erfolgte eine Umstellung des Zuchtziels auf das des Ardenners. Über eine längere Phase wurde eine Verdrängungszucht mit dem Ardenner betrieben, von dem der Auxois hinsichtlich Exterieur, Farbe und Temperament stark geprägt wurde. Doch verrät bis heute die Tatsache, daß er von ihm durch größere Widerristhöhe, Kaliber

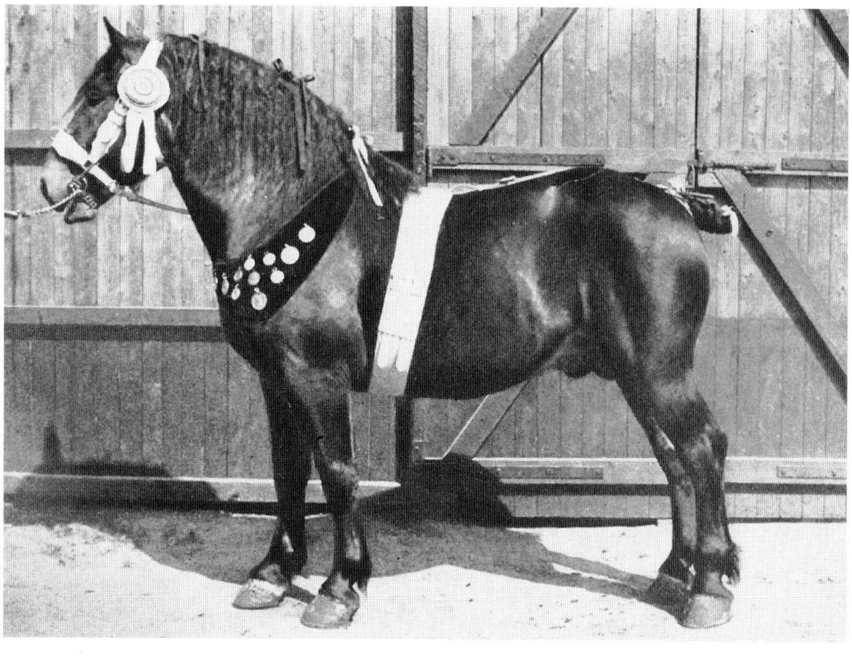

Belgischer Ardennerhengst Spirou, geb. 1897, aus C. von Drathen, „Die europäischen Pferdeschläge auf der Pariser Weltausstellung 1900" (Berlin 1901)

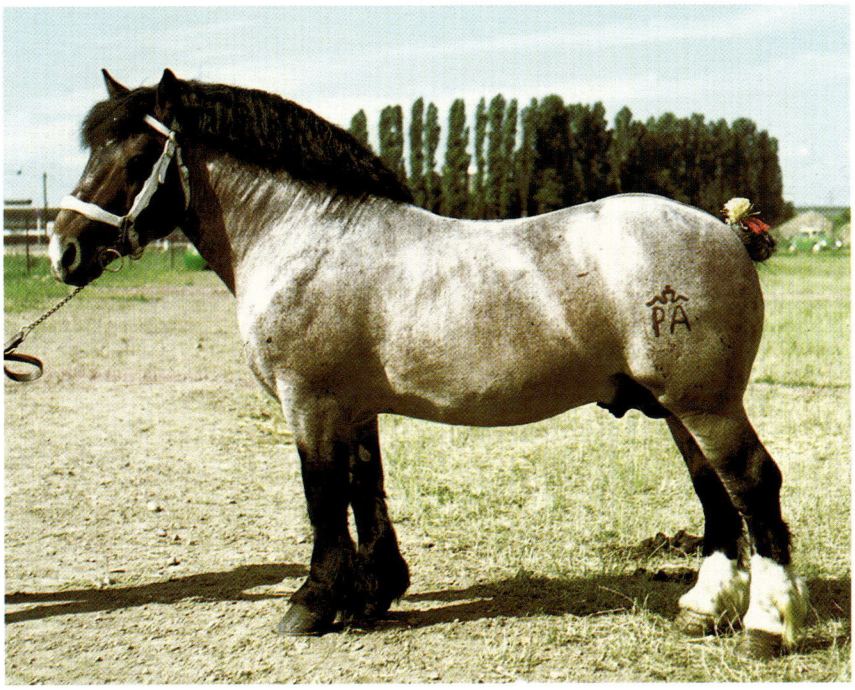

Einer der letzten Hengste der sehr kleinen Pfalz-Ardenner-Population. Er wirkt etwas drahtiger als die belgischen Ardenner und steht mehr dem Typ des Schweden-Ardenners nahe.

und ein ruhigeres Temperament deutlich abweicht, noch den Einfluß der vorherigen Einkreuzungen mit den oben erwähnten Rassen. Heute sind in dem das Gebiet betreuenden Landgestüt Cluny nur noch Beschäler des schweren Ardenner-Typs („Nord") aufgestellt.

Das französische Ardenner-Gestütbuch wurde 1908 gegründet, das Luxemburgische 1921, und 1926 schlossen sich auch die belgischen Ardenner-Züchter zu einem Zuchtverband zusammen.

Mit der totalen Motorisierung von Landwirtschaft, Wirtschaft, Industrie und Armee, die die tierische Zugkraft fast völlig überflüssig gemacht hat – die Einsatzmöglichkeiten in der Forst- oder der alternativen Landwirtschaft sind außerordentlich begrenzt –, hat in allen Zuchtgebieten des Ardenners (außer Schweden) eine nahezu ausschließliche Ausrichtung auf Schlachtfohlenproduktion stattgefunden. Folgerichtig pendelt sich allenthalben der Typ auf ein schwereres Pferd mit mehr Fleischfülle ein, das höchste Ausschlachtergebnisse gewährleistet. Damit scheint der leichtere, edle Typ des Berg-Ardenners trotz der Anstrengungen der französischen Gestütsverwaltung auf längere Sicht zum Aussterben verurteilt. Ob die Experimente mit Araber-Einkreuzungen hier eine Umkehr des Trends bewirken werden, bleibt abzuwarten, scheint jedoch recht zweifelhaft.

Zuerst nach Schweden kam der Ardenner 1873. In dem Jahr importierte der berühmte Hippologe *Graf C. G. Wrangel* drei Ardenner-Hengste, drei recht kleine, gedrungene, abgedrehte Pferde unbekannter Abstammung. Der Import kam zustande, weil, wie überall in Europa, die intensivierte Landwirtschaft, vor allem in den Ackerbaugebieten von Östergötland und Schonen, für den Zuckerrüben- und Weizenanbau ein schwereres landwirtschaftliches Arbeitspferd verlangte und der vorhandene schwedische Landschlag hierfür zu leicht war.

Der Gedanke, Ardenner zu importieren, war dem Grafen bei einem Besuch des Gestüts der livländischen Ritterschaft zu Torgel (heute Tori, Estland) gekommen. Dort hatte er Kreuzungsprodukte mit dem heimischen Klepperschlag gesehen, die ihm ausnehmend gut geglückt schienen. Im Frühjahr 1874 deckten die drei Hengste erstmals in Schweden und die nach ihnen fallenden Produkte übertrafen alle Erwartungen: Sie waren schwerer als ihre Mütter, außerordentlich stark, von ruhigem, ausgeglichenem Temperament, handlich, dabei genügsam, robust, unempfindlich gegen Klimaunbilden. Und sie waren viel futterdankbarer als die meisten, oft recht anspruchsvollen anderen französischen oder gar englischen Kaltblutrassen.

Wrangel importierte auch einige Stuten für das Gut Blomberg bei Skaraborg (Västergötland), wo sie den Grundstock bildeten für das erste schwedische Ardenner-Gestüt. Blombergs damaliger Besitzer, *Graf Gilbert Hamilton*, einer der Gründer des schwedischen Ardenner-Verbandes, äußerte sich später einmal folgendermaßen über die Ardenner-Zucht: „Man hört oft den Vorwurf, daß das Ardenner Pferd kurzlebig sei. Aber das war keineswegs der Fall auf Blomberg. Die meisten Stuten wurden über 18 Jahre alt. Und die fünf bedeutendsten Hengste, *Rigas, Omer, Stanton, Bluet* und *Louis de Bas* zusammen erreichten eine Lebenslänge von 119 Jahren, d. h. im Durchschnitt fast 24 Jahre. Den Rekord stellte *Louis de Bas* auf, der erst mit 27 Jahren einging. Seine letzten Fohlen kamen nach seinem Tod zur Welt."

1901 wurde die Stammbuchgesellschaft für Schweden-Ardenner gegründet, die 1923 in den bis heute bestehenden Zuchtverband umgewandelt wurde. Im selben Jahr begann man mit der Registrierung der Fohlen. Während der Blütezeit der Ardenner-Zucht bis in die fünfziger Jahre des zwanzigsten Jahrhunderts gab es viele bedeutende Ardenner-Gestüte in Schweden, wie zum Beispiel Faleberg, Bjerstorp, Bjärka-Säby, Bjällbrunna, Lassagården, Kronogård, Övregård.

Der Hengst, der am meisten Einfluß auf die Zucht ausübte, war der 1923 in Belgien geborene Fuchs *Espoir du Marais*, von dem 122 Söhne gekört wurden. Einen Rekord hinsichtlich Bedeckungszahlen stellte der auf Kronogård stationierte *Valbin* auf, von dem 102 Söhne gekört wurden: Er deckte in sieben Jahren 1071 Stuten, durchschnittlich also pro Saison 153.

Wie überall, so ist auch in Schweden die Ardenner-Population stark zurückgegangen. Außerdem hat sich der Nutzungsschwerpunkt von der Ackerwirtschaft fast ausschließlich auf die Forstwirtschaft verlagert. Folgerichtig liegt heute auch das Hauptzuchtgebiet nicht mehr in den Ackerbaugebieten, sondern im waldreichen Småland.

FLÄMISCHES LANDPFERD

Vlaams Land Paard

TYP, INTERIEUR, VERWENDUNG:
Das Zuchtziel der Züchtervereinigung für die Rückzüchtung des Flämischen Landpferdes unterscheidet sich typmäßig deutlich von dem des Belgischen (Brabanter) Kaltbluts. Das Pferd wird ca. 150 kg leichter gewünscht als der „Belzen", bei einer bei weitem größeren Widerristhöhe und größerer Gängigkeit und Ausbalanciertheit sowie mehr Adel und Ausstrahlung. Das Pferd soll sich besser als der heute fast ausschließlich für den Schlachter gezüchtete Belgische Kaltblüter auch als Gebrauchs- und Freizeitpferd eignen. Da dennoch auch von dem wieder zurückzuzüchtenden Flämischen Pferd alten Typs etwa 50 Prozent der anfallenden Fohlen zum Schlachter gehen, muß das Fleisch wegen des geringen Schlachtgewichts von extra guter Qualität sein.

EXTERIEUR:
Der Kopf des Flämischen Landpferdes ist recht klein und edel mit geradem oder sogar konkavem Profil und großen, freundlichen Augen. Der recht starke Hals ist hoch aufgesetzt und von guter Länge. Das Schulterblatt ist schräger gelagert als das des Belgischen Kaltbluts. Der Rücken wirkt kurz, der Rumpf geschlossen, die Kruppe ist stark abschüssig und kräftig bemuskelt. Durch die Kürze und bei relativ langen Gliedmaßen erscheint der Rahmen quadratisch. Das Fundament ist trocken und hart mit gut ausgeprägten Sehnen und Gelenken. Eine Behandlung mit dem berüchtigten „Feu Belge", wie beim „Belzen", ist in hohem Maße verpönt. Ein Behang ist kaum ausgebildet. Die Hufe sind wohlgeformt, groß und rund.

In den USA und Kanada hat sich die originale Silberfuchsfarbe mit starker Äpfelung und fast weißem Langhaar und hellen Beinen erhalten, die in Flandern selbst verlorengegangen und erst jetzt durch Importe amerikanischen Zuchtmaterials zurückgekehrt ist. Die Widerristhöhe liegt bei 175 cm Stockmaß oder mehr.

MECHANIK:
Schritt und Trab sind raumgreifend, energisch und ausbalanciert, der Galopp recht schwerfällig.

ZUCHT:
Bis ins zweite Drittel des 19. Jahrhunderts war die Rasse ganz allgemein verbreitet in den Provinzen West- und Ost-Flandern und Antwerpen, ehe sie fast völlig in der Rasse des „Cheval de Trait Belge" aufging. Im flämischsprachigen Teil Belgiens hat sich erst seit kurzem wieder ein Zuchtverband des Flämischen Landpferdes konstituiert, sein Sitz ist in Kortrijk. In den USA und Kanada hat sich eine als „Belgish" bezeichnete isolierte Population von etwa 4000 Mutterstuten erhalten, in der die alten, in Europa verlorengegangenen Blutlinien noch bestehen.

GESCHICHTE:
Bereits im 6. Jahrhundert erscheint das Flämische Pferd zum ersten Mal in der geschichtlichen Überlieferung. Nur wenige Jahrhunderte später war es das meist gesuchte Ritterpferd Europas. Während der Kreuzzüge verbreitete sich die Rasse über ganz Eu-

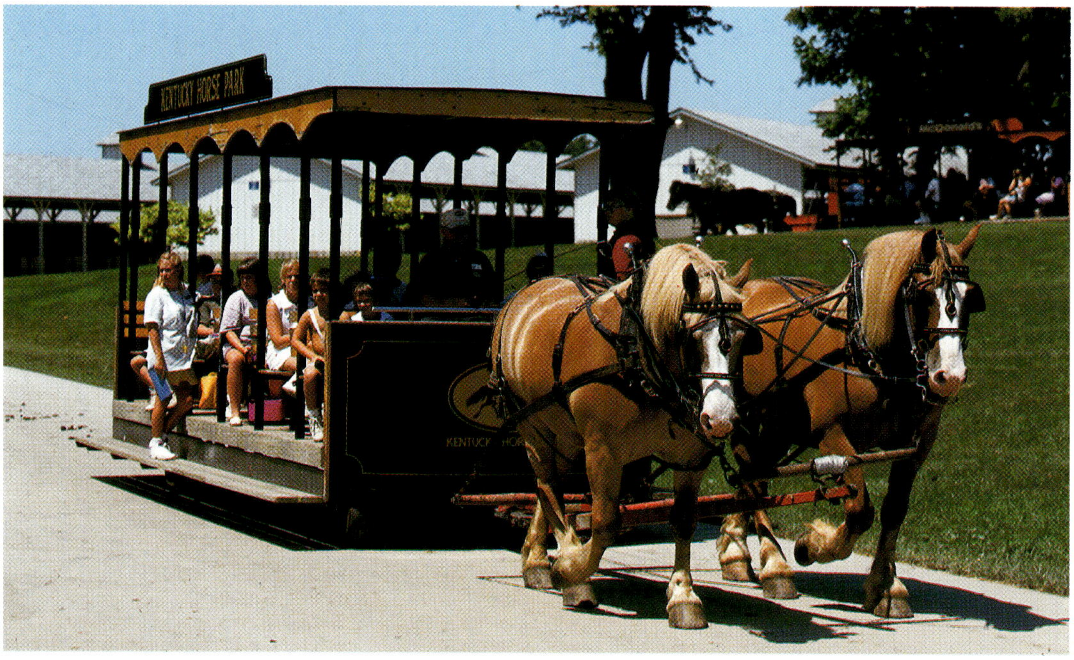

Kaltblüter des Flämischen Typs, wie er bis heute in den USA gezüchtet wird und neuerdings auch wieder in Flandern. Zweispänniger Sightseeing-Bus im Kentucky Horse Park

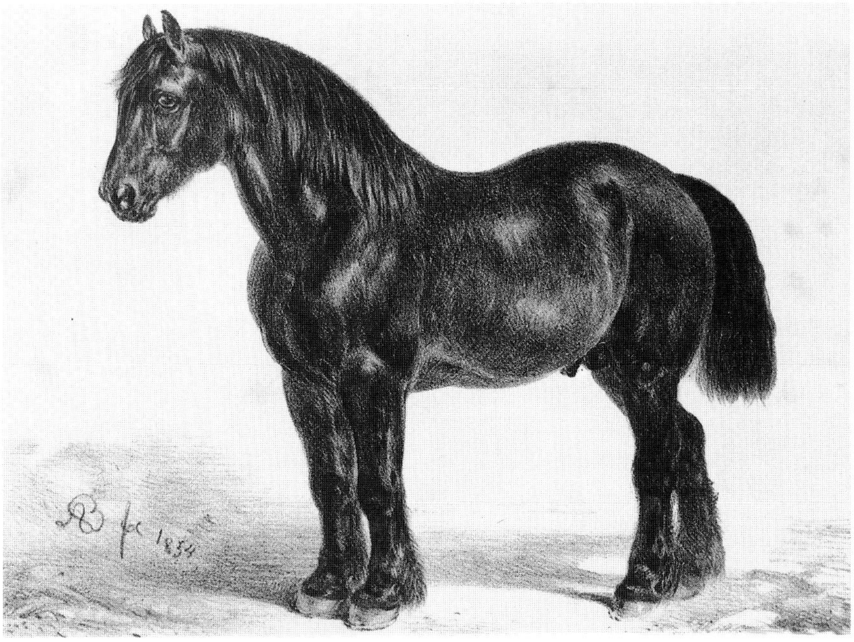

Flämischer Kaltbluthengst des alten Typs um 1840/50, noch sehr dem Friesen ähnlich, aus Villeroy/Müller, „Der Pferdezüchter" (Mainz 1858)

ropa und legte den Grundstein für zahlreiche schwere Pferderassen. Mit dem Aufkommen der Feuerwaffen und dem dadurch bedingten Ende der schwergepanzerten Ritterheere hörte man lange Zeit nur noch wenig von dem großen Flämischen Pferd. Allerdings erfolgten in den folgenden Jahrhunderten immer wieder Exporte von Pferden aus Flandern in andere europäische Länder, wo man bestrebt war, die heimischen Landeszuchten zu vergrößern und zu verstärken, wie zum Beispiel in England zur Zeit von *Heinrich VIII.* (1491–1547). Gleichzeitig wurde die Flämische Rasse, wie nahezu alle anderen europäischen Pferderassen, mit orientalischem und andalusischem Blut veredelt.

Entwickelte sich das ursprüngliche Landpferd, das man sich wohl an der gesamten Nordsee- beziehungsweise Kanalküste beheimatet und noch bis in die Zeit der Renaissance von der jütischen Küste bis nach Französisch-Flandern dem heutigen Friesischen (Westfriesischen) Pferd ähnlich vorstellen muß, so ging im Norden (vom äußersten Norden – Jütland – abgesehen) bis nach Groningen hinab die Entwicklung zu einem mehr oder weniger schweren Warmbluttyp und verlief im Süden von den Erblanden der Habsburger bis nach Nordfrankreich in Richtung eines großen, schweren kaltblütigen Zugpferdes. Jedoch war es keineswegs der heutige Typ, wie ihn das in Belgien gezüchtete Kaltblutpferd Brabanter Typ verkörpert, der in Flandern entstand.

Wenn man den Stich des Brüggener Kupferstechers *Stradamus (Jan van de Straet)* von 1568 von dem Hengst „Phryso" („Friese") mit dem Stich mit der Überschrift „Flander" von der Hand desselben Künstlers in seinem Werk EQUINE JOANNIS DUCIS AUSTRIACI CAROLI V vergleicht, sieht man zwei Pferde vom völlig gleichen Typ. Aus dem hohen Kniebug zu schließen, dürfte auch der Bewegungsablauf identisch gewesen sein.

Im Laufe der Jahrhunderte kam es zu einem gewissen Verfall der Rasse, da es für schwere Pferde keinen Markt mehr gab. Erst nach dem Einsetzen der landwirtschaftlichen Revolution, nach der Erfindung des Kunstdüngers durch *Justus v. Liebig* (1803–1873) um die Mitte des 19. Jahrhunderts, wodurch schwerere Maschinen und Geräte für den Ackerbau und damit stärkere Zugkräfte für deren Anwendung notwendig wurden, gelangte das große Flämische Pferd wieder ins Zentrum des Interesses.

Mit der um 1850 einsetzenden Auswanderung flämischer Bauern nach Nordamerika fanden auch viele Pferde des ursprünglichen Flämischen Landtyps ihren Weg über den Atlantik. Auf diese Weise entstand dort eine eigene Population auf der Flämischen Grundlage, die noch heute floriert. Seitdem auch in Flandern die Kreuzung mit dem wesentlich schwereren Brabanter immer

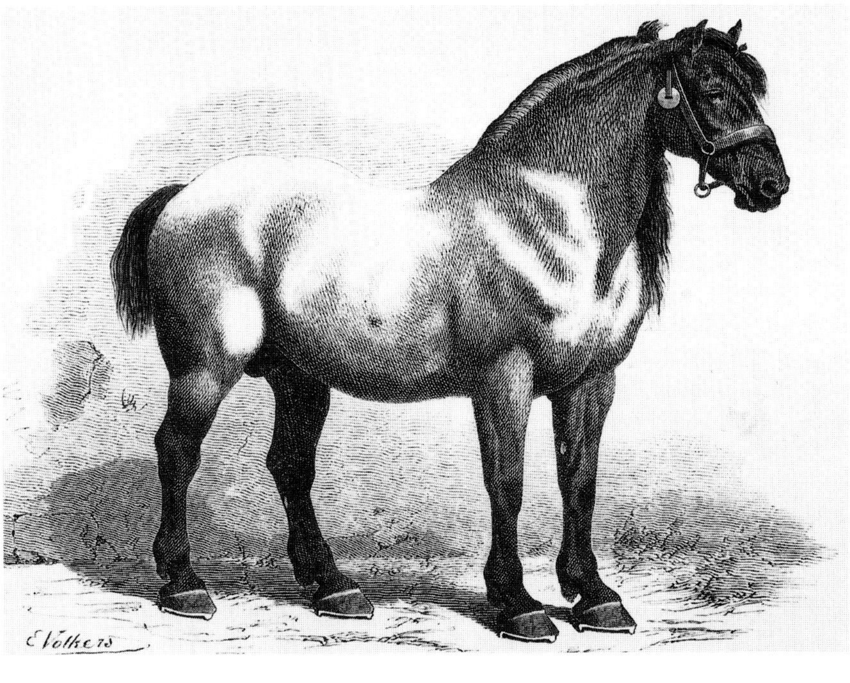

Flämischer Kaltbluthengst um 1860, aus Schwarznecker, „Raçen, Züchtung und Haltung des Pferdes" (Berlin 1879)

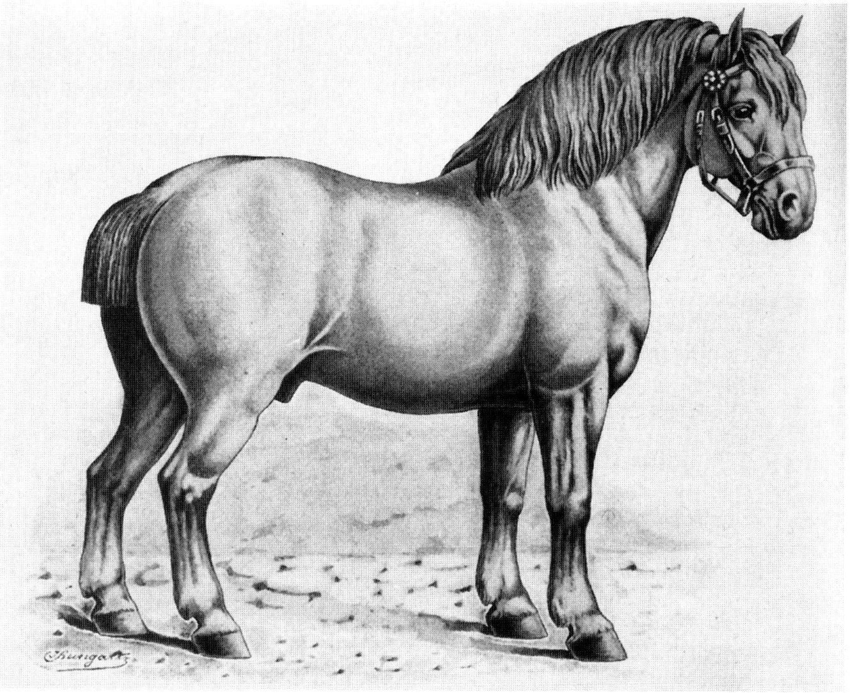

Der Flämische Typ um 1880/90 beginnt sich deutlich unter dem Einfluß des Brabanters zu wandeln – aus F.A. Zürn, „Das Pferd und seine Rassen" (Leipzig 1902).

mehr zur Anwendung kam, wurde das alte Flämische Landpferd bewußt immer mehr zurückgedrängt und ging mehr oder weniger völlig im „Trait Belge", dem dem Typ des Brabanters entsprechenden Kaltblutpferd auf. Das alte Flämische Pferd besaß einen ganz anderen Typ als der heutige „Belzen" (Belgier). Es war größer (175–180 cm) und leichter und gängiger. Zum Vergleich: 1880 betrug der durchschnittliche Röhrbeinumfang 25 cm und 1932 unglaubliche 31 cm.

1884 wurde das erste „Paarden Stamboek" in flämischer Sprache herausgegeben. Doch dann setzte die neue Entwicklung ein: 1886 wurde die „Société Nationale du Cheval de Trait Belge" gegründet. Zwei Jahre später wurde der Name „Flämisches Pferd" offiziell abgeschafft. Durch den 1923 geborenen Brabanter Braunschimmelhengst *Albion d'Or* nahm auch die Zucht in Flandern eine Entwicklung völlig weg vom Flämischen Landpferdetyp. Heute gehen etwa 95 Prozent aller in Belgien gezüchteten Kaltblüter auf *Albion d'Or* zurück und 80 Prozent von ihnen sind Braunschimmel.

Chevalier *Hynderick de Theulegoet*, der Begründer und erste Sekretär des „Belgischen Trekpaardenstamboeks" schrieb 1890: „Es gibt in unserem Lande zwei Basis-Zugpferderassen: Das eine ist das aus der Maasvallei (den Ardennen) stammende Pferd. Das andere hat den selben Ursprung wie das Friesische Pferd und wird entlang der Küste gezüchtet. Es ist das Flämische Pferd. Das Brabanter Pferd ist zustande gekommen durch eine Mischung des Ardenner-Typs mit dem Flämisch-Friesischen."

Als 1989 der Pferdeschlachter und -händler *Jean-Paul Halsberghe* aus Kortrijk die Idee hatte, den alten Flämischen Pferdetyp von vor 100 Jahren zurückzuzüchten, hätte er im Grunde, folgt man *Theulegoet*, nur das heutige Belgische Kaltblutpferd mit dem Friesen zu kreuzen brauchen. Er wählte jedoch einen anderen Weg. In Belgien fanden sich bis heute immer wieder einmal Pferde, die an den ursprünglichen viel leichteren Flämischen Kaltbluttyp erinnerten. Selbstverständlich gab es für solche Pferde in Belgien kein Stammbuch und ihre Abstammung war unbekannt. Auf jeden Fall begann Halsberghe damit, diese Tiere aufzuspüren und in einer Art Hilfsstammbuch zu registrieren. Dank seines nicht erlahmenden Eifers waren 1992 bereits 90 Stuten dieses Typs zu Buch genommen.

Um das alte, neue Zuchtziel zu erreichen, eignet sich die mit dem Flamen verwandte Rasse des Boulonnais besonders gut. Ihr Zuchtgebiet liegt im französischen (West-)Flandern. Der Boulonnais entspricht in Typ, Exterieur und Gang wesentlich mehr dem alten Flämischen Typ als der heutige „Trait Belge". Die neugegründete Vereinigung „Het-Vlaamse-Paard" importierte daraufhin kurzerhand den Boulonnais-Hengst *Apache* aus Nordfrankreich und auch einige Stuten. 1993 deckten bereits drei Boulonnais-Hengste in der Flämischen Zucht.

Aber um rascher zu dem gewünschten Erfolg zu kommen, mußten die Freunde des Flämischen Pferdes noch einige etwas weitere Reisen unternehmen. Das Flämische Pferd war zwar aus Belgien verschwunden, aber nicht aus der Welt. Gerade vor und während 1886/87, als der große Verdrängungsprozeß durch den Brabanter-Typ und die Usurption der gesamten Belgischen Kaltblutzucht durch die „welsche" (französischsprachige) Zuchtleitung einsetzte, wurden besonders viele Flämische Pferde in die „Neue Welt" verschifft. Es waren so viele, daß sich bereits 1887 die „American Association of Importers and Breeders of Belgian Draft Horses" konstituierte. 1937 folgte eine Reorganisation dieser Vereinigung und der Name wurde in „Belgian Draft Horse Corporation of America" umgeändert. In den USA und auch Kanada ist infolgedessen ein „Belgian Draft Horse" kein Pferd im Brabanter-Typ, sondern ein direkter Nachkomme des originalen Flämischen Pferdes, einschließlich des dazu gehörigen leichten Kaltbluttyps, der Größe und des recht edlen Bewegungsapparates. Die flämische Zuchtleitung möchte gern von diesen Amerikanern für die Wiederherstellung der Flämischen Landrasse Gebrauch machen. Neben dem verloren geglaubten idealen alten Typ kommt als in Flandern nicht mehr vorhandene Farbvariante der stark geäpfelte Silberfuchs mit weißem Langhaar und hellen Beinen wieder zurück. Aber da ist teils ein finanzielles Problem: Zuchtmaterial aus der „Neuen Welt" zu importieren, ist teuer und eine befriedigende Verzinsung durch Deckgeldeinnahmen in der kleinen flämischen Zucht vorläufig recht unwahrscheinlich.

Im März 1993 kam dennoch der erste „Belgische" Hengst, *Duke Northfork*, in der gewünschten Farbe auf seiner Deckstation Komen ten Brielen an, genau auf der flämisch-französischen Sprachgrenze. Im Februar 1994 folgten vier „Belgische" Stuten und im Dezember noch eine fünfte.

Wie total eine zuchtzielbewußte Zuchtleitung eine Rasse verändern kann, das kann man studieren, wenn man diese Pferde mit dem Belgischen Kaltblutpferd von heute vergleicht. Die beiden Rassen haben heute absolut nichts mehr miteinander gemein.

Da die amerikanische Gestütbuchvereinigung die Pedigrees sorgfältig fortgeführt hatte, konnten *Halsberghe* und seine Freunde ihre amerikanischen Erwerbungen in ihrer Abstammung zurückverfolgen bis zu dem selben Stammvater *„Oude Dikke van Wijnhuyzen"*, auf den auch alle Exemplare des „Trait Belge" zurückgehen. Der „Alte Dicke" lebte von 1838 bis 1861 (nach anderen Quellen von 1835 bis 1861 beziehungsweise 1835 bis 1858).

Wie dem auch sei, das alte Flämische Pferd ist zurückgekehrt in seine Heimat nach Belgien. Und das trotz allen Widerstandes der Obrigkeit. Denn das Stammbuch des „Cheval de Trait Belge" unterhält beste Beziehungen zum Landwirtschaftsministerium und man ist verärgert über die plötzlich entstandene Konkurrenz. Inwieweit auch der flämisch-welsche Gegensatz eine Rolle spielt, ist nicht ganz klar. Aber bis heute (1996) ist die Vereinigung „Het Vlaamse Paard" noch nicht offiziell anerkannt. Und Halsberghe und die Seinen ziehen mächtig „vom Leder" gegen diese Diskriminierung und die unterschiedliche Behandlung, bei der die Behörden das Brabanter Pferd als „Belgisch" bezeichnen und das Flämische Pferd totschweigen (Broschüre HET VLAAMSE PAARD, 1993).

Aber auch in dieser Frage wird gewiß die EU-Richtlinie 90/427 den letzten Ausschlag geben!

Es ist kaum von der Hand zu weisen, daß hinter der Gründung des Verbandes zur Rückzüchtung des Flämischen Pferdes auch ein faustdickes politisches Problem versteckt ist. Denn die Entwicklung zum Belgischen Kaltblut und der Verdrängungsprozeß des Flamen erfolgt unter der Ägide der wallonisch gesteuerten „Société Nationale". Nun kommt es zu einer flämischen Reaktion!

Während der „französischen Zeit" war es auch zu gewissen Auswüchsen gekommen, deren man steuern möchte. Unter anderem wurden ganz allgemein die Gliedmaßen der Hengste „behandelt", damit sie einen möglichst großen Röhrbeinumfang erreichten. Man verwendete das sogenannte „Feu Belge" (Belgisches Feuer), eine Mischung von Kreolinum und Schwefelsäure, mit dem man die Beine bestreicht. Um bessere Resultate zu erzielen, macht man mit einer Rasierklinge feine Einschnitte in die Haut oder bürstet sie mit einer Stahlbürste, um die Wirkung des Blisters auf das Unterhautbindegewebe zu verstärken und auf diese Weise bei der Körung einige Zentimeter mehr an Röhrenbeinumfang vorweisen zu können. Der flämische Verband verbietet diese tierquälerischen Manipulationen ebenso wie das Kupieren der Schweife.

ANHANG

GLOSSAR

Aalstrich: Vom Widerrist bis zum Schweif in der Rückenmitte verlaufender, unterschiedlich breiter Haarstreifen von deutlich dunklerer Farbe als das umgebende Fell. Rudimentärer Rest einer bei früheren Equidenformen von Kopf bis Schweif verlaufenden Mähne, die sich heute noch beim Lanugo der Pferdeeselfohlen ausgebildet findet.
abgedreht: Als abgedreht bezeichnet man ein Pferd mit runden, geschlossenen Körperformen.
Aktion: Bezeichnung für die Art des Vortritts eines Pferdes, vor allem im Trab. Verschiedene Pferderassen weisen eine unterschiedliche Aktion auf. Eine extrem hohe Aktion besitzt z. B. der Hackney, eine extrem flache z. B. der Trakehner.
akzelerierter Gang: beschleunigter Gang
arides Steppenklima: trockenes, wüstenähnliches Steppenklima
Artillerieremonte: s. Remonte
Auftrocknung: Umstellung von Weide- und Stall- bzw. Trainingskondition. Der Verlust von Fett im Unterhautbindegewebe bei jungen Pferden nach der Umstellung vom Weidegang auf die Stallfütterung bei gleichzeitigem Training. Häufig beobachtetes Phänomen bei Pferden, die auf besonders üppigen Weiden großgeworden sind.
autochthon: griechisch, alteingesessen, eingeboren, bodenständig. Von autos (αὺτσς), selbst und Chthon, (χϑών) Erde, also an Ort und Stelle entstanden. Autochthone sind die Ureinwohner eines Gebietes.
Behang: Vor allem bei bestimmten Kaltblut- und Ponyrassen anzutreffende, stark ausgebildete Behaarung im Bereich der Fessel und gegebenenfalls auch der Röhre.
beladen: Beschreibt die Formierung eines Körperteils, vor allem der Schulter eines Pferdes, wenn sie so mit Muskeln und Fett bedeckt ist, daß keine Konturen mehr sichtbar sind.
Birkenauge: Pferdeauge, bei dem die Iris von einem mehr oder weniger breiten weißen Rand umgeben ist. Die Sehkraft ist in der Regel nicht beeinträchtigt.
bodendeckende Gangart: Gangart mit hohem Raumgewinn
Bonitierung: In Ziffern (meist von 1–10) ausgedrückte Bewertung der Exterieurpunkte eines Pferdes.
bügeln: Charakteristische, fehlerhafte, nach außen ausweichende Bewegung beim Vorführen der Vordergliedmasse.
Canter: englischer Begriff für Arbeitsgalopp
Diluvialform: Form aus dem Diluvium, dem Pleistozän, dem Abschnitt der Erdgeschichte unmittelbar vor der geologischen Gegenwart.
Dogtrott: Englisch, eigentlich Hundetrab. Bezeichnung für einen unforcierten, unversammelten, unaufwendigen, leichten Trab unter dem Sattel, den das Pferd über lange Strecken durchhalten kann; dient dem Lösen und dem allgemeinen Konditionstraining der Renn- und (Military-)Pferde.
eingesattelt: Bezeichnung für einen Körperteil (z. B. Rücken, Nasenlinie) des Pferdes, der einen konkaven Verlauf aufweist, ähnlich der Sitzfläche des Sattels.
Exterieur: Zusammenfassender Begriff für die äußerlichen, körperlichen Eigenschaften des Pferdes, sein Gebäude.
fassbeinige Stellung: sprunggelenkweite Stellung der Hinterbeine
Fessel, Fesselung: Verbindung der Röhre mit dem Huf. Man unterscheidet lange und kurze, weiche und steile Fesselung. Seitlich gesehen soll die Fessel auf jeden Fall eine gerade Linie mit der Hufwand bilden. Von vorn gesehen soll eine gerade Linie durch Fessel und Zehe verlaufen. Im allgemeinen führt eine kurze, steile Fessel zu stärkerem Gelenkverschleiß, eine lange, weiche Fessel zu einer stärkeren Belastung des Sehnenapparates. Ideal ist eine Fessel von mittlerer Länge in einem Winkel von ungefähr 45° zum Erdboden. Wichtig sind genügend kräftig ausgebildete, trockene Gelenke.
fördernde Gangart: vorwärtsbringende Gangart
Format des Pferdes: Verhältnis von Rumpflänge zu Widerristhöhe. Nach Geschlecht und Rasse unterschiedlich: Der Hengst neigt zum quadratischen, die Stute zum langrechteckigen, der Wallach zum hochrechteckigen Format. Araber zeigen ein mehr quadratisches, Vollblüter ein mehr langrechteckiges Format.
französische Stellung: „Tanzmeister"-Stellung, zehenweite Stellung der Vorderbeine
Ganasche: Verbindungsstück von Hals und Kopf zwischen dem hinteren Rand des Unterkieferbeins und dem Atlasflügel.
Genotyp: Gesamtheit aller in den Chromosomen lokalisierten Erbanlagen eines Individuums, der Genotyp bleibt während des ganzen Lebens konstant.
gepackt: Ein Pferd oder ein Körperteil des Pferdes, der in reichlichem Maße mit Muskeln ausgestattet ist. Vor allem häufig angewendeter Ausdruck für die Schulter eines Kaltblutpferdes. Eine Steigerung zu „gepackte" Schulter ist „beladene" Schulter.
geschlossen: Ein Pferd wird als geschlossen bezeichnet, wenn es ein kurzes Mittelstück und eine gut entwickelte Hinterrippe besitzt, so daß die Flanke voll erscheint.
Gestütbuch: Korrekte Übersetzung des von den Engländern geprägten Begriffs Stud Book; es beinhaltet die Gesamtpopulation einer Rasse.

Glasauge: Pferdeauge, dessen Iris aufgrund geringer Pigmentablagerung hellblau oder hellbräunlich scheint, also gewissermaßen gläsern wirkt. Die Sehkraft ist in der Regel nicht beeinträchtigt; gelegentlich wird eine gewisse Lichtempfindlichkeit festgestellt.
Glutäenpolster: Bezeichnung für Polster, die durch den Kruppenmuskel Glutaeus superficialis oder Glutaeus maximus gebildet werden und die Kruppe gewissermaßen gespalten erscheinen lassen.
Gurttiefe: Herztiefe, Tiefe des Pferderumpfes hinter dem Ellenbogen, im Bereich des Sattelgurtes bzw. des Herzens.
güst: nicht trächtig
Halbblut: International bezeichnet man alle Pferderassen, die nicht Vollblut, Kaltblut oder Pony sind, als Halbblut. In Deutschland gelten als Halbblut Pferde, bei denen nur ein Elternteil zu 100 Prozent Vollblut ist. Der internationale Halbblutbegriff wird allmählich durch den in Deutschland geprägten Begriff Warmblut verdrängt.
Hechtkopf: Kopf mit konkaver Profillinie
Hengstleistungsprüfung: Ein in Deutschland für alle gekörten Hengste vorgeschriebenes Training mit abschließender Prüfung. Es wird in der Regel dreieinhalbjährig in einer der dafür anerkannten Hengstleistungsprüfungsanstalten absolviert. Kann ersatzweise auch durch Turnierleistungen erbracht werden.
Hengstlinie: Von einem Gründer- oder Stammhengst ausgehende Folge von Vatertieren, die sich über mehrere Generationen erstreckt und unter Umständen in verschiedene Zweige aufspaltet.
Heterosiseffekt: Die Erscheinung, daß die Nachkommen aus einer Kreuzung von Individuen verschiedener Erbverbände (Populationen, Rassen, Linien) den Durchschnitt ihrer Eltern in Größe, Fruchtbarkeit, Gesundheit, Leistungsfähigkeit etc. übertreffen.
Hunter Chaser: englischer Begriff für Jagdrennpferd
Hunting: englischer Begriff, Jagdreiten hinter Hunden
Interieur: Bezeichnung für die Summe der seelischen und geistigen Eigenschaften des Pferdes.
Inzucht: Die Fortpflanzung durch Paarung nahe verwandter Individuen. Man unterscheidet *Inzest:* Paarung zwischen einem Elter und seinem Produkt bzw. zwischen Vollgeschwistern (also Verwandten ersten und zweiten Grades); *enge Inzucht:* Paarung zwischen Halbgeschwistern, Großeltern und Enkeln, Onkeln und Nichten, Tanten und Neffen, Vettern und Basen und *mäßige Inzucht:* Paarung innerhalb entfernterer Verwandtschaft, Linien-Gruppenzucht (also Verwandten fünften oder weiteren Grades). Inzucht ist unproblematisch bei Paarung erbgesunder Tiere. Sie ist ein sicheres Mittel, um rezessive Erbkrankheitsanlagen herauszufinden.
Inzuchtdepression: Auftreten einer Verminderung von Fruchtbarkeit, Vitalität und Leistungsfähigkeit bei Inzucht innerhalb nicht erbgesunder Individuen.
Jucker: Gebrauchsbegriff für ein mittelgroßes, schnelles, elegantes, leichtes, hoch im Blut stehendes Kutschpferd (im Gegensatz zum Karossier). Vor dem Ersten Weltkrieg wurden die gesuchtesten Jucker in Ungarn und Galizien gezüchtet (Furioso-Northstar, Gidran, Kisberi, Lipizzaner, Shagya, Przedswit). Jucker werden stets in leichter ungarischer Anspannung (d. h. Doppelringtrense, Sielengeschirr) und meist in Vierer- oder den typischen ungarischen Fünferzügen gefahren.
Kaltblut: Bezeichnung für alle schweren Arbeitspferderassen mit bestimmten Rassemerkmalen: schweres Kaliber, großer, plumper Kopf, kurzer, dicker Hals, wenig Widerrist, meist gespaltene, abgeschlagene Kruppe, tief angesetzter, wenig getragener Schweif, kurzes, stämmiges Fundament, oft mit mehr oder weniger stark ausgeprägtem Behang, grobes, welliges Langhaar, oft Doppelmähne, große, runde Hufe. Nicht immer treffen alle Exterieureigenschaften bei einer Rasse zusammen.
Karossier: Gebrauchsbegriff für ein Pferd im Typ des großen, starken Kutschpferdes (im Gegensatz zum Jucker), das gewöhnlich in Englischer Anspannung (d. h. Kumt und Kandare) gefahren wird. In früherer Zeit waren die typischen Karossiers Yorkshire Coach Horse, Cleveland Bay, Oldenburger, Ostfriese, Holsteiner und Anglo-Normänner.
Karpalgelenk: Carpus, Handwurzelgelenk, Vorderfußwurzelgelenk
Karpfenrücken: Fehlerhaft aufgebogener Rücken mit mangelnder Elastizität, der den Reiter schlecht sitzen läßt.
Kastanie: Hornbildung an der Innenseite der Vordergliedmaße oberhalb des Vorderfußwurzelgelenks, an der Innenseite der Hintergliedmaße etwas unterhalb des Sprunggelenks. Vermutlich rudimentärer Ballen.
Kavallerieremonte: siehe Remonte
Kehlkopfpfeifen: Häufige Kehlkopferkrankung der Pferde, bei der in der Regel durch die Lähmung des einen Astes des Recurrens-Nerven (fast immer des linken) die Beweglichkeit der betroffenen Stimmtasche mehr oder weniger eingeschränkt ist, wodurch ein charakteristisches, als Pfeifen oder Roaren bezeichnetes Pfeif- bis Brummgeräusch bei der Einatmung entsteht. Betrifft vor allem große Pferde mit langen Hälsen. Die Anlage ist vermutlich erblich.
Keilkopf: Kopf mit gerader Profillinie, der sich zur Maulpartie hin verjüngt
konsolidiert: züchterisch gefestigt, erbsicher
Körung: Gesetzlich vorgeschriebene Auswahl von männlichen Tieren, die gegen Entgelt zur Zucht zugelassen werden sollen, durch eine früher vom Staat, heute von den Zuchtverbänden eingesetzte Sachverständigen-Kommission.
Kötenzopf: Behang an der Köte, am Fesselkopf
Krötenmaul: unpigmentiertes, daher fleischfarbenes Maul
kuhhessige Stellung: sprunggelenksenge Stellung der Hinterbeine
Lanugo: Lateinisch, Fohlenhaar, eigentlich Wollhaar, Bezeichnung für den Flaum des Fötus, der sich in der zweiten Trächtigkeitshälfte bildet und bald nach der Geburt gegen das spätere, endgültige Haarkleid ausgewechselt wird.

Leydigsche Zellen: Endokrine Hodenzwischenzellen, deren Aktivität eng mit der Hypophysentätigkeit verbunden ist. Während die santochromen Zellen in den Hoden der verschiedenen Equiden weitgehend übereinstimmen, bestehen bedeutende Unterschiede in den zytoplasmatischen und nuklearen Eigenschaften der Leydigzellen.
Linierung: die Linien der Konturen des Pferdekörpers
Lumbago: Myoglubinurie, Kreuzverschlag, Nierenverschlag; Stoffwechselentgleisung der Muskulatur, bei der aufgrund akuten Sauerstoffmangels in den Muskelzellen der Endabbau des Muskelglykogens unterbrochen wird und eine hochgradige Anreicherung mit toxischen Abbauprodukten erfolgt. Dabei wird das in der Muskulatur vorhandene Atmungsferment Myoglobin in großer Menge freigesetzt und tritt wegen seiner geringen Molekulargröße in den Nierenglomeruli direkt in den Primärharn über, der dadurch eine kaffeebraune, dunkle Verfärbung annimmt. Häufig tödlicher Verlauf.
Marstall: Abgeleitet vom altdeutschen March, Marah für Ross, Mähre. An Fürstenhöfen und Schlössern die Baulichkeiten, in denen Pferde, Sattelzeug, Geschirre, Wagen etc. untergebracht sind. Als „pars pro toto" auch nur für den gesamten Pferdebestand der Hofhaltung gebraucht. Der Marstall wird gewöhnlich in einen Reit- und einen Fahrstall geschieden. In dem erstgenannten sind die Pferde des jeweiligen Fürsten besonderer Fürsorge anvertraut. Er wird gewöhnlich als Leibstall bezeichnet.
Mechanik: Gesamtheit der Bewegungen des Pferdes.
Nasenbluten: Epistaxis, häufige Erkrankung von Rennpferden, spontan auftretender Bruch von Blutgefäßen im Naseninnenbereich, vor allem bei Anstrengungen, beeinträchtigt die Trainier- und Rennfähigkeit. Es scheint eine erbliche Prädisposition vorzuliegen.
Oberlinie: Obere Begrenzungslinie der Silhouette des Pferdekörpers
Outcross: Paarung von zwei nicht miteinander verwandten Tieren (s. Heterosis).
Pedigree: Englischer Begriff für Ahnentafel, Stammtafel. Tabellarische Darstellung aller bekannten Vorfahren eines Individuums über eine begrenzte Zahl von Generationen. In der Regel stehen die männlichen Vorfahren rechts, die weiblichen links.
plein: englisch, unansehnlich
Points: Englisch, bemerkenswerte, positive Eigenschaften im Gebäude eines Pferdes, die unter Umständen kleinere Mängel kompensieren können.
Pony: Englisch, Bezeichnung für alle Pferde unter 14.2 Hands (147,3 cm) Widerristhöhe.
Ponytrekking: Englisch, Wanderreiten mit Ponies, in den USA auch Trail Rides genannt.
Prädisposition: Anfälligkeit, Veranlagung für bestimmte Krankheiten
Rahmen: Proportionen des Pferdekörpers, relativer Begriff, kein absolutes Größenmaß. Ein Pony kann einen relativ bedeutenderen Rahmen besitzen als ein großer, schwerer Kaltblüter.
Ramsnase: Mehr oder weniger stark gebogenes Nasenprofil (konvex). Bei einigen Rassen ausgeprägtes Exterieurmerkmal (z. B. Kladruber, Lipizzaner, Andalusier, Berber).
räumender Trab: raumgreifender, fördernder Trab
Remonte: Französischer Begriff, durch die Remontierungskommission meist drei- bis dreieinhalbjährig angekauftes Nachwuchs-Militärpferd. Die jährliche Erneuerungsrate betrug in Deutschland vor dem Ersten Weltkrieg für die Kavallerie ein Elftel, für die Artillerie ein Neuntel des Bestandes. Der Ausdruck Remonte wird häufig ganz allgemein für ein junges Pferd angewendet.
Röhrbeinumfang: Der Umfang des Röhrbeins (Os metacarpale tertium bzw. Metacarpus) mitsamt dem dazu parallel verlaufenden Sehnenapparat wird etwa eine Handbreit unter dem Vorderfußwurzelgelenk gemessen.
rückbiegig/vorbiegig: Auf eine Sehnenschwäche hindeutende Stellung des Vorderfußwurzelgelenks, das entweder nach rückwärts oder vorwärts von der Senkrechten abweicht.
säbelbeinige Stellung: stark gewinkelte Hinterbeinstellung
Säumer/Saumtier: Tragtier, Packpferd, vor allem im Gelände verwendet
Schwanenhals: Besonders langer, optisch schöner, gebogener Hals, der jedoch gelegentlich gewisse reiterliche Schwierigkeiten bietet, da er sich nur schwer „feststellen" läßt.
Selektion: Züchterische Auswahl, ein von Charles Darwin geprägter Begriff: Bei der Selektion übernimmt der Mensch gewissermaßen die Rolle der Natur bei der Wahl der weiterhin zur Fortpflanzung zuzulassenden Tiere.
Shooting Pony: Schußfester, trittsicherer Pony, der für die Ansitz- und Pürschjagd vor allem im Gebirge verwendet wird.
Spat: Knochenauftreibung im oder am Sprunggelenk, die unter Umständen Lahmheit verursacht.
Sporn: Hornbildung an der Köte, vermutlich rudimentärer Ballen
Stammbuch: Im allgemeinen nur in der Kaltblutzucht verwendete Bezeichnung für das „Herdbuch".
Stempelhengst: Zuchthengst, der durch seine dominante Vererbung eine Zucht prägt.
Strahl: Aus elastischem Horn bestehendes Polster an der Unterseite des Hufes, gegen die Hufsohle begrenzt durch die beiden einander in spitzem Winkel schneidenden Strahlfurchen. Die in der Mitte des Strahls befindliche Strahlgrube teilt die Ballen, in die der Strahl nach rückwärts ausläuft. Der Strahl dient der Stoßbrechung beim Auffußen des Hufes.
Stutbuch: Fehlerhafte deutsche Übersetzung des englischen Begriffs Stud Book, heute von den meisten deutschen Zuchtverbänden für ihr „Herdbuch" angewendet.
Sulky: leichter, zweirädriger Karren für Trabrennen
Tarsalgelenk: Tarsus, Fußwurzelgelenk, Sprunggelenk
Trabrennen: In Rußland und den USA entstandene Rennprüfungen auf äußerste Schnelligkeit im Trab. In den meisten Ländern ausschließlich im Sulky, in Frankreich auch unter dem Sattel gelaufen.
Trachten: hinterer Hufwandbereich
Trachtenzwang: Verengung im Trachtenbereich, die die Beweglichkeit des Hufmechanismuses beeinträchtigt.

Travois: Aus zwei gekreuzten Stangen gefertigte, von einem Pferd gezogene Schleppe (ohne Räder).
Typ: Begriff aus der Pferdebeurteilungslehre, Bezeichnung für die Summe derjenigen Formen und Eigenschaften des Pferdes, die nicht wandelbar sind. Den jeweiligen Typ kennzeichnet neben den „äußeren" Erscheinungsformen besonders der „Ausdruck" als Spiegelbild der „inneren" Eigenschaften und Veranlagungen. Er schließt die „innere" Leistungsbereitschaft ein. Ein Pferd kann in verschiedener Hinsicht typisch sein: Es kann einen Rassetyp vertreten, eine geschlechtstypische (maskuline oder feminine) Ausprägung zeigen, einem Zucht-, Gebrauchs- oder Leistungstyp entsprechen oder einem Konstitutionstyp.
Verdrängungskreuzung: In einem Umzüchtungsprozeß angewendetes Verfahren, bei dem man auf einer vorhandenen Stutengrundlage durch Verwendung von Hengsten aus einer anderen Population über eine Folge von Generationen eine Auskreuzung der Gene der Ausgangsrasse vornimmt.
Veredler: Bei der Veredlungskreuzung (Meliorationskreuzung) werden in einer Rasse durch Einkreuzung mit einer ausreichenden Anzahl qualitätsmäßig geeigneter Individuen einer anderen Rasse Gene eingeführt, die in nicht ausreichender Menge oder gar nicht vorhanden sind, in der Absicht, gewisse Eigenschaften zu verbessern, ohne doch die Rasse wesentlich zu verändern.
Vollblut: Etwas unscharfe Übersetzung des englischen Begriffs Thoroughbred. In Deutschland zu Unrecht auch auf andere Rassen angewendet.
vorbiegig: siehe rückbiegig
Wallach: Kastriertes männliches Pferd. Die Bezeichnung ist von Wallachei abgeleitet, wo das Verfahren angeblich erstmals angewendet worden sein soll.
Warmblut: Gegen Ende des 19. Jahrhunderts in Deutschland geprägter Begriff, der alle Pferderassen umfaßt, die nicht Kaltblüter oder Ponies sind. Bezeichnet das lebhaftere Temperament, und nicht die Bluttemperatur. Löste um 1900 den Begriff Halbblut in Deutschland ab und ist zur Zeit dabei, die Welt zu erobern.
Zuchtenklave: Bezeichnung für das Verbreitungsgebiet einer Rasse, das gewissermaßen als Insel innerhalb des Zuchtgebietes einer anderen Rasse liegt.
Zwanghuf: Huf, bei dem die Beweglichkeit des Hufmechanismuses eingeschränkt ist.

LITERATUR-VERZEICHNIS

G. Ahlvers, Die wirtschaftlichen Grundlagen des Zuchtzieles der Hannoverschen Warmblutzucht; Göttingen 1955
G. Ahsbahs, Die Holsteiner Warmblutzucht; Glückstadt 1904
G. Ahsbahs, Die Pferdezucht in der Kremper Marsch nebst Stuten-Stammregister, statistischen Nachrichten und 12 Bildern von Pferden in der Kremper Marsch; Kiel 1886
A. Angelino, Erbkrankheiten und die Gefahren der Inzucht; Ochten 1991
A. Angelino, Strahlbeinlahmheit und die Gefahren der Inzucht; Zeitschrift Het Nederlandse Warmbloedpaard 11/1991
B. Bade, Genetische Bedingtheit der in der Hengstleistungsprüfungsanstalt bewerteten Leistungsmerkmale und deren Wirkung auf die Population; Hippologisches Symposium Leipzig 1983
B. Bade – W. Ernst, Das Landgestüt Celle und seine Hengste; 2. Auflage Bad Homburg 1982
J. A. Bartels, Vier Eeuwen Nederlandse Cavalerie; Amsterdam 1987
W. Graf Baudissin, Pferderassen und Rassepferde; Berlin 1934
F. C. de Beaulieu, Das Zeitalter des Sportpferdes; Berlin o. A. (1978)
F. C. de Beaulieu, Das Leistungspferd; Echzell 1983
C. Becker, Das Schleswiger Pferd; Hannover 1914
D. K. Bennett, Stripes do not make a Zebra; Systematic Zoology 1987
Berittmachung der Hannoverschen Reiterregimenter; Zeitschrift Militärwochenblatt 1905
Graf A. Bernstorff, Die Mecklenburgische Pferdezucht; Leipzig 1878
Baron G. v. Biel, Einiges über edle Pferde; Dresden 1830
R. G. Binding, Das Heiligtum der Pferde; Königsberg 1935
H. W. Blöcker, Die Zucht eines Freizeitpferdes; Kiel 1974
M. Bongianni, Handbuch der Pferderassen; Zürich – Stuttgart – Wien 1988
M. Bongianni, Cavalli; Mailand 1987
M. Bongianni – C. Mori, Il Cavallo; Mailand 1985
M. Bongianni – C. Mori, Geliebte Pferde – Ein Handbuch über die Pferde dieser Welt; Stuttgart 1991
W. Bonness, Im Celler Landgestüt, Hof – Stall – Tagewerk; Celle 1950
H. Böttcher, Pferdefiebel; Berlin 1936
H. *Bötticher*, Wörterbuch für Fachausdrücke aus Pferdezucht und Pferdesport; Berlin 1936
G. J. A. Bouma, Het Friese Paard; 1979
H. Bouwman, Sprengstoff – Interview mit Hans Horn über Springpferdeselektion; Zeitschrift Zangersheide Magazine 2/1993
H. Bouwman, Die Pferdezucht in „De Lage Landen"; unveröffentlichtes Manuskript, Linde-Vorden 1995
Brandenburgische Warmblutzüchter Berlin, Stutbuch für Brandenburgische Warmblutzucht; 1. Band Berlin 1925 und folgende
C. Bräuer, Die Gestüte des In- und Auslandes; Dresden 1901
R. Brinkman, Umformungsprozess in der Niederländischen Warmblutzucht; Zeitschrift In de Strengen 12/1990
Brockhaus Konversationslexikon, 17 Bände; 14. Auflage Leipzig 1908
E. Büchmann, Geflügelte Worte; München 1959
C. F. W. von Burgsdorf, Auszüge aus: Einige Notizen über die Entstehung und den Fortgang der Edlen Pferdezucht in Preußen, besonders in Bezug auf Trakehnen; Monatshefte des Rennsports 1890 (nach H. von Rattonitz Veröffentlichung 1859)
J. Caesar, De Bello Gallico
Campagne et al., Vor und nach Waterloo; Amsterdam 1963

W. Cavendish, Nouvelle Methode pour dresser le Chevaux en suivant la Nature et même la Perfectionnant par la Subtilité de l'Art; Paris 1668
A. de Chapeaurouge, Hengstlinien der 1921 in den Ostpreußischen Staatsgestüten vorhandenen Hengste; Berlin 1922
A. de Chapeaurouge, Einiges über Inzucht; Hamburg 1909
J. Clabby; The Natural History of the Horse; London 1978
C. Clarke – D. Wallin – J. Kidd, The International Warmblood Horse; Buckingham 1991
G. Comberg, Tierzüchtungslehre; Stuttgart 1971
P. Damen, Die Geschichte des Belgischen Zuchtpferdes; Antwerpen 1985
C. R. Darwin, On the Orgin of Species by Means of Natural Selection; London 1859
H. van der Decken – G. D. Gauger, Interview wegen der Beendigung der Zusammenarbeit zwischen dem Hannoverschen Verband und dem Gestüt Zangersheide; Zeitschrift Das Hannoversche Pferd 2/1993
C. Dencker, Das Oldenburger Pferd; Berlin 1941
Deutsche Reiterliche Vereinigung (FN), Jahresberichte 1952–1996
E. Dijkstra, Het Friese Paard – Raskenmerken u. Gebruk; 1988
R. Disselhorst, Beurteilungslehre des Pferdes; Berlin 1940
H. Dohn – W. Ernst, Pferdeland am Rhein; Bad Homburg 1982
M. und H. D. Dossenbach – H. J. Köhler, Die großen Gestüte der Welt; Bern und Stuttgart 1977
C. von Drathen, Das schwere Arbeitspferd; Berlin 1898
C. von Drathen, Die europäischen Pferdeschläge auf der Pariser Weltausstellung 1900; Berlin 1901
dtv-Lexikon, 20 Bände; 3. Auflage Mannheim 1997
J. U. Duerst, Die Beurteilung des Pferdes; Stuttgart 1922
P. von Dusburg, Chronicon Prussiae; Frankfurt 1679
H. Ebhardt, Verhaltensweisen verschiedener Pferdeformen; Säugetierkundliche Mitteilungen 1956
H. Ebhardt, Ponies und Pferde im Röntgenbild nebst einigen stammesgeschichtlichen Bemerkungen dazu; Säugetierkundliche Mitteilungen 1961
E. H. Edwards, Encyclopedia of the Horse; London 1985
E. H. Edwards, The ultimate Horse Book; London – New York – Stuttgart 1991
E. Ehrensberger, Pfälzische Pferdezucht – Beiträge zur Geschichte derselben und der Gestütsanstalt Zweibrücken; Hannover 1922
P. Eipper, Auf Wanderfahrt mit Tier und Mensch; Berlin 1943
G. Fehrs, Das Holsteinische Marschpferd – Monographien landwirtschaftlicher Nutztiere, Band 17 Hannover 1919
R. Filarski, Kanalen van de Koning-Kopman; 1995
H. Fischer, Wiederaufbau der Warmblutzucht in Brandenburg 1945–1949; o. A.
J. E. Flade, Der Hausesel; Wittenberg Lutherstadt 1990
P. Forbes, Die Niederländische Kavallerie; Bussum 1963
H. Franke, Neuzeitliche Tierzucht; Frankfurt 1965
H. Franke, Untersuchungen über den Einfluß des Körperbaues auf die Schrittlänge des Pferdes; Grevesmühlen 1935
T. Frankenhuis, Huisdierrassen in Nederland; Rotterdam 1982
A. Fraser, Tierzucht im Zwiespalt; Hamburg-Berlin 1964
J. P. Frentzel, Die Landespferdezucht im Regierungsbezirk Gumbinnen; Berlin 1895
O. Frey, Der Württemberger im Wirtschafstyp; Zeitschrift Das Zugpferd 4, 5/1990
O. Frey, Baden-Württembergs Pferde; Stuttgart 1984
W. Frey, Verschollen – Chinas Wildpferde; BBC Wildlife 1995
M. Fugger, Von der Gestüterey; Worms 1578
O. von Funcke, Das Deutsche Halbblutpferd; Berlin 1903
Gestüt Ganschow, Prospekt 1989
W. Gatermann, Pferdehochzuchten; in „Deutsche Hochzuchten“ Band 2; Berlin 1924
L. Gehrmann, Mündliche und briefliche Mitteilungen zur Trakehner Zucht; Neumünster 1995
R. H. J. J. Geurts, Genetische Analyse en Struktuur von der Fokkerij van Het Friese Paard; Maastricht 1969
R. H. J. J. Geurts, Zeldsame Huisdierrassen; Maastricht 1980
M. Glaubrecht, Genisolierung beim Quagga; in „Wenn's dem Wal zu heiß wird“, 2. Auflage Düsseldorf-Wien-New York 1988
Sir R. Glyn, The World's Finest Horses and Ponies; London 1971
S. G. Gmelin, Reise durch Rußland; St. Petersburg 1770
Der Gnoyener Pferdezuchtverein, Zeitschrift Deutsche Hippologische Presse 24, 25/1897
S. J. Gould, Hens Teeth and Horse's Toes; New York 1983
S. J. Gould, Wie das Zebra zu seinen Steifen kommt; Basel 1986
G. Gramann – H.-H. Stien, Das Holsteiner Sportpferd; Stuttgart 1980
G. Gramann, 100 Jahre Schleswiger Pferdezucht; Kiel 1991
E. Groll, Das Norische (Pinzgauer) Pferd; Traunstein 1919
E. Groll, Das Norische Pferd in Bayern; München 1931
H. Groß, Das Ostfriesische Pferd; Hannover 1908
H. Haassler, Mündliche Mitteilungen zum Vollbluteinsatz in der Trakehner Zucht nach dem 2. Weltkrieg in Westdeutschland; Burg Röttgen 1971
J. P. Hachez, Le Cheval de Demi Sang Belge; Brüssel 1980
J. Hahn-Butry – H. J. Köhler, Hannovers Edles Warmblut; Hamburg – München – Neuhaus 1949
M. Haller, Der Kosmos Pferdeführer; Stuttgart 1994
J. Hammond – I. Johansson – F. Haring, Handbuch der Tierzüchtung, 4 Bände; Hamburg – Berlin 1961
F. Hancar, Das Pferd in prähistorischer und früher historischer Zeit; Wien – München 1955
W. Hartwig, 100 Jahre Hannoversches Stutbuch; Verden 1988
W. Hecker, Mündliche Mitteilungen zum Unterschied zwischen Sárvárer und Furioso-Northstar; Gestüt Káld bei Vas (Eisenberg) 1994
Baroness von Heemstra-Popken, Het Friese Paard; Amsterdam 1961
M. Heling, Betrachtungen zur Vergangenheit, Gegenwart und Zukunft der Niedersächsischen Pferdezucht; 6.

Jahresheft der Albrecht-Thaer-Gesellschaft 1961
M. Heling, Trakehnen; München 1965
C. Hell sen. und A. de Chapeaurouge, Korrespondenz über züchterische Fragen; Kurzenmoor-Blankenese 1924/25
C. Hell sen., bearbeitet von O. Hintze, Im Spiegel der Zeit und Lebenserinnerungen; Privatdruck, Kurzenmoor 1952
M. J. Hell – L. Gehrmann, Die großen Hengste Holsteins; Friedberg 1986
Hengstaufzuchtverein Holsatia, Protokolle 1883–1893
J. von Henninges, Hauptbeschälerbuch Trakehnen 1732–1945; Braunschweig 1985
H. Henseler, Ein fruchtbares Maultier; Deutsche Landwirtschaftliche Tierzucht 1925
W. Herre, Die Haustiere von Haithabu; Neumünster 1960
Hessisches Landesmuseum Darmstadt, Fossilien der Messelformation; Darmstadt 1987
G. C. M. Hofmeister, Eutiner Amts- u. Stadtgestüt; Eutin 1928
L. Hofmeister, Die Pferdezucht des Herzogtums Oldenburg 1583–1884; Oldenburg 1884
L. Hofmeister, Mitteilungen über das Oldenburgische schwere Wagenpferd; Oldenburg 1874
Holsteiner Zuchtverband, Gestütbuch des Verbandes der Züchter des Holsteiner Pferdes; Berlin, später Elmshorn bzw. Kiel
Holsteiner Zuchtverband, Hengstverzeichnis des Verbandes der Pferdezüchter in den Holsteinischen Marschen (zurückreichend bis 1770); Glückstadt 1911
C. E. G. Hope – G. N. Jackson, The Encyclopedia of the Horse; London 1974
P. H. Huisman, Zeldsame Huisdierrassen; Zutphen 1979
G. Hummert, Die wichtigsten Stutenstämme des Oldenburger Pferdes; Bonn 1942
Graf B. von Hutten-Czapski, Die Geschichte des Pferdes; Berlin 1876
H.-H. Isenbart – E. M. Bührer, Das Königreich des Pferdes; Luzern – Frankfurt 1970
N. Ishida et al., Mitochondrial DNA Sequence of Various Species of the Genus Equus with Special Reference to the Phylogenetic Relationship between Przewalski's wild Horse and the Domestic Horse; Journal of Molecular Evolution 4/2 1995
E. Iwersen, Das Holsteiner Pferd; Berlin 1937
M. Jähns, Roß und Reiter in Leben, Glauben und Geschichte der Deutschen, 2 Bände; Leipzig 1872
de Joode, Landleven; 1981
J. B. Kamphuis, Die Groninger Warmblutzucht; Doetinchem o. A. (vermutlich 1949)
G. Kapitzke, Die Staatsgestüte; München 1979
G. Kapitzke, Wildlebende Pferde; Berlin – Hamburg 1973
B. Karnbaum, Die züchterische Entwicklung der Deutschen Warmblutzuchten in der Bundesrepublik nach 1945; Winterthur 1969
P. Kern, Das Rheinisch-Deutsche Kaltblutpferd; Berlin 1936
J. Kidd, Horse Breeds and Breeding; London 1985
K. Kilian, Feste Klinkerstraßen in den Niederlanden um 1800; Nrc Handelsblad 7/1995
A. Knol, Zum Import und Zuchterfolg von Cambridge Cole in der Tuigerzucht; Zeitschrift In de Strengen 7/1989
T. Koch, Zur Geschichte des Pferdes; Jena 1961
H. J. Köhler, Biographische Notizen eines Pferdenarren; Bad Homburg 1981
H. J. Köhler, Hannoversche Pferde; Luzern 1977
H. J. Köhler, Morjen, Herr Landstallmeister; Bad Homburg 1985
H. J. Köhler, Nach Ostpreußen der Pferde wegen; Bad Homburg 1980
H. J. Köhler, Tempelhüter; Luzern 1975/Stuttgart 1995
H. O. Kramer, Die Bedeutung des Braunschweigischen Landgestütes und sein Einfluß auf die Entwicklung der Braunschweigischen Landespferdezucht unter Berücksichtigung der Hengstrassen 1825–1937; Dissertation Hannover 1938
R. A. Krewerth - D. Rensing, Wo die wilden Pferde leben; Warendorf 1979
Kriegsveterinärbericht des Deutschen Heeres 1914–1918; Berlin 1919
C. Kronacher, Der Wiederaufbau der Deutschen Pferdezucht nach dem Kriege; Berlin 1917
S. Kronenberg, Freizeitpferde; Stuttgart 1994
D. H. M. Kroon, Das Belgische Pferd niederländischer Zucht; Maastricht 1913
D. H. M. Kroon, De Fokkerij der Landbouwhuisdieren in Nederland; Groningen 1925
I. Krumbiegel, Einhufer; Wittenberg 1958
Kurhessisches Pferdestammbuch, Hengstverzeichnis 1951; Kassel 1951
B. Kürten, Pleistocene Mammals of Europe; London 1968
K. L. Lackner, Sennergestüt Spiekerhof; unveröffentlichtes Manuskript 1977
H. P. Lampe, Westfalens Pferde; Recklinghausen o. A.
H. P. Lampe, Wildpferde in Westfalen; Recklinghausen 1977
Vereniging tot bevordering van de Landbouwtuigpaardfokkerij in Nederland Nederlandse Paarden 1939–1964 (Jubileumuitgave); Bilthoven 1964
U. Lehmann, Paläontologisches Wörterbuch; 2. Auflage Stuttgart 1977
G. Graf Lehndorff, Handbuch für Pferdezüchter; 5. Auflage Berlin 1909
S. Graf Lehndorff, Halbblut-Gestütbuch des Preußischen Hauptgestüts Graditz; 1. Band Berlin 1911 und folgende
A. von Lengerken, Die Mecklenburgische Pferdezucht; Berlin 1827
G. von Lengerken, Untersuchungen über den Einfluß der zur Veredlung der Deutschen Warmblutzuchten verwendeten Spezialhengste; Berlin 1967
J. Freiherr v. Liebig, Die organische Chemie in ihrer Anwendung auf Agrikultur und Physiologie; Braunschweig 1840
J. Freiherr v. Liebig, Naturwissenschaftliche Briefe über die moderne Landwirtschaft; Leipzig 1859
J. Freiherr v. Liebig, Theorie und Praxis der Landwirtschaft; Braunschweig 1856
K.-J. Lorenzen-Schmidt (Herausgeber), Pferde für Europa – Pferdehändler Johann Ahsbahs & Co., Steinburg 1830–1840, Arbeitskreis Wirtschafts- und Sozialgeschichte Schleswig-Holsteins; Kiel 1991
P. Louwerse, Vaderlandse Geschiednis; Amsterdam 1930

H. Löwe, Felix Hoesch und sein Leben und Werk; Frankfurt/M. 1966
H. Löwe – H. Meyer, Pferdezucht und Pferdefütterung; Stuttgart 1974
N. Lugli, Rassepferde; München 1974
D. Lund, Oldenborg Hesten; Kopenhagen, 1988
W. Maass, Die Holsteiner Springpferde und ihre Abstammungen; Hannover 1937
D. Machin-Goodall, Die Pferde mit der Elchschaufel; Hamburg – Berlin 1960
D. Machin-Goodall, Pferde der Welt; Heidenheim 1966
M. B. Mackeprang, Der Zug der Cimbern und Teutonen aus Nordjütland; Zeitschrift Der Norden, 16. Jahrgang 1939
G. Mann – A. Heuss, Weltgeschichte, 10 Bände; Gütersloh 1979–1980
B. Martiny, Zuchtstammbücher aller Länder; Bremen 1883
Mecklenburgisches Gestütbuch für edle Pferde, Hengstbuch 1895–1935; Schwerin 1936
H. Meinardus, Züchterische Nutzung der Turniersportprüfung für Reitpferde; Warendorf 1988
G. Meinen, Sie leben noch – Die Ostfriesen und Oldenburger alten Schlages; Zeitschrift Das Zugpferd, 4/1994
L. N. Melchior, Zangersheide; 2. Auflage Lanaken 1979
G. J. van de Mey, Die Nachkommen von L' Invasion; Zeitschrift Viehzucht und Milchwirtschaft 6/1967
G. J. van de Mey, Erbkrankheiten und die Gefahr der Inzucht; Zeitschrift Het Nederlandse Warmbloedpaard 12/1978
Meyers großes Taschenlexikon, 24 Bände; 3. Auflage Mannheim – Wien – Zürich 1990
Meyers Konversationslexikon, 21 Bände; 5. Auflage Leipzig – Wien 1897
O. Micheel, Die Holsteinische Halbblutzucht; Hannover 1922
E. Mohr, Das Urwildpferd; Wittenberg 1959
D. Morris, Animal Watching; London 1990
D. Morris, Warum hat das Zebra Streifen? München 1991
T. Nagel, Equus Przewalskii; Zoologischer Anzeiger 1902
C. Freiherr v. Nagel-Doornick, Stutbuch Vornholz; Privatdruck Vornholz 1962
Katalog des Gestüts Neustadt (Dosse) 1989
H. von Nathusius, Das schwere Arbeitspferd mit besonderer Rücksicht auf Clydesdale; Berlin 1882
H. von Nathusius, Über die Zucht schwerer Arbeitspferde und die Mittel zu ihrer Beförderung in Preußen; Berlin 1885
H. von Nathusius, Vorträge über Viehzucht und Rassenkenntnis; Berlin 1890
S. von Nathusius, Die Pferdezucht; Berlin 1902
S. von Nathusius, Messungen an Hengsten, Stuten und Gebrauchspferden; Berlin 1905
S. von Nathusius, Unterschiede zwischen der morgenländischen und abendländischen Pferdegruppe; Halle 1891
W. von Nathusius, Die Viehzucht; Berlin 1871
G. A. R. Nieuhoff, Het Paard; Zwolle 1964
J. Nissen, Welches Pferd ist das? 10 Auflagen, Stuttgart 1961–1986
J. Nissen, Das Sportpferd; Stuttgart 1964
J. Nissen, Hochwürden de Mey zum Ehrenkanonikus ernannt; Zeitschrift Das Holsteiner Pferd 5/1965
J. Nissen, Holsteins „Eigener Weg"; Zeitschrift Reiter Revue International, Heft 2, 3/1987
J. Nissen, Springen; Heidenheim 1968
J. Nissen, Vollblut in der warmblütigen Leistungszucht Holsteins; Hamburg 1969
J. Nissen, Leistungszucht – Die „heiligen" 100 Tage, Zeitschrift Zangersheide Magazine, Heft Juni – August 1996
J. Nissen, Zur Abstammung des in Zangersheide gezogenen Hengstes Alexis Z; Gutachten 1994
J. Nissen – W. Gorbracht, Ponybuch; Frankfurt 1974
J. Nissen, Großes Reiter- u. Pferdelexikon; Gütersloh 1976
J. Nissen, Pferde, Reiter, Fahrer, Züchter; München 1979
G. Nobis, Vom Wildpferd zum Hauspferd; Köln-Wien 1971
Oberbayrischer Pferdezuchtverband, Jahresberichte; München 1992–1995
L. W. F. von Oebschelwitz, De Nederlandse Stalmeester; Den Haag 1763
B. von Oettingen, Die Pferdezucht; 2. Auflage Berlin 1921
B. von Oettingen, Kritischer Bericht zum Zustand des Preußischen Hauptgestüts Trakehnen, Denkschrift an die Adresse der Preußischen Gestütsverwaltung; Berlin 1895
B. von Oettingen, Trakehner Gestütbuch; 2. Band Berlin 1901
Baron Oeynhausen, Pferdeliebhaber; Hannover 1865
Oldenburgische Körungs-Kommission, Stutbuch der Münsterländisch Oldenburgischen Geest; 1. Band Oldenburg 1900 und folgende
Oldenburger Gestütbuch, Verband der Züchter des Oldenburger eleganten schweren Kutschpferdes; 1. Band Rodenkirchen 1891 und folgende
W. H. Oliemans, Het Brood van de Armen; Den Haag 1988
A. Oliver, Book of Horsemanship; London 1960
Ostfriesisches Stutbuch, Landwirtschaftlicher Hauptverein für Ostfriesland; 1. Band Norden 1897 und folgende
Ostpreußisches Stutbuch für Edles Halbblut Trakehner Abstammung; 1. Band Berlin 1878 bzw. Königsberg 1890 und fortlaufende
Ostpreußisches Hengstregister 1921; Remonteinspektion Berlin
F. Papavassiliou, Liebenswerte Riesen; 2. Auflage Wiesbaden 1988
E. A. von Pentz, Der Aufbau der Württembergischen Warmblutzucht; Stuttgart 1925
K. Ploetz, Auszug aus der Geschichte; 27. Auflage, Würzburg 1968
Pommersches Hengstbuch für Warmblut, Verband Pommerscher Warmblutzüchter, Abteilung Stutbuch; 1. Band, Stettin 1926
A. Pruns, Die Pferdezucht im Bereich der Landwirtschaft; Itzehoe 1912
C. Ptolomaios, Karte und Handschrift im Codex Vaticanus Urbinus 82; 2. Jahrhundert n. Chr.
E. A. L. Quadekker, Het Paardenboek; 1905
R. Ramsauer, Das Oldenburger Sportpferd; Friedberg 1978
L. von Ranke, Deutsche Geschichte im Zeitalter der Reformation, 6 Bände; Wien 1839–1847
G. Rau, Die Not der Deutschen Pferdezucht; Stuttgart 1907

G. Rau, Hippologische Wanderungen; Zeitschrift Sportwelt 1909
G. Rau, Aufgaben und Entwicklung der Deutschen Landespferdezucht; Stuttgart 1909
G. Rau, Die Deutschen Pferdezuchten; Stuttgart 1911
G. Rau, Die wichtigsten Blutströme in der Hannoverschen Pferdezucht; Berlin 1914
G. Rau, Die Reitkunst der Welt an den Olympischen Spielen 1936; Berlin 1937
Kommission für die Landespferdezucht in Redefin, Verzeichnis der seit dem Jahre 1812 im Großherzoglich-Mecklenburg-Schwerinschen Landgestüt Redefin aufgestellten Voll- und Halbbluthengste sowie Verzeichnis der im Großherzogtum Mecklenburg-Schwerin seit 1895 im Privatbesitz befindlichen angekörten Voll- und Halbbluthengste; Hagenow 1912
F. Reuter, Abendtheuer des Endspekter Bräsig, Bürtig aus Mekelborg-Schwerin, von ihm selbst erzählt; Reuters sämtliche Werke 11. Band; „Schurr-Murr" Leipzig 1904
C. Richardson, The New Book of the Horse, 2 Bände; London 1910
H. Röcken, Das Arbeitstier; Percha 1989
Roever/Dozy, Das Leben unserer Vorfahren; Amsterdam 1902
J. Rombelsheim, Erfolge brauchen Entschlossenheit – Gestüt Drachenhof; Lonnig 1994
D. Rossow, Hengstbuch der Holsteiner Warmblutzucht; Bad Segeberg 1954
D. Rossow, Hengstbuch II der Holsteiner Warmblutzucht; Elmshorn 1988
M. P. H. M. Roumen, Die Niederländische Zugpferdezucht; Heythuysen 1989
T. Ryder, The Highstepper; London – New York 1979
M. Schäfer, Großponys und Kleinpferde; München 1972
M. Schäfer, Welches Pferd zu welchem Zweck; München 1975
M. Schäfer, Wie werde ich Pferdekenner? München 1971
U. Scharfenorth, Mündliche Mitteilungen zur Entstehung der Lewitzer Scheck-Ponyzucht; VEG Lewitz 1990
R. Schele, Zuchtaufbau und Vielseitigkeitseignung des Holsteiner Pferdes; Bonn 1950
F. Schilke, Das Ostpreußische Warmblutpferd; Bern – Wien – München 1938
F. Schilke, Trakehner Hengstbuch 1958; Bad Segeberg 1958
F. Schilke, Trakehner Hengstbuch 1967; Bad Segeberg 1967
F. Schilke, Trakehner Pferde einst und jetzt; 4. Auflage München 1974
F. Schilke, Trakehner Pferdezucht in der Bundesrepublik Deutschland, Daten und Entwicklung; Bad Segeberg 1977
C. G. Schillings, Zebras; aus „Mit Blitzlicht und Büchse im Zauber des Eleléscho"; Leipzig *1920*
Schleswiger Pferdezuchtvereine, Gestütbuch; 1. Band Berlin 1900 und folgende
Schleswig-Holsteinisches Stutbuch; Bad Segeberg 1924, Nachtrag Eutin 1926
A. Schlie, Der Hannoveraner; München – Basel – Wien 1975
B. Schmidt, Vererbungsstudien im Königlichen Hauptgestüt Trakehnen; Hannover 1913
J. Schmidt – C. v. Patow – J. Kliesch, Züchtung, Ernährung und Haltung der landwirtschaftlichen Haustiere, 2 Bände; Berlin 1942
W. Schmidt, Einfluß der Reit- und Fahrturniere auf die deutsche Warmblutzucht; Wittenberg 1925
I. Schmitthenner, Lexikon für Pferdefreunde; Luzern – Frankfurt 1976
W. Schockemöhle, Die großen Hengste Hannovers; Friedberg a. A. 1983
W. Schockemöhle - W. Lutz, Deutsche Springreiter; 3. Auflage Frankfurt 1970
D. Schön, Beitrag zur Systematik der Züchtungsmethoden dargestellt am Beispiel der Hannoverschen Warmblutzucht; Göttingen 1961
D. Schön, Praktische Pferdezucht; Stuttgart 1983
F. Schöttler, Das Hannoversche Pferd; Hannover 1914
C. Schridde, Adel verpflichtet; Friedberg 1992
J. Schüssler, Das Oldenburger elegante, schwere Kutschpferd; Hannover 1923
J. Schüssler, Das Oldenburger Pferd; Hannover 1931
H. J. Schwark, Pferdezucht; Neudamm-Berlin 1984
G. Schwarznecker, Raçen, Züchtung und Haltung des Pferdes; Berlin 1879
G. Schwarznecker - W. Zipperlin, Pferderassen; Stuttgart 1883
H. Schwechten, Das Landgestüt Kreuz; in „Die Preußische Gestütsverwaltung"; Berlin 1927
C. Silver, Pferderassen der Welt; München – Bern – Wien 1978
K. Simons, Die Entwicklung der Rheinischen Pferdezucht; Oppeln 1911
G. G. Simpson, Horses; Oxford 1951
G. G. Simpson, Die Evolution des Pferdes; Zeitschrift Naturwissenschaft und Medizin 14/1966
G. W. von Simpson, Das Georgenburger Gestüt; Berlin o. A. (ca. 1872)
E. Skorkowski, The Derivation of Domestic Horses from wild ones; World Review of Animal Production Vol. 4/1966
W. Slob, Het Paard in Het Tuig Zutphen; o. A.
W. Slob, unveröffentlichtes Manuskript zur Entwicklung der Niederländischen Warmblutzucht; 1993
v. Soetermeer, De voormalige Rijksstoeterij te Borculo; Groningen 1896
D. van de Sompele, Vom Bauernreitpferd zum edlen Warmblut; Oud Heverlee 1980
M. Gräfin Sponek, Trakehner Jagden; Verden 1971,
K. U. Sprenger, Hengstbuch der Schweren Warmblutzucht auf Oldenburgisch-Ostfriesischer Grundlage; Dresden 1994
V. Stang – D. Wirth, Tierheilkunde und Tierzucht, 11 Bände; Berlin – Wien 1926–1937
C. Freiherr von Stenglin, Deutsche Pferdezucht; Warendorf 1983, 2. Auflage 1994
C. Freiherr von Stenglin – W. Hartwig, 100 Jahre Hannoversches Stutbuch 1888–1988; Verden 1988
C. M. Stoeckel, Deutschlands Pferde; Berlin 1891
H. Stöve, Das Landgestüt Kreuz; Halle 1935
J. van de Straet – Stradamus, Equine Joannis Ducis Austriaci Caroli V.; Brügge 1568
R. S. Summerhays, Horses and Ponies; London – New York 1954
R. S. Summerhays, Encyclopaedia for Horsemen; 2. Auflage London 1970
Publius Cornelius Tacitus, De Origine, Situ, Moribus ac Populis Germanorum; ca. 100 n. Chr.

Chevalier H. de Theulegoet, Belgisch Trekpaardenstamboek; 1890
I. H. C. Thormählen, Sind wir in der Pferdezucht auf dem richtigen Wege? Zeitschrift Der Pferdefreund, 4/1952
M. Thormählen, Einiges über die Stammväter des Holsteiner Pferdes; unveröffentlichter Vortrag , Elmshorn 1932
R. Graf Thun-Hohenstein, Das Holsteiner Pferd; Friedberg o. A.
Trakehner Hengstverteilungspläne 1960–1995
Trakehner Hengstbuch (Zugänge seit 1968); Bad Segeberg ab 1968
Trakehner Stutbuch, Stutbuch des Königlich Preußischen Hauptgestüts Trakehnen, fortlaufende Bände; Berlin
Trakehner Verband, 100 Jahre Ostpreußische Stutbuchgesellschaft (1889–1989); Neumünster 1989
F. Traut, Gestüte Europas; Verden 1971
H. Trunz, Pferde im Lande des Bernsteins; Berlin – Hamburg 1967
W. von Unger, Die Ahnen des Hannoveraners; Hannover 1928
W. Uppenborn, Die Chancen der Pferdezucht im mechanisierten landwirtschaftlichen Betrieb; Bonn 1956
W. Uppenborn, Pferdezucht und Pferdehaltung; Offenbach 1970
S. Uppslagsbok, 30 Bände; Lund 1929–1937
Publius Flavius Vegetius Renatus, Scriptores Rei Rusticae; ca. 400 p.Chr. n.
Publius Flavius Vegetius Renatus, Epitoma Rei Militaris; ca. 400 p.Chr. n.
E. von Velsen-Zerweck – E. Schulte, Der Trakehner; Stuttgart 1981
E. von Velsen-Zerweck, Trakehner Zucht 30 Jahre danach; Beiträge zur Schleswig-Holsteinischen Landwirtschaftlichen Woche; Rendsburg 1978
E. von Velsen-Zerweck, Trakehner heute; Bad Homburg 1979
P. Verdurmen, Über und rund um das Zugpferd; Programm der Ausstellung, Ijzendijke 1984
G. Viergutz, Der Triumph des Pferdes, Zucht- und Leistungsschau auf der DLG-Ausstellung in Hamburg; Zeitschrift Der Pferdefreund 6/1951
S. Villeroy – A. Müller, Der Pferdezüchter; Mainz 1858
Het Vlamse Paard Broschüre (Werbeschrift); Kortrijk 1993
M. Vogt, Genügsame Pferde mit Jahrhunderte alter fürstlicher Tradition; Zeitschrift Rund ums Pferd 10/1994
M. Vogt, Der Arenberg-Nordkirchener – eine bodenständige Kleinpferderasse; unveröffentlichtes Manuskript 1995
M. Vogt, Der Sarvarer – Ein Stück Puszta in Deutschland; unveröffentlichtes Manuskript 1995
M. Vogt, Der Senner – Die älteste Reitpferdezucht in Deutschland; unveröffentlichtes Manuskript 1995
J. Volf, Einhufer oder Pferdeverwandte; in „Grzimeks Tierleben" Band 12, München 1979
A. van der Woud, Het Lage Land; Dissertation Amsterdam 1897
E. Wasserzieher, Woher? Ableitendes Wörterbuch der Deutschen Sprache; Bonn 1948
Graf C. A. v. Wedel, Enquete zum Stand der Ostfriesischen Zucht 1816; Ostfriesisches Archiv Aurich
Westfälisches Pferdestammbuch Münster, Westfalens Edles Warmblut – eine Studie über die züchterischen Erfolge bis 1966; Münster 1966
Westfälisches Pferdestammbuch Münster, Hauptstammbuch für Warmblut; 1. Band Münster 1927 und folgende
M. Whittlesey, The Horse; London 1989
G. Wenzler, Stutbuch Weil-Marbach 1871–1971; Bamberg 1972
Westfalens Edles Warmblut; Münster 1966
H. Wilde, Das Rheinisch-Deutsche Kaltblutpferd in den Rheinischen Höhengebieten Geldern 1936
J. Wittkop, Bedeutung des Vollbluts in der Holsteiner Warmblutzucht; Göttingen 1969
J. J. Wörz, Die Staats- oder Landespferdezuchtanstalten Württembergs; Ulm 1876
Graf C. G. Wrangel, Haandbog for Hestevenner, 2 Bände; Kopenhagen 1888
Graf C. G. Wrangel, Das Buch vom Pferde, 2 Bände; 3. Auflage Stuttgart 1895, 6. Auflage Stuttgart 1927
Graf C. G. Wrangel, Die Rassen des Pferdes, 2 Bände; Stuttgart 1908/09
Graf C. G. Wrangel, Haadbok för Hästvänner, 2 Bände; 2. Auflage 1911–1913
C. Wriedt, Biologische Essays über Pferdezucht und Pferderassen; Berlin 1929
W. J. Yenne, The pictorial Encyclopedia of Horses; London 1989
W. Zorn, Pferdezucht; 3. Auflage Ludwigsburg 1952
F. A. Zürn, Das Pferd und seine Rassen; Leipzig 1902

Laufende Jahrgänge der Zeitschriften:
Agrarisch Dagblatt, Zwolle; Cavallo, Stuttgart; Das Holsteiner Pferd, Hamburg; Das Zugpferd, Stücken; Der Hannoveraner, Hannover, später Verden; Fries Landbouwblad, Leeuwarden; Het Belgisch Warmbloedpaard, Oud Haverlee; In de Strengen, Zeist; L'Année Hippique, Best; Nouvelles Brèves/Korte Berichten, Rhode-St.-Genese; NRC Handelsblad, Rotterdam; Parade, Soltau; Pferd und Sport, Berlin; Pferdewelt, Wiesbaden; Reiter Revue, Mönchengladbach, später Düsseldorf; Rund ums Pferd, Dummersdorf; Sankt Georg, Hamburg; Traumpferde, Sulzbach; Viehzucht und Milchwirtschaft; Zangersheide Magazine, Lanaken, später Eindhoven;

Verbandsmitteilungen und Verbandszeitschriften der verschiedenen Zuchtverbände

REGISTER

Enzyklopädie der Pferderassen

EUROPA BAND 3

Jasper Nissen

Enzyklopädie der Pferderassen

- Spanien
- Portugal
- Italien
- Schweiz
- Österreich
- Ungarn
- Osteuropa

EUROPA BAND 3

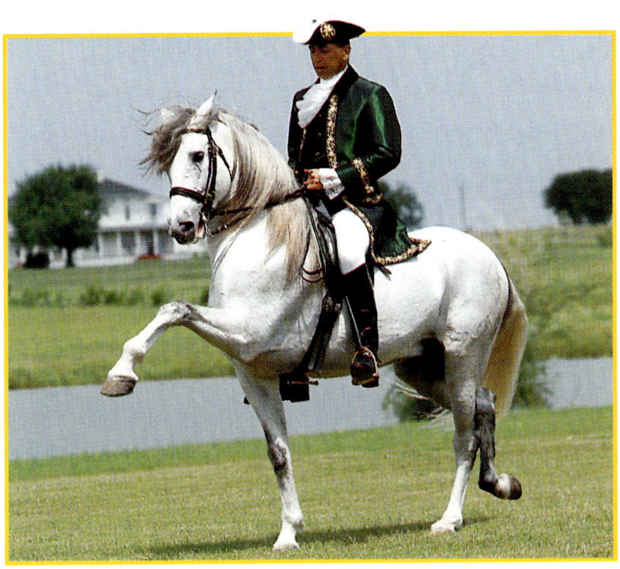

KOSMOS

Umschlag von eStudio Calamar unter Verwendung von 15 Farbfotos von S. Stuewer (großes Motiv Umschlagvorderseite), G. Blum und S. Stuewer (kleine Motive rechts und links des Buchrückens) sowie Lothar Lenz (Motiv des Buchrückens).

Mit 392 Farbfotos und 65 Schwarzweißfotos.

Bibliografische Information Der Deutschen Bibliothek

Die Deutsche Bibliothek verzeichnet diese Publikation in der Deutschen Nationalbibliografie; detaillierte bibliografische Daten sind im Internet über http://dnb.ddb.de abrufbar.

Postfach 106011
D-70049 Stuttgart
TELEFON +49 (0)711-2191-0
FAX +49 (0)711-2191-422
WEB www.kosmos.de
E-MAIL info@kosmos.de

Gedruckt auf chlorfrei gebleichtem Papier

2. Auflage 2003

ISBN 3-440-09723-4
Redaktion: Birgit Bohnet
Gestaltungskonzept: Atelier Jürgen Reichert, Stuttgart
Printed in Czech Republic / Imprimé en République Tchèque

Bildnachweis

Wir danken folgenden Agenturen, Fotografen und Institutionen für ihre freundliche Unterstützung:

Animal Photography, V. Nikiforov (Großbritannien): S. 322, 324, 328, 331
Animal Photography, S. A. Thompson (Großbritannien): S. 70, 71 u., 74 u., 78 u., 106, 122 u., 126, 165, 168, 169 u., 174, 175, 251, 288 o., 288 u., 289, 299 o., 319, 323
Animal Photography, R. Willbie (Großbritannien): S. 290
G. Boiselle (Speyer): S. 27 o., 29, 43, 44, 68, 88, 98 u., 99, 101, 102, 121, 124, 188, 189, 308
S. Brodka (München): S. 301 o.
H. M. Czerny (München): S. 166, 173 o.
Deutsches Pferdemuseum, Archiv Schiele (Verden a. d. A.): S. 217, 228, 244 o., 248, 256, 260, 264, 265, 271 u., 297 u., 314, 325 u., 350, 352 u., 394 o.
W. Ernst (Ganderkesee): S. 307
T. Höller (Freiburg i. Br.): S. 19
K. Houghton (Großbritannien): S. 87, 109, 110, 119 u., 201 u., 211, 292 u.
M. Jakowski (Polen): S. 298, 299 u., 300, 301 u., 303 o., 303 u., 305, 309 o., 309 u., 310, 312 u., 313 o., 313 u., 315
G. Kapitzke (Hannover): S. 36, 39 u., 40 o., 72 u., 125 u., 160, 178 u.
M. Kovac (Kroatien): S. 252, 253
M. Krause (Köln): S. 35 o., 144, 181, 227 o., 291, 292 o., 316, 317 u., 317 o.
H. Kuczka (Wetter): S. 67, 72 o., 74 o., 80 u., 83 o.
B. Langrish (Großbritannien): S. 55, 60, 61, 62, 78 o., 97 u., 172, 219 u., 297 o., 344, 349, 352 o., 353 o., 353 u., 355 o., 360, 363, 373 o., 374, 387, 388 o., 389, 390, 393
A. Lembke (Schweden): S. 35 u.
L. Lenz (Cochem): S. 28, 31 o., 33 o., 37, 163, 171, 173 u., 254, 255 o., 255 u., 257 o.
Graf C. J. Lewenhaupt (Schweden): S. 150
Lindenmuseum Stuttgart/I. Hofmann 10 u., 13, 18
F. Mochi (Italien): S. 95, 104, 115 o., 116 u., 122 o., 123 o., 125 o., 127 o., 127 u., 132, 134 u., 135, 136, 139, 140, 276 , 277 o., 279, 286
H. Nàndor (Ungarn): S. 186, 187, 197 u., 198, 199, 203 o., 203 u., 204, 207, 210, 212, 213 o., 213 u., 216, 220, 221
L. Nissen-Lembke (Schweden): S. 39 o.
Archiv J. Nissen (Schweden): S. 9, 10 o., 11 o., 12, 14, 15, 16, 17, 21, 22, 23, 24 o., 24 u., 25, 31 u., 32 o., 33 u., 41, 45 l., 45 r., 46, 49, 51, 53, 57, 58 o., 58 u., 59, 63, 65, 66 o., 66 u., 69, 77, 89 o., 89 u., 90, 91 o., 91 u., 92 u., 92 o., 93, 98 o., 118, 123 u., 142, 156, 157, 158, 159, 161, 162 o., 162 u., 164, 179, 180, 184, 185, 193 u., 194 u., 194 o., 195 o., 196, 200 , 201 o., 205 o., 205 u., 206 , 208 u., 208 o., 209, 214, 218, 219 o., 223 o., 223 u., 224, 261, 266, 267, 268, 269, 270 u., 271 o., 277 u., 278, 294, 333, 335, 336, 337 o., 339, 341 u., 342, 345, 346 l., 346 r., 347, 354 o., 354 u., 359 o., 361 o., 362, 373 u., 376, 377
H. Oelke (Halver): S. 81, 82 o., 82 u., 85
F. Papavassiliou (Griechenland): S. 280 o., 280 u., 282 u., 283, 284, 285 o., 285 u., 287
Reinhard Tierfoto (Heiligenkreuzsteinach): S. 293
D. Robotti (Italien): S. 96 o., 97 o., 103, 107, 108, 111, 112, 113, 119 o., 120, 131 l., 131 r., 133, 134 o., 137
C. Salata (Stuttgart): S. 281, 282 o.
G. Schad (Auw): S. 381, 388 u.
C. Slawik (Würzburg): S. 11 u., 71 o., 73, 80 o., 94, 96 u., 100, 115 u., 116 o., 117, 129, 152 u., 177, 192, 227 u., 236, 237 o., 237 u., 238, 296, 380
Sorrel (Ebersbach): S. 26 o., 32 u., 34, 76, 79 o., 83 u., 84, 128, 153, 155, 169 o., 178 o., 247, 257 u., 258, 311
A. Storch (Moskau): S. 318, 321 o., 321 u., 326, 330, 341 o., 343, 348, 351, 355 u., 356, 357, 358, 359 u., 361 u., 365, 366, 368, 369, 370, 371, 372, 378, 379, 383, 391, 394 u., 396, 385
S. Stuewer (Darmstadt): S. 30 u., 38, 42, 47, 48 o., 48 u., 79 u., 130, 325 o., 329 o., 329 u.
J. Theron (Afrika): S. 195 u.
Graf A. Tolstoy (Schweden): S. 334, 337 u.
R. van Lent (Belgien): S. 54, 56 u., 56 o.
J. Vogeltanz (Polen): S. 226
G. Waiditschka (Scharnhausen): S. 191, 197 o.
E. Weiland (Schweiz): S. 52, 75, 141, 146, 147 u., 147 o., 148, 149 o., 149 u., 151, 152 o., 154 o., 154 u., 170, 183, 215 o., 215 u., 250, 270 o., 312 o.
M. Welde (Österreich): S. 176 o., 176 u.
H. Wendl (Österreich): S. 259
N. v. Zális (Tschechien): S. 229, 230, 231 o., 231 u., 232 o., 232 u., 233, 234, 235 o., 235 u., 239, 240, 241, 242, 243 o., 243 u., 244 u., 245, 302

INHALT

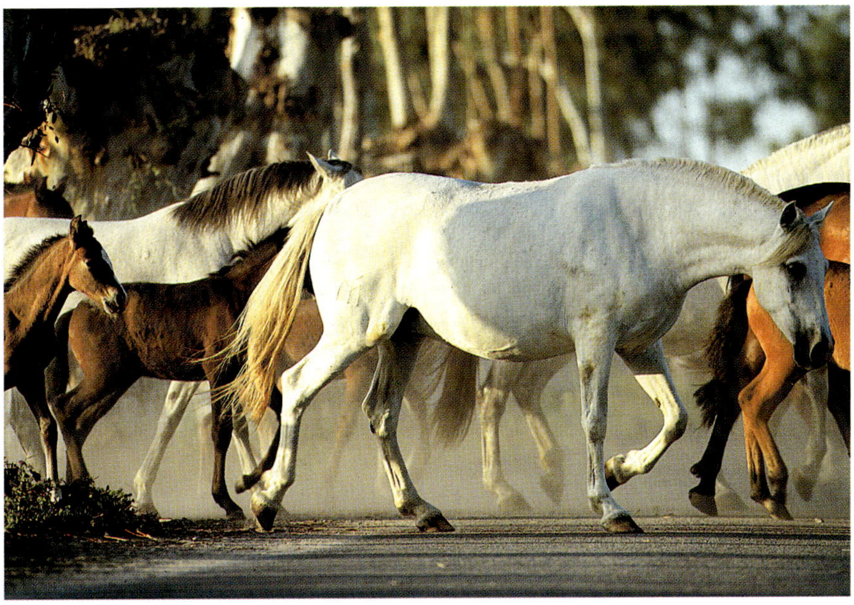

VORWORT

„Es gibt keine Veröffentlichung, die so konservativ ist wie ein Lehrbuch. Fehler werden von Generation zu Generation weitergegeben und scheinen durch reines Wiederholen gestärkt zu werden. Niemand wendet sich zurück, um die Zerbrechlichkeit der ursprünglichen Argumente zu entlarven." (*Stephen Jay Gould* in ALLOMETRIC FALLACIES AND THE EVOLUTION OF GRYPHAEA, Evolutionary Biology, Vol. 6, 1972).

Ich hoffe sehr, mit meiner ENZYKLOPÄDIE DER PFERDERASSEN diese ausgefahrenen Gleise vermieden zu haben.

Den Anstoß für dieses „Jahrhundertwerk der Hippologie" gab mir die Beschäftigung mit einer der in diesem Band enthaltenen Rassen, dem Orlow-Traber, oder eigentlich mehr noch die mit der Person seines Schöpfers, des *Grafen Alexej Grigoriewitch Orlow-Tschesmenskoy*.

Tatsächlich ist es kaum zu glauben, wie viele Irrtümer oder auch bewußte Falschdarstellungen ebenso wie Klischees von Generation zu Generation weitergegeben werden. Der Fall des Grafen Orlow mag hierfür stellvertretend stehen:

Bereits 1888 schrieb der im allgemeinen so zuverlässige *Graf C. G. Wrangel* in seinem HANDBOK FÖR HÄSTVÄNNER: „Graf Orlow begann erst während seiner letzten Lebensjahre eine züchterische Tätigkeit zu entfalten. Obwohl er der Kraft und Schnelligkeit des Vollbluts warme Anerkennung zollte, wählte er doch als Zuchtziel die Schaffung einer russischen Schnelltraberrasse. Das Fahren war eben bei seinem Alter und bedeutendem Leibesumfang die einzige Bewegung, die er sich noch gestatten, da er nicht mehr reiten konnte."

Ich habe mich vergeblich bemüht, Wrangels Quelle aufzuspüren. Denn diese Angaben hat seither offensichtlich ein Autor vom anderen abgeschrieben, ebenso wie die, daß Orlow bei Katharina der Großen in Ungnade gefallen sei und, in die einsame Steppe bei Woronesch verbannt, dort aus Langeweile begonnen habe, Pferde zu züchten.

Nichts von alledem ist wahr, wie man meinem Beitrag über den Orlow-Traber entnehmen kann.

Der „Fall Orlow" zeigte mir, daß es dringend erforderlich ist, genau zu recherchieren, und zwar hinsichtlich jeder Rasse, jeden Faktums, jedes Namens und Datums.

Daß die Zeit derartiger „Legendenbildung" bis heute noch nicht vorbei ist, hat sich kürzlich wieder anläßlich des dreißigsten Geburtstages des für Holstein so wichtig gewordenen Selle-Français-Hengstes Cor de la Bryère gezeigt. Ich persönlich habe mich in meiner damaligen Eigenschaft als Direktor des Holsteiner Hengstdepots und der Reit- und Fahrschule Elmshorn und als Mitglied der Holsteiner Hengstkörkommission im Frühjahr 1971 in der Normandie für den Ankauf dieses Hengstes nach sorgfältiger Abstammungsanalyse entschieden, habe selbst den Scheck unterschrieben und den Import mit Hilfe eines Freundes durchgeführt. Man sollte demnach annehmen dürfen, daß ich den Hergang genau kennen müßte und er so verlaufen ist, wie ich ihn zu wiederholten Malen dargestellt habe. Trotzdem liest man aus der Feder verschiedener Autoren die phantasievollsten Märchengeschichten darüber, wer alles an der Entdeckung von Cor de la Bryère SF beteiligt gewesen sein soll . . .

Jasper Nissen
Stuteri Penarpsgården/ Förslöv, Schweden

Zu diesem Buch

Während ich im zweiten Band der ENZYKLOPÄDIE DER PFERDERASSEN das Vollblut als Schwerpunktrasse herausgestellt hatte, liegt das Hauptgewicht in diesem dritten Band auf den südiberischen Rassen, die im übrigen Europa über Jahrhunderte unter dem Sammelbegriff „Andalusier" bekannt waren. Sie müssen wir ganz klar trennen von den nordiberischen Ponyrassen.

Tatsächlich stellen die südiberischen Reitrassen, die Pura Raza Española, der Lusitano und der weniger bekannte Sorraia, den Ursprung fast aller unserer europäischen Warmblutrassen dar. Nicht nur, daß mit ihnen die Rassen des Lipizzaners, des Kladrubers, des Neapolitanos (und Murgeses), des Fredriksborgers und des Knabstruppers begründet wurden. Iberische Einflüsse finden sich in fast allen anderen europäischen Warmblutrassen (und auch vielen Kaltblutrassen) sowie in fast allen süd- und nordamerikanischen Rassen.

Wieder hat mir die Überfülle des Stoffes einige Kopfschmerzen bereitet, da ich dem Leser ungern Informationen, die er womöglich gerade sucht und die mir zur Verfügung stehen, aus Platzmangel vorenthalten möchte.

Als einleitendes Kapitel habe ich diesem Band einen kurzen Abriß über die Domestikation des Pferdes vorangestellt, da sich – nach unserem heutigen Wissensstand – dieser Vorgang in einigen der hierin behandelten Gebiete abgespielt hat. Es handelt sich hierbei mit Sicherheit um Osteuropa, genauer um die nördliche Ukraine, sowie möglicherweise um Südwesteuropa, um das Gebiet des Alentejo. Relativ ausführlich bin ich dabei auf die ungeheuren sozialökonomischen Auswirkungen eingegangen, die die Erfindung des Reitens mit sich brachten.

Im Rassenteil habe ich, wie schon in den vorigen Bänden, die Rassen jeweils unter ihrem Ursprungsland behandelt, auch wenn einzelne Rassengründungen innerhalb anderer nationaler Grenzen stattgefunden haben, wie zum Beispiel die des Kladrubers und des Haflingers. Eine Ausnahme habe ich lediglich beim Lipizzaner gemacht, dessen Zuchtschwerpunkt ganz klar im Gestüt Piber in Österreich liegt (analog zum Trakehner, der keine polnische oder russische, sondern eine deutsche Rasse ist!).

Wie schon in den vorangegangenen Bänden habe ich mich bemüht, so sorgfältig wie nur irgendmöglich zu recherchieren und alles mir zur Verfügung stehende Material genauestens auf seine Glaubwürdigkeit zu prüfen, um so die Spreu vom Weizen zu trennen. Was ich mir bewahrt zu hoffen glaube, da ich trotz gewisser unvermeidlicher Sympathien und Antipathien mit keiner Rasse „verheiratet" bin, ist ein einigermaßen unverstellter Conspectus der gesamten Art Pferd in all ihrer Rassenvielfalt, der mir eine einigermaßen gerechte Gewichtung ermöglicht. Ein Urteil darüber muß ich der Nachwelt überlassen!

Damit dem Leser das Aufsuchen bestimmter Details erleichtert wird, habe ich, wie in den beiden ersten Bänden, die alte, seit der ersten Auflage meines Rassenbestimmungsbuches WELCHES PFERD IST DAS? von1960/61 bis heute bewährte Gliederung für jede Rasse beibehalten. Ein umfangreiches Register und Glossar finden sich ebenfalls. Hinsichtlich einiger Begriffe und abweichender Schreibweisen, soweit sie ungewohnt oder ungewöhnlich sind, verweise ich meine Leser auf die Einleitungstexte zu den beiden ersten Bänden, um mich nicht zu oft wiederholen zu müssen.

Erneut möchte ich mich beim Verlag und bei offiziellen und privaten Stellen hinsichtlich textlicher Informationen und Photographien sehr herzlich bedanken und hoffe, daß man es mir nicht verübelt, wenn ich nicht noch einmal sämtliche Namen nenne, deren Zahl von Band zu Band zunimmt. Viele Personen sind im laufenden Text erwähnt. Einige von ihnen sind leider schon seit langem tot.

Dank sagen möchte ich wieder unserem Gestütsteam und vor allem meiner Frau, die meinen Ausfall in der praktischen Arbeit durch Mehrarbeit ausgeglichen haben. Ich möchte diesen Band der Enzyklopädie meiner geduldigen, stets loyalen Frau widmen, zumal er die von ihr favorisierten Iberischen Rassen enthält. Danke Lene!

Wenn in einer Rezension des zweiten Bandes der ENZYKLOPÄDIE DER PFERDERASSEN von einer „Tour der Leiden" die Rede ist, der ich mich unterzogen hätte, so ist das doch etwas übertrieben. Insgesamt hat mir die Arbeit auch diesmal wieder viel Spaß gemacht!

DOMESTIKATION DES PFERDES

GRUNDLAGEN

VOM JAGD- ZUM HAUSTIER

Seit der ersten Zähmung des Pferdes bis weit hinein in das 20. Jahrhundert waren die Schicksale von Pferd und Mensch so eng miteinander verbunden, daß die geschichtliche Entwicklung seither und bis dahin ohne das Pferd nicht denkbar gewesen wäre.

Zuerst diente das Pferd dem Menschen als Jagdbeute, dann – eingefangen – als Opfer- und Schlachttier. Erst als die Wildbestände drastisch zurückgegangen waren, begann der Mensch mit der Haustierhaltung als einer Form der Vorratswirtschaft.

Nach seiner Domestikation wurde es das Reittier der Steppennomaden. Man molk die Stuten und bereitete aus der Milch Käse und ein nahrhaftes, leicht berauschendes, säuerlich schmeckendes Getränk, den Kumys, sowie den Milchbranntwein Raka. Haut und Haar dienten der Herstellung von Kleidung und vielem anderen mehr.

Seit den frühen Reitervölkern wurden vom Pferderücken aus Weltreiche geschaffen und wieder zerstört, unendliche Entfernungen überwunden, Kontinente erschlossen, Steppen, Wüsten und Gebirge durchquert. Pferde ermöglichten dem Menschen eine weit effektivere Jagdausübung. Pferde zogen die Kampfwagen in den Schlachten. In friedlicher Arbeit trugen sie Lasten, zogen Pflug, Egge und anderes landwirtschaftliches Gerät, treidelten Kähne flußaufwärts, versahen Kurierdienste und beförderten die Post.

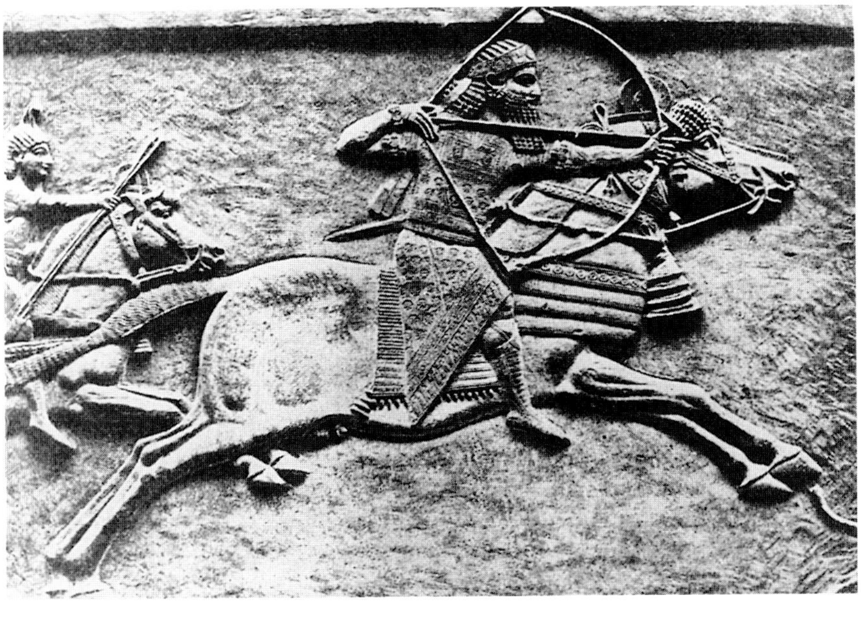

DAS PFERD IN DER RELIGION

In bezug auf das Pferd waren vermutlich sehr komplexe, auch religiöse Motive entscheidend für den Übergang vom Jagd- zum Haustier. In diese Diskussion muß man auch den Totemismus einbeziehen. Nach der Auffassung der Mitglieder einer Totemgemeinschaft hing ihr Wohl und Wehe unlösbar verknüpft mit dem jeweiligen Totemtier (nicht einem Individuum, sondern der gesamten Art) zusammen. In seinem Beitrag „Jagd und Fleisch" schreibt *Professor Heinz Meyer* (in GESCHICHTE DES PFERDES, Künzelsau 1984): „Die Mitglieder des totemistischen Clans identifizierten sich mit dem Wesen, von dem sie alle abstammten. Es könnte bei einzelnen Gruppen und Gesellschaften dazu geführt haben, das Pferd zu tabuisieren, das heißt, es weder zu töten noch zu verspeisen noch auch zu anderen Zwecken zu verwenden. Nur beim außergewöhnlichen Fest wurde das Tabu gebrochen beziehungsweise überhöht. Im rituellen Mahl vereinigte man sich mit dem heiligen Tier.

Die Mitglieder des totemistischen Clans identifizierten sich mit dem We-

Assyrischer Großkönig auf der Jagd, ca. 1200 v. Chr.

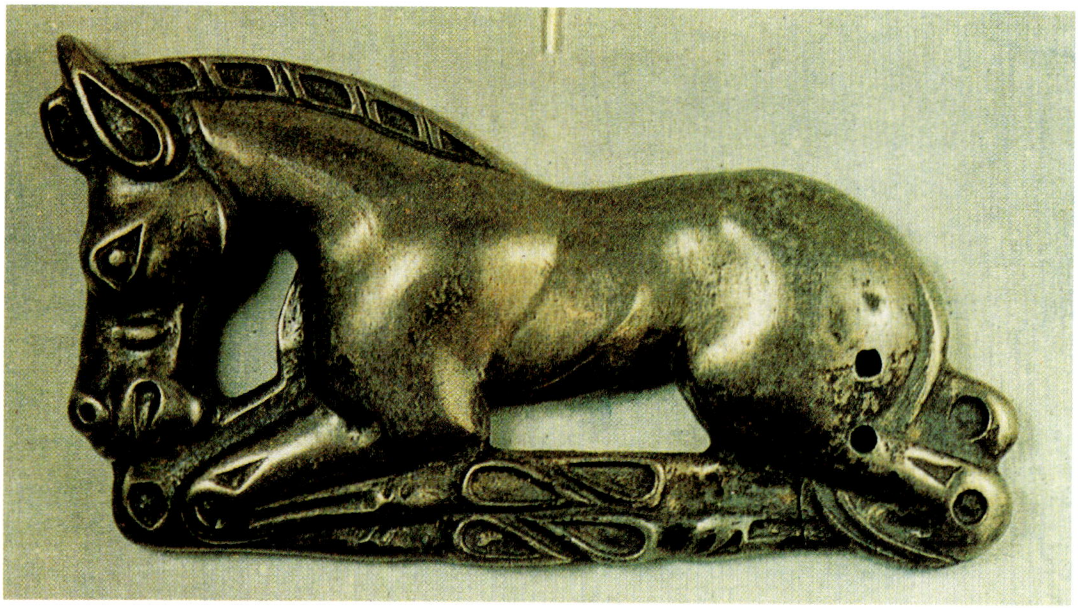

Schmuckplatte eines liegenden Equiden (Pferd oder Pferdeesel?) in prachtvoller Modellierung, aus dem Ordos-Gebiet (zwischen Hoang-Ho und Chinesischer Mauer, Innere Mongolei), ca. Ende des 2. Jahrtausends v. Chr.

sen, von dem sie alle abstammten und das ihr Schicksal bestimmte. Das rituelle Mahl feierte und besiegelte so die Einheit und Gemeinsamkeit der Clanmitglieder. Wenn das Pferd als außergewöhnlich erlebt wurde, wenn ihm exzeptionelles Vermögen, besondere Kraft und erstaunliche Schnelligkeit zugeschrieben wurden, dann liegt das Erlebnis, beim Mahl auch etwas von seinen Eigenschaften und Fähigkeiten in sich aufzunehmen, besonders nahe. Das Verspeisen von Pferdefleisch läßt sich in seiner kulturgeschichtlichen Bedeutung daher erst verstehen, wenn man den Gesichtspunkt der Vereinigung mit profaner oder heiliger Macht respektiert. Beim Pferdeopfer ist darüber hinaus die Tendenz des Opfernden zu berücksichtigen, das Opfertier mit dem Wesen der Gottheit zu identifizieren und dann an den überweltlichen Kräften und Möglichkeiten Anteil zu gewinnen."

Mit der Domestikation wurde das Opfertier ständig verfügbar. Mit seiner dauernden Präsenz konnte man selbst den Zeitpunkt für das Mahl, das Opfer und das heilige Fest festlegen. Man war nicht mehr abhängig von den Zufälligkeiten des Jagdglücks. Systematische Hege, Pflege und Zucht schufen Voraussetzungen, die der oftmals unsichere Jagderfolg dem Menschen nicht hatte gewähren können.

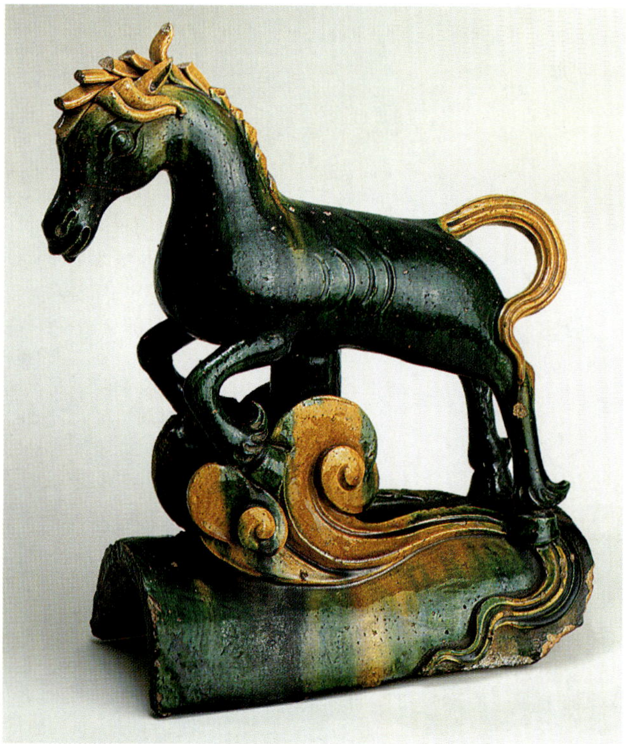

Firstziegel mit plastischen Schmuck, deren Motive der Mythologie entlehnt wurden, hatten schützende Funktionen zu erfüllen. Hier ein über Wolken dahingaloppierendes Pferd, vermutlich eines jener „himmlischen" Pferde der chinesischen Mythologie. China, Ende Ming-Zeit (1368–1644). Lindenmuseum Stuttgart

ERSTES KENNENLERNEN

In der Jagd auf eine bestimmte Tierart wie das Pferd schuf sich der Mensch zunächst grundsätzliche Fähigkeiten, Erkenntnisse und Erfahrungen, die er bei der späteren Zähmung benötigte. Im Jagderfolg lag ein gewisser Triumph des Menschen über das Tier. Indem er ihm auflauerte, es beobachtete und verfolgte, mußte der Mensch sich ihm anpassen, sich seinen Gewohnheiten unterordnen. Dadurch lernte er es kennen, lernte, sich auf sein Wesen einzustellen, und gewann so die Erfahrungen, die er später bei der Zähmung, der Domestikation und der weiteren unterschiedlichen Nutzung benötigte. Immer wieder auftretende Mißerfolge lehrten den Menschen,

Wandteppich mit Filzapplikationen aus dem fünften Pazaryk-Kurgan, mit einer als Rapport immer wiederkehrenden Szene. Gesamtgröße des Teppichs 4,5 × 6,5 Meter. 5./4. Jahrhundert v. Chr.

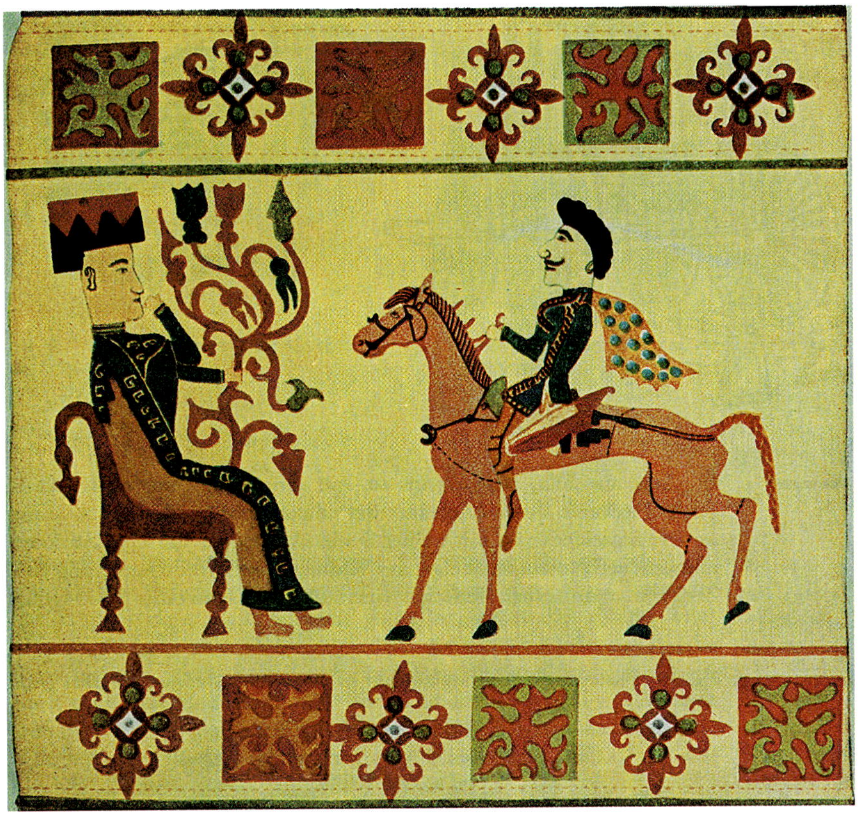

sich durch Anpassung und das Bemühen, zu verstehen, eine Überlegenheit über das zu keiner Reflexion fähige Tier zu erreichen. Oft wird die Auseinandersetzung des Jägers mit dem als Beute erkorenen Tier wie eine Art Wettkampf ausgesehen haben, dessen Ausgang durchaus ungewiß und in dessen Verlauf ein so flüchtiges, mit so scharfen Sinnen ausgestattetes Tier wie das Pferd keineswegs ohne Chance war.

DEFINITIONEN

Ehe wir uns dem eigentlichen Vorgang der Domestikation des Pferdes, dem Weg vom Wild- zum Haustier, zuwenden, müssen ein paar Begriffe geklärt werden. Es handelt sich um die Termini „zähmen", „domestizieren" und „Haustier". Professor Heinz Meyer (a. a. O.) drückte es treffend so aus: „Alle Tiere wurden während der Domestikation zahm, aber nicht alle zahmen Tiere sind Haustiere." Ein gutes Beispiel ist der Elephant, der sich leicht zähmen läßt, jedoch in Jahrtausenden kein Haustier geworden ist.

Als „zahm" bezeichnen wir ein Tier, das dem Menschen gegenüber die elementare Fluchtreaktion nicht oder nicht mehr zeigt und dessen

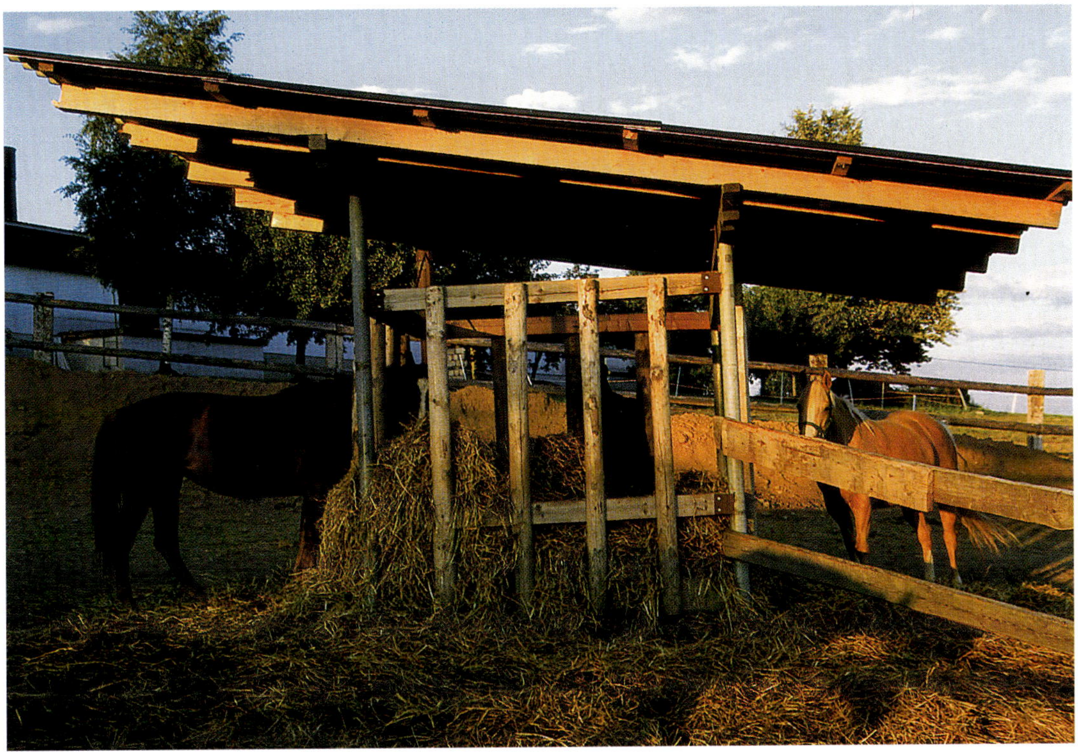

Moderne Robusthaltung von Hauspferden

natürlicher Aggressionstrieb beseitigt oder doch stark gemindert ist. Man muß in diesem Zusammenhang zwischen dem Individuum und der Art beziehungsweise Unterart unterscheiden. Zähmen lassen sich durchaus viele verschiedene Individuen verschiedener Arten. Ich nenne hier zum Beispiel einzelne gezähmte Zebras, die sich durchaus reiten oder anspannen ließen, die schon erwähnten Elephanten sowie zahlreiche andere Tiere unterschiedlichster Art, die gezähmt im Zirkus oder Zoo gezeigt werden. Als Resultat erstreckt sich die Zähmung immer nur auf das Individuum und erlischt mit seinem Tod. Sie ist nicht erblich.

Die Domestikation ist dagegen etwas anderes. Sie beschränkt sich nicht auf das Einzeltier, sondern betrifft eine Art oder Unterart und vererbt sich aufgrund einer Veränderung der genetischen Anlagen in der Regel aufgrund zunächst rein zufälliger, später dann gezielter Selektion durch den Menschen.

Grundsätzlich bedeutet der Haustierstand, daß die Tiere in der Nähe und unter der Obhut des Menschen leben und sich dort regelmäßig fortpflanzen. Die Zähmung geht meist so vor sich, daß die Jungtiere, aus der freien Wildbahn kommend, den Menschen kennenlernen, ehe ihre Flucht- und Aggressionstriebe voll ausgebildet sind. Sie erfahren seine Fürsorge und begreifen sie als Annehmlichkeit. Dafür sind gewisse psychische und physische Voraussetzungen notwendig. Damit jedoch die Zähmung einzelner Individuen in den Domestikationszustand der Art übergeht, ist es unbedingt notwendig, daß sich die Tiere in der Gefangenschaft ungehemmt fortpflanzen. Denn die Zähmung wird sich nur im Erbgut fixieren, wenn der Mensch die Möglichkeit hat, Zuchtwahl auf bestimmte Merkmale zu betreiben.

URSACHEN DER DOMESTIKATION

Durch die Domestikation ändern sich die Lebensbedingungen der Tiere gravierend. Aufgrund von Selektion und Kombinationskreuzungen, die in der freien Natur nicht vorkommen, stellt sich eine starke Individualisierung ein. Da die harte natürliche Auslese nicht mehr stattfindet, kommt es zu zahlreichen Abweichungen vom Urtyp. Diese sind zwar im Wildtier anlagemäßig ebenfalls vorhanden, kommen jedoch in freier Wildbahn nur ganz bedingt zur Ausprägung, da sie für das Überleben des Wildtiers ein Handicap darstellen, oftmals seine Lebensfähigkeit beeinträchtigen und folglich vielfach rasch ausgemerzt werden.

Zeitweise hat man die beim Haustier auftretenden Abweichungen mehr oder weniger allein der Mutation zugeschrieben. Heute ist man jedoch der Ansicht, daß sie in ihrer

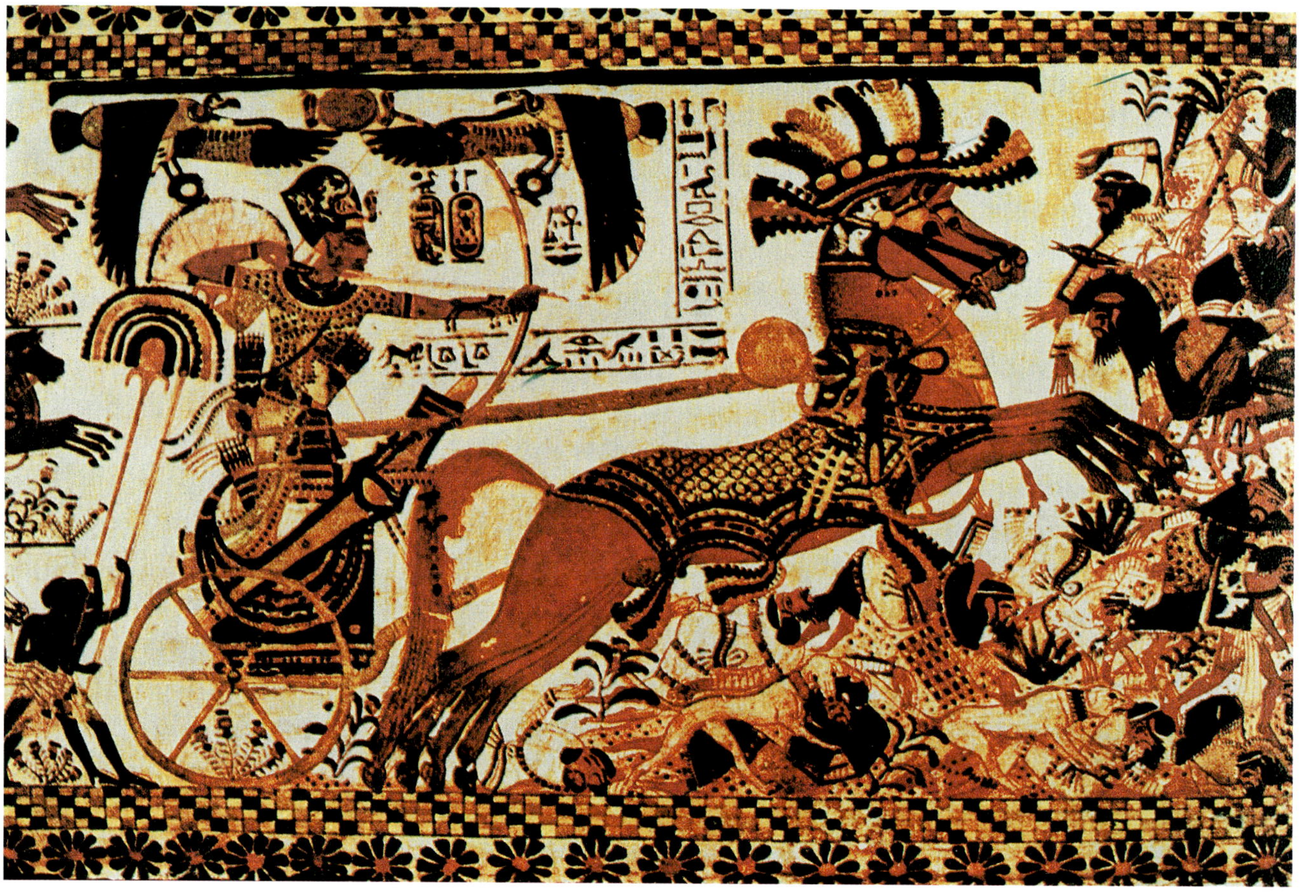

Der ägyptische Pharao Tut-ench-Amun (1357?–1337 v. Chr.) als Wagenlenker

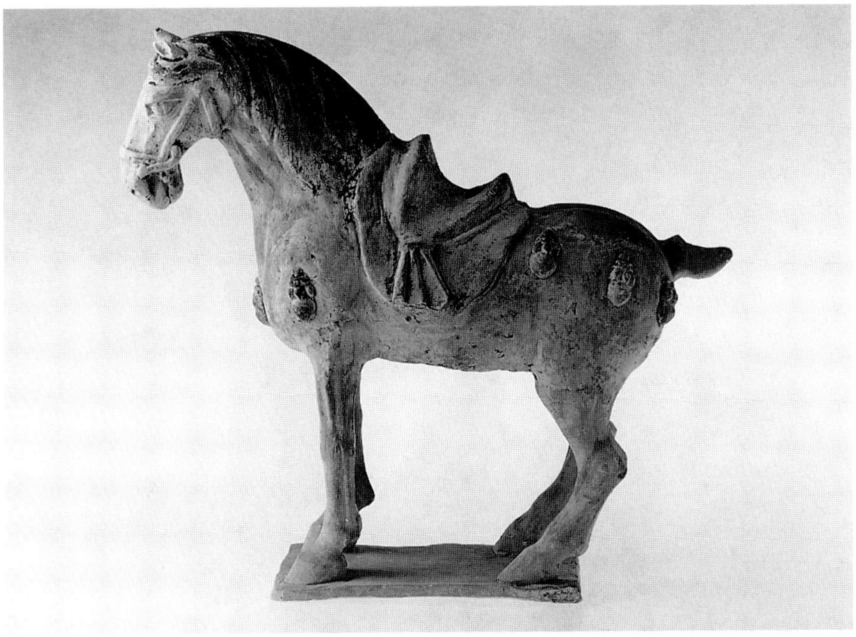

Gesatteltes und aufgezäumtes Pferd. China, Tang-Zeit (618–907 n. Chr.), Lindenmuseum Stuttgart

überwiegenden Mehrheit auf Genkombinationen beruhen, die durch die Störung der natürlichen Selektion möglich geworden sind. Aus biologischer Sicht liegt also das Wesen und die Ursache für die Domestikation und ihre Folgeerscheinungen in den Eingriffen des Menschen in die natürliche Partnerwahl, das heißt in die in der Natur gegebenen Chancen, den gesamten genetischen Bestand weiterzugeben.

Dazu noch einmal Professor Heinz Meyer (in GESCHICHTE DES PFERDES, Künzelsau 1984): „Namhafte Autoren kennzeichnen die Domestikation ob ihrer weitreichenden Auswirkungen als das älteste biologische Experiment des Menschen mit Tieren. Die Bereitschaft, für das Zusammenwirken von Mensch und Tier den Begriff „Symbiose" zu verwenden, ist bei verschiedenen Biologen und Haustierforschern unterschiedlich groß. Man kann durchaus von Symbiose sprechen, wenn man berücksichtigt, daß der Mensch bei der Domestikation die aktive und gestaltende Rolle übernahm; wenn man ferner im Bewußtsein behält, daß der Mensch aus dieser Verbindung den größeren Nutzen zieht, daß er sich freilich auch in eine große, möglicherweise sogar in eine größere Abhängigkeit als das Tier begab.

Schließlich sei noch darauf hingewiesen, daß es sich bei der Domestikation nicht um einen planmäßigen Versuch handelt, jedenfalls nicht um einen Versuch, bei dem die verschiedenen Reaktionsmöglichkeiten und Auswirkungen klar vor Augen standen; denn es zeigten sich bald begrüßte, bald abgelehnte Nebenwirkungen. Dabei sind Auswirkungen der Domestikation in ihrer Gesamtheit selbst heute, da das ‚Experiment' schon einige tausend Jahre währt, noch nicht bekannt."

ZEITPUNKT UND LOKALISATION

Wann tatsächlich exakt das Pferd dem Menschen erstmals dienstbar gemacht worden ist, wird wohl immer eine ungeklärte Frage bleiben. Aber eins scheint sicher: Es dürfte weitaus früher geschehen sein, als vorangegangene Generationen von Wissenschaftlern angenommen haben.

Auch die Fragen nach dem „wo?" und „durch wen?" sind bisher nicht erschöpfend beantwortet. Im allgemeinen nimmt man heute an, daß die Domestikation in den Steppengebieten der nördlichen Ukraine und durch frühe indogermanische Stämme stattgefunden hat. Aber ehe wir darauf genauer eingehen, möchte ich hier eine sehr interessante abweichende Theorie einfließen lassen, ohne sie jedoch gleichzeitig positiv oder negativ bewerten zu wollen.

IBERISCHER RAUM

Und zwar schreibt der portugiesische Hippologe *Dr. Ruy d'Andrade* in einer Monographie des von ihm als „Sorraia" bezeichneten, im südlichen Teil der Iberischen Halbinsel beheimateten Pferdes, auch einige Zeilen zur Frage der Domestikation. In diesem Gebiet finden wir übrigens in den Höhlenmalereien und Ritzzeichnungen von Escoural im Alentejo (Portugal) aus dem Zeitraum von 17 000–10 000 v. Chr. die ältesten Zeugnisse von der Existenz dieser Pferde. Ein besonders schönes Beispiel, eine Ritzzeichnung, die erst 1963 entdeckt wurde, zeigt eine Stute, die sich schützend über ihr Fohlen beugt.

Ruy d'Andrade schreibt: „Der Lanzenkampf, in Portugal ‚à gineta' genannt, ist Tausende von Jahre alt ... Gezähmte Pferde tauchen bereits in Darstellungen des Mesolithikums auf, wenn auch noch ohne Sattel. Im Neolithikum treffen wir bereits auf Abbildungen, die gesattelte Pferde zeigen. Aus dieser Zeit fand man auch Waffen und andere Utensilien, die im berittenen Kampf gebraucht wurden, wie beispielsweise die Hellebarde, eine Antikkavalleriewaffe, den Schleuderspeer und eine Gegengewichtslanze aus dem Bronzezeitalter sowie Zügel und Sporen. Aufgrund dieser Angaben kann man die Kampfreitkunst ‚à gineta' ins Jahr 4000 v. Chr. zurückdatieren, einen Zeitpunkt also, zu dem es auf der Welt kaum domestizierte Pferde gab, die mit Sattel oder gar mit Zügeln und Sporen geritten wurden."

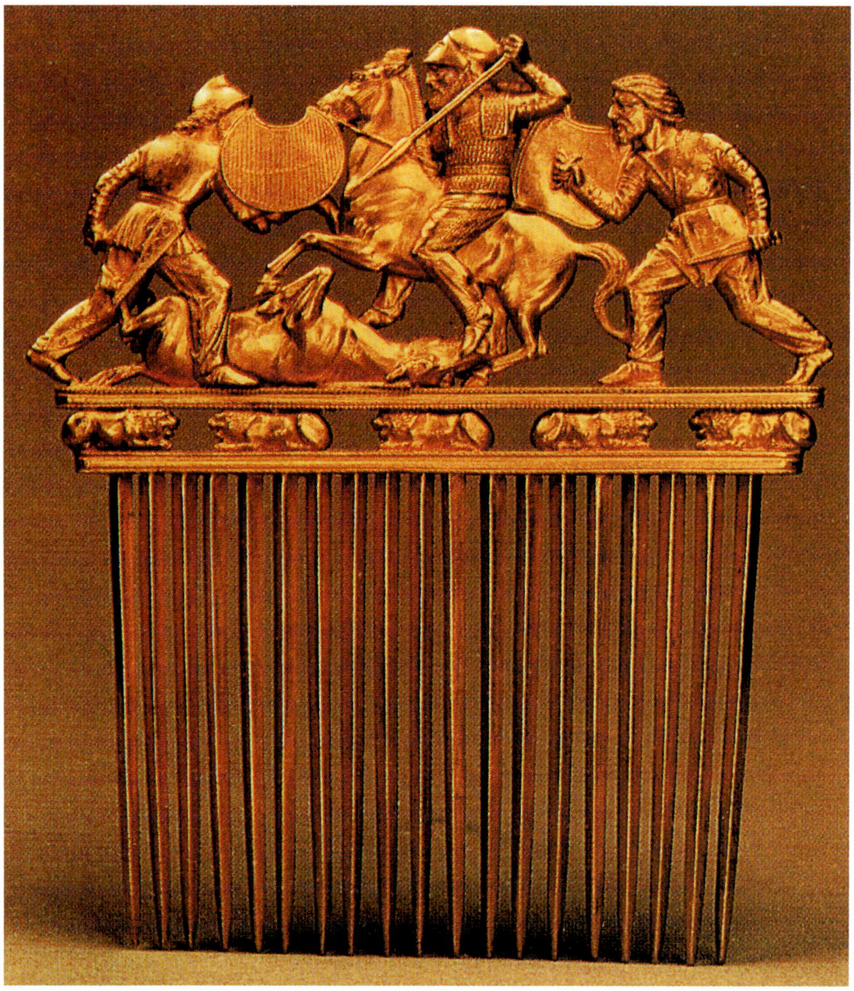

Goldener Kamm, frühes viertes Jahrhundert v. Chr., aus dem Kurgan (Hügelgrab) von Solocha, Ukraine, einen berittenen Krieger zeigend, der seine Lanze auf einen Gegner richtet, unterstützt von einem Krieger zu Fuß. Am Boden ein getötetes gegnerisches Pferd.

Möglicherweise ist in dem genannten südiberischen Raum noch einiges mehr zur Domestikation und frühen Nutzung des Pferdes zu entdecken.

UKRAINE

Aber wenden wir uns nun den Steppengebieten der Ukraine zu: Ein Hengstschädel, der in der nördlichen Ukraine gefunden wurde und etwa aus der Zeit vor 6000 Jahren stammt, weist deutliche Spuren der Einwirkung eines Gebisses an seinen Zähnen auf. Das deutet daraufhin, daß Zähmungsversuche an Pferden über einen weit längeren Zeitraum zurückreichen müssen, als man bisher angenommen hat. Denn wir wissen, daß in vor- und frühgeschichtlicher Zeit jede technische Entwicklung unendlich langsamer voranschritt als später, als sich solche Errungenschaften in immer rascherer Folge ablösten.

Man war noch bis vor kurzem davon ausgegangen (und so liest man es bis heute in den meisten Lehrbüchern), daß das Pferd zuerst angespannt und dann geritten worden sei. Jüngste Forschungsergebnisse deuten aber daraufhin, daß das Reiten dem Fahren vorausgegangen ist. Dies ist auch logisch, da in der Region, in der die erste Domestikation des Pferdes stattfand, das Rad erst lange Zeit später aufkam. Tatsächlich taucht die Darstellung eines Rades als Bildzeichen erstmals um etwa 4500 v. Chr. im Zweistromland, in der sumerischen Hauptstadt Uruk, auf.

AUSWIRKUNGEN DER DOMESTIKATION

Die weitaus größte Bedeutung, die die Domestikation des Pferdes für den Menschen hatte, war die der verbesserten Lokomotionsmöglichkeiten. Der Radius des Erreichbaren wurde ganz wesentlich erweitert, ebenso wie die Geschwindigkeit bedeutend erhöht wurde. Berittene Krieger konnten über weite Strecken operieren, schnell große Entfernungen überwinden, plötzlich hier oder dort auftauchen, rauben und plündern und sich drohenden Vergeltungsschlägen durch rasche Flucht entziehen. Mit der Erfindung des Rades und in Verbindung von Pferd und Wagen wurden umfangreiche Völkerwanderungen über weite Strecken möglich, bei denen die gesamte Habe mitgeführt werden konnte.

DER KULTHENGST VON DEREIWKA

In ihrem Artikel „Die Anfänge des Reitens" (in SPEKTRUM DER WISSENSCHAFT, Februar 1992) diskutieren die Archäologen *David Anthony, Dimitri Y. Telegin* und *Dorcas Brown* eingehend den oben erwähnten – bisher – frühesten Fund eines Pferdes mit Gebißspuren, der 1983 in der kleinen, der Sredni-Stog-Kultur zuzuordnenden Ortschaft Dereiwka gemacht wurde. Ich zitiere hier einige der Einzelheiten aus dem mit der Zwischenüberschrift versehenen Absatz „Das Kultpferd von Dereiwka", dem eine ausführliche Untersuchung auf die Frage „wild oder zahm" vorausgeht: „Der spektakulärste Fund war ein Pferd, das ganz anders als alle anderen behandelt (nämlich zum Verzehr geschlachtet, Anm. d. Verf.) worden war. Der Schädel und das linke Vorderbein dieses sieben- oder achtjährigen Hengstes ruhten in einem rituellen Ensemble gemeinsam mit den deutlich erkennbaren Überresten von zwei Hunden. Anscheinend waren die drei Kadaver absichtlich zusammengebracht worden, und zwar nur die Felle, an denen noch der komplette Kopf sowie die Knochen des Vorderbeins oder die Wirbelsäule hingen. In der Nähe wurden Tonfigürchen eines Ebers und Fragmente menschenähnlicher Statuetten entdeckt. Außerdem fanden sich zwei durchbohrte Geweihstücke – möglicherweise die Seitenteile einer Trense, der Beißstange am Pferdezaum.

Das ganze Ensemble ist offenbar ein Kultdepot, und das Arrangement von Pferd, Hund und anthropomorphen Figuren spricht deutlich für den domestizierten Status des Pferdes. Der rituelle Brauch, ein Pferdefell mit Kopf und Beinen auf einem hölzernen Gestänge anzubringen, um einen heiligen Ort zu markieren, ist für das vorchristliche Europa häufig belegt.

Der Kulthengst von Dereiwka stammt eindeutig aus der Zeit der Sredni-Stog-Kultur. Er lag auf dem Grund einer kupferzeitlichen Schicht ... Die Fundumstände stimmen mit der Hypothese überein, es habe sich um ein kultisches Opfer auf einer Stange gehandelt."

Die Beweisführung der Forscher, warum es sich bei dem Dereiwka-Hengst um ein gerittenes Pferd (das älteste als Reitpferd zweifelsfrei erkannte) handelt, ist außerordentlich interessant und überzeugend. Sie argumentieren, daß jedes gerittene Pferd an seinen Prämolaren (den vorderen Backenzähnen) Abnutzungsspuren durch das Gebiß aufweise, die unter dem Elekronenmikroskop leicht zu erkennen seien. Und zwar sei, im Gegensatz zu der natürlichen Abnutzung der Kaufläche, der Zahnschmelz durch die Einwirkung des Gebisses stets an den gleichen Stellen beschädigt, nämlich an der Außen-, Innen- und Vorderseite des ersten Backenzahnhöckers. Damit sei bewiesen, daß dieser Hengst ein Zaumzeug getragen habe. Anders seien die vorhandenen Schäden nicht zu erklären.

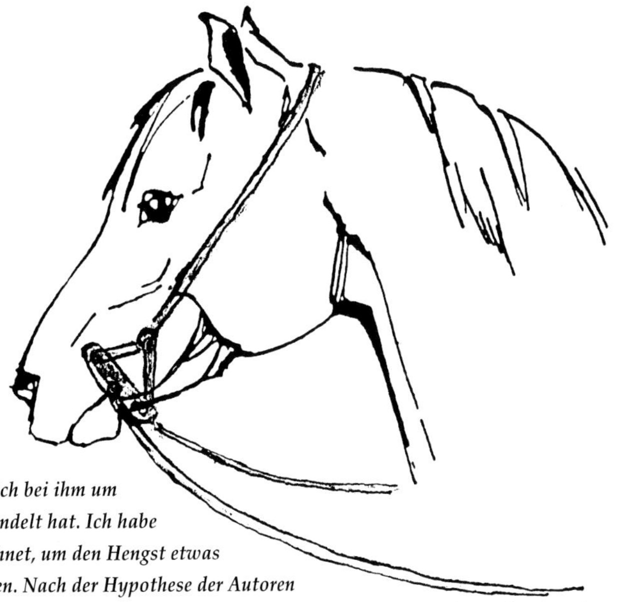

In dem Artikel „Die Anfänge des Reitens" von David Anthony, Dimitri Y. Telegin und Dorcas Brown hat man den Kulthengst von Dereiwka in Anlehnung an das Mongolische Wildpferd rekonstruiert, obgleich dieses Pferd sicherlich niemals domestiziert worden ist. Wir können davon ausgehen, daß es sich bei ihm um einen Steppentarpan gehandelt hat. Ich habe die Illustration umgezeichnet, um den Hengst etwas tarpanähnlicher zu machen. Nach der Hypothese der Autoren hat man ihn einst mit einem Seil gezäumt, das durch seitliche Knebel aus Geweih gehalten wurde.

NORDAMERIKA

Mit Sicherheit können wir davon ausgehen, daß in der nördlichen Ukraine die Domestikation des Pferdes und die Erfindung des Reitens tiefgreifende soziale und wirtschaftliche Veränderungen auf die Kulturen der damaligen Zeit bewirkt haben. Allerdings ist es schwierig, aus der großen zeitlichen Distanz genaue Rückschlüsse auf die tatsächlichen Vorgänge und ihre Auswirkungen innerhalb des Gesellschaftssystems der späten Kupferzeit zu ziehen.

In einem recht eleganten Vergleich zogen daher die Forscher die zeitlich uns noch sehr nahen Wirkungen der Einführung des Pferdes und der Errungenschaft des Reitens auf die Kulturen Amerikas heran, die gewisse Analogieschlüsse erlauben: „Als Modell bieten sich die überlieferten kulturellen Reaktionen auf die Einführung des europäischen Pferdes in der Neuen Welt an. Pferde waren praktisch die ersten Zeugnisse abendländischer Lebensart, die ganz Nordamerika durchdrangen ... Mit der Zeit breiteten sie sich – durch Flucht oder über den Handel der Eingeborenen – bis in den zentralen Teil des nordamerikanischen Kontinents aus. Die dort ansässigen Stämme übernahmen die Reitkunst offensichtlich lange, bevor sie europäische Feuerwaffen, Krankheiten und Händler kennenlernten. Darum lassen sich die Auswirkungen des Reitens für die Zeit zwischen 1680 und 1750 einigermaßen isoliert von anderen abendländischen Einflüssen untersuchen."

Die Wissenschaftler kommen zu dem Schluß, daß das Leben der Prärieindianer durch das Pferd völlig verändert worden sei. Zu Pferd hätten sie sich zwei- bis dreimal schneller und um das Sechsfache weiter fortbewegen können als in der gleichen Zeit zu Fuß. Dadurch seien bis dahin unzugängliche Ressourcen und Märkte, Feinde und Freunde plötzlich in Reichweite gelangt. Ernährung und Sicherung der übrigen Lebensgrundlagen in der weiten Prärie – für Jäger zu Fuß ungewiß und risikobehaftet – seien ertragreicher und zugleich vorhersehbarer, verläßlicher geworden. Seßhafte Nachbarn seien plötzlich militärisch weit unterlegen gewesen. Die seßhaften Ackerbauern, deren Wohnsitze in den Flußtälern traditionell die Siedlungs- und Wirtschaftszentren gewesen seien, hätten sich wehrlos den blitzartigen, nicht vorhersehbaren Überfällen überraschend aus dem Nichts auftauchender und ebenso rasch wieder verschwundener berittener Feinde ausgeliefert gesehen, die nicht hätten verfolgt, zum Kampf gestellt und gemaßregelt werden können. Viele Dörfer hätten aufgegeben werden müssen, und die sie bewohnenden seßhaften Stämme hätten sich aus Selbstschutz ihrerseits ebenfalls in berittene Krieger und Jäger verwandelt (so die Cheyenne, Arapaho und Crow).

Die sozialen Gruppen seien teilweise bis zum Zehnfachen gewachsen. Kriegerische Auseinandersetzungen um Besitz von Land und Ressourcen hätten an Intensität und Ausdehnung zugenommen, weil sich die berittenen Stämme über die auf Fußmarsch-Distanzen beruhenden ethnischen Grenzen hätten hinwegsetzen können. Handel und Wandel, aber auch Raub und Diebstahl hätten sich in ihrer Reichweite um ein Vielfaches ausgedehnt. Es seien eine soziale Vielfalt und völlig neue Gemeinschaftsformen entstanden. Der Güterumschlag habe außerordentlich zugenommen, so zum Beispiel auch der an Pferden. Andererseits habe der Besitz von Pferden soziale Unterschiede hervorgerufen, aber einen stets von Diebstahl oder Raub bedrohten Reichtum dargestellt. Reiterliches Können habe unter den Reiterkriegern von nun an über den sozialen Status entschieden . . .

SREDNI-STOG-KULTUR

David Anthony et al. fahren (a. a. O.) fort: „Solche Veränderungen scheint es gleichfalls zur Zeit der Sredni-Stog-Kultur gegeben zu haben. Wie man nun aufgrund von Ausgrabungen an mehr als 200 Fundorten in den Flußtälern der Ukraine weiß, bestanden die Siedlungen aus einigen leichten Behausungen, in denen vermutlich große Familienverbände lebten. Sie jagten, fischten, betrieben Ackerbau und hielten Rinder- und Schafherden – möglicherweise hoch zu Pferde.

Wie bei den Indianern Nordamerikas müßte das eben erlernte Reiten die Beziehungen der Sredni-Stog-Population zu rückständigeren Nachbarn radikal verändert haben. Dafür liefern die aus der Spätphase dieser Kultur stammenden Funde . . . wichtige Indizien. In den Gräbern tauchen kupferne Schmuckstücke in einer Zahl und Vielfalt auf, wie es sie vorher östlich des Dnjepr nicht gab.

Dieser Schmuck stammt eindeutig aus dem Bereich der Cucuteni-Tripolje-Kultur, die zwischen 4500 und 3500 v. Chr. im bewaldeten Hochland zwischen Dnjepr und Karpaten ihre Blütezeit hatte. Dort gab es große landwirtschaftliche Siedlungen und viele kleine Dörfer, Kupferverhüttung, zweistöckige Gebäude . . . Außerdem tauchen Kupferornamente vom Cucuteni-Tripolje-Typus mit spektrographisch gleicher Zusammensetzung zu dieser Zeit in Gräbern auf, die 900 km weiter östlich . . . liegen. Sie wurden bis nach Chwalynsk am Mittellauf der Wolga verbreitet, vermutlich durch (berittene, Anm. d. Verf.) Mittelsleute der Sredni-Stog-Kultur.

Indem die Reiterei entlegene Kulturen in Kontakt brachte, hat sie anscheinend sowohl den Handel als auch Kriege stimuliert. Die größten Cucuteni-Tripolje-Siedlungen erreichten enormen Umfang. Sie bedeckten mehr als 300 Hektar und umfaßten bis zu 1000 Bauten. Diese damals beispiellosen Bevölkerungskonzentrationen lassen sich am besten mit gestiegenem Schutzbedürfnis erklären. . . .

Es scheint tatsächlich so, daß man alle diese Phänomene zwanglos mit der Erfindung des Reitens zu erklären vermag, die Bereicherung der Sredni-Stog-Kultur, die Zunahme des Fernhandels über die weiten Steppengebiete hinweg ebenso wie die defensiven Konzentrationen der Ackerbauern der Cucuteni-Tripolje-Kultur in Großsiedlungen und die Wanderung von Gruppen der Sredni-Stog-Kultur in ressourcenreichere Gebiete, die für sie vorher unerreichbar waren.“

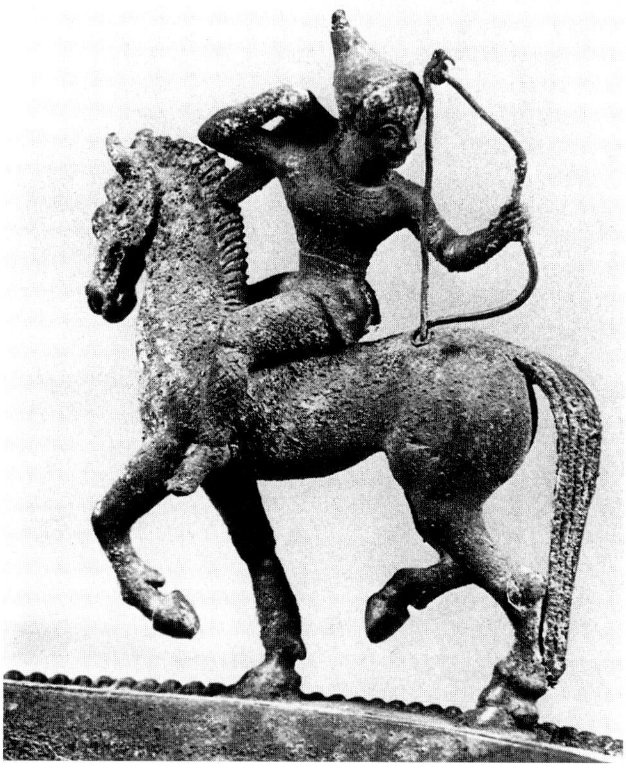

Parthischer Bogenschütze zu Pferd, etruskisch, ca. 500 v. Chr.

REITERNOMADEN

Im zweiten Band der WELTGESCHICHTE – EINE UNIVERSALGESCHICHTE von Golo Mann und Alfred

Mit zwei Personen (Wagenlenker und Krieger) besetzter Kampfwagen aus dem sogenannten Oxus-Schatz (1877 am Amur-Darja – dem antiken Oxus – gefunden). Skythisch, zwischen 600 und 300 v. Chr.

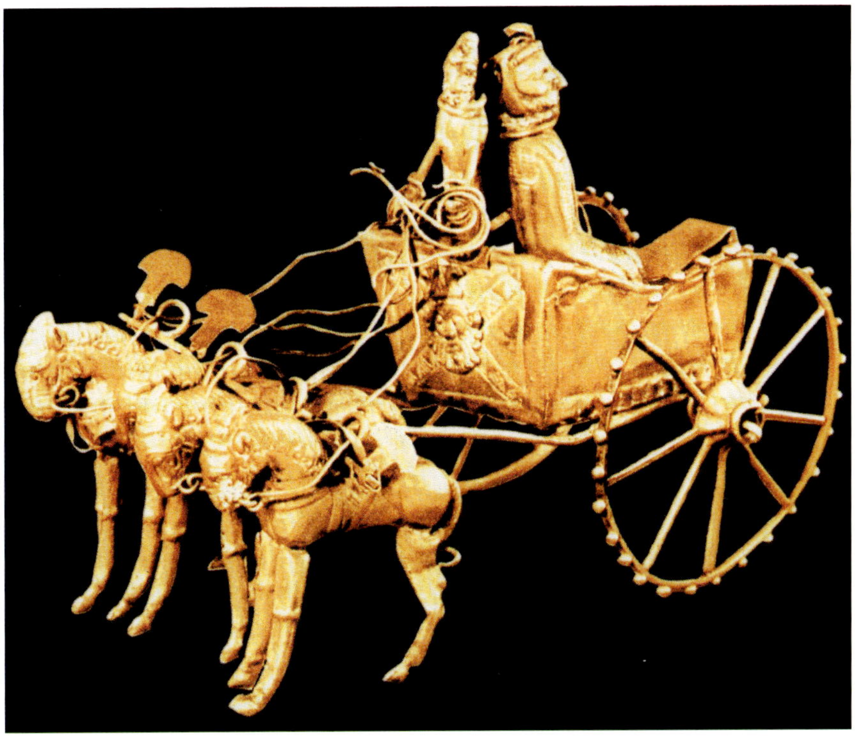

Heuss (2. Auflage, Frankfurt 1979) schreibt *Franz Altheim* in seinem Beitrag „Erste Beziehungen zwischen West und Ost", daß es in diesem Zusammenhang notwendig sei, sich dem Gürtel der Ebenen und Steppen zuzuwenden, der sich nördlich der Wüstenzone und der Ausläufer des zentralen Gebirgsmassivs von der Gobi bis zur Donau, Weichsel und Oder hinzieht. Die entscheidende Erfindung dieses Raums sei die Domestikation des Pferdes und sein Einsatz zum Reiten und Fahren gewesen, die die Beweglichkeit des Menschen erheblich beschleunigt und erweitert habe und auf diese Weise zu einer totalen sozialen Umstrukturierung der dortigen Völker führte. Ausgehend von den nordukrainischen Steppen habe sich die Fertigkeit der Pferdehaltung und -zucht und vor allem des Reitens unter den Nomaden der eurasischen Tiefebenen und Steppen an Dnjepr, Dnjestr, Donez, Don und Wolga und deren Ausläufern bis Theiss und Donau, Oxus (Amu Darja) und Jaxartes (Sir Darja) verbreitet . . .

Es ist interessant, daß Altheim im Gegensatz zu früheren Autoren die Ansicht vertritt, daß dem Reiten gegenüber dem Fahren die größere Bedeutung bei Kriegs- und Beutezügen, aber auch bei den folgenden zahlreichen Völkerwanderungen (bis hin zur Erschließung Sibiriens und des „Wilden Westens" Nordamerikas) zukommt. Da das Gefährt, der Streitwagen, mit seinen zwei oder vier Zugpferden weit kostenaufwendiger war als das einzelne Reitpferd, verbreitete sich das Reiten früher und in erheblich größerem Umfang. Von Anfang an gab es Reiterhorden, Reiterstämme, Reitervölker. Reiten, Kämpfe zu Pferde und Jagden zu Pferde prägten ganze Völker. Man spricht daher von den Reiternomaden des eurasischen Raumes, gleich, ob es sich um Skythen, Thraker oder Saken, Sarmaten oder Massageten (alle Angehörige der indogermanischen Völkergruppe) handelt. Sie alle werden in ihrer Lebensform vom Reiten her bestimmt und haben als Reiterkrieger Geschichte gemacht. Später taten es ihnen dann die Hsiung-nu (Hunnen), Tataren, Turkmenen, Mayaren und Mongolen gleich, die Reitkunst, reiterliche Kampftechniken, Waffen und Bekleidung von ihnen übernahmen.

Typisch für die Kampfweise der Reiternomaden waren das Ausschwärmen der berittenen Bogenschützen, deren Pfeilhagel dazu bestimmt war, die gegnerischen Fußtruppen zu verwirren und erschüttern, der Angriff in geschlossener Formation (Kavallerieattacke), die „verstellte Flucht" (plötzliches Zurückweichen und nicht minder plötzliches Standhalten und Vorpreschen) und schließlich das Plänkeln (oder Flankieren). Hierbei greifen einzelne Reiter oder kleine Reitertrupps in schnellen, bogenförmigen Bewegungen (zum Beispiel in Form einer Acht) feindliche Fußtruppen an und ziehen sich sofort wieder zurück, ehe der Feind zur Gegenwehr bereit ist.

Typisch waren auch die Waffen der berittenen Krieger: Lanze, Reflexbogen und Pfeile, ein langes, breites Hiebschwert, Lasso oder lassoähnliche Vorrichtungen, ein kleiner Schild. Die Reiterbekleidung war aus Leder, mit Hosen oder Leggins als Schenkelschutz, hohen Lederstiefeln, Ärmelrock mit Gürtel, kurzem Radmantel und ledernem oder metallenem Kopfschutz.

URRASSE(N) DER HAUSPFERDE

Eine Frage bedarf noch der Klärung; sie stellt uns vor eine Reihe von Problemen: Welcher Art oder Unterart gehörten die ersten domestizierten Pferde an?

Während sich die Wissenschaft über die fossile Ahnenreihe der Equiden heute weitgehend einig ist, bestehen erhebliche Meinungsverschiedenheiten darüber, welche Wildpferdeart (oder -arten) damals domestiziert wurde(n) und damit die Urrasse(n) aller heutigen Hauspferde bildete(n); ob unsere Hauspferde monophyletischer oder polyphyletischer Abstammung seien.

PRZEWALSKI-PFERD

Noch *Wolf Herre* und *Günter Nobis* vertraten eine monophyletische Abstammung unserer Hauspferde und insistierten kompromißlos, daß *Equus przewalskii*, also das Mongolische Wildpferd, deren – einziger – Urahn sei, wobei sie uns sogar suggerieren, das es einen Tarpan als eigene Unterart nie gegeben habe.

Inzwischen wissen wir mit Sicherheit, daß das Mongolische Wildpferd, das sich von unseren Hauspferden unter anderem durch eine höhere Chromosomenzahl unterscheidet (66 statt 64), als Stammform auf keinen Fall in Frage kommt (nachgewiesen aufgrund auch anderer Kriterien von *Ischida, Oyunsuren, Mashima, Satiou* in JOURNAL OF MOLECULAR EVOLUTION 1995). Man nimmt heute an, daß sich *Equus przewalskii* vor etwa 500 000 Jahren vom übrigen Pferdestamm abgespalten und eine eigene Entwicklung genommen hat. Damit bedarf unsere bisherige Sichtweise, daß es sich bei ihm um eine besonders primitive, urtümliche Pferdeform handle, dringend der Korrektur.

Dr. Deb Bennett schreibt hierzu einen Artikel mit dem Titel „The Origin of Horse Breeds" (EQUUS 1995): „Selbst für viele Wissenschaftler erscheint dieser Schluß (das Mongolische Wildpferd sei eine ‚primitive' Ur- oder Vorform unserer Hauspferde, Anm. d. Verf.) naheliegend. Für die meisten Menschen des westlichen Kulturkreises sieht das Przewalski-Pferd mit seinem großen Kopf, seiner Ramsnase, dem gedrungenen Bau, der aufrechtstehenden Mähne, der falben Farbe und den ‚Zebrastreifen' alles andere als hübsch oder verfeinert aus – kurzgesagt scheint es geradezu ein lebendes Fossil zu verkörpern.

Aber wer will behaupten, daß solche Exterieurmerkmale notwendigerweise primitiv sein müssen. Möglicherweise verlief die natürliche Auslese, die perfekte Anpassung an die Umwelt, der alle wilden Arten notwendigerweise unterworfen sind, nicht in Richtung größerer ‚Hübschheit' oder Verfeinerung. Möglicherweise beruht die Entwicklung in Richtung größerer ‚Verfeinerung' auf einem bestimmten natürlichen Milieu, während sie ein anderes Milieu geradezu ausschließt; oder ist möglicherweise ‚Verfeinerung' oder Veredlung etwas, das der Mensch dem Pferd erst nach dessen Domestikation aufgezwungen hat? Vielleicht repräsentiert das Przewalski-Pferd einen Typ Einhufer, der an eine Umwelt angepaßt ist, die dem Menschen feindlich ist und deshalb nicht von ihm bewohnt wird. Wenn das der Fall ist, kann man das Przewalski-Pferd nicht als ‚primitiv' ansehen, sondern eher als hochgradig spezialisiert und ‚fortgeschritten'. Und wenn das so ist – und nichts spricht dagegen –, dann fällt es (auch aus diesem Grund, Anm. d. Verf.) als Vorform unserer Hauspferde aus."

STEPPENTARPAN

Der Raum, in dem die Domestikation des Pferdes stattfand, die Steppengebiete der nördlichen Ukraine, war in jener Zeit mit riesigen, nach Hunderttausenden, wenn nicht Millionen zählenden Herden einer anderen Unterart des Pferdes, dem Steppentarpan *(Equus gmelini)* bevölkert. Er spielte dort etwa die Rolle des Bisons der nordamerikanischen Prärien, also die der zahlreichsten Großwildart der Steppe. Es scheint wirklich „an den Haaren herbeigezogen", eine andere Unterart aus einem fernliegenden Habitat als Urform für unser Hauspferd anzunehmen, wenn der Tarpan in so großer Zahl vor Ort vorhanden war. Folgen wir also einfach der Logik und

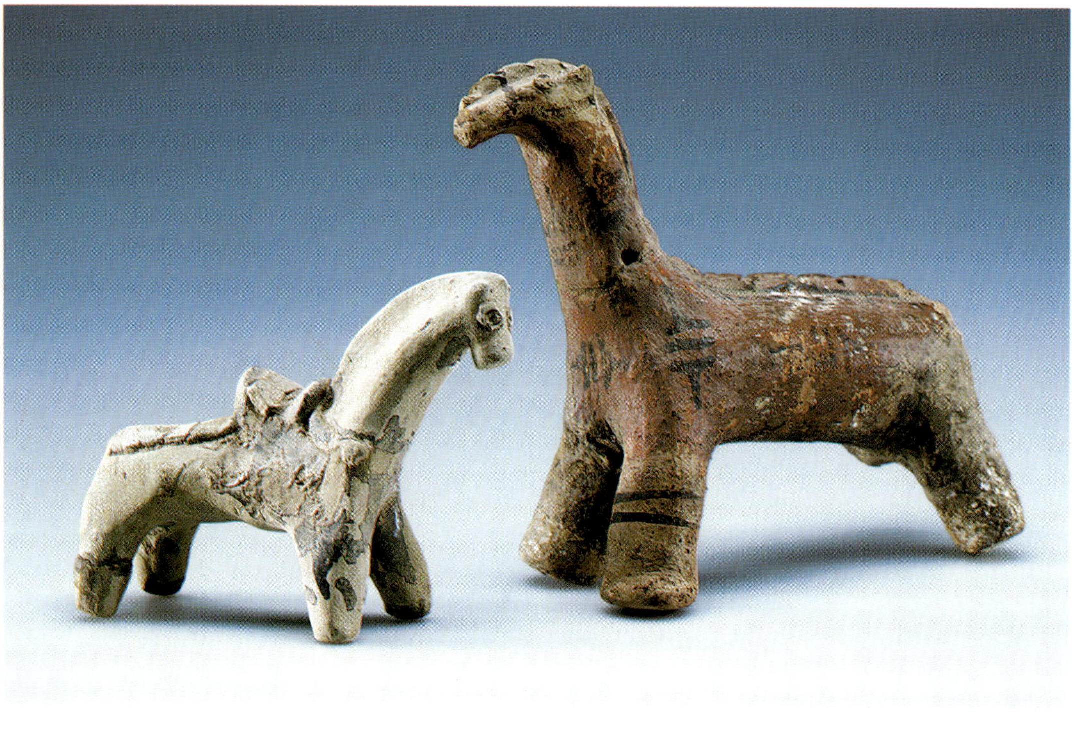

Pferdeskulpturen, Irdenware. Die Skulpturen dienten als Spielzeuge oder als Gaben, die zum Neujahrsfest verschenkt wurden. Bei der linken Skulptur ist sehr gut der Sattel in einem Typ, wie er heute noch gebräuchlich ist, zu erkennen. Nord-Afghanistan oder Mittelasien, um 1000. Lindenmuseum Stuttgart

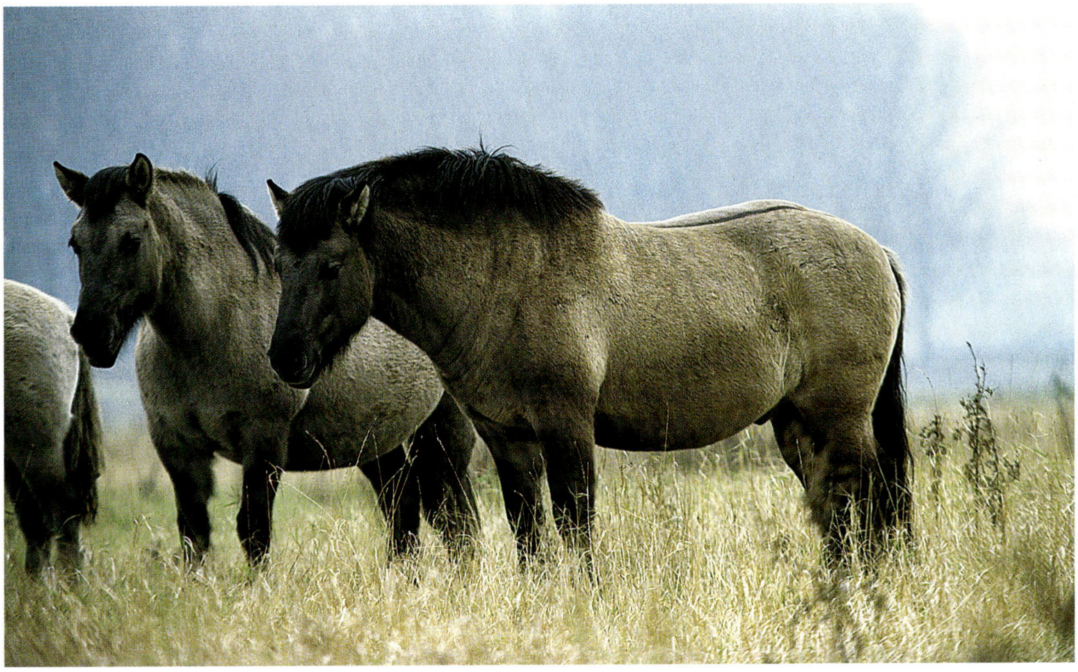

Auch wenn es sich hier um Tarpanrückzüchtungen handelt, fallen doch die vom Przewalski-Pferd abweichenden Merkmale auf: der edle Kopf, die Mausfalbfarbe, die reich ausgebildete Kippmähne und die (nicht erkennbare) Zebrierung. Die meisten dieser Merkmale finden wir ebenfalls beim Sorraia

gehen davon aus, daß die ersten – uns bekannten – domestizierten Pferde Steppentarpane waren. Bis heute haben wir im Polnischen Konik eine dieser Urform noch sehr nahestehende Hauspferderasse. Wobei hier ein höchst aufregendes Faktum besteht: Der aufgrund von mtDNA-Analysen nächste Verwandte des Koniks ist – der Sorraia!

Daß der Sorraia dem Konik nähersteht als dem Lusitano und dem Andalusier, bei deren Entstehung er ja fraglos eine bedeutende Rolle gespielt hat, ist ein erstaunliches Ergebnis der mtDNA-Forschung. Dies zieht als Konsequenz die Frage nach sich, woher die Abweichungen rühren und auf welchen (aus womöglich andersrassigen?) Urformen sie beruhen. Die spontane Antwort, die mir dazu einfällt, lautet:

Demnach müssen außer dem Tarpan noch andere Urformen (Unterarten?) anderswo auf der Erde (wo, wann und durch wen?) domestiziert worden und später mit ihm in Genaustausch getreten sein. Wenn das tatsächlich so ist, wären jene Forscher, die seit jeher eine polyphyletische Abstammung unserer Hauspferde postulieren (*Skorkowski, Schäfer* etc.) und deshalb von der herrschenden Lehrmeinung als unseriös eingestuft worden waren, auf glänzende Weise gerechtfertigt.

Fragen über Fragen, die der Entschlüsselung durch die Wissenschaft harren.

Die Pferde- und Ponyrassen

Wie der Umfang des dritten Bandes der ENZYKLOPÄDIE DER PFERDERASSEN verrät, stand mir erneut unglaublich viel Informationsmaterial zur Verfügung. Dies beginnt bereits mit dem einleitenden Text zur Domestikation des Pferdes, den ich für dieses Buch gewählt habe, da sich dieser Vorgang mit großer Sicherheit in einem der in diesem Band behandelten Gebiete abgespielt hat.

In den ersten beiden Bänden habe ich jeweils die etwas „unscharfe" Einteilung in Warmblut, Kaltblut und Ponies vorgenommen, obgleich dies bisweilen schwierig war. Schon bei einigen größeren „Ponies" handelt es sich ja eigentlich um kleine Pferde, auch wenn ich mir mit dieser Bemerkung sicher den Unmut einiger Ponyzüchter zuziehe. Shettie, Exmoor, Dartmoor oder Welsh Mountain sind zweifelsfrei Ponies. Aber bei Connemara, Fell, Dales, Fjording oder Haflinger, Rassen, die bei reichlicher Fütterung nur allzuleicht über den 148-cm-Standard hinauswachsen, müßte man eigentlich von Kleinpferden sprechen. Während die nordiberischen Rassen zum Beispiel sicher Ponies sind, ist der Sorraia trotz seiner Kleinheit ein Pferd! Die Rassen der ehemaligen Sowjetunion muß man allerdings grundsätzlich anders einteilen als in Warmblut, Kaltblut und Ponies. Ich habe mich dafür entschieden, die Rassen wie folgt einzuordnen: warmblütige Kulturrassen (in der Regel Gestütszuchten), kaltblütige Kulturrassen, nordrussische Waldrassen (Klepperrassen, alle im Ponymaß), Steppenrassen und kaukasische (meist Gebirgs-)Rassen.

Zum Fragen-Komplex „Pferd oder Pony" hat sich im übrigen der bekannte Hippologe *Michael Schäfer* in seinen Büchern WIE WERDE ICH PFERDEKENNER? (München 1971) und GROSSPONIES UND KLEINPFERDE (München 1972) ausführlich geäußert.

Aus geschichtlichen Gründen hatte ich bereits im zweiten Band Skandinavien und die Britischen Inseln je wie einen mehr oder weniger geschlossenen Kulturkreis behandelt. Im vorliegenden dritten Band habe ich die iberische Halbinsel sowie die ehemalige k.u.k.-Donaumonarchie jeweils zu einem Komplex zusammengefaßt.

Einen wichtigen Schwerpunkt dieses Buches stellen die südiberischen Rassen Pura Raza Española, Lusitano und Sorraia dar, mit denen unter anderem die Rassen des Lipizzaners, des Kladrubers, des Frederiksborgers und des Neapolitanos begründet wurden.

Meine Kenntnis der iberischen Rassen konnte ich erst kürzlich noch einmal auffrischen. Vor allem durch die Renaissance des spanischen Stierkampfes zu Pferde zeichnet sich in der Andalusischen Rasse eine Rückkehr zum alten, barocken Typ ab.

In Italien habe ich auf mehreren Reisen einen Teil der bodenständigen Rassen kennenlernen können und diese Kenntnisse in jüngster Zeit durch Kontakte zu dortigen Experten komplettiert.

Die österreichischen und Schweizer Rassen kenne ich bereits seit meiner Studentenzeit in Wien und Basel sehr gut. Erneuert habe ich mein Wissen auf verschiedenen Reisen dorthin, wobei ich in Österreich wertvolle Informationen von Helke Wendl und Martin Haller erhielt. Mein besonderes Interesse galt hier vor allem dem Lipizzaner und den neuen züchterischen Entwicklungen in Piber sowie der Spanischen Reitschule Wien.

Sehr am Herzen lag mir eine möglichst genaue, ausführliche Darstellung der drei so bedeutenden Pferdezuchtländer Ungarn, ehemalige Tschechoslowakei und Polen, wobei ich aus allen drei Ländern sehr freundliche und hilfreiche Unterstützung erhielt.

In Ungarn, wo ich nach dem Zusammenbruch des Ostblocks mehrfach gewesen bin, habe ich durch Dr. Walter Hecker, den Leiter der Hippologischen Akademie der Pannon Universität, Kaposvar, Gelegenheit erhalten, praktisch alle größeren Gestüte besuchen zu können. In Mezöhegyes konnte ich gar die noch in deutscher Sprache abgefaßten, handschriftlichen, bis ins 18. Jahrhundert zurückreichenden Gestütbücher studieren.

Die sehr eingehenden Informationen und vorzüglichen Photos über die Rassen auf dem Gebiet der ehemaligen Tschechoslowakei stammen größtenteils vom Landstallmeister des tschechischen Nationalgestüts Kladrub, Dr. Norbert v. Záliš.

Aus Polen, wo ich selbst einige Male gewesen bin, habe ich neueste Ergänzungen durch den Leiter der südpolnischen Gestüte, Dr. S. Deskur, Krakau, erhalten.

Für mich selbst neu waren die Mitteilungen von Milos Kovač über die Posavač-Rasse in Kroatien. Problematischer war es, aus den südlichen Gebieten des ehemaligen Jugoslawiens verläßliche Informationen zu bekommen. Dafür entschädigen die überraschend ausführlichen Mitteilungen über die griechischen Pferde, die ich von Friderun Papavassiliou erhielt.

Vieles über die baltischen Rassen habe ich bereits seit den fünfziger/sechziger Jahren durch von dort stammende Emigranten erfahren können. Inzwischen finden sich hier in Schweden zahlreiche Importpferde aus dem baltischen Raum, vor allem aus Lettland und Estland, die ein recht gutes Anschauungsmaterial vermitteln.

Meine Kenntnis der Rassen der ehemaligen Sowjetunion reicht teilweise ebenfalls in meine Studienzeit zurück und ist meist brieflicher Natur. In den siebziger Jahren, während meiner Gestütsleitertätigkeit in Nehmten, hatte ich dann Gelegenheit, zahlreiche der beschriebenen Rassen persönlich kennenzulernen. Der Gestütsbesitzer, Dr. Herbert Schnapka, hatte sie im Zuge eines Kompensationsgeschäftes importiert.

IBERISCHE HALBINSEL

Die Iberische oder Pyrenäenhalbinsel ist die westlichste und größte der drei südeuropäischen Halbinseln (580 000 Quadratkilometer). Sie ist nur wenig gegliedert, ein fünfeckiger Hochlandblock, dessen Zentrum durch weite Hochflächen (Mesetas) gebildet wird. Durch das von Ost-Nord-Ost nach West-Süd-West verlaufende Scheidegebirge wird die Halbinsel in eine nördliche und eine südliche Hälfte geteilt.

Als älteste bekannte Bevölkerungsgruppen sieht man die Ligurer, Iberer und Basken an. Seit dem sechsten Jahrhundert v. Chr. wanderten Kelten ein, die die Iberer weitgehend überlagerten (Keltiberer).

Seit dem dritten Jahrtausend v. Chr. kam es an der Mittelmeerküste zu Koloniegründungen durch Phönizier und Griechen, die ab 500 v. Chr. von den Karthagern verdrängt wurden. Sie mußten nach dem Zweiten Punischen Krieg den Römern weichen. Nach Unterwerfung der Lusitaner (auf dem Gebiet des heutigen Südportugal) und der Keltiberer durch Rom wurde das Land in die Provinzen Hispania Citerior (oder Tarraconensis) um das heutige Tarragona sowie Lusitania (das heutige Südportugal) und Hispania Ulterior (oder Baetica) um das heutige Córdoba gegliedert und blieb bis in den Anfang des fünften Jahrhunderts, im Lauf der Zeit sehr stark romanisiert, ein Teil des Imperium Romanum.

Um 400 n. Chr. erfolgten Invasionen germanischer Völker, die auf dem Boden Iberiens verschiedene Reiche gründeten. Nacheinander lösten sich die Reiche der Alanen, Sweben, Vandalen und Westgoten ab. 711 unterlag das Westgotenreich dem Ansturm nordafrikanischer Mohammedaner, die für fast acht Jahrhunderte die Entwicklung maßgeblich bestimmten.

Bereits 1250 war die Reconquista durch die Christen auf dem Boden des heutigen Portugal beendet, wo ein eigenes Königreich entstand, während es in Südspanien erst 1592, also rund 250 Jahre später, mit der Eroberung von Granada gelang, die Fesseln der muslimischen Herrschaft abzuwerfen. Seit 1250 verlaufen die portugiesische und die spanische Geschichte getrennt voneinander.

Fundstätten aus der frühen und mittleren Eiszeit sind in großer Zahl über die Iberische Halbinsel verstreut. Die Funde, die aus dem Acheuléen bis in die mittlere Steinzeit reichen und in mächtigen Schichten vorliegen, sind für eine Rekonstruktion der altsteinzeitlichen Siedlungsabläufe wichtig. Das Jungpaläolithikum ist am Unterlauf des Tejo, in der nördlichen Mittelmeerregion und im Kantabrischen Gebirge durch Fundstätten vertreten. Vielfach sind imposante Felsbilder erhalten, so in Altamira, El Castillo, Los Ceses und Tito Bustillo, die die Fauna jener Zeit eindrucksvoll dokumentieren.

In den Höhlenmalereien Nordspaniens finden sich die gleichen Tierarten beziehungsweise -gattungen wie in denen Südfrankreichs abgebildet. Man kann deutlich zwei Pferdetypen unterscheiden: einen Pony, der stark dem rezenten Exmoor-Pony ähnelt, und einen schwereren Typ, den man als den Ur-Kaltblüter anse-

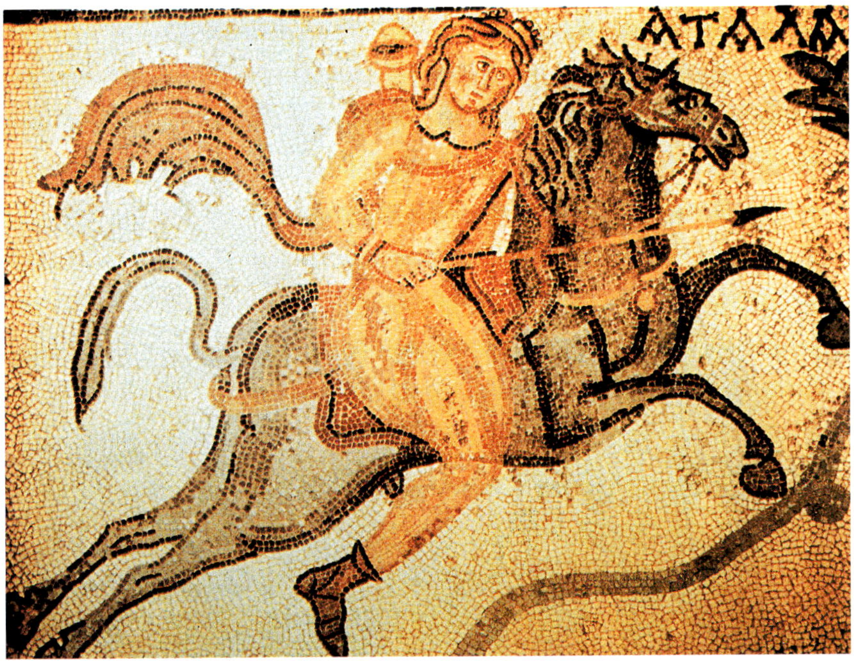

Carthagisches Mosaik, ca. 400 v. Chr., die amazonenhafte Jägerin Atalante darstellend, beritten auf einem Falben im Typ des uriberischen Pferdes (Sorraia). Nach Dr. Ruy d'Andrade war die carthagische Kavallerie auf Iberischen Pferden beritten, seit Carthago an den iberischen Küsten seine Kolonien errichtet hatte.

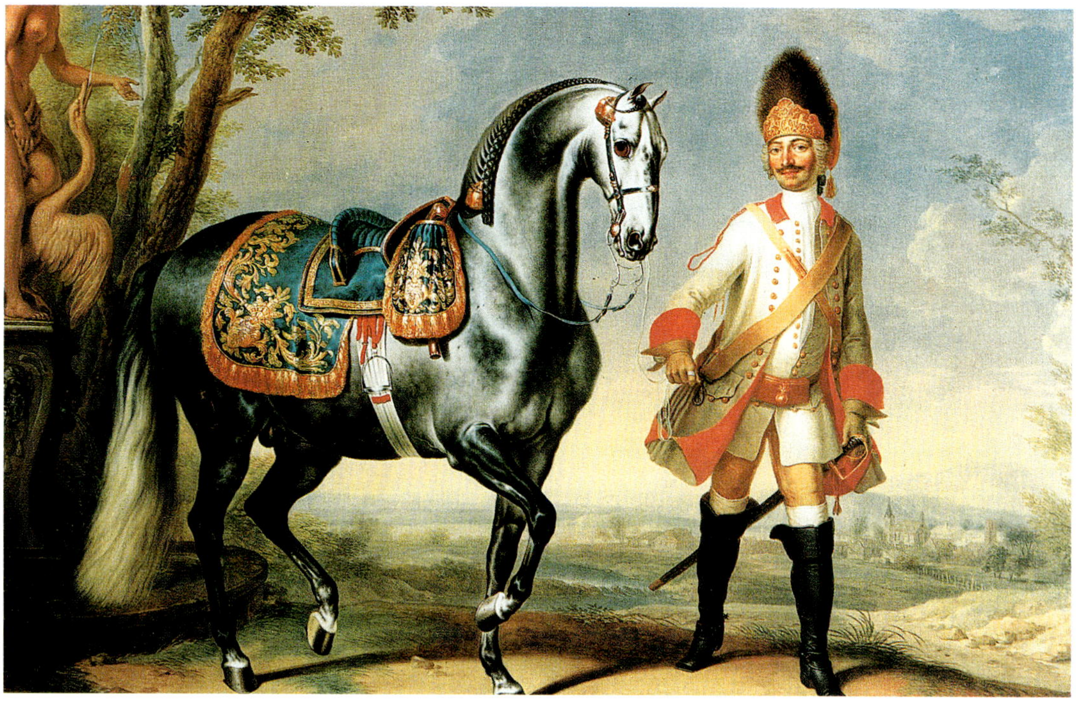

Typisch Iberischer Hengst des 18. Jahrhunderts, Gemälde von Laurent de Witte

hen kann. Als Nachfahren dieser Ponytypen haben sich im Norden Spaniens die verschiedenen Ponyrassen Pottok, Jaca Navarra, Losino, Asturcón, Gallego und Garrano erhalten.

Die Höhlenmalereien und Ritzzeichnungen von Escoural im Alentejo, die erst 1963 gefunden wurden und die aus der Zeit von ca. 17 000–13 000 v. Chr. stammen, sind erste Zeugnisse von der Existenz eines völlig anderen Pferdes, das offenbar dem Typ des heutigen Sorraia nahestand und möglicherweise in diesem von der Würm-Eiszeit verschonten Gebiet bereits in so früher Zeit gezähmt wurde, auf jeden Fall aber in engere Beziehung zum Menschen trat. Dieses Pferd weicht typmäßig deutlich von den Ponybeziehungsweise Kaltbluttypen der Höhlenmalereien im Kantabrischen Gebirge ab. Es ist ein viel edleres, schlankeres Pferd, der Kopf trocken, gestreckt, schmal, mit leicht konvexer Profillinie und feiner Maulpartie, langem Hals, recht kurzem, geschlossenem Körper und langen, schlanken Beinen.

Nach Ansicht des bekannten iberischen Hippologen *Dr. Ruy d'Andrade* ist der Kampf zu Pferde mit der leichten, mit einem Gegengewicht ausbalancierten Lanze, die der Reiter problemlos mit einer Hand in alle Richtungen bewegen kann, ebenso alt wie die dortige Zivilisation.

Gezähmte Pferde treten schon in den Darstellungen des Mesolithikums auf, wenn auch zunächst noch ohne Sattel. Im Neolithikum treffen wir dann auf Abbildungen, die gesattelte Pferde zeigen. Aus dieser Zeit, also ab etwa 4 000 v. Chr., sind auch andere Waffen erhalten, die im Kampf zu Pferde verwendet wurden, zum Beispiel die Hellebarde und der Schleuderspeer. In der Bronzezeit kommen dann ein kleiner lederner Schild, ein Stoßmesser und ein Säbel hinzu. Der Reiter kämpft oft völlig ungeschützt, nur gelegentlich trägt er einen Helm und einen Koller aus starkem Leder. Um diese Zeit tauchen auch Zügel und Sporen auf.

Im Süden der Iberischen Halbinsel kennzeichnen Funde aus der Grottenkultur und der Alméria-Kultur vom fünften Jahrtausend v. Chr. die Einführung bäuerlicher Wirtschaftsformen. Die reichen Kupfervorkommen im Südwesten führen im dritten Jahrtausend v. Chr. zur Entfaltung der Metallindustrie. Um 1000 v. Chr. breiten sich spätbronzezeitliche Kulturen über die gesamte Halbinsel aus. Etwa ab 600 v. Chr. manifestiert sich die Einwanderung der Kelten, die aus dem Norden ihre Pferde mitbringen, in der iberischen Hallstattkultur. Damit tritt die Iberische Halbinsel aus dem Dunkel der Vorgeschichte in die historisch bezeugte Zeit ein.

An der Atlantikküste trafen Phönizier, Griechen und später Karthager und Römer in dem damaligen Lusitanien, dem heutigen Südportugal, auf ein kriegerisches Reitervolk, dessen Pferde sich durch ihnen staunenswert erscheinende Schnelligkeit auszeichneten und das über eine glänzende Reitkunst und eine ganz eigene Kampftechnik zu Pferde verfügte. Wie *Arsenio Raposo Cordeiro* in seinem Werk DER LUSITANO – IBERIENS STOLZE PFERDERASSE (Cham – Stuttgart – Wien 1991) schreibt: „Von hier kamen die Pferde für die Carthago-Heere, hier rekrutierten sich die Reiter, die in den Reihen Spartas gegen Athen kämpften, und die schnellsten Pferde wurden bei Rennen in den römischen Hippodromen eingesetzt."

Außer dem Reiterkampf, für den das Iberische Pferd seit jeher geschult und trainiert wurde, spielte die Ausbildung für den rituellen Stierkampf eine höchst bedeutungsvolle Rolle für die Entwicklung der Iberischen Reitweise und damit auch die Entwicklung der dafür verwendeten Pferderassen. Hier kam es zu einer unterschiedlichen Typausbildung in den eigentlich derselben Iberischen Rasse angehörenden Zuchten des Andalusiers und des Lusitanos, nachdem um 1700 in Spanien der Stierkampf zu Pferde verboten worden war, während in Portugal die Tradition ungebrochen fortbestand. Seit der Wiedereinführung des berittenen Stierkampfes in Spanien um die Mitte des 20. Jahrhunderts wirkt sich die darauf beruhende Selektion klar prägend auf die Pura Raza Española aus.

SPANIEN

Spanien nimmt den größten Teil der Iberischen Halbinsel im Südwesten Europas ein. Einschließlich der Balearen und der Kanarischen Inseln umfaßt seine Fläche über 500 000 Quadratkilometer mit knapp 40 Millionen Einwohnern. Das Land ist überwiegend gebirgig. Im Inneren findet sich ein ausgedehntes Tafelland, die Meseta, das Hochland von Kastilien, das durch das Kastilische Scheidegebirge in Alt- und Neukastilien geteilt wird.

Im Norden trennt die Hochgebirgsmauer der Pyrenäen Spanien und Frankreich. Sie setzt sich nach Westen in der Kantabrischen Kordillere fort. In den nördlichen Bergländern von Asturien und León bis hin zur Atlantikküste sind die verschiedenen spanischen Ponyrassen angesiedelt: Jaca Navarra, Pottok, Losino, Asturcón, Gallego. Im Westen des Grenzgebietes der Pyrenäen findet sich in den Tälern von Burguete und Roncevalles auch die kleine Zucht des kaltblütigen Burguetano.

Im Westen grenzt das Bergland von Estremadura an Portugal. Im Süden schließen die Sierra Morena und die Betische Kordillere das Andalusische Tiefland ein, das sich in dem breit angelegten Guadalquivirbecken zum Atlantik öffnet. Hier liegt das Hauptzuchtgebiet der Pura Raza Española.

Im Südosten schließt sich die Sierra Nevada (mit fast 3500 Meter Höhe) an, deren Erhebungen sich in den Balearischen Inseln bis ins Meer fortsetzen. Hier sind die beiden Inselrassen des Mallorquin und des Menorquin beheimatet. Hier liegt auch der Schwerpunkt der spanischen Traber-Zucht (Standardbred).

Im Nordosten schließt das Katalonische Bergland das Ebrobecken gegen das Mittelmeer ab. In den schmalen Küstenebenen um Valencia liegt der Schwerpunkt der Zucht des Hispano Breton.

Bleibt – der Vollständigkeit halber – noch ein flüchtiger Blick auf die vier spanischen Eselrassen: Im Gebiet von León wird der Zamora-León-Esel gezüchtet (Asno Zamorano-Leónes), im Herzen von Andalusien der Andalusische Esel (Asno Andaluz), auf Mallorca der Mallorquinische Esel (Asno Mallorquin) und nördlich von Barcelona, an der Mittelmeerküste, der Katalanische Esel (Asno Catalan).

Das Klima Spaniens ist überwiegend trocken, weist jedoch erhebliche Gegensätze auf. Die Nordwestküste ist eine der regenreichsten Regionen Westeuropas. Dagegen ist die südöstliche Mittelmeerküste eines der trockensten Gebiete Europas, gewissermaßen schon ein Vorposten Afrikas. Auf der Meseta herrscht ein kontinentales Klima mit starken jahreszeitlichen Temperaturunterschieden. Die Küsten, sowohl am Atlantik wie am Mittelmeer, besitzen ein wesentlich milderes Winterwetter als das Hochland.

Traditionell beruht die spanische Wirtschaft auf der Landwirtschaft. Bemerkenswert ist, daß etwa 51 Prozent des Landes mit Wald bedeckt sind. Von den rund 30 Millionen Hektar landwirtschaftlicher Nutzfläche sind 10 Millionen Hektar natürliches Grünland. Im Südwesten, vor allem in Estremadura, wo die großen Kampfrinderzuchten beheimatet sind, herrscht Großgrundbesitz mit ausgesprochen extensiv betriebener Landwirtschaft vor, wodurch eine großräumige, weitgehend unzerstörte Landschaft mit einer überaus reichen Flora und Fauna erhalten geblieben ist.

Die Pferdezucht Spaniens ist eng verknüpft mit der Geschichte des Landes. Wahrscheinlich wanderten die Iberer noch im Neolithikum von Afrika her auf die Iberische Halbinsel ein und begründeten hier eine blühende Stadtkultur, doch bestehen Zweifel, ob sie von dort Pferde mitbrachten. Es scheint, daß sie sie vielmehr im Lande vorfanden, wo sie autochthon waren. Wir dürfen wohl davon ausgehen, daß im Süden ein Pferd im Typ des heutigen Sorraia vorhanden war, das bereits sehr früh gezähmt und dem Menschen dienstbar gemacht worden war. Es war der Vorläufer des heutigen Andalusiers und Lusitanos. Dagegen fand sich im Norden ein Ponytyp, ähnlich dem Exmoor Südwestenglands, aus dem die heutigen nordiberischen Ponyrassen hervorgegangen sind.

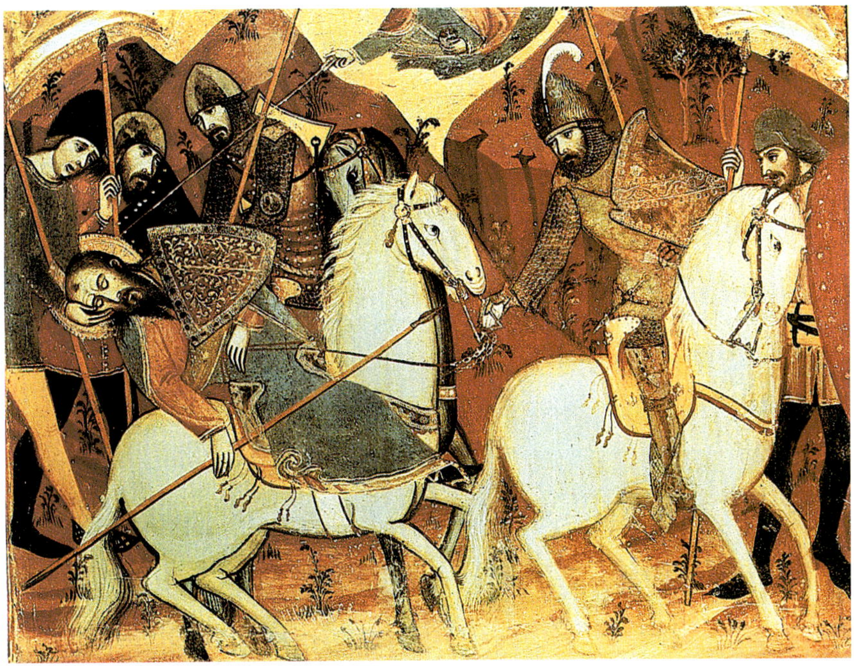

Gotisches Altarbild von der Insel Mallorca. Die etwas unbeholfen gemalten Iberischen Pferde zeigen ein deutlich konvexes Profil.

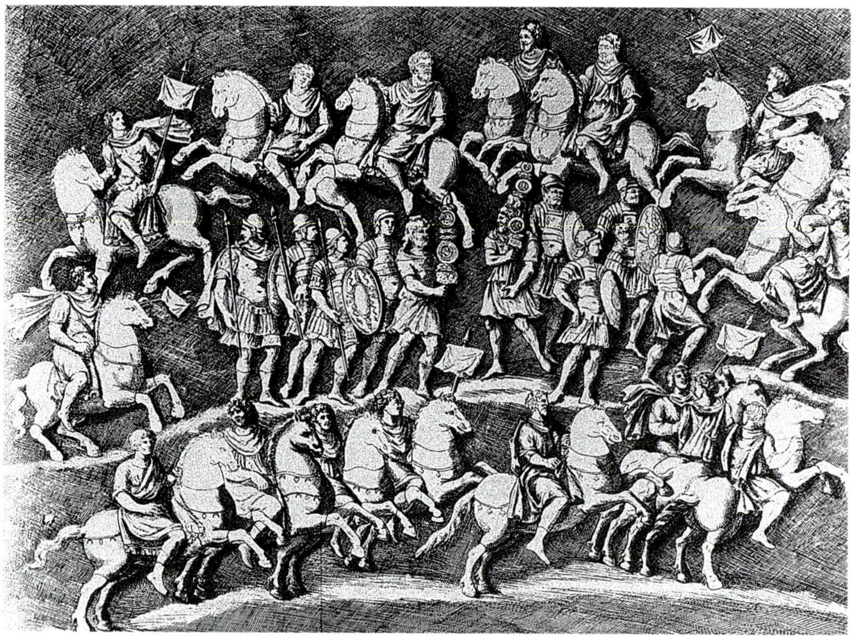

Römische Offiziere, umringt von ihrer iberischen (?) Auxiliarreiterei. Detail aus dem Basrelief der Marc-Aurel-Säule (2. Jhd. n. Chr.)

Seit etwa 1100 v. Chr. erfolgte eine von Tyrus ausgehende phönizische Kolonisation des Südens. Die älteste phönizische Gründung war Gadir (römisch Gades, heute Cádiz). Im sechsten Jahrhundert hatten sich die Phönizier an der gesamten Südküste festgesetzt. Auch sie brachten wohl kaum Pferde mit.

Bereits seit dem siebten Jahrhundert v. Chr. hatte eine bedeutende griechische Kolonisation eingesetzt, die mit der phönizischen in Konkurrenz stand.

Im fünften Jahrhundert v. Chr. gerieten sowohl die phönizischen als auch die griechischen Kolonien unter karthagische Herrschaft, die *Hamilkar Barkas*, *Hasdrubal* und *Hannibal* zwischen 237 und 218 v. Chr. erheblich nach Norden erweiterten. Im Laufe des Zweiten Punischen Krieges (218–201 v. Chr.) eroberten die Römer Carthago Nova (heute Carthagena) und Gades. Bis in die Zeit um Christi Geburt dehnten sie ihre Herrschaft in harten Kämpfen mit den einheimischen Stämmen über die ganze Pyrenäenhalbinsel aus, die zu einer der wichtigsten Kolonien Roms wurde. Ihre wirtschaftliche Bedeutung übertraf in vieler Beziehung die des Mutterlandes. Im dritten Jahrhundert n. Chr. deckte Rom etwa die Hälfte seines Bedarfs an Wein und Olivenöl aus Spanien, außerdem war Spanien der größte Lieferant an Edelmetallen und Reitpferden.

Während der Kriege auf der Iberischen Halbinsel hatten die Römer die dortigen „Barbaren" zu fürchten und respektieren gelernt. Laut *Publius Cornelius Tacitus* (ca. 55–115 n. Chr.) war alle Kavallerie in Europa auf Spanischen Pferden beritten. Wie *Oppianos* (2. Jhd. n. Chr.) schreibt, galten die Pferde Spaniens als die schnellsten ihrer Zeit. Spanien stellte mit seinen Reitern eine der wichtigsten Hilfstruppen des Römischen Imperiums. Auf die Pferdezucht Spaniens selbst nahmen die Römer relativ wenig Einfluß, da ihnen die heimische Bevölkerung darin weit überlegen war, ebenso wie in der Reiterei. Lediglich die Einrichtung von Gestüten und Remontedepots gingen auf römische Initiativen zurück.

Im dritten und vierten Jahrhundert n. Chr. kam es zu einem Niedergang des römischen Einflusses und des Reichtums auf der Iberischen Halbinsel. Eine längere Periode einer sehr wechselhaften geschichtlichen Entwicklung setzte nach 400 ein. Anfang des fünften Jahrhunderts begannen germanische Stämme mit einer Invasion des Landes, wobei sie ihre eigenen Pferde oder solche, die sie unterwegs auf ihren Wanderungen erbeutet hatten, mit sich führten. 409 überschritten die Sweben, Alanen und Vandalen die Pyrenäen und drangen tief in die Iberische Halbinsel ein. Kurz darauf kam es zum Einbruch der Westgoten in die Tarraconensis, die später als Federatii Roms die anderen germanischen Stämme in den Nordwesten abdrängten. 585 unterwarf der Westgotenkönig *Leovigild* das bis dahin selbständige Swebenreich.

Erst die Eroberung des Landes durch die Mauren brachte vor allem für den Süden wieder eine kontinuierliche Entwicklung.

Thronstreitigkeiten, die mit dem Tode des Westgotenkönigs *Witiza* um 710 ihren Höhepunkt gefunden hatten, führten zum Ende

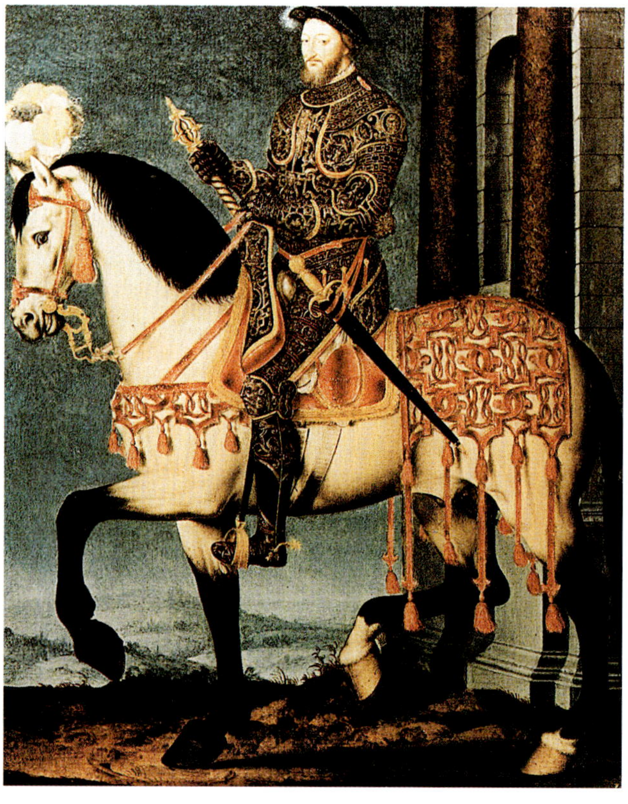

König Franz I. von Frankreich auf einem Iberischen Hengst. Gemälde von François Clouet (1510–1572)

des seit 475 bestehenden Westgotenreiches. Als nicht Witizas Sohn zu seinem Nachfolger gewählt wurde, wandte sich dessen Familie an die nordafrikanischen Mauren um Hilfe, die gerade zum Islam bekehrt worden waren. Sie schlugen das Heer des Gegenkönigs *Roderich* bei Jerez vernichtend und unterwarfen in wenigen Jahren fast die gesamte Iberische Halbinsel. Lediglich im Norden hielten sich einige christliche Kleinkönigreiche.

Ab 714 bildeten die Muslime ein islamisches Reich mit dem Namen „Al Andalus" (Andalusien, Vandalusien, genannt nach den Vandalen) als abhängiges Emirat des Kalifats der Omajaden von Damaskus. Bei deren Sturz gelang es *Abd-ar-Rahman I.* schon 756, ein unabhängiges Emirat zu schaffen, das 929 durch *Abd-ar-Rahman III.* in ein selbständiges Kalifat von Córdoba umgewandelt wurde.

Unter der maurischen Herrschaft erreichte die Iberische Halbinsel einen wirtschaftlichen Hochstand, und mit der allgemeinen Prosperität ging eine kulturelle Blüte einher, wie Spanien sie bis heute nicht wieder erlebt hat. Vor allem im heutigen Andalusien entstanden zahlreiche hervorragende Gestüte mit dem besten Zuchtmaterial, das es im Lande gab, nicht etwa, wie man es immer wieder liest, mit mitgebrachten Orientalischen Pferden.

Von den heutigen Züchtern der Iberischen Reitpferderassen, Andalusier wie Lusitano, ebenso wie von iberischen Hippologen, wird bestritten, daß die Pferde der Germanen irgendwelchen Einfluß auf die beiden Rassen gehabt hätten. Wenn überhaupt, hätten sie nur für die Ponyrassen des Nordens Bedeutung gehabt. Genauso strikt verneinen sie, daß Arabisches Blut in maurischer Zeit in der Zucht von Al Andalus zum Tragen gekommen sei, und begründen das glaubhaft damit, daß viel zu wenig Arabische Pferde, wenn überhaupt welche, von den Invasionstruppen mitgebracht worden seien.

Schon im achten Jahrhundert kam es im Norden zu Aufständen gegen die Herrschaft der Muslime, die die Reconquista, die Wiedereroberung der Halbinsel durch die Christen, einleiteten. Das früheste christliche Herrschaftszentrum lag nach dem Untergang des Westgotenreiches im Königreich Astúrien. Bereits in der zweiten Hälfte des zehnten Jahrhunderts verselbständigte sich Kastilien. Gleichzeitig kam es von Navarra aus, das dank dem traditionellen baskischen Unabhängigkeitswillen von der Maurenherrschaft freigeblieben war, unter dem Einfluß französischer Ritter, Pilger und Händler zur Bildung des Königreiches von Aragon. Dadurch entstand Kastilien eine Jahrhunderte andauernde Konkurrenz. Die ständige Rivalität der beiden Königreiche bewirkte, daß die Reconquista zeitweilig nur wenig Fortschritte machte. Erst ein allmähliches Erstarken Kastiliens brachte neue Erfolge: 1236 eroberte Kastilien Córdoba, 1248 Sevilla, 1262 Cádiz. Damit war der größte Teil des maurischen Reiches in der Hand Kastiliens, vor allem auch die bedeutenden Pferdezuchten des Südens.

Ein Spanisches Pferd, das einen Platz in der Geschichte der Kämpfe gegen die Mauren gefunden hat, ist *Babieca*. Wie alle Historiker übereinstimmend berichten, war dieser Streithengst des spanischen Nationalhelden *„El Cid"* (arabisch „der Herr") ein reingezogener Andalusier. Er diente seinem Herrn, dessen Name eigentlich *Ruy (Rodrigo) Diaz de Vivar* war, einem kastilischen Adligen aus der Gegend von Burgos. El Cid lebte von ca. 1043 bis 1099 und wurde berühmt durch seine Eroberung Valencias von den Mauren.

Nach jahrhundertelangen Rivalitäten wurden die beiden Königreiche Kastilien und Aragon 1469 durch Heirat *Isabellas I. von Kastilien-León* mit *Ferdinand II. von Aragon* vereint, wobei jedoch die spezifischen Verfassungen und Sozialordnungen erhalten blieben. Für die äußere Staatenbildung Spaniens war der Abschluß der Reconquista mit der Eroberung Granadas 1492 von großer Bedeutung. Damit war die Iberische Halbinsel endgültig frei von muslimischer Herrschaft.

Im selben Jahr landete Kolumbus in Amerika. Die Eroberung Mittel- und Südamerikas durch die ihm nachfolgenden Conquistadores geschah mit sehr wenigen Soldaten und noch weit weniger Pferden. Es ist kaum zu glauben, daß *Hernando Cortez* (1485–1547) mit nur 16 Pferden und ca. 670 Soldaten (davon nur 400 Spanier) das Aztekenreich in Mexiko und *Francisco Pizarro* (1478–1541) mit 180 Soldaten und 62 Pferden das Inkareich in Peru unterwarfen. Und dennoch spielten die Pferde dabei die entscheidende Rolle. Interessant zu erwähnen ist an dieser Stelle, daß ein Teil der nach Amerika verschifften Pferde dem unveredelten Iberischen Landschlag, in Typ und Größe etwa dem heutigen Sorraia ähnelnd, angehörte. Sie, ebenso wie die höhergezüchteten Spanischen Pferde, zählten später zu den wichtigsten Basisrassen für die riesigen Mustang-Herden Nordamerikas beziehungsweise der Cimarron-Herden Südamerikas, aus denen sich zahlreiche wichtige amerikanische Rassen entwickelten. Ein direkter Nachkomme des Poni Gallego des Küstengebietes von Galicien im äußersten Nordwesten Spaniens ist mit Sicherheit der Galiceño Mexicos.

Den Höhepunkt der Macht erlangte Spanien unter dem Habsburger *Karl I.* (der zugleich als *Karl V.* römisch-deutscher Kaiser

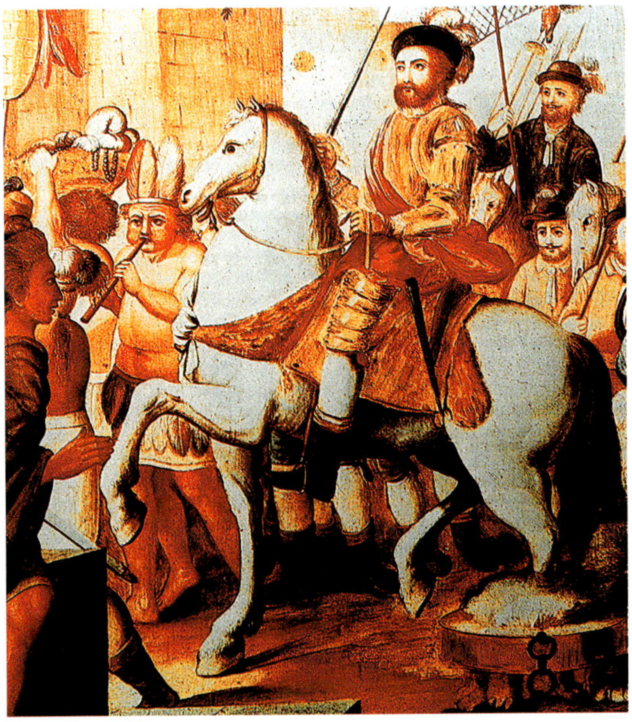

Detail aus der HISTORIA DE LA CONQUISTA DE MEJICO des spanischen Geschichtsschreibers Antonio de Solis y Ribendeira (1610–1686), Spanien

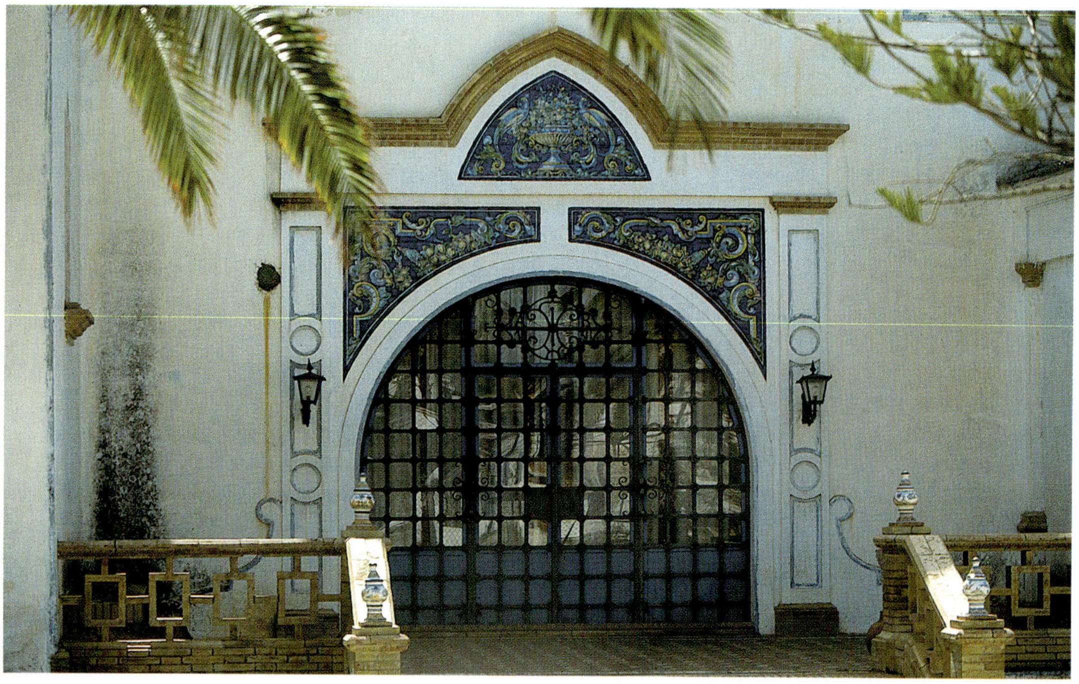

Eingang zu einem der malerischen, vom maurischen Stil geprägten Innenhöfe in Jerez de la Frontera

war). Während der Herrschaft der Habsburger wurde Spanien immer mehr in die europäische Politik hineingezogen. Die Annexion Portugals mitsamt dessen überseeischen Kolonien legte das Fundament für eine Verlagerung der spanischen Außenpolitik auf den atlantischen Raum mit dem Hauptgegner England (dem traditionellen Verbündeten Portugals).

Im 16. Jahrhundert war das Spanische Pferd auf dem Höhepunkt seiner Popularität, wie eine Reihe von bedeutenden Gestütsgründungen mit Spanischem Zuchtmaterial bezeugen. Stellvertretend seien hier nur Frederiksborg (1562), Kladrub (1572) und Lipizza (1580) genannt.

Das folgende Jahrhundert vom Tode *Philipps II.* 1598 bis zum Aussterben der spanischen Habsburger mit *Karl II.* im Jahre 1700 war in Spanien eine Epoche des politischen und wirtschaftlichen Niederganges. Im Dreißigjährigen Krieg (1618–1648) und danach verlor Spanien fast alle außerhalb der Iberischen Halbinsel gelegenen Herrschaftsgebiete. 1640 fiel durch einen Volksaufstand Portugal nach sechzigjähriger Personalunion von Spanien ab. Niederländer, Franzosen und Engländer brachen tief in das spanische Weltreich ein.

Während des für Spanien so unglücklichen 17. Jahrhunderts verlor das Land viele seiner besten Pferde in Schlachten, bei Schiffsuntergängen oder bei der Verteidigung einsamer Grenzen. Doch bewirkte die Erbeutung Spanischer Pferde durch Niederländer, Deutsche, Italiener, Engländer oder Franzosen, daß ihr veredelnder Einfluß auf die vorhandenen Landrassen sich bald überall zeigte. Mit ihnen wurde der Grundstock gelegt für die heute überall gezüchteten Warmblutrassen und -schläge.

Die Nachfolge der Habsburger trat 1700 das Haus Bourbon an, das durch eine Reihe von Reformen die Macht der Krone zu stärken suchte. Eine folgenschwere Entscheidung des sehr absolutistisch regierenden ersten Königs aus dem Hause Bourbon, *Philipp V.*, fügte der Spanischen Pferdezucht Schaden zu und beeinflußte sie fast zweieinhalb Jahrhunderte lang: Bei seinem Regie-

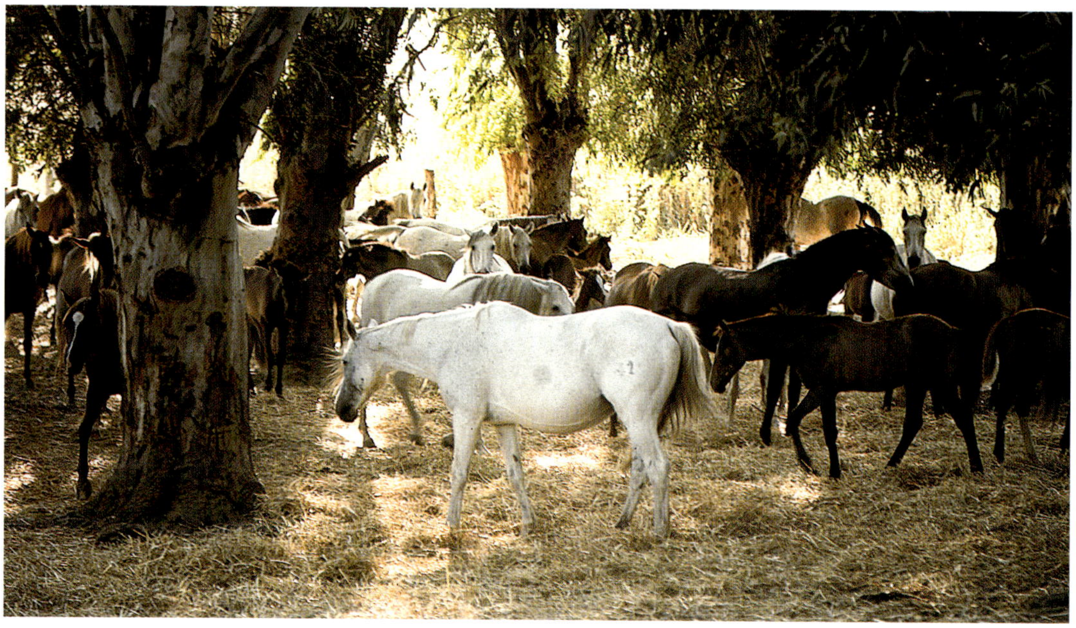

Stuten des Militärgestüts von Jerez unter alten Platanen

rungsantritt verbot er den Stierkampf zu Pferde, da er seinem an die verfeinerten Sitten des Frankreichs des 17. Jahrhunderts gewöhnten Geschmack allzu barbarisch erschien. (Erst 1950 gelang es, die alte Tradition wiederzubeleben.)

Der Beginn des 19. Jahrhunderts setzte dem mittlerweile eingetretenen Aufschwung ein plötzliches Ende, als *Napoleon* Spanien besetzte und 1808 unter seinem Bruder *Joseph* seinem Herrschaftsbereich einverleibte. Zwar erhoben sich die Spanier sofort zu einem nationalen Freiheitskampf und schüttelten 1814 die französische Fremdherrschaft ab. Doch die Ideen der Französischen Revolution waren auch in das spanische Volk gedrungen, und nach der Wiedereinsetzung des aus dem Exil zurückgekehrten *Ferdinand VII.* kam es zu schweren Auseinandersetzungen zwischen Volk und Krone, die in die siegreiche Revolution von 1820 einmündeten. Sie wurde 1823 durch Intervention der konservativen Großmächte Europas niedergeworfen. Zwischen 1810 und 1814 befreiten sich die spanischen Kolonien in erbitterten Kämpfen von der Herrschaft des Mutterlandes. Nachdem Spanien 1819 Florida an die USA verkauft hatte, behielt es in Amerika nur die Inseln Kuba und Puerto Rico zurück.

Es folgten weitere innere Unruhen. Einer der Gründe dafür war die fortbestehende Inquisition, deren grausame und unterdrückende Machenschaften im Volk zu einem Haß führten, der sich in gewalttätigen Racheakten Luft machte. 1834/35 war die Volkswut auf alles Klerikale so eskaliert, daß sich die Regierung zu einer Säkularisierung der Kirchengüter entschloß. Im Zuge dieser Maßnahmen kam es auch zur Auflösung der noch bestehenden Klostergestüte, allen voran des Gestütes der Kartäusermönche von Jerez de la Frontera. Das war insofern ein harter Schlag gegen die Spanische Pferdezucht, als hier die Rasse zu züchterisch höchster Vollendung gebracht worden war und ihre Elite das 17. und 18. Jahrhundert und die verderblichen Remontierungen der Napoleonischen Armee überdauert hatte. Viele der Pferde gelangten zwar in private Hände, wo sie sorgfältig weitergezüchtet wurden, aber insgesamt war der Untergang dieser Gestüte ein großer Verlust für die Pura Raza Española.

Mit dem Anfang des 20. Jahrhunderts kam es zu einer stetigen Verschärfung der schon lange schwelenden Gegensätze innerhalb Spaniens. Die wirtschaftlichen und sozialen Verhältnisse blieben rückständig. In der Arbeiterschaft breitete sich Anarchismus aus. Es mehrten sich die Widerstände gegen die immer noch starke Machtstellung der Kirche. Starke regionalistische, ja separatistische Bewegungen entstanden in den verschiedenen Landesteilen. Die Regierung errichtete daraufhin eine Militärdiktatur, die mit harter Hand durchgriff. 1936 kam es zum Bürgerkrieg, 1939 zum Sieg der konservativen Parteien unter *General Franco*.

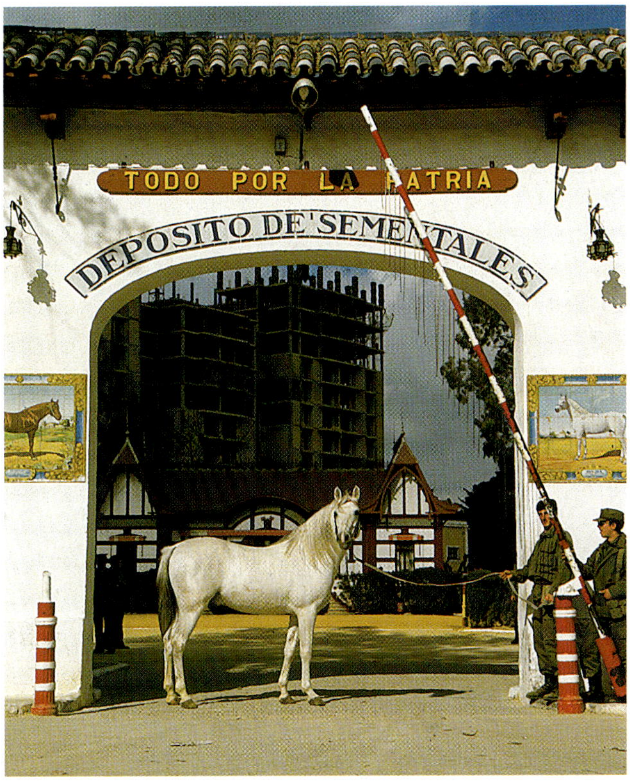

Tor zum Militärhengstdepot von Jerez

Die Zerstörungen durch den Krieg waren immens. Andalusien, wo sich die meisten großen Gestüte befanden, nahm mit am meisten Schaden. Von ideologisierten, fanatisierten Massen wurden ganze Gestüte niedergebrannt und in einer Reihe von Fällen das wertvolle Zuchtmaterial geschlachtet oder in blinder Wut einfach getötet.

Das nun folgende Regime Francos beruhte auf einer Union von traditionell konservativen Vorstellungen mit faschistischen Prinzipien. Widerstand wurde mit Hilfe der Guardia Civil oder der Armee rücksichtslos unterdrückt. Während des Zweiten Weltkrie-

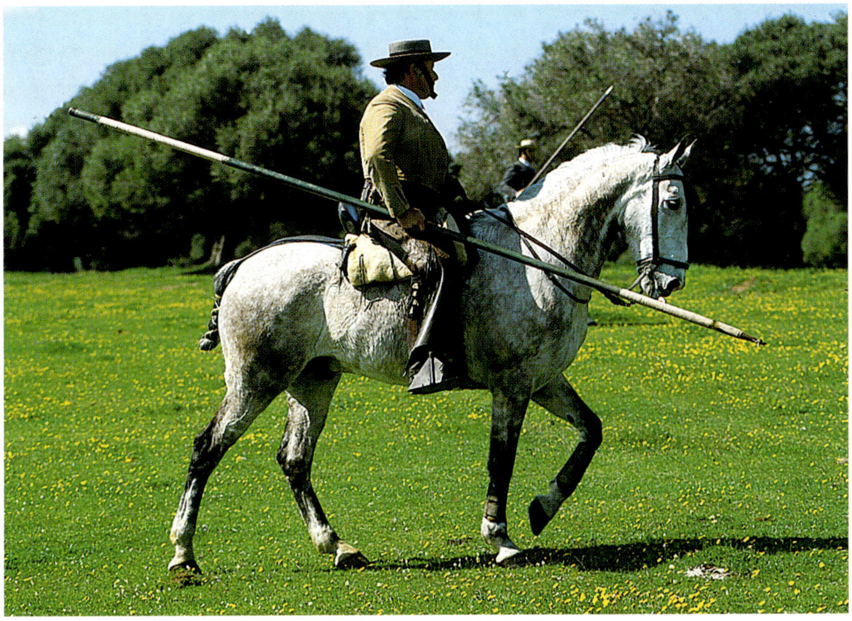

Alvaro Domecq Romero in der Arbeitskleidung eines Vaquero mit der „Garrocha" auf einem Andalusier

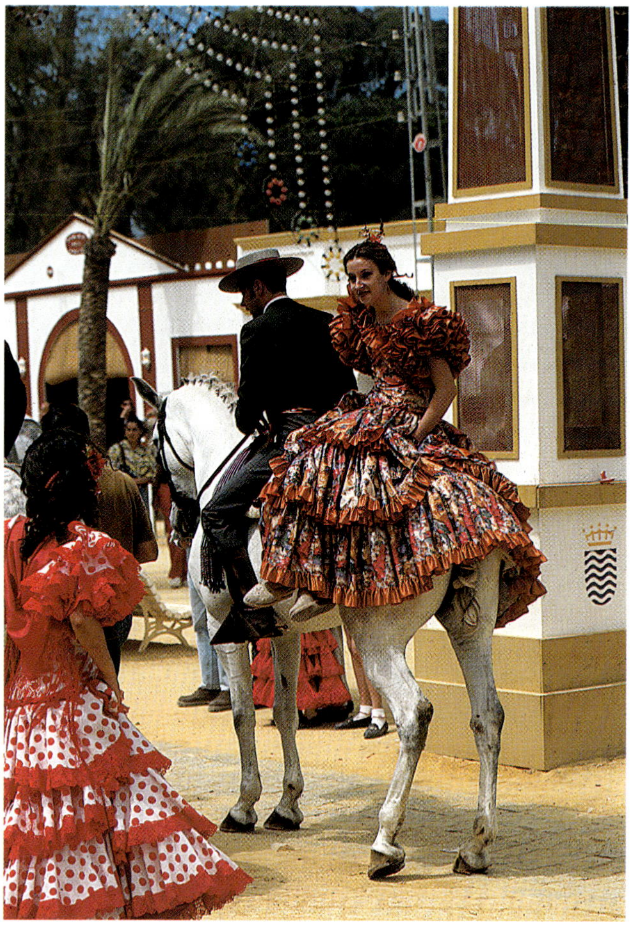

Auf der Feria von Jerez Mitte Mai

ges blieb Spanien trotz der Sympathien des Regimes für die „Achsenmächte" neutral. Nach 1945 geriet das Land zunächst in eine weitgehende Isolation, die seine Wirtschaft schwer belastete. Erst nach 1960 begann sich diese Isolierung, vor allem auf Betreiben der USA, allmählich zu lockern, was zu damit korrespondierenden liberalisierenden Reformen im Inland führte. Schon 1947 war für die Nachfolge Francos die Wiedereinführung der Monarchie vorgesehen worden, 1969 wurde sie gesetzlich gesichert. Seit 1974 war *Prinz Juan Carlos von Bourbon*, der Enkel Alfons' XIII., offizieller Vertreter des Caudillo. 1975, zwei Tage nach dem Tod Francos, wurde er als *Juan Carlos I.* zum König proklamiert. Gleichzeitig setzte ein allgemeiner Demokratisierungsprozeß ein, zugleich eine Regionalisierung des bisher streng zentralistisch organisierten Staates, die zur Einführung von Autonomiestatuten für das Baskenland (1979), Katalonien (1979), Galicien (1979) und Andalusien (1982) führte. Bis 1983 wurden dann noch 13 weitere Autonomiestatuten für das übrige Spanien eingerichtet.

1982 wurde Spanien Mitglied der Nato, 1986 trat es der Europäischen Gemeinschaft bei. Seither hat eine fortschreitende Steigerung und Konsolidierung der wirtschaftlichen Entwicklung stattgefunden. Auch die Spanische Pferdezucht ist wieder aufgeblüht, ebenso wie der Stierkampf zu Pferde.

1973 trat die von *Alvaro Domecq Romero* (Junior) gegründete „Spanische Reitschule" (Escuela Andaluza del Arte Ecuestre) in Jerez de la Frontera erstmals mit dem „Cómo Bailan Los Caballos Andaluces" an die Öffentlichkeit. 1983 wurde die Schule vom Staat übernommen und erhielt 1987 vom König das ehrenvolle Präfix „Real" (Königlich) verliehen.

Wichtige Ereignisse im Jahresablauf der Spanier sind die Ferias und die Corridas, die Pferdefeste und -schauen, und die Stierkämpfe. Die beiden größten Ferias sind die von Sevilla und Jerez de la Frontera. Der Beginn des Frühjahrs und das herbstliche Einbringen der Ernte waren schon in vor- und frühgeschichtlicher Zeit Anlässe zum Feiern. Die Feria von Sevilla wurde nachweislich schon in vorrömischer und römischer Zeit gefeiert.

Während Spanien im 18. Jahrhundert stark französisch beeinflußt worden war, besann man sich nach der Vertreibung Napoleons auf die heimischen Traditionen. Neben der überall im Lande auf einem mehr oder weniger hohen Niveau betriebenen Reitkunst nahm im Laufe des 19. Jahrhunderts die Zahl der traditionell geschirrten Gespanne stark zu, und die Fahrkunst erreichte einen hohen Stand.

Bei den mehrere Tage dauernden Ferias paradieren Hunderte von jungen (und auch älteren) Caballeros auf glänzend herausgebrachten Pferden auf den Straßen und Plätzen der Städte und dem eigentlichen Festplatz der Feria in der formellen Reitkleidung, mit flachem, breitrandigem Hut, weißem Hemd, kurzer, vorn offener Jacke, handgearbeiteten ledernen Chaps und Stiefeln. Die sie begleitenden Señoritas in bunten Rüschenkleidern in leuchtendem Blau, Rot, Gelb oder Grün, mit Blumen im Haar, sitzen im Seitsitz auf dem „Pilion", dem Sitzkissen, hinter dem Reiter, den rechten Arm um seine Taille, die linke Hand graziös auf die Kruppe des Pferdes gestützt.

Neben diesen farbenprächtigen Paaren, die wie aus einem Märchenbuch erscheinen, und die im Alltagsleben allen möglichen Berufen und Volksschichten angehören können, sieht man auch den spanischen Landadel zu Pferde. *Lady Sylvia Loch* beschreibt sie sehr treffend in ihrem Werk The Royal Horse of Europe (London 1986): „Es sind die mächtigen Familien, die die ausgedehnten Weingüter, die Haciendas, auf denen die Kampfstiere aufwachsen, und den gewinnträchtigen Baumwollanbau beherrschen. Blaublütig und elegant wie irgendeine führende Klasse in Paris, London, Venedig oder New York, sticht die ‚Clase Alta' (die ‚High Society') aus der Menge hervor durch gutes Aussehen und ihre schlichte Reitkleidung, wie nur Hochkultivierte und Selbstbewußte es tun. Die Damen reiten im Spreizsitz in nüchtern-zweckmäßig-sportlicher Whipcord-Kleidung, ihre Chaps enganschließend und perfekt sitzend. Glänzende, muskulöse, wundervoll ausgebildete Pferde tummeln sich unter ihnen und die Menge jubelt ihnen in Bewunderung zu. Ihre Männer sind in der Öffentlichkeit wohlbekannte Persönlichkeiten. Ebenso wie sie auf ihren Gütern bis zu mehreren 100 Leuten beschäftigen, die nun gekommen sind, sie zu bewundern, sind sie vielleicht berühmt als Rejoneadores (berittene Stierkämpfer), vom Fernsehschirm her bekannt, die Leib und Leben gegen Andalusiens lebensgefährliche Kampfstiere riskieren."

Auch das Fahren auf den spanischen Ferias ist äußerst spektakulär. Gespanne von zwei, drei, vier, fünf – ja bis zu neun – Pferden sind kein ungewöhnlicher Anblick in Sevilla oder Jerez. Dutzende von reich geschmückten Kutschwagen mit wunderschönen Paßgespannen, prächtig eingeflochten, mit farbenfrohen, traditionellen Geschirren, daran zahlreiche Glöckchen, passieren unter den Bäumen. Ihre Fahrer und Fahrgäste rufen lachend den vorbeiflanierenden Freunden zu, mit ihnen ein paar Gläser Fino (trockener Sherry) in einer der zahlreichen Casetas zu trinken, die den Weg säumen. Überall erklingt Flamencomusik, wird gesungen, geklatscht, getanzt, die Kastagnetten rasseln.

Höhepunkte der großen Ferias sind die Zuchtchampionate für die Pura Raza Española. Daneben finden zahlreiche Reit- und Fahrwettbewerbe statt, in der klassischen Hohen Schule ebenso wie in der Doma Vaquera und in der Turnierdressur sowie in rasanten Gespannprüfungen. In den Schauklassen der Zuchtpferde findet die Vorführung im Trab und Schritt an der Hand statt.

Zum Geist der Feria noch einmal Lady Loch (a. a. O.): „Aber die Feria ist mehr als eine Gelegenheit, auf dem Pferderücken miteinander zu konkurrieren. Während eine spanische Feria ohne die Pferde, die Kutschen, den Stierkampf nicht vorstellbar ist, gehören geradeso die Zigeuner, das Singen und Tanzen, der Zirkus und der wilde Flamenco dazu.

Staub wirbelt auf, die Musik spielt und der Fino, der vom Mittag an getrunken wird, füllt den Bauch mit Feuer. Man erinnert sich an Tage des Wettkampfes und der Ehre, der Passion und des Triumphes. Liebe zu seinem Land durchfließt wild und brennend die Adern des heißblütigen Spaniers."

Wenn dann der Abend hereingebrochen ist, das Vergnügen der Feria sich seinem Höhepunkt nähert, dann hört man vielleicht trotz des Gesanges und Lachens, des Klagens der Gitarren und des Knackens der Kastagnetten im Hintergrund ein leises, zufriedenes Schnauben, ein gelegentliches Stampfen, ein gleichmäßiges Mahlen von Heu. Ein Duft nach Pferden, nach Stroh und Heu schwängert die Luft. Da stehen 1000 Pferde, Hengst neben Hengst, ruhig und friedlich nebeneinander. Wie Sylvia Loch schreibt (a. a. O.): „Solch ein Anblick, solche Leute, solche Wahrnehmungen machen es klar, daß man in diesem Augenblick auf der ganzen Welt nirgendwo als in Spanien sein kann!"

Ein wesentlicher Bestandteil der Feria ist auch die Corrida (der Stierkampf). Die Tradition des Stierkampfes zu Pferde reicht bis weit in die Vorgeschichte zurück. Heute findet man ihn nur noch auf der Iberischen Halbinsel, aber einst gab es ihn auch in Italien, wo er seit der Römerzeit dokumentiert ist und erst 1558 durch *Papst Paul IV.* mit dem Bannfluch belegt wurde, und in Südfrankreich, in der Camargue, wo er im späten 18. Jahrhundert verboten wurde.

Auch der spanische Stierkampf zu Pferde, bei dem im Unterschied zu Portugal der Stier in der Arena getötet wird, war lange Zeit mit einem Bann belegt. Eine Reihe von spanischen „Hidalgos", die nicht vom „Rejoneo" (dem Stierkampf zu Pferde) lassen wollten, wanderten nach Portugal aus, wo die Tradition ungebrochen weitergeführt wurde.

Erst um die Mitte des 20. Jahrhunderts wurde in Spanien der berittene Stierkampf wieder zum Leben erweckt. Wenn auch längst nicht in jeder der spanischen Stierkampfarenen praktiziert, nimmt seine Popularität mit jedem Jahr zu; und vor allem in Andalusien ist eine Feria ohne den Rejoneo nicht mehr vorstellbar. So ist die Spanische Hohe Schule, wie sie an der „Real Escuela Andaluza del Arte Ecuestre" gelehrt wird und die fast zweieinhalb Jahrhunderte als „l'art pour l'art" ausgeübt wurde, heute wieder „Mittel zum Zweck" geworden.

Bei der Fiesta zeigt sich die Mentalität der Spanier besonders deutlich. Hier gehen sie ganz aus sich heraus. Das Schreien und Klatschen der Menge, die einzelnen Passes des Rejoneadors, vom sachkundigen Publikum kritisch beurteilt und entweder begeistert bejubelt oder unerbittlich ausgebuht, das im heißen Sand der „Plaza des Toros" (der Stierkampfarena) vergossene Blut beim Tode des Stiers heizen die Sinne der frenetischen Zuschauer an. Hier manifestiert sich eine wilde, ausgelassene Fröhlichkeit und Leidenschaftlichkeit, ein fanatisches Mitgehen, wie es in dieser Form wohl nur den Spaniern eigen ist.

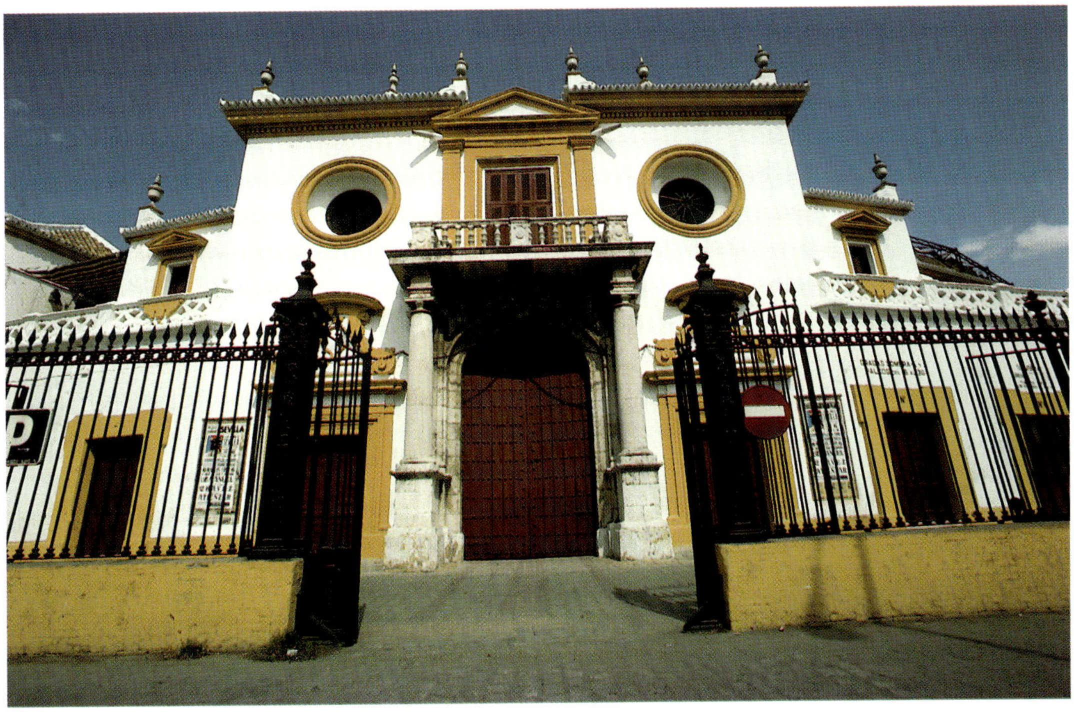

Eingang zur Stierkampfarena von Sevilla

WARMBLUT-ZUCHTEN

PURA RAZA ESPAÑOLA

Andalusier

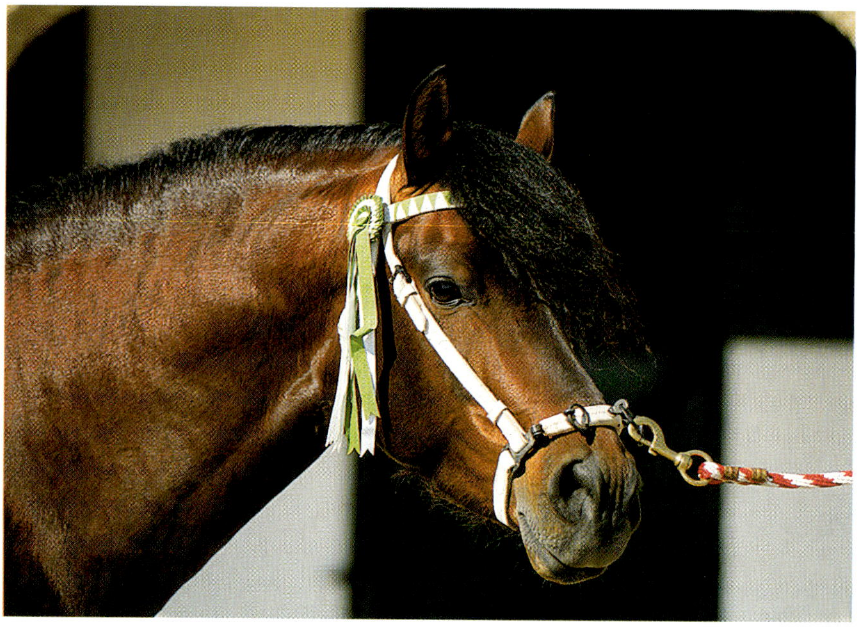

Portrait eines prämiierten Kartäuser-Hengstes

TYP, INTERIEUR, VERWENDUNG: Der Andalusier stellt den Prototyp des barocken Reitpferdes schlechthin dar. Er ist ein außerordentlich harmonisches Pferd mit gerundeten (konvexen) Formen, vom Profil über die Oberlinie bis zur Kruppe, dabei geschlossen, muskulös, athletisch. Sein Temperament ist lebhaft, feurig, sein Charakter fromm, sanft und geduldig. Von hoher Intelligenz und leichter Auffassungsgabe zeichnet er sich durch eine weit überdurchschnittliche Lern- und Leistungsfähigkeit sowie Lern- und Leistungsbereitschaft aus. Im Verein damit prädestinieren ihn sein Körperbau, seine hervorragende Balance und sein erhabener, kadenzierter Bewegungsablauf, dazu sein Adel und seine Ausstrahlung, die ihn befähigt, sich höchst effektvoll in Szene zu setzen, vor allem für die Hohe Schule, die über Jahrhunderte bis heute höchster Ausdruck verfeinerter Reitkunst war. Die Anlagen für die versammelten Lektionen, wie Piaffe, Passage, Pirouette sowie die Schulen über der Erde, sind ihm angeboren. Dabei ist er für den Reiter außerordentlich bequem zu sitzen.

Älterer Andalusischer Beschäler

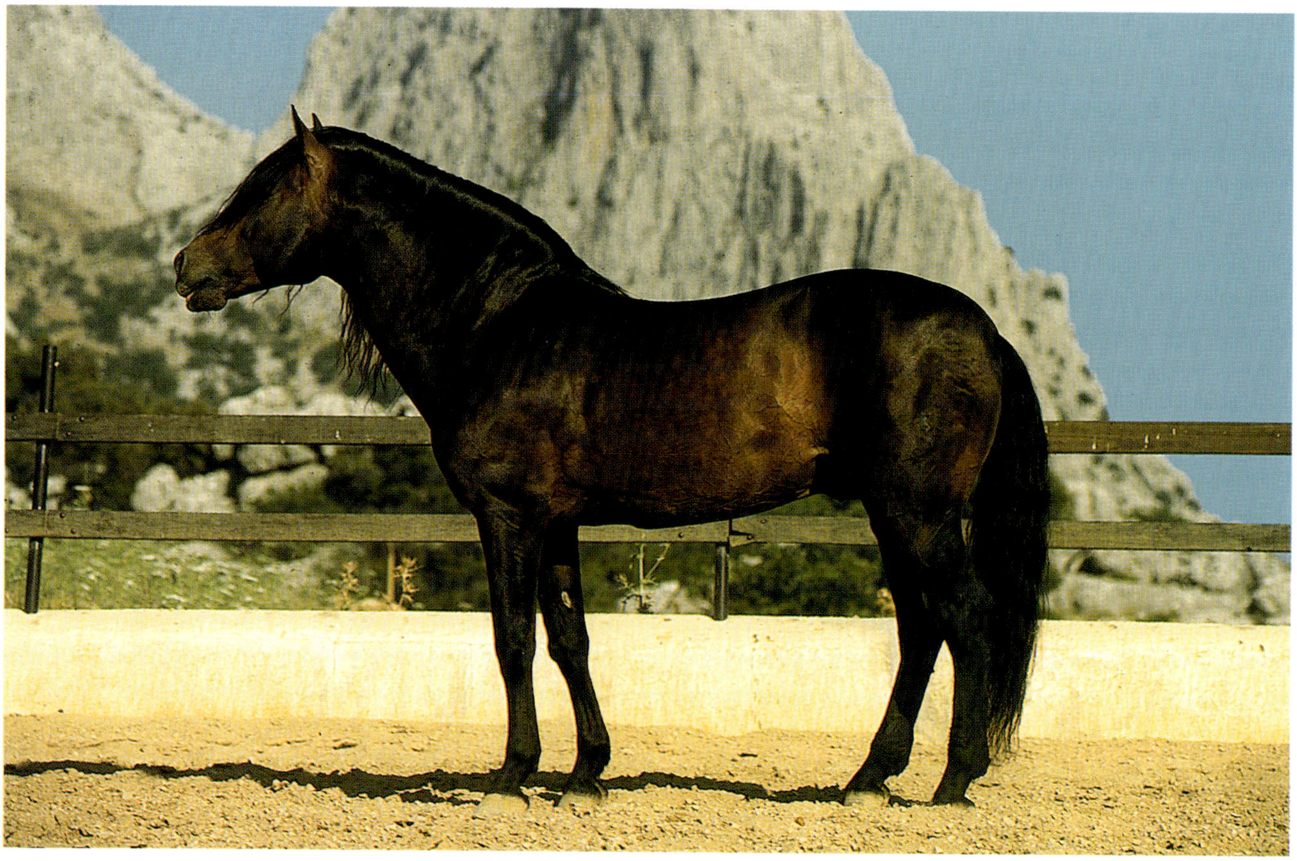

Doma Vaquera im Park der Königlichen Reitschule

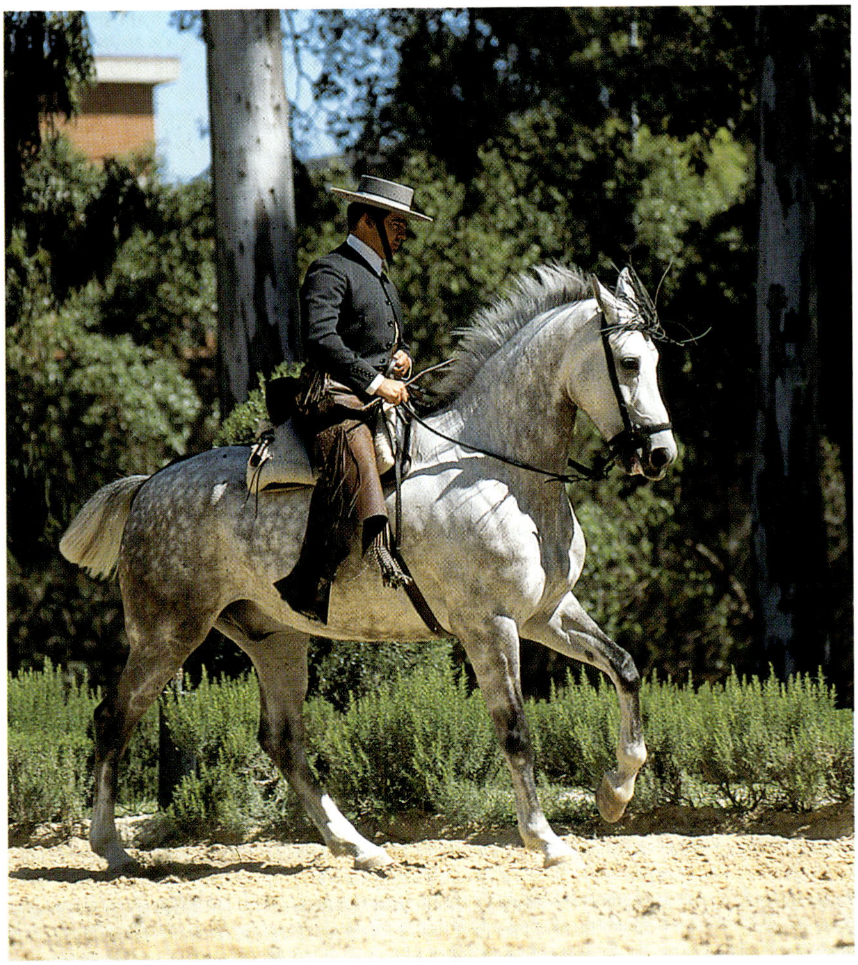

Die besten Exemplare sieht man beim Rejoneo, dem spanischen Stierkampf. Hier kommen noch andere schätzenswerte Eigenschaften des Andalusiers zum Tragen: Er ist außerordentlich mutig, absolut scheufrei, hochgradig ambitiös. Seine Wendigkeit und sein Vermögen, aus dem Stand heraus höchste Geschwindigkeit zu entfalten und daraus wiederum in voller Balance zum Stand zu parieren, machen ihn zum idealen Stierkampfpferd.

Durch seine Leichtrittigkeit und Frommheit eignet sich der Andalusier auch für den weniger starken Reiter. Bei den Ferias, den großen Volksfesten, vor allem in den Städten Andalusiens, sieht man Hunderte von Pferden der Pura Raza Española, geritten von jedermann, Männern, Frauen, Kindern, Paradepferde für den Freizeitreiter, der Caballero im Sattel, die Dame seines Herzens im Seitsitz auf einem Kissen hinter ihm. Zahlreich sind bei diesen Anlässen auch die malerischen Gespanne in traditioneller spanischer Anspannung, in der sich die Pferde ebenso in ihrem durch den hohen Kniebug gekennzeichneten, auffallenden Bewegungsablauf präsentieren wie unter dem Sattel.

Große Bedeutung hatte der Andalusier seit dem 16. Jahrhundert für die Entstehung nahezu sämtlicher europäischer Warmblutrassen. Hengste und Stuten Spanischer Zucht halfen die berühmten Gestüte Lipizza, Kladrub oder Frederiksborg zu gründen. Von entscheidendem Einfluß waren sie auch auf die Entstehung der meisten Pferderassen Mittel- und Südamerikas, die ihre Spanischen Ahnen bis heute nicht verleugnen können.

EXTERIEUR:
Der Kopf des Andalusiers wirkt nach *Juan Llamas* in THIS IS THE SPANISH HORSE (London 1997) wie ein Gegengewicht, das dem Pferd hilft, seine Balance zu halten. Er muß daher proportional in Größe und Gewicht zum übrigen Körper passen. Hervorstechendstes Merkmal des Kopfes der Pura Raza Española ist das subkonvexe Profil. Die Ohren sind beweglich, von mittlerer Länge, relativ weit gestellt. Nicht selten entwickeln die

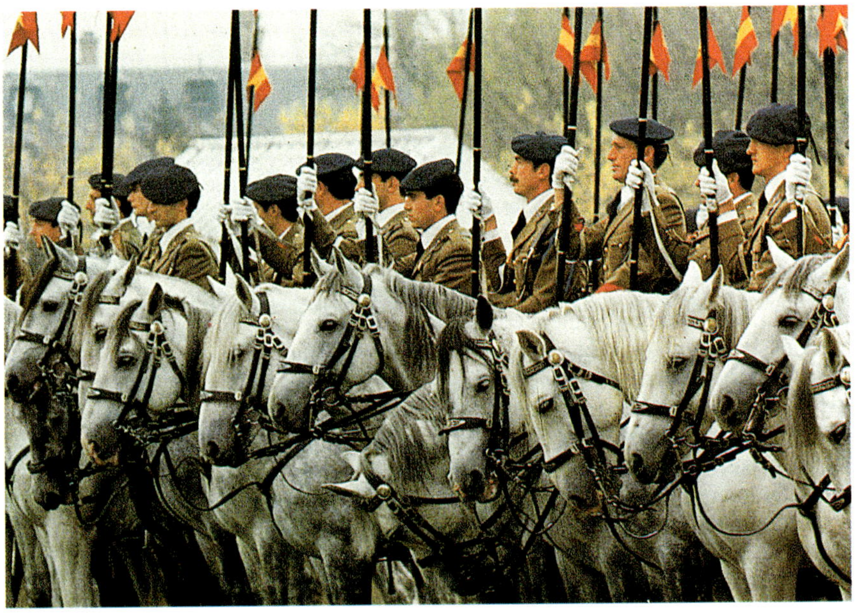

Die Königlich Spanische Garde, beritten auf Andalusischen Schimmeln

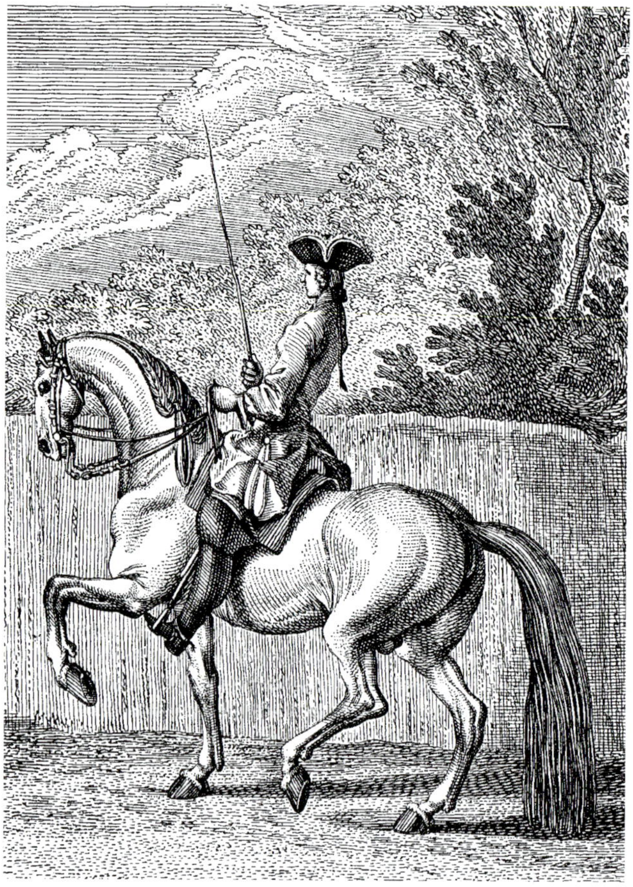

Während die lateralen Gangarten im Mittelalter noch den meisten Pferden eigen waren, waren sie im 18. Jahrhundert aufgrund einer gegen sie gerichteten Zuchtwahl in Europa recht selten geworden. In seinem Prachtwerk Vorstellung und Beschreibung der Schul und Campagne Pferden nach ihren Lectionen (Agspurg 1760) zeigt Johann Elias Ridinger den „schulgerechten Pasz an der Wand". Die Gangart kommt heute beim Andalusier kaum noch vor.

rein gezogenen Spanischen Hengste im Bereich des Schopfes eine Art Horn, gelegentlich auch zwei (etwa 30 Prozent der Hengste). Diese Hörner bestehen aus Knorpel und können eine Länge von bis zu 10 cm erreichen. Die Stirn ist nicht so breit wie zum Beispiel die des Arabers, aber doch breiter als beim Sorraia. Die Orbitalbögen sind recht ausgeprägt als Schutz für die lateral sitzenden großen, dunklen, lebhaften und gutmütigen Augen, die das freundliche Temperament und die hohe Intelligenz widerspiegeln. Der Angesichtsschädel (von den Augen abwärts bis zu den Nüstern) ist recht schmal und verjüngt sich nach unten, die Nüstern sind weit, die Maulpartie ist fein. Die leichte Kopf-Hals-Verbindung, der gewöhnlich weite, freie Kehlgang und die wenig ausgeprägten Ganaschen setzen der Beizäumung keinerlei Hindernis entgegen.

Der Hals, hoch aufgesetzt, ermöglicht eine hohe, stolze Aufrichtung. Er wirkt wie eine Balancierstange mit dem Gewicht des Kopfes am Ende. Die Basis muß relativ breit sein, um eine gewisse Stabilität zu gewährleisten. Insgesamt ist der Hals lang, schön geschwungen, mit ausgeprägt konvexer Oberlinie und konkaver Unterlinie. Jedes Anzeichen von Unterhals wird abgelehnt. Ältere Heng-

Stutenherde beim Weideaustrieb

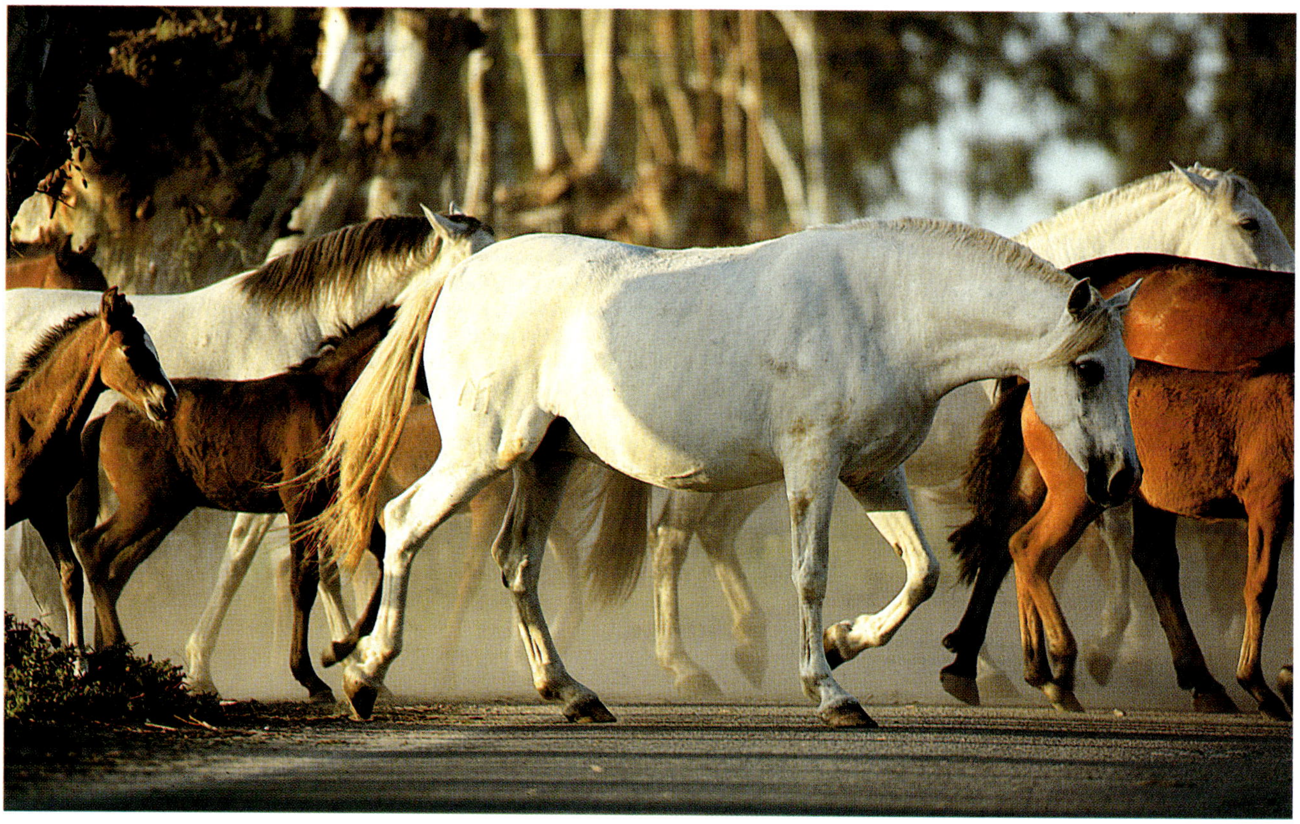

Auf der Stuten- und Fohlenschau in Jerez de la Frontera

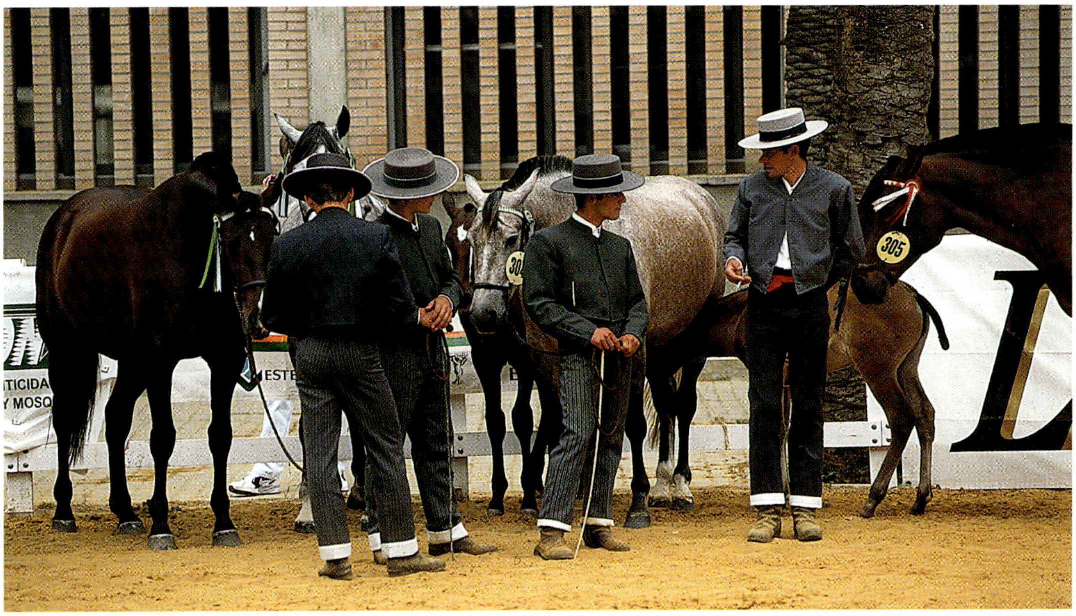

ste entwickeln gelegentlich eine Art „Speckhals" als sekundäres Geschlechtsmerkmal.

Der Widerrist reicht im Idealfall weit in den Rücken hinein und besitzt eine ausreichende Höhe, Breite und Bemuskelung, um dem Sattel ein ausreichendes Widerlager und den Muskeln und Fascien des Halses und andererseits des Rückens eine gute Anheftungsmöglichkeit zu geben.

Das Schulterblatt ist lang, muskulös und schräg gelagert, in einem Winkel von ca. 50° zum Oberarm, was ein weites Ausgreifen der Vorderhand ermöglicht (je größer der Winkel, desto größer der Raumgriff). Der gut entwickelte Schulterblattknorpel dient als Stoßbrecher der Hinterhandimpulse. Das Schultergelenk, die Verbindung von Schulterblatt (Scapula) und Oberarm (Humerus), zeichnet sich deutlich ab. Länge und Lagerung des Oberarms gewährleisten, daß das Ellbogengelenk (und damit die Vorderhand) gut unter dem Körper plaziert ist.

Die Gliedmaßen des Spanischen Pferdes sind muskulös, der Oberarm nicht von extremer Länge, da er, wäre er so lang wie zum Beispiel beim Vollblut, die Wendigkeit beeinträchtigen und zu einer flachen Aktion führen würde. Das Vorderfußwurzelgelenk ist breit, gut ausgebildet, trocken, mit einem möglichst wenig abrupten Übergang zu den Knochen und Sehnen des Röhrbeins. Der Oberschenkel ist lang, breit und kräftig bemuskelt und bildet mit dem Unterschenkel einen Winkel von etwa 120 Grad. Das Sprunggelenk ist breit und kräftig ausgebildet, mit breiter Einschienung zum Röhrbein. Die Röhre soll im Stand eine vertikale Stellung einnehmen, also weder nach hinten herausgestellt noch unterständig sein. Die Röhren sind relativ lang. Man kann geradezu die Faustregel aufstellen: konvexes Kopfprofil – lange Röhren; konkaves Kopfprofil – kurze Röhren. Sie können manchmal etwas fein wirken, sind jedoch außerordentlich hart und trocken, mit klar markierten Sehnen. Auch die Fesseln sind von guter Länge und elastisch, sie wirken als Stoßdämpfer in schnelleren Gangarten und auf unebenem Boden. Sie dürfen weder zu kurz und steil, noch zu weich und lang sein, da beides die „Haltbarkeit" gefährden würde. Vorderfußwurzeln und Fesselköpfe sind gut ausgeprägt. Die kleinen Hufe besitzen konkave Sohlen mit wenig ausgebildetem Strahl, sehr starken Wänden und hohen Trachten.

Die Kruppe des Andalusiers ist wohlbemuskelt, etwa gleich lang wie

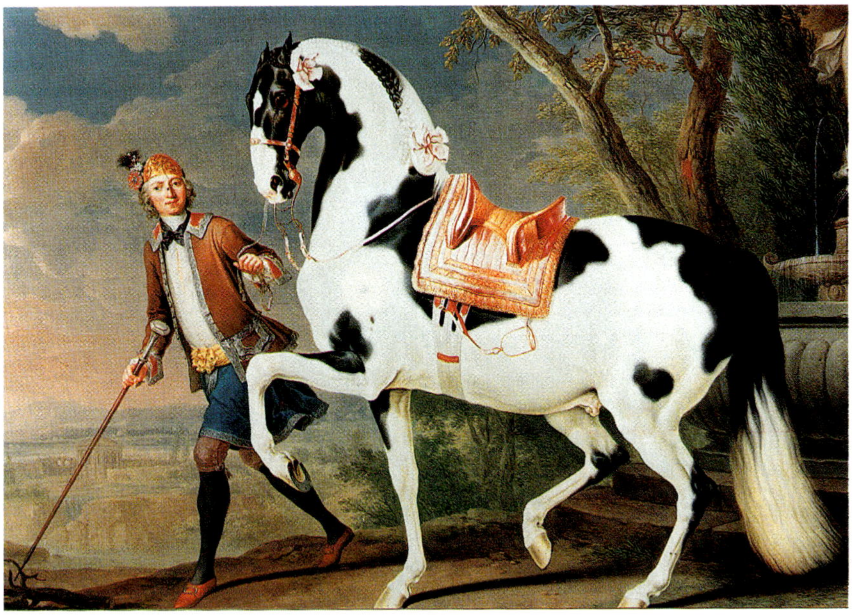

In der Vergangenheit gab es in der Iberischen Pferdezucht zahlreiche gescheckte Pferde. Sie starben erst im Verlauf der Napoleonischen Kriege zu Beginn des 19. Jahrhunderts aus. Auf dem Bild ein Iberischer Scheckhengst des 18. Jahrhunderts. Gemälde von Laurent de Witte

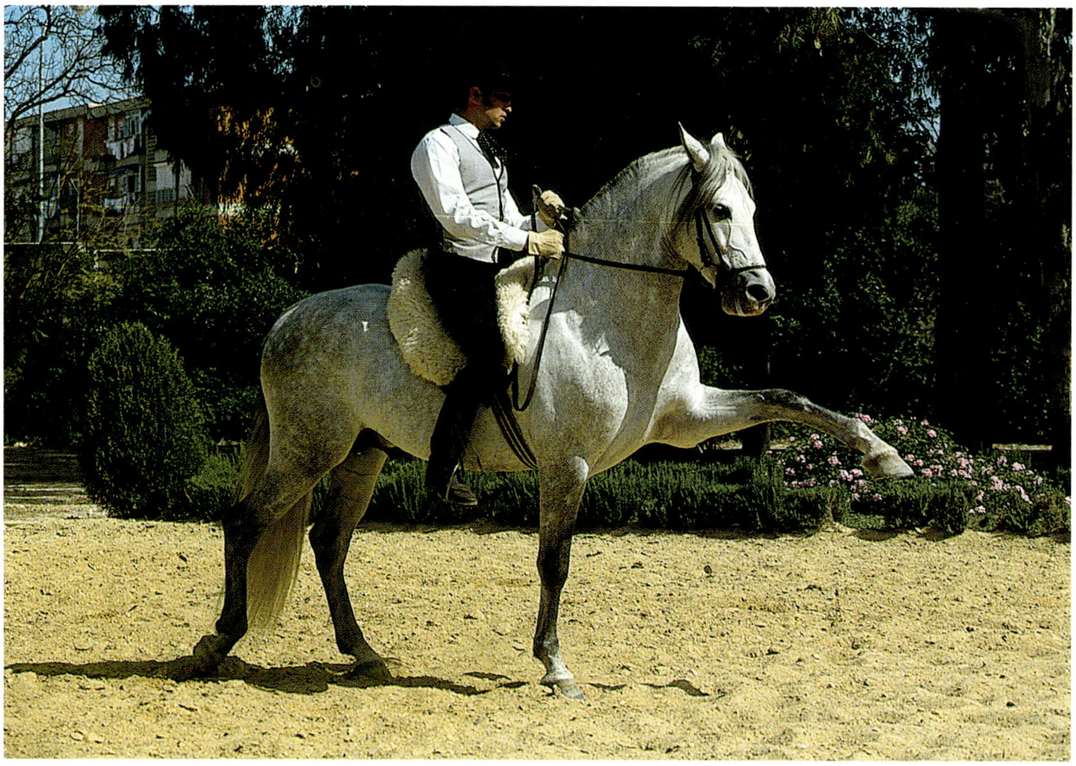

Spanischer Schritt

breit und abschüssig, mit einem Neigungswinkel von etwa 30 Grad zur Horizontalen, auf keinen Fall also platt oder abgeschlagen. Sie wirkt melonenförmig abgerundet, Hüft- und Sitzbeinhöcker sind nicht markiert, sondern eingebettet in die Muskulatur.

Das Langhaar des Andalusiers ist sehr reich ausgebildet und seidig. Die Mähne fällt gewöhnlich nur nach einer Seite (im Gegensatz zur Doppelmähne des Kaltbluts oder der Ponies). Der Schweif ist recht tief angesetzt und wird nur wenig getragen.

Der größere Teil der Andalusier ist Schimmel, einen nicht geringen Teil machen Braune in verschiedenen Schattierungen aus, meist mit wenig Abzeichen. Gelegentlich kommen Rappen, Falben und Mausfalben vor. Noch bis ins vorige Jahrhundert waren die beiden letzten sowie die braune Farbe am häufigsten. Palominos sind extrem selten. Füchse und Schecken gelten als nicht reinrassig und sind seit 1970 nicht mehr stutbuchfähig. Nach *Llamas* (a. a. O.) gab es in Spanien vor dem 17./18. Jahrhundert keine Schecken. Sie seien erst durch Kreuzung mit anderen europäischen Rassen ins Land gekommen, eine Ansicht, die etwas umstritten ist.

Die Widerristhöhe des Andalusiers liegt bei 152 cm (Stuten) bis 162 cm Stockmaß (Hengste). Doch kommen auch größere Individuen vor.

MECHANIK:
Die drei Grundgangarten der Pura Raza Española zeichnen sich durch einen hervorragend ausbalancierten, elastischen, äußerst effektvollen Bewegungsablauf aus, der sie in hohem Maße für die Hohe Schule auf und über der Erde befähigt. Vor allem die Anlagen für die versammelten Lektionen wie Piaffe, Passage, Pirouette, Spanischer Schritt und die Schulsprünge sind dem Andalusier angeboren.

ZUCHT:
Die Schwerpunkte der Zucht der Pura Raza Española liegen um Jerez de la Frontera und Sevilla, das übrige Verbreitungsgebiet erstreckt sich über ganz Andalusien und Estremadura, die Großräume um Madrid und Barcelona sowie Mallorca. Von den elf staatlichen Hengstdepots stehen in Jerez de la Frontera, Córdoba, Alcala de Henares, Llobregat, Manacor, Betera, Santander, León und Baeza Hengste der Pura Raza. In den Militärgestüten von Jerez de la Frontera und Ecija sowie in weit über 200 größeren Privatgestüten, die ihren eigenen Brand brennen, wird die Rasse gezüchtet. Zudem bestehen zahlreiche Einzelzuchten.

GESCHICHTE:
In ihrem grundlegenden Werk THE ROYAL HORSE OF EUROPE (London 1986) nimmt *Lady Sylvia Loch* eine klärende Begriffsbestimmung vor, der ich in einigen Fakten folgen möchte, um die Konfusion der zahlreichen Namen für eine und dieselbe Pferderasse aufzuklären.

In ganz Europa wurde das Iberische Reitpferd, unter welchem Begriff hier die spanische und portugiesische Version zusammengefaßt werden können, über viele Jahrhunderte als „Andalusier" bezeichnet. Grund dafür war, daß die Sarazenen zur Zeit der maurischen Invasion um 711 die gesamte Iberische Halbinsel als „Al Andalus" zu bezeichnen pflegten (wobei dieser Name von „Vandalus", also „Vandalenland", abgeleitet war).

Mit der fortschreitenden Reconquista seit dem 8. Jahrhundert, bei der vom Norden her zuerst Lusitania (also Portugal) und dann schrittweise Kastilien durch die Christen zurückerobert wurden, wendete man den Namen nur noch für die südlichen Regionen an, die am längsten unter dem Islam verblieben. Schließlich beschränkte er sich nur noch auf die Gebiete um Sevilla, Córdoba, Jerez de la Frontera und Granada, also das heutige Andalusien. Im übrigen Europa blieb der Name „Andalusier" für die gesamte Iberische Reitrasse gebräuchlich, deren wichtigster Zuchtschwerpunkt allerdings immer in Andalusien lag.

Nach Abschluß der Reconquista mit der Eroberung von Granada 1492 stellten sich vor allem die zahlreichen neu gestifteten Klöster in Andalusien die Aufgabe, die Rasse durch Reinzucht zu äußerster Vollkommenheit zu bringen, zur höheren Ehre Gottes, und um Spanien, dessen Stärke zu Lande weitgehend auf seiner Kavallerie beruhte, als führende katholische Macht Europas mit geeignetem Pferdematerial zu versehen.

Der Terminus „Andalusier" war insofern irreführend, da er – scheinbar – die außerhalb Andalusiens gezüchteten Reitpferde dieser Rasse ausschloß. Daher wählte man, als die Spanische Züchtervereinigung, die das ganze Land (außer Portugal) umfaßte, 1912 ein nationales Gestütbuch einführte, den Namen „Pura Raza Española" (Reine Spanische Rasse). Die Bezeichnung „Spanisch" für die Iberischen Pferde war in Europa bereits lange vorher in Gebrauch gewesen und wurde, wenn auch seltener, so doch gleichrangig mit der des Andalusiers angewendet. Sie leitete sich von dem schon zur Römerzeit verwendeten Terminus „Hispania" für die ganze Iberische Halbinsel ab. Obgleich Portugal (von den Römern als „Lusitania" bezeichnet) bereits im frühen 12. Jahrhundert ein eigenes Königreich geworden war, blieben in den Augen der Welt die dort gezüchteten Pferde „Andalusier" oder „Spanier". Als der Spanische Zuchtverband offiziell den Ausdruck „Spanisch" an den Rassenamen angefügt hatte und damit gewissermaßen den nationalen Charakter seiner Pferde betonte, begannen die Portugiesen, ihre Rasse als „Lusitano" zu bezeichnen. Offiziell eingeführt wurde der Name „Pura Raça Lusitana" allerdings erst 1966.

Dennoch müssen wir uns klarmachen, daß es sich im Grunde um zwei Schläge derselben Rasse handelt, die auf denselben Ursprung zurückgehen. Alle heutigen Unterschiede sind das Resultat unterschiedlicher Zuchtpolitik und Selektion in moderner Zeit. Die auffälligsten Unterschiede liegen darin, daß sich der Lusitano stärker das konvexe Profil seiner Sorraia-Ahnen bewahrt hat, daß er kür-

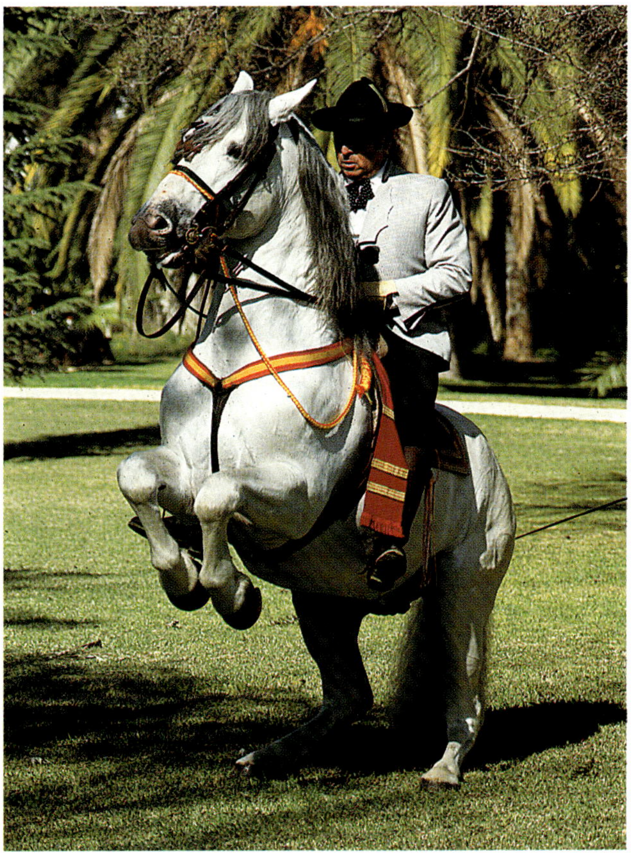

Klassische, sehr tiefe Levade im Park der Königlichen Reitschule in Jerez

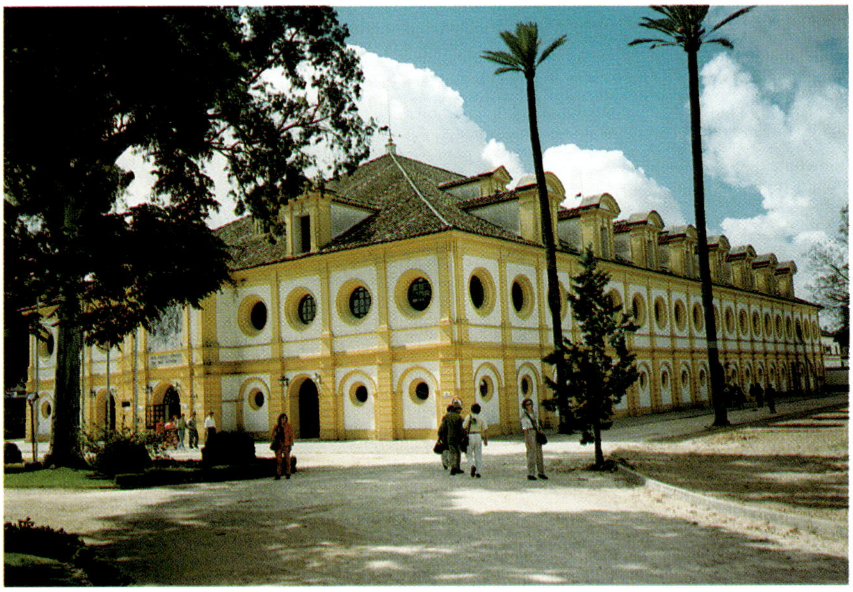

Außenansicht der „Real Escuela Andaluza del Arte Ecuestre" (Reithalle)

zer und geschlossener, der Widerrist ausgeprägter und die Kruppe geneigter ist. In Spanien ist dagegen die Selektion – leider – mehr in Richtung eines orientalischen Übergusses vorgenommen worden, wodurch das Profil gerade und auch die Kruppe gerade und kürzer und der Schweifansatz höher geworden ist.

Ein anderer Grund für die Auseinanderentwicklung der Typen von Andalusier und Lusitaner dürfte jedoch schon früher, in dem um 1700 durch den Bourbonen-König *Philipp V.* ausgesprochenen Verbot des spanischen Stierkampfes zu suchen sein, der bis dahin eines der Hauptselektionskriterien der Rasse dargestellt hatte. Während in Spanien der Stierkampf zu Fuß entstand, behielt Portugal den Stierkampf zu Pferd bei. Die Abwendung vom Rejoneo führte zwangsläufig dazu, daß man in Spanien bei der Zucht des Andalusiers andere Akzente setzen mußte. So kam es, daß die Rasse mehr als gewöhnliches Reitpferd und im Geschirr eingesetzt wurde, wofür sie sich aufgrund ihres effektvollen Bewegungsablaufes besonders eignete.

Anders in Portugal: Dort bemühte man sich, die Leistungsfähigkeit der Pferde für die Tauromachia ständig zu steigern. Bei der Zucht wurde besonderes Augenmerk auf die Ausbildung psychischer Qualitäten und die Kraftentwicklung gelegt. Raumgreifende Bewegungen, die Fähigkeit, aus dem Stand plötzlich blitzschnell davonzugaloppieren und dann wieder bis zum völligen Stillstand zu verlangsamen, abrupte Wendungen zu vollführen, plötzlich, in Hundertsteln von Sekunden zu reagieren, wurden ständig verbessert.

So kam es in den letzten zweieinhalb Jahrhunderten zur Entwicklung gewisser Rassenunterschiede zwischen Andalusier und Lusitaner. Allerdings beginnen sich seit der Wiedereinführung der „Arte de Rejoneo“ (der Kunst des Stierkampfes zu Pferde) und der Gründung der „Real Escuela Andaluza del Arte Equestre“ (der Königlich-Andalusischen Reitschule) zu Jerez die Unterschiede wieder zu verwischen.

Seit der französischen Besetzung Spaniens in den Napoleonischen Kriegen und der rücksichtslosen Remontierung und Ausplünderung der Andalusischen Zucht durch die feindlichen Truppen, sind die im 16.–18. Jahrhundert so populären Palominos und Schecken völlig verschwunden. Eine Scheckstute, die als Offizierspferd mit spanischen Truppen nach Dänemark gelangt war, die sogenannte „Flaebehoppen“, wurde im Gestüt des Majors *Villars Lunn* auf Seeland die Stammutter der dänischen Knabstrupper-Rasse. Füchse und Schecken werden seit der Gründung des Spanischen Gestütbuches nicht mehr registriert. Lediglich Schimmel, Braune und Rappen sind eintragungsberechtigt. Dagegen ist das Portugiesische Gestütbuch weniger strikt und trägt auch Füchse ein. Schecken kommen allerdings auch dort nicht mehr vor, obgleich sie theoretisch eintragungsberechtigt wären.

Im Zusammenhang mit der Iberischen Rasse werden noch weitere spezielle Begriffe verwendet, die ebenfalls für Verwirrung sorgen und, da sie in der Literatur oft falsch dargestellt werden, der Erklärung bedürfen. Da ist zunächst der „Cartujano“ (Kartäuser). Hierbei handelt es sich nicht um eine separate Rasse, wie man oft lesen kann, sondern nur um einen durch konsequente Selektion entstandenen, besonders verfeinerten Rassetyp, der in Jerez im Kloster La Cartuja herausgezüchtet worden ist. Nachdem dem Kartäuserorden 1476 durch eine Schenkung des *Don Alvaro Obertus de Valeto* etwa 5000 Hektar Land zugefallen waren, hatten sich die Mönche bemüht, im Klostergestüt „Salto el Ciele“ (Spring in den Himmel) den Typ des alten Iberischen Pferdes, wie er schon lange vor Christi Geburt bestanden hatte, durch strenge Reinzucht zu erhalten. Eifersüchtig hielten sie es, vor allem nach dem Regierungsantritt des Hauses

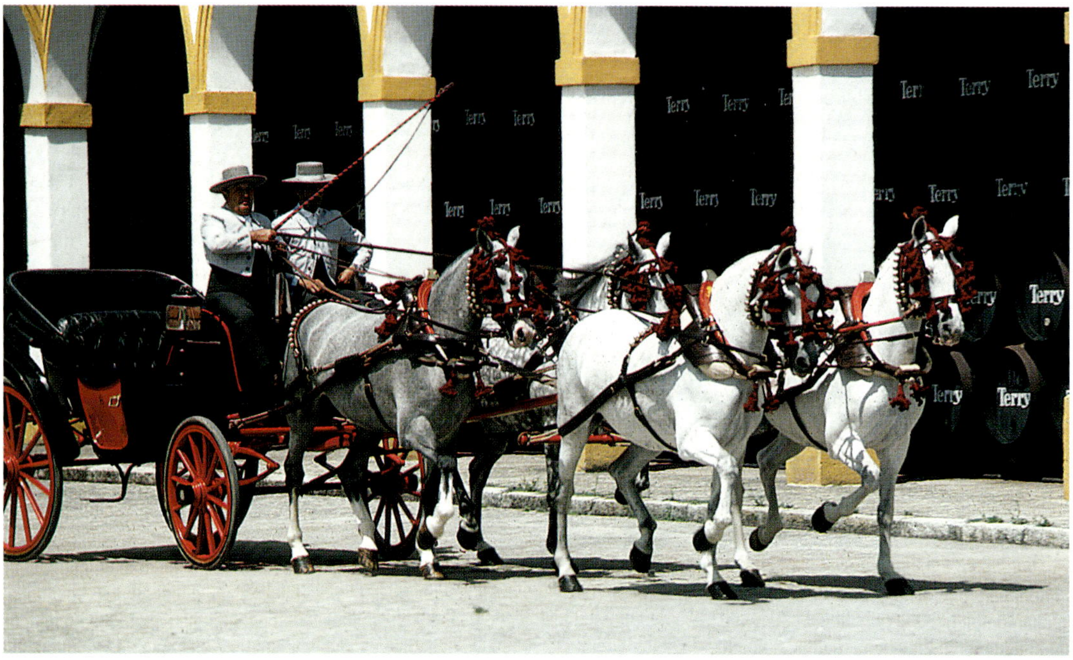

Kartäuser-Gespann des Gestüts Terry

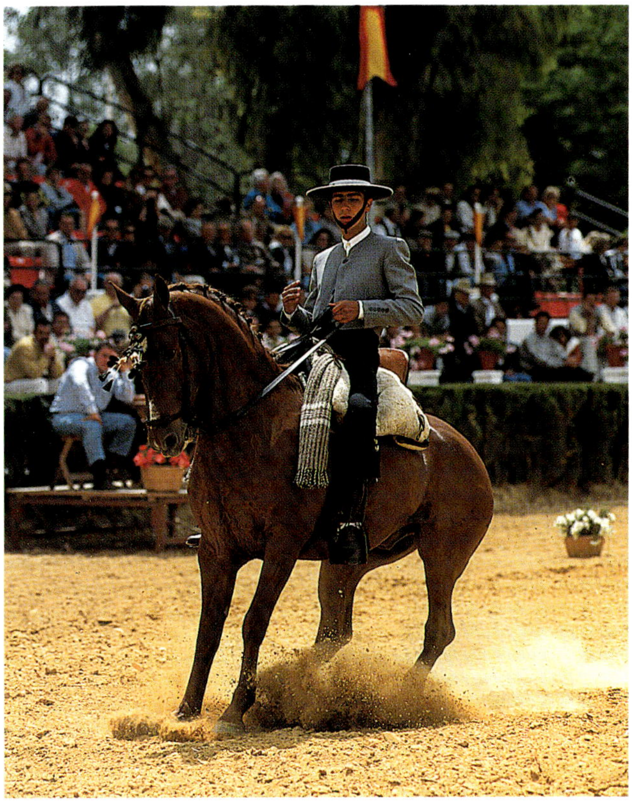

„Sliding Stop" – keine Erfindung der Westernreiterei, sondern seit jeher geübte Praxis der Iberischen Reitweise

Bourbon, von allen ausländischen Einflüssen frei, was so weit ging, daß sie sogar die sich seit dem Beginn des 18. Jahrhunderts allenthalben ausbreitende französische Reitweise verwarfen und heftig von der Kanzel aus bekämpften.

Während der Napoleonischen Kriege gelang es den Mönchen, ihre Pferde vor dem Zugriff der französischen Truppen zu verstecken. Als jedoch in dem 1835 einsetzenden Säkularisierungsprozeß dem Kloster die ökonomische Grundlage für die Haltung und Zucht von Pferden entzogen worden war, wäre diese Elitezucht wohl untergegangen, wenn sich nicht die Familie *Zapata* ihrer angenommen und sie auf der traditionellen Linie der Mönche weitergezüchtet hätte. Später ging ein Teil des Zuchtmaterials, für das eine etwas geringere Widerristhöhe, ein kleinerer Kopf sowie höherer Adel als beim durchschnittlichen Andalusier charakteristisch ist, auch an andere Privatzuchten sowie an verschiedene Militärgestüte, wo es bis heute sorgfältig rein weitergezüchtet wird.

Aus dem Vorstehenden wird schon deutlich, daß es sich also auch bei den „Zapatas" oder „Zapateros" analog zu den „Cartujanos" nicht um eine eigene spanische Rasse handelt. Man versteht darunter nur die streng selektierten Stutenstämme, die die Familie Zapata von dem Klostergestüt übernommen hatte.

Beim „Altér Real" handelt es sich um die besonders durchgezüchtete Gestütszucht des ehemaligen portugiesischen Hofgestüts Real de Altér bei Altér do Chão in der Provinz Alentejo. Sie wurde 1748 von *König João V.* aus dem Hause Bragança mit einer etwa 50 Köpfe umfassenden, handverlesenen Herde Andalusischer Stuten aus der Gegend von Jerez de la Frontera begründet. Nach anfänglicher Hochblüte bis zum Ende des Jahrhunderts erlitt auch Altér schwere Verluste beim Einfall der französischen Truppen 1807 und erholte sich nur allmählich wieder. Nachdem das Gestüt in den Revolutionen von 1908–1910 und 1974/75 noch zweimal vor dem Untergang gestanden hatte, stellt es heute eine portugiesische Elitezucht dar, deren Hauptaufgabe in der Lieferung von Schulhengsten für die Nationale Portugiesische Reitschule (Escola Portuguesa de Arte Equestre) zu Belém bei Lissabon, der Nachfolgerin der früheren Königlichen Hofreitschule, besteht.

Gelegentlich hört man für das Iberische Reitpferd auch den Ausdruck „Jenete". Dieser Terminus geht auf ein griechisches Wort zurück, das soviel wie „leicht bewaffnet" bedeutet. Die iberische Reitweise, wie sie im Kampf und bei der Arbeit mit den Stieren schon vor der maurischen Besetzung ausgeübt wurde, wird als „à la Gineta" bezeichnet.

Unter „Castellano" und „Extremeño" versteht man lokale Bezeichnungen für Iberische Reitpferde der jeweiligen Gegenden (Kastilien resp. Estremadura), die in der Regel etwas kalibriger sind als die in Andalusien gezüchteten Pferde.

Über den Ursprung des Andalusiers und Lusitanos gibt es unterschiedliche Auffassungen. Aufgrund von Felszeichnungen an der spanischen Ostküste nahe Malagas aus dem Mesolithikum und Neolithikum glaubt der bedeutende portugiesische Hippologe *Dr. Ruy d'Andrade*, daß der Sorraia-Pony als Vorläufer des Andalusiers und Lusitanos von heute bereits vor 7000 bis 12 000 Jahren auf dem Boden der Iberischen Halbinsel gezähmt und auch geritten worden sei; und zwar meint er, daß sich dieser Vorgang auf dem Gebiet des heutigen Portugals an der Atlantikküste abgespielt habe.

Auch *Juan Llamas* schreibt in seinem Buch CABALLO ESPAÑOL – CABALLO DE REYES (Madrid 1985), daß der Vorfahr des Andalusiers bereits vor etwa 12 000 Jahren gezähmt worden sei. Wenn das zutrifft, und Ausgrabungen deutscher Archäologen scheinen es zu bestätigen, dann wären der Sorraia und der Andalusier und Lusitano nicht Abkömmlinge des Berbers, wie man oft in der Literatur liest, sondern es wäre möglicherweise umgekehrt.

Pferde haben auf der Iberischen Halbinsel stets einen bedeutenden Bestandteil des Volkslebens in Krieg und Frieden gebildet. Es ist überliefert, daß bereits zur Zeit der Gründung von Gades (Cádiz) durch die Karthager um 1100 v. Chr. und während der Punischen Kriege (264–241, 218–201 und 149–146 v. Chr.) auf dem kalkreichen, wohlbewässerten Boden des Guadalquivirtales ein allseits geschätztes Streitroß heranwuchs. Seit Caesars Zeiten (102–44 v. Chr.) errichteten die Römer ein System von wohlorganisierten Gestüten und Remontedepots, die Bestand hatten, bis das Land 409 von den Vandalen, 475 von den Westgoten und 711 von den Mauren überrannt wurde.

In der Literatur liest man häufiger, daß die Araber bei der Eroberung Iberiens 300 000 Pferde mitgebracht hätten. Das ist eine runde Zahl, leicht zu behalten. Unterschwellig wird dabei gewissermaßen noch suggeriert, daß es sich dabei um Arabische Pferde gehandelt habe. Wer immer diese Behauptung aufgestellt hat, muß es ohne einen genaueren Blick in die Geschichte und ohne den tatsächlichen Möglichkeiten einen Gedanken zu schenken getan haben. Zahlreiche Autoren scheinen sie kritik- und gedankenlos abgeschrieben und weiterverbreitet zu haben. Das Ergebnis ist, daß der Araber in die Reihe der Stammväter des Iberischen Pferdes eingereiht oder sogar als Stammvater der Rasse schlechthin angesehen wird. Selbst die bekannte Araber-Autorin *Erika Schiele* schreibt in ihrem Buch ARABER IN EUROPA (München/Basel/Wien 1967): „In diese Zeit (der Maurenherrschaft in Spanien, Anm. d. Verf.) fiel die entscheidende Entwicklung des Andalusischen Pferdes . . . Von den Pferden der Karthager bereits orientalisch beeinflußt, durch die . . . Araber-Hengste der Mauren veredelt, bildete sich eine Rasse, wie man sie bisher in Europa nicht kannte." Hier werden zwei Rassen in Verbindung gebracht, die bis in die zweite Hälfte des 19. Jahrhunderts nicht miteinander verwandt waren.

Zeitgenössische Quellen geben an, daß *Tarik Ibn Sijad* 711 bei seiner Landung in Algeçiras an der Spitze von 17 000 marokkanischen Berbern stand. In seinem Heer sollen sich insgesamt nur 12 Araber befunden haben. Der Widerstand der Westgoten war so gering, daß binnen kürzester Frist ein Land mit vier Millionen Einwohnern erobert war, denen Tausende von Streitrossen zur Verfügung gestanden hätten. In der Tat ein unfaßliches Geschehen, zumal die Mauren offenbar keine Pferde für den Kampf besaßen.

Aber die Frage, wie viele Pferde die Araber in jener Zeit überhaupt besaßen, bedarf in diesem Zusammenhang tatsächlich der Klärung. Zur Zeit der Hedschra (Mohammeds Flucht von Mekka nach Medina) im Jahre 622 waren die Araber den Umgang mit Pferden kaum gewöhnt. In Felix Arabia gab es keine Pferde. Als die Araber nach ihrem Zug durch Nordafrika den Atlantik erreichten, waren sie auf Dromedaren beritten. Die wenigen Pferde, die sie mit sich führten, hatten sie unterwegs bei den von ihnen unterworfenen Völkern requiriert.

Abu Kacim Tarif Abentarik, ein zeitgenössischer Chronist, berichtet, daß Tarik im Höchstfall etwa 100 Pferde auf die Iberische Halbinsel mitgebracht habe. Erst dort gewöhnten sich die Wüstensöhne, wie wir gesehen haben größtenteils Nordafrikaner und nicht Araber, an den Gebrauch von Pferden zu kriegerischen und friedlichen Zwecken. Während ihrer fast 800jährigen Herrschaft errichteten die Mauren im Süden der Iberischen Halbinsel zahlreiche Gestüte in und um Jerez de la Frontera, Córdoba, Arcos de la Frontera und Sevilla. Und vor allem gegen Ende ihrer Herrschaft kreuzten zwar viele Pferde die Straße von Gibraltar, meist jedoch nicht von Afrika nach Spanien, sondern umgekehrt, von Spanien nach Afrika.

Da die jahrhunderte- oder jahrtausendelange Selektion durch den Stierkampf die Andalusische Rasse stark geprägt hat, scheint hier ein genauerer Blick auf dieses rituelle Kampfspiel angezeigt. Schon in vor- und frühgeschichtlicher Zeit dürfte der Mensch zu Pferd den Vorläufer des heutigen Kampfstiers bejagt haben. Wahrscheinlich haben sich dabei im Laufe der langen Zeit die Techniken des heutigen Rejoneo entwickelt, um den spitzen Hörnern der aggressiven Stiere zu entgehen. Ein charakteristisches Manöver des Pferdes im Stierkampf ist zum Beispiel das „Quiebro": Das Pferd, das sich dem Stier auf einem Linksbogen genähert hat, stoppt vor dem Fast-Zusammenprall blitzartig ab und galoppiert aus einer halben Pirouette nach rechts davon, so daß der Stier an ihm vorbei ins Leere stößt.

Bei manchem – nichtspanischen – Autor liest man, daß die Reitkunst und der Stierkampf durch die Mauren auf die Iberische Halbinsel gebracht worden seien. Nichts kann falscher sein: In Afrikas Norden gab es keine Stiere. Tatsächlich läßt sich der Stierkampf zu Pferd bis in vorgeschichtli-

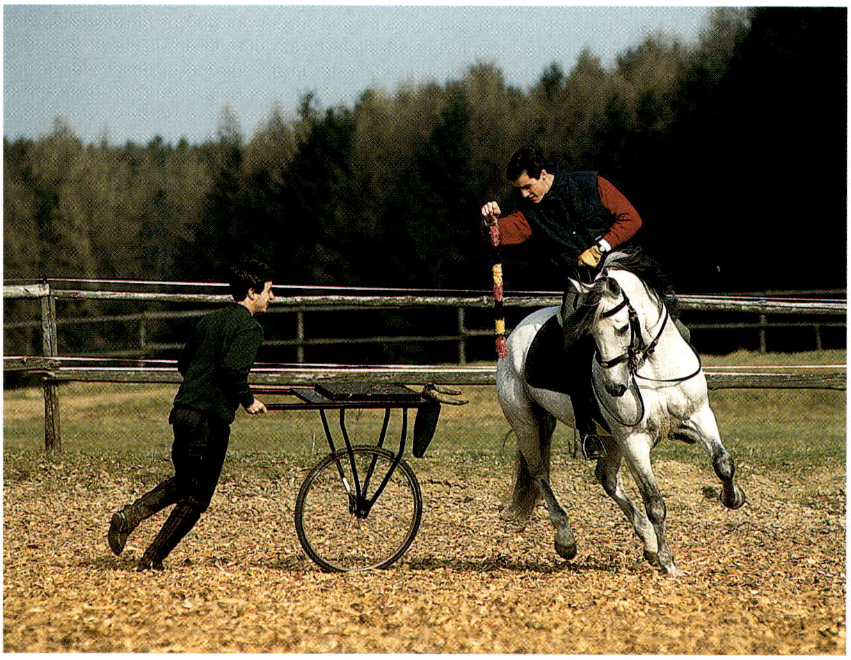

Training eines Stierkampfpferdes mit der Stierattrappe

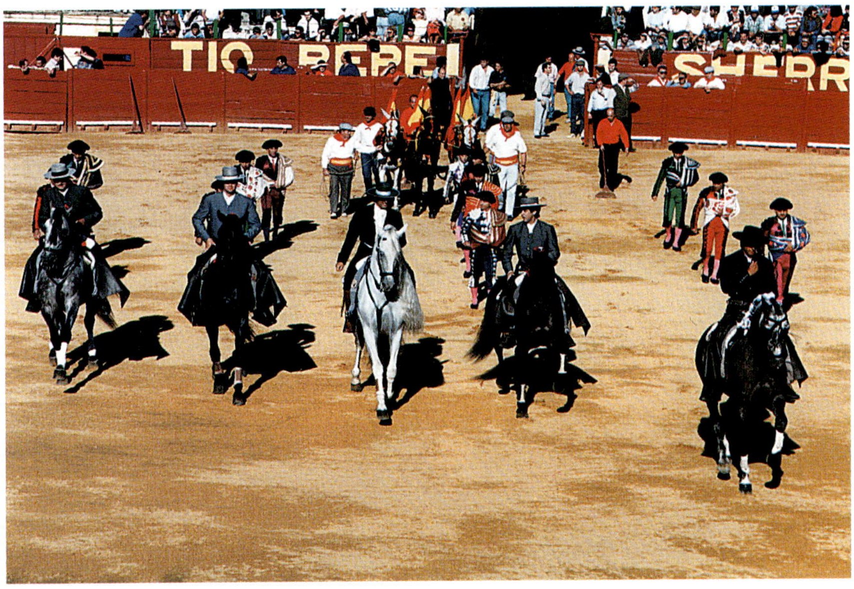

Parade der Rejoneadores zu Pferd

che Zeit zurückverfolgen, aber nur auf der Iberischen Halbinsel, nicht in Nordafrika oder gar Arabien. Bereits damals muß sich die Reiterei hier auf einem sehr hohen Stand befunden und sich schon vor Christi Geburt der Ritus der ursprünglich in der freien Landschaft stattfindenden Corrida in einen geschlossenen Ring oder eine Art Arena verlagert haben. Bei *Gaius Julius Caesar* (102–44 v. Chr.) können wir nachlesen, daß man schon zu seinen Lebzeiten in Cádiz solche Stierkämpfe veranstaltet habe.

Aber verfolgen wir einmal die Phasen eines spanischen Rejoneo, wie er sich seit Jahrhunderten bis heute abspielt: Als Auftakt der Corrida erfolgt die Parade sämtlicher Teilnehmer, als „Cortesias" (Höflichkeiten) bezeichnet. Die Rejoneadores reiten ein und salutieren vor den Autoritäten, die die Leitung innehaben. Ihre phantastisch herausgebrachten Pferde, deren blankes Fell in der Sonne glänzend mit dem silberbeschlagenen Zaum- und Sattelzeug wetteifert, zeigen einige Passage- und Piaffetritte. Die bunt eingeflochtenen Pferde kontrastieren stark mit der schlichten Kleidung der Reiter, bestehend aus einer ländlichen, kurzen Samtjacke, ledernen Chaps und einem flachen, meist schwarzen Hut.

Anschließend an den offiziellen Gruß der Schauleitung umreiten die großenteils dem Adel angehörigen Kämpfer das weite Rund der Arena, von der begeisterten Menge mit Blumen begrüßt, während sie alle Gänge und Touren der Hohen Schule zelebrieren. Nach der Parade wird der Stier in die Arena hereingelassen. Die erste Aktion des Rejoneadors besteht darin, die Banderillas im mächtigen Nacken des Stiers zu plazieren, um so die dortigen Nervenenden zu betäuben und den Stier zu veranlassen, seinen Kopf tiefer zu halten, damit er in der Endphase des Kampfes den tödlichen Stoß mit dem Degen, innen am Schulterblatt entlang ins Herz, empfangen kann. Im spanischen Stierkampf erfolgt die Tötung des Stiers in der Arena, im Gegensatz zu Portugal, wo er sie lebend verläßt.

Nachdem der Stier in die Arena gelassen worden ist, haben Pferd und Reiter nur wenige Sekunden Zeit, Wesen und Bewegungen des Gegners einzuschätzen. Jeder Stier ist anders, und es ist von lebenswichtiger Bedeutung, daß das erste Zusammentreffen mit ihm so erfolgt, daß der Reiter seine Schnelligkeit, die Art und Weise, wie er angreift und seinen Kampfgeist erkennen kann. Manche Stiere scheinen zunächst außerordentlich aggressiv zu sein, verlieren jedoch schnell ihren Mut. Andere, die am Anfang recht wenig angriffslustig und harmlos erscheinen, legen im Laufe des Kampfes mehr und mehr an Tempo zu und entwickeln ihre ganze Schläue und Gefährlichkeit. Am gefährlichsten ist das Faktum, daß jeder Stier sehr rasch aus Erfahrung lernt, so daß es unbedingt notwendig ist, daß sich der Reiter ihm jedesmal auf andere Weise nähert. Einmal eine Bewegung gegen den Stier in derselben Weise zu wiederholen kann schon für Pferd und Reiter tödlich sein.

Es ist ein ungeschriebenes Gesetz, daß der Reiter niemals den Stier an-

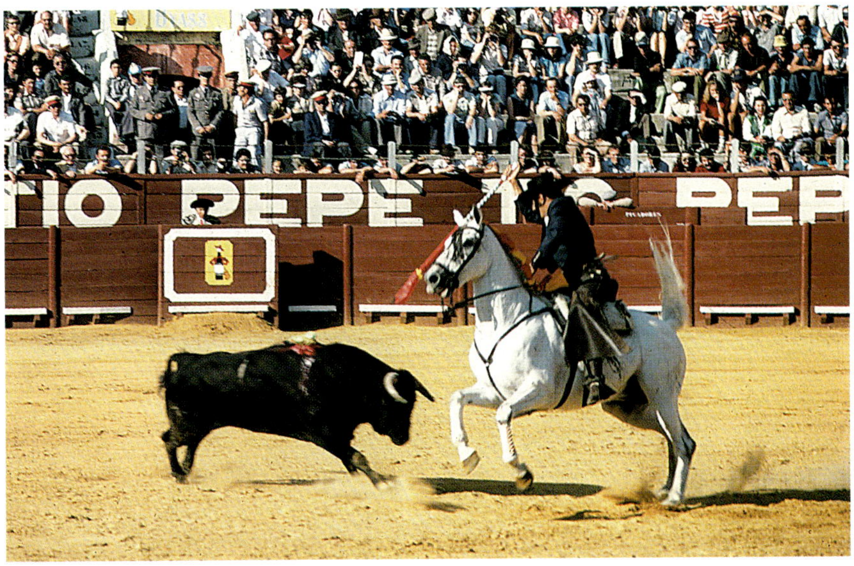

Spanischer Rejoneador beim Setzen einer Bandarilla

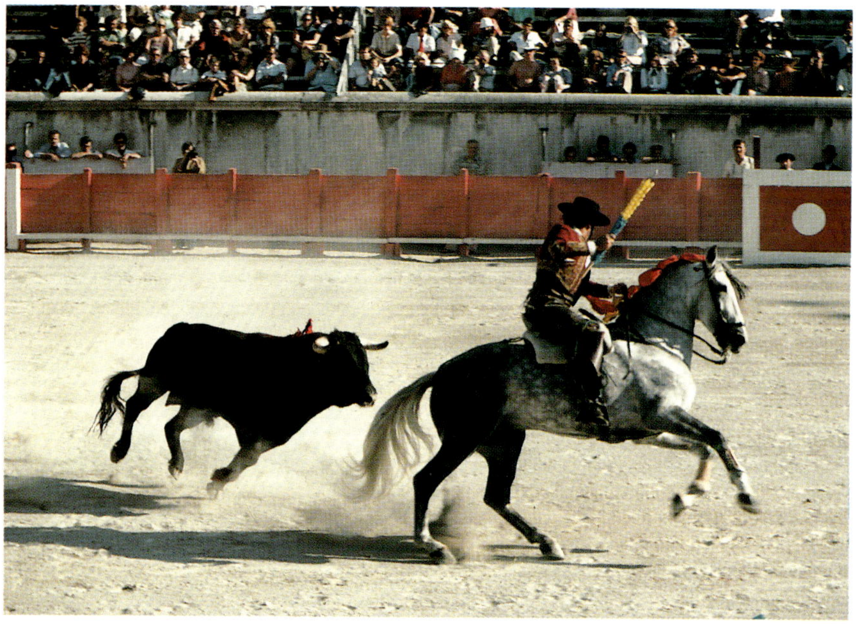

Auch das gehört zum Ritual – der Stier verfolgt das Pferd des Stierkämpfers.

greifen darf – der Stier muß ihn angreifen. Statt der flatternden Capa des zu Fuß kämpfenden Matadors sollen die provozierenden Passage- und Piaffetritte und andere Lektionen der Hohen Schule den Stier reizen. Nur wenn ihn der Stier angreift, darf der Rejoneador den ankommenden Hörnern entgegenreiten, dann kurz in einer halben Pirouette abwenden, wobei er gleichzeitig die Bandarilla plaziert, und in die andere Richtung davonreiten. Es ist nicht leicht, bei einer Geschwindigkeit von etwa 40 Stundenkilometern die Bandarilla an der genau vorgeschriebenen Stelle zu setzen. Gelegentlich führt ein Reiter diese Manöver völlig ohne Zügeleinwirkung aus, indem er statt dessen, in jeder Hand eine Bandarilla haltend, beide gleichzeitig plaziert.

Sobald die Bandarilla im Nacken des Stiers festsitzt und das Pferd in einer kurzen Wendung zu entkommen sucht, lautet ein weiteres ungeschriebenes Gesetz der Corrida, daß auch der Stier seine Chance bekommen muß. Das Wesentliche an einem guten Kampf ist, daß der Schweif des Pferdes mindestens 30 Sekunden zwischen den Hörnern des Stiers bleiben sollte. Es sieht aufregend und schön aus, wenn das Pferd mit scheinbarer Mühelosigkeit und Würde, ohne jede Furcht vor dem verfolgenden Stier, durch das Rund der Arena galoppiert, fast im gleichen Tempo wie er und nur gerade so weit vor ihm, daß es nicht von den tödlich gefährlichen Hörnern berührt wird. Der Mann im Sattel wendet sich um, fast, als wollte er den Stier grüßen, und beobachtet ihn ständig, um seine Angriffslust und seinen Elan einzuschätzen. Für Sekunden werden für die Zuschauer die Intelligenz und Geschicklichkeit des Reiters, der Mut des Pferdes und die wütende Entschlossenheit des meist schwarzen Stiers, in der Verfolgung zu obsiegen, deutlich erkennbar. Leute, die behaupten, der Stier habe niemals eine Chance, irren sich. Er hat stets seine Chance und bemüht sich auch mit aller Kraft, sie zu nutzen, nur glücklicherweise ist es außerordentlich selten, daß der Reiter nicht der Überlegene ist.

Bis zu sechs Bandarillas darf der Rejoneador setzen, bis der Kopf tief genug getragen wird, daß der Stier mit dem Degen getötet werden kann.

Das übrige Europa läuft seit Jahren Sturm gegen den spanischen Stierkampf (ebenso wie zum Beispiel gegen die Fuchsjagden mit der Meute in Großbritannien). Was geschehen würde, wenn der spanische Stierkampf international verboten würde, wäre ähnlich gravierend wie ein Verbot der britischen Fuchsjagden: Tausende von Arbeitsplätzen würden verlorengehen, Zehntausende von Pferden und Stieren (beziehungsweise Hunden) würden überflüssig werden, und eine ganze traditionelle Lebensweise, die seit vielen hundert Jahren die Umwelt geschützt und eine Zersiedelung der Landschaft verhindert hat, würde ein Ende finden. Auf die Frage, was geschehen würde, wenn der Stierkampf aus dem Leben

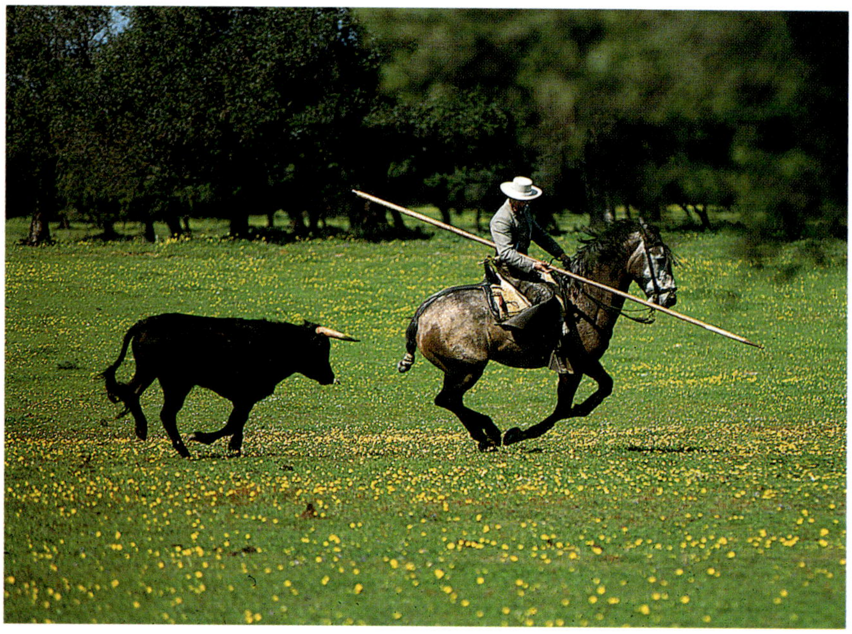

Rinderhirt bei der Arbeit mit der „Garrocha"

Spaniens verschwände, schreibt *Nicholas Luard* in ANDALUCIA (London 1984): „Paradoxerweise würde die Kampagne, die darauf angelegt ist, den Kampfstier zu retten durch einen Bann der Corrida, nur ein sicher voraussehbares Resultat haben: die Ausrottung der Kampfrinderrasse. Denn diese Rasse ist äußerst ineffizient, pflanzliche Nahrung in Schlachtgewicht umzusetzen. Andere, moderne Fleischrindzüchtungen können das sehr viel besser und ökonomischer. Theoretisch könnte man sich also vorstellen, daß die großen Hacienderos ihre Kampfrinderherden, nachdem es keinen Markt mehr für ihren Absatz gibt, durch eine dieser modernen Fleischrinderrassen ersetzen würden (was allerdings eine von der heutigen extensiven Bewirtschaftung der Weiden deutlich unterschiedene intensivere Kultivierung erforderte, da die Fleischrinder sehr viel anspruchsvoller sind hinsichtlich ihres Futters! Anm. d. Verf.). In praxi würden die Gutsbesitzer allerdings wohl eine andere Entscheidung treffen. So extensiv gehalten, wie die Kampfstiere heute aufwachsen, ist es möglich, daß sie ihre Weiden mit einer reichen Wildflora und -fauna von Orchideen, wilden Blumen, Vögeln, Schmetterlingen und ungezählten anderen Pflanzen teilen. Moderne Technologie hat gezeigt, daß in dem dortigen Klima nahezu jeder Fußbreit Landes der andalusischen Scholle viel profitabler ausgebeutet werden kann mit Hilfe der Hydroponik (Hydrokultur), hohen Mineraldüngergaben, künstlicher Beregnung unter Plastikplanen. Die Intensität dieser neuen Bewirtschaftungsweise verträgt keine Mitbewerber. Mit ihr gibt es keinen Platz mehr für Otter, Nachtigall, Schwalbenschwänzige Falter oder wilde Hyazinthen. Folglich würde mit dem Aufhören der Corrida nicht nur der Kampfstier verschwinden, sondern auch weite Strecken unberührter Landschaft und die Lebensgemeinschaften von Wildpflanzen und -tieren, die sich seit 100 000 Jahren und länger im Gleichgewicht gehalten haben, wären ebenso verloren."

Wie wir schon oben gesehen haben, hatte das Verbot des Stierkampfes zu Pferde im Spanien des 18. Jahrhunderts langdauernde, weitreichende und unerwünschte Konsequenzen, da es sich unvermeidlich negativ auf die Qualität der Pferde auswirken mußte. Die politische Entwicklung Spaniens im 19. Jahrhundert war der Entwicklung der Pferdezucht jedoch noch weit weniger förderlich. Die Napoleonischen Kriege zu Beginn des Jahrhunderts, der Bürgerkrieg von 1833 bis 1839 und revolutionäre Wirren um die Jahrhundertmitte hatten verheerende Folgen. Sie richteten unermeßlichen Schaden in der Pferdezucht des Landes an, die völlig am Boden lag. Es war ein nicht zu überbrückender Mangel an brauchbarem Zuchtmaterial entstanden. Hier nun beschloß die Krone einzuschreiten. Dazu schreibt *Erika Schiele* (a. a. O.), daß man sein Augenmerk auf den Araber als Veredler zu richten begann.

1850 wurden durch das Hofgestüt Aranjuez 26 Araber-Hengste, 12 Stuten und drei Fohlen importiert. In den Jahren 1884/85 führte *König Alfons XII.* drei weitere Araber-Hengste ein. Inzwischen war das Militär der ausschlaggebende Faktor im gesamten öffentlichen Leben geworden. 1893 wurde eine Kabinettsorder herausgegeben, die eine staatliche Araber-Zucht sanktionierte, mit der Hauptaufgabe, Landbeschäler für die Veredlung der Andalusischen Zucht in Richtung auf ein modernes Reitpferd zu liefern, das „den Wettbewerb mit den übrigen europäischen Rassen bestehen könnte".

Auf dem Gelände von Moratalla bei Córdoba wurde ein Araber-Militärgestüt eingerichtet. Unter der Leitung der dem Militär unterstellten „Dirección General del Servicio de Cría Caballar en España" wurde ein Umzüchtungsprozeß für die Andalusische Rasse eingeleitet, den *General Carlos Kirkpatrik O'Donnel* in „El Caballo en España y su Historia" (EL CABALLO EN ESPAÑA, Madrid 1975) folgendermaßen skizzierte: „Das Spanische Pferd muß eine totale Umformung durchmachen, um den Typ zu erreichen, den wir heute als ‚Orientalisch' kennen. Es muß zu einem Pferd werden, das im Vergleich mit den Reitpferden anderer Länder nichts mehr zu wünschen läßt."

Dieser Gedanke der totalen Umformung schien in krassem Gegensatz zu stehen zu dem alten Stierkampf- und Schulpferd mit seinen typisch iberischen Merkmalen. Was nun während der folgenden Dezennien geschah,

Andalusischer Junghengst im Militärgestüt von Jerez 1957. Man erkennt deutlich den damaligen Trend: weg vom Barockpferd und hin zu einem Anglo-Arabischen Sportpferdetyp.

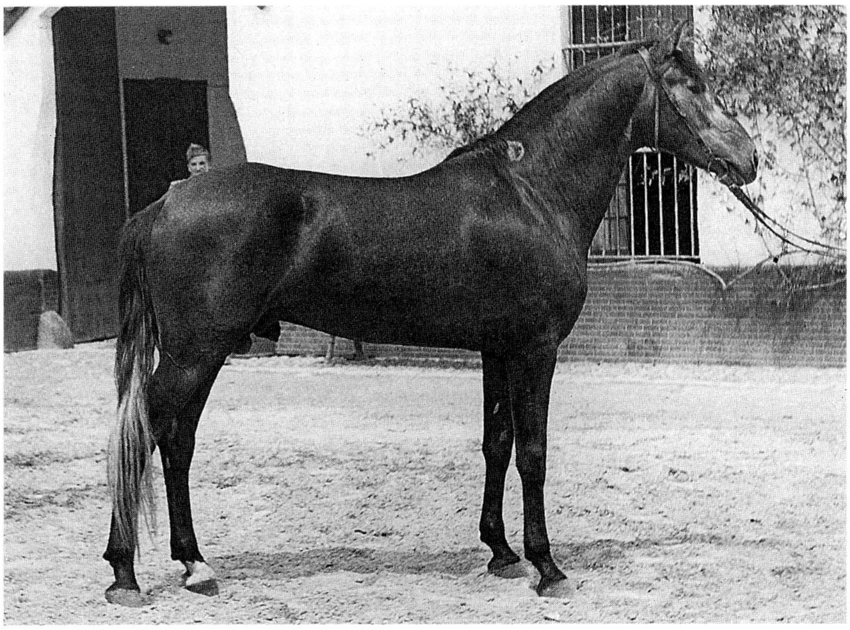

rief unter der traditionellen spanischen Züchterschaft tiefste Besorgnis hervor: Durch die einsetzende Verkreuzung mit Arabischem Blut wurden die rassetypischen Exterieurmerkmale des Iberischen Pferdes weggezüchtet. Gleichzeitig aber verschwanden auch, wenngleich dieser Nebeneffekt nicht beabsichtigt war, in den Kreuzungsprodukten all die hochgeschätzten Werte der Iberischen Rasse, die bereits im Jahrhundert zuvor eine gewisse Einbuße erlitten hatten, nachdem der stählende Test des Stierkampfes weggefallen war.

Die Situation verschärfte sich, als 1926 das Hauptquartier der spanischen Militärgestütsverwaltung in Cortijo de Vicos in Jerez de la Frontera per Dekret ein „neues einheitliches Spanisches Pferd" kreierte. Von nun an konnte jedes Pferd mit den typischen Iberischen Exterieurmerkmalen von der Zucht ausgeschlossen werden. Die Folgen wurden bald spürbar: Der Typ begann sich radikal zu ändern. Der zielgerichtete Selektionsprozeß schloß alle Pferde aus, die nicht in das neue Schema paßten – gleichgültig, aus welchen reinen, alten, durchgezüchteten Blutlinien sie stammten und welche noch so hervorragenden Leistungen sie aufzuweisen hatten. Es ist schwer abzuschätzen, wie viele exzellente Hengste und Stuten des „alten Typs" von der Zucht ausgeschlossen wurden. Ganze Blutlinien wurden ausgerottet, nur wegen ihrer subkonvexen Profillinie.

Die Unruhe unter den älteren Züchtern wurde immer größer und auch unter den Portugiesen, die den Spaniern behilflich waren, den Stierkampf zu Pferde wieder einzuführen. 1946 verfaßte der große portugiesische Hippologe *Dr. Ruy d'Andrade* ein Buch mit dem Titel DIE KRISE DES ANDALUSISCHEN PFERDES, in dem er eindringlich warnte, daß, wenn die Züchter nicht zu dem alten Iberischen Typ zurückkehrten und den Orientalischen Typ ausmerzten, sie Gefahr liefen, ihre gesamte Zucht zu verspielen.

Aber noch war die Zeit lange nicht reif für derartige Gedanken. Denn bei den Ferias und Fiestas spielten, im Gegensatz zum Rejoneo und der Hohen Schule, die typisch Iberischen Merkmale keine Rolle. So populär war der „New Look" auf den Paraden, Schauen und Ferias geworden, daß viele Spanier, vor allem die jüngeren unter ihnen, Gefahr liefen, sich einzureden, daß die Iberische Prägung, vor allem das subkonvexe Profil, untypisch, „un-spanisch" sei. Der mangelnde Impuls aus der Hinterhand wurde dem Durchschnittsreiter nicht bewußt; er verfiel der delikaten Schönheit eines orientalisierten Kopfes.

Die Militärgestütsverwaltung behielt diesen Kurs der Elimination des alten Typs bis 1975 unbeirrt bei, unter Favorisierung des Orientalischen Übergusses, bis sich endlich die Vernunft durchzusetzen begann. Während noch das spanische Gestütbuch von 1971 in dem dort niedergelegten Zuchtziel ein „gerades Profil Orientalischen Ursprungs" postulierte, machte die Ausgabe von 1975 ein erstes Zugeständnis an die allgemeine Züchtermeinung in der Formu-

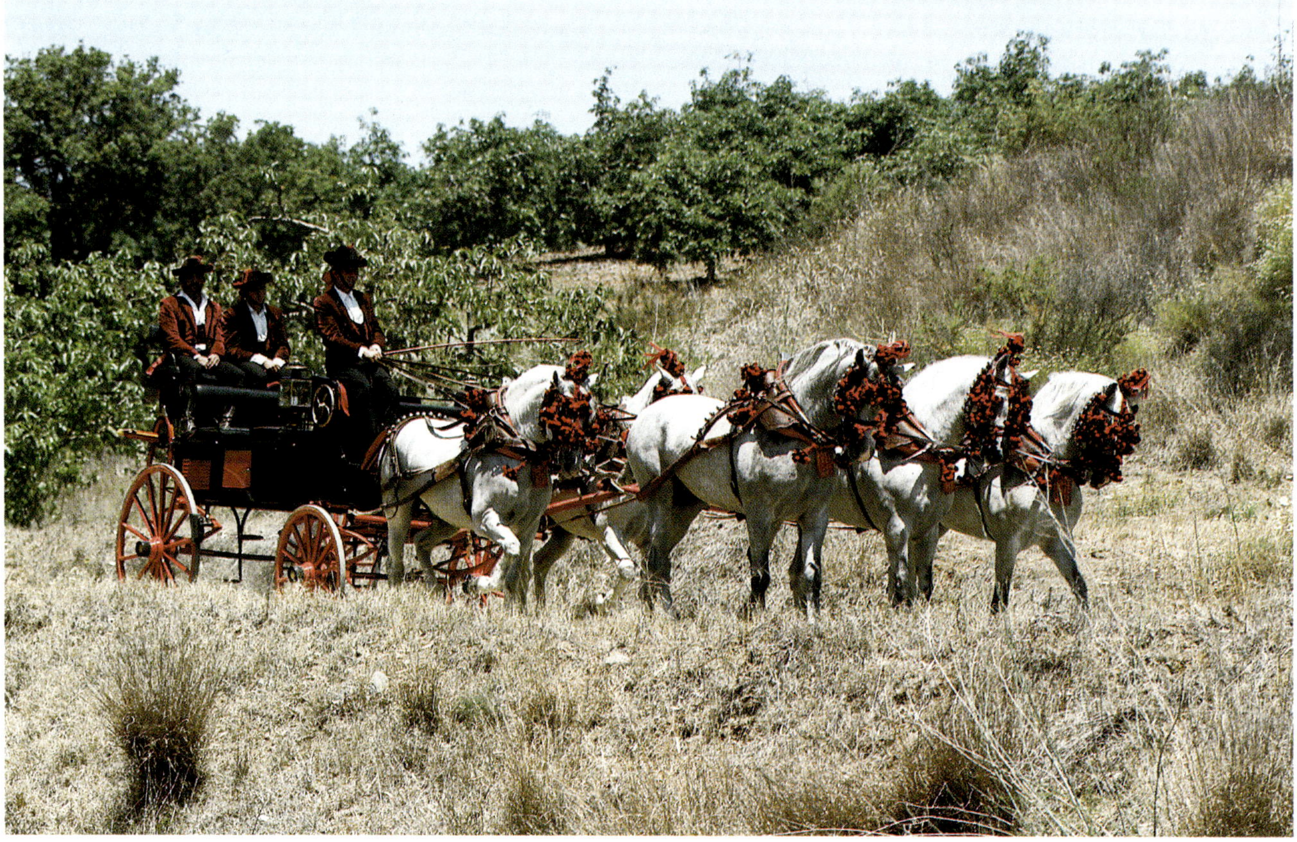

Fünferzug Andalusischer Hengste in traditioneller Anspannung im Gelände

lierung, das Profil habe „gerade oder leicht konvex" zu sein.

Nach dem ersten „Campeanato" (Championat) für die Pura Raza Española in Sevilla 1979 kam es in letzter Minute zu einem dramatischen Schwenk in der Zuchtpolitik. Auslöser war die Tatsache, daß bei der Schau der Leiter des österreichischen Lipizzaner-Gestüts Piber, der renommierte Hippologe *Hofrat Dr. Heinrich Lehrner*, als Richter sämtlicher Klassen an der Hand und unter dem Sattel tätig war. Zur Überraschung der Zuchtleitung beurteilte er zahlreiche Produkte aus der Zucht des neuen Typs wegen starker Unregelmäßigkeiten des Ganges und mangelndem Schub sowie fehlender Hankenbiegung negativ. Dieser Schock kam unerwartet. Er war jedoch äußerst heilsam und löste einen nachhaltigen Umdenkungsprozeß bei Züchtern und Zuchtautoritäten aus. Die Zuchtleitung begann, die Prioritäten bei der Selektion umzuschichten und die Funktionalität statt des „schönen Scheins" eines Orientalisch übergossenen Exterieurs, das den Gebrauchswert beeinträchtigte, wieder an die erste Stelle zu setzen.

Man kann fraglos davon ausgehen, daß die Selektion auf bestimmte Gebrauchseigenschaften bestimmte Exterieureigenschaften stärker hervortreten läßt. Diejenigen, die seit Generationen Pferde für den Stierkampf züchteten, entdeckten, daß dadurch, daß sie ihre Hengste nach Kriterien der Eignung für die Hohe Schule und den Stierkampf auswählten, bestimmte altiberische Eigenschaften bei der Nachzucht wieder deutlicher hervortraten. So ist es ein interessantes Phänomen, daß, obgleich die Mode seit der „Veredlung" der Rasse mit dem Araber die Schimmelfarbe begünstigt hat, unter den für den Stierkampf selektierten Pferden die „alten" Farben wieder erscheinen, wie Falb, Mausfalb, Dunkelbraun, Braun und Dunkelfuchs. Bei den Schimmeln treten anstelle der hellen, milchweißen Färbung vermehrt dunkler geäpfelte und nahezu schwarzgefleckte Pferde auf. Auch das Sorraia-Erbe der Zebrastreifung an den Gliedmaßen stellt sich wieder

Doma Classica: Grand Prix de Dressage bei den Olympischen Spielen von Atlanta 1996 – Ignacio Rambla auf dem Andalusischen Hengst Evento

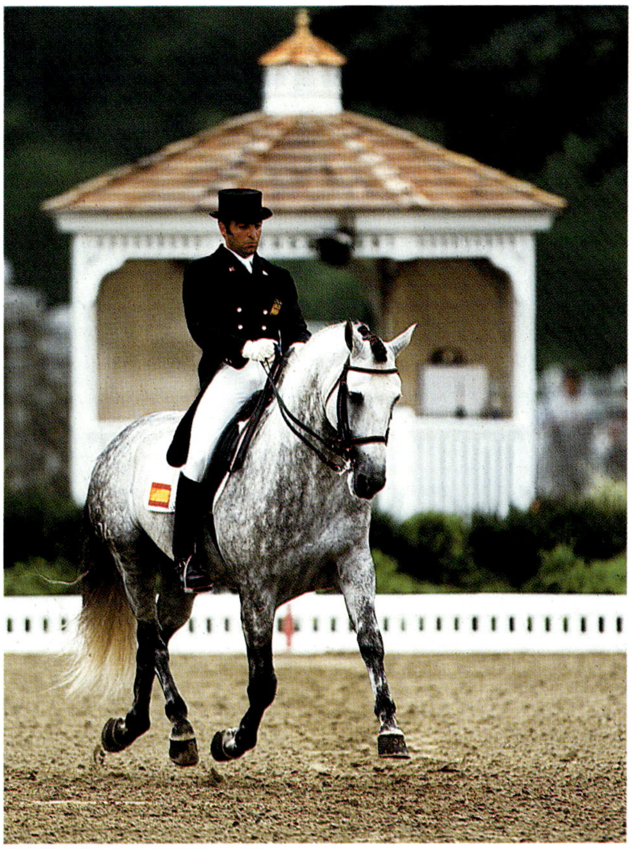

ein, obgleich eine Zufuhr von Sorraia-Blut mit Sicherheit seit Jahrhunderten nicht stattgefunden hat. Aber nicht nur die „alten" Farben, sondern auch die anderen „alten" Merkmale, vor allem das subkonvexe Profil, die schmalere Stirn, die stärker geneigte Kruppe mit dem tiefen Schweifansatz sowie schließlich der weniger schiebende, mehr tragende Bewegungsablauf herrschen vor.

Die Theorie, daß die Selektion auf bestimmte Gebrauchseigenschaften bestimmte Exterieurmerkmale und damit einen bestimmten Phänotyp fördere, wird gestützt durch Beobachtungen an Pferden, die nicht mehr für Stierkampf und Hohe Schule, sondern für die Parade, den leichten Spanndienst vor der Kutsche selektiert worden sind oder wohl gar aufgrund von Schauen an der Hand. Diese Pferde scheinen in eine ganz andere genetische Richtung zu tendieren. In vielen Fällen haben sie alle typisch Iberischen Merkmale verloren und zeigen in hohem Maße die Charakteristika des Orientalischen Typs. Eine solche Situation hätte bis vor 100 Jahren nicht eintreten können, denn wenn auch damals einige Züchter leichtere, andere schwerere Pferde bevorzugten, so waren doch allen die Iberischen Merkmale, der „Iberische Faktor" (wie *Lady Loch* ihn nennt), gemeinsam.

Heute verliert der Orientalische Typ in der Andalusischen Zucht mehr und mehr an Boden, und seine Züchter suchen ihre Zuflucht in dem Hispano-Arabischen Gestütbuch. Die Züchter jedoch, die hartnäckig und unbeirrt an dem alten Typ festgehalten hatten, können der Nachfrage nach Pferden mit den typischen Iberischen Merkmalen und Eigenschaften aus dem In- und Ausland kaum nachkommen. Viele Züchter kaufen Zuchtmaterial in Portugal, wo aufgrund der ununterbrochenen Tradition des berittenen Stierkampfes der „alte Typ" überlebt hat. Auf diese Weise kehren wertvolle alte Blutlinien, die einst aus Andalusien dorthin verpflanzt worden waren, wieder in die angestammte Heimat zurück. Seit der Wiedereinführung des Stierkampfes zu Pferde haben die spanischen Rejoneadores zahlreiche ihrer besten Stierkampfpferde aus Portugal bezogen. Andererseits stammen die besten Lusitano-Blutlinien aus dem Andalusien des 18./19. Jahrhunderts.

Größten Einfluß auf den Rückbesinnungsprozeß hatten Vater und Sohn *Alvaro Senior* und *Junior* („Alva-

rito") Domecq Romero. Um das Gedankengut und die Tradition der Iberischen Reitweise für die Zukunft zu erhalten und zu verbreiten, gründeten sie die „Real Escuela Andaluza del Arte Ecuestre" (die Königlich-Andalusische Schule der Reitkunst). Nachdem sie 1973 zum ersten Mal mit dem „Cómo Bailan Los Caballos Andaluces" (dem Andalusischen Pferdeballet) an die Öffentlichkeit getreten waren, erhielt Alvarito Domecq, der technische Direktor der Schule, aus der Hand von *König Juan Carlos* das „Goldene Hufeisen". 1983 übernahm das Ministerium für Information und Tourismus die Administration und finanzielle Absicherung der Schule, der 1987 vom König das ehrenvolle Präfix „Real" (Königlich) verliehen wurde.

Hispano-Araber-Hengst

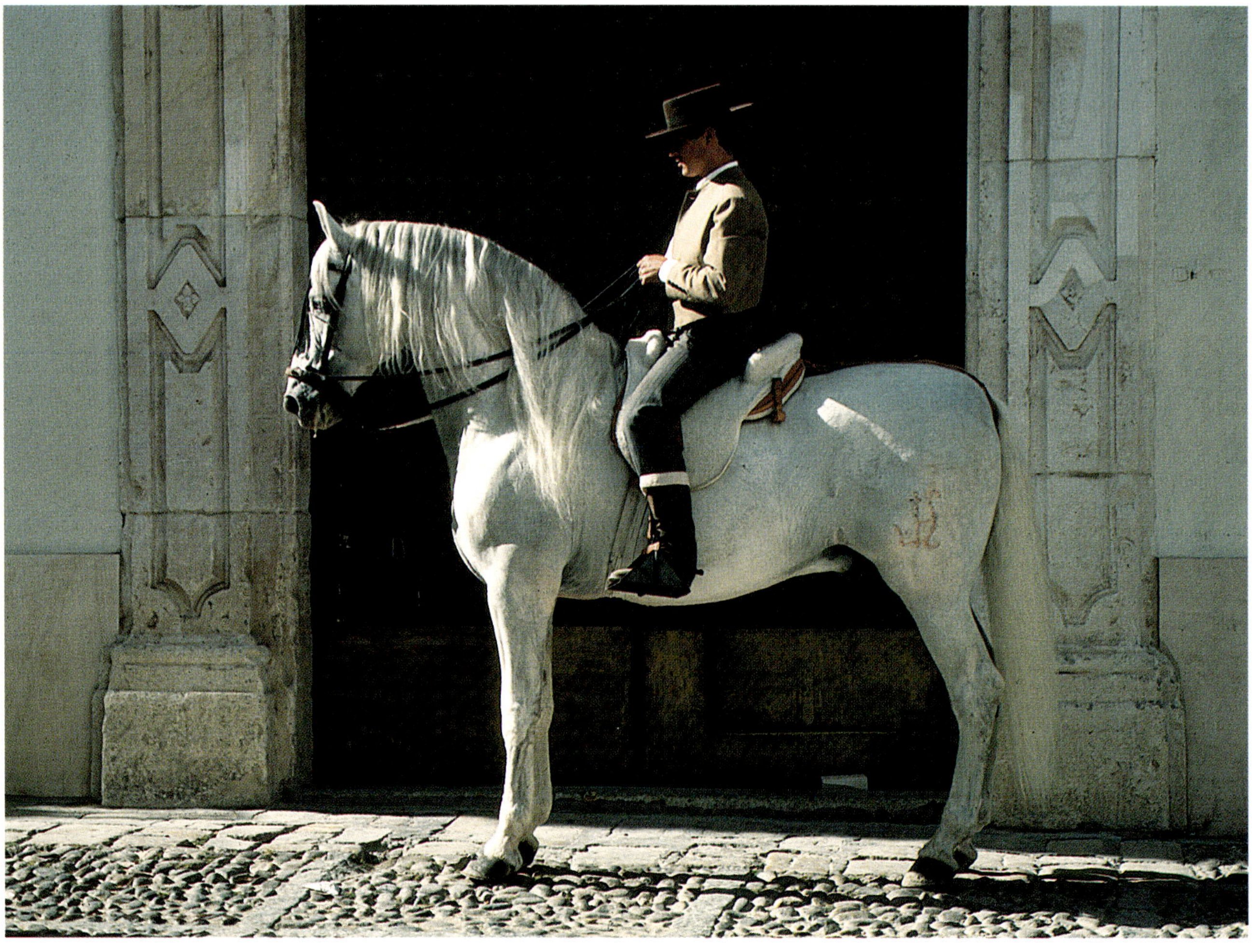

HISPANO-ARABER

TYP, INTERIEUR, VERWENDUNG: Ganz allgemein kann man sagen, daß beim Hispano-Araber der Rassetyp und die „barocken" Exterieurmerkmale der Iberischen Pferde (Andalusier und Lusitano), wie der Ramskopf, der etwas weiche, oft eingesattelte Rücken, die stark abschüssige Kruppe, der tief angesetzte, wenig getragene Schweif und der klassische Bewegungsablauf mit dem hohen Kniebug und der auffallenden, angeborenen Hankenbiegung, die die Rasse für die versammelten Lektionen prädestiniert, verschwunden sind.

Die Anhänger des Hispano-Arabers behaupten, daß er in sich die Vorzüge des Iberers mit denen des Arabers vereinige. Diese Ansicht wird von den Andalusier- und Lusitano-Züchtern jedoch keineswegs geteilt. Tatsächlich hat das vom Militär bis heute favorisierte Leitbild des Hispano-Arabers über lange Zeit und noch bis vor kurzem auch die Beurteilung und Selektion des Andalusiers stark beeinflußt. Man kann ohne weiteres sagen, daß dadurch dessen rassische Identität in hohem Grade in Gefahr geraten war.

Der Hispano-Araber ist ein vielseitiges Allroundpferd, robust und hart, gleich gut geeignet unter dem Sattel wie im Geschirr. Bis zum Einsetzen der totalen Motorisierung war er die Kavalleriremonte der spanischen und portugiesischen Armee. Daneben wurde er vielfach im Kutschwagen und im leichten landwirtschaftlichen Zug eingesetzt.

Die Rasse zeichnet sich durch einen freundlichen, umgänglichen Charakter, ein sehr lebhaftes Temperament und eine hohe Leistungsbereitschaft aus.

EXTERIEUR:
Exterieurmäßig nimmt der Hispano-Araber eine Zwischenstellung zwi-

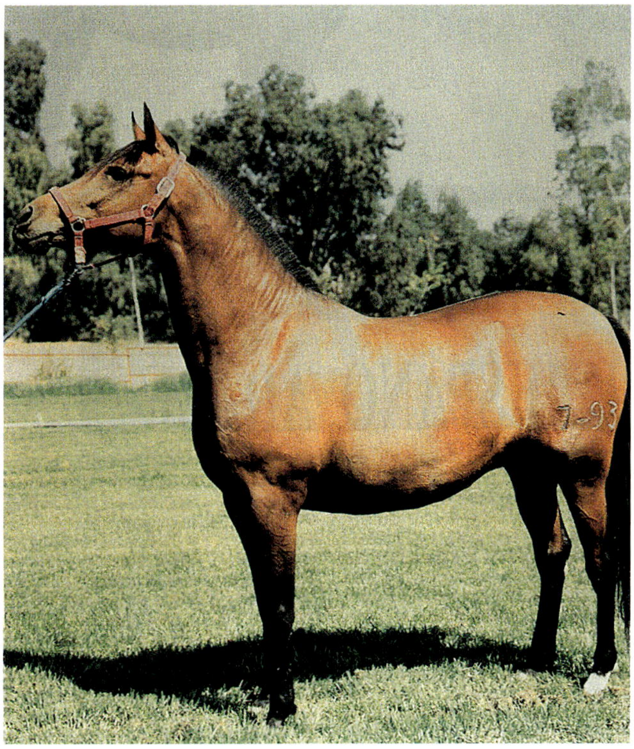

Braune Hispano-Araber-Stute

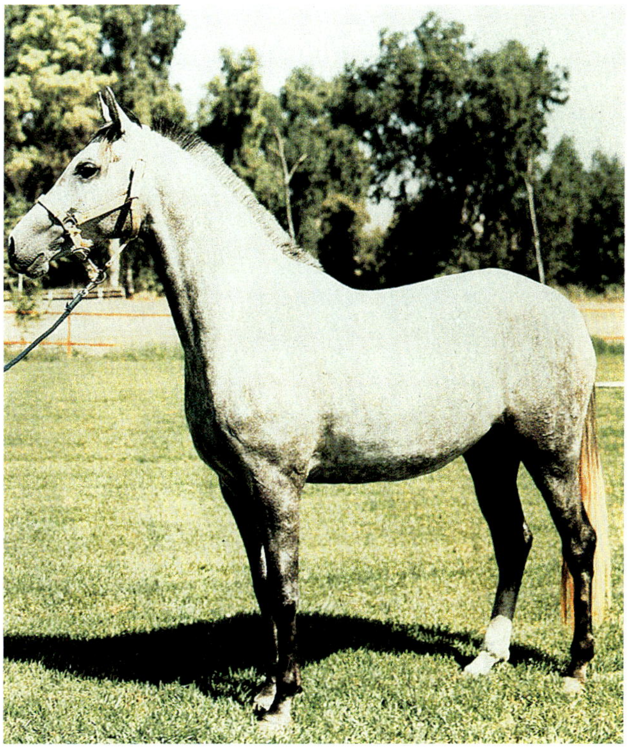

Hispano-Araber-Schimmelstute

schen dem Iberischen Pferd und dem Araber ein. Insgesamt wirkt er recht harmonisch. Der Kopf ist edel, leicht, mit orientalischem Überguß und geradem oder leicht konkavem Profil. Die Augen sind groß und ausdrucksvoll, die Stirn ist breit, die Ohren sind von mittlerer Länge und sehr beweglich, die Maul-Nüstern-Partie ist fein.

Der schön geschwungene Hals mit leichtem Genick ist gut aufgesetzt und getragen und kräftig bemuskelt. Die Brust ist breit und tief. Der Widerrist, gut ausgeprägt, reicht weit in den Rücken hinein. Der Rücken ist kurz und breit und ebenso wie die Lende und die wohlgerundete, gerade, nicht selten horizontale Kruppe kräftig bemuskelt. Der Schweif ist hoch angesetzt und wird in der Bewegung gut getragen.

Die nur mäßig langen Gliedmaßen besitzen eine gediegene Formierung, vorn wie hinten gleichermaßen korrekt gestellt, mit breiten, trockenen Gelenken, deutlich markierten Sehnen und elastischer Fesselung. Die Hufe sind gut geformt, von mittlerer Größe.

Am häufigsten sind Braune mit wenig Abzeichen und Schimmel. Die Widerristhöhe variiert von 155 bis 165 cm Stockmaß.

MECHANIK:
Die Bewegungen in den drei Grundgangarten sind fleißig, energisch und fördernd, wenig aufwendig, ohne den hohen Kniebug der Iberischen Rasse, mehr schiebend als tragend. Galoppade und Trab sind leichtfüßig und flach.

ZUCHT:
Die Zucht des Hispano-Arabers ist heute nicht mehr sehr umfangreich, doch ist sie über ganz Spanien verbreitet mit Schwerpunkten in Andalusien, Castilla-Léon, Castilla la Mancha und Estremadura (in dieser Reihenfolge). Insgesamt umfaßt die Population etwa 600 Mutterstuten. Von den registrierten Hengsten wird ein größerer Teil zur Kreuzung mit anderen Rassen herangezogen.

Es besteht ein eigenes Gestütbuch der Rasse für ganz Spanien.

GESCHICHTE:
Erste Kreuzungen von Orientalen und Iberischen Pferden fanden nach der Eroberung Granadas und dem Abschluß der Reconquista (1492) statt. Man strebte damit die Erzeugung von edlen, schnellen, ausdauernden Pferden für die berittenen Truppen des spanischen Heeres an. Auf diesen Pferden machte man die ligurische Kavallerie, die sogenannten „Cazadores" (leichte Jäger), beritten, aus denen später die spanischen Dragoner hervorgingen. Maßgeblichen Anteil hatten Pferde Hispano-Arabischer Rasse an der Eroberung Latein-Amerikas.

Auch in Portugal kreuzte man den Lusitano mit dem Araber. Eigentlich kam es zu dieser Zucht in Portugal durch den 1757 in Utrera geborenen Straßenräuber und Schmuggler *Diego Corrientes*. Er hatte sich darauf spezialisiert, Hengste der Arabischen Rasse zu stehlen, nach Portugal zu verschieben und dort teuer zu verkaufen, wo mit ihnen anschließend eine eigene Zucht begründet wurde. 1780 verurteilte ihn dafür das Oberste Gericht von Sevilla zum Tode.

Am bekanntesten wurde der Hispano-Araber als Militärremonte in aller Welt. England, Frankreich und Österreich importierten Pferde dieser Zucht in großer Menge. Ihren züchterischen Höhepunkt erlebte die Hispano-Araber-Zucht in der zweiten Hälfte des 19. Jahrhunderts bis in den Anfang des 20. Jahrhunderts.

MALLORCA-PFERD

Caballo Mallorquin

TYP, INTERIEUR, VERWENDUNG:
Das ponyartige, nur mittlere Größe erreichende, recht primitive Pferd der Balearen-Insel Mallorca unterscheidet sich merklich von den Pferden der Iberischen Halbinsel und denen der Nachbarinsel Menorca.

Der Mallorquin ist ein energischer, ausdauernder, genügsamer und robuster Pony, langlebig und fruchtbar, mit einem gutmütigen Charakter und einem unproblematischem Temperament.

Früher fand die Rasse vor allem Verwendung als Säumer, im leichten Zug in der landwirtschaftlichen Arbeit sowie zum Reiten. Eine wichtige Rolle spielte sie in der Maultierzucht. In der Vergangenheit wurde der Mallorquin auch häufiger aufs Festland verschifft, um dort als Kleinhändler- und Droschkenpferd eingesetzt zu werden.

Heute ist der Mallorca-Pony nahezu ausgestorben. Die wenigen noch auf der Insel vorhandenen Pferde dieser alten Rasse verdienen ihren Hafer größtenteils unter dem Sattel oder im leichten Spanndienst in der Touristik.

EXTERIEUR:
Generell gesprochen ist der Mallorca-Pony ein recht harmonisches Pferd, obgleich er eine gewisse Länge besitzt – ein Eindruck, den seine Kurzbeinigkeit noch verstärkt. Der Kopf ist kantig und trocken, mit mehr oder minder konvexem Profil, die Augen sind freundlich und lebhaft, die kurzen Ohren gut gestellt. Der Hals ist nicht sehr lang, oft recht dick, namentlich bei den Hengsten, die Schulter mäßig schräg. Der nicht sehr ausgeprägte Widerrist verschwindet unter der starken Muskulatur. Die Kruppe ist von mittlerer Länge und ermangelt bei sonst guter Bemuskelung oft einer deutlichen Behosung (lange Sitzbeinmuskeln). Das leichte, eisenharte Fundament ist nicht selten fehlerhaft. So weisen die Hintergliedmaßen häufig eine unerwünscht starke Winkelung auf. Gelenke und Röhrbeine sind relativ fein, die Hufe gut geformt, von unverwüstlicher Hornbeschaffenheit. Das Langhaar der Mähne und des tief angesetzten, wenig getragenen Schweifes ist kräftig ausgebildet. Ein Behang kommt nicht vor.

Die Farben sind in der Regel Rappe oder ein dunkles Braun, Abzeichen fehlen völlig.

Die Widerristhöhe variiert um 145 bis 150 cm Stockmaß.

MECHANIK:
Die Bewegungen des Mallorquin sind leicht und sehr trittsicher, auch in kupiertem Gelände, jedoch nicht sehr raumgreifend.

ZUCHT:
Die Raza Mallorquina kommt ausschließlich auf der Balearen-Insel Mallorca vor, und hier vor allem im Palma-Distrikt. Die zeitweilig vom völligen Erlöschen bedrohte Population beträgt heute ca. 70 bis 80 zuchtaktive Pferde und ist damit immer noch sehr gefährdet.

GESCHICHTE:
Obgleich es die Mallorca-Rasse seit vielen Jahrhunderten auf der Insel gibt, hat man sich ihrer erst 1987 angenommen, als sich 17 Züchter zusammenschlossen und sich die Erhaltung der Rasse zum Ziel setzten.

Über den Ursprung der Rasse besteht keine letzte Klarheit. In einer Darstellung der Iberischen Pferde-

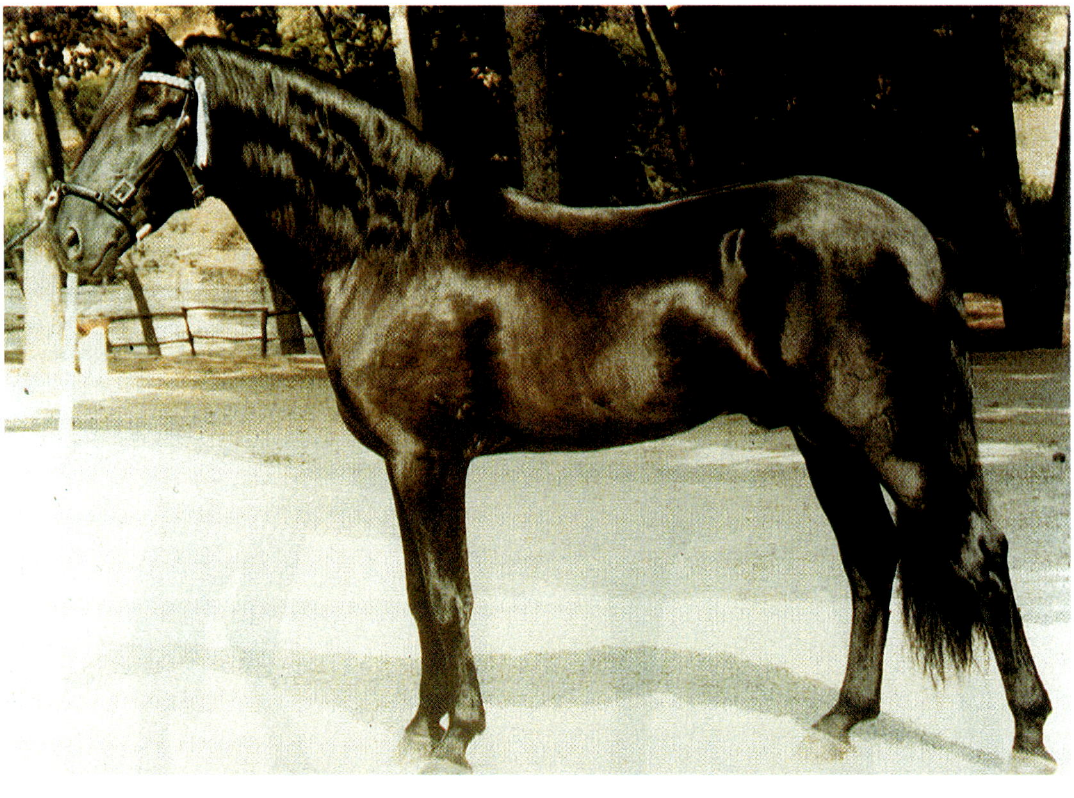

Mallorquin-Hengst. Der Typ ist nicht sehr einheitlich und zeigt nur wenig Ähnlichkeit mit dem des Andalusiers.

zucht von 1953 wird vermutet, daß Spanische, Neapolitanische und auch Einflüsse der alten schwarzen Vatikanischen Karossierrasse bestanden haben. Aber tatsächlich geht die Geschichte der Balearenpferde, wie *Juan Llamas* in LA CRIA CABALLAR EN ESPAÑA (Barcelona 1992) schreibt, wohl viel weiter zurück. Wie im gesamten westlichen Mittelmeerraum haben die Pferde der verschiedenen Invasoren der Inseln, das heißt der Phönizier, Griechen, Karthager, Römer, Vandalen, Westgoten, Byzantiner, Franken, Mauren, Aragonesen, Kastilianer und Engländer, jeweils zu ihrer Zeit ihre Spuren hinterlassen.

Alte Siegel zeigen die Ähnlichkeit der heutigen Ponies mit einem recht altertümlichen Pferdetyp, wie wir ihn bereits auf antiken griechischen Vasenbildern und Münzen aus griechischer, phönizischer und römischer Zeit finden. Jahrtausendelang war der Mallorca-Pony das einzige Verkehrsmittel auf der Insel, als Saumtier, zum Reiten und zum Fahren.

Im 19. Jahrhundert hat man häufiger Pferde vom Festland zur Verbesserung der Rasse eingeführt, wie zum Beispiel *Juan Artigues y Sitjar* in GUIA DE COCHERO (Valencia 1895) schreibt. Die Ausbreitung moderner, leistungsfähigerer Pferderassen im Zuge einer Intensivierung der Landwirtschaft und eine sich mehr und mehr ausweitende Maultierzucht führten seit dem letzten Drittel des 19. Jahrhunderts zu einem steten Rückgang der autochthonen Rasse. Durch die fortschreitende Motorisierung und den Bau von Autostraßen seit dem Ersten und vor allem dem Zweiten Weltkrieg wurde die Trag- und Zugkraft des Pferdes schließlich auch auf Mallorca weitgehend überflüssig, so daß die Rasse ernsthaft bedroht war, völlig und spurlos zu verschwinden.

„In letzter Stunde" wurde unter dem Namen „Patronado de Razas Autóctonas de Mallorca" eine Bewegung ins Leben gerufen, die sich die Erhaltung nicht nur der heimischen Pferde, sondern aller auf der Insel bodenständigen Haustiere (also auch Huhn, Hund, Rind oder Esel) zur Aufgabe gestellt hat. 1989 wurden erstmals eine Registrierung und dafür gültige Regeln für das Zuchtmaterial eingeführt. Seither gibt die „Jefatura de Cria Caballar" (die spanische Gestütsverwaltung) ein eigenes Gestütbuch für den Mallorca-Pony heraus.

MENORCA-PFERD

Caballo Menorquin

TYP, INTERIEUR, VERWENDUNG: Die Raza Menorquina kommt nur auf der Balearen-Insel Menorca vor. Verglichen mit der auf Mallorca gezüchteten Rasse steht sie viel deutlicher im Reitpferdetyp und besitzt ein energisches, ja feuriges Temperament.

Der Menorquin ist wohlproportioniert, langlinig und besitzt viel Ausstrahlung. Während er früher das einzige Verkehrs- und Transportmittel der Insel darstellte und vor allem als Säumer, in kupiertem Gelände, als landwirtschaftliches Zugpferd und als Reitpferd der Bauern diente, werden heute viele Menorca-Pferde im Tourismus eingesetzt sowie vor allem bei den verschiedenen auf der Insel veranstalteten Ferias zu Ehren des heiligen Juan, den sogenannten „Jaleos", bei denen sie durch ihre hervor-

Die hohe Aufrichtung und die starke Hankenbiegung verraten die Verwandtschaft des Menorquin zum Andalusier.

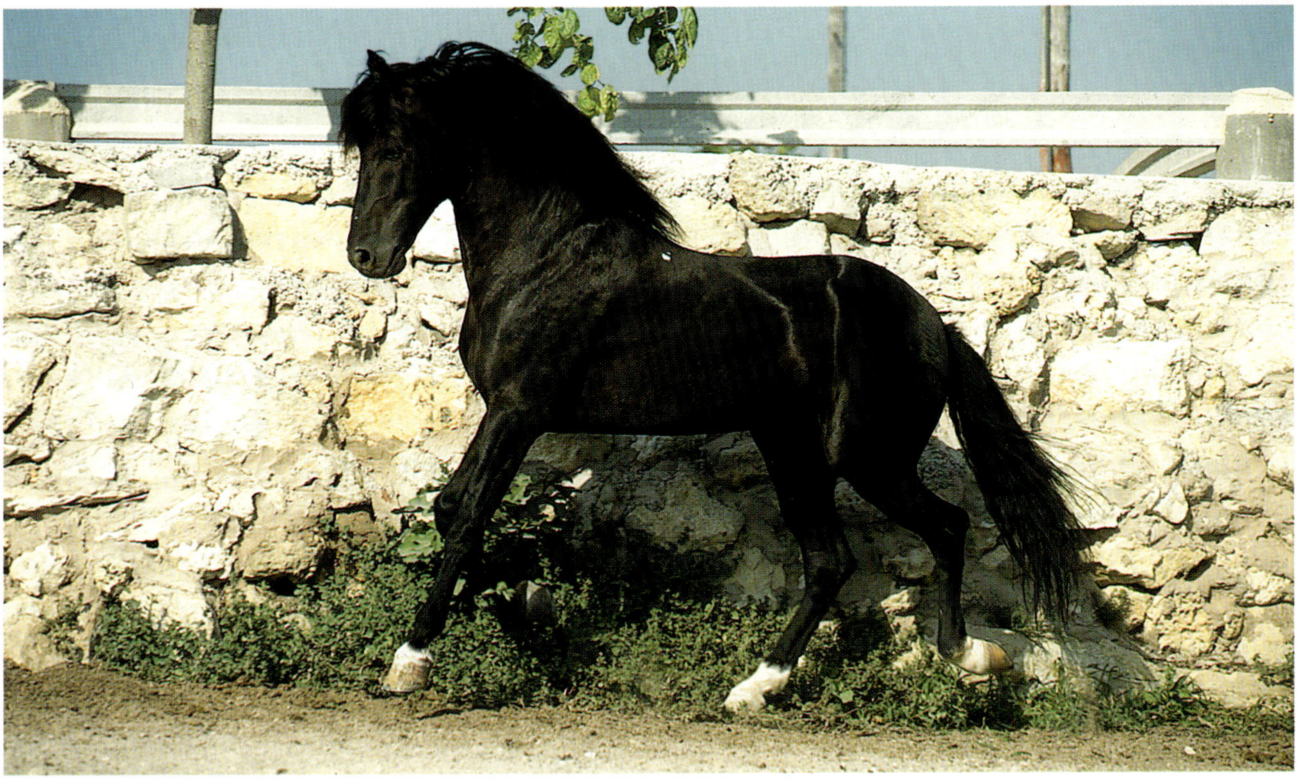

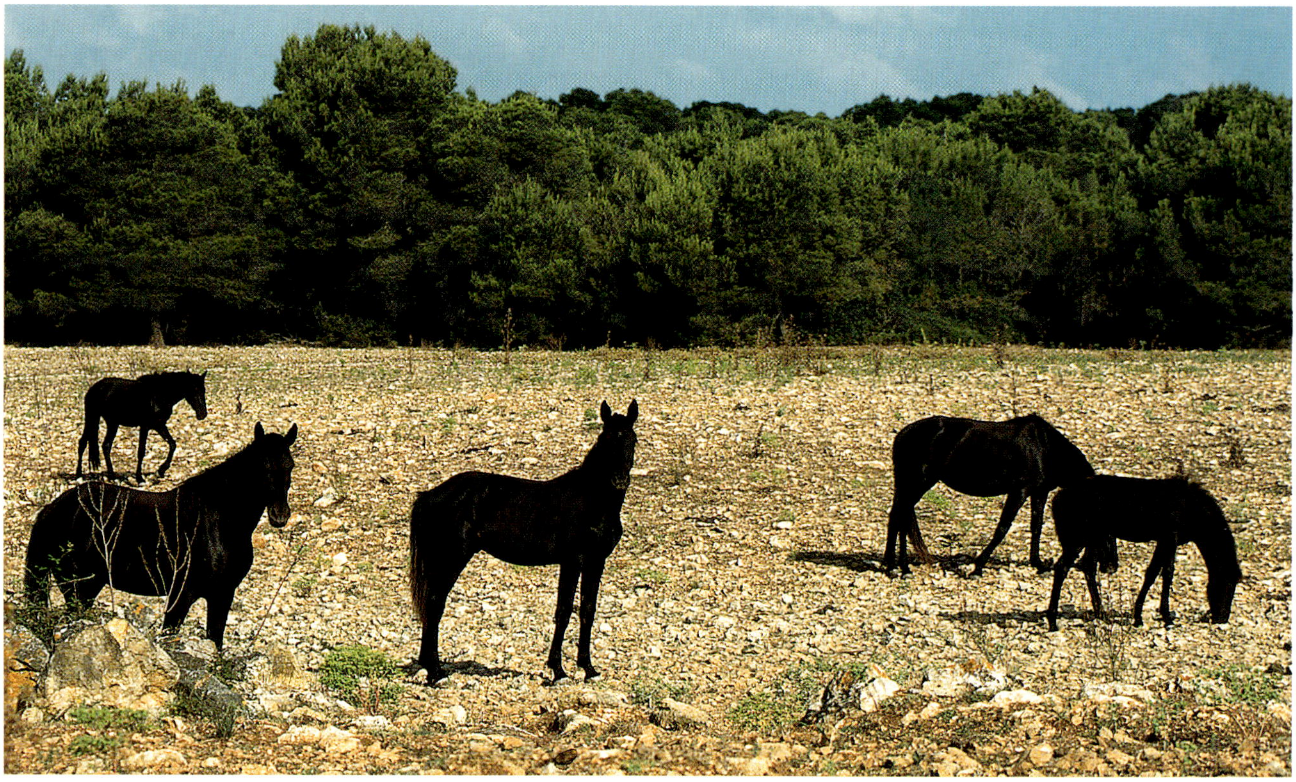

Stuten der Menorca-Rasse auf der Weide. Ihr Adel verrät den Vollblut-Einfluß aus der Zeit der britischen Okkupation (1708–1802).

ragende Rittigkeit und ihre Eignung für die „Schulen auf und über der Erde" auffallen. Ähnlich wie in Andalusien findet sich auf Menorca eine große Pferdepassion in der Bevölkerung.

EXTERIEUR:
Das Menorca-Pferd besitzt einen edlen, gelegentlich etwas langen Kopf mit geradem Profil. Die Augen sind lebhaft, die gut gestellten Ohren kurz. Auffallend ist der schön geschwungene, muskulöse Reitpferdehals und die (verglichen mit dem Mallorquin) bessere Schulter-Widerrist-Formierung und die bessere Sattellage. Der Rücken ist eher kurz, die Kruppe weniger abschüssig und länger. Das leichte Fundament zeichnet sich durch Härte und Trockenheit aus, ist jedoch nicht immer ganz korrekt gestellt. Sehnen und Gelenke sind deutlich markiert. Die Hufe sind schmal und von großer Härte.

Das Langhaar ist reich ausgebildet. Gemeinsam mit dem benachbarten Mallorquin ist dem Menorquin die dunkle Farbe. Die Widerristhöhe beträgt um 160 cm Stockmaß.

MECHANIK:
Die Grundgangarten der Menorca-Rasse sind energisch, aber nicht sehr raumgreifend. Sie entbehren der ausgeprägten Knieaktion, wie sie die Pura Raza Española oder der Lusitano zeigen. Dagegen weist der Menorquin die gleiche Veranlagung für die „Schulen auf der Erde" und die Schulsprünge auf.

ZUCHT:
Die nordöstlich von Mallorca gelegene, kleinere Balearen-Insel Menorca ist weit weniger fruchtbar. Der Boden ist durchweg recht steinig und erhebt

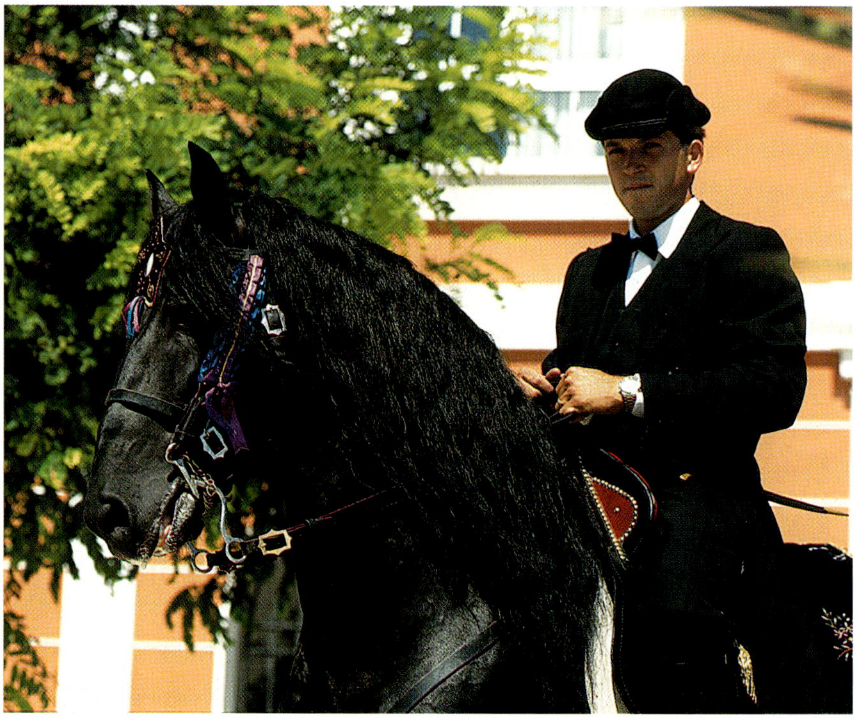

Feria auf Menorca – Portrait eines Menorquin-Hengstes

sich bis zu 350 Meter über den Meeresspiegel. Die ausschließlich auf Menorca gezüchtete Menorquin-Rasse umfaßt heute eine Population von etwa 700 Pferden. Ein Gestütbuch wird von der „Jefatura de Cria Caballar" herausgegeben.

GESCHICHTE:
Die Ursprünge der heutigen Menorca-Rasse gehen mit Sicherheit auf die bronze- und eisenzeitliche Kultur zurück, die erst in römischer Zeit zu Ende gegangen und durch die überall auf der Insel vorhandenen, „Talayots" genannten, massiven Steintürme gekennzeichnet ist. Wahrscheinlich sind ihre Wurzeln sogar noch weit älter.

In der Antike wurden die Balearen häufig von den Phöniziern und Griechen besucht. Seit dem sechsten Jahrhundert bis 201 v. Chr. waren sie unter karthagischer Herrschaft, 123 v. Chr. wurden sie von Rom erobert. Während der Völkerwanderungszeit zogen Vandalen (425), Westgoten, Byzantiner (534) und Franken durch. 798 begründeten die Mauren eine muslimische Herrschaft, die erst nach der Eroberung durch das Königreich Aragon im 13. Jahrhundert beendet wurde. Das seit 1262 selbständige Balearische Königreich wurde 1348 mit Aragon vereinigt.

Stark geprägt wurde die Pferdezucht der Insel durch die britische Herrschaft, die von 1708 bis 1802 währte und in der zahlreiches englisches Zuchtmaterial eingeführt wurde. Auf den britischen Einfluß führt *Juan Llamas* in dem Standardwerk über die Spanische Pferdezucht (La Cria Caballar en España, Barcelona 1992) die große Pferdepassion der menorquinischen Bevölkerung zurück.

Nachdem die Anzahl der Menorquins seit den sechziger/siebziger Jahren des 19. Jahrhunderts etwa 100 Jahre lang mehr und mehr zurückgegangen war, so daß die Rasse im Begriff stand, völlig zu verschwinden, hat sie sich heute auf einem allerdings niedrigen Level wieder stabilisiert, und die alten reiterlichen Traditionen, die bis ins 14. Jahrhundert zurückreichen, werden auf den Fiestas wieder gepflegt.

KALTBLUTZUCHTEN

SPANISCHER BRETONE

Ceretaño, Hispano Breton, Hispa Bretô de la Cerdañya

TYP, INTERIEUR, VERWENDUNG:
Der Ceretaño oder, wie er seit 1966 oft bezeichnet wird, der Hispano Breton, ist eine verbreitete Arbeitspferderasse kaltblütigen Typs. Der Name Breton Ceretaño kennzeichnet seine Herkunft aus der Cerdañya.

Die Rasse zeichnet sich durch hervorragende Futterdankbarkeit aus. Sie ist genügsam, robust, hart, energisch und ausdauernd, zugleich langlebig und fruchtbar. Ihr Temperament ist lebhaft, sie ist leistungsbereit, fromm und unkompliziert. Vor der totalen Motorisierung war der Ceretaño das wichtigste Arbeitspferd in der Landwirtschaft der Gebiete von Logroño, Valladolid sowie im Küstengebiet von Tarragona im Norden bis Valencia. Er wurde vor allem wegen seiner Gängigkeit und seines nie erlahmenden Arbeitseifers hochgeschätzt, auch als Zugpferd der leichten Feldartillerie. Nachdem die Rasse aus all ihren früheren Funktionen nahezu völlig durch den Motor verdrängt worden ist, wird sie heute fast nur noch für die Fleischproduktion gezüchtet.

EXTERIEUR:
Der Kopf des Hispa Bretô ist wohlproportioniert, trocken und entbehrt nicht eines gewissen Adels. Das Profil ist meist gerade, nicht selten konkav, die Augen lebhaft, intelligent, die Ohren kurz und beweglich. Der kräftige Hals ist gut aufgesetzt und getragen. Die breite Brust entspricht einem ebenso breiten, tonnigen, geschlossenen Rumpf mit ausgeprägter Rippenwölbung, letztere läßt auf eine vorzügliche Futterverwertung schließen. Die Schulter ist relativ steil, mit nur wenig ausgeprägtem Widerrist. Die trockenen, kurzen Gliedmaßen sind im allgemeinen gut gestellt, allerdings mit einer gewissen Tendenz zu einer übermäßigen Winkelung der Hinterhand. Die Fesselung ist kurz. Die Hufe sind von hervorragender Konsistenz, zäh und unverwüstlich.

Hispano-Breton-Hengst in den Bergen

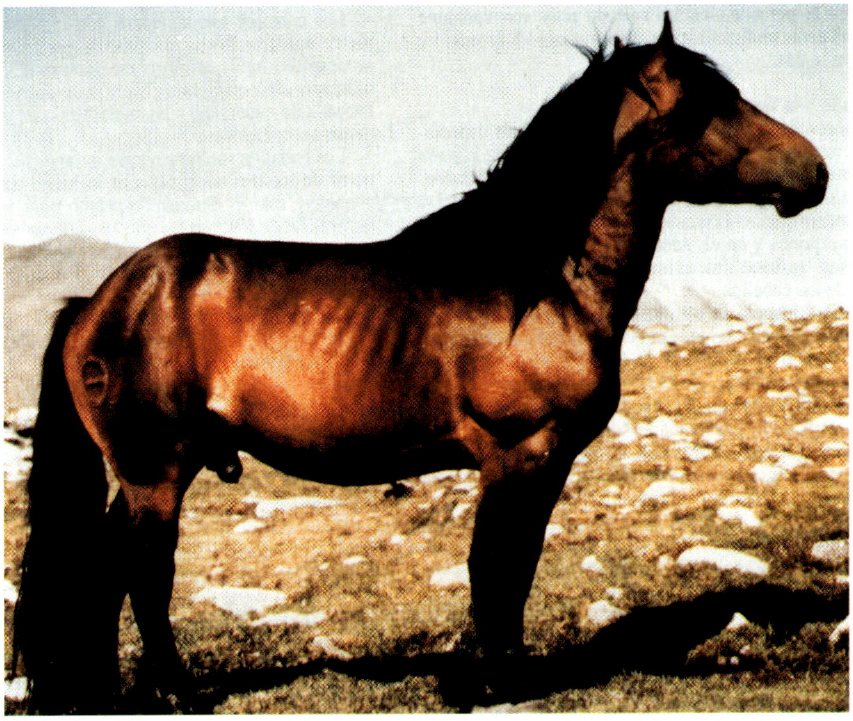

Das Mähnen- und Schweifhaar ist dicht und recht grob. Ein Behang ist bis zu einem gewissen Maße vorhanden. Am häufigsten sind permanente Braun- und Eisenschimmel, Füchse und Braune. Schimmel oder Rappen sind sehr selten. Abzeichen kommen im Gegensatz zum Französischen Bretonen kaum vor.

Die Widerristhöhe liegt bei 150–155 cm Stockmaß.

MECHANIK:
Unter den Grundgangarten fällt das überdurchschnittlich gute Trabvermögen auf, Erbteil des Postier-Bretonen, ebenso wie die Trittsicherheit in kupiertem Gelände.

ZUCHT:
Die Rasse ist ursprünglich im Gebiet von Cerdañya entstanden und hat sich von dort mit der Zeit über fast ganz Katalonien ausgebreitet. Die Cerdañya ist eine ideale Gegend für Pferdezucht. Es finden sich hier weite Weideflächen, natürliche Hochalmen, wo eine jahrhundertealte Pferdezuchttradition zu Hause ist. In einem Dokument aus dem 18. Jahrhundert wird die alte, bodenständige Zucht über lange Zeiträume nachgewiesen.

Die Pferde gehen von Mai bis Oktober in gemischtem Besatz mit Rindern auf die Bergweiden bis 2000 m Höhe und mehr über dem Meeresspiegel, wo sie von den Züchtern meist vom Pferderücken aus beaufsichtigt werden. Im Gebiet von Cerdañya ist die Population heute auf unter 1000 Stuten und 200 Hengste gesunken, die niedrigste Zahl in der Geschichte des Ceretaño.

Im übrigen sind die Reste der früher weit umfangreicheren Rasse vor allem um Huesca konzentriert (ca. 75 Prozent), daneben im Rioja-Gebiet (ca. 20 Prozent), sonst finden sich nur noch kleinere Zuchtinseln im Küstengebiet von Valencia und in Castilla-La Mancha (ca. 5 Prozent). Die Gesamtzahl der zuchtaktiven Stuten beziffert *Juan Llamas* in La Cria Caballar en España (Barcelona 1992) auf 5000 bis 6000.

GESCHICHTE:
Mit der Intensivierung der Landwirtschaft und dem dadurch entstehenden Bedarf für ein schwereres, kräftigeres landwirtschaftliches Arbeitspferd begann gegen Ende des 19., Anfang des 20. Jahrhunderts eine umfangreiche Kreuzung der heimischen Landrassen mit französischen Kaltbluthengsten. Hierbei erwies sich vor allem die Verbindung mit dem Postier-Bretonen als besonders glücklich. Durch sie erhielt man ein außerordentlich gängiges, energisches, mittelschweres bis leichtes Kaltblutpferd. Die fortgesetzte Paarung der erzielten Produkte untereinander führte bei gezielter Selektion bald zu einer Konsolidierung der Rasse, die nach ihrem Entstehungsgebiet als „Ceretaño" bezeichnet wurde. Die Kreuzungsprodukte wurden vor 1940 auch in nicht unerheblichem Umfang zur Maultierzucht verwendet. Zwischen 1940 und 1950 holte man außer einigen Ardenner- und Boulonnais-Hengsten noch einmal eine größere Zahl Postier-Hengste ins Land, die sehr zur Vervollkommnung der Rasse beitrugen. Vor allem das Gangwerk wurde noch wesentlich verbessert. Dazu muß man sich in Erinnerung rufen, daß in die Postier-Zucht im vorigen Jahrhundert über den heute ausgestorbenen warmblütigen Corlay, einen leichten, edlen Kutsch- und Reitpferdtyp, der deutlich von Orientalischen und Vollblut-Einkreuzungen geprägt war, und über den englischen Norfolk Trotter recht viel edles Blut eingeflossen war, das vor allem die Trabanlagen verbessert hatte.

Es liegt eine gewisse Tragik darin, daß diese positive Entwicklung auf ihrem Höhepunkt durch die unaufhaltsam in alle Bereiche hineindrängende Motorisierung beendet wurde. Nachdem auch der Hispano Breton durch die Maschine in seinem bisherigen Einsatzbereich überflüssig geworden ist, wird er fast nur noch für den Schlachter gezüchtet, wodurch zunächst einmal eine gewisse Selektionsbreite erhalten geblieben ist. Das weitere Überleben der Rasse wird davon abhängen, inwieweit sie den Anforderungen des Marktes, auf dem sie mit den zahlreichen französischen Rassen konkurrieren muß, hinsichtlich Fleischqualität und -quantität angepaßt werden kann. Ein Trend, die Pferde schwerer zu züchten, um das Ausschlachtergebnis zu verbessern, ist nicht zu übersehen.

Ein mittlerweile in der Cerdañya in Angriff genommenes Programm, dem große Hoffnungen gelten, muß hier noch erwähnt werden: Auf Initiative des Tierarztes *Ismael Renna* hat man, um die Rentabilität der Zucht zu steigern, 1988 damit begonnen, die Hispa Bretô-Stuten einer Kombinationskreuzung mit hoch im Blut stehenden Reitpferdehengsten, um genau zu sein mit Vollblut- und Araber-Hengsten, zu unterwerfen. Der Gedanke war nicht neu. Schon 100 Jahre vorher, 1892, hatte man ein ähnliches Projekt gestartet. Und im Grunde war auch schon der oben erwähnte Corlay in der Bretagne das Ergebnis derartiger Kreuzungen gewesen. Man geht folgendermaßen vor: Die Ceretaño-Stuten werden von einem edlen Hengst gedeckt. Die besten entstehenden weiblichen F_1-Produkte werden nach sorgfältigen Tests und strenger Selektion zur Erzeugung einer F_2-Generation erneut einem edlen Hengst zugeführt. Gewöhnlich wird zuerst ein Araber-, dann ein Vollblut-Hengst eingesetzt (oder vice versa). Man geht dabei von der Erwartung aus, daß in dem F_2-Produkt die positiven Eigenschaften aller drei Rassen vereint werden: Vom Ceretaño die Härte, Robustheit und der hervorragende Charakter, vom Vollblut das energische, eifrige Temperament und vom Araber das Feuer, die Ehrlichkeit und der Adel.

Die F_1-Stuten zeigen einen muskulösen Körper mit breiter Brust, das kräftige Fundament der Mutter bleibt erhalten, ebenso wie die vorzüglichen harten Hufe; Hufprobleme, wie zum Beispiel Strahlbeinlahmheit, kommen nicht vor. Der allgemeine Eindruck ist der von kompakten, muskulösen Pferden mit recht viel Eleganz. Besonders gelobt werden der fromme Charakter und das energische Temperament. Die Fohlen werden im Freien geboren, ohne menschliche Hilfe. Die ersten 8 Monate kommen sie ohne irgendwelches Zufutter aus, in den nächsten vier Monaten wird etwas Heu zugefüttert. Doch legt man großen Wert darauf, die Pferde nicht zu verweichlichen und ihre Genügsamkeit zu erhalten.

Im Unterschied dazu sind die F_2-Stuten etwas pflegebedürftiger und anspruchsvoller hinsichtlich des Futters, im Hinblick auf ihren späteren sportlichen Einsatz.

Bisher ist das Experiment noch im Anfangsstadium, doch werden die erreichten Ergebnisse als vielversprechend angesehen. Es wird sowohl von der „Asociación de Criadores del Caballo Hispano Bretón de la Cerdañya" voll unterstützt als auch durch das „Departemento de Agricultura, Ganadería y Pesca de la Generalitat de Catalunya" gefördert.

Man darf gespannt sein, ob im Verlaufe der nächsten Jahrzehnte auf der Ceretaño-Grundlage eine Sportpferderasse entsteht.

BURGUETE

TYP, INTERIEUR, VERWENDUNG:

Bei dem Caballo Burguete handelt es sich um einen kleinen, leichten, gepackten Kaltbluttyp, geschlossen und kurzbeinig. Er ist ausgesprochen genügsam, anspruchslos, leichtfuttrig, ein vorzüglicher Rauhfutterverwerter. Robustheit und Härte, Langlebigkeit und Fruchtbarkeit zeichnen ihn besonders aus. Aufgrund seines ehrlichen Charakters, seiner Handlichkeit und seines alerten, munteren Temperaments ist dieser Typ ein beliebtes Arbeitspferd für alle leichteren Spanndienste. Mit der fortschreitenden Motorisierung hat jedoch auch er in der Landwirtschaft nahezu alle Bedeutung als Zugkraft verloren und dient heute fast ausschließlich der Fleischproduktion.

EXTERIEUR:

Der Gesamteindruck des Burguete ist harmonisch, muskulös, mit gerundeten Formen. Sein Kopf ist von mittlerer Größe, keineswegs plump, sondern trocken und ausdrucksvoll, mit geradem Profil, die Augen sind lebhaft, freundlich, die Ohren kurz, ponyhaftig. Ein gut geformter Hals, schön getragen, entspringt einer recht breiten Basis. Die Schulter ist verhältnismäßig steil gelagert, die Brust breit. Der kurze, muskulöse Rücken schließt über die kräftige Nierenpartie gut an die gerundete, abschüssige, wohlbemuskelte Kruppe an. Der Schweifansatz ist tief. Der geschlossene Körper wird von kurzen, stabilen Gliedmaßen mit kräftigen, ausgeprägten Gelenken und kurzen Röhren getragen. Die Hufe, von mittlerer Größe, bestehen aus hartem, dunklem Horn.

Stark entwickelt ist das leicht gewellte Langhaar. Der reichliche Behang ist ein Erbteil der einen der beiden Ausgangsrassen, der Jaca Navarra. Die vorherrschende Farbe ist ein kräftiges Mittel- bis Dunkelbraun mit tiefschwarzem Langhaar und Gliedmaßen, in der Regel ohne jegliche Abzeichen.

Die Widerristhöhe beträgt 150–152 cm Stockmaß (teils auch darunter).

MECHANIK:

Ohne besonders raumgreifend zu sein, sind die Grundgangarten energisch, mit gutem Antritt aus der Hinterhand, und sehr trittsicher.

ZUCHT:

Die Zucht des Burguete ist auf eine verhältnismäßig kleine Region be-

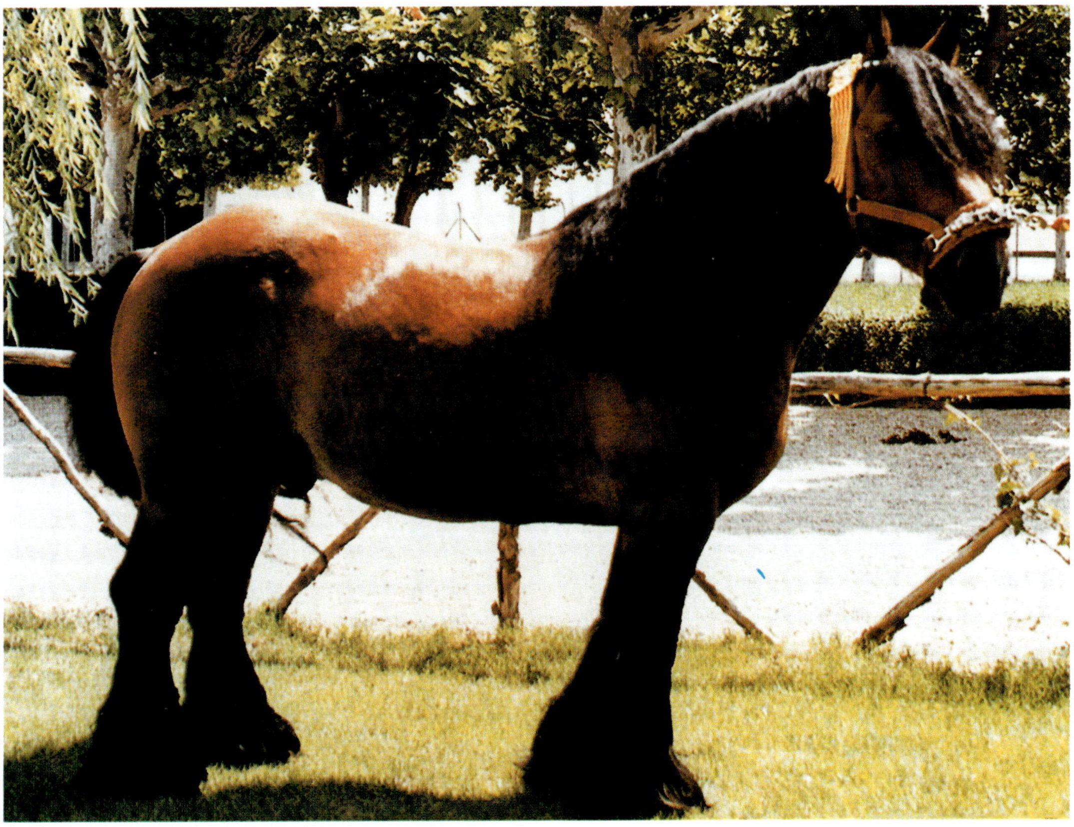

Burguetano-Hengst

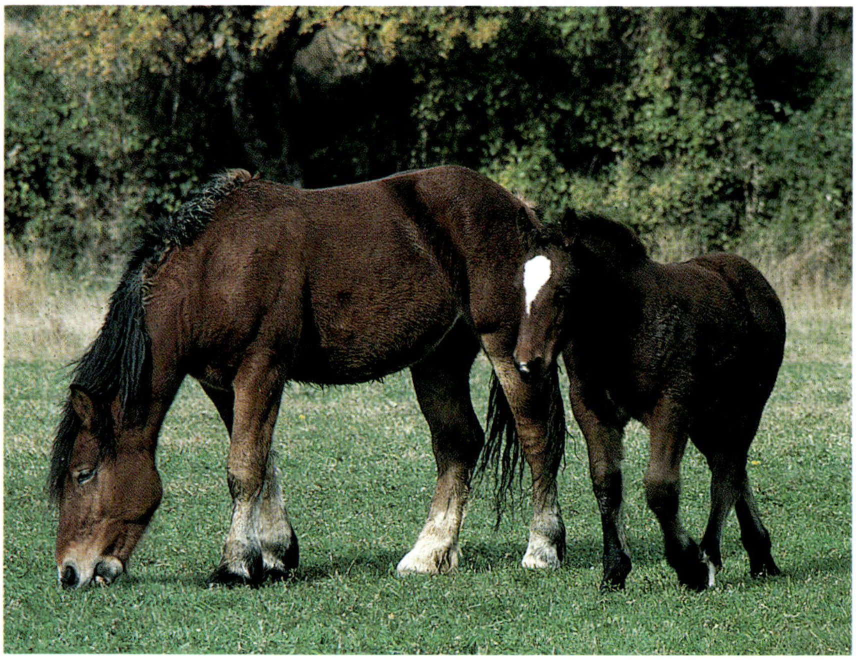

Burguetano-Stute mit Fohlen

schränkt. Seine Heimat erstreckt sich im wesentlichen auf die navarresischen Bergtäler von Burguete und Roncevalles.

GESCHICHTE:
Unter den Zugpferderassen, die zu Beginn des 20. Jahrhunderts in Spanien aus der Kreuzung von nordspanischen Stuten der Landrassen mit französischen Kaltblütern entstanden sind, muß man neben anderen die des Burguete nennen. Das im Gebiet von Navarra gezüchtete Burguete-Pferd zählt zu seinen Ausgangsrassen im wesentlichen die einheimische Jaca Navarra-Stutengrundlage und französische Hengste des Postier-Breton-Schlages. Aus ihnen ist im Verlauf der ersten fünfzig Jahre des 20. Jahrhunderts die in sich konsolidierte kaltblütige Arbeitspferderasse des Burguete entstanden, die jedoch heute, dem allgemeinen Zug der Zeit folgend, fast nur noch der Erzeugung von Schlachtpferden und -fohlen dient.

PONYZUCHTEN

JACA NAVARRA

TYP, INTERIEUR, VERWENDUNG:
Bei einer Betrachtung der verschiedenen nordspanischen Ponyrassen können wir davon ausgehen, daß die Iberische Halbinsel in vorgeschichtlicher Zeit von einem mehr oder weniger einheitlichen Ponytyp bevölkert war, der dem glich, der in den nordspanischen und südfranzösischen Höhlenmalereien der Eiszeit (vor ca. 30 000 bis 10 000) abgebildet ist. Durch die Abdrängung in verschiedene, voneinander getrennte Rückzugsgebiete in den Pyrenäen und deren südlichen Ausläufern hat sich eine Reihe unterschiedlicher regionaler Typen gebildet, denen man jedoch bis heute den gemeinsamen Ursprung ansieht. Bei den meisten von ihnen sind im Laufe der Jahrhunderte fremde Bluteinflüsse verschiedenster Art zum Tragen gekommen, die ihre unverkennbaren Spuren hinterlassen haben. Die Jaca Navarra bildet insofern eine Ausnahme, als sie sich ihren ursprünglichen Typ reiner erhalten hat als die meisten anderen Ponyrassen und dadurch noch ausgesprochen urtümlich wirkt. Sie verkörpert einen mittelgroßen Bergponytyp auf der Grenze zm Kaltblut.

„Jaca" ist das spanische Synonym zu dem französischen „Haquenée" und dem englischen „Hack" oder „Hackney". Die äußerst robuste, genügsame Rasse ist perfekt dem Milieu angepaßt, in dem sie wahrscheinlich seit Tausenden von Jahren lebt. Bis zur Intensivierung der Landwirtschaft, nach deren Einsetzen sie durch modernere landwirtschaftliche Zugpferderassen verdrängt wurde, und bis zum Abschluß der Motorisierung, durch die sie fast völlig verschwand, war die Jaca der unermüdliche Helfer der Bergbauern.

Werden die Pferde früh genug eingefangen und an den Menschen gewöhnt, so bestehen wenig Probleme im Umgang, obgleich die Rasse im Vergleich mit den anderen Pyrenäenrassen nicht ganz so einfach im Temperament und Charakter ist. In ihrem angestammten Habitat sind die Ponies ungewöhnlich scheu. Aber auch gezähmt und im Umgang mit dem Menschen bleibt ihre Zurückhaltung und ein gewisses Mißtrauen. Auch erschrecken sie leicht.

Die Jaca ist eine sehr fruchtbare und langlebige Rasse, die bis ins hohe Alter gesund und einsatzfähig bleibt. Sie besitzt ein lebhaftes Temperament, viel Energie, einen natürlichen Vorwärtsdrang und ermüdet nicht leicht. In schwierigem Gelände bewegt sie sich ungemein sicher und behende.

EXTERIEUR:
Der Kopf der Jaca Navarra wirkt ein wenig schwer und lang. Das Profil ist gerade, gelegentlich leicht konkav. Die Augen sind lebhaft und wach, das Spiel der kurzen Ohren ist es ebenfalls. Der Hals, kurz, dick, stark an der Basis, ist oftmals etwas tief angesetzt (Unterhals), der Widerrist wenig ausgeprägt, die Schulter steil. Der Rücken ist eingesattelt und wirkt dadurch weich. Die Kruppe, ein wenig spitz, dabei abgedacht, etwas hüftig, ist meist kurz abgeschlagen, mit tiefem Schweifeinsatz, manchmal leicht gespalten. Das Fundament ist gut formiert und relativ stark, mit kräftigen Sehnen und Gelenken. Die nicht sehr großen Hufe sind äußerst hart, wodurch ein Beschlag in der Regel unnötig ist.

Haut und Sommerfell sind recht fein, so daß sich bei Anstrengungen das Venengeflecht darunter abzeichnet. Das Mähnen- und Schweifhaar ist kräftig ausgebildet und buschig. In der kalten Jahreszeit entwickelt die Jaca einen dichten Winterpelz mit dicker Unterwolle und, verglichen mit den anderen Ponyrassen, verhältnismäßig viel Behang.

Die Farbe ist gewöhnlich Braun. Vorherrschend sind die dunkleren Schattierungen. Abzeichen kommen weder an Kopf noch Extremitäten vor.

Die Widerristhöhe liegt bei ca. 126–136 cm Stockmaß.

MECHANIK:
Der Bewegungsablauf der Ponies in den drei Grundgangarten ist nicht sehr raumgreifend, doch energisch und eifrig. Die Trittsicherheit ist ungewöhnlich hoch.

ZUCHT:
Im Gebiet von Sabaiza, ca. 1000 Meter über Normalnull, hat die Leitung der „Deputación Foral de Navarra" ein etwa 500 Hektar umfassendes Areal bereitgestellt, in dem die letzte Herde der alten Navarresischen Klepperrasse, etwa 100 Köpfe stark, in völliger Freiheit, das heißt unter den gleichen Bedingungen wie seit Tausenden von Jahren, ohne jede Zufütterung, Schutz vor Witterungsunbilden oder andere Eingriffe durch den Menschen, in einem Milieu lebt, in dem die Natur allein die Selektion betreibt.

Im Frühjahr gewährt das Bergland ein reiches Futterangebot, das jedoch im Sommer allmählich abnimmt und im Herbst und Winter ausgesprochen spärlich ist. Reichliche Regen- und auch Schneefälle während des Winters und Vorfrühlings und heftige Stürme bewirken ein rauhes Klima, in dem nur kerngesunde Ponies überleben. Das ist die unerbittliche Selektion der Natur, in die der Mensch nicht korrigierend eingreift.

Während des ganzen Jahres läuft der Hengst mit der Herde. Die Fohlen werden gewöhnlich ein wenig abseits geboren und erst einen oder einige Tage später von ihren Müttern in die Herdengemeinschaft eingeführt.

GESCHICHTE:
Der Ursprung der Jaca Navarra-Rasse ist nicht ganz klar. Es gibt dafür verschiedene Theorien. *Juan Llamas* nimmt in dem von ihm herausgegebenen Standardwerk über die spanische Pferdezucht LA CRIA CABALLAR EN ESPAÑA (Barcelona 1992) außer der autochthonen Grundlage auch „orientalische und okzidentalische Einflüsse" an. Er meint, daß gewisse Anzeichen auf Einflüsse aus dem Kaukasus deuten.

Mir persönlich scheinen keltische Einflüsse wahrscheinlicher, da die Kelten ja tatsächlich aus dem Osten gekommen sind, während die Basken als die einstige europäische Urbevölkerung seit jeher in ihrem heutigen Gebiet, Navarra, seßhaft waren.

Das ursprüngliche Verbreitungsgebiet des Navarra-Kleppers ist das nördliche und nordöstliche Bergland einschließlich eines Teils der Baja Navarra, das Zentrum der Sierra Andia und der Sierra Urbasa, dessen Weidegebiete in einer durchschnittlichen Höhe von 1000 m über dem Meeresspiegel liegen. Diese Bedingungen finden wir auch in dem Gebiet von Sabaiza vor, in dem sich heute die letzte Zuflucht der Rasse befindet. In dieser zurückgezogenen Region hat sich die Jaca Navarra nahezu unbeeinflußt vom Menschen erhalten. Da sie sich auf diese Weise ihre ursprünglichen, diesem Habitat angepaßten Eigenschaften bewahrt hat, war sie in der Lage, mit Futtermangel, Witte-

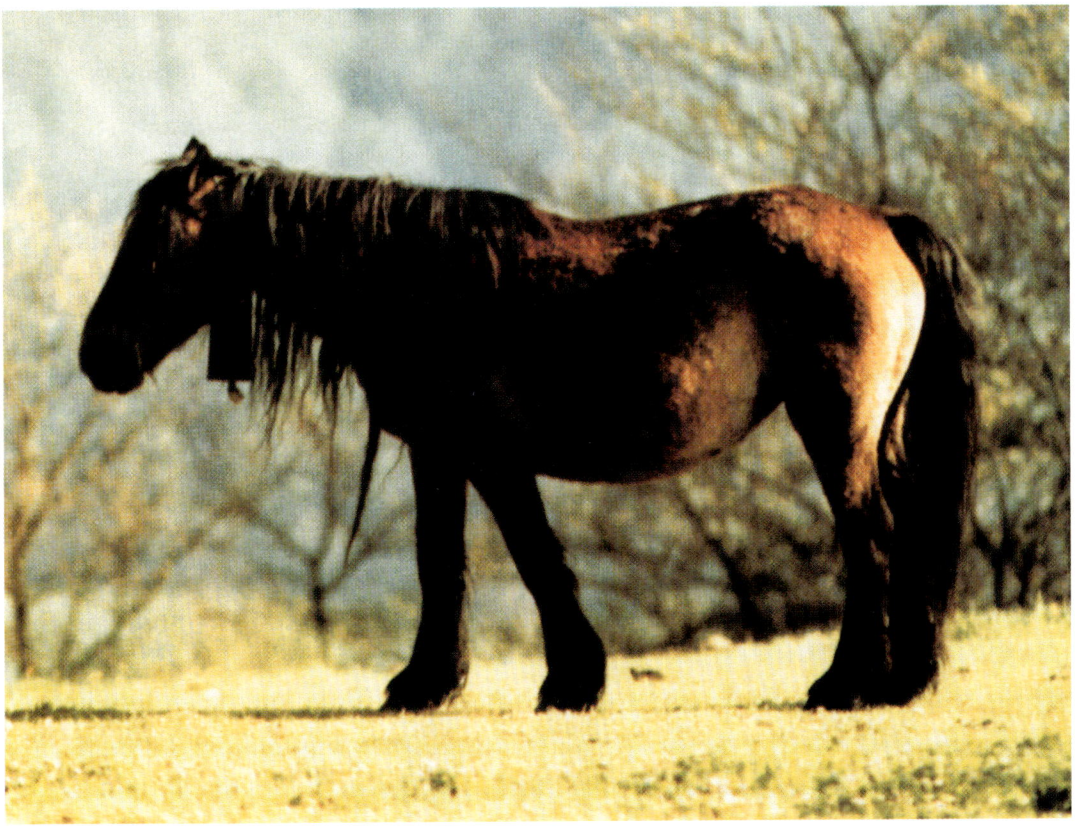

Jaca-Navarra-Stute

rungsunbilden und Geländeschwierigkeiten fertigzuwerden und mit dem auszukommen, was die Natur ihr an wildwachsenden Kräutern, Gras und Sträuchern in dem harschen Klima des iberischen Nordens schenkte.

Mit dem Beginn des 20. Jahrhunderts wurde auch dieses abgelegene Gebiet verkehrsmäßig mehr und mehr erschlossen. Damals erforderte die Intensivierung der Landwirtschaft mit Macht ein schweres Zugpferd. Die Jaca genügte nicht mehr. So begann man aus Frankreich den Postier-Bretonen und andere schwere Rassen einzuführen, die die Eigenschaften besaßen, die den Bauern mehr zeitgemäß schienen und die den Ponies fehlten. Ganz allmählich wurde die autochthone Ponyrasse durch Importe ersetzt, sie selbst auf ein kleines Gebiet im Zentrum der Sierra Andia und der Sierra Urbasa zurückgedrängt.

Während die Jaca Navarra, großenteils mit dem Bretonen zur Fleischproduktion verkreuzt, unaufhaltsam verschwand, breitete sich mit dem Ceretaño eine hinsichtlich Futter und Weide recht viel anspruchsvollere Rasse aus, die heute, nach der totalen Motorisierung, nur noch der Schlachtpferde- und Fohlenproduktion dient.

Eine Nutzung der Ponies in der altgewohnten Weise als Helfer und Arbeitskamerad der Bergbauern erfolgt heute nicht mehr, ein Einsatz in Freizeitreiterei und Tourismus ist von der Forstbehörde wegen der Kleinheit der Population noch nicht freigegeben worden. Lediglich der Zoo in Pamplona stellt einige Exemplare als lebendes Anschauungsmaterial für eine wahrhaft antike Rasse aus.

POTTOK

Poney Basque, Poni Vasco

TYP, INTERIEUR, VERWENDUNG:
Der Basken-Pony oder Pottok (der baskische Ausdruck für „kleines Pferd“) der Zentralpyrenäen ist eine typische Gebirgsrasse. Möglicherweise ist der in den Mittellagen des Gebirges beheimatete Pony ein Nachkomme von Großpferden, die unter den harten Lebensbedingungen „verzwergt“ sind. Er ist äußerst widerstandsfähig gegen Witterungsunbilden, von eisenharter Konstitution, langlebig und fruchtbar. Seine Gelehrigkeit und seine Leistungsbereitschaft und -fähigkeit scheinen unbegrenzt. Sein Temperament ist energisch, der Charakter gutmütig und fromm.

Den baskischen Gebirgsbewohnern diente der Pottok seit alter Zeit als Trag- und Reitpferd, unter anderem auch bei der Hochgebirgsjagd, sowie als Zugpferd vor dem leichten zweirädrigen Karren und in der Landwirtschaft. Vielfach verwendeten ihn die Basken beiderseits der Grenze auch für den Schmuggel von Kontrabande hin- und herüber.

Mittlerweile wurde die Rasse vom Ponysport entdeckt, vor allem vom Freizeitsport, für Wanderritte etc., wegen der guten Springanlagen der veredelten Exemplare aber auch für den gehobeneren Kinder-Turniersport.

EXTERIEUR:
Die Unausgeglichenheit in Exterieur und Größe macht deutlich, daß die Rasse noch nicht lange einer systematischen Selektion durch den Menschen unterworfen ist. Der Kopf des

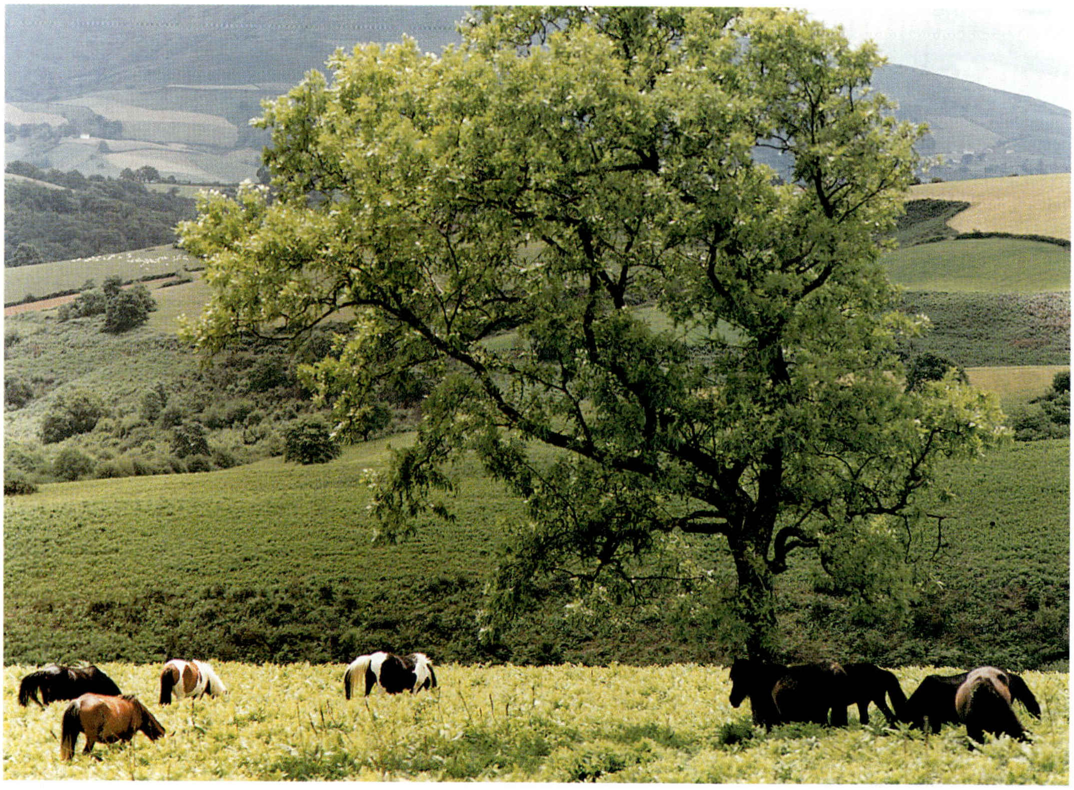

Pottok-Herde – im heimatlichen Habitat der Pyrenäen

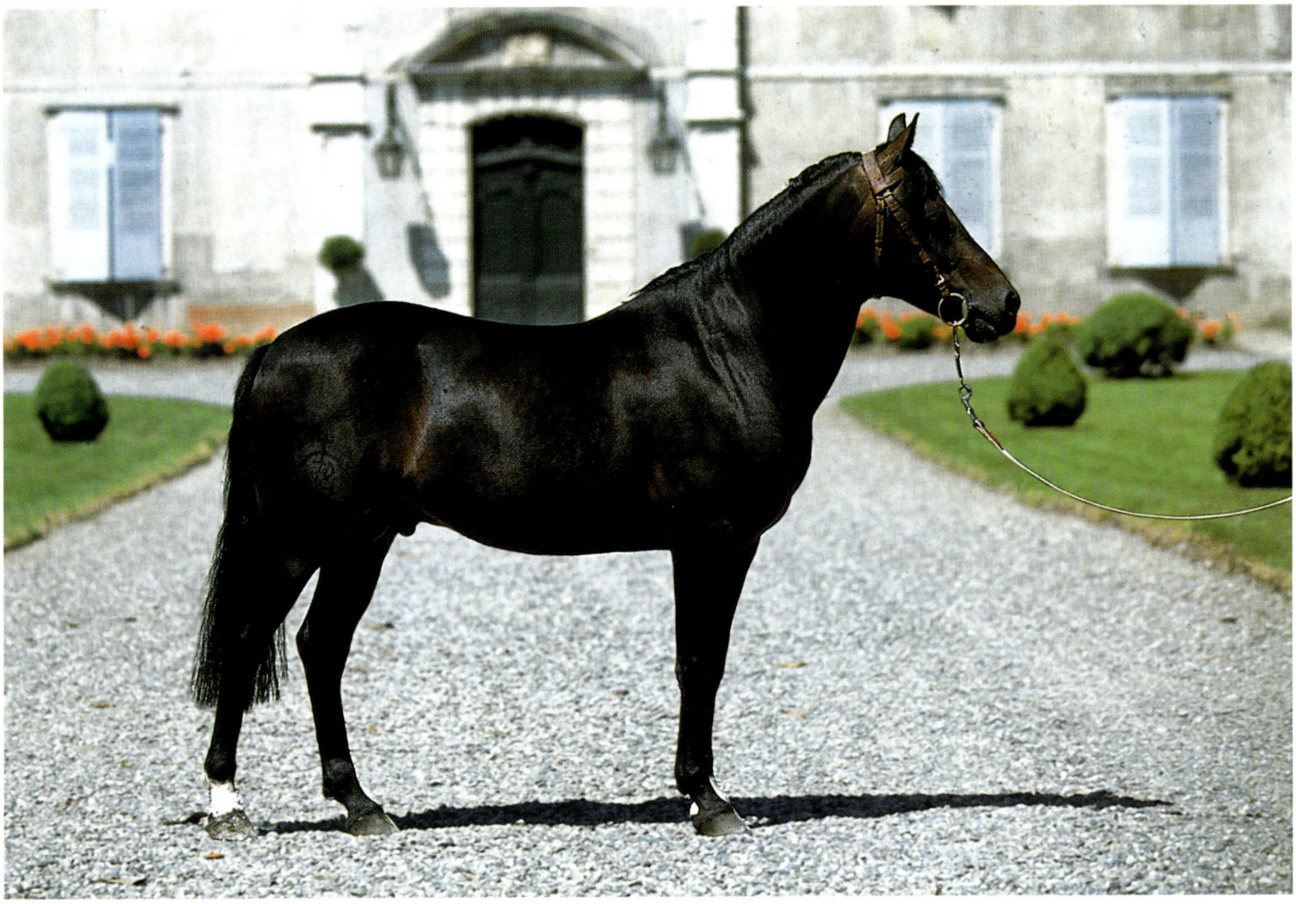

Pottok-Hengst – in Frankreich ist das Staatsgestüt Le Pau für die Pyrenäenrassen zuständig.

Pottok zeigt ein gerades, im Augenbereich etwas konkaves Profil. Die Augen sind groß und spiegeln das lebhafte Temperament des Ponys wider, ebenso wie das Spiel der kurzen, ponyhaftigen Ohren. Die Oberlippe hängt etwas über die Unterlippe herab. Der Hals ist recht stark und nicht sehr lang, gelegentlich ist er etwas tief angesetzt (Unterhals). Der Widerrist ist recht hoch, die Schulter nicht selten etwas steil und kurz, der Rücken lang und gerade, die Kruppe kurz und abschüssig, muskulös, mit tiefem Schweifansatz. Die Extremitäten sind stark und trocken, die Röhrbeine und Fesseln kurz, die Hufe klein, schmal und sehr hart.

Mähnen- und Schweifhaar sind stark ausgebildet und buschig. Während des Winters, wenn der Pottok sich von allerlei Dorngesträuch ernährt, entwickelt er einen ziemlich dicken Schnurrbart als Schutz für seine Oberlippe, ähnlich wie die Fell- oder Dales-Ponies.

Ursprünglich war die Färbung des Pottok Rappe oder ein dunkles Braun wie etwa das beim Losino oder Asturcón. Heute besteht jedoch eine für einen halbwild gehaltenen Pony sehr große Farbvielfalt. Die häufigsten Farben sind Dunkelbraun in verschiedenen Farbabstufungen, dazu Dunkelbraun- oder Fuchs-Plattenscheck. Seltener sind Hellbraun oder Fuchs.

Die Widerristhöhe variiert stark, von 120 bis 147 cm Stockmaß.

MECHANIK:

Die drei Grundgangarten des Basken-Ponys sind nicht besonders raumgreifend, jedoch sehr energisch und trittsicher. Die Springanlagen sind beachtlich.

ZUCHT:

Der Pottok ist in den Zentralpyrenäen beheimatet, im Baskenland, auf der Grenze zwischen Frankreich und Spanien. Auf der französischen Seite liegt das heutige Zuchtgebiet in dem Dreieck Sare–Espelette–Hasparren–St. Jean Pied de Port, auf spanischer Seite im Norden von Navarra, dem Gebiet westlich von Vizcaya, in Guipúzcoa und der Sierra de Urbasa, zwischen Alava und Navarra.

Der Pottok lebt wie seit Jahrhunderten in halbwilden Herden ganzjährig in ariden, steinigen, kargen Bergregionen in Höhen von 600 bis 1000 Metern über dem Meeresspiegel, wo sonst kein Haustier überleben könnte, und ernährt sich von den Schossen dorniger Sträucher, Heidekraut, Trockengräsern, Bergkräutern und Fettgewächsen.

Auf französischer Seite hat der dortige Zuchtverband ein eigenes Gestütbuch für die Rasse eingerichtet und führt Zuchtschauen mit Prämiierungen durch. Auch in Spanien ist 1987 ein Zuchtverband entstanden, der die Ponies registriert. Die Pottok-Zucht auf spanischer Seite ist bedeutend umfangreicher als auf französischer Seite.

GESCHICHTE:

Die Herkunft der Rasse liegt im Dunkeln der Vorgeschichte. Manche Autoren führen sie auf das Solutré-Pferd zurück, wie es in den eiszeitlichen Höhlenmalereien Südfrankreichs und Nordspaniens abgebildet ist. Nach anderen Autoren geht sie auf Pferde

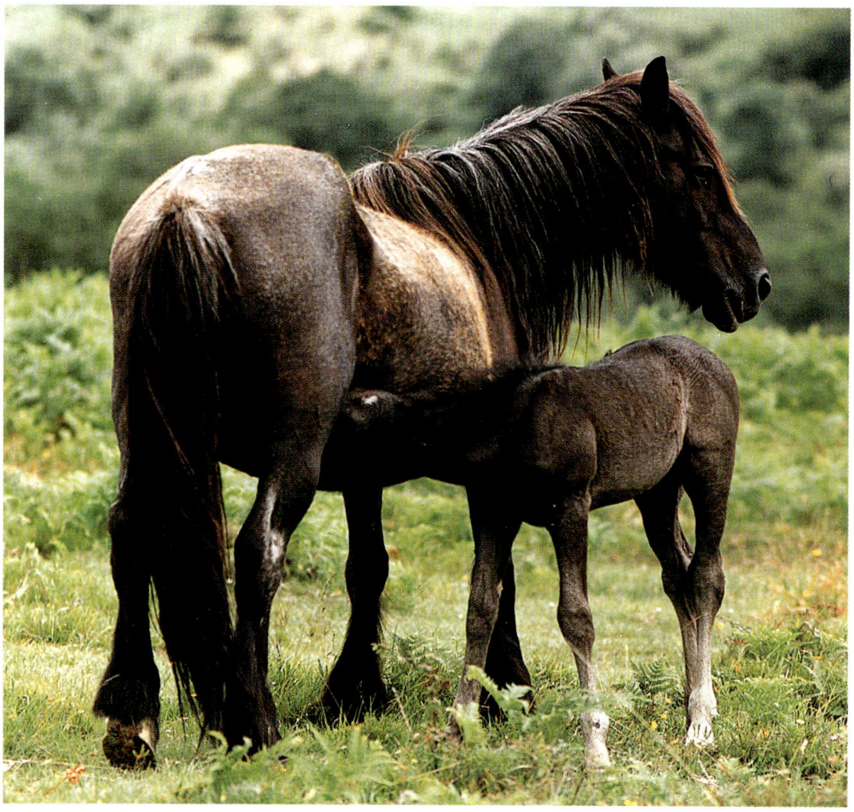

Alte Pottok-Stute mit Fohlen

der Westgoten zurück, die diese auf ihrem Zug nach Süden (um 440) zurückgelassen haben sollen. Ihre recht primitiven Formen weisen jedoch darauf hin, daß sie bis in die jüngste Zeit keiner gezielten Auslese durch den Menschen unterworfen worden ist. Sicher ist jedoch, daß der Pottok im Laufe der Jahrhunderte immer wieder einmal eine gewisse Zufuhr von Orientalischem Blut erhalten hat.

Die Basken, in deren Gebiet der Pottok vorkommt, sind „ein vorindogermanisches Volk, wahrscheinlich zur europäischen Urbevölkerung gehörend" (*Ilse Steinhoff*, „Von den Basken", Zeitschrift ATLANTIS, Zürich 1936). Das im 10. Jahrhundert entstandene Königreich Navarra deckte sich weitgehend mit dem baskischen Siedlungsgebiet (spanisch Vascongadas, baskisch Euzkadi genannt). Es erhielt sich seine Unabhängigkeit von den Römern, Westgoten, Mauren und Franken. Seit 568 wanderten Teile des baskischen Volkes in den heute als Gascogne bezeichneten Teil des Frankenreiches ein. 1512 eroberte *Ferdinand II. von Aragon* die baskischen Gebiete südlich des Kammes der Pyrenäen für Spanien, unter dessen Herrschaft sie jedoch bis 1841 eine Sonderstellung behielten. 1589 fiel das nördliche Gebiet an Frankreich.

Über die Jahrhunderte dienten die Pottoks beiderseits der Grenze als Säumer und unter dem Sattel, seit der Grenzziehung oft auch bei nicht ganz legalen Transfers. Wenn man sie nicht mehr benötigte, „entließ" man die Ponies einfach wieder in ihre Herden in der Wildnis der Berge, um sie bei eventuellem Bedarf erneut einzufangen. Noch bis in die Zeit nach dem Zweiten Weltkrieg, nachdem den für die Republik und größere Freiheiten von Spanien kämpfenden Basken von *General Franco* sämtliche noch bestehenden Privilegien geraubt worden waren, blühte der Schmuggel im baskischen Grenzland. Seit jeher wird das kleine Bergpferd von den Basken als ein Teil ihrer nationalen kulturellen Identität angesehen.

Im 19. Jahrhundert wurden viele vor allem der kleineren Ponies in die Bergwerke von England und Norditalien für die Arbeit „unter Tage" verkauft. Seit den sechziger/siebziger Jahren des 20. Jahrhunderts hat man sie für die aufblühende Ponyreiterei, zunächst in Frankreich, dann auch in Spanien, entdeckt. 1971 richtete der inzwischen in Frankreich entstandene Zuchtverband ein eigenes Gestütbuch ein und begann mit Hilfe von Prämien und anderen die Zucht fördernden Maßnahmen sowie einer gezielten Selektion seine züchterische Arbeit. 1979 wurde in Espelette ein Ausbildungs- und Trainingszentrum für die Pottoks eingerichtet, aus dem inzwischen zahlreiche Ponies für den internationalen Pony-Spitzensport hervorgegangen sind.

Während die Ponies ursprünglich mehr oder weniger wild in ihrem ber-

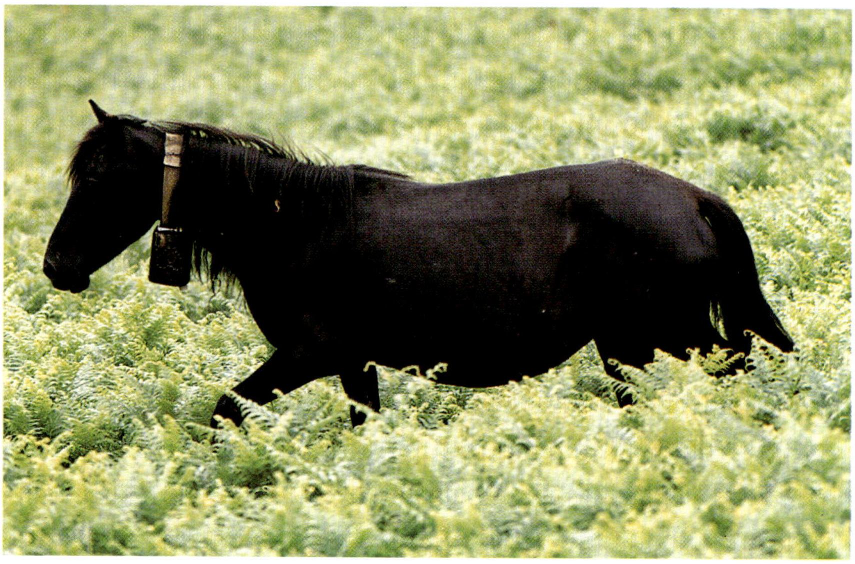

Zum leichteren Auffinden in den Bergen trägt die Pottok-Stute eine Glocke.

gigen Habitat lebten und sich jeder aus den Herden herausfing, was er benötigte, sind sie heute alle in fester Hand. Traditionell werden sie auf der französischen Seite jeweils am letzten Mittwoch im Januar zusammengetrieben, die Jährlinge gebrannt und die überzähligen Jungpferde herausgefangen, vor allem die Hengste, und auf den lokalen Märkten verkauft.

Um die Reitpferdepoints, vor allem in Oberlinie und Halsformierung, sowie die Bewegungen zu verbessern und so den Pottok für den Sport geeigneter zu machen, hat man vor einiger Zeit einen kleinen Araber-Hengst und Welsh-Pony-Blut eingekreuzt. Mittlerweile erfreut sich der Basken-Pony im Sport ständig steigender Beliebtheit.

Auf spanischer Seite ist erst 1987 ein Zuchtverband entstanden, die „Asociación des Criadores de Pottoka“ (baskisch „Pottokazaleak“), die große Anstrengungen unternimmt, die Rasse zu erhalten, zu regenerieren und eine Registrierung des Zuchtmaterials vorzunehmen. Das Gestütbuch umfaßt mittlerweile etwa 2500 Stuten. Auch in Spanien genießt der Pottok große Beliebtheit als Kinderreitpferd, wie die steigende Nachfrage beweist. Vor allem die Scheckfärbung ist gesucht. Sie soll von einem 1935 aus Frankreich importierten Scheckhengst herrühren.

LOSINO

Poni Losino, Caballo Losino

TYP, INTERIEUR, VERWENDUNG: Allgemein gesprochen könnte man den Pony oder Caballo Losino als ein Pferd von harmonischem Exterieur und mittlerem Rahmen bezeichnen, im Typ eines Gebirgs-Kleinpferdes oder besser -Ponys, von schmuckem Aussehen und leichtem Bewegungsablauf. Trotz gewisser morphologischer Varianz, die regional bedingt ist, kann man doch von einem ziemlich einheitlichen Urtyp sprechen. In früherer Zeit wurde der Losino von den Bergbauern für alle landwirtschaftlichen Arbeiten sowie vor dem Karren, im Göpel und unter dem Sattel, vor allem als Hirtenpferd, eingesetzt.

Die Rasse ist auffallend langlebig und fruchtbar. Die Trächtigkeitsrate ist hoch, die Geburten komplikationslos, die Stuten sind ausgezeichnete Mütter und produzieren sehr viel Milch. Wichtig ist, daß der im Freien geborene Pony früh genug in Menschenhand kommt, um gezähmt zu werden, da er etwas wild und menschenscheu ist. Nach dem ersten Winter werden die Jährlingsstuten, die im Lauf des kommenden Sommers die Geschlechtsreife erlangen, ebenso wie ihre Brüder aufgestallt und halfterzahm gemacht. Diese Zähmung des Losino beginnt mit etwa einem Jahr und ist dreijährig beendet. Rechtzeitig eingefangen, erweisen sich die Pferde als gelehrig, freundlich, ehrlich und intelligent, bereit zu arbeiten, und das, obgleich sie ein lebhaftes, aktives Temperament und eine rasche Reaktion besitzen. Sie sind außerordentlich gesund und widerstandsfähig und sehen auch mit wenig Futter immer glatt und glänzend aus.

Viele Jahrzehnte lang hat man die Losino-Stuten vor allem zur Produktion der wegen ihrer Ausdauer und Genügsamkeit berühmten Maultiere der dortigen Gegend verwandt. Nach Abschluß der Motorisierung und Mechanisierung der Landwirtschaft kreuzte man die Stuten fast nur noch mit Hispano Bretons zur Erzeugung von Schlachtpferden und -fohlen, wodurch die Rasse in ihrer reinen Form im höchsten Maße vom Aussterben bedroht war.

Nachdem das Zuchtprogramm zur Erhaltung der Rasse in Gang gesetzt worden war, stellte sich bald die vorzügliche Eignung des Losino als Reitpferd heraus, wegen seiner Kleinheit vor allem auch für Kinder. Er ist in der Lage, alle reiterlichen Lektionen im Schritt, Trab und Galopp in absoluter Korrektheit auszuführen und eignet sich ebenfalls für Ponyspring-

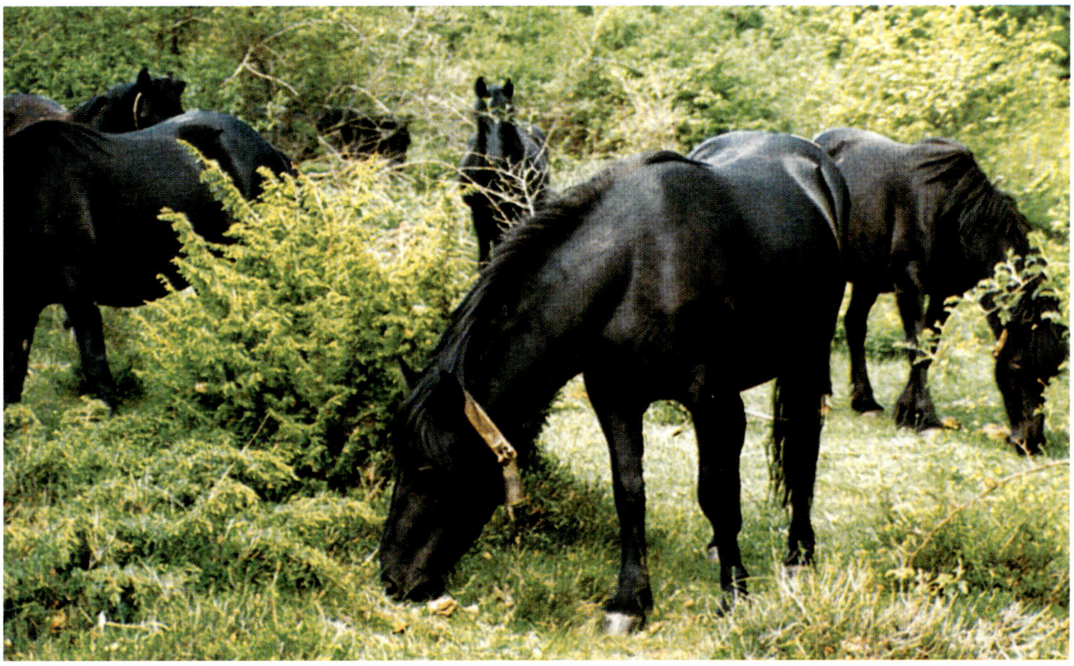

Caballo Losino: Stutenherde in ihrem heimischen Habitat im Tal der Losa am Südhang der Pyrenäen

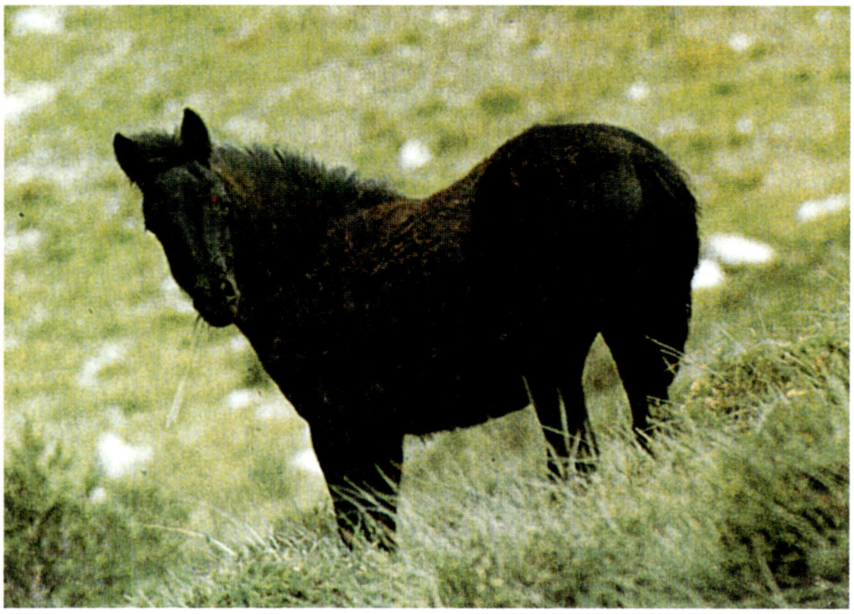

Losino-Fohlen noch im Fohlenhaar

wettbewerbe. Wegen seiner Trittsicherheit ist er besonders beliebt für Geländeritte oder Ponytrekking, auch in schwierigem, kupiertem Gelände. Seine physische und psychische Disposition ermöglichen ihm einen guten Gehorsam, große Leistungsbereitschaft und eine große Gewandtheit unter dem Sattel.

EXTERIEUR:
Der Kopf des Losino ist relativ lang, jedoch recht edel, das Profil gerade oder leicht konkav, mit weiten Nüstern. Die Stirn ist breit, die Ohren sind kurz und fein. Sie formen aufgestellt einen Bogen nach innen. Die Augen spiegeln Freundlichkeit wider; sie sind groß, lebhaft und sehr ausdrucksvoll. Der Hals wirkt kräftig durch den recht breiten Ansatz zur Schulter hin; dabei besitzt er eine gewisse Tendenz zur Unterhalsbildung, während er in seinem oberen Bereich gerade oder leicht geschwungen ist. Die Brust ist breit, die Schulter lang, der Rücken breit und etwas eingesattelt, die Kruppe gerundet und abschüssig, der Schweifansatz tief. Die Unterarme sind kräftig bemuskelt, ebenso wie die Unterschenkel, die sich durch stark ausgeprägte „Hosen" auszeichnen, die weit hinabreichen. Die Vordergliedmaßen sind wohl formiert, mit gut ausgeprägten, trockenen Gelenken, Röhrbeinen und Sehnen. Die Fesseln sind eher kurz, dabei kräftig, die Hufe relativ klein, extrem hart (wie bei einem Gebirgspferd nicht anders zu erwarten) und aus dunklem Horn. Auf die Sprunggelenke und die Partien darunter trifft das über die Vordergliedmaßen Gesagte in gleicher Weise zu.

Die Farbe ist stets ein Schwarz mit einem im Sommer ganz geringen rötlichen Schimmer, das Fell ist fein, glatt und glänzend. Im Winter ist es lang mit viel Unterwolle; das Langhaar reich ausgebildet, schwarz. Es erscheint an den Spitzen ebenfalls geringgradig rötlich. Größere weiße Abzeichen kommen nicht vor, aber auch ganz kleine, wie eine Flocke oder weiße Krone, sind extrem selten.

Die Widerristhöhe der Hengste liegt bei 135 cm, die der Stuten bei 125 cm Stockmaß.

MECHANIK:
Der Losino verfügt über drei fördernde, leichte, energische Grund-

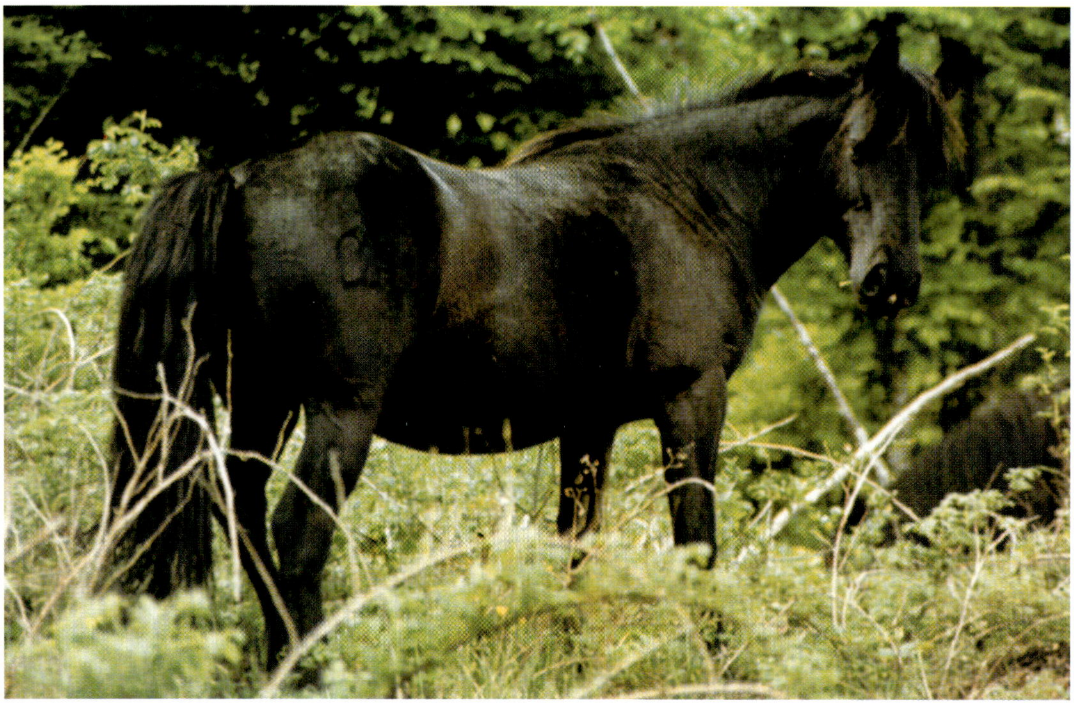

Losino-Hengst

gangarten und ist, wie alle Gebirgspferde, sehr trittsicher. Wenn der Trab etwas kurz ist, so wird das durch seine gute Aktion und Aktivität aus der Hinterhand wettgemacht. Die Springanlagen sind überdurchschnittlich gut.

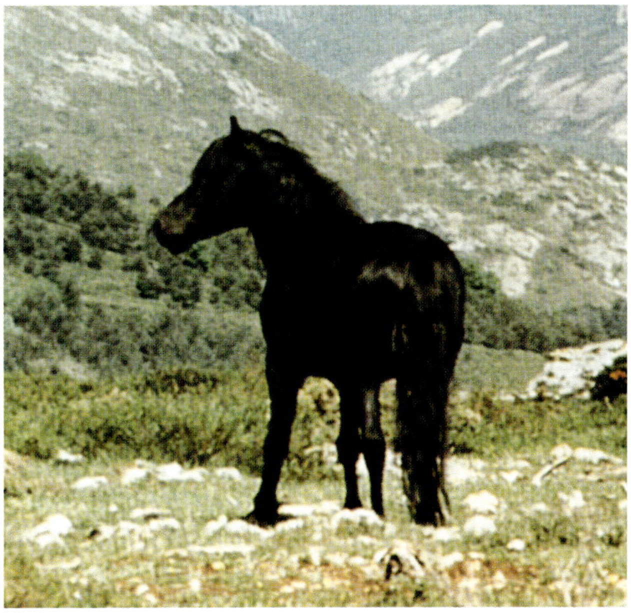

Losino-Hengst in den südlichen Ausläufern der Pyrenäen

ZUCHT:
Der einst über das gesamte Losatal, nach dem er benannt ist, die angrenzenden Gebiete der Provinz Burgos und die trockenen, kargen Gebirgsgegenden Kantabriens verbreitete Poni Losino findet sich heute in einer freilebenden Herde nur noch in den Bergen des nördlichen Burgos. Durch fortgesetzte Bemühungen ist es gelungen, die Kopfzahl von 30 Stuten und zwei Hengsten seit 1986 auf etwas über 100 Exemplare der reinen Rasse zu vermehren. Die Zucht wird halbwild gehandhabt. Die Stutenherde geht mit ihrem Hengst das Jahr über in völliger Freiheit in den Bergen. Die Stuten fohlen von Mitte März bis Mitte Juni ab, und die Fohlen saugen bis etwa September/Oktober. Meist kommen sie etwas außerhalb der Herde zur Welt. Während des ganzen ersten Jahres, über den Winter hinaus, bleiben sie in der Herde. Gelegentlich kommt es vor, daß Fohlen mit ihren säugenden Müttern der Herde fern in den Bergen bleiben, doch war es bisher noch nie ein Problem, sie zu fangen.

Im zweiten Sommer werden die Jährlingsstuten und -hengste aus der Herde herausgefangen, einmal, damit die Stuten nicht schon zweijährig gedeckt werden, zum anderen, um sie möglichst rechtzeitig an den Menschen zu gewöhnen. Leider sind inzwischen gewisse Schwierigkeiten in der Haltung der Pferde und auch, was ihr Einfangen und ihre Eingewöhnung angeht, entstanden, da eine steigende Zahl von Menschen entdeckt, daß es dort in den Bergen ein interessantes Objekt zum Beobachten und Photographieren gibt. Durch die ständige Beunruhigung werden die Pferde reichlich scheu.

Die für die Zucht ausgewählten Hengste werden jedes vierte Jahr ausgewechselt, um zu verhindern, daß sie ihre eigenen Töchter decken, die dann in die Herde zurückkehren. Dieser Austausch ist wegen der Kleinheit der Population unbedingt notwendig. Um den Inzuchtgrad nicht zu hoch werden zu lassen, bemüht man sich außerdem, verschiedene Familienlinien zu erhalten und auch in Reserve zu haben, wodurch man immer wieder „das Blut erneuern" kann.

Obgleich die heutige (letzte) Herde in völliger Freiheit in den Bergen lebt, ist es während ihres Bestehens niemals notwendig gewesen, den Ponies eine Futterergänzung etwa in Form von Heu zu gewähren, selbst nicht bei länger liegendem Schnee und hartem Frost.

GESCHICHTE:
Der Poni oder Caballo Losino geht vermutlich auf kantabrisch-pyrenäische Wurzeln zurück und erinnert in Typ und Exterieur an andere autochthone Rassen der angrenzenden Regionen, wie Asturcón, Pottok, Gallego und Garrano. Der Name Losino ist von dem Fluß Losa in der Provinz Burgos (Alt-Kastilien) abgeleitet.

Die Rasse diente schon lange vor der Eroberung der Iberischen Halbinsel durch die Römer und der Goteninvasion als Reitpferd der dort heimischen Reiterkrieger. Es handelt sich ganz klar um ein Pferd des Tarpantyps, das möglicherweise mit den keltischen Völkerschaften im 11./12. Jahrhundert vor Christi Geburt in den Norden der Iberischen Halbinsel gekommen ist. Das Losino-Pferd überlebte die Jahrtausende in den Bergregionen nördlich von Burgos und in dem Gebiet von Vasco. In Kriegszeiten, hauptsächlich den Kriegen gegen die Mauren, ritt die während der kastilischen Herrschaft aufgestellte Kavallerie ebenso wie die des nördlichen Teils von Vasco zum großen Teil auf Losino-Pferden, die damals auf jenen Anhöhen sogar bis zu den Quellen des Rio Guadalquivir vorkamen. In späteren, über viele Generationen andauernden Friedenszeiten zogen Kaufleute aus der Gegend auf ihnen sogar bis ins Ebro-Tal. Über viele Jahrhunderte zog der Losino Karren über die rauhen Gebirgsstraßen und -wege, fronte in den Minen und Steinbrüchen, trieb Mühlen an und diente als Reitpferd für Reisende, Hirten und Bauern.

Nachdem die alte Rasse aufgrund ihrer vielseitigen Anwendungsmöglichkeiten so lange in Blüte und Wertschätzung gestanden hatte, wurde sie durch die allgemeine Motorisierung und Mechanisierung plötzlich überflüssig. Bei einer Viehzählung im Jahre 1955 wurde festgestellt, daß die Losino-Population noch ca. 4000 Pferde umfaßte. Sie war nicht nur auf das Tal der Losa beschränkt, sondern fand sich auch verbreitet in anderen Teilen von Burgos, wie dem Menatal, den Bergen von Ordunte, dem Sotoscuevatal, dem Tobinatal, den kargen Bergzonen von Kantabrien (wie Guriezo, Vizcaya, Carranza, Trucios und Sopuerta), in Alva, Ayala und Valdegobia. Während der folgenden 30 Jahre ging die Rasse im Zuge der fortschreitenden Motorisierung zurück, allerdings war daran fraglos auch eine ausgedehnte Verwendung der Losino-Stuten zur Maultierproduktion schuld.

Durch die leider üblich gewordene Kreuzung mit dem Ceretaño für die Schlachtfohlenproduktion waren Mitte der achtziger Jahre kaum noch reinrassige Exemplare vorhanden. Daraufhin wurde 1986 von einigen begeisterten, altruistischen „Aficionados“ (Liebhabern) der Rasse in den Bergen des nördlichen Burgos eine Herde mit den letzten 30 Tieren gesammelt, um die reine Losino-Rasse vor dem Untergang zu bewahren. Mit Hilfe eines sorgfältig erarbeiteten Zuchtprogramms bemühte man sich, die Rasse vor zu starker Inzucht zu schützen und zugleich sukzessive den Bestand wieder zu vergrößern. Auf diese Weise ist die Zahl der reingezogenen Losinos von 1986 bis 1996 auf gut das Dreifache der Ausgangszahl angestiegen. Die Behörden von Kastilien und León wetteifern inzwischen in der Förderung der Losino-Zucht, nachdem sie die Erhaltenswürdigkeit dieses Schmuckstücks der spanischen Landschaft, des ursprünglichen, bodenständigen Streitrosses der Berge von Kantabrien und der Provinz Burgos, als nationale Aufgabe erkannt haben.

Wenn es gelingt, das Zuchterhaltungsprogramm für den Losino erfolgreich durchzuführen, dürfte wegen seiner Beliebtheit als Kinderreitpferd und der darauf beruhenden Nachfrage die Zukunft der Rasse gesichert sein, die seit den Zeiten der alten Iberer und der Römer die Silhouette der spanischen Landschaft belebt und auch einen Teil des kulturellen Erbes Spaniens darstellt.

ASTURCÓN

TYP, INTERIEUR, VERWENDUNG:
Der nordspanische Asturcón ist ein kurzer, gepackter Bergpony mit kräftiger Bemuskelung. Die uralte Rasse bringt von Natur aus eine Reihe ausgesprochener Reitpferdeeigenschaften mit, die heute durch gezielte Zuchtwahl noch gefördert werden.

Ursprünglich ein Reitpferd der keltischen Krieger der südlichen Pyrenäenregion und im Mittelalter ein hochgeschätztes Reisepferd, wurde der Asturcón seit vielen Jahrhunderten von den Bergbauern als „Mädchen für alles“ für landwirtschaftliche Arbeiten, vor dem Karren, als Hirten- und Reitpferd eingesetzt.

Im Typ dem stammverwandten Losino sehr ähnlich, mit dem er vermutlich früher eine rassische Einheit bildete, zeichnet sich der Asturcón durch Gesundheit, Robustheit, Härte und Anspruchslosigkeit aus. Sein frommes Wesen, seine Umgänglichkeit und Handlichkeit machen ihn besonders als Kinderreitpferd geeignet. Allerdings sollten die Ponies rechtzeitig eingefangen werden, um sie früh an den Menschen zu gewöhnen, da sie in Freiheit scheu und wild sind. Kommen sie früh genug in Menschenhand und werden verständig behandelt, sind sie vertrauensvoll und außerordentlich gelehrig.

Neben seinen vorzüglichen Reitpferdqualitäten eignet sich der Asturcón aufgrund seiner Stärke und Trittsicherheit außer für Turnierwettbewerbe für Kinder auch als Robustreit- und Fahrpferd für ältere Jugendliche und Erwachsene sowie für Wanderritte und -fahrten auch in kupiertem, schwierigem Gelände.

EXTERIEUR:
Der Kopf des Asturcón besitzt bei einer gewissen Länge recht viel Adel und Ausdruck und ein gerades oder leicht konkaves Profil. Die großen Augen sind lebhaft, feurig, die Nüstern weit, die feinen Ponyohren kurz und gut gestellt. Der lange, gut getragene, kräftig bemuskelte Hals hat eine breite Basis. Der Widerrist ist gut ausgeprägt, das lange Schulterblatt nur mäßig schräg gelagert, die Brust breit und tief, der Rücken kurz und stark. Die vorzügliche Rippenwölbung verstärkt den Eindruck der Geschlossenheit. Die muskulöse, abschüssige Kruppe wirkt gelegentlich etwas kurz und abgedacht. Der Schweif ist tief angesetzt. Die Unterarme und Unterschenkel erscheinen wohl bemuskelt. Im übrigen wirken die stahlharten, kräftigen Gliedmaßen mit ihren kurzen Röhren und deutlich markierten Sehnen und Gelenken ausgesprochen trocken. Extrem harte, relativ kleine, schmale Hufe erübrigen meist einen Beschlag.

Das Langhaar ist reichlich ausgebildet. Im Winter entwickelt der Asturcón ein dickes Fell mit dichter Unterwolle. Die meistverbreitete Farbe ist Rappe, daneben Dunkelbraun, beides ohne jegliche Abzeichen.

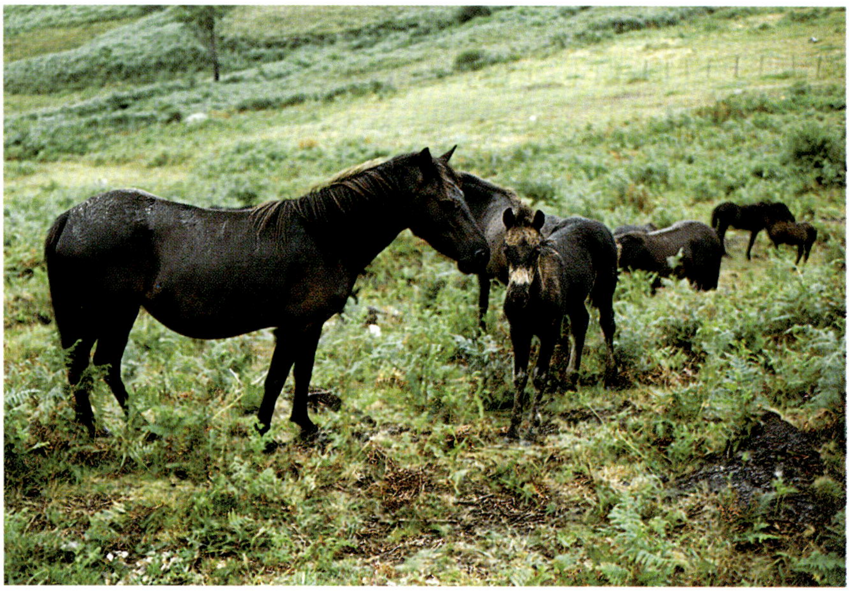

Asturcón-Stuten und -Fohlen auf der Gebirgsweide in den Pyrenäen

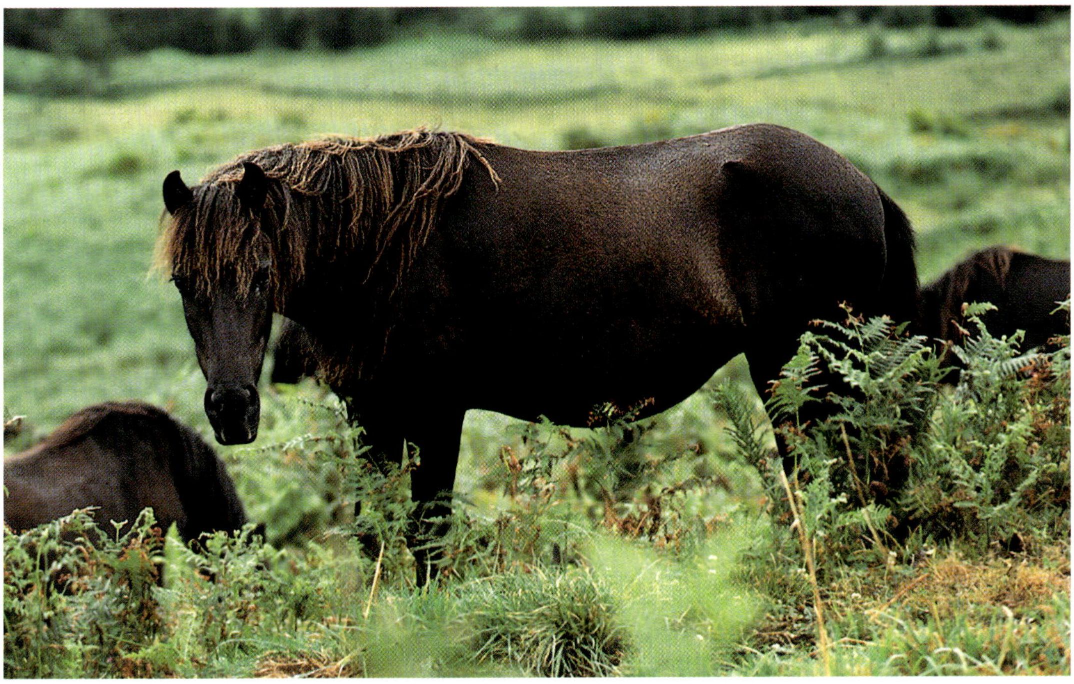

Frei weidende Asturcón-Stute

Die Widerristhöhe variiert von 115 bis 130 cm Stockmaß, wobei ein Geschlechtsdimorphismus festzustellen ist.

MECHANIK:
Schritt und Trab des Ponys sind leichtfüßig, gelegentlich etwas kurz, jedoch mit energischer Aktion und kräftigem Antritt aus der Hinterhand. Das Galoppiervermögen ist hervorragend. Der Asturcón klettert und springt wie eine Gemse, was ihn für Wanderritte im Gebirge ebenso wie für Springkonkurrenzen prädestiniert.

ZUCHT:
Die Zucht ist an der Südseite der Pyrenäen, an den Hängen der Asturischen Berge, beheimatet, wo eine reichliche Vegetation gedeiht, die vor allem im Sommer den Ponies eine gute Futtergrundlage bietet. Die oft steilen Hänge sind teils mit lichtem Wald bestanden. In harten Wintern suchen sich die Ponies auch unter extremen Gelände- und Witterungsbedingungen ihr Futter, indem sie es selbst unter hohem Schnee hervorscharren. Eine Zufütterung mit Heu ist nicht notwendig.

Durch angestrengte Bemühungen der Züchter ist es gelungen, in den zehn Jahren seit der Gründung des Zuchtverbandes die Kopfzahl der Ponies zu verzehnfachen. 1998 dürfte sich die Asturcón-Population wieder auf eine Zahl von 800 bis 1000 Stuten zubewegen.

GESCHICHTE:
Am Anfang der Geschichte des Asturcón, wie am Anfang der Geschichte aller Ponyrassen im Bereich der Pyrenäen, dürfte der Ponytyp gestanden haben, der uns in den Felsbildern des Magdalenien von vor 30 000 bis 10 000 Jahren in den Höhlen des südlichen Frankreichs und Nordspaniens so häufig begegnet und wie er sich jenseits des Kanals im Westen Englands im Exmoor-Pony am reinsten erhalten hat.

Ihre eigentliche Ausformung erfuhr die Asturische Rasse mit der Invasion und Herrschaft der Kelten, die seit etwa 1000 v. Chr. mit ihren aus dem Osten mitgebrachten tarpanartigen Pferden und der Überlegenheit ihrer Eisenwaffen die in dem Gebiet ansässige autochthone Bevölkerung überrannten. Ab etwa dem 6. Jahrhundert datiert die Herrschaft der Kelten über das spätere Asturien.

Mehrere Jahrhunderte vergehen, ehe wir aus ersten schriftlichen Quellen von den Asturischen Genetten erfahren, auf denen sich die keltiberischen Bergbewohner gegen eine Eroberung durch die Römer wehrten. Eine erste dokumentierte Nachricht, die das Asturische Pferd erwähnt, stammt von 78 v. Chr. Sie spricht von einer kleinen Pferderasse, die die asturischen Stämme besitzen und die als sehr wertvoll und nützlich angesehen werde. Später erwähnen *Plinius der Ältere* (23–79 n. Chr.) und viele andere Autoren das Asturische Pferd, seine Ausdauer, Schnelligkeit und seine weichen Gänge.

In A HISTORY OF BRITISH NATIVE PONIES (*Daphne Machin-Goodall, Anthony Dent*, London 1988) findet sich ein außerordentlich interessantes Zitat des älteren Plinius: „Die galizischen und asturischen Stämme des Nordens (der Iberischen Halbinsel, Anm. d. Verf.) züchten eine Pferderasse, die sie in ihrer Sprache ‚Thieldones' (oder ‚Celdones') nennen (es handelt sich hier um den gleichen Wortstamm wie in „Tölt" oder „Zelter", Anm. d. Verf.). Der kleinere Typ, den wir ‚Asturcones' nennen, besitzt kein Trabvermögen, sondern eine besondere, geschmeidige, gleitende Gangart (er nennt sie „mollis", Anm. d. Verf.), die dadurch zustande kommt, daß er alternierend beide Gliedmaßen je einer Seite vorwärtsbewegt." Nach Meinung Dents/Goodalls „ist dies die erste Erwähnung der paßgehenden spanischen Genetten, die sich in den nächsten mindestens 1600 Jahren so großer Wertschätzung in unserem Land (Großbritannien, Anm. d. Verf.) erfreuten." Es scheint, als ob diese laterale Gangart allen nordiberischen Ponyrassen (Asturcón, Losino, Pottok, Gallego, Garrano) eigen war.

Seit 197 v. Chr. begannen die Rö-

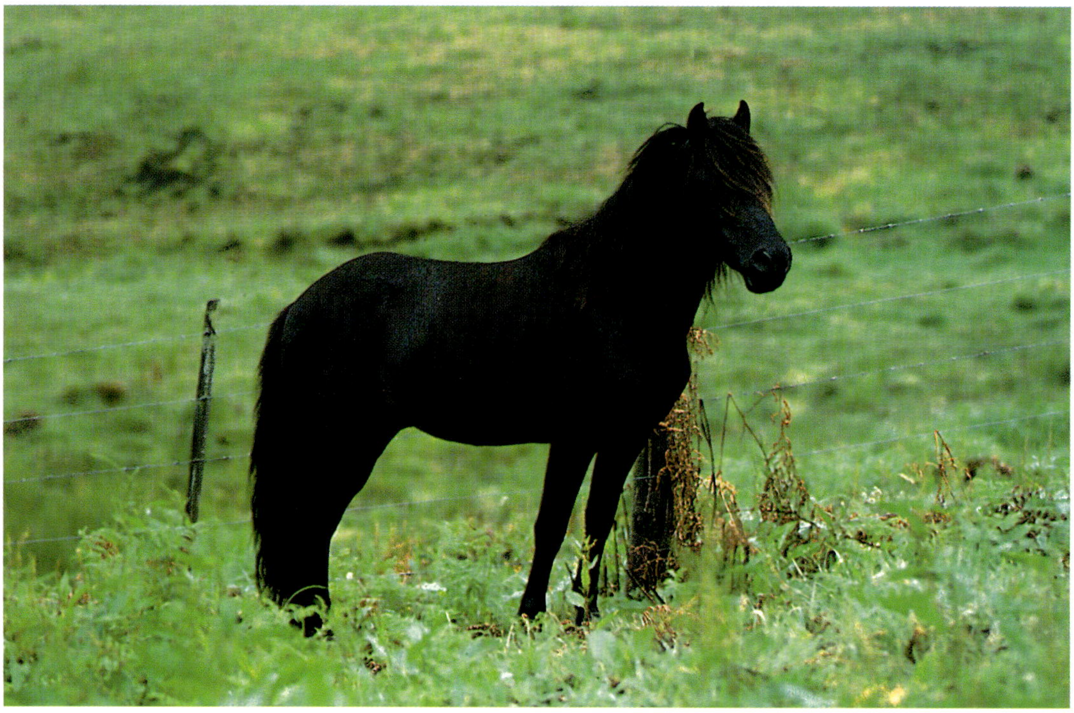

Der Pascha der Asturcón-Herde

mer, die Iberische Halbinsel unter ihre Herrschaft zu zwingen. Dabei stießen sie im Norden auf die asturischen Reiterkrieger, die im Schutz ihrer Lederpanzer, beritten auf ihren schnellen Ponies, erbitterten Widerstand leisteten. Im Verlauf des 2. und 1. Jahrhunderts v. Chr. widersetzte sich die keltiberische Bevölkerung in mehreren blutig niedergeschlagenen großen Aufständen der römischen Unterwerfung. Erst 25–19 v. Chr. gelang es den Truppen des *Kaisers Augustus*, als letzte auch die Asturier zu unterwerfen.

Während der folgenden Jahrhunderte der römischen Besatzung gehörten die Asturier als „Auxiliarii" den Heeren der Römer an und stellten eine besondere Art der Kavallerie, die als „Asturconarii" bezeichnet wurde. Von *Kaiser Nero* (37–68 n. Chr.) wird berichtet, daß die Asturischen Pferde die von ihm am meisten favorisierte Rasse darstellten.

Viele Jahrhunderte spielten das Asturische Pferd und die asturische Reiterei der keltiberischen Pyrenäenstämme eine hervorragende Rolle in der Geschichte des Landes; so in der Völkerwanderungszeit, während der Kreuzzüge und der Reconquista, die 722 mit dem Sieg der asturischen Reiter über die Mauren begann. 1230 wurde das Königreich Asturien mit dem Königreich Kastilien vereinigt, unter dessen Fahnen in der Regierungszeit *Isabellas I.* (1474–1504) die asturische Reiterei maßgeblichen Anteil an der Eroberung Granadas 1492 und damit dem Abschluß der Reconquista hatte.

Danach ging die Bedeutung des Asturcón als Kriegspferd zugunsten der Pura Raza Española zurück, und der Einsatz in der Landwirtschaft der Bergbauern trat an seine Stelle, ebenso wie die Verwendung als bequemes Reisepferd. Ende des 19. Jahrhunderts ging mit der Intensivierung der Landwirtschaft auch diese Ära zugunsten schwererer Rassen zu Ende. Der Asturcón wurde, wie auch die anderen Ponyrassen, mit eingeführten Kaltblütern verkreuzt und daneben in großem Stil auch zur Maultierproduktion verwendet. Nachdem seit den vierziger Jahren die Motorisierung und Mechanisierung der Landwirtschaft in Spanien bis in den letzten Winkel des Landes vorgedrungen war und den Asturcón seiner vielseitigen Anwendungsmöglichkeiten beraubt hatte, trat mehr und mehr die Kreuzungszucht mit dem Ceretaño zur Erzeugung von Schlachtpferden in den Vordergrund, wofür sich die Asturcón-Stuten wegen ihrer reichlichen Milchproduktion besonders gut eigneten. Auf diese Weise wurde die Rasse mangels reingezogener Nachzucht fast ausgerottet. In den siebziger Jahren fanden sich in den Bergen der Sierra del Sueva in einigen versteckten Nischen nur noch wenige unverkreuzte Exemplare der Asturischen Rasse.

Erst 1980, gewissermaßen in allerletzter Minute, wurde die „Asociación Regional de Criadores de Ganado Caballar de Raza Asturcón" gegründet, mit dem Ziel, die alte Rasse zu schützen, zu bewahren und zu vermehren. 1987 konstituierte sich die „Asociación de Criadores de Ponis de Raza Asturcón" als Nachfolgerin mit den praktischen Zielen einer Registrierung nicht nur der Hengste, sondern auch des weiblichen Zuchtmaterials, der Sicherung der Reinzucht und der Verbesserung der Rasse durch gezielte Zuchtwahl. Dafür wurde ein ausführliches Zuchtprogramm erarbeitet. Dank der Bemühungen der „Asociación" umfaßte die eingetragene Population 1991 insgesamt 230 reingezogene Pferde, eine gewaltige Steigerung gegenüber den 1980 eingetragenen 23 Pferden. Die verschiedenen regionalen Zuchtvereine, zusammengeschlossen im gemeinsamen Verband „Junta General del Principado de Asturias", arbeiten Hand in Hand mit der „Asociación" bei der Erhaltung und Verbesserung der Rasse.

Das Zuchtziel der Züchtervereinigung strebt einen Asturischen Reit- und Sportpony für Kinder und Jugendliche an, wofür er sich aufgrund seines Charakters auch besonders

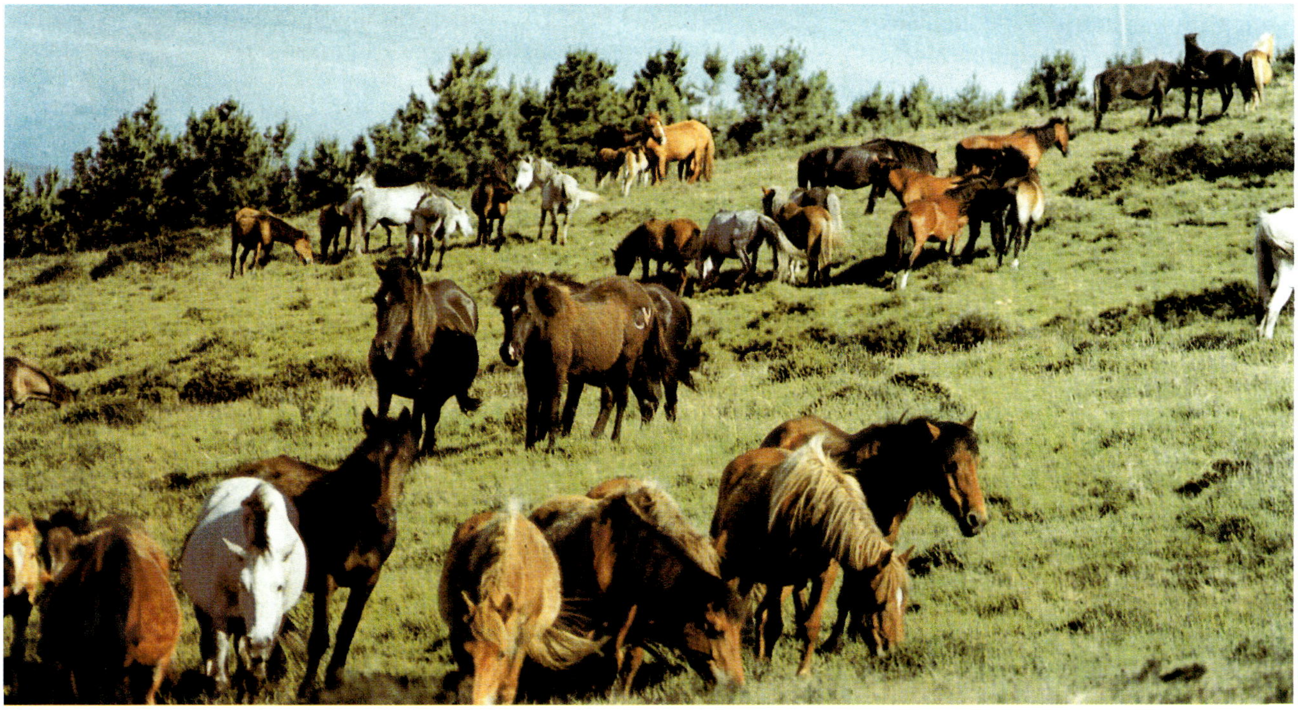

Gallego-Pony-Herde

eignet. Die „Asociación" hält jährlich Hengstmusterungen sowie Stuten- und Fohlenschauen ab. Außerdem fördert sie Ausbildung und Verkauf von Ponies für Kinder ab 12 Jahren.

So darf man heute wohl dank der Anstrengungen der wenigen letzten Züchter und eines zunehmenden Stamms von „Aficionados" der Rasse hoffen, daß der Asturcón aufgrund seiner hervorragenden Gebrauchseigenschaften auf seinem neuen sportlichen Einsatzgebiet einen weiten Markt erobern und überleben wird.

GALLEGO-PONY

Poni Gallego, Galliceño

TYP, INTERIEUR, VERWENDUNG:
Die zahlenmäßig umfangreichste Ponyrasse Nordspaniens stellt der Poni Gallego. Sie ist zugleich die typmäßig am wenigsten ausgeglichene. In der spanischen Literatur wird die Rasse grob in drei Typen unterteilt:

1. den ursprünglichen, recht primitiven Bergtyp, von den Spaniern als „A Grova" bezeichnet, der nur noch in sehr geringer Zahl vorkommt und fast ausgestorben ist;
2. den im Zentrum der „Zona Gallega" beheimateten, noch relativ häufigen Gebirgspony, der früher fast ausschließlich als Säumer verwendet wurde;
3. den im Gebiet von Lugo und Teilen von La Coruña verbreiteten Typ. Er ist größer und schwerer und heute fast stets mit Trait Breton, Postier Breton oder Asturcón verkreuzt, um ein höheres Ausschlachtungsergebnis zu erzielen. Hier findet sich die Hauptmasse der Gallego-Population, etwa 15 000 der insgesamt 25 000 Ponies in ganz Galicien (etwa 60 Prozent also).

Nur wenige Ponies werden auf konventionelle Weise auf eingezäunten Koppeln gegräst. Die Mehrzahl geht, mehr oder weniger halbwild gehalten, ganzjährig frei in den Bergen. Sie bilden einen Teil des dortigen Ökosystems und haben sich vollkommen dem rauhen Klima und den kargen Weidebedingungen der Berge angepaßt. Sie überleben in einem Gelände, im dem kein Rind oder Schaf überleben könnte, soweit sie nur ausreichend Trinkwasser finden. Diese Ponies zeigen eine außergewöhnliche Härte und Krankheitsresistenz. Dagegen ist auffällig, daß sie sehr streßanfällig sind, sobald sie länger als 12 Stunden in einen Stall eingesperrt werden. Sie entwickeln dann leicht eine Art Klaustrophobie.

Parasiten, Hunger und die Wölfe der Pyrenäen sind die ärgsten Feinde der Ponies. Insgesamt ist die Rasse gekennzeichnet durch ihre Genügsamkeit, Härte, Ausdauer, robuste Konstitution, ihre Vielseitigkeit und Nützlichkeit. Man verwendet sie als Packponies, zum Reiten und im Geschirr vor dem Karren. Heute wird allerdings die Mehrzahl der Ponies zum Schlachten gehalten, da durch die bis in den letzten Winkel fortgeschrittene Motorisierung ihre Dienste als Helfer des Menschen kaum mehr benötigt werden und die über Jahrtausende bestehende enge Gemeinschaft zwischen den Bergbauern und ihren Pferden weitgehend aufgebrochen ist.

EXTERIEUR:
Der Gesamteindruck der Gallego-Ponies ist wenig harmonisch, oftmals unschön. Soweit es sich um rassereine Ponies handelt, sind sie bis heute recht primitiv und unveredelt. Der Kopf ist lang, unedel, mit geradem Profil. Der Hals ist relativ kurz, oft tief angesetzt, mit ausgeprägtem Unterhals, die Schulter steil, der Widerrist wenig ausgeprägt. Der Rücken ist lang, die Kruppe häufig kurz, spitz, abgedacht, sie wirkt hinsichtlich der Bemuskelung etwas „nackt". Das außerordentlich harte, trockene Fundament tendiert zu Stellungsfehlern: vorn zehenweit, hinten kuhhessig. Die kleinen Hufe sind eisenhart und

unverwüstlich, weshalb sich ein Beschlag oft erübrigt. Aufgrund ihres fiberreichen, voluminösen, wenig Nährstoffe enthaltenden Nahrungsangebotes entwickeln die Ponies oft einen „Grasbauch".

Mähnen- und Schweifhaar sind stark entwickelt. Als besonders charakteristisches Merkmal bilden die Ponies einen kräftigen Schnurrbart aus, der ihre Oberlippe schützt, wenn sie im Winter mangels anderen Futters auch stacheliges Gesträuch abweiden. Am verbreitetsten sind Füchse, häufig mit weißen Abzeichen an Kopf und Gliedmaßen; aber auch nahezu alle anderen Farben kommen vor, von Rappen über Dunkelbraune, Braune, Hellbraune bis zu Isabellen und Schimmeln (die relativ häufig sind).

Die Widerristhöhe variiert zwischen 128 und 150 cm Stockmaß.

Die verkreuzten Gallegos zeigen vielfach deutlich Merkmale der eingekreuzten Kaltblutrassen.

MECHANIK:
Die Bewegungen der Gallego-Ponies sind nicht sehr raumgreifend, jedoch fleißig, energisch und extrem trittsicher, die Springanlagen sind überdurchschnittlich.

ZUCHT:
Die Zucht ist bisher wenig organisiert, daher sollte man eher von „Vermehrung" sprechen. Die Maßnahmen der staatlichen Gestütsverwaltung waren meist darauf gerichtet, mittels Einkreuzung von Bretonen ein etwas größeres Pferd zu züchten und ganz allgemein das Exterieur zu verbessern. Die Kaltbluteinkreuzungen spielen im Zusammenhang mit der Schlachtfohlenproduktion eine zunehmende Rolle. Versuche, den alten Rassetyp der Gebirgsponies zu erhalten, wie etwa beim Asturcón oder Losino und der Jaca Navarra, lassen noch auf sich warten.

GESCHICHTE:
Es gibt unterschiedliche Theorien über den Ursprung der Gallego-Ponies. Mit Sicherheit gehen sie, wie alle nordspanischen Ponyrassen, auf einen autochthonen Ponystamm der Region zurück, den schon die Höhlenmalereien des Magdalenien (15 000–9000 v. Chr.), zum Beispiel in Altamira, zeigen. In den vorhandenen Ponystamm dürften im Laufe der Zeit immer wieder einmal fremde Gene eingekreuzt worden sein, die von Pferden stammten, die durchziehende Völkerschaften mitbrachten. Darauf deutet die Farbenvielfalt hin, die die Rasse heute im Gegensatz zu ihrer ursprünglich ausschließlich dunklen Farbe aufweist.

Schriftlichen Zeugnissen des älteren *Gaius Plinius Secundus* (23/24–79 n. Chr.) und *Marcus Valerius Martialis* (ca. 40–103 n. Chr.) können wir entnehmen, daß die einheimische Rasse zuerst mit Pferden der einwandernden Kelten gekreuzt wurde. Später erfolgten Einkreuzungen von römischen Pferden und Pferden der in die Iberische Halbinsel einbrechenden Germanenstämme sowie der Mauren. Unverkennbar ist eine recht nahe Verwandtschaft des Poni Gallego zum portugiesischen Garrano.

Während der schon im achten Jahrhundert einsetzenden und erst 1492 abgeschlossenen Reconquista, der Rückeroberung der von den Mauren besetzten Iberischen Halbinsel, wurden die Gallegos in großem Stil als Pack- und Reitpferde für die Truppen remontiert. Eine besonders schätzenswerte Eigenschaft der Gallego-Ponies war gemäß *Juan Llamas* in LA CRIA CABALLAR EN ESPAÑA (Barcelona 1992) ihre Anlage zu einer Art „Dogtrot", den sie über weite Strecken durchhalten konnten, ohne zu ermüden, weshalb sie während des gesamten Mittelalters und noch im 17. und 18. Jahrhundert als Reisepferde besonders beliebt waren. Persönlich vermute ich allerdings, daß es sich hier um ein Mißverständnis handelt und daß es sich bei der von Llamas als Trab bezeichneten Gangart um eine Art Tölt gehandelt hat.

Gelegentlich wird für den Gallego auch der Name Galliceño verwendet, und das erinnert uns daran, daß dies auch der Name einer in der Küstenregion von Mexico und dem Süden der Vereinigten Staaten verbreiteten Pferderasse ist. Die Verbindung liegt auf der Hand. Seit der Eroberung Mexicos durch *Hernando Cortez* (1485–1547) wurden von den Spaniern Gallego-Ponies in großer Zahl in die Neue Welt verschifft, um mit ihrer Hilfe eine Pferdezucht aufzubauen. Man geht sicher nicht fehl in der Annahme, daß sie zu den wichtigsten Vorfahren der nordamerikanischen Mustangs und der südamerikanischen Cimarrones (Criollos) gehören.

Bis zum Abschluß der totalen Motorisierung war der Poni Gallego über Tausende von Jahren der wichtigste, unersetzliche, unermüdliche Helfer der galizischen Bevölkerung bei allen anfallenden Arbeiten, als Säumer zum Lasttransport in unwegsamem Gelände, unter dem Sattel zum Hüten der Schafe in den Bergen und im Geschirr zum Ziehen landwirtschaftlicher Geräte und Karren.

Heute scheint eine uralte folkloristische Tradition wieder aufzuleben, ein Volksfest mit einer Mischung aus traditioneller Horsemanship und ökonomischen Elementen. Anlaß der Fiesta ist das Einfangen der Wildlinge. Dieser sehr alte, möglicherweise bis in vorgeschichtliche Zeit zurückreichende Brauch ist in der Provinz Pontevedra unter dem Namen „Curro" bekannt und gilt als typisch für ganz Galicien. Obgleich im gesamten Raum der Gallega veranstaltet, finden die beliebtesten Fiestas in den Gebieten von Sabucedo, Candaoso, A Capela und Campo de Oso statt. Beim „Curro", der überall ungefähr nach dem gleichen Schema abläuft, wird die ganze Herde von den Bergen herab in einen eingezäunten Corral getrieben. Hier werden die einzelnen Gruppen voneinander getrennt und die Jährlinge und Fohlen herausgefangen. Den Jährlingen werden Mähnen und Schweife gestutzt, die Fohlen erhalten den Brand ihres Besitzers auf den rechten Hinterschenkel. Die letzte Phase des „Curro" besteht darin, die Ponies auszusondern, die für den Verkauf bestimmt sind oder vom Besitzer in der landwirtschaftlichen Arbeit genutzt werden sollen, sowie diejenigen, die für den Schlachter vorgesehen sind. Danach werden Saugfohlen, Jährlinge, Zweijährige und Fohlenstuten wieder in die Freiheit entlassen.

PORTUGAL

Der im Südwesten Europas auf der Iberischen Halbinsel liegende Staat Portugal umfaßt etwas über 92 000 Quadratkilometer und besitzt knapp 10 Millionen Einwohner. Im Norden und Osten hat Portugal Anteil am inneren Hochland der Halbinsel mit Gebirgen von fast 2000 Meter Höhe. An der Küste und im Süden findet sich Tiefland, nur stellenweise von kleinen gebirgigen Erhebungen durchzogen. Die Hauptflüsse Tejo, Douro, Guadina und Minho kommen alle in engen, tief eingeschnittenen Tälern vom Spanischen Hochland herunter und münden in den Atlantik. Sie sind nur in ihren Unterläufen schiffbar.

Das Klima ist im Norden Portugals mild, ozeanisch, mit über 2500 mm Niederschlägen während des Winters im nordwestlichen Bergland. Im sommerheißen Osten und Süden nehmen die Regenfälle bis auf 400 mm ab.

Fast die Hälfte des Landes besteht aus landwirtschaftlicher Nutzfläche. Die hauptsächlichen Pferdezuchtgebiete und großen Gestüte der Rassen Lusitano, Altér Real und Sorraia liegen im Süden, in der Algarve, im alten Lusitanien der Antike. In den Bergen im Norden herrscht die Ponyzucht des Garrano do Minho vor, auf den Azoren die des Garrano da Ilha Terceira.

Etwa ab der Mitte des ersten Jahrtausends v. Chr. kam das Gebiet des heutigen Portugal mit den mittelmeerischen Kulturen in Berührung. Bei ihrer Eroberung der Iberischen Halbinsel trafen die Römer auf das Volk der Lusitaner, die den größten Teil des heutigen südlichen Portugals bewohnten. Erst nach heftigen Kämpfen gelang es Rom, den erbitterten Widerstand der meist zu Pferde kämpfenden Lusitaner zu brechen. Die Kolonisation Portugals wurde unter *Kaiser Augustus* zwischen 26 und 19 v. Chr. abgeschlossen, doch blieb das als „Lusitania" bezeichnete Gebiet immer ein Randgebiet des römischen Imperiums.

Die römische Herrschaft wurde im fünften Jahrhundert n. Chr. durch die Reiche der Sweben (vom Kantabrischen Gebirge bis zum Tejo) und der Westgoten (südlich davon) abgelöst. Nach der Niederlage der Westgoten gegen die 711 die Iberische Halbinsel invadierenden muslimischen Mauren geriet auch das Gebiet des heutigen Portugal unter die Herrschaft des Emirats (später Kalifats) von Córdoba. Der Norden blieb jedoch nur kurz in maurischem Besitz: Bereits ab 722 wurde das Gebiet zwischen Minho und Douro, das nach der Festung Portu-Cale (dem heutigen Porto) genannt wurde, von den Christen zurückerobert. Die eigentliche Reconquista Portugals begann unter *Ferdinand I. von Kastilien* (?–1065). *Alfons-Heinrich* (1128–1185), genannt Alfons I., der Eroberer, erkämpfte 1139 einen großen Sieg über die Mauren. 1147 entriß er ihnen Lissabon und nahm daraufhin den Königstitel an. Mit der Eroberung der Algarve (Südportugal) kam um etwa 1250 die portugiesische Reconquista zu ihrem Abschluß.

Wenn auch Portugal niemals die militärische Stärke Spaniens in dessen Blütezeit erreichte, so hatte es doch schon seit Beginn der Reconquista eine Kavallerie aufgebaut, die so effektiv und kampfstark war, daß es ihr gelang, die Mauren aus seinen Grenzen zu vertreiben, rund 250 Jahre vor dem Fall von Granada.

1373 wurde das Bündnis mit England aus dem Jahre 1308 bestätigt, das die Geschichte von Portugal über Jahrhunderte entscheidend mitbestimmte. Ab 1415 wurde mit der Eroberung des marokkanischen Piratenstützpunktes Ceuta der Weg für Fahrten entlang der afrikanischen Küste frei. Das Zeitalter der portugiesischen Entdeckungen begann. Hier tat sich vor allem *Prinz Heinrich*, „der Seefahrer" (Henrique o Navegador, 1394–1460) hervor, der regelmäßig ausgedehnte Erkundungsfahrten um Afrika und in den Atlantik initiierte. Zwischen 1419 und 1457 wurden Madeira, die Azoren und die Kapverdischen Inseln entdeckt und besiedelt. Diese Fahrten dehnte *König Johann II.* (1455–1495) stetig weiter aus, mit dem Ziel vor Augen, den Seeweg nach Indien zu finden, das schließlich in der Tat der Portugiese *Vasco da Gama* 1498 als erster erreichte. 1500 hatte *P. A. Cabral* Brasilien entdeckt, das rund 70 Jahre später, nach der Entwicklung der Zuckerrohrkultur

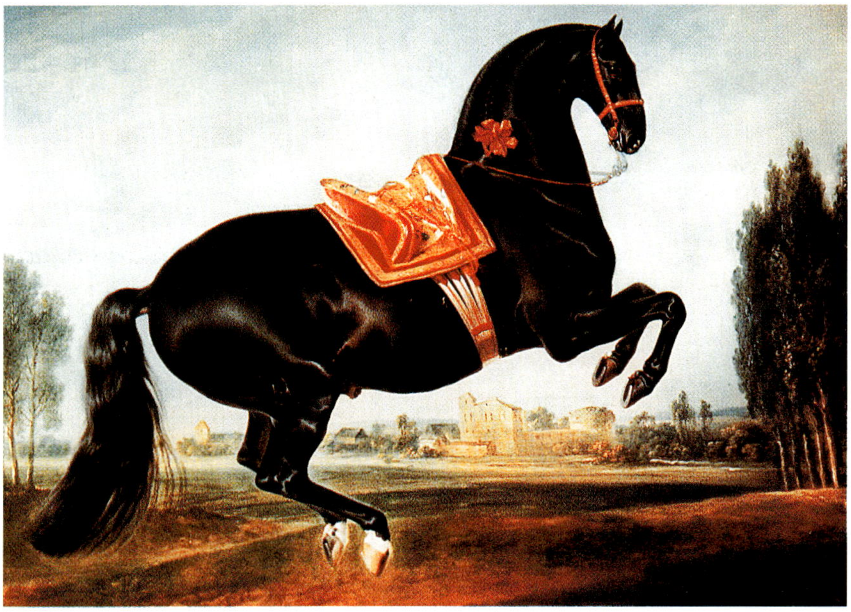

Iberisches Pferd des 18. Jahrhunderts in der Ballotade. Gemälde von Johann Georg v. Hamilton (1666–1740)

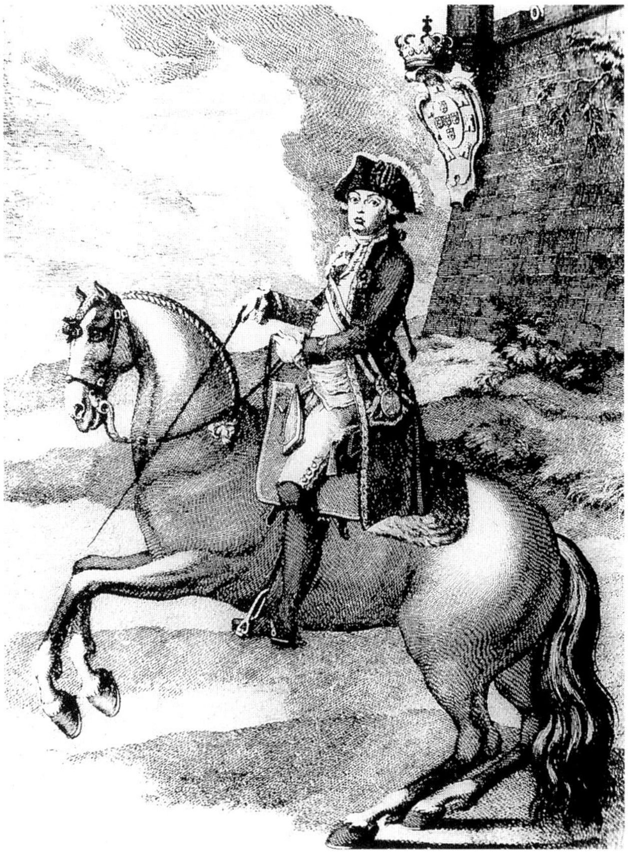

Prinz João von Brasilien auf einem Lusitano-Hengst (18. Jahrhundert)

und -verarbeitung, Portugals wichtigste Kolonie wurde. Portugal war zur Weltmacht geworden.

Man muß sich klar machen, daß ein großer Teil der Kolonisation nicht nur Brasiliens, sondern auch Paraguays und sogar Argentiniens von Portugal ausging und daß das dorthin eingeführte Pferdematerial teils aus Sorraias bestand, teils jedoch auch aus Garranos aus dem Grenzgebiet zwischen Portugal und Galizien. Nur so erklärt sich heute der so spezifische Criollo-Typ aus dem Amazonasgebiet und dem Matto Grosso.

Nachdem *König Sebastian* (1554–1578) bei dem Versuch einer Eroberung Marokkos gefallen war, benutzte 1580 *König Philipp von Spanien* (1527–1598) die günstige Gelegenheit, ganz Portugal zu besetzen. Damit leitete er ein bis 1640 dauerndes spanisches Interregnum ein.

Während der Herrschaft der Spanischen Krone wurde Portugal in verschiedene Kriege Spaniens hineingezogen, wodurch es einen Teil seiner Kolonien in Ostasien verlor. Besonders die Politik *Philipps II.* zielte im folgenden daraufhin ab, Portugal so weit wie möglich zu schwächen, um jeden Widerstand gegen die spanische Fremdherrschaft im Keim zu ersticken. Er erließ Gesetze, die die Zucht tüchtiger Kavallerieremonten systematisch unmöglich machten, sowie zahlreiche andere, die den Adel demütigen und seiner Privilegien und seines Wohlstandes berauben sollten. Lange genug in dieser Weise provoziert, reagierte Portugal mit einem Volksaufstand, der die Spanier aus dem Land trieb und einen der ihren, *Johann von Bragança*, auf den Schild hob.

Der neue König, *Johann IV.*, erkannte sofort die Notwendigkeit, die Förderung der Pferdezucht zu prioritieren, um sie auf den alten Stand zu heben – und damit auch Portugals Kavallerie. Zahlreiche Pferde bester Qualität wurden von spanischen Züchtern, die mit der portugiesischen Sache sympathisierten, nach Portugal gebracht, wo sie beim Aufstand gegen *Philipp III.* eingesetzt wurden. Auch die Familie der Frau Joãos, aus dem spanischen Hause Medina-Sidonia, war beteiligt. Verschiedene spanische Granden, die Grundbesitz in Portugal erworben hatten, zogen es vor, dort zu bleiben. Und als 60 Jahre später in Spanien der Stierkampf zu Pferde verboten wurde, zogen noch zahlreiche weitere adlige Familien in das Nachbarland, wohin sie ihr wertvolles Zuchtmaterial der Pura Raza Española mitnahmen.

Durch Verträge mit England, den Niederlanden und Frankreich sicherte Johann von Bragança Portugal die staatliche Unabhängigkeit, doch dauerten die Kämpfe mit Spanien, von England und Frankreich unterstützt, noch bis 1668, ehe Spanien im Frieden von Lissabon die portugiesische Unabhängigkeit anerkannte.

Die Regierungszeit *Johanns V.* (1689–1750) gilt als eine der glänzendsten in der Geschichte Portugals. Es wurden zahlreiche prächtige Bauten errichtet, die Macht des Klerus vermehrte sich ebenso wie die Zahl der Klöster. Große Summen flossen in sakrale Bauten. Unter ihm wurde 1748 auch das Königliche Gestüt zu Altér mit 50 Stuten des besten Andalusischen Blutes gegründet, mit dem Ziel, die Königliche Reitschule und den Marstall zu Lissabon mit Reit- und Wagenpferden in ausreichender Qualität und Quantität zu versorgen.

Auch während der Französischen Revolution und der Napoleonischen Kriege blieb Portugal mit England verbunden. Als es sich 1808 weigerte, sich der von Napoleon verhängten Kontinentalsperre anzuschließen, besetzte ein französisches Heer das Land.

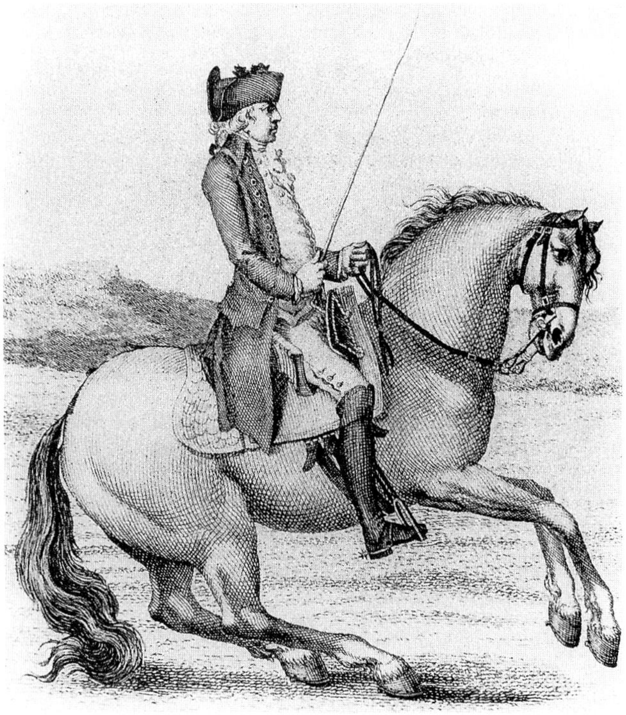

Der VI. Marquis de Marialva, Königlicher Stallmeister von Dom João I., in der Pirouette auf einem Lusitano-Hengst der Königlichen Reitschule zu Belem bei Lissabon

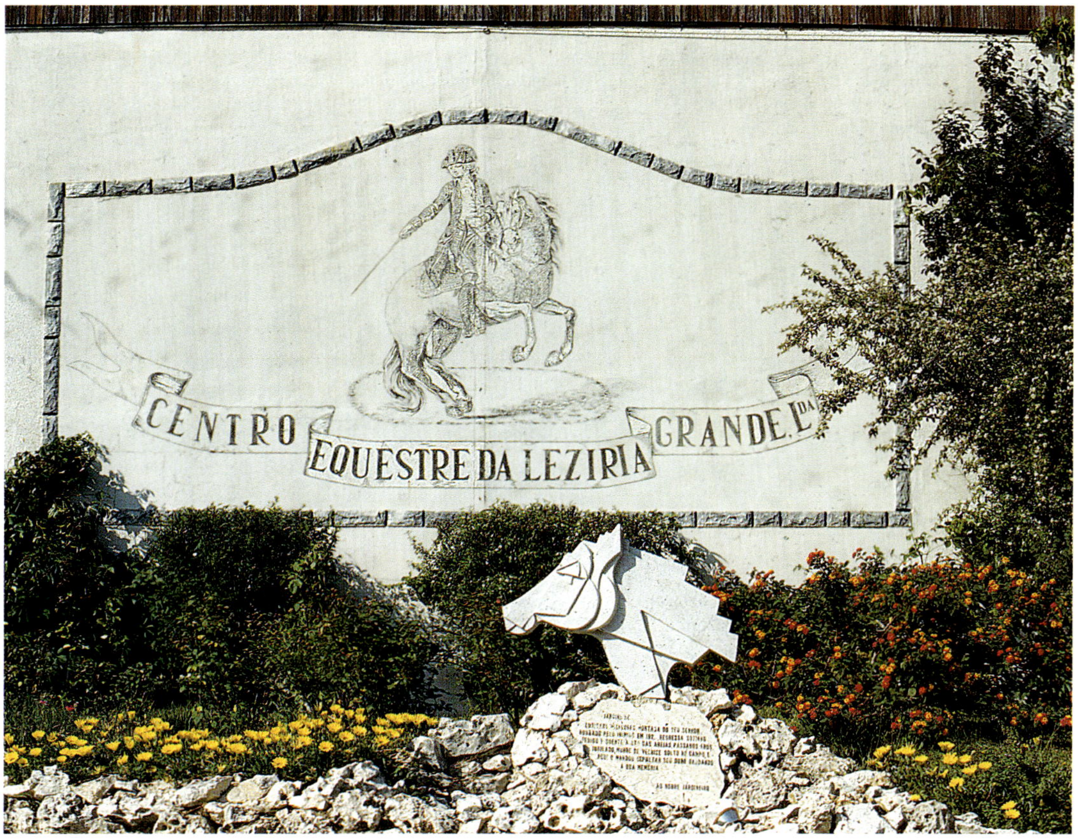

Die heutige Portugiesische Reitschule von Luis Valença Rodriguez in Villa Franca de Xira

Die königliche Familie flüchtete nach Brasilien. 1808–1814 war Portugal der Stützpunkt der englischen Befreiungsarmee.

Während der Napoleonischen Kriege nahmen die portugiesischen Gestüte großen Schaden, da die französischen Truppen, die plündernd durchs Land zogen, zwischen 1807 und 1811 alle brauchbaren Pferde, derer sie habhaft werden konnten, requirierten. Die portugiesische Pferdezucht erlebte einen schweren Niedergang. In den auf den Befreiungskampf folgenden Jahren wurden verschiedene Versuche unternommen, der Zucht wieder aufzuhelfen. Jedoch war das dabei verwendete englische, deutsche und Normänner Zuchtmaterial nur geeignet, den Zustand noch zu verschlimmern. Spätere, in Altér gemachte Versuche, die dortige Zucht mit Hilfe Orientalischen Blutes zu verbessern, waren von ebensowenig Erfolg begleitet. Erst die erneute Einfuhr von Andalusischem Blut nach Altér und anderen Gestüten gegen Ende des 19. Jahrhunderts brachte einen züchterischen Aufschwung.

Der Hof kehrte erst 1820 aus Brasilien nach Europa zurück. Im selben Jahr kam es aufgrund einer Revolution zur Einführung einer liberalen Verfassung. 1822 sagte sich Brasilien von Portugal los, was für das Mutterland einen bedeutenden wirtschaftlichen Einbruch bedeutete, der noch verstärkt wurde durch innere Wirren während der Regierungszeit der *Königin Maria II. da Glória* (1819–1853), die mit Unterbrechungen von 1826 (gekrönt 1834) bis 1853 währte. Die Niederschlagung des Volksaufstandes von 1846/47 und die Militärrevolte von 1851 leiteten die Zeit der sogenannten „Regeneration" ein, während der die drei Parteien, die konservative Regenerationspartei, die historische Partei und die progressive Partei, einander komplikationslos in der Regierungsverantwortung ablösten. Der Kolonialbesitz in Afrika wurde ausgedehnt, jedoch blieb Portugal ein wirtschaftlich rückständiges Agrarland, das 1898 sogar den Staatsbankrott erklären mußte.

Im Jahre 1908 wurden der König und sein Thronfolger ermordet und 1910 die Republik ausgerufen.

Mit dem Sturz der Republik war das Königliche Gestüt zu Altér aufs höchste gefährdet. Die Gestütsarchive waren nahezu völlig zerstört, und die republikanische Regierung ordnete die Auflösung des Gestüts und die Kastration der Hengste an. Wenn nicht in letzter Minute der bedeutende Pferdezüchter und Hippologe *Dr. Ruy d' Andrade* eingeschritten wäre, der zwei Hengste und 12 Stuten rettete, gäbe es die Altér-Rasse heute nicht mehr.

Bis 1926 bestand in Portugal eine parlamentarische Demokratie, die jedoch keine rechte Stabilität erreichte. Von 1911 bis 1926 hatte Portugal insgesamt 44 Regierungen, deren letzte durch einen Militärputsch aus dem Amt vertrieben, das Parlament aufgelöst und die Verfassung aufgehoben wurde.

Ab 1932 war *Antonio de Oliveira Salazar* (1889–1970) Ministerpräsident mit fast unumschränkten diktatorischen Vollmachten. Er schuf einen Militärstaat ohne Parlamentarismus. Außenpolitisch hielt Salazar Portugal aus dem Zweiten Weltkrieg heraus und trat in der Nachkriegszeit der Nato bei. Zugleich bemühte er sich, Portugal als der letzten der europäischen Mächte seine afrikanischen Kolonien zu erhalten. Nachdem Salazar 1968 schwer erkrankt war, wurde er von *Marcello Caetano* abgelöst.

Inzwischen kam es in den Kolonien mehrfach zu Aufständen, die mehr oder weniger offen seitens des Ostblocks unterstützt waren. Von den „Befreiungsbewegungen" in den Kolonien ausgehend kam es 1974 auch in Portugal selbst zu der „Revolution der Nelken", die vor allem in einer Radikalisierung der Landarbeiter und ihrer Mobilisierung gegen den Großgrundbesitz bestand und durch die Sowjetunion und Kuba gesteuert wurde. Die Schäden, die der portugiesischen Volkswirtschaft dabei zugefügt wurden, waren beträchtlich. Zwei Jahre lang zogen politische Agitatoren mit marxistischen Parolen umher, um überall die Landarbeiter gegen den Grundbesitz aufzuwiegeln. In vielen Gebieten wurden die Gutsbesitzer vertrieben und die Leitung der Güter von „Kommunen" übernommen. Ein Programm sinnloser Demontage und

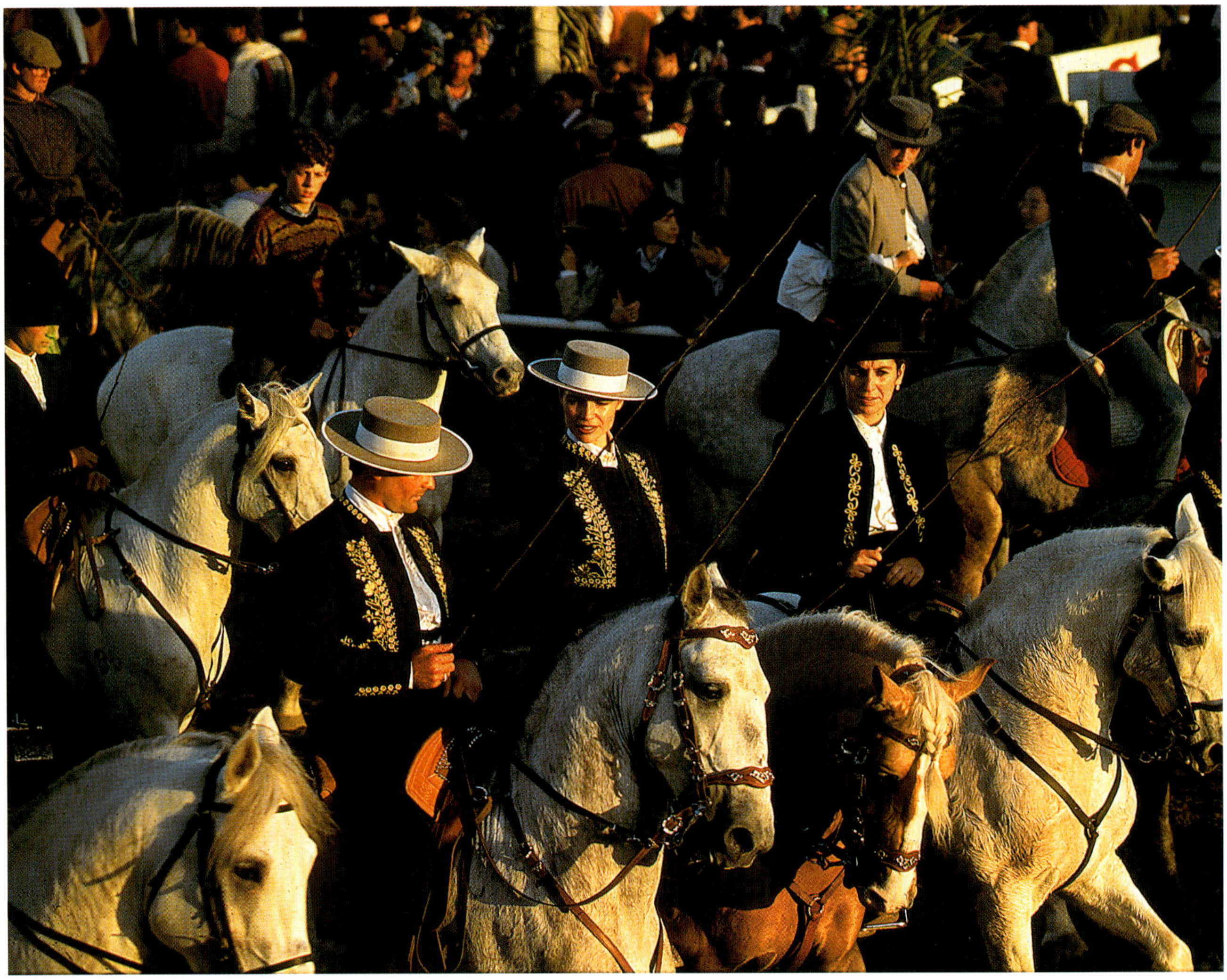

Seit über 300 Jahren findet in Golegã eine Woche lang die „Feira de São Martinho" statt, mit einem riesigen Corso mit Hunderten von Lusitanos, Schauwettbewerben, Pferdemarkt etc.

Verwüstung wurde vor allem auf den größeren Gütern zwischen Evora im Süden und dem Alentejo praktiziert. Eine Reihe von Gestüten wurde von ihren eigenen Besitzern aufgelöst und Hunderte von Lusitanos nach Brasilien, Mexico, Frankreich und Spanien verkauft, da man Angst hatte, den marxistischen Rädelsführern durch „feudalen" Lebensstil aufzufallen, zu dem auch die Pferdezucht zählte. Einige Gestütsbesitzer allerdings hatten Glück: In manchen rein ländlichen Gebieten, weitab von den großen Städten, lief das Leben praktisch unverändert weiter. Doch dürfte auch dort mancher Gutsbesitzer schlaflose Nächte gehabt haben, ehe die Nachricht, daß die Revolution erstickt sei, das Land aufatmen ließ.

Nach der Wiederherstellung der Demokratie und mit dem Eintritt Portugals in die Europäische Gemeinschaft 1985 haben sich Wirtschaft, Industrie, Handel, Landwirtschaft und mit ihr auch die Pferdezucht des Landes wieder erholt.

Den grundlegenden Unterschied zwischen Portugal und Spanien charakterisiert *Lady Silvia Loch* in *The Royal Horse of Europe* (London 1986) folgendermaßen: „Hier ist der azurblaue Himmel über dem Atlantik so verschieden von dem leuchtend kornblumenblauen über dem Mittelmeer wie die weiten, nackten Ebenen, die sich bis über Andalusien erstrecken, sich unterscheiden von den anheimelnden Gutshöfen, die sich im hügeligen portugiesischen Hinterland verstecken, mit seinen durchdringend duftenden Korkeichenwäldern und bambusbestandenen Fluß- und Bachbetten. Über allem liegt ein Hauch von Oregano, Estragon und Eukalyptus, und es ist etwas Erdhaftes, Beruhigendes, Mütterliches über Portugal, zu dem die beunruhigende, grimmige Väterlichkeit Spaniens in scharfem Gegensatz steht."

Im Unterschied zu den Spaniern fehlt den Portugiesen der Sinn für blendenden Pomp, feierliche Zeremonien und derartiges Drumherum. Es ist deshalb nicht verwunderlich, daß die Pferdeschauen in Portugal im Gegensatz zu den farbenprächtigen Andalusiens insgesamt höchst nüchterne, sachliche Veranstaltungen sind, mehr darauf angelegt, die Brauchbarkeit der Pferde für ihren Verwendungszweck zu erproben als mit ihrer Schönheit zu protzen.

Die beiden größten Pferdeschauen Portugals sind einmal die Feira Agricola in Santarem, die jedes Jahr im Juni stattfindet und sich über mehrere Tage erstreckt, und zum anderen die Feira da Golegã im November.

Bei der landwirtschaftlichen Ausstellung in Santarem werden alle Gattungen und Arten von Haustieren gezeigt und gerichtet. Die gesamte Schau findet rund um die Stierkampfarena statt, hoch auf den Klippen über der alten römischen Festung, und umfaßt mehrere Hektar Ausstellungsgelände. Dominierend ist die Lusitano-Rasse, deren Gänge, Wendigkeit und Geschmeidigkeit immer wieder die Augen auf sich ziehen, wenn Eigentümer und Bereiter ihre Pferde auf den Bögen des Paraderinges vorführen.

Im Gegensatz zu der aufreizenden, rhythmischen Flamencomusik Spaniens mit ihren oft schrillen Gitarrenklängen erklingt irgendwo im Hintergrund gedämpfte portugiesische Volksmusik, oder man hört die schwermütigen Töne des Fado. Am Nachmittag, wenn die Luft erfüllt ist vom Geruch frisch holzkohlegegrillten Fisches und Schweinefleisches, werden die einzelnen Hengste in den Gängen und Touren der Hohen Schule vorgeführt, kritisch beobachtet und kommentiert von einem sachkundigen Publikum, das in jedem Jahr gespannt versucht, den Sieger des Championates im voraus zu erraten. Eine große Zuschauermenge flaniert entlang den die Wege säumenden kleinen Verkaufsbuden, in denen verführerisch duftende geröstete Maronen und Mandeln, kandierte Feigen, in bunten Farben leuchtendes Marzipan, Nougat und andere Leckereien feilgeboten werden.

Die aus hippologischen Aspekten vielleicht noch wichtigere Feira ist die in Golegã, da sie allein den Pferden, in diesem Fall den Hengsten, gewidmet ist. Über Golegã lesen wir bei *Lady Loch* (a. a. O.): „Bei der Ankunft in Golegã, das seinen Namen nach einer galizischen Frau erhalten hat, von der die Fama berichtet, daß sie hier vor den Napoleonischen Kriegen ein berühmtes Wirtshaus mit Ausspann für die Postkutschen unterhalten habe, könnte man sich ohne weiteres um 200 Jahre und mehr zurückversetzt fühlen. Denn da ist kein einziges Auto, kein Pferdetransporter oder Traktor in Sicht, nur Pferde, Pferde, Pferde . . . überall. Nahe der Stierkampfarena ist ein großer Marktplatz, wo Hunderte von Hengsten vor ihren Stallungen paradieren. Jedes Haus in Golegã rühmt sich, über mindestens zwei oder drei Stallplätze zu verfügen. . . Mit anderen Worten, buchstäblich aus jeder Ecke und jedem Winkel ergießen sich Pferde."

Was Besucher aus anderen Ländern Europas immer wieder verwundert, ist der außerordentlich fromme Charakter der Iberischen Pferde, der es möglich macht, daß die Hengste ruhig und friedlich dicht beieinander in den Ställen stehen. Aber dies ist einfach notwendig, denn der „Herr" reitet nur Hengste; Wallache werden traditionell nur von Frauen und „Knechten" geritten. Portugiesen (ebenso wie Spanier) meinen, daß das Ganze nur eine Frage des Temperaments und der Erziehung sei. Dazu berichtet Sylvia Loch die folgende amüsante kleine Anekdote: „Ich werde nie die Worte eines portugiesischen Herren vergessen, gerichtet an eine vorbeigehende englische Besucherin, die ihrem schockierten Unglauben Luft machte, als sie seine sechs Hengste auf der Feira von Golegã in engen Ständen, quasi Wange an Wange, ruhig und friedlich nebeneinander stehen sah. ‚Vergessen Sie nicht, meine Liebe', sagte er höflich lächelnd, nachdem sie ihre Tirade beendet hatte, daß alle Hengste bösartige und gefährliche Kreaturen seien, ‚unsere Iberischen Pferde sind nobel. Sie schlagen nicht; sie beißen nicht. Ist es nicht so, daß Aristokraten auf der ganzen Welt instinktiv wissen, wie sie sich zu benehmen haben?'"

Zwei Lusitano-Hengste aus der Zucht von Manuel Tavares Veiga, Gestüt Quinta da Broa, mit einem Pferdepfleger in der landesüblichen Tracht

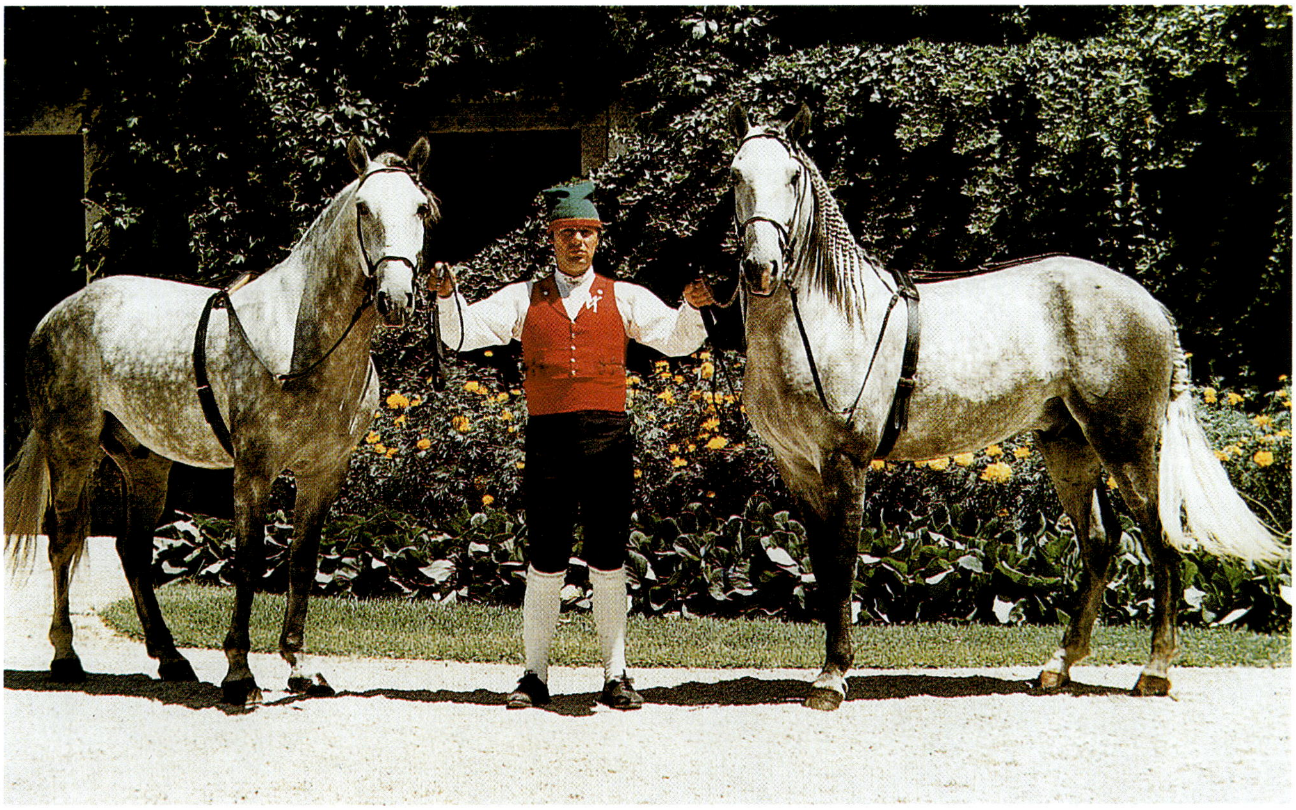

WARMBLUT-ZUCHTEN

LUSITANO

TYP, INTERIEUR, VERWENDUNG: Im Gegensatz zum Andalusier (Pura Raza Española), bei dem im 19./20. Jahrhundert mit Hilfe von Arabischem Blut eine „Modernisierung" versucht worden ist, ist im Lusitano der Typ des originären Iberischen Reitpferdes erhalten geblieben. Man darf den Grund wohl darin suchen, daß in Portugal die Tradition des Stierkampfes durchgehend bis heute erhalten wurde, während sie in Spanien vom Anfang des 18. bis zur Mitte des 20. Jahrhunderts eine Unterbrechung erfuhr und erst heute wieder in voller Blüte steht.

Der Lusitano ist ein ausgesprochen harmonisches Pferd mit gerundeten Formen, kurz, geschlossen, im Format quadratisch, dabei von hoher Ausstrahlung und hohem Adel. Sein Temperament ist lebhaft, energisch, feurig, der Charakter fromm und menschenbezogen. Er ist außerordentlich gelehrig, von großer Intelligenz und überragender Rittigkeit.

Aufgrund seines Exterieurs und seiner natürlichen Anlagen eignet sich der Lusitano besonders für die Hohe Schule. Sein Mut und seine Scheufreiheit, seine Wendigkeit und seine Fähigkeit, aus dem Stand höchste Geschwindigkeit zu entwickeln und daraus wieder in voller Balance zum Stand zu parieren, sowie sein ausgesprochener „Cow Sense", also die angeborene Anlage, sich auf die Arbeit mit Kampfrindern einzustellen, ihre Reaktionen im voraus zu erahnen und blitzschnell darauf zu reagieren, prädestinieren ihn zum idealen Stierkampfpferd. Es gibt zu denken, daß die meisten, wenn nicht alle spanischen Rejoneadores Lusitanos reiten, weil sie ausdauernder, schneller, mutiger und reaktionsschneller sind als viele Andalusier. Der Lusitano eignet sich selbstverständlich auch hervorragend für die „Doma Vaquera", zum Hüten und Treiben der Kampfrinderherden.

Aufgrund seiner Leichtrittigkeit, Unkompliziertheit und des bequemen Sitzgefühls, das er seinem Reiter gibt, ist der Lusitano ein ausgesprochenes Jedermannspferd, beliebt vor allem für die großen „Feiras", die Pferde-Volksfeste, namentlich bei gehobenen Freizeitreitern, für Paraden und Corsos. Dazu eignet er sich ganz ausgezeichnet als Wagenpferd für die traditionelle portugiesische Anspannung, wobei sein effektvoller Bewegungsablauf im Trab sehr gut zur Geltung kommt.

Grob unterscheiden lassen sich in der Lusitano-Zucht heute zwei Typen, die auf den Zuchten der beiden bedeutendsten Gestüte dieses Jahrhunderts aufbauen: der etwas kompaktere Typ der Zucht von *Manuel Tavares Veiga* und der etwas leichtere, edlere Typ aus der Zucht von *Fernando Sommer d'Andrade*. Beide stehen jedoch voll im traditionellen Iberischen Typ.

EXTERIEUR: Der Kopf des Lusitanos ist gut proportioniert, von mittlerer Länge, trocken, mit subkonvexem Profil und leicht gewölbter, schmaler Stirn, großen, elliptisch geformten, lebhaften dunklen Augen und weiten Nüstern. Die beweglichen Ohren sind etwas weit gestellt. Der relativ lange Angesichtsschädel zwischen Augen und Nüstern verjüngt sich deutlich nach unten hin. Die Maulpartie ist fein. Der weit ausgeschnittene Kehlgang und das leichte Genick gewährleisten eine unproblematische Beizäumung. Der Hals, lang und an der Basis kräftig, zeigt eine stolze, natürliche Aufrichtung. Die Schulter ist lang, schräg gelagert, muskulös, der gut markierte Widerrist, lang in den Rücken reichend und so ein gutes Widerlager für den Sattel bietend, ist stets deutlich höher als die Kruppe. Der Rücken ist kurz und geht über eine kräftige, leicht konkave Lende in die gerundete, gut bemuskelte und proportionierte Kruppe über, die in Länge und Breite annähernd gleich ist. Hüft- und Sitzbeinhöcker verschwinden in der Muskulatur. Die Brust weist eine mittlere Breite und gute Tiefe auf. Die Ex-

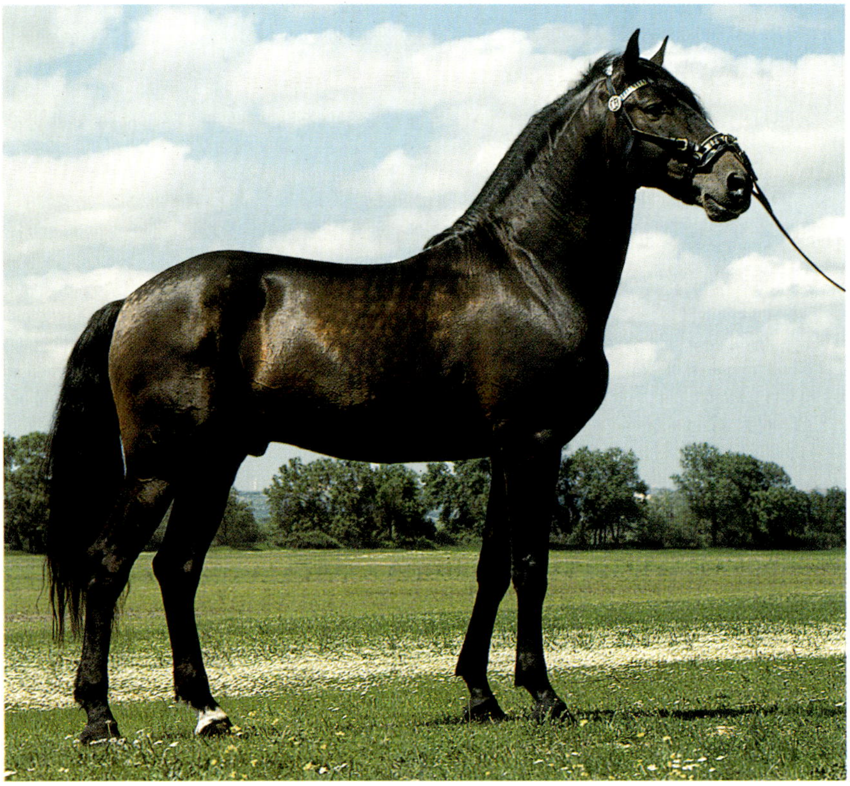

Ein sehr typischer Lusitano-Hengst

Manuel Tavares Veiga mit seinem Lieblingshengst

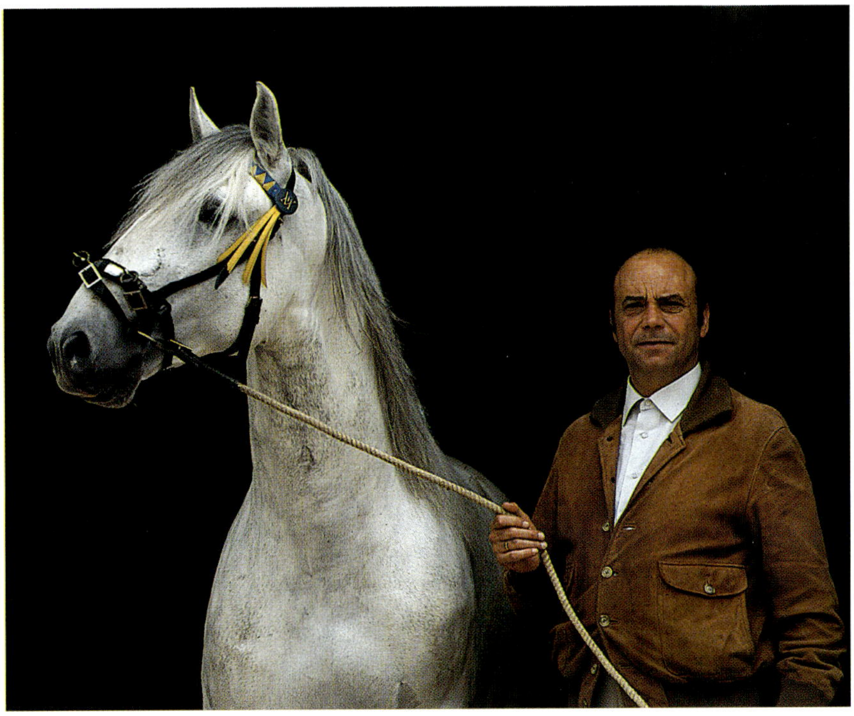

tremitäten, wohlplaziert unter dem Körper, wirken trocken und hart. Unterarme und Unterschenkel sind kräftig bemuskelt, Vorderfußwurzeln und Sprunggelenke gut geformt und breit. Die Röhren sind relativ lang, was den hohen Kniebug der Rasse ermöglicht, die Fesselung ist elastisch. Die recht kleinen Hufe weisen hohe Trachten, ungewöhnlich dicke Wände und einen wenig ausgebildeten Strahl auf. Das Hufhorn ist dunkel, unverwüstlich hart und zäh.
Als häufigste Farben finden sich Braune und Schimmel, jedoch kommen auch Rappen, Dunkelfüchse, Falben und Isabellen vor. Die im 16.–18. Jahrhundert noch häufigen und beliebten Schecken sind seit den Plünderungen durch die Truppen *Napoleons* zwischen 1807 und 1811 ausgestorben. Gelegentlich sieht man Albinos mit blauen (wenig pigmentierten) Augen. Das seidige Langhaar ist reich ausgebildet und wird in der Regel außer zum Stierkampf nicht frisiert.
Die Widerristhöhe liegt meist bei 152–155 cm (Stuten) und bis 165 cm (Hengste), selten darüber.

MECHANIK:
Der Bewegungsablauf des Lusitanos ist in allen drei Gangarten gekennzeichnet durch den hohen Kniebug und die Leichtigkeit der Hankenbiegung, dazu die hervorragende Balance und eine wundervolle Kadenz. Diese Eigenschaften prädestinieren die Rasse für die Hohe Schule. Die Anlage, die versammelten Lektionen wie Piaffe, Passage, Pirouette und die Schulsprünge effektvoll in Szene zu setzen, ist der Rasse angeboren, ebenso wie die für den Stierkampf notwendigen blitzschnellen Paraden und Wendungen.

ZUCHT:
Während die Nordhälfte Portugals gewissermaßen „lusitanofrei" ist, konzentriert sich die Zucht im Süden im Ribatejo und Alentejo der historischen Provinz Estremadura.

Mittelpunkt der Zucht ist die Coudelaria (das Staats- und Hauptgestüt) Fonte Boa nahe der alten römischen Stadtgründung Santarem am unteren Tejo mit ihren 60 Lusitano-Hengsten aus allen bedeutenden Privatgestüten des Landes und ihrem ausgesuchten Stutenstamm. Die Zucht wird jedoch weniger vom Staat als vielmehr von der privaten Züchterschaft beeinflußt. Insgesamt gibt es etwa 70 Lusitano-Gestüte, darunter 20 große mit teilweise über 100 Stuten. Der Rest besteht aus kleineren Einzelzuchten, von denen manche erst nach der „Revolution der Nelken" entstanden

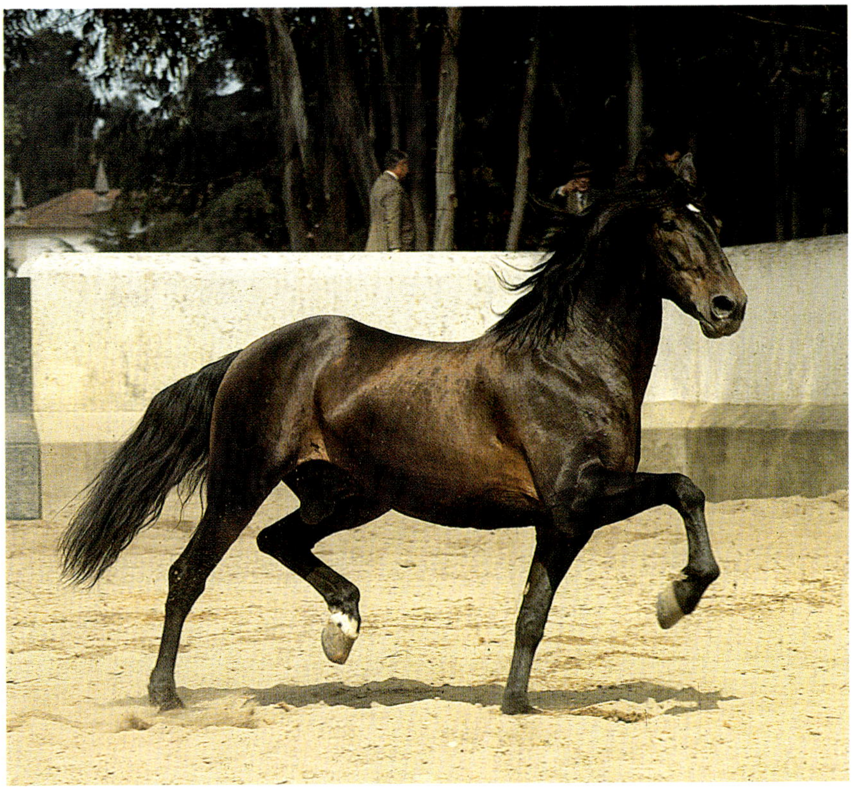

Der Lusitano-Hengst zeigt im freien Lauf den angeborenen hohen Kniebug.

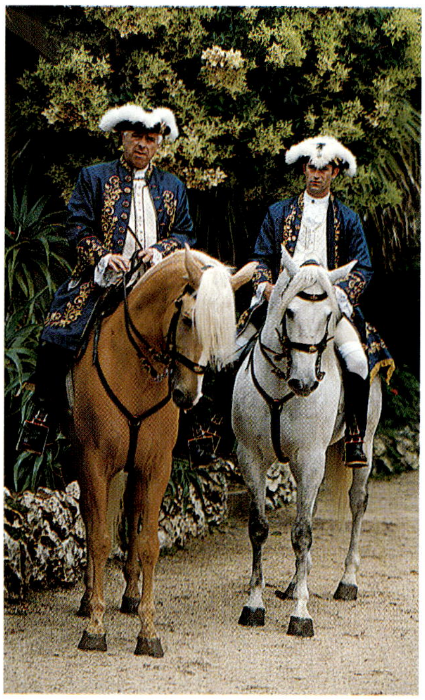

Luis Valença Rodriguez und einer seiner Bereiter von der portugiesischen Reitschule in Villa Franca de Xira

sind. Größten Einfluß haben die Gestüte der Familien *Veiga, d'Andrade, Ervideira, Nuncio, Infante da Camara, Palha, Ribeiro Telles und Raposo Cordeira.* Während des 20. Jahrhunderts wurde die Zucht im wesentlichen geprägt durch die Gestüte von *Manuel Tavares Veiga* in Golegã und *Dr. Ruy d'Andrade* in Font'Alva.

Die Zuchtleitung liegt bei der „Associação Portuguesa de Criadores do Cavalo Puro Sangre Lusitano" (APSL), die in Zusammenarbeit und unter Aufsicht des Landwirtschaftsministeriums das Gestütbuch führt.

Seit über 300 Jahren findet eine Woche lang die „Feira de São Martinho" in Golegã statt, der größte Pferdemarkt Südportugals (gewöhnlich in der zweiten Novemberwoche). Sie ist verbunden mit einer großen Pferdeschau, Vorführungen der Portugiesischen Hofreitschule und anderen Darbietungen auf dem „Largo do Arneiro" sowie einem riesigen Corso mit Hunderten von Lusitanos.

GESCHICHTE:

Nach Ansicht des berühmten portugiesischen Hippologen *Dr. Ruy d'Andrade,* der den Sorraia 1920 in der Nähe des Ortes Corruche in der Provinz Alentejo wiederentdeckte, muß man in dieser altertümlichen Rasse die Ausgangsrasse des Iberischen Reitpferdes (um diese zusammenfassende Bezeichnung für die Pura Raza Española und die Pura Raça Lusitana zu verwenden) suchen. Sie hat nichts mit den übrigen Ponies im Norden der Iberischen Halbinsel zu tun, die alle mehr oder weniger dem Typ des nordportugiesischen Garrano entsprechen. Beim Sorraia handelt es sich um eine ganz andere Form des heißen, trockenen Südens der Halbinsel. Dr. Ruy d'Andrade schreibt 1954 in AREDEDOR DEL CABALLO ESPAÑOL: „Es gab aber während der Altsteinzeit im Süden der Iberischen Halbinsel noch einen anderen Pferdetyp (als den Garrano, Anm. d. Verf.), der größer war und eine leichte Ramskopfform hatte. In der Nähe von Malaga, in der Höhle von La Pileta, kann man Steinzeitmalereien bewundern, die Tiere mit diesen Merkmalen darstellen." Die Bilder von La Pileta zeigen ganz eindeutig keine Ponies, sondern langlinige, langgliedrige Pferde mit vergleichsweise schlanken Hälsen und feinen Köpfen, die meist ein leicht konvexes Profil und einen langen Angesichtsteil aufweisen. In einem Aufsatz zur Geschichte und Entwicklung des Sorraias schreibt d'Andrade: „Sorraia-Pferde bewohnen den Süden der Halbinsel, und ich nehme an, daß es sich um Nachfahren eines Urtyps handelt, welcher in einem sehr heißen Klima vor Beginn des Eiszeitalters beheimatet war und dort die verschiedenen Kältezeiten überdauerte... Dort (also im Süden, Anm. d. Verf.) lebten in einer späteren Zeit Pferde, die genau diesem Typ entsprachen. Es scheint mir daher nicht allzu verwegen, wenn ich behaupte, daß sich dieser Pferdetyp auf der Iberischen Halbinsel in seiner Urform erhalten hat.

Im Laufe der Jahrhunderte veränderte sich die Darstellungskunst. Statt der Höhlenmalereien, die möglicherweise Formen der Anrufung oder Beschwörung waren, erschienen nun Szenen und Motive aus dem täglichen Leben, vom Krieg, von der Jagd oder dem Hirtendasein. An der spanischen Ostküste finden wir Pferdedarstellungen aus dem Mesolithikum und Neolithikum, deren Motive Pferdeherden, aber auch von Menschen geführte Pferde sind. Folglich muß es ungefähr fünf- bis zehntausend Jahre vor unserer Zeitrechnung bereits domesti-

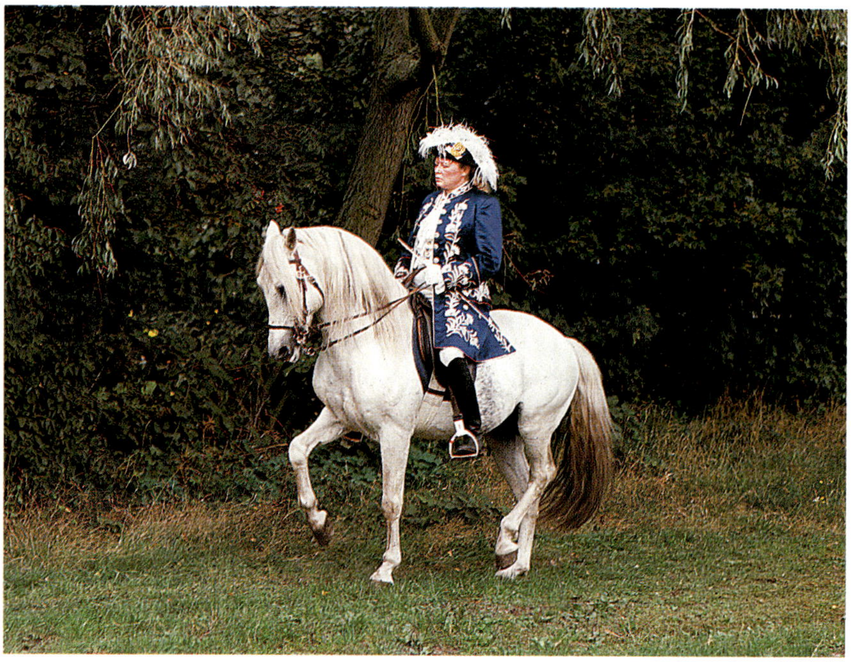

Lusitano-Hengst in der Piaffe

zierte und möglicherweise auch berittene Pferde gegeben haben. Etwas jüngere Darstellungen der Megalithkultur aus der Kupfer- und Bronzezeit (2000–1500 v. Chr.) zeigen bereits berittene Pferde." Dr. d'Andrade spricht vom „bâton de commendement": „Es handelt sich um eine Art Trensenring, wie man ihn noch heute für die Zäumung verwendet. Tauwerk, das man zum Führen und Festmachen der Pferde und als eine Art Zaumzeug gebrauchte, ist schon aus der Solutrée-Zeit bekannt. Geht man davon aus, daß die Domestikation des Pferdes bereits im Mesolithikum stattfand, dann dürfte dies die älteste Form des Pferdegebrauchs sein, selbst wenn man die Theorie von Piette über die angehalfterten Pferde aus dem Palaeolithikum des Magdalénien für wenig glaubwürdig hält."

In einem Artikel unter dem Titel „Sorraias – die Vorfahren der Iberischen Edelpferde" (TRAUMPFERDE, Heft 7/1994) finden sich folgende Anmerkungen des Sorraia-Züchters und -Experten *Dr. Michael Schäfer*: „Deutsche Forscher, die südiberisches fossiles Knochenmaterial untersuchten, haben lediglich veröffentlicht, daß die Pferde der sich anschließenden Kupfer- und folgenden Bronzezeit, also etwa von 1700–700 v. Chr., meistens 140–145 cm groß gewesen sein müßten und ‚mittelschwer' waren."

Schon im Altertum, mehr als 1000 Jahre vor Mohammeds Geburt, genossen Hispaniens Pferde einen ausgezeichneten Ruf. So benutzten vor allem die Römer, nachdem sie die Halbinsel nach langwierigen Kriegen erobert hatten, die Südpferde für ihre iberischen Kavallerieregimenter, die sie als schlagkräftige, schnelle Hilfstruppen später in zahlreichen Schlachten (zum Beispiel gegen die Karthager) einsetzten. Schäfer beschreibt die südiberischen „Equi frenati" (am Zügel stehende Pferde) der iberischen und keltiberischen, für die damalige Zeit mit Schwert, Lanze und Wurfspeeren sowie einem Lederpanzer schwerbewaffneten, Reiterkrieger als wendige und unerschrockene Streitrosse. Im Zentrum und im Süden habe man einige Plastiken und

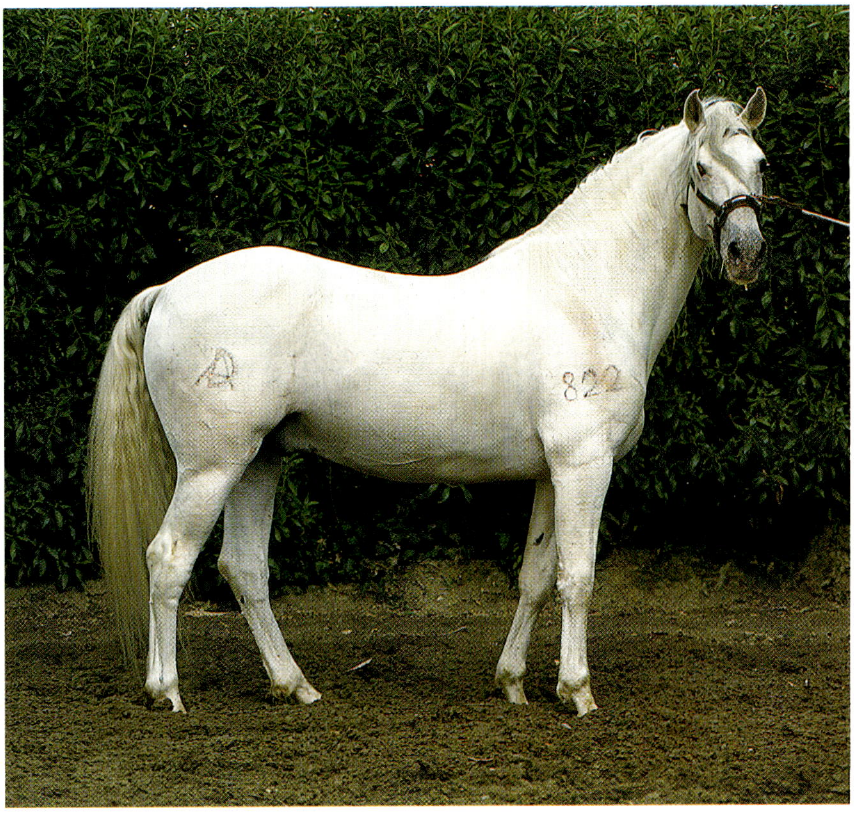

Lusitano-Hengst aus dem Gestüt d'Andrade

Reliefs aus dem vierten und dritten vorchristlichen Jahrhundert gefunden, die eine deutliche Vorstellung von dem Exterieur dieser Pferde gäben.

Aus dem 17bändigen Werk des griechischen Geographen und Historikers *Strabon* (63 v. Chr. – 28 n. Chr.) erfahren wir, daß die Rosse der Keltiberer von falber Farbe gewesen seien und an den Gliedmaßen und teils am übrigen Körper eine unklare Streifung und dazu einen Aalstrich und ein Schulterkreuz gezeigt hätten. *Schäfer* berichtet dann weiter, daß in der Römerzeit auf der Halbinsel Wildpferde noch recht häufig gewesen seien. Selbst später noch, im siebten Jahrhundert n. Chr., habe es laut einem Bericht *Sankt Isidors von Sevilla* in der dortigen Gegend „eselsgraue" (also falbe) Wildpferde gegeben.

Dr. d'Andrade, der Wiederentdecker und letztlich Retter der letzten Sorraias, charakterisiert die Rasse folgendermaßen: Die relativ langgestreckten Köpfe zeigten oft ein durchgehend leicht geramstes, „subkonvexes" Stirn-Nasen-Profil; die dunkle Maul-Nüstern-Partie wirke ausgesprochen edel. Der Hals sei in gutem Futterzustand massiv, dabei von mittlerer Länge, und gehe in einen nicht sehr hohen, jedoch weit in den Rücken verlaufenden Widerrist über. Der weite, ausgeschnittene Kehlgang und das leichte Genick machten eine Beizäumung einfach. Die tiefe Brust biete, obgleich relativ schmal, doch reichlich Raum für Herz und Lunge und verrate Schnelligkeit und Ausdauer. Der Rücken sei kurz und gehe über eine kräftige, gewölbte Nierenpartie in die abschüssige, muskulöse Kruppe über. An den recht feinen, trockenen Gliedmaßen fielen die langen Röhrbeine auf. Die Hufe seien klein, mit wenig entwickeltem Strahl, starken Wänden und relativ hohen Trachten. Die Farben seien ein überwiegend Hell- bis Gelbfalb, nicht selten auch ein Mausfalb. Viele Sorraias besäßen eine mehr oder weniger deutliche Zebrierung an Unterarmen und Unterschenkeln bis über die Gelenke abwärts, gelegentlich, vor allem im Fohlenalter, auch an anderen Körperstellen, dazu stets einen deutlichen

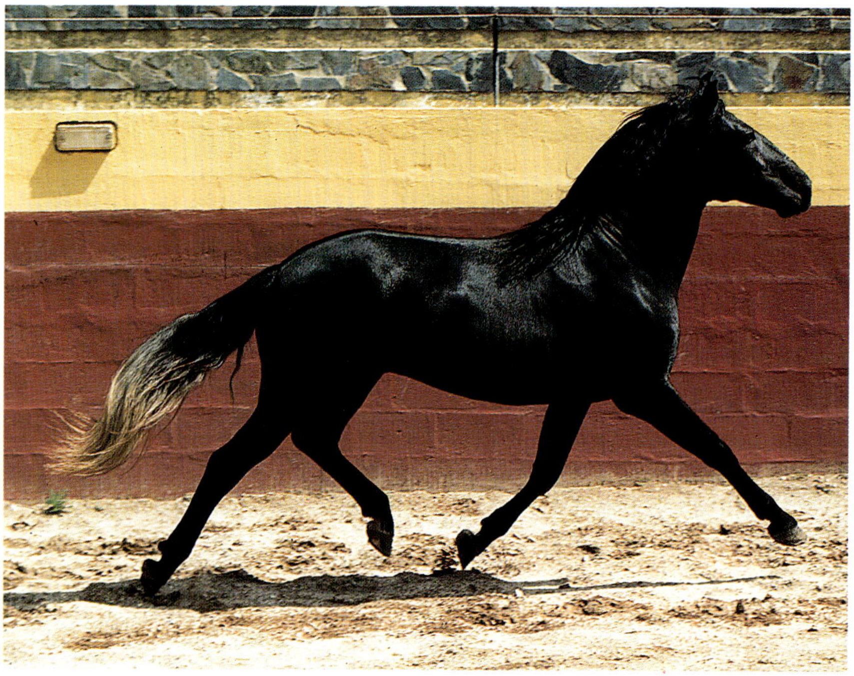

Lusitano-Hengst in freier Bewegung

Aalstrich und manchmal auch ein Schulterkreuz. Das Langhaar sei fein und reich ausgebildet, der Schweif werde nur wenig getragen. Der Bewegungsablauf sei aufgrund der langen Röhren hoch und rund wie bei der Iberischen Reitrasse. – Bis auf Farbe und Größe treffen fast alle anderen Charakteristika noch heute auch auf die Iberische Reitrasse zu.

Der Eintritt Portugals in die Geschichte erfolgte mit der Eroberung des südlichen, Lusitania genannten, Landesteils durch die Römer zwischen 154 und 139 v. Chr. Die römische Kolonisierung wurde durch *Augustus* um 26–19 v. Chr. abgeschlossen, jedoch blieb das Land am Atlantik ein Randgebiet des Imperium Romanum.

Im fünften Jahrhundert wurde die römische Epoche durch eine Reihe germanischer Reiche abgelöst. Der Norden umfaßte das Königreich der Sweben, das bis an den Tejo reichte. Der Süden war ein Teil des Westgotischen Reiches, das sich 585 auch den Norden einverleibte. Nach der Niederlage des Westgotenkönigs *Roderik* gegen die islamischen Truppen *Tarik Ibn Sijads* im Jahre 711 fiel auch das Gebiet des heutigen Portugals unter die Herrschaft des Emirats (später Kalifats) von Córdoba, die allerdings im Norden nur sehr kurz andauerte. Schon 722 gewannen die Christen das Gebiet zwischen Minho und Douro zurück, das nach der Festung Portu-Cale (dem heutigen Porto) „Comitas Portucalensis" genannt wurde. 1139 gründete *Prinz Alfons Heinrich* als *Alfons I.* („der Eroberer") nach seinem Sieg über die Mauren das Königreich Portugal. 100 Jahre später vollendete *Alfons III.* mit seiner Eroberung der Algarve die Reconquista Portugals.

Wenn Portugal auch nie die Macht und Stärke Spaniens erreichte, hatte es doch schon zu Beginn des 13. Jahrhunderts eine so starke Kavallerie aufgebaut, daß es die Mauren vertreiben und von seinen Grenzen fernhalten konnte – gut 250 Jahre ehe es den Spaniern gelang, die letzte maurische Bastion, Granada, zu stürmen.

Bereits bei der Belagerung Lissabons durch *Alfons I.* erhielten die Portugiesen 1147 Hilfe von den Britischen Inseln, durch Kreuzritter aus Kent, East Anglia und London, die ihre Reise ins Heilige Land unterbrachen, um hier reiche Beute an Gold und edlen Pferden aus maurischem Besitz zu gewinnen. Vielen der angelsächsischen Ritter gefiel es in Portugal so gut, daß sie sich entschlossen zu bleiben. Auf diese Weise entstand eine enge Verbindung zwischen Portugal und England, die sich im Laufe der Jahrhunderte noch vertiefte.

Pferde haben auf der Iberischen Halbinsel seit vorgeschichtlicher Zeit einen integralen Bestandteil im Leben der Menschen gespielt. Bereits in der Zeit der karthagischen Herrschaft, die bis 146 v. Chr. (dem Ende des Dritten

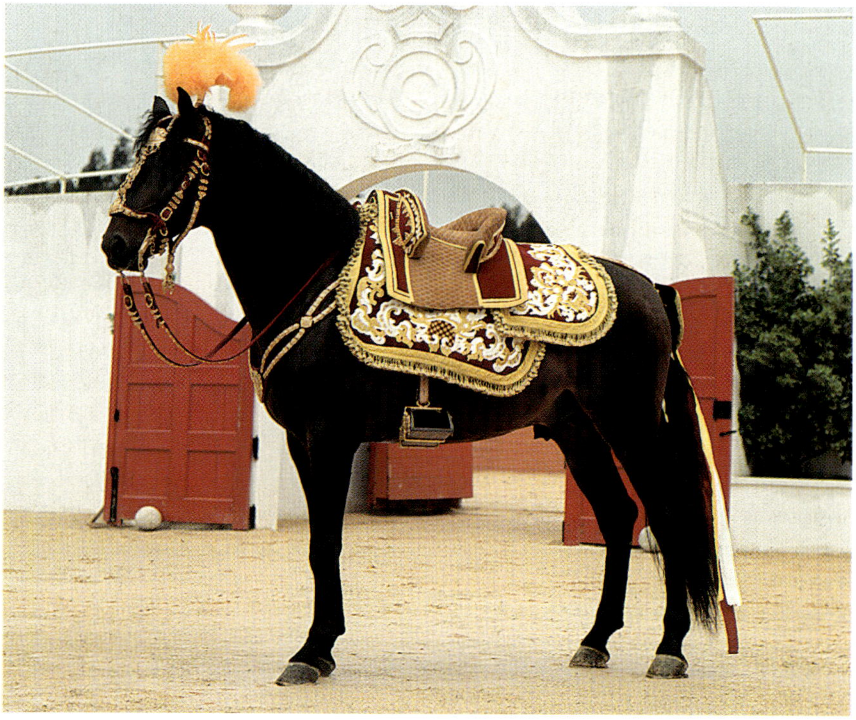

Für den Stierkampf gesattelter Lusitano

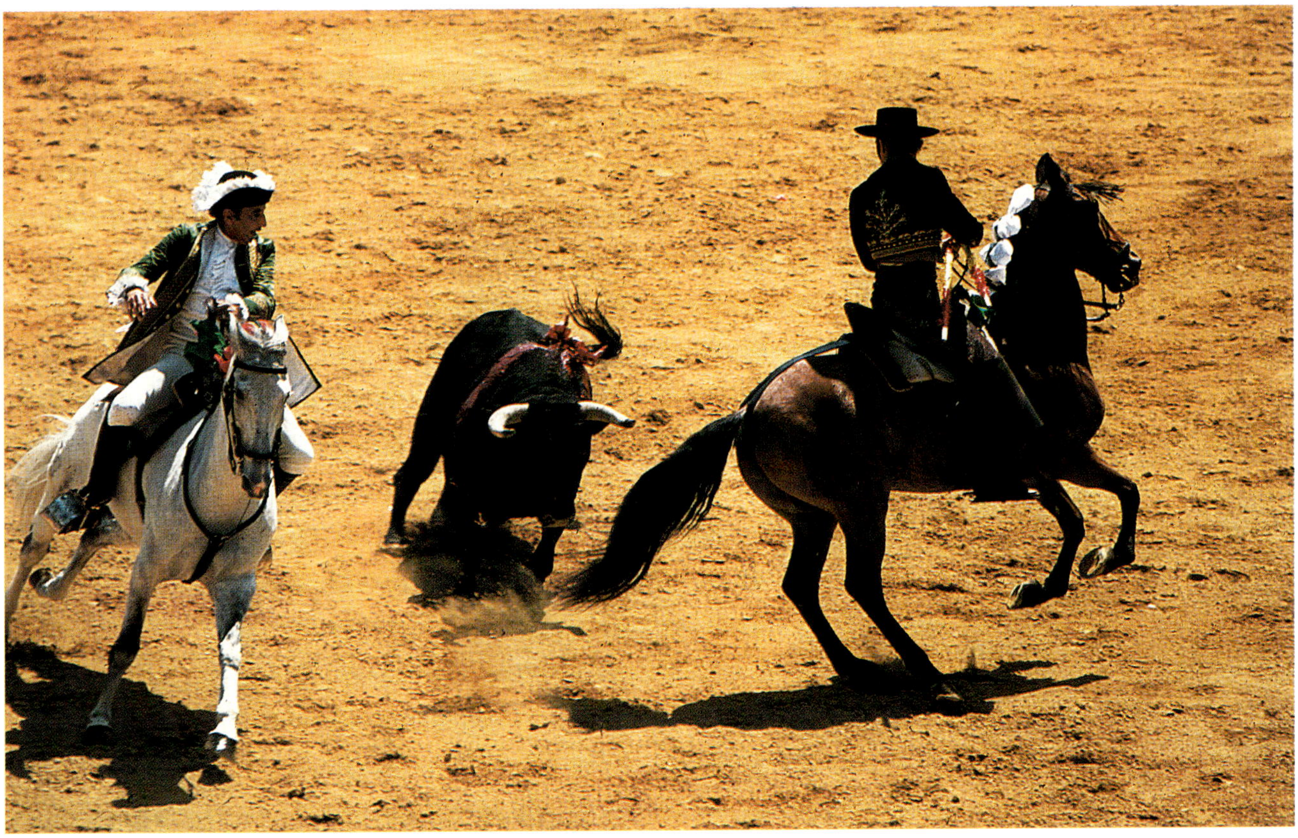

An den Stierkämpfen in Spanien beteiligen sich häufig portugiesische Rejoneadores. Hier beim Rejoneo in Jerez rechts ein portugiesischer, links ein spanischer Reiter, leicht an ihrer unterschiedlichen Tracht erkennbar

Punischen Krieges) währte, brachte der fruchtbare Boden im Tal des Tejo ein geschätztes Streitroß hervor. Seit *Caesars* Zeiten begannen die Römer ein System wohleingerichteter Gestüte und Remontedepots aufzubauen, das erst unter dem Ansturm der Sweben und der ihnen nachfolgenden Westgoten am Ende des weströmischen Reiches zusammenbrach. Dennoch blühte die Pferdezucht auch unter der germanischen Herrschaft und vor allem unter der der Mauren. Die während der Maurenherrschaft entstandenen Gestüte bildeten nach der Reconquista den Grundstock der portugiesischen Pferdezucht.

Bei manchen – nichtiberischen – Autoren liest man, daß die Reitkunst und der Stierkampf zu Pferde durch die Mauren auf die Iberische Halbinsel gebracht worden sei. Tatsächlich gehen der Rejoneo und die für ihn erforderliche Reitkunst um einige tausend Jahre weiter zurück, als die damaligen Einwohner Iberiens die wilden Stiere vom Pferd aus in der noch unerschlossenen Landschaft jagten. Man darf annehmen, daß sich der Ritus des Stierkampfes (Stieropfers) innerhalb einer geschlossenen Arena schon in vorchristlicher Zeit herausgebildet hat.

Zu Recht schreibt *Bonnie Lou Hendricks* in INTERNATIONAL ENCYCLOPEDIA OF HORSE BREEDS (London 1995), daß das Spanische (sprich Iberische) Pferd nicht plötzlich nach der maurischen Invasion unter dem Einfluß importierten Berberischen und Arabischen Blutes entstanden sei. Tatsächlich brachten die islamischen Invasoren (einige wenige!) Pferde mit. Aber das Iberische Pferd war bereits in der Antike weithin berühmt.

Man muß wohl davon ausgehen, daß während der Eiszeiten einzelne Verbreitungsgebiete des Pferdes voneinander abgeschnitten waren und sich hier bestimmte, klar umrissene Typen entwickelten. Einer von ihnen dürfte das Pferd des Südens der Iberischen Halbinsel gewesen sein (wie es sich bis heute im Sorraia erhalten hat. Die Ponies des Nordens haben wie bereits erwähnt mit diesem Typ nichts zu tun!). Aufgrund sorgfältiger Studien sind die iberischen Hippologen zu dem Schluß gekommen, daß das Pferd auf der Halbinsel älter ist als das in Nordafrika.

Da die tausendjährige Selektion der Iberischen Rasse auch erheblich durch den Stierkampf beeinflußt ist, scheint es notwendig zu sein, etwas ausführlicher darauf einzugehen. Im Gegensatz zum spanischen Stierkampf, bei dem die Tötung des Stiers in der Arena ein wesentliches Moment darstellt, verläßt der Stier in Portugal die Arena lebend.

Der portugiesische Stierkampf ist ein außerordentlich farbenprächtiges Schauspiel. Er beginnt mit einer Parade sämtlicher Rejoneadores in ihren kostbaren Kostümen aus dem 18. Jahrhundert. Die Pferde, mit bunt eingeflochtenen Mähnen, glänzen in der Sonne mit ihren silberbeschlagenen Sätteln und Steigbügeln um die Wette. Anschließend an den Salut vor dem Präsidenten umreiten die Kämpfer das Rund der Arena, begeistert von der Menge begrüßt, wobei sie alle Gänge und Touren der Hohen Schule zelebrieren.

Wenn der Stier in die Arena kommt, haben Rejoneador und Pferd bei seinem oft blitzartigen Angriff nur

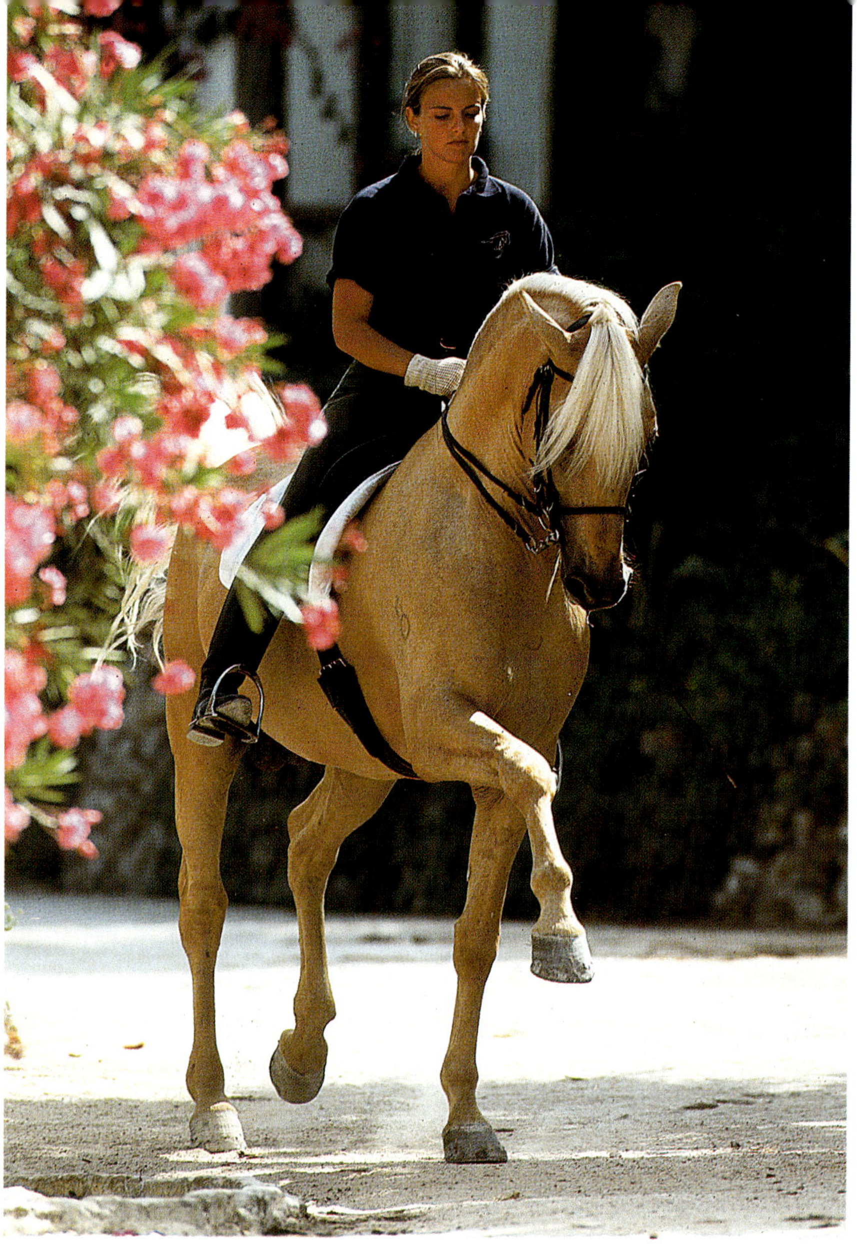

Isabell gefärbter Lusitano im Spanischen Schritt unter Luiza Valença Rodriguez

wenige Sekunden Zeit, um ihren Gegner und sein Verhalten einzuschätzen. Es bestehen große Unterschiede zwischen den verschiedenen Stieren, und es ist von essentieller Bedeutung, daß der Reiter beim ersten Angriff des Stiers dessen Schnelligkeit und die Art und Weise, wie er angreift sowie seinen Kampfgeist erkennt. Manche Stiere scheinen zunächst außerordentlich aggressiv zu sein, verlieren jedoch rasch ihren Mut. Andere, die beim Betreten der Arena wenig angriffslustig und harmlos erscheinen, werden im Verlauf des Kampfes immer aggressiver und entwickeln erst allmählich ihre ganze Gefährlichkeit.

Eine sehr gefährliche Eigenschaft aller Stiere ist es, daß sie unglaublich schnell aus Erfahrung lernen. Deshalb ist es unbedingt notwendig, daß sich der Reiter ihnen jedesmal auf eine andere Weise nähert. Einmal eine Bewegung in der gleichen Art zu wiederholen kann tödlich sein für Pferd und Reiter.

Es ist ein ungeschriebenes Gesetz, daß der Reiter niemals den Stier angreifen darf – der Stier muß ihn angreifen. An Stelle des Schwenkens der Capa durch den zu Fuß kämpfenden Matador sollen die provozierenden Piaffe- und Passagetritte der klassischen Hohen Schule den Stier zum Angriff reizen. Erst wenn er angegriffen wird, darf der Rejoneador den sich ihm nähernden Hörnern entgegenreiten, um dann kurz abzuwenden, wobei die Bandarillas im Nacken des Stiers plaziert werden.

Es ist schwierig und äußerst gefährlich, eine Bandarilla bei der hohen Geschwindigkeit, in der Stier und Pferd sich einander nähern, im Bruchteil einer Sekunde vor dem Abwenden in einer halben Pirouette exakt an der vorgeschriebenen Stelle zu plazieren. Nicht selten führt ein Reiter dies Manöver völlig ohne Zügeleinwirkung aus, indem er statt dessen, in jeder Hand eine Bandarilla, beide gleichzeitig plaziert. Sobald die Bandarilla in der Nackenmuskulatur festsitzt und das Pferd blitzschnell abgewendet ist, so daß der Stier an ihm vorbei ins Leere stößt, gilt die Regel, daß auch der Stier seine Chance erhalten muß. Das Wesentliche an einem guten Stierkampf besteht darin, daß der Schweif des Pferdes mindestens eine halbe Minute fast in Reichweite der Hörner bleibt. Es ist für die Zuschauer ein aufregender Anblick, wenn das Pferd, ohne jegliches Anzeichen von Furcht vor dem verfolgenden Stier, mit scheinbarer Mühelosigkeit um das Rund der Arena galoppiert, immer gerade so weit vor ihm, daß es nicht von den gefährlichen Hörnern erreicht werden kann, während dem Stier die Schweifhaare um den Kopf wehen. Für Sekunden erahnt man die Routine und das reiterliche Geschick des Rejoneadors, den Mut und die Wendigkeit des Pferdes und die determinierte Entschlossenheit der geballten Muskelmasse des Stiers, in der Verfolgung zu siegen. Viele Gegner des Stierkampfes, die behaupten, daß der Stier niemals eine Chance erhalte, sind im Irrtum. Er bekommt stets seine Chance, nur glücklicherweise ist es außerordentlich selten, daß Reiter und Pferd ihm nicht überlegen sind.

Bis zu sechs Bandarillas darf der Reiter setzen, ehe die Nackenmuskulatur so weit ermüdet ist, daß der Stier den Kopf tief genug trägt. Das ist der Moment, in dem beim spanischen Stierkampf der Todesstoß mit dem Degen ausgeführt wird. Der portugiesische Stierkämpfer führt den Stoß nur symbolisch aus. Dann kantert er gelassen aus der Arena und überläßt das Feld einer Gruppe von acht jungen Männern, die den Stier mit bloßen Händen angreift und zu Boden bringt.

Doch weiter zur Geschichte des

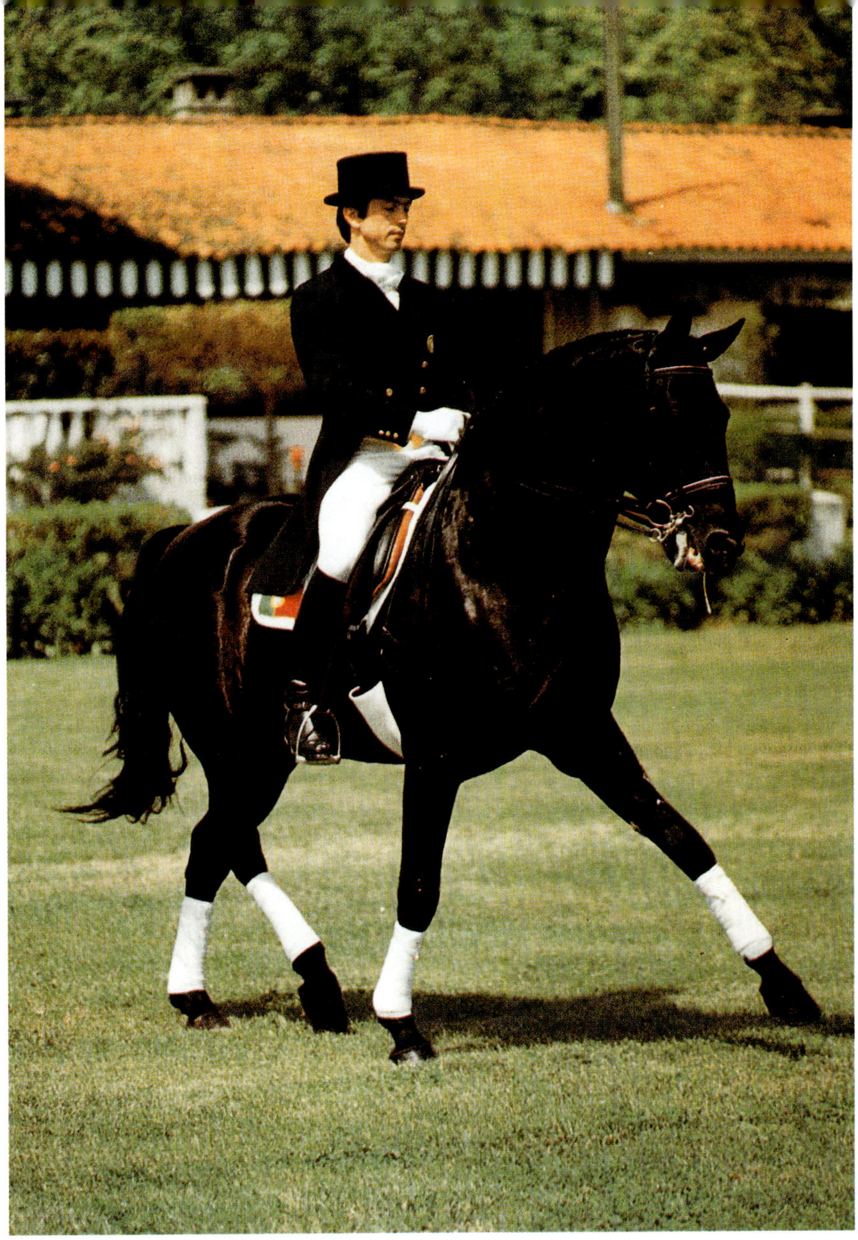

„Doma Classica" (turniermäßige Dressur): der Lusitano-Hengst Ripado unter Carlos Pinto

Lusitano. Während des 16. bis zum 18. Jahrhundert kam zahlreiches Zuchtmaterial aus Andalusien nach Portugal. Beispielhaft ging das portugiesische Königshaus Bragança vor, als es 1748 mit ausgesuchten Stuten und Hengsten das Hofgestüt Altér Real im Alentejo begründete.

Die Truppen *Napoleons*, die 1807 einmarschierten, fügten Portugal großen Schaden zu. Der Aderlass, den das Land erlitten hatte, war immens, und es dauerte lange, ehe es sich davon erholte. Zahlreiche der im 18. Jahrhundert entstandenen Gestüte waren zerstört und ihres Zuchtmaterials beraubt. Einkreuzungen von Normänner- und anderem nicht-iberischem Blut, die man vornahm, um die entstandenen Verluste auszugleichen, brachten keine Verbesserungen, sondern drohten eher den Niedergang der Zucht noch zu beschleunigen. Erst ein erneuter Import von Original-Andalusischem Blut brachte die Rettung.

Seit Anfang des 20. Jahrhunderts kam es zu bedeutenden Umwälzungen auf innenpolitischem Gebiet. Sie gefährdeten erneut die eben wieder erholte Pferdezucht. Besonders die kommunistische „Revolution der Nelken" hatte verheerende Folgen.

Viele Gestüte wurden zerschlagen, das wertvolle Zuchtmaterial verschleudert oder sogar geschlachtet, vor allem von den großen Gütern zwischen Evora im Süden und den Alentejo-Distrikten. Für eine gewisse Zeit sah es für die portugiesische Pferdezucht düster aus. Hunderte von Lusitanos gingen nach Spanien, Brasilien, Mexico, Bolivien, Chile und Frankreich, weil die Züchter sie nicht mehr unterhalten konnten. Endlich, nach zwei Schreckensjahren, wurde die Revolution – ohne Blutvergießen – erstickt und die Demokratie wiederhergestellt.

Mit dem Eintritt Portugals in den gemeinsamen Europäischen Markt 1986 begannen sich Landwirtschaft, Industrie und Handel zu erholen – und damit auch die Pferdezucht. Zum Glück waren die besten Blutlinien erhalten geblieben. Heute steht der portugiesische Stierkampf wieder in voller Blüte, und die portugiesischen Spitzen-Rejoneadores sind auch häufig in spanischen Corridas zu sehen. Die Nachfrage nach ausgebildeten Lusitanos für den Stierkampf aus dem Inland, aus Spanien und aus Südamerika ist kaum zu befriedigen, trotz Preisen von umgerechnet bis zu mehreren hunderttausend Mark.

Ein interessantes Phänomen zeichnet sich ab im Zusammenhang mit der Selektion auf bestimmte Gebrauchseigenschaften: Obgleich die Mode seit den dreißiger/vierziger Jahren bei der Iberischen Rasse – sowohl in Spanien wie in Portugal – die Schimmelfarbe bevorzugt hat, tauchen unter den für den Stierkampf selektierten Lusitanos überdurchschnittlich viele „alte" Farben, wie Falb, Mausfalb, Isabell, Dunkelbraun, Braun und Dunkelfuchs, auf. Es ist schade, daß sich die ausgerotteten Scheckzeichnungen wie die verschiedenen Appaloosa pattern (Blanket pattern, Snowstorm oder Snowflake pattern, Leopard oder Polka-dot pattern und Mottled oder Marbleized pattern) und die Pinto beziehungsweise Paint pattern (Tobiano, Overo, Piebald, Skewbald) nicht wieder hervorlocken lassen. Sie scheinen aus der Iberischen Rasse für immer ausgekreuzt zu sein.

Andere Merkmale der alten Rasse werden bei der Selektion für den Stierkampf wieder deutlich sichtbar. Unter der Überschrift „The old Iberian Factor" liefert *Lady Sylvia Loch* in ihrem Buch THE ROYAL HORSE OF EUROPE (London 1986) eine kleine Aufstellung der erblich bedingten Merkmale der Alt-Iberischen Rasse:

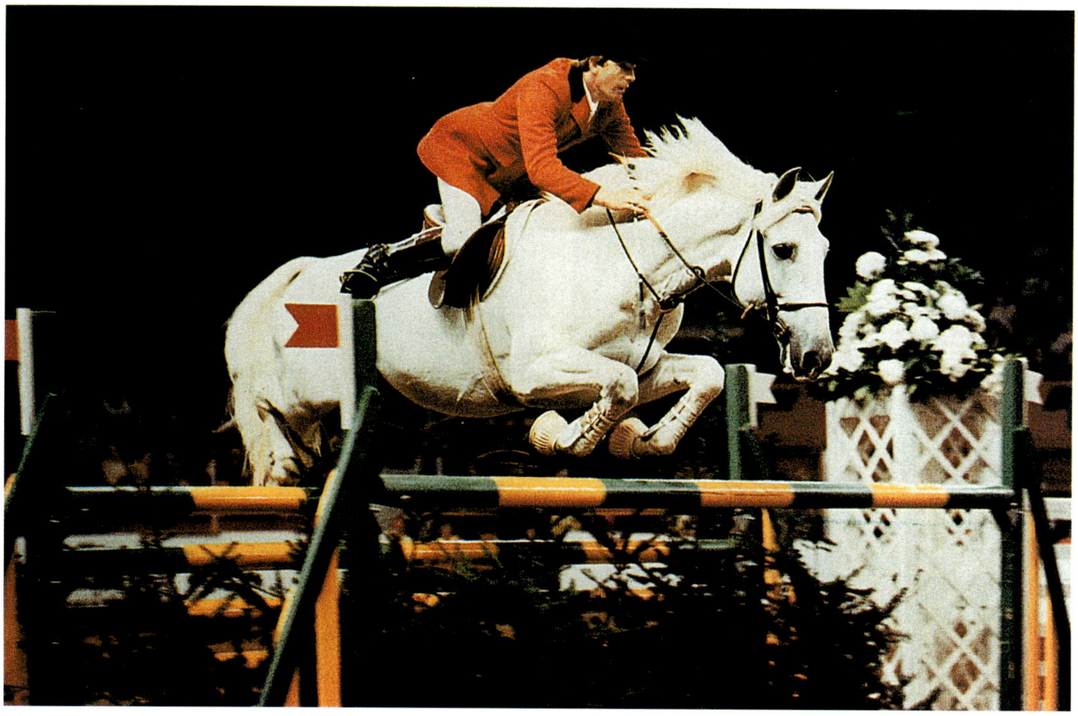

Der im internationalen Spitzenspringsport unter John Whitaker erfolgreiche Lusitano-Hengst Novilheiro, gez. 1969 von Manuel Tavares Veiga im Gestüt Quinta da Broa, Golegã (v. d. d'Andrade-Hengst Firme, einem ehemaligen Stierkampfpferd, a. d. Guerrita v. Bailador a. d. Toleirona)

- ein leicht subkonkaves Profil, das eine leicht gerundete Stirnlinie und eine lange, schmale, feingebogene Nüsternpartie einschließt;
- große, ehrliche, fast mandelförmig geformte Augen;
- ein Spiel der feingeformten Ohren, das einen ehrlichen, vertrauensvollen Charakter verrät;
- ein langer, kräftiger Hals, breit an der Basis, verglichen zum Beispiel mit dem eines Vollblutpferdes wesentlich höher aufgesetzt, wodurch der Eindruck hoher Aufrichtung entsteht;
- ein hoher Widerrist;
- ein extrem kurzer, geschlossener Rumpf mit muskulösem Rücken und breiter, starker Lende;
- eine Beckengliedmaße, die so günstig gewinkelt ist, daß eine optimale Sprunggelenksaktion gewährleistet ist. Dadurch wird eine ideale Übertragung von Schwung und Schub nach vorwärts erreicht. Die stark ausgebildeten langen Sitzbeinmuskeln („Hosen") ermöglichen eine leichte Hankenbiegung und damit Versammlung.
- Die kleinen, runden Hufe weisen recht hohe Trachten auf.
- Das Temperament ist couragiert, willig und freundlich.

Nach *Juan Llamas* in THIS IS THE SPANISH HORSE (1997) ist ein konvexes Profil immer mit langen Röhren und einer hohen Aktion gekoppelt.

ALTÉR REAL

TYP, INTERIEUR, VERWENDUNG: Der Altér Real muß als eigener, besonders durchgezüchteter Schlag des Lusitano angesehen werden. Es handelt sich um eine reine Gestütszucht des ehemaligen Hofgestüts „Real (Royal) de Altér". Die Population ist nur klein, doch hervorragend ausgeglichen und nahezu ausschließlich auf die Versorgung der Portugiesischen Reitschule mit Remonten sowie auf die Lieferung von ausgesuchten Beschälern für die Landeszucht ausgerichtet.

Der Altér ist ungewöhnlich intelligent, dabei recht sensibel, er neigt sogar zu einer gewissen Eigenwilligkeit. Dabei ist er sehr nervig, besitzt viel Energie und kann bei falscher Behandlung recht heftig werden. Aufgrund seines athletischen Körperbaus und seiner hervorragend ausbalancierten, effektvollen Bewegungen so-

Altér-Real-Hengst

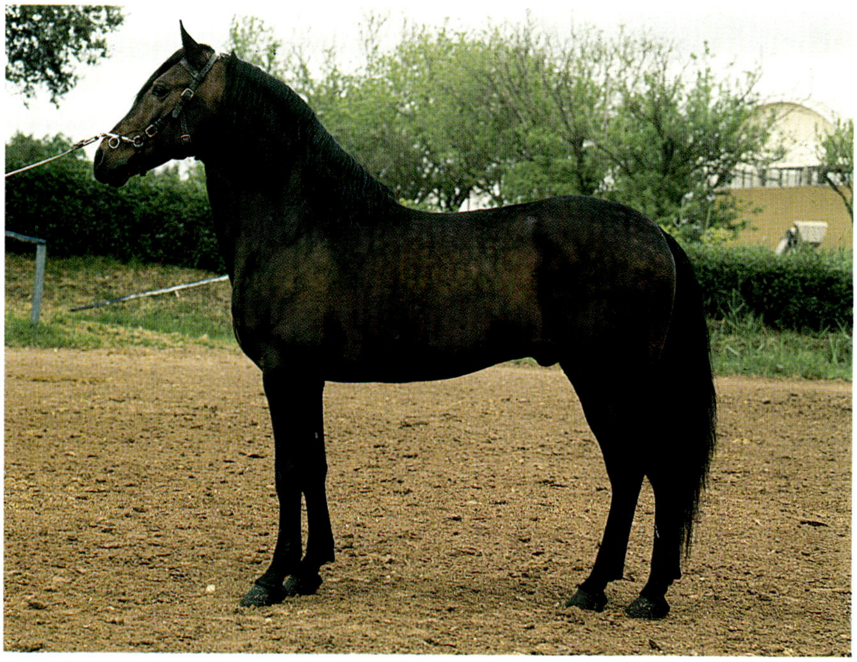

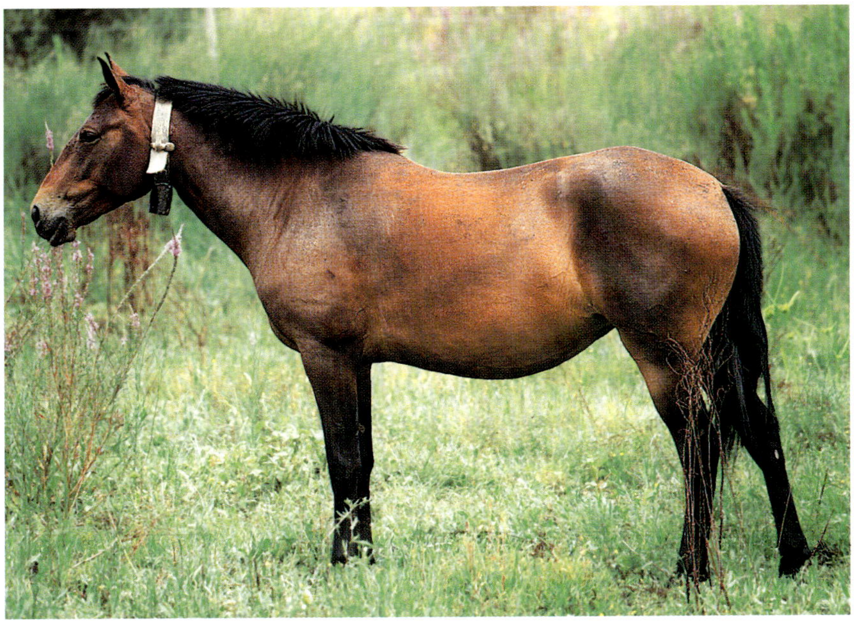

Altér-Real-Stute

wie seiner Gelehrigkeit ist er bei sachgemäßer Ausbildung prädestiniert für die Hohe Schule. Sein Mut und seine Wendigkeit machen ihn auch als Stierkampfpferd besonders geeignet.

EXTERIEUR:
Der Kopf des Altér Real ist relativ klein, trocken, mit großen, ausdrucksvollen Augen und einem meist leicht geramsten, gelegentlich auch geraden Profil. Der gut aufgesetzte Hals ist schön geschwungen, mit leichtem Genick, das eine problemlose Beizäumung ermöglicht. Der quadratische Körper ist breit, mit beträchtlicher Gurttiefe, kurzem, kräftigem Rücken und gut herangeschlossener, breiter, leicht geneigter, muskulöser Kruppe. Das feine, trockene Fundament weist eine harte Knochenstruktur auf, mit wohlgeformten Vorderfußwurzel- und Sprunggelenken und einer elastischen Fesselung. Die Hufe besitzen eine vorzügliche Hornsubstanz.
Die häufigste Farbe des Altér ist Braun mit gelegentlich auftretenden kleinen weißen Abzeichen. Die Gliedmaßen sind ebenso wie das reich ausgebildete Mähnen- und Schweifhaar schwarz.

Die Widerristhöhe liegt bei 152–163 cm Stockmaß.

MECHANIK:
Der Bewegungsablauf in den drei Grundgangarten ist ausgesprochen extravagant, mit stolzer Selbsthaltung, hohem Kniebug und natürlicher Hankenbiegung, dabei nicht sehr raumgreifend. Vor allem für die versammelten Lektionen der Hohen

Sich in Freiheit bewegender Altér-Hengst

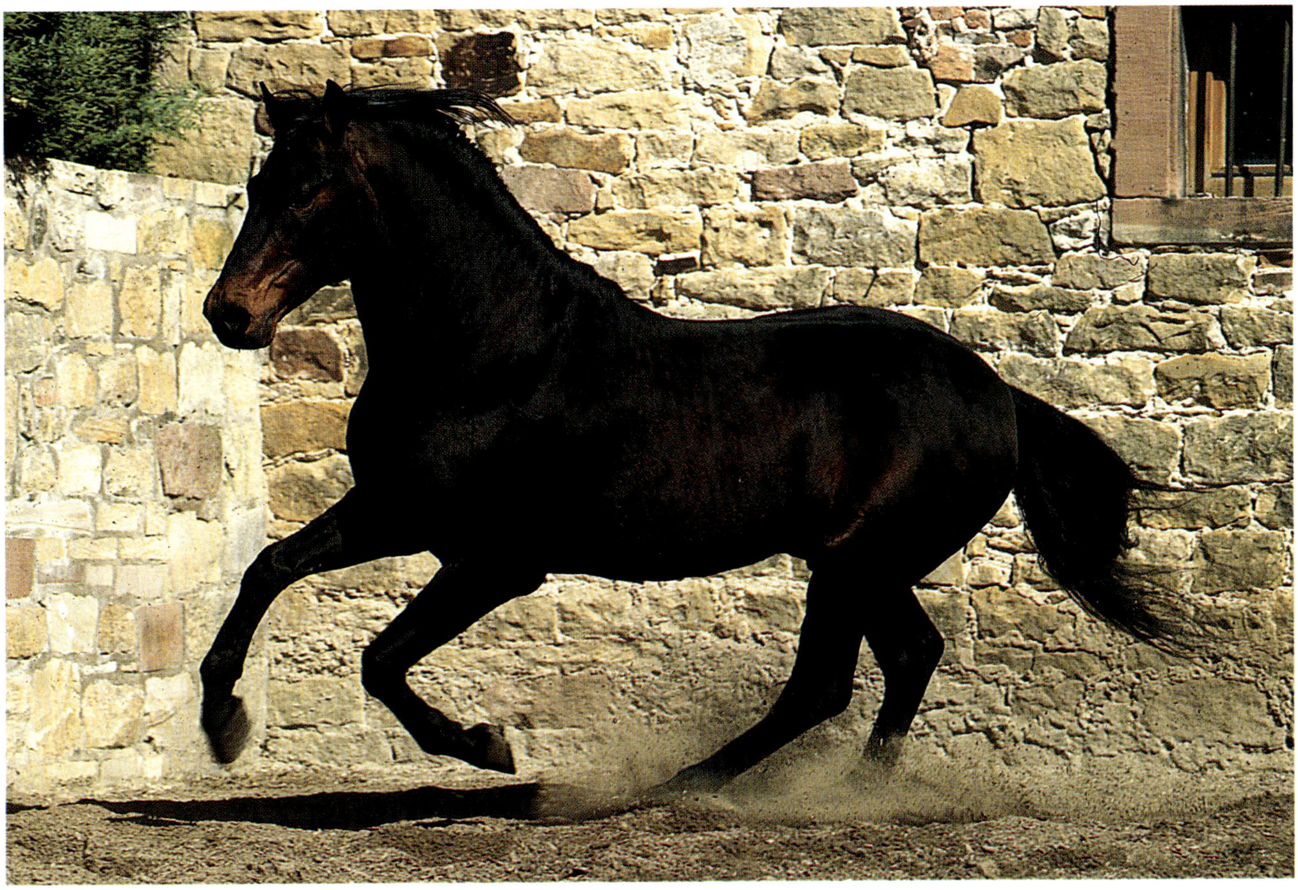

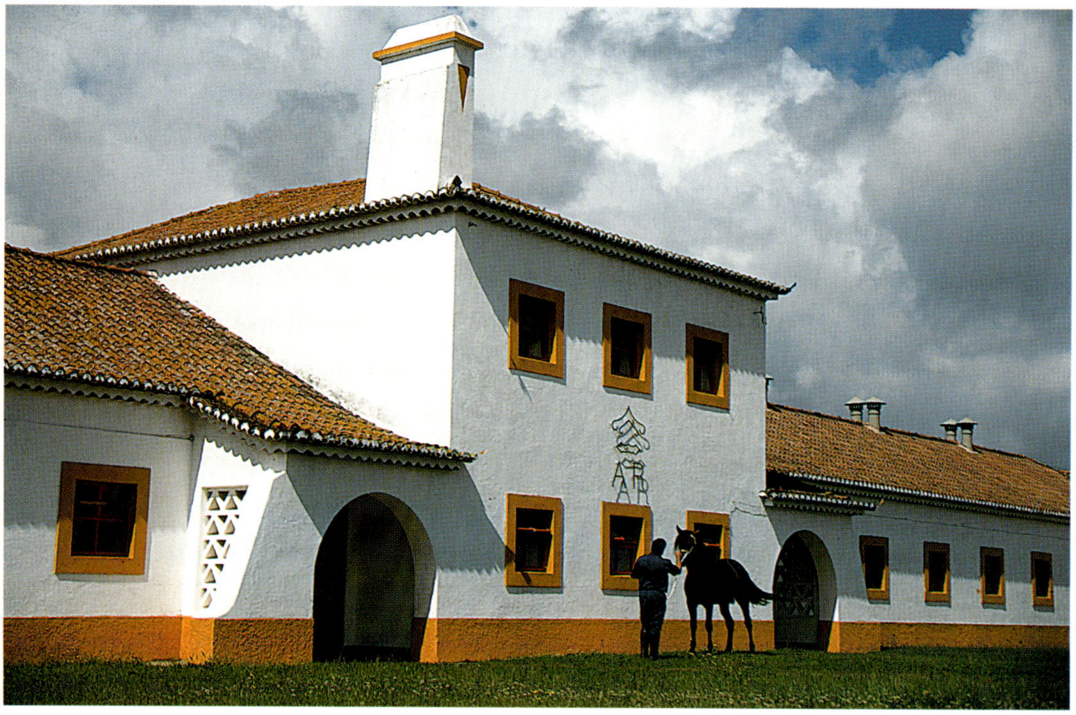

Das portugiesische Nationalgestüt Altér do Chão: der Hengststall

Schule zeigt der Altér Real eine angeborene Begabung.

ZUCHT:

Die Zucht des Altér Real wird ausschließlich in dem portugiesischen Nationalgestüt Real de Altér, im kleinen Städtchen Altér do Chão in der Provinz Alentejo, betrieben.

GESCHICHTE:

Die Rasse trägt ihren Namen nach dem Städtchen Altér do Chão, wo das ehemalige Hof- und heutige portugiesische Nationalgestüt Real de Altér beheimatet ist. Der portugiesische Ausdruck „Real" bedeutet „Royal", königlich.

Das Gestüt wurde 1748 von *König João IV*. (aus dem Hause Bragança) mit etwa fünfzig ausgesuchten Andalusischen Stuten aus dem spanischen Hochzuchtgebiet um Jerez de la Frontera in Vila de Portel gegründet, von wo es 1756 nach Altér do Chão verlegt wurde. Aufgabe des Gestüts sollte es sein, den Hof zu Lissabon mit ausreichend vielen hochklassigen Schul-, Reit- und Fahrpferden zu versehen. Zu jener Zeit standen etwa 150 Pferde ständig im königlichen Marstall. Kurz nach 1770 wurde das Gestüt direkt dem königlichen Marstallamt unterstellt. Nach einer Zeit glanzvoller Blüte wurde die Zucht stark gefährdet während der Besetzung *Napoleons* (1807) und der der Briten unter *Wellington* (1808–1814). Nachdem die Franzosen einen großen Teil des besten Zuchtmaterials requiriert hatten, kreuzte man, um die Verluste wettzumachen, Araber, Vollblut, Normänner und Hannoversches Blut ein, wodurch der Altér völlig seines früheren Charakters und seiner hohen Qualität beraubt wurde.

Nach der Abdankung *König Miguels* im Jahre 1834 wurden die Weidegründe des Gestüts erheblich beschnitten und die Stutenzahl reduziert sowie auf Anordnung der *Königin Maria II*. die Königliche Reitschule durch den *Prinzen Pedro de Alcantara* geschlossen. Später versuchte man, veranlaßt durch *Königin Maria Pia*, eine italienische Prinzessin, den Altér durch Einkreuzung von Arabischem Blut zu veredeln und die „unmodernen" Ramsköpfe wegzuzüchten, was der Rasse erneut erheblich schadete. Erst nachdem die Regierung im letzten Drittel des 19. Jahrhunderts erneut

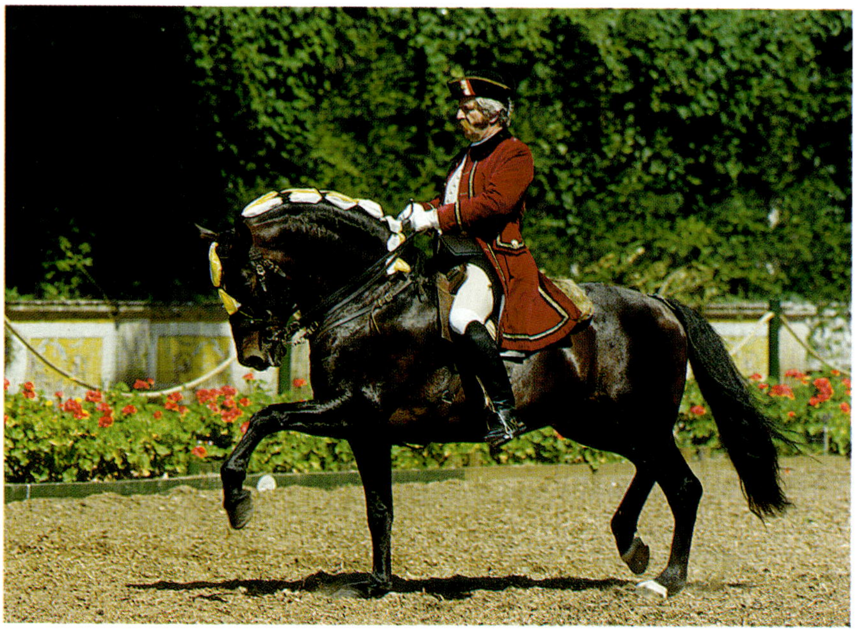

Die Schulgangarten fallen dem Altér Real besonders leicht. Alter Hengst in der Passage in der Portugiesischen Reitschule

Andalusisches Blut, eine Reihe von Stuten aus den berühmten Linien des Gestüts der *Familie Zapata* und einige wenige hervorragende reinrassige Andalusische Hengste, importierte, erlangte die Zucht wieder ihren alten Hochstand. Dazu muß man wissen, daß die Familie Zapata eine der wenigen Züchterfamilien war, die ihre Pferde vor dem Zugriff der Truppen Napoleons retten konnte. Nach 1815 wurden gelegentlich überzählige Pferde des Zapata-Gestüts verkauft. Die Originalfarbe der „Zapatas" war Braun beziehungsweise Dunkelbraun oder Rappe.

Zu Beginn des 20. Jahrhunderts brach in Portugal die Revolution aus, die die Monarchie hinwegfegte. 1908 wurde *Carlos I.* von den Republikanern ermordet, 1910 *Emanuel II.* gestürzt. In den Revolutionswirren wurden die Archive des Altér-Gestüts fast völlig vernichtet, wertvolle Unterlagen gingen verloren. Als die neue, republikanische Regierung auf Vorschlag des Wirtschaftsministers beschloß, das königliche Gestüt erheblich zu reduzieren, wurde der größte Teil der Stuten in alle Winde zerstreut und fast alle Hengste kastriert. Erst in letzter Minute trat der bedeutende portugiesische Hippologe *Dr. Ruy d'Andrade* auf den Plan. Ihm gelang es, zwei Hengste und 12 Stuten zu retten, mit denen er die Zucht fortführte. So war er 1942 in der Lage, dem Agrarministerium eine zwar kleine Herde, jedoch von ausgesucht hoher Qualität zurückzugeben. Auf ihr beruht die heutige Altér-Zucht, die seither als Prestigeobjekt sehr sorgfältig geführt wird.

Heute ist die Hauptaufgabe des Gestüts die Versorgung der berühmten Portugiesischen Reitschule zu Lissabon mit Remonten. Die „Escola Portuguesa de Arte Equestre" ist die Nachfolgerin der einstigen Königlichen Hofreitschule, deren Unterweisungen seit ihrem Bestehen Einfluß auf die portugiesische Schulreiterei gehabt haben. Die Arbeit an der Schule und die Tradition des Stierkampfes zu Pferde haben bewirkt, daß der Pferdetyp, die Reitkunst und die Ausrüstung der Pferde, Reiter, Sattelzeug und Zäumung sowie Uniformen seit dem 18. Jahrhundert unverändert bestehen geblieben sind. Der Schule obliegt es, dieses einzigartige Erbe zu erhalten und die traditionelle Reitkunst zu pflegen und weiterzuverbreiten.

SORRAIA

Marismeño

TYP, INTERIEUR, VERWENDUNG:
Nach Ansicht des bedeutenden portugiesischen Hippologen *Dr. Ruy d'Andrade* handelt es sich beim Sorraia um einen direkten Nachfahren des *Equus stenonis*. Er meint, daß wir in ihm den Ur-Andalusier vor uns haben, aus dem die heutige Pura Raza Española und der Lusitano hervorgegangen sind.

Seit jeher war der Sorraia das Hirtenpferd der portugiesischen Vaqueros (der berittenen Rinderhirten) und zeichnete sich durch große Ausdauer und Härte aus. Sein Körper wirkt wie gemacht, um große Strecken mit möglichst geringem Kraftaufwand zurückzulegen. Dabei unterscheidet sich der Sorraia deutlich von den Ponyrassen des Nordens der Iberischen Halbinsel. Er ist bekannt für seine Widerstandskraft gegenüber extremen Klimaten und kann mit sehr wenig Futter auskommen. Diese vorzüglichen Gebrauchseigenschaften machten die Rasse in früheren Zeiten außerordentlich wertvoll. Ihre Hauptaufgaben bestanden darin, die Stierherden von einem Ort zum anderen zu treiben und einzelne Stiere auszusondern. Im Sommer und Herbst kamen dazu noch das Dreschen des Getreides und Feldarbeiten wie Eggen und Säen.

Noch heute reiten die Rinderhirten von Font'Alva Sorraias. Sie sind sehr gelehrig, sensibel und gehorsam auf die Hilfen des Reiters, lebhaft und eifrig bei der Arbeit. Da sie genügsam und einfach zu halten sind, zugleich außerordentlich wendig, schnell und sehr mutig, eignen sie sich nach wie vor hervorragend für die Arbeit mit den Rindern.

Heute ist der Sorraia eine recht seltene Rasse, da in der sogenannten „Nelken-Revolution" von 1975 sehr viele Pferde umgekommen sind. Man rechnet mit einer Gesamtpopulation von etwa 120 Pferden. Damit zählt der Sorraia zu den akut gefährdeten Haustierrassen.

EXTERIEUR:
Der leichte, trockene, schmalstirnige Kopf des Sorraia besitzt einen ungewöhnlich langen Angesichtsteil mit

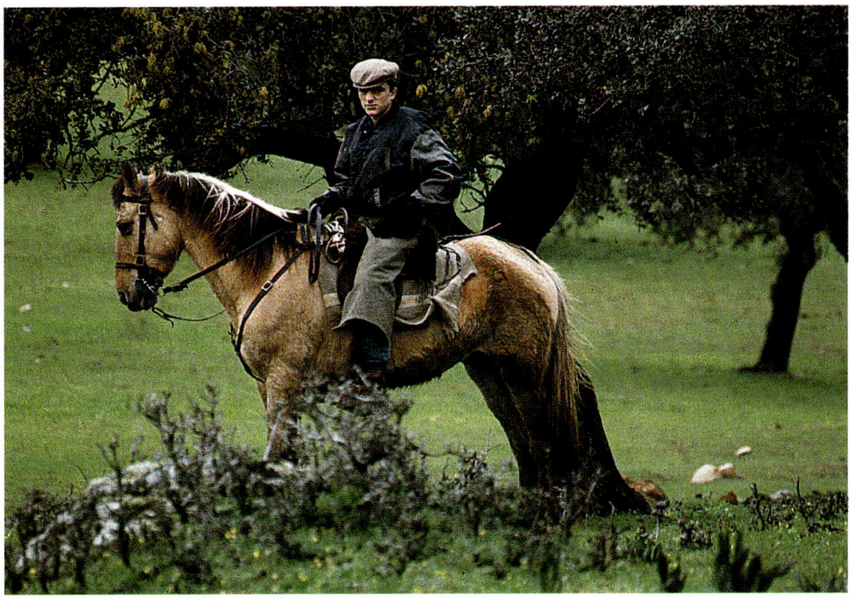

Portugiesischer Rinderhirt auf einem gelbfalben Sorraia-Wallach im d'Andrade-Gestüt Font'Alva

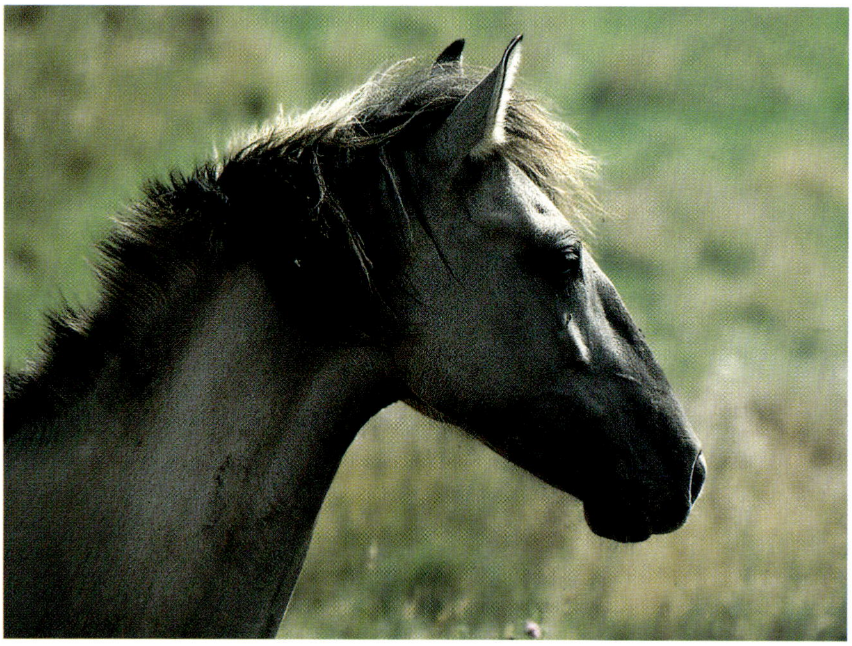

Ausdrucksvoller Kopf einer jungen, mausfalben Sorraia-Stute

einem durchgehend konvexen Profil, hoch sitzenden, elliptischen Augen und recht langen Ohren. Der Kiefer ist kräftig und massiv ausgebildet, die Maulpartie fein. Der Hals ist lang, schlank und biegsam, mit einer feinen Verbindung zum Kopf, die eine leichte Beizäumung ermöglicht. Der Widerrist ist deutlich markiert und reicht weit in den Rücken hinein, wodurch eine gute Sattellage entsteht. Das lange Schulterblatt ist schräg gelagert. Der schmale Rumpf bietet, trotz geringer Brustbreite und Rippenwölbung, aufgrund seiner großen Herztiefe reichlich Raum für Herz und Lunge. Der Rücken ist kurz, die Kruppe lang, muskulös und abschüssig. Der Schweif wird auch bei Erregung wenig getragen. Das relativ feine Fundament wirkt trocken und hart. Gelenke und Sehnen sind klar konturiert, die Röhren lang, ebenso wie die elastischen Fesseln. Die kleinen, gut geformten Hufe zeichnen sich durch ihr widerstandsfähiges, zähes Horn aus.

Rassetypisch ist die Färbung des Sorraia, meist ein Gelb- oder Mausfalb mit Aalstrich und häufig einer Zebrierung an Unterarmen und Unterschenkeln bis über Vorderfußwurzel- und Sprunggelenke hinab, gelegentlich auch ein Schulterkreuz. Maulpartie und Ohrenspitzen sind stets dunkel. Der reingezogene Sorraia besitzt niemals weiße Abzeichen. Die Fohlen werden mit mehr oder weniger starker Zebrierung über Hals, Widerrist, Rücken und vor allem der Kruppe geboren. Das Fell ist fein, ebenso wie das reich ausgebildete Langhaar. Der dunkle Innenteil von Mähne und Schweif wird von hellen Haaren gesäumt, die oft fast weiß sind.

Die Widerristhöhe beträgt etwa 140–145 cm Stockmaß und darüber.

MECHANIK:
Die Grundgangarten des Sorraia sind hoch, anmutig und ausgreifend, wie die portugiesische Landbevölkerung sie liebt, dabei vorzüglich ausbalanciert und elastisch. Hervorzuheben sind sein hervorragendes Galoppiervermögen und die guten Springanlagen. Nicht selten findet sich eine Anlage zum Tölt.

ZUCHT:
Das Zuchtgebiet des Sorraia ist das Tal des Sorraiaflusses, auch Zatas genannt, eines Nebenflusses des Tejo. Das Sorraiatal hat eine Ausdehnung von etwa 55 km zwischen Couço und Benavente. Der Boden ist sehr kalkarm, die Ernährung der Pferde ausgesprochen karg. Von Juni bis Oktober sind die Weiden vertrocknet und von Oktober bis März meist überschwemmt. Grünes Weideland treffen die Pferde eigentlich nur im Frühjahr, im April und Mai, an. In einer Gegend, die bis ins 19. Jahrhundert unbewohnt war und ein königliches Jagdrevier für Rotwild, Damwild und Sauen darstellte, konnte sich nur ein so genügsamer Pferdetyp wie der Sorraia halten. Heute ernährt er sich von dem, was die weidenden Rinder übriglassen, und lebt Tag und Nacht unter freiem Himmel.

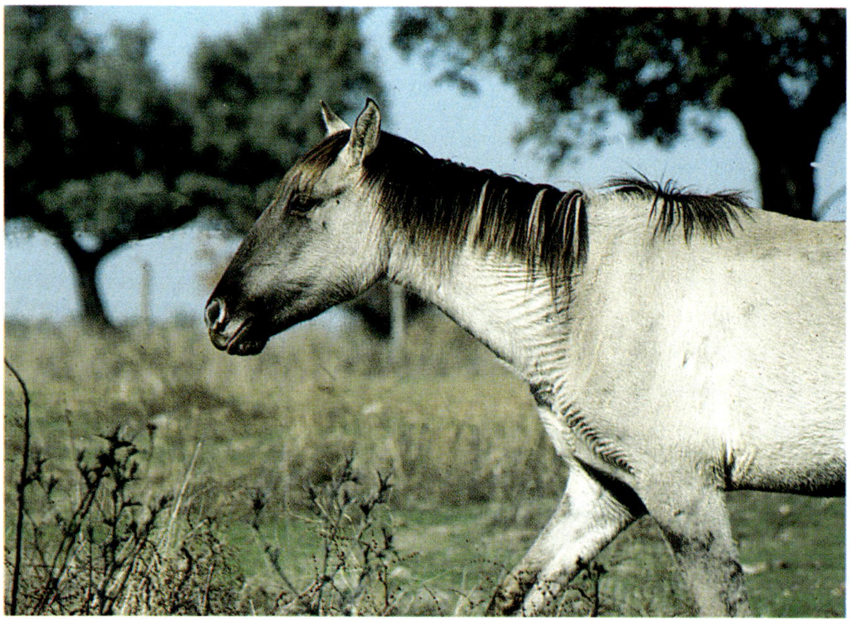

Älterer mausfalber Sorraia-Hengst im Gestüt Font'Alva. Deutlich erkennbar die Zebrastreifung an Hals und Bug

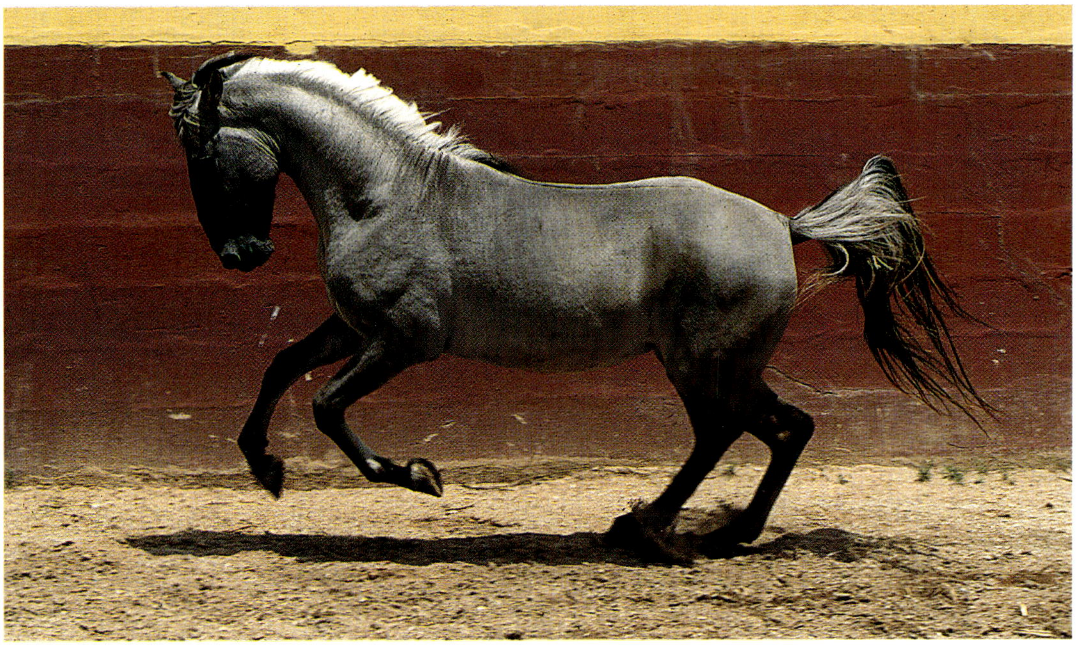

Sorraia-Hengst – Bewegungsstudie

In Portugal gibt es noch drei Gestüte, die sich der Zucht des Sorraia widmen. Das wichtigste unter ihnen wurde von *Dr. Ruy d'Andrade* gegründet und später von seinem Sohn in drei Betrieben fortgeführt. Die beiden anderen, das Gestüt von *Dr. Manuel Abecassis* und das Nationalgestüt, sind aus dem erstgenannten hervorgegangen. Außerdem hält der Hippologe *Dr. Michael Schäfer* in der Nähe von München eine Zuchtherde mit ca. 40 Pferden. Die Gesamtpopulation beträgt etwa 130 Pferde, davon höchstens die Hälfte Stuten, viele überaltert, so daß die Rasse als höchst gefährdet angesehen werden muß.

GESCHICHTE:

In seinem Aufsatz GESCHICHTE UND ENTWICKLUNG DES SORRAIA-PFERDES (Lissabon 1945) schreibt *Dr. Ruy d'Andrade*, der größte Experte dieser Rasse, zur Herkunft des Sorraia: „Sorraia-Pferde bewohnen den Süden der Halbinsel, und ich nehme an, daß es sich um Nachfahren eines Urtyps handelt, welcher in einem sehr heißen Klima vor Beginn des Eiszeitalters beheimatet war und dort die verschiedenen Kältezeiten überdauerte... Während der Würm-Eiszeit (der jüngsten Eiszeit) hat er sich in Afrika aufgehalten, wo er auch die vorangegangenen Eiszeiten überlebt haben könnte. Auch fand man ihn im Süden der Hispania, in Andalusien und der Algarve. Er kam aus Afrika über die damalige Landenge, das heutige Gibraltar... Aufgrund der Gemeinsamkeiten der beiden Zivilisationen während der Steinzeit diesseits und jenseits der Landenge ist anzunehmen, daß diese noch während des Mittelpaläolithikums überquerbar war... Der beschriebene Pferdetyp hat den gleichen Lebensraum wie der Esel. Beide bewohnen steppenartige, trockene Gebiete, die den Tieren während fünf Monaten pro Jahr sehr harte Bedingungen aufzwingen. Sie müssen daher ständig ihren Lebensraum wechseln, um Nahrung und Wasser zu suchen."

Miteinander kämpfende Sorraia-Junghengste

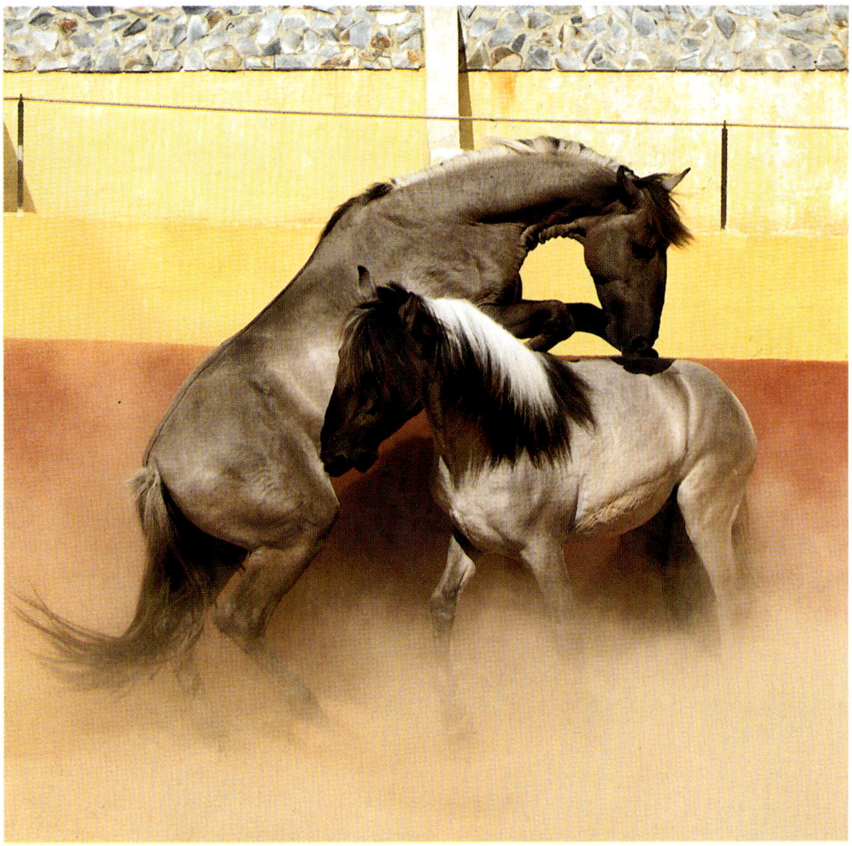

Mit ziemlich hoher Wahrscheinlichkeit handelt es sich beim Sorraia um den Nachfahren eines wildlebenden Pferdetyps, der noch vor relativ

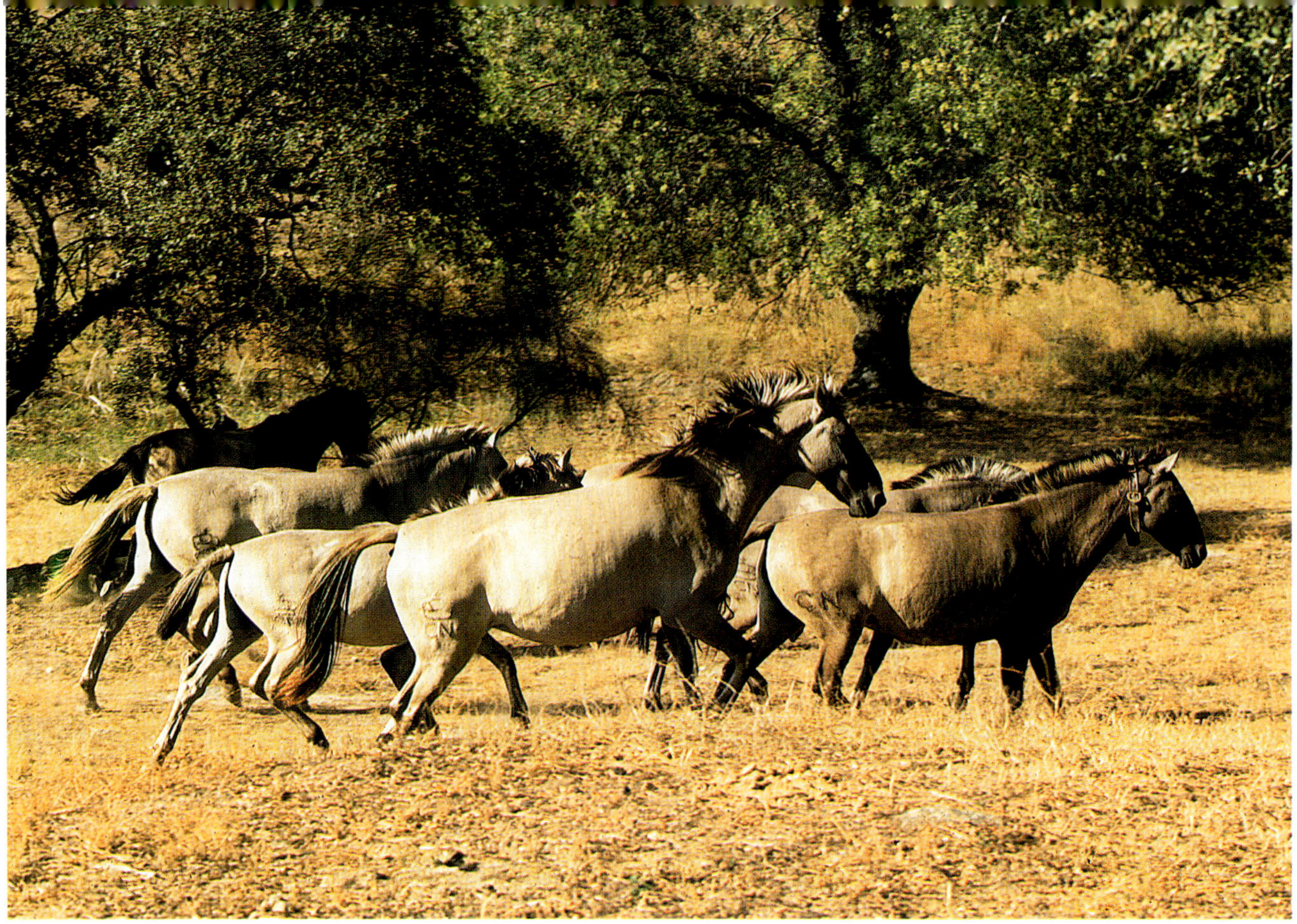

Hochtragende Sorraia-Stuten

kurzer Zeit auf der Iberischen Halbinsel in freier Wildbahn vorkam. Während des Mittelalters wurde dieses Wildpferd als „Zebro" bezeichnet. Bei einigen Autoren findet man die Angabe, daß mit „Zebro" ein Vertreter der Gattung „Bos" (Rind) gemeint gewesen sei. Jedoch geht aus dem sogenannten „Lissaboner Freibrief" von 1179 ganz klar hervor, daß der Ausdruck für ein Wildpferd gebräuchlich war. Das Dokument unterscheidet eindeutig die Felle von Zebros, Rindern und Hirschen. Und noch im 13., ja bis ins 15. Jahrhundert finden sich Hinweise auf einen eigenständigen Pferdetyp unter der Bezeichnung „Zebro".

Es verwundert nicht, daß man im Gebiet zwischen den Flüssen des Tejo und Guadiana bis auf den heutigen Tag eine Reihe recht wilder, unbewohnter Landstriche findet („Vale de Zebro", Wildpferdetal, genannt), unter deren harten Naturbedingungen nur Wildtiere eine Überlebenschance besitzen. Da es in diesem Gebiet andere Täler gibt, die „Vale de Equas" (Tal der Stuten) oder „Vale de Cavalos" (Pferdetal) heißen, muß man schon früh einen Unterschied zwischen den wild lebenden „Zebros" und bereits domestizierten Pferden gemacht haben. In einer Schrift von 1926 merkt d'Andrade an, daß der portugiesische Entdeckungsreisende *Duarte Lopes* aus Benavente 1578 den Begriff „Zebro" für einen wildlebenden Equiden verwendet habe. Auf jeden Fall dürfen wir es heute als gesichert ansehen, daß das auf der Iberischen Halbinsel als „Zebro" bekannte Wildpferd der Vorfahr des Sorraia und damit über diesen auch der Pura Raza Española und des Lusitano ist und damit auch aller Nachfolgerassen.

In seinem oben zitierten Aufsatz berichtet d'Andrade, wie er einmal auf einer Jagd in der Nähe von Coruche in der Sorraia-Niederung auf eine Herde von etwa 30 Pferden gestoßen sei, die einen sehr ursprünglichen Eindruck auf ihn machten. Über die Hälfte von ihnen waren Gelbfalben, eine Reihe auch Mausfalben, mit Aalstrich und Zebrastreifung an den Gliedmaßen. Er bekam fast den Eindruck, daß es sich um echte Wildpferde handelte. Bei späteren Besuchen im Tejo-Delta, im Alto Alentejo und dem Tal des Guadalquivir stellte er bei über 300 Pferden eine entsprechende Färbung fest, worüber er ebenfalls in mehreren Aufsätzen berichtete.

Um die Rasse vor einer drohenden Verkreuzung und damit vor dem Aussterben zu retten, faßte d'Andrade um 1920 den Entschluß, für sie ein eigenes Gestüt zu errichten. Da er die auf der Jagd entdeckte Herde nicht wiederfinden konnte, kaufte er von verschiedenen Züchtern in Coruche und in der näheren Umgebung sieben Stuten mit genau den Merkmalen, die ihm seinerzeit aufgefallen waren. Als Standort für das Gestüt wählte er die gleiche wilde, verlassene Gegend nahe Coruche als das natürliche Habitat der Rasse. Die Stuten ließ er von Hengsten aus der dortigen Gegend mit den gleichen Fellbesonderheiten decken, wobei er bestrebt war, möglichst oft zu wechseln, bis er eigene Beschäler aus der Gestütszucht verwenden konnte. Aufgrund der recht kleinen Stutenzahl konnte es nicht ausbleiben, daß eine ganz erhebliche Inzucht zustande kam, die jedoch bis heute zu keinerlei Erbfehlern oder anderen Degenerationserscheinungen geführt hat. Vielmehr sind die Pferde des d'Andrade-Gestüts sowie die des Gestüts von *Dr. Manuel Abecassis* und des Portugiesischen Nationalgestüts, die beide auf Zuchtmaterial aus seiner Zucht aufbauen, berühmt für ihre Homogenität und Leistungsfähigkeit.

In ihrer Gestalt gleichen die Sorraias heute einem Miniatur-Andalusier. Aufgrund mitochondriotischer DNA-Analysen konnte nachgewiesen werden, daß der Sorraia weder mit dem Berber noch dem Araber oder mit dem Vollblut verwandt ist. Die einzigen Pferde, die ein gleiches oder ähnliches Mutationsmuster aufwiesen, waren einige Koniks. Auch mit dem Exmoor besteht keine Verwandtschaft, weder seitens des Sorraia noch seitens des Konik, wie man bisher aus dessen ähnlichem Habitus glaubte schließen zu können.

Zwar hat *Dr. E. Gus Cothran* vom „Blood Typing Research Laboratory" der Universität Kentucky in Lexington die Theorie von Dr. Ruy d'Andrade bestätigt, daß Sorraia, Lusitano und Andalusier die gleiche Wurzel besäßen, doch sind an den Ergebnissen seiner Untersuchungen gewisse Zweifel angebracht. Wie mir der deutsche Sorraia-Experte *Hardy Oelke* brieflich (März 1998) mitteilte, sind nach Aussage deutscher Genetiker wegen mangelnder Genauigkeit die Blutmarker ungeeignet, um Verwandtschaften zwischen Pferdepopulationen zu bestimmen. Es seien dafür zu große Zahlen an untersuchten Pferden (mehrere 100) notwendig. Nach eigener Aussage Cothrans hat er die Blutmarker, die er zur Erhärtung der Theorie über die Verwandtschaftsbeziehungen der Iberischen Rassen benutzt habe, auch bei anderen Rassen, zum Beispiel Quarter Horse und Saddler, gefunden.

Mittlerweile sind die Bluttypisierungen, die Cothran anwendet, veraltet und die Mitochondriensequenzierung anhand von Zellproben die modernste und bisher einzige Methode, die verläßliche Resultate bringt. Nicht umsonst, das jedoch nur in Parenthese, verwendet man heute die Mitochondrien-DNA-Analyse bei Vaterschaftsnachweisen. Nach Aussage von *Professor Klaus Olek* vom „Institut für molekularbiologische Diagnostik" in Bonn läßt sich anhand dieses Verfahrens zwischen den Sorraias und bestimmten Mustang-Gruppen eine enge Verwandtschaft belegen, die sich auch im direkten Typvergleich zeigt. H. Oelke erzählte mir, daß eine kürzlich von ihm importierte falbe Mustang-Stute sich typmäßig kaum von seiner aus Portugal stammenden reinrassigen Sorraia-Stute unterscheiden lasse.

Damit wird die Überlieferung bestätigt, daß Columbus sich für den Transport in die Neue Welt besonders wertvolle Andalusier ausgewählt habe, die er kurz vor seiner Abreise noch persönlich überprüft hatte. Im letzten Moment wurden sie jedoch ohne sein Wissen durch andere, kleine, primitivere und natürlich weitaus billigere Pferde aus dem Sumpfgebiet des Guadalquivir ausgetauscht. Columbus soll darüber äußerst erzürnt gewesen sein. Statt der erwarteten Nachteile jedoch brachte der Tausch nur Vorteile. Auf diese Weise kamen erheblich widerstandsfähigere, anspruchslosere Pferde nach Amerika als die hochgezüchteten Andalusier, die sich hervorragend an die dortigen Verhältnisse anpaßten.

Außer ihrer Genügsamkeit, Ausdauer und Härte zeichnen sich die Sorraias durch ihren Mut, ihre Gewandtheit und die Schnelligkeit ihrer Reaktionen aus.

Auffallend ist die Flexibilität der Pferde, sowohl lateral wie auch in der Längsachse.

Im Umgang mit den Stieren entwickeln sie ein glänzendes Galoppiervermögen und eine hervorragende Wendigkeit. Aufgrund ihrer guten Balance sind sie in der Lage, unvermittelt zum Halten zu kommen, kurz zu wenden und ebenso plötzlich in eine andere Richtung davonzugaloppieren, wodurch sie sich gegen die blitzschnell und meist unverhofft erfolgenden Angriffe der Stiere schützen können.

In Spanien ist die dort als Marismeño bezeichnete Rasse heute ausgestorben, entgegen manchen anderslautenden Veröffentlichungen.

Vierjähriger Sorraia-Junghengst unter dem Dressursattel. Gestüt Apolada de Baixa. Man sieht sehr gut die angeborene Rittigkeit des Pferdes.

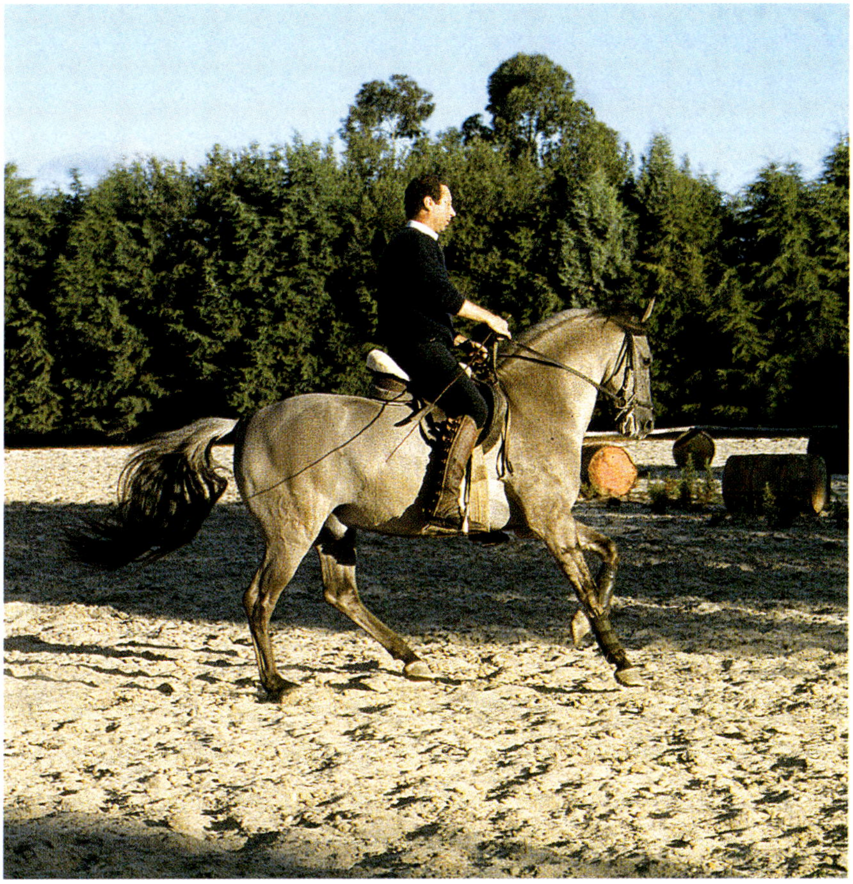

PONYZUCHTEN

GARRANO

Minho, Garrano do Minho, Garrano do Trás os Montes

TYP, INTERIEUR, VERWENDUNG:
Der Garrano gehört in die Gruppe der nordiberischen Bergponies. In seinem Exterieur zeigt er gewisse Orientalische Einflüsse. Gelegentlich kommen Ponies von außergewöhnlicher Schönheit und Adel vor.

Trotz seiner Kleinheit und seinem relativ feinen Fundament ist der Garrano erstaunlich stark. Hart, ausdauernd und trittsicher auch in schwierigem Gelände, trifft man ihn als Saumpferd auf steilen, schmalen Pfaden im dicht bewaldeten Bergland Nordportugals an.

Seit vielen Jahrhunderten ist der Garrano aufgrund seiner physischen Eigenschaften seines frommen, willigen Charakters und seines munteren, eifrigen Temperaments der ideale Wirtschaftspony der Bergbauern. Außer unter dem Packsattel wird er auch als Hirtenpferd für die Schafherden sowie im Geschirr vor dem Karren und für leichte Spanndienste in der Landwirtschaft genutzt. In der portugiesischen Armee dient er den Gebirgstruppen als Maschinengewehrpferd und für andere militärische Einsatzmöglichkeiten. Durch die sich überall ausbreitende Motorisierung ist er jedoch fast arbeitslos geworden, und seine Bedeutung ist stark zurückgegangen.

Leider scheint auch die Tradition der früher sehr beliebten Töltrennen, für die die Ponies eigens abgerichtet werden mußten, da sie keine ausgeprägten Naturtölter sind, im Schwinden begriffen zu sein.

EXTERIEUR:
Der Kopf des Garrano ist in der Regel nicht sehr groß, mit leicht konkavem oder geradem Profil und breiter Stirn. Gelegentlich kann er etwas schwer wirken. Die großen Augen strahlen Lebhaftigkeit aus, ebenso wie das Spiel der kurzen Ponyohren. Der gut aufgesetzte Hals, schön getragen, ist relativ lang und an der Basis recht stark bemuskelt. Die Schulter ist steil gelagert, der Widerrist wenig ausgeprägt. Der etwas eingesattelte Rücken geht über eine muskulöse Lende in die abschüssige, kräftig bemuskelte Kruppe über. Der Schweifansatz ist tief. Die Brust ist breit und tief, der tonnige Rumpf weist eine beachtliche Rippenwölbung auf, die auf eine gute Futterverwertung schließen läßt. Die Extremitäten sind leicht, jedoch trocken und hart, mit ausgeprägten Gelenken und Sehnen, kurzen Röhrbeinen und eisenharten, gut geformten Gelenken und Hufen.

Das Langhaar ist sehr reich ausgebildet. Die Farbe ist gewöhnlich Braun oder Dunkelbraun, auch Rappe. Weiße Abzeichen sind eher die Ausnahme als die Regel.

Die Widerristhöhe liegt zwischen 120 und 132 cm Stockmaß.

MECHANIK:
Der Bewegungsablauf der Rasse ist insgesamt nicht sehr raumgreifend, doch energisch und extrem trittsicher. Es besteht eine gewisse Anlage zum Tölt, die von den Bergbauern für Rennen ausgenutzt wurde. Der Garrano besitzt eine recht gute Springveranlagung.

ZUCHT:
Das Zuchtgebiet der mittlerweile stark zurückgegangenen Garrano-Population ist der Norden Portugals: die Grenzregion zur spanischen Gallega, die Provinzen Douro e Minho, Alto Douro und Trás os Montes, deren Bergtäler aufgrund des milden Klimas und der hohen Niederschlagsmengen vom Atlantik her das ganze Jahr über grün sind.

In nicht allzu ferner Vergangenheit pflegte das Landwirtschaftsministerium Araber-Hengste in die ländlichen Bezirke zu schicken, zur Anpaarung an ausgesuchte Stuten, woraus sich der Orientalische Überguß vieler Ponies erklärt.

Früher waren vor allem die Pferdemärkte von Villa Real und Famalicão berühmt wegen der Menge und Qualität der dort angebotenen Ponies.

GESCHICHTE:
Der Garrano ist ein recht edler, leichter Ponytyp mit uralten Ahnen. Folgen wir der Theorie des portugiesischen Hippologen *Dr. Ruy d'Andrade*, die er anhand umfangreicher Forschungen aufstellte, so gehört der Garrano vom Typ her in eine Gruppe mit dem älteren der beiden Ponytypen Europas, dem wir bereits auf den Höhlenmalereien des spanischen Santander (Altamira) und Südfrankreichs aus dem Magdalénien (30 000–10 000 v. Chr.) und in den Knochenfunden der tieferen Schichten der Mendip-Höhlen in Somerset begegnen. Dieser Ponytyp wanderte während der Eiszeit, dem sich ausbreitenden Eis weichend, nach Südwesteuropa ein. Zu ihm müssen wir ebenfalls die iberischen Ponyrassen des Asturcón, des Losino, des Pottok, des Gallego und der Jaca Navarra rechnen, ebenso die französischen des Mérens und des Landais, die italienische des Bardigiano und die britischen Mountain- und Moor-Ponies, wie sie sich am typreinsten im Exmoor und Dartmoor erhalten haben. Sie alle haben sich im Laufe der Jahrhunderte, ja Jahrtausende unter dem Einfluß der mehr oder minder häufigen Einkreuzungen fremden Blutes gewandelt und typmäßig auseinanderentwickelt, ohne doch auch nach so langer Zeit bis heute ihren gemeinsamen Ursprung verleugnen zu können.

Der Name „Garrano" geht auf denselben keltischen Wortstamm zurück wie das schottische „Garron" für den Festlandstyp des Highland-Ponys. Das Gebiß des Garrano weist deutlich keltische Merkmale auf.

Bei dem Garrano von heute ist außer den keltischen Einflüssen, die bereits in vorgeschichtlicher Zeit wirksam waren, auch Orientalisches Blut deutlich erkennbar, das ihm seit der maurischen Besetzung der Iberischen Halbinsel bis in die jüngste Zeit immer wieder zugeflossen ist. Dennoch dürfte das konkave Profil wohl nicht auf Orientalische Einflüsse zurückgehen, da es sich schon bei den in den steinzeitlichen Höhlen abgebildeten Ponies findet. Zu vermuten ist, daß durch die Vermischung mit dem Sorraia an der Scheidelinie der Habi-

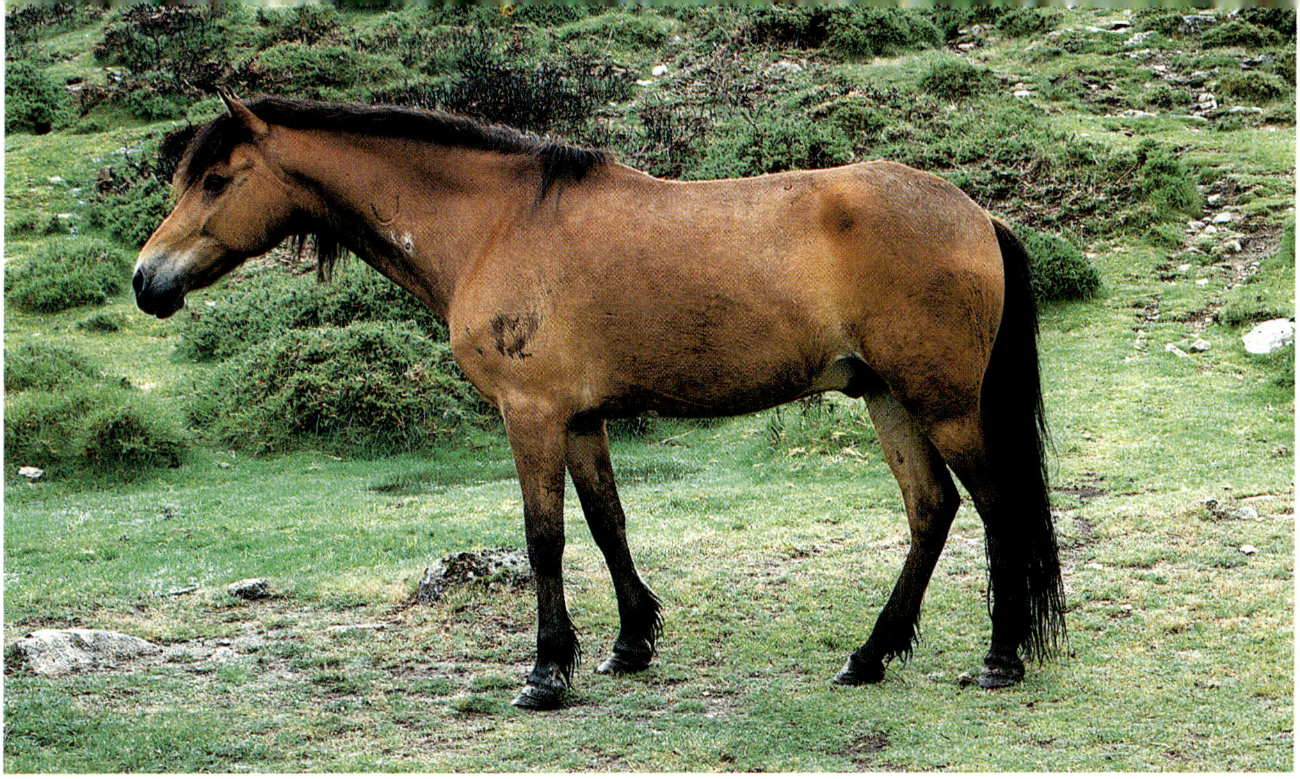

Garrano-Pony – das Profil verrät Orientalischen Einfluß

tate der beiden Rassen der Garrano maßgeblichen Einfluß auf die Entwicklung der Pura Raza Española genommen hat. Das würde das gelegentlich auftretende gerade Profil mancher Andalusier und Lusitanos erklären.

GARRANO DA ILHA TERCEIRA

Azoren-Pony

TYP, INTERIEUR, VERWENDUNG:
Nach Darstellung des portugiesischen Kavallerieoffiziers *Domingo Augusto Alves da Costa Oliveira* in seinem 1906 in Lissabon veröffentlichten Werk RAÇAS CAVALARES DA PENINSULA E MARCAS A FERRO sei 1872 aus Marokko ein relativ kleiner Hengst mit Namen *Califa* auf die Azoren-Inseln eingeführt worden, der als Stammvater der heutigen Garrano-Zucht gilt. Exterieurmäßig werden die Garranos da Ilha Terceira als ausgesprochen edel beschrieben, im Typ eines kleinen, hoch im Blut stehenden Pferdes, nicht Ponys, das nichts mit den nordiberischen Ponyrassen zu tun hat und auch nicht mit dem Sorraia, Lusitano oder Andalusier.

Die wenigen noch vorhandenen Ponies werden in der Landwirtschaft und im leichten Zug verwendet. Aufgrund ihres etwas heißen Temperaments eignen sie sich nur bedingt als Kinderponies.

EXTERIEUR:
Der Kopf des Azoren-Ponys ist klein, hübsch, mit geradem Profil und lebhaften Augen. Der lange Hals ist gut geformt, der Körperbau insgesamt äußerst ansprechend. Allerdings sind die harten, trockenen Extremitäten nicht immer ganz korrekt gestellt.

Die Pferde sind in der Regel Schwarzbraun und Braun mit nur wenigen Abzeichen.

Die Widerristhöhe beträgt zwischen 120 und 130 cm Stockmaß.

MECHANIK:
Der Bewegungsablauf in allen drei Gangarten ist gut ausbalanciert. Die Ponys sind sehr trittsicher.

ZUCHT:
Die Inselgruppe der zu Portugal gehörenden autonomen Azoren, bestehend aus neun großen besiedelten Inseln und einer Reihe kleinerer, unbesiedelter, ist vulkanischen Ursprungs. Sie ist durch Vulkane mit Steilflanken und oft seenerfüllte vulkanische Einsturzkessel gekennzeichnet. Die Inseln umfassen eine Fläche von etwa 2300 Quadratkilometern und steigen bis zu einer Höhe von 2355 Metern an (Alto de Pico auf der Insel Pico). Das Klima ist ozeanisch mild, sommertrocken und winterfeucht mit stürmischen Winden. Die natürliche Vegetation ist atlantisch-mediterran: bis 800/900 Meter Lorbeerwald, bis 1700/1800 Meter Buschwälder, darüber Calluna-Heiden. Einige Inseln (Terceira, Corvo, Graciosa) sind völlig baumlos. Bis 350 Meter über dem Meeresspiegel werden sie intensiv landwirtschaftlich genutzt, darüber erfolgt nur der Anbau von Spezialkulturen.

Nach Mitteilung des auf Terceira ansässigen *Dr. Jorge de Paiva Benites* ist der Azoren-Pony heute fast ausgestorben. Die Zahl der reingezogenen Garranos beträgt nur noch etwa 25 bis 30 Individuen.

GESCHICHTE:
Die Ponyrasse der im Atlantik, etwa 1500 Kilometer vor der Küste von Portugal gelegenen Azoren-Inseln gilt als alt. Als sie im 15. Jahrhundert kolonisiert wurden, brachten die Portugiesen und Flamen und im 16./17. Jahrhundert auch aus Spanien vertriebene Morisken jeweils ihre Pferde mit. Unter dem Einfluß karger Futterbedingungen und ungeregelter Zuchtverhältnisse ging, wie auf fast allen Inseln zu beobachten, die Widerristhöhe dieser Pferde zurück. Inwieweit schon vor Inbesitznahme durch Portugal auf den Azoren Pferde vorhanden waren, ist nicht bekannt.

ITALIEN

Italien trägt seinen Namen nach dem von den Griechen in der Antike ursprünglich nur für die Südspitze geprägten Begriff „Italia", der etwa ab dem dritten Jahrhundert v. Chr. auf ganz Italien bis zu den Alpen ausgedehnt wurde. Einschließlich der beiden großen Inseln Sardinien und Sizilien sowie einer Reihe kleinerer umfaßt Italiens Fläche wenig mehr als 300 000 Quadratkilometer mit 57 Millionen Einwohnern.

Am Südfuß der Alpen liegen langgestreckte, in der Eiszeit entstandene Seen (Lago Maggiore, Comer See, Gardasee). Zwischen Alpen und Apennin erstreckt sich das weite Flußtal des Po, das eine bis 150 km breite, fruchtbare Ebene von ca. 46 000 Quadratkilometern bildet, die sich nach Osten zur Adria hin öffnet. Das Tal des Po und die sich anschließende Venetianische Ebene sind die einzigen weiträumigen Flachlandgebiete Italiens.

Gewissermaßen das Rückgrat, das Italien der Länge nach durchzieht, ist der Apennin. Er erreicht in seinem mittleren Teil, den Abruzzen, fast 3000 Meter Höhe (Gran Sasso d'Italia 2912 m).

Italien hat bis heute einige tätige Vulkane, den Vesuv auf dem Festland südlich Neapel, den Ätna an der Ostküste Siziliens sowie den Inselvulkan Stromboli. Der aufgrund jüngerer tektonischer Verschiebungen vorhandene Vulkanismus ist auch die Ursache häufiger Erdbeben.

In Norditalien vollzieht sich der Übergang vom winterfeuchten Klima des mitteleuropäischen Raums zum sommertrockenen Mittelmeerklima, das durch milde Winter und heiße Sommer sowie Regenperioden im Frühjahr und Herbst gekennzeichnet ist, die südlich Roms in Winterregen übergehen.

Die Vegetation ist im Norden und in den Gebirgen noch vorwiegend mitteleuropäisch, mit Laub- und Nadelwäldern, die jedoch aufgrund von Abholzungen vielfach durch Weideland, Heiden und Buschland verdrängt worden sind. An den Küsten im Süden und auf Sardinien, dessen größter Teil von Bergen und Hochflächen eingenommen wird, herrscht Macchia vor.

In der Landwirtschaft, die etwa drei Prozent zum Bruttosozialprodukt des Landes beiträgt, überwiegen Kleinbetriebe und Kleinpachtungen, von denen ca. 75 Prozent nur bis zu fünf Hektar groß sind. Sie machen 18 Prozent der landwirtschaftlichen Nutzfläche aus. Im Süden besteht teilweise Großgrundbesitz, der mit Lohnarbeitern oder in Halbpacht bewirtschaftet wird. Die Agrarwirtschaft nutzt rund 90 Prozent der Fläche, wovon knapp 20 Prozent in natürlichem Grünland bestehen.

Einen bedeutenden Wirtschaftszweig Italiens stellt der Tourismus dar, was sich in nahezu allen Regionen, vom äußersten Norden bis nach Sizilien, auch auf die Pferdezucht auswirkt.

In den den Landschaften von Latium und Rom vorgelagerten Marschen, der sogenannten Maremma, an der Küste der Thyrrhenischen See und in dem hügelig-bergigen Hinterland zwischen Livorno bis hinunter nach Anzio ist die Heimat der Maremmano-Rasse zu finden.

Südlich von Neapel, in der zu Kampanien gehörenden Provinz Salerno, wird der Salernitano gezüchtet.

Ausgehend von der zu Apulien (Puglia) gehörenden Provinz Bari an der Ostküste hat sich die Rasse des Murgese in die angrenzende Umgebung ausgebreitet.

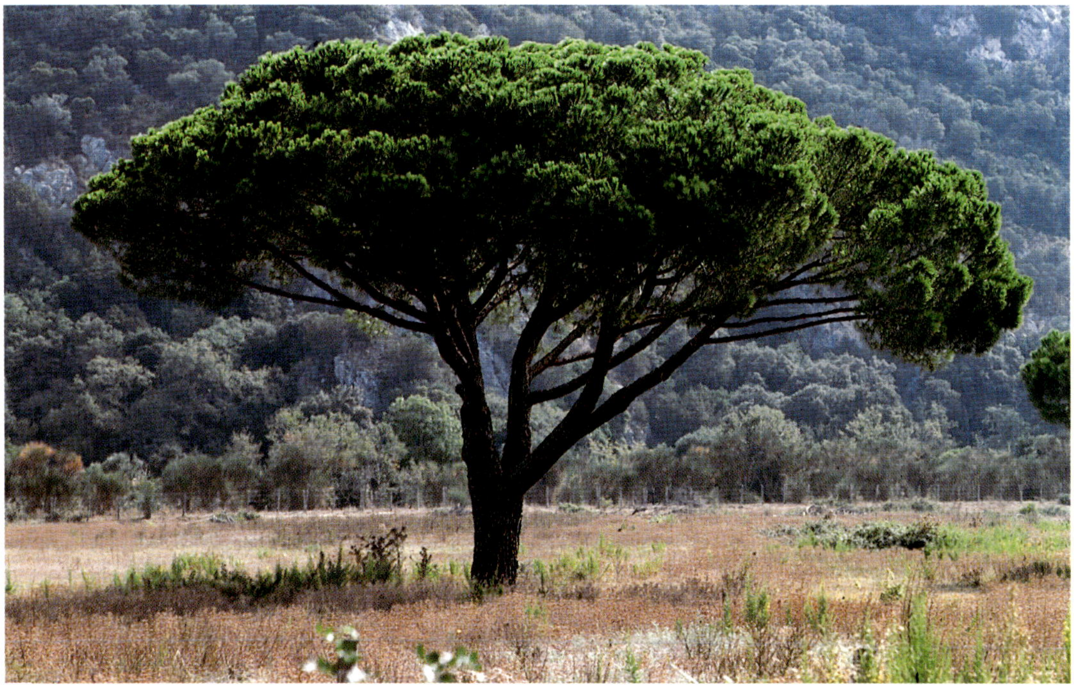

Hinterland der Maremma mit den Bergen von Tolfa

Der Zuchtverband für das Kalabrische Pferd hat seinen Sitz in Cosenza in Kalabrien, an der „Fußspitze" des italienischen Stiefels gegenüber Sizilien.

Der Sanfratellano erhielt seinen Namen nach dem sizilischen Ort Sanfratello in der Provinz Messina an der Nordostküste von Sizilien.

Auf Sardinien finden wir den Sardo, einen Anglo-Araber-Typ, der die Hauptmasse der Pferde der Insel ausmacht. Klar von ihm trennen muß man die lokale Rasse der wildlebenden Ponies der Hochebene von Giara im Inneren der Insel.

Der Tiro Pesante Rapido, das Italienische Kaltblut, auch als „Italo-Breton" bezeichnet, wird in den flachen, fruchtbaren Ebenen der Flüsse Po und Adige und Venetiens sowie in der Lombardei gezüchtet.

Das Entstehungsgebiet des Haflingers ist die heute zu Italien gehörende deutschsprachige Provinz Bozen innerhalb der autonomen Region Südtirol, im engeren Sinne das Gebiet des Salten-Mölten-Plateaus nördlich Telfes, Etsch und Passer.

Der Bardigiano ist das Bergpferd des nördlichen Apennin, der sogenannten Ligurischen Alpen in der Provinz Parma. Beim Monterufoli handelt es sich um den halbwild aufgezogenen Ponytyp des hügeligen Hinterlandes der Küstenregion südlich von Pisa und Livorno. Der Name des Esperia-Ponys deutet auf die Gegend um Esperia hin, die Monti Lepini und angrenzenden Berge von Ausoni und Arunoi im Süden von Latium.

Der Schwerpunkt der Esel- und Maultierzucht ist Sizilien, das über 50 Prozent der italienischen Mulis liefert.

Die Geschichte Italiens kann in eine Reihe gegeneinander abgegrenzter Epochen eingeteilt werden.

Das von der Stadt Rom aus begründete Staatswesens hatte – mindestens im Anfang – nur eine bedingte Relevanz im Zusammenhang mit der Pferdezucht. Die Römer kämpften zu Fuß. Immerhin war bereits während der republikanischen Zeit das römische Heer in 175 Zenturien zu Fuß und 18 adlige Reiterzenturien gegliedert.

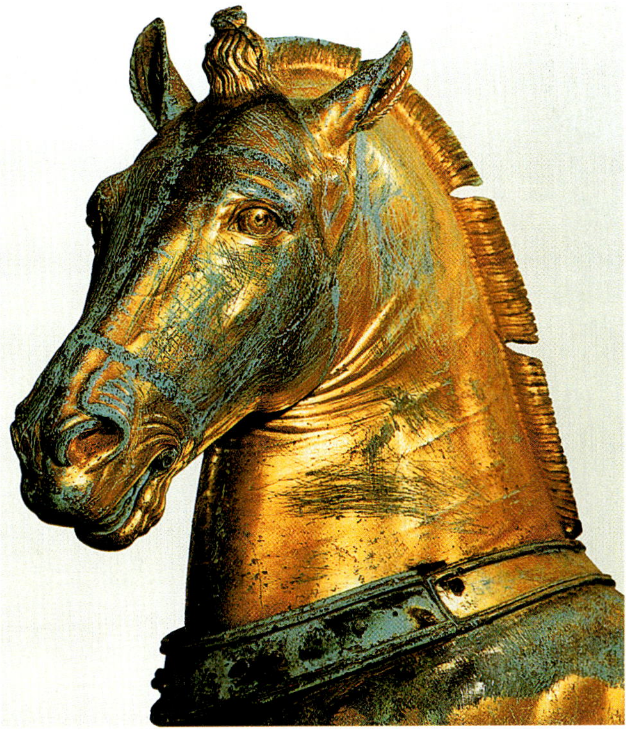

Kopf eines der ursprünglich aus einer Quadriga stammenden vergoldeten Pferde über dem Hauptportal der Kirche San Marco zu Venedig. Herkunft und Datierung sind umstritten.

Bei den Griechen stand die Reitkunst auf einer hohen Stufe. Das Buch des griechischen Reiterführers *Xenophon* (um 430 bis nach 355 n. Chr.) ist zwar nicht die älteste erhaltene hippologische Schrift, aber das einzige antike Werk zum Thema, das uns vollständig erhalten geblieben ist. Es stellt bis heute die klassische

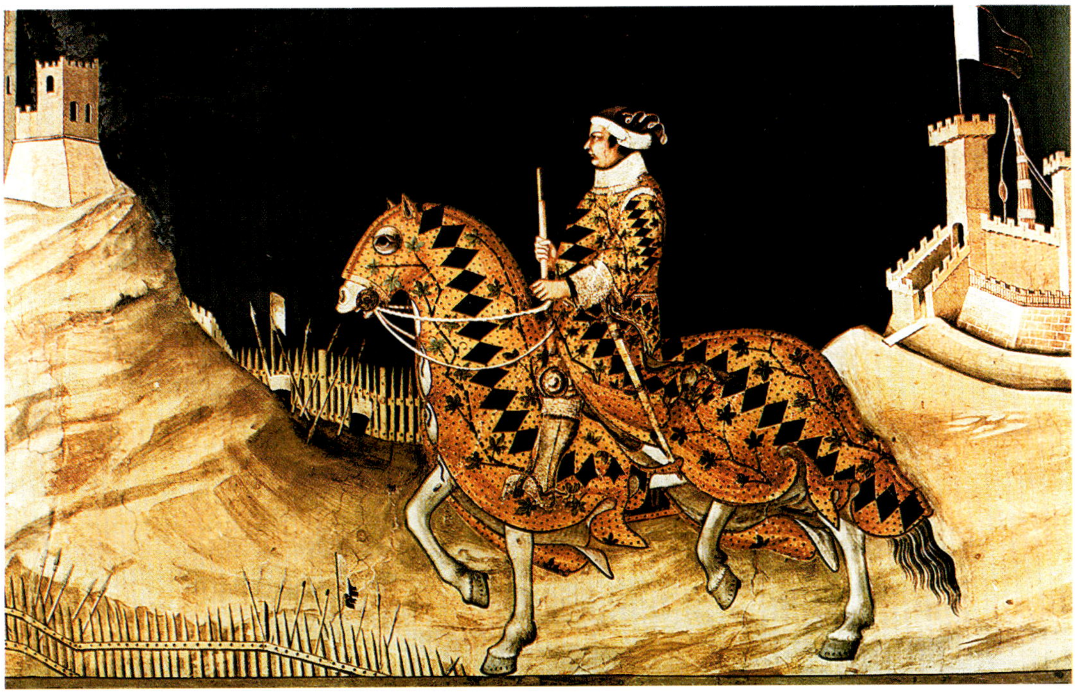

Der Condottiere Guido Riccio da Fogliano zu Pferde. Gemälde von Simone Martini, Siena (1328)

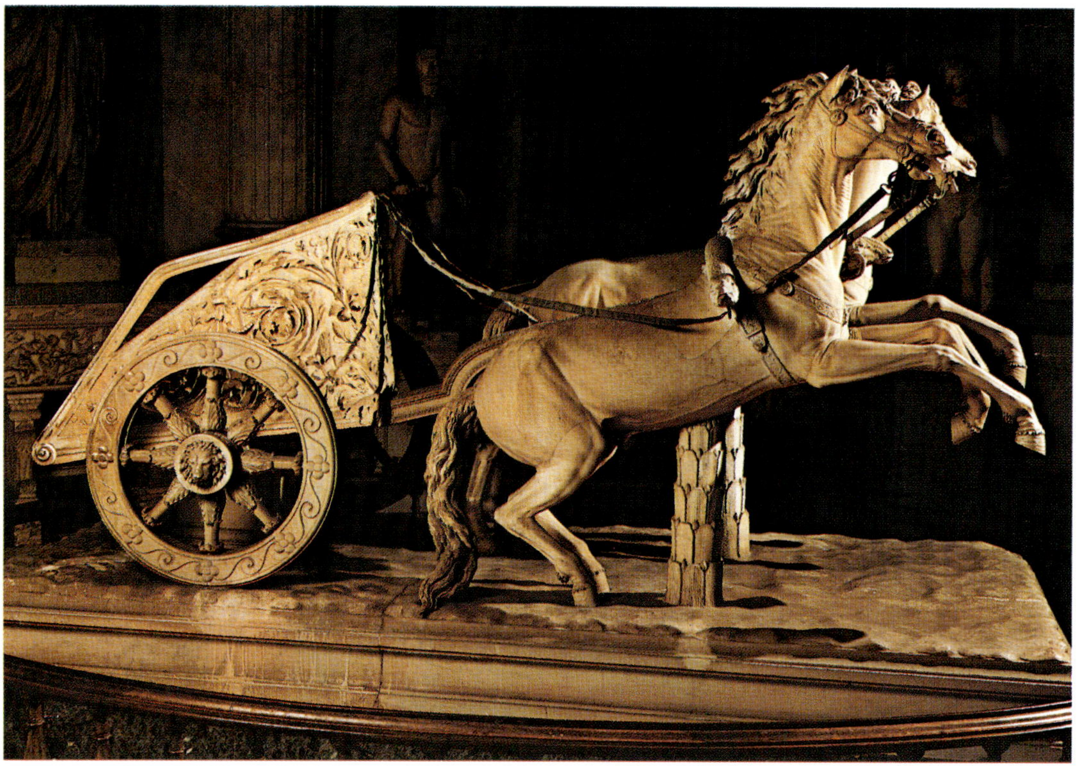

Römische Biga aus dem zweiten Jahrhundert n. Chr.

Reitlehre schlechthin dar. Dagegen war der Stand der römischen Reiterei ein niedriger. Das Pferd war ein Transportmittel, der Sinn für hippische Leistungen entwickelte sich nur langsam. Die römische Reiterei trat auch später hauptsächlich als berittene Infanterie auf; in den entscheidenden Phasen der Schlacht pflegte sie gewöhnlich abzusitzen und zu Fuß weiterzukämpfen.

Sportlich wurde die Reiterei durch die Wagenrennen verdrängt, die sich in Rom großer Popularität erfreuten. Erst allmählich lernten die Römer von ihren „Auxiliarii" den Wert berittener Truppen als Kampfmittel zu schätzen, so daß man in späteren Jahrhunderten die germanischen Reiter als geradezu unentbehrlich für die Schlagfertigkeit der Heere bezeichnete.

Das Versagen des Adels im Kampf gegen die – berittenen – germanischen Stämme der Kimbern, Teutonen und Ambronen (113–101 v. Chr.) führte zum Aufstieg des nichtadligen *Marius*, der das stehende Bauernheer mit allgemeiner Wehrpflicht durch eine Söldnerarmee ersetzte.

Unter *Augustus* erreichte das Römische Imperium etwa um Christi Geburt seine annähernd größte Ausdehnung. Spätere Landgewinne waren nur von unwesentlicher Bedeutung. Die Ausdehnung des Reiches über Germanien durch den römischen Feldherrn *Varus* bis an die Elbe scheiterte in der Schlacht im Teutoburger Wald. Wir dürfen annehmen, daß dabei die Reiterei der Germanen eine entscheidende Rolle gespielt hat.

Der Friede währte – mit einer kurzen Unterbrechung nach dem Tod *Neros* – bis in das zweite Jahrhundert. Ursprünglich hatten die Römer kaum eine eigene Pferdezucht, sondern importierten Zuchtmaterial aus den unterworfenen Kolonien. In dem Maße, wie sich das Imperium Romanum durch Eroberung pferdezüchtender Länder ausweitete, wurde auch das Pferdematerial auf der italienischen Halbinsel besser. In der lateinischen Literatur werden die Iberischen Rosse als die schnellsten der Welt und als die für die Wagenrennen bestgeeigneten bezeichnet.

Der Spanier *Lucius Junius Moderatus Columella* (aus Gades), der um 60 n. Chr. sein aus 12 Büchern bestehendes Werk über die Landwirtschaft verfaßte, unterschied verschiedene Pferderassen, analog etwa unserer Kategorisierung in Vollblut, Warmblut und Kaltblut. Zur „Materies generosa", etwa unserem Vollblut-Begriff entsprechend, gehörten nach seiner Auffassung nur die Iberischen, Sizilischen und Persischen Pferde. Die „Materies mularies" umfaßte die Kreuzungsprodukte der Blutpferde mit anderen weniger veredelten Schlägen, hierzu gehörten zum Beispiel alle Militärpferde. Der Klasse der „Materies vulgaris" gehörten alle Arbeitspferde an.

Nach Ansicht von *F. J. Suchanka* in DAS NORISCHE PFERD (Wien 1900) gehörte das autochthone Pferd der Provinz Noricum zu dieser Kategorie, von dem *O. Antonius* in STAMMESGESCHICHTE DER HAUSTIERE" (Jena 1922) meint, daß es sich noch bis ins 19. Jahrhundert seinen damaligen Typ erhalten habe. *Claudius Claudianus* rühmt um 400 n. Chr. die Iberische Halbinsel als „dives equis" und *Flavius Renatus Vegetius* (ebenfalls um 400 n. Chr.) meint, daß Sizilien ihr in nichts nachstehe.

Schon die Griechen und später die Römer hatten das Gebiet des Karsts bei dem heutigen Triest als vorzügliches Pferdezuchtland erkannt. Berühmt waren die Rosse von Aquileia für Kraft, Ausdauer, Schnelligkeit und Mut. Am Timavo (der heutigen Reka) errichteten die Veneter zu Ehren des Schutzpatrons der Pferde einen Tempel, der umgeben war von einem „heiligen Hain der windschnellen Rosse".

Von einer einheitlichen Pferdezucht auf dem Boden der italienischen Halbinsel während der Römerzeit kann man nicht sprechen. Immerhin ist aus den Forderungen des Vegetius (a. a. O.), daß die Länge des Pferdekopfes vom Stirnschopf bis zur Nase einen römischen Fuß (29,6 cm) und die der Kinnbacken 10/12 dieses Maßes betragen solle, zu entnehmen, daß die Größe der damaligen Pferde weit unter der der heutigen gelegen haben muß. Vom Kopf verlangt er Ausdruck und Lebhaftigkeit, das muntere Aussehen eines Hirschkopfes. Die Widerristhöhe solle nicht zu niedrig, aber auch nicht zu hoch sein, die Bewegungen rasch. Zugleich wünscht er Trockenheit der Textur.

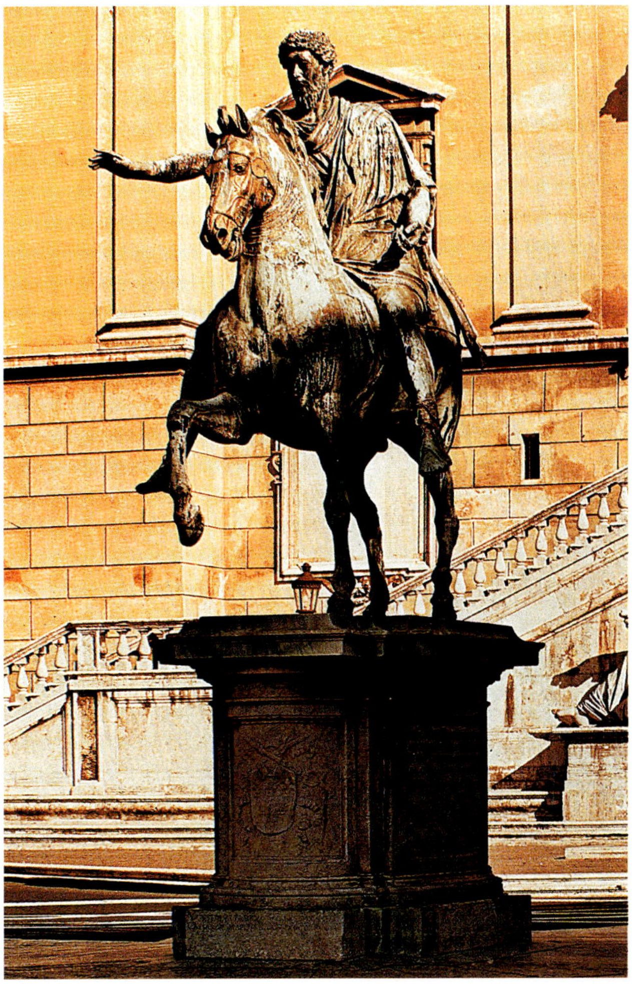

Reiterstandbild des Kaisers Marcus Aurelius Antonius („Marc Aurel", 121–178 n. Chr.). Es diente als Vorbild für zahlreiche Reiterstandbilder des Mittelalters.

Die Pferde, die man in Pompeji gefunden hat, haben ein Stockmaß um 150 cm, besitzen ein etwas geramstes Profil, knappe Schultern, einen langen Rücken und eine gerade Kruppe mit hohem Schweifansatz. Vorderröhren und Fesseln sind fein und schmal. Insgesamt machen sie den Eindruck von wenig Tiefe und einer gewissen Hochbeinigkeit.

Unter *Kaiser Marcus Aurelius* (121–180 n. Chr.), dessen Reiterstandbild bis heute auf dem Capitol zu Rom steht, kam es zu einer ersten Krise durch die Germaneneinfälle auf der italienischen Halbinsel, auf dem Balkan und in Kleinasien. Nach der Ermordung des Commodus und dem Bürgerkrieg von 193–197 begründete *Septimius Severus* das „Soldatenkaisertum". Nach dem Ende der Severer-Dynastie bewirkten Thronstreitigkeiten und ein weiteres Eindringen von germanischen Völkern in den Westen und Norden sowie das Erstarken des persischen Sassanidenreiches im Osten die allmähliche Auflösung des Römischen Reiches. 312 trat *Kaiser Konstantin* zum Christentum über, das ab 379 alleinige Staatsreligion wurde. Die Gründung Konstantinopels als zweiter Hauptstadt begünstigte das Auseinanderfallen des Imperiums in zwei Hälften; nach dem Tod von *Kaiser Theodosius* 395 wurde die Trennung in West- und Ostrom endgültig. 476 wurde der letzte weströmische Kaiser *Romulus Augustulus* durch den germanischen Söldnerführer *Odoakar* gestürzt. Es folgte die Zeit der Völkerwanderung und des frühen Mittelalters. Das Ostreich bestand noch bis zur Eroberung von Byzanz durch die Türken 1453.

Auf pferdezüchterischem Gebiet leisteten die Römer relativ wenig. Darin waren ihnen viele der unterworfenen Völker überlegen, ebenso wie auf reiterlichem Gebiet. Ihre bedeutendsten Leistungen waren organisatorischer und administrativer Art. In zahlreichen unterworfenen Gebieten richteten sie Gestüte und Remontedepots ein.

Mit dem Ende des Weströmischen Reiches trat auf der italienischen Halbinsel ein allgemeiner Verfall von Pferdezucht, -haltung und -pflege ein. Jahrhundertelang war Italien ein Kampfgebiet ausländischer Mächte.

Mit der Völkerwanderung und den Eroberungszügen der verschiedenen germanischen Völker änderte sich mit Sicherheit auch der Typ der Pferde, denn sie alle waren auf mitgebrachten Pferden beritten, die in irgendeiner Weise stärker oder schwächer auf die vorhandenen Populationen einwirkten. Was wir allerdings annehmen können, ist, daß sie alle recht klein waren, ebenso wie die, die später mit den Normannen bei ihrer Eroberung Siziliens und Süditaliens ins Land kamen. So wird von dem normannischen Ritter *Tankred de Hauteville*, der in der ersten Hälfte des elften Jahrhunderts die Normannenherrschaft begründete, berichtet, daß seine Füße, wenn er zu Pferd saß, fast den Boden berührten. Auch wenn er ungewöhnlich groß war, muß das Pferd klein gewesen sein.

Während des Hochmittelalters vergrößerten sich mit der Zunahme des Gewichts der Ritterrüstungen durch sorgfältige Zuchtwahl auch die Pferde. Entsprechend sehen wir auf Grabsteinplatten des 13. und 14. Jahrhunderts, auf Fresken des *Andrea di*

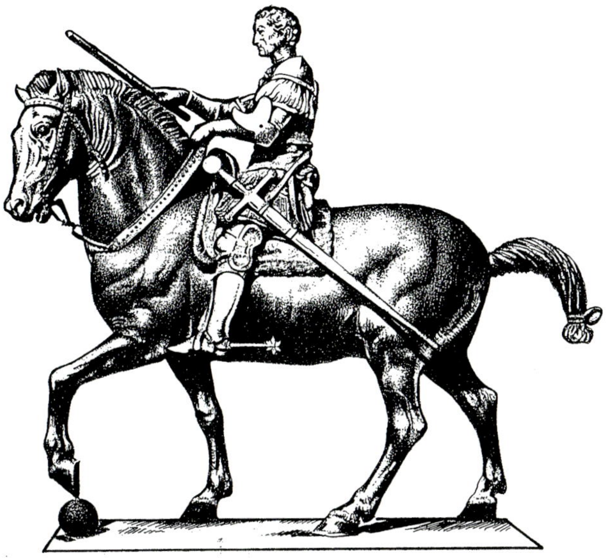

Donatello, eigentlich Donati di Niccolo di Betto Bardi (1386–1466), schuf mit dem Condottiere Gattamelata (Erasmo die Narni) zu Padua das erste Reiterstandbild seit der Antike (stark beeinflußt durch das Standbild Marc Aurels in Rom). Interessant der Passgang des schweren Ritterpferdes – eine Gangart, die in jener Zeit nicht nur den „Damen"- und Reisepferden vorbehalten war, wie häufig in der Literatur dargestellt.

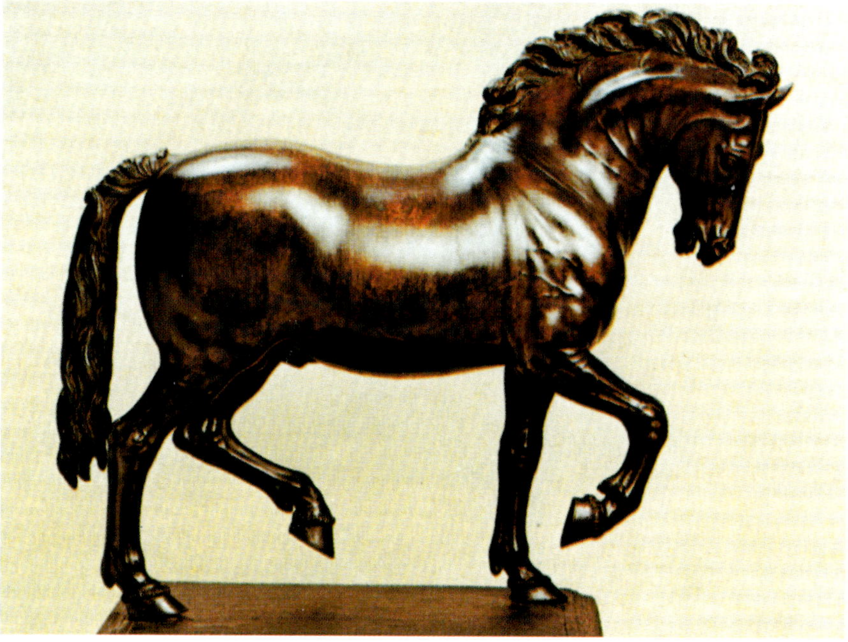

Bronzestatuette eines paradierenden Pferdes (1581) von Giovanni Bologna, genannt Giambologna (1529–1608)

Cione (genannt Orcagna, ?–1368), auf den Statuen an den Monumenten der Scaligergräber der ghibellinischen Dynastie *della Scala* zu Verona (entstanden 1277–1370) und auf den Bildern des *Piero della Francesca* (1420–1492) durchweg ein schweres Pferd mit abschüssiger, gespaltener Kruppe und hochaufgerichtetem Hals. Es kam darauf an, die Pferde auf das Anrennen gegeneinander abzurichten, wofür keine kunstvolle Reiterei notwendig war. Die Streit- und Turnierrosse der gepanzerten Ritter kannten nur den Schritt und den Galopp auf gerader Linie.

Mit dem Tod *Kaiser Friedrichs II. von Hohenstaufen* (1250) und seines Sohnes *Konrad IV.* (1254) begann in Italien das Zeitalter der Renaissance, das bis etwa 1500 andauert. Ende des 15./Anfang des 16. Jahrhunderts kam es auch zu einer Wiedergeburt der aus der griechischen Antike überlieferten klassischen Schulreiterei, ausgelöst durch die Erfindung der Handfeuerwaffen. Bei den Kämpfen um Neapel, das schließlich an Spanien fiel, hatte 1503 der Feldherr *Gonsalvo de Cordova* eine neue reiterliche Taktik eingeführt, Einzelkämpfe von Reiter gegen Reiter mit Toledoklinge und Faustrohr forderten raschere Bewegungen. Man legte nicht nur die schweren Rüstungen ab, sondern verwendete auch große Sorgfalt auf die Ausbildung der Pferde zu Kampfgenossen.

Obgleich die alten Pistolen auf keinen Fall Präzisionswaffen waren, so flog doch die einmal abgeschossene Kugel mit einer Schnelligkeit, der man nur die Wendigkeit eines leichten Pferdes entgegensetzen konnte. Zudem mußte es in seinen Gangarten so sicher gemacht werden, daß es seinen Reiter beim Schießen nicht störte. Es mußte aus vollem Galopp auf der Stelle halten können und sich hoch in die Pesade erheben, um seinen Reiter mit seinem Leib zu decken. Volten, Passaden und Pirouetten im Galopp dienten der Stellung des Gegners durch überraschende Wendung. Die Dressur des Pferdes in der Hohen Schule war also damals keine „L'art pour l'art", sondern Mittel zum Zweck.

Im 16. Jahrhundert wurde Neapel zum Treffpunkt der Reiterwelt Europas. Hier versammelte sich die adlige Jugend, um auf edlen Spanischen und Neapolitanischen Hengsten von den großen Reitmeistern in den Ritterakademien geschult und sattel- und waffenfest gemacht zu werden. Herausragende Namen unter den Reitmeistern der Zeit waren *Cesare Fiaschi, Pasquale Caracciola, Federigo Griso (Grisone)* und *Pignatelli*. Fiaschi war der Lehrer Pignatellis. Mit dem Namen Caraciola ist der Ausdruck „Caracolieren", dem Reiten vieler kurzer Wendungen (Passaden, Pirouetten) zu Stich, Hieb oder Schuß, verbunden. Federigo Griso hat das bleibende Verdienst, seine Erfahrungen und Lehre in seinem Werk ORDINI DI CAVALCARE niedergelegt zu haben. Diese „Reitregeln" erschienen 1550 in Neapel.

Während der Renaissance bestand, vor allem im Süden des „Stiefels", in Kalabrien und Apulien, eine große Zahl von Gestüten, die von der Nobilität unterhalten wurde. In einem von *Paolo Giordano, Herzog v. Bracciana*, 1639 in Rom veröffentlichten Werk ÜBER DIE VERVOLLKOMMNUNG DES PFERDES zählt er 282 eigene Brände nur für die Gestüte dieses Gebietes auf. Neben den Neapolitanischen Pferden stellt *Fugger* besonders die Mantuanischen heraus, wobei er vor allem das Gestüt des Herzogs *Francesco Ganzaga* erwähnt.

Über das Exterieur der Mantuanischen Pferde legen die *Giulio*

Andrea del Verrocchio, eigentlich Andrea di Cione (1435–1488), schuf ab 1486 das Reiterstandbild des Condottiere Bartolomeo Colleoni zu Venedig. Auch hier zeigt das schwere Ritterpferd den Paßgang.

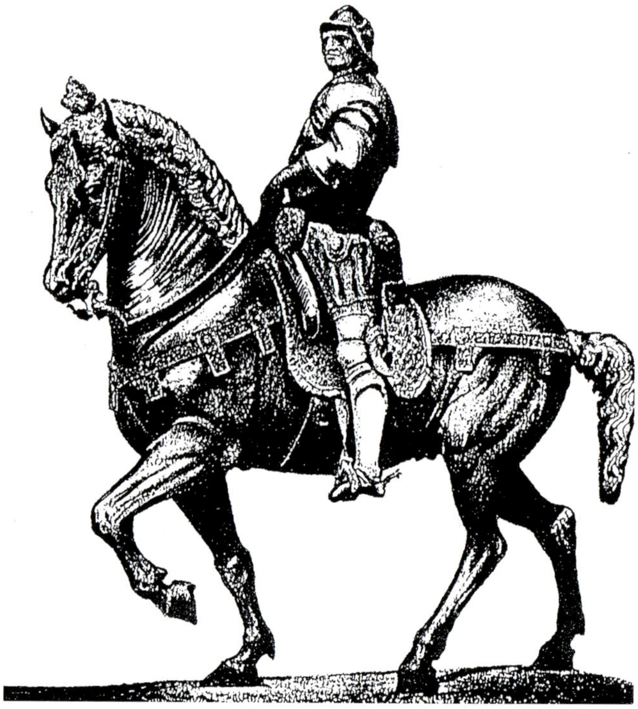

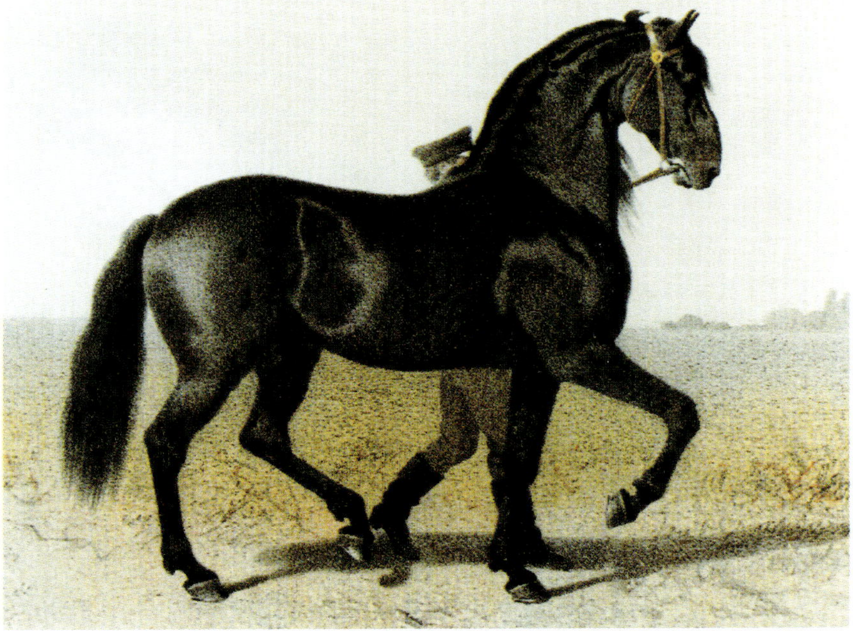

Rapphengst der Neapolitaner Rasse mit der typischen hohen Knieaktion. Der spanisch geprägte Neapolitaner war einer der Stammväter des Kladrubers und des Lipizzaners. Aus dem Werk VORZÜGLICHE PFERDERASSEN *(1869) von Emil Volkers (1831–1905)*

Romano (eigentlich Giulio Pippi, 1492–1546) zugeschriebenen Fresken der Lieblingspferde des Herzogs in der Halle der Pferde im Palazzo del Té in Mantua Zeugnis ab. Es ähnelte sehr dem der heutigen Lipizzaner.

Im Mantuanischen Erbfolgekrieg (1628–1631) und im Pyrenäenfrieden (1659) gewann Frankreich erneut Einfluß in Oberitalien. 1768 verkaufte Genua die Insel Korsika an Frankreich. Während eines halben Jahrhunderts des Friedens unter der Vorherrschaft Wiens wurden die Lombardei und die Toskana zu europäischen Musterländern. In dieser Zeit erwachte jedoch zugleich innerhalb Italiens ein neues Nationalbewußtsein, das als Beginn der Freiheits- und Einigungsbewegungen des 19. Jahrhunderts gelten kann.

Nach dem kurzen Zwischenspiel der Herrschaft *Napoleons* trat Italien 1815 in das Zeitalter des „Risorgimento" (der „Wiedergeburt" der nationalen Einheit) ein, das mit der Wiedervereinigung 1860/61 zu Ende ging. Nach dem Sturz *Fürst Metternichs* kam es 1848/49 zur Revolution, die unter der Führung *Cavours* 1861 endlich zum Ziel und zur Einsetzung *König Vittorio Emanueles II. von Sardinien-Piemont* zum König von ganz Italien führte. Unter der Monarchie kam es in wachsendem Maße zu einem „Irredentismus", der ein quasi „heim ins Reich" des Trentino, Triests mit Istrien und Dalmatien von Österreich forderte. Außenpolitisch bemühte sich Italien um den Erwerb von Kolonien in Afrika. In Ostafrika besetzte es Eritrea und einen Teil der Küste von Somalia. 1911 wurden Tripolis und die Cyrenaica annektiert. Im daraus entstehenden Krieg mit der Türkei besetzte Italien auch noch den Dodekanes.

Vor der Vereinigung Italiens bestand auf der Apenninhalbinsel folgende Situation der Pferdezucht: Im Königreich Sardinien, das außer der Insel die Herzogtümer Savoyen, Aosta, Monferrat, Genua, das Fürstentum Piemont und die Grafschaft Nizza umfaßte, hatte die Zahl der Pferde seit den Napoleonischen Kriegen zwar eine Zunahme erfahren, jedoch ließ die Qualität zu wünschen übrig.

Das Hofgestüt auf der Veneria Reale züchtete mit Hilfe von Orientalischem und Vollblut recht ansprechende Reitpferde. Die Lombardei besaß nur noch Reste der einst dort gezüchteten Rassen. Die österreichische Regierung hatte zwar in Crema ein Hengstdepot eingerichtet, die dort von der Gestütsverwaltung stationierten ungarischen Hengste wurden jedoch von den Züchtern nicht angenommen.

Das Pferd der Polesina, dem Gebiet zwischen Po, Adige (Etsch) und Adria, das hauptsächlich um Mantua und Rovigno gezüchtet worden war, ein großes Kutschpferd mit hoher Aktion, Ramskopf und stolzer Aufrichtung, war fast ganz verschwunden und nur noch in einigen Privatgestüten wie dem des *Grafen Cavriani* und des *Marchese Sacramoso* zu Zevia vorhanden. Aus diesem Gestüt stammte der Stammvater der Rappzucht des Hofgestüts Kladrub in Böhmen, der 1764 in Italien angekaufte Rapphengst *Pepoli*.

Ein ähnlicher Typ fand sich vereinzelt noch in den Pepoli-Rappen des Herzogtums Ferrara und im Gestüt Cattana in der Toskana. In der Toskana wurde eine ausgedehnte Pferdezucht betrieben, wobei als wichtigste Rasse der Maremmano-Tolfetano zu nennen ist. Einzelne Gestüte lieferten recht wertvolles Material. In Pisa bestand ein gut eingerichtetes Hengstdepot. Die „Cascina di San Rossore", ein Hofgestüt, bereits während der Kreuzzüge gegründet, besaß etwa 1500 Pferde und züchtete auf der Maremmano-Grundlage mit Orientalischen und Vollblut-Hengsten sowie Hengsten eigener Zucht. Im benachbarten Tombolo betrieb der Erzbischof von Pisa seit 1850 eine halbwilde Zucht, die recht gute Ergebnisse lieferte.

Der Vatikanstaat zeichnete sich trotz ausgedehnter Weideflächen pferdezüchterisch nicht besonders aus. Schuld daran war die Bevorzugung der Maultierzucht. In der Ebene bei Rom wurden Rappen für die Bespannung der Wagen der Kardinäle gezüchtet. Sie wurden nach ihrem Züchter, dem Fürsten *Chigi*, „Chigi-Rasse" genannt und zeichneten sich durch ihre charakteristische „römische Nase" aus. Man unterschied einen besseren Karrosiertyp, der „Negretto" (Neger) genannt wurde, und einen unedlen, kaltblutnahen Typ mit dem Namen „Porcello" (Schweinchen, Ferkel). Ein Hengst der Chigi-Rasse vom Negretto-Typ, *Napoleone* mit Namen, wurde seit 1849 als Hauptbeschäler in Kladrub eingesetzt.

Im Königreich Neapel-Sizilien mit den zahlreichen Majoratsherrschaften seiner Principi, Duci, Marchesi, Conti, Baroni ... gab es eine lebenskräftige Pferdezucht. Hier waren die bis heute bestehenden Rassen Salernitano, Murgese, Calabrese, Sanfratellano und Siciliano entstanden. Der größte Pferdemarkt in Italien fand in Foggia bei Neapel statt.

Nach der nationalen Einigung unternahm die Zentralregierung

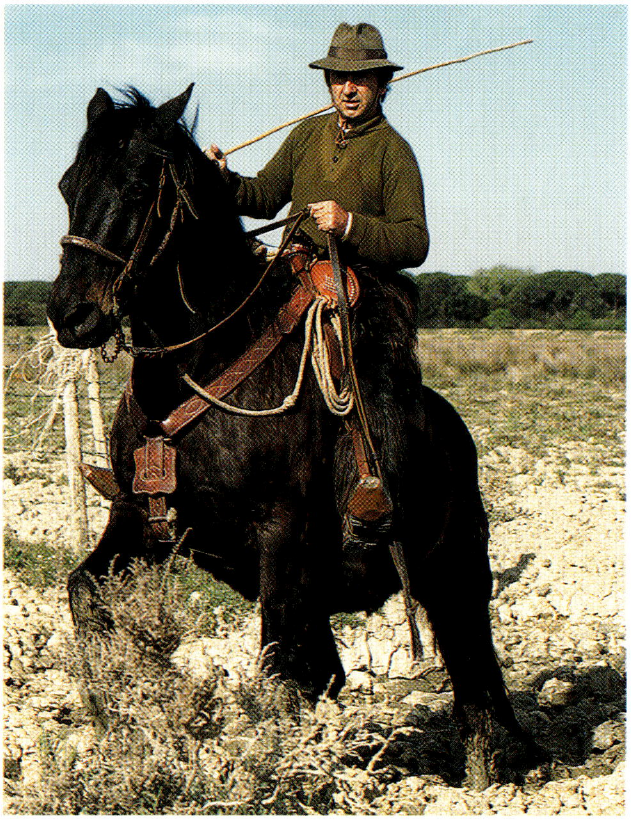

Buttero in der Maremma

bedeutende Anstrengungen zur Hebung der Pferdezucht in ganz Italien. Sie bestanden vor allem in der Einrichtung des Hauptgestüts Persano und der Landgestüte Crema, Reggio Emilia, Ferrara, Pisa, St. Maria Capua, Foggio, Catania und Ozerie. In der Lombardei trat das Kaltblut seinen Siegeszug an, wobei vor allem französische Bretonen für den Aufbau einer eigenen italienischen Kaltblutzucht verwendet wurden, die man gelegentlich als „Italo-Bretonen" bezeichnen hört.

Wie schon einmal in der Renaissance ging zu Beginn des 19. Jahrhunderts von Italien eine Neubelebung der Reiterei aus. War es im 16. Jahrhundert die Wiederentdeckung der Schulreiterei der Antike, so war es nun die Erfindung der modernen Springreiterei durch den Rittmeister *Federico Caprilli* von der Italienischen Kavallerieschule Tor di Quinto, die man als „Italienische Methode" bezeichnet. Sein Bestreben ging dahin, zu einem psychischen Einverständnis zwischen Reiter und Pferd zu kommen und zugleich die physischen Schwerpunkte beider durch Plazierung des Reitergewichts über der Schulter des Pferdes in Übereinstimmung zu bringen.

Schon 1923 faßte *Gustav Rau* (der spätere Oberlandstallmeister) sein Urteil über den „italienischen" Springsitz folgendermaßen in der Zeitschrift SANKT GEORG zusammen: „Sie (d. h. die Italiener) haben überhaupt erst gezeigt, was man im Springen leisten kann, und die sehr engen Grenzen der Produktionen dieser Art ganz bedeutend erweitert. Mit scharfer Beobachtung schufen sie für den Reiter einen Spezialsitz und eine Spezialhaltung, um mit den Pferden ihre hohen Leistungen im Springen zu erreichen."

Die Pferde, die für diese neue Art der Springreiterei verwendet wurden, entstammten vorwiegend, soweit es sich um Inländer handelte, der Salernitano-Zucht, teils aus dem Hauptgestüt Persano, teils aus Privatgestüten der dortigen Gegend.

Als der Erste Weltkrieg ausbrach, erklärte die italienische Regierung zunächst ihre Neutralität. Doch die Nationalisten, an ihrer Spitze der ehemalige Sozialist *Benito Mussolini*, verlangten eine Kriegserklärung an Österreich-Ungarn, die im Mai 1915 auch erfolgte. Erst im August 1916 wurde Deutschland der Krieg erklärt. Im Friedensvertrag von St. Germain 1919 erhielt Italien nur einen Teil seiner Gebietsforderungen erfüllt. Die Enttäuschung über den „verspielten Sieg" war groß und führte das Land an den Rand eines Bürgerkrieges.

Während des Krieges erlitt die Pferdezucht vor allem Norditaliens erheblichen Schaden, der nur schwer ausgeglichen werden konnte. Andererseits fiel mit Triest und Istrien auch das habsburgische Hofgestüt Lipizza an Italien, und die Eingliederung Südtirols brachte das Originalzuchtgebiet des Haflingers unter italienische Herrschaft.

Innenpolitisch wurde der Gegensatz zwischen Kommunisten und Sozialisten einerseits und der von Mussolini 1919 gegründeten faschistischen Bewegung immer größer. Mit seinem „Marsch auf Rom" im September 1922 zwang Mussolini den König, ihn an die Spitze der Regierung zu berufen. Durch rücksichtslosen Machtgebrauch und Terror gelang es der faschistischen Minderheit, die Staatsgewalt vollständig zu übernehmen. Mussolini regierte als „Duce" praktisch wie ein unumschränkter Diktator.

Italiens Teilnahme am Spanischen Bürgerkrieg auf Seiten *Francos* führte zwangsläufig zu einer Annäherung an das nationalsozialistische Deutschland. Im Juni 1940 trat Italien an der Seite Deutschlands in den Zweiten Weltkrieg ein, um Gebietsabtretungen seitens Frankreichs durchzusetzen.

Während des Kriegs gegen Rußland erregte die Bergrasse des Bardigiano noch einmal hippologische Aufmerksamkeit, da diese Pferde die einzigen waren, die den Futtermangel und die Strapazen der Märsche in der gefrorenen Steppe überstanden, ohne Schaden zu nehmen, worin sie sogar die Maultiere übertrafen.

Aufgrund der italienischen Niederlagen kam es zu einer stark antifaschistischen Stimmung in der italienischen Bevölkerung, die im Juli 1943 zur Absetzung und Gefangennahme Mussolinis und zur Auflösung der faschistischen Partei führte. Nach der Befreiung durch deutsche Truppen wurde Mussolini im März 1945 von Widerstandskämpfern ermordet. Durch den Pariser Friedensvertrag verlor Italien den Dodekanes an Griechenland, Istrien (und damit Lipizza) an Jugoslawien, Äthiopien und Albanien erhielten ihre Unabhängigkeit zurück, ebenso wie Libyen. Aufgrund einer Volksabstimmung wurde 1946 *König Umberto II.* abgesetzt und die Republik ausgerufen.

Die Nachkriegszeit war in Italien durch eine recht starke politische Instabilität gekennzeichnet. Während der Norden wirtschaftlich florierte, entstand ein immer größerer wirtschaftlicher und politischer Gegensatz zum unterentwickelten Süden, wodurch es zu separatistischen Bewegungen im Norden kam, die immer noch anhalten.

Die rasante Entwicklung der Motorisierung von Landwirtschaft und Wirtschaft war von einem sich mit ebenso schwindelerregen-

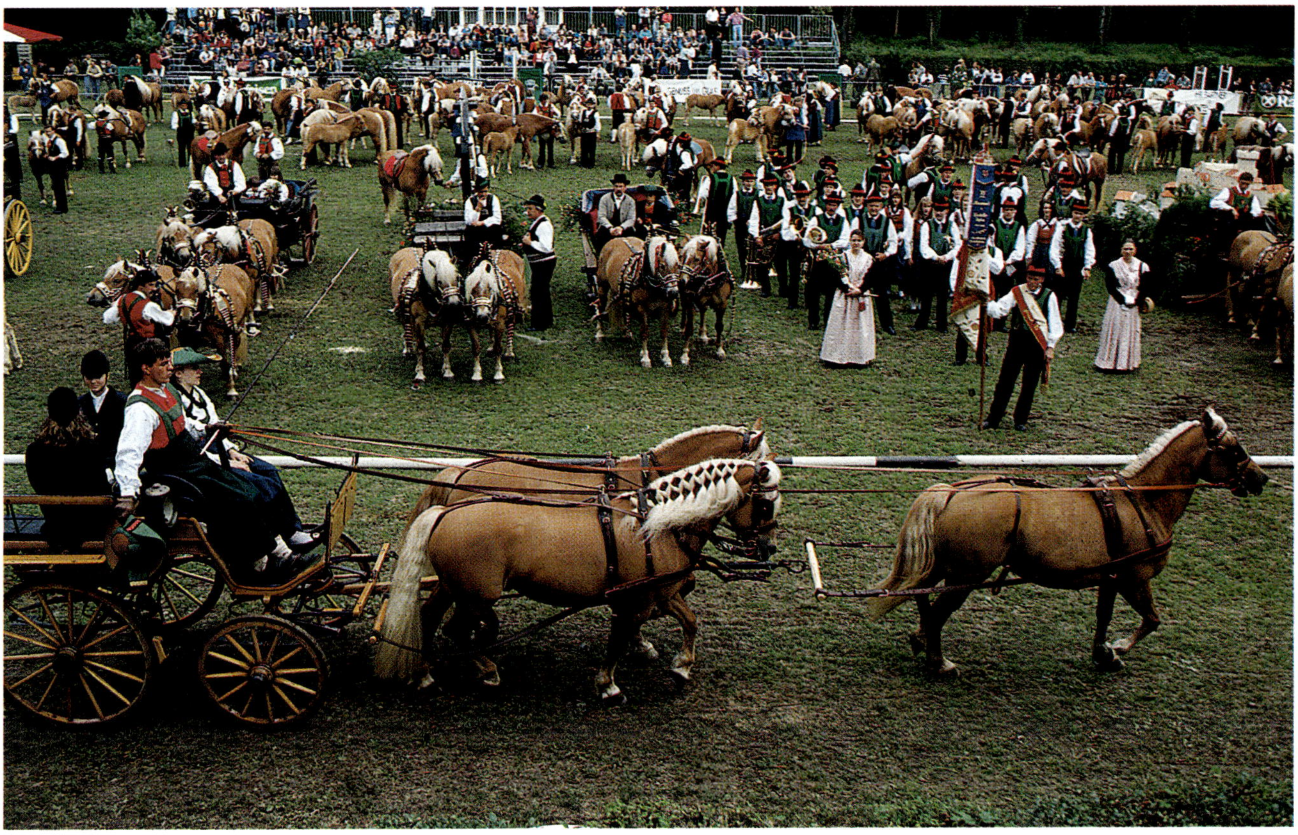

Meran: 120 Jahre Haflinger-Zucht – große Jubiläumsschau 1994

der Geschwindigkeit vollziehenden Abbau der Pferdezucht und -haltung begleitet. Trotz Nachfrage aus dem Sport – der allerdings in Italien bis heute elitären Charakter besitzt – gibt und gab es keine ländliche Reitervereinsbewegung wie in Deutschland, Skandinavien oder den Benelux-Staaten und Frankreich. Die Reitpferderassen des Maremmano, des Salernitano, des Calabrese sowie des Sardo und des Siciliano gingen stark zurück. Der Staat schränkte seit den sechziger Jahren seine Förderung der Pferdezucht erheblich ein. Zu Beginn der siebziger Jahre wurde das Hauptgestüt Persano aufgelöst. Wesentlichen Anteil am Rückgang der Reitpferderassen hatte die Ausbreitung der Traber-Zucht, die durch das steigende Interesse am Trabrennsport in der Bevölkerung ausgelöst wurde.

Seit den siebziger Jahren scheint aufgrund privater Initiativen und des allgemeinen Interesses innerhalb der Staaten der Europäischen Union an der Erhaltung bedrohter Haustierrassen für den Bardigiano, den Sanfratellano, den Murgese etc. eine Rettung vor dem Aussterben innerhalb ihrer „Nischen“ in Sicht. Bestrebungen seit den achtziger Jahren zur Schaffung eines eigenen Italienischen Sportpferdes auf europäischer Warmblutebene dürften jedoch auf Dauer zu einer Nivellierung innerhalb der italienischen Reitpferdezuchten und ihrem Aufgehen in dem in ganz Europa gezüchteten „Einheits-Warmblutpferd“ führen.

Die Südtiroler Haflinger-Zucht leidet an einer Überproduktion, deren einzig wirksames Ventil der Schlachtfohlenmarkt zu sein scheint. Das Italienische Kaltblut (Italo-Bretone) ist erfolgreich mit Hilfe eines eigenen Zuchtprogramms auf einen höheren Fleischertrag für die Schlachtfohlenproduktion umgezüchtet worden.

Die sehr hochstehende italienische Traber-Zucht basiert im wesentlichen auf Amerikanischen Standardtraber-Blutlinien mit einem gewissen Anteil an Französischem Traber-Blut. Einen ersten Grundstock einer organisierten Traber-Zucht allerdings bildeten über 300 zwischen 1867 und 1881 importierte Hackneys, Norfolk und Lincolnshire Trotters. 1880 wurde in Italien das erste Trabrennen auf einer eigenen Trabrennbahn in Prato del Valle gelaufen. Seitdem wurden in allen größeren italienischen Städten Trabrennbahnen eingerichtet.

Dank der Genialität eines einzigen Züchters, *Federico Tesio*, hatte die italienische Vollblut-Zucht während des 20. Jahrhunderts den allergrößten Einfluß. Die beiden von ihm gezüchteten „Giganten“ *Nearco* und *Ribot*, beide auf der Rennbahn ungeschlagen, finden sich heute in nahezu jedem Vollblut-Pedigree auf der ganzen Welt.

WARMBLUT-ZUCHTEN

MAREMMANO TOLFETANO

TYP, INTERIEUR, VERWENDUNG: Bis heute ist der Maremmano Tolfetano das Hirtenpferd der „Butteri" (der berittenen Rinderhirten) der italienischen „Maremma Laziale", des Schwemmlandes an der Küste des Thyrrhenischen Meeres und des hügeligen Hinterlandes um den Monte Tolfa. Die „Butteri" entsprechen den „Gardians" der südfranzösischen Camargue.

Der Maremmano ist hart, genügsam, ausdauernd und schnell. Sein Temperament ist lebhaft, energisch, couragiert, doch kann er gelegentlich etwas eigensinnig sein.

Außer als Arbeitskamerad der „Butteri" wurde die Rasse jahrhundertelang als leichtes landwirtschaftliches Arbeitspferd von den Bauern sowie als Kavalleriremonte in der Armee verwendet. Nach dem Siegeszug des Motors, der das Pferd weitgehend aller seiner früheren Funktionen in Landwirtschaft und Transportwesen beraubt hat, und nachdem auch das Militär das Pferd nicht mehr als schlachtentscheidenden Faktor hält, dient der Maremmano, außer als Hirtenpferd, nur noch bei der berittenen Polizei Italiens, den Carabinieri, als Reitpferd. Daneben hat sich ihm mit dem Sport seit den sechziger Jahren eine neue Domäne erschlossen, die mehr und mehr an Bedeutung gewinnt.

Durch die halbwilde Aufzucht und die ganzjährige Haltung im Freien ist die Rasse außerordentlich robust und erträgt die vom Meer widergespiegelte intensive Sonneneinstrahlung und den starken Insektenbefall im Sommer ebenso problemlos wie die kalten Seewinde und den Dauerregen im Winter.

Außer dem Maremmano Tolfetano wird im Hinterland der Maremma Laziale, in dem waldbestandenen Hügelland der Collini Metallifere, noch das Cavallino Monterufoli gezüchtet, das eine eigenständige Ponyrasse darstellt (siehe Seite 130), jedoch mit ziemlicher Sicherheit auf den gleichen Ursprung zurückgeht.

Im Appennino Romano (im Inland) hat man durch die Kreuzung von Maremmano-Stuten mit Freiberger-Hengsten die nach dem Monte Catria als „Catria-Pferd" benannte Zucht geschaffen, die durch besondere Leichtfuttrigkeit, Anspruchslosigkeit sowie hervorragende Gängig-

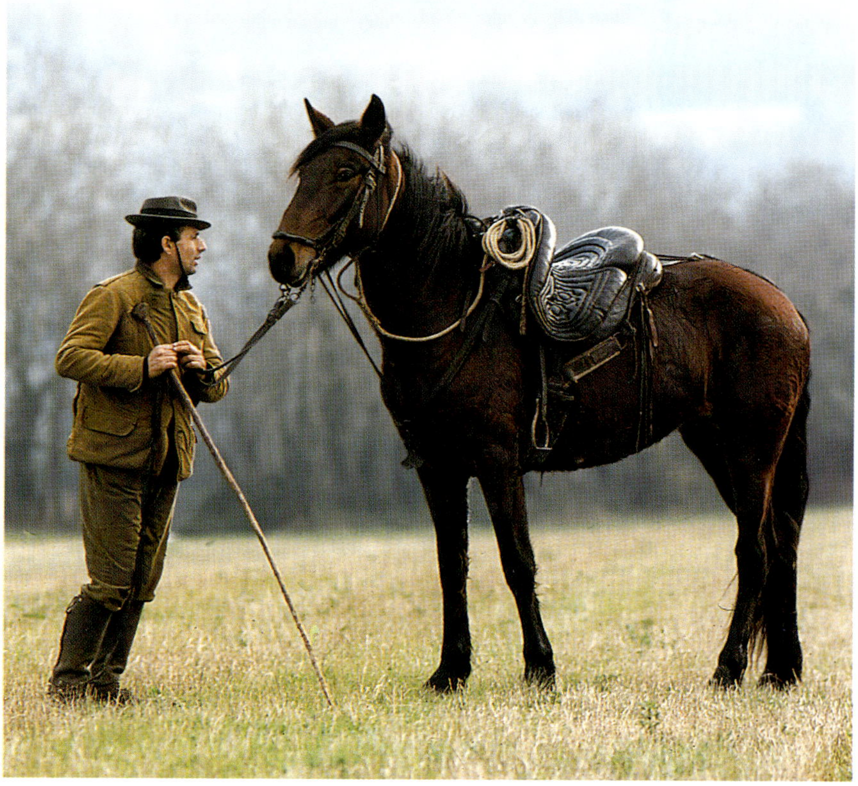

Gesattelter Maremmano – auffallend die starke Polsterung des Butterosattels

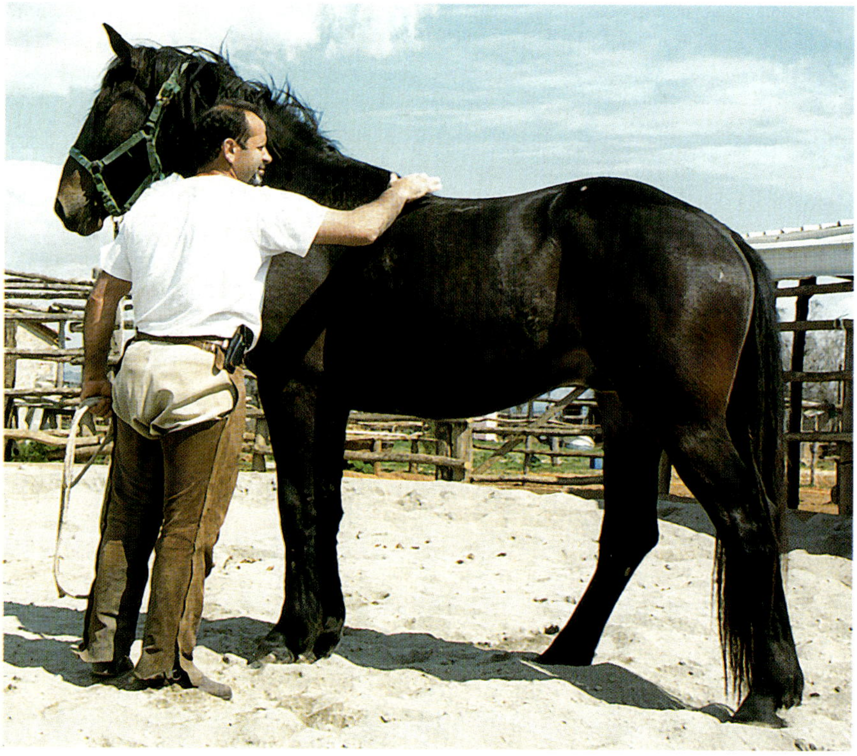

Buttero mit jungem Maremmano-Hengst im Tondino

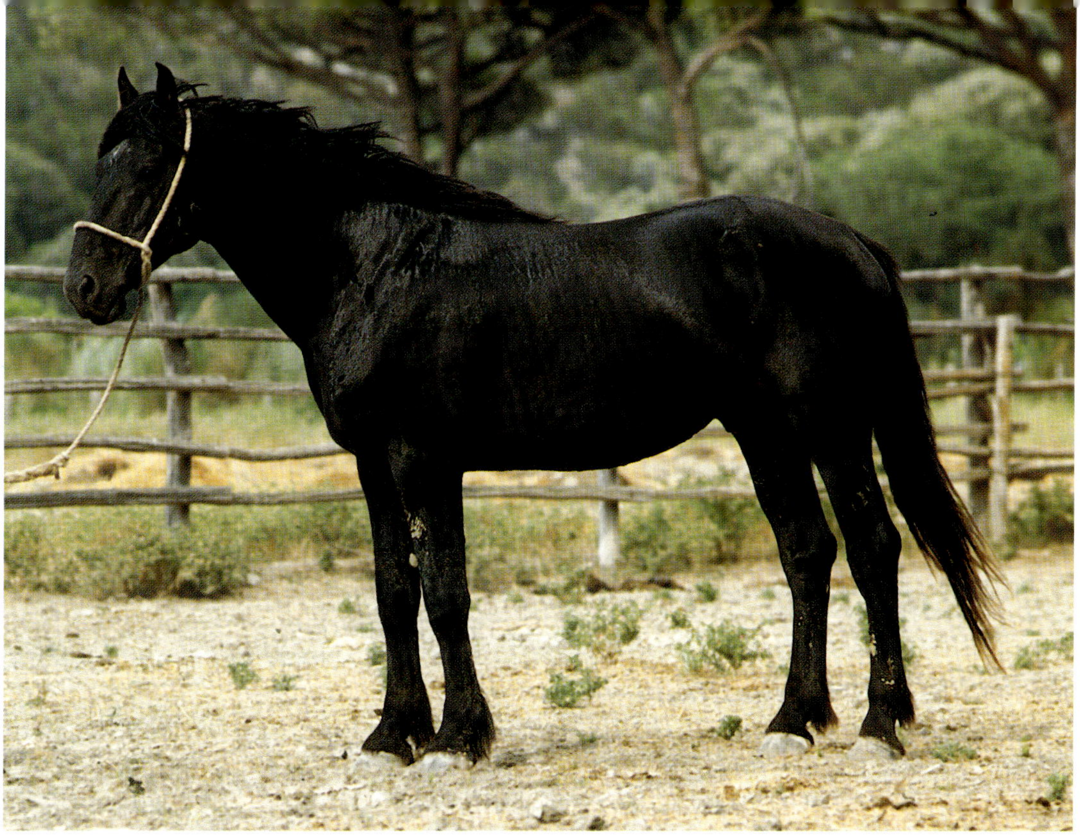

„Tipo tradizionale" – unveredelter Maremmano-Hengst

keit und Trittsicherheit charakterisiert ist.

Durch Zufuhr von Vollblut erzeugt man in jüngster Zeit ein Pferd mit verbesserten Reitpferdepoints und erweitertem Rahmen, das sich vorzüglich als Sportpferd eignet und auch bei der berittenen Polizei sehr beliebt ist.

EXTERIEUR:
Die Anforderungen von 1860 an das Exterieur des Maremmano (aus einem Memorial des Kavallerieleutnants *Timmi Buschirei*), die auch heute noch wenig von ihrer Aktualität eingebüßt haben, lauten: „Der Hengst soll . . . von guter Größe sein, im Quadratformat stehen, eine schwarze oder braune Farbe ohne Abzeichen besitzen. Seine Mähne soll reich ausgebildet sein. Er muß über einen maskulinen Ausdruck und große, ausdrucksvolle Augen verfügen. Seine Brust und Kruppe sollen breit sein, dabei kräftig bemuskelt, die Gliedmaßen starke Gelenke und kurze Röhren aufweisen. Die Sehnen müssen klar markiert, die ‚Hosen' wohl bemuskelt sein, die Sprunggelenke makellos, weder zu gerade noch zu sehr gewinkelt, die Fesselung kurz."

Der Kopf des modernen Maremmano ist gewöhnlich etwas lang, schwer und ramsnasig, die Ohren sind breit angesetzt, mit einer gewissen Tendenz zu „Bammelohren". Die Ganaschen sind in der Regel stark, im Übergang zu einem nicht selten etwas tief angesetzten, eher kurzen, stets sehr muskulösen Hals mit breiter Basis. Die Brust ist breit, die Gurttiefe beträchtlich. Der breite Widerrist ist wohlbemuskelt und nicht sehr hoch, die Schulter mäßig lang und geneigt, die Rückenlinie stark, oft etwas stramm und lang. Die breite Kruppe ist mächtig bemuskelt, oft leicht abschüssig. Die eher kurzen Gliedmaßen sind kräftig, solide, recht korrekt gestellt und gut bemuskelt, mit ausgeprägten Sehnen und Gelenken, kurzen Fesseln und weiten, extrem harten Hufen.

Mähne und Schweif sind üppig. Am häufigsten kommen Braune in

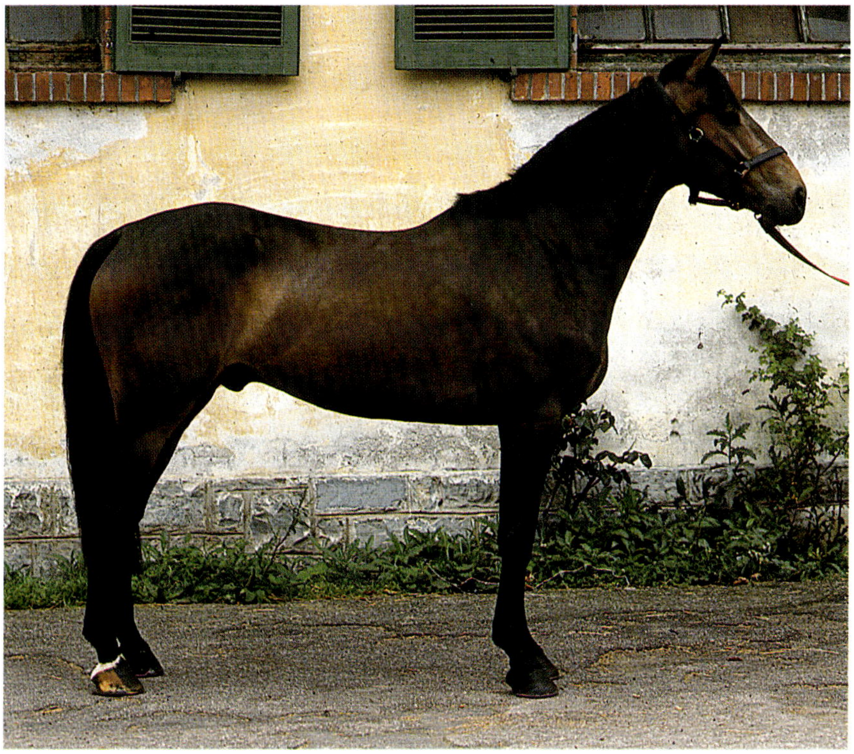

Mit Vollblut veredelter Maremmano-Wallach im Sportpferdtyp

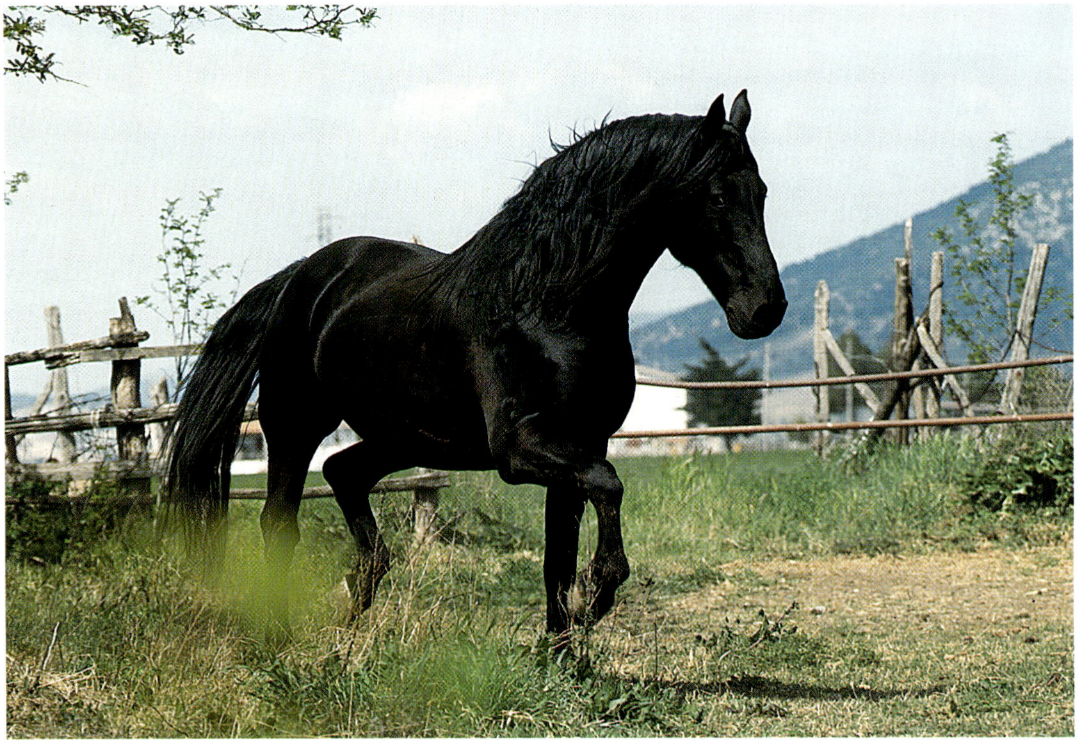

Veredelter Maremmano-Hengst mit energischer Aktion

verschiedenen Tönungen oder Rappen vor, seltener Füchse oder Schimmel. Weiße Abzeichen sind nicht erwünscht.

Die Widerristhöhe liegt bei 148–158 cm Stockmaß.

Der mit Vollblut veredelte Maremmano besitzt ein verbessertes, deutlich gefälligeres Exterieur, was sich vor allem in der Formierung von Hals, Widerrist, Schulter, Sattellage und Kruppe zeigt. Er ist in der Regel auch etwas größer (165 cm und darüber) als der unveredelte Typ.

MECHANIK:
Fördernde, schwungvolle, runde Grundgangarten mit energischem Antritt aus der Hinterhand sind charakteristisch für die Rasse. Vor allem das Galoppiervermögen ist beachtlich. Hinzu kommen ausgezeichnete Springanlagen und eine hervorragende Trittsicherheit.

Langhornige graue Maremma-Rinder mit einem berittenen Hirten im Hintergrund

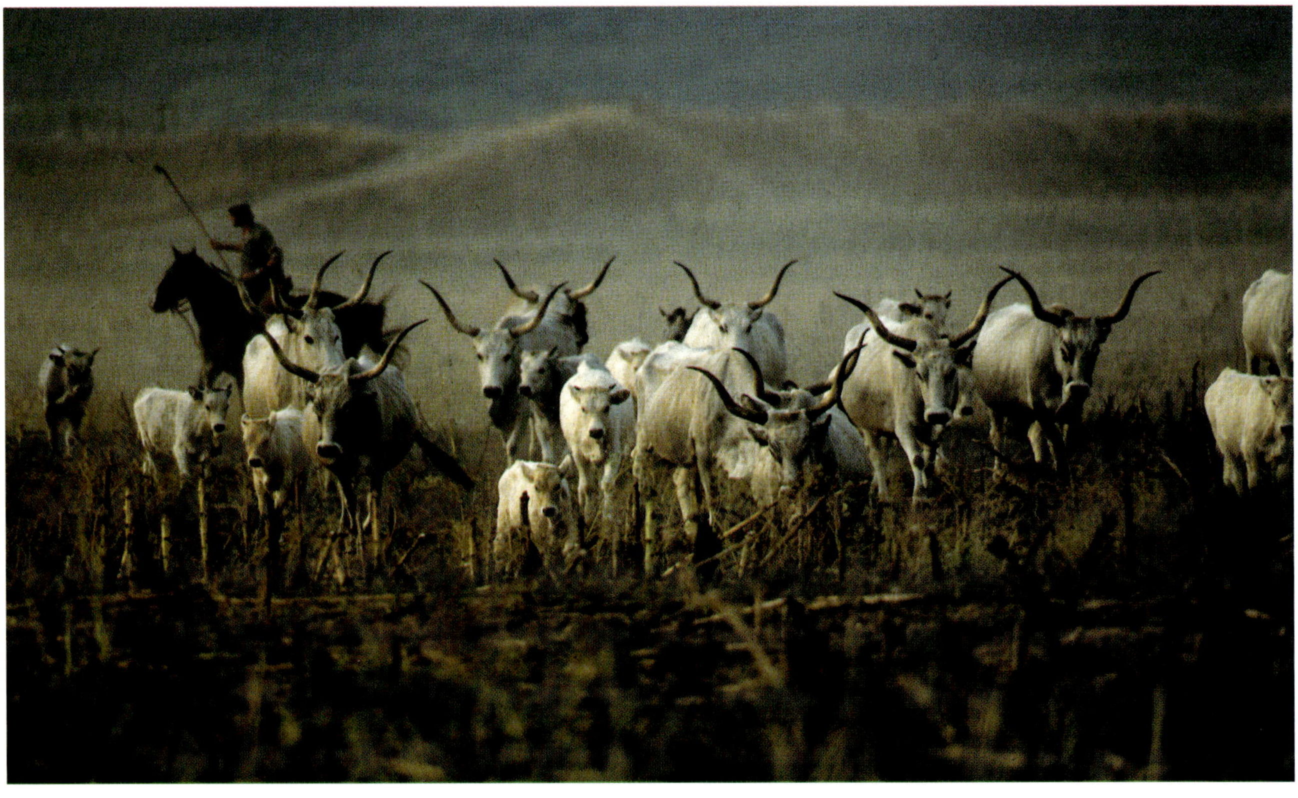

ZUCHT:
Das ursprüngliche Entstehungsgebiet des Maremmano ist, wie der Name sagt, die Maremma, das den Landschaften von Latium und Rom vorgelagerte Schwemmland an der Küste des Thyrrhenischen Meeres sowie das hügelige Hinterland zwischen Livorno, dem Monte Tolfa bei Cittavecchia bis hinunter nach Anzio.

Die Zucht und Aufzucht in der Maremma erfolgt bis heute, ähnlich der in der Camargue, mehr oder weniger wild oder halbwild in Herden von 15–20 Stuten mit jeweils einem Hengst, zusammen mit den ebenfalls halbwilden, spätreifen Maremma-Rindern, die durch ihr graues Haarkleid und ihre langen, sichelförmigen Hörner als Abkömmlinge des Podolischen Rindes gekennzeichnet sind.

Die wichtigsten Zuchtregionen sind bis heute die Provinzen Grosseto und Viterbo. Hier befindet sich auch der „Parco dell'Uccellina", der Maremma-Naturpark.

In neuerer Zeit steigt die Zahl der konventionell betriebenen Maremmano-Gestütszuchten, da das Weideland an der Küste, wo die Pferde frei gehen können, knapp geworden ist. Außerdem gibt es eine große Anzahl von Züchtern, die nur eine oder zwei Stuten halten. Unter diesen Züchtern nimmt die Zahl derjenigen zu, die die Kreuzungszucht mit Vollblut- oder Anglo-Araber-Hengsten betreiben.

Die Gesamtpopulation der Rasse beträgt etwa 3000 Pferde. Ein Gestütbuch wurde erst 1979 eingerichtet. Die Zucht wird betreut von der Züchtervereinigung „Associazione Nazionale Allevatori Cavallo di Razza Maremmana" mit Sitz in Grosseto.

GESCHICHTE:
Der Maremmano stellt eine autochthone Rasse der italienischen Halbinsel dar, die bereits in der Antike bekannt und berühmt war. Es scheint, daß sich die Rasse durch Jahrhunderte, wenn nicht Jahrtausende relativ unverändert erhalten hat, was fraglos der harten Selektion durch das Milieu zuzuschreiben ist. Bereits in der Zeit der Etrusker, die zwischen 900 und 300 v. Chr. in der Maremma siedelten, und unter den ihnen nachfolgenden Römern bestand eine blühende Pferdezucht. Der im Laufe der Zeit immer wieder erfolgte Zustrom fremden Blutes konnte relativ wenig Spuren hinterlassen.

Bei manchen Autoren finden sich andere Erklärungen für die Herkunft der Rasse. So schreibt *Bonnie L. Hendricks* in INTERNATIONAL ENCYCLOPEDIA OF HORSE BREEDS (London 1995): „Obgleich genaue Details hinsichtlich des Ursprungs der Rasse ungewiß sind, nimmt man doch allgemein an, daß die frühen Vorfahren aus Numidien im nördlichen Afrika gekommen sind (in der italienischen Campagne – 219 bis 201 v. Chr. – hatte Hannibal in seinem Heer numidische Kavallerie). Die Zucht hat viel Ähnlichkeit mit dem heutigen Berber in Bau, Robustheit und der Widerstandskraft gegen lang andauernde Strapazen."

Ich persönlich kann zwischen der Wüstenrasse des Berbers und dem in einem Küstenhabitat lebenden Maremmano nicht die geringste Ähnlichkeit entdecken. Sollten wirklich während des Zweiten Punischen Krieges numidische Pferde in die Maremma gelangt sein, so dürfte ihr Einfluß auf die dortige Zucht doch nur sehr gering geblieben und aufgrund der Milieueinwirkung in den vergangenen über 2000 Jahren längst wieder

Herde von Stuten und Fohlen in der Maremma

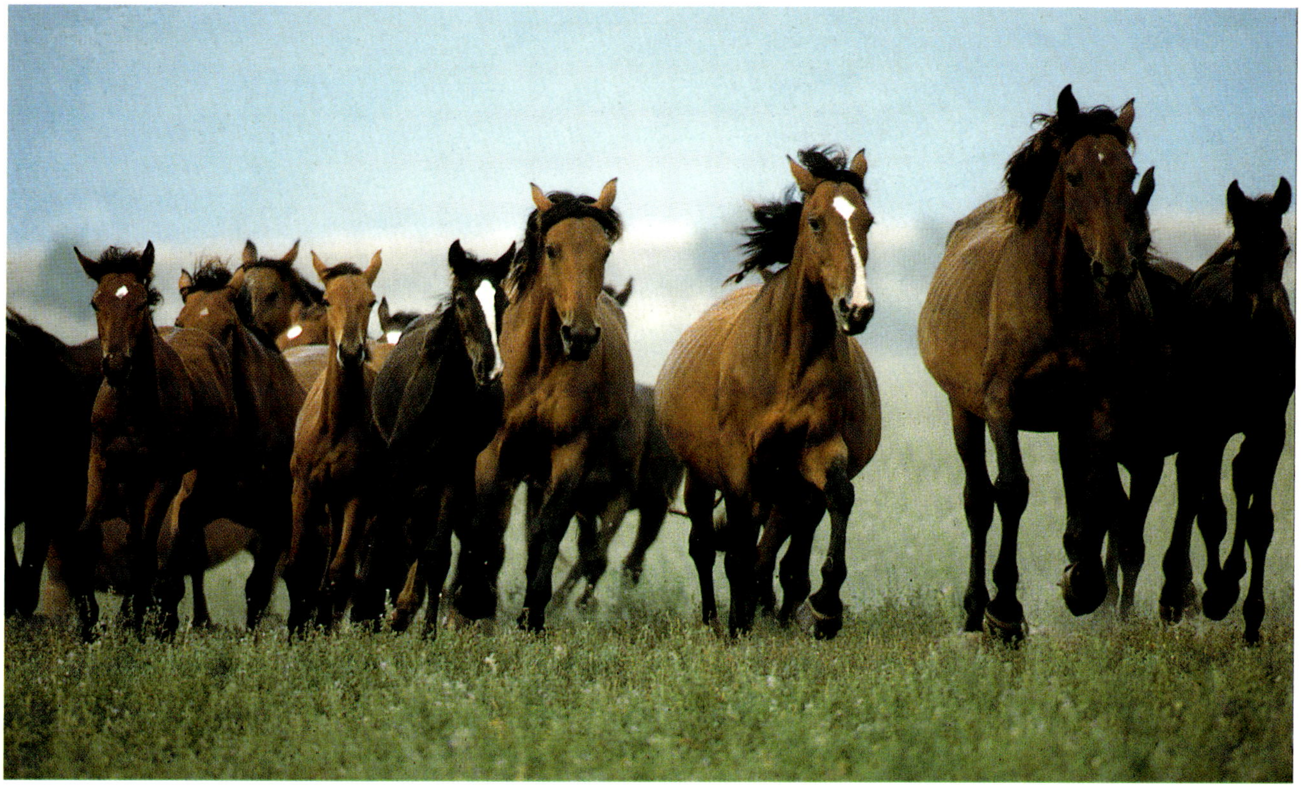

„ausgemendelt" worden sein – nach dem Prinzip des „Survival of the fittest", nach dem stets die Individuen überleben, die dem Milieu am besten angepaßt sind.

Mir scheint es am wahrscheinlichsten zu sein, daß die Maremma-Rasse ein „Produkt der Scholle" ist, auf der sie seit alters lebt, und daß die Selektion durch die Natur dieses Pferd geformt hat, auch wenn es exterieurmäßig durch die Zufuhr von „Blut" gewisse Modifikationen und Verbesserungen erfahren hat. Diese werden sich um so stärker bemerkbar machen, je mehr die Pferde unter Gestütsbedingungen und nicht mehr in ihrem natürlichen Milieu gezüchtet und aufgezogen werden.

Recht interessant ist, was *Graf C. G. Wrangel* in DIE RASSEN DES PFERDES (1. Band, Stuttgart 1908) über den Maremmano schreibt (nachdem er verschiedene andere Rassen Italiens dargestellt hat): „Außer den hier beschriebenen Pferdeschlägen wäre noch das im früheren Großherzogtum Toscana gezogene Pferd der Maremmen (‚Razza Maremma o brada', ‚Maremmen' oder ‚wilde Rasse' Anm. d. Verf.) zu erwähnen. Dieses Pferd wird mit Recht als eines der vorzüglichsten von Mittelitalien bezeichnet. Die Tatsache, daß es sich großer Beliebtheit in der italienischen Kavallerie erfreut, darf wohl als Beweis dafür gelten, daß ihm nicht aus chauvinistischen Beweggründen Eigenschaften angedichtet worden sind, die es in Wahrheit nie besessen hat. Wer je die am Ligurischen Meere gelegene Heimat der Maremma-Rasse besucht hat, wird sich darüber im Klaren sein, daß das auf den dortigen ausgedehnten Weiden und Steppen in voller Freiheit gezogene Pferd vorzügliche Atmungsorgane, feste Knochen, kräftige Sehnen und raumgreifende Gänge erlangen muß. Man hat daher auch die Maremma das ‚Ostpreußen' Italiens genannt."

Einen bedeutenden Aufschwung erhielt die Zucht des Maremmano im 19. Jahrhundert einmal durch die Trockenlegung der Pontinischen Sümpfe seit 1830 und dann durch das um 1850 vom Erzbischof von Pisa eingerichtete halbwilde Gestüt zu Tombolo. Graf Wrangel schreibt hierzu (a. a. O.): „Im Jahre 1850 beschloß der damalige Erzbischof von Pisa, einen Teil der ausgedehnten Weidegründe von Tombolo zur Zucht von Pferden zu verwenden. Diesem Beschlusse folgte auch alsbald die Tat. Die erzbischöfliche Verwaltung beeilte sich, eine Anzahl Stuten der alten ‚Razza Maremma' anzukaufen, erwarb auch einen Hengst aus dem Gestüt des Großherzogs und schickte dann die ganze Gesellschaft nach Tombolo, wo sie fortan vollkommen sich selbst überlassen blieb. Das Klima und die riesige Ausdehnung der dortigen Weidegründe gestatteten das Wagnis, Mitte des 19. Jahrhunderts im Herzen Europas eine wilde Pferdezucht zu begründen. Fünf Jahre später ließ der neue Erzbischof von Pisa, *Cardinal Corsi*, fünf Hengste, und zwar einen ungarischen, einen in dem (großherzoglichen, Anm. d. Verf.) Gestüt San Rossore gezogenen, zwei englische Halbblüter und einen Araber in Tombolo aufstellen. Außerdem vergrößerte er die dortige Stutenherde durch Ankauf der besten Stuten aus bäuerlicher Zucht, die auf der Domaine zu haben waren. Dieses Material bildete die Grundlage der Tombolo-Rasse.

Gegenwärtig (1908) besteht das Gestüt aus 120 Stuten, die alle den primitiven Typus beibehalten haben und deren Produkte in den Regimentern der leichten Kavallerie sehr geschätzt werden.

Seitdem (seit 1869, Anm. d. Verf.) die Leitung dieser Zucht dem Gestütsdirektor von San Rossore übertragen worden ist, hat sie ihren halbwilden Charakter wohl in manchen Beziehungen, aber keineswegs vollständig verloren. So werden zum Beispiel die hochträchtigen Stuten nun-

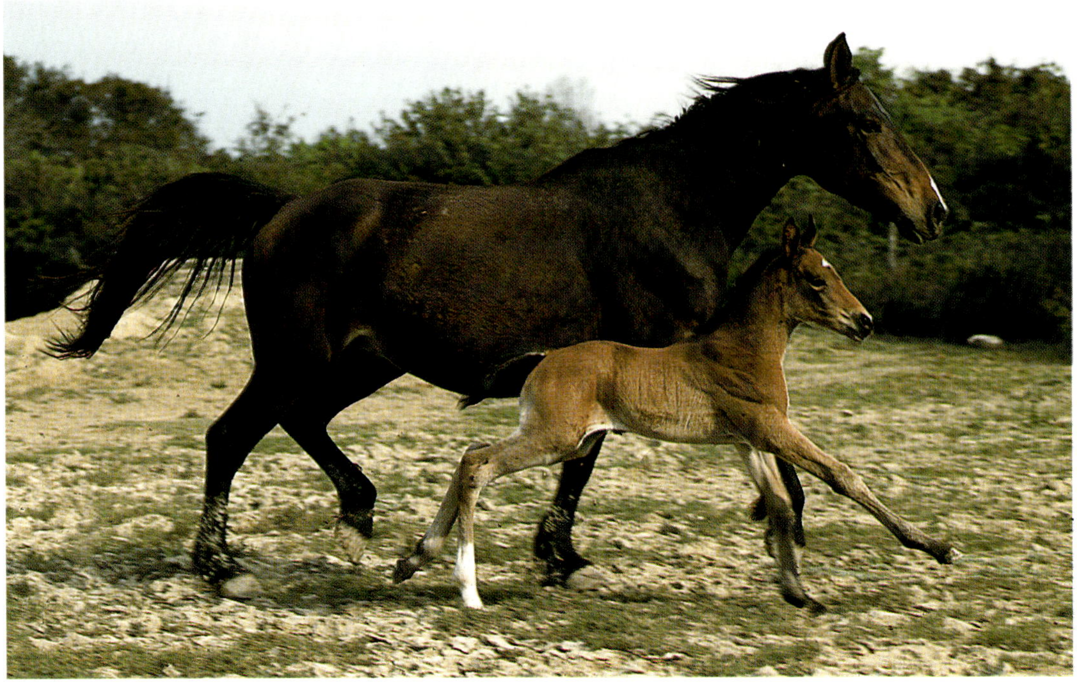

Maremmano-Stute mit Fohlen

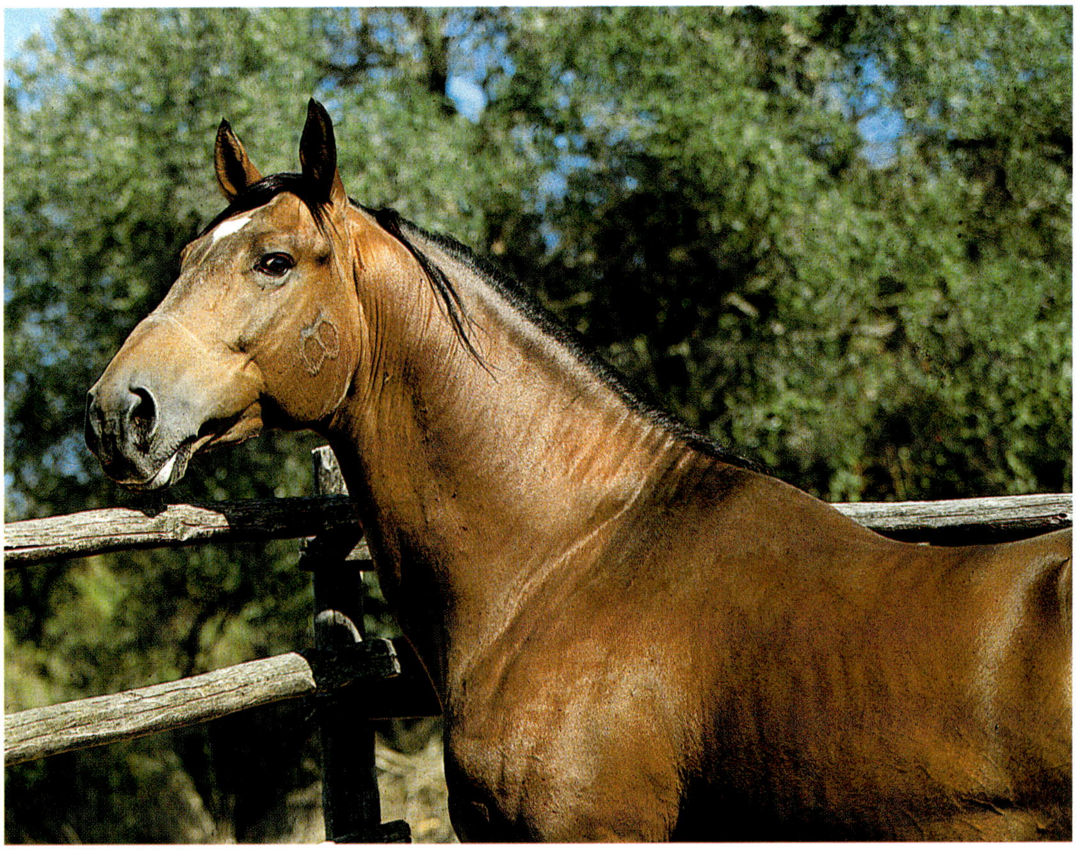

Portrait eines veredelten Maremmano-Hengstes

mehr in große Paddocks zusammengetrieben, wo ihnen, wenn erforderlich, beim Abfohlen die nötige Hilfe geleistet werden kann. Außerdem geschieht das Belegen nicht mehr in Freiheit, sondern an der Hand.

Den übrigen Teil des Jahres über führen die Mütter und Fohlen ein unbeschränktes Freiluftdasein in der Steppe. Wasser finden sie dort im Überfluß an den zahlreichen sumpfigen Stellen. Wird es im Sommer zu heiß, so begibt sich die ganze Herde ans Meer, um sich durch ein Bad in der kühlen Flut zu erfrischen. Die Nächte bringen sie stets im Walde zu. Ihr Futter müssen sich die Pferde selbst suchen. Hafer wird ihnen nie und Heu nur in äußerst seltenen Fällen gereicht, wenn der Boden vorübergehend ganz mit Schnee bedeckt erscheint. Aber auch dann bekommen sie nur so viel Heu, daß sie nicht direkt Hunger zu leiden brauchen.

Die Fohlen bleiben bis zum Ende ihres dritten Lebensjahres im vollen Genuß ihrer Freiheit. Einige ertrinken im Sumpf oder im Meer, andere fallen den wilden Tieren (Wölfen, Anm. d. Verf.) zur Beute und noch andere werden durch Krankheiten weggerafft. Auf den Verlust von ca. 50 Fohlen muß das Gestüt infolgedessen alljährlich gefaßt sein. Diejenigen Fohlen aber, die den Stürmen, den Gefahren und Entbehrungen des Steppenlebens erfolgreichen Widerstand geleistet haben, entwickeln sich zu Pferden von seltener Härte und Ausdauer.

Die Stutfohlen werden einer genauen Musterung unterworfen, die Zuchttauglichen gelangen zur Einrangierung in die Mutterstutenherde, sobald sie mit vier Jahren zum erstenmal gedeckt worden sind. Die ganze übrige Aufzucht, Hengst- wie Stutfohlen, kommen in das Remontedepot von Grosseto, wo sie ein Jahr verbleiben, bis sie an die Regimenter verteilt werden . . .

Das in halbwildem Zustand aufgezogene Tombolopferd ist ein starkes, ziemlich regelmäßig gebautes, knapp mittelgroßes Tier, dessen Temperament, was sonst bei Pferden italienischer Rasse nicht der Fall zu sein pflegt, wenig zu wünschen übrig läßt. Vernünftig dressiert, leistet es denn auch sowohl unter dem Reiter wie auch im Geschirr vorzügliche Dienste."

Der heutige Maremmano, dessen Zucht mit der Motorisierung der Landwirtschaft und der Abschaffung der Kavallerie stark zurückgegangen ist, wird traditionsgemäß weiter als Hirtenpferd der „Butteri" der Maremma Laziale eingesetzt, die in einem eigenen Bund, „Associazione dei Butteri della Maremma Laziale, Campagna Romana e Monta alla Maremma" mit Sitz in Tarquinia, Viterbo, zusammengeschlossen sind. 1989 hat die Vereinigung erstmals den Maremmano Tolfetano bei der „Fieracavalli" in Verona in einer umfangreichen Dokumentation und mit reiterlichen Vorführungen der Arbeit mit den Maremma-Rindern der Öffentlichkeit vorgestellt. Das war insofern dringend erforderlich, als mangelnde Information und daraus resultierend auch mangelndes Interesse nach dem Zweiten Weltkrieg verhindert hatten, daß der Rasse seitens der Öffentlichkeit, aber auch seitens der offiziellen Stellen die gebührende Aufmerksamkeit entgegengebracht worden war. So kam es zeitweilig zu massenhaften Kreuzungen mit Italo-Bretonischen Kaltbluthengsten zur Schlachtfohlenproduktion, die das Weiterbestehen der Rasse ernstlich gefährdeten. Das ist insofern erstaunlich, als schon in den sechziger und siebziger Jahren vereinzelt reingezogene oder mit Vollblut veredelte Vertreter der Rasse erfolgreich im Sport eingesetzt wurden. Bekannt wurde als hochklassiges

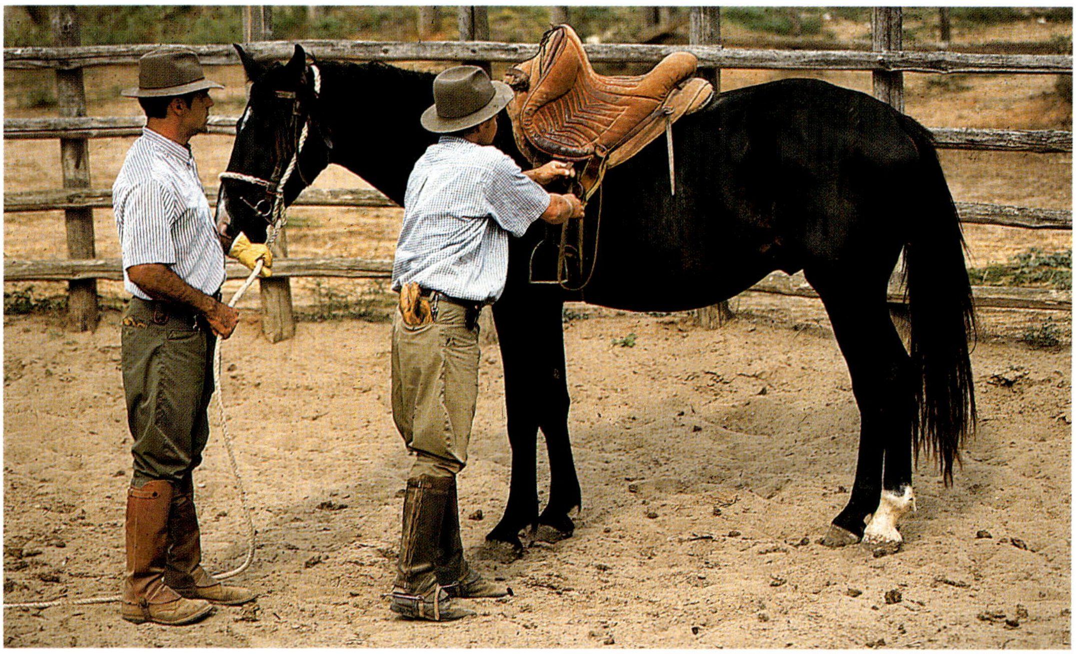

Erstmaliges Satteln eines jungen Maremmano

Springpferd Ende der siebziger Jahre der von *Graziano Mancinelli* im Spitzensport gerittene Maremmano-Wallach *Ursus del Lasco*.

Inzwischen trifft man vor allem veredelte Maremmanos in größerer Zahl im Sport, und der Bestand der Rasse hat sich so weit stabilisiert, daß ihr Weiterbestehen auf Dauer gesichert scheint. Allerdings sehe ich eine gewisse Gefahr darin, daß der Maremmano von der eben entstehenden, rasseübergreifenden Italienischen Sportpferdezucht vereinnahmt wird und auf diese Weise in dem „Einheitsbrei" eines Internationalen Europäischen Warmblutpferdes aufbeziehungsweise untergeht. Es gibt zu denken, daß der Sportpferdezuchtverband „Ente Nazionale per il Cavallo Italiano" (ENCI) unter seinen Hengsten außer Vollblut- und Anglo-Araber-Hengsten auch zwei Maremmanos aufführt, als ob diese Rasse mit zu dem Grundstock der neuen Zucht zählt.

CATRIA-PFERD

Diese nach dem Monte Catria benannte Zucht wurde im Appennino Romano durch die Kreuzung von Maremmano-Stuten mit Freiberger-Hengsten geschaffen. Das Catria-Pferd zeichnet sich durch Leichtfuttrigkeit, Anspruchslosigkeit, Gängigkeit und Trittsicherheit aus.

MURGESE

TYP, INTERIEUR, VERWENDUNG: Der Murgese ist ein stattliches, mittelgroßes Pferd, das in vielen Points an die Iberischen Reitpferdrassen (Andalusier, Lusitano) erinnert, mit denen es tatsächlich recht nah verwandt ist. Die einst berühmte Rasse wurde erst in jüngster Vergangenheit der Vergessenheit und Anonymität entrissen und wird heute in steigendem Maße für Reit- und Sportzwecke genutzt. Sie zeichnet sich aus durch einen gutmütigen, frommen Charakter und ein lebhaftes, doch ausgesprochen unkompliziertes Temperament.

Der Murgese ist sehr vielseitig verwendbar. Neben dem Einsatz in der Landwirtschaft, vor den landwirtschaftlichen Geräten und Maschinen und im Wagen sowie in der Forstwirtschaft besitzt er ganz ausgezeichnete Reiteigenschaften. Er gilt als anspruchslos, fruchtbar und langlebig. Er ist äußerst gelehrig, willig und einfach im Umgang, problemlos handlich sowie gängig, wodurch er sich besonders für den Freizeitsport, sowohl unter dem Sattel als auch im Geschirr, eignet. Bemerkenswert sind seine hervorragende Rittigkeit, die vorzügliche Balance und die Anlage zur Versammlung, die seine Ausbildung in den Lektionen der Hohen Schule einfach machen. Hier kommen ihm sein athletischer Körperbau und der erhabene, elastische Bewegungsablauf zugute, Erbteil seiner Neapolitanischen und Iberischen Vorfahren. Aufgrund dieser Eigenschaften gibt er auch einen vorzüglichen Karossier ab, wobei es infolge der einheitlichen Farbe recht leicht fällt, Zweier- oder Viererр-Paßgespanne zusammenzustellen.

Nach ihrem fast völligen Ausscheiden aus dem landwirtschaftlichen Arbeitsprozeß aufgrund der allumfassenden Motorisierung wurde die Rasse bis zum Beginn der siebziger Jahre von den armen apulischen Bauern vornehmlich für die Schlachtfohlenproduktion genutzt. Doch ist diese Nutzungsweise, wenn sie auch immer noch eine Rolle spielt, heute weitgehend eingeschränkt zugunsten des Einsatzes unter dem Sattel und im Geschirr, vor allem im Tourismus, für Wanderritte und -fahrten sowie für anspruchsvollere Aufgaben.

Kreuzungsprodukte von Vollblut-Hengsten mit Murgeser-Stuten ergeben vorzügliche Sportpferdetypen von gefälligem Exterieur, harter Konstitution und hoher Leistungsbereitschaft.

EXTERIEUR: Im Exterieur kann der Murgese seine Abstammung vom Neapolitano (und damit seine Verwandtschaft zum Andalusier) keineswegs verleugnen. Der Kopf ist leicht, mit in der Regel leicht geramstem Profil und großen, freundlichen Augen. Der Übergang in den schön geschwungenen, aufgesetzten und getragenen Hals ist leicht und ermöglicht eine problemlose Beizäumung. Er erhebt sich aus einer breiten, muskulösen Basis. Die Brust ist breit und von beachtlicher Gurttiefe, die Schulter schräg gelagert, der Widerrist von üppiger Muskulatur bedeckt. Der Rücken, stark und kurz, geht über eine muskulöse Lende in die breite, gerundete, abschüssige Kruppe über. An den korrekten Extremitäten fallen die recht langen Röhren auf, die den erhabenen, runden Bewegungsablauf der Rasse bedingen. Unterarme und Unterschenkel sind wohlbemuskelt, Sehnen und Gelenke deutlich markiert, die Hufe regelmäßig geformt und von zäher Beschaffenheit.

Mähne und Schweif sind reich ausgebildet, das Haar ist fein und dicht. Es überwiegen Rappen mit einem leicht ins Rötliche spiegelnden Metallglanz, ohne jegliche Abzeichen. Sehr selten kommen dunkle Schimmel vor.

Die Widerristhöhe liegt bei 152–163 cm Stockmaß. Mit Vollblut veredelte Pferde sind teilweise auch größer.

MECHANIK:
Die drei Grundgangarten des Murgese sind energisch und trittsicher, mit vorzüglichem Antritt aus der Hinterhand und hohem Kniebug vorn. Die Anlagen für die versammelten Lektionen sind auffallend. Dazu weisen vor allem die Vollblutkreuzungen recht ansprechende Springanlagen auf.

ZUCHT:
Ausgehend von dem Bezirk von Le Murgie in der zu Apulien gehörenden Provinz Bari hat sich die Zucht auch über die angrenzende Umgebung ausgebreitet. Allerdings besitzt die Rasse immer noch einen recht lokalen Charakter und ist außerhalb ihrer Heimat nicht sehr bekannt.

Zucht und Aufzucht geschehen mehr oder weniger halbwild, wobei das Futter während der trockenen Sommermonate gelegentlich recht knapp werden kann. Der Murgese wird betreut durch das frühere Hengstdepot von Foggio, heute bekannt als Institut zur Förderung der Pferdezucht. Die Zucht wird getragen

Kopfstudie eines Murgese-Hengstes. Man erkennt die Verwandtschaft zum Andalusier.

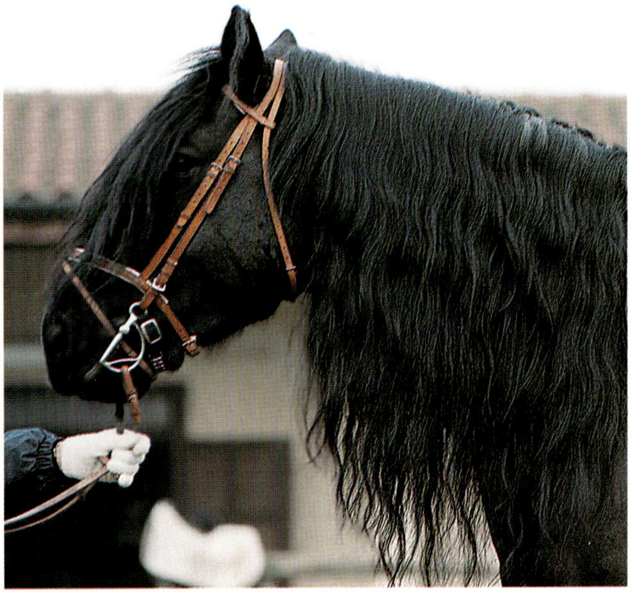

von drei Hengstlinien. Es besteht ein eigener Zuchtverband, „Allevatori dell'Asino di Martina Franca e del Cavallo delle Murge", mit Sitz in Martina Franca. Jährlich Anfang Dezember findet eine große Pferdeschau mit Hengstprüfung und Prämiierungen statt.

GESCHICHTE:
Betrachtet man in Venedig das Reiterstandbild des *Condottiere Bartolomeo Colleoni* von Andrea del Verrocchio (1435–1488), so wird man durch seinen Streithengst unmittelbar daran erinnert, daß die Stadt seit Anfang 1400 die Pferde für ihre berittenen Truppen in Le Murgie in Apulien zu remontieren pflegte. So etwa muß man sich wohl den Murgese, oder sagen wir es gleich korrekt, den Neapolitano der Renaissance vorstellen.

1774 erhielt der österreichische *Kaiser Joseph II.* (1741–1790) von dem *Grafen Conversano, Giangirolamo Acquaviva d'Aragona* einen Rapphengst zum Geschenk, der aus seinem Gestüt Conversano, etwa 12 Kilometer südlich Bari im Gebiet von Le Murgie in Apulien, stammte. Nach einer anderen Quelle soll der Hengst auf des Kaisers Rechnung durch den *Fürsten Kaunitz* für das Hofgestüt Lipizza angekauft worden sein. Wie damals üblich, wurde der 1767 geborene Hengst nach seinem Züchter *Conversano* genannt und unter diesem Namen zum Begründer der bis heute bestehenden klassischen Hengstlinie der Lipizzaner-Zucht.

Man weiß, daß dieser Hengst der sogenannten Neapolitano-Rasse angehörte und in seiner Abstammung teilweise auf Andalusische Ahnen zurückging. Als Graf Conversano den Hengst verschenkte oder verkaufte, hatte das Königreich Neapel bereits über 300 Jahre unter spanischer Herrschaft gestanden. 1435 war es *König Alfonso V. von Aragon* zugefallen. Bei seinem Tod 1458 vermachte Alfonso Neapel testamentarisch seinem illegitimen Sohn *Ferrante*, während sein Sohn *Juan II.* den Besitz in Spanien erhielt. 1501 mußte Ferrantes Sohn *Federico Ferdinand I. von Aragon* und seinen Nachkommen weichen. Von 1504 bis 1713 blieb Neapel bei der Spanischen Krone, bis es im Frieden von Utrecht (1713 – Spanischer Erbfolgekrieg) dem Haus Habsburg *(Karl VI.)* zugesprochen wurde. Nachdem Neapel dann bis 1735 unter der Herrschaft Habsburgs gestanden hatte, fiel es an den spanischen Prinzen *Carlo Bourbon*. Mit einem kurzen französischen Zwischenspiel während der Revolution und unter *Napoleon* (1798–1814) blieb Neapel bis 1860 unter der Herrschaft der spanischen Bourbons, bis es 1861 in dem von *Cavour* geeinigten Italienischen Königreich aufging.

Unter der spanischen Herrschaft blühte die Pferdezucht im Königreich Neapel zunächst auf. In seinem 1567 veröffentlichten Werk LA GLORIA DEL CAVALLO berichtet *Pasquale Caracciola*, Reitmeister in Neapel, daß es auf der gesamten italienischen Halbinsel nicht mehr als fünf Gestüte von

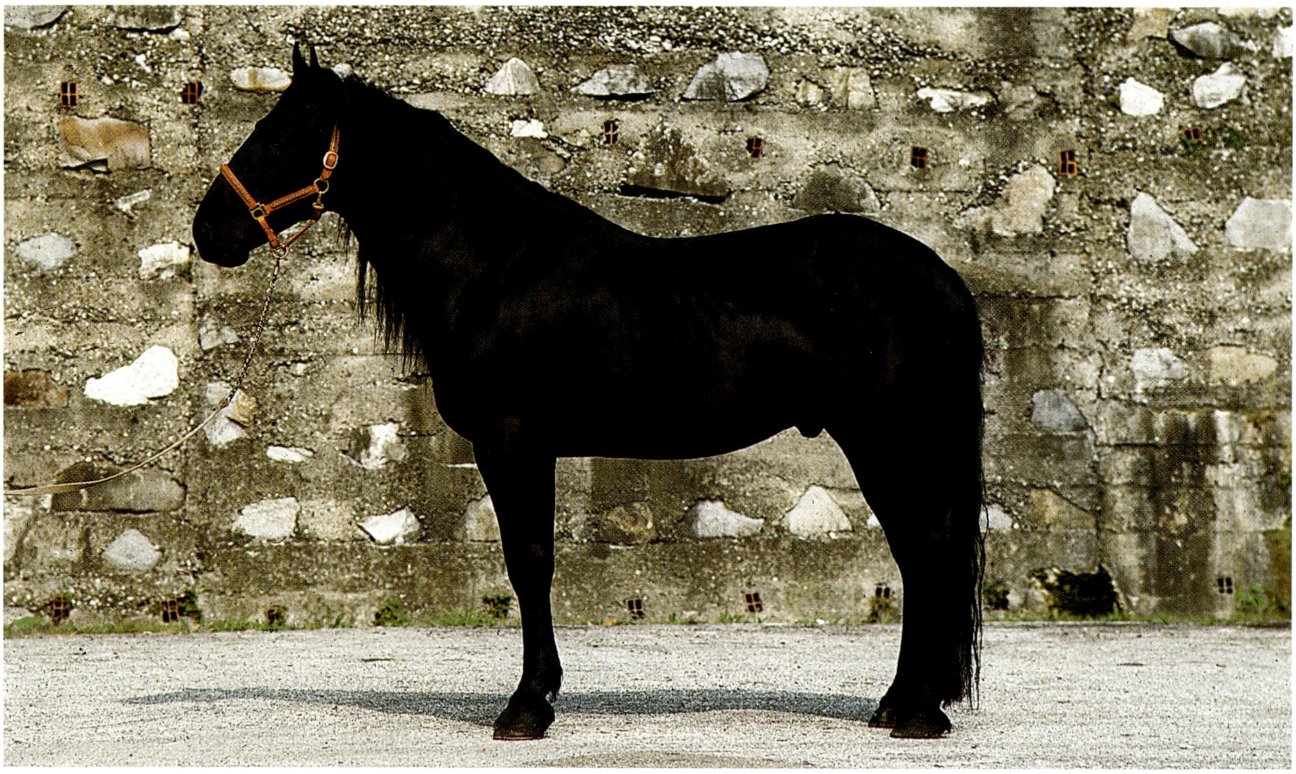

Murgese-Hengst

Bedeutung gebe, während im Königreich Neapel nicht weniger als 82 Gestüte höchster Klasse vorhanden waren. Von ihnen lagen allein 13 in der kleinen Provinz Bari. Eins davon gehörte dem *Herzog von Atri*, der ebenfalls aus der Familie Acquaviva stammte.

Daß zumindest ein Teil der Pferde des Herzogs von Atri Rappen waren, geht aus einem 1634 publizierten Werk des Reitmeisters *Lorenzino Palmieri* mit dem Titel PERFETTE REGALE ET MODI DI CAVALCARE hervor, worin er einige der besten Pferde des Herzogs als schwarz beschreibt.

Wie bereits erwähnt weiß man, daß der Neapolitano viel Spanisches Blut führte. Daß gerade die Grafen von Acquaviva d'Aragona sehr gute Möglichkeiten hatten, schon früh an erstklassiges Spanisches Blut heranzukommen, erklärt sich leicht aus ihrer nahen Verwandtschaft zum spanischen Königshaus von Aragon. Daß die Rappfarbe des Neapolitanos sehr gut ein Erbteil seiner spanischen Vorfahren sein konnte, meint auch der bereits erwähnte Caracciola. Er berichtet, daß die Spanier in jener Zeit eine besondere Vorliebe für Rappen gehabt hätten.

Die im Königreich Neapel gezogenen Pferde Spanischer Abstammung wurden dort bald außerordentlich populär und hatten den Ruf, womöglich noch besser zu sein als die im Mutterland der Rasse gezogenen. Laut Caracciola soll *Kaiser Karl V.*, der zugleich auch König von Spanien war, für seinen persönlichen Gebrauch stets Neapolitano-Pferde verwendet haben. Dazu schreibt *Palmieri* in seinem oben erwähnten Buch, daß die spanische Krone seit langem Neapolitanos importiert und im königlichen Gestüt zu Córdoba gezüchtet habe.

Großer Wertschätzung erfreuten sich die Neapolitanos aus Murgie in der Republik Venedig, die im 15. Jahrhundert ihre Streitrosse dort zu remontieren pflegte. Ihr Hauptanwendungsgebiet hatten die Neapolitanos im übrigen als Pferde für die Hohe Schule. Als solche wurden sie an den verschiedenen Ritterakademien verwendet, die während der Renaissance im Königreich Neapel gegründet worden waren.

Neben seiner Nutzung als Schulpferd in den Adelsakademien war der Neapolitano auch sehr beliebt als Galakarossier vor den Kutschen des Adels und der hohen Geistlichkeit. Speziell die schwarzen Neapolitanos waren gesucht von den hohen Prälaten, Bischöfen und Kardinälen, und nicht zum wenigsten von den Päpsten selbst. Sowohl ihre Farbe als auch ihre gemessenen Bewegungen mit dem hohen Kniebug und dem angeborenen „Spanischen Schritt" samt ihrem imponierenden, majestätischen, feurigen Auftreten machten sie besonders geeignet für kirchliche Zeremonien. In seiner Eigenschaft als päpstlicher Karossier inspirierte der Neapolitano den schwedischen König *Oskar II.* (1829–1907) bei einem Rombesuch dazu, sich um die Mitte des 19. Jahrhunderts 350 pechschwarze Pferde für seinen Stockholmer Marstall anzuschaffen.

Die Blütezeit der Neapolitanischen Rasse als Schul- und Reitpferd wurde durch die Französische Revolution (1789–1799) beendet. Besonders schlimm erging es der Zucht der Grafen von Acquaviva d'Aragona. Nach der französischen Invasion des Königreichs Neapel 1798 enteignete man deren sämtliche Familiengüter, während man gleichzeitig einen großen Teil des Familienarchivs zerstörte und die Pferde nach Frankreich entführte.

Die nächste Katastrophe traf die Neapolitanische Rasse, als 1861 Neapel in das Königreich Italien eingegliedert wurde. Gleichzeitig mit der

Absetzung des bourbonischen Herrscherhauses löste man sämtliche adligen Gestüte auf.

Die schwarzen Pferde, die zuvor die Lieblinge von Kaisern und Päpsten gewesen waren, gelangten in die Hand der Bauern, die die Zucht zwar fortsetzten, jedoch mit einem völlig anderen Zuchtziel. Zunächst richteten sie ihre Intentionen auf ein landwirtschaftliches Gebrauchspferd. In kürzester Zeit fiel die Rasse dem völligen Vergessen anheim, und in der einschlägigen Literatur liest man allgemein, daß sie in der zweiten Hälfte des 19. Jahrhunderts ausgestorben sei. Das entspricht jedoch keineswegs den Tatsachen! Seitens der regionalen Pferdezuchtbehörde versuchte man sogar, ihr ab 1926 durch strengere Selektion zu höherer Qualität zu verhelfen, wozu vor allem die Landbeschäler des Hengstdepots Foggia beitragen sollten.

Nach dem Zweiten Weltkrieg, unter dem auch der Murgese gelitten hatte, wurde ein neuer Anfang versucht, zunächst mit durchaus achtenswertem Erfolg. Damals konsolidierten sich die wichtigsten drei mit den Stammhengsten *Araldo, Granduca* und *Nerone* begründeten Linien der Zucht. Dann wurde auch die Zucht Le Murgie von der totalen Motorisierung überrollt, und die armen apulischen Bauern stellten sich, in Ermangelung anderer Alternativen, auf eine mehr oder weniger ausschließliche Schlachtfohlenproduktion um.

Durch einen merkwürdigen Zufall sollte sich das Schicksal der einst so ruhmreichen Rasse zum Besseren wenden: Anfang der siebziger Jahre reiste der Bankier *Mauro Aurigi* durch die Dörfer um Martina Franca in Murgie. Auf seiner Reise entdeckte er die ausgedehnte Pferdefleischproduktion der Bauern und wunderte sich darüber, daß diese schönen, ungewöhnlichen schwarzen Pferde von den Bauern ausschließlich zur Fleischerzeugung gezüchtet wurden. Da ihm auf seine Fragen über die Gründe dafür und nach der Vergangenheit der Rasse, ehe man sie zu Schlachtpferden degradierte, keiner der Züchter befriedigende Antworten geben konnte, kaufte er sich kurzerhand einen Hengst, um auf diese Weise selbst der Sache auf den Grund zu gehen.

Dieser Hengst, dessen Vorfahren nun bereits seit Generationen nur geschlachtet worden waren, erwies sich, obgleich er niemals irgendwie trainiert worden war, dem passionierten Reiter, der Aurigi war, als außergewöhnlich talentiertes, angenehmes Reitpferd, das sich problemlos in Gesellschaft anderer Hengste und auch Stuten reiten ließ und außerordentlich leicht sogar die Gänge und Touren der Hohen Schule lernte. Zudem eignete er sich, im Gegensatz zu vielen anderen Pferden, die Aurigi probiert hatte, interessanterweise glänzend für die Beizjagd zu Pferd, bei der man auf der rechten Faust den Falken trägt.

Diese Eigenschaft machte Aurigi noch neugieriger auf die Geschichte der Rasse, der der Hengst angehörte. Aufgrund eingehender Forschungen gelang es ihm festzustellen, daß die Schlachtpferde der apulischen Bauern in gerader Linie auf die einst so gefeierten Neapolitaner zurückgingen. Dazu stellte er die These auf, daß der schwarze Neapolitaner von Le Murgie, der seit dem 15. Jahrhundert die dortige Zucht beherrscht hatte, möglicherweise noch ältere Wurzeln hatte und auf Pferde aus der Zeit des Hohenstaufen-Kaisers *Friedrichs II.* (1194–1250) zurückginge. So argumentierte der begeisterte Reiter und Falkner, daß man wisse, daß Friedrich II. außerordentlich pferdeinteressiert gewesen sei und bereits 1224 in Neapel eine erste Fakultät für Hippologie und Pferdemedizin begründet habe, ebenso wie er nicht weniger als drei kaiserliche Gestüte in der Provinz Bari gründete mit der Aufgabe, Streitrosse für sein Ritterheer zu züchten. Daß er in der Cyrenaike, einem Teil von Lybien, in dem damals ausschließlich schwarze Berber gezüchtet wurden, habe Zuchtmaterial einkaufen lassen. Daß Friedrich selbst ein Leibpferd besessen habe, einen Hengst mit Namen *Dragone*, der Rappe gewesen sei. Und schließlich, daß der Kaiser selbst ein außerordentliches Interesse an der Falknerei gehabt habe, die man damals stets zu Pferd betrieb, und in seinem Werk DE ARTE VENANDI CUM AVIBUS, das bis heute das grundlegende Lehrbuch zur Falkenjagd darstellt, ausführlich die Anforderungen beschrieben habe, die für diese Art der Jagd an ein Pferd zu stellen seien: daß es ruhig sein müsse, nicht wiehern dürfe (um den „verkappten" Falken nicht zu erschrecken) und einen großen, möglicherweise mit den Schwingen schlagenden Raubvogel direkt hinter seinem Kopf akzeptieren müsse.

Mauro Aurigi hat nicht nur über das Murgese-Pferd geforscht. Er hat auch verschiedene Maßnahmen ergriffen, die Rasse aus ihrem „Dornröschenschlaf" zu erwecken und ihr mittels strenger Selektion und anderer züchterischer Maßregeln ihren früheren Rang als Reitpferd zurückzugeben. Seit seiner Entdeckung Anfang der siebziger Jahre ist das Pferd von Le Murgie vom Schlachttier zu einem hochgeschätzten Reitpferd avanciert. Nicht nur, daß es innerhalb des Tourismus Verwendung findet, eine völlig neue Einnahmequelle für die apulischen Bauern, es dient auch als Reitpferd auf allen Ebenen des Sports bis hin zur Hohen Schule, aufgrund seines ruhigen Temperaments und angenehmen Charakters als Therapiepferd in der Hippotherapie und als geschätztes Kutschpferd. Aurigis Hoffnung richtet sich darauf, daß die Carabinieri (die berittene Polizei) und das Militär den Murgese wieder in ihren Dienst nehmen werden: für Streifenritte oder bei Demonstrationen und Paraden, wofür er sich wegen seiner Leichtrittigkeit, Scheufreiheit und seines ausgeglichenen, gelassenen Temperaments besonders eignet.

Um die Rasse besser betreuen zu können, hat Aurigi eine Art Förderverein unter dem Namen „Compagnia del Cavallo Ghibellino" gegründet. Die „Ghibellini" bildeten im Mittelalter die Partei der Staufer. Der Name stellt einen deutlichen Hinweis auf Kaiser Friedrich II. von Hohenstaufen dar, womit er noch einmal seine These unterstreicht, daß der heutige Murgese auf die schwarzen Pferde der Stauferzeit des 12. Jahrhunderts zurückgeht.

Eine Art Murgese-„Boom" hat 1987 eingesetzt, nachdem die Rasse bei verschiedenen Ausstellungen und namentlich bei der mediterranen Pferdeschau „Hippos" im „Centro Conventionale di Levante" der Öffentlichkeit vorgestellt worden war. Der beste Platz, um sich einen Eindruck von der Rasse zu verschaffen, ist allerdings die große Pferdeschau, die jährlich im Dezember in Martina Franca abgehalten wird. Sie ist verbunden mit einer Hengstleistungsprüfung, Hengst- und Stutenprämiierungen und einem Markt für Zucht- und Gebrauchspferde.

Die einzigen Gefahren, die zur Zeit für die Rasse der Murgese bestehen, sind einerseits das starke Interesse der Züchter an der sich mehr und mehr ausbreitenden Traber-Zucht, mit der rascher Geld zu machen ist, und zum anderen die zuchtübergreifende, neuentstehende Italienische Sportpferdezucht, die eine ernsthafte Konkurrenz für die bodenständigen, regionalen Rassen darstellt, da sie sie aufzusaugen und zu nivellieren droht.

SALERNITANO

Persano

TYP, INTERIEUR, VERWENDUNG:
Der moderne Salernitano ist ein hoch im Blut stehender, dem Vollblut naher, hochklassiger, harter, eleganter Reit- und Sportpferdetyp. Er besitzt eine hohe Lern- und Leistungsbereitschaft und entsprechende Lern- und Leistungsfähigkeit. Charakteristisch für ihn sind sein freundlicher, gutartiger Charakter und das lebhafte, energische und dabei ausgeglichene Temperament. Er gilt als ungewöhnlich couragiert und scheufrei, was ihn für die Military prädestiniert. Seine glänzenden Springanlagen haben in den fünfziger/sechziger Jahren wesentlich zu den großen Erfolgen der italienischen Springreiter beigetragen.

EXTERIEUR:
Der Kopf des Salernitano ist edel und trocken, deutlich blutgeprägt. Das Profil ist in der Regel gerade, gelegentlich leicht konvex. Die Stirn ist breit, die großen Augen sind lebhaft, die Ohren relativ lang und sehr beweglich. Der Hals hat eine gute Länge und entspringt einer ideal formierten, wohlbemuskelten Schulter-Widerrist-Partie. Der Widerrist reicht weit in den kurzen, kräftigen Rücken hinein, der über eine muskulöse Lende in die lange, breite, geneigte Leistungskruppe übergeht. Die Gurtentiefe ist beträchtlich und bietet reichlich Raum für Herz und Lunge. Die Gliedmaßen sind korrekt gestellt und stabil, mit klaren Sehnen und Gelenken und kurzen, kräftigen Röhrbeinen. Die gut geformten Hufe besitzen eine harte, zähe Hornkonsistenz.

Der Schweif wird gut getragen. Mähnen- und Schweifhaar sind fein, ebenso die Behaarung des Fells. Die Farbe ist meist ein kräftiges Braun, doch kommen auch Rappen und Füchse und – sehr selten – Schimmel vor. Abzeichen sind nicht häufig und eher klein.

Die Widerristhöhe beträgt zwischen 162 und 172 cm Stockmaß.

MECHANIK:
Der Salernitano besitzt drei vorzügliche, bodendeckende Grundgangarten, unter denen vor allem der Galopp hervorragt. Die Springanlagen sind hinsichtlich Vermögen, Manier und Technik weit überdurchschnittlich.

ZUCHT:
Die Heimat des Salernitano ist die zur Campania gehörige Provinz Salerno (südlich von Neapel), nach der die Rasse ihren Namen erhielt. Hier ist es vor allem die Ebene zwischen Battiglia und Eboli, die seit alters als besonders geeignet für die Pferdezucht galt. Hier lag auch, zwischen den Flüssen Sele und Calore, das 1972 aufgelöste Staatsgestüt Persano.

Neben der staatlichen Zucht bestanden (bestehen) einige teils bedeutende Privatzuchten, unter denen vor allem die der Gebrüder *Filippe* und *Giuseppe Barone Morese* in Ponte Cagnano zu nennen ist, auch das Gestüt der *Contessa Teodorani,* sowie zahlreiche kleinere Zuchten. Die Hengsthaltung liegt größtenteils in Staatshand, von wo sie im Verein mit der Provinzialverwaltung finanziert wird.

Reingezogene Salernitanos gibt es seit der Auflösung des Staatsgestüts Persano 1972 kaum noch. Die heute so bezeichneten Pferde führen in der Regel einen hohen Vollblut-Anteil.

GESCHICHTE:
Man geht wohl nicht fehl, wenn man erste Orientalische Einflüsse auf die

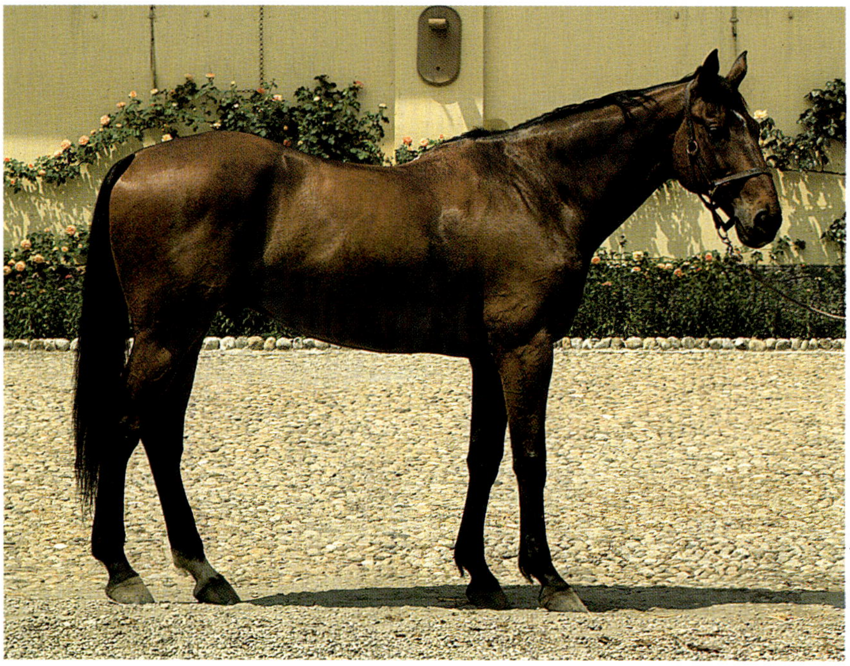

Salernitano (Persano) mit hohem Vollblut-Anteil

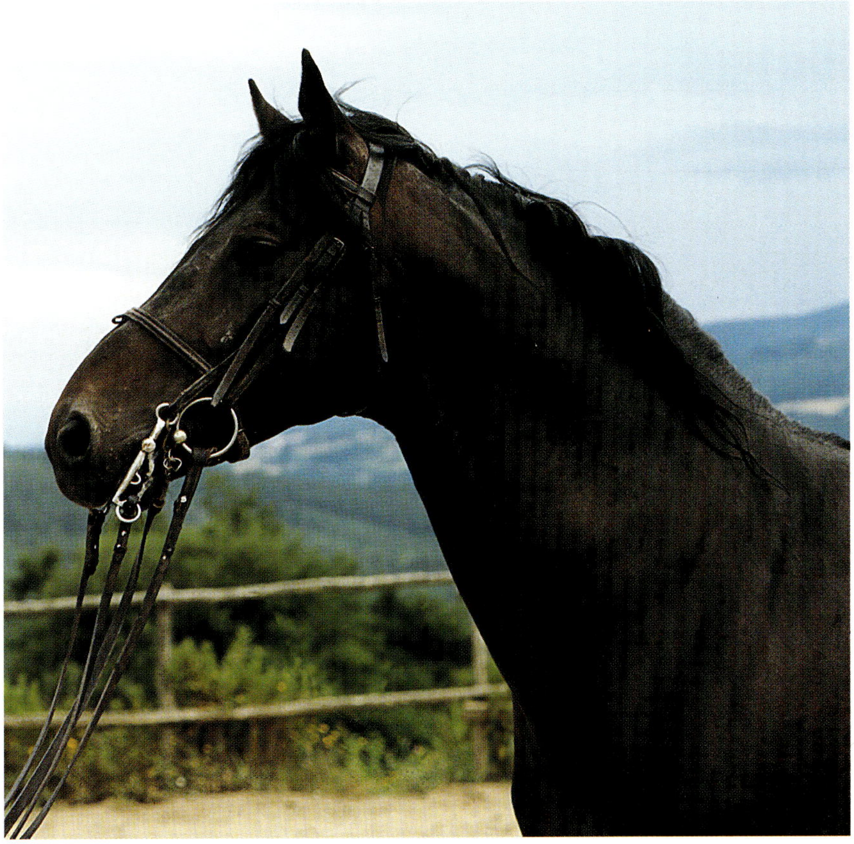

Portrait eines Salernitano-Hengstes

sich im Raum von Salerno entwickelnde Pferdezucht bereits für die Zeit der selbständigen Seerepublik Amalfi (zwischen 850 und 1072) annimmt. Auf der vorhandenen heimischen Grundlage entstand die berühmte Rasse des Neapolitanos, sicher nicht zum wenigsten auf Betreiben der Normannen, nachdem diese 1072 Amalfi unterworfen hatten.

In Neapel entstand nach dem Vorbild der antiken Reitkunst, wie sie uns von *Simon* und *Xenophon* überliefert ist, eine Art hippologischer Renaissance, deren Reitpferd die mit Berber-, Spanischem und Orientalischem Blut veredelte Neapolitaner-Rasse wurde. Die neue Art der Reiterei gewann eine weitreichende Bedeutung, als bei den Kämpfen um Neapel (Amalfi hatte seine Bedeutung eingebüßt), das schließlich an Spanien fiel, die Blüte des Adels sich versammelt hatte und Gelegenheit fand, die Vorzüge einer neuen taktischen Reiterei kennenzulernen, die der Feldherr *Gonsalvo de Cordova* (1503) eingeführt hatte. Raschere Manöver und leichtere Gewichte machten auch leichtere Pferde notwendig, die die schweren Ritterpferde des Mittelalters ablösten.

Mit Hilfe des spanischen Blutes verlieh man dem Neapolitano den gleichen erhabenen Gang, den man an den Andalusiern so sehr bewunderte. Die Kunst der Schulreiterei vervollkommnete sich mehr und mehr, und die Italiener erreichten hierin eine große Virtuosität. Eine Reihe bedeutender Reitmeister, die oft zugleich auch berühmte hippologische Schriftsteller waren, lösten einander ab. Auf *Claudio Corte di Pavia* (1579) folgte *Federico Griso* (1620), dann *Pasquale Caracciola* und andere.

In seinem Werk VON DER GESTÜTEREY (Frankfurt 1584) stellte *Marx Fugger* den Neapolitano als das beste Pferd seiner Zeit heraus. Im 16.–18. Jahrhundert wurde der Neapolitano durch die Lieferung mehrerer Hengste nach Kladrub und Lipizza auch zu einem der Stammväter dieser beiden Rassen.

Bereits im 17. Jahrhundert aber fand der Herzog von Newcastle, *William Cavendish* (1592–1676), die Neapolitanischen Pferde unter seiner Erwartung. Und wenn auch Italien im Dreißigjährigen Krieg weit weniger in seiner Pferdezucht geschädigt wurde als Deutschland, so war die Rasse damals bereits im Rückgang begriffen. Man unterhielt zwar noch Gestüte seitens der Fürsten und des begüterten Adels, aber im Prinzip nur aus Gewohnheit. Für eine eigentliche Landpferdezucht geschah nichts.

Erst *König Carlos IV. di Borbone* (1716–1788) von Neapel-Sizilien leitete hier einen Wandel ein, als er 1742 in Persano ein Gestüt zur Förderung der Neapolitanischen Rasse errichtete. Das Gestüt, in dem man systematisch mit Orientalischen Hengsten und Spanischen Stuten züchtete, wurde bald über die Landesgrenzen hinaus berühmt. Im Verlaufe der Napoleonischen Kriege und der Krisenzeiten in Italien von 1806 bis 1861 verlor das Zuchtmaterial in Persano jedoch allmählich seine hohe Qualität. Zwischen 1848 und 1870 war der Niedergang so eklatant, daß das Gestüt 1874 per Ministerdekret aufgelöst und die einst traditionsreiche Zucht des Neapolitanischen Salernitano seitens der Regierung einfach sich selbst überlassen wurde. Nur einigen wenigen privaten Züchtern gelang es, die Zucht von Luxus-Karossiers und -Reitpferden fortzuführen.

Über das Gestüt zu Persano schreibt *Graf C. G. Wrangel* in DIE RASSEN DES PFERDES (1. Band, Stuttgart 1908): „In der neapolitanischen Provinz Campagna liegt auch das von *König Karl IV.* gegründete, früher hoch berühmte Gestüt zu Persano, wo es gelungen war, durch Kreuzung Andalusischer Stuten mit Orientalischen Hengsten ein edles, leistungsfähiges Pferd heranzuzüchten. Diese Zucht ging im 19. Jahrhundert immer mehr zurück, ist aber seit dem Jahre 1900 Gegenstand besonderer Fürsorge seitens der italienischen Regierung geworden. Es wurden unter anderem 200 000 Lire zum Ankauf von Hengsten und 300 000 Lire zu dem von Stuten ausgeworfen. Zur Veredlung der Razza Persano sollte nur Orientalisches Blut verwendet werden. Die betreffende Ankaufreise wurde von *Baron Airoldo di Robbiate* im Juli 1906 angetreten. Ein ähnlicher Versuch hatte bereits im Jahre 1902 stattgefunden, scheint aber nicht besonders günstig ausgefallen zu sein, denn auf dem dritten Hippologischen

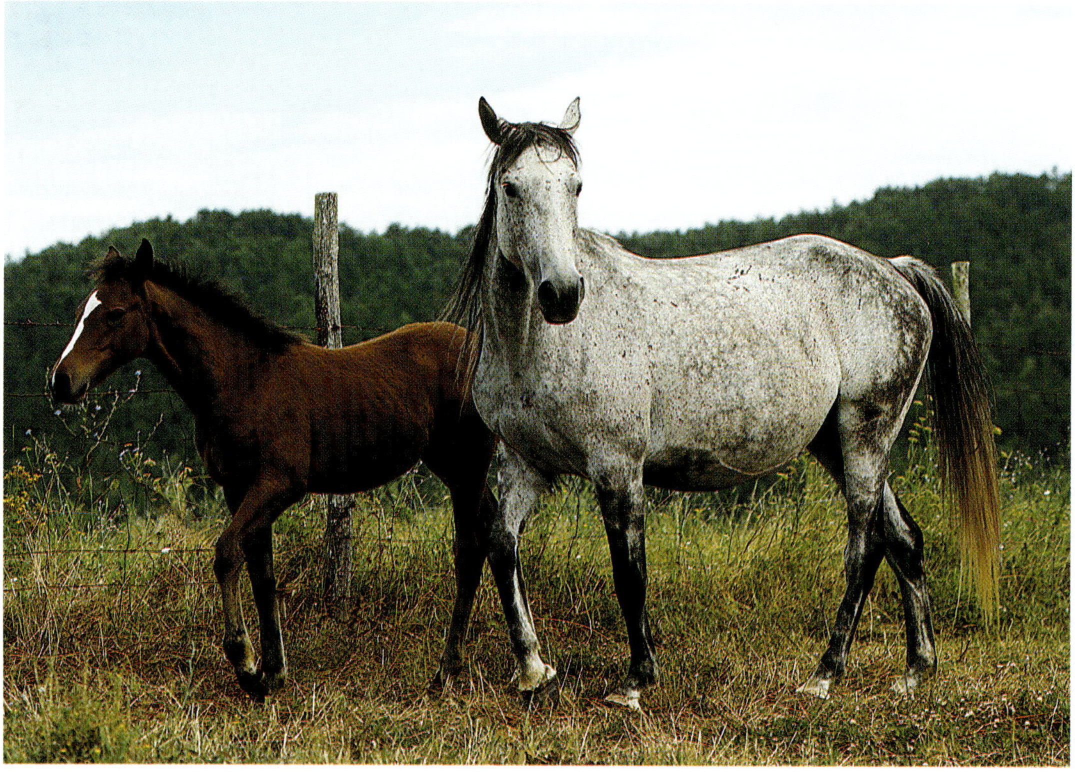

Edle Salernitano-Fohlenstute

Kongreß in Mailand wurde darauf hingewiesen, daß staatliche Gelder mit weit größerem Nutzen zur Hebung der inländischen Zucht in Sizilien, Sardinien und im Ravenna'schen verwendet werden könnten.

Indessen spricht sich der Direktor des ‚Giornale di Ippologia' in Nr. 18. des Jahres 1906 sehr günstig über die Rasse Persano aus. Er schreibt unter anderem: ‚Die Körperform der jetzigen Mutterstuten in Persano ist die Frucht einer schon seit mehreren Jahren mit Geschick geleiteten Zuchtwahl. Und das Gesamtergebnis dieser Bestrebungen sind kräftige und energische Zuchthengste. Auch hat die Rasse sich jetzt so weit konsolidiert, daß ihre guten Eigenschaften bei der Nachzucht zutage treten. Die gegenwärtigen Mutterstuten sind alle gut genährt und leben nur auf der Weide, was den milcherzeugenden Organen Kraft und Frische verleiht. Um zur Bildung eines solchen Zuchtstammes benützt werden zu können, muß man bemüht sein, in züchterischer Beziehung hochstehende Familien heranzuziehen, die, wie zum Beispiel die Familie *Giacobello*, nachweisbar die Fähigkeit besitzen, die gewünschten Eigenschaften sicher weiterzuvererben."

Zwischen 1764 und 1874 wurden Hengste aus dem Gestüt Persano als Depot-Landbeschäler selektiert, die von dem in Santa Maria Capua Vetere befindlichen „Deposito Stalloni" aus über das Land verteilt wurden. Dieses Zuchtzentrum ist heute als „Institut zur Förderung der Pferdezucht" bekannt. Ihm untersteht in den Gebieten der Campania, Basilicata und Lazio die gesamte Pferdezucht. Lange Zeit hatten hier die Salernitano-Hengste den meisten Einfluß. Doch wurde in der zweiten Hälfte des 19. Jahrhunderts eine Nachfrage nach edleren, leichteren Pferden für kavalleristische Zwecke stärker. Nach Schließung des Gestüts zu Persano wurden Vollblut- und Hackney-Hengste eingeführt, die Vollblut-Hengste vor allem auf Drängen der Armee. Mit ihnen wurde sofort eine erhebliche Verbesserung der Zucht erreicht, und die Armee kaufte zahlreiche dieser Zuchtprodukte als Remonten. Sie wurden unter anderem in den beiden Kavallerieschulen Pinerolo und Tor di Quinto eingesetzt, wo man seit dem Wirken von *Federico Caprilli* den modernen, leichten Entlastungssitz lehrte. 1901 veröffentlichte Caprilli in der Zeitschrift REVISTA DI CAVALLERIA seine „Principi di Equitazione di Campagna", denen nur kurz darauf seine „Instruzione Preliminare dei Cavalli e dei Cavalieri in Campagna" folgten, die das Reitsystem der Welt, namentlich den Springsitz, von Grund auf verändern sollten.

Nach dem Ersten Weltkrieg kam es in der italienischen Pferdezucht, wie überall in Europa, zu schweren Einschnitten. Sie beruhten vor allem darauf, daß die Armee die Kavallerie sehr stark reduzierte. Aber auch die Motorisierung von Landwirtschaft und Verkehr begann ihre Schatten vorauszuwerfen. Aufgrund der Weltwirtschaftskrise hatte niemand mehr Geld für Luxus-Reit- und -Sportpferde. Viele Züchter ließen ihre Pferde einfach frei, wo sie rasch verwilderten.

Nur der Arbeit des Zuchtzentrums in Santa Maria Capua Vetere war es zu verdanken, daß hier eingeschritten wurde, um so die Zucht des Salernitanos zu retten. Persano wurde wieder eröffnet, um freigelassene Hengstfohlen aufzunehmen. Dann begann die Behörde in Santa Maria mit äußerster Sorgfalt Maßnahmen zu einer Gesundung der Zucht zu ergreifen. Zwei hervorragende Vollblut-Hengste wurden angekauft, *Rockbridge* und *My First*, das Selektionssystem für Hengste und Stuten intensiviert.

Leider zerstörten der Zweite Weltkrieg und die Nachkriegsentwicklung das hoffnungsvoll begonnene Werk. Die totale Motorisierung verdrängte das Pferd aus nahezu allen seinen Funktionen. Der Markt für Reit- und

Sportpferde in Italien war zu klein, um einen lohnenden Absatz zu gewährleisten, da es nicht wie in Deutschland, den Benelux-Staaten, Skandinavien und auf den Britischen Inseln eine vergleichbare Entwicklung des Reitens zum Volkssport gab. Reiten ist in Italien bis heute ein Sport der Reichen und einiger weniger Professionels. Außerdem wandte sich das Interesse der Öffentlichkeit und auch der Züchter mehr und mehr dem außerordentlich populären Trabrennsport und der sich enorm ausbreitenden Traber-Zucht zu.

Zu Beginn der siebziger Jahre löste die Regierung das Staatsgestüt Persano auf, wodurch die Zucht einen natürlichen Kristallisationspunkt verlor. Damals entstammten allerdings die meisten Salernitano-Sportpferde bereits privaten Zuchten. Beispielhaft sei hier die Zucht der Gebrüder *Morese* in Ponte Cagno angeführt, die die großartigen Springpferde *Merano, Posillipo* und *Fiorello* hervorbrachte, die der Carabinieri-Offizier *Raimondo d'Inzeo* zu Olympischen Medaillen und Siegen in Welt- und Europameisterschaften führte.

Zur Zeit ist in Italien ein zuchtenübergreifender neuer Verband für Sportpferde-Zucht dabei, sich zu etablieren. Es ist sehr gut möglich, daß wir in ein paar Jahren die Reste der alten Salernitano-Persano-Zucht dort wiederfinden werden. Mit großem Interesse habe ich bei den Zucht-Weltmeisterschaften in Zangersheide in den letzten Jahren eine Reihe junger Nachwuchsspringpferde italienischer Zucht von durchaus internationalem Zuschnitt gesehen, die die Erinnerung an die Pferde d'Inzeos wachrufen konnten.

Carabinieri, beritten auf Salernitanos

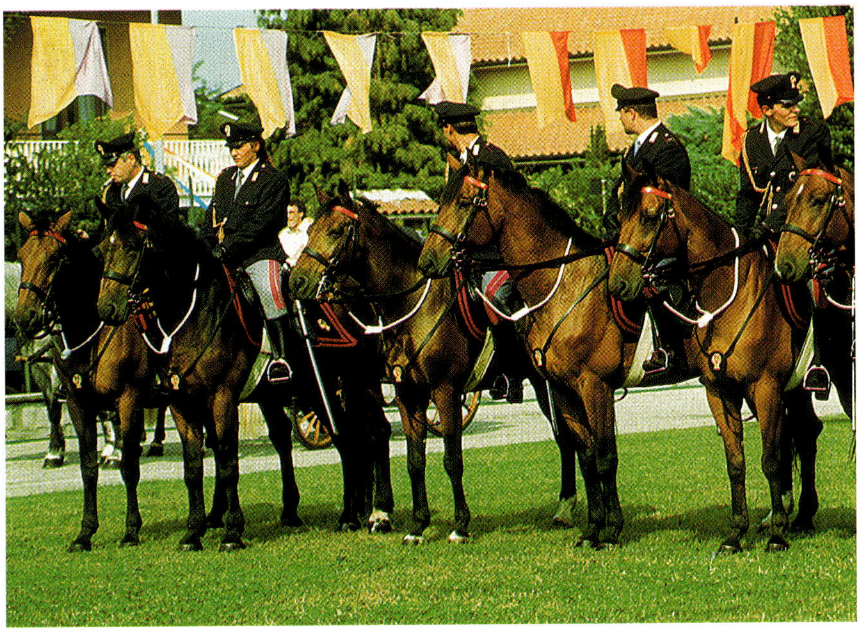

CALABRESE

TYP, INTERIEUR, VERWENDUNG:
Das Pferd der Provinz Kalabrien ist das deutlich im Anglo-Arabischen Typ stehende edle, elegante Warmblut-Reitpferd des äußersten Südens Italiens. Es ist gekennzeichnet durch harmonische Formen, die Orientalischen Einfluß verraten. Jedoch ist der Rahmen insgesamt durch die Einkreuzung von Vollblut auseinandergerückt worden, wodurch das Exterieur hinsichtlich Format und Größe mehr dem eines modernen Leistungspferdes angenähert wurde.

Die Rasse zeichnet sich durch ein lebhaftes, eifriges Temperament und einen ehrlichen, freundlichen Charakter aus. Hinzu kommen Ausdauer, Härte, Genügsamkeit und große Leistungsbereitschaft. Früher vor allem als Remonte der Italienischen Kavallerie genutzt, wird der Calabrese heute als Reit-, Sport- und Freizeitpferd eingesetzt. Während einerseits regionale Bestrebungen bestehen, der Rasse ihre Eigenständigkeit und Unabhängigkeit zu bewahren, ist andererseits die Tendenz stark, daß sie in einem allgemeinen „Italienischen Warmblutpferd" aufgeht und damit den Charakter des sich überall in Europa ausbreitenden „Internationalen Warmbluts" annimmt.

EXTERIEUR:
Der Kopf des Calabrese ist edel, mit geradem oder leicht geramstem Profil und großen, freundlichen Augen. Der lange Hals ist schön geschwungen, gut aufgesetzt und getragen. Der Widerrist, deutlich markiert, reicht weit in den recht kurzen Rücken hinein und bietet eine gute Sattellage. Der Rumpf ist tief, breit und gut geschlossen, die Schulter schräg gelagert. Die leicht abschüssige Kruppe kann gelegentlich etwas kurz sein (Erbteil der Orientalischen Vorfahren!), ist jedoch im allgemeinen gut bemuskelt. Die vier durchweg korrekt gestellten Gliedmaßen sind ausreichend kräftig, mit trockenen, klaren Sehnen und Gelenken. Die wohlgeformten Hufe besitzen eine unverwüstliche Hornqualität.

Mähne und Schweif sind kräftig ausgebildet. An Farben finden wir Braune, Füchse, Rappen oder Schimmel.

Die Widerristhöhe liegt zwischen 162 und 170 cm Stockmaß.

MECHANIK:
Der Calabrese besitzt drei fördernde, raumgreifende, leichte Grundgangarten, unter denen besonders der Galopp hervorzuheben ist.

ZUCHT:
Die Zucht des Calabrese ist in Kalabrien beheimatet, der „Spitze des italienischen Stiefels", in den Provinzen Reggio Calabria, Catanzaro und Cosenza. Während sich die Stuten ausschließlich in der Hand von Einzelzüchtern befinden, stellt die Staatliche Gestütsverwaltung die meisten Landbeschäler.

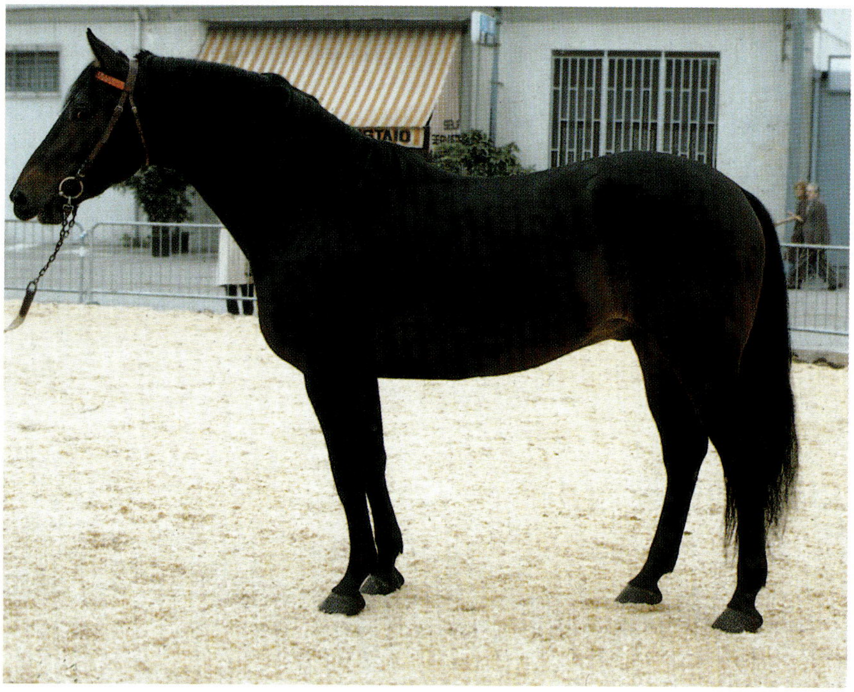

Calabrese

Der Zuchtverband für das Pferd Calabriens, „Associazione Provinciale Allevatori“, hat seinen Sitz in Cosenza. Hier findet sich auch die Gestütbuchführung.

GESCHICHTE:
Vor dem Aufstieg Roms gehörte Süditalien und damit auch Kalabrien zur „Magna Graecia“ im südlichen Teil des „Stiefels“, dessen Besiedlung vom griechischen Mutterland aus seit dem siebten Jahrhundert erfolgt war. Damals entstand hier ein Pferd mit Afrikanisch-Orientalischen Ahnen, das sich deutlich von dem im Norden der Halbinsel unter dem Einfluß keltischen Blutes entstandenen schweren nordischen Pferdetyp unterschied. Im vierten Jahrhundert, das läßt sich dokumentarisch belegen, wurden aus Kalabrien viele Pferde für die Wagenrennen bei den Isthmischen Spielen zu Korinth nach Griechenland exportiert. Es ist auch überliefert, daß *Hannibal* 219 v. Chr. bei der Vorbereitung seiner Offensive gegen Rom rund 4000 Pferde in Apulien und Kalabrien requirierte. Auch *Gaius Julius Caesar* (102–44 v. Chr.) schätzte die Pferde Kalabriens. Trotz des gewissen Nachteils ihrer Kleinheit (das Stockmaß lag selten über 140 cm) machte er die Legion Bruzia auf ihnen beritten.

Im Verlauf der folgenden Jahrhunderte traten aufgrund von mancherlei fremden Einflüssen wesentliche Veränderungen in der Pferdezucht Kalabriens ein. So kam es zu Einkreuzungen von Pferden aus den römisch besetzten gallischen und germanischen Provinzen, wodurch die Kalabrischen Pferde an Kaliber und Größe gewannen. Insgesamt jedoch ging, verglichen mit der Zeit der Griechen, in der Römerzeit der Stand der Pferdezucht zurück. Auch wenn einige Autoren nicht dieser Meinung sind, so darf doch ein gelinder Zweifel an den Qualitäten der Römer als Pferdezüchter nicht unterdrückt werden. Als sich mit der Ausdehnung des Imperium Romanum das Pferdematerial verbesserte, lag dies nicht an den bedeutenden züchterischen Leistungen der Römer, sondern daran, daß sie sich geschickt der Kenntnisse und Erfolge anderer Länder bedienten und Pferde aus den eroberten Gebieten einführten.

Mit dem Sturz des letzten weströmischen Kaisers *Romulus Augustulus* durch *Odoakar*, den Anführer der germanischen Söldnertruppen, brach 476 das Weströmische Reich auf italienischem Boden zusammen. Odoakar verteilte Land an seine Truppen, achtete jedoch im übrigen die politischen und religiösen Einrichtungen Roms. Er wurde 489 vom ostgotischen König *Theoderich der Große* besiegt, der in Italien ein Ostgotisches Reich errichtete, das bis zu seinem Tod 526 Bestand hatte. Danach kam es zu ständigen Kämpfen zwischen Goten und Byzantinern. 554 wurde das Land oströmische Provinz.

Doch bereits 568 eroberten die Langobarden Norditalien und errichteten in der Lombardei ein eigenes Königreich sowie im Süden der Halbinsel einige Herzogtümer. Sie brachten ihre eigenen Pferde mit, die sie mit den im Land vorgefundenen kreuzten und so einen sehr guten Stamm erzeugten. Zugleich erließen sie eine Reihe von Gesetzen zum Schutz und zur Förderung der Pferdezucht. Eine längere Zeit ruhiger Entwicklung folgte, in der sich die Pferdezucht vor allem in den langobardischen Herrschaftsgebieten erholte.

776 wurde das Langobardenreich durch die Karolinger erobert. In der Folge zerfiel es in zahlreiche kleine, unabhängige und oftmals miteinander verfeindete Feudalherrschaften. Ständige Fehden untereinander beförderten in vielen dieser „Duodez“-Herrschaften das Streben nach einer Verbesserung der eigenen Pferdezucht, um sich mit Hilfe seiner Reiterei besser verteidigen zu können.

Im neunten Jahrhundert kam es in Süditalien zu einer Invasion der Sarazenen, die nicht nur negative Auswirkungen auf die dortige Bevölkerung hatte. Auf die Pferdezucht des Landes wirkte sie sich sogar ausgesprochen segensreich aus: Sie erhielt durch Importe vor allem aus Spanien und Nordafrika neue Impulse. Die Mohammedaner erließen auch eine Reihe von Gesetzen zur Pferdezucht, die ihre fördernde Wirkung nicht verfehlten.

Nach der Vertreibung der Mauren kamen während der Kreuzzüge, die vom Ende des 11. bis zum Ende des 13. Jahrhunderts andauerten, zahlreiche Orientalische Pferde nach Kalabrien.

Während des Mittelalters und der Renaissance wurden im Süden Italiens durch die zahlreichen Fürsten,

Grafen und Barone ebenso zahlreiche große und kleine Gestüte begründet und unterhalten. In einem Werk des *Paolo Giordano*, Herzog von Bracciano, werden beispielsweise 282 Gestüte mit eigenem Brandzeichen namentlich genannt, die vor allem in Kalabrien gelegen waren.

Rund 1000 Jahre nach dem Fall des Weströmischen Reiches erreichte die Pferdezucht Italiens in der Renaissance wieder ihre alte Höhe. Dies geschah unter dem Einfluß der wiederentdeckten antiken (von *Xenophon* überlieferten) Reitkunst.

Seit der Zeit *Kaiser Karls V.* (1500–1558) waren über ein Jahrhundert lang am Hof zu Neapel die bedeutendsten Reitmeister ihrer Zeit, von *Claudio Conte de Pavia* über *Federico Grisone* bis zu *Pasquale Caracciola* tätig. Durch die spanische Schulreiterei, die an der Schule zu Neapel gelehrt wurde, wurde auch das Spanische Pferd außerordentlich populär und als Veredler in allen europäischen Zuchten eingesetzt. In Kalabrien trug das Spanische Blut dazu bei, ein größeres, stärkeres Pferd mit besserem Gangwerk zu schaffen, das sich bald größter Beliebtheit auch über die Landesgrenzen hinaus erfreute.

Über die Zucht Kalabriens der damaligen Zeit finden wir in der Literatur verschiedene Zeugnisse. Danach nahm sie einen Ehrenplatz unter den italienischen Rassen ein. Diese Blüte hielt jedoch nicht an. Während des 18. Jahrhunderts kam es mit dem Niedergang der italienischen Schulreiterei, deren Schwerpunkt sich nach Frankreich verlagerte, auch zu einem Niedergang der Pferdezucht. Ein wesentlicher Grund hierfür muß wohl auch in der sich immer stärker ausbreitenden Maultierzucht gesucht werden, für die man die besten Stuten zur Anpaarung mit den Eselhengsten der Martina-Franca-Rasse verwendete.

Die langandauernden Krisenzeiten der italienischen Einigungskriege des 19. Jahrhunderts standen lange einem Wiederaufschwung der Pferdezucht im Wege. Erst nachdem 1861 unter *Cavour* die Einheit Italiens proklamiert worden war, begann sich der Staat, dem an einer schlagkräftigen Kavallerie gelegen war, der Pferdezucht anzunehmen. Als Zuchtziel wurde die edle Kavallerieremonte im Anglo-Arabischen Typ proklamiert, wobei einige der Züchter mehr dem Orientalischen, andere mehr dem Englischen Typus zuneigten.

Um 1900 war die Provinz Catanzaro die zahlenmäßig stärkste Zuchtprovinz, Cosenza folgte, und Reggio Calabria bildete das Schlußlicht. Außer Araber- und Vollblut kam teilweise auch Hackney-Blut zum Einsatz, zur Erzeugung leichter, eleganter Wagenpferde.

Mit der Abschaffung der berittenen Truppen seit dem Ende des Ersten Weltkrieges ging die Zahl der Pferde aus Calabreser-Zucht stetig zurück zugunsten einer sich immer mehr ausbreitenden Zucht von Renntrabern Amerikanischer Blutführung. Erst seit der Zunahme des Reitsports begannen sich die Züchter der sehr klein gewordenen Calabreser-Zucht um die Entwicklung eines vielseitigen Reitpferdetyps für den Turnier- und Freizeitsport zu bemühen – ein Zuchtziel, das sich weitgehend mit dem des oben erwähnten „Warmblutpferdes" deckt.

SANFRATELLANO

TYP, INTERIEUR, VERWENDUNG: Der Sanfratellano erhielt seinen Namen nach dem sizilianischen Ort Sanfratello. Das sehr robuste, genügsame,

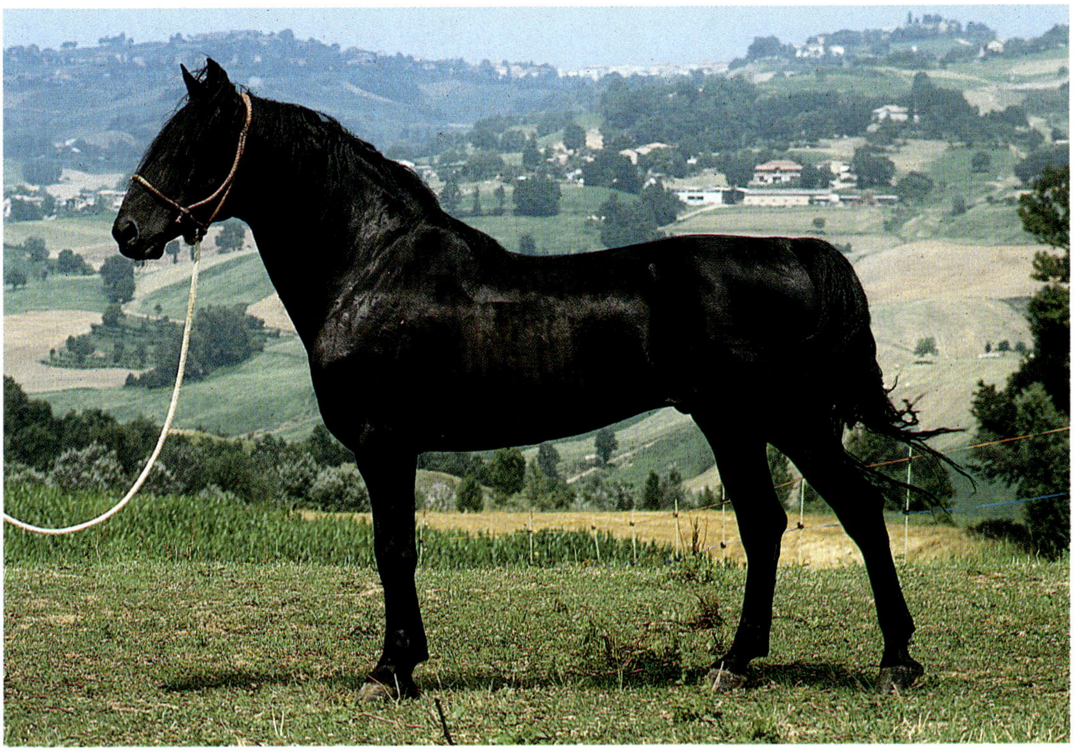

Sanfratellano-Hengst vor heimischer Kulisse

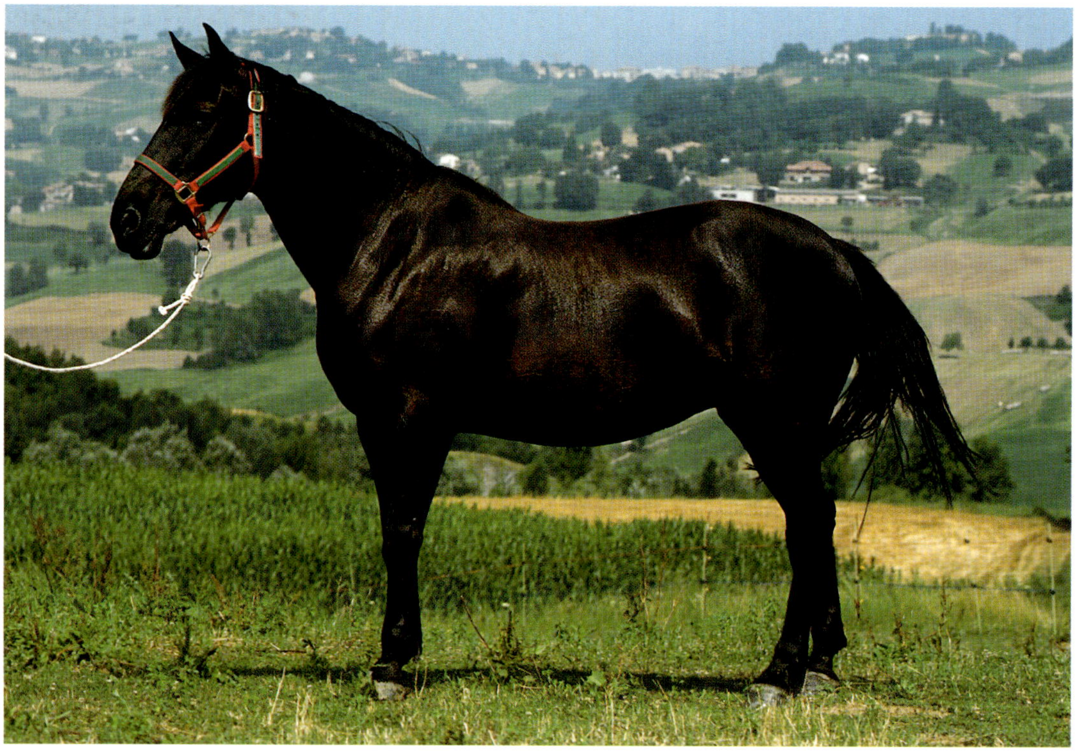

Sanfratellano-Stute

mittelgroße Pferd gilt als außerordentlich gängig, energisch und kräftig, bei lebhaftem Temperament und ausgesprochen freundlichem, gutmütigem Charakter. Es fand schon immer als Reitpferd und Säumer sowie als leichtes Zugpferd Verwendung. Aufgrund seines Wanderlebens in den Bergen, ohne eigentlichen Schutz und Pflege, wobei es die karge Weide, den geringen Aufwuchs an Gras, Kräutern und Sträuchern noch mit den dort ebenfalls halbwild gehaltenen Rindern teilen muß, hat eine harte natürliche Auslese stattgefunden, die zur Ausbildung seiner charakteristischen Eigenschaften, seiner Stärke, Ausdauer und Robustheit geführt hat.

Mit seiner starken Physis und seinem athletischen Bau ist der Sanfratellano besonders geeignet für schwieriges, stark kupiertes Gelände. In Schluchten, auf steinigen Bergpfaden und an steilen Hängen ist er in seinem Element und leistet Erstaunliches. Wegen seines freundlichen Wesens, seiner Handlichkeit und Gängigkeit eignet er sich besonders gut als Freizeitpferd und im Tourismus für Trailritte und Kutschfahrten.

In der Vergangenheit wurde der Sanfratellano auch viel für die Maultierzucht verwendet. Etwa die Hälfte aller italienischen Maultiere wird auf Sizilien erzeugt.

EXTERIEUR:
Trotz seines in der Regel nicht sehr edlen, manchmal sogar etwas groben Kopfes mit geradem oder leicht konvexem Profil und der mächtig ausgebildeten Muskulatur strahlt der Sanfratellano eine gewisse, von Zweckmäßigkeit geprägte körperliche Schönheit aus. Die Augen sind groß und freundlich. Der Hals, wohlproportioniert und kräftig bemuskelt, wird gut getragen. Der Widerrist ist deutlich markiert, die Schulter gut gelagert, muskulös. Rücken und Lendenpartie sind kurz und stark, die bemuskelte Kruppe ist abschüssig, mit tiefem Schweifansatz, der Körper breit, mit beachtlicher Herztiefe. Das knochenstarke Fundament weist kräftige Gelenke und Sehnen und gutgeformte, harte Hufe auf. Es ist ein allerdings nur geringer Fesselbehang vorhanden. Die Farbe variiert von Braun bis Dunkelbraun ohne Abzeichen.

Die Widerristhöhe beträgt in der Regel 152–160 cm Stockmaß.

MECHANIK:
Die drei flotten Grundgangarten sind energisch, raumgreifend und außerordentlich trittsicher.

ZUCHT:
Die Heimat des Sanfratellano ist Nordostsizilien, ein relativ engumschriebener Bezirk um den Ort Sanfratello, zu dem die an der Küste gelegenen Gemeinden von Sanfratello, Aquadolci, Caprizzi, Caronia, Santa Agatha Militello und Militello Rosmarino in der Provinz Messina an der Küste des Thyrrhenischen Meeres gehören. Das Gebiet umfaßt etwa 11 000 Hektar. Außerdem findet sich eine kleine Zuchtenklave in der Gemeinde von Nicosia in der Provinz Eima.

Die Zucht ist völlig in bäuerlicher Hand. Die Aufzucht erfolgt in halbwilder Haltung an den Hängen der Ebrodi-Berge, die meist mit Buschwerk bestanden sind, im Bereich des Monte Soro in Höhen bis zu 1700 Meter über dem Meeresspiegel. Das Klima ist im Sommer heiß und feucht, im Winter kalt. Schutz finden die Pferde nur unter den Bäumen, Büschen und Sträuchern. Die Mehrzahl der Pferde konzentriert sich in der Provinz Messina, wobei einzelne Besitzer bis zu 15 Stuten halten. Die Gesamtpopulation beträgt etwa 1500 Pferde.

Jährlich bestimmt das Hippologische Institut zur Förderung der Pferdezucht in Catania neun oder zehn Hengste für die ausgewählten Stationen Fazio, Mirtoti, Sambuca, Raneri und Sorba innerhalb der Gemeinden Caronia und Cesaro. Hier gehen jeweils 60 bis 80 Stuten zusammen. Die Jungpferde werden mit zweieinhalb Jahren aus den Herden herausgefan-

Besonders ausdrucksstarker Kopf eines Sanfratellano-Hengstes

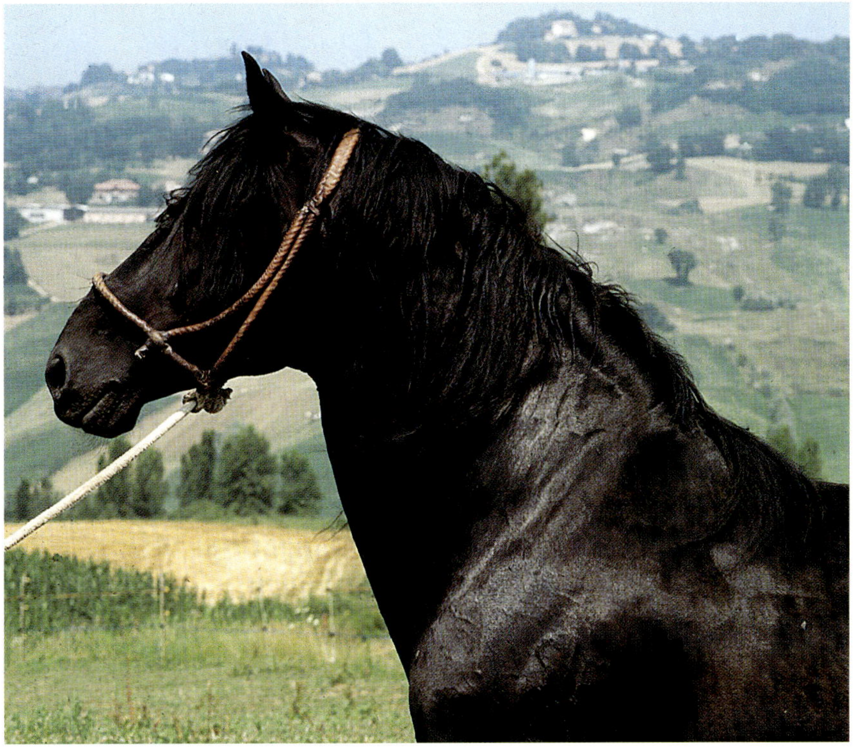

gen und mit der Arbeit als Reit- oder Saumpferd beziehungsweise im Geschirr vertraut gemacht.

GESCHICHTE:
Der Cavallo Sanfratellano verkörpert eine sehr alte, bodenständige Rasse Siziliens, die aufgrund jahrhundertelanger Inzucht außerordentlich konsolidiert und erbkonstant ist. Informationen über ihre frühe Vergangenheit sind sehr spärlich. Es heißt jedoch, daß bereits in der Antike die Griechen und später die Römer sie sehr geschätzt haben. Örtliche Überlieferungen behaupten, daß der Sanfratellano ein Nachkomme der Streitrosse der Langobarden ist, die sie im elften Jahrhundert mit sich führten, als sie nach Sizilien kamen, wo sie San Philadelphia, das heutige Sanfratello, gründeten.

Im Laufe der Jahrhunderte sind verschiedene Meliorisierungsversuche mit Andalusiern, Arabern, Salernitanos, Anglo-Arabern, ja im 20. Jahrhundert sogar mit Nonius gemacht worden, die jedoch keine Spuren hinterlassen haben. Der Grund hierfür ist sicher darin zu suchen, daß die Rasse durch das Leben in den Bergen ideal ihrem Milieu angepaßt ist, so daß sich fremde Einflüsse nicht durchzusetzen vermögen. So hat sich der der Rasse ureigene Typ mit den positiven Qualitäten erhalten.

Leider sind alle schriftlichen Unterlagen, die die Zucht zwischen 1864 und 1925 betreffen und beim Hippologischen Entwicklungsinstitut in Catania lagerten, während des Zweiten Weltkrieges vernichtet worden.

Nach 1925 entschloß man sich, mit Hilfe von Vollblut- und Araber-Hengsten einige Exterieurmängel der Rasse, wie das reichlich grobe Gesicht, die etwas steile Schulterformierung, das vorbiegige Vorderbein und eine etwas weiche Fesselung zu verbessern, was auch gelang, ohne daß die Rasse ihre sonstigen vorzüglichen Eigenschaften eingebüßt hätte.

SIZILIANISCHER ANGLO-ARABER

Siciliano

TYP, INTERIEUR, VERWENDUNG, ZUCHT:
Eher als von einer Rasse muß man beim Siciliano von einem Pferdetyp sprechen, oder besser noch von zwei Typen. Wie bei verschiedenen anderen italienischen Rassen handelt es sich auch bei ihm um einen – allerdings recht uneinheitlichen – mehr oder weniger stark Anglo-Arabisch beeinflußten, ursprünglich Iberischen Typ.

Der in der Gegend von Catania, Siracusa und Ragusa im östlichen Sizilien gezogene veredelte Siciliano ist ein sehr ansprechendes Pferd in deutlich langrechteckigem Rahmen. Er besitzt ausgesprochene Reitpferdequalitäten, einen leistungsbereiten Charakter und ein lebhaftes, energisches Temperament. Er gilt als hart, robust und ausdauernd.

Dagegen ist der unveredelte Siciliano aus dem Inneren der Insel ein eher quadratisches Pferd, weit weniger einheitlich im Typ, unedler, in Temperament und Charakter weniger ausgeglichen, gelegentlich unzuverlässig. In Härte, Robustheit und Ausdauer ist er dem edleren Typ aber ohne weiteres ebenbürtig.

Zusammen mit dem Sardo und dem Maremmano stellt der veredelte Sizilianische Anglo-Araber eine der drei wichtigsten Basisrassen für die Zucht eines warmblütigen Italienischen Sportpferdes dar.

EXTERIEUR:
Das Exterieur des östlichen Typs verrät klar Orientalischen Einschlag. Der leichte Kopf wirkt edel, besitzt viel Ausdruck und meist ein konkaves oder gerades Profil. Die Augen sind lebhaft, die Ohren kurz und spitz. Der Hals, gut proportioniert und aufgesetzt, mit leichtem Genick, entspringt einer günstig gelagerten Schulter. Der Widerrist ist genügend markiert und von guter Länge, der Rücken kurz, Lende und Kruppe sind muskulös, die Kruppe ist gerundet, meist abfallend, seltener gerade, dabei nicht allzu lang. Das Fundament zeichnet sich durch Trockenheit, gut markierte Sehnen und Gelenke sowie kleine, sehr harte Hufe aus.

Das Langhaar ist fein. An Farben trifft man auf Braune, Füchse, Rappen und häufig Schimmel, teils mit Abzeichen.

Die Widerristhöhe liegt in der Regel bei 155-158 cm Stockmaß.

Der unveredelte Typ des Inselinneren zeigt weit weniger Qualität.

Ramsköpfe sind nicht selten. Das Fundament ist häufiger fehlerhaft. Er ist kleiner, zwischen 150 und 156 cm Stockmaß.

MECHANIK:
Die Grundgangarten des östlichen, veredelten Typs entsprechen denen eines modernen Reitpferdes. Der Typ aus dem Inselinneren ist kürzer in seinem Bewegungsablauf, dabei jedoch ungemein trittsicher. Beide besitzen recht ansprechende Springanlagen.

GESCHICHTE:
Folgt man *Graf C. G. Wrangel* in DIE RASSEN DES PFERDES (1. Band, Stuttgart 1908), so existierten in antiker Zeit auf Sizilien ganz vorzügliche Pferde: „Unter der Regierung *Dionysios I.* (ca. 430–367 v. Chr., ab 405 Tyrann von Syrakus) soll Syrakus die besten Pferde des Altertums besessen haben. Der berühmte Hengst *Phrenikos*, der im Gestüte des *Hieron* gezogen war, wurde von *Pindar* besungen, und noch heute spricht man von den Leistungen dieses Pferdes."

Im Ersten Punischen Krieg war Sizilien Schauplatz der Auseinandersetzungen zwischen Rom und Karthago. Als die Insel nach ihrer Eroberung durch Rom 228/227 v. Chr. römische Provinz geworden war (mit Ausnahme von Syrakus, das erst 212 v. Chr. römisch wurde), scheint der hohe Stand der Pferdezucht merkbar zurückgegangen zu sein. Dies war ein Phänomen, das man auch in anderen Gebieten des Römischen Reiches beobachten konnte. Schuld daran waren die rücksichtslose Ausbeutung der Insel als Getreidelieferant Roms und die Erschütterungen durch die „Sklavenkriege" (Bezeichnung für mehrere große antike Sklavenaufstände auf Sizilien) 136–132 und 104–102 v. Chr. *Kaiser Augustus* versuchte während seiner Regierungszeit, dem „goldenen Zeitalter", das einst blühende Land erneut zu kolonisieren, wodurch eine Erholung eintrat, die auch eine gewisse Zeit anhielt.

Während der Völkerwanderungszeit und dem Frühmittelalter wechselte auf Sizilien mehrere Male die Herrschaft, wobei die Invasoren auch – im Positiven oder Negativen – die Pferdezucht der Insel beeinflußten, da jeder entweder Pferde mitbrachte oder für Kriegs- und Verteidigungszwecke Pferde im Land requirierte.

440 wurde Sizilien von den Vandalen erobert, 493 von den Ostgoten, 535/555 von Byzanz, 827 von den Mauren. Zwischen 1061 und 1091 eroberten die Normannen unter *Roger I.* die Insel und schufen auf der arabischen Grundlage einen modernen Verwaltungs-Musterstaat, der unter ihren Erben, den Staufern, und vor allem unter dem Stauferkaiser *Friedrich II.* seine höchste Blüte erreichte. Doch blieb das Schicksal der Insel wechselhaft bis in die neueste Zeit und damit auch das seiner Pferdezucht.

1268 unterlagen die Staufer *Karl I. v. Anjou*, der Sizilien in der „Sizilianischen Vesper" (einem Aufstand der Sizilianer) 1282 an *Peter III. v. Aragon* (den Schwiegersohn des letzten Staufers Manfred) verlor. Karls Niederlage bedeutete die Preisgabe Siziliens an Aragon, eine Entscheidung von weltgeschichtlicher Bedeutung und die Voraussetzung für den Aufstieg des späteren Spaniens zur Weltmacht. Pferdezüchterisch bewirkte sie den bis in die zweite Hälfte des neunten Jahrhunderts währenden spanischen Einfluß auf die Entwicklung der sizilianischen Pferdezucht.

1442 stellte *Alfons V. v. Aragon* die Verbindung mit Neapel wieder her. 1735 wurde das Königreich Sizilien-Neapel Secundogenitur des spanischen Königshauses Bourbon. Als 1806 bis 1815 Unteritalien von *Napoleon* erobert wurde, blieb Sizilien dank britischer Waffenhilfe bourbonisch. 1815 wurde es unter dem Namen eines „Königreiches beider Sizilien" erneut mit Neapel vereinigt. Mit den Revolutionen von 1820/21 und 1848/49 erstrebten die Sizilianer vergeblich eine Sonderstellung.

1860 stürzte *Garibaldi* die Herrschaft des Hauses Bourbon und verleibte 1861 Sizilien dem Königreich Italien ein. Hier spielte es, ebenso wie unter *Mussolini* und nach dem Zweiten Weltkrieg (in dem es 1943, schwer umkämpft, von britischen und amerikanischen Truppen erobert wurde), unter demokratischer Herrschaft bis heute eine Art „Aschenputtel"-Dasein.

Überblickt man die zeitliche Entwicklung, so wird klar, daß die spanischen Einflüsse zwischen 1282 und 1860 von allen am stärksten auf die Sizilische Pferdezucht eingewirkt haben müssen, allerdings zeitweise via Neapel. Die Versuche der Regierung in Rom, nach der Vereinigung Italiens 1861 die Pferdezucht Siziliens zu heben, hatten nur teilweise Erfolg, sie wurden immer wieder gestört, wie zum Beispiel durch die schweren Landarbeiterunruhen der „fasci dei lavoratori" 1893/94.

Trotz größter Anstrengungen der Zentralregierung in Rom konnten die strukturellen wirtschaftlichen Schwierigkeiten Siziliens bis heute nicht gemeistert werden. Hinsichtlich der Pferdezucht kam seit den sechziger Jahren erschwerend das durch den fortschreitenden Motorisierungsprozeß bedingte Ausscheiden des Pferdes aus dem Arbeitsprozeß hinzu, dem das Aufhören der Nachfrage der Armee nach Remonten bereits vorhergegangen war. Nun setzt man große Hoffnungen auf die neu etablierte Italienische Sportpferdezucht.

SARDISCHER ANGLO-ARABER

Sardo, Anglo Arabo Sardo

TYP, INTERIEUR, VERWENDUNG:
Beim Sardischen Anglo-Araber unterscheiden wir drei Typen, entsprechend ihrer Widerristhöhe. Bei allen dreien handelt es sich um edle, hochelegante Pferde mit bedeutenden Linien, die außerordentlich leistungsbereit und leistungsfähig sind, dazu wendig, gängig und beweglich, zäh und ausdauernd, robust, anspruchslos und genügsam. Gemeinsam ist ihnen auch das lebhafte, oft feurige Temperament bei dennoch frommem, umgänglichem Charakter.

Früher, in seinen unveredelten Exemplaren, war der ursprüngliche Typ des Sardischen Pferdes das unermüd-

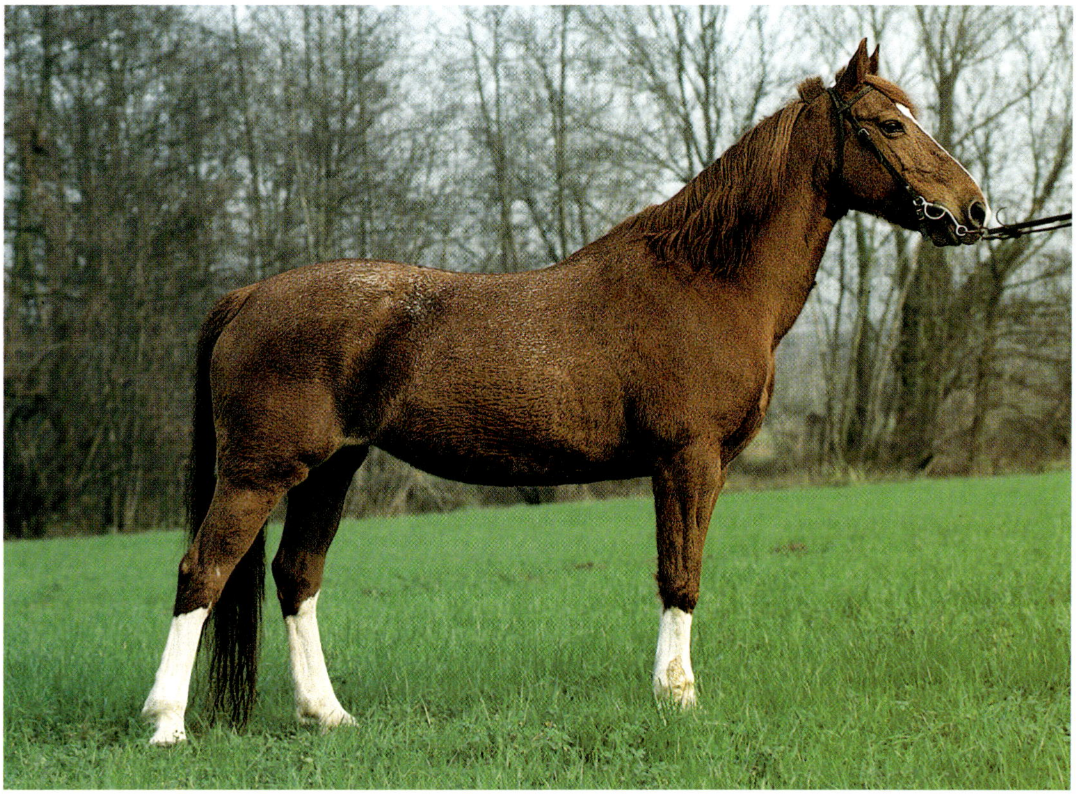

Sardische Anglo-Araber-Stute

liche Arbeits- und Gebrauchspferd der Bergbauern, als Säumer, im Karren oder unter dem Sattel. Weit verbreitet war es auch, vor allem im südlichen Italien, als Kleinhändler- und Droschkenpferd. Nach der Einkreuzung von Arabischem und Vollblut war es lange Zeit eine der begehrtesten Kavallerieremonten Italiens und ist bis heute immer noch sehr beliebt als Reitpferd der berittenen Polizei, der Carabinieri. Daneben wird es für die Rennen auf der Galopprennbahn von Sassari (Nordsardinien) gezüchtet und erfreut sich steigender Verbreitung als Sportpferd, vor allem für Military- und Springprüfungen bis zur Schweren Klasse. Nicht wegzudenken ist das Sardische Pferd bei den verschiedenen Brauchtumsveranstaltungen und Volksfesten Sardiniens, der „Cavalcata Sarda" in Sassari, der „Ardia" in Sedilo, der „Sartilla" in Oristano und der „Sagra" von San Efisio in Cagliari.

EXTERIEUR:
Alle drei Sardo-Typen können den Einfluß von „Blut" in ihrem Exterieur nicht verleugnen. Der Kopf ist edel, trocken, mit geradem oder leicht konkavem Profil, kurzen, spitzen, sehr beweglichen Ohren und großen, lebhaften Augen. Der Hals ist leicht, gut angesetzt und getragen und weist nicht selten einen deutlichen „Axthieb" vor dem ausgeprägten Widerrist auf. Der kurze Rücken bietet eine gute Sattellage und ist über die ebenfalls kurze Nierenpartie gut herangeschlossen an die gelegentlich etwas spitze, recht abschüssige, muskulöse Kruppe. Die Rippenwölbung ist nicht sehr ausgeprägt. Die Extremitäten, feinknochig, von trockener Textur,

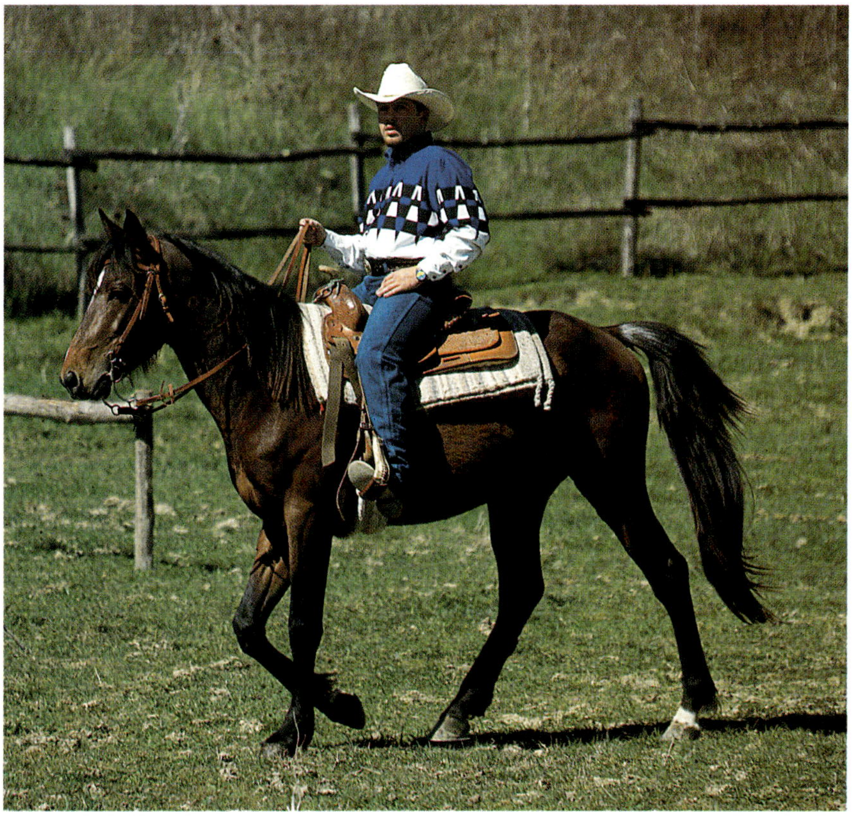

Sardischer Anglo-Araber unter dem Sattel – kein Luxuspferd, sondern eher eine Art „Jedermannstyp"

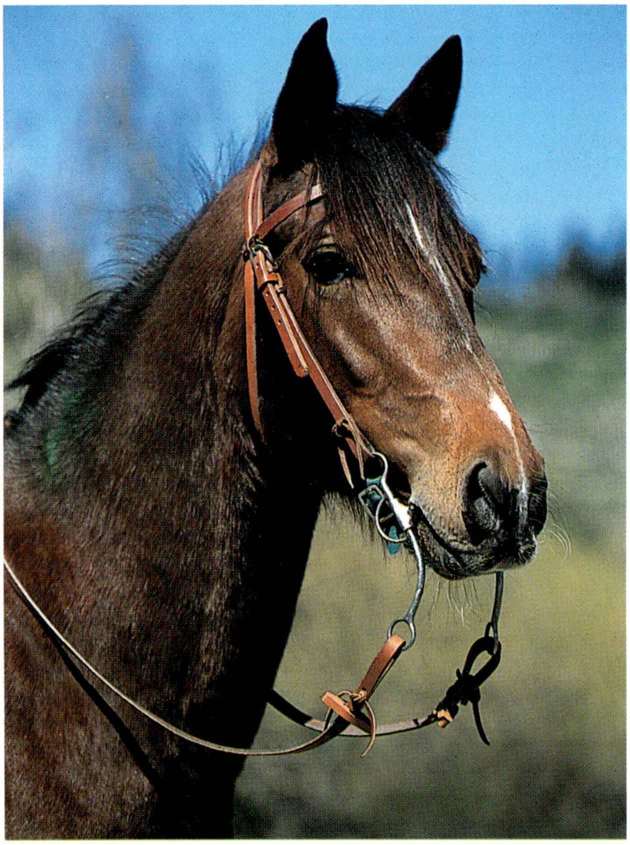

Kopfstudie eines Sardo

wirken ausgesprochen hart und sind öfter etwas inkorrekt gestellt (französisch vorn und kuhhessig hinten). Die Fesselung ist lang, die kleinen, schmalen Hufe mit hohen Trachten sind extrem hart.

An Farben finden sich fast ausschließlich Braune oder Dunkelbraune mit wenig Abzeichen, seltener Schimmel, Füchse, Dunkelfüchse oder Rappen.

Viele Sardos verraten heute den in neuerer Zeit starken Vollblut-Einfluß, der den des Arabers abgelöst hat. Vor allem die bedeutende Herztiefe, die lange, schräg gelagerte, muskulöse Galoppierschulter und die breite, lange Kruppe mit der ausgeprägten Sitzbeinmuskulatur („Hosen") geben davon Zeugnis.

Die drei Typen des Sardos werden nach ihrer Größe unterschieden. Der kleinste mißt 156–158 cm Stockmaß und wird heute häufig in den Galopprennen auf der Bahn von Sassari eingesetzt. Die beiden größeren Typen, 158–165 cm und über 165 cm Stockmaß, finden meist Verwendung im Turniersport oder als Polizeipferde.

MECHANIK:
Alle drei Typen des Sardo besitzen energische, fördernde Grundgangarten, unter denen der Galopp hervorzuheben ist. Dazu zeichnen sie sich durch ausgezeichnete, überdurchschnittliche Springanlagen aus.

ZUCHT:
Beim Sardischen Anglo-Araber in seinen verschiedenen Erscheinungsformen handelt es sich um die Pferdepopulation der zu Italien gehörenden Mittelmeerinsel Sardinien. Klar von ihr trennen muß man die lokale Rasse der wildlebenden Ponies der Hochebene von Giara im Innern der Insel.

Der Sardo findet sich mehr in den Küstenregionen und im Norden Sardiniens (Costa Smeralda). Das staatliche Hengstdepot Chilivani hat maßgeblichen Anteil an der Sardischen Zucht durch Bereitstellung von Vollblut- und Anglo-Araber-Hengsten. Es besteht (beziehungsweise bestand) eine Reihe bedeutenderer privater Gestützuchten, die Reit- und Sportpferde auf Sardischer Grundlage züchten, so der „Allevamento de Nora" der erfolgreichen Springreiterin *Donna Musia Scanni*, nahe der antiken karthagisch-römischen Ausgrabungsstätte Nora bei Pula, oder die „Scuderia di Sissini".

GESCHICHTE:
Aufgrund antiker Ausgrabungen läßt sich die Pferdezucht auf Sardinien bis weit über 3000 Jahre zurückverfolgen, nachdem die Insel bereits im sechsten Jahrtausend v. Chr. von Korsika aus besiedelt worden war.

Man darf wohl davon ausgehen, daß die ersten Importe auf der Insel numidische Pferde waren, die im neunten Jahrhundert v. Chr. von phönizischen Siedlern eingeführt wurden. Aber gewiß haben auch die spä-

Gesattelte Sardische Anglo-Araber-Stute

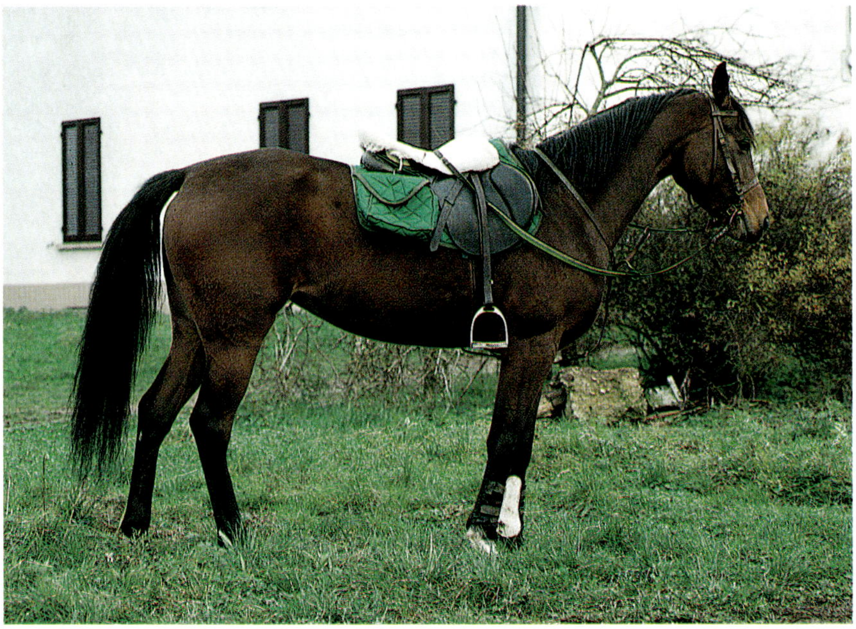

teren Kolonisten und Okkupanten im Verlauf der Jahrhunderte mit den von ihnen mitgebrachten Pferden ihre Spuren in Sardiniens Pferdepopulation hinterlassen. Im sechsten Jahrhundert v. Chr. übernahmen die Karthager die von den Phöniziern gegründeten Küstenplätze. 237 fiel Sardinien an Rom und wurde 228/227 v. Chr. die erste römische Provinz. Um 455 n. Chr. wurde die Insel von den Vandalen und nach verschiedenen Besitzwechseln (Byzantiner, Ostgoten) ab 711 wiederholt von den Sarazenen überrannt, die sich hier schließlich festsetzten. Erst 1016 wurde Sardinien von Pisa und Genua gemeinsam mit dem Papst befreit. Zwischen den beiden Städten entstand anschließend ein erbitterter Machtkampf um den Besitz Sardiniens, den Pisa um die Mitte des elften Jahrhunderts mit Hilfe des Papstes für sich entscheiden konnte.

Während der arabischen Herrschaft war wiederholt Berber- und Spanisches Blut auf die Insel gelangt.

1297 belehnte der Papst das spanische Königshaus von Aragon mit der Herrschaft Sardiniens. Nach dem Ende der „Reconquista" brachte man unter *Ferdinand III.* (1452–1516) viel Andalusisches Zuchtmaterial vom Festland hinüber, wodurch die Sardische Zucht außerordentlich aufblühte. Diese Blüte hielt auch noch über das 17./18. Jahrhundert an, nachdem Sardinien 1718/20 im Tausch gegen Sizilien an Savoyen gefallen war und von nun an mit Savoyen und Piemont das Königreich Sardinien bildete.

Im 19. Jahrhundert, in der Zeit des „Risorgimento", der nationalen Einigungskämpfe (1806–1861), kam es, wie auch anderswo in Italien, zu einem rapiden Niedergang und Bedeutungsverlust der Pferdezucht Sardiniens, der sich auch noch nach der abgeschlossenen Einigung zum Königreich Italien fortsetzte. Erst um die Mitte der siebziger Jahre erinnerte man sich seitens der Regierung und der Armee wieder an sie. Aufgrund von Vorschlägen französischer Hippologen, das Sardische Pferd in eine geländegängige Kavallerieremonte umzuzüchten, wurde es durch das Militär sehr harten Leistungstests unterworfen, um es so auf seine Eignung für dieses Vorhaben zu prüfen (260 km zwischen Sassari und Cagliari in 30 Stunden...).

Während man zunächst hauptsächlich Araber und Anglo-Araber als Veredler einsetzte, schwenkte man im 20. Jahrhundert auf das Vollblut um, wodurch sich die Leistungsfähigkeit der Rasse bedeutend erweiterte. In der Zeit nach dem Zweiten Weltkrieg errangen Sardische Pferde internationale Springerfolge, so zum Beispiel Pferde des Österreichers *Peter Lichtner-Hoyer: Decisa de Nora* und *Diana de Villamar*.

Inwieweit dem Sardo auch in Zukunft eine eigenständige Existenz beschieden sein wird, bleibt abzuwarten. Mit dem Entstehen des rassenübergreifenden Italienischen Sportpferdezuchtverbandes scheint mir eine gewisse Wahrscheinlichkeit gegeben, daß er von ihm aufgesogen wird. Schon heute gehören neben den vom Sportpferdezuchtverband „Ente Nazionale per il Cavallo Italiano" stationierten Vollblut- und Anglo-Araber-Hengsten auch zwei Sardo-Hengste dem Bestand an. Das scheint darauf hinzudeuten, daß der Sardo im Sella Italiano aufgehen könnte.

ITALIENISCHES SPORTPFERD

Sella Italiano, Cavallo di Sella Italiano (SI)

1991 konstituierte sich in Italien unter dem Namen „Ente Nazionale per il Cavallo Italiano" (ENCI) ein nationaler Italienischer Sportpferdezuchtverband. Es handelt sich hierbei um einen rassenübergreifenden Zuchtver-

Italienisches Sportpferd, gezogen auf Maremmano-Grundlage

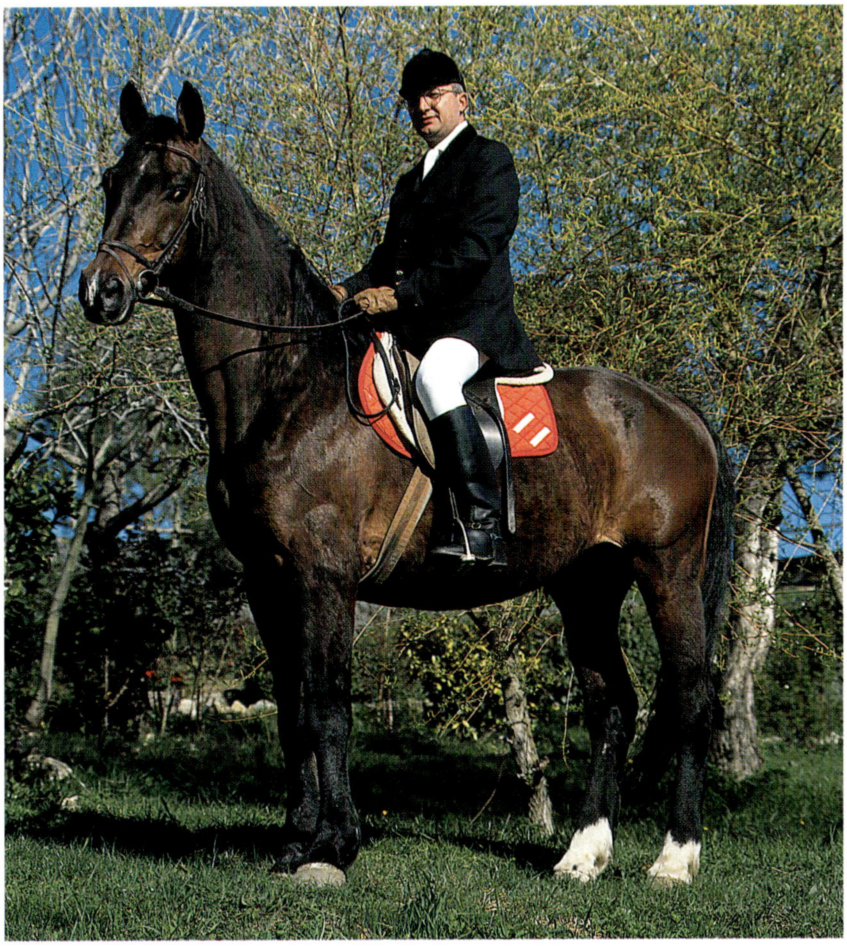

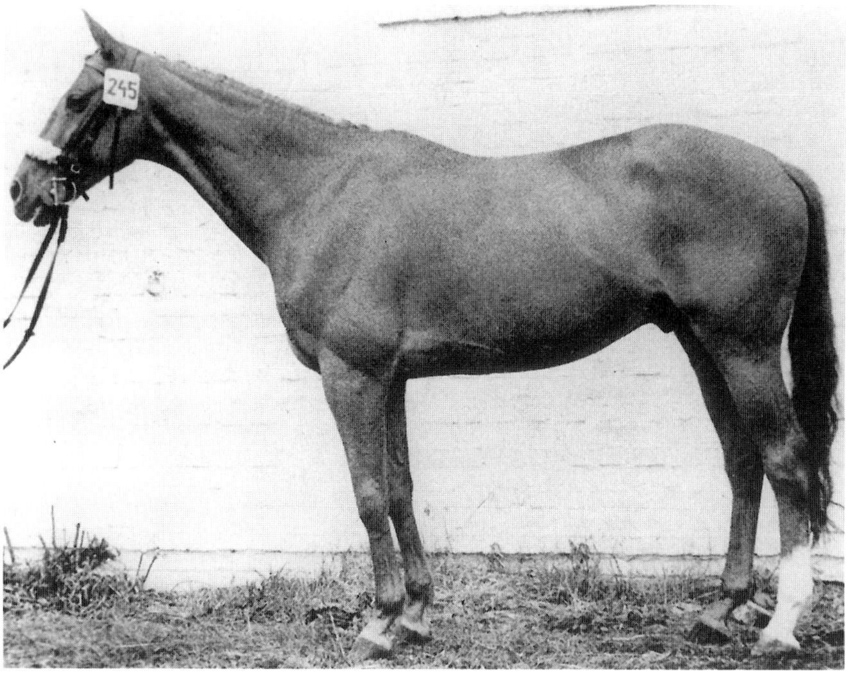

Der berühmte Posillipo, eines der Spitzenspringpferde Raimondo d'Inzeos (v. Ugolino da Siena a. d. Veronica, aus der Zucht der Gebrüder Barone Giovanni und Federico Morese) aus dem Salernitano-Stamm verkörperte bereits in den sechziger Jahren den heute angestrebten Typ des Italienischen Sportpferdes. Zusammen mit seinem Halbbruder Merano stand er in der Spitzengruppe der weltbesten Springpferde seiner Zeit.

band, analog etwa dem des „Cheval de Selle Français".

Der Verband untersteht dem italienischen Landwirtschaftsministerium in Rom und wird von der „Unione Nationale Incremento Razza Equine" (UNIRE), der Nationalen Vereinigung zur Verbesserung der Pferdezucht, gefördert. Die Aufgabenstellung lautet, auf der Basis der vorhandenen bodenständigen Pferderassen Italiens durch Einsatz sporterprobter beziehungsweise vererbungsgetesteter in- und ausländischer Spitzenhengste, sei es über deren Kauf oder Pacht oder Samenimport, ein eigenes einheitliches Italienisches Sportpferd zu schaffen, das im internationalen Wettbewerb bestehen kann.

Die Aktivitäten des Verbandes umfassen alle dafür notwendigen Maßnahmen, von der Registrierung sämtlicher Pferde, ihrer Abstammungen, Leistungsnachweise, Exterieurbeurteilungen etc. über die Schaffung von Ausbildungsmöglichkeiten aufgrund der Vermittlung von Kontakten zwischen Züchtern und Ausbildern bis hin zur Ausrichtung von Schauen, Beschickung von nationalen und internationalen Konkurrenzen (World Breeding Championships u. ä.), Absatzveranstaltungen und der dafür notwendigen Werbung.

1997 waren im ENCI mehr als 3000 Zuchtstätten erfaßt. 1993 wurden 5648 Fohlen registriert. In das Gestütbuch wurden von 1991 bis 1997 über 15 000 Zuchtstuten und über 1200 Zuchthengste aufgenommen. An der Arbeit des Sportpferdezuchtverbandes sind folgende Gremien beteiligt:

1. eine zentrale Technische Kommission, die die Organisation der Veranstaltungen des Verbandes plant, arrangiert und durchführt;
2. ein zentrales Gestütbuchbüro, in dem sämtliche Daten computermäßig erfaßt sowie sämtliche in dem Zusammenhang notwendigen Maßnahmen vollzogen werden. Von hier aus wird auch die gesamte Korrespondenz des Verbandes geführt;
3. ein Zuchtausschuß, der Zuchtziel, Zuchtprogramme und Zuchtbuchregeln sowie Bewertungsschemata (Bonitierungen, Zuchtwertschätzungen etc.) plant, erarbeitet, sanktioniert und ihre praktische Durchführung überwacht.

Zur Förderung der Sportpferdezucht führt der Verband jährlich folgende Schauen und Tests für die Pferde seiner Mitglieder durch:

- Regionale Tests für die Selektion von Zuchtmaterial (Stuten und Hengste);
- nationale Championate für vierjährige Pferde im September (Exterieur, Bewegungsablauf, Springen, Basis-Dressur, Gesundheit);
- nationale Spring-Championate im Oktober für fünf-, sechs- und siebenjährige Pferde;
- regionale Selektionstests im Freispringen für Dreijährige;
- nationale Championate für Dreijährige im November im Freispringen;
- Auktion für drei- und vierjährige Sportpferde und für Zuchtstuten im November.

ENCI unterhält einen eigenen Hengstbestand. 1997 besaß der Verband 25 eigene Deckhengste, die in der Mehrzahl Vollblut oder Anglo-Araber sind, dazu je zwei Maremmanos und zwei Sardos sowie einen Araber.

KALTBLUTZUCHTEN

ITALIENISCHES KALTBLUT

Tiro Pesante Rapido, Italo-Breton

TYP, INTERIEUR, VERWENDUNG: Das Italienische Kaltblut steht typmäßig dem Bretonen nahe, von dem es zeitweilig stark beeinflußt wurde. Es ist ein mittelgroßer, mittelschwerer, hervorragend gängiger Arbeitsschlag, gezüchtet für den landwirtschaftlichen Zug und als Artillerie-Stangenpferd der Armee, robust, genügsam, arbeitswillig, kräftig, energisch, von freundlichem Charakter und ruhigem Temperament. Während es in der ersten Hälfte des 20. Jahrhunderts neben dem Einsatz als Zugpferd in Landwirtschaft, Wirtschaft und Armee noch in größerem Umfang der

Maultierzucht, vor allem zur Erzeugung von Tragtieren für die Gebirgstruppen, diente, wird es heute fast ausschließlich für die Schlachtfohlenerzeugung genutzt.

EXTERIEUR:
Der Kopf des Italo-Bretonen ist relativ klein, mit geradem oder geringgradig konvexem Profil, breiter Stirn, intelligenten, lebhaften Augen, kurzen Ohren und weiten Nüstern. Der Hals ist gut aufgesetzt und muskulös, doch meist recht kurz. Die Schulter ist gut gelagert, die Brust breit und muskulös. Der Körper ist kurz, geschlossen, bei guter Herztiefe und Rippenwölbung. Die gerundete, muskulöse, abschüssige, in der Regel stark gespaltene Kruppe ist mit dem kurzen, kräftigen Rücken über eine starke, geschlossene Lendenpartie verbunden. An den kräftigen, korrekten Gliedmaßen fallen die muskulösen, langen Unterarme und Unterschenkel, die kurzen Röhren und die gut ausgebildeten, breiten Gelenke auf. Die Fesselung ist relativ kurz, aber günstig gestellt. Die Hufe sind mittelgroß, rund und von vorzüglicher Hornbeschaffenheit.

Ein Behang ist nur gering, das Mähnen- und Schweifhaar dagegen kräftig ausgebildet. Die vorherrschende Farbe ist Dunkelfuchs mit häufig blondem Langhaar, daneben kommen auch Füchse oder Braune, gelegentlich stichelhaarige Pferde sowie Rotschimmel vor. Andere Farben gelten als fehlerhaft. Größere weiße Abzeichen sind recht verbreitet.

Die Widerristhöhe beträgt etwa 152–162 cm Stockmaß bei Hengsten und 148–158 cm bei Stuten.

MECHANIK:
Schritt und Trab des Tiro Pesante zeichnen sich durch Energie und Raumgriff aus. Nicht umsonst wird das Pferd als „rapido“ (schnell) bezeichnet. Es wird äußerster Wert auf Gängigkeit gelegt. Alljährlich wird in Verona eine Zugleistungsprüfung der zweieinhalbjährigen Hengste im Schritt und Trab abgehalten, bei der dieser Eigenschaft besonderes Augenmerk gewidmet wird.

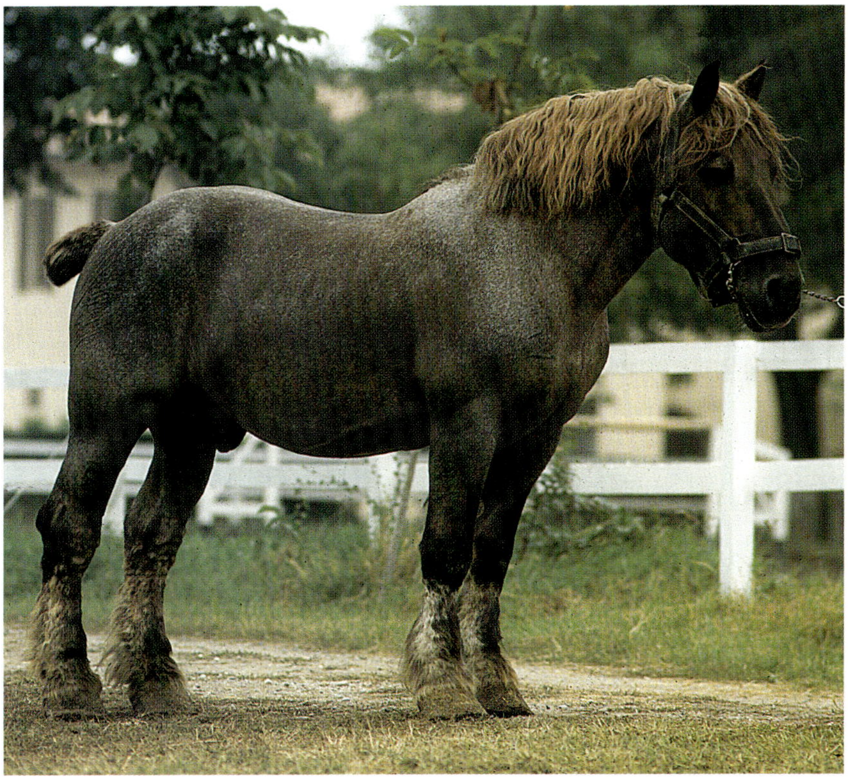

Typischer Italo-Breton-Hengst

ZUCHT:
Die Rasse wird im nördlichen Italien, in den fruchtbaren Flußtälern des Po und des Adige sowie in der Lombardei gezüchtet. Hauptkristallisationspunkt war zunächst das Hengstdepot bei Ferrara. Heute ist das Italienische Kaltblut vor allem auch in den Gebie-

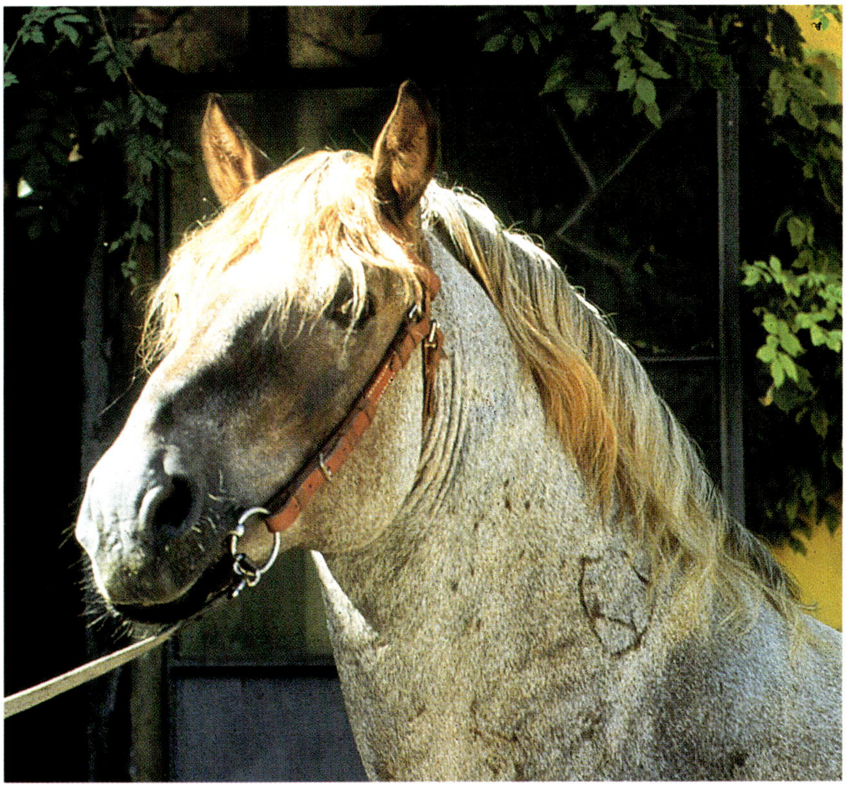

Portrait eines Tiro Rapido

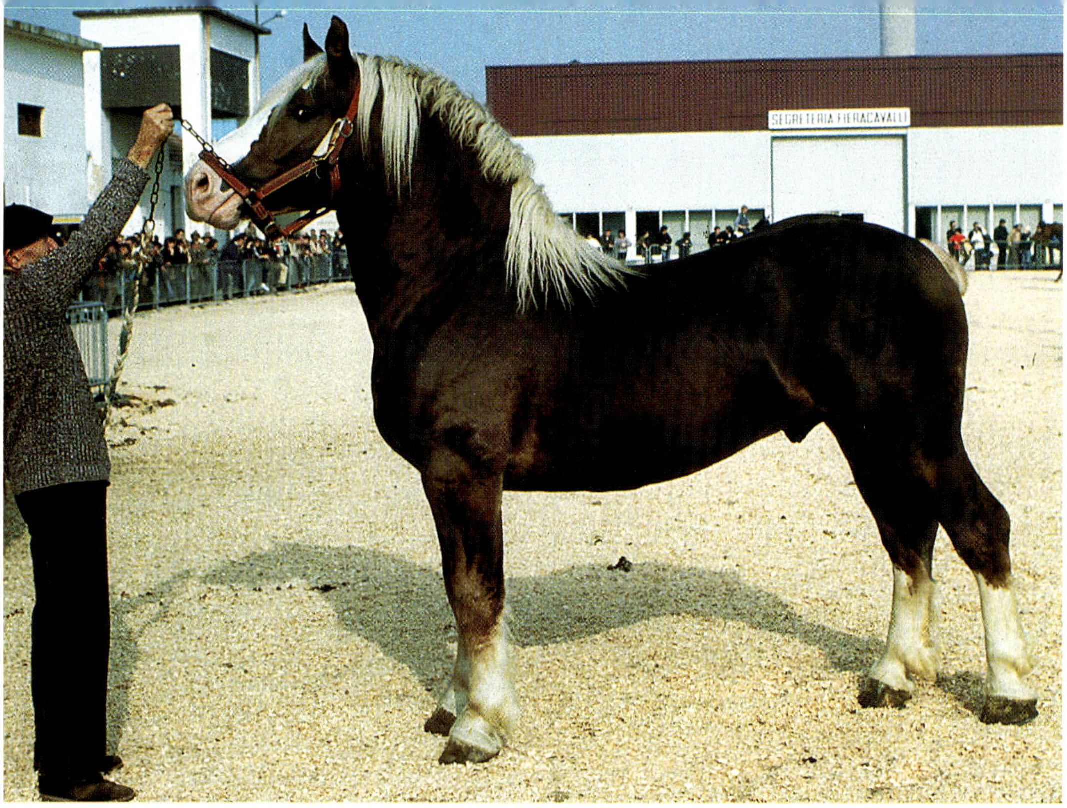

Tiro Pesante Rapido-Hengst

ten um Verona, Vicenza, Padua, Venedig, Cremona, Mantua und Roviga verbreitet. Es besteht ein eigenes Gestütbuch. Der Zuchtverband „Associazione Nazionale Allevatori del Cavallo Agricolo Italiano da Tiro Pesante Rapido" hat seinen Sitz in Verona.

GESCHICHTE:
Der Cavallo Agricolo Italiano da Tiro Pesante Rapido (CAIPR) ist die einzige Kaltblutrasse Italiens.

In der Poebene war schon immer ein etwas schwereres Pferd heimisch, das im 19. Jahrhundert zunächst mit Norfolk Trottern, Orientalischem Halbblut und Vollblut veredelt wurde, wobei das nach der italienischen Einigung 1861 errichtete Hengstdepot bei Ferrara die entscheidende Rolle spielte. Das „Deposito Stalloni" unterstand dem Kriegsministerium, wo man vor allem die Produktion von Remonten für die Armee im Auge hatte.

Mit der Intensivierung der Landwirtschaft auf den schweren Böden der Lombardei und den Tiefebenen des Po und Adige wurde jedoch im letzten Drittel des 19. Jahrhunderts der Ruf nach einem schwereren landwirtschaftlichen Arbeitspferd immer lauter, einem Pferd, das stark genug war, die schwerer gewordenen Ackergeräte und -maschinen zu ziehen, da die vorhandenen Pferde diesen Ansprüchen nicht mehr genügten. Folgerichtig begann man um die Jahrhundertwende mittels Verdrängungskreuzungen mit französischen und belgischen Kaltblutrassen einen schweren Arbeitsschlag zu schaffen. Während man dafür anfänglich verschiedene Rassen wie Boulonnais, Ardenner, Brabanter und Bretonen einsetzte, stellte sich bald (analog zu Spanien, das seine Kaltzucht auf derselben Rasse aufbaute) der Postier-Breton als am besten für die italienischen Verhältnisse geeignet heraus. Er verband eine ausreichende Schwere und hervorragende Körperkraft mit hoher Anspruchslosigkeit und enormer Gängigkeit. Dadurch eignete sich das neuentstandene Italienische Kaltblutpferd nicht nur für die landwirtschaftliche Arbeit, sondern auch für den Gütertransport auf der Straße und als Artillerie-Stangenpferd.

Während des Ersten Weltkrieges erlitt die Pferdezucht durch die Kämpfe in Oberitalien erheblichen Schaden und wurde vor allem im Veneto weitgehend vernichtet, so daß man sie nach dem Krieg wieder völlig neu aufbauen mußte. Das zu diesem Zweck eingesetzte Bretonische Zuchtmaterial, mit dem man bereits vorher beste Erfahrungen gemacht hatte, bewährte sich erneut, es prägte dem Italienischen Kaltblut seinen Stempel auf und trug zu einer raschen Konsolidierung der Zucht bei.

1926 wurde das offizielle Gestütbuch begründet. Neben der Bedeutung als Zugkraft wurden Italo-Breton-Stuten auch in nicht geringem Umfang zur Erzeugung großer, schwerer Maultiere verwendet, wie sie die Armee benötigte.

Noch bis in die fünfziger und sechziger Jahre stellte das Italienische Kaltblut ein sehr populäres Zugpferd dar, das sich vor allem durch seine enorme Gängigkeit auszeichnete. Doch dann kam der Niedergang. Mit der allumfassenden Motorisierung verschwand das Pferd zuerst aus dem Militärdienst, dann vertrieb es der Traktor auch von den Äckern. Dieser Prozeß war Ende der sechziger Jahre abgeschlossen. Daher begann die Zuchtleitung in den siebziger Jahren in einem speziell darauf ausgerichteten Selektionsprozeß die Eigenschaften der Rasse zu entwickeln, die sie besonders für die Fleischproduktion prädestinierten. So ist das heutige Zuchtziel weitgehend auf die Schlachtfohlenproduktion ausgerichtet, wenn auch in einigen bergigen Regionen, wo sich die Umstellung auf den Traktor nur schwer bewerkstelligen läßt, das Kaltblutpferd immer noch in der landwirtschaftlichen Arbeit eingesetzt wird. Leider besteht hierbei die Gefahr, daß bei der Selektion das Ausschlachtungsergebnis und das Schlachtkörpergewicht einen höheren Stellenwert erreichen als Gangvermögen und Zugleistung.

PONYZUCHTEN

HAFLINGER

TYP, INTERIEUR, VERWENDUNG: Der Haflinger ist ein vorzüglicher, nicht zu kleiner „Allround-Pony". In früherer Zeit war er ein außerordentlich kräftiges, ausdauerndes, dem Kaltblut nahestehendes Gebirgspferd von hoher Lern- und Leistungsbereitschaft und entsprechender Lern- und Leistungsfähigkeit, robuster Gesundheit und Lebenskraft, langlebig und fruchtbar, das hochgeschätzte Arbeitspferd der Bergbauern seiner Heimat Süd- und Nordtirol sowie der ideale Säumer der Gebirgstruppen.

Heute nähert sich der Haflinger mehr dem Warmblut und steht überwiegend im Reittyp. Er stellt ein beliebtes Freizeitpferd dar, das im Breitensport im Springen, in der Dressur, im Gelände und im Geschirr einsetzbar ist. Aufgrund seiner hohen Tragfähigkeit bietet er sich nicht nur als Kinderreitpferd, sondern auch für – selbst schwergewichtige – Erwachsene an. Ausgezeichnet eignet er sich wegen seiner Geländegängigkeit und Trittsicherheit für die Hochgebirgsjagd und das Ponytrekking in schwierigem Gelände.

Trotz der Typumstellung sind dem Haflinger seine interieuren Eigenschaften erhalten geblieben, der durch und durch anständige, ehrliche, willige Charakter und das lebhafte, energische und doch ruhige Temperament.

Eine Tatsache, vor der man nicht die Augen verschließen sollte, ist die, daß in verschiedenen Hochzuchtgebieten ein nicht unerheblicher Teil der Fohlen für den Schlachter produziert wird.

EXTERIEUR:
Insgesamt wirkt der muskelbepackte Haflinger ausgesprochen harmonisch. Der kleine, trockene Kopf mit breiter Stirn und konkaver Profillinie verrät den Orientalischen Einschlag. Die großen Augen sind lebhaft und ausdrucksvoll, die Ohren ponyhaftig kurz und sehr beweglich. Der kräftig bemuskelte Hals wird schön getragen. Die Schultern sind stark bemuskelt, dabei mäßig lang und geneigt, der Widerrist ist nur wenig markiert, die Brust breit und tief. Der elastische Rücken zeigt eine gewisse Länge und geht über eine starke Lendenpartie in die gut herangeschlossene, breite, stark bemuskelte, gespaltene, abschüssige Kruppe über. Der Rumpf ist gut gerippt, mit geschlossenen Flanken. Die kräftigen, trockenen, in der Regel korrekten Gliedmaßen zeigen klar konturierte Sehnen und Gelenke. Gelegentlich findet sich ein etwas stark gewinkeltes Hinterbein mit schmalem Sprunggelenk. Die Fesselung hat eine mittlere Länge. Die Hufe sind gut geformt und hart.

Ein Behang ist, wenn überhaupt, nur gering ausgebildet. Die üppige Doppelmähne und der ebenso dichte Schweif sind hell, meist weiß.

An Farben kommen ausnahmslos Füchse in allen Schattierungen, vom hellen Licht- und Gold- bis zum Kohlfuchs, vor. Weiße Abzeichen, außer ei-

Haflinger in der winterlichen Arbeit, Südtirol

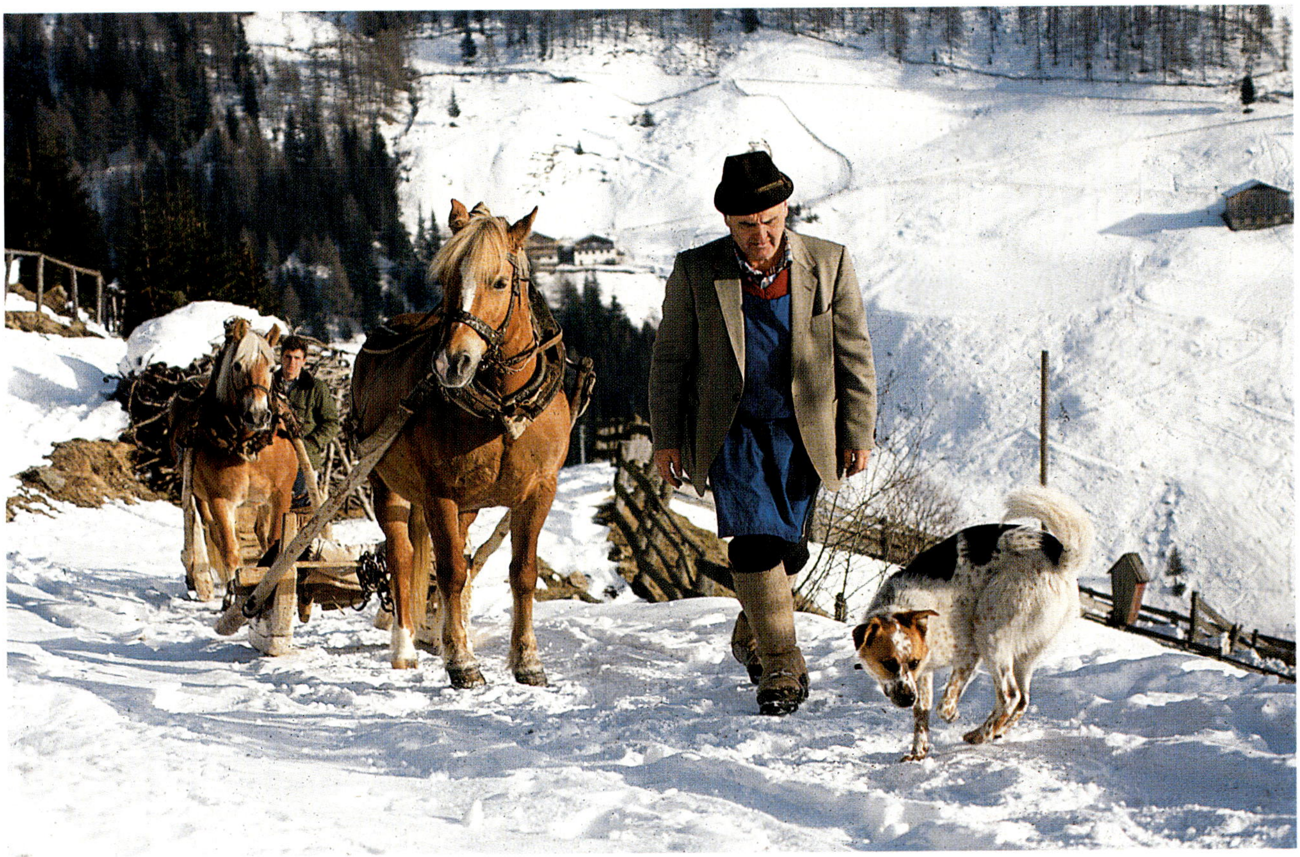

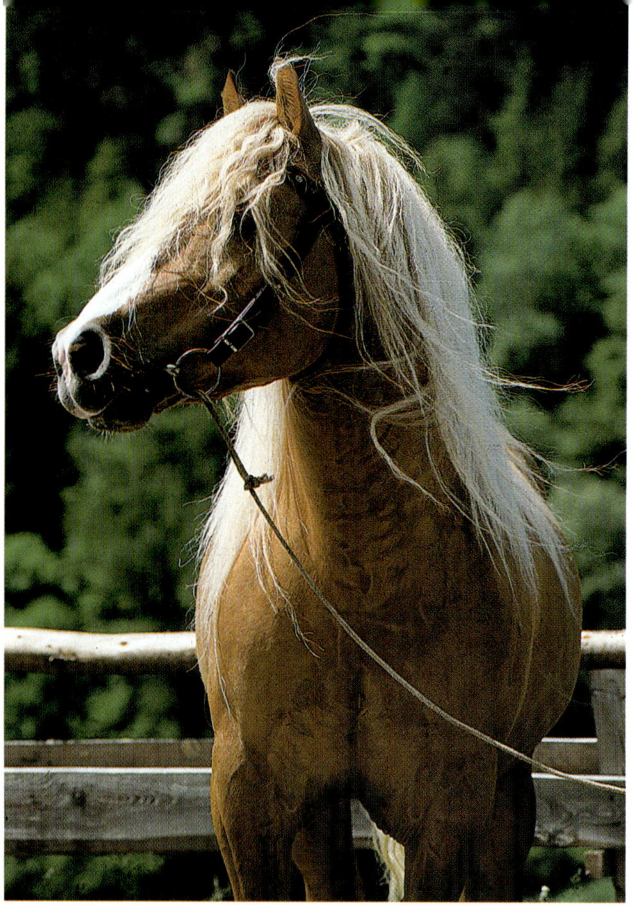

Portrait eines prämiierten Haflinger-Hengstes

Unten: Haflinger-Hengst vor heimischer Bergkulisse. Er weist noch deutliche Merkmale des Kaltbluttyps auf.

nem Stern oder einer breiten Blesse, sind unerwünscht, ebenso wie meliertes oder andersfarbiges Langhaar. Gelegentlich finden sich ein Aalstrich und Zebrastreifen an Unterarmen und Unterschenkeln.

Die Widerristhöhe liegt zwischen 138 und 148 cm Stockmaß.

MECHANIK:
Der moderne Haflinger besitzt recht gute, raumgreifende Bewegungen in allen drei Gangarten. Dabei ist er außerordentlich trittsicher und klettert und springt wie eine Gemse.

ZUCHT:
Die Heimat des Haflingers ist das heute zu Italien gehörige Südtirol, das Meran-Bozener Becken mit dem Haupt- und Landgestüt Santa Maria, dazu – unter dem Namen Avelignese

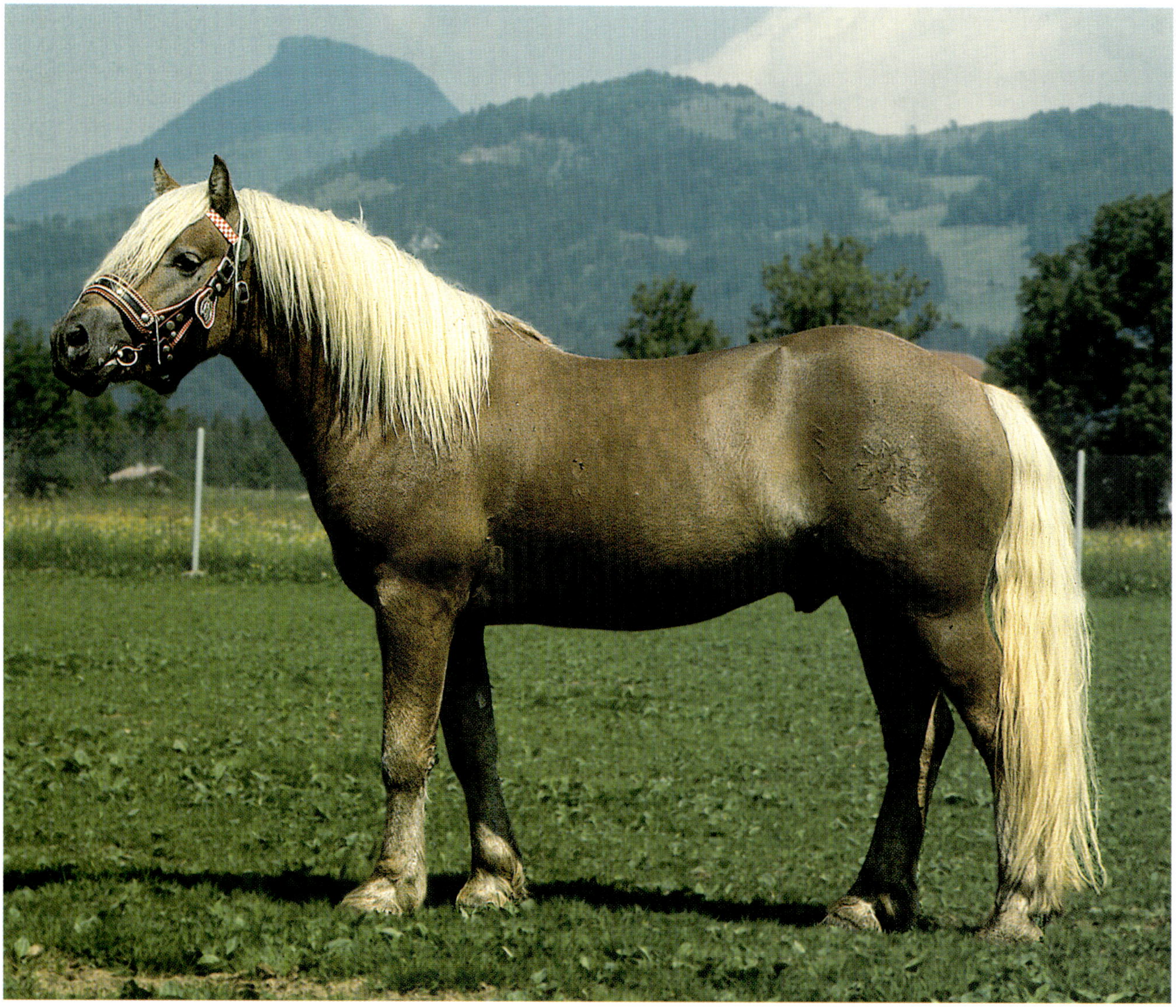

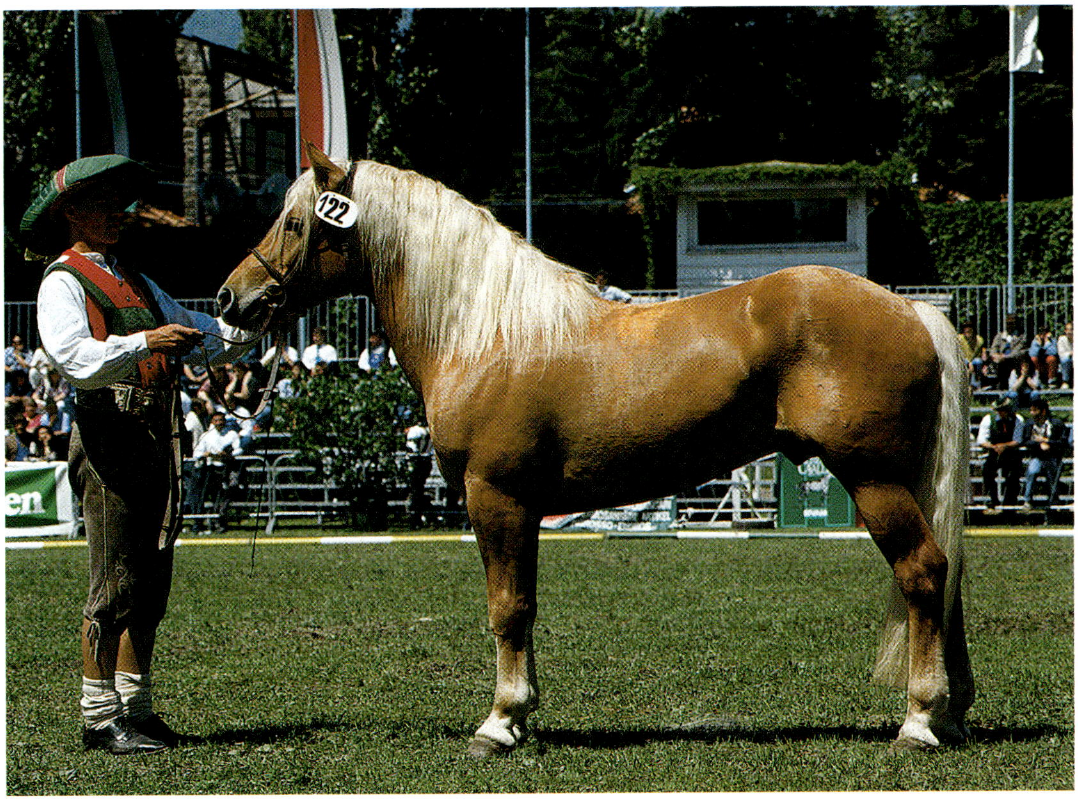

Südtiroler Haflinger-Hengst des modernen Reittyps. Dieses Resultat wurde erzielt durch Selektion innerhalb der Rasse ohne Fremdbluteinfluß.

– alle Gebirgsregionen Italiens, vom Norden bis zum Süden, einschließlich Siziliens. Für diese Gebiete findet eine jährliche Zentralkörung in Verona statt.

In Italien hat die Haflinger-Population eine Größe von über 12 000 Pferden, davon rund 5500 im Originalzuchtgebiet.

Nachzuchtgebiete bestehen in zahlreichen Ländern Europas und der übrigen Welt. In Österreich liegt der Schwerpunkt der Zucht in Nordtirol. Hier befindet sich, in der Nähe von Kufstein, auch der Fohlenhof Ebbs, der gestütsmäßig betrieben wird. Aber auch in den anderen Bundesländern finden sich Haflinger-Zuchten, entsprechend ihren Stutenzahlen in der folgenden Reihung: Niederösterreich, Steiermark, Oberösterreich, Kärnten, Salzburg, Vorarlberg.

In Deutschland stellt die Haflinger-Rasse mit knapp 40 Prozent die stärkste Population aller Ponyrassen. Mit ca. 14 500 Mutterstuten und 500 Hengsten besitzt Deutschland die größte Haflingerzucht der Welt (1998). Das wichtigste Zuchtgebiet ist Bayern, mit dem staatlichen Haupt- und Landgestüt Schwaiganger, wo man 1935/36 mit der Haflinger-Zucht begann. Aber auch in allen anderen deutschen Bundesländern bestehen Haflinger-Zuchten, vor allem in Sachsen mit dem Landgestüt Moritzburg und in Westfalen mit dem Landgestüt Warendorf.

Inzwischen werden weltweit Haflinger-Gestütbücher in weit über 30 Zuchtverbänden geführt.

Die ursprünglichen Zuchtregionen in den Alpenländern propagieren die Haflinger-Aufzucht auf Hochalmen in 1000–1500 Meter Höhe während der Weidesaison von Mitte Mai bis Mitte Oktober als optimal, damit die Rasse nicht ihren Typ und ihre Härte verliert.

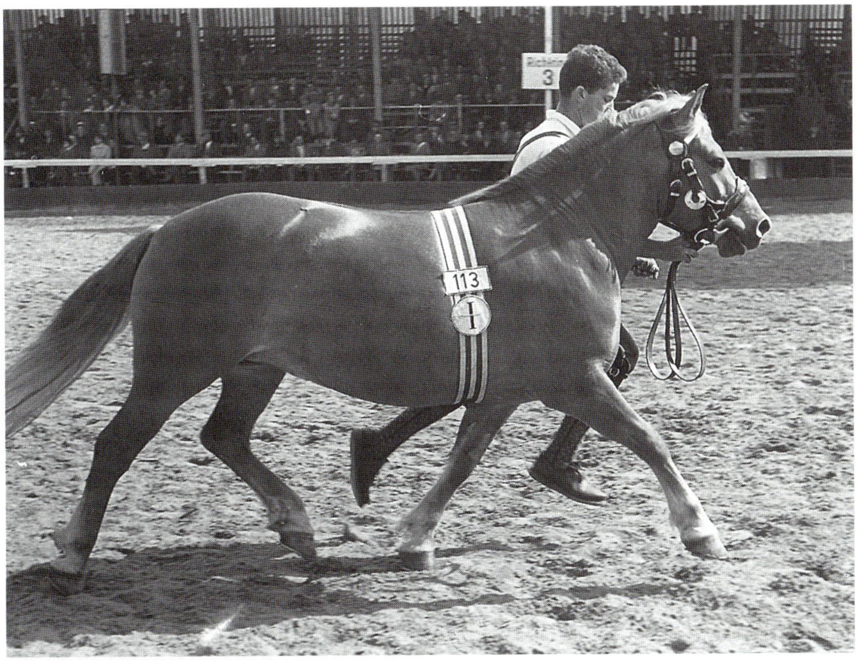

Ia-Siegerin der Haflinger-Stuten bei der DLG-Schau München 1959: kurzer Hals, steile Schulter, kein Widerrist, keine Sattellage, „knüppelig". Seither hat sich der Typ deutlich in Richtung Reitpferd verändert, vor allem in Österreich und Deutschland.

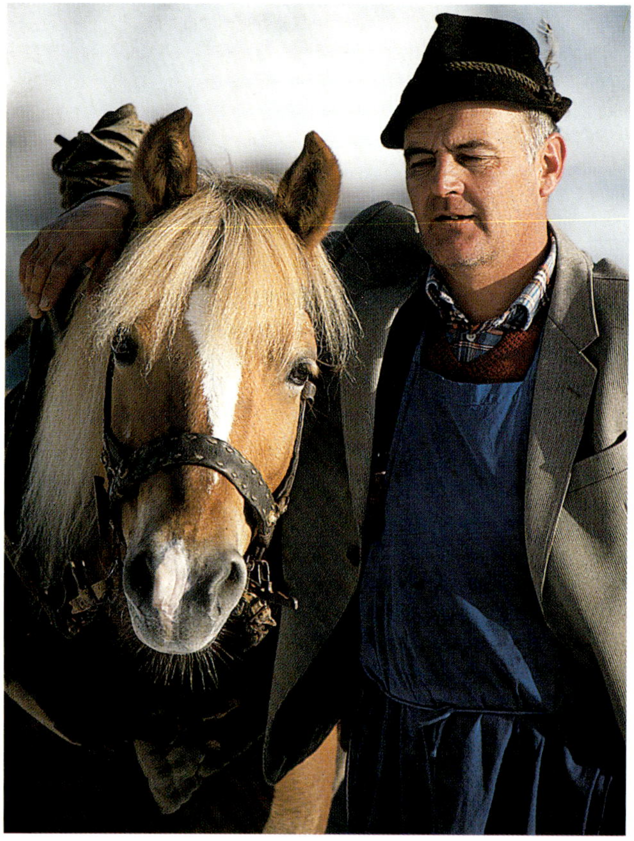

Südtiroler Bauer mit seinem Haflinger, Portrait

GESCHICHTE:
Über den Ursprung des Haflingers berichtet die hippologische Literatur Unterschiedliches und Widersprüchliches.

Natürlich kann man sich auf den Standpunkt von *Professor H. J. Schwark* stellen, den er in seinem Buch PFERDEZUCHT (Melsungen 1984) vertritt: „Auffassungen zur weiter zurückliegenden Herkunft des Haflingers sind nur mehr oder minder begründete Vermutungen und für die heutige Zucht bedeutungslos." Aber wahrscheinlich darf man es sich nicht ganz so leicht machen, denn unter den Haflinger-Züchtern handelt es sich hierbei tatsächlich um so etwas wie eine „Glaubensfrage" von nicht unerheblicher Relevanz. Es geht um nicht mehr und nicht weniger als darum, ob der Haflinger aufgrund seines Ursprungs ein Kaltblut- oder Warmblutpferd ist.

Der Oberregierungsrat *Dr. Thurner* vom Landstallmeisteramt Innsbruck, der alles daransetzte, den Ursprung des Haflingers zu ergründen, und dessen Berichte aus einer Zeit stammen, in der viele der ältesten Haflinger-Züchter noch lebten, kommt zu der Auffassung, daß die Ausgangspopulation der Rasse in einer lokalen Varietät des Norischen Kaltblutpferdes zu suchen sei. Er meint wörtlich: „So hat in erster Linie eine Anpassung des alpinen Kaltblutpferdes an Höhenlage, Klima und Gebrauch unter dem Einfluß künstlicher Zuchtwahl stattgefunden."

Eine ganz andere Ansicht vertritt der Haflinger-Experte *Otto Schweisgut* in DER HAFLINGER IN TIROL – DAS UNIVERSALPFERD (veröffentlicht vom Haflinger Pferdezuchtverband, Tirol, Innsbruck o. A., vermutlich 1953/54 – gekürzt): „Auf dem in sich geschlossenen Gebiet des Tschöggelberges konnte sich nebst alten bäuerlichen Trachten und Sitten auch ein ehemals verbreiteter, so recht als Säumerpferd geeigneter, kleiner Pferdeschlag erhalten, wenn auch später öfter Norisches Kaltblut eingekreuzt wurde. Die sehr alten rätoromanischen Siedlungen wie Hafling, Mölten, Vören, Schlaneid und Verschneid waren jahrhundertelang nur durch Saumwege miteinander verbunden und von den Märkten fast abgeschlossen ... Diese Ortschaften und das über die Tschofenhöhe erreichbare Dorf Jenesien ... bilden die Hauptzuchtzentren der Haflinger-Zucht in Südtirol. Das Sarntal, ebenfalls ein Haflinger-Zuchtgebiet, besitzt einige vorzügliche Hochweiden mit großem Futterreichtum und bietet für die Pferdezucht, sowohl seines Geländes wie seiner hervorragenden Almen wegen, beste Voraussetzungen. Die hier alteingesessenen Gebirgsbauern haben schon vor undenklichen Zeiten in der Hauptsache Viehwirtschaft betrieben ...

Nach verschiedenen Meinungen soll das Sarntal die Urheimat des Haflingers sein, der seinen Namen von der Gemeinde Hafling erst in späterer Zeit erhalten haben dürfte. Die Bewohner des Sarntales gelten als Nachkommen der Ostgoten, deren Reste sich nach der Schlacht bei Conza 555 n. Chr., von den Byzantinern unter ihrem Feldherrn Narses geschlagen, in die Täler Rätiens zurückgezogen haben sollen.

Daß dadurch kleinere Orientalische Pferde, wie sie von Kriegsvölkern bevorzugt waren, eingeführt wurden, ist ohne weiteres möglich. Sicher ist jedenfalls, daß der Haflinger noch viele Merkmale und Eigenschaften des Arabers zeigt ..., bei schmaler Kost größte Leistungen vollbringt und anspruchslos Freud und Leid mit seinem Herrn teilt ..."

Noch eine andere Ansicht über den Ursprung des Haflingers vertritt der bayerische Zuchtfunktionär *Dr. Franz Gentner*, der von der These der gotischen Besiedlung abrückt und eine bajuwarische Besiedlung der Gegend annimmt. Das Dorf Hafling sei „in den ersten Zeiten deutscher Niederlassungen zu Beginn des achten Jahrhunderts entstanden."

Gentner schreibt in seinem Buch DER HAFLINGER UND SEINE ZUCHT (München – Basel – Wien 1965): „Die Abstammung des Haflingers ist unbekannt. Der Name ‚Haflinger' scheint weit jüngeren Datums zu sein, denn die 1847 erschienene ‚Topographie von Tirol' (Staffler) erwähnt wohl den kleinen Pferdeschlag auf dem Salten, aber nicht den Namen ‚Haflinger'. Die Annahme, daß die Bezeichnung von dem 1897 geborenen *Folie*-Sohn *233 Hafling* stammt, erscheint nicht unwahrscheinlich, doch wird angenommen, daß das Dorf Hafling dem Saltener Kleinpferd den Namen gab ...

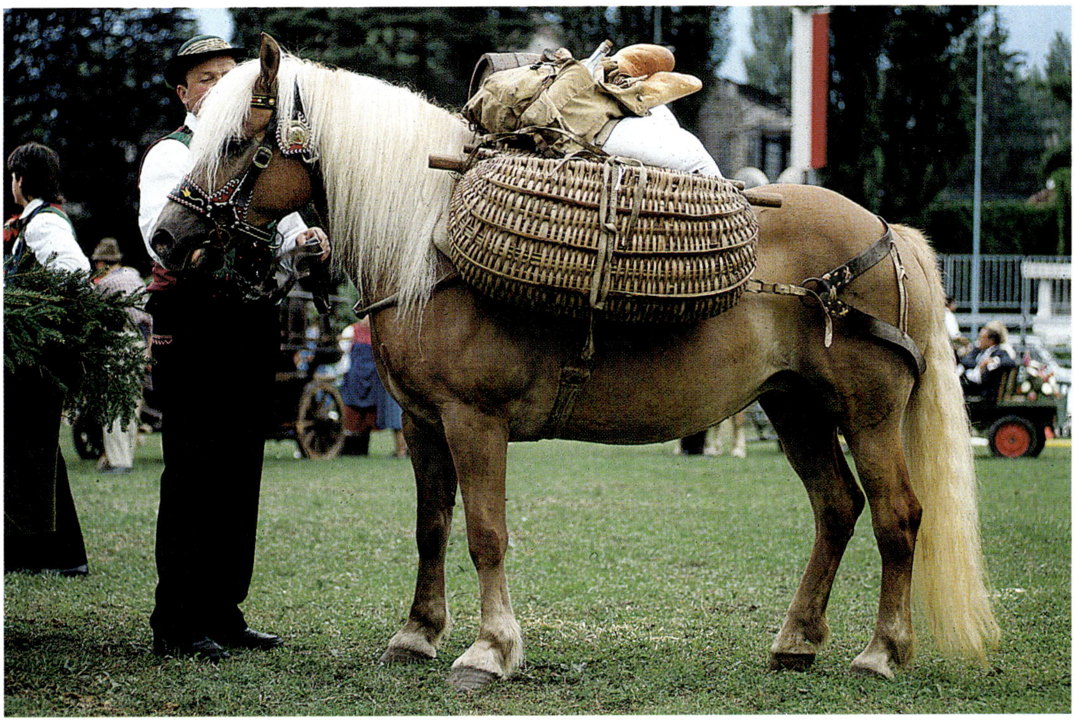

In traditioneller Weise hochbepackter Südtiroler Haflinger

Eine alte Überlieferung berichtet, daß *Kaiser Ludwig IV.* Pferde aus Burgund kommen ließ, als Geschenk für seinen Sohn, den Markgrafen *Ludwig von Brandenburg*, anläßlich seiner Vermählung mit *Margarethe Maultasch* (1342), der Herzogin von Tirol (seit 1335). Sie sollen die Stammeltern des Haflingers sein.

Diese Burgunder Pferde standen angeblich im Typ eines schweren Zugpferdes mit einem derben Kopf, breitem, dickem Hals, bei wenig Widerrist, gesenktem Rücken und einer kurzen abgezogenen Kruppe mit langsamem und wackligem Gang. Es ist wenig wahrscheinlich, daß diese Burgunder Pferde an der Gestaltung des Haflingers Anteil haben, es müßte denn sein, daß sie edleres Blut führten.

Von vielen österreichischen Hippologen wird dagegen bestätigt, daß in Nordtirol ursprünglich das Norische Pferd kleineren Formats gezüchtet wurde, während in Südtirol ein leichterer, kleinerer Pferdeschlag meist Orientalischer Blutmischung heimisch war. In den alten Karten über die Verbreitung der Pferdeschläge in Österreich ist schließlich auch Südtirol mit seinem Haflinger-Zuchtgebiet in der Farbe des leichten Reit- und Wagenschlages eingetragen.

Die zahlreichen Burgen und Schlösser, die heute noch den Reisenden auf seinem Weg vom Brenner durch Südtirol grüßen, festigen die Annahme, daß ihre früheren Besitzer, die im Dienst des kriegslustigen Österreichs standen, von den Kreuzzügen und Türkenkriegen Orientalische Beutepferde in ihre Heimat brachten und damit ihr kleines bodenständiges Gebirgspferd Norischen Ursprungs veredelten ..."

Gesetzt, Gentners Darstellung der Burgundischen Pferde, die Markgraf Ludwig der Ältere bei seiner Hochzeit als Geschenk erhielt, ist unzutreffend, und sie gehörten in Wirklichkeit der

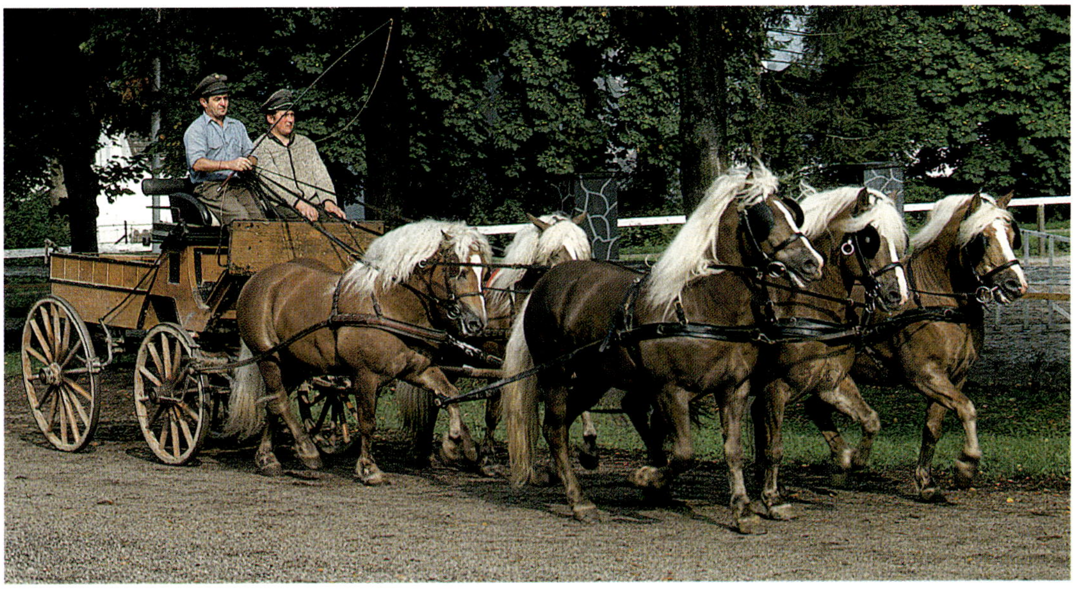

Fünferzug Haflinger-Hengste in Stadl-Paura

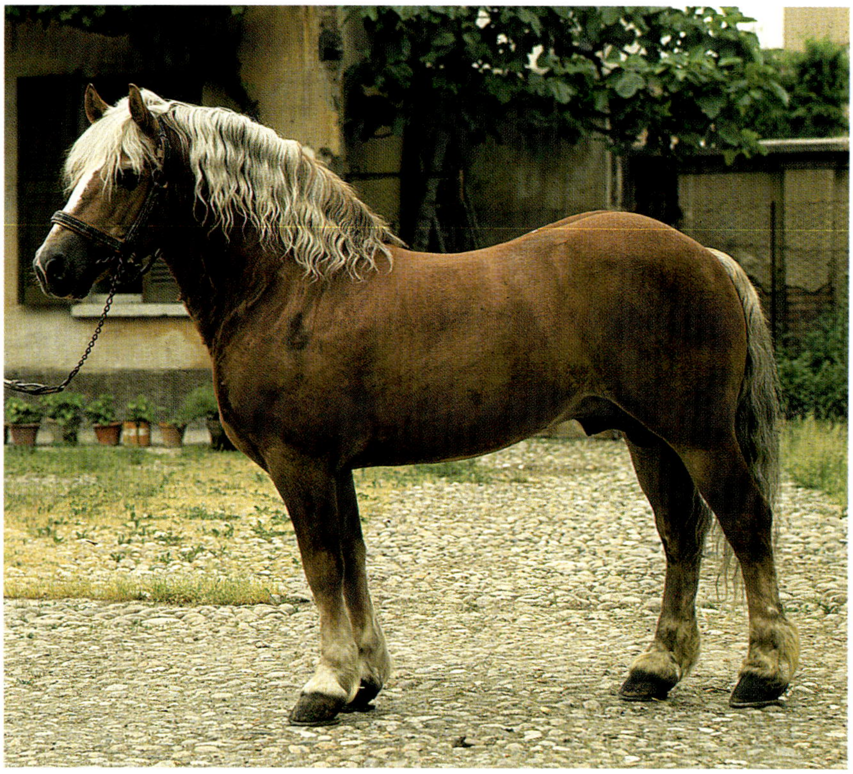

Der außerhalb des eigentlichen Südtiroler Zuchtgebietes als „Avelignese" bezeichnete Haflinger des Appenin-Gebirges steht im klaren Kaltbluttyp und wird heute vor allem für die Schlachtfohlenproduktion genutzt.

alten Rasse des Hochjura an (der zum Beispiel auch der schweizerische Freiberger entstammt), deren Erscheinungsbild bereits dem des späteren Haflingers recht nahe war, dann könnten sie doch durchaus etwas zu seiner Entstehung beigetragen haben. Immerhin wird die im Meran-Bozener Becken heimische Landrasse bereits im 14. Jahrhundert urkundlich erwähnt als ein Reit- und Zugpferd von leicht Orientalischem Typ und Exterieur.

Aus den folgenden Jahrhunderten verlautet wenig über die Pferdezucht Südtirols. Die oben erwähnte TOPOGRAPHIE VON TIROL UND VORARLBERG von *Staffler* spricht von einem kleinen, leichtfüßigen, klepperartigen Pferdetyp, der im Gebiet der Provinz Bozen zwischen Etsch und Sarntal beheimatet war. Es handelte sich um eine Zuchtinsel eines als Orientalisches Halbblut bezeichneten Pferdeschlages, der unter dem Namen „Hafflinger Klepper" auf einer sonst weitgehend von Norikern bevölkerten hippologischen Landkarte vermerkt war.

Inwieweit es sich bei der Ausgangsrasse der Haflinger-Zucht wirklich um ein Orientalisches Halbblut gehandelt hat oder dies nur der Phantasie arabophiler Hippologen entsprungen ist, wird heute wohl kaum noch geklärt werden können. Denn ebensogut kann es sich auch um einen in der Südtiroler Bergwelt, in Anpassung an die karge Scholle, verkleinerten, „aufgetrockneten" Noriker-Schlag gehandelt haben, der erst unter dem Einfluß Arabischen Blutes seinen Orientalischen Charakter erhielt.

Auf jeden Fall ist es ziemlich sicher, daß es das kleine, zähe Salten-Möltener Bergpferd bereits gab, bevor der heute als Stammvater der Haflinger-Zucht angesehene, 1868 im Hauptgestüt Radautz in der Bukowina (seit 1919 rumänisch) geborene Halbblut-Araber *133 El'Bedavi XXII* (der aus einer Dahabi- und Gidran-Blut führenden ungarischen Stute stammte und auf den 1817 importierten Original-Araber *El'Bedavi Senior* zurückging) seinen Sohn *249 Folie* (geb. 1874) zeugte. *Folies* Mutter soll eine arabisch veredelte Landstute des Bauern Folie aus Schlanders (Vintschgau) gewesen sein. Es kann sich jedoch genausogut um eine Stute im Noriker-Typ gehandelt haben. Auf jeden Fall stellte sich der Hengst *Folie* als ein überragender Vererber heraus. Seine Nachkommen übertrafen alle übrigen Fohlen derart an Qualität und Ausgeglichenheit, daß das österreichische Ackerbauministerium auf Anregung einer Zuchtkommission den Ankauf einer Reihe seiner Söhne als Hengstanwärter empfahl. Von ihnen konnten zwei wiederum eigene Hengstlinien begründen: *252/233 Hafling* und *14 Folie*. Über sie gehen heute alle Hengste auf *249 Folie* und damit letztlich auf den Original-Araber *El'Bedavi Senior* zurück.

1897 wurde durch den Depotkommandanten von Stadl-Paura, *Graf Huyn*, eine staatliche Zuchtförderung der vernachlässigten Haflinger-Zucht in Tirol eingeführt. Seit 1900 wird die Rasse offiziell nach ihrer ursprünglichen Heimat bei dem Ort Hafling als „Haflinger" bezeichnet.

Um diese Zeit variierte der Rassetyp noch sehr stark vom arabisierten, leichten, relativ hochbeinigen Klepper bis zum stämmigen, grobknochigen, kurzbeinigen, kleinen Noriker. Auch die heutige rassetypische Farbe hatte sich bei weitem noch nicht durchgesetzt. Neben seltenen Rappen und Schimmeln betrug der Anteil an Hell-, Kastanien- und Dunkelbraunen noch rund 40 Prozent. Das Gros der Füchse besaß auch noch keineswegs das lichte Langhaar. Und es sollte noch recht viel Zeit vergehen, ehe sich die einheitliche Färbung durchgesetzt hatte.

In den dreißiger Jahren berichtete der oben erwähnte *Dr. Thurner*, daß beim Haflinger zwar meistens Füchse aufträten, daß jedoch auch Braune, Rappen und Schimmel vorkämen. Der Stammvater *133 El'Bedavi XXII* sei goldbraun mit Aalstrich gewesen. Noch 1940 zeigen Photos von den Stuten des Majors *Rudolf Erhard* aus seinem Gestüt Wiesen bei Rosenheim, veröffentlicht in einem Bericht des Heeres-Remonteinspekteurs *Oberst v. Jena* in den DEUTSCHEN REITERHEFTEN (Berlin), verschiedene klar im Noriker-Typ stehende dunkelbraune Pferde mit kräftig entwickeltem Behang. Insgesamt fällt auf diesen Aufnahmen, ebenso wie auf denen in den oben erwähnten 1953 resp.

Der moderne Südtiroler Haflinger verfügt über ein hervorragendes Trabvermögen.

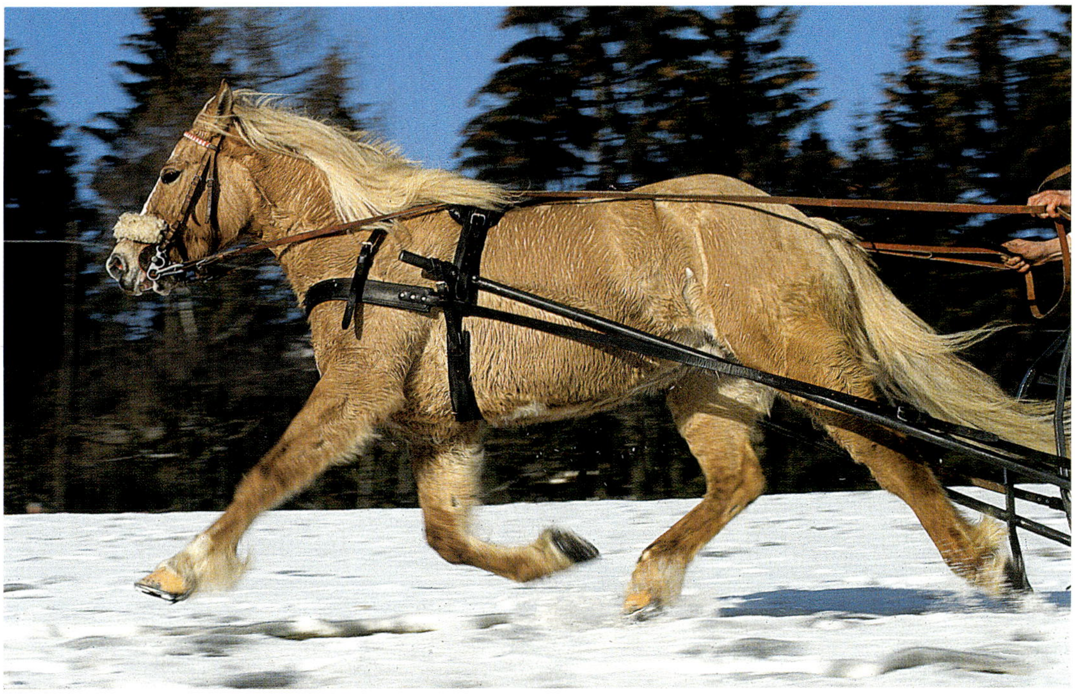

Südtiroler Haflinger beim „Oswald v. Wolkenstein-Ritt", der seit 1983 alljährlich stattfindet.

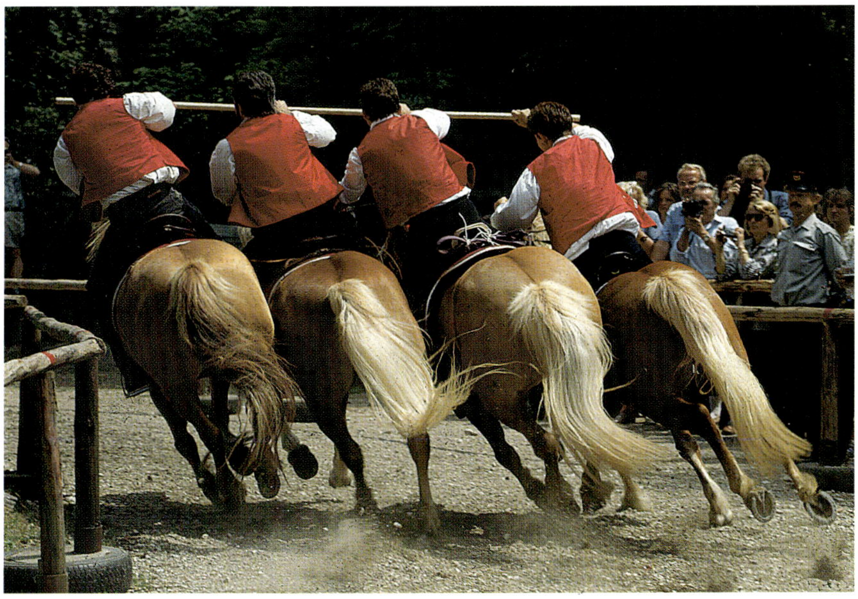

1965 erschienenen Büchern von Schweisgut und Gentner, auf, daß auch die abgebildeten Haflinger-Füchse mit ihren kurzen, dicken Hälsen, den steilen Schultern und abgeschlagenen, gespaltenen Kruppen, den Doppelmähnen, tief angesetzten Schweifen und dem ausgeprägten Behang lauter typische Kaltblutmerkmale zeigen.

Persönlich bin ich der Meinung, auch wenn das von vielen Haflinger-Züchtern nicht gern gehört wird, daß die Rasse ihren einheitlichen, harmonischen, muskulösen Typ und die heute als klassisch angesehene Färbung, wie sie sich durch gezielte Zuchtwahl als rassetypisch entwickelt hat, ihrem Noriker-Erbe verdankt. Aus dem Beispiel der Schwarzwälder St. Märgener möchte ich jedenfalls schließen, daß diese Anlagen vom Norischen Kaltblut stammen.

Im Zusammenhang mit der Haflinger-Färbung ist ein Artikel der Genetikerin *Dr. Ines v. Butler-Wemken* (Universität München) mit dem Titel „Farbvererbung beim Haflinger noch nicht geklärt?" in der Zeitschrift RUND UMS PFERD (Dummerstorf, Heft 1/1994) recht aufschlußreich, aus dem ich ein paar Abschnitte zitieren möchte: „Beim Haflinger wird ein Fuchs mit hellem Langhaar als ‚rassespezifisch' angesehen. Diese Kombination ist zunächst aber keineswegs vorherrschend gewesen . . . Später ist die Fuchsfarbe zur Modefarbe geworden, wobei man den Lichtfuchs bevorzugt hat. Andersfarbige wurden nicht mehr in das Zuchtbuch aufgenommen.

Füchse tragen immer zwei identische Gene, die zum roten Haar führen. Man weiß heute, daß diese genetische Information braune und schwarze Farbinformationen weitgehend überdeckt. So bleibt die schwarze oder braune Farbe beim Fuchs auf Haut und meist auch Augen beschränkt. Paart man sie untereinander, werden ausschließlich nur fuchsfarbene Pferde erhalten. Die Farbausprägung kann aber von dunkelrot über rotbraun bis zu goldgelb variieren. So hat man früher schon neun verschiedene Bezeichnungen für die rote Farbvielfalt gekannt. Genetische Informationen an anderen Genorten, deren Mitwirkung man bisher nur wenig genau kennt, werden für die roten Schattierungen, auch in Kombination mit dem Aalstrich, verantwortlich gemacht. Auch hat man Anhaltspunkte dafür, daß sich unter unserer deutschen Bezeichnung ‚Fuchs' in manchen Rassen tatsächlich braune Pferde verbergen. Diese haben dann braune Haut sowie braune Deck- und Schutzhaare. Für den Züchter bleibt als erste Information, daß man ausschließlich fuchsfarbene Pferde erhalten wird, wenn man sie miteinander verpaart, es aber gene-

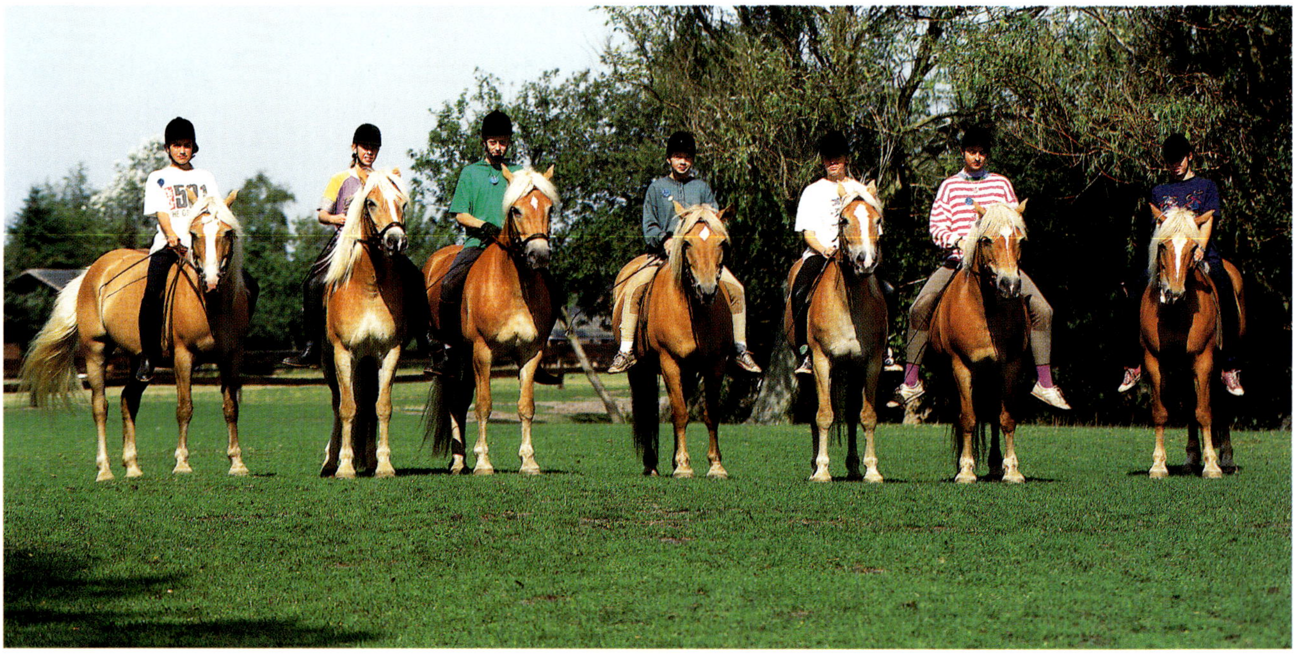

Auf Haflingern berittene Jugendliche

tisch sehr verschiedene Fuchsfarben gibt. Kann man nun aber auch Füchse mit weißem (flachsfarbenem) Langhaar in Reinzucht erhalten?

Es gibt Anhaltspunkte dafür, daß das bevorzugte helle Langhaar in Kombination mit roten, rotbraunen, braunen und gelben Deckhaaren auftreten kann. Beim Haflinger hat man weißes Langhaar bei allen Fuchsschattierungen gefunden. Doch hat man bisher keine Linie mit ausschließlich weißen Langhaarträgern erhalten. Erste Arbeiten aus Italien deuten jetzt darauf hin, daß weißes Langhaar nicht in Reinzucht erhalten werden kann. Es könnte auf Genkombinationen beruhen, die bei Verpaarung der Träger untereinander immer wieder auch in andere Langhaartypen aufspalten. Zur Klärung dieser Theorie sind weiterführende Arbeiten mit genauer Deckhaardifferenzierung unbedingt erforderlich. Wenn sie sich bewahrheitet, können Haflinger-Pferde nicht auf weiße Langhaarlinien selektiert werden."

Nach dem Ersten Weltkrieg kam es wegen der Abspaltung Südtirols zum Aufbau einer ausgedehnten eigenen Haflinger-Zucht in Rumpf-Österreich, vor allem in Nordtirol. Da fast alle Haflinger-Hengste bei Kriegsschluß 1918 im Hengstenstallamt Stadl-Paura standen, die Stuten dagegen fast ausnahmslos im nun zu Italien gehörenden Südtirol verblieben waren, begann man im Norden zunächst eine Kreuzungszucht mit Huzulen, Bosniaken und kleinen Norikern, die jedoch sehr unbefriedigende Ergebnisse brachte. Darauf setzte dann ein Import zahlreicher Original-Südtiroler Stuten ein, von denen die meisten in den Westen Nordtirols, in die neugegründete Zamser Haflinger-Zuchtgenossenschaft, gingen. Daneben bildeten sich weitere Zuchtenklaven, vor allem in Oberösterreich und der Steiermark.

1935/36 wurde auf Betreiben der deutschen Wehrmacht, die für ihre Gebirgstruppen einen geeigneten Säumer als Ersatz für die bis dahin verwendeten Maultiere benötigte, unter Leitung der schon erwähnten *Dr. Franz Gentner* und *Major Rudolf Erhard* die oberbayerische Haflinger-Zucht ins Leben gerufen, indem man die Einrichtung einer Reihe von privaten Haflinger-Gestüten und -Fohlenhöfen anregte, wobei Erhard mit seinem Gestüt Wiesen mit gutem Beispiel voranging. Zunächst importierte man hauptsächlich Zuchtmaterial aus Südtirol, später auch aus Nordtirol. Sehr schnell waren die bayerischen Züchter von der Vortrefflichkeit der neuen Rasse überzeugt, zumal sie während der Vorkriegs- und Kriegsjahre reißenden Absatz für ihre Produkte fanden. Bald war die Rasse in ganz Bayern heimisch. Die Hauptverbreitung fand das blonde Gebirgspferd jedoch nach dem Zweiten Weltkrieg. Die Motorisierung des landwirtschaftlichen Zuges schuf für den Haflinger mit seinen vorzüglichen Wirtschaftseigenschaften die besten Voraussetzungen, er war die ideale Ergänzungskraft zum Traktor.

Dazu gaben das ansprechende, schmucke Äußere, die ausgezeichneten Charaktereigenschaften, die unkomplizierte Handlichkeit, die praktische Größe, die Futterdankbarkeit und vor allem die vielseitigen Verwendungsmöglichkeiten, die ihn gewissermaßen zum „Mädchen für alles" prädestinierten, dem Haflinger eine anhaltende Verbreitungschance.

So kam es in der Nachkriegszeit bis heute zu einer weiteren Verbreitung in Westdeutschland, der DDR, der Schweiz und dann europa- und weltweit in über dreißig Ländern.

Nachdem der Haflinger als Ergänzung zum Motor nicht mehr benötigt wurde, fand in vielen Ländern ein Umzüchtungsprozeß statt in Richtung auf einen leichteren, edleren, mehr warmblütigen Typ mit deutlichen Reitpferdepoints. In verschiedenen Zuchten wurden Experimente mit einer erneuten Einkreuzung von Araber-Blut gemacht, mit dem Ziel, die Reiteigenschaften zu verbessern. Teils wurden sogar eigene Zuchtbücher für sogenannte Arabo-Haflinger eingerichtet. Dazu schreibt *Schwark* (a. a. O.): „Die Ergebnisse derartiger Maßnahmen lassen sich immer nur im Zusammenhang zur Zielstellung beurteilen, wobei es züchterisch durchaus opportun ist, Merkmalsveränderungen durch Kreuzungen zu forcieren. Beim Einsatz des Arabischen Vollbluts werden die Größe und eine Reihe von Rittigkeitsmerkmalen, wie leichtes Genick, verlängerter Hals, verbesserte Sattellage, geringere Breite und Rippenwölbung sowie die Gangmechanik, in gewollter Richtung verändert. Gleichzeitig gehen aber auch, speziell in der ersten Filialgeneration, der Rassetyp, das ruhige Temperament und die Vielseitigkeit der Verwendung verloren. Wie bei den anderen Pferderassen auch, kann also der Sinn der Kreuzung nur in der erhöhten Merkmalsvarianz liegen und muß zwangsläufig ein hohes Maß an Selektion in den Folgegenerationen nach sich ziehen . . ."

Im Verlauf des 20. Jahrhunderts wurde das Haflinger-Zuchtziel dreimal geändert. Während des Zweiten Weltkrieges dienten einige Tausend Haflinger der deutschen Wehrmacht als Säumer. In diesem Zusammenhang kam es vor allem auf Trittsicherheit in unwegsamem Gelände und hohe Tragfähigkeit an. Auch wünschte man den Haflinger etwas kleiner als heute. Bilder aus der Zeit zeigen ein Pferd im Typ eines Miniatur-Norikers.

Der Trend in Richtung auf ein robustes, kleines Kaltblutpferd, jedoch mit flotten Gängen, verstärkte sich nach dem Krieg. Der Haflinger wurde als die willkommene, billige, anspruchslose tierische Zugkraftergänzung auf vielen Höfen entdeckt, nachdem allenthalben die kalt- und warmblütigen Großpferde wegen mangelnder Auslastung und hoher Futter- und Pflegeansprüche ausgemustert worden waren.

Als jedoch auch diese Nische immer enger geworden war, erfolgte, vor allem in Österreich und Deutschland, die Umzüchtung auf ein vielseitig verwendbares Reitpferd, geeignet besonders für die Freizeitreiterei und den Breitensport. Dabei wurde hauptsächlich Wert auf einen deutlicher ausgeprägten Widerrist und eine verbesserte Sattellage sowie genügend Ganaschenfreiheit und drei raumgreifende Grundgangarten gelegt. In Bayern wurden in den sechziger Jahren Hengste mit 25 Prozent Araberblut-Anteilen eingesetzt, um der Gebirgsrasse die gewünschten Reiteigenschaften zu verleihen. Dieses Verfahren wurde im Ursprungsland Südtirol, aber auch in Österreich, scharf abgelehnt. Hier bemühte man sich – mit Erfolg – vor allem in Nordtirol um eine Umzüchtung bei Beibehaltung absoluter Reinzucht, nur durch Selektion aus der Rasse selbst heraus auf reitgeeignetere Exemplare. Ohne Zweifel ist in genügend großen Populationen das Ziel auch auf diesem Wege zu erreichen, doch ist es klar, daß der Zeitaufwand ein größerer ist.

Arabo-Haflinger. Die in Deutschland vor allem in den sechziger Jahren vorgenommene Einkreuzung von Arabischem Blut in die Haflinger-Zucht wird im Originalzuchtgebiet Südtirol, aber auch in Österreich strikt abgelehnt. In der Regel verschwindet bei dieser Kreuzung das heute als rassetypisch angesehene helle Langhaar, kehrt allerdings nach Rückpaarung an reingezogene Haflinger meist wieder zurück.

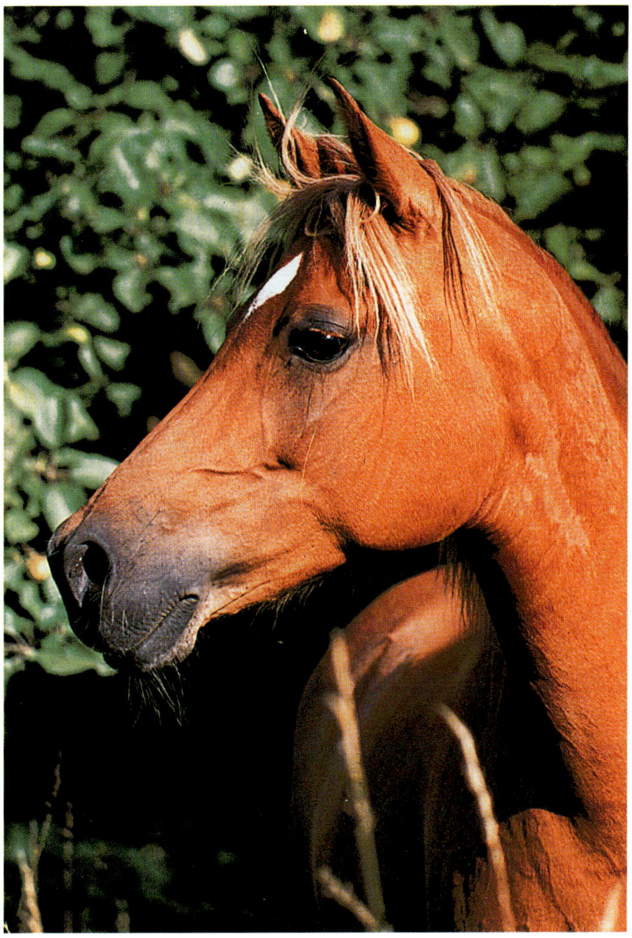

1997 wurde durch eine Kommission der Europäischen Union entschieden, daß jeweils das Ursprungsland einer Rasse federführend für deren Zuchtziel ist und die Regeln zu seiner Erreichung festlegen darf. Damit liegt hinsichtlich des Haflingers die alleinige Federführung bei Südtirol. In Süd-, aber auch in Nordtirol darf im Pedigree der Zuchtstuten in den letzten fünf Generationen kein Araber auftauchen, und alle Hengste müsssen ohne jeden Fremdblutanteil auf den Gründerhengst *Folie* zurückgehen.

In Deutschland führt der Zuchtverband für Deutsche Pferde ein eigenes Gestütbuch für Arabo-Haflinger. Der Arabo-Haflinger soll einen Mindestanteil von 25 Prozent Arabischem oder Haflinger-Blut besitzen. Wie der Haflinger soll auch der Arabo-Haflinger Fuchs sein. Meist geht jedoch, jedenfalls in den ersten Generationen, das helle Langhaar verloren. Bei Rückpaarung an reingezogene Haflinger pflegt es jedoch wiederzukehren.

Inzwischen überwiegt in den meisten europäischen Zuchten der Reittyp. Die dicken Hälse, die steilen Schultern, die gewinkelten Hinterbeine, die kurzen Fesseln, der Behang sind weitgehend verschwunden. Nur die stark abschüssige, gespaltene Kruppe und das stark ausgebildete

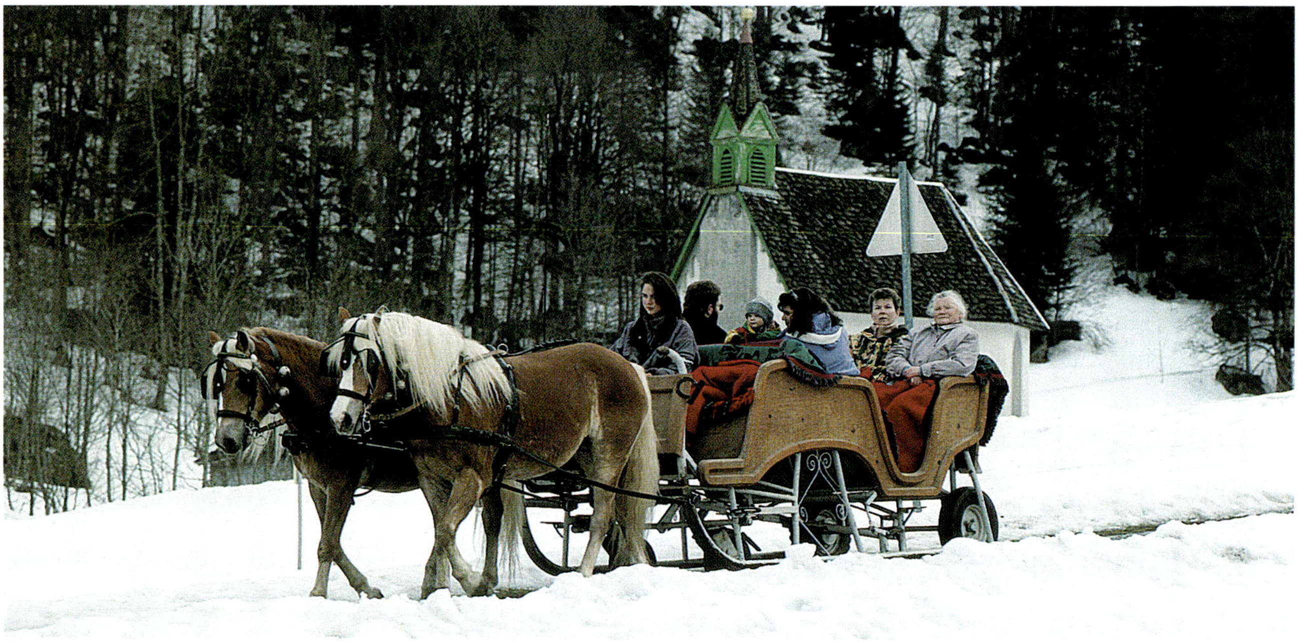

Haflinger bei der Ausfahrt vor dem Schlitten. Vor allem in den Wintersportorten ist die Rasse im Tourismus beliebt.

Langhaar erinnern noch an die ungeliebten Kaltblutvorfahren.

Bedauerlicherweise herrscht in einigen der Hochzuchtländer inzwischen eine Überproduktion, die den Bedarf des Freizeit- und Robustpferdesports weit übersteigt, so daß – namentlich in wirtschaftlichen Krisenzeiten – selbst für erstklassige Produkte kein anderes Ventil als der Schlachtfohlenmarkt bleibt. Betroffen davon sind vor allem Italien und Österreich.

MONTERUFOLI

Cavallino Monterufoli, Monterufolino

TYP, INTERIEUR, VERWENDUNG:
Beim Monterufoli handelt es sich um einen halbwild aufgezogenen, besonders handlichen Ponytyp, der früher in seiner engeren Heimat, der Toscana, beliebt war als fleißiges, unermüdliches Zugpferd vor dem Karren des Milchmannes, Kleinhändlers, Schrott- und Lumpensammlers, vor der Gig des Dorfarztes und des Gutsinspektors. Seit dem Ersten Weltkrieg stellte er innerhalb der Familie der Grafen *della Gherardesca* sowie ihrer Verwandten und Freunde einen beliebten Kinderpony mittlerer Größe, der bis in die Zeit nach dem Zweiten Weltkrieg erfolgreich in Turnier- und Geländeprüfungen eingesetzt wurde.

Der Monterufoli gilt als hart und ausdauernd, außerordentlich genügsam und futterdankbar, dazu unempfindlich gegen Witterungsunbilden. Wenn er rechtzeitig eingefangen und mit dem Menschen vertraut gemacht wird, ist er ein zuverlässiger Kinderpony unter dem Sattel wie im Geschirr, eifrig, ambitiös, mit lebhaftem Temperament und gutartigem Charakter.

Heute bestehen Bestrebungen, die fast ausgestorbene Rasse wieder zum Leben zu erwecken.

EXTERIEUR:
Dank der selektiven Tätigkeit der *Gräfin Wrangel-Gherardesca* und ihrer Tochter weist der heutige Monterufoli-Pony alle Points eines für sportliche Zwecke gezüchteten Reitponys auf. Der Kopf ist edel, mit ausdrucksvollen, lebhaften Augen und kurzen Ponyohren. Der Hals, von guter Länge und Form, wird schön getragen. Die Schulter-Widerrist-Partie bietet eine günstige Sattellage. Das Fundament ist zwar leicht, jedoch hart, von trockener Textur, mit klar markierten Sehnen und Gelenken, ausreichend korrekt und mit vorzüglichen, kleinen, schmalen, unverwüstlichen Hufen. Es überwiegen Rappen ohne größere Abzeichen.

Die Widerristhöhe beträgt in der Regel 138–145 cm Stockmaß.

MECHANIK:
Der Monterufolino besitzt drei fördernde, energische Grundgangarten. Vor allem das Galoppiervermögen ist beträchtlich. Zudem springt er vorzüglich und ist aufgrund seiner gebirgigen Heimat enorm trittsicher.

ZUCHT:
Die Heimat der Zucht liegt im Hinterland des Küstengebietes südlich Pisa und Livorno, dem Hügelland der sogenannten Collini Metallifere, und hier speziell im Gebiet um den Berg Rufoli, auf dem Landgut Monterufoli der *Grafen von Gherardesca en Boligheri*. Die Aufzucht erfolgt mehr oder weniger halbwild in der Herde bei ganzjähriger Haltung im Freien.

GESCHICHTE:
In meiner Darstellung der Geschichte der Monterufoli-Ponies stütze ich mich teilweise auf einen unveröffentlichten Text von *Alexa Capra* mit dem Titel „Il Cavallino Monterufoli: Passato, Presente, Futuro" (Das Monterufoli-Kleinpferd: Vergangenheit, Gegenwart, Zukunft).

Im Hinterland der Maremma, südlich Pisa und Livorno, liegt zwischen den Flüssen Cecina und Cornia das weite Gebiet der Collini Metallifere, fast vollkommen mit Wald bedeckt

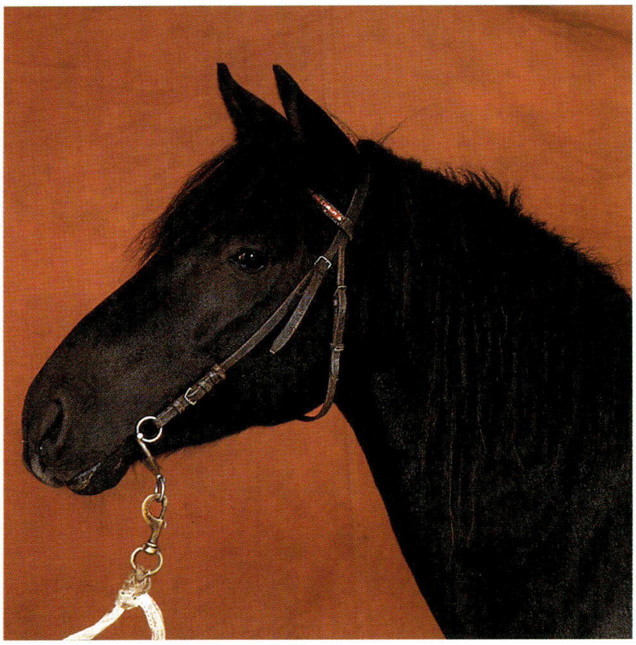

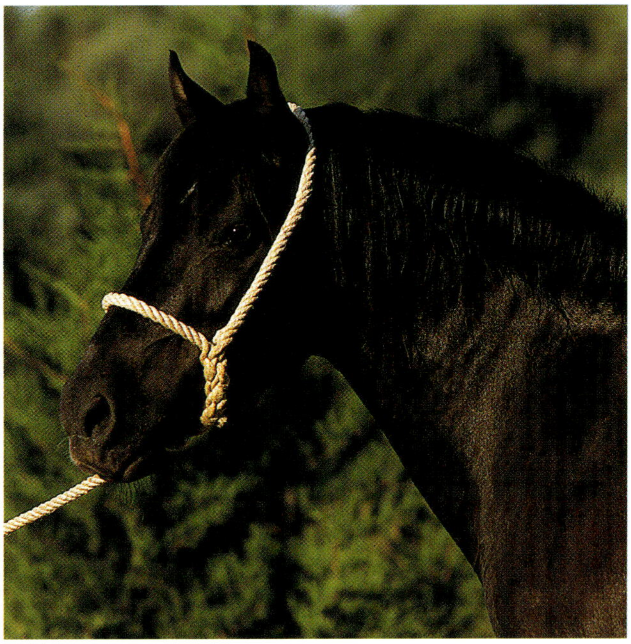

Kopfstudien von Cavallino di Monterufoli-Hengsten

und nur sehr dünn besiedelt. Hier lebt seit vielen Jahrhunderten mehr oder weniger halbwild eine Ponyrasse, die vollkommen angepaßt ist an ihr unwirtliches Milieu mit Trockenheit, Futterknappheit im Herbst und Winter, Hitze im Sommer, häufigen Unwettern, Erdrutschen etc.

Wenn man als Ursprung der Rasse den gleichen europäischen „Urpony" annehmen darf, den der bekannte portugiesische Hippologe *Dr. Ruy d'Andrade* als Stammvater aller heute noch existierenden autochthonen europäischen Ponyrassen annimmt, wie wir ihn bereits in den südfranzösischen und spanischen Höhlenmalereien aus der Zeit des Magdalénien sowie in den Knochenfunden der Mendiphöhlen in Somerset (Südwestengland) finden, so hätten die Vorläufer des Monterufoli bereits in vorgeschichtlicher Zeit existiert und sich in ihrer „Nische" bis heute erhalten.

Das Hügelland, in dem die Ponies leben, gehörte seit Jahrhunderten zum Grundbesitz der *Grafen Incontri, Maffei* und *Gherardesca en Boligheri.* Schon seit langem hatten sich die verschiedenen in der Gegend ansässigen Geschlechter darauf geeinigt, den in den Collini Metallifere lebenden Ponies eine Freistatt zu gewähren und sie vor den Wölfen zu schützen.

Im Jahre 1913 kaufte *Graf Ugolino della Gherardesca en Boligheri* aus dem Besitz der Incontri und Maffei ein weites, an das von Boligheri angrenzendes Hügelland, in dem auch das Landgut Monterufoli lag. Das Gut trägt seinen Namen nach dem Berg Rufoli (italienisch „Monte Rufoli"). Hier lebte seit alters eine halbwilde Ponyherde, die gewissermaßen zum Inventar des Gutes gehörte und um die man sich bis dato nur wenig gekümmert hatte.

In der Familie Gherardesca war großes Interesse an Pferdezucht und allem, was mit Pferden zu tun hat, vorhanden. Zudem war Graf Ugolino mit der ukrainischen *Gräfin Wrangel* verheiratet, die ebenfalls traditionsgemäß eng verbunden war mit der Pferdezucht. Die Gräfin erfaßte rein intuitiv sofort, daß es sich bei den kleinen Pferden, obgleich sie völlig unveredelt und bis zu jener Zeit kaum menschlichen Einflüssen unterworfen waren, um einen wahren Schatz handelte. Für die „Cavallini Monterufoli" begann damit eine neue Ära. Gräfin Gherardesca-Wrangel hatte plötzlich ein reiches Betätigungsfeld gefunden und begann sich um die Selektion der Hengste, Fragen der Inzucht in den Herden, Fütterung der Ponies etc. zu kümmern und nahm auch den Handel und Absatz der überzähligen Ponies in die Hand.

Relativ rasch wuchs das Gestüt unter ihren fürsorglichen Händen auf rund 300 Stuten an, und bald waren die Ponies in der ganzen Toscana unter dem Namen „Cavallini Monterufoli" oder auch „Monterufolini" berühmt als außerordentlich genügsam, gesund und widerstandsfähig, von ehrlichem Charakter und lebhaftem Temperament. Bei Verkäufen erzielte die Gräfin Preise in nie gekannter Höhe.

In den Jahren zwischen 1930 und 1940 zeigte der Circus Krone eine Nummer mit Monterufoli-Hengsten, die sehr gut beim Publikum ankam.

Seit den fünfziger Jahren wurde die Gräfin Gherardesca-Wrangel bei der Zuchtarbeit von ihrer Tochter Barbara unterstützt, die auch ihre Nachfolge bei der Betreuung der Herden antrat. Aus dem Bericht von Alexa Capra geht nicht ganz klar hervor, ob die beiden Züchterinnen ihre Zuchterfolge und die Verbesserungen der Rasse mit Hilfe fremder Blutzuführungen oder ausschließlich durch Reinzucht erreichten. Verschiedene Anzeichen deuten darauf hin, daß sie durch strenge Selektion aus der Rasse selbst heraus erreicht wurden. Alexa Capra schreibt wörtlich, daß das reingezogene Zuchtmaterial, dessen Zahl ohnehin begrenzt war, sich ausschließlich im Besitz der Familie Gherardesca befand. Das würde meine Reinzuchttheorie unterstützen.

Von allen Verwandten der Familie war die *Gräfin Clarice*, eine Nichte des Grafen Ugolino, die mit dem *Marchese Mario Incisa delle Rocchetta* verheiratet war (dem Compagnon *Federico Tesios*, des größten Vollblut-Züchters des Jahrhunderts), am meisten pferdepassioniert. Ihre Tochter, *Contessa Orietta*, mindestens so pferdebegeistert, richtete in den fünfziger Jahren eine Reitschule für Kinder ein, in der sie zahlreiche Monterufoli-Ponies verwendete, die insgesamt ein „Volltreffer" als Kinderreitpferde wurden. Erwachsene Reiter aus den Provinzen Latium und Rom erinnern sich noch heute der als Kinder mit den Monterufoli-Ponies errungenen Erfolge in Turnier- und Geländeprüfungen.

Die allgemeine Motorisierung bedeutete das Ende des täglichen Gebrauchs des Pferdes als Zugkraft auf der ganzen Welt. Für die Monterufolini bedeutete es das Ende ihrer allgemeinen Verwendung im leichten Zug. Der nun eingetretene Mangel an Nachfrage schien auch das Ende der Zucht zu bedeuten. Außer für den „Hausgebrauch" innerhalb der Familie wurden kaum noch Ponies gezüchtet. Die Basis wurde beängstigend klein, die Rasse schien zum Aussterben verurteilt.

1985 machten sich endlich einige begeisterte Freunde der Ponies, die die Entwicklung bedauerten, daran, zu untersuchen, wie ein Überleben der Monterufoli-Ponies gesichert werden könne. Es war nicht einfach, zu dem von Contessa Barbara della Gherardesca und ihrer Kusine Clarice à Bolgheri eifersüchtig bewachten Nukleus der Zucht Zugang zu bekommen. Dennoch gelang es den Anhängern der Zucht außerhalb der Familie, seit 1989 zusammen mit der „Communita Montana die Pomerance" einige Ponystuten in dem privaten Wald von Monterufoli zu erwerben und ihren Besitz und Aufenthalt dort samt Nachzucht für die nächsten 30 Jahre zu sichern. Die Region Toscana (zu der die Collini Metallifere gehören und mit ihnen das Gut Monterufoli) erstellte einen Plan zur Rettung der vom Aussterben bedrohten Rasse, wobei sie auch EU-Hilfen aus dem Fond für das Projekt eines „Integrierten Mittelmeerraumes" heranzuziehen verstand.

Das Erhaltungswerk der originalen Rasse wird sehr dadurch erleichtert, daß es verbale Beschreibungen und auch Photographien gibt, ja sogar einen im Jahre 1947 von *Dr. Antonio Bracini* aus Cecina aufgestellten regulären Rassestandard. Praktisch und theoretisch wird der Plan heute unterstützt durch eine Reihe von Instituten und Vereinigungen, darunter das Sportinstitut und das Institut für Keimplasmaforschung in Mailand, das Hippologische Institut in Pisa, die Züchtervereinigung der Provinz Toscana und der gesamtitalienische Zuchtverband (Ente Nazionale per il Cavallo Italiano – ENCI).

Daß diese Initiativen in keiner Weise verfrüht waren, zeigt die Tatsache, daß unter anderem aufgrund der Kleinheit der Population und der fortwährenden Zucht innerhalb derselben Blutlinien eine erhebliche Inzuchtdepression eingetreten war. Zeitweilig war die Weiterexistenz der Rasse durch das Auftreten von Letalfaktoren bedroht. Diese Gefahr scheint jedoch nach genauer Analyse und zielgerichteter Gegenselektion inzwischen gebannt.

In einem Programm „Cavalli di Cornia" wurden die Monterufoli-Ponies erstmals bei der „Fiera di Venturina 1993" in Verona einer breiten Öffentlichkeit vorgestellt. Inzwischen sieht die Zukunft für die Ponies sehr hoffnungsvoll aus. Die Nachfrage übersteigt bei weitem das Angebot. Zunächst einmal jedoch gilt es, die Kopfzahl der Ponies zu erhöhen, um eine genügend große Selektionsbasis zu erreichen.

BARDIGIANO

TYP, INTERIEUR, VERWENDUNG: Der Bardigiano ist das robuste, äußerst anpassungsfähige Bergpferd des nördlichen Apennin, das Klimaschwankungen, Hitze und Trockenheit hervorragend verträgt. Er ist ein vorzüglicher Futterverwerter jeder Art von Weidepflanzen und kann auch auf den ärmsten Böden überleben, die anders vom Menschen nicht genutzt werden können. Die halbwilde Haltung im Gebirge über etwa neun Monate des Jahres fördert die Ausbildung seiner typischen interieuren und exterieuren Merkmale.

Charakteristisch sind eine nur mittlere Größe und Eigenschaften, die über Jahrhunderte durch seine Umwelt und die Art seiner Nutzung als unermüdlicher Arbeitskamerad der Bergbauern geprägt worden sind. Im Lauf der Zeit hat sich der Bardigiano vom Streitroß der Ritter zum „Cheval à tout usage" der Bauern seiner Hei-

Portrait eines Bardigiano-Hengstes

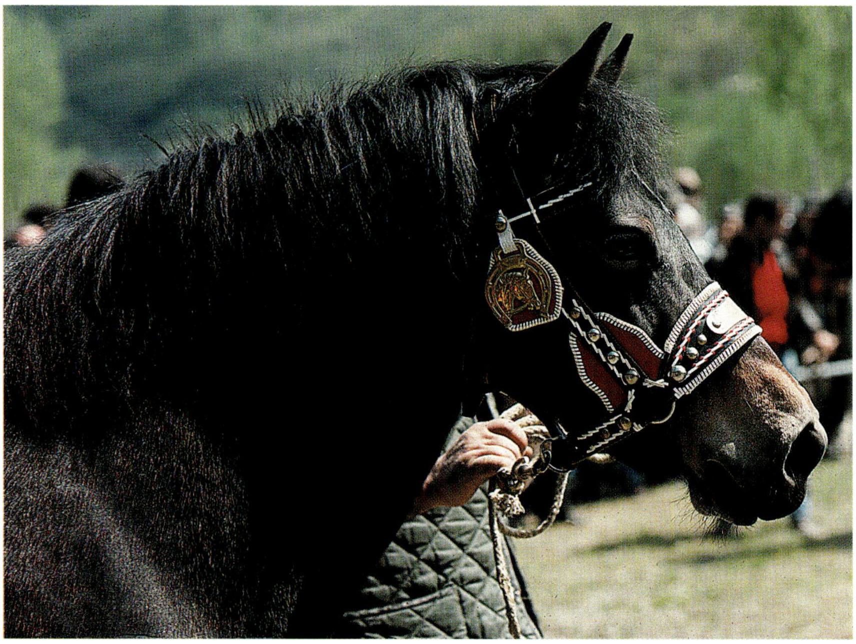

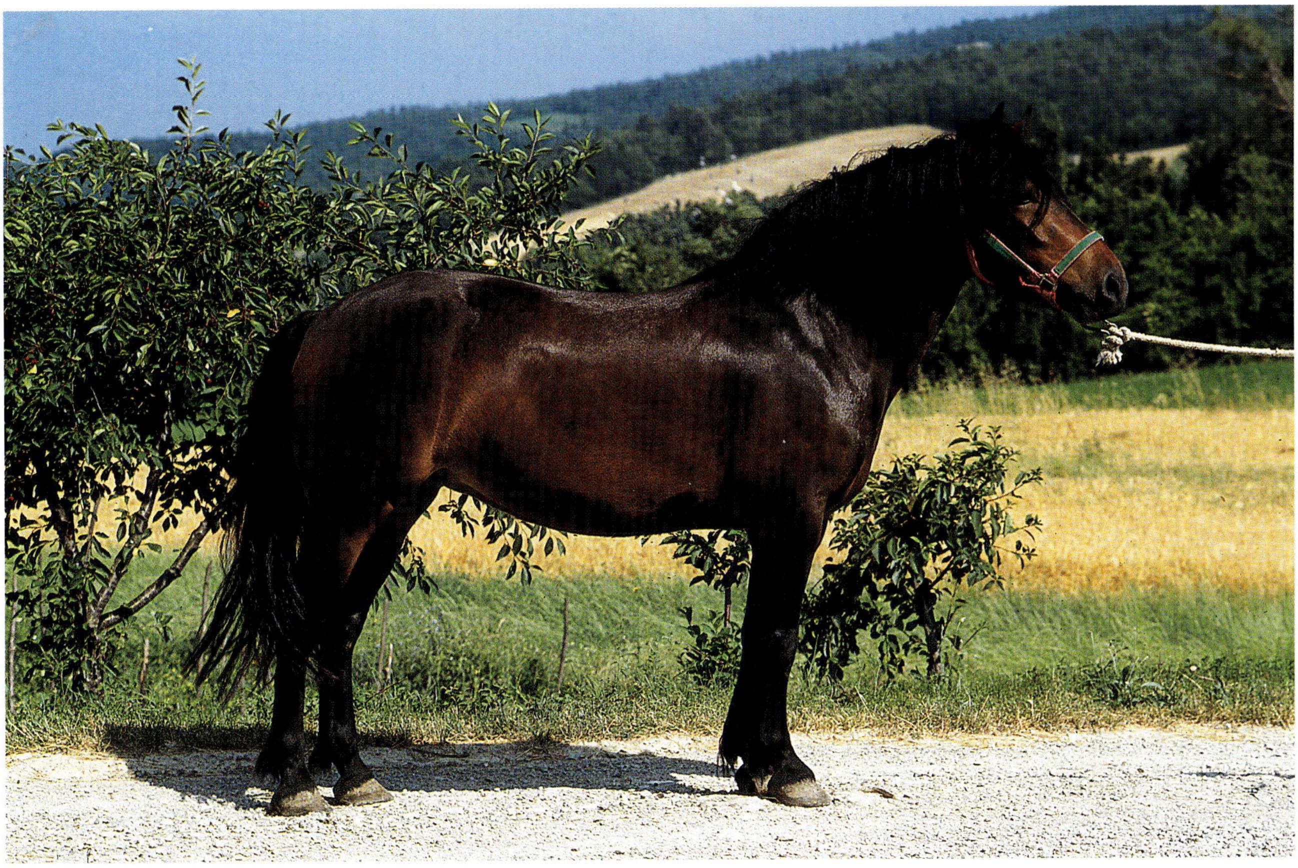

Bardigiano-Stute in den heimischen Bergen

matregion gewandelt. Er besitzt ein zwar lebhaftes, energisches, jedoch sehr ausgeglichenes Temperament und einen liebenswürdigen, fügsamen Charakter, der den Umgang mit ihm komplikationslos macht. Er ist ausgesprochen gelehrig und besitzt eine hohe Leistungsbereitschaft. In schwierigen Situationen zeigt er Nervenstärke und Mut.

Exterieur- und gangmäßig ist der Bardigiano seinem Verwendungszweck hervorragend angepaßt. Aufgrund seiner unverwechselbaren Eigenschaften ist es offensichtlich, daß er das Endprodukt eines langen Anpassungsprozesses an das Leben in dem kargen Bergmilieu darstellt. Er stellt nur wenige Ansprüche an Futter, Klima und andere Umweltbedingungen. Er ist robust und widerstandsfähig und kann auch unter ariden Bedingungen überleben. Selbst laktierende Stuten benötigen keinerlei Zufütterung. Die nährstoffarme, jedoch an Vitaminen, Mineralien und Spurenelementen reiche Futtergrundlage der Gebirgspflanzen auf den Hochgebirgsweideflächen hat ebenso einen stimulierenden Effekt auf die Ponies wie die starke Sonneneinstrahlung, die unspezifischen Reize der Klimaschwankungen und die körperliche Übung des ständigen Auf- und Abkletterns in den Bergen. Man rechnet, daß die Fohlen aufgrund der hohen Milchproduktion ihrer Mütter täglich etwa 0,9 bis 1,0 Kilogramm an Körpergewicht zunehmen.

Der robusten, halbwilden Aufzucht in den Ligurischen Bergen verdankt der Bardigiano viele seiner schätzenswertesten Eigenschaften. Bei der sich jetzt vermehrt ausbreitenden Hobbyzucht, womöglich unter dem Einfluß völlig anderer Klimate, besteht die Gefahr, daß die Rasse, ihrer Selektionsregulative beraubt, degeneriert und ihren Rassetyp und ihre spezifischen Eigenschaften einbüßt.

Außer der traditionellen Nutzung durch die Bergbauern als Säumer und Zugpferd nimmt die Bedeutung des Bardigiano im Freizeitsport und Pferdetourismus, für Wanderritte und -fahrten selbst in schwierigem Gelände ständig zu. Aufgrund seines freundlichen Wesens und seiner Ruhe und Scheufreiheit ist er auch von weniger geübten Reitern vielseitig einzusetzen. Wegen seiner Stärke ist er ohne weiteres in der Lage, sogar einen kräftigen Erwachsenen zu tragen oder einen voll besetzten Kutschwagen zu ziehen. Auch über die Grenzen Italiens hinaus hat der Bardigiano die Aufmerksamkeit der Freizeitreiter auf sich gezogen, erste Auslandsexporte sind erfolgt.

Eine weitere Nutzung, für die sich der Bardigiano wegen seines frommen, ehrlichen Charakters und ruhigen Temperaments sowie der geringen Widerristhöhe anbietet, ist das Therapeutische Reiten. Und schließlich darf ein Nutzungszweig des Bardigiano nicht vergessen werden, dem er seit jeher gedient hat: die Schlachtpferdeproduktion. Sie bewirkt, daß der Zuchtpferdebestand sich auf einem für die Selektion der Rasse notwendigen zahlenmäßigen Niveau hält.

EXTERIEUR:

Der Kopf des Bardigiano ist recht leicht und edel, mit geradem oder geringgradig konkavem Profil. Die Stirn ist breit, die Ohren sind kurz, die weit auseinanderstehenden Augen groß und lebhaft, die Nüstern weit. Die Maulpartie zeigt eine deutlich über

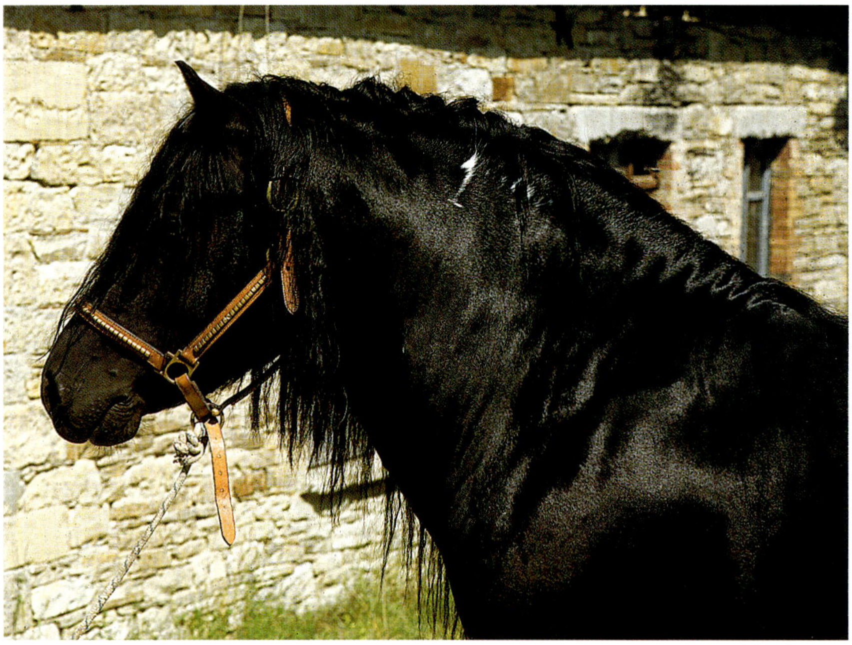

Kopf eines Bardigiano-Hengstes

die Unterlippe hervortretende Oberlippe. Der Hals, wohlproportioniert, mit breiter Basis, ist in der Regel schön geschwungen, gelegentlich kommt ein Unterhals vor. Bei älteren Hengsten kann der Kamm recht dick und verfettet sein, vor allem bei zu reichlicher Stallfütterung. Die Brust ist breit und tief, die Schulter steil und gepackt; der breite, flache Widerrist verschwindet in üppiger Muskulatur. Der oft etwas eingesattelte Rücken schließt über eine breite, kurze Lende an die breite, muskulöse, nicht sehr lange, abschüssige Kruppe mit tiefem Schweifansatz an. Die kurzen Gliedmaßen sind gut gestellt, nicht besonders stark, jedoch von hoher Härte, Gelenke und Sehnen sind deutlich markiert. Die Fesseln sind mäßig lang, die Hufe verhältnismäßig groß, dunkel, von zäher, harter Hornbeschaffenheit, die einen Beschlag meist erübrigt. Mähnen und Schweifhaar sind stark ausgebildet.

Die Farbe ist ein Mittel- bis Dunkelbraun. Hellbraune, Füchse oder andere Farben gelten als nicht rasserein. Abzeichen, außer einem kleinen Stern und gelegentlichen weißen Kronenrändern oder Fesseln, werden nicht gern gesehen.

Die Widerristhöhe liegt bei 135–147 cm Stockmaß für Stuten und nicht unter 137 cm Stockmaß für Hengste.

MECHANIK:
Der Bewegungsablauf des Bardigiano ist in den drei Grundgangarten fördernd, fleißig, energisch und enorm trittsicher auch auf steinigen, steilen, schmalen Gebirgspfaden.

ZUCHT:
Die Heimat des Bardigiano liegt in Norditalien in der Gegend um Bardi (Provinz Parma), speziell im oberen Ceno-Tal im nördlichen Apennin (den sogenannten Ligurischen Alpen). Heute sind im Zuchtverband etwa 650 Züchter aus 18 Provinzen Italiens zusammengeschlossen. Das Hauptzuchtgebiet erstreckt sich jedoch im wesentlichen über die Hügel- und Bergregionen der Emilia Romagna, Ligurien und Teile der Region Toscana (die Provinzen Parma, Piacenza, Genua, La Spezia und Massa). Andere Nuklei der Zucht haben sich um Pardenone und Como gebildet.

In der Regel gehen die Ponies in ihrer Heimat während neun Monaten

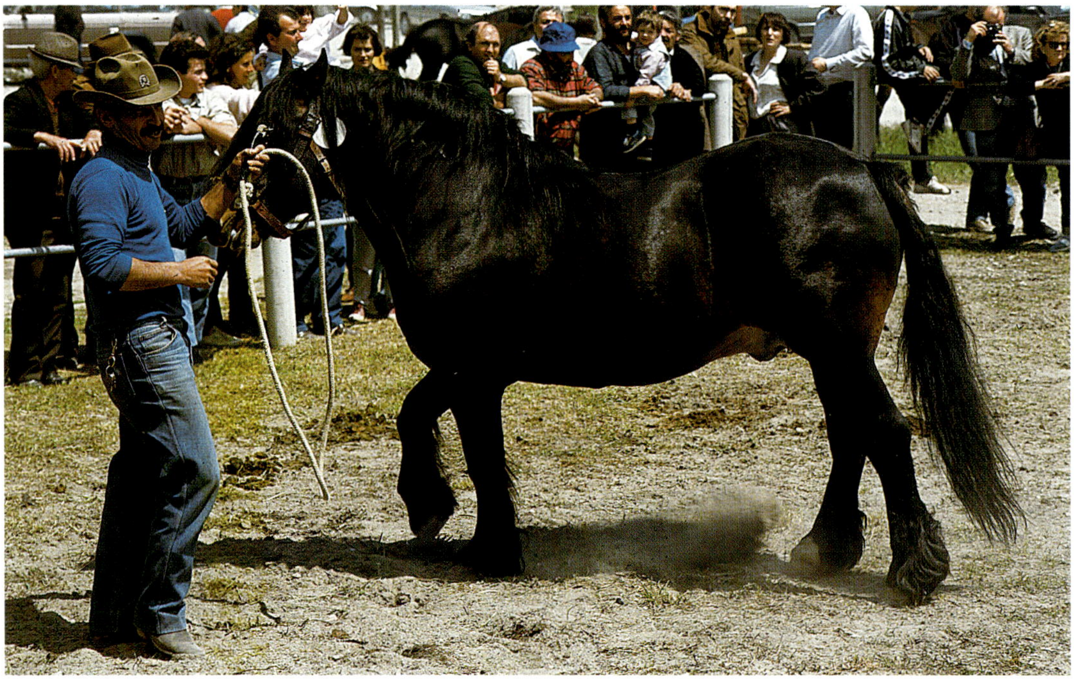

Einer der Besitzer führt seinen Bardigiano-Hengst auf dem Pferdemarkt in Bardi vor.

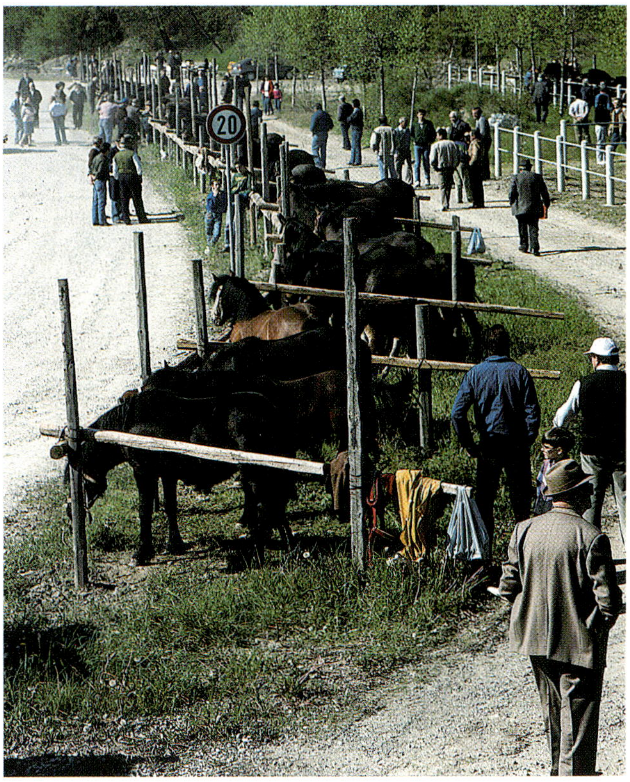

Bardigianos auf dem Pferdemarkt in Bardi in der Emilia Romagna nahe Parma

des Jahres frei in halbwilden Herden auf die kargen Gebirgsweiden, auf denen vor allem während des Hochsommers ein ausgesprochen trockenes Klima herrscht, das den Aufwuchs eines reichlichen Futterangebots verhindert. Jedoch besitzen die spärlichen Kräuter und Gräser einen hohen Gehalt an Vitaminen, Mineralien und Spurenelementen. Zugefüttert wird nur in extrem trockenen Jahren oder wenn zu viele Pferde auf den Almen gegrast werden. Die Größe der Fläche je ausgewachsenes Pferd variiert entsprechend der Ergiebigkeit des Bodens. Ein Problem der Apennin-Region ist es, daß sie überweidet ist, weshalb es fast unmöglich ist, neben den extrem genügsamen, futterdankbaren Pferden noch andere Tiergattungen zu gräsen. Wegen dieser Überweidung spielt das Parasitenproblem eine nicht unerhebliche Rolle.

Der Zuchtverband „Associazione Nazionale Allevatori de Cavallo Bardigiano" in Parma gibt in Zusammenarbeit mit dem Landwirtschaftsministerium das Gestütbuch („Libro Genealogico del Cavallo Bardigiano") heraus, in das etwa 3000 Pferde eingetragen sind (90 Hengste, 1300 Mutterstuten und 1600 Jungpferde). Das Gestütbuch umfaßt ein Hengst- und ein Stutenregister. In einem eigenen Fohlenregister wird jedes Bardigiano-Fohlen erfaßt, das geboren wird.

Die Eintragung eines Zuchthengstes erfolgt, wenn seine Vorfahren in den letzten zwei Generationen eine Bonitierung von mindestens 80 (von 100 möglichen) Punkten erreicht hatten. Außer morphologischen Kriterien spielen auch Temperament und Charakter sowie der Gesamteindruck bei der Selektion eine Rolle. Jungstuten können eingetragen werden, wenn sie bei einer Zuchtschau mindestens 70 (von 100 möglichen) Punkten erreichen. Außerdem existiert ein Vorbuch.

Das Selektionssystem wird sehr streng gehandhabt. Die Identität wird mittels Blutgruppenanalyse gesichert. Scharfe Veterinärkontrollen auf Gesundheit und Spermaqualität gehören zum Zuchtprogramm. In das Aufgabengebiet des Zuchtverbandes fallen auch die Organisation und Durchführung von Veranstaltungen, die der Verbreitung der Zucht dienen. Hierzu zählt in erster Linie die jährlich am ersten Augustwochenende stattfindende große Zuchtschau in Bardi.

GESCHICHTE:

Der Bardigiano verdankt seinen Namen dem Bergdorf Bardi im oberen Ceno-Tal im nördlichen Apennin. Die Gegend zeichnet sich durch ihre isolierte Lage und Abgeschlossenheit aus, was sicher zur Reinhaltung der alten Rasse beigetragen hat.

Über den Ursprung des Bardigiano gibt es verschiedene Theorien. Von einigen Autoren wird angenommen, daß er auf das Pferd der Ligurer zurückgeht, die im sechsten Jahrhundert v. Chr. durch die Etrusker und im vierten Jahrhundert durch die Kelten aus ihren angestammten Siedlungsgebieten (von den Pyrenäen bis in die Poebene) auf das Gebiet der Meeralpen und des Ligurischen Apennin abgedrängt wurden.

Nach einer anderen Theorie soll der Bardigiano auf Pferde zurückgehen, die während der Völkerwanderungszeit mit germanischen Stämmen, etwa zum Zeitpunkt des Unterganges des Römischen Reiches (476), aus dem belgischen Raum, wahrscheinlich den Ardennen, in diese Region gelangt seien und sich hier bis heute relativ unvermischt erhalten hätten. In diesem Fall hätten wir es mit einem Nachfahren des heute ausgestorbenen alten Berg-Ardenners zu tun, was durchaus nicht unwahrscheinlich klingt.

In einem Aufsatz mit dem Titel „Das Freizeitpferd aus Italien – der Bardigiano" berichtet *Milgitha Vetter* in der Zeitschrift FREIZEITREITEN UND -FAHREN (München, Heft 2, 1996), daß die Rasse 1864 erstmals in der Literatur erwähnt worden sei. Offizielle Verlautbarungen des Bardigiano-Zuchtverbandes beziehen sich auf die Aufzeichnungen eines *S. Spigardi* aus dem Jahre 1887, worin er die Abstammung der Rasse vom Berg-Ardenner vertritt.

Im Mittelalter war Bardi der Hauptort eines kleinen Bergfürstentums, das ständig mit den angrenzenden Grundbesitzern in Fehde lag und auch eine eigene berittene Truppe unterhielt. Überhaupt war in jener Zeit der Adel der dortigen Gegend stark verfeindet, und es wurden ständig heftige Scharmützel ausgetragen. Für die vielen Kämpfe und Kriege war die starke, ausdauernde Bergrasse des Bardigiano dank ihres Mutes, ihrer Wendigkeit und Trittsicherheit auch in schwierigem Gelände ideal geeignet. Die Auslese für den Kampf in den Bergen ihrer Heimat führte zur Aus-

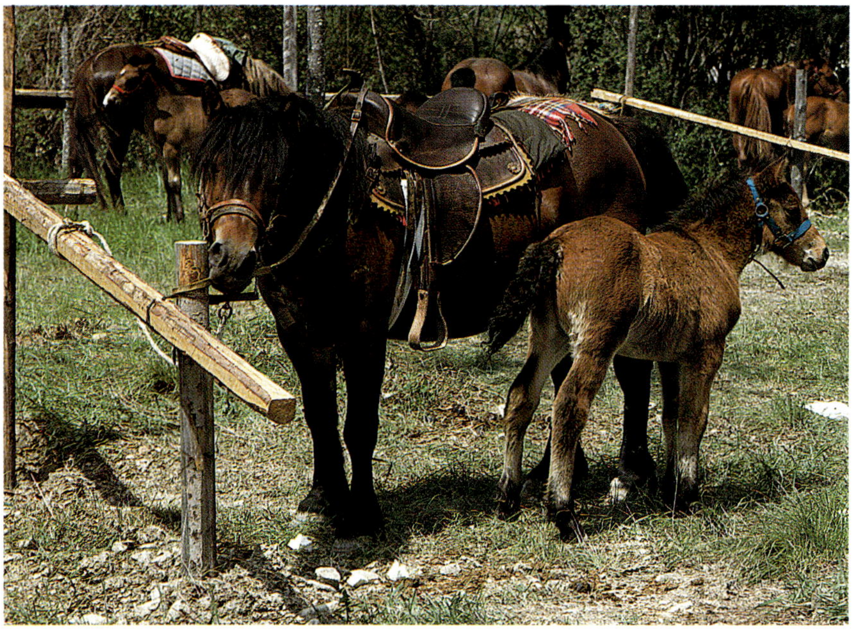

In traditioneller Weise gesattelte Bardigiano-Stute mit Fohlen bei Fuß

bildung einer Reihe rassetypischer Eigenschaften des Bardigiano, die bis heute erhalten geblieben sind und die Rasse so außerordentlich interessant machen. Während des Mittelalters diente der Bardigiano den Rittern des Kastells von Bardi und der umliegenden Gegend über Jahrhunderte als unerschrockenes Streitroß.

Im Laufe der Jahrhunderte verlor der Bardigiano immer mehr seine Bedeutung für kriegerische Zwecke und wurde zum unermüdlichen Arbeitskameraden des Bauern, als Saumpferd, wie die meisten Gebirgsrassen, sowie vor Pflug, Egge und Wagen, unter dem Sattel und in der Forstarbeit. Die strenge Auslese auf Zweckmäßigkeit, Härte, Ausdauer, Stärke und Genügsamkeit, auf ein ruhiges, handliches Temperament und ein freundliches, umgängliches Wesen formte eine sehr ausgeglichene, einheitliche Rasse von allerdings nur noch lokaler Bedeutung.

Nach Abschluß der italienischen Einigungskriege (im Jahr 1861 unter *Cavour*) war der Bardigiano in der italienischen Armeeführung in völlige Vergessenheit geraten. Das Militär nutzte ihn nicht mehr als Reitpferd, das Interesse wandte sich anderen, größeren Rassen zu. In den Jahren vor dem Ersten und zwischen den beiden Weltkriegen diente die Rasse der Armee für die Produktion robuster Maultiere. Das bedeutete den Anfang ihres Niedergangs, da die Zahl der reingezogenen Bardigianos dramatisch zurückging.

Erst im Zweiten Weltkrieg erregten die alten Bergpferde wieder Aufsehen, als während des Rückzuges aus Rußland die Bardigianos die einzigen Pferde waren, die die Strapazen in der gefrorenen Steppe und den permanenten Futtermangel unbeschadet überstanden, besser noch als die Maultiere. Unwillkürlich wird man daran erinnert, daß die Berg-Ardenner die einzigen Pferde waren, die 1812 die Flucht der Grande Armée aus Rußland überlebten und den Reisewagen Napoleons heil nach Paris zurückbrachten.

Nach dem Ende des Zweiten Weltkriegs kam es zu einer Reihe von Fehlentscheidungen seitens der Zuchtverantwortlichen. So begann man Hengste diverser anderer Rassen einzukreuzen, was zu einem Verlust der typischen Rasseeigenschaften führte. Außerdem ging die Zucht mit der zunehmenden Motorisierung ganz allgemein zurück. Ein Versuch zur Rettung der alten Rasse wurde erst spät gestartet, initiiert durch die seit den sechziger Jahren sich abzeichnende Neuorientierung in den Beziehungen Mensch – Pferd.

1972 setzte die „Communita Montana dell'Appennino Parmese" zusammen mit der Landwirtschaftsbehörde von Parma eine aufsehenerregende Initiative in Gang. Der Gedanke, die Zucht des Bardigiano mit neuem Leben zu erfüllen, war geboren. Anfängliche Schwierigkeiten bei der Erfassung des noch vorhandenen reinrassigen Zuchtmaterials wegen des Weidegangs der Pferde im Gebirge endeten mit einer erfreulichen Überraschung: Es stellte sich heraus, daß eine Reihe von Bergbauern die Maßnahmen der Zuchtleitung nicht gutgeheißen hatten und weiter eigensinnig und konservativ ihren eigenen Vorstellungen gefolgt waren. Das unerwartete Ergebnis war, daß man verschiedene Gruppen von Pferden entdeckte, die die typischen Merkmale der alten Rasse bewahrt hatten. Auf der Grundlage dieser unverkreuzten Pferde begann man die Zucht neu aufzubauen.

1975 fand die erste Ausstellung der Bardigiano-Rasse mit Unterstützung des „Centro Regionale di Incremento Ippico di Reggio Emilia" in Bardi statt. Die Anstrengungen um den Erhalt des Bardigianos wurden 1977 seitens des „Ministerio dell'Agricoltura e delle Forese" durch Einrichtung eines eigenen Gestütbuches für den Bardigiano unterstützt. Nun wurde es möglich, eine eigene Züchtervereinigung („Associazione Nazionale Allevatori del Cavallo Bardigiano") und ein zentrales Verbandsbüro in Parma zu etablieren. Zugleich wurden die genauen Rassestandards erarbeitet und durch Ministerdekret sanktioniert.

Das heutige Zuchtziel strebt ein Pferd an, das sich, außer für die landwirtschaftliche Arbeit, die es immer verrichtet hatte, innerhalb des Freizeitsports und des Pferdetourismus für Wanderritte und -fahrten, für das Therapeutische Reiten und als Fleischproduzent eignet.

ESPERIA-PONY

TYP, INTERIEUR, VERWENDUNG: Beim Esperia-Pony handelt es sich um eine kleine, recht urtümliche, bodenständige Gebirgsponyrasse Italiens. Der Pony ist äußerst anspruchslos, genügsam und robust. Er kann auch

Esperia-Ponies auf karger Bergweide. Man sieht den Kalkstein offen zutage treten.

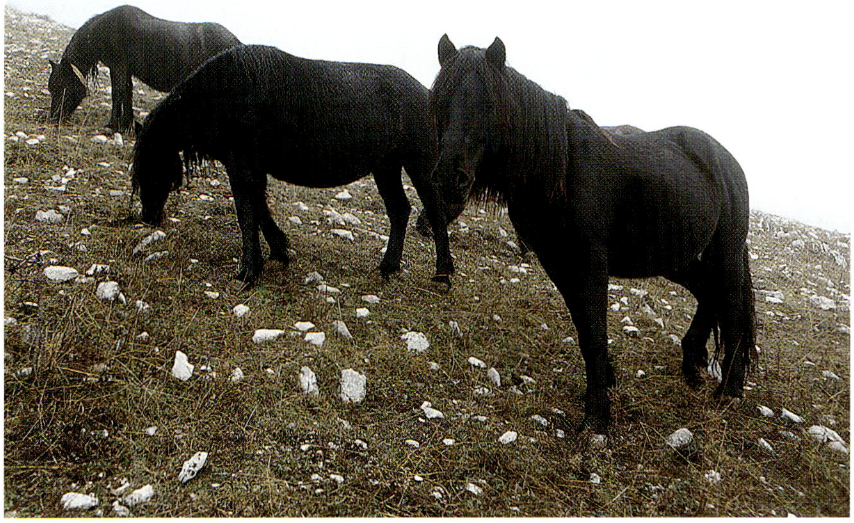

bei kärgster Weide überleben und ist so witterungsunabhängig, daß ihm auch die recht kalten Winter in den Bergen seiner Heimat nichts ausmachen.

Die Lebensbedingungen, unter denen der Pony aufwächst, sind sehr hart. Trotz ständiger Bedrohung durch die Bergwölfe ist er nicht scheu, vielmehr leicht zu zähmen, handlich, von ruhigem, ausgeglichenem, freundlichem Charakter. Früher diente er den Bauern vor allem als Säumer und Hirtenpferd sowie für alle in den Bergen vorkommenden landwirtschaftlichen Arbeiten. Heute erfreut er sich steigender Beliebtheit als Kinderreitpferd, aber auch bei Erwachsenen, zum Beispiel im Freizeitreitsport, beim Ponytrekking sowie wegen seiner Ausdauer, Härte und Trittsicherheit für Distanzritte in schwierigem Gelände. Aufgrund seiner Stärke ist er ohne weiteres in der Lage, einen ausgewachsenen Reiter zu tragen.

EXTERIEUR:
Exterieurmäßig hat sich die Rasse seit dem 19. Jahrhundert kaum verändert. Der Kopf ist klein, mit geradem Profil und kurzen Ohren. Die Augen blicken aufmerksam, intelligent, sanft. Der recht lange Hals entspringt einer breiten Basis und wird gut getragen. Der Widerrist ist recht gut ausgeprägt. Die muskulöse Schulter ist steil gelagert. Die Brust weist eine gute Breite und Tiefe auf. Die Rückenlinie einschließlich der Lende wirkt ausgesprochen kräftig. Dagegen ist die Kruppe etwas kurz, abschüssig, nicht sehr breit, mit tiefem Schweifansatz. Die kurzen, kräftigen Gliedmaßen besitzen kräftige Gelenke und Sehnen und kurze, starke Röhrbeine. Die Hinterbeine stehen gelegentlich etwas kuhhessig bis säbelbeinig, typisch für ein Gebirgspferd. Die kleinen, schmalen Hufe sind sehr hart und machen einen Beschlag meist entbehrlich.

Das Langhaar ist sehr reichlich ausgebildet. Die Farbe variiert von einem Dunkelkastanienbraun bis Schwarz, wobei die Rappen deutlich überwiegen.

Der Pony ist von mittlerer Größe, die Widerristhöhe liegt bei 120 bis 130 cm Stockmaß.

MECHANIK:
Die energischen Grundgangarten sind nicht besonders raumgreifend, jedoch außerordentlich trittsicher. Der Pony klettert und springt wie eine Gemse.

ZUCHT:
Der Name der Rasse deutet auf die Gegend um Esperia hin. Ihr Verbreitungsgebiet sind die Monti Lepini, ein Mittelgebirgszug, dessen höchste Erhebungen etwa 1500 m über den Meeresspiegel emporragen, und die angrenzenden Berge von Ausoni und Arunci, die den Südrand des Valle del Sacco begrenzen. Das bevölkerungsarme Bergland wird fast ausschließlich für Weidewirtschaft genutzt. Der Boden ist außerordentlich kalkreich und bietet eine reiche Gebirgskräuterflora als Weidegrundlage. Die größte Stadt der Gegend ist die Hauptstadt der gleichnamigen Provinz, Frosinone (etwa 80 km südlich Roms) im südlichen Teil der Landschaft Latium. Dort befindet sich der Sitz des Esperia-Pony-Zuchtverbandes.

Die Lebensbedingungen der Ponies sind hart, nicht zum wenigsten wegen der Bergwölfe, denen immer wieder einmal ein Jungpferd bis zum Alter von zwei Jahren zum Opfer fällt. Meist sind es allerdings Fohlen, deren Überreste man in den Bergen findet. Die Anwesenheit dieses natürlichen Feindes bestimmt zu einem guten Teil das Verhalten der Herden. Sie bleiben beim Grasen und auf ihren Wanderungen stets in einem sehr engen Verband und zerstreuen sich nicht weit, um sich nicht den Angriffen der Raubtiere auszusetzen. Die Fohlen halten sich sehr eng an ihre Mütter. Auch noch in einem späteren Alter, wenn sie sich normalerweise von ihnen entfernen, um mit ihren Altersgenossen zu spielen, folgen sie sofort jedem warnenden Wiehern der Stuten, stets fluchtbereit.

Die Pferde gehen in der Regel in kleinen Herden von bis zu zwanzig Köpfen, aus Stuten, Fohlen und Jungpferden bestehend, Sommer wie Winter im unwegsamen Gelände der Berge, gewöhnlich unter der Führung einer älteren, erfahrenen Leitstute, die sie auf engen, tückischen Gebirgspfaden sicher zu neuen, ergiebigen Weidegründen führt. Um die Pferde in dem weiten Gelände aufspüren zu können, trägt die jeweilige Leitstute eine Glocke an einem Riemen um ihren Hals. Jede dieser Glocken hat ihren eigenen Klang. So kann man sie auch auf weite Entfernungen oder auch in dem in Latium nicht seltenen Küstennebel – es sind nur etwa 40 Kilometer vom Valle del Sacco bis zur Küste des Thyrrhenischen Meeres – finden. Nur während der Decksaison im späten Frühjahr wird den Herden ein Hengst beigesellt.

Nach *Alexa Capra*, Rocchetta Tanaro (unveröffentlichtes Manuskript 1995), gibt es noch etwa 300 Esperia-Ponies, von denen etwa 180 gestütbuchmäßig erfaßt sind.

GESCHICHTE:
Vom Typ und der Gesamterscheinung erinnert der in der Landschaft Latium beheimatete Esperia-Pony an andere bodenständige Rassen rund um das westliche Mittelmeer, in den Pyrenäen und anderen Bergregionen, wie den Pony des Landes, den Ariégois, den Asturcón, den Losino, den Garrano, den Giara und den Bardigiano, die alle eine gewisse Verwandtschaft miteinander zeigen, auch wenn sie über die Jahrtausende jeweils anderen Einflüssen unterworfen waren. Diese Ähnlichkeit legt den Schluß nahe, daß es sich bei ihnen um die letzten Reste einer ursprünglich einmal einheitlichen Population handeln könnte, die sich in ihrer mehr oder weniger ursprünglichen Form nur in diesen Rückzugsgebieten erhalten hat. Der Esperia-Pony dürfte zurückzuführen sein auf die autochthone Rasse des Gebietes von Esperia in den Monti Lepini, der südlichen Begrenzung des tief eingeschnittenen Flußtals del Sacco. Der Überlieferung nach soll die Rasse ihre heutige Gestalt den züchterischen Bestrebungen eines in der Gegend ansässigen adligen Gutsherrn verdanken, der seine der alten Landrasse angehörenden Stuten mit einem Orientalischen Hengst paarte, um „flinke und kräftige Tiere, geeignet für die schwere Arbeit auf dem harten, steinigen Boden des ‚Valle del Sacco', zu erhalten", wie Alexa Capra (a. a. O.) über die Rasse schreibt. Unklar bleibt, wann diese „Spritze" Orientalischen Blutes erfolgt sein soll. Im Exterieur wird sie nicht mehr manifest.

Solange es noch Hirten und Bauern in dem Gebirge oberhalb des „Valle del Sacco" gab, war der Esperia-Pony dort recht weit verbreitet. In der zweiten Hälfte des 19. und auch am Anfang des 20. Jahrhunderts diente er immer noch, wie seit vielen Jahrhunderten, als Säumer und für die Ackerarbeit in den Ausläufern der Berge von Lepini, Ausoni und Arunci, wo noch heute zahlreiche, meist verlassene, unbestellte Terrassenfelder an den Fleiß der Bauern und die harte Fronarbeit der Ponies erinnern. Mit dem Einsetzen der Landflucht in den zwanziger Jahren ging die Zahl der Ponies sehr zurück. Aber trotz der fortschreitenden Abwanderung der Bevölkerung und der zunehmenden Mechanisierung der landwirtschaftlichen Arbeit wird die Rasse immer noch von einigen Unentwegten gezüchtet. Wie durch ein Wunder hat sie den Vormarsch der Zugmaschinen und die allgemeine Industrialisierung in ihrer „Nische" überlebt.

Nachdem seit den zwanziger/dreißiger Jahren von nur wenigen passionierten Züchtern eine kleine Population am Leben gehalten worden ist, weniger aus Bedarf für die Pferde als aus Begeisterung für die Rasse, besteht heute die Aussicht, daß die Schar der Züchter wesentlich größer werden könnte. In Italien ist, ebenso wie in den anderen europäischen Ländern, eine starke Bewegung entstanden, seltene, gefährdete Haustierrassen zu erhalten, die zu einer Art Renaissance der Esperia-Ponys geführt hat und hoffentlich die Existenz dieses alten Kulturerbes innerhalb der italienischen Landschaft wird bewahren helfen. Die Voraussetzungen dafür sind gut. Entgegenkommen dürfte diesen Bestrebungen die aufgrund seiner Handlichkeit und seines gutmütigen, freundlichen, sanften Wesens sich anbietende Verwendung als Kinderreitpferd und für den Freizeitreitsport, die dem Esperia-Pony immer neue Freunde erwerben wird. Wegen des allenthalben zu beobachtenden Interesses an seltenen, alten Haustierrassen hat der Zuchtverband in Frosinone 1993 eine umfassende Bestandserhebung der Rasse vorgenommen, ein vorläufiges Register angelegt und bereitet die Herausgabe eines Gestütbuches vor.

GIARA

TYP, INTERIEUR, VERWENDUNG:
Beim Giara handelt es sich um eine lokale Rasse Sardiniens. Der recht primitive Pony ist wenig durch intensive züchterische Arbeit beeinflußt, die Selektion erfolgt mehr oder weniger durch die Natur („Survival of the fittest"). Er ist sehr genügsam, futterdankbar, anspruchslos, robust, ausdauernd und gängig. Diesen positiven Eigenschaften stehen einige negative gegenüber: Der Giara gilt als temperamentsmäßig nicht einfach. Er ist lebhaft bis zur Nervosität. Sein Charakter ist eher mißtrauisch und schwierig. Bei nicht sachgemäßer Behandlung neigt er zur Widersetzlichkeit.

Die Bauern der Gegend haben ihn seit alten Zeiten als Saum- und Reitpferd sowie im leichten Zug verwendet. Um ihn an die Arbeit zu gewöhnen, pflegt man ihn erst drei- bis vierjährig aus der Herde herauszufangen. Bis dahin bleibt er gewöhnlich völlig sich selbst überlassen. Wegen der temperamentsmäßigen Probleme läßt sich die Rasse trotz ihrer positiven Anlagen nur sehr bedingt als Kinder- oder Freizeitpferd nutzen.

EXTERIEUR:
Der Gesamteindruck des Giara ist der eines leichten, etwas unharmonischen Ponys. Der kantige Kopf geht über recht starke Ganaschen in den dicken Hals über. Die Nasenlinie ist in der Regel gerade, gelegentlich leicht konvex, die Ohren sind kurz, ponyhaftig, die Augen unruhig, feurig. Die Schulter ist steil gelagert, der Widerrist wenig ausgeprägt, der kurze Rücken nicht selten etwas weich, die schmale Kruppe spitz und abgeschlagen, mit tiefem Schweifansatz. Die Extremitäten sind im Bereich von Unterarm und Unterschenkel nur wenig bemuskelt, die Knochen fein, von außergewöhnlich harter, trockener Struktur, Röhren und Fesseln sind lang. Die kleinen, schmalen Hufe mit hohen Trachten sind extrem hart, wodurch sich ein Beschlag erübrigt.

Mähne und Schweif sind üppig. Die vorherrschenden Farben sind ein kräftiges Mittel- bis Dunkelbraun, gelegentlich kommen auch Rappen oder Dunkelfüchse ohne Abzeichen vor.

Die Widerristhöhe der Stuten beträgt 125–127 cm, die der Hengste 128–132 cm Stockmaß.

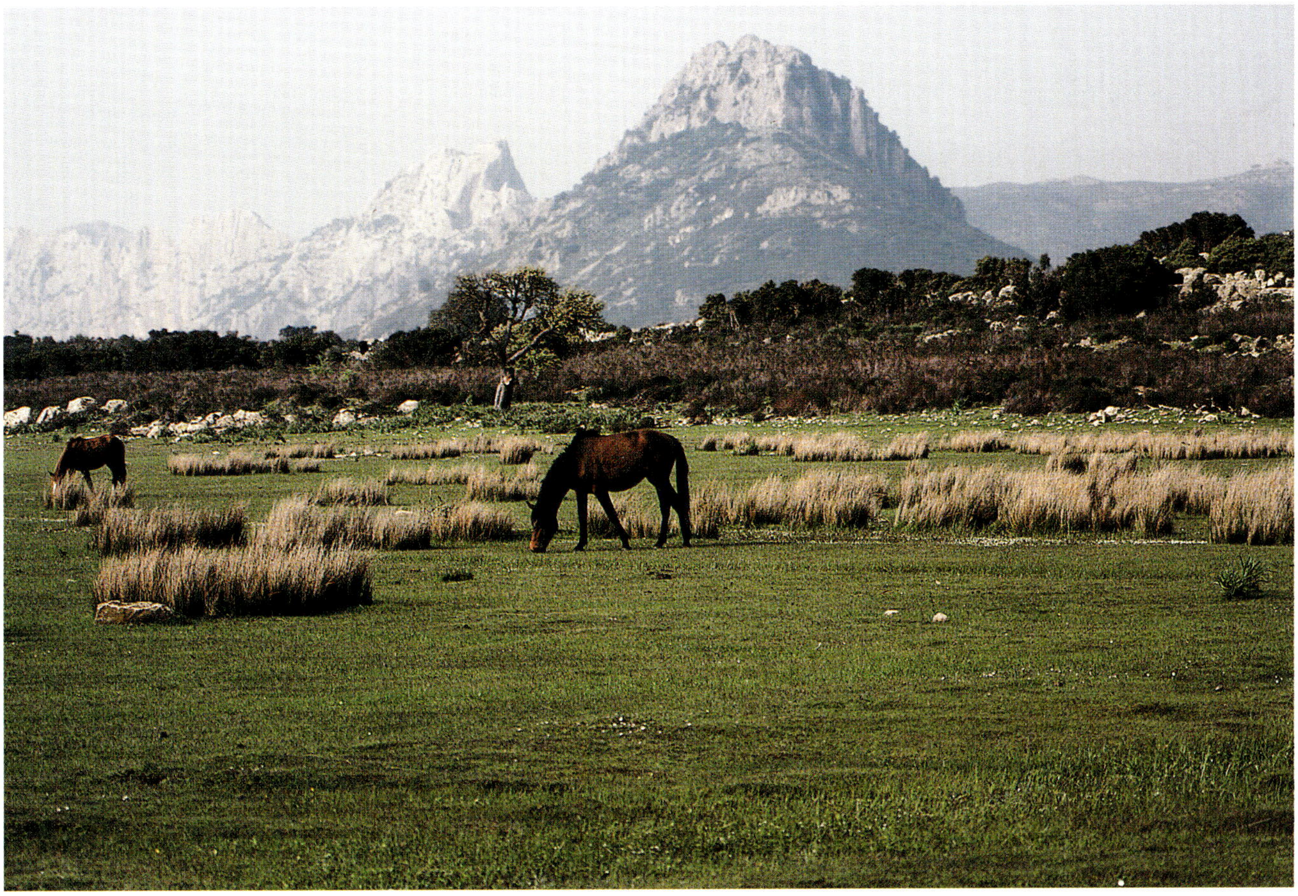

Nahe an die sehr scheuen, mißtrauischen Cavallini von Giara heranzukommen, ist ausgesprochen schwierig.

MECHANIK:
Die drei energischen Grundgangarten sind nicht besonders raumgreifend, aber mit hoher Aktion und außerordentlich trittsicher. Der Giara springt wie eine Gemse.

ZUCHT:
Die zahlenmäßig nur kleine, lokale Rasse des Giara lebt in halbwilden Herden auf dem etwa 600 m über dem Meeresspiegel liegenden Hochland von Giara, dem er seinen Namen verdankt. Die unwirtliche, karge, trockene, steinige Gebirgsformation mit nur geringer Vegetation hat ohne Frage die außerordentliche Anspruchslosigkeit und Futterdankbarkeit des Ponys bewirkt. Der magere, kalkarme, silikatreiche Boden kommt einer Aufzucht von Pferden durchaus nicht entgegen. Nur im Frühjahr und Frühsommer bietet die Gebirgsflora für ganz kurze Zeit eine vergleichsweise üppigere Weide. Während des übrigen Jahres suchen sich die Ponies ihr Futter unter den Trockengräsern, Kräutern, Fettgewächsen und den Trieben der vielfach stachligen, immergrünen Hartlaubgewächse in der bis zu fünf Metern hohen dornigen Macchia.

GESCHICHTE:
Die Rasse des Giara ist mit Sicherheit viele Jahrhunderte, wenn nicht Jahrtausende alt, doch liegen ihre Anfänge im Dunkeln. Man glaubt, daß Sardinien im sechsten Jahrtausend v. Chr. von Korsika aus besiedelt worden ist. Im neunten Jahrhundert v. Chr. setzten sich die Phönizier an einigen Küstenplätzen fest, die im sechsten Jahrhundert v. Chr. von den Karthagern übernommen wurden. 238/237 v. Chr. wurde die Insel von den Karthagern an Rom abgetreten, doch blieben die Stämme im Inneren noch lange selbständig. 455 von den Vandalen, 534 von Byzanz und 582 von den Ostgoten erobert, geriet Sardinien ab dem Ende des sechsten Jahrhunderts mehr und mehr unter den Einfluß der Päpste. Von 711–1016 wurde Sardinien von Sarazeneneinfällen heimgesucht. 1016 befreiten es Pisa und Genua zusammen mit dem Papst von der islamischen Herrschaft.

Man darf annehmen, daß jede dieser Invasionen ihre Spuren in der sardischen Pferdezucht hinterließ; inwieweit auch in der Zucht des Giaras, ist schwer abzuschätzen. Es ist nicht überliefert, wieso sich in der Gegend von Giara eine von den übrigen sardischen Ponies abweichende lokale Rasse gebildet hat. Die ersten schriftlichen Nachrichten über den Giara datieren erst aus dem Jahre 1845.

Bei *Graf C. G. Wrangel* in DIE RASSEN DES PFERDES (2. Band, Stuttgart 1909) wird der Giara als „Acchetta“ bezeichnet. Dieser Name findet sich auch bei *H. v. Melecki* in der ZEITSCHRIFT FÜR GESTÜTSKUNDE aus dem Jahre 1924 und bei *Frölich/Schwarznecker* in LEHRBUCH DER PFERDEZUCHT (Berlin 1926).

Nachdem die alte Rasse bis weit ins 20. Jahrhundert hinein relativ unbehelligt und unbeeinflußt durch den Menschen gelebt hat und auch wenig von Meliorationskreuzungen betroffen war, ist sie heute akut durch Waldrodungen und den Massentourismus vom Aussterben bedroht. So lassen Touristenführungen über das ganze

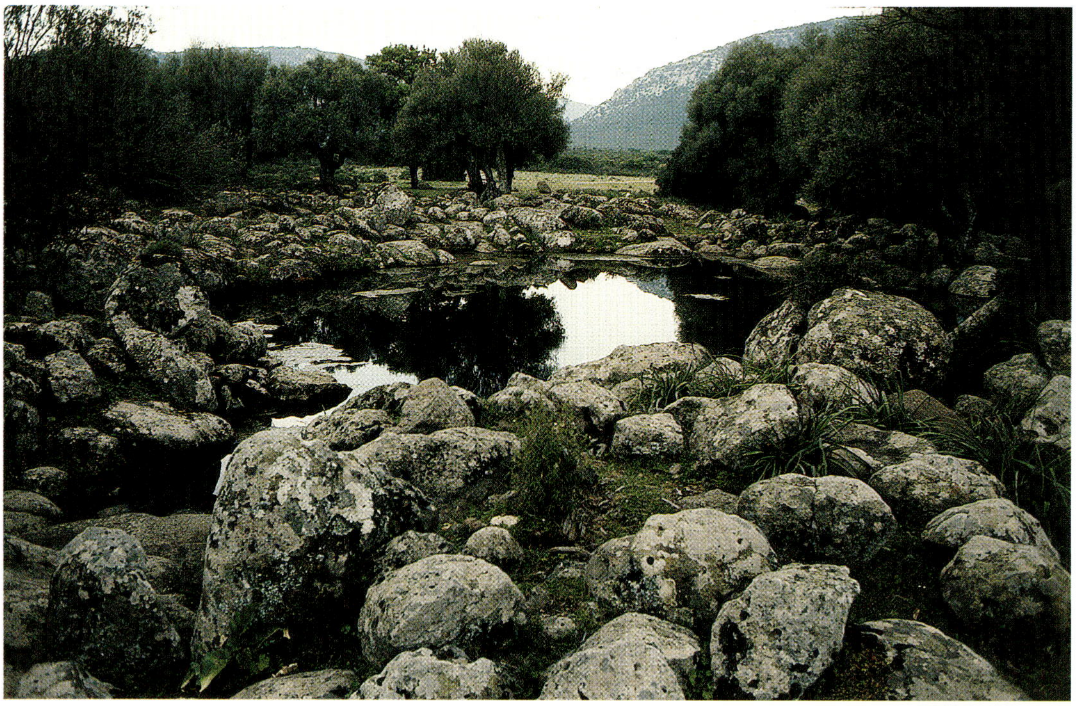

Wasserstelle des Giara

Jahr die Herden in der Giara nicht zur Ruhe kommen und machen die ohnehin scheuen Ponies noch scheuer.

Eine künftige Ausnutzung der Giaras im Rahmen des Tourismus, zum Beispiel für Wanderritte oder Kutschfahrten auf der Insel, ist wegen des mißtrauischen Charakters und des nervigen Temperaments kaum zu erwarten. Dafür wäre eine gezielte Zuchtwahl auf ein geeigneteres Interieur und verbessertes Exterieur, das heißt ein freundlicheres, ruhigeres Wesen und bessere Formierungen von Schulter/Widerrist und Kruppe sowie Fundament, notwendig. Sie sollte möglichst behutsam vorgenommen werden, damit der Rasse nicht zugleich ihre positiven Eigenschaften verlorengehen. Auf keinen Fall sollte man allerdings versuchen, dieses Ziel durch Fremdbluteinkreuzungen anzusteuern.

Darüber hinaus ist es wahrscheinlich notwendig, gewisse Gewohnheiten der Bauern zu ändern, zum Beispiel wäre es besser, die für den Dienst des Menschen vorgesehenen Ponies bereits zweijährig einzufangen, um sie so früh wie möglich an den Menschen und die ihnen zugedachten Aufgaben zu gewöhnen. Die Tendenz, sich zu wehren und gegen den menschlichen Einfluß zu sperren, nimmt mit steigendem Alter und wachsender Stärke ständig zu.

SCHWEIZ

Die Schweiz liegt im Gebiet der mittleren Alpen und deren nördlichem Vorland. Der Schweizer Bundesstaat grenzt im Norden an Deutschland, im Nordosten und Osten an Österreich und Liechtenstein, im Südosten und Süden an Italien und im Westen an Frankreich.

Die Gesamtfläche der Schweiz umfaßt nur wenig über 40 000 Quadratkilometer und gliedert sich in Mittelland, Alpen und Jura. Von ihren Landschaften nehmen die Alpen etwa 60 Prozent der Fläche ein, die in den stark vergletscherten Berner Alpen ihre größte Höhe erreichen (Finsteraarhorn fast 5000 Meter). Das Mittelland ist ein von Flußtälern stark durchschnittenes Moränenhügelland von 400–1000 Metern Höhe mit zahlreichen großen Seen. Der Jura bildet die schweizerisch-französische Grenzregion. Die aus dem Mittelland bis ca. 1700 Meter aufsteigenden Bergketten des Kettenjura sind von Mulden und langgestreckten Längstälern durchzogen, die durch enge, schmale Quertäler (sogenannte „Klusen") verbunden sind. Der Jura ist stark bewaldet.

Die landwirtschaftliche Nutzfläche der Schweiz umfaßt ca. 20 000 Quadratkilometer. Knapp 20 Prozent davon bestehen in Ackerfläche, 25 Prozent sind Wald, der Rest zum überwiegenden Teil Grünland. Die Viehwirtschaft, vor allem die Rinderhaltung und Milchwirtschaft, erbringt ca. 75 Prozent des agrarischen Gesamtertrages, die Pferdezucht stellt ein nicht unwillkommenes Komplement dar. Die recht weit verbreitete Freiberger Pferdezucht liefert heute in überwiegender Zahl Schlachtfohlen, die als Weideergänzung praktisch nichts gekostet haben und doch eine nicht zu unterschätzende Nebenerwerbsquelle für die Bergbauern bedeuten. Futtergetreide für die im Mittelland betriebene Warmblutzucht muß in größeren Mengen importiert werden.

Die Schweizer Bevölkerung gehört der deutschen (74 %), französischen (15 %), italienischen (5 %) und rätoromanischen (1 %) Kulturgemeinschaft an und bildet eine nationale Einheit. Deutschsprachig ist der größte Teil des Mittellandes, im südwestlichen Mittelland und im Jura wird französisch gesprochen. Die Kantone des Mittellandes und des Jura bilden das Hauptpferdezuchtgebiet.

Die keltischen Helvetier, nach denen sich die Schweiz heute nennt (Civitas Helvetia), sind erst kurz vor 100 v. Chr. in das von den Rätern, einem vermutlich nichtindogermanischen Volk, bewohnte Land zwischen Jura und Alpen eingewandert. 58 v. Chr. wurden sie von *Caesars* Truppen unterworfen, ebenso wie 15 v. Chr. die übrigen Kelten und Räter von denen des *Augustus*.

Während der Römerzeit bestand im Umkreis der Hauptstadt Aventicum (das heutige Avenches im Kanton Waadt) ähnlich wie im angrenzenden Noricum eine nicht unbedeutende Pferdezucht. Um 445 n. Chr. erzwangen die in den Südwesten eingewanderten Burgunder ihre Unabhängigkeit von Rom und unterwarfen das Wallis und das Gebiet bis zur Aare. Das restliche Gebiet wurde etwa gleichzeitig von Alemannen besiedelt. In Graubünden hielten sich die stark romanisierten Räter. Bis 536 gliederten die Franken den größten Teil der heutigen Schweiz ihrem Reich ein. Beim Zerfall des Frankenreiches am Ende des 9. Jahrhunderts fiel der Westen an Burgund, während der übrige Teil unter die Herrschaft des Herzogtums Schwaben gelangte. Um 1032/34 wurde auch Burgund mit dem Deutschen Reich vereinigt.

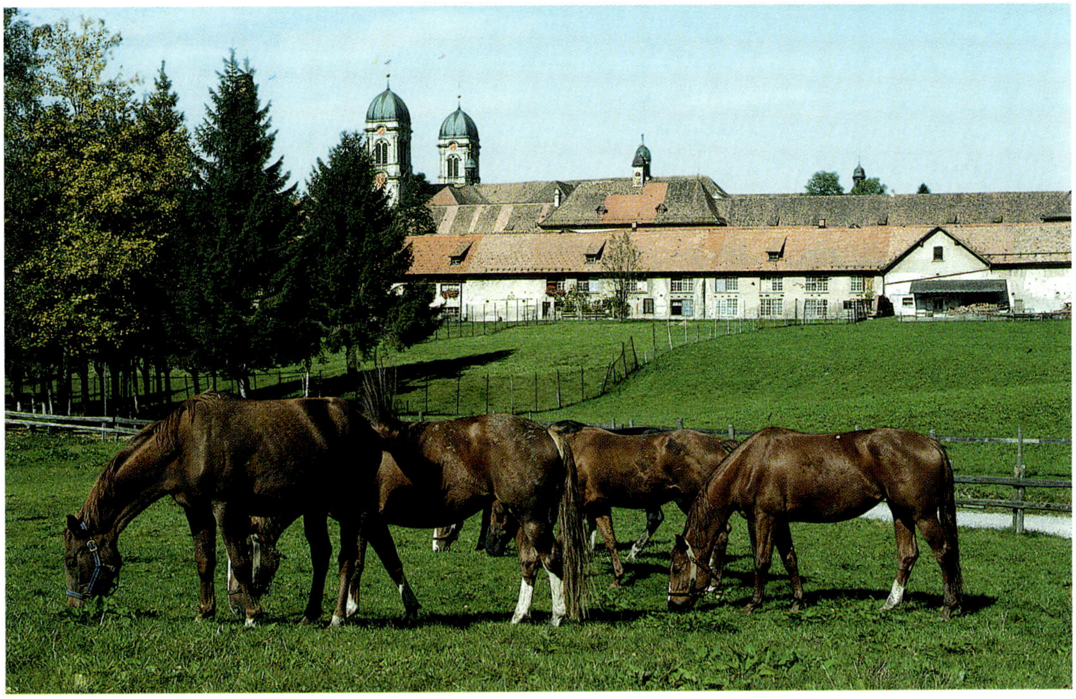

Klostergestüt Einsiedeln

Aus dem Jahr 1034 stammt eine Urkunde, in der das 934 gegründete adlige Benediktinerkloster Einsiedeln durch *Kaiser Heinrich IV.* als Gestüt bestätigt wird. Damit ist das bis heute bestehende Gestüt das älteste der Welt.

In der zweiten Hälfte des 13. Jahrhunderts erlangten im Südwesten die Herzöge von Savoyen, im Norden und Osten die Habsburger die Vorherrschaft. Nach der Öffnung des Gotthard-Passes verlieh der Stauferkaiser *Friedrich II.* den beiden Tälern Uri (1231) und Schwyz (1240) die Reichsunmittelbarkeit, die jedoch von den Habsburgern nicht anerkannt wurde.

Im Widerstand gegen das Haus Habsburg schlossen sich 1291 die drei Urkantone Uri, Schwyz und Unterwalden (die sogenannten „Waldstätte") in einem „Ewigen Bund" zusammen. Inwieweit die Tell-Sage und der erste „Rütli-Schwur" einen geschichtlichen Kern besitzen, läßt sich nicht beweisen. In der Folgezeit hielten die Urkantone immer zu den Gegnern Habsburgs. In all dieser Zeit verlautet wenig oder nichts über eine Schweizer Pferdezucht. Die Schweizer kämpften zu Fuß. 1315 besiegten sie bei Morgarten ein österreichisches Ritterheer und erneuerten daraufhin den „Ewigen Bund", dem im Laufe des 14. Jahrhunderts Luzern, Zürich, Glarus, Zug und Bern beitraten. Damit war die „Eidgenossenschaft" der „Acht alten Orte" entstanden. Durch ihren Sieg in der Schlacht bei Sempach 1386 über die Österreicher unter *Herzog Leopold III.* sicherten sie sich ihre Unabhängigkeit. Seitdem ging allmählich der Name „Schwyz" auf die acht alten Orte als Sammelbezeichnung über.

In den Burgunderkriegen (1474–1476) besiegte das Schweizer Bundesheer *Herzog Karl den Kühnen* in den Schlachten von Héricourt (1574), Grandson und Murten (beide 1476). Bei Murten fiel ihnen das kostbare Lager Karls als Beute in die Hände, dazu Hunderte von Streithengsten, die das flüchtende Burgunder Ritterheer zurückließ. Diese Hengste, teils Orientalische, in der Mehrzahl jedoch dem Comtois-Schlag angehörend, hatten nachhaltigen Einfluß auf die Zucht der Freiberge.

1481 schlossen sich Freiburg und Solothurn der Eidgenossenschaft an. Die Ablehnung der „Reichsreformpläne" *Kaiser Maximilians I.* durch die Schweiz führte zum sogenannten „Schwabenkrieg" von 1499, dessen Ergebnis die tatsächliche Loslösung des Landes aus dem Verband des Deutschen Reiches war. Mit der Aufnahme von Basel, Schaffhausen und Appenzell in die Eidgenossenschaft erweiterte sich der Bund auf 13 „alte Orte". 1512–1516 griff die Schweiz als Gegner Frankreichs in den Kampf um das Herzogtum Mailand ein, wodurch sie zusammen mit den verbündeten Graubündnern das Tessin und das Veltlin gewann.

Auch in dieser Zeit hören wir nicht viel, jedenfalls nicht viel Rühmliches über die Schweizer Pferdezucht. Recht kritisch äußert sich in seinem Buch VON DER GESTÜTEREI (Frankfurt 1584) „Der Wolgeborene Herr Marx Fugger, Herr von Kirchberg und Weissenhorn" (1525–1597): „Vor vralten zeiten hat man sehr vil auff die Schweitzerischen Pferdt gehalten / insonderheit aber das sie fuertreffliche gute Kriegsross seyen / von wegen sie taurhafft vn arbeytsam / wie dann solchs Camerarius vermelt: Nun kan ich aber meines theils nicht wissen / wo man dazumal Schweitz hinterminiert oder gesetzt hat: Dan bey vnsern zeiten find man im Schweitzerland gar kein Rosszucht / ausserhalb derjenige / so man siben Thaler nennet / deren sind aber so gar wenig / dass sie kein zahl machen / oder dass der muehe wehrt man viel von jnen schreiben soll / aber das befinde ich wol / dass eben dasselbige Volck in der Eydnosschafft / des Jars ein grosse anzahl von ausslaendischen Pferdten zu jrem gebrauch auffkaufft: Das wurden sie gewisslich nit thun / wann sie in jhrem eygnen Landt Pferdt genug hatten. . ."

Die Reformation hatte eine dauernde konfessionelle Spaltung der Schweiz zur Folge, da die Urkantone Luzern, Zug, Freiburg und Solothurn katholisch blieben. Das damals noch außerhalb der Schweiz liegende Genf wurde Mittelpunkt des Calvinismus und seit dem Kampf gegen Savoyen 1516 ein der Eidgenossenschaft „zugewandter Ort".

1586 schlossen sich die sieben katholischen Orte Uri, Schwyz, Unterwalden, Luzern, Zug, Freiburg und Wallis zum sogenannten „Goldenen Bund" (seit 1655 „Borromäischer Bund" genannt) zusammen. Vom „Dreißigjährigen Krieg" (1618–1648) blieb die Schweiz mit Ausnahme Graubündens verschont. Dagegen brachte ihr der Westfälische Frieden von Münster und Osnabrück die völkerrechtlich endgültige Loslösung vom Reich. Den Kern der alten Eidgenossenschaft bildeten die 13 „selbstherrlichen" Orte. Eine einheitliche Außenpolitik war wegen der unterschiedlichen Tendenzen in den einzelnen Kantonen unmöglich. So einigte man sich auf eine Politik immerwährender Neutralität, die die Schweiz mehr oder weniger konsequent bis heute beibehalten hat.

Im 18. Jahrhundert kam es in der Schweiz zu einem kräftigen Aufschwung der Pferdezucht, der zeitweilig sogar einen Export von Pferden, vor allem nach Italien und Frankreich, ermöglichte. 1798 wurde die allgemeine wirtschaftliche Blüte aber

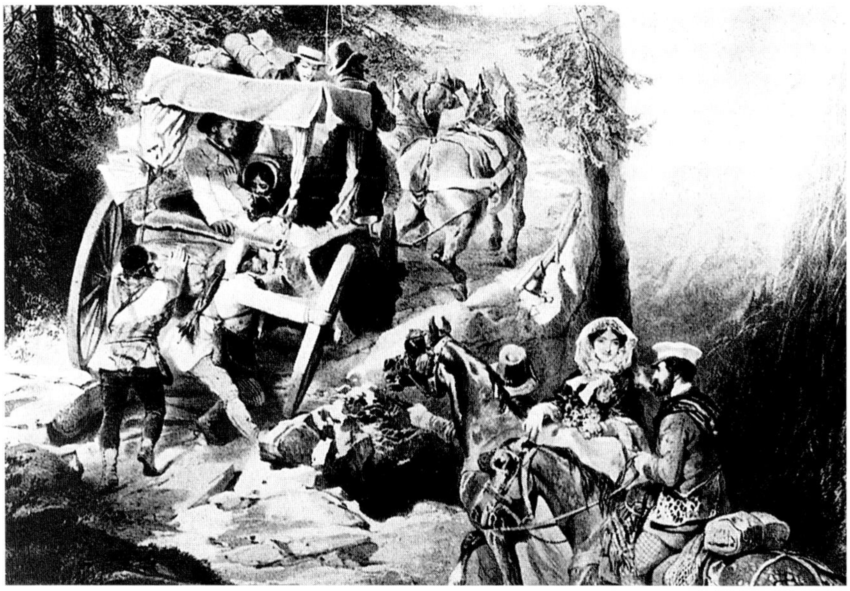

In früherer Zeit war das Reisen in der Schweiz nicht selten etwas beschwerlich. Der Postwagen von Salanche nach Chamonix und berittene Reisende in der ersten Hälfte des 19. Jahrhunderts. Lithographie von Eugene Guérard (1821–1866)

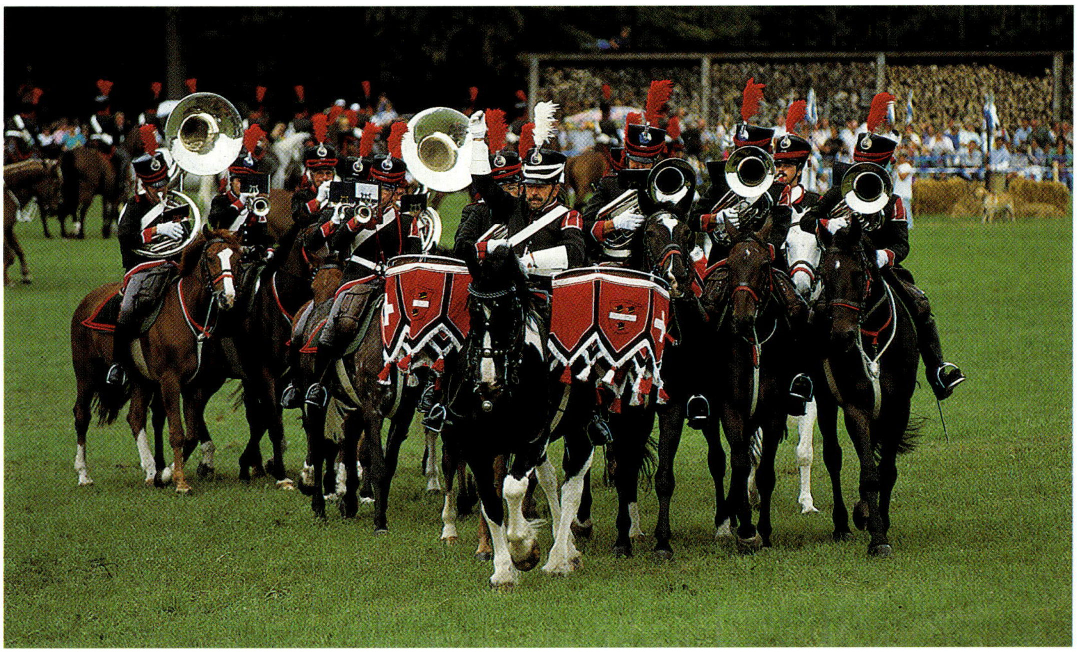

Auf „Eidgenossen" berittene Schweizer Militärkapelle – Pauker ist der bekannte Schweizer Spitzenreiter und -trainer Paul Weier.

durch den Einfall französischer Revolutionstruppen jäh geknickt. Teile des Landes wurden von Frankreich annektiert. Doch schon 1803 stellte *Napoleon* durch die „Meditationsakte" den Staatenbund der Kantone wieder her, wobei zu den 13 alten sechs neue Kantone kamen. Im ersten Pariser Frieden von 1814 erhielt die Schweiz die ihr von Frankreich entrissenen Gebiete zurück. Die früher unselbständigen, als Landvogteien verwalteten Gebiete, darunter Thurgau, Tessin, Veltlin sowie Teile des Aargaues und des oberen Rheintales, wurden in Kantone umgewandelt, so daß deren Zahl auf 22 anstieg.

Durch die rücksichtslosen Remontierungen der französischen Truppen hatte die Schweizer Pferdezucht schwere Schäden erlitten, die zu beseitigen lange Zeit nicht gelingen wollte, zumal das Land durch innenpolitische Auseinandersetzungen erschüttert wurde. Hierbei ging es um die Ablösung der alten aristokratischen Verfassungen durch liberale und eine Reform der Bundesverfassung.

Noch bis in die erste Hälfte des 18. Jahrhunderts hatte die Schweiz drei autochthone Landrassen besessen, das Schwyzer Pferd (hervorgegangen aus dem Einsiedler), das Erlenbacher (oder Simmentaler) Pferd und das Freiberger (oder Jura) Pferd. Bei *Emil Bachofen* lesen wir dazu in seiner Dissertation SCHWEIZERISCHE LANDES-PFERDEZUCHT IM HALBBLUT (Frauenfeld 1908): „Alle drei Rassen müssen wohl als uralte Landrassen bei uns existiert haben, wahrscheinlich aus der Zeit der Völkerwanderung herstammend. Sie waren jedenfalls ursprünglich reinblütig, sind dann aber im Laufe der Jahrhunderte sowohl durch fremde Hengste veredelt als auch in den verschiedenen Talschaften miteinander gemischt worden. Die Schwyzer und Erlenbacher Zuchten sind schon sehr früh unzweideutige Halbblutrassen geworden; beim Freiberger dagegen war die Veredlung nie groß und stark genug, um ihm den ausgesprochenen Kaltbluttyp nehmen zu können.

Die Veredlung der Pferderassen ging, dem Zug der damaligen Zeit entsprechend, von den Klöstern aus. Die fremden Hengste wurden durch unsere Söldneroffiziere aus Neapel, Spanien und Holland bei ihrer Rückkehr aus dem Militärdienst in die heimatlichen Täler eingeführt, ebenso auch durch Wallfahrer, und den Klöstern geschenkt oder von diesen durch Kauf erworben.

In späteren Zeiten geschah dann die Blutauffrischung von Staats wegen aus und so verschiedenartig und häufig, daß die beiden alten Halbblutrassen ganz untergegangen sind und auch das Jura Pferd nur noch sehr wenig von seinem alten Zuchtblut in sich führt, sondern größtenteils auf Hackney- und Französischem Blut aufgebaut ist.

Außer diesen drei Urrassen wurde in der Schweiz in der Gegend von Obersaxen noch das Oberländer-Pferd Graubündens seit mehr als einem Jahrhundert. . . selbständig gezüchtet. Nach Kantonstierarzt *Dr. Iseppony* in Chur stammte es her von kleinen russischen Steppenpferden, die beim Zuge der Russen über den Panix zurückgeblieben waren. . . Mit dem Aufstellen eidgenössischer Hengste ging das Modell der alten Zucht auch hier verloren. Im Kanton Graubünden wurden sodann von jeher Einsiedler resp. Rheintaler Pferde gezüchtet, speziell in Maienfeld und Umgebung. Diese sind von da aus auch ins Prättigau gekommen, wo sie, mit Tyrolern gekreuzt, den Prättigauer Schlag bildeten, ein gröberes, knochigeres Rheintaler Pferd." Die Einsiedler Rasse der „Cavalli della Madonna" ging zugrunde, als 1798 der französische Revolutionsgeneral *Schauenburg* das Stift Einsiedeln besetzte und alle Pferde fortführte. Später wurde berichtet, daß General Schauenburg und ein anderer Offizier einander mit den besten Pferden des Stiftsmarstalles beschenkt hätten.

Das Schwyzer Pferd, vom Emmental bis ins Rheintal verbreitet, bildete die Rasse der Urkantone sowie Luzerns und St. Gallens. Es versah den Dienst eines Reit-, Saum- und Sänftenpferdes und wurde später, als der Straßenbau es ermöglichte, ein beliebter Karossier. Durch eine hemmungslose Kreuzungszucht seit dem ersten Drittel des 19. Jahrhunderts mit importierten Halbblut- und Normänner-, Oldenburger und Hannoveraner Hengsten ging die dem Einsiedler nahe verwandte Rasse zugrunde und in einer allgemeinen, qualitätslosen Halbblutzucht auf. Wie *Professor J. Rychner* in seinem „Referat über die Pferdezucht" in den BERNISCHEN BLÄTTERN FÜR DIE LANDWIRTSCHAFT 1866 schreibt: „. . . ohne irgendwelche anderen Spuren zu hinterlassen als große Ausgaben, große Verluste und allgemeine Unzufriedenheit. . ."

Ein ähnliches Schicksal erlitt die Erlenbacher Zucht, die wohl wertvollste Rasse der Schweiz. Hier begannen die planlosen Einkreuzungen von Fremdblut schon zu Beginn des 18. Jahrhunderts

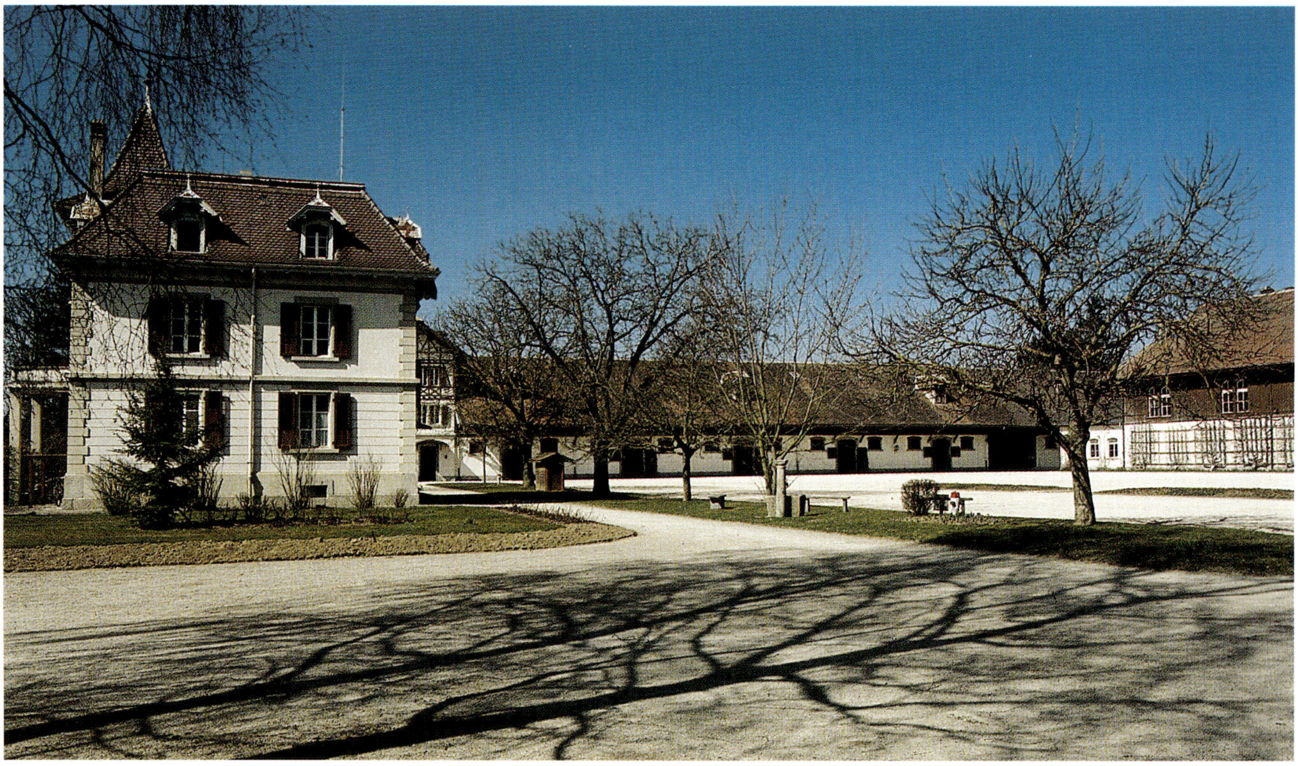

Bundesgestüt Avenches

die Fundamente der konsolidierten Zuchtstämme zu unterminieren. Auch diese Rasse ging im 19. Jahrhundert ihrem unaufhaltsamen Niedergang entgegen, was die erste Schweizer Pferdeausstellung in Aarau 1865 mit erschreckender Deutlichkeit bewies. Eine wesentliche Ursache des Zuchtverfalls allerdings „liegt in den fabelhaften Preisen, welche das Oberland aus seiner berühmten Rindviehzucht (Simmentaler, Anm. d. Verf.) erzielte. . .", wie Bachofen (a. a. O.) anmerkt.

Am relativ typtreuesten hatte sich trotz Einkreuzung der Freiberger erhalten, ein naher Verwandter des burgundischen Comtois, beheimatet im Berner Jura, den Freibergen, mit Saignelégier als Hauptort und dem Kloster Bellelay als züchterischem Mittelpunkt.

Um Aggressoren von außen abzuschrecken, verstärkte der Eidgenössische Staat aufgrund seiner neuen Verfassung sein ausschließlich auf Landesverteidigung ausgerichtetes Bundesheer erheblich. Hierbei spielten das Pferd und das Maultier bei den verschiedenen Waffengattungen eine wesentliche Rolle als Reit-, Zug- und Tragtier. 1863 berief die Regierung, der Bundesrat, „in Sorge um den Pferdedienst in der Armee", wie offiziell verlautete, eine siebenköpfige Kommission von hippologischen Experten, die geeignete Vorschläge zur Hebung der immer noch höchst unbefriedigenden Pferdezuchtverhältnisse ausarbeiten sollte. Eine Reihe von mehr oder weniger gezielten Aktionen wurde in die Wege geleitet. Wertvolles Zuchtmaterial, vor allem Hengste, wurde aus England importiert. Nachdem deren Nachzucht jedoch nicht den Erwartungen entsprochen hatte, begann man Normänner einzuführen. Die Zuchtergebnisse mit ihnen fielen wesentlich günstiger aus. Einige wesentliche Neuerungen zur Förderung der Zucht waren die Etablierung von Gestütbüchern, die Registrierung der Nachzucht und die Einführung eines Prämiensystems für Zuchtpferde. Ein Fohlenhof für die Aufzucht von Hengstanwärtern wurde errichtet. Nicht alle diese Maßnahmen griffen jedoch. So wurde der Fohlenhof aufgrund zu hoher Kosten ein Mißerfolg.

1894 endlich entschied sich die Pferdezuchtkommission, auf starkes, anhaltendes Drängen aus Fachkreisen, dazu, eine staatliche Hengsthaltung zu errichten, wogegen sie sich jahrzehntelang aus nicht nachvollziehbaren Gründen gesträubt hatte. Nachdem sich die staatliche Hengsthaltung über Erwarten positiv bewährte und rasch vergrößerte, wurde vom Bundesrat der Bau eines Landgestüts in Avenches, im Kanton Waadt, beschlossen. 1901 konnten die neue Anstalt bezogen und die Hengste vom Militärdepot in Thun, das sie bisher beherbergt hatte, dorthin überstellt werden. Gleichzeitig erfolgte eine Umorganisation der Pferdezucht, die, aus der Obhut der Armee entlassen, unter die Regie des Landwirtschaftsministeriums kam.

Im Ersten Weltkrieg bemühte sich die Schweiz um strikte Neutralität. Durch ihren Rohstoffmangel geriet sie in eine äußerst schwierige wirtschaftliche Lage. Während der aus Verteidigungs- und Abschreckungsgründen von 1914 bis 1918 aufrechterhaltenen Grenzbesetzung bewährte sich vor allem die Freiberger Rasse im Gebirgsdienst. Der Freiberger „Eidgenoss", wie man das Militärpferd bezeichnete, war gleichermaßen als Säumer wie als Artillerie-Stangenpferd und als Reitpferd einsetzbar. Folgerichtig orientierte sich in der Zeit zwischen den Kriegen und in der ersten Zeit nach dem Zweiten Weltkrieg das Zuchtziel, außer an den Bedürfnissen der Landwirtschaft, an denen der Armee. 1927 wurde dem Gestüt zu Avenches eine Stutenherde angegliedert, wie das bereits 1908 von Bachofen (a. a. O.) angeregt worden war. Zunächst war das Gestüt ausschließlich mit Freibergern besetzt sowie mit Eselhengsten für die Maultierzucht.

In dem Maße, wie nach dem Zweiten Weltkrieg das Pferd aufgrund der fortschreitenden Motorisierung aus allen wirschaftlichen und landwirtschaftlichen Arbeitsprozessen ausschied, kam es zu einer Umstellung auf ein vielseitig verwendbares Warmblutpferd.

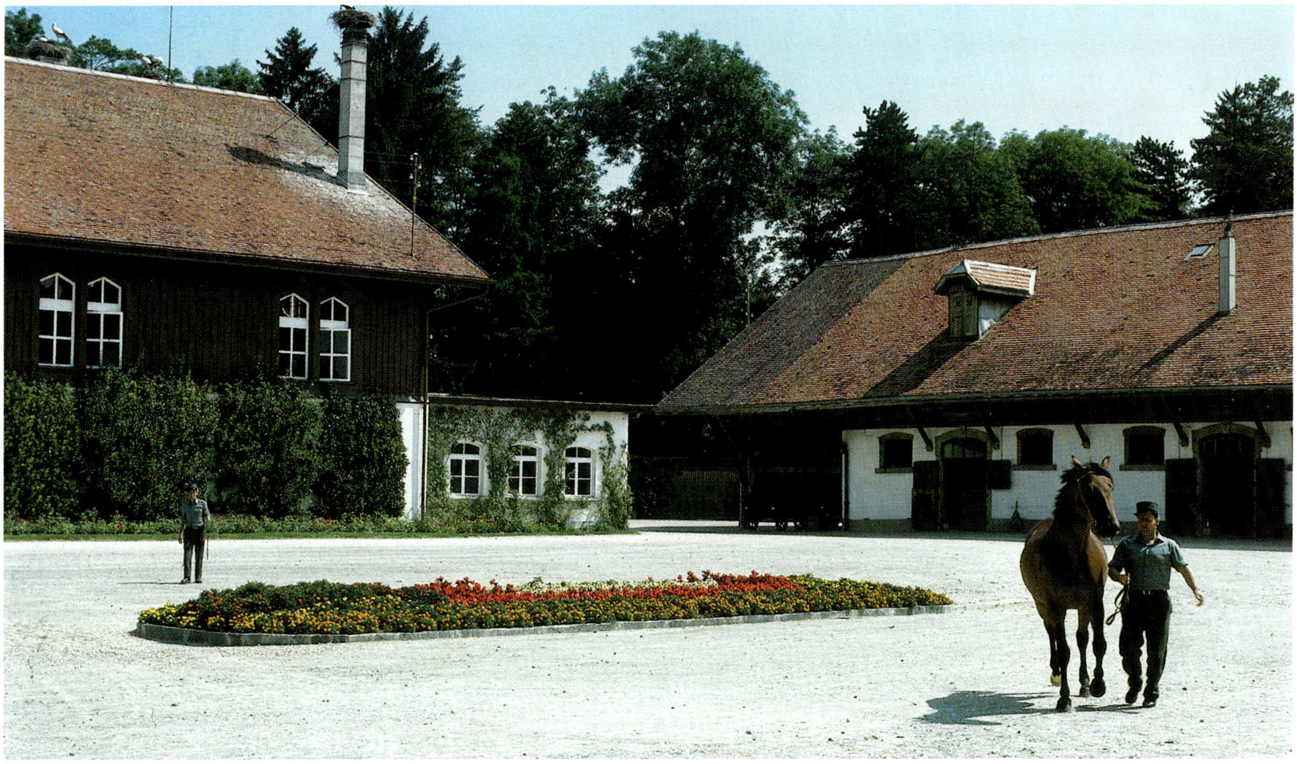

Gestütshof des Haras Fédéral Avenches

1973 verschwand das Pferd auch aus dem Dienst der Armee. Trotz glänzender Erfolge der Schweizer Kavallerieoffiziere bei Olympischen Spielen und internationalen Championaten wurde auch die Schweizerische Kavallerieschule EMPFA (Eidgenössische Militärpferdeanstalt) in Bern aufgelöst, „weil. . . die Eidgenössischen Räte eine überwältigende Volksmeinung mißachteten und durch einen Parlamentsbeschluß die Kavallerie abschafften", wie es *Max Ammann* in DER EIDGENOSS (Luzern 1975) ausdrückt.

Seit dem Anfang der siebziger Jahre ist auch in der Schweiz, wie fast überall in Westeuropa, zwar mit einigen für die Schweiz typischen „bremsenden Begleiterscheinungen", so *Elisabeth Weiland* im Herbst 1997 in einem Brief an mich, das „internationale Warmblutpferd" auf einem unaufhaltsamen Vormarsch. Doch ist die Schweiz bis heute weit davon entfernt, hinsichtlich ihres Bedarfs an Sportpferden importunabhängig zu sein.

Die früher in der Schweiz verbreitete Maultierzucht ist heute fast völlig verschwunden, seit Armee und Landwirtschaft sie nicht mehr benötigen.

Seit 1958 wird in der Schweiz auch Haflinger-Zucht betrieben. Die Rasse, ursprünglich wegen ihrer Wirtschaftlichkeit, ihrer Anspruchslosigkeit, Trittsicherheit und konstitutionellen Härte als ideale tierische Zugkraftergänzung zum Traktor eingeführt, erfreut sich heute vor allem in den großen Fremdenverkehrs- und Wintersportzentren steigender Beliebtheit. Hier sieht man die schmucken, munteren, blonden Pferde in vielfältigem Einsatz vor Schlitten oder Kutsche, bei Skikjöring, Wanderritten etc.

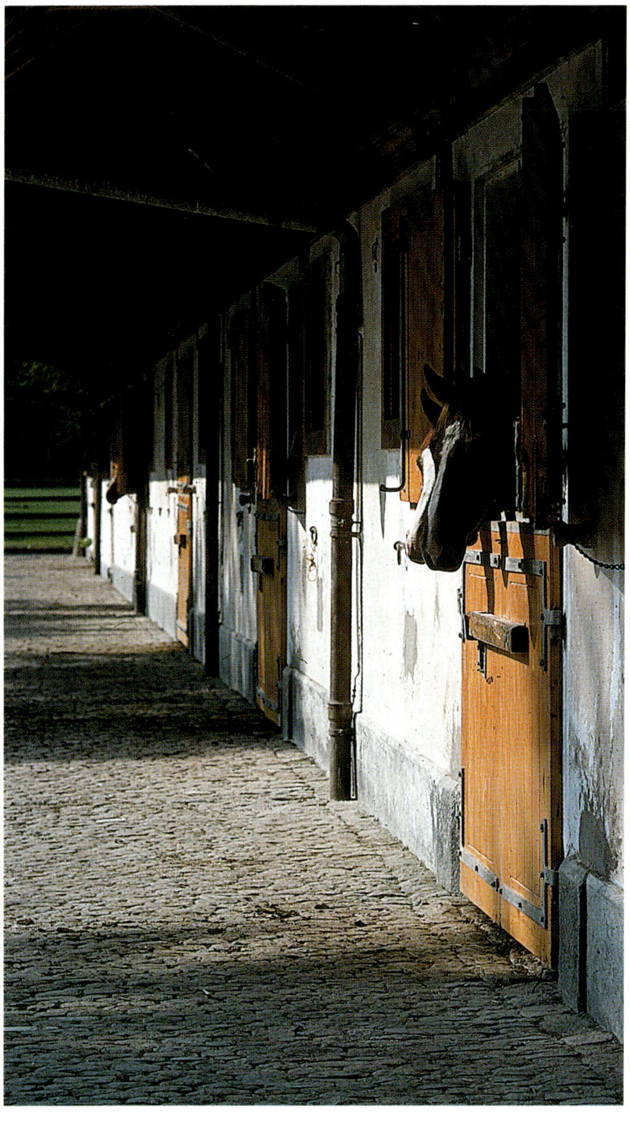

Außenboxen in Avenches

WARMBLUT-ZUCHTEN

SCHWEIZER WARMBLUT

TYP, INTERIEUR, VERWENDUNG, EXTERIEUR:
Das Schweizer Warmblut gehört dem in den meisten Zuchtgebieten Europas heute angestrebten, vielseitig verwendbaren Reitpferdetyp an. Besonderer Wert wird einem einwandfreien Interieur, einem gutartigen Charakter und einem ruhigen Temperament beigemessen. Außerdem wünscht man ein möglichst harmonisches, korrektes Exterieur mit gut geformten, gesunden Hufen. Es sind alle Grundfarben vertreten. Die Widerristhöhe liegt zwischen 162 und 168 cm Stockmaß.

In seinen geglückten Exemplaren ist das Schweizer Warmblutpferd je nach Genanteilen ein leistungsbereites Dressur- oder Springpferd, mit entsprechend hohem Blutanteil auch ein geeignetes Militarypferd.

Das herausragende Dressurpferd aus Schweizer Zucht der letzten Jahre war der – allerdings auf rein Schwedischen Blutlinien aufbauende – von *Christine Stückelberger* bis zu Medaillenrängen ausgebildete Hengst *Gauguin de Lully*.

MECHANIK:
Die Grundgangarten sollen raumgreifend und elastisch sein. Dabei gilt die Aufmerksamkeit besonders einem fördernden Schritt.

ZUCHT:
Bisher war der Haras Fédéral Avenches (das Eidgenössische Gestüt) im Kanton Waadt „die einzige und richtungsweisende Institution für die staatlich geförderte und gelenkte Pferdezucht in der Schweiz", wie *Gerhard Kapitzke* in DIE STAATSGESTÜTE IN DEUTSCHLAND, ÖSTERREICH UND IN DER SCHWEIZ (München 1979) schreibt. Es war zugleich Hengstdepot für die staatlichen Landbeschäler und Hauptgestüt mit einer eigenen Stutenherde.

Avenches ist ein landwirtschaftlicher Betrieb von ca. 150 Hektar Fläche, der über 200 Pferde, ca. 220 Rinder und eine größere Schafzucht hält. Daneben wird etwas Ackerbau betrieben. Die Weiden werden im Wechsel von Rindern, Pferden und Schafen genutzt, um einen gewissen Ausgleich zu gewährleisten, und alle paar Jahre umgebrochen, um der Ausbreitung von Parasiten und einer sonst leicht entstehenden „Pferdemüdigkeit" vorzubeugen. Außerdem kann man auf diese Weise den anfallenden Stallmist seiner natürlichen Bestimmung als Dünger zuführen.

Im Schweizer Jura besteht der Fohlenhof Le Peu Claude, 1100 Meter über Normalnull, mit einer Weidefläche von rund 90 Hektar. Das rauhe Klima und die steilen Hänge bieten ideale Voraussetzungen für eine gesunde, natürliche, harte Aufzucht der Jährlinge und Zweijährigen.

Im übrigen war die Schweizer Pferdezucht weitgehend genossenschaftlich organisiert. Ursprünglich baute sie überwiegend auf Anglo-Normänner-Blut auf, nur vier Linien auf Holsteiner-Blut. Heute haben sich diese Unterschiede weitgehend ausgeglichen, überall wird das „Internationale Warmblut" gezüchtet.

Zu der aktuellen Situation der Pferdezucht und des Leistungsprüfungssystems in der Schweiz sowie des Bundesgestüts Avenches teilte mir Heinz Hofer vom Zuchtverband des Schweizer Warmblut-Sportpferde-Zuchtverbandes eine Reihe interessanter Einzelheiten mit (April 1998), die ich hier kurz zusammenfassen möchte: Während vieler Jahre war der Schweizer Pferdezuchtverband in Verbindung mit dem Eidgenössischen Gestüt bei den drei staatlich geförderten Rassen (Schweizer Warmblut, Freiberger und seit 1958 auch Haflinger) tonangebend. 1997 wurde er in eine Dachorganisation für das gesamte Pferdewesen umgewandelt. Die Schweizer Warmblutzüchter haben sich in einem eigenständigen Verband mit dem Zuchtziel „Sportpferd" zusammengeschlossen.

Die Schweizer Hengstleistungsprüfung, die in ihrem Grundmodell weitgehend dem „Adelheidsdorfer

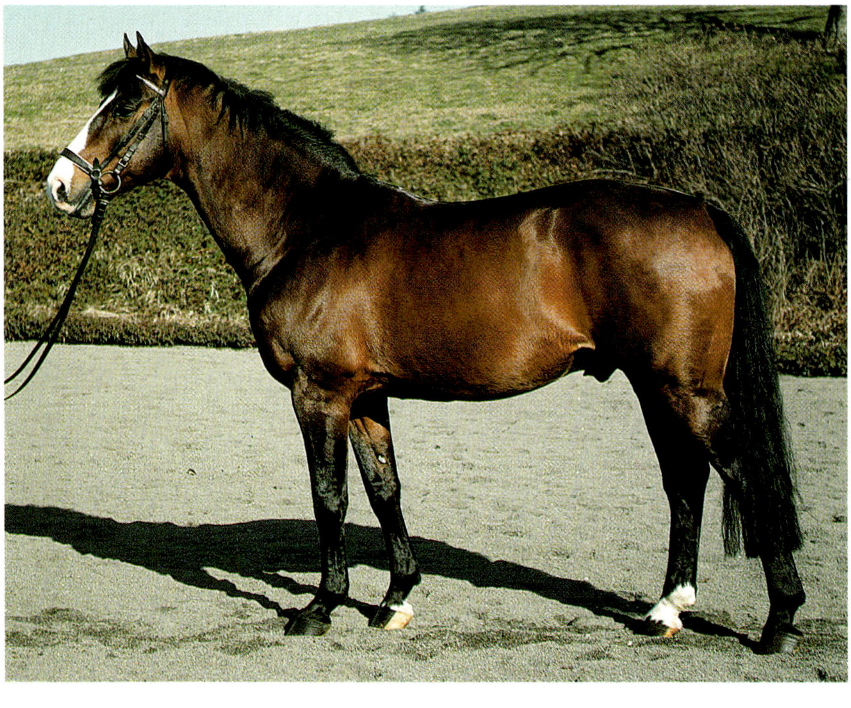

Der in der Schweiz auf rein Schwedischer Grundlage gezogene Hengst Gauguin de Lully (geb. 1975, v. Chagall a. d. Gasparona v. Gaspari a. d. Singoalla v. Drabant) wurde von Christine Stückelberger bis zu olympischen Medaillenrängen ausgebildet und vorgestellt.

Stutenschau auf dem Gelände des Klostergestüts Einsiedeln

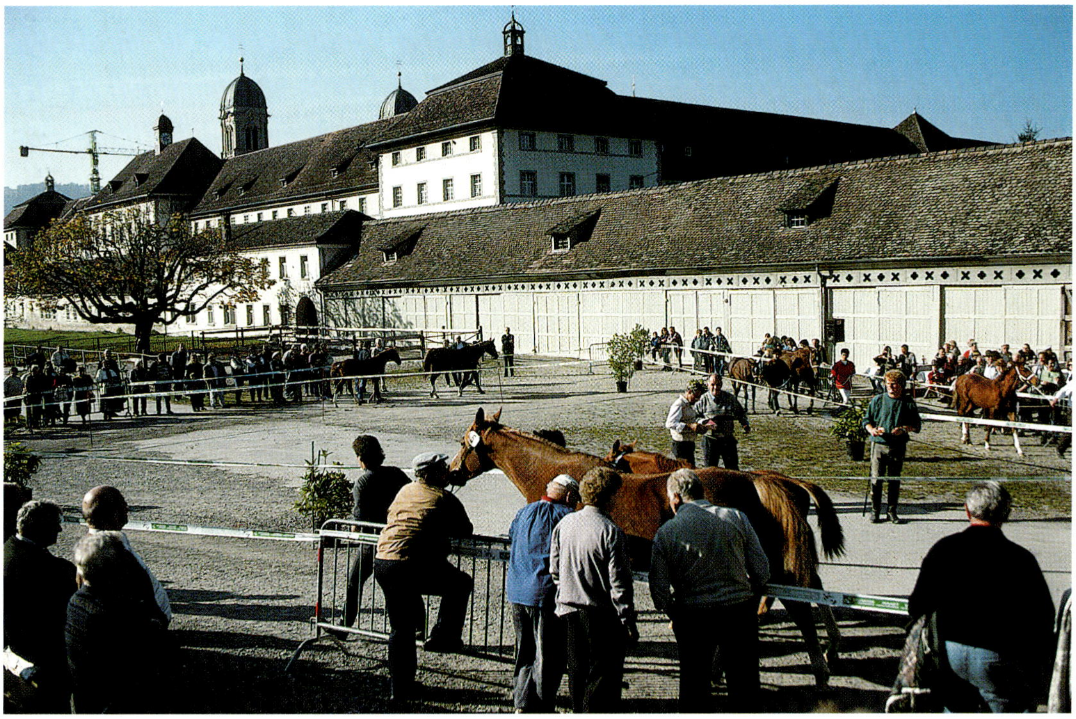

Modell" entsprach und ursprünglich von dem international erfolgreichen Reiter, Trainer und Parcoursdesigner *Paul Weier* entworfen worden war, wurde durch einen 30-Tage-Test abgelöst. Das System blieb jedoch unbefriedigend. Nur allzuoft rangierten Hengste vorn, die später im Sport und/oder in der Zucht versagten. Daher hat man den Weg über den öffentlichen Turniersport vorgesehen.

Da sich auch in der Schweiz die Privathengsthaltung in den letzten Jahrzehnten mehr und mehr durchsetzte und dem Bundesgestüt ernsthaft Konkurrenz sowohl quantitativ wie auch qualitativ machte, verabschiedete der Bundesrat 1996 ein Konzept für eine Teilprivatisierung von Avenches, die spätestens im Jahre 2000 abgeschlossen sein und dem Staatsetat eine Einsparung von mindestens 2,5 Millionen Franken jährlich bringen soll. Aufgrund eines Baurechtsvertrages wurden ein Teil der Gestütsgebäude sowie der bewirtschafteten Flächen und der Außenbetrieb Le Peu Claude im Kanton Jura an die private Gruppe „Institut Equestre National Avenches" (IENA) verpachtet. Für die Realisierung des Projekts und notwendige bauliche Maßnahmen wurden rund zehn Millionen Franken veranschlagt. Dem Gestüt ist heute ein modernes Reproduktionszentrum angegliedert.

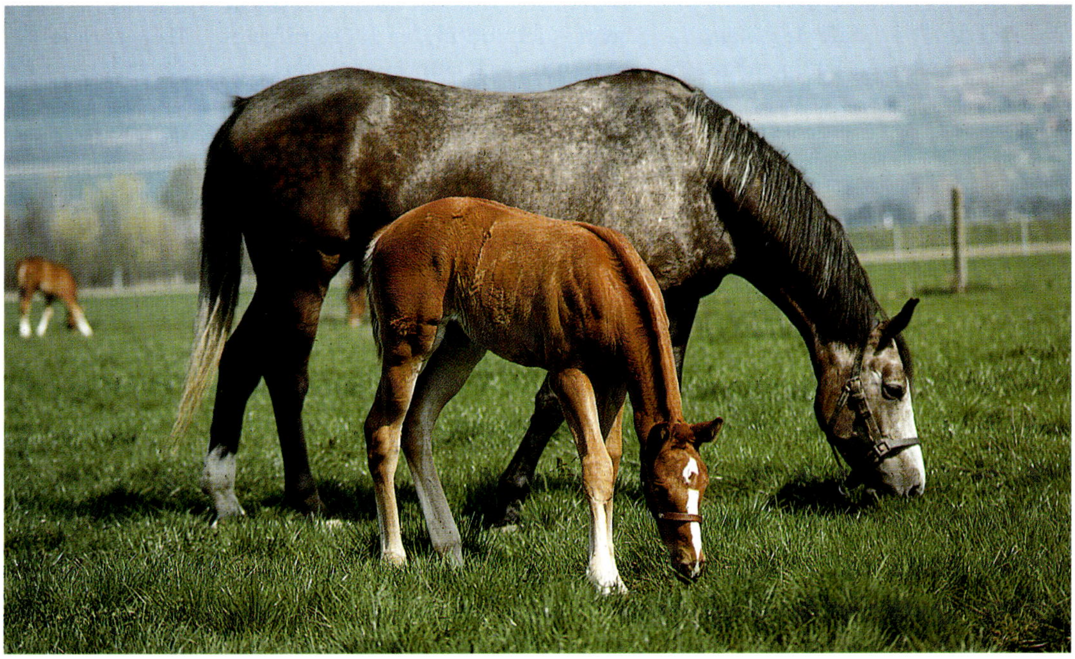

Schweizer Warmblutstute Quotidia mit Fohlen

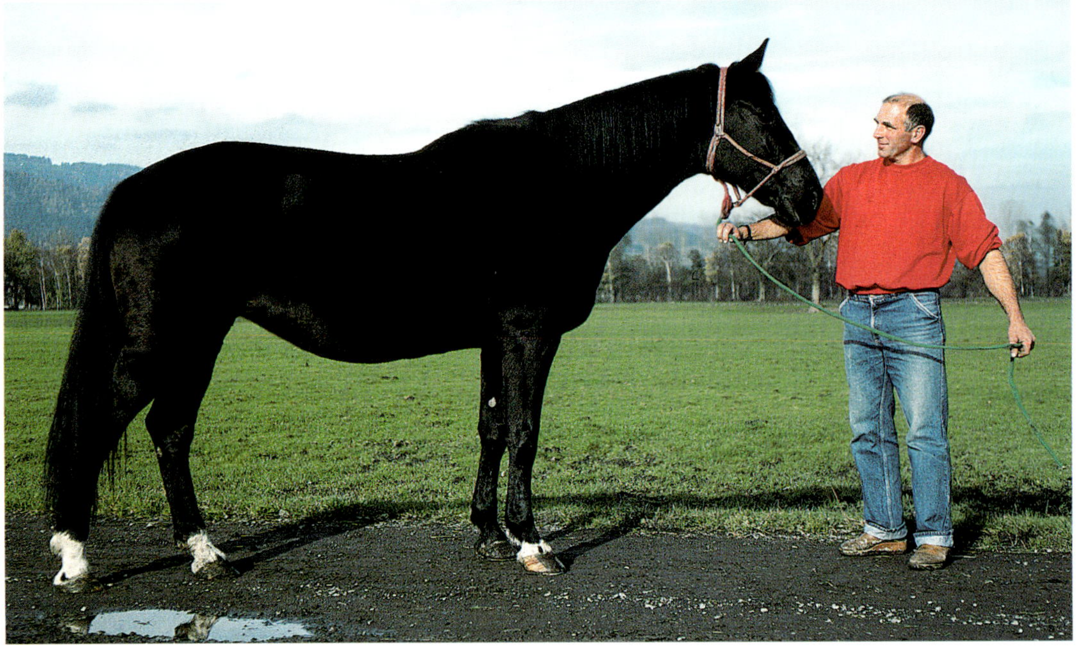

Schweizer Warmblutstute Linda

GESCHICHTE:
In seinem oben erwähnten Werk charakterisiert *Gerhard Kapitzke* die Schweiz als Pferdezuchtland sehr treffend: „Hochgebirgsregionen wie die Alpengebiete sind Lebensräume, die aufgrund der Bodenbeschaffenheit und der klimatischen Verhältnisse von echten Wildpferden ursprünglich gemieden wurden. Pferde im Hochgebirge lassen stets darauf schließen, daß sie vom Menschen dorthin verpflanzt oder verdrängt wurden, denn die Lebensbedingungen dieser Landschaftsstruktur entsprechen im allgemeinen nicht der Pferdenatur. So ist auch die Schweiz kein ‚natürliches' Pferdeland wie etwa Westfalen oder Ostpreußen, wo einstmals echte Wildpferde lebten, die sich später zu bodenständigen Rassen entwickelten, sondern die Existenz der hier lebenden Pferde ist ein Werk von Menschenhand."

Dennoch ist die Pferdezucht in der Schweiz recht alt und läßt sich bis ins Hochmittelalter verfolgen. Das seit 934 bestehende Benediktinerkloster Einsiedeln im Schweizer Kanton Schwyz gilt als das älteste Gestüt Europas, von dem wir wissen, und das bis heute (wenn auch in sehr bescheidenem Rahmen) fortbesteht. Es wurde 1034 erstmals von *Kaiser Heinrich IV.* in einer Urkunde als Gestüt bestätigt. Doch gibt es die alte Einsiedler-Rasse der berühmten „Cavalli della Madonna" heute nicht mehr, da beim Franzoseneinfall 1798 nahezu sämtliche Pferde geraubt wurden. Im 19. Jahrhundert wurde die Zucht mit importiertem Zuchtmaterial aus Yorkshire, der Normandie und nach 1900 mit Hackney-Hengsten wieder aufgebaut. Später wurde der Stutenbestand dann noch mit Anglo-Normänner- und Holsteiner-Stuten ergänzt.

Was für Einsiedeln gilt, gilt für die gesamte Schweizer Warmblutzucht. Sie geht in jedem Fall, ob in der Vergangenheit oder heute, auf eingeführte Pferde zurück.

Nach dem Sieg der Eidgenossen über Burgund am Ende des 15. Jahrhunderts soll eine große Zahl burgundischer Pferde als Beute in die Schweiz gelangt sein, woraufhin die Pferdezucht, die bis dahin vor allem beim Adel und in den Klöstern gelegen hatte, sich nun auch in steigendem Maße bei den Bauern ausbreitete. Dabei herrschte eine gewisse Arbeitsteilung: Meist besaßen die Bauern die Stuten, während Adel und Geistlichkeit die Hengste hielten.

Im 18. Jahrhundert kam es zu einem kräftigen Aufschwung der Pferdezucht, so daß die Schweiz sogar einen Überschuß an Pferden exportieren konnte, meist nach Italien und Frankreich. Wichtigster Markt für Schweizer Pferde war Mailand, weshalb man von dem hauptsächlich exportierten Schlag auch als dem „Mailänder Pferd" sprach. Das 18. Jahrhundert war die Blütezeit des bei *G. Schwarznecker* in RAÇEN, ZÜCHTUNG UND HALTUNG DES PFERDES (Stuttgart 1879) erwähnten Erlenbacher (oder Simmentaler) Pferdes, das er als ziemlich leichten, edlen Glanzrappen, als „Cheval à deux fins" beschreibt, gleich gut zum Fahren wie zum Reiten geeignet. Es soll auf importierte Spanische Pferde zurückgegangen sein. Doch galt es bereits zu Schwarzneckers Zeit als fast ausgestorben, verdrängt von der Simmentaler Rindviehzucht.

Tatsächlich hatte wohl der oben erwähnte Einfall der französischen Truppen die Blüte der Schweizer Pferdezucht geknickt. Zwar stiegen im ersten Drittel des 19. Jahrhunderts die Pferdezahlen langsam wieder an, jedoch ließ die Qualität der Pferde in hohem Maße zu wünschen übrig. 1863 kam es zur Einberufung einer siebenköpfigen Expertenkommission, die geeignete Wege für die Hebung der Pferdezucht erarbeiten sollte. Daß der Stand der Pferdezucht sehr niedrig war, zeigte auch die erste Schweizer Pferdeausstellung in Aarau 1865, bei der keine Ersten Preise vergeben werden konnten.

In der Folgezeit wurde eine Reihe von Fördermaßnahmen ergriffen. Schon 1863 hatte die Regierung in einem ersten Anlauf für 30 000 Franken Zuchthengste angekauft, die in der Militär-Pferderegieanstalt Thun stationiert worden waren, doch waren die Erfolge unbefriedigend. Im folgenden Jahrzehnt bewilligte die Kommission den Import von Zuchtpferden vor allem aus England, meist

Halbblutstuten, die zu Vorzugspreisen an die Züchter abgegeben wurden. Auch Halbbluthengste wurden importiert, die Nachzucht blieb aber hinter den Erwartungen zurück. Besser fielen dagegen Zuchtversuche mit Anglo-Normänner-Hengsten aus.

An weiteren Maßnahmen muß man die Gründung von Zuchtbüchern und die Aussetzung von Züchterprämien nennen. Ein großer Mißerfolg wurde die Einrichtung eines Fohlenhofes in der Pferderegieanstalt Thun im Jahre 1874. Da sich aufgrund zu hoher Kosten für die aufgezogenen Junghengste keine Käufer fanden, mußte er schon 1881 wieder aufgelassen werden. Nach jahrelangem Drängen zahlreicher Fachleute rang sich die Pferdezuchtkommission 1894 endlich dazu durch, eine staatliche Hengsthaltung einzurichten, die zunächst noch ihren Platz in Thun fand. Da sich der Hengstbestand laufend vergrößerte, wurde 1898 vom Bundesrat der Bau eines Schweizer Hengst- und Fohlendepots in Avenches beschlossen, für dessen Anlage einschließlich Verwaltungsgebäuden, Wohnungen und einer Reithalle 620 000 Franken bewilligt wurden. 1901 erfolgte die Übersiedlung der Hengste von Thun nach dort. Damit wurde die staatliche Landespferdezucht von dem Militärdepot getrennt und kam unter zivile Verwaltung.

Zunächst waren in Avenches nur Freiberger und Eselhengste stationiert, da die Normänner-Einkreuzungen seit 1912 auf Veranlassung der Armee aufgegeben wurden und die Produkte der Vollblut-Hengste den Bauern zu leicht waren. 1927 zogen die ersten Stuten in Avenches ein. Seitdem wurde der Betrieb land- und hauptgestütsmäßig betrieben. Der Trend zum Freiberger hielt bis in die Zeit kurz nach dem Zweiten Weltkrieg an. Dann jedoch, als in der Landwirtschaft das Pferd aus dem Arbeitsprozeß auszuscheiden begann und gleichzeitig die Nachfrage nach Sport- und Freizeitpferden ständig zunahm, kam es in Avenches zu einem Richtungswechsel. Die Zahl der Freiberger ging zurück, statt dessen nahm die der Warmblutpferde zu.

Eine eigene Funktion hatte das Warmblutpferd in der Schweizer Armee, einem Volksheer, in dem jeder Soldat seine Uniform und seinen Karabiner im Kleiderschrank hat. Hier wurden die privaten landwirtschaftlichen und anderen Arbeitspferde für den militärischen Einsatz bereitgehalten. Ich erinnere mich an meine Studienzeit in den fünfziger Jahren, an das Klappern der Hufe auf dem Straßenpflaster, wenn früh um fünf Uhr am Sonntag morgen die Basler Kavalleristen mit den Wagenpferden vom Milchmann und dem Bäcker nebenan zu ihren reiterlichen Exerzitien ausrückten.

1973 verschwand das Pferd auch aus dem Armeedienst, „weil im Dezember 1972 die eidgenössischen Räte eine überwältigende Volksmeinung

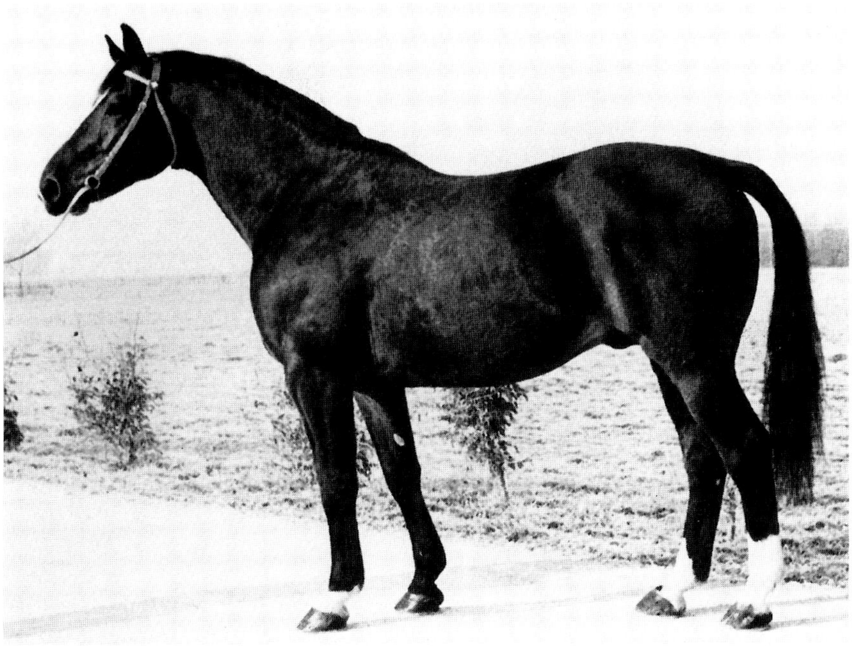

Der SF-Hengst Ivoire, gez. 1957 von A. Chauvan, Manche, v. Ibrahim a. d. Girondine v. Ultimate xx – Cyrus – Querelleur xx. Der Vollbruder des Spitzenspringvererbers Almé stand in den sechziger/siebziger Jahren im Eidgenössischen Gestüt Avenches . . .

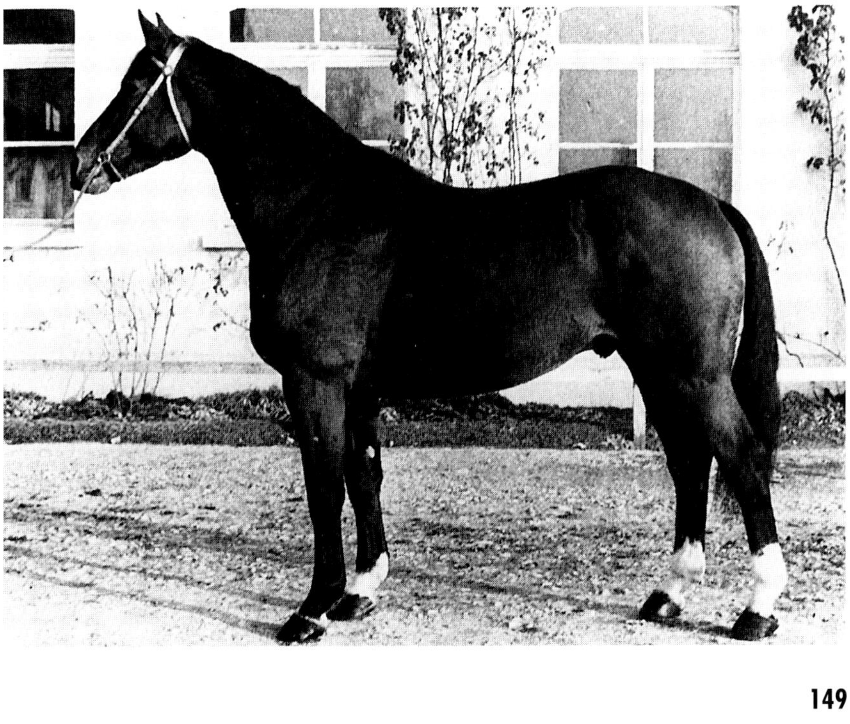

... ebenso wie sein 1960 geborener Vollbruder Que d'Espoir. Jedoch hinterließen beide kaum Spuren in der Schweizer Warmblutzucht.

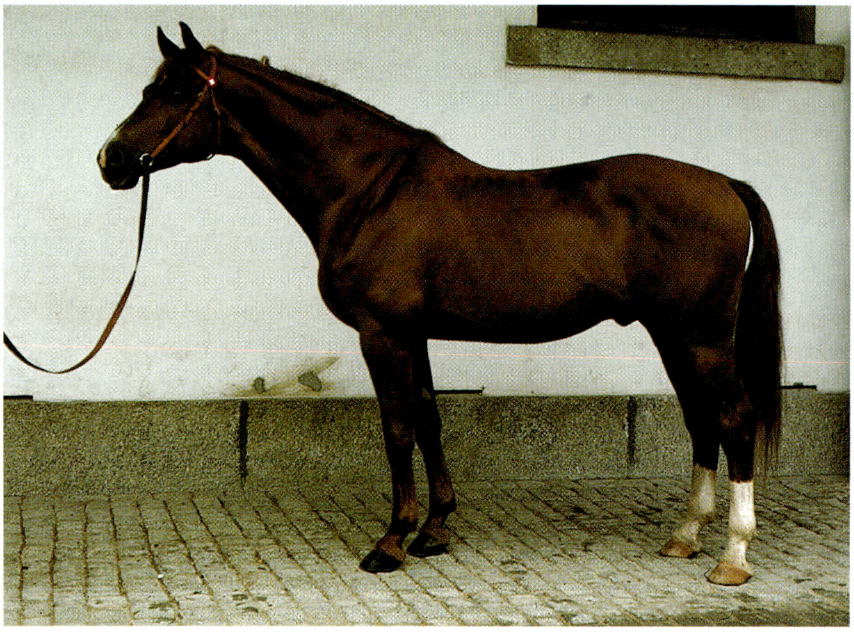

Der Schwedische Warmbluthengst Aladin, gez. 1964 von John Jonsson, Staffanstorp, v. Nepal a. d. Hera v. Heristal (Trak.) – Largo – Lage. Sein Wirken in der Schweizer Warmblutzucht in den sechziger/siebziger Jahren ist heute recht umstritten. Auf jeden Fall „neutralisierte" er eine andernfalls vielleicht möglich gewesene Leistungsvererbung der Selle-Français Hengste.

mißachteten und durch einen Parlamentsbeschluß die Kavallerie abschafften" (*Max Ammann* in DER EIDGENOSS).

Seit den sechziger Jahren wollte man auch in der Schweiz „Pferde nicht mehr als Transportmittel, sondern als Sportpferd und feinfühliges Haustier", wie wir in der Einleitung von *Elisabeth Weilands* Buch PFERDEZUCHT IN DER SCHWEIZ (Winterthur o. A., wahrscheinlich 1970) lesen können.

In den sechziger und siebziger Jahren hatte die Schweizer Warmblutzucht eine Riesenchance. Damals gehörten dem siebenunddreißigköpfigen Hengstbestand im Bundesgestüt Avenches zwei Vollbrüder zu *Almé SF*, *Ivoire SF* (geb. 1957) und *Que d'Espoire SF* (geb. 1960) an, dazu vier Dreiviertelbrüder (ebenfalls aus *Ultimate-xx*-Töchtern), fünf Söhne von *Ivoire SF*, ein weiterer *Ibrahim-SF*-Sohn, zwei *Rantzau-xx*-Söhne (*Rantzau* war der Vater von *Cor de la Bryère SF*) und eine Reihe weiterer SF-Hengste mit bester Sportabstammung. Man hätte meinen können, daß damit hervorragende Voraussetzungen für eine Zucht von Spitzenleistungspferden bestanden.

Daß der Einsatz dieser Pferde dennoch, jedenfalls in sportlicher Hinsicht, kein Erfolg wurde, ist allerdings nicht schwer zu erklären. Das Stutenmaterial bestand im großen Durchschnitt der Landeszucht zu jener Zeit immer noch aus völlig unmodernen Pferden im „knüppeligen" Wirtschaftstyp ohne jede Sporteignung. In ihrem oben erwähnten Buch schrieb *Elisabeth Weiland* 1970: „Wie kann bei uns ein Pferd gezüchtet werden, das den heutigen Anforderungen genügt? Müssen Importstuten empfohlen werden, und wenn ja, was für welche? Was für ein Typ Hengst eignet sich am besten mit welchen Stuten zur Erzeugung der gewünschten Pferde? Mit einem Versuch, in dem je 20 Schweden-, Irländer- und Franzosen-Stuten in einem Jahr *Que d'Espoire SF* (also dem einen der *Almé*-Vollbrüder, Anm. d. Verf.) und im anderen Jahr *Orimate du Mesnil SF* (einem *Ultimate-xx*-Sohn, Anm. d. Verf.) zugeführt werden, wird eine Klärung dieser Fragen zum Teil erhofft... Ein Urteil wird erst in einigen Jahren möglich sein."

Offenbar hat man aus den Resultaten dieses Experimentes die falschen Schlüsse gezogen. Jedenfalls ist der mit den mit großem Sachverstand ausgewählten Anglo-Normänner-Hengsten angestrebte Effekt in nichts verpufft. Abgesehen von den sicher typmäßig noch recht unmodernen Irländer- und Normänner-Stuten machte man den Versuch mit Schwedischen, viel Ostpreußisches Blut führenden Stuten, die gewiß nicht auf Springanlagen, sondern auf Reitpferdeexterieur und bestenfalls auf Dressurveranlagung gezüchtet waren. Zudem paarte man die auf Spitzenleistung gezüchteten Hengste nicht nach Leistungsgesichtspunkten, sondern völlig unselektiert, höchstens nach Exterieur. Die aus diesen Paarungen fallenden Zuchtpferde wurden wiederum nur nach Exterieur ausgewählt und mit nach Exterieur selektierten Pferden ohne gesicherte genetische Springanlage angepaart. Auf diese Weise hatte man, ehe man sich versah – gewiß unbeabsichtigt, aber von der Zuchtleitung offenbar auch vollkommen unreflektiert, dafür aber wirksam – in wenigen Generationen das wertvolle Leistungsblut zu homöopathischen Dimensionen verdünnt. Da die aus den Schwedischen Stuten stammenden Produkte exterieurmäßig am besten gefielen, erhielten sie den Vorzug und damit die Zucht eine Richtung weg von der Springleistung.

Auch von den wenigen in den sechziger Jahren aus Holstein importierten Hengsten war kein Heil zu erwarten. Denn der alte *Marder* war zwar exterieurmäßig sehr ansprechend, aber einer der schlimmsten „Springverhinderer", die Holstein je hervorgebracht hat – wobei das Problem in seinem Charakter lag!

Leider waren auch die anderen Holsteiner-Hengste in Hinsicht Springanlagen keine „Sterne".

Hätte man mit der gleichen Fachkenntnis, die aus der Erwerbung der französischen Hengste sprach, die Schwedischen Pferde ausgesucht, so hätte man in Avenches ohne weiteres eine Spitzendressurzucht aufbauen können. Denn damals lebte der zu der Zeit beste Dressurvererber der Welt, *Gaspari*, noch. Leider wählte man hier offenbar auch nur nach Exterieur aus, denn von Abstammungen wie zum Beispiel der des *Nepal*-Sohnes *Aladin* (aus einer *Heristal Trak. – Largo*-Mutter) konnte keinerlei Dressurveranlagung erwartet werden. . .

Inzwischen ist auch in der Schweiz

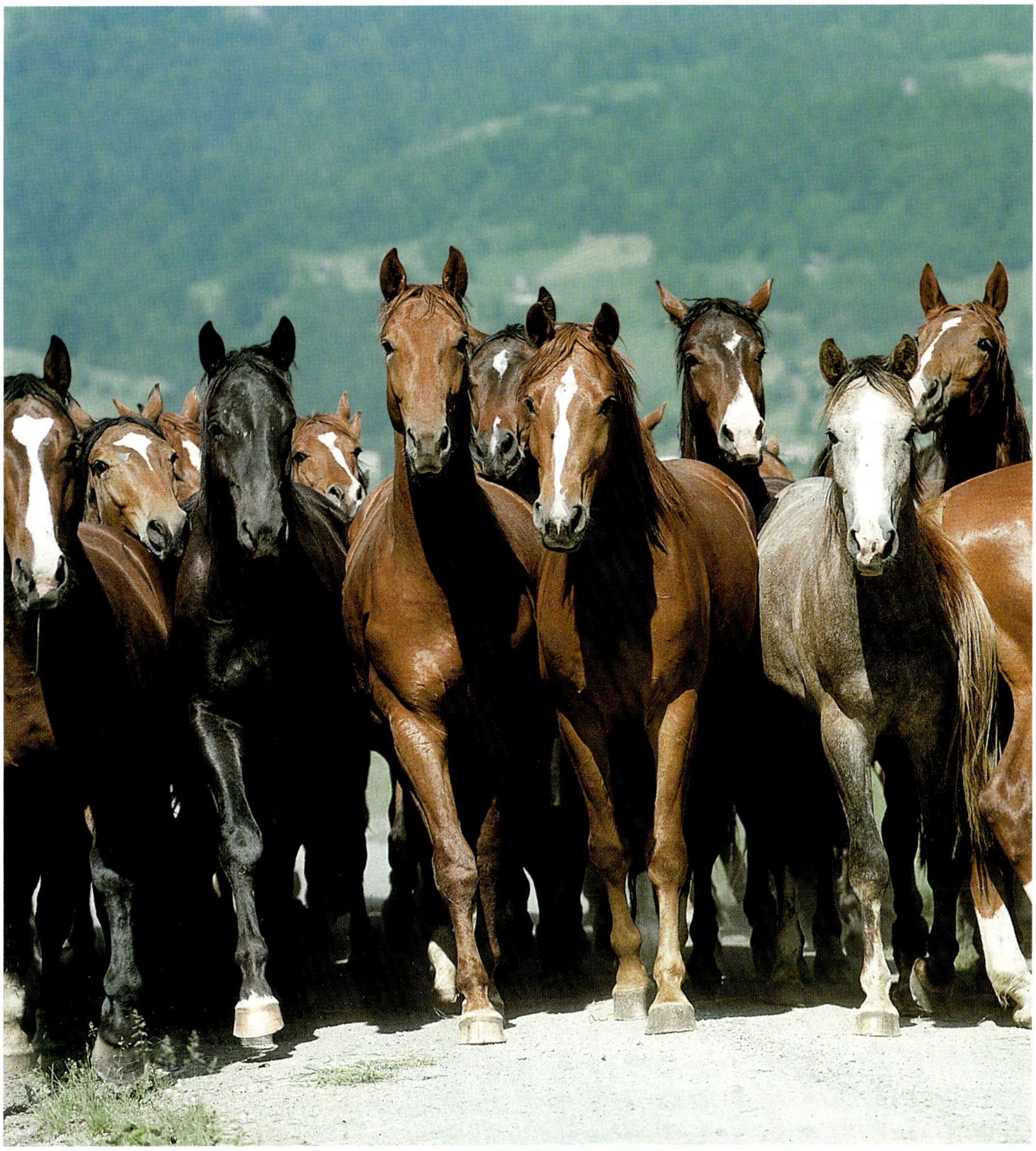

Junghengstherde – Schweizer Warmblut

die Zeit nicht stillgestanden und es hat sich, wie Elisabeth Weiland im Herbst 1997 in einem Brief an mich schrieb, „. . . enorm viel getan in Sachen Zucht in der Schweiz. Mit den üblichen bremsenden Begleiterscheinungen, verursacht durch die beteiligten Menschen, sowohl Private als auch aus den Verbänden. . .".

Seit den siebziger Jahren hat sich auch in der Schweiz das inzwischen mehr oder weniger über ganz Europa verbreitete, von *Celia Clarke* und *Debbie Wallin* in ihrer grundlegenden Arbeit THE INTERNATIONAL WARMBLOOD HORSE (Buckingham 1991) definierte, grenzüberschreitende warmblütige Reit- und Sportpferd entwickelt, dessen Zuchtkonzept in allen Ländern etwa gleich ist und von dem es scheint, daß es als eine eigene, einheitliche Rasse die Welt erobern wird, wie seit vor über 200 Jahren das Vollblut. In dieser Zucht kommen, gleichgültig, ob es sich um die meisten deutschen Zuchten einschließlich der ehemaligen DDR oder die Dänemarks, Schwedens, der Niederlande, Belgiens, Großbritanniens, Österreichs, aber auch der ehemaligen Ostblockländer handelt, die gleichen Ingredienzien vor. Ein Cocktail aus vorwiegend Hannoverschem, einem erheblichen Teil Trakehner- und seit etwa 15 bis 20 Jahren auch Holsteiner- und Selle-Français-Blut. Das Schweizer Warmblut ist eine nur wenig differenzierte Variante davon. In dem Buch von Celia Clarke und Debbie Wallin wird es nicht erwähnt.

„Das Zuchtziel (in der Schweiz heute, Anm. d. Verf.) ist dasselbe wie in der ganzen europäischen Warmblutzucht", resumiert *Max Ammann* in DIE GROSSEN GESTÜTE DER WELT (Bern 1977). Das Ausgangsmaterial beschrieb *E. Weiland* in ihrem Buch als „Cheval à deux fins" mit „langem Rücken und kurzen Beinen", also das Gegenteil eines modernen Sportpferdes, auf dem das Reiten vorwiegend der Fortbewegung diente. Daraus eine Leistungsrasse zu schaffen, ist keine ganz leichte Aufgabe.

Bis heute muß die Schweiz das Gros der Pferde für den Spitzensport importieren, ebenso wie der Bedarf an Pferden für den unteren Sportbereich und die Freizeitreiterei bisher nur zu etwa 50 Prozent aus inländischer Zucht gedeckt werden kann. Herausragender Vererber der jüngsten Zeit ist der Holsteiner *Calando II* (ge. 1975, v. *Cor de la Bryère SF – Colombo – Herwin*) (Heinz Hofer a. a. O.).

FREIBERGER

Franches Comtes, Jurasse

TYP, INTERIEUR, VERWENDUNG:
Der Freiberger ist ein leichter bis höchstens mittelschwerer Arbeitspferdetyp auf der Grenze zwischen Kaltblut und Warmblut. Er ist relativ klein, gedrungen, frühreif, dabei robust, leichtfuttrig, genügsam und sehr kräftig und ausdauernd. Sein Temperament ist lebhaft und energisch, sein Charakter gutartig und ehrlich. Er ist absolut zugfest.

Bis in die sechziger Jahre war der Freiberger das Arbeitspferd der Bergbauern und eine beliebte Remonte der Eidgenössischen Gebirgstruppen, denen er als Zug-, Pack- und gelegentlich sogar als Reitpferd diente. Seither tendiert die Zucht jedoch mehr und mehr in Richtung auf ein leichteres, auch für Freizeit- und Sportzwecke geeignetes warmblütigeres Pferd. Wegen seiner „Geländegängigkeit" eignet sich der Freiberger sehr gut für Trailritte im Gebirge. Allerdings darf man die Augen nicht davor verschließen, daß sich die Schlachtfohlenproduktion immer mehr ausbreitet. Von allen in der Schweiz geborenen Freiberger-Fohlen werden mindestens zwei Drittel im Alter von etwa sechs Monaten geschlachtet.

EXTERIEUR:
Der Gesamteindruck des Freibergers ist geprägt von Trockenheit und Härte. Der Kopf ist edel und leicht, ein Erbteil Orientalischer Ahnen, das Auge lebhaft, die Ohren kurz und beweglich. Der Hals ist von mäßiger Länge, dabei an der Basis recht stark. Der kräftige Rücken geht gut verbunden in die wohlbemuskelte, breite, abschüssige Kruppe über. Die Extremitäten sind kurz, stämmig, stabil und von trockener Textur, mit relativ kurzer Fesselung und festen, gesunden Hufen.

Ein Behang ist heute kaum mehr ausgebildet. Die Farbe ist meist Braun, seltener Fuchs. Abzeichen, auch größere, an Kopf und Gliedmaßen sind häufig.

Die Widerristhöhe beträgt 150 bis 160 cm Stockmaß.

MECHANIK:
Die Grundgangarten sind leicht, frei und korrekt und zeichnen sich durch große Trittsicherheit aus. Der Freiberger klettert ganz vorzüglich.

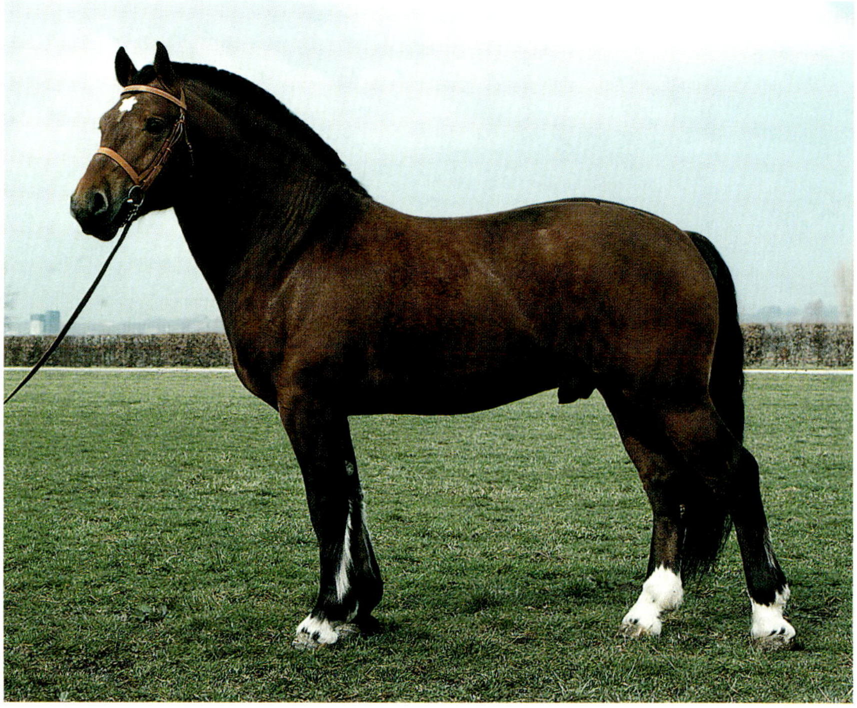

Typische Frisur eines Freiberger-Hengstes . . .

ZUCHT:
Die Freiberger-Rasse wird heute in der gesamten Schweiz gezüchtet. Ihre Urheimat liegt jedoch in den Freibergen, der Franche Comte des Schweizer Juras, an der Grenze zu Frankreich.

Die Zucht ist in Genossenschaften organisiert, deren wichtigste sich im Jura, im Berner Mittelland, in Solothurn, Neuenburg, Freiburg und Waadt befinden.

Zentrum der Zucht ist das Eidgenössische Bundesgestüt (Haras Fédéral) Avenches im Kanton Waadt.

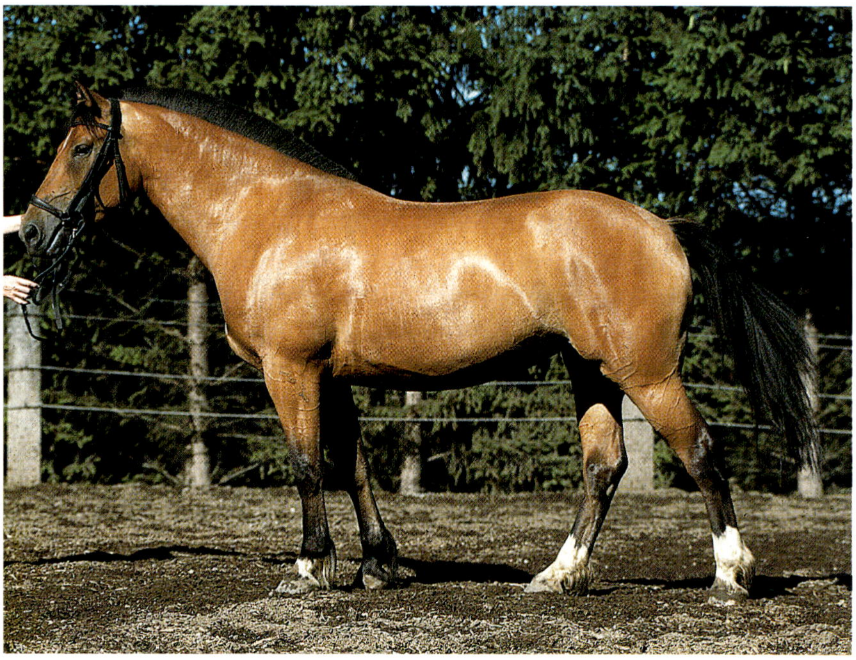

. . . und einer Freiberger-Stute

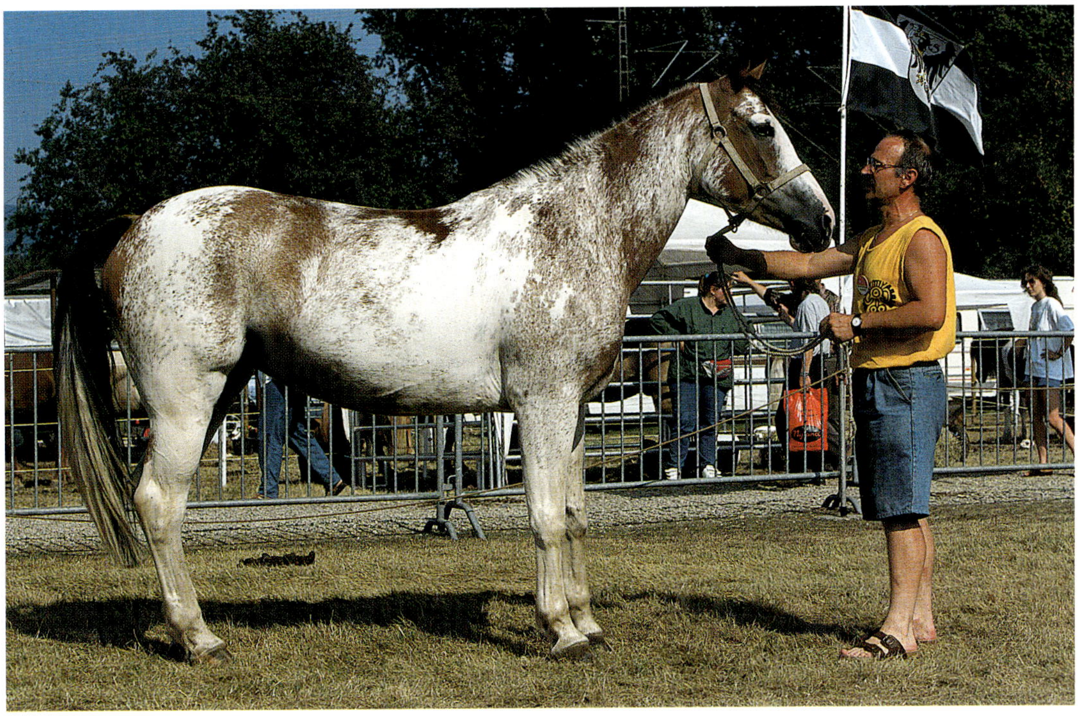

Einer der nicht so häufigen Freiberger-Schecken

GESCHICHTE:
In der römischen Provinz Helvetia bestand in der Antike ebenso wie im benachbarten Noricum eine blühende Pferdezucht verwandten Schlages, die sich um Aventicum (das heutige Avenches, Wiflisburg, im Kanton Waadt), die Hauptstadt Helvetias, bereits in vorrömischer Zeit konzentrierte.

Während der Burgunderkriege, in denen das mit den Franzosen, Lothringern und Habsburgern verbündete Eidgenössische Bauernheer 1476 *Herzog Karl den Kühnen von Burgund* schlug, blieben Hunderte von Hengsten der geschlagenen Armee als Beute der Bauern zurück, darunter Orientalen und viele des Comtois-Schlages. Mit Hilfe dieser Hengste entstand auf der heimischen Grundlage ein kräftiges, gedrungenes, jedoch nicht unedles Pferd von großer Härte und Gängigkeit. Jahrhundertelang war dieses Pferd vor allem auf dem französischen Markt für die Remontierung der Armeen und später auch für die Postkutschenanspannung und zum Treideln von Schleppkähnen sehr gefragt.

Den ersten schweren Schlag erhielt die Zucht der Freiberge während der Französischen Revolution und den anschließenden Napoleonischen Kriegen, als die französischen Truppen rücksichtslos alle verfügbaren, brauchbaren Pferde requirierten und fast nur junges oder altes, unbrauchbares Material zurückließen. Die zweite schwere Einbuße kam dadurch zustande, daß ab etwa 1840/50 die französische Armee ihre Artilleriepferde im eigenen Lande zu remontieren begann und damit der wichtigste Absatzmarkt für die „Jurassen" wegfiel.

Bis in die sechziger Jahre des 19. Jahrhunderts war aufgrund dieser negativen Einflüsse die Qualität der Rasse außerordentlich stark zurückgegangen. Damals schaltete sich die Schweizer Bundesregierung in das Zuchtgeschehen ein, „in Sorge um den Pferdedienst in der Armee", wie es offiziell hieß. Zunächst wurden Norfolk Roadster und englische Halbblüter im Hunter-Typ ins Land geholt. Unter ihnen war auch der Roadster-Hengst *Leo I.*, von dem der wichtigste Linienbegründer *Vaillant* stammte, der von 1891 bis 1899 im Gebiet von Saignelégier deckte. Im Mutterstamm gehen noch heute rund 90 Prozent aller Freiberger-Pferde auf ihn zurück.

Wenig später setzte ein Großeinsatz von Anglo-Normänner-Hengsten ein, von denen *Imprévu* zu größtem Einfluß gelangte. 1889 importiert, begründete er die ebenfalls in den Stutenstämmen noch aufspürbare Linie des *Chasseur*. Um die Jahrhundertwende wurde dann die Verfeinerung des Freibergers mit Vollblut-Hengsten in Richtung Reitpferd weiter vorangetrieben. Aber die von den Militärs für die Armee als geeignet befundenen Pferde fanden vor den Augen der Bauern keine Gnade. Sie waren ihnen nicht rumpfig genug, zu edel, zu leicht, zu empfindlich. Sie stellten kurzerhand die Zucht um und verstärkten sie mit Shires, Percherons und Postier-Bretonen. Nach einer längeren Periode wahlloser, inkongruenter oder wie man beschönigend zu sagen pflegte, „empirischer" Kreuzungen, die die Reste des alten Freiberger Landschlages nahezu völlig vernichteten, wurde die Einfuhr von Hengsten der Anglo-Normänner und anderer fremder Rassen eingestellt und ab 1910 der Freiberger, der damals im Vergleich zu heute recht viel schwerer war, rein weitergezüchtet. Die besten Hengste bezogen die Stallungen des 1898–1901 neu errichteten „Hengst- und Fohlendepots" des heutigen eidgenössischen Haras Fédéral in Avenches (Kanton Waadt).

Besonders während der Grenzbesetzung im Ersten Weltkrieg 1914–1918 bewährte sich der Freiberger als Artillerie-Bundespferd, das sowohl für den Zug- als auch für den Reitdienst geeignet war. Zwischen den beiden Weltkriegen richtete sich die Zucht weitgehend nach den Bedürfnissen der Armee, die Zugpferde für die Gebirgsartillerie und den Train benötigte. Dieser Typ war auch

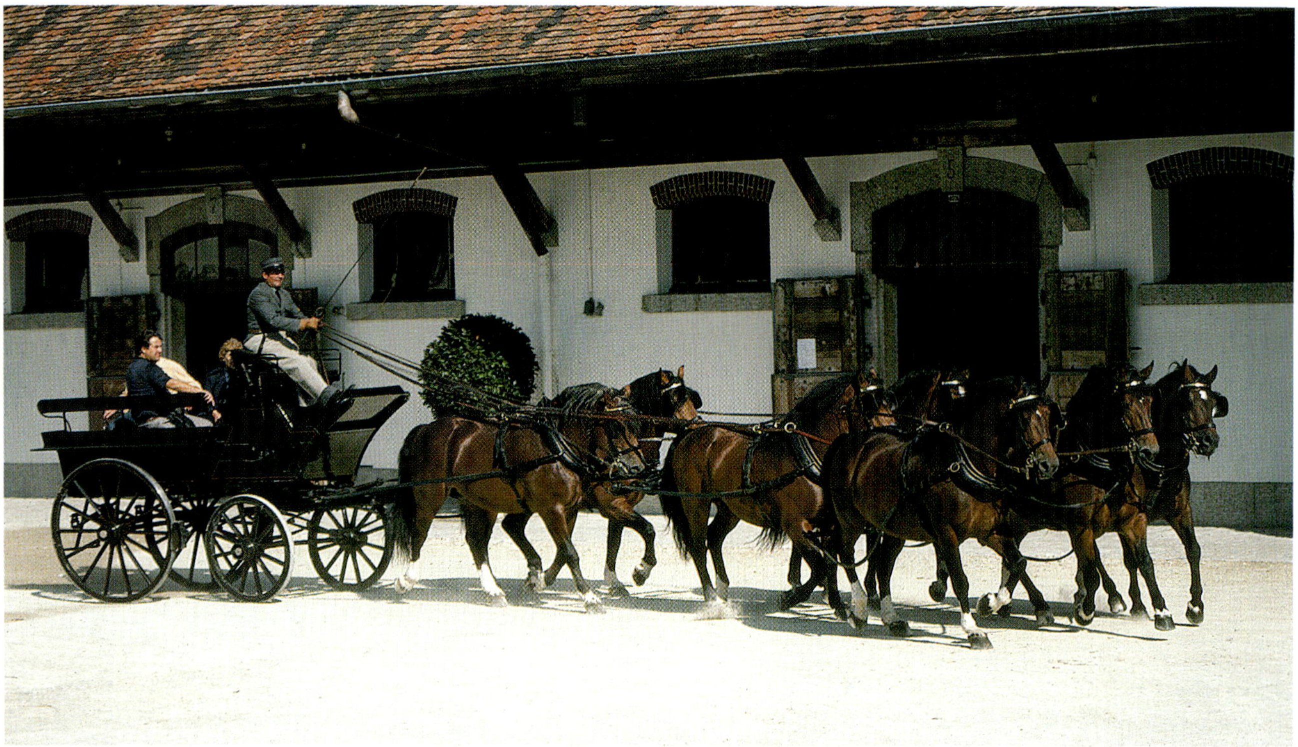

Siebenspänner, Freiberger-Hengste im Gestüt Avenches

während des Zweiten Weltkrieges in der Armee und in der Landwirtschaft hoch geschätzt.

Die seit 1946 einsetzende Motorisierung der Landwirtschaft veranlaßte die Züchter kurzzeitig, ein etwas schwereres Pferd zum Zuchtziel zu erheben, um mit dem Traktor konkurrieren zu können. Als sich jedoch nach einem Jahrzehnt erwies, daß man auch mit einem schwereren Pferd die Motorisierung der Landwirtschaft nicht aufhalten konnte, kehrte man wieder zum alten Zuchtziel zurück. Dieses förderte die Zucht eines frühreifen, genügsamen Pferdes mittlerer Größe mit guten Bewegungen, ehrlichem Charakter und kaum zu erschütterndem, dabei aber energischem Temperament, geeignet für die Verwendung in der Landwirtschaft, der Armee und im Gewerbe, für den Zug, als Packpferd und bis zu einem gewissen Grade auch zum Reiten.

Unter dem Einfluß einer langan-

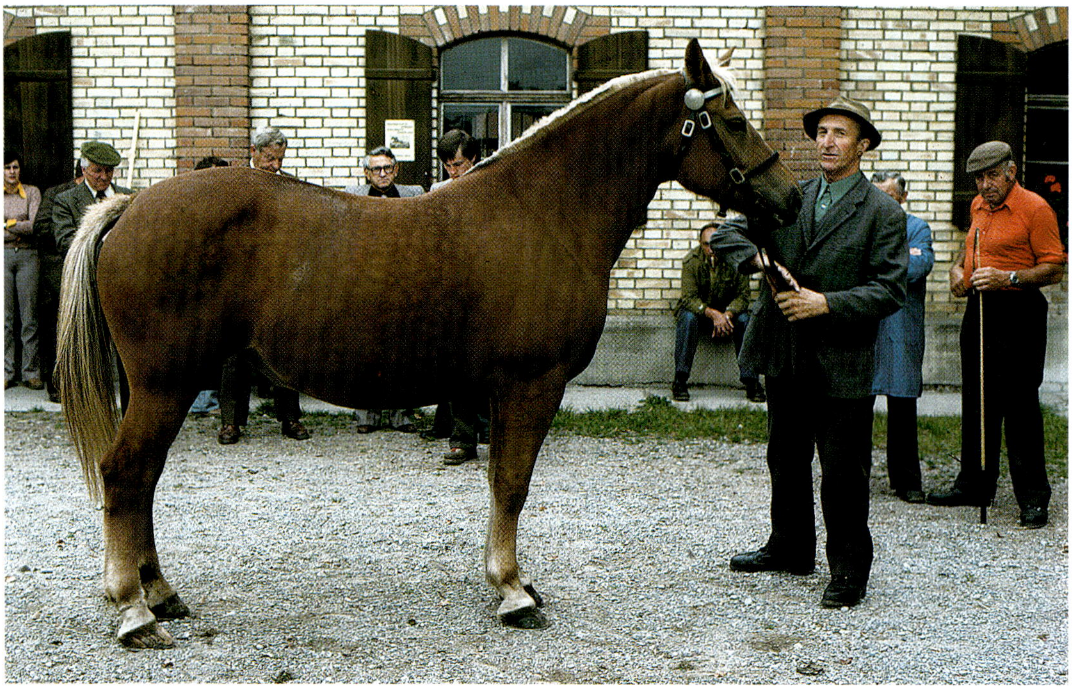

Hochprämiierte Freiberger-Stute

dauernden Hochkonjunktur nach dem Zweiten Weltkrieg, die eine immer weitergehende Motorisierung der Landwirtschaft und der Armee und einen unerwarteten Aufschwung des Reitsports brachte, kam es erneut zu einer Umstellung des Zuchtziels. Nach großen Meinungsverschiedenheiten und einem Jahrzehnt der Richtungskämpfe entschloß sich die Zuchtleitung etwa ab Mitte der sechziger Jahre zu einer Einkreuzung von Warmblut und der Erzeugung eines auch für den Reitdienst geeigneten Gebrauchspferdes, in der klaren Erkenntnis, daß ein Produktionszweig nur Bestand haben kann, wenn er wirtschaftlich ist, das heißt wenn die Produktionskosten nicht nur gedeckt, sondern auch ein genügender, gewinnbringender Absatz für die Produkte gewährleistet ist. Vor allem in den Zuchtgebieten des Unterlandes mit ihrer reichlichen Futtergrundlage wurde die Zucht auf ein vielseitig verwendbares Warmblutpferd ausgerichtet, während das Originalzuchtgebiet für die Freiberger-Reinzucht reserviert blieb, um sich auf diese Weise eine genetische Reserve zu erhalten. Die von dem Gestütsdirektor des Bundesgestüts Avenches, *Hektor Leuenberger,* seit Anfang der siebziger Jahre vorgenommenen Einkreuzungen von Schwedischem Warmblut in die Freiberger-Zucht werden allerdings heute recht kritisch gesehen, weil auf diese Weise eine Reihe der wertvollsten Eigenschaften der Rasse, wie Leichtfuttrigkeit, Robustheit, Trittsicherheit und Geländegängigkeit, Einbußen erlitten haben.

1963 wurde im Kloster Bellelay, wo man im 18./19. Jahrhundert die Hebung der Landeszucht durch Einkreuzung von Orientalen und Andalusiern betrieben hatte, durch den Freiberger-Zuchtverband eine Aufzuchtstation für Jungpferde bis zum Alter von mindestens drei Jahren eingerichtet, da der Markt mehr und mehr volljährige Pferde verlangte. Trotzdem ist die Zucht des Freibergers zugunsten einer sich ausbreitenden Warmblutzucht intereuropäischen Typs zurückgegangen.

Seit dem Frühjahr 1994 wird auf dem Gestüt des Versuchsgutes Roßberg des Departements für Agrarwissenschaften an der Eidgenössischen Technischen Hochschule (ETH) ein Freiberger-Hengst freilaufend in der Herde eingesetzt. Hier wird angestrebt, die Jungpferde, soweit sie nicht als Zucht- oder Freizeitpferde bestimmt sind, vor der Schlachtung bis zum Alter von mindestens 18 Monaten artgerecht in der Herde aufzuziehen. Das ETH-Projekt, begleitet von einem parallel laufenden, vom Bundesamt für Landwirtschaft unterstützten, gesamtschweizerischen Mutterstuten-Projekt einer größeren Anzahl privater Pferdezuchtbetriebe, dient der Suche nach neuen landwirtschaftlichen Produktionsformen, weg von der landwirtschaftlichen Überproduktion. Die extensive Weidehaltung von Pferden – zur Fleischproduktion – weist einen Weg, von der intensiven Produktion freigestellte Landwirtschaftsflächen ökologisch und ökonomisch sinnvoll zu nutzen und gleichzeitig die Kulturlandschaft offen und so in ihrem Charakter zu erhalten, statt sie zum Beispiel aufzuforsten.

Freigehende Freiberger-Herde in den Bergen ihrer Heimat

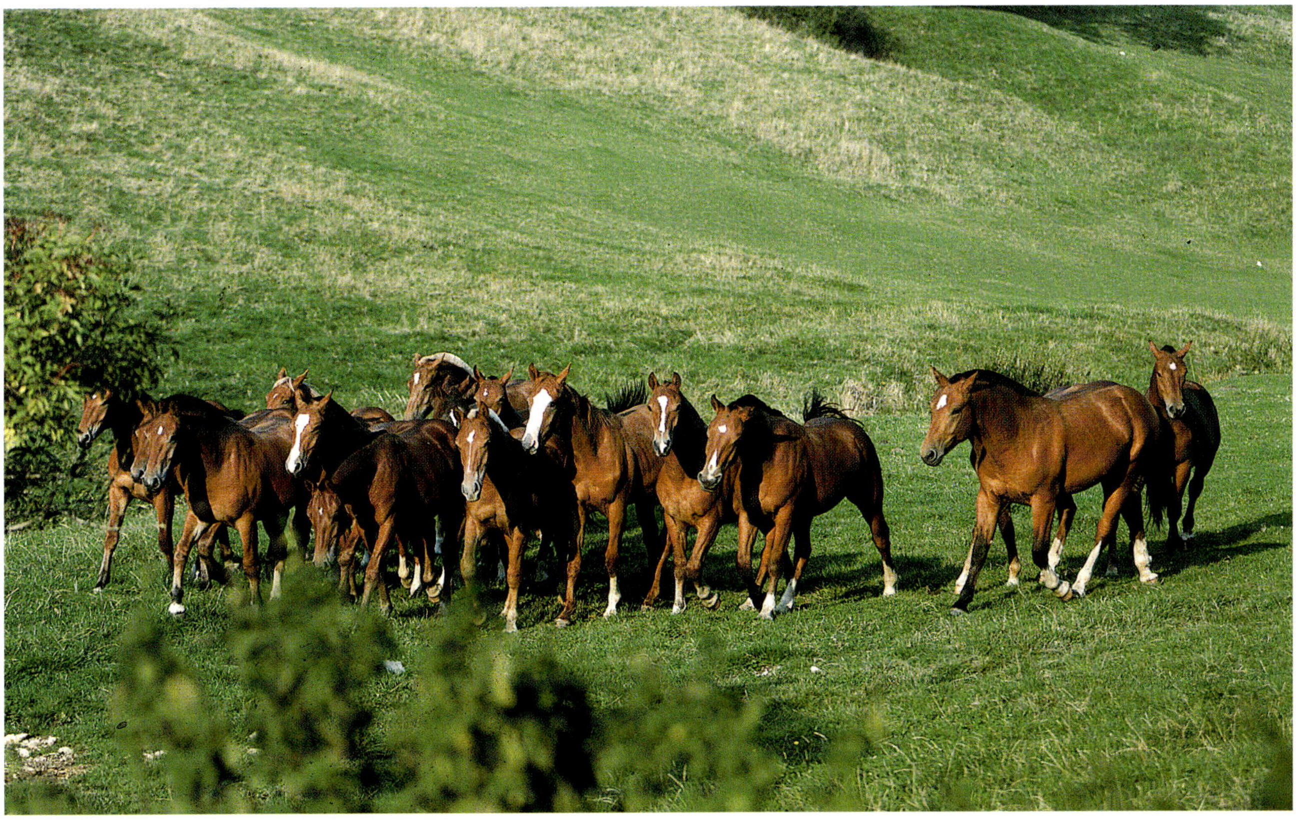

DONAUMONARCHIE

Vielleicht berührt es den Leser als etwas weit hergeholt, wenn ich an dieser Stelle, vor der Behandlung der ehemals zur k.u.k.-Donaumonarchie gehörenden Länder, einen Überblick über den Vielvölkerstaat in seiner Gesamtheit bringe, fast 80 Jahre nach seinem Zerfall am Ende des Ersten Weltkrieges. Aber bei einer historischen Betrachtung der Pferdezucht Mitteleuropas scheint es unerläßlich, sich die alte staatliche Zusammensetzung ins Gedächtnis zurückzurufen, wie sie, aus gemeinsamen Verkehrs-, Handels- und militärischen Interessen entstanden, von einem gemeinsamen staatstragenden Gedanken beseelt, ganz allmählich zusammengewachsen war.

Die ältesten Angaben zur Pferdezucht dieses Gebietes beziehen sich auf die Gebirgsrasse der antiken römischen Provinz Noricum, die schon in römischen Quellen gerühmt wird und im frühen Mittelalter unter anderem die Aufmerksamkeit *Kaiser Karls des Großen* erweckte, außerdem auf die Pferde der Ebene im Bereich der römischen Provinzen Pannonia und Dacia.

Erste neuzeitliche Maßnahmen im Gebiet von Noricum wurden im zweiten Drittel des 16. Jahrhunderts durch den *Erzbischof Johann Jacob v. Kuen* getroffen. Sie betrafen das schwere Pinzgauer Pferd. Die Entstehung einer edlen Landeszucht in der ungarischen Tiefebene wurde seit der Völkerwanderungszeit beeinflußt durch die verschiedenen Einbrüche der Reitervölker der Hunnen, Avaren, Magyaren, Mongolen und schließlich Türken, die alle ihre leichten Steppenpferde aus dem Osten mitbrachten. Später wurde die Pferdezucht durch die engen Beziehungen des Herrscherhauses zu Spanien und Italien bestimmt. So ließ *Karl V.* Spanische Pferde nach Österreich kommen. Die Hofgestüte Kladrub und Lipizza wurden mit Spanischen und Italienischen (Neapolitanischen und Lombardischen) Pferden begründet. Auch *Karl VI.* brachte bei seiner Rückkehr aus Spanien 1711 viele Pferde mit.

Um eine umfassende Förderung der Pferdezucht, die durch Kriege und das Fehlen geeigneter organisatorischer Maßnahmen arg heruntergekommen war, bemühten sich in der zweiten Hälfte des 18. Jahrhunderts *Maria Theresia* und namentlich *Joseph II.* Hauptanliegen jener Zeit war die Bereitstellung von Remonten in ausreichender Zahl und Qualität für die Armee. Diesem Zweck diente die Gründung der großen ungarischen Gestüte Mezöhegyes und Bábolna sowie Radautz in der Bukowina gegen Ende des Jahrhunderts und des Gestüts Kisber um die Mitte des 19. Jahrhunderts ebenso wie die Errichtung von Hengstdepots und Hengstenposten (Deckstationen) in allen Teilen des Reiches, auch die Einführung von Hengst- und Stutenbesichtigungen und Prämiierungen 1780. All dies wurde durch die Armee organisiert. Erst bei der staatlichen Aufteilung des Reiches in Österreich und Ungarn wurde das Gestütswesen den Landwirtschaftsministerien unterstellt.

Schwerpunktmäßig war die Pferdezucht der Donaumonarchie sehr ungleich verteilt. In Deutsch-Österreich wurden außer Norikern und Haflingern nur wenige Pferde gezüchtet. Hauptpferdezuchtland war Ungarn. Hier waren die Rassen Nonius, Furioso-North-Star, Gidran, Shagya und Kisberi entstanden, die wie die Przedswit-Rasse auch in dem großen Gestüt Radautz in der Bukowina eine Heimat gefunden hatten. Die Hofgestüte züchteten Kladruber und Lipizzaner für den kaiserlichen Marstall. In Ungarn und den angrenzenden Gebieten entwickelten sich die kaltblütigen Arbeitsschläge des Muraközi und des Pinkafői. In gebirgigen Randgebieten blühten die Huzulen- und Bosniaken-Zuchten. Vor allem in Ungarn, Böhmen, Mähren und Galizien bestanden zahlreiche kleine und größere, teils sehr hochstehende Privatgestüte, die Vollblut für den Rennsport und edles Halbblut als Remonten und als leichte Reit- und Wagenpferde lieferten.

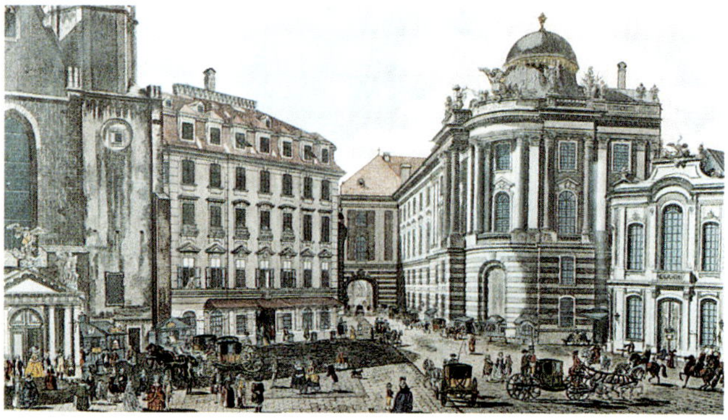

Außenansicht der Spanischen Reitschule, Wien. Kupferstich von E. Schütz

Nach dem Ersten Weltkrieg zerfiel die alte Donaumonarchie in drei separate Staatsgebilde: Deutsch- oder Rumpf-Österreich, Ungarn und die Tschechoslowakei. Außerdem mußte sie umfangreiche Gebiete an Polen, Rumänien, Jugoslawien und Italien abtreten. Dadurch wurde auch die Pferdezucht in hohem Maße betroffen. Rumpf-Österreich behielt nur das Staatsgestüt Piber bei Köflach in der Steiermark, das den Restbestand des ihm zugeteilten Originalgestüts Lipizza aufnahm, zusammen mit einem kleinen Bestand der alten Remontezucht Radautzer Prägung. Kladrub fiel an die neu entstandene Tschechoslowakei, Lipizza an Italien, Radautz an Rumänien, Mezöhegyes, Bábolna und Kisber verblieben dem in seinem Staatsgebiet stark eingeschränkten Ungarn.

Der Ausgang des Zweiten Weltkrieges brachte noch weit schwerere Veränderungen: Außer Österreich und – mit gewissen Einschränkungen – Jugoslawien verschwanden die ehemaligen Länder der Donaumonarchie für über 40 Jahre hinter dem „Eisernen Vorhang". Heute gibt es, nach weitgehender Motorisierung, die den Bedarf an Pferden stark eingeschränkt hat, nur noch Fragmente der alten Zuchten. In allen Ländern haben zahlreiche Umorganisationen stattgefunden, Gestüte sind aufgelöst oder verlegt worden. Aber seit dem Zusammenbruch des Ostblocks zeichnet sich allenthalben analog zu Westeuropa die Tendenz zur Entstehung eines warmblütigen Europäischen Sportpferdes ab.

ÖSTERREICH

Österreich ist überwiegend ein Gebirgsland, jedoch stellen seine Flach- und Hügelländer die wichtigsten Siedlungs- und Wirtschaftsräume dar. Der im Südosten Mitteleuropas gelegene Bundesstaat umfaßt eine Fläche von etwas über 80 000 Quadratkilometern und hat über siebeneinhalb Millionen Einwohner.

Das Land hat Anteil an mehreren Großlandschaften, wovon die Ostalpen mit fast 63 Prozent die größte Fläche einnehmen. Das österreichische Granit- und Gneisplateau erstreckt sich über zehn Prozent, das Alpen- und Karpatenvorland über elf Prozent, das östliche Vorland ebenfalls über elf Prozent; den Rest macht das Wiener Becken aus. Die höchste Erhebung findet sich in den vergletscherten Zentralalpen (Großglockner ca. 3800 Meter). Auf einer Strecke von 350 Kilometern durchquert die Donau Österreich zwischen Passau und der Hainburger Pforte.

Rund 47 Prozent der Gesamtfläche Österreichs bestehen aus landwirtschaftlicher Nutzfläche. Im Gebirge wird fast ausschließlich Viehwirtschaft betrieben. Die Schwerpunkte der österreichischen Pferde liegen für das Warmblut in Oberösterreich, Niederösterreich, dem Burgenland und der Steiermark, für den Noriker in Salzburg, Kärnten, der Steiermark und Tirol und für den Haflinger in Tirol, Niederösterreich, Oberösterreich, Kärnten, Salzburg und in Vorarlberg. Im Alpenvorland und im Grenzgebiet zu Ungarn wird überwiegend Acker-, Wein- und Obstbau betrieben. Die Waldbestände gehören mit 40 Prozent der Gesamtfläche zu den größten Europas. Einen großen Teil des Handelsbilanzdefizits gleicht der ganzjährige Fremdenverkehr aus.

Der Raum des heutigen Österreichs ist der östliche Teil des 45 n. Chr. zur römischen Provinz erhobenen Noricums, das seit der unter *Kaiser Augustus* gegen Ende des ersten Jahrhunderts v. Chr. vollzogenen Eroberung bis zum Beginn des fünften Jahrhunderts durch Rom geprägt wurde. Schon in römischer Zeit wird von zeitgenössischen Autoren das starke Pferd der Provinz Noricum gelobt.

Ab dem ersten Jahrzehnt des fünften Jahrhunderts beginnen hereinbrechende Germanenstämme die bis dahin an der Donau verlaufende Grenze nach Süden zu verschieben. In der zweiten Hälfte des sechsten Jahrhunderts, nachdem die Langobarden nach Süden abgezogen waren, kam es zu langwierigen Kämpfen zwischen den aus dem Norden nachrückenden germanischen Bajuwaren und den von Osten und Südosten kommenden mongolischen Awaren (einem zu den Hunnen zählenden Volk) sowie den von ihnen unterworfenen Slawen. Nach der Unterwerfung der Slowenen in Kärnten durch die bajuwarischen Herzöge und des Awarenreiches durch *Karl den Großen* dehnten die Bajuwaren ihren Herrschaftsbereich, der durch eine Reihe von Grenzmarken geschützt wurde, nach Osten und Südosten aus. Die nach Osten zu offenen Randgebiete gingen zeitweilig an das Reitervolk der Magyaren verloren, die erst von *Otto dem Großen* 955 in der Schlacht auf dem Lechfeld geschlagen und nach Pannonien zurückgetrieben wurden. Keimzelle des heutigen Österreichs wurde die bajuwarische Ostmark zwischen Enns und Traisen, die 976 das Geschlecht der Babenberger vom Kaiser als Reichslehen erhielt. 996 wird der Name „Ostarriche" erstmals erwähnt.

Nach dem Aussterben des Hauses Babenberg und einem kurzen Interregnum durch *König Ottokar II. von Böhmen* (1251–1278) begann die Habsburgische Hausmachtpolitik sich Österreichs zu bemächtigen. Durch mehrere Teilungen unter verschiedenen Linien des Geschlechts der Habsburger entstanden drei habsburgisch-

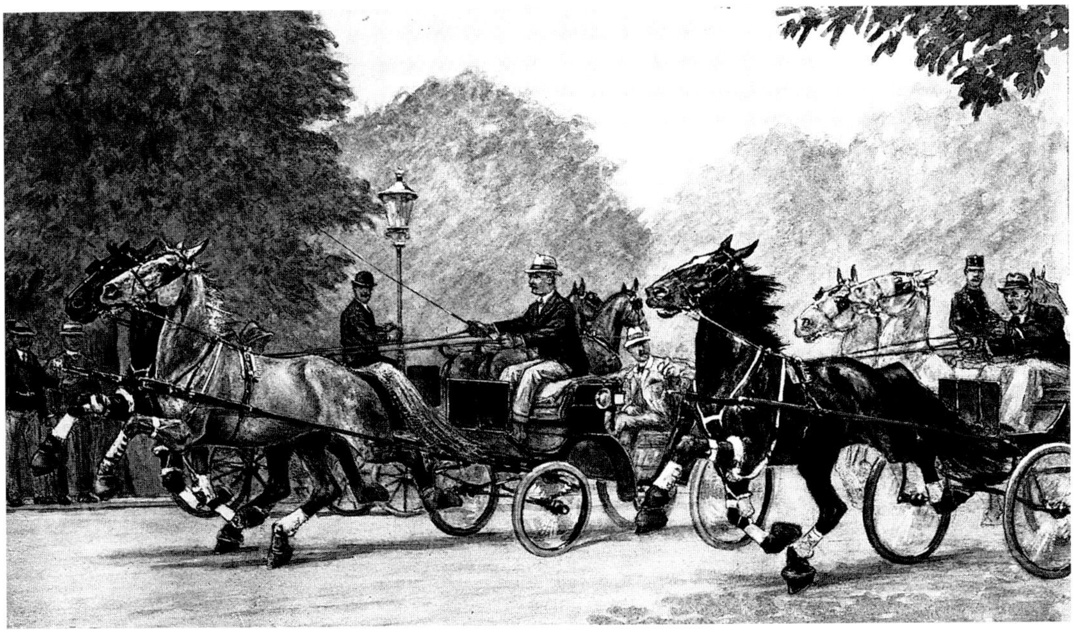

Auf der Prater Hauptallee um die Wette fahrende Wiener Fiaker vor dem Ersten Weltkrieg. Aquarell von Franz Witt, 1920

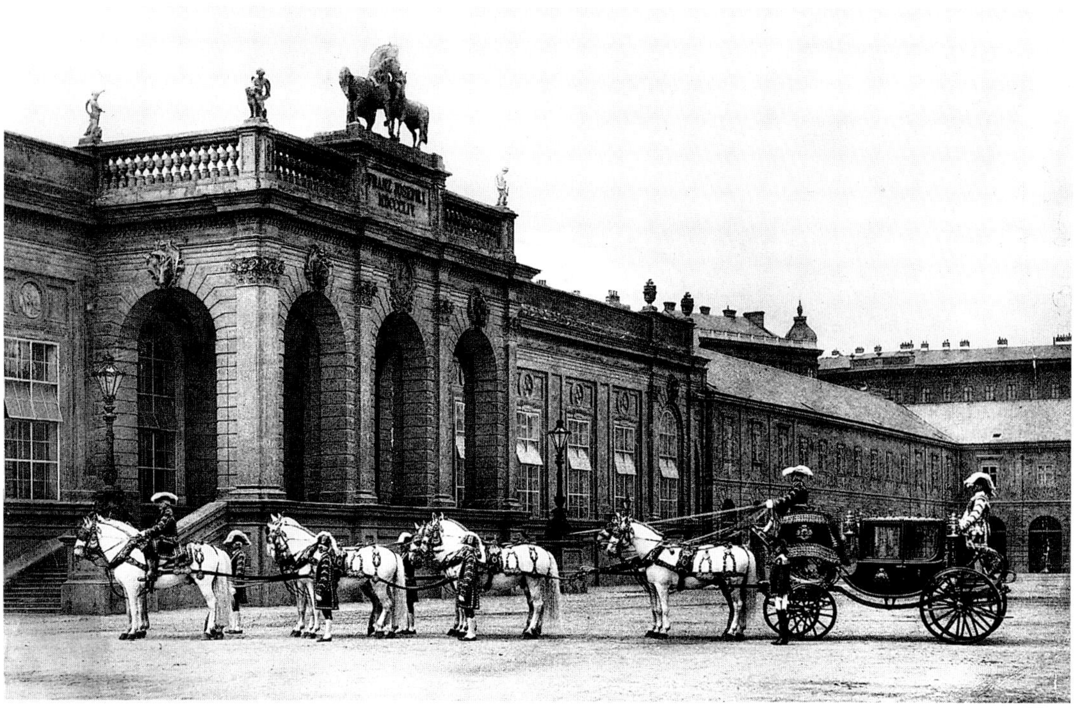

Kladruber-Achterzug des k. u. k.-Marstalles vor der zweisitzigen Galakarosse Kaiser Franz Josephs I. im großen Hof des Marstalles in der Hofburg zu Wien (etwa um 1890/1900)

österreichische Ländergruppen (Niederösterreich und Oberösterreich; Steiermark, Kärnten, Krain, Inner-Istrien und Triest; Vorarlberg und Tirol), die jahrhundertelang als Verwaltungsbezirke fortbestanden.

Aufgrund von Erbverträgen mit Luxemburg machten sich die Habsburger zu dessen Rechtsnachfolger. Auf diese Weise wurde *Albrecht VI.* (1418–1463) König von Böhmen und Ungarn und gleichzeitig deutscher König. Sein Nachfolger, *König Friedrich III.* (1415–1493), erhob Österreich zum Erzherzogtum.

Im Kampf mit Frankreich behauptete *Maximilian I.* (1459–1519) Burgund, das ihm durch seine Ehe mit *Maria von Burgund* 1477 untertan war. Durch die Heirat seines Sohnes, *Philipp des Schönen* (1478–1506), mit *Johanna der Wahnsinnigen* (der Tochter *Ferdinands von Aragon* und *Isabellas von Kastilien*) fielen den Habsburgern Spanien, der unteritalienische Besitz sowie das amerikanische Kolonialreich zu. Der Enkel Maximilians, *Kaiser Karl V.* (1500–1558), überließ seinem Bruder *Ferdinand I.* (1503–1564) die österreichischen Erblande, wodurch dieser (seit 1531 römisch-deutscher König) zum Stammvater der österreichischen Linie der Habsburger wurde, für die er 1558 die Kaiserwürde gewann. Nach dem Aussterben des Geschlechts der Jagellonen wählten ihn auch die Böhmen und Ungarn zu ihrem König.

1529 kam es zu einer ersten Bedrohung Wiens durch die Türken. Sie wurden zwar abgewehrt, es konnte jedoch nicht verhindert werden, daß sie sich in Zentralungarn festsetzten.

Die enge Verbindung der Habsburger mit Spanien seit dem Ende des 15. Jahrhunderts hatte erheblichen Einfluß auf die Pferdezucht Österreichs. 1572 gründete der nachmalige *Kaiser Maximilian II.* (1527–1576) nahe Pardubitz (auf halbem Weg zwischen Pilsen im Osten und dem Oberpfälzer Wald im Westen) in der böhmischen Tiefebene das Hofgestüt Kladrub als „halbwildes" Gestüt mit Pferden, die er als Erzherzog aus Spanien mitgebracht hatte. Im Jahre 1597 wurde das Gestüt durch den in Prag residierenden *Kaiser Rudolf II.* (1552–1612) erheblich ausgebaut und mit festen Stallungen versehen.

Auch das Hofgestüt Lipizza hatte enge Verbindungen nach Spanien und dem spanisch regierten Neapel. 1580 erwarb *Erzherzog Karl* als Regent von Steiermark, Kärnten, Istrien und Tirol aus dem Besitz des Erzbischofs von Triest das im Karst gelegene Gut Lipizza für die Anlage eines Hofgestüts. Bereits im Gründungsjahr wurden Pferde aus Spanien gebracht, mit denen die vorhandene Karster Rasse veredelt werden sollte. Bis 1585 wurden Neubauten und die Gestütsanlagen fertiggestellt.

Die bodenständige Rasse des Norikers, dessen Ursprünge vermutlich in die vorrömische Zeit zurückgehen, erfuhr in ihrem Hauptzuchtgebiet um Salzburg herum eine starke Förderung durch die dortigen Bischöfe. Das um die Mitte des 16. Jahrhunderts durch den *Erzbischof Johann Jacob v. Kuen* gegründete Gestüt Rief bei Hallein hatte durch seine spanischblütigen „Hofstallonen" über zwei Jahrhunderte großen Einfluß auf die Zucht. Von hier aus wurde der Grundstock gelegt für die bis heute bestehende Tiger- und Plattenscheckzucht.

Das 16. Jahrhundert war erfüllt von der Auseinandersetzung zwischen der Krone und den Ständen. Unter dem am spanischen Hof erzogenen *Rudolf II.* begann sich die Gegenreformation auszuwirken. Die zunehmende Erbitterung des protestantischen Adels führte zu einem Aufstand in Böhmen, der den „Dreißigjährigen Krieg" auslöste. In den österreichischen und böhmischen Gebieten siegten der Absolutismus und die Gegenreformation über den Protestantismus. Unter *Leopold I.* (1640–1705) erlangte der aus den Erblanden zusammengewachsene österreichische Staat den Rang einer europäischen Großmacht. Der „Große Türkenkrieg" (1683–1699) endete mit dem Gewinn Ungarns und Siebenbürgens. Ein weiterer von dem *Prinzen Eugen v. Savoyen* (1716–1718) geführter Türkenkrieg brachte Österreich das Banat, die kleine Walachei, Nordserbien und Nordbosnien.

Mit den Siegen über die Türken war die Gefahr aus dem Osten gebannt. In Wien entfaltete sich ein neuer Lebensstil, Lebensfreude erfüllte die Kaiserstadt. Unter *Karl VI.* (1685–1740) kam es zu einer regen Bautätigkeit im Stil des Barock. Etwa um 1730 wurde der Plan für die Errichtung einer festen Reitschule im Bereich der Hofburg erwogen, fünf Jahre später stand der Bau der „Winterreitschule", wie wir ihn noch heute bewundern. Baumeister war der aus den österreichischen Niederlanden stam-

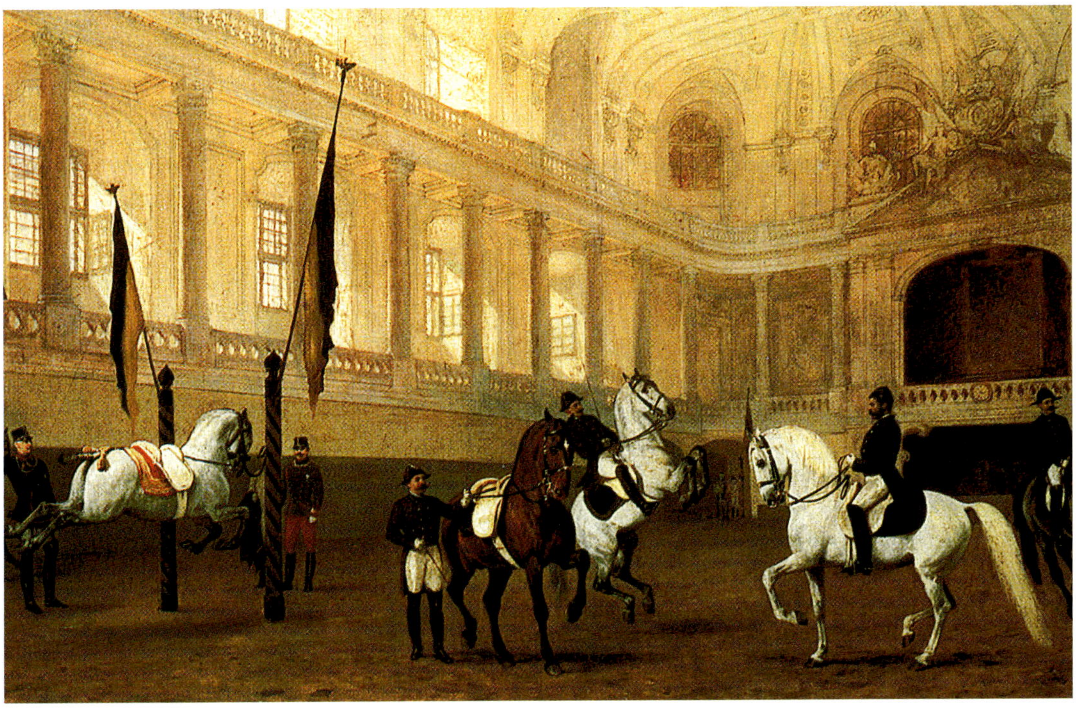

Morgenarbeit in der Spanischen Reitschule um 1880/90. Gemälde von Julius Ritter v. Blaas (1846–1922)

mende Hofarchitekt *Joseph Emanuel Fischer v. Erlach* (1693–1742).

Auch die Hofgestüte erlebten unter Karl VI. eine Zeit der Blüte. In Kladrub standen bis zu 1000 Pferde. Lipizza prosperierte mit einem Mutterstutenbestand von 150 Köpfen.

Aufgrund der „Pragmatischen Sanktion" von 1722, die für das Haus Habsburg die weibliche Erbfolge sicherte, folgte 1740 *Maria Theresia* ihrem Vater auf dem Thron. Ihre Regierungszeit war gekennzeichnet durch die Auseinandersetzungen mit dem Preußen *Friedrich der Große* um die Vormachtstellung im Reich. Durch die beiden Schlesischen Kriege verlor sie Schlesien, erhielt jedoch bei der Ersten Polnischen Teilung 1772 Galizien und zwang 1775 die Türkei zur Abtretung der Bukowina. In dem für Österreich unglücklich verlaufenden „Siebenjährigen Krieg" (1757–1764) wurde durch einen Brand das Hofgestüt Kladrub samt Schloß und Kirche völlig zerstört. Daraufhin erhob die Kaiserin das Gestüt Kopschan zum Hofgestüt und ließ den Pferdebestand dorthin überführen, da sie sich nicht entschließen konnte, Kladrub wieder aufzubauen. Auf ihren Befehl wurde der Stutenbestand in Lipizza auf 200 Pferde aufgestockt.

Die Anfänge einer staatlich organisierten Landespferdezucht in Österreich gehen bis in den Siebenjährigen Krieg zurück. Schon zwischen 1764 und 1783 stellte die Regierung Gutsbesitzern und wohlhabenden Bauern, bei denen eine entsprechende Aufzucht zu erwarten war, Hengste und Stuten zu Zuchtzwecken zur Verfügung, um das allgemeine Niveau der Pferdezucht zu heben.

Das Prinzip der „Gaureiterei" herrschte vor. Offiziere und Mannschaftsdienstgrade der berittenen Truppen reisten nach festen Daten und auf bestimmten Routen in regelmäßigem Turnus mit den Beschälern über Land, um die rossigen Stuten zu decken. Dieses System bewährte sich jedoch nicht. Deshalb ließ *Kaiser Joseph II.* 1788 die beiden Krongüter Schloßhof und Eckartsau als Hengstdepots mit je einem eigenen Kommandanten für Ober- und Niederösterreich einrichten.

Bleibende Maßnahmen aus Josephs Reformtätigkeit waren seine Gestütsgründungen, die jedoch außerhalb Österreichs erfolgten: 1785 entstand auf Empfehlung des bedeutenden ungarischen Hippologen, des Rittmeisters *József Csekonics*, der sich der besonderen Gunst Josephs II. erfreute, das Gestüt Mezöhegyes im Komitat Békés in Ostungarn. 1789 folgte, zunächst als Dependance zu Mezöhegyes, die Errichtung von Bábolna, ebenfalls von Csekonics initiiert. 1780 gründete Joseph II. auf der Grundlage des Remontesammelplatzes Kotzmann ein Gestüt in Waszkonz, das 1792 nach Radautz in der Bukowina verlegt wurde. In diese Zeit fielen auch die Ankäufe der Lipizzaner-Stammhengste *Pluto, Conversano, Favory, Maestoso* und *Neapolitano*, deren Linien bis heute bestehen. Joseph II. ließ auch Kladrub neu erbauen.

Von langfristiger Bedeutung für die Pferdezucht waren auch Förderungsmaßnahmen Josephs, wie zum Beispiel die Prämiierungen des Zuchtmaterials und der Import wertvoller Zuchthengste. Negativ wirkte sich die von Joseph betriebene Säkularisierung der Klostergestüte auf die Norische Rasse aus, die einen fast 100 Jahre andauernden Rückgang erlitt.

Das einzige Staatsgestüt auf österreichischem Boden wurde 1798 in Piber, bei Köflach in der Steiermark, zunächst als Remontedepot gegründet. 1808 wurde es in ein Militärgestüt umgewandelt und blieb bis 1867 unter rein militärischer Leitung. Der drohende Krieg gegen Napoleon machte 1808 eine Verlegung der Hengstdepots Schloßhof und Eckartsau notwendig, die jedoch schon 1810 zu einem vereinigt und mit Mitteln für den Ankauf weiterer Hengste versehen wurden. Seit 1811 bestanden wieder drei „Hengstenposten" in Schloßhof, Wels und Lichtenegg, die der Gestütsverwaltung in Wien direkt unterstanden.

Während der Napoleonischen Kriege wechselte Österreich mehrmals die Fronten, um sich schlußendlich 1813 der letzten großen Koalition gegen Napoleon anzuschließen. Wichtigstes Ereignis zu Anfang des 19. Jahrhunderts war der Reichsdeputationshauptschluß von 1806, bei dem *Franz II.* die deutsche Kaiserkrone niedergelegt und sich mit dem Titel eines österreichischen Kaisers begnügt hatte.

Nach dem Ende des Krieges erfuhr die österreichische Landeszucht ab 1817 eine straffere Organisation. Auf den Beschälstationen wurden eigene Stallungen errichtet. In den Hengstdepots Schloßhof, Wels und Wien standen zu dem Zeitpunkt rund 150

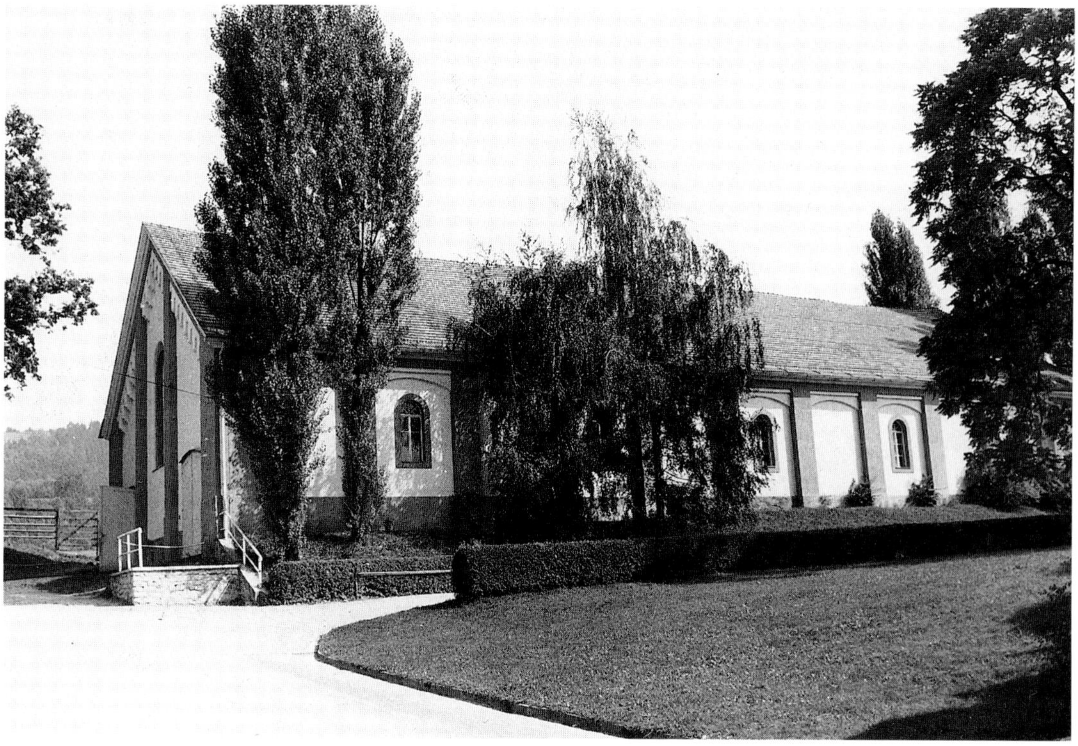

Gestüt Piber, Reithaus

Landbeschäler, die jährlich etwa 6000 Stuten deckten. Auch in Salzburg und Tirol wurden nun Deckstellen eingerichtet. Um 1820 war der Bestand an Landbeschälern auf 180 Hengste angestiegen. Aufgrund der allgemeinen positiven Entwicklung der Pferdezucht wurde zur Freude der Bauern das lange Zeit bestehende Pferdeausfuhrverbot aufgehoben.

1808 hatte man am Ufer des Traun, in Stadl-Paura (Oberösterreich), Stallungen für die Treidelpferde der staatlichen „Salzregie" errichtet. Nachdem ab 1826 diese Räumlichkeiten nicht mehr benötigt wurden und andererseits die Stallungen des Hengstpostens in Wels für die zunehmende Beschälerzahl nicht mehr ausreichten, verlegte man sie nach Stadl-Paura. Einmal durch das „Beschäl- und Remontierungs-Departement" beim Kriegsministerium in Wien übernommen, expandierte die Anstalt bald zu dem „k.u.k.-Hengstdepot Stadl", das bis 1918 in militärischer Regie verblieb. Daneben bestanden allerdings während des ganzen 19. Jahrhunderts noch weitere Beschälposten über Österreich verteilt, deren Hengste erst im Lauf der Jahre ebenfalls in Stadl konzentriert wurden.

Seit dem Wiener Kongress von 1814/1815 nahm Österreich dank der Führung durch den *Fürsten Metternich* (seit 1821 Staatskanzler) in Europa eine herausragende Rolle ein. Es war die Präsidialmacht des „Deutschen Bundes" und wurde zum Vorkämpfer der Restauration und des monarchistischen Absolutismus.

Etwa 1850 erzielte man „mit der Einstellung von Pinzgauer und Burgunder Hengsten (durch die staatliche Gestütsverwaltung) erfreuliche Resultate". Diese Aufstellung von Kaltbluthengsten durch die staatliche Administration war eine weise, weitsichtige Maßnahme, die in Europa ihresgleichen suchte. Überall anderswo sperrte sich das Militär vehement dagegen, das Kaltblut zu akzeptieren, aus Angst, daß dadurch die kriegsnotwendige Produktion von Kavallerieremonten gefährdet würde, und stellte sich damit gegen die berechtigten Forderungen der Landwirtschaft, die für die seit etwa 1840 einsetzende Tiefkultur ein schwereres, stärkeres Arbeitspferd benötigte. Da der Absatz der schweren Pferde sich außerordentlich positiv gestaltete, die Händler aus dem In- und Ausland hohe Preise zahlten, kaufte die Heeresgestütsverwaltung ab etwa 1855 jährlich 40 zusätzliche Kaltbluthengste Norischer Rasse. 1857 wurden zwei weitere Hengstenposten nach Stadl verlegt. Der Hengstbestand von etwa 175 Beschälern deckte jährlich 8700 Stuten. Von den Hengsten gehörten etwa 100 der Pinzgauer Rasse an, 60 waren Schwere Warmblüter, der Rest leichter Reit- und Kutschschlag (Jucker).

Die Vergabe von Prämien durch den Staat an erfolgreiche Züchter zeigte positive Ergebnisse. Allerdings hatte die sich mehr und mehr ausbreitende Kaltblutzucht einen ungünstigen Einfluß auf die Remontierungszahlen im Stammland Österreich und den ihm angeschlossenen Kronländern in Relation zu den Verhältnissen in der ungarischen Reichshälfte. Denn tatsächlich lagen seit der Teilung des Reiches nahezu alle wichtigen Gebiete und die großen Gestüte für die Halbblutzucht in Ungarn. Ein anschauliches Bild ergeben, wie bei *Graf. C. G. Wrangel* in DIE RASSEN DES PFERDES (2. Band, Stuttgart 1909) nachzulesen, folgende Verhältniszahlen:

Im Jahre 1906 betrug das gesamte Remonteaufkommen für das gemeinsame österreichisch-ungarische Heer 10 000 Remonten. Von ihnen wurden in den im österreichischen Reichsrat vertretenen Königreichen und Ländern nur 2245 Pferde, alle übrigen in den Ländern der Ungarischen Krone angekauft. Nach der zwischen Österreich und Ungarn festgelegten Quote hätte Österreich 6600 Ungarn nur 3400 Remonten liefern sollen. Aus diesen Daten ergab sich eine recht ungünstige Bilanz für Österreich, die sich bis zum Ersten Weltkrieg noch von Jahr zu Jahr verschlechterte. In welchem Dilemma sich dabei die Remontierungskommission befand, für die selbstredend der Bedarf der Armee zur Erhaltung der Wehrkraft vordringlich war, wird an dem Beispiel der österreichischen Landwehr deutlich. Zwar bestand die Übereinkunft, daß die 1700 Pferde für die berittene Landwehr ausschließlich in Österreich eingekauft werden sollten. Von ihnen wurden jedoch tatsächlich nur 700 direkt bei den Züchtern gekauft; damit war deren Kapazität erschöpft. Der Rest kam aus Händlerställen –, und war zumeist ungarischer Herkunft.

Von dem letzten Drittel des 19. Jahrhunderts an betreute das Staatshengstendepot in Stadl-Paura Ober- und Niederösterreich, Salzburg, Tirol und Vorarlberg, wobei im Hengstbestand die Kaltbluthengste immer mehr die Oberhand bekamen.

Die von der französischen „Februar-Revolution" von 1848 ausgehenden Erschütterungen trafen auch Österreich. Allenthalben im Reich, nicht zum wenigsten in Wien selbst, kam es zu kleineren oder größeren revolutionären Ausbrüchen, die meist vom Militär mehr oder minder blutig niedergeschlagen wurden. Die Monarchie litt unter der Entschlußschwäche des geistesschwachen Kaisers *Ferdinand I.* (1793–1875). Ende 1848 dankte Ferdinand – vor allem auf Betreiben seiner Schwägerin, der Erzherzogin Sophie – zugunsten seines erst achtzehnjährigen Neffen *Franz Joseph* ab.

Äußerlich betrachtet schien die alte Ordnung wiederhergestellt, jedoch schwelten unter der Oberfläche die Freiheitsbestrebungen vor allem Ungarns weiter, die schließlich nach dem für Österreich unglücklich ausgehenden Krieg gegen Preußen 1866 und dem Verlust der Hegemonie in Deutschland in der Teilung der Monarchie in einen österreichischen und einen ungarischen Teil mündete, zusammengehalten durch die Person des Kaisers. Die den Magyaren zugestandenen Privilegien führten zu Forderungen nach ähnlicher Autonomie unter den slawischen Untertanen Österreichs, die zunehmend radikalere Züge annahmen.

Bei der 1869 Ungarn zugestandenen verwaltungsmäßigen Trennung vom übrigen Österreich hatte die Frau Franz Josephs, *Elisabeth*, eine Wittelsbacher Prinzessin, eine maßgebliche Rolle gespielt. Um dem von ihrer Schwiegermutter, der Erzherzogin Sophie, ausgeübten Dominat und dem steifen Wiener Hofzeremoniell zu entgehen, hatte sie sich mehr und mehr Ungarn und den Ungarn zugewandt, um, selbst die wohl beste Reiterin ihrer Zeit, mit Hilfe des Mediums Pferd die Aussöhnung zwischen dem Kaiserhaus und dem magyarischen Adel zu betreiben.

Nach 1875 setzte fast überall im Reich ein allgemeiner wirtschaftlicher Aufschwung ein, in dem Industrie und Handel prosperierten und unzählige Firmen neu gegründet wurden. In dieser „Gründerzeit" kam es in den großen Städten, namentlich in den Metropolen Wien, Budapest und Prag, zu einer regen Bautätigkeit, in der sie ihr heutiges Gesicht erhielten, ebenso wie viele der großen Gestüte.

Trotz zahlreicher Zugeständnisse an die verschiedenen nationalen Minderheiten, vor allem unter dem von 1879–1893 amtierenden Ministerpräsidenten, *Grafen E. Taaffe*, war der Verfall des Habsburger-Reiches abzusehen und mit nichts aufzuhalten.

Um Österreich von Expansionsbestrebungen in Richtung Deutschlands abzuhalten, wurde ihm auf dem „Berliner Kongreß" 1878 eine mehr oder weniger unumschränkte Ausdehnung auf dem Balkan zugestanden. Es kam zur Besetzung und Verwaltung der türkischen Provinzen Bosnien und Herzegowina. Daraus entstand ein heftiger Gegensatz zum Königreich Serbien, das von Rußland unterstützt wurde.

Die auf die Ermordung des österreichischen Thronfolgerpaares in Sarajevo im Juni 1914 ausgesprochene Kriegserklärung Österreichs an Serbien wurde zu dem Funken, der den Brand des Ersten Weltkrieges auslöste. In ihm ging die Donaumonarchie unter. Die zahlreichen nationalen Minderheiten wendeten sich gegen die beiden Hegemonialmächte Österreich und Ungarn. Die in Ungarn eintretende Radikalisierung ermutigte die Tschechen zur Besetzung Oberungarns, die Rumänen zu der Siebenbürgens und die Serben zur Okkupation Südungarns.

Dieser Zusammenbruch der Donaumonarchie 1918 brachte schwere Einschnitte in die österreichische Pferdezucht. Die Staatsgestüte außerhalb Rumpfösterreichs gingen sämtlich verloren. Kladrub verblieb der neu entstandenen Tschechoslowakei, die großen ungarischen Gestüte dem sehr verkleinerten Ungarn, das riesige Gestüt Radautz ging mit der Bukowina an Rumänien. Einzig Piber, bei Köflach in der Steiermark, blieb bei Österreich.

Kaiser Franz Joseph I. und Kaiserin Elisabeth von Österreich auf einer Parforcejagd hinter der Meute des Grafen Larisch in Solza. Gemälde von Benno Adam (1812–1892)

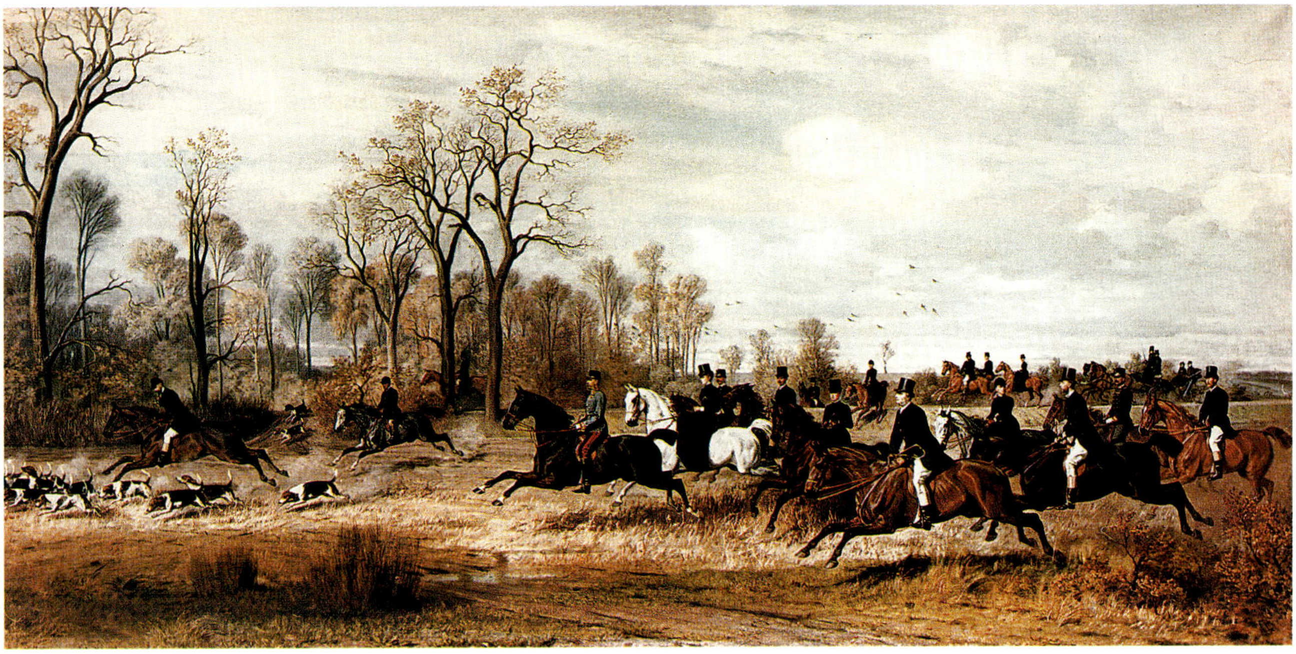

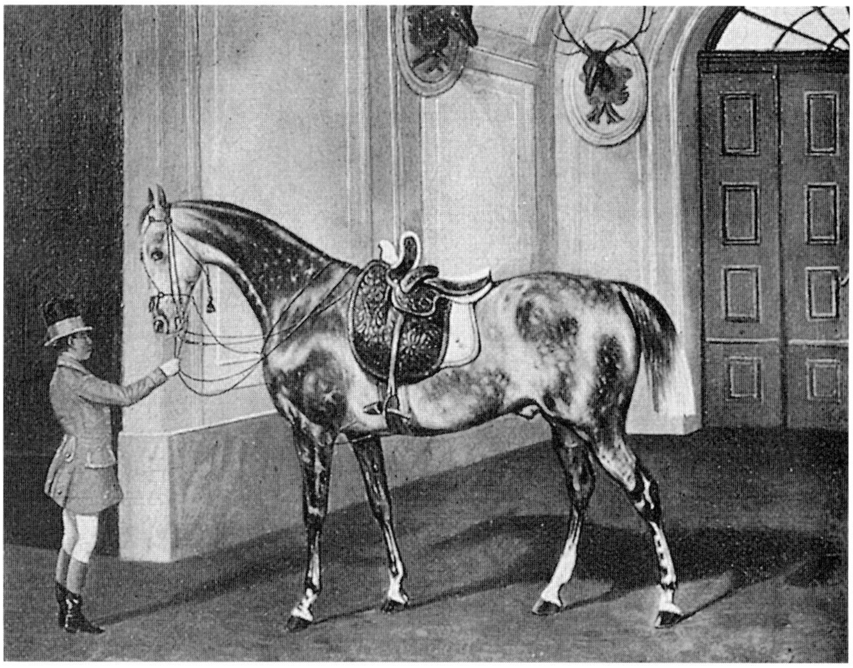

In Kaiserin Elisabeths „Reitkapelle": eines ihrer Lieblingspferde. Gemälde von H. Zellenberg (1860)

Piber war nach vorübergehender ziviler Verwaltung, die sich nicht bewährt hatte, zwischen 1878 und 1890 als Gestüt aufgelöst worden. Zwischenzeitlich wurde es kurz zum Remontedepot umfunktioniert, um dann ab 1890 erneut von der sogenannten „Militärgestütsbranche" als Heeresgestüt eingerichtet und bis zum Ende des Ersten Weltkriegs verwaltet zu werden. Während dieser Zeit diente es als Dependance zu Radautz. Nach dem Krieg nahm Piber zunächst 1919 die Lipizzaner-Zucht von Radautz und ab 1920 auch den Österreich verbliebenen Bestand des Stammgestüts Lipizza auf. Damit übernahm von nun an Piber die Versorgung der weiterhin – bis heute – bestehenden Spanischen Reitschule zu Wien mit Remonten. Außerdem kam ein kleiner Bestand der alten Militärpferdezucht, basierend vor allem auf den Halbblutlinien Przedswit und Furioso-North-Star Radautzer Prägung, in das Gestüt.

Das Pferdematerial des Hauptgestüts Radautz wurde schon 1914 in das österreichische Gestüt Wieselburg evakuiert. Von hier aus gingen die Vollblutpferde nach Kottingbrunn, wo sie nach dem Krieg der österreichische Jockeyclub übernahm. Das Halbblutmaterial wurde großenteils an Polen abgegeben.

Ein Teil der Radautzer Gidrans wurde in das Gestüt Schloß Rein bei Graz verbracht, wo mit ihnen eine kleine Landeszucht begründet wurde. Später wurde Rein als Zuchtzentrum von dem Hengstenposten Grafenstein abgelöst.

Sonst jedoch blieb von den vor 1918 berühmt gewesenen Halbblutpferden, die hauptsächlich der Remonteproduktion und der Zucht hochklassiger Reit- und Kutschpferde gedient hatten, in Deutsch-Österreich fast nichts nach. Das Militär benötigte kaum noch Pferde. Für Luxuspferde war kein Geld vorhanden. Und der Trend der Warmblutzucht in der Zwischenkriegszeit ging in Richtung eines schweren Warmblutpferdes, das in der landwirtschaftlichen Arbeit in Konkurrenz zum Kaltblut bestehen konnte.

1918 ging die militärische Leitung Stadl-Pauras in die des Landwirtschaftsministeriums über. Nach dem Anschluß Österreichs an das Deutsche Reich 1938 kam Stadl als „Landgestüt" unter die Regie der dem Landwirtschaftsministerium in Berlin angeschlossenen Reichsgestütsverwaltung. Nun wurden zahlreiche Beschäler aus Norddeutschland, meist Oldenburger, eingestellt. 1939 hatte das Landgestüt etwa 560 Hengste, in der Mehrheit Noriker.

Einen letzten großen „Boom" erlebte die Zucht der schweren Pferde in der Kriegs- und ersten Nachkriegszeit. Dann jedoch gingen wie überall im freien Europa auch in Österreich mit der sich unaufhaltsam ausbreitenden Motorisierung die Pferdezahlen stark zurück. Das betraf

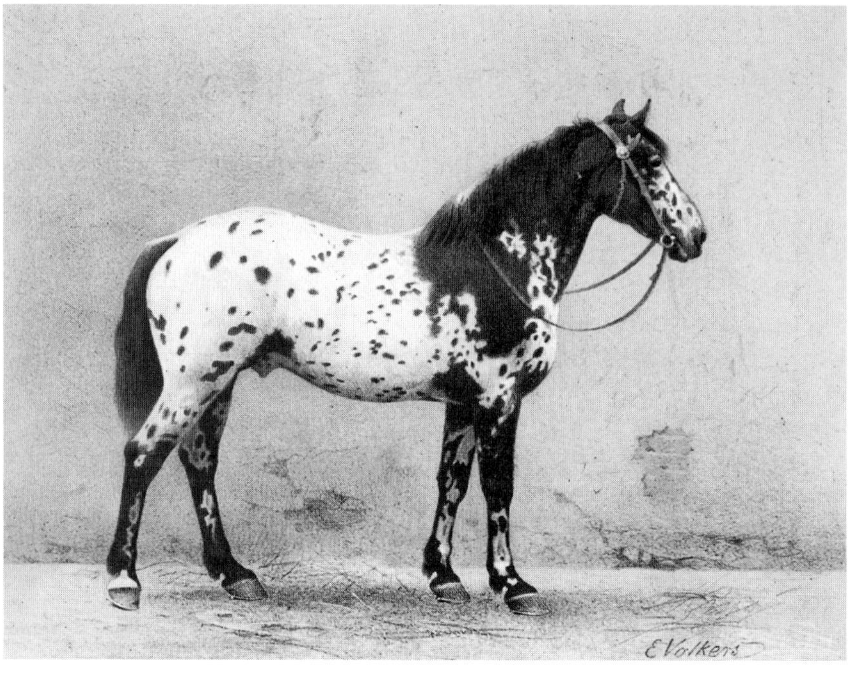

Pinzgauer Noriker. Lithographie aus VORZÜGLICHE PFERDERASSEN *von Emil Volkers, um 1869*

natürlich vor allem die Zucht des Norikers, auf dessen Kosten sich, ausgehend von Nordtirol, wo die Rasse nach dem Ersten Weltkrieg zuerst Fuß gefaßt hatte, der Haflinger gewissermaßen als „Mädchen für alles" auf den Höfen überall im Land verbreitete.

Aber ehe nicht der Reitsport sich ihrer bediente – wonach es zunächst gar nicht aussah –, ging auch die Zahl der Warmblutpferde laufend zurück. Lange Zeit galt das in Österreich gezogene Warmblutpferd als unmodern. Außerdem war Österreich in der ersten Nachkriegszeit sehr arm. Reiten war ein Sport für die Reichen. Und die fanden es schicker, auf „Ausländern" zu sitzen. Von den österreichischen Spitzenreitern in Wien ritt in den fünfziger Jahren kaum einer ein auf österreichischer Grundlage gezogenes Pferd. In der Freudenau sah man alle möglichen Pferde: Iren, Ungarn, Hannoveraner, Holsteiner, Oldenburger, Normänner, Salernitaner, Sardinier . . ., aber keine österreichischen.

Dabei bestand in dieser Zeit noch eine – allerdings kleine – österreichische Reitpferdezucht auf Radautzer Gidran-Grundlage, die nach dem Ersten Weltkrieg mit von dort evakuiertem Material aufgebaut worden war, „Grafensteiner" genannt. Ihr Kristallisationspunkt war die staatliche Deckstelle Grafenstein. Auch sie war zum Untergang verurteilt, da sich kein Markt fand. Um 1968 wurde sie „mangels Masse" aufgelöst.

Nun jedoch konstituierte sich auf Betreiben des langjährigen Gestütsleiters des Hauptgestüts Piber, *Hofrat Dr. H. Lehrner*, die „Arbeitsgemeinschaft für Warmblutzucht in Österreich" (AWÖ), die sich die Aufgabe stellte, auf der Grundlage der noch vorhandenen Warmblutstämme, mit Hilfe ausgewählter deutscher, zunächst meist Hannoveraner und Trakehner-Hengste, ein modernes warmblütiges Sportpferd zu züchten. Während die Versorgung der Landespferdezucht anfänglich fast ausschließlich mit Hengsten erfolgte, die in Piber gezogen waren und die via Stadl in den einzelnen Bundesländern verteilt wurden, kamen in der Folgezeit immer mehr Hengste aus den Ställen privater Züchter. Die Zahl der Privathengsthalter nahm stetig zu und mit ihnen auch die Zahl der im Ausland gezogenen Hengste. Eine Folge davon war, daß die Warmblutzucht in Piber überflüssig wurde. Sie wurde 1983 nach einer Virus-Abort-Epidemie aufgelöst. Als letzte Konsequenz kam es 1997 zum Verkauf des Bundeshengstenstallamtes Stadl. In Zukunft wird allein die Privathengsthaltung die Züchter versorgen.

Die freigewordenen Kapazitäten in Piber sind unter der Leitung des Tierarztes *Dr. Jaromir Oulehla*, der zugleich auch Leiter der Spanischen Reitschule in Wien ist, durch Zukäufe aus einer Reihe anderer Lipizzaner-Gestüte aufgefüllt worden, um einer von ihm befürchteten Inzuchtdepression zu begegnen.

Die Noriker-Zucht hat sich inzwischen in recht erheblichem Maße (60–70 Prozent) der Schlachtfohlenproduktion für den Export in die romanischen Länder verschrieben, in denen das Fohlenfleisch gleichrangig mit Kalbfleisch als Delikatesse gilt.

In der österreichischen Haflinger-Zucht herrscht trotz eines geglückten Umzüchtungsprozesses auf einen modernen Reittyp, der vor allem als Freizeitpferd geeignet ist, eine Überproduktion, die die Nachfrage übersteigt, so daß es selbst für erstklassige Produkte oftmals keinen anderen Absatz mehr gibt als den auf dem Schlachtfohlenmarkt.

Haflinger-Fohlenhof Ebbs, Tirol

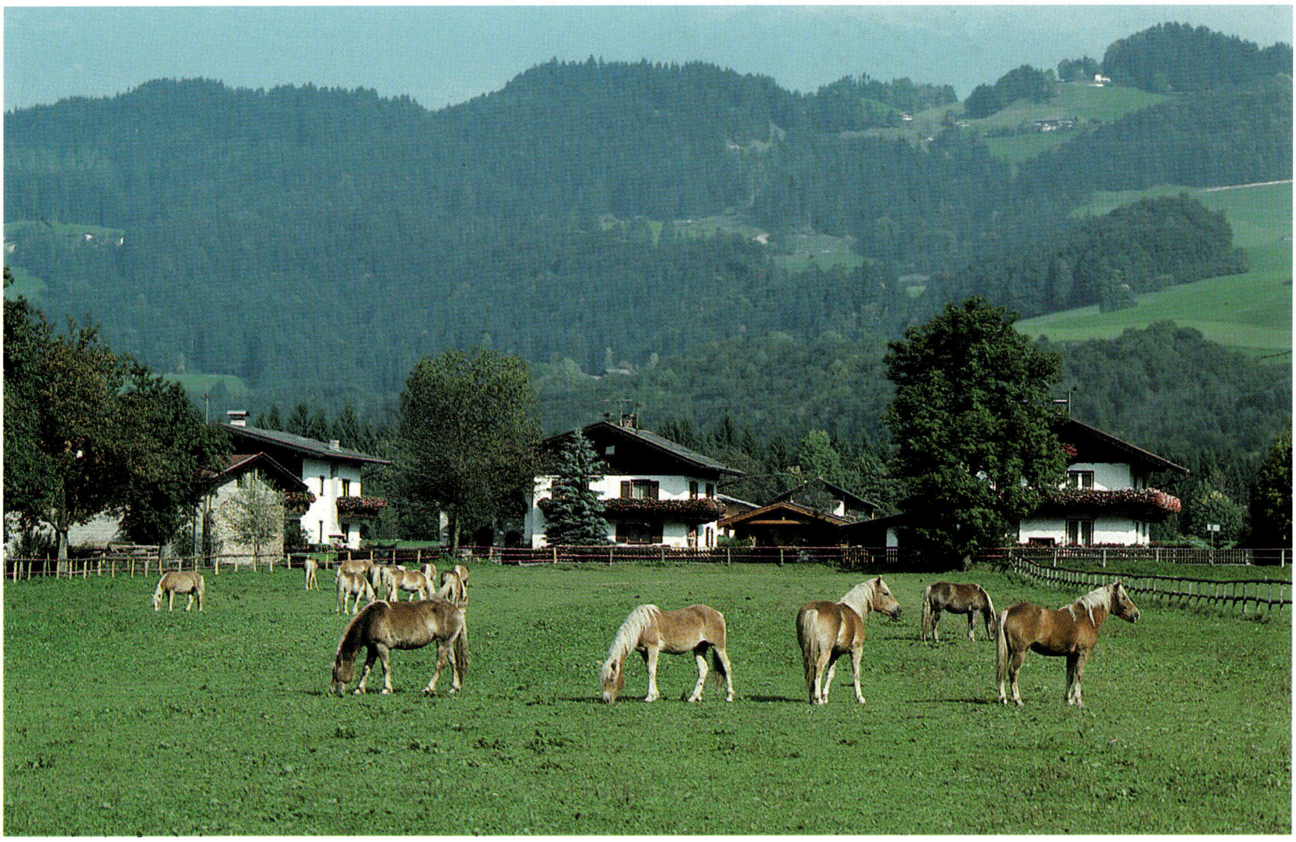

WARMBLUT-ZUCHTEN

ÖSTERREICHISCHES WARMBLUT

TYP, INTERIEUR, VERWENDUNG, EXTERIEUR, MECHANIK:
Das Österreichische Warmblut verkörpert mehr oder weniger das in den meisten europäischen Warmblutzuchten angestrebte, vielseitig verwendbare Reit- und Sportpferd, das sich in seinen gelungensten Exemplaren ohne weiteres in allen Disziplinen mit den Vertretern anderer europäischer Warmblutzuchten messen kann.

ZUCHT:
Entsprechend dem föderativen Aufbau des Landes untersteht in Österreich die Tierzucht der Länderhoheit. Die Warmblutstutenpopulation beträgt etwa 2500. Die größte Zahl findet sich in Oberösterreich, die kleinste in Vorarlberg. Dazwischen liegen Niederösterreich, Burgenland, Steiermark, Salzburg, Kärnten und Tirol.

Die staatliche Hengsthaltung ist 1997 mit dem Verkauf von Stadl-Paura zu Ende gegangen, so daß seither nur noch eine private Hengsthaltung besteht, die etwa 100 Hengste umfaßt.

Innerhalb der Warmblutzucht bemüht man sich mittels eines vierstufigen Selektionsmodells, den Zuchtfortschritt zu sichern:
1. Exterieurbeurteilung der Fohlen;
2. zentrale Körung der Hengste beziehungsweise zentrale Gestütbucheintragung der Stuten;
3. zentrale Eigenleistungsprüfung der Hengste beziehungsweise zentrale Stationsprüfung der Stuten; ersatzweise Bewährung im Turniersport;
4. Auswertung der Nachkommenleistungen und darauf basierende Zuchtwertschätzung.

GESCHICHTE:
Hinsichtlich der Pferdezucht muß man eigentlich den Raum der ehemaligen Donaumonarchie als eine Einheit betrachten, da sich die entscheidende Entwicklungsphase der modernen dortigen Pferderassen bis 1918 unter dem regulierenden Einfluß der Österreichisch-Ungarischen Gestütsverwaltung in Wien vollzogen hat. Bis zum Zusammenbruch der Monarchie war Österreich-Ungarn mit über 3,5 Millionen Pferden nach dem zaristischen Rußland eines der größten Pferdezuchtländer Europas. Daran hatte jedoch das Rumpf- oder Stamm-Österreich, das die Friedensverträge von Saint-Germain-en-Laye und Trianon übriggelassen hatten, am wenigsten Anteil.

Größte Bedeutung für die Pferdezucht des Vielvölkerstaates hatte Ungarn in seinen Grenzen von vor 1918, als sein Staatsgebiet um zwei Drittel größer war als heute. Das deutschsprachige Österreich war eigentlich niemals ein „natürliches" Warmblutzuchtgebiet mit bodenständiger Landeszucht. Die autochthone Rasse des Landes, des antiken Noricum, war der kaltblütige Noriker. Bis in die Zeit *Maria Theresias* (1717–1780) konnten die österreichischen Gestüte den großen militärischen Bedarf an leichten und mittelschweren Pferden, besonders in Kriegszeiten, nicht befriedigen. Die Anfänge einer österreichischen Landespferdezucht, die diesem Mangel abhelfen sollte, reichen bis zum „Siebenjährigen Krieg" zurück. Schon seit 1764 wurden Gutsbesitzern und größeren Bauern Stuten und Hengste von der Regierung zur Verfügung gestellt, in der Absicht, die Zucht zu heben. Dieses System bewährte sich jedoch nicht, weshalb *Kaiser Joseph II.* 1788 die beiden Krongüter Schloßhof und Eckertsau als Hengstdepots einrichten ließ, von denen aus die Hengststationen in Ober- und Niederösterreich beschickt wurden.

1817 wurde die Landeszucht straffer organisiert. 1820 war der Hengstbestand auf ca. 180 Beschäler angewachsen. Als im „Hengstenposten" in Wels der Stall für die Beschäler zu klein geworden war, überführte man sie 1826 in die Stallungen der „Salzregie" in Stadl-Paura. Diese waren 1808 für die Zugpferde, die die leeren Salzkähne flußaufwärts treidelten, errichtet worden und wurden nun nicht mehr benötigt. Nach der Übernahme durch das „Beschäl- und Remontierungsdepartement" wurde das Depot weiter erweitert. Bis 1918 war die Leitung rein militärisch.

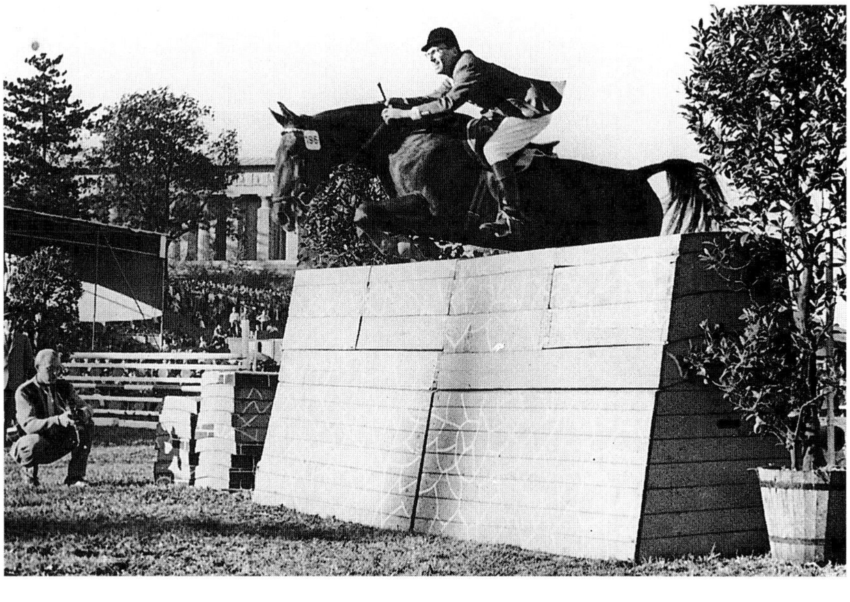

Der österreichische Industrielle I. Lauda auf dem Westfälischen Wallach Schönbrunn, mit dem er international erfolgreich war, gehörte zu den Wiener Spitzenreitern der fünfziger Jahre. Er ritt ausschließlich ausländische Pferde.

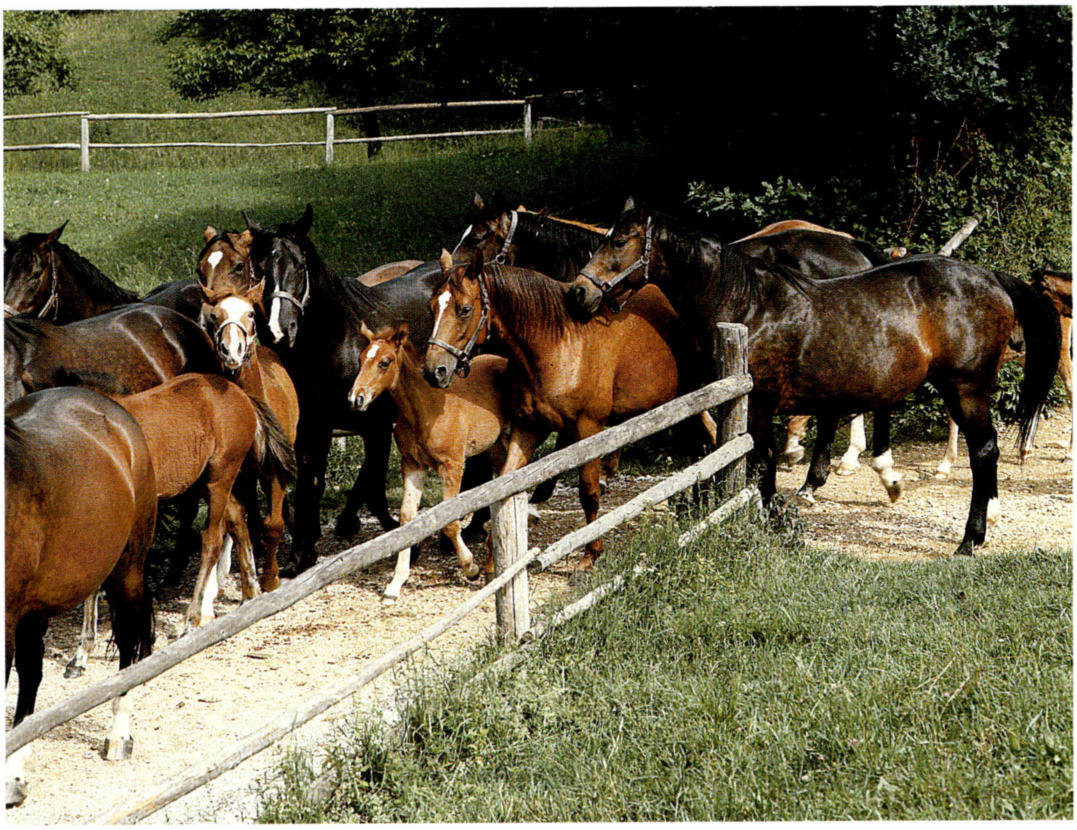

Österreichische Warmblutherde des Gestüts Piber vor ihrer Auflösung 1983

Ab Mitte des 19. Jahrhunderts bemühte man sich, durch Vergabe von Züchterprämien die Zucht zu stimulieren. Ab 1869 war das „Staatshengstendepot Stadl" zuständig für die Versorgung der Provinzen Ober- und Niederösterreich, Salzburg, Tirol und Vorarlberg. 1891 standen dort neben 49 Kaltblütern fünf Vollblut- und 74 englische Halbblut-Hengste, neun Norfolk Trotter, vier Anglo-Normänner und vier Orientalische Halbblut-Hengste. In den ersten 40 Jahren nach dem Ersten Weltkrieg, nachdem das Hengstenstallamt dem Bundeslandwirtschaftsministerium unterstellt worden war, diente es neben der Noriker-Zucht hauptsächlich der eines Schweren Warmblutpferdes auf Oldenburger Grundlage. 1939 betrug der Hengstbestand etwa 560 Beschäler.

Wie überall in Westeuropa gingen auch in Österreich nach dem Zweiten Weltkrieg die Pferdezahlen mit der fortschreitenden Motorisierung stark zurück. Zugleich entwickelte sich seit dem Ende der fünfziger Jahre der Trend zu einem warmblütigen Sport- und Freizeitpferd. Eine geeignete bodenständige Zuchtbasis, auf der man hätte aufbauen können, bestand jedoch nicht. Von den alten, vor 1918 berühmt gewesenen Halbblutpferden der Donaumonarchie war in Rumpf-Österreich kaum etwas nachgeblieben. Die meisten Pferde der alten k.u.k.-Rassen Przedswit, Furioso und Nonius fanden sich im Burgenland, an der ungarischen Grenze – Reste der großen Gestüte, die Österreich nach dem Ersten Weltkrieg verloren hatte. Dazu gab es in der Steiermark und in Kärnten eine kleine Gidran-Zucht. Zunächst hatte noch ein Gidran-Gestüt im Schloß Rein bei Graz bestanden. Nach dessen Auflösung bildete die staatliche Deckstation Grafenstein den züchterischen Mittelpunkt. In der dortigen Gegend standen reichlich Weideflächen mit schottrigem Untergrund zur Verfügung.

In der ersten Zeit nach dem Zweiten Weltkrieg war der österreichische Gidran, der nun „Grafensteiner" genannt wurde, bei den britischen Besatzungstruppen als Reitpferd beliebt. Mit dem Abschluß des Österreichischen Staatsvertrages von 1955 war es mit diesem Absatzmarkt aber vorbei. Außerdem verringerten sich durch moderne Bodenbearbeitung (Steinzermahlung u. a.) die Weideflächen zugunsten des Ackerbaus. Die besseren Pferde gingen in die aufblühende Sport- und Freizeitreiterei. Die negativen Ergebnisse mit den in der Zucht verbleibenden zweitklassigen Exemplaren verdarben den Ruf des Grafensteiners als Sportpferd und damit die Nachfrage vollends. 1968 löste sich der Grafensteiner-Zuchtverband auf: mit zuletzt noch neun eingetragenen Stuten, wo es vorher Hunderte gewesen waren.

Gründungsvater der „Arbeitsgemeinschaft für Warmblutzucht in Österreich" (AWÖ) ist *Hofrat Dr. Heinrich Lehrner*, der langjährige Direktor des Österreichischen Bundesgestüts Piber (bei Köflach, Steiermark), der zu jener Zeit die Hauptverantwortung für die Warmbluthengsterzeugung zur Versorgung der damals noch vorwiegend staatlichen Deckstationen hatte. Mit der Stationierung des Hannoverschen Spitzenspringvererbers *Ferdinand* hatte er die Erzielung eines etwas einfacheren Temperaments, höherer Leistungsbereitschaft und die Verbesserung der Anlagen für den modernen Turniersport in der auf den alten k.u.k.-Halbblutrassen aufbauenden Piberer Stutenherde bezweckt. Damit hatte er bahnbrechend gewirkt und den Import zahlreicher weiterer, zunächst vor allem Hannoveraner und Trakehner-Hengste eingeleitet.

Auf seine Initiative hin wurde 1964 die „AWÖ" gegründet.

Daß die Österreichische Warmblutzucht nach einem nahezu hoffnungslosen Tiefpunkt zu einem entschlossenen Neubeginn geführt werden konnte, ist das Verdienst einiger weniger Idealisten, die sich dem damals herrschenden Zeitgeist zum Trotz für eine Erhaltung und Fortführung der Pferdezucht einsetzten, sei es aus Tradition, aus persönlicher Pferdepassion oder weil sie neben wirtschaftlichem Gewinn vor allem den kulturellen Wert des Pferdes im Auge hatten.

Der praktische Sinn der Gründung der AWÖ war die Koordinierung der zum Teil beträchtlich voneinander abweichenden Landestierzuchtgesetze. 1970 einigte man sich auf bundeseinheitliche Abstammungsnachweise und Brände. 1981 erhielten alle in Österreich registrierten Turnierpferde durch den „Bundesfachverband für Reiten und Fahren" Lebensnummern. Seit 1986 wertet der Fachverband die Nachkommenleistungen aller in Österreich züchterisch eingesetzten Hengste mittels EDV aus. Seit 1985 gibt es Bundeschampionate für Reit- und Springpferde sowie Stuten. 1986 wurde die Hengstleistungsprüfung dem Adelheidsdorfer „100-Tage-Test" angeglichen. Seither wurden alle Hengstanwärter auf dem Fohlenhof Nußbach aufgezogen, wo eine Aufzucht unter gleichen Bedingungen und damit beste Vergleichsmöglichkeiten garantiert waren.

Die Piberer Warmblutzucht, betrieben auf der Grundlage von aus Radautz in der Bukowina stammenden Stutenstämmen der Linien Predswit und Furioso, bestand aus zwei Hengsten und 20 Stuten samt Nachzucht. Sie wurde 1983 nach einer schweren Herpes-Virus-Epidemie aufgelöst, um Platz für eine Ausweitung der Lipizzaner-Zucht zu schaffen.

Inzwischen finden sich im Österreichischen Warmblut sämtliche europäische Top-Hengst-Linien vertreten, wozu die sich seit Jahren ausweitende Privathengsthaltung den größten Beitrag geleistet hat. Im Frühjahr 1997 wurde der Hengstaufzuchthof Nußbach vom Oberösterreichischen Pferdezuchtverband verkauft, um einen Teil der Mittel für den Ankauf von Stadl-Paura aufzubringen. Mitte 1997 wurde Stadl-Paura privatisiert und an den Oberösterreichischen Pferdezuchtverband verkauft. Damit hörte die staatliche Hengsthaltung in Österreich auf zu bestehen. Die Anlage wurde in ein Ausbildungs- und Vermarktungszentrum umgewandelt.

LIPIZZANER

TYP, INTERIEUR, VERWENDUNG: Der Lipizzaner ist vom Typ her das barocke Schulpferd „par excellence". Sowohl durch seine hohe Intelligenz, außerordentliche Gelehrigkeit und Lernwilligkeit, seinen durch und durch, ohne Vorbehalt anständigen Charakter, das fast völlige Fehlen von „Hengstmanieren" als auch durch den angeborenen hohen Kniebug ist er vor allen anderen Rassen befähigt, die Lektionen der Hohen Schule auf und über der Erde zu erlernen. Die Stuten eignen sich auch als elegante, leichte Wagenpferde („Jucker").

Keineswegs ist der Lipizzaner nur ein Pferd für den professionellen Reiter und die Hohe Schule. Er eignet sich ebenfalls hervorragend als Freizeit- und Familienpferd, das aufgrund seiner Sensibilität sogar leicht von Kindern gehandhabt werden kann. Es gibt keinen Lipizzaner mit schlechtem Temperament.

Die ungarischen und vor allem die slowenischen, kroatischen und rumänischen Lipizzaner der Landespferdezucht sind ausdauernde, genügsame, robuste Wirtschaftspferde für alle Arbeiten in der Landwirtschaft.

Der Lipizzaner ist im allgemeinen ein spätreifes Pferd und erst mit etwa sieben Jahren voll ausgewachsen und entwickelt, dabei sehr langlebig und fruchtbar.

Maestoso Thais XXI unter Aljoz Lak in einer turniermäßigen Dressurprüfung

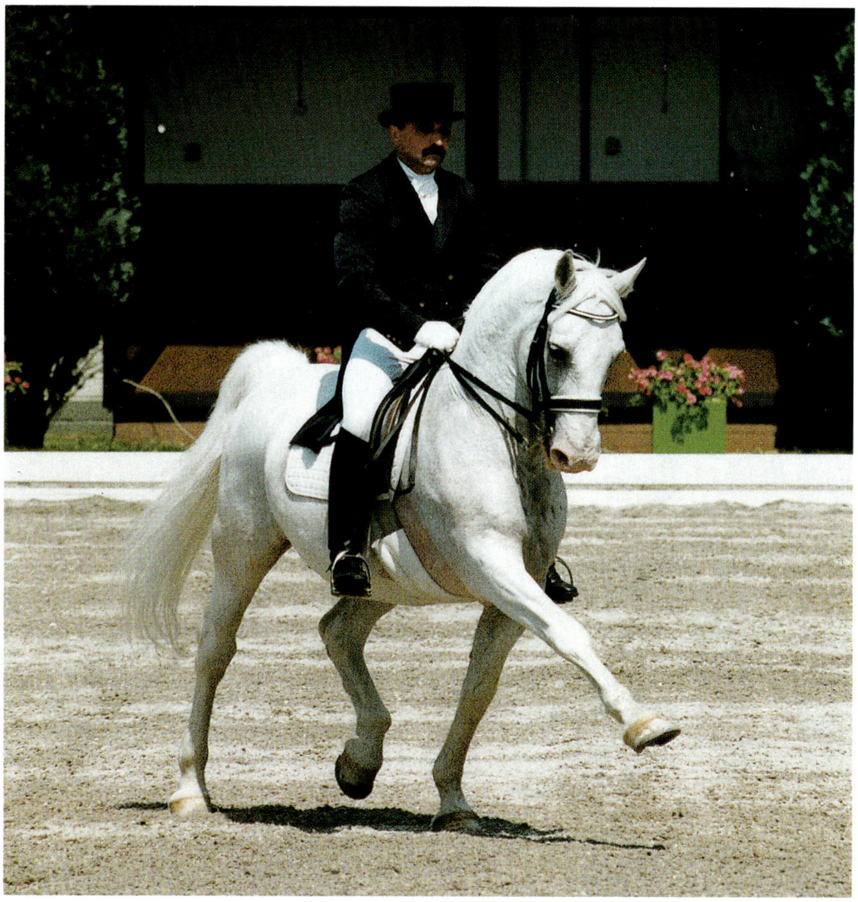

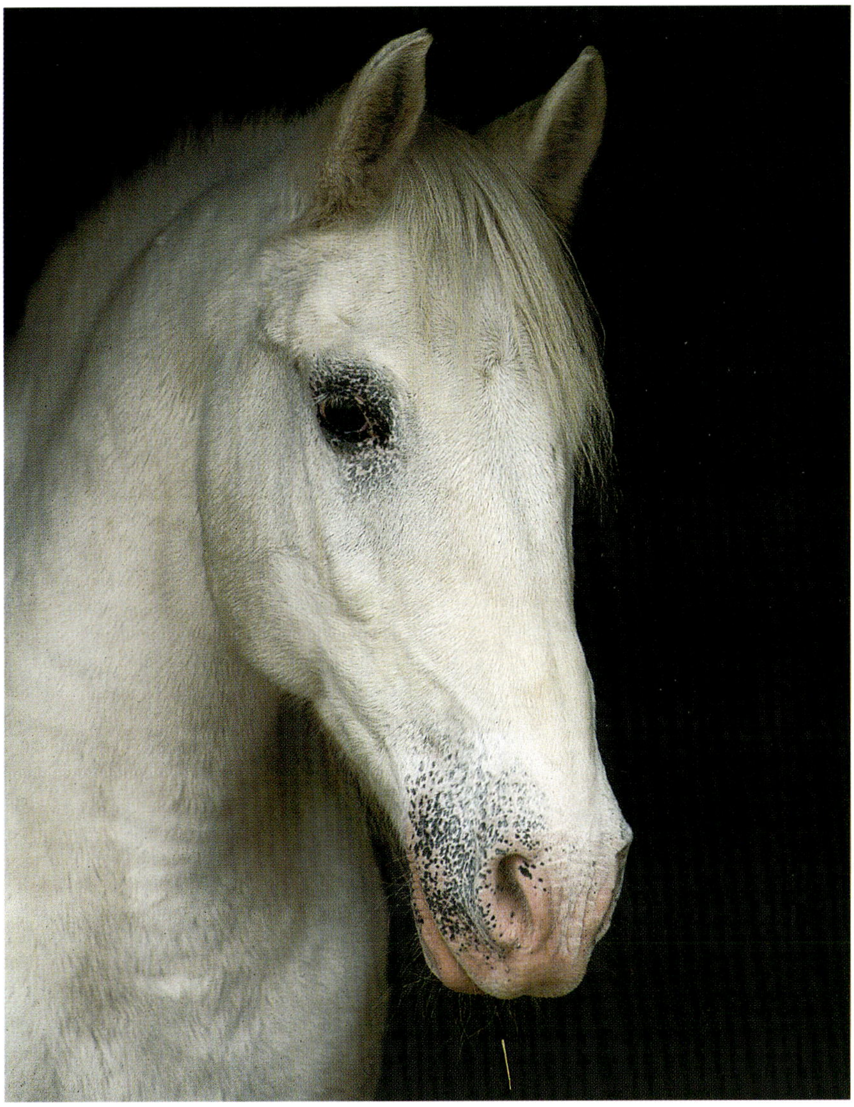

Charakteristisch ist das „Krötenmaul" dieses Lipizzaners

EXTERIEUR:
Charakteristisch ist der ausdrucksvolle, langgestreckte, trockene Kopf des Lipizzaners mit dem mehr oder minder stark geramsten Profil, den großen, lebhaften und klugen Augen und kurzen, gut angesetzten Ohren. Die Ganaschen sind stark ausgeprägt, der Hals ist ziemlich hoch aufgesetzt, stark, nicht sehr lang und nicht selten mit deutlichem Unterhals. Der Körper ist gedrungen, „abgedreht", die Brust breit, die Schulter oft ein wenig steil, mit wenig ausgeprägtem Widerrist. Der muskulöse Rücken besitzt eine gewisse Länge mit einer starken Lendenpartie als Übergang zu der gerundeten, kräftig bemuskelten Kruppe. Der Schweif ist gut angesetzt und wird schön getragen. Die kurzen Gliedmaßen sind trocken, mit deutlich markierten Sehnen und Gelenken, dabei nicht selten etwas unregelmäßig gestellt. Es kommen kaum erbliche Knochenfehler vor. Die kleinen, schmalen Hufe sind von harter, zäher Hornbeschaffenheit.

Bei den Gestütspferden ist die Schimmelfarbe dominierend, sie ist mit etwa zehn Jahren ausgefärbt, oft mit Krötenmaul und gelegentlich nackten Ringen um die Augen. Auch nach zahlreichen Schimmelgenerationen fallen immer wieder einmal Dunkelbraune oder Rappen von zwei Schimmeleltern. Die ungarischen, slowenischen, kroatischen und rumänischen Lipizzaner der bäuerlichen Landeszuchten werden großenteils dunkel gezüchtet. Abzeichen kommen kaum vor. Mähnen- und Schweifhaar sind fein und dicht.

Die Widerristhöhe variiert um 157 bis 162 cm Stockmaß.

MECHANIK:
Der Schritt ist verhältnismäßig kurz, der Trab elastisch mit hoher Knieaktion und energischem Antritt aus der Hinterhand, die den Lipizzaner für den berühmten „Spanischen Tritt", für die Schulgangarten Piaffe und Passage prädestiniert. Der Galopp ist nicht besonders raumgreifend, rund und nicht sehr leichtfüßig.

ZUCHT:
Die Lipizzaner-Zucht wird in den meisten Nachfolgestaaten der k.u.k.-Donaumonarchie betrieben. Das Gründungsgestüt Lipizza (Lipica, „kleine Linde") gehört heute zu Slowenien. Es liegt im Krain (Istrien) in der Nähe von Triest.

Als Ersatz für das im Ersten Weltkrieg verlorengegangene Lipizza wurde 1919 in Piber, bei Köflach in der Steiermark, die österreichische Lipizzaner-Zucht untergebracht. Das Gestüt liegt etwa 500–600 Meter über Normalnull. Der Boden ist stark kalkhaltig. An Niederschlägen fallen im Jahr durchschnittlich 840 mm. Die Durchschnittstemperaturen liegen bei – 2 °C im Winter und + 16,7 °C im Sommer. 1997 standen in Piber etwa 100 Stuten und fünf Hengste im Zuchteinsatz.

Die in Kroatien (Slawonien) liegenden Lipizzaner-Gestüte Kutjevo, Fruska Gora (bei Novi Sad) und das bosnische Vučijak wurden durch den Auflösungskrieg Jugoslawiens teils sehr in Mitleidenschaft gezogen, Djakovo bei Ossijek völlig zerstört. In der Slowakei werden Lipizzaner im Gestüt Topolčianky gezüchtet. Das größte Lipizzaner-Gestüt befindet sich in den transsylvanischen Bergen in Rumänien, in Simbata de Jos (bei Fagaras, mit 60 Mutterstuten und insgesamt etwa 500 Pferden auf 3200 ha). Ungarn hat seine Lipizzaner-Zucht in Szilvásvárad bei Eger, im Bükkgebirge, konzentriert. Dort ist auch der Sitz des privaten ungarischen Lipizzaner-Zuchtverbandes.

Die in den Gestüten gezüchteten Pferde gehören zumeist den klassischen sechs Linien *Pluto*, *Conversano*, *Favory*, *Maestoso*, *Neapolitano* und *Siglavy* an. Sie sind mit wenigen Ausnahmen Schimmel. Die *Siglavy-Ca-*

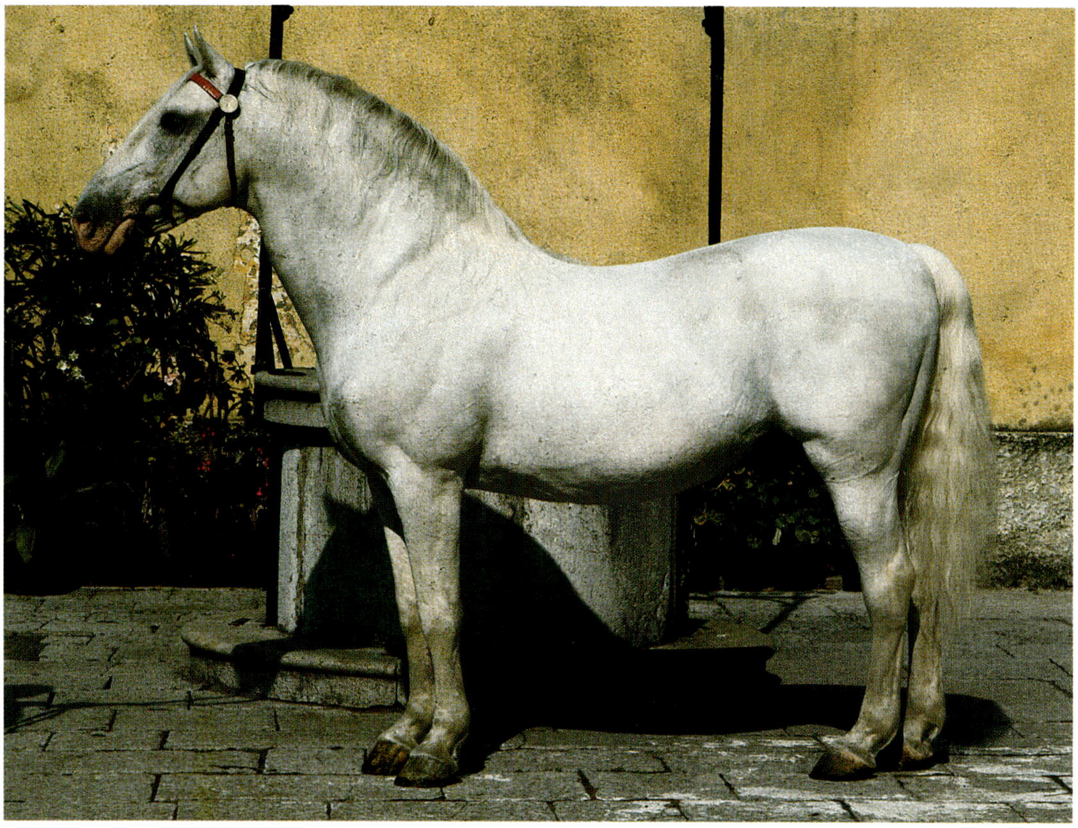

Lipizzaner-Hengst Favory Dubovina II im Gestüt Lipizza

priola-Linie liefert Rappen, teils mit Abzeichen. Die nicht-klassische *Tulipan*-Linie ist meist braun, mit Abzeichen an Kopf (Stern) und Gliedmaßen. Der früher stark vertretene, ebenfalls nicht klassische *Incitato*-Stamm scheint in väterlicher Deszendenz fast ausgestorben zu sein. Es gibt insgesamt 18 klassische Stutenfamilien.

Hinsichtlich der in den meisten Balkanstaaten mehr oder weniger ausgedehnten Lipizzaner-Landeszuchten steht Rumänien mit etwa 5500 Mutterstuten an der Spitze. Von ihnen ist etwa ein Drittel dunkel; Braune überwiegen, Rappen und Füchse sind seltener. Lipizzaner-Nachzuchten existieren in den USA, Südafrika und in den meisten nordwesteuropäischen Ländern.

GESCHICHTE:
Die Lipizzaner-Rasse geht aus drei Wurzeln hervor: dem Karstpferd, dem Spanischen, meist Andalusischen Pferd und dem Araber. Im Gebiet des Karsts, in der alten „Mark Krain", bestand schon im Altertum eine blühende Pferdezucht. Vor allem gilt das für die Gegend um das antike Aquileja, in dessen Nähe Lipizza liegt. Dort errichteten schon die Veneter am Ufer des Timavus (der heutigen Reka) dem aus der Herakles-Sage bekannten *Diomedes* als dem Schutzpatron der Pferde einen Tempel, in dessen heiligem Hain sie „windschnelle Rosse" züchteten. Tatsächlich wurden die Pferde des Karst seit der Antike wegen ihrer Ausdauer, Kraft und Schnelligkeit als Streitrosse hoch geschätzt. Viele Quadrigen bei den Rennen im römischen Circus Maximus und anderen Arenen waren mit den schnellen, harten Karstpferden bespannt.

Auch im Mittelalter, im 12.–14. Jahrhundert, standen, wie zeitgenössische Quellen berichten, die Karster Hengste als Kriegsrosse in hohem Ansehen. Sie dürften als Vorbilder für die Hengste der berühmten Reiterstandbilder des *Erasmo da Narni* (genannt *Gattamelata*), von *Donatello* (1386–1466) zu Padua und des *Bartolomeo Colleoni* von *Andrea del Verrocchio* (1435–1488) zu Venedig gedient haben.

Diese ruhmreiche Vergangenheit veranlaßte vielleicht *Erzherzog Karl*, den Reichsverweser für die Herzogtümer Steiermark, Kärnten, Krain, Istrien und Triest, im Jahre 1580 auf dem aus dem Besitz des Erzbischofs von Triest erworbenen Meierhof Lipizza ein Hofgestüt zu errichten. Bis 1585 waren die Neubauten und Anlagen des Gestüts für den Bezug fertiggestellt.

Zu jener Zeit war das Andalusische Pferd die hauptsächlichste Veredlerrasse der gesamten europäischen Pferdezucht. Bei der Eroberung von Granada 1492 war *Ferdinand von Aragon* zusammen mit *Isabella von Kastilien* die umfangreiche Pferdezucht der Mauren in die Hände gefallen. Diese basierte auf der alten, schon in der Antike berühmten Iberischen Rasse, dem durch die nordischen Pferde der Vandalen und Goten beeinflußten Berber und (?) dem aus dem Orient mitgebrachten Araber. Der Andalusier kam dem Bedürfnis der Zeit nach einem leichteren, beweglicheren Kriegspferd entgegen, das das schwere Streitroß der Ritter nach Erfindung der Handfeuerwaffen abzulösen bestimmt war. Im Verlaufe des 16.–18. Jahrhunderts eroberte der Andalusier ganz Europa sowie die von Spanien kolonisierten Gebiete Amerikas.

Folgerichtig schickte Erzherzog Karl den *Freiherrn Hanns v. Khevenhiller* nach „Hispanien", dort „edle Roß" für das neue Gestüt einzukaufen. Laut Bankauszügen des Hauses *Fug-*

Weideaustrieb der Lipizzaner-Stuten und -Fohlen in Piber

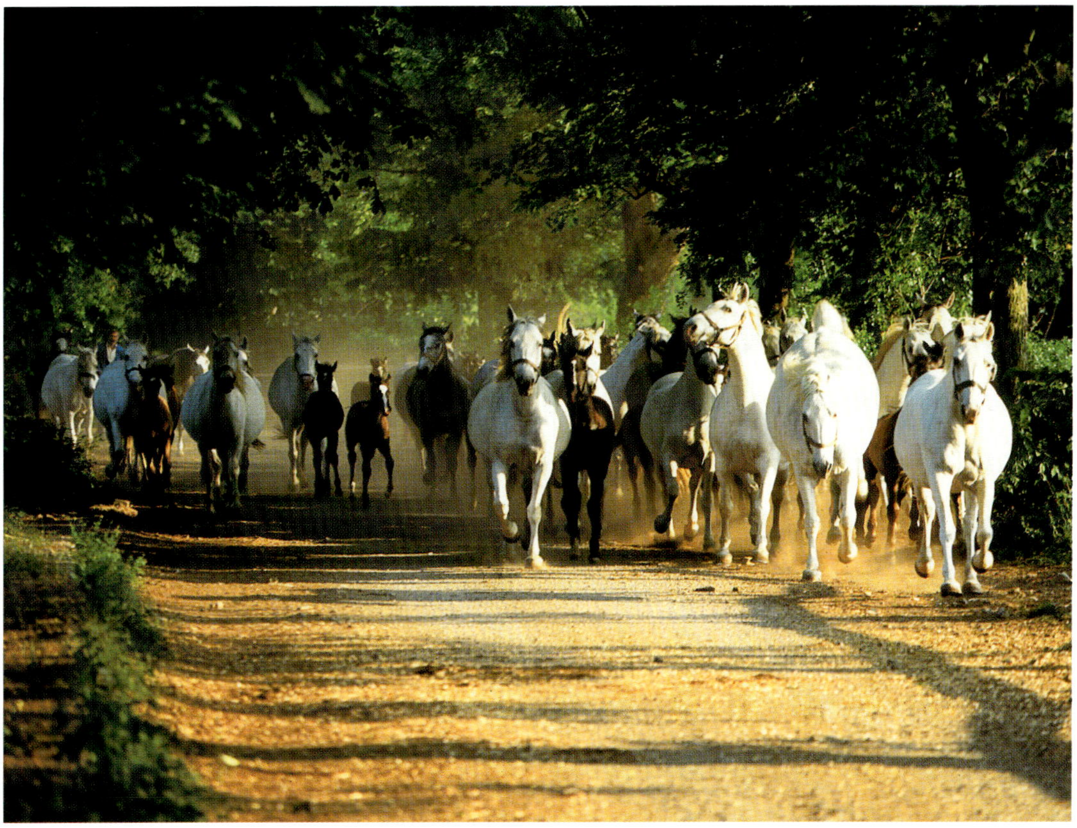

ger zu Augsburg wurden von dem Herzog in den Jahren 1582 und 1584 für in Andalusien angekaufte Hengste und Stuten 5726 Florentiner Gulden und 29 Kreuzer gezahlt.

Aus der Veredlung der im Krain beheimateten, relativ schweren Karster Rasse, die dem Früh- und Hochmittelalter als ritterliches Turnierpferd gedient hatte, mit spanischblütigen Hengsten entstanden im 18. Jahrhundert fünf der sechs klassischen Linien des Stammgestüts. Sie kamen aus den berühmtesten Gestüten Europas, in denen man seit dem 16. Jahrhundert mit Spanischem Blut züchtete: *Pluto* (Schimmel, geb. 1765) stammte aus dem dänischen Hofgestüt Frederiksborg; *Conversano* (Rappe, geb. 1767) und *Neapolitano* (Brauner, geb. 1790) aus Neapel; *Favory* (Falbe, geb. 1779) und *Maestoso* (Schimmel, geb. 1786) aus Kladrub. Ein sechster Stamm, der stark orientalisch geprägt war, wurde 1826 mit dem Original-Araber *Siglavi* (Schimmel, geb. 1810) aus dem aufgelösten Gestüt Koptschan begründet.

Zwei weitere Lipizzaner-Hengstlinien, die nicht im Stammgestüt Lipizza entstanden, sind in den Landeszuchten und einigen anderen Gestüten weit verbreitet. Da ist zum einen der nach dem 1802 in Mezöhegyes auf Siebenbürgener (Székler?)-Grundlage gezüchteten *Incitato* benannte Stamm, auch als der „ungarische" bezeichnet. Der andere, als der „kroatische Stamm" bezeichnet, erhielt seinen Namen nach dem Vollblut-Hengst *Tulipan*, der 1810 in dem in Kroatien 1700 gegründeten Gestüt Suhopolje der *Grafen Janković* die achte, in hippologischen Kreisen allgemein

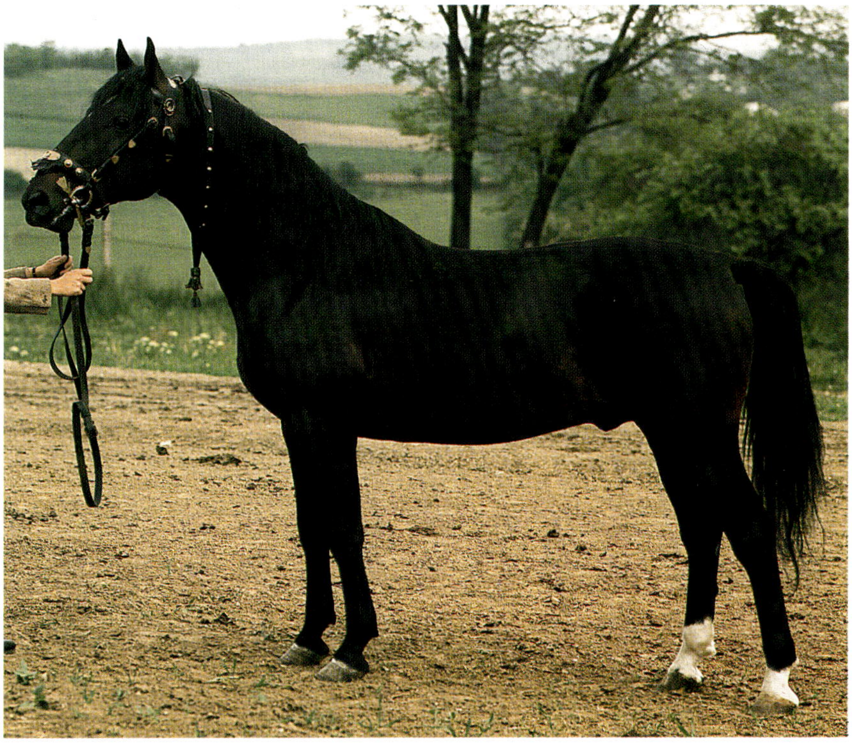

Ungarischer Lipizzaner-Hengst des Tulipan-Stammes in Szilvásvárad

anerkannte, bis heute bestehende Hauptlinie der Lipizzaner-Zucht begründete. Ausgebaut wurde der *Tulipan*-Stamm im Hauptgestüt Terezovac in Kroatien. Die Angehörigen der beiden letztgenannten Linien sind meist dunkelfarbig. Sie finden hauptsächlich in der bäuerlichen Landwirtschaft der Balkanstaaten Verwendung. Ihre Blutströme waren im Stammgestüt Lipizza nur tropfenweise in einigen Stutenstämmen vertreten.

Das Lipizzaner-Stammgestüt hatte eine wechselvolle Geschichte. Die Spanischen und Neapolitanischen Ahnen der Lipizzaner kamen bei der Aufnahme der Gestütstätigkeit 1585 in eine unkultivierte, steinige, trokkene Karst„wüste". Nur unter großen Entbehrungen konnten die ersten Stuten und Hengste die „Gründerzeit" des Gestüts überstehen. Man friedete eigens eine Koppel ein als „Garten für die jungen Fohlen". Die Anlagen wurden mit einer Mauer umgeben und Wachhunde zum Schutz gegen Wölfe und Räuber angeschafft. Anbauversuche mit Hafer schlugen fehl, ja selbst die Ansaat von Gras blieb erfolglos. Das Heu mußte man auf dem Nachbargut Adelsberg, den Hafer weiter außerhalb im Krain einkaufen. Aber das größte Problem war das Wasser: Lipizza hatte kein Wasser, es gab keine natürliche Quelle. Große Zisternen, in das Gestein gehauen, sollten den Regen auffangen. Von sämtlichen Dächern wurde das Regenwasser in sechs Zisternen geleitet. Im bewaldeten Teil des Gestütsgeländes wurden „Tränkelaken" ausgelegt, in denen der Regen, Schnee oder auch nur der Morgentau aufgefangen wurde. Da die Pferde niemals im Stall getränkt wurden, sondern auch im Winter an diesen Stellen im Freien ihren Durst stillen mußten, kann von einer Verzärtelung nicht gerade gesprochen werden. Dennoch gediehen die Pferde im Karst prächtig und bald war das Gestüt in der Lage, überzählige Pferde abzugeben. Schon 1595 lieferte Lipizza 30 Fohlen an das erzherzogliche Gestüt in Graz.

Nach dem Tode Erzherzog Karls 1590 führte sein Nachfolger *Erzherzog Ferdinand* den Auf- und Ausbau des Gestüts mit unvermindertem Eifer weiter fort. Auch im folgenden Jahrhundert entwickelte sich Lipizza auf das erfreulichste weiter und erlebte unter *Kaiser Leopold I.* (1640–1705) eine erste Glanzzeit. Der Monarch, dem Prachtentfaltung ein Lebensbedürfnis war, ließ sich die Zucht der Lipizzaner besonders angelegen sein, da er für die Hofhaltung zu Wien Unmengen von Reit- und Wagenpferden benötigte. Damit die Nachzucht an Pferden mit seinem Bedarf Schritt halten konnte, erließ er 1658 „für Unssern Gestietmaister zu Lipizza am Karst und Gethreuen Lieben Peter Franzen Rainier" besondere Zuchtvorschriften, die in 23 Paragraphen festlegten, „wonach er sich zu verhalten hat". In der Folgezeit expandierte das Gestüt außerordentlich, so daß die große Pferdezahl bald die Futterbeschaffung schwierig machte. So wurden in den folgenden Jahren die benachbarten Güter Adelsberg und Prestanegg als Dependancen und für die Rauhfutterbereitstellung hinzuerworben.

Der Aufschwung des Gestütes hatte kontinuierlich mit dem politischen Erstarken Österreichs unter Leopold I. Schritt gehalten. Lipizzaner-Hengste zogen damals, geritten von der Blüte der adligen Jugend, unter der Führung des *Prinzen Eugen* gegen die Europa bedrohenden türkischen Heere, von wo sie siegreich zurückkehrten.

1729 gab *Kaiser Karl VI.* (1685–1740) seinem Hofbaumeister *Josef Emanuel Fischer v. Erlach* den Befehl, für die 1572 gegründete Hofreitschule anstelle des bis dahin benutzten, inzwischen baufällig gewordenen hölzernen „Spanischen Reitstalls" auf dem sogenannten „Roßtumblplatze" ein neues steinernes Gebäude, die später

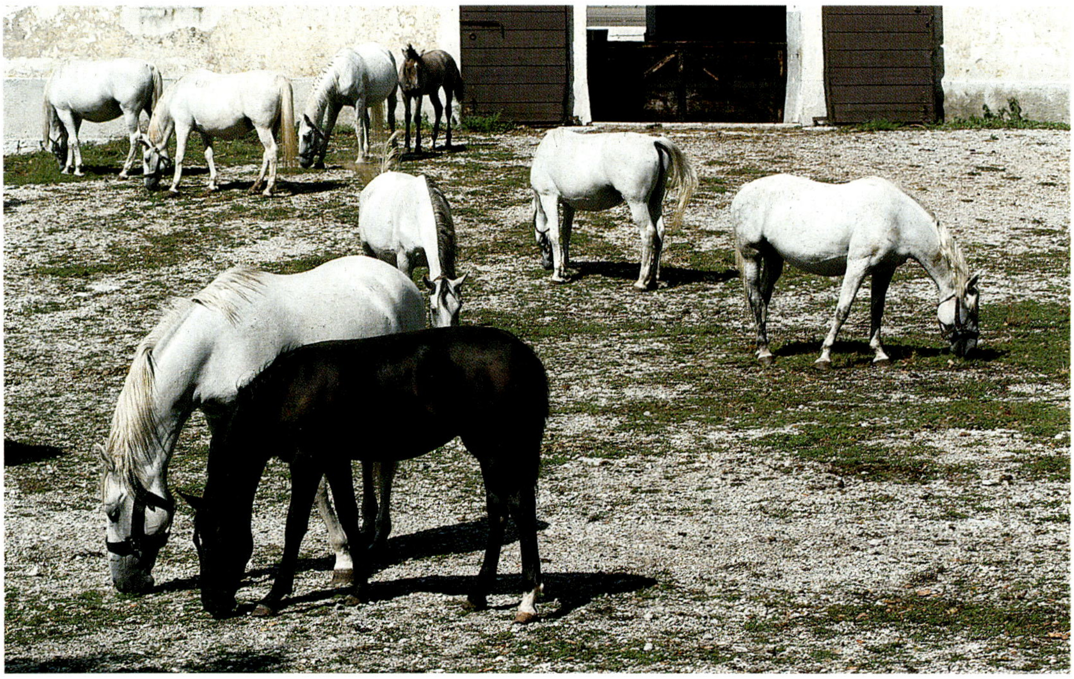

Die Lipizzaner-Fohlen werden in der Regel dunkel geboren und färben sich erst zwischen dem siebten und zehnten Jahr als Schimmel aus. Gestüt Lipizza

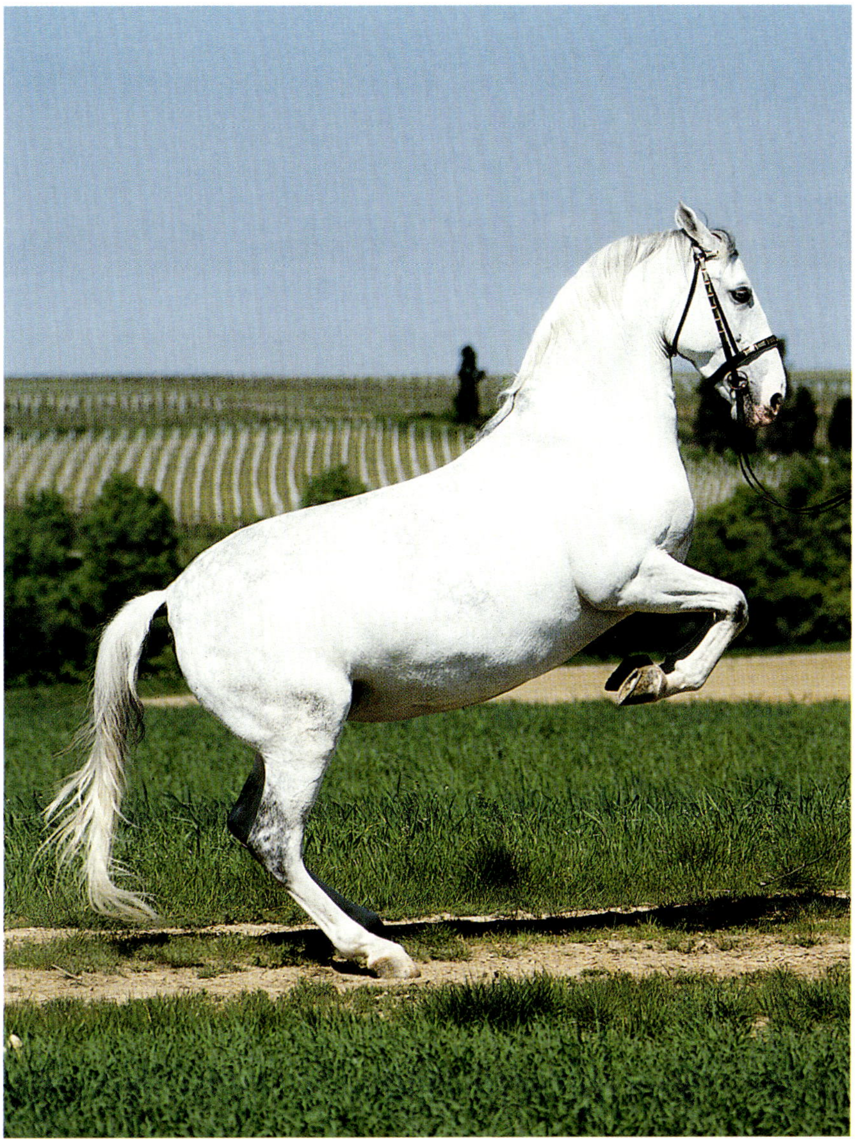
Lipizzaner-Stute in der Pesade

als „Winterreitschule" bezeichnete barocke Reithalle, zu errichten.

Im Jahre 1736 zählte man in Lipizza 150 Mutterstuten, aus denen Reitpferde für die Schule und den Marstall gezogen wurden. Unter *Maria Theresia* (1717–1780) wurde die Stutenherde auf 200 Köpfe erhöht. Man kann sich ausrechnen, wie stark der Bedarf der Wiener Hofhaltung an Reitpferden gewesen sein muß! Dabei hatte Lipizza damals noch keine Karossiers für die Galakutschen zu liefern – diese Aufgabe war allein Kladrub vorbehalten.

Bis zum Jahre 1797 konnte sich das Hofgestüt ungehindert entwickeln, ungestört von dem „Großen Türkenkrieg" (1683–1699), den „Spanischen Erbfolgekriegen" (1701–1714) und dem „Siebenjährigen Krieg" (1756–1763). Unter *Kaiser Josef II.* (1741–1790) kam es allerdings von Seiten einiger Hofräte, wie zum Beispiel von dem Staatskommissarius *v. Breinl*, zu Eingaben, „ob es für den Staat nicht besser sei, die Gestüterey in Lipizza und Prestanegg beizubehalten oder solche aufzulassen". Zum Glück für das Gestüt und die Zucht reagierte der Kaiser recht ungehalten und lehnte jede Diskussion darüber kategorisch ab. Unter *Franz I.* (1768–1835) ging die Diskussion in der Administration über die Übersiedlung des Gestüts in eine „mehr kultivierte" Gegend weiter. Jedoch stießen derartige Pläne auch bei Franz auf Ablehnung.

Doch nun brach über Lipizza, wie über ganz Europa, eine schlimme Zeit herein: Während der Kriege gegen Frankreich mußten die Lipizzaner mehrfach fliehen, nach Slawonien, nach Siebenbürgen, nach Ungarn. 1802 vernichtete ein schweres Erdbeben die vorher von den Franzosen niedergebrannten und gerade wieder neu errichteten Gestütsgebäude völlig. Im Frieden von Preßburg (1805) mußte Österreich Triest und damit auch Lipizza an Frankreich abtreten. Die Gestütspferde wurden in das ungarische Gestüt Mezöhegyes evakuiert und kehrten erst 1815, nach der Beendigung des „Wiener Kongresses", in ihre Heimat zurück. Erneut folgte eine lange Periode friedlicher Entwicklung, die erst 1914, mit dem Ausbruch des Ersten Weltkrieges, unterbrochen wurde.

Die Aufbauarbeit nach den Napoleonischen Kriegen dauerte lange und war recht mühevoll und wurde erst um 1850 abgeschlossen. Zwischen 1827 und 1857 wurden in Lipizza zur „Blutauffrischung" Araber eingekreuzt. Unter *Kaiser Franz Joseph* (1830–1916) erlebte Lipizza seine letzte Hochblüte. Die sehr pferdepassionierte Kaiserin Elisabeth nahm größtes Interesse an der Spanischen Reitschule, der Kaiser benutzte bis zu seinem Tode für seine Ausfahrten am liebsten Lipizzaner-Gespanne.

Im Ersten Weltkrieg wurden die Gestütspferde nach Laxenburg bei Wien und Kladrub bei Pardubitz in Böhmen überstellt (1915), um sie vor dem Zugriff feindlicher Truppen zu schützen. 1919 mußte Istrien mit Triest, und damit auch Lipizza, an Italien abgetreten werden, das auch die Hälfte der nach Laxenburg geretteten Zuchtpferde zugesprochen erhielt. Die bei Österreich verbliebenen Lipizzaner wurden ab 1920 im Gestüt Piber, nahe Köflach in der Steiermark, untergebracht, wo bis heute die Nachwuchshengste für die Spanische Reitschule in Wien gezogen werden.

In der ersten Nachkriegszeit bestand mehrfach die Gefahr einer Auf-

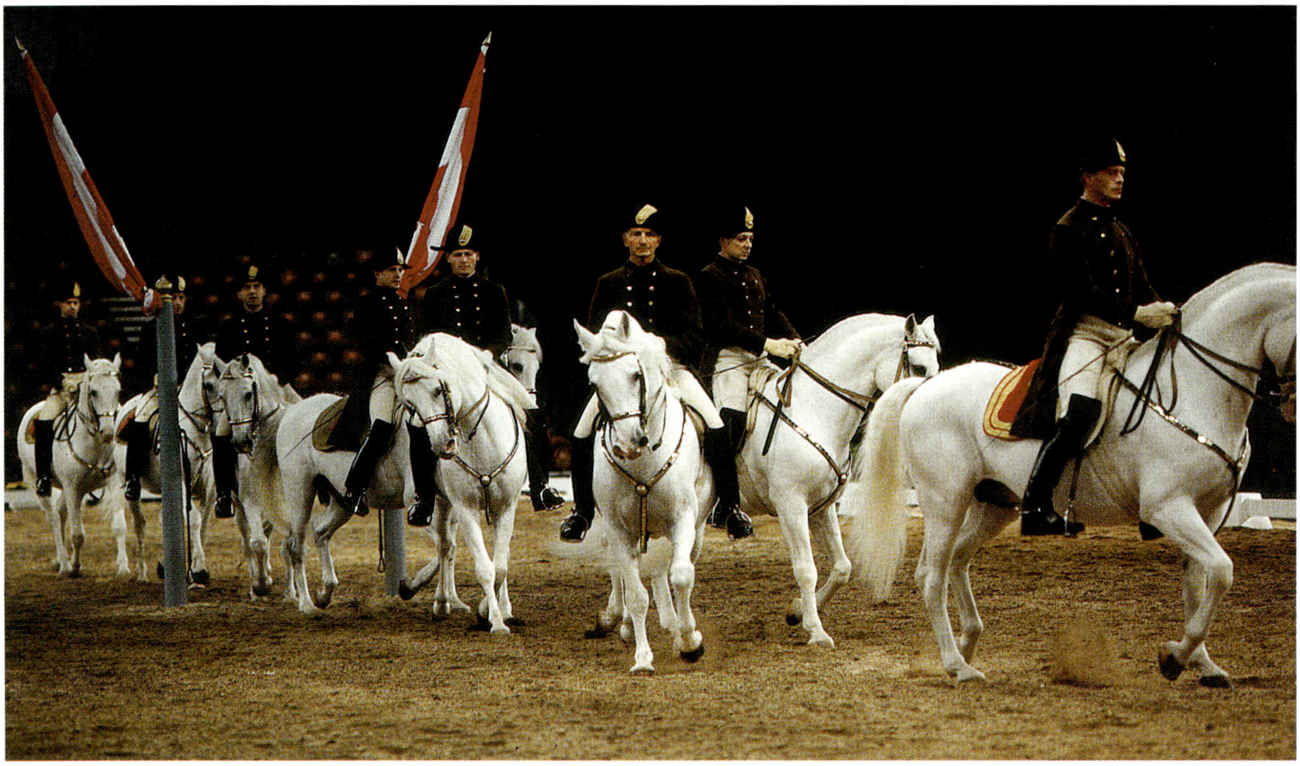

Dressurquadrille der Spanischen Reitschule Wien

lösung von Schule und Gestüt, zum einen aus politischen Gründen, als einem „monarchistischen Überbleibsel", zum anderen aus schweren ökonomischen Zwängen, wegen der ganz Europa lähmenden Weltwirtschaftskrise. Während der Revolution wurden die Lipizzaner des Marstalles der Hofburg versteigert, und es kostete größte Anstrengungen, daß die Spanische Reitschule und ihre Hengste nicht das gleiche Schicksal erlitten, da sie dem ersten Nachkriegsregime als ein Relikt der Feudalzeit ein Dorn im Auge waren. Nachdem diese ersten Fährnisse überstanden waren, kamen die großen wirtschaftlichen Schwierigkeiten in den zwanziger bis Anfang der dreißiger Jahre, mit denen das kleine, verarmte Rumpf-Österreich, das der Versailler Vertrag übriggelassen hatte, konfrontiert war, die die Schule und den Gestütsbetrieb bedrohten.

Nach der „Heimholung" Österreichs „ins Reich" 1938 wurde die bisher stets zivile Spanische Reitschule der Wehrmacht unterstellt und als ihr Leiter *Oberst Alois Podhajsky* (Bronzemedaillengewinner in der Olympischen Dressur in Berlin 1936) berufen.

Nach dem Anschluß Österreichs an das Großdeutsche Reich, der Annexion des „Protektorats Böhmen und Mähren" und nachdem während des Zweiten Weltkrieges die meisten südosteuropäischen Staaten durch deutsche Truppen besetzt worden waren, wurden in Hostau, am Fuß des Böhmerwaldes, die wertvollsten Pferde der bedeutendsten Gestütszuchten Lipizza, Piber, Demir Kapija, Stancic und Vukovar in einem großen Gestüt vereinigt. Bis zum Frühjahr 1945 beherbergte das 460 Hektar umfassende Gestütsareal 15 Deckhengste, 150 Mutterstuten und reichlich 200 Jungpferde, vom neugeborenen Fohlen bis zum Zweijährigen. Nur dem entschlossenen Handeln des Gestütsleiters, Landstallmeister *Hubert Rudofsky*, und seines Gestütstierarztes, *Dr. Rudolf Lessing*, ist es zu verdanken, daß die Pferde bei Kriegsende vor dem Zugriff der sowjetischen Truppen gerettet werden konnten. Das Hauptverdienst kommt dabei sicher Dr. Lessing zu, der auf eigene Faust, gegen den ausdrücklichen Befehl der Obersten Heeresleitung in Berlin, in Unterhandlung mit dem amerikanischen *Colonel Reed* trat. Daraufhin besetzten amerikanische Truppen unter Reed Hostau, und Lessing und Reed überführten den gesamten Pferdebestand wohlbehalten in den Westen, auf amerikanisch besetztes Gebiet, beides mit ausdrücklicher Billigung des Chefs der III. amerikanischen Panzer-Armee, *General George S. Patton*, und unter Mißachtung des Abkommens von Jalta, nach dem den Sowjets die gesamte Tschechoslowakei bis zur deutschen Grenze zufallen sollte, und direkt unter den Augen der sowjetischen Truppen, die ca. 40 km entfernt bei Pilsen standen.

Als Wien im April 1945 Kampfgebiet geworden war, ließ der Kommandeur der II. SS-Panzerbrigade „Das Reich", Sturmbannführer *Rudolf Lehmann*, auf Bitten des Schulleiters, Oberst Podhajsky, im Einvernehmen mit den Brigadeführern des II. SS-Panzerkorps, *Bittrich* und *Wessely*, die Hengste der Spanischen Reitschule mit Transportmitteln der Division über Sankt Pölten in den Westen Österreichs, nach Sankt Martin, in Sicherheit bringen. Dort gelang es Oberst Podhajsky dann in den Tagen der Kapitulation, eine Auslieferung der Schule an die sowjetische Armee zu verhindern, indem er sie unter den Schutz des amerikanischen Panzergenerals *Patton* stellte und gleichzeitig um Rückführung der nach Bayern geretteten Gestütspferde ins Gestüt zu Piber bat.

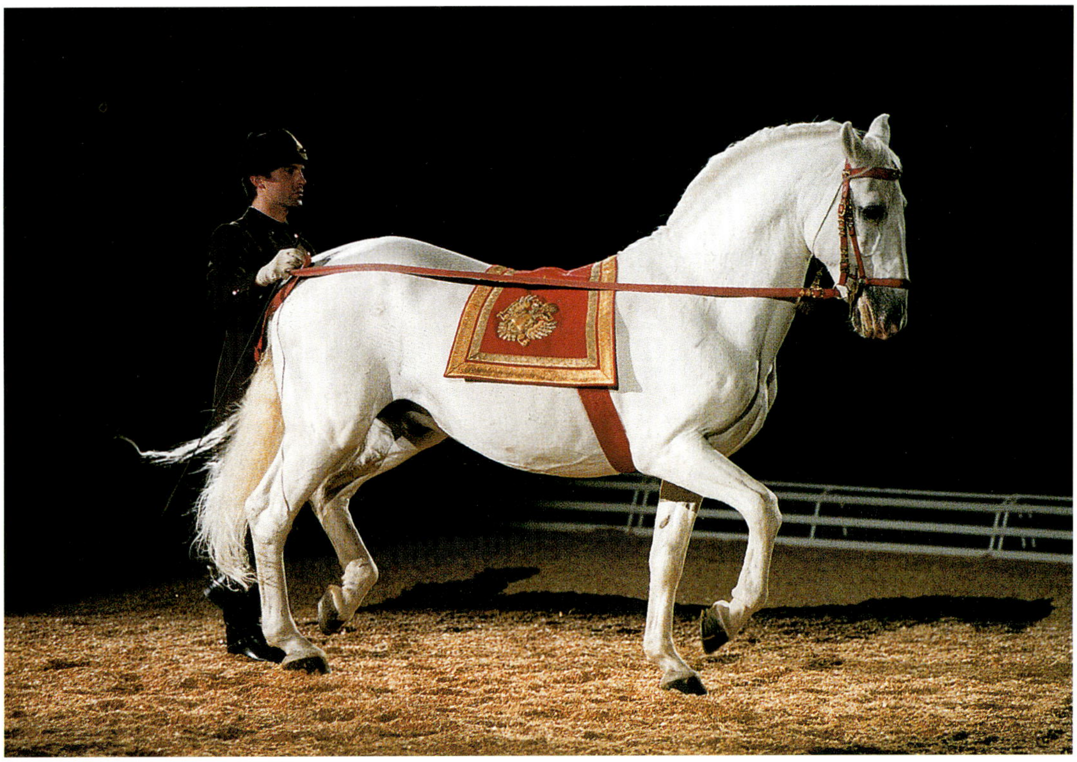

Arbeit am langen Zügel, Spanische Reitschule Wien

Portrait eines braunen Lipizzaner-Hengstes (Siglavi Perla)

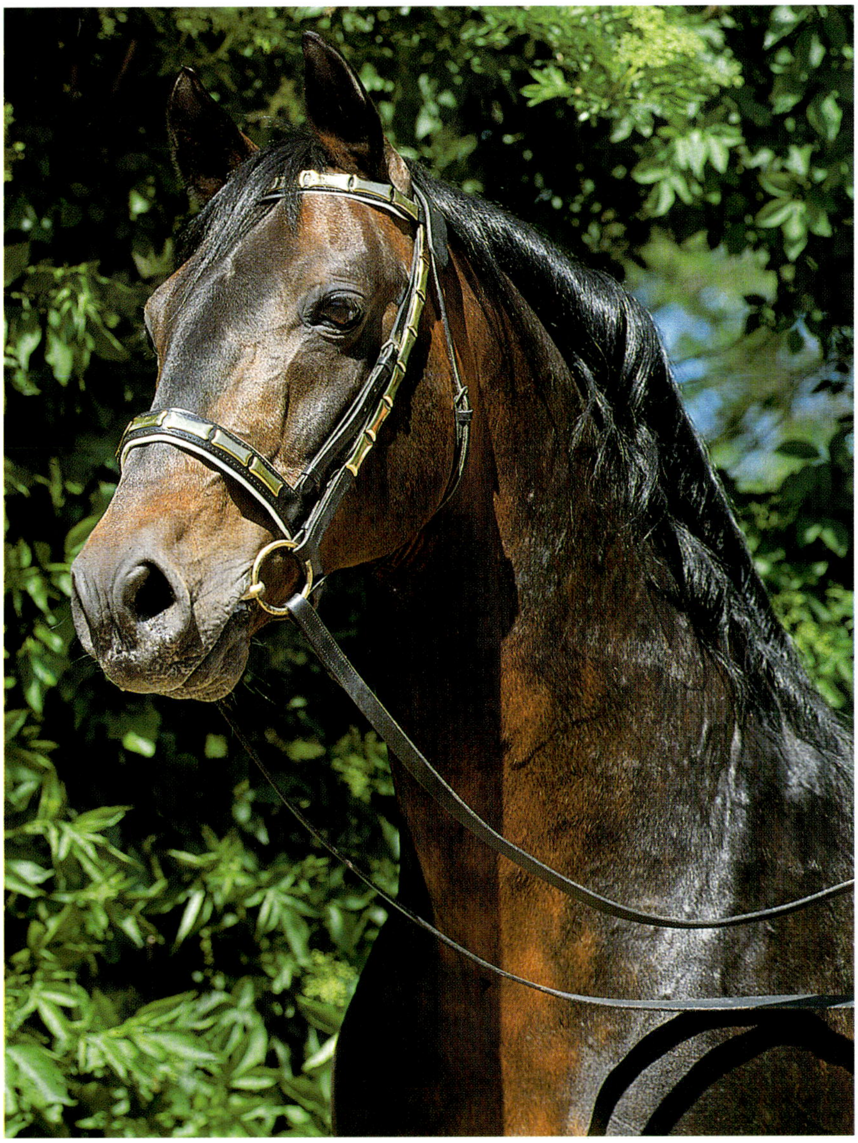

Die österreichischen Lipizzaner kehrten fast vollständig nach Piber zurück. Die wenigen verlorengegangenen Pferde wurden von den Tschechen nach Topolčianky gebracht, wo sie eine eigene Zucht begründeten. In das Stammgestüt Lipizza in Slowenien, das nach dem Krieg jugoslawisch geworden war, kehrten 1947 nach einer Irrfahrt über Hostau, Bayern, Österreich und schließlich Süditalien zunächst nur elf Pferde zurück, darunter ein *Siglavi*-Zuchthengst und drei Stuten. In den folgenden Jahren kamen mit Hilfe der österreichischen Regierung noch 24 Stuten hinzu, mit denen der Wiederaufbau der Zucht erfolgte. Seit der Unabhängigkeitserklärung Sloweniens 1991 ist der Pferdebestand von ca. 300 auf 170 reduziert worden und ein großer Teil der bis dahin 160 Angestellten entlassen worden. Mitte 1994 wurde Lipizza privatisiert, wobei sich der Slowenische Staat eine Sperrminorität vorbehalten hat.

Die Italiener begründeten mit dem von ihnen geretteten Teil des Zuchtpferdebestandes ein eigenes Lipizzaner-Gestüt, das nach kurzem Zwischenaufenthalt in Pinerolo (Piemont) in Monterotondo in der römischen Campagna (ca. 35 km von Rom entfernt) eine neue Heimat fand.

Seit Gründung der Spanischen Hofreitschule zu Wien, die 1572 kurz

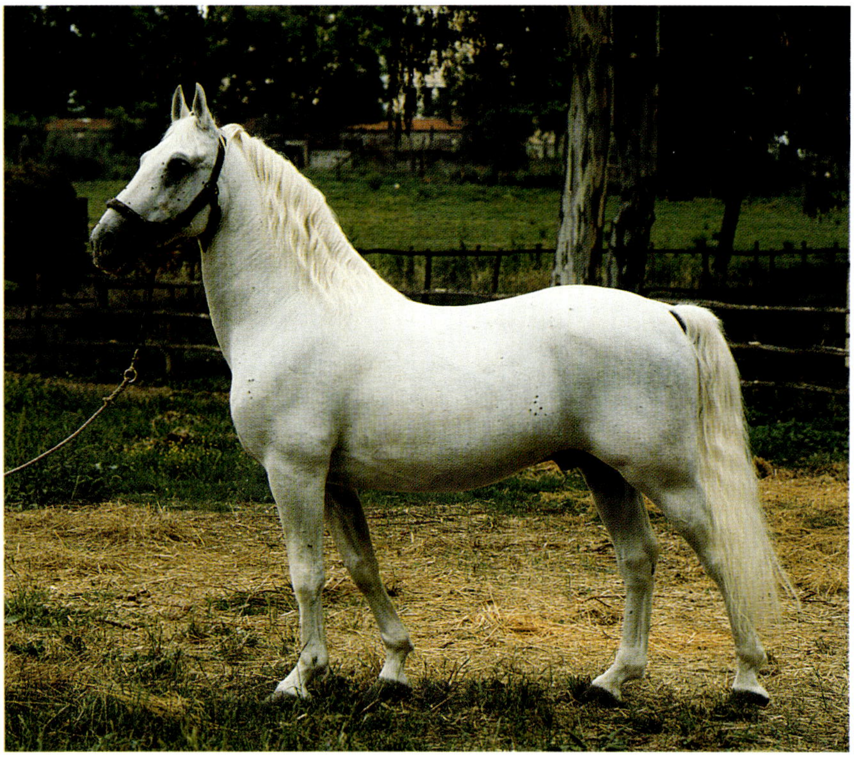

Lipizzaner-Hengst des italienischen Gestüts Monte Rotondo

vor der Gründung des Gestüts Lipizza erfolgte, findet ständig eine Prüfung der für die Zucht vorgesehenen Hengste, ursprünglich des Stammgestüts und seit 1920 des Gestüts Piber, in den „Lektionen und Touren der Hohen Schule auf und über der Erde" statt. Nur die besten Hengste werden turnusmäßig zur Zucht verwendet. Nachdem im 19. Jahrhundert die einzelnen Stämme eine – geringe – Blutauffrischung mit Arabischem Blut erfahren hatten, jedoch sonst strikt separat gezüchtet worden waren, begann man in den Jahren vor dem Zweiten Weltkrieg nicht mehr in gerader Linie zu züchten, sondern untereinander zu paaren. 1968 wurde in Piber mit dem Original-Andalusischen Hengst *Honroso* ein Zuchtversuch unternommen, um das sehr enge Genspektrum der Zucht etwas zu erweitern und um dem Lipizzaner etwas mehr Größe und längere Linien zu verleihen und seine Reitpferdepoints zu verbessern. So sollte der Typ wiedererstehen, den der Lipizzaner im 19. Jahrhundert verkörperte. Das Experiment scheiterte jedoch, da die Produkte nach Ansicht der Schulleitung andersgeartete Anlagen besaßen als die „klassischen" Lipizzaner. Es waren nicht die ersten Differenzen zwischen Schule und Gestüt. Schon aus meiner Studienzeit in Wien in der zweiten Hälfte der fünfziger Jahre, die ich meist in der „Spanischen" und nicht in der Universität verbrachte, erinnere ich mich recht gut, daß es häufiger Unstimmigkeiten zwischen Gestütsleiter und Schulleiter gab, wenn der eine – natürlich – die besten Schulhengste für die Zucht haben wollte, der andere jedoch meinte, sie nicht bei den Vorführungen entbehren zu können. „So kam unter anderem der wohl schönste und bedeutendste Hengst der Schule, *Pluto Theodorosta* (das ‚Leibpferd' Podhajskys, Anm. d. Verf.) nie zum Decken", wie wir bei *Dr. Heinz Nürnberg* in DER LIPIZZANER (Essen – Magdeburg 1993) nachlesen können. Mittelklassige Hengste standen stets zur Verfügung. Diese verfehlte Zuchtpolitik wurde von den Bereitern, die sich später mit ungeeigneten Junghengsten abplagen mußten, mit bissigen Kommentaren begleitet.

Seit 1983, als in Piber eine schwere Rhinopneumonitis-Epidemie acht Stuten und 22 Fohlen das Leben kostete und der bisherige Direktor *Dr. Heinrich Lehrner* aus dem Gestütsdienst ausschied, hat der Tierarzt *Dr. Jaromir Oulehla* die Leitung übernommen. 1985 hat er auch die Nachfolge des *Brigadiers Albrecht* als Leiter der Spanischen Reitschule angetreten, so daß zum ersten Mal in der Geschichte der beiden Institutionen Zuchtleitung und Schulleitung in einer Hand liegen. Seither hat eine nicht unbedeutende Umstrukturierung des Pferdebestandes durch Hereinnahme von 14 Stuten aus dem Stammgestüt Lipizza sowie aus Szilvásvárad und Topolčianky stattgefunden. Die Absicht war, die sehr eng gewordene Genpalette zu erweitern, da der jetzige Gestüts- und Schulleiter der Meinung war, daß eine zu enge Inzucht über einen zu langen Zeitraum zu einer Inzuchtdepression geführt habe, dadurch die Widerstandskraft des Pferdebestandes eingeschränkt worden und es so zu den verheerenden Verlusten durch die Seuche gekommen sei. Unwillkürlich fragt man sich, ob nicht ein erneuter Zuchtversuch mit einem in den Lektionen der Hohen Schule erprobten Original-Andalusischen oder eventuell auch Lusitano-Hengst sinnvoller wäre, als Experimente mit dem auf Wagenpferdeeigenschaften selektierten Zuchtmaterial aus Szilvásvárad?

Die heutige ungarische Lipizzaner-Gestütszucht, konzentriert in Szilvásvárad im Bükkgebirge, unterscheidet sich deutlich von denen in Lipizza, Piber und Topolčianky. Die Pferde sind größer und knochenstärker. Oftmals sind sie etwas lang im Mittelstück und besitzen ein nach hinten herausgestelltes Sprunggelenk. Sie verkörpern mehr den Wagen- als den Reitpferdeschlag des Lipizzaners, vor allem, da in jüngster Zeit eine Selektion auf Grund von Erfolgen im internationalen Fahrsport stattgefunden hat. Die besten der bei Welt- und Europameisterschaften der Vierspänner erfolgreichen Hengste werden als Beschäler eingesetzt. Anfang der neunziger Jahre hat man einen Hengst aus Piber ins Gestüt geholt, der an der Schule in Wien in den klassischen Lektionen ausgebildet worden ist und mehr im Reitpferdetyp stehende Pferde bringen soll.

Noch eine Reihe weiterer Lipizzaner-Gestüte wurde im Laufe der Zeit

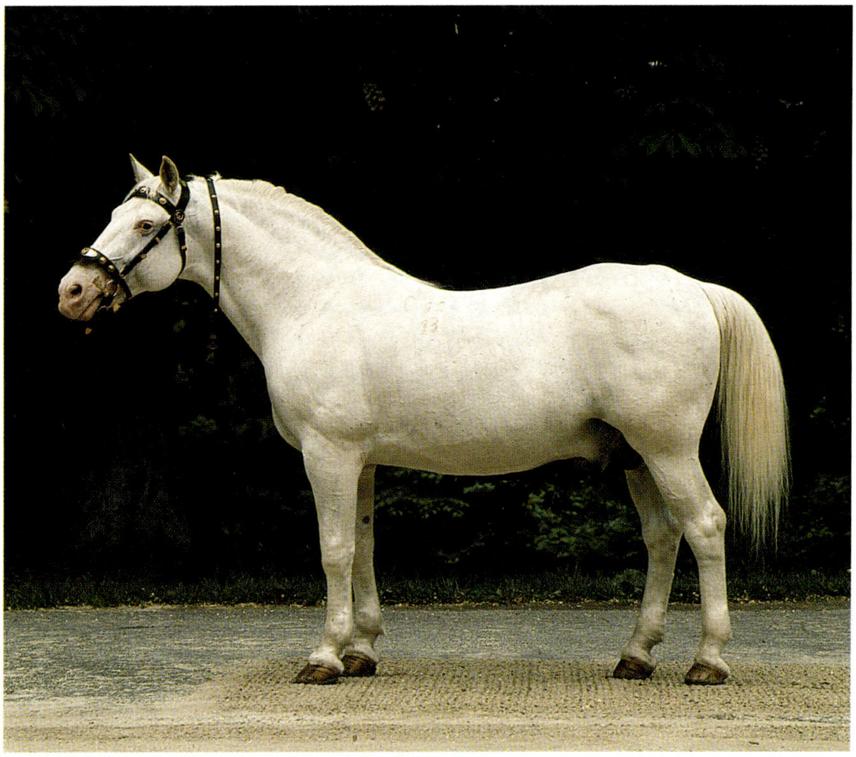

Ungarischer Lipizzaner-Hengst Conversano XX des Gestüts Szilvásvárad – Wagenpferdtyp

gegründet. In Kroatien, das bis 1918 zur Habsburgischen Monarchie gehörte, wurde mit der Zucht von Lipizzanern im frühen 18. Jahrhundert begonnen. Die *Grafen Jancŏvić* errichteten um 1700 auf ihrem Stammgut Suhopolje ein Gestüt Spanischer und Neapolitanischer Pferde, das bald darauf durch die Anschaffung von Hengsten aus Lipizza in ein reines Lipizzaner-Gestüt verwandelt wurde. Es wurde dadurch berühmt, daß es im Jahre 1810 die bis heute bestehende „kroatische" *Tulipan*-Linie hervorbrachte. Es folgten im 19. Jahrhundert in Kroatien weitere Gestütsgründungen: im Jahre 1845 das Gestüt des *Grafen Aladar Jancŏvić* in Cabuna, zehn Jahre später das berühmte Gestüt des *Bischofs Strossmayer* in Djakovo und 1875 das Gestüt des *Grafen Eltz* in Vukovar.

Das erste jugoslawische Lipizzaner-Gestüt wurde unmittelbar nach dem Zerfall der k.u.k.-Monarchie 1919 eingerichtet, und zwar wieder auf kroatischem Boden, in Stančić unweit Zagreb. Reinblütige Hengste und Stuten aus Lipizza, Kladrub und einigen renommierten Privatzuchten bildeten den Grundstock dieser Neugründung im neu entstandenen Staat Jugoslawien. Die darauffolgende systematische, gründliche und fachkundige Arbeit zeigte hervorragende Resultate. Die in Stančić gezüchteten Lipizzaner verließen das 15. CHIO in Aachen 1938 als unbestrittene Gespannsieger in bezug auf Gehorsam, Disziplin und Dynamik der Bewegung. Nach dem Turnier schrieb Oberlandstallmeister *Dr. Gustav Rau* in der Zeitschrift SANKT GEORG: „Die Zucht des Lipizzaners erreichte in Stančić eine außerordentlich hohe Stufe der Vollkommenheit und Ausgeglichenheit. Sie übertrifft heute alle Lipizzaner-Gestüte in Europa."

In der Volksrepublik Serbien wurde 1924 das erste Lipizzaner-Gestüt mit originalem Zuchtmaterial aus Lipizza in Demir-Kapija in Makedonien gegründet. Seine Hauptaufgabe bestand zunächst darin, Pferde für den Bedarf des Belgrader Königshofes zu züchten. In der kurzen Zeit seit seiner Gründung bis 1941 wurde dort ein ganz vorzüglicher Schlag klassischer Lipizzaner hervorgebracht.

Schwere Wunden schlug der Zweite Weltkrieg sämtlichen Lipizzaner-Gestüten. Nur dem Gestüt aus Kroatien, das 1937 von Stančić nach Lipik in Slawonien verlegt worden war, gelang es, sich über die Drau auf das von jugoslawischen Truppen besetzte Land an der Baranja zurückzuziehen. Nach dem Krieg wurden in Jugoslawien die Lipizzaner-Gestüte Lipizza in Slowenien, Djakovo-Ivandvor in Kroatien, Karadordevo in Serbien-Vojvodina und Vuciak in Bosnien-Herzegowina wieder in Betrieb genommen.

Die beiden Lipizzaner-Gestüte auf dem Gebiet Kroatiens, Lipic bei Novi Sad und Djakovo bei Ossijek, beide nahe der ungarischen Grenze gelegen, wurden im jugoslawischen Auflösungskrieg zwischen Serbien und Kroatien 1991 durch Luftangriffe und Artillerie der Serben schwer beschädigt, ein Teil der Pferde getötet, ein Teil der überlebenden Tiere nach Ungarn evakuiert. Das in Slowenien gelegene Stammgestüt Lipica wurde durch die Kriegsereignisse nicht betroffen.

1984 wurde die „Lipizzan International Federation" gegründet als Interessengemeinschaft aller Lipizzaner-züchtenden Länder der Welt. Leider sind die Stammgestüte in der ehemaligen Tschechoslowakei und Rumänien nicht in den Weltverband integriert. Ohne die Mitgliedschaft von Simbata de Jos bleibt der Verband ein Torso. Auf eine Genreserve von dieser Größe (130 Stuten) kann die Welt-Lipizzanerzucht schon wegen des Inzuchtrisikos nicht verzichten.

PODHAJSKY-SCHIMMEL

Bei den Podhajsky-Schimmeln handelt es sich, jedenfalls bisher, nicht um eine konsolidierte Rasse, sondern meist um F_1-Produkte einer Gebrauchskreuzung von Welsh Cob und Kladruber. In der Regel werden Welsh-Cob-Hengste mit Kladruber-Stuten gepaart. Die Produkte sind meist Schimmel.

Im Jahre 1968 wurde von *Ewald* und *Milos Welde* das Gestüt Gschwendthof in Maria Anzbach im Wiener Wald (Niederösterreich) ge-

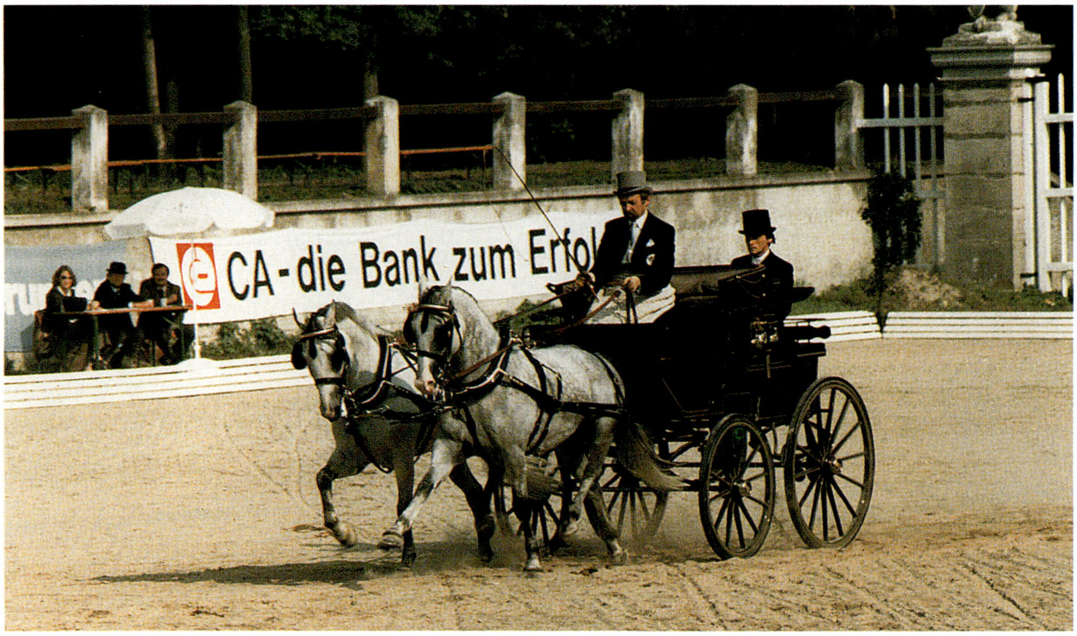

Gespann Podhajsky-Schimmel des Gestüts Gschwendthof, gefahren von Ewald Welde, Dressur-Sieger in der Zweispänner-Weltmeisterschaft Sandringham 1985

gründet, mit dem Ziel, erstklassige Fahrpferde für den internationalen Sport zu züchten. Man bemühte sich, das energische, lebhafte Temperament und das enorme Gangvermögen des Welsh Cob mit den über Jahrhunderte durch enge Inzucht genetisch konsolidierten Wagenpferdeeigenschaften, der unbedingten Zugfestigkeit und dem frommen Temperament des seit 1572 als Karossier für die Staatskarossen des kaiserlichen Hofes zu Wien gezüchteten Kladrubers zu vereinen.

Vermutlich aufgrund der gemeinsamen Spanischen Ahnen gelang das Experiment zum Erstaunen der hippologischen Fachwelt über Erwarten gut. Bis dahin hatte der Kladruber immer als in seinem Erbbild so festgefügt gegolten, daß er sich nicht für Kreuzungen eignete.

Stammhengst war zunächst der kleine, braune Cob-Hengst *Redstart*, dem später der etwas bulligere *Isabell Shon* folgte. Andere Beschäler waren der *Redstar*-Sohn *Roving Fellow* und der Fuchs *Bertie*. Die Stammstuten waren drei Original-Kladruber Schimmelstuten der *Generale-Generalissimus*-Linie und eine der *Sacramoso*-Linie angehörende Rappstute aus Slatinany.

Hofrat *Oberst Alois Podhajsky*, der bekannte, langjährige Leiter der Spanischen Hofreitschule zu Wien, der seine letzten Lebensjahre auf dem Gschwendthof in Niederösterreich verbrachte, begleitete die Gestütsanfänge mit großem Interesse und fachkundigem Rat. Ihm zu Ehren wurden die Zuchtprodukte „Podhajsky-Schimmel" genannt.

Heute werden Pferde aus dem Gestüt Gschwendthof erfolgreich im internationalen Fahrsport von Milos Welde und anderen Fahrern herausgebracht. Daneben spielen sie Starrollen in den von Milos Welde inszenierten Show-Nummern in der Wiener Stadthalle und bei anderen Anlässen sowie im Fernsehen.

Unwillkürlich fragt man sich, die neue Rasse des Aegidienbergers aus der Feldmannschen Zucht vor Augen, ob sich nicht aus dem Podhajsky-Schimmel mittels eines konsequent durchgeführten, wissenschaftlich untermauerten Zuchtprogramms ebenfalls eine in sich konsolidierte Rasse schaffen ließe.

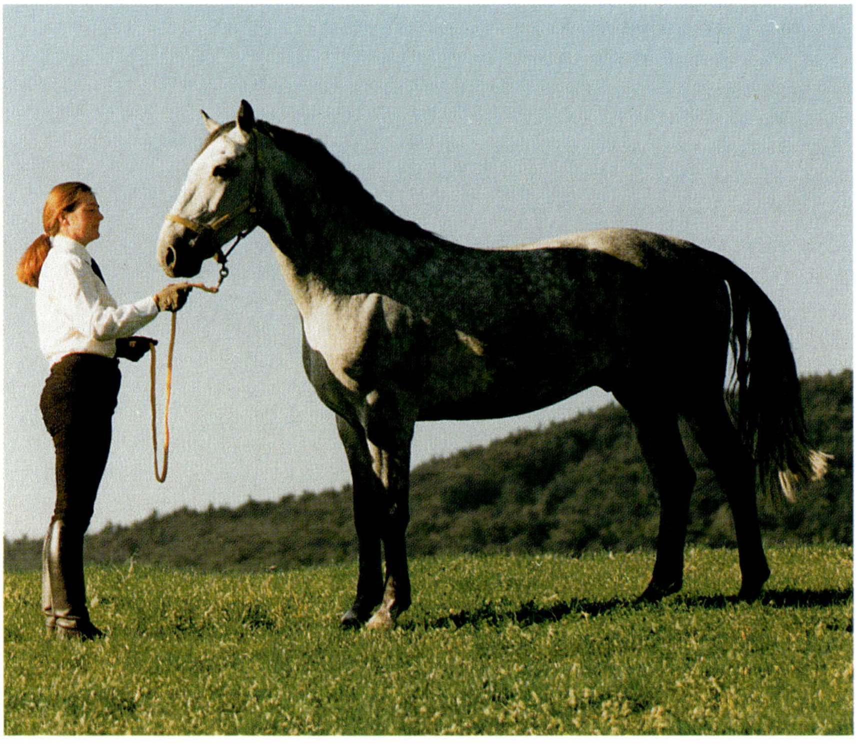

Podhajsky-Schimmel vom Gestüt Gschwendthof (Kreuzung Welsh-Cob × Kladruber)

KALTBLUTZUCHTEN

NORIKER

Pinzgauer, Abtenauer, Oberländer, Süddeutsches Kaltblut

TYP, INTERIEUR, VERWENDUNG: Der Noriker ist das originäre Gebirgspferd der österreichischen und bayerischen Alpenländer. Er ist dem Klima, Gelände und Futterangebot seiner Heimat ideal angepaßt. Ihnen verdankt er seine Robustheit und Genügsamkeit, die ihn auch mit dem minderwertigen, in den nassen, sauren Talauen geworbenen Heu auskommen lassen.

Der Noriker ist ein mehr oder weniger schweres kaltblütiges, landwirtschaftliches Arbeitspferd, kräftig, hart, anspruchslos, frühreif, langlebig. Sein Charakter ist fromm und gutmütig, sein Temperament ruhig. Er ist hundertprozentig zugfest und ehrlich.

Zeitweilig unterschied man zwei Haupttypen: den schweren österreichischen Pinzgauer und den leichteren bayerischen Oberländer. Während der relativ reingezogene Pinzgauer in seinen Merkmalen noch vieles von einer Naturrasse bewahrt hatte, waren beim Oberländer deutlich edlere Bluteinflüsse erkennbar. Heute ist die Zuchtrichtung in Österreich und Deutschland ziemlich einheitlich auf den schwereren Typ ausgerichtet, nicht zuletzt unter dem Einfluß der Forderungen des Schlachtpferdemarktes.

Diesem Trend dürfte auch der kleinste Noriker-Schlag im deutschen Sprachraum, der österreichische Abtenauer, zum Opfer fallen, nachdem die ohnehin niemals sehr umfangreiche Zucht mit der sich ausbreitenden Motorisierung bereits sehr stark zurückgegangen war.

Der Nutzung des Norikers sind nach der vollzogenen Motorisierung der Landwirtschaft und Wirtschaft nur noch Nischen geblieben, wie die Rückearbeit oder besondere betriebswirtschaftliche Verhältnisse wie bergige und hängige Lagen auf den Gebirgshöfen, die es nicht erlauben, völlig auf den tierischen Anspann zu verzichten. Der Einsatz in der Forstwirtschaft verzeichnet eine leichte Zunahme, da sich die Erkenntnis durchzusetzen beginnt, daß die Forstarbeit mit Pferden wesentlich schonender für den Wald ist als der Einsatz schwerer Maschinen, die den Boden verdichten und den jungen Aufwuchs schädigen. Deshalb werden in verschiedenen Bundesländern in Österreich und Deutschland inzwischen Prämien und Zuschüsse für die Anschaffung von Rückepferden und den dafür notwendigen Gerätschaften vergeben.

Eine steigende Zahl von Freunden erwirbt sich der Noriker im Bereich des Freizeitreitens und -fahrens, deren Anhänger an ihm seine Anspruchslosigkeit, Robustheit, Gutmütigkeit und Unkompliziertheit schätzen. In Österreich gibt es inzwischen eine Anzahl von Reitervereinen, in denen eigene Reitgruppen mit Norikern bestehen. Größer ist jedoch seine Verbreitung als problemloses Freizeit-Fahrpferd, vor allem bei Hobbyfahrern, die gemütlich mit ihm über Land kutschieren wollen. Eine andere Domäne, wo der Noriker häufiger eingesetzt wird, ist der Tourismus. In den Kurorten und Naturschutzgebieten arbeitet er als Kutsch- und Schlittenpferd und vor dem Planwagen. Auffällig gezeichnete Noriker finden seit jeher Verwendung im Zirkus, in Brauereigespannen und anderen Gespannen für Werbezwecke sowie bei Brauchtumsveranstaltungen wie zum Beispiel den traditionellen Umritten. Besondere Bedeutung hat mittlerweile allerdings auch die Schlachtfohlenproduktion gewonnen (in Österreich ca. 60–70 Prozent).

EXTERIEUR: Der Kopf des Norikers ist recht derb, langgestreckt, oft schwer und fleischig, meist mit ausgeprägter Ramsnase. Die Augen sind klein, mit gutmütigem Ausdruck, die Ohren kurz, tief und breit angesetzt. Der kurze Hals neigt zu Speckigkeit; die Brust ist breit und muskulös, die gepackte Schulter steil gelagert, der Widerrist breit, muskulös und niedrig. Der früher gewöhnlich lange, matte Rücken mit oft weicher Verbindung ist heute durch sorgfältige Selektion

Vierergespann Noriker-Tigerschecken

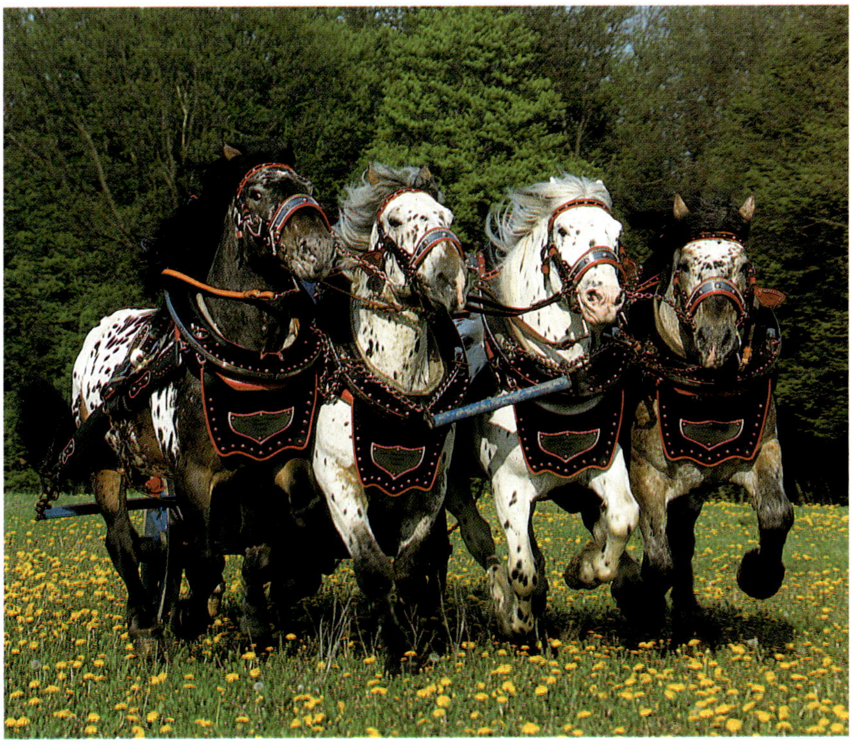

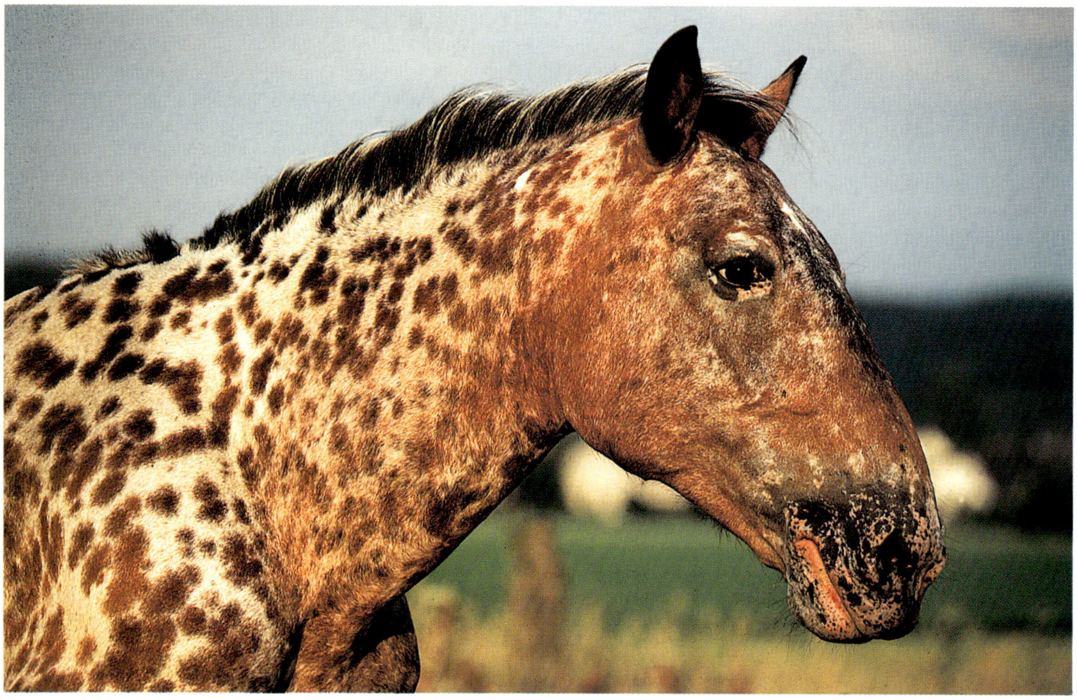

Noriker-Portrait. Hier erkennt man deutlich die Iberischen Ahnen, die die Bischöfe von Salzburg im 16. bis 18. Jahrhundert zur Verbesserung ihrer Zucht einführten.

fast völlig verschwunden, ebenso wie die mangelnde Rippenwölbung. Die tief gespaltene Kruppe ist lang, breit, abgeschlagen, mit tiefem Schweifansatz. Überbaute Pferde sieht man nur noch selten. Die Extremitäten sind kurz und stark, öfter mit einer Tendenz zur Säbelbeinigkeit hinten (wie sie sich bei vielen Gebirgsrassen findet), kurzer Fesselung und festen, unverwüstlichen Hufen.

Auffallend sind die derbe, kraushaarige Doppelmähne und das reich ausgebildete, stark gewellte Schweifhaar. Ein Behang ist in geringem Maße vorhanden.

Die hauptsächlichsten Farben sind Braun und Fuchs mit im allgemeinen (bis auf Blessen) recht wenigen Abzeichen. Im bayerischen Hauptgestüt Schwaiganger traten in der Anfangsphase der 1921 dort begründeten Noriker-Zucht, in der man die Fuchsfarbe mit lichtem Langhaar bevorzugte, zahlreiche große, weiße Abzeichen an Kopf und Gliedmaßen, ja sogar weiße Flecken am Bauch auf. Durch konsequente Selektion hat man diese Anlage bis heute jedoch auf ein erträgliches Maß reduziert. In jüngster Zeit gilt ein allgemeines Interesse den einstmals populären, zeitweilig jedoch verpönten, sehr selten gewordenen Farbzuchten der Tigerschecken, Plattenschecken und Mohrenköpfe, vor allem in Österreich. Die Abtenauer sind meist Rappen, neben Füchsen in verschiedenen Farbabstufungen. Mohrenköpfe kommen ebenfalls vor, jedoch keine Tiger- oder Plattenschecken.

Die Widerristhöhe des schweren Norikers liegt bei mindestens 157 cm Stockmaß für Stuten und 160–165 cm für Hengste. Der Abtenauer besitzt eine Widerristhöhe von 148–152 cm Stockmaß.

MECHANIK:
Der Noriker ist ein Schrittpferd mit recht raumgreifenden, oft flotten, nicht immer ganz regelmäßigen Bewegungen in Schritt und Trab. Er zeichnet sich durch hohe Trittsicherheit auch im Hochgebirge aus.

ZUCHT:
Die ursprüngliche Heimat des Norikers ist die alte römische Provinz No-

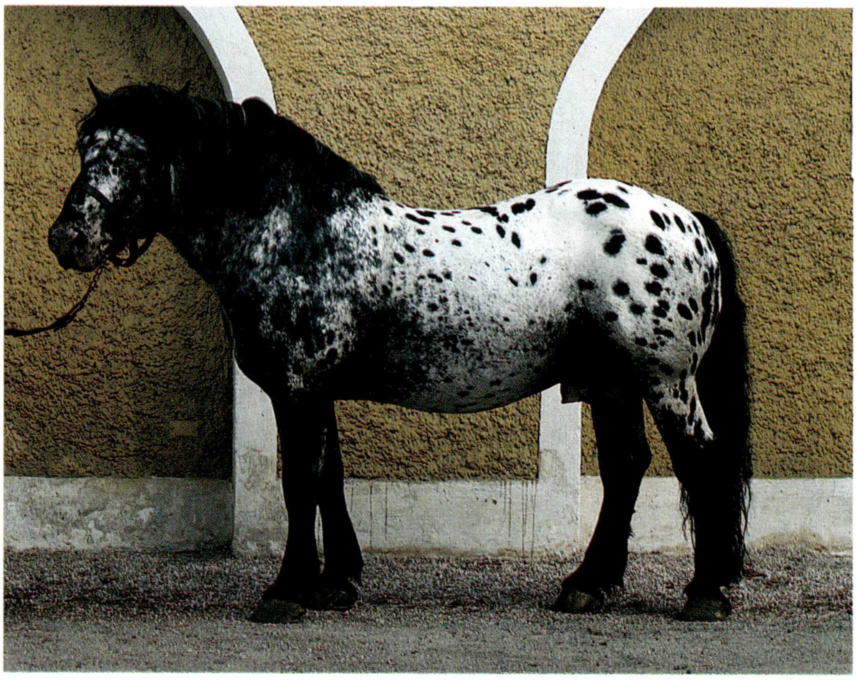

Noriker-Tigerschimmelhengst im Bundeshengstenstellamt Stadl-Paura

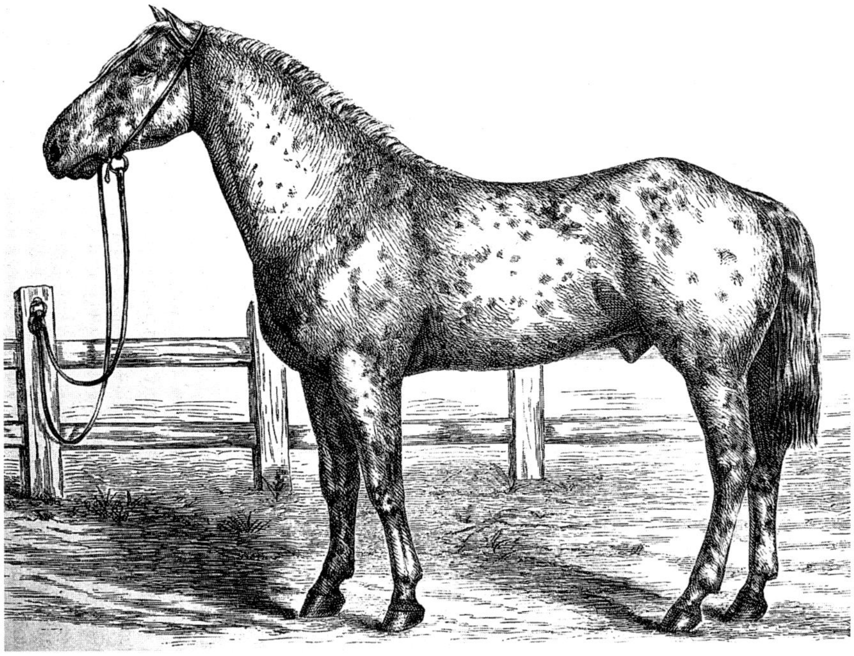

Pinzgauer Noriker um 1825/30

ricum (in großen Umrissen das heutige Österreich und Bayern), der er auch seinen Namen verdankt. Dies ist auch heute noch sein Hauptverbreitungsgebiet, von wo aus die Rasse in den übrigen süddeutschen Raum (Württemberg, Baden, Pfalz) sowie darüber hinaus in das Sudetenland, Böhmen und Mähren, die Slowakei, Slowenien, Kroatien und Südwest-Ungarn ausgestrahlt hat.

In Österreich findet man den Noriker hauptsächlich im Pinzgau (der westliche Teil des Bundeslandes Salzburg), in den Talschaften der Salzach bis Lend und der Saalach bis zum Steinpaß mit dem Zeller See. Verbreitet ist er außerdem in Kärnten, der Steiermark und Tirol. Die Stuten sind meist in bäuerlicher Hand, während die Hengsthaltung zwischen dem staatlichen österreichischen Bundeshengstenstallamt in Stadl-Paura (bei Lambach, Traun, Oberösterreich) und der privaten Hengsthaltung geteilt war. 1997 wurde Stadl privatisiert und an das Land Oberösterreich verkauft. Die Betreuung der Zucht erfolgt durch die Arbeitsgemeinschaft Norischer Pferdezüchter in Maishofen an der Saalach (Pinzgau). Noriker-Aufzuchthöfe bestehen in Stoissen bei Saalfelden an der Urschlau (Pinzgau) und auf der Stubalpe in der Steiermark.

Die Abtenauer-Zucht war immer rein bäuerlich organisiert. Das Zuchtgebiet ist die Abtenau, ein Hochtal südöstlich von Salzburg, mit dem gleichnamigen Dorf als Mittelpunkt.

In Deutschland wird der Noriker unter der Bezeichnung „Süddeutsches Kaltblut" in Bayern und Baden-Württemberg gezüchtet. Die Stutenhaltung ist rein bäuerlich, vom bayerischen Hauptgestüt Schwaiganger abgesehen, das eine eigene Herde von Elitestuten unterhält. Die Bereitstellung der Hengste ist größtenteils staatlich organisiert; doch gibt es auch eine private Hengsthaltung. Die Schwerpunkte der Zucht liegen in Bayern, in dem dem Salzburger Land zunächst liegenden Chiemgau und im Oberland sowie heute vor allem im Voralpenland und im Bayerischen Wald. Die Staatshengste stehen im Stammgestüt Schwaiganger im südbayerischen Voralpenland (am Fuß des Heimgartens, zwischen Kochel und Murnau).

In Baden-Württemberg besteht ebenfalls noch eine zahlenmäßig kleine Noriker-Zucht in bäuerlicher Hand, für die der Staat, das heißt das Haupt- und Landgestüt Marbach an der Lauter auf der Schwäbischen Alb, noch einige Hengststationen besetzt. Nicht verwechselt werden sollte diese Zucht mit der der Schwarzwälder Füchse, die eine eigene, allerdings verwandte Rasse darstellen.

GESCHICHTE:
Bereits in den Aufzeichnungen römischer Historiker wird das kräftige Pferd der Provinz Noricum gerühmt. Inwieweit es zutrifft, daß es von den römischen Besatzungstruppen als Trag- und Karrenpferd dorthin mitgebracht worden sein könnte, wie von manchen Autoren behauptet wird, läßt sich heute kaum mehr beweisen. Auch zur Zeit *Kaiser Karls des Großen* wird der Noriker-Rasse lobend Erwähnung getan. Im Mittelalter beginnt seitens der Landesherren, des Adels und der Geistlichkeit eine erste systematische Zucht, der sich vor allem die Klöster annehmen.

Um die Mitte des 16. Jahrhunderts gründete der Erzbischof von Salzburg, *Johann Jacob v. Kuen*, im Schloß Rief bei Hallein ein Gestüt, das über zwei Jahrhunderte die Zucht maßgeblich beeinflußte. 1574 schon wurden die ersten Landbeschäler (als „Hofstallonen" bezeichnet) in den Pinzgau ausstationiert. 1688 erließ *Erzbischof Graf Johann Ernst v. Thun* genaue Vorschriften, wie die Norische Zucht gefördert werden solle.

Seit der Renaissance bis zur Mitte des 19. Jahrhunderts erfolgte wiederholt eine Einkreuzung von Fremdblut (Spanier, Neapolitaner, Kladruber, Clydesdale, Belgier...). Auf die im Barock eingeführten getigerten und gescheckten Andalusischen und Neapolitanischen Hengste, die die Salzburger Bischöfe ins Land holten, um sie in die Noriker-Rasse einzukreuzen, ebenso wie auf die Mohrenkopf-Eisenschimmel zur Erzielung von exotisch gefärbten Gala-Reitpferden für ihre Paraden und Gala-Kutschpferden für ihre Equipagen, gehen bis heute die allerdings selten gewordenen Noriker-Tiger und Mohrenköpfe und die noch selteneren Plattenschecken zurück.

Nach der Säkularisierung der Klostergestüte um 1781/82 durch *Kaiser Joseph II.* (1741–1790) erlitt die Norische Zucht einen empfindlichen Rückschlag für fast ein ganzes Jahrhundert, obgleich seitens des Staates Deckstationen mit approbierten Hengsten eingerichtet worden waren. 1826 wurde in den leerstehen-

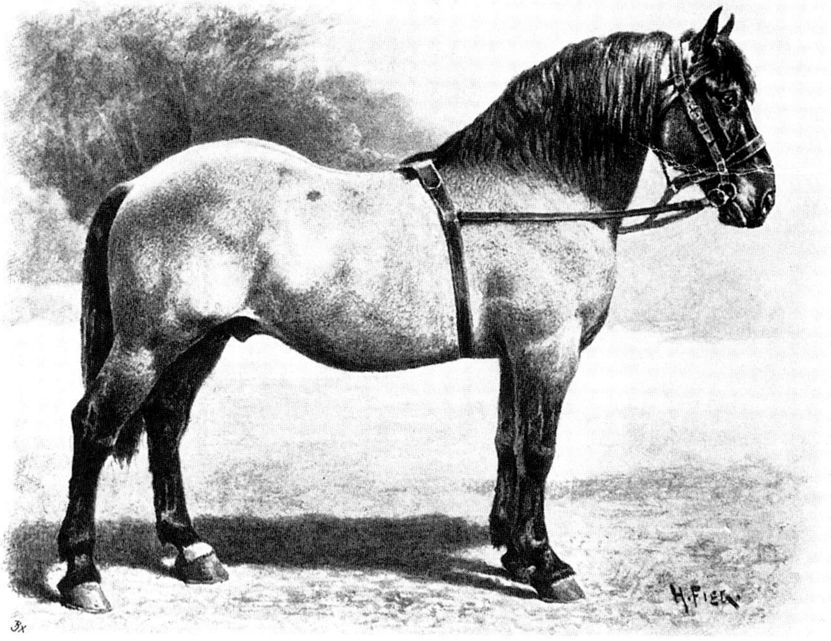

Pinzgauer Noriker um 1880

den Stallungen des ehemaligen staatlichen Salzmonopols in Stadl-Paura (Oberösterreich) das Österreichische Hengstenstallamt (ein Hengstdepot) eingerichtet, von wo aus das Land in der Folgezeit den größten Teil der zur Zucht verwendeten Noriker-Landbeschäler bekam. Seit 1884 wurde in Österreich nur noch Reinzucht betrieben, wofür 1885 das erste Hengstkörgesetz erlassen wurde.

Auch in Bayern bildete aufgrund der starken Wechselbeziehungen zwischen den österreichischen und bayerischen Alpenländern das Norische Pferd die allgemeine Zuchtgrundlage. Im Chiemgau, der bis zum Reichsdeputationshauptschluß 1803 zum Erzbistum Salzburg gehörte, erhielt sich die Rasse am reinsten. Durch vorübergehende Errichtung einer allgemeinen Staatsbeschälung in Bayern 1769, im Interesse der Remontierung des Heeres im eigenen Land, mit Warmbluthengsten unterschiedlichster Rassen (Holsteiner, Norfolk Roadster, Cleveland Bay, Normänner, Oldenburger, Ostfriese...) erfuhr der bayerische Noriker – nicht zur Freude der Bauern – bis in das 19. Jahrhundert hinein eine gewisse Veredlung, aus der der leichtere Oberländer-Typ resultierte. Dieser Typ verbreitete sich über den gesamten süddeutschen Raum, in Oberbayern, Schwaben, Baden, Württemberg und der Pfalz. Für die inzwischen auf das gesamte bayerische Oberland (daher der Name) ausgedehnte Zucht wurde 1906 das Oberländer-Gestütbuch eingerichtet. 1920 führte man ein einheitliches Brandzeichen ein, und die Rasse erhielt offiziell den Namen „Oberländer".

Nach dem Ersten Weltkrieg wurde seitens der Landwirtschaft allgemein ein schweres Pferd gewünscht. So begann ein gezielter Umzüchtungsprozeß, in dem das Stammgestüt Schwaiganger mit seiner 1921 begründeten Noriker-Zucht eine Schlüsselrolle innehatte. Hier wurde eine eigene Herde von 50 Original-Pinzgauer-Stuten für die Erzüchtung geeigneter schwerer Landbeschäler aufgebaut.

Der Beginn der Kaltblutzucht in Württemberg erfolgte auf der Ulmer Alb, beeinflußt durch die Pferdemärkte zu Ulm, die zahlreich mit Oberländern beschickt wurden. Zunächst war jedoch keine Einigung über ein einheitliches Zuchtziel zu erreichen. 1877 wurde in Langenau der erste Kaltblutzuchtverein gegründet. Ihm folgten rasch die Gründungen weiterer, die sich nach ihrem Zusammenschluß auf ein erstes Zuchtziel auf Belgischer Grundlage, den sogenannten „Höhen-Belgier", einigten. Erst die sehr unbefriedigenden Zuchtergebnisse, die zu der Erkenntnis führten, daß man niemals Zuchttiere aus besseren Umweltbedingungen in schlechtere verpflanzen sollte, machten den Weg frei für die Zucht des „gemeinen Bayerischen Pferdes" auf Norischer Grundlage.

Zur weiteren Verbreitung der Rasse trug maßgeblich die außerordentliche Bewährung des Oberländers als Zugpferd der schweren Artillerie und des Trains im Ersten Weltkrieg bei, auch unter schlechtesten Futter- und Geländebedingungen. 1922 stellte der Pferdezuchtverein Ellwangen-Leutkirch als erster in Württemberg sein Zuchtziel auf den Oberländer Noriker um. Andere Vereine folgten. Seit 1935 war das allgemeine offizielle Zuchtziel der Oberländer.

1939 wurde auf Vorschlag des „Reichsverbandes für Zucht und Prüfung deutschen Kaltblutes" hin der Name „Oberländer" fallen gelassen zugunsten der einheitlichen Bezeichnung „Noriker". Begründet wurde diese Namensänderung damit, daß es nach dem Anschluß Österreichs und der Annexion Böhmens und Mährens nicht nur in Bayern, Württemberg, Baden und der Pfalz, sondern auch in Österreich, dem Sudetenland etc. Pferde Norischer Blutführung gab. Der Name „Noriker" wurde in Österreich bis heute beibehalten. Dagegen fand in Deutschland 1948 im Zuge der Vereinheitlichung des Zuchtziels der Norischen Schläge durch die Deutsche Landwirtschaftsgesellschaft (DLG) die Umbenennung der Rasse in die Bezeichnung „Süddeutsches Kaltblut" statt.

Der seit Anfang der fünfziger Jahre einsetzende Motorisierungsprozeß vor allem in der Landwirtschaft führte allenthalben zu einem sehr starken und raschen Rückgang und in vielen Gebieten zu einem totalen Verschwinden der Zucht. Die Ausbreitung der Schlachtfohlenproduktion vor allem in Österreich birgt zugleich die Gefahr in sich, daß sie bei den Züchtern zu einer verstärkten Selektion auf mehr Größe und Schwere führt, wobei unter Umständen Einbußen hinsichtlich Gangvermögen und Typ in Kauf genommen werden, da ganz einfach ein höheres Ausschlachtgewicht einen besseren Preis bringt. Die früher nach verschiedenen Typen unterschiedenen Zuchten sind heute mehr oder weniger vereinheitlicht, dem Pinzgauer angeglichen. Zu dieser Vereinheitlichung und Verstärkung kam es bereits zwischen den Kriegen und während des Zweiten Weltkrieges. Auf diese Weise sind der auf den Halbhöhenlagen gezüchtete Oberländer und der noch leichtere, kleine Abtenauer der Dolomitenhochtäler nahezu völlig verschwunden.

Während die österreichische Noriker-Zuchtleitung stets Reinzucht bevorzugt hat, ist 1970 im bayerischen Hauptgestüt Schwaiganger auf Initiative des Ministerialrates *Dr. Anton Gründl* ein Zuchtversuch mit der Einkreuzung von Vollblut unternommen worden. Zweck dieses Experimentes mit dem Vollblut-Hengst *Mordskerl* in der Anpaarung an reingezogene Noriker-Stuten war außer einer Zufuhr frischen Blutes in den sehr engen Genpool der Zucht die Erzielung von besseren Bewegungen, einem trockeneren Fundament und mehr Adel. Ein Stutfohlen aus dieser Verbindung wurde mit einem reingezogenen Kaltbluthengst rückgepaart, Mutter zweier gekörter Hengste, von denen der eine inzwischen bereits wieder gekörte Söhne gebracht hat. In Schwaiganger wird der Ausgang dieses Zuchtexperimentes allgemein als sehr gelungen angesehen.

Weniger geglückt war das Ergebnis der Anpaarung mit einem Bretonischen Hengst, der drei Saisons in Schwaiganger deckte. Es kam zu Einbußen an Gang und Typ. Um eine Inzuchtdepression zu vermeiden und zur Verstärkung wird in den süddeutschen Zuchten immer wieder einmal original-österreichisches Noriker-Blut eingekreuzt.

Bis vor wenigen Jahren schienen die Noriker-Tiger und auch -Plattenschecken dank des Strebens der „Terribles Simplificateurs“ nach möglichster Uniformität zum Aussterben verurteilt. Inzwischen ist jedoch in der Öffentlichkeit das Interesse an ihnen ständig gestiegen; wie es scheint, ist es in Österreich größer als in Deutschland, vermutlich traditionsbedingt. Eine private Zucht von Tigern, Schecken und Mohrenköpfen betreibt *Walter Werni*, der Pferdezuchtreferent der steirischen Landwirtschaftskammer, der gleichzeitig Geschäftsführer des Landes-Pferdezuchtverbandes ist.

Mit der allgemeinen Zunahme des Interesses an selten gewordenen, vom Aussterben bedrohten Haustierrassen sind auch die Norischen Plattenschecken, von denen viele glaubten, daß sie ausgestorben wären, in den letzten Jahren von der Allgemeinheit wiederentdeckt worden. Man hat daraufhin Überlegungen angestellt, wie diese Rarität als lebendiges Kulturerbe erhalten werden könne. Im Rahmen einer Initiative „Gemeinschaftsprojekt Noriker“ hat man daraufhin in Österreich zunächst eine Bestandsaufnahme des noch vorhandenen Scheck-Zuchtmaterials vorgenommen, deren Ergebnis höchst alarmierend war.

Bei der Durchführung des Rettungsversuches arbeiten seit kurzem die Veterinärmedizinische Fakultät der Universität Wien und der Tierpark Schönbrunn eng zusammen. Gemeinsam besitzen sie die beiden einzigen gekörten Plattenscheck-Hengste und fünf der noch vorhandenen 15 Scheck-Stuten. Untergebracht sind die Pferde auf dem Lehr- und Forschungsgut der Universität am Kremesberg, südöstlich von Wien. Hier wurden sie im Sommer 1997 beim „Country-Fest“ der Uni der Öffentlichkeit präsentiert.

Dank der hervorragenden veterinärmedizinischen Betreuung auf dem Universitätsgut sind die Pferde heute in glänzender Verfassung, was sie bei ihrem Erwerb teils durchaus nicht waren. So gelang es, auch ältere Stuten, die seit Jahren kein Fohlen mehr gebracht hatten, wieder tragend

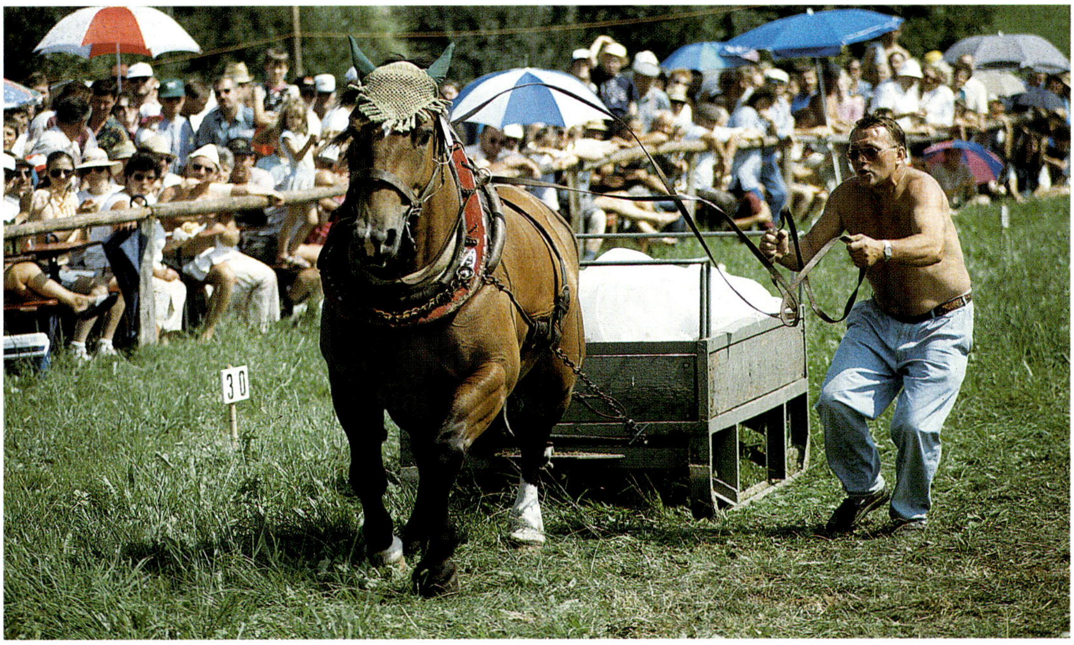

Noriker-Hengst in der Zugwilligkeitsprüfung

zu bekommen – ein wahrer Glücksfall, da die Fruchtbarkeit der Noriker-Rasse ohnehin nicht die beste ist. Aber nicht nur züchterisch werden die Pferde genutzt. Man bemüht sich auch, sie einzufahren, um sie bei passender Gelegenheit präsentieren und so in das Bewußtsein der Öffentlichkeit zurückrufen zu können. Mit den beiden Hengsten sind unter anderem auch Starts bei Fahrturnieren geplant.

In der österreichischen Noriker-Zucht unterscheidet man fünf Hengstlinien: *Vulkan, Nero, Diamant, Schaunitz* und *Elmar.* Früher waren die verschiedenen Noriker-Farben an bestimmte Linien gekoppelt. Hier ist insofern ein gewisser Wandel eingetreten, als diese feste Bindung weitgehend verlorengegangen zu sein scheint.

Aufgrund der Bemühungen von privater und öffentlicher Seite scheint heute die akute Gefahr des Verschwindens der bunten Noriker gebannt. Dennoch bleibt die Gefährdung auf längere Sicht bestehen. Ihre Zucht wurde schon immer nur von einer Minderheit betrieben, da sie schwierig ist und die Erbgänge nicht völlig geklärt und daher die Resultate schwer vorhersehbar sind und immer wieder zu Überraschungen führen. So brachte eine Plattenscheckstute, dreimal mit einem Tigerscheckhengst gepaart, einen Tiger, eine Mischung aus Scheck und Tiger und einen abzeichenlosen Rappen...

Im Zusammenhang mit der Geschichte der Noriker-Zucht scheint es notwendig, kurz noch auf die im Gebiet der alten Provinz Noricum aus heidnischer Zeit stammenden Umritte und -fahrten einzugehen, die, bei den Germanen weitverbreitet, sich bis in unsere Zeit erhalten haben.

Wie gewöhnlich gibt uns auch in diesem Fall, da wir etwas über das Verhältnis unserer Vorfahren zum Pferd wissen wollen, *Tacitus* Auskunft. Im 10. Kapitel der GERMANIA, Absatz 3, lesen wir dazu: „... Zu den Eigentümlichkeiten des germanischen Volkes gehört es, die Ahnungen und Mahnungen (praesagia ac monitus) der Pferde zu erkunden (expiriri). Sie werden öffentlich, das heißt von Staats wegen, in heiligen Wäldern und Hainen gehalten. Fleckenlos weiß schimmernde Pferde (equi candidi) sind es, die durch keinerlei Arbeit im Dienste der Sterblichen entweiht sind. Sie werden vor den heiligen Wagen gespannt. Der Priester und der König beziehungsweise der Fürst des Gemeinwesens geleiten sie und achten auf ihr Wiehern und Schnauben. Keinem Vorzeichen glaubt man mehr, nicht nur im einfachen Volk, sondern auch in den oberen Klassen, den Priestern. Nach allgemeinem Glauben des Volkes sind nämlich die Priester nur Diener, die Pferde dagegen Mitwisser der Götter..."

Bei *Mogens B. Mackeprang* lesen wir in seiner Arbeit ZUG DER CIMBERN UND TEUTONEN AUS NORDJÜTLAND über den Fund eines solchen heiligen Wagens im Dejberger Moor in Westjütland, also der ursprünglichen Heimat der germanischen Stämme.

In seinem grundlegenden Werk WEIHEROSS UND ROSSWEIHE (München 1932) schreibt dazu *Rudolf Hindringer* über die sogenannte „Nerthus-Fahrt" der Langobarden, die damals am Unterlauf der Elbe heimisch waren (Bardowieck) und von denen Tacitus ebenfalls berichtet. Bei ihnen sei der heilige Wagen mit einem geheimnisvollen Tuch bedeckt gewesen, das nur die Priester berühren durften und auf dem die Göttin Platz nahm. Der Wagen sei mit Schimmeln bespannt worden, und der Priester und der König beziehungsweise der Gemeindevorsteher seien nebenher gegangen, um das Pferdeorakel zu deuten.

Wir wissen aufgrund von Grenzsteinen, die man in der Nähe von Miltenberg, einem altrömischen Kastell, gefunden hat, daß sich die nach ihren Niederlagen gegen die Römer übriggebliebenen Kimbern, Teutonen und Ambronen hier, direkt nördlich des römischen Limes, auf dem Boden des heutigen Bayern angesiedelt haben. Wir wissen weiter, daß die Langobarden um 490 n. Chr., nach dem Fall des Weströmischen Reiches, im Norden von Noricum siedelten, ehe sie im sechsten Jahrhundert Oberpannonien und Italien unterwarfen. Wenn also im Gebiet von Noricum nicht schon vorher ein ähnlicher Pferdekult herrschte, so scheint es naheliegend, zu schließen, daß ihn die germanischen Völker aus dem Norden mitgebracht haben.

Nach R. Hindringer (a. a. O.), der Generalvikar von München und Freising war, ist die Kirche bei ihrer Bekehrung der Germanen nach dem Grundsatz der „Akkomodation" („Anpassung") dem Volksgeist und den Lebensbedingungen der germanischen Völker weitgehend entgegengekommen und hat zum Beispiel die Pferdeweihen weitgehend für ihre Zwecke umfunktioniert, indem sie die Heiligkeit der Pferde auf bestimmte Heilige übertrug, die sie mit den Pferden beritten machte. Auf diese Weise dürfte sich der Wandel zu den bis heute geübten Umritten und -fahrten (in den buntbemalten, sogenannten „Truhenwagen", auf denen die Mitfahrt ursprünglich allein den Jungfrauen vorbehalten war), zu Ehren der Heiligen Leonhardt, Stephan, Sylvester, Nikolaus, Georg, Martin, Wolfgang, Koloman, Ulrich, Anna, Willibald und anderer, sowie den Oster-, Pfingst- und Silvesterritten und -fahrten vollzogen haben.

PONYZUCHTEN

HAFLINGER

Siehe Italien

UNGARN

Pferdezüchterisch hat Ungarn als wichtigstes Land Süd-Ost-Mitteleuropas seit jeher das größte Interesse erregt. Bis in die jüngste Vergangenheit ist die dortige Entwicklung beispielhaft für die gesamte Region. Ich habe sie deshalb etwas ausführlicher geschildert als die der anderen zur ehemaligen Donaumonarchie gehörenden beziehungsweise benachbarten Länder.

Das heutige Ungarn umfaßt mit seinem Staatsgebiet nur noch etwa ein Drittel des ungarischen Staates von vor 1920, seit dem Friedensvertrag von Trianon. Die 93 000 Quadratkilometer des im südöstlichen Mitteleuropa gelegenen Landes bestehen zum größten Teil aus Tiefland, eingeschlossen von Ostalpen, Karpaten und Dinarischem Gebirge. Nur im Norden erhebt sich das ungarische Mittelgebirge und im Süden das Fünfkirchener Bergland. Die beiden wichtigsten Flüsse sind Donau und Theiss, größter See der Balaton (Plattensee).

Etwa 72 Prozent des Bodens besteht aus landwirtschaftlicher Nutzfläche, 17 Prozent sind bewaldet. Neben dem Ackerbau ist die Viehhaltung von wesentlicher Bedeutung. Die Pferdezucht hatte seit jeher bis zum Einsetzen der totalen Motorisierung von Landwirtschaft und Verkehr sowie der Armee eine große Bedeutung für die ungarische Volkswirtschaft. Während der Doppelmonarchie war Ungarn der größte Pferdelieferant des Reiches, hier lagen seine wichtigsten Zuchtzentren.

Typisch für das ungarische Alföld (die Tiefebene) waren die Puszten: weite, baumlose Heideflächen, meist als allerdings nur dürftige Viehweiden genutzte, spärlich mit Gras bestandene Flugsand- und Sodaböden. Heute sind sie aufgrund umfangreicher Meliorationsarbeiten, Entwässerungsmaßnahmen, Anpflanzung von Robinien, Tiefkulturen etc. bis auf wenige Reste, die man zu Naturschutzgebieten erklärt hat, verschwunden.

Das ungarische Wort „Puszta" bedeutet „Öde", „verödetes, kahles, einsames Land". Entstanden sind die Puszten seit der Völkerwanderungszeit aufgrund der Vernichtung zahlreicher blühender Ortschaften durch die Hunnen, Tataren und schließlich die Türken. Die als Weiden dienenden Puszten, auf denen nur einzelne der typischen Ziehbrunnen oder eine einsame Csárda (Puszta-Schenke) den weiten Horizont unterbrachen, waren in früherer Zeit von zahlreichen Herden bevölkert, die von ihren Hirten begleitet wurden: Herden von wollhaarigen Mangalitza-Schweinen mit ihrem Kanász (Schweinehirten), von langhornigen, grauen, podolischen Rindern mit dem Csórdas oder Gulyás (Rinderhirten), von Racka-Schafen mit den langen, schraubenförmig gedrehten Hörnern und dem Juhász (Schafhirten) und den dem Habitat angepaßten Pferdeherden (meist Nonius) mit dem Csikós (Pferdehirten).

Mit dem Ende der Eisenzeit ging auch die Vorgeschichte des heutigen Europas zu Ende. Die römische Provinz Pannonia verdankte ihren Namen zwar den weiter südlich lebenden pannonischen Stämmen, aber die römischen Legionen, die vom Südwesten in das Land eindrangen, mußten die hier lebenden keltischen

Pferde am Brunnen der Hortobagy-Puszta

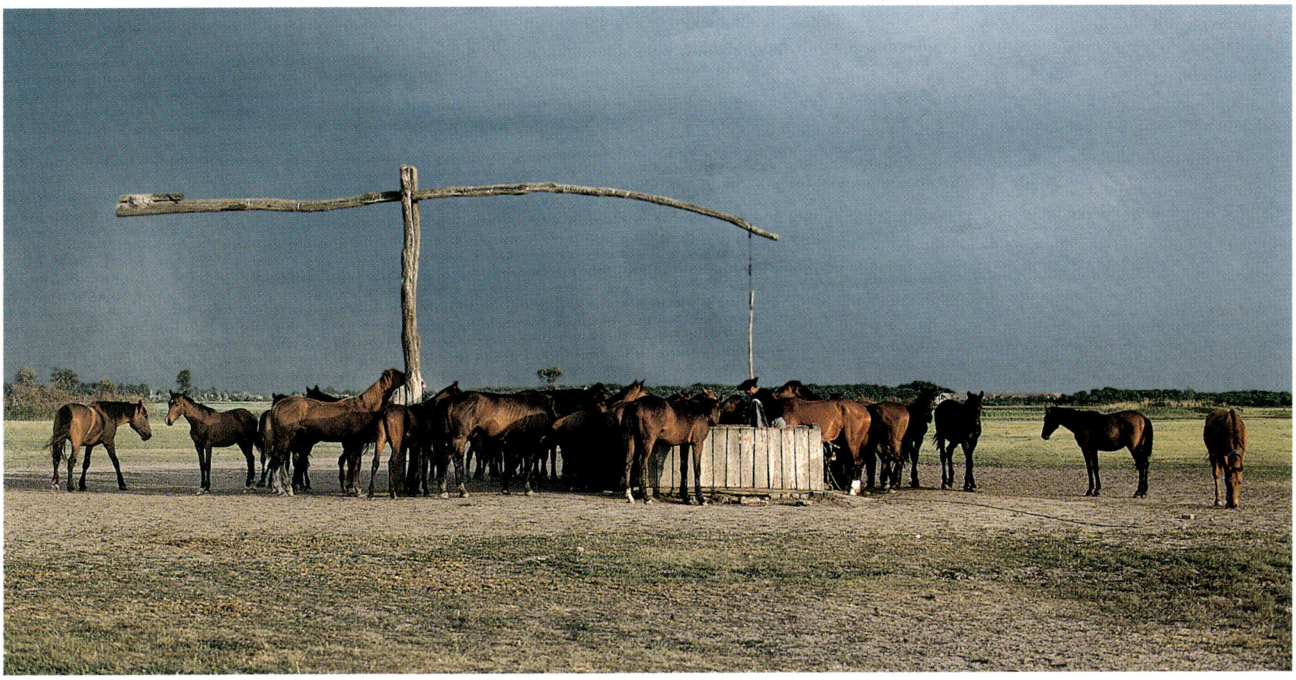

Stämme unterwerfen und befrieden. Die Herrschaft der Römer dauerte in Pannonien vier Jahrhunderte, vom Beginn des ersten nachchristlichen bis zu dem des fünften Jahrhunderts. Schwieriger war die Unterwerfung der weiter östlich lebenden, sehr kriegerischen Daker. In Dakia währte die römische Herrschaft nur von 106 bis 271 n. Chr. Folglich entwickelte sich die Geschichte im westlichen und im östlichen Karpatenbecken unterschiedlich.

Als die römischen Truppen allmählich abgezogen waren, wurde der Raum zunächst von germanischen Stämmen eingenommen, denen in der Mitte des fünften Jahrhunderts das Reitervolk der Hunnen folgte, deren Herrscher *Attila* das Zentrum seines Weltreiches hierher verlegte. Nach dem Tod Attilas und dem Zerfall des Hunnenreiches kamen aus dem Norden die germanischen Langobarden, die jedoch schon 568 nach Italien weiterzogen. Sie wurden abgelöst durch ein weiteres Reitervolk aus dem Osten, die Awaren. Ihre Herrschaft über die ungarische Tiefebene dauerte dreihundert Jahre lang, bis zu der sogenannten „Landnahme" des Raumes durch das Reitervolk der Magyaren unter ihrem Fürsten *Árpád*. Sie sollen mit persischem und turkmenischem Blut veredelte Pferde mitgebracht haben, die eine Widerristhöhe von 130–140 cm Stockmaß besaßen. Der französische Historiker *Eduard Sayus* berichtet, daß Árpád 857 einen seiner Unterhäuptlinge, *Csepel*, damit beauftragt habe, die edelsten Pferde des Landes auf der heute Budapest eingemeindeten, nach ihm benannten Insel Csepel zu Zuchtzwecken zu sammeln. Dies war das erste organisierte Gestüt auf ungarischem Boden, über das uns eine schriftliche Überlieferung vorliegt.

Man rechnet, daß Árpáds Heer aus etwa 20 000 Reitern bestand. Auf jeden berittenen Krieger kamen – soweit sich das heute rekonstruieren läßt – vier bis fünf Bauern und/oder Handwerker, so daß die Zahl der Familien auf etwa 100 000 und damit die Zahl des magyarischen Volkes auf mindestens eine halbe Million geschätzt werden kann. Von den Awaren waren nach der Vernichtung ihres Reiches durch die Franken unter *Karl dem Großen* (791–796) nur wenige nachgeblieben. Auch sonst lebten hier nur noch einige von den Awaren verschleppte Slawen. Bei ihrer Landnahme stießen die Magyaren demnach in ein weites, fast menschenleeres Gebiet vor. Nachdem sie sich im Karpatenbecken niedergelassen hatten, verging kein Jahr, ohne daß ihre stürmischen, brandschatzenden Heere in immer weiter entfernten Gebieten Europas auftauchten. Im Norden drangen sie bis an die Ostsee vor, im Südwesten bis auf die Iberische Halbinsel, in Italien bis in den „Absatz des Stiefels"

In westlichen Chroniken liest man gewöhnlich, *Otto der Große* (912–973) habe mit seinem vernichtenden Sieg auf dem Lechfeld bei Augsburg 955 über das große Magyarenheer diesen Raubzügen ein für allemal ein Ende gesetzt und sie nach Pannonien zurückgetrieben. Tatsächlich war jedoch die Ursache dafür, daß die Magyaren in ihren Grenzen blieben, wohl eine andere, wie *István Lázár* in seiner ILLUSTRIERTEN GESCHICHTE UNGARNS (Budapest 1992) schreibt: „Am Firmament ganz Europas erhob sich das Kreuz... Die Bekehrung zum Christentum wirkte einigend und stärkte das ‚Übernationale' im Leben der Völker..."

Geza II. (1130–1162) war der erste ungarische König, der sich taufen ließ. In seiner Regierungszeit wurden seit 1150 die ersten Siebenbürger Sachsen, christliche Kolonisten, ins Land geholt. Sein Sohn *Vajk*, der bei der Taufe den Namen Stephan erhielt, regierte von 997 bis 1038. Unter Geza und Stephan vollzog sich der Anschluß der Magyaren an die christlich-westeuropäische Kultur. Lázár (a. a. O.) ist der Ansicht, daß das Nationalbewußtsein der Ungarn auf die Zeit des später heiliggesprochenen Stephan zurückgeht. Die hohe Einschätzung des Pferdes und die Fürsorge für sie verrät ein Gesetz, das Stephan der Heilige erließ. Es beinhaltet ein Sonntagsarbeitsverbot für Pferde.

Die berühmte Stephanskrone, die dem ungarischen König Stephan dem Heiligen angeblich anläßlich seiner Krönung 1001 von Papst Sylvester II. verliehen worden war

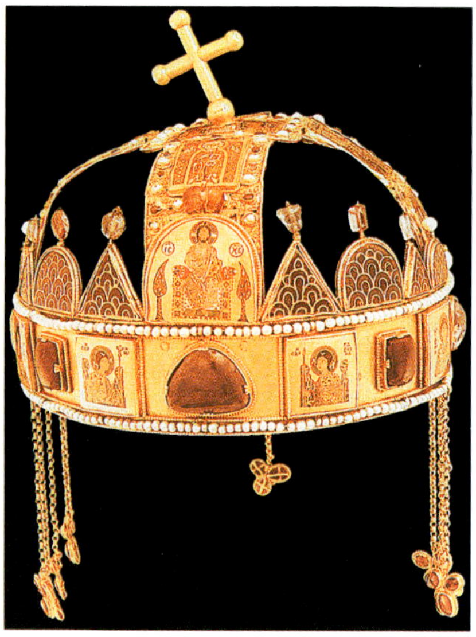

Es ist sicher nicht von ungefähr, daß die Reitervölker der Hunnen, Awaren, Magyaren, Tataren und schließlich der Türken bei ihren Einbrüchen in das Karpatenbecken ihre Spuren hinterließen. Die Ungarn sind stets ein Reitervolk geblieben. Das verzierte Sattel- und Zaumzeug galt seit jeher als Zeichen des Wohlstands, fast noch mehr als der Schmuck. Entsprechend dem Bestattungsbrauch der Magyaren wurde vor der Einführung des Christentums zusammen mit dem Krieger das Fell seines Pferdes einschließlich des Kopfes und der Hufe und in vielen Fällen auch das Sattel- und Zaumzeug mit ins Grab gelegt. Später wurde der ungarische Sattel in ganz Europa berühmt, weil er leicht und bequem war und den Rücken des Pferdes schonte.

Über Jahrhunderte hatten Pferde und Rinder dem Nomadenvolk der Magyaren das höchste Gut bedeutet. Man rechnete in Pferde- oder Rinderzahlen, wenn man den Wert einer Sache feststellen wollte. Erst König Stephan führte das Münzwesen ein. In die Regierungszeit *König Belas IV.* (?–1270) fällt der Mongolen- oder, wie man in Ungarn sagt, der Tatarensturm von 1241/1242 unter der Führung des Dschingis Khan-Enkels *Batu Khan*, der von den Ungarn nicht gestoppt werden konnte. Auf ihrem Weg von Mittelasien nach Mitteleuropa vernichteten die Mongolen alle Siedlungen und rotteten ihre Bewohner aus. Viele Gegenden entvölkerten sie für Jahrhunderte, manche bis in unsere Tage. Zwar blieben einige Städte verschont, und ein Teil der Bevölkerung entkam durch die Flucht in Wälder und Sümpfe. Aber insgesamt war die Verwüstung gewaltig. Zum Glück für das Land wendete Batu Khan auf die Nachricht vom Tod des Groß-Khanas *Ögädai* und kehrte nach Karakorum zurück. Auf den Trümmern baute Bela IV. erneut sein Land auf, förderte die Urbanisierung, ermunterte den Adel zum Bau von Burgen und festigte die klassische feudale Ordnung.

Mit *Andreas III.* (1265–1301), der nach der Ermordung *Ladislaus' IV.* 1290 zur Regierung gekommen war, starb das Herrschergeschlecht der Árpáden im Mannesstamm aus und wurde für ein Jahrhundert durch das Haus Anjou aus Neapel abgelöst. Während schon unter Stephan das heidnische Erbe stark durch die westliche, christliche Kultur zurückgedrängt worden war, verstärkte sich dieser Einfluß ganz erheblich durch das aus Italien mitgebrachte Ritterwesen.

König Laszlo I. (1326–1382) sicherte erfolgreich die ungarische Oberhoheit über die nördlichen Balkanländer und bezog auch Polen in seinen Herrschaftsbereich ein. Unter seiner Regierung hatte Ungarn seine größte flächenmäßige Ausdehnung. Dem nach ganz Europa verbreiteten Pferdeexport, der die ungarische Pferdezucht zu gefährden drohte, bot Laszlo Einhalt. Nachdem er zunächst Schutzzölle auf exportierte Pferde einführte, erließ er später ein ausdrückliches Ausfuhrverbot.

Unter *Kaiser Sigismund* (1387–1437) wurde die Bedrohung durch das sich ausdehnende Osmanenreich immer stärker spürbar, da er den Großteil seiner Kraft darauf verwandte, Interessen zu wahren, die außerhalb Ungarns lagen. Erfolgversprechend begannen die Kampfhandlungen gegen die Türken unter *Joszef Hunyadis*. Sein Sieg bei Nándorferhérvar (Belgrad) 1456 bannte die Gefahr aus dem Osten für einige Jahrzehnte.

Aufgrund des Wiener Erbvertrages von 1515 wurde der Habsburger *Ferdinand I.* zum König von Ungarn gewählt, jedoch lehnte ihn ein Teil des ungarischen Adels ab und erhob mit Hilfe der Türken den Woiwoden von Siebenbürgen, *Zapolya*, zum Gegenkönig. Nach dessen Tod besetzte *Sultan Suleiman II.* 1541 Ofen und setzte den Sohn Zapolyas als Fürsten von Siebenbürgen ein. Aufgrund der völlig zerrütteten innenpolitischen Verhältnisse und außenpolitischer Isolierung unter *Ludwig II.* kam es 1526 zur vernichtenden Niederlage des ungarischen Heeres gegen die Türken bei Mohacs. Von nun an diente Zentralungarn für anderthalb Jahrhunderte als Aufmarschgebiet der Türken gegen Österreich, seine Hauptstadt Buda (Ofen) fiel unter die türkische Herrschaft. Lediglich ein schmaler Randstreifen Ungarns im Westen des Landes verblieb bei Wien.

Als die Türken den Aufstand des *Grafen Tököly* gegen das Haus Habsburg mit Waffengewalt unterstützten, kam es zum Ausbruch des „Großen Türkenkrieges" (1683–1699). Nach der vergeblichen türkischen Belagerung Wiens 1683 und der raschen Befreiung ganz Ungarns (1686 Rückeroberung Budas, 1697 Sieg bei Zenta) mußte die „hohe Pforte" im Frieden von Karlowatz 1699 ganz Ungarn mit Ausnahme des Banats sowie Kroatien und Slawonien an Österreich abtreten. In einem weiteren Türkenkrieg 1714–1718 wurde Nándorferhérvar (Belgrad) eingenommen. Das Banat kehrte zu Ungarn zurück. 150 Jahre der Türkenherrschaft hatten viele Gegenden völlig entvölkert und außer der Ausplünderung des vorher reichen Landes einen weitgehenden kulturellen Stillstand bewirkt. Noch unter *Kaiser Karl VI.* begannen die Neubesiedlung und der Wiederaufbau.

1722 nahmen die ungarischen Stände die „Pragmatische Sanktion" an, die die weibliche Erbfolge des Hauses Habsburg und die Unteilbarkeit Österreich-Ungarns auf ewig sichern sollten. Als Gegenleistungen wurden dem Adel seine Sonderrechte bestätigt, und eine starke Minderheit der Ungarn blieb calvinistisch. Damit hatten sich der Absolutismus des Hauses Habsburg und die gegenreformistischen Bestrebungen nicht durchsetzen können.

Entgegen allen Vereinbarungen und Versprechungen lehnten beim Tod Karls nahezu alle europäischen Herrscher die weibliche Erbfolge in den habsburgischen Erblanden ab. Als es für *Maria Theresia* feststand, daß sie nicht unangefochten im Besitz des Thrones bleiben würde, erschien sie mit ihrem erstgeborenen halbjährigen Sohn auf dem Arm vor den ungarischen Ständen auf dem Landtag zu Pozsony (Preßburg) und bat um Unterstützung bei der Wahrung ihrer verbrieften Rechte. Tatsächlich erhielt sie daraufhin von dem versammelten Adel die Zusicherung, daß man „Vitam et Sanguinem" (Leben und Blut) für die Rettung des Habsburger Königtums einsetzen werde. In dem jahrelangen Österreichischen Erbfolgekrieg, der insgesamt nicht nur zu einer Schwächung des Reichs, sondern auch zu einer Neuordnung führte, wurden zahlreiche Schlachten durch ungarische Husaren entschieden. In Dankbarkeit behandelte die Monarchin ihre ungarischen Untertanen mit Auszeichnung.

In Innerungarn folgte eine relativ friedliche Zeit. Der Schwung des Wiederaufbaus hielt weiterhin an, die positive Entwicklung von Handel, Wirtschaft und Landwirtschaft schuf einen erheblichen Bedarf an Arbeitskräften, wodurch es dem größeren Teil der Bevölkerung gutging. Nachdem sich ihr Thron gefestigt hatte, begann sich Maria Theresia mehr und mehr auf die Schaffung eines „Donaureiches" zu konzentrieren. Hierbei hatte sie einen natürlichen Verbündeten in dem reichen ungarischen Magnatentum, das, der Last der Türkenkriege entledigt, seinen Reichtum im Bau von teils gewaltigen Schlössern, der Anlage prachtvoller Gestüte, dem Sammeln von Kunstschätzen etc. zur Schau stellte.

Nach dem Tod Maria Theresias folgte ihr ihr Sohn *Joseph*, der schon seit dem Ableben seines Vaters 1765 die deutsche Kaiserkrone trug, auch auf den ungarischen Thron. Doch ließ sich der außerordentlich reformfreudige Monarch nicht mit der Stephanskrone krönen, da er den starken Konservativismus des ungarischen Hochadels ablehnte. Er heißt deshalb in Ungarn bis heute der „König mit dem Hut". Der von geradezu missionarisch-reformatorischem Eifer erfüllte Kaiser traf zahlreiche Maßnahmen von weitschauender, weitreichender Bedeutung, die er teilweise auf dem Totenbett rückgängig machen mußte. Andere nahm sein ihm auf den Thron folgender Bruder *Leopold* wieder zurück.

Bleibende Maßnahmen waren Josephs Gestütsgründungen von Mezöhegyes, Bábolna und Radautz (zunächst in Wazskonz),

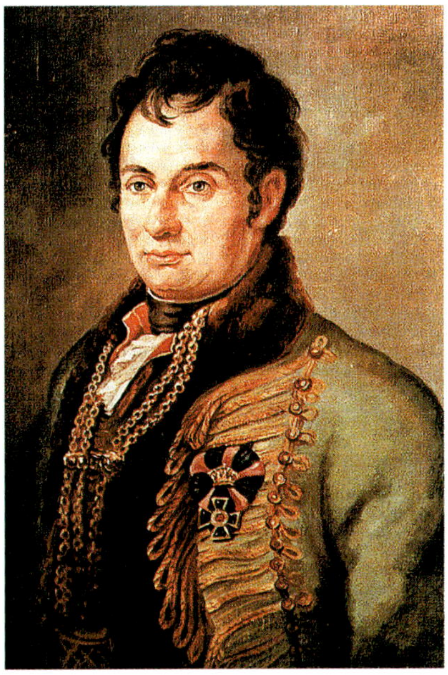

József Csekonics (1757–1824). Auf seine Anregung hin ließ Kaiser-König Joseph II. die Gestüte Mezöhegyes und Bábolna einrichten, deren Bau und erste Leitung er ihm übertrug.

die Aufhebung der Leibeigenschaft, ein konfessionelles Toleranzpaket und die Säkularisierung von Kirchengütern. Vor allem die ungarische Pferdezucht hat Joseph viel zu verdanken. Außer den Gestütsgründungen verfügte er zahlreiche äußerst wichtige Maßnahmen und Reformen zu ihrer Förderung, wie Hengst- und Stutenprämiierungen, Einrichtung von Hengst- und Remontedepots, staatlichen Deckstationen, Importe wertvollen Zuchtmaterials etc. In dem Jahrzehnt von 1780 bis 1790 wurden etwa 500 Zuchthengste aus dem Ausland importiert. Sein Berater dabei, zugleich der erste Planer und erste Gestütsleiter von Mezöhegyes (1784–1806) und Bábolna (1789–1806), war der damals noch recht junge Rittmeister und spätere General *József Csekonics* (1757–1824).

Während der Französischen Revolution und der Napoleonischen Kriege war die Haltung der Ungarn zwiespältig. Zwar liebten sie ihr habsburgisches Herrscherhaus nicht allzusehr, dennoch hegten nur wenige von ihnen die Hoffnung, mit Hilfe des Korsen ihre nationalen Interessen durchsetzen zu können.

In mancherlei Hinsicht zog Ungarn, und vor allem der Großgrundbesitz, Nutzen aus den Kriegen *Napoleons*. Die Preise für alle Agrarprodukte stiegen entsprechend der zunehmenden Nachfrage. Neben Getreide, Fleisch, Wolle und Tabak waren es nicht zum wenigsten Pferde, die benötigt wurden.

Die lange Zeit wichtigste der im Gestüt Mezöhegyes geschaffenen Kulturrassen ist die Nonius-Rasse. Sie wurde begründet mit dem in der Normandie (Calvados) gezogenen Anglo-Normänner-Hengst *Nonius Senior*, den österreichische Kurassiere 1815 im Gestüt Rosières aux Salines erbeuteten. So ist diese Rasse letztlich dem Sieg der Alliierten über Napoleon zu verdanken.

Die ungarische Lipizzaner-Zucht begann 1809, als das Stammgestüt Lipizza aus dem Karst vor den Truppen Napoleons flüchten mußte und nach dem ungarischen Gestüt Mezöhegyes evakuiert wurde. Als die Pferde 1815 nach Lipizza zurückkehrten, blieb ein Teil des Bestandes in Mezöhegyes und bildete den Grundstock einer eigenen ungarischen Lipizzaner-Zucht, die dort bis 1873 bestand. Damals wurden 71 reinblütige Lipizzaner-Stuten nach Fogaras in Siebenbürgen überstellt, wo mit den Blutlinien *Conversano, Favory, Incitato, Maestoso, Neapolitano, Pluto* und *Siglavy Capriola* gezüchtet wurde.

In der Zeit nach dem Wiener Kongreß 1814/1815 kam es zu einer Restauration des österreichischen Absolutismus, die zu einer Konfrontation mit Ungarn führte, wo starke nationalistische Strömungen entstanden. Ab etwa 1820/1825 setzte in Ungarn eine nationale Reformbewegung ein, deren führende Köpfe *Graf István Széchényi* (1791–1860) und *Lajos v. Kossuth* (1802 bis 1894) waren. Diese Bewegung führte 1848 zum Ausbruch einer – unblutigen – Revolution und zur Einsetzung einer liberalen ungarischen Regierung unter Leitung des um Ausgleich bemühten *Grafen Lajos Batthyány* (1806–1849). Die Situation eskalierte nach einer Radikalisierung der ungarischen Haltung aufgrund der Agitation von Kossuth zu bewaffneten Auseinandersetzungen.

„Im Jahre 1848 war das österreichische Kaiserreich in seinen Grundfesten erschüttert", lesen wir bei *John Welcome* in DIE KAISERIN HINTER DER MEUTE (Wien–Berlin 1975). „In Italien und Ungarn herrschte offene Rebellion; in den Straßen Wiens wütete die Revolution, und der Hof mußte nach Innsbruck fliehen. Es war nicht länger zu übersehen, daß der schwache, unfähige und unentschlossene *Kaiser Ferdinand* den Gang der Ereignisse nicht mehr zu steuern vermochte. *Erzherzogin Sophie* aber, ‚der einzige Mann am Hofe', verfolgte sehr wohl durchdachte Pläne. . . Ihr Gemahl, *Franz Karl*, interessierte sich mehr für Pferde und Hunde als für Politik. Er war ebensowenig wie sein Bruder geeignet, in einer Zeit der Krise zu regieren.

Die Erzherzogin, das Befehlen gewohnt, überblickte die Lage und wußte, daß es nur einen Weg gab, der eingeschlagen werden mußte, wenn das Reich gerettet werden sollte. Sie selbst hatte sich immer sehnlichst gewünscht, Kaiserin zu werden; es war die größte Ambition ihres Lebens. . . Mit kaum zu überbietendem Charakter und Willensstärke opferte sie diese Ambition dem, wie sie es einschätzte, größeren Wohl der Dynastie und der Nation. Kaiser Ferdinand wurde genötigt, auf den Thron zu verzichten, Franz Karl übergangen, als ob es ihn nie gegeben hätte, und *Franz Joseph*, der älteste Sohn der Erzherzogin und Franz Karls, im Alter von 18 Jahren zum Kaiser gekrönt.

Es war ein trostloses Erbe, das er antrat. In Ungarn waren die von Kossuth angeführten Radikalen an der Macht. Der Aufstand in Italien wurde von der Armee nur mit Mühe unterdrückt. Im Kernland gärte es. . .

Die Erzherzogin haßte die Ungarn. Sie betrachtete sie, hieß es, als. . . ein wildes,

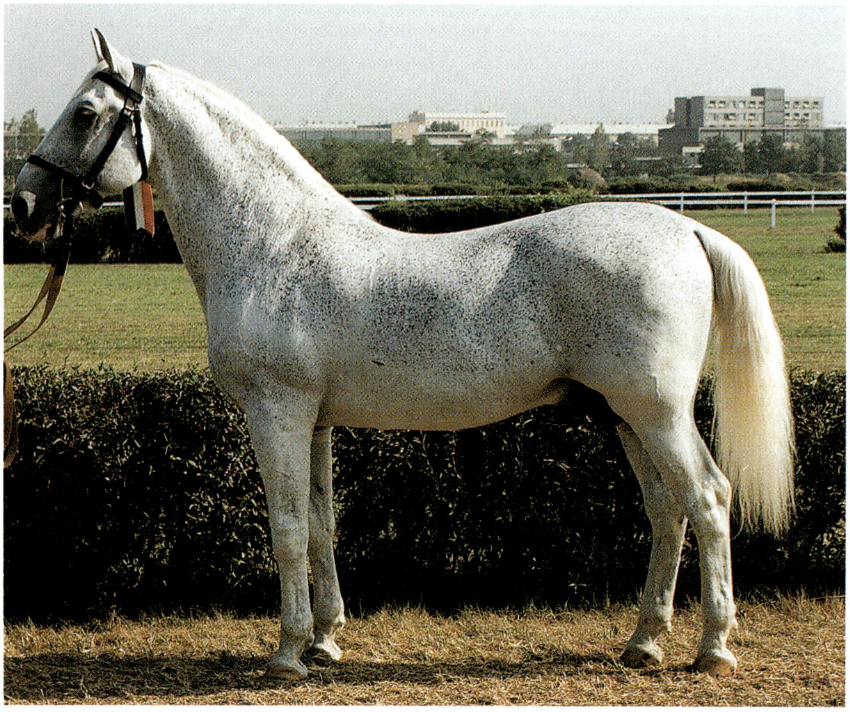

Ungarischer Lipizzaner-Hengst Conversano XXIII, geb. 1970, v. 631 Conversano XX-11 a. d. Favory XXI, Gestüt Szilvasvarad

Ungarische Lipizzaner-Stute 49 Favory XXIV (Felhö), geb. 1982, v. 28 Pluto XXVI, Gestüt Szilvásvárad

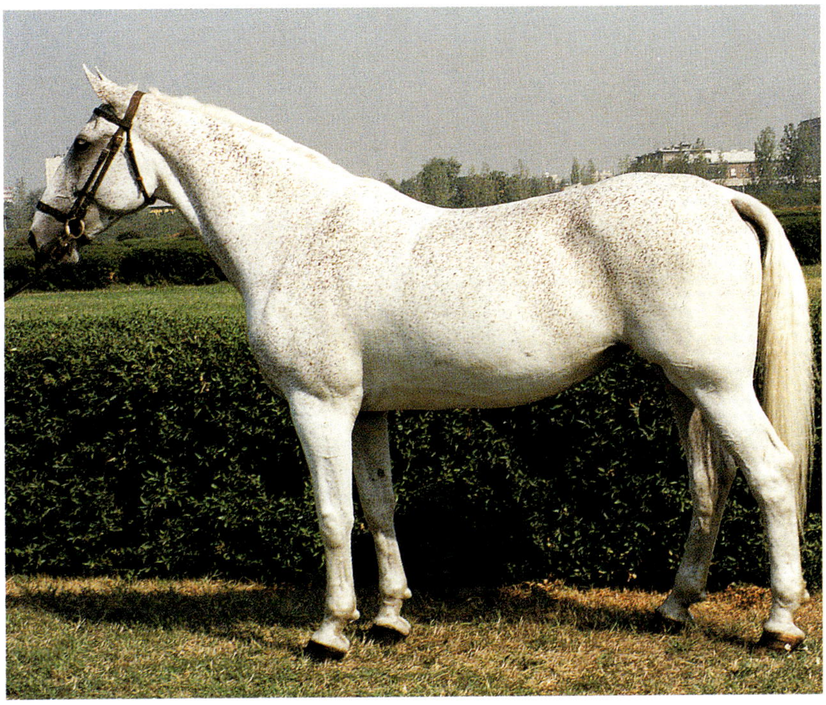

unbotmäßiges Volk von Unruhestiftern. Mit Hilfe der Russen wurde der Aufstand grausam und brutal niedergeschlagen. Der Ministerpräsident, Graf Lajos Batthyány, wurde hingerichtet, obwohl sich einflußreiche Kreise für seine Begnadigung einsetzten. Kossuth und Graf Julius Andrássy, ein junger Angehöriger einer prominenten ungarischen Familie... konnten ihr Leben nur retten, indem sie ins Exil gingen. Die Armee wurde gesäubert, und 13 Generale, die angeblich am Aufstand beteiligt waren, wurden erschossen. Dies alles geschah im Namen des Kaisers, war aber im wesentlichen das Werk der Herzogin..."

1853 wurde in Kisbér (nahe Komorom), dem entschädigungslos eingezogenen Besitz Graf Lajos Batthyánys von der zentralen Regierung in Wien ein großes neues Staatsgestüt eingerichtet, das die Aufgabe erhielt, Vollblut und hochklassiges edles Halbblut zu züchten.

Mühsam wurde die Ordnung wieder hergestellt, und die Erzherzogin übte für ihren Sohn die Funktionen des Kaisers aus.

Nachdem sich die Lage in der Monarchie wieder stabilisiert hatte, fand es Sophie an der Zeit, eine geeignete Gemahlin für ihren Sohn zu finden. Es mußte eine politisch kluge Entscheidung getroffen werden, da die allgemeine Unzufriedenheit wegen der von ihr ausgeübten Gewaltherrschaft immer noch im Untergrund schwelte. Kossuth beabsichtigte zurückzukommen und hoffte, den ungarischen Adel auf seine Seite zu ziehen. Die Italiener warteten auf ein erstes Zeichen der Schwäche seitens Österreichs. Es mußte wünschenswert sein, Bayern durch eine dynastische Heirat an Österreich zu binden, um es sich als Verbündeten zu sichern. So wählte die Herzogin ihre Nichte *Helene*, Tochter des *Herzogs Max von Bayern*, als Braut für Franz Joseph aus. Jedoch bei dem Treffen mit der Wittelsbacher Familie in Ischl verfiel der junge Kaiser der ihn überwältigenden Schönheit ihrer jüngeren Schwester *Elisabeth*, einer hervorragenden Reiterin, von der ihr Vater sagte: „Wann mer nit Prinzen wär'n, wär'n mer halt Kunstreiter wor'n!" Franz Joseph und Elisabeth heirateten im Frühjahr 1854, nur wenige Monate nach „Sisis" 16. Geburtstag.

Von Wien aus war erneut in Ungarn ein zentralistisches Regime etabliert worden. Das Land lebte jahrelang in Trauer. Österreich führte zunächst 1859 Krieg gegen Italien-Frankreich, dann 1866 gegen Preußen. Beide Kriege endeten unglücklich für Österreich. Aber dadurch wurde ein Weg eröffnet zu einem Ausgleich mit Ungarn. 1867 kam es zu dem Arrangement einer Teilung der Macht innerhalb des Reiches und zur Bildung einer eigenen ungarischen Regierung in Pest. Von nun an war Ungarn einer der beiden Teilstaaten des Gesamtreiches.

Es gibt reale Gründe für die romantische Mutmaßung, daß bei dem Ausgleich die Ehe des Kaisers mit der Wittelsbacher Prinzessin eine nicht unbedeutende Rolle gespielt hat. Das Leben der sich nach Emanzipation sehnenden, intellektuell veranlagten Kaiserin wurde ihr durch die Schwiegermutter, eine fanatische Ungarnhasserin, vergällt, so daß sie zunächst aus reiner Opposition, dann zunehmend mehr echte Sympathie für Ungarn bekundete. Sie lernte die ungarische Sprache, studierte die Geschichte, suchte persönlichen Kontakt zu Ungarns Land und Leuten. In den folgenden Jahren gelang es Elisabeth allmählich, aber stetig ihre Unabhängigkeit zu steigern, und sie wandte sich mehr und mehr von den Wienern ab und den Ungarn zu. In ihrer Ehe war es bald sie, die dem Kaiser diktierte. Bei Hof sprach es sich herum, daß der Stern der Erzherzogin dabei war, zu sinken. Diese Tatsache breitete sich bis Budapest aus, bis zu *Graf Július Andrassy*, der sich von Kossuth getrennt hatte und 1857 amnestiert worden war. Er suchte seine Bekanntschaft, ja Freundschaft mit der Kaiserin zu stärken, die er bei Besuchen in Ungarn kennengelernt hatte, um ihren Einfluß auf den Kaiser für sein Land zu nutzen. Als es 1867 zu dem Ausgleich kam, fragte er bei dem Kaiserpaar an, ob sie Schloß und Besitz Gödöllö, für deren Erwerb, wie er wußte, sich Elisabeth einige Zeit vorher interessiert hatte, als Geschenk des ungarischen Volkes annehmen würden. Begeistert stimmte die Kaiserin zu. Damit hatte sie, was sie sich gewünscht hatte, eine Möglichkeit, sich fern von neugierigen Blicken ihren eigenen Kreis zu schaffen, dem steifen Wiener Zeremoniell zu entgehen und das Leben zu führen, das ihren Vorstellungen entsprach.

In Gödöllö wurden regelmäßig große Jagden geritten. Es ist wiederholt behauptet worden, daß Elisabeth die Jagden nach englischem Muster in Ungarn eingeführt habe. Aber tatsächlich war das das Verdienst des anglophilen Staatsmannes und Reformers *Graf István Széchényi*, der über das Thema ein vielbeachtetes Buch mit dem Titel ÜBER PFERDE, PFERDEZUCHT UND PFERDERENNEN (Leipzig–Pest 1830) veröffentlicht hat. Aber die Kaiserin tat viel dazu, die Jagden populär zu machen, und in allem bemühte sie sich ständig, die Aussöhnung zwischen dem Hause Habsburg und dem ungarischen Adel mit Hilfe des Mediums Pferd zu befördern.

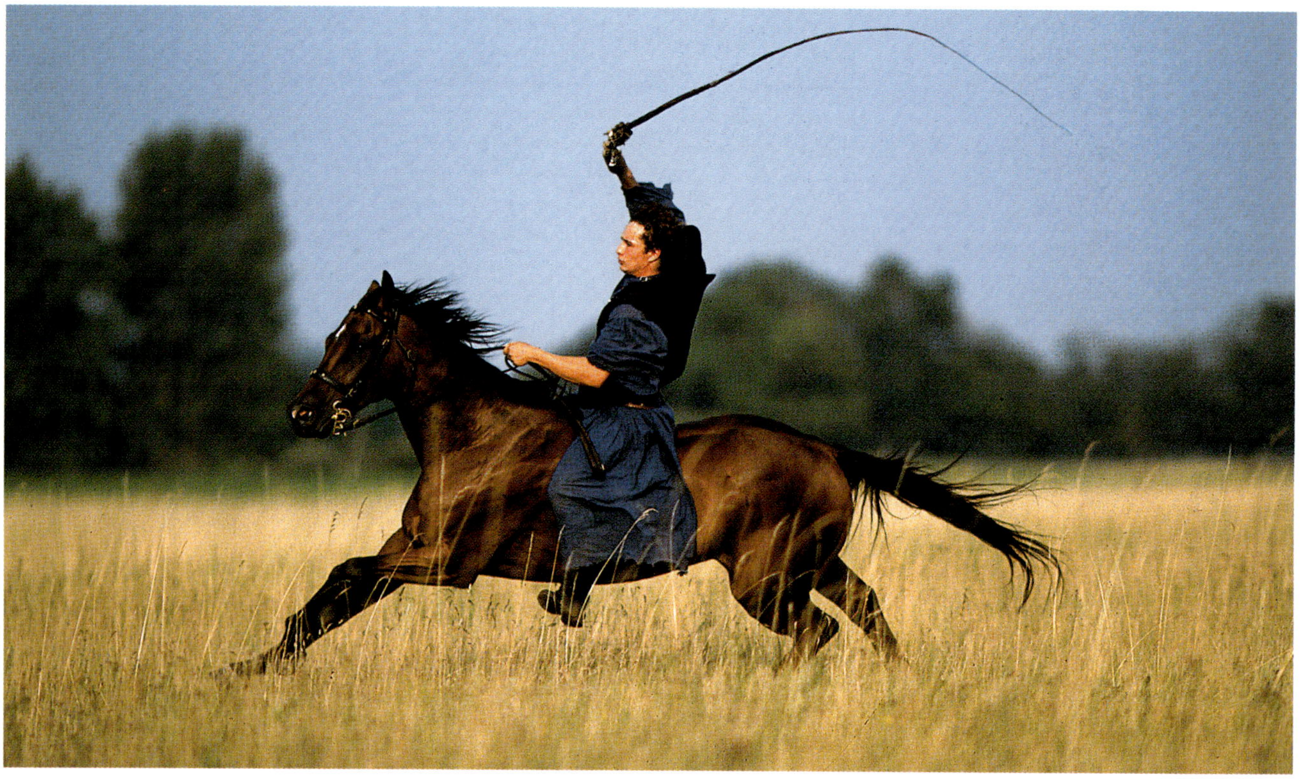

Mit geschwungener Peitsche im Galopp über die Puszta

Bei der 1869 erfolgenden verwaltungsmäßigen Trennung Ungarns von Österreich wurde auch Kisbér der königlich ungarischen Regierung unterstellt. Nun trat das peinliche Paradoxon ein, daß sie Rechtsnachfolger derjenigen Macht wurde, die die Hinrichtung eines ungarischen Patrioten veranlaßt und dessen Besitzungen entschädigungslos konfisziert hatte. Um jedenfalls äußerlich das Gesicht zu wahren, zahlte der ungarische Staat den Erben Batthyánys 1,7 Millionen Gulden als Entschädigung für Kisbér. So kam es zu einer späten Wiedergutmachung des geschehenen Unrechts und der expropriierte Besitz wechselte auch „de jure" in das Eigentum der Stephanskrone über.

Im übrigen kam es auf allen Gebieten des ungarischen Gestütswesens, das nun nicht mehr dem Kriegs-, sondern dem Landwirtschaftsministerium unterstellt war, unter der Leitung des überaus fähigen, energischen *Franz Kozma v. Leveld* zu umfassenden, weitreichenden Reformen, die bald Erfolge zeigten. Nach 1875 begann ein beachtlicher allgemeiner wirtschaftlicher Aufschwung. Die ungarische Gründerzeit setzte ein. Handel und Wandel prosperierten. Es war eine Epoche zahlreicher Firmengründungen und reger Bautätigkeit. Am Ende des Jahrhunderts, 1896, hatte sich in Ungarn die Situation soweit konsolidiert, daß das „Millenium" der ungarischen „Landnahme" mit großem Pomp gefeiert werden konnte.

In einem in seinen letzten Lebensjahren verfaßten Manuskript zu einem Buch mit dem Titel DAS PFERD GESTERN UND HEUTE (1. Band, Wien 1960), das mir kurz nach dem Tod des Autors zuging und das leider, außer in einigen Auszügen in der Zeitschrift „Das Holsteiner Pferd", nie veröffentlicht wurde, macht der ungarische hippologische Schriftsteller *Graf Rudolf Erdödy* einige interessante Anmerkungen zum Stand der Pferdezucht in Österreich-Ungarn kurz vor dem Ersten Weltkrieg, die hier ihren Platz finden sollen. „Die Zucht des edlen Pferdes (Vollblut und Halbblut) wurde in der einstigen Österreichisch-Ungarischen Monarchie hauptsächlich in Ungarn, Siebenbürgen, Böhmen, Mähren, Galizien und Schlesien betrieben. In Ungarn bestanden die fünf berühmten Staatsgestüte Kisbér, Bábolna, Mezöhegyes, Fogaras und später Sütvény. In Kisbér wurde Vollblut und Halbblut gezüchtet, in Bábolna Araber, die europäischen Ruf genossen, in Mezöhegyes mehrere berühmte Halbblutschläge: die nicht überaus edlen, mehr als landwirtschaftliche Gebrauchspferde geeigneten Nonius, die vorzüglichen Furiosos und ein Anglo-Arabischer Abstammung entsprossener, ebenfalls guter Schlag, die Gidrans. Im Gestüt Sütveny, das erst um die Jahrhundertwende in Staatseigentum übergegangen war, wurde, wie in Kisbér, Voll- und Halbblut gezüchtet. Außerdem gab es sehr zahlreiche große und kleine Privatgestüte im ganzen Land, und auch die Bauern befaßten sich in vielen Gegenden mit Pferdezucht.

Ich hatte vor einigen Jahren Gelegenheit, ein in französischer Sprache geschriebenes, schön illustriertes und Ungarn gegenüber entschieden freundlich gesinntes Buch zu lesen, dessen Gegenstand die ungarischen Pferde bilden und in welchem der Autor den ungarischen Bauern als eine Art Leibeigenen der Großgrundbesitzer und der Staatsdomänen schildert, wobei er von einer bäuerlichen Pferdezucht überhaupt nichts zu wissen scheint. Da diese Anschauung im Ausland des öfteren geäußert wird, dürften einige Bemerkungen über diese irrige Ansicht hier angebracht sein.

Außer in den Staatsdomänen und den Gestüten des Groß- und Mittelbesitzes wurde die Pferdezucht in großem Maßstabe auch von den ihren eigenen Grundbesitz bearbeitenden Bauern betrieben. Dies galt bis zu der Zeit Ende des Zweiten Weltkrieges.

Die derzeitige Lage (um 1960, Anm. d. Verf.) dürfte wohl anders sein. – Der Staat stellte zu diesem Zweck entsprechende Deckhengste zur Verfügung, doch konnten auch Hengste in Privatbesitz in der Landespferdezucht verwendet werden. Diese mußten jedoch jährlich einer amtlichen Kommission vorgeführt werden, die nach genauer Prüfung für die als geeignet befundenen Hengste die Decklizenz für das kommende Jahr ausstellte. Ohne diese durfte kein Hengst für die Landespferdezucht verwendet werden.

Das ganze Land war in Pferdezucht-Distrikte eingeteilt, in welchen je nach Schlag in der jeweiligen Gegend entsprechende Hengste verwendet wurden. In einem Teil des Landes wurde der schwere Zugpferdeschlag gezüchtet; und in vielen Dörfern hatten Bauern importierte oder selbstgezogene Kaltbluthengste, welche gegen entsprechende Decktaxen den Züchtern zur Verfügung standen.

In Ungarn gab es übrigens auch einen eigenen, speziellen Schlag kleiner, leichterer Kaltblüter, die in der Gegend zwischen der Drau und der Mur heimisch waren und daher Muraközi (Murinsulaner) genannt wurden.

In anderen Gegenden gab es sehr edle Halbblutpferde; und im Lauf der Zeit hatten sich in einigen Teilen des Landes im Besitz der Landbevölkerung besonders hervorragende Pferdebestände herangebildet, die oftmals auf Ausstellungen prämiiert wurden und auch als Handelsartikel einen speziellen Ruf genossen.

In jenen Gegenden, in welchen der edle Pferdeschlag gezüchtet wurde, insbesondere in Nordost-Ungarn, hatten die Bauern eine entschiedene Vorliebe für das Fahren mit guten Pferden; sie fuhren oft vier- und mehrspännig, und die Fohlen der eingespannten Stuten liefen frei dem Wagen nach. In der Zeit zwischen den zwei Kriegen bestanden schon Reitervereine für die Landbevölkerung. Ich erinnere mich gern einer Jagd mit den Hirschhunden in Örkény, an welcher auch vier junge Bauern aus der dortigen Gegend teilnahmen. Ihre Pferde wurden sonst zu landwirtschaftlichen Arbeiten verwendet, was sie jedoch in so gute Verfassung versetzt hatte, daß ihre jungen Reiter mit Vergnügen und ohne Mühe den Hunden folgen konnten und am Ende des etwa eineinhalbstündigen ‚Runs' beim Halali des Hirsches anwesend sein konnten.

Die noch immer nicht nur tendenziös, sondern auch oft aus falscher Information auftauchende Einstufung der ungarischen Bauern als unterdrückte Bevölkerungsschicht ist grundfalsch. Die einst bestehende Leibeigenschaft wurde schon 1781 beziehungsweise 1788 durch *Kaiser Joseph II.* aufgehoben. Diese lange Zeit scheint aber immer noch nicht lang genug gewesen zu sein, um einzelne davon zu überzeugen, daß der ungarische Bauer ein freier, oft gutsituierter, selbstbewußter und auf seine Rechte bedachter Staatsbürger war."

Der Zerfall der Österreichisch-Ungarischen Doppelmonarchie, der sich im Ersten Weltkrieg vollzog, war aufgrund der zahlreichen auseinanderstrebenden Minderheiten, die sich gegen die beiden Hegemonialmächte, das heißt außer gegen Deutsch-Österreich auch gegen Ungarn, wendeten, vorgezeichnet. Die in Ungarn ausbrechende Radikalisierung und die anschließende Revolution ermutigte die Tschechen zur Besetzung Oberungarns, die Rumänen zur Besetzung Siebenbürgens und die Serben zur Besetzung Südungarns. Im Frieden von Trianon 1920 büßte Ungarn etwa zwei Drittel seines Vorkriegs-Staatsgebietes und drei Fünftel seiner Bevölkerung ein. 1913, ein Jahr vor dem Ausbruch

Ungarische Post mit zehn Pferden

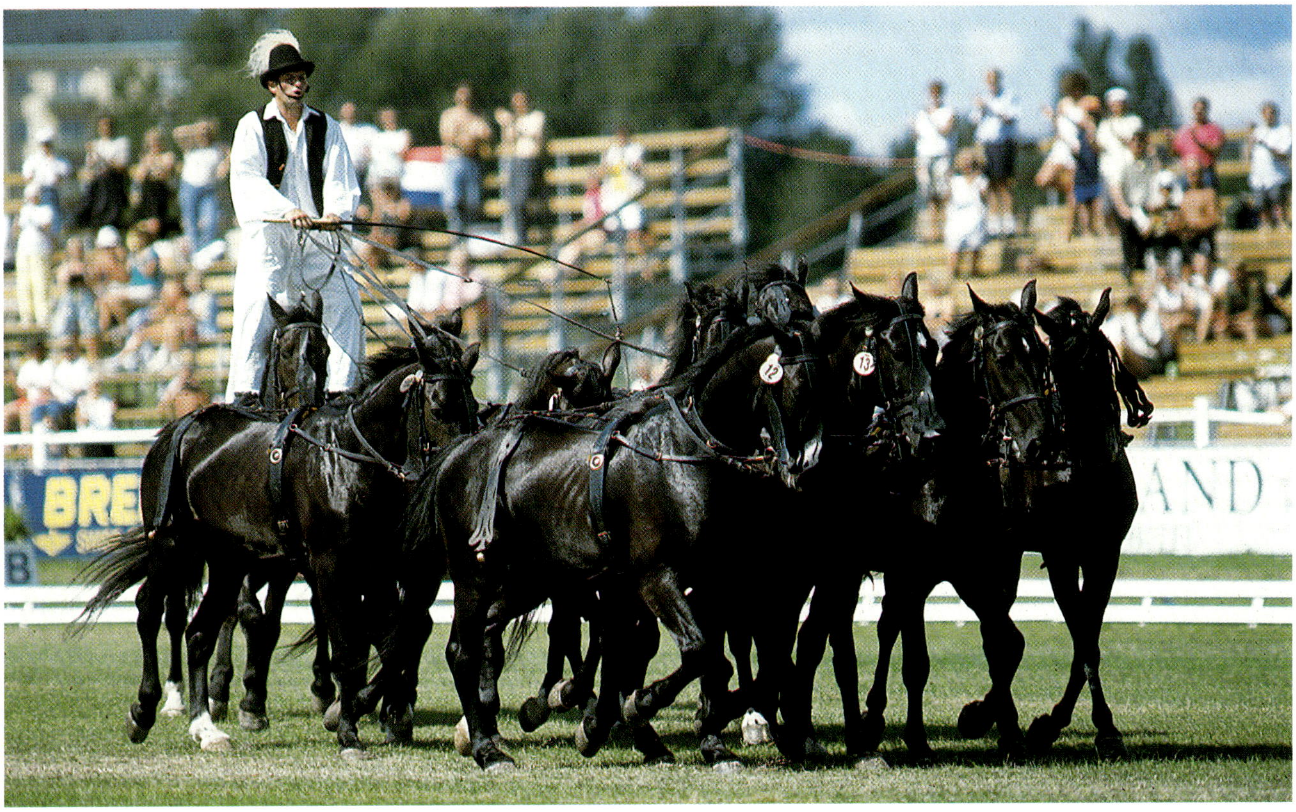

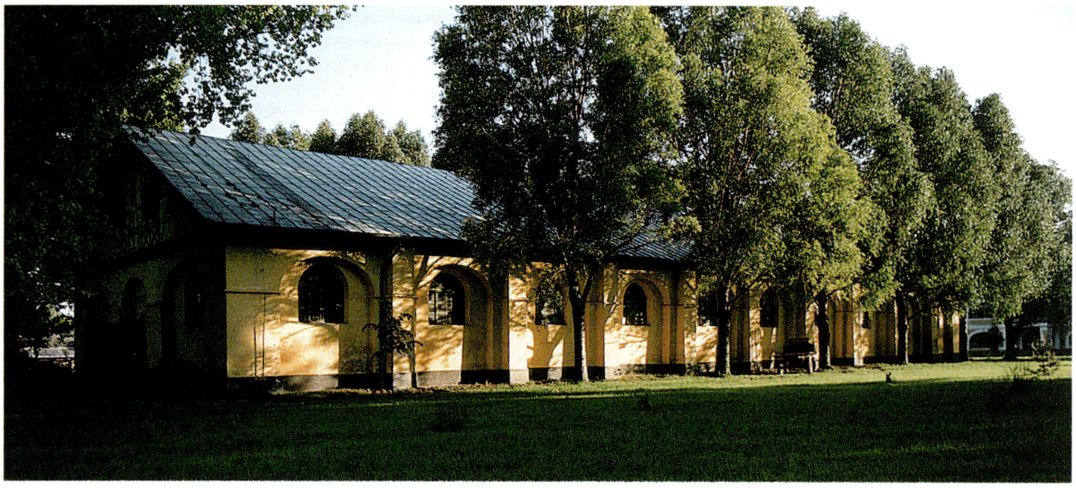

Reithaus des Gestüts Mezöhegyes

des Ersten Weltkrieges, kam das ungarische Lipizzaner-Gestüt nach Bábolna. Jedoch war das dortige Klima der Gebirgsrasse abträglich. Deshalb entschloß man sich, nach dem Zweiten Weltkrieg die Lipizzaner-Zucht nach Szilvásvárad im Bükkgebirge zu verlegen. Die Umsiedlung begann 1952 mit zunächst 30 Stutfohlen. Seit 1961 befindet sich das gesamte Gestüt dort.

Innenpolitisch trat unter dem 1920 zum Reichsverweser gewählten *Admiral Miklós Horthy v. Nagybánya* eine Phase der Stabilisierung ein. Auf dem Gebiet der ungarischen Pferdezucht kam es zu einer letzten Hochblüte, deren Schlüsselfigur der nachmalige General und ungarische Oberlandstallmeister *Tibor v. Pettkó-Szandtner* war, der ab 1920 der Gestütsverwaltung angehörte und ab 1932 Bábolna leitete. Aufgrund seiner züchterischen und organisatorischen Erfolge wurde er mit der Leitung der gesamten ungarischen Gestütsverwaltung betraut.

Im Zweiten Weltkrieg beteiligte sich Ungarn an der Seite Deutschlands am Kampf gegen die Sowjetunion. Im Winter 1944/45 kam es zur Besetzung Ungarns durch die Rote Armee. In Sorge um einen Fortbestand der ungarischen Pferdezucht nach dem Kriege mobilisierte v. Szandtner im Spätherbst und Winter 1944 alle Kräfte, und es gelang ihm, einen repräsentativen Bestand der besten Exemplare der verschiedenen Rassen vor dem Zugriff der Sowjets zu retten und in das bayerische Gestüt Bergstetten zu evakuieren. Von hier aus konnte der größere Teil in den Jahren 1947/1948 an den ungarischen Staat zurückgegeben werden.

Bis 1989 wurde Ungarn in den „Warschauer Pakt" gezwungen. Ein 1956 versuchter Ausbruchsversuch und Aufstand gegen die kommunistische Regierung und die sowjetische Besatzung wurde von der Roten Armee blutig niedergeschlagen. 200 000 Ungarn flüchteten ins Ausland. Dennoch kam es anschließend zu einem vorsichtigen politischen und wirtschaftlichen Liberalisierungsprozeß. Die Zulassung größerer wirtschaftlicher Eigeninitiativen und Gewährung einer gewissen Freizügigkeit ermöglichte einen relativen Wohlstand und eine Atmosphäre, die man ironisch als die „fidelste Bracke des sozialistischen Gulags" bezeichnete.

Die Pferdezucht jedoch durchlief nach dem Zweiten Weltkrieg eine sehr schwere Zeit. Das Interesse des Landwirtschaftsministeriums an ihr war von Anfang an gering. Das System stand dem Pferd eher negativ gegenüber, da dieses Betriebsmittel den Kollektivierungsbestrebungen entgegenstand: Solange der Bauer ein Pferd sein eigen nannte, fühlte er sich selbständig. Durch die mit Macht vorangetriebene Motorisierung allen Transportwesens und vor allem der Landwirtschaft kam es zu einem starken Rückgang der Pferdezahlen.

„Ich will keine Pferde mehr sehen!' schallte es aus dem Munde des Ministers für Staatsgüter 1954 – und diese politische Parole wurde überall radikal durchgesetzt", lesen wir bei *Dr. Hecker* (a. a. O.). In einem allgemeinen radikalen Reformprozeß des ungarischen Gestütswesens in den Jahren 1961/1962 wurde den Zuchten schwerster Schaden zugefügt und die traditionellen Rassen teilweise so stark reduziert, daß ihr Weiterbestehen heute ernstlich gefährdet scheint.

Wie *Tibor v. Szandtner* bereits 1947 in einem Brief an den damaligen Landwirtschaftsminister *Károly Bárányos* prophetisch geschrieben hatte, bedeutete es ein Hasardspiel, die alten Rassen aus ihren traditionellen Heimatgestüten in neue Betriebe der „Abteilung Tierzucht" zu verpflanzen, die dafür absolut ungeeignet waren. Wörtlich schrieb er: „Bábolna, Kisbér und Mezöhegyes sind nicht nur in Europa, sondern auf der ganzen Welt bekannte, mit unseren Pferden verbundene Begriffe. Die Pferde wuchsen auf diesen Böden auf und sind für immer mit ihnen verbunden. Die anderen Landwirtschaftsbetriebe sind, auch wenn sie gute Tiere züchten, nicht wie diese drei für diese Zwecke geschaffen; also müssen diese drei Betriebe die Heimat unserer schon zu Weltruf gelangten Pferdezucht bleiben!" – Leider wurde seine Warnung in den Wind geschlagen. Die Meinung von Fachleuten war nicht gefragt. Der Sozialismus bestimmte die ideologische Richtung.

1961/62 wurden die als Genreserven zur Reinzucht bestimmten Gidran-, Nonius-, Kisberi- und Furioso-North-Star-Bestände in andere Betriebe umquartiert. In Mezöhegyes verblieb ein gemischter Stutenbestand, mit dem man eine Umzüchtung in Richtung auf ein vielseitig verwendbares warmblütiges Sportpferd begann. Am Anfang verwendete man Hannoveraner-Hengste meist des alten Wirtschaftstyps. Da die Ergebnisse nicht befriedigten, importierte man im Winter 1963/1964 den Holsteiner *Ramzes-AA*-Sohn *Ramzes Junior* und setzte später die Zucht mit weiteren Holsteiner-Hengsten und sehr guten Erfolgen fort.

Mit der Öffnung des „Eisernen Vorhangs" 1989 setzte eine umfangreiche Privatisierung von Gestüten ein. Es entstanden private Zuchten und Zuchtverbände, die sich seither um den Erhalt der verschiedenen Traditionsrassen und um den Aufbau einer sportgeeigneten Reitpferdezucht bemühen.

WARMBLUT-ZUCHTEN

SHAGYA-ARABER

Araberrasse

TYP, INTERIEUR, VERWENDUNG: Als „Shagya-Araber“ werden im Arabischen Typ stehende Pferde bezeichnet, deren Abstammung sich nicht lückenlos auf Original-Arabische Vorfahren zurückführen läßt. Der im Vergleich zum Reinblut-Araber größere, kalibrigere und sehr typtreue Shagya steht im Typ der leichten Kavallerieremonte und wurde ursprünglich hauptsächlich für den militärischen Gebrauch gezüchtet. So war zum Beispiel die Königliche Garde zu Budapest auf Shagya-Arabern beritten. Nach *Graf C. G. Wrangel* in DIE RASSEN DES PFERDES (2. Band, Stuttgart 1909) galten die Shagyas als „unverwüstliche Pferde, deren Leistungsfähigkeit in der gesamten österreichisch-ungarischen Armee geradezu sprichwörtlich geworden“ war. In seinen „Hippologischen Wanderungen“ (erschienen 1909 in der Rennzeitung SPORTWELT, Berlin) lieferte der nachmalige Oberlandstallmeister *Dr. Gustav Rau* folgende ähnlich positive, bis heute zutreffende Beschreibung: „... die Shagyas sind von den Orientalischen Stämmen. . . am verbreitetsten, und man kann sagen, sie sind auch der vollkommenste Stamm..., ein mittelschwerer Reitschlag von besonderer Tiefe und Breite..., im Gebrauche unverwüstlich..., vorzügliches Temperament... Die Shagyas sind breit, tief und muskulös, schöne Mütter, besonders edel, dabei kräftig. . .“

Heute ist der Shagya ein vielseitig verwendbares Reit- und Sportpferd für alle Sparten des Reitsports, einschließlich Jagden und Distanzritte. Daneben war er schon immer ein hochelegantes, leichtes und gängiges Kutschpferd (Jucker) für die ungarische Anspannung.

Die Rasse ist hart, ausdauernd, widerstandsfähig, dabei trotz des lebhaften Temperaments einfach im Umgang, von liebenswürdigem Charakter, leichtrittig und leistungsbereit. Mit Erfolg wird der Shagya als Veredler in der warmblütigen Reit- und Sportpferdezucht eingesetzt.

EXTERIEUR: In der Gesamterscheinung ist der Shagya ein sehr harmonisches, gefälliges, schönes Pferd. Dem reinblütigen Araber im Exterieur ähnlich, jedoch aufgrund sorgfältiger Zuchtwahl über viele Generationen und besserer Aufzuchtbedingungen in Europa meist deutlich größer und stärker, zugleich korrekter, macht er den Eindruck eines in größere, stärkere Dimensionen übersetzten Original-Arabers.

Der Kopf ist in der Regel deutlich orientalisch geprägt, mit breiter Stirn, konkavem Profil („Araberknick“), hoch angesetzten, kurzen, spitzen, beweglichen Ohren, großen lebhaften, ausdrucksvollen Augen und weiten Nüstern. Der Hals ist meist lang, schön geschwungen und aufgesetzt, mit leichtem Genick. Gelegentlich finden sich auch unedle Individuen mit schmaler Stirn, geradem Profil, kleinen Augen und kurzem Hals.

Der Widerrist ist nicht sehr hoch, reicht jedoch weit in den öfter etwas weichen Rücken hinein. Die Schulter kann etwas knapp und nicht sehr schräg gelagert sein. Die Lendenpartie ist kurz und stark, die Kruppe ebenfalls nicht sehr lang, melonenförmig abgerundet, mit hohem Schweifansatz. Das Fundament ist trocken, mit wohl markierten, stahlharten Sehnen und breiten, gut ausgebildeten Gelenken. Die Fesselung, vor allem vorn, kann gelegentlich ein wenig weich sein. Die Hufe sind klein, wohlgeformt und hart.

Mähnen- und Schweifhaar sind reich ausgebildet, fein und seidig wie

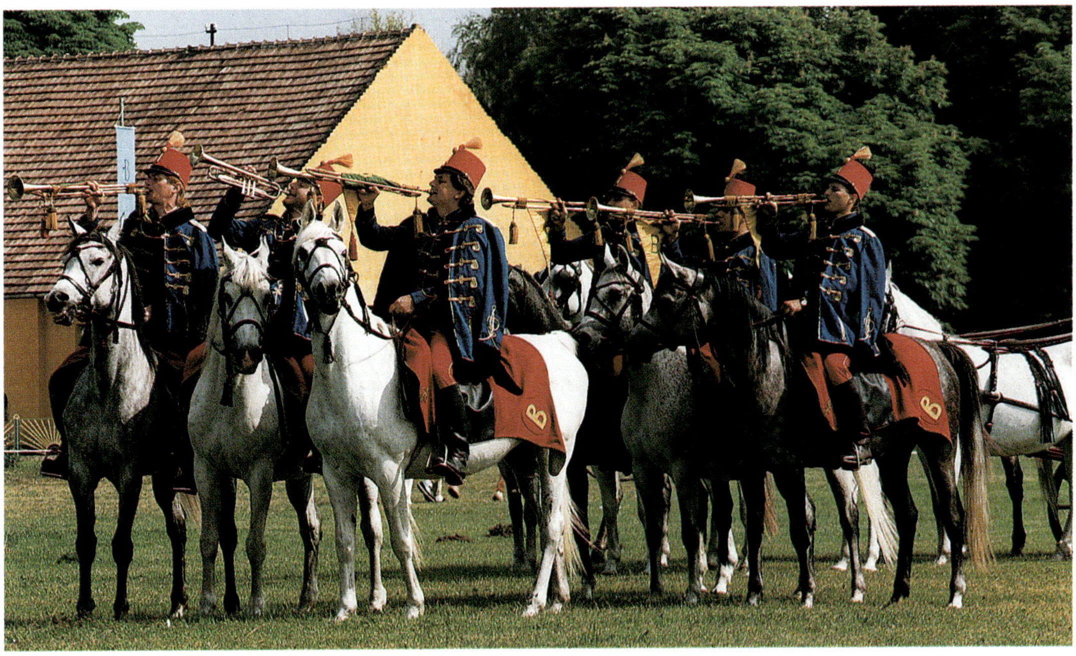

Das Bábolnaer Trompeterkorps auf Shagya-Arabern

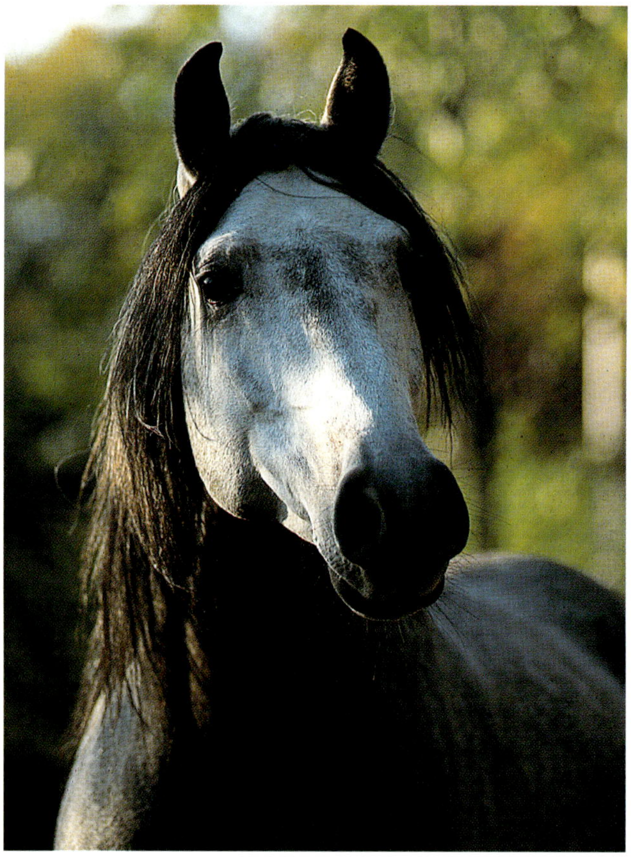

Kopfstudie eines Shagya-Araberhengstes

die übrige Körperbehaarung. Am häufigsten kommen Schimmel vor, doch finden sich auch Braune und Füchse; Rappen sind selten. Es gibt keine Wildfarben oder Scheckung.

Die Größe der Hengste liegt bei 156–163 cm, die der Stuten bei 153–162 cm Stockmaß.

MECHANIK:
Die Rasse besitzt leichte, korrekte, raumgreifende Bewegungen in den drei Grundgangarten und oft recht gute Springanlagen.

ZUCHT:
Ursprünglich war der Shagya-Araber in Österreich-Ungarn beheimatet, vor allem in den Hauptgestüten Bábolna (in Nordost-Ungarn, nahe der slowakischen Grenze) und Radautz (in der Bukowina, seit dem Frieden von Trianon 1920 rumänisch). Heute findet er sich außer in seinen Ursprungsländern auch in allen Nachfolgestaaten der Österreichisch-Ungarischen Donaumonarchie und vielen anderen Ländern. Auf dem Gebiet der ehemaligen Tschechoslowakei züchtet man ihn in den Gestüten Topolčianky (Slowakei) und Napajedl (an der March, in Mähren) und in Polen in den Gestüten Janow Podlaski (am Bug), Albigowa und Nowy Dwor. In Deutschland wurde die Zucht nach dem Zweiten Weltkrieg zeitweilig vor allem im Gestüt Ankum (bei Osnabrück) gepflegt.

Bis 1982 als „Araberrasse" bezeichnet, ist die Rasse international nach dem wichtigsten der vorhandenen Stämme in „Shagya-Araber" umbenannt worden. Der zuständige Zuchtverband in Ungarn ist „Magyarországi Arab (Arab Telivér és Shagya Arab) Lotenyésztök Egyesület" in Budapest. Weltweit wird die Shagya-Zucht, deren Gesamtpopulation auf etwa 1500 Stuten geschätzt wird, von der „Internationalen Shagya-Gesellschaft e. V." (ISG) als Dachorganisation der verschiedenen nationalen Züchtervereinigungen und Gestüte vertreten.

GESCHICHTE:
Die heute als Shagya-Araber bezeichneten Pferde sind meist ebenso reinblütig wie die große Mehrzahl der seit Generationen außerhalb des Orients gezüchteten, meist landläufig als „Vollblut" bezeichneten Arabischen Pferde. Es stimmt ein wenig nachdenklich, wenn ein so anerkannter Fachmann wie *Graf Wrangel* (a. a. O.) schreibt: „Obgleich ich die in den Gestütbüchern angegebene Abstammung der Original-Araber-Hengste hier beigefügt habe, stehe ich auf dem Standpunkt, daß den Pedigrees, die den in der Wüste angekauften Pferden mitgegeben werden, nur in den seltensten Fällen irgendwelcher Wert zuerkannt werden kann."

Die Rasse entstand im vorigen Jahrhundert vor allem auf dem Gebiet des damaligen Ungarns aus wenigen Original-Araber- und Reinblut-Araber-Stuten, einigen Lipizzaner-, Andalusischen, Moldavischen, Siebenbürger- und anderen Stuten sowie einer größeren Anzahl bereits während der Türkenherrschaft orientalisierter Landstuten, die seit 1816 ausschließlich mit Original-Araber-Hengsten gepaart worden und dann untereinander weitergezüchtet worden waren. Durch Original-Araber kam es allmählich zu einer Verdrängungszucht, wobei auf Größe, Kaliber und Korrektheit der Stellung und des Ganges selektiert wurde. Später verwendete man dann Hengste, die aus dieser Zucht hervorgegangen waren und bereits im angestrebten Typ standen, wobei man eine ausgedehnte Linienzucht betrieb.

Die Geschichte der Shagya-Zucht ist im wesentlichen auch eine Geschichte des Gestüts Bábolna. Das „ungarische Arabien", wie *Graf Wrangel* in UNGARNS PFERDEZUCHT IN WORT UND BILD (1. Band, Stuttgart 1893) Bábolna nennt, wurde 1789 während der Regierungszeit *Kaiser Josefs II.* gegründet und 1790 vom Militär-Ärar übernommen, zunächst bis 1806 als Filiale des Mezöhegyeser Militärgestüts, für das es gewissermaßen als Durchgangs- und Quarantänestation zum Beispiel bei Auslandsankäufen diente.

Über diese erste Zeit ist wenig Schriftliches erhalten geblieben, da im Juni 1806 beim Einfall der Napoleonischen Truppen nicht nur die meisten der ursprünglich vorhandenen Gebäude, sondern auch sämtliche Akten verbrannten. Im Herbst 1806 verkündete ein Erlaß des Hofkriegsrates, daß Bábolna mit Beginn des Militärjahres 1807 als selbständiges Gestüt zu betrachten sei.

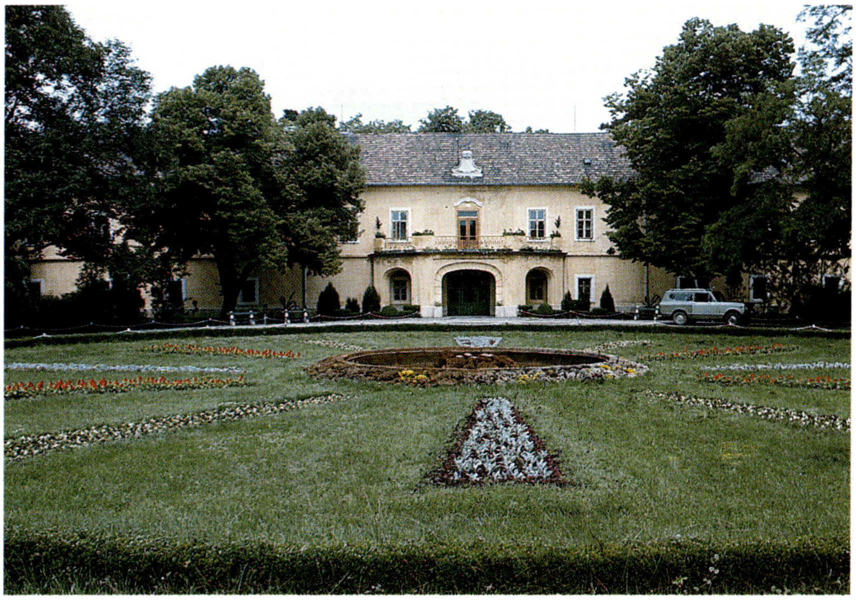

Bábolna, Hauptgebäude

Im Jahre 1816 soll von der Wiener Gestüts-Oberdirektion die Paarung der Bábolnaer Mutterstuten mit Orientalischen Hengsten als Zuchtprinzip aufgestellt worden sein. Etwa um diese Zeit lieferte der Agent *Baron Fechtig* auf Rechnung des Gestüts den Hengst *Siglavi Gidran* und die Stute *Tiffle*. Während *Gidran* im Gestüt Mezöhegyes die Gidran-Rasse begründete, wurde *Tiffle* in Anpaarung an ihn die Mutter des Bábolnaer Hauptbeschälers *Gidran I*, der dort von 1823 bis 1834 deckte. Einige Jahre später kamen weitere Orientalische Hengste und auch Stuten nach Bábolna. Ein guter Anfang für die Orientalische Zuchtrichtung war gemacht.

Die Zuchtpolitik wurde jedoch nicht konsequent durchgehalten. In den folgenden Jahren verwendete man eine Reihe von spanischblütigen Hengsten aus Koptschan und zwischen 1835 und 1839 mehrere Vollblut-Hengste und betrieb mit ihnen eine ziemlich planlose Mischzucht. Damit kam es zu einem allgemeinen Rückgang der Zucht. Nach Analyse der gemachten Fehler betraute die Oberdirektion in Wien 1836 den neuen Gestütskommandanten *Major Freiherr Eduard v. Herbert* mit der Mission, eine größere Anzahl von reinblütigen Arabischen Zuchtpferden in Syrien anzukaufen. Von dieser Expedition, die höchst erfolgreich verlief, brachte der Major neben anderen wertvollen Zuchthengsten und -stuten, die er bei den in der Umgebung von Damaskus und Aleppo lebenden Beduinenstämmen gekauft hatte, auch den für Bábolnas weiteres Schicksal so bedeutsamen Hengst *Shagya*, den Gründervater der gleichnamigen Rasse, mit.

Der große Erfolg der ersten Orientreise Herberts bewirkte, daß man sich höheren Ortes bewogen fand, kurze Zeit darauf, 1843, den inzwischen zum Oberstleutnant avancierten Baron Herbert erneut in den Orient zu schicken, diesmal nach Ägypten, von wo er ebenfalls mit einem Lot wertvoller Zuchtpferde zurückkehrte – wenn auch unter ihnen kein zweiter *Shagya* war. Nun war also Bábolna im Besitz eines Fundus besten Orientalischen Zuchtmaterials, das zu den schönsten Hoffnungen berechtigte.

Leider jedoch erfuhr die züchterische Tätigkeit während der ungarischen Revolution 1848/49, bei der Bábolna wechselweise von österreichischen und ungarischen Truppen besetzt war und der Pferdebestand zeitweilig evakuiert werden mußte, erhebliche Störungen. Auch ging die Qualität der Pferde aufgrund von Fehlern der Gestütsleitung zurück. Die von Baron v. Herbert importierten Orientalen waren, soweit sie noch lebten, um die Mitte der fünfziger Jahre bereits überaltert oder hatten eine andere Bestimmung erhalten. Damit stand Bábolnas Zucht auf sehr schwachen Füßen. Es schien unerläßlich, für eine Zuführung neuen Reinblutes zu sorgen.

Eine Expedition *Major Ritter v. Gottschligs* 1852 nach Syrien war erfolglos gewesen, seine Akquisitionen blieben weit hinter den auf sie gesetzten Erwartungen zurück. Darauf

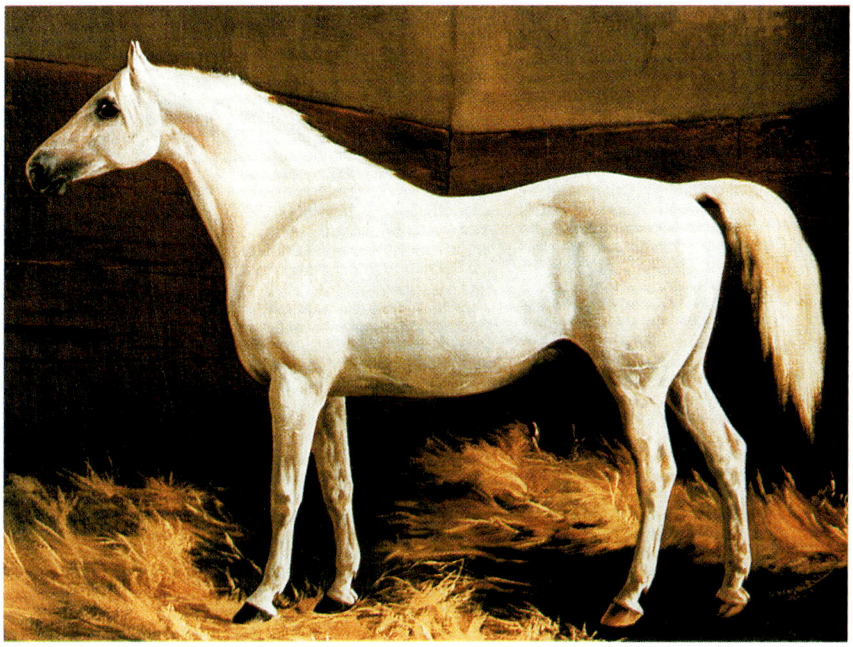

Hengst Shagya X, geb. 1855, v. Shagya IV a. d. 307 Samhan, Gestüt Bábolna

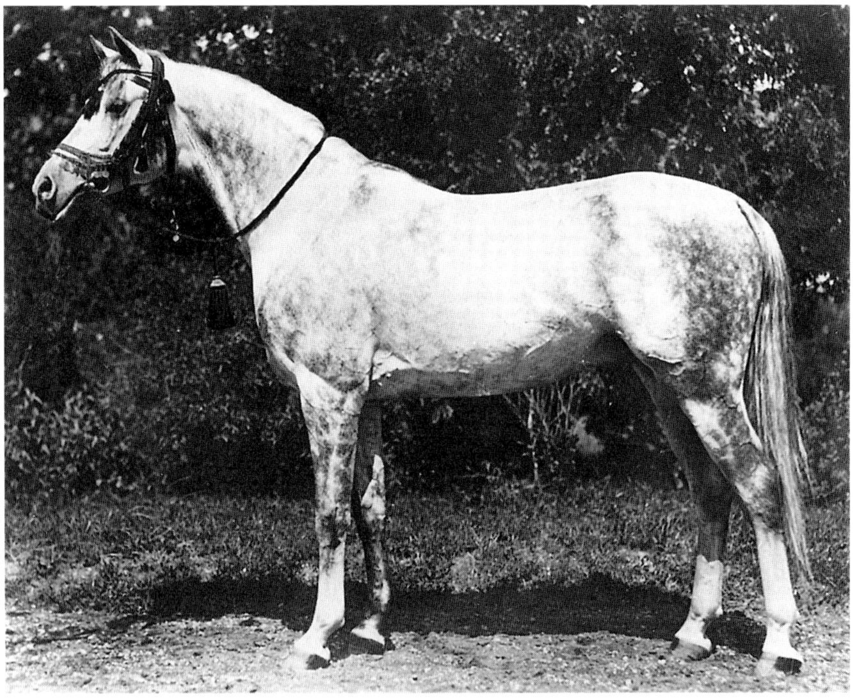

Shagya-Araberhengst Gazal II v. Gazal I a. d. 74 Shagya XVI, aus dem Gestüt Szögyen Puszta des Grafen Palffy

beorderte die Regierung im Jahre 1856 eine vierte Orientmission. Sie konnte, was die finanzielle Ausstattung und die erzielten Resultate betrifft, mit den vorhergegangenen nicht verglichen werden. Zum Leiter dieser Expedition wurde der bekannte Hippologe und hervorragende Organisator *Oberst Rudolf Ritter v. Brudermann* bestellt, der kurz zuvor aus dem aktiven Militärdienst in die Gestütsverwaltung versetzt worden war. Einen Bericht über die Expedition, der gedruckt vorliegt, lieferte Brudermanns Adjutant, *Oberleutnant Eduard Löffler*. Das Ergebnis war überwältigend: Unter Mühen und Gefahren aller Art gelang es der Kommission, insgesamt 16 Hengste und über 50 Stuten zu erwerben, zu denen noch 14 von trächtig angekauften Stuten gefallene Fohlen kamen.

Für das Hofgestüt Lipizza hatte der Oberst 2 Hengste und 16 Stuten, lauter Schimmel, gekauft. Der aus 14 Hengsten und 34 Stuten sowie den Fohlen bestehende Rest war für Bábolna bestimmt.

In Bábolna erwartete Oberst Brudermann die ehrenvolle und dankbare Aufgabe, als Gestütskommandant sein Wissen und Können in eine überaus fruchtbare Tätigkeit umzusetzen. Tatsächlich wurde „die Ära Brudermann von epochemachender Bedeutung für das Bábolnaer Gestüt", um *Graf Wrangel* (a. a. O.) zu zitieren, obgleich sie nur drei Jahre andauerte, da er dann von dort „fortgelobt" wurde. Es gelang ihm in kürzester Zeit, die entscheidenden Weichenstellungen für das Gestüt vorzunehmen, sowohl in züchterischer wie organisatorischer Hinsicht, so daß der allgemeine Fortschritt von seinen beiden Nachfolgern nicht verhindert werden konnte.

Nachdem Ungarn nach der Revolution zunächst zentralistisch von Wien aus regiert worden war, wurde 1861 die ungarische Verfassung wiederhergestellt. 1866, nach der Niederlage Österreichs gegen Preußen, kam es dann zu einer Annäherung zwischen Wien und Budapest, die dazu führte, daß ab 1869 Österreich und Ungarn in zwei Reichshälften geteilt wurden, wobei Ungarn eine eigene autonome Verwaltung erhielt. Damit wurden auch die ungarischen Pferdezuchtanstalten unter die Verwaltung in Budapest gestellt.

Sofort wurde eine Expertenkommission eingesetzt, die eine eingehende Besichtigung aller Gestüte vornehmen und anschließend Vorschläge bezüglich der zukünftigen Gestaltung und Aufgabenstellung unterbreiten sollte. Dieser Kommission gehörte auch der ebenso sachkundige wie energische Ministerialrat *Ferenc Kozma v. Leveld* an, dem von nun an die Leitung des gesamten ungarischen Gestütswesens unterstellt war, eine Position, die er 21 Jahre lang bekleidete.

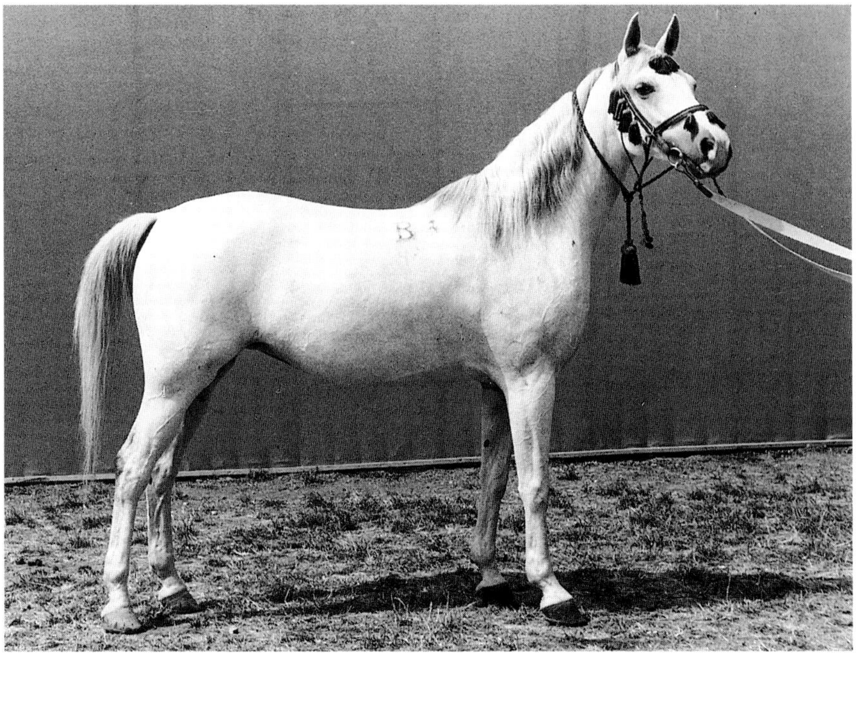

Prämiierte Shagya-Araberstute aus Bábolna auf der DLG-Schau 1959 in München

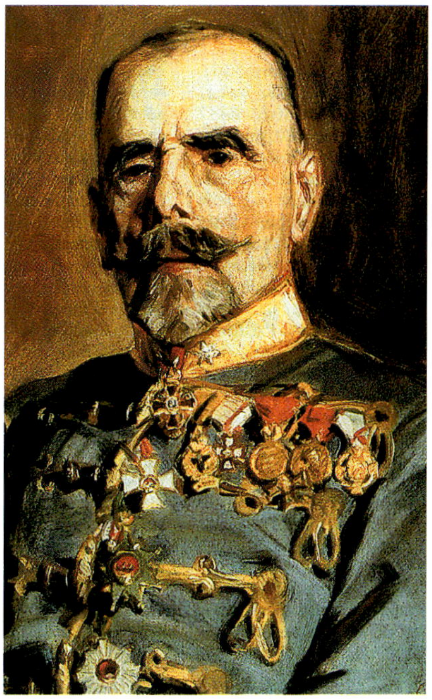

Mihály Fadlallah el Hedad (1841–1924), langjähriger Leiter des Gestüts Bábolna

Das Ergebnis der Besichtigung Bábolnas war, daß die Kommission eine Reihe von Beschälern als in der Qualität nicht adäquat ausmusterte. Immerhin fanden zwei Shagya-Hengste und der Arabische Halbblutbeschäler *Abugress* Gnade vor den Augen der Kommission. Von den Stuten erhielten 48 das „consilium abeundi". Die Lücke, die dadurch im Stutenbestand klaffte, wurde durch 45 Arabischblütige Stuten aus Mezöhegyes ausgefüllt.

Die wichtigste Neuerung in Bábolna war eine wesentlich verbesserte Haltung und Fütterung der Fohlenstuten und der Jungpferde. Züchterisch trug am meisten der alte *Mahmud Mirza* zur Hebung der Qualität der heranwachsenden Jahrgänge bei. Dieser Original-Araber, dessen Alter damals auf etwa 30 Jahre geschätzt wurde, erwies sich auch in den letzten Jahren seiner Zuchtverwendung von geradezu staunenswerter Fruchtbarkeit. Durch sachgerechte Aufzucht und Verwendung der besten Hengste gelang es innerhalb nur weniger Generationen, die Widerristhöhe von durchschnittlich 150 cm auf durchschnittlich 160 cm Bandmaß anzuheben.

Ein weiterer Fortschritt bestand in der Prüfung der zur Zucht bestimmten jungen Stuten, was schon *Oberst v. Brudermann* befürwortet hatte. Während man früher die Mutterstuten einzig ihrer äußeren Form nach ausgewählt hatte, wurden sie nun, teils unter dem Reiter, teils im Geschirr, nicht etwa einer oberflächlichen Prüfung, sondern einem ein Jahr dauernden Training unterworfen. Nur die bewährten Stuten wurden behalten.

Mit den Pferden, die Oberst v. Brudermann im Vorderen Orient gekauft hatte, war ein vierzehnjähriger Beduinenjunge nach Ungarn gekommen, *Mihály Fadlallah el Hedad*. Er wurde auf Veranlassung des Kaisers, als der in Prestanek die soeben eingetroffenen Pferde besichtigte, auf die Kadettenschule geschickt, avancierte dort zum Offizier und wurde Anfang der siebziger Jahre dem Gestütsdepartement zugeteilt. Von 1899 bis 1913 war er Gestütskommandant. Als Gestütsbeamter wurde er, da der arabischen Sprache mächtig und mit den Verhältnissen im Vorderen Orient vertraut, mehrfach damit beauftragt, dort reinblütige Pferde anzukaufen. In seiner Zeit stellten sich große Erfolge der durchdachten, fundierten züchterischen Arbeit in Bábolna ein, das damals zum bedeutendsten Arabergestüt Europas geworden war, wie die Gestütspferde unter anderem auf der Weltausstellung in Paris 1900 demonstrierten. Bestätigt wurde dies auch durch das große internationale Kaufinteresse an Zuchtmaterial aus Bábolna. Hier war es gelungen, in dem Shagya-Araber den edlen Arabischen Typ, die spezifischen Eigenschaften des Orientalen, mit einem kräftigen, wohlbemuskelten Körper und einem starken, korrekten Fundament zu verschmelzen.

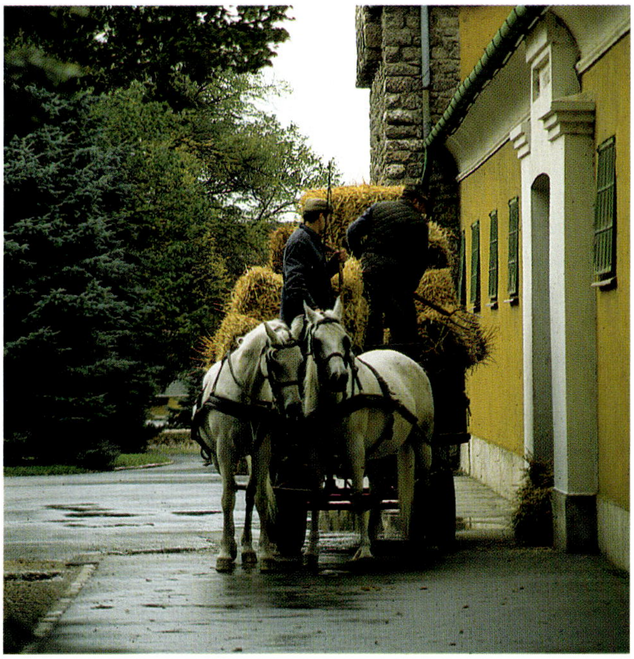

Shagya-Gespann in der täglichen Arbeit

Inzwischen ging die unmittelbare Wirkung der Bábolnaer Zucht weit über das ungarische Stammland hinaus. In Bábolna geborene Hengste deckten in der Slowakei, in Kroatien, Bosnien und der Herzegowina und erhielten so Einfluß auf die dortigen Landeszuchten. Radautz, in der Bukowina, erhielt als k.u.k.-Gestüt die bedeutendsten Hengste, die Linienbegründer, fast ausschließlich aus Bábolna, und es fand ein regelmäßiger Austausch von Zuchtmaterial zwischen den beiden Gestüten statt. Von Radautz wiederum wurden die Hengstdepots in der Bukowina und in Galizien mit Beschälern versorgt, ebenso wie die zahlreichen Privatgestüte. In den hervorragenden polnischen Gestüten Galiziens lieferten Hengste aus den Linien *Ben Azet*, *Dahoman*, *El Bedavy*, *El Delemi*, *Gidran*, *Hadudy*, *Shagya* und *Sheraky* edle, harte Leistungspferde bis weit in das 20. Jahrhundert hinein.

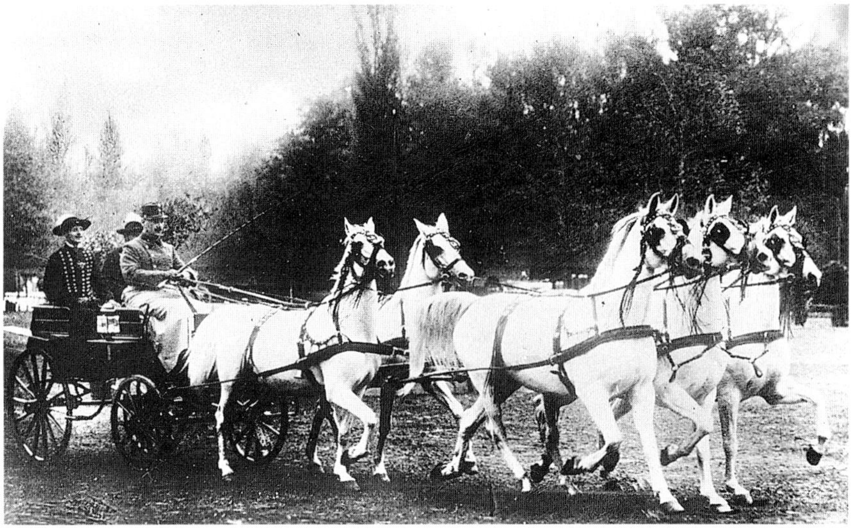

Der ungarische Oberlandstallmeister General Tibor Pettkó v. Szandtner mit einem Shagya-Fünferzug des Gestüts Bábolna war in den dreißiger Jahren in zahlreichen internationalen Fahrprüfungen erfolgreich.

Der Erste Weltkrieg brachte für Bábolna keine großen Veränderungen, desto größere jedoch für die gesamte Pferdezucht der Doppelmonarchie. Schon 1914 mußte das Gestüt Radautz in den Westen evakuiert werden. Nach dem Krieg wurden seine Bestände teils an das slowakische Gestüt Topolčianky, teils an den Grafen *Ferenc Esterházy* in Tata verkauft. 1936 wurde die in Tata vorhandene Shagya-Herde samt einem Hengst und dem gesamten Nachwuchs von Bábolna übernommen.

1932 begann *Tibor v. Pettkó-Szandtner* seine Tätigkeit als Gestütskommandant von Bábolna, nachdem er dort von 1920 bis 1927 bereits Gestütsassistent gewesen war. Mit ungeheurem Elan und größter Sachkenntnis ging der neue Gestütsleiter an seine Arbeit. Soweit die alten Linien der Araberrasse nicht mehr im Gestüt vorhanden waren, holte er, wenn möglich, ihre noch lebenden, hervorragendsten Vertreter nach Bábolna zurück, darunter ein Koheilan aus dem Kaukasus, ein Siglavi aus Jugoslawien, einen Jussuf fand er in Ungarn selbst, ebenso einen Kemir. Er bemühte sich, alle alten, im Aussterben begriffenen Linien wiederzubeleben, zum Teil auch mit ganz alten Hengsten. Zu ihnen gesellte er einige Hengste aus neuen Original-Araber-Linien, wie *Kuhailan Zaid*, *Kuhailan Haifi* und *Kuhailan Adjuz*. Damit verwirklichte Szandtner etwas, was in der Vergangenheit in Bábolna noch nicht gelungen war.

Nach nur zehnjähriger rastloser Tätigkeit, die sich nicht nur auf die züchterische Arbeit, sondern ebenso auf bauliche Veränderungen, Prüfung der Pferde, Organisation des Gestütsdienstes, Turnierteilnahmen und Repräsentation erstreckt hatte, wurde Szandtner 1942 an die Spitze der gesamten Ungarischen Gestütsverwaltung berufen. Dann jedoch näherte sich das furchtbare Ende des Zweiten Weltkrieges.

Folgen wir hier der Darstellung von *Dr. Walter Hecker* in BÁBOLNA UND SEINE ARABER (Gerlikon 1994): „Die Kämpfe des Zweiten Weltkrieges rückten nach den verlorenen Schlachten im Osten schnell näher. Am 23. September 1944 hatte die Rote Armee bereits die ungarische Grenze überschritten.

Die größte Sorge v. Pettkó-Szandtners war, den Pferdebestand der staatlichen Gestüte und Hengstdepots, diesen reichen Schatz über 150jähriger Zuchtarbeit, vor der immer mehr herankommenden Vernichtung zu retten. Nach langem innerem Ringen kam er zu der Erkenntnis, daß nur die Pferde Überlebenschancen haben, die den Kampfhandlungen und der sowjetischen Besetzung entkommen können. . .

Tibor v. Pettkó-Szandtner klopfte bei seinen alten deutschen Freunden an und erbat Unterschlupf für ‚seine Pferde', ‚in einem Gebiet, das voraussichtlich von der sowjetischen Front nicht mehr erreicht werden wird, hoffentlich!'

Die Reiterfreunde halfen. Im freistehenden bayerischen Remontedepot Bergstetten wurde die Unterkunft der ungarischen Pferde und ihrer Betreuer vorbereitet. Aber es war nicht genügend Platz für alle die Pferde da, die in Sicherheit gebracht werden sollten. . . Schweren Herzens mußte nun der gesamte Bestand der Staatsgestüte und der Hengstdepots nach Hengstlinien bzw. Stutenfamilien geordnet, gründlich durchgesehen und in zwei Teile getrennt werden. Das sollte so geschehen, daß notfalls aus jeweils einer Hälfte die Pferdezucht Ungarns, alle Rassen, alle Hengstlinien und alle Stutenfamilien wieder aufgebaut werden konnten.

Im Dezember 1944 erfolgte . . . die Evakuierung der dafür vorgesehenen Zuchtpferde mit Personal, Ausrüstungen, Futtermittel usw., vorwiegend aus den Gestüten Kisbér, Mezőhegyes und Bábolna. . ."

Leider kam es in der ersten Besatzungszeit in Bergstetten zu Mißhelligkeiten mit dem amerikanischen Ortskommandanten, einem *Major James Owen*, der alles versuchte, die ungarischen Pferde in alle Winde zu zerstreuen, bevor höhere amerikanische Stellen das hätten verhindern können. So ging einiges wertvolles Material verloren. Tibor v. Szandtner und sein Vertreter *Detlev v. Arentschildt* wurden als Gestütsleiter abgesetzt und eingesperrt und an ihrer Stelle der Wachtmeister *Lajos Szemerényi* zum „Chef" ernannt.

Im Dezember 1947 konnten die ersten Pferde unter Leitung des Wachtmeisters nach Ungarn zurückkehren, im Januar 1948 kamen die letzten. Von den 1944 zurückgelassenen Pferden fanden sich nach und nach zwei reinblütige Araber-Stuten und zwei Hengste, ca. 40 Shagya-Stuten und 20 Lipizzaner-Stuten wieder. Der Rest blieb verschollen. Damit hatte sich die

Richtigkeit der Entscheidung Szandtners bestätigt. Mit den geretteten Pferden konnten die ungarischen Zuchten wieder rekonstruiert werden. Für diese Tat wurde er von den Kommunisten zum Vaterlandsverräter erklärt.

Leider war das Interesse der Obrigkeit an der Araber-Zucht Bábolnas in den fünfziger Jahren sehr gering. Der damalige Landwirtschaftsminister hätte sie am liebsten völlig aufgegeben. Durch die mit Macht vorangetriebene Motorisierung des Transportwesens und vor allem der Landwirtschaft wurde die Pferdezucht immer unrentabler. Daher mußte der Bábolnaer Pferdebestand auf Befehl von „oben" auf insgesamt 40 Mutterstuten reduziert werden. Vor allem die Linien der Reinblut-Araber, die sich durch besonders starke, kalibrige Pferde vor den meisten Araber-Zuchten in Europa auszeichneten, weshalb sie sich auch als Veredler der Shagya-Zucht eigneten, waren damals fast erloschen, da der Bestand zu klein geworden war, um die Zucht im Rahmen der bewährten alten Blutlinien aufrechtzuerhalten. Aber auch ein großer Teil des Shagya-Zuchtmaterials wurde – gegen harte Devisen – ins westliche Ausland verschleudert – wo mit ihm erfolgreich weitergezüchtet wurde.

Zu Beginn der sechziger Jahre stellte sich heraus, daß die Pferde nicht, wie erwartet, im Zoo verschwunden waren, daß sich vielmehr ihre Renaissance auf sportlichem Gebiet abzeichnete, daß sich demnach mit den Bábolnaer Arabern im Westen Geld machen ließ. So ging man an einen Wiederaufbau der Zucht. Allerdings bediente man sich weniger der alten Stämme, von denen nur noch wenig vorhanden war, sondern unternahm den Versuch, mit Hilfe verschiedener, in Ägypten gezogener Original-Araber-Hengste die Reinblut-Araber-Zucht wiederzubeleben.

Später holte man dann auch noch 14 ägyptische Stuten nach Bábolna. Aber die Nachzucht der Ägypter war sehr viel feiner als die Pferde aus den alten Linien. Zwar waren die Ägypter sehr typvoll und trocken, aber sie hatten teilweise lange, weiche Rücken und feine, leichte Fundamente und insgesamt wenig Kaliber. Die neuen Reinblut-Araber in Bábolna hatten wenig mit dem alten Typ zu tun. Durch den Verkauf oftmals der besten Pferde ins Ausland entfernte sich die Zucht mehr und mehr von ihrem alten Zuchtziel.

In der Nachkriegszeit war auch die Zuchtbasis der Shagya-Rasse in Bá-

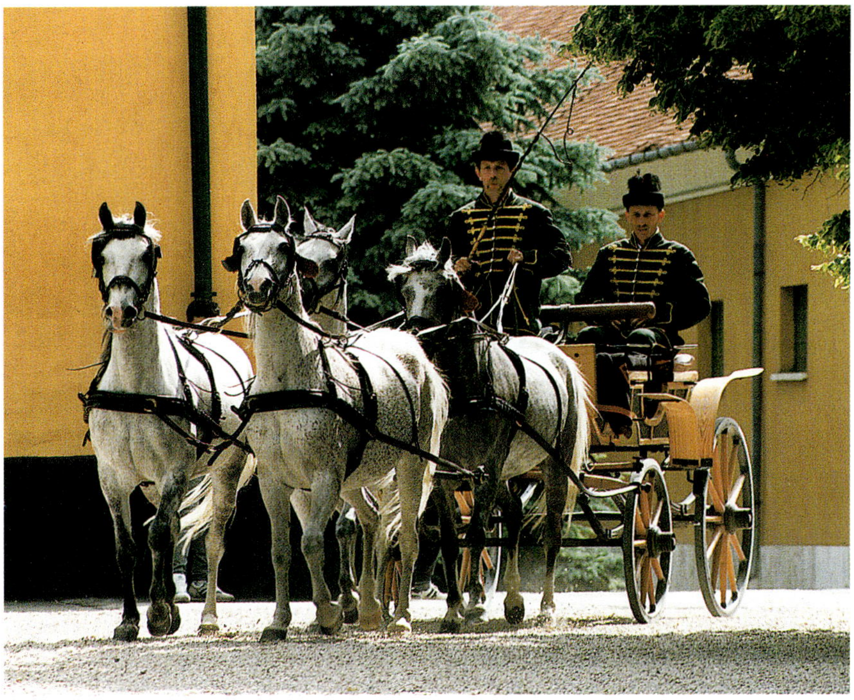

Viererzug Shagya-Araber in Bábolna

Shagya-Stute 101 Favag, geb. 1971, v. Favag ox a. d. 44 Shagya XXXIV, Gestüt Bábolna. Durch die Verwendung eines Arabischen Reinbluthengstes ist eine deutliche Verfeinerung und Abweichung von dem klassischen Shagya-Typ eingetreten.

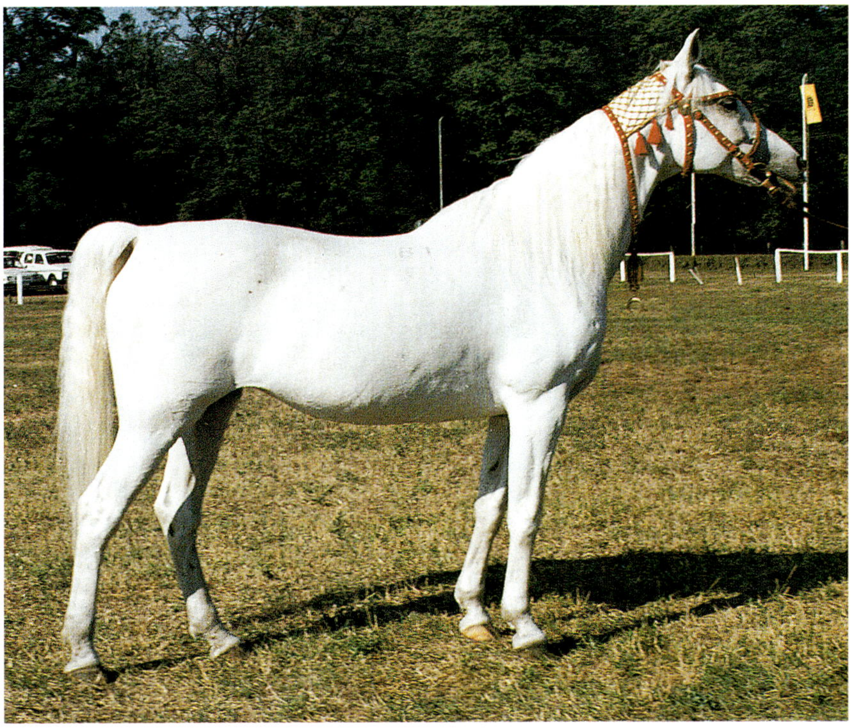

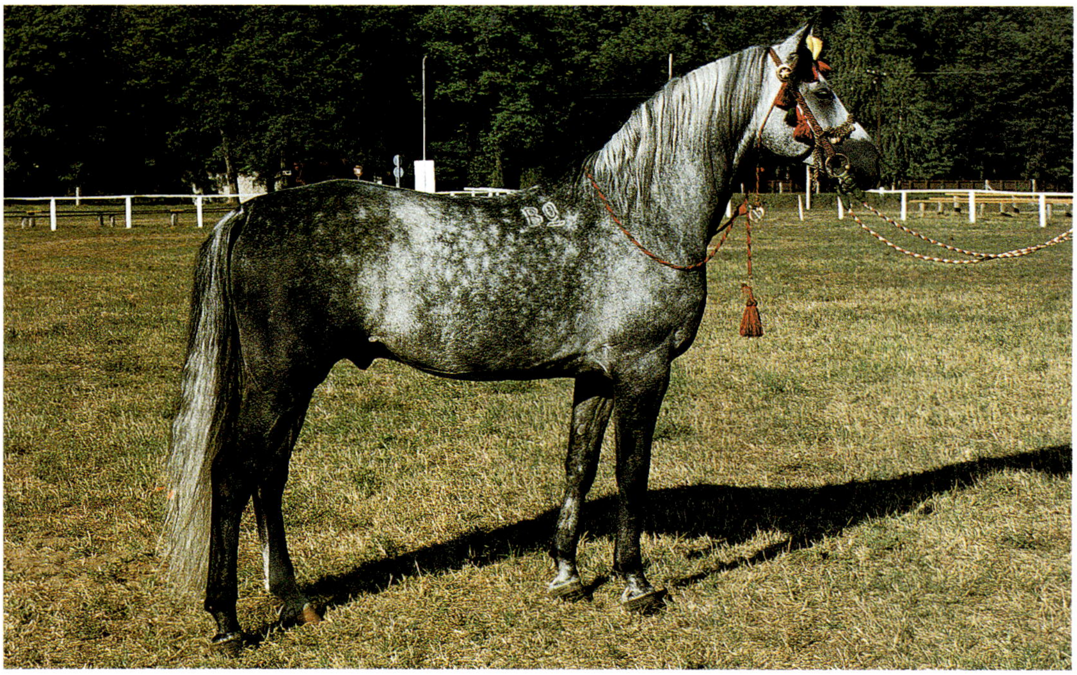

Shagya-Araberhengst Gazal XI, geb. 1980, v. 1807 Gazal IX-7 a. d. 114 Ibn Galal, Gestüt Bábolna

bolna sehr schmal geworden. Viele Pferde hatten, vor allem in Westeuropa, zur Ausbildung eines Shagya-Stammes außerhalb Ungarns beigetragen. Leider wurden daraufhin in Bábolna in Ermangelung des alten Blutes ebenfalls die ägyptischen Original-Araber eingesetzt, was zu einer starken Einbuße an Rahmen, Kaliber und Knochenstärke führte.

Um sich dem alten Shagya-Ideal wieder anzunähern, wurde seit der Öffnung des „Eisernen Vorhangs" ein intensiver Kontakt zu den Shagya-Züchtern im Westen gesucht, um mit Hilfe dort erhalten gebliebener Zuchtsubstanz die alten Bábolnaer Shagya-Stämme zu regenerieren. Meist auf Pachtbasis konnten seither verschiedene bedeutende Original-Shagya-Hengste in Bábolna eingesetzt werden. 1998 erreichte der Stutenbestand in Bábolna wieder eine Kopfzahl von über 200 Pferden, und die gegenwärtige Zuchtleitung ist bemüht, die Zuchtprinzipien Tibor v. Pettkó-Szandtners wieder aufleben zu lassen.

1972 erfolgte die Gründung des Weltverbandes der Araber-Züchter, der „World Arabian Horse Organization" (WAHO), der sich auch Bábolna angeschlossen hat. Zunächst erkannte die WAHO nur die reingezogenen Araber an. Das war natürlich für viele Züchter ein Problem. In den fünfziger/sechziger Jahren waren viele Pferde der Bábolnaer „Araberrasse" in die Bundesrepublik Deutschland, nach Dänemark, die Schweiz, Italien, die Niederlande etc. gekommen, wo man sie rein weiterzüchtete. Verständlich, daß ihre Züchter, die ihren Wert kannten, sich um eine Anerkennung der Shagyas seitens der WAHO bemühten.

Nach eingehendem Studium der Gestütbücher in Bábolna wurden 1978 die Pferde der „Araberrasse", die in Bábolna, Radautz und anderen Gestüten der ehemaligen k.u.k.-Monarchie gezogen worden waren, die Stämme *Shagya, Gazal, O'Bajan, Siglavi, Dahoman, Koheilan, Jussuf* und *Kemir*, unter dem Namen „Shagya-Araber" als selbständige Rasse von der WAHO anerkannt.

1983 wurde die „Internationale Shagya-Araber-Gesellschaft e. V." (ISG) als Dachorganisation der nationalen Shagya-Araber-Zuchtverbände und -Gestüte gegründet. Sie hat die Zielsetzung, die Shagya-Zucht unter den Aspekten eines einheitlichen Zuchtziels und der Erhaltung der Reinzucht zu koordinieren.

Um die in den verschiedenen Gestüten Österreich-Ungarns gezogenen Shagya-Nachkommen nicht zu verwechseln, wurden sie entweder mit „Sh" oder „Sch" in die Gestütbücher eingetragen. Verwechslungen konnten recht leicht durch die Wiederholung der römischen Nummern zustandekommen, die den Namen individuell hinzugesetzt und in jedem Gestüt selbständig vergeben wurden. Im Gestüt Radautz wurde von Anfang an „Sch" geschrieben. In anderen Gestüten wie Bábolna ging man im Laufe des 19. Jahrhunderts von „Sch" zu „Sh" über. Verwirrenderweise kommen jedoch gelegentlich auch beide Schreibweisen für ein und dasselbe Zuchttier vor. Bei dem Lesen der Pedigrees aus dem Shagya-Stamm ist daher eine genaue Kenntnis der Zuchtgeschichte und Gestüte der ehemaligen k.u.k.-Monarchie und ihrer Nachfolgestaaten notwendig. International ist heute die Schreibweise „Sh" verbindlich.

Heute versteht man unter der Bezeichnung „Shagya-Araber" die Reinzucht, das heißt die bei geschlossenen Gestütbüchern gepflegte Weiterentwicklung der früher „Araberrasse" genannten, ursprünglich von Bábolna ausgegangenen Zucht. Vom Grundsatz her gelten als Shagyas alle Pferde Arabischer Rasse, deren Vorfahren sich väterlicher- wie mütterlicherseits auf die Gestütbücher von Bábolna und Radautz sowie auf die von Topolčianky, Mangalia, Kabijuk, Janow Podlaski, Borike und Karadjordjewo resp. auf Arabisches Reinblut zurückführen lassen.

Seit ihrer Gründung hat sich die Internationale Shagya-Araber-Gesellschaft stetig weiterentwickelt, und die Zahl der von ihr erfaßten Zuchtpferde nimmt laufend zu, ebenso wie die der weltweit ihr angeschlossenen Landesverbände, Gestüte und Einzelzüchter.

FURIOSO-NORTH-STAR

TYP, INTERIEUR, VERWENDUNG:
Der Furioso-North-Star ist eine der im ungarischen Staatsgestüt geschaffenen Kulturrassen. Ursprünglich diente er vorwiegend als Kavallerieremonte der österreich-ungarischen Armee. Heute stellt er ein recht spätreifes (ausgewachsen mit sechs Jahren), vielseitig verwendbares, gängiges Reit- und Kutschpferd dar, vor allem in der Verbindung mit dem Vollblut.

In gewisser Hinsicht kann man die Rasse mit dem englischen Cleveland Bay vergleichen. Sie ist ähnlich vielseitig verwendbar. Als leichtes Zugpferd eignet sich der Furioso-North-Star auch für die meisten landwirtschaftlichen Arbeiten.

Im Bau ist der Furioso-North-Star muskulös und solide, dabei von ruhigem, ausgeglichenem Temperament und gutmütigem Charakter, ohne Brillanz, kein „Showman", von robuster Gesundheit, genügsam, anspruchslos. Nach Ansicht ungarischer Experten steht er in dem Ruf einer gewissen Weichheit und auch mangelnder Rittigkeit, möglicherweise verursacht durch das Fehlen einer zielgerichteten Leistungsprüfung, wie sie früher automatisch in der Armee stattfand. Hierin unterscheidet sich die Rasse von dem stammverwandten Sárvárer, der seit seiner Entstehung bis heute, dank der auch seit dem Zweiten Weltkrieg durch den *Prinzen Ludwig von Bayern* konsequent durchgeführten Selektion auf Leistung, ein hartes Sportpferd ist.

EXTERIEUR:
Der Gesamteindruck des Furioso-North-Star ist der eines mittelrahmigen, edlen Warmblutpferdes. Der Kopf ist nobel, blutgeprägt, proportional passend in seiner Größe zum übrigen Körper, mit einem in der Regel geraden Profil. Der Hals ist gut aufgesetzt und getragen, die Schulter günstig gelagert und wohlbemuskelt, der Widerrist gut ausgeprägt und weit in den Rücken reichend, wodurch eine gute Sattellage gewährleistet ist. Dem kräftigen Rücken wird eine gewisse Unelastizität nachgesagt. Die Kruppe ist geneigt, kräftig bemuskelt und über eine kräftige Nierenpartie gut herangeschlossen. Die Brust ist tief, weniger weit, die Rippenwölbung nicht sehr ausgeprägt. Die Extremitäten wirken stabil, mit gut bemuskelten Unterarmen und Unterschenkeln und starken, trockenen Sehnen und Gelenken, die Hufe sind gut geformt und hart. Es besteht eine gewisse Tendenz zu zehenenger Stellung vorn und kuhhessiger Stellung hinten.
Die vorherrschende Farbe ist Braun in meist dunkleren Schattierungen mit wenig Abzeichen.
Die Widerristhöhe beträgt 160–165 cm Stockmaß, gelegentlich darüber.

MECHANIK:
Die Bewegungen des Furioso-North-Star sind fördernd, unaufwendig, flach, mit nicht viel Impuls aus der Hinterhand. Die Springanlagen sind im allgemeinen nur mäßig, wobei seltene Ausnahmen die Regel bestätigen.

ZUCHT:
Der Furioso-North-Star wurde vor allem in Ungarn gezüchtet. Allerdings ist die Population inzwischen recht

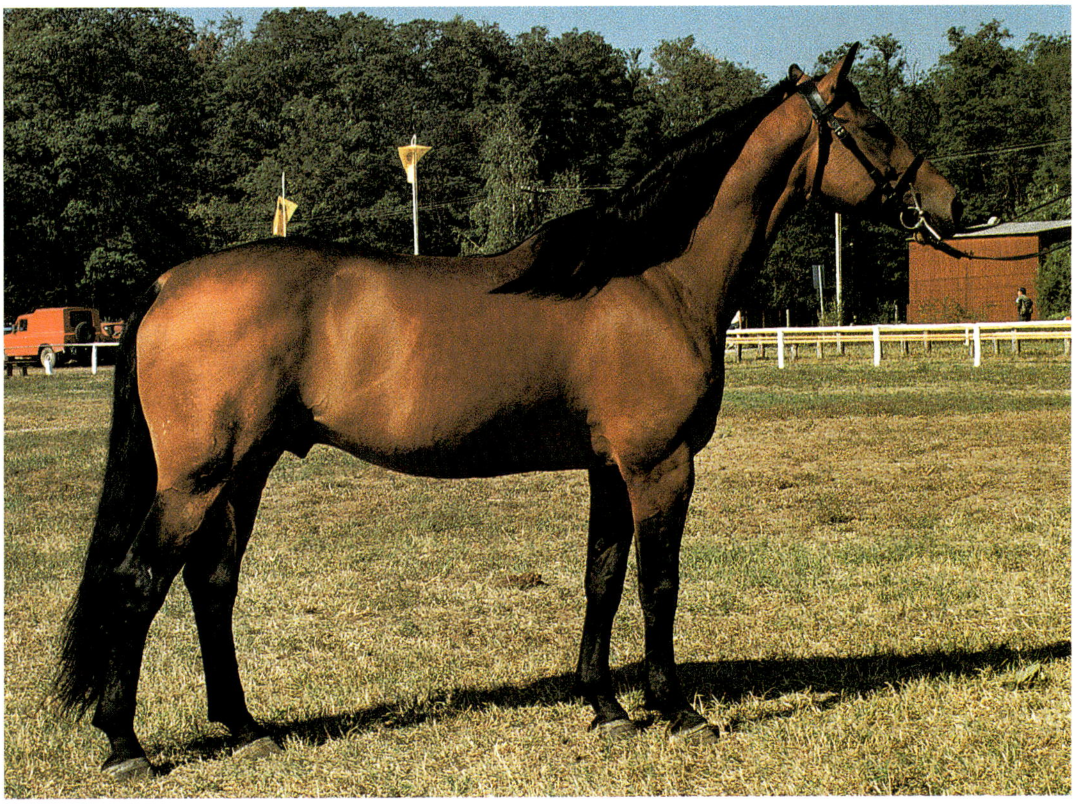

Furioso-North-Star-Hengst Furioso XV, geb. 1978, v. 1435 Furioso VI-35 a. d. 344 Furioso „B" XX

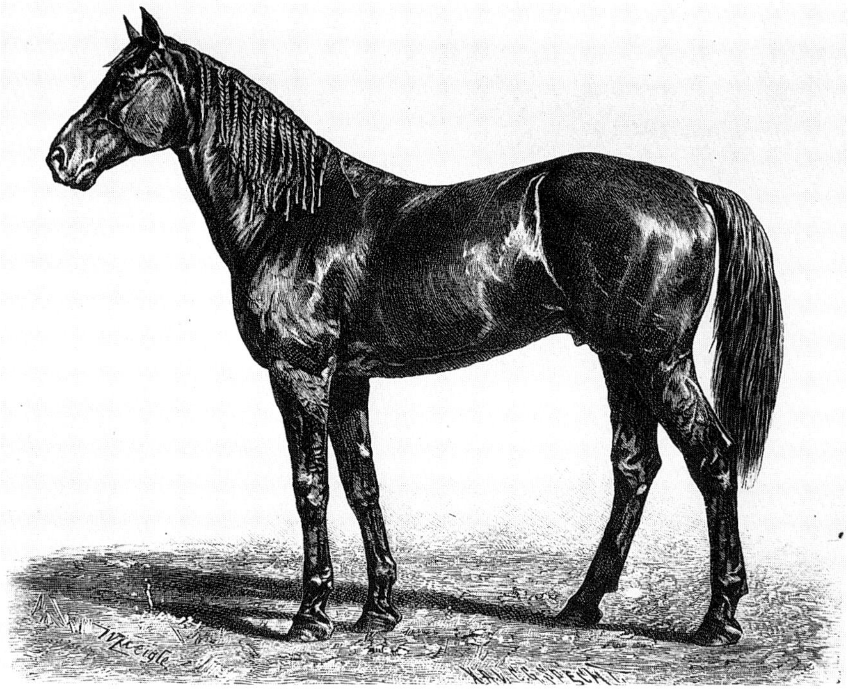

Hengst der Furioso-North-Star-Rasse, Furioso XXI, im Gestüt Mezöhegyes um 1880/90

klein. Das heutige Stammgestüt ist Apajpuszta, südlich Budapest, nicht mehr Mezöhegyes, wo die Rasse ursprünglich entstanden ist. Kleinere Privatzuchten sind über das ganze Land verteilt. Der Zuchtverband „Furioso-North-Star Lótenyésztö Országos Egyesület" hat seinen Sitz in Jászberény.

Außerdem ist die Rasse über alle Nachfolgestaaten der Österreichisch-Ungarischen Donaumonarchie mehr oder weniger verbreitet: auf dem Gebiet der ehemaligen Tschechoslowakei und des ehemaligen Jugoslawien, im ehemals österreichischen Teil Polens und in den bis 1918 zu Österreich beziehungsweise Ungarn gehörenden Teilen Rumäniens. In Rumpf-Österreich ist der Furioso fast vollständig in der Landeszucht aufgegangen. Die Gestütszucht in Piber, in die bereits Fremdblut eingeflossen war (unter anderem der Hannoveraner *Ferdinand* und der Schwede *Concarneau*), wurde 1983 nach einer Herpes-Virus-Epidemie aufgelöst.

Eine Bemerkung im Zusammenhang mit der Zucht scheint noch wichtig: Die Kombination von *Furioso* mit *The North Star* ist typisch für Ungarn. Sie blieb durch die 1867 erfolgte verwaltungsmäßige Trennung Ungarns von Österreich auf Ungarn beschränkt. In einer Ahnentafel eines Furioso erscheinendes North-Star-Blut weist daher immer untrüglich auf ungarischen Ursprung hin. In der übrigen Doppelmonarchie kam es nicht zum Einsatz.

Während in der ersten Zeit die Furioso-Zucht in Gesamt-Österreich stark von Mezöhegyes beeinflußt war, kamen nach der Trennung die bedeutendsten Einflüsse aus dem Gestüt Radautz in der Bukowina (heute Rumänien), wo der Furioso auch heute noch gezüchtet wird.

GESCHICHTE:

Die Furioso-North-Star-Rasse wurde in dem ungarischen Staatsgestüt Mezöhegyes mit den Vollblut-Hengsten *Furioso* und *The North Star* begründet. Über den 1836 im Gestüt Eisgrub des *Fürsten Franz Lichtenstein* in Mähren durch das Militär-Ärar angekauften Vollblut-Hengst *Furioso* schreibt *Graf C. G. Wrangel* in seinem vierbändigen, grundlegenden Werk UNGARNS PFERDEZUCHT IN WORT UND BILD (2. Band, Stuttgart 1893): „Wie ein hellstrahlender Hoffnungsstern erscheint... der im Jahre 1841 nach Mezöhegyes gebrachte Vollblut-Hengst *Furioso*, der nachmalige Stammvater der berühmten *Furioso*-Familie." Wrangel bringt dann das Pedigree von *Furioso*, weichselbrauner Hengst, geboren 1836 im Gestüt Derekegyháza des Grafen *Georg Károlyi*, v. *Privateer* a. d. *Miss Furey* v. *Whalebone*, und fährt fort: „Zu diesem Pedigree sei bemerkt, daß dessen Aufstellung uns einige Mühe gekostet hat; denn in den Mezöhegyeser Gestütsregistern und daher auch in allen Werken, die aus dieser Quelle geschöpft haben, sind die Namen von *Furiosos* Eltern folgendermaßen angegeben: Vater *Brevetare*, Mutter *Miss Tury* nach *Whalebone*. Tiere mit diesen Namen kommen aber weder im englischen noch in irgendeinem anderen Stud Book vor, und so mußten wir den Weg der Kombination betreten, um zu unserem Ziele zu gelangen. Die Befriedigung, einem der hervorragendsten Stammväter der Mezöhegyeser Zucht wieder zu seinem ehrlichen Stammbaum verholfen zu haben, läßt uns die Zeit, die wir hierauf verwendeten, nicht als eine verlorene erscheinen.

Als Fohlen in den Besitz des *Fürsten Lichtenstein* gelangt, wurde *Furioso* von diesem um 2706 fl. C. M. an den Vertreter des Militär-Ärars, Feldmarschall-Leutnant *Graf Hardegg*, verkauft. Es bestand zuerst die Absicht, ihn in Bábolna aufzustellen, doch wurde er noch in demselben Jahre nach Mezöhegyes übersetzt, wo er zehn Jahre als Pépinière-Beschäler tätig gewesen und als Stammvater der nach ihm benannten Familie unvergänglichen Ruhm erworben hat.

Furioso wird in den Gestütsakten als ein wohlproportionierter, viel Adel und Charakter zeigender Hengst beschrieben, der eine vorzügliche Aktion besaß und dessen Knochenbau mächtiger war, als es sonst bei Vollblut der Fall zu sein pflegt." Er deckte zehn Jahre lang in Mezöhegyes und begründete mit 95 Hengsten und 81 Stuten einen eigenen Gestütsstamm, aus dem die nachmalige Furioso-Rasse hervorging. 1851 wurde er vierzehnjährig als „Brack" ausgemustert, da man offenbar seine züchterische Bedeutung noch nicht erkannt hatte, und für 150 fl. verschleudert.

Seine Nachfolge trat der 1852 von dem späteren (ab 1860) Generalin-

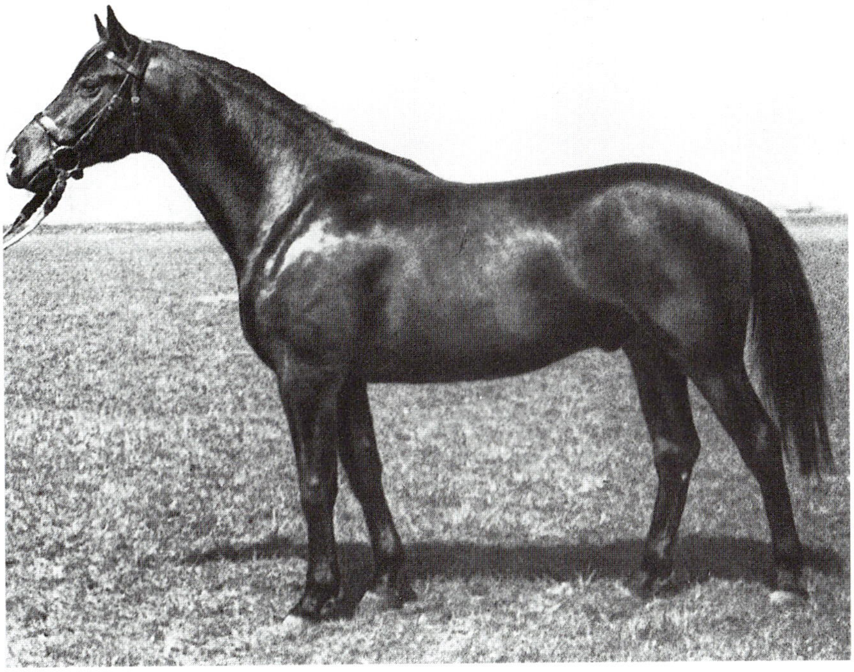

Hengst der Furioso-North-Star-Rasse, North Star IV, in Mezöhegyes

spekteur des ungarischen Gestütswesens, *General Franz Ritter v. Waljemore*, in England zusammen mit zwei weiteren Vollblut-Hengsten angekaufte, 1844 von *Lord Fitzwilliam* gezogene *The North Star* an. Geben wir dazu noch einmal Graf Wrangel das Wort: »Von diesen neuen Akquisitionen verdient *North Star* eine besondere Erwähnung. *North Star* – oder, wie er im englischen Stud Book genannt wird: *The North Star* – war ein stark fundierter Glanzrapp mit kräftigem Rücken, gut geschlossener Lende und außerordentlich tiefem Brustkorbe, der diese Eigenschaften sowie sein vorzügliches Temperament, leider aber auch die ihm anhaftende Rückbiegigkeit, mit großer Treue vererbte. In Mezöhegyes ist er sechs Jahre lang hindurch mit bestem Erfolge zur Zucht verwendet worden. Er hinterließ mehrere hervorragende Pépinière-Beschäler und zahlreiche Mutterstuten, mit denen er den nach ihm benannten North-Star-Stamm begründete."

Zunächst wurden die von den beiden Hengsten begründeten Stämme im sogenannten englischen Halbblutgestüt von Mezöhegyes getrennt gezüchtet, wobei dem Furioso-Stamm wiederholt erneut englisches und Arabisches Blut zugeführt wurde, in dem Bestreben, ein besonders hartes, ausdauerndes und wendiges Armeepferd zu schaffen. Ab 1885 wurden dann die beiden Stämme vereinigt, wodurch der Doppelname zustande kam. Die Vereinigung erfolgte, indem man übers Kreuz paarte (Furioso-Hengste mit North-Star-Stuten und umgekehrt), so daß eine in sich konsolidierte, einheitliche, im edlen Halbbluttyp stehende Population entstand. Das ursprüngliche Zuchtziel war ein hoch im Blut stehendes, gängiges, hartes Pferd, gleicherweise geeignet als leichte bis mittelschwere Kavallerieremonte wie als schnelles, ausdauerndes Kutschpferd (Jucker) und als Reitpferd, auch für schwereres Gewicht.

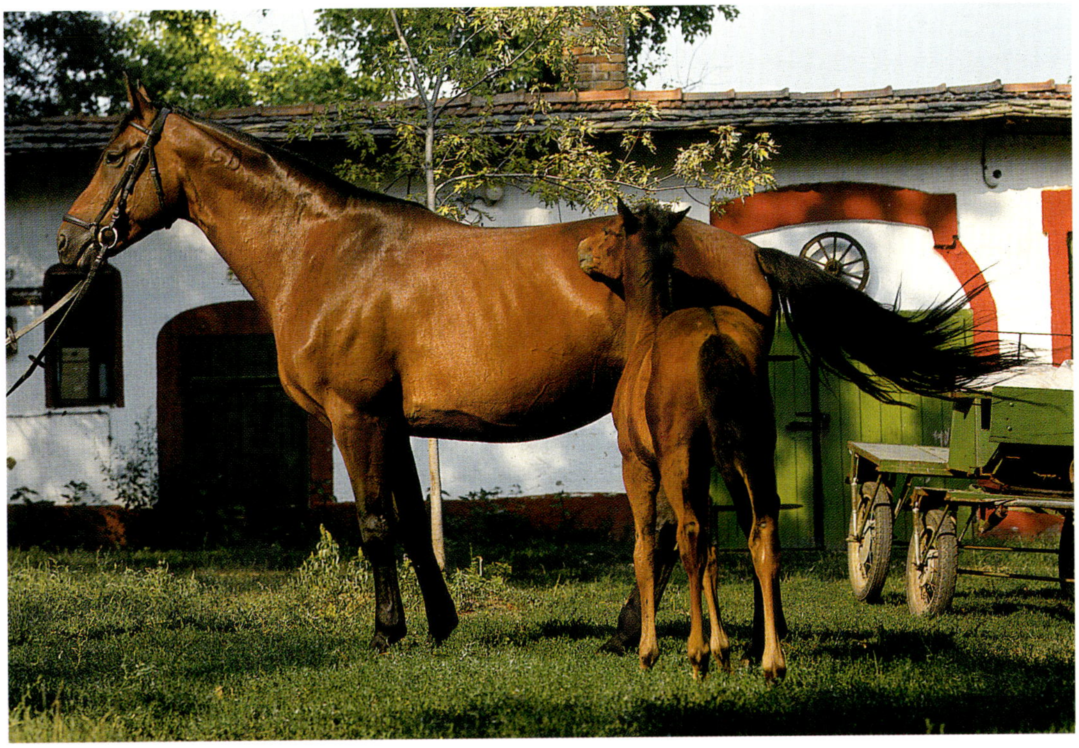

Furioso-North-Star-Stute mit Fohlen bei Fuß

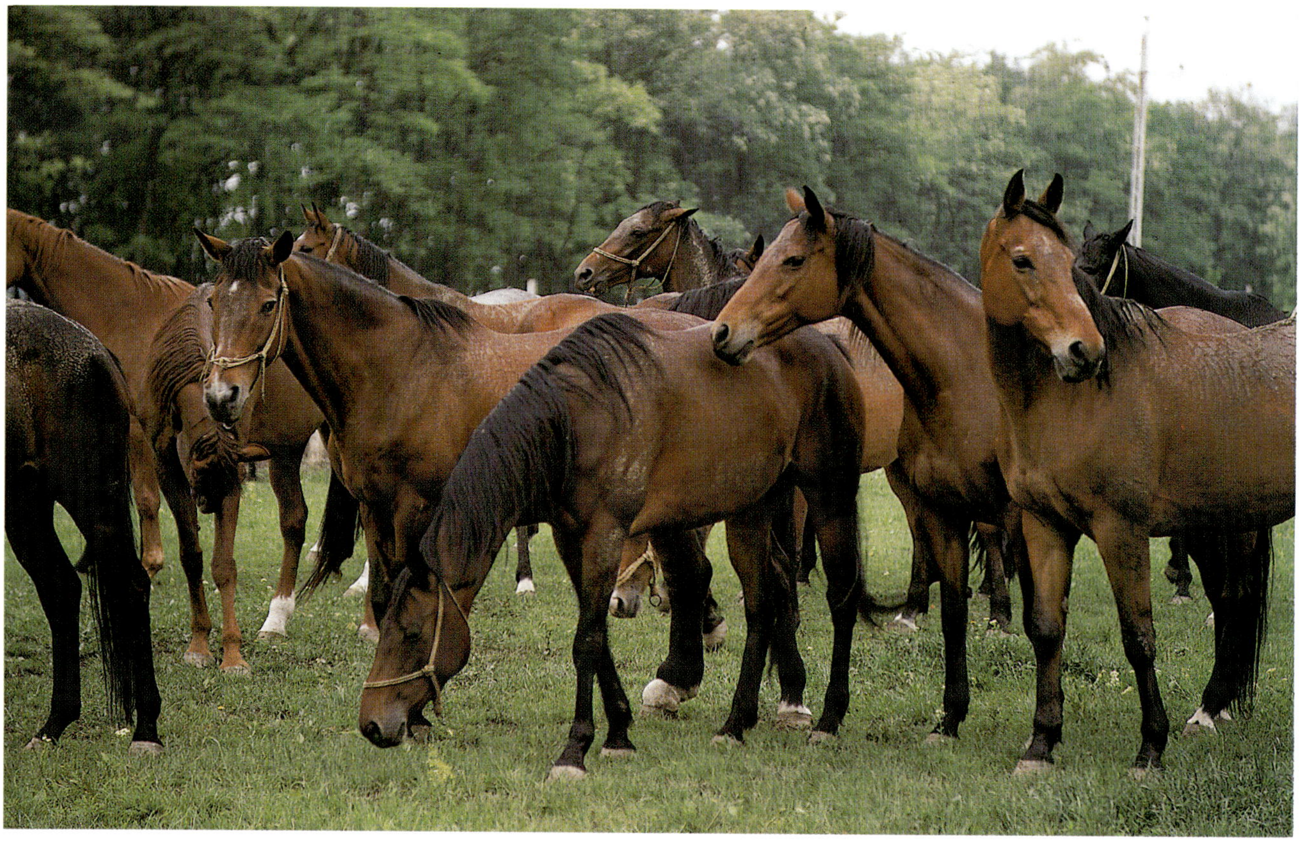

Furioso-North-Star-Herde

Als nach dem Ersten Weltkrieg kein Bedarf mehr für eine edle Kavallerieremonte bestand und auch leichte Luxus-Wagen- und -Reitpferde nicht mehr gefragt waren, bemühte man sich in einem Umzüchtungsprozeß, analog anderen Remontezuchtgebieten (zum Beispiel Ostpreußen, Hannover), einen schwereren Warmbluttyp zu schaffen. 1943 teilte man der Übersichtlichkeit wegen die Population genealogisch auf in je eine Furioso-A- und B-Linie und eine North-Star-A- und B-Linie. Von ihnen ist die North-Star-B-Linie inzwischen ausgestorben.

Heute ist die Furioso-North-Star-Zucht beziehungsweise der von ihr übriggebliebene Rest nicht mehr in Mezöhegyes beheimatet. 1961/62 wurde die ungarische Pferdezucht völlig umorganisiert, mit mindestens ebenso gravierenden Folgen wie sie durch die beiden Weltkriege entstanden waren. Die staatlichen Gestüte wurden teilweise aufgeteilt und verlegt, die staatlichen Hengstdepots aufgelöst. Im Zuge dieser Maßnahmen wurde die Furioso-North-Star-Herde von Mezöhegyes nach Apajpuszta verlegt. Im Stammgestüt Mezöhegyes verblieb nur eine gemischtrassige Herde für die Mezöhegyeser Sportpferdezucht. Hier, wie auch in anderen Gestüten, wurden seit den sechziger Jahren Einkreuzungen vor allem mit Vollblut und Holsteiner-Blut vorgenommen, um ein für den Turniersport geeignetes Pferd zu erzeugen (siehe auch Ungarisches Sportpferd).

Die von dem *Prinzen Ludwig von Bayern* 1882 dem ungarischen Staat geschenkte Sárvárer-Herde wurde in Pusztaberény untergebracht, wo sie fälschlicherweise unter dem Namen Furioso figuriert (siehe Leutstettener). Im übrigen ist die Zucht inzwischen bei einer Reihe von Privatzüchtern über das ganze Land verstreut und wird vom Furioso-North-Star-Zuchtverband in Jászberény betreut.

Noch besteht die Zucht in Ungarn in kleinen Beständen weiter, doch ist sie gefährdet. Nur noch wenige Blutlinien existieren.

Entsprechendes gilt auch für die Furioso-Zuchten in den anderen Ländern. Für ihr Weiterbestehen ist es unbedingt notwendig, sie vor weiterer genetischer Erosion zu bewahren und darüber hinaus eine allgemeine zahlenmäßige Zunahme zu erreichen. Das ist jedoch nur möglich, wenn es gelingt, ihr einen sicheren Absatzmarkt zu schaffen, ein nicht sehr leichtes Unterfangen, da sie dabei mit den westeuropäischen warmblütigen Sportpferdezuchten konkurrieren muß.

SÁRVÁRER

Siehe Leutstettener, Deutschland

In seinem grundlegenden Werk über die UNGARISCHE PFERDEZUCHT (Budapest 1926) charakterisiert *Heinrich Döhrmann* die ungarische Sárvárer-Zucht folgendermaßen: „Zuchtziel: Gut gebaute und leistungsfähige englische Halbblut-Reit- und Wagenpferde und zur Zucht geeignete Hengste und Stuten dieses Schlages. Das Gestüt wurde um 1810 gegründet . . . Ein gründliches Gestütbuch wird seit der Errichtung geführt . . .

Die Aufzucht der Fohlen erfolgt auf der Weide. Im dritten Jahr werden sie unter dem Reiter oder in der Kutsche erprobt, wobei nicht nur auf Schnelligkeit, sondern auch auf Ausdauer, Springen und Geschicklichkeit

Ungarischer Sárvárer-Hengst Szikrázó I. Während die Pferde des Prinzen Ludwig von Bayern in Leutstetten durchweg Braune, Dunkelbraune oder Rappen sind, sind die ungarischen Sárvárer fast ausschließlich Füchse.

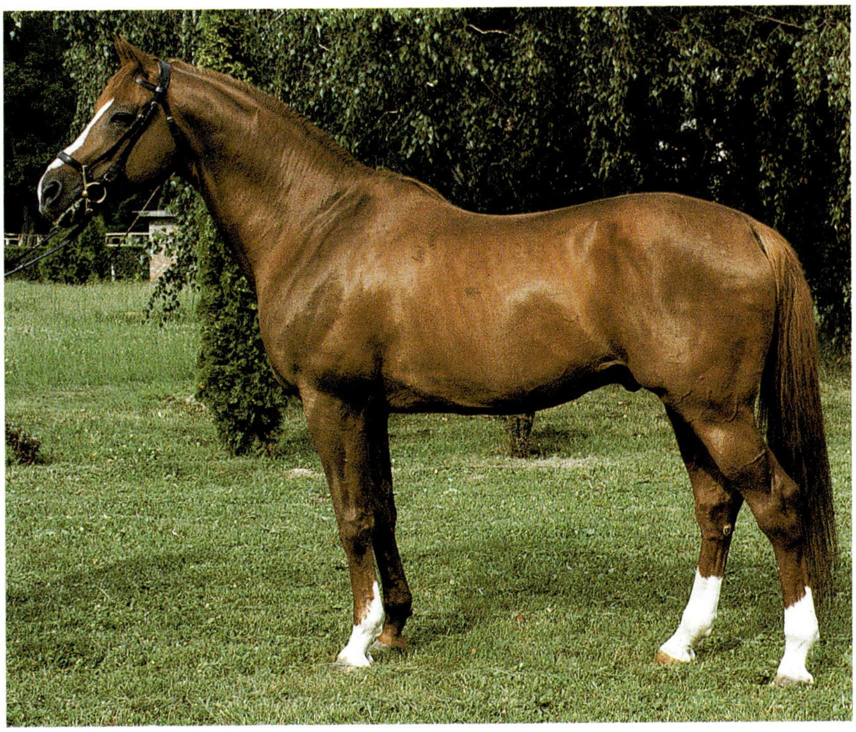

im Gelände Gewicht gelegt wird. Nur bewährte Stuten werden zur Zucht eingereiht . . ."

Dr. Walter Hecker, der Leiter der „Pannon Equestrian Academy" an der Universität in Kaposvar, schrieb mir im Frühjahr 1998: „Sárvár hat zwar zur Verstärkung Furioso-Hengste benutzt, aber das Zuchtziel war immer ein elegantes Reitpferd und Jucker mit Schwung und Gang. Die Sárvárer waren auch gut in der sportlichen Leistung. Ähnliche Pferde hat man auch in Sütveny gezüchtet. Sárvár und Sütveny haben neben den Furioso-Hengsten immer auch gute Vollblut- und edle Halbbluthengste verwendet."

GIDRAN

TYP, INTERIEUR, VERWENDUNG: Ehemals war der Gidran ein edles, leichtes, hoch im Blut stehendes Reitpferd, die typische Husarenremonte, elegant und gängig. Auch die für die Schönheit und Qualität ihres Pferdematerials berühmte berittene Polizei Wiens verwendete mit Vorliebe Gidrans.

„Die Intelligenz des Gidran, gepaart mit Schönheit und energischen, sehr raumgreifenden Bewegungen, ließen diesen Stamm zu den gesuchtesten Reitpferden in allen Verbraucherkreisen von Alt-Österreich werden", schreibt *Hans Brabenetz* in DAS K.K. STAATSGESTÜT RADAUTZ UND SEINE PFERDE (Gerlikon 1987). Und er führt weiter aus, daß das unter optimalen Haltungsbedingungen oft überschäumende Temperament des Gidran die beste Garantie für seine vielseitige Verwendungsmöglichkeit und Dauerhaftigkeit in Zeiten der Not und entbehrungsreicher Überbeanspruchung gewesen sei.

Heute steht der Gidran in den mitteleuropäischen Ländern mehr in einem mittelschweren, warmblütigen Wagen- und Reittyp, während er in Südosteuropa etwas edler gezüchtet wird. Der mehr oder weniger dem Anglo-Arabischen Typ angehörende Gidran ist vielseitig verwendbar, im Geschirr, auch im leichten Zug in der Landwirtschaft, und unter dem Sattel, beliebt als Jagd-, Gelände-, Dressur- und Freizeitpferd.

Die Rasse ist ausgesprochen spätreif, macht das jedoch durch Langlebigkeit und Fruchtbarkeit bis ins Alter wett. Dazu besitzt sie eine robuste Konstitution. Temperament und Charakter sind lebhaft und nicht immer ganz einfach.

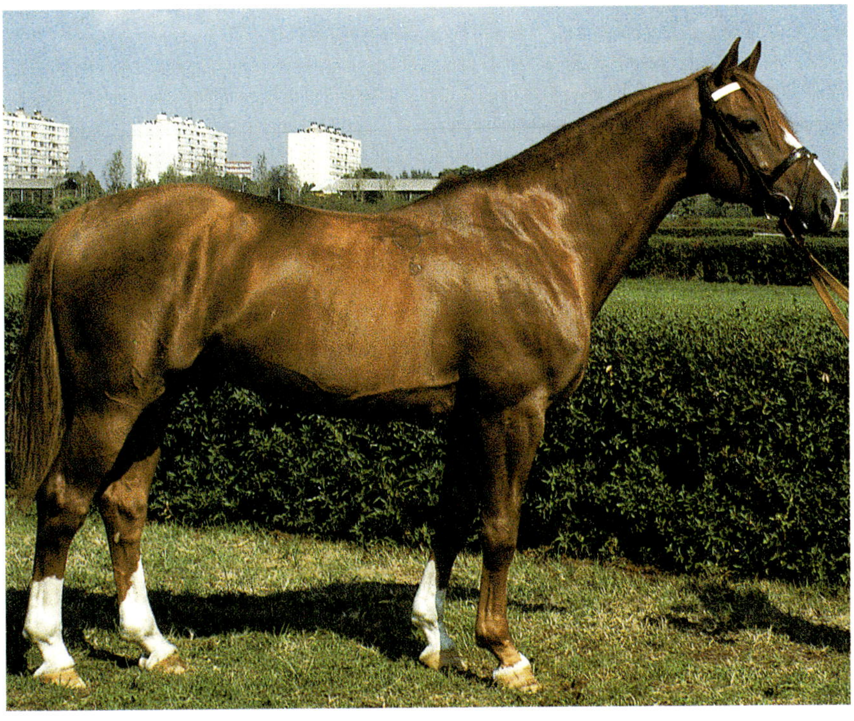

Gidran-Hengst 2311 Gidran VIII-11, geb. 1986, v. 41 Gidran IV, Pannon Universität Kaposvar

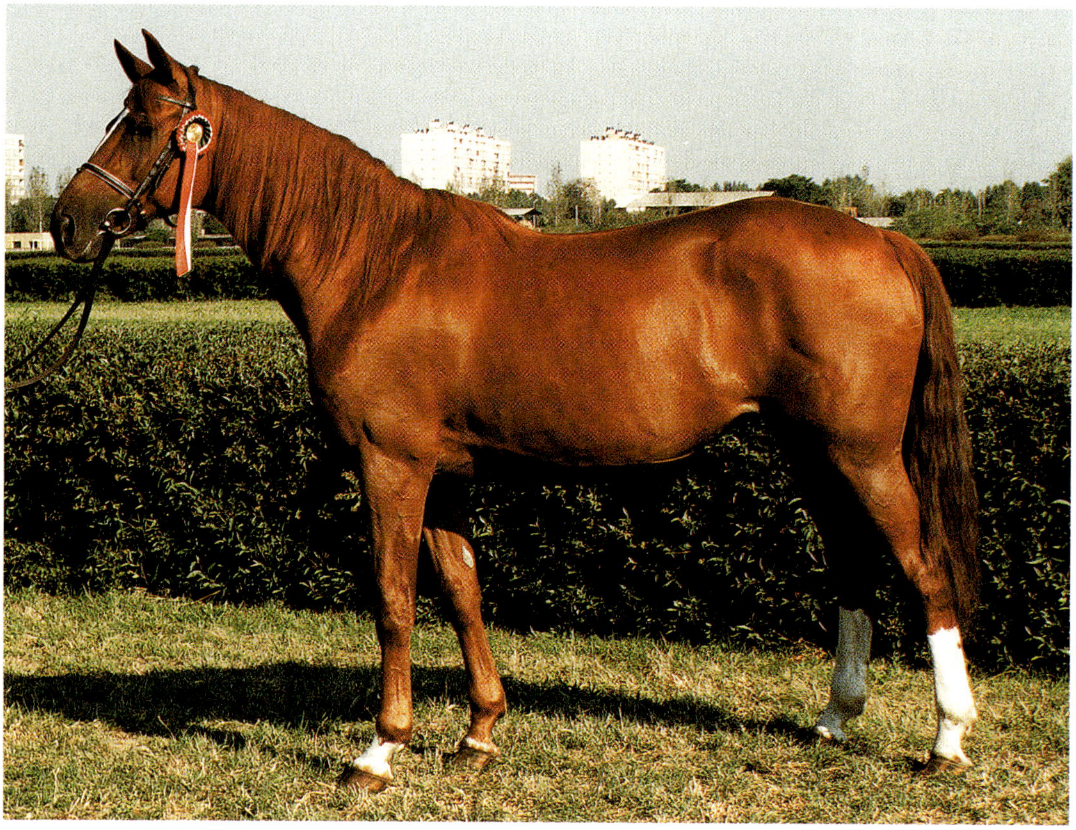

Gidran-Stute 173 Gidran Maxim I (Ibolya), geb. 1978, v. 83 Ragyoaró Gidrany, Gestüt Dalmand

EXTERIEUR:

Der Kopf des Gidran ist im allgemeinen trocken und markant, kann jedoch gelegentlich auch größer und lang sein. Das Profil ist meist leicht konkav oder gerade, die Ohren sind kurz und alert, die Augen groß, ausdrucksvoll. Der lange Hals ist schön geformt und fast immer hoch aufgesetzt und getragen. Widerrist und Rücken geben heute selten mehr zu den von *Graf Wrangel* in seinem vierbändigen Werk UNGARNS PFERDEZUCHT IN WORT UND BILD (2. Band, Stuttgart 1893) geäußerten Beanstandungen Anlaß. Die Schulter ist lang und gut gelagert, die Kruppe eher gerade („Gidrankruppe"), mit hoch angesetztem und getragenem Schweif, die Brust tief und lang, bei eher flacher Rippenwölbung. Der Gidran steht auf vier korrekten, trockenen Gliedmaßen mit klaren Sehnen und Gelenken, kurzen Röhren und manchmal etwas langer Fesselung. Die gut geformten Hufe sind klein und von harter Konsistenz.

Stammeigen ist in Ungarn die Fuchsfarbe in allen Schattierungen, in den anderen Staaten gelegentlich auch Hellbraun oder Braun, mit zahlreichen weißen Abzeichen, und sehr selten Schimmel. Sehr rassetypisch ist das feine, schüttere Schopf- und Mähnenhaar. Ein Behang fehlt völlig; er weist, sofern er auftritt, stets auf fremde Blutbeimischungen hin.

Die Widerristhöhe beträgt 160 bis 165 cm Stockmaß.

MECHANIK:

Die Gänge des Gidran sind sehr leichtfüßig, öfter etwas hoch, bei gutem Raumgriff. Das Galoppiervermögen ist recht befriedigend, die Springanlagen sind in der Regel nur mäßig, doch kommen gelegentlich Ausnahmen vor.

ZUCHT:

In Ungarn war das sogenannte „gelbe" Gestüt früher im Staatsgestüt Mezöhegyes beheimatet, wo die Rasse entstand. Heute befindet es sich in dem der Pannon-Universität Kaposvar angegliederten Gestüt Maróepuszta bei Köröshegy am Plattensee (etwa 60 km von Kaposvar entfernt), wo mit ca. 40 Stuten Reinzucht betrieben wird.

Betreut wird die Zucht von dem für Kisbéri und Gidran gemeinsamen Zuchtverband „Kisbéri-félvér és Gidrán Lótenyésztö Országos Egyesület" in Budapest.

Nachzuchten finden sich in fast allen Nachfolgestaaten der ehemaligen k.u.k.-Donaumonarchie. Die Staatsgestüte in der ehemaligen Tschechoslowakei züchten auf der alt-österreichischen Basis. In Polen wird im Gestüt Chystow die Gidran-Zucht innerhalb der Malopolski-Rasse betrieben. Die heutige Radautzer Zucht in der Bukowina, in Rumänien, aber auch die Bulgariens und der Türkei, sind nahezu völlig auf ungarischem Blut aufgebaut.

GESCHICHTE:

Die Gidran-Rasse führt ihren Namen nach dem 1810 geborenen, im Jahre 1816 durch den Agenten *Baron Fechtig* aus Triest zusammen mit der Stute *Tiffle* importierten Fuchshengst *Gidran*. Der Hengst war eigentlich für Lipizza bestimmt.

In seinem oben erwähnten Werk über die ungarische Pferdezucht schreibt *Graf Wrangel* über *Gidran*: „Zu nicht geringerer Berühmtheit (als der vorher beschriebene *Furioso*, Anm. d. Verf.) gelangte der 1817 dem Gestüte Mezöhegyes von der Schwesteranstalt Bábolna leihweise überlassene, 1810 (im innerarabischen Hochland des Nedjed in ca. 1000 Meter Seehöhe, Anm. d. Verf.) geborene Original-Araber aus dem Nedjeder

Stamme *Siglavi Gidran*, der, in Mezöhegyes mit einer Kopscaner Stute gepaart, den nachmaligen Stammvater des hochgeschätzten Gidran-Stammes, *Gidran Senior*, erzeugte.

Gidran (Or. Ar.) war ein 155 cm hoher Dunkelfuchs mit rein Arabischem Typ und vorzüglichem Fundament, der aber leider seine Fehler, einen niedrigen, wenig ausgeprägten Widerrist und einen gesenkten Rücken, mit solcher Treue vererbte, daß dieselben noch heute (1893, Anm. d. Verf.) in der nach ihm benannten Familie bei der Paarung berücksichtigt werden müssen. . ."

Nach anderen Quellen, auf die sich unter anderem der oben zitierte Hans Brabenetz stützt, kam der über Ägypten importierte *Siglavi Gidran* 1818 von Lipizza als Leihhengst nach Bábolna, wo er die aus Kopscan stammende, Andalusischblütige Stute *25 Arrogante* deckte. Diese wurde tragend nach Mezöhegyes überstellt, wo sie 1820 den Hengst *Gidran Senior* zur Welt brachte, der dort zum eigentlichen Stammvater der gleichnamigen Zucht wurde. Im 19. Jahrhundert verbreitete sich die Gidran-Rasse als Landeszucht vor allem zwischen Donau und Theiss, im südlichen Teil des Komitats Bács-Kiskun.

Im Laufe der Zeit hatte die Gidran-Rasse, obgleich weitgehend auf Orientalischer Blutbasis aufgebaut, viel fremdes Blut aufgenommen, was dazu geführt hatte, daß verschiedentlich der Typ verlorengegangen war. Außerdem traten die oben von *Graf Wrangel* genannten Exterieurmängel auf, zu denen sich schwere Köpfe und Hälse, verschwommene Gelenke und eine weiche Fesselung gesellten, die dem Zuchtziel einer Verwendung als edle, schnelle, ausdauernde, harte Kavallerieremonte im Weg standen. Daher begann man sie ab 1862 mit verschiedenen Vollblut-Hengsten zu kreuzen. Diese vorsichtig und mit großer Fachkenntnis durchgeführten Anpaarungen brachten rasch beachtliche Erfolge. Die Vollblut-Einkreuzung wurde ab 1869, dem Jahr der Übernahme durch die ungarische Teilregierung, planmäßig verstärkt, so daß die Rasse bei noch genügender Stärke erheblich an Adel, Ausdruck und Trockenheit zunahm und die aufgetretenen Mängel fast völlig verschwanden.

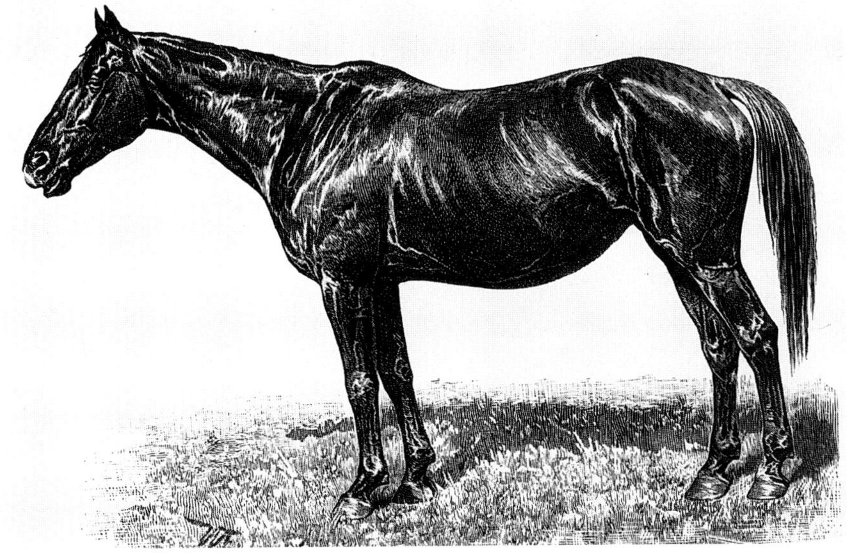

Gidran-Gestütsabteilung von Mezöhegyes: Mutterstute 29 Gidran um ca. 1880/90

In Ungarn wurden die Gidrans aus der Fuchsherde herausselektiert und auch ausschließlich fuchsfarbene Vollblut-Hengste verwendet, wodurch sie bis heute noch ausschließlich Füchse sind.

Als durch die starken Vollblut-Einkreuzungen der Orientalische Charakter des Gidran stärker verdrängt wurde als beabsichtigt, ja völlig zu verschwinden drohte, wurde erneut Arabisches Blut, unter anderem über verschiedene Töchter des Shagya-Stammes, in die Rasse eingeführt, wodurch der heutige Anglo-Arabische Typ entstand. Auf diese Weise traten in Radautz, wo man nicht so streng auf die Fuchsfarbe hielt, in jener Zeit auch andere Farben, Braune und Schimmel, unter den Gidrans auf.

Nach dem Untergang der Österreichisch-Ungarischen Doppelmonarchie am Ende des Ersten Weltkrieges fiel das in der Bukowina gelegene Radautz an Rumänien. Ein Teil des dortigen Zuchtmaterials kam nach Rumpf-Österreich, wo der Gidran

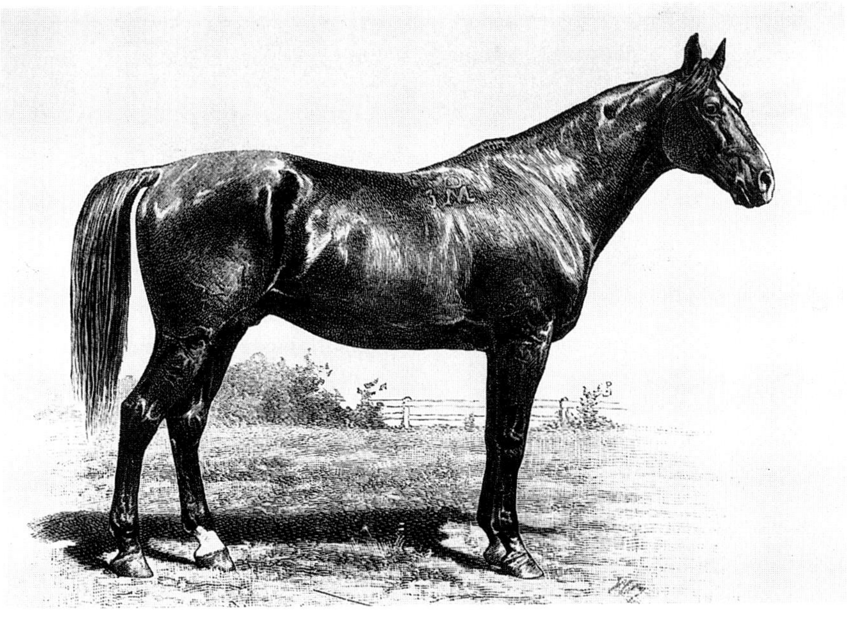

Gidran-Hengst Gidran XXXIX um ca. 1880/90

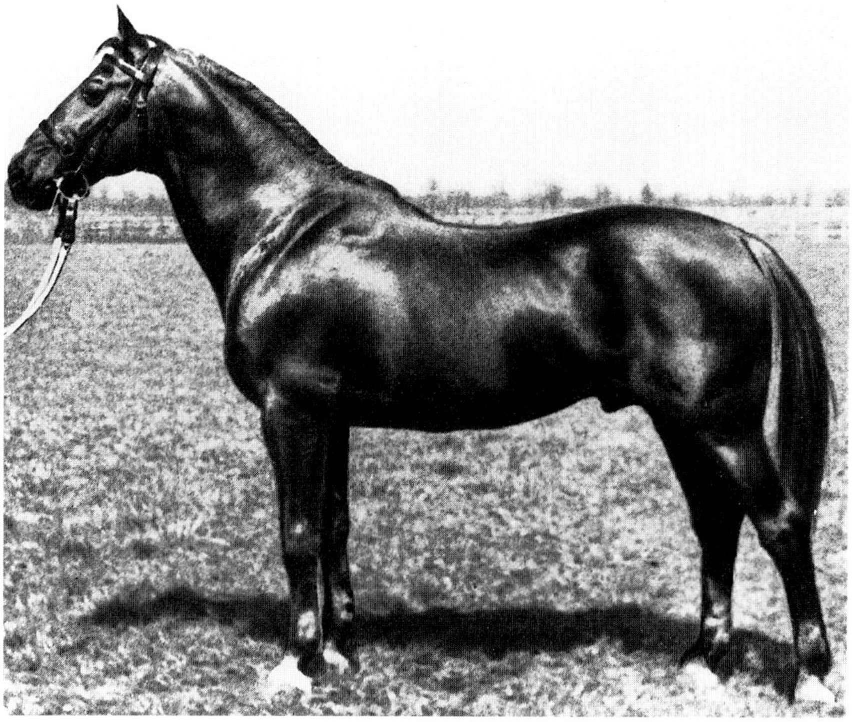

Hauptbeschäler Gidran „A") VXVI im Gestüt Mezöhegyes um 1960

zunächst im Schloß Rein bei Graz (Steiermark) weitergezüchtet wurde. Nach der Auflösung der Zucht dort wurde die Deckstation Grafenstein zum Mittelpunkt der nun als Landeszucht weitergezüchteten Rasse, die bis 1968 unter dem Namen Grafensteiner weiterbestand.

In der Zeit zwischen dem Ersten und dem Zweiten Weltkrieg rückte man in den mitteleuropäischen Ländern, den Anforderungen der Landwirtschaft entsprechend, deutlich vom Vollblut ab und selektierte auf einen etwas schwereren, kompakteren Typ, der für den Dienst im Geschirr besser geeignet war, während man in Südosteuropa weiter an dem leichten, edlen Bluttyp festhielt. In den dreißiger Jahren machten verschiedene Gidran-Kreuzungen durch Turniererfolge auf sich aufmerksam. Nach *H. Brabenetz* (a. a. O.) zählte der von einem Gidran-Hengst stammende Wallach *Graf* unter dem Polizeioffizier *P. Strässler* zur damaligen österreichischen Dressurelite, während der von einem Gidran-Hengst aus einer *Furioso*-Tochter gezogene Wallach *Huss* unter dem Oberleutnant *Jiresch* eins der besten Springpferde im österreichischen Bundesheer war. „Das erklärte auch die Beliebtheit des Gidran in zivilen Reiterkreisen – sowohl auf dem Dressurviereck als auch als Spring- und ganz besonders als Vielseitigkeitspferd" (Brabenetz a. a. O.).

1943 gliederte man in Ungarn die Gidran-Zucht unter der Regie von v. Pettkó–Szandtner genealogisch in die Blutlinien A, B und C auf, von denen nur die B-Linie bis heute weiterbesteht. Die ungarische Gidran-Zucht ging zum Teil im Mezöhegyeser Sportpferd auf. Reinzucht wurde bis 1989 im Gestüt Sütveny (Staatsgut Dalmand) betrieben, nachdem im Zuge der Umorganisierung der gesamten ungarischen Pferdezucht die Gidran-Herde aus Mezöhegyes ausgegliedert und nach Pusztabéreny verlegt worden war, während im Gegenzug die Traber-Herde von dort ihren Platz hier einnahm. Seit 1989 befindet sich die reinrassige Gidran-Herde im Gestüt Borodpuszta am Balaton, das 1977 mit Gidran-Stuten aus der Landeszucht durch die Nationale Zuchtinspektion neu aufgebaut worden war. Borodpuszta untersteht heute der Regie der landwirtschaftlichen Pannon-Universität Kaposvar.

Da die Anzahl der reingezogenen Gidran-Hengste in ausreichender Qualität zeitweilig zu klein war, hat man erneut Vollblut- sowie gelegentlich Kisbéri-Hengste eingesetzt. 1976 hat die Zucht eine Blutauffrischung durch einen in Bulgarien gezogenen Gidran-Hengst erfahren, der einen gewissen Outcross darstellte.

Ob die Gidran-Rasse auch in Zukunft weiterbestehen kann und wird, dürfte meines Erachtens ganz entscheidend davon abhängen, ob es gelingt, ihre sportlichen Eigenschaften so zu verbessern, daß ihr auf dem Reit- und Sportpferdemarkt ein ausreichender Absatz erschlossen werden kann, auf dem vor allem die westeuropäischen Warmblutrassen als ihre Konkurrenten auftreten.

KISBÉRI

TYP, INTERIEUR, VERWENDUNG:
Der Kisbéri ist ein dem Vollblut nahestehender, leichter, edler, oft sehr schöner, rahmiger Halbbluttyp, gängig, hart und ausdauernd. Früher lieferte die Rasse gesuchte Offiziersreitpferde, daneben leichte, schnelle Luxus-Reit- und -Kutschpferde (Jucker). Heute, etwas kalibriger und größer gezüchtet, ist der Kisbéri ein vielseitig verwendbares Reitpferd für alle Disziplinen des Turniersports, mit besonderer Eignung für Geländeritte, Jagden und Distanzritte, außerdem ein elegantes, gängiges Wagenpferd. Sein nicht selten etwas nerviges, nicht ganz einfaches Temperament macht ihn nicht unbedingt zu einem „Jedermannspferd".

Kisbéri-Hengste werden in Ungarn zur Veredlung anderer Halbblutzuchten verwendet.

EXTERIEUR:
Der edle, trockene Kopf mit geradem Profil, besonders beweglichen Ohren und großen, lebhaften, ausdrucksvollen Augen besitzt einen leichten Übergang zu dem meist schön geschwungenen, gelegentlich jedoch auch etwas geraden Hals. Die markante Schulter-Widerrist-Partie bietet eine ausgezeichnete Sattellage. Oft findet sich ein leichter „Druck" hinter dem Widerrist. Der kurze Rücken geht über

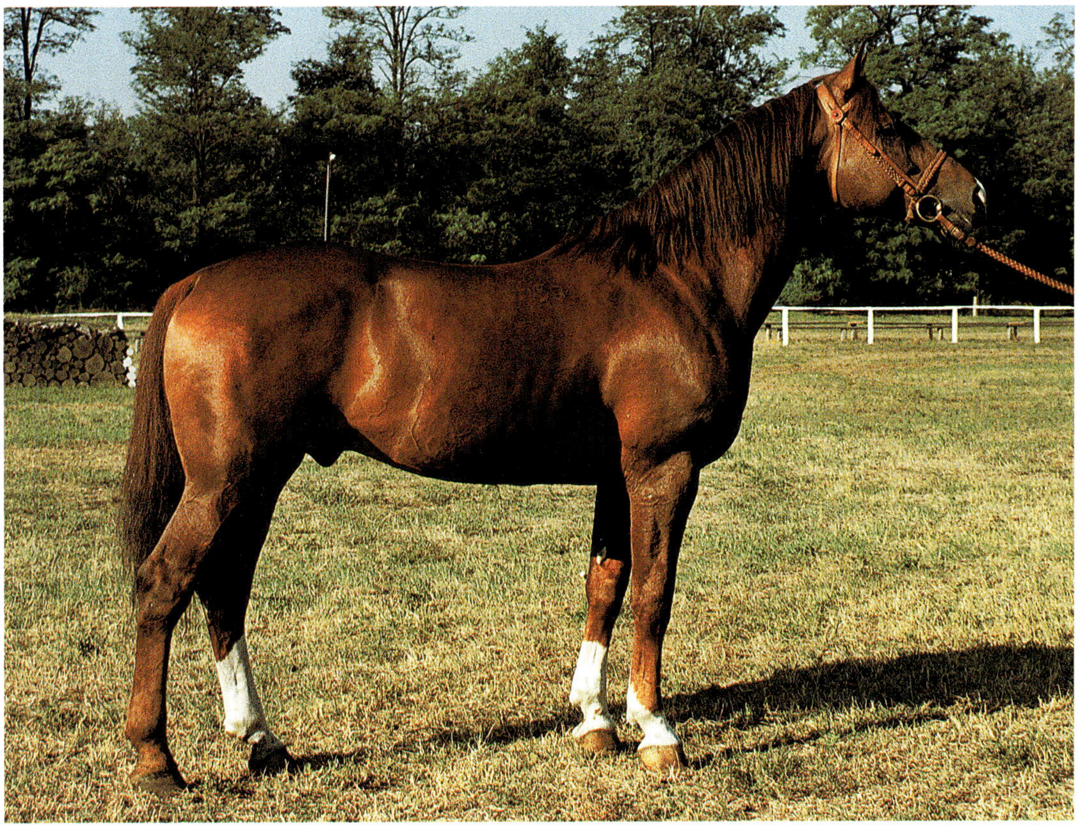

Kisbéri-Hengst Széplak X, geb. 1977, v. 1341 Széplak IX-21 a. d. 39 Széplak 1, Gestüt Dalmand

eine muskulöse Nierenpartie in die gut herangeschlossene, lange, wohlbemuskelte Kruppe über. Die Brust ist weniger breit als vielmehr tief, die Flanken sind in der Regel gut geschlossen. Die leichten Gliedmaßen stehen nicht immer ganz korrekt, sind jedoch von großer Trockenheit und Härte. Röhrbeine und Fesseln zeigen eine gewisse Länge. Der Sprunggelenkwinkel ist manchmal etwas offen. Die kleinen Hufe sind gut geformt und hart.

Die häufigsten Farben sind Fuchs oder Braun in verschiedenen Tönungen, teils mit weißen Abzeichen. Rappen oder Schimmel sind selten.

Die Widerristhöhe beträgt 160 bis 165 cm Stockmaß.

MECHANIK:
Die drei Grundgangarten des Kisbéri sind die eines edlen Blutpferdes, leicht und bodendeckend, wenig aufwendig. Die Springanlagen sind häufig recht gut.

ZUCHT:
Die Rasse wird nicht mehr in ihrem Ursprungsgestüt Kisbér gezüchtet, das aufgelöst ist, sondern seit 1989 in dem zum Staatsgut Balatonfenyves gehörenden Gestüt Pusztabéreny am Plattensee, nahe Köröshegy, nachdem sie seit 1961 im Gestüt Dalmand (Sütvény) untergebracht war. Ein kleiner Bestand findet sich auch im Gestüt Kadkert.

Hengstanwärter und für die Zucht vorgesehene Stuten müssen erfolgreich einen Test auf Gebrauchseigenschaften durchlaufen haben, ehe sie ins Gestüt einrangiert werden. Kisbéri-Hengste dienen auch zur Veredlung anderer Halbblutrassen.

Die Betreuung der Rasse erfolgt durch den Zuchtverband „Kisbéri-félvér es Gidrán Lótenyésztö Országos Egyesület" in Budapest.

GESCHICHTE:
Der Kisbéri entstand nach 1853 in dem südlich Budapest gelegenen (etwa 15 km von Bábolna und 30 km von Komorn entfernten) Gestüt Kisbér. Darüber lesen wir bei *Graf C. G. Wrangel* in seinem vierbändigen Werk UNGARNS PFERDEZUCHT IN WORT UND BILD (1. Band, Stuttgart 1893): „Ursprünglich eine gräfliche Batthyánysche Herrschaft, gelangte Kisbér im Jahre 1853 auf dem glücklicherweise minder gewöhnlichen, aber schnell zum Ziele führenden Wege der Konfiskation in den Besitz des Staates. Der frühere Eigentümer, *Graf Lajos Batthyány*, hatte nämlich mit dem Tode für den Anteil büßen müssen, den er an der ungarischen Revolution genommen, und das genügte, um auch die Konfiskation seiner Güter zu rechtfertigen. – Hätte er sich, wie so viele andere Revolutionshelden, rechtzeitig durch die Flucht in Sicherheit gebracht, wäre er vielleicht als österreichischer Minister gestorben... Doch Graf Batthyány war unvorsichtig genug, sich erwischen zu lassen, und das kostete ihn das Leben und seine Erben einen herrlichen Besitz...

Auf diesem Besitz sollte nun der nach der Revolution gänzlich darniederliegenden Zucht durch Errichtung eines neuen Staatsgestütes frisches Leben eingehaucht werden. Ein Gestüt braucht aber bekanntlich auch Pferde, und wo diese in entsprechender Zahl und Güte herzunehmen sein würden, dürfte den damaligen Leitern der staatlichen Pferdezucht manche schlaflose Nacht bereitet haben.

Hochedel sollte die Zucht in Kisbér sein – darüber war man im reinen. Edles Zuchtmaterial war indessen im Ungarlande sehr selten geworden, und zu teuren Ankäufen im Auslande fehlte es an den nötigen Geldmitteln. Es ist daher nicht zu verwundern, daß

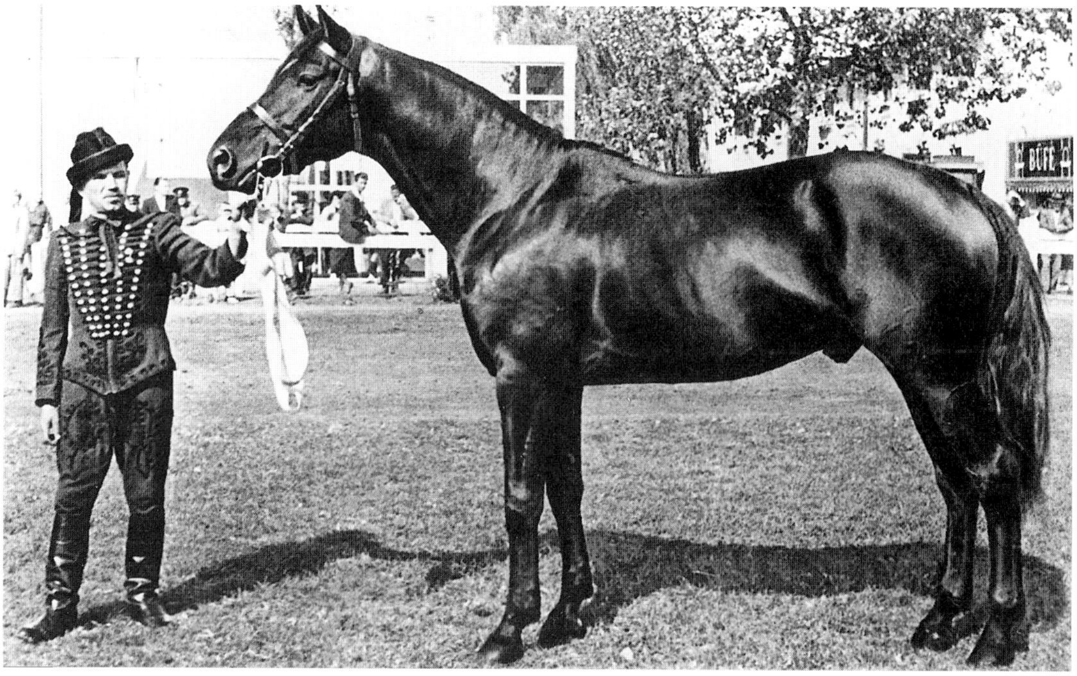

Kisbéri-Hauptbeschäler Fenék VI aus der Stutenlinie der Marie Louise, ca. 1960

die erste Aufstellung ziemlich, oder präziser ausgedrückt, ungemein bunt ausfiel. . ."

Während der ersten zehn Jahre des Bestehens wurden dem Gestüt insgesamt 317 Stuten zugeführt, von denen 69 Araber, 131 englisches und 51 irisches Halbblut, 23 Norfolk Trotter, 17 Mecklenburger, 9 Lipizzaner und 11 Percheron waren. Der Rest war meist mehr oder weniger unbekannter Abstammung. Dazu kamen 108 Vollblut-Stuten meist sehr geringer Klasse.

Bei der verwaltungsmäßigen Trennung Ungarns von Österreich 1889 wurde auch das Gestüt Kisbér der Königlich-Ungarischen Regierung übergeben. Damit wurde der ungarische Staat de facto in Kisbér der Rechtsnachfolger derjenigen Macht, die die Batthyányschen Besitzungen während der ungarischen Revolution konfisziert hatte. Das war, vorsichtig ausgedrückt, eine recht eigentümliche Sachlage. Daß die Regierung in Budapest gegenüber einem glühenden ungarischen Patrioten, der sein Leben für die ungarische Sache hatte lassen müssen, einen solchen Rechtstitel nicht aufrechterhalten konnte, lag auf der Hand. Daher kaufte der ungarische Staat Kisbér für 1,7 Millionen Gulden von den Erben Batthyánys. So kam es zu einer späten, jedenfalls materiellen Wiedergutmachung, und der konfiszierte Besitz wechselte auch de jure in das Eigentum der Stephanskrone über.

Dieser ersten versöhnlichen Tat folgte unter Leitung des überaus fähigen, energischen ungarischen Gestütsleiters *Franz Kozma v. Leveld* eine rastlose, alle Gebiete des Gestütswesens umfassende Reformarbeit, die schon bald erfreuliche Früchte trug. In der Vollblut-Zucht lieferte der in England 1857 von *Lord Dorchester* gezogene *Buccaneer* (v. *Wild Dayrell – Little Red Rover – Edmund*) zahlreiche hervorragende Nachkommen, darunter 13 Derbysieger, deren wichtigster der 1873 geborene *Kisbér*, der Sieger im englischen Derby zu Epsom 1876 und im Grand Prix de Paris, war. Ähnlich positiv vererbte sich auch der von der englischen Königin gezogene *Cambuscan* (gez. 1861 v. *Newminster – Slane – Defence*), der Vater der – allerdings nicht in Kisbér geborenen – Wunderstute *Kinscem*, die in 54 Rennen siegte und ungeschlagen ins Gestüt ging, sowie einer großen Zahl anderer erfolgreicher Rennpferde.

Auch in der Halbblutzucht haben *Buccaneer* und *Cambuscan* hervorragendes geleistet. Der bei weitem beste Beschäler in der Halbblutherde wurde jedoch der französische Hengst *Verneuil xx*, der sich hier, trotz

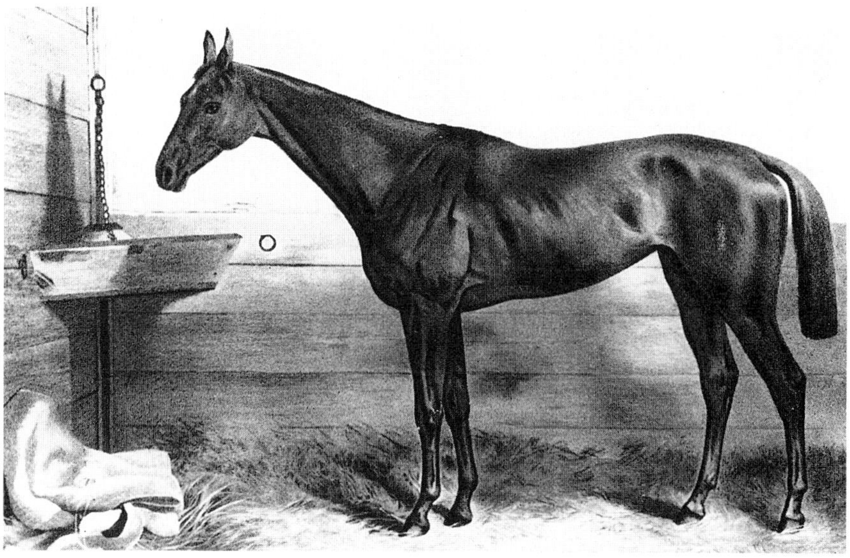

Kincsem xx, gez. 1874 im ungarischen Gestüt Tópioszentmárton, v. Cambuscan a. d. Waternymph v. Cotswold – Melbourne – Slane

seines schlechten Charakters, durchschlagend positiv vererbte, wobei er sich am besten mit edlen Stuten anpaaren ließ. Nach *Graf Wrangel* in UNGARNS PFERDEZUCHT IN WORT UND BILD (1. Band, Stuttgart 1893) paßten gemeine Stuten nicht für ihn. Wurde er mit solchen gepaart, so erhielt das Produkt nebst anderen Mängeln – wie knieenge Vorderbeine, Anlage zu französischer Stellung und fehlerhafte Sprunggelenke – meist steile Schultern. Mit edlen, ganz besonders mit *Cambuscan*-Stuten, leistete er aber Vorzügliches. Seine Halbblutprodukte dieser Abstammung zeigen bei hervorragender Mächtigkeit der Formen nahezu den Typus des Rennpferdes, welch letzterer auch in dem weitausgreifenden, flachen Galoppsprung zu Tage tritt, und können somit als der Prototyp einer Verschmelzung von Adel und Masse hingestellt werden.

Die Anpaarung von *Verneuil xx* mit Vollblut-Töchtern beinhaltet in nuce das Zuchtprinzip der Kisbérer-Zucht. Seit dem Jahre 1870 wurde die vorher geübte Mischzucht aufgegeben und ausschließlich hochklassiges englisches Halbblut gezüchtet. Die fortgesetzten Einimpfungen von Vollblut bester Qualität formten das Kisbérer Halbblut vollkommen um. Diese Pferde waren dem Vollblut so nahe, daß man, wenn man nichts von ihrer Abstammung wußte, sie leicht für authentische Vollblutpferde halten konnte.

Nach Graf C. G. Wrangel in DIE RASSEN DES PFERDES (2. Band, Stuttgart 1909) hatte die Oberlinie dank dieser systematischen Veredlungskreuzung die richtige Form erhalten. Das Untergestell sei stramm und trocken geworden, ohne die nötige Stärke zu verlieren, der ganze Körper habe jene nur bei hochedlen Rassen wahrzunehmende Gestaltung der einzelnen Teile gezeigt, die der Franzose mit dem Ausdruck „grandes lignes" zu bezeichnen pflegt. Außer *Verneuil xx* taten sich in der Halbblutzucht besonders die Hengste *Oakball xx*, *Revolver xx*, *Doncaster xx*, *Gunnersbury xx* und *Kisbér Öcse xx* (der rechte Bruder *Kisbérs*) hervor.

Um die Jahrhundertwende war der Begriff „Kisbérer Halbblut" mit einem edlen, formschönen, im englischen Halbbluttyp stehenden Pferd von stattlicher Größe und außerordentlicher Leistungsfähigkeit verbunden. Die männliche Nachzucht ging, soweit ihre Qualität dem entsprach, in die zahlreichen Hengstdepots der Doppelmonarchie, die besten Stuten blieben im Gestüt. Der gesamte Überschuß wurde alljährlich öffentlich versteigert und war für die Berittmachung der Kavallerieoffiziere der Armeen sowie als edle Reit- und Kutschpferde sehr gesucht.

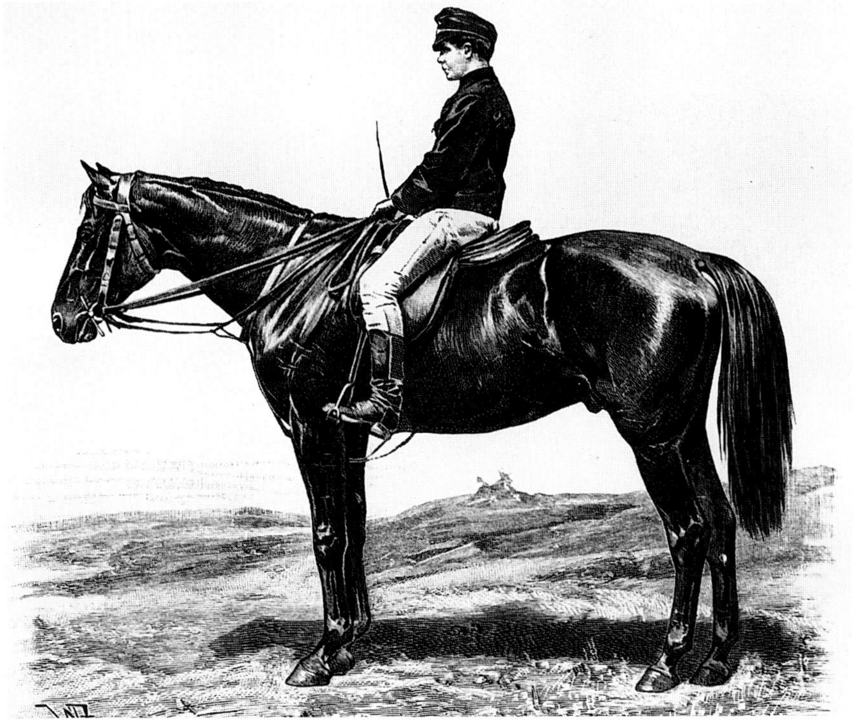

Kisbérer Halbblut von Verneuil

Höchst interessant sind zwei diametral einander entgegengesetzte Urteile über die Kisbérer-Zucht aus der Feder zweier der bedeutendsten Hippologen jener Zeit. Hier zuerst die Ansicht des schon mehrfach zitierten profunden Kenners der ungarischen Pferdezucht, *Graf C. G. Wrangel*, dargelegt in UNGARNS PFERDEZUCHT (s. o.): „Im Jagdfelde und vor der Front den höchsten Anforderungen entsprechend, zum Teil auch im leichten Zuge von schwer zu übertreffender Verwendbarkeit, genießen die Produkte der heutigen Kisbérer Halbblutzucht mit Recht das größte Ansehen in allen jenen Kreisen, wo man gewohnt ist, viel vom Pferde zu verlangen. Die hier und da lautgewordene Befürchtung, daß die ununterbrochene Zufuhr von Vollblut eine die Leistungsfähigkeit beeinträchtigende Verfeinerung des Knochengerüstes zur Folge haben werde, hat sich bisher nicht bestätigt... Überdies sind ‚dicke' Knochen und ‚feste' Knochen keineswegs synonyme Begriffe. Selbst wenn das Kisbérer Halbblut mit der Zeit vollständig den Typus eines Halbblutpferdes verlieren sollte, ist es daher noch lange nicht gesagt, daß die hieraus resultierende Verfeinerung des Knochengerüstes auch eine Verringerung der allgemeinen Leistungsfähigkeit herbeiführen würde.

Nun bleibt aber wohl zu beachten, daß ein einziger Hengst..., obwohl Vollblut, mehr für die Beibehaltung eines harmonischen Gleichgewichtes zwischen Blut und Masse zu leisten vermag als jeder noch so ideale Halbbluthengst. Und kann man... überhaupt mit Vollblut einer befürchteten oder bereits eingetretenen Verfeinerung entgegentreten, so liegt kein Grund vor, von dem bisher in Kisbér befolgten Zuchtprogramm abzuweichen; denn erstens sind massive Vollblut-Hengste keineswegs so selten, als häufig ohne Kenntnis der einschlägigen Verhältnisse angenommen wird, und zweitens pflegen solche,

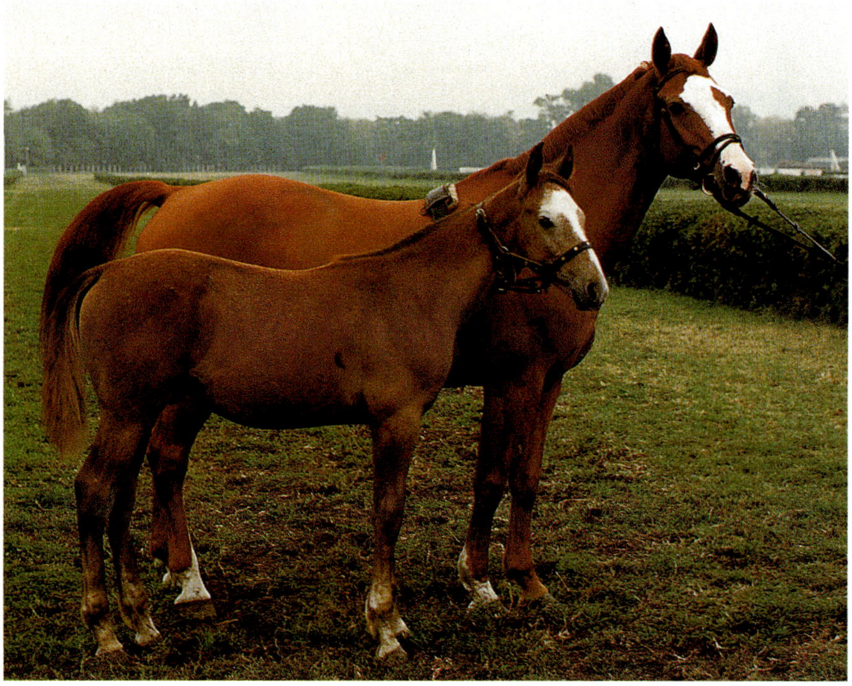

Kisbéri-Stute 861 Orgona, geb. 1979., v. 5367 Formás I-5 a. d. 812 Omega, Gestüt Palfa

wenn ohne hervorragende Rennleistungen, auch zu verhältnismäßig billigen Preisen zu haben sein. Mangel an geeigneten Vatertieren dürfte daher bei einiger Umsicht seitens der leitenden Faktoren kaum je eintreten. Auch das Problem dieser Zucht ist also durch Verwendung passender Hengste zu lösen.

Daß das Kisbérer Halbblut bei dem gegenwärtig befolgten Zuchtsystem in nicht gar ferner Zukunft nur mehr durch eine rein theoretische, oder richtiger gesagt konventionelle, Definition der Begriffe Voll- und Halbblut von dem im Stud Book registrierten Vollblute zu unterscheiden sein wird, unterliegt keinem Zweifel. Wir glauben aber, daß weder die Züchter noch die Konsumenten eine Gefahr für ihre Interessen in dieser Eventualität erblicken.

Für hochveredeltes, korrekt gebautes, gängiges, leistungsfähiges Halbblutmaterial von stattlicher Größe und genügender Knochenstärke hat die ungarische Landespferdezucht stets ausgiebige Verwendung, und ebenso läßt sich in den Kreisen des reitenden und fahrenden Publikums von Jahr zu Jahr eine Steigerung der Nachfrage nach möglichst edel gezogenen Gebrauchspferden wahrnehmen... Dem Kisbérer Halbblut scheint... die sehr weit getriebene Veredelung in den Augen der Konsumenten eher genützt als geschadet zu haben. Dies ist übrigens sehr natürlich; denn bei jeder Gelegenheit erbringt das Kisbérer Pferd neue Beweise für die Richtigkeit des altenglischen Sporting-Sprichwortes ‚Blood will tell'...“

Im Rahmen eines Vortragskurses der Landwirtschaftskammer für die Provinz Schleswig-Holstein sagte dagegen der nachmalige preußische Oberlandstallmeister *Dr. Gustav Rau*, damals noch Chefredakteur der Zeitschrift „Sankt Georg“, im Jahre 1909 über die Kisbérer-Zucht: „Die edlen ungarischen Pferde sind, der trockenen Luft Ungarns, dem hartstengeligen, spärlichen, aber an Nährstoffen reichen Weidegrase und der harten Haltung entsprechend, sehr trocken und nervig. Sie sind vorzügliche Leistungspferde.

Da man stets mehr auf Leistung als auf Exterieur züchtete, so findet man in Ungarn viele verstellte Pferde, weiche Fesseln (durch das viele Vollblut) und geschnürte Sprunggelenke...

Kisbér züchtet mit 200 Mutterstuten hochedeles Halbblut. Als Vaterpferde sind seit Jahrzehnten fast nur Vollblut-Hengste verwendet worden, so daß die Kisbérer Pferde im Modell und in der Knochenstärke ganz englisches Vollblut sind. Sie stehen hoch im Blute..., über dem Niveau der Landeszucht.

Halbbluthengste, die keine Knochen und sehr viel Temperament haben, sind auch in Ungarn nicht mehr sehr begehrt. Man wird sich daher bemühen müssen, die Halbblutherde zu rekonstruieren, auf das Halbblut zurückzuführen. Das ist ein außerordentlich schwieriges, langwieriges und undankbares Geschäft, bei dem nur langsam Positives erreicht wird...“

Nach reiflicher Abwägung der Ansichten der beiden Zuchtexperten bin ich geneigt, aus der Sicht der heutigen Leistungszucht Graf Wrangel und nicht Gustav Rau zuzustimmen. Es entbehrt jedoch nicht der Tragik, daß ausgerechnet zu dem Zeitpunkt, als das Kisbérer Halbblut den Gipfel seiner Leistungsfähigkeit erklommen hatte, das heißt bei Ausbruch des Ersten Weltkrieges, zugleich der Zeitpunkt gekommen war, daß man dieser Leistung nicht mehr bedurfte.

Der für Ungarn unglückliche Ausgang des Ersten Weltkrieges, der mit der Zerschlagung der k.u.k.-Doppelmonarchie endete und es im Frieden von Trianon rund zweier Drittel seines Staatsgebietes beraubte, hatte als Folge auch eine starke Reduktion der Armeen in „Rumpf“-Ungarn und „Rumpf“-Österreich. Damit hatte die Kisbérer-Zucht ihren wichtigsten, den Remontemarkt verloren. Die allgemeine Not in der Nachkriegszeit fegte auch den Absatzmarkt für edle Luxus-Reit- und -Wagenpferde hinweg. Für sie war kaum irgendwo noch Geld vorhanden. Die wenigen, oft neureichen Kreise, die zu Wohlstand gekommen waren, fanden meist das Automobil für Repräsentationszwecke schicker. Ein Umzüchtungsprozeß auf mehr Kaliber und Masse wurde, wie in den meisten bisher auf Remonteproduktion ausgerichteten edlen Reitpferdezuchten (zum Beispiel Ostpreußen), notwendig.

Nach 1920 wurden in Kisbér zum erstenmal neben beziehungsweise statt der bisher ausschließlich eingesetzten Vollblut-Hengste auch Halbbluthengste, Furiosos aus Mezöhegyes, Ostpreußen und Hannoveraner verwendet. In den dreißiger Jahren konnte der Trakehner *Széplak* (v. *Tempelhüter – Christian de Wet xx*) eine eigene Hengstlinie begründen, in den vierziger/fünfziger Jahren der Original-Hannoveraner *Hiros* (v. *Gmunden – Friesenkönig*) und der rein Hannoversch gezogene Radegaster (Sachsen-Anhalt) *Honvágy* (v. *Fridolin – Firnis*).

In dem allgemeinen Reformprogramm von 1961/62, das den größten und folgenschwersten Eingriff in das Gesamtgefüge der ungarischen Pferdezucht darstellte und weit einschneidendere Wirkungen hatte als beide Weltkriege, blieb nur die Vollblut-Zucht in Kisbér bestehen, während die Kisbérer Halbblutzucht nach dem Gestütshof Dalmand des Gestüts Sütvény, teils nach Sárvár und Apajpuszta verbracht wurde. Seit 1989 wird der Kisbéri nur noch in dem zum Staatsgut Balatonfenyves gehörenden Gestüt Pusztaberény am Plattensee und in ganz geringem Umfang im Gestüt Kadkert gezüchtet.

Wieso *Bonnie L. Hendricks* in ihrer INTERNATIONAL ENCYCLOPEDIA OF HORSE BREEDS (Norman and London, 1995) zu der Auffassung kommt, der Kisbéri sei „common", womit sie „verbreitet" meint, ist mir unverständlich. Mir jedenfalls scheint ein künftiges Weiterbestehen der Rasse im höchsten Grade ungewiß.

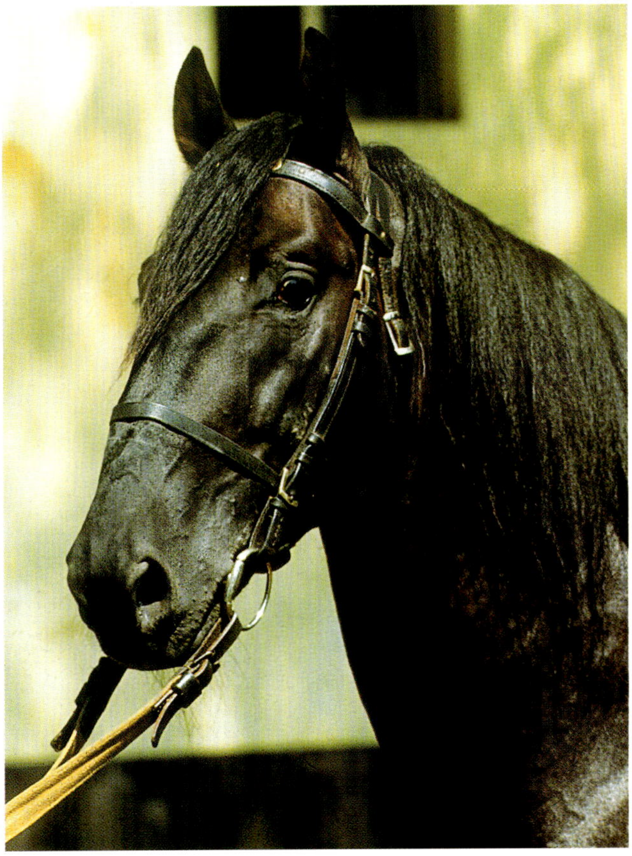

Portrait eines Nonius-Hengstes

NONIUS

TYP, INTERIEUR, VERWENDUNG:
Die älteste unter den ungarischen Gestütsrassen, Kulturrassen ohne Verankerung in der autochthonen Landrasse, ist die des im Staatsgestüt Mezöhegyes im Alföld entstandenen Nonius.

Der heutige Nonius ist ein recht großes, mittelschweres warmblütiges Wagen- und Reitpferd von kräftiger, gesunder Konstitution. Er steht in einem bedeutenden Rahmen und ist sehr vielseitig verwendbar. Mit einigem Recht spricht man von ihm als einem „Cheval à tout usage". Er eignet sich für jede Art von Spanndienst, vom landwirtschaftlichen Zug bis dem vor der Kutsche, dazu als Reitpferd, auch für schweres Gewicht. Er besitzt ein energisches Temperament und einen gutmütigen, ehrlichen, zuverlässigen Charakter. Gerühmt wird an ihm seine große Zugfestigkeit, Gängigkeit und Ausdauer.

Seine Spätreife (er ist gewöhnlich erst mit sechs Jahren voll ausgewachsen) kompensiert der Nonius durch Langlebigkeit und Fruchtbarkeit. Durch die Einkreuzung von Vollblut und Holsteiner-Blut hat er den Grundstock für das Mezöhegyeser oder, wie es heute meist genannt wird, das Ungarische Sportpferd gelegt.

EXTERIEUR:
In der Gesamterscheinung ist der Nonius nicht besonders edel. Der Kopf, relativ lang, weist in der Regel ein deutlich konvexes, geramstes Profil auf, Erbteil seiner Kladruber Vorfahren. Die Augen sind eher klein, die Ohren relativ lang. Die Verbindung zu dem langen, an der Basis recht breiten, meist gut aufgesetzten, muskulösen Hals ist im allgemeinen leicht und der Beizäumung günstig. Der breite, niedrige Widerrist verschwindet in der starken Muskulatur. Die Schulter ist oft steil gelagert, von mittlerer Länge. Der Rücken zeigt eine gewisse Länge und geht über eine starke Nierenpartie in die gerundete, muskulöse, nur wenig geneigte Kruppe über. Der Schweifansatz liegt relativ hoch. Die Sitzbeinmuskulatur ist nicht sehr stark ausgeprägt. Die harten, trockenen Extremitäten zeigen deutlich konturierte Gelenke und Sehnen, kurze Röhrbeine und eine für ein Warmblutpferd kurze, ziemlich steile Fesselung. Die mittelgroßen Hufe wirken, entsprechend dem Fesselstand, steil mit hohen Trachten.

Das Langhaar ist nicht sonderlich stark ausgebildet. Die Farben sind meist Dunkelbraun oder Rappe ohne Abzeichen.

Die Widerristhöhe beträgt 160 bis 168 cm Stockmaß.

MECHANIK:
Der Schritt des Nonius ist raumgreifend, auch Trab und Galopp sind bodendeckend und energisch. Die Springanlagen sind recht befriedigend, in der Anpaarung mit Vollblut gelegentlich überdurchschnittlich.

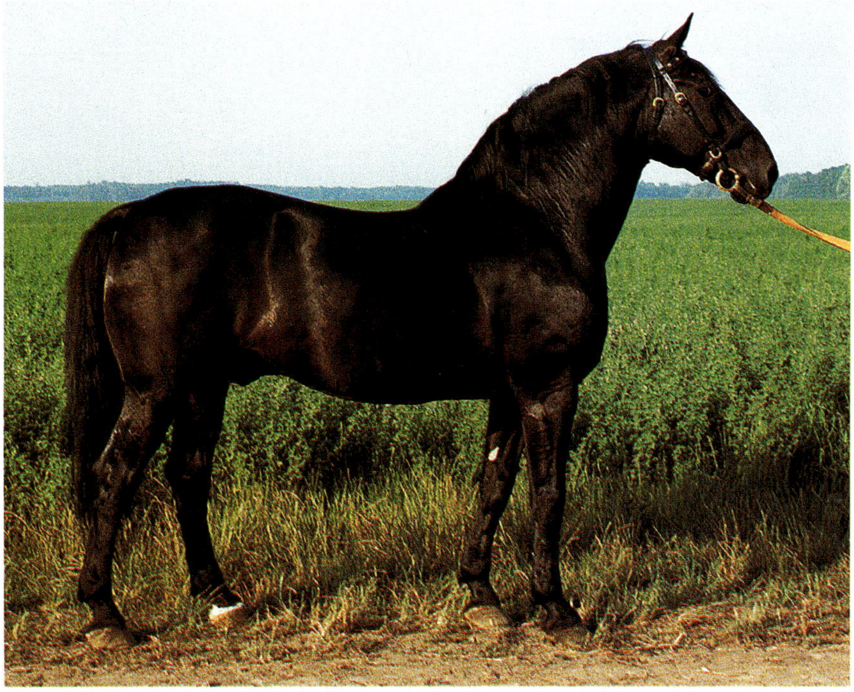

Nonius-Hengst Nonius XXII, geb. 1978, v. 1462 Nonius VI-2 a. d. 45 Nonius XI, Gestüt Mezöhegyes

ZUCHT:
Die heutige Heimat der Nonius-Zucht ist das nach dem Zusammenbruch des Ostblocks privatisierte Gestüt Hortobagypuszta nahe der Stadt Debrecen an der rumänischen Grenze in Nordostungarn, wohin sie von ihrem eigentlichen Stammgestüt Mezöhegyes in Südostungarn, wo sie im 19. Jahrhundert entstanden war, ausgelagert worden ist.

Die Puszta Hortobagy ist mit ihrer Fläche von 2300 Quadratkilometern die größte zusammenhängende Heidelandschaft Mittel- und Westeuropas. Hier wurde 1973 der erste ungarische Nationalpark gegründet, der 1979 durch die UNO zum biosphärischen Reservat erklärt wurde. Sie entstand während der Mongolenstürme und der Türkenherrschaft durch die Abholzung der ehemals weitläufigen Eichenwälder. Alljährliche Überschwemmungen durch die nahe vorbeifließende Theiß, die alkalische Bodenbeschaffenheit, das trockene Klima und der Wind sowie die zahlreichen Herdentiere taten ein übriges dazu. Die Csikósi hüten hier wie seit Generationen die Herden der braunen und schwarzen Nonius-Pferde, der Grau-Rinder und der Zackelschafe, die sich alle von dem trockenen, sehr hartstengeligen Pusztagras ernähren und an den charakteristischen Ziehbrunnen getränkt werden.

Die Nonius-Population in Hortobagy zählte 1997 400 Köpfe. Der ungarische Zuchtverband „Nóniusz Lótenyésztö Országos Egyesület" hat seinen Sitz in Bala.

Nachzuchten finden sich in den meisten Nachfolgestaaten der ehemaligen Österreichisch-Ungarischen Donaumonarchie sowie in Rumänien, Bulgarien und der Türkei.

GESCHICHTE:
Die wohl wichtigste der in dem ungarischen Staatsgestüt Mezöhegyes entstandenen Kulturrassen ist die des Nonius; sie ist zugleich auch die älteste. Über ihren Gründerhengst schreibt *Hans Brabenetz* in seiner sehr sorgfältig recherchierten Arbeit DAS K. K. STAATSGESTÜT RADAUTZ UND SEINE PFERDE (Gerlikon 1987): „Der Nonius ist ein Pferd der fruchtbaren Ebene und somit typisch für den südlichen Teil der großen ungarischen Tiefebene, des Banats, der Batschka, Syrmiens und der südlichen Slowakei.

Der Stamm hat seinen Namen nach dem im Jahre 1810 in Calvados gezüchteten und im französischen Hengstdepot Bec Hellouin (Eure) aufgezogenen Hengst *Nonius*. Sein Vater war der englische Halbblüter *Orion* vom angeblich englischen Vollblüter *Marmotin*. Seine Mutter soll eine Normänner-Stute nach einem englischen Hengst gewesen sein. 1815 wurde er von österreichischen Kürassieren in dem damals mit Zweibrücken vereinigt gewesenen Rosières erbeutet und 1816 nach Mezöhegyes gebracht.

Als schön konnte *Nonius* sicher nicht bezeichnet werden. Der 171 cm (Bandmaß, Anm. d. Verf.) hohe lichtbraune Hengst hatte einen gemeinen, großen Kopf mit langen, auseinanderstehenden Ohren, kleinen Augen und engen Ganaschen. Sein sehr gut aufgesetzter Hals war kurz, der Widerrist lang und hoch, die Lende lang, die Kruppe schmal und der Schweif tief angesetzt."

Ich füge hier noch ein paar Zeilen aus der unnachahmlichen Feder des berühmten Hippologen *Graf C. G. Wrangel* aus seinem vierbändigen Prachtwerk UNGARNS PFERDEZUCHT IN WORT UND BILD (2. Band, Stuttgart 1893) an, in dem er zu der Erbeutung von *Nonius* einigermaßen ironisch schreibt: „Das Gestüt zu Rosières wird wohl anfangs den Verlust, der ihm durch die Entführung des *Nonius* zugefügt worden, nicht besonders schmerzlich empfunden haben, war derselbe doch in dem dortigen Kontrollregister vom Gestütsinspektor *Solaret* folgendermaßen beschrieben worden: *‚Nonius,* ein neugeborenes Fohlen ohne Schönheit und ohne Harmonie. Obwohl er nie ein guter Beschäler werden wird, muß man doch zur Bereicherung der Erfahrung trachten, ihn zu erhalten.' – Der gute Monsieur Solaret; ob wohl die Kunde von den kolossalen Erfolgen jenes Hengstfohlens, dem er alle Eignung zum Beschäler abgesprochen, je zu ihm gedrungen? Fast möchte man es wünschen; denn das niederschmetternde Dementi, das seinem vorschnellen Gutachten durch die Ereignisse zuteil geworden, würde seine Erfahrung jedenfalls ganz wesentlich bereichert haben. In einer Beziehung hat der Franzose aber doch recht behalten: Schön ist *Nonius* nie geworden... Aber ‚handsome is as handsome does', und was

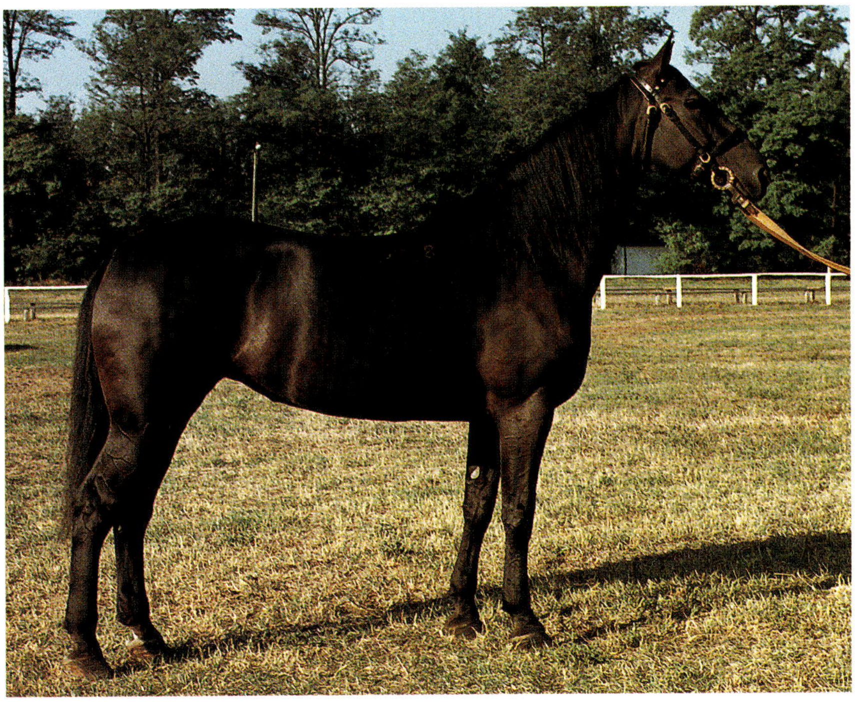

Nonius-Stute 152 Nonius VI, geb. 1978, v. 94 Nonius „C“ XXX, Gestüt Mezöhegyes

die Leistungen betrifft, steht *Nonius* geradezu unerreicht da.“

In Mezöhegyes wurde *Nonius Senior* 22 Jahre bis zu seinem Tode 1839 (im Alter von 28 Jahren) als Pepinière-Hengst verwendet. Er erzeugte von 1817 bis 1839 79 Hengst- und 137 Stutfohlen und wurde zum Stammvater einer in ganz Österreich-Ungarn und den angrenzenden Ländern hochgeschätzten Rasse. „Dank der züchterischen Kunst der Ungarischen Gestütsverwaltung entwickelte sich der Stamm zu einem gewaltigen Ausmaß und bereits 1890 waren im gesamten Reich 2840 Nonius-Hengste zur Zucht eingesetzt. Diese Entwicklung wurde ganz offensichtlich durch die geradezu idealen Umweltverhältnisse von Mezöhegyes ermöglicht. Beste tiefgründige Böden (Schwarzerde, Anm. d. Verf.) mit üppigem Pflanzenwuchs und ebensolchen Weideverhältnissen sowie enormes Züchterglück und auch -können boten eine ideale Ausgangsbasis für diesen inzwischen zur Rasse gewordenen Stamm. Ein späterer Versuch mit Anglo-Normännern in Piber scheiterte bekanntlich kläglich“, schreibt *Hans Brabenetz* (a. a. O.).

Zu der Zeit, als *Nonius Senior* in das 1875 von *Kaiser Josef II.* (1741–1790) gegründete Heeresgestüt Mezöhegyes kam, sah es mit der Zucht dort recht traurig aus. Das einzige, was man anstrebte, war eine den Bedürfnissen der Armee entsprechende Remonteproduktion. Bei der Paarung wurde vornehmlich auf eine Übereinstimmung der Farbe geachtet, während Abstammung und Rasse kaum in Betracht gezogen wurden. Für die Zucht von Remonten für die leichte Kavallerie verwendete man leichte Orientalische, Tscherkessische, Moldavische sowie kleinere Andalusische Stuten, die mit Türkischen, Berber-, Andalusischen, Ungarischen und Siebenbürger Hengsten gepaart wurden. Das für die Wagenpferdezucht verwendete Material demgegenüber bestand aus Holicser, Holsteiner, Englischen, Kladruber, Finnländer, Lipizzaner, Salzburger (Noriker) und Andalusischen Hengsten und Stuten. Außerdem war man be-

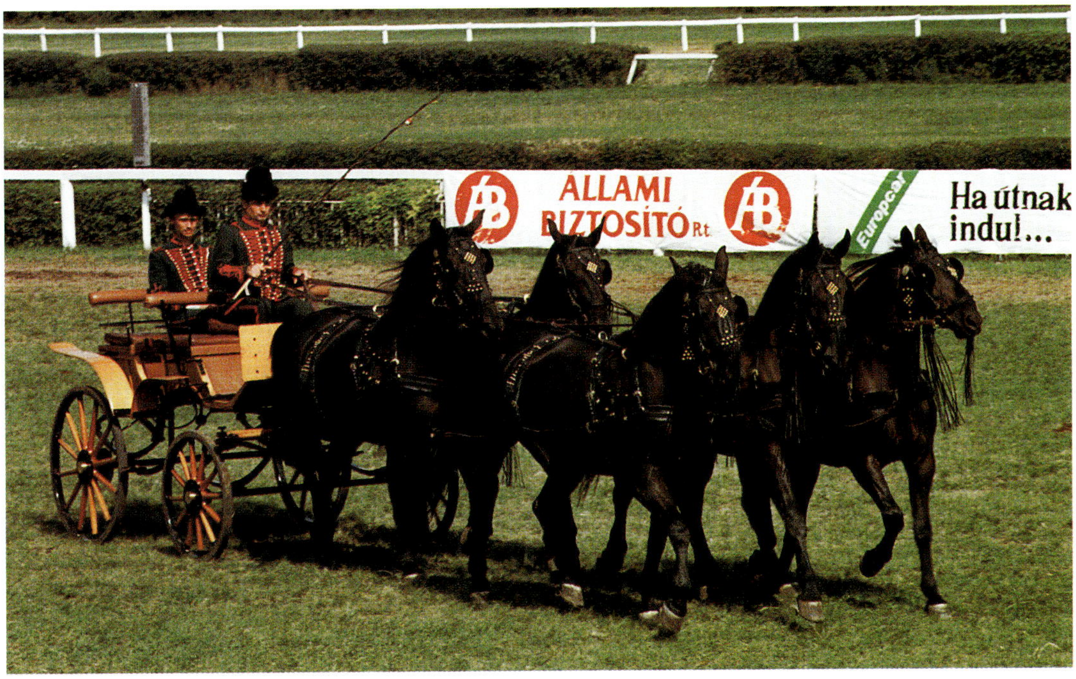

Nonius-Fünferzug des Gestüts Mezöhegyes

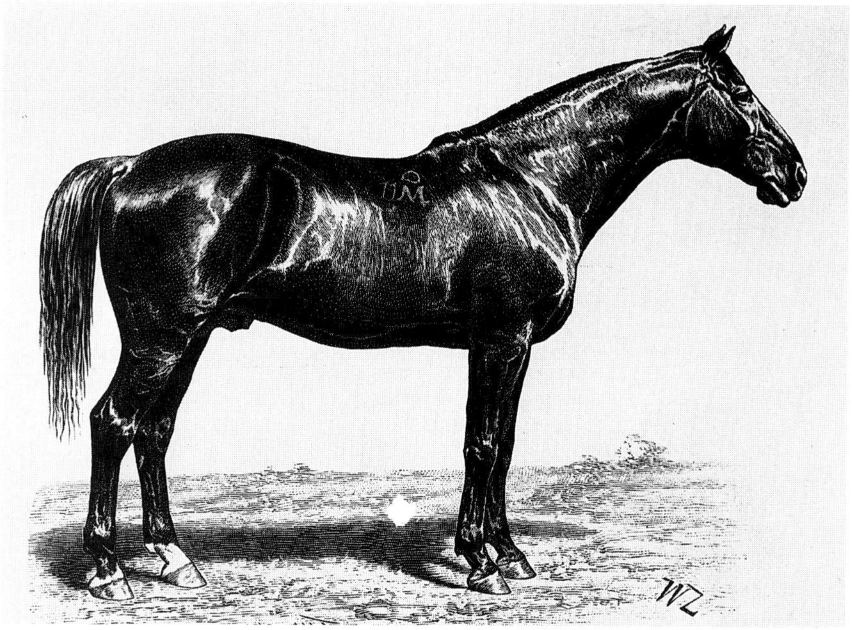

Noniusrasse, Hengst Nonius XXXVI, Gestüt Mezöhegyes, ca. 1880/90

strebt, durch Paarung starkknochiger Holsteiner-Stuten mit schweren Hengsten große und starke Kürassierremonten zu erzeugen. Bei der Einrangierung in die Zucht spielten nur Exterieur und Größe eine Rolle; die Abstammung kümmerte niemanden, da man ihren Wert noch nicht begriffen hatte und kaum Kenntnisse der Vererbung besaß. Stuten, die im Exterieur oder sonst nicht befriedigten, wurden mitsamt den Wallachen an die Regimenter abgegeben.

Die Überraschung der Gestütsleitung von Mezöhegyes war groß, als *Nonius* bereits nach dem ersten Jahr seiner Zuchtbenutzung einen außergewöhnlich ausgeglichenen, qualitativ hochstehenden Fohlenjahrgang mit den von ihm gedeckten 29 völlig heterogenen Stuten lieferte. Und so blieb es! Von seinen 79 Söhnen wurden 15 Hauptbeschäler in Mezöhegyes. Der bedeutendste von ihnen war *Nonius IV* aus der Spanischen Stute *Gascon*. Auf ihn gehen alle heute lebenden Pferde der Nonius-Rasse zurück.

Größte Bedeutung für die Entstehung der Nonius-Zucht hatten die Lipizzaner- und die Kladruber-Stuten. Während die Lipizzaner die Gänge und das Exterieur verbesserten, steuerten die Kladruber vor allem ihre Größe bei. All das war für ein Wagenpferd, als das der Nonius ja in erster Linie gedacht war, von größter Bedeutung. Ein Nebeneffekt, den die Anpaarung an die Kladruber mit sich brachte, war die dominante Vererbung der barocken Ramsköpfe, die zwar den Gebrauchswert nicht beeinträchtigten, jedoch in späterer Zeit, als man sich bemühte, sie wegzuzüchten, da sie dem Schönheitsideal nicht mehr entsprachen, erhebliche züchterische Probleme bereiteten.

Um die Nonius-Rasse zu konsolidieren, betrieb man eine teils recht enge Inzucht. Bereits um 1840 konnte man von einer eigenen Rasse sprechen. Um einer befürchteten Inzuchtdepression zu entgehen und gleichzeitig den Pferden ein ansprechenderes, edleres, schnittigeres Exterieur zu verleihen, begann man etwa 1860 Vollblut einzukreuzen, eine Maßnahme, die bis heute gelegentlich wiederholt wurde.

Überall liest man, selbst bei *Graf Wrangel* (a. a. O.), von zwei Nonius-Schlägen, dem sogenannten „großen" und dem „kleinen" Nonius, in die die Rasse geteilt sei. Hier liegt jedoch ein Mißverständnis vor. Zwar teilte man tatsächlich in Mezöhegyes die Stutenherde in zwei Größen auf: Stuten unter 168 cm Bandmaß wurden der „kleinen", Stuten über 168 cm Bandmaß Widerristhöhe der „großen" Herde zugeteilt. Bei dieser Einteilung wurde jedoch nur die Größe, nicht die Abstammung berücksichtigt. Die Einteilung betraf auch nicht die Hengste.

Nach dem Ersten Weltkrieg war die Nonius-Rasse die einzige ungarische Warmblutrasse, die dem damaligen Trend zu einem schwereren und dabei doch gängigen landwirtschaftlichen Arbeitspferd entsprach. Folgerichtig erhielt sie damals neben der Kaltblutzucht die stärkste öffentliche Förderung, wodurch sie sich über weite Strecken auch in der Landeszucht in Ost- und Südosteuropa verbreitete.

Im Zweiten Weltkrieg erlitt die ungarische Nonius-Zucht schwerste Schäden. 1947 gab es in der Grenzregion von Mezöhegyes nur noch 52 Stuten der Rasse. Bis 1954 stieg die Zahl der Mutterstuten im Gestüt wieder auf 120 Köpfe an. Neben der Mezöhegyeser Zucht entwickelte sich in dem städtischen Gestüt Hortobagy der ehemals Königlichen Freistadt Debrecen im Comitat Hajdu seit 1948 ebenfalls eine bedeutende Nonius-Zucht. Unter dem Einfluß des Klimas und der Scholle in der weiten Puszta entstand dort ein leichterer, edlerer, lebhafterer Typ, der, zäh, anspruchslos und schnell, mehr den Ansprüchen an ein modernes Reit- und Wagenpferd genügt. 1989 wurde die Restpopulation von Mezöhegyes nach Hortobagy umquartiert. Ein Teil der Pferde ist inzwischen in der neu entstandenen Ungarischen Sportpferdezucht aufgegangen, wie bereits vorher in Mezöhegyes, wo sich herausgestellt hatte, daß sich diese Rasse von allen ungarischen Warmblutrassen am besten für den Umzüchtungsprozeß eignete.

Als Hortobagy nach dem Zusammenbruch des Ostblocks privatisiert wurde, erhielt es staatlicherseits die Auflage, die Nonius-Zucht zusammen mit einer Herde der grauen, langhornigen Podolischen Rinder und einem Bestand der malerischen Zackelschafe für die Zukunft weiterzuzüchten und so vor dem Aussterben zu bewahren. Die Nonius-Herde besteht heute aus etwa 400 Pferden. Hier kann man noch die Puszta-Romantik mit den von den Csikósi (Csikós = berittener Hirt) in ihrer traditionellen Tracht gehüteten freigehenden Pferde-, Rinder- und Schafherden erleben.

UNGARISCHER FALBE UND ISABELL

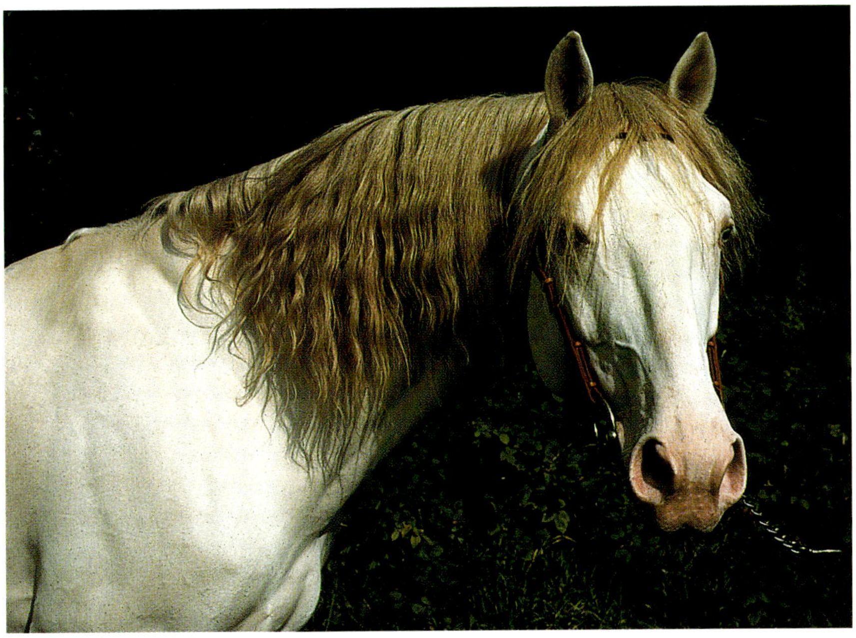

Cremello der Ungarischen Falb- und Isabellzucht, Gestüt Somogysard

Zu Beginn der siebziger Jahre wurde im Ungarischen Landwirtschaftsministerium der Beschluß gefaßt, alle alten landwirtschaftlichen Haustierrassen zu erhalten. Das betraf unter anderem die langhörnigen, grauen Podolischen Steppenrinder *(Bos primigenuus)*, das Racka-Schaf von Hortobagy Puszta mit seinen langen, schraubenförmig gedrehten Hörnern, das in zwei Farbschlägen (mit weißem oder schwarzem Vlies) gezüchtet wird, das Mangalitza Wollschwein sowie einige alte Geflügelarten.

Unter den damals aufgestellten Zuchtzielen war auch der geplante Versuch, die alte falbe Steppenpferdrasse, mit der die Magyaren im neunten Jahrhundert aus dem Osten nach Pannonien eingewandert waren, wieder aufzubauen. Diese Rasse hatte sich über einige Jahrhunderte als Landrasse gehalten, war jedoch seit langem ausgestorben. Man muß die Idee, sie wiederherzustellen, als reichlich romantisch und wirklichkeitsfremd bezeichnen. Als man erkannte, daß das Vorhaben unmöglich zu verwirklichen war, schwenkte man um und setzte sich zum Ziel, das falbe Reit- und Wagenpferd des 19. Jahrhunderts, von dem noch verkreuzte Reste vorhanden waren, wieder aufleben zu lassen. Dieses Pferd war ein außerordentlich harter Typ gewesen, gesund, ausdauernd und mit hervorragendem Galoppiervermögen.

Die Zuchtleitung beschloß nun, aus den im Land verstreuten falben Pferden ein vielseitig verwendbares Pferd zu schaffen, das unter dem Reiter wie auch im Geschirr einsetzbar sein sollte. Als Zuchtmaterial suchte man überall im Land Stuten zusammen, deren einzige Auswahlkriterien die falbe Farbe mit schwarzem Langhaar, Aalstrich, schwarzen Beinen und dunklen Hufen war. Das Ergebnis der Suche war eine Sammlung von größter Heterogenität. Es waren darunter ebenso Stuten sehr primitiven Typs wie elegante Sportpferde. Als Hengste importierte man falbe Achal-Tekkiner-Hengste, um die alte asiatische Blutverbindung wiederherzustellen.

Das Ergebnis war nach Auskunft des Leiters des ungarischen Gestütswesens, *Dr. Csaba Neméth*, trotz jahrelangen Experimentierens unbefriedigend. Es gelang nicht, eine Konsolidierung zu einer einheitlichen Rasse zustandezubringen. Die Zucht wird immer noch auf zwei Gestüten fortgeführt: Szalkszentmárton und Somogysárd. Es handelt sich hierbei jedoch nicht um eine in sich geschlossene eigene Rasse, sondern nur um ein falb gefärbtes Pferd uneinheitlichen Sporttyps. In den letzten Jahren hat man einen falben Holsteiner (v. *Marlon xx* a. d. *Diane* v. *Hetman*) als Hauptbeschäler verwendet, der aus einem Stamm mit hervorragender Springanlage kommt.

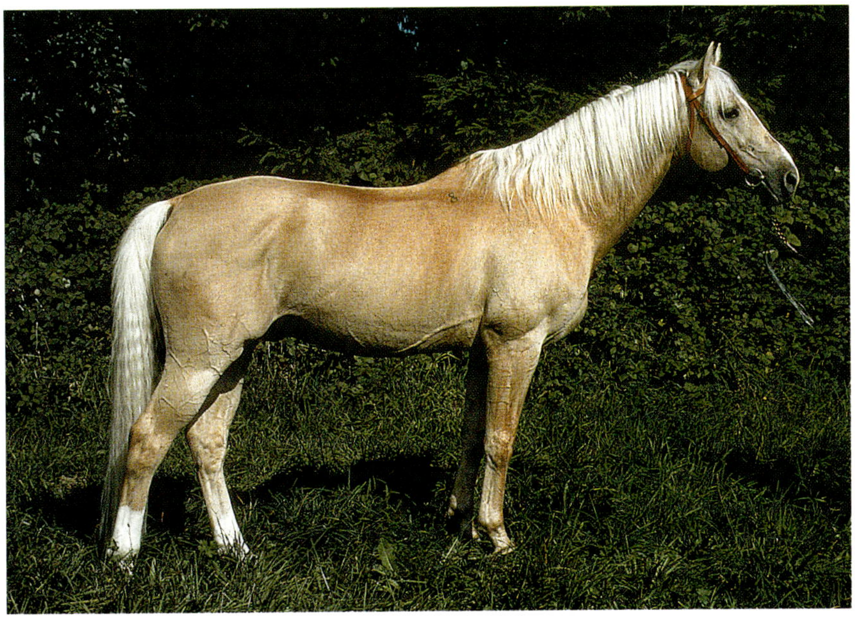

Isabellstute der Ungarischen Falb- und Isabellzucht, Gestüt Somogysard

UNGARISCHES SPORTPFERD

Mezöhegyeser Sportpferd

TYP, INTERIEUR, VERWENDUNG:
Das Ungarische oder Mezöhegyeser Sportpferd ist ein vielseitig verwendbares Reit- und Sportpferd, das sich vor allem für den Springsport, aber auch für alle anderen Disziplinen des Reitsports sowie den Fahrsport eignet. Der Typ ist noch recht unausgeglichen, entsprechend den sehr heterogenen Ausgangsrassen. Das Zuchtziel entspricht dem von *Celia Clarke* in ihrem Buch THE INTERNATIONAL WARMBLOOD HORSE (Buckingham 1991) definierten, in ganz Westeuropa gezüchteten, internationalen warmblütigen Sportpferd. Daß das Ungarische Sportpferd stark Holsteinisch geprägt ist, liegt an der gewählten Veredlerrasse. Aber inzwischen hat, vor allem nach dem Fall des „Eisernen Vorhangs“, auch Zuchtmaterial aus anderen Zuchtgebieten Westeuropas Eingang in die ungarische Zucht gefunden, so daß der Typ sich mehr und mehr dem Internationalen Warmblut annähert.

EXTERIEUR:
Im allgemeinen ist das Ungarische Sportpferd größer, kalibriger und stärker, dabei weniger edel und trocken als die bodenständigen ungarischen Rassen.

An Farben kommen meist Braun, Dunkelbraun und Schwarzbraun vor, daneben auch Schimmel und Füchse.

Die Widerristhöhe liegt in der Regel über 162 cm Stockmaß.

MECHANIK:
Zu den fördernden Bewegungen in den drei Grundgangarten gesellen sich meist recht gute Springanlagen.

ZUCHT:
Das Ungarische oder Mezöhegyeser Sportpferd wird in den Gestüten Mezöhegyes (wo man mit seiner Zucht begann – in Südostungarn, nahe der rumänischen Grenze), Sütveny (Staatsgut Dalmand) und dem heute privatisierten Hortobagy, dazu in einer Reihe kleinerer, meist privater Gestüte gezüchtet. Man hat auch mit künstlicher Besamung begonnen.

GESCHICHTE:
Ende der fünfziger, Anfang der sechziger Jahre unternahm die Ungarische Gestütsverwaltung eine sorgfältige Analyse der im Land vorhandenen Rassen auf ihre Eignung für eine Umzüchtung in Richtung eines vielseitig verwendbaren Sportpferdetyps. Geplant war dabei, daß die wertvollen genetischen Eigenschaften der ungarischen Pferde erhalten werden sollten. Danach erfolgte eine umfassende Reform und Umgestaltung des gesamten ungarischen Gestütswesens. 1961/62 wurden die zur Reinzucht vorgesehenen Gidran-, Nonius-, Kisbéri- und Furioso-North-Star-Stuten aus Mezöhegyes und den weiteren Stammgestüten in andere Gestüte ausquartiert, während eine gemischte Herde zurückblieb. Diese sollte als Grundlage für die geplante Sportpferdezucht dienen und bestand hauptsächlich aus Nonius- und Furioso-North-Star-Stuten sowie einigen wenigen Gidran- und Kisbéri-Stuten, die bereits eine gewisse Sporteignung erkennen ließen.

Erste Ansätze für eine Sportpferdezucht finden sich schon vor dem Zweiten Weltkrieg. Bereits in den

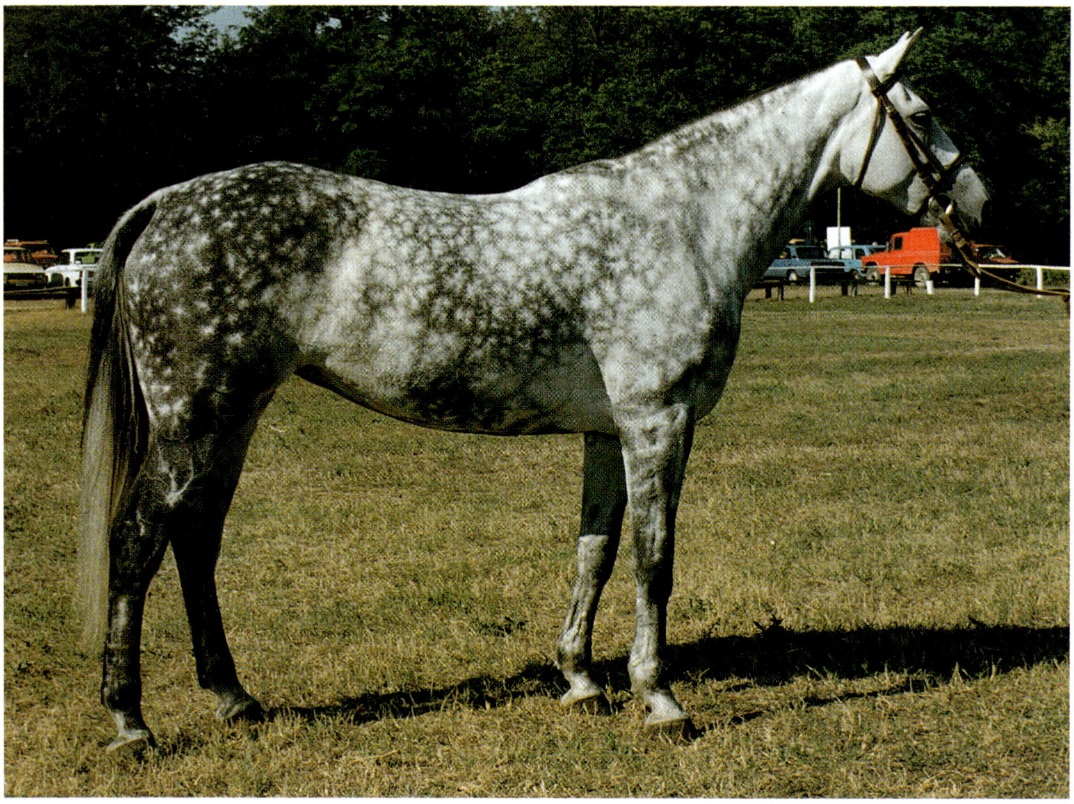

Ungarische Sportpferdestute 903 Kemal Holdsugár, geb. 1976, v. Kemal xx a. d. 785 Kröszus, Gestüt Mezöhegyes

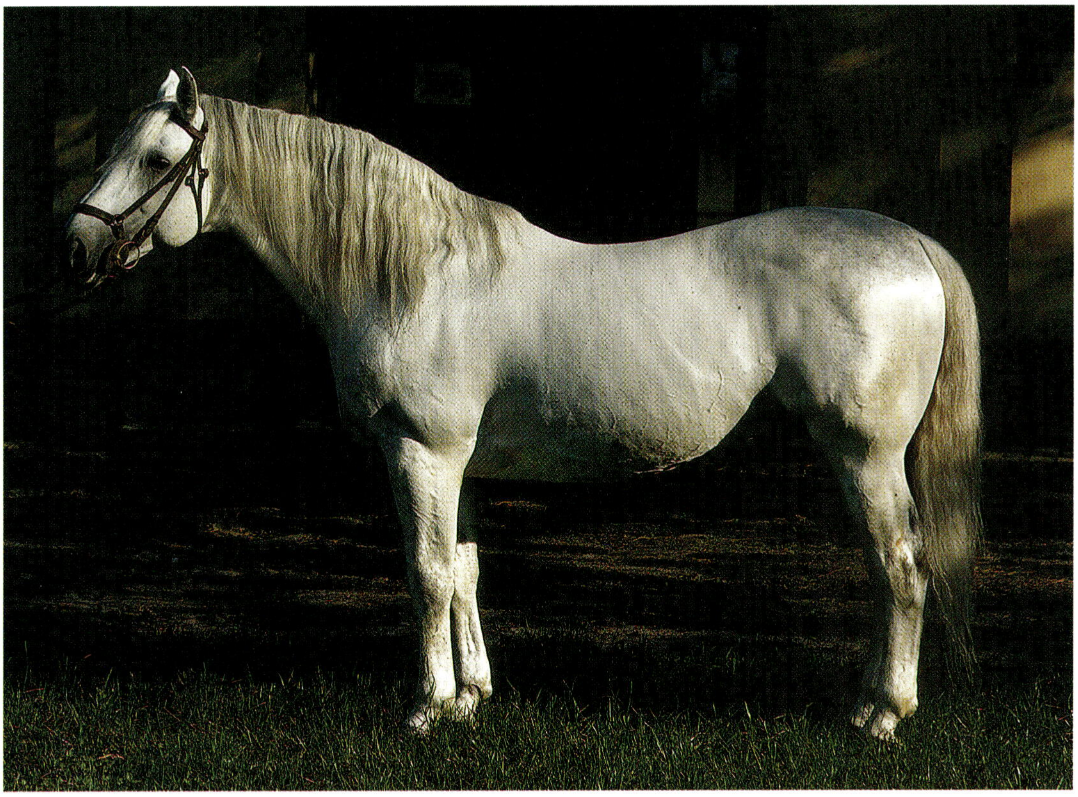

Der Holsteiner Sportpferdelinienbegründer Ramzes Junior, geb. 1960, v. Ramzes AA a. d. Brenta v. Meisterläufer II – Nenndorf

dreißiger Jahren hatte man in der Kisbéri-Zucht den Trakehner *Tempelhüter*-Sohn *Széplak* eingesetzt, der dort eine eigene Hengstlinie begründen konnte. In Mezöhegyes versuchte man zunächst, das angestrebte Ziel mit Vollblut- und Hannoverschen Hengsten zu erreichen, doch blieben die Nachzuchtergebnisse mit den Hannoveranern unbefriedigend. Deshalb schwenkte man 1963 um und importierte veredelte Holsteiner-Hengste.

Über den Beginn der Veredlung mit Hilfe von Holsteiner-Hengsten schrieben *Sandor Bábochay* und *Jenö Várady* in der Zeitschrift DAS HOLSTEINER PFERD (Heft 3, Hamburg 1971), die ich selbst damals redigierte: „Am 28. Dezember 1963 in der Frühe öffnete man in Hegyeshalom, der österreichisch-ungarischen Grenzstation, den Schlagbaum für einen noch fohlenhaften, jedoch kalibrigen, starken Hengst und gewährte ihm Einlaß nach Ungarn, in das ‚Land der edlen Pferde'. Dieser Hengst war ein junger *Ramzes*-Sohn, der sich dem interessierten Publikum so präsentierte, als ob er sich seiner Schimmelfarbe und seines genetischen Wertes bewußt sei.

Weshalb wurde ein Deckhengst aus einer Holsteiner-Mutter als Hauptbeschäler nach Ungarn importiert zur Benutzung in der ungarischen Zucht, deren Hochstand doch bereits seit Jahrhunderten bekannt war? Gemessen am allgemeinen Standard der Pferdezucht der Welt hatte die ungarische Pferdezucht nach Ansicht aller Experten bereits im 16.–19. Jahrhundert und auch nach der Jahrhundertwende einen außerordentlich hohen Stand. Die hervorstechendsten Eigenschaften des ungarischen Pferdes waren Schnelligkeit, Ausdauer und Härte... Vor allem fiel das auch bei hoher Beanspruchung sehr gute Temperament auf. Seine Intelligenz, Lernfreudigkeit und Zuverlässigkeit erleichterten die Arbeit für den Reiter und gaben ihm ein sicheres Gefühl...

Die Anforderungen des modernen Springsports hinsichtlich Temperament, Kaliber, Bewegungsablauf sind heute völlig andere als in früheren Zeiten. Sie müssen das Pferd befähigen, Hindernisse von beachtlichen Ausmaßen unter verhältnismäßig schwerem Gewicht zu überwinden. Interieur und Exterieur zusammen sind Träger der Springveranlagung...

Die ungarische Zuchtleitung hat diese Anforderungen des modernen Sports durchaus erkannt und die vorhandenen ungarischen Rassen auf ihre Eignung für eine Umzüchtung im modernen Sinne überprüft. Vom sportlichen Standpunkt besitzt das ungarische Pferd in seiner genetischen Substanz außerordentlich wertvolle Eigenschaften. Diese Eigenschaften möchten wir in unseren Sportpferderassen bei dem notwendigen Umzüchtungsprozeß erhalten.

Dem Rat von deutschen hippologischen Fachleuten folgend, ist der Import von Holsteinern oder Hannoveranern zur Meliorisierung durch die ungarische Zuchtleitung erwogen worden...

In den Jahren vor und nach dem Kriege lieferte die Holsteiner-Zucht prozentual die größte Zahl erfolgreicher Turnierpferde... Die Kenntnis dieser Zuchterfolge veranlaßte die ungarische Zuchtleitung, einen Holsteiner *Ramzes*-Sohn anzukaufen...

Den ungarischen Züchter erfüllt es mit Freude, in der mütterlichen Abstammung von *Ramzes* den Namen *Shagya* zu finden. Wir wollen es hier nur flüchtig streifen: Im Jahre 1836 importierte der damalige Landstallmeister von Bábolna, *Major E. Herbert*, aus Arabien unter anderem drei Hengste. Unter ihnen war der Hengst *Shagya Senior*, dessen Blut über seine Nachkommen später nicht nur die ungarische, sondern auch die Pferdezucht der Nachbarländer stark beeinflußte. In den Adern von *Ramzes* fließt

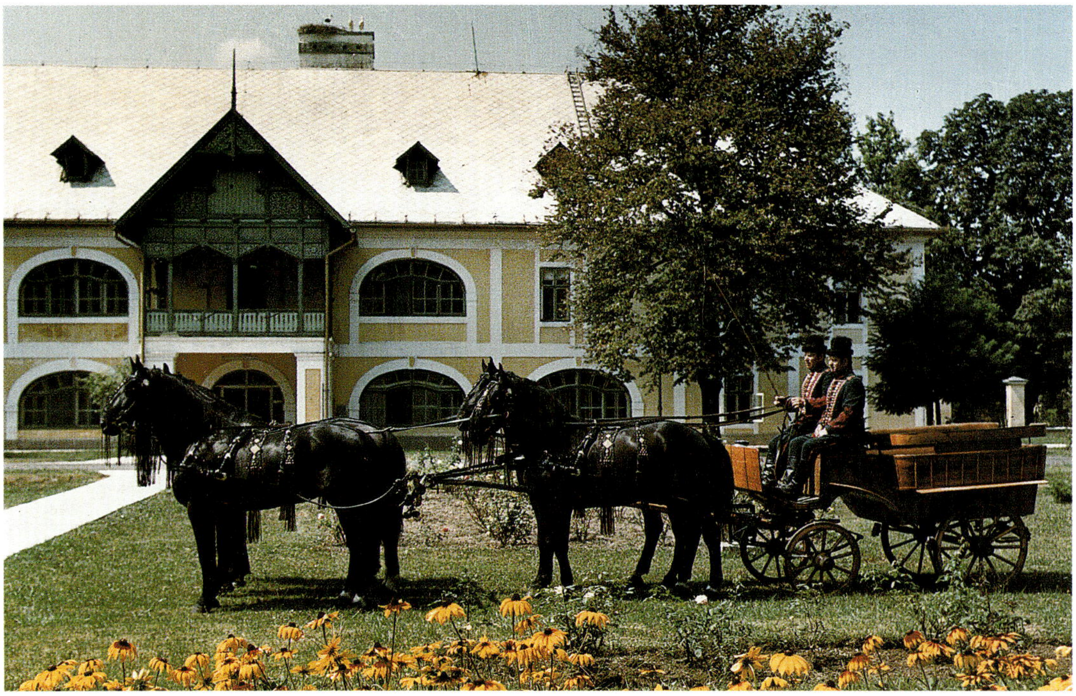

Fünfergespann Ungarischer Sportpferde aus der Aldato-Linie, Gestüt Mezöhegyes

das Blut von *Shagya X-3* (v. *Shagya X* a. d. *Amurath 117*)...

Der importierte Junghengst wurde 1964 im Gestüt Mezöhegyes unter dem Namen *Ramzes Junior* aufgestellt. Hier deckte er bis 1968. 1969 wurde er in das Gestüt Sütveny versetzt, wo er bis heute (1971) wirkt.

Durch seinen Einsatz hoffte man, Kaliber, Breite und Tiefe zu verbessern, das Temperament zu beruhigen und zugleich das ihm eigene Springvermögen in die ungarische Zucht einzuführen ... Zugleich wollte man jedoch die konstitutionelle Härte der Stuten, ihre Intelligenz und das Reitpferdeexterieur erhalten. Diese züchterische Problemstellung ist recht schwierig und erfordert für ihr Gelingen eine sehr konsolidierte Stutengrundlage. – Die bisherigen Ergebnisse sind sehr ermutigend...

Mit der Verbesserung der Leistungen und dem stärkeren Körperbau hat sich jedoch das Exterieur der ungarischen Ausgangsrassen verändert. Für das Auge des ungarischen Züchters lassen die *Ramzes Junior*-Produkte ästhetisch zu wünschen übrig. Sie sind weniger trocken und edel als ihre Mütter. Sie haben eine derbere Haut, weniger trockene Köpfe und nicht das ausdrucksvolle Auge. Sie weichen von dem Typ des durchgezüchteten klassischen ungarischen Halbbluts wesentlich ab. Das ist ganz selbstverständlich. Jedoch darf man hoffen, durch planmäßige Selektion nach Fixierung der Leistungsanlagen die alten Exterieurpoints wieder zu gewinnen. Bis dahin muß uns die bessere Leistung entschädigen...

Nach seinem erfolgreichen Einsatz in Mezöhegyes deckt *Ramzes Junior* heute im Gestüt Sütveny. Man beabsichtigt, seinen Erbwert auf verschiedener Stutengrundlage, in Mezöhegyes auf Furioso-North-Star- und Nonius-Stuten, in Sütveny (im Staatsgut Dalmand) auf Gidran- und Kisbéri-Stuten zu erproben, um so eine endgültige Beurteilung durchzuführen...

Die ungarischen Züchter haben sich eine sehr schwierige Aufgabe gestellt, ... indem sie in ihrer konsolidierten Stutengrundlage eine erhöhte Springanlage zu fixieren suchen. Sie möchten in sorgfältiger Zuchtarbeit unter voller Wahrung der genetischen Werte der bodenständigen ungarischen Rassen die Leistungsanlagen den modernen Anforderungen anpassen. Mit Hilfe sämtlicher Errungenschaften der modernen Tierzucht versuchen sie, das Zuchtziel, das heißt die Erzeugung leistungsbereiter Springpferde, zu erreichen, die durch gutes Exterieur, einen raumgreifenden Bewegungsablauf, ruhiges Temperament und große Leistungsanlagen ihren Reiter im modernen Springsport zu großen Leistungen befähigen.

Ob dieses Ziel erreicht werden wird? Wir hoffen es. Und wir hoffen, daß man bald auf internationalen Turnieren von diesen neuen Zuchtprodukten sprechen wird!"

In Mezöhegyes wurden die Töchter von *Ramzes Junior* mit dem Vollblut-Hengst *Korenbleem* (v. *Palestine – Blue Larkspur*) gedeckt, während man sich für die weitere Zuchtarbeit den Holsteiner *Anblick-xx*-Sohn *Aldato* holte, der sich in der heimatlichen Zucht außerordentlich bewährt hatte.

Zu Anfang der achtziger Jahre, nach fast zwanzigjähriger Zuchtarbeit, betrachtete die ungarische Gestütsverwaltung den Umzüchtungsprozeß als mehr oder weniger abgeschlossen. Man konnte auf den Erfolg hinweisen, eine relativ einheitliche Population geschaffen zu haben, die zwar exterieurmäßig immer noch erheblich von dem klassischen ungarischen Halbblutpferd abwich und damit das Mißfallen konservativer Züchterkreise erregte, jedoch in ihren Gebrauchseigenschaften weitaus besser für den Sport veranlagt war als die Ausgangsrassen (von denen sich der Nonius als am geeignetsten erwiesen hatte). Das Ergebnis der Anpaarung mit den Holsteiner-Hengsten hatte ein Pferd ergeben, das williger und einfacher war vom ersten Anreiten an, einen wesentlich höheren natürlichen Rittigkeitsgrad besaß, ebenso wie weitaus bessere Springanlagen. Dar-

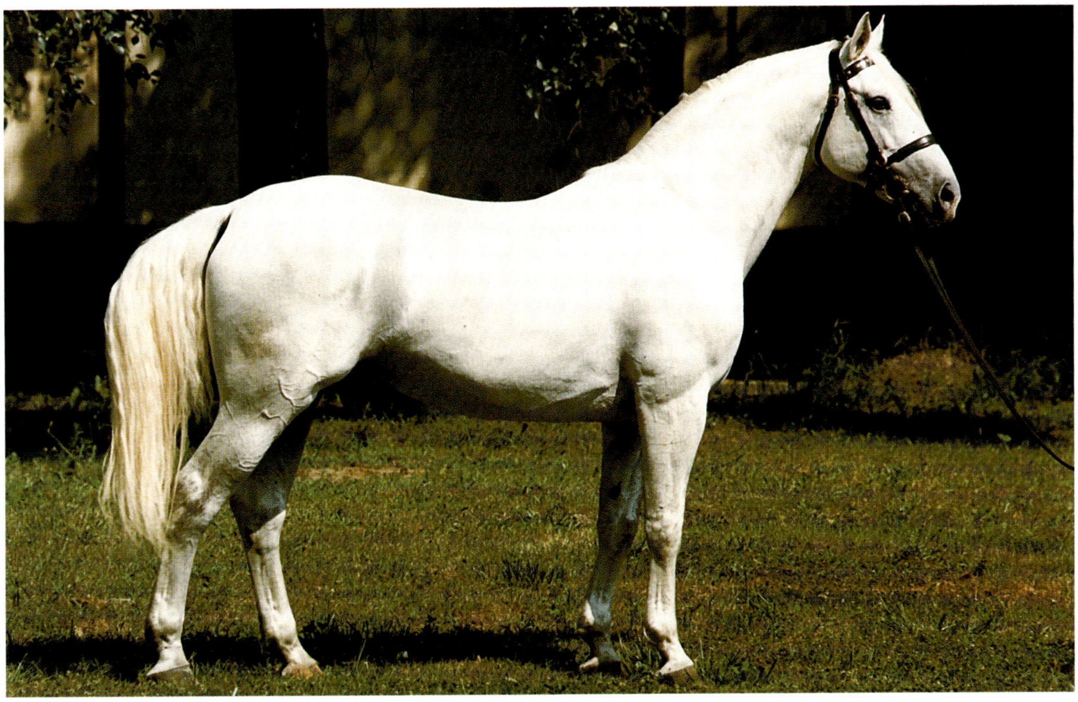

Ramzes III, Hauptbeschäler in der Ungarischen Sportpferdezucht in Mezöhegyes

aufhin wurde die Rasse offiziell als Mezöhegyeser Sportpferd anerkannt.

Ramzes Junior und *Aldato* folgte eine Reihe anderer, qualitativ leider weniger hochstehender Hengste, so daß zeitweilig eine gewisse züchterische Stagnation eintrat, trotz eines umfangreichen Prüfungssystems für Stuten und Hengste und einer sorgfältig durchgeführten Zuchtwertschätzung aufgrund von Nachkommenschaftsleistungen.

Die besten Vererber der achtziger/neunziger Jahre waren zum einen der *Tumbled xx*-Sohn *Toborszo*, zum anderen der selbst im Spitzenspringsport erprobte *Ramzes III*-Sohn *Randi* (a. e. Tochter v. *Stanley*) im Besitz von *John Whitaker*. *Toborszo* ist ein Halbbruder des spitzenleistungsgeprüften Topvererbers *Constant* (v. *Cor de la Bryère* SF) aus einer Halbschwester der Leistungsvererber *Roman* (v. *Ramzes AA*) und *Farn* (v. *Fax I*). Er lieferte unter anderem das internationale Springpferd *Poker* (Markus Beerbaum).

Nach dem Fall des „Eisernen Vorhangs" ist unter den importierten Hengsten, die in den verschiedenen Gestüten der heute meist als „Ungarisches Sportpferd" bezeichneten Zucht eingesetzt werden, ein deutlicher Qualitätsanstieg bemerkbar, was einen entsprechenden Qualitätsanstieg der Produkte bewirkt.

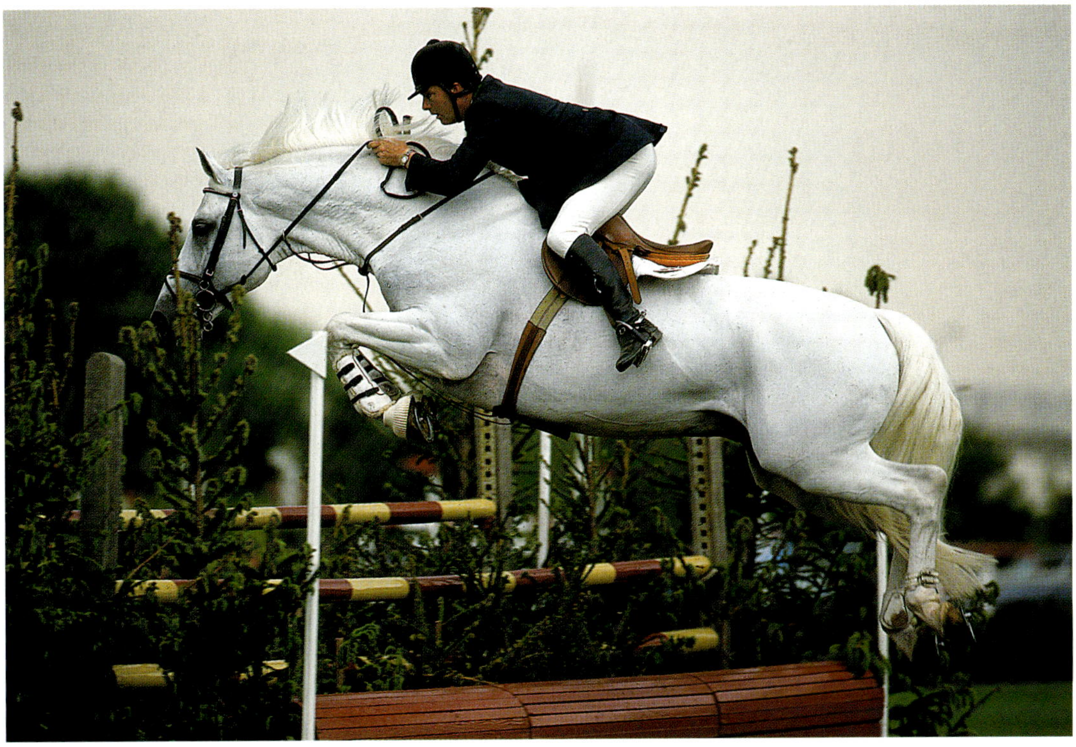

Der im internationalen Spitzensport erfolgreiche Ungarische Sportpferdehengst Randi unter John Whitaker

KALTBLUTZUCHTEN

NORI

Nori ist die ungarische Bezeichnung für Kaltblut ganz allgemein. Sie ist abgeleitet von dem Namen „Noriker" des Kaltblutpferdetyps, der zwischen 1770 und 1830 aus dem Gebiet der einstmaligen römischen Provinz Noricum, vor allem aus der Gegend um Salzburg, nach Westungarn kam und dort die Rassen des Murinsulaners (Muraközi) und Pinkafelders (Pinkaföi) begründete.

MURAKÖZI

Murinsulaner, Mura, Hainzen, Pinkaföi, Ungarisches Kaltblut, Pinkafelder

TYP, INTERIEUR, VERWENDUNG:
Der Muraközi oder Murinsulaner ist die einzige bis heute in Ungarn noch bestehende Kaltblutrasse. Er ist ein mittelschwerer, trockener, harter Arbeitspferdetyp, praktisch, gängig und energisch, der sich für alle Arbeiten in der Landwirtschaft und die meisten anderen Spanndienste eignet. Von den alten ungarischen Landschlägen unterscheidet er sich ebenso wie von den Kulturrassen durch sein ruhiges Temperament und den frommen Charakter, die Handlichkeit und den Arbeitseifer im schweren Zug sowie seine Frühreife und Leichtfuttrigkeit.

Es gibt zwei Typen: einen etwas schwereren, schwerfälligeren und einen leichteren, energischeren. Die relativ noble Erscheinung des leichteren Typs kann Orientalischen Einfluß nicht verleugnen.

EXTERIEUR:
In der Gesamterscheinung erinnert der Murinsulaner an einen leichten Noriker oder mehr noch an einen Ardenner. Er ist muskulös und trocken. Der gelegentlich etwas lange Kopf besitzt ein gerades oder leicht konvexes Profil, kurze, relativ breit gestellte Ohren und große, ausdrucksvolle, freundliche Augen. Der Hals ist kurz und kräftig, die muskulösen Schultern sind günstig gelagert. Der kräftig bemuskelte Körper wirkt kompakt, mit breiter, tiefer Brust und etwas kurzer, abgeschlagener, gespaltener, muskulöser Kruppe. Das Fundament ist stark, korrekt, mit wohlbemuskelten Unterarmen und Unterschenkeln, gut ausgeprägten, breiten Gelenken, kurzen, starken Röhrbeinen, kurzer Fesselung und großen, runden, harten Hufen. Ein Behang ist kaum vorhanden. Das Langhaar ist stark ausgebildet, grob und lockig.

Füchse herrschen vor, meist mit lichter Mähne und lichtem Schweif und Aufhellungen im Röhrenbereich. Braune sind nicht selten. Gelegentlich kommen auch Rappen oder Schimmel vor. Vor allem bei den Füchsen sind Blessen häufig.

Die Widerristhöhe beträgt bis etwa 162 cm Stockmaß, der kleinere Typ überschreitet 155 cm Stockmaß nicht.

MECHANIK:
Der Muraközi besitzt eine freie, energische, räumende Trabaktion und einen bodendeckenden, fördernden Schritt.

ZUCHT:
Die Rasse entstand westlich der Donau, zwischen Mur und Drau, und trägt ihren Namen nach der sogenannten Murinsel der südöstlichen Steiermark. Heute ist sie – allerdings in ihrem Umfang stark reduziert – in ganz Ungarn verbreitet, wobei der Schwerpunkt der Zucht immer noch in Westungarn liegt. Die Rasse wird von dem Zuchtverband „Magyar Hidegvérü (Muraközi) Lótenyésztö Országos Egyesület" in Keszthely und dem dort ebenfalls ansässigen Institut für Tierzucht betreut.

GESCHICHTE:
Das Kaltblutpferd hat keine bodenständigen Ahnen in Ungarn. Jedoch gelangten in der „nachtürkischen" Zeit schon seit dem Ende des 18. Jahrhunderts kaltblütige Pferde in die an Österreich grenzenden Gebiete von Sopron, Vas und Zala. Wegen der relativen Nähe der Reichshauptstadt Wien mit ihrem großen Bedarf an landwirtschaftlichen Erzeugnissen bestand ein lebhafter Handelsaustausch. Und die Bauern und Händler

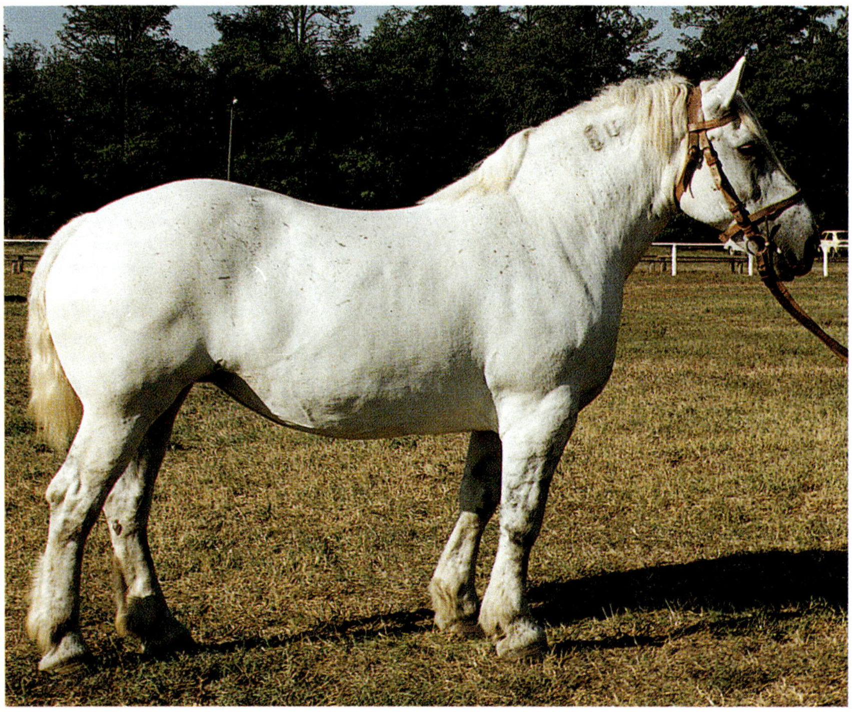

Muraközi-Stute 575 Féke, geb. 1977, v. 873 Róminafra 2 a. d. 254 Gamas-Dollár

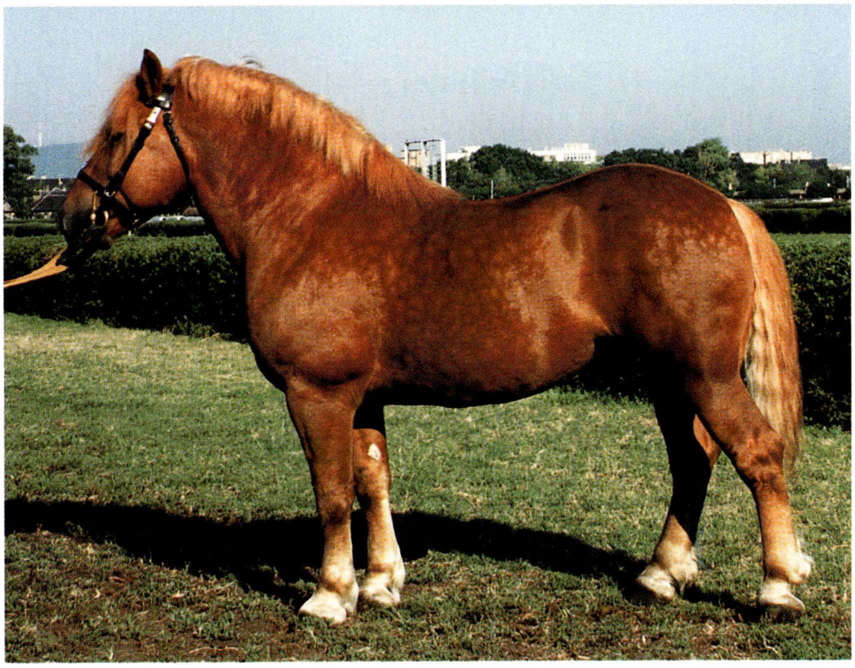

Muraközi-Hengst 2083 Tengchic 1, geb. 1985, v. 1132 Kimle 12 a. d. 1143 Davács

brachten auf der Rückfahrt häufiger Norische Pferde mit zurück, da sie aufgrund ihrer größeren Schwere und Stärke geeigneter waren, schwere Lasten zu bewegen, als die leichten ungarischen Landpferde. Als Folge dieser Einfuhren entstanden im Verlaufe des 19. Jahrhunderts in dem ungarisch-österreichischen Grenzgebiet zwei unterschiedliche Kaltblutrassen: der schwerere Pinkafelder (Pinkaföi) auf Pinzgauer Grundlage und der leichtere Murinsulaner (Muraközi), genannt nach dem Fluß Mur. Vor 1900 führte man hier zur Verbesserung der Zucht Percheron-Hengste, später belgische Ardenner ein.

Seit der Mitte des 19. Jahrhunderts wurde auch in Ungarn – entsprechend den Bedürfnissen der intensiver werdenden Landwirtschaft – der Ruf nach einem stärkeren, schwereren Arbeitspferd immer lauter. Da die staatliche Gestütsverwaltung, die weitgehend von der Armee gesteuert wurde und eine Beeinträchtigung der kriegswichtigen Remonteproduktion befürchtete, einer Aufstellung von Kaltbluthengsten in den Staatsgestüten und -hengstdepots entgegenarbeitete, blieb deren Erwerb und Stationierung weitgehend privater Initiative überlassen. Folglich importierten zahlreiche ehemalige Halbblutzüchter und andere große Gutsbesitzer Hengste verschiedener Kaltblutrassenzugehörigkeit. Aber nicht nur bei den Großgrundbesitzern, auch bei den Kleinbauern verstärkte sich wegen des ruhigen Temperaments, der Handlichkeit und Willigkeit zu arbeiten der Trend zum Kaltblut.

Seit den achtziger Jahren stellte die Pinkafelder-Zucht im westlichen Ungarn, im sogenannten Pinkafeld (Pinkaföi), im Grenzgebiet zu Niederösterreich und der Steiermark, auf Belgische Hengste des schweren Brabanter Schlages um. So entstand das schwere Pinkafelder Kaltblutpferd.

Das Ursprungsgebiet des Murinsulaners oder Hainzen waren die südöstliche Steiermark, die Murinsel und das österreichisch-ungarisch-kroatische Länderdreieck. Hier begann man zunächst auf der Grundlage der aus der Kreuzung von Norikern mit dem einheimischen, orientalisch beeinflußten Landschlag entstandenen Mischzucht, mit Importen von Norfolk Trottern und Percherons zu züchten. Nachdem diese Versuche fehlgeschlagen waren, holte man ab 1883 vor allem belgische Ardenner des leichten (Berg-)Typs ins Land. So entstand der mehr agile, kleinere Kaltbluttyp Ungarns, der Muraközi.

Obgleich die staatliche Gestütsverwaltung die sich ausbreitende Kaltblutzucht mit „Feuer und Schwert“ zu bekämpfen versuchte, konnte sie dem aus der Situation der Landwirtschaft entstandenen Zwang nicht widerstehen. So kam es, daß bei Ausbruch des Ersten Weltkrieges die Pferdepopulation in den Gebieten von Zala, Vas, Somogy und Baranya schon fast rein kaltblütig war. Mit dem Ende des Krieges, in dem Ungarn nahezu zwei Drittel seiner Fläche verloren hatte und unter dem Diktat der Siegermächte seine Armee auf ein Bruchteil ihrer früheren Stärke hatte verkleinern müssen, hatte die Remonteproduktion jede Perspektive verloren. Andererseits ging der Trend immer mehr in Richtung der Zucht schwererer landwirtschaftlicher Arbeitspferde. Die landwirtschaftlichen Züchter bildeten Züchtervereinigungen und gründeten 1922 ein eigenes Zuchtregister, organisierten Zuchtschauen und Auktionen für Zuchtmaterial, setzten Preise für Hengste, Stuten und Fohlen aus und importierten weiteres Zuchtmaterial aus Belgien und Frankreich. Bereits um 1925 gehörte ein Viertel aller ungarischen Pferde der Muraközer Zucht an.

Während das ursprüngliche Kaltblutzuchtgebiet im südwestlichen Transdanubien lag, verbreitete sich der Murinsulaner bald über ganz Ungarn. Das eigentliche Hochzuchtgebiet blieb allerdings auch weiterhin die Gegend von Vas, Zala, Somogy und Baranya.

Im Zweiten Weltkrieg erlitt die ungarische Kaltblutzucht schwerste Schäden. Um sie wieder aufzubauen, führte man zwischen 1947 und 1949 erneut 59 belgische und 16 französische Ardenner-Hengste ein. Die besten Absatzfohlen wurden als Hengstanwärter in der Hengstaufzuchtanstalt Békáspuszta des landwirtschaftlichen Kombinats Bóly aufgezogen, von wo aus die besten, dreijährig, nach ihrer Körung auf die Hengstdepots und Deckstationen im Land verteilt wurden.

Dann jedoch kam es infolge der allenthalben einsetzenden Motorisierung der Landwirtschaft zu einem starken Rückgang der Kaltblutzucht. Dieser Trend hat sich seit dem Fall des „Eisernen Vorhangs“ infolge der rasanten Entwicklung in Industrie, Wirtschaft und Landwirtschaft erheblich verstärkt und beschleunigt.

Die Pinkafelder-Zucht ist bereits seit langem aufgrund planloser Kreuzungen mit warmblütigen Hengsten zur Erzielung eines leichteren, beweglicheren „Halbschlag"-Arbeitspferdes („Sodrott") zugrundegegangen. Ihre Reste sind im Murinsulaner aufgegangen. Jedoch wird auch mit dem Murinsulaner vielfach „Sodrott"-Zucht betrieben.

Um eine genügend breite Selektionsbasis aufrechtzuerhalten, ist man, da andere Absatzmärkte weggebrochen sind, vermehrt auf Schlachtfohlenproduktion ausgewichen. Da dabei das Ausschlachtergebnis und die Schlachtkörperqualität ausschlaggebend sind, ist bei der derzeitigen Selektion eine gewisse Tendenz zum schwereren Typ zu beobachten.

Durch die rasche wirtschaftliche und landwirtschaftliche Entwicklung in Ungarn seit 1990 wird es dem Chronisten, wie überall im ehemaligen Ostblock, außerordentlich erschwert, allen Veränderungen auf dem Gebiet der Pferdezucht zu folgen.

UNGARISCHES LANDPFERD

Székler

Der Székler war früher das ungarische Landpferd der Kleinbauern in dem heute zu Rumänien gehörenden Osten des Landes. Er soll hervorgegangen sein aus dem Pferd der Székler, Nachfahren der Hunnen, die seit dem sechsten Jahrhundert im Komitat Csik in Siebenbürgen siedelten.

In dem von ihm verfaßten Lehrbuch RAÇEN, ZÜCHTUNG UND HALTUNG DES PFERDES (Berlin 1879) äußert sich *Gustav Schwarznecker* über den Székler folgendermaßen: „Was oben gesagt ist über die schlechte Pflege kleiner Landschläge, findet in Ungarn seine volle Bestätigung, und der Ungar ist, wie der masurische Bauer und wie der Kosak, ebenso unbarmherzig im Gebrauch wie in der Pflege seines Pferdes. Er prügelt es zwar nicht, weil bei dem feurigen Temperamente dieser kleinen Pferde die Peitsche überflüssig ist, aber er verlangt für die paar Grashalme, die sich die Thiere auf der keinesfalls üppigen Weide suchen dürfen, Leistungen von ihnen, als ob sie in vollem Training wären, und sie fliegen über Sand und Moor mit einer Willigkeit, die eines besseren Lohnes und eines größeren Futtersackes würdig wäre.

‚Es gibt in dem Lande der Magnaten ein kleines Thier, welches in gewisser Beziehung dem Pferde ähnlich, aber nicht größer als ein Hund ist; man nennt es Vorspann, und die Bauern benutzen es zu Feldarbeiten.' So beschreibt ein reisender Sohn *Albions* in der Manier unserer modernen, hochgebildeten, französischen Zeitungs-Correspondenten das ungarische Landpferd; und in der That muß dem an gutgenährte Thiergestalten gewöhnten Auge des Engländers ein ungarisches Pferd in seiner Verkommenheit fast wie ein Rätsel erscheinen.

Über den Ursprung dieses Pferdes gibt es allerdings nur Vermutungen, wahrscheinlich ist es... von Osten her mit den Magyaren in das Land gekommen...

In den Türkenkriegen, für die Ungarn der Hauptschauplatz war, ist natürlich Orientalisches Blut in das Land gekommen, und da die Ungarn zwar ein kriegerisches Reitervolk waren, die mit einer gewissen Hinneigung zum Orient für das schwere Ritterthum weder Sinn noch Verständnis hatten, so ist das Orientalische Blut hier fast ausschließlich, ohne jede Beimischung des nordischen, kälteren Blutes, herrschend geblieben.

Freilich ist das Pferd der Puszta der etwas entartete Sohn des ursprünglichen Vaterlandes: 125–150 cm messend, wird es von überflüssigem Fleisch und Fett nicht beschwert. Die jungen Pferde erhalten deshalb durch die eingesunkenen Polster der Augengruben häufig ein altes Ansehn – Kinder mit Greisengesichtern. Aus demselben Grunde des Fleischmangels erscheinen auch die Köpfe an den dünnen Hälsen verhältnismäßig größer, als es in Wirklichkeit der Fall ist, besonders da sie in den Ganaschen gewöhnlich etwas breit sind. Die Hälse stehen fast stets tief und verkehrt...

Betreffs des Rumpfes ist nachzutragen, daß das Mittelstück im Verhältnis zur Vorhand etwas zu lang erscheint, da Lage und Länge der Schultern und Quarters nicht günstig sind. Der Widerrist ist scharf nach oben hervor-, aber nicht nach hinten zurücktretend. Die Schultern sind gerade, die Brust ist schmal, der Rücken entweder gerade oder nach oben gewölbt (Karpfenrücken), die Kruppe kurz, nur wenig geneigt, mit hoch angesetztem Schweife.

Die Beine sind trocken, obschon die Beugesehnen gewöhnlich sehr angedrückt liegen, die Hinterbeine entweder eng in den Sprunggelenken oder zu sehr nach hinten, die Fesseln häufig nachgiebig und fein, die Hufe fest und klein..."

Aufgrund ausgedehnter hippologischer Studienreisen in Ungarn gibt *Graf C. G. Wrangel* in seinem grundlegenden vierbändigen Werk UNGARNS PFERDEZUCHT IN WORT UND BILD (2. Band, Stuttgart 1893) folgende Beschreibung des Ungarischen Landpferdes: „Ein trockener, etwas vorwärtsgebogener Kopf (Ramskopf), äußerst spitze, lebhaft bewegte Ohren, feurige Augen, spitze Schnautze mit großen Nüstern, ein feiner, schneidiger Hals, gerader Rücken, Kreuz und Kruppe, hoch getragener Schweif, stark gewölbter Brustkorb, aufgeschürzter Bauch, magere, brettartig anzufühlende Schenkel und Unterarme, ungemein trockene Röhrbeine, kurze Fesseln, steinharte Hufe und ein nur in seltenen Ausnahmefällen die Höhe von 160 cm (Bandmaß, Anm. d. Verf.) erreichendes Körpermaß lassen das Pferd der Csik leicht erkennen. Seine Ausdauer geht ins Unglaubliche, doch muß es gut behandelt werden, sonst gebärdet es sich leicht unbändig und störrisch.

Das jetzige II. Husarenregiment war zu jener Zeit, als dasselbe noch dem Grenzverbande angehörte, nur mit Czékler Pferden beritten und hat

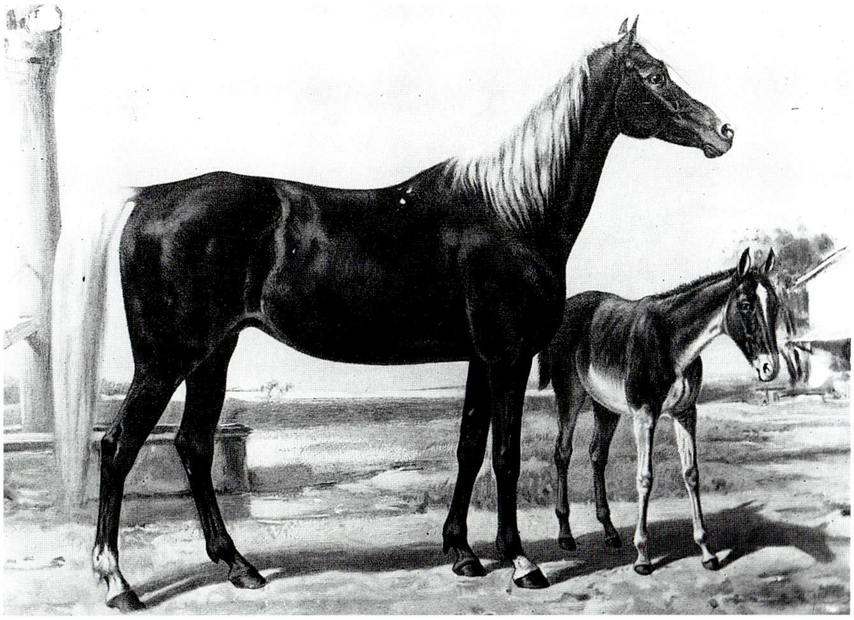

Ungarisches Landpferd um 1860/70

sich auf diesen Tieren in allen Feldzügen seit den Türkenkriegen überall rühmlichst hervorgetan. . ."

In der Zeit der türkischen Besetzung Ungarns (1526–1695) erfolgte eine ausgedehnte Einkreuzung Orientalischen Blutes. Ihr folgten Spanische und Italienische Hengste. Seit Anfang des 19. Jahrhunderts machte sich Vollblut-Einfluß geltend, doch ging die Rasse mehr und mehr zugunsten der höher veredelten, größeren ungarischen Kulturrassen zurück.

Nach der Gründung des Staatsgestüts in Alsó Szombatfalva bei Fogaras 1874 unternahm man dort zwar auf Anregung einer zu dem Zweck in Klausenburg zusammengetretenen Versammlung von Siebenbürger Pferdezüchtern zwei (halbherzige) Anläufe, „ein solches Pferd der Verwahrlosung und dem drohenden Untergang zu entreißen", wie Graf Wrangel (a. a. O.) schreibt. Sie wurden jedoch wegen der seitens des Ackerbauministeriums in Budapest festgestellten angeblichen Kostspieligkeit nach sehr kurzer Zeit abgebrochen, ohne daß man irgendwelche Resultate positiver oder negativer Art aus der begonnenen Zuchtarbeit abgewartet hätte. Und der Verfall ging stetig weiter.

Endlich, 1940, gründete man in Alsó Zsuk in Siebenbürgen ein Gestüt, um die wertvolle Rasse zu erhalten. 1944, vor dem Einmarsch der Sowjetarmee, umfaßte das Gestüt 230 Székler und Siebenbürger Pferde. In letzter Minute verteilte der letzte Gestütskommandant, *Laszlo Monostory*, der nach seiner Flucht in die USA auswanderte, die Stuten an die Bauern der Umgebung, um ihnen so eine Chance zum Überleben zu geben. Soweit heute noch Székler Pferde vorhanden sind, finden sie sich auf rumänischem Gebiet, in Siebenbürgen, größtenteils verkreuzt mit Kaltblut.

Über 50 Jahre nach dem Ende des Zweiten Weltkrieges und der Auflösung des Gestüts in Alsó Zsuk bestehen seitens ungarischer und Siebenbürger Hippologen und Pferdezüchter Bestrebungen, gemeinsam die Reste der einst weitverbreiteten Rasse zusammenzufassen, rein weiterzuzüchten und so vor dem Aussterben zu retten.

GEBRAUCHS-ZUCHTEN

SODROTT

„Sodrott" ist die ungarische Bezeichnung für ein Kreuzungsprodukt zwischen Warmblut und Kaltblut, wie man es vor allem im westlichen beziehungsweise südwestlichen Ungarn findet. Der Name bedeutet eigentlich „abgedreht".

Diese sehr häufige Gebrauchskreuzung wird vorgenommen, um ein landwirtschaftliches Arbeitspferd von etwas größerer Beweglichkeit und Gängigkeit als der Kaltblüter und etwas ruhigerem Temperament als der Warmblüter zu erzielen. Zwar stellt die F_1-Kreuzung eigentlich ein End-

Sodrott-Arbeitsgespann

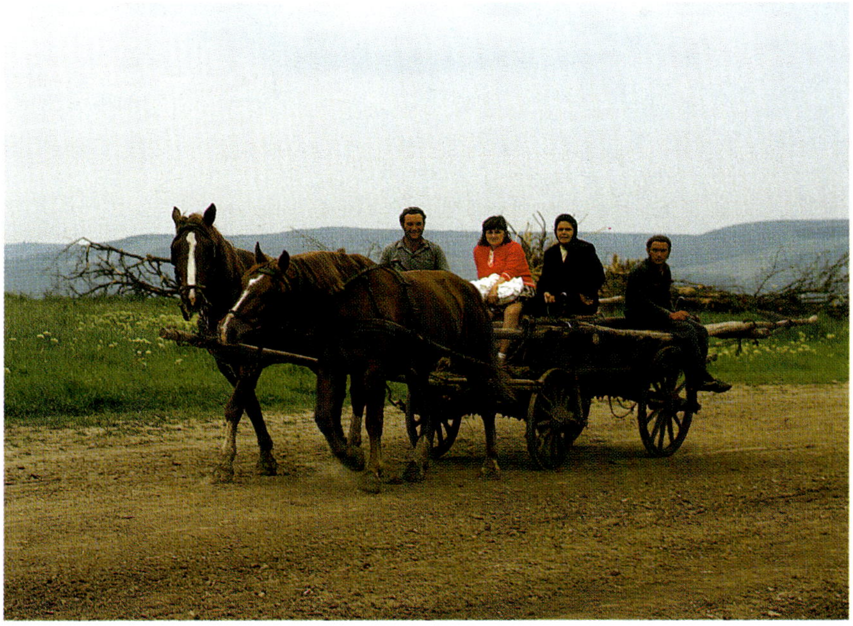

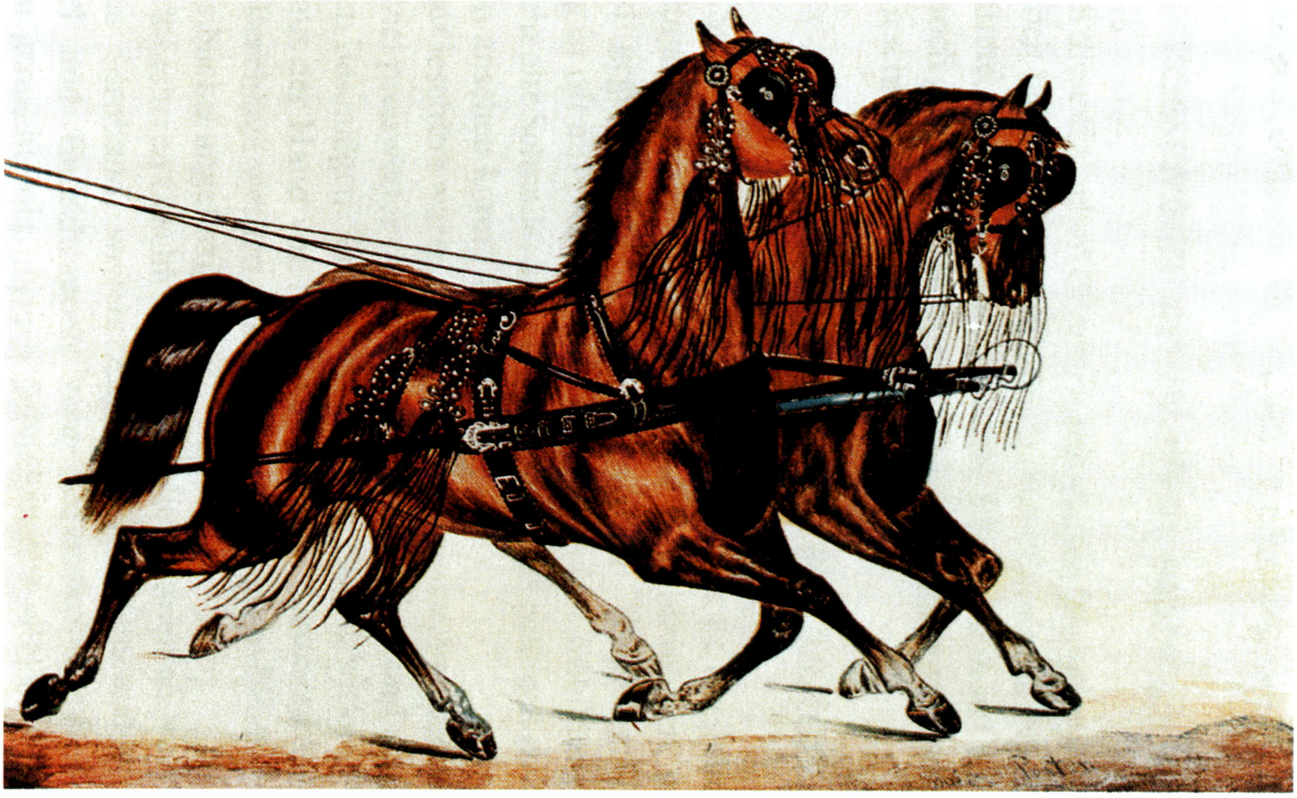

Ungarisches Juckergespann mit altem, reich mit Schalanken verziertem Geschirr. Aus einem Sattler-Musterbuch von 1861

produkt dar und ist nur für die Arbeit und nicht zur Zucht bestimmt, doch kommen immer wieder auch F_2-Kreuzungen vor.

JUCKER

Der Jucker ist keine eigene Rasse, sondern ein Gebrauchstyp. Es handelt sich um die Bezeichnung für ein leichtes, edles, elegantes, schnelles und ausdauerndes Kutschpferd, das in der Regel in ungarischer Anspannung vor dem leichten ungarischen Wagen, vielfach als Vier-, Fünf-, Sechs- oder Siebenspänner, gefahren wird.

Früher rekrutierten sich die Jucker überwiegend aus den ungarischen Halbblutrassen Furioso-North-Star, Gidran, Shagya und dem galizischen Przedswit.

Tschechien und Slowakei

Der Raum des 1992 in das größere Tschechien und die kleinere Slowakei auseinandergebrochenen tschechoslowakischen Staates grenzt im Norden an Polen, im Osten an die ehemalige Sowjetunion, im Südosten an Ungarn, im Südwesten an Österreich und im Westen an Deutschland. Die Fläche beträgt knapp 130 000 Quadratkilometer, nicht ganz 16 Millionen Einwohner leben hier.

Die ehemalige Tschechoslowakei gliedert sich in zwei Großlandschaften: Im Westen bildet die sogenannte Böhmische Masse die Fortsetzung der deutschen und österreichischen Mittelgebirge und spannt sich vom Böhmerwald im Nordwesten über das Böhmische Mittelgebirge, das Elbsandsteingebirge und die Sudeten mit dem Riesengebirge bis zur Mährischen Pforte im Nordosten. Das Landesinnere Böhmens besteht aus Hügelländern und flachwelligen Hochländern.

In der Slowakei setzen die von zahlreichen Becken untergliederten Westkarpaten bei Preßburg an der Donau ein. Der Karpatenbogen endet bei Košice. Im südlichen Karpatenvorland hat die Slowakei noch Anteil am kleinen Ungarischen Tiefland.

Das Klima wird nach Osten zunehmend kontinentaler. 35 Prozent der Fläche ist von Wald bedeckt. Die Landwirtschaft hat große Bedeutung für die Volkswirtschaft. Ackerbau und tierische Produktion halten sich etwa die Waage. In der Slowakei überwiegt Ackerbau, während in Böhmen und Mähren die Milch- und Fleischerzeugung eine wesentliche Rolle spielt.

Die wichtigsten Gebiete der ehemaligen Tschechoslowakei waren die historischen Landschaften Böhmen und Mähren, die heute einen Teil von Tschechien bilden. Der Name Böhmen geht auf die keltischen Boier zurück („Boierheim"), die um etwa 60 v. Chr. germanischen Stämmen weichen mußten. Um 9 v. Chr. besetzten bajuwarische Markomannen das Land, die dort bis Anfang des sechsten Jahrhunderts siedelten, ehe sie nach Bayern zogen. Ihnen folgten slawische Völker, die sich auf Dauer dort festsetzten. Um die Mitte des neunten Jahrhunderts wurde Böhmen ein Teil des Großmährischen Reiches, das die Ungarn 906/907 überrannten und zerstörten.

929 und 950 erkannten die Herzöge aus dem tschechischen Haus Przemysl die Lehnsoberhoheit der deutschen Könige an. Als erster Herrscher hatte sich schon 874 *Herzog Borivoj* taufen lassen. Für die allgemeine Christianisierung seines Volkes wirkte vor allem *Wenzel I.*, der Heilige (903–935). Anfang des 11. Jahrhunderts wurden Böhmen, Mähren und Schlesien vereinigt. Als deutsche Reichsfürsten erhielten die Przemysliden 1198 die erbliche Königswürde, 1290 die Kurwürde. Im 13. Jahrhundert förderten sie in umfassendem Maße Kultur und Kunst und zogen zahlreiche deutsche Siedler nach Böhmen. Mit Mähren (Morava), genannt nach dem Fluß Morava (March), bezeichnet man den östlichen Teil der heutigen Tschechischen Republik, der im Einzugsbereich der March liegt. Die mährische Pforte, zwischen Sudeten und Karpaten, verbindet Mähren mit der Schlesischen Bucht (dem Schlesischen Tiefland).

Nach dem Abzug der keltischen Boier um 60 v. Chr. wurde Mähren von den germanischen Quaden besiedelt. Hier entstand um 19 v. Chr. das Quadenreich des *Vannius*, das um 25 n. Chr. mit dem bajuwarischen Markomannenreich in Böhmen verschmolz. In der Völkerwanderungszeit folgten den Quaden mit Herulern, Rugiern und Langobarden weitere germanische Stämme. Als sie das Land verlassen hatten, begannen slawische Völkerschaften aus dem Osten einzuwandern. Nach dem Untergang des mährischen Großreichs unter dem Ansturm der Magyaren wurde Mähren zum Zankapfel zwischen Böhmen und Ungarn, bis es 1018/1021 mit Böhmen vereinigt wurde. Diese Bindung hat bis heute Bestand.

Ihre größte Macht erreichten die Böhmen unter *König Ottokar II.* (1233–1278), der auch Österreich, Steiermark, Kärnten und Krain erwarb, sie jedoch schon in der Schlacht auf dem Marchfeld 1278 an den *Grafen Rudolf v. Habsburg* (1218–1291) verlor.

Gesondert von Böhmen und Mähren müssen wir die geschichtliche Entwicklung der Slowakei sehen. In das ursprünglich von Kelten bewohnte Gebiet wanderten im ersten Jahrhundert v. Chr. swebische Quaden und bajuwarische Markomannen ein, in der Völkerwanderungszeit weitere germanische Völker. Nach ihrem Abzug folgten nach 550 slawische Stämme.

Auch die Slowakei war ein Teil des Großmährischen Reiches. 906 wurde sie von den Ungarn erobert und später lange als „Oberungarn" bezeichnet. Die seit dem Mongolensturm 1241/1242 einsetzende deutsche Einwanderung wirkte sich vor allem auf die Städtebildung und den Bergbau aus, weniger auf die Landwirtschaft und Pferdezucht.

1306 starben die Przemysliden aus, woraufhin das Königreich Böhmen an *Johann v. Luxemburg* (1296–1346), den Sohn *Kaiser Heinrichs IV.*, fiel. Sein Sohn, *Kaiser Karl IV.* (1316–1378), regierte das Reich vom Hradschin (der Prager Burg) aus. Er brachte Böhmen eine Zeit der Blüte. 1348 gründete er zu Prag die erste deutschsprachige Universität. Der letzte Luxemburger, *Sigismund* (1368–1437), bekämpfte verbissen und erfolglos die Ausbreitung der hussitischen Reformation. Nach kurzem habsburgischem Zwischenspiel bestieg 1458 der Führer der utraquistischen Hussiten, *Georg von Podiěbrad und Kunštát*, den böhmischen Thron, den er bis 1471 innehatte. Zwischen 1471 und 1526 waren Böhmen und

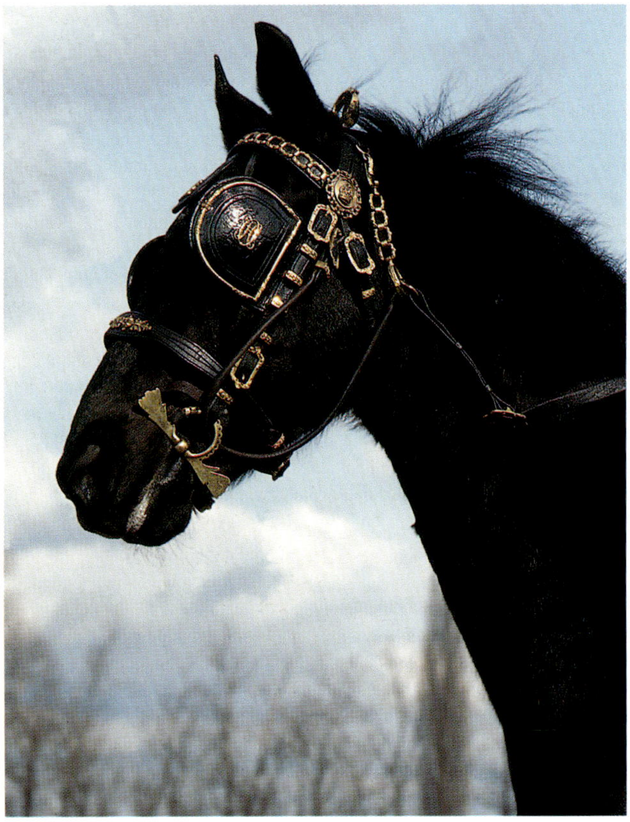

Kladruber-Rappe im Galakopfzeug

Ungarn durch die Herrschaft der Jagiellonen verbunden. Als der letzte Jagiellone, *Ludwig II.* (1506–1526), in der Schlacht bei Mohacs gegen die Türken gefallen war, wurde *Kaiser Ferdinand I.* (1503–1564) aus dem Hause Habsburg sein Erbe. Inzwischen hatte die Reformation das gesamte Reich ergriffen.

Seit Ende des 15. Jahrhunderts war die Herrschaft Pardubitz mit Kladrub im Besitz der Familie *v. Pernstein* gewesen, die in Kladrub zu Anfang des 16. Jahrhunderts einen Tiergarten eingerichtet hatte. 1562 kam Kladrub als Krönungsgeschenk der böhmischen Stände in den Besitz *König Maximilians von Böhmen* (1527–1576, seit 1564 deutscher Kaiser). Hier brachte der König die Pferde unter, die er nach dreijähriger Regentschaft in Spanien von dort mitgebracht hatte.

Damit war gewissermaßen der Grundstein gelegt für das Gestüt Kladrub und die nach ihm benannte Rasse. Als den eigentlichen Gründer des Hofgestüts muß man allerdings wohl den in Spanien erzogenen *Rudolf II.* (1552–1612) ansehen, der seit 1575 König von Böhmen und seit 1576 Kaiser des Heiligen Römischen Reiches Deutscher Nation war. Er ließ um 1597 die für das Gestüt notwendigen Gebäude in Kladrub errichten, das bis dahin als „halbwildes" Gestüt betrieben worden war.

Rudolf, der auf dem Hradschin residierte, betrieb, in seinem Denken von der Erziehung durch die Jesuiten und durch die spanische Inquisition beeinflußt, die Gegenreformation weiter, wodurch der Gegensatz zwischen den Konfessionen sich immer mehr zuspitzte.

Die Spaltung der Fürsten in zwei konfessionelle Lager bedeutete eine Spaltung des ganzen Reiches, und die Versuche des habsburgischen Kaiserhauses, die Gegenreformation durchzusetzen, führten, ausgehend von Böhmen, 1618 zum „Prager Fenstersturz", der den böhmischen Aufstand einleitete, und in die Katastrophe des Dreißigjährigen Krieges.

1619 wählten die böhmischen Stände den protestantischen Kurfürsten *Friedrich V.* zum König. Jedoch wurde er in der schicksalhaften Schlacht am Weißen Berg 1620 von dem Habsburger *Ferdinand II.* besiegt. Damit hatte der Protestantismus in Böhmen die Entscheidungsschlacht verloren, der Katholizismus gesiegt. 1627 verlor Böhmen seine staatsrechtliche Selbständigkeit und wurde in die habsburgische Hausmacht eingegliedert, wo es bis 1918 verblieb.

Ein tiefgreifender Niedergang des böhmischen Nationalbewußtseins und ein kultureller Niedergang für zwei Jahrhunderte folgten. Von den böhmischen Landesteilen ging 1635 die Lausitz an Sachsen, 1742 Schlesien an Preußen verloren. Doch gelang es *Maria Theresia* im Österreichischen Erbfolgekrieg (1740–1745), den Besitz Böhmens gegen Bayerns Ansprüche zu behaupten.

Im Siebenjährigen Krieg wurde Kladrub 1757 durch einen Großbrand völlig zerstört. Glücklicherweise konnte der nach Ungarn evakuierte Pferdebestand gerettet werden. Statt es wieder aufzubauen, verlegte Maria Theresia das Hofgestüt nach Koptschan. Die Neuerrichtung Kladrubs blieb ihrem Sohn *Joseph II.* (1741–1790) überlassen, der sie 1770 in Angriff nehmen ließ. Überhaupt bemühte sich der Kaiser durch zahlreiche vorausschauende Maßnahmen, Erlasse und Verordnungen, die Pferdezucht Böhmens, wie in allen zu Österreich gehörenden Kronländern, zu fördern.

Unter Tschechen und Slowaken entstand aufgrund des Gedankengutes der Französischen Revolution nach den Napoleonischen Kriegen eine sich verstärkende nationale Bewegung. Der 1848/1849 zunächst mit Duldung Wiens (unter dem schwachen *Ferdinand I.*) begonnene Versuch der Autonomie der Slowakei scheiterte im Zusammenhang mit der Niederschlagung des Ungarnaufstandes durch von *Zar Nikolaus I.* (1796–1855) dem jungen Kaiser *Franz Joseph* zu Hilfe gesandte Kosaken. Neue Bestrebungen in dieser Richtung nach der Teilung der Monarchie 1867 in die Teilstaaten Österreich und Ungarn wurden von Ungarn unterbunden. Zugleich setzten sich verstärkende Magyarisierungsversuche ein.

Gemäß *Graf Carl Gustav Wrangel* in DIE RASSEN DES PFERDES (2. Band, Stuttgart 1909) hatte im Verlauf der zweiten Hälfte des 19. Jahrhunderts „die ehedem typisierte, vorzügliche böhmische Pferdezucht dem intensiven Betriebe der Landwirtschaft sowie dem Aufblühen der heimischen Industrie weichen müssen."

Am Ende des 19. Jahrhunderts wurde im Südwesten des Landes im Gebiet des Böhmerwaldes ein schweres Zugpferd gemischt Norisch/ Belgischer Abstammung gezogen, bei dem von einem einheitlich geschlossenen Typ nicht die Rede sein konnte.

Auch das warm- beziehungsweise – wie man damals sagte – halbblütige Zuchtmaterial der böhmischen Landeszucht war ein buntes Gemisch aller möglichen Rassen, bedauerlicherweise noch nicht einmal rein halbblütig, sondern oft mit Kaltblut verkreuzt. Das nimmt keineswegs wunder, wenn man das zur Verfügung stehende Hengstmaterial betrachtet, unter dem man vom Vollblut und edlem englischem Halbblut über Norfolk Trotter, Normänner, Orlow-Traber, Kladruber und Lipizzaner bis zum Ardenner, Belgier und Noriker alles finden konnte.

Dagegen herrschte in Böhmen in der zweiten Hälfte des 19. Jahrhunderts bis zum Zusammenbruch der Donaumonarchie am

Ende des Ersten Weltkrieges kein Mangel an großen und schönen Privatgestüten mit vorzüglichem Pferdematerial wie zum Beispiel Chlumetz, Bistritz, Napajedl und Buchlowitz. Die besten Gestüte lagen in der fruchtbaren Hanna-Ebene, in Mähren, zwischen der March und ihrem Nebenfluß Hanna, von Olmütz bis Wischau.

Was die Zucht schwerer Pferde angeht, so ist es ein interessantes Phänomen, daß die deutsch besiedelten Gebiete um Krumau, Budweis, Schweinitz, Kaplitz, Neuern, Prachatitz und Winterberg Pferde Norischer Rasse bevorzugten. Dagegen waren sowohl die Böhmen als auch die Mähren gegen das alpenländische Pferd eingestellt und zogen französische und belgische Kaltblüter vor. Nach dem Ersten Weltkrieg führte die Prager Regierung zur Verbesserung der Kaltblutzucht Original-Belgische Hengste ein.

Mähren züchtete laut *H. Gassebner* in DIE PFERDEZUCHT IN DEN IM REICHSRATE VERTRETENEN KÖNIGREICHEN UND LÄNDERN DER ÖSTERREICHISCHEN MONARCHIE (Wien 1896) in zwei getrennten Zuchtgebieten einen schweren „kalten" Arbeitsschlag (im Südosten und in einem kleinen Areal an der Grenze zu Böhmen) und einen mittelschweren Reit- und Wagenschlag unter Verwendung von Oldenburgern und Ostfriesen auf der vorhandenen englischen Halbblutbasis im übrigen Teil des Landes. Die schwersten Warmblüter wurden im Westen bis Brünn, die leichtesten und edelsten um Kremsier und Holleschau gezüchtet.

Noch während des Krieges, im Frühjahr 1918, schloß *T. G. Masaryk* den „Pittsburgher Vertrag" über den Zusammenschluß von Tschechen und Slowaken in einem Staat. Aufgrund des Pariser Friedens von 1920 vereinigte der neue Staat Tschechoslowakei früher österreichische (vor allem Böhmen einschließlich des Sudetenlandes und Mährens und das niederösterreichische Feldsberger Gebiet), ungarische (Slowakei und Karpato-Ukraine) und deutsche (Hultschiner Ländchen) Territorien in einem Vielvölkerstaat.

Aus der Erbmasse der Doppelmonarchie fiel der Tschechoslowakei das bei Pardubitz gelegene Hofgestüt Kladrub zu, das bis 1918 ausschließlich für den Bedarf des Wiener Hofes gezüchtet hatte: Kladruber Gala-Karossiers, Schimmel und Rappen, sowie englisches Halbblut, Norfolk Trotter und Anglo-Normänner, die braune Kutschpferde für den täglichen Marstalldienst lieferten. Einige Stuten wurden auch zur Zucht von Maultieren für den Wirtschaftsbetrieb des Hofes verwendet.

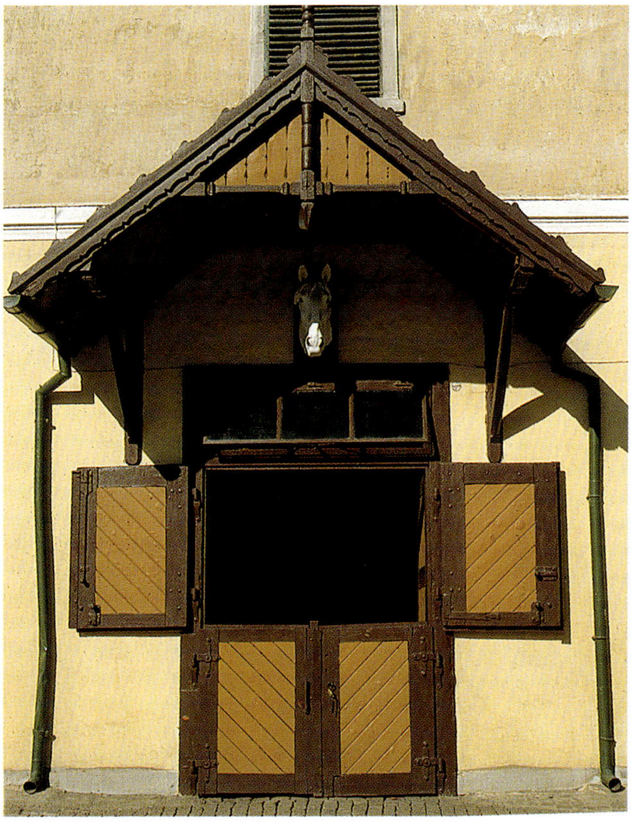

Stalltür im Gestüt Kladrub

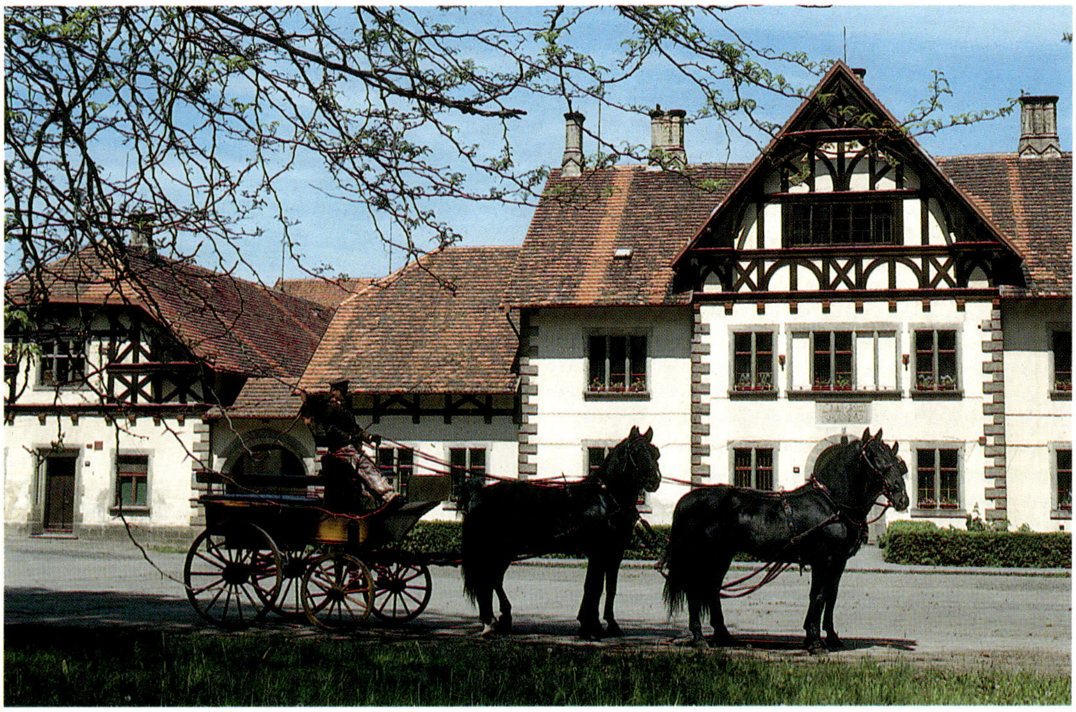

Gestüt Slatian (Slatinany) mit Kladruber-Rapp-Viererzug im Vordergrund

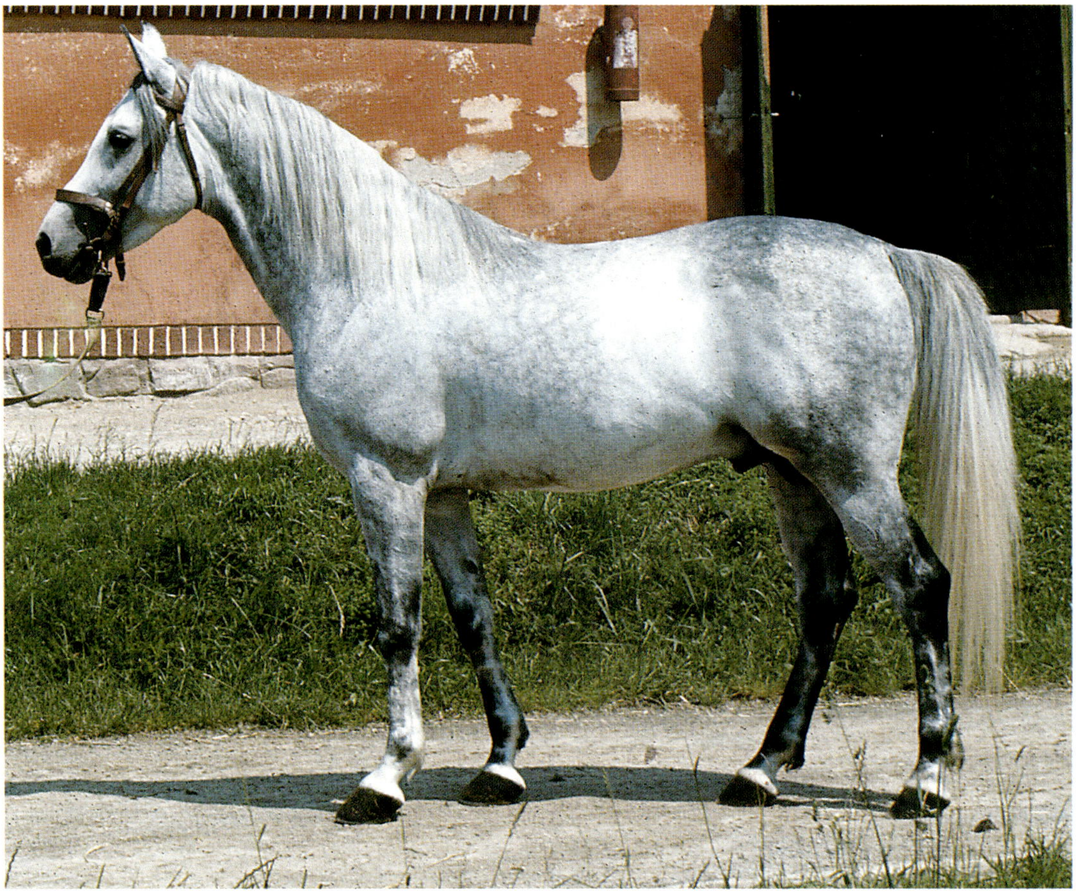

Lipizzaner-Hengst modernen Typs in Topolčianky

Die Slowakei hatte unter den Folgen des Ersten Weltkrieges nicht wenig zu leiden. Die von den Remonteaushebungen betroffene Landwirtschaft mußte sich mit dem begnügen, was selbst die Militärverwaltung nicht wollte. Da es sich hierbei in der Mehrzahl um Kreuzungsprodukte mit Kaltblutanteilen handelte, wurde das ehemals mehr oder weniger reine Warmblutzuchtgebiet „heterogenisiert", wie *G. Froelich* in Froelich-Schwarzneckers LEHRBUCH DER PFERDEZUCHT (Berlin 1926) es ausdrückt. Es verbreitete sich ein Kaltblutkreuzungspferd, das als „Murak" bezeichnet wurde. Bei dem Umsturz im Herbst 1918 befanden sich die meisten Staatshengste in ungarischen Hengstdepots.

Die Wiederaufbauarbeit wurde am Anfang stark durch den Bolschewisteneinfall gestört. 1920 konstituierte sich in Nitra ein „Verein zur Förderung der Pferdezucht", der 1922 einen neuen Zuchtplan vorlegte, fußend auf den Ansichten von *F. Skořepkas* (ZUR PFERDEZUCHT IN DER SLOWAKEI, Preßburg 1919). Er befand, daß sich für die slowakischen Verhältnisse (und die der Tschechoslowakei ganz allgemein) nur ein warmblütiges Pferd, ein leichterer und ein schwererer Typ, eigne. Hiernach wurde für das slowakisch-mährische Grenzgebiet das Zuchtziel eines Schweren Warmblutpferdes im Nonius-Typ aufgestellt. In der Ebene blieb das Zuchtziel ein edles Warmblut auf der Grundlage der alten österreichischen Halbblutstämme. Im Gebirge setzte sich der Wirtschaftstyp des Lipizzaners durch, den man zur Verbesserung des Exterieurs (Rücken) und Temperaments mit Arabern kreuzte. Im Grenzgebiet zu Polen wurde die Bergrasse des Huzulen gefördert.

Die Tschechoslowakische Republik hat nach dem Ersten Weltkrieg, trotz gewissen Widerständen aus nationalistischen tschechischen Kreisen gegen die „Kaiserpferde", die Rasse des Kladrubers erhalten, auch wenn 1924 die Rappzucht kurzzeitig aufgegeben wurde. Bereits 1939 machte man einen Regenerationsversuch mit zwei reinblütigen Rapphengsten und sechs Stuten, die sich noch in der Privatzucht gefunden hatten.

Zwischen 1920 und bis in die erste Zeit nach dem Zweiten Weltkrieg herrschte auf dem Gebiet der Tschechoslowakei Nonius-, Furioso- und Gidran-Zucht vor. Sie erfuhr jedoch seit den fünfziger Jahren einen starken Rückgang und wird heute mehr oder weniger durch das europäische warmblütige Sportpferd ersetzt.

Die Kämpfe auf dem Boden der Tschechoslowakei gegen Ende des Zweiten Weltkrieges brachten der dortigen Pferdezucht hohe Verluste, die auszugleichen nach Kriegsende recht schwer fiel, da es an geeignetem Zuchtmaterial fehlte. Als Ausweg benutzte man eine Anzahl Hengste Hannoverscher Blutführung, teils aus dem Originalzuchtgebiet, teils aus dem Gestüt Radegast in der DDR. Die Resultate überzeugten jedoch nur zum Teil, da man bei ihrer Auswahl nicht streng genug vorgegangen war.

Trotz Besetzung durch sowjetische Truppen wurde die Kladruber-Zucht nach dem Zweiten Weltkrieg weitergeführt, wobei die Schimmel in Kladrub selbst, die Rappen in der Dependance Slatinany gezüchtet wurden. Zeitweiligen Versuchen, mittels einer Auffrischung mit Fremdblut einer befürchteten Inzuchtdepression zu begegnen, steht man heute kritisch gegenüber. Seit eine 1995 vorgenommene Gen-Analyse den Inzuchtgrad als ungefährlich eingestuft hat, ist man wieder zur strikten Reinzucht zurückgekehrt.

Die nicht sehr zahlreichen Privatgestüte, die den Zusammenbruch der Donaumonarchie, die Weltwirtschaftskrise, die deutsche Besetzung und den Zweiten Weltkrieg überstanden hatten, wurden von den Kommunisten enteignet und ihr Zuchtmaterial meist in alle Winde zerstreut. Durch glückliche Umstände und die Initiativen einiger passionierter Züchter konnte jedoch die Zucht der „goldenen" Kinsky-Pferde gerettet werden.

In einer kurzgefaßten, stichwortartigen Beschreibung faßt Professor *Hans Joachim Schwark* die Situation der Pferdezucht auf dem Gebiet der Tschechoslowakei unmittelbar vor dem Zusammenbruch des Ostblocks etwa folgendermaßen zusammen: Es bestand eine bodenständige Arabische Halbblutzucht der Shagya-Rasse, vorwiegend der Linien *Shagya* und *Dahoman*. Die Araber-Hengste des Gestüts Topolčianky hatten Einfluß auf die landesweite Warmblutzucht der Slowakei und wurden ihrerseits durch Araber-Hengste polnischer Zucht beeinflußt.

Die Masse der warmblütigen Landespferdezucht der ČSSR war auf den alten österreichischen Linien Furioso-North-Star und Przedswit, in der Slowakei auch Gidran, aufgebaut. Die ehemalige Zucht des Tschechischen Schweren Warmbluts auf Oldenburgisch-Ostfriesischer Grundlage wurde von der edlen Zucht, die sich mit Hilfe Hannoverschen und Trakehner-Blutes in Richtung eines vielseitig verwendbaren Europäischen Warmblutpferdes bewegte, verdrängt. Neben der Kladruber-Zucht mit ca. 40 Stuten (Schimmel) in Kladrub und ca. 20 Stuten (Rappen) in Slatinany als nationales Kulturerbe bestand in Topolčianky eine Lipizzaner-Zucht des Barocktyps mit ca. 30 Stuten. In der Slowakei bestand eine Lipizzaner-Wirtschaftspferdezucht mit ca. 30 Hengsten und 750–800 Stuten. Ebenfalls in der Slowakei fand sich eine Nonius-Zucht mit 80 Stuten im Gestüt Novy-Tekov und eine Landeszucht mit ca. 80 Hengsten und rund 2000 Stuten.

Die Tschechische Kaltblutzucht, beruhend meist auf Belgischen Blutlinien, war über Böhmen und Mähren verbreitet. Gestütszuchten bestanden mit ca. 60 Stuten in Netolitz und ca. 40 Stuten in Tlumašov. Außerdem gab es eine Huzulen-Zucht mit ca. 40 Stuten in Topolčianky neben der nicht sehr umfangreichen Landeszucht in der Slowakei, in den Waldkarpaten und der Niederen Tatra.

Nach dem Zusammenbruch des Ostblocks sind die meisten Staatsgestüte, mit Ausnahme Kladrubs, privatisiert worden. In ihnen und in der Landeszucht besteht heute ein deutlicher Trend zu dem internationalen warmblütigen Sportpferd, wie es überall in Westeuropa gezüchtet wird. Man darf gespannt sein, ob sich die auf dem Boden der ehemaligen Tschechoslowakei gezüchteten Pferde einen Namen im internationalen Sport machen werden. Den Kladrubern ist dieser Durchbruch im Fahrsport bereits gelungen. Aussicht, sich auch außerhalb ihres Zuchtgebiets einen Markt zu erobern, dürfte die um 1980 auf einheimischer Stutengrundlage (unter anderem Huzulen) begründete Slowakische Reitponyzucht haben, wenn sich erst genügend Produkte für eine Vermarktung finden.

Weideaustrieb von Stuten des Gestüts Kladrub

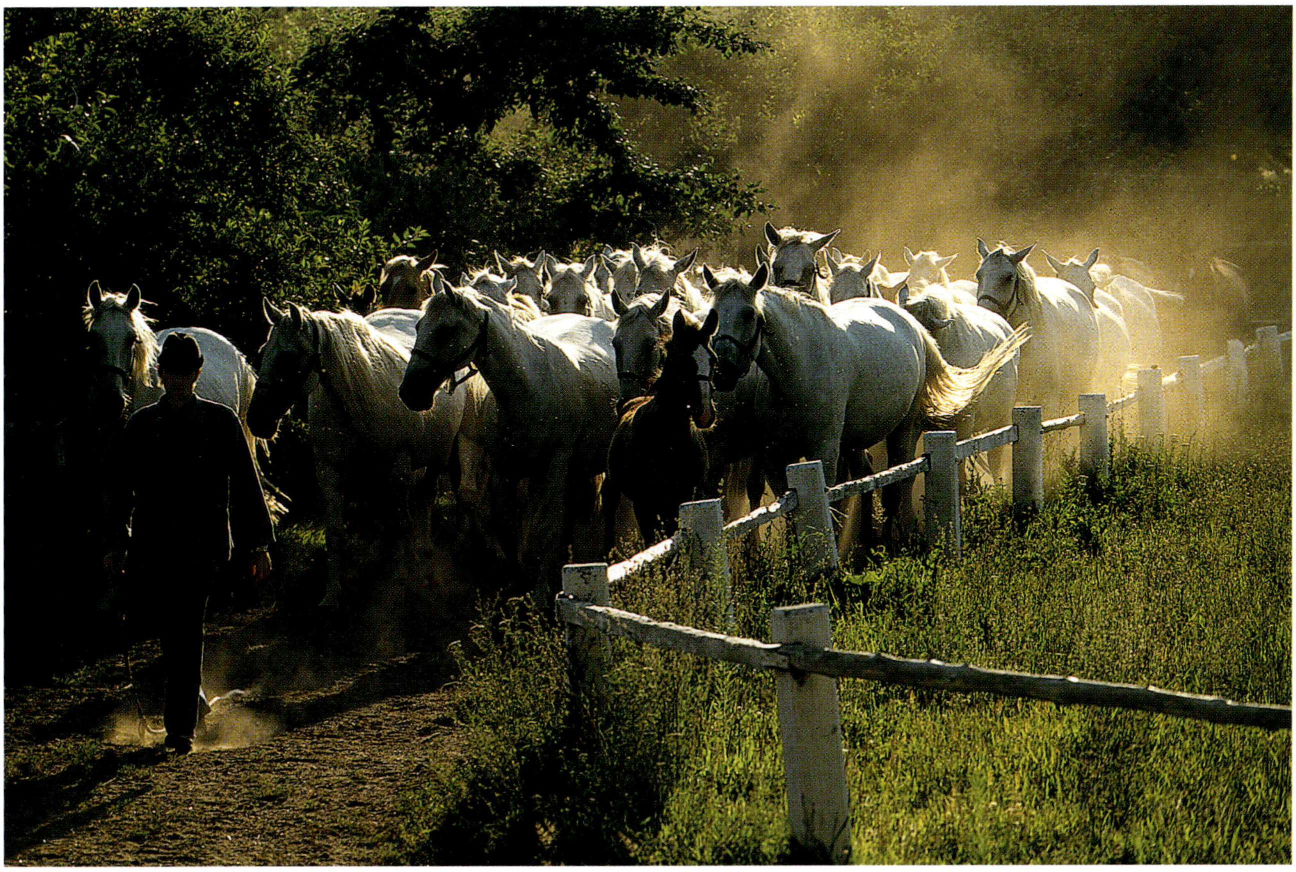

WARMBLUT-ZUCHTEN

KLADRUBER

Alt-Kladruber

TYP, INTERIEUR, VERWENDUNG:
Der Kladruber wird auch als „Alt-Kladruber" bezeichnet, zur Unterscheidung von den anderen im ehemaligen Hofgestüt (heute Tschechisches Nationalgestüt) gezüchteten Rassen.

Die Kladruber-Schimmel und -Rappen sind sehr große, starke, pompöse Galakarrossiers von stolzer Haltung und angeborenem Imponiergehabe. Ehemals waren sie die Gala-Kutsch- und Paradepferde des kaiserlich-königlichen Hofes zu Wien. Für das Hofzeremoniell wurden die Schimmel angespannt, die mehr Spanisch-Andalusisches Gepräge hatten, während die Rappen, die auf die heute ausgestorbene italienische Polesina-Rasse zurückgingen, für das klerikale Zeremoniell eingesetzt wurden.

Die Kladruber zeichnen sich durch ein feuriges, energisches Temperament und einen noblen, gutartigen Charakter aus. Sie sind sehr spätreif, jedoch ausgesprochen langlebig und bis ins hohe Alter arbeitsfähig.

„Typmäßig und traditionsverpflichtet legt man in Kladrub einen großen Wert auf die Tatsache, daß der Alt-Kladruber die einzige Pferderasse darstellt, welche jemals zu Zeremonialzwecken entstand. Der Alt-Kladruber ist ein großes und rahmiges Kutschpferd mit höchstmöglichem Adel", lesen wir bei *Dr. Norbert Záliš*, dem Gestütsleiter des Hauptgestüts Kladrub, in einem Artikel. „DER ALT-KLADRUBER, DAS STAATS-ZUGPFERD DER KÖNIGLICH-DEUTSCHEN KRONE, im Katalog der Internationalen Ausstellung „Hansepferd", Hamburg 1996.

Insgesamt sind die Kladruber vom Typ her ihren kleineren Vettern, den Lipizzanern, sehr ähnlich und verleugnen auch nicht ihre Iberischen Vorfahren. Jedoch sind sie mehr Wagenpferde, ihre Reitpferdepoints sind weniger ausgeprägt. Recht große Bedeutung erlangten Kladruber-Stuten in der ersten Hälfte des 19. Jahrhunderts bei der Entstehung der nach ihrem Anglo-Normänner-Gründerhengst als *Nonius* bezeichneten Gestütsrasse im ungarischen Mezöhegyes. Sie verliehen dem Nonius Größe, Substanz und Kaliber.

Während die Rasse bis zum Untergang der Donaumonarchie dem Marstall des Wiener Hofes ausschließlich für zeremonielle Zwecke diente, sind in jüngster Zeit Kladruber im modernen, turniermäßigen Vielseitigkeits-Fahrsport eingesetzt worden. In Österreich haben *Ewald* und *Milos Welde* durch Kreuzung von Welsh-Cob-Hengsten mit Kladruber-Stuten einen als „Podhajsky-Schimmel" (nach dem früheren Leiter der Spanischen Reitschule Wien, *Alois Podhajsky*) bezeichneten, außerordentlich energischen, mit spektakulären Gängen ausgestatteten, vielseitigen, vor allem als Fahrpferd, jedoch auch unter dem Sattel verwendbaren, mittelgroßen Pferdetyp erzeugt.

EXTERIEUR:
Anderswo heute meist abgelehnt, ist der lange, scharf gemeißelte, ausdrucksvolle Ramskopf der Kladruber ein typisches Rassemerkmal und ist sowohl bei den Schimmeln wie bei den Rappen ausdrücklich im Zuchtziel verankert. Er gilt bei ihnen als überliefertes Bild absoluter Männlichkeit. Die breite Stirn und der Nasenrücken der Schimmel sind vorgewölbt, so daß die Profillinie in einer oder zwei sanften Kurven verläuft. Die Orbitalbögen treten stark hervor. Die dunklen, lebhaften Augen liegen (gemäß *Záliš*, a. a. O.) „in eckigen, nicht runden Augenhöhlen", wodurch die Sklera in den Augenwinkeln sichtbar wird und dem Blick eine eigenartige Charakteristik verleiht. Verstärkt wird dieser Eindruck noch durch eine sehr kurze, feine Behaarung um die Augen sowie im Bereich von Nüstern und Maul, wodurch diese Partien auffallend dunkler erscheinen. Das Maul ist vielfach gefleckt („Krötenmaul"), die breitge-

Portrait des Kladruber-Hauptbeschälers Generalissimus Inkvisice XXIX, geb. 1965, v. d. Lipizzaner-Hengst Favory IV-K a. d. 817 Generalissimus XXIII. Er hinterließ bis zu seinem Tod 1993 107 Nachkommen für die Zucht (sowohl in der Schimmel- als auch in der Rappzucht) und rettete die bedrohte Generalissimus-Linie vor dem Aussterben. Dabei erwies er sich als wirklicher Stempelhengst.

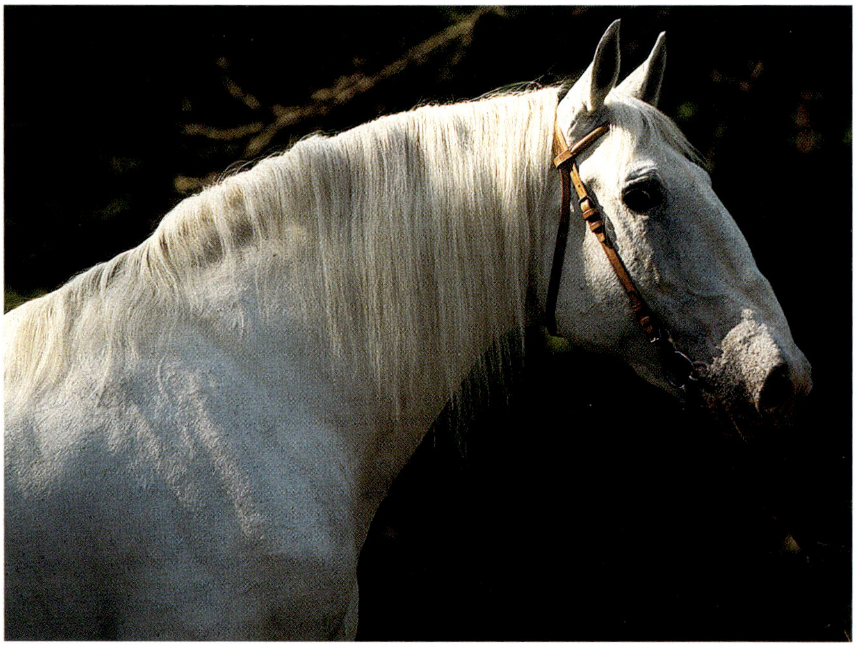

Kopfstudie des Kladruber-Rapp-Hauptbeschälers in Slatian, Solo Isoleta VIII, geb. 1991

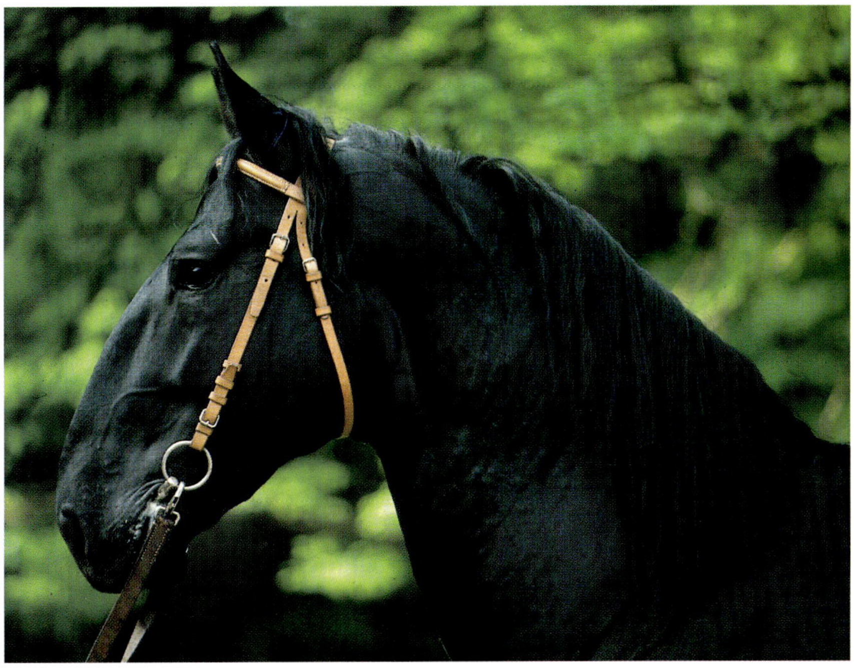

stellten Ohren sind lang und zugespitzt, die Nüstern weit und sehr beweglich, die Ganaschen stark.

Abweichend von den Schimmeln ist bei den Rappen die Profillinie (soweit nicht von dem Friesen-Hengst *Romke* beeinflußt!) bogenförmiger und längs des Nasenrückens stärker gewölbt. Die Ohren sind länger, die Augen und Nüstern kleiner.

Der gewaltige, stark aufgerichtete Hals ist nicht selten ein wenig nach vorn herausgewölbt, der meist gut ausgeprägte Widerrist verschwindet in der mächtigen Muskulatur. Der oft etwas eingesattelte Rücken wirkt lang und geht über eine ebenfalls lange, schön gewölbte, breite Lende in die breite, muskulöse, etwas kurze Kruppe (vor allem bei den Rappen) über. Diese erscheint, wenn auch das Becken schräg gestellt ist, durch das besonders hervortretende, erhöhte Kreuzbein annähernd gerade. Die Schweifrübe ist hoch angesetzt, der Schweif wird schön getragen. Die Brust ist im allgemeinen breit und tief, die Rippen sind gewölbt, selten flach.

Besonders große Kladruber, vor allem Hengste, scheinen gelegentlich im Verhältnis zur Widerristhöhe nicht breit genug zu sein und wirken dadurch hochbeinig. Die breiten, vorgeschobenen Schulterblätter sind stets steil gelagert. Die Ellbogenhöcker stehen deutlich vom Körper ab und ermöglichen so eine uneingeschränkte Aktion der Vorderhand. Die Extremitäten sind kräftig bemuskelt, mit kurzen, breiten Vorderarmen, starken, trockenen, relativ langen Röhren und langen, gelegentlich etwas weichen Fesseln. Auch die Oberschenkel sind relativ kurz, die mit mächtig ausgeprägten „Hosen" versehenen Unterschenkel dagegen lang. Die Hufe sind groß, mit steilen Trachten, sie besitzen eine stark konkave Sohle und einen kleinen, wenig ausgebildeten Strahl und zeichnen sich stets durch dunkles, zähes, dichtes Horn aus. Die Vordergliedmaßen stehen oft unterständig, die Hintergliedmaßen sprunggelenkseng und säbelbeinig. Das Langhaar vor allem der Schimmel ist seidig, fein und reich ausgebildet.

An Farben kommen ausschließlich Schimmel (die in der Regel dunkel geboren werden) und Rappen vor. Die Farben werden in zwei mehr oder weniger voneinander getrennten Stämmen gezüchtet.

Während früher teilweise Größen von über 180 cm erreicht wurden, liegt das durchschnittliche Stockmaß der Schimmelstuten heute bei 164 cm, das der Schimmelhengste bei 167 cm, das der Rappstuten bei 165 cm und das der Rapphengste bei 167 cm Widerristhöhe.

MECHANIK:
Die rassetypische Gangart des Kladrubers ist laut *Norbert Zális̆* (a. a. O.) „ein kadenzierter, energischer Trab mit hoher Aktion" („Spanischer Tritt"). Der Schritt ist nicht sehr lang,

Kladruber ergeben nicht selten auch prachtvolle barocke Reitpferde: hier ein Rapphengst in einer vorbildlichen Piaffe unter Richard Hinrichs.

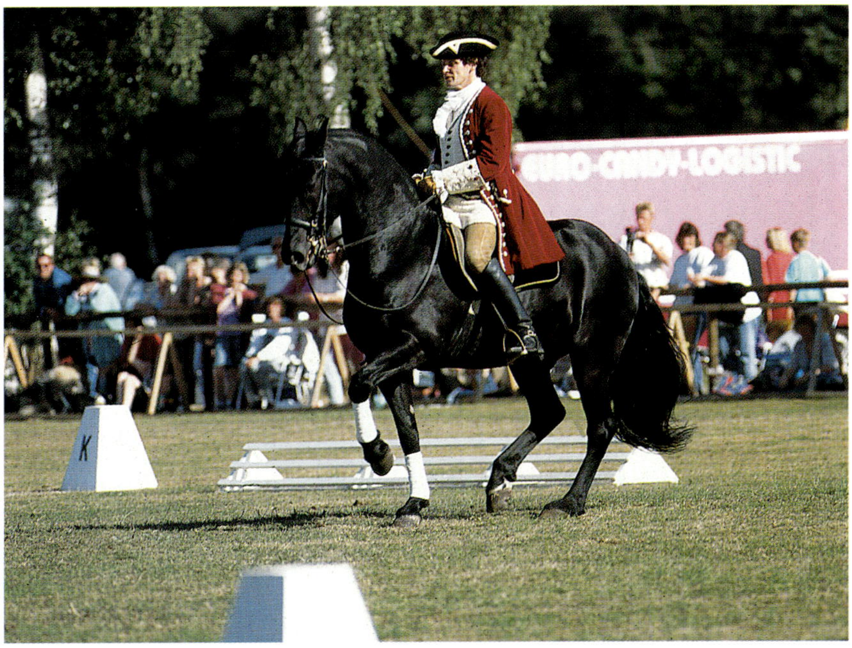

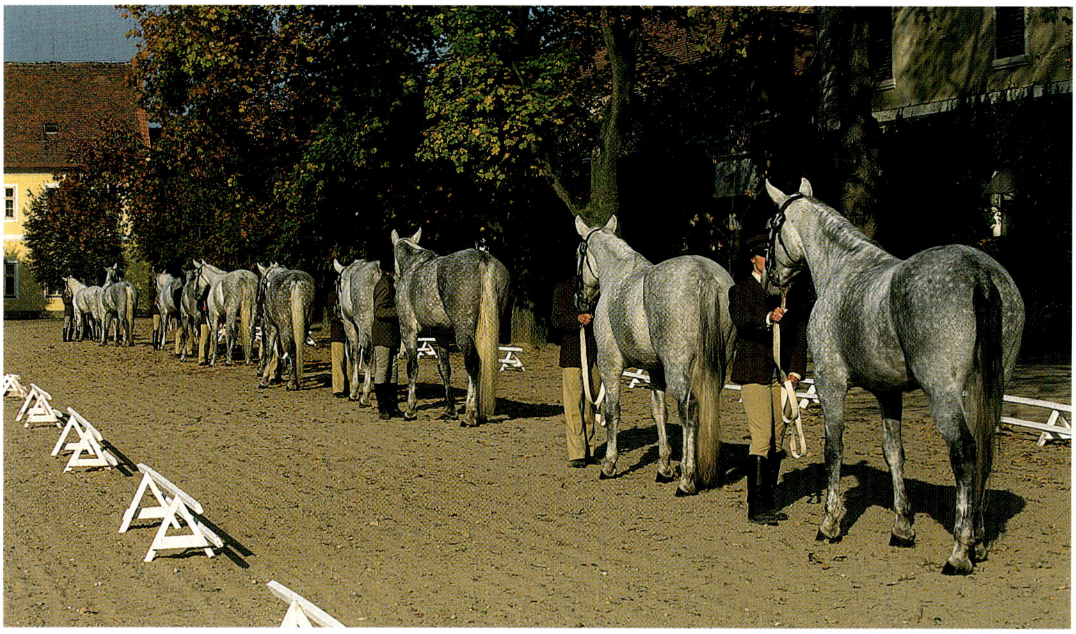

Musterung der Jungstuten anläßlich der jährlichen zweitägigen Leistungsprüfung im Herbst, der alle Stuten und Hengste nach ca. 12monatigem Training unterworfen werden. Je nach Resultat werden sie anschließend entweder zur Zucht einrangiert oder verkauft.

schreitend, „majestätisch", der Galopp eher schwerfällig.

Graf C. G. Wrangel beschreibt in DIE RASSEN DES PFERDES (2. Band, Stuttgart 1909) den Bewegungsablauf der Kladruber folgendermaßen: „Alle Kladruber ‚fuchteln' mit den vorderen Extremitäten. . . In ihrer gewöhnlichen Gangart – kurzer, versammelter Trab – entwickeln sie aber eine hohe, überaus grazieuse Bewegung, die an den ‚Spanischen Tritt' erinnert und den imponierenden Eindruck, den ihre stolze Haltung hervorruft, noch bedeutend verstärkt."

ZUCHT:
Die Zucht der Kladruber-Rasse erfolgt, nach Farben getrennt, in dem ehemaligen Hof- und heute tschechischen Nationalgestüt Kladrub (tschechisch Kladruby nad Labem = Holzschlag an der Elbe), 75 km östlich von Prag zwischen Pardubitz und Kolin. In Kladrub befindet sich die Schimmelherde. In seiner Dependance Slatian (Slatinany) nahe Chrudim, einem ehemals Auerspergschen Besitz, stehen die Rappen.

Die Population der Alt-Kladruber-Rasse beträgt 1998 nach Mitteilung des Direktors des Rappgestüts, *Josef Volenec*, etwa 600 Pferde (Beschäler, Mutterstuten, Nachwuchs- und Ar-

Die Berline des Erzbischofs von Olmütz von 1890 vor der Kathedrale von Kuttenberg

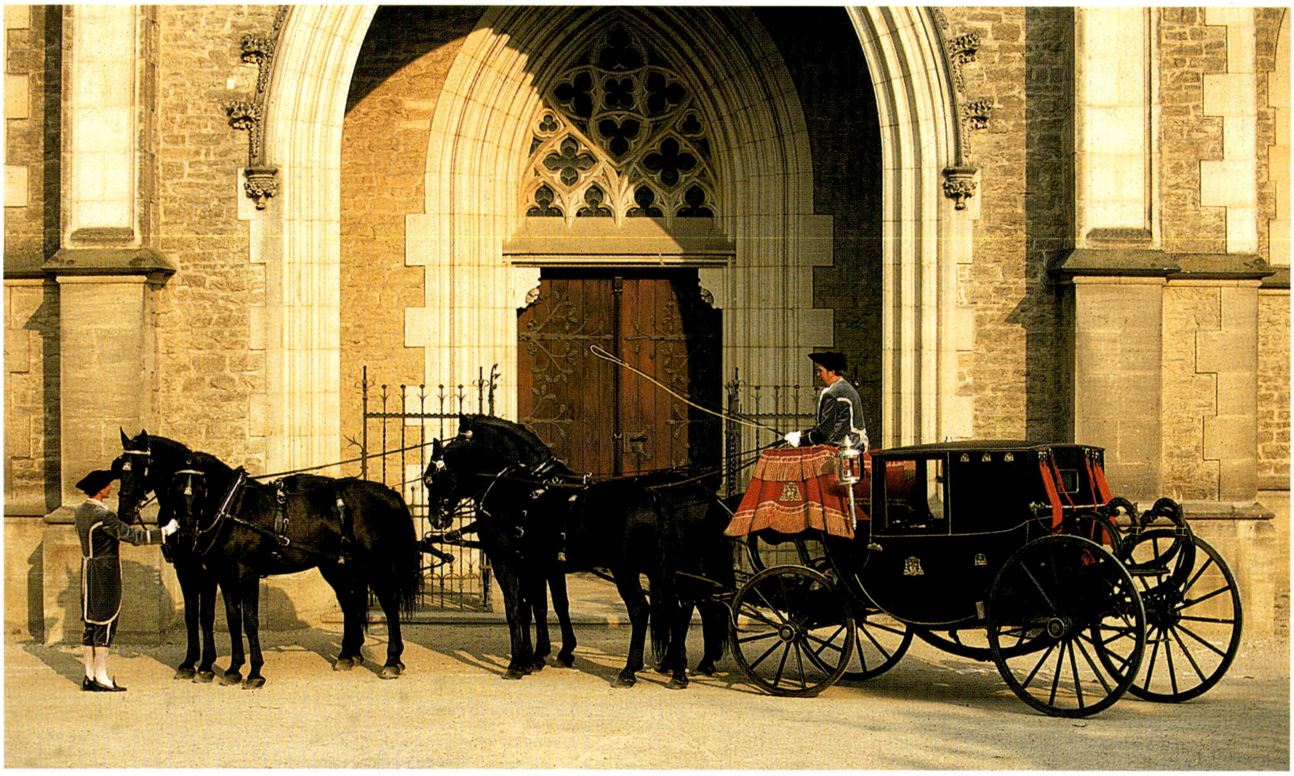

beitspferde). Davon sind 260 Schimmel und 340 Rappen. In Kladrub stehen etwa 160 Schimmel, in Slatian 170 Rappen. Der Rest ist verteilt auf rund 50 Privatzüchter. In der Schimmelzucht bestehen acht Familien, in der Rappzucht fünfzehn. Die Hengstlinien werden traditionell durch *Generale* und *Generalissimus* und auch *Sacramoso* vertreten. Dazu kommen über die zur Blutauffrischung eingeführten Hengste bei den Schimmeln noch die Lipizzaner-Linie *Favory* und die Lusitano-Linie *Rudolfo*. Bei den Rappen bestehen die alten Linien *Sacramoso* und *Solo* (*Napoleone* ist ausgestorben), dazu die Lipizzaner-Linie *Siglavi Pakra* und die Friesen-Linie *Romke*. Das Zuchtbuch und die gesamte Datei der beiden Schwestergestüte und der Privatzucht werden in Slatian geführt.

GESCHICHTE:
Der Kladruber des heutigen Tschechien ist eine der zahlreichen, in der ehemaligen österreichisch-ungarischen Monarchie planmäßig geschaffenen Kulturpferderassen. Er ist die älteste von ihnen.

Kladrub, nahe Pardubitz in den Elbauen gelegen, war ursprünglich im Besitz einer Reihe geistlicher Orden, ehe es an verschiedene böhmische Edelleute als Lehen vergeben wurde. Gegen Ende des 15. Jahrhunderts wurde Kladrub vom böhmischen Dynasten *Wilhelm v. Pernstein* durch Kauf der Herrschaft Pardubitz einverleibt, die er sich zu arrondieren bemühte. Der weitläufige Besitz blieb jedoch nicht lange im Eigentum der Familie Pernstein, da die böhmischen Stände die Herrschaft Pardubitz mit Kladrub (wo W. v. Pernstein einen Tiergarten angelegt hatte) als Krönungsgeschenk für *König Maximilian II. von Böhmen* (1527–1576), den Sohn *Kaiser Ferdinands I.*, kauften.

In Kladrubs Tiergarten brachte Maximilian 1552 die Pferde unter, die er nach dreijähriger Herrschaft (1548–1550) als Vizekönig aus Spanien mitgebracht hatte. Kladrub war nach *Rudolf Motloch* (GESCHICHTE UND ZUCHT DER KLADRUBER RASSE, Wien 1886) zu jener Zeit ein ganz abseits vom Verkehr gelegenes

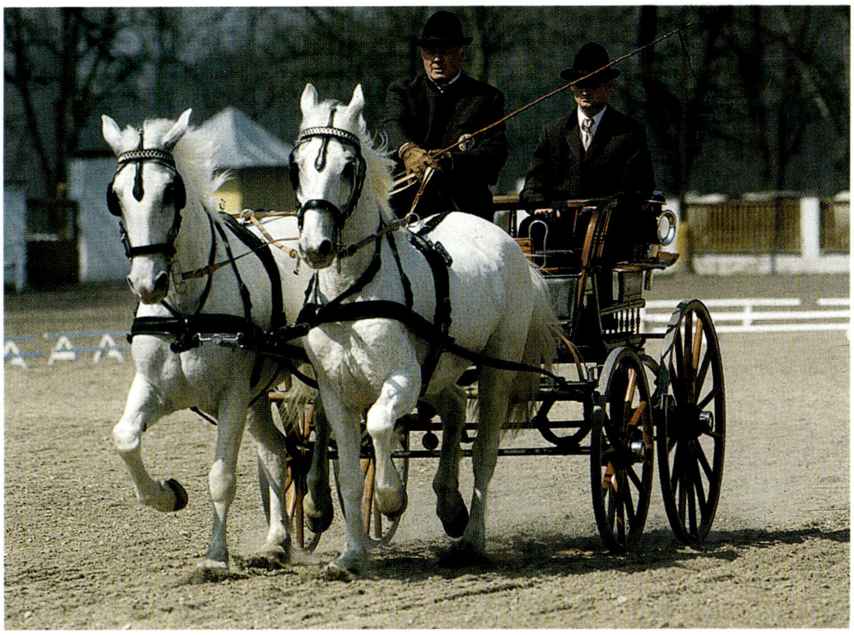

Der beste Kladruber-Gespannfahrer, v. Allen, spannt – entgegen sonstiger Gepflogenheiten – Stuten an. Hier die Stuten Susi und Lenka, die dem Österreicher Johann Wolfmayr einen Senkrechtstart in die Weltspitze ermöglichten.

Gebiet, im Norden von Urwäldern, im Süden von der Elbe begrenzt. Wald und sumpfige Nebenarme der Elbe füllten einen großen Teil des Territoriums aus, auf deren höheren Lagen mächtige Eichenwälder nur einen spärlichen Graswuchs zuließen. Von Ackerbau war keine Rede, die Wiesen waren naß. Um das nötige Rauhfutter für den Winter zu schaffen, mußte die Wald- und Sumpflandschaft einer geregelten Wiesenbewirtschaftung weichen.

Damals gab es in Kladrub nur wenige Gebäude. Die Zucht scheint zunächst in Form eines halbwilden Gestüts betrieben worden zu sein, parallel zu einer dort ebenfalls vorhandenen Kamelzucht. Die Stuten mußten sich ihr Futter selbst suchen und wurden nur im Winter mit etwas Rauhfutter zugefüttert. Die Hengste wurden in äußerst primitiven Holzstallungen gehalten.

„Als eigentlicher Begründer des Hofgestüts Kladrub an der Elbe“, so *Norbert Zális̆* (a. a. O.), „gilt der kaiserliche Sonderling, Kunstsammler und Mystiker *Rudolf II.* (1552–1612). Es begann im Jahre 1579. Damals lag der wichtigste mitteleuropäische Hof, der der Habsburger, am Hradschin in Prag... Nach Kladrub kamen in erster Linie Neapolitanische oder überhaupt Pferde aus Italien. Die Grundsteine für die Zucht eines schweren Gala-Karossiers wurden gelegt...

Unter Kaiser Leopold I. beherbergte Kladrub rund 300 Mutterstuten und 30 Beschäler. Hauptaufgabe des Gestüts war es (bis 1918), dafür zu sorgen, daß der Hof jederzeit über zwei tadellose Schimmel-Achterzüge und zwei Rappen-Achterzüge verfügte...“

Welchen Rassen das ursprüngliche Zuchtmaterial im einzelnen angehörte, läßt sich heute nicht mehr feststellen, da schriftliche Unterlagen darüber nicht existieren.

Im Jahre 1756 begann der Siebenjährige Krieg zwischen Preußen und Österreich. Als 1757 *General Graf Daun* seinen Sieg über die preußische Armee bei Kolin mit einem feierlichen Dank-Gottesdienst in Kladrub zelebrierte, brach im Schloß ein Brand aus, der so rasch um sich griff, daß nicht nur dieses, sondern auch fast sämtliche übrigen Gestütsgebäude ein Opfer der Flammen wurden. Glücklicherweise war der größte Teil des Pferdebestandes rechtzeitig nach Enyed in Ungarn in Sicherheit gebracht worden. Die tradierte Angabe, daß bei dem Brand die züchterischen Unterlagen der ersten zwei Jahrhunderte verlorengegangen seien, ist heute strittig. Tatsächlich war es in jener Zeit wohl gar nicht üblich,

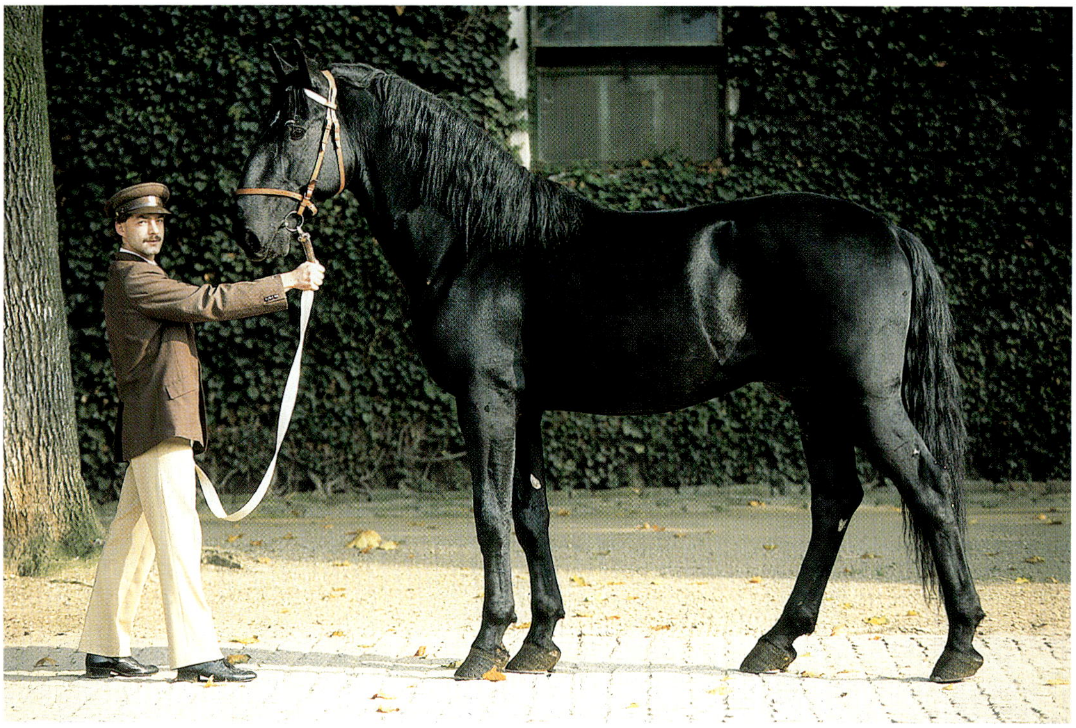

Hauptbeschäler des Kladruber-Rappgestüts Slatian, Sacramoso Favina IL, geb. 1991, v. Sacramoso Xerxes XXXIX a. d. 338 Siglavi Pakra II

eine lückenlose Dokumentation des Zuchtgeschehens zu führen, wie es später geschah. Die neun von den Preußen erbeuteten Kladruber-Stuten finden wir im I. Band des Trakehner Gestüt-Buches.

Auf jeden Fall waren Kladrubs Gestütsgebäude vernichtet und *Maria Theresia* konnte sich nicht entschließen, die Errichtung neuer Stallungen anzuordnen. Lediglich die Kirche wurde sofort wieder aufgebaut. Gewissermaßen als Ersatz ließ die Kaiserin einige Jahre später das Gestüt Koptschan bei Holičs einrichten, wo Paradepferde weißer, schwarzer und braunfalber Farbe gezüchtet werden sollten. Erst *König Joseph II.* befahl 1770 den Wiederaufbau des Gestüts in Kladrub und ließ auch die in Enyed befindliche Herde nach Kladrub zurückführen, dazu einen Teil des Koptschaner Gestüts.

Von den alten Hengstlinien des früheren Bestandes waren nur drei nachgeblieben: *Pepoli*, *Florentino* und *Galliardo*. Die beiden letztgenannten starben jedoch ebenfalls binnen kurzem aus. Der Stammvater und eigentliche Begründer der heutigen Kladruber ist also der 1764 in Italien angekaufte Rapphengst *Pepoli*. Aufgrund seines Namens nimmt man an, daß er ein Sproß der einst im Herzogtum Ferrara gezüchteten Pepoli-Rappen gewesen ist. *Pepoli* brachte – noch in Koptschan – mit einer *Toscanello*-Schimmelstute den 1775 geborenen *Imperatore*, der der Gründervater der Schimmellinien *Generale* (geb. 1796), *Generale III* (geb. 1797) und *Generalissimus* (geb. 1797) wurde.

Die Rappen dagegen stammten von einem im erzbischöflichen Gestüt Ries (bei Hallein im Salzburgischen) 1799 geborenen Rapphengst *Sacramoso*, der auf die Polesina-Rasse zurückging. Aus seinem Namen läßt sich schließen, daß er aus der Zucht des *Marchese Sacramoso* entsprang, einer der bedeutendsten Züchter in der Polesina aus der Gegend von Rovigo.

Nach *Motloch* (a. a. O.) hatten außer dem salzburgisch-italienischen noch zwei weitere Hengste bedeutenden Einfluß auf die Kladruber-Rappzucht. Einer von ihnen war der 1800 im fürstbischöflichen Gestüt zu Olmütz geborene *Sacramoso* (aufgrund seines Namens wohl auch auf die Zucht des oben erwähnten Marchese zurückgehend). Der andere war ein 1853 in Rom erworbener Rappe namens *Napoleone* (geb. 1849, unbekannter Abstammung), über den sich *Graf Wrangel* (a. a. O.) wenig schmeichelhaft äußert: „*Napoleone* war ein langer, hochbeiniger Hengst mit schwerem, ausdruckslosem, gemeinem Kopf und stark gesäbelten Hinterbeinen. Zu seinen Gunsten sprachen eigentlich nur die schwarze Haarfarbe und die – unbekannte! – italienische Abstammung. . ."

Durch die Anpaarung mit Hengsten der *Napoleone*-Linie, die sich in der Regel getreu selbst vererbten, verloren die Kladruber-Rappen die gleichmäßige Harmonie ihrer Körperformen. Viele erbten die oben erwähnten unerfreulichen Exterieurpoints. Und auch von der „gracieusen" Bewegung der alten Rasse war nicht mehr viel an ihnen zu bemerken: Die Trabbewegung war zwar hoch, doch zugleich stampfend und fuchtelnd. Der Alt-Kladruber Braunfalbe wurde in den dreißiger Jahren durch Norfolk-Trotter-Einkreuzung minimiert und seine Zucht aufgelöst.

Die tschechoslowakische Republik hat nach dem Ersten Weltkrieg, nach anfänglichen Aversionen gegen das „Kaiserliche Relikt", mit Traditionsempfinden den Alt-Kladruber weitergezüchtet, obwohl Stimmen aus dem Volk sich dagegenstellten und einmal sogar die beiden einzigen Hauptbeschäler der Schimmelzucht vergiftet wurden.

1924 wurde die Rappzucht – angeblich mangels Masse – aufgelöst und schien seit 1932 ausgestorben. Jedoch unternahm schon 1939 Professor *F. Bilek* einen Regenerationsversuch mit zwei Original-Hengsten und sechs Original-Stuten, die sich noch in der Privatzucht, im Gestüt des Bi-

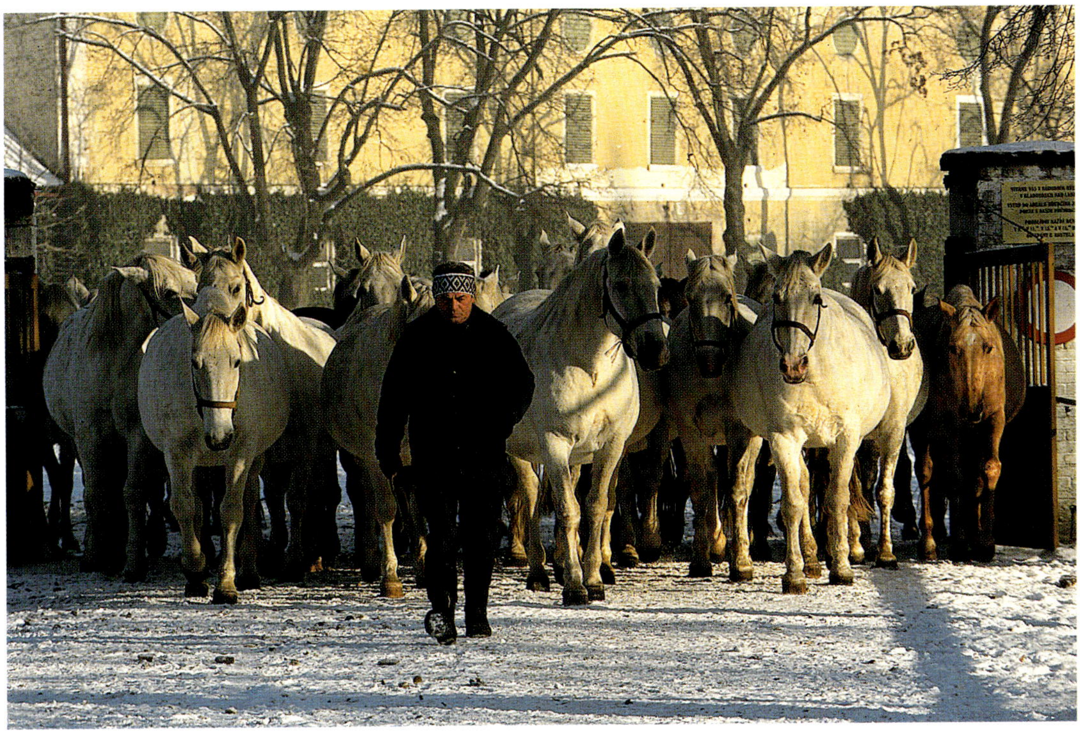

Kladruber-Schimmelstutenherde. In Kladrub bestehen zwei Herden von je 65 Köpfen. Aufgrund der artgerechten Herdenhaltung auf den riesigen Gestütsweiden sind die Pferde ausgesprochen unaggressiv.

schofs von Königgrätz fanden. Diese Versuche wurden nach dem Zweiten Weltkrieg trotz ungünstiger politischer Konstellationen von *Dr. Lev Richter* und vor allem dem Genetiker *Dr. Jaromir Dušek* erfolgreich fortgesetzt. Seit 1951 sind die Rappen in der Kladruber Dependance Slatian (Slatinany) untergebracht.

Nach dem Fortfall der Nutzung der Kladruber-Pferde für das Hofzeremoniell hatte man die Zahlen der Gestütspferde stark beschnitten, so daß die Zuchtbasis sehr eng geworden war. Um das Genspektrum zu erweitern, nahm man sowohl bei den Rappen wie bei den Schimmeln verschiedene „Blutauffrischungen" vor. Sie sind heute bei der Zuchtleitung recht umstritten, da sich in der Alt-Kladruber Rasse trotz jahrhundertelanger Inzucht nie irgendwelche ungünstigen Folgen gezeigt hatten. 1995 wurde eine Gen-Analyse auf Molekular-Ebene durchgeführt, die den Verwandtschaftsgrad als ungefährlich eingestuft hat.

„Bei dem Einsatz des Lipizzaner-Stammes *Favory* ging es um einen pietätvollen Akt, weil dieser Stamm vor zwei Jahrhunderten in Lipizza von dem Kladruber-Falben *Favory Senior* gegründet wurde. Sonst ist dieser Stamm in seinem Habitus dem Alt-Kladruber ziemlich entfernt, und es müssen Individuen gewählt werden, die trotz *Favory*-Nennangehörigkeit vielmehr den Stämmen *Neapolitano* und *Pluto* entsprechen", schreibt der Gestütsleiter von Slatian, *Josef Volenec* (a. a. O.). Seit 1984 wurde in der Rappzucht zur Blutauffrischung der (West-) Friesische Hengst *Romke* verwendet, wodurch eine gewisse körperliche Harmonisierung erreicht wurde. Jedoch verlor sich gleichzeitig der erwünschte alte Typ. Volenec meint (a. a. O.), daß es einige Generationen dauern wird, ihn wiederherzustellen.

Auch in der Schimmelherde wurde mehrfach experimentiert, „zur Auflockerung der Zuchtbasis", wie man es nannte. Vor allem „der Lusitano-Hengst *Rudolfo* verwässerte in der ersten Generation einigermaßen die Gangart (*N. Záliš*, a. a. O.); aber die F_2-Generation gibt wieder Anlaß zu

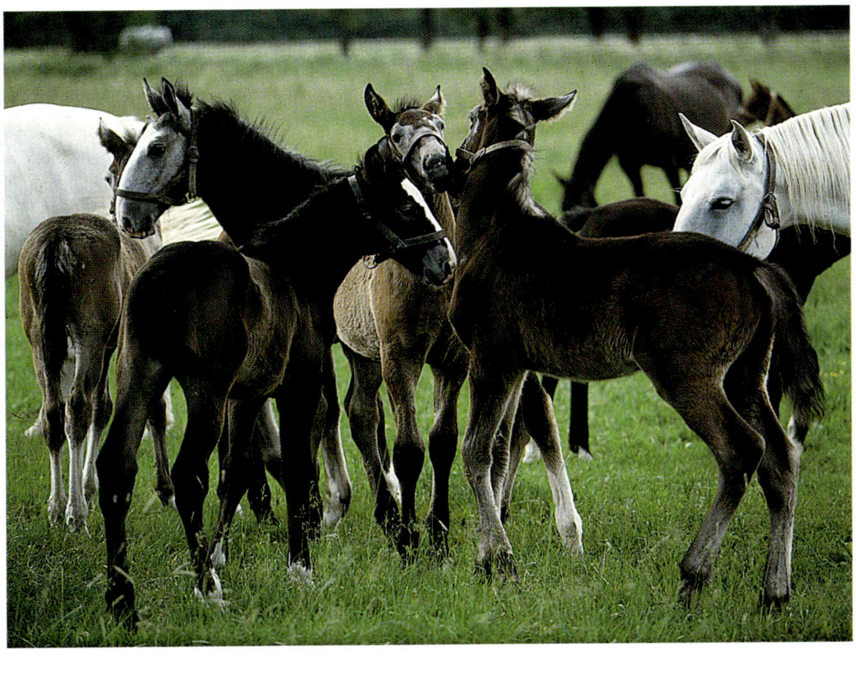

Die meist dunkel geborenen Kladruber-Schimmelfohlen bilden innerhalb der Herden bald eine Art Kindergarten und lernen so im Spiel das richtige Sozialverhalten.

Hoffnungen". Insgesamt blieb der Lusitano-Einfluß glücklicherweise eher begrenzt (ähnlich etwa dem des Andalusiers *Honroso* in Piber). Volenec ist der Ansicht (a. a. O.), daß „man die Alt-Kladruber vor einer weiteren Genimmigration schützen und versuchen sollte, das vorhandene Inzuchtniveau zu erhalten. Man sollte. . . die Gelegenheit ausnützen, mit Schimmelhengsten Rappstuten zu decken und umgekehrt".

Für die Zukunft ist geplant, eine Rotation aller geeigneten Hengste über die meisten Familien vorzunehmen und die Stutenzahl auf 300 Stuten aufzustocken. Außerdem strebt Kladrub die Gründung eines grenzübergreifenden Zuchtverbandes an, der Züchter, Besitzer und Gönner der Rasse in Europa und Übersee verbinden soll.

Anläßlich des 400jährigen Bestehens Kladrubs hat die Unesco die Kladruber-Rasse als „Weltkulturerbe" eingestuft. Nach dieser Definition handelt es sich also nicht um irgendein landwirtschaftliches Relikt. Der Form und Funktion nach erreichte die Kladruber-Rasse ihren Gipfel in der Rokoko-Zeit (1720–1780) und ist ohne weiteres mit anderen künstlerischen Schöpfungen von damals gleichzusetzen. Leider ist es eine Tatsache, daß ein solches Werk, im Vergleich mit den bleibenden Werken der Bildenden Kunst, Architektur, Literatur oder Musik, durch die Lebenslänge des Pferdes begrenzt wird und immer wieder von neuem eine nach dem Kanon klassischer Vorlagen erfolgende Reinkarnation erfordert. Diese Betrachtungsweise betont die Züchterverantwortung vor der Öffentlichkeit, der durch Umwandlung Kladrubs in ein Nationalgestüt seitens des tschechischen Staates Rechnung getragen worden ist.

KINSKY-PFERD

Chlumetzer, Chlumečer, Böhmischer Hunter

TYP, INTERIEUR, VERWENDUNG:
Der Chlumetzer wurde und wird auch als der „Böhmische Hunter" bezeichnet. Das heute meist wieder im edlen Halbbluttyp stehende, ausdauernde, harte, trockene Pferd errang seine größten Erfolge auf der Jagdrennbahn. Daneben fand es Verwendung als Jagd- und Offiziersreitpferd. Heute ist es ein seltenes, jedoch gesuchtes, hochedles Reit- und Sportpferd mit einer sehr aparten Farbe. Die schmale Zuchtbasis bewirkt, daß nur sehr wenige Kinsky-Pferde auf den Markt kommen. Die Nachfrage ist größer als das Angebot.

EXTERIEUR:
Der Gesamteindruck des Chlumetzers ist der eines edlen Blutpferdes. Der Kopf ist edel mit viel Ausdruck, der Hals gut angesetzt und getragen. Der ausgeprägte Widerrist und die lange, schräg gelagerte Galoppierschulter verraten den hohen Vollblutanteil. Der elastische Rücken geht in eine lange, gut bemuskelte Kruppe über. Die vier im allgemeinen korrekten, harten Gliedmaßen besitzen trockene, deutlich markierte Sehnen und Gelenke und eine elastische Fesselung. Gelegentlich findet sich ein weit herausgestellter Hinterfuß (Hauptbeschäler *Cervanek*) und eine gewisse Neigung zu Säbelbeinigkeit.

Chlumečer-Hauptbeschäler Cervanek

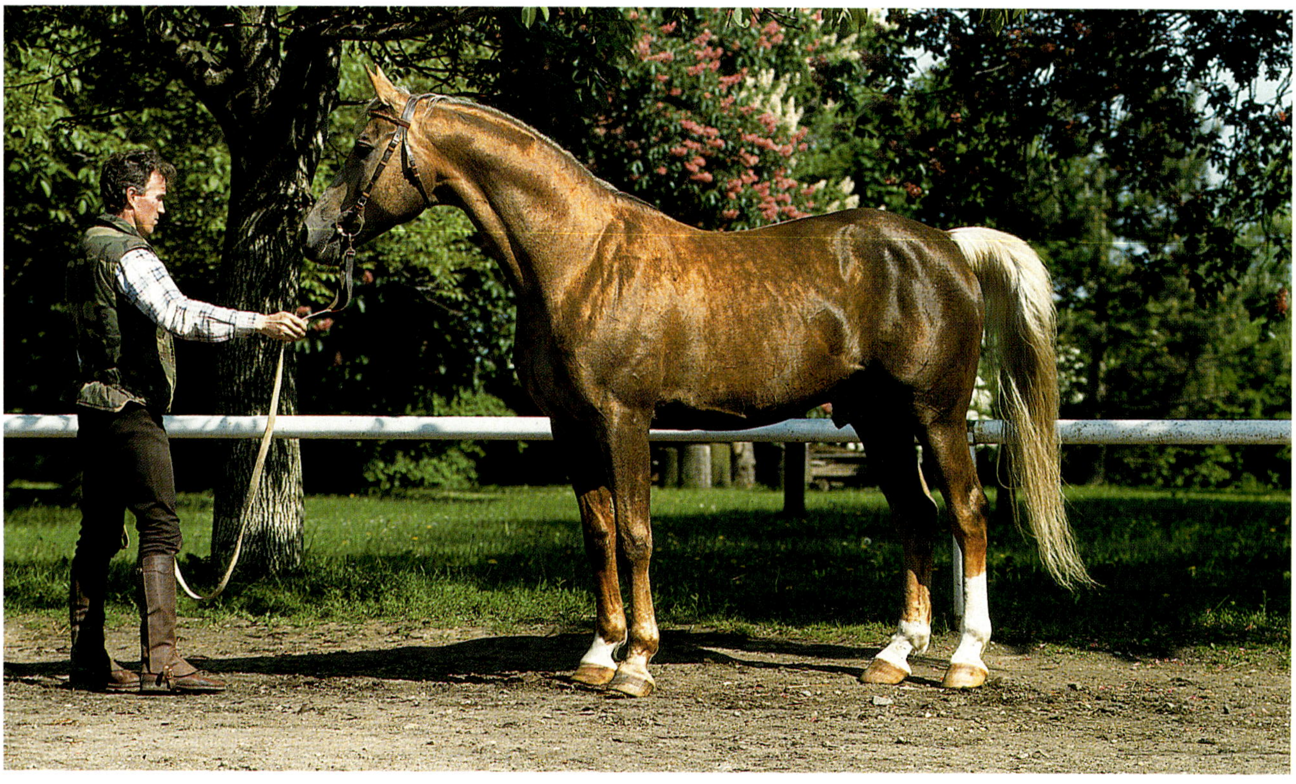

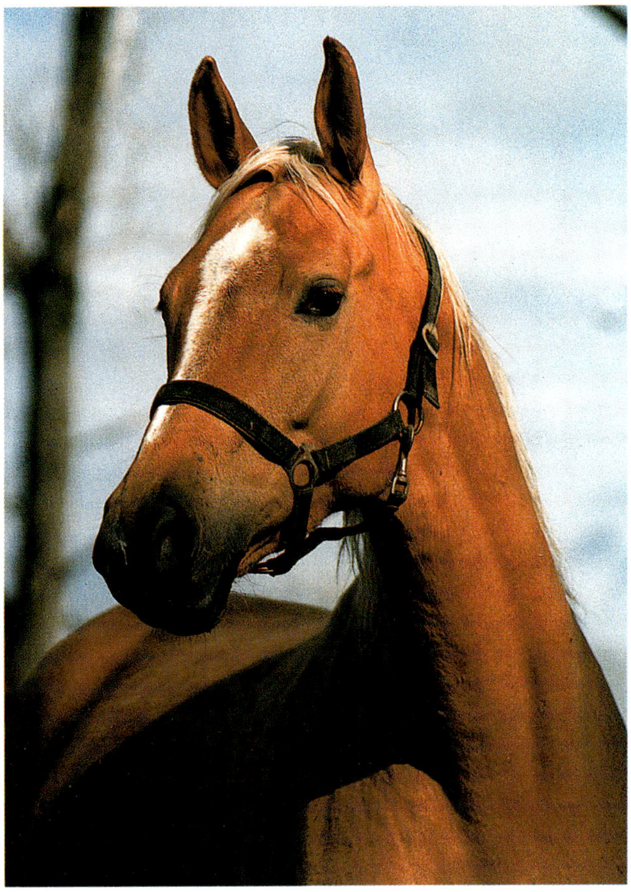

Portrait einer Kinsky-Stute

Die angestrebten Farben sind Isabell und Falb. Jedoch neigt die Rasse zum Verblassen, wodurch gelegentlich auch Cremellos oder Albinos mit blauen Augen auftreten. Dem sucht man durch den Einsatz von Füchsen zu begegnen, die mit solchen Verblassern zu etwa 50 Prozent Isabellen liefern. Weiße Abzeichen an Kopf und Gliedmaßen sind häufig.

Die Größe beträgt durchschnittlich etwa 164 cm Stockmaß.

MECHANIK:
Die Grundgangarten der Kinsky-Pferde sind energisch, trittsicher auch in kupiertem Gelände und raumgreifend. Die größte Stärke liegt in dem hervorragenden Galoppiervermögen. Auch die Springanlagen sind nicht selten überdurchschnittlich.

ZUCHT:
Die Zuchtgebiete liegen in Tschechien und Nordost-Böhmen: die Gestüte Ostrov bei Chlumetz an der Cidlina (tschechisch Chlumeč nad Cidlinou) und Lipa (Böhmisch-Leipa, Nordböhmen).

GESCHICHTE:
Erste schriftliche Nachrichten über das Geschlecht der *Kinskys* stammen aus dem Jahre 1281. Damals lautete der Name noch *Vchynsky*. Ihr Gestüt Ostrov bei Chlumeč (ca. 80 km östlich von Prag) gilt als eines der ältesten Privatgestüte Böhmens. Es bestand bereits 1611, als *Graf Wenzel Kinsky* die Herrschaft Chlumeč a. d. Cidlina übernahm. Urkunden ergeben, daß 1716 *Graf Norbert Kinsky* das Gestüt Ostrov dem Majorat Chlumeč einverleibte und seinen Nachfahren zur

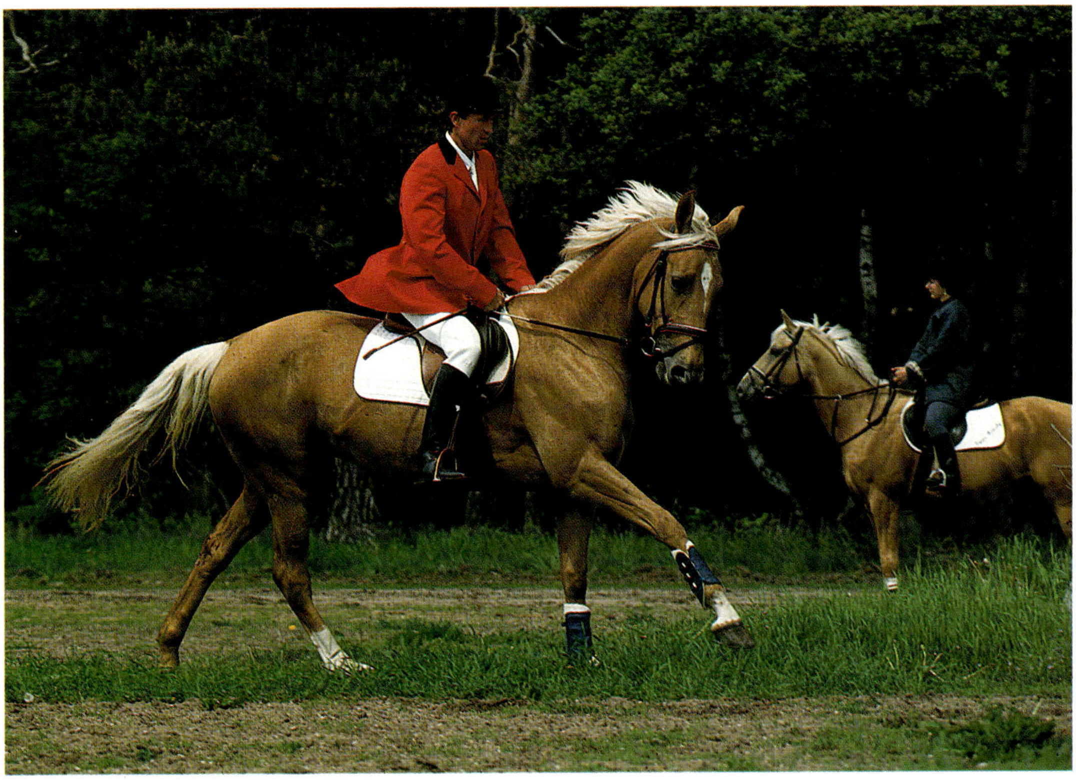

Kinsky-Pferde unter dem Sattel

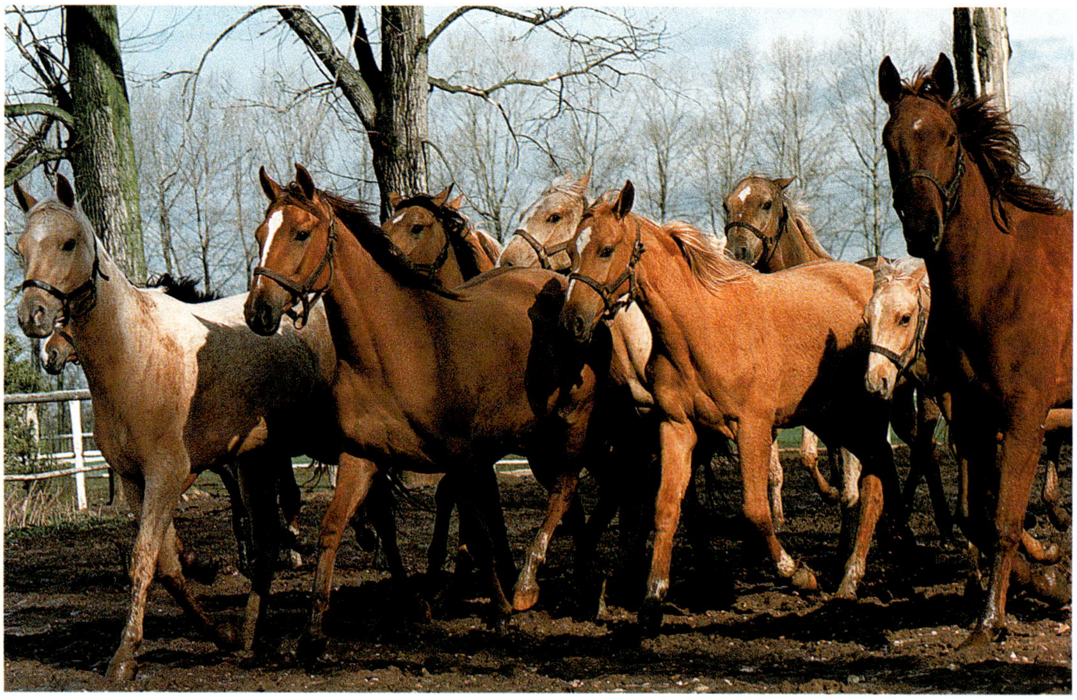

In allen Goldtönen schimmert das Fell der Kinsky-Pferde. Sie werden mit hellem (weißem) oder schwarzem Langhaar gewünscht, also als Isabellen oder Falben. Da die „goldenen Perlen" der böhmischen Pferdezucht zum Verblassen neigen, werden gelegentlich braune oder fuchsfarbene Stuten mit den goldenen Hengsten gepaart.

Auflage machte, niemals weniger als 60 Mutterstuten und 10 Beschäler zu halten.

In dem 60bändigen BIOGRAPHISCHEN LEXIKON DES KAISERTUMS ÖSTERREICH von *Konstantin Ritter v. Würzbach* (Wien 1855–1891) lesen wir über die Kinskys: „Die Kinsky sind ein seltsames Geschlecht. In keiner ihrer Tätigkeiten findet man Mittelmäßigkeit. Auch dann, wenn sie der zeitgemäßen Ordnung widerstehen, finden sie für ihre Mannhaftigkeit und Kühnheit wenn nicht unsere Anerkennung, dann bestimmt doch unsere Bewunderung."

Die Chlumetzer Isabell- und Falbzucht verdankt ihre Entstehung möglicherweise einer Laune der Natur, auf jeden Fall jedoch der „Sturheit" des exzentrischen *Grafen Oktavián Josef Kinsky* (1813–1896) auf Schloß Karlskrone bei Chlumeč, der ein großer Pferdeliebhaber und -züchter war. Oktavián Kinsky war keine Ausnahme von der von Würzbach aufgestellten Regel. Ab 1832 begann er, majorenn geworden, sein Traditionsgestüt Spanischer Falben und Isabellen planmäßig auszubauen. 1835 importierte er als erster österreichischer Pferdezüchter einige Vollblut-Stuten und den Hengst *Whisker xx*. 1836 ließ er aus England die erste Foxhound-Meute samt Jagdequipage kommen und begann, regelmäßig große Parforcejagden zu veranstalten. Von seinen waghalsigen Reit- und Fahrstückchen erzählt man sich bis heute in der Chlumečer Gegend.

1839 wurde Kinsky ein isabellfarbenes Stutfohlen aus der Vollblut-Stute *Themby I* geboren, das angeblich von *Whisker xx* stammen sollte. Der Jockeyclub verweigerte die Eintragung mit der Begründung, daß es bisher noch niemals ein Vollblutpferd mit dieser Farbe gegeben habe. Darauf gründete der erzürnte Graf kurzerhand sein eigenes Gestütbuch. Tatsächlich war der wirkliche Vater der später unter dem Namen *Themby II* als Jagdpferd und Steepler bekanntgewordenen Isabellstute wohl ein Hengst Spanisch-Neapolitanischer Rasse aus dem benachbarten Fideikomißgestüt Ostrov, welcher die Stute *Themby I* unbemerkt auf der Weide gedeckt hatte. *Themby II* brachte später mit dem Vollblut-Hengst *Prince Djalma* den Isabellhengst *Caesar*, goldfarben mit weißem Langhaar, den späteren Stammvater der Kinskyschen Zucht in Chlumetz.

Die gelbe Farbe vererbte sich in Ostrov weiter, wobei sich allerdings nicht jedes Pferd farbtypisch präsentierte. Folgende Farbkombinationen kamen vor:

- Dunkelisabell mit weißer Mähne und Schweif;
- Hellisabell mit weißer Mähne und Schweif;
- Fuchs mit ebensolchem Langhaar, jedoch mit der Erbanlage für die angestrebte Isabellfarbe;
- dazu die mehr oder weniger aufgehellte Falbfarbe mit schwarzem Langhaar und schwarzen Beinen.

Oktavián Kinsky lebte nur seinen Passionen: den Pferden, der Jagd, den Rennen und zahllosen Husarenstückchen. Auf dem Gelände von Lučice bei Chlumeč veranstaltete er das erste Hindernisrennen für Herrenreiter in Böhmen. Nach Besichtigung der Strecke starteten von 16 gemeldeten nur sechs, von denen drei das Ziel erreichten. Sieger war Oktavián Kinsky. Bei dem Sprung über das mehr als fünf Meter breite Flußbett der Cidlina riß ihm ein Bügelriemen, was ihn aber nicht am Weiterreiten und Siegen hinderte.

Der Gründung der Großen Pardubitzer Steeplechase gingen die berühmten Pardubitzer Parforcejagden voraus. Graf Kinsky löste seine eigene Meute auf und wurde, wie viele seiner Standesgenossen und Nachbarn, Mitglied einer Subskriptionsgesellschaft, die in Pardubitz eine gemeinsame Meute hielt. Von den Jagden im Pardubitzer Gelände zu Hindernisrennen war es nur ein kleiner Schritt. So war Oktavián Kinsky unter denjenigen, die 1875 die „Große Pardubitzer" aus der Taufe hoben. Ihre extrem schweren Anforderungen trugen (tragen) deutlich seine Handschrift.

Nach dem Tode des Grafen fiel das Majorat mitsamt dem Gestüt an seinen Neffen *Zdenko Radslav Kinsky*, der die berühmte Zucht erfolgreich fortsetzte und zahlreiche Pardubitzsieger und andere erfolgreiche Steepler züchtete. Er war selbst ein sehr guter Reiter und Fahrer. Von 1935 bis 1939 war er Präsident des tschechoslowakischen Jockeyclubs. Im Jahre 1937, bei der letzten Großen Pardubitzer Steeplechase vor dem Zweiten Weltkrieg, siegte seine Nichte, *Comtesse Lata Brandis*, mit der Isabellstute *Norma* in den rotweißgestreiften Kinskyschen Farben.

Der letzte Kinsky, den man auf den tschechoslowakischen Rennbahnen sehen konnte, war *Radslav*, geb. 1928. Er verließ seine Heimat 1956 und war lange Zeit in Paris auf immunologischem Gebiet tätig. Sein wissenschaftliches Engagement erlaubte ihm schon vor dem Fall des „Eisernen Vorhangs", seine Heimat zu besuchen. Aber in den Sattel eines „seiner" blonden Pferde kam er erst wieder 1990.

Nach der Enteignung von Chlumetz 1948 und der Emigration des Grafen erlebte die Kinskysche Zucht in den fünfziger/sechziger Jahren unter dem kommunistischen Regime eine schwere Zeit. Sie wurde praktisch aufgelöst, die Pferde in alle Himmelsrichtungen verschleudert. Glücklicherweise wurde durch ein paar Enthusiasten eine kleine Genreserve gerettet. Den Anfang machte der Veterinär *Vlastimil Sixta*, der im Reiterverein „Týn nad Vitavou" eine kleine Zucht organisierte. Auf seine züchterische Tätigkeit gehen die Hengstlinien *Husar* und *Cervanek* zurück. In Ostböhmen rettete der Gutsbesitzer *Frinta* den Falbhengst *Curbes*, der, später nach seinem Stammvater in *Caesar* umgetauft, über seinen Sohn *Narcis* und vor allem seine Töchter Einfluß auf die Zucht erlangte. Den Wiederaufbau der Zucht setzte dann *Josef Souček* im Gestüt Lipa fort, wo heute eine sehr gute Stutenherde steht. Nach Chlumeč resp. Ostrov selbst, wo damals *Josef Suchánek* die Gestütsleitung innehatte, kehrten die Kinsky-Pferde erst 1967 zurück. Von 1986 bis 1991 hatte Dr. Norbert Záliš, der heutige tschechische Oberlandstallmeister und Direktor des Nationalgestüts Kladrub, die Leitung des Chlumečer Gestüts inne. Damals führte er die neue Rassenbezeichnung „Kinsky-Pferd" ein und gründete zusammen mit Graf Radslav Kinsky den Club „Equus Kinsky". Nach erfolgreicher Basisarbeit legte er 1989 die Gestütsarbeit in die Hände des Ehepaars *Liba* und *Pétr Pulpán*, die 1991 Ostrov in Pacht übernahmen.

Seit 1986 hat man sich von dem nach dem Ersten und Zweiten Weltkrieg gewünschten mehr warmblütigen Typ abgewandt und strebt mit Hilfe ausgesuchter Vollblut- und Trakehner-Hengste nach dem alten Vorbild wieder den „Böhmischen Hunter" in der Isabell- oder Falbjacke an. In Lipa wurde zu diesem Zweck und zur Farbkonsolidierung auch ein Achal-Tekkiner eingeführt.

TSCHECHISCHES WARMBLUT

Böhmisches Warmblut, Mährisches Warmblut

TYP, INTERIEUR, VERWENDUNG: Im Typ ist das Tschechische Pferd heute ein Warmblut, das sich nur noch wenig von den verschiedenen im Westen gezüchteten Warmblutpferden unterscheidet. Man bemüht sich ständig, seine Leistungsanlagen für den Sport in allen Disziplinen einschließlich der Nutzung im Geschirr zu verbessern. Charakter- und temperamentsmäßig ist das Tschechische Warmblut unkompliziert, willig und leistungsbereit.

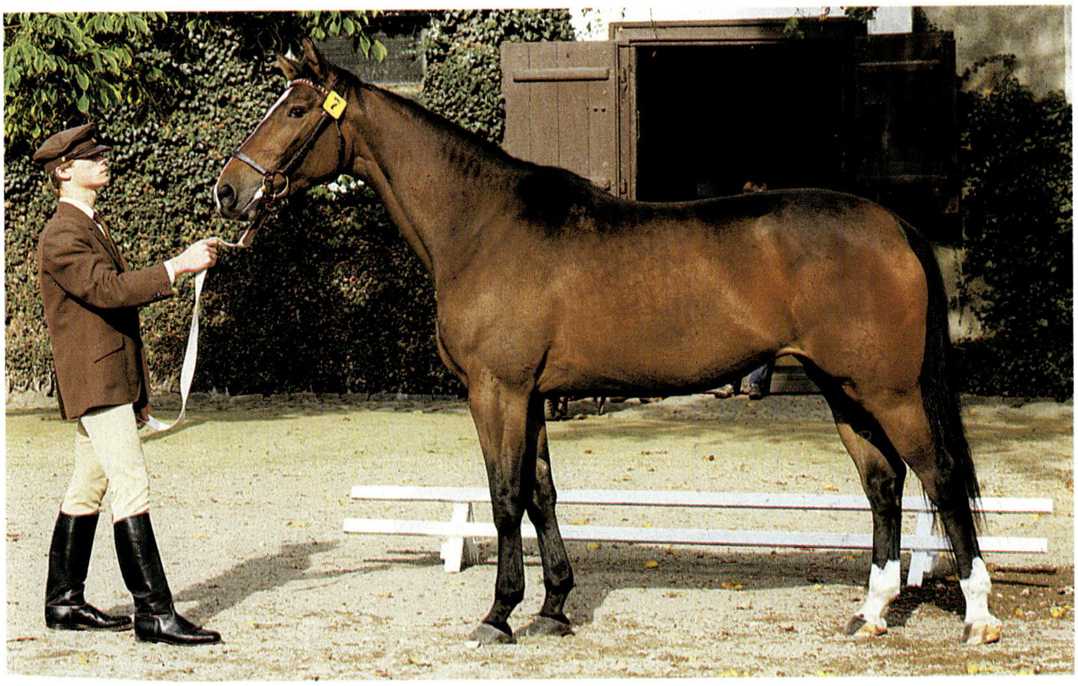

Tschechische Warmblutstute

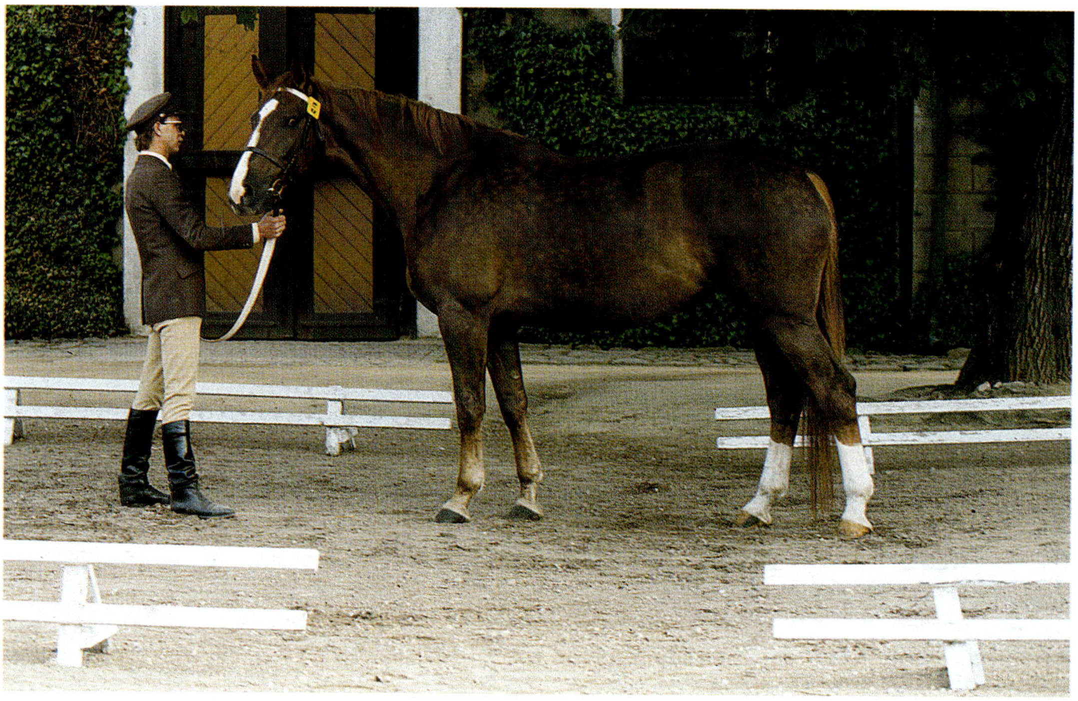

Tschechischer Warmbluthengst 160 Mykonos, v. d. Selle-Français-Hengst Amour du Bois a. d. 64 Blatec I v. Blatec xx, Gestüt Kladrub

EXTERIEUR:
Das Tschechische Warmblut ist ein stattliches Pferd mit mehr oder weniger allen Exterieurpoints des Internationalen Europäischen Warmblutpferdes, wobei es insgesamt nach der etwas robusteren, solideren Seite tendiert.

Vorherrschende Farben sind Braun und Fuchs, weniger häufig sind Schimmel oder Rappe.

Die Widerristhöhe liegt bei 165 cm Stockmaß.

MECHANIK:
Die Grundgangarten des Tschechen sind fördernd und leicht.

ZUCHT:
Das Warmblutpferd ist heute die dominierende Pferdezucht Tschechiens. Die meisten Staatsgestüte – außer Kladrub – sind privatisiert worden und werden heute teils mit ausländischem Kapital betrieben. Die zur Zucht vorgesehenen Hengste und Stuten unterliegen im Gestüt Slatinany einem Leistungsprüfungssystem entsprechend dem deutschen 100-Tage-Test.

GESCHICHTE:
Ursprünglich standen die Böhmischen Pferde weitgehend im Warmbluttyp, wobei eine Veredlung über die zahlreichen Gestüte des Adels mit Hilfe Spanischen und Orientalischen Blutes sowie später Vollbluts stattgefunden hatte. Erste umfassende Gesetze zur Straffung der Pferdezucht und zu einer Reglementierung der Hengstauswahl erließen *Kaiserin Maria Theresia* (1717–1780) und *Kaiser Joseph II.* (1741–1790).

Bis in die Mitte des 19. Jahrhunderts war die böhmische warmblütige Landespferdezucht vorzüglich typiert, mußte dann jedoch dem intensiven Ackerbau und dem Erstarken der heimischen Industrie weichen. Teilweise wurde gar nicht mehr gezüchtet. Die Bauern holten sich ihren Eigenbedarf von den Pferdemärkten in Wildenschwert, Netolitz, Chrudim, Budweis, Pilsen, Horič und Königgrätz. Teilweise driftete die Zucht auch in eine wilde Mischzucht mit Vollblut, englischem Halbblut, Orientalen, Norfolkern, Anglo-Normännern, Kladrubern, Lipizzanern, Orlow-Trabern, Ardennern und Norikern ab. 1875 wurde die Remontierung durch die Armee in Böhmen aufgegeben.

Vielfach ließ auch die Aufzucht erheblich zu wünschen übrig, da es, nachdem auch der letzte Zipfel beackerbaren Landes unter den Pflug genommen war, an Weideflächen fehlte. Was an brauchbaren Fohlen erzeugt wurde, kauften auf den oben erwähnten Märkten zu billigen Preisen ausländische, vorwiegend norddeutsche Pferdehändler. Sie zogen diese Fohlen dann zu Hause auf üppigen Weiden groß und verkauften sie im Alter von drei Jahren „unter fremder Flagge" als Wagen- oder Reitpferde, gelegentlich sogar als Zuchthengste. Nicht selten fanden sie selbst in ihrer eigenen böhmischen Heimat willige Abnehmer.

Im Südwesten, im Einzugsgebiet des Böhmerwaldes, wurde das Warmblut von einer mittelschweren, gemischt Norisch-Belgischen Kaltblutzucht verdrängt.

Im Staatsgestüt Kladrub (bis 1918 Hofgestüt) wurde in der Vergangenheit immer auch Warmblut gezüchtet. So waren es bis zum Ende des Ersten Weltkrieges einheitlich braune Cleveland Bays, die den Beamten beim Wiener Hof als Fahrpferde dienten. Nach dem Zusammenbruch der Monarchie 1918 wurde die wertvolle Herde in alle Richtungen verschleudert. Sie mußte Pferden aus Radautz und Mezöhegyes Platz machen, die der Tschechoslowakischen Republik im Frieden von Trianon 1920 zugeschlagen worden waren. Bei diesen Pferden handelte es sich um ausgesuchtes Zuchtmaterial der altösterreichisch-ungarischen Rassen Furioso-North-Star, Gidran und Przedswit, die schon damals als für die Armee gezüchtete Remonten bester Klasse nicht weit von einem Sportpferdetyp standen. In Kladrub wurde die Halbblutherde nach Farben aufgeteilt, Füchse überwogen.

Anfang der zwanziger Jahre wurden in Kladrub, dem Trend der Zeit folgend, vier Oldenburger-Hengste als Verstärker der edlen Halbblüter eingesetzt. In den dreißiger Jahren folgten ihnen einige Hannoveraner – nicht zu verwechseln mit dem Kladruber-Halbblutstamm *„Star of Hannover"*, bei dem es sich um eine Anglo-Araber-Linie handelte, die mit einem Vollblut-Hengst dieses Namens begründet worden war und vorzügliche Dressurpferde für höchste Anforderungen lieferte. Die Hannoveraner-Blutzufuhr wurde auch während der deutschen Besetzung 1939–1944 fortgesetzt.

Nach dem Krieg kam ein dreijähriger Hannoversch gezogener Fuchshengst als Beutepferd vom schlesischen Fohlenhof Friedberg in die Tschechische Republik. Er deckte zunächst unter dem Namen *Jeneral* dreizehn Jahre in der Böhmischen Landeszucht. Wegen seiner hervorragenden Nachzucht holte man ihn 1959 nach Kladrub, wo er als Hauptbeschäler unter dem Namen *Alarm* noch weitere neun Jahre in der Zucht wirkte. Insgesamt lieferte er, der sich als wahrer „Stempelhengst" herausstellte, 29 Landbeschäler und für die Kladruber-Mutterstuten 38 Töchter. Leider gelang es nicht, mit ihm einen ihm ebenbürtigen Hauptbeschäler für Kladrub zu züchten.

Aufgrund der Erfolge *Alarms* ließ man sich dann verleiten, weitere Hannoversche Hengste einzurangieren, wobei man offenbar nicht genug auf die Qualität achtete. Der Fehler rächte sich. Die Nachzucht bestand aus etwas trägen, durchschnittlichen „Quasi-Hannoveranern", die guten Eigenschaften der k.-u.-k.-Halbblutstämme waren verlorengegangen. Viele Pferde waren zudem mit der Anlage zu Hufrollenentzündung behaftet, die vorher völlig unbekannt war.

Heute hat die Warmblutzucht in Kladrub kaum mehr eine Perspektive. Sie besteht aus zwölf, allerdings erstklassigen Stuten, die auf den Oldenburgisch-Hannoversch gezogenen Hengst *Merian* und den Vollblüter *Anno* zurückgehen. Hauptbeschäler ist seit 1992 der Holsteiner-Fuchshengst *Comero* (v. *Cicero* - *Ramiro*), der vor allem die Springanlagen verbessern soll.

Die Kämpfe gegen Ende des Zweiten Weltkrieges auf dem Boden Tschechiens bedeuteten einen schweren Aderlaß für das Böhmische Warmblut, nicht zum wenigsten durch die starken Remonteaushebungen der deutschen Besatzungsmacht. Nach dem Ende des Krieges durchlief die Böhmische Landeszucht eine schwierige Phase. Wie überall schied das Pferd aus dem landwirtschaftlichen Arbeitsprozeß aus und wurde durch den Traktor ersetzt. Die Pferdezahlen aller Rassen, auch die des Warmbluts, gingen drastisch zurück, zumal der Reit- und Turniersport in einem sozialistisch regierten Land kaum einen „Ersatzmarkt" für die Zuchtprodukte bildete. Es blieb nur der Export, an dem sich die Zucht orientieren konnte. So bemühte man sich um die Schaffung eines Reitpferdetyps, dessen Hauptabnehmer der Westen sein sollte.

Nachwuchshengste des Tschechischen Warmbluts in Kladrub. Bis 1992 umfaßte die Warmblutherde 95 Mutterstuten. Sie ist heute jedoch auf 12 Stuten reduziert und dient nur noch als Kontrollgruppe für die Kladruber.

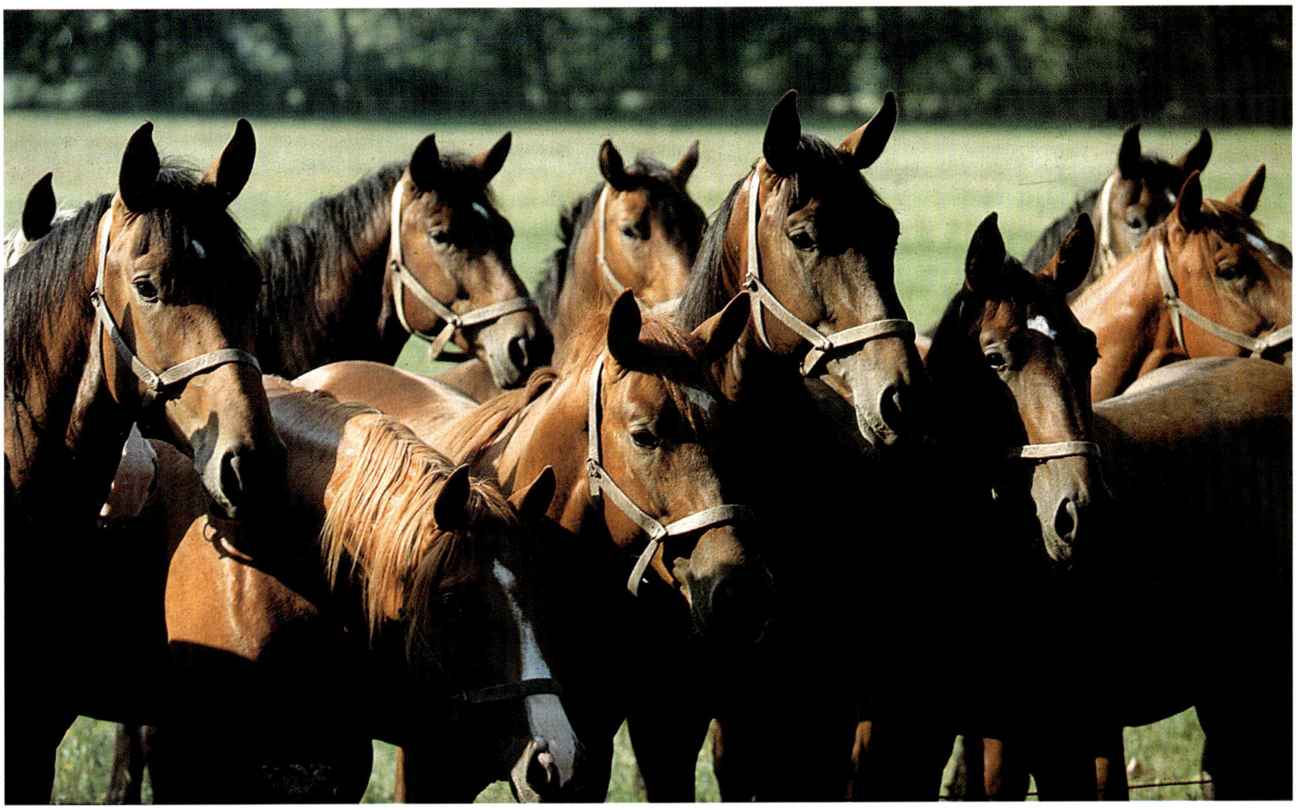

Trotz großer Anstrengungen, die sportlichen Eigenschaften des Tschechischen Warmblutpferdes zu verbessern, gehen die meisten Exporte bis heute an Freizeitreiter und Reitschulen. Treffend bemerkt dazu *Jane Kidd* in THE INTERNATIONAL WARMBLOOD HORSE (Buckingham 1991): „Tschechische Pferde sind nach Deutschland, Italien, Österreich und Großbritannien exportiert worden, aber dieses relativ neue Warmblut muß sich im internationalen Sport erst noch bewähren."

In Mähren überwog in der zweiten Hälfte des 19. Jahrhunderts die Zucht eines warmblütigen Reit- und Wagenschlages, entsprechend den unterschiedlichen Ausgangsrassen nicht sehr einheitlichen Typs. In der im Zentrum Mährens gelegenen fruchtbaren Hanna-Ebene zeichneten sich die Pferde durch einen höheren Adel und stattlichere Größe aus, während im südlichen Mähren, in dem Landstrich zwischen Altstadt und Göding, am rechten Ufer der March, überwiegend ein Orientalisch geprägtes Pferd gezogen wurde, von dem *Wrangel* (a. a. O.) berichtet, daß es sich durch „viel Exterieur, Temperament und Gang" ausgezeichnet habe. Außerdem wurde in Mähren, dem an Ackerflächen reichsten Land der österreichischen Reichshälfte, im Südosten und in geringerem Umfang auch im Nordwesten ein kaltblütiger Arbeitsschlag auf Ardenner-Basis gezüchtet.

Im 20. Jahrhundert, vor allem nach der Gründung der Tschechoslowakischen Republik, nach dem Ersten Weltkrieg, verlief die Entwicklung in Mähren weitgehend analog zu der in Böhmen.

SLOWAKISCHES WARMBLUT

Die Slowakei ist ein altes Warmblutzuchtgebiet, das während der k.u.k.-Donaumonarchie, als es mit Ungarn vereinigt war, stark durch die dortige Pferdezucht beeinflußt war.

Unter den Kriegsfolgen des Ersten Weltkriegs hatte das Land ziemlich schwer zu leiden. Der durch die rücksichtslosen Remontierungen der Armee betroffene Bauer mußte das kaufen, was die Militärverwaltung nicht wollte. Da es sich hierbei vielfach um Kaltblutkreuzungen handelte, wurde die ehemals rein warmblütige Landespferdezucht stark „heterogenisiert". Es verbreitete sich ein Kaltblutkreuzungspferd, das als „Murak" (abgeleitet wohl von „Muraközi") bezeichnet wurde. Beim Umsturz waren die staatlichen Landbeschäler größtenteils nach Ungarn evakuiert worden. Außerdem wurde der Wiederaufbau empfindlich durch den Bolschewisteneinfall gestört.

1920 wurde ein Verein slowakischer Pferdezüchter in Nitra gegründet, der sich den Wiederaufbau und die Förderung der Pferdezucht zur Aufgabe machte. Ein 1922 aufgestellter Zuchtplan teilte das Land in zwei Zonen: Die gesamte westliche Slowakei wurde zu einem Zuchtgebiet des Schweren Warmbluts erklärt, das als Zuchtziel einen Nonius-Typ von etwa 160 cm Stockmaß anstrebte. Gleichzeitig wurde in der Ebene weiterhin das leichtere Warmblut auf der Grundlage der österreichisch-ungarischen Halbblutrassen Przedswit, Furioso und Gidran gezüchtet. Bei Ausbruch des Zweiten Weltkrieges 1939 waren die Erfolge dieser Zuchtpolitik deutlich sichtbar.

Ähnlich dem Tschechischen Warmblut ist der heutige Slowake ein warmblütiger Reitpferdetyp, den man unter den allgemeinen Begriff „Europäisches Warmblut" einordnen kann. Die Ausgangslage für die Reitpferdezucht nach dem Zweiten Weltkrieg war insofern vielleicht etwas günstiger als in Böhmen, als die ursprüngliche Stutengrundlage konsolidierter war und auf den alten ungarischen Halbblutrassen beruhte. Die Pferde wirken dadurch edler und sportlicher. In jüngster Zeit, vor allem nach der Öffnung des Ostblocks, bemüht man sich um eine Infiltrierung von Leistungsblut aus dem Westen, um auf dem internationalen Sportpferdemarkt konkurrieren zu können.

KALTBLUTZUCHTEN

TSCHECHISCHES KALTBLUT

Murak, Bömisch-Mährisches Kaltblut

TYP, INTERIEUR, VERWENDUNG: Das Böhmische (Tschechische) Kaltblutpferd ist ein mittelschwerer, gän-

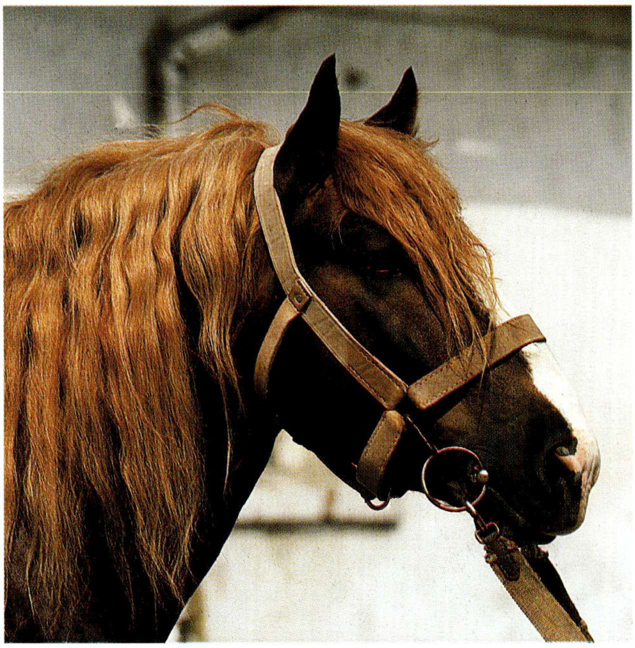

Kopfbild des Kaltblutbeschälers Gonos, geb. 1976, v. 2914 Gofal a. d. 2305 Henos, im Gestüt Klokočov

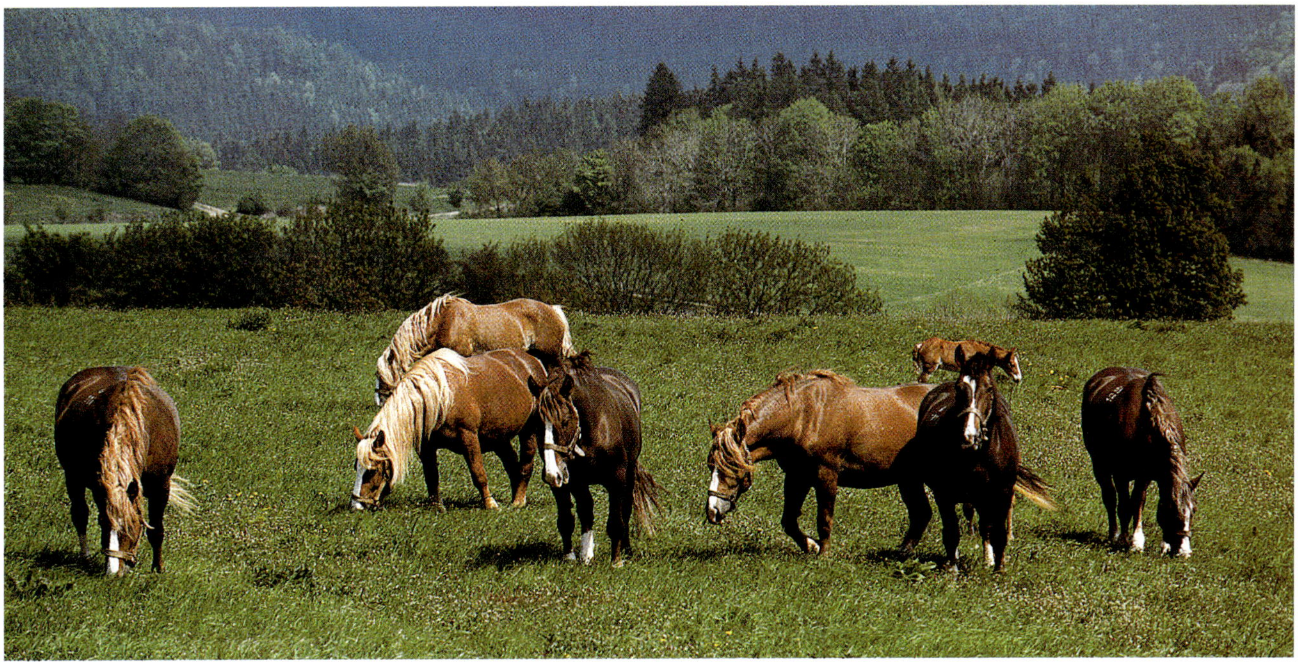

Schlesische Noriker-Stuten in der bergigen Landschaft Nordmährens

giger Arbeitschlag, ausdauernd, hart, genügsam. Es findet vorzugsweise in der Forstwirtschaft und daneben in geringem Maße auch noch in der landwirtschaftlichen Arbeit Verwendung. Insgesamt ist die Rasse aufgrund der fortschreitenden Motorisierung stark rückläufig – ein Prozeß, der sich seit dem Zusammenbruch des Ostblocks deutlich beschleunigt hat.

EXTERIEUR:
Insgesamt wirkt der Böhmische Kaltblüter recht gefällig, wobei deutlich der Ardenner-Einfluß zu erkennen ist. Er steht gewöhnlich über recht viel Boden. Eine kräftige Muskulatur und ein stabiles, korrektes Fundament, ohne Behang sind typische Charakteristika. Die Hufe sind gut geformt und hart.

Es überwiegen Füchse, oft mit lichtem Langhaar, weniger häufig sind Braune. Andere Farben bilden die Ausnahme. Weiße Abzeichen, Blessen, aber auch größere Abzeichen an den Gliedmaßen finden sich recht oft.

Die Widerristhöhe liegt bei 160 cm Stockmaß.

MECHANIK:
Die Bewegungen im Trab und Schritt sind energisch, fördernd und trittsicher.

ZUCHT:
Die einst umfangreiche kaltblütige Landeszucht auf dem Gebiet der ehemaligen Tschechoslowakei umfaßt heute nur noch etwas mehr als 2000 Stuten und etwa 200 Hengste.

GESCHICHTE:
Bereits um 1625 begann der kaiserliche Feldherr *Wallenstein* in seinem Herzogtum Friedland in Nordböhmen einen schweren böhmischen Landschlag zu züchten, wobei er sich um dessen Verstärkung bemühte.

Im 19. Jahrhundert, mit dem Beginn der industriellen Revolution und der überall in Europa einsetzenden Intensivierung der Landwirtschaft, fand in Böhmen und Mähren eine allgemeine Verstärkung des heimischen Landschlages mit Hilfe importierter Belgischer und Ardenner-Hengste statt. Gleichzeitig wurde in den bergigen Grenzgebieten des Böhmer Waldes und im Glatzer Land die Zucht des Norikers bevorzugt. Auch nach dem Zusammenbruch der k.u.k.-Donaumonarchie und der Konstituierung als eigener Staat wurden erneut

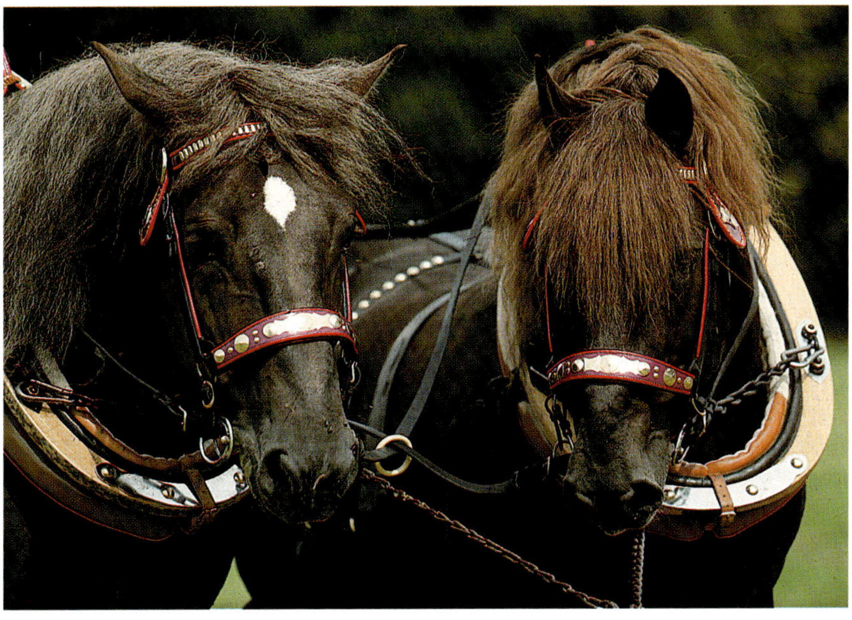

Tschechisches Kaltblut Belgischer Blutführung

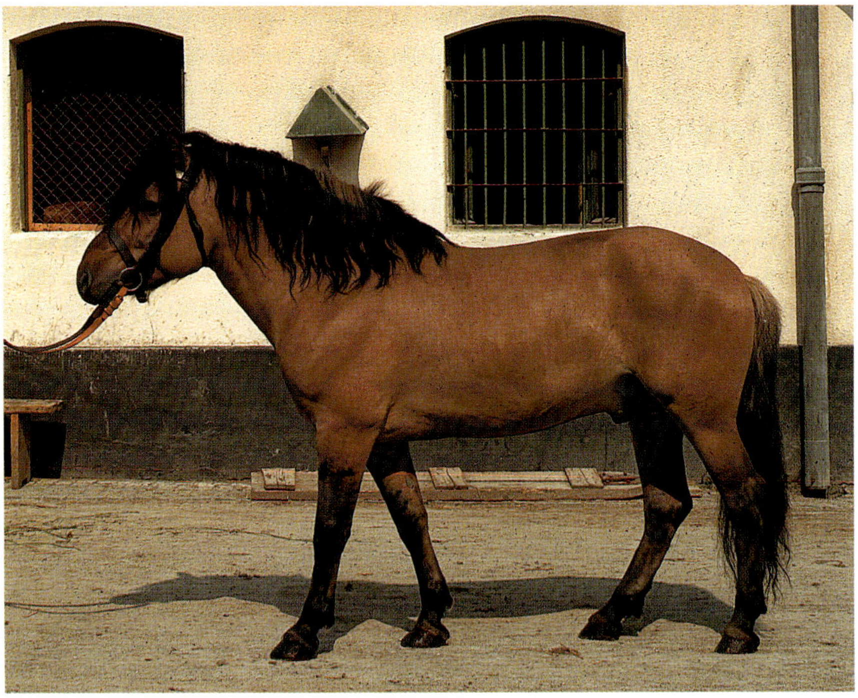

Die Kreuzung Fjord × Huzule hat man inzwischen wieder aufgegeben und ist zur Reinzucht zurückgekehrt.

Original-Belgier nach Böhmen und Mähren importiert. Dagegen verstärkte man in der Gegend von Netolitz die Rasse mit schweren Pinzgauer-Hengsten zu einem mittelschweren Arbeitsschlag.

Im Gestüt Klokočov in Mährisch-Schlesien (Nordmähren) wird in einer Herde mit 350 Köpfen der Schlesische Noriker als Genreserve gehalten. Im Gestüt Jeníkov in Ostböhmen besteht eine kleine Zucht (ca. 20 Stuten, zwei Hengste) originaler, rein Norischer Abstammung.

Im Gebiet von Mährisch-Schlesien wurden seit der Jahrhundertwende Kaltblüter auf Norischer Grundlage gezüchtet. Diese Zucht entstand durch Verdrängungszucht, indem man die bis dahin dort eingesetzten Gidrans und Norfolk-Trotter (Hackneys) durch Norische Hengste ersetzte. Der warmblütige Stutenhintergrund verriet sich in dem entstehenden Pferdetyp durch höheren Adel, gefälligere Formen und vor allem besondere Gängigkeit.

Weit verbreitet war zwischen den beiden Weltkriegen und auch nach dem Zweiten Weltkrieg ein als „Murak“ bezeichneter Halbschlag aus der Mischzucht von Kaltblut und Warmblut.

Mit der sich ausbreitenden Motorisierung in Landwirtschaft und Wirtschaft seit den sechziger Jahren ist die einst blühende Böhmische Kaltblutzucht weitgehend der eines vielseitig verwendbaren Warmblutpferdes für Freizeit und Sport gewichen.

SLOWAKISCHES KALTBLUT

Slowakisches Bergpferd

Der Zweite Weltkrieg richtete großen Schaden in der Huzulen-Zucht der Karpaten an. Die Zahl der Ponies ging dramatisch zurück und es entstand ein großer Mangel an „geländegängigen“ Pferden in diesem Gebiet.

Auf der Muráňer Hochebene startete man daraufhin ein Experiment zur Entwicklung eines Gebirgspferdes auf Noriker Grundlage, das etwas größer und stärker und geeignet für die Forstarbeit sein sollte. Dazu schreibt *Dr. Norbert Záliš,* der tschechische Landoberstallmeister (briefliche Mitteilung an den Verfasser, Januar 1998): „Das Slowakische Kaltblut hat vor sechs Generationen Huzulen-, Fjord- und sogar Przewalski-Gene (Hengst Rokoš) gesammelt und lebt in Form eines ‚wilden Gestüts‘ in 1000 Meter Höhe der Muráňer Hochebene und bildet eine seltsame Art des Norikers (ca. 350 Pferde). Auf dieser Stutenbasis hat man dann etwa 30 Jahre lang Noriker-Hengste eingesetzt. Es wurden aber auch Kaltblut-

Das Gestüt Muráň auf dem slowakischen Karst ist ein wahres Pferdeparadies. Den meisten Gestütsstuten sieht man heute ihre Huzulen-Vorfahren nicht mehr an.

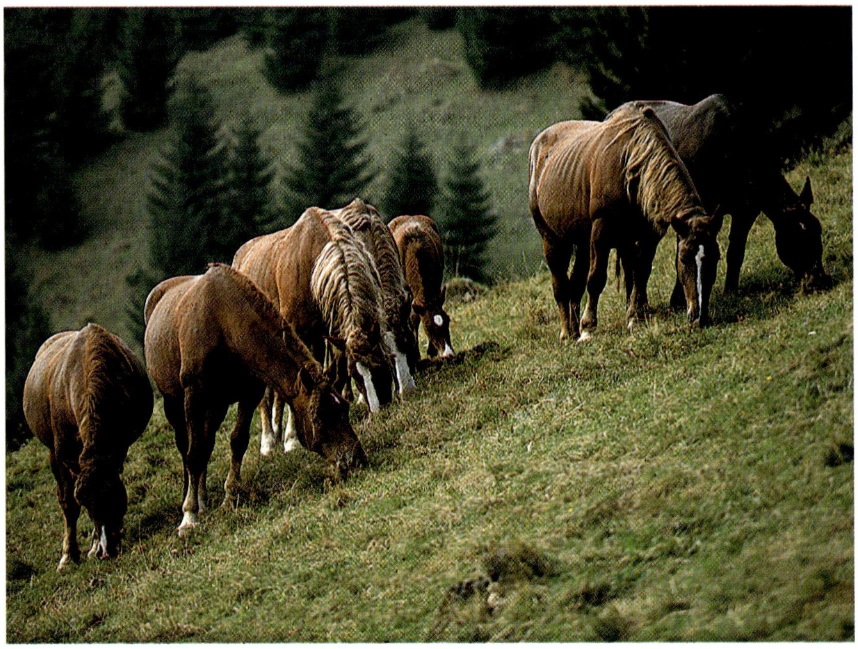

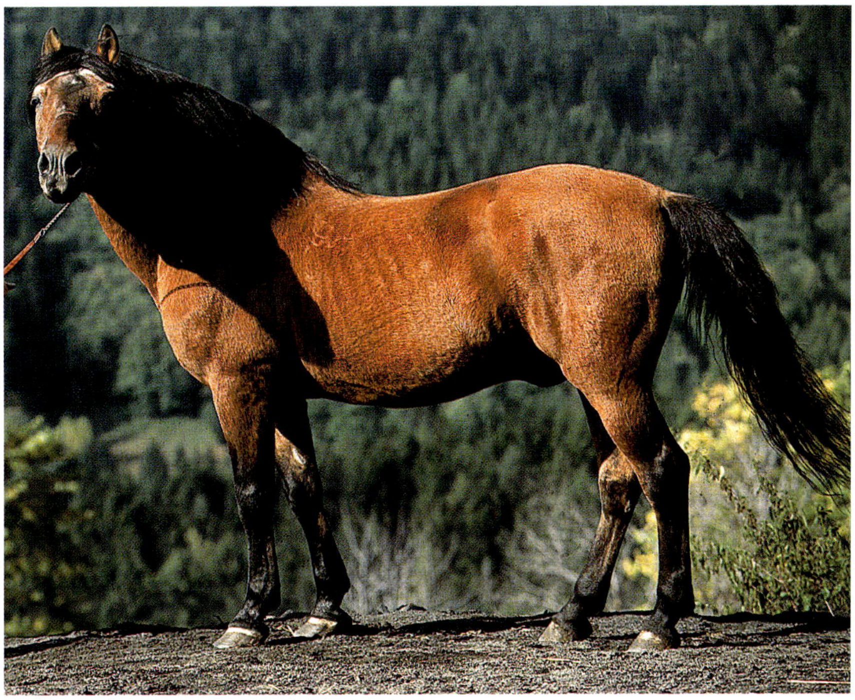

Huzulen-Hengst Gurgul V, geb. 1963 im Staatsgestüt Topolčianky (Slowakei), v. Gurgul IV a. d. Goaral IV. Er war zunächst in seinem Heimatgestüt Hauptbeschäler und wechselte zu Beginn der neunziger Jahre ins Gestüt Johannisberg über. Er galt als der beste Huzulen-Beschäler seiner Zeit in der Tschechoslowakei.

stuten angekauft, zum Beispiel Ungarisches Kaltblut (Murinsulaner, Anm. d. Verf.). Die Zucht produziert unter Robustbedingungen harte, etwas unedle Arbeitspferde für die Gebirgsforstwirtschaft der Slowakei und stellt zugleich ein Unikat sui generis dar.“

Täglich wandern die Mutterstuten von den Talstallungen auf die Gebirgsweide, ca. sechs Kilometer hin und sechs zurück. Die Jungpferde (die Hengste werden schon als Jährlinge kastriert) werden über Nacht an der oberen Waldgrenze in einem Paddock gehalten, in der Regel in der Nähe einer Heuscheune.

Den meisten Pferden sieht man heute die einstmaligen Huzulen-Vorfahren nicht mehr an.

PONYZUCHTEN

SLOWAKISCHER REITPONY

Die Entwicklung der Slowakischen Reitponyzucht stellt ein geglücktes wissenschaftliches Experiment dar. Im Jahre 1980 begann man an der Landwirtschaftlichen Universität von Nitra in der Slowakei mit dem planmäßigen Aufbau einer Reitponyzucht. Das Ausgangsmaterial bestand aus etwa 70 Stuten, die auf dem Gut Nová Baňa gehalten wurden. Die Herde bestand hauptsächlich aus Arabischblütigen Stuten, jedoch auch aus einigen Hannoveranern, Slowakischem Warmblut und Huzulen. Aus ihr wählte man zunächst 27 Stuten aus, die alle über 148 cm Widerristhöhe besaßen. In einem ersten Zuchtversuch wurden sie mit einem Welsh-Pony-Hengst, *Branco*, gedeckt. Der erste Fohlenjahrgang wurde 1981 geboren und von Anfang an, mehr oder weniger frei, Tag und Nacht in einem sehr rauhen, kupierten Gelände gehalten. Dann folgte eine weitere Welsh-Einkreuzung mit einem in Deutschland gezogenen Hengst namens *Shal*.

1984 wurde der erste Jahrgang unter dem Sattel und im Geschirr in Arbeit genommen, und alle Ponies absolvierten das Training und den abschließenden Test zufriedenstellend. Alle Produkte erwiesen sich als gelehrig, mit einem munteren, aufgeweckten und doch ruhigen Temperament. Sie sind außerordentlich genügsam, robust, hart und ausdauernd, besitzen vorzügliche Gänge und springen ausgesprochen gut.

Die Widerristhöhe beträgt 138–140 cm Stockmaß.

Nachdem man 1989 die ersten sechs Jahrgänge geprüft hatte, alle mit den gleichen positiven Ergebnissen, wurde eine Zuchtkonferenz an der Universität von Nitra abgehalten, um das Zuchtprogramm und die bisherigen Resultate kritisch zu prüfen. Nach übereinstimmender Ansicht aller Teilnehmer war man mit dem Programm, auf diese Weise einen gängigen Sportpony für Kinder zwischen acht und sechzehn Jahren zu schaffen, vollauf zufrieden und beschloß, es fortzusetzen.

Die Stutenzahl wurde ab 1990 auf 100 aufgestockt und außerdem in Nitra ein Verein privater Züchter für Sportponies gegründet und beschlossen, durch Abgabe geeigneten Zuchtmaterials an private Züchter die Zuchtbasis zu verbreitern.

EHEMALIGES JUGOSLAWIEN

Die Gebiete des ehemaligen Jugoslawiens gehörten bis zur Bildung des „Königreiches der Serben, Kroaten und Slowenen" 1918 zu Österreich-Ungarn, zum Osmanischen Reich und zum Königreich der Serben.

Seit dem Ausbruch des Ersten Weltkrieges hatte das Kriegsziel Serbiens in einem Groß-Serbischen Gesamtstaat aller Süd-Slawen unter Anschluß der zu Österreich-Ungarn gehörenden Landesteile bestanden. Dieser serbischen Zentralstaatslösung stand von Anfang an eine kroatische föderalistische Konzeption gegenüber, in der die einzelnen Länder einen autonomen Status innehaben sollten. 1917 wurde ein demokratisches Königreich der Serben, Kroaten und Slowenen vereinbart.

1918 erklärte der kroatische Nationalrat in Agram (Zagreb) die Loslösung Kroatiens von Ungarn. Ihr schloß sich der bosnisch-herzegowinische Nationalrat an. Und auch die Volksversammlung von Montenegro beschloß den Beitritt zu Serbien. Daraufhin proklamierte der serbische Thronfolger *Alexander* bei Ende des Krieges das „Königreich der Serben, Kroaten und Slowenen". Gleichzeitig wurden dem neuen Königreich noch die südliche Steiermark, das westliche Banat und Teile Bulgariens zugeschlagen. 1921 wurde der Führungsanspruch der Serben in diesem Staat mit seinen 15 unterschiedlichen Nationalitäten und verschiedenen Religions- und Konfessionszugehörigkeiten mit knapper Mehrheit durchgesetzt.

Eine Zeit äußerst instabiler politischer Verhältnisse folgte, resultierend vor allem aus dem Gegensatz zwischen Serben und Kroaten und daraus, daß sich Serbien einen Teil der ehemals türkischen Gebiete gewissermaßen wie Kolonien einverleibt hatte.

1929 wurde das Land in Jugoslawien umbenannt, um den Zentralismus zu unterstreichen. 1931, nach Ausrufung einer autoritären „Königsdiktatur", verkündeten die Kroaten ein eigenes Selbstverwaltungsprogramm. 1934 wurde *König Alexander* von kroatischen Nationalisten ermordet.

Bei *Frölich-Schwarznecker* in LEHRBUCH DER PFERDEZUCHT (Berlin 1926) lesen wir zur Situation der Pferdezucht nach dem Ersten Weltkrieg: „In den dalmatischen Karstgebieten und bosnisch-herzegowinischen Waldgebirgen ist die Zucht der Tragtiere landesüblich; diese sind sämtlich leicht, zum Teil ponyartig . . . Heute besitzt jedes Pferd im Lande einen Tropfen Orientalischen Blutes, das mit der Okkupation durch den Islam ins Land kam."

Aber wenden wir uns nun den einzelnen Gebieten zu, aus denen Jugoslawien entstanden und in die es nach 1990 wieder zerfallen ist.

Slowenien war im Altertum von illyrischen Stämmen besiedelt. Im ersten Jahrhundert n. Chr. wurde es von der Küste her durch die Römer erobert und dem Imperium Romanum angeschlossen. Im sechsten Jahrhundert wanderten slawische Stämme ein, die zunächst von den in Pannonien sitzenden Awaren beherrscht wurden. Unter ihrem Herrscher *Samo* (einem Franken, gest. 660) gelang es den Slowenen, die seit 570 bestehende awarische Oberherrschaft abzuschütteln.

Später erneut von den Awaren bedrängt, trat das im siebten Jahrhundert errichtete Fürstentum Karantanien (Kärnten) in enge Beziehungen zum Herzogtum Bayern. 788 fügte *Karl der Große* dieses Gebiet seinem Reich an. 1282 fiel es an das Haus Habsburg, bei dem es bis 1918 verblieb. 1918 wurde Slowenien ein Teil des Königreiches der Serben, Kroaten und Slowenen.

Von Illyrern bewohnt, kam das heutige Kroatien unter *Augustus* zur römischen Provinz Pannonien. Anfang des siebten Jahrhunderts wanderten in dieses Gebiet die Kroaten ein, die zunächst unter byzantinischer Herrschaft standen. Im zehnten Jahrhundert dehnten die Fürsten von Kroatien ihre Herrschaft über Slawonien und Dalmatien aus und nahmen den Königstitel an. Als sie 1091 ausstarben, eroberten die ungarischen Könige das Land. Im 16. Jahrhundert ging ein großer Teil Kroatiens an die Türken verloren, wurde jedoch 1699 von den Österreichern unter Führung des *Prinzen Eugen v. Savoyen* zusammen mit Ungarn erobert.

Seit 1814 wurde Kroatien als Nebenland der ungarischen Krone behandelt. Während der ungarischen Revolution 1848/1849 kämpften die Kroaten auf Seiten der kaiserlichen Truppen. Daraufhin wurde Kroatien ein eigenes österreichisches Kronland, das jedoch schon 1867 nach dem Ausgleich zwischen Österreich und Ungarn und der Teilung der Staatsgewalt der Donaumonarchie wieder Ungarn zugeschlagen wurde.

Im Ersten Weltkrieg schloß sich Kroatien den Bestrebungen nach Schaffung eines gemeinsamen Königreiches aller Südslawen an. Es entstand jedoch schon bald ein heftiger Widerstand zu der großserbisch-zentralistischen Politik Belgrads.

Nach Serbien, das in der Antike von illyrischen, thrakischen und keltischen Völkerschaften bewohnt war, wanderten im siebten Jahrhundert die zu den Südslawen gehörenden Serben ein, die vom achten bis zwölften Jahrhundert ständig unter bulgarischer beziehungsweise byzantinischer Oberhoheit standen. Nach 1180 machte sich das Geschlecht der Nemanjiden, das 1217 vom Papst die Königskrone empfing, von Byzanz frei und gründete das altserbische Reich. Es hatte unter *Stephan Dušan* (1308–1355), Zar der Serben und Griechen, der Makedonien, Thessalien, Albanien und Epirus zugewann, seine größte Ausdehnung. Nachdem sie in der Schlacht auf dem Amselfeld 1389 gesiegt hatten, unterwarfen die Türken bis 1521 ganz Serbien. Die Herrschaft der Osmanen

Gestüt Lipizza

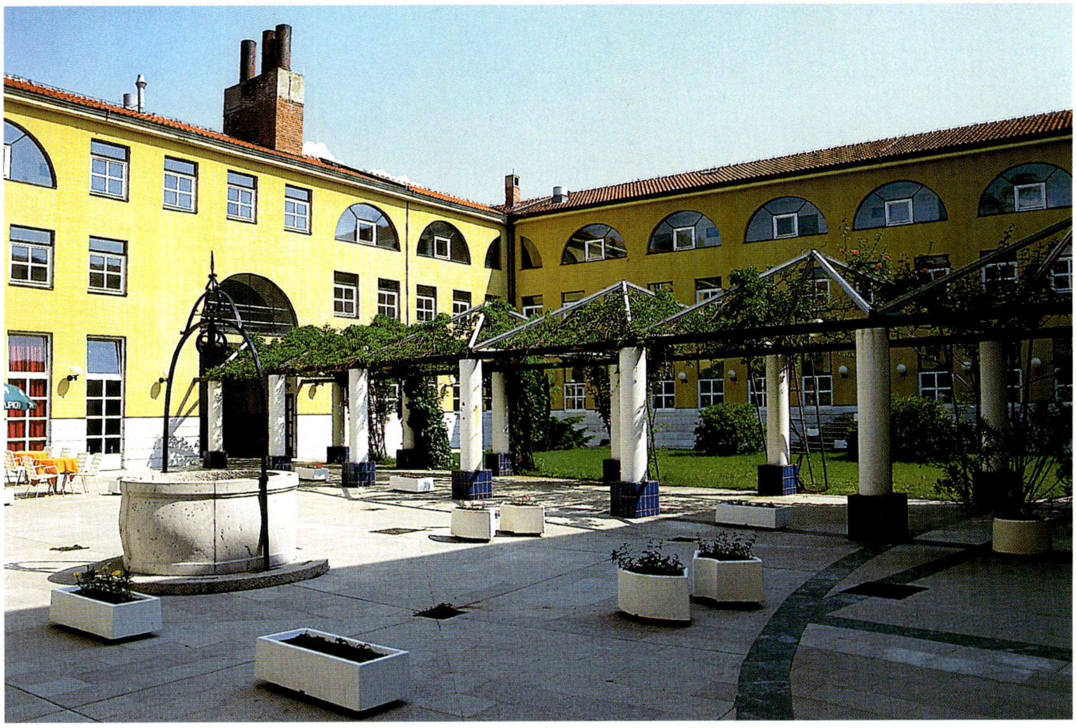

dauerte bis zum Beginn des 19. Jahrhunderts. In dieser Zeit erlebte Serbien einen wirtschaftlichen und geistigen Niedergang auf allen Gebieten, so auch in der Landwirtschaft und damit natürlich auch der Pferdezucht.

Führer in den Freiheitskriegen gegen die Türken in den Jahren 1804 bis 1815 waren die Geschlechter *Karadordevič* (eigentlich Dorde Petrovič, genannt „Kara" = der Schwarze) und *Obrenovič*. *Alexander Karadordevič* (1768–1817), einer der beiden Anführer des Aufstandes gegen die Osmanen, eroberte 1806 Belgrad und wurde 1817 von seinem Rivalen *Miloš Obrenovič* durch Mord ausgeschaltet. Die beiden Führer begründeten zwei Fürstenhäuser, die ein Jahrhundert lang um die Herrschaft des Landes stritten.

Zunächst blieb Serbien trotz innerer Autonomie der Türkei noch tributpflichtig, und ein innerstaatlicher Aufschwung des öffentlichen Lebens ließ auf sich warten. Erst die Beschlüsse des „Berliner Kongresses" von 1878 gaben dem Land die volle Souveränität. 1882 nahm Fürst Milan Obrenovič den Königstitel an.

Aufgrund der österreichischen Annexion Bosniens und der Herzegowina 1908 kam es zu einem starken Gegensatz zwischen Serbien und Österreich, der im Balkankrieg durch Serbiens Erfolge noch gesteigert wurde. Er führte 1914 zur Ermordung des österreichischen Thronfolgers in Sarajevo und wurde letztlich zum Auslöser des Ersten Weltkrieges, in dessen Folge die Donaumonarchie unterging und als einer ihrer Erben das „Königreich der Serben, Kroaten und Slowenen" entstand.

Bosnien und die Herzegowina gehörten in der Antike zur römischen Provinz Dalmatia. Unter der Herrschaft Roms kam es zu einer starken Romanisierung der illyrischen Bevölkerung.

Im siebten Jahrhundert wanderten südslawische Serben und Kroaten ein. Vom 12. bis zum 14. Jahrhundert stand das Land unter ungarischer Oberhoheit und wurde 1377 zu einem eigenen Königreich erhoben, das jedoch 1463 von den Türken unterworfen wurde. Der bosnische Adel und große Teile des Volkes traten in der Folgezeit zum Islam über. Vierhundert Jahre lang blieben Bosnien und die Herzegowina osmanische Provinz mit allen damit verbundenen Konsequenzen. 1878 besetzte Österreich aufgrund der beim „Berliner Kongreß" gefaßten Beschlüsse Bosnien und die Herzegowina. Hintergrund des Kongresses, bei dem der deutsche Kanzler, *Otto v. Bismarck*, als „ehrlicher Makler" fungierte und an dem führende Staatsmänner aus den wichtigsten europäischen Ländern und dem Osmanischen Reich teilnahmen, war es gewesen, eine Neuordnung auf dem Balkan zu erreichen, um das dort entstandene russische Übergewicht zu brechen und zugleich Österreichs Expansionspolitik nach dem Südwesten zu stoppen und es statt dessen durch Gewährung einer freien Hand für eine Ausdehnung auf dem Balkan zu entschädigen. 1908 annektierte Österreich die seit 1878 unter seinem Protektorat stehenden islamischen Gebiete auch formal völkerrechtlich.

Jugoslawien beziehungsweise bereits das „Königreich der Serben, Kroaten und Slowenen" verdankte der Österreichischen Gestütsverwaltung wertvolle Grundlagen seiner staatlichen Pferdezucht, die es zumeist in recht glücklicher Weise in seine Tierzuchtorganisation eingeordnet oder direkt als mustergültig übernommen hatte. Viele der Beamten und Funktionäre hatten dieser Organisation angehört und waren in ihrer Tradition und Hierarchie aufgewachsen. Die zweckmäßige, den geographisch und wirtschaftlich sehr unterschiedlichen Bedürfnissen der Landespferdezucht angepaßte Organisation des staatlichen Gestütswesens Jugoslawiens war somit zu einem ganz erheblichen Teil auf den von der alten Monarchie geschaffenen Fundamenten errichtet worden.

Nicht so optimistisch zu beurteilen wie die Pferdezucht des übrigen Jugoslawiens war nach *G. Frölich* (a. a. O.) die Pferdezucht Serbiens. Zumindest die staatliche Organisation galt als rückständig. Dem wird allerdings von *G. Mitovič* in „Die Pferdezucht Serbiens" (ZEITSCHRIFT FÜR GESTÜTSKUNDE, Berlin 1911) heftig widersprochen. Er weist darauf hin, daß das Serbische Pferd bereits seit Jahrhunderten mit Orientalischem Blut veredelt worden sei. Außerdem erwähnt er als Beispiel auch das 1852 gegründete Staatsgestüt Lubičevo, wo seither hochgezüchtete Orientalische und Englische Hengste gestanden hätten, sowie die Landgestüte Lubičevo und Szabač. Für die Zucht von Artilleriere-

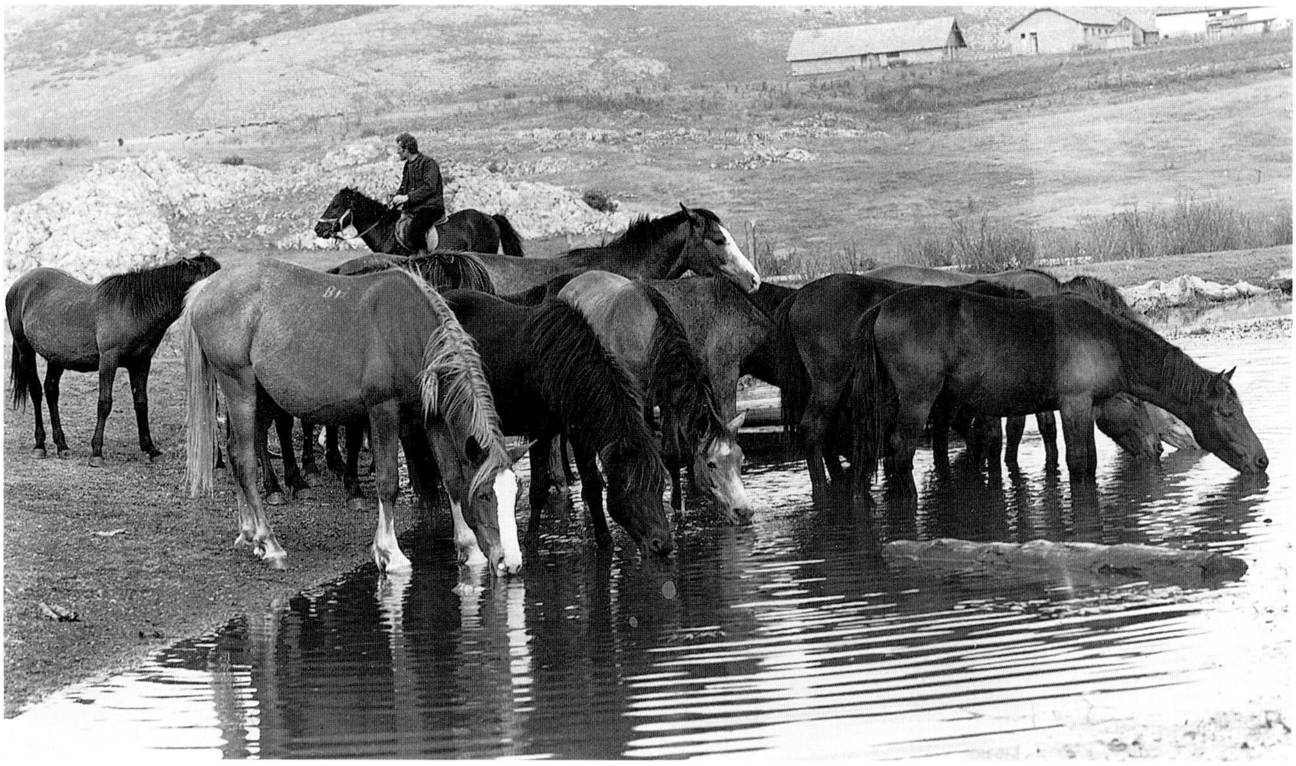

Bosnische Junghengste an der Tränke. Hauptgestüt Borike um 1970

monten und landwirtschaftlichen Arbeitspferden habe man Percheron- und Anglo-Normänner-Hengste importiert, wobei die Normänner-Zucht noch (1911) bestehe.

Kroatien und Slawonien, die bis zum Ersten Weltkrieg unter ungarischer Herrschaft standen, hatten wie Ungarn selbst ein militärisch straff organisiertes Gestütswesen. In den bis 1878 von den Türken beherrschten Gebieten hatte die österreichische Regierung ebenfalls eine sorgfältig durchorganisierte Gestütsordnung eingeführt, die weitgehend von der jugoslawischen Regierung übernommen wurde.

Nach vorübergehender Auflösung Jugoslawiens, die aus dem Gegensatz zwischen Serben und Kroaten resultierte, entwickelte sich während des Zweiten Weltkrieges ein heftiger Partisanenkampf gegen die deutsche Besatzungsmacht. Dabei kam es auch zu Kämpfen zwischen den königstreuen Četnici und der kommunistischen Volksbefreiungsarmee, die ab 1943 die Oberhand gewann. Nach dem Ende des Krieges rief die kommunistische „Volksfront", die bei den Wahlen im Herbst 1945 88 Prozent der Stimmen erreicht hatte, die Republik aus. Mit der Bodenreform und der Verstaatlichung aller privaten Betriebe erhielt Jugoslawien eine kommunistische Gesellschaftsordnung. In den Friedensverträgen von Paris 1947 mit Italien, Ungarn und Bulgarien wurde das Staatsgebiet von zu Beginn des Krieges wiederhergestellt und noch um den italienischen Besitz in Dalmatien und Istrien vergrößert.

Obgleich Jugoslawien zunächst dem Ostblock angehörte, kam es schon 1948 zu einem Bruch mit der UdSSR und zu einem eigenen Weg des Sozialismus' („Titoismus"). Die fortwährend bestehenden Spannungen vor allem zwischen Serben und Kroaten wurden bis 1980, bis zum Tod von Marschall *Tito* der weithin anerkannten Integrationsfigur, immer wieder ausgeglichen. Danach begannen die Differenzen erneut. Zudem entstanden seit Anfang der achtziger Jahre erhebliche wirtschaftliche Schwierigkeiten.

So kam es folgerichtig ab 1990 zu Auflösungserscheinungen der Föderation. Bei freien Wahlen in Slowenien und Kroatien siegte die bürgerliche Opposition, woraufhin beide Republiken 1991 ihren Austritt aus dem Staatsverband erklärten. In deren Folge entwickelten sich erbitterte Kämpfe zwischen der serbisch beherrschten Bundesarmee und serbischen Milizen gegen kroatische Milizen. Im Herbst 1991 erklärten auch Makedonien und Bosnien-Herzegowina ihre Unabhängigkeit. Ein unkontrollierter Krieg aller gegen alle setzte ein, mit den entsprechenden Zerstörungen und wirtschaftlichen Folgen.

Die Pferdezucht vor allem Kroatiens und Bosnien-Herzegowinas litt schwer, wobei nicht nur verschiedene Staatsgestüte nahezu völlig vernichtet wurden. Slowenien und Serbien waren weniger betroffen. Trotz Einsetzung einer UNO-Friedenstruppe hielten die Kämpfe um Bosnien und die Herzegowina bis 1996 an.

Über die Entwicklung der Pferdezucht auf dem Gebiet der ehemaligen Jugoslawischen Föderation nach dem Zweiten Weltkrieg möchte ich in großen Zügen einem Referat von *F. Habe*, Ljubljana, folgen, gehalten beim „V. Internationalen Wissenschaftlichen Symposium" (1. Band, Leipzig 1988). Er schreibt, daß die verschiedenen Republiken Jugoslawiens früher bekannt gewesen seien für die Zucht hervorragender Pferde für die Armee und die Landwirtschaft und das Land insgesamt noch bis etwa 1960 eins der (pro Kopf der Bevölkerung) pferdereichsten Länder Europas gewesen sei. Dann jedoch habe eine Entwicklung eingesetzt, die zu einer völligen Agonie der jugoslawischen Pferdezucht geführt habe.

Zwei Faktoren, die einander in tragischer Weise ergänzten, hätten das bewirkt: zum einen die rasant fortschreitende Mechanisierung und der Zwang, sich den Bedingungen für den Betrieb einer modernen Landwirtschaft anzupassen, die sich mit steigender Geschwindigkeit änderten. Zum anderen die zunehmende Nachfrage nach Pferdefleisch aus den romanischen Ländern der Europäischen Wirtschaftsgemeinschaft, die ihren Bedarf nicht mehr aus eigener Produktion decken konnten, wodurch die Exportpreise für Schlachtfohlen und besserklassige Mastpferde die für Mastbullen deutlich übertrafen. So kam es zu Massenexporten von Schlachtpferden aus Jugoslawien, vor allem nach Italien. In Zeiten der Hochkonjunktur habe der Erlös bis zu 60 Millionen $ jährlich betragen.

Entscheidend sei jedoch eine Änderung der Parteiideologie gewesen. Die marxistischen Vordenker hätten nun die Pferdezucht als fortschrittshemmend und das Pferd ganz allgemein als störend für den Prozeß der totalen Sozialisierung der Gesellschaft angesehen und sich bemüht, es so rasch wie möglich aus allen Arbeitsprozessen zu eliminieren und zum bloßen Schlachttier zu degradieren, bei dem nur noch das Ausschlachtergebnis zählte.

Vor allem in den landwirtschaftlich und wirtschaftlich höchst entwickelten Teilrepubliken, in denen auch die Pferdezucht den höchsten Standard besaß, gingen die Pferdezahlen dramatisch zurück, wie zum Beispiel im jugoslawischen Teil der Pannonischen Tiefebene, in der Wojwodina, in Kroatien und in Zentralserbien. In den landwirtschaftlich unterentwickelten und bergigen Republiken Bosnien-Herzegowina, Makedonien und Montenegro dagegen, die immer noch in erheblichem Maße vom Pferd als Arbeits- und Transportmittel abhängig waren, verringerte sich die Zahl der Pferde wesentlich langsamer, wenn sich auch die rassische Struktur mehr und mehr in Richtung Schlachtpferd wandelte.

In der Mitte der siebziger Jahre jedoch kam es unter dem Schock der Ölkrise und der dadurch entstehenden wirtschaftlichen Engpässe zu einer radikalen Veränderung der Anschauungen in der jugoslawischen Gesellschaft. Staatlicherseits begann man mit den Einnahmen aus dem Export der Schlachtpferde die Gestüte und die von ihnen vorgenommenen züchterischen Maßnahmen zu finanzieren. Die Pferdezucht wurde auf eine Spezialisierung ausgerichtet; einerseits auf die Produktion eines Mehrzweckpferdes für Sport, Erholung und Touristik, andererseits auf die Produktion eines ertragsstarken Schlachtpferdes. Ende der achtziger Jahre begann sich die Situation der Pferdezucht wieder einzupendeln.

Unmittelbar vor dem Ausbruch des Auflösungskrieges in der Jugoslawischen Bundesrepublik gab es dort 16 Staatsgestüte, in denen ca. 1600 Pferde standen, wobei Lipizzaner und Halbblutpferde die Mehrzahl stellten. *Habe* beklagte damals den durch den föderativen Charakter immer noch vorhandenen Mangel an Kooperation unter den Gestüten der verschiedenen Republiken, die (mit der Ausnahme der Lipizzaner-Gestüte) nebeneinanderher »wurstelten". Auch das Fehlen von sachkundigen Zuchtexperten, deren Ausbildung in der Zeit des allgemeinen Niederganges der Pferdezucht unterblieben sei, ebenso wie die Qualifikation von Reitern und Trainern für die einzelnen Disziplinen des Pferdesports, wirkten sich negativ aus.

Habe geht auch auf die einheimischen und ausländischen Pferderassen ein, die auf jugoslawischem Boden gezüchtet wurden. Wörtlich schreibt er: „Bodenständig ist einzig das Bosnische Gebirgspferd, während die anderen Rassen auf jugoslawischem Boden entstanden sind oder aus anderen Ländern importiert wurden. Zu den Rassen zählen Lipizzaner, Mur-Insulaner, Posavje-Pferd, Slowenisches und Kroatisches Kaltblut und Halbblut im Typ Nonius, Gidran und Furioso-North-Star sowie importierte Rassen, die mehr oder weniger in Reinzucht gezüchtet werden: Araber, Vollblut, Noriker, Hannoveraner, Holsteiner, Trakehner, Traber und Haflinger, um nur die zahlenmäßig stärksten zu nennen."

Im folgenden meint er dann, daß die einst auf jugoslawischem Boden entstandenen Rassen des Muraközi und des Posavač durch Verdrängungskreuzungen mit Belgiern, Ardennern und Norikern so gut wie völlig verschwunden seien (was im Fall des Posavač glücklicherweise nicht zutrifft), und daß für die Warmblutrassen nur eine langfristige Option bestehe, nämlich die Ausrichtung auf die verschiedenen Disziplinen des Turniersports.

Vom Lipizzaner, der „zweifelsohne die beste jugoslawische Pferderasse" darstellte und vor dem Auseinanderbrechen des Staates in fünf Gestüten (Lipica, Karadordevo, Lipik, Dakovo, und Prndavor) und in zahlreichen Pferdezuchtgenossenschaften in Kroatien und in der Wojwodina gezüchtet wurde, schreibt er, daß es notwendig gewesen sei, einige spezifische Exterieurmerkmale zu verändern, die mit den heutigen Vorstellungen von einem modernen Reitpferd nur schwer zu vereinen waren.

Die zweitgrößte Gruppe an Pferden stellte das Halbblut oder Warmblut dar. Sie erlitt mit der Motorisierung der Landwirtschaft die größten Verluste. Da es sich, außer beim Nonius, der in erster Linie als landwirtschaftliches Arbeitspferd gedient hatte, bei den anderen Rassen (also Gidran, Furioso-North-Star und Przedswit) hauptsächlich um Remontezuchten handelte, habe ihr Rückgang schon mit dem Ende des Ersten Weltkrieges, mit der Reduzierung der Kavallerie, eingesetzt.

Ende der achtziger Jahre war das – nach *F. Steinhausz* in HENGSTHALTUNG UND LANDESPFERDEZUCHT IN KROATIEN UND SLAVONIEN (Berlin 1909) – beste jugoslawische Wirtschaftspferd, der Nonius, der in Jugoslawien etwas edler als in Ungarn gezüchtet wurde, bis auf einige, wenige Stuten im Gestüt Karadordevo in Reinzucht fast völlig ausgestorben.

In der Wojwodina bestanden noch geringe Reste der einst blühenden Gidran-Zucht, die seinerzeit mit Pate gestanden hatte bei der Bildung und Prägung des vielseitig geeigneten Zobnatica-Halbbluts. Dieses Pferd war bereits vor dem Zweiten Weltkrieg unter Einsatz der recht heterogenen Linien Gidran und Furioso-North-Star sowie anderen Halbbluts geschaffen worden. Es wurde dann mit dem Ostpreußischen Hengst *Hilgendorf*, dem Hannoverschen Hengst *Flavius*, einem Hengst des *Furioso*-Stammes und einem Hengst der Achal-Tekkiner-Linie *Jer Kuš* veredelt, wobei gleichnamige Linien gebildet wurden. Heute beruht die Zobnatica-Zucht, die ihre größte Verbreitung in Serbien hat, auf 40 Stutenlinien und den vier genannten Hengstlinien.

In Kroatien entschied man sich für den Einsatz von Holsteinern zur Veredlung der eigenen heterogenen Warmblutpopulation. 1980 entstand ein kleines Gestüt für Holsteiner-Reinzucht an der Höheren Landbauschule in Križevci. Daneben bildete sich in Kroatien auch ein Trakehner-Verband mit Ziel der Reinzucht und der Veredlung der heimischen Population.

In Slowenien wurde 1978 an der Biotechnischen Fakultät der Universität von Lubljana ein kleines Gestüt für Hannoveraner-Reinzucht gegründet. Resultat der Holsteiner- und Hannoveraner-Kreuzungen mit den Stuten der alten Halbblutrassen aus der österreichisch-ungarischen Zeit sei, daß ein „angemesseneres Temperament" und ein „angemessenerer Rahmen" wesentlich zur Qualitätsverbesserung der Pferde vor allem für den Springsport beigetragen hätten.

WARMBLUT-ZUCHTEN

LIPIZZANER

Siehe auch Österreich

Auf dem Gebiet des ehemaligen Jugoslawiens bestand schon vor 1918 eine bedeutende Lipizzaner-Zucht.

In Slowenien, nordöstlich von Triest, befindet sich auch das habsburgische Hofgestüt Lipizza (Lipica), das allerdings nach dem Zusammenbruch der Donaumonarchie von 1918 bis zum Ende des Zweiten Weltkrieges zunächst unter italienische Herrschaft kam.

Nach dem Zweiten Weltkrieg brauchte Lipizza, dessen Pferdebestand 1942 zusammen mit dem von Piber und von Demir Kapija nach Hostau in Böhmen ausgelagert worden war und der nur durch das rasche und beherzte Eingreifen des amerikanischen Panzergenerals *Patton* vor dem Zugriff der Sowjets gerettet werden konnte, lange Zeit für den Wiederaufbau. Italien hatte die Pferde des Gestüts angefordert, da Lipizza während des Krieges italienisch gewesen sei, und erhielt sie auch. Das Gestüt selbst, das bereits seit 1947 unter jugoslawischer Verwaltung gestanden hatte, fiel 1952 endgültig an Jugoslawien.

Nach langwierigen Verhandlungen lieferten die Alliierten lediglich elf Pferde nach Lipizza zurück. Das war der traurige Rest der 179 Pferde, die 1942 nach Hostau gebracht wurden. Es folgten einige Zugänge aus inzwischen aufgelösten Lipizzaner-Gestüten: 13 Pferde kamen aus dem 1924 gegründeten ehemaligen Hofgestüt des serbischen Königshauses in Demir Kapija (am Vardar, in Südmakedonien). Aus Kutjevo, halbwegs zwischen Đakovo und Lipik gelegen, das 1946 gegründet worden war, konnten elf Stuten übernommen werden. Schließlich kamen noch vier Stuten aus Italien, aus Monterotondo in der Campagna. Damit war die Basis für einen Neuanfang gegeben.

Den Auflösungskrieg Jugoslawiens überstand Lipizza unbeschädigt durch Feindeinwirkungen. Dagegen waren die Einbußen, die es durch eine unfähige Gestütsleitung in dieser Zeit mittelbar erlitt, vor allem durch Panikverkäufe des besten Zuchtmaterials und Entlassung seiner fähigsten Angestellten, beträchtlich.

Das Zentrum der kroatischen Lipizzaner-Zucht und zugleich der Sitz des nach dem Zweiten Weltkrieg gegründeten Selektionszentrums für Pferdezucht, das die gesamte Landeszucht koordiniert, ist Đakovo. Es liegt ca. 40 Kilometer südwestlich Osijek, etwa in der Mitte zwischen den beiden Donaunebenflüssen Drau und Save. Đakovo ist schon 1506 gegründet worden und damit eines der ältesten Gestüte Europas.

Die dortige Lipizzaner-Zucht begann 1806, als das Hofgestüt Lipizza vorübergehend vor den Franzosen nach Đakovo evakuiert worden war und nach dem Abzug einige Stuten und Hengste zurückblieben. 1854 bildete der sogenannte „Pferdebischof", *Erzbischof Stoßmayer von Đakovo*, durch Ankauf originalen Zuchtmaterials im Stammgestüt Lipizza die Zuchtstätte in ein reines Lipizzaner-Gestüt um. Zwischen den beiden Weltkriegen betrug der Stutenbestand 80 Köpfe, da mit dem steigenden Bedarf an Beschälern für die Landeszucht die Aufgaben des Gestüts gewachsen waren. Zu jener Zeit waren über 250 Beschäler Lipizzaner-Hengste in der Landeszucht.

Der heutige Stutenbestand mit der Nachzucht ist in dem ehemaligen bischöflichen Wirtschaftshof Ivandvor untergebracht, ca. fünf Kilometer von Đakovo entfernt. Die Stuten gehören etwa zur Hälfte den klassischen Lipizzaner-Linien an, deren Stammstuten aus Lipizza und Kladrub stammen. Die übrigen Stutenlinien kommen

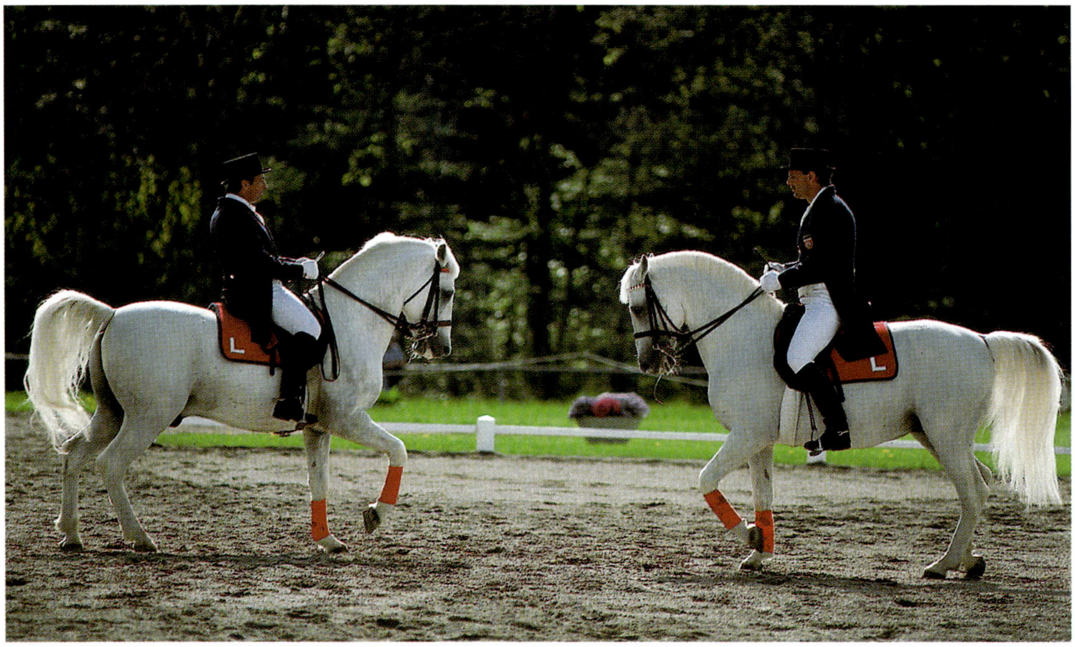

Lipizzaner-Hengste des Gestüts Lipizza in einem Pas de deux

aus ehemaligen Privatzuchten. Die Hauptbeschäler gehören den sechs klassischen Linien des Stammgestüts sowie der kroatischen *Tulipan*-Linie an.

Vor dem jugoslawischen Auflösungskrieg bestanden im Umkreis von Đakovo 15 Zuchtgenossenschaften mit etwa 450 reinrassigen Lipizzaner-Stuten. Während des Krieges wurde das Gestüt von serbischen Truppen bombardiert und mit Artillerie beschossen, wobei ca. 120 Pferde zu Tode kamen und ca. 350 überlebende Pferde schwere Verletzungen und Brandwunden davontrugen. Nicht nur die Verluste, die durch die Kämpfe direkt verursacht wurden, waren zu beklagen. Während des Belagerungszustandes um Osijek kam es in Đakovo zu so großen Futterengpässen, daß zahlreiche Stuten verfohlten und Fohlen eingingen. Glücklicherweise gelang es, relativ viele der vom Hunger ausgemergelten Pferde über die Grenze nach Ungarn zu evakuieren. Da es praktisch kein Benzin gab, um irgendwelche Transporte per Lastwagen vorzunehmen, mußten die Pferde geführt oder geritten oder herdenweise getrieben werden.

Ein weiteres kroatisches Gestüt, Lipik bei Novi Sad, gegründet schon 1838, geschlossen 1956 und 1982 wiedereröffnet, in dem neben Lipizzaner-Zucht auch Warmblutzucht auf Hannoverscher und Holsteiner-Grundlage betrieben wurde, war durch den Krieg ebenfalls schwer betroffen.

Seit 1946 besaß Bosnien ein eigenes Lipizzaner-Gestüt in Vučijak, nahe Prnjavor, 50 Kilometer östlich von Banja-Luka. Die Stammherde betrug vor dem Ausbruch des Auflösungskrieges 40 Mutterstuten und drei Hauptbeschäler. Der Anteil an dunklen Farben lag bei über 30 Prozent. 50 Deckhengste standen für die Landeszucht zur Verfügung, darunter auch Vertreter der altkroatischen *Tulipan*-Linie. Als leichte Gebirgspferde waren die bosnischen Lipizzaner deutlich kleiner als die der übrigen jugoslawischen Zuchten. Das Stockmaß der Hengste lag bei 152 cm, das der Stuten bei 148 cm. Auch dieses Gestüt litt schwer unter dem Krieg.

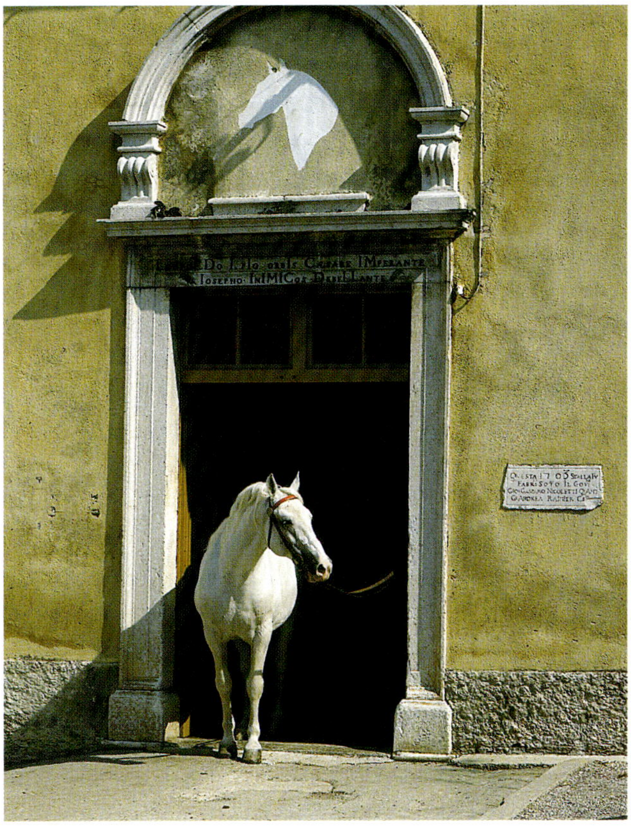

Lipizza, Eingang zum Hengststall

Als letztes der großen Lipizzaner-Staatsgestüte auf dem Boden des ehemaligen Jugoslawiens muß das 1903 in der südlichen Bačka gegründete Gestüt Karadordevo erwähnt werden, ca. 40 Kilometer von Novi Sad entfernt in der serbischen Provinz Wojwodina, die vom 10. Jahrhundert bis 1918 zu Ungarn gehört hatte. Seit 1946 wurden hier Lipizzaner gezüchtet. Außer den klassischen Hengstlinien fand sich auch hier die *Tulipan*-Linie. Vierzig Deckhengste standen für die dortigen fünf Lipizzaner-Zuchtgenossenschaften zur Verfügung, deren züchterische Betreuung beim Selektionszentrum in Đakovo lag. Es dürfte das einzige der Lipizzaner-Gestüte außer Lipizza selbst sein, das nicht unter dem Krieg gelitten hat.

NONIUS

Siehe Ungarn

GIDRAN

Siehe Ungarn

ZOBNATICA

Im Gestüt Zobnatica entstand in der Zeit zwischen den beiden Weltkriegen unter dem Einsatz und durch die Verschmelzung der recht verschiedenen Rassen Gidran, Furioso-North-Star und englischem Halbblut ein für den Reitsport geeignetes Pferd, das mit dem Ostpreußischen Hengst *Hilgendorf (Leichtfuß – Produzent – Diskant – Flügel)*, dem Hannoverschen Hengst *Flavius (Flavius – Fling – Flingarth)*, einem Furioso-Hengst und einem der Achal-Tekkiner-Linie *Jer Kus* veredelt wurde, auf die die heute bestehenden vier Hengstlinien zurückgehen.

Pferde aus dieser Zucht bewährten sich bereits vor dem Zweiten Weltkrieg sowohl im Turniersport als auch in Hindernisrennen. Heute beruht die Zucht des Zobnatica auf 40 Stutenfamilien und den genannten vier Hengstlinien. Diese Zucht, die ihren Schwerpunkt in Serbien hat, ist inzwischen auf die Verbreitungsgebiete der Rassen Nonius, Gidran und auf andere Gestüte ausgedehnt worden. Sie wird in kleinerem Umfang außer im Stammgestüt Zobnatica auch in den Gestüten Pik Bečej, Đakovo und Karadordevo betrieben.

KALTBLUTZUCHTEN

POSAVAČ

Posavina-Pferd

TYP, INTERIEUR, VERWENDUNG: Der Posavač ist nach seiner Heimat im nördlichen ehemaligen Jugoslawien, im heutigen Kroatien, benannt. Es handelt sich um einen kleinen, praktischen, patenten Kaltbluttyp, etwa im Format des Haflingers, allerdings etwas schwerer. Er ist sehr langlebig und fruchtbar. Von den anderen europäischen Kaltblutrassen unterscheidet er sich durch seine über Jahrhunderte erworbene spezifische Angepaßtheit an die extremen Lebensbedingungen seines Ursprungsgebietes, an die feuchten Kleiböden der Posavina mit ihrem besonderen Angebot an Futterpflanzen, an das ganz eigene Klima: naßkalt, neblig, regnerisch im Herbst, Winter und frühen Frühjahr und heiß und schwül in den Frühjahrs- und Sommermonaten mit ihrer sehr lästigen Plage durch unzählige Insekten. Die Lebensbedingungen ähneln ein wenig denen der Camargue-Pferde; allerdings sind die Temperaturgegensätze größer.

Das Posavina-Pferd gilt als anspruchslos und zäh. Es besitzt einen freundlichen Charakter und ein lebhaftes, energisches Temperament. Dabei ist es absolut ehrlich, zuverlässig, aufmerksam, gelehrig und gehorsam. Gegen Ende des 19. Jahrhunderts wurde es als Zugpferd der pferdebespannten Straßenbahnen von Wien und Budapest bekannt. In Kroatien, aber auch in den Nachbarländern, dient es vor allem in der Land- und Forstwirtschaft. Hier gilt es als wesentlich beweglicher, handlicher, geschickter und im Verhältnis zu seiner Größe auch stärker und besser an die heimatlichen Milieubedingungen angepaßt als das staatlicherseits von der Zentralregierung favorisierte Belgische Kaltblut. In Kroatien wird es auch zum Treideln von Lastkähnen auf der Save verwendet.

EXTERIEUR: Das kleine, kompakte Kaltblutpferd wirkt ausgesprochen tief und breit. Der nicht sehr kleine Kopf besitzt eine breite Stirn und kurze, spitze Ponyohren. Die Augen sind lebhaft und freundlich. Der Hals ist recht kurz, in der Regel stark bemuskelt, dick, die Schulter bepackt, steil, die Brust breit und tief. Der wenig ausgeprägte Widerrist geht in einen breiten, oft etwas eingesattelten Rücken über. Die enorm muskulöse Kruppe ist ebenfalls breit, abschüssig, sie wirkt durch die ausgeprägte Glutäenmuskulatur zu beiden Seiten der Wirbelsäule gespalten. Der Schweif ist tief angesetzt und wenig getragen. Die kurzen Gliedmaßen sind kräftig, die Hufe groß, rund und offen. Ein Behang ist deutlich ausgebildet. Mähnen- und Schweifhaar sind dicht, dick und gelockt.

Dunkle Farben, Dunkelbraun, Schwarzbraun oder Rappe, überwiegen, doch kommen auch Braune und Füchse vor. Weiße Abzeichen sind nicht sehr verbreitet.

Die Widerristhöhe liegt bei 142 bis 150 cm Stockmaß.

MECHANIK: Der Posavač ist hauptsächlich ein Schrittpferd, doch ist er auch in der Lage, recht flott zu traben.

ZUCHT: Das Zuchtgebiet des Posavač ist die Posavina, ein volkstümlich so genanntes Gebiet zwischen den beiden Nebenflüssen der Donau, Drau und Save, nahe Zagreb im heutigen Kroatien gelegen. Es wird von den Seitenarmen der Save durchzogen und ist häufigen Überschwemmungen ausgesetzt. Die sehr spezifische Landschaft besteht aus weiten, tiefgelegenen, flachen, sehr fruchtbaren Weideflächen, in denen es grubenartige Vertiefungen und flache Hügel gibt. Es finden sich zahlreiche Auwälder entlang der Flußarme.

Die Pferde werden nahezu während des ganzen Jahres im Freien gehalten. Im Frühjahr bis zum Ende des Sommers grasen sie den wilden Klee und zahlreiche andere dort wachsende Kräuter und Sumpfgewächse in den dann trockenfallenden Gruben,

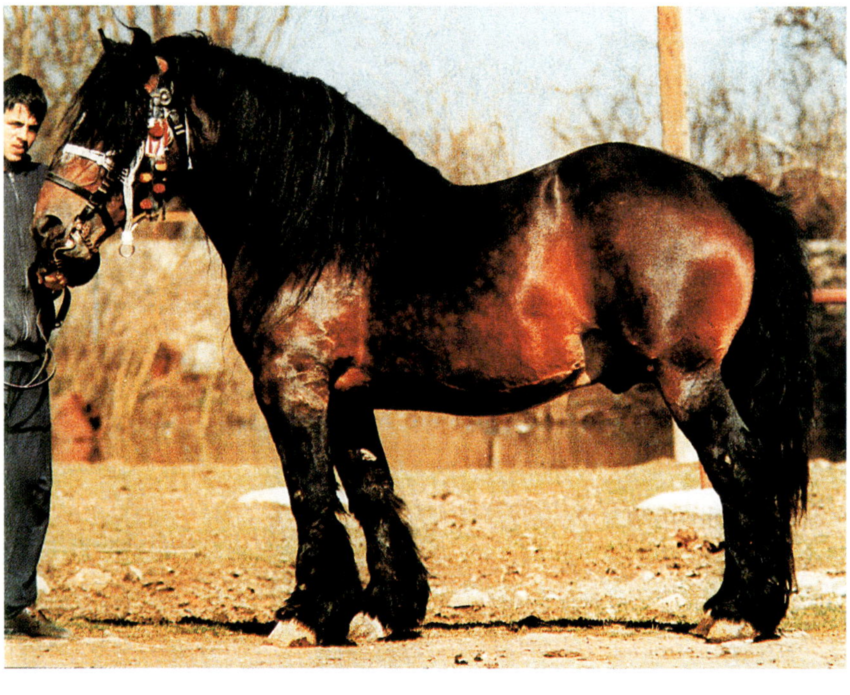

Typischer dunkelrotbrauner Hengst Cezar der Posavač-Rasse, geb. 1983 (Widerristhöhe 148 cm Stockmaß). Die Farben variieren von einem kräftigen Braun oder Dunkelbraun bis zu Schwarzbraun und Rappe, meist ohne weiße Abzeichen (außer einem gelegentlichen kleinen Stern). Seltener finden sich Schimmel.

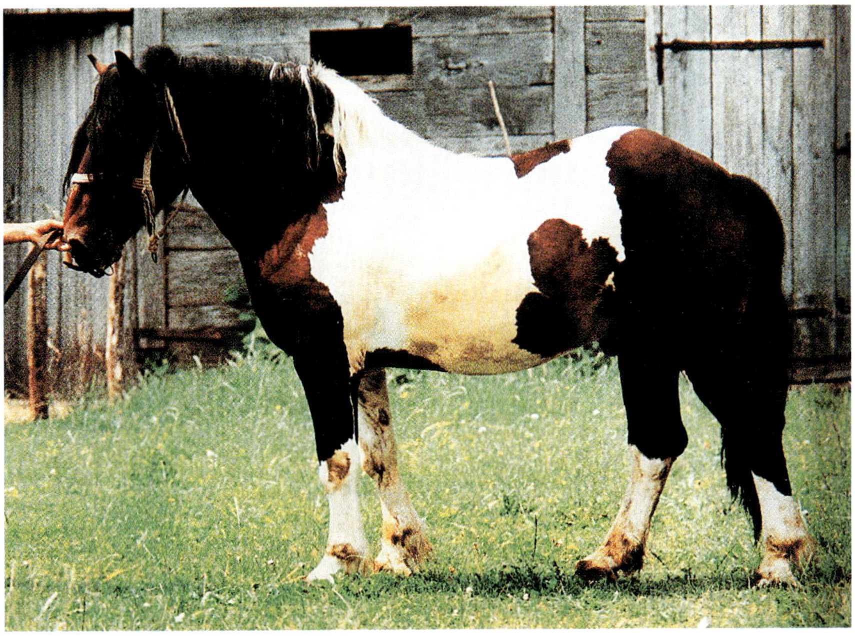

Durch während der kommunistischen Herrschaft von Regierungsseite stark geförderte Kreuzungszucht mit größeren nördlichen und westlichen Kaltblütern ist die Posavina-Rasse teils deutlich verändert worden, wie diese Abbildung des Kreuzungshengstes Šarac, geb. 1989 (Widerristhöhe 155 cm Stockmaß), zeigt. Von der Plattenscheckfärbung abgesehen, sind die Blendlinge oft viel hochbeiniger, dabei leichter im Fundament, mit weniger Behang und natürlich dem Klima und den anderen örtlichen Gegebenheiten in den Save-Auen nicht angepaßt.

die während des Herbstes und Winters unter Wasser stehen. Dadurch ist auch in den oft heißen Sommermonaten stets reichlicher Futteraufwuchs vorhanden. Das Wasser der Save ist noch unverschmutzt, so daß den Pferden ein großes Frischwasserreservoir zur Verfügung steht. Während der starken herbstlichen und winterlichen Regenfälle, wenn das Flachland überschwemmt ist, finden die Posavačs auf den Hügeln Nahrung. Die Wälder bieten ihnen Schutz vor Hitze und Unwettern.

Die Zucht befindet sich ausschließlich in der Hand von Kleinbauern. Seit 1993 besteht ein eigener Zuchtverband, der auch das Gestütbuch herausgibt. 1994 lag die Population unter 1500 Köpfen.

GESCHICHTE:
Genetisch scheint der Posavač ursprünglich einmal auf ähnliche Grundlagen zurückgegangen zu sein wie der Bosniake. Die Rasse ist sehr alt und hat sich während der über eintausendjährigen Geschichte Kroatiens unter den besonderen Milieubedingungen in den Save-Auen zu ihrer heutigen Form entwickelt und die Bewirtschaftung des dortigen Gebietes für die kleinbäuerlichen Betriebe überhaupt erst ermöglicht. *Sir Richard Glyn* schreibt über den Posavač in THE WORLD'S FINEST HORSES AND PONIES (London 1971): „Da die Bedingungen für die Zucht im weiter erschlossenen Nordwesten Jugoslawiens günstiger sind und die Züchter im Ganzen gesehen die Wahl der Zuchttiere sorgsamer vornehmen, entwickelt sich dort ein Pony besseren Typs, der Posavač heißt. Trotz genetisch ähnlicher Abstammung ist er größer, stärker und wertvoller als der südlichere Pony."

Leider hat die Rasse nicht die ihr gebührende Wertschätzung erfahren. Schon während der Zeit der Donaumonarchie wünschte die Gestütsverwaltung die Einkreuzung von schwereren Kaltbluthengsten, um die Rasse zu „verbessern", um sie größer und massiger zu züchten. Dieser Trend verstärkte sich unter der kommunistischen Herrschaft noch ganz wesentlich. Der Posavač galt als „nicht fortschrittlich" und unerwünscht, die Züchter als rückständig. Es wurde erheblicher Druck auf die Bauern ausgeübt; längere Zeit war es geradezu verboten, Posavač-Stuten mit Hengsten ihrer eigenen Rasse zu decken.

Nach dem Zweiten Weltkrieg war das Zuchtgeschehen chaotisch. Die Züchter waren von den staatlichen Zuchtinstitutionen isoliert, es gab keine klaren Zuchtgesetze, keinerlei Zuchtförderung. Man nahm den Bauern teilweise ihre Weideflächen weg. Der natürliche Lebensraum der Pferde wurde durch unverständige Kultivierungsmaßnahmen eingeengt oder gar zerstört. Glücklicherweise hielt eine Reihe von Kleinbauern an der Zucht fest, da die Pferde für den ökologischen Kreislauf der Überschwemmungsgebiete der Save-Auen unverzichtbar waren. Dennoch wurden in großer Zahl Posavačs weit unter ihrem Wert zum Schlachten exportiert. Offiziell wurde die Rasse als ausgestorben erklärt.

Mit dem Zusammenbruch und dem Zerfall Jugoslawiens sowie der Unabhängigkeit Kroatiens hat die Stiftung Naturerbe „Euronatur", eine international tätige Natur- und Kulturschutzorganisation, sich die Erhaltung der Save-Auen mit ihrer vielfältigen Flora und Fauna und die Rettung und Förderung der vergessenen Rasse des Posavač zum Ziel gesetzt, da man erkannt hat, daß das Vorhandensein der bodenständigen Rasse eng mit dem Erhalt dieser ganz besonderen, einmaligen Kulturlandschaft zwischen Drau und Save verknüpft ist. Zu den Maßnahmen für die Erhaltung der Posavina-Rasse gehören die Gründung eines Zuchtverbandes, die 1993 erfolgte (der Verband hatte bereits 1994 etwa 90 Mitglieder mit rund 600 zuchtaktiven Pferden). Ebenfalls 1993 erfolgte eine Sichtung der gesamten vorhandenen Population. Seit 1991 wurden insgesamt 1223 Pferde im Besitz von 227 Züchtern in ein neugeschaffenes Gestütbuch eingetragen. Inzwischen wurde auch ein Rassenstandard erarbeitet, nach dem das Zuchtmaterial, Stuten wie Hengste, selektiert werden soll, und strikte Reinzucht beschlossen. Außerdem beteiligt sich der Zuchtverband an Pferdeausstellungen und Zuchtschauen, um auf die

Rasse aufmerksam zu machen. Man möchte eine Grundherde als Genpool schaffen. Die Erarbeitung eines Zuchtprogramms steht noch aus.

Verschiedene europäische Regierungen, aber auch andere Institutionen für den Naturschutz und den Schutz seltener Tierarten und -rassen, haben die Organisation der jetzt in Angriff genommenen Maßnahmen ermöglicht und unterstützen auch weiter die Arbeit der Züchter und ihre Kooperation mit den staatlichen Stellen. Man darf hoffen, daß auf diese Weise das Überleben der Rasse gesichert werden kann.

JUGOSLAWISCHES KALTBLUT

Siehe Muraközi, Ungarn

PONYZUCHTEN

BOSNIAKE

Bosnisches Gebirgspferd, Buschak

TYP, INTERIEUR, VERWENDUNG: Die wichtigste, meist verbreitete Pferderasse des Balkans war bis zum Jugoslawischen Auflösungskrieg das Bosnische Gebirgspferd, das vor allem von den Bergbauern in ihren Kleinlandwirtschaften in Bosnien und der Herzegowina und den angrenzenden Gebieten gezüchtet wurde.

Eigentlich konnte man nie von „dem Typ" des Bosniaken sprechen. Wie wir uns wohl alle aus der Lektüre von *Karl May* (1842–1912) IN DEN SCHLUCHTEN DES BALKAN oder IM LAND DER SKIPETAREN erinnern, ist diese Region ein sehr unzugängliches Land mit erheblichen Höhenunterschieden; verkarstete, unwegsame Höhenlagen mit kargem Futteraufwuchs wechseln ab mit fruchtbaren Tälern, in denen die Futterbedingungen für die Pferde reichlich sind. So erklärt es sich, daß die Rasse einer Regionalisierung unterlag und sich unterschiedlich hinsichtlich Größe und Stärke entwickelte.

Die meisten neueren Rassebeschreibungen, die wir in der einschlägigen Literatur finden, stammen von Autoren, die ihre persönlichen Erfahrungen vor oder während des Zweiten Weltkrieges gesammelt haben, als die Rasse noch eine erhebliche wirtschaftliche und militärische Bedeutung besaß. Aber inzwischen hat ein tiefgreifender Bedeutungswandel stattgefunden. Nach seiner Motorisierung benötigte das Militär nur noch wenige Pferde als Tragtiere für die Gebirgstruppen. Die Landwirtschaft suchte nach einem größeren, schwereren Pferd, da mehr und mehr der Export von Schlachtpferden, vor allem nach Italien, in den Vordergrund gerückt ist und höhere Ausschlachtergebnisse besser bezahlt werden. Je nach Region und Möglichkeiten ist daher die Verkreuzung mit leichtem Kaltblut oder Lipizzaner fast eher die Regel als die Ausnahme geworden.

So findet man den von Landstallmeister *Dr. Wilhelm Uppenborn* in PONIES – UMGANG UND HALTUNG (Stuttgart 1968) beschriebenen Gebirgstyp in so klarer Ausprägung nur noch selten, obgleich es Bestrebungen gab, ihn zu erhalten.

Bis zu der alle tierische Zug- und Tragkraft verdrängenden Motorisierung konnte man grob gesehen zwei verschiedene Typen unterscheiden: Den kleineren Ponytyp des Südens und einen größeren, kompakteren, eher „pferdigen" Typ im Norden, wie er vor allem im Staatsgestüt Borike bei Rogatica gezüchtet wurde. Von Borike aus wurde die Landeszucht mit Beschälern versorgt.

Eingesetzt wurde und wird der Bosniak bis heute von den Bergbauern als Säumer sowie als Reit- und Wagenpferd, wobei der Einsatz zu schwerer Arbeit schon ab dem zweiten Lebensjahr die Pferde häufig früh verschleißt. Bei den Gebirgstruppen war die Rasse wegen ihrer Ausdauer und Trittsicherheit sehr beliebt. In jüngster Zeit stellte sich ihre vorzügliche Eignung als robustes, leicht zu hantierendes Freizeitpferd sowie für den Tourismus heraus.

Der Bosniak zeichnet sich durch große Ausdauer und Härte, hervorra-

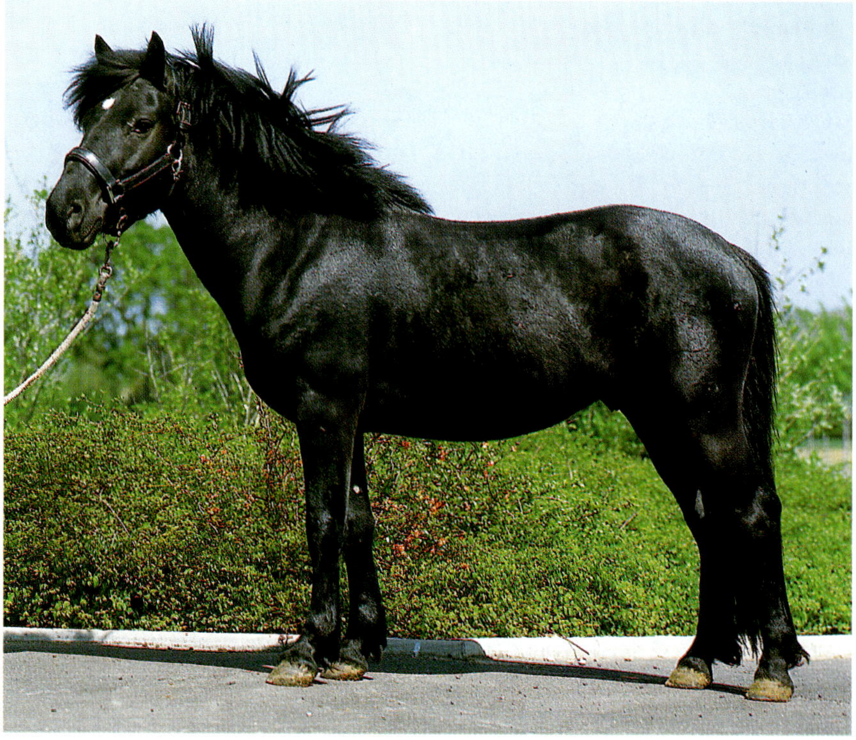

Hengst der Bosnischen Gebirgsrasse

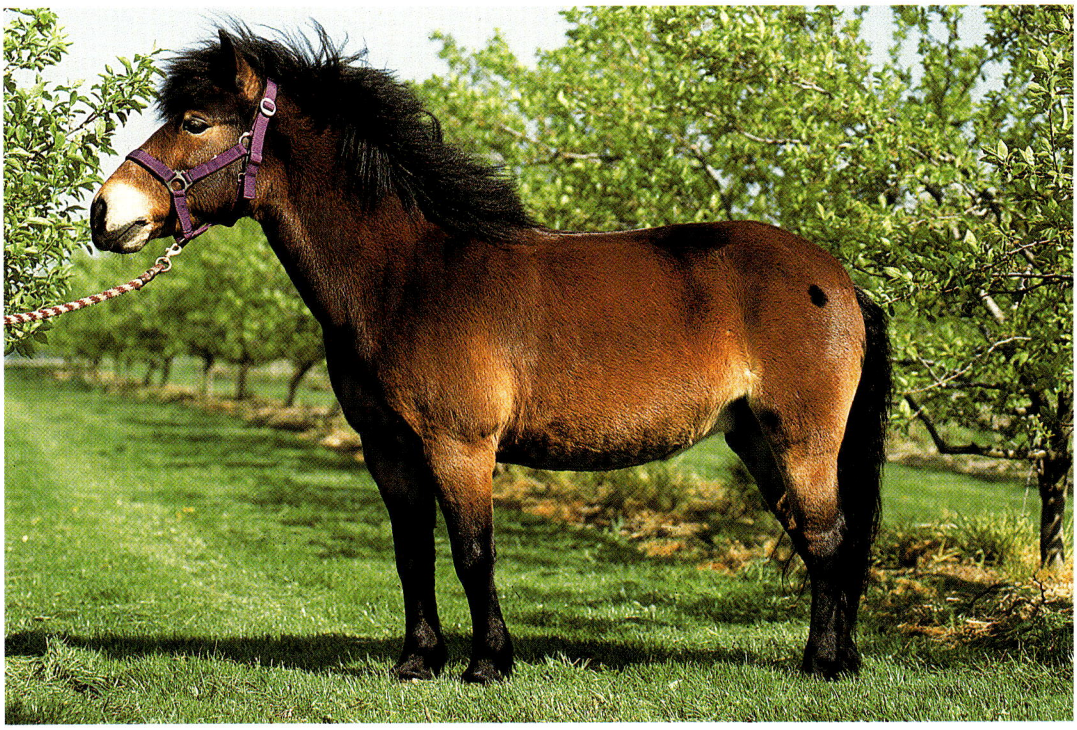

Bosniaken-Stute

gende Lern- und Leistungsfähigkeit und einen außergewöhnlichen Orientierungssinn aus. Sein Temperament ist eifrig und energisch, sein Charakter im allgemeinen fromm, sein Wesen freundlich. Aufgrund seines starken Charakters und seiner wachen Intelligenz kann er gelegentlich etwas eigenwillig sein. Bei großer Neugier an allem Ungewohnten und Neuen ist er völlig scheufrei. Gegenüber seiner Bezugsperson zeigt er große Anhänglichkeit.

In THE WORLD'S FINEST HORSES AND PONIES (London 1971) bringt *Sir Richard Glyn* ein Beispiel für den fabelhaften Ortssinn und das Gedächtnis des Bosniaken: Einem Bauern wurde sein Lieblingspony zur kroatischen Armee eingezogen. Zehn Jahre später weckt ihn eines Nachts langanhaltendes Wiehern vor seinem Haus. Draußen steht, mutterseelenallein, sein alter Pony mit einer Last Wein auf dem Rücken. Es stellt sich heraus, daß der Pony während eines Saumtransports in der Nacht gemerkt hat, daß er sich in der Nähe seines alten Stalles befindet und sich – unbemerkt – sogleich auf den Weg nach Hause gemacht hat.

EXTERIEUR:
Der ausgeprägte, trockene Ponykopf des Bosniaken verrät – sofern unverkreuzt – in der Regel deutlich Orientalischen Einfluß. Die Profillinie ist leicht konkav oder gerade, die Stirn breit. Die großen, ausdrucksvollen Augen stehen weit auseinander, die ponyhaftigen Ohren sind kurz, spitz und sehr beweglich. Der meist recht dicke, breite Hals kann gelegentlich etwas tief angesetzt sein. Der Widerrist ist niedrig, der starke Rücken breit und kurz, ebenso wie die muskulöse Nierenpartie, die Kruppe ist nicht sehr lang, abgeschlagen, mit tiefem Schweifansatz. Die recht kurze, steil gelagerte Schulter ist muskelbepackt, die Brust breit und tief. Die bedeutende Rippenwölbung deutet auf eine

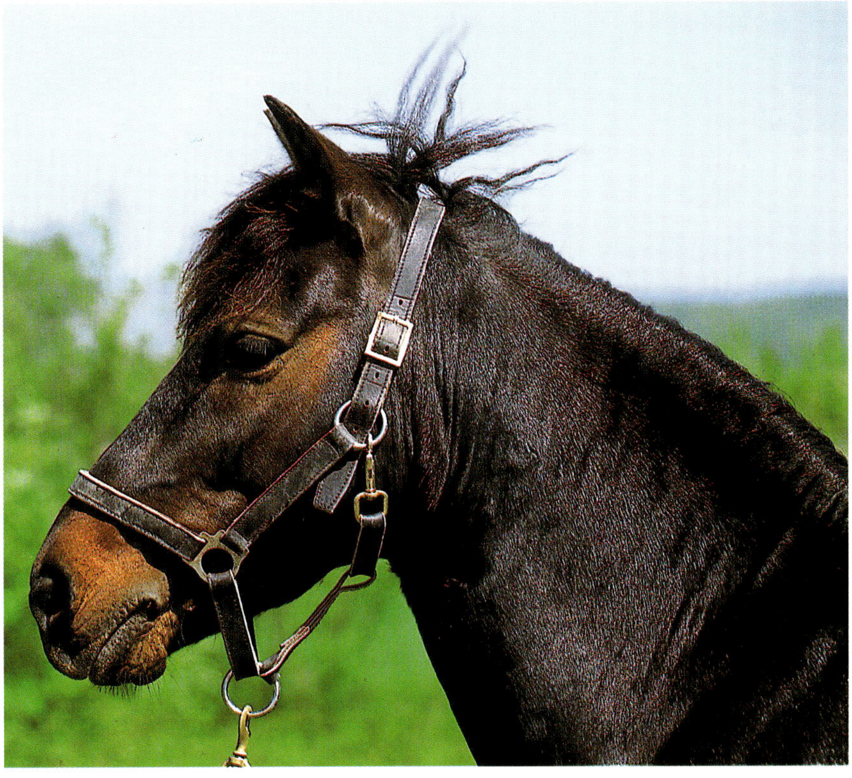

Kopfstudie eines Bosniaken-Hengstes

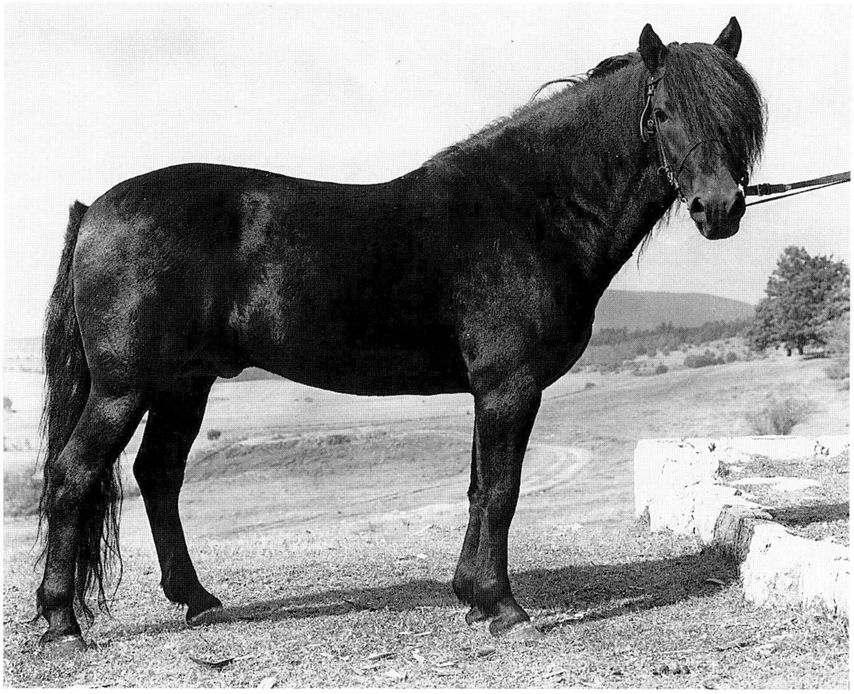

Bosnischer Hauptbeschäler 39 Misko XIV, geb. 1962, v. 34 Misko XII a. d. 267 Iskara I. Hauptgestüt Borike um 1970

gute Futterverwertung hin. Das harte Fundament wirkt in Relation zu dem kräftigen Körper recht leicht und fein, mit wenig ausgeprägten Gelenken. Fehlerhafte Stellungen, vor allem Kuhhessigkeit und Säbelbeinigkeit, sind, typisch für eine Gebirgsrasse, nicht selten. Dennoch ist das Fundament im allgemeinen kerngesund und unverwüstlich, ebenso wie die kleinen, schmalen Hufe.

An Farben sind Braun und Dunkelbraun am meisten verbreitet, seltener sind Rappen, Falben, Schimmel oder Füchse.

Die Widerristhöhe variiert recht stark, von 128 bis 148 cm Stockmaß. Erwünscht sind Maße von 137–145 cm.

MECHANIK:
Die drei Grundgangarten zeichnen sich durch hohe Trittsicherheit aus. Der Bosniak besitzt außer seinem fördernden Trab und Schritt ein recht befriedigendes Galoppier- und auch Springvermögen.

ZUCHT:
Die Zucht des Bosnischen Gebirgspferdes ist nicht nur in Bosnien und der Herzegowina, in den vier Hauptzuchtregionen Sokolac-Rogatica, Podvelez, Glamoc-Dvar und Mittelbosnien, verbreitet, sondern auch in Montenegro, Makedonien und Teilen von Serbien. Insgesamt machte die Rasse bis zum Zerfall Jugoslawiens und dem anschließenden serbisch-bosnischen Krieg 1990–1992 etwa 31 Prozent aller jugoslawischen Pferde aus. An Staatsgestüten bestanden das Hauptgestüt Borike sowie die Landgestüte Pale, Banja-Luka und Livno.

Da die Bedingungen für die Zucht im weiter erschlossenen Norden günstiger und auch die Züchter fortschrittlicher waren, entwickelte sich dort ein stärkerer, größerer Typ, der trotz genetisch ähnlichem Blutaufbau wertvoller als der im Süden gezüchtete Pony war.

Das Bosnische Gebirgspferd ist nicht nur auf dem Gebiet des ehemaligen Jugoslawiens verbreitet; es existieren auch in Albanien, Westbulgarien, Makedonien und Nordgriechenland Zuchten, die auf der gleichen Ursprungsrasse basieren und dem Bosniaken typmäßig nahestehen.

GESCHICHTE:
Der Bosniak verkörpert eine der bekanntesten und meistverbreiteten Gebirgspferderassen der Welt. Er ist vermutlich entstanden unter dem direkten Einfluß westlicher Pony-Varietäten sowie der osteuropäischer Rassen, vor allem der des Koniks. Bereits seit Beginn der römischen Besetzung der westlichen Balkanhalbinsel, Illyriens und Dalmatiens (9 v. Chr.), spielte das Bosnische Bergpferd eine bedeutende Rolle als Transportmittel und Postpferd zwischen Norditalien beziehungsweise der Ostküste der Adria und Athen und Byzanz. Die Pferde der während der Völkerwanderungszeit durchziehenden Stämme scheinen kaum Spuren hinterlassen zu haben.

Während der türkischen Besatzung (1463–1875) kam es zu einem stetigen Einfluß Orientalischen Blutes in der heimischen Zucht. Dadurch bildeten sich schon bis zum 17./18. Jahrhundert bedeutende Typunterschiede heraus, bedingt durch den an den verschiedenen Zuchtstandorten unterschiedlichen Grad des fremdblütigen Einflusses. Dieser Orientalische Blutzustrom war durchaus nicht generell als positiv einzuschätzen. Dennoch löste man sich auch nach Aufhören der Osmanischen Okkupation noch nicht sogleich von der Idee einer Veredlung mit Orientalischem Blut.

Über die Pferdezuchtverhältnisse in dem erst 1908 endgültig von Österreich annektierten Bosnien und der Herzegowina und speziell die Zucht des Bosniaken lesen wir bei *Graf C. G. Wrangel* in DIE RASSEN DES PFERDES (2. Band, Stuttgart 1909): „Bosnien und die Herzegowina nehmen . . . auch in hippologischer Beziehung eine Sonderstellung ein. Nach der im Jahre 1878 erfolgten Besitzergreifung durch Österreich hat die bosnisch-herzegowinische Landesregierung . . . auch der Hebung der Bosnischen Pferdezucht eine von großer Sachkenntnis zeugende Aufmerksamkeit und Fürsorge gewidmet.

Das ursprünglich recht gute Pferdematerial dieser Provinzen, in welchem sehr viel Arabisches Blut steckt, drohte nach der Okkupation vollständig zu degenerieren. Während und unmittelbar nach dem bosnischen Feldzuge war nämlich alles taugliche Material für militärische Zwecke teils aufgebraucht, teils außer Landes gebracht worden. Die zurückgebliebenen Gebrauchspferde aber eigneten sich nicht mehr zu Zuchtzwecken.

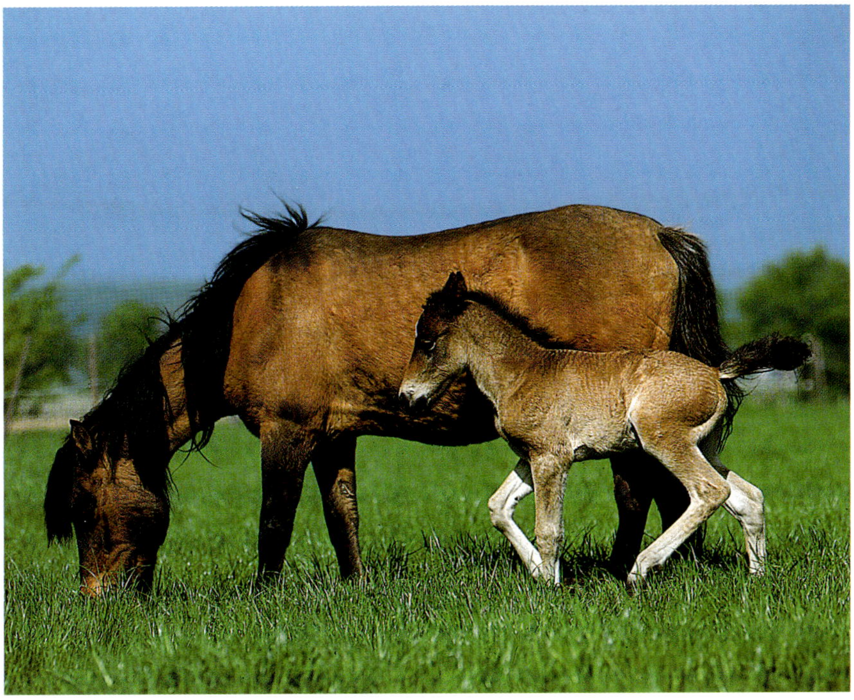

Bosnische Stute mit neugeborenem Fohlen

Die Regierung sah sich daher genötigt, das Pferdezuchtwesen der okkupierten Provinzen staatlich zu organisieren und der einheimischen Pferderasse durch von ihr aufgestellte Landbeschäler bester Klasse neues Blut und neue Kraft zuzuführen.

Das autochthone Bosnisch-Herzegowinische Pferd ist eigentlich ein Tragtier.

Nach *J. Sperls* Ansicht stammt dieses Pferd von der Steppenrasse ab. Man unterscheidet nach der Größe und Stärke zwei verschiedene Schläge.

Die Pferde des größeren Schlages, die eine Höhe von 140 bis 150 cm erreichen, sind gedrungene, ebenso ausdauernde wie gutmütige Tiere mit etwas großem Kopf, sogenanntem Hirschhals, hohem, weit in den Rücken verlaufendem Widerrist, kurzem, starkem Rücken, gut gelagerter Schulter, genügender Tiefe, breiter Brust und Kruppe, starken, trockenen Gliedmaßen, übermäßig langen und infolgedessen durchtretenden Fesseln, kleinen, aber starken Hufen und nicht selten kuhhessig gestellten Hinterbeinen. Im ganzen also ein annehmbarer Typ.

Der kleinere, etwas verkümmerte Pferdeschlag der Bosniaken erreicht nur ausnahmsweise eine Höhe von 135 cm, durchschnittlich wird er nur 125 cm hoch. In hohem Grade unansehnlich, langhaarig, mit verfilzter Mähne, langem, buschigem Schweife, außerordentlich stark durchtretenden Fesseln, so daß die Köthe oft den Boden berührt. Sehr oft mit Satteldrücken behaftet, mager oder mit riesigem Heubauch, in der Regel engbrüstig und auffallend kuhhessig gestellt, ziehen sie, ein Bild des Jammers, unter den schweren Lasten keuchend, daher. Den vierjährigen und älteren werden oft 114–125 kg aufgepackt und sie müssen damit 40–50 km auf elenden Saumwegen an einem Tag zurücklegen. Wie die Perlen einer Schnur aneinandergereiht, das heißt mit dem Kopf an den Schweif des Vorderpferdes gebunden, folgen sie beim monotonen Geläute der Kuhglocken langsamen, bedächtigen Schrittes ihrem Führer, und fehlt ein solcher, so gehen sie der braunen Kotspur nach, die den Weg bezeichnet, ja sie treten fast immer in dieselben Löcher und Fußstapfen, die im Laufe der Zeit durch den fortgesetzten Tragtierverkehr gebildet worden sind. Kommen sie endlich nach beschwerlichem Marsche ans Ziel, so wird die Last abgeworfen, die Vorderfüße werden den armen Tieren gefesselt und dann – ‚Haidi, das heißt Marsch, such Dir dein Futter selber', zwischen den oft fast vegetationslosen Felsen. So geht es Sommer und Winter. Stets sind die Tiere im Freien oder höchstens unter einem Flugdache, dem Einflusse des häufig sehr rauhen Wetters ausgesetzt. Der indolente Bauer

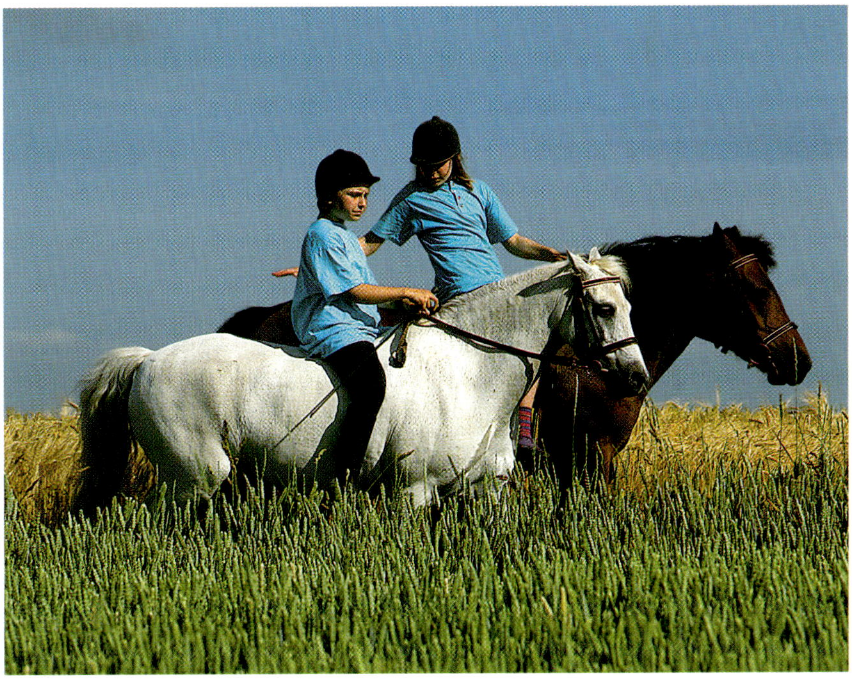

Bosniaken sind auch beliebt als robuste Freizeit- und verläßliche Kinderpferde. Die Schimmelstute im Vordergrund wirkt fast wie ein Miniatur-Araber.

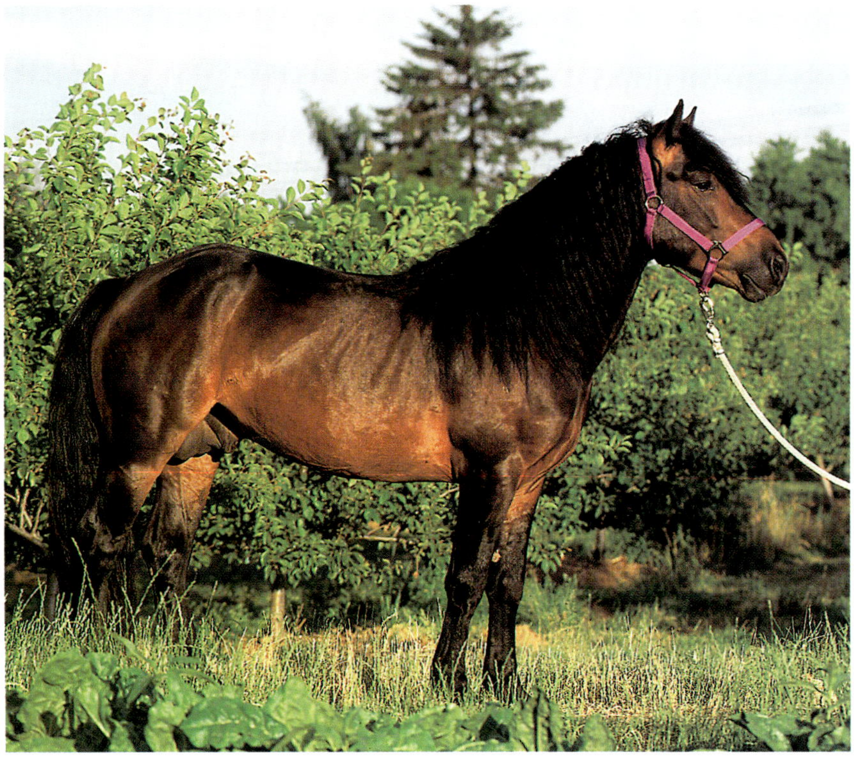

Der Bosniaken-Hengst hat einen erkennbaren Orientalischen Überguß.

nimmt sich oft monatelang nicht die Mühe, dem armen Tiere den schweren Packsattel abzunehmen – sogar auf der Weide nicht. Der Sattel schütze gegen die Kälte und auch gegen die Wölfe, sagt der Bauer, und die Pferde sind es nicht anders gewöhnt. Außer Geduld, Ausdauer und Bedürfnislosigkeit kann man von diesen Degenerationsprodukten des Bosnischen Pferdes wohl keine anderen Tugenden verlangen."

Nach der Befreiung von der Türkenherrschaft bis zum Beginn des 20. Jahrhunderts versuchte man seitens der Österreichischen Gestütsverwaltung durch eine ausgedehnte planmäßige Einkreuzung von Reinblut-Arabern einen einheitlichen Typ zu schaffen, die Widerristhöhe anzuheben und das Exterieur insgesamt zu verbessern. Das Resultat war jedoch rundherum unbefriedigend. Die Kreuzungsprodukte und auch die weitere Nachzucht waren quadratisch, mit wenig Gurttiefe, leichtem, feinem Fundament und nicht mehr in schwierigem Gelände und unter Gewicht einzusetzen. Durch totale Verkreuzung ging viel von der bodenständigen Ausgangspopulation verloren, so zum Beispiel der Veglia-Pony von der Insel Krk (südlich Rijeka).

Folgerichtig stellte man um 1900 die Araber-Einkreuzungen ein und begann die Rasse rein weiterzuzüchten. Dieser züchterische Weg wurde nach dem Zusammenbruch der Donaumonarchie konsequent fortgesetzt, um der Rasse den Typ eines echten Gebirgspferdes zu erhalten und durch sorgfältige Selektion die vorhandenen Mängel zu eliminieren. Maßgeblichen Anteil an der allgemeinen Typ- und Exterieurverbesserung hatten ab etwa 1933 die drei Linienbegründer *Misko, Barut* und *Agan*. Sie finden sich bis heute in den Pedigrees der meisten registrierten Bosniaken.

Im Vordergrund des Zuchtziels stand der harte, ausdauernde Säumer, der sich zugleich auch zum Reiten und für den Zug eignete. Durch konsequente Selektion innerhalb der Rasse bemühte man sich, zu größerer Widerristhöhe, Breite und Tiefe sowie insgesamt mehr Kaliber zum Tragen schwerer Lasten und einem stärkeren, besser gestellten Fundament zu kommen. Dieses Zuchtziel war nach dem Zweiten Weltkrieg erreicht. Seit den sechziger Jahren wurden zahlreiche Bosniaken in westeuropäische Länder exportiert, wo sie als anspruchslose, leistungsfähige, gutmütige Familienpferde hochgeschätzt waren.

In Bosnien selbst kam es nach der totalen Motorisierung und im Zuge einer zunehmenden Nutzung für Schlachtzwecke zu unkontrollierten Kreuzungen mit schwereren, größeren Rassen und als deren Folge zu Typverlusten und Einbußen bei den wertvollen Eigenschaften der Rasse, so daß der Gebirgsponytyp selten geworden ist. Darüberhinaus ist durch den seit 1991 tobenden jugoslawischen Auflösungskrieg die Zucht stark dezimiert worden, so daß der Fortbestand der Rasse auf das Höchste gefährdet ist.

In Deutschland ist Anfang der neunziger Jahre ein Zuchtverband für Bosnische Gebirgspferde gegründet worden, der sich den Erhalt der Rasse in ihrem reinen, unverkreuzten Gebirgstyp zum Ziel gesetzt hat.

VARDARSKA

Makedonisches Bergpferd

Das in Makedonien, dem südlichsten, an Griechenland grenzenden Teil des ehemaligen Jugoslawiens, beheimatete, auf der Grenze zum Pony stehende Gebirgspferd erinnert stark an den Bosniaken und ist fraglos nahe mit ihm verwandt. Es soll seinen Ursprung in der altgriechischen Thessalischen Rasse haben.

Während der Türkenherrschaft, die von 1317 bis 1918 dauerte, wurde die Makedonische Rasse stark Orientalisch beeinflußt, was sich noch heute in dem recht feinen, jedoch kerngesunden, unverwüstlichen Knochenbau, den kleinen, schmalen, harten Hufen, dem edlen, konkaven Kopf und in dem freundlichen Charakter, der Lernfreude und Anhänglichkeit an den Menschen bemerkbar macht. Die Rasse ist außerordentlich genügsam, robust und „pflegeleicht", dabei zäh und ausdauernd. Die Verwendung war und ist eine ähnliche wie die des Bosniaken, nämlich als trittsicherer Säumer, als unermüdliches Gebirgsreitpferd und im leichten Zug in schwierigem Gelände.

BULGARIEN

Das Staatsgebiet Bulgariens umfaßt einen Teil der Balkanhalbinsel südlich der Donau in Südosteuropa. Es grenzt im Norden an Rumänien, im Osten an das Schwarze Meer, im Südosten an die Türkei, im Süden an Griechenland und im Westen an das ehemalige Jugoslawien.

Das Land wird von West nach Ost vom Balkangebirge durchzogen (höchste Erhebung Botew 2376 Meter), das nach Norden als Tafelland zur Donau und Dobrudscha, nach Süden steil zur Maritza-Ebene abfällt. Den Südwesten nehmen Rila-, Pirin- und Rodope-Gebirge ein. Die Küste im Osten ist steil, von nur wenigen Flußmündungen unterbrochen. Das Klima ist kontinental, vornehmlich im Norden, an der Schwarzmeerküste mild. Existenzgrundlage für einen großen Teil der Bevölkerung ist die Landwirtschaft. Tierzucht wird vor allem in den gebirgigen Landesteilen mit hohem Grünlandanteil betrieben (Schafe, Rinder, Pferde).

Das erste geschichtlich zu identifizierende Volk auf dem Gebiet des heutigen Bulgariens sind die Thraker. Sie wurden zum Teil von den Illyrern verdrängt. Ein bedeutender kultureller Einfluß ging in der Antike von den Griechen aus. Im fünften Jahrhundert v. Chr. wurde das Land in den Herrschaftsbereich Makedoniens einbezogen, im zweiten Jahrhundert v. Chr. wurde es von den Römern erobert.

Bulgarien, das weitgehend identisch ist mit der Moesia Inferior der Römer, galt seit alters für Viehzucht ganz allgemein und für Pferdezucht besonders gut geeignet. Schon um 500 v. Chr., seit der Einwanderung der Wolgaren, eines turkmenisch sprechenden Reitervolkes aus dem Gebiet der Wolga und des Kuban, soll dort der größte und schönste Pferdeschlag der gesamten Donauebene gezüchtet worden sein. Die räuberischen Einfälle der Nachbarvölker schädigten zwar die Zucht. Doch hat die Einwanderung von Tataren und Tscherkessen von der Krim und aus den Kaukasusländern auch wertvolles Material ins Land gebracht, durch das die heimische Rasse verbessert werden konnte.

Schon seit dem Anfang des sechsten Jahrhunderts n. Chr. waren slawische Stämme in das von helenisierten beziehungsweise romanisierten Thrakern und Illyrern bewohnte Land eingedrungen und hatten sich mit ihnen vermischt. Sie unterlagen jedoch bald den nachdrängenden Wolgaren, die hier im siebten Jahrhundert ein mächtiges Reich schufen, in dem die verschiedenen Völkerschaften zu einem Volk verschmolzen.

Im Leben der ursprünglich nomadisierenden Wolgaren spielte das Pferd stets eine, vielleicht die entscheidende Rolle. Vom Pferderücken aus eroberten sie vor ca. 1300 Jahren die Balkanhalbinsel. Ihr Leben hatte immer vom Pferd abgehangen, als Transportmittel bei den zahlreichen, weiten Wanderungen, als Kampfmittel in den unzähligen Kriegen, als Milch-, Fleisch- und Lederlieferant . . . Jeder Wolgare wurde als Reiter geboren. Wichtigstes Zeugnis aus jener Zeit ist der sogenannte „Reiter von Madara" aus dem achten Jahrhundert, ein lebensgroßes, in den Fels gehauenes Relief, das der sassanidischen (persischen) Kunst nahesteht.

Das byzantinische Ostrom mußte die Gründung des ersten bulgarischen Reiches 681 nach einer schweren Niederlage anerkennen. Doch führte der Einfluß des byzantinischen Nachbarn in der Folgezeit zur Annahme des orthodoxen Christentums durch *Boris I.* (gest. 907). Unter seinem Sohn *Simeon I.*, dem Großen (864–927), der 918 den Zarentitel annahm, erreichte das Reich seine größte Macht und Ausdehnung. Er erhob den Erzbischof von Bulgarien zum Patriarchen und erreichte für die bulgarische Kirche die Unabhängigkeit („Autokephalie"). In der Zeit der Konsolidierung des Wolgaren-(Bulgaren-)Reiches stellte für diese Reiterkrieger eine funktionsfähige Pferdezucht eine essentielle Notwendigkeit dar, der große Aufmerksamkeit geschenkt wurde.

Nach langen Kämpfen geriet Bulgarien 1014 unter die Herrschaft des byzantinischen Kaisers *Basileios II.*, des „Bulgarentöters".

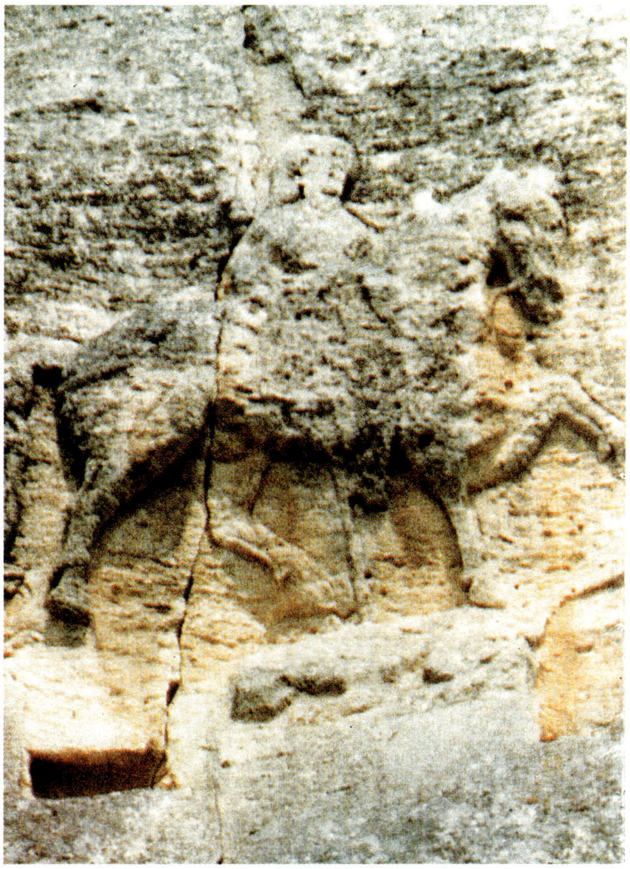

Der Reiter von Madara, Bulgarien, das einzige Reiter-Felsrelief Europas (8./9. Jahrhundert)

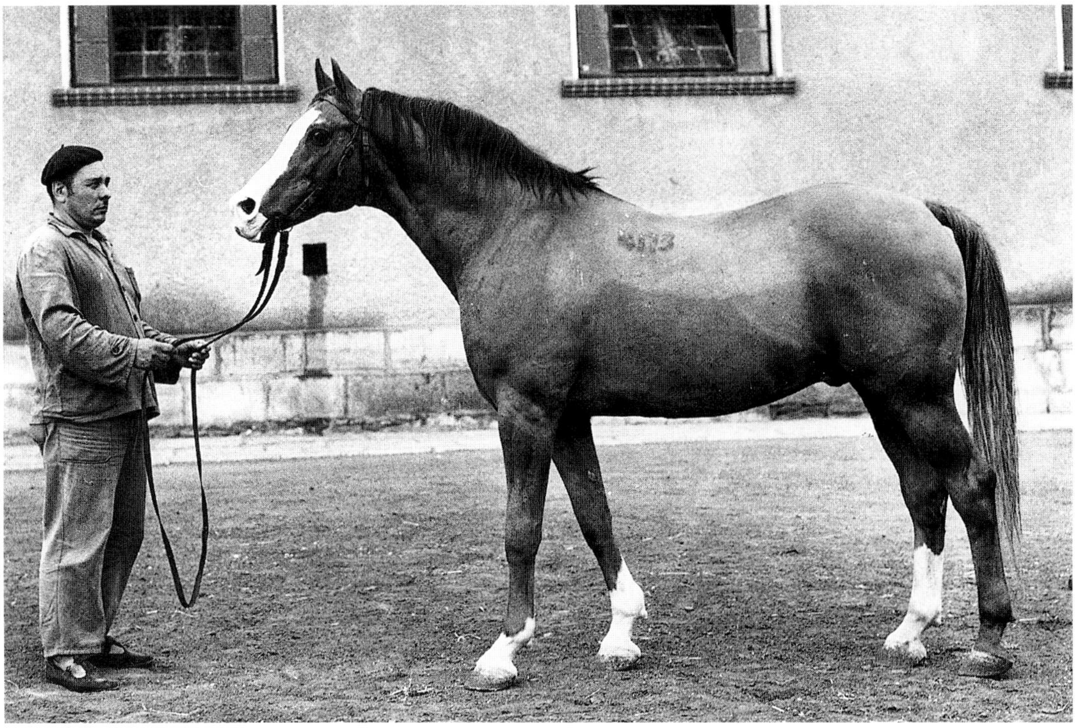

In Bulgarien besteht auch eine Shagya-Araber-Zucht: Bulgarischer Shagya-Araberhengst Fero, geb. 1955, v. Faruk a. d. Opoina.

Ein Aufstand unter Führung der Brüder *Peter* und *Iwan Assen* führte 1185 zur Befreiung von dem byzantinischen Joch und zur Wiederherstellung des Bulgarenreiches in seiner alten Ausdehnung. Zeitweilig stieg Bulgarien zur führenden Macht auf dem Balkan auf. Dann jedoch setzte ein Niedergang ein. Bulgarien zerfiel in mehrere Teilreiche, teils unter serbischer Führung. So wurde es 1393 eine leichte Beute der Türken und als Provinz dem Osmanischen Reich einverleibt.

Von nun an ging es für Jahrhunderte bergab mit jeglicher Art wirtschaftlicher und kultureller Entwicklung und damit auch mit der Pferdezucht. Eine gewissermaßen „geschichtslose Zeit" setzte ein. Zwar unterhielten die Türken seit dem 16./17. Jahrhundert bis zu ihrer Vertreibung Gestüte zu Adrianopel, Benkoy, Dimotika, Kabijuk, Philippopel, Türkmeneto und anderswo; deren Einfluß auf die Landeszucht war jedoch äußerst gering.

Erst seit dem Ende des 18. Jahrhunderts begann sich allmählich eine Wiedergeburt des nationalen bulgarischen Selbstbewußtseins einzustellen. Die erfolgreichen Freiheitskämpfe der Griechen, Serben und Rumänen animierten auch die Bulgaren zur Bildung bewaffneter Freischärlertruppen. Nach von den Türken blutig niedergeschlagenen Aufständen kam es schließlich zum russisch-türkischen Krieg (1877–1878) und zu den Beschlüssen des „Berliner Kongresses" (1878), aus denen ein freies Bulgarien hervorging.

In den Befreiungskriegen waren die vorhandenen türkischen Gestüte ausnahmslos völlig zerstört worden. Um die Landeszucht war es traurig bestellt: Unmittelbar nach dem Ende der Herrschaft der Osmanen war der größte Teil des Pferdebestandes kleinwüchsig, mit einer Widerristhöhe von höchstens 130 cm Stockmaß. Es gab kein einziges Hauptgestüt oder Hengstdepot. So war man gezwungen, unter denkbar ungünstigen Bedingungen mit dem systematischen Aufbau eines staatlichen bulgarischen Gestütswesens und einer Landespferdezucht zu beginnen. Diese Bestrebungen wurden allerdings bis in den Anfang der neunziger Jahre des 20. Jahrhunderts durch allerlei politische Wirren gestört. 1892 wurden die ersten grundlegenden Tierzuchtgesetze erlassen, die unter anderem den Kastrationszwang für alle nicht gekörten Hengste umfaßten. Erst 1894 begann eine zielstrebige züchterische Arbeit zur Schaffung der den verschiedenen Boden- und Klimabedingungen entsprechenden Pferderassen.

Nach *S. Kojtchev* in DAS GESTÜTSWESEN BULGARIENS (Dissertation Berlin 1926) wurden in rascher Folge die Hauptgestüte Kabijuk bei Schumla (1890), Clementina bei Plevna (1890) und das Militärgestüt Bojuriste am Fuß des Witoschagebirges (1896) errichtet, dazu die Hengstdepots Kabijuk, Clementina, Jamboli, Philippopel und Stara Zagora, teils auf dem Boden ehemals türkischer Gestüte.

In relativ kurzer Zeit kam so ein durchorganisiertes Gestütswesen zustande, und bei Beginn des Ersten Weltkrieges hatte die Zucht ganz allgemein große Fortschritte erzielt, vor allem durch die Verwendung von Zuchtmaterial verschiedener Rassen aus Rußland, Ungarn und anderen erfolgreich züchtenden Ländern. In beiden Weltkriegen erlitt die bulgarische Pferdezucht erhebliche Einbußen, zumal das Land jeweils auf Seiten Deutschlands und damit der verlierenden Partei war und Reparationen an die Siegermächte zahlen mußte.

Dennoch waren die züchterischen Fortschritte nicht aufzuhalten. Neben den Staatsgestüten erlangten in den dreißiger Jahren die vereinigten Pferdezuchtverbände einen recht bedeutenden Einfluß, dessen Auswirkungen bis über das Ende des Zweiten Weltkrieges hinweg anhielten. Von etwa 1900 bis 1920 wurden die Fundamente für die modernen bulgarischen Pferderassen gelegt, deren Entwicklung bis zum Anfang der fünfziger Jahre als abgeschlossen angesehen wurde.

In seinem Beitrag zum „III. Internationalen Wissenschaftlichen Symposium" (Leipzig 1979) mit dem Titel ENTWICKLUNG DER PFERDEZUCHT IN DER VOLKSREPUBLIK BULGARIEN charakterisiert *Professor R. Karaiwanow* vom „Institut für Zootechnik und Veterinärmedizin" in Stara Gora die drei Sportpferderassen des Landes kurzgefaßt folgendermaßen: „Das Ergebnis der langjährigen Zuchtarbeit sind die drei geschaffenen Haupt-Pferderassen, die international anerkannt sind: Die Ostbulgarische, die Plevener und die Donauer Pferderasse . . .

Eine der besten Halbblutrassen Bulgariens ist die Ostbulgarische Pferderasse. Sie wird in den Hauptgestüten ‚Vassil Kolarov' in der Nähe der Stadt Schumen und ‚Stephan Karadsha' bei Baltčik gezüchtet. Für die Schaffung dieser Rasse wurden englische Halbblutstuten und Anglo-Araber-Stuten aus Polen und der Sowjetunion eingeführt. Diese Stuten wurden von Vollblut- und Halbbluthengsten, die aus Ungarn eingeführt wurden, gedeckt. 1951 wurde die Rasse als selbständige Pferderasse anerkannt. Genealogisch gesehen basiert die Zucht der Ostbulgarischen Rasse auf folgenden Hengstlinien: *Sentpiternal, Kosak, Edelknabe, Senger, Emilien, Betjahr, Galion, Furioso VII, Wursterschir* und *Nero*. Die Vertreter dieser Rasse sind großrahmig (162 – 189 – 20 cm), besitzen einen harmonischen Körperbau und gute Bewegungen. Sie finden in allen klassischen Disziplinen des Sports Verwendung und werden gleichzeitig in ihrem Verbreitungsgebiet in der Landwirtschaft genutzt.

Die Plevener Pferderasse ist die zweite Hauptpopulation. Sie wurde hauptsächlich durch Anglo-Araber-Hengste und Hengste der Gidran-Rasse begründet. Die Anglo-Araber-Hengste wurden aus der Sowjetunion und die Hengste der Gidran-Rasse aus Ungarn importiert. Durch Anwendung der Kombinationskreuzung wurde die Plevener Rasse geschaffen. Die Pferde dieser Rasse unterscheiden sich in Phänotyp und Exterieur wesentlich von den anderen Halbblutrassen. Sie haben einen harmonischen und hübschen Körperbau und stehen im Typ des Arabers (159 – 194 – 20,8 cm). Die Rasse baut auf den folgenden Hengstlinien auf: *Algiegidran, Sivory, Gidran 46–12, Murad, Balkan, Pirin* und *Vichar*. Sie werden auf sportlichem Gebiet und in der Landwirtschaft genutzt.

Die dritte Hauptpferderasse bildet die Donauer Rasse. Sie wird im Hauptgestüt ‚Georgi Dimitrov' in der Nähe der Stadt Plevna gezüchtet. Seit 1895 wurde mit der Zucht begonnen. Als Grundlage dienten Anglo-Araber-Stuten, ungarische und veredelte Landstuten. Diese wurden mit Nonius-Hengsten gedeckt, die aus Ungarn und Jugoslawien stammten. Als Hauptzuchtmethode wurde die Verdrängungskreuzung angewendet: Obwohl die Donauer Rasse eine Halbblutrasse ist, stellt sie gleichzeitig eine spezialisierte Wirtschaftspferderasse dar (161 – 196 – 21,6 cm), und kommt in der Landwirtschaft zum Einsatz.

Seit einigen Jahren wird eine erfolgreiche Kreuzung mit Vollblut-Hengsten durchgeführt. Die daraus entstehenden Kreuzungsprodukte sind großrahmig und besitzen sehr gute Sporteigenschaften. In diesem Zusammenhang wird diese Rasse ihren Platz in der Entwicklung der Pferdezucht in der Volksrepublik Bulgarien finden."

Bei dem V. Symposium in Leipzig 1988 äußert sich Karaiwanow dann erneut zum Problem der Sportpferdezüchtung in Bulgarien. Er stellt fest, daß die bulgarischen Halbblutrassen und ihre Kreuzungsprodukte mit dem Vollblut mittlerweile ihre maximalen Sportleistungen erreicht hätten, daß das jedoch im internationalen Vergleich nicht ausreiche und man deshalb gezwungen sei, andere Wege zu beschreiten. Deshalb habe man sich seit 1979 entschlossen, Hannoversches Zuchtmaterial zu importieren, um mittels einer Kombinationskreuzung höhere Leistungsfähigkeit zu erzielen, vor allem in den Disziplinen Springen und Dressur. Er konstatiert dann, daß die neun seither gefallenen Jahrgänge aus diesen Anpaarungen Anlaß zu großen Hoffnungen böten.

Seither ist man auf diesem Wege fortgeschritten und hat auch andere Warmblutrassen in das Kombinationszuchtprogramm aufgenommen. Meines Erachtens deutet alles daraufhin, daß nach der Auflösung des Ostblocks und dem Fortfall der Restriktionen gegenüber dem Westen sich auch in Bulgarien die Tendenz zu dem mehr oder weniger einheitlichen warmblütigen internationalen Sportpferdetyp westeuropäischer Prägung durchsetzen wird, wodurch sich auch Pleven-Pferd, Ostbulgare und Danubier untereinander und dem internationalen Warmblut immer mehr angleichen werden.

Gotische Gürtelschließe mit der Szene einer Reiterschlacht

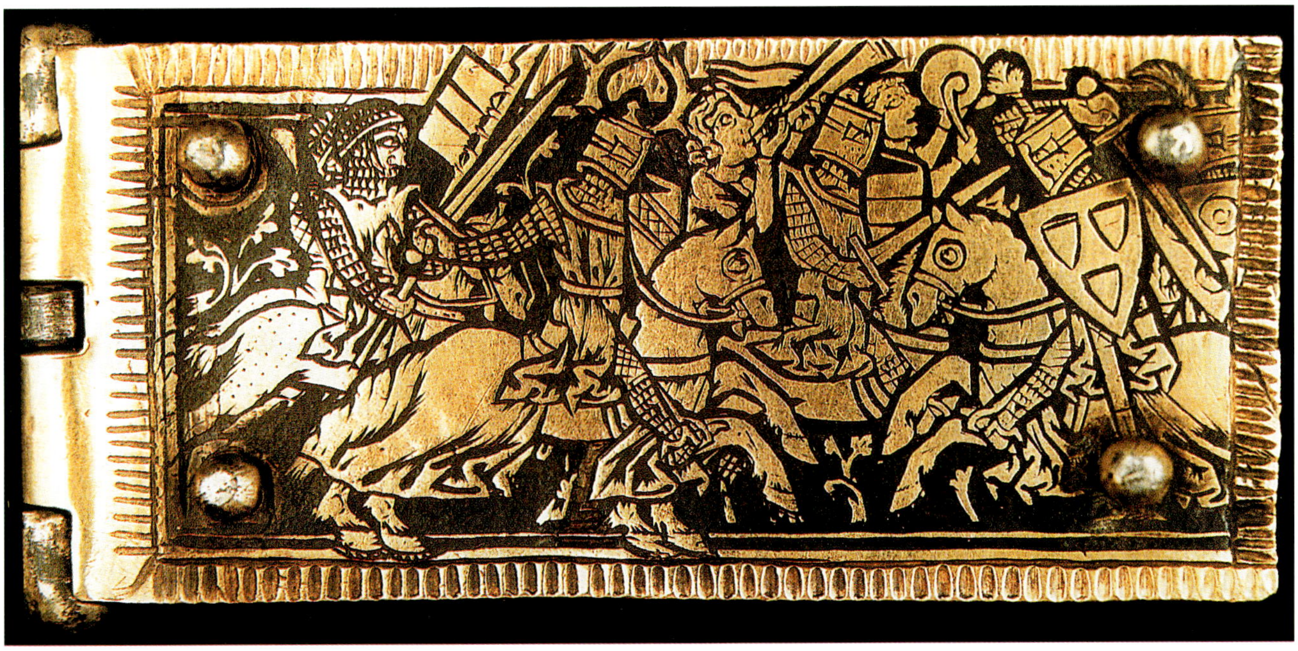

WARMBLUT-ZUCHTEN

DANUBISCHES PFERD

Danubier, Donaupferd, Dunavska

TYP, INTERIEUR, VERWENDUNG:
Entsprechend seiner Abstammung vom Nonius kann das Danubische Pferd seine Herkunft vom Schweren Warmblut nicht verleugnen.

Der Danubier wird in zwei Typen gezüchtet, einem schwereren und einem leichteren. Der schwerere Typ, der in seinen Points noch deutlich seine Nonius-Vorfahren erkennen läßt, wird hauptsächlich im Geschirr eingesetzt. Er eignet sich für alle Spanndienste, vor allem in der Landwirtschaft, für die er ursprünglich geschaffen wurde. Er ist vorwiegend das Resultat sozialistischer Zuchtpolitik, ein wirtschaftliches, recht massives, kompaktes Nutzpferd von harter Konstitution, ausdauernd, vielseitig verwendbar, arbeitswillig, futterdankbar und „pflegeleicht", mit ehrlichem, gutmütigem Charakter und frommem, doch energischem, eifrigem Temperament. Leider ist seine Zucht trotz all dieser Vorzüge heute rückläufig und er macht, dem allgemeinen Trend folgend, mehr und mehr einem leichten, eleganten, schnittigen, vom Anglo-Araber und Vollblut geprägten Reit- und Sportpferdetyp Platz. Er ist vor allem in der Anpaarung mit Vollblut im Springsport erfolgreich, eignet sich jedoch auch für die anderen Sparten des Turniersports.

EXTERIEUR:
Der stärkere Typ des Danubiers ist kräftig, muskulös und statuös und ähnelt stark dem Nonius, von dem er abstammt. Er besitzt meist einen relativ noblen Kopf mit viel Ausdruck. Der Hals ist oft mächtig, hoch aufgesetzt, mit breiter Basis, die Schulter gepackt, der Rumpf breit und tief. Die Kruppe ist breit und von guter Länge, öfter mit recht hohem Schweifansatz. Das Fundament scheint in Relation zum kompakten Körper nicht sehr stark, aber hart und trocken, mit gut markierten Sehnen und Gelenken und gesunden Hufen.

Der leichte, veredelte Typ zeigt alle Points eines edlen Blutpferdes. Das Gesicht ist edel, mit meist geradem oder leicht konkavem Profil und großen, lebhaften Augen. Der manchmal etwas gerade Hals ist weniger aufgesetzt als der des schwereren Typs. Dagegen ist die Schulter-Widerrist-Partie deutlich besser formiert und entspricht mehr den Anforderungen an ein Reitpferd. Der tragfähige Rücken ist gut bemuskelt, ebenso wie die im Vergleich zum schwereren Typ stärker geneigte Kruppe. Das Fundament ist leicht und trocken.

Es überwiegen Braune, Dunkelbraune und Rappen, selten kommen auch Füchse vor.

Die Widerristhöhe beträgt 158 bis 162 cm Stockmaß.

MECHANIK:
Der Danubier besitzt drei fördernde, energische Grundgangarten und in seinen veredelten Vertretern recht gute Springanlagen.

ZUCHT:
Die Zucht der Dunavska-Rasse ist in der Donauebene beheimatet, dazu in der Thrakischen Ebene und in der Dobrudscha. Hauptzuchtbezirke sind Vrastchanski, Velikotirnovski, Plovdiv sowie Plevna, dazu das 1894 gegründete Hauptgestüt Clementina bei Plevna, das in der Zeit der kommunistischen Herrschaft in „Georgi Dimitrov" umgetauft wurde.

Bei der Entwicklung der Rasse spielten harte Leistungsprüfungen in Form von Distanzfahrten und Distanzritten eine nicht geringe Rolle, bei denen in drei Tagen 200 km im Wagen oder unter dem Sattel zurückgelegt wurden.

Die wichtigsten Hengstlinien gehen zurück auf die Stempelhengste *Chrabr, Durczas, Novak* und *Zdravko.* Die Population umfaßte vor dem Zusammenbruch des Ostblocks etwa 1000 zuchtaktive Stuten.

GESCHICHTE:
Das Danubische Pferd entstand seit 1924 im Gestüt Clementina durch den Einsatz von ungarischen Nonius-Hengsten auf der Grundlage verschiedenrassiger Stuten (veredelter Landstuten, Halbblut-, Gidran- und Nonius-Stuten), in dem Bestreben, für die Bedürfnisse der damals noch nicht motorisierten Landwirtschaft ein schwereres, stärkeres landwirtschaftliches Zugpferd zu schaffen.

Dieses Ziel war 1951 erreicht, und die Rasse erhielt von Regierungsseite die Anerkennung ihrer Eigenständigkeit.

Nachdem der Traktor auch im Ostblock das Pferd immer mehr aus seinen angestammten Aufgabengebieten in der Landwirtschaft zu verdrängen begann, war die Zucht rückläufig, ein Prozeß, der sich seit der Öffnung des „Eisernen Vorhangs" beschleunigt hat. Folgerichtig hat man begonnen, die Rasse mittels vor allem Anglo-Arabischen Blutes und Vollbluts in Richtung auf einen vielseitig verwendbaren Reitpferdetyp umzuzüchten. Hierbei hat sich vor allem die gute Eignung des Danubiers für den turniermäßigen Springsport herausgestellt, die wohl der geglückten Kombination von Nonius und Vollblut zu verdanken ist.

Wenn man den allgemeinen Trend in der Warmblutzucht des ehemaligen Ostblocks im Auge hat, scheint es keine falsche Prophetie, vorauszusagen, daß die Danubische Rasse in absehbarer Zeit in der europaweiten Zucht eines internationalen warmblütigen Sportpferdes aufgehen wird, wie es sich in Westeuropa bereits weitgehend durchgesetzt hat.

PLEVEN-PFERD

Plevenska

TYP, INTERIEUR, VERWENDUNG:
Bei der Plevenska-Rasse handelt es sich um einen sehr einheitlichen, wohl konsolidierten, edlen, hoch im Blut stehenden, ausgesprochen harmonisch wirkenden Reitpferdetyp

besserer Klasse und vielseitiger Eignung mit deutlich Orientalischem Einschlag. Seiner natürlichen Springanlagen wegen ist das Pleven-Pferd recht begehrt für den Sport, doch eignet es sich durchaus für die anderen Disziplinen. Daneben gibt es ein vorzügliches, leichtes, hochelegantes, schnelles Kutschpferd ab. Sein Temperament ist lebhaft, energisch, leistungsbereit, der Charakter gutartig und ehrlich. Das moderne Pleven-Pferd gilt als ein ausdauerndes, hartes und leistungsgeprägtes Sportpferd.

EXTERIEUR:
Das Plevenska-Pferd besitzt einen feinen Kopf Orientalischer Prägung mit auseinanderstehenden, ausdrucksvollen Augen und einem meist geraden, gelegentlich leicht konkaven Profil, sowie einen langen, schön geschwungenen und getragenen Hals mit leichtem Genick, das eine problemlose Beizäumung ermöglicht. Der Widerrist ist deutlich ausgeprägt, die Schulter gelegentlich etwas knapp, jedoch günstig gelagert. Eine nicht selten vorkommende geringe Gurttiefe und offene Flanke lassen das Pferd hochbeinig erscheinen. Vielen Pferden der Pleven-Rasse ist eine recht stramme Nierenpartie (Tendenz zu „Karpfenrücken") eigen. Die Kruppe ist von mäßiger Länge, vielfach eher kurz, gerade oder leicht abfallend, mit hohem Schweifansatz (Erbteil der Arabischen Vorfahren). Das leichte, trockene, harte Fundament ist nicht immer frei von Stellungsfehlern, die Hufe sind jedoch gut geformt, klein, aus zähem Horn.

Die Farbe ist ausschließlich ein intensives Fuchsrot mit kleineren weißen Abzeichen an Kopf und Gliedmaßen. Die Widerristhöhe beträgt ca. 158–162 cm Stockmaß.

MECHANIK:
Das Pleven-Pferd besitzt drei leichte, raumgreifende, flache Grundgangarten und recht befriedigende angeborene Springanlagen, vermutlich ein Erbteil seiner Nonius-Vorfahren.

ZUCHT:
Neben der Gestütszucht von „Georgi Dimitrov" (Clementina), bei Plevna (Pleven) in Nordbulgarien, gibt es eine kleine, aber feine Landeszucht. Insgesamt dürfte die Stutenpopulation vor der Auflösung des Ostblocks etwa 1000 registrierte, zuchtaktive Stuten umfaßt haben. Die wichtigsten Zuchtbezirke sind Plevna und Velikotirnovski, doch ist die Rasse mittlerweile über ganz Bulgarien verbreitet.

Die wichtigsten sechs Hengstlinien gehen auf die Stammbeschäler *Algy-Gidran, Balkan-Gidran 46–12, Isk'r, Murad, Pirin* und *Sivory* zurück. Daneben bestehen 13 Stutenfamilien, die die Basis der Zucht bilden.

GESCHICHTE:
Die Plevenska-Rasse entstand im Gestüt Clementina in Nordbulgarien (ca. 14 km von Plevna, Pleven, entfernt) nach dessen Einrichtung als Hauptgestüt im Jahre 1890. Die Zucht baute zunächst auf heimischem Stutenmaterial auf, das aus der langen Zeit der Türkenherrschaft über das Land (1393–1878) einen recht hohen Orientalischen Blutanteil besaß. Diese Stuten wurden einerseits mit Vollblut-Hengsten aus Frankreich, Ungarn und Rußland und andererseits mit Streletzker Araber- und Orlow-Traber-Hengsten gepaart.

Eine gewisse erste Einheitlichkeit des Typs wurde bis etwa 1910 durch den Einsatz der beiden russischen Reinblut-Araberhengste *Bojan* und *Bubenčik* erreicht. Anschließend verwendete man ungarische Gidran-Hengste, mit denen man eine quasi-Verdrängungszucht durchführte. Seit 1924 fand eine systematische Zucht auf den Gidran-Typ hin statt. Neben den Gidran-Hengsten standen in den zwanziger und dreißiger Jahren in Clementina stets zwei in Mezöhegyes gezogene Nonius-Hengste, um der Rasse die Substanz zu erhalten. Durch die Einkreuzung des Nonius-Blutes konnten die Fundamente nicht unerheblich verstärkt werden.

Ende der dreißiger Jahre (1938) war die Plevenska-Rasse in sich konsolidiert. Es war gelungen, in ihr die Vorzüge zweier alt-österreichisch-ungarischer Rassen zu vereinigen, die des Gidran und die des Nonius. Von nun an verwendete man außer den eigenen Pleven-Hengsten nur noch gelegentlich zur Veredlung einige Vollblut-Hengste.

Das Resultat war ein vielseitig verwendbares, edles warmblütiges Reit- und Sportpferd, das auch im leichten Zug in der Landwirtschaft und im Kutschwagen eingesetzt werden konnte. Auffällig waren die der Rasse angeborenen guten Springanlagen.

Auch nach dem Zweiten Weltkrieg wurde die Zucht des Plevenskas fortgeführt. 1951 wurde die Rasse staatlicherseits als eigenständig anerkannt. Seither kam es zu einer recht positiven Entwicklung der Zucht und zu Exporten nach Dänemark, Kanada, Großbritannien, Italien und Deutschland.

OSTBULGARE

Igarska

TYP, INTERIEUR, VERWENDUNG:
Der moderne Ostbulgare ist ein gut liniertes, hoch im Blut stehendes, leichtes Pferd im Anglo-Araber-Typ, der trocken und drahtig wirkt. Er gilt als fleißig, energisch, hart und ausdauernd und eignet sich für alle Sparten des Reitsports, von der Vielseitigkeit bis zu Dressur und Springen, ebenso als leichtes, schnelles Wagenpferd. Seit den sechziger Jahren haben sich edlere Exemplare aus der direkten Anpaarung mit Vollblut im Hindernisrennsport einen Namen gemacht. Erwähnenswert sind vor allem die Erfolge in der „Großen Pardubitzer Steeple Chase" in der ehemaligen Tschechoslowakei, wo Vertreter der Rasse (bis 1995) 28 Siege, 33 zweite und 29 dritte Plätze errangen (*Bonnie L. Hendricks* in INTERNATIONAL ENCYCLOPEDIA OF HORSE BREEDS, London 1995).

EXTERIEUR:
Der Igarska steht in der Regel über viel Boden. Sein Kopf ist trocken, leicht, nobel, mit geradem oder – seltener – konkavem Profil und großen, lebhaften Augen. Der Hals ist wohlgeformt, lang, gut aufgesetzt und getragen. Der Widerrist, ausgeprägt und weit in den Rücken reichend, bietet

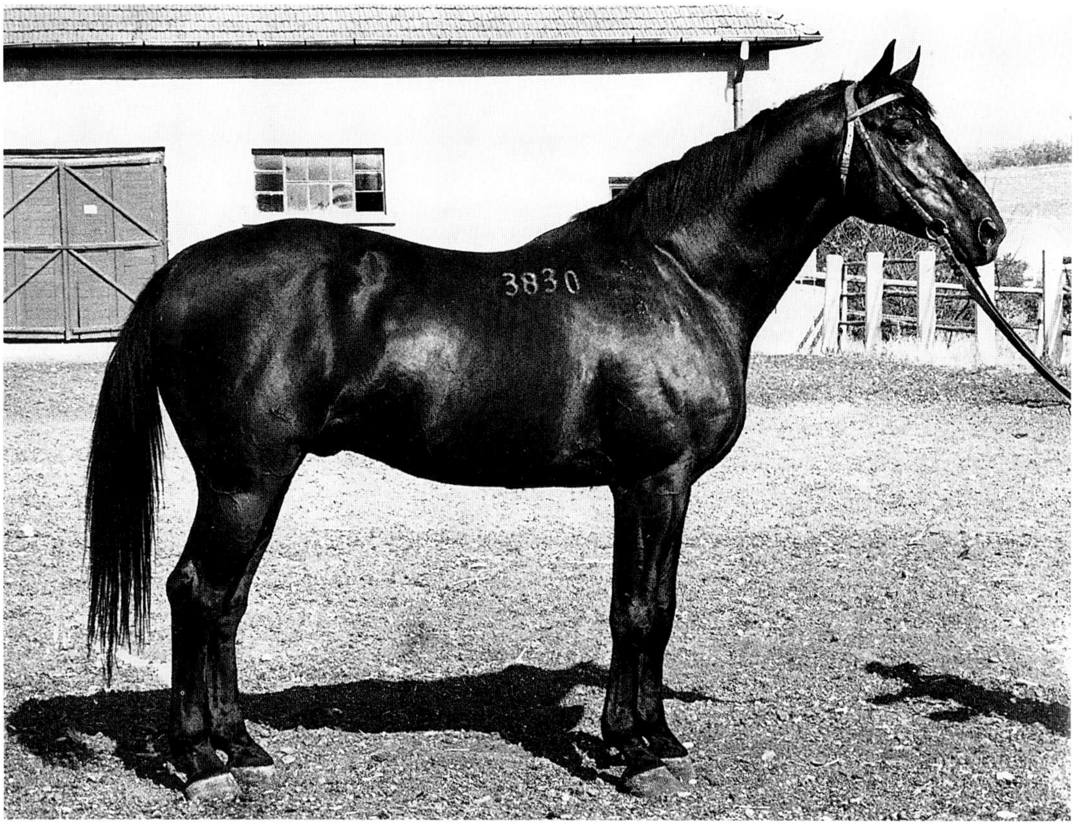

Ostbulgarische Rasse: Gausgrin, geb. 1952, v. Gramoboi xx a. d. Graphologia. Achtmal Sieger oder plaziert in der großen Pardubitzer Steeple Chase, Hauptbeschäler im Gestüt Kabijuk in den sechziger/siebziger Jahren

zusammen mit der langen, schräg gelagerten Schulter eine vorzügliche Sattellage. Die Brust ist tief, der tragfähige Rücken muskulös, ebenso wie die recht lange, breite, leicht geneigte Kruppe, der Schweif ist schön angesetzt und getragen. Das harte, trockene Fundament ist eher leicht und läßt gelegentlich hinsichtlich der Ausprägung und Einschienung der Gelenke und der Korrektheit der Stellung Wünsche offen. Die Fesselung ist in der Regel lang, doch nicht weich. Die wohlgeformten Hufe bestehen aus hartem, widerstandsfähigem Horn.

Häufigste Farben sind Fuchs, Braun und Rappe, selten mit größeren Abzeichen. Die Widerristhöhe liegt meist bei 160–163 cm Stockmaß.

MECHANIK:
Die Bewegungen des Ostbulgarischen Pferdes sind elastisch, flach und bodendeckend in allen drei Grundgangarten. Vor allem das Galoppiervermögen ist beachtlich, die Springanlage recht ansprechend.

ZUCHT:
Die Ostbulgarische Rasse ist heute die populärste Pferderasse Bulgariens und wird, wie der Name sagt, vornehmlich in Ostbulgarien gezüchtet. Schwerpunkte der Zucht sind die Bezirke Chumenski, Razgradski und Tolbuhinski.

Eine Statistik vom Ende der achtziger Jahre, also gerade vor dem Zusammenbruch des Ostblocks, weist aus, daß damals knapp 40 Prozent aller Rassepferde Bulgariens der Ostbulgarischen Rasse angehörten.

Es bestehen zwei Hauptgestüte: Stephan Karadšha und Vassil Kolarov. Über die staatlichen Landgestüte versorgt die Gestütsverwaltung vorwiegend die ost- und nordbulgarische Landeszucht mit Beschälern. Eigene Hengstlinien wurden von den Hengsten *Betja, Edelknabe xx, Furioso, Gallion, Laudon xx* und *Sempiternal xx* begründet.

GESCHICHTE:
Der Igarska ist eine relativ späte Rassenschöpfung, entstanden hauptsächlich in den Gestüten Kabijuk, einer türkischen Gründung, die 1881 aufgelöst und 1894 wieder eingerichtet wurde (während der kommunistischen Herrschaft umgetauft in „Vassil Kolarov"), beim Schumla im nördlichen Balkanvorland (ca. 230 Meter über Normalnull), und Bojurište, 1896 als Militärgestüt gegründet, bei Sofia am Nordfuß des Witoscha-Gebirges (550 Meter über Normalnull).

Die Zuchtarbeit begann am Ende des 19. Jahrhunderts, wobei man zunächst mehr oder weniger bodenständiges, seit der Türkenzeit stark Orientalisch beeinflußtes Pferdematerial verwendete. Später paarte man dann im Kombinationskreuzungsverfahren veredelte heimische, Araber-, Anglo-Araber- und englische Halbblutstuten mit Vollblut-, Halbblut- und Araber-Hengsten. Bis etwa 1925 überwog das Halbblut, danach das Vollblut. Um die Konsolidierung voranzutreiben, wendete man in ausgedehntem Maße Inzucht und Linienzucht an. 1951 war dieser Prozeß abgeschlossen, so daß die Ostbulgarische Rasse als eigenständig staatlich anerkannt wurde. Seitdem wird nur noch gelegentlich Vollblut zur Veredlung und Blutauffrischung und zur Erzeugung von Sportpferden zugeführt.

Nachdem zu Beginn der fünfziger Jahre das Landwirtschaftsministerium den Bestand des Gestüts Bojurište übernommen hatte, entwickelte man im Gestüt Stephan Karadšha in Baltšhik an der Schwarzmeerküste einen eigenen Schlag, der später mit dem von Vassil Kolarov vereinigt wurde und heute nahezu mit ihm identisch ist. Seit etwa 1955 hat man in die Ostbulgarische Rasse Trakehner-Blut eingekreuzt, um die Genpalette zu erweitern und die Reitpferdeeigenschaften zu verbessern.

Nach der Öffnung der Grenzen zwischen Ost und West steht zu erwarten, daß auch in der Ostbulgarischen Zucht, dem allgemeinen Trend folgend, der Einfluß des Internationalen Warmbluts zum Tragen kommen wird, da die Rasse anders auf dem internationalen Sportpferdemarkt auf Dauer nicht konkurrenzfähig sein dürfte.

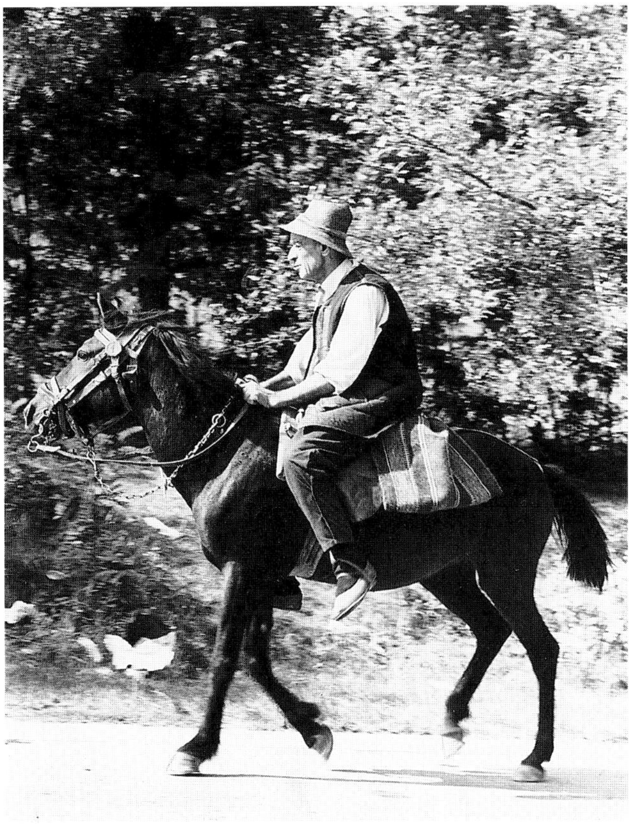

Bulgarisches Gebirgspferd unter dem Sattel

PONYZUCHTEN

BULGARISCHES GEBIRGSPFERD

Das Bulgarische Gebirgspferd ist die autochthone Landrasse der Hochländer und Gebirge des Landes. Mit Sicherheit ist es ein naher Verwandter der übrigen Gebirgsrassen des Balkans: des Bosniaken, des Albanischen und des Makedonischen Bergponys. Mit ihnen stimmt es in den meisten Exterieurpoints, aber auch in interieuren Eigenschaften überein.

Der Bulgare ist ein unermüdlicher Säumer in schwierigstem Gelände, und auch unter dem Reiter leistet er aufgrund seiner hohen Trittsicherheit, großen Tragkraft, Genügsamkeit, Härte und Ausdauer vortreffliche Dienste.

In früherer Zeit wurde die Zucht teils vernachlässigt, vor allem in den Gebieten, wo das Pferd nicht genügend geschätzt und gepflegt wurde, namentlich in Westbulgarien. Anderswo tat man eher zuviel des Guten, indem man den Pferden durch unverständige Kreuzungen mit Orientalen ihre positiven Eigenschaften, ihre Robustheit und Anspruchslosigkeit nahm.

Heute ist man sich des wirklichen Wertes der Rasse bewußt geworden und bemüht sich um ihre Erhaltung, Förderung und Verbesserung durch Reinzucht und Selektion auf die besten Exemplare. Zuchtzentrum des Bulgarischen Bergponys ist das Gestüt Skupič.

RUMÄNIEN

Rumänien liegt in Südosteuropa, nördlich des Unterlaufs der Donau. Es wird in weitem Bogen von den Karpaten durchzogen. Sie umschließen zusammen mit dem westsiebenbürgischen (Bihor-) Gebirge das hügelige Hochland von Siebenbürgen. Im Westen hat Rumänien Anteil am Banat und am Theißtiefland. Am äußeren Rand liegt das lößbedeckte Tiefland der großen und kleinen Walachei, das südlich bis zur Donau reicht, östlich befindet sich das Hügelland der Moldau. Vor dem Donaudelta erhebt sich das Tafelland der Dobrudja. Das Klima ist überwiegend kontinental, nur an der Schwarzmeerküste mild. Die Landwirtschaft nutzt über 60 Prozent der Fläche des Landes, größtenteils als Ackerland, jedoch hat auch die Tierzucht große Bedeutung.

Die heutigen Rumänen, früher meist „Walachen" genannt, sind Nachkommen der stark romanisierten Daker, vermischt mit im sechsten Jahrhundert n. Chr. eingewanderten Slawen. Das heutige Rumänien umfaßt im wesentlichen die historischen Gebiete der Moldau, der Walachei und Siebenbürgens sowie Teile des Banats, Bessarabiens und der Bukowina sowie die Dobrudja.

Im 10. bis 13. Jahrhundert entstanden die ersten nachweisbaren politischen Formationen der bodenständigen rumänischen Bevölkerung (der Blachi, Vlahi, Wlachen) in Form kleiner Wojewodschaften. Im 10./11. Jahrhundert erfolgte die Landnahme in Siebenbürgen durch die Magyaren, ab etwa 1150 die Kolonisierung durch die Siebenbürger Sachsen.

In der Moldau und der Walachei gründeten die rumänischen Stammesfürsten im 14. Jahrhundert die Donaufürstentümer, die Anfang des 15. Jahrhunderts unter türkische Oberhoheit gerieten, sich jedoch über lange Zeit ihre relative innere Autonomie durch Tributzahlungen an die „hohe Pforte" erkauften. Dieser Zustand endete zu Beginn des 18. Jahrhunderts, als die Türken wegen der von ihnen empfundenen Unzuverlässigkeit der heimischen Fürsten das Land ab 1711 an adlige griechische Phanarioten (Einwohner der griechisch besiedelten Vorstadt von Istanbul, Phanar) verpachteten. Diese stellten von 1711 bis 1821 die Landesfürsten in der Moldau und von 1716 bis 1821 in der Walachei.

Schon im späten Mittelalter war die Pferdezucht der Walachei berühmt und fand unter anderem in dem bedeutenden Werk von *Marx Fugger* VON DER GESTÜTEREY (Frankfurt 1584) lobende Erwähnung. Er stellt sie bemerkenswerterweise hoch über die der Türkei. Es ist im übrigen ein interessantes Faktum, daß der Ausdruck „Wallach", der zuerst um 1550 im Neuhochdeutschen auftaucht, auf die Walachen und die Walachei zurückgeht. Von dort lernte das westliche Europa zuerst die Kastration der Hengste kennen und bezeichnete daraufhin die Kastraten als Wallache.

Bis etwa zur Mitte des 19. Jahrhunderts bestand in Rumänien eine recht bedeutende Tierzucht. Die rumänischen Pferde der Moldau und der Walachei waren berühmt, insbesondere die moldavischen. Aus der Moldau und der Walachei bezogen die Armeen Österreichs und Preußens den größten Teil ihrer Remonten. Als diese beiden Länder nach dem Erstarken ihrer eigenen

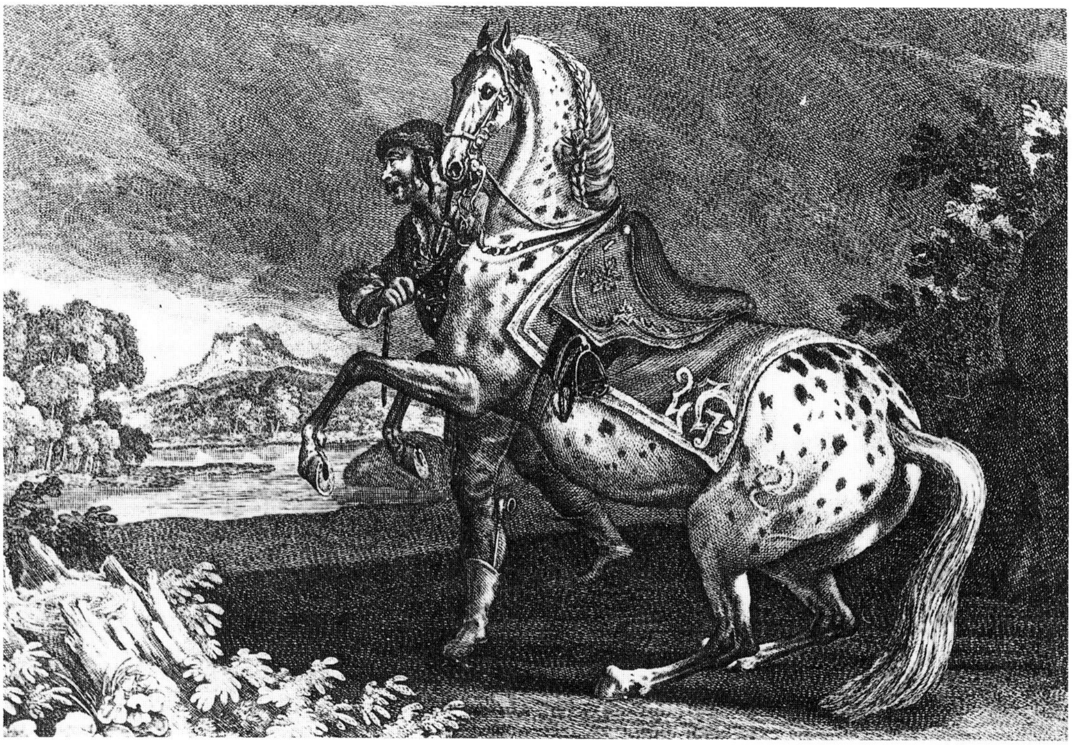

Transsilvanisches Pferd (Siebenbürger). Darstellung von Johann Elias Ridinger (1698–1767)

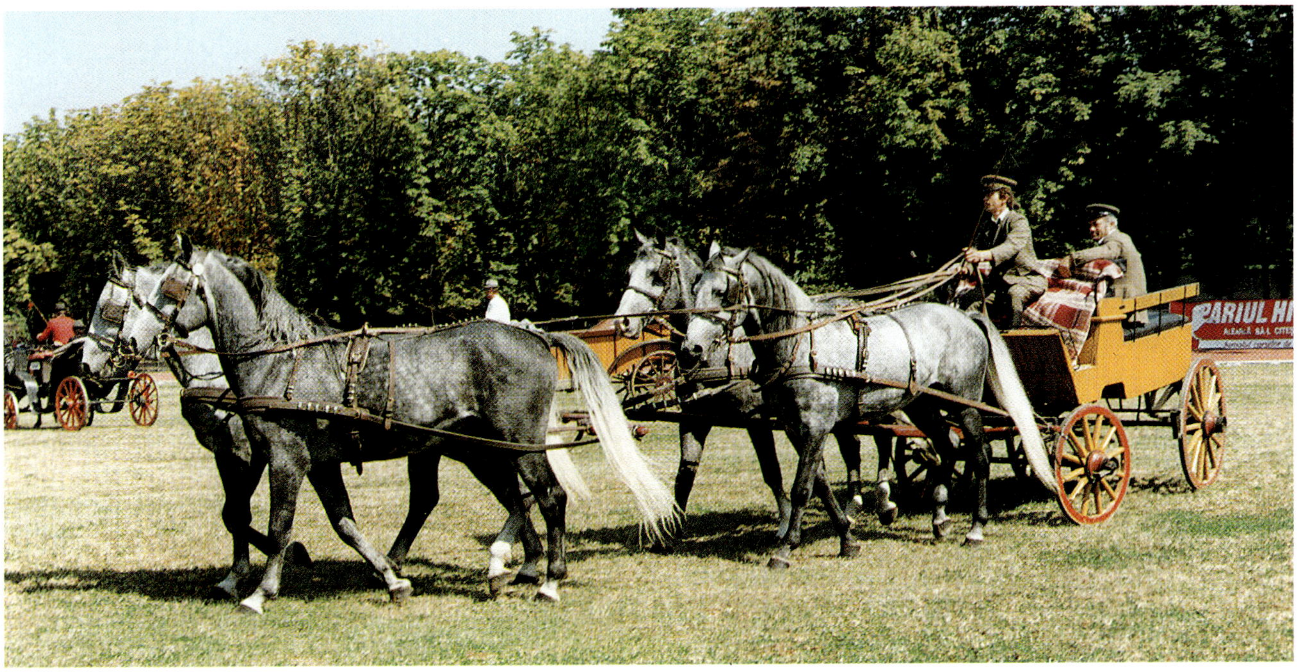

Lipizzaner-Gespann des rumänischen Gestüts Sambata de Jos bei Fagaras

Zuchten durch Gestütsgründungen (Trakehnen und Neustadt/Dosse in Preußen, Mezöhegyes und Bábolna in Österreich-Ungarn) und andere Förderungsmaßnahmen um 1830/1840 ihre Remontierungen einstellten und zum Schutz ihrer eigenen Pferdezuchten Zollmaßnahmen gegen die Einfuhr von Pferden aus Rumänien getroffen hatten, ging dort die Tierzucht ganz allgemein zurück, sowohl quantitativ wie qualitativ. Seitdem breitete sich vor allem auf den fruchtbaren Böden der Ebenen mehr und mehr der Ackerbau aus.

Nach dem Aufstand des Phanarioten *Ypsilanti* beendeten die Osmanen die Herrschaft der Griechen und beriefen einheimische Fürsten auf den Thron. Von 1829 bis 1856 standen die Fürstentümer Moldau und Walachei unter russischer Schutzherrschaft. Von Sankt Petersburg erhielten sie 1831/1832 ihre erste moderne Verfassung. – Nach der Niederlage Rußlands im Krimkrieg (1853–1858) endete das russische Protektorat. Die Moldau und die Walachei blieben unter osmanischer Oberhoheit, jedoch gleichzeitig unter dem Protektorat der sieben europäischen Signaturmächte des Pariser Friedens.

1826 vereinigte der moldavische Oberst *A. J. Cuza* als gemeinsamer Fürst der Moldau und der Walachei die beiden Fürstentümer unter dem Namen „Rumänien". Dessen volle Souveränität wurde 1878 durch den „Berliner Kongreß" anerkannt.

In seinem grundlegenden Werk DIE PFERDEZUCHT NACH IHREM JETZIGEN RATIONELLEN STANDPUNKT (2. Band, Berlin 1879) zeichnet *Gustav Schwarznecker* ein Bild der rumänischen Pferdezucht zu Beginn der staatlichen Unabhängigkeit: „Was in Rumänien und ‚dort hinten weit in der Türkei' in hippologischer Hinsicht sich ereignet, hat für unsere züchterischen Culturbestrebungen wenig Werth, besonders seit die Moldau und Walachei aufgehört haben, die Hauptbezugsquellen für die leichten Cavallerie-Pferde der Armeen zu sein, da sie den modernen Ansprüchen an dieselben nicht mehr genügen.

Die vorhandenen Landschläge sind klein, haben tiefstehende Hälse, hohe Rücken (‚Karpfenrücken'), enggestellte Sprunggelenke (‚kuhhessig') und häufig etwas widerwilliges Temperament, zeigen aber bei geringer Pflege große Ausdauer.

Die Moldau hat im allgemeinen bessere Pferde als die Walachei; erstere hauptsächlich Braune und Füchse, letztere Pferde von helleren Farben, Schimmel und Isabellen.

Die rumänische Cavallerie ist mit Landespferden beritten, die selten über 144 cm messen. Einzelne Bojaren (Adlige, Anm. d. Verf.) haben größere Pferde mit besseren Formen, eine Folge Orientalischer Blutbeimischung.

Große Zugpferde fehlen, da das eigentliche Zugthier in Rumänien der Büffel ist."

1888 und 1907 kam es zu großen Bauernrevolten gegen den Großgrundbesitz, die vor allem die rumänische Landwirtschaft schwer schädigten. Im Ersten Weltkrieg erklärte Rumänien 1916 Österreich-Ungarn den Krieg mit dem Ziel, sich Siebenbürgen einzuverleiben. Im Frieden von St. Germain 1919 und von Trianon 1920 wurde ihm der Besitz der Bukowina, Siebenbürgens, des östlichen Banats und Bessarabiens bestätigt.

Einige Jahre nach diesen bedeutenden Gebietsgewinnen lesen wir in TIERHEILKUNDE UND TIERZUCHT (8. Band, Berlin–Wien 1930) bei *G. K. Constantinescu* in seinem Beitrag „Rumänien – Tierzuchtverhältnisse": „Rumänien besitzt in erster Linie als einheimische Rasse eine kleine, warmblütige, temperamentvolle, widerstandsfähige und genügsame Landrasse. Man unterscheidet mehrere Schläge, die folgendermaßen kurz beschrieben werden können:

a) Das Moldavische Pferd ist der verbreitetste Schlag, der viel an den Arabischen erinnert, doch ziemlich fehlerhaft ist und eine Widerristhöhe von 140–145 cm hat. Er ist wegen mangelhafter Zucht heutzutage meistenteils degeneriert und nur ortsweise durch Staatsmaßnahmen wieder verbessert.

b) Das Pferd der Dobrudja besitzt fast dieselben Eigenschaften, ist aber kleiner, 130–135 cm Widerristhöhe.

c) Das Transsilvanische (Siebenbürgische, Anm. d. Verf.) Pferd bildet einen größeren Schlag, 150–155 cm hoch. Es findet sich auch unter dem Namen Jlomitzaner Pferd in Südrumänien

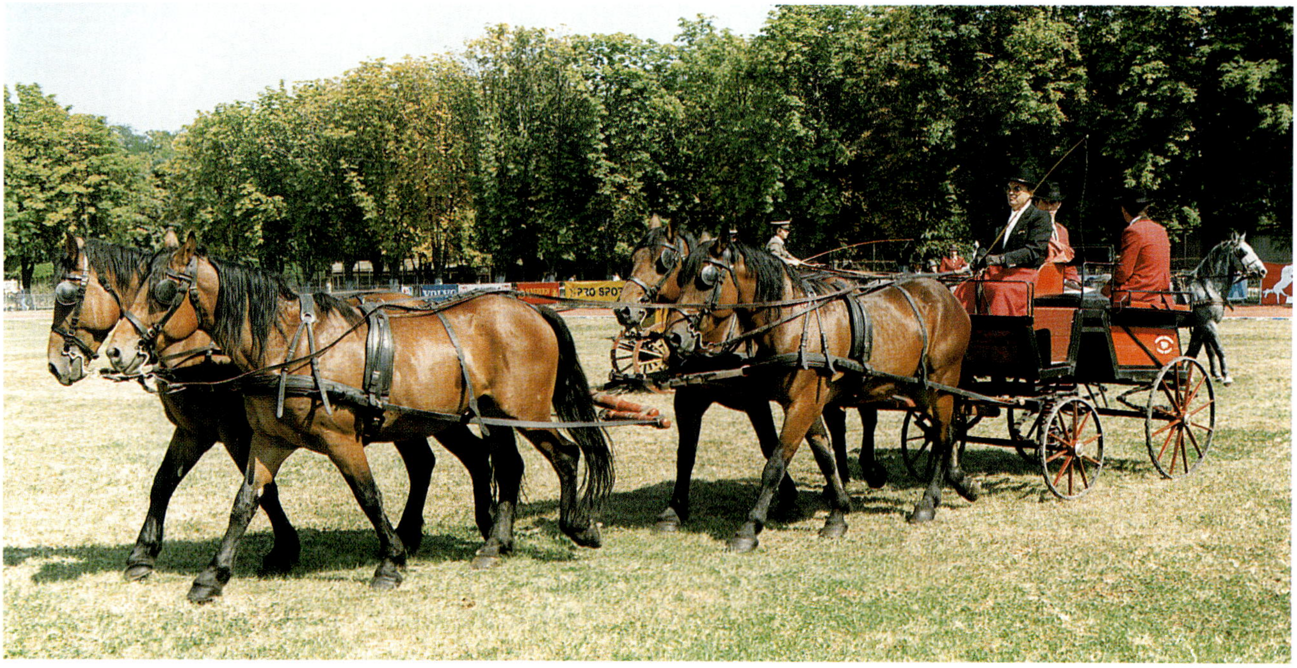

Rumänischer Furioso-North-Star-Viererzug

(Walachei) in der Donaugegend, wo es aber jetzt sehr spärlich geworden ist.
d) Das Gebirgspferd ist klein und gedrängt und hat eine Widerristhöhe von nur 125–130 cm.

In der Bukowina wird auch die Huzulen-Rasse gezüchtet, welche ebenfalls einen kleinen, geschlossenen Gebirgspferdetyp bildet und eine Widerristhöhe von rund 130 cm hat."

Im Zweiten Weltkrieg stand Rumänien zunächst an der Seite Deutschlands gegen die UdSSR, um dann 1944, nach bedingungsloser Kapitulation, die Fronten zu wechseln und mit ihr zusammen gegen Deutschland zu kämpfen.

Nach dem Zweiten Weltkrieg zerschlug die Agrarreform zunächst den Großgrundbesitz zugunsten kleinbäuerlicher Betriebe, um dann durch deren Enteignung den Weg der totalen Kollektivierung einzuschlagen. Nach dem Tode Stalins (1953) geriet Rumänien innerhalb des Ostblocks immer mehr in die Isolierung, eine schwere Wirtschaftskrise führte letztlich 1989 zum Zusammenbruch des kommunistischen Systems.

Ein knappes, aber recht umfassendes Bild der rumänischen Pferdezucht kurz vor dem Zusammenbruch des Ostblocks erhalten wir durch eine Aufstellung von Professor *H. J. Schwark* in seinem Buch PFERDEZUCHT (Melsungen 1984):

„Vollblut: Zuchtkapazität etwa 170 Stuten. Gestütsstuten in Bale und Cisläu.
Araber und Araber-Rasse (Shagya-Araber, Anm. d. Verf.): 150 Gestütsstuten und 250 Hengste in der Landeszucht. Arabische Halbblutpopulation in Ostrumänien, in den Provinzen Dobrugea, Muntenia und Moldova. Gestüte in Mangalia (Araber) und in Jegalia (Halbblut-Araber).
Halbblut, Furioso-North-Star, Gidran: 180 Gestütsstuten, etwa 210 Hengste in der Landeszucht. Zuchtgebiet vornehmlich Nordtranssilvanien und die Provinzen Moldova und Muntenia. Gestüte in Bontida, Rădăuti, Beclean. In Rumänien ist die Gidran-Zucht vornehmlich im Osten des Landes, in den Provinzen Moldova und Muntenia verbreitet. Gestütsmäßig wird diese Rasse im bekannten Rădăuti bearbeitet.
Nonius: 150 Gestütsstuten in Gestütszucht, etwa 150 Hengste in der Landeszucht. Zuchtgebiet Transsilvanien, Gestüt in Izvin (Timisoara).
Lipizzaner: 150 Gestütsstuten mit umfangreicher Landeszucht, etwa 300 Zuchthengste. Im ganzen Land außer der Dobrudgea verbreitet. Sămbăta de Jos ist das Lipizzaner-Gestüt in Rumänien und die größte aller Lipizzaner-Zuchtstätten. Es liegt nahe der Stadt Fagaras und hat einen Bestand von etwa 600 Tieren, davon 120 Zuchtstuten. Neben der Reproduktion der Mutterstutenherde besteht die Aufgabe des Gestüts darin, jährlich etwa 30 Deckhengste für die Landeszucht bereitzustellen.
Rumänisches Kaltblut: 60 Gestütsstuten, etwa 100 Hengste in der Landeszucht. Zuchtgebiet Transsilvanien (Siebenbürgen, Anm. d. Verf.). Gestütszucht in Izvin (bei Timisoara) neben der Nonius-Zucht.
Huzule: 100 Stuten in Gestütszucht, etwa 60 Hengste in der Landeszucht. Zuchtgebiet Karpaten mit Höhenlagen über 600 m. Gestüt in Lucina (Suceava)."

1998 wurde in folgenden rumänischen Gestüten Pferdezucht betrieben:
Vollblut: Cisläu und Bale;
Araber (Reinblut und Shagya): Mangalia und Rădăuti;
Furioso-North-Star: Bontida;
Gidran: Rădăuti;
Rumänisches Sportpferd: Jegălia und Slatina;
Nonius: Izvin;
Lipizzaner: Sămbăta de Jos Fagaras;
Traber: Dor Mărunt und Rusetu;
Rumänisches Kaltblut: Rusetu und Beclean;
Huzule: Lucina;
Rumänischer Pony: Lucina.
Hengstdepots bestehen in Runt, Dumbrava, Rennbahn Ploiesti, Homorod, Izvin, Jegălia, Lucina, Kangalia, Rădăuti, Rusetu, Rimnicelu, Slatina, Sămbăta, Mures, Tulucesti.

WARMBLUT-ZUCHTEN

SHAGYA-ARABER

Siehe Ungarn

NONIUS

Siehe Ungarn

LIPIZZANER

Siehe Österreich und Jugoslawien

SZÉKLER

Siehe Ungarn

RUMÄNISCHES REITPFERD

TYP, INTERIEUR, VERWENDUNG, MECHANIK:
Das rumänische Reitpferd ist eine noch recht junge Schöpfung. Größe, ein ansprechendes Exterieur, drei reelle Grundgangarten und die recht befriedigende Springanlage, dazu ein umgänglicher Charakter und ein energisches Temperament machen es gleich gut geeignet für sportliche Konkurrenzen wie für die Freizeitreiterei und den Einsatz im Tourismus. Einige Pferde eignen sich auch vorzüglich für die Arbeit im Geschirr, im Zwei- oder Vierspänner. Die Rasse ist in den Reitervereinen überall in Rumänien sehr geschätzt.

Die Pferde gelten insgesamt als fromm und gutartig, sehr menschenbezogen und lernwillig.

EXTERIEUR:
Der Kopf des Rumänischen Reitpferdes ist ausdrucksvoll und gut proportioniert und verleugnet nicht die Orientalischen Ahnen. Der muskulöse Hals ist gut aufgesetzt und getragen, der Widerrist wohl markiert und gut bemuskelt, die Schulter günstig gelagert. Der kräftige Rücken geht über eine gut bemuskelte Lende in die breite, schön gerundete Kruppe über. Das Pferd verfügt über eine beträchtliche Gurttiefe. Die Brust besitzt eine gute Breite. Das Fundament ist recht knochenstark mit deutlich konturierten Sehnen und Gelenken und gesunden, gut geformten Hufen.

Die Widerristhöhe variiert zwischen 158 und 168 cm Stockmaß.

ZUCHT:
Die Zucht des Rumänischen Reitpferdes ist dabei, sich über das ganze Land auszubreiten.

GESCHICHTE:
Mit dem Ausscheiden des Pferdes aus dem landwirtschaftlichen Arbeitsprozeß hat man sich seitens der offiziellen rumänischen Zuchtgremien entschlossen, auf der Grundlage der alten, klassischen Halbblutlinien ein für die modernen Disziplinen des Sports geeignetes warmblütiges Reitpferd zu schaffen, das womöglich im internationalen Vergleich bestehen kann.

Man kreuzte Vollblut, Araber, Gidran und Furioso und gelegentlich auch Traber und Anglo-Araber miteinander, wobei man gleichzeitig eine sorgfältige Selektion auf sportliche Eignung durchführte. Das entstandene Pferd ist recht vielversprechend, ohne doch bis jetzt internationalen Ansprüchen zu genügen.

Nach dem Zusammenbruch des Ostblocks und der Öffnung der Grenzen sind die Importe von Pferden der

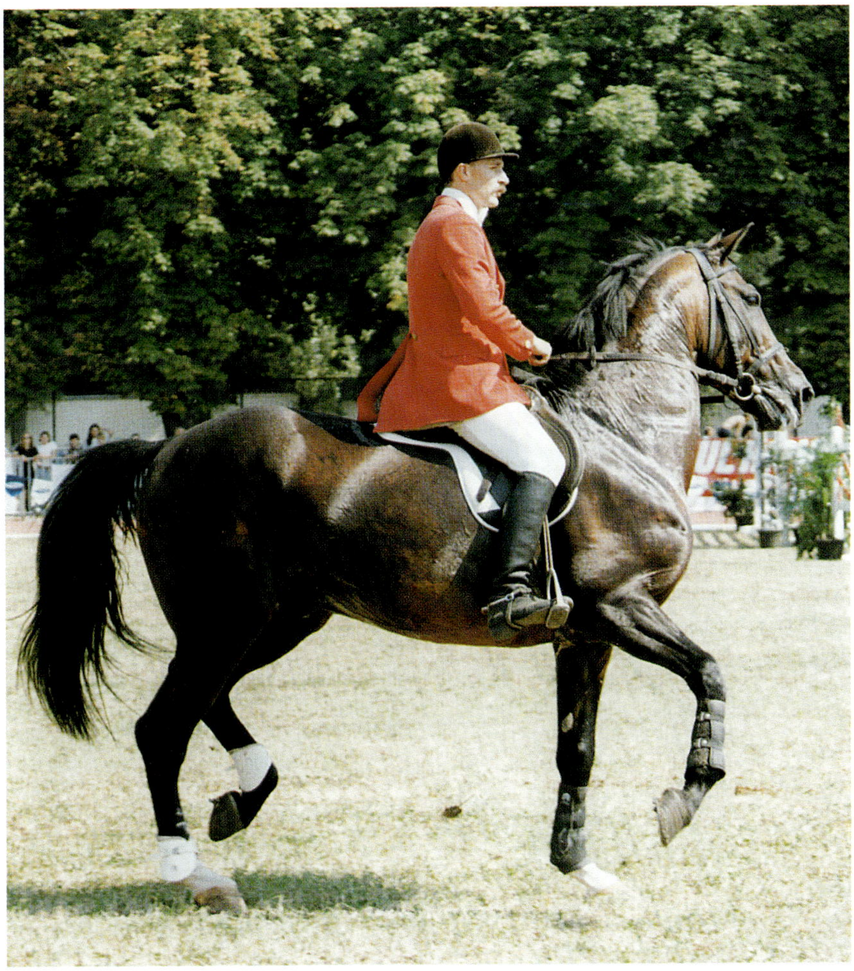

Rumänisches Sportpferd

Rumänisches Kaltblut-Arbeitsgespann mit beigebundenem Warmblutpferd im Straßenverkehr

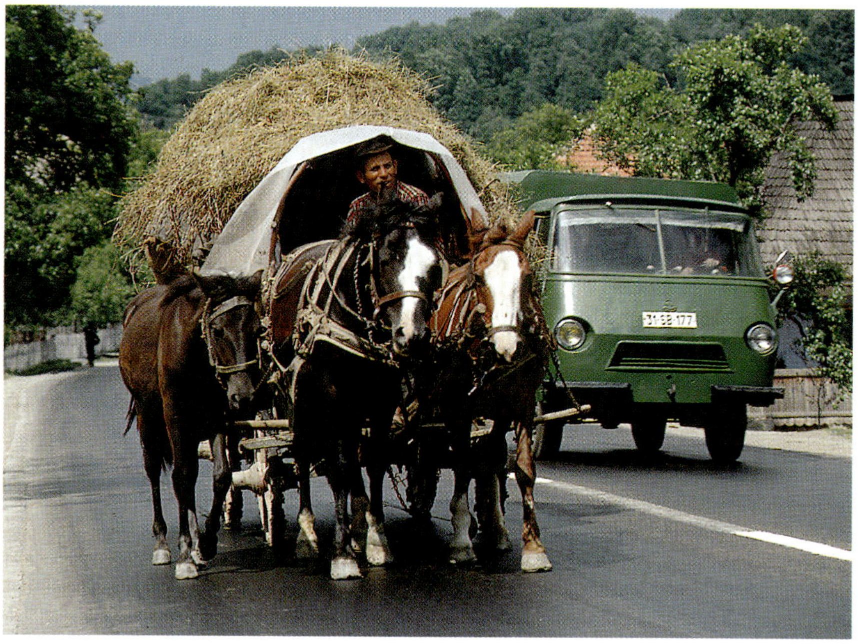

westeuropäischen Leistungszuchten in den Bereich der Möglichkeiten gerückt. Es steht zu erwarten, daß sich sehr bald auch das Rumänische Reitpferd in den Kreis der internationalen Warmblutzuchten einreihen wird.

KALTBLUTZUCHTEN

RUMÄNISCHES ZUGPFERD

Rumänisches Kaltblut

Beim Rumänischen Zugpferd haben wir es mit einer auf Noriker-Grundlage in Transsilvanien entstandenen Zucht eines mittelschweren kaltblütigen Arbeitspferdes zu tun, die vor allem von der deutschsprachigen Minderheit der Siebenbürger Sachsen gepflegt wurde. Nachdem das Pferd ganz allgemein auch in Rumänien aus seinem landwirtschaftlichen Aufgabengebiet verdrängt wird, ist die Rasse stark rückläufig.

PONYZUCHTEN

HUZULE

Siehe auch Polen

Als „Huzulei" bezeichnet man das von den ruthenischen Huzulen bewohnte, früher polnische Gebiet in den Wald- und Ost-Karpaten, dem nördlichen Teil der sogenannten Bukowina („Buchenland"), das heute zwischen der ehemaligen UdSSR und Rumänien geteilt ist.

Die Huzulei ist die Urheimat des Huzulen, einer im Lauf der Jahrhunderte entstandenen kleinen, harten, enorm trittsicheren Gebirgspferde- oder besser -ponyrasse, die vorwiegend als Säumer und Reitpferd der Bergbauern genutzt wird. Über den Ursprung des Huzulen hat die hippologische Wissenschaft verschiedene Theorien aufgestellt.

A. Osowicki hat in DAS HUZULENPFERD (Stuttgart 1904) die Huzulen als eine degenerierte Araber- oder Orientalen-Population eingestuft. Eine andere Theorie lautet, daß der Huzule ein Nachkomme des Nordischen Pferdes *(Equus caballus celticus)* sei, das durch die Kelten oder die Germanen bis in den südöstlichen Teil Europas gebracht wurde, und sich hier in relativer Isolierung zu dieser

Huzulen-Hengst, zweite Hälfte des 19. Jahrhunderts

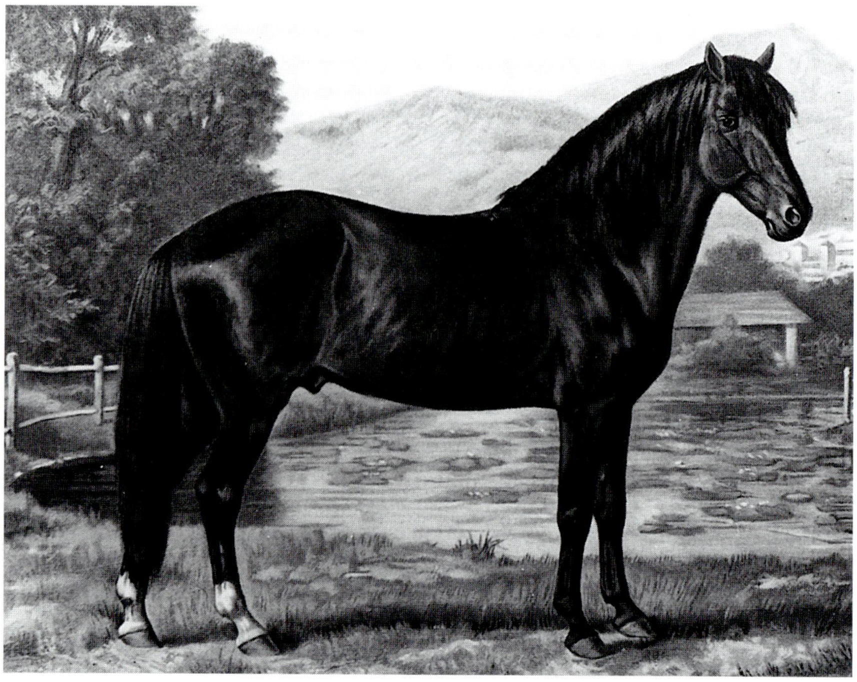

eigenständigen Rasse geformt habe. Man belegt diese Hypothese mit den zahlreichen fossilen Pferdeskeletten, die man dort in der Gegend gefunden hat und die in auffallender Weise denen rezenter Huzulen gleichen.

Es besteht auch eine Theorie, daß der Huzule auf Mongolische Pferde des Przewalski-Typs zurückgeht. Das ist jedoch wegen der Chromosomendifferenz kaum wahrscheinlich. Die Mehrzahl der Wissenschaftler geht heute davon aus, daß die Ahnen des heutigen Huzulen in den Tarpanen der russischen (beziehungsweise ukrainischen) Steppen und den Bergtarpanen der östlichen Karpatenhänge zu suchen sind, es sich also um eine autochthone Rasse handelt. Diese Ansicht äußerte als erster *E. Hackl* in seiner Monographie DER BERGTARPAN DER WALDKARPATEN, GENANNT HUCUL (Wien – Leipzig 1938). Daß die Rasse schon recht lange bekannt ist, können wir daran ablesen, daß der polnische hippologische Schriftsteller *Drohastajki* sie in seinem 1606 erschienenen Werk HIPPICA erwähnt.

Erst seit 1877, seit sich das Gestüt in der Luczyna überwiegend mit der Reinzucht der Rasse beschäftigt, kann man von einer systematischen Huzulen-Zucht sprechen. Seitdem entstanden die verschiedenen klassischen

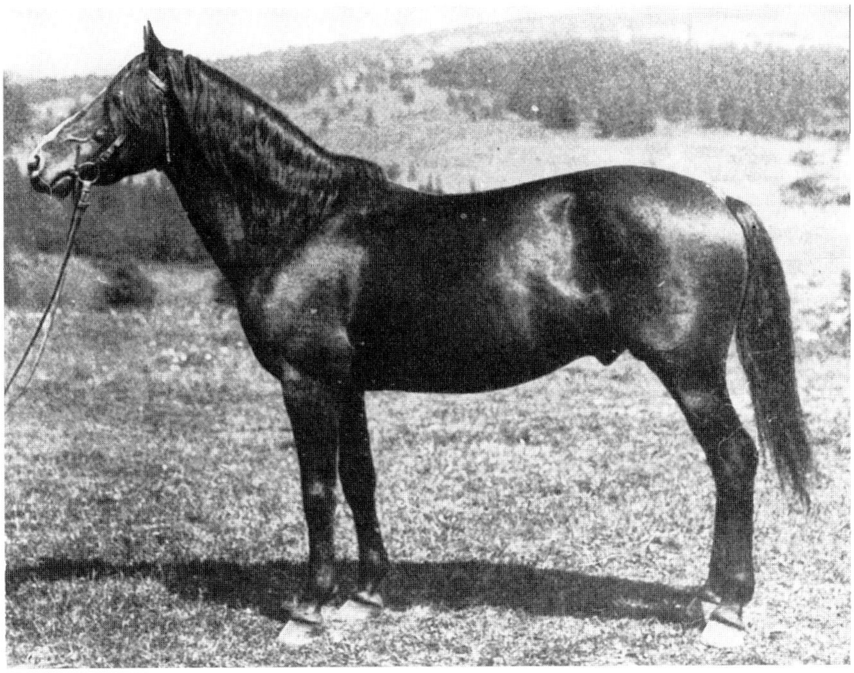

Der Linienbegründer Hroby, Pépinière-Beschäler im Staatsgestüt Radautz vor 1914

Hengstlinien, von denen die der Stammhengste *Striebul, Miszka, Czeremosz, Taras, Hroby* und *Goral* erwähnt werden müssen.

Bei Ausbruch des Ersten Weltkrieges wurde der Pferdebestand des Gestüts in das Gestüt Waldhof in Oberösterreich evakuiert, und erst 1919 gelang es dem nach dem Krieg ernannten Gestütsdirektor, Rittmeister *Johann Larionescu*, nach zähen Verhandlungen einen Teil der Huzulen für das nun in den Besitz der Gestüte in der Bukowina gelangte Rumänien zurückzuführen.

Leider konnten aus der alten Zucht nur die Blutlinien *Hroby* und *Goral* für die Luczyna gerettet werden. Doch wurden dort drei neue Hengstlinien,

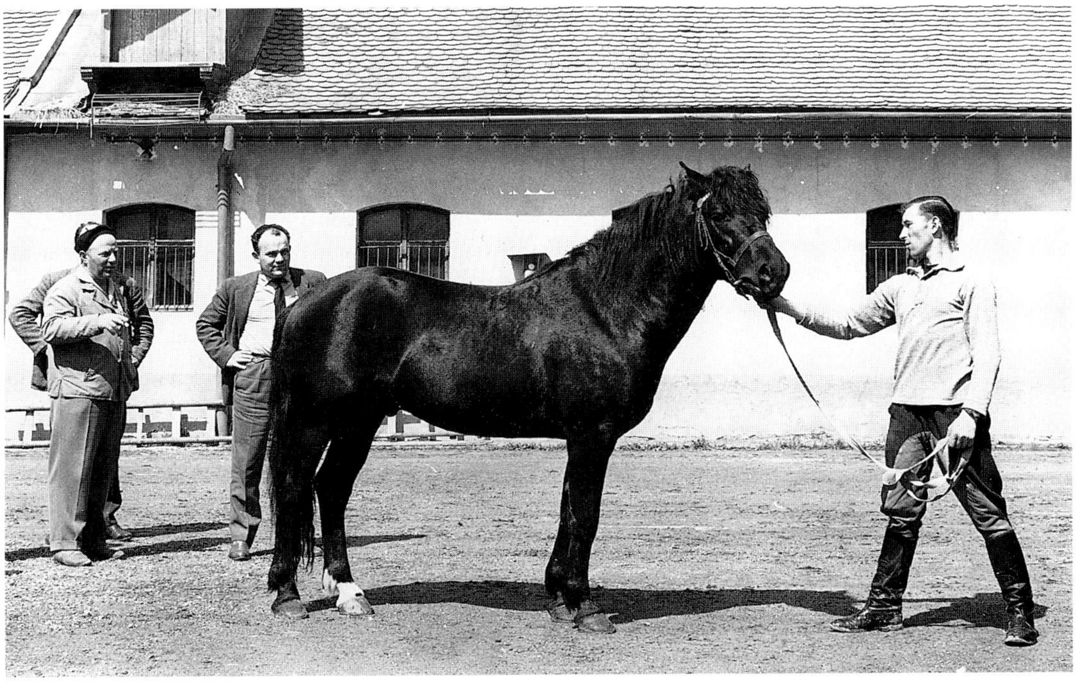

Beurteilung eines Junghengstes der Goral-Linie im slowakischen Staatsgestüt Topolčianky

Ousor, Pietrosu und *Prislop*, geschaffen, von denen die Stammväter *Ousor* und *Pietrosu* aus dem westlichen Teil der Ostkarpaten, dem Székler Land, stammten, so daß heute die rumänische Huzulen-Zucht eine ausreichende genetische Breite besitzt, um die Gefahr einer Inzuchtdepression zu vermeiden. Allerdings sind die Vertreter der beiden zuletzt genannten Linien weniger formschön und harmonisch als die der anderen Linien. Die Linie *Prislop*, die 1937 begründet wurde, ist etwas großrahmiger (137–142 cm Stockmaß).

Nach dem Ersten Weltkrieg wurden aus Waldhof auch einige Huzulen in die neu entstandene Tschechoslowakei verkauft, mit denen in Muran in der Slowakei ein eigenes Huzulen-Gestüt aufgebaut wurde. Seitdem hat ein regelmäßiger Austausch von Zuchthengsten der Linie *Hroby* stattgefunden.

Essentielle Bedeutung für die Typerhaltung der Huzulen-Zucht Rumäniens hat die Aufzucht (Älpung) auf den Gebirgsweiden des Gestüts Luczyna in Höhen von 1200 bis 1600 Metern, das schon 1775 durch *Kaiser Joseph II.* als Dependance zu Radautz gegründet worden war. Das Klima ist hier sehr rauh, mit jährlichen Niederschlägen von 800/900 mm und Temperaturen im Winter bis zu –35 °C und im Sommer von bis zu +36 °C. Zu ersten Schneefällen kommt es in der Regel schon im September, die letzten werden gewöhnlich im Mai registriert. Im Gebiet der Luczyna gibt es keine Stürme, da es von hohen Gebirgsmauern eingerahmt ist.

In der Zentrale von Luczyna stehen die Zuchthengste und -stuten, in den Vorwerken Caminca die männliche und in Chiteau die weibliche Nachzucht. Die Leistungsprüfungen finden in Gaina statt; alles innerhalb eines Radius von etwa 40 Kilometern.

Dr. George Margineau schreibt in einem Aufsatz mit dem Titel „Die Huzulen – typische Rasse aus dem nördlichen Rumänien" (in FREIZEITREITEN UND -FAHREN, München 1996):

„Die Huzulen haben eine kompakte und formschöne Erscheinung. Der Kopf ist im allgemeinen wohlproportioniert. Das Profil ist gerade, manchmal stumpfnasig. Es sind kleine, spitze Ohren zu erkennen und dazwischen ein üppiger Schopf. Die Augen sind klein (wirklich?, Anm. d. Verf.), aber lebhaft; gleichfalls gibt es auch weite Nüstern. Der Hals hat eine schöne Form und ist gut modelliert (meines Erachtens ist er meist recht dick, mit breiter Basis und oft Unterhals, Anm. d. Verf.). Seine Länge ist genau richtig, und er wird von einer dichten, langen Mähne geschmückt. Der Widerrist ist ziemlich erhaben. Der Übergang zwischen Rücken und den Lenden ist lang und gerade. Die Flanken sind schön gezeichnet. Die Kruppe ist gut proportioniert und schräg. Der Schweif ist tief angesetzt, dicht und fließend."

Nach brieflichen Mitteilungen von Regierungsrat *Franz Schröder*, dem Präsidenten des Österreichischen Pony- und Kleinpferdezüchterverbandes, vom Sommer 1992 haben die Rumänen die zahlenmäßig größte Huzulen-Zucht. Sie züchten auch die Ponies mit der größten Widerristhöhe. Rein qualitativ fänden sich jedoch die besten Huzulen in Polen.

An Farben fänden sich bei den rumänischen Huzulen vor allem Dunkelbraune, Falben, auch Schecken, selten Rappen oder Schimmel. Auch Füchse kämen immer wieder vor, so daß man, wie Schröder annimmt, von einer genetischen Verankerung der Fuchsfarbe ausgehen könne.

Körperliche Entwicklung des Huzulen im 20. Jahrhundert (nach Dr. G. Margineau)

Hengstlinien		Goral	Hroby	Pietrosu	Ousor	Prislop
1927	Widerristhöhe	133	131	--	--	--
	Brustumfang	159	157	--	--	--
	Röhrbeinumf.	17,5	16,5	--	--	--
1957	Widerristhöhe	137	134	136	136	138
	Brustumfang	161	158	163	161	164
	Röhrbeinumf.	17,5	17,0	18,0	17,5	18,5
1992	Widerristhöhe	140	137	139	139	142
	Brustumfang	165	160	163	165	168
	Röhrbeinumf.	18,5	17,5	18,0	16,5	19,0

ALBANIEN

Albanien ist heute eine Republik. Das Land, das nicht ganz 30 000 Quadratkilometer umfaßt, liegt an der Westküste der Balkanhalbinsel. Es gliedert sich in drei Großlandschaften: Im Norden grenzen die Nordalbanischen Alpen an Montenegro. Sie machen etwa 60 Prozent der Gesamtfläche aus. Südlich schließen sich Kalksteinmassive an, die im südlichsten Teil bis ans Meer reichen. Beide Gebirgszüge schließen ein Hügelland ein, das meerwärts in die Küstenebene übergeht.

44 Prozent Albaniens sind mit meist dichtem Wald bedeckt, in den immer wieder einzelne Rodungsinseln eingesprengt sind. Haupterwerbszweig ist die Landwirtschaft. Aufgrund der technischen Rückständigkeit des Landes spielt das Pferd bis heute als Pack- und Reitpferd sowie als Zugkraft in der Landwirtschaft eine entscheidende Rolle.

Während der Süden Albaniens schon in der Jungsteinzeit bewohnt war, erfolgte eine Besiedlung des Nordens erst in der Bronzezeit (3./2. Jahrtausend v. Chr.). Seit etwa 900 v. Chr. entstanden an der Küste griechische Kolonien. Der Süden gehörte zum Königreich Epirus. 168/167 v. Chr. wurde Albanien römische Provinz, seit 395 n. Chr. gehörte es zum oströmischen Imperium. Seit dem sechsten Jahrhundert n. Chr. wanderten serbische Stämme in die Balkaninsel ein, die sich mit der dortigen Bevölkerung vermischten. Etwa um das 11. Jahrhundert erschienen die wohl vorwiegend illyrischen Albaner unter ihrem heutigen Namen.

Die Einigung des aus verschiedenen Stammesherzogtümern bestehenden Landes, die gegen Ende des 14. Jahrhunderts entstanden waren, erfolgte schließlich unter dem albanischen Nationalhelden *Skanderbeg* („Iskander", eigentlich Gjergj Kastriota, 1403–1468), der Albanien dann jedoch vergeblich in einem von 1444 bis 1468 dauernden Freiheitskampf gegen die Türken zu verteidigen suchte. Nach seinem Tod wurde das Land endgültig von den Osmanen erobert und blieb lange Zeit unter türkischer Herrschaft (bis 1912).

So lange lag Albanien in einer Art tiefen „Dornröschenschlafs", in dem die Zeit stillzustehen schien und eine mehr oder weniger totale kulturelle und wirtschaftliche Stagnation herrschte. Seit der Antike bis weit in das 20. Jahrhundert stellte das als Pack- und Reitpferd genutzte Albanische Pferd das einzige Verkehrsmittel in dem unwegsamen Land dar, während die landwirtschaftliche Arbeit von Ochsen verrichtet wurde.

1878, nach dem „Berliner Kongreß", entstand eine albanische Nationalbewegung, die sich vehement „los von der Türkei" auf ihre Fahnen geschrieben hatte. Die als Folge dieser Bewegung 1910 ausbrechenden Aufstände der Albaner gegen die Türkisierungspolitik der „hohen Pforte" konnten schließlich wegen des Ersten Balkankrieges 1912 von den Osmanen nicht mehr niedergeworfen werden.

Den daraufhin ausgerufenen unabhängigen Albanischen Staat bestätigte 1913 die „Londoner Botschafterkonferenz".

Nach dem Ersten Weltkrieg, genauer seit 1921, geriet Albanien mehr und mehr in die Abhängigkeit des Italiens Mussolinis, besonders unter *Ahmed Zogu*, der seit 1925 Staatspräsident und von 1928–1939 König von Albanien war. 1939 besetzte Italien Albanien.

Während der Zeit der italienischen Einflußnahme und Besetzung setzte man zur Verbesserung der Landespferdezucht in größerem Umfang Araber-, Sizilianische Anglo-Araber- und Lipizzaner-Hengste ein. Die Kreuzungsprodukte befriedigten jedoch nicht, da sie durchweg leicht, fein und bei geringer Gurttiefe hochbeinig und schwerfuttrig waren und auch ihre Ausdauer und Härte, die sie in Albanien dringend benötigten, einbüßten.

Gegen Ende des Zweiten Weltkrieges, 1944, nach Abzug der italienischen und deutschen Truppen, kam es zur Machtübernahme durch Partisanentruppen unter dem Kommunistenführer *Enver Hoxha*. 1946 wurde von den Kommunisten die Volksrepublik Albanien ausgerufen.

Zunächst bemühte man sich mit allen Kräften um einen Wiederaufbau des Landes und eine Beseitigung der durch den Krieg verursachten Schäden. Dazu gehörte auch der Wiederaufbau der für Albaniens Wirtschaft lebensnotwendigen Pferdezucht. Ab 1947 holte man Nonius-Zuchtmaterial aus Ungarn ins Land, um dem heimischen Pferd mehr Substanz und Kaliber zu verleihen für seinen vermehrten Einsatz in der intensiver gewordenen Landwirtschaft.

Dann jedoch folgte eine Zeit zunehmender, allmählich völliger Isolierung, nachdem Albanien wegen des Eingreifens der Sowjetunion in den Ungarnaufstand 1956 mit der östlichen Führungsmacht gebrochen hatte. 1968 trat Albanien wegen der Ereignisse des „Prager Frühlings" aus dem „Warschauer Pakt" aus. 1978 kam es schließlich auch zum Bruch mit China, dem man sich zeitweise angenähert hatte.

Die Isolierung innerhalb des Ostblocks führte zu einer geradezu mittelalterlich anmutenden Rückständigkeit der Landwirtschaft, auf deren Erträge die Bevölkerung dringend angewiesen war. So mußten starke Bestrebungen darauf gerichtet sein, dem Land in Ermangelung anderer, womöglich maschineller Zugkraft, eine starke, leistungsfähige Pferdezucht mit für diesen Zweck geeigneten Tieren zu sichern.

Zu einer Änderung dieses Zustandes kam es erst, als sich Albanien nach dem Tod Enver Hoxhas (1985) mehr und mehr politisch öffnete und diplomatische Beziehungen mit westlichen Staaten aufnahm. 1990 verkündete die Regierung einen Reformkurs, der 1992 zu freien Wahlen und einem Sieg der bürgerlichen Opposition führte.

ALBANISCHES PFERD

Albanisches Bergpferd, Mysekaja-Pferd

TYP, INTERIEUR, VERWENDUNG:
Die Albanischen Pferde gehören in dieselbe Kleinpferdgruppe wie die der angrenzenden Länder Bosnien-Herzegowina, Makedonien, Bulgarien, Rumänien, Griechenland und des europäischen Zipfels der Türkei, mit der sie zahlreiche Exterieurmerkmale und auch interieure Eigenschaften gemeinsam haben. Vor allem das Bosnisch-Herzegowinische Gebirgspferd, das Bulgarische Gebirgspferd und der Huzule der Karpaten verkörpern ähnliche Typen und gehen vermutlich auf die gleichen Wurzeln zurück.

Bis in die neuere Zeit unterscheidet (beziehungsweise unterschied) man zwei einheimische Typen in der Albanischen Pferdepopulation: den Bergtyp und den Typ der Ebene. Jedoch sind die Unterschiede zwischen ihnen heute nicht mehr sehr deutlich zu erkennen, da der Typ der Ebene den Bergtyp genetisch stark beeinflußt hat. Die heute bestehenden Unterschiede sind mehr oder weniger milieubedingt: Grundsätzlich ist der Typ der Ebene, der sogenannte Mysekaja, größer, schwerer, frühreifer, insgesamt „pferdiger", alles verursacht durch ein reichlicheres Futterangebot. Der Bergtyp ist kleiner, leichter, trockener, ponyhaftiger aufgrund der kargen Ernährungsgrundlage im Gebirge.

Beide Typen des Albanischen Pferdes sind äußerst leichtfuttrig und können bei kleinsten Rationen dennoch größte physische Anstrengungen bewältigen. Sie zeichnen sich aus durch Robustheit, Härte und Ausdauer, Langlebigkeit und Fruchtbarkeit. Ihr Temperament ist energisch und eifrig, der Charakter gutartig und fromm.

EXTERIEUR:
Im Exterieur nähert sich das Albanische Pferd der Gegenwart immer mehr dem kompakteren Typ an. Der Kopf ist Orientalisch beeinflußt mit breiter Stirn und geradem oder leicht konkavem Profil und lebhaften Augen. Der Hals ist meist kurz, oft recht dick und im Ansatz breit, vor allem bei den Hengsten oft stark verfettet. Starke Ganaschen und ein ausgeprägter Unterhals erschweren nicht selten eine reiterliche Einwirkung im konventionellen Sinne. Der Widerrist ist wenig markiert, die Schulter steil. Der kräftige, tragfähige Rücken geht über die muskulöse Lendenpartie in die abgeschlagene, muskulöse Kruppe über. Die gewölbten Rippen lassen auf eine gute Futterverwertung schließen. Das leichte Fundament ist trocken und haltbar trotz häufig fehlerhafter Stellungen und mangelhafter Gelenkseinschienungen, die kleinen, schmalen Hufe sind eisenhart. Das Langhaar der Doppelmähne und des tief angesetzten Schweifes ist dicht und buschig.

Braun und Dunkelbraun sind die häufigsten Farben, doch finden sich auch Rappen, Füchse und Schimmel. Abzeichen an Kopf und Gliedmaßen sind verbreitet.

Die Wideristhöhe variiert von 130 bis 145 cm Stockmaß, wobei die Pferde des Gebirges in der Regel ein durchschnittliches Stockmaß von 127 bis 130 cm, die der Ebene eines von 137 cm erreichen.

MECHANIK:
Der Albaner besitzt drei ausgesprochen trittsichere, fördernde Grundgangarten, die ihn zu Dauerleistungen unter dem Reiter und im Geschirr auch in schwierigem, kupiertem Gelände befähigen. Unter den Albanischen Pferden gibt es im übrigen viele, die eine natürliche Töltanlage haben, die für den Reiter bequem zu sitzen ist.

ZUCHT:
Der Norden Albaniens, die Gebirgsregion des Landes, bildet die Heimat des Gebirgstyps, während in dem vorgelagerten Hügelland und der Küstenebene der stärkere Mysekaja-Schlag entstand, dem sich heute die gesamte Zucht annähert. Verbessertes Zuchtmaterial, das vor allem die Landbeschäler stellt, konzentriert sich in größeren Zuchtzentren, vor allem im Gestüt der Zootechnischen Station in Skodra.

GESCHICHTE:
Die Ureinwohner Albaniens waren indoeuropäische Illyrer, die spätestens im 8./7. Jahrhundert in den Nordwesten der Balkanhalbinsel einwanderten. Im 7. Jahrhundert n. Chr. siedelten sich in dem Gebiet serbische Stämme an, die sich mit der Urbevölkerung vermischten. Seit 1386 kam es zu einer allmählichen Unterwerfung Albaniens durch die Osmanen.

Während der Türkenzeit, die bis 1912, dem Ersten Balkankrieg, dauerte, erhielt die Albanische Pferdezucht wenige positive Impulse, wenngleich in die ursprünglich vermutlich auf den Waldtarpan sowie Turkmenische und Mongolische Wurzeln zurückgehende heimische Rasse eine gewisse Menge Orientalischen Blutes eingeflossen sein dürfte, wie sich aus verschiedenen bis heute vorhandenen Exterieurpoints schließen läßt.

Insgesamt besaß die albanische Bevölkerung eine bemerkenswerte Pferdepassion und Albanische Pferde hatten auf der Balkanhalbinsel einen guten Ruf, ähnlich dem der Bosniaken, als ausdauernd und hart, schnell und mutig. Soziale und ökonomische Faktoren bewirkten zusammen mit Klima und Scholle, daß in früheren Jahrhunderten das Land immer nur eine gewisse, begrenzte Anzahl Pferde und bestimmte Typen hervorbrachte.

Seit der Antike fand das Pferd unter dem Packsattel und als Reitpferd in unwegsamem Gelände Verwendung, kaum jedoch in der landwirtschaftlichen Arbeit, die mit Ochsen ausgeführt wurde. Hier ist im Verlauf der ersten Hälfte des 20. Jahrhunderts eine Änderung eingetreten. Man unternahm große Anstrengungen, die Pferdezucht zu fördern und ihre Zahlen zu vermehren. Mit Hilfe eines systematischen Zuchtprogramms und durch den Einsatz von Araber- und Nonius-Hengsten hat man sich bemüht, gewisse exterieure Defizite zu verbessern, so zum Beispiel durch eine Zunahme von Widerristhöhe, Knochenstärke und Körpergewicht die Rasse für die landwirtschaftliche Arbeit geeigneter zu machen. Auch auf eine Ausmerzung der vorhandenen Stellungsfehler wurde Wert gelegt.

In die Bergregionen wurden Haflinger importiert, die eine Verbesserung von Arbeitsleistung und Exterieur bewirken sollten. Seit 1947 holte man ungarische Nonius-Hengste ins Land, um der durch den Krieg arg geschädigten Landeszucht aufzuhelfen und um eine Zunahme an Größe und Kaliber bei den Pferden der Ebene zu erreichen. Für die Erzeugung von geeigneten Beschälern wird in der Zootechnischen Station Skodra ein Nonius-Stamm reinrassig weitergezüchtet. Mit Hilfe der Araber-Einkreuzung, die mehr einer Auflockerung des Genpools dient, versuchte man der Rasse ihre Genügsamkeit und Leichtfuttrigkeit, Härte und Ausdauer zu erhalten, die durch den Nonius-Einfluß verlorenzugehen drohte.

In jedem Jahr werden in Albanien Pferdeschauen veranstaltet, auf denen die besten reinrassigen Pferde, aber auch gelungene Kreuzungsprodukte ausgestellt und prämiert werden. Seit neuerer Zeit werden auch reitsportliche Veranstaltungen abgehalten.

GRIECHENLAND

Der griechische Staat im Südosten Europas umfaßt über 130 000 Quadratkilometer mit etwa zehn Millionen Einwohnern. Das Land besteht aus dem Festland, das den südlichen Teil der Balkanhalbinsel mitsamt der Peloponnes einschließt, und den Ionischen Inseln, den Inseln des Ägäischen Meeres (Sporaden, Zykladen, die der kleinasiatischen Küste vorgelagerten Inseln) sowie den südägäischen Inseln (unter anderem Kreta und Rhodos). Drei Viertel der Oberfläche des Landes sind gebirgig. Die Küsten sind meist felsig und reich an Buchten. Das Landesinnere wird von Gebirgen und Beckenlandschaften eingenommen.

Im Norden (West-Thrakien und dem griechischen Teil Makedoniens) finden sich hohe Gebirgszüge und teils fruchtbare, teils versumpfte Ebenen. Im Nordwesten Griechenlands liegt Epirus, eine baumlose Gebirgslandschaft, von Thessalien getrennt durch das Pindos-Gebirge. Der höchste Berg Griechenlands ist der Olymp mit knapp 3000 Metern Höhe im Norden des Thessalischen Beckens. Das Gebirgssystem setzt sich fort mit den Gebirgen der Peloponnes (Taygetos) und weiter bis Kreta.

Vulkanische Erscheinungen und Erdbeben sind häufig. Das Klima ist, abgesehen von den Hochlagen, mittelmeerisch, mit heißen, trockenen Sommern und milden, feuchten Wintern. Als Vegetation herrscht Macchia vor.

Über 65 Prozent der Griechen leben in Städten. Die Landwirtschaft hat große strukturelle Probleme (mehr als 80 Prozent der Betriebe haben eine Größe von unter fünf Hektar). Tierhaltung, vor allem Schafe und Ziegen, dient hauptsächlich der Eigenversorgung. Von großer wirtschaftlicher Bedeutung ist der Fremdenverkehr, in dem auch die heimischen Pferde und Ponies eine gewisse Rolle spielen.

Ab 1394 wurde Griechenland schrittweise von den Türken erobert. Die türkische Verwaltung lehnte sich an die vorausgegangene byzantinische an. In dem Patriarchen fand das Griechentum seinen vom Sultan anerkannten Repräsentanten. Griechen aus vornehmen Familien des Phanars stiegen in hohe Verwaltungsämter des Osmanischen Reiches auf.

Gegen die mit der Schwächung des türkischen Reiches seit dem Ende des 17. Jahrhunderts zunehmende Willkür der osmanischen Administration entwickelten sich die Räuberbanden der Klephten zu einer Form des nationalen und sozialen Widerstandes.

Den ersten Anstoß zu einem Aufstand gegen das muslimische Regime erhielten die Griechen von Rußland im russisch-türkischen Krieg (1769–1774). Er wurde jedoch niedergeschlagen, ebenso wie die Aufstände der griechisch-albanischen Sulioten 1803 und 1822. Vor allem die bei der serbischen Erhebung 1804–1817 offensichtlich werdende Schwäche der Osmanischen Herrschaft veranlaßte im Ausland lebende Griechen, eine geistige Wiedergeburt der Nation vorzubereiten. Es kam zum Ausbruch des griechischen Aufstandes von 1821. Auf einen Aufruf des Erzbischofs von Patras zur Erhebung hin gelang es den Griechen bereits im ersten Ansturm, fast die gesamte Peloponnes in ihre Hand zu bringen. Der griechische Aufstand erlebte ein weitreichendes Echo in Europa („Philhellenismus"). Aufgrund des Londoner Vertrages von 1827 in-

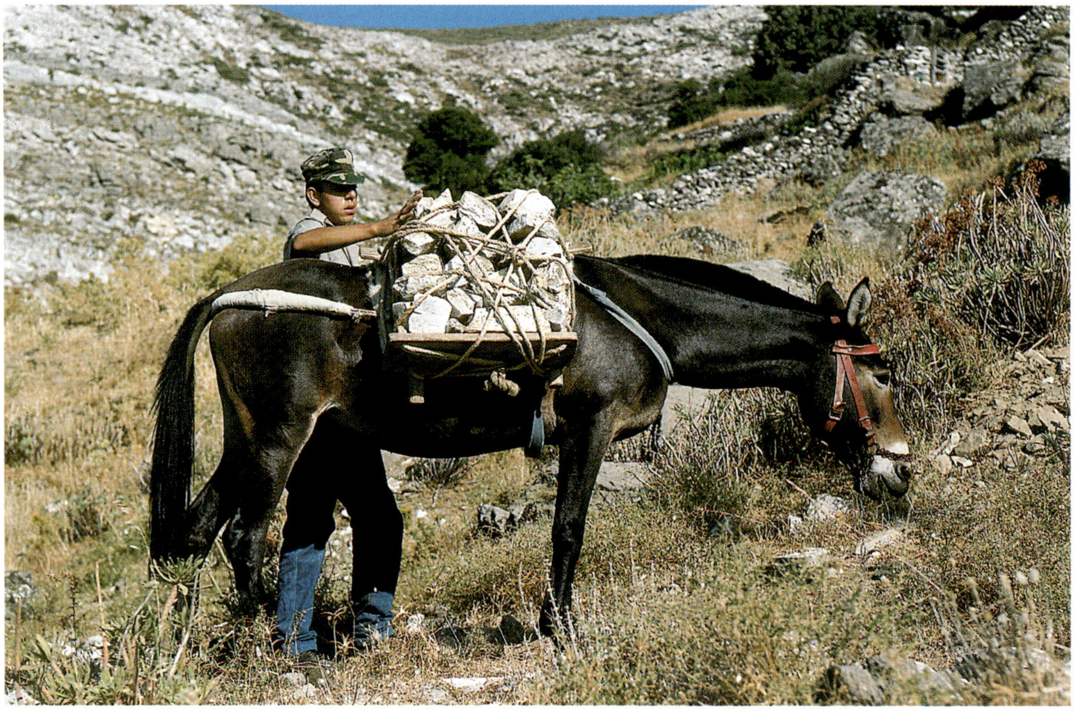

Beladen des Packsattels eines Maultiers mit Bruchsteinen

tervenierten Rußland, Großbritannien und Frankreich gegen die türkische Gegenoffensive. Unter dem Eindruck des türkisch-russischen Friedens von 1829 gelang es Großbritannien, ein souveränes griechisches Königreich durchzusetzen.

Der Aufschwung des panhellenischen Gedankens führte 1881 zur Übergabe Thessaliens durch die Türkei. Im ersten Balkankrieg 1910 erwarb Griechenland Makedonien mit Saloniki und Epirus und die Inseln vor der türkischen Küste. 1913 erfolgte die Vereinigung mit Kreta.

In den Zwischenkriegsjahren war Griechenland durch große innenpolitische Instabilität gekennzeichnet. Aufgrund des Friedensvertrages von Lausanne (1923) mußte das Land im Austausch gegen 600 000 Türken 1,5 Millionen kleinasiatische Griechen aufnehmen. Seit 1913 kam es zu mehrfachen Wechseln zwischen Monarchie und Republik.

Im Zweiten Weltkrieg kapitulierte Griechenland im Frühjahr 1941 gegenüber den deutschen Truppen. Nach deren Abzug 1944 übernahm die im Exil gebildete Regierung die Macht. Es folgte erneut eine Zeit politischer und wirtschaftlicher Instabilität. Mit amerikanischer und britischer Hilfe schlugen die Regierungstruppen 1947–1949 einen kommunistischen Aufstand nieder. Im Friedensvertrag mit Italien vom Frühjahr 1947 erhielt Griechenland den Dodekanes mit Rhodos. Mit einem Wiederaufbauprogramm und einer Bodenreform versuchte die Regierung die Folgen des Krieges zu mildern.

Nach einem länger andauernden Verfassungskonflikt trat 1974 *König Konstantin II.* zurück, was zu einer schweren innenpolitischen Krise führte. Bereits seit 1967 bestand ein von einer Offiziersjunta gesteuertes diktatorisches Regime mit Verhaftungen, Deportationen und Folterungen politischer Gegner, das Griechenland zeitweilig außenpolitisch isolierte. Erst 1980 errang die „Partei der Neuen Demokratie" die absolute Mehrheit und löste die Offiziere ab.

1981 trat Griechenland der Europäischen Union (damals noch „Europäische Wirtschaftsgemeinschaft") bei, was zu einer Stabilisierung der Wirtschaft führte.

Obgleich das antike Hellas eine wichtige Rolle unter den pferdezüchtenden Ländern jener Zeit spielte, vor allem was Pferde für die Wagenrennen angeht, ist davon doch bis in unsere Zeit nichts nachgeblieben und die heutige griechische Pferdezucht hat kaum noch mehr als lokale Bedeutung.

Im Griechenland der Antike waren unter den zahlreichen kultischen Zwecken dienenden Festspielen die zu Olympia zweifellos die bedeutendsten. Bei diesen periodisch stattfindenden Veranstaltungen hatte das Pferd eine wichtige Rolle inne, die die besondere Liebe der Hellenen für das Pferd und hippische Wettkämpfe widerspiegelte. Wann diese Wettkampfspiele zum ersten Mal stattgefunden haben, ist ungewiß. Doch dürften ihre Uranfänge weit in die vorgeschichtliche Zeit hineinreichen. Nachweisen läßt sich auf jeden Fall, daß die Spiele allmählich in Vergessenheit zu geraten drohten, ehe sie um etwa 885 v. Chr. durch *Iphitos*, den dorischen König von Elis (in dem Olympia liegt), wieder mit neuem Leben erfüllt wurden.

Nach jener Restauration wurde die Feier der Olympischen Spiele in unmittelbarer Nähe der elischen Stadt Olympia alle vier Jahre zu Ehren des Gottes Zeus veranstaltet. Diese Folge wurde bis 393 n. Chr. nicht mehr unterbrochen.

Graf Lehndorff, der in HIPPODROMOS (Berlin 1876) mit

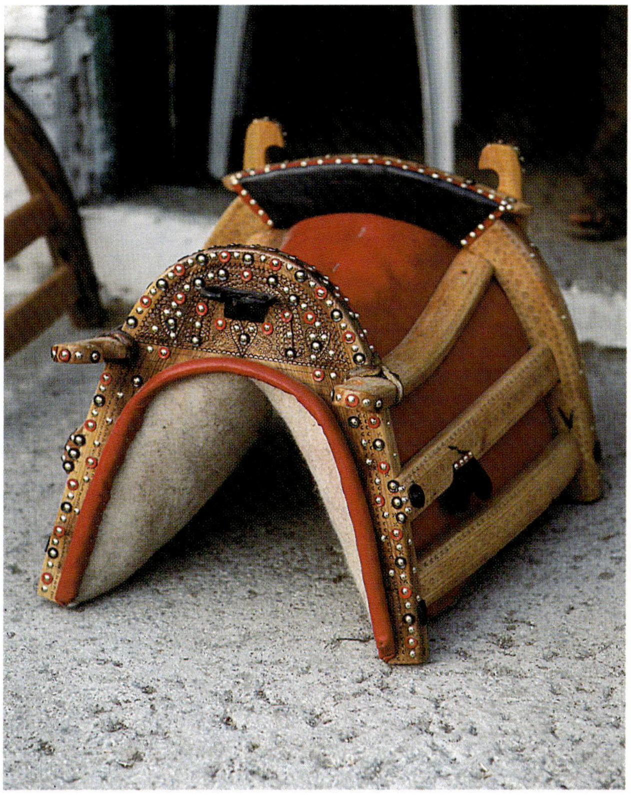

Der griechische Packsattel ist nach Maß gearbeitet. Nur wenn er perfekt auf dem Rücken liegt, kann das Pferd (das Maultier, der Esel) schwere und schwerste Lasten und auch schlecht ausbalanciertes Gut tragen, ohne einen Satteldruck zu erleiden. Bis heute ist der Güterverkehr mit Früchten, Gemüse, Steinen, Zement, Wasserfässern etc. von größter wirtschaftlicher Bedeutung.

Idealisierende hellenistische Bronzestatuette Alexanders des Großen auf seinem Hengst Bukephalos

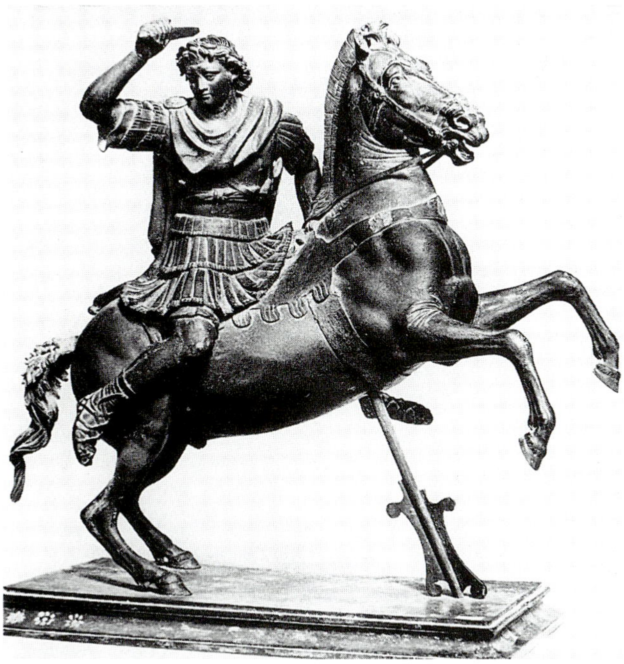

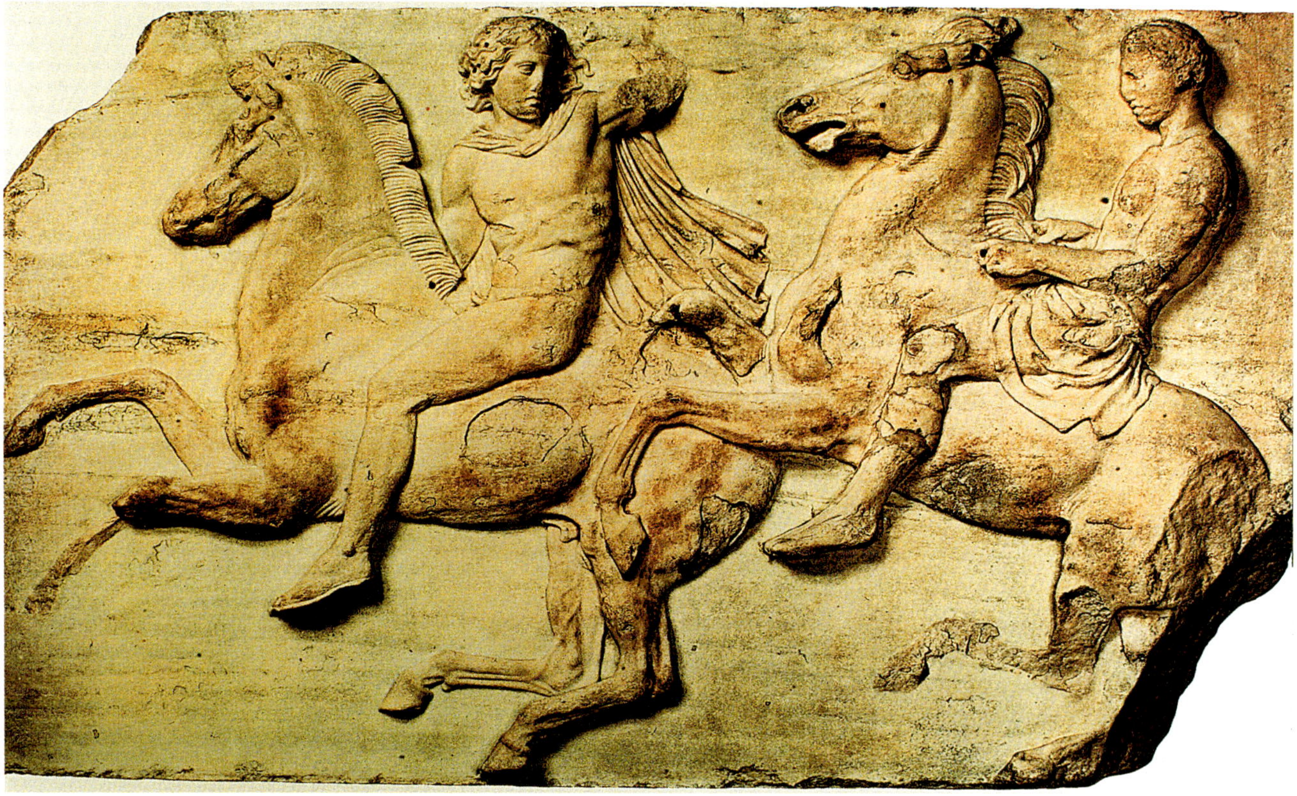

Zwei Reiter aus dem Festzug vom Westfries des Parthenon-Tempels, Athen (ca. 435 v. Chr.)

großer Akribie alles zusammengefaßt hat, was seit der Antike bis in die Neuzeit über die Olympischen Spiele mitgeteilt worden ist, liefert folgende Liste der Hippischen Wettkämpfe der antiken Spiele:

1. Wagenrennen volljähriger Pferde im Viergespann (seit der 25. Olympiade);
2. Rennen volljähriger Pferde unter dem Reiter (seit der 33. Olympiade);
3. Rennen von Maultiergespannen (seit der 71. Olympiade, in der 84. Olympiade wieder aufgegeben);
4. Rennen von Stuten unter dem Reiter. In der letzten Runde mußte der Reiter abspringen und die Stute am Zügel durch das Ziel führen (seit der 71. Olympiade, in der 84. Olympiade wieder aufgegeben);
5. Wagenrennen volljähriger Pferde im Zweigespann (seit der 93. Olympiade);
6. Wagenrennen von Fohlen im Viergespann (seit der 99. Olympiade);
7. Wagenrennen von Fohlen im Zweigespann (seit der 128. Olympiade);
8. Rennen von Fohlen unter dem Reiter (seit der 131. Olympiade).

Auffällig ist es, daß die Wagenrennen älter sind als die unter dem Reiter. Auch für Kriegszwecke scheint die Reiterei in Griechenland erst später eingesetzt worden zu sein. In den Schlachten bei Marathon und bei Plataä (590/470 v. Chr.) hat laut *Herodot* Athen kaum eine Reiterei von Bedeutung besessen, obgleich schon unter *Solon* um 594 v. Chr. Anstalten zur Gründung einer berittenen Truppe gemacht wurden.

Zu *Xenophons* Zeiten (ca. 430–355 v. Chr.) soll sich die athenische Reiterei auf 1000 Mann belaufen haben. Die bedeutendsten Pferdezuchten befanden sich in Böotien und Thessalien. Von den Kolonien hatten Syrakus und Agrigent auf Sizilien den besten Ruf. Die Werke von *Simon* (Fragment) und Xenophon über die Reitkunst verraten generationenlange Beschäftigung mit der Materie.

Über die tatsächlichen Vorgänge in Zucht und Vererbung war man sich im Griechenland der Antike lange Zeit im Unklaren. Zwar gab es viele richtige Beobachtungen aus der Praxis, aus denen man jedoch oftmals in der Theorie die falschen Schlüsse zog. Immerhin war der Stand der Pferdezucht und auch der Zuchttheorien während des Altertums in Griechenland weitaus höher als in späteren Zeiten.

Um etwa 500 v. Chr. behauptete die griechische Schule der Pythagoräer (genannt nach dem Philosophen *Pythagoras* – ca. 570–480 v. Chr.), daß die körperlichen Eigenschaften des Fetus von der Mutter, die geistigen hingegen vom Vater kämen. Der griechische Arzt *Hippokrates* (460–377 v. Chr.) vertrat die Ansicht, „daß der Same von beiden Geschlechtern kommt und alle Teile des Körpers zur Bildung des Samens beitragen".

Wirkliche Studien über Erblichkeit findet man in der Literatur erst bei *Aristoteles* (364–322 v. Chr.). In seiner wichtigsten diesbezüglichen Arbeit DE GENERATIONE ANIMALIUM entwickelte er auf der Grundlage seiner großen naturgeschichtlichen Kenntnisse und gestützt auf ärztliche Erkenntnisse die Theorie, daß sich der Fetus allein aus dem männlichen Samen entwickle, und der Körper der Mutter gewissermaßen nur das Behältnis sei, in dem die fetale

Entwicklung bis zur Geburt ablaufe. Aller Einfluß der Mutter geschehe also auf diesem Wege während des fetalen Zustands, sei also Milieueinfluß und nicht erblich. Aristoteles größtes Verdienst gegenüber Hippokrates war die Erkenntnis, das jedes Lebewesen stets nur aus dem Samen, nicht aber aus allen Körperteilen stamme.

Während in Griechenland selbst Zucht, Zuchtforschung und -lehre jahrhundertelang (vor allem während der Türkenherrschaft) stagnierten, bestimmten Pythagoras, Aristoteles und Hippokrates bis ins 18. Jahrhundert das züchterische Weltbild im christlichen Europa.

Ein größerer Gegensatz, als der zwischen der Kunst und den schriftlichen hippologischen Zeugnissen über das Pferd im antiken Griechenland und dem gegenwärtigen Stand hippischer Kultur, züchterisch wie reiterlich, läßt sich kaum denken. Was Pferdezucht und jegliche Art von Arbeit mit Pferden, das Reiten, Fahren, die Haltung und Pflege etc. angeht, so steht das moderne Griechenland auf primitivster Stufe und an absolut letzter Stelle in Europa. Ja, selbst im Vergleich mit den meisten Ländern des Vorderen Orients schneidet es schlecht ab.

Ansätze zu einem staatlich organisierten Landgestütswesen, wie sie vor dem Ersten Weltkrieg bis in die erste Zeit nach dem Zweiten Weltkrieg bestanden, sind mit dem allgemeinen Fortschreiten der Motorisierung und dem Rückgang der Pferdebestände wieder verschwunden.

Grundsätzlich kann man wohl davon ausgehen, daß von den antiken Pferden, wenn überhaupt, nur Spuren vorhanden sind. Die einander ähnlichen Thessalischen, Epirotischen und Makedonischen Pferde sind vermutlich nichts anderes als Nachkommen der Türkenpferde, vielmals verkreuzt, die aus Thrakien und Anatolien eingeführt wurden.

„Von mehreren Tausend (Pferden), die Thessalien noch um die Mitte unseres Jahrhunderts aufbot, bis zum heutigen, vergleichsweise kleinen Kontingent, das niemand genau kennt, war es ein weiter und bitterer Weg. Nach ihrer ‚Verpulverung' in den Welt- und Bürgerkriegen, nach den dezimierenden Schlachttransporten skrupelloser Händler via Schiff nach Italien in den siebziger Jahren und nach dem Umstieg vieler Bauern auf Technik in der Landwirtschaft, gibt es sie immer noch: Pferde in Griechenland . . .", wie *Friderun Papavassiliou* in einem Aufsatz mit dem Titel „Pferde in Griechenland – Die Nachfahren des berühmten Bukephalos" (PFERDE HEUTE, Esslingen 11/92) schreibt.

Außer den Einheimischen sind es eigentlich nur Reittouristen, die an gut organisierten Reittrails im Pindos-Gebirge, auf der Peloponnes und auf Kreta teilnehmen, die die griechischen Pferde richtig kennen und schätzen lernen.

Bereits in seiner Dissertation EIN KRITISCHER BEITRAG ZUR GESCHICHTE DES GRIECHISCHEN PFERDES UND RINDES (Bern 1916) vertrat *S. Charalampopulos* die Ansicht, daß eine rationelle Pferdezucht in Griechenland nicht betrieben werde. Eine beschränkte Zucht, sofern man überhaupt von Zucht sprechen könne, finde überall, besonders in Thessalien, Epirus und Makedonien statt, wobei die dortigen Pferde einander ähnlich seien, was auf einen gemeinsamen Ursprung hindeute.

Bis heute hat sich daran wenig geändert. In einer brieflichen Mitteilung schreibt F. Papavassiliou (Aegina, 4. November 1997): „. . . auf allen bewohnten griechischen Inseln, ebenso wie in allen Regionen auf der Peloponnes, der Chalchidike oder Mazedoniens und Thraziens, gibt es Pferde unterschiedlicher Herkunft und Rasse, nicht oder meistens nicht systematisch gezüchtet, das heißt auch immer mal wieder – wie es gefällt – mit Fremdblut versehen.

Wenn also, wie zum Beispiel auf Skyros oder auf Kephalonia (am Ainos Berg), klar erkennbare Gruppen von Pferden mit gemeinsamen Eigenschaften entstanden sind, verdanken sie ihre Besonderheit – jedenfalls meistens – nicht gezielter Zuchtwahl, sondern einem mehr oder weniger abgesonderten ‚Nischendasein'."

Die wissenschaftlichen Betreuung der griechischen Pferderassen obliegt der Aristoteles-Universität von Thessalonike (Saloniki).

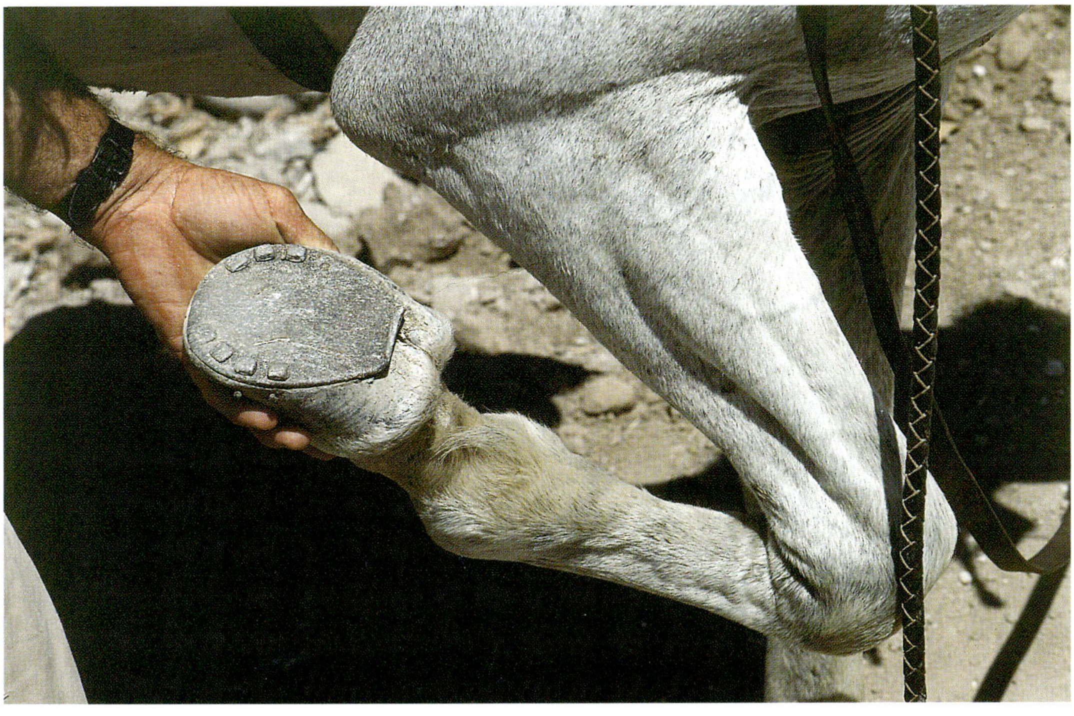

Man spürt die Nähe der Türkei auf Lesbos: ein typisches, geschlossenes, orientalisches Hufeisen

WARMBLUT-ZUCHTEN

THESSALISCHES PFERD

In antiker Zeit war der herrschende Großgrundbesitz wegen seiner Reiterei berühmt. Damals waren die „schönmähnigen, schnellfüßigen" Rosse Thessaliens (wie sie *Homer* beschreibt) bestimmt, in den allenthalben stattfindenden Wagenrennen und bei den hippischen Wettkämpfen der Olympischen und anderer Wettkampfspiele den Lorbeer zu erringen oder (wie der bekannte *Bukephalos*, der Streithengst *Alexanders des Großen*) auf den Schlachtfeldern zu kämpfen und zu siegen. Profane Arbeiten, zum Beispiel in der Landwirtschaft, wurden den Pferden nicht zugemutet sondern von Rindern, Eseln oder Maultieren verrichtet.

Inwieweit es bis heute noch unverkreuzte Thessalische Pferde der „echten" alten, bis in die Antike zurückreichenden Rasse gibt, scheint mir mehr als fraglich. Bis zum Ersten Weltkrieg bestand die in Thessalien gezogene, einst berühmte Rasse der „windschnellen" Rosse nur noch aus kleinen Pferden von im Durchschnitt unter 140 cm Stockmaß. Vermutlich waren es nicht Nachkommen der Pferde der klassischen Antike, deren Schönheit die Griechen mit der der Frauen von Lakedaimon zu vergleichen pflegten, und die noch in christlicher, byzantinischer Zeit zu Wettkämpfen und ritterlichen Turnieren dienten, sondern sie gingen zurück auf Pferde, die in der Türkenzeit aus Thrakien und Kleinasien eingeführt wurden.

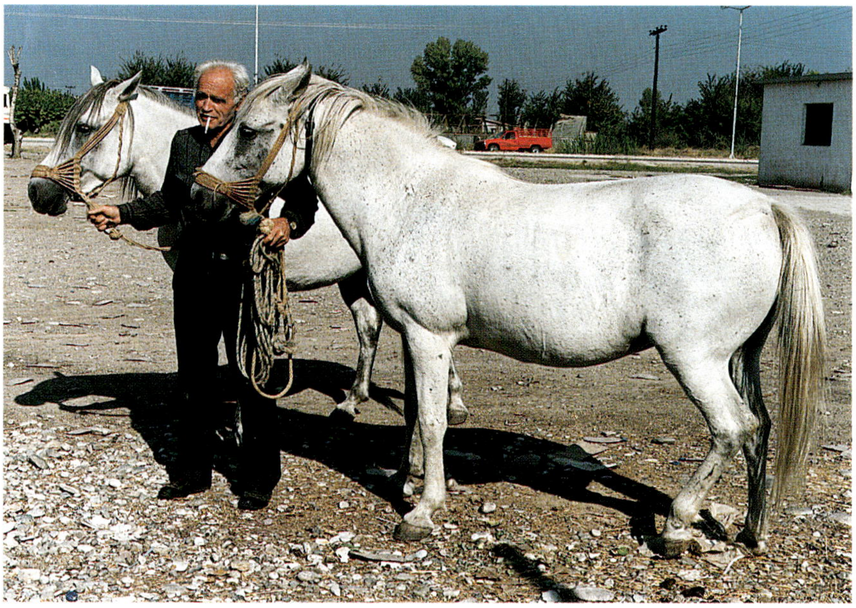

Thessalische Stuten auf dem Pferdemarkt zu Trikala

Die Pferde von Thessalien, Epirus und Makedonien ähneln einander sehr. Bis heute gilt jedoch die Thessalische Rasse als die angesehenste.

In der Zeit des Bestehens der thessalischen Landgestüte zu Larisa und Kassawitia versuchte man der Zucht mittels größerer Hengste Orientalischer (das heißt Syrischer und Arabischer) Abstammung, später dann auch durch Anglo-Arabische, Lipizzaner, Siebenbürger und Rumänische Hengste, mehr Größe zu verleihen.

Im Exterieur kann der Thessalier seine Orientalischen Vorfahren nicht verleugnen. Der recht noble Kopf zeigt ein meist leicht konkaves oder gerades Profil, eine breite Stirn, große, lebhafte Augen und sehr bewegliche Ohren. Der nicht sehr lange Hals ist öfter tief angesetzt, die Schulter steil, der Widerrist nur mäßig ausgeprägt, die Kruppe kurz und abschüssig. Das Fundament ist in der Regel fein, jedoch hart und unverwüstlich, ebenso wie die kleinen Hufe. Fehlerhafte Stellungen sind häufig, oft vorn zehenweit, hinten kuhhessig oder auch säbelbeinig.

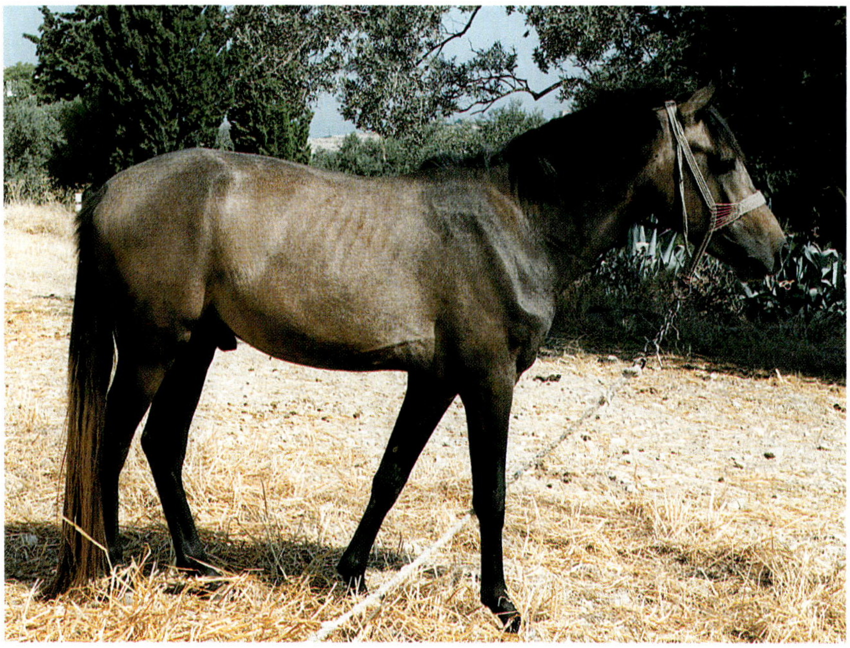

Getüderter Thessalischer Hengst

Vorherrschende Farben sind verschiedene Braunschattierungen, Füchse und recht häufig auch Schimmel (sicher ein Erbteil Arabischer Vorfahren), die besonders beliebt sind.

Heute gibt es in der mittelgriechischen Landschaft von Thessalien nur noch wenige Pferde. Die weite, durch die etwa 700 Meter hohe Thessalische Schwelle in zwei Becken geteilte Landschaft, ist die „Kornkammer" Griechenlands. Hier regiert der Traktor.

Was zu den Pferdemärkten von Trikala (am 14. September) und Karditza (am 20. Oktober) an Pferden auf offenen Lastwagen gefahren und angeboten wird, ist oftmals nicht mehr im Land gezogen, sondern aus Rumänien, Bulgarien oder dem ehemaligen Jugoslawien importiert.

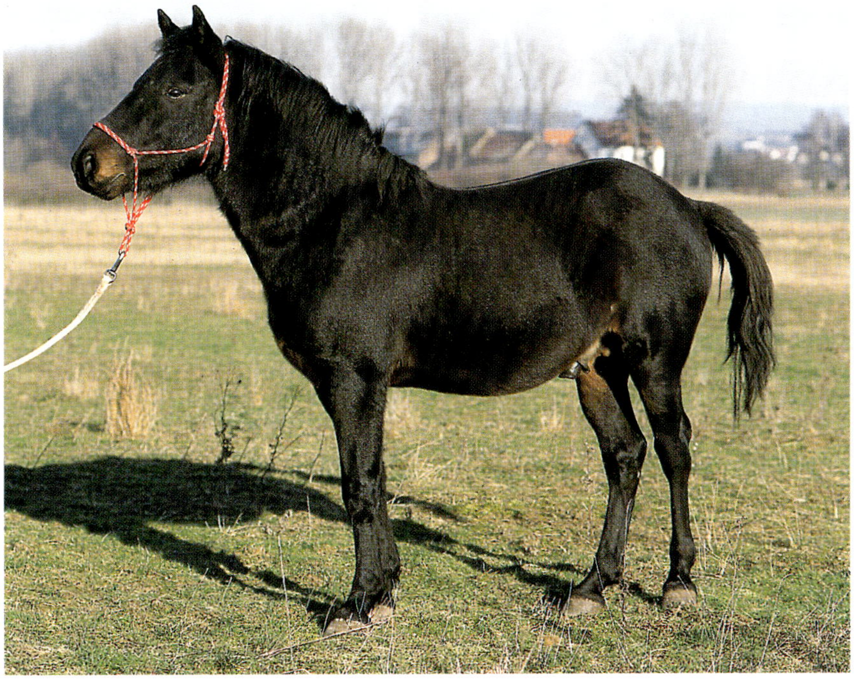

Aravani-Hengst. Gut zu erkennen: die abschüssige Kruppe

ARAVANI

Andravida, Elisches Pferd, Dopio, Peneia-Pony

TYP, INTERIEUR, VERWENDUNG: Die alte Rasse des Aravani oder Peneia stammt ursprünglich aus dem Tal des Peneiós, wo sie seit jeher bodenständig war und als ausdauerndes Bauern-Reit- und Packpferd, später auch im Geschirr vor dem Wagen und in der leichten landwirtschaftlichen Arbeit, diente.

Typmäßig besteht wenig Ausgeglichenheit, was auf eine starke Verkreuzung mit anderen Rassen schließen läßt. Allen Aravani eigen ist die äußerste Anspruchslosigkeit, Arbeitswilligkeit und Härte. Gerühmt wird ihre große Tragkraft. Kreuzungen mit Vollblut ergeben vorzügliche Reitpferde. Peneia-Hengste wurden früher bevorzugt für die Maulesel-Zucht verwendet.

TYP, INTERIEUR, VERWENDUNG: Die Aravanis sind eine Art Geheimtip für Töltliebhaber ohne wettkampfmäßige Ambitionen. Im Gegensatz zu Rennpaß und Tölt der Isländer, dem überschäumenden Temperament der Pasos oder der hohen, extravaganten Aktion der Saddler wirkt der Tölt der Aravanis eher unspektakulär. Dafür zeichnen sie sich durch Unkompliziertheit, Leichtrittigkeit und einen im allgemeinen guten Vorwärtsdrang sowie eine ausgesprochene Menschenbezogenheit aus. Mit bis zu 150 cm Stockmaß sind sie in der Regel größer als die Isländer, die immer noch vielen erwachsenen Reitern zu klein scheinen, und sind außerdem deutlich preisgünstiger als die teuren Pasos oder Saddlebreds. Vielfach sind sie dabei leicht und recht edel, ideal als Gangpferde für Freizeitreiter geeignet.

Die griechischen Bauern reiten in der Regel auf dem schweren, hölzernen Samari, einem Pack- und Reitsattel. Dabei sitzen sie nicht rittlings, sondern lassen die Beine nach einer Seite hinabhängen. Da man in diesem Sitz nur schwer den Trab aussitzen kann, bevorzugen sie den erschütterungsfreieren Tölt. Als Zäumung verläuft eine derbe Eisenkette mit nur einem Zügel über den Nasenrücken und unter dem Kinn des Pferdes und führt nicht selten zu Verletzungen, wovon Narben bei vielen Pferden zeugen.

EXTERIEUR: Der Kopf kann öfter etwas grob sein, gelegentlich ist er jedoch auch überraschend edel. Die fast stets großen, ausdrucksvollen Augen und die kurzen Ohren verraten Orientalischen Einfluß, ebenso wie der nicht selten vorhandene „Araberknick" der Profillinie. Der kurze Rücken ist in der Regel kräftig, die Kruppe abschüssig, mit tief angesetztem Schweif. Das Fundament ist hart, trocken und unverwüstlich, ebenso wie die kleinen, steilen Hufe, für die ein Beschlag sich meist erübrigt.

Es kommen fast alle Fellfarben (außer Schecken) vor. Abzeichen sind eher selten.

Die Widerristhöhe variiert von wenig über 100 bis 150 cm Stockmaß.

MECHANIK: Außer den drei fördernden Grundgangarten besitzen etwa 70 Prozent der Andravida eine angeborene Töltanlage. Der „Aravani" genannte Tölt ist oftmals genetisch so stark fixiert, daß ihn schon die jungen Fohlen

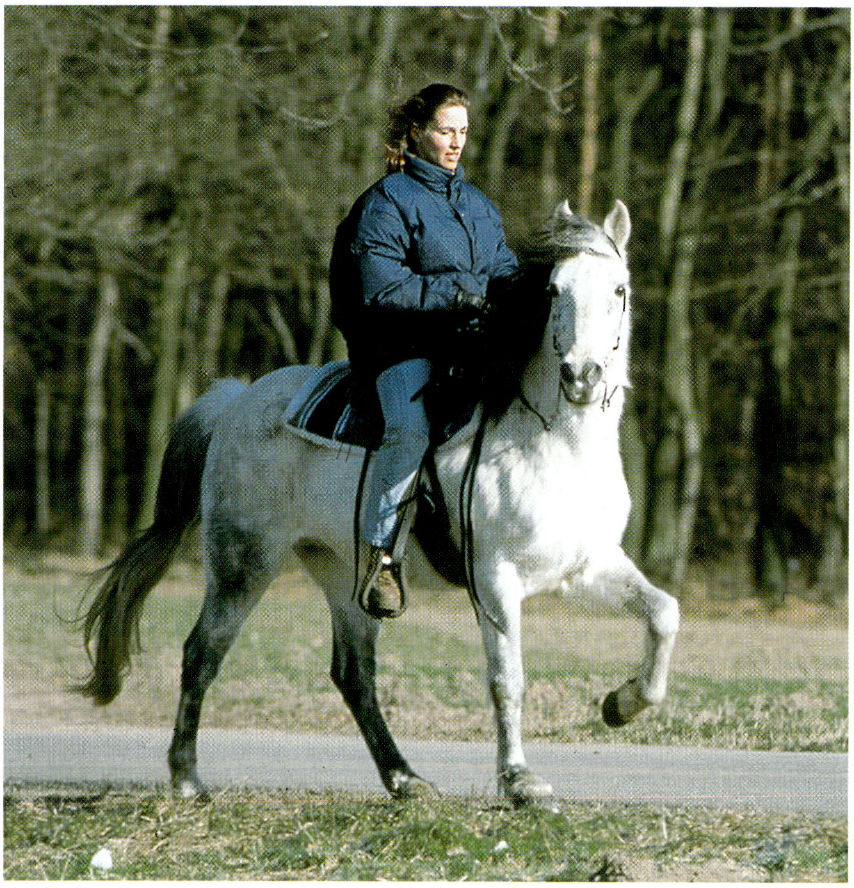

Aravani – Geheimtip für Töltliebhaber

zeigen. Viele Pferde dieses Typs tölten auch von sich aus, wenn sie im Westernstil mit durchhängenden Zügeln geritten werden.

Gerühmt wird die große Trittsicherheit. Um mit einer Last von 160 Kilogramm Oliven auf dem Rücken an einem Steilhang nicht ins Straucheln zu kommen, müssen sie denn auch, wie alle Säumer, sehr sicher auf den Beinen sein. Recht ansprechend ist die Springveranlagung.

ZUCHT:
Bei den Aravanis handelt es sich um einen Landschlag von den Peloponnes. Ein eigenes Zuchtbuch existiert nicht. Die Haltung ist recht hart und urtümlich. Oft werden die Pferde einfach an einen Baum gebunden oder „getüdert". Stallungen kennen sie ebensowenig wie Kraftfutter. In den heißen Sommermonaten müssen sie oft mit kargem Futter und wenig Wasser auskommen. Diese Haltung macht sie zu äußerst zähen, anspruchslosen Geschöpfen.

Dank des Imports einer Reihe von Aravanis durch *Nicole Greuner*, die die Pferde im Süden der Peloponnes kennenlernte, wo sie einige Jahre einen Reiterhof unterhielt, gibt es in Deutschland mittlerweile eine kleine Population von etwa 30 Köpfen. Da es jedoch bisher nur den Zuchthengst *Pelops* gibt, ist der Blutaufbau außerordentlich eng.

GESCHICHTE:
In einer brieflichen Mitteilung (Herbst 1997) schreibt *Friderun Papavassiliou*, sie sei geneigt, den sogenannten Aravani als den Nachfahren des Peneia-Ponys zu betrachten.

Hinsichtlich des Peneia-Ponys ist in der Literatur ein wenig Verwirrung entstanden, denn es gibt in Griechenland zwei Flüsse mit dem Namen Piniós (Peneios). Der eine durchfließt Thessalien, den Bezirk Elis bei Trikala, der andere berührt die Gegend um Andravida in der Landschaft Eli im Nordwesten der Peloponnes.

In der Türkenzeit (1453–1830) ist offenbar recht viel Orientalisches Blut in die Rasse eingekreuzt worden, das ihr seinen deutlichen Stempel aufgeprägt hat. Auch später scheint man noch mit allen möglichen Rassen gekreuzt zu haben, wodurch der Typ recht uneinheitlich wurde. F. Papavassiliou merkt an, daß man aus die-

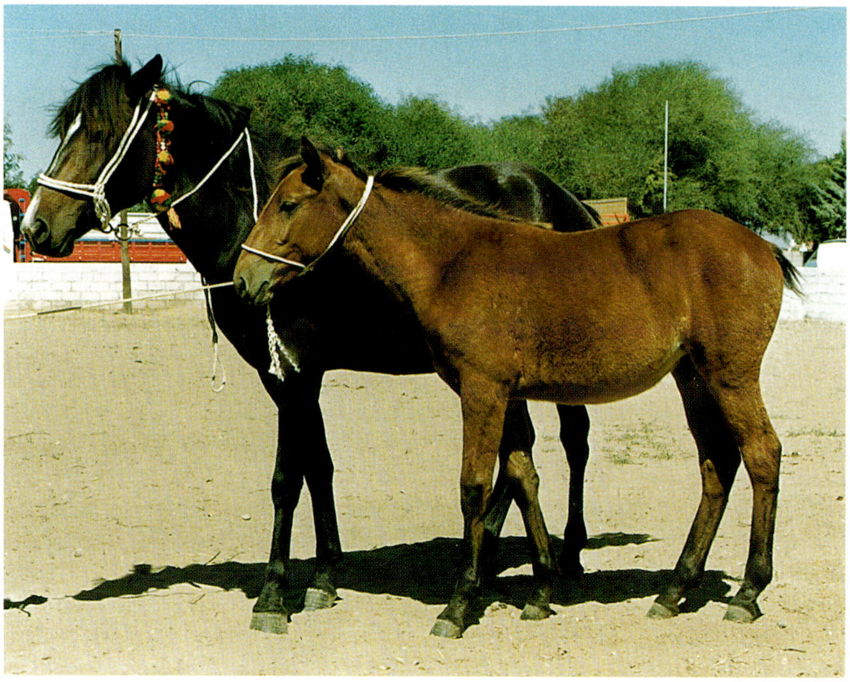

Andravida (Peneia)-Stute mit Fohlen

sem Grund die dortigen Pferde zumeist schlicht „Dopio" nenne, was soviel wie „einheimisches Pferd" oder „Pferd der Gegend" bedeute.
Die Aravani-Expertin *Nicole Greuner* meint: „Die griechischen Bauern stellen seit Jahrhunderten die gleichen Anforderungen an die Pferde. Nur gutmütige Hengste durften sich vererben . . . Die Tiere leben in Griechenland unter härtesten Bedingungen. Pferde, die leicht in Panik geraten und durchgehen, hätten in der felsigen Landschaft keine Überlebenschance . . . Die Pferde mußten extrem belastbar und genügsam sein. Das Aussehen war weniger wichtig."

Früher besaßen viele leichte Pferde- und Ponyrassen in Europa eine Veranlagung zum Tölt, der als eine angenehme, bequeme Reisegangart galt, besonders beliebt bei Damen und der Geistlichkeit. Während bei den meisten Rassen mit der zunehmenden Verbreitung der Kutschen und dem Ausbau der Straßen die Tölt- und Paßveranlagung weggezüchtet wurde, erhielt sie sich in Ländern mit einem niedrigeren zivilisatorischen Standard.

KRETANISCHES PFERD

Jorgalídika, Messará-Pferd

Das Kretanische Pferd befindet sich laut einem Zeitungsartikel vom Januar 1997 und telephonischen Auskünften aus demselben Jahr auf dem Weg der Erholung. Auf Kreta selbst gibt es zwar nur etwa 100 registrierte Pferde, die Zucht findet aber in ganz Griechenland Interesse, so daß die Nachfrage das Angebot übersteigt. Der volkstümliche Name „Jorgalídika" leitet sich von seinem Paßgang (Jorga) ab. Die griechische Bezeichnung des zweitaktigen Passes bedeutet eigentlich „Schaukelgang".

Aus ihrer Heimat Kreta, wo sie seit 1000 Jahren oder länger als bequeme Reitpferde geschätzt wurden, gelangte zu Beginn des Zweiten Weltkrieges eine Anzahl von Jorgalídikas als „Kampfgefährten", wie *Friderun Papavassiliou* in einem Artikel mit dem Titel „Die Pferdemesse von Andravida" (PEGASUS SPEZIAL, Goldach 1995) schreibt, auf die Peloponnes, in die Gegend von Amaliada (nahe dem Messeort Andravida). Ihren angeborenen Paßgang vorzuführen, an der Hand oder unter dem Sattel, gehört zu den wichtigsten Beurteilungskriterien dieser Rasse auf der Pferdemesse.

Gemäß einer brieflichen Mitteilung von F. Papavassiliou wird die Herkunft der Pferde auf Kreta anhand von 3500 Jahre alten fossilen Pferdeknochen im Vergleich mit denen heutiger Pferde im Rahmen eines Projekts der Universität von Kentucky unter Leitung von *Professor J. Baton* erforscht. Schon 1701 beschrieb (wie F. Papavassiliou angibt) ein Franzose, *M. Tournefort*, die Jorgalídikas folgendermaßen: „Von kleiner Gestalt, lebhaft, eigenwillig, mit schönem Hals und langem Schweif, meist schlechter Sattellage, weil schmalem Rumpf, sehr trittsicher und schnell auch in bergigem Gelände und unter (Reiter-) Lasten, immer verläßlich in schwierigen Situationen, vorausgesetzt, man läßt ihnen ihren Willen und sie ihren Weg selbst suchen." – Daran hat sich bis heute, fast dreihundert Jahre später, kaum etwas geändert.

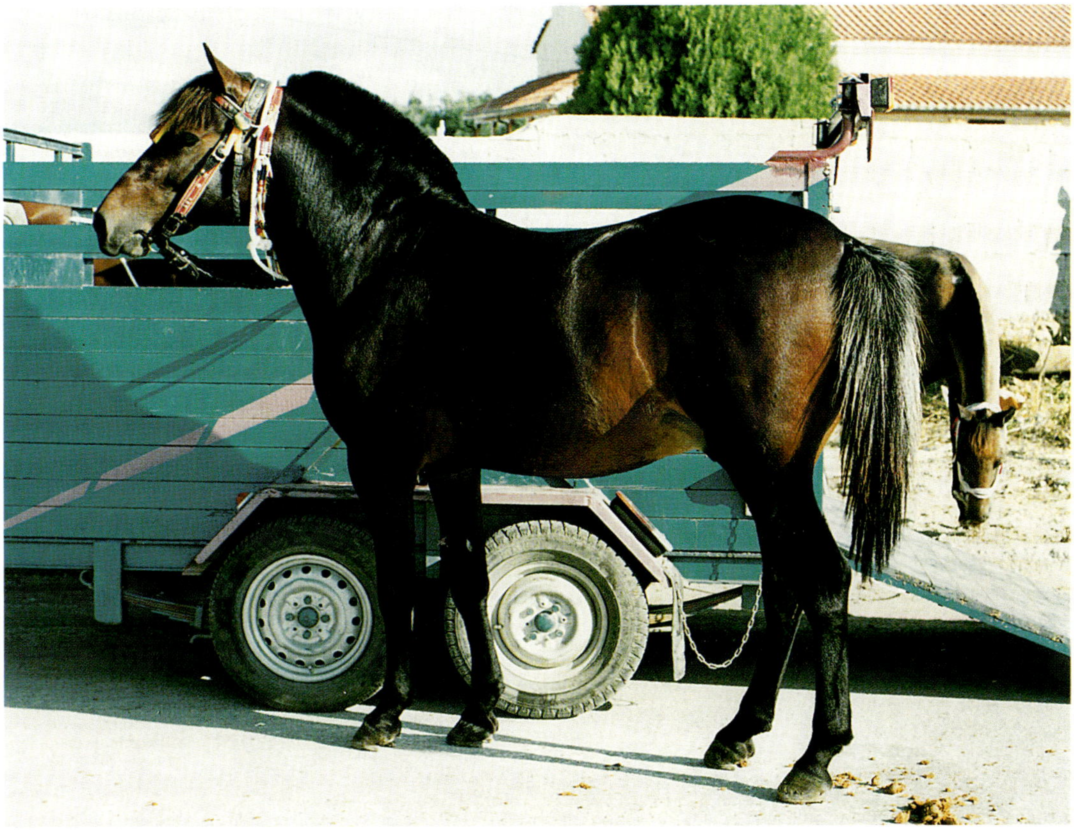

Jorgalídika (Kretanischer)-Hengst Dories auf der Pferdemesse in Andravida

AINOS-WILDPFERD

Kefallinia-Pferd, Pferd der Quelle

Die früher im Volksmund von der Inselbevölkerung allgemein „Pferde der Quelle" (nach einer Quelle bei einer kleinen Kirche am Fuß des 1628 Meter hohen Ainos-Gebirgszuges auf der Westgriechischen Insel Kefallinia in der Ionischen See) genannten wildlebenden Pferde erhielten 1992 als eigenständiger Schlag offiziell den Namen „Pferde von Ainos" oder „Ainos-Wildpferde".

Darüber, woher die Pferde stammen, wie und wann sie auf die Insel gelangt sind, bestehen nur Spekulationen. Von manchen Bauern, die ein Anrecht auf sie beanspruchen, wird behauptet, daß sie in den fünfziger und sechziger Jahren von ihren Vätern freigelassen worden seien, als sie wegen der allgemeinen Motorisierung nicht mehr für die Arbeit gebraucht wurden. Andere wollen wissen, daß sie in den dreißiger Jahren von in die USA oder nach Australien auswandernden Kefallaniten zurückgelassen worden seien. Nach Auskunft zweier über neunzigjähriger dort ansässiger Brüder, die noch in den fünfziger Jahren mit Pferden gehandelt haben, stimmt jedoch beides nicht. Vielmehr habe es nach Überlieferung ihrer Großväter die „Pferde der Quelle" schon seit über 200 Jahren oder länger gegeben. Es ist durchaus möglich, daß sie schon während der italienischen Herrschaft über die Insel unter den Orsini (1194–1323), den Tocchi (1357–1479) oder der Republik Venedig (1500–1797) dorthin gekommen sind.

In Typ und Exterieur ähneln die Ainos-Pferde stark dem Pindos-Pony, von dem sie möglicherweise abstammen. Mit Sicherheit handelt es sich bei ihnen um verwilderte Haus- und Arbeitspferde. Im Verhältnis zu dem recht kompakten Körper mit großem, unedlem Kopf, kurzem Hals, steiler Schulter und abgeschlagener Kruppe ist das harte, trockene Fundament leicht, oft fehlerhaft verstellt, mit schwach ausgeprägten Gelenken und winkligen, säbelbeinigen Hintergliedmaßen. Die Hufe sind klein und eisenhart.

An Farben finden sich vor allem Braune und Rappen, ohne oder mit sehr geringen Abzeichen, und bemerkenswert viele Schimmel – eine Farbe, die von den Bauern stets favorisiert wurde.

Die Pferde sind scheu und mißtrauisch und halten sich vor allem im Gebiet der für die Insel charakteristischen Schwarztannen rund um den Ainos auf. Meist leben sie sehr versteckt zwischen riesigen Felsbrocken, niedrigem Strauchwerk und immergrünen Buschgehölzen, in denen sie im Sommer vor der sengenden Sonne und im Winter vor Regen und den kalten Stürmen Schutz suchen. Ihr spärliches Futter finden sie zwischen den Felsen unter den dort vorkommenden Gewürzkräutern, dem Heidekraut, Moosen und Flechten, Steineichen- und Platanengebüschen sowie anderen regional-spezifischen Pflanzen.

Die Zahl der in völliger Freiheit den Unbilden der Witterung und dem dort vor allem in den Sommermonaten herrschenden Futter- und Wassermangel ausgesetzten Pferde war längere Zeit rückläufig. Gab es um die Mitte der achtziger Jahre noch etwa 50 bis 60 Stück, so ist ihre Zahl in den folgenden Jahren deutlich geschrumpft, vermutlich durch illegale Wilderei, so daß um ihren Bestand gefürchtet werden muß. Seit 1992 bemüht sich die „Gesellschaft zum Schutz der Natur auf Kefallinia und Ithaka" in Zusammenarbeit mit den Naturwissenschaftlichen Fakultäten der Universitäten von Athen und Thessalonike (Saloniki) um den Schutz und die Erhaltung der Wildpferde, unter anderem durch Schaffung von Wasserstellen und Zufütterung sowie durch Verlegung der Weidegründe für die Schafe und Ziegen, mit denen sie den spärlichen Futteraufwuchs teilen müssen, namentlich in dem 1962 eingerichteten Nationalpark am Ainos, wo vor allem die Ziegen erheblichen Schaden an den Schwarztannen anrichten. Finanzielle Unterstützung erhielten die Bestrebungen der Ökologen vor allem durch den „Britischen Fond zum Schutz der Tiere Griechenlands".

1997 waren gemäß brieflicher Mitteilung von *Friderun Papavassiliou* noch zehn ausgewachsene Ainos-Ponies vorhanden sowie vier diesjährige Fohlen. Man hoffte, die Herde 1998 auf 20 Köpfe aufstocken und dann langsam wieder wachsen lassen zu können.

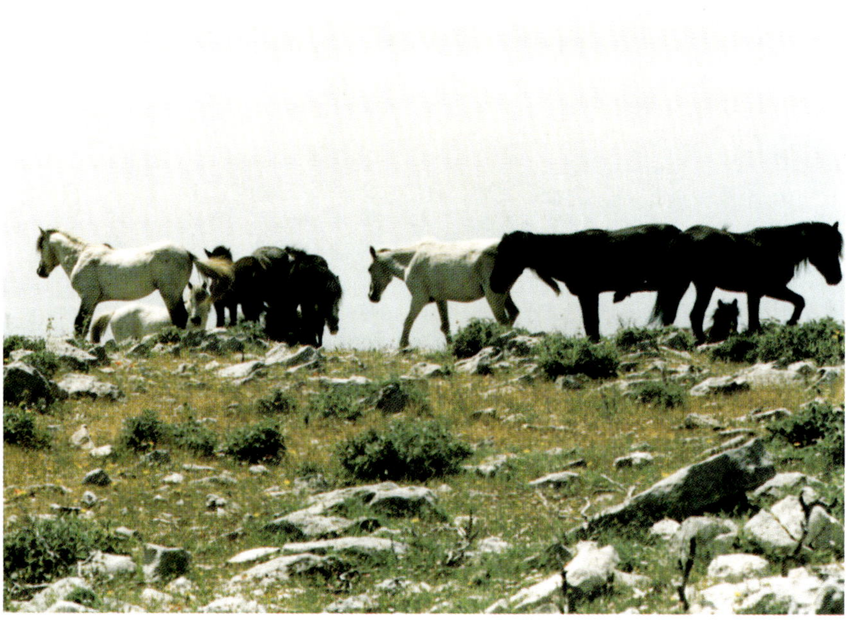

Ainos-Wildpferde, die „Pferde der Quelle", in freier Wildbahn auf der westgriechischen Insel Kefallinia

Zakynthos-Stute mit Fohlen auf der Pferdemesse von Andravida

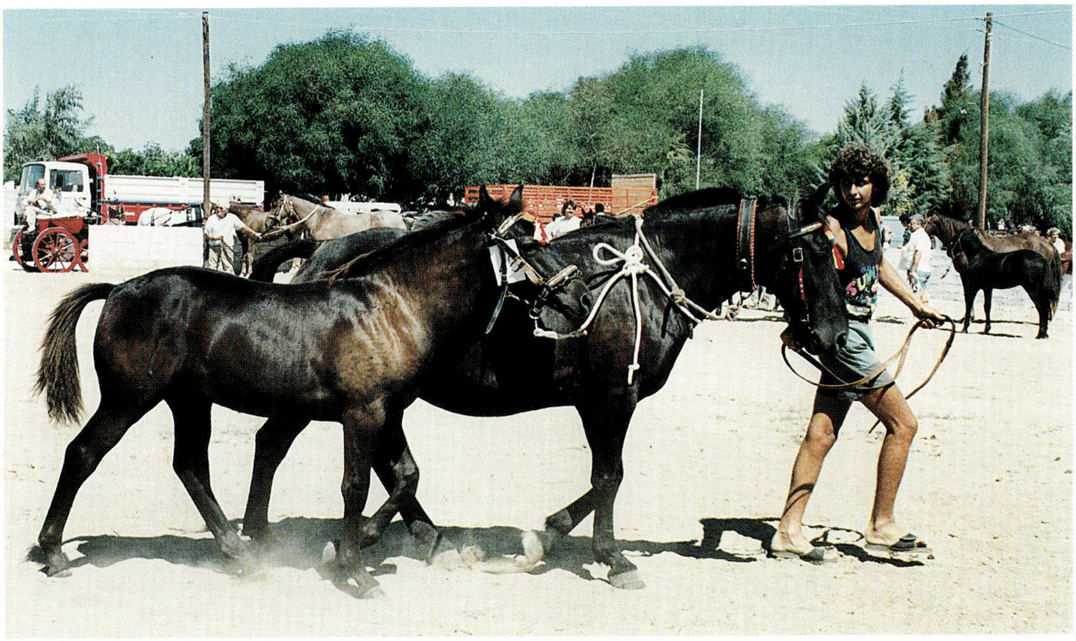

ZAKYNTHOS-RAPPE

Bei dem Zakynthos-Rappen von der Kephalonia benachbarten Insel handelt es sich um eine erst nach dem Zweiten Weltkrieg entstandene, neu geschaffene Pferderasse.

Als in den fünfziger Jahren, nach dem Zweiten Weltkrieg und dem griechischen Bürgerkrieg, die Pferdepopulation des Landes einen absoluten Tiefpunkt erreicht hatte, schickten ausgewanderte Verwandte und Freunde aus den USA einem Züchter auf Zakynthos einen Percheron-Rapphengst. Dieser Rapphengst war allerdings mit großer Wahrscheinlichkeit, wie ich schon in meinem Beitrag über den französischen Percheron (Band 2) nachgewiesen habe, ein Nachfahr der im 19. Jahrhundert in die USA als „Percherons" exportierten Nivernais.

In Anpaarung an die kleinrahmigen, bodenständigen Rappstuten der Insel vererbte sich der Hengst hervorragend. Die Produkte waren kräftige, elegante Rappen mit vorzüglichem Gangwerk. Rund vierzig Jahre später hat sich daraus eine mehr oder weniger einheitliche Rappzucht entwickelt, kräftig, elegant, mittelgroß, mit dem Ausdruck des Stammvaters, jedoch zugleich der Härte, Ausdauer, Robustheit und der Futterdankbarkeit der Mutterseite.

Die Zakynthos-Rappen pflegen regelmäßig auf der seit den dreißiger Jahren in Andravida stattfindenden Pferdemesse mit Preisen ausgezeichnet zu werden. Leider ist der Bestand der Rappen auf Zakynthos nur klein, und eine Registrierung der Pferde hat bisher nur in den Köpfen der Züchter stattgefunden, nicht jedoch auf dem Papier.

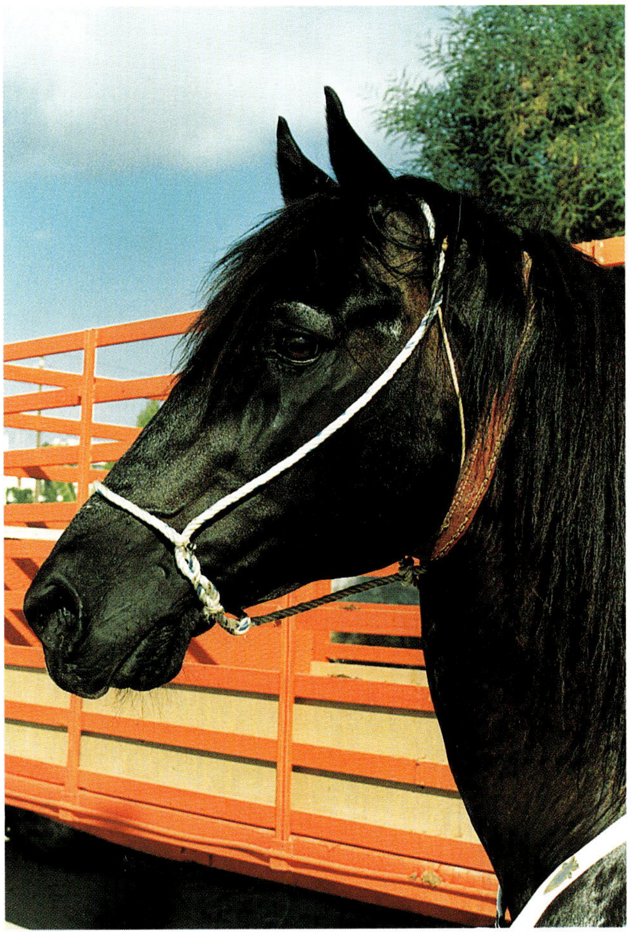

Ausdrucksvolles Portrait eines Zakynthos-Rapphengstes

PONYZUCHTEN

MITILINI-PONY

Mitilini-Pferd, Mytilene-Pony, Midilissi-Pony

TYP, INTERIEUR, VERWENDUNG:
Der Mitilini-Pony der Ägäisinsel Lesbos verkörpert einen recht eigenständigen Typ, der unwillkürlich an den Kaspischen Pony des Irans erinnert und möglicherweise mit ihm verwandt ist. In seiner Wohlproportioniertheit wirkt er eigentlich mehr wie ein Miniaturpferd, nicht wie ein Pony. Er ist ausgesprochen edel und „pferdig", es finden sich entfernte Anklänge an den Araber. Man verwendet ihn seit jeher vor allem zum Reiten und als Säumer in schwierigem Gelände. Im Verhältnis zu seiner Widerristhöhe kann der Mitilini-Pony erstaunliche Lasten tragen und legt mit ihnen aufgrund seiner enormen Ausdauer weite Strecken zurück.

Die Rasse ist ausgesprochen leichtfuttrig und imstande, auch bei sehr geringen Futtergaben noch rekordreife Leistungen zu vollbringen. Aufgrund ihres ehrlichen, freundlichen Charakters und angenehmen Temperaments ist sie leicht zu hantieren. Dabei ist sie energisch und stets leistungsbereit.

EXTERIEUR:
Der Kopf des Ponys ist nobel, klein, leicht, mit breiter Stirn und geradem oder leicht konkavem Profil, der Hals wohl geformt und gut aufgesetzt, der Rücken kräftig und tragfähig. Aufgrund geringer Gurttiefe wirkt der Mitilini-Pony hochbeinig. Das Fundament ist fein und meist nicht sehr korrekt gestellt. Ein gewinkeltes Hinterbein mit schwacher Sprunggelenkseinschienung und einer Tendenz zu Säbelbeinigkeit scheint häufig vorzukommen. Dennoch sind die Gliedmaßen eisenhart und unverwüstlich, ebenso wie die kleinen, schmalen Hufe.

Dunkle Braunfärbungen herrschen vor. Die Widerristhöhe liegt zwischen 130 und 140 cm Stockmaß.

MECHANIK:
Neben den drei fördernden Gangarten Schritt, Trab und Galopp besitzt der Mitilini-Pony eine paßartige Gangart, die *Bonnie L. Hendricks* in ihrer INTERNATIONAL ENCYCLOPEDIA OF HORSE BREEDS (Norman und London 1995) als „Running Walk" bezeichnet. Gerühmt wird seine hohe Trittsicherheit.

ZUCHT:
Die Zucht ist, wie der Name sagt, auf der griechischen Ägäis-Insel Mitilini (Lesbos) zuhause. Außerdem gibt es eine kleine Zuchtenklave um Ayvalik in Westanatolien (Türkei). Bis heute ist die Zucht weder in einem eigenen Zuchtverband organisiert noch gestütbuchmäßig erfaßt.

GESCHICHTE:
Die Insel Lesbos ist die größte der griechischen Ägäisinseln. Sie ist der Küste von Troas und Mysien (Türkei) vorgelagert und liegt in der Adamyti-Bucht. Seit dem siebten Jahrhundert n. Chr. wird Lesbos synonym meist nach ihrer an der Nordostküste gelegenen Hauptstadt Mytilene (neugriechisch Mitilini, türkisch Midillisi) genannt. Hier gibt es seit alters bis heute eine recht eigenständige Pony- beziehungsweise Pferderasse.

Wie mir *Friderun Papavassiliou* im Winter 1997/98 schrieb, ist die Eigenständigkeit der Rasse „vermutlich mitbedingt durch ihre Entfernung zum übrigen (Festlands-) Griechenland und ihre Nähe zur Türkei." Wobei man allerdings anmerken muß, daß, wie sie einschränkend schreibt,

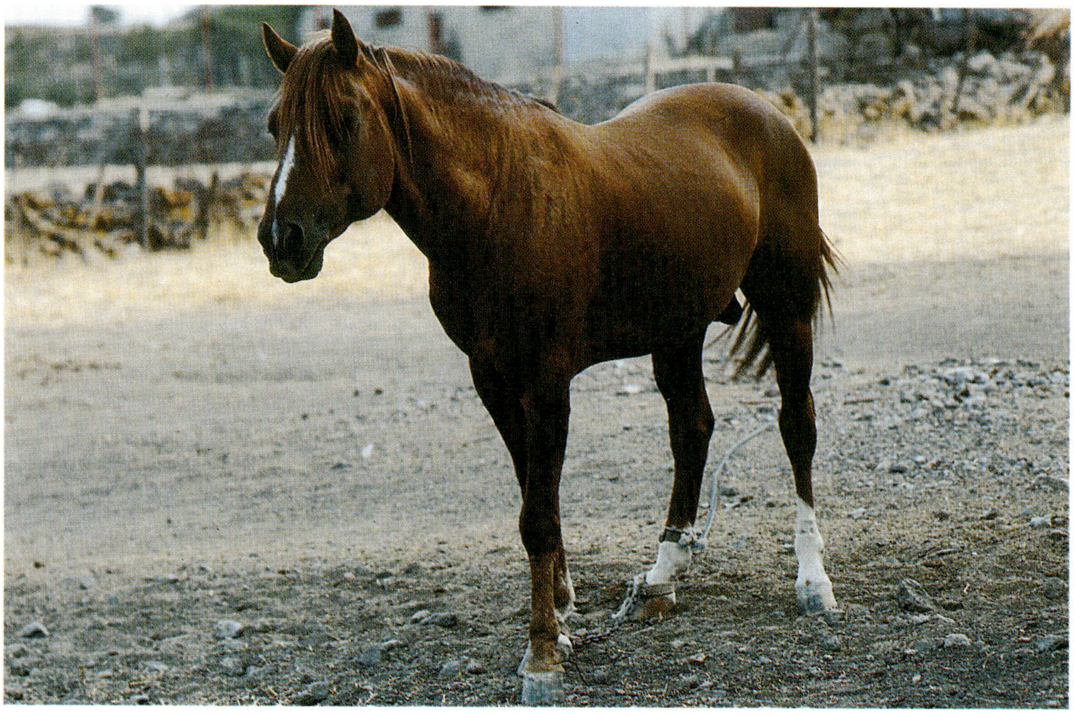

Mit der Fußfessel vergeht dem Mitilini-Hengst die Lust an großen Sprüngen.

es auf allen Inseln mehr oder weniger eigenständige Populationen gibt, die ihre eigene Entwicklung durchgemacht haben.

Das antike Lesbos stand seit 546 v. Chr. unter persischer Herrschaft und wechselte während der griechisch-persischen Auseinandersetzungen häufiger den Besitzer. So klingt es nicht völlig aus der Luft gegriffen, wenn *Bonnie L. Hendricks* (a. a. O.) die Ansicht äußert, daß der Mitilini-Pony in auffallender Weise dem (als dem „Ur-Araber" angesehenen) Kaspischen Pony ähnele. Beiden gemeinsam sei, daß es sich bei ihnen eigentlich um kleine Pferde und nicht um Ponies handele.

Nach Expertenaussage besitzt der Mitilini-Pony eine besondere Paßanlage, die es ihm ermöglicht, in hohem Tempo größere Strecken zurückzulegen, ohne sich oder den Reiter zu ermüden.

Im 14. Jahrhundert wurde Lesbos, damals unter der Herrschaft von Byzanz stehend, in Pacht an die genuesische Familie Gateluzzio abgetreten, deren letzter Herzog, *Niccolo*, 1462 die Insel an den Osmanen-Sultan *Mohammed II.* verlor. Wegen der Drangsalierungen durch die türkische Besatzungsmacht wanderte im 18. Jahrhundert ein großer Teil der griechischen Bevölkerung nach Ayvalik, auf dem Festland, aus.

Nachdem Mitilini 1913 zu Griechenland gekommen war, wurde 1923 die türkische Bevölkerung mit der griechischen von Ayvalik in Westanatolien ausgetauscht. Da die Türken bei ihrem Umzug einen Teil ihrer Ponies mitnahmen, werden heute auch auf dem türkischen Festland, in einer Zuchtenklave rund um Ayvalik, Mitilini- (oder, wie die Türken sagen, Midilissi-) Ponies gezüchtet.

PINDOS-PONY

TYP, INTERIEUR, VERWENDUNG:
Die Pindos-Ponies sind harte, ausdauernde, genügsame Bergponies und kommen mit einem Minimum an Futter aus. Sie sind gewöhnlich außerordentlich langlebig. Viele von ihnen bleiben arbeitsfähig und fruchtbar bis lange über ihr dreißigstes Lebensjahr hinaus. Sie dienen (dienten) vorwiegend als Pack- und Reitponies der Bergbauern sowie für leichtere landwirtschaftliche Arbeiten, heute auch gelegentlich im Tourismus für Trailritte. Die Stuten wurden früher sehr häufig für die Maultier-Zucht verwendet.

EXTERIEUR:
Der leichte arabisierte Überguß des Pindos-Ponys verrät Orientalischen Einfluß. Der Kopf ist zwar nicht klein, weist jedoch meist ein gerades oder leicht konkaves Profil auf. Der Hals ist oftmals recht tief angesetzt, mit einem deutlichen Axthieb vor dem Widerrist. Der Widerrist ist kurz, jedoch recht hoch, die Schulter steil wie bei den meisten Gebirgsrassen, die Kruppe ist kurz und abgeschlagen. Das harte Fundament ist relativ fein, aber meist nicht korrekt gestellt. Vor allem Kuhhessigkeit ist verbreitet. Die Hufe, extrem hart, sind schmal mit nur wenig ausgebildetem Strahl und hohen Trachten. Lahmheiten sind beim Pindos-Pony so gut wie unbekannt. Die dunkleren Braunschattierungen überwiegen, aber auch Schimmel sind relativ häufig.

Die Widerristhöhe beträgt etwa 122–133 cm Stockmaß.

MECHANIK:
Die Grundgangarten des Pindos-Ponys sind energisch und sehr trittsicher, jedoch etwas kurz.

ZUCHT, GESCHICHTE:
Der wohl auf eine autochthone Rasse der hügeligen und bergigen Gegenden von Thessalien und Epirus

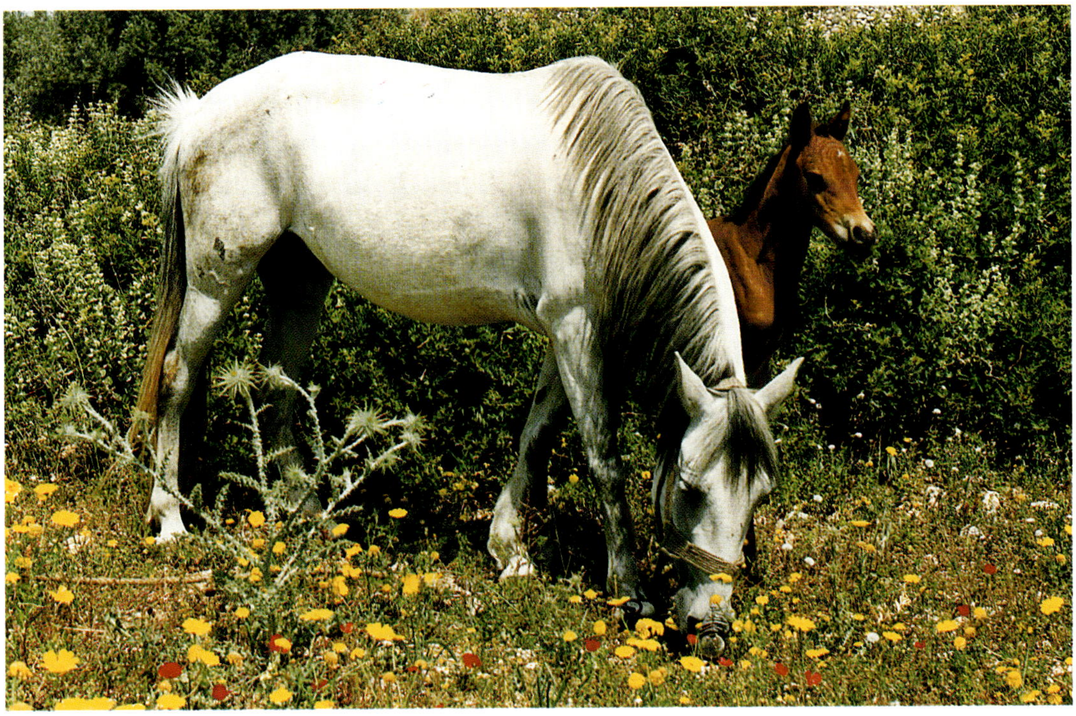

Die Pindos-Ponystute mit ihrem Fohlen findet im Frühjahr einen reich gedeckten Tisch.

zurückgehende Pindos-Pony trägt seinen Namen von dem Pindos Gebirge, das die Grenze zwischen den beiden Provinzen bildet. Er existierte dort vermutlich schon in der Antike.

In der Zeit der Türkenherrschaft (1453–1830) scheint ihm in größerem Maße Orientalisches Blut zugeführt worden zu sein, was bis heute am Typ und verschiedenen Exterieurpoints erkennbar ist.

Die Auswirkungen des Zweiten Weltkrieges und des griechischen Bürgerkrieges (1942–1949) haben die einst zahlreichen Ponies ebenso stark dezimiert wie die in der Nachkriegszeit einsetzende heute allgegenwärtige Motorisierung. Die Rasse, früher der unermüdliche Arbeitskamerad der Bergbauern, ist selten geworden. Bisher hat sie, im Gegensatz zu dem Ainos-Wildpferd oder dem Skyros-Pony, noch keine offizielle Lobby gefunden, die sich für ihre Rettung und Erhaltung stark macht.

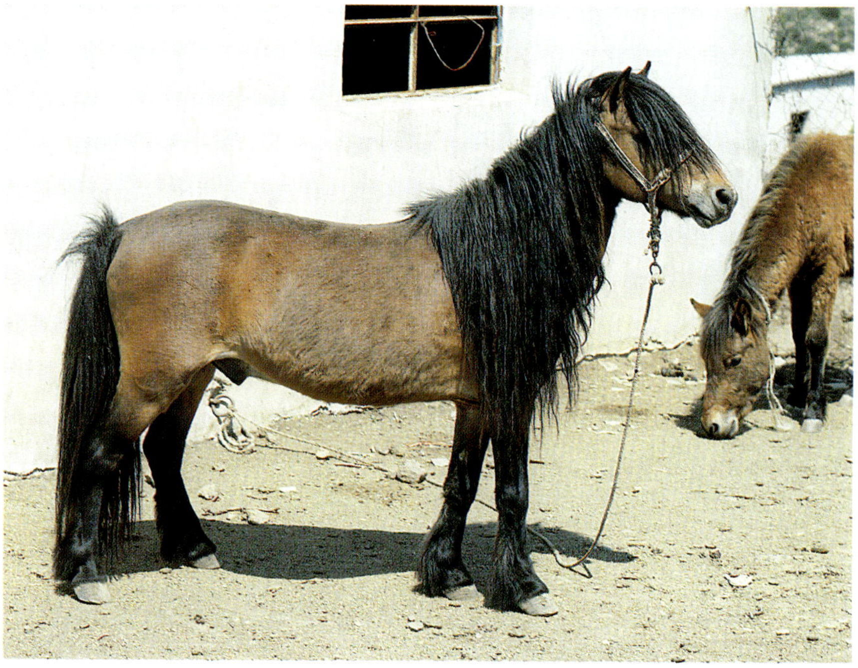

Skyros-Ponyhengst. Jede Insel hat ihren eigenen Typ.

SKYROS-PONY

Hipparion

TYP, INTERIEUR, VERWENDUNG: Auf der griechischen Insel Skyros gibt es eine eigene Ponyrasse, die nach ihr benannt ist, von Kennern und Freunden jedoch vielfach auch als „Hipparion" (altgriechisch „Pferdchen") bezeichnet wird. Die Ponies zeigen, ähnlich wie die der Shetland-Inseln, die typischen Folgen jahrhundertelanger insulärer Isolation. Sie besitzen eine ungewöhnliche Anpassungsfähigkeit und Genügsamkeit und kommen mit einem Minimum an Futter aus. Dabei gelten sie als extrem langlebig und besitzen eine entsprechend lange Nutzungsdauer. Es wird von einer Stute berichtet, die noch mit 45 Jahren ein gesundes Fohlen zur Welt gebracht haben soll.

Die leicht zu zähmenden, sehr anpassungsfähigen Ponies werden rasch zutraulich und hantierbar. Sie besitzen viel Charme, ein energisches Temperament und einen umgänglichen Charakter, sind ausgesprochen hart, ausdauernd und arbeitseifrig. Sie leben halbwild im Gebirge und werden seit jeher nur bei Bedarf eingefangen und nach Gebrauch wieder laufen gelassen.

Über viele Jahrhunderte wurden die Skyros-Ponies vor allem als Säumer, zum Transport von Wasser und allen Arten von landwirtschaftlichen Gütern sowie zum Dreschen des Korns auf der Tenne eingesetzt. Bis zu 20 Hipparia nannte mancher Bauer sein eigen. Heute sind es nur noch wenige Bauern, die einige der Ponies einfangen, um sie als Kinderreitpferde im Tourismus zu nutzen oder sie für die Rennen im August zu trainieren, bei denen die jugendlichen Reiter sich so lange wie möglich auf dem „blanken" Rücken ihres Hipparions halten müssen.

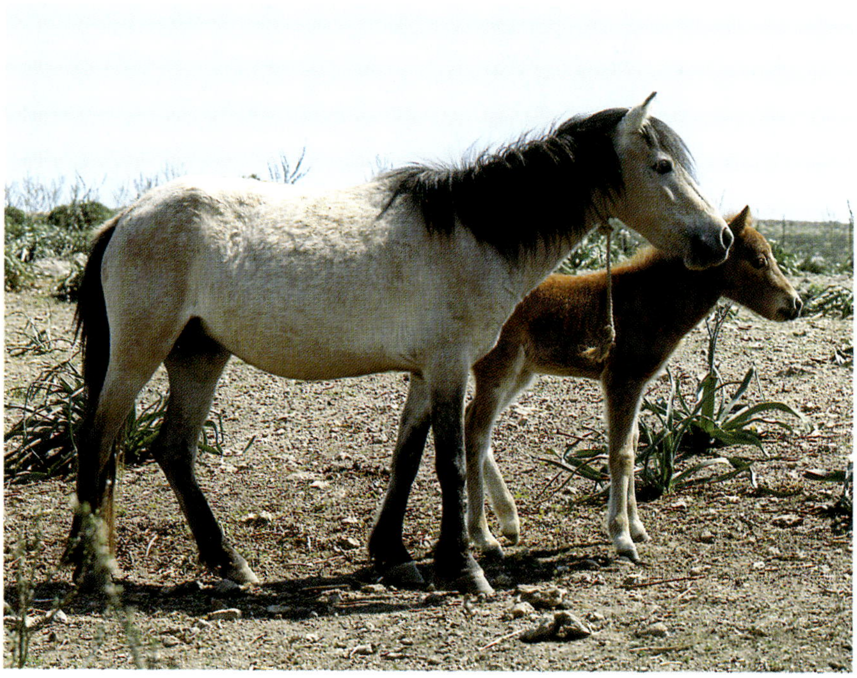

Skyros-Ponystute mit Fohlen bei Fuß

Skyros-Ponies auf der Weide. Schimmel sind unter ihnen recht häufig und bei den Bauern besonders beliebt.

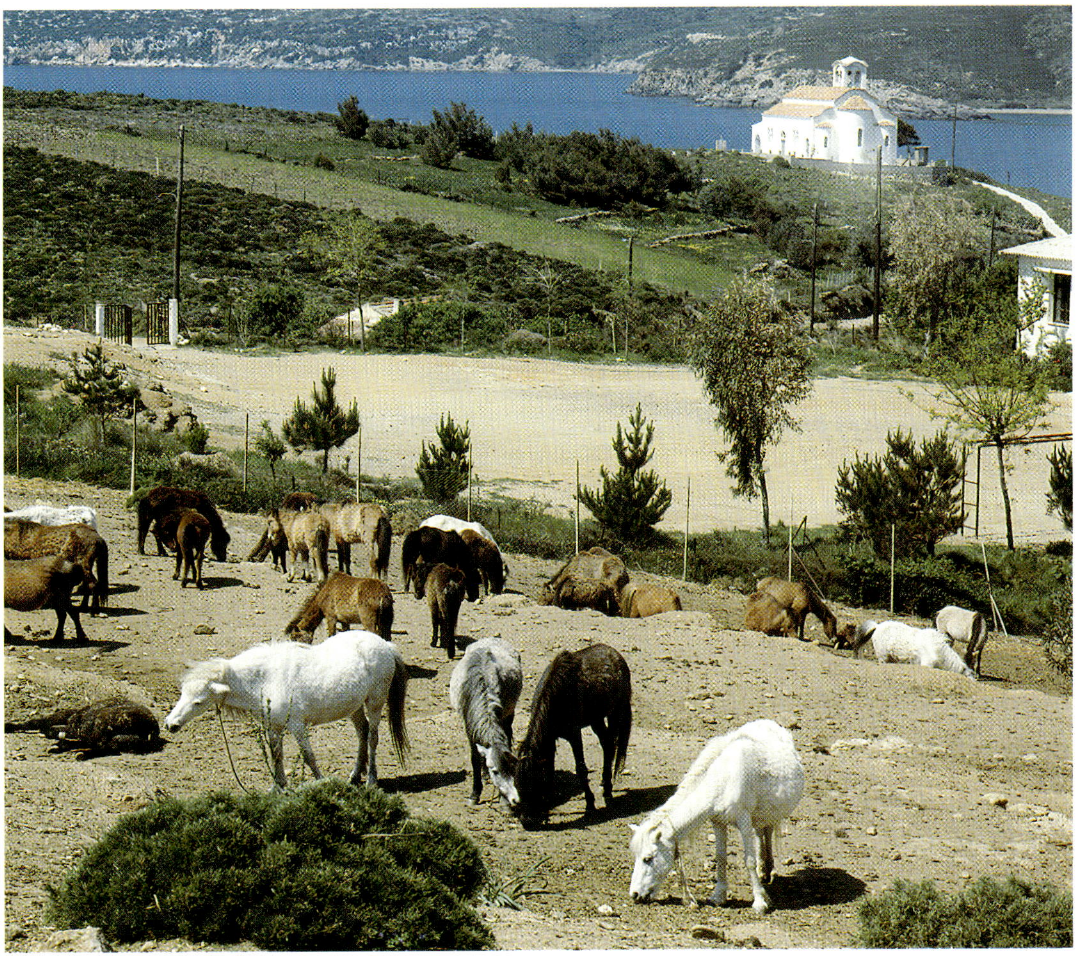

Diese Rennen besaßen früher eine große Tradition und zogen viel Publikum an. Sie waren verbunden mit einer Beurteilung der Ponies, ihrer Einteilung nach „Echtheit" und Größe, sowie dem Brennen und sonstigen Arten von Eigentumsmarkierung.

EXTERIEUR:
Wenn der Skyros-Pony aufgrund der kargen Inselbedingungen im Laufe der Generationen auch an Größe eingebüßt hat, so ist er doch immer noch ein recht schmuckes Pferdchen.

Der nicht besonders kleine Kopf zeigt in der Regel ein gerades Profil mit kurzen Ohren und lebhaften Augen. Der Hals kann etwas tief angesetzt sein mit mehr oder weniger ausgeprägtem Unterhals. Die Schultern sind kurz und steil gelagert, der Widerrist ist niedrig, der Rücken lang. Die Kruppe ist kurz und abgeschlagen, mit tiefem Schweifansatz. Das feine Fundament ist hart und trocken und oftmals recht fehlerhaft gestellt (vorn zehenweit und hinten kuhhessig oder säbelbeinig). Die kleinen, stets dunklen Hufe sind schmal, mit hohen Trachten, und stahlhart, so daß sich ein Beschlag meist erübrigt. Das feine Langhaar ist reich ausgebildet.

Die häufigsten Farben sind ein rötliches Braun oder ein Gelbbraun, Schimmel und Mausfalben kommen ebenfalls vor, Rappen sind selten.

Die Widerristhöhe liegt bei 90–110 cm Stockmaß.

MECHANIK:
Die in ihrem Raumgriff etwas begrenzten Gangarten sind energisch und sehr trittsicher auch in unwegsamem Gelände. Der Pony springt sehr geschickt.

ZUCHT:
Der Skyros-Pony lebt auf der zu Griechenland gehörenden Sporadeninsel Skyros, ca. 40 km nordöstlich von Euböa. Die gut 200 Quadratkilometer große, karge, vorwiegend aus Kalkgestein bestehende Insel besitzt nur eine spärliche Vegetation und ist ausgesprochen wasserarm. Im Sommer, von Juni an, kommen manche Ponies aus Wassermangel um. Wenn die letzten Regenlöcher ausgetrocknet sind und es ihnen nicht gelingt, ihren Durst in den in jüngerer Zeit in den Bergen angelegten Schafstränken zu stillen, treibt es sie – wie seit Menschengedenken – hinunter zu der Nifi-Quelle an der Südwestküste. Im Winter verhungern manche Ponies, da es einfach nichts zu fressen gibt. Namentlich die jüngsten Jahrgänge, Fohlen und Jährlinge, werden so ein Opfer des Futtermangels.
Die noch vorhandene Population beträgt unter 200 Ponies. Seit 1975 besteht ein striktes offizielles Exportverbot für Stuten und Fohlen, mit dem man von Regierungsseite den Erhalt der Rasse zu sichern versucht. Zwar wird auf Skyros nicht systematisch gezüchtet, doch bemüht man sich, die Ponies auf der Insel zu behalten, die alle Merkmale der echten Hipparia besitzen.

GESCHICHTE:
Die aus der hellenischen Sagenwelt (Theseus, Achilles) bekannte Insel Skyros, die bereits in der Antike wegen ihrer Marmorbrüche berühmt war, galt in klassischer Zeit als völlig

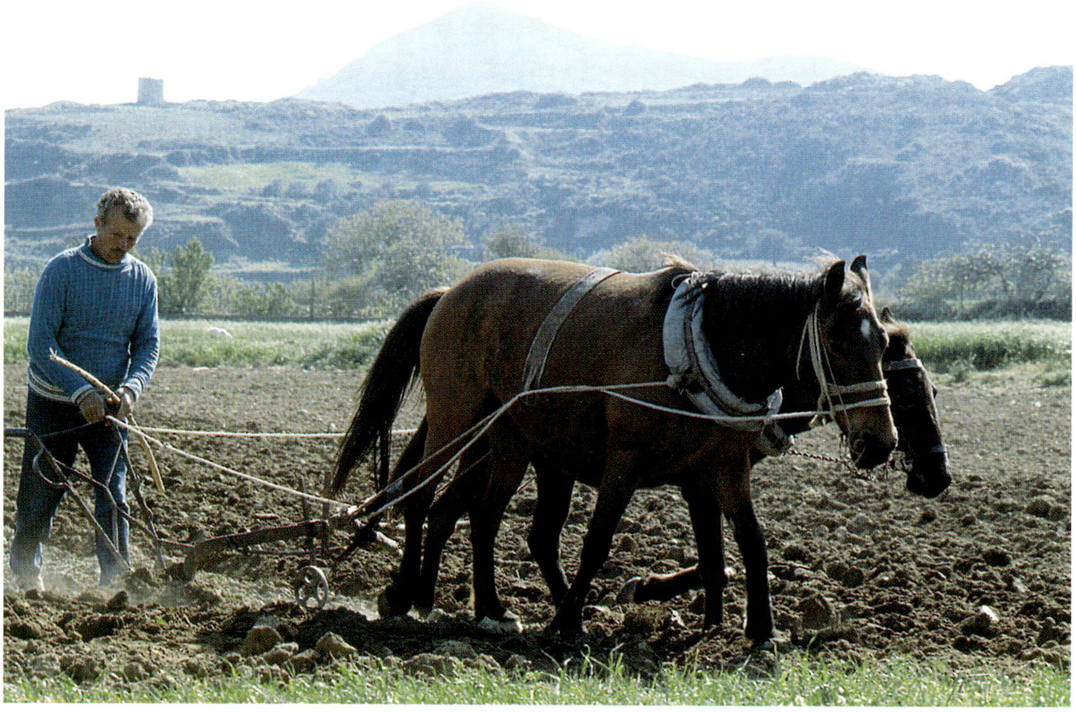

Pflügendes Ponygespann auf Skyros

unfruchtbar und unbewohnbar. Damals soll es dort keine Pferde gegeben haben. Erst im Zuge ihrer Eroberung Griechenlands und der Inseln in der Ägäis sollen die Venetianer im 12./13. Jahrhundert Pferde auch nach Skyros gebracht haben. Sie sind dort dann unter den außerordentlich harten, ungünstigen Lebensbedingungen, dem Mangel an Wasser und Futter, zu ihrer heutigen Ponygröße verkümmert, verzwergt.

Züchterische Maßnahmen scheinen auf Skyros niemals stattgefunden zu haben. Selbst während der Türkenherrschaft (1453–1830), in der auf allen anderen griechischen Inseln der vorhandene Pferdebestand mit Orientalischem Blut veredelt wurde, ließ man Skyros wegen seiner Unzugänglichkeit und seines geringen wirtschaftlichen Wertes aus.

Und auch seither ist wenig geschehen, um die Zucht zu heben. Immer wieder kommt es jedoch aufgrund von klimatischen Einflüssen zu starken Dezimierungen unter den Ponies. Der schlimmste derartige Einbruch ereignete sich in dem strengen Winter 1928/29, als von den vorhandenen etwa 500 Ponies nur 100 überlebten, darunter nur sieben Fohlen.

Früher waren die Skyros-Pferdchen die unentbehrlichen Helfer der armen Inselbauern bei der Ernte und beim Dreschen des Getreides. „Als Ende der sechziger Jahre Dreschmaschinen Einzug auf Skyros hielten, war das, wie andernorts auch, der Anfang vom Ende", lesen wir in einem Artikel mit dem Titel „Die geheimnisvollen Pferdchen auf der Insel Skyros" (PFERDE HEUTE, Esslingen, 12/92) von *Friderun Papavassiliou*. „Die Maschinen nahmen den kleinen Vierbeinern nicht nur die zwar harte Arbeit, sondern auch das ‚Auskommen'. Denn das Futter und das Wasser, das sie während der 40 bis 50 Tage dauernden Drescharbeiten und der im August zu ihren Ehren abgehaltenen Festtage erhielten, stärkte sie für die Wintermonate in den Bergen, die ihre eigentliche Heimat sind.

Eine innere Uhr treibt die Hipparia zu Beginn des Herbstes, wenn erste Regenfälle die im Sommer ausgetrockneten Wasserstellen auffüllen, in die unwegsame, bis zu 800 Meter hohe Bergwelt des Südteils der Insel, der wegen seiner Kargheit gegenüber dem fruchtbaren Nordteil in seiner Gesamtheit „der Berg" genannt wird. Hier verbringen sie in kleinen . . ., von Menschen nur schwer auffindbaren Gruppen die kühle Jahreszeit, die während der Monate Dezember bis März nicht nur heftige und kalte Stürme, sondern durchaus auch Schneefälle mit sich bringen kann . . .

Die Kräuter und Sträucher, Blätter von wilden Oliven, Ahorn und Eichen, ja selbst Disteln und Äste, die ihre karge Nahrung bilden, sind dann nur schwer oder gar nicht zu erreichen. Zum Hunger kommt die Absturzgefahr an verschneiten Berghängen, das Gehetztwerden durch wildernde Hunde und die Konkurrenz ebenfalls futtersuchender Ziegen und Schafe . . .

Die Zufütterung . . . bedeutet für die Bauern keine geringe Belastung. Auf das Vier- bis Fünffache der beispielsweise in der Kornkammer Griechenlands, Thessalien, verlangten Preise belaufen sich die Kosten für Heu, Stroh und Hafer auf den Inseln."

Nach F. Papavassilious Ansicht trugen der Zweite Weltkrieg und der Bürgerkrieg (1942–1949) die Hauptschuld am Niedergang der Ponies. Hinzu kam dann mit der fortschreitenden Motorisierung die Gleichgültigkeit der meisten Bauern gegenüber ihren einst unentbehrlichen Helfern und das darauf beruhende Ausbleiben der früher gelegentlich geübten Winterzufütterung „am Berg".

Polen

Der im östlichen Mitteleuropa gelegene polnische Staat umfaßt etwas über 310 000 Quadratkilometer mit knapp 40 Millionen Einwohnern. Polen ist größtenteils Tiefland. Die Mulde des Oberschlesischen Beckens und das Becken von Sandomierz werden durch die Gebirgszüge der Sudeten und der Karpaten getrennt. Die größten Flüsse sind Oder und Weichsel. Das Klima ist gemäßigt und wird zum Binnenland hin kontinentaler.

Die Landwirtschaft nutzt etwa 60 Prozent der Fläche Polens, wovon etwa 77 Prozent aus Ackerland besteht. Bedeutend ist auch die tierische Produktion. Gehalten werden Rinder, Schweine, Schafe, Pferde, Ziegen und Geflügel. Beim Zusammenbruch des Ostblocks wurden knapp 75 Prozent der landwirtschaftlichen Flächen von nicht-kollektivierten Einzelbauern bewirtschaftet. Der Wald nimmt knapp 30 Prozent der Bodenfläche ein.

Seit jeher hat in dem Gebiet des heutigen Polens die Pferdezucht eine große wirtschaftliche Rolle gespielt. In weiten Gegenden war das Pferd nicht nur in der Landwirtschaft, sondern auch für die gesamte Bevölkerung als Verkehrs- und Transportmittel unentbehrlich. Günstig für die Pferdezucht sind die ausgedehnten Ebenen mit ihren weiträumigen Weidegründen.

Nach der Abwanderung der germanischen Völker aus dem Gebiet des heutigen Polens in der Zeit vom ersten bis etwa vierten/fünften Jahrhundert rückten aus dem Osten slawische Stämme nach. Als erstes gesichertes Datum der polnischen Geschichte kann man das Jahr 963 ansehen, als *Fürst Mieszko I.* bei einer versuchten Expansion nach Nordwesten dem Markgrafen der Elbmark, *Gero*, unterlag. Jedoch war der straff organisierte Piastenstaat mit seinem Kern an der mittleren Warthe und den Zentren Posen und Gnesen wohl schon in der ersten Hälfte des zehnten Jahrhunderts entstanden. Ein weiteres Staatswesen mit dem Zentrum Krakau, an der oberen Weichsel, muß sich schon im neunten Jahrhundert gebildet haben. Es geriet in Abhängigkeit von Böhmen und wurde als das jüngere „Kleinpolen" (Polonia minor) dem älteren „Großpolen" (Polonia major) angegliedert.

Im zehnten/elften Jahrhundert entstand kurzfristig ein polnisches Großkönigreich, das auch Mähren, Pommern und die Lausitz einschloß. Schon ab dem 12. Jahrhundert setzte eine Kolonisierung aus dem Gebiet des Heiligen Römischen Reiches ein. Die ländliche Ostsiedlung erfolgte vor allem in Schlesien und den westlichen Teilen von Groß- und Kleinpolen, nicht dagegen in Masowien.

Seit dem 12. Jahrhundert wurden Raubüberfälle der Pruzzen, Jadwiger und Litauer aus dem Norden und Osten zu einem für die polnischen Fürsten unlösbaren Problem, weshalb sie 1225 den Deutschen Orden zur Abwehr der Pruzzen ins Land riefen. Dieser beendete 1283 die systematische Unterwerfung der Pruzzen. Von nun an beeinflußten die Auseinandersetzungen mit dem Orden und einer immer mehr erstarkenden Bürgerschaft in den großen Städten und dem Adel bis in das 15. Jahrhundert die polnische Geschichte ganz wesentlich.

Durch *Kasimir III.*, den Großen (1310–1370), konnte der Staat innerlich konsolidiert und durch geschickte Bündnis- und Heiratspolitik auch außenpolitisch abgesichert werden.

Unter dem Jagellonen-König *Wladislaw II.* (1105–1159) wurden Polen und Litauen zu einem multinationalen und mehrkonfessionellen Doppelreich vereinigt, das im 15. Jahrhundert zur politischen und militärischen Führungsmacht in Osteuropa aufstieg. 1471–1526 regierten die Jagellonen auch in Böhmen, 1490–1526

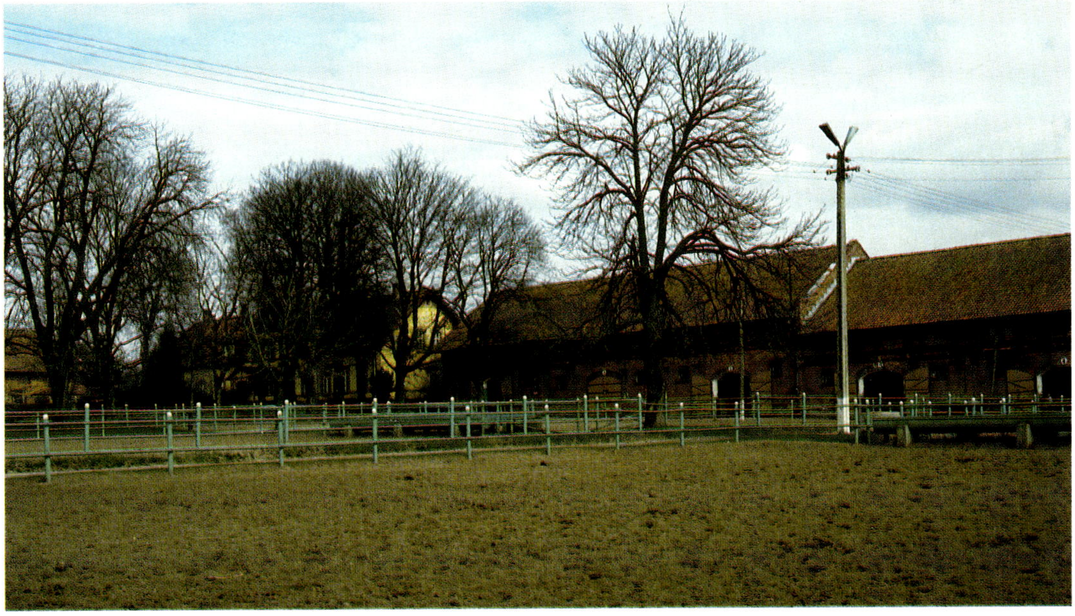

Das polnische Staatsgestüt Rzeszna (Wielkopolski-Zucht)

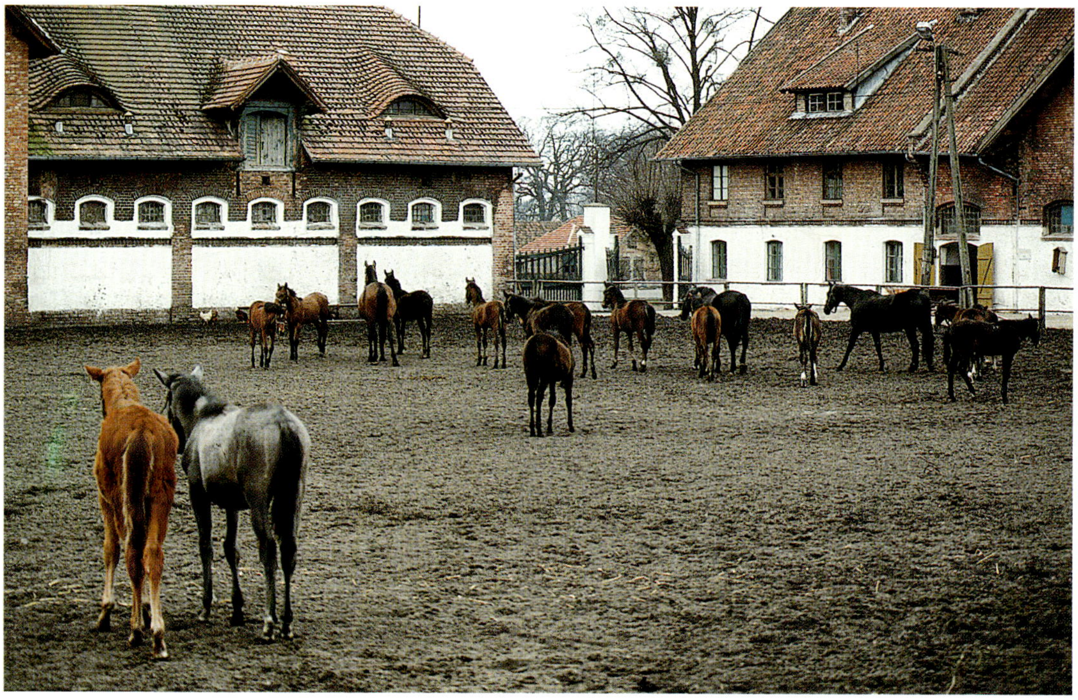

Das ehemals im Besitz der kaiserlichen Familie Hohenzollern befindliche Gut Cadinen (Kreis Elbing) ist heute ein polnisches Hauptgestüt (Kadyny) für die Wielkopolski-Zucht.

selbst in Ungarn. Politische Erfolge und eine wirtschaftliche und kulturelle Blüte (Renaissance, Humanismus) führten zu einem „Goldenen Zeitalter" Polens während der von 1506 bis 1572 dauernden Regierungszeit der beiden letzten Jagellonen-Herrscher *Sigismund I.* und *Sigismund II.*. Jedoch gerieten in dieser Periode die Bauern mehr und mehr in Abhängigkeit, teils bis zur totalen Erbuntertänigkeit („Leibeigenschaft") von ihren adligen Grundherren.

Durch die Einführung der freien Königswahl nach dem Aussterben des Jagellonen-Geschlechts wurde Polen praktisch zu einer Adelsrepublik mit einem weitgehend entmachteten König. Die an keine bestimmte Dynastie mehr gebundene Wahl, der sich jeder polnische Adlige stellen konnte, wurde zunehmend von ausländischen Mächten beeinflußt.

Die Vormachtstellung Polens in Osteuropa konnte nicht länger aufrechterhalten werden. Es kam zu schweren Auseinandersetzungen mit Schweden, Rußland und dem aufstrebenden Brandenburg. In den Friedensschlüssen von Oliva (1660) mit Schweden und Andrussovo (1667) mit Rußland verlor Polen Livland sowie die Ukraine mit Kiew und Smolensk bis zum Dnjepr und mußte die Unabhängigkeit des Herzogtums Preußen anerkennen.

In einem bald darauf ausbrechenden Türkenkrieg rettete *König Johann Sobieski* (1629–1696) als Oberbefehlshaber der alliierten Armeen in der siegreichen Schlacht am Kahlen Berg (1683) die habsburgische Hauptstadt Wien vor der Einnahme durch die Osmanen, was noch einmal militärischen Glanz für Polen brachte. Bei dieser Gelegenheit fiel dem adligen polnischen Reiterheer das ganze reiche Lager des türkischen Oberbefehlshabers *Ali Pascha* in die Hände; dazu eine große Zahl Orientalischer Streithengste,

Wielkopolski-Zehnerzug im Staatsgestüt Posadowo

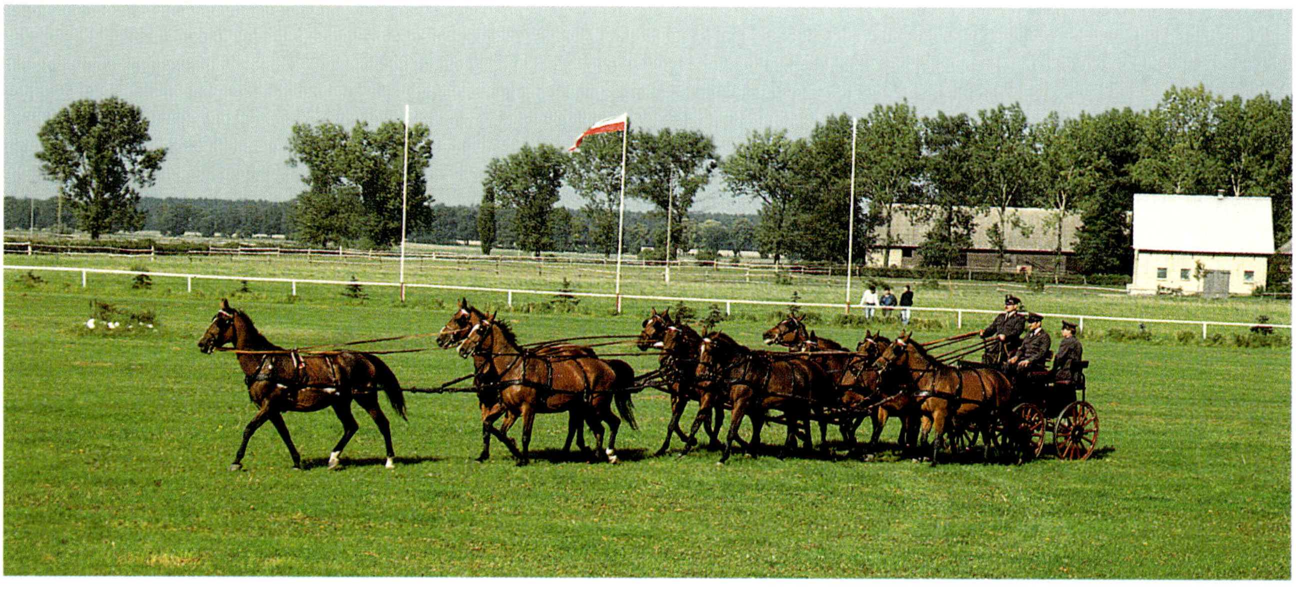

Arabischer Reinbluthengst im Gestüt Janow Podlaski

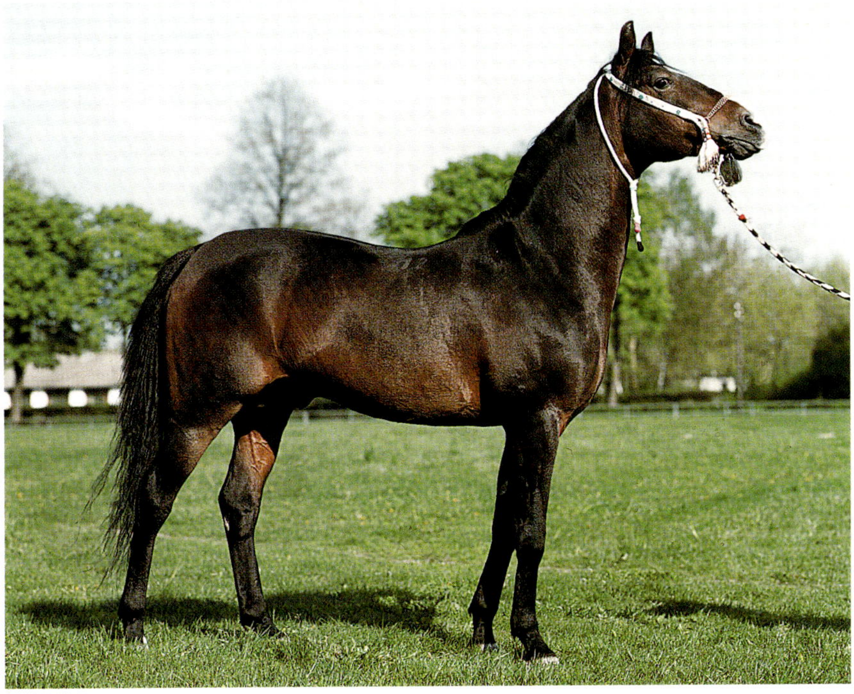

die eine bedeutende Bereicherung und ein starkes Stimulans für die seit dem 16. Jahrhundert auf Orientalischem Blut aufbauende Pferdezucht Polens darstellten.

Auch spätere kriegerische Auseinandersetzungen mit den Türken brachten immer wieder Orientalisches Zuchtmaterial ins Land. Nach dem Ende der Türkenkriege rüsteten reiche polnische Magnaten, darunter die *Fürsten Sanguszko* und die *Grafen Dziediszycki* und *Rzewuski*, eine Reihe von Expeditionen aus, um im Orient Pferde für ihre Gestüte zu erwerben. Es kann keinem Zweifel unterliegen, daß die altpolnische Pferdezucht, jedenfalls die der großen Privatgestüte des Adels im Südosten des Landes, viele ihrer guten Eigenschaften der reichlichen, langandauernden Zufuhr Orientalischen Blutes verdankte.

Auf russischen Druck hin wurde 1764 *Stanislaw II. August Poniatowski* zum letzten polnischen König gewählt. Anschließend bot die seit dem 17. Jahrhundert in Polen zunehmende religiöse Intoleranz den Nachbarn die Möglichkeit, die zerstrittenen adligen Fraktionen des Reichstages in einen Bürgerkrieg zu verstricken, in diesen vermittelnd einzugreifen und nach dessen Beendigung mit der Ersten Polnischen Teilung dem Land fast 30 Prozent seines Staatsgebietes und 35 Prozent seiner Bevölkerung zu nehmen.

Mit einer gewaltigen nationalen Kraftanstrengung versuchte Polen anschließend eine politische Wiedergeburt. Ein 1788 eingeleitetes Reformwerk fand 1791 in der ersten schriftlich niedergelegten staatlichen Verfassung Europas seinen Abschluß. Damit waren die Grundlagen für ein modernes Staatswesen geschaffen. Doch ließ die Zweite Polnische Teilung 1793 einen nicht mehr lebensfähigen Reststaat zurück, der nach dem 1794 ausgebrochenen polnischen Aufstand in der Dritten Teilung unter Rußland, Preußen und Österreich aufgeteilt wurde. Während der Herrschaft der Teilungsmächte, die nur durch die Napoleonischen Kriege bis zum Wiener Kongreß kurz unterbrochen wurde und bis 1918 andauerte, war das um Posen und Krakau verkleinerte Kongreßpolen als Herzogtum Warschau mit Rußland in Personalunion vereinigt. Posen wurde ein preußisches Großherzogtum. Die Österreich zugesprochenen Gebiete wurden als Kronland Galizien reorganisiert.

Schon in der Zeit der größten polnischen Machtfülle hatte die Pferdezucht in Polen einen hohen Stellenwert. Rassenwahl und Zucht waren seit dem 16. Jahrhundert spätestens beeinflußt durch die großen Privatgestüte des Adels mit ihrer meist Orientalischen Besetzung. Stellvertretend seien an dieser Stelle einige der Privatzuchten in Podolien, Wolhynien und der Ukraine erwähnt: Die Gestüte Slavuta und Gumniska der *Fürsten Sanguszko* (mit Gestütsaufzeichnungen seit 1528) hatten einen durchschnittlichen Bestand von etwa 500 Arabischen Reinblut- und Halbblutstuten. *Graf Branicki* züchtete in Biala Cierkow Araber und Anglo-Araber, *Graf Potocki* in Antoniny reinblütige Orientalen, ebenso *Graf Dzieduszycki* in Jesupol und Jarezowce. Die Familie *Rzewuski* importierte Original-Araber, von denen einer 1800 sogar den Weg nach Weil, in das dortige Königlich-Württembergische Hofgestüt, das zu seiner Zeit bedeutendste Orientalische Gestüt Europas, fand. Im Gestüt Horodenka (bei Kolomea) züchtete *Baron Romaszkan* seit 1825 aus heimischen Stuten mit Orientalischen Hengsten Landbeschäler und Luxusreitpferde. Eine bedeutende Halbblutaraber-Zucht bestand auch in dem Gestüt Wojcieskovo der *Grafen Plater-Zyberk*. Die Vollblut-Zucht wurde unter anderem durch die Privatgestüte der Familien *Grabowski* und *Krasinski* sowie die der *Fürsten Lubomirski* gefördert.

Nach 1918 übernahm Polen von den verschiedenen Teilungsmächten den jeweils vorhandenen Zuchtaufbau. Das gilt sowohl für die ehemals preußischen Provinzen als auch für das österreichische Galizien. Dagegen war das mit Rußland vereint gewesene Kongreßpolen ungleich schlechter gestellt. Zwar besaß es vor dem Ersten Weltkrieg in Janow Podlaski ein Staatsgestüt, dessen Pferdebestand, aus Privatzuchten zusammengekauft, 1813 neun Vollblut-Hengste, 15 Vollblut-Stuten und 45 Halbblutstuten umfaßte. Doch zählte das dem Hauptgestüt angeschlossene Hengstdepot nur 30 Vollblut- und 70 englische Halbbluthengste (meist Janower Zucht), das heißt 100 Landbeschäler auf eine Stutenpopulation von etwa 1,3 Millionen Köpfen.

Bei *Professor Valentin Stang* lesen wir in TIERHEILKUNDE UND TIERZUCHT (8. Band, Berlin – Wien 1930): „Zum Wiederaufbau der Zucht nach dem Kriege dienten 500 Hengste aus den ehemaligen deutschen Gestüten in Posen und Pommern und 600 aus dem ehemals österreichischen Galizien. Dazu kamen 240 vom Staat gekaufte Araber- und Arabische Halbbluthengste sowie 310 Vollblüter . . . Man züchtet in Polen verschiedene Typen als Erzeugnis der Scholle und entsprechend den Bedürfnissen des Landes. In der Hauptsache sind es Kreuzungen zwischen dem alten polnischen Landpferde und dem Vollblut, Anglo-Arabern oder Arabern. Aber auch Reinzuchten sind vorhanden . . .

In der alten deutschen Provinz Posen züchtet man heute noch in der Hauptsache ein warmblütiges Pferd ähnlich dem Ost-

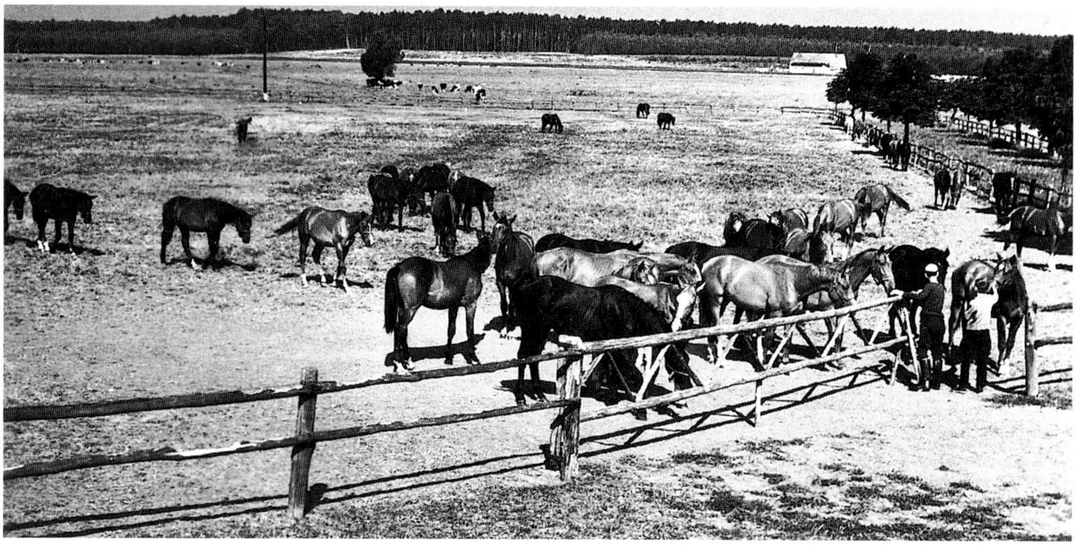

Wielkopolski-Stuten auf einer ausgedörrten Sommerweide im Gestüt Raçot bei Posen

preußen. In Kujawien begegnet man einem an den Oldenburger und Hannoveraner erinnernden Pferd. In den Wojewodschaften längs der Weichsel findet man ein ziemlich schweres Pferd, in der südlicheren Gegend überwiegend kräftige Pferde im Typ des englischen Halbbluts. Bei Lublin findet man Vollblüter. Im Süden werden bis zum San englische Halbblüter und Pferde im Typ der Radautzer Orientalen gehalten. In Wolhynien und Podolien überwiegt der sogenannte Konik, südlich der Karpaten das Huzulenpferd. Kreuzungen zwischen Warmblut finden sich in Schlesien und Pommern. Die Gegend von Wilna hat noch Kreuzungen zwischen Ardennern und dem örtlichen Samogoten, zuweilen auch noch alte russische Bitjugs."

Das wohl wichtigste Ereignis für die polnische Pferdezucht in der Zwischenkriegszeit dürfte der Erwerb des nahezu geschlossenen Warmblutpferdebestandes des Preußischen Hauptgestüts Beberbeck (bei Hofgeismar in Hessen) im Winter 1929/1930 gewesen sein. Die Pferde gingen zunächst nach Janow Podlaski am Bug. Erst 1932 kam die Beberbecker Herde nach Raçot (Bezirk Leszno, Wojewodschaft Poznan).

Raçot war 1774, zwanzig Jahre vor der Dritten polnischen Teilung, aufgrund derer das Herzogtum Posen an Preußen fiel, von einem italienischen Architekten errichtet worden. Im 19. Jahrhundert wurde Raçot Eigentum des niederländischen Königshauses und kam durch die Schwester *König Wilhelms III.* an die herzogliche Familie von Sachsen-Weimar. Erst 1928/1929 wurde der 9000 Hektar große Betrieb aufgrund einer Kabinettsorder von Feldmarschall *Pilsudskis* in ein Staatsgestüt umgewandelt.

Raçot sollte die Beberbecker Pferde nicht lange nutzen können. Bereits im Spätsommer 1939 überfielen die Truppen Hitlers und Stalins Polen von beiden Seiten.

Der damalige Gestütsdirektor *Wladislaw Sieminski* evakuierte sämtliche Pferde und das Gestütspersonal in das Hengstdepot Bialka (Wojewodschaft Lublin). Immerhin überstand die Beberbecker Herde die Kriegszeit intakt. Nachdem der westliche Teil Polens von deutschen Truppen besetzt war, wurde Oberlandstallmeister *Dr. Gustav Rau* eingesetzt, die chaotische Situation der polnischen Pferdezucht zu ordnen. Dank Raus' Einsatz wurden Pferde und Abstammungspapiere wieder vereinigt. Er unterstellte alle polnischen Gestüte der deutschen Heeresgestütsverwaltung, wodurch das zahlreiche polnische Gestütspersonal vor der Zwangsverpflichtung nach Deutschland bewahrt wurde, da es im Gestütsdienst unabkömmlich war. Halb offiziell beauftragte Rau *Baron Clemens v. Nagel*, den Sohn des letzten Beberbecker Landstallmeisters, mit der Betreuung der Raçoter Zucht.

1944 wurde der unter der deutschen Heeresgestütsverwaltung stehende polnische Pferdebestand – insgesamt ca. 1500 Pferde, die aus zehn Hengstdepots und fünf Hauptgestüten stammten – nach Holstein in die Heeresgestüte Grabau (zwischen Hamburg und Lübeck) und Schönböken (bei Bornhöved) evakuiert, zusammen mit dem gesamten Stallpersonal. Leider waren unter den evakuierten Pferden nicht die des Gestüts Raçot. Sie blieben in Polen zurück und wurden durch die Kampfhandlungen in alle Winde zerstreut. Einige gelangten als Beute in die UdSSR, einige wurden streunend von glücklichen polnischen Bauern aufgegriffen und als Arbeitspferde verwendet, möglicherweise auch unerkannt in der Landeszucht eingesetzt. Nicht wenige starben wahrscheinlich im Bomben- und Granathagel des Kriegsendes.

Die nach Deutschland evakuierten Hengste wurden teilweise während der Deckzeiten 1945 und 1946 über das Landgestüt Traventhal in der Holsteiner Zucht eingesetzt. Im Holsteiner Stutenprämiierungskatalog von 1949 fand ich unter den Stuten der Geburtsjahrgänge 1946 und 1947 insgesamt eine Tochter von *Harrar AA* (v. *Lowelas ox* a. d. *Orawa xx* v. *Nelk)*, neun Töchter von *Inczydent AA* (v. *Velázquez* a. d. *Wojcia* v. *Medusensohn*) und zwei Töchter von *Kadi VII Araberrasse* (v. *Kadi ox* a. d. *Shagya XIX*). *Harrar AA* und *Kadi VII* lieferten je einen Landbeschäler mit *Harras* resp. *Kalif. Inczydent* brachte, obgleich er in der Krempermarsch die meisten Stuten gedeckt hatte, keinen männlichen Nachkommen für die Zucht. Dagegen findet er sich in nicht wenigen Stammtafeln auf der Mutterseite. Selbst erinnere ich mich an zwei *Inczydent*-Nachkommen, die ich Anfang der fünfziger Jahre geritten habe, als besonders leichtrittig und mit guten Springanlagen ausgestattet.

Im Spätsommer 1946 konnten die von Rau geretteten Gestütspferde unversehrt dem polnischen Obersten *St. Roszwadowski* übergeben werden und wurden mitsamt dem Gestütspersonal – so weit es nicht vorzog im Westen zu bleiben – auf dem Seewege in die Heimat zurückgeführt. Zusammen mit ihnen wurden auch eine Reihe von sporterprobten Stuten verschifft, mit denen die deutsche Heeresgestütsverwaltung während des Krieges begonnen hatte, gezielt Sportpferde zu züchten.

Nach dem Krieg wurde die Großpolnische Zucht (Wielkopolski) vorwiegend auf dem erhalten gebliebenen Posenschen und Westpreußischen Pferdematerial aufgebaut, wesentlich ergänzt durch Zuchtmaterial Ostpreußischer, Pommerscher und anderer verwandter Rassen deutscher Abstammungen, die in Polen zurückgeblieben waren. Die Kleinpolnische Zucht (Malopolski) wurde durch verschiedenes ausländisches Zuchtmaterial ergänzt, teils auch ganz neu aufgebaut. Das letzte gilt vor allem für die Gestütszuchten von Stubno, das auf ungarisches Furioso-North-Star- und galizisches Przedswit-Blut aufbaute, ebenso für Chyszow, das sich auf Gidran-Blut und für Pruchna, das sich auf Französisches Anglo-Araber-Blut aus dem Einzugsgebiet des südfranzösischen Hengstdepots Tarbes (Hautes Pyrénées) stützte.

Das am Bug gelegene Gestüt Janow Podlaski (Wojewodschaft Lublin), heute in fast unmittelbarer Nähe der polnisch-russischen Grenze, wurde, nachdem es bereits vor dem Kriege eine bedeutende Araber-Zucht betrieben hatte, in der Nachkriegszeit zu der bedeutendsten polnischen Zuchtstätte für Reinblutaraber. Von Janow aus traten die polnischen Araber über die jährlichen Elite-Auktionen ihren Siegeszug über Westeuropa und vor allem Nordamerika an.

Gemäß einer brieflichen Mitteilung des Direktors der südpolnischen Gestüte, *Dr. S. Deskur* (Krakáu, Sommer 1996), stellte sich die Situation der polnischen Pferdezucht zu dem Zeitpunkt folgendermaßen dar:

Wielkopolski, Großpole:

Hauptgestüte	Wojewodschaft	Mutterstuten
Raçot	Poznan	180
Iwno	Poznan	40
Liski	Olsztyn	120
Rzcezna	Olsztyn	85
Leszynka	Olsztyn	80
Kadyny	Gdansk	50

Landgestüte	Wojewodschaft	Landbeschäler
Sierakow	Poznan	200
Gniezno	Poznan	200
Starograd	Gdansk	200

Malopolski, Kleinpole:

Hauptgestüte	Wojewodschaft	Mutterstuten
Pruchna	Katowice	45 (französische Anglo-Araber)
Chyszów	Krakow	40 (ungarische Gidran)
Stubno	Rzeszow	180 (Furioso-North-Star und Przedswit)
Walewice	Lóaź	85
Janow Podlaski	Lublin	65 (Shagya)

Landgestüte	Wojewodschaft	Landbeschäler
Bogusławice	Lódź	160
Bialka	Lublin	150
Lack	Warszawa	120
Klikowa	Krakow	180

Słaski:

Hauptgestüte	Wojewodschaft	Mutterstuten
Strzegom	?	40
Strzelece Opolskie	?	60

Landgestüte	Wojewodschaft	Landbeschäler
Bogusławice	Lódź	35
Klikowa	Krakow	75
Ksiaszna	?	70
Lack	Warszawa	15
Lobez	?	5
Sierakow	Poznan	20
Starograd	Gdansk	5

Dazu: 1500 Mutterstuten in Privatbesitz, 400 Privatbeschäler

Kaltblut:

Hauptgestüte	Wojewodschaft	Mutterstuten
Bielin Nowy	Klodzko	20
Nowo Jankowice	Grudsziadz	115

Ca. 360 Landbeschäler in staatlichen Hengstdepots, dazu ca. 1120 Privatbeschäler.

Konik:

Reservatzucht	Mutterstuten	Hauptbeschäler
Popielno, Versuchsanstalt der „Polnischen Akademie der Wissenschaften"	15	3
Rostoczanski, Nationalpark bei Zwierzyniec	5	1
Bialowieski Nationalpark, Bialowiece	4	1

Hauptgestüte	Wojewodschaft	Mutterstuten	Hauptbeschäler
Popielno	Suwalki	12	4
Raçot	Poznan	30	3
Dobrzyniewo, staatlicher Zuchtbetrieb	Pila	20	3

Landgestüte	Wojewodschaft	Mutterstuten	Hauptbeschäler
Sieraków	Poznan	25	3
Przegorzaly, Versuchsanstalt der Agrar-Akademie	Krakow	15	2

Dazu ca. 50 Mutterstuten in Privatbesitz, 15 Privatbeschäler. Außerdem rund 300 Koniks, die als Arbeitspferde genutzt, jedoch nicht züchterisch in der Reinzucht eingesetzt werden.

Private Zuchtgemeinschaften:
Bilgoraj (Wojewodschaft Lublin)
Lubaczow (Wojewodschaft Rzeszow)
Lezajsk (Wojewodschaft Rzeszow)
Grojec (Wojewodschaft Marszawa)

Huzule:

Hauptgestüte	Wojewodschaft	Mutterstuten
Siary	?	50
Odrzechowa	?	20

Dazu bäuerliche Zucht in Südostpolen – 80 Mutterstuten

WARMBLUT-ZUCHTEN

WIELKOPOLSKI

Großpole, Westpreuße, Posener, Masure

TYP, INTERIEUR, VERWENDUNG:
Das Großpolnische Pferd, der Wielkopolski, ist ein recht edles, wohlproportioniertes, gängiges Warmblut-Mehrzweckpferd in bedeutendem Rahmen, mit solidem, zuverlässigem Charakter und ausgeglichenem Temperament. Es ist gleichermaßen für alle Disziplinen des Reitsports wie als Kutschpferd und für den landwirtschaftlichen Spanndienst geeignet. Es ist energisch, leistungsfähig und leistungsbereit. In der Regel ist es etwas kalibriger als das frühere Posener (Westpreußische) oder das Masurische (Ostpreußische) Pferd, seine beiden Ausgangsrassen.

EXTERIEUR:
Da bei der Zucht des Wielkopolski-Pferdes nach dem Zweiten Weltkrieg zunächst vor allem die landwirtschaftliche Nutzung im Vordergrund gestanden hatte, waren weniger Adel, Eleganz und Schönheit vorherrschende Zuchtziele, als vielmehr Solidität, ausreichende Größe und Kaliber und ein stabiler Rahmen, wie man sie in der Verstärkungsphase zwischen den beiden Weltkriegen auch in der Ostpreußischen Zucht angestrebt hatte.

Der meist recht edle Kopf, mit geradem Profil, lebhaften Augen und weiten Nüstern, sitzt auf einem genügend langen, gut getragenen Hals. Die Schulter ist lang und schräg gelagert, der Widerrist ausgeprägt und wohlbemuskelt, die breite Kruppe leicht abfallend. Breite und Tiefe stehen in einem guten Verhältnis zueinander. Das Fundament ist kräftig und korrekt, Unterarme und -schenkel sind kräftig bemuskelt, die Gelenke breit, die Sehnen deutlich ausgeprägt, die Hufe genügend groß und regelmäßig. Insgesamt verstärkt das Fundament den Eindruck von Solidität.

Die häufigsten Farben sind Braun und Fuchs, doch finden sich auch Rappen und Schimmel (selten) sowie gelegentlich Schecken, die auf die alte Trakehner-Scheckzucht zurückgehen.

Die Widerristhöhe beträgt 158–165 cm Stockmaß.

MECHANIK:
Die Bewegungen des Wielkopolski sind regelmäßig und bodendeckend. Der Schritt ist lang, ebenso wie der relativ flache Trab. Der Galopp ist raumgreifend und leicht, die Springanlagen sind recht befriedigend.

ZUCHT:
Das Zuchtgebiet der Wielkopolski-Rasse umfaßt im wesentlichen das zentrale und vor allem das westliche Polen einschließlich Hinterpommerns und des südlichen Teils Ostpreußens (Masuren).

Folgende Hauptgestüte widmen sich der Zucht des Wielkopolski: Racot, Wojewodschaft Poznan (Posen – gegründet im 19. Jahrhundert, ist seit 1932, dem Jahr der Übernahme des Pferdebestandes des ehemals preußischen Hauptgestüts Beberbeck, Hauptgestüt – 180 Mutterstuten), Posadowo, Wojewodschaft Poznan (gegründet Ende des 17. Jahrhunderts – 170 Mutterstuten), Iwno, Wojewodschaft Poznan (40 Mutterstuten), Liski, Wojewodschaft Olsztyn (Lisken bei Allenstein, Ostpreußen, ehemaliges Remontedepot – 120 Mutterstuten), Rzcezna, Wojewodschaft Oesztyn (85 Mutterstuten), Leszynka, Wojewodschaft Olsztyn (80 Mutterstuten), Kadyny, Wojewodschaft Gdansk (Kadinen bei Danzig, Westpreußen – 50 Mutterstuten).

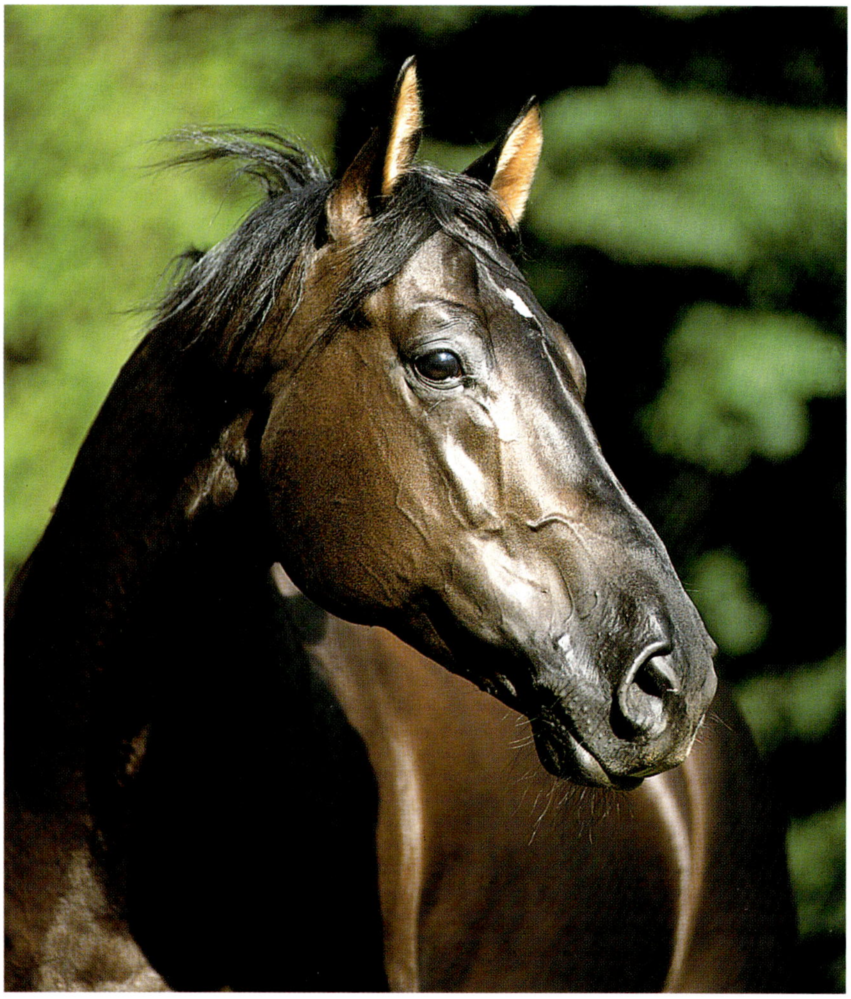

Ausdrucksvolles Kopfbild eines Wielkopolski-Hengstes

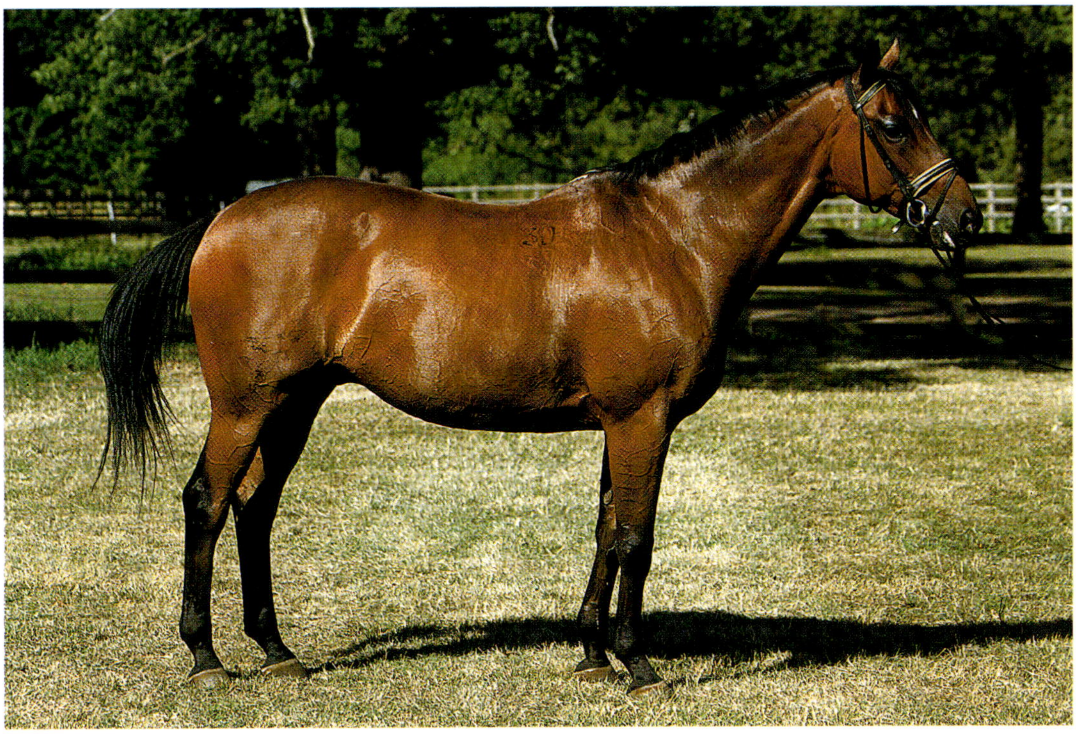

Hoch im Blut stehende Wielkopolski-Stute

Für die Landespferdezucht stehen an Landgestüten zur Verfügung: Sierakow, Wojewodschaft Poznan (gegründet 1828 – 200 Landbeschäler), Gniezno, Wojewodschaft Poznan (Gnesen, gegründet 1885 – 200 Landbeschäler), Starograd, Wojewodschaft Gdansk (Stargard bei Danzig, Westpreußen, gegründet 1885 – 200 Landbeschäler).

Die Hengstleistungsprüfungen für die Rassen Wielkopolski und Malopolski erfolgen in Kwidzyn, Wojewodschaft Gdansk (Marienwerder bei Danzig, Westpreußen, gegründet 1788, seit 1910 in die heutige Anlage verlegt) und Bialy Bor, Wojewodschaft Koszalin (Baldenburg, nahe Köslin, Pomerellen).

GESCHICHTE:

Das Wielkopolski-Pferd hat zwei Ursprungsrassen: den Posener und den Ostpreußen. Andere Blutanteile sind unerheblich.

Das alte Posener (Westpreußische) Pferd entstand im Gebiet der früheren Provinz Posen auf der Grundlage lokaler Kleinpferdschläge („Klepper"), ähnlich wie der Ostpreuße durch Einkreuzung importierter Pferderassen, vor allem Orientalen und Vollblut, später auch Ostpreußen und Trakehner. Der Posener war ein mittelgroßes Warmblutpferd, dessen Exterieur und auch Interieur deutlich durch den hohen Anteil an Edelblut geprägt waren. Der stammverwandte Masure wurde nach 1945 in dem an Polen gefallenen, ehemals zu Ostpreußen gehörenden, Masuren auf der Grundlage von 1944/45 von den flüchtenden Deutschen zurückgelassenen Ostpreußischen und auch Beutepferden überwiegend Ostpreußischer Blutführung weitergezüchtet.

Zu Beginn der sechziger Jahre kam es zu einer Vereinigung der beiden Zuchten, da nach laufendem Genaustausch zwischen ihnen typmäßig kaum noch Unterschiede festzustellen waren. Schon vor dem Krieg hatte der Westpreuße dem Ostpreußen sehr geähnelt. Dabei darf nicht vergessen werden, daß auch der Einfluß des Be-

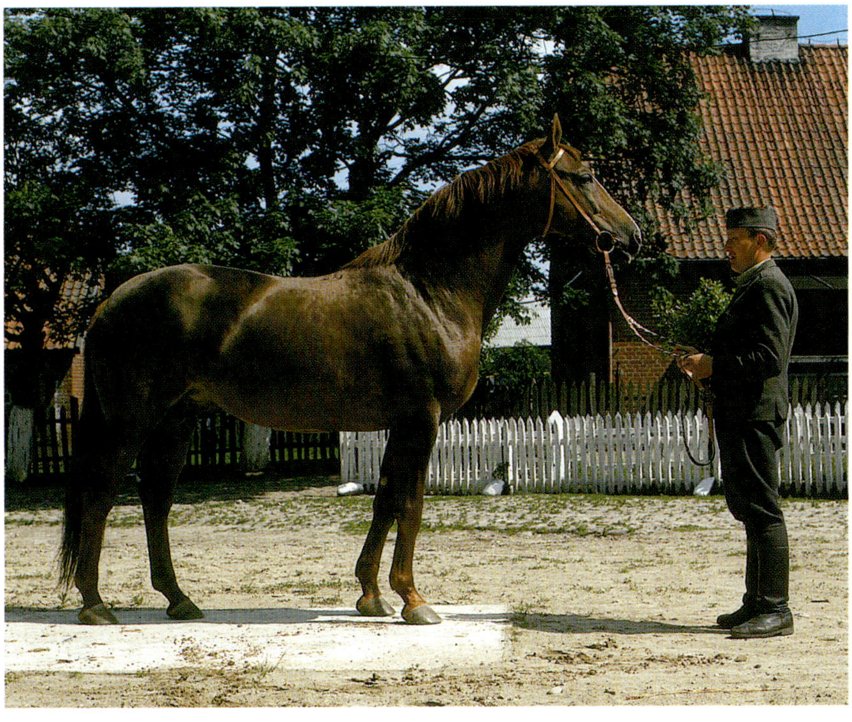

Wielkopolski-Hengst auf der Musterplatte

berbecker Blutes beide Zuchten geprägt hat. Es kam nach dem in den zwanziger Jahren erfolgten Verkauf des Pferdebestandes an Raçot in Westpreußen zum Tragen, ebenso in der Amtszeit *B. v. Oettingens* (1895–1911) in Trakehnen über die Beberbecker Hengste *Optimus*, *Obelisk* und *Lehnsherr*. Als gemeinsamer Name wurde die Bezeichnung „Wielkopolski" (Großpole) gewählt.

Inzwischen ist der Zucht, entsprechend den veränderten Forderungen des Marktes, der nicht mehr ein „auch-Wirtschaftspferd" wünscht, sondern ausschließlich ein Pferd für Sport und Freizeit, wiederholt Edelblut mittels ausgesuchter Vollblut- und Trakehner-Hengste zugeführt worden. Dadurch entsprach beim Fall des „Eisernen Vorhangs" die Wielkopolski-Zucht am meisten von allen Zuchten des Ostblocks dem in Westeuropa gezüchteten internationalen Warmbluttyp.

MALOPOLSKI

Polnischer Anglo-Araber, Kleinpole

TYP, INTERIEUR, VERWENDUNG:
Der edle, mittelgroße, im Anglo-Arabischen Typ stehende Malopolski ist ein hartes, robustes, gängiges, vielseitig verwendbares Pferd mit hohem Arabischem Blutanteil, lebhaftem Temperament und frommem, umgänglichem Charakter. Er soll, wenn man alten Beschreibungen folgt, dem polnischen Pferd aus der ersten Hälfte des 19. Jahrhunderts sehr ähnlich sein.

Neben der allgemeinen Landeszucht bestehen zwei spezielle Typen: der Sadecki-Typ ist etwas größer und kompakter als das Gros der Pferde der Landeszucht. Er verrät Einflüsse der ungarischen Furioso-Zucht. Der etwas edlere und leichtere Dabrowsko-Tarnowski-Typ ist auf Gidran-Basis entstanden.

EXTERIEUR:
Der Malopolski besitzt ein sehr gefälliges Äußeres. Er vereinigt in sich Exterieurmerkmale des alten polnischen Landschlages mit denen des Arabers und Anglo-Arabers und wirkt im allgemeinen ausgesprochen edel und trocken. Der noble Kopf mit meist leicht konkaver Profillinie und weit auseinanderstehenden, großen, ausdrucksvollen Augen verrät den Orientalischen Einfluß. Der schön geschwungene und getragene Hals besitzt ein leichtes Genick, das die Beizäumung erleichtert. Die Schulter kann gelegentlich etwas knapp sein, doch ist sie meist günstig gelagert, der Widerrist gut markiert. Der Rücken wirkt nicht selten etwas matt, ein Eindruck, der durch die gerade, nicht sehr lange Kruppe mit dem hohen Schweifansatz noch verstärkt wird. Die Brust weist bei guter Tiefe eine relativ geringe Breite auf. Das meist korrekte Fundament ist leicht, Gelenke und Sehnen sind ausgesprochen trocken, die Fesseln elastisch, die Hufe klein, schmal und hart.

Die Farbe ist meist ein Braun in verschiedenen Schattierungen mit wenig Abzeichen, doch kommen auch Schimmel und andere Farben vor.

Die Widerristhöhe beträgt 158–164 cm Stockmaß.

MECHANIK:
Die Grundgangarten sind korrekt, flach, leicht und unaufwendig, niemals „prahlend", vor allem die Galoppade ist raumgreifend. Die Springanlagen liegen öfter über dem Durchschnitt.

ZUCHT:
Der Schwerpunkt der Zucht liegt in Südostpolen (Galizien, soweit es heute noch polnisch ist) sowie Zentralpolen. Die Zucht wird in folgenden staatlichen Hauptgestüten betrieben: Pruchna, Wojewodschaft Katowice (Kattowitz – 45 Mutterstuten, die auf Französische Anglo-Araber-Stuten zurückgehen), Chyszów, Woje-

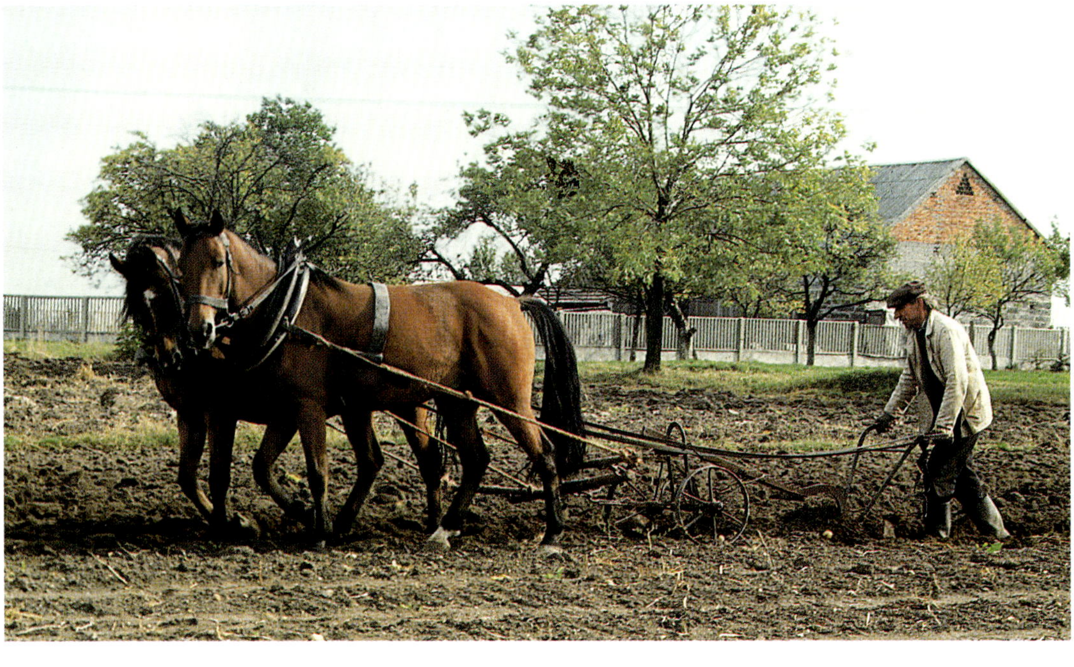

Zwei Malopolski-Stuten vor dem Pflug

Hengst der Malopolski-Rasse

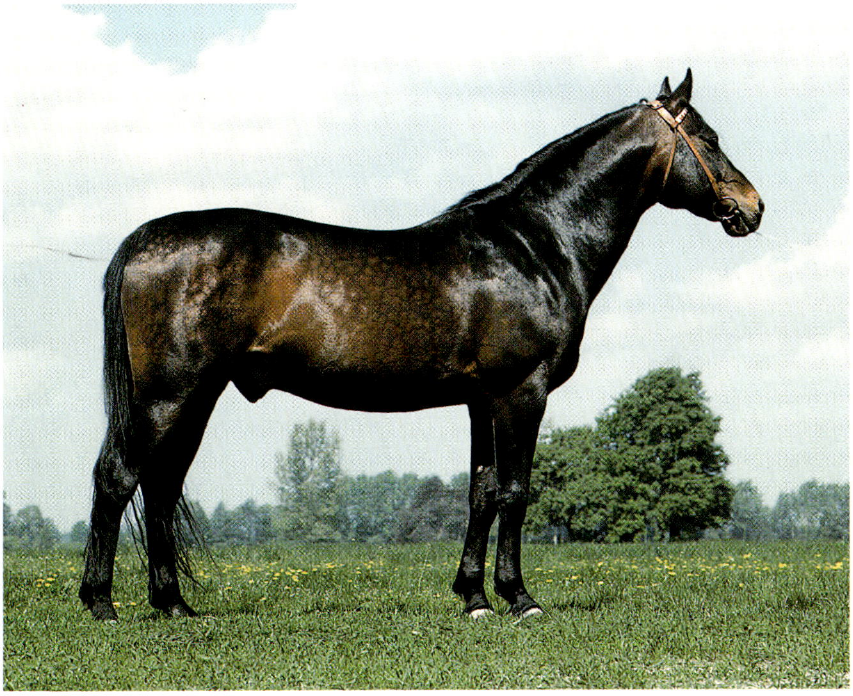

wodschaft Krakow (Krakau – 40 Mutterstuten), die der ungarischen Gidran-Rasse entstammen), Stubno, Wojewodschaft Rzeszow (180 Mutterstuten, die auf ungarisch-galizische Furioso-Przedswit-Stuten zurückgehen), Walewice, Wojewodschaft Lódź (1700 gegründet – 85 Mutterstuten der Polnischen Anglo-Araber-Rasse), Janow Podlaski, Wojewodschaft Lublin (1817 gegründet – 65 Mutterstuten der Polnischen Anglo-Araber-Rasse). Darüber hinaus sind etwa 1500 Stuten der Landeszucht zuchtbuchmäßig erfaßt.

Für die Landeszucht stehen folgende Hengstdepots zur Verfügung: Bogusławice, Wojewodschaft Lódź (160 Landbeschäler), Bialka, Wojewodschaft Lublin (150 Landbeschäler), Lack, Wojewodschaft Warszawa (Warschau – 120 Landbeschäler), Likowa, Wojewodschaft Krakow (Krakau – 180 Landbeschäler).

GESCHICHTE:
Polen züchtet seit dem Ende des 16. Jahrhunderts mit Orientalischem Blut. Vor allem die kriegerischen Auseinandersetzungen mit den Türken brachten immer wieder Orientalische Pferde ins Land. Als 1663 *König Johann III. Sobiesky* zum Entsatz des von den Türken belagerten, hartbedrohten Wien kam, nahmen seine Reiter den Ali Pascha und den Pascha von Silistria gefangen, und das polnische Heer führte deren Arabische Streithengste mit sich fort in die Heimat, wo sie „nicht wenig zur Veredlung der polnischen Pferderasse beigetragen haben sollen", wie *Graf C. G. Wrangel* in DIE RASSEN DES PFERDES (2. Band, Stuttgart 1909) schreibt.

In späterer Zeit rüsteten zahlreiche Mitglieder des reich begüterten polnischen Hochadels, wie die *Fürsten Sangusko* oder die *Grafen Dzieduszycki* und *Rzewuski*, eine Reihe von Expeditionen aus, um im Orient Pferde für ihre Gestüte zu erwerben.

Mit den zahlreichen Privatgestüten teils bedeutenden Umfanges übte die dortige Araber-Zucht eine starke Wirkung auf die Landeszucht aus. Die Tatsache, daß *Gassebner* um die Mitte des 19. Jahrhunderts (gemäß Graf Wrangel a. a. O.) nicht weniger als 80 galizische Privatgestüte beschreibt, zeigt, welch großen Umfang die dortige private Pferdezucht besaß. Zu nennen sind etwa die Gestüte Slawuta und Gumniska der *Fürsten Sangusko,* das Gestüt Antoniny der *Grafen Potocki* oder die Gestüte Jezupol und Jarrezowce der *Grafen Dzieduszycki*. Es unterliegt demnach keinem Zweifel, daß die altpolnische Pferdezucht ihren Adel und viele gute Eigenschaften einer reichlichen, langandauernden Zufuhr Orientalischen Blutes verdankte.

Schon vor 1850 wurde die Anglo-Arabische Zucht von dem *Grafen Branicki* in Bialo Cierkiew bei Kiew in Russisch-Polen begründet. Seinem Beispiel folgten bald zahlreiche andere große Züchter, wobei von der neuen Zuchtrichtung eine große Aus-

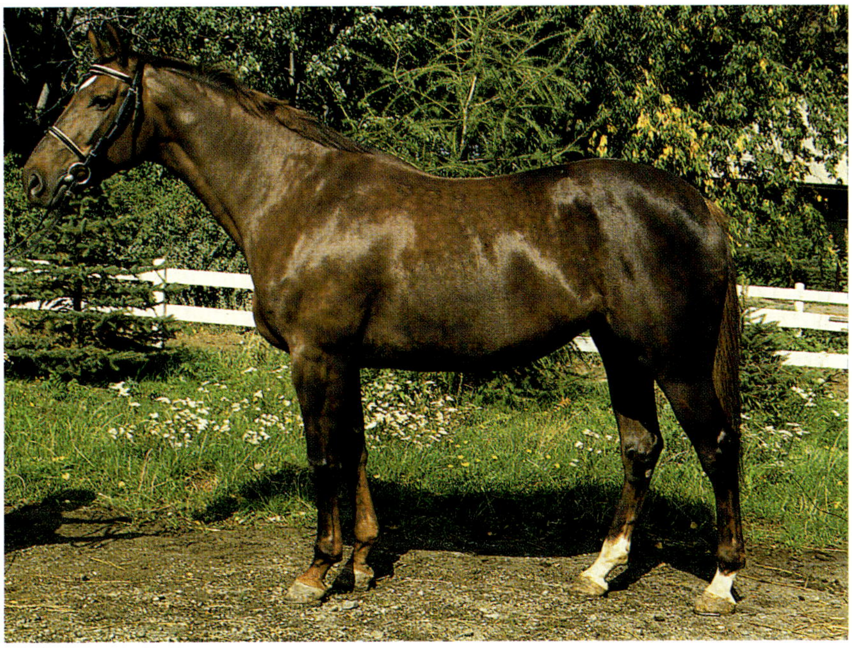

Malopolski-Stute Witra, geb. 1986, v. Saroyan XX a. d. Wizyta v. Jehol, Gestüt Prudnik

strahlung auf die Landeszucht ausging. In der Zeit bis zum Ersten Weltkrieg besaß die Pferdezucht Galiziens für die Armeen Österreichs und Rußlands größte Bedeutung durch Lieferung zahlloser erstklassiger Remonten.

Zwischen den beiden Weltkriegen stellte die Polnische Anglo-Araber-Zucht eine Reihe erstklassiger Sportpferde, vor allem für Military und Springen, wie zum Beispiel die berühmte *Warszawianka*. Der Polnische Anglo-Araber-Hengst *Ramzes*, (geb. 1937, v. *Rittersporn xx* a. d. *Jordi* v. *Shagya – Bakszysz – Amurath*), aus der Zucht der *Gräfin Maria Plater-Zyberk*, Gestüt Wojcieskóvo, Wojewodschaft Radzyń Podlaski, wurde nach dem Zweiten Weltkrieg nach einer erfolgreichen eigenen Karriere im Sport als Beschäler in der Sportpferdezucht des Gestüts Vornholz von *Baron Clemens v. Nagel-Doornick* zu einem der bedeutendsten Sportpferdevererber Westdeutschlands mit Ausstrahlung über ganz Europa.

Nach dem Zweiten Weltkrieg wurde die Polnische Anglo-Araber-Zucht in verschiedenen Gestüten mit ausländischem Zuchtmaterial ergänzt oder neu aufgebaut. Die Gestütszucht von Stubno beruht auf ungarischem Furioso- und galizischem Przedswit-Blut, die von Chyszów auf Gidran-Blut und die von Pruchna auf Französischem Anglo-Araber-Blut aus dem Einzugsgebiet des südfranzösischen Hengstdepot Tarbes (Hautes Pyrénées).

SŁASKI

Schlesier, Schlesisches Schweres Warmblut

TYP, INTERIEUR, VERWENDUNG:
Der Schlesier ist die Schwere Warmblutzucht der heute zu Polen gehörenden, bis Ende des Zweiten Weltkrieges deutschen Provinz Schlesien. Er wird in zwei Typen gezüchtet. Der schwerere Typ dürfte (neben dem Cob Normand) das schwerste Warmblutpferd der Welt sein. Hinsichtlich Rumpfigkeit und Umfang ist er fast so mächtig wie die größten, stärksten Kaltblutrassen. Aber obgleich er auf der Grenze zum Kaltblut zu stehen scheint, besitzt er doch stets den Nerv und Adel und die imponierende Haltung des starken, warmblütigen Karossiers. Ein Paar Schlesier des schweren Typs sollen die Arbeit von vier normalen Zugpferden leisten können. Der leichtere Typ des Słaski ist kleiner, flinker und außerordentlich leistungsfähig im schnellen Zug und als Kutschpferd.

Ganz allgemein gilt die Rasse als „todehrlich" und absolut zugfest, ihr Charakter als tadelsfrei. Der stärkere Typ hat einen recht hohen Kraftfutterbedarf.

In den Staatsgestüten geht heute die Tendenz mehr in Richtung auf den leichteren, auch leichtfuttrigeren Typ, da für den schweren Typ aufgrund der bis in den letzten Winkel fortgeschrittenen Motorisierung keinerlei Aufgaben nachgeblieben sind.

EXTERIEUR:
Der Kopf des Schlesiers ist relativ klein im Verhältnis zur Körpergröße, mit unverkennbarer Tendenz zu Ramsnasigkeit. Der mächtige Karossierhals ist gut aufgesetzt mit manchmal etwas starken Ganaschen, der Rumpf ist breit und tief, die Kruppe lang, breit und mehr oder weniger waagerecht, kräftig bemuskelt, mit hohem Schweifansatz. Das Fundament ist kurzbeinig, mit wohlbemuskelten Unterarmen und Unterschenkeln, starken Röhren und ausgeprägten, massiven Gelenken sowie großen, runden Hufen. Ein Behang kommt nicht vor. Die Farbe ist überwiegend Dunkelbraun oder Rappe.

Der stärkere Typ mißt in der Regel um 170 cm Stockmaß, der kleinere Typ um 165 cm.

MECHANIK:
Der Schritt ist raumgreifend, der Trab bodendeckend mit hoher, runder, energischer Aktion und kräftigem Schub aus der Hinterhand.

ZUCHT:
Der Schlesier wird im Westen des heutigen Polens gezogen, auf dem Gebiet des bis 1945 deutschen Schlesien, das heute polnisch als „Słask" bezeichnet wird, wonach er seinen Namen trägt. Die bedeutendsten Gestüte sind Ksiazna (früher Fürstenstein), Strzelece (Friedeberg), Strzegom (Striegau) und Opole (Oppeln).

Die Stutenzahl dürfte heute bei etwa 1500 Pferden liegen.

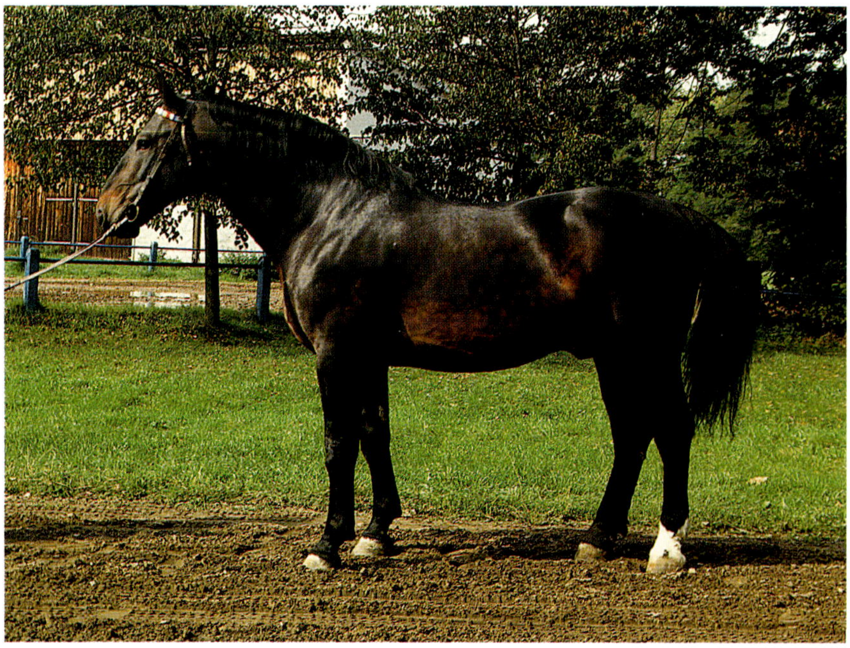

Schwerer Schlesischer Warmbluthengst (Słaski) Espirol, geb. 1983, v. Don Fabian a. d. Eskadara v. Firley (Oldenburger), Gestüt Strzegom

Der Weltmeisterschafts-Zweite im Zweispänner, C. Konieczny, Gestüt Ksiaz, Schlesien, mit zwei modernen Słaski-Pferden vor dem Marathon-Wagen

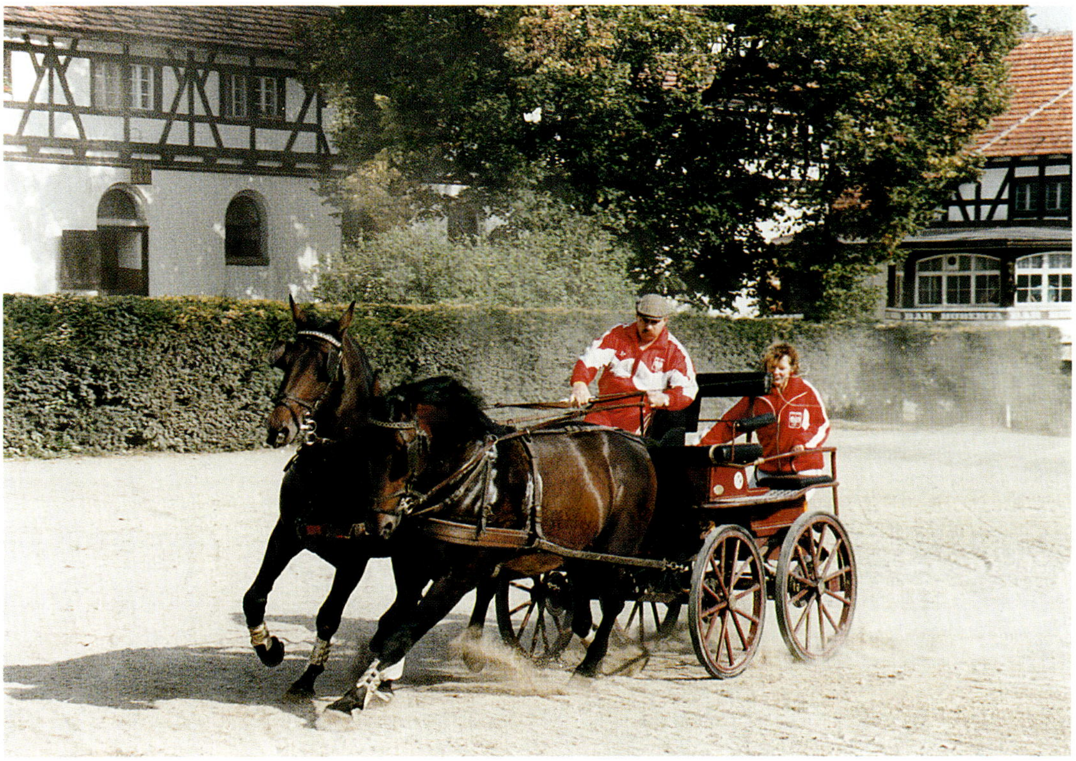

GESCHICHTE:
Beim Słaski handelt es sich um die polnische Weiterzüchtung des Schweren Schlesischen Warmblutpferdes Oldenburgisch-Ostfriesischen Typs. Die ursprüngliche, bodenständige Pferdepopulation Schlesiens war ein Klepperschlag, ähnlich etwa dem der Ostpreußischen Schweike. Im 13./14. Jahrhundert kamen mit den fränkischen und schwäbischen Kolonisten schwere Ritterpferde ins Land, wodurch der heimischen Rasse mehr Substanz und Kaliber verliehen wurde.

Während des Dreißigjährigen Krieges (1618–1648) kam die schlesische Pferdezucht fast völlig zum Erliegen. Zwischen 1650 und 1740 bemühte sich die österreichische Verwaltung mit Erfolg um eine Mehrung und Verbesserung der Pferdezucht des Landes, doch erlitten in den drei Schlesischen Kriegen (1740–1763) Landwirtschaft und Pferdezucht erneut schwerste Verluste.

Unter der anschließenden preußischen Herrschaft kam es zu großen Anstrengungen, die Pferdezucht in Schlesien zu heben. 1817 wurde das erste schlesische Landgestüt in Leubus an der Oder, einem ehemaligen barocken Zisterzienserkloster, mit 40 Hengsten aus dem Lindenau-Landgestüt in Neustadt a. d. Dosse gegründet. Mit dem Aufblühen der Pferdezucht unter der Regie der Preußischen Gestütsverwaltung nahm die Zahl der Landbeschäler ständig zu. 1876 standen in Leubus 187 Landbeschäler. 1877 wurde in Cosel in Oberschlesien (auf einer Oderinsel) ein zweites Landgestüt gegründet.

Mit der Intensivierung der Landwirtschaft ab der Mitte des 19. Jahrhunderts, nach der Entdeckung der Mineraldüngung und der Einführung des Zuckerrübenanbaus und des dafür notwendigen Tiefpflügens, stieg der Bedarf für ein schweres, starkes Ackerpferd ständig an, und anstelle der bisher verwendeten zu leichten Hengste kamen ab 1860 schwerere Warmblüter ins Land, darunter Hannoveraner, Holsteiner,

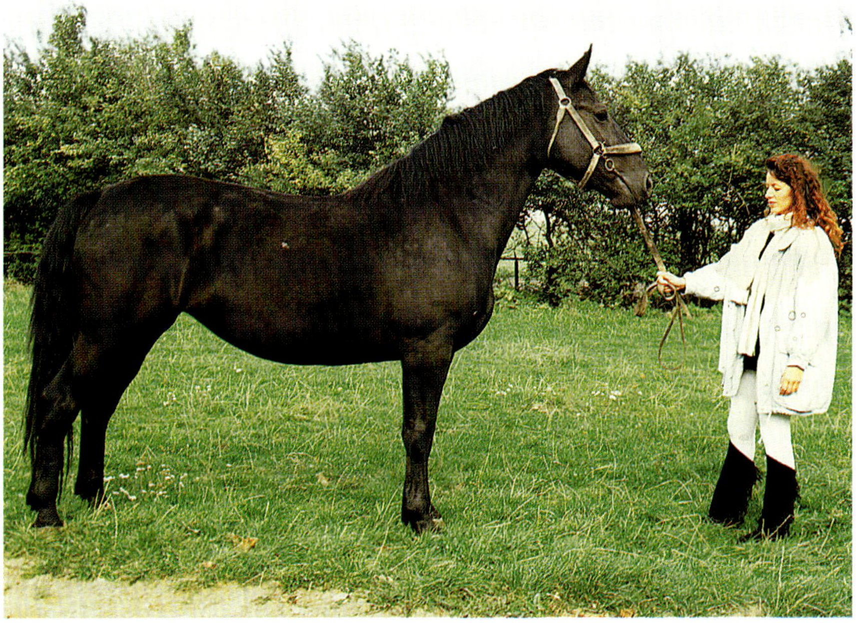

Schwere Schlesische Warmblutstute Lituania, geb. 1990, v. Glöckner (Oldenburg) a. d. Litwa v. Centimo, Gestüt Strzelce Opolskie

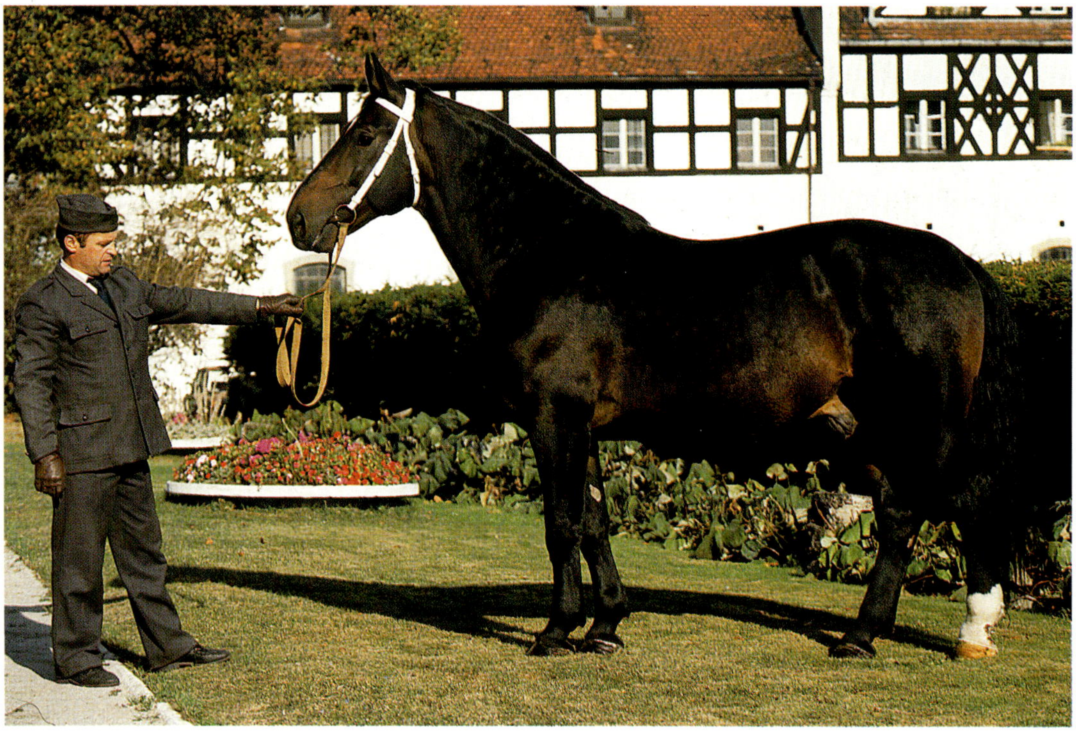

Schlesischer Warmbluthengst im orthodoxen Typ der zwanziger/dreißiger Jahre

Mecklenburger, Oldenburger und Ostfriesen.

Zunächst konnte man sich nicht auf ein einheitliches Zuchtziel und eine einheitliche Zucht einigen. Erst 1890 wurde Einstimmigkeit über eine Verdrängungszucht mit Oldenburgern und Ostfriesen auf der vorhandenen Grundlage erzielt. 1917 wurde der Schlesische Warmblutzuchtverband gegründet. 1939 kam es zu einer Verlegung des Landgestüts Leubus nach Fürstenstein bei Waldenburg, da die räumlichen Verhältnisse dort sich als zu beengt herausgestellt hatten für die steigenden Landbeschälerzahlen. Hier, in dem polnisch Ksiazna genannten ehemaligen Fürstenstein, befindet sich heute das Landgestüt der Schlesischen Schweren Warmblutzucht.

Mit dem Zusammenbruch Deutschlands 1945 und der Flucht des größten Teils der deutschen Bevölkerung ging die gesamte Organisation der Zucht und sämtliche Unterlagen über sie verloren. Es war ein schwieriger Anfang für die größtenteils von den Sowjets aus dem okkupierten Ostpolen vertriebenen nachrückenden Polen.

Nach dem Kriege erfolgte durch die Polnische Gestütsverwaltung mit den Resten der Schlesischen Zucht ein planmäßiger, systematischer Wiederaufbau. Heute besteht unter dem Namen „Słaski" erneut eine hochstehende Schwere Schlesische Warmblutzucht auf Oldenburgisch-Ostfriesischer Grundlage, wobei in jüngster Zeit der leichtere, edlere Typ favorisiert wird.

KALTBLUTZUCHTEN

POLNISCHES KALTBLUT

TYP, INTERIEUR, VERWENDUNG: Das Polnische Kaltblut bildet zahlenmäßig die größte Pferdepopulation des Landes. Bis 1998 machte sie etwa 80 Prozent des Gesamtbestandes aus. Seit dem Zweiten Weltkrieg war und ist es weitgehend noch immer der unermüdliche, ausdauernde, genügsame, unverwüstliche Helfer der genossenschaftlich organisierten Kleinbauern der großen landwirtschaftlichen Gemeinschaftsbetriebe Polens – meist ihre einzige, stets ehrliche, zuverlässige Zugkraft auf den von ihnen privat bewirtschafteten Flächen.

Die Kaltblüter erfreuen sich in Polen großer Beliebtheit. Sie lernen ihre Aufgaben leicht und arbeiten auch einzeln gut im Geschirr. Einmal Gelerntes vergessen sie weniger schnell als höher im Blut stehende Warmblüter, die sich auch einmal von ihrer Aufgabe ablenken lassen. Wegen ihres gutmütigen und ruhigen Temperaments können auch weniger geschulte Kräfte problemlos mit ihnen umgehen. Sie benötigen kaum Kraftfutter und nutzen das ihnen angebotene Rauhfutter und die Hackfrüchte optimal aus.

Aufgrund unterschiedlicher Ausgangsrassen und lokaler geschichtlicher Entwicklungen ist die Zucht recht uneinheitlich. Vielfach finden sich auch unschöne Halbschlag-Kreuzungsprodukte mit mehr oder weniger hohem Warmblutanteil. Doch ist seitens der Staatlichen Gestütsverwaltung und des Polnischen Pferdezüchterverbandes ein deutliches Bemühen erkennbar, zu einem einheitlichen Typ eines schwereren Kaltblutpferdes auf Belgischer Grundlage zu kommen, das etwa dem Schweden-Ardenner entspricht. Die kleineren und leichteren Typen sollen allmählich aus der Zucht eliminiert werden, da neben der Arbeitskraft ein guter Teil der Nutzung des Kaltbluts in der Schlachtfohlenproduktion besteht und daher ein allgemeiner Trend in Richtung auf ein stärkeres, schwereres, größeres Kaltblutpferd mit einem

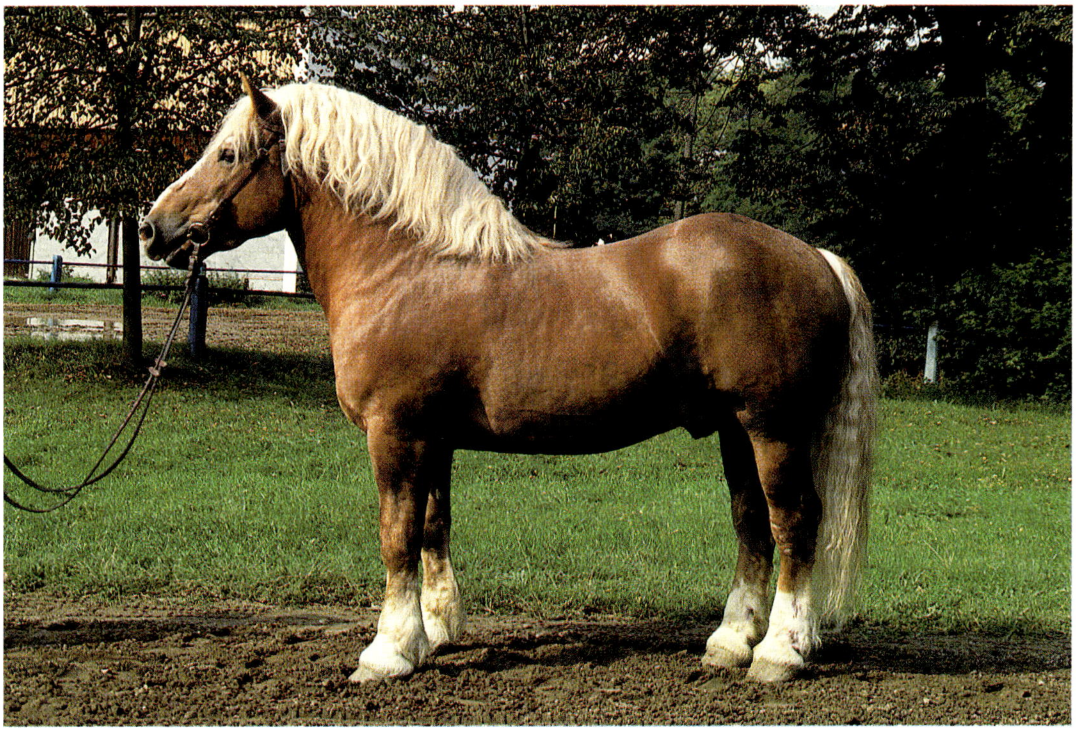

Polnischer Kaltbluthengst Buszek, geb. 1981, v. Blat a. d. Efada v. Episkop, Privatzucht

höheren Ausschlachtergebnis hinweist. Da sich diese Tendenz in der Zukunft mit fortschreitender Motorisierung noch verstärken dürfte, werden sich die bis heute vorhandenen unterschiedlichen lokalen und regionalen Schläge mehr und mehr aneinander angleichen beziehungsweise verschwinden und einem kaltblütigen, schwereren Einheitspferd Platz machen.

EXTERIEUR:
Die Exterieurformierung ist beim Polnischen Kaltblut bis heute ausgesprochen uneinheitlich und von der jeweiligen Ausgangsrasse beeinflußt.

In seinen geglücktesten Exemplaren ist der Polnische Kaltblüter dem Schweden-Ardenner ähnlich, das heißt wesentlich edler und drahtiger als die in Frankreich, Belgien und Luxemburg gezüchteten Ardennais du Nord und die dem Brabanter Typ angenäherten Ardenner der Ebene, die sich vom Belgischen Kaltblut nur durch die geringere Widerristhöhe unterscheiden.

Der Kopf ist recht trocken und ausdrucksvoll, mit breiter Stirn, freundlichen, lebhaften Augen und kurzen Ohren. Der gut aufgesetzte Hals besitzt eine mittlere Länge, der Rumpf, tief am Boden stehend, wirkt tonnig und geschlossen. Der gut ausgebildete Widerrist verschwindet in der stark ausgebildeten Muskulatur. An den kurzen, starken Rücken schließt sich über eine kräftige Nierenpartie die breite, abschüssige, gelegentlich etwas kurze, muskulöse Kruppe mit tiefem Schweifansatz an. Die Extremitäten sind in der Regel kurz und solide, Gelenke und Sehnen markant ausgeprägt, die Röhr- und Fesselbeine kurz. Besonderer Wert wird auf die Qualität der vorzüglich geformten harten Hufe gelegt.

Ein Behang ist kaum ausgebildet. Die Doppelmähne und der Schweif sind üppig.

An Farben trifft man in der Regel auf Füchse und Braune sowie auf permanente Fuchs- und Braunschimmel. Die früher häufigen Farben der anderen Ursprungsrassen verschwinden zunehmend.

Die Widerristhöhe liegt zwischen 148 und 160 cm Stockmaß.

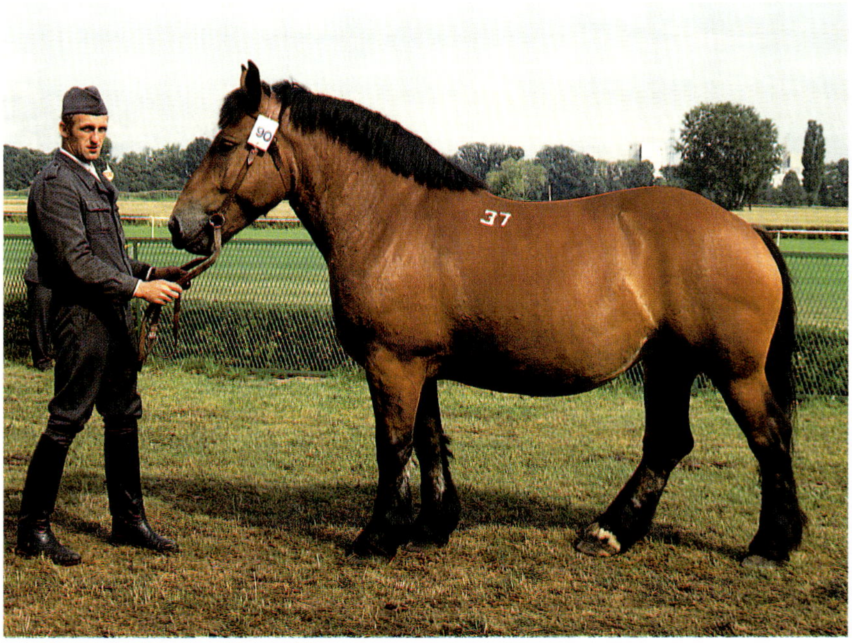

Polnische Kaltblutstute, geb. 1988, v. Etrusker a. d. Lorelei v. Etolhard, Gestüt Nowo Jankowice

MECHANIK:
Der Schritt ist fördernd und energisch, die Trabaktion bodendeckend, gelegentlich brillant, mit gutem Antritt aus der Hinterhand und ausgezeichneter Schulterfreiheit.

ZUCHT:
Nach dem Zweiten Weltkrieg war Polen zunächst in Rayons für die Warmblut- und solche für die Kaltblutzucht eingeteilt. Seit 1983 sind die Beschränkungen für Warmblut- und Primitivrassen (Konik, Huzulen) aufgehoben.

Bisher sind die aus den staatlichen Hengstdepots stammenden Kaltbluthengste peinlich genau innerhalb der Grenzen der ihnen zugeteilten Regionen gehalten worden. Dieses Gebiet umfaßt im wesentlichen Nord- und Zentralpolen, etwa nördlich eines Bogens von Köslin in Hinterpommern über Warschau bis Bialystok nahe der polnisch-russischen Grenze. Die Kaltblutzucht konzentriert sich hauptsächlich in Hinterpommern, Warmien (Ermland) in Ostpreußen sowie in den Wojewodschaften entlang den Niederungen von Warthe und Weichsel.

Der züchterisch wirksame Stutenbestand betrug 1998 rund 10 000 Mutterstuten und war damit etwa ebenso groß wie der der Warmblutzucht. In den staatlichen Hauptgestüten Bielin Nowy (Neu Bielau) bei Kłodzko (Glatz, Oberschlesien) stehen 20, in Nowo Jankowice bei Grudziądz (Graudenz) an der Weichsel 115 Stuten. Der Rest befindet sich fast ausschließlich in kleinbäuerlicher Hand. Ein Teil der Hengste (ca. 360) steht in den staatlichen Hengstdepots der jeweiligen Region, 1120 sind in Privatbesitz.

Leider gibt es in den Warmblut zuchtgebieten viele „wilde", also ungekörte Kaltblut-(„Hecken"-)hengste, die relativ viele Stuten decken, wodurch eine recht umfangreiche, üble Mischzucht entsteht. Es ist zu erwarten, daß deshalb die regionale Beschränkung für die gekörten Kaltbluthengste aufgehoben wird.

Alle Kaltblutpferde, Hengste wie Stuten, werden in einem Gestütbuch registriert, dessen erster Band 1964 von „Polski Zwiazek Hodowcow Koni" (dem Polnischen Pferdezüchterverband) in Warschau herausgegeben worden ist. Stuten werden dreijährig eingetragen, wenn sie ein Fohlen bei Fuß haben oder tragend sind. Gefordert werden eine beurkundete Abstammung und mindestens 65 Exterieurbonitierungspunkte nach dem folgenden Schema (in Klammern die jeweils erreichbaren Punktzahlen – insgesamt maximal 95): Typ (10), Kopf/Hals (5), Rumpf (15), Vordergliedmaßen (10), Hintergliedmaßen (10), Hufe (10), Gangwerk (20), Gesamteindruck/Konstitution (15).

Von den Hengsten wird außerdem die Absolvierung einer Leistungsprüfung, das heißt Zugwilligkeits- und Zugkrafttests sowie Mindestleistungen im Schritt und Trab mit überdurchschnittlichem Ergebnis, verlangt.

GESCHICHTE:
Die bodenständige Pferdezucht Polens war der kleine, primitive, dem wilden Tarpan nahestehende Konik, wie er im gesamten Ostseeküstenraum vorkam. Es dürfte sich hier um einen ähnlichen Typ wie die Ostpreußische Schweike gehandelt haben, wenn beide nicht sogar identisch waren.

Erste fremdrassige Einflüsse kamen in Form edler Pferde Orientalischer Abstammung, das heißt durch Türken, Turkmenen, Perser und Araber, aus dem Südosten. Seit dem 12. Jahrhundert begründete der Deutsche Ritterorden mit aus Westeuropa stammenden großen, kaltblutähnlichen Pferden in dem von ihm unterworfenen Kolonisationsgebiet in Ostpreußen die Zucht eines schweren, ruhigen Streitrosses, dazu bestimmt, den gepanzerten Ritter in den Gefechten und Schlachten mit den einheimischen Prussen und den andringenden Litauern und Polen zu tragen. Über dreihundert Jahre lang wurde neben der leichten, einheimischen Landrasse, der kleinen, klepperartigen Schweike, in den Ordensstutereien Neuhof bei Mohrungen, Biester, Kobbelbude, Gallgarben etc. das schwere, dem Kaltblut nahestehende Ritterpferd für das Ordensheer gezüchtet. Dieses schwere Pferd wurde im Ermland nach dem Ende des Ritterwesens und nach der Umbildung des Ordensstaates in ein weltliches Herzogtum (1525) in ein mittelschweres landwirtschaftliches Arbeitspferd umgezüchtet. Im übrigen Gebiet des ehemaligen Ordensstaates hielt sich die schwere Zucht nicht.

Sowohl im polnischen Kernland als auch in den von den Deutschen kolonisierten Gebieten dienten seit dem frühen Mittelalter alle züchterischen Bestrebungen vornehmlich der Landesverteidigung. Die vom polnischen Adel eingerichteten größeren Privatgestüte waren zunächst vor allem mit Orientalen besetzt. Später folgten dann Vollblut und hoch im Blut stehende Halbblüter, die über Preußen (Trakehner, Ostpreußen etc.) und Österreich-Ungarn (Shagya, Gidran, Furioso-North-Star, Przedswit etc.) ins Land kamen.

Mit der Intensivierung der Landwirtschaft seit der Mitte des 19. Jahrhunderts begann sich Kaltblutzucht auch auf dem Gebiet des heutigen Polens, zunächst vor allem auf dem bis 1945 deutschen Gebiet Ostpreußens, Westpreußens, Pommerns und Schlesiens, auszubreiten. Schon gleich nach den Befreiungskriegen 1812–1815 waren die ersten französischen Percherons und Boulonnais nach Ostpreußen gekommen. Ihnen folgten britische Clydesdales und Shires. Mit ihrer Hilfe versuchten die Bauern auf den schwereren Böden eine Umzüchtung ihrer auf Kavallerieremontezucht ausgerichteten Stutenstämme in Richtung auf ein schwereres, ruhigeres Arbeitspferd. Dieser Prozeß ging nicht ohne langanhaltende Querelen mit der allmächtigen Preußischen Gestütsverwaltung ab, die allein die Produktion von Militärremonten im Auge hatte und allen anderen Bestrebungen und privaten Initiativen heftigen Widerstand entgegensetzte. Schließlich jedoch wurden die Forderungen der Landwirtschaft so übermächtig, daß sich die zentrale Verwaltung in Berlin dem Druck beugen mußte.

1897 entstand im Einzugsgebiet des Landgestüts Braunsberg, also folgerichtig im Ermland, dem ehemali-

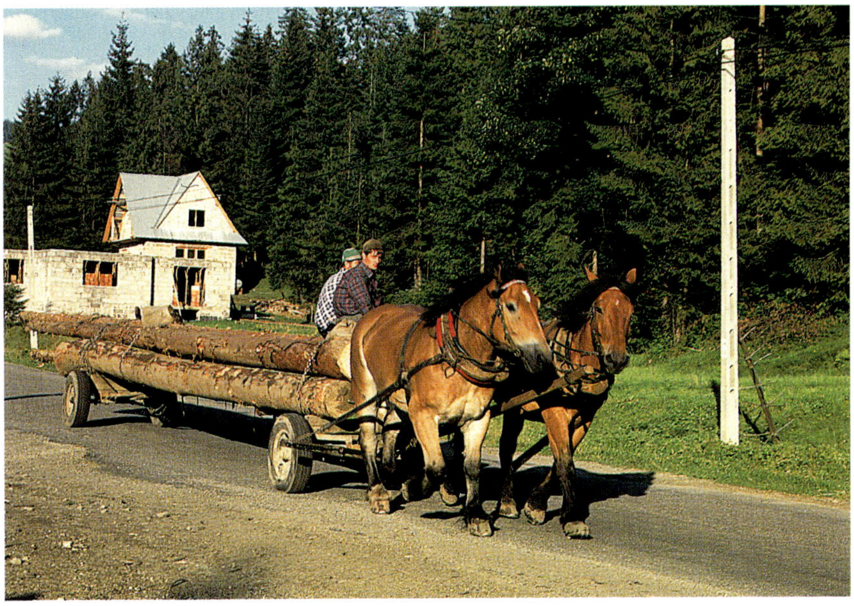

Polnische Kaltblutpferde (Zweispänner) bei der Holzabfuhr im Gorca-Gebirge

gen Zuchtgebiet des schweren Ordenspferdes, eine erste Züchtervereinigung zur Zucht eines reinrassigen Kaltblutpferdes, die sich die Zucht von englischen Shires zum Ziel setzte. Diese Zuchtrichtung konnte sich jedoch auf Dauer wegen des hohen Quantitäts- und Qualitätsanspruchs der Rasse bei der Aufzucht und Haltung (vor allem an Kraftfutter) in den übrigen zur Kaltblutzucht tendierenden Gebieten Ostpreußens nicht durchsetzen. Da dennoch die immer schwerer werdenden landwirtschaftlichen Maschinen in steigendem Maße ein schweres, kaltblütiges Arbeitspferd erforderten, einigte man sich schließlich 1911 gegen den Willen der Gestütsverwaltung und der Warmbluthochzüchter, aber auch gegen den Widerstand der Shire-Züchter, auf das Zuchtziel der Reinzucht eines mittelschweren kaltblütigen Arbeitspferdes auf Belgisch-Rheinischer Grundlage. 1914 wurde in Königsberg das „Ostpreußische Stutbuch für schwere Arbeitspferde“ gegründet, und nach zähen Verhandlungen gelang es auch noch, den in Mehlsack im Ermland bestehenden Shire-Verband zu integrieren.

Damit war ein fast ein Jahrhundert währender Streit und eine höchst unbefriedigende Kreuzungsperiode endlich beendet. Im Ermland allerdings hielt sich sporadisch bis in den Zweiten Weltkrieg hinein ein leichterer, aus der Kreuzung von Warmblut und Kaltblut entstandener Halbschlag unter dem Namen „Ermländer“ als gängiges „Mädchen für alles“, für schnellere Transporte, vor dem Milchwagen oder vor der Kutsche auf den Höfen.

Ab 1924 wurde auf Betreiben der Ostpreußischen Landwirtschaftskammer und der Landwirtschaftlichen Zentralvereine das Zuchtgebiet des Ostpreußischen Kaltbluts über die Provinzgrenzen hinaus auf den nach 1918 entstandenen Freistaat Danzig und den Regierungsbezirk Marienwerder ausgeweitet. Damit wurde es zum größten Kaltblutzuchtgebiet Deutschlands mit beim Zusammenbruch 1944/45 ca. 16 000 Züchtern und rund 80 000 jährlich gedeckten Mutterstuten. Neben einer ausgedehnten Privathengsthaltung versorgte das Landgestüt Braunsberg die Ostpreußische Kaltblutzucht mit qualitätvollen Hengsten. Insgesamt betrug der Hengstbestand rund 2000 Hengste.

Wie überall in Deutschland wurde auch in Pommern spätestens ab 1850 der Ruf nach schweren Arbeitspferden unüberhörbar. Seit etwa 1870 sind Kaltbluthengste für Pommern nachgewiesen. Zunächst waren es vor allem die britischen Rassen Shire, Clydesdale und auch Suffolk, die man zur Zucht importierte. Jedoch waren die Zuchtergebnisse wegen der hohen Anforderungen an die Aufzucht unbefriedigend. Außerdem war es schwierig, Zuchtmaterial in ausreichender Menge und Qualität bereitzustellen, da die Ursprungszuchten zahlenmäßig nur klein waren. Schließlich waren Shire und Clydesdale wegen ihres stark ausgebildeten Behanges nicht gerade „pflegeleicht“, sondern neigten bei der geringsten Vernachlässigung zu Mauke und Raspe.

Die zweite Kaltblutwelle, die kurz darauf einsetzte und etwa vier Jahrzehnte anhielt, stützte sich vor allem auf Jütisches und Nordschleswiger Zuchtmaterial. Sie bildete die Grundlage der ab den End-Zwanziger Jahren einsetzenden Verdrängungszucht mit Hengsten Belgischer Blutführung, die sich gegen den Widerstand der Warmblutzüchter bald überall auch in Pommern durchsetzte. Beim Zusammenbruch 1945 war die Pommersche Kaltblutzucht als die eines mittelschweren, den Landesverhältnissen angepaßten, gängigen Arbeitspferdes etabliert.

Eine analoge Entwicklung fand in der Kaltblutzucht Schlesiens statt. Seit etwa 1880 kam es zu einer ausgedehnten Kreuzungs- und später Verdrängungszucht mit englischen, dänisch- und belgisch-blütigen Hengsten. Ab 1888 wurden Stutenmusterungstermine angesetzt, um dem wilden Kreuzen, das überall vorherrschte, zu steuern. Dort wurden den bäuerlichen Stuten unter Vergabe von Deckbeihilfen bestimmte, zu ihrer Zuchtrichtung passende Hengste zugeteilt.

Noch um die Jahrhundertwende fanden sich auf schlesischem Gebiet Kaltblüter folgender Zuchtrichtungen: Ardenner, Ardenner-Belgier-Kreuzungen, Clydesdale, Shire, Jüten, Nordschleswiger, Percheron, Pinzgauer Noriker sowie allerlei dem Kaltblut zuzurechnende Pferde unbestimmbarer Rasse und Warmblut-Kaltblut-Kreuzungen. Erst ab 1890 wurden Maßnahmen eingeleitet, um zu einer einheitlichen Kaltblutzucht Belgischen (beziehungsweise Rheinisch-Belgischen) Typs zu kommen.

1912 wurde ein Rassenverteilungsplan aufgestellt, der allerdings erst mit Ende des Ersten Weltkrieges in

Kraft trat. 1914 wurde der „Verband Schlesischer Kaltblutzüchter" in Breslau gegründet, der ebenfalls erst nach dem Krieg seine Tätigkeit aufnahm. Er hatte sich zum Zuchtziel ein mittelschweres Kaltblutpferd auf Rheinisch-Belgischer Grundlage erkoren. Schwerpunkte der Zucht waren Niederschlesien mit dem Landgestüt Leubus (später Fürstenstein) und die Kreise Neustadt und Neiße in Oberschlesien mit dem Landgestüt Cosel.

Schlesien war niemals ein bedeutendes Pferdezuchtland. Die dortigen Bauern waren mangels ausreichenden Grünlandes weniger Pferdezüchter und -aufzüchter als Verbraucher. 1945, bei der Kapitulation Breslaus, ging alles verloren, was es an Originalunterlagen über die Schlesische Pferdezucht gab.

Schon in preußischer Zeit wurde in den damaligen Provinzen Westpreußen und Posen, auf den schweren Böden an Weichsel und Warthe, ein schweres landwirtschaftliches Arbeitspferd gezüchtet. Wie überall in Europa hatte der Beginn der Intensivierung der Landwirtschaft namentlich seitens des Großgrundbesitzes den Wunsch nach einem ruhigen, starken, schweren landwirtschaftlichen Arbeitspferd kaltblütigen Typs wachwerden lassen. Schon kurz nach den Napoleonischen Kriegen hatte man die französischen Rassen Percheron und Boulonnais kennengelernt, mit denen zunächst einige Kreuzungen mit dem heimischen Landschlag versucht wurden. Diese Misch- und Kreuzungstypen waren zwar geduldige, ruhige Arbeitspferde, so daß auch weniger geschulte Leute, ja sogar Kinder und Alte mit ihnen umgehen konnten. Nur ergab die Weiterzucht mit ihnen oftmals eine Aufspaltung in der Vererbung, die nur zufällig die erhofften Ergebnisse brachte, nicht selten dagegen völlig ungeeignetes Material. Ebenso wie im benachbarten Ostpreußen wandten sich daraufhin einige große Züchter einer Reinzucht der anspruchsvollen englischen Kaltblutrassen zu. Sie stellten jedoch zu hohe Anforderungen an Zucht, Aufzucht und Haltung, als daß sie sich auf Dauer in der allgemeinen Landeszucht hätten durchsetzen können. Konsequenterweise wurden sie daher auch hier von den genügsamen Jüten oder Nordschleswigern abgelöst, bis sich, wie fast überall anderswo in den östlichen Provinzen, das auf Brabanter Grundlage gezogene Kaltblutpferd Belgischen Typs durchsetzte.

In das seit der Dritten Polnischen Teilung (1795) bis zur Russischen Revolution (1917) von dem zaristischen Rußland okkupierte polnische Kernland erfolgten ebenfalls seit der Mitte des 19. Jahrhunderts Importe von kaltblütigem Zuchtmaterial. Zuerst kamen Percherons, Boulonnais, Bretonen und Bretonische Postiers. Dann folgten Ardenner und Belgier. Vor allem die Ardenner, die vor dem Ersten Weltkrieg meist aus Frankreich eingeführt wurden, spielten eine maßgebliche Rolle bei der Entwicklung der Polnischen Kaltblutzucht. In kleinerem Maße trugen auch norwegische Døle-Gudbrandsdaler und Nordschweden zum Aufbau einiger lokaler Schläge bei, die sich vor allem durch besonders gute Trabanlagen auszeichneten. Dazu kamen in den vor dem Ersten Weltkrieg zu Österreich-Ungarn gehörenden polnischen Gebieten Noriker und Murinsulaner.

Am Ende des Zweiten Weltkrieges kamen zahllose Kaltblutpferde aus den deutschen Ostgebieten und Polen mit den Trecks in den Westen. In den ersten Nachkriegsjahren sah man sie häufig in Gespannen in Westdeutschland, überall, wo Flüchtlinge mit ihnen Unterkunft gefunden hatten. Doch recht bald fielen sie als erste der einsetzenden Motorisierungswelle in Landwirtschaft und Wirtschaft zum Opfer, heute sind sie spurlos verschwunden. In der ehemaligen DDR dagegen wurden sie wegen des allgemeinen Mangels an Pferden in die dortigen Kaltblutzuchten integriert und steuerten so einen wertvollen Beitrag zu deren Wiederaufbau und Entwicklung bei.

Nach dem Zusammenbruch des Deutschen Reiches 1944/45 und der weitgehenden Vertreibung der deutschen Bevölkerung, war die polnische Regierung darauf angewiesen, aus den Resten der zurückgelassenen Pferdebestände aller Rassen, die die Apokalypse überlebt hatten, schnellstmöglich eine neue, funktionierende Pferdezucht aufzubauen. So sammelte man innerhalb der ehemals deutschen Gebiete alles zur Reproduktion geeignete Zuchtmaterial, um den Bedarf der Landwirtschaft und Wirtschaft an tierischer Zugkraft decken zu können.

Eine erste Bilanz des gesammelten und gesichteten Materials muß für die offiziellen polnischen Stellen der Gestütsverwaltung im höchsten Grade deprimierend gewesen sein: Soweit es sich um Kaltblutpferde aus den ehemals deutschen Provinzen handelte, waren es meist auf Rheinisch-Belgischer Grundlage durchgezüchtete Pferde besserer oder bester Qualität. Jedoch fehlten ihnen fast ausnahmslos die Abstammungspapiere. Daneben jedoch war auch zahlreicher rasseloser „Janhagel" undefinierbarer Provenienz und zweifelhafter Abstammung in die Kaltblutzucht gelangt, so daß zunächst eine äußerst inhomogene Population vorhanden war.

Der Wiederaufbau und die eingeleitete Vereinheitlichung der Zucht wurde hauptsächlich mit Schweden-Ardennern bewerkstelligt. Jedoch ist, wie *Professor Ewald Sasimowski* in einem Aufsatz mit dem Titel „Kaltblutpferde in Polen – unter besonderer Berücksichtigung des aktuellen Standes der Kaltblutzucht" (DAS ZUGPFERD, Heft 2., Stücken 1996) schreibt, bis heute noch eine Reihe von unterschiedlichen lokalen Schlägen klar zu erkennen, auch wenn das von der Polnischen Zuchtleitung nicht ganz gern zugegeben wird. Sasimowski unterscheidet folgende bis heute existierende Schläge:

1. Das Sztumski-Pferd der Wojewodschaften Gdansk (Danzig) und Elblag (Elbing). Es hat seine Wurzeln in der früheren Ost-/Westpreußischen Kaltblutzucht Belgischer Blutführung, in die die Polen nach dem Zweiten Weltkrieg Schweden-Ardenner und Døle-Gudbrandsdaler eingekreuzt haben. Die Farbe ist in der Regel Fuchs. Die durchschnittliche Widerristhöhe beträgt bei den Hengsten 152–162 cm Stockmaß, bei den Stuten

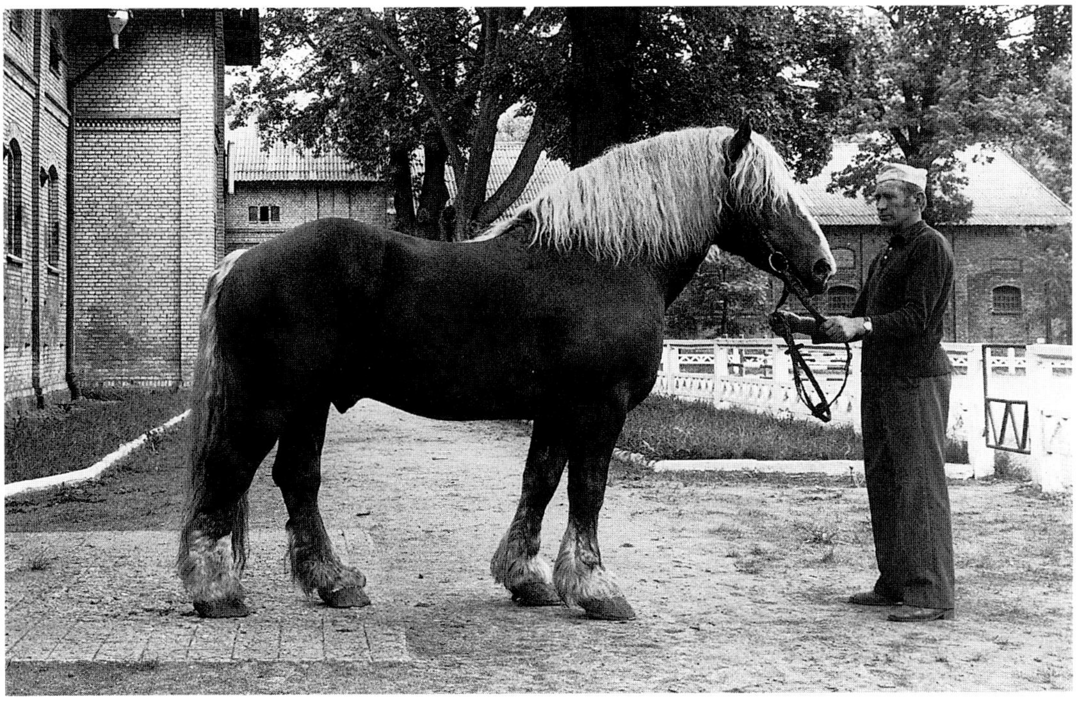

Polnischer Kaltbluthengst mit Schweden-Ardenner-Einschlag

150–158 cm. Die Stutenzahl lag 1998 bei 2000 Köpfen.

2. In den Wojewodschaften Skierniewice (südwestlich Warschau) und teils auch Płock (westlich Warschau) wird das Lowicko-Sochaczewski-Pferd gezüchtet. Es ist aus der heimischen Grundlage unter Einfluß von Belgischem und Schweden-Ardenner-Blut hervorgegangen. Es kommen Braune, Füchse sowie permanente Braun- und Fuchsschimmel vor. Die Widerristhöhe der Hengste und Stuten variiert zwischen 148 und 158 cm Stockmaß. Die Zahl der zuchtaktiven Stuten lag 1998 bei knapp unter 2000.

3. Bedeutend ist die Zucht des Sokolski-Pferdes der Wojewodschaften Bialystok, Lomza und Suwalski in der polnisch/russischen Grenzregion. Sein Ursprung ist in bodenständigen Stämmen zu suchen, die unter dem Einfluß Schwedischer Ardenner, Postier Bretonen und einigen Hengsten der norwegischen Døle-Gudbrandsdaler Rasse aufgebaut wurden. Es ist in seiner Konstitution bedeutend trockener als die vorher erwähnten Schläge. Nach dem von Professor Sasimowski beigegebenen Bild handelt es sich um einen äußerst sympathischen, recht noblen Kaltbluttyp mit gut angesetztem und getragenem Hals, leichtem Genick und günstig gelagerter Schulter. Der Rücken wirkt etwas weich, die Kruppe könnte ein wenig länger sein. Das Fundament ist trocken mit ausgeprägten Gelenken und mäßigem Behang. Am häufigsten kommen Füchse, Braune und permanente Fuchs- und Braunschimmel vor. Die Widerristhöhe der Hengste beträgt 150–160 cm, die der Stuten 148–156 cm Stockmaß. Auffallend ist das vorzügliche Gangvermögen, Erbteil des Bretonischen Postiers und des Døle-Trabers. Die Stutenzahl betrug 1998 etwa 2000 Stück.

4. Das Radomski-Pferd der Wojewodschaft Radom stammt von bodenständigem Material, in das man Sztumski- und Sokolski-Hengste eingekreuzt hat. Nach dem Zweiten Weltkrieg haben auch Belgisches und Schweden-Ardenner Blut bei der Verbesserung eine Rolle gespielt, worauf wohl seine Größe von 150 – 160 cm für Hengste und 150 – 158 cm Stockmaß für Stuten zurückzuführen ist. Zuchtaktive Stuten waren 1998 noch reichlich 1000 Köpfe vorhanden.

5. In der Wojewodschaft Olsztyn (Allenstein, Ostpreußen) finden wir das Lidzbarski-Pferd, das hervorgegangen ist aus Material der sogenannten Oszmianski-Rasse unter Mitwirkung von Døle- und Nordschwedischen Kaltbluttrabern sowie Schweden-Ardennern. Die Oszmianski-Pferde, die sich ursprünglich aus lokalem, mit kaltblütigen Hengsten gekreuztem Material herausgebildet hatten, wurden von Flüchtlingen aus den von den Sowjets annektierten ostpolnischen Gebieten um Wilna und Nowogrodek mitgebracht, die man nach dem Krieg in der Gegend von Allenstein angesiedelt hatte. Das im Kleppertyp stehende Pferd wirkt etwas „plein". Es ist deutlich (doch nicht im Positiven) in seinem Exterieur vom Døle- und Nordschwedischen Pferd beeinflußt. Nach dem Photo von Professor Sasimowski ist das Gesicht recht lang mit wenig Ausdruck, der Hals kurz und tief angesetzt, die Schulter extrem steil gelagert, ein Widerrist praktisch nicht existent. Die Fesselstellung vorn wirkt lang und „tatzig", die Gelenke sind nur mäßig ausgeprägt. Der ursprünglich oft falbe („wildfarbene") oder seltener auch mausfalbe Schlag ist heute unter Ardenner-Einfluß meist Füchsen oder Braunen gewichen, gelegentlich kommen auch Rappen vor. Bemerkenswert ist das auf dem Kaltbluttraber-Einfluß beruhende vorzügliche Gangvermögen. Die Widerristhöhe beträgt für Hengste und Stuten gleichermaßen 148–158 cm Stockmaß. Die Stutenzahl lag 1998 bei rund 500 Köpfen.

6. Das Pferd der Wojewodschaften Koszalinski (Köslin, Hinterpommern) und Słupsk (Stolp, Hinterpommern), der sogenannte Koszalinski-Schlag, hat sich aus Kaltblutmaterial verschiedener Gegenden Polens entwickelt. Außer dem vorerwähnten Oszmianski-Pferd haben zu seiner

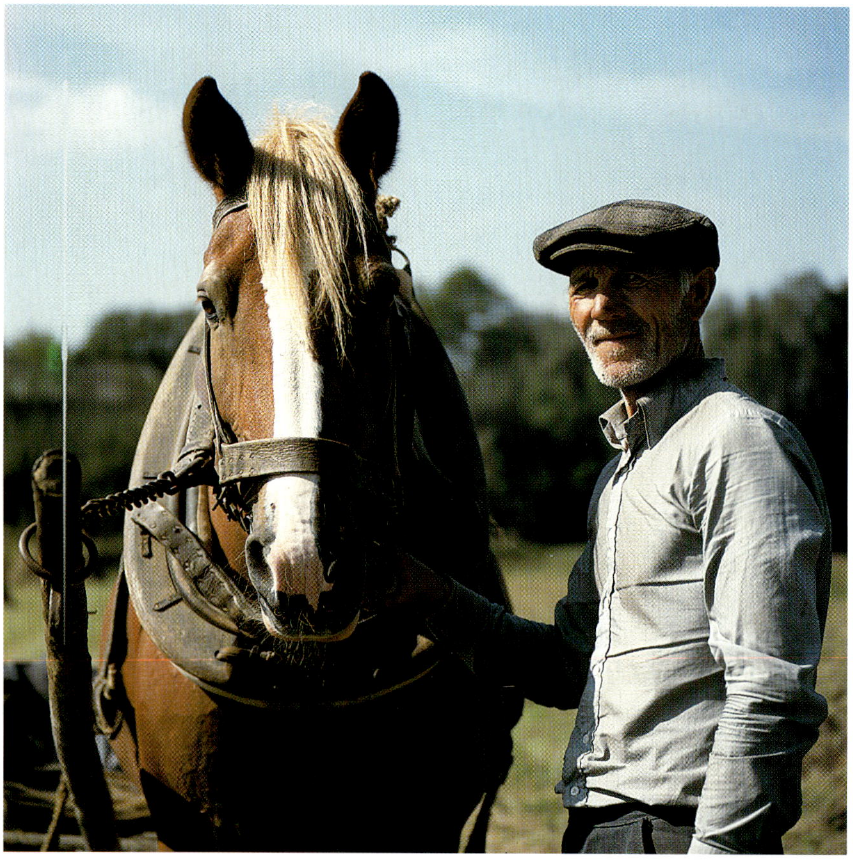

Portrait eines polnischen Bauern mit seinem Kaltblutpferd. In der privaten bäuerlichen Wirtschaft spielt das kaltblütige Arbeitspferd bis heute eine bedeutende Rolle.

Entstehung Ardenner, Døle- und Nordschwedische Traber sowie Sztumski- und Sokolski-Hengste beigetragen. Vorherrschende Farben sind Fuchs, Braun und Falb. Die Widerristhöhe der Hengste variiert von 150 bis 158 cm, die der Stuten von 148 bis 156 cm Stockmaß.

7. Das Garwolinski-Pferd ist unter dem Einfluß von Bretonischem Postier und Ardenner entstanden. Außerdem hat Boulonnais-Blut eine nicht zu unterschätzende Rolle gespielt. Aufgrund der hohen Zuchtkonstanz und der Schimmelfarbe ist der Boulonnais oft noch deutlich im Typ erkennbar. Ohne zu wissen, worum es sich bei dem beigegebenen Photo handelt, könnte man das Pferd für einen Welsh Cob halten. Der Kopf zeigt ungewöhnlich viel Adel und einen deutlichen orientalischen Überguß. Auffallend ist das konkave Profil. Der Hals ist sehr schön geformt und getragen, die Oberlinie kräftig. Das Pferd strahlt Harmonie aus. Das gut gestellte Fundament ist trocken, ein Behang fast nicht vorhanden. Zusammenfassend könnte man sagen, das ganze Pferd besitzt keinerlei Kaltblutcharakter. Neben der hellen, veränderlichen Schimmelfarbe kommen auch Füchse und Braune sowie permanente Fuchs- und Braunschimmel vor. Die Größe der Hengste beträgt 152–158 cm, die der Stuten 150–156 cm Stockmaß. Der Stutenbestand umfaßte 1998 knapp 650 Pferde.

8. Kleine Kaltblüter in den Wojewodschaften Wrocław (Breslau) und Opole (Oppeln) im ehemals deutschen Schlesien basieren auf bodenständigem Material, das mit Murinsulaner-Hengsten gekreuzt wurde.

9. In der Wojewodschaft Biala Podlaska an der polnisch/russischen Grenze bei Brest wird ein dem Konik naher, noch recht primitiver kleiner Kaltblutschlag gezüchtet, der auf der Grenze zwischen Warmblut und Kaltblut steht und nach seinem Gründerhengst *Kopczyk* (geb. 1921) benannt wird. Auch in diesen Schlag wurde einiges Murinsulaner- sowie Freiberger-Blut eingekreuzt. Die Farben sind Braun, Schwarzbraun und Rappe. Der Kopczyk besitzt große Härte und Ausdauer, eine vorzügliche Futterverwertung und ist besonders gängig. Die Widerristhöhe liegt bei den Hengsten zwischen 145 und 150 cm, bei den Stuten zwischen 143 und 146 cm Stockmaß.

Der züchterische Austausch unter den verschiedenen Schlägen wird vermutlich rasch zu einer Nivellierung der Unterschiede zwischen den einzelnen regionalen Typen führen, zumal fast nur noch Hengste der größeren, schwereren Schläge gekört werden. Die kleinen, leichteren (gängigeren!) Schläge werden völlig verschwinden zugunsten größerer, massigerer Pferde mit größerer Fleischfülle, und werden bald der Geschichte angehören.

Auf der Landwirtschaftsausstellung 1995 in Warschau als exemplarisch gezeigte Hengste wiesen eine Widerristhöhe von 154–164 cm, die Stuten von 151–160 cm Stockmaß auf. Entsprechend höher dürfte auch ihr Ausschlachtungsergebnis sein. Das von Sasimowski als Beispiel abgebildete Pferd scheint eine Stute zu sein; ein Geschlechtstyp ist nicht erkennbar. Das Pferd ist recht konturlos mit schwerem Genick, dickem Hals, ohne Widerrist, mit enormer Gurtentiefe, „tatziger" Fesselung vorn und einem „tischbeinartig" geraden, nach hinten herausgestellten Hinterbein.

Mit der zunehmenden Mechanisierung und dem Siegeszug des Traktors in den kleineren Betrieben scheint die Rolle des Pferdes auch bei den Kleinbauern besiegelt. Soweit es dort jedoch noch als betriebseigene Zugkraft eingesetzt wird, fragt man sich unwillkürlich, ob dem „Mondscheinbauern", das heißt dem, der seine wenigen Hektar nach Feierabend bestellt, nicht mit den kleineren robusteren, gängigeren Schlägen, wie zum Beispiel dem Kopczyk, besser gedient wäre? Hier gehen möglicherweise wertvolle Genreserven unwiederbringlich verloren.

PONYZUCHTEN

KONIK

Mierzyn, Panjepferd, Polesskaja-Pferd

TYP, INTERIEUR, VERWENDUNG: Unter dem Begriff „Konik" (Pferdchen) sind verschiedene autochthone, primitive, tarpannahe Landschläge recht einheitlichen Typs zusammengefaßt, die auf der Grenze vom Pony zum Großpferd stehen. „Mierzyn" bedeutet im Polnischen soviel wie „Pferd zwischen zwei Typen".

In Habitus und Temperament wirkt der Konik noch recht urtümlich. Er hat sich viele vom Tarpan ererbte Rassemerkmale erhalten. Im Charakter kann er gelegentlich etwas schwierig und unberechenbar sein. Die Kleinheit und das geringe Gewicht werden, wie bei den meisten bodenständigen Landrassen, aufgewogen durch hervorragende Qualitäten wie Wendigkeit, Leistungsfähigkeit, Härte, Zähigkeit, Widerstandskraft und eiserne Gesundheit. Die Futterverwertung ist hervorragend, die Klimaverträglichkeit erstaunlich.

Verwendet wird der Konik fast ausschließlich im Geschirr als kleinbäuerliches Arbeitspferd. Während der beiden Weltkriege wurden Konikabkömmlinge in Deutschland unter der Bezeichnung „Panjepferd" wegen ihrer unvergleichlichen Leistungsfähigkeit bekannt. Häufig sah man sie noch bis in die fünfziger Jahre vor dem Wagen des Milchmanns, Lumpen- oder Schrotthändlers und ähnlicher Kleinhändler.

EXTERIEUR: Der Kopf wirkt recht edel und läßt aufgrund seines leicht konkaven Profils und der großen, lebhaften Augen auf Orientalischen Einfluß schließen. Die Maulspalte ist auffallend kurz, die Ohren sind klein, spitz, ponyhaftig. Der Hals ist nicht sehr lang, doch gut aufgesetzt. Der gestreckte Rumpf weist eine gute Herztiefe und eine beachtliche Rippenwölbung auf. Die Kruppe ist nicht sehr lang, „abgeschlagen", mit tief angesetztem Schweif. Die extrem widerstandsfähigen Gliedmaßen besitzen trockene, deutlich markierte Sehnen und Gelenke und kleine Hufe aus hartem, zähem, elastischem Horn. Kuhhessige Stellung der Hintergliedmaßen kommt häufiger vor. Mähne und Schweif sind üppig behaart. Im Winter entwickelt der Konik einen dicken, wolligen Pelz.

Die vorherrschende Farbe ist Mausfalb oder auch Braunfalb mit Aalstrich und Zebrastreifung an Unterarmen und Unterschenkeln bis über die Gelenke hinabreichend. Abzeichen, mit der seltenen Ausnahme eines kleinen Sterns, kommen nicht vor. Falls vorhanden, deuten sie auf fremde Rassenbeimischungen hin. Bei einigen Exemplaren tritt im Winter Weißfärbung auf.

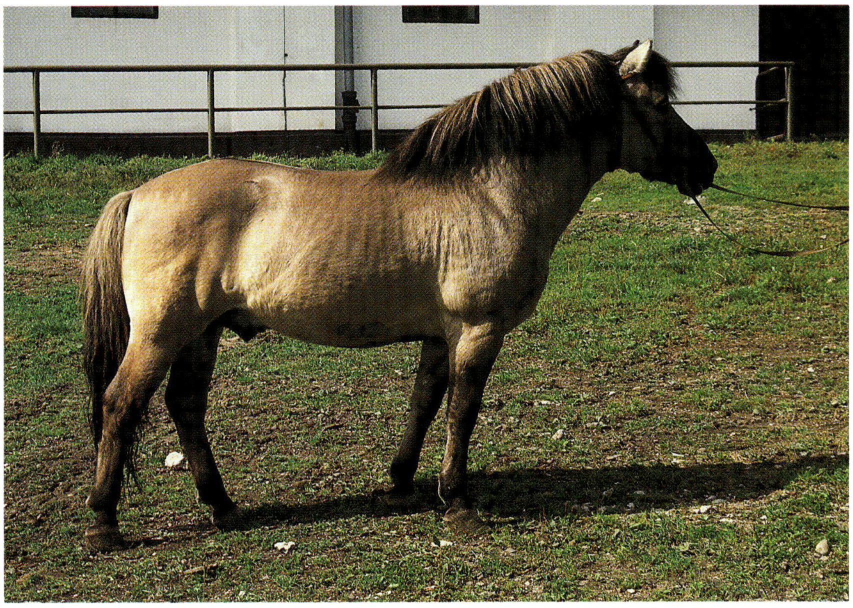

Hengst Hultaj, Mausfalb, geb. 1986, v. Odmet a. d. Hubka v. Oszcep, Zucht der Landwirtschaftlichen Akademie Krakau

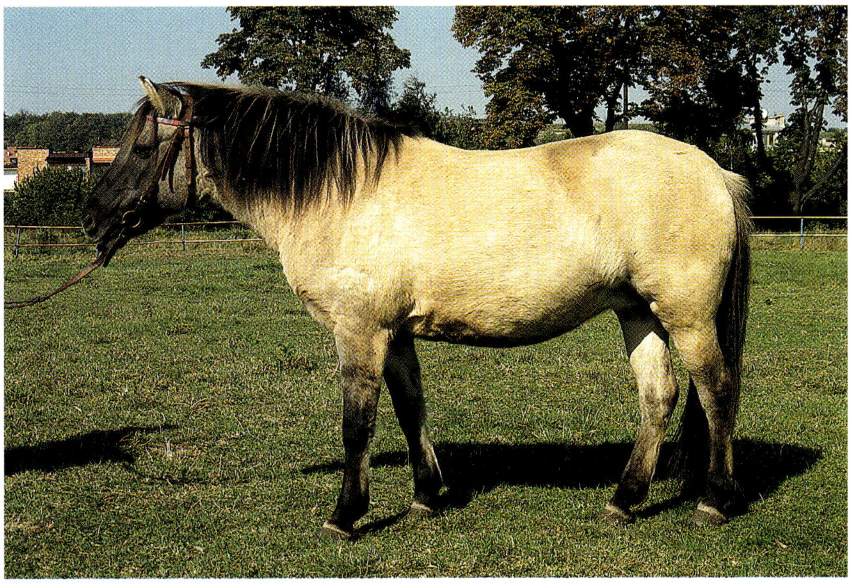

Stute Molina, Mausfalb, geb. 1982, v. Oszcep a. d. Molisa v. Lis, Gestüt Przegorzały, Landwirtschaftliche Akademie Krakau

Die Widerristhöhe liegt zwischen 128 und 138 cm Stockmaß.

MECHANIK:
Die Bewegungen des Koniks sind in allen drei Gangarten eifrig und fördernd, Galoppiervermögen und Springanlagen überdurchschnittlich.

ZUCHT:
Die Landrasse der Kleinbauern des ostpolnischen Raums wird gestütsmäßig gezüchtet in Popielno, Wojewodschaft Olsztyn, in Stubno, Wojewodschaft Kzeszow, in Raçot bei Poznan und in Jezewice. Private Züchtergruppen haben sich der Rasse angenommen in Bilgoraj, Wojewodschaft Lublin, Lubaczow und Lezajsk, Wojewodschaft Rzeszow, und Grojec, Wojewodschaft Warszawa.

GESCHICHTE:
Der Konik stellt in Ostpolen schon seit vielen Jahrhunderten die autochthone Landrasse dar und hat sich viele Charakteristika seiner Ahnen erhalten, da er keiner systematischen Veredlungszucht unterworfen war. Ein Orientalischer Einfluß, wiewohl erkennbar, hat doch insgesamt im Exterieur nur geringe Spuren hinterlassen.

Typmäßig steht der Konik den bodenständigen Urrassen vermutlich noch sehr nahe. Seine Ahnen waren wahrscheinlich die kleinen Waldtarpane Osteuropas (während die Huzulen auf die Gebirgsform zurückgehen). Man kann davon ausgehen, daß es sich bei der Urform des Koniks um die gleiche Rasse gehandelt hat, die den Ursprung der Ostpreußischen Schweike und der baltischen und finnischen Klepperrassen bildete. Von dieser nordöstlichen Variante des Wildpferdes gab es nach zahlreichen Zeugnissen bis zum Ende des 18. Jahrhunderts in Nordostpolen und im angrenzenden Litauen, vor allem im Gebiet des San (eines Nebenflusses der Weichsel) in den großen urwaldähnlichen Waldungen immer noch kleine freischweifende Herden, die mehr oder weniger wild lebten und aus denen sich die Bauern bei Bedarf bedienten. Die letzten wildlebenden Exemplare wurden um 1800 eingefangen und in einer Herde im Tierpark von Zamość an der Labunka gesammelt. Bei dessen Auflösung nach 1850 wurden sie zerstreut, vor allem im Gebiet von Bilgoraj in der Wojewodschaft Lublin, wo man sie zum Reiten und Fahren verwendete. Jedoch vermehrten sie sich nicht mehr rein und unverkreuzt.

Bis zum Beginn des 20. Jahrhunderts existierten noch größere Bestände in den Bezirken Tarnopol und Lwow und im polnisch-litauischen Grenzgebiet. Ab 1927 begann man seitens des Polnischen Staates den Konik systematisch zu fördern. In TIERHEILKUNDE UND TIERZUCHT (8. Band, Berlin – Wien 1930) zitiert *Professor Valentin Stang* in seinem Beitrag „Polen (Tierzuchtverhältnisse)" den Konik-Experten *Professor T. Vetulani*:

„Der polnische Konik, das ‚Panjepferd', trat vor dem (Ersten) Weltkriege in seiner typischen Form oasenweise in der ganzen östlichen Hälfte Polens auf. Der Krieg hat zwar zur Verminderung des Typus bedeutend beigetragen, doch gibt es noch Gebiete, wo der polnische Konik zahlreicher und in reinerer Form sich bis heute zu halten vermochte. – Als solches Gebiet ist zum Beispiel besonders der südliche Teil der Wojewodschaft Lublin (Bezirke Bilgoraj, Zamość, Tomaszow u. a.) zu nennen, von wo aus der Konik die Nebenäste seiner Verbreitung in allen Richtungen, und zwar nach Nordwesten in die Umgebung des Swietokrzyskie Góry (Heiliges Kreuz-Gebirge), im Nordosten nach Polessie, im Westen, Süden und Südosten nach Kleinpolen ausgehen läßt.

Was seine Abstammung anbelangt, so haben die kraniometrischen und odontologischen Studien die Zugehörigkeit zum Steppentarpan *(Equus gmelini antonius)* erwiesen. Eine Muta-

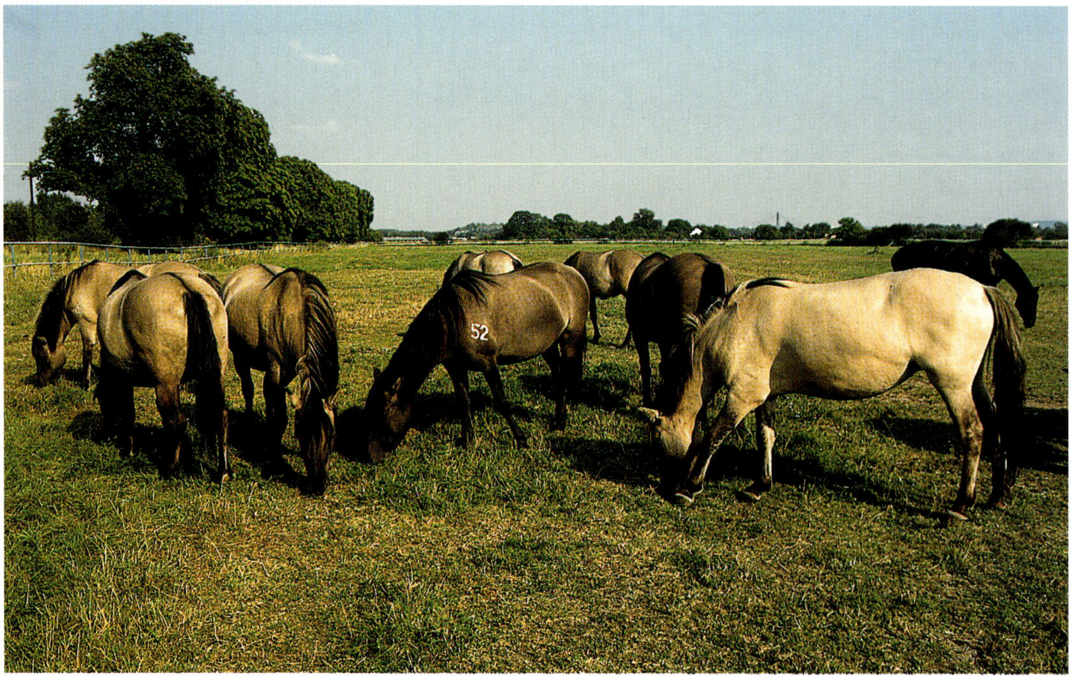

Polnische Konik-Stutenherde auf der Weide im Gestüt Przegorzały der Landwirtschaftlichen Akademie Krakau

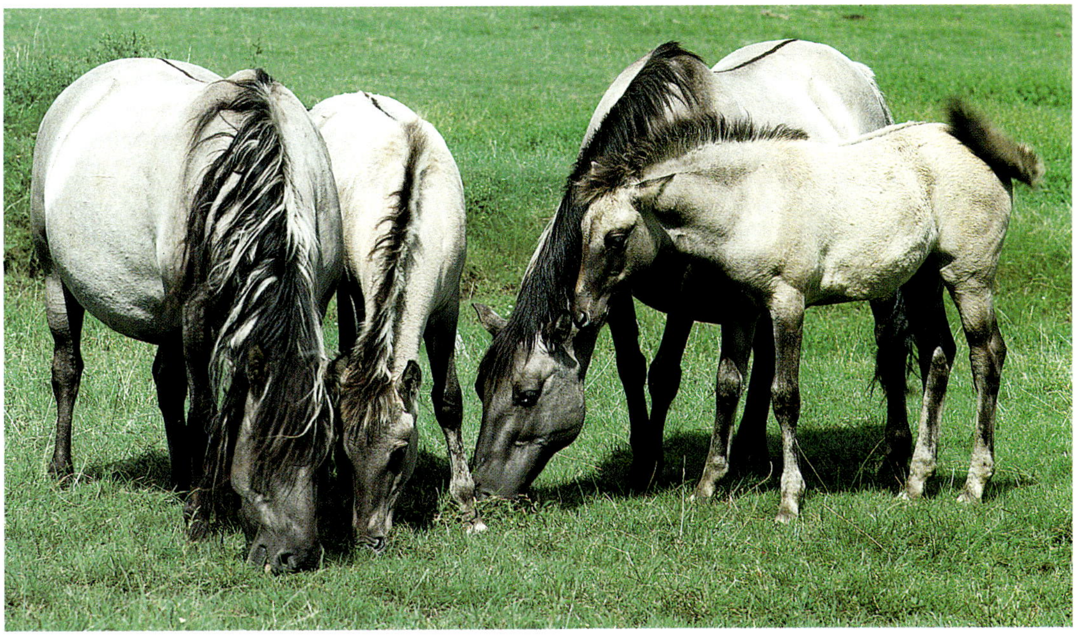

Polnische Tarpan-Rückzüchtungen Professor T. Vetulanis auf Konik-Grundlage. Sie kommen vermutlich dem originalen Waldtarpan sehr nahe.

tion, dem Leben im Walde angepaßte Tarpanform, die Vetulani als Subspezies *Equus gmelini ant. Subsp. silvatica* zu bezeichnen vorgeschlagen hat und für deren beste Repräsentanten er manche nordwesteuropäischen Ponies, und zwar die vom Typus *Equus caballus nehringi*, erblicken möchte, hat seines Erachtens dabei mitgewirkt.

Die Studien über den polnischen Konik werden weitergeführt. Ein wachsendes Interesse bei den landwirtschaftlichen Kreisen für die Hebung des Koniks auf dem Wege planmäßiger Reinzucht läßt sich feststellen."

Die Frage der Ahnen des Koniks, das heißt der Steppen- und Waldtarpane, und die Versuche zu ihrer Rückzüchtung habe ich bereits im ersten Band der Enzyklopädie behandelt, möchte sie jedoch in diesem Zusammenhang noch einmal aufgreifen.

Seit den zwanziger/dreißiger Jahren des 20. Jahrhunderts versuchte man in Deutschland aus „tarpanähnlichen" Hauspferden den ursprünglichen Tarpantyp rückzuzüchten. Die deutschen Zoodirektoren *Lutz und Heinz Heck*, die dabei eine führende Rolle spielten, verwendeten für das Rückzüchtungsexperiment primitive Hauspferdrassen, die sie mit *Equus przewalskii* kreuzten, um einen Typ zu schaffen, von dem sie sich vorstellten, daß so der Tarpan ausgesehen habe. Bis heute werden uns in einigen europäischen und amerikanischen Tiergärten rückgezüchtete angebliche „Tarpane" vorgeführt, bei denen man den Anspruch erhebt, daß sie mehr oder weniger identisch seien mit der echten Urform. Tatsächlich war das ein Irrweg. Denn eine einmal untergegangene Tierart läßt sich nicht wieder erschaffen. Folgerichtig lehnt die Wissenschaft heute diese „Tarpane" ab.

Ernster zu nehmen sind dagegen die Versuche *Professor T. Vetulanis* in Polen. Auf seine Initiative hin setzte man 1936 eine kleine Herde ausgewählter Koniks, von denen er meinte, daß sie dem Urtyp besonders nahekämen, in freier Wildbahn im Naturschutzgebiet des Bialowiezer Urwaldes aus, in der Hoffnung, bei entsprechender Selektion auf diese Weise den Tarpan rückzüchten zu können. Durch den Zweiten Weltkrieg wurde dieses interessante Experiment leider unterbrochen und die vorhandenen Pferde sehr stark dezimiert.

Wegen der Wichtigkeit des Koniks für die bäuerliche Kleinwirtschaft und der starken Nachfrage aus dem angrenzenden Ausland wurde nach dem Krieg die Rasse von Regierungsseite offiziell anerkannt. Mit den Resten der Bialowiezer Herde wurde in der Versuchsanstalt Popielno (Wojewodschaft Olsztyn) und im Gestüt Stubno (Wojewodschaft Kzeszow) in zwei Gruppen weitergezüchtet. Eine in Popielno auf einer Fläche von ca. 700 Hektar in vollkommener Freiheit gehende Herde wird keinerlei Eingriffen durch den Menschen unterworfen, außer gelegentlicher Zufütterung von Heu in besonders strengen Wintern. Tatsächlich stehen die in Popielno gehaltenen Koniks der Urform des Waldtarpans wohl recht nahe. In Stubno dagegen werden die Koniks ganz normal gestütmäßig gezüchtet und zu allen Arbeiten im Geschirr, in der Landwirtschaft und Wirtschaft herangezogen. Ähnliches gilt für die Gestüte Raçot und Jezewice. In dem letztgenannten Gestüt laufen seit 1966 Versuche, Konik-Hengste für die gezielte Zucht harter polnischer Kleinpferde bereitzuhalten.

Die wichtigsten Hengste nach dem Zweiten Weltkriege waren *Chochlik, Dysk, Myszak, Gordyi* und *Glejt*.

Im weiteren Sinne dem Konik zuzurechnen ist auch das Panjepferd der weiten Ebenen des polnisch-russischen Grenzgebietes Ostpolens, Westrußlands, Weißrußlands und der Ukraine. Unter dem Sammelbegriff „Panjepferd" fanden und finden sich verschiedene, gestütbuchmäßig nicht erfaßte Landschläge, die wahrscheinlich alle auf die Urform des wildlebenden Tarpans zurückgehen.

Der Name „Panjepferd" stammt von dem polnischen Pan = Herr, Panje = Herrchen, also Pferd des „kleinen Mannes". Unter diesem Namen lernten es auch die deutschen Soldaten in den Rußlandfeldzügen des Ersten und Zweiten Weltkrieges kennen und schätzen. Zu Beginn des Zweiten Weltkrieges gelangten zahlreiche Panjepferde bei der Umsiedlungsak-

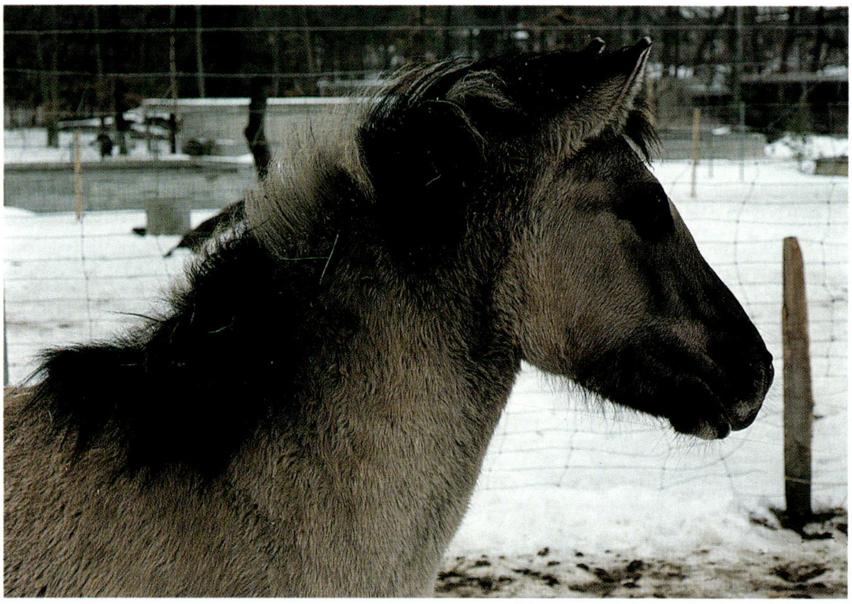

Eine der problematischen Tarpanrückzüchtungen des Münchener Zoos, die aus Kreuzungsexperimenten der deutschen Zoodirektoren Lutz und Heinz Heck in den dreißiger Jahren in München und Berlin aus domestizierten Primitivrassen entstanden. Heute von der Wissenschaft auf Betreiben von Professor Bernhard Grzimek einhellig abgelehnt. Tierpark Dählhölzli/ Schweiz

tion von in dem Gebiet ansässigen „Reichsdeutschen" („Heim ins Reich") in den Westen, ebenso wie bei Kriegsende auf der Flucht vor den Sowjets.

Im Laufe der Jahrhunderte wurden in die unter dem Sammelbegriff „Panjepferd" zusammengefaßten Landschläge immer wieder Großpferde eingekreuzt, um ihnen mehr Zugkraft, Gewicht und eine größere Widerristhöhe anzuzüchten. Während man vor 1900 Araber sowie Orlow-Traber und andere russische Rassen verwendete, waren es im 20. Jahrhundert Ostpreußen und Lipizzaner, ja unter der sowjetischen Regierung sogar Belgische Kaltblüter. Aufgrund planloser, ungezielter Kreuzungen kann man beim Panjepferd, im Gegensatz zum eigentlichen Konik oder dem verwandten Huzulen, von keiner richtigen, systematisch durchgezüchteten Rasse sprechen, sondern eher von einem – recht uneinheitlichen – Gebrauchstyp. Erstaunlicherweise sind ihm trotz der so heterogenen Fremdeinflüsse seine vorzüglichen Eigenschaften wie Härte, Anspruchslosigkeit an Futter, Haltung und Pflege, Ausdauer, robuste Gesundheit, Langlebigkeit und Fruchtbarkeit erhalten geblieben.

Im zaristischen Rußland war das Panjepferd das Arbeitspferd der leibeigenen Kleinbauern, vor allem in Russisch-Polen und den angrenzenden Gebieten. Die in der sowjetischen Zeit geprägte Bezeichnung „Polesskaja-Pferd" wird seinem heutigen Verbreitungsgebiet am besten gerecht. Mit der zunehmenden Intensivierung und Mechanisierung der sowjetischen Landwirtschaft verlor das Panjepferd seine Bedeutung als alleinige Zugkraft. Doch diente es weiter im Geschirr, vor allem in den privaten Wirtschaften der Bauern in den Kolchosen und Sowchosen sowie für leichtere Transportarbeiten bei schlechten Wegeverhältnissen und ungünstigen Witterungsbedingungen.

Die Widerristhöhe beträgt im allgemeinen nicht über 140 cm Stockmaß. In Weißrußland und der Ukraine erreichen Kreuzungsprodukte auch Widerristhöhen bis zu 150 cm.

HUZULE

Hucuł

TYP, INTERIEUR, VERWENDUNG: Der Huzule ist ein ausdauernder, harter Gebirgspony, der als Säumer und landwirtschaftliches Arbeitspferd der Karpatenbauern unübertroffen ist. Die Rasse gilt als äußerst fruchtbar und arbeitsfähig bis ins hohe Alter.

In seiner PFERDEZUCHT (Melsungen 1984) charakterisiert *Professor Hans Joachim Schwark* die Huzulen – offenbar aus eigener Erfahrung – treffend folgendermaßen: „Die Vorzüge der Huzulen liegen in der unwahr-

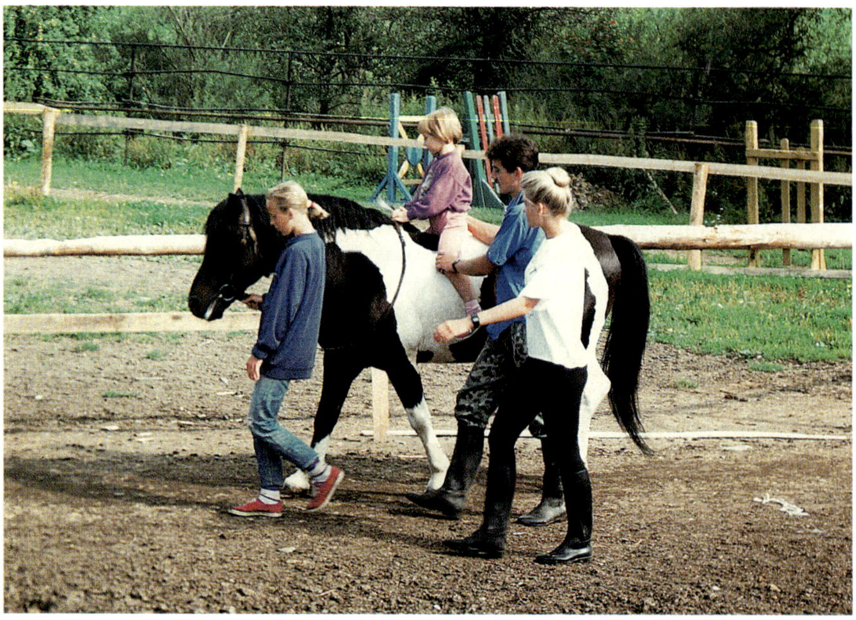

Huzulen-Hengst Jaśmin (v. Zefir) in der Hippotherapie im Gestüt Gladyszów

scheinlichen Genügsamkeit, wobei sie sprichwörtlich ‚aus dem Hunger eine Kunst machen', der hohen Findigkeit und Trittsicherheit im Gebirge, ihrem hohen Leistungsvermögen und ihrer großen Furchtlosigkeit. Sie erreichen ein Alter von oft 30 Jahren. Sie eignen sich bestens als Jagdreit- und Tragpferde und sind in der Lage, die mitunter 200 kg schweren Karpatenhirsche auf ihrem Rücken zu Tal zu befördern, wobei sie viele Kilometer weit nach Hause finden, dabei den nächsten Weg gehend. Tagesleistungen von 100 km mit 120 kg Traglast überfordern die Pferde nicht."

Verwendung finden die Huzulen auch vor dem Wagen und als Freizeit-Robustpferd für Erwachsene und Kinder. Sie sind sehr gutmütig, ruhig und leicht zu halten und zu nutzen. Als typische Rauhfutterverwerter sind die Bergweide und Heu die bekömmlichste Nahrung für sie.

EXTERIEUR:
Der Gesamteindruck des Huzulen ist der eines harmonischen, gedrungenen, tiefen Pferdes mit bedeutendem Brustumfang und starker Oberlinie (der Brustumfang ist in der Regel mindestens 35 cm größer als die Widerristhöhe). Der Kopf ist relativ groß, jedoch nicht unedel, mit breiter Stirn, großen, lebhaften Augen und kurzen Ohren. Das oft leicht konkave Profil verrät Orientalischen Einfluß. Der Hals ist kurz und stark mit breiter Basis, der Widerrist nur wenig markiert. Die Schulter ist steil und kräftig bemuskelt, der Rücken relativ lang, jedoch außergewöhnlich stark, die Kruppe breit, kurz und abschüssig, mit tiefem Schweifansatz. Die Gliedmaßen sind kurz, trocken, mit deutlich hervortretenden Sehnen und breiten Gelenken sowie kleinen, gesunden, eisenharten Hufen. Charakteristische Exterieurmängel des Huzulen sind ein Überbautsein und ein hochgeschobenes Kreuzbein, dazu eine winklige, kuhhessige oder säbelbeinige Stellung der Hinterbeine und mangelhaft eingeschiente Sprunggelenke.

Die vorherrschenden Farben sind Braun, Mausfalb, Falb, gelegentlich Schecke oder Fuchs, sehr selten Rappe. Häufig tritt ein Aalstrich auf. Die Widerristhöhe liegt bei 130 – 144 cm Stockmaß. Die rumänischen Huzulen werden im allgemeinen etwas größer gezüchtet.

MECHANIK:
Der etwas hohe Bewegungsablauf des Huzulen ist außerordentlich trittsicher, gelegentlich jedoch von begrenztem Raumgriff im Schritt wie auch im Trab. Galoppier- und Springanlagen sind ganz ausgezeichnet.

ZUCHT:
Huzulen-Zucht findet sich in Polen, Rumänien, der Slowakei und Böhmen. In Polen ist die staatliche Zucht in den Gestüten Siary (ca. 50 Mutterstuten) und Odrzechowa (ca. 20 Mutterstuten) konzentriert. Bäuerliche Landeszucht wird in Südostpolen mit ca. 80 Mutterstuten betrieben. Ein eigenes Gestütbuch wird regelmäßig veröffentlicht. In Rumänien besteht eine Huzulen-Zucht im Staatsgestüt

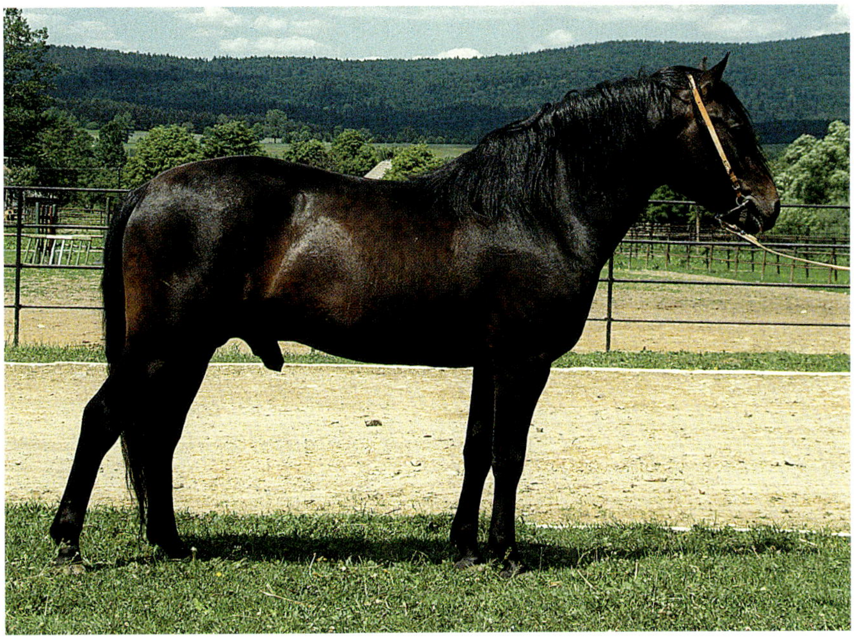

Hengst Piaf, geb. 1988, v. Margiel a. d. Rabka v. Luzak, Gestüt Siary

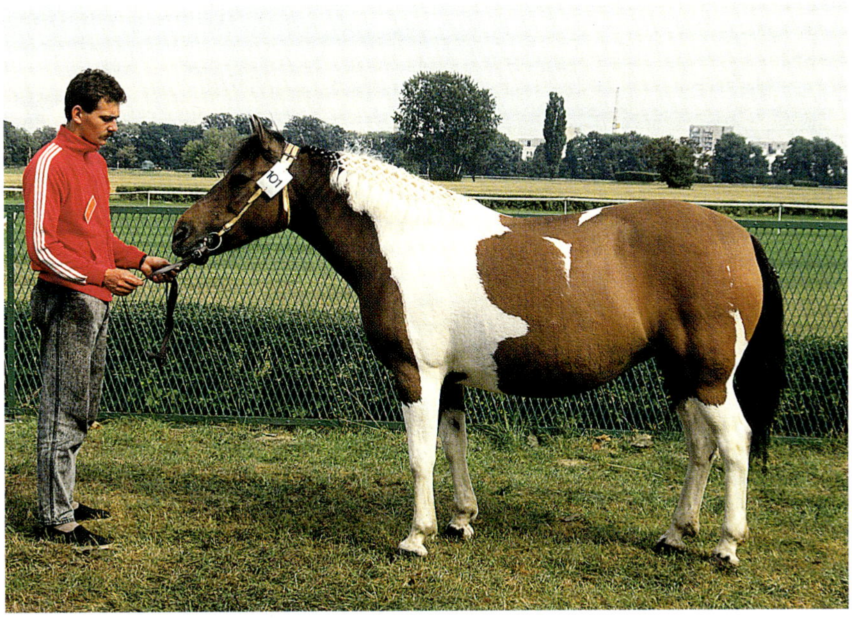

Huzulen-Braunscheckstute Różanka, geb. 1984, v. Jaśmin a. d. Ircha v. Goral, Gestüt Siary

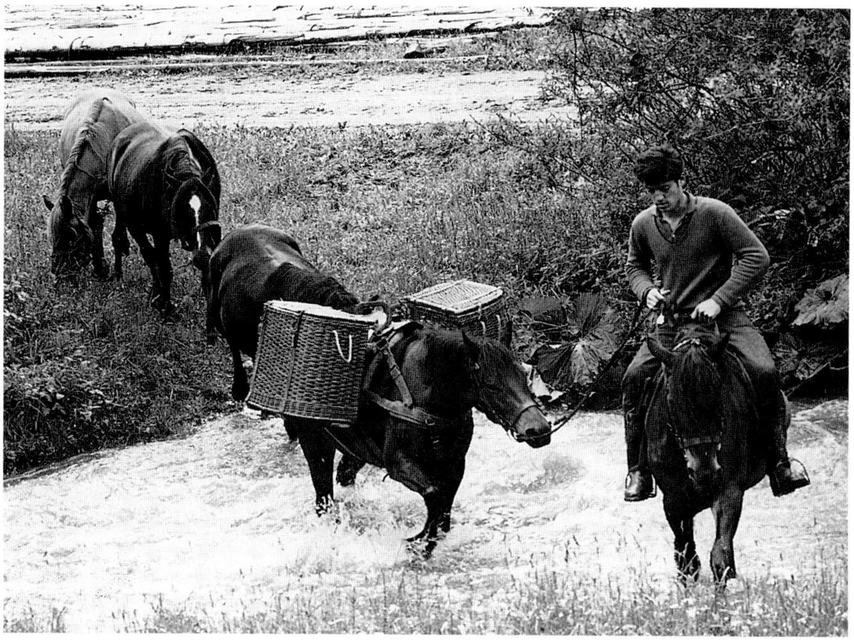

Die Schweife an die Zügel des jeweils nächsten Pferdes gebunden, kann man bis zu 20 auch schwerbepackte Huzulen in schwierigstem Gelände über weite Strecken führen. Das Überqueren tosender Gebirgsbäche, steiler Anhöhen und tiefer Schluchten gehört dabei zum Alltag.

Lucina (Luczyna – ca. 100 Mutterstuten). Das slowakische Staatsgestüt Muran besitzt etwa 20 Huzulen-Stuten, ebenso wie das böhmische Gestüt Hubenov. Eine kleine, etwa 30 Mutterstuten umfassende bäuerliche Landeszucht ist über die gesamte ehemalige Tschechoslowakei verbreitet. Ein erster Gestütbuchband erschien vor der Teilung des Landes.

GESCHICHTE:

Man glaubte früher, der Huzule sei ein degenerierter Araber-Abkömmling. Heute weiß man, daß seine Ahnen die Tarpane der russischen Steppe und die Bergtarpane der östlichen Karpatenabhänge sind. Wir finden diese Erkenntnis zuerst bei *E. Hackl* in DER BERG-TARPAN DER WALDKARPATEN, GENANNT HUZUL (Wien – Leipzig 1938). Er war der Ansicht, daß sich der alte Typ bis in seine Zeit „am reinsten in den am wenigsten vom Verkehr erschlossenen Waldgebieten erhalten" habe.

Der Rassenname „Huzule" stammt von der ethnischen Bezeichnung „Hucuł" für die dort seit Jahrhunderten beheimatete ukrainische Volksgruppe. Die weitgehend autochthone Rasse des Huzulen ist geformt durch die Umweltbedingungen im Stammzuchtgebiet der sogenannten „Wald"- und Ostkarpaten, in dem Gebiet der „Huzulei", die bis 1772, der Ersten Polnischen Teilung, zum Königreich Polen gehörte. 1773 fiel die Huzulei an Österreich-Ungarn, wo sie bis 1918 verblieb. In den Gestüten des zaristischen Rußlands und denen Österreich-Ungarns versuchte man im 19. Jahrhundert durch Einkreuzungen von Arabern, Vollblut und Halbblut sowie eine intensivierte Aufzucht die Rasse zu verbessern. Tatsächlich erreichte man eine Exterieurverbesserung und Größenzunahme, doch gingen dabei die wertvollen Eigenschaften des Naturpferdes verloren.

Im Jahre 1856 gründete die Österreichische Krone das Gestüt in der Luczina als eine Dependance des Hauptgestüts Radautz. Über die dortige Zucht berichtet *Graf C. G. Wrangel* in DIE RASSEN DES PFERDES (2. Band, Stuttgart 1909): „Sehr vernünftig war . . . die im Jahre 1877 durchgeführte Wiedereinrichtung des fünf Jahre früher – Gott weiß aus welchen Gründen – aufgelassenen Huzulengestüts in der Luczina. Die Nachfrage nach diesem, für die ruthenische Bevölkerung im westlichen und südlichen Teile der Bukowina geradezu unentbehrlichen Pferde war nämlich im Laufe der Jahre derart gestiegen, daß sich das Ackerbauministerium genötigt sah, dem Wunsche der Züchter nachzukommen und in Radautz wieder ein Stammgestüt zu errichten. Das in der Luczina gelegene Huzulen-Gestüt ist in einem eigenen Laufstall, der Pépinière-Hengst jedoch in einer Box untergebracht. Das Belegen erfolgt aus freier Hand, indem der Hengst bei den ersten Anzeichen der Rosse zu den Stuten gelassen wird und so lange – jedoch nur bei Tage – dort verbleibt, bis alle Stuten gedeckt sind. Die gedeckten Stuten werden in der Regel alle trächtig. Mit Ausnahme des Pépinière-Hengstes erhalten die Huzulen keinen Hafer, verweilen das ganze Jahr im Freien und gehen im Winter aus und ein in den stets offengehaltenen Stall."

Unter den ursprünglichen Huzulen soll es, wie noch bei Schwark (a. a. O.) zu lesen, drei Typen gegeben haben, die sich deutlich voneinander unterschieden: Den „Tarpan-Huzul", den „Bystrzec-Huzul" und den „Przewalski-Huzul". Die beiden erstgenannten sollen aus dem Norden und Westen, aus der Gegend von Zabie, nach Süden und der dritte von der südlichen Bukowina nach Norden vorgerückt sein. Der Tarpan-Huzul, mehr im Norden, sei ein kleiner, edler, trockener Typ mit starkem Fundament gewesen. Der Bystrzec-Huzul, hervorgegangen aus einer Kreuzung mit Koniks, soll ihm im Typ nahe, jedoch eckiger, weniger starkknochig, und der größere Przewalski-Typ gröber im Kopf und im ganzen Gepräge gewesen sein. Durch starke Vermischung der drei Typen seien sie allmählich verschwunden.

Nach dem Ersten Weltkrieg fielen die vorher zu Österreich gehörenden Hauptzuchtgebiete des Huzulen an Rumänien und Polen, ein kleiner Teil der Westkarpaten an die Tschechoslowakei. 1919 setzte der rumänische Staat mit der Wiedereinrichtung des Huzulen-Gestüts die Tradition in der Luczina fort. Hier bewährte sich vor allem das Blut des bereits in der öster-

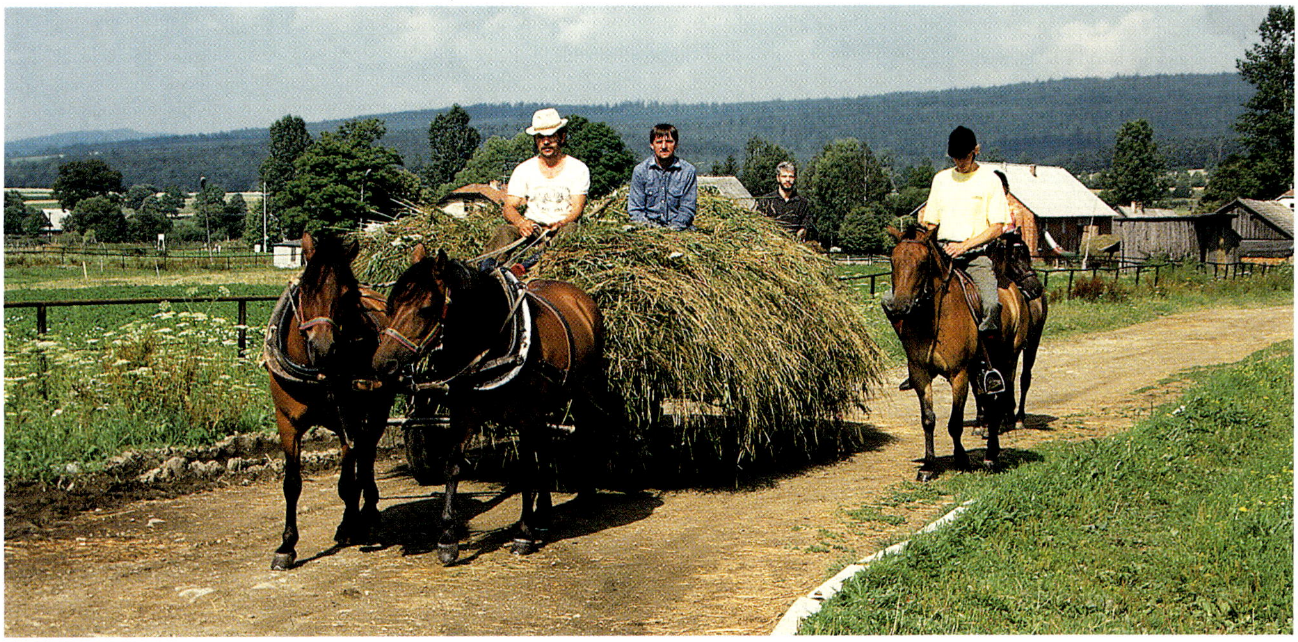

Huzulen-Stuten Olga und Magma im Geschirr im Gestüt Gladyszów, unter dem Sattel Stute Salamandra

reichischen Zeit so vorzüglich in der Zucht eingeschlagenen Hengstes *Goral* (geb. 1899, unbekannter Abstammung), der 1905 in Zabie angekauft worden war. 1924 wurde von Rittmeister *Holländer* die Gründung eines Zuchtverbandes und die Einrichtung eines Gestütbuches für die Huzulei initiiert.

Nach dem Zweiten Weltkrieg annektierte die Sowjetunion den nördlichen Teil des ehemals polnischen Gebietes und den östlichen zur Tschechoslowakei gehörenden Teil, der südliche Teil fiel an Rumänien, so daß heute die russisch-rumänische Grenze mitten durch die Huzulei verläuft.

Während der beiden Weltkriege, vor allem während des Zweiten, erlitt die Huzulen-Zucht riesige Verluste. Ein schlimmes Beispiel dafür ist der Untergang der ungarischen Huzulen-Zucht in der ersten Nachkriegszeit. In einer seiner Anmerkungen in *Dr. Walter Heckers* Buch BABOLNA UND SEINE ARABER (Gerlikon 1994) beschreibt *Dr. Johannes Erich Flade*, daß im Rahmen der Evakuierung der ungarischen Pferde 1944 nach Bergstetten (Bayern) durch den ungarischen Oberlandstallmeister *Tibor v. Pettkó-Szandtner* auch der unter Naturschutz stehende hundertköpfige Restbestand reingezogener ungarischer Huzulen (sogenannter Berg- oder Waldtarpan – *Equus silvestris*) gerettet worden sei. Er sei jedoch durch den damaligen amerikanischen Ortskommandanten *Major J. Owen* an die Serumanstalt Marburg verschleudert und dort „im Interesse der Wissenschaft" getötet worden. Die Rasse wurde also nicht nur durch die Kampfhandlungen, sondern auch durch menschliches Unverständnis dezimiert.

Gegenwärtig gibt es nur noch geringe Bestände reinrassiger Huzulen in Polen, Rumänien und auf dem Gebiet der ehemaligen Tschechoslowakei. Die wichtigsten Blutlinien nach dem Zweiten Weltkrieg begründeten die Hengste *Goral*, *Hroby*, *Gurgul* und *Polan*. Heute wird im allgemeinen Reinzucht betrieben. Auch die Einkreuzung von Fjordpferden und anderen Rassen in den tschechoslowakischen Gestüten Topolčianky und Hubenov, die dort nach dem Zweiten Weltkrieg vorgenommen wurden, um stärkere Pferde für die Forstarbeit zu erzeugen, ist seit langem wieder aufgegeben worden.

Im 19. Jahrhundert, in der Zeit der k. u. k.-Donaumonarchie, gab es im Osten Österreichs keine Haflinger, denen erst nach dem Ersten Weltkrieg, wahrscheinlich aus patriotischen Gründen, der Vorzug gegeben wurde. Dagegen gab es im Wiener Raum, im Waldviertel und in Oberösterreich zahlreiche Huzulen. Die Huzulen-Deckhengste waren im 1826 gegründeten Hengstenstallamt Stadl-Paura, bei Lambach in Oberösterreich, untergebracht.

Das Huzulen-Gestüt Luczina, dessen Bestand bereits zu Beginn des Ersten Weltkrieges nach Kern-Österreich, in das Gestüt Waldhof, evakuiert worden war, wurde nach Kriegsende zum Teil an die Tschechoslowakei verkauft. Ein Teil der Stuten wurde nach Nordtirol verbracht, um dort für die angestrebte Haflinger-Verdrängungszucht verwendet zu werden, ein Experiment, das als völlig mißlungen bald wieder abgebrochen wurde.

Gemäß einer brieflichen Mitteilung von *Heike Wendl*, der Vorsitzenden des „Kreises der Pferdefreunde" (Wien), plant das Waldviertel-Management (eine halbstaatliche Initiative) ein Öko-Projekt, in dessen Rahmen unter anderem eine Wiedereinführung der Huzulen, sowie der dort ebenfalls heimisch gewesenen „Steinschafe" und des „Blondviehs" vorgesehen ist.

Baltikum

Der Name „Baltikum" geht auf die Bezeichnung „Mare Balticum" zurück („Baltisches Meer", Ostsee), den lateinischen Namen für das Bernsteingebiet im Ostseeraum.

Seit dem 19. Jahrhundert war „Baltikum" die Bezeichnung für die historischen Landschaften Estland, Livland und Kurland als Provinzen des Russischen Reiches. Später wurden so ganz allgemein die baltischen Staaten Estland und Lettland, oft unter Einbeziehung Litauens, genannt.

Die Ausgangs-Pferderasse im gesamten Baltikum war ein Kleppertyp, von dem wir annehmen dürfen, daß er weitgehend dem Polnischen Konik, der lange ausgestorbenen Ostpreußischen Schweike und den anderen Klepperrassen der östlichen Anrainerländer der Ostsee ähnlich, also ein direkter Nachkomme des Waldtarpans war. Dieser Klepper, von dem nur geringe Reste erhalten geblieben sind, bildete die Grundlage aller im dortigen Raum entstandenen Pferderassen. Sie waren alle das Ergebnis von mehr oder weniger gezielten Kreuzungen mit aus anderen Teilen Europas eingeführten Kulturpferderassen.

Estland

Estland ist die nördlichste und kleinste der drei baltischen Republiken, mit einer Gesamtfläche von 45 000 Quadratkilometern und etwa 1,5 Millionen Einwohnern. Darunter sind rund 70 Prozent Esten und knapp 30 Prozent Russen, außerdem einige wenige Finnen. Der festländische Teil Estlands besteht aus Hügellandschaften, vermoorten Niederungen und einigen größeren Ebenen. Die vier größten der rund 800 estnischen Inseln sind Ösel (Saaremaa), Dagö (Hijumaa), Moon (Mukhu) und Worms (Vormsi). Wichtigster Wirtschaftszweig Estlands ist die Landwirtschaft, bedeutend sind die Milchproduktion und seit jeher die Pferdezucht.

Zu Beginn des 13. Jahrhunderts (1207–1227) erfolgte die Unterwerfung und Christianisierung der Esten durch Deutsche und Dänen. 1346 verkaufte *König Waldemar IV.* den dänischen Anteil Estlands an den Deutschen Orden. Städtegründungen und der Aufbau einer Verwaltung des Landes führten zu einem beachtlichen kulturellen Aufschwung. 1561 wurde Estland von Schweden erobert, 1584 die vier historischen Landschaften Harrien, Wierland, Jerwen und Wiek zum Herzogtum „Esthen" vereinigt. Nach dem für Schweden unglücklichen Ausgang des Nordischen Krieges löste Rußland 1721 die schwedische Herrschaft ab.

Eine intensive Russifizierungspolitik führte seit der Mitte des 19. Jahrhunderts zur Entstehung eines eigenen estnischen Nationalbewußtseins. 1918 erklärte das Land seine Unabhängigkeit, wobei es den Norden Livlands seinem Herrschaftsbereich eingliederte. Die staatliche Unabhängigkeit wurde von der UdSSR erst 1920 anerkannt. Nach dem Einmarsch der sowjetischen Truppen 1940 erfolgten zahlreiche Deportationen der Bewohner nach Mittelasien und Sibirien. Statt dessen wurden Russen angesiedelt. Infolge gelenkter Neuwahlen schloß sich Estland nach dem Zweiten Weltkrieg der UdSSR als eigene Republik an.

Mit dem Zusammenbruch der Sowjetunion proklamierte das frei gewählte Parlament Estlands die Unabhängigkeit des Landes. 1992 wurde eine neue Verfassung erlassen.

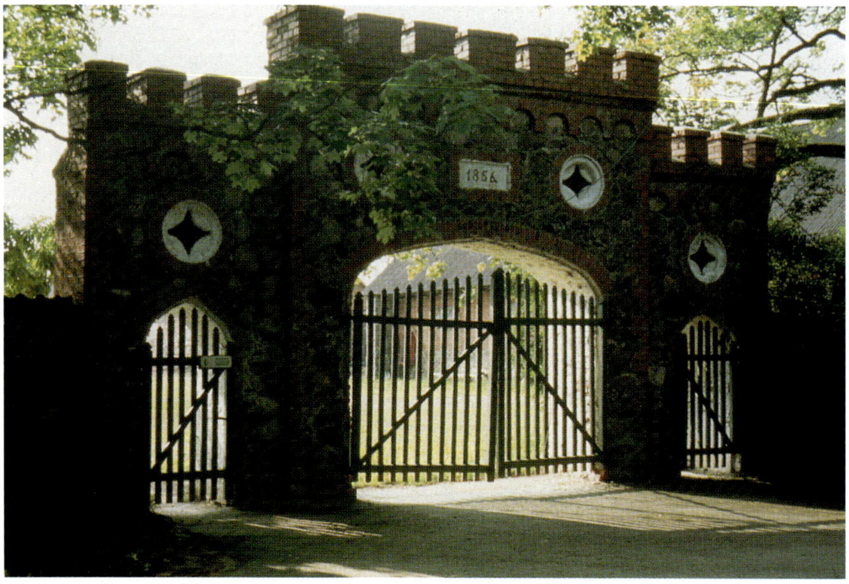

Tor zum Gestüt Torgel (Tori), errichtet 1855 von der livländischen Ritterschaft

WARMBLUT-ZUCHTEN

TORGELSCHES PFERD

Torisches Pferd, Tori-Pferd

TYP, INTERIEUR, VERWENDUNG:
Das Torgelsche Pferd ist ein kräftiges Wagen- und Reitpferd von trockener, harter Konstitution. Man unterscheidet zwei voneinander getrennte Typen: Der Typ A (TA) ist ein auf der Grenze zwischen schwerem Warmblut und leichtem Kaltblut stehender Arbeitsschlag. Er eignet sich vor allem für alle landwirtschaftlichen Zwecke, während der Typ B (TB) ein recht kompaktes Warmblutmodell eines schnellen Wagen- und Reitschlages verkörpert. Ihm sieht man die nahe Verwandtschaft zum Lettischen und Litauischen Warmblut deutlich an, die beide auf ähnliche Weise entstanden sind wie das Torgelsche Pferd. Ein wenig erinnert der leichtere Typ an die schwersten Hannoveraner-Typen zwischen den beiden Weltkriegen und der ersten Zeit nach dem Zweiten Weltkrieg, vor der Veredlungsphase. Daß die Rasse insgesamt einen recht eigenen Typ verkörpert, wird wesentlich durch die einheitliche Fuchsfarbe verstärkt.

Große Ausdauer und Zugkraft, gepaart mit einem freundlichen, gutmütigen, ehrlichen Charakter und einem ruhigen, ausgeglichenen Temperament sowie die hohe Leistungsbereitschaft und Leistungsfähigkeit, große Gelehrigkeit und absolute Zugfestigkeit ermöglichen eine breite Verwendung des Torgelschen Pferdes in der Landwirtschaft, als Wagenpferd und in zunehmendem Maße in seinen edleren Exemplaren auch als Reitpferd, im Sport vor allem als Springpferd. Seine ausgezeichnete Fruchtbarkeit und Langlebigkeit (häufig werden Torgelsche Pferde noch mit über 20 Jahren zur Arbeit verwendet) und eine vorzügliche Futterverwertung, die ein teilweises Ausweichen auf Rauhfutter und Hackfrüchte ermöglicht, machen es zu einer wirtschaftlich sehr wertvollen Rasse. In einer Reihe anderer Republiken der ehemaligen Sowjetunion wurde das Torgelsche Pferd außerdem zur Verbesserung anderer Rassen und Schläge verwendet.

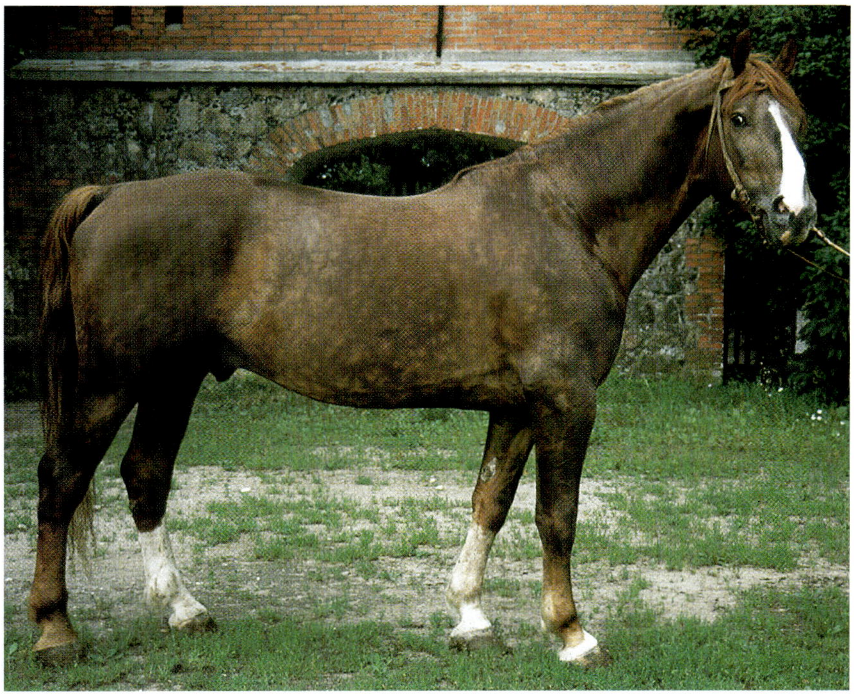

Torgelscher Hengst auf der Grenze zwischen Warm- und Kaltblut

EXTERIEUR:
Die Rasse ist gekennzeichnet durch einen ausgesprochen langrechteckigen Rahmen und eine relative Kurzbeinigkeit. Dieser Eindruck der Länge wird durch einen langen Brustkorb und eine mehr lange als breite Kruppe noch verstärkt.

Der Kopf ist relativ groß, mit breiter Stirn und großen, lebhaften, freundlichen Augen. Die Ohren sind

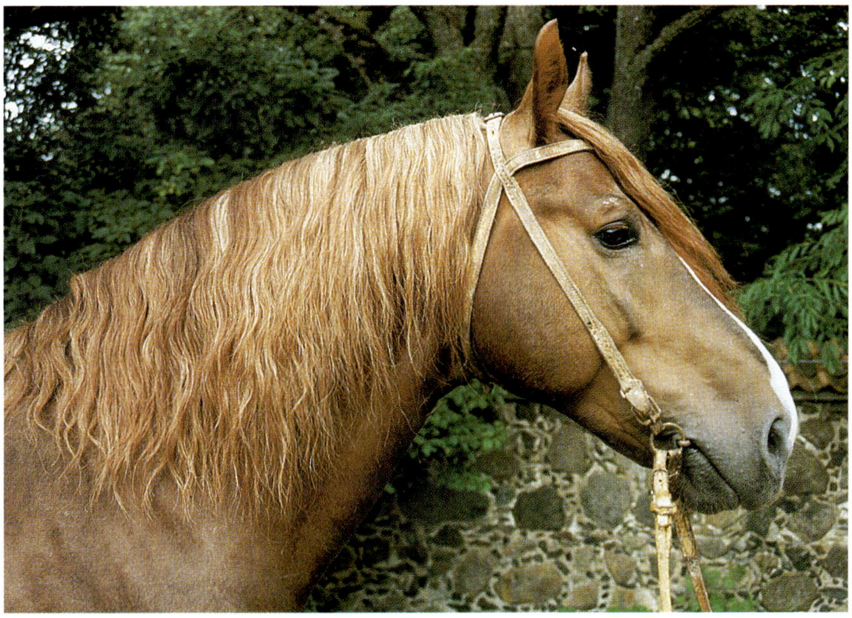

Kopfbild eines Torgelschen Hengstes

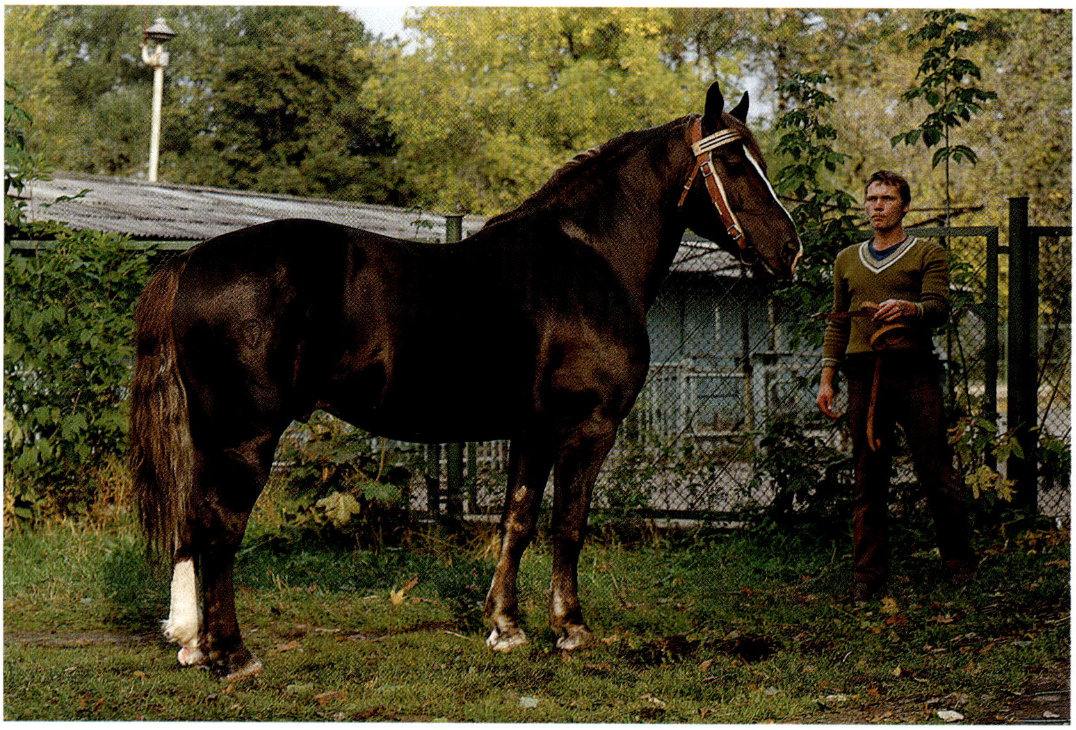

Moderner Torgelscher Schwerer Warmbluthengst

breit und etwas tief angesetzt, von mittlerer Länge. Gelegentlich kommen „Bammelohren" vor. Das Profil ist gerade oder leicht konvex, die Nüstern sind weit. Der proportional nur mittellange, muskulöse und gutgetragene Hals verbindet eine recht stark entwickelte Ganaschenpartie mit dem Kopf. Der Widerrist ist mehr breit als hoch, der Rücken kräftig, die Lendenpartie gut bemuskelt. Die abschüssige Kruppe zeigt meist bei dem schwereren Typ eine Tendenz zu geringgradiger Spaltung (eigentlich ein Kaltblutmerkmal).

Insgesamt wirken beide Typen ausgesprochen wohlbemuskelt. Die trockenen, harten Gliedmaßen besitzen starke Gelenke und gut markierte Sehnen sowie mittelgroße, gesunde Hufe aus festem Horn. Früher häufiger auftretende Mängel wie Hasenhacken und Spat, fehlerhafte Stellungen der Hinterbeine (Kuhhessigkeit, Säbelbeinigkeit) sowie Zahnanomalien sind inzwischen weitgehend ausselektiert.

Das Langhaar ist reichlich ausgebildet. Doch findet sich auch beim Typ A kaum Behang. Die wichtigste Farbe ist Fuchs in verschiedenen Farbabstufungen, auch Schweiß- oder Kohlfuchs mit lichterem Langhaar, dazu größere weiße Abzeichen.

Offiziell angegebene Maße sind für Hengste 163–168 cm und für Stuten 160–165 cm Stockmaß. Sie werden jedoch häufiger überschritten: Pferde mit über 170 cm Widerristhöhe sind nicht ungewöhnlich.

MECHANIK:
Die Grundgangarten sind raumgreifend, energisch und korrekt sowohl im Schritt wie auch im Trab, mit vorzüglichem Antritt von hinten. Der leichte Typ besitzt in der Regel außerdem ein gutes Galoppiervermögen und überdurchschnittliche Springanlagen.

ZUCHT:
Die Torgelsche Rasse wird in den meisten Gestüten und Staatsgütern der Estnischen Republik gezüchtet. Der Elitestamm der Zucht konzentrierte sich bis zum Zusammenbruch der UdSSR im Gestüt Torgel (Tori) im heutigen Estland und den angeschlossenen Zuchtbetrieben. Torgel selbst liegt etwa 26 Kilometer nordöstlich von Pernau (Pärnu) am gleichnamigen Fluß.

Es besteht ein eigenes Gestütbuch. Der Anteil der Torgelschen Pferde an der estnischen Pferdezucht beträgt etwa 65 Prozent. In verschiedenen anderen Republiken der ehemaligen Sowjetunion wurde das Torgelsche Pferd entweder rein gezüchtet oder zur Verbesserung lokaler Rassen und Schläge eingesetzt.

GESCHICHTE:
Das Torgelsche Pferd trägt seinen Namen nach dem Gestüt Torgel in Estland, wo die Zucht ursprünglich entstanden ist. Die Ausgangsrasse war der Estländische Klepper, von dem man annimmt, daß er der bodenständigen, dem Polnischen Konik und der Ostpreußischen Schweike verwandten, auf den Waldtarpan zurückgehenden Rasse entsprach, die man seit dem Mittelalter mit Orientalischen Hengsten gekreuzt hatte, die während der Kreuzzüge mit den Rittern des Deutschen Ordens ins Land gekommen waren.

Im 18./19. Jahrhundert unterschied man zwischen dem eigentlichen Klepper, der selten ein Maß von 135–138 cm Widerristhöhe überschritt, und dem „Doppelklepper", der meist bis 150 cm oder mehr erreichte.

Durch die zunehmende Verarmung der Bauern im Baltikum um die Wende vom 18. zum 19. Jahrhundert, einen stark forcierten Export von Pferden und die rigorosen Remontierungen der russischen Armee im Krieg gegen Napoleon kam es zu einem fortschreitenden Niedergang der dortigen Pferdezucht. Um dem Einhalt zu gebieten, errichtete die livländische Ritterschaft 1855 auf der Staatsdomäne Torgel an der Pernau ein Gestüt „zur Hebung der Pferdezucht, insbesondere für das Bedürfnis des Bauernstandes“ (so der Wortlaut der Gründungsurkunde).

Man begann die Zucht des Gestüts mit Klepper- und Doppelklepperstuten und der Absicht, eine Reinzucht zu betreiben. Der Klepper war hervorragend ausdauernd, anspruchslos und ein sehr guter Futterverwerter, jedoch wegen geringer Größe und mangelndem Kaliber den steigenden Anforderungen einer intensivierten Landwirtschaft nicht gewachsen, zumal seine Zucht auch nach dem Ende des Krieges 1815 stark vernachlässigt worden war. Der Doppelklepper war etwas größer und stärker und galt als „Cheval à tout usages“. Aber auch seine Zucht lag seit Kriegsende darnieder.

Bis zum Frühjahr des Jahres 1856 wurden 50 Klepperstuten für das Gestüt Torgel angekauft. Dabei war es bezeichnend für den wirklichen Notstand der Zucht, daß man Schwierigkeiten hatte, die erforderliche Zahl in ausreichender Qualität überhaupt im Lande zu finden, selbst nicht in den Hauptzuchtgebieten der Ostseeprovinzen und auf den Inseln Ösel und Dagö. So wandte man sich nach Finnland und holte von dort einen Teil der Stuten, obgleich sie im Typ von den estnischen abwichen und nicht von gleicher Güte waren. Im Gestüt war man daher mit den Zuchtresultaten aus den finnischen Stuten nicht zufrieden, obgleich insgesamt die Landeszucht von ihnen Nutzen hatte.

Geeignete Hengste zu finden war noch schwieriger, da die Bauern aus Bequemlichkeit die meisten Hengstfohlen bereits sehr früh kastrierten. Zunächst deckte man daher die eine Hälfte der Stuten mit Klepperhengsten, die andere Hälfte mit Arabern. Doch waren die Ergebnisse unbefriedigend. Das lag zum einen an der mangelnden Qualität vor allem der finnischen Stuten, zum anderen daran, daß die Araber-Kreuzungen völlig unbrauchbar waren: Die Araber vererbten zu den Mängeln der Klepper im Fundament auch noch eine geringere Futterdankbarkeit, mangelnde Härte gegenüber Witterungsunbilden und ein weniger gutes Temperament.

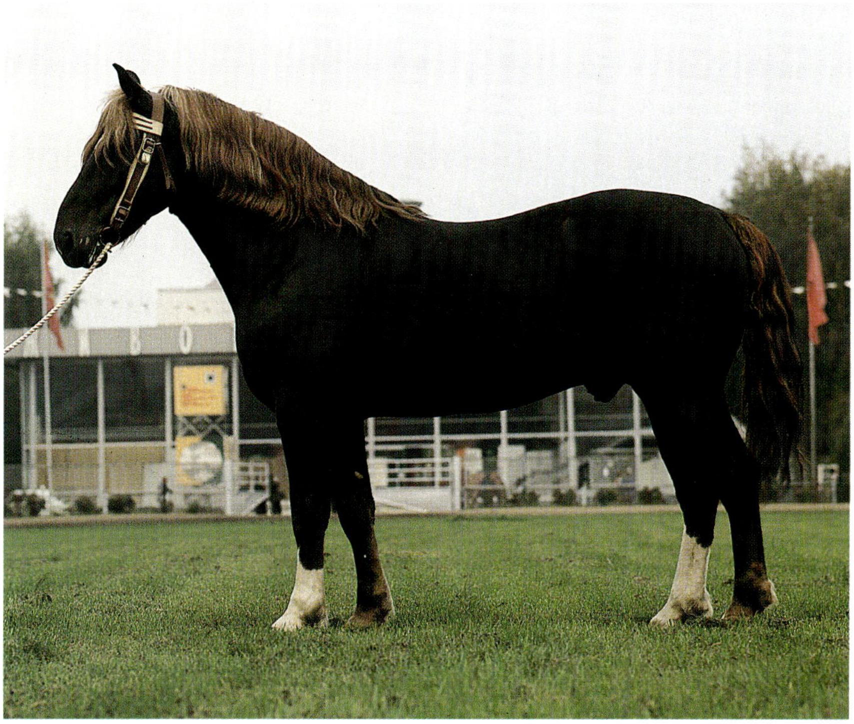

Torgelscher Hengst im Typ des Schweren Warmbluts, doch sieht man den Kaltbluteinfluß noch durchschimmern

Nach diesen ersten mißlungenen Zuchtexperimenten kreuzte man die Stuten mit Ardenner-Hengsten und erhielt zwar so keine verbesserten Klepper, dagegen aber recht brauchbare Arbeitspferde. Interessanterweise veranlaßten die geglückten Ardenner-Kreuzungen im Gestüt Torgel nach einem Besuch dort den schwedischen *Grafen C. G. Wrangel*, Ardenner in Schweden zur Einkreuzung in den heimischen Landschlag einzuführen. Hier begründeten sie mit dem „Schweden-Ardenner“ eine eigene Rasse.

In der Folgezeit wechselte in Torgel die Zuchtrichtung mehrfach. Kreuzungen mit Englischem Halbblut und Ostfriesen gelangen weniger gut. Bester Beschäler der Estländischen Klepperrasse war längere Zeit der Hengst *Wiskal IX*, dessen Nachkommen unter anderem bei der Pariser Weltausstellung 1889 Reklame für Torgel machten. 1888 wurde aus Rußland der Orlow-Traber-Hengst *Jantar* eingeführt, der im Gestüt Avinur (gegründet 1855) sehr gute Nachkommenschaft hinterließ. Der eigentliche Durchbruch für die Torgelsche Gestütszucht kam aber mit dem 1894 aus Polen eingeführten Hengst *Hetman*. Er vererbte sich durchschlagend und gilt als der Stammvater der modernen Torgelschen Zucht, obgleich er eine recht lückenhafte Abstammung besaß. Sein Vater entstammte der Kreuzung eines Norfolk Roadsters mit einer Anglo-Normänner-Stute, seine Mutter war eine englische Hunter-Stute unbekannter Herkunft. Aus *Hetmans* Paarungen mit den Klepper-Stuten gingen massive, sehr uniforme Pferde mit gutem Rahmen hervor.

Der Ankauf von Orlow-Trabern und Norfolk Roadstern für Torgel wurde später wiederholt, jedoch ohne vergleichbaren Erfolg.

Zu Anfang des 20. Jahrhunderts gab es eine kurze Periode, in der die Zucht bis zu einem gewissen Grade mit Hilfe von Trakehner-Hengsten auf Remonteproduktion ausgerichtet war. Vor allem *Hetman*-Töchter wurden mit importierten Ostpreußischen Hengsten gepaart. Für die entstehenden Produkte bestand ein guter Absatz zu befriedigenden Preisen. Diese Zuchtpolitik wurde jedoch mit Ende des Ersten Weltkrieges wieder aufgegeben, da es keinen Markt für Remonten mehr gab.

Nach der Russischen Oktober-Revolution 1917/18 erklärte Estland seine Unabhängigkeit. Von nun an bis zur Annexion Estlands durch die Sowjetunion 1944 unterstand das bisher von adliger Administration geleitete Gestüt Torgel dem Ackerbauministerium in Reval. Etwa ab 1926 wurde die Zucht endgültig auf die Heranbildung eines kräftigen, warmblütigen, landwirtschaftlichen Arbeitspferdes festgelegt, wofür meist Stuten mit *Hetman*-Blut verwendet wurden. Hauptbeschäler damals waren die *Hetman*-Söhne *Heldenknabe I* und *Harun*. Die starke Inzucht auf *Hetman* führte zu gewissen Degenerationserscheinungen wie Gebißanomalien, Stellungsfehlern der Beckengliedmaßen oder mangelnder Bemuskelung. Daraufhin vorgenommene Paarungen mit Ostfriesischen Hengsten brachten zusätzlich Schwerfuttrigkeit, eine offene Hinterrippe, Hochbeinigkeit und eine ungenügende Ausprägung der langen Sitzbeinmuskeln („Hosen").

Um diesen Mängeln abzuhelfen, importierte man 1936 fünf Bretonische Postier-Hengste aus Frankreich. Von ihnen wurden vor allem *Uhke, Wirk* und *Tutzew* sehr nützliche Vererber. Eine enge Zusammenarbeit zwischen der Gestütsleitung und den bäuerlichen Züchtern wirkte sich ausgesprochen segensreich auf die Hebung der gesamten Landeszucht aus. Alle über den Bedarf des Militärs an Remonten aus dem Gestütsbestand anfallenden Stuten wurden an Bauernwirtschaften im Land verkauft.

Durch den Zweiten Weltkrieg wurde die estnische Pferdezucht stark in Mitleidenschaft gezogen. Jedoch erfolgte unter sowjetischer Herrschaft ein planmäßiger, zielgerichteter Wiederaufbau. 1950 registrierte der Ministerrat der UdSSR das Torgelsche (Torische) Pferd als eigenständige Rasse. 1951 wurde der erste Band des Gestütbuches aufgelegt.

Seit Anfang der sechziger Jahre hat man für die Verbesserung der Reit- und Springanlagen auch Hannoversches und Holsteiner-Blut eingekreuzt. Hierzu schrieb ich in DAS HOLSTEINER PFERD (Heft 3, Hamburg 1967): „1963 kaufte man 20 reingezogene Hannoversche Stuten, mit denen man ein neu eingerichtetes Gestüt besetzte. 1965 kam es zu einem erneuten Ankauf. Jedoch äußerten die russischen Herren den Wunsch, wahrscheinlich aufgrund der großen Erfolge von Holsteiner Springpferden im Nachkriegssport …, auch einige Holsteiner-Stuten zu kaufen. Versuchshalber wählte die russische Kommission damals sieben Stuten aus. Die Zuchterfolge müssen recht erfolgversprechend gewesen sein, denn die sowjetische Gestütsverwaltung entschloß sich erneut zu einem Ankauf …

In diesem Jahr (1967) kaufte die Gestütsverwaltung 28 Holsteiner-Stuten und zwei Hengste. Von den ursprünglich geplanten Ankäufen von Hannoveraner, Oldenburger und Trakehner Zuchtmaterial wurde diesmal abgesehen." Diese Stuten und Hengste, die von der russischen Kommission unter Leitung des Hippologen *Professor Tschebajewsky* mit großer Sachkenntnis auf Springanlagen ausgewählt worden waren, gelangten teilweise in den baltischen Raum, wo sie einen erfreulich positiven Einfluß auf die Entwicklung der Zuchten des Torgelschen und des Lettischen Warmbluts ausübten.

Seit 1990, seit der Unabhängigkeit Estlands von der auseinandergebrochenen Sowjetunion, ist man bestrebt, das Torgelsche Pferd in Richtung auf ein vielseitig verwendbares Sportpferd umzuzüchten, das in Typ und Leistungsanlagen den westeuropäischen warmblütigen Sportpferdezuchten entspricht. Allerdings ist mit der seit der Wende sehr viel rascher fortschreitenden Motorisierung der Landwirtschaft eine nicht unerhebliche Bestandsminderung der Pferdezahlen in Estland einhergegangen.

KALTBLUTZUCHTEN

ESTNISCHES KALTBLUT

Estnischer Ardenner

Der Estnische Kaltblüter entstand durch eine Verdrängungskreuzung reingezogener Schweden-Ardenner-Hengste mit der bodenständigen Landrasse des Estnischen Kleppers. Das Zuchtziel war ein ausdauerndes landwirtschaftliches Arbeitspferd, wobei man sich bei der Selektion auf ein ruhiges Temperament und einen frommen, ehrlichen Charakter, äußerste Zugfestigkeit, hohe Futterdankbarkeit, Trockenheit, Gesundheit und flotte, räumende Bewegungen in Trab und Schritt konzentrierte. Die Widerristhöhe beträgt 155–158 cm Stockmaß.

Im Zuge der sich ausbreitenden Motorisierung ist die Rasse hinsichtlich Zahl und Bedeutung in den vergangenen Jahren stark zurückgegangen. Teilweise hat man sich auf Schlachtfohlenproduktion für den Export umgestellt.

ESTNISCHER KLEPPER

TYP, INTERIEUR, VERWENDUNG: Der Estnische Klepper ist eine der wenigen Rassen, die die charakteristischen Eigenschaften des autochthonen Nordischen Pferdes bewahrt hat. Er verkörpert bis heute die Landrasse der Anrainergebiete der Ostsee, wie die Ostpreußische Schweike des Mittelalters, der bis heute noch existierende Polnische Konik oder der Finnische Klepper.

Der Begriff des Kleppers war ursprünglich nicht herabsetzend gemeint. Im Mittelalter war er die Bezeichnung für ein kräftiges, ausdauerndes Reitpferd. Er beschreibt alterierend das Geräusch der klappernden Hufe. In der heutigen Umgangssprache ist „Klepper" aber eher die Bezeichnung für ein mageres, abgetriebenes Pferd. Dies rührt daher, daß man in der preußischen Armee früher die nicht für den Truppendienst geeigneten Pferde, die bei einer Mobilmachung den Nichtkombattanten und den Zivilbeamten des Heeres als Dienstpferde zur Verfügung gestellt wurden, „Klepper" nannte.

Beim Estnischen Klepper handelt es sich um ein anspruchsloses, leicht-

Estnischer Klepperhengst. Die Klepperrasse ist die Ursprungsrasse der anderen im Lande gezüchteten Pferderassen.

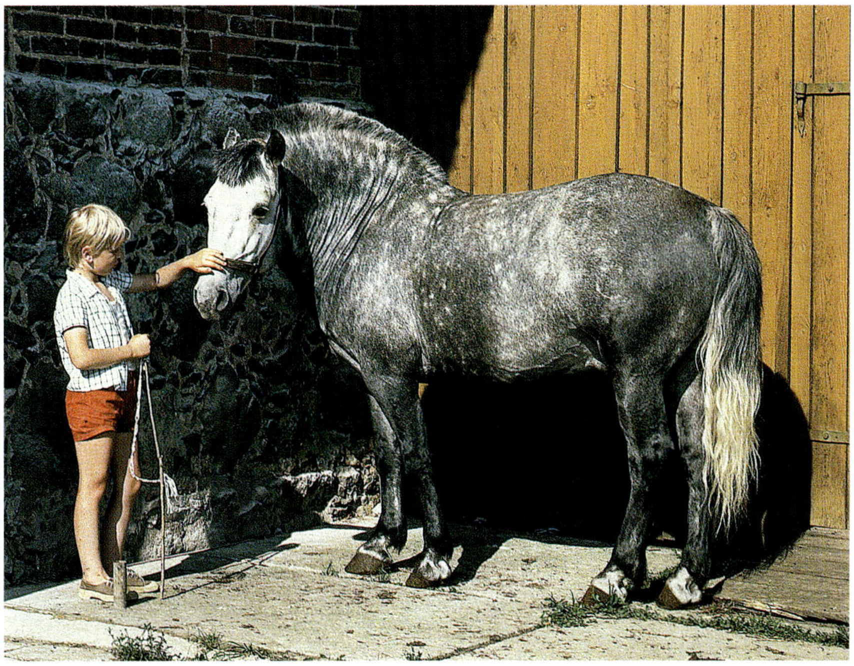

futtriges Pferdchen von großer Ausdauer, Härte und Robustheit, spätreif, fruchtbar und langlebig. So wurde die Stute *Tenki*, geb. 1946 im Syrve, Kingisepp, 40 Jahre alt.

Vom Charakter her ist der Klepper willig und leistungsbereit und besitzt ein munteres, energisches Temperament. Die Arbeitsleistungen im Zug sind, proportional zu seiner Größe und seinem Gewicht, ausgesprochen hoch. Die Rasse wird heute für leichtere Spanndienste in der Landwirtschaft, gewissermaßen als „Mädchen für alles" auf den Höfen, als Reitpferd für Kinder und Erwachsene und im Tourismus verwendet.

Der Klepper liefert sehr geeignetes Zuchtmaterial für Ponykreuzungen. Er hat eine nicht unwesentliche Rolle gespielt bei der Ausformung der Rassen Obvinka (Priobskaya – heute fast ausgestorben) und Vjatka.

Man unterscheidet zwei Typen: den kleineren, ponyhaftigen, ursprünglicheren Klepper und den größeren, kaltblütig beeinflußten „Doppelklepper".

EXTERIEUR:

Der heutige Estnische Klepper ist ein Kleinpferd. Der Kopf ist wohlproportioniert, mit breiter Stirn, manchmal etwas grob. Der Hals hat eine mittlere Länge, gelegentlich ist er etwas tief angesetzt, eher kurz und kräftig bemuskelt, der Widerrist ist niedrig und breit. Die Nierenpartie ist muskulös, die Kruppe von guter Länge und abschüssig, die Brust breit und tief. Die kurzen Gliedmaßen sind korrekt gestellt und zeichnen sich durch Trockenheit und Härte aus. Die Hufe sind wohlgeformt und hart.

Das Langhaar ist stark ausgebildet, das Sommerfell kurz, glatt und glänzend, das Winterfell lang, grannenar-

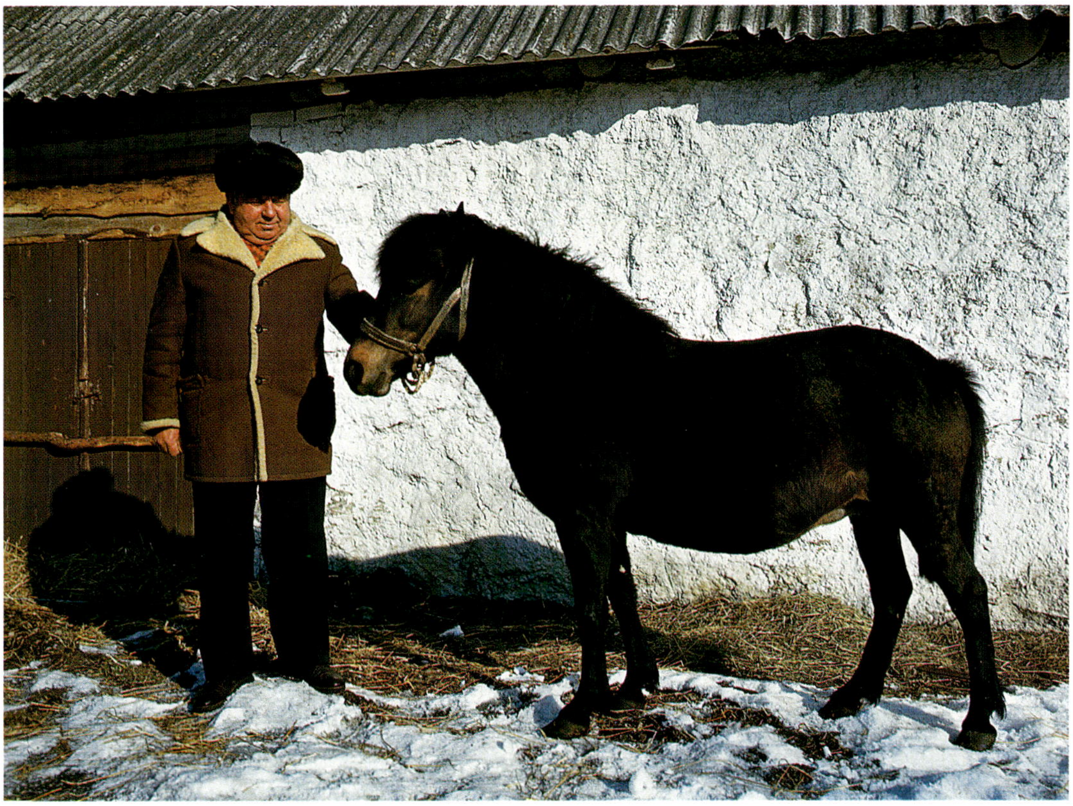

Estnische Klepperstute von der Insel Saarema (Oesel)

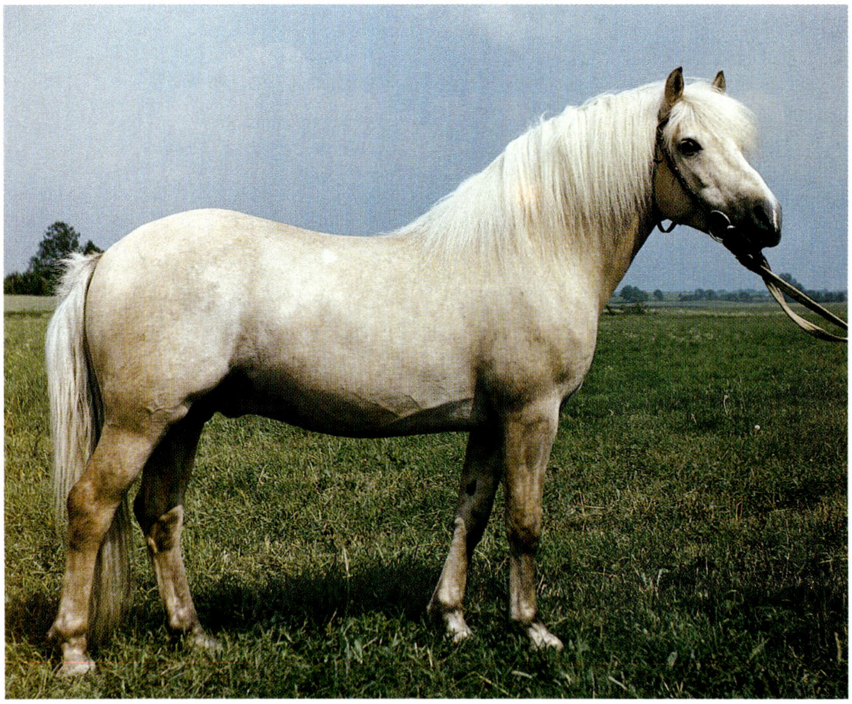

Isabellfarbener Estnischer Klepperhengst

tig, mit stark ausgebildeter, dichter, fettiger Unterwolle, die die Feuchtigkeit abperlen läßt. Die Farbe ist nicht selten ein Gelb- oder Mausfalb, oft auch ein Braun oder Hellbraun, gelegentlich auch Fuchs oder Schimmel.

Die Größe des Kleppers variiert um 135–142 cm, die des Doppelkleppers um 145–150 cm Stockmaß.

MECHANIK:
Die drei Grundgangarten sind energisch und fleißig. Auch die Springanlagen sind recht befriedigend.

ZUCHT:
Der Estnische Klepper hat auf dem Festland erheblich an Boden verloren und kommt dort kaum noch unverkreuzt vor. Die Rasse hat jedoch auf den estnischen Inseln Saaremaa (Ösel), Hiyumaa (Dagö), Mukhu (Moon) und Vormsi (Worms) überlebt, wo bis heute noch eine Population von ungefähr 1000 Pferden existiert.

Aufgrund der stark verminderten Zahl besteht ein ziemlich enger Blutaufbau, ohne daß jedoch eine Inzuchtdepression aufgetreten ist. Ein Champion-Hengst der Rasse, *Askar*, der auf der „Ausstellung für landwirtschaftliche Errungenschaften" in Moskau 1984 hoch prämiiert wurde, wies einen Inzuchtkoeffizienten von 18 Prozent auf.

GESCHICHTE:
Die sehr alte Klepperrasse Estlands ist eine der wenigen Rassen, die alle Kreuzungen mehr oder weniger unverändert überstanden und sich ihren ursprünglichen Typ bewahrt hat. Man muß sich diesen Urtyp wohl ähnlich dem des Polnischen Koniks vorstellen, der ja bis heute noch dem Waldtarpan sehr nahesteht. Vermutlich ist bereits während des Hochmittelalters, in der Zeit der Herrschaft des Deutschen Ritterordens, ein gewisser Anteil Veredlerblutes Orientalischer Herkunft eingeflossen.

Bis gegen Ende des 19. Jahrhunderts war der Klepper in seiner Heimat weit verbreitet als nimmermüder, äußerst anpassungsfähiger Helfer der Kleinbauern Estlands. Trotzdem ging die alte Landrasse vor allem auf dem Festland, als die Intensivierung der Landwirtschaft einsetzte und das erweiterte Straßennetz erhöhte Anforderungen an den Gütertransport stellt, stark zurück zugunsten der neuentstehenden Kulturrassen des Torgelschen Pferdes und des Estnischen Schweren Lastpferdes, an deren Entwicklung er maßgeblichen Anteil hatte. Vor allem während der Zeit der sowjetischen Herrschaft litt die Klepperrasse unter der Kreuzungsmanie, so daß sich heute nur noch auf den Inseln reingezogene Reste finden.

LETTLAND

Lettland gehört zu den drei baltischen Republiken an der Südostküste der Ostsee. Es besitzt eine Fläche von rund 65 000 Quadratkilometern und etwas über 2,5 Millionen Einwohner. Von ihnen sind knapp 60 Prozent Letten, 34 Prozent Russen und der Rest Weißrussen, Polen und Litauer. Lettland besteht vor allem aus dem Moränenhügelland (bis 310 Meter Höhe) beiderseits der Düna, von der sandigen Küste Kurlands bis zur Rigaer Bucht mit zahlreichen Seen und ausgedehnten Mooren. Historische Landschaften sind Kurland (Kursem) im Westen, Livland (Vilzem) im Norden, Lettgallen im Osten und Semgallen im Süden.

Bis 1918 gab es den politischen Begriff „Lettland" nicht. Die lettische Geschichte, wenn man denn von einer eigenen Geschichte sprechen will, spielte sich in den Ostseeprovinzen Kurland und Lettland ab. 1920 wurde die Unabhängigkeitserklärung von der Sowjetunion akzeptiert. Die Grenzen Lettlands wurden nach den Sprachgrenzen festgesetzt, wodurch es zu einer Teilung Livlands kam, dessen südlicher Teil an Lettland fiel. 1939 wurde Lettland im deutsch-sowjetischen Nichtangriffspakt dem sowjetischen Einflußbereich überlassen.

Nach 1945 setzte eine starke Bevölkerungsverschiebung ein. Stalin ließ etwa 100 000 Letten nach Mittelasien und Sibirien deportieren, an deren Stelle eine entsprechende Zahl von Nicht-Letten, vor allem Russen, in Lettland angesiedelt wurden.

1990 erklärte die lettische Mehrheit die Unabhängigkeit des Landes. Übergriffe sowjetischer Truppen zugunsten der russischen Minderheit schürten den Widerstand der Letten ganz erheblich und führten zu schweren innenpolitischen Spannungen und einer ausgesprochen antirussischen Gesetzgebung und Politik, wodurch der russische Bevölkerungsteil als eine mehr oder weniger unerwünschte ausländische Minorität eingestuft wurde.

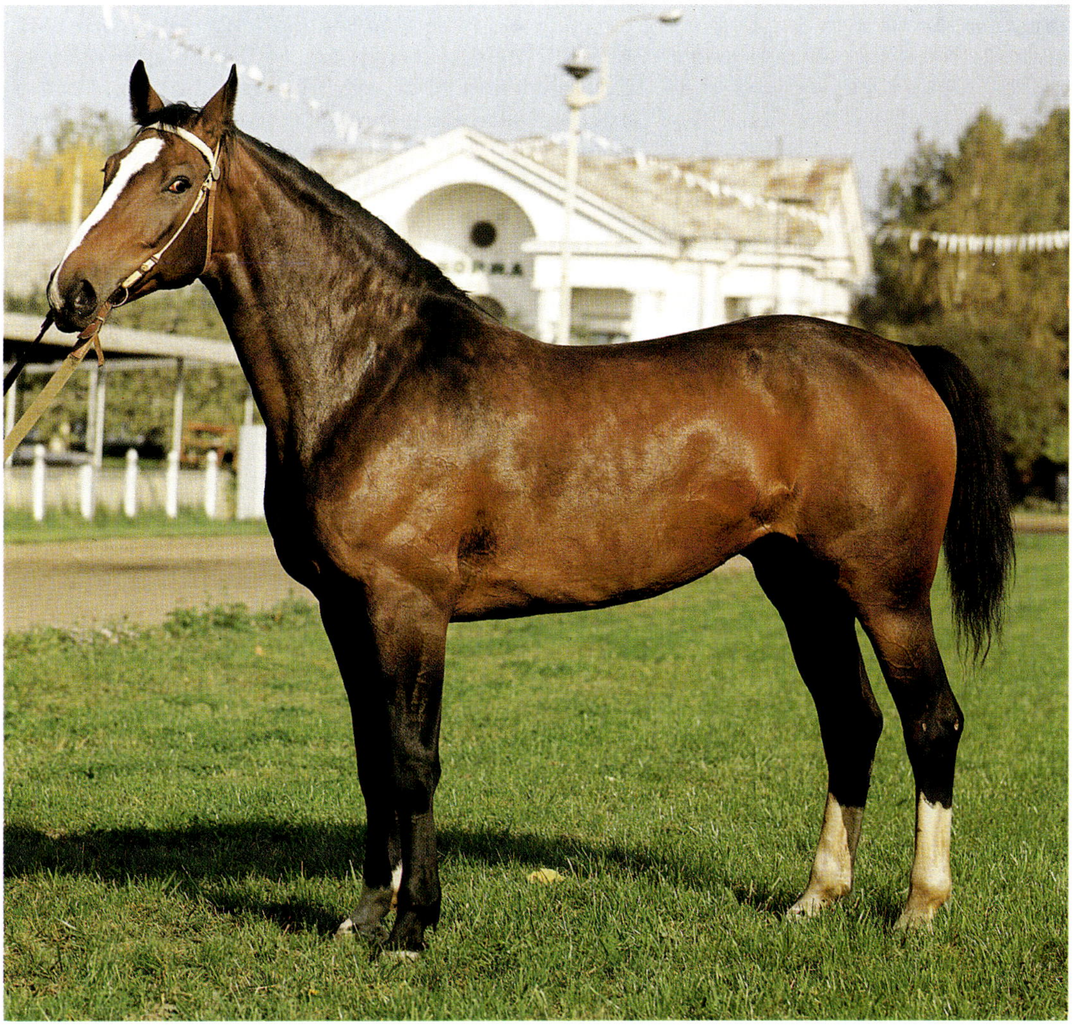

Prämiierte Lettische Warmblutstute auf der „Ausstellung für Landwirtschaftliche Errungenschaften" in Moskau

WARMBLUT-ZUCHTEN

LETTISCHE PFERDERASSE

TYP, INTERIEUR, VERWENDUNG:
Das in Lettland gezüchtete Warmblut ist ein Pferd von ausgesprochen universellem Gespanntypus. Das große, recht harmonische, kräftige Pferd eignet sich für alle Spanndienste in Landwirtschaft und Wirtschaft sowie für den Reitsport, vor allem im Springen. Es besitzt eine feste, gelegentlich etwas grobe Konstitution, ein energisches, doch ausgeglichenes Temperament und einen ehrlichen, umgänglichen Charakter.

Man unterscheidet beim Lettischen Warmblut drei Typen: den bisher angestrebten sogenannten Grundtyp, einen schwereren und einen leichteren Typ. Bis etwa Ende der sechziger/Anfang der siebziger Jahre besaß das Schwere Lettische Wagenpferd Vorrang, das, groß und recht grobknochig gebaut, nicht selten einen Stich ins Gemeine besaß, möglicherweise ein Erbteil länger zurückliegender Kaltblutvorfahren. Heute gehört der weitaus größere Teil der Population dem etwas leichteren Sporttyp an, der sich dem in Westeuropa gezüchteten Warmblutpferd anzunähern beginnt. Kreuzungen von Lettischen Warmblutstuten mit Vollblut-Hengsten ergeben geschätzte, für den Turniersport geeignete Typen mit guten Springanlagen.

EXTERIEUR:
Entsprechend seiner Zuchtgeschichte ist das Lettische Warmblutpferd exterieurmäßig vom Schweren Warmblut geprägt und zeigt meist einen recht harmonischen, jedoch groben Körperbau. Der eher große Kopf des Letten besitzt im allgemeinen ein gerades oder leicht konvexes Profil. Die Augen sind groß und freundlich, mit energischem Blick, die Ohren sind recht lang. Der stets gut geformte und aufgesetzte Hals hat eine ausreichende Länge und kann gelegentlich etwas stark entwickelt sein. Der Widerrist ist deutlich markiert und kräftig bemuskelt, die Schulter günstig gelagert. Die Rückenlinie ist meist befriedigend, doch findet sich bei einem Teil der Stuten eine gewisse Tendenz zu Weichheit. Die Brust ist breit und tief, die Kruppe geneigt, breit und wohlbemuskelt, wie überhaupt das ganze Pferd ausgesprochen muskulös wirkt.

Die trockenen Gliedmaßen sind im Regelfall korrekt gestellt, stabil, mit soliden, breiten Gelenken, kurzen Röhren und festen Hufen. Die Fesselung kann gelegentlich etwas kurz sein. Es kommen manchmal säbelbeinige oder kuhhessige Stellungen der Hinterbeine vor, ebenso wie die Anlage zu Schale.

Die meistverbreiteten Farben sind Braun, Schwarz- beziehungsweise Dunkelbraun, Rappe und Fuchs, öfter mit größeren weißen Abzeichen.

Die Widerristhöhe liegt in der Regel bei 162–165 cm Stockmaß.

MECHANIK:
Der Bewegungsablauf im Schritt und Trab ist raumgreifend und energisch, der Galopp weniger ergiebig bei den reingezogenen Exemplaren der Rasse. Dagegen besitzen die Vollblut-Kreuzungsprodukte des leichteren Typs in der Regel ein gutes Galoppiervermögen und gute Springanlagen.

ZUCHT:
Die besten Lettischen Warmblutpferde sind in den Gestüten Burnieke, Uzvere, Tervete und Zilani Kirgi sowie im Institut für Tierzucht in Sigulda konzentriert. Insgesamt zählt man in Lettland etwa 160 größere Betriebe, in denen Warmblutpferde gezüchtet werden. Lediglich der südwestliche Teil, Lettgallen, ist ausgenommen, hier findet man hauptsächlich Traber-Zucht. Es besteht ein eigenes Gestütbuch für Lettische Warmblutpferde.

GESCHICHTE:
Die politische Entwicklung im baltischen Raum beeinflußte selbstverständlich auch in hohem Maß die der dortigen Pferdezucht. – In meiner Darstellung stütze ich mich vor allem auf zwei Aufsätze sowie briefliche Mitteilungen des lettischen Pferdezüchters und Diplomlandwirts *Vilis Stukulis*.

Schon im Jahre 1045 schrieb der Chronist *Adam v. Bremen* lobend über die Pferde in Kurland und Semgallen. In der Wigants-Chronik aus dem 13.

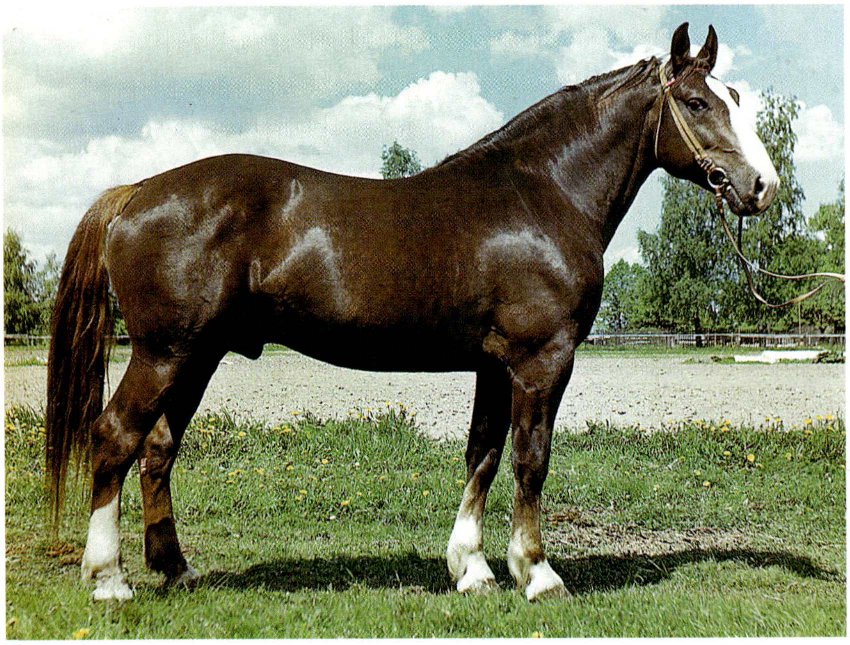

Lettischer Warmbluthengst auf der Grenze zum Kaltblut

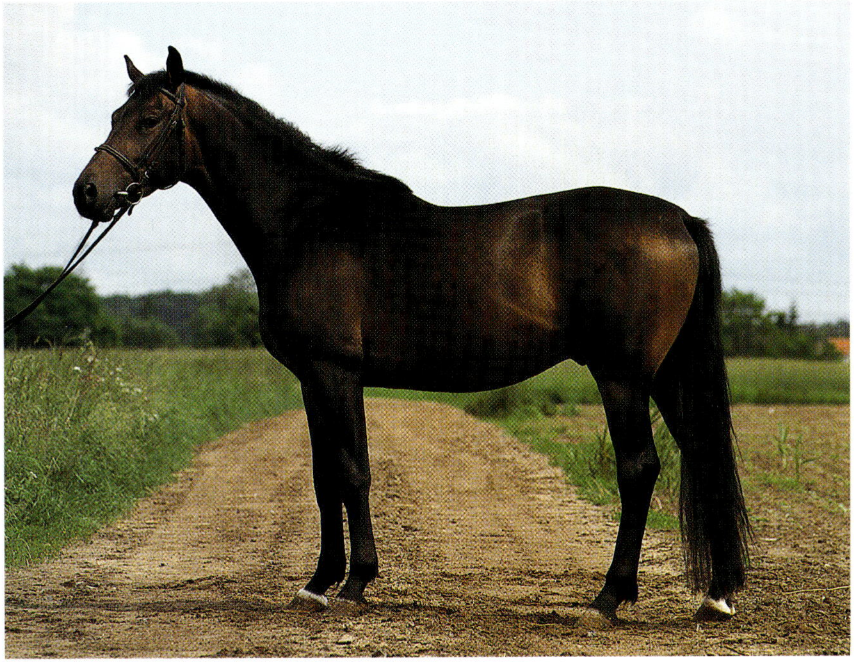

Veredelte Lettische Warmblutstute

Jahrhundert werden graue Wildpferde im Typ des Polnischen Koniks erwähnt, die in den Wäldern Masurens, Litauens, Kurlands, Livlands, Estlands, Polens und Finnlands lebten. Alle diese Pferde besaßen zwar lokale Eigenheiten, jedoch ähnelten sie einander in der Mehrzahl der Merkmale. Man geht wohl nicht fehl, wenn man ihre gemeinsame Wurzel in dem Nordischen Waldtarpan sucht.

In einer wissenschaftlichen Untersuchung schreibt der polnische Hippologe *M. Mehowsky* ausführlich über die Wildpferde Polens und Litauens unter der Bezeichnung „Equus silvestris". Der Pole *Z. Sewaqnowski* erwähnt in seiner Arbeit (Warschau 1891), daß die Stammesfürsten der litauischen und lettischen Völkerschaften schon vor der Kolonisierung durch den Deutschen Ritterorden vorzügliche Streitrosse besaßen, die bereits damals mit östlichen und Friesischen Pferden gekreuzt waren. Im Laufe der Jahrhunderte wurden die bodenständigen Pferde durch immer erneut stattfindende Einkreuzungen von Fremdblut größer und starkknochiger. In der Mitte des 14. Jahrhunderts wurde in Lettland, in der Siedlung Alsunga, ein erstes Ordensgestüt mit 40 Stuten gegründet.

In Quellen aus dem 17. Jahrhundert wird von Pferden des primitiven Waldtarpantyps sowie von Kreuzungsprodukten mit den großen und schweren Streitrossen der Ritter und von Pferden mit hohem orientalischem Einschlag berichtet. In seiner GESCHICHTE DER LANDBAU- UND FORSTWISSENSCHAFT SEIT DEM 16. JAHRHUNDERT (München 1866) erwähnt der Direktor der Tierarzneischule München, *Karl Nikolaus Fraas* (1810–1875), unter den vorzüglichsten Pferderassen seit jener Zeit neben den Pferden Niederdeutschlands, Frieslands, Braunschweigs etc. auch die „Livländer" aus dem nördlichen Teil Lettlands (Livland).

Zu Anfang des 18. Jahrhunderts kam es unter der Herrschaft des Rigaer Bischofs Albert zu einer umfangreichen deutschen Kolonisation. Auch der Einfluß aus dem Osten, aus Polen und Rußland, nahm zu. Aus der hippologischen Literatur der fünfziger/sechziger Jahre des 19. Jahrhunderts geht hervor, daß auf dem heute lettischen Gebiet, in den Provinzen Kurland (Kursem) und Livland (Vilsem), ein kleiner, ungemein ausdauernder, anspruchsloser und zugleich leistungsfähiger Kleppertyp gezüchtet wurde. Geringe Reste dieses regionalen, kaum veredelten Pferdes, die sich bis in die jüngere Zeit erhalten hatten, gaben den Eindruck seines Erscheinungsbildes und Kalibers wieder. Es war ein kleines, primitives Pferd von in der Regel nicht mehr als 135–138 cm Stockmaß.

Während des 19. Jahrhunderts haben vor allem russische Pferde aus den angrenzenden Gouvernements Rußlands die Lettische Zucht beeinflußt. Vor der Erbauung der Eisenbahnen fand jeglicher Last- und Personenverkehr mit Pferden statt. Häufig kehrten die Pferde wegen Lahmhei-

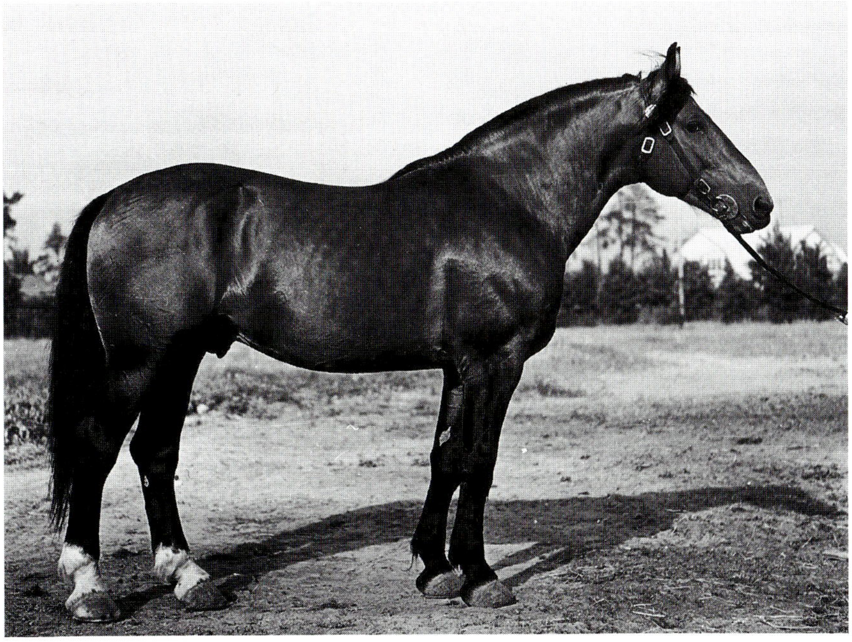

Schwerer Lettischer Warmbluthengst Sigo in den fünfziger Jahren

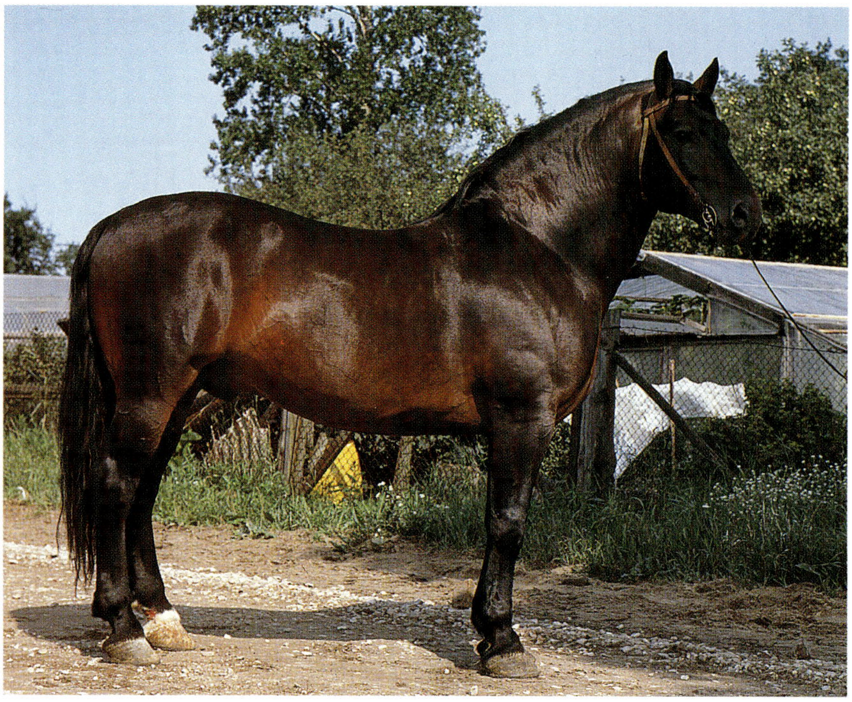

Lettischer Warmbluthengst

ten, Erschöpfung oder anderen Gründen nicht nach Rußland zurück, sondern blieben in den baltischen Ostseeprovinzen. Es kam auch vor, daß baltische Schnapsbrenner, die Wodka nach Rußland transportiert hatten, nach lukrativen Gewinnen an den Endstationen ihre Klepper verkauften und mit besseren russischen Pferden heimkehrten.

Gezielte Maßnahmen zur Hebung der Pferdezucht begannen in der zweiten Hälfte des 19. Jahrhunderts. Im Jahre 1855 richtete die livländische Ritterschaft auf der Staatsdomäne Torgel bei Pernau (Pärnu) den sogenannten „Torgelschen Zuchtstall", ein Hauptgestüt mit angegliedertem Hengstdepot mit ca. 100 Hengsten, ein, deren Zahl später auf 160 erhöht wurde. 1893 erfolgte die Gründung des „Zuchtstalls zu Riga" in Krustpils mit 70–80 Hengsten.

Die Bestände beider Depots waren recht bunt gemischt. In Krustpils standen unter anderem Vollblüter, Streletzker, Orlow-Traber, Ardenner und Brabanter. Insgesamt waren zehn verschiedene Rassen vertreten. Diese Zusammensetzung erklärt sich aus den sehr divergierenden Wünschen der Züchterschaft. Ein Teil der Großgrundbesitzer wollte ein als Militärremonte geeignetes Pferd züchten, wofür in jener Zeit gute Preise erzielt werden konnten. Jedoch hatten die Gestütshengste zunächst nur wenig Einfluß auf die Verbesserung der Zucht, da das Stutenmaterial von zu geringer, unausgeglichener Qualität war. Der Bestand in Torgel war ähnlich buntscheckig: Neben einheimischen Klepperhengsten standen dort Araber, Vollblüter, Trakehner, Finnische Klepper und Ardenner.

Insgesamt kann man für die Zeit der russischen Herrschaft, die von 1772 bis 1917 andauerte, nur bedingt von einer positiven Fortentwicklung der Pferdezucht sprechen. Die unvorstellbar armen, leibeigenen Kleinbauern, die keinerlei Handelsrechte besaßen, waren völlig von den Interessen des Großgrundbesitzes abhängig. Ab etwa 1900 wurden im Landgestüt zu Riga Oldenburgische und Ostfriesische Hengste einerseits und Ostpreußische, Vollblut- sowie Araber-Hengste andererseits aufgestellt. Dennoch hinterließ die systematische Stationierung der Gestütshengste, im Norden die edlen, im Süden die schweren und Kaltbluthengste, einen gewissen prägenden Stempel auf der Landeszucht, und es begann sich in großen Zügen bereits die Richtung abzuzeichnen, die die Lettische Pferdezucht in Zukunft nehmen sollte.

Der Erste Weltkrieg und die Revolutionswirren schlugen der Lettischen Pferdezucht schwere Wunden. Fast alle brauchbaren Pferde wurden von den einander bekämpfenden weißen und roten Armeen rücksichtslos ausgehoben. Nur die zu kleinen Klepper und alte oder kranke Pferde blieben zurück. Nach der Gründung der Republik Lettland und der Anerkennung ihrer politischen und ökonomischen Selbständigkeit wurde die Pferdezucht dem Landwirtschaftsministerium zu Riga unterstellt. Die seitdem, nach einer Bodenreform hauptsächlich in landwirtschaftlichen Betrieben stattfindende Pferdezucht wurde zu über 50 Prozent aus Importen wieder aufgebaut. Das Torgelsche Gestüt fiel nach der Aufteilung Livlands entlang der Sprachgrenze zwischen Lettland und Estland an Estland und ging so der Lettischen Pferdezucht verloren.

Im Laufe der zwanzig Jahre bis zum Ausbruch des Zweiten Weltkrieges wurden viele Pferde importiert, größtenteils aus Westeuropa. Es kamen Vollblüter und Traber, Oldenburger, Ostfriesen und Groninger, Trakehner, Ardenner und Belgier ins Land, außerdem eine größere Zahl Estnischer Klepper. Der staatliche Hengstbestand verteilte sich im wesentlichen auf 40 Prozent Schweres Warmblut, 20 Prozent Traber, 19 Prozent Ardenner und 14 Prozent Hannoveraner schweren Typs, der Rest auf die anderen Rassen. Diese Verhältniszahlen bestimmten auch ungefähr die Rassenverteilung in der Landespferdezucht.

Mit der zunehmenden Intensivierung der Landwirtschaft und dem Ausbau des städtischen Transportwesens stieg die Nachfrage nach einem großen, starken, zugleich energischen und gängigen Warmblutpferd kontinuierlich. Konsequenterweise kam es infolgedessen zu einer Verdrängungszucht mit vor allem Oldenburger- und Groninger- sowie starken Hannoveraner-Hengsten. Eine obligatorische Hengstprüfung wurde eingeführt und ein Gestütbuch für das Lettische Warmblut eingerichtet. Dazu wurden jährliche Ausstellungen und Prämiierungen veranstaltet. Großen Einfluß erlangte das im Jahre 1921 bei Talsen errichtete Gestüt Okten auf die Landeszucht. Dort wurden während der Zeit seines Bestehens etwa 100 Hengste des Schweren Warmbluts gezüchtet, die eine Reihe von Blutlinien begründeten. Die wichtigsten von ihnen waren die Linien der Hengste *Siero Old, Germino Old, Ammash Old* und zuletzt *Gotenfürst*. Ein zweites Staatsgestüt, Swetziems, gegründet 1925, widmete sich vor allem der Heranbildung des Reit- und Sporttyps des Lettischen Warmbluts. Die meisten Hauptbeschäler und Mutterstuten wurden in Hannover und Mecklenburg eingekauft. Wichtigste Stammhengste waren *Altmeister* und *Alwin* aus der *Adeptus-xx*-Linie und *Bujar* aus der *Schwabenstreich*-Linie.

Schon in den dreißiger Jahren erzielten lettische Reiter mit ihren im Lande gezogenen Pferden internationale Erfolge in Polen, Deutschland, Frankreich sowie in Estland und Litauen. Anfänglich bezeichnete man das planmäßig gezüchtete Lettische Warmblutpferd als „Lettische Wagenpferdrasse".

Der Zweite Weltkrieg richtete in der Lettischen Pferdezucht schwerste Schäden an. Jedoch waren auch schon während des planmäßigen und gezielten Wiederaufbaus der Lettischen Pferdezucht in der Zeit der Sowjetherrschaft zwischen 1945 und 1990 die ersten Hengste des Depots Krustpils Vertreter des Schweren Warmbluts, die aus Oldenburg beziehungsweise Groningen importiert wurden. In zahlreichen kollektivierten, verstaatlichten Betrieben erfolgte ein zügiger Wiederaufbau der Lettischen Warmblutzucht.

Seit 1950 werden in Lettland Hengst- und Stutenleistungsprüfungen durchgeführt, die in insgesamt 26 Trainingsanstalten im ganzen Land veranstaltet werden. Erst in den letzten Jahren der Kollektivwirtschaften unter den Sowjets wurden Hengste benutzt, die in ihrer Ahnentafel auch Vollblut-, Trakehner- und veredelte Hannoveraner- und Holsteiner-Hengste führten. 1976 wurde der Rassenname vereinfacht in „Lettische Pferderasse" umgewandelt.

Seit dem Ausscheiden der Lettischen Republik aus dem Verband der untergegangenen Sowjetunion ist man bestrebt, das ehemals hauptsächlich als Wirtschaftspferd verwendete Lettische Warmblut umzuzüchten in Richtung auf ein vielseitig verwendbares Reit- und Sportpferd. Es ist zu erwarten, daß die jetzt stark voranschreitende Motorisierung der Landwirtschaft eine erhebliche Abnahme des Gesamtpferdebestandes bewirken wird.

Seit 1990 haben verschiedentliche Importe von Hengsten der modernen westeuropäischen Warmblutrassen zur Veredlung und Modernisierung der Zucht stattgefunden. Man ist mit allen Kräften bemüht, möglichst rasch Anschluß an westliche Leistungsstandards zu erreichen. Der Reitsport ist in Lettland bis heute sehr populär, vor allem in den ländlichen Gebieten. In fast jedem Kreis Lettlands, in dem Pferdezuchtbetriebe bestehen, gibt es auch Reitclubs.

LITAUEN

Litauen ist die südlichste der drei baltischen Republiken. Es besitzt eine Fläche von gut 65 000 Quadratkilometern und etwa 3,7 Millionen Einwohner, von denen etwa 80 Prozent Litauer, fast zehn Prozent Russen und sieben Prozent Polen sind. Entlang der Ostseeküste und im Landesinneren breiten sich weite Ebenen und feuchte Niederungen aus, während sich im Norden und Süden Moränenwälle von bis zu 250 Metern Höhe finden. Etwa sieben Prozent des Landes werden von Mooren bedeckt, 17 Prozent bestehen aus natürlichem Grünland (Weiden und Wiesen).

Etwa seit Beginn des neunten Jahrhunderts n. Chr. nahmen die durch nachdrängende Slawen aus ihren ursprünglichen Siedlungsgebieten an der oberen Oka und Wolga vertriebenen Litauer ihr heutiges Gebiet in Besitz. In Abwehr des Angriffs des Deutschen Ritterordens gelang es dem *Fürsten Mindaugas* um 1240, das in zahlreiche Kleinherrschaften zersplitterte Litauen zu einem Großfürstentum zu einigen, das sich im 14. Jahrhundert zu einer bedeutenden Großmacht entwickelte.

Großfürst Jagiello schloß zum Schutz gegen den Deutschen Orden eine Union mit Polen, ließ sich taufen und erhielt durch Heirat mit der polnischen Thronerbin *Hedwig* 1386 die polnische Königskrone. In der Schlacht bei Tannenberg 1410 brachte das vereinigte litauisch-polnische Heer mit seinen auf heimischen Pferden berittenen, schnellen Reitertruppen dem Deutschen Ritterorden eine vernichtende Niederlage bei und verhinderte so eine weitere Ausdehnung von dessen Herrschaftsbereich nach Osten.

Im Unionsvertrag von 1446 sicherte zwar *König Kasimir* Litauen seine Souveränität und Selbständigkeit zu; doch diese ging infolge der westwärts gerichteten polnischen Politik mehr und mehr verloren. Aufgrund der Eroberungspolitik Moskaus verlor Litauen weite Gebiete im Osten. Unter diesem Druck mußten 1569 auf einem im Lublin abgehaltenen litauisch-polnischen Reichstag die litauischen Stände der Aufgabe der Souveränität Litauens und der völligen Vereinigung mit Polen zustimmen.

Innere Auseinandersetzungen miteinander rivalisierender Adelsgeschlechter um die Macht in dem Doppelreich schwächten dieses allerdings so sehr, daß es der gemeinsamen Großmachtpolitik Rußlands, Österreichs und Preußens zum Opfer fiel. In den litauisch-polnischen Teilungen von 1772, 1793 und 1795 fiel der größte Teil des litauischen Siedlungsgebietes an Rußland, ein kleinerer Teil an Preußen.

Die Russifizierungspolitik der russischen Krone führte zu einer starken Auswanderung in die USA und nach Kanada und bewirkte zugleich die Entstehung einer geistigen Nationalbewegung. 1918 wurde die unabhängige Republik Litauen proklamiert, die bis 1939 bestand, als das Land von der UdSSR annektiert wurde. Bis 1990 als eine Sowjetrepublik zwangsweise in die Sowjetunion eingegliedert, rief das damals frei gewählte erste Parlament die unabhängige Republik Litauen aus.

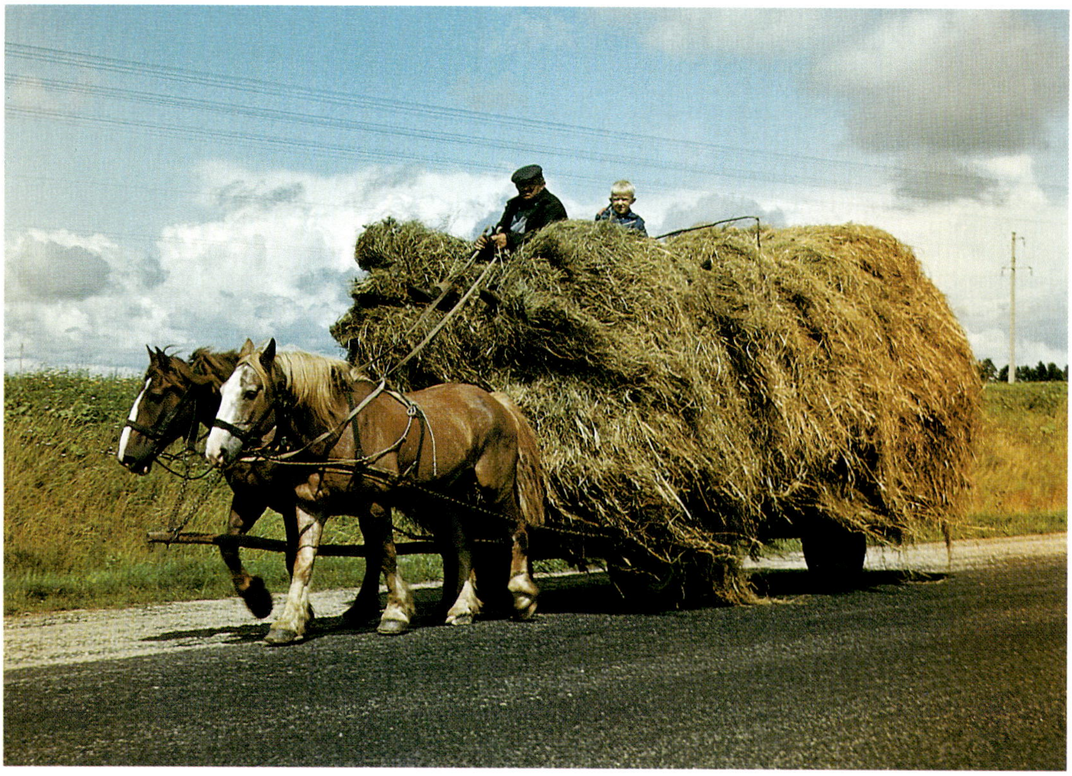

Litauische Lastpferde vor der Heufuhre

WARMBLUT-ZUCHTEN

LITAUISCHES WARMBLUT

TYP, INTERIEUR, VERWENDUNG:
Beim Litauischen Warmblut handelte es sich ursprünglich um ein Pferd im Typ des Schweren Warmbluts. Mit dem Rückgang der Bedeutung des Schweren Litauischen Lastpferdes breitet sich diese Zucht mehr und mehr im Lande aus.

Wie in Finnland werden auch im Baltikum, anders als etwa in Deutschland oder den Niederlanden, jeweils verschiedene Typen ein- und derselben Rasse gezüchtet. Beim Litauischen Warmblut können wir drei Typen unterscheiden: einen sogenannten Grundtyp, einen etwas schweren Typ und einen leichteren, edleren, mehr sportiven Typ. Letztgenannter ist in jüngster Zeit deutlich im Zunehmen begriffen und wird sich wohl durch eine Einkreuzung von westeuropäischem Warmblut bald dem allgemeinen Typ des Internationalen Warmbluts angleichen.

EXTERIEUR:
Noch ist der Gesamteindruck des Litauischen Warmblutpferdes etwas „alltäglich", ohne große negative Abweichungen. Aber es fehlt der Glanz der westeuropäischen, namentlich der deutschen, niederländischen oder skandinavischen Warmblutpferde, die sich größtenteils an den Vorbildern des Trakehner- oder Hannoveraner-Typs ausgerichtet haben.

Der Kopf mit meist geradem Profil tendiert gelegentlich etwas zum Groben. Der gut angesetzte, kräftige Hals besitzt eine ausreichende Länge. Die Schulter ist breit, massiv und mäßig schräg gelagert, der Widerrist lang, jedoch nicht sehr hoch, dagegen recht breit. Der Rücken kann gelegentlich etwas lang und weich sein. Die leicht geneigte, gut bemuskelte Kruppe ist manchmal etwas kurz. Das Fundament wirkt trocken, mit kräftigen Gelenken, kurzen Röhren und stabilen Hufen.

Am häufigsten kommen Braune in verschiedenen Schattierungen sowie Füchse vor. Die Widerristhöhe liegt bei 160–165 cm Stockmaß.

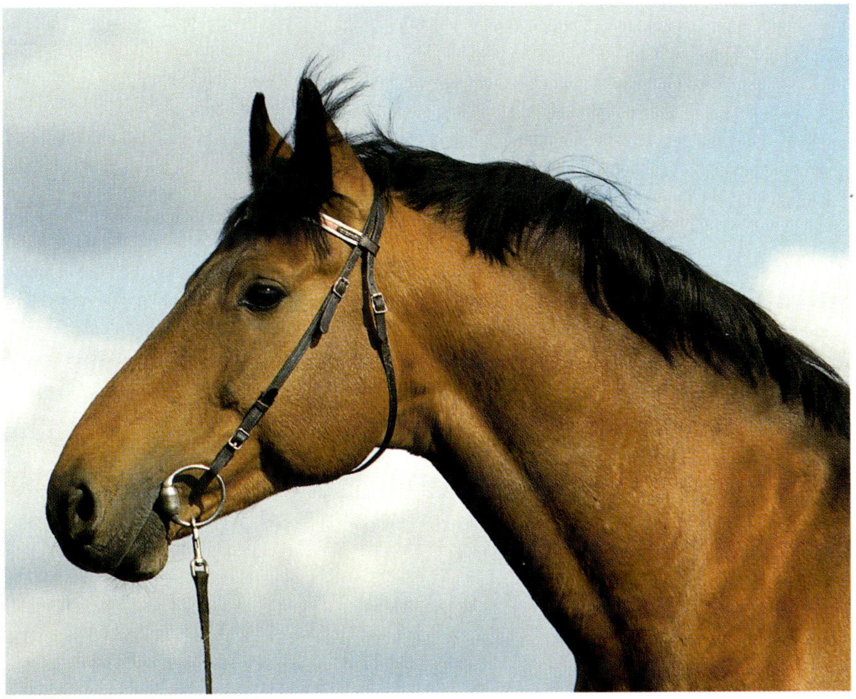

Kopfstudie eines Litauischen Warmbluthengstes

MECHANIK:
Der Bewegungsablauf des Litauischen Warmbluts ist bodendeckend im Schritt und Trab. Vor allem Vollblutkreuzungen besitzen ein gutes Galoppiervermögen und springen in recht ansprechender Form.

ZUCHT:
Während der sowjetischen Herr-

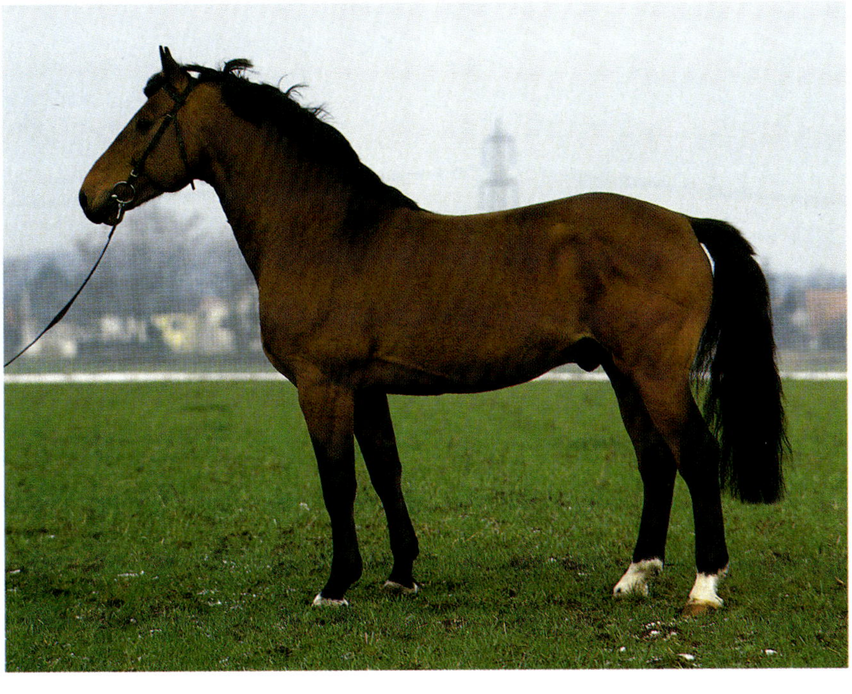

Schwerer Litauischer Warmbluthengst

schaft, die bis 1990 andauerte, bestand im gesamten Baltikum eine mehr oder weniger einheitliche Warmblutpopulation, die sich in den drei Republiken nur wenig unterschied. Seit der Erklärung ihrer Souveränität beginnen alle drei ihre eigene, eigenständige Warmblutzucht aufzubauen.

GESCHICHTE:
Die litauische Urrasse gehörte mit Sicherheit dem Kleppertyp des gesamten Ostseegebietes an, wie ihn zum Beispiel die Ostpreußische Schweike oder der Polnische Konik verkörperten, hervorgegangen aus dem autochthonen Wildpferd des Waldtarpantyps. Erste Aufzeichnungen über die litauische Pferdezucht findet sich in der Chronik des *Adam v. Bremen* (gest. 1081).

Längere Zeit mit Polen in Personalunion vereinigt, übten naturgemäß die Pferdezuchten beider Länder wechselseitig einen Einfluß aufeinander aus. Nach den polnisch-litauischen Teilungen in der zweiten Hälfte des 18. Jahrhunderts strahlten die Zuchten der okkupierenden Mächte Rußland und Preußen auf die litauische Pferdezucht aus. Nach 1850 wurden dort mit wechselndem Erfolg Maßnahmen zur Förderung der Pferdezucht vorgenommen. Jedoch erst die Importe von Oldenburger-, Ostfriesischen und Groninger-Hengsten nach dem Ersten Weltkrieg, nachdem Litauen unabhängig geworden war, zeigten positive Resultate. Ab den dreißiger Jahren unternahm man große Anstrengungen zur Verbesserung der Zucht. Damals begründeten die Oldenburger-Hengste *Siero, Germino, Ammosh, Bank* und *Gothenfürst* wichtige Linien. Während der sowjetischen Herrschaft nach dem Zweiten Weltkrieg erfolgte ein planmäßiger und systematischer Wiederaufbau der durch die Kriegsereignisse stark dezimierten Zucht.

Seit der Unabhängigkeit Litauens von der 1990 zerbrochenen Sowjetunion hat ein allgemeiner Trend in Richtung eines dem westeuropäischen Warmblut nahen Sportpferdes eingesetzt, den man durch den Import von Hengsten vor allem aus Deutschland und den Niederlanden zu fördern sucht.

KALTBLUTZUCHTEN

LITAUISCHES KALTBLUT

Litauisches schweres Lastpferd, Shmudki, Zemaitukas

TYP, INTERIEUR, VERWENDUNG:
Das Litauische Kaltblut ist ein schweres Arbeitspferd mittlerer Größe, von ruhigem, ausgeglichenem Temperament und energischem, leistungsbereitem Charakter. Es unterscheidet sich vorteilhaft von anderen schweren Kaltblutrassen durch seine Trockenheit, große Beweglichkeit und Gängigkeit. Zu rühmen sind auch seine hohe Fruchtbarkeit und Langlebigkeit. Aufgrund seiner Robustheit trotzt es auch extrem harschen Witterungsbedingungen. Dabei ist es äußerst futterdankbar und „pflegeleicht“. Es eignet sich für alle landwirtschaftlichen Arbeiten im schweren Zug und auch für Straßentransporte.

Man unterscheidet einen leichteren Typ, der dem bodenständigen Pferd Litauens bis heute noch nahesteht, sowie einen schwereren Typ, der deutlich Belgischen Einfluß zeigt. Gelegentlich kommen auch einmal überschwere Exemplare im Typ des Belgischen Brabanters mit grobem Fundament und einem wenig energischen, trägen Temperament vor.

EXTERIEUR:
Der leichtere Typ des Litauischen Kaltbluts ist der altlitauischen Klepperrasse noch ähnlich. Er ist von mittlerer Größe und besitzt einen leichten Kopf mit breiter Stirn. Der Rumpf ist verhältnismäßig kurz und rundrippig, die Kruppe recht lang, gerundet, mäßig abschüssig und nur wenig gespalten. Die Gliedmaßen wirken trocken und weisen einen nur geringen Behang auf, das Langhaar ist reich ausgebildet.

Der schwerere Typ besitzt in der Regel einen eher groben Kopf, einen kurzen, muskulösen Hals, einen mas-

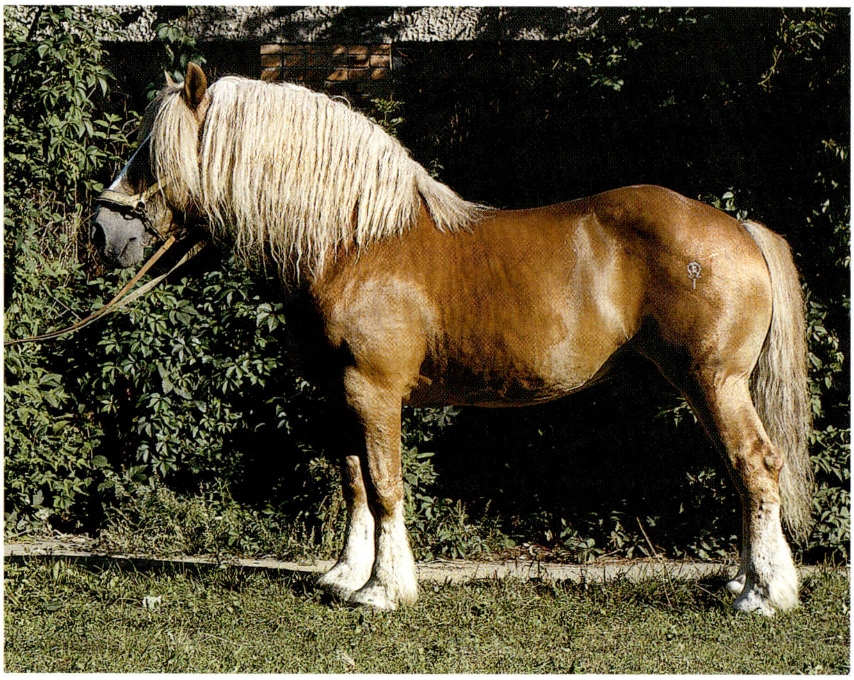

Litauischer Kaltbluthengst. Die Rasse entstand auf der autochthonen Kleppergrundlage durch Einkreuzung schwerer westeuropäischer Kaltblüter.

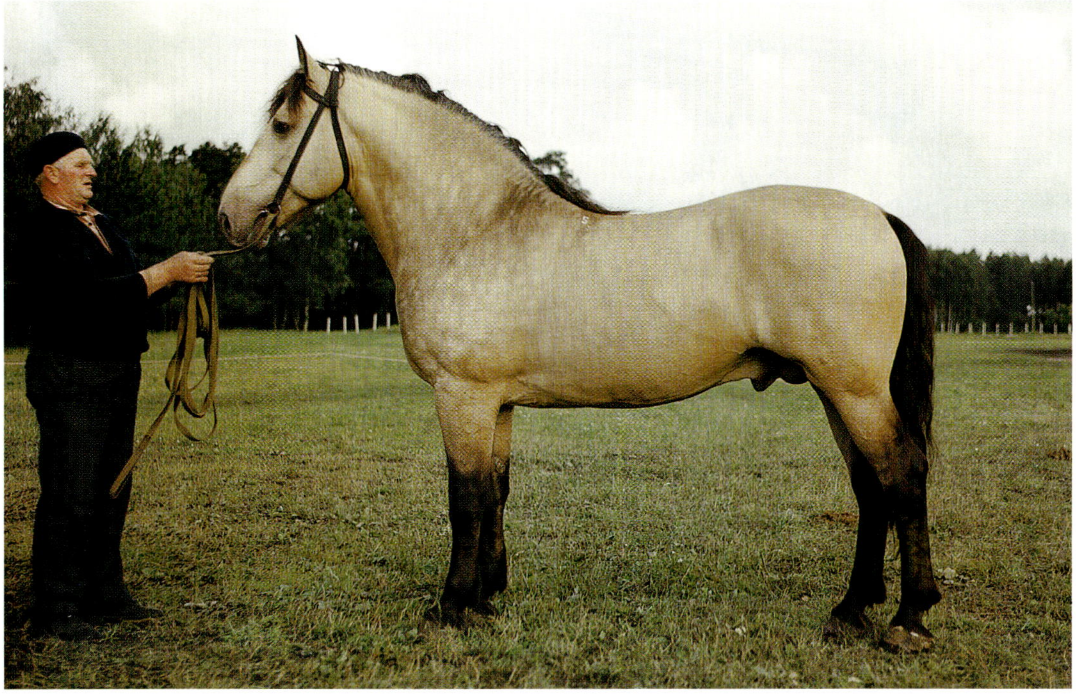

Zemaitukas-Hengst. Die alte Rasse zählt zu den Klepperrassen.

siven Körperbau und einen langen, breiten, tiefen Rumpf. Die Brust ist breit, tief und muskulös, die Schulter gepackt, die Kruppe breit, aufgrund der ausgeprägten Glutäenmuskulatur deutlich gespalten und abschüssig, der Rücken oftmals etwas eingesattelt. Das Fundament ist stark und weniger trocken als das des leichten Typs, ein Behang deutlicher ausgeprägt, das reichliche Langhaar grob, gewellt.

Die Vordergliedmaßen sind gelegentlich verstellt und neigen manchmal zur Bockhufigkeit. An den Hintergliedmaßen kommen Kuhhessigkeit und Säbelbeinigkeit, seltener Faßbeinigkeit vor.

An Farben finden sich Füchse und Braune, aber auch Eisenschimmel, Rappen und Schimmel. Die Widerristhöhe beider Typen liegt bei 152–162 cm Stockmaß.

MECHANIK:
Dem Litauischen Lastpferd sind ein langer, energischer Schritt und ein freier, raumgreifender Trab mit kräftigem Schub aus der Hinterhand bei hervorragender Zugkraft eigen.

ZUCHT:
Das Litauische Kaltblut wird in fast allen Gebieten der Republik, mit Ausnahme einiger Bezirke im Osten, gezüchtet. An seiner Entwicklung waren die Staatsgestüte Nyanum, Sudav und Zhagar sowie über 250 Kollektivwirtschaften beteiligt.

GESCHICHTE:
Litauen war seit alters berühmt wegen seiner kleinen, starken, ausdauernden, anspruchslosen Pferde im Kleppertyp, die weitgehend den übrigen derartigen Landrassen im Ostseeküstenraum glichen. Ihre eigentliche Heimat war die historische Landschaft Zemaitija in Litauen, das an die Ostsee grenzende Gebiet zwischen dem nördlichen Ostpreußen und Kurland. Diese Rasse, von den Litauern (die sich selbst „Shmuden" nennen) als „Zemaitukas" bezeichnet, war unter dem russischen Namen „Shmudki" seit Jahrhunderten weit über die Grenzen ihres Heimatlandes hinaus bekannt und geschätzt.

In der zweiten Hälfte des 19. Jahrhunderts entstand im Zusammenhang mit den veränderten sozialen und ökonomischen Bedingungen, der Intensivierung der Landwirtschaft und dem Erscheinen vollkommenerer, schwererer landwirtschaftlicher Maschinen und Geräte auf den örtlichen Märkten und im Ausland eine zunehmende Nachfrage nach größeren und stärkeren Arbeitspferden als dem heimischen Shmudki. 1879 gründete man daher eine „Gesellschaft zur Förderung und Verbesserung des Shmudischen Pferdes", die es sich zum Ziel setzte, das heimische Pferd ohne Fremdbluteinkreuzungen zu veredeln. Bald kam man jedoch zu der Erkenntnis, daß diese Methode äußerst langwierig und ihr Erfolg auch zweifelhaft sei. Man begann, Shmudki-Stuten in großer Zahl mit Hengsten verschiedener Kulturrassen zu kreuzen, unter anderem mit Vollblut und Arabern einerseits sowie Ardennern und Brabantern andererseits.

Nach dem Ersten Weltkrieg wurden zur Auffüllung des durch die Kriegsereignisse stark dezimierten Zuchtmaterials aus Schweden dort gezogene Ardenner eingeführt. In den Jahren von 1923 bis 1925 importierte man 157 Hengste und 388 Stuten dieser Rasse. 1931 bis 1937 folgten noch einmal 18 Schweden-Ardenner und acht Belgische Hengste Brabanter Blutführung.

Für die Entwicklung des heutigen Schweren Litauischen Lastpferdes wurden die Importe aus Schweden ausschlaggebend. Bereits in der ersten Kreuzung mit den heimischen Kleppern fielen genügend große, massive, knochenstarke, jedoch trockene und gängige Pferde an, die den Anforderungen der litauischen Landwirtschaft entsprachen. Viele von ihnen wurden exportiert, in einzelnen Jahren bis zu 27 000 Pferde.

Gewöhnlich wurden die direkten Kreuzungen mit den Ardennern nur über zwei oder drei Generationen wiederholt und dann, nach Erreichen des gewünschten Typs, die Kreuzungsprodukte untereinander gepaart. Die Selektion erfolgte nach Exterieur, Gang, Abstammung und Typ.

Als erwünschter Typ galt ein Pferd von mittlerer Größe, wohlproportioniert, kurzbeinig, mit ruhigem, doch energischem Temperament. In dieser Phase der Zucht fanden keinerlei Prüfungen des Zuchtmaterials statt. Da jedoch ständig alle Mutterstuten und auch die Hengste zu landwirtschaftlicher Arbeit herangezogen wurden, ergab sich eine automatische Leistungsselektion. In der Regel wurden die Jungpferde bereits vom zweiten Jahr an an leichte Arbeit gewöhnt. Pferde, die nicht den an sie gestellten Arbeitsanforderungen entsprachen, wurden ausgemustert. Die Fütterung war keineswegs reichlich. Im Winter bestand sie aus Leguminosenheu als Grundfutter. Kraftfutter von zwei bis drei Kilogramm pro Tag und Kopf erhielten die Pferde nur bei schwerer Arbeit. Im Sommer mußten sie sich mit ganztägigem Weidegang auf einjährigen Ackerweiden oder Dauerweiden begnügen. Nur die Beschäler und die Jungpferde, die für die Zucht vorgesehen waren, erhielten ganzjährig Kraftfutter.

Nach dem Ersten Weltkrieg begannen die ersten systematischen Prüfungen auf Arbeitsleistungen. Jedoch erst unter sowjetischer Herrschaft wurde ab 1951 ein regelmäßiges Training mit abschließender Prüfung für die angehenden Beschäler obligatorisch. Zugleich wurde verstärkt Linienzucht betrieben, bei der die Linien der Hengste *Linkmas I* (geb. 1927), *Waldoch* (geb. 1929), *Linkmas II* (geb. 1935), *Aljuras* (geb. 1935) und *Kabaljus* (geb. 1935) die führende Rolle spielten.

In der ehemaligen Sowjetunion verwendete man das Litauische Kaltblut in verschiedenen Zuchtgebieten zur Meliorisierung lokaler Rassen. So vor allem im Altaigebiet, wo man die Milch- und Fleischproduktion der heimischen Altairasse durch seine Einkreuzung wesentlich verbessern konnte. 1963 wurde das Litauische Schwere Lastpferd vom sowjetischen Landwirtschaftsministerium als eigenständig anerkannt.

Mit der fortschreitenden Motorisierung der Landwirtschaft, die sich seit dem Zusammenbruch der Sowjetunion 1990 noch beschleunigt hat, geht die Bedeutung des Litauischen Kaltbluts als landwirtschaftliche Zugkraft ständig zurück, und der Schwerpunkt der Zucht verlagert sich auf die Erzeugung von Schlachtfohlen.

Getrennt von der Entwicklung des Schweren Litauischen Lastpferdes muß man – trotz gemeinsamer Wurzel – die des leichten Typs des Westens Litauens sehen. Er hat sich trotz wiederholter Kreuzungen mit verschiedenen Rassen einen erheblichen Anteil der Charakteristika der alten Waldklepperrasse erhalten und figuriert bis heute unter dem Namen Zemaitukas (Shmudki).

Der alte Typ war recht klein, das Stockmaß lag maximal bei 144 cm. Er besaß einen kleinen Kopf mit geradem oder leicht konkavem Profil und breiter Stirn. Der Hals war muskulös, der Widerrist mäßig ausgeprägt, der Rücken kräftig und das Fundament trocken und hart. Sein entscheidender Nachteil waren seine geringe Größe und das infolgedessen nur geringe Gewicht, das er ins Geschirr brachte. Er war einfach nicht stark genug für den schweren Zug.

In der Zeit nach dem Zweiten Weltkrieg bemühte man sich daher, den Zemaitukas durch einen gezielten Umzüchtungsprozeß den modernen Anforderungen an ein vielseitig verwendbares landwirtschaftliches Arbeitspferd anzupassen. Mittels Reinzucht und sorgfältiger Selektion auf größere Exemplare mit höherer Leistungsfähigkeit und durch die sparsame Einkreuzung von Nordschwedischem Blut gelang es, die Widerristhöhe auf 152 bis 154 cm Stockmaß anzuheben.

Aber der moderne Typ des Shmudischen Pferdes ist nicht nur größer. Er hat auch einen gestreckteren Körper, eine bedeutendere Gurttiefe, ein stärkeres Fundament und bringt erheblich mehr Gewicht auf die Waagschale. Dennoch hat er im wesentlichen die typischen Points des alten Zemaitukas behalten.

Mittlerweile stellt der neue Typ aufgrund bewußter Auslese eine ausgezeichnete Kombination von Gebrauchs- und Sportpferdeeigenschaften dar. Er ist stark und hundertprozentig zugfest, dabei gängig und wendig. Aber er läßt sich auch problemlos reiten und zeigt eine recht gute Eignung im Springen über Hindernisse von durchschnittlichem Schwierigkeitsgrad.

Das gute, harmonische Exterieur in Verbindung mit einem ehrlichen Charakter, munterem Temperament und den sportlichen Anlagen machen den Zemaitukas zu einem wertvollen Ausgangsmaterial für die Zucht eines mittelgroßen, vielseitig veranlagten Pferdes.

Europäisches Russland

Eine Darstellung der Entwicklung der Geschichte und Kultur Rußlands muß wohl als erstes den gebietlichen Rahmen abstecken, in dem sie sich vollzog, und der immer, sowohl im europäischen wie im Weltmaßstab, eine ungeheure Ausdehnung besaß. Nur wenige Reiche, die jedoch stets nur kurzen Bestand hatten, waren größer.

Das Russische Reich liegt verhältnismäßig weit im Norden, zwischen dem 82. und 35. Breitengrad. St. Petersburg liegt auf der Höhe der Shetland-Inseln. Die Hälfte des Territoriums liegt nördlich des 60. Breitengrades, also auf der Höhe von Grönland oder Alaska. In dem weiträumigen Land regiert vorwiegend ein extrem kontinentales Klima. Über die Hälfte des Jahres herrscht Winter. Die Sommer sind oft sehr trocken, mit wenigen, sehr ungleich verteilten Niederschlägen. Weiten Wüsten und Steppen stehen noch weiträumigere Sumpfgebiete gegenüber. Das Klima erschwert eine Besiedlung durch den Menschen, ja teilweise macht es sie völlig unmöglich.

Stark geprägt ist das Land durch seine unterschiedlichen Vegetationszonen, die von Nord nach Süd aufeinanderfolgen und sich bandartig von West nach Ost, vom europäischen Teil im äußersten Westen bis nach Sibirien hinein erstrecken. Man kann von fünf aufeinanderfolgenden, teils schmalen, jedoch sich lang ausdehnenden Zonen sprechen, die von Klima und Bodenbeschaffenheit bestimmt werden.

Die nördlichste Zone ist die Tundra, arktische Wildnis mit permanentem Bodenfrost, kurzen, kühlen Sommern und langen, äußerst strengen Wintern. Das Klima macht Baumwuchs und damit forstliche Nutzung ebenso wie landwirtschaftlich verwertbare Vegetation unmöglich. Das einzige Nutztier, das in größerem Maßstab gehalten werden kann, ist das Ren, das sich von Flechten und Moosen ernährt.

Südlich daran schließt sich die umfangreichste Zone des Landes an, die Taiga. Sie ist weitgehend mit Nadelhölzern, Kiefern, Fichten, Tannen und Lärchen bestanden und stellt den ausgedehntesten Waldbestand der Erde dar. Die verstreuten Ansiedlungen liegen meist entlang den Flüssen. Wo man den Wald gerodet hat, vornehmlich im europäischen Teil des Russischen Reiches, ist der Anbau von einigen winterharten Feldfrüchten möglich, aber der Boden ist nicht sehr fruchtbar, die Vegetationsperiode ist begrenzt und wird oft durch ein unsicheres Klima gestört.

An die Taiga schließt sich eine Mischwaldzone aus Nadel- und Laubwald an, die südlich in die sogenannte Waldsteppe übergeht.

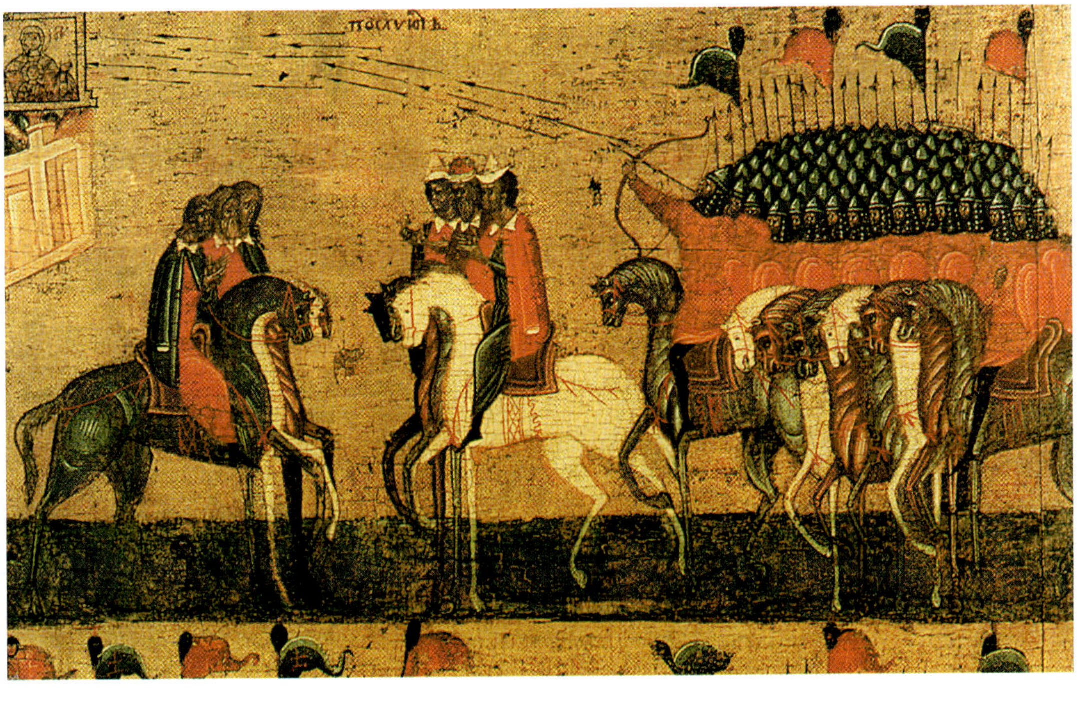

Darstellung von berittenen Kriegern in Zusammenhang mit dem Wunder von Nowgorod, bei dem das Heiligenbild der „Jungfrau des Zeichens", eine wundertätige Ikone, die Geschosse des angreifenden Heeres von Wladimir-Susdal (des Vorläufers des Moskauer Reiches) von den Mauern der belagerten Stadt ablenkt.

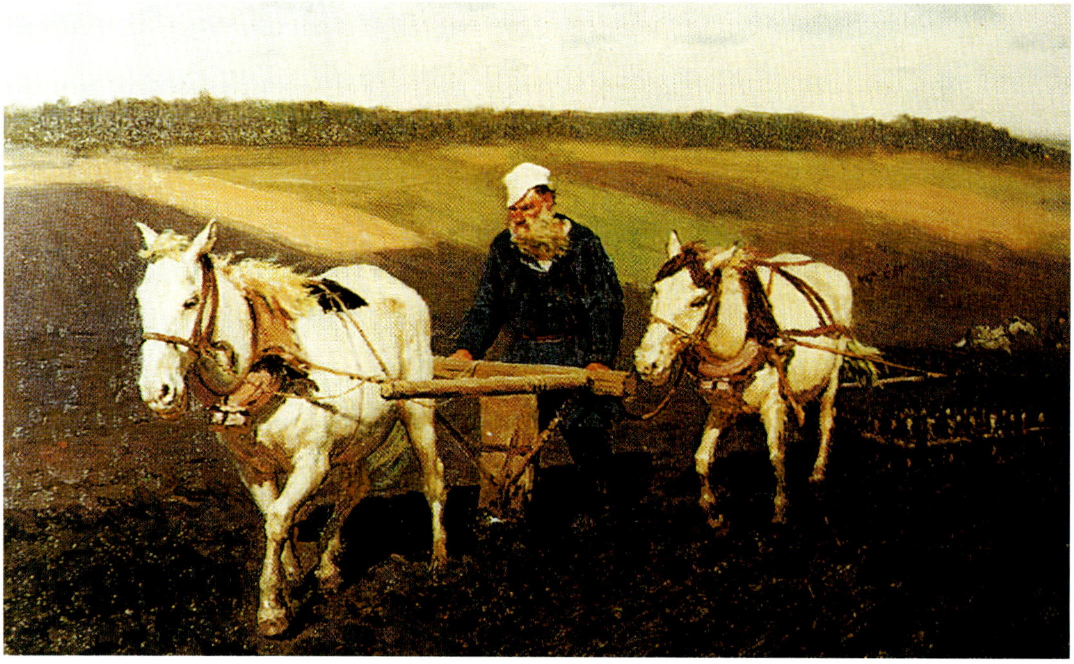

Das Gemälde von N. E. Repin von 1887 zeigt Graf Leo Tolstoy, nachdem er sich aus religiöser Überzeugung dem „einfachen Leben" zugewandt hatte, zugleich mit dem Einscharpflug pflügend und eggend mit zwei Russischen Landpferden.

Hier finden sich große Bestände an Birken, Eichen und Linden. Die genannte Zone nimmt mehr oder weniger ganz Belorußland und das Baltikum ein und geht im Westen in die mitteleuropäische Waldzone über. Klima und Boden sind der Kultur günstiger. Es ist bezeichnend, daß in diesem Gebiet die alten Kulturzentren Kiew, Wladimir, Nowgorod und Moskau liegen. Sie bilden das eigentliche Herzstück Alt-Rußlands.

Im Süden schließt sich dann die breite Region der eigentlichen Steppe mit ihren ungeheuren Weiten an, meist eben, nur gelegentlich von tiefen Flußtälern und Schluchten durchschnitten. Zum großen Teil ist das Steppengebiet mit der berühmten „Schwarzerde" bedeckt, einer in Jahrtausenden nach der Eiszeit entstandenen, äußerst fruchtbaren Humusschicht, deren Besiedlung und landwirtschaftliche Nutzung erst in den letzten drei Jahrhunderten gelang. Vorher war die Steppe viele Jahrhunderte lang das Einfallstor für die Reitervölker aus dem Osten und Süden gewesen. Jede feste Ansiedlung war eine leichte Beute für die ohne Vorwarnung auftauchenden, meist nomadisch lebenden Reiterkrieger der Hunnen, Mongolen und Tataren auf ihren schnellen, ausdauernden, anspruchslosen Pferden, die in der Steppe leicht ihr Auskommen fanden.

Die sich an die Steppenlandschaft anschließende Zone besteht in dem Gürtel der Trockensteppen, Halbwüsten und Wüsten. In den Halbwüsten finden sich weite Bereiche mit zwar spärlicher Vegetation, die jedoch von jahreszeitlich wandernden Nomadenvölkern als Weidegründe genutzt werden. In den Wüsten selbst sind es nur die Oasen, die dem Menschen und seinen Haustieren eine Lebensmöglichkeit bieten.

Neben diesen großen Landschaftsstreifen gibt es noch einige weitere, jedoch nicht so durchgehend ausgestreckte Zonen. Entlang der Südgrenze erstrecken sich die allerdings mehrfach unterbrochenen Gebirge, im Westen mit den Waldkarpaten beginnend, auf der Krim mit dem Jaila-Gebirge, denen dann östlich das an die Türkei und Persien grenzende Kaukasusgebirge anschließt, das sich bis in den Süden Sibiriens hinein fortsetzt.

Schließlich darf man nicht die zwar nur kleinen, aber doch sehr speziellen subtropischen Gebiete an der Südküste der Krim, in Georgien (vor allem Adscharien), Aserbaidschan und dem bereits außerhalb Europas liegenden Turkmenistan vergessen, die eine recht große wirtschaftliche Bedeutung besitzen.

Es ist sehr interessant, zu sehen, daß sich in jeder der aufgezählten Regionen eine mehr oder weniger untereinander verwandte, deutlich von denen der anderen Regionen unterschiedene Pferdepopulation herausgebildet hat, mit Ausnahme der Tundra und der Wüste: In der Taiga und der Waldsteppe entstanden die Waldklepperrassen, im fruchtbaren Schwarzerdegebiet die warm- und kaltblütigen Kulturrassen, in den Steppen die Steppenrassen und vor allem im Kaukasus die Gebirgsrassen.

Über die unendlichen Weiten zwischen Mongolei und Ostsee sind im Laufe der Jahrtausende zahlreiche Völkerstürme hinweggerast; große Kriege, kleine kriegerische Auseinandersetzungen innerhalb begrenzter Regionen und Stammesfehden haben ihre Spuren hinterlassen und die Pferdezucht teils stark und nachhaltig, teils allmählich und fast unmerklich beeinflußt. Alte, berühmte Rassen sind spurlos untergegangen, andere sind in noch bestehenden aufgegangen, neue Rassen und Schläge sind immer wieder entstanden.

In ferner Zeit waren der die nördlichen Wälder und Waldsteppen bevölkernde Waldtarpan *(Equus przewalskii silvaticus)* ebenso wie der Steppentarpan der südrussischen Steppen *(Equus przewalskii przewalskii)* noch ausschließlich Jagd- und Beutetiere des Menschen und dienten nur seiner Ernährung. Von einer Zähmung des Pferdes war man noch weit entfernt. Bis etwa 4500 v. Chr. lebten vor allem im riesigen eurasischen Steppengürtel unübersehbar große Herden des Steppentarpans und bildeten dort wahrscheinlich – analog den Bisons in den Prärien Nordamerikas – ursprünglich die wichtigsten großen Weidetiere.

Über die Tarpane lesen wir im Beitrag „Wildpferde" von *Juri Volf* in GRZIMEKS TIERLEBEN (Band 12, Säugetiere 3, München 1979): „Als der deutsche Naturforscher *Peter Simon Pallas* (1741–1811) in den siebziger Jahren des 18. Jahrhunderts die verschiedensten Provinzen des Russischen Reiches bereiste, erwähnte er auch die Steppenpferde am Schwarzen Meer und führte für sie den Namen ‚Tarpane' ein. Aber schon seit dem frühen Mittelalter kannte man Waldtarpane aus den verschiedenen Gegenden Mittel- und Osteuropas. Infolge der fortschreitenden Kultivierung ihrer Lebensräume gingen ihre Bestände immer mehr zurück. Ihre letzte Zuflucht fanden die Waldtarpane im nordöstlichen Polen."

Volf führt den Polnischen Konik wegen seines „stark tarpanartigen" Aussehens auf den Waldtarpan zurück. Aber ich meine, man kann noch weiter gehen und ihn auch als den Vorfahren der nordrussischen Waldklepperrassen wie Vjatka oder Petchora in Anspruch nehmen.

Zum Steppentarpan schreibt Volf (a. a. O.): „Etwas mehr wissen wir über die zu Beginn unserer Neuzeit noch häufigen südrussischen Steppenwildpferde. Bis zu Beginn des vorigen (19.) Jahrhunderts waren die Schwarzmeersteppen noch verhältnismäßig menschenleer; die Wildpferde fanden dort genügend Nahrung und konnten weit umherwandern. Meistens lebten sie in kleinen Herden, die aus einem Hengst, einigen Stuten und deren Fohlen bestanden. Als die Schwarzmeersteppen mehr besiedelt wurden, begegneten die Wildpferde von Zeit zu Zeit weidenden Hauspferden. Auf diese Weise nahmen die Wildpferdhengste hie und da auch Hauspferdstuten in Besitz ... Die südrussischen Pferdehalter sahen das begreiflicherweise nicht gern und stellten den Steppenwildpferden deshalb immer stärker nach ... Als die Wildpferde nach und nach ihrer Tränken beraubt waren und immer seltener wurden, mehrten sich die Fälle, in denen einzelne Wildpferdhengste sich an Hauspferdstuten heranmachten und sie beschlugen."

Das Steppenwildpferd wurde im letzten Drittel des 19. Jahrhunderts ausgerottet. Der letzte Vertreter seiner Art, ein Hengst, starb 1887 im Moskauer Zoo. Es liegt nahe, zu vermuten, daß in den verschiedenen Steppenpferderassen der Ukraine und Südrußlands Blut des Steppentarpans überlebt hat.

Wie wir heute mit Sicherheit wissen, ist das Pferd zuerst in der Ukraine, am Dnjepr, um etwa 4500 v. Chr. geritten worden. Die Ergebnisse der Untersuchungen über die ungeheuren kulturellen Auswirkungen auf die Menschen der damaligen Zeit finden sich in dem einleitenden Kapitel über die Domestikation des Pferdes.

Ende des dritten Jahrtausends wird der Süden von Steppenkulturen beherrscht, die Pferde und Wagen besaßen und ihre Toten in sogenannten Kurganen bestatteten, unter Opferung von Pferden und Sklaven.

Das Auftreten der nomadisch lebenden, indogermanischen, der ostiranischen Völkergruppe zugerechneten, von einer adligen Reiterkriegerkaste beherrschten Skythen läßt sich mit Sicherheit erst mit dem Auftreten von Fürstengräbern mit ihren reichen, im Tierornamentikstil aus Gold gefertigten Grabbeigaben ab dem siebten Jahrhundert v. Chr. nachweisen. Ausführlich über sie berichtet der griechische Historiker *Herodotos* (ca. 490–425/20 v. Chr.).

Etwa ab dem dritten Jahrhundert v. Chr. drangen aus dem Osten, über den Don vorstoßend, die ebenfalls nomadisch lebenden iranischen Sarmaten in den Siedlungsraum der Skythen vor, ein Reiterkriegervolk, das vor allem mit Pfeil und Bogen kämpfte.

Seit dem sechsten Jahrhundert n. Chr. besiedelten Slawen das obere und mittlere Flußgebiet des Dnjepr und der Düna und um den Ilmensee. Seit dem achten Jahrhundert zogen meist schwedische Wikinger, den Flußtälern von Dnjepr, Wolchow und Wolga folgend, in Richtung Konstantinopel und errichteten entlang diesen Handelsstraßen seit dem neunten Jahrhundert befestigte Stützpunkte. Um die Mitte des neunten Jahrhunderts gründete der Warägerfürst *Rurik* Nowgorod.

Die Wikinger kamen mit ihren Drachenbooten, die sie teilweise über Land bis an die Flüsse transportierten, und mit ihren im Waldkleppertyp stehenden Pferden. Welch große Rolle das Pferd bei ihnen spielte, zeigt der Name „Russ" (Ross), den sie sich selbst gaben. Von ihm wurde später der Name „Russen" abgeleitet. Man findet die Bezeichnung noch heute für das bodenständige Pferd der Insel Gotland vor der Ostküste Schwedens.

Das Reich der Russ war ursprünglich nur ein loser Verband ostslawischer Stämme unter einer Wikinger Oberschicht, die meist dem Stamm der Waräger angehörte. Um 880/82 eroberte der Warägerfürst *Oleg* (gest. 912) von Nowgorod aus Kiew und legte durch die Vereinigung der Waräger Fürstentümer und die Unterwerfung der benachbarten slawischen Stämme das Fundament für das Reich der Rurikiden. Unter dem Fürsten *Igor* (877?-945) erfolgte die Übernahme der slawischen Sprache durch die wikingische Minderheit. Sowohl Oleg als auch Igor schlossen mit Byzanz Handelsverträge, die zum Aufstieg des Waräger Reiches beitrugen.

Die von 945 bis 969 für ihren unmündigen Sohn *Svjatoslaw* regierende Großfürstin *Olga*, die bereits zum Christentum übergetreten war, schuf eine straffere Verwaltungsordnung des Reiches anstelle der bis dahin nur losen Vereinigung. *Wladimir der Heilige* (956–1015), auch der Große genannt, begann ab 988 mit Hilfe griechischer und bulgarischer Geistlicher die Christianisierung der slawischen Bevölkerung und baute die Staatsverwaltung aus.

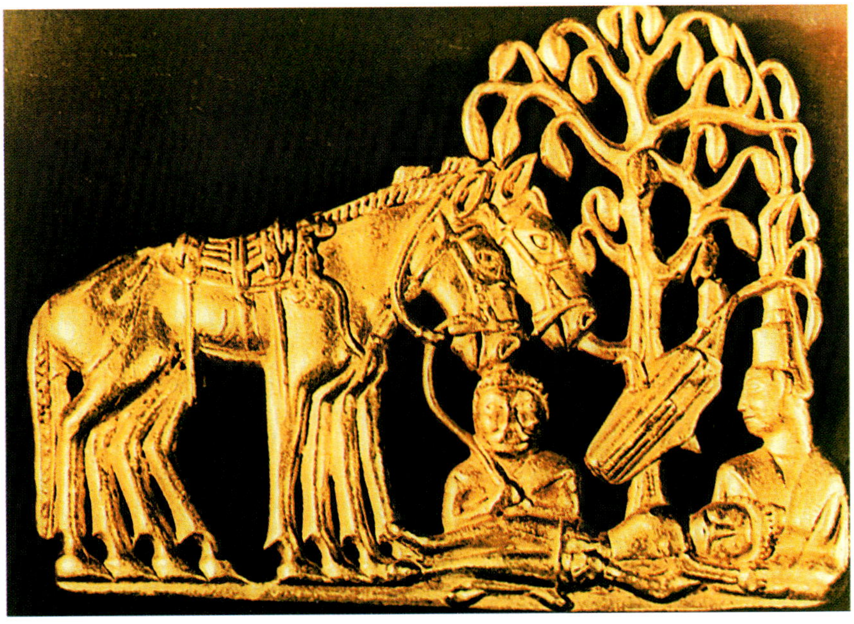

Goldplatte aus einem Skythengrab (Kurgan) mit zwei gezäumten und gesattelten Pferden und drei menschlichen Figuren, von denen eine liegt – Rastszene oder Totenklage (fünftes bis drittes Jahrhundert v. Chr.). Eremitage, St. Petersburg

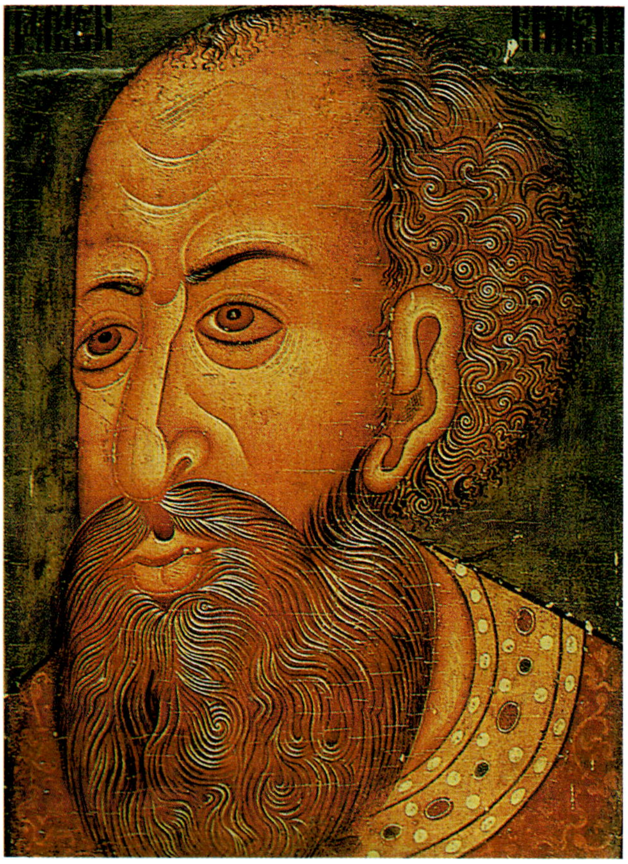

Zar Iwan IV., „der Schreckliche" (eigentlich „der Strenge", 1530–1584) war der erste Moskauer Herrscher, der sich zum Zaren krönen ließ. In seiner Regierungszeit, die von zahlreichen Reformen gekennzeichnet war, wurden die ersten Staatsgestüte eingerichtet, sogenannte „Koniuszenye Slobady" (Pferdekolonien).

In der Folgezeit verlor Kiew seinen Vorrang als Hauptstadt, und das Reich der Rurikiden zerfiel in mehrere kleinere Fürstentümer, von denen das von Wladimir-Susdal die größte Bedeutung hatte. Da die politisch uneinigen Fürstentümer dem über sie hereinbrechenden Mongolensturm nicht gewachsen waren, konnte *Batu Khan* sie 1226–1240 unterwerfen (mit Ausnahme Nowgorods) und zu einer mongolischen Provinz machen.

Die Großfürstenwürde wurde durch die Mongolen den Fürsten von Wladimir-Susdal verliehen. Ihre Führungsposition erhielt besonderes Gewicht durch die überragende Persönlichkeit *Alexander Newskijs* (ca. 1220–1263), der die Nordwestgrenze des Großfürstentums durch Siege über die Schweden (1240) und über den Deutschen Orden (1242) sicherte. Nach Alexanders Tod kam es erneut zu Kämpfen um die Vorherrschaft, die Großfürst *Iwan I. Danilowitch* (1304–1340) für Moskau entschied, das von nun an staatlicher und geistlicher (Sitz des Metropoliten seit 1226) Mittelpunkt Rußlands wurde.

Ab Mitte des 14. Jahrhunderts kam es zu einem Machtverfall der Mongolen, deren Goldene Horde 1380 erstmals von einem russischen Heer am Don geschlagen wurde. Im Westen dagegen stießen die Vormachtsbestrebungen Moskaus auf den Widerstand der Litauer und Polen, die 1326 Kiew und große Teile des ehemaligen Kiewer Reiches erobert hatten. Diese Gebiete orientierten sich später deutlich nach Westen, wodurch es zu einer Spaltung des Russischen Volkes in Weißrussen, Ukrainer und Großrussen kam. Mit *Iwan III. Wassiljewitch*, genannt „der Große" (1440–1505), setzte eine Bewegung ein, die auf ein „Sammeln Russischen Landes" unter Moskauer Führung gerichtet war. 1478 unterwarf er Nowgorod, 1485 Twer, 1480 kündigte er dem Reststaate der Goldenen Horde den Tribut auf. Durch seine Heirat mit einer Nichte des letzten oströmischen Kaisers *Konstantin XI. Palaiologos, Zoe* (1472), strebte Iwan III. bewußt die Nachfolge des 1453 von den Osmanen eroberten Byzanz an. 1494 nahm Iwan den Titel „Selbstherrscher von ganz Rußland" an.

Unter Iwans Regierung wurde bei Moskau ein erstes Staatsgestüt errichtet, das das „Chorochowskische Gestüt" genannt wurde. In dieser Zeit legten auch verschiedene der Bojaren (grundbesitzender Adel) Gestüte an, ebenso wie Klöster und Bischöfe.

Iwan IV., genannt „der Schreckliche" (1530–1584), ließ sich 1547 als erster Großfürst zum „Zaren" krönen. Während seiner und der Herrschaft seines Sohnes *Theodor* bestanden bereits ganze Dörfer, die man als „Koniuszenye Slobady" bezeichnete, als „Pferdekolonien", die, ausschließlich auf Pferdezucht ausgerichtet, wohl mit Gestüten gleichzusetzen waren. Meist waren es Tatarische Pferde, die dort gezüchtet wurden. Nur selten einmal wird ein europäisches Pferd erwähnt. So schenkte *Sten Sture* (1440–1503, der schwedische Kanzler) Iwan III. einen ungewöhnlich schönen Hengst, der als Beschäler eingesetzt wurde. Und *Kaiser Rudolf II. von Habsburg* (1552–1612) schickte dem Großfürsten *Theodor Iwanowitch* und seinem Kanzler *Boris Gudonow* einige wertvolle Hengste, die ebenfalls zur Zucht in den staatlichen Gestüten verwendet wurden.

Tatarische Pferde wurden nicht selten gleich zu Tausenden erbeutet und den Gestüten einverleibt. So sollen bei einem Sieg über *Dewlet Girej*, den Chan der Krimtataren, *Iwan Wassiljewitch Schermetjew*, einem bojarischen Heerführer unter *Iwan IV.*, auf einmal 60 000 Pferde in die Hände gefallen sein. Unter den erbeuteten Pferden sollen sich 200 Argamaken befunden haben.

Über diese hochedle Turkmenische Pferderasse, die man wohl mit dem heutigen Akhal-Tekkiner gleichsetzen kann, lesen wir bei *Graf Marian v. Hutten-Czapski* in DIE GESCHICHTE DES PFERDES (Berlin 1876): „Der Wuchs dieser edlen Pferde übersteigt das Maß von zwei Arschinen und drei Werschok (etwa 156 cm Stockmaß – für die damalige Zeit sehr groß! Anm. d. Verf.). Ihre sie charakterisierenden Merkmale sind: Gewandtheit, Schnelligkeit, Ausdauer und Intelligenz. Im Umgange mit dem Menschen sind sie sanft; aber ebenso verbissen im Verkehr mit anderen Pferden wie die Persischen ... Ich hatte Gelegenheit, dieses in Orenburg zu beobachten, wo der Gesandte des Emirs von Bochara längere Zeit verweilte".

Hutten sah dort die von diesem mitgebrachten Argamaken: „Drei dieser Pferde waren Rappen und vier Braune. Jeden zweiten Tag wurden sie geritten, und dann hatte ich Gelegenheit, ihre herrliche Gestalt und die Grazie ihrer Bewegungen zu beobachten ... Die ... Argamaken schienen, wie man so sagt, kurz gedrängt mit kurzem Rumpf auf hohen Füßen. Alle hatten kleine Köpfe, kurze Ohren, dünne, hoch angesetzte Hälse, lange, sehr elastische Fesseln, eine prächtige Schweiftragung und gingen mit den Hinterfüßen außerordentlich breitspurig."

Es handelte sich bei diesen Argamaken um nichts anderes als um die berühmten „Himmlischen Pferde" der Turkmenen, die seit 2500–3000 Jahren im ganzen Osten als die beste und wertvollste

Pferderasse Innerasiens angesehen wurde. Die Akquisition Scheremetjews war also von großer Bedeutung für die Weiterentwicklung der russischen Pferdezucht.

Eine innenpolitische Rechtsunsicherheit, ausgelöst durch die ausgesprochen willkürliche Machtausübung der Zaren, leitete eine Zeit der Wirren ein, die erst mit der Wahl *Michael Fedorowitch Romanows* zum Zaren (1613) endete. Erstaunlicherweise ging die Macht der Zaren aus den Wirren ungeschwächt hervor. Die Kirche, eine ihrer hauptsächlichsten Stützen, war bemüht, die mittelalterlichen Lebensformen zu konservieren und jede Motorisierung zu verhindern. 1649 wurde die Bindung der Bauern an die Scholle, also die Leibeigenschaft, endgültig gesetzlich festgeschrieben.

Mit *Peter dem Großen Alexejewitch* (1672–1725) traf eine radikale Veränderung des gesamten russischen Lebens ein. Kern aller Reformen, zu denen Peter durch eine 1697/98 (incognito) unternommene Bildungs-Reise unter anderem in die Niederlande und nach England angeregt worden war, war der Aufbau eines stehenden Heeres und die Öffnung Rußlands nach Westen, eine Europäisierung des Landes.

Von einschneidender Bedeutung wurden der von ihm siegreich beendete Nordische Krieg (1700–1721) gegen Schweden, die Gründung St. Peterburgs 1703 und die Verlegung des Regierungssitzes in den äußersten Westen des Reiches. Die Landgewinne aus dem Nordischen Krieg, die Rußland Zugang zur Ostsee verschafften, verdrängten Schweden aus seiner führenden Position im Norden und begründeten die russische Großmachtstellung. Um den russischen Pferden mehr Kaliber und Substanz zu verleihen, importierte Peter aus den Niederlanden Hengste, vermutlich Friesischen Typs.

Unter der Kaiserin *Anna Iwanowna* (1693–1740) nahm Rußland am Polnischen Erbfolgekrieg, unter der Kaiserin *Elisabeth Petrowna* (1709–1762) am „Siebenjährigen Krieg" teil. Vor allem im „Siebenjährigen Krieg" kämpften Kosakentruppen gegen Preußen. 1760 ritten die ersten Kosaken, vor allem Don-Kosaken, auf ihren struppigen, kleinen, ausdauernden Pferden durch die Straßen von Berlin. Seither erzählte man sich in ganz Westeuropa Greuelmärchen über diese wilden, ungebärdigen Reiter der zaristischen Armee.

Nach dem Sturz *Peters III.* (aus dem Hause Holstein-Gottorf) und dessen Ermordung durch den Grafen *Alexej Orlow*, wurde seine Witwe, die deutsche Prinzessin *Sophie-Friederike Auguste von Anhalt-Zerbst* (1729–1796) unter dem Namen *Katharina II.* (später „die Große" genannt) 1762 zur Kaiserin proklamiert. Sie begründete die russische Hegemonialstellung, machte sich selbst zur Schiedsrichterin in der kontinentaleuropäischen Politik und den Hof zu St. Petersburg zu einem der kulturellen Mittelpunkte Europas. Mit Rücksicht auf den ihr ergebenen grundbesitzenden Adel verschärfte sie die bäuerliche Leibeigenschaft und dehnte sie auf die Ukraine aus. Nach der Niederschlagung der dadurch ausgelösten Bauern- und Kosakenaufstände hob sie die Kosakenautonomie auf. Da sie jedoch schnell erkannte, daß den Kosaken nicht allein mit Drohungen und Gewalt beizukommen war, wendete sie sich andererseits an deren Stolz und Ehre. Als ein sichtbares Zeichen dafür engagierte sie eine eigene Leibgarde, bestehend aus 65 der „besten und hervorragendsten" Don-Kosaken.

Durch die Polnischen Teilungen erreichte Katharina für Rußland bedeutende Gebietszuwächse und in den Türkenkriegen (1768–1774 und 1787–1792) den Zugang zum Schwarzen Meer,

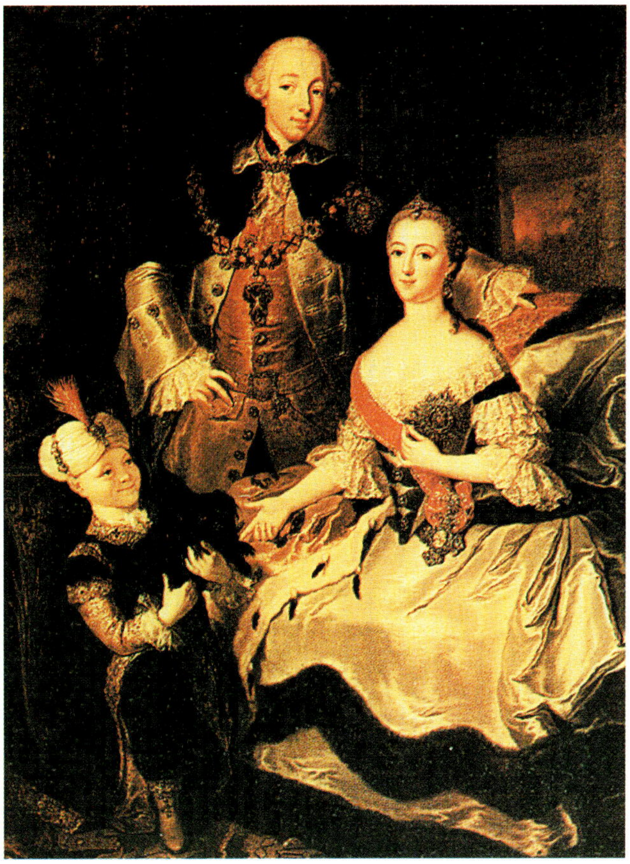

Peter III. und Katharina die Große: Nach der Ermordung Zar Peters wurde Katharina II. zur Kaiserin proklamiert. Unter ihr erlebte Rußland den Aufstieg zur Weltmacht.

Die ersten Vollblüter gelangten durch Graf Platow nach Rußland. Illustration zu Graf Leo Tolstoys Roman ANNA KARENINA. Aquarell von Konstantin Rudakow: Alexej Vronsky auf einem Vollblutpferd im Führring der Rennbahn von St. Petersburg, wo sich die Galopprennen großer Popularität erfreuten.

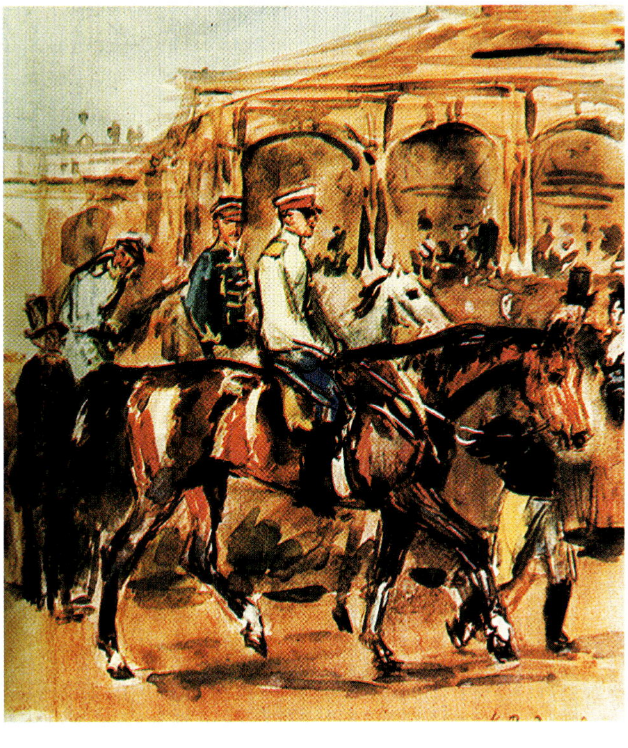

das Schwarzmeerküstengebiet bis zum Dnjestr und die Halbinsel Krim.

Nach der Ermordung von Katharinas Sohn *Paul I.* durch eine Adelsverschwörung setzte der Enkel *Alexander I.* (1777–1825) die Expansionspolitik seiner Großmutter fort. 1809 gewann er Finnland, 1812 Bessarabien. Im Kampf gegen *Napoleon I.* wurde er zum „Befreier Europas". Seine Kosakentruppen, die, inzwischen voll in die russische Armee integriert, dort wichtige Eliteeinheiten darstellten, spielten eine bedeutende Rolle bei der Verfolgung der im Winterfeldzug 1812 geschlagenen „Grande Armée".

Während der Regierungszeit von Katharina der Großen und Alexander I. kam es zu einem enormen Aufblühen der privaten Pferdezucht und teils außerordentlich bedeutende Gestütsgründungen, für die hier stellvertretend nur die der Grafen Orlow und Rostopchin genannt seien. 1814 führte der Hetman der Don-Kosaken, Graf Platow, die ersten fünf Vollblut-Hengste aus England zur Verbesserung der Don-Rasse ein.

Unter *Nikolaus I. Pawlowitch* (1796–1855) wurde Rußland zur Vormacht des Konservativismus in Europa. 1830 wurde Polen kurzerhand als Provinz in den russischen Staat eingegliedert. Im Inneren errichtete er ein bürokratisches geheimes Polizeisystem. 1849 warfen seine Kosaken auf Ersuchen Wiens den ungarischen Aufstand nieder. Den Zusammenbruch seiner bis dahin erfolgreichen Orientpolitik bewirkte der Krimkrieg (1853–1856), der Rußland die Entmilitarisierung der Schwarzmeerküste aufzwang. Trotz polizei- und beamtenstaatlicher Überwachung brachte die Regierungszeit Nikolaus' eine starke Entfaltung des geistigen Lebens Rußlands, wobei in der Intelligenzschicht eine systemkritische, freiheitlich orientierte Oppositionshaltung vorherrschte.

Unter Nikolaus I. wurde 1845 eine große Gestütsreform durchgeführt, in deren Folge eine Anzahl bedeutender Privatgestüte durch den Staat angekauft wurde. Damals gingen die Gestüte der Grafen Orlow und Rostopchin in Staatshand über.

Die Regierungszeit *Alexanders II. Nikolajewitchs* (1818–1881) prägte eine Reihe von Reformgesetzen: Die Aufhebung der Leibeigenschaft 1861 gab zwar der Masse der Bauern ihre persönliche Freiheit. Dadurch wurden Arbeitskräfte für die aufstrebende Industrie verfügbar. Aufgrund fehlender Infrastrukturen und zu hoher Loskaufzahlungen breitete sich unter der Landbevölkerung aber Armut aus, was auch Auswirkungen auf die Entwicklung der bäuerlichen Pferdezucht hatte. Die Zahlen der Landeszucht waren rückläufig. In den Jahren von 1862 bis 1866 brachte eine Modernisierung von Heer-, Justiz-, Finanz-, Verwaltungs- und Schulwesen eine Reihe von Fortschritten. Andererseits wurde 1863 ein erneuter polnischer Aufstand blutig niedergeschlagen. Hinsichtlich der Expansionspolitik lag das Schwergewicht unter Alexander auf dem Osten. Sibirien wurde bis an den Amur und Ussuri ausgedehnt, 1860 Wladiwostok gegründet. In Innerasien rückte Rußland bis an die Grenze Afghanistans vor.

Nach der Ermordung des Zaren durch eine anarchistische Aktionsgruppe kehrte sein Sohn *Alexander III.* (1845–1894) zu einer antiliberalen, nationalistischen Politik zurück.

Mit dem Bau der Transsibirischen Eisenbahn begann die Erschließung Sibiriens bis nach Fernost.

In der dänischen Ausgabe HAANDBOG FOR HESTEVENNER schreibt *Graf C. G. Wrangel* (2. Band, Kopenhagen 1888): „Die im Jahre 1882 auf Befehl des Chefs der Russischen Gestütsverwaltung *General Graf Illarion Iwanowitch Woronzow-Daschkow* (1881–1897 russischer Oberlandstallmeister, Anm. d. Verf.) vorgenommene Pferdezählung ergab für das gesamte Russische Reich eine Zahl von 21 140 000 Pferden, was allein für den europäischen Teil eine Durchschnittszahl von 25,5 Pferden auf 100 Einwohner bedeutete."

Um die Wende des 19. zum 20. Jahrhundert bot Rußland das Bild einer innerlich instabilen, imperialistischen Großmacht mit einem schwachen *Zaren Nikolaus II.* (1868–1917) an der Spitze, die den Anschluß an Westeuropa suchte, jedoch nicht in der Lage war, ihre sozialen inneren Probleme zu bewältigen. Die Industrialisierung führte zur Bildung eines verelendeten Industrieproletariats. Die Aufhebung der Leibeigenschaft hatte zwar die zivilrechtlichen, nicht jedoch die wirtschaftlichen Probleme der Bauern gelöst. Noch war Rußland vor allem ein Agrarstaat. Bis 1914 lebten 80 Prozent der Bevölkerung auf dem Lande von der Landwirtschaft.

Eine erste Revolution (1905–1907) scheiterte. Dann geriet Rußland durch seine überstürzte Mobilmachung, die eine deutsche Kriegserklärung provozierte, in den Ersten Weltkrieg. Bereits 1915 mußte das geschlagene russische Heer den Rückzug antreten. Nach nur zwei Kriegsjahren stand Rußland vor der wirtschaftlichen Katastrophe. Im Frühjahr brach eine erneute Revolution aus, diesmal unter Führung von radikalen Kräften, voran *Wladimir Iljitsch Uljanow* (genannt „Lenin", 1870–1924). Im März dankte Nikolaus II. ab, wurde interniert und im Juli mit seiner ganzen Familie von den Bolschewisten ermordet.

In einer unglaublich blutigen Revolution und erbitterten Kämpfen errang die sich in der Minderheit befindliche Partei der Bolschewiki innerhalb von fünf Jahren (1917–1921) die politische Macht in Rußland.

In DAS BUCH VOM PFERDE (6. Auflage, 2. Band, Stuttgart 1928) von *Graf C. G. Wrangel* lesen wir: „Bedenklich erscheint der ... Mangel an geeigneten Zuchthengsten. Selbstverständlich läßt sich mit schwach besetzten Landgestüten wenig ausrichten. Im Durchschnitt dürften vor dem (Ersten) Weltkriege von den Staatshengsten höchstens 100 000 Stuten jährlich gedeckt worden sein. Die Entwicklung und Richtung der Landespferdezucht war somit in erster Reihe von den zahlreichen, gar keiner Kontrolle unterworfenen Privatgestüten abhängig. Da jedoch die Zahl der in ca. 4000 privaten Zuchtstätten aufgestellten Beschäler nur etwas über 11 000 betrug, verblieb dem ‚rasselosen Janhagel' noch immer eine großer Wirkungskreis. Es ist daher nicht zu verwundern, daß die Gesamtproduktion den Anforderungen der Neuzeit schon vor dem Kriege keineswegs entsprach. –

Wie die Pferdezählungen in Rußland ergeben haben, gehörten 86 Prozent von allen Pferden Bauern und nur 14 Prozent den übrigen Ständen. Gestütspferde gab es nicht mehr als 170 000. Diese Ziffern genügen, um die russische Pferdezucht als eine bäuerliche zu bezeichnen.

Was nun zunächst das Bauernpferd im europäischen Rußland anbelangt, so läßt sich nicht viel Schmeichelhaftes über dieses sagen. Ganz zum Proletariat des Pferdegeschlechtes gehörend, trägt es alle Kennzeichen einer durch primitive Zuchtverhältnisse, bittere Entbehrungen, harte Arbeit und unvernünftige Behandlung hervorgerufenen Degeneration an sich. Klein, zaundürr und struppig, ruft es unwillkürlich das Mitleid jedes westeuropäischen Pferdefreundes wach. Wie es sich naturgemäß aus den ungemein verschiedenartigen klimatischen und landwirtschaftlichen Verhältnissen des großen Russischen Reiches ergibt, besitzt die kolossale

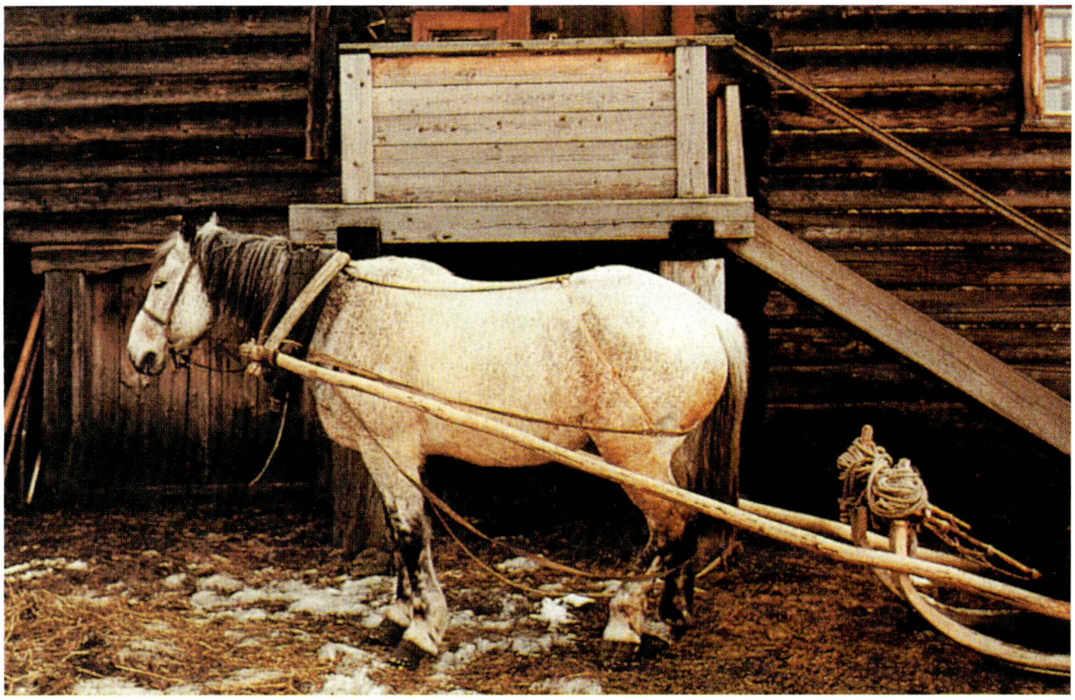

Russisches Bauernpferd nicht zu identifizierender Rasse (von Graf C. G. Wrangel als „rasseloser Janhagel" bezeichnet) aus dem Gebiet der russischen Waldsteppe

Menge von Pferden, die als Bauerngäule zu bezeichnen sind, keinen einheitlichen Typus. Eine Eigenschaft aber, nämlich die Fähigkeit, Großartiges im Ertragen von Hunger und Kälte zu leisten, ist ihnen als Erbgut von ihren gemeinschaftlichen Vorvätern verliehen und im Laufe der Zeit durch gleiche Existenzbedingungen weiter entwickelt worden."

Wrangel geht dann auf die staatliche Pferdezucht ein: „Rußland besaß … sechs Staatsgestüte und 30 Hengstdepots: Unter den letzteren dürften die in Moskau, Charkow, Orel, Nischni Nowgorod, Simbirsk, Tambow, Khränovoi, Kiew und Jekaterinoslaw die bedeutendsten gewesen sein.

Die Staatsgestüte waren: Khränovoi (Gouvernement Woronesch); Zucht: Traber und kräftige Zugpferde verschiedener Herkunft (Bitjugs, Belgier, Ardenner).

Janowsk (Gouvernement Sedletz); Zucht: Vollblut und Englisches Halbblut.

Derkulsk (Gouvernement Charkow); Zucht: Vollblut, Araber, Englisches und Arabisches Halbblut und Kreuzungen dieser Rassen; die in Derkulsk bestandene Abteilung für Steppenpferde wurde 1897 aufgehoben.

Nowo-Alexandrowsk (Gouvernement Charkow); Zucht: Englisches Halbblut.

Limarewo (Gouvernement Charkow); Zucht: Orlow-Rostopchin-Rasse.

Streletzk (Gouvernement Charkow); Zucht: Orientalen und die sogenannte Streletsk-Rasse …

Jedes der Gestüte besitzt beiläufig 10 000 bis 20 000 Hektar natürlichen Weidebodens. Ackerboden haben die Gestüte hauptsächlich, um den erforderlichen Hafer anbauen zu können …

Nach Deutschland und Österreich-Ungarn fand alljährlich ein Massenexport von russischen Pferden, hauptsächlich der billigeren Sorte, statt. Dieser Export bezifferte sich sicher auf ca. 90 000 Pferde per Jahr. Deutschland allein importierte jahrein, jahraus über 30 000 Stück derartiger Russen. Weniger bekannt dürfte sein, daß die österreichisch-ungarische Armee auch Artilleriepferde aus Rußland bezog."

In seiner Überarbeitung des Wrangelschen Werkes ergänzt *F. W. Kurt Plessing* die Angaben über die russische Pferdezucht um solche über die Ereignisse während des Ersten Weltkrieges, der Revolutionszeit und der anarchischen Zustände von 1917 bis 1921 sowie der Entwicklung danach bis 1928: „Der Krieg und vermehrt die ihm folgenden revolutionären Zustände in Rußland haben systematisch die russische Pferdezucht im Rahmen der Landwirtschaft zerschlagen. Der Besitz wurde vogelfrei, und Diebstahl, Raub, Mord, Seuchen und Hunger taten das Ihrige. Diese Zustände, die zum Teil von der Regierung sanktioniert wurden (schon 1918 hatte Wladimir Iljitsch Lenin alles Privateigentum an Pferden aufgehoben und sämtliche Staatsgestüte aufgelöst, Anm. d. Verf.), um den Besitz als solchen nach Möglichkeit zu schädigen, führten naturgemäß dahin, daß das wertvollste Zuchtmaterial verschwand und in Hände kam, die absolut nichts damit anzufangen wußten.

Nachdem das Unglück geschehen war und die Sowjetregierung sich bewußt wurde, welche enormen Werte nicht dem Besitz, sondern vielmehr der Volkswirtschaft verlorengegangen waren, drehte man den Spieß um und begann, mit scharfen gesetzgeberischen Maßnahmen vorzugehen, die dann auch, soweit es noch möglich war, Erfolg hatten (tatsächlich war es der Kosakengeneral *Semjon Michailowitch Budjonny*, der unter Umgehung der Gesetzgebung Lenins 1921 den Befehl zur Einrichtung neuer staatlicher Gestüte und zur Sammlung der noch vorhandenen Reste an Zuchtmaterial gab. Anm. d. Verf.).

Im allgemeinen geht man wohl nicht fehl, wenn man annimmt, daß die vorerwähnten Zustände das russische Volk und die dieses erhaltende Landwirtschaft rund die Hälfte ihres Bestandes an Pferden gekostet hat (geht man von einer Zahl von 30 Millionen Pferden bei Kriegsbeginn 1914 aus, so wären 1921 noch etwa 15 Millionen vorhanden gewesen, Anm. d. Verf.). Diese Verluste machten sich am fühlbarsten in der Ukraine und im südöstlichen Rußland bemerkbar, weniger in Sibirien und in den reinen Steppengebieten. Nach *Kaysenbrecht* in RUSSLANDS LANDWIRTSCHAFT IM XX. JAHRHUNDERT gab es 1921 noch 107 Gestüte. Und in den alten Staatsgestüten fanden sich an weniger hervorragendem Material noch ganze 36 Hengste und 157 Stuten … Wir entnehmen weiter aus Kaysenbrechts interessantem Werk, daß 'nachdem das Kind in den Brunnen gefallen war', das russische Landwirtschaftsministerium daran ging, eine Gestütsverwaltung einzurichten, die nun mit dem Wiederaufbau der Pferdezucht begann, wahrlich keine leichte Aufgabe für die in dieser Verwaltung sitzenden Männer."

Plessing geht im folgenden ausführlich auf das Schicksal der einzelnen Gestüte und auf die neu eingerichteten Zuchtstätten ein und fährt dann fort: „Alles in allem war festzustellen, daß gegen 1914 die Stellen, an denen Deckhengste gehalten wurde, auf 50 Prozent gesunken, und daß die Hengste selbst eine Verminderung um 90 Prozent erfahren hatten. Wie auch bei uns in Deutschland ist der Bauer der eigentliche Träger der russischen Pferdezucht; das hat das russische Landwirtschaftsministerium klar erkannt und strebt vor allem nun den Ausbau der lokalen Deckstationen an. Zu diesem Zweck müssen die Staatsgestüte ebenfalls stark vergrößert werden. Die Gestütsverwaltung hat festgestellt, daß, wenn Rußlands Pferdezucht den wirtschaftlichen Verhältnissen des Landes wieder angepaßt werden soll, jährlich rund eine Million Fohlen geboren werden müssen; rechnet man dabei mit 50 Prozent Ausfall, so müssen zwei Millionen Stuten jährlich gedeckt werden, zu welchem Zwecke etwa 70 000 Hengste erforderlich werden."

Der Versuch des Kriegskommunismus, durch Verstaatlichung aller Güterproduktion, allgemeine Arbeitspflicht und Pflichtablieferung sämtlicher landwirtschaftlicher Erzeugnisse zu Niedrigstpreisen die sozialökonomischen Verhältnisse sofort und völlig umzugestalten, hatte zu einer katastrophalen wirtschaftlichen Lage geführt. Die getroffenen Maßnahmen veranlaßten die Bauern zur Einschränkung der Anbauflächen und zu Naturalwirtschaft und Schwarzhandel, wodurch die Versorgung der städtischen Bevölkerung unmöglich wurde.

Daher leitete Lenin 1921 die „Neue Ökonomische Politik" ein, die – für eine Übergangszeit – privatwirtschaftliche Zugeständnisse machte. Die Folge war eine Normalisierung der Zustände. Ein sprunghafter Bevölkerungsanstieg von 132 Millionen im Jahre 1922 auf 147 Millionen im Jahre 1926 folgte. Die soziale Gliederung veränderte sich wenig, außer, daß nach Enteignung des Großgrundbesitzes (ca. 150 Millionen Hektar landwirtschaftlicher Nutzfläche) die Zahl der Bauernhöfe von 16,5 Millionen (1918) auf 26 Millionen (1929) anstieg unter Erstarken vor allem der mittelbäuerlichen Schicht (Kulaken).

Lenin starb 1924. Seinem Nachfolger, dem Georgier *Jossif Wissarionowitch Stalin* (eigentlich Dschugaschwili, 1879–1953), gelang es, innerhalb weniger Jahre seine innerparteilichen Gegner aus den führenden Partei- und Staatsämtern auszuschalten und ab 1928 im Zeichen eines ersten „Fünfjahresplans", unter Aufhebung der Zugeständnisse aus Lenins „Neuer Ökonomischer Politik" und entgegen der Erkenntnis, daß der selbständige Bauernstand der eigentliche Träger der landwirtschaftlichen Produktion ist, die Zwangskollektivierung der gesamten Landwirtschaft auf dem Gebiet der Sowjetunion gegen den passiven Widerstand der Bauern durchzusetzen. Diese hörten auf, ihr Land zu bestellen, und schlachteten ihre Tierbestände lieber, als daß sie sie in die Kollektive einbrachten. Die Folge war eine zweite große Hungersnot (nach der von 1918/19) mit etwa zehn bis elf Millionen Toten, vor allem in der (reichen) Ukraine. Die Zwangskollektivierung führte zu einer totalen, restlosen Liquidierung des Kulakentums. Ein Teil verhungerte, ein Teil kam in Arbeitslagern in Sibirien um, ein Teil ging im Industrieproletariat auf. Die Erträge aus der Landwirtschaft gingen schlagartig zurück. 50–60 Prozent des Tierbestandes wurden geschlachtet.

Westliche Experten meinen, daß, trotz Wiedereinrichtung der Staatsgestüte ab 1923, in den vier Jahren der Zwangskollektivierung die Pferdezahl noch einmal um fast die Hälfte zurückgegangen sei, und zwar vor allem die der höherklassigen Kulturrassen angehörenden. Nach Abschluß der Kollektivierung kam es zu enormen Anstrengungen, die Pferdezucht wiederzubeleben, zahlenmäßig anzuheben und qualitätsmäßig zu verbessern.

Sowjetischen Statistiken zufolge soll sich – aufgrund neuer, streng wissenschaftlicher, am dialektischen Materialismus ausgerichteter Zuchtmethoden – in den Staatsgestüten und verstaatlichten Kollektivwirtschaften die Pferdezahl angeblich von 1934 bis 1939 verfünffacht haben. Bei Kriegseintritt (1941) hätte die Sowjetunion über etwa 20 Millionen Pferde verfügt. In der Nachkriegszeit, seit 1950 hätte eine Reihe von Rassen, die unter dem Sowjetregime neu geschaffen worden sei, offizielle Anerkennung erfahren.

Am Ende der sowjetischen Ära, also 1990/91, waren etwa 40 Rassen in der UdSSR offiziell registriert, von denen 25 bereits vor der Revolution vorhanden waren. Eine große Anzahl lokaler Rassen und Schläge mit nur regionaler Bedeutung war nicht offiziell anerkannt; viele durch Verkreuzung zur „Veredlung" und „Verbesserung" mit den „anerkannten" Rassen fast völlig verschwunden. Eine Reihe von Rassen wurde in sowjetischer Zeit neu entwickelt, darunter wirtschaftlich so wichtige wie der Russische Traber, der Budjonny, der Ukrainer, der Anglo- oder Novo-Kabardiner und das Sowjetische Kaltblut. Andere Rassen wurden in erheblichem Maße umgezüchtet, um sie den jeweiligen Bedürfnissen anzupassen. Verschiedene Rassen wurden, teils schon in zaristischer Zeit, teils in der Zeit zwischen den Kriegen und in der Zeit während beziehungsweise nach dem Zweiten Weltkriege, importiert, und dann regelmäßig rein weitergezüchtet, darunter Vollblüter, Standardbreds, Araber, Ostpreußen Trakehner-Abstammung, Furiosos und Percherons.

Mehrere Rassen wurden während der Revolution und der in jener Zeit herrschenden Anarchie ausgerottet. Die wichtigsten und wertvollsten von ihnen waren die des Orlow-Rostopchin und des Streletskers. Andere, wie der Aserbaidschaner, der Karabagh oder der Abchase sind heute vom Aussterben bedroht oder bereits so gut wie ausgestorben.

1990/91 sollen auf dem Gebiet der Sowjetunion 103 Hauptgestüte, davon 45 für Reitpferdezucht verschiedener Rassen, 45 Trabergestüte für Orlow- und Russische Traber und 13 Kaltblutgestüte für verschiedene Rassen, dazu 65 Hengstdepots und 780 auf Pferdezucht spezialisierte Kolchosen (landwirtschaftliche Großbetriebe auf genossenschaftlicher Grundlage) und Sowchosen (staatliche landwirtschaftliche Großbetriebe) bestanden haben.

Die drei wichtigsten Vollblutgestüte waren Woschod und Kabarda im Nordkaukasus und Onufriewska in der Ukraine.

Das Budjonny-Pferd war seit seiner Entstehung in den Gestüten Budjonny und Pervaya Konnaya Armia im Gebiet von Rostow am Don beheimatet.

Die 1945 erbeuteten Trakehner waren ebenfalls im Gebiet von Rostow, im Gestüt Kirow, angesiedelt.

Mit der Zucht des Arabischen Reinbluts befaßte sich ausschließlich das Gestüt Tersk im Nordkaukasus bei Pjatigorsk. Die

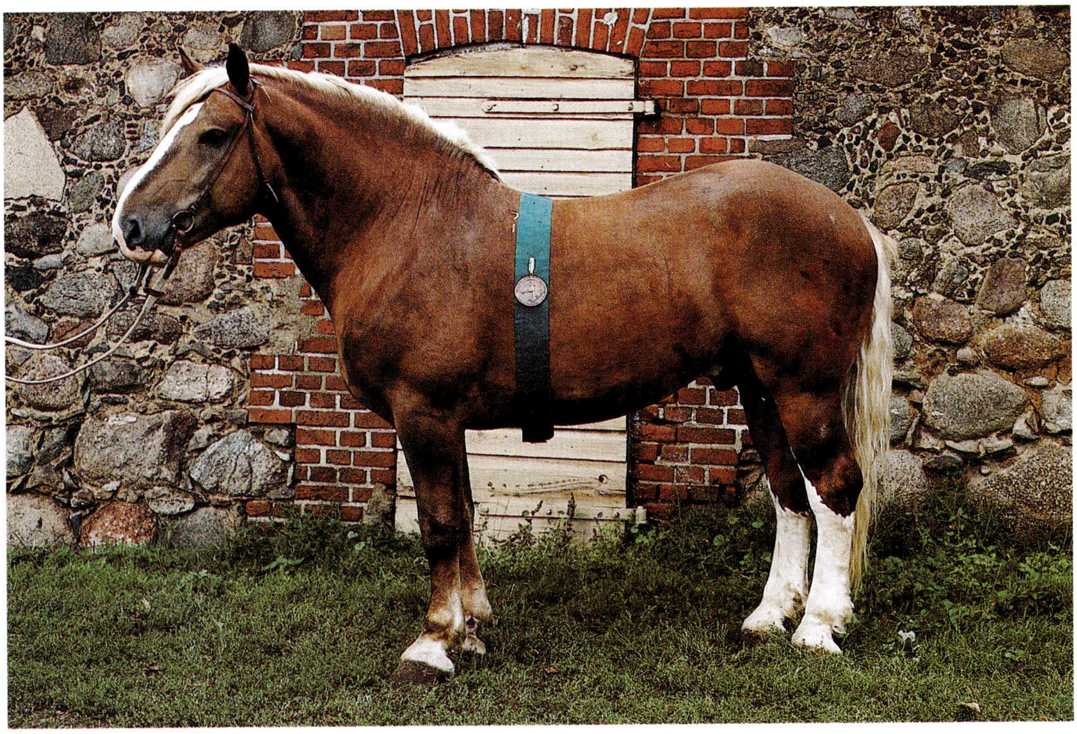

Mit der Annexion von Karelien und des Gebietes an der Nordbucht des Ladogasees durch die Sowjetunion im sogenannten Winterkrieg 1939/40 ging Finnland auch die Zucht des Karelischen Kaltbluts verloren. Die Abbildung zeigt einen typischen Vertreter dieser sehr gängigen, leistungsfähigen Rasse.

auf der alten Streletsker-Grundlage entstandene Arabische Halbblutrasse des Terskers wurde in das ebenfalls im Nordkaukasus gelegene Gestüt Stawropol verlegt.

Die recht umfangreichen Zuchten des Kabardiners und des Anglo- (Novo-)Kabardiners hatten ihre Zentren in den Gestüten Malokaratschajew und Malinsk am Fuß des Elbrus-Gebirges.

Die zahlreiche Don-Rasse wurde außer in den bekannten Zuchtstätten Budjonny und Simownik am Don auch in Issyk Kul in Kirgisien und in Legawaya in Kasachstan gezüchtet.

Das wichtigste Gestüt der Akhal-Tekkiner-Edelrasse war in Aschchabad, der Hauptstadt Turkmeniens. Daneben bestanden einige spezialisierte Kollektiv-Betriebe in Turkmenistan, Kasachstan und im Kaukasus, in denen die Zucht betrieben wurde.

Das bedeutendste Karabaier-Gestüt war Dshisak in Usbekistan. Im übrigen wurden Karabaier, Yomud und Lokaier auf verschiedenen Kolchosen und Sowchosen in Usbekistan, Turkmenistan und Tadschikistan gezüchtet.

Orlow-Traber und Russische Traber waren auf dem gesamten Gebiet der ehemaligen Sowjetunion zu finden, wobei die besten Rennpferde im europäischen Teil gezüchtet wurden. Als wichtigste Gestüte sind hier das städtische Moskauer Gestüt, Chrenowo bei Woronesch, Perm, Nowotommikowo bei Tambow, Tula, Jelan bei Saratow, Smolensk, Alexandrija bei Kursk und Dubrowka in der Ukraine zu nennen.

Kaltblutpferde der verschiedenen Rassen waren vor allem in den großen ackerbaulich genutzten Regionen im europäischen Teil und in Südsibirien anzutreffen. Die wertvollsten Vertreter waren in folgenden Gestüten konzentriert: Sowjetisches Kaltblut in den Gestüten Potschinsk bei Nishni Nowgorod und Mordwinsk, Wladimirer Traktorenpferd in den Gestüten Gawrilow-Possad bei Iwanowo und Jurgew-Podolsk bei Wladimir und Russisches Kaltblut in den Gestüten Nowo-Alexandrowsk in der Ukraine und Kugeda Chral. Kleinere Lokal- oder Regionalrassen wurden größtenteils in Kolchosen oder Sowchosen gezüchtet. Jedoch bestanden für verschiedene von ihnen ebenfalls zentrale Gestüte als Zuchtschwerpunkte. So standen die besten Baschkiren im Gestüt Ufa, die besten Kasachen in Mugodshary, die besten Karabaghs in Akdam in Aserbaidschan, die besten Nowo-Kirgisen in den Gestüten Osch und Jassy in Kirgisien …

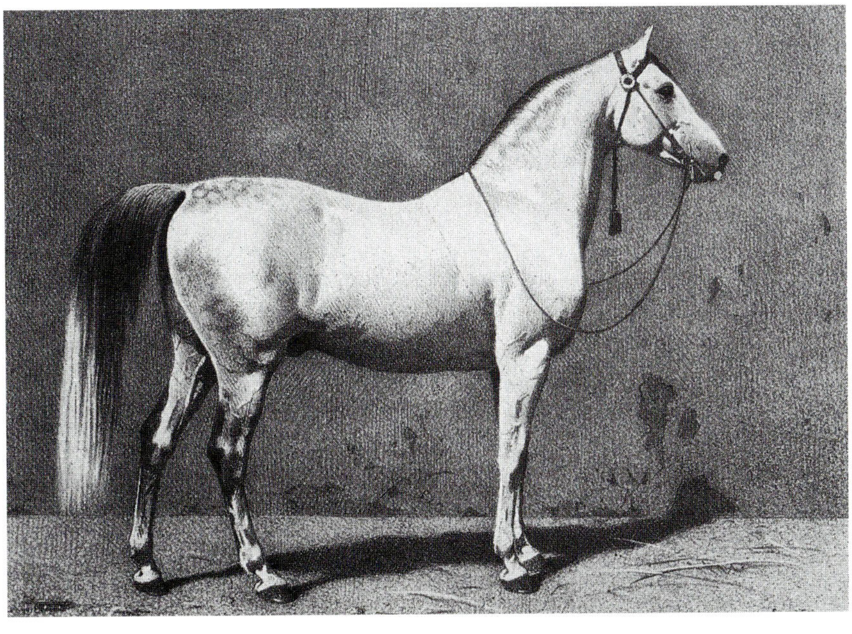

Hengst der Orlow-Rostopchin-Rasse aus dem Gestüt Chränowoy. Die Rasse wurde in der Revolution von 1917 bis 1921 ausgerottet. Darstellung aus „Vorzügliche Pferderassen" (1869) von Emil Volkers

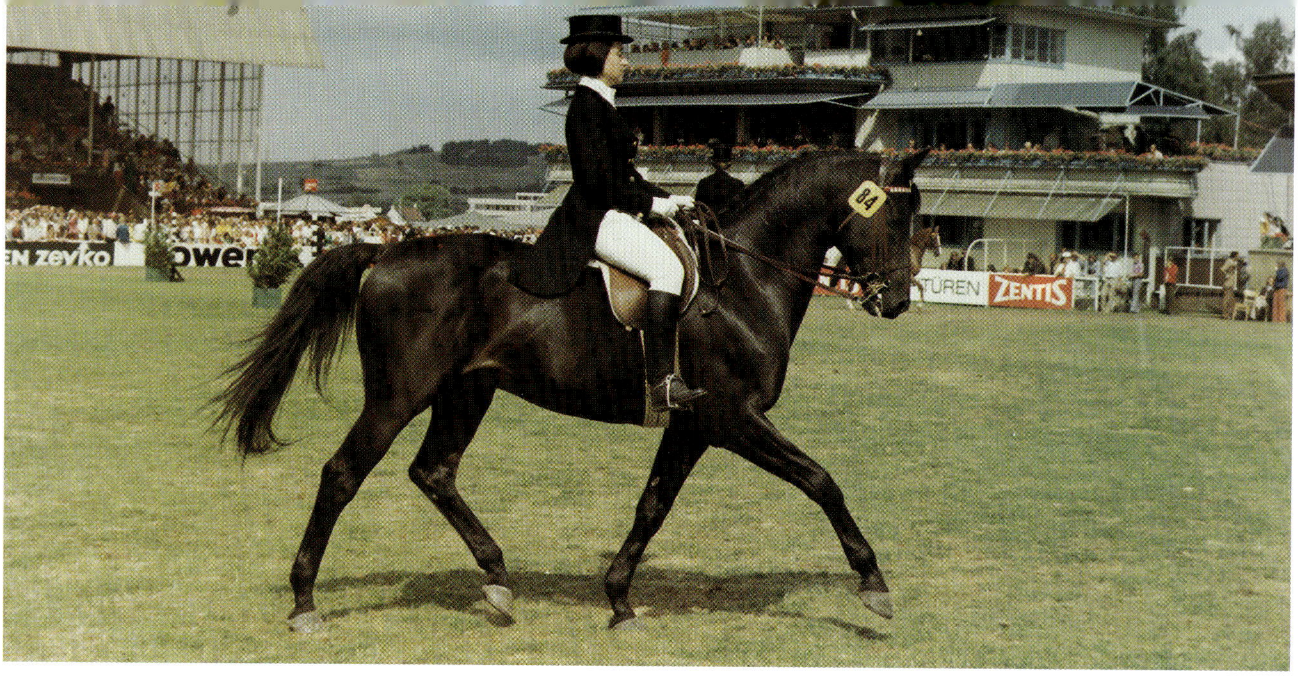

Nach der Eroberung Ostpreußens im Winter 1944/45 durch die Rote Armee wurde der gesamte Pferdebestand des Hauptgestüts Trakehnen von den sowjetischen Truppen beschlagnahmt und etwa 290 der besten Stuten in das Gestüt Kirow am Don überführt. Hier bauten die Sowjets auf den alten Blutlinien eine höchst erfolgreiche Trakehner-Reinzucht auf. Einer ihrer bekanntesten Vertreter war der Hengst Pepel, geb. 1956, der 1970 mit Dr. Elena Petuchkowa in Aachen die Dressur-Weltmeisterschaft gewann.

Die Gestütbücher der wertvolleren und wirtschaftlich wichtigeren Rassen wurden vom „Allunions-Forschungsinstitut für Pferdezucht" herausgegeben. Diese Regelung betraf vor allem die Rassen Vollblut, Arabisches Reinblut, Don, Budjonny, Trakehner, Orlow-Traber und Russische Traber, Sowjetisches und Russisches Kaltblut. Die Gestütbücher der kleineren Lokal- und Regionalrassen wurden von den örtlichen Forschungsinstituten oder den Landwirtschaftsministerien der einzelnen Republiken geführt und publiziert.

Abgesehen von den Kaltblütern und einigen Steppen- und Gebirgspferderassen wurden alle Pferde zwei- bis vierjährig auf ihre Reitpferdeeigenschaft geprüft, wobei die Rennbahn meist das Mittel der Wahl war, teils auch die Prüfung auf Dauerleistungen. Die Prüfung der Traber erfolgte ebenfalls auf der Rennbahn, dazu noch auf Zugwilligkeit im schwereren Zug. Die Tests des Kaltbluts und der nordrussischen Klepperrassen waren, neben denen auf Zugleistung, vor allem auf Milchproduktion und Ausschlachtungsergebnisse (sowohl quantitativer wie qualitativer Art) ausgerichtet.

Nach der Revolution und der „Allrussischen Zootechnischen Konferenz" von Moskau 1926 war die Pferdezucht streng ideologisch ausgerichtet. Maßgeblich waren die Lehren von *Iwan Wladimirowitch Mitchurin* (1855–1935) und seines Schülers *Trofim Denissowitch Lyssenko* (1898–1976). Sie leugneten die Effektivität jedweder Verwandtschaftszucht (Inzucht, Inzest etc.) zur Konsolidierung von Rassen und vertraten die These von der Wirksamkeit der „Kreuzung weit entfernter Arten". In der ersten Zeit nach der Revolution war die Züchtung bestimmt durch die von Lyssenko formulierte dialektisch-materialistische Vererbungslehre, nach der die Entstehung neuer Erbeigenschaften ausschließlich durch die Umweltbedingungen (Milieu) gelenkt werden könnten. Gleiche Umweltbedingungen brächten Typähnlichkeit hervor. Paarungen wurden folglich nach Typähnlichkeit und nicht nach Verwandtschaft vorgenommen.

Lyssenko war ein ausgesprochener Günstling *Stalins*, so daß zu dessen Lebzeiten Kritik an dieser Theorie nicht geduldet wurde. Später wurde sie jedoch widerlegt beziehungsweise führte sich selbst „ad absurdum". Nach Stalins Tod kam es in der Sowjetunion zu einer stillschweigenden Revision der züchterischen Theorien und zu einer Rückkehr zu den durch den dialektischen Materialismus überwunden geglaubten „westlichen" Zuchtpraktiken.

In den Darstellungen der Pferdezucht auf dem Gebiet der ehemaligen Sowjetunion hat bis in die jüngste Zeit eine sehr einseitige, ideologisch gefärbte Berichterstattung vor allem seitens der sowjetischen und eine sehr unkritische seitens westlicher Autoren stattgefunden. Die zum Teil recht ausführlich behandelten geschichtlichen Abläufe sind in der Regel nur aus der kommunistischen Perspektive zu verstehen. Es fällt auf, daß die Sowjets fast nur Rassen herausstellen, bei denen sie mit in der Zeit zwischen den zwanziger und achtziger Jahren erreichten Zuchtresultaten aufwarten konnten. Dagegen wurden viele der teils sehr alten Pferderassen und -typen des russisch-sowjetischen Territoriums kaum oder nur unzureichend dargestellt, sofern sie überhaupt erwähnt wurden. Dabei sind diese Rassen keineswegs alle ausgestorben oder plötzlich verschwunden, sondern bevölkern nach wie vor noch immer die unendlichen Räume zwischen dem Baltikum und der Wolga, Afghanistan und dem Altai. Auf diese Weise entsteht auch ohne direkt sachlich falsche Angaben, aber durch einerseits Hervorheben und andererseits Verschweigen bestimmter Details, eine sehr lückenhafte Darstellung. Selbst eingehende Studien westlicher Autoren seit dem Zusammenbruch der Sowjetunion lassen noch vieles ungeklärt. Die Informationen über zahlreiche alte Rassen aus der Zarenzeit, soweit sie noch existieren, muß man als spärlich bezeichnen.

Der Zerfall der Sowjetunion und die in verschiedenen Gebieten stattgefundenen Auflösungskämpfe haben zweifellos auch in den jeweiligen Pferdezuchten ihre Spuren hinterlassen und einige ohnehin bedrohte Rassen, wie zum Beispiel den Karabagh, noch mehr gefährdet. Die größte Gefahr für die Pferdezucht, die sich bisher unter staatlichem Schutz befand, geht davon aus, daß sich zahlreiche Rassen der Konkurrenz der sich rasant ausbreitenden Motorisierung der Landwirtschaft und alle der des internationalen Marktes stellen müssen, der auf sportlichem Sektor heute völlig von den westeuropäischen Warmblutrassen dominiert wird. Standortvorteile, wie die weitaus niedrigeren Gestehungskosten, können das nur teilweise kompensieren.

Die Unterteilung in Warmblut-, Kaltblut- und Ponyrassen muß man für das Gebiet der ehemaligen Sowjetunion ein wenig modifizieren, da sie für eine Vielzahl der Rassen zu ungenau und verallgemeinernd erscheint. Viele Rassen erreichen zwar nicht mehr als das Ponymaß von höchstens 148 cm Widerristhöhe, sind jedoch kleine Pferde ohne die typischen Ponycharakteristika. Einige Rassen könnte man als Warmblutrassen einordnen, jedoch sind sie so stark durch ihren Lebensraum geprägt, daß es sinnvoller scheint, sie danach aufzugliedern. Außerdem findet sich eine Reihe sowohl warmblütiger wie auch kaltblütiger Kulturrassen, die mehr denen Westeuropas ähnlich sind. Daher weiche ich im folgenden Teil von der bisher vorgenommenen Gliederung ab.

WARMBLÜTIGE KULTURRASSEN

ORLOW-TRABER

TYP, INTERIEUR, VERWENDUNG:
Beim Orlow-Traber handelt es sich um eine relativ große, kompakte, elegante Wagen- und Rennpferdrasse für Trabrennen vor dem Sulky und dem Rennschlitten, die ihren orientalischen Typus nicht verleugnen kann. Der Orlow-Traber zeichnet sich aus durch Ausdauer und Härte, Langlebigkeit und Fruchtbarkeit, Intelligenz, lebhaftes Temperament und vorzüglichen Charakter.

Hervorzuheben sind seine geradezu glänzenden Zugpferdeeigenschaften, seine absolute Ehrlichkeit im Geschirr, wodurch er sich nicht nur als hervorragendes Rennpferd (vor allem über längere Distanzen), sondern auch als elegantes Kutschpferd, für die nationalen Troika- und Tatschanka-Anspannungen sowie für alle landwirtschaftlichen und Transportarbeiten eignet. Sehr verbreitet ist sein Einsatz überall auf dem Gebiet der ehemaligen UdSSR zur Verbesserung bodenständiger lokaler Rassen, wie dem Bitjug, dem Woronesch-Pferd, dem Kusnezker-Pferd und vielen anderen, sowie zur Schaffung neuer, überregionaler Rassen, wie zum Beispiel dem Russischen Traber.

EXTERIEUR:
Aufgrund wesentlicher Typdifferenzen der einzelnen Linien sind die Exterieurpoints innerhalb der Population uneinheitlich, doch ist der Gesamteindruck stets recht harmonisch. Der Kopf ist häufig groß, doch ausdrucksvoll, rassig, orientalisch geprägt, mit großen, lebhaften, intelligenten, dunklen Augen. Die Stirn ist gewölbt, der Nasenrücken, der in den weiten Nüstern endet, eingesenkt. Der geschwungene Hals ist sehr schön aufgesetzt und wird stolz getragen. Der Widerrist ist nicht sehr stark markiert, oft niedrig und geht ohne merklichen Übergang in den langen, nicht selten weichen Rücken über. Den Rücken und die breite, mäßig abschüssige Kruppe verbinden eine kräftige, muskulöse Lende. Das Schulterblatt, lang und gut bemuskelt, jedoch nicht sehr schräg gelagert, ist im rechten („Traber"-)Winkel mit dem langen, muskulösen Oberarm verbunden. Dadurch, daß die Brust zwar breit ist, die Gurttiefe jedoch gering, wirkt der Orlow-Traber häufig etwas hochbeinig. Die langen Unterarme und Unterschenkel sind kräftig bemuskelt, die Röhren kurz, breit, trocken, Sehnen und Gelenke sind klar konturiert. Die großen, breiten, gesunden Hufe sind von vorzüglicher Beschaffenheit. Auffallend ist der vielfach recht stark ausgebildete sogenannte „Friesenbehang" (Erbteil des Harddravers) und das üppige Langhaar.

Am häufigsten kommen Schimmel (50 Prozent – in der Jugend oft stark geäpfelt), Braune (25 Prozent) und Rappen (20 Prozent) vor. Füchse und andere Farben sind jedoch selten (5 Prozent). Weiße Abzeichen sind recht gewöhnlich.

Die Widerristhöhe liegt bei 158–165 cm Stockmaß.

MECHANIK:
Der Schritt des Orlow-Trabers kann gelegentlich etwas kurz sein. Die rasante Trabaktion besitzt bei großer Schulterfreiheit eine recht hohe, nicht selten bodenweite Knieaktion vorn,

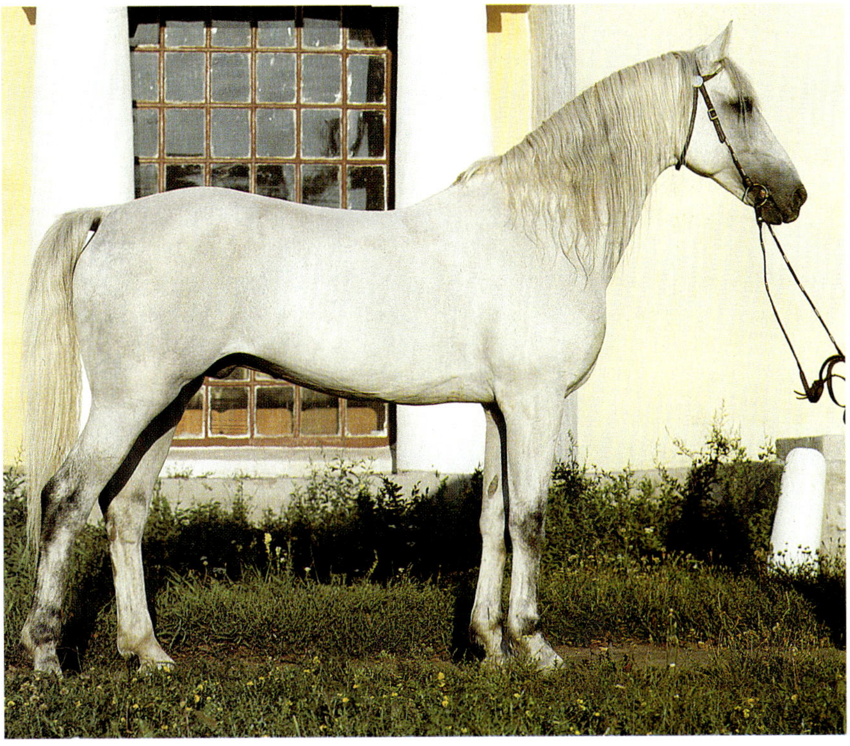

Orlow-Traber-Hengst im Gestüt Chränowoy

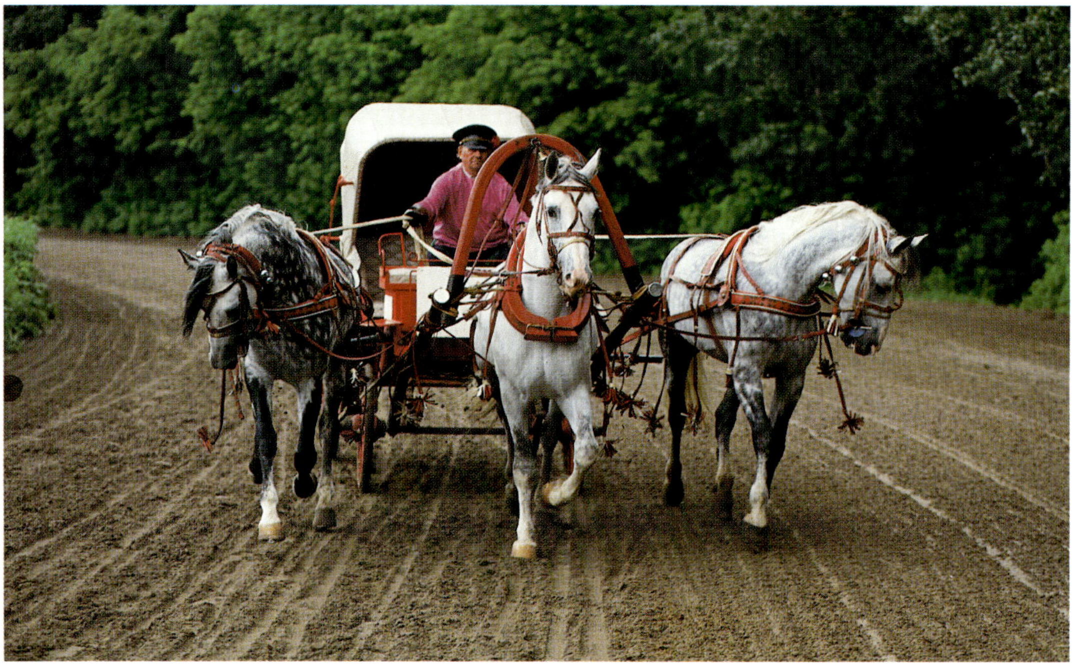

Orlow-Traber in Troikaanspannung

bei kräftigem Antritt und gewaltigem Schub aus der Hinterhand.

Der Orlow-Traber betritt die Rennbahn in der Regel im Alter von drei Jahren und verläßt sie oft erst wieder mit 12 bis 14 Jahren. Seine beste Rennleistung erreicht er häufig im Alter von acht Jahren oder später.

Das bedeutendste Rennen ist das Russische Traber-Derby, ausgetragen in Moskau über 1600 Meter, das von vierjährigen Pferden bestritten wird. Der Geschwindigkeitsrekord über 1600 Meter liegt bei etwa 2:00 Minuten. Die Renndistanzen liegen zwischen 1600 und 6400 Meter.

Die Galoppieranlagen sind in manchen Linien durchaus befriedigend, ebenso wie die Springanlagen.

ZUCHT:
Gezüchtet wird der Orlow-Traber als zahlenmäßig stärkste Pferderasse in zahlreichen über den europäischen Teil der ehemaligen Sowjetunion verteilten Gestüten, davon in über 20 Staatsgestüten und einer großen Zahl staatlicher Aufzuchtbetriebe. Die wichtigsten Gestüte sind Chrenowo und Tschesmensk im Woronesch-Gebiet, das Moskauer Gestüt, Perm an der Kama, Prilepsk auf der Mittelrussischen Platte, Nishni Nowgorod (1932–1991 als Gorki bezeichnet) an der Okamündung in die Wolga, Nowotommikowo bei Tambow, das Steppengestüt Jelan bei Saratow etc. Ein Gestütbuch erscheint regelmäßig.

GESCHICHTE:
Die Zucht des Orlow-Trabers ist die älteste planmäßig betriebene Traberzucht der Welt. Die Recherchen über diese Rasse bescherten mir gewissermaßen das Schlüsselerlebnis, das letztlich zum auslösenden Faktor für die Verfassung dieser Enzyklopädie wurde.

Der Begründer der Orlow-Traber-Zucht war *Graf Alexej Grigoriewitch Orlow-Tschesmenskoj* (1737–1809). In der einschlägigen Literatur seit Graf Wrangel und Gustav Schwarznecker liest man dazu kurz zusammengefaßt etwa folgendes: Graf Orlow habe in fortgeschrittenem Alter, nachdem er bei Katharina der Großen in Ungnade gefallen und aus Moskau verbannt worden war, mit der Pferdezucht begonnen, und zwar mit der Zucht eines Wagen- und nicht eines Reitpferdes, weil er wegen seines übermäßigen Gewichts nicht mehr habe reiten können ... Und diese Version hat seither offensichtlich immer ein Autor vom anderen abgeschrieben.

Als ich die verschiedenen Quellen zu studieren begann, wurde ich stutzig und fing an, die einzelnen, seit über 120 Jahren aufgestellten Behauptungen genauer zu überprüfen. Die Wahrheit, die ich dann allmählich und mit einiger Mühe nach umfangreichem Quellenstudium und Datenvergleichen herausfand, liest sich etwas anders!

Tatsächlich hatte Alexej Orlow schon seit jungen Jahren in seinem Moskauer Gestüt Ostrowo Pferde gezüchtet. Aber auch als er mit der Zucht im großen Stil begann, war er erst 33 Jahre alt. Um diese Zeit stand er in höchster Gunst bei der Zarin. Er hatte bei der Revolte der Garde und der Thronerhebung Katharinas eine maßgebliche Rolle gespielt, zusammen mit seinen drei Brüdern, von denen *Grigorij*, der älteste, der Geliebte der Kaiserin war. Alexej soll eigenhändig 1762 den *Zaren Peter III.* erdrosselt haben. Er war es auch, der Katharina von ihrem Lustschloß Peterhof nach Sankt Petersburg holte, wo man ihr als Zarin huldigte.

Nach dem Umsturz wurde Orlow im russisch-türkischen Krieg zum Befehlshaber der russischen Flotte ernannt. Aufgrund seines kriegsentscheidenden Sieges 1770 in der Bucht von Tschesme, bei dem die türkische Flotte vernichtet wurde, verlieh ihm Katharina den zusätzlichen Ehrennamen Tschesmenskoj. Außerdem schenkte sie ihm in dem noch unbesiedelten Schwarzerde-Steppengebiet von Woronesch riesige Ländereien.

Nach dem Sieg von Tschesme blieb die russische Flotte noch einige Jahre in der Ägäis. Da seine ständige Anwesenheit dort nicht notwendig war, unternahm Graf Alexej von dort aus Reisen nach Westeuropa sowie in den Nahen und Mittleren Osten. Er hörte Vorlesungen namhafter westeuropäischer Hippologen und Zoologen, besuchte zahlreiche bedeutende Gestüte und studierte die theoretische und praktische Arbeit ausländischer Pferdezüchter. Auf diese Weise erwarb er sich das notwendige Rüstzeug für seine praktische pferdezüchterische Tätigkeit, die er zunächst auf seinem Gestüt Ostrowo bei Moskau fortsetzte.

Im Gegensatz zu den im Barock sonst üblichen, wahllos bunten Kreuzungen, hatte Orlow ein klares, festumrissenes Zuchtziel. Er wollte ein für russische Verhältnisse geeignetes, elegantes, schnelles, ausdauerndes Wagen- und Schlittenpferd von bestechender Aktion und Adel schaffen.

Nach verschiedenen fehlgeschlagenen Experimenten erwarb Orlow im Jahre 1775 auf der griechischen Halbinsel Morea (Peloponnes) den Arabischen Silberschimmelhengst *Smétanka* um den Preis von 60 000 Rubel-Assignaten. Es handelte sich hierbei um einen Hengst mit auffallender Trabaktion, einer Widerristhöhe von nur 153 cm (Band-)Maß und außerdem merkwürdigerweise neunzehn Rippenpaaren.

Ostrowo, etwa 30 Kilometer vor Moskau gelegen, war zwar zu der Zeit eine recht erfolgreiche Zuchtstätte, doch war es platzmäßig so beengt, daß man weitgehend zu einer verweichlichenden permanenten Stallhaltung in geschlossenen Gebäuden gezwungen war, die immer wieder zu Seuchen unter den Gestütspferden führte. Auch *Smétanka* überlebte hier wenig mehr als ein Jahr. Daher zögerte Orlow nicht, auf dem weiten, ihm von der Zarin geschenkten Gelände von Woronesch, mitten in der landwirtschaftlich noch völlig unerschlossenen, unkultivierten Steppe, nach modernsten Gesichtspunkten ein neues Gestüt zu errichten, das den Namen Chrenowo (Chränowoje) erhielt, sein altes, beengtes Gestüt Ostrowo aufzulösen und den gesamten Pferdebestand dorthin zu verlegen. Mit der Errichtung der Gestütsanlage betraute er den berühmten italienischen Architekten Dominico Chilardi. Als Schutz gegen Brände wurden sämtliche Gebäude in Stein erbaut, so wie sie sich noch heute, trotz mancher Umbauten, dem Auge des Besuchers präsentieren.

Smétanka hinterließ aus seiner einzigen Decksaison unter anderem ein Hengstfohlen, *Polkan I*, aus der Paarung mit einer mausfalben Dänischen Stute (vermutlich Andalusischer Blutführung) aus dem Gestüt Frederiksborg. Der 1778 geborene *Polkan I* enttäuschte seinen Züchter, obgleich er die meisten Vorzüge seiner Eltern geerbt hatte, durch mangelndes Trabvermögen. Daher führte ihm Graf Orlow eine Friesische Harddraver-Stute zu. Das Produkt dieser Kombinationskreuzung war der 1784 geborene Schimmelhengst *Bars I*. Wie der russische Hippologe Koptschew in jener Zeit schrieb: „Dank einer genialen Zuchtkombination wurden die Arabischen Knochen des ideal gebauten *Smétanka* auseinander gerückt durch das umfangreiche und breite Skelett der dänischen Großmutter, und seine Ausschmückung geschah durch die üppigen Muskeln der holländischen Mutter. Dabei blieb in dem erzeugten Giganten *(Bars I)* das Feuer, Temperament und die Blutkraft der Muskeln des Wüstenpferdes bewahrt."

Bars I wurde der Stammvater aller Orlow-Traber. Zeitgenossen beschreiben ihn als „ein schönes, großes, starkes, korrektes Pferd mit vorzüglicher, leichter, raumgreifender Trabaktion". Er wurde 17 Jahre lang als Hauptbeschäler im Gestüt Chrenowo verwendet. Abgesehen von seiner Farbe und seinem Temperament vererbte er sich jedoch in Anpaarung an nichtverwandte Stuten nur wenig konstant.

Um sein Zuchtziel zu erreichen, schreckte Orlow deshalb nicht vor extremen, vielmals wiederholten Inzestpaarungen zurück. Es war bezeichnend, daß nach Ansicht russischer Hippologen bereits der aus einer Paarung von *Bars I* an eine Stute von *Bars I – Bars I – Bars I – Bars I* stammende *Ljubesnoj I* dem idealen Trabertyp sehr nahekam. Die nächste Generation soll noch vollkommener und die dritte, *Ljubesnoj III*, ein Ergebnis der Paarung von *Ljubesnoj II* mit seiner Vollschwester, nach Ansicht von Kennern nicht mehr zu überbieten gewesen sein.

Graf Orlow war in seinen Anschauungen seiner Zeit weit voraus. Unter seiner Leitung wurden alle von ihm gezüchteten Pferde auf ihre Trableistungen geprüft, und zwar sowohl auf Schnelligkeit wie auch auf Steh-

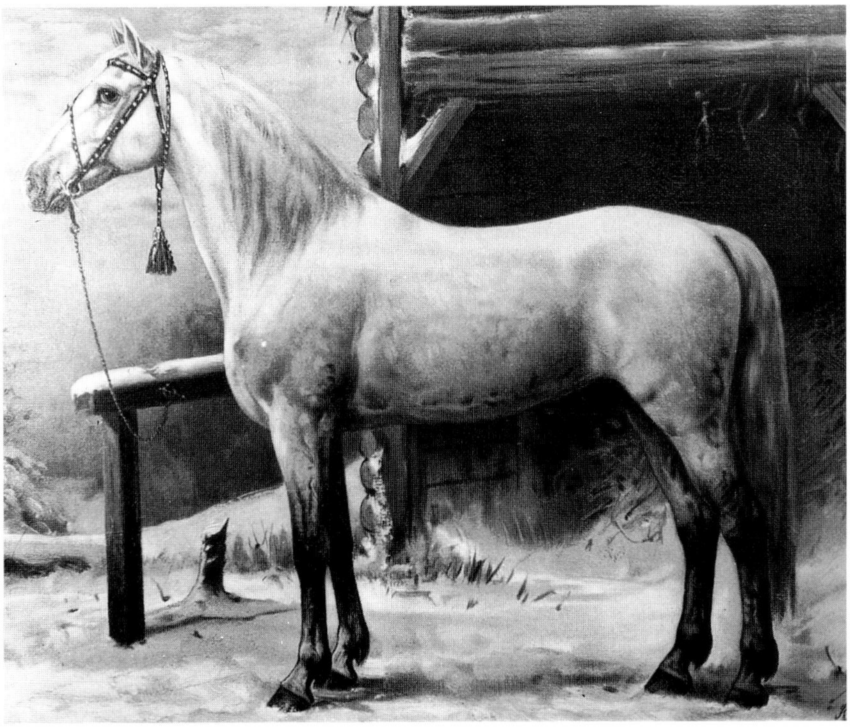

Orlow-Traber um 1860

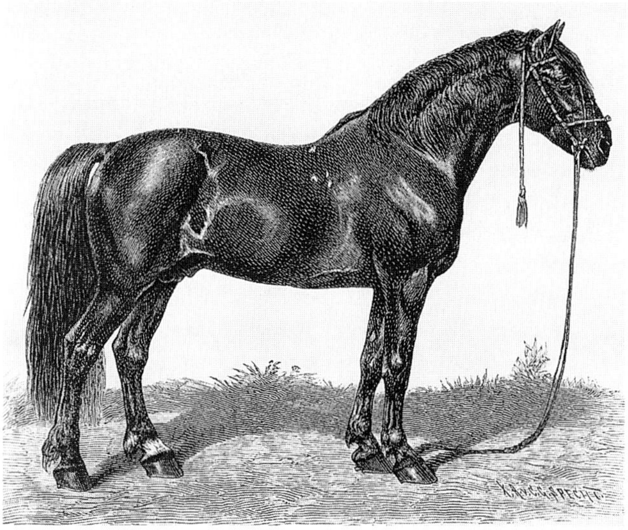

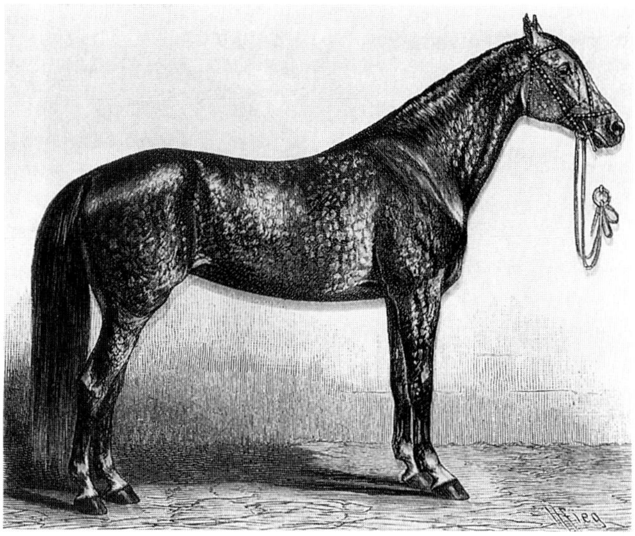

Oben links ein Orlow-Traber-Hengst aus „Das Buch vom Pferde", Graf C. G. Wrangel (2. Band, Stuttgart 1895)
Oben rechts eine Orlow-Traber-Stute (aus demselben Werk)

vermögen. Die kürzeste Distanz betrug 200 Sachem (426,70 m), die längste 20 Werst (21,30 km). Die Zeiten, die nach den vorliegenden Aufzeichnungen erzielt sein sollen, klingen allerdings etwas unglaubwürdig. Der Rekord für die Kurzstrecke soll danach ca. 30 Sekunden betragen haben, was einem Kilometerrekord von 1:10,3 Minuten entsprechen würde.

Um noch das überall in der Literatur geisternde Gerücht über die angebliche Ungnade Katharinas und die Verbannung Graf Alexej Orlows richtigzustellen: In Ungnade fiel er erst nach dem Tode der Kaiserin und der Thronbesteigung *Zar Pauls I.* (1754–1801), der die Brüder Orlow wegen ihrer Beteiligung am Sturz und Tod seines – angeblichen – Vaters *Peters III.* haßte. Er schickte Alexej Orlow jedoch nicht „in die Verbannung", sondern „auf Reisen", wie man es damals ausdrückte, von wo er jedoch schon vor 1801, dem Jahr der Ermordung Pauls, zurückkehrte.

Im übrigen begründete Orlow in Chrenowo nicht nur die Wagenpferdrasse des Orlow-Trabers, obgleich sie sicher sein liebstes Kind war, sondern außerdem auch eine sehr hochklassige Anglo-Arabische Reitpferdezucht, die 1845 mit der des Grafen *Fedor Wassiljewitch Rostopchin* (1763–1826) zu Annenskowo (Annenskoje) vereinigt wurde, nachdem die russische Krone die beiden Gestüte angekauft hatte.

Nach dem Tod des Grafen 1809 verwaltete der Leibeigene *W. J. Schischkin* Chrenowo. Man bemühte sich zunächst um eine bessere Konsolidierung der Trabereigenschaften durch noch ausgedehntere Inzucht. Doch verloren die Pferde an Größe und Masse und damit wertvolle wirtschaftliche Eigenschaften. Denn obwohl stets als Rennpferd genutzt, war der Orlow-Traber doch nie ein reines Luxuspferd, sondern wurde und wird immer auch als Gebrauchspferd angewendet. Er wird vor Kutschen, Troikas, Jagdwagen gespannt, in der landwirtschaftlichen Arbeit und zur Veredlung und Verbesserung anderer Rassen eingesetzt. Folgerichtig stellte Schischkin erneut einige Harddraver-Stuten in die Herde ein, dazu Vollblut-Stuten, Norfolk-Roadster- und Dänische Stuten. Dabei achtete er streng darauf, daß die Blutauffrischung, als das er sie ansah, ausschließlich über die weibliche Linie erfolgte. Aus einer der Friesischen Stuten stammte der Hengst *Ljubimec*, dessen Sohn *Warwar* große Bedeutung für die weitere Entwicklung und Festigung der Orlow-Rasse hatte.

Zu jener Zeit begannen sich einzelne Blutlinien herauszubilden, und die Entstehung des Orlow-Trabers war so gut wie abgeschlossen. Zu Lebzeiten Graf Orlows und auch noch längere Zeit nach seinem Tode wurden niemals Zuchttiere abgegeben. So erhielt beispielsweise 1811 sogar *Zar Alexander I. Pawlowitch* (1777–1825) von der verwitweten Gräfin Orlow statt der Hengste, die er angefordert hatte, vier Wallache. Erst als der Gestütsdirigent Schischkin nach seiner Freilassung ein eigenes Gestüt, Tulinow, gegründet hatte und dort mit Stuten aus den besten Chrenowoschen Stämmen zu züchten begann, kam es zu einer weiteren Verbreitung des Orlow-Trabers. Einer der bedeutendsten Vertreter der Tulinowschen Zucht wurde der 1871 geborene Hengst *Udaloj* (der Vater des Rekordtrabers *Lel*).

Die Zucht in Chrenowo verlor nach dem Fortgang Schischkins an Qualität und blühte erst wieder auf, als die russische Regierung das Gestüt 1845 aus dem Besitz der Tochter Orlows erwarb. Damals wurden Gestütbücher angelegt, ein Rennreglement erlassen und die Hengste auf Deckstationen im Land verteilt und so weiteren Kreisen zugänglich gemacht. Außerdem wurden genaue Bestimmungen für die Anerkennung eines Pferdes als Orlow-Traber ausgearbeitet. Beträchtliche Staatsmittel wurden aufgewendet für Rennpreise und Züchterprämien.

In Moskau waren 1799 die ersten öffentlichen Trabrennen veranstaltet worden, 1826 folgen die in Lebedjan. 1834 wurde die Moskauer Trabrenngesellschaft gegründet. Die meist im Winter veranstalteten Rennen vor dem leichten Schlitten waren außerordentlich populär. Und schon bald entstanden überall im Land kleinere und größere Orlow-Traber-Gestüte. Um die Jahrhundertwende bestanden annähernd 1500 Zuchtstätten auf dem Gebiet des europäischen Rußlands, in denen Traber gezüchtet wurden.

Das unbestrittene Verdienst des Orlow-Trabers ist es, den Trabrennsport in Westeuropa, vor allem in Deutschland, Österreich-Ungarn, Italien und Schweden, populär gemacht zu haben. Als im 19. Jahrhundert die allmählich sich bessernden Verkehrsverhältnisse den Handel mit Rußland aufblühen ließen, kamen auch die ersten russischen Schnelltraber Orlowscher Abstammung in den Westen. Dem ihnen entgegengebrachten Interesse verdanken wir die Gründung zahlreicher Trabrennvereine und die Einführung von Trabrennen.

Die ersten in Westeuropa abgehaltenen regulären Trabrennen wurden vollkommen von den Orlow-Trabern beherrscht. Tatsächlich stellten die importierten Orlow-Traber jedoch nur in den seltensten Fällen bessere Rennklasse dar, da den reichen russischen Züchtern die besten Pferde nicht feil waren. Dennoch hatten sie gegen ihre meist der Warmblutzucht entstammenden Gegner ein leichtes Spiel. Mit ihrer Dominanz auf den Trabrennbahnen war es jedoch mit den Standardbred-Importen aus Amerika bald vorbei. Sie überflügelten die Orlow-Traber nur allzu schnell und waren relativ billig zu haben.

Eine ähnliche Entwicklung zeichnete sich übrigens auch in Rußland ab. Seit man Standardbreds aus den USA zu importieren begann, siegten sie, wo immer sie – oder ihre Kreuzungsprodukte aus Orlow-Stuten – auf den Plan traten, gegen die originäre Zucht. Sie traten einen wahren Siegeszug an! Von den 1500 Trabergestüten Rußlands züchteten um 1900 nur 52 mit amerikanischem Blut. Und doch gewannen laut Statistik auf den Residenzbahnen 90 Prozent der gestarteten Kreuzungsprodukte gegen die Orlows.

Da in der Orlow-Zucht Selektion und Paarungen stark von der Exterieurbeurteilung abhängig waren und – im Gegensatz zu Graf Orlows Zeiten – Trainings- und Rennergebnisse nicht ausreichend berücksichtigt wurden, kam es auf dem Sektor des Rennsports in der Zeit zwischen 1900 und 1914 zu einem gewissen Einbruch für die Orlow-Zucht. Und das, obgleich sich die Renngeschwindigkeiten der Orlow-Traber zwischen 1836 und 1910 substantiell verbessert hatten, von auf 1000 Meter berechnet 1:47,8 auf 1:17,0 Minuten. Um dem Rückgang der Orlow-Zucht zu begegnen, wurde zum 1. Januar 1906 eine Schließung des Orlow-Gestütbuches gegen fremdes Blut mittels „Ustáw" verfügt. Das konnte jedoch nicht verhindern, daß mittlerweile fast alle großen Rennen von Metis-Trabern (Kreuzungstrabern) gewonnen wurden. Der russische Stolz war zutiefst getroffen!

Aufgrund der Wirren des Ersten Weltkriegs und der russischen Oktoberrevolution kam es zunächst zu einem katastrophalen Niedergang der gesamten russischen Pferdezucht und damit auch der des Orlow-Trabers. Nach der Konstituierung der Sowjetunion und nachdem man die ideologischen Vorurteile, daß es sich bei der Zucht des Orlow-Trabers und bei den Trabrennen um ein reines Spielzeug des Klassenfeindes handle, überwunden hatte, setzte ein sorgfältiger, planmäßiger Wiederaufbau der Orlow-Zucht (nun unter dem Namen „Russischer Traber", um den Ideologen Genüge zu tun) und des Rennbetriebes durch massive Anstrengungen der Regierung ein.

Hauptziele waren es, die Trabgeschwindigkeit zu erhöhen und den Orlow-Traber für eine Verbesserung anderer Rassen zu nutzen. Aus einem Bestand von rund 6000 Zuchtpferden im Jahr 1917 entwickelte sich bis in die siebziger Jahre ein Bestand von 25 000 Pferden, wobei die Verwendung als Wirtschaftspferd allerdings eine wesentliche Rolle spielte.

1949 wurde der traditionelle Name „Orlow-Traber" wieder eingeführt. Heute unterscheidet man zehn genealogische Linien der Orlow-Zucht, von denen folgende die wichtigsten sind: *Bartschuk*, *Bubenschek*, *Lowtschy*, *Otboy*, *Pilot*, *Weterok* und *Woin*. Sie alle gehen auf den Gründerhengst *Bars I* zurück. Die züchterischen Hauptanliegen der modernen Orlow-Traber-Zuchtleitung sind außer der Verbesserung der Rennfähigkeit die Erhaltung des harmonischen, korrekten Exterieurs, des Rahmens, der Trockenheit und Härte und der Widerstandskraft des Sehnen- und Bänderapparates. Vor allem die Verbesserung der Renngeschwindigkeit ist beträchtlich: Der Rekordhalter *Pion* trabte die Meile in 2:00,1 Minuten.

Heute ist der Orlow-Traber wegen seiner Schönheit und seinen hervorragenden Kutschpferdeigenschaften ein beliebter Exportartikel. Mittlerweile

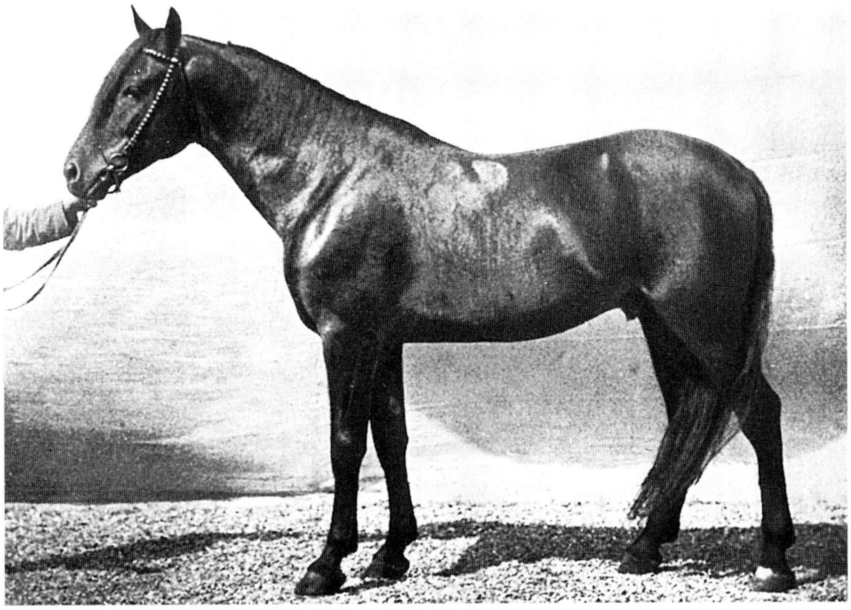

Orlow-Traber in den fünfziger Jahren

spielt er aufgrund seiner Ehrlichkeit, Geschirrtreue und Schnelligkeit eine gewisse Rolle im international wettkampfmäßig betriebenen Fahrsport vor allem Westeuropas.

RUSSISCHER TRABER

TYP, INTERIEUR, VERWENDUNG:
Der Russische Traber ist ein Rennpferd für Trabrennen vor dem Sulky und dem Rennschlitten. Er besitzt eine harte, trockene Konstitution, ein energisches, eifriges Temperament und einen ehrlichen, freundlichen Charakter.

In der Russischen Traberrasse lassen sich drei Typen unterscheiden: Das Pferd des sportlichen Typs ist das eigentliche Rennpferd, mit kurzem Rumpf, hochbeinig, mit leichtem, trockenem Skelett. Daneben besteht ein zweiter, etwas kleinerer, kompakterer Typ, kurzbeinig, von einer gewissen Länge, mit kräftiger Konstitution, mehr ein Arbeits- und Wagenschlag. Der dritte Typ steht zwischen den beiden. Er ist nicht ausgesprochen zugpferdtypisch, aber doch deutlich kompakter als der Renntyp.

Vor allem Pferde des kompakten und des mittleren Typs haben sich in leichteren landwirtschaftlichen Arbeiten, für gewerbliche Transporte, als leichte Kutschpferde (Jucker), ja sogar als Reitpferde für Freizeit und (Breiten-)Sport bewährt. Daneben werden sie jedoch vielfach erfolgreich eingesetzt für die Veredlung und Verbesserung lokaler bodenständiger Rassen.

EXTERIEUR:
Der exterieure Gesamteindruck ist der einer deutlich trockeneren Textur und größeren Härte als der des Orlow-Trabers. Der Kopf ist leicht, mit meist geradem Profil, manchmal auch leicht ramsnasig, der Hals lang und gerade, nicht so geschwungen wie beim Orlow-Traber, der Widerrist deutlicher markiert. Die lange, muskulöse Schulter ist mäßig schräg geneigt, im rechten („Traber"-)Winkel mit dem ebenfalls langen Oberarm verbunden. Unterarme und Unterschenkel sind ebenfalls lang und bemuskelt.

Die Oberlinie ist in der Regel fester als die des Orlow-Trabers, mit gut bemuskelter Lende und breiter, abschüssiger Kruppe. Die langen Sitzbeinmuskeln sind ausgeprägt. Die kurzen Röhren sind kräftig, Gelenke und Sehnen trocken und gut konturiert. Gelegentlich findet man eine unregelmäßige Stellung, wie zum Beispiel eine Tendenz zu säbelbeiniger oder kuhhessiger Stellung der Hinterbeine. Die Hufe sind untadlig, mittelgroß, fest und gesund.

Den größten Teil der Russischen Traber stellen Braune, Dunkelbraune oder Rappen. Schimmel sind seltener, Füchse und andere Farben kommen kaum vor.

Die durchschnittliche Widerristhöhe des mittleren und des Renntyps liegt für Hengste bei 160–162 cm, für Stuten bei 158–160 cm Stockmaß. Der kompakte Typ ist etwas kleiner.

MECHANIK:
Der Russische Traber hat einen fördernden, rasanten, sehr schnell repetierenden Trab mit großer Schulterfreiheit und enormem Schub aus der Hinterhand, wobei die Hinterbeine häufig an der Spur der Vorderbeine vorbeigreifen. Die Aktion ist flacher als die des Orlow-Trabers. Einige Linien tendieren zum Paßgang (Erbteil des Standardbred). Schritt und Galopp sind meist besser als beim American Standardbred.

Der Russische Traber hält zur Zeit nahezu alle Trabrennrekorde auf dem Gebiet der ehemaligen UdSSR und ist um zwei bis 2,5 Sekunden schneller über die Meilendistanz (1600 Meter) als der Orlow-Traber. Der Meilenrekord 1998 liegt bei ca. 1:58,0 Minuten.

ZUCHT:
Nahezu auf dem gesamten Territorium der ehemaligen Sowjetunion, mit Ausnahme Tadschikistans, ist der Russische Traber als Veredler eingeführt. Sein Anteil am Gesamtpferdebestand beträgt etwa acht Prozent. Der Mutterstutenbestand wird mit etwa 25 000 Köpfen angegeben.

Etwa 80 Prozent der Hengste und die Masse der Stuten gehören den sechs wichtigsten Blutlinien *Aljoscha* (über *Podarok*), *Balagur* (über *Samorskoje – Kuzbass*), *Geldeitz*, *Magnat* (über *Nalim – Original*), *Talantlivy* und *Trepet* an. Die Hauptmasse der Pferde befin-

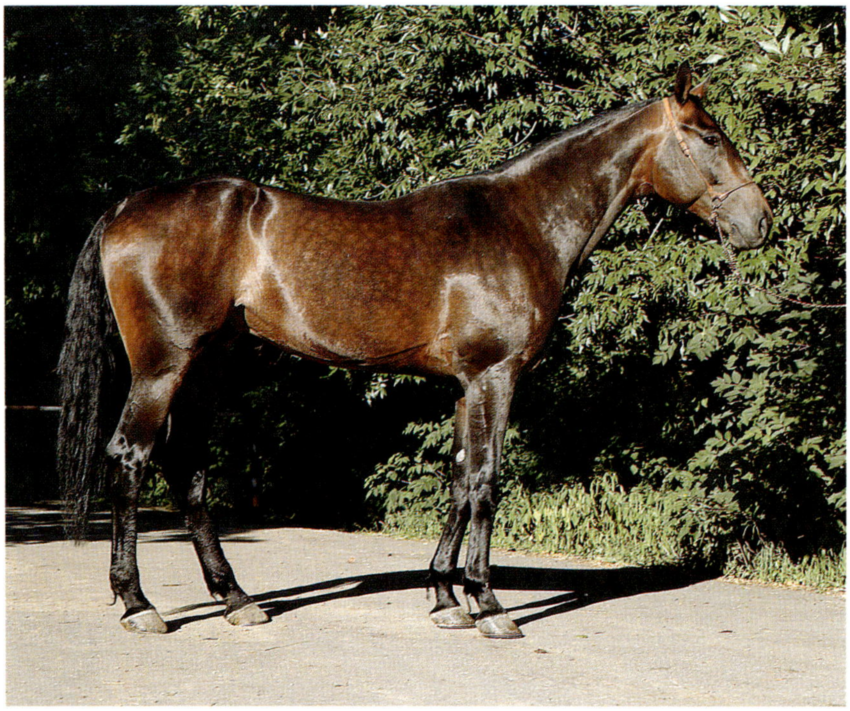

Moderner Russischer Traber-Hengst

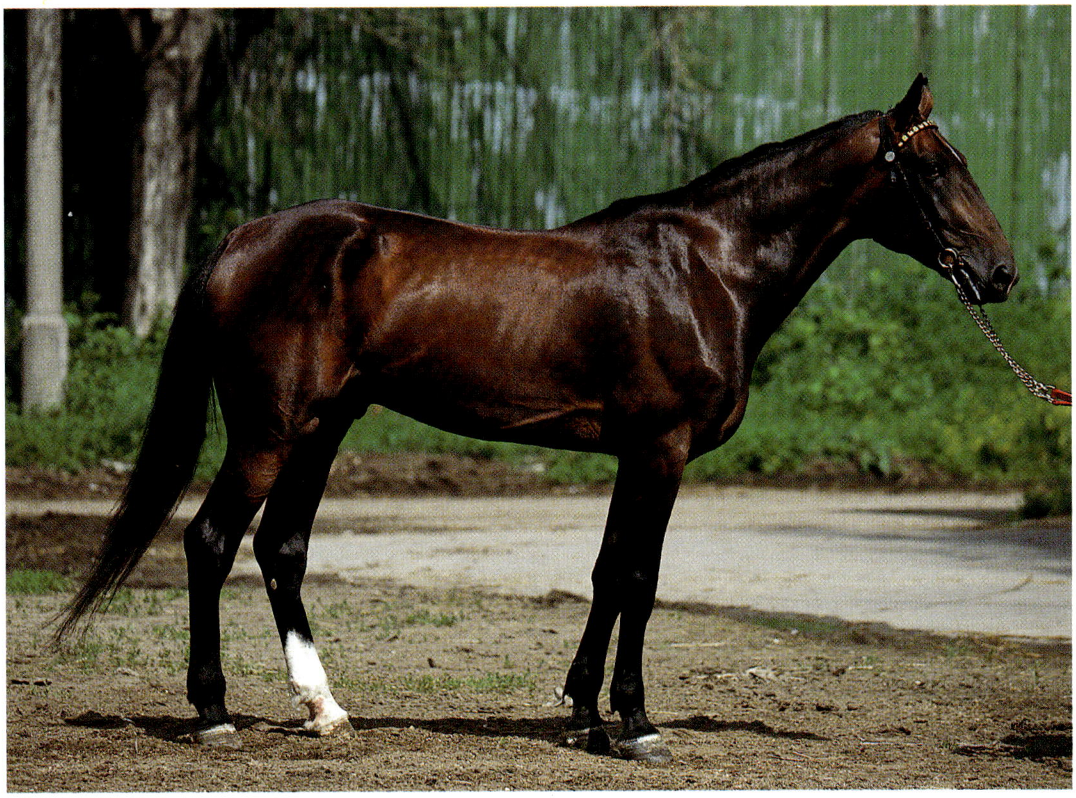

Verglichen mit dem Orlow-Traber läßt das Exterieur des Russischen Trabers nicht selten zu wünschen übrig, wie das schwache, mäßig eingeschiente Sprunggelenk und die Säbelbeinigkeit dieses Hengstes zeigen.

det sich im europäischen Teil der ehemaligen UdSSR, wobei sich gewisse Schwerpunkte herausgebildet haben: Im Gebiet von Omsk beträgt der Anteil fast 70 Prozent, im Tjumen-Gebiet 40 Prozent und um Uljanow ebenfalls fast 40 Prozent.

Zahlreiche Staatsgestüte und Aufzuchtstätten betreiben die Zucht und Aufzucht des Russischen Trabers. Die wichtigsten sind Alexandrowsk bei Orlow, Dubrowsk an der Poltawa, Elensk bei Saratow, Labrowka und Nowotommikowo bei Tambow, Slynsk, Smolensk, Ufimsk und Uljask in Baschkirien. Im Gebiet von Orjol wird ein kleiner Bestand an Standardbreds als Genreserve rein weitergezüchtet.

GESCHICHTE:

Der Russische Traber, bis 1949 Metis-Traber (Hybrid-Traber, Kreuzungstraber) genannt, ist eine der jüngsten Rassen auf dem Gebiet der ehemaligen Sowjetunion. Gegen Ende des 19. Jahrhunderts entstand unter den traditionsbewußten russischen Traber-Züchtern, die stets nur ihre heimische Orlow-Traber-Zucht und deren Leistungen vor Augen hatten, große Aufregung, als sie von der phänomenalen Schnelligkeit der Amerikanischen Standardbred-Traber erfuhren. Um Orlow-Traber und Amerikanische Traber miteinander zu vergleichen, hatte die Moskauer Trabrenngesellschaft Gastvorführungen transatlantischer Traber im Moskauer Hippodrom veranstaltet. Der Auftritt der Amerikaner endete mit einer geradezu vernichtenden Niederlage der Orlow-Traber. Das führte zum Ankauf Amerikanischer Traber, anfangs nur für Rennzwecke, später jedoch auch zur Zucht.

Die meisten Importe aus den USA waren zunächst nicht von besonders hoher Rennklasse. Dennoch waren sie schneller als die Produkte der nationalen Orlow-Zucht. Das hatte eine Reihe von Rassekreuzungen zur Folge, und auch die Kreuzungsprodukte waren deutlich schneller als die Orlows. Die ersten Kreuzungen fanden im Gestüt von *S. M. Golozyn* statt. Eins dieser Produkte war die 1894 geborene Stute *Cleopatra*, v. *Prince Warwick* A.Tr. a. d. Orlow-Stute *Kralja*, die nach einer überaus erfolgreichen Rennkarriere zur Begründung einer wertvollen Stutenlinie und zugleich zur Mutter des Linienbegründers *Antonij* wurde. Bald darauf begann sich eine Reihe von größeren Gestüten einer solchen Kreuzungszucht zu widmen, neben dem verstärkten Import Amerikanischer Standard-Zuchthengste führte man rasch auch Zuchtstuten ein.

Durch die zusammen mit den amerikanischen Pferden ins Land gekommenen Trainer und Fahrer fanden auch viele neue Methoden der Ausbildung und des Trainings der jungen Traber, der Fahrtechnik, der Fahrweise und der Taktik in den Rennen nach Rußland Eingang, von der Einführung einer neuen Form des Rennbeschlags, der Beschirrung und des amerikanischen Sulkys ganz abgesehen. Das System der Aufzucht wurde rationalisiert, die Fütterung modernisiert und Rennen über kürzere Distanzen eingeführt. Dies führte auch zu wesentlich verbesserten Rennleistungen der Orlows. Trotzdem blieb der Orlow-Traber dem Metis-Traber bis heute auf fast allen, speziell auf den kürzeren Distanzen, klar unterlegen. Wie rasch die Orlow-Amerikanischen Kreuzungstraber die russische Rennszene zu beherrschen begannen, zeigen folgende Ausführungen *Graf C. G. Wrangels* in DIE RASSEN DES PFERDES (Band 2, Stuttgart 1909): „Wie aus dem Bericht der russischen Reichsgestütsverwaltung zu entnehmen ist, gibt es in Rußland 1500 Trabergestüte, von denen 1448 ausschließlich Orlow-Traber als Beschäler benutzen, die übrigen aber Ameri-

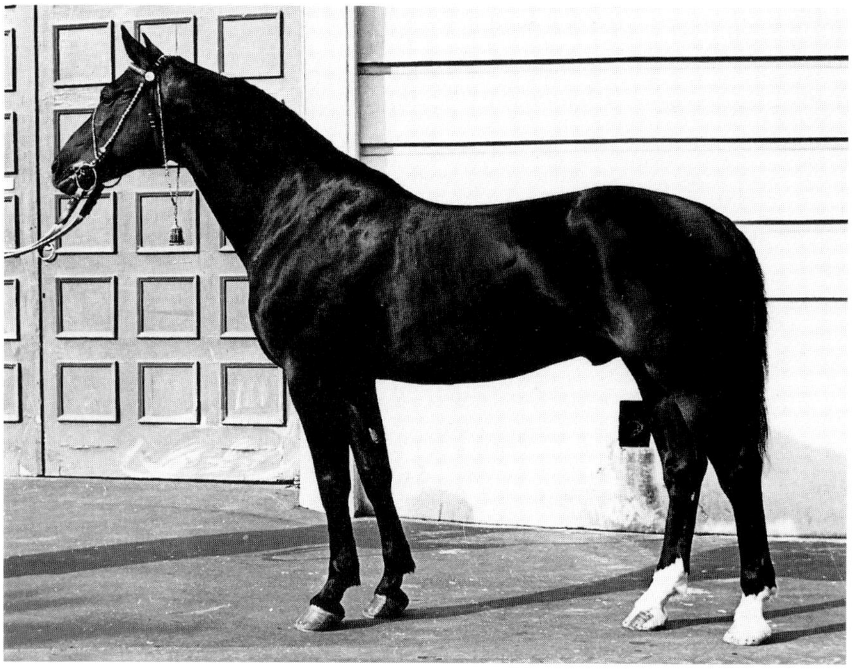

Russischer Traber-Hengst Arakil in den fünfziger Jahren

kaner verwenden. Das Verhältnis der beiden Zuchtrichtungen drückt sich also durch die Zahl 1:30 aus. Ungeachtet dieser scheinbar unbedeutenden Anzahl von Gestüten mit Amerikanischen Beschälern haben die Kreuzungsprodukte dieser Zuchtstätten auf den Residenzbahnen vorherrschende Bedeutung gewonnen.

Laut Jahresbericht des Moskauer Trabrennvereins für 1903 liefen auf den Residenzbahnen 105 dieser Kreuzungsprodukte und von ihnen siegten 94 – das heißt von fünf Pferden gewannen vier. Orlow-Traber liefen 1340, und von ihnen gewannen 934, das heißt knapp sieben von zehn Pferden …"

Im Zuge der fortschreitenden Rassenkreuzungen kamen nun auch Amerikaner bedeutend höherer Rennklasse nach Rußland, so der Inhaber des damaligen Weltrekords, *Kresceus*, der die Meile in 2:02,15 Minuten lief, sowie die Hengste *Bob Douglas* (2:0,43), *Allan Winter* (2:06,3) und *General Forest* (2:08,15). Die bedeutendsten Stammstuten Orlowscher Blutführung waren *Krylataja* (2:22,75), die eine weitverzweigte Stutenfamilie begründete, *Iskra* (2:21,3) als Mutter des Stammhengstes *Iris* und die schon erwähnte *Kralja*.

Die Einfuhr von Amerikanischem Zuchtmaterial wurde durch den Ersten Weltkrieg und die Oktoberrevolution 1917 jäh unterbrochen. Bis dahin hatten die Importe insgesamt 156 Hengste und 220 Stuten der American Standard-Rasse ins Land gebracht, von denen allerdings nur ein Bruchteil Bedeutung für die Zucht erlangte. Auf Dauer setzten sich von ihnen nur die durch, die neben guter Leistung auch ausreichende Größe und Stärke besaßen und deren Exterieur ansprechend war. Die eigentliche Konsolidierung und der Ausbau der Metis-Zucht fanden erst in der Zeit nach dem Ersten Weltkrieg statt.

Vor dem Krieg hatten die Gestütsbesitzer bei der Hybridzucht keine eigentlich neue Rassenbildung im Auge gehabt; die Gebrauchskreuzungen zielten nur auf die Zucht des einzelnen schnellen Individuums. Je mehr die Schnelligkeit zunahm, desto mehr verlor die Masse der Kreuzungstraber den Typ des Orlow-Trabers. Viele Kreuzungsprodukte standen mit einer Widerristhöhe von um 155 cm im leichten Renntyp. Trotzdem gab es auch unter den Hybriden eine Anzahl genügend großer und massiver Pferde, die die positiven Eigenschaften von Orlow- und Standard-Traber in gelungener Weise in sich vereinigten. Vor allem die Kreuzungshengste *Alvin Molodoy, Irisse* und *Zamysel* besaßen und vererbten ein vorzügliches Exterieur.

Die Frage nach einer möglichen und notwendigen Konsolidierung der Orlow-Amerikanischen Hybridzucht war 1910 erstmals von *Professor Jurassow* aufgeworfen worden. Sie wurde dann unter der sowjetischen Regierung in die Tat umgesetzt. Der Anfang einer planmäßigen Züchtung des „Russischen Trabers" muß in die Jahre 1926 bis 1928 datiert werden. 1926 beschloß die „Allrussische Zootechnische Konferenz" in Moskau, daß der in der Sowjetunion vorhandene Restbestand an Orlow-Amerikanern zur Schaffung einer eigenen konsolidierten, größeren Wagenpferdrasse benutzt werden sollte. 1928 wurde ein langfristiger Zuchtplan für die Konsolidierung der Hybridzucht aufgestellt. Im weiteren Verlauf wurde die Zucht gleichzeitig in vielen Gestüten durchgeführt. Die Anzahl der Zuchtpferde wurde wesentlich erhöht. Es wurden gesteigerte Anforderungen an Schnelligkeit, fehlerfreie Aktion und höhere Zugkraft gestellt. Gleichzeitig wurden mit allen Stuten, die trotz befriedigender Leistung hinsichtlich Exterieur, Konstitution, Knochenstärke und Rippenwölbung nicht dem Zuchtziel entsprachen, Rückkreuzungen mit Orlow-Trabern vorgenommen.

Ende der zwanziger bis zum Beginn der dreißiger Jahre wurde erneut eine Anzahl Standardbred-Hengste importiert, bei denen neben einer erstklassigen Rennleistung Wert auf ausreichendes Kaliber, Widerristhöhe und ein harmonisches, korrektes Exterieur gelegt wurde. Unter ihnen erlangten vor allem die folgenden nachhaltigen Einfluß auf die Zucht: *Aljoscha* (2:11 Minuten/Meile), *Alwin* (2:11,9), *Baron Rogers* (2:09,6), *Guy Bingen* (2:12,4), *Pass Ross* (2:14,2), *Quarter Kaysin* (2:14,2) und *Wilburn M* (2:23,5). Zusammen mit *Bob Douglas* und *General Forest* bildeten sie die männliche Ausgangsbasis der Metis-Traber-Population. Im Jahre 1961 wurden in den USA erneut zwei Standardbred-Hengste zwecks Rückkreuzung erworben.

In verhältnismäßig kurzer Zeit gelang es durch die zielbewußte Arbeit der Gestüte, eine neue Rasse leichter Wagen- und Rennpferde zu schaffen, nicht minder wertvoll als die des Orlow-Trabers. 1949 wurde sie als eigenständige Rasse unter dem Namen „Russischer Traber" anerkannt (gleichzeitig erhielt der „Orlow Traber" seinen ihm nach der Revolution aberkannten, traditionellen Namen zurück).

Heute ist die Russische Traberrasse über das Gebiet der gesamten ehemaligen Sowjetunion verbreitet. Die Selektion erfolgt aufgrund härtester Rennprüfungen bei gleichzeitiger Homogenisierung nach Exterieureigenschaften. Daneben hat man experimentelle Zugkraftmessungen vorgenommen, die ebenfalls selektivem Zweck dienen. Das Resultat ist eine abstammungsmäßig konsolidierte Rasse, deren Vertreter trockener, leichter und edler, vor allem aber schneller sind als der Orlow-Traber und größer, stärker und korrekter als der Amerikanische Standard-Traber. Sie eignen sich, außer als Rennpferde, vorzüglich für den angestrebten Zweck, Geschirrtugenden, Exterieur, Gangvermögen und Temperament lokaler Landrassen zu verbessern.

TERSKER

TYP, INTERIEUR, VERWENDUNG:
Der im Arabischen Typ stehende Tersker ist ein hochklassiger Reitpferdtyp, stärker, größer und in der Regel korrekter als der Reinblut- oder der Original-Araber.

Qualitätsmäßig entspricht er weitgehend dem ungarischen Shagya-Araber des Gestüts Bábolna und besitzt ausgezeichnete Reitpferdeigenschaften, die seinen Einsatz auch im Sport, im Springen, in Dressur, Vielseitigkeits- und Distanzreiten, ermöglichen. In Galopprennen hat sich der Tersker bereits seit Jahren hervorgetan. Auf der Rennbahn des nahegelegenen Pjatigorsk konkurriert er mit Reinblut-Arabern.

Vom Charakter her sind die Tersker-Pferde leicht zu hantieren; trotz eines lebhaften Temperaments besitzen sie ein freundliches, gefügiges Wesen. Deswegen und wegen ihrer nur mittleren Größe eignen sie sich besonders gut für Kinder und Jugendliche, ebenso wie für Spazier- und Wanderreiter, überhaupt für alle Arten der Freizeitreiterei. Aufgrund ihrer Intelligenz, Gelehrigkeit und Menschenbezogenheit sind sie außerordentlich beliebt als Zirkuspferde.

Man unterscheidet aufgrund der verschieden hohen Anteile der an der Entstehung beteiligten Gründerrassen drei Typen:

1. Dem ursprünglich angestrebten Zuchtziel am meisten entspricht der Basistyp, ein kräftiges, doch dabei edles Pferd, mit viel Substanz und einer guten mittleren Größe.

2. Das als östlicher Typ bezeichnete Pferd besitzt die höchsten Araber-Anteile und ist dem Reinblut-Araber vom Phänotyp her am nächsten. Dieser Typ ist der kleinste und zeichnet sich durch den höchsten Adel aus.

3. Der dritte Typ ist kräftig und gedrungen, untersetzter wirkend, dabei größer und stärker im Knochenbau und weit weniger edel als die beiden anderen Typen.

Die am meisten für den Sport geeigneten Pferde gehören dem Basistyp an, während der kräftigere Typ ein vorzügliches Wagenpferd abgibt. Der Araber-Typ wird erfolgreich als Veredler eingesetzt.

EXTERIEUR:
Der Tersker besitzt einen leichten, trockenen, edlen Arabischen „Hecht"-

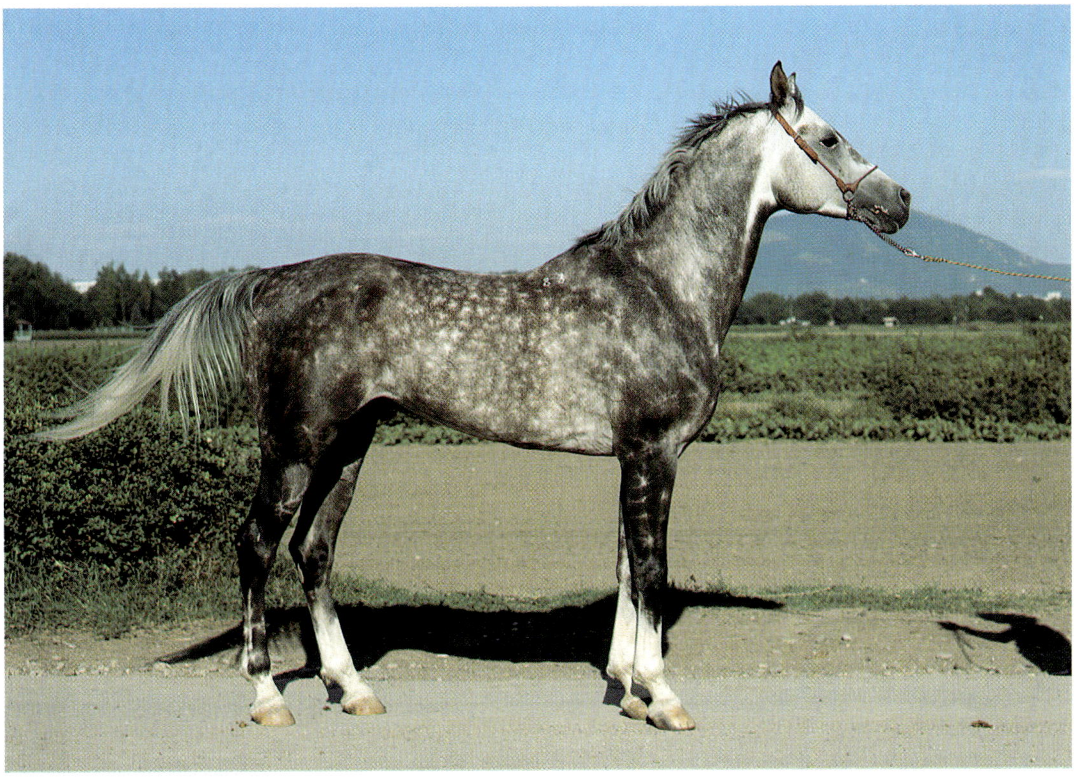

Dreijähriger Tersker in Rennkondition

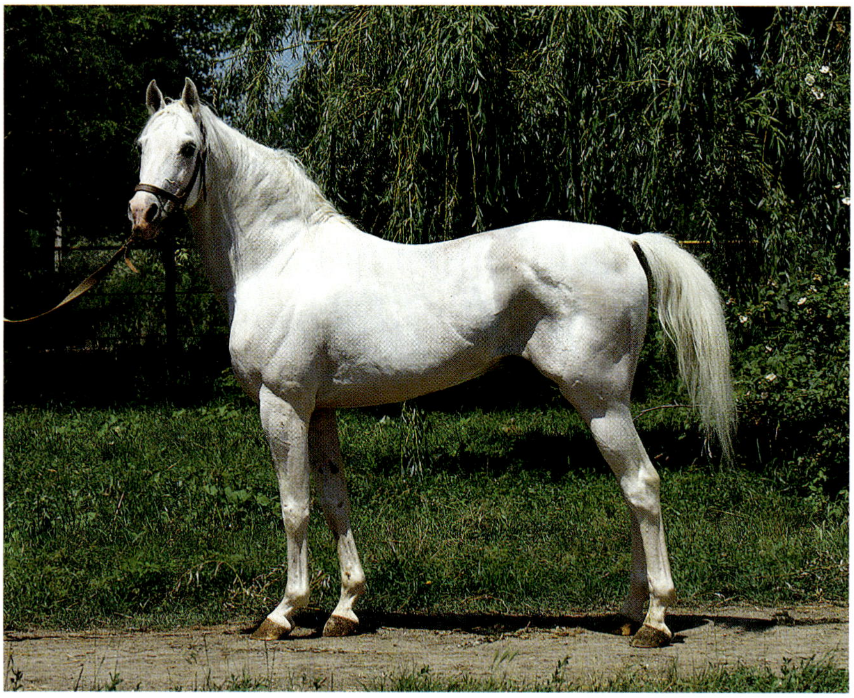

Tersker-Hengst. Deutlich erkennbar ist der charakteristische Silberglanz des Fells.

Kopf mit breiter Stirn und konkavem Profil, großen, weit auseinanderstehenden, lebhaften, ausdrucksvollen, dunklen Augen und einer feinen Nüstern-Maul-Partie. Der geschwungene Hals ist schön aufgesetzt und getragen, der Widerrist deutlich pronounciert. Weit in den Rücken hineinreichend, gewährleistet er eine ausgezeichnete Sattellage. Der Schultergürtel ist mächtig entwickelt, mit längerem Schulterblatt und Oberarm als beim Reinblut-Araber, der Rücken kurz und kräftig, ebenso die Lendenpartie. Die Kruppe ist lang, breit und muskulös mit kräftig entwickelten „Hosen", dabei weit mehr geneigt als die des Reinblut-Arabers.

Das Pferd macht mit seiner beachtlichen Herztiefe, den gerundeten Rippen und tief herabgezogenen Flanken einen ausgesprochen geschlossenen Eindruck. Das kräftige Fundament wirkt trocken mit sich klar abzeichnenden Sehnen und breiten, ausgeprägten Gelenken und elastischer Fesselung. Die Hufe, relativ klein und schmal, mit hohen Trachten, sind von harter Hornkonsistenz.

Es kommen fast ausschließlich Schimmel vor, meist mit einem auffallenden, metallischen Silberglanz. Gelegentlich finden sich pigmentarme Pferde mit einem eigentümlichen rosa Schimmer. Füchse sind selten, Braune treten fast nie auf. Fell und Langhaar sind fein und seidig.

Die Widerristhöhe liegt bei 150–155 cm Stockmaß.

Spezielle Charakteristika, die bei den einzelnen Typen erwähnt werden müssen, sind folgende:

1. Der Basistyp ist ein Pferd mit mittelgroßem Kopf, geradem oder leicht konkavem Profil, großen freundlichen Augen, relativ langen Ohren. Der Hals ist lang und schön geschwungen, gut aufgesetzt und getragen, der Widerrist gut markiert, die Schulter schräg gelagert. Der Rücken ist kurz und kräftig bemuskelt, die Kruppe lang und leicht abfallend, der Schweif hoch angesetzt und „arabisch" getragen.

Die durchschnittliche Widerristhöhe der Hengste liegt bei 153–154 cm, die der Stuten bei 151 cm Stockmaß.

2. Der „Osttyp" kommt dem Reinblut-Araber exterieurmäßig am nächsten. Ihn zeichnen ein sehr edler Kopf mit betonter, breiter Stirn, weit auseinanderstehenden Augen und feiner Nüstern-Maul-Partie aus. Das Profil ist stets konkav mit deutlichem „Araberknick". Der Hals ist weniger lang, sehr schön geschwungen, mit leichter Kopf-Hals-Verbindung. Der Rumpf ist kürzer als bei den anderen Typen. Das Pferd wirkt quadratisch. Die Kruppe ist gerade, der Schweif hoch angesetzt und „arabisch" getragen. Das Fundament ist leichter. Haarkleid und Langhaar sind ausgesprochen fein und seidig.

Die Durchschnittswiderristhöhe der Hengste beträgt 152 cm, die der Stuten 148–150 cm Stockmaß.

3. Der robuste Typ besitzt weniger Adel und Trockenheit. Er ist, vergli-

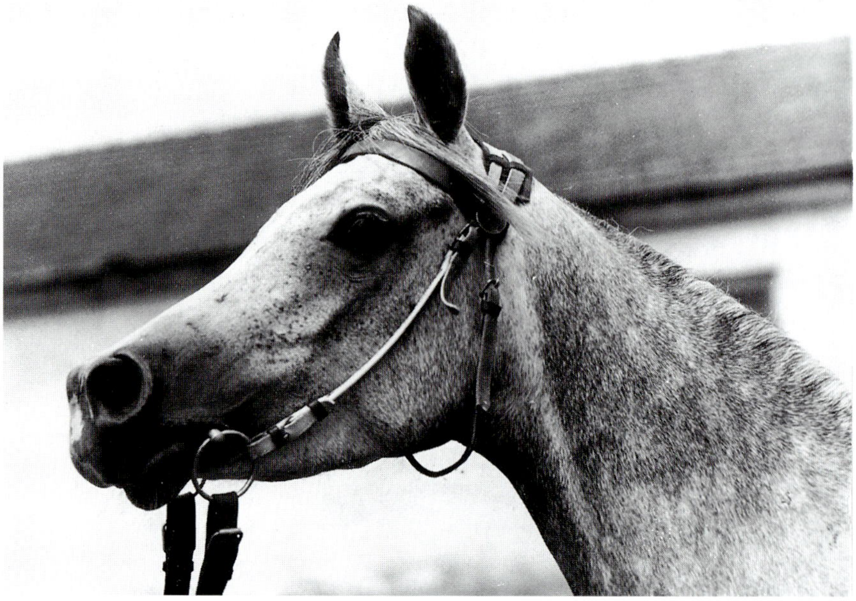

Portrait der Tersker-Stute Najada, geb. 1966 (v. Aswan a. d. Naturschiza)

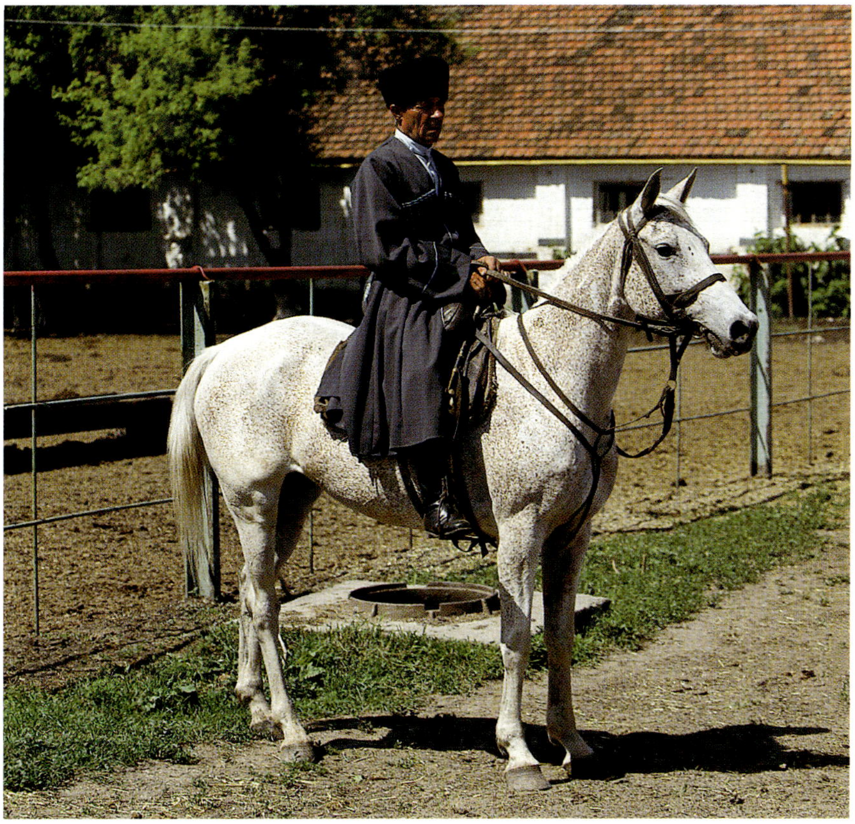

Tersker-Stute unter dem Reiter

chen mit den anderen Typen, fast als grobknochig zu bezeichnen. Es fehlt ihm an Eleganz.

Die Durchschnittsmaße für Hengste liegen bei 155 cm, für Stuten bei 151–153 cm Stockmaß.

MECHANIK:
Der Tersker besitzt drei vorzügliche, korrekte, leichte, elastische und raumgreifende Grundgangarten, unter denen das bedeutende Galoppiervermögen hervorzuheben ist, und teilweise auch gute Springanlagen.

ZUCHT:
Die Tersker-Rasse entstand, wie ihr Name andeutet, im Gestüt Tersk im Nordkaukasus, wo heute jedoch nur noch Reinblut-Araber gezüchtet werden. Inzwischen werden Tersker-Pferde im Gestüt Stawropol, das ebenfalls im Nordkaukasus gelegen ist, und in einigen größeren landwirtschaftlichen Betrieben des Bezirks um Stawropol gezüchtet. Es handelt sich um eine ausgesprochene Gestütszucht (analog der ausgestorbenen Streletzker-Zucht, auf die sie zurückgeht). Die Zucht, Aufzucht und Haltung erfolgt in Tabunen. Die Tersker-Zuchtpopulation ist nicht sehr groß. Es bestehen sieben Hengstlinien: *Zenitel, Zylindr, Zylvan, Zenny II, Zylindr II, Zenzar* und *Marosch*.

Es wird ein eigenes Gestütbuch herausgegeben.

GESCHICHTE:
Die Geschichte des Terskers muß man im Zusammenhang mit der des ihm vorausgegangenen, heute ausgestorbenen Streletzkers sehen. Das Gestüt Streletzk wurde im Jahre 1805 im Gouvernement Charkow von dem Grafen *Alexej Orlow-Tschesmenskoj* errichtet, der hier den Grundstein für eine hochklassige Reitpferderasse auf Arabischer Grundlage legte. Das Stutenmaterial bestand zunächst aus sorgfältig ausgesuchten Donschen Steppenstuten, aus deren Anpaarung mit importierten oder aus anderen bedeutenden Gestüten Rußlands und Russisch-Polens erworbenen Araber-Hengsten ein vorzüglicher Reitpfer-

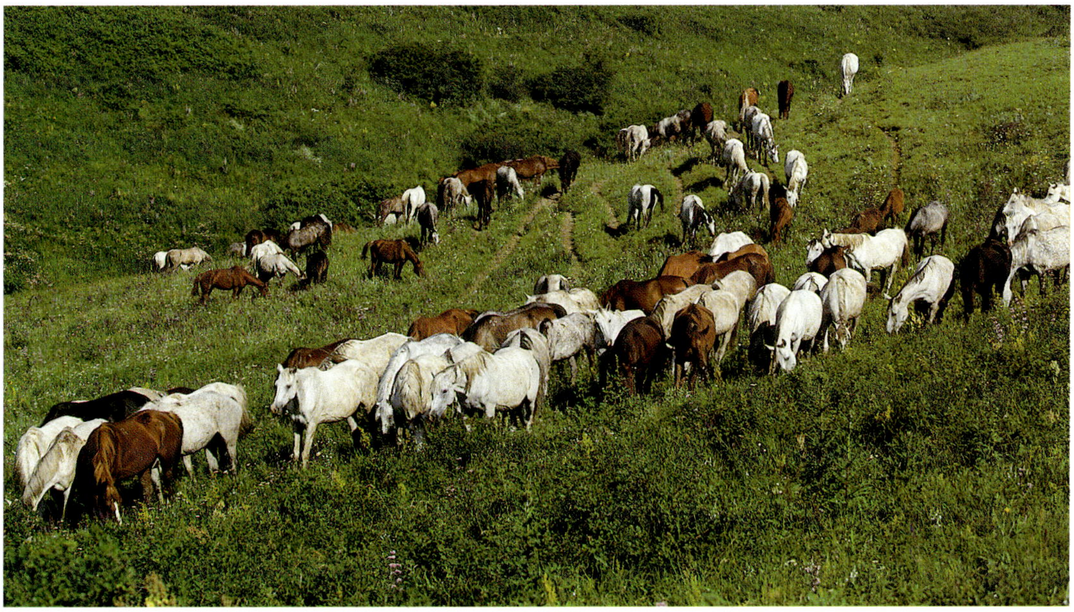

Tersker-Stutenherde auf einer Gebirgsweide im Gestüt Stawropol im nördlichen Kaukasus

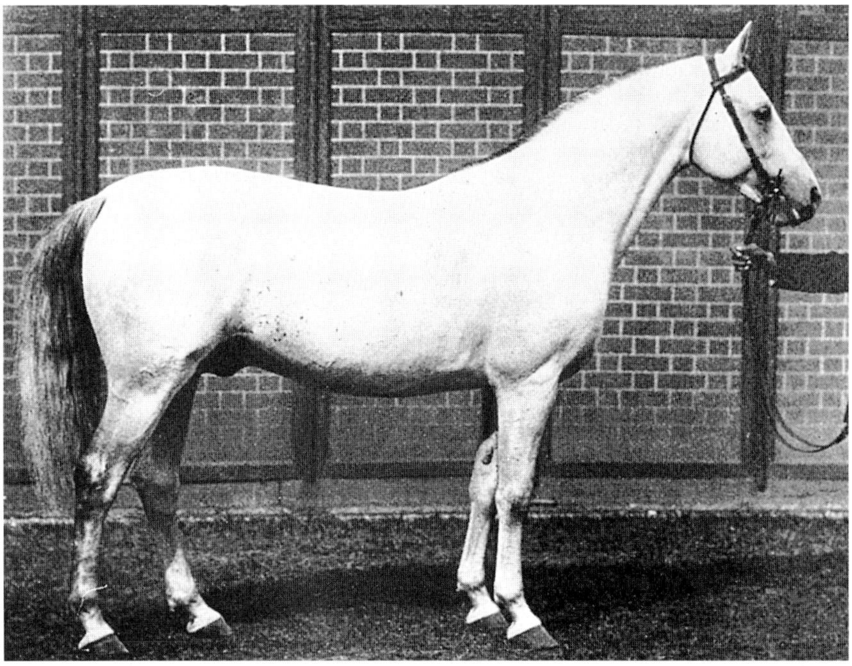

Streletzker-Hengst Boukharetz, geb. 1888 (156 cm Stockmaß), Pariser Weltausstellung 1900

deschlag hervorging, den man als Don-Streletzker bezeichnete und der eine gewisse Bedeutung für die Weiterentwicklung der Don-Rasse erlangte.

1845 erwarb die Russische Krone Streletzk aus dem Besitz der Tochter Orlows, zusammen mit einigen anderen, von ihm gegründeten Gestüten. In der ersten Zeit ging man zu einer Kreuzung mit Vollblut über und setzte sie trotz wenig ermutigender Resultate ganze zehn Jahre fort. Schließlich sah jedoch die Gestütsverwaltung den Mißgriff ein. Es wurde ein totaler Systemwechsel angeordnet. „Die Engländer erhielten den Laufpaß und ‚Reinzucht des alten einheimischen Stammes auf Basis überwiegend Orientalischen Blutes' lautete seitdem die Parole in diesem schönen Gestüt", schreibt *Graf C. G. Wrangel* in DIE RASSEN DES PFERDES (2. Band, Stuttgart 1909).

„Welchen Eindruck die Streletzker-Pferde auf mich gemacht haben, ist aus den folgenden Zeilen zu ersehen, die ich mir in Paris (bei der Weltausstellung 1900, Anm. d. Verf.) ins Notizbuch geschrieben habe: ‚Ungefähr 154–156 cm hoch, recht gut fundamentiert, von äußerst elegantem und harmonischem Körperbau, mit trockenen, stahlharten Extremitäten und energischen, wenn auch nicht eigentlich hohen Gängen (die damals Mode waren, Anm. d. Verf.), verkörpern diese Pferde so recht den Typus eines Paradepferdes erster Klasse …"

Derart präsentierte sich diese russische Parade-Edelrasse kurz vor Ausbruch des Ersten Weltkrieges, ehe sie von den Kriegsereignissen überrollt wurde und ihre Reste während der Revolution als Statussymbole der Oberklasse der Volkswut zum Opfer fielen.

Nach dem Krieg und dem Ende der Revolution unternahm der Kosakengeneral *Semjon Michailowitch Budjonny* (1883–1973) den Versuch, die wertvolle Streletzker-Rasse mit Hilfe ihrer letzten Vertreter wieder zum Leben zu erwecken. Nachgeblieben waren die beiden Silberschimmelhengste *Zenitel*, geb. 1910 (v. *Zenny* a. d. *Basilika*) und *Zylindr*, geb. 1911 (v. *Zenny* a. d. *Pichta*). Beide gingen über ihren gemeinsamen Vater *Zenny* auf den berühmten reinblütigen Arabischen Linienbegründer *Obejan Serebijany* (geb. 1851) zurück. Außerdem fanden sich noch sechs Streletzker-Stuten. Sie paarte man im Gestüt Tersk mit Arabern, Kabardinern, Don-Pferden, teils auch mit Vollblut. Dann wurden die aus der F_1– und F_2-Generation stammenden geglückten Produkte untereinander gepaart. Um bei den so erhaltenen Kreuzungsprodukten die erwünschten Eigenschaften zu festigen, wurden anfänglich auch nahe verwandte Pferde untereinander gepaart, bei gleichzeitig strenger individueller Selektion auf den alten Streletzker-Typ und einer wissenschaftlich begründeten Auswahl der Anpaarungen, wobei man vor allem die Abstammungen, den Typ, das Ex-

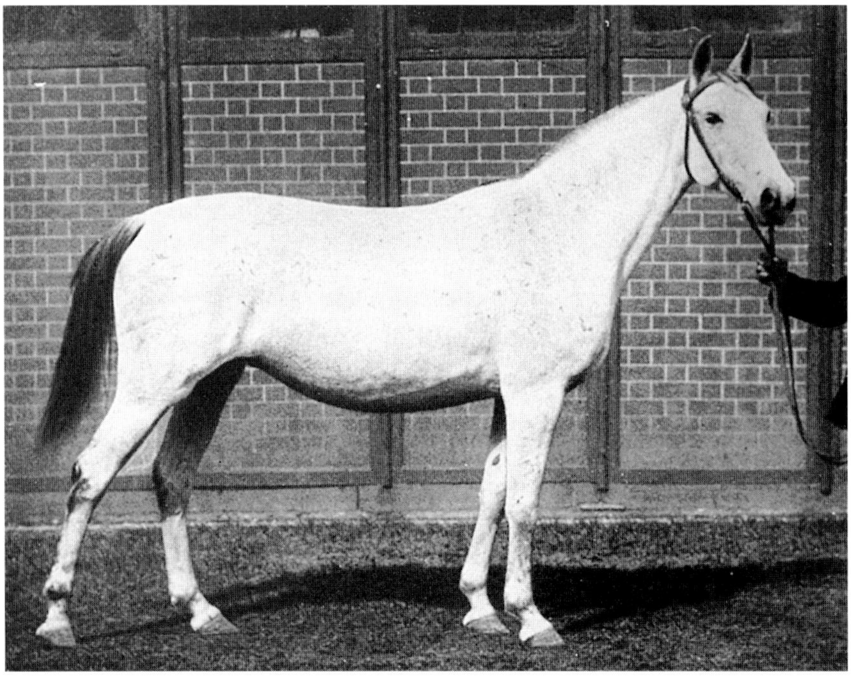

Streletzker-Stute Jaroslavna, geb. 1886 (154 cm Stockmaß), Pariser Weltausstellung 1900

terieur, die Mechanik und die Eignung zur Herdenhaltung berücksichtigte.

Der Grad der Inzucht und Inzestzucht war erheblich. Vielfach wurden Töchter *Zenitels* mit *Zylindr* belegt und umgekehrt. Um jedoch einer möglichen Inzuchtdepression mit allen negativen Konsequenzen aus dem Wege zu gehen, wurden in der Folge verschiedene Arabische Hengste als Outcross zur Zucht herangezogen, unter denen vor allem *Kuhaylan IV, Kuhaylan V, Ardagan* und später noch *Nasim* und *Marosch* erwähnt werden müssen.

Auf diese Weise entstand zwischen 1925 und 1948, als sie ihre staatliche Anerkennung als eigenständig erfuhr, die Tersker-Rasse als Nachfolgerasse des Streletzkers. 1949 wurde die Zucht von Tersk, wo nur noch Reinblut-Araber gezüchtet wurden, in das etwa 60 Kilometer entfernte, ebenfalls im Nordkaukasus gelegene Gestüt Stawropol verlagert.

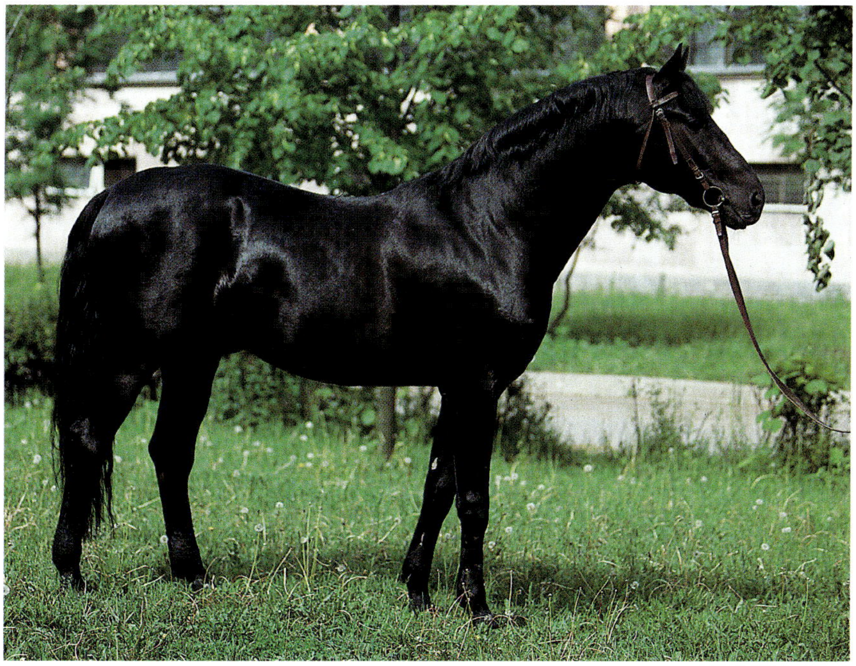

Ukrainer-Hengst

UKRAINER

Ukrainischer Hunter, Russische Reitrasse

TYP, INTERIEUR, VERWENDUNG:
Der Ukrainer oder, wie er gelegentlich bezeichnet wird, der Ukrainische Hunter, ist eine edle, hochklassige, elegante, typmäßig sehr homogene Rasse. Er ist in der Hinsicht dem heute ausgestorbenen, alten Orlow-Rostopchiner ähnlich, dessen Blut in ihm in Spuren erhalten geblieben ist. Charakteristisch für den heutigen Ukrainer sind seine ausgesprochenen Reitpferdemerkmale, Widerstandsfähigkeit und Gesundheit, ein ruhiges Temperament, Gelehrigkeit, Willigkeit, eine besondere Dressureignung, aber auch eine gute Eignung für die anderen reitsportlichen Disziplinen.

EXTERIEUR:
Das Exterieur des Ukrainers ist durch Eleganz gekennzeichnet. Der Kopf ist nobel und trocken, mit meist geradem oder leicht konkavem Profil und einem leichten Übergang zu dem gut aufgesetzten und getragenen Hals. Die Schulter-Widerrist-Partie ist bedeutend und bildet eine vorzügliche Sattellage. Der kurze Rücken wirkt kräftig und ist gut an eine lange, breite Kruppe mit leichter Neigung herangeschlossen. Das Fundament ist in der Regel recht solide, Oberarme und Oberschenkel sind lang und bemuskelt, die lange Sitzbeinmuskulatur ist weit herabreichend. Die Röhrbeine sind ausgesprochen trocken und hart, Sehnen und Gelenke zeichnen sich deutlich ab. Die Fesseln sind elastisch, die Hufe rund und relativ groß.

An Farben finden wir meist Braune (ca. 50 Prozent), Füchse (ca. 34 Prozent) und Rappen (ca. 14 Prozent).

Die Widerristhöhe liegt bei 166 cm Stockmaß, manchmal auch darüber.

Ukrainische Reitrasse, Stute

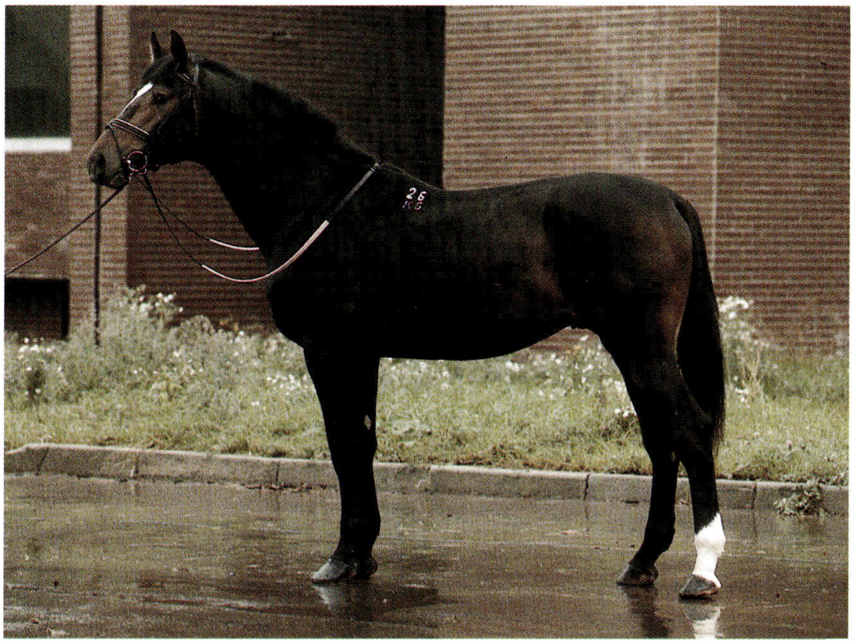

MECHANIK:
Die Grundgangarten des Ukrainers sind energisch, raumgreifend und

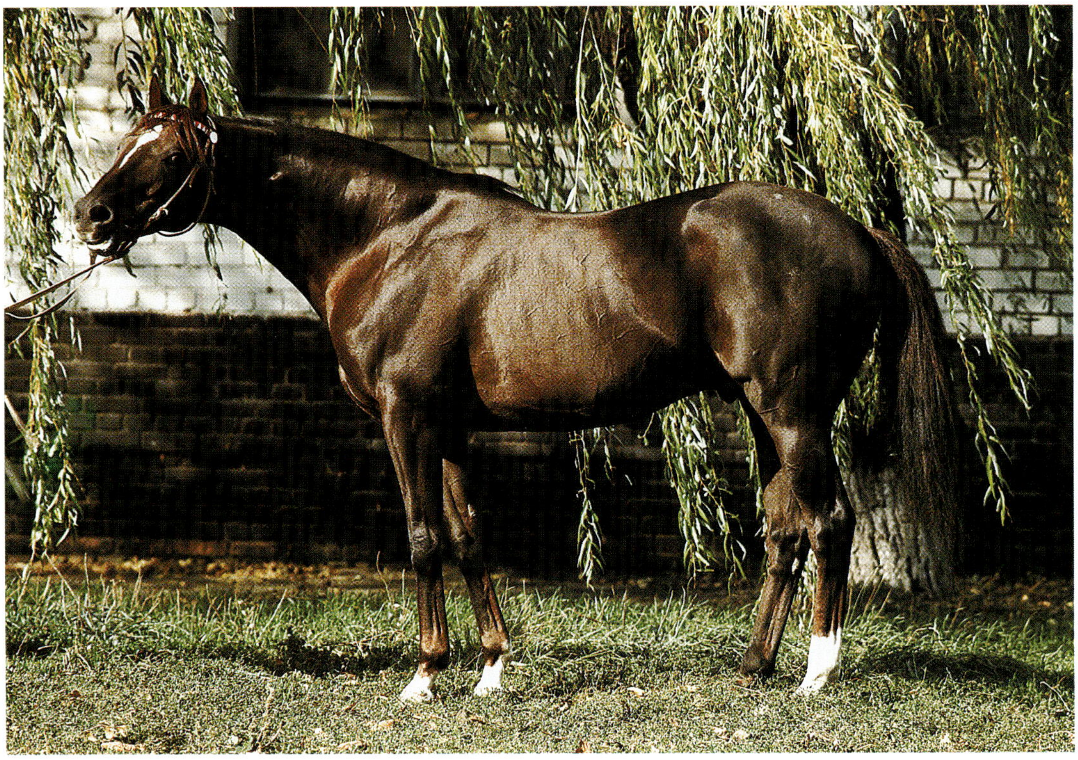

Ukrainischer Hengst, in Schulter- und Kruppenformierung vom Vollblut geprägt

ausbalanciert. Oft besitzt er ein beachtliches Galoppiervermögen und auch gute Springanlagen, die die Bezeichnung „Ukrainischer Hunter" rechtfertigen.

ZUCHT:
Seit Anfang der sechziger Jahre züchten die folgenden Gestüte Ukrainer Pferde: Alexandrija, Derkulsk, Dnjepropetrowsk und Jagolnisk. Die Gesamtpopulation beträgt über 40 000 Pferde, wobei die Zuchtelite von etwa 650 Pferden in den oben aufgeführten Zuchtstätten konzentriert ist.

In Kiew findet jährlich eine Auktion statt, auf der Ukrainische Pferde zur Versteigerung kommen.

GESCHICHTE:
Bereits die Saporoger Kosaken, die bis in die zweite Hälfte des 18. Jahrhunderts am Dnjepr siedelten, züchteten ein edles Pferd. Dazu lesen wir bei *Marian Graf v. Hutten-Czapski* in seiner Geschichte des Pferdes (Berlin 1876): „Auswanderer aus Polen und anderen benachbarten Ländern, welche nichts als das Leben zu verlieren hatten, verbanden sich zur Zaporogischen Kosaken-Brüderschaft, zu dem Zweck, die Grenzen des Christenthums zu entdecken. Im Beutemachen erfahren und nach Beute begierig, zuweilen auch vom Gefühle der Rache getrieben, fielen sie in die tatarischen und türkischen Besitzungen ein, von wo sie nicht selten Orientalische Pferde heimbrachten, die sich dann an den Ufern des Dnjepr schnell vermehrten …

Die ersten Pferde, welche auf diesen einst unbevölkerten Steppen weideten, waren polnische, welche zugleich mit den ersten Stiftern des Zaporogerthums hierher gekommen waren. Später zeigten sich in dem Maße, als die Brüderschaft Mitglieder auch aus anderen Gegenden erhielt, Moldauische, Wallachische, Siebenbürgische und Ungarische Pferde am Dnjepr, und nach den ersten glücklichen Gefechten auch Tatarische und Türkische … Alle Pferde, welche sich nur immer in den Dnjepr-Gegenden zusammenfanden, gingen in der Hand der unternehmungslustigen Zaporoger ineinander über, und daraus entwickelte sich mit der Zeit eine eigene Raçe, welche man die Ukrainische nennt … Diese Pferde ertragen Anstrengungen und Hunger, sind mittleren Wuchses, haben feste, kräftige Beine, gut geformten Kopf und Hals, breite Brust und werden als Remonte für leichte Cavallerie sehr geschätzt … "

Gegen Ende des 18., Anfang des 19. Jahrhunderts begründete dann *Graf Alexeij Orlow-Tschesmenskoj* (1737–1809) in Chrenowo neben seiner berühmten Traber-Zucht auch eine hochklassige Anglo-Arabische Reitpferdezucht, ebenso wie wenig später *Graf Fedor Wassiljewitch Rostopchin* (1763–1826) in Annenkowo. Diese beiden Reitpferdezuchten wurden, nachdem die russische Krone die beiden Gestüte angekauft hatte, zur sogenannten Orlow-Rostopchiner Reitrasse vereinigt.

Dazu schreibt *Graf C. G. Wrangel* in Die Rassen des Pferdes (1. Band, Stuttgart 1908): „In dem Graf-Rostopchinschen Gestüte Annenkovo begann man schon im Jahre 1815 Vollblut-Stuten mit importierten Arabischen Hengsten decken zu lassen. Dem Grafen Rostopchin gelang es auch, mit Benützung des von seinem Zeitgenossen Grafen Orlow in Khrânovoë gezüchteten Anglo-Arabischen Reitpferdestammes und fortgesetzter Beimischung Orientalischen und Englischen Blutes, ein kleines, hochedles Reitpferd – den sogenannten Orlow-Rostopchiner – zu produzieren. Einen Zweig dieser Rasse gründete sodann noch Graf Orlow mit hervorragendem Arabischem Material (im Gestüt Tschesmensk, Anm. d. Verf.)."

In seinem Bericht über Die europäischen Pferdeschläge auf der Pariser Weltausstellung

Ukrainische Reitrasse, Hengst Menevr, geb. 1951

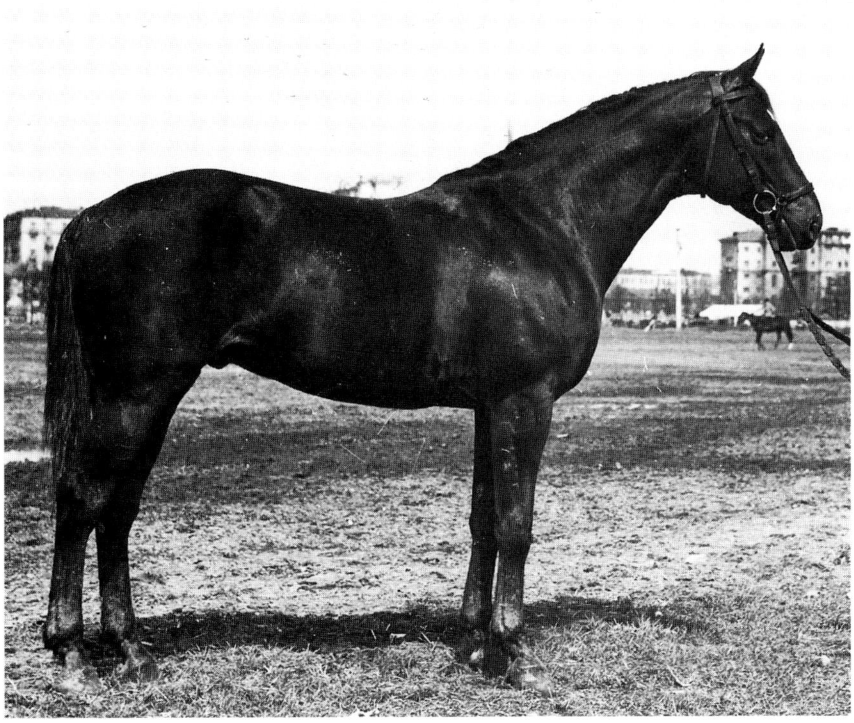

1900 (Berlin 1901) beschreibt *C. v. Drathen* die ausgestellten Orlow-Rostopchiner Pferde folgendermaßen: „Aus demselben Stamm (wie die Orlow-Traber, Anm. d. Verf.) hat man mit starker Einmischung Orientalischen Blutes die sogenannten Orlow-Rostopchin, ein kaum mittelgroßes Reitpferd zwischen 155 und 160 cm Größe, mit sehr eleganten Formen und Qualität in Gliedmaßen, Gelenken und Fesseln, gezüchtet. Typisch war der lange, gut aufgesetzte Hals mit klaren Ganaschen, mit zierlichem, Orientalischem Kopf, schönen Augen und guter Ohrenstellung. Die Schultern könnten meistens etwas tiefer und schräger sein, auch die Gurttiefe läßt ... zu wünschen übrig. Der Rücken ist in der Regel etwas lang, die Kruppe gerade mit vorzüglichem Schweifansatz. Die Gänge sind vielleicht mehr paradierend als schnell ausgreifend. Jedenfalls ein schönes, edles Reitpferd. Die Pferde wurden an der Hand vorgeführt und machten großes Aufsehen durch ihre vornehme Haltung und ihre schönen Bewegungen. Einige Stuten und Hengste dieses Schlages waren von so vollendeter Körperschönheit, wie sie wohl von keinem anderen Schlage erreicht wurde ..."

Leider ging diese Zucht im Ersten Weltkrieg und den Revolutionswirren fast völlig zugrunde. Als die Sowjetregierung endlich Maßnahmen zu ihrer Rettung einleitete, war es praktisch bereits zu spät, da nur noch einige Dutzend Orlow-Rostopchiner existierten. Ihren Todesstoß erhielt die alte Rasse dann im Zweiten Weltkrieg. So bestand nach Kriegsende Bedarf für die Schaffung einer neuen Reitrasse.

Einer der Stammhengste dieser in den Endvierzigern gegründeten Reitpferdezucht wurde der letzte Orlow-Rostopchiner Hengst *Buket* über seinen Sohn *Bespetschny* (a. d. Trakehner-Stute *Plastik*). *Buket* war ein Rapphengst, ein typischer Vertreter der alten Russischen Reitrasse, *Bespetschnys* Mutter *Plastik* eine Enkelin des berühmten Trakehner-Hauptbeschälers *Ararad*, der großrahmige und massive Pferde hervorbrachte. Insgesamt hinterließ *Bespetschny* in den ukrainischen Gestüten 172 Nachkommen, von denen sich viele auch im Sport bewährten.

In der Folgezeit züchtete man in drei einander ergänzenden Zuchtlinien, die jeweils durch Kombinationskreuzungen entstanden: 1. Orlow-Rostopchin × Trakehner × Gidran, 2. Vollblut × Orlow-Rostopchin × Gidran und 3. Vollblut × Orlow-Rostopchin × Trakehner. Trotz dieser zunächst recht inhomogenen Rassenvielfalt, zu der auch noch einige Nonius-Stuten gehörten, hat sich seither eine exterieurmäßig sehr gelungene einheitliche Rasse von hoher Qualität mit vorzüglicher Sporteignung entwickelt.

Zur Weiterzucht verwendete man stets nur die am besten gelungenen Produkte, die man sorgfältig auf die angestrebten Eigenschaften testete. Als Korrektoren kamen große, starke Vollblut-Hengste zum Einsatz. So hat man auch genetisch eine große Einheitlichkeit erzielt.

Als herausragende Vertreter der Ukrainer-Zucht seien hier die Springpferde *Boston* und *Prints* sowie die Dressurpferde *Ichor, Dixon* und *Edinburgh* genannt.

KALTBLÜTIGE KULTURRASSEN

WORONESCH-PFERD

Woronescher Arbeits- und Wagenpferd, Bitjug-Pferd

TYP, INTERIEUR, VERWENDUNG: Das gegenwärtige Woronescher Arbeits- und Wagenpferd ist ein mittelschwerer landwirtschaftlicher Arbeitstyp auf der Grenze zwischen Kalt- und Warmblut. Es ist massiver und knochenstärker als der Orlow-Traber und zugleich wesentlich gängiger, energischer und temperamentvoller als die meisten Kaltblutrassen. Damit kommt es dem Typ eines idealen „Universal"-Pferdes nahe.

Das Woronesch-Pferd ist hart und ausdauernd, wenig anspruchsvoll hinsichtlich Haltung, Futter und Pflege; dazu lern- und leistungsbereit, von frommem, gutartigem Charakter und Temperament. Es eignet sich für den landwirtschaftlichen Zug wie für alle anderen Spanndienste auf dem Hof und der Straße, ja auch als gängiges Kutschpferd.

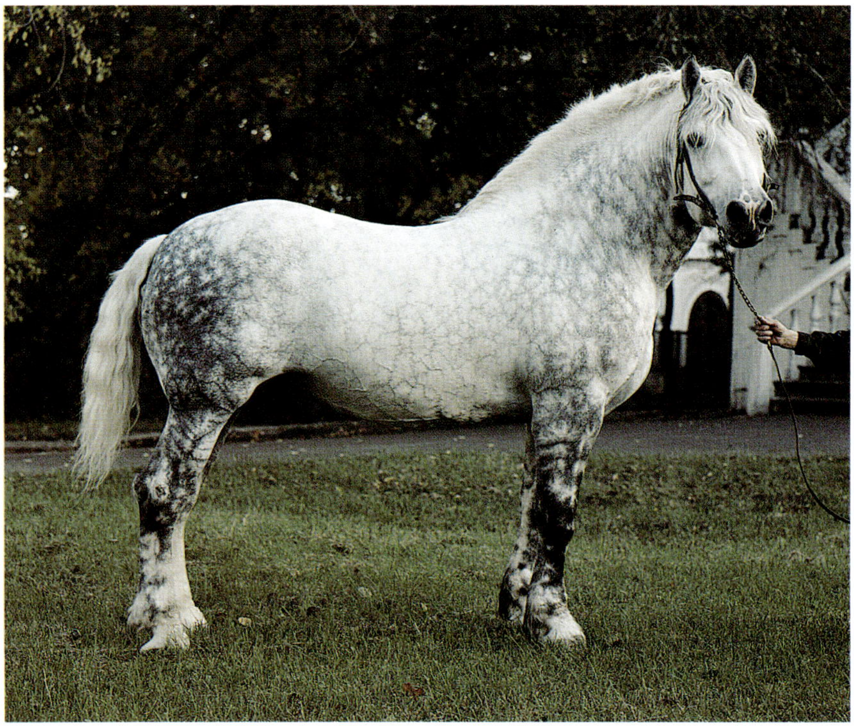

Woronesch-Hengst

EXTERIEUR:
Der Gesamteindruck des Woronesch-Pferdes ist ausgesprochen harmonisch, schmuck und ansprechend. Der Kopf ist relativ edel, mit großen, lebhaften, ausdrucksvollen Augen. Der Hals ist kräftig entwickelt, eher lang, schön geschwungen, gut aufgesetzt und getragen; die Brust ist von bedeutender Tiefe und Breite. Der Rücken ist lang, doch kräftig, mit stark entwickelter Lendenmuskulatur, die lange Kruppe muskulös, abfallend, mit tiefem Schweifansatz. Die Stellung der Vorderbeine ist meist korrekt, die Vorderfußwurzelgelenke sind gelegentlich etwas ausdruckslos, die Fesselung ist kurz. Hinten steht das Pferd oft kuhhessig oder gar säbelbeinig. Die Hufe sind groß, manchmal etwas flach, jedoch aus festem Horn und gut geformt.

Der Behang ist recht stark ausgebildet, das Mähnen- und Schweifhaar üppig, buschig. Als häufigste Farben kommen Braune und Dunkelbraune vor. Abzeichen sind gewöhnlich.

Die Widerristhöhe beträgt bei Hengsten um 160 cm, bei Stuten 153–154 cm Stockmaß.

MECHANIK:
Der Bewegungsablauf ist energisch, der Schritt lang, ausgreifend, das Trabvermögen beachtlich hinsichtlich Raumgriff, Schub und Schwung.

ZUCHT:
Das Zuchtgebiet der zahlenmäßig recht kleinen Woronesch-Population erstreckt sich über einige Bezirke des russischen Schwarzerdegebiets im Raum von Woronesch und Tambow in der Oka-Don-Ebene, an der Bitjuga, wo eine Anzahl kleinerer Zuchtstätten besteht.

GESCHICHTE:
Das Woronesch-Pferd geht auf die älteste Kaltblutrasse Rußlands, das Bitjug-Pferd, zurück. Deren Ursprung ist wohl in dem bodenständigen Klepper der weiträumigen Schwarzerde-Steppengebiete an den Ufern der Bitjuga zu suchen, und wenn wir um einige hundert Jahre zurückgehen, im ausgestorbenen Steppentarpan.

Aufgrund einer recht glaubwürdigen Überlieferung soll *Zar Peter der Große* (1672–1725) nach seiner 1697/98 incognito in die Niederlande unternommenen Reise Hengste vermutlich Friesischer (Westfriesischer) Rasse von dort bezogen und zu Beginn des 18. Jahrhunderts in der Woronescher Steppe stationiert haben. Dort sollen sie dann, mit Stuten des in der Region vorhandenen Landschlages gepaart, den Grundstein zur Bildung der Bitjug-Rasse gelegt haben. In der Tat haben zu jener Zeit, mit dem Beginn der Kultivierung des Steppengebietes, die dort ansässig gemachten Bauern damit begonnen, sich intensiver mit der Pferdezucht zu befassen.

Zweifellos haben später jedoch nicht nur die fruchtbaren Schwarzerdeweiden, sondern auch die unmittelbare Nachbarschaft zu dem 1778 von dem *Grafen Alexej Orlow* bei Woronesch gegründeten Traber-Gestüt Chrenowo zur Entstehung der blühenden Bitjug-Zucht beigetragen. Demnach wäre also das Bitjug-Pferd durch Kreuzung des Landschlages mit Friesischen Harddraver- und Orlow-Hengsten auf den üppigen Flußweiden an der Bitjuga entstanden. Daß eine Verwandtschaft zum Friesen keineswegs so weit hergeholt ist, zeigen alte Abbildungen von Bitjug-Pferden, die in vielen Exterieur-Points an den Friesen erinnern. Diese Theorie bestätigt auch *Pawel N. Kuleschow*: „Die anfängliche Entstehung des Bitjug-Pferdes reicht zurück in die Zeit Peters des Großen, auf dessen Anordnung Niederländische Hengste in das Gouvernement Woronesch geschickt wurden. Aber zweifelsohne hat das Gestüt des Grafen Orlow den größten Einfluß auf die Verbesserung der örtlichen bäuerlichen Pferdezucht gehabt."

In der Folge der Intensivierung des Ackerbaus kam es auch im Bereich des extrem fruchtbaren Schwarzerdegebiets in der zweiten Hälfte des 19. Jahrhunderts dazu, daß große Weideflächen unter den Pflug genommen wurden. Damit war der dortigen Pferdezucht ihre wichtigste Grundlage genommen. Gleichzeitig begann man in zunehmendem Maße den gängigen Bitjug mit schweren westeuropäischen Kaltblütern, häufig sehr mäßiger Qualität, zu verkreuzen, so daß zur Zeit der Pferdezählung von 1882 kaum noch reingezogene Pferde der Originalrasse vorhanden waren. In den Wirren des Ersten Weltkrieges und der Revolution, die zu einem beispiellosen Niedergang der Pferdezucht auf dem gesamten Gebiet des ehemaligen Zarenreiches führten, gingen auch die Reste der Bitjug-Rasse unter.

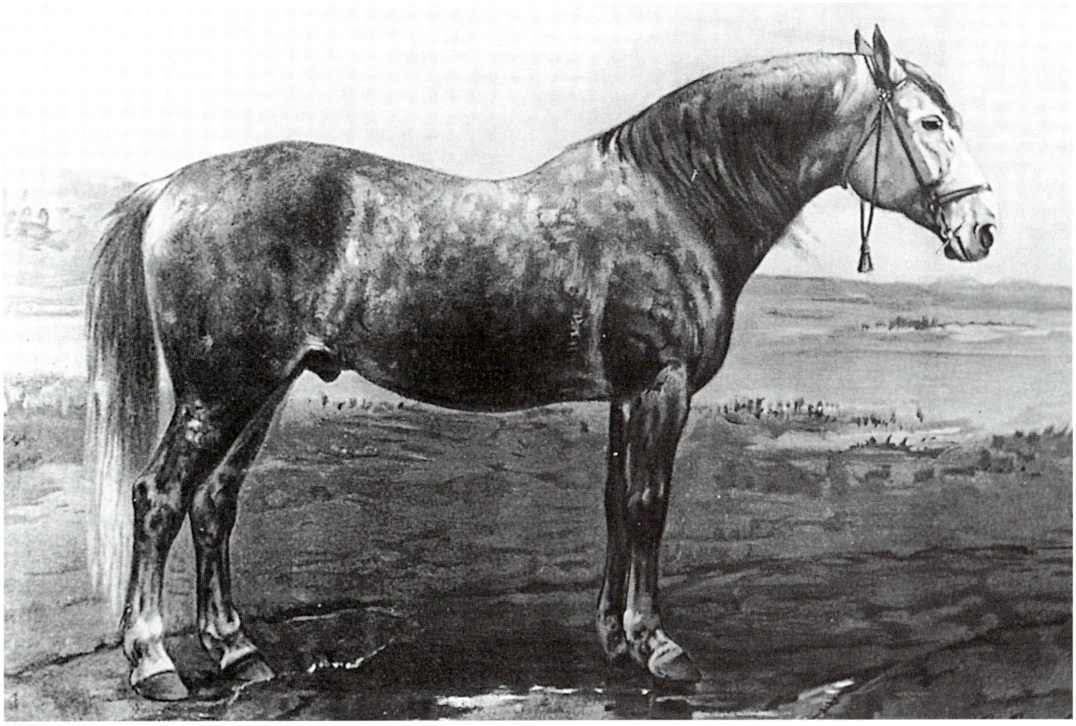

Hengst der Bitjug-Rasse um 1870/80

Als man in den zwanziger Jahren ganz allgemein an eine Planung für den Wiederaufbau in der neu erstandenen Sowjetunion ging, besann man sich auch auf den einst berühmten Bitjug und beschloß, ihn wieder aufleben zu lassen. So wurde bald darauf gewissermaßen mit einer „Wiedererschaffung" begonnen. Dafür wurden ausgesuchte, gedrungen gebaute, starke Orlow-Traberhengste des Wagenschlages mit dem in der Gegend noch vorhandenen – sehr inhomogenen – kaltblütigen Stutenmaterial angepaart. Auch einige Schwere Warmbluthengste wurden verwendet. In der Folgezeit wurden dann die Pferde, die im erwünschten Typ standen, untereinander gepaart und auf diese Weise bis etwa 1936 eine Konsolidierung zu einer eigenen Rasse erreicht. Sie erhielt den Namen Woronescher Arbeits- und Wagenpferd.

WLADIMIRER TRAKTORENPFERD

Wladimirer Lastpferd, Wladimirer Kaltblut

TYP, INTERIEUR, VERWENDUNG: Das Wladimirer Last- oder „Traktoren"pferd ist ein mittelschweres, trockenes, robustes, gesundes, kaltblütiges, landwirtschaftliches Arbeitspferd. Sein Charakter ist fromm, das Temperament lebhaft, energisch. Eine hohe Leistungsbereitschaft und Leistungsfähigkeit ermöglichen es ihm, Vorzügliches im Geschirr zu leisten: Der Wladimirer Hengst *Tuman* bewegte 1973 bei einem Zugkraftwettbewerb in Tallin eine Last von 29 Tonnen über eine Strecke von 6,73 Meter! Das Wladimirer Pferd ist hervorragend geeignet für alle Schritt- und Trabarbeiten in der Landwirtschaft, vor Pflug, Egge, Kultivator, Schleppe, Walze und Pferdeharke. Sehr gern wird es auch in der Forstarbeit eingesetzt. Seine Gängigkeit macht es ebenfalls beliebt vor Wagen und Kutsche.

Ein typischer Wladimirer Hengst

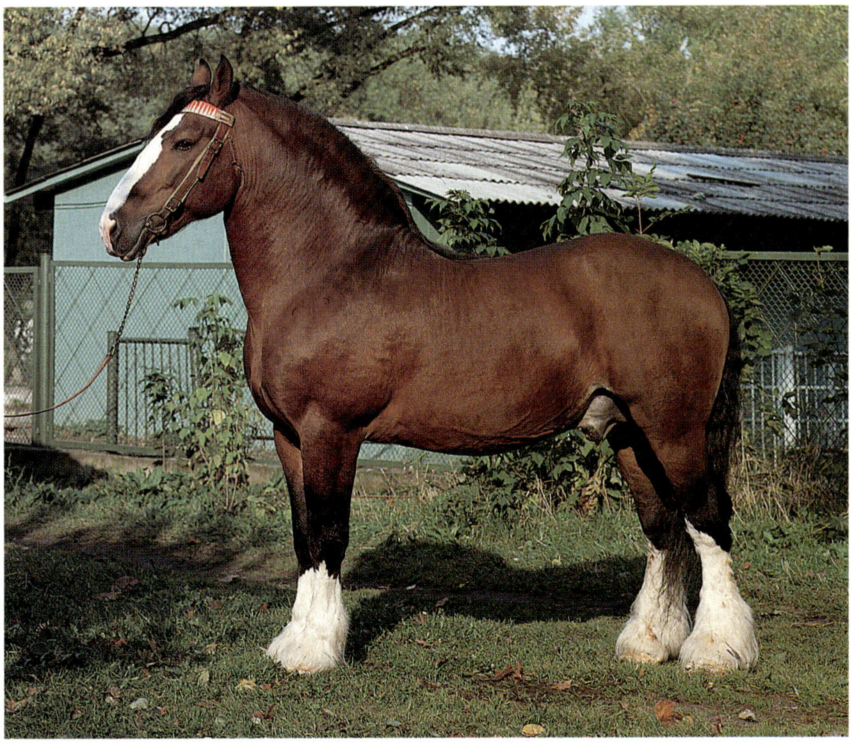

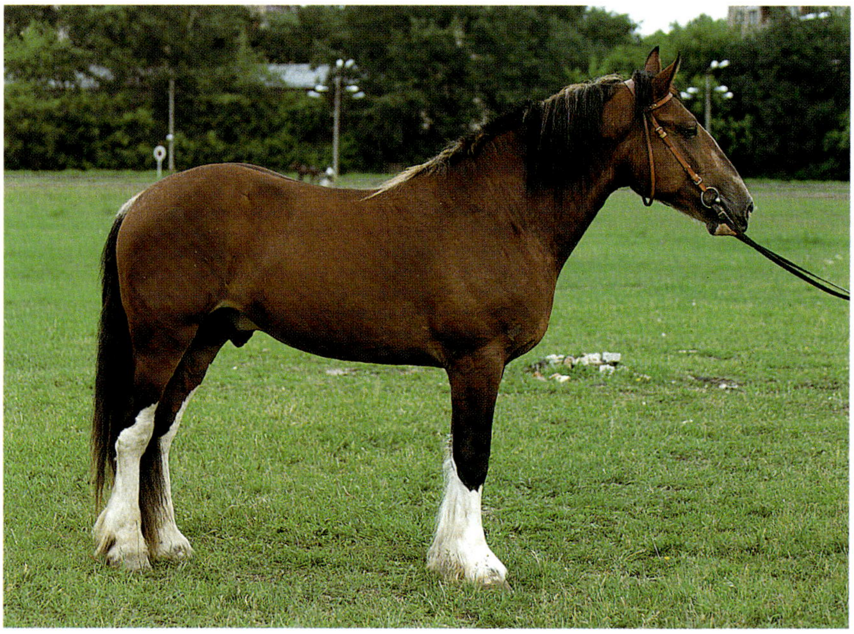

Hengst der Wladimirer Kaltblutrasse

EXTERIEUR:
Der Kopf des Wladimirer Traktorenpferdes weist in der Regel ein geringgradig ramsnasiges Profil auf. Die Augen sind groß und freundlich, die Ohren nicht sonderlich kurz. Der starke Hals zeigt eine gute mittlere Länge. Er ist gut aufgesetzt und wird schön getragen. Die bemuskelte Schulter ist genügend schräg gelagert; der Widerrist recht gut ausgeprägt, verschwindet jedoch meist in der stark ausgebildeten Muskulatur. Die breite Brust ist tiefer als bei Clydesdale und Shire. Der feste, muskulöse, relativ lange Rücken vermittelt den Eindruck einer gewissen Länge des Körpers. Er geht über eine starke Lendenpartie in eine abschüssige, lange, genügend breite Kruppe mit tiefem Schweifansatz über. Das Fundament ist stark und trocken, korrekt, mit tief sitzenden Vorderfußwurzel- und Sprunggelenken. Das Pferd wirkt etwas hochbeinig. Die Fesselung besitzt eine gewisse Länge und ist eher weich. Die Hufe sind gut geformt, groß, rund, manchmal etwas flach, aus festem, widerstandsfähigem Horn.

Der Behang ist geringer ausgeprägt als bei seinen schottischen und englischen Vorfahren, das dichte Langhaar, wie bei ihnen, verglichen mit den Kaltblut-Rassen Belgiens und Frankreichs, weniger grob. Häufigste Farben sind ein kräftiges Rotbraun, auch Kastanienbraun, sowie ein Graubraun mit pechschwarzen Gliedmaßen, Mähne und Schweif. Rappen, Füchse und Schimmel sind selten. Häufig finden sich weiße Abzeichen an Kopf und Gliedmaßen, jedoch bei weitem nicht in der Ausdehnung, wie, modisch bedingt, bei Shire oder Clyde.

Die Widerristhöhe liegt bei 160–165 cm Stockmaß.

MECHANIK:
Der Schritt ist lang, energisch, der Trab raumgreifend, mit vorzüglicher Schulterfreiheit und hervorragend aktiver Hinterhand (Erbteil des Orlow-Trabers).

ZUCHT:
Das Zuchtgebiet des Wladimirer Traktorenpferdes lag ursprünglich in den flachen, fruchtbaren Ebenen nordöstlich Moskaus, um die altrussischen Städte Wladimir, Susdal, Ivanovo, Jurjew-Polsk, östlich der Moskwa. Mittelpunkt war und ist das Gestüt Gavrilovo-Posad. Inzwischen hat sich die Zucht erheblich ausgebreitet, bis Tambow im Süden und an die Wolga im Osten, bis Kasan und in die Tatarische Republik. Der Großteil des Zuchtgeschehens spielt sich in den großen bäuerlichen Kollektivwirtschaften ab, die meist für ihren Eigenbedarf züchten.

GESCHICHTE:
Die Heimat des Wladimirer Last- oder „Traktoren"pferdes ist die Landschaft östlich und nordöstlich von Moskau, mit ihren weiten Getreide- und Hackfruchtfeldern und dem fruchtbaren Boden, der ideale Futterbedingungen für die Pferdezucht bietet. Das Klima ist ein gemäßigt kontinentales mit schneereichen Wintern und nicht sehr heißen, oft regnerischen Sommern. Trotz weitgehender Motorisierung und Mechanisierung ist hier das Pferd bis heute für die verschiedensten Arbeiten immer noch unentbehrlich.

Ursprünglich war das Wladimirer Pferd weniger das Ergebnis gezielter Gestütsarbeit als vielmehr der bäuerlichen Zucht der Gegend um die altrussischen Städte Wladimir, Ivanovo und Susdal im alten Fürstentum Wladimir. Die Anfänge der Zucht fallen schon in die erste Hälfte des 18. Jahrhunderts, als *Peter der Große* (1672–1725) in Gavrilovo-Posad ein staatliches Gestüt einrichten ließ. Ihm gliederte *Zar Nikolaj I.* (1796–1855) ein Hengstdepot an, das zunächst mit Orlow-Traberhengsten und Hengsten verschiedener Reitrassen besetzt wurde. Um die bäuerliche Zucht eines schweren Zugpferdes zu fördern, wurde 1886 während der Regierungszeit *Zar Alexanders III.* (1845–1894) damit begonnen, im Zuge der allgemeinen Intensivierung der Landwirtschaft Kaltbluthengste zunächst aus Dänemark (Jütland) einzuführen. Das lag nahe wegen der durch die Heirat des Zaren mit der dänischen Prinzessin Dagmar besonders engen Beziehungen zwischen Rußland und Dänemark. Die Resultate waren jedoch unbefriedigend, so daß man sich nach Frankreich wandte, um Percherons und Ardenner zu importieren. Aber auch ihre Produkte entsprachen nicht den Erwartungen der Bauern.

Der Durchbruch der Wladimirer Zucht gelang erst, als man etwa ab 1900 die vorhandene bodenständige, großrahmige Stutengrundlage mit Clydesdales und ab 1910 mit Shires zu kreuzen begann. Sie verdrängten bald alle anderen Rassen. Auf dem schweren, fruchtbaren Boden fanden die von den Britischen Inseln stammenden Kaltblüter, die recht anspruchsvoll waren, die für ihr Gedeihen notwendige reichliche Futtergrundlage. Bis 1926 setzte man eine konsequente Verdrängungskreuzung fort, doch war bis zu dieser Zeit die Zucht insgesamt noch recht unausgeglichen. Nach der Russischen Revolution von 1917 wurde die auf einer breiten bäuerlichen Grundlage ruhende Zucht planmäßig in Richtung auf die Schaffung einer eigenen Rasse betrieben. Durch nach wissenschaftlichen Gesichtspunkten vorgenommene Zuchtselektion, Weiterzucht mit den besten Produkten und Konsolidierung auf einen einheitlichen Typ entwickelte sich bald in Umrissen eine neue Rasse landwirtschaftlicher Arbeitspferde. Diese Arbeit wurde auch trotz des Zweiten Weltkrieges planmäßig fortgesetzt, mit dem Ergebnis, daß man 1946 die Entwicklung als abgeschlossen ansah. Damals erhielt die Zucht ihre staatliche Anerkennung als eigene Rasse; gleichzeitig erfolgte die Namensgebung „Wladimirer Traktorenpferd". Seither hat sich die Rasse mehr und mehr ausgebreitet, vor allem nach Osten, bis über die Wolga in die Tatarische Republik, und nach Süden.

Ein Faktum ist außerordentlich interessant: Da zu Anfang des 20. Jahrhunderts Clyde und Shire noch nicht dem allgemeinen, später einsetzenden Modetrend folgend so bunt gezüchtet wurden wie heute, sondern noch Wert auf wenig Abzeichen und dunkle Hufe gelegt wurde, weist das heutige „Traktorenpferd" noch recht deutlich den alten Typ und die Exterieurpoints des Clyde beziehungsweise Shire von vor 1900 auf. Die Blessen sind, soweit überhaupt vorhanden, nicht so breit, teils kommen auch nur Sterne oder gar keine Kopfabzeichen vor. Die Abzeichen an den Gliedmaßen, meist nur hinten vorhanden, reichen selten bis an oder über die Sprunggelenke nach oben. Ein Behang ist zwar vorhanden, jedoch wesentlich weniger reichlich ausgebildet als beim heutigen Clydesdale oder Shire. Die Widerristhöhe ist noch „normal".

Trotz ihrer Beliebtheit ist die Wladimirer Rasse im Rückgang begriffen, und die Zuchtpferdezahlen werden sich aller Wahrscheinlichkeit nach weiter vermindern.

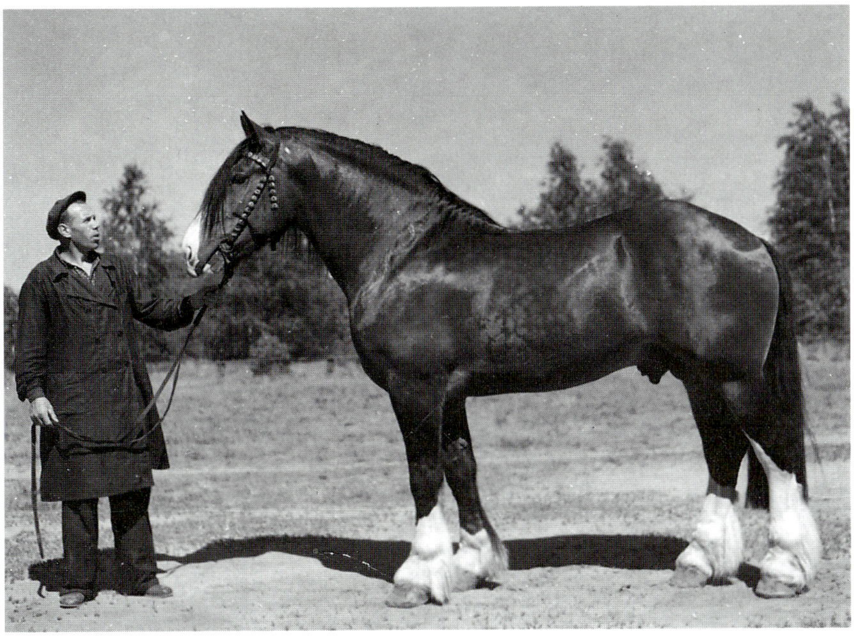

Wladimirer Traktorenpferd, Hengst. Die Verwandtschaft mit dem Clydesdale ist klar erkennbar.

RUSSISCHES LASTPFERD

Russisches Kaltblut, Russischer Ardenner

TYP, INTERIEUR, VERWENDUNG: Der Russische Kaltblüter ist die kleinste unter den auf dem Gebiet der ehemaligen Sowjetunion gezüchteten Kaltblutrassen, zugleich eine der gängigsten, ein wahres „Kraftpaket", ein „Energiebündel". Er wird gelegentlich auch als „Russischer Ardenner" bezeichnet. Verglichen mit den heutigen Ardennern im belgischen beziehungsweise französischen Ori-

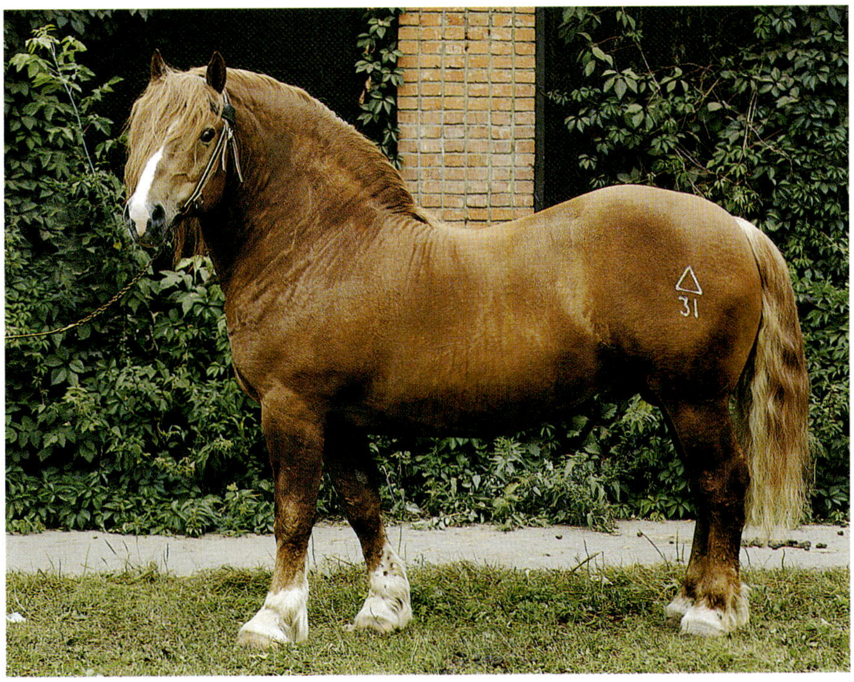

Russisches Lastpferd, Hengst

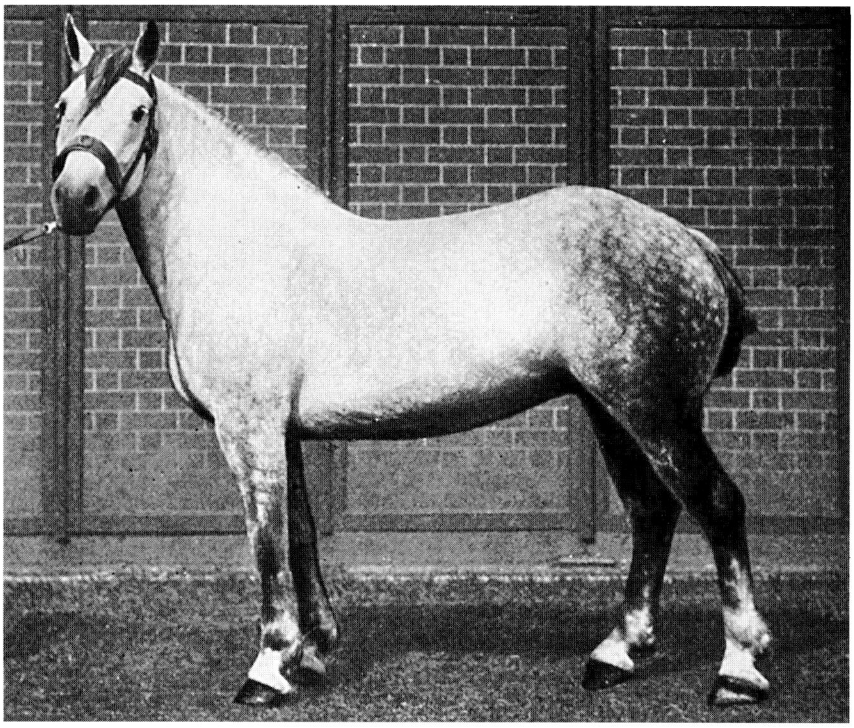

Russische Kaltblutstute Kokota, geb. 1891 (149 cm Stockmaß), unter der Bezeichnung „Russischer Ardenner" bei der Pariser Weltausstellung 1900 vorgestellt

ginalzuchtgebiet, deren Selektion weitgehend aufgrund von Ausschlachtungsergebnissen erfolgt, ist er kleiner, sehr viel praktischer und „handlicher", mit einer trockeneren, härteren Konstitution. Er erinnert am ehesten an den „Schweden-Ardenner", der ebenfalls einen eigenen, schon seit Jahrzehnten konsolidierten Typ verkörpert.

Die Zuchtwahl beim Russischen Lastpferd erfolgt in erster Linie auf Arbeitsleistung im Geschirr, wobei besonderer Wert auch auf ein hervorragendes Gangvermögen gelegt wird. Fleischmenge und -qualität spielen eine nachgeordnete Rolle, obgleich der Export von Schlachtpferden, hauptsächlich in die romanischen Länder Westeuropas, wirtschaftlich einen zunehmend bedeutenderen Faktor darzustellen beginnt. Das Haupteinsatzgebiet ist immer noch die landwirtschaftliche Arbeit vor Pflug und Egge, Schleppe und Wagen. Hier gilt der Russische Kaltblüter als eine der ökonomischsten Pferderassen auf dem Gebiet der ehemaligen UdSSR, vor allem, wenn man seine Leistung zu seiner Kleinheit und der darauf beruhenden Anspruchslosigkeit hinsichtlich der Fütterung in Beziehung setzt. Auch in Haltung und Pflege stellt er nur geringe Ansprüche. Seine Leistungsfähigkeit und Leistungsbereitschaft sowie seine Ausdauer sind sprichwörtlich. Er ist absolut zugfest und hundertprozentig ehrlich und zuverlässig im Geschirr. Gerühmt wird sein munteres, lebhaftes Temperament und sein frommer Charakter. Zu seinen weiteren Vorzügen gehört, daß er unempfindlich ist gegen Witterungsunbilden und sich sehr leicht akklimatisiert.

Innerhalb des Gebietes der früheren Sowjetunion hat der Russische Kaltblüter seit den fünfziger Jahren eine weite Anwendung für die Exterieur- und Leistungsverbesserung regionaler, bodenständiger landwirtschaftlicher Arbeitsrassen gefunden.

EXTERIEUR:
Der Gesamteindruck des Russischen Lastpferdes ist der eines harmonischen, muskulösen „Knüppels". Sein Kopf ist recht klein, edel, mit breiter Stirn, geradem oder leicht konkavem Profil, großen, lebhaften, freundlichen Augen und kurzen Ohren. Der mächtige Hals ist eher kurz, gut aufgesetzt und geformt und wird schön getragen. Das lange Schulterblatt bildet einen günstigen Winkel mit dem muskulösen Oberarm. Der Widerrist, breit und niedrig, verschwindet in üppiger Muskulatur. Die Brust ist tief und breit. Der muskulöse, mäßig lange, breite Rücken geht über eine starke Lende in die breite, lange, gespaltene, abgeschlagene Kruppe über. Der etwas eingesattelte Rücken vermittelt gelegentlich einen weichen Eindruck und läßt die Kruppe überbaut erscheinen. Der Schweif ist tief angesetzt. Tonnige Rippenwölbung und Tiefe der Flanken deuten auf eine gute Futterverwertung hin. Die Gliedmaßen sind kurz, kräftig, trocken, mit kurzen, starken Röhren und massiv ausgebildeten Gelenken. Die eher nur mittelgroßen Hufe weisen eine gute Form auf und sind aus festem Horn.

Mähnen- und Schweifhaar sind dicht, leicht gewellt und grob. An Farben findet man Füchse, Braune und permanente Braun- und Fuchsschimmel. Abzeichen kommen kaum vor außer gelegentlich einem kleinen Stern oder Nasenstrich.

Die Widerristhöhe der Hengste beträgt 149–150 cm, die der Stuten 147–148 cm Stockmaß.

MECHANIK:
Schritt und Trab sind fördernd, bodendeckend, der Trab ist dabei schwungvoll, frei, mit einer gewissen Knieaktion und energischem Antritt von hinten.

ZUCHT:
Die wichtigsten Gestüte, in denen die Russische Lastpferdrasse heute gezüchtet wird, sind Dubrowka bei Poltawa in der Ukraine, Perm an der Kama und Schadrinki an der Ostseite des Urals. Im übrigen ist die Rasse heute in einem weiten Bogen verbreitet in zahlreichen Kollektivwirtschaften von der Ukraine im Süden, am Schwarzen Meer über den Ural im Osten bis nach Archangelsk im Norden, am Weißen Meer.

GESCHICHTE:
Das Russische Lastpferd hat sich aus der Kreuzung von vor allem Ardenner-Hengsten sowie einigen Brabantern, Percherons und Orlow-Trabern mit örtlichen Stuten der mittleren

Schwarzerdegebiete der Ukraine seit den sechziger Jahren des 19. Jahrhunderts entwickelt. Die von Anfang an recht systematisch durchgeführte Zucht, deren Zentrum zunächst vor allem das Gestüt Dubrowka bei Poltawa bildete, brachte den praktischen Typus eines eher kleinen, trockenen, knochenstarken „Russischen Ardenners" hervor, der bereits im Jahre 1900 bei der Weltausstellung in Paris zu imponieren wußte. *C. v. Drathen* schreibt über ihn in seinem Bericht DIE EUROPÄISCHEN PFERDESCHLÄGE AUF DER PARISER WELTAUSSTELLUNG 1900 (Berlin 1901): „Als Repräsentanten der schweren Schläge vervollständigten einige nachgezogene sogenannte Berg-Ardenner die interessante russische Kollektion … Den anderen europäischen Schlägen gegenüber mußten die russischen Pferde als vollkommen ebenbürtig bezeichnet werden."

Mitten in die Blüte dieser nützlichen, vielseitig verwendbaren landwirtschaftlichen Rasse brach der Erste Weltkrieg mit all seinen für Rußland so weitreichenden Folgen, der kommunistischen Revolution von Anfang 1917 bis Anfang 1922, den verheerenden Kriegs-, Revolutions- und Bürgerkriegswirren, der Zerschlagung des Großgrundbesitzes, der Auflösung aller staatlichen und privaten Gestüte etc.

Ab März 1921 vollzog sich jedoch ein radikaler Umschwung von der totalen Anarchie zur sogenannten „Neuen Ökonomie". Eine allgemeine Hungersnot machte eine rasche Erhöhung der durch die überstürzte Sozialisierung auf etwa ein Siebtel des Vorkriegsstandes abgesunkenen Agrarproduktion notwendig. Da man bald erkannte, daß dieses Ziel sich nicht ohne eine funktionierende, leistungsstarke, landwirtschaftliche Pferdezucht erreichen lassen würde, begann man unverzüglich mit deren Wiederaufbau. Zu diesem Zweck sammelte man unter anderem auch die Reste der „Russischen Ardenner"-Zucht. Im ostukrainischen Staatsgestüt Nowo-Alexandrovo zog man das beste übriggebliebene Zuchtmaterial zusammen, 50 Hengste und 170 Stuten. Weitere wichtige Gründer-Gestüte waren Schadrinki am Ural, Kirow an der Wjatka und Wolodga. Namentlich das Ural-Gestüt bot ideale Bedingungen für die Aufzucht eines harten, trockenen, futterdankbaren Pferdes im Typ des Berg-Ardenners.

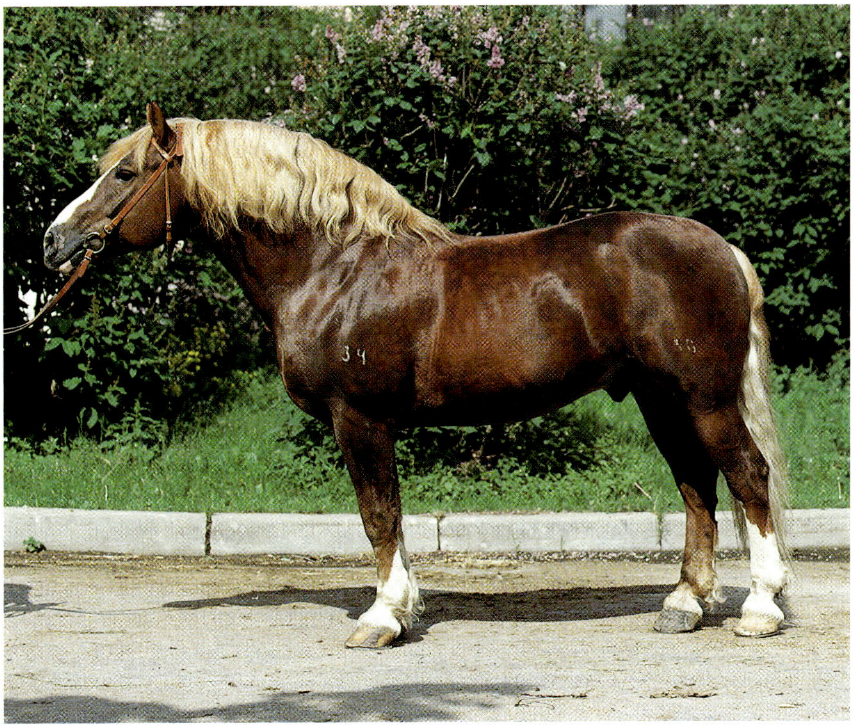

Russischer Kaltbluthengst (Russischer Ardenner)

Nach der 1926 in Moskau abgehaltenen „Allrussischen Zootechnischen Konferenz" wurde ein genauer Plan für die Weiterentwicklung der Rasse erstellt, der zu einer systematischen gestütsmäßigen Zucht in einer Reihe von Staatsgestüten und zahlreichen pferdezuchtbetreibenden Kollektivwirtschaften führte. In den dreißiger Jahren wurde aus Schweden Ardenner-Zuchtmaterial eingeführt, da die dortigen, seit langem bodenständigen Pferde dem angestrebten Zuchtziel wesentlich näher standen als die original-belgischen oder -französischen Ardenner. Nach abgeschlossenem Konsolidierungsprozeß wurde die Rasse 1952 vom Ministerrat der Sowjetunion als eigenständig anerkannt und erhielt den Namen „Russisches Lastpferd".

Bis heute ist das kleine, patente Russische Kaltblutpferd eine der populärsten Arbeitsrassen der russischen Landwirtschaft und erfreut sich weitester Verbreitung.

SOWJETISCHES LASTPFERD

Sowjetisches Kaltblut

TYP, INTERIEUR, VERWENDUNG: Beim Sowjetischen Lastpferd haben wir es mit dem größten, schwersten und populärsten Kaltblutpferd unter den Arbeitspferden auf dem Gebiet der ehemaligen Sowjetunion zu tun. Es ist die jüngste und zugleich am weitesten verbreitete, als eigenständig anerkannte schwere Rasse.

Im Vergleich zu ihrem wichtigsten Stammvater, dem Belgier des Brabanter-Typs, ist das Sowjetische Kaltblut aufgrund von Klima und Scholle merklich kleiner, leichter, edler und auch von energischerem Temperament als der Original-Belgier. Bemerkenswert ist die große Frühreife, worin er mit seinem westeuropäischen Ahn übereinstimmt, die seinen Arbeitseinsatz bereits im zweiten Lebensjahr möglich macht. Aber er ist andererseits auch ungewöhnlich langlebig und fruchtbar – beim Kaltblut eher selten.

Der extrem leistungsbereite und

leistungsfähige Kaltblüter besitzt einen frommen, umgänglichen Charakter und ein ruhiges, obgleich energisches, fast ein wenig phlegmatisches Temperament. Er ist ausgesprochen anspruchslos hinsichtlich Haltung, Fütterung und Pflege. Selbst bei Futter von geringem Nährwert ist seine Futterverwertung außergewöhnlich gut, wodurch er sich ebenfalls vorteilhaft von seinem relativ anspruchsvollen belgischen Urahn unterscheidet.

Selbstverständlich wird der Sowjetische Kaltblüter bis heute vor allem auf Leistung in der schweren landwirtschaftlichen Arbeit im Geschirr vor Pflug und Egge, Kultivator, Schleppe und Wagen und in der Forstarbeit selektiert und gezüchtet. Dabei wird besonders großer Wert auf ein gutes Gangvermögen gelegt. Bei Wettbewerben im schweren Zug für Kaltblutpferde aus der gesamten ehemaligen Sowjetunion wurden Sowjetische Kaltblutstuten und -hengste mehrfach „All-Unions"-Sieger im Schritt und Trab gegen die Uhr, wobei sie erstaunliche Lasten bewegten. Bei einem Wettbewerb im schweren Zug zog der Hengst *Fors* eine Last von fast 23 Tonnen, nachdem eine Reihe von Jahren der Rekord von 16,3 Tonnen von dem Hengst *Zhreby* gehalten worden war. Vor dem Dynamometer zeigte der Hengst *Kontur* eine Zugkraft von absoluten 663 Kilogramm.

Neben der Zuchtwahl auf Arbeitsleistung erfolgt eine solche auf Schlachtkörperqualität. Schlachtpferdeexporte erfolgen meist in die romanischen Länder West- und Südwest-Europas.

Eine dritte Nutzung der Rasse ist die Milchproduktion. Sowjetische Lastpferdstuten sowie Kreuzungsstuten mit Genanteilen der Rasse liefern während einer Laktationsperiode von 300 Tagen zwischen 4000 und 5000 Litern Milch für die Herstellung von Kumys, einem dickflüssigen, schäumenden Sauermilchgetränk mit einem Alkoholgehalt von 0,5 bis 3 Prozent, sowie anderer diätetischer Produkte als Heil- und Schonkost für den menschlichen Genuß und zur Herstellung von kosmetischen und pharmazeutischen Präparaten.

Innerhalb des Gebiets der ehemaligen Sowjetunion wird das Sowjetische Lastpferd häufig zur Erhöhung der Leistungsfähigkeit in andere, bodenständige, lokale Arbeitsrassen und -schläge eingekreuzt.

EXTERIEUR:
Das Sowjetische Lastpferd ist ein knochenstarker, kurzbeiniger Kaltblüter. Der Kopf ist mittelgroß, etwas edler als der des Original-Belgiers, jedoch ebenfalls meist mit leicht geramstem Profil. Der Hals ist kurz, massiv, gut getragen, der Widerrist breit, niedrig und fleischig, die lange, nicht sehr schräg gelagerte Schulter gewaltig muskelbepackt. Der breite, muskulöse Rücken ist in der Regel etwas „eingesattelt" und wirkt dadurch leicht ein wenig „weich". Die breite, ausladende, stark bemuskelte Kruppe ist gespalten und sehr abschüssig, mit tiefem Schweifansatz. Der tiefe, tonnige Rumpf mit breiter Brust besitzt eine beachtliche Rippenwölbung und tief herabreichende Flanken, was eine hohe Futterdankbarkeit anzeigt. Die stark ausgebildete Muskelfülle neigt zu Fettansatz. Die kurzen Gliedmaßen besitzen kurze, starke Röhrbeine und gut markierte Sehnen und Gelenke. Die großen Hufe sind rund und nicht selten etwas platt und weich.

Ein Behang ist kaum ausgebildet. Dagegen sind Mähne und Schweif dicht und grob behaart. Am häufigsten kommen Füchse in verschiedenen Tönungen, oft mit hellerem Langhaar, daneben Braune und Braunschimmel vor. Abzeichen, außer Stern oder Blesse, sind selten.

Die Widerristhöhe der Hengste beträgt 160–162 cm, die der Stuten 157–158 cm Stockmaß.

MECHANIK:
Schritt und Trab sind fördernd, bodendeckend, energisch. Jedoch ist die Trabgeschwindigkeit, verglichen etwa mit dem aus der gleichen Stutengrundlage hervorgegangenen Wladimirer Traktorenpferd, nicht besonders hoch.

ZUCHT:
Das ursprüngliche Zuchtgebiet des Sowjetischen Lastpferdes lag etwas südlicher als das des Wladimirer Traktorenpferdes, doch überlappte es sich teilweise mit ihm. Zuchtzentren waren und sind die Gestüte Pochinki und das südlich Tambow liegende Mordovo. Hinzu kommen zahlreiche Kollektivwirtschaften mit Pferdezucht um Jaroslaw, Wladimir und Nishni Nowgorod (während der sowjetischen Herrschaft „Gorki" genannt). Heute wird die Rasse weit über den Rahmen ihres ursprünglichen Entstehungsgebietes in Gestüten und größeren und kleineren staatlichen Zuchtstätten der mittleren, nordwestlichen und nordöstlichen Gebiete der ehemaligen UdSSR gezüchtet. Bis zum Zusammenbruch der Sowjetunion wurde ein allgemeines Gestütbuch der Rasse veröffentlicht.

GESCHICHTE:
Die nicht sehr alte Rasse des Sowjetischen Lastpferdes entstand ab dem letzten Drittel des 19. Jahrhunderts durch Kreuzung der lokalen Stutengrundlage mit schwersten westeuropäischen Kaltbluthengsten, wobei außer den anfänglich vorwiegend verwendeten Percherons vor allem Belgische Hengste der Brabanter und der Ardenner Zuchtrichtung die entscheidende Rolle spielten.

Anlaß für die Schaffung eines schweren Kaltblutpferdes war wie überall die einsetzende Revolution im Feldfruchtbau. Mit der für den Hackfrucht- (vor allem Zuckerrüben-) Anbau notwendig werdenden tieferen Bodenbearbeitung wurden schwerere landwirtschaftliche Geräte und Maschinen und zu deren Bewegung entsprechend stärkere, schwerere Pferde benötigt.

Der Import von Belgischen Hengsten begann 1854, und zwischen diesem und dem letzten Jahr vor der kommunistischen Revolution (1916) wurden rund 730 Hengste dieser Rasse nach Rußland importiert. Zunächst war das einer ausgedehnten Verdrängungszucht unterworfene bäuerliche Stutenmaterial recht unausgeglichen. Bei den erzeugten Produkten waren Einflüsse der bodenständigen, relativ leichten ursprünglichen Stutengrundlage ebenso zu erkennen, wie der der früher oder

Sowjetischer Kaltbluthengst

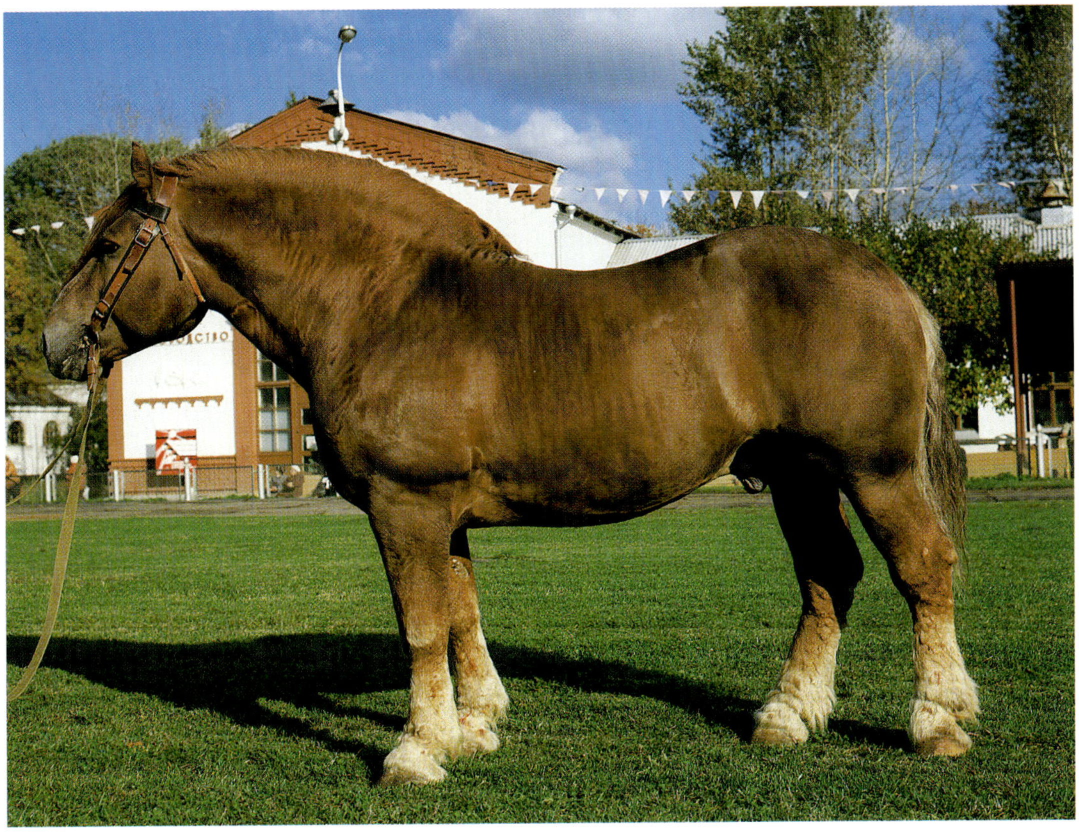

gleichzeitig eingeführten Suffolks, Clydesdales, Shires oder Percherons, zumal man sich anfangs keineswegs auf ein einheitliches Zuchtziel einigen konnte. Aber mit der Zeit änderte sich das Bild, und gegen Ende des 19. Jahrhunderts war die neu entstehende Rasse schon recht homogen, so daß die russischen Pferde, die auf der Pariser Weltausstellung von 1900 gezeigt wurden, einen sehr positiven Eindruck hinterließen und durchaus mit ihren westlichen Vettern konkurrieren konnten.

Die Importe wurden auch nach der Sowjetischen Revolution (1917–1921) fortgesetzt. Allerdings wurde zunächst im Verlauf der Revolution sehr viel des bereits Erreichten zerstört. Schon im Jahre 1918 hatte *Wladimir Iljitsch Lenin* das gesamte Pferdematerial, alle Gestüte etc. zu Volkseigentum erklärt. Diese ideologisch begründete Maßnahme hatte katastrophale Folgen für die Pferdezucht und führte binnen kürzester Zeit zu ihrem totalen Niedergang.

1926 wurde durch die „Allrussische Zootechnische Konferenz" in Moskau eine sorgfältige Analyse des Ausmaßes der Zerstörung und der noch vorhandenen Reste vorgenommen, 1928 ein langfristiger Zuchtplan erarbeitet für die Wiederherstellung der Pferdezucht, darunter unter anderem für die Entwicklung eines schweren landwirtschaftlichen Kaltblut-Arbeitspferdes. Zunächst wurden bis 1934 weitere etwa 200 Percheron- und Belgische Hengste des Ardenner- und vor allem des Brabanter-Typs und etwa 70 Stuten ins Land geholt. Mit den Hengsten erfolgte eine Anpaarung meist an schwere bodenständige Stuten im Gebiet von Pochinki und Mordovo – östlich von Moskau – sowie in zahlreichen Zuchtkolchosen um Jaroslaw, Gorki und Wladimir.

Ideologische Auseinandersetzungen, politische Säuberungen und Zwangskollektivierungen störten die Zuchtarbeit allerdings empfindlich. Was an Stutenmaterial aus dem ehemaligen Besitz der enteigneten, deportierten, verhungerten oder ermordeten ukrainischen Großbauern nachblieb, war sehr heterogen. Nur zu einem geringen Teil bestand es aus sehr hochwertigen Pferden, reinrassigen oder Kreuzungsprodukten von Suffolk, Clydesdale, Percheron, Ardenner, Brabanter, bei denen jedoch die Kenntnis der Rassezugehörigkeit und Abstammungen verloren gegangen war. Überwiegend waren es Pferde undefinierbarer Rasse.

Bei dem nun in Gang gesetzten Wiederaufbauprozeß der Pferdezucht wurde durch Paarungen der besten vorhandenen oder neu entstehenden Kreuzungsprodukte untereinander ein allgemeiner Homogenisierungsvorgang eingeleitet und dann durch sorgfältige Selektion aufgrund der erwünschten Eigenschaften nach Typ, Exterieur, Bewegungsablauf und Eigenleistungen fortgesetzt. Dabei ging man zunächst streng nach der offiziellen sozialistisch-kommunistischen Ideologie und der auf ihr aufbauenden dialektisch-materialistischen Zuchtlehre von *Ivan Wladimirowitch Mitchurin* (1855–1935) und seines eifrigsten Schülers *Trofim Denissowitch Lyssenko* (1898–1976) vor, nach der erworbene Eigenschaften vererbt würden. Man vermied es, die Zucht durch gezielte Verwandtschafts- oder Linienzucht zu konsolidieren. Etwa um 1940 sah man sich jedoch gezwungen, im Widerspruch zu den Ideen des dialektischen Materialismus zu den überwunden geglaubten Methoden der Vergangenheit zurückzukehren.

1952 wurde die neu entstandene Rasse als eigenständig unter dem Namen „Sowjetisches Lastpferd" vom Ministerrat der UdSSR anerkannt. Man muß erwarten, daß mit der fort-

Belorussischer Kaltbluthengst

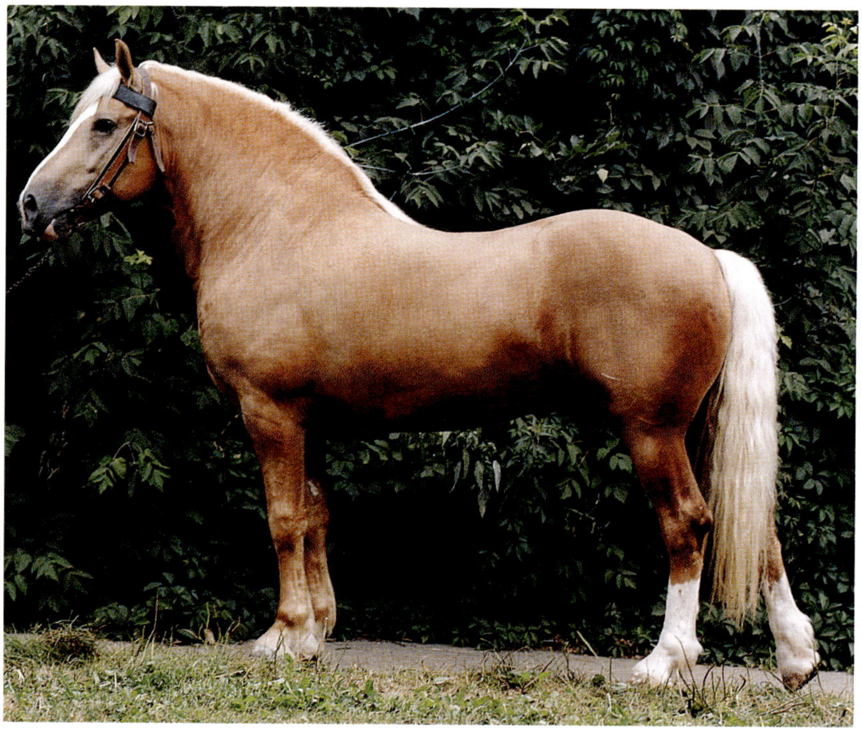

schreitenden Motorisierung der Landwirtschaft auf dem Gebiet der ehemaligen Sowjetunion in Zukunft ein erheblicher Abbau an tierischer Zugkraft einhergehen wird, der auch das Sowjetische Lastpferd betrifft, so daß sich das Schwergewicht seiner Nutzung mehr und mehr in Richtung Fleisch- und Milchproduktion verschieben dürfte.

BELORUSSISCHES LASTPFERD

Weißrussisches Kaltblut

TYP, INTERIEUR, VERWENDUNG: Das Belorussische Lastpferd ist ein mittelgroßes, mittelschweres Kaltblutpferd und zugleich eines der praktischsten, gängigsten landwirtschaftlichen Arbeitspferde auf dem Gebiet der ehemaligen UdSSR. Das widerstandsfähige Zugpferd eignet sich für alle Arten von Spanndiensten in der Land- und Forstwirtschaft, auch auf sumpfigem Boden oder in tiefem Sand. Es gilt als absolut ehrlich und zugfest. Die besten Rekorde im Zug liegen bei einem Zugwiderstand von 222 Kilogramm über knapp 400 Meter. Der äußerste von der Stelle bewegte Zugwiderstand, den man gemessen hat, betrug 660 Kilogramm.

Es werden zwei Typen unterschieden, ein etwas größerer, gröberer und ein nur mittelgroßer, dem die Mehrzahl der Pferde angehört.

Die Aufzucht und Haltung des Weißrussen ist wegen seiner Genügsamkeit und Leichtfuttrigkeit problemlos. Er ist ein hervorragender Verwerter von Rauhfutter (Stroh, Heu, Silage) und Hackfrüchten (Rüben, Kartoffeln) und benötigt kaum Kraftfutter. Die Pferde bleiben oft bis zum Alter von mehr als 25 Jahren arbeits- und fortpflanzungsfähig.

Außer für die Arbeit im Geschirr erfolgt auch eine Nutzung für die Milch- und Fleischproduktion. Die Stuten pflegen durchschnittlich etwa neun Liter Milch pro Tag zu geben.

Obgleich das Belorussische Kaltblutpferd recht spätreif ist, erreichen die im Alter von sechs bis sieben Monaten abgesetzten Schlachtfohlen ein Lebendgewicht von 170–190 Kilogramm.

EXTERIEUR: Der Gesamteindruck des Belorussischen Lastpferdes ist harmonisch. Der Kopf ist nicht groß, recht edel (Erbteil Orientalischer Ahnen), mit breiter Stirn und lebhaften Augen. Der Hals ist muskulös, von mäßiger Länge, der Widerrist nicht sehr markiert, die Schulter gepackt, die Brust breit und tief. Der Widerrist ist lang, flach und oft etwas eingesattelt, die Nierenpartie kurz und flach, die Kruppe breit, schön gerundet und wohlbemuskelt, abschüssig, mit tiefem Schweifansatz. Die tief herabgezogenen Flanken und die gewölbten Rippen sind klare Anzeichen für die große Futterdankbarkeit. Das Fundament ist korrekt und stabil, mit kurzen Röhren, gut ausgeprägten Gelenken und ausgezeichneten Hufen.

Ein Behang ist kaum vorhanden, Mähne und Schweif sind dagegen üppig. Vorherrschende Farben sind Falb, Braun, Hellbraun und Fuchs.

Die Widerristhöhe beträgt bei Hengsten durchschnittlich etwa 153 cm, bei Stuten 150–151 cm Stockmaß. Der größere Typ überschreitet diese Maße um einige Zentimeter.

MECHANIK: Der Schritt ist raumgreifend und energisch, ebenso wie der recht schwungvolle Trab.

Der Schrittrekord über 2000 Meter mit einem Zugwiderstand von 150 Kilogramm beträgt 14:42 Minuten, der Trabrekord über die gleiche Distanz mit einem Zugwiderstand von 50 Kilogramm 5:01 Minuten.

ZUCHT: Das Zuchtgebiet des Belorussen liegt im Nordwest- und dem Zentralgebiet der Weißrussischen Republik. Die führenden Zuchtzentren sind die Gestüte Zarachye und Pobeda, in denen Reinzucht betrieben wird. Beim Zusammenbruch der ehemaligen Sowjetunion umfaßte die Population etwa 90 000 Pferde, von denen knapp ein Drittel reinblütig war. Bis zu dem Zeitpunkt waren zwei Gestütbuchbände veröffentlicht worden, in denen 135 Hengste und 616 Mutterstuten aufgelistet waren, die sechs Hengstlinien und vier Stutenfamilien angehörten.

GESCHICHTE: Das Belorussische Kaltblutpferd ist

eine Schöpfung aus dem letzten Drittel des 19. Jahrhunderts. Es entstand damals in der Folge der Intensivierung der Landwirtschaft und ihrem Bedarf für ein schwereres, stärkeres Zugpferd, auf der Grundlage des autochthonen weißrussischen Waldkleppertyps, der seinen Ursprung wohl im Waldtarpan hatte.

Nachdem man zuvor mit Arabern und Norfolk Trottern gekreuzt hatte, was zu unbefriedigenden Ergebnissen führte, folgten dann Kreuzungen mit Belgiern des Brabanter- und des Ardenner-Typs, Bretonen und norwegischen Gudbrandsdalern. Von ihnen hatten die Norweger des Døle-Typs bei weitem den stärksten und positivsten Einfluß.

Nach der Russischen Oktoberrevolution und der „Allrussischen Zootechnischen Konferenz" von 1926 in Moskau importierte man noch einige Schweden-Ardenner. In den dreißiger Jahren erlangten auch einige Hengste anderer Kaltblutschläge aus den zentralrussischen und den Schwarzerdegebieten, die man nach Belorußland gebracht hatte, eine gewisse Bedeutung. Danach entschloß man sich zur Reinzucht.

Mit der rasant fortschreitenden Motorisierung der Landwirtschaft geht die Bedeutung der Rasse als Zugkraft ständig zurück, und der Schwerpunkt des Zuchtziels verlagert sich immer mehr auf die Fleisch- und Milchproduktion.

NORDRUSSISCHE WALDRASSEN

Im gesamten Ostseeküstenraum finden wir, ebenso wie im bewaldeten Norden Rußlands, eine Pferderassengruppe, von der wir annehmen dürfen, daß sie direkt auf die kleinste und westlichste Urform des Wildpferdes, den Waldtarpan, zurückgeht. Diese Wildpferde lebten, wie *Petra-Ulrike Schulze* in „Pferde wie Sand am Meer – Zucht in Rußland" (Sankt Georg, Heft 2, Hamburg 1993) schreibt: „... in den Wäldern Ost- und Mitteleuropas, waren in Westeuropa bereits im Mittelalter verschwunden (vielleicht sind die Dülmener Wildbahnpferde ein letztes Überbleibsel von ihnen, Anm. d. Verf.), aber noch bis zum 18. Jahrhundert in Polen heimisch. In den baltischen Ländern und Nordrußland sind die Nachkommen dieses Waldtarpans heute noch präsent."

Tatsächlich dürfen wir wohl dieser Rassengruppe die, heute natürlich meist stark verkreuzten, Nordlands-Lyngspferde und die Fjordpferde Norwegens, das Gotland-Russ und das ausgestorbene Königspferd Ölands in Schweden, die Finnischen Klepper, die ausgestorbene Preußische Schweike, den Szemaitukas Litauens, den Estnischen Klepper des Festlandes und vor allem der Inseln Ösel, Dagö, Moon und Worms, den Polnischen Konik sowie sämtliche nordrussische Waldklepperrassen zurechnen, die alle nah miteinander verwandt sind und einander teilweise stark beeinflußt haben.

Zwar sind die meist recht primitiven Landrassen des Waldkleppertyps in den letzten 150 Jahren zahlenmäßig stark zurückgegangen, namentlich während der sowjetischen Herrschaft. Teils haben sie größeren, stärkeren, oft kaltblütigen Kulturrassen weichen müssen, teils hat man zur „Veredlung" beziehungsweise „Verbesserung" höher entwickelte Kulturrassen eingekreuzt, während sie in früheren Jahrhunderten die Masse der Equidenpopulation im Norden des Landes ausmachten. Völlig unverkreuzt finden sie sich heute kaum noch irgendwo. Aber es gibt sie immer noch in relativ großer Zahl.

Von West nach Ost finden wir im nördlichen Waldgürtel Rußlands, der von der finnischen Grenze bis zur Beringstraße reicht, Vjatka, Mesanka, Petchora und Kasanka, nach Sibirien hinein den Obvinka und Narymska.

VJATKA

Wjatka, Watjake, Wotjake, Wjatpferd

TYP, INTERIEUR, VERWENDUNG:
Der Vjatka ist ein leichter Klepperschlag, ein leichtes Zug- (Schlitten, Troika, Tatschanka), Pack- und Reitpferd der nördlichen Waldgebiete. Soweit noch unverkreuzt, ist er nur wenig veredelt. In der Regel ist der Vjatka ein recht harmonisch gebautes und kräftiges Pferd, gutmütig, mit frommem Charakter und munterem, energischem Temperament. Er ist ausdauernd, zäh, anspruchslos und futterdankbar. Anmerkenswert ist, daß er ausschließlich mit Rauhfutter erhalten werden kann und dabei seine Leistungsfähigkeit nicht verliert. Gerühmt werden seine hohe Widerstandskraft, seine Unempfindlichkeit gegen Witterungsunbilden in dem rauhen Klima des nördlichen Urals, seine Langlebigkeit und Fruchtbarkeit. Als nimmermüdes Arbeitspferd im leichteren landwirtschaftlichen Zug und dem winterlichen Holztransport ist er ein ehrlicher Helfer und Arbeitskamerad der Waldbauern. Im 18./19. Jahrhundert war der Vjatka ein gesuchtes Postpferd auch weit über sein eigentliches Verbreitungsgebiet hinaus.

EXTERIEUR:
Das Kleinpferd im Kleppertyp, das entfernt an den Fjording Norwegens erinnert, besitzt einen geraden Kopf mit breiter Stirn und einer leichten Einbuchtung in Augenhöhe. Die Ohren sind gut gestellt, die Ganaschen wirken oftmals etwas schwer. Der starke Hals mit mächtig entwickeltem Kamm neigt bei älteren Hengsten etwas zum Verfetten. Der Widerrist ist breit und niedrig, der Rücken kräftig bemuskelt, das Kreuz breit und fest, die Kruppe gerundet und abfallend, der Schweifansatz tief. Der Rumpf ist kräftig, mit tonniger Rippenwölbung und gut geschlossener Hinterrippe, Zeichen vorzüglicher Futterverwertung. Die muskulöse Brust ist breit. Das Fundament macht einen strammen, stabilen Eindruck mit wohlmarkierten Sehnen und kräftigen Gelenken. Die festen Hufe sind gut geformt, mittelgroß. Die Vordergliedmaßen sind in der Regel gut gestellt. Die Beckengliedmaßen stehen öfter etwas eng, mit einer Tendenz zu Kuhhessigkeit oder Säbelbeinigkeit.

Behang findet sich kaum, und

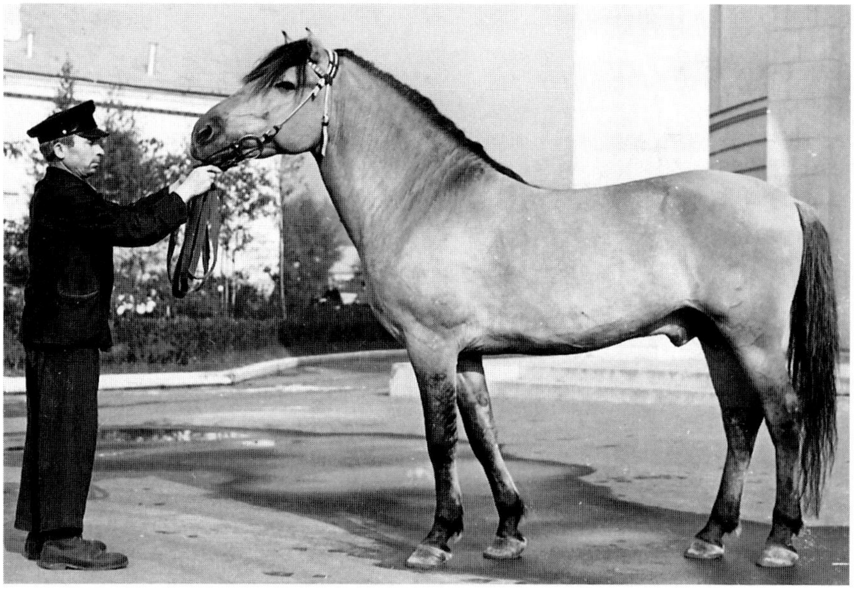

Vjatka-Hengst Nord, Mitte der fünfziger Jahre

wenn, dann deutet er auf Kaltbluteinkreuzung hin. Das Winterfell ist lang, grannenartig mit dichter, fettiger Unterwolle. Das Mähnen- und Schweifhaar ist sehr dicht und eher grob.

Charakteristisch sind Falben, reh- oder mausfarben, mit Aalstrich, der Andeutung eines Schulterkreuzes und zebraartigen Streifen an Vorderarmen und Unterschenkeln. Häufiger sind auch Braune in unterschiedlichen Tönungen.

Die Widerristhöhe der Hengste liegt bei 140–141 cm (nach *Professor Juri N. Barminzew* in RUSSLANDS PFERDE auch bis 145 cm), die der Stuten bei 138 cm Stockmaß.

MECHANIK:
Dem Vjatka wird ein kurzer, etwas eiliger Schritt nachgesagt. Dagegen ist der Trab raumgreifend und fördernd. Die Rasse gilt als schnell und ungewöhnlich ausdauernd in allen drei Gangarten. Der Rekord vor dem „Tarantas" (Reisewagen) wird mit 160 Kilometern pro Tag angegeben.

ZUCHT:
Der Vjatka ist einer der Kleppertypen der weiten Waldgebiete des russischen Nordens. Die einstmals sehr zahlreich vorhandene Landrasse ist namentlich in der Zeit vor dem Ersten Weltkrieg, aber auch während der sowjetischen Herrschaft, teilweise mit schwereren Kaltblutrassen gekreuzt worden, um sie in Kaliber und Gewicht modernen landwirtschaftlichen Anforderungen anzupassen. Jedoch waren die Ergebnisse langfristig gesehen nicht sonderlich befriedigend, so daß man schließlich zu Reinzucht und Selektion innerhalb der Rasse zurückgekehrt ist. Leider ist die Population mittlerweile so stark geschrumpft, daß man um ein Weiterbestehen des Vjatka fürchten muß, zumal der Bestand an reingezogenen Pferden sehr gering ist.

Die eigentliche Heimat des Vjatkas ist das Gebiet zwischen dem Gorkier-Stausee und dem Ural, beiderseits des Flusses Vjatka.

GESCHICHTE:
Der Vjatka gehört zu den nordrussischen Waldklepperrassen und trägt seinen Namen nach den ihn seit Urzeiten züchtenden Wotjaken, einer der permisch-finnischen Völkerschaften, die im Gebiet von Vjatka, am Oberlauf der Kama sowie in Perm und Kasan ansässig sind. Ursprünglich siedelten sie an der Kasanka, von wo sie jedoch durch die Tataren im 16. Jahrhundert verdrängt wurden. Selbst nannten sie sich in ihrer eigenen, zur Ur-Altaischen gehörigen Finning-Ugrischen Sprache „Udmurdi" oder „Murdi" („Menschen"). Möglicherweise haben sie ihren Pferdestamm ursprünglich bereits aus dem Altai-Gebiet mitgebracht.

Der Überlieferung nach soll der heutige Vjatka aus einer Kreuzung der heimischen Waldklepperrasse mit Estländischen Kleppern entstanden sein, die schon während der Regierungszeit der *Zaren Alexis Michailowitch* (1629–1676) und seines Sohnes *Peters des Großen* (1672–1725) in jene Gegend eingeführt worden waren, um die dortige Rasse zu verbessern. Später soll dann, unter *Katharina der Großen* (1729–1796), eine umfangreichere Einkreuzung von Finnischen Kleppern stattgefunden haben.

Im 18./19. Jahrhundert waren die Vjatkas sehr beliebt und hochgeschätzt in den kaiserlichen Postgespannen und später als Droschkenpferde in den größeren Städten, vor allem wegen ihrer unermüdlichen Ausdauer und ihrer Anspruchslosigkeit. Ihr Stern begann erst zu sinken, als eine intensivierte Landwirtschaft und ein erweitertes Transportwesen nach einem größeren, stärkeren, mehr kaltblütigen Arbeitspferd für den schweren Zug verlangte. Die meisten der reingezogenen Stuten wurden mit schweren Kaltbluthengsten belegt; und man dachte nicht daran, eine Genreserve aufzubauen. Um 1917 hielt man die Rasse für ausgestorben.

Nachdem man ihre Unentbehrlichkeit für die Waldgebiete des Nordens erkannt hatte, ging man seit den zwanziger Jahren an die Restaurierung der Rasse, indem man die vorhandenen Reste sammelte, um aus ihnen erneut eine Population aufzubauen. In den achtziger Jahren rechnete man mit einem Gesamtbestand von etwa 1000 Pferden, von denen allerdings bei weitem nicht alle reinblütig waren. In einem Artikel in der Zeitschrift PFERDEZUCHT UND SPORT, (Heft 6, Moskau 1986) wird die Rasse immer noch als gefährdet angesehen, obgleich man mittlerweile ihren hohen Wert für die Waldwirtschaft und den Tourismus erkannt hat. Die meisten Pferde gibt es in den Gebieten von Irgiz, Koz, Debez und Balezin. Erschwerend kommt hinzu, daß die Zucht nicht in Gestüten konzentriert, sondern in kleinen Bauernwirtschaften über das Land verstreut ist.

PETCHORA

TYP, INTERIEUR, VERWENDUNG:
Den osteuropäischen Klepperrassen als nordöstlicher Vertreter zuzurechnen ist der Petchora, ein Tundren-Klepper, ein primitiver, unveredelter Kleinpferdetyp. Er lebt unter sehr harten Naturbedingungen und ist außerordentlich unempfindlich gegenüber den starken, durch das extrem kontinentale Klima bedingten Temperaturschwankungen.

Seit Jahrhunderten ist der Petchora wegen seiner Gängigkeit, seiner Schnelligkeit, Ausdauer, Zähigkeit und Leichtfuttrigkeit beliebt und bewährt, unermüdlich als Pack-, Zug- und Reitpferd. Er ist in der Lage, auch in tiefem Schnee und bei Temperaturen von –40° bis –60 °C zu arbeiten. Es gibt in seiner Heimat nur etwa 80 frostfreie Tage, und an 190 bis 220 Tagen liegt Schnee. Im Sommer ist der Petchora unempfindlich gegen die Myriaden von Mücken und Fliegen in dem feuchtwarmen Tundrenklima.

EXTERIEUR:
Typmäßig steht der Petchora heute zwischen dem Mesenka und dem Baschkiren. Sein Exterieur ist wenig attraktiv. Der Kopf ist groß, Hals und Rumpf sind plump, der Rücken ist relativ lang, die Kruppe abgeschlagen, mit tiefem Schweifansatz. Das Fundament ist kräftig, derb. Die Sprunggelenke wirken oft schwach, winklig, mit einer Neigung zu Kuhhessigkeit oder Säbelbeinigkeit. Die Fesselung ist kurz, die mittelgroßen Hufe sind von fester Konsistenz.

Das Langhaar ist stark ausgebildet und grob; ebenso findet sich ein gewisser Behang. Das Winterhaar ist grannenartig mit fettgetränkter, dicker Unterwolle. Vorherrschende Farben sind Rappe, Dunkelbraun, Braun, Gelbbraun oder ein fuchsiges Rotbraun. Schimmel sind selten, unbeliebt und gelten als nicht winterhart.

Die Widerristhöhe liegt bei 138–146 cm Stockmaß.

MECHANIK:
Unter den Grundgangarten ist vor allem das hervorragende Trabvermögen erwähnenswert, weshalb der Petchora gern als Deichselpferd in der Troika angespannt wird.

ZUCHT:
Beheimatet ist der Petchora nördlich des 65. Breitengrades, östlich des 1584 von *Zar Iwan IV. Wassiljewitch* (1530–1584) an der Mündung der Dwina ins Weiße Meer erbauten Archangelsk, an dem Fluß Petchora, nahe der gleichnamigen Stadt, im Gebiet zwischen dem Timan-Rücken und dem westlichen Rand des Nordurals. Das Hauptbestreben der Züchter besteht in jüngster Zeit darin, eine Zunahme der Widerristhöhe zu erreichen, ohne daß doch die Rasse ihre übrigen, ihrem nordischen Habitat angepaßten Eigenschaften verliert. Teils erfolgt Reinzucht, teils Kreuzungen mit Ardennern und Trabern. Reingezogene Petchoras sind heute selten geworden.

GESCHICHTE:
Von russischen Hippologen wird der Petchora als ein direkter Abkömmling des Ur-Waldpferdes (Waldtarpans) angesehen. Die uralte Rasse wurde beeinflußt durch Pferderassen der Ural-Region und des westlichen Sibiriens. Im 17. Jahrhundert wurden durch die Zaren *Alexis Michailowitch* (1629–1676) und *Peter der Große* (1672–1725) Estnische Klepper eingeführt, um die Zucht zu verbessern.

Während des 18./19. Jahrhunderts war die Rasse außerordentlich beliebt und begehrt, große Zahlen wurden exportiert. Gegen Ende des 19. Jahrhunderts jedoch setzte ein Niedergang ein, teils durch die Verarmung der Kleinbauern nach ihrer Entlassung aus der Leibeigenschaft, teils, da der Markt wegen der Intensivierung der Landwirtschaft und der Zunahme des Güterverkehrs ein größeres, stärkeres Pferd wünschte und man mit Kaltblut zu kreuzen begann. Nach dem Ersten Weltkrieg und der russischen Revolution entstanden einige Gestüte, in denen man sich um Reinzucht bemühte und auf die besten Exemplare selektierte.

MESENKA

Mesenklepper, Mezien

TYP, INTERIEUR, VERWENDUNG:
Der Mesenka ist ein kräftiges, kom-

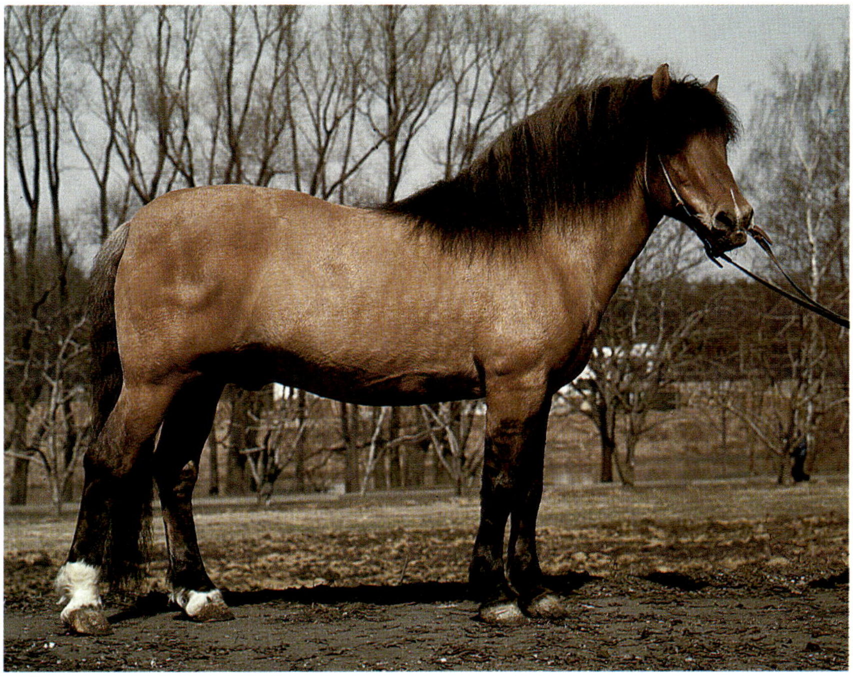

Petchora-Klepperhengst

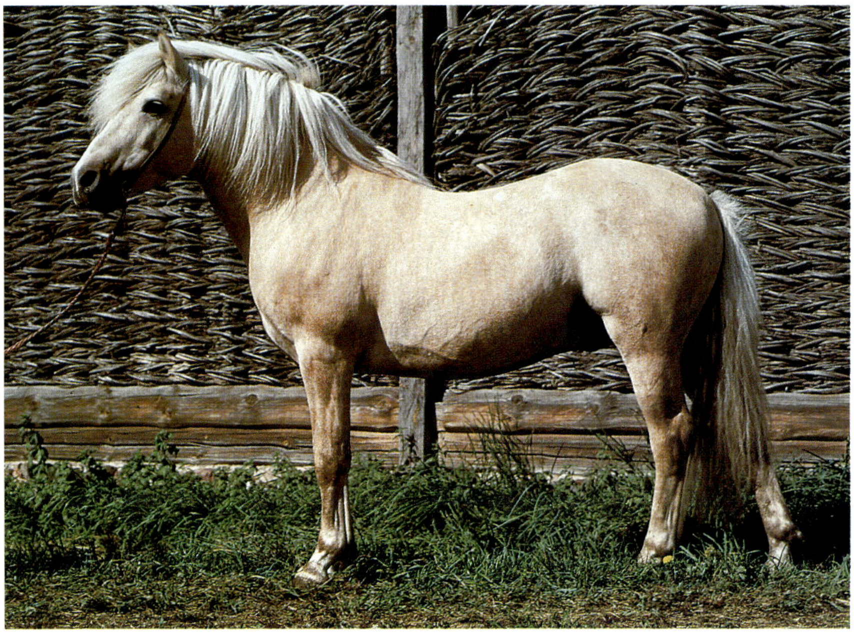

Mesenklepperhengst (Mesenka)

paktes Kleinpferd im nordrussischen Waldkleppertyp. Man unterscheidet zwei Typen: einen leichteren, mit kürzerem Rumpf und einem leichteren Kopf mit nicht selten leicht konkavem Profil, und einen schwereren, weniger eleganten. Insgesamt ähnelt er dem Petchora, ist jedoch größer, kompakter und knochenstärker.

Mesenkas werden bis heute vor allem in der Land- und Forstwirtschaft eingesetzt, aber auch als Pack- und Reitpferde sowie in den Troika-Schlittengespannen. Früher waren sie beliebte Postpferde und wurden als Droschkenpferde in die großen Städte exportiert.

Der Mesenka ist sehr leichtfuttrig und im allgemeinen ausschließlich mit Rauhfutter oder Weidegang zu erhalten. Lediglich bei schwerer Arbeit benötigt er – relativ geringe – Kraftfuttergaben. Sein Temperament ist ausgeglichen, doch lebhaft, der Charakter ehrlich und unkompliziert. Die Rasse zeigt eine erstaunliche Klimaresistenz sowohl gegen die grimmige winterliche Kälte wie auch gegen die feuchte Wärme der kurzen Sommermonate. Sie scheint eine hohe Immunität gegen die Plage durch die zahllosen Mücken und Fliegen zu besitzen. Ihre Ausdauer und Härte sind sprichwörtlich. Gerühmt werden ihre Langlebigkeit und Fruchtbarkeit.

EXTERIEUR:
Der Mesenka besitzt einen kräftigen Körper mit breiter Brust und einer verhältnismäßig schmalen, abgeschlagenen Kruppe. Das trockene Fundament ist stärker als das der meisten anderen Klepperrassen, mit kräftigen Sehnen und Gelenken, einer kurzen Fesselung und gut geformten, gesunden, harten Hufen. Die Beckengliedmaßen zeigen oft eine Tendenz zu Kuhhessigkeit oder Säbelbeinigkeit.

Der leichtere Typ hat meist einen recht edlen Kopf, oftmals mit konkavem Profil, und ein feineres Fundament, während der schwerere, weniger elegante Typ insgesamt gröber wirkt und einen schwereren Kopf mit geradem oder leicht geramstem Profil zeigt.

Hauptsächlichste Farben sind verschiedene Braunschattierungen, aber auch Falben und Lehmfüchse. Weiße Abzeichen sind selten.

Die Widerristhöhe liegt für den leichteren Typ in der Regel bei 138–140 cm, für den gröberen bei bis zu 150 cm Stockmaß, gelegentlich auch darüber.

MECHANIK:
Vor allem das Trabvermögen des Mesenka ist, wie bei den meisten Klepperrassen, recht beachtlich, fördernd, energisch und raumgreifend.

ZUCHT:
Das Zuchtgebiet des Mesenkleppers grenzt östlich an das des Petchora, in Richtung Archangelsk. Genauer lokalisiert liegt es im nordöstlichen Teil der Archangelsk-Region, in den Flußtälern des Mesen und der Pineg und ihrer Nebenflüsse. Seinen Namen erhielt der Mesenka nach dem Fluß und der gleichnamigen, etwa zehn Kilometer oberhalb seiner Mündung gelegenen Stadt Mesen. Das dortige Klima ist ausgesprochen rauh und kontinental mit im Winter starken Schneefällen und Minusgraden von 40°-50 °C. An 180 bis 220 Tagen des Jahres herrscht Frost. Im Sommer kann es teils feucht-schwül und recht warm sein, mit Myriaden von blutsaugenden Insekten.

GESCHICHTE:
Die Rasse des Mesenkleppers geht in ihren Ursprüngen auf die gleiche Wurzel zurück wie die übrigen Klepperrassen der nordrussischen Waldgebiete, das heißt mit Sicherheit auf den heute ausgestorbenen Waldtarpan. Zunächst mehr oder weniger als Naturrasse entstanden, hat es später nicht an Versuchen gefehlt, mit Hilfe gezielter Selektion und Einkreuzung von Fremdrassen Einfluß auf die Entwicklung des Mesenka zu nehmen.

Bei *Graf C. G. Wrangel* lesen wir in DIE RASSEN DES PFERDES (2. Band, Stuttgart 1909) zum Mesenklepper: „Das Mesenische Pferd soll von Dänischen Hengsten abstammen, die auf Befehl *Kaiserin Katharinas II.* im Jahre 1768 unter die Bewohner der archangelschen, cholmogorskischen und mesenischen Kreise verteilt wurden. Es sind indessen schon vor diesem Zeitpunkt Versuche gemacht worden, die Pferde jener Gegenden zu verbessern."

Dazu schreibt *Graf Marian v. Hutten-Czapski* in DIE GESCHICHTE DES PFERDES (Berlin 1876): „Im Jahre 1711 (wahrscheinlich eher im Jahre 1689, Anm. d. Verf.) wurde durch *Peter den Großen* (1672–1725) ein *Fürst Galicyn* nach dem Kreisstädtchen Pineg im Gubernium Archangelsk verbannt (es handelte sich um den Liebhaber der *Zarewna Sophia*, der Schwester Peters des Großen). Unter den Gnadenbe-

Mesenklepperhengst

zeugungen von Seiten des Monarchen, deren sich der Verbannte zu erfreuen hatte, gehörte die, sich sein Gestüt (Orientalischer Pferde, Anm. d. Verf.) aus der Gegend von Moskau nachkommen lassen zu dürfen. Da der unglückliche Fürst anders keine Beschäftigung hatte, machte er sich daran, seine Pferde mit den Landespferden zu kreuzen, schenkte den Bauern seine besten Hengste und Mütter und verlangte von ihnen nur, daß sie dieselben auf den herrlichen Weiden des Landes sorgfältig züchteten.

Die Resultate seiner Bemühungen sind schwer mit Bestimmtheit anzugeben; denn die Pferde, welche man heute (um 1850, Anm. d. Verf.) am Mesen und um Pineg antrifft, zeichnen sich nicht durch besondere Unterschiede von den Pferden anderer Zweige des Finnischen Stammes aus und erinnern nach dem Urtheile von Sachkennern sehr an Finnländische und Obvinische Pferde."

Etwa 90 Jahre nach diesem ersten Experiment nahm 1778 die russische Krone die Sache wieder auf, jedoch ebenfalls mit nicht recht nachweisbaren Resultaten. Im Laufe des 19. Jahrhunderts wurden noch verschiedene andere Rassen in die Region gebracht und mit den heimischen Pferden gekreuzt, darunter Estnische Klepper, Jüten, Holsteiner, Mecklenburger, Finnische Klepper und Orlow-Traber. Jedoch unter den speziellen Bedingungen der Landschaft, ihrer Vegetation, ihres Klimas und der dortigen Arbeitsanforderungen veränderte sich die Mesenrasse nur unwesentlich.

Für fast 150 Jahre wurde dann die Zucht sich selbst überlassen und erlebte einen gewissen Rückgang, wobei als Hauptfehler die Kleinheit der Pferde angesehen wurde, da sie im Vergleich mit den schweren kaltblütigen Rassen weniger Zugkraft bedeutete. Erst in den letzten 50 Jahren der sowjetischen Herrschaft wurde der Rasse Ardenner-Blut zugeführt, wodurch die Typabweichung des schweren Typs zustande kam.

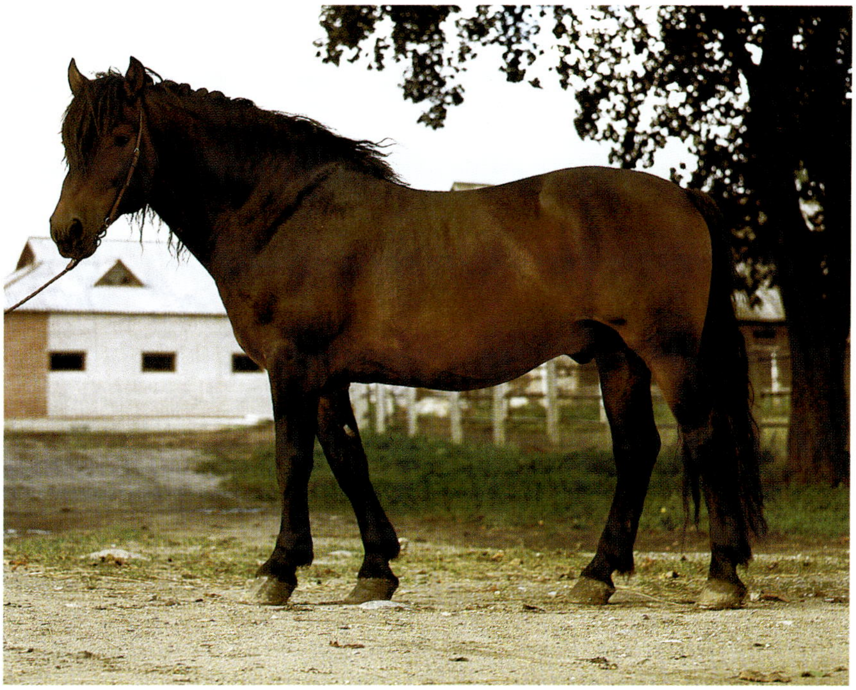

TAVDINKA

Tavda, Tura

TYP, INTERIEUR, VERWENDUNG:
Aufgrund des strengen Klimas und der harten Lebensbedingungen der waldreichen Republik der ehemaligen Sowjetunion hat sich hier ein ganz spezieller Typ entwickelt, der ideal an die dortigen Verhältnisse, an die harte Arbeit und die knappe Fütterung angepaßt ist. Der Tavdinka oder Tavda, gelegentlich auch als Tura bezeichnet, obgleich damit eigentlich nur ein spezieller, lokaler Typ des Tavdinka gemeint ist, ist es gewohnt, in sehr rauhem, kupiertem Gelände zu arbeiten, im Winter in hohem Schnee ohne gebahnte Wege, im Sommer auf tiefem, schlammigen Boden.

Die Ausdauerleistungen des Tavdinka sind ganz erstaunlich. Im Jahre 1923 wurden auf der großen „Ausstellung für landwirtschaftliche Errungenschaften" in Moskau zwei Keppertypen vorgestellt, die als Tavda und Tura bezeichnet wurden. Sie hatten den ganzen Weg von Krasnofimsk bis nach Moskau (etwa 1800 Kilometer!) zu Fuß in 21 Tagen zurückgelegt. Bei ihrer Ankunft zeigten sie keinerlei Ermüdungserscheinungen und waren in bestem Futterzustand.

Die Rasse ist langlebig und fruchtbar, und die Stuten produzieren selbst unter armseligsten Futterbedingungen reichlich Milch für ihre Fohlen.

Der Tavdinka wird hauptsächlich im leichteren Zug in Land- und Forstwirtschaft sowie als Pack- und Reitpferd eingesetzt. Er zeichnet sich durch ein angenehmes, ruhiges Temperament und einen ehrlichen, unkomplizierten, ausgeglichenen Charakter aus.

Man sieht den Tavdinka als eine Naturrasse an, da er sich mehr unter dem Einfluß natürlicher Auslese als unter dem gezielter menschlicher Selektion entwickelt hat. Er ist verwandt mit den übrigen nordischen Klepperrassen und den Kleppern Litauens, Estlands und Finnlands, deren gemeinsame Wurzel man wohl in dem wildlebenden Waldtarpan suchen muß.

EXTERIEUR:
Der Tavdinka zeichnet sich durch große Trockenheit der Textur aus. Der Kopf ist nicht sonderlich klein oder edel, der Hals kurz und dick. Das Pferd besitzt einen tiefen Rumpf mit breiter Brust, einen etwas langen, doch kräftigen Rücken, wenig Widerrist, eine etwas steile Schulter und eine gerundete, abschüssige Kruppe. Die Gliedmaßen sind trocken, stark, mit klar markierten Sehnen und Gelenken, die harten Hufe von vorzüglicher Beschaffenheit.

Die hauptsächlichste Farbe ist Falb, oft Mausfalb. Dunkel-Isabell, Braun,

Hellbraun, Schwarz- oder Dunkelbraun sowie Fuchsfalb kommen seltener vor. Fast alle Pferde besitzen einen Aalstrich und Zebrastreifen an Unterarmen und Unterschenkeln. Mähne, Schweif und Behang sind dick und lang.

Die Widerristhöhe liegt bei 138–146 cm Stockmaß.

MECHANIK:
Wie die meisten Klepperrassen ist auch der Tavdinka ausgesprochen gängig, vor allem im Trab.

ZUCHT:
Die eigentliche Heimat des Tavdinka, in der er noch relativ zahlreich gehalten wird, ist der nordöstliche Teil des Gebietes um Swerdlowsk und der Westen der Tjumen-Region, die Täler der Flüsse Tavda und Tura.

GESCHICHTE:
Die alte Rasse des Tavdinka-Kleppers ist mit großer Sicherheit, wie alle bodenständigen Pferde der Region, ein Nachkomme des autochthonen Waldtarpans und wird seit undenklichen Zeiten als Helfer und Arbeitskamerad der Waldbauern gehalten.

Wissenschaftlich begann man sich 1948 zum ersten Mal mit der Rasse zu beschäftigen. Da der Tavdinka wegen seiner Kleinheit und seines geringen Gewichts nur bedingt für schwerere Zugleistungen in Landwirtschaft und Forsten einzusetzen war, versuchte man die Rasse durch bessere Fütterung, härteres Training, Errichtung von Ställen und die Einkreuzung von Ardennern und Orlow-Trabern zu verstärken, mit dem Ziel, ein größeres und stärkeres Pferd zu schaffen, das einerseits den gesetzten Anforderungen genügte und andererseits doch die einzigartige Anpassung der Rasse an Klima und übrige Umweltbedingungen seiner Heimat bewahrte. Bei den erstgenannten Verbesserungen der allgemeinen Milieubedingungen ging man von der von *Trofim Denissowitch Lyssenko* (1898–1976) entwickelten Zuchttheorie aus, daß durch Umwelteinflüsse erworbene Eigenschaften vererbbar seien. Erst als sich auf diese Weise – wie zu erwarten – keine Erfolge einstellten, ging man zur Einkreuzung von Fremdrassen über.

STEPPENRASSEN

Die weiten Steppengebiete Südrußlands und der Ukraine waren die Heimat des Steppentarpans, einer Wildpferdeart, von der man annehmen darf, daß aus ihr und dem nahe verwandten Waldtarpan unsere Hauspferde hervorgegangen sind (und nicht, wie man bis noch vor kurzem angenommen hat, aus dem Mongolischen Wildpferd *Equus przewalskii*). Der Steppentarpan ist erst in der zweiten Hälfte des 19. Jahrhunderts in der Taurischen Steppe ausgerottet worden. Die Steppen waren auch die Heimat einer Reihe von Nomadenvölkern. Hier dürfte die erste Zähmung von Pferden stattgefunden haben, und hier bestand schon seit Jahrtausenden eine Zucht von Pferden durch den Menschen. Noch heute gibt es in diesem Raum eine Anzahl Pferderassen, die dem ganzjährigen Leben in der Steppe optimal angepaßt sind.

DON-PFERD

TYP, INTERIEUR, VERWENDUNG:
Das heute für jeden Zweck geeignete „Allround"-Pferd war früher fast ausschließlich das Reitpferd der Don-Kosaken in der zaristischen Armee. In ihrer INTERNATIONAL ENCYCLOPEDIA OF HORSE BREEDS (Norman, Oklahoma und London 1995) unterscheidet *Bonnie L. Hendricks* beziehungsweise ihr „Gewährsmann", *Pro-*

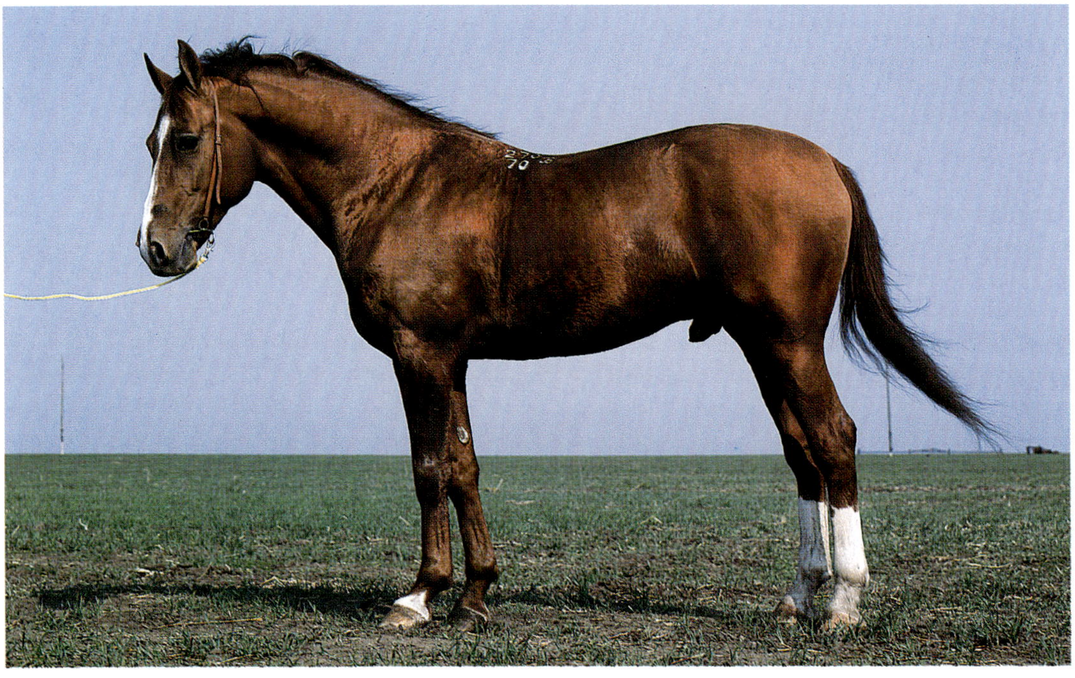

Moderner Don-Hengst in der Steppe

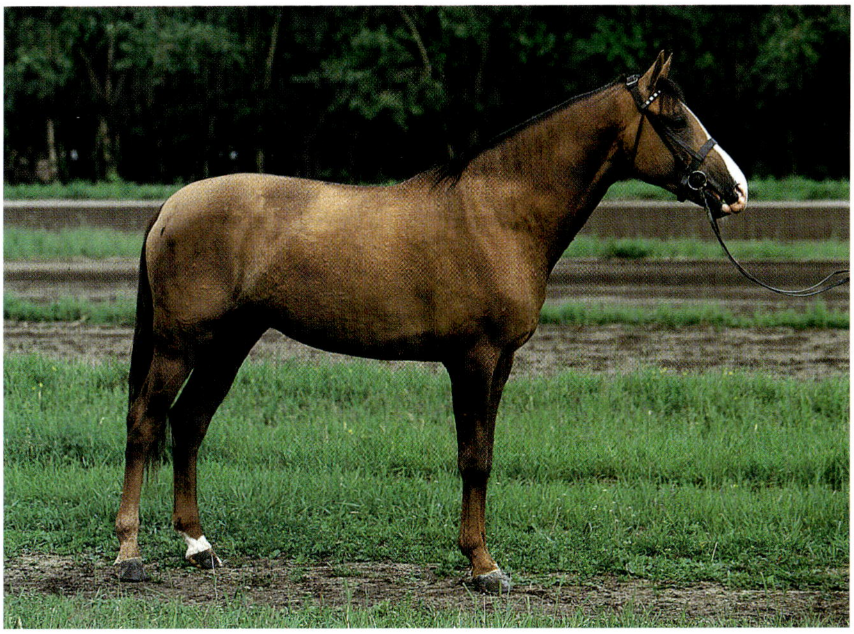

Don-Stute

fessor E. Pern (aus Rjasan am Trubesch, also aus dem Kernzuchtgebiet des Don-Pferdes!), drei Typen: einen östlichen, einen schwereren und einen reinen Reittyp. Allerdings werden diese Typen nicht näher charakterisiert. Meine „eigenen russischen Gewährsleute" nehmen diese deutliche Differenzierung nicht vor. Dagegen schreibt die als Expertin für die Pferderassen der ehemaligen Sowjetunion bezeichnete *Petra-Ulrike Schulze* in einem Aufsatz mit dem Titel „Karabaier, Nowokirgisen und Don-Pferde" (in TRAUMPFERDE, Heft 1, Stuttgart 1993) von zwei Typen, einem kleineren und einem gedrungeneren Wagenpferdtyp.

Die Don-Rasse ist eine der wenigen Kulturrassen, die sich bis heute trotz Veredlung uneingeschränkt die Härte und Anspruchslosigkeit des Steppenpferdes erhalten hat, die für die ganzjährige Herdenhaltung in der weiten, baumlosen Steppe notwendig sind. Sie ist genügsam, leichtfuttrig, nicht wählerisch, was das Futterangebot angeht, von eiserner Konstitution, ausdauernd, unempfindlich gegenüber Witterungsunbilden und Klimaschwankungen. Dazu besitzt sie eine hohe Lebensdauer und Brauchbarkeit und eine große Fruchtbarkeit. Ihr Temperament ist ausgeglichen, ihr Charakter energisch. Daß die Lebhaftigkeit, die das Don-Pferd von seinen persischen und östlichen Ahnen (Turkmenen) geerbt hat, die vieler anderer Halbblutrassen übertrifft, schreibt schon 1922 *Professor K. A. Jurassow*.

Ein besonders positiv hervorstechendes Merkmal des Don-Pferdes ist seine Furchtlosigkeit und völlige Scheufreiheit. Es geht mutig jedes Hindernis an, gerät niemals in Panik und scheut weder vor Lärm noch vor Feuer, Wasser, vor unruhigen Menschenmassen oder Schüssen. Dadurch eignete es sich früher besonders für die Kavallerieattacke und empfiehlt sich heute als Polizeipferd. Von Vorteil ist diese Eigenschaft selbstverständlich auch für den Einsatz im Sport, wo es sich nicht durch Musik, flatternde Fahnen oder tobende Zuschauermengen ablenken läßt.

Heute nutzt man die Pferde der Don-Rasse zwar immer noch als Hirtenpferde in der Steppe und im Gebirge, aber auch im Tourismus, für Wanderritte sowie zunehmend im Breiten- und Freizeitsport. In steigendem Maße werden die geglücktesten Exemplare auch in den verschiedenen klassischen Disziplinen des Pferdesports eingesetzt.

Die guten Springanlagen des Don-Pferdes waren schon vor dem Ersten Weltkrieg bekannt. In der Eremitage zu St. Petersburg steht ein Goldpokal, gestiftet von *König Edward VII.* von Großbritannien, den russische Offiziere in London gewannen, nachdem sie dreimal auf ihren Don-Pferden im Preis der Nationen gesiegt hatten.

Wie wir bei Professor *Igor Fedorowitch Bobilew* in DAS GROßE BUCH DER PFERDE IN RUSSLAND (Luzern 1977) lesen, ist das Don-Pferd besonders erfolgreich „in Rennen auf große Distanz. So zum Beispiel stellten die Hengste *Kagal* (v. *Kommar* a. d. *Gordaja*) und *Sashim* (v. *Gemljak* a. d. *Shar*

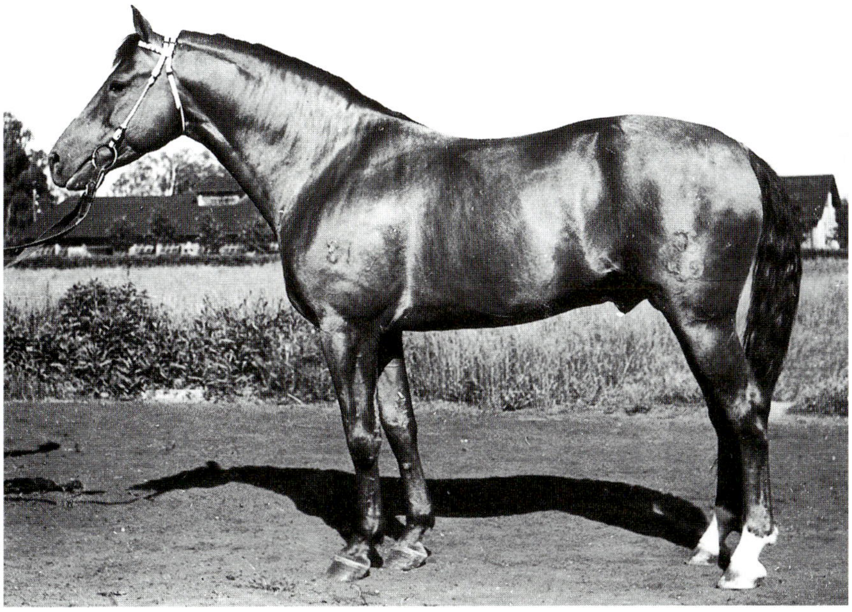

Don-Hengst Budilnik, geb. 1955

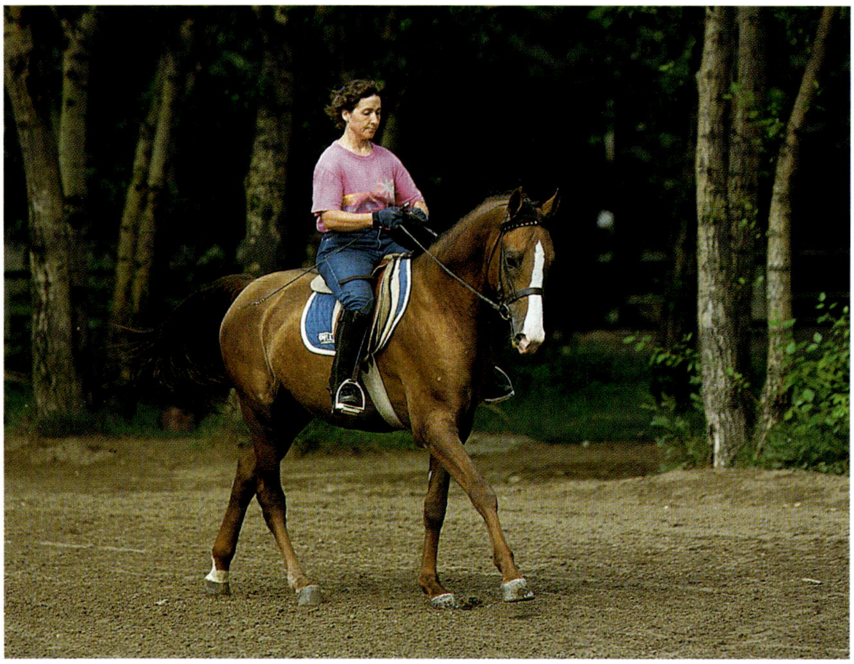

Don-Stute unter dem Sattel

Ptiza) Rekorde in Tagesrennen ... auf. Beide liefen an einem Tag 283,5 Kilometer, wobei sie die letzten 4600 Meter im Galopp in acht Minuten zurücklegten. Die Hengste *Sinus*, *Bandurist*, *Dobruyi*, *Beduin* und *Derbist* legten in einem Tageslauf ... 305 Kilometer und *Zenit* 311,6 Kilometer zurück. Der Don-Hengst *Sarjad* (v. *Safmonik* a. d. *Duma*) hält den Rekord über 200 Kilometer."

Das Don-Pferd hat als Fundament für die Gründung der bedeutenden Reitpferderasse des Budjonny gedient und sich als Verbesserer in zahlreichen Landrassen bewährt.

EXTERIEUR, MECHANIK:
Der Kopf des Don-Pferdes ist mittelgroß, oft leicht, mit geradem oder gering geramsten Profil, die Ohren sind klein, die Augen groß und lebhaft, die Nüstern-Maul-Partie ist schmal. Der Hals ist meist gut geformt, gelegentlich etwas gerade. Der Widerrist ist nicht sehr ausgeprägt, das Schulterblatt oft etwas steil gelagert, doch kräftig bemuskelt. Der Oberarm läßt ebenfalls nicht selten eine gewisse Länge vermissen, die durch üppige Muskelbildung kompensiert wird. Die Brust ist breit, der Rücken kurz, oft etwas stramm, muskulös, ebenso wie die feste, manchmal etwas aufgewölbte Nierenpartie (leichte Tendenz zu „Karpfenrücken"), an die die breite, lange, abschüssige Kruppe anschließt. Die Rippenwölbung ist gering, die Flanken können oftmals etwas aufgezogen sein. Das Fundament ist trocken und hart, die Hufe sind relativ groß und aus vorzüglichem, zähem Horn.

Farblich überwiegen Goldfüchse mit einem ausgesprochenen Metallschimmer im Fell. Weiße Abzeichen sind häufig, vor allem Blessen. Offiziellen Angaben zufolge liegt die durchschnittliche Widerristhöhe der Hengste bei 162 cm, die der Stuten bei 158–160 cm Stockmaß, teils auch darüber. *Petra-Ulrike Schulze* gibt sie mit (je nach Typ) 162–165 cm, *Bonnie Hendricks* mit 158–168 cm Stockmaß an.

In seinen brieflichen Mitteilungen (Moskau 1961/62) an mich kritisierte *Dr. G. Rogalew* Exterieur und Mechanik des Don-Pferdes recht hart. Sie befriedigten nur im Idealfall, namentlich das in der Regel zu leichte Fundament. Die Vorderfußwurzelgelenke seien meist mangelhaft, in der Einschienung gedrosselt, ebenso wie die Sprunggelenkseinschienung zu kritisieren sei. Nicht selten seien die Vordergliedmaßen erheblich rückbiegig (er spricht von „Kalbsknie"), und die Hintergliedmaßen zeigten teilweise eine säbelbeinige Stellung zusammen mit einem sehr offenen Hüftgelenkswinkel. Die Fesselstellung sei zu steil.

Die Bewegungen des Don-Pferdes beurteilt Rogalew als ziemlich regelmäßig, „aber man kann sie nicht als elegant oder elastisch bezeichnen. Bei einer erheblichen Anzahl Don-Pferden sind infolge der geraden, steil gelagerten Schulter und des sehr offenen Hüftbeinwinkels die Bewegungen in allen drei Gangarten unbefriedigend. Außerdem ergibt sich aus der Fesselstellung häufig ein ‚Billardieren' des Ganges. Der kurze Rücken stört bei der Versammlung des Pferdes."

Andere, neuere russische Autoren entwerfen ein weit positiveres Bild von Exterieur und Mechanik des Don-Pferdes. In einer von „Prodintorg" (Moskau o. A.) herausgegebenen Broschüre mit dem Titel HORSES lesen wir – aus der Feder eines nicht namentlich genannten Autors – folgende Beschreibung: „Das Don-Pferd ist ein kompaktes Pferd, sehr gut für den Dienst unter dem Sattel und im Geschirr geeignet. Es hat einen nur mäßig großen Kopf mit geradem oder konkavem Profil und breiter Stirn, einen schön geschwungenen Hals mittlerer Länge, einen breiten Widerrist, einen geraden Rücken, eine breite gerundete Lende mit wohlentwickelter Muskulatur und eine lange, breite, in der Regel abfallende Kruppe. Die Gliedmaßenstellung ist korrekt, die Hufe sind regelmäßig geformt und aus starkem Horn. Die Farbe ist vorwiegend Fuchs mit einem wunderschönen Goldglanz."

Bleibt nur noch *Bonnie L. Hendricks* beziehungsweise *Professor E. Pern* (a. a. O.) zu zitieren: „Die Vorderbeine dieser Rasse sind sehr verbessert seit früherer Zeit. In der Zeit von 1950 bis 1960 besaßen etwa 20 Prozent der Don-Pferde ein mangelhaftes, rückbiegiges Karpalgelenk. Durch sorgfältige Zuchtwahl ist dieses Problem nahezu völlig zum Verschwinden gebracht worden."

ZUCHT:
Don-Pferde werden heute in Gestüten und landwirtschaftlichen Betrieben in den Bezirken Rostow am Don, Budjonny, Simowniki, Wolgograd (in zaristischer Zeit Zarizyn, 1925–1961 Stalingrad), Stawropol und in Kasach-

stan (Lugowoj) und Kirgisien (Issyk Kul) gezüchtet.

Die Zucht, Aufzucht und Haltung erfolgt in Tabunen in der Steppe während aller Jahreszeiten, wo sich die Pferde von dem vorhandenen Futterangebot ernähren.

Ein Gestütbuch wird regelmäßig veröffentlicht. Beim Zusammenbruch der UdSSR 1990 belief sich die reingezogene Population auf etwa 17 000 Pferde.

GESCHICHTE:

Im Zusammenhang mit der Pferdezucht in den südlichen Steppen am Don und seinen Nebenflüssen Sal und Manytch muß man sich klarmachen, daß dort noch bis in die zweite Hälfte des 19. Jahrhunderts Herden von wilden Steppentarpanen anzutreffen waren, die sich mit Sicherheit mit den dort gehaltenen domestizierten Pferden vermischt haben. Man nimmt im übrigen an, daß in diesem Gebiet auch eine der ersten Zähmungen des Pferdes stattgefunden hat.

Die eigentliche geschichtliche Entwicklung der Pferdezucht läßt sich hier bis in die vorgeschichtliche Zeit, bis zu dem schon um 1000 v. Chr. nomadisierenden Reitervolk der zur ostiranischen Völkergruppe gehörenden Skythen zurückverfolgen. Wie so oft, ist auch in den Steppen am Don das Pferd ein Produkt der Landschaft und ihrer Geschichte. Hier gab es seit Menschengedenken immer teils nomadisierende Reitervölker, von den Skythen über die Kalmücken, Baschkiren, Kirgisen bis hin zu den Kosaken. Sie alle haben Pferdezucht betrieben.

Als Grundlage bei der Entstehung des Don-Pferdes dienten die Pferde der südrussischen Steppen, die die Kosaken von den dort lebenden Nomaden, den Kalmücken, durch Kauf oder Tausch, meist jedoch Raub erhielten. Das sogenannte Alt-Donsche Pferd war ein leichter, trockener Pferdetyp, der von den Don-Kosaken in halbwilden Herden gehalten wurde. Um die Kopfzahl der Tabunen konstant zu halten und zugleich die Rasse zu veredeln und zu verbessern, ergänzten sie den Bestand mit Beutepferden der Karabagh, der Turkmenischen und Persischen Rassen. Dadurch entstand im Verlauf von etwa 200 Jahren eine relativ homogene Rasse. Später wurden dann Einkreuzungen von Orlow-Rostopchin, Orlow-Trabern und Vollblut aufgenommen. Da die Zuchtelite ab etwa 1805 vor allem in dem Orlowschen Gestüt Strelezk konzentriert war, sprach man zeitweilig von einem Don-Strelezker Pferd.

Über die Don-Kosaken schreibt *Gudrun Ziegler* in ihrem grundlegenden Buch DAS WILDE FELD – 500 JAHRE KOSAKEN (Hamburg 1993): „Der Krieg wurde vom 18. Jahrhundert an zum ‚täglichen Brot' der Kosaken … Sie begnügten sich mit geringem Sold und stellten selber Pferde, Uniform und Bewaffnung … 1760 ritten die ersten Kosaken, Don-Kosaken, durch die Straßen Berlins …, und in ganz Westeuropa erzählt man sich seitdem Greuelmärchen über jene wilden, ungebärdigen Reiter mit ihren Schnurrbärten, Peitschen und Säbeln …

Katharina II. hatte … erkannt, daß den Kosaken nicht allein mit Gewalt und Drohungen beizukommen war. Sie wandte andere Mittel an und packte die Kosaken bei ihrem Stolz und ihrem Ehrgeiz. Bereits 1775 hatte sie sich 65 der ‚besten und hervorragendsten' Don-Kosaken ausgewählt und sie als Leibgarde engagiert."

„Als offizielles Datum der Entstehung der (modernen, Anm. d. Verf.) Don-Rasse gilt heute das Jahr 1770", schreibt (a. a. O.) *Bobilew*, „als der Kosaken-Hetman (Graf) *Matwej Iwanowitch Platow* (1751–1818) das erste Gestüt am Don gründete. Platow hatte als Heerführer an Schlachten mit den Türken und Persern teilgenommen und konnte den Bestand seines Gestüts mit Beutepferden – Arabern, Persern und Türken – bereichern. Später, als Begleiter von *Zar Alexander I.* nach England, erhielt er als Geschenk fünf Vollblut-Hengste, die in sein Gestüt kamen und die ersten englischen Pferde waren, die zur Veredlung des Don-Pferdes verwendet wurden."

Verweilen wir noch ein wenig bei Platow, da er stellvertretend steht für die Rolle der Kosaken im Russischen Reich um die Wende des 18. zum 19. Jahrhundert und weil er maßgeblich an der Weiterentwicklung der Don-Rasse Anteil hatte (*Gudrun Ziegler* a. a. O.): „Im Jahre 1751 als Sohn eines reichen Don-Kosaken in Asow geboren, trat Platow bereits im Alter von 13 Jahren ins Militär ein. Sechs Jahre später wurde er zum Offizier befördert …

Für seinen Unternehmungsgeist wurde Platow … königlich belohnt. Er erhielt nicht nur den Rang eines Generalleutnants, sondern wurde auch Hetman des Kosakenheeres. In den nächsten Jahren bildeten die Don-Kosaken wichtige Einheiten in den verschiedenen russischen Armeen. Platow verstand es hervorragend, seine Männer trotz Zucht und Ordnung bei der Stange zu halten. Er genoß die Verehrung der Kosaken.

Als *Napoleon* 1812 in Rußland einfiel, stellte allein das Don-Gebiet 50 Regimenter, fast 30 000 Mann (beritten auf 30 000 Don-Pferden, Anm. d. Verf.) …, 14 Regimenter bildeten dabei ein besonderes ‚fliegendes Korps'. Dessen Anführer war kein anderer als Platow, der inzwischen General der Kavallerie geworden war … In … Einmütigkeit standen alle Kosaken … gegen den Feind, gegen Napoleon. Platow förderte dieses Gefühl. Seine Kosaken waren dazu bestimmt, Napoleons Verfolgung aufzunehmen. Seine Reitereinheiten umschwärmten die flüchtende französische Armee und trieben sie immer weiter westwärts.

Im Januar 1814 überquerte Platow mit seinen Kosaken den Rhein, und schon bald sah sich die Pariser Bevölkerung Männern mit Schnurrbärten, blitzenden Säbeln und der Nagaika, der Kosakenpeitsche, gegenüber.

Noch im selben Jahr ging Platow nach London, um an einer großen Truppenparade im Hyde Park teilzunehmen. Zu der feierlichen und höchst offiziellen Angelegenheit waren auch der Zar und der Preußische König geladen. Platow und die kleine Kosakenschar, die ihn eskortierte, wurden stürmisch umjubelt. Man überschüttete den Reitergeneral mit Auszeichnungen und Ehrungen. Als erster – und wohl auch einziger – Kosakenführer erhielt er die Ehrendoktorwürde der Universität Oxford verliehen. Und der russische Zar erhob ihn in den Grafenstand."

Die fünf Vollblut-Hengste, die Platow in England geschenkt bekam, erlangten größte Bedeutung für die Zucht am Don. Ihnen folgten bald weitere, die in die Gestüte der Don-Kosaken-Hetmane *General Martynow, W. I. Ilovajski, I. J. Korolkow* und anderer Züchter gelangten, so daß man bald tatsächlich mit einigem Recht von „Englisch-Donschem Blut" sprechen konnte, wie *Graf C. G. Wrangel* in DAS BUCH VOM PFERDE (2. Band, Stuttgart 1928) schreibt. „Man erkennt diese Pferde mit englischer Mischung an der Form ihres längeren, gebogenen Halses, an dem trockenen, leichten Kopf und an der Stellung der zwar trockenen, aber zu leichten, dünnen Beine. Bei der russischen Kavallerie befinden sich viele Pferde dieses Typus, deren Anblick ... besticht ...

Daß die Leistungsfähigkeit des heutigen Kosakenpferdes keine geringe sein kann, haben mehrere Dauerritte bewiesen. Fünf Offiziere und 14 Kosaken ritten zum Beispiel auf teils hart gefrorenen, teils glatten oder mit tiefem Schnee bedeckten Wegen in elf Tagen von Nishni Nowgorod über Moskau nach St. Petersburg, das heißt eine Distanz von 1128 Werst (1202 Kilometer). Ein ähnlicher, ebenfalls höchst schneidiger Ritt wurde auf Befehl des Generals Gurko von zwei Kosaken-Sotnien (russisch Sotnie für Eskadron, 150 Pferde) unternommen: in drei Tagen 374,4 Kilometer und vermochten bei der Ankunft noch durch eine gelungene Attacke den Beweis zu liefern, daß sie sich in gefechtsmäßigem Zustand befanden ...

Wie schon oben erwähnt, hatte man neben dem Vollblut die Don-Rasse auch mit Hilfe von Orlow-Rostopchin, Orlow-Trabern und Strelezkern veredelt, um ihr mehr Größe, Kaliber und Reitqualität zu verleihen. So entstand in dieser zweiten Periode der Zucht während des 19. Jahrhunderts ein sehr viel ansprechenderer, neuer, stärkerer und auch größerer Typ mit harmonischerem Exterieur und höherer Rittigkeit.

Seit dem Anfang des Jahrhunderts nahm die bis dahin eher privat betriebene Zucht am Don mehr und mehr staatlichen Charakter an. Zur Verbesserung der Rasse wurden Tabunen mit je einem ausgesuchten Beschäler gebildet. Es wurde eine Verordnung über die Bildung von Zuchtherden bei den Stanizas (Kosakensiedlungen) erlassen. Denn im Generalstab und in der Gestütsverwaltung war man sich darüber klar geworden, daß nur eine auf leistungsfähigen Pferden berittene Kosakenkavallerie im Krieg schlagkräftig sei und der Weg dahin über eine gezielte Zucht führe. In der erwähnten Verordnung von 1842 hieß es: „Die heutigen Gestüte am Don müssen zur Zucht von stattlichen, leichten, kräftigen Pferden dienen, die in jeder Beziehung dem Kosakendienst Genüge tun. Mit diesem Ziel müssen die Gestüte erstens die Herden in den Stanizas veredeln; und zweitens das Kosakenpferd selbst verbessern." So kam es zu bedeutenden Fortschritten in der Zucht.

In seinem Bericht über DIE EUROPÄISCHEN PFERDESCHLÄGE AUF DER PARISER WELTAUSSTELLUNG 1900 (Berlin 1901) beschreibt *C. v. Drathen* die dort ausgestellten, aus den Steppen am Don stammenden Pferde folgendermaßen: „Endlich wurden Kreuzungen von Kosakenpferden (Don-Pferden, Anm. d. Verf.) vorgestellt, die dem Anschein nach hervorragende Nutzpferde waren, wenn sie auch in Körperschönheit und Bau zu wünschen übrig ließen (dies im Vergleich zu den von ihm gerade vorher als ‚von so vollendeter Körperschönheit, wie sie wohl von keinem anderen Schlage erreicht wurden' beschriebenen Orlow-Rostopchin). Verhältnismäßig starker Gliederbau, tiefe Schulter, starker, wenn auch langer Rücken, weniger schöner Hals- und Kopfansatz und ein sehr niedriger, aber sicherer Gang kennzeichneten diese Pferde, welche aus den Zuchtbezirken des Don stammten."

Während des Ersten Weltkrieges und der von 1917–1921 tobenden Revolution wäre die Don-Rasse, seit Jahrhunderten das Kavalleriepferd der Kosaken, von der vor dem Krieg in den Steppen am Don wohl etwa 430 000 Pferde grasten, fast ausgerottet worden. Denn schon 1918 hatte *Wladimir Iljitsch Lenin* (eigentlich Uljanow, 1870–1924) alle Pferde Rußlands, alle Gestüte etc. zu Volkseigentum erklärt. Diese aus der kommunistischen Ideologie geborene Maß-

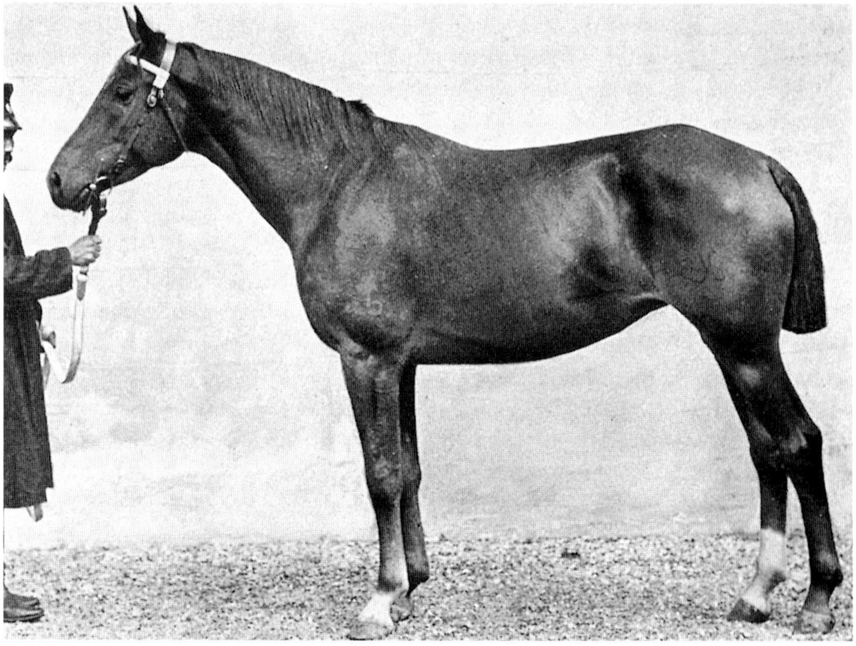

Steppenpferd vom Don: Stute Oka, geb. 1896 (156 cm Stockmaß), Pariser Weltausstellung 1900

Don-Pferdeherde in der Weite der Steppe, im Vordergrund der Hengst

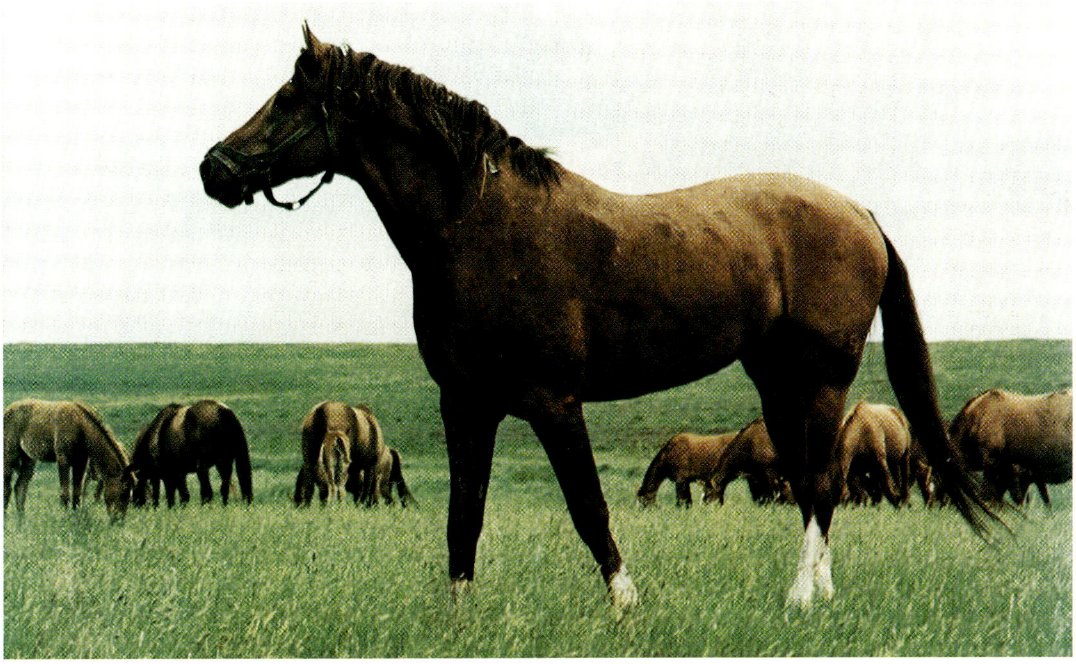

nahme mußte katastrophale Folgen für die Pferdezucht haben und ihren totalen Niedergang herbeiführen.

Verschlimmernd speziell für die Zucht am Don kam die Spaltung in eine pro-bolschewistische „rote" und eine anti-bolschewistische „weiße" Partei hinzu, die mit wechselndem Erfolg um das Stammgebiet der Don-Kosaken kämpften. Zunächst hatte es geschienen, als ob die Kosaken treu zum Zaren ständen. Doch ab dem Frühjahr 1917 begannen zahlreiche von ihnen mit den Bolschewiki zu sympathisieren, und bald liefen ganze Sotnien zu den Rebellen über. Ein mörderischer Bruderkrieg entbrannte, bei dem „Dorf gegen Dorf" kämpfte. Am Ende obsiegten die „roten" Kosaken unter ihrem Anführer *Semjon Michailowitch Budjonny*. Dieser aus der Gegend von Rostow am Don stammende Kosak schien zunächst den meisten als eine Art „Glücksritter". Doch dann optierte Budjonny endgültig für den Bolschewismus und wurde zum Schrecken und Untergang der „weißen" Armee.

Schon 1921 – der kommunistische Sieg war kaum errungen – machte Budjonny dem von Lenin angerichteten anarchistischen Zerstörungswerk in der russischen Pferdezucht ein Ende, indem er einen Befehl zur Errichtung neuer staatlicher Gestüte unterschrieb.

Die Don-Pferde hatten zwischen 1914 und 1921 eine kriegsentscheidende Rolle gespielt, zunächst in der zaristischen Armee gegen Deutschland und Österreich-Ungarn und dann für die gegeneinander kämpfenden „weißen" und „roten" Kosaken. Am Ende der kriegerischen Auseinandersetzungen war jedoch, teils durch die rücksichtslosen Remontierungen, teils durch die die Pferdezucht betreffende Leninsche Gesetzgebung, die Rasse fast ausgestorben, das Land der Don-Kosaken fast völlig ausgeplündert. Es blieben nur 89 reingezogene Hengste und 466 Stuten nach, mit denen ein Neuanfang eingeleitet wurde.

Budjonny erwarb sich um die Pferdezucht große Verdienste, indem er deren Wiederaufbau maßgeblich plante, organisierte und persönlich durchsetzte und überwachte. Er rettete die Don-Rasse vor dem Untergang und schuf nach seinen eigenen Vorstellungen die neue, später nach ihm benannte Budjonny-Rasse. Aber er war auch an dem Wiederaufbau der anderen Reitpferderassen, wie Ukrainer, Tersker oder Anglo-Kabardiner, beteiligt.

Während der Jahre 1921 und 1922 sammelten die Kosaken von „Budjonnys Erster Reiterarmee" die Restbestände der Don-Rasse und brachten sie in den neugegründeten Gestüten am Don unter. Von 1921 an kann man von der dritten Periode der Zucht des Donschen Pferdes sprechen. Mit dem oben erwähnten Befehl Budjonnys setzte eine planmäßige, systematische Wiederaufbauarbeit zu dem heutigen Gebrauchstyp ein. Der Wiederaufbau der Zucht erfolgte teilweise unter Einsatz von Vollblut-Hengsten, wobei man feststellte, daß ein höherer Anteil als der von acht bis zehn Prozent nicht zu empfehlen war, da dann die Eignung für die ganzjährige Herdenhaltung in der Steppe litt.

Das moderne Don-Pferd ist nicht mehr ausschließlich Reitpferd. Seine Konstitutions- und Exterieureigenschaften gestatten, es selbst und auch seine Kreuzungsprodukte auch mit Erfolg im Geschirr, in der landwirtschaftlichen Arbeit zu nutzen. Jedoch liegt auch weiterhin der Hauptverwendungszweck der Rasse in dem Einsatz unter dem Sattel.

TSCHERNO-MORSKER PFERD

Das Tschernomorsker Pferd, das eine recht wichtige Rolle bei der Entstehung des Budjonny-Pferdes gespielt hat (von den 657 Gründerstuten der Rasse waren 261 Vollblut × Don × Tschernomorsker und 37 Vollblut × Tschernomorsker-Kreuzungsstuten) ist so gut wie ausgestorben. Es ist ein nicht sehr großes, hartes, widerstandsfähiges Pferd mit leichtem Kopf, meist gut geformtem Hals, nur

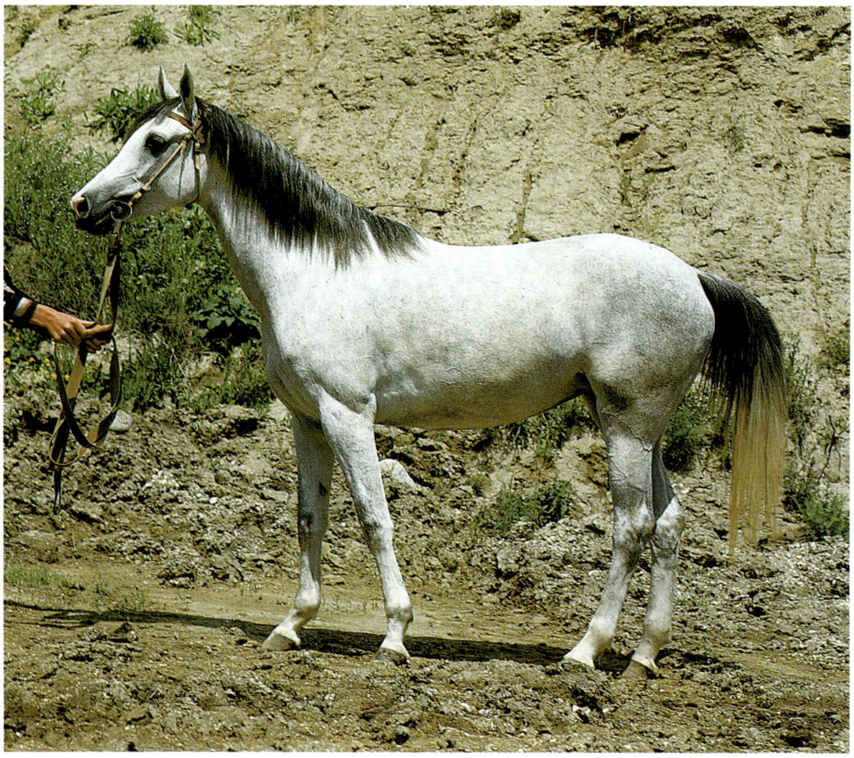

Tschernomorsker-Stute

mäßig schräger Schulter, kräftigem Rücken und einem stabilen, trockenen, eisenharten Fundament. Die Widerristhöhe liegt bei etwa 153–155 cm Stockmaß.

Ähnlich wie das Don-Pferd wurde auch das Tschernomorsker Pferd im Ersten Weltkrieg und während der Revolution fast völlig ausgerottet, doch hat man sich in sowjetischer Zeit nicht so große Mühe um seinen Erhalt gegeben wie beim Don-Pferd, für das sich der Don-Kosaken-General *Semjon Michailowitch Budjonny* persönlich einsetzte. So ist es mehr zufällig, wenn heute noch verschwindende Reste dieser typischen, harten, ausdauernden, genügsamen Steppenpferdrasse von lokaler Bedeutung im Schwarzmeerufergebiet und auf der Krim erhalten geblieben sind.

Die Saporoger Kosaken sind, zusammen mit den Kleinrussischen Kosaken, mit denen sie den gleichen Ursprung besitzen, der älteste Kosakenstamm. Sie hatten sich 1654 den Russen unterworfen, waren jedoch nie richtig botmäßig geworden. Nach dem von dem Kosaken-Hetman *Iwan Stepanowitch Mazeppa* (1645–1709) angezettelten Aufstand, schickte *Peter der Große* russische Truppen an den Dnjepr und ließ 1709 die Saporoger Sitch, das Hauptquartier der Kosaken, jenes große Lager auf der Insel Chortizy im Dnjepr, das zeitweilig bis zu 30 000 Kosaken beherbergte, erobern und schleifen.

Zwar gründeten die Saporoger 1733 eine neue Sitch in der Nähe der alten, doch wurde die 1775 von den Truppen *Katharinas der Großen* wegen der ständigen Beunruhigungen ausgehoben und zerstört. 1787 wurden die lästigen Unruhestifter erneut von der Krone in die Pflicht genommen und in dem schmalen Landstrich des Schwarzmeer-Bezirks (russisch „Tschernomerski okrug" genannt) angesiedelt.

Dazu lesen wir bei *Gudrun Ziegler* in ihrer grundlegenden Arbeit AUF DEM WILDEN FELD – 500 JAHRE KOSAKEN (Hamburg 1993): „Als die Türken 1787 Rußland erneut den Krieg erklärten, befahl Katharina (1729–1796), eine Kosakenarmee zu mobilisieren ... Das Heer der Schwarzmeer-Kosaken („Tschernomorzen", Anm. d. Verf.) hat hier seinen Ursprung.

Diese Kosaken kämpften tapfer im Krieg gegen die Türken. Für ihren Mut wurden sie kaiserlich belohnt. Als die Atamane die Zarin darum baten, ihnen das Land zwischen Kuban und Asow am Don, am östlichen Rand des Schwarzen Meeres, zu geben, stimmte Katharina zu. Der Landstrich war noch völlige Wildnis, aber gerade das war eine Herausforderung an den alten Pioniergeist der Kosaken. Das Land war heiß, sumpfig, feucht und neblig, doch gab es Fische und Wild im Überfluß."

Seit die Kosaken am Kuban siedelten, nannten sie sich nicht mehr Saporoger, sondern Kuban-Kosaken oder Tschernomorzen. 1792 erhielten sie, verstärkt durch eine Anzahl Don-Kosaken, ihre militärische Organisation. Die Hauptmasse der Saporoger, etwa 20 000, siedelte erst unter *Alexander I.* 1809–1811 nach Tschernomorien über.

Wie nicht anders zu erwarten, hatten die Saporoger aus ihrem ursprünglichen Siedlungsgebiet am Dnjepr einen Teil ihrer Pferde mitgebracht, die auf den Weiden am Kuban prächtig gediehen. Bald kamen vor allem im benachbarten Kaukasus, aber auch in den anderen angrenzenden Ländern erbeutete, teils sehr hochstehende Pferde hinzu. Aus der Vermischung mit Kabardiner, Karabagh, Turkmenischen, Persischen und Arabischen Pferden entwickelte sich im Verlauf des 19. Jahrhunderts eine eigene Pferderasse der Kuban-Kosaken, als „Tschernomorsker" bezeichnet, die sich deutlich, trotz vieler Gemeinsamkeiten, von der des Don-Pferdes unterschied, jedoch ebenso wie dieses in der russischen Kavallerie und der Kosakenarmee hochgeschätzt war.

BUDJONNY-PFERD

TYP, INTERIEUR, VERWENDUNG: Unter den Rassen der ehemaligen Sowjetunion ist das Budjonny-Pferd eine der jüngsten. Es handelt sich um einen leichten, eleganten Reitpferdetyp mit viel Adel. Obgleich für die Arbeit unter dem Sattel gezüchtet, eignet es sich doch auch vorzüglich für die Verwendung im Gespann, sowohl als Kutschpferd als auch in der landwirtschaftlichen Arbeit und für den Gütertransport auf der Straße.

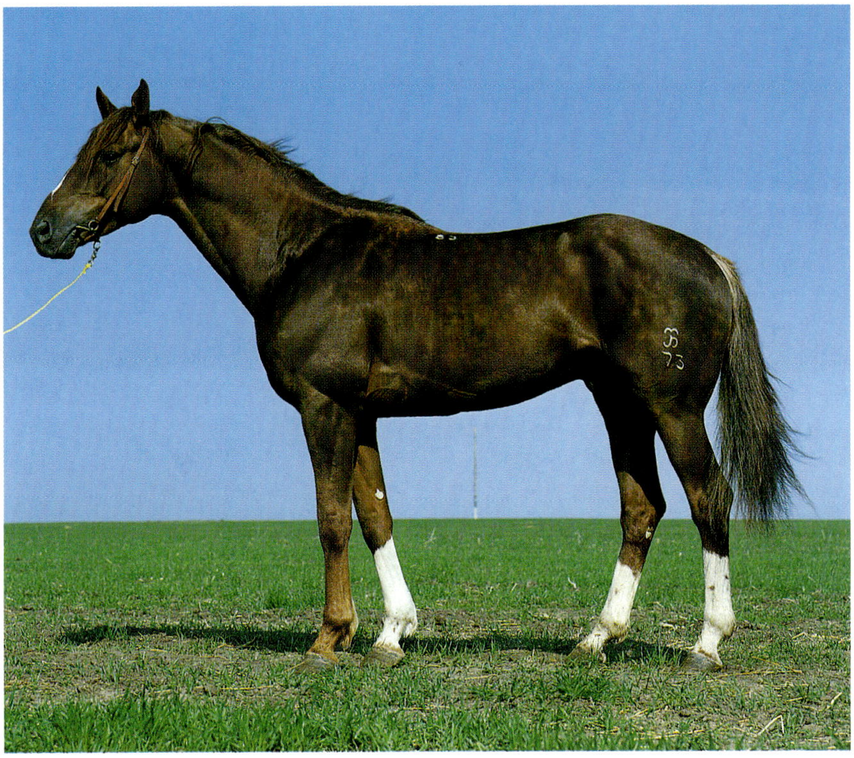

Budjonny-Stute vor dem unendlichen Horizont der Steppe

Innerhalb der Budjonny-Rasse unterscheiden wir drei Typen: einen massiveren, mehr gedrungenen, einen östlichen und einen mittleren Typ. Alle Budjonnys haben eine trockene, kräftige Konstitution, gute Bemuskelung, einen ausgesprochenen Reitpferdhabitus bei genügender Knochenstärke und ein sehr energisches, gelegentlich etwas heißes Temperament, das dazu neigt, sich in Streßsituationen relativ leicht „aufzuladen". Der etwas diffizile Charakter, der durch die Herdenhaltung geprägt ist, erfordert vom Reiter Geduld und Einfühlungsvermögen.

Ursprünglich von ihrem Schöpfer, dem Kosakengeneral *Budjonny*, zur Verwendung im Heeresdienst gedacht, wurden noch bis in die Zeit nach dem Zweiten Weltkrieg viele Budjonny-Pferde in den zahlreichen, inzwischen aufgelösten Kavallerieregimentern verwendet. Heute wird die Rasse vor allem im Sport, in allen Disziplinen, eingesetzt. Außer in Spring-, Dressur- und Militaryprüfungen ist sie erfolgreich bei Distanzritten. Ihre Ausdauer ist geradezu sprichwörtlich (Rekorde des Hengstes *Zanos*: In 24 Stunden 309 Kilometer, in 15 Tagen 1800 Kilometer). Ausgesuchte Exemplare haben erfolgreich an Dressur- und Springprüfungen von internationalem Grand-Prix-Niveau teilgenommen und erzielten sogar Olympische Erfolge.

Auf dem Gebiet der ehemaligen Sowjetunion haben Budjonnys auch erfolgreich an Flach- und Hindernisrennen teilgenommen, wozu sie ihr hoher Vollblut-Anteil besonders befähigt. Rekorde auf der Flachrennbahn liegen über 1200 Meter bei 1:24 Minuten, über 1800 Meter bei 1:40 Minuten, über 2400 Meter bei 2:35 Minuten, über 4000 Meter bei 4:40 Minuten und über 8000 Meter bei 11:30 Minuten. Sehr gute Erfolge verzeichneten sie auch in Jagdrennen. Der „Sport zwischen den Flaggen" hat viele erfolgreiche Hindernispferde von Budjonny-Abstammung gesehen, selbst beim schwersten kontinentalen Jagdrennen, der „Großen Pardubitzer Steeplechase".

In größerer Zahl verwendet man die Rasse mit hervorragenden Resultaten zur Veredlung und Verbesserung anderer Rassen auf dem Gebiet der ehemaligen UdSSR (zum Beispiel der Kasachischen, Kirgisischen und der Don-Rasse).

EXTERIEUR:
Der Gesamteindruck des Budjonnys ist der eines eleganten, blutgeprägten Reitpferdes, dessen Exterieur eine sportliche Verwendung nahelegt. Der Kopf ist in der Regel trocken, gut proportioniert, mit gerader oder leicht konkaver Stirnlinie. Die Ganaschenpartie ist nicht sehr stark ausgeprägt, der Übergang vom Kopf zum Hals leicht, der Hals lang, gut aufgesetzt und getragen und meist schön geschwungen. Der Widerrist, gut ausgeprägt und weit in den Rücken hineinreichend, bietet eine gute Sattellage. Der Rücken wirkt dadurch recht kurz und ist im allgemeinen gut bemuskelt, gelegentlich etwas weich. Die kräftig bemuskelte Nierenpartie geht in eine gut herangeschlossene, lange, breite, leicht abschüssige Kruppe über. Die Schulter ist meist sehr günstig gelagert und von beträchtlicher Länge. Eine ausgeprägte Rippenwölbung und weit herabreichende Flanken geben dem Pferd einen Ausdruck von Geschlossenheit. Die Gliedmaßen sind kräftig, gut bemuskelt, trocken und hart, mit gut markierten Konturen der Sehnen und Gelenke. Die wohlproportionierten Fesseln sind vorteilhaft gewinkelt. Gelegentlich treten eine unregelmäßige Stellung der Vorderbeine mit mangelhafter Einschienung der Vorderfußwurzeln sowie reichlich gerade Hinterbeine auf. Unter dem seidigen Fell und der dünnen Haut tritt bei Anstrengungen deutlich das Venengeflecht der Unterhaut zutage.

Die meist verbreitete Farbe ist Fuchs, doch kommen auch Braune, Dunkelbraune und Rappen vor. Namentlich die Füchse besitzen häufig einen auffallenden Metallglanz in ihrem Fell. Schimmel gibt es in der Budjonny-Rasse nicht.

Die Widerristhöhe der Hengste beträgt in der Regel durchschnittlich 165 cm, die der Stuten liegt bei etwa 163 cm Stockmaß.

MECHANIK:
Die Bewegungen des Budjonnys sind in allen drei Gangarten meist regelmäßig, raumgreifend und energisch. Vor allem das Galoppiervermögen ist überdurchschnittlich, ebenso wie nicht selten die Springanlagen.

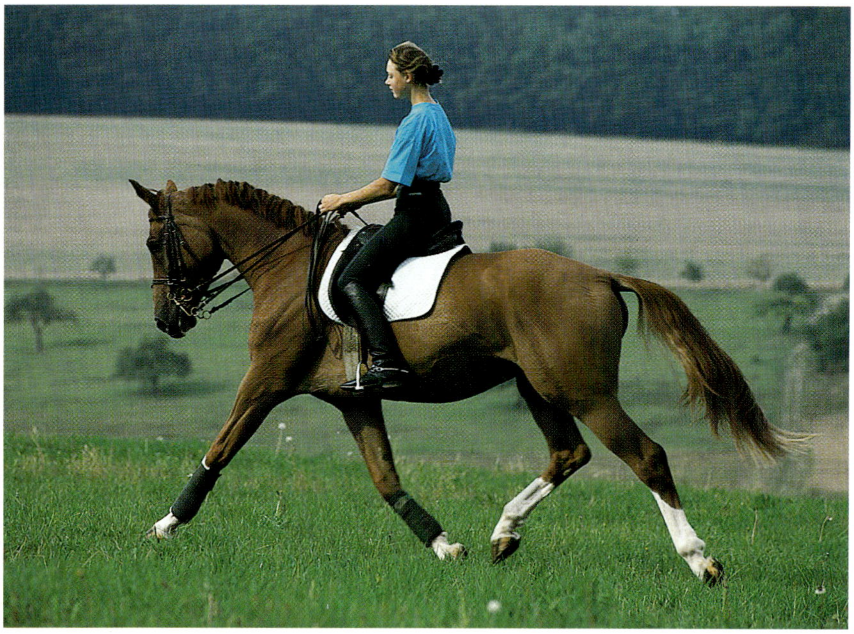

Budjonny-Stute unter dem Sattel

ZUCHT:
Die Kernzucht des Budjonny-Pferdes konzentriert sich um Rostow am Don, in den sogenannten Salischen Steppen, in den beiden Heeresgestüten „S. M. Budjonny" und „Pervaya Konnaya Armia". Hier steht die Elite der Zucht. Als Veredler findet sich der Budjonny vor allem im Süden der ehemaligen Sowjetunion, so in der Ukraine in den Gestüten Simoniowskoje und Julowskoje, in der Kasachischen Republik im Gestüt Lugowoje und in der Kirgisischen Republik im Gestüt Issyk Kul. Ein eigenes Gestütbuch wird seit 1951 regelmäßig veröffentlicht.

An dieser Stelle scheint es notwendig, sich die Verhältnisse im Originalzuchtgebiet, den Steppen am Don, zu vergegenwärtigen, da sie ganz wesentlich zur Ausformung der Rasse in ihrer jetzigen Erscheinungsform beigetragen haben. Tabunen- (Herden-) Haltung unter freiem Himmel ist dort üblich und selbstverständlich.

Im Frühjahr herrscht mildes Wetter. Ein reiches Pflanzenleben entfaltet sich und damit ein reiches, vielseitiges Futterangebot an Gräsern und Kräutern. Nach den entbehrungsreichen Wintermonaten nehmen die Pferde rasch an Gewicht zu. In dieser Zeit ist die Steppe frei von blutsaugenden Insekten.

Mit fortschreitendem Sommer wirkt sich das trockene Klima mehr und mehr aus. Die Vegetation vertrocknet, das Futterangebot wird knapper und knapper, und die Pferde müssen weite Wege zurücklegen, um einigermaßen satt zu werden und um die wenigen nicht trockengefallenen Wasserstellen zu erreichen. Sie verlieren erheblich an Gewicht, wozu nicht zum wenigsten die ständige Irritation durch die Myriaden blutsaugender Mücken und Fliegen beiträgt.

Nach ausgiebigen Regenfällen blüht im Herbst die Steppe wieder auf. Die Wasserstellen sind gefüllt, das Futterangebot ist reichlich. Auch die Insektenplage geht zurück, und die Pferde legen sich ein gewisses Fettdepot für den Winter an.

Dann folgt der harsche Winter mit strengen Frösten, eisigen Stürmen und völlig vereistem Boden.

Unter so unterschiedlichen jahreszeitlichen Bedingungen kann die Entwicklung der Jungpferde keine kontinuierliche sein; sie geschieht ausgesprochen unausgeglichen, in erkennbaren Schüben. Fohlen der bodenständigen, diesen Verhältnissen angepaßten Rassen behalten ihre Kondition sehr viel besser als die der hochgezüchteten Kulturrassen. Man hat deshalb streng darauf geachtet, daß in der Budjonny-Rasse der Vollblut-Anteil drei Fünftel nicht übersteigt, da die Pferde sonst den harten Umweltbedingungen nicht mehr gewachsen sind und sich neben Wachstumsstörungen Skelettmängel und mangelnde Fruchtbarkeit einstellen.

Eine recht interessante Einzelheit berichtet *Bonnie L. Hendricks* in ihrer INTERNATIONAL ENCYCLOPEDIA OF HORSE BREEDS (Norman, Oklahoma und London 1995): „Die Rasse ist in der Lage, sich an ganz extrem harsche Bedingungen anzupassen. In einem Experiment während der fünfziger Jahre hat man eine Anzahl Budjonny-Pferde im Manych-See im Distrikt von Rostow auf einer größeren Insel freigelassen, womit man gewissermaßen künstlich eine Art ‚Budjonny-Mustang' schuf. In einzelnen Jahren stieg ihre Zahl beträchtlich an; aber im Jahre 1985 überlebten nur 40 Pferde: 12 Hengste, 14 Stuten und 14 Jungpferde.

Die Pferde haben ihre Fuchsfarbe beibehalten. Sie leben in drei Rudeln mit je einem Leithengst. In einer vierten Gruppe gehen drei ‚Junggesellen'-Hengste zusammen. Die Pferde leben auf der Insel ohne jede menschliche Hilfe und zeigen das typische Verhalten von Wildpferden. Die ursprünglich ausgesetzte Zahl der ausgesetzten Pferde ist der Autorin nicht bekannt, aber das Experiment hat den Fachleuten gezeigt, daß eine Rasse wie der Budjonny imstande ist, sich über einen langen Zeitraum daran anzupassen, völlig ohne durch den Menschen bereitgestelltes Zusatzfutter oder Schutz gegen Witterungsunbilden zu überleben."

GESCHICHTE:
Im Frühjahr des Jahres 1921 – die kürzlich gegründete Sowjetunion litt noch stark unter den Folgen der Kriegs- und Revolutionswirren – unterschrieb der Kosakengeneral *Semjon Michailowitch Budjonny* (1883–1973) die Befehle zur Errichtung neuer staatlicher Gestüte in den weiten Salischen Steppen um Rostow am Don. Hier entstand von den zwanziger bis in die späten vierziger Jahre eine neue, zunächst vorwiegend für kavalleristische Zwecke gedachte Pferderasse in Form des später nach seinem Initiator benannten Budjonny-Pferdes. Zuchtziel der neuen Rasse war ein Pferd mit stabilem Skelett, mit optimalen Winklungen, vorzügli-

chem Bewegungsablauf und großer Schnelligkeit, das Eigenschaften wie Anspruchslosigkeit, hervorragende Lebenskraft, starke Konstitution und hohe Anpassung an die Herdenhaltung aufwies.

Aufgrund sorgfältiger Analysen bereits in zaristischer Zeit vorgenommener Kreuzungen von Don-Pferden und Vollblut mit lokalen Steppenpferdrassen und deren Ergebnissen unternahm man ausgedehnte Versuche für die Schaffung einer neuen Reitpferdrasse. Doch stellte sich das Unternehmen zunächst als schwieriger heraus als vorgesehen. Die Kreuzungsprodukte von Don-Pferden mit Kasachen hatten trotz großer Vorzüge wie erheblicher Widerstandskraft, Härte und Eignung zu ganzjähriger Herdenhaltung häufig einen kurzen, tief angesetzten Hals, einen kaum entwickelten Widerrist und auch eine ungünstige Winklung der Gliedmaßen (steile Schulter, gerades Hinterbein), wodurch ihre Reiteignung stark beeinträchtigt war. Andererseits waren die Produkte aus der Paarung von Vollblut und Kasachen bei guter Aktion, Schnelligkeit und Reitpferdepoints nicht genügend an die Herdenhaltung in der Steppe angepaßt, eine „conditio sine qua non" für das angestrebte Pferd. Außerdem ging die Fruchtbarkeit zurück, und es kam zu häufigen Verfohlungen.

Schlußendlich spielten Don-Pferd, Tschernomorsker Pferd und Vollblut die Hauptrollen bei der Bildung der Budjonny-Rasse. In der Regel wurden bei der erstmaligen Kreuzung die Don- beziehungsweise Tschernomorsker-Stuten mit Vollblut-Hengsten angepaart, niemals umgekehrt. Für die Zucht ausgewählt wurden nur Elitestuten. Von den 657 Gründerstuten waren 359 Vollblut × Don-, 261 Vollblut × Don- × Tschernomorsker- und 37 Vollblut × Tschernomorsker-Stuten. Wenn man diese Blutzusammensetzung sieht, wird einem klar, wieso es inkorrekt ist, den Budjonny vereinfachend als ein veredeltes Don-Pferd darzustellen. Don-Pferd und Tschernomorsker sind nicht gleichzusetzen, sondern zwei verschiedene Rassen.

Die Auswahl der Vollblut-Hengste erfolgte nach Regelmäßigkeit des Exterieurs und Bewegungsablaufes, Größe und Stärke sowie guten Springanlagen. Die sowjetischen Zuchtexperten arbeiteten dabei nach einer eigens entwickelten Methode der kulturmäßigen Herdenhaltung und Jungpferdeaufzucht. „Von großer Bedeutung", schrieb mir 1961/62 *Dr. G. Rogalew*, „war eine in den Gestüten neu ausgearbeitete Methode der kultur-herdenmäßigen Pferdehaltung. Diese Methode beruht auf einer der wichtigsten Thesen der sowjetischen biologischen Wissenschaft: ‚Bei der Mischlingserzeugung müssen für die Übertragung der anzuerziehenden Merkmale und Eigenschaften auf die örtliche Rasse diejenigen Fütterungs- und Haltungsbedingungen sichergestellt werden, welche der Entwicklung der neuen rasseverbessernden Eigenschaften entsprechen.' –

Das Wesentliche der kultur-herdenmäßigen Haltungsmethode beruht in der Verbindung einer gesunden Abhärtung des Pferdeorganismus mit einer vollwertigen ganzjährigen Ernährung. Bei dieser Haltung befinden sich die Pferde das runde Jahr über unter freiem Himmel und nur in der Schnee- und Sturmperiode oder während durchdringender kalter Winde und Regen und ebenso während starker Fröste werden die Herden in natürlichen windgeschützten oder aus Reisig erbauten Schutzeinständen oder Scheunen gehalten.

Außer dem Schutz bei Unwetter wird bei der kultur-herdenmäßigen Methode neben der Weide eine systematische Beifütterung mit Heu durchgeführt: während 120–150 Tagen je Kopf 16–20 Kilogramm. Außer Heu erhalten alle Zuchthengste und die wertvollsten Zuchtstuten beziehungsweise die von zarter Konstitution während zehn Monaten an Hafer: Hengste drei bis sechs Kilogramm, Stuten zwei Kilogramm pro Tag. – Die besten Fohlen durchlaufen das Gestütstraining und werden später zur Rennbahn geschickt.

Die ganzjährige Haltung unter freiem Himmel fördert bei den Budjonny-Pferden einen überwiegend massiven Körperbau und eine kräftige Konstitution, welche beide auch dem Don-Pferd eigen sind. Andererseits unterstützen die durchgehende Fütterung und das Springtraining beim Budjonny-Pferd das Hervortreten von Eigenschaften des Vollblut-Pferdes. In dieser Aufzucht, welche die Besonderheiten der kulturmäßigen und der Herdenhaltung verei-

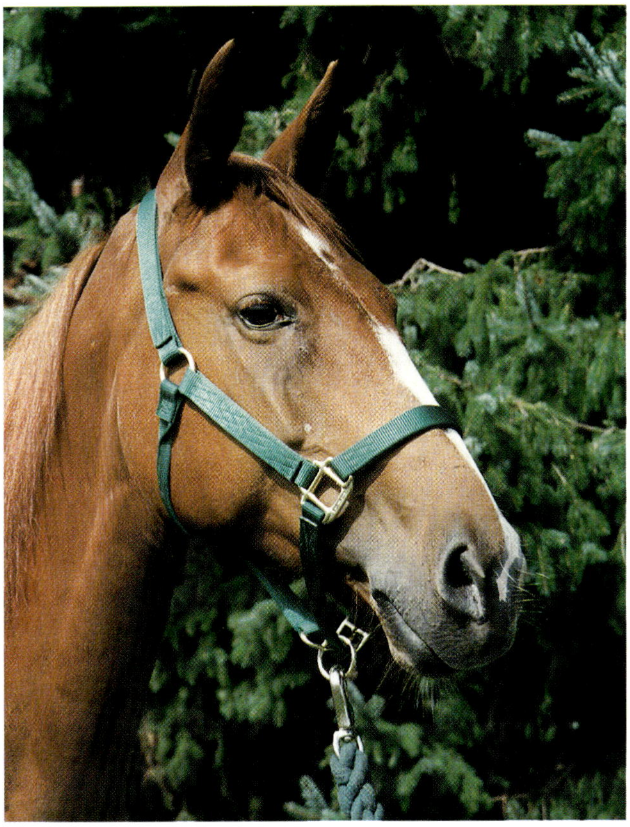

Kopfstudie der Budjonny-Stute Nebroskaja

nigte, lag das Geheimnis des Erfolges bei der Zuchtarbeit …

Die Entstehung des ‚erwünschten' Typs wurde gefördert durch Ausschluß derjenigen Pferde aus der weiteren Zuchtarbeit, welche überentwickelt waren oder die Fähigkeit zur Herdenhaltung verloren hatten, auch der Pferde mit fehlerhaftem Exterieur. Besonders strenge Anforderungen wurden an die Hengste gestellt, von denen bloß ein bis drei Prozent als Erzeuger in den Gestüten verwendet wurden. Es wurde Individualauslese angewendet nach Herkunft, Exterieur und Typ, Arbeitsleistung und Güte ihrer Nachkommen. Es ist bezeichnend, daß bei der Bildung des Budjonny-Pferdes blutnahe Züchtung (jedenfalls im Anfang, Anm. d. Verf.) keine große Rolle spielte. Grundsätzlich wurden zur Festigung des erwünschten Typs Pferde von ähnlichem Exterieur und Typus gepaart, die jedoch nicht blutsverwandt waren …"

Zur Enttäuschung und vielleicht auch Verwunderung der mit der praktischen Durchführung der Zuchtarbeit in den Gestüten Betrauten war aber die auf diese Weise erzeugte Nachzucht keinesfalls so homogen, wie man erwartet hatte, und erst die häufig wiederholten Paarungen der Kreuzungsprodukte untereinander brachten den erwünschten konsolidierten Typ.

Damit verstieß man grundsätzlich gegen die offizielle, ideologisch bestimmte sowjetische Tierzuchtphilosophie: Zu Beginn war man strikt nach den Zuchtdogmen *Iwan Wladimirowitch Mitchurins* (1855–1935) und seines bekanntesten Schülers *Trofim Denissowitch Lyssenko* (1898–1976) vorgegangen, die die Vererbung erworbener Eigenschaften behaupteten. Man paarte bewußt nicht nach „Blutanschluß", noch konsolidierte man mit Hilfe von Linien-, Inzucht oder gar Inzestzucht. Es war ernüchternd für die sowjetische Tierzuchtwissenschaft (und wurde zu Lebzeiten Mitchurins und noch bis lange nach dem Zweiten Weltkrieg auch keineswegs zugegeben), daß man ausgerechnet bei dem ehrgeizigen Projekt der Schaffung dieser sowjetischen Renommierrasse zu den überwunden geglaubten „westlichen" Zuchtmethoden hatte zurückkehren müssen.

Interessant ist, daß von den insgesamt etwa 80 bei der Entwicklung der Budjonny-Zucht eingesetzten Vollblut-Hengsten nur vier zu Linienbegründern werden konnten: *Simpatjag, Swetz, Inferno* und *Kogat*. Die bedeutendste Rolle spielte der *St. Simon*-Enkel *Simpatjag* (geb. 1916 v. *Solpitr* a. d. *Little Dolly*).

Mitten in der züchterischen Arbeit, an deren Spitze jahrelang Budjonny stand, wurde 1941 auch die Sowjetunion in den Zweiten Weltkrieg hineingezogen. Der gesamte Pferdebestand der Salischen Steppen mußte hinter den Ural evakuiert werden. Die bereits erzielten Erfolge drohten verlorenzugehen. Doch schon vor Ende des Krieges konnten die Pferde in ihre heimatlichen Weidegründe am Don zurückkehren. Von neuem wurde an der Entwicklung der Rasse gearbeitet, und schon kurz nach dem Krieg war das Ziel erreicht. 1948 war die grundlegende züchterische Arbeit abgeschlossen, 1949 registrierte der Ministerrat der UdSSR die Rasse und benannte sie zu Ehren ihres Gründers „Budjonny". 1951 erschien der erste Band des Budjonny-Gestütbuches, der ausschließlich Elitepferde enthielt, die vorher von einer staatlichen Kommission begutachtet und auf Abstammung, Rassetyp, Exterieur, Masse und Eigenleistung geprüft worden waren.

Heute ist das Budjonny-Pferd eine der wichtigsten Reit- und Sportpferderassen der ehemaligen Sowjetunion und nimmt im internationalen Sport in allen Disziplinen einen hervorragenden Platz ein. Allerdings können meiner eigenen Erfahrung mit der Rasse zufolge der Herdentrieb des Budjonny und auch das Renntraining, dem die meisten Pferde in ihrer Heimat unterzogen werden, für den Einsatz im Turniersport gewisse Probleme vorprogrammieren. Das sehr hoch im Blut stehende, sensible Pferd, selbst wenn es sehr gut ausgebildet ist, tendiert aufgrund der Herdenhaltung zum „Kleben", was Schwierigkeiten bereiten kann, wenn es allein einen Springplatz oder ein Dressurviereck betreten soll. Das harte Renntraining wirkt sich nicht selten negativ auf die nervliche Verfassung aus, so daß der Budjonny vor allem in Gesellschaft von mehreren Pferden zu kopflosem Davonstürmen neigt. Der Budjonny ist also nicht unbedingt ein „Jedermann"-Pferd, sondern erfordert in der Regel einen sensiblen, routinierten Reiter.

BASCHKIRE

TYP, INTERIEUR, VERWENDUNG: Die alte Pferderasse der Berg- und Steppenregion zwischen Wolga und Ural wird schon seit Jahrhunderten von den nomadisierenden Baschkiren gezüchtet. Sie ist außerordentlich vielseitig verwendbar und hat stets zum Reiten, als Säumer und im Zug gedient. Außerdem wurde sie seit jeher für die Milchgewinnung, Fleisch- und Lederproduktion gehalten und ihre langhaarige, krause Winterwolle zu Wolldecken und Filz verarbeitet. Interessanterweise löst dieses Winterhaar des Baschkiren bei Allergikern keine Reaktionen aus, wofür man bis heute noch keine wissenschaftliche Erklärung hat.

Der Baschkire ist dem Kasak ähnlich, mit dem er stammverwandt ist. Er ist nur etwas größer und edler und besitzt vor allem eine bessere Vorderhand. Er hat ein ruhiges, unproblematisches Temperament und einen ungewöhnlich freundlichen, fügsamen Charakter, wodurch er leicht zu hantieren ist, selbst von alten Menschen und Kindern.

Innerhalb der Baschkirenrasse kann man zwei Typen unterscheiden: einen kleineren, cobartigen, massiveren Bergtyp, der mehr im Typ des Zug- und Packpferdes steht, sich jedoch auch gut reiten läßt, und einen Steppentyp, hochbeiniger, mit gestreckterem Rumpf und leichterem Körperbau, der besonders zum Reiten taugt. Beide Typen sind außerordentlich leistungsfähig, auffallend gesund und den klimatischen Bedingungen ihrer Heimat, in der sie seit ungezählten Generationen leben, optimal angepaßt.

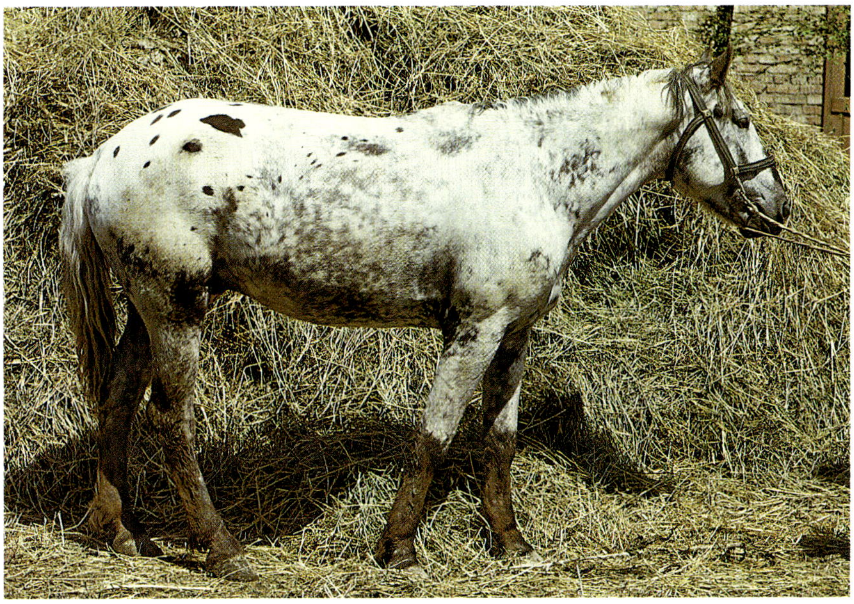

Baschkire. Die Scheckung ist in dieser Rasse recht häufig.

Hengste und Wallache werden entweder unter dem Sattel oder im Geschirr gebraucht, vielfach vor dem Schlitten, in Troika- oder Tatschanka-Anspannung. Mit Baschkiren bespannte Troikas sollen auf guter Schlittenbahn in 24 Stunden 120 bis 150 Kilometer zurückzulegen imstande sein, ohne zwischendurch gefüttert zu werden.

Die Stuten dienen vornehmlich der Milchgewinnung für die Herstellung von Kumys, die weit verbreitet ist.

Dieser Kumys war schon dem ostiranischen Reiternomadenvolk der Skythen um 1000 v. Chr. bekannt. Das leicht alkoholhaltige Sauermilchprodukt (0,5–3 Prozent) besitzt einen hohen Nährwert und ersetzt bei den Nomadenvölkern dank seines großen Gehaltes an Vitaminen und Spurenelementen Obst und Gemüse. Es dient ihnen schon seit ewigen Zeiten als Grundnahrungsmittel.

Kumys wird in ganz Rußland für verschiedene medizinische Zwecke verwendet, wie überhaupt die Stutenmilch als Rohstoff für Pharmazie und Kosmetikherstellung dient. Es ist wissenschaftlich erwiesen, daß der Kumys nicht nur eine ausgezeichnete Schonkost darstellt, sondern auch ein vorzügliches Heilmittel, zum Beispiel zur Unterstützung von Medikamenten bei Magen- und Darmerkrankungen, Tuberkulose etc.

Für den Eigenbedarf an Kumys melkt die Frau des Pferdehirten gewöhnlich nur einige Stuten ab. Der Kumys wird in der heimatlichen Jurte, dem aus Filzdecken gefertigten Rundzelt, in speziellen Holzgefäßen oder Ledersäcken zubereitet. Heute geschieht das Melken der Stuten in großem Stil mit eigens dafür konstruierten Melkmaschinen.

Trotz ihrer Kleinheit und ihres geringen Gewichts nehmen die Baschkiren-Stuten hinsichtlich der Milchleistung unter den Pferderassen einen vorderen Platz ein. Eine moderne Baschkiren-Stute guter Qualität liefert in einer Laktationsperiode von acht bis neun Monaten zwischen 2000 und 2700 Litern Milch und sogar mehr. Diese unglaubliche Leistung der Stuten ist auf eine in den letzten 50 Jahren konsequent und gezielt durchgeführte Selektion zurückzuführen.

Das Euter der Stuten faßt in der Regel nur etwa zwei Liter Milch auf einmal (im Unterschied zu dem der Kuh). Daher muß man die Stuten eigentlich mindestens achtmal am Tag melken, auch während der Nachtstunden. Früher pflegte man die Fohlen daher bis zu 18 Stunden am Tag von ihren Müttern getrennt anzubinden, und ihnen keine Möglichkeit zum Saugen zu geben, um einen möglichst hohen Ertrag zu erzielen. Sie erhielten ihre Muttermilch nur während einiger Nachtstunden. Das hatte jedoch einen sehr negativen Effekt auf das Wachstum und die Entwicklung der jungen Organismen und folglich auf die ganze Rasse.

Es war notwendig, die Aufzuchtbedingungen für die heranwachsenden Fohlen zu verbessern. Um Aufzuchtschäden zu vermeiden, werden die Fohlen deshalb heute nur am Tag, meist nicht mehr als 12 Stunden, von den Stuten getrennt. Während der Nacht hält man sie mit ihnen zusammen. Damit die Fohlen sich normal entwickeln und nicht im Wachstum zurückbleiben, erhalten sie frisches Gras, ausgesuchtes Heu, entrahmte Kuhmilch und Kraftfuttermischungen, die ihnen die sonst fehlenden Nährstoffe, Vitamine und Spurenelemente ersetzen.

EXTERIEUR:
Der Baschkire ist ein derbes, gut mittelgroßes Kleinpferd mit breitem Rumpf, einem etwas groben, massiven Kopf mit geradem oder leicht geramstem Profil und kurzen Ohren. Der Hals ist kurz und fleischig, die etwas steile Schulter muskulös, gepackt, der Widerrist flach und breit, der Rücken lang und breit, die Kruppe gerundet, abschüssig, die Rippen sind gewölbt, die Brust ist breit und tief. Das Fundament ist kurz, starkknochig, mit kurzen Fesseln, geringem Behang und mittelgroßen, sehr stabilen, gesunden, harten Hufen, die einen Beschlag meist unnötig machen. Mähne und Schweif sind dick und grob.

Charakteristisch ist das sehr lange, kraushaarige Winterhaar, das der Rasse in den USA den Namen „Curly Bashkir" eingetragen hat. Am verbreitetsten sind Falben (auch Mausfalben), Braune und Füchse, auch Stichelhaar kommt häufig vor. Die Falben haben gewöhnlich einen Aalstrich und Zebrierung an Unterarmen und Unterschenkeln.

Die Widerristhöhe liegt zwischen 135 und 150 cm Stockmaß. Der kompaktere Bergtyp ist in der Regel etwas kleiner als der Steppentyp, der früher häufig sogar 150 cm überschritt. Er wird heute jedoch kleiner gewünscht, so daß man nur noch selten Pferde über 150 cm Stockmaß antrifft.

MECHANIK:
Zu den drei sehr trittsicheren Grund-

gangarten Schritt, Trab und Galopp besitzen viele Baschkiren auch Tölt und Paß und eine als „Foxtrot" bezeichnete Gangart, die sie in schwierigem Gelände gehen. Der hervorragende Trab des Steppentyps macht ihn als Mittelpferd für die Troika besonders geeignet.

ZUCHT:
Die Zucht des Baschkiren ist stets eine Nomadenzucht gewesen. In der Vergangenheit wurden die Pferde (im Winter wie im Sommer) in Tabunen in der weiten Steppe gehalten, ständig den Elementen preisgegeben. Einige typische Eigenschaften lassen sich sicher darauf zurückführen. Das Klima ist streng kontinental. Im Winter wüten heftige Stürme. Das Land ist von Anfang November bis Ende April schneebedeckt. Das Frühjahr setzt erst spät ein. Die Sommer sind heiß und trocken.

In sowjetischer Zeit hat man einige Gestüte eingerichtet.

Die Rasse wird teilweise in Reinzucht auf ihre besten Exemplare selektiert, unter anderem auch auf Milchleistung und Fleischertrag. Teils kreuzt man mit Russischem Kaltblut, um mehr Kaliber und Muskelfülle zu erzielen und so die Ausschlachtungsergebnisse zu verbessern. Man hat auch Kreuzungsexperimente mit Kasachischen und Yakutischen Pferden vorgenommen.

Zusätzlich dazu und zur Reinzucht hat man den Baschkiren mit Don-Pferden, Orlow-Trabern und Vollblut gekreuzt, um die Reit- beziehungsweise Fahreigenschaften zu verbessern. Dabei brachten die Don-Pferde und die Traber die besten Ergebnisse. Die Don-Baschkiren sind in der Regel größer als die reingezogenen Baschkiren und sind bestens für die Herdenaufzucht und -haltung geeignet. Allerdings entwickeln sie sich ohne zusätzliche Fütterung mit Kraftfutter nicht zu ihrer vollen Größe. Die Traber-Baschkiren bleiben im allgemeinen kleiner, zeigen jedoch eine große Ausdauer im Geschirr und vorzügliche Trabeigenschaften. Die Vollblut-Kreuzungen waren ein totaler Fehlschlag. Sie waren den harten Klimabedingungen nicht angepaßt und benötigten eine extreme Zufütterung. Diese Kreuzungen wurden deshalb eingestellt.

Der Schwerpunkt der Baschkiren-Zucht ist das Gestüt in Ufa, in dem die besten Pferde konzentriert sind.

Ein Kuriosum muß hier noch erwähnt werden: Es existiert in den USA eine Baschkiren-Population von etwa 1000 registrierten Pferden. Die Amerikaner geben an, daß diese kraushaarigen Pferde zum ersten Mal etwa um 1880 öffentliche Aufmerksamkeit auf sich gezogen hätten. Und von manchen ihrer heutigen Züchter wird allen Ernstes behauptet, daß die Vorfahren dieser Pferde über die Landbrücke gekommen seien, durch die heute die Beringstraße verläuft. Dabei bedenken sie nicht, daß diese Landverbindung bereits während der letzten Eiszeit unterbrochen wurde und daß die Equiden vor etwa 8000 bis 10 000 Jahren in Amerika ausgestorben sind. Die Erklärung für die Existenz der „Curly Bashkirs" in Amerika dürfte wesentlich weniger geheimnisvoll und in einem jüngeren Datum zu suchen sein. Vermutlich sind sie, möglicherweise noch bevor Alaska 1867 von Rußland an die USA verkauft wurde, von russischen Pelztierjägern oder Goldsuchern auf den amerikanischen Kontinent gebracht worden.

GESCHICHTE:
Das Volk der Baschkiren kam im siebten/achten Jahrhundert in seine heutige Heimat, vertrieben aus seinen angestammten Siedlungsgebieten durch die Mongolen. Die Chronisten beschreiben die Baschkiren als eine sehr pferdekundige Nation, deren Pferdezucht bereits einen sehr hohen Stand besaß, als die Mongolen sie verdrängten. Inkorrekt ist es, die Baschkirischen Pferde den Mongolischen zuzurechnen, wie es gelegentlich geschieht.

Tatsächlich stammen die Baschkirischen Pferde aus den weiten Steppen Westasiens und sind mit denen der anderen Turkvölker verwandt. Fossile Überreste dieses Pferdetyps finden sich in vorgeschichtlichen skythischen Kurganen (Grabhügeln) der Krasnodar-Region in der Kuban-Niederung und an der Wolga. Als Ergebnis der Kreuzung mit den nördlichen Waldklepperrassen und unter dem Einfluß des Lebens in der Waldsteppe nahm die ursprünglich reine Steppenrasse eine Reihe dafür typischer Eigenschaften an. Heute unterscheidet sich der Baschkire von den eigentlichen Steppenrassen durch eine gröbere Konstitution und weist gewisse kaltblütige Züge auf.

Die Baschkirischen Pferde waren schon seit Jahrhunderten für ihre Härte und Ausdauer unter dem Sattel und im Geschirr bekannt und berühmt. So nimmt es nicht Wunder, daß sie schon früh von den Uralkosaken als Reitpferde genutzt wurden. Seit dem 18. Jahrhundert waren sie sehr begehrt als Remonten in der russischen Armee und nahmen an zahlreichen Kriegen und Feldzügen teil. Bei der Verfolgung der Napoleonischen Armee 1812 ritten russische Soldaten auf ihnen bis Paris und wieder zurück, ohne daß es den Pferden etwas ausgemacht hätte.

Um 1845 begann man von Regierungsseite dem Baschkiren größere Aufmerksamkeit zu schenken und Maßnahmen zu ergreifen, um die Rasse für die landwirtschaftliche Nutzung in den weiträumigen Schwarzerdegebieten Baschkiriens, für den zunehmenden Transport vor dem Wagen auf den neu entstehenden Straßen und unter dem Sattel, zu verbessern. Zugleich bemühte man sich, die Zahl der Pferde insgesamt für die Milch-, Fleisch-, Leder- und Wollproduktion zu steigern, für die sie den Nomaden schon seit jeher gedient hatten. Hierzu wurden züchterische Schwerpunkte in Form von Heeresgestüten geschaffen, in denen man verschiedene Veredlerhengste stationierte.

Leider kam es in der zweiten Hälfte des 19. Jahrhunderts ganz allgemein in Rußland wegen der zunehmenden Verarmung der Bevölkerung nach Aufhebung der Leibeigenschaft der Bauern und weil sich das Interesse der Pferdekäufer aus dem In- und Ausland moderneren Kulturrassen zuwendete, zu einem allgemeinen Niedergang der Landeszuchten, der auch den Baschkiren betraf und sich bis zum Ersten Weltkrieg fortsetzte.

Nach dem Krieg, der Revolution und der „Allgemeinen Zootechnischen Konferenz" von 1926 in Moskau, als man die gesamte Pferdezucht neu ordnete, wurde wieder mehr Wert auch auf die Baschkirische Rasse gelegt und einige Gestüte errichtet. Zur Verbesserung der Reiteigenschaften führte man dem Steppentyp Don-Pferde- und später auch Budjonny-Blut zu, während der Bergtyp Einkreuzungen von Orlow-Traber- und Ardenner-Blut erhielt, um ihm mehr Kaliber zu verleihen. In jüngster Zeit konzentriert sich die züchterische Arbeit im wesentlichen auf die Verbesserung der Milchleistung, der Fleischmenge und Fleischqualität.

KALMÜCKEN-PFERD

Kalmück

TYP, INTERIEUR, VERWENDUNG:
Das etwa mittelgroße Kalmücken-Pferd gehört der Gruppe der Mongolischen Pferde an und steht ganz in deren Typ. Es ist dem Kirgisen ähnlich, jedoch etwas größer und gröber. In seiner Gesamterscheinung wirkt es wenig ansprechend. Desto wertvoller sind seine interieuren Eigenschaften.

Die Rasse ist in ariden Klimaten mit starken jahreszeitlichen Temperaturschwankungen entstanden und seit jeher in der Trockensteppe oder Halbwüste gezüchtet worden, wodurch sie eine Reihe wertvoller Eigenschaften entwickelt hat. Ihre Härte und robuste Konstitution ermöglicht ihr ein Überleben in extremer Hitze oder Kälte. Sie kommt mit nur sehr wenig Futter aus. Bei reichlichem Futterangebot in der Steppe, etwa im Frühjahr oder auch im Herbst, legt das Kalmücken-Pferd schnell an Gewicht zu und baut sich ein Fettdepot auf, das es in Zeiten der Trockenperiode des Sommers oder im Winter langsam aufzehrt. Es überlebt auch in tiefem Schnee, unter dem es sich sein Futter mit den Hufen hervorscharrt.

Das Kalmücken-Pferd ist sehr spätreif und erst mit sechs Jahren ausgewachsen; dafür ist es langlebig und oft noch in einem Alter bis weit über zwanzig Jahre leistungsfähig. Auch seine Fruchtbarkeit wird gerühmt. Die Stuten produzieren reichlich Milch, die von den Nomaden für die Kumysbereitung genutzt wird; ebenso stellen das Fleisch und die Haut wertvolle Ressourcen für sie dar.

EXTERIEUR:
Im Exterieur steht das Kalmücken-Pferd dem Kirgisen nahe. Jedoch ist sein Kopf gröber, unedler, mit geramstem Profil und kleinen, lebhaften Augen. Der Hals ist gewöhnlich kurz und recht gerade, tief angesetzt, mit deutlicher Tendenz zum Unterhals, dabei recht dick, besonders bei älteren Hengsten. Die Schulter ist steil gelagert, der Widerrist nur wenig markiert. Der etwas stramme, nicht besonders lange Rücken zeigt oft eine Neigung zu konvexer Form („Karpfenrücken") im Lendenbereich. Die mächtige Kruppe, breit, lang, kräftig bemuskelt, ist stark abschüssig, mit tiefem Schweifansatz. Der tonnige Rumpf wirkt tief und breit. Verglichen mit dem Kirgisen erscheint der Kalmück etwas hochbeiniger. Das Fundament ist außerordentlich trocken und hart, mit gut entwickelten Gelenken und starken Sehnen. Die Beckengliedmaßen stehen oft kuhhessig. Bemerkenswert ist die überragende Hufqualität, die es dem Pferd erlaubt, unbeschlagen auch auf scharfem Geröllboden große Strecken zurückzulegen.

Die Haut des Kalmücken-Pferdes ist dick. Unter günstigen Futterbedingungen bildet sich im Unterhautbindegewebe ein kräftiges Fettpolster. Im Winter entwickelt der Kalmück ein dichtes Haarkleid mit dicker, fettiger Unterwolle als Schutz gegen Kälte und Nässe.

Vorherrschende Farben sind Braun in verschiedenen Abtönungen und eine Art „schmutziger" Lehmfuchs.

Die Widerristhöhe liegt bei 146–152 cm Stockmaß.

MECHANIK:
Die Bewegungen des Kalmücken sind die eines typischen Steppenpferdes, leicht, mühelos, kraftsparend, raumgreifend. Im Galopp entfaltet es eine beträchtliche Schnelligkeit. Es finden sich viele Paßgänger in der Rasse.

ZUCHT:
Das Kalmücken-Pferd ist die bodenständige Pferderasse des westmongolischen Volkes der Kalmücken in den

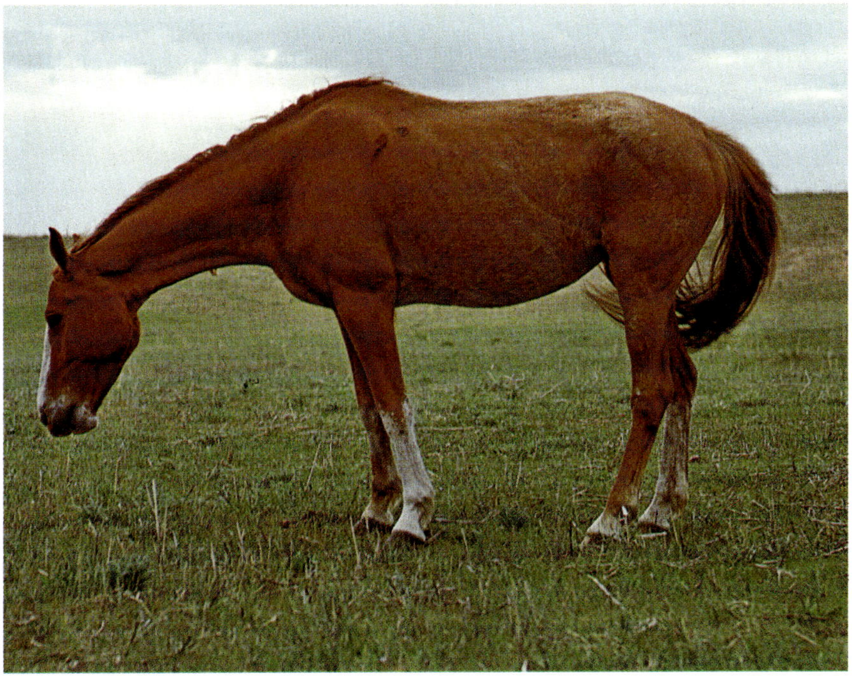

Kalmücken-Stute in der Steppe

Gebieten der westlichen Kaspischen Senke, die überwiegend aus flacher Halbwüste oder Wüste besteht. Es herrscht ein trockenes Kontinentalklima vor. Der Kalmück wurde über Jahrzehnte als so gut wie ausgestorben angesehen. Seit Ende der achtziger Jahre wird die Zucht jedoch in kleinerem Rahmen wieder in vier Zuchtstätten betrieben.

GESCHICHTE:
Die Zucht des Kalmücken-Pferdes ist alt. Sehr treffend beschrieben ist die Rasse und ihre Entwicklung durch *Marian v. Hutten-Czapski* in DIE GESCHICHTE DES PFERDES (Berlin 1876): „Nördlich vom Kaukasus dehnen sich unübersehbare Steppen, und die ersten Pferde, welche wir dort zwischen Wolga und Don treffen, sind die Kalmukischen... Die Raçe dieser Pferde hat, wie die Kirgisische, ihren Namen von dem Völkerstamme, der sie gezüchtet und aus den östlichen Gegenden Hochasiens mitgebracht hat.

Im Anfange des 17. Jahrhunderts brachen die Kalmuken oder eigentlich Ojraten (wie sie sich selbst nennen, Anm. d. Verf.) aus der Dsungarei auf, um sich neue Weideplätze zu suchen. Ein Teil wandte sich gegen Süden..., während ein anderer gegen Westen vordrang. Die größere Partie dieser letzteren gelangte endlich 1630 zwischen Wolga und Jaiwa, wo sie sich niederließ...

Die Kalmukischen Pferde, welche sich in den Steppen der unteren Wolga vermehrten, haben, wie es scheint, einen großen Teil der Eigentümlichkeit beibehalten, welche sie aus der Hand der Natur in ihrem ursprünglichen Vaterlande erhielten. Indessen konnte doch der Übergang aus den entfernten Gegenden Hochasiens auf die heute von ihnen bewohnten Steppen, die Wirkung eines anderen Klimas und anderen Bodens nicht ohne Einfluß auf sie bleiben... Die Kalmukischen Pferde sind nicht schön, haben einen Wuchs von mittlerer Höhe... Schecken und Getigerte findet man nicht selten; aber Dunkelgraue und Schimmel gelten als die Besten. Sie sind dauerhaft, leicht und scharf im Laufe; ihr Charakter ist von Natur etwas wild und scheu; sie gewöhnen sich indessen doch schnell an den Menschen. Ihre Erziehung pflegt nicht vor dem fünften oder sechsten Lebensjahr zu beginnen; denn sie wachsen langsam und ein zu früher Gebrauch beraubt sie häufig der Kraft und anderer geschätzter Eigenschaften. Sie ertragen Hitze und Durst, Kälte und Hunger und andere Beschwerden mit solcher Ausdauer, daß sie 100 Kilometer ohne Halt und Futter durchlaufen können..."

Der Kalmück hat dem Pferd alles zu verdanken: Er ist in der Steppe unter Pferden geboren, mit Stutenmilch aufgezogen worden, ernährt sich sein Leben lang von Pferdefleisch, trinkt Kumys, berauscht sich an der „Raka" (Branntwein aus Stutenmilch) und ist von Kopf bis Fuß in Pferdehaut gekleidet.

„Bis zum Jahre 1771 waren die Kalmukischen Herden außerordentlich zahlreich und lieferten den mittleren Gubernien Rußlands eine Menge von Pferden... Dieser Handel begann indessen in dem Maße abzunehmen, als die Zahl der Pferde, in Folge einer Reihe von strengen Wintern, welche die Herden dezimierten, abnahm. Der Verfall des Handels machte sich am auffallendsten nach 1828 bemerklich, in welchem Jahre Schneewehen und Schneestürme 18 000 Pferde einer einzigen Herde verweheten; seit jener Zeit hörten die Händler auf, jene Gegenden zu besuchen." (Hutten a. a. O.).

Später erholte sich jedoch die Pferdezucht und begann auch wieder, eine gewisse wirtschaftliche Rolle zu spielen, die bis zum Ersten Weltkrieg anhielt. Allerdings wurde der Absatz der Kalmücken-Pferde auf dem Markt heftig bedrängt durch die Konkurrenz der Don- und Budjonny-Pferde, deren Zucht einstmals aus ihnen hervorgegangen war, die Nachfrage ging stark zurück.

So kam es zu einem scheinbar unaufhaltsamen Niedergang der einstmals Hunderttausende zählenden Kalmücken-Rasse. Dazu trug zweifellos auch die zwangsmäßige Seßhaftmachung der bis dahin nomadisierenden Kalmückischen Bevölkerung in festen Siedlungen das ihrige bei.

1943 wurde die Autonome Kalmückische Republik wegen angeblicher Kollaboration mit der deutschen Besatzung durch *Stalin* aufgelöst, die Bevölkerung aller ihrer Rechte auf Selbstverwaltung, unter die auch die Pferdezucht fiel, beraubt. 1958 wurde die Autonome Republik wiederhergestellt, doch erst in der letzten Phase vor dem Zusammenbruch der Sowjetunion kam es auch unter den Kalmücken zu einer Besinnung auf die nationale Vergangenheit.

1986 wurde von Studenten der Fakultät für Tierzucht der Universität von Elista eine Expedition unternommen, um die noch vorhandenen Reste an typtreuen Pferden der alten Kalmücken-Rasse aufzuspüren. Bis dahin hatte man geglaubt, daß die gesamte Population einer unkontrollierten Kreuzungszucht zum Opfer gefallen wäre. Ziel war es nun, die nachgebliebenen Individuen, die den Rassetyp am treuesten repräsentierten, für eine eventuelle Weiterzucht aufzuspüren. Tatsächlich fand man die besten, typreinsten Pferde in den östlichen Landesteilen, wo die Zucht sich von fremden Einflüssen freigehalten hatte.

Aus einer Gesamtzahl von 2087 typnahen Pferden, die man gemustert hatte, wählte man schließlich 522 als am rassetypischsten aus. Diese Pferde wurden auf vier Zuchtbetriebe verteilt, in denen versucht werden sollte, das Kalmücken-Pferd in seiner ursprünglichen Form zu erhalten und womöglich seine Zahl zu vermehren, um es so vor dem Aussterben zu retten.

KAUKASISCHE RASSEN

Die Pferde des Kaukasus unterscheiden sich in wesentlichen Points von denen der Steppe und denen der nördlichen Waldgebiete. *Professor Igor Bobilew* charakterisiert diesen Unterschied sehr klar in seinem Werk DAS

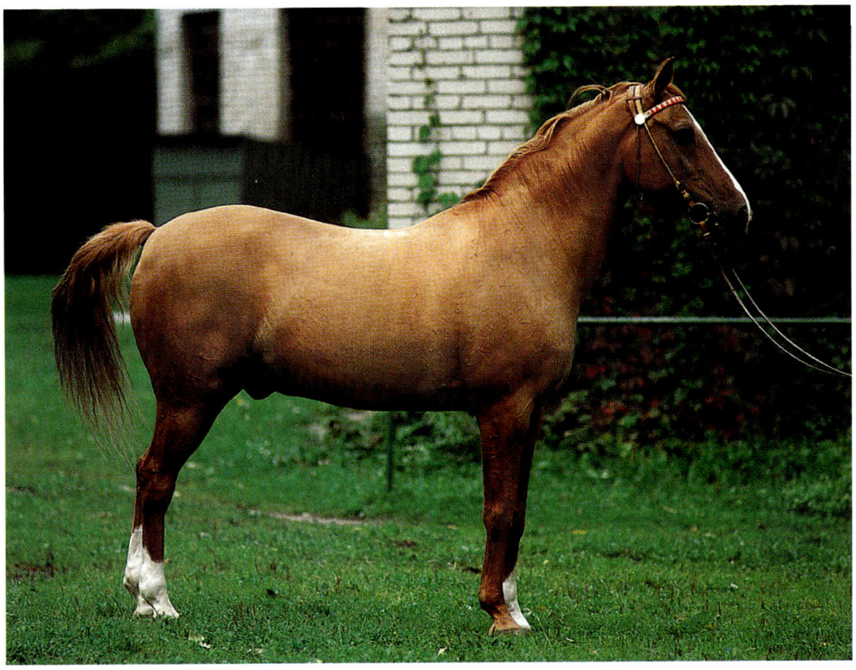

Hengst der selten gewordenen Karabagh-Rasse

GROSSE BUCH DER PFERDE IN RUSSLAND (Moskau 1976): „Während vieler Jahrhunderte mußten die kaukasischen Völker ihre Unabhängigkeit gegen türkische und persische Eroberer (und gegen die Kosaken und die Expansionspolitik St. Petersburgs beziehungsweise Moskaus zur Zarenzeit und unter den Sowjets, Anm. d. Verf.) verteidigen. Aus diesem Grunde benötigten die Bergbewohner ein Pferd, das sich nicht nur für landwirtschaftliche Arbeiten eignete, sondern sich vor allem bei Kämpfen im Gebirge bewährte.

KARABAGH

TYP, INTERIEUR, VERWENDUNG:
Der Karabagh unterscheidet sich ganz wesentlich von den anderen kaukasischen Pferderassen durch seinen Adel und sein harmonisches, elegantes Exterieur. Über Jahrhunderte stellte er die Veredlerrasse des Kaukasus-Gebietes und der angrenzenden Landschaften dar. Er wurde zur Veredlung der Zuchten am Don, in Transkaukasien und im nördlichen Iran verwendet. Namhafte russische Hippologen sind der Ansicht, daß das Don-Pferd sein goldschimmerndes Fell dem Karabagh verdankt.

Der Karabagh besitzt im allgemeinen ein energisches Temperament und einen gutmütigen, freundlichen Charakter. In dem Fall, daß ihm etwas Schreckeinflößendes begegnet, reagiert er jedoch völlig anders als beispielsweise die Steppenrassen, die davonstürmen und ihr Heil in der Flucht suchen. Er erstarrt förmlich und ist nicht mit List und auch nicht mit Gewalt von der Stelle zu bewegen. Dieses Phänomen beschreibt schon *Graf Marian v. Hutten-Czapski* in seiner GESCHICHTE DES PFERDES (Berlin 1876): „Der Schreck äußert sich durch plötzliches Zucken des ganzen Körpers; dabei steht es (das Karabagh-Pferd, Anm. f. Verf.) wie an den Boden gefesselt; nie sucht es in unüberlegter Flucht sein Heil und unterscheidet sich dadurch von allen Steppenpferden."

Die Rasse zeichnet sich durch hohe Intelligenz, Gelehrigkeit und Bereitschaft zur Kooperation aus. Doch erfordert sie unbedingt einen routinierten, einfühlsamen Reiter. Der Karabagh ist sehr leistungsfähig, unermüdlich auf Distanzritten und Ritten im Gebirge und in unwegsamem Gelände. Schnell und wendig, wird er auch sehr gern in den verschiedenen nationalen kaukasischen Reiterspielen eingesetzt.

EXTERIEUR:
Der Kopf des Karabagh ist klein und edel, mit betonter, breiter Stirnpartie und weit auseinanderliegenden, etwas vorstehenden, feurigen Augen. Die Profillinie ist in der Regel gerade oder leicht konkav, die Maul-Nüstern-Partie fein, mit weiten Nüstern. Die Ohren sind etwas breit angesetzt. Der nicht sehr lange Hals ist schön gerundet, gut aufgesetzt und hoch und stolz aufgerichtet getragen. Der Widerrist ist ausgeprägt und reicht lang in den kurzen, kräftigen Rücken hinein. Die muskulöse Nierenpartie schließt an die breite, lange, abfallende, gelegentlich etwas abgedachte Kruppe an. Der Schweif ist relativ hoch angesetzt und wird auch hoch getragen.

Das Fundament ist trocken und im allgemeinen recht korrekt, mit gut markierten Sehnen und Gelenken und kleinen, außerordentlich harten, dauerhaften Hufen.

Das Fell ist seidig fein, glatt und glänzend, mit einem goldenen Metallschimmer, den die Eingeborenen als „Sarylar" bezeichnen. An Farben finden wir Füchse, Dunkelbraune und Falben. Weiße Abzeichen an Kopf und Gliedmaßen sind recht häufig. Der edelste Typ wird „Kehlan" genannt und besitzt eine auffällig goldene Färbung sowie kastanienbraunes Langhaar mit einem rötlichen Schimmer.

Die Widerristhöhe liegt in der Regel bei 150–155 cm Stockmaß.

MECHANIK:
Seine raumgreifenden, leichten, behenden, sehr trittsicheren Grundgangarten machen das Karabagh-Pferd zu einem besonders angenehmen Reitpferd. Es springt jedes Hindernis anstandslos. Teilweise besteht eine Anlage zu Paßgang. Gelegentlich werden Karabaghs in Rennen auf der Galopprennbahn in Baku gestartet. Der Rekord für Zweijährige über 1200 Meter liegt bei 1:30 Minuten, für volljährige Pferde über 2400 Meter bei 3:20 Minuten.

ZUCHT:
Die Zucht des Karabagh ist im südlichen Kaukasus, in der Republik Aserbaidschan auf dem Hochland von Karabagh, zwischen dem 39. Grad nörd-

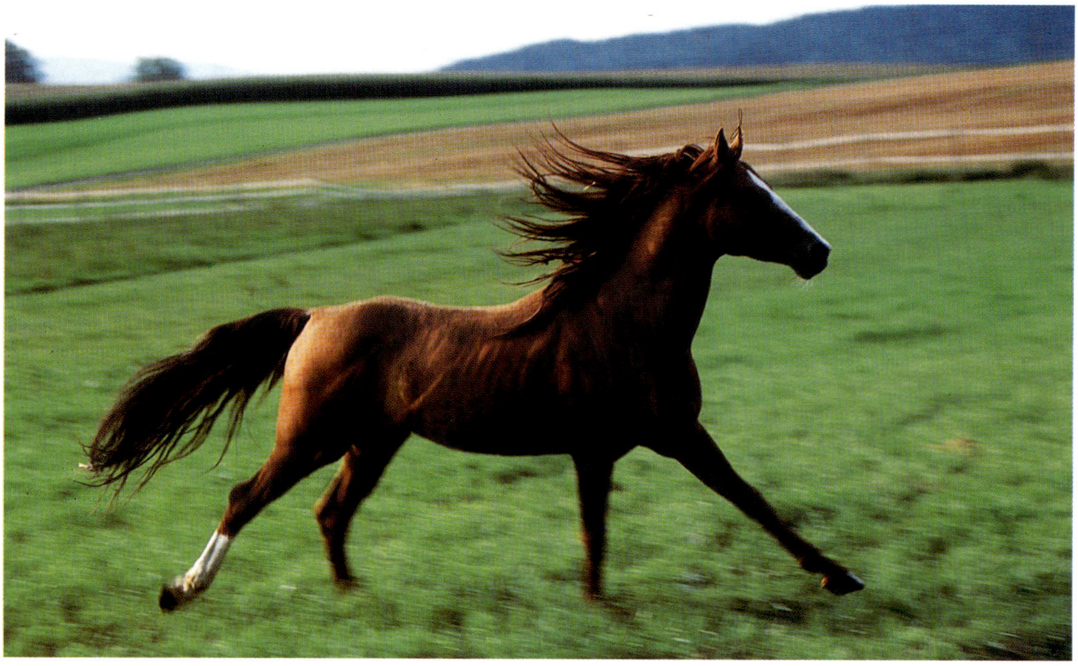

Galoppierender Karabagh-Hengst

licher Breite und dem 45. Grad östlicher Länge, zwischen den Flüssen Kura im Norden und Araks im Süden beheimatet.

Infolge seiner Gebirgsnatur besitzt das Gebiet ein zu gewissen Jahreszeiten recht rauhes Klima, doch ist es im allgemeinen mäßig warm, sehr gesund und nicht ungünstig für Pferdezucht. Die Berge sind reich an Quellen und mit einem üppigen Pflanzenwuchs bedeckt; auf den terrassierten Hochebenen wächst ein Strauch mit dunklem Laub, der der ganzen Gegend eine dunkle Farbe verleiht, weshalb man sie als Karabagh, „Schwarzer Garten“ bezeichnet.

Die Haltung erfolgt in Tabunen. Die Pferde verbringen die meiste Zeit des Jahres unter freiem Himmel und ernähren sich weitgehend von Gräsern und Kräutern. Im Frühjahr und im Herbst prangen die Hochebenen und die Niederungen im saftigsten Grün der Steppenflora, die jedoch in den Sommermonaten unter der sengenden Sonne völlig verdorrt. Während dieser Zeit ziehen die Pferde hinauf in die Berge, wo die Vegetation sich frisch und grün erhält. Erst im Herbst wandern die Herden wieder zu Tal, zunächst über die Halden und abschüssigen Hänge und dann im Winter in die Niederungen, ins Tiefland.

Das Zuchtzentrum ist das Gestüt Akdam, wo die Elite der Zucht, jedenfalls bis zum Zusammenbruch der Sowjetunion, konzentriert war. Insgesamt ist die Population nur klein. Das Landwirtschaftsministerium in Baku publiziert das Gestütbuch.

GESCHICHTE:
Am Südhang des Kaukasus, auf dem Gebiet Aserbaidschans, liegt zwischen den Flüssen Kura und Araks das Hochland von Karabagh. Man nimmt an, daß hier die Rasse des Karabagh schon seit mindestens 2000 Jahren zu Hause ist. Nachrichten über sie finden sich seit dem vierten nachchristlichen Jahrhundert. Bereits zur Römerzeit führte die berühmte „Seidenstraße“ von China nach dem Kaspischen und von dort entlang dem Ufer des Cyprus (heute Kura) zum Schwarzen Meer. Südlich der Kura bis hin zum Araks erstreckt sich der Karabagh, der „Schwarze Garten“, nach dem die Rasse benannt ist. In diesem Gebiet sind schon in persischer Zeit Pferde in großer Zahl und guter Qualität gezogen worden. Der Karabagh weist eine große Ähnlichkeit mit edlen Persischen und Arabischen Pferden auf, von denen er mit Sicherheit auch stark beeinflußt worden ist. Man nimmt an, daß im siebten und achten Jahrhundert Persische und Turkmenische, später auch Arabische Pferde, eingekreuzt worden sind. In arabischen Quellen aus dem achten bis zehnten Jahrhundert wird die Rasse

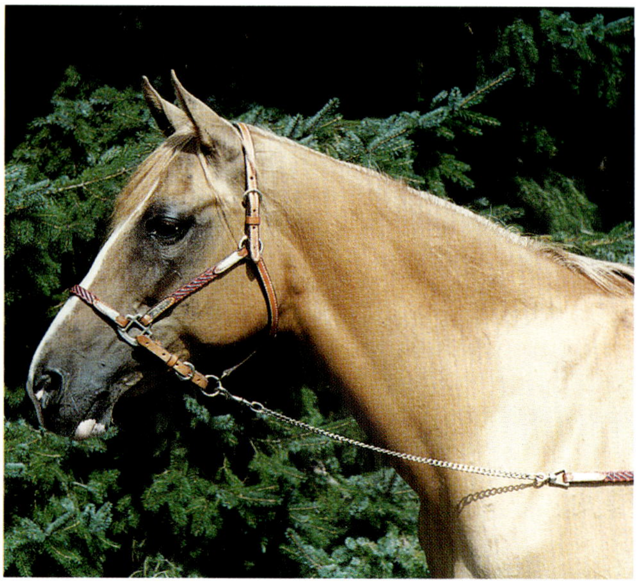

Kopfstudie der Karabagh-Stute Amazonka

Karabagh-Fohlenstuten im Karabagh, dem „Schwarzen Garten"

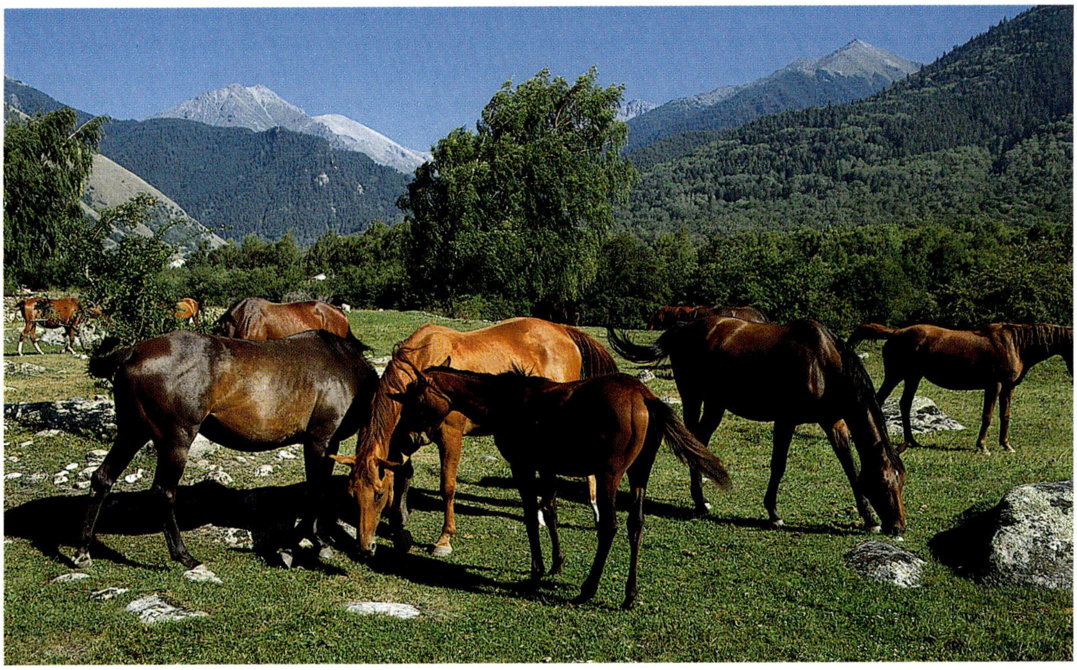

des Karabagh hochgelobt und berichtet, daß sie in Persien, dem Zweistromland und Syrien außerordentlich geschätzt wurde.

Bis um etwa 1750 war Karabagh eine persische Provinz, erlangte dann jedoch unter einem eigenen Chan seine Unabhängigkeit. Sie währte nicht allzulange, denn als russische Truppen 1822 die Festung Schuscha erobert hatten, kam das Chanat unter die Herrschaft St. Petersburgs.

Der Einmarsch der Perser in das Gouvernement Baku im Jahre 1826 schädigte die blühende Pferdezucht im Hochland von Karabagh schwer. Viele der besten Beschäler und ganze Herden wurden von den Persern als Beute in den Iran verschleppt. Man kann davon ausgehen, daß der Karabagh und der persische Karadagh in der persischen Provinz Aserbaidschan ursprünglich eine Rasse gebildet haben, daß sich jedoch die Pferde im Iran, auch nachdem sie Verstärkung durch die aus dem Norden geraubten erhalten hatten, später in eine andere Richtung entwickelten. Dennoch ist die Ähnlichkeit auffallend.

Wie hoch der Karabagh einstmals als Veredler eingeschätzt wurde, läßt sich aus seinem Einfluß auf verschiedene Rassen im Süden Rußlands (Don-Pferd, Kabardiner etc.) ablesen. Mit Recht schreibt *Graf Wrangel*, daß die Karabagh-Rasse für die asiatischen Pferderassen und -schläge die gleiche Rolle gespielt hat wie das Vollblut für die europäischen Zuchten. Ihre Blütezeit hatte die Karabagh-Rasse im 18. Jahrhundert, als sie auch in ganz Europa begehrt war.

Zum ersten Mal wieder auf die Rasse aufmerksam wurde man im Westen anläßlich der Weltausstellung in Paris 1867, bei der dem Karabagh-Hengst *Chan* die „Große Silbermedaille" zuerkannt wurde.

In früherer Zeit waren die besten Pferde stets in den Gestüten der Chane und Stammeshäuptlinge konzentriert, die auf die Reinheit der Rasse achteten. Unter den Sowjets ist die alte Rasse sehr zurückgegangen. Zeitweilig wurde sogar gemunkelt, sie sei dabei, auszusterben.

Schon während der Zarenzeit hatte ein starker Aderlaß stattgefunden, da die Nachfrage nach repräsentativen Offiziersreitpferden mit „Schwanenhälsen" seitens der russischen Armee das Aufkommen der niemals sehr zahlreichen Zucht überschritt. Man sprach von einem Ausverkauf, und es wurde behauptet, daß in der zweiten Hälfte des 19. Jahrhunderts der ursprüngliche Typ kaum mehr anzutreffen war. Es gibt allerdings zu denken, daß der so gefeierte Hengst *Chan* kein reiner Karabagh war, sondern den Araber-Hengst *Ikrynzk* zum Vater hatte.

Nach dem Ersten Weltkrieg und der Revolution (1817–1821), nach der Unabhängigkeitserklärung Aserbaidschans (1918) und der erneuten Annexion durch Rußland (1920) schien das Schicksal der Zucht besiegelt. Zweifler wollten wissen, es gäbe die Zucht gar nicht mehr.

In den Jahren 1926–1928 wurde als Ergebnis der „Großen Zootechnischen Konferenz" von Moskau eine Untersuchungskommission unter Leitung *Professor Kalugins* nach Karabagh geschickt, die zu dem Ergebnis kam, daß von einem Fortbestand der Rasse nicht gesprochen werden könne. So kam es zu einer völligen Vernachlässigung der vorhandenen Reste der Zucht und einem weiterem Verfall bis in die Zeit nach dem Zweiten Weltkrieg.

Die sowjetische Literatur behandelte den Karabagh meist recht stiefmütterlich. Erst in der Zeit nach dem Zweiten Weltkrieg besann man sich wieder auf die so lange vernachlässigten Qualitäten der alten Rasse. Es erfolgte eine Sammlung und Musterung von etwa 2000 Pferden, von denen man 60 als typnah einstufte. Von ihnen wurden schließlich 27 Stuten für einen Wiederaufbau der Zucht ausgewählt. Noch schwieriger stellte sich die Suche nach geeigneten Vatertieren heraus. Zunächst akzeptierte man nur einen Don-Hengst, der typ- und farbmäßig paßte und zugleich Blutanschluß über seine Ahnen bot. Später nahm man dann Arabisches Reinblut zu Hilfe.

In der Zeit vor der Unabhängigkeitserklärung Aserbaidschans nach

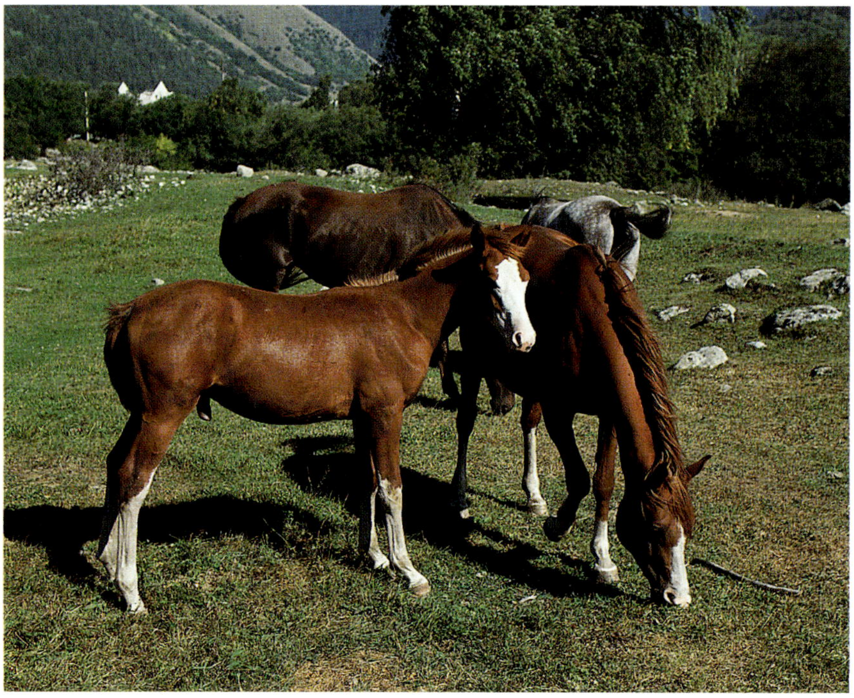

Karabagh-Stute mit Fohlen

dem Zerfall der Sowjetunion bestanden drei Hengstlinien in der Karabagh-Zucht, von denen zwei mit Araber-Hengsten begründet worden waren, während die dritte als mehr oder weniger reinrassig angesehen wurde. Allerdings überwog in den Stammtafeln der typischen Vertreter der Rasse das Arabische Element.

Inzwischen wurde die Rasse – wieder einmal – totgesagt. Der Karabagh sei bis auf einige Restbestände, die für eine Weiterzucht nicht ausreichten, ausgestorben. Natürlich waren die Wirren der ersten Jahre nach 1990 in dem Gebiet des südlichen Kaukasus im höchsten Grade bedrohlich für die kleine Population. Ein typisches Symptom für diese Zeit war die Tatsache, daß über fünf oder sechs Jahre keine ordnungsgemäß dokumentierte Zucht stattfand.

Inzwischen hat jedoch erfreulicherweise in Aserbaidschan eine Sammlung und Registrierung der noch vorhandenen Pferde stattgefunden, und die züchterische Arbeit ist wieder aufgenommen worden. So besteht die Hoffnung, daß der Nachwelt diese ungewöhnliche Rasse erhalten bleibt.

ASERBAIDSCHANER

Delibos

TYP, INTERIEUR, VERWENDUNG:
Bei dem Delibos handelt es sich um eine relativ neu entstandene, aus dem alten Aserbaidschaner hervorgegangene, orientalisch geprägte Reit- und Saumpferdrasse, die ihren Namen nach einem besonders typischen Gründerhengst, *Delibos*, erhalten hat. Eine Nutzung erfolgt im allgemeinen unter dem Sattel (auch bei den nationalen Reiterspielen) sowie als Säumer, teils auch im leichten Zug.

Die Rasse besitzt eine angeborene, natürliche Leistungsfähigkeit und legt, auch im Gebirge, spielend 45–55 Kilometer zurück mit einem Gewicht von 100–125 Kilogramm auf dem Rücken. Die gewöhnliche Tagesleistung unter Reitergewicht in ebenem Gelände beträgt etwa 75 Kilometer.

Leider hat der Delibos bei allen seinen äußeren Vorzügen einen etwas schwierigen Charakter und ein leicht erregbares, heißes Temperament, weshalb er durchaus kein „Jedermannspferd" ist.

EXTERIEUR:
Die Delibos zeigt einen deutlich orientalischen Überguß und ausgesprochen harmonische Formen. Der Kopf ist edel und trocken, mit breiter Stirn, häufiger einem typischen „Araberknick", großen, feurigen, lebhaften Augen, kurzen, beweglichen Ohren und einer feinen Nüstern-Maul-Partie. Der Übergang vom Kopf zum Hals ist leicht, der Hals selbst schön aufgesetzt und getragen, bei Hengsten gelegentlich etwas schwer. Der Körper ist kompakt, geschlossen, mit einer untadligen Rückenlinie und kräftiger Nierenpartie. Die Kruppe ist dazu im Verhältnis wohlproportioniert, oft etwas gerade, mit hoch angesetztem und getragenem Schweif. Die Extremitäten passen hinsichtlich Länge und Stärke zum übrigen Körper; sie sind trocken und hart, mit klar konturierten Sehnen und Gelenken. Der Röhrbeinumfang übertrifft den der meisten Rassen dieser Größe. Die Hufe sind gut geformt und hart.

Farblich überwiegen Schimmel, ein Erbteil des Tersker-Einflusses, im Gegensatz zur alten Aserbaidschaner Rasse. Daneben kommen auch Braune in größerer Zahl vor. Die in der alten Aserbaidschaner Rasse früher häufigen Isabellen und Falben (meist mit Aalstrich), die einen besonderen Goldglanz im Fell aufwiesen, sind selten geworden. Es kommen nur sehr kleine weiße Abzeichen vor. Mähnen- und Schweifhaar sind fein und seidig.

Die Widerristhöhe beträgt 146 bis 152 cm Stockmaß, womit die Pferde im Durchschnitt größer sind als alle anderen kaukasischen Rassen außer dem Kabardiner.

Eine merkwürdige, erwähnenswerte Eigenheit des Delibos ist eine Falte in der Mitte entlang der Zunge, wodurch der Eindruck entsteht, sie sei gespalten.

MECHANIK:
Der Delibos zeichnet sich durch drei ausgezeichnete, raumgreifende, ungewöhnlich leichtfüßige Gangarten aus. Dazu besitzt die Mehrzahl der Pferde dieser Rasse eine angeborene Töltanlage, wodurch sie auch auf weiten Ritten sehr bequem zu sitzen ist.

ZUCHT:
Das Zuchtgebiet des modernen Aserbaidschaners, des Delibos, liegt in den Gebieten von Kasak, Akstafa und

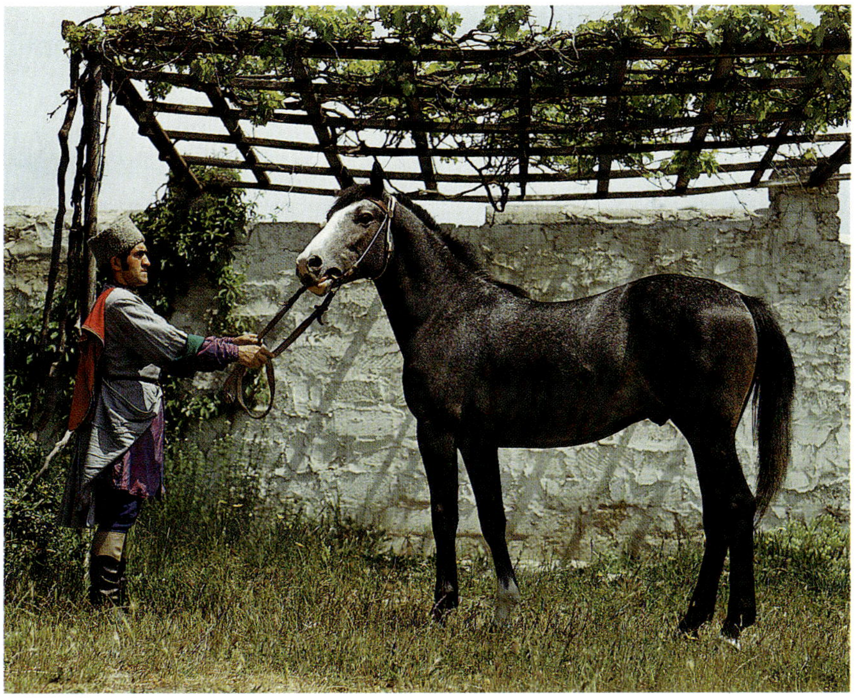

Delibos-Hengst. Die Rasse ist aus der Aserbaidschaner Elitezucht hervorgegangen.

Tauz in Aserbaidschan sowie den angrenzenden Gebieten von Armenien und Georgien.

Heute ist die Elite der Zucht ausschließlich durch Nachkommen der Tersker-Hengste *Tselostat* und *Pygmalion* repräsentiert, während von den alten bodenständigen Blutlinien in direkter Deszendenz kaum etwas nachgeblieben ist. Die besten, rassetypischsten 140 Delibos-Stuten stehen im Gestüt Dashpus. Von ihnen besitzen die meisten einen sehr hohen Anteil an Tersker-Blut. Man unternimmt große Anstrengungen, wieder einen Anschluß an die alten Linien herzustellen.

GESCHICHTE:
Die früher als „Kasak von Aserbaidschan" oder einfach als „Aserbaidschaner" bezeichnete Rasse ist viele Jahrhunderte alt. In dieser Zeit wurde sie mehrfach beeinflußt durch Persische und Turkmenische Pferde. Von der alten Rasse sind jedoch kaum Reste erhalten geblieben. An ihre Stelle ist in jüngster Zeit die neue Aserbaidschaner Delibos-Rasse getreten.

Obgleich in seiner engeren Heimat in großer Zahl vorhanden, war der alte Aserbaidschaner außerhalb des Landes so gut wie unbekannt. Doch dann begann sich Ende der dreißiger, Anfang der vierziger Jahre die Wissenschaft für die bodenständige Zucht zu interessieren. Man wählte nach eingehendem Studium der Rasse einen bestimmten, nach einem besonders hervorragenden Hengst mit Namen *Delibos* bezeichneten Typ als Leitbild für das Zuchtziel aus. Dieser wurde mit Arabern und Karabagh veredelt und verbessert und breitete sich bald über ganz West-Aserbaidschan aus, wobei er den alten Typ verdrängte. 1943 wurde eine staatliche Zuchtkooperative mit dem Namen „Gosplemrassadnik" gegründet, mit dem Ziel, die gesamte Pferdezucht Aserbaidschans zu reformieren.

Seit 1950 verwendete man für die Veredlung ausschließlich Araber- und vor allem Tersker-Hengste. Die Karabagh-Rasse wurde separat weitergezüchtet. Durch den Einfluß vornehmlich der Tersker wurde der Delibos-Typ in sich gefestigt und vereinheitlicht.

Da durch das Übergewicht des Tersker-Einflusses das Blut der wertvollen alten Aserbaidschaner Linien verloren zu gehen droht, plant man nun eine Delibos-Reinzucht mit nur noch ganz sporadischer Rückpaarung an Tersker-Hengste zur Blutauffrischung. Auf diese Weise hofft man eine Konsolidierung der Rasse zu erreichen, die die bodenständigen Gene konserviert und die alten Linien mit neuem Leben erfüllt.

KABARDINER

Anglo-Kabardiner

TYP, INTERIEUR, VERWENDUNG:
Der Kabardiner gehört zu den kaukasischen Gebirgsrassen. Es handelt sich bei ihm nicht um eine reine Reitrasse, sondern er wird auch als Säumer und in der Ebene im Geschirr verwendet. Man unterscheidet drei Typen: einen östlichen, leichteren, edleren Typ, einen sogenannten Grund- oder Basistyp und einen gedrungeneren, massiven, weniger edlen Typ. Daneben finden wir den Anglo-Kabardiner, entstanden durch die Einkreuzung von Vollblut, der eine Weiterentwicklung der Kabardiner-Rasse in Richtung modernes Reit- und Sportpferd darstellt.

In erster Linie war und ist der Kabardiner das kräftige und leistungsfähige Reitpferd der Bewohner der Kabarda, das Pferd der einsamen Hirten, die ihre Pferde-, Rinder- und Schafherden auf den Hochalmen gräsen, der im Gebirge jagenden Jäger. In den Bergen des Kaukasus gehörte das Reiten schon immer zum Alltag der einheimischen Bevölkerung, gleich, ob es darum ging oder geht, große Strecken zurückzulegen oder auch nur, um zum nächsten Kaufmann zu reiten. Jedermann reitet, ob Mann, Frau oder Kind, ob alt oder jung. Daneben ist der Kabardiner ein gesuchter Säumer und das überragend leistungsfähige Reit- und Tragpferd der Gebirgstruppen. Für diese Zwecke eignet sich besonders der Basistyp.

Die Verwendung im Geschirr in der Ebene, die sich vor allem auf seinen Einsatz in der landwirtschaftlichen Arbeit erstreckt, ist meist dem massiveren Typ vorbehalten. In den nationalen Reiterspielen, von denen es auf dem Gebiet der ehemaligen Sowjetunion über 40 verschiedene gibt, brillieren gewöhnlich der edle östliche Typ und der Anglo-Kabardiner.

Der Kabardiner ist äußerst gewandt und völlig scheufrei und furchtlos. Auf schwindelnden Höhen verfolgt er ruhig und gelassen, doch mit erstaunlicher Geschwindigkeit, unter dem Sattel oder Packsattel, auf schmalsten, schroffsten, steinigen Hochgebirgspfaden, über Steilhänge und durch tiefe Schluchten, reißende Gebirgswasser und hohen Schnee seinen Weg. Die Rasse ist hochgeschätzt wegen ihres untrüglichen Orientierungssinnes, der es ihr ermöglicht, selbst in der Dunkelheit oder bei dichtestem Nebel, wie er in den Bergen häufig ist, ihren Weg zu finden. Auch plötzliche Temperatur- und Luftdruckschwankungen erträgt sie ohne Schwierigkeiten.

Als Reitpferd und unter dem Packsattel trifft man den Kabardiner häufig auf den Saumpfaden und Paßstraßen des Kaukasus, deren bekannteste die 214 Kilometer lange Grusinische Heerstraße ist.

Eine überzeugende Leistung vollbrachten 15 Reiter auf Kabardiner- und Anglo-Kabardiner-Pferden beim Kaukasus-Ritt im Winter 1935/36, als sie in 37 (nach anderen Quellen 47) Tagen etwa 3000 Kilometer rund um das Kaukasusgebirge zurücklegten. Dabei bewiesen die Kabardiner und Anglo-Kabardiner von allen getesteten Rassen die größte Ausdauer. An manchen Tagen legten sie 120 bis 130 Kilometer zurück.

Außerhalb seines natürlichen Habitats beweist der Kabardiner eine bemerkenswerte Anpassungsfähigkeit und eine vorzügliche sportliche Eignung, sowohl unter dem Sattel wie auch im Geschirr, wobei er ein lebhaftes, energisches Temperament zeigt, das zugleich doch stets gehorsam und fügsam, leicht lenkbar ist.

Der mit Vollblut veredelte Anglo-Kabardiner ist ganz klar hinsichtlich seiner Reitpferdequalitäten verbessert gegenüber der Ursprungsrasse, ohne sie doch in vielen Points verleugnen zu können. Dabei hat er keineswegs die positiven Eigenschaften des Original-Kabardiners, dessen Unempfindlichkeit gegen die Witterungsunbilden des Gebirgsklimas, die robuste Gesundheit, Fruchtbarkeit und Langlebigkeit, eingebüßt.

Anzumerken ist jedoch, daß man bei dem Veredlungsprozeß peinlich darauf geachtet hat, den Vollblut-Anteil einen gewissen Prozentsatz nicht übersteigen zu lassen.

Der veredelte Kabardiner wird heute hauptsächlich sportlich und zur Verbesserung der Reitpferdeeigenschaften anderer, nur lokale Bedeutung besitzender Rassen und Schläge der Kaukasusregion und der angrenzenden Gebiete verwendet.

EXTERIEUR:
Der nicht sehr edle Kopf des unveredelten Kabardiners ist relativ lang, mit einem als charakteristisch geltenden Ramsprofil, dabei trocken. Die Ohren sind recht lang, mit einander fast berührenden, nach innen gebogenen Spitzen. Der Hals ist muskulös, bei älteren Hengsten oft stark, mit leichtem Genick und einer gelegentlichen Tendenz zum Unterhals. Die Schulter ist steil gelagert und kräftig bemuskelt, der Widerrist oft von starker Muskulatur verdeckt, der Rücken relativ lang. Typisch ist die muskulöse, stark abschüssige Kruppe. Die Brust ist tief und breit, die Rippenwölbung ausgeprägt, die Flanken sind weit herabgezogen. Das Fundament ist trocken und stark, vorn im allgemeinen korrekt gestellt, während hinten häufig eine kuhhessige beziehungsweise sogar säbelbeinige Stellung zu beobachten ist. Die enorm harten, stabilen Hufe aus zähem Horn, mit denen der Kabardiner auch problemlos auf geschotterten Saumpfaden weite Distanzen zurücklegt, sind eine „Conditio sine qua non" für eine Gebirgsrasse. Mähne und Schweif sind üppig.

Die häufigsten Farben sind Braun oder Dunkelbraun, nicht selten auch eine Art Goldbraun oder Rappe. Füchse und Schimmel scheinen nicht vorzukommen. Wie bei vielen russischen Rassen wird auch beim Kabardiner Einfarbigkeit angestrebt. Abzeichen sind deshalb selten und, wenn vorhanden, nur klein.

Die Widerristhöhe der Hengste beträgt durchschnittlich 153 cm, die der Stuten 150 cm Stockmaß.

Gegenüber dem ursprünglichen Kabardiner ist der veredelte, der Anglo-Kabardiner, im Exterieur klar hinsichtlich seiner Points als Reit- und Sportpferd verbessert. Der Kopf ist edler, trockener, mit geradem Profil. Die Oberlinie, vor allem die Hals-Schulter-Widerrist-Formierung, entspricht der eines modernen Reitpferdes. Häufig sind Braune, Dunkelbraune oder Rappen, ohne Abzeichen. Die Widerristhöhe beträgt zwei bis fünf Zentimeter mehr als die des Original-Kabardiners, das heißt die Hengste besitzen ein Stockmaß von 156–160 cm und darüber, die Stuten von 153–157 cm.

MECHANIK:
Die Grundgangarten des reingezogenen Kabardiners sind außerordentlich trittsicher. Der Schritt ist taktmäßig und kadenziert, Trab und Galopp sind leicht und geschmeidig, alle drei jedoch nicht besonders raumgreifend. Wegen seiner hohen Aktion zeigt der Kabardiner meist keine große Schnelligkeit. Die Rennbahnrekorde sind bescheiden. Manche Pferde besitzen eine angeborene Paßanlage. Die Springveranlagung ist in der Regel sehr ansprechend.

Beim Anglo-Kabardiner sind Schritt und Galopp deutlich verlängert, dabei flacher. Die Anlage für laterale Gangarten ist mehr oder weniger völlig verschwunden. Dagegen sind die Springanlagen eher noch verbessert.

ZUCHT:
Ursprünglich aus der Großen und Kleinen Kabarda in der heutigen Kabardo-Balkarischen Republik stammend, hat sich die Rasse weit darüberhinaus verbreitet. Das Zuchtgebiet keiner anderen kaukasischen Rasse hat sich so sehr erweitert, keine andere Rasse erlangte so ausgedehnte Beliebtheit. Obgleich die frühere südliche Verbreitungsgrenze entlang dem Nordabhang des kaukasischen Hauptgebirgszuges verlief, hat sie sich gegenwärtig wesentlich verschoben und umfaßt auch die Gebiete um Krasnodar und Stawropol. Heute ist der Kabardiner nicht mehr nur in seinem Originalzuchtgebiet im Kaukasusgebirge und dessen Ausläufern die wichtigste Pferderasse, wobei die

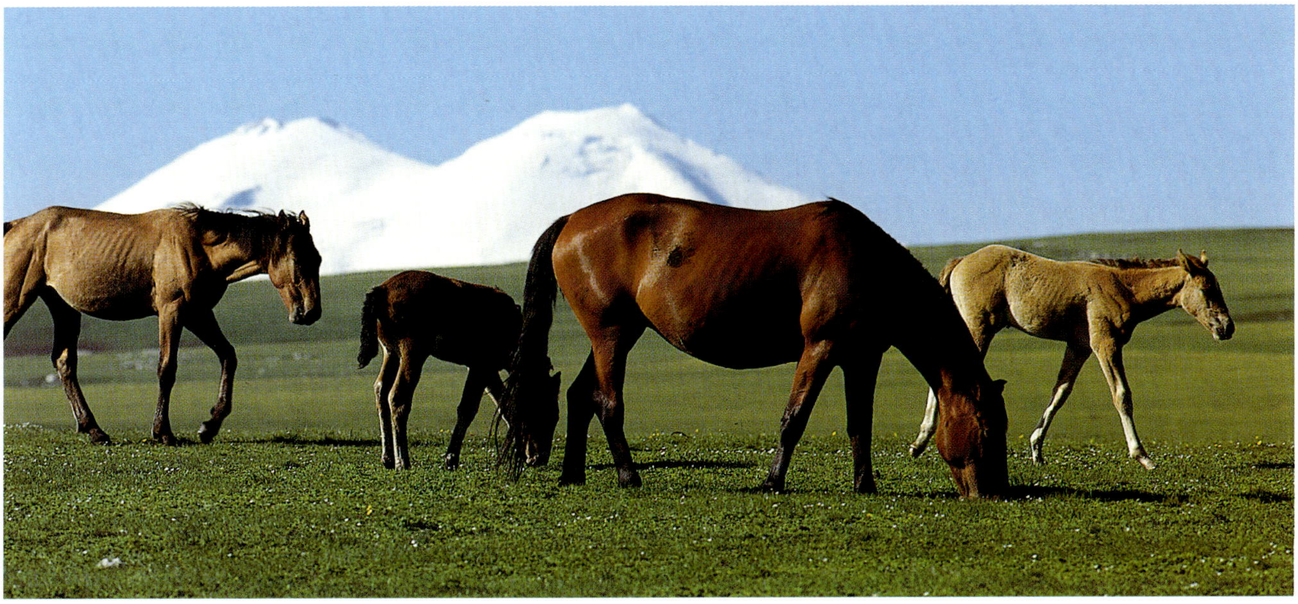

Kabardiner-Fohlenstuten auf der Gebirgsweide

Zuchtschwerpunkte die Gestüte Malokaratschewskoje und Malinskoje im Elbrusgebirge bilden; Kabardiner- und Anglo-Kabardiner-Hengste werden auch zur Veredlung und Verbesserung des Zuchtmaterials in Dagestan, Nord-Ossetien, Georgien, Abchasien, Aserbaidschan und Armenien verwendet.

Die weiten, hochgelegenen, fruchtbaren Almweiden (von 2000 Meter Höhe aufwärts) mit ihrer an nahrhaften Gräsern und Kräutern reichen Vegetation werden während der Sommermonate durch die Herden der Pferde, Rinder und Schafe intensiv genutzt. Für den Winter werden die Herden in die niedrigeren Gebirgsausläufer von 1000 bis 1200 Metern Höhe hinuntergetrieben. Hier ist die Schneedecke in der Regel relativ dünn. Der saisonbedingte Wechsel der Weiden macht es möglich, daß den Tieren das ganze Jahr über frisches Bodenfutter zur Verfügung steht. Eine der Besonderheiten der Kabardiner-Rasse besteht gerade in ihrer hervorragenden Angepaßtheit an die Herdenhaltung im Gebirge.

Das Zuchtgebiet des Anglo-Kabardiners deckt sich weitgehend mit dem des Kabardiners, den er inzwischen zahlenmäßig überflügelt hat. Im Kabardiner-Gestütbuch besteht für den Anglo-Kabardiner eine eigene Sektion.

GESCHICHTE:
Über die Herkunft der Rasse des Kabardiners sind die Meinungen der Wissenschaft geteilt, doch geht man wohl nicht fehl, wenn man von einer autochthonen Pferdepopulation ausgeht, überlagert von Pferden Mongolischen Typs. Später dürften Einkreuzungen von Pferden der südlichen Gruppe, wie Karabagh, Perser und Araber, gefolgt sein. Auch Einkreuzungen von Südrussischen Steppenpferden (Steppentarpan?), Nogaiern und Turkmenen sind wahrscheinlich. Sie alle verschmolzen zu der Gebirgsrasse des Kabardiners.

Bei der Ausformung der Rasse spielten sicher das Gebirgsgelände, die Art der Verwendung und die Herdenhaltung eine entscheidende Rolle, da die Selektion streng auf die Eignung für diese ausgerichtet war. Im Ergebnis entstand so ein vorzügliches, im bergigen Gelände unübertroffenes, kaum ersetzbares Reit- und Saumpferd.

Die Kabardino-Balkarische Republik, ein Teil des heutigen Rußlands, wird von ca. 46 Prozent Kabardinern, 35 Prozent Russen und 9 Prozent Balkaren bewohnt. Die Vorfahren der heutigen Bevölkerung (außer den Russen) kamen im 13.–15. Jahrhundert aus dem Westkaukasusgebiet und nahmen in ihrer heutigen Heimat die Namen Kabardiner und (im Bergland) Balkaren an. Der gelegentlich auf die Kabardiner-Pferde angewendete Name „Balkaren" bezeichnet eigentlich die Pferde aus dem Balkarischen Hochland. Die Kabardiner Bevölkerung ist mit den Tscherkessen verwandt, manchmal werden sie als Ober-Tscherkessen bezeichnet, doch sind sie nicht mit ihnen identisch.

Die Kabarda (oder Kabardei) kam 1774, Balkarien 1827 an Rußland. Nachdem in den Jahren von 1839 bis 1859 von St. Petersburg eine starke Russifizierungspolitik im Gebiet der Kabarda eingesetzt hatte, wanderten die mohammedanischen Einwohner massenhaft aus, natürlich unter Mitnahme ihrer Pferde. In den Kämpfen um die Kaukasusregionen hatte man im russischen Generalstab und der Gestütsverwaltung schnell den Wert des Kabardiners als Kavallerie- und Saumpferd für die Gebirgstruppen erkannt und fing an, sich intensiv um seine Vermehrung und Verbesserung zu bemühen. Um ihn noch geeigneter, vor allem größer und schneller zu machen, begann man ab etwa 1870, Vollblut einzukreuzen. Die erzielten Kreuzungsprodukte der ersten beziehungsweise zweiten Generation verpaarte man untereinander, bis eine konsolidierte Rasse entstand.

Während des Ersten Weltkrieges und vor allem in der Revolutionszeit (1917–1921) gingen sehr viele Kabardiner zugrunde. Auch die von 1928 bis 1932 erfolgende Zwangskollektivierung schadete der Kabardiner-Zucht erheblich. Ab 1934 erfolgten dann wieder Anstrengungen, die Zucht zu beleben. Zu diesem Zweck nahm man, außer der Einkreuzung von Vollblut, einen Genaustausch in

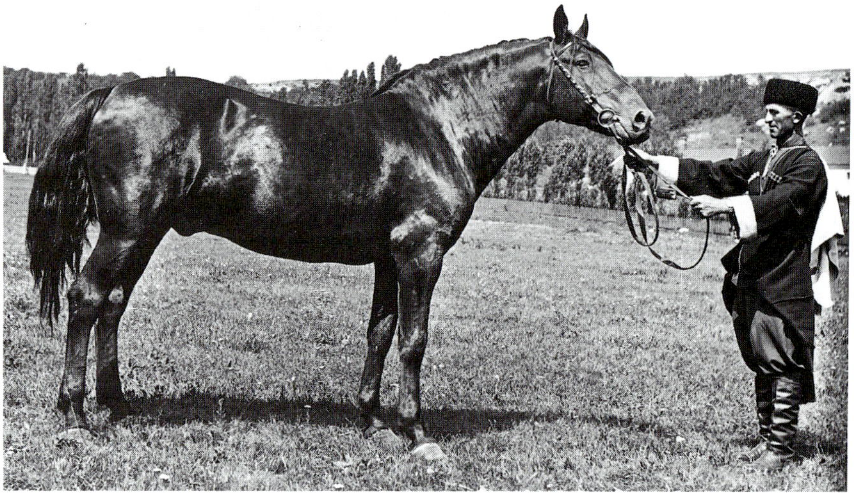

Kabardiner-Hengst Admiral, Mitte der fünfziger Jahre. Er zeigt den noch unveredelten Typ mit dem charakteristischen Ramskopf.

Form von Beschälern mit der verwandten Zucht des Karachai vor. Dann jedoch schien der sowjetischen Gestütsverwaltung die Vereinheitlichung der beiden Rassen weit genug fortgeschritten zu sein. Jedenfalls verschwand ab 1942 der Name Karachai aus allen öffentlichen Publikationen, und die zahlenmäßig schwächere Rasse wurde kurzerhand als Kabardiner registriert. Das löste den Unmut der Karachai-Züchter, der Tscherkessen, aus. Sie wehrten sich vehement gegen diese „Eingemeindung", woraufhin eine erneute Trennung der beiden Rassen vorgenommen wurde.

In sowjetischer Zeit stellte der Kabardiner, vor allem in seiner veredelten Form, die meist favorisierte unter den Kaukasusrassen dar.

KARACHAI

TYP, INTERIEUR, VERWENDUNG: Der Karachai gehört zu den Gebirgsrassen des nördlichen Kaukasus und ähnelt in vieler Beziehung dem verwandten Kabardiner. Bei einer Analyse der Rasse in den achtziger Jahren ergab sich, daß man drei Typen des modernen Karachai unterscheiden muß: einen robusten Basistyp, einen edleren Reittyp und einen mehr gedrungenen, massiveren Typ.

Der Basistyp ist am meisten verbreitet und am zahlreichsten. Er wird sowohl zum Reiten wie auch im Geschirr und unter dem Packsattel verwendet, und ist eigentlich der Originaltyp der Rasse. Hauptsächlich erfolgt seine Nutzung unter dem Sattel, in der täglichen Arbeit der Hirten bei den Herden, in jüngster Zeit auch im Bergtourismus, bei Wanderritten im Gebirge, wo er sich, furchtlos und sicher, auch an Steilhängen bewährt. Vielfach wird er bei den nationalen Reiterspielen eingesetzt.

Der leichtere Reittyp ist edler und führt gewöhnlich einen gewissen Vollblut-Anteil. Er wird für die nationalen Reiterspiele und sportliche Zwecke verwendet, außerdem für die Verbesserung des Exterieurs und der Reiteignung des Basistyps und der Pferde in den Randgebieten.

Das Pferd des massiven Typs ist kleiner, länger im Mittelstück, nicht selten etwas grob. Es neigt bei zu reichlicher Fütterung zum Verfetten. Man verwendet es vor allem im Geschirr, in der landwirtschaftlichen Arbeit, auch unter dem Packsattel, aber kaum zum Reiten. Die Stuten liefern reichlich Milch für die Kumysbereitung. Außerdem wird dieser Typ zur Produktion von Schlachtpferden benutzt.

Allen Karachais eigen ist die große Fruchtbarkeit und Langlebigkeit.

EXTERIEUR:
Das Karachai-Pferd besitzt einen mittelgroßen Kopf mit leicht konvexem oder geradem (Vollblut-Nachkommen) Profil, relativ langen, beweglichen, alerten Ohren und großen, lebhaften Augen. Der genügend lange Hals ist oft ein wenig gerade, nicht sehr hoch angesetzt und getragen. Die Schulter ist etwas kurz und steil, der Widerrist nur mäßig ausgeprägt. Die Brust ist breit und tief. Der Rücken wirkt fest, muskulös und besitzt oft eine gewisse Länge (vor allem beim massiven Typ). Die abschüssige Kruppe ist kräftig bemuskelt und

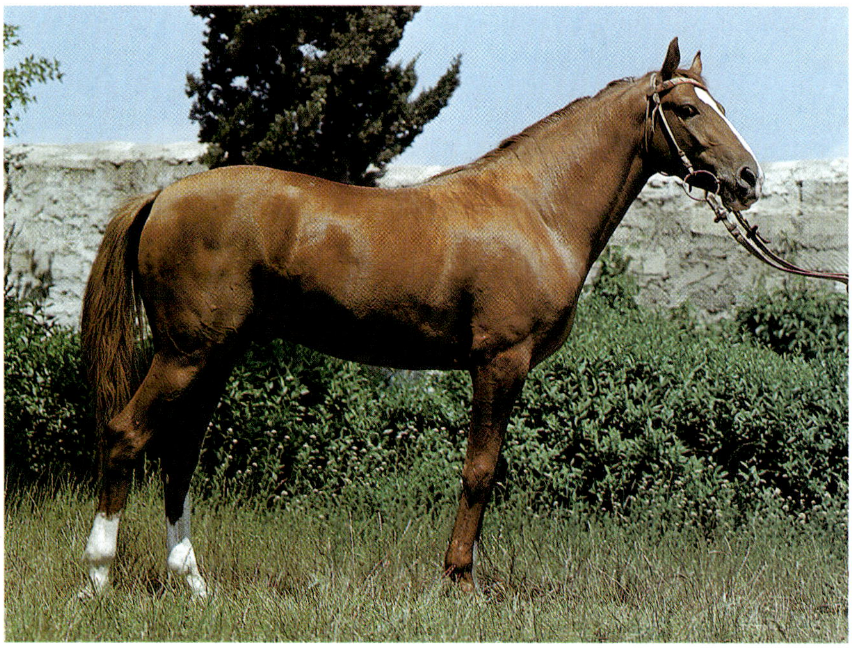

Hengst der dem Kabardiner verwandten Karachai-Rasse

nicht besonders lang, die Hinterrippe gut geschlossen.

Das harte, trockene Fundament zeigt oft eine reichlich steile Fesselung vorn und eine Tendenz zu Säbelbeinigkeit hinten (wie viele Gebirgsrassen). Die wohlgeformten Hufe sind klein, mit hohen Trachten, und aus sehr widerstandsfähigem, zähem Horn. Mähne und Schweif sind reich ausgebildet, oft leicht gelockt. Vorherrschende Farben sind Dunkelbraun und Rappe.

Die Widerristhöhe liegt bei 148–152 cm Stockmaß. Die Vollblut-Nachkommen sind oft etwas größer.

MECHANIK:
Die energischen, raumgreifenden Grundgangarten des Karachai zeichnen sich durch hohe Trittsicherheit aus. Die Pferde sind scheufrei und außerordentlich gewandt auch auf steilen, schmalen, steinigen Gebirgspfaden unter dem Packsattel und unter dem Reiter.

ZUCHT:
Das Ursprungszuchtgebiet des Karachai ist der nordwestliche Große Kaukasus und sein nördliches Vorland, die Heimat der Tscherkessen, die heutigen autonomen Gebiete Adyge und Karachai. Man rechnet mit einer Population von etwa 1000 Pferden in dem Karachai-Tscherkessischen Oblast. Im eigentlichen Hochzuchtgebiet sind auch die besten Vertreter der Rasse beheimatet, in den Zuchtzentren des Gestüts Malokarachaevski sowie einer Reihe kleinerer Betriebe. Die Haltung erfolgt in Tabunen auf den hochgelegenen, fruchtbaren Almweiden, meist in Begleitung berittener Hirten.

Das heutige Zuchtziel richtet sich darauf, das Stockmaß zu erhöhen, die Oberlinie, das heißt die Hals-Schulter-Widerrist-Formation, und damit die Sattellage zu verbessern und die fehlerhaften Gliedmaßenstellungen auszumerzen, ohne doch dem Fundament seine hervorragende Härte zu nehmen. Schließlich geht es darum, die Arbeitsleistung zu erhöhen, teils mit Hilfe des vorsichtigen Einsatzes von Vollblut-Beschälern, teils durch die Anpaarung mit den bereits veredelten Karachai-Hengsten des Reittyps. Dabei achtet man peinlich darauf, der Rasse die harte Konstitution, die hohe Fruchtbarkeit und die Widerstandsfähigkeit gegen Krankheiten zu erhalten.

Seit 1935 ist der Karachai gestütbuchmäßig erfaßt.

GESCHICHTE:
Beim Karachai handelt es sich um eine bodenständige Pferderasse des nördlichen Kaukasus und seines Vorlandes. Sie wurde ursprünglich von den Tscherkessen (Cirkassen – Eigenbezeichnung „Adyge“) gezüchtet und wird in der älteren Literatur meist als „Tscherkessen-Pferd“ bezeichnet und hoch gerühmt.

Anfang des 19. Jahrhunderts lebten schätzungsweise 700 000 bis 1 000 000 Tscherkessen in diesem Raum als Ackerbauer und Züchter, vor allem von Pferden. Ab 1861 drangen die Russen in den Großen Kaukasus ein. Die letzten Tscherkessen wurden 1864 unterworfen. Etwa 80 Prozent des der mohammedanischen Religion angehörigen Tscherkessischen Volkes wanderte aus, großenteils in das Osmanische Reich, in die Türkei, nach Syrien und Jordanien. In ihrer Heimat blieben höchstens 100 000 Menschen zurück.

Die Karachai-Rasse entstand vermutlich auf mongolischer Grundlage durch Kreuzungen mit dem heute ausgestorbenen Nogaier, einer Rasse aus den Steppen im Tiefland zwischen dem Schwarzen und dem Kaspischen Meer, und östlichen Steppenrassen mit Rassen aus dem Süden, wie Persern, Karabagh und Arabern.

Zu seiner heutigen Form dürfte der Karachai etwa gegen Ende des 19. Jahrhunderts gelangt sein, wobei er damals allerdings noch recht viel kleiner war. Während des Ersten Weltkrieges und der darauffolgenden Revolutionsjahre erlitt die Rasse große Verluste, aber sie überlebte. Eine danach vorgenommene Analyse ergab, daß von der Vielfalt der kleineren und größeren lokalen Gebirgsrassen des Gebiets nur noch der Karachai und der verwandte Kabardiner existierten.

Nach der „Allrussischen Zootechnischen Konferenz“ von 1926 in Moskau wurden große Anstrengungen auf eine Wiederherstellung der Zucht verwendet. Schon bald zeigten sich Erfolge einer sorgfältigen selektiven Zuchtarbeit. Es wurde Vollblut, allerdings nur in beschränktem Maße, um die wertvollen Eigenschaften der Gebirgsrasse nicht zu gefährden, eingekreuzt. Außerdem fand ein Austausch von Hengsten zwischen der Kabardiner- und der Karachai-Zucht statt. 1935 wurde der erste Gestütbuchband für die Gebirgsrassen aufgelegt, der 204 Stuten der Karachai- und 1026 der Kabardiner-Rasse umfaßte.

Der Karachai von damals wird beschrieben als ein Kleinpferd von etwa 145 cm Stockmaß, zäh und ausdauernd, mit harter, trockener Konstitution. Er unterschied sich vom Kabardiner außer in der Größe durch einen gestreckteren, massiveren Körper und dadurch, daß er weniger im Reitpferdetyp stand. Hervorgehoben wurde sein edler Kopf, mit großen, lebhaften Augen und relativ langen Ohren, die, aufgestellt in einem Bogen, mit den Spitzen fast zusammenstießen, das wallende Langhaar und die dunklen Farben, meist Dunkelbraun oder Rappe.

Ab 1942 verschwand der Name Karachai aus der offiziellen Literatur und Berichterstattung, und alle Angehörigen der Rasse wurden als Kabardiner registriert. Der vorher praktizierte Genaustausch entwickelte sich quasi zu einer „Einbahnstraße“: Es wurden nur noch Kabardiner-Beschäler in der Karachai-Zucht eingesetzt, nicht mehr umgekehrt. In der Karachai-Rasse fand auf diese Weise eine Verdrängungszucht mit dem Kabardiner statt. Dies löste eine Gegenreaktion der Karachai-Züchter aus, die nicht einfach dem Verschwinden ihrer Rasse zuzustimmen bereit waren. Seither wird sie wieder eigenständig geführt.

Zwischen 1980 und 1984 wurde vom Departement für Pferdezucht des Landwirtschaftsministeriums in Zusammenarbeit mit einheimischen Experten eine Sichtung der Karachai-Rasse vorgenommen. Dadurch erhielt man eine genaue Übersicht über den Stand der Zucht und eine Beschrei-

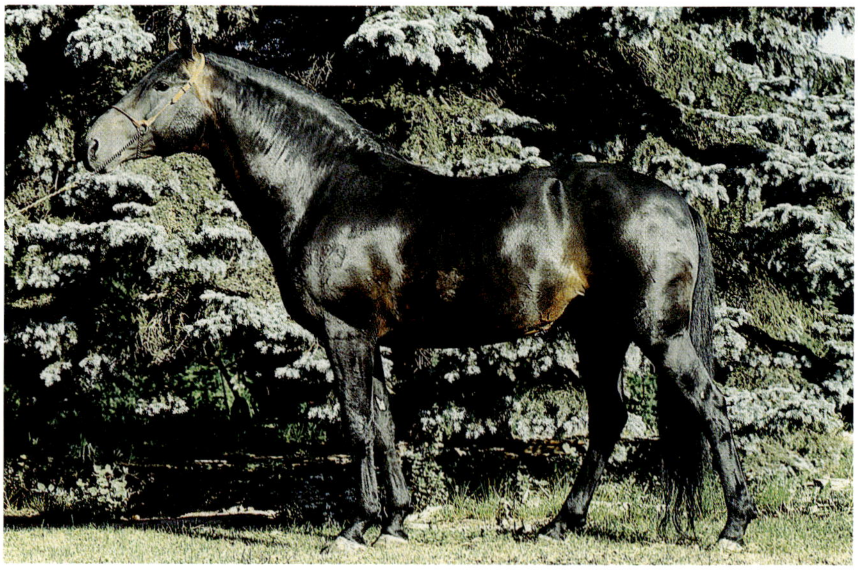

Tuschinsker-Hengst aus der schon in der Antike wegen ihrer Pferde berühmten Landschaft Baktrien

bung des modernen Rassestandards. Hierbei wurden auch die drei Typen genau eingegrenzt und das Zuchtziel für die kommenden Jahre festgelegt. Heute sind die Zuchten von Karachai und Kabardiner wieder strikt getrennt.

TUSCHINSKA

TYP, INTERIEUR, VERWENDUNG:
Der Tuschiner ist heute eine recht seltene Rasse. Es handelt sich um ein Kleinpferd, das hervorragend an größere Höhen im Gebirge angepaßt ist. Seine Konstitution ist hart und trocken. Der Gesamteindruck ist kompakt, rund, dabei vom Typ her edel und ansprechend. Er wird vor allem als Hirtenpferd genutzt und ist in der Lage, auch in kupiertem, unwegsamem Gelände weite Strecken zurückzulegen bei der Begleitung der Rinder- und Schafherden, wobei ihm seine Ausdauer und Schnelligkeit zustatten kommt. Auch nach zwei Tagen ununterbrochener, harter Arbeit zeigt er kaum Ermüdungserscheinungen. Er ist auch ohne Kraftfutter zu Höchstleistungen fähig.

Der Tuschiner ist spätreif, frühestens mit fünf Jahren ausgewachsen, dafür jedoch außerordentlich langlebig. „Nicht selten sind sie (die Tuschiner) in dem respektvollen Alter von 20 bis 25 Jahren noch so gut in Form, daß sie ohne Mühe längere Distanzen durch Gebirgsgegenden zurücklegen. Sie tragen dabei ihre Reiter sicher über schmale Bergpfade und Abhänge, was von der einheimischen Bergbevölkerung sehr geschätzt wird und den Tuschiner überaus beliebt macht", schreibt *Igor Bobilwe* in DAS GROSSE BUCH DER PFERDE IN RUSSLAND (Moskau 1976).

Der Tuschiner gilt als ausgesprochen fruchtbar bis ins höhere Alter. Fohlenstuten von über 25 Jahren sind keine Seltenheit. Sein Temperament ist ruhig und ausgeglichen, der Charakter unproblematisch, gehorsam.

Ein Teil der Stuten wird für die Kumysbereitung gemolken.

EXTERIEUR:
Insgesamt gibt der Tuschiner einen gewissen Eindruck von Adel. Er hat einen relativ schmalen Körper, eher lang, und ein feines Fundament von großer Trockenheit und Härte, mit sauberen, klar konturierten Gelenken und Sehnen und kleinen, schmalen außerordentlich harten Hufen, die auf steinigstem Boden ohne Beschlag auskommen. Die meisten Tuschiner stehen hinten kuhhessig. Der Kopf ist trocken, edel, mit geradem oder leicht konkavem Profil, breiter Stirn, kurzen Ohren und großen, lebhaften, intelligenten Augen. Der Hals besitzt eine mittlere Länge. Er ist gerade und oft etwas tief angesetzt. Bei älteren Hengsten neigt er vielfach zu starkem Fettansatz. Die Brust ist schmal, jedoch ungewöhnlich tief, die Schulter mäßig schräg gelagert, der Widerrist niedrig, reicht jedoch recht weit in den Rücken hinein. Der Rücken selbst ist muskulös und fest, die Kruppe kurz und nur leicht abschüssig.

Farblich überwiegen verschiedene Brauntöne, auch Falbfärbungen, Rappen, Füchse und Schimmel kommen vor, ebenso wie – allerdings selten – Platten- und Tigerscheckzeichnungen. Dagegen sind weiße Abzeichen kaum vorhanden.

Die Widerristhöhe liegt bei 135–142 cm Stockmaß.

MECHANIK:
Die Gangarten des Tuschinska sind fleißig, energisch und außerordentlich trittsicher. Er klettert und springt wie eine Gemse. Es gibt viele Pferde mit der Anlage zu lateralen Gangarten, die hochgeschätzt werden. Dagegen ist das Trabvermögen nur gering.

ZUCHT:
Grusinien (Grusien, Georgien) ist die westlichste der transkaukasischen Republiken. Es umfaßt den Westen und die Mitte der transkaukasischen Senkungs- und Beckenzone, greift im Norden bis auf die Hauptachse des Großen Kaukasus hinauf und bezieht im Süden die westlichen Rücken des Kleinen Kaukasus und Randteile des Hochlandes von Armenien ein.

In einigen östlichen Gebirgsregionen Grusiniens wird das Hirtenpferd der Georgier, der Tuschinska, in Tabunen auf höher gelegenen Almweiden unter freiem Himmel gezüchtet, aufgezogen und gehalten. Nur die für schwere Arbeit herangezogenen Pferde werden gelegentlich aufgestallt und erhalten Kraftfutter.

In den Wintermonaten ist die Weide ausgesprochen karg, jedoch gleichen die Pferde das durch einen raschen, starken Fettansatz aus, den sie sich während des Sommers als Reservedepot anlegen und von dem sie während des Winters zehren.

GESCHICHTE:
Der Tuschinska geht auf uralte grusinische Pferderassen vermutlich mongolischen Ursprungs zurück, denen

im Lauf der Jahrhunderte immer wieder Fremdblut zugeführt worden ist, sowohl aus östlicher Richtung als auch aus Persien, Baktrien (Turkmenistan) und der Türkei. Zu gewissen Zeiten wurden die Tuschiner-Pferde höher geschätzt als die der Perser, obgleich sie kleiner waren.

Das Reiten stand in Georgien seit alten Zeiten auf hohem Niveau und in großem Ansehen, da es wegen des Lebens in den Bergen und der zahlreichen Kämpfe und Kriege um Freiheit und Unabhängigkeit eine Lebensnotwendigkeit war.

Bis in das 19. Jahrhundert war der Tuschinska trotz seiner geringen Größe hochgeschätzt. Dann jedoch setzten Bestrebungen nach einer „Verbesserung“ beziehungsweise „Veredlung“ ein, wobei meist das Militär die treibende Kraft war. Nach der Oktoberrevolution wurden erhebliche Anstrengungen unternommen, mit Hilfe der Einkreuzung von Vollblut und Kabardinern die Widerristhöhe des Tuschinska anzuheben. Interessanterweise blieben diese Kreuzungsexperimente im allgemeinen ohne nachhaltige Wirkung, da die alte Rasse selbst extrem erbkonstant ist und sich immer wieder selbst durchsetzt.

Um 1980 gab es noch etwa 1000 reingezogene Tuschiner. Heute bemüht man sich, die wertvolle Rasse in Reinzucht vor dem Aussterben zu bewahren.

MINGRELIAN

Megrel, Megrelskaya

TYP, INTERIEUR, VERWENDUNG:
Der Mingrelian ist die kleinste der kaukasischen Rassen. Das Pferdchen ist rundherum wohlbemuskelt und besitzt eine trockene, feste Konstitution und bedeutende Ausdauer und Härte.

Obgleich klein, ist der Mingrelian proportional sehr stark und in der Lage, etwa 35 bis 40 Prozent seines eigenen Körpergewichtes zu tragen. Die Rasse eignet sich, obgleich aus dem Flachland stammend, für die Arbeit in größeren Höhen, sie ist trittsicher und bedächtig auch auf steilen Gebirgspfaden und in unwegsamem Terrain. Verwendet wird der Mingrelian als Reit-, Pack- und landwirtschaftliches Zugpferd für den leichten Zug, zum Beispiel in Obst- und Gartenbaubetrieben.

EXTERIEUR:
Der Mingrelian besitzt einen quadratischen Körper mit einem massiven Rumpf. Insgesamt wirkt er etwas hochbeinig. Der Kopf ist verhältnismäßig groß, mit geradem Profil und etwas kleinen Augen. Der Hals ist kurz und oft recht stark, der Widerrist wenig pronounciert, die Schulter von mäßiger Länge und Neigung. Der Rücken ist gerade, die Kruppe rund und abschüssig mit tief angesetztem Schweif. Die Vordergliedmaßen sind meist korrekt gestellt, die Hintergliedmaßen zeigen oft eine Tendenz zu Kuhhessigkeit oder Säbelbeinigkeit. Die Fesseln sind in der Regel kurz, die Hufe gut geformt und hart.

Vorherrschende Farben sind Braun und ein Schwarzbraun mit kupfrigen Aufhellungen um Maul, Augen sowie an der Innenseite der Gliedmaßen und am Bauch bis in die Flanken. Rappen und Schimmel kommen ebenfalls vor, jedoch nur selten. Weiße Abzeichen sind unbekannt.

Die Widerristhöhe beträgt etwa 126–128 cm Stockmaß.

MECHANIK:
Der Mingrelian verfügt über drei energische, raumgreifende Grundgangarten und eine hohe Trittsicherheit auch in unwegsamem Gelände.

ZUCHT:
Georgien oder, wie es von den Russen genannt wird, Grusija, Grusinien (abgeleitet von dem persischen Gurdschi), ist die westlichste der transkaukasischen Republiken. In ihrem Westen und ihrer Mitte liegt die als „Mingrelien“ bezeichnete transkaukasische Senkungs- und Beckenlandschaft. Sie bildet das Zuchtgebiet des Mingrelian, eine feuchte, fruchtbare, subtropische Flußniederungslandschaft beiderseits des sich in das östliche Schwarze Meer ergießenden Rion, die in alter Zeit wegen des geringen Gefälles seewärts großenteils versumpft und vermoort war. In der Antike als „Kolchis“ bezeichnet, entsprechen die Uferlandschaften dem heutigen Mingrelien und Merethi.

Die Pferde werden in der Regel in Tabunen aufgezogen und gehalten. Wegen der zahlreichen Kreuzungsexperimente vor allem während der sowjetischen Herrschaft ist die Zahl der reinen Mingrelians bedenklich zurückgegangen.

GESCHICHTE:
Der Mingrelian oder Megrel (russisch Megrelskaya) ist eine der ältesten bekannten kaukasischen Rassen, ein Nachkomme des Kolchischen Pferdes.

Von der Antike bis in die Neuzeit war das Land berühmt wegen seines Pferdereichtums. Mingrelische Pferde wurden vom 10./12. bis zum Ende des 17. Jahrhunderts, als in Kolchis die Pferdezucht in höchster Blüte stand, in großer Zahl in Georgien verwendet.

Seit dem 18./19. Jahrhundert hat man sich bemüht, die Widerristhöhe der Pferde anzuheben, um die Rasse modernen Leistungsanforderungen anzupassen, jedoch ohne Erfolg. Auch im 20. Jahrhundert gelangen derlei Bestrebungen nur zum Teil. Die Kreuzungsprodukte, die seitens des sowjetisch geleiteten „Georgischen Wissenschafts- und Forschungsinstituts“ unter den primitiven originalen Bedingungen aufgezogen wurden, unterschieden sich kaum oder gar nicht von den reingezogenen Pferden.

Kreuzungsprodukte mit Kabardinern, die unter besseren Bedingungen aufgezogen wurden, ergaben zwar größere Pferde mit besseren Wagen- oder Reitpferdeigenschaften, jedoch verloren sich bei ihnen die typischen, positiven Rassemerkmale der Mingrelians, so daß man sich bei diesen Experimenten ständig auf einer Gratwanderung zwischen noch erwünschten Veränderungen und nicht mehr tolerierbaren Abweichungen vom Urtyp mit seinen wertvollen rassetypischen, dem subtropischen Habitat angepaßten Eigenschaften befand, die man unbedingt erhalten wollte.

ANHANG

Glossar

Aficionado: spanisch, begeisterter Anhänger, z. B. des Stierkampfes
Araberknick: Typisches Merkmal des Arabischen Pferdes. Die konkave Einsenkung des Nasenrückens bei den Arabischen Pferden des Kuhaylan- und Saqlawi-Typs, die sie in mehr oder minder ausgeprägter Form auch zahlreichen Kreuzungsprodukten mitgeben. Sie ist nicht beim Muniqi-Typ vorhanden, der ein gerades Profil besitzt.
Arsa: russisch, siehe Raka
Ataman: Russische Entsprechung der polnisch-ukrainischen Bezeichnung „Hetman" (siehe dort). Seit dem 16. Jahrhundert Titel des frei gewählten, mit militärischer und ziviler Befehlsgewalt ausgestatteten Anführers der Saporoger(Dnjepr)-, später Kuban-Kosaken.
Ballotade: Lektion der „Hohen Schule über der Erde". Die Ballotade ist der Croupade ähnlich. Das Pferd erhebt sich zunächst zur Levade und springt mit angewinkelten Vorderbeinen m. o. w. auf der Stelle hoch, wobei die Hinterbeine nicht unter den Leib gezogen, sondern so gebeugt werden, daß man von hinten die Eisen sieht. Die Ballotade ist die Vorstufe zur Capriole und wird stets aus der Piaffe entwickelt.
Banderilla: Spanisch, mit farbigen Rüschen oder Bändern verzierter, etwa 70 Zentimeter langer, hölzerner Spieß mit harpunenartiger Stahlspitze, der einzeln oder paarweise in die mächtige Nackenmuskulatur des Stiers plaziert wird und sich dort mit seinen Widerhaken unter der Haut verfängt. Der Rejoneador darf bis zu sechs Banderillas setzen. Ihr Sinn besteht darin, die Nervenenden der Nackenmuskulatur zu betäuben. Der Stier senkt seinen Kopf tiefer, so kann in der Endphase des Kampfes der tödliche Stoß mit dem „Rejon de la muerte" innen am Schulterblatt entlang ins Herz ausgeführt werden.
Buttero: Italienisch, berittener Rinderhirt der Maremma Laziale, des Schwemmlandes an der Küste des Tyrrhenischen Meeres. Entspricht dem spanischen Vaquero, dem Guardian der Camargue oder dem nordamerikanischen Cowboy.
Caballero en Plaza: spanisch, anderer Ausdruck für den Rejoneador, den berittenen Stierkämpfer (meist adlig)
Capriole: Lektion der „Hohen Schule über der Erde". Das Pferd erhebt sich zur Levade und springt mit angewinkelten Vorderbeinen m. o. w. auf der Stelle hoch zu einer besonders hohen Ballotade. Während sich sein Körper waagerecht in der Luft befindet, schlägt es mit beiden Hinterbeinen kraftvoll nach hinten aus, wobei die Beine geschlossen, völlig parallel, gehalten werden. Dieses Ausschlagen wird als „Streichen" bezeichnet. Die Capriole wird stets aus der Piaffe entwickelt.
Carabiniere: Italienisch, berittener Polizist. Die Carabinieri bilden eine eigene Truppe, die für die innere Ordnung innerhalb Italiens sorgt.
Chavgan: Altes georgisches Reiterspiel, ein Vorläufer des modernen Polos. Man spielt es auf einem Spielfeld von 150 bis 200 Metern Länge und 60 bis 120 Metern Breite. An den beiden gegenüberliegenden kurzen Seiten stehen zwei Tore von ca. drei Metern Breite. Es spielen zwei Mannschaften von je sechs Spielern gegeneinander. Je vier davon sind Stürmer, zwei Verteidiger. Die Verteidiger dürfen ihre Spielfeldhälfte nicht verlassen. Spielgeräte sind Holzschläger und – heute – ein Gummiball von etwa zehn Zentimetern Durchmesser. Die Spieldauer beträgt 30 Minuten (mit Seitenwechsel nach 15 Minuten). Bewertet wird die Zahl der erzielten Tore.
Chenburti: Altes georgisches Reiterspiel. Man spielt es auf einem Spielfeld von 150 bis 200 Metern Länge und 60 bis 120 Metern Breite. An den beiden gegenüberliegenden kurzen Seiten stehen zwei Tore von ca. zehn Metern Breite. Es spielen zwei Mannschaften von je sechs Spielern gegeneinander, je ein Torwart, zwei Verteidiger und drei Stürmer. Alle Reiter dürfen sich auf dem gesamten Spielfeld frei bewegen. Spielgeräte sind Schläger, die Tennisschlägern ähneln, mit verlängertem Griff und nur schwach gespanntem Netz und – heute – ein Gummiball von ca. zehn Zentimetern Durchmesser. Der Ball darf durch die Luft geschlagen, auf dem Boden vorwärts getrieben oder im Netz des Schlägers getragen werden. Die Spieldauer beträgt 30 Minuten (mit Seitenwechsel nach 15 Minuten). Auch hier entscheidet die Zahl der erzielten Tore.
Cob: Keine Rasse, sondern – analog Hunter oder Hack – eine Typbezeichnung. Vor allem in den angelsächsischen Ländern verbreitete Bezeichnung für einen bestimmten, kurzbeinigen, abgedrehten Pferdetyp bis ca. 155 cm Stockmaß. Im Welsh-Gestütbuch besteht eine eigene Sektion (D) für Cobs.
Condottiere: Italienische Bezeichnung für einen Söldnerführer des 14. und 15. Jahrhunderts, der mit eigenen Truppen im Auftrag von Stadtstaaten oder Fürsten Krieg führte. Einige Condottieri konnten dauerhafte Herrschaften errichten.
Courbette: Lektion der „Hohen Schule über der Erde". Das Pferd erhebt sich zur Levade und springt bei erhobenen, angewinkelten Vorderbeinen mehrere Sprünge vorwärts, ohne vorn aufzusetzen. Sehr gute Caprioleure absolvieren bis zu zehn und mehr Sprünge nacheinander, die gewöhnliche Anzahl beträgt fünf bis sechs. Die Courbette ist eine Steige-

rung des Mezair (siehe dort). Sie wird stets aus der Piaffe entwickelt.
Croupade: Lektion der „Hohen Schule über der Erde". Sie ist eng verwandt mit der Courbette. Das Pferd erhebt sich zunächst zur Levade und springt mit angewinkelten Vorderbeinen m. o. w. senkrecht hoch, wobei es die Hinterbeine stark anwinkelt und unter den Leib zieht. Die Croupade wird stets aus der Piaffe entwickelt.
Dependance: französisch, Nebenbetrieb, Ergänzungseinrichtung, Tochtergestüt
Doma Vaquera: Der spanische Begriff bezeichnet die für die Arbeit des Vaquero, des berittenen Rinderhirten, angewendete Reitweise und die dafür notwendige Ausbildung des Pferdes.
Dschigitowka: Dschigitenreiten, kaukasische Reiterspiele, bei denen die Dschigiten mit akrobatischen Kunststücken zu Pferde wetteifern, z. B. dem Stehen auf dem blanken Pferderücken im Galopp, in vollem Lauf kleine Gegenstände (Mützen, kleine Tücher, Münzen etc.) vom Boden aufheben, sich unter dem Bauch des galoppierenden Pferdes hindurchgleiten lassen, um auf der anderen Seite wieder in den Sattel zu gelangen etc. Mit der kaukasischen Bezeichnung „Dschigit" meint man einen geschickten, verwegenen, furchtlosen Reiter. Die besten Dschigiten betreiben ihren Beruf heute professionell, z. B. im Zirkus.
Feira: portugiesisch, siehe Feria
Feria: spanisch, Messe, großer Jahrmarkt, Fest
Feria di Cavallo: spanisch, Pferdefest
Fiesta: spanisch, Festtag, Wettkampf
Fiesta de Toros: spanisch, Stierkampf
Ganaderia: spanisch, Hacienda, auf der Kampfstiere gezüchtet werden; kann auch die Herde der Kampfrinder bedeuten
Garrocha: spanisch, die lange Stange, mit der der Vaquero, der berittene Rinderhirt, den Stier durch einen Stoß nahe der Schwanzwurzel aus der Balance bringt und umwirft.
Hetman: Polnisch-ukrainisch, vom mittelhochdeutschen Begriff „Häuptman" (Hauptmann) abgeleitet. Seit dem 16. Jahrhundert bei den Kosaken das Oberhaupt des Gemeinwesens, der oberste Heerführer. Der Hetman wurde von dem gesamten Volk jeweils auf ein Jahr frei gewählt und hatte über Leben und Tod zu gebieten. Als der Hetman Iwan Mazeppa 1708 im Nordischen Krieg die Partei Karls XII. von Schweden ergriff, schränkte Zar Peter der Große die Hetman-Würde auf das Amt eines von ihm ernannten Gouverneurs ein. Katharina die Große hob die ukrainische Hetman-Würde gänzlich auf. Danach wurde die Bezeichnung Hetman nur noch auf die Oberkommandierenden der Kosakentruppen sowie auf alle jeweils höchste Posten innehabenden Personen bei den Kosaken angewendet.
Kabaghi: Kaukasisches Reiterspiel, bei dem der Reiter im vollen Galopp (500-Meter-Tempo) ein Ziel zu treffen versucht. Das Ziel besteht aus einem Eisenring von etwa 25 Zentimetern Durchmesser, der senkrecht auf einem etwa sechs Meter hohen Pfahl angebracht ist. Die Mitspieler versuchen abwechselnd, das Ziel mit einem Wurfspeer oder einem Pfeil zu treffen.
Kassiaki: Kalmückischer Ausdruck für eine kleine Pferdeherde, bestehend aus bis zu 15 Stuten mit Nachzucht und einem Hengst.
Kefir: Kapir, türkisch, eigentlich Wohlbefinden. Ein von der nomadisch lebenden tatarischen Bevölkerung des nördlichen Kaukasus aus Stuten- (aber auch Kuh- oder Kamel-) Milch hergestelltes, dickflüssiges, säuerlich schmeckendes, moussierendes, gegorenes oder noch gärendes Getränk, reich an Kohlensäure und Mineralstoffen, mit einem Alkoholgehalt von 0,5 bis 3,0 Prozent.
Kibitka: Russisch, früher in Rußland weit verbreitetes Fahrzeug, das durch ein Dach aus Filzmatten den Insassen einen Schutz vor schlechter Witterung bot. In solchen Kibitken wurden während der Zarenzeit mißliebige Standespersonen hinter den Ural expediert, woher der Ausdruck „Kibitken-Justiz" rührt. Stets in Troikaanspannung gefahren.
Klepper: Klöpfer; der Begriff war ursprünglich nicht herabsetzend gemeint. Im Mittelalter war er die Bezeichnung für ein kräftiges, ausdauerndes Reitpferd im Cob-Typ. Er beschreibt das Geräusch der klappernden Hufe. In der heutigen Umgangssprache meint man mit „Klepper" ein mageres, unansehnliches Pferd. Diese Begriffskopplung stammt daher, daß man im Preußen des 18./19. Jahrhunderts die nicht für den Truppendienst geeigneten Pferde, die bei einer Mobilmachung den Nichtkombattanten und den Zivilbeamten des Heeres als Dienstpferde zur Verfügung gestellt wurden, Klepper nannte.
Knüppel: kurzbeiniges, abgedrehtes, muskelbepacktes Pferd mit wenig Linie
Koniszenye Slobady: Russisch, „Pferdekolonien", ganze Dörfer, die nur der Pferdezucht dienten. Sie wurden von Iwan IV. („dem Schrecklichen" oder besser „dem Strengen") als erste Staatsgestüte eingerichtet.
Kumys: Russisch, ein von den Nomadenvölkern im südlichen und südöstlichen Rußland sowie in Sibirien gewöhnlich aus Stutenmilch hergestelltes Getränk, das während der Sommermonate fast ausschließlich als Nahrung dient. Der Kumys ist milchweiß, schmeckt säuerlich, angenehm prickelnd, mit einem Nachgeschmack nach süßen Mandeln. Er hat einen Alkoholgehalt von 1,5 bis 3,5 Prozent, gelegentlich auch etwas mehr, und ist reich an Kohlensäure, Mineralien und Spurenelementen. Außer als Grundnahrungsmittel der Nomaden dient er heute in ganz Rußland und den früher zur Sowjetunion gehörenden Gebieten als diätetisches und Heilmittel bei Erkrankungen des Magen-Darmtraktes, Tuberkulose, Anämie etc.
Isindi: Altes georgisches Reiterspiel, bei dem die Teilnehmer vom galoppierenden Pferd aus einen vor ihnen reitenden Gegner mit einem Speer (mit abgepolsterter Spitze) treffen müssen. Als Spielfläche dient ein Platz von 100 Metern Länge und 25 Metern Breite. 15 Meter vor jedem Platzende steht eine Flagge. Die Reiter sind mit etwa 150 Zentimeter langen Wurfspeeren bewaffnet.
Zwei Mannschaften von je sechs Reitern treten gegeneinander an. Die Mannschaft, die das Spiel eröffnet, wird durch Los ermittelt. Ein Spieler dieser Mannschaft reitet bis zur Flag-

genlinie der Gegner und wirft seinen Speer auf den ersten gegnerischen Reiter. Dann umrundet er schnell die gegnerische Flagge und galoppiert zur eigenen Linie zurück. Sein Gegner verfolgt ihn und versucht nun ebenfalls, einen Treffer anzubringen, die gegnerische Flagge zu umrunden und die eigene Linie wieder zu erreichen, wobei er von dem nächsten Reiter der gegnerischen Mannschaft verfolgt wird. Ein Treffer eines Pferdes zählt einen Punkt, eines Reiters zwei Punkte. Fängt der Reiter einen gegnerischen Speer auf, erhält er zwei Punkte. Wer Spielfeldlinien überschreitet, wird mit einem bis zwei Strafpunkten belastet. Das Spiel besteht aus bis zu vier Spielabschnitten.

Kulak: Russische Bezeichnung für den Mittel- bis Großbauern, der nach der Solypinschen Agrarreform von 1906/07 nicht mehr in die Dorfgemeinschaft (Mir) integriert war und sein Land mit familienfremden Arbeitskräften bewirtschaftete. Im Verlauf der Kollektivierungsmaßnahmen unter Stalin (1928–1930) wurden die Kulaken als „feindliche Klasse" liquidiert (Konfiszierung des Eigentums, Deportationen, Aushungerung, Ermordung etc.). Die Folge der daraufhin einsetzenden großen Hungersnot aufgrund ausbleibender landwirtschaftlicher Erträge waren zehn bis elf Millionen Tote, vor allem in der Ukraine.

Levade: Übergang von der „Hohen Schule auf der Erde" zu der „Hohen Schule über der Erde". Das Pferd erhebt die angewinkelte Vorderhand über den Boden und hält sich auf der weit unter den Leib gesetzten, stark gebeugten Hinterhand im Gleichgewicht. Die Levade ist die Ausgangsstellung für die Schulsprünge Courbette, Croupade, Ballotade und Capriole. Sie wird stets aus der Piaffe entwickelt.

Maknewa: Kaukasisches Reiterspiel, bei dem es auf Gehorsam und Wendigkeit des Pferdes und die Reitkunst des Reiters ankommt. Der Reiter muß aus einer Geschwindigkeit von mindestens 500 Metern/Minute auf einem Platz von vier mal sechs Metern parieren, sein Pferd um 180 Grad wenden und zurückreiten. Der Versuch wird nicht gewertet, wenn das Pferd die Begrenzungslinie mit nur einem Fuß überschreitet. Früher war der Wendeplatz eine auf dem Boden ausgebreitete Burka, der traditionelle, wasserundurchlässige, ärmellose, weite Filzmantel der kaukasischen Pferdehirten.

Mezair: Übergang von der „Hohen Schule auf der Erde" zu der „Hohen Schule über der Erde", gewissermaßen eine Levade mit Raumgewinn. Das Pferd fußt jeweils kurz mit der Vorderhand auf, um sich beim Nachsetzen der Hinterhand wieder zur Levade zu erheben. Durch ständige Wiederholung dieser Bewegung rückt es jeweils ein wenig vor. Die Entwicklung erfolgt aus der Piaffe.

Mtidan-Daschweba: Kaukasische Abart des kasachischen Reiterspiels Baiga, ein Rennen über längere Distanzen. Die fünf bis sieben Kilometer lange Strecke führt über ein abwechslungsreiches Gelände mit natürlichen Hindernissen und wird auf ungesatteltem Pferd geritten.

Nisaki-Netum: Kaukasisches Reiterspiel, bei dem der Reiter im vollen Galopp mit einer Lanze mit Sägespänen ausgestopfte Bälle, etwa von der Größe eines Fußballes, die auf Pfählen von etwa 150 Zentimeter Höhe liegen, treffen muß. Entlang der Bahn stehen mehrere solcher Pfähle im Abstand von 20 bis 25 Metern. Bewertet wird die Zahl der getroffenen Bälle und die Geschwindigkeit des Reiters auf der Strecke.

Papagh-Oinu: Kaukasisches Reiterspiel, bei dem die beteiligten Reiter auf einem recht engen Platz versuchen müssen, ihren Mitspielern die Mütze vom Kopf zu reißen, selbstverständlich ohne die eigene zu verlieren. Sieger ist, wer innerhalb von einer vorgegebenen Zeit (fünf bis zehn Minuten) im Besitz der meisten Mützen und seiner eigenen ist.

Paseo: Einmarsch der Stierkämpfer in die Arena und Parade.

Passade: Lektion der „Hohen Schule auf der Erde". Kehrtwendung des Pferdes mit einem Durchmesser von drei Schritten, wobei Vorder- und Hinterhand gleichzeitig den Hufschlag wieder erreichen müssen. Sie stellt die Vorstufe zur Pirouette dar.

Passage: Lektion der „Hohen Schule auf der Erde", auch als „Spanischer Tritt" oder „Stolztritt" bezeichnet. Erhabener, schwungvoller Trab in höchster Versammlung in der Vorwärtsbewegung, wobei die diagonalen Beinpaare vor jedem Aufsetzen in der höchsten Beugung kurz verharren.

Pesade: Übergang von der „Hohen Schule auf der Erde" zu der „Hohen Schule über der Erde". In der Pesade erhebt das Pferd die angewinkelte Vorderhand über die Erde, wobei jedoch die Hanken nur wenig gebeugt werden (im Gegensatz zur Levade). Sie wird aus der Piaffe entwickelt.

Piaffe: Lektion der „Hohen Schule auf der Erde". Ein schwungvoller Trab auf der Stelle (ohne bzw. mit nur ganz geringem Raumgewinn). Das Pferd hebt und senkt die diagonalen Beinpaare abwechselnd in rhythmischer Betonung, wobei das Körpergewicht zum größeren Teil von der Hinterhand aufgenommen werden soll. Die Unterarme erheben sich bis zur Waagerechten, während die Hinterhufe etwa bis zur Höhe der Fesselgelenke erhaben treten. Dabei muß die erhobene Beindiagonale einen kurzen Moment in der Schwebe gehalten werden. Die Piaffe wirkt um so vollendeter, je gemessener der Takt und je erhabener sich die Tritte zeigen. Die Piaffe ist die Basislektion für die Passage und alle „Schulen über der Erde".

Pirouette: Lektion der „Hohen Schule auf der Erde". Kehrtwendung auf der Stelle (i. d. R. im Galopp), wobei die Vorderbeine einen Kreis um die Hinterbeine beschreiben. Drehpunkt ist der innere Hinterfuß, der jedoch nicht am Boden „kleben" bleiben darf, sondern sich auf kleinstmöglichem Kreis im Takt des Galopps bewegen und fußen muß. Die korrekte ganze Pirouette besteht aus fünf bis sechs regelmäßigen Galoppsprüngen.

Plaza di Toros: spanisch, Stierkampfarena

Quadrom-Anspannung: analog zur Tandem- oder Random-Anspannung, jedoch mit vier voreinander gehenden Pferden

Raka: Russisch, von den Nomadenstämmen durch Destillation aus dem Kumys (siehe dort) gewonnener

Milchbranntwein, auch Araka oder (doppelt destilliert) Arsa genannt, mit recht hohem Alkoholgehalt.

Rejon: Rejon de la muerte, spanisch Lanze, davon abgeleitet der Begriff „Rejoneador“. Ersetzt den Degen des Matadors. Mit ihr tötet der berittene Stierkämpfer beim spanischen Stierkampf den Stier.

Rejoncillo: Spanisch, kleiner Speer, der im Nacken des Stiers plaziert wird. An ihm sind kleine, farbige Fähnchen befestigt, die nach dem Setzen abbrechen.

Rejoneo: spanisch, der Stierkampf zu Pferde, die ursprüngliche Form des Stierkampfes

Rejoneador: spanisch, der Stierkämpfer zu Pferde

Sotnie: russisch, berittene Kosakeneinheit, entspricht der Schwadron, in Kriegsstärke aus 150 Reitern mit ihren Pferden bestehend

Sotnik: russisch, Kommandeur einer Sotnie, entspricht dem Rittmeister

Spanischer Schritt: Lektion der „Hohen Schule auf der Erde“. Von der Spanischen Reitschule Wien als nicht „klassisch“ und „unnatürlich“ angesehen und verworfen. Der bekannte Schweizer Zirkusdirektor, Pferdedresseur und Hippologe Fredy Knie hat allerdings nachgewiesen, daß diese Gangart als eine Art Imponierverhalten ähnlich häufig wie die Passage bei Hengsten in freier Natur beobachtet werden kann. Hierbei zeigt der Hengst in einer Art Paradeschritt eine äußerste Schulterfreiheit, bei energischem Abfußen aus der Hinterhand. In den iberischen Reitschulen von Jerez de la Frontera (Spanien) und Villa Franca da Xira (Portugal) wird die Lektion bis heue geübt.

Suerte: Spanisch, im voraus bestimmtes Manöver im Stierkampf. Suerte bedeutet im Spanischen auch „Glück“.

Suerte Suprema: Spanisch, der Todesstoß durch den Rejoneador mit dem Rejon de la muerte im spanischen Stierkampf, bei dem der Stier – im Gegensatz zu Portugal – in der Arena getötet wird.

Sur-Papagh: Ein altes aserbaidschanisches Reiterspiel, eine Art Basketball zu Pferde, das dem argentinischen Pato ähnelt. Es wird auf einem Spielfeld von 150 bis 200 Metern Länge und 60 bis 120 Metern Breite gespielt. Anstelle der Tore stehen auf den kurzen Seiten je ein etwa sechs Meter hoher Pfahl, auf dem – statt des Korbes – ein senkrecht angebrachter eiserner Ring von etwa 50 Zentimeter Durchmesser befestigt ist. Es spielen zwei Mannschaften von je sechs Reitern gegeneinander. Als Spielgerät dient eine ausgestopfte Schaffellmütze mit langem Fell, „Papagha“ genannt, die dem Spiel seinen Namen gibt. Sie muß durch den gegnerischen Ring geworfen werden. Die Reiter werfen einander die Mütze zu, die natürlich auch die gegnerischen Reiter bestrebt sind aufzufangen. Bei dem Versuch, die Mütze durch den Ring zu werfen, stellt sich das Pferd auf die Hinterbeine, und der Reiter steht in den Bügeln auf. Die Spieldauer beträgt 20 Minuten (mit Seitenwechsel nach 10 Minuten).

Tabun: russisch, Pferdeherde, die frei in der Steppe geht

Tarantas: Russisch, bedeckter Reisewagen auf langen Tragbäumen für weite Reisen auf russischen Landstraßen des 18./19. Jahrhunderts. Tarantas werden stets in Troikaanspannung gefahren.

Tatschanka: Russisch, während der Revolutionszeit und des Bürgerkrieges 1917–1921 von der Roten Armee geschaffene Anspannung analog der Troika, jedoch mit vier Pferden bespannt, von denen zwei in der Mitte traben. Auf den Wagen war in der Regel ein schweres Maschinengewehr montiert.

Telega: russisch, offener einfacher Bretterwagen

Tondino: Italienisch, entspricht dem amerikanischen Round Pen, einem kleinen, runden Paddock mit hoher Latteneinfriedigung etwa in der Größe eines Longierzirkels – angewendet zum Beispiel beim Einbrechen von Maremmanos.

Toro: spanisch, der Kampfstier

Troika: Das klassische russische Dreigespann. Es besteht aus dem unter dem Joch in der Deichselschere trabenden Mittelpferd und den beiden nach außen (nach links bzw. rechts) ausgebundenen galoppierenden Seitenpferden.

LITERATURVERZEICHNIS

G. Ackerl – A.-H. Lehmann, Die edlen Lipizzaner und die Spanische Reitschule; Weimar o. A.

H. v. Albert, Die Landespferdezucht in Italien; Berlin 1912

M. A. Ammann, Der Eidegenoss; Luzern 1975

F. d'Andrade, A short History of the Spanish Horse; Lissabon 1973

R. d'Andrade, Alrededor del Caballo Español; Lissabon 1954

R. d'Andrade, La crisis del Caballo Andaluz; Lissabon 1946

R. d'Andrade, O Cavallo Andaluz de perfil convexo; Lissabon 1941

R. d'Andrade, O Cavallo do Sorraia; Lissabon 1945

O. Antonius, Die Rassengliederung der tertiären Wildpferde Europas; Jena 1912

O. Antonius, Stammesgeschichte der Haustiere; Jena 1922

E. Bachofen, Schweizerische Landespferdezucht im Halbblut; Zürich 1908 (Inaugural-Dissertation)

E. Bachofen, Typvererbung im Halbblut; Frauenfeld 1909

G. Balázs – K. Szelényi, Die Magyaren; Budapest 1989

Z. Baranowski, The international Horseman's dictionary; London 1985

J. N. Barminzew, Russlands Pferde; Zürich – Stuttgart – Wien 1977

J. Baumann, Das eidgenössische Gestüt Avenches; Zürich 1954

F. Bilek, Das k.u.k.-Hofgestüt Lipizza in Österreich; Berlin 1911

F. Bilek, Das Alt-Kladruber Pferd; Prag 1925

I. F. Bobilew, Das große Buch der Pferde in Russland; Luzern 1977

M. Bongianni, All Världens Hästar, Väststeras 1992

M. Bongianni, Cavalli; Mailand 1987

M. Bongianni, Handbuch der Pferderassen; Zürich – Stuttgart – Wien 1988

M. Bongianni – C. Mori, Geliebte Pferde – Ein Handbuch über die Pferde dieser Welt; Stuttgart 1991

M. Bongianni – C. Mori, Il Cavallo; Mailand 1985

T. Bontscheff, Staatliche Maßnahmen zur Förderung der bulgarischen Pferdezucht; Dissertation Berlin 1926
S. M. Borisow, Jasnaya Polyana; Moskau 1978
N. Bozsik, Mezöhegyes Lótenyésztésének Története 1785–1985; Budapest 1985
H. Brabenetz, Das k. k. Staatsgestüt Radautz und seine Pferde; Gerlikon 1987
B. Branderup, Knabstrupper – Gefleckte Fürstenpferde; Völkersen 1995
C. Bräuer, Die Gestüte des In- und Auslandes; Dresden 1901
M. Brézét, Essai sur les Haras; Turin 1769
Brockhaus Konversationslexikon, 17 Bände; 14. Auflage Leipzig 1908
U. Bruns, Andalusiens tanzende Pferde; Rüschlikon – Zürich 1968
A. Charalambopulos, Ein kritischer Beitrag zur Geschichte des griechischen Pferdes und Rindes; Dissertation Bern 1916
C. Clarke – D. Wallin – J. Kidd, The International Warmblood Horse; Buckingham 1991
A. R. Cordeiro, Lusitano – Iberiens stolze Pferderasse; Rüschlikon – Zürich 1991
A. Dent, The Horse through fifty centuries of Civilisation; London 1974
M. und H. D. Dossenbach – I. A. Hatos, Ungarns Pferde, Winterthur – Bern – Stuttgart 1976
M. und H. D. Dossenbach – H.-J. Köhler, Die großen Gestüte der Welt; Stuttgart – Bern 1977
C. v. Drathen, Die europäischen Pferdeschläge auf der Pariser Weltausstellung 1900; Berlin 1901
dtv-Lexikon, 20 Bände; 3. Auflage Mannheim 1997
E. H. Edwards, Encyclopedia of the Horse; London 1989
E. H. Edwards, The Ultimate Horse Book; London – New York – Stuttgart 1991
E. v. Egan, Das ungarische Pferd; Berlin 1893
K. v. Enis, Ein Wort zur Erhaltung des galizischen Landschlages Konik; Wien 1918
Graf Erdelyi, Gestüte des österreichischen Kaiserstaates; Wien 1827
L. Fiedelmeier, Pferde – Freizeit – Sport; Hamburg 1973
C. Freytag, Die Pferderassen des Orients und der südeuropäischen Staaten; Halle 1880
H. Freytag, Russlands Pferderassen; Halle 1881
H. Gassebner, Die Pferdezucht in den im Reichsrate vertretenen Königreichen und Ländern der österreichisch-ungarischen Monarchie; Wien 1896
E. Gaynor – K. Haavisto – D. Goldstein, Russian Horses; New York 1991
F. Gentner, Der Haflinger und seine Zucht; München – Basel – Wien ??
J. P. Geogrieff, Pferdezucht in Bulgarien; Dissertation Berlin 1925
Sir R. Glyn, The World's Finest Horses and Ponies; London 1971
P. C. Goody, Horse Anatomy; London 1976
G. Grassmann, Landbeschälung in Österreich; Berlin 1911
L. Greil – W. Osborne, Das große Pferdebuch; Wels – München 1970
K. J. Gröper, Die Geschichte der Kosaken; München 1976
U. Guttmann, Haflinger im Originalzuchtgebiet Südtirol; Winterthur 1967
M. Haller, Der Kosmos Pferdeführer; Stuttgart 1994
B. Hamann, Elisabeth – Kaiserin wider Willen; Frankfurt/M. – Berlin 1987
J. Hammond – I. Johansson – F. Haring, Handbuch der Tierzüchtung; 4 Bände, Hamburg – Berlin 1961
A. Hauger, Zur römischen Landwirtschaft und Haustierzucht; Hannover 1921
W. Hecker, Bábolna und seine Araber; Gerlikon 1994
B. L. Hendricks, International Encyclopedia of Horse Breeds; London 1995
C. E. G. Hope – G. N. Jackson, The Encyclopedia of the Horse; London 1974
A. S. Hornby, Oxford Dictionary; Oxford 1984
C. Hutschenreiter, Über Vollblutzucht und Rennwesen in Österreich; Wien und Leipzig 1920
H.-H. Isenbart – E. M. Bührer, Lipizzaner – Das kaiserliche Pferd; Stuttgart 1986
A. Kallaste – A. Kalm – N. Männik, 135 Jahre Staatsgestüt Torgel; Tallin 1991
H. Kamen, A concise history of Spain; London 1973
G. Kapitzke, Die Staatsgestüte; München 1979
G. Kapocsy, Die ungarische Puszta; Eltville 1987
R. Kaysenbrecht, Rußlands Pferdezucht, ihre Grundlage und Geschichte; Dissertation Breslau 1923
K. Keller – E. Hauptmann, Das k. k. Staatsgestüt Radautz; Berlin 1914
J. Kidd, Horse Breeds and Breeding; London 1991
K. H. Kirsch, Das rumänische Lipizzaner-Staatsgestüt Simbata de Josfagaras; Mitteilungsblatt des Lipizzaner-Zuchtverbandes Deutschland, 3/1988
T. Koch, Zur Geschichte des Pferdes; Jena 1961
J. Kojtscheff, Gestütswesen in Bulgarien; Dissertation Berlin 1926
R. Kollom, Maalima Hobused; Tallinn 1994
Major Kossen v. Sterneck, Hippologische Karte von Österreich; Wien 1874
M. Kovac, Hrvatski Posavac; Zagreb 1994
H. Kraemer, Aus Biologie, Tierzucht und Rassengeschichte; Stuttgart 1913
C. Kronacher, Allgemeine Tierzucht; Berlin 1922
S. Kronenberg, Freizeitpferde; Stuttgart 1994
J. Lawrence, The History of Delineation of the Horse; London 1809
I. Lázár, Illustrierte Geschichte Ungarns; Budapest 1989
H. V. Livermore, A History of Portugal; Cambridge 1947
J. Llamas Perdigó, Caballo Español – Caballo de Reyes; Madrid 1985
J. Llamas Perdigó, This is the Spanish Horse; London 1991
J. Llamas Perdigó -J. I. Castelló – D. A. Gil, La cria caballar en España; Barcelona 1992
R. Löbl, Haflinger Pferde; Westermann Monatshefte, Braunschweig 1/1955
S. Loch, Reitkunst im Wandel; Stuttgart 1995
S. Loch, The Royal Horse of Europe; London 1986
N. Luard, Andalucia; London 1984
Abt A. von Lübeck, Slavenchronik; ca. 1200
D. Machin-Goodall, A History of Horse Breeding; London 1977
D. Machin-Goodall, Pferde der Welt; Heidenheim 1966
M. Mally, Unsere Bundesgestüte; Wien 1926

G. Mann – A. Heuss, Weltgeschichte, 10 Bände; Gütersloh 1979–1980
B. Martiny, Zuchtstammbücher aller Länder; Bremen 1883
W. Menzendorf – H. Lehrner, Piber – das Gestüt der österreichischen Lipizzaner; München 1977
Meyers großes Taschenlexikon, 24 Bände; 3. Auflage Mannheim – Wien – Zürich 1990
Meyers Konversationslexikon, 21 Bände; 5. Auflage Leipzig – Wien 1897
T. Micek, Tigerpferde aus den Bergen; Stuttgart 1990
R. Milner-Gulland – N. Dejevsky, Bildatlas der Weltkulturen – Rußland; Augsburg 1997
J. B. Monet, Philosophie Zoologique; Paris 1809
R. Motloch, Geschichte und Zucht der Kladruber Rasse; Wien 1886
A. Müller, Der Pferdezüchter; Mainz 1858
O. v. Nemeshegyi, Die Privat-Vollblutgestüte in Österreich-Ungarn; Berlin 1918
J. Nissen, Das Sportpferd; Stuttgart 1964
J. Nissen, Großes Reiter- u. Pferdelexikon; Gütersloh 1976
J. Nissen, Springen; Heidenheim 1968
J. Nissen, Welches Pferd ist das?; 10 Auflagen, Stuttgart 1961–1986
H. Nürnberg, Der Lipizzaner; Magdeburg – Essen 1993
H. Oelke, Briefliche Mitteilungen zum Sorraia; Halver-Othmaringshausen 1998
A. Ogrizek, Studie über die Abstammung des Insel Veglia-Ponys; Wien 1923
N. Oliveira, Reflections on Equestrian Art; London 1976
A. v. Orósz, Die Staatsgestüte Ungarns; Dissertation Halle 1908
A. Osowicki, Das Huzulenpferd; Zeitschrift Unsere Pferde, 31/1904
M. Otte, Geschichte des Reitens von der Antike bis zur Neuzeit; Warendorf 1994
B. Peter, Die Rettung der Lipizzaner aus Hostau, Zeitschrift Pferderevue 4–6/1995
H. Peterson, Horse yesterday, today and tomorrow in Life of Estonians; Tallinn 1991
S. Petroff, Equus Caballus Minor; Sofia 1926
A. Podhajsky, Die Spanische Hofreitschule; Wien 1954
A. Podhajsky, Triumph der Lipizzaner; München 1962
W. Pruski, Hodowla Koni; Warszawa 1960
G. Rau, Aufgaben und Entwicklung der Deutschen Landespferdezucht im Vergleich zur Landespferdezucht in Frankreich und Ungarn; Stuttgart 1909
G. Rau, Die Reitkunst der Welt an den Olympischen Spielen 1936; Berlin 1937
G. Rogalew, Briefliche Mitteilungen; Moskau 1961/62
B. Schumacher, Pferde; Stuttgart 1994
H. J. Schwark, Pferdezucht; Neudamm – Berlin 1984
G. Schwarznecker, Raçen, Züchtung und Haltung des Pferdes; Berlin 1870
G. Schwarznecker – W. Zipperlin, Pferderassen; Stuttgart 1883
O. Schweisgut, Der Haflinger in Tirol; Innsbruck o. A.
M. L. Sevilla, All about Bull-fighting; Barcelona 1966
C. Silver, Guide to the Horses of the World; Lausanne 1978
Simonoff und Moerder, Die Russischen Pferderassen; Berlin 1896
B. Skelton, Stora Hastbroken; Västeras 1978
F. Skorepka, Zur Pferdezucht in der Slowakei; Preßburg 1919
R. H. Smythe, The Horse: Structure and Movement; London 1986
G. Steinbach, Das Krüger-Buch der Pferde; München 1979
K. Steinhausz, Nonius; Zagreb 1923
K. Steinhausz, Hengsthaltung und Landespferdezucht in Kroatien und Slowenien; Berlin 1909
F. Stenzl, Über die Pferdezucht Mährens; Brünn 1924
F. J. Suchanka, Das Norische Pferd; Wien 1900
R. S. Summerhays, Encyclopaedia of the Horse; London – New York 1970
S. Szechenyi, Über Pferde, Pferdezucht und Pferderennen; Pesth 1830
F. Traut, Gestüte Europas; Verden 1971
E. Tylinek – Z. Samková – J. E. Flade, Das große Pferdebuch; Berlin – Hamburg 1984
F. Unterberger, Das estnische Pferd; Dorpat 1861
H. Unzeitig, Die deutsch-österreichischen Halbblutgestüte; Graz 1923
J. Veselúe, Die Pferdezucht der Slowakei; Preßburg 1921
S. Villeroy – A. Müller, Der Pferdezüchter; Mainz 1858
J. Warren Evans et al, The Horse; San Francisco 1977
E. Weiland, Pferdezucht in der Schweiz; Winterthur o. A.
A. Weiss-Tessbach, Studien über das Pferd des Pinzgaues; Wien 1923
M. Whittlesey, The Horse; New York 1989
M. Wilckens, Arbeitspferd gegen Spielpferd; Wien 1894
Graf C. G. Wrangel, Das Buch vom Pferde, 2 Bände; 3. Auflage Stuttgart 1895, 6. Auflage Stuttgart 1927
Graf C. G. Wrangel, Die Rassen des Pferdes, 2 Bände; Stuttgart 1908/09
Graf C. G. Wrangel, Haandbog for Hestevenner, 2 Bände; Kopenhagen 1888
Graf C. G. Wrangel, Ungarns Pferdezucht in Wort und Bild, Vier Bände; Stuttgart 1893
W. J. Yenne, The pictorial Encyclopedia of Horses; London 1989
G. Ziegler, Auf dem wilden Feld – 500 Jahre Kosaken; Hamburg 1993
W. Zorn, Pferdezucht; 3. Auflage Ludwigsburg 1952
F. A. Zürn, Das Pferd und seine Rassen; Leipzig 1902

Laufende Jahrgänge der Zeitschriften:
Aplausos, Valencia; Cavallo, Stuttgart; Crin, Barcelona; Das Zugpferd, Stücken; Ecuestre, Madrid; El Caballo, Barcelona – Madrid; Freizeitreiten und -fahren, Weiterstadt; In de Strengen, Zeist; Kon Polski, Warschau; La Lidia, Madrid; L'Année Hippique, Best; Maestranza, Sevilla; Nuestro Caballo, Madrid; Parade, Soltau; Pferde heute, Stuttgart; Pferderevue, Wien; Pferd und Sport, Berlin; Pferdewelt, Wiesbaden; Reiter Revue, Düsseldorf Düsseldorf; Rund ums Pferd, Dummersdorf; Sankt Georg, Hamburg; 6 Toros 6, Madrid; Traumpferde, Sulzbach; Zangersheide Magazine, Lanaken, später Eindhoven.
Verbandsmitteilungen und Verbandszeitschriften der verschiedenen Zuchtverbände

REGISTER

Enzyklopädie der Pferderassen

EUROPA BAND 2

Jasper Nissen

Enzyklopädie der Pferderassen

- Großbritannien
- Skandinavien
- Island
- Frankreich
- Irland

EUROPA BAND 2

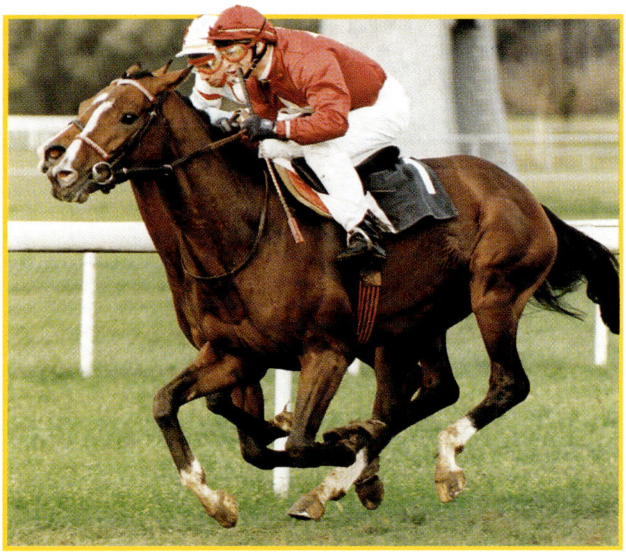

KOSMOS

Umschlag von eStudio Calamar unter Verwendung von 15 Farbfotos von S. Stuewer (großes Motiv Umschlagvorderseite), G. Blum und S. Stuewer (kleine Motive rechts und links des Buchrückens) sowie Marc Rühl (Motiv des Buchrückens).

Mit 392 Farbfotos, Schwarzweißfotos und Illustrationen.

Bibliografische Information Der Deutschen Bibliothek

Die Deutsche Bibliothek verzeichnet diese Publikation in der Deutschen Nationalbibliografie; detaillierte bibliografische Daten sind im Internet über http://dnb.ddb.de abrufbar.

Gedruckt auf chlorfrei gebleichtem Papier

2. Auflage 2003

ISBN 3-440-09723-4
Redaktion: Birgit Bohnet
Gestaltungskonzept: Atelier Jürgen Reichert, Stuttgart
Printed in Czech Republic / Imprimé en République Tchèque

Bildnachweis

Wir danken folgenden Agenturen, Fotografen und Institutionen für ihre freundliche Unterstützung:

Akademisches Kunstmuseum (Bonn): S. 12
Animal Photography, V. Nikiforov (Großbritannien): S. 160
Animal Photography, S. A. Thompson (Großbritannien): S. 26, 28, 29 o., 32, 40, 41, 49, 53, 72, 83, 90, 92 u., 96, 97, 99 o., 99 u., 105, 106 u., 108, 176 u., 181, 187, 189 o., 190, 194, 195 o., 195 u.l., 195 u.r., 200, 201, 202, 208 u., 210, 212, 213, 214, 216, 219, 220 u., 223, 225 u., 226, 227 o., 227 u., 229, 230, 234 o., 235 o., 235 M., 235 u., 236 M., 237 o., 239, 240, 245, 247, 250, 251, 252 u., 254, 260, 261, 263, 265, 269, 270, 284, 286, 311 o., 317 u., 328 o., 328 u., 330, 334 o.
Animal Photography, R. Willbie (Großbritannien): S. 91, 101, 107, 137 u., 205 o., 207, 241, 242, 255, 256, 344
H. M. Czerny (München): S. 19 u.
Deutsches Bergbaumuseum (Bonn): S. 272, 273 o., 273 u.
Deutsches Pferdemuseum (Verden a. d. A.): S. 52, 114, 184, 196, 304 u., 325, 329, 333 u.
Deutsches Pferdemuseum, Archiv Schiele (Verden a. d. A.): S. 320
Deutsches Pferdemuseum, Archiv Tiedemann (Verden a. d. A.): S. 169
H. D. Dossenbach (Schweiz): S. 129 u., 130 o., 130 M., 130 u., 131 o., 131 u., 139, 140 u., 172 u., 174
W. Ernst (Ganderkesee): S. 110, 327
Y. de la Fosse-David (Frankreich): S. 301, 302, 307 o., 308, 309 o., 310, 311 u., 312 o., 312 u., 316, 326 o., 326 u., 331 o., 331 u., 332 o., 332 u., 336, 337, 339 u., 340 o., 340 u., 347 u.
M. Haller/Head (Irland): S. 295
K. Houghton (Großbritannien): S. 10, 69, 103, 135 u., 172 o., 182, 189 u., 192, 193, 206, 217, 218, 225 u., 232 o., 248, 249, 264, 271, 274, 276, 285 o., 287, 289, 335 o.
G. Kapitzke (Hannover): S. 296, 297, 298 , 299, 342 u., 345, 348
H. Kuczka (Wetter): S. 35, 36, 118
S. Küpper (Mülheim): S. 237 u., 238
B. Langrish (Großbritannien): S. 39, 43, 44, 45, 55 o., 75, 82, 92 o., 95, 106 o., 112, 135 o., 173, 175, 176 o., 205 u., 215, 220 o., 231, 236 u., 252 o., 288, 300, 323, 334 u., 339 o., 347 o., 349 o.
L. Lenz (Cochem): S. 30
Graf C. J. Lewenhaupt (Schweden): S. 11, 50, 61, 63, 65, 67, 68 l., 71, 74, 77 u., 78 o., 78 u., 80
Mansell Collection (Großbritannien): S. 134, 140 o. l., 142 o., 145 o., 145 u., 147, 153 o., 153 u., 154 u., 155 M., 163 u.
Mary Evans Picture Library (Großbritannien): S. 125, 126 o., 126 u., 127 o., 127 u., 128, 129 o., 140 o.r.
F. Mochi (Italien): S. 228, 236 o., 253, 257, 285 u., 290
B. Müller (Nimsreuland): S. 221, 258, 259
Museum Halle (Halle): S. 170 o.
National Horseracing Museum Newmarket (Großbritannien): S. 137 o., 137 M., 142 u., 149 u., 155 o., 157 u., 162, 165, 168
Archiv J. Nissen (Schweden): S. 13, 14 o.l., 14 o.r., 14 u., 15, 17, 18 o., 18 u., 19 o., 25, 42, 47, 55 u., 59 o., 59 u., 84 o., 84 u., 87, 88, 89, 93, 94 o., 94 u., 113, 115, 116, 121 o., 121 u., 122, 123 o., 123 u., 133, 136, 138 o., 138 u., 141, 143, 146 o., 146 u., 149 o., 150, 151, 152 o., 152 u., 154 o., 155 u., 156 o., 156 u., 157 o., 158 o., 158 u., 163 o., 164, 166 o., 166 u., 167, 171, 177, 178, 180 o., 180 u., 185, 186, 191 l., 191 r., 197, 198, 199, 203 o., 203 u., 208 o., 243, 244, 266 o., 266 u., 267 o., 267 M., 267 u., 268, 277, 279, 280, 281, 283, 292, 303, 304 o., 305, 309 u., 313, 314 l., 314 r., 321, 324 o., 324 u., 333 o., 338, 341
L. Nissen-Lembke (Schweden): S. 66 o., 68 r., 307 u.
Sorrel (Ebersbach): S. 31, 51, 56, 76, 77 o., 170 u., 183, 224, 234 u., 317 o., 322, 335 u., 342 o., 349 u., 350, 351
S. Stuewer (Darmstadt): S. 29 u., 33, 34, 85, 234 M.
J. Theron (Südafrika): S. 232 u., 233, 262
R. van Lent (Belgien): S. 62
E. Weiland (Schweiz): S. 37, 38, 58, 64, 66 u., 70, 111 o., 111 u., 159 o., 159 u., 282, 293, 315, 318

INHALT

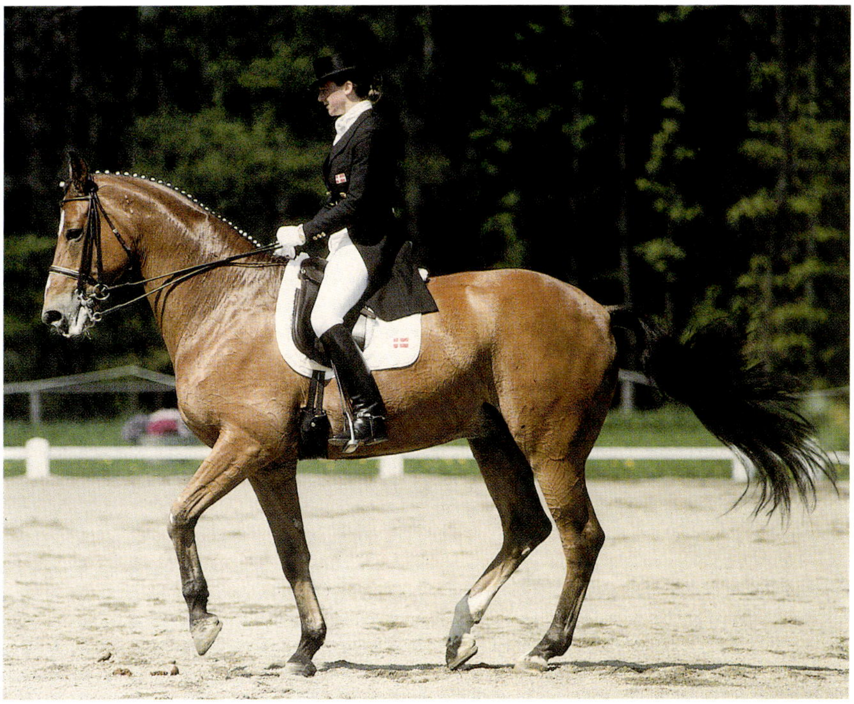

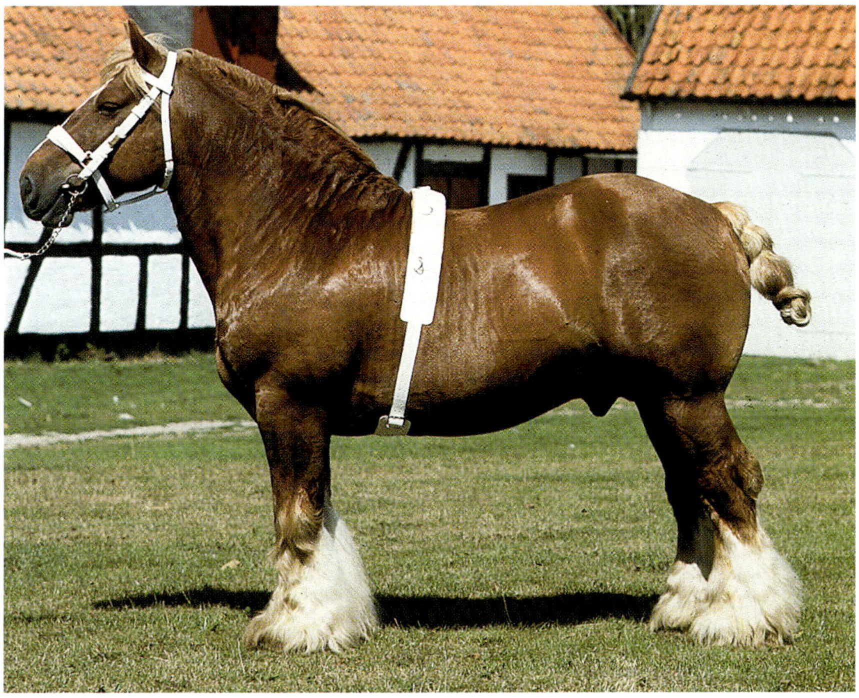

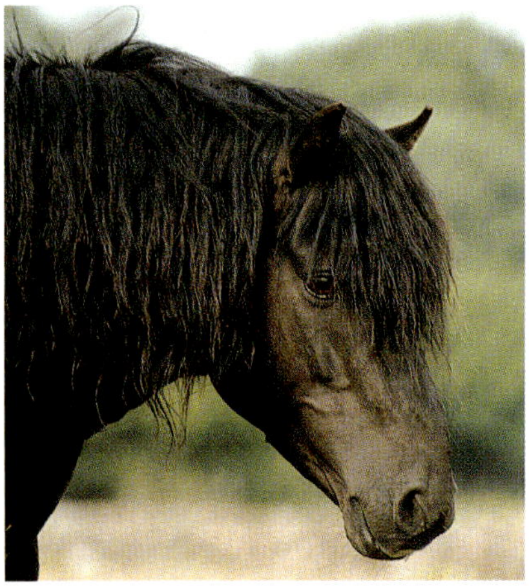

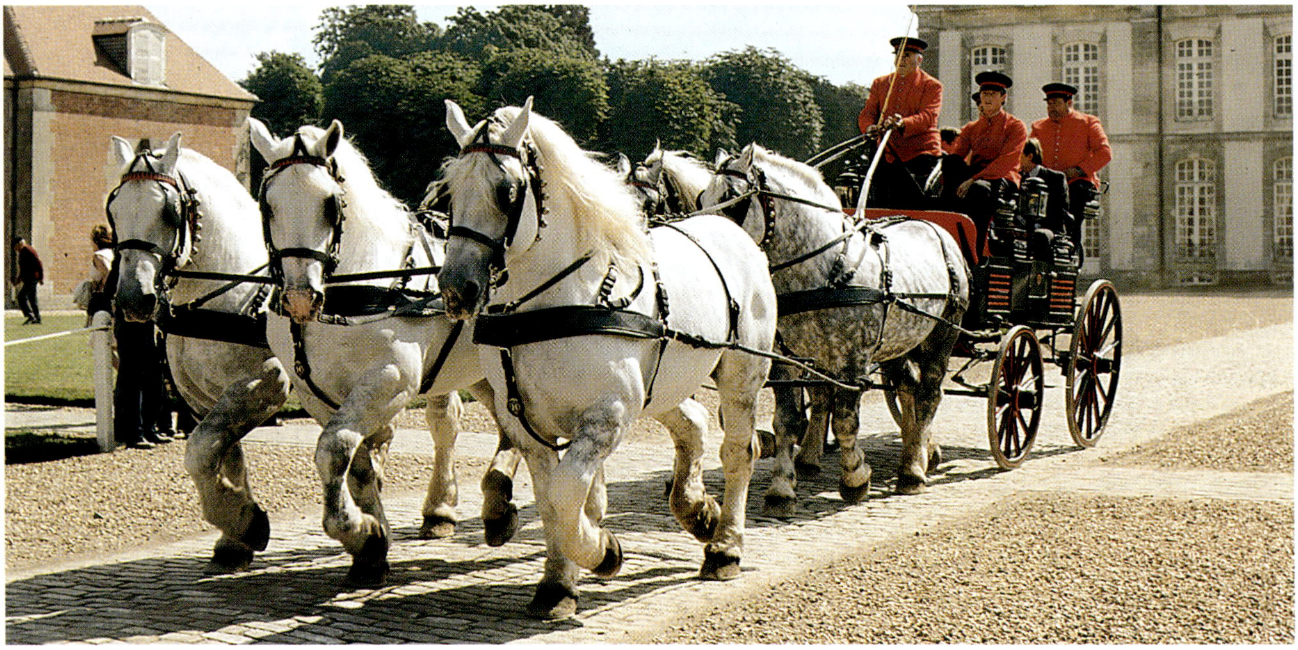

Vorwort

„Lexikographische Werke, mögen sie noch so großartig angelegt sein, haben das Vorrecht, Lücken und Irrtümer aufweisen zu dürfen." (H. v. Meltzl)

Dieser Satz gilt auch für Enzyklopädien wie die vorliegende. Er soll jedoch keine Entschuldigung sein für etwaige Fehler, die mir womöglich trotz sorgfältigster Recherchen und Ausschöpfung aller nur irgend erreichbarer Quellen unterlaufen sind, sondern eine Erklärung. Vor allem bei einander widersprechenden Quellen von scheinbar gleicher Authentizität ist eine Abwägung des Wahrheitsgehaltes von Einzelheiten nicht immer ganz leicht. Gelegentlich stellte sich die Unhaltbarkeit bisheriger Überlieferung heraus, und ich mußte mich nach eingehender Prüfung für eine von ihr abweichende Version entschließen, da sie mir wahrscheinlicher erschien. Ich hoffe, daß mir das nicht als „Besserwisserei" angekreidet wird.

In vielen Fällen, vor allem was die Richtigkeit von zeitlichen Angaben angeht, habe ich diverse lexikalische Werke zum Vergleich herangezogen. Aber wenn, um ein Beispiel zu bringen, in drei der größten Lexika, die mir zur Verfügung standen, für eine so bekannte geschichtliche Persönlichkeit wie Gaius Julius Caesar drei verschiedene Geburtsjahre angegeben werden, muß der bemühte Autor tatsächlich verzweifeln.

Als ich mit der Arbeit an der Enzyklopädie der Pferderassen begann, hatte ich keinerlei Vorstellung davon, was da an Mühsal und manchmal auch Frust, wenn die gesuchte Information oder das gewünschte Bild nicht zu bekommen war, auf mich zukommen würde. Ich kann nur wiederholen, was ich 1976 in der Einleitung zu meinem Reiter- und Pferdelexikon schrieb: Was sich leicht ansieht, muß nicht auch auf leichte Weise entstanden sein! „Nur bei Stümpern und Dilettanten sprudelt es, bei den Schnellzufriedenen und Unwissenden ..." (Thomas Mann in „Schwere Stunde"). Trotzdem will ich nicht verhehlen, daß im großen und ganzen die Freude an dieser Arbeit überwiegt. Ich bin froh, bei der Enzyklopädie mit einer Verlagsleitung, Almuth Sieben, und einem Lektorat, Birgit Bohnet, zusammenarbeiten zu können, bei denen ich als Autor bei der Konzeption und allen inhaltlichen und formellen Dingen bis hin zur Gestaltung der Schutzumschläge ausschlaggebend mitzureden habe.

Seit dem ersten Vertrag haben Verlag und ich gemeinsam wegen der Überfülle des Stoffes zweimal das Konzept überdenken und ändern müssen. Statt der ursprünglich vorgesehenen zwei Bände für Europa sind es nun drei, die dadurch allerdings etwas handlicher geworden sind.

Jeder Autor hat Stärken und Schwächen, Vorlieben und Abneigungen ... Ich habe mich um möglichste Objektivität bemüht. Trotzdem ist auch meine persönliche Sichtweise, die sich in der langjährigen Beschäftigung mit der Materie entwickelt hat, mit eingeflossen. Dennoch hoffe ich, da ich fast alle europäischen Pferderassen aus eigener Anschauung kenne, daß mir eine eventuell erkennbare Subjektivität nicht negativ ausgelegt wird.

Natürlich war mir der skandinavische Raum mit seinen Rassen, der ja im weiteren Sinne auch meine eigene Heimat Schleswig-Holstein einschließt, nach nun fast zwanzigjährigem Aufenthalt in Schweden und engstem Kontakt mit dem Zuchtgeschehen hier im Norden besonders leicht zugänglich. Andererseits haben mir zahlreiche Reisen und intensive Beschäftigung mit den Rassen der Britischen Inseln und Frankreichs seit meiner Studienzeit in den fünfziger Jahren einen ziemlich gleichwertigen, umfassenden Überblick über sie verschafft.

Um meine eigenen Ausführungen zu unterstützen oder zu ergänzen, habe ich einige Quellen, soweit ich sie für zuverlässig hielt, zitiert oder ihre Inhalte zusammengefaßt wiedergegeben.

Erneut – wie schon im ersten Band – muß ich mich für die umfassende Unterstützung meiner Arbeit von offizieller und privater Seite sowie die Mitarbeit der verschiedenen Photographen bedanken. Mein besonderer Dank gilt wieder meiner Frau und unserem gesamten Stallteam, daß sie meinen weitgehenden Ausfall für die praktische Arbeit mit Geduld und Verständnis kompensiert haben, zumal meine wenige freie Zeit durch verschiedene wichtige Ehrenämter auf dem züchterischen Sektor zunehmend ausgefüllt wird.

Jasper Nissen
Stuteri Penarpsgården/ Förslöv, Schweden

Zu diesem Buch

Vor Ihnen liegt der zweite Band der ENZYKLOPÄDIE DER PFERDERASSEN. Als einleitendes Thema enthält er Grundlegendes zur Pferdezucht. Die betreffenden Erklärungen der dem Laien nicht immer geläufigen Fachausdrücke finden sich, soweit nicht schon im Text erwähnt, im Glossar.

Den Hauptteil dieses Bandes bilden die Pferderassen Skandinaviens, der Britischen Inseln und Frankreichs. Skandinavien habe ich etwas weiter gefaßt, als man gewöhnlich unter dem Begriff versteht. Statt nur die eigentliche Skandinavische Halbinsel, das heißt Norwegen und Schweden, habe ich den gesamten nordischen Kulturkreis, also Island, Norwegen, Schweden, Finnland und Dänemark mitsamt den Färöer darunter behandelt.

Entsprechend bin ich mit den Britischen Inseln verfahren, die geschichtlich eine Einheit bilden und sich aufgrund der angelsächsischen und dänischen Besiedlung organisch an den nordischen Kulturkreis anschließen. Die Verknüpfung der Inseln ist zweifach: zum einen durch die keltische Vergangenheit und Gegenwart, zum anderen durch die Eroberung Englands durch die normannischen Wikinger. Bei allen diesen Völkerwanderungen hat das Pferd eine entscheidende Rolle gespielt.

Ich meine, daß es unbedingt erforderlich ist, jede Rasse- und Typzucht individuell entsprechend ihrem heutigen Gewicht, aber auch ihrer geschichtlichen Bedeutung im Gesamtzusammenhang pferdezüchterischer Entwicklung zu behandeln, wenn die Proportionen gewahrt werden sollen. Einen sehr großen Raum nimmt daher das Vollblut ein als die wichtigste Kulturrasse der Neuzeit. Über die Stellung in seinem Heimatland hinaus bespreche ich hier auch die wichtigsten Vollblut-Zuchten der übrigen Welt. Ebenfalls sehr umfangreich sind die autochthonen und sehr alten Inselponyrassen, von Island und Färöer über die Lofoten bis Gotland und über die Britischen Inseln bis Südwestfrankreich.

Nicht behandelt habe ich unter Schweden den warmblütigen Standardtraber, obgleich die dortige Zucht sich hinsichtlich Qualität mit der im Ursprungsland USA messen kann. Ebenfalls nicht eingegangen bin ich auf alle „Exoten", die durch „alternative" Reitweisen (Western, Gangarten etc.) aus den beiden amerikanischen Kulturkreisen oder nach dem Fall des „Eisernen Vorhangs" aus den ehemaligen Ostblockländern zu uns gekommen sind und in der hippologischen Presse ein weit überproportionales Echo gefunden haben.

Damit dem Leser das Aufsuchen bestimmter Details erleichtert wird, habe ich wie im ersten Band die alte, seit der 1. Auflage meines Rassenbestimmungsbuches WELCHES PFERD IST DAS? von 1960/61 bis heute bewährte Gliederung innerhalb jeder einzelnen Rasse beibehalten.

Zum Schluß noch ein paar Anmerkungen zu einigen Begriffen und Schreibweisen, soweit sie ungewohnt oder ungewöhnlich sind: Entsprechend Graf C. G. Wrangel in DIE RASSEN DES PFERDES (2. Band, Stuttgart 1909), G. Schwarznecker/G. Froelich in LEHRBUCH DER PFERDEZUCHT (Berlin 1926) und zahlreichen anderen Autoren habe ich, abweichend vom Duden, die im Englischen übliche Geschlechtsbezeichnung *der* Pony (the Pony, he) statt *das* Pony beibehalten, ebenso wie die englische Pluralendung Pon*ies* statt Pony*s*. Auch habe ich die ältere Bezeichnung *Gestüt*buch statt *Stut*buch angewendet, wie sie zum Beispiel in der Vollblut- und der Holsteiner-Zucht bis heute üblich ist. „Gestütbuch" ist die korrekte Übersetzung des englischen „Stud Book" – „Stud" bedeutet nicht „Stute", sondern „Gestüt". In diesem Zusammenhang ist die gesamte „Herde" gemeint („Herdbuch", wie in der Rinderzucht, wäre deshalb korrekter als „Stutbuch"). „Herde" bedeutet die Gesamtpopulation einschließlich der Hengste.

Entgegen den Regeln des Dudens habe ich die Rassebezeichnungen, soweit sie auf -isch enden, groß geschrieben, zum Beispiel Jütisches Pferd. Damit will ich unmißverständlich klarmachen, daß es sich nicht um ein Pferd aus Jütland, sondern um ein Pferd Jütischer Rasse handelt. Dagegen habe ich englisches Vollblut, amerikanisches Vollblut geschrieben, weil es sich nicht um Namen unterschiedlicher „Vollblut-Rassen", sondern lediglich um Herkunftsbezeichnungen handelt, während die Rassezugehörigkeit dieselbe ist.

In der Regel benutze ich den Begriff „Englisches Vollblut" ohnehin nicht, sondern verwende einfach das Wort „Vollblut". Der im Deutschen übliche Zusatz soll die englische Rasse von anderen „Vollblut-Rassen" (wie dem Arabischen, Anglo-Arabischen oder anderem „Vollblut") unterscheiden. Aber das etwas unglücklich gewählte deutsche Synonym „Vollblut" für das englische „Thoroughbred" bezeichnet korrekt angewendet nur diese ganz bestimmte Rasse. Ebensowenig, wie man im angelsächsischen Sprachraum von einem „Arabian Thoroughbred" spricht, sollte man von einem „Arabischen Vollblut" sprechen. Obwohl dieser Begriff im Deutschen gebräuchlich ist und landläufig verwendet wird, ist es ebensowenig korrekt wie die gelegentlich aus Laienmund gehörten peinlichen Zusammenstellungen „Trakehner Vollblut" oder „Vollbluttraber".

Für die Bezeichnung der wichtigsten Ursprungsrasse des heute „Cheval de Selle Français" (meist abgekürzt „Selle Français", SF) genannten Französischen Reitpferdes habe ich, entsprechend Wrangel und Schwarznecker (a. a. O.) und im Gegensatz etwa zu Roland Ramsauer in DAS OLDENBURGER SPORTPFERD (Friedberg 1978) als Analogbildung zu Holsteiner oder Oldenburger die Form Normänn*er* gewählt und nicht Normann*e*.

Im Register sind nur Hinweise gegeben auf Textstellen, in denen sich die hauptsächlichste Behandlung des Stichwortes (halbfett) oder aber wichtige, zur Vertiefung beitragende Zusammenhänge und Ausführungen (normal) oder Abbildungen finden. Namen sind kursiv hervorgehoben.

PFERDEZUCHT

GRUNDGEDANKEN ZUR PFERDEZUCHT

RASSENBILDUNG

Wie bereits in Band 1 dargestellt, ist Gegenstand der ENZYKLOPÄDIE DER PFERDERASSEN ganz allgemein die Gattung *Equus*. In ihr zusammengefaßt sind die Untergattungen *Equus dolichohippus, Equus hippotigris, Equus asinus, Equus hemionus* und *Equus equus*. Jede dieser Untergattungen weist eine oder mehrere Arten auf. Unter einer Art verstehen wir die Gesamtheit aller Tiere, die in ihren Erbanlagen soweit übereinstimmen, daß jede Paarung von ihr zugehörigen Individuen zu Nachkommen mit uneingeschränkter Fruchtbarkeit führt (selbstverständlich abgesehen von den in jeder Population gelegentlich auftretenden krankhaften Veränderungen und Erbfehlern). Paarungen von Tieren verschiedener Arten, wie etwa Pferd und Esel oder Zebra, führen zu unvollständiger oder fehlender Fruchtbarkeit.

Wie ist es zur Entstehung von Gattungen, Arten, Rassen gekommen? Im Laufe der Entwicklungsgeschichte haben sich über unendlich lange Zeiträume durch weite Wanderungsbewegungen, dadurch bedingte Aufsplitterungen und durch erdgeschichtlich, klimatisch oder Naturkatastrophen verursachte räumliche Isolierungen ergeben. Blieb diese räumliche Trennung über einen längeren Zeitraum erhalten, kam es zur Bildung getrennter Erbgemeinschaften, was schließlich zur Ausbildung geographisch definierter Rassen führte. So entstanden ohne Zutun des Menschen aus Gattungen Untergattungen, aus Untergattungen Arten, aus Arten Unterarten und aus Unterarten Rassen. Diese Entwicklung konnte (und kann noch heute) nach vielen Generationen dazu führen, daß Angehörige eines Erbverbandes wohl innerhalb dieses, nicht aber mehr mit den Angehörigen anderer Erbverbände paarungs- und fortpflanzungsbereit und / oder -fähig und / oder ihre eventuellen Hybriden (gegebenenfalls durch künstliche Besamung entstanden) nicht mehr fruchtbar und lebenskräftig sind. Auf diese Weise spalten sich aus einer Art Unterarten mit jeweils geschlossenem Erbgut ab, die sich mehr und mehr auseinander entwickeln. Aus diesen können sich dann durch Aufteilung, räumliche Absonderung etc. erneut voneinander getrennte Erbverbände bilden, die sich innerhalb langer Zeiträume zu eigenen Unterarten oder Arten entwickeln können.

In der ENZYKLOPÄDIE DER PFERDERASSEN gilt unser Hauptinteresse der Art Pferd mit ihren zahlreichen Rassen. Nach *Pusch* „ist die Art für den Zoologen der Endpunkt und für den Tierzüchter der Ausgangspunkt der Betrachtung“. Mit dem Begriff „Rasse“ bezeichnen wir alle Tiere einer Art, die sich durch gleiche Erbanlagen und damit Entwicklung gleicher Eigenschaften unter ähnlichen Milieubedingungen von dem Rest der Art unterscheiden und sich aufgrund dieser Erbanlagen zu einer Population zusammenfassen lassen. Rassen entstehen durch Selektion in eine bestimmte Richtung und durch isolierte Vermehrung. Es ist eine Sache der Übereinkunft, des Herkommens, der Zweckmäßigkeit, manchmal auch Zufall oder Willkür, nach welchen Kriterien man Tiere derselben Art unter einem Rassebegriff zusammenfaßt. Derartige Zusammenfassungen können erfolgen nach ökologischen oder morphologischen Merkmalen, nach bestimmten Rassekennzeichen, wie zum Beispiel Farben, nach dem Verbreitungsgebiet zu Lokalrassen oder zu sogenannten geographischen Rassen, nach physiologischen und nach psychologischen Fähigkeiten, nach Leistungsanlagen oder nach Abstammung, in der Regel nach mehreren Kriterien.

NATUR- UND LANDRASSEN

Grundlage und Ursprung aller heutigen Rassen sind die Naturrassen, bei deren Entstehung der Einfluß des Menschen noch gering oder nicht vorhanden war. Aus den Naturrassen gehen die sogenannten Landrassen hervor. Bei ihrer Herausbildung kommt es zu einer zunächst mehr zufälligen, dann jedoch immer gezielteren Einflußnahme durch den Menschen. Natur- und Landrassen haben viele Jahrhunderte lang, teilweise bis heute, eine wichtige Rolle im Leben der Völker gespielt. Sie sind dadurch charakterisiert, daß sie ideal an Klima, Futtergrundlage, Boden und Parasiten ihrer Umwelt angepaßt sind. Sie zeichnen sich aus durch Breite der Reaktionsfähigkeit, durch vielseitige Leistungsanlagen, Erbanlagenvielfalt, Unspezialisiertheit, Erhalt der natürlichen Instinkte und große Modellierbarkeit in der Hand des Züchters. Je nach dem Milieu, dem sie entstammen, handelt es sich in der Regel um Tiere der kleinen Umsätze und der größeren Anpassung (abgesehen von den Landrassen aus Gegenden reichlichen Futterangebots und milder Winter). Sie sind kleiner und besitzen einen geringeren Nährstoff- und Wasserbedarf als die Intensivrassen, sind in ihren Futter- und Haltungsansprüchen extensiv, haben einen kleineren Energieumsatz, und sie sind

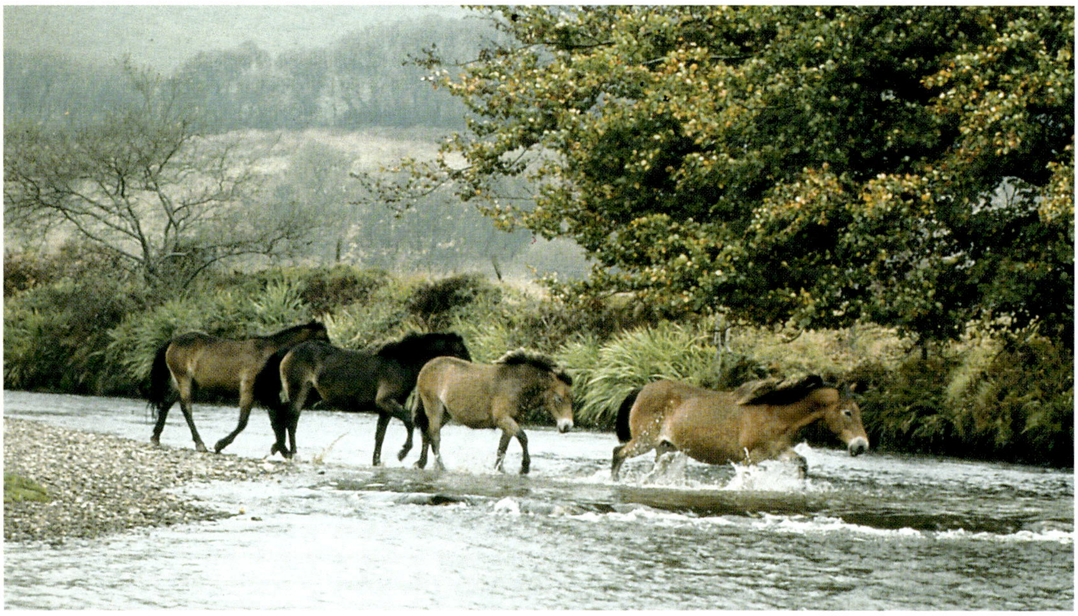

Native Ponies – wie zum Beispiel der Exmoor – zählen zu den Naturrassen.

weniger empfindlich für Klimaschwankungen und Mangelsituationen hinsichtlich der Versorgung mit Mineralien und Vitaminen. Ihre Futterverwertung ist meist besser als die der Züchtungsrassen.

Landrassen sind eifrige Futtersucher und Fresser. Sie pflegen Notzeiten, vor allem futter- und wasserarme Zeiten, besser zu überstehen. Jedoch sind sie bei reichlichem Futterangebot rascher satt und verfetten leichter als die Angehörigen der Rassen, die durch den Menschen einer strengeren Zuchtwahl, Spezialisierung und Veredlung unterworfen sind. Es ist allerdings ein verbreiteter Irrtum zu glauben, daß Landrassen gegen Infektionen aller Art widerstandsfähiger seien als Kulturrassen, sofern diese Infektionen in ihrem Ursprungsgebiet nicht vorkommen und somit nicht auslesend gewirkt haben können. Im Gegenteil: Häufig sind sie sogar gegen epidemisch auftretende, eingeschleppte Krankheiten besonders empfindlich.

KULTUR- UND LEISTUNGSRASSEN

Die Haustierzucht hat sich die von der Natur vorselektierten Züchtungen häufig zunutze gemacht und nur weiterentwickelt. Die Erbanlagen derartiger, aufgrund der natürlichen Auslese entstandenen Rassen sind oft durch eine ganze Entstehungsgeschichte einer Kulturrasse spürbar und zu verfolgen. Die Natur- und Landrassen stellen ein Reservoir für Erbanlagen dar, die in manchen Leistungsrassen durch Spezialisierung verlorengegangen sind, und können zu deren Regeneration beitragen.

Seit dem 17./18. Jahrhundert kam es zur Herausbildung der Kultur- und Zuchtzielrassen. Während zunächst noch Form- und Farbrassen im Blickpunkt tierzüchterischen Interesses standen, wurden mit der Entstehung der Vollblut-Zucht und den Züchtungen *Bakewells* (1725–1795) und des *Grafen Orlow* (1737–1809) und der Einführung von Leistungsprüfungen des Zuchtmaterials die ersten Leistungsrassen geschaffen. Vor allem die Pferdezucht wirkte von Anfang an auf alle Haustierzuchten anregend und befruchtend. Die von Bakewell geschaffenen beziehungsweise verbesserten Haustierrassen, der Shire und die Mastrassen bei Rind, Schwein und Schaf, sowie das Vollblut spendeten nicht nur ihre Erbmassen und begründeten neue Rassen in vielen Ländern der Erde. Sie waren zugleich auch gewissermaßen Ideenträger für den Zuchtzielgedanken. Klare Zuchtziele, Beherrschung der Zuchtverfahren, Zuchtwahl, Ausmerzung der Minusvarianten bis hin zu Inzucht und Inzestzucht, sorgfältige Zuchtbuchführung, Leistungsprüfungen sowie darauf beruhende scharfe Zuchtauslese wurden im 18. und 19. Jahrhundert als Zuchtverfahren erkannt, angewendet und nachgeahmt. Im 19. Jahrhundert kam es zur Gründung der meisten Kulturrassen, zu Rasseneinfuhren und -verpflanzungen, zur Verbesserung zahlloser Landrassen und zur Gründung von Zuchtverbänden und Herdbüchern.

Wolf Herre definiert die Kulturrassen (sinngemäß) als durch den Menschen in sexueller Isolation gehaltene, mehr oder weniger umfangreiche Untereinheiten einer Art, die sich in einer Reihe von Merkmalen und Erbeinheiten aus der Gesamtheit der Art herausheben. Es handle sich um Kollektiveinheiten, deren Besonderheiten nur durch statistische Erfassung der gemeinsamen Abweichungen wiedergegeben werden könnten. *L. Krüger* definiert die Rasse ähnlich als eine Anzahl von Tieren, die sich durch gleiche Erbanlagen, das heißt durch Weitergabe bestimmter Eigenschaften an ihre Nachkommen unter ähnlichen Milieubedingungen, von den übrigen Angehörigen derselben Art unterscheiden und sich dadurch zu einer Population als Grundgesamtheit zusammenfassen lassen. Innerhalb ihrer Art sind Rassen in der Regel offene Genpopulationen und rascher veränderlich als Arten.

Die Betonung Herres, daß es sich bei den Rassen um Kollektiveinheiten handelt, bewahrt vor einer zu starren, typbezogenen, formalistischen Abgrenzung, wie sie noch bis um die Mitte des 20. Jahrhunderts allgemein üblich war und teilweise in praxi bis heute geübt wird. Es ist züchterisch nicht erwünscht, einen weitgehend übereinstimmenden Erbbestand, der durch größtenteils gleiche Merkmale geprüft ist, aufgrund von geringgradigen Abweichungen in verschiedene Rassen zu unterteilen. Um dennoch einzelne Zuchtgruppen zu kennzeichnen, hat man sich angewöhnt, die Rassen nach „Schlägen" zu unterteilen. Dieser Begriff wurde von *H. Nachtsheim* (VOM WILDTIER ZUM HAUSTIER, Berlin 1949) eingeführt. Schläge sind Untereinheiten einer Rasse, die sich nur in einem oder wenigen Merkmalen beziehungsweise Genen voneinander unterscheiden und eine gewisse Verbreitung besitzen. Für sie ist eine statistische Merkmalcharakterisierung nicht erforderlich, da meist einzelne Merkmale (zum Beispiel Farbe) zu ihrer Identifizierung ausreichen. Als noch kleinere züchterische Einheiten können für die vorhandenen Paarungs- und in dem Sinne auch Abstammungsgemeinschaften Begriffe wie Linie, Stamm, Familie herangezogen werden.

SELEKTION

Wie wir gesehen haben, bildet der Mensch, abgesehen von der räumlichen Isolierung, die er selbstverständlich auch vornimmt und die ein wesentliches züchterisches Instrument darstellt, Rassen vornehmlich durch die Auswahl bestimmter Typen und Merkmalsträger, durch Selektion auf bestimmte, von ihm gewünschte Eigenschaften, ihre gezielte Vermehrung sowie durch Ausschlüsse nicht seinem Ziel entsprechender Individuen von der Zucht. Das Rassenbild, das der Mensch bei der Ausformung einer Rasse zugrunde legt, kann nur durch eine ständige Selektion der Zuchttiere nach dem aufgestellten Rassenbild (Leistung, Exterieur, Interieur) erhalten oder ihm mindestens ähnlich bleiben.

Züchtung kann immer nur die Auswahl treffen unter den Genen, die in einer Population vorhanden sind. Leistungsgene, die in einer Population nicht vorhanden sind, lassen sich auch durch noch so gezielte Selektion nicht hervor„zaubern". Gegebenenfalls müssen sie von außen, aus anderen Populationen, in denen sie konsolidiert vorhanden sind, hinzugeführt und durch entsprechende züchterische Maßnahmen verankert werden. Hierzu ist es gelegentlich notwendig, sich von Vorurteilen freizumachen.

Keine der heutigen hochgezüchteten Kulturrassen ist „rein" im Sinne von Homozygotie (Reinerbigkeit). Alle Kulturrassen sind heterozygot (mischerbig), folglich spalten sie in ihrer Vererbung immer mehr oder weniger auf. Durch strikte Selektion auf die von ihm gewünschten Merkmale kann der Mensch immer nur zu einer gewissen, relativen Vererbungssicherheit gelangen. Da äußerlich nur der Phänotyp, nicht jedoch der Genotyp erkennbar ist, spielt die Exterieurbeurteilung in der Pferdezucht immer noch eine überproportional große Rolle. Je konsequenter die Zuchtauslese auf die erwünschten Merkmale verfolgt wurde, desto größer ist die Wahrscheinlichkeit, daß die einzelnen Individuen einer Rasse einander in ihren Merkmalen ähnlich sind und desto verläßlicher in Phänotyp und Genotyp übereinstimmen.

Unter dem „Phänotyp" (Erscheinungsbild) verstehen wir die Gesamtheit aller Eigenschaften eines Lebewesens, die als Ergebnis des Zusammenwirkens von Genotyp und Umwelt (Haltung, Klima, Fütterung, Training etc.) manifest werden. Als „Genotyp" dagegen bezeichnen wir die Summe der genetischen Informationen, das Erbpotential (Erbbild, Erbgepräge) eines Lebewesens, also alle Eigenschaften, die es von seinen Vorfahren geerbt hat und an seine Nachkommen weitergibt. Erworbene Eigenschaften vererben sich nicht!

LEISTUNGS-VERERBUNG

Merkmale, deren Anlagen im Erbgepräge nicht vorhanden sind, lassen sich auch durch stärkste Milieueinflüsse positiver oder negativer Art nicht hervorbringen. Dagegen kann man im Genotyp angelegte Eigenschaften durch entsprechend gerichtete äußere Einflüsse positiver oder

Der Linienbegründer Drabant, geb. 1946, über Kokard auf den Trakehner Humanist zurückgehend, wurde Vater zahlreicher erfolgreicher Dressurpferde und ist ein Beispiel für die „goldene" Paarung in Schweden.

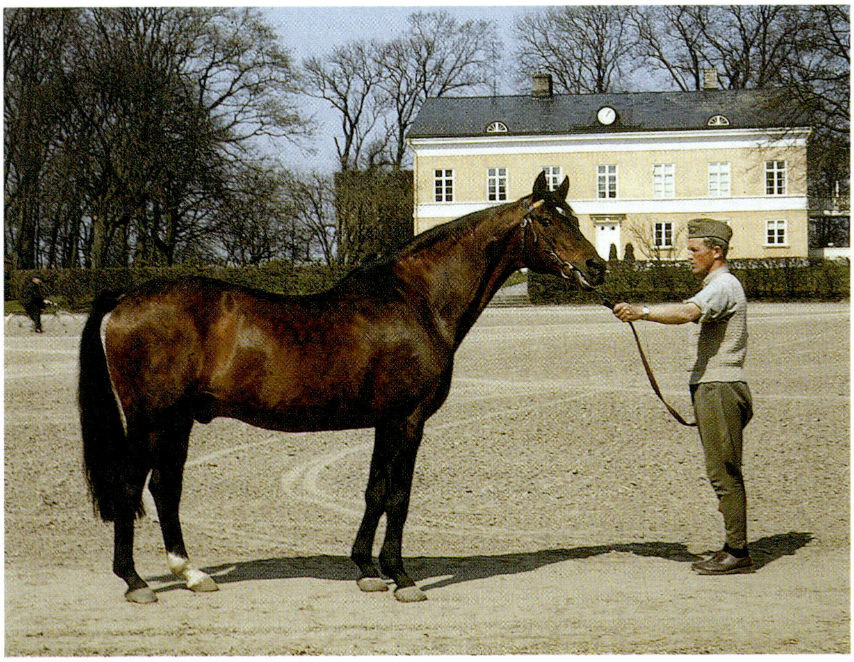

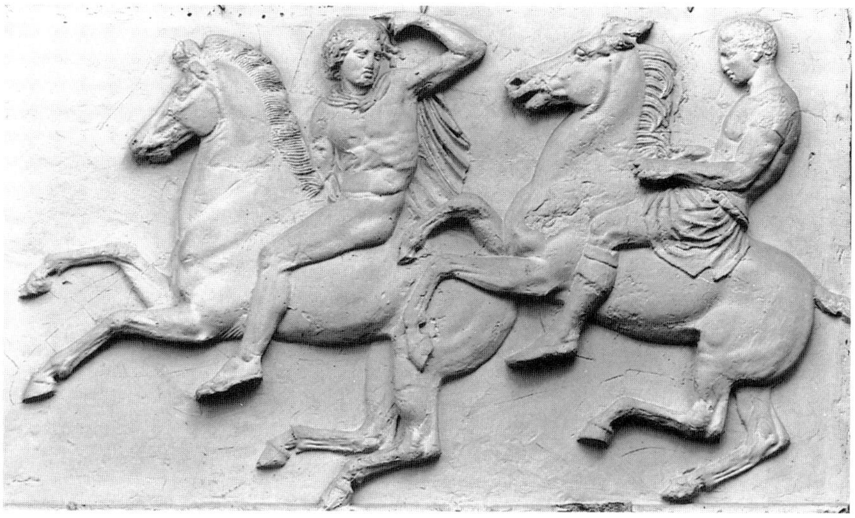

Der Stand des Gestütswesens im antiken Griechenland muß hoch gewesen sein, wenn wir aus den Pferdedarstellungen des Parthenon-Frieses (geschaffen 447–432 v. Chr.) schließen dürfen.

negativer Art fördern oder unterdrücken. Ein durch mangelhafte Ernährung unterdrücktes Größenwachstum kann unter günstigeren Lebensbedingungen in der folgenden Generation wieder auftreten, wie sich bei bestimmten Rassen (zum Beispiel beim Connemara) zeigt. Die Anlage zum Zwergwuchs (beispielsweise beim Shetland-Pony) läßt sich dagegen durch die beste Fütterung nicht ausgleichen. Analoges gilt selbstverständlich auch für interieure Anlagen wie Rennleistung oder Springanlagen. Auch ein vielfacher Leistungssieger, gleich, auf welchem Gebiet, wird nicht die bewiesene Eigenleistung beziehungsweise die Prädisposition dafür an seine Nachkommen weitergeben, wenn sie lediglich durch eine glückliche Milieukonstellation (Pferd-Reiter-Kombination) zustande gekommen ist und nicht gefestigt in seinem Erbbild (Genotyp) vorliegt. Es lassen sich dafür zahllose, teils auch prominente Beispiele anführen.

Leider ist die angestrebte Leistungsvererbung noch nicht sicher, wenn nur ein Elternteil in seinem Genotyp die Anlagen dafür mitbringt, obgleich es solche Ausnahmen gelegentlich gibt. Ja, selbst wenn beide Eltern sie besitzen, ist zwar die Wahrscheinlichkeit weitaus größer, aber eine Garantie gibt es noch nicht. Die sicherste Chance für ein zukünftiges Spitzenprodukt ist eine Genkombination, in der zwei Eltern aufeinandertreffen, die ebenso wie ihre Vorfahren einander leistungsmäßig ergänzen und nicht behindern. In diesem Fall spricht man von einer sogenannten „Passerpaarung". Immer wieder kommen solche besonders geglückten Paarungen zustande, wobei ich hier bewußt von „Glück" spreche, obgleich es Züchter gibt, denen dieses „Glück" wesentlich häufiger widerfährt als anderen. Einer von diesen begnadeten Menschen war der italienische Vollblut-Züchter *Federico Tesio.*

Für die Zucht von bestimmten Leistungsanlagen sollten die von einem Zuchtpferd erbrachten Eigenleistungen unbedingt durch eine entsprechende Leistungsabstammung bestätigt sein, am besten über mehrere Generationen, wobei man besonderes Augenmerk auf die oft vernachlässigte Mutterseite legen sollte. Es ist eine bekannte Tatsache, daß in bestimmten Rassen bestimmte Leistungsanlagen häufiger vorkommen, eine höhere Leistungsdichte vorhanden ist als in anderen, in denen diese selten oder gar nicht auftreten. Aber auch in den Populationen mit hoher Leistungsdichte sind es in der Regel wieder nur bestimmte Stämme oder Familien, in denen sie kumulieren. In Leistungszuchten, auch in solchen mit hoher Leistungsdichte gibt es Hengste und Stuten, die mit jedem Partner überdurchschnittliche Nachkommen liefern. Man bezeichnete dieses Phänomen früher etwas altmodisch, aber nicht ganz unzutreffend als „Individualpotenz". Daneben gibt es Hengste und Stuten, deren Produkte hinsichtlich Qualität und Leistungsanlagen schwanken. Und es gibt Hengste und Stuten, die nahezu ausnahmslos Versager liefern.

Das gelegentlich gehörte Wort: „Es ist kein Hengst (oder keine Stute) so schlecht, daß er (oder sie) nicht gelegentlich ein gutes Produkt liefert", sollten wir nicht zur züchterischen Maxime erheben. Nur die Paarung des Besten mit dem Besten, sofern sie „paßt"(!), ergibt Bestes. Auf die Pferdezucht angewandt bedeutet dies, daß man bei planmäßiger „passender" Paarung mit einer gewissen Wahrscheinlichkeit Qualität züchten kann.

GESCHICHTE DER PFERDEZUCHT

ANTIKE

Während der gesamten Antike war die Kenntnis von der Fortpflanzung sehr lückenhaft und die geltenden Auffassungen phantasievoll. Dies betrifft in noch weit umfassenderem Maße die Vererbung. Zwar wurden einige Beobachtungen gemacht, die teils sogar richtig waren, doch wurden sie falsch interpretiert. Die Deutungen entsprangen einer philosophisch, nicht naturwissenschaftlich ausgerichteten Denkweise. Theorien über die Erblichkeit entwickelten vor allem der griechische Arzt *Hippokrates* (460–377 v. Chr.) und sein Landsmann, der Philosoph *Aristoteles* (384–322 v. Chr.). Namentlich die aristotelische Theorie, daß sich die Leibesfrucht aus dem männlichen Samen entwickle und die Mutter nur „Pflegerin" sei, hat sich lange gehalten. Seiner Meinung nach kam das Erbe der Mutter von der durch sie erfahrenen Beeinflussung des Fetus im Mutterleib. Es ist bezeichnend, daß der arabische Gelehrte *Ibn Sina* aus Isfahan (980–1037), im Westen besser bekannt unter seinem lateinischen Namen *Avicenna*, diese Auffassung des Aristoteles von der Vererbung übernahm und in die mohammedanische Weltauffassung einführte, da sie mit der religiös begründeten Auffassung von der Stellung der Frau im Islam übereinstimmte. Avicennas Werk wurde im 12. Jahrhundert ins Lateinische übersetzt und beeinflußte fast siebenhundert Jahre lang nicht nur die arabische Weltsicht, sondern auch die europäische Denkweise (neoplatonische Form des Aristotelismus).

Seit der Antike ging man von der Vererbung erworbener Eigenschaften aus. Immerhin hatten bereits damals die Griechen und Römer im Vergleich zu der nachfolgenden Zeit eine verhältnismäßig hochstehende Pferdezucht, ebenso wie auch die Perser und Meder. In „Historische Grundlagen über Zuchttheorien und Zuchtmethoden bis zur Jahrhundertwende" (*Hammond, Johansson, Haring*, HANDBUCH DER TIERZÜCHTUNG, 2. Band, Hamburg/Berlin 1959) schreibt *Professor S. Berge*: „Wegen eines persönlicheren Verhältnisses zum Pferde und deshalb, daß man das Halten von Pferden als sehr wichtig ansah, wurde auf die Abstammung von Pferden weit mehr Wert gelegt als auf die der Rinder . . . Sowohl die Griechen als auch die Römer hatten Gestüte, um edle Pferde zu züchten. Von den Verwaltern wurde verlangt, daß sie wenigstens so viel lesen und schreiben konnten, um Abgang und Zugang, mit Genauigkeit die gewonnenen Siege in Wettrennen, die Namen der gepaarten Hengste und Stuten mit Paarungsdatum und Geburtstag der Fohlen eintragen zu können. Diese Daten waren von großer Bedeutung für den Handel mit Pferden." Ähnlich dürfte die Situation im Perserreich gewesen sein.

Eine erste selbständige Behandlung erfährt die Pferdezucht in dem grundlegenden Werk „Von der Gestüterey" (Frankfurt 1584) des kaiserlichen Rates Marx Fugger.

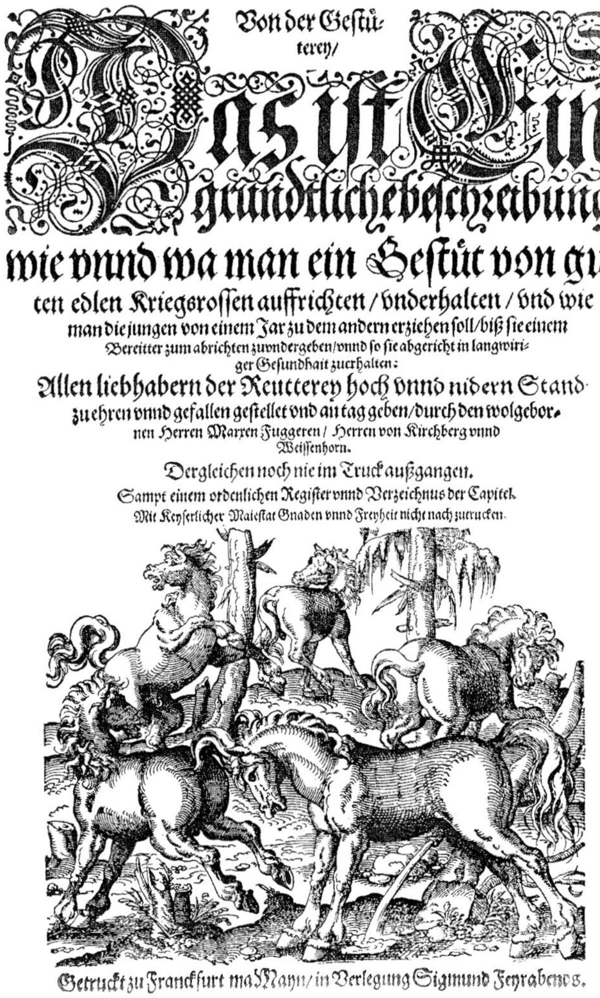

Von der Gestüterey/
Das ist Ein grundtliche beschreibung
wie vnnd wa man ein Gestüt von guten edlen Kriegsrossen auffrichten / vnderhalten / vnd wie man die jungen von einem Jar zu dem andern erziehen soll/biß sie einem Bereitter zum abrichten zuvndergeben/vnnd so sie abgericht in langwiriger Gesundhait zuerhalten:
Allen liebhabern der Reutterey hoch vnnd nidern Stands zu ehren vnnd gefallen gestellet vnd an tag geben/durch den wolgebornen Herren Marxen Fuggeren/ Herren von Kirchberg vnnd Weissenhorn.
Dergleichen noch nie im Truck außgangen.
Sampt einem ordenlichen Register vnnd Verzeichnus der Capitel.
Mit Keyserlicher Maiestat Gnaden vnnd Freyheit nicht nach zutrucken.
Getruckt zu Franckfurt am Mayn/ in Verlegung Sigmund Feyrabends.

MITTELALTER

Berge schreibt weiter (a. a. O.): „Der Untergang der griechisch-römischen Epoche führte auch einen starken Rückgang der Haustierzucht mit sich. Im Mittelalter stand der Pflanzenbau lange Zeit im Vordergrund, während die Haustierzucht bedeutend rückständiger war. In dieser langen Periode gab es wenig Anleitungen für den landwirtschaftlichen Betrieb und unter ihnen nichts über Buchführung der Abstammungen und über Haustierzucht überhaupt . . . Die arabische Pferdezucht nimmt in diesen Jahren eine Sonderstellung ein und unterscheidet sich stark von der europäischen Haustierzucht. Die Araber legten großen Wert auf die Abstammung ihrer Pferde. Die Zuchtmethode war strenge Reinzucht und teilweise Inzucht, und um diese durchführen zu können, war es nötig, die Ahnen zu kennen."

Während der Völkerwanderungszeit und des gesamten Mittelalters bestanden in Europa aus den Naturrassen hervorgegangene autochthone Landrassen, in die immer wieder, meist ungezielt, fremde Rassen eingeflossen waren. Daneben entstanden in Gestütszuchten der Fürsten, des Adels und der Klöster durch Kreuzung mit erbeutetem, gekauftem oder geschenktem Pferdematerial, vor allem aus Vorderasien (Türkei, Syrien, Persien, Arabien) sowie Nordafrika (Ägypten, Maghreb) und von der Iberischen Halbinsel, edle Kreuzungszuchten. Man kreuzte immer, wenn man eines edlen oder besonders schönen oder auch großen Zuchtpferdes habhaft geworden war, dieses in die eigene Zucht ein, ohne doch das Resultat vorhersehen zu können und ohne Kenntnis der Abstammungen oder der Vererbungsgesetze. Ein wichtiges Werk über die Bewirtschaftung eines großen landwirtschaftlichen Betriebes aus der Zeit *Karls des Großen* (742–814) enthält bezüglich Haustierzucht oder speziell Pferdezucht nichts über Bewertung, Zuchtwahl oder Abstammungen der zur Zucht verwendeten Tiere, dagegen allerlei über Haltung und Pflege.

NEUZEIT

Auch in der sogenannten „Hausväter"-Literatur des 16. und 17. Jahrhunderts lesen wir zwar einiges über die Pflege der Pferde, aber kaum etwas über Zucht. Auffällig ist, daß

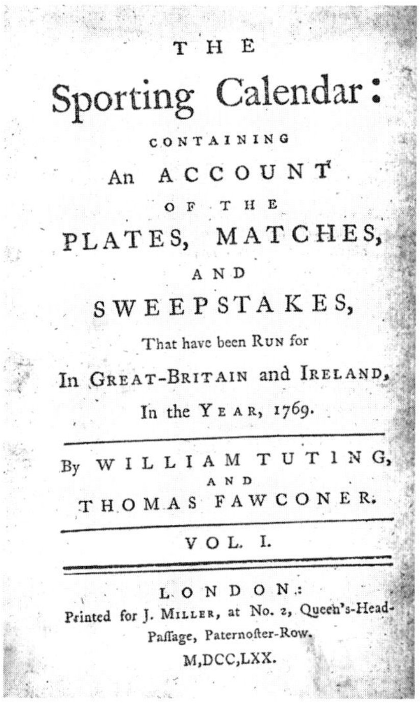

THE

Sporting Calendar:

CONTAINING

An ACCOUNT

OF THE

PLATES, MATCHES,

AND

SWEEPSTAKES,

That have been RUN for

In GREAT-BRITAIN and IRELAND,

In the YEAR, 1769.

By WILLIAM TUTING,

AND

THOMAS FAWCONER.

VOL. I.

LONDON:

Printed for J. MILLER, at No. 2, Queen's-Head-Paſſage, Paternoſter-Row.

M,DCC,LXX.

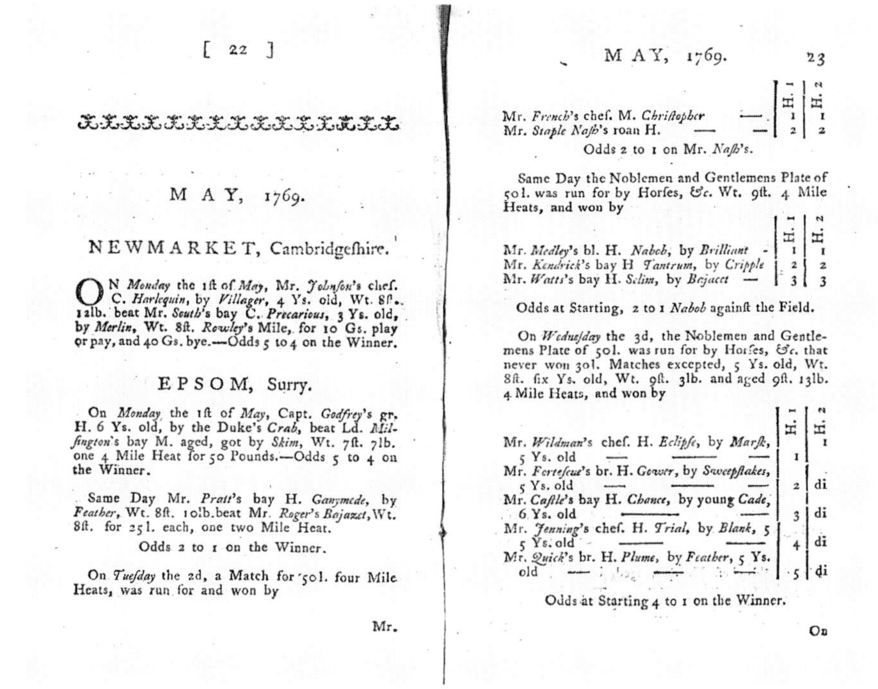

[22]

MAY, 1769.

NEWMARKET, Cambridgeſhire.

ON *Monday* the 1ſt of *May*, Mr. *Johnſon's* cheſ. C. *Harlequin*, by *Villager*, 4 Ys. old, Wt. 8ſt. 12lb. beat Mr. *South's* bay C. *Precarious*, 3 Ys. old, by *Merlin*, Wt. 8ſt. *Rowley's* Mile, for 10 Gs. play or pay, and 40 Gs. bye.—Odds 5 to 4 on the Winner.

EPSOM, Surry.

On *Monday* the 1ſt of *May*, Capt. *Godfrey's* gr. H. 6 Ys. old, by the Duke's *Crab*, beat Ld. *Milſington's* bay M. aged, got by *Skim*, Wt. 7ſt. 7lb. one 4 Mile Heat for 50 Pounds.—Odds 5 to 4 on the Winner.

Same Day Mr. *Pratt's* bay H. *Ganymede*, by *Feather*, Wt. 8ſt. 10lb. beat Mr. *Roger's Bajazet*, Wt. 8ſt. for 25l. each, one two Mile Heat.

Odds 2 to 1 on the Winner.

On *Tueſday* the 2d, a Match for 50l. four Mile Heats, was run for and won by

Mr.

MAY, 1769. 23

	H. 1	H. 2
Mr. *French's* cheſ. M. *Chriſtopher* —	1	1
Mr. *Staple Naſh's* roan H. — —	2	2

Odds 2 to 1 on Mr. *Naſh's*.

Same Day the Noblemen and Gentlemens Plate of 50l. was run for by Horſes, &c. Wt. 9ſt. 4 Mile Heats, and won by

	H. 1	H. 2
Mr. *Medley's* bl. H. *Nabob*, by *Brilliant* -	1	1
Mr. *Kendrick's* bay H *Tantrum*, by *Cripple*	2	2
Mr. *Watts's* bay H. *Selim*, by *Bajacet* —	3	3

Odds at Starting, 2 to 1 *Nabob* againſt the Field.

On *Wedneſday* the 3d, the Noblemen and Gentlemens Plate of 50l. was run for by Horſes, &c. that never won 30l. Matches excepted, 5 Ys. old, Wt. 8ſt. ſix Ys. old, Wt. 9ſt. 3lb. and aged 9ſt. 13lb. 4 Mile Heats, and won by

	H. 1	H. 2
Mr. *Wildman's* cheſ. H. *Eclipſe*, by *Marſk*, 5 Ys. old — — —	1	1
Mr. *Forteſcue's* br. H. *Gower*, by *Sweepſtakes*, 5 Ys. old — — —	2	di
Mr. *Caſtle's* bay H. *Chance*, by young *Cade*, 6 Ys. old — —	3	di
Mr. *Jenning's* cheſ. H. *Trial*, by *Blank*, 5 Ys. old — —	4	di
Mr. *Quick's* br. H. *Plume*, by *Feather*, 5 Ys. old — — —	5	di

Odds at Starting 4 to 1 on the Winner.

On

Das Titelblatt des „Sporting Calendar" des Jahres 1769 und die Seite mit dem Resultat des Rennens, das Eclipse am 11. Mai 1769 nach zwei Heats über je vier Meilen (6.436 m), noch in den Farben des Schlachters Wildman, gewann. Im zweiten Heat distanzierte der Hengst alle seine Gegner, das heißt, er lag im Ziel über 240 Yards (220 m) vor dem übrigen Feld: „Eclipse first, the rest nowhere!"

wenig eigene Beobachtungen gemacht oder ausgewertet werden; vielmehr bestehen die Texte von *Johannes Colerus* und anderen meist aus einer Aneinanderreihung von Zitaten antiker griechischer und römischer Autoren. Eine erste selbständige Behandlung erfährt die Pferdezucht durch *Marx Fugger,* Herrn v. Kirchberg und Weissenborn, in seinem Prachtwerk VON DER GESTÜTEREY (Frankfurt 1584). Er gibt Anweisungen, die Pferde zu kennzeichnen, um ihre Herkunft erkennen zu können. Bei der Zuchtwahl legt auch er jedoch kein besonderes Gewicht auf die Abstammungen.

Im Europa des 15. bis 17. Jahrhunderts herrscht in den adligen und klerikalen Gestüten eine allgemein verbreitete Kreuzungszucht. Selbst eine so berühmte Zucht wie die des *Grafen Anton Günther v. Oldenburg* (1583–1667) muß man aus heutiger Sicht als Kreuzungszucht mit recht wenig vorhersehbaren Resultaten bezeichnen. Erst allmählich brachte die Einfuhr und große Verbreitung orientalischer Pferde eine Wende. Der Durchbruch bereitete sich im England des 17. Jahrhunderts vor, als die morgenländischen Importe einen erheblichen Umfang erreichten und einen wesentlichen Einfluß auf die Rennpferde-(„Courser"-)Zucht zu erlangen begannen. Mit diesen Pferden kamen auch die islamisch geprägten Zuchtprinzipien nach England, in denen großes Gewicht auf die Ahnen und „reine Linien" gelegt wurde. Die englischen Züchter begannen, diese Prinzipien vor allem auf die damals aus der Courser-Zucht entstehende Vollblut-(Thoroughbred-)Rasse anzuwenden und gingen nach ihrem Beispiel bald auch in der übrigen Haustierzucht vor. Da sie die mündliche Überlieferung der Ahnentafeln, wie sie bei den Arabern üblich war, als unzulänglich ansahen, begannen sie genaue Journale über die Abstammungen anzulegen, die zusammen mit gedruckten Verzeichnissen, wie zum Beispiel dem englischen Rennkalender, zu wichtigen Quellenschriften wurden.

Durch diese Veränderungen kam es im 18. Jahrhundert in der englischen Haustierzucht zu einer Entwicklung ohne Gegenstück in anderen Ländern. Eine wichtige Rolle spielte dabei die rund ein Jahrhundert früher als auf dem Kontinent einsetzende Industrialisierung. Sie wurde dadurch, daß immer mehr Menschen vom Land in die Städte strömten und sich damit von der landwirtschaftlichen Eigenversorgung abkoppelten, der Auslöser für die große Nachfrage nach Produkten von und durch Haustiere. Angeregt durch die Tatsache, daß die industriellen Massen durch ihre Arbeit Geld verdienten und damit für die landwirtschaftlichen Pro-

Der „Vater der modernen Tierzucht", Robert Bakewell von Dishley Grange (Leicestershire), war der erste, der mit Hilfe Friesischen Blutes das alte schwarze Karrenpferd veredelte, wodurch er den Grundstock für die spätere Shire-Zucht legte.

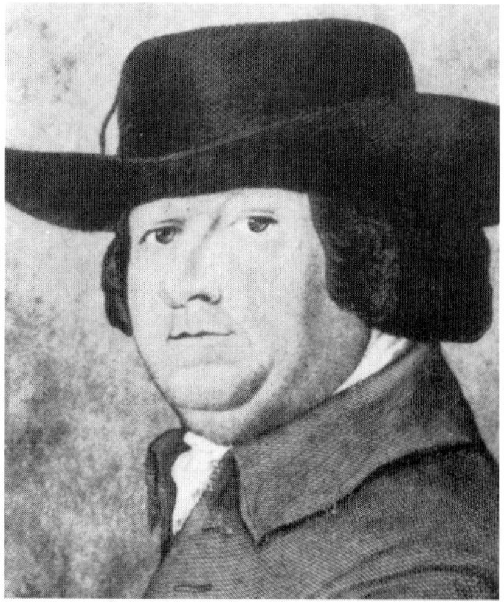

dukte bezahlen konnten, begannen einige vorausschauende Züchter, an der Spitze *Robert Bakewell* aus Dishley Grange, die alten Haustierrassen zu verbessern, um den Ansprüchen des Marktes gerecht werden zu können. Die Zuchtmethoden bestanden in einer sorgfältigen Analyse der Abstammungen und einer Bewertung der Vorfahren, Inzucht bis hin zum Inzest der typmäßig besten Individuen und einer sehr sorgfältigen Selektion der Zuchttiere. Bakewell verbesserte Schaf- und Rinderrassen und legte den Grundstein für die heutige Kaltblutrasse des Shire. Damit war er der erste, der sich bewußt der Pferdezucht zu landwirtschaftlichen Zwekken annahm.

In jeglicher Haustierzucht war England in der zweiten Hälfte des 18. Jahrhunderts den anderen Ländern weit voraus und überlegen. In dieser Zeit wurden in England auch zahlreiche ausgezeichnete Schriften zur Tierzucht veröffentlicht. Sie unterschieden sich ganz wesentlich von denen des Kontinents: Während man auf dem Kontinent von oft schlecht fundierten theoretischen Erwägungen ausging und die Tierzucht nach diesen plante, fußten die englischen Verfasser in ihren Veröffentlichungen auf praktischen Erfahrungen.

Gegen Ende des 18. und mit Beginn des 19. Jahrhunderts begann auch auf dem Kontinent die Bedeutung der Tierzucht stetig zuzunehmen. Anfangs allerdings waren die Zuchtziele noch reichlich vage. Jedermann wollte neue Rassen schaffen. Unter dem Einfluß von *George Louis Leclerc, Graf Buffon* (1707–1788), kam es zu einem letzten, von ihm theoretisch begründeten und in Wort und Schrift propagierten Aufflackern der Kreuzungszucht. Er empfahl um 1770 die Kreuzung möglichst heterogener Rassen, „da nur durch Kreuzung der schönsten Tiere miteinander an jedem Ort in bezug auf die Form Vollkommenheit erzielt werden kann". Diese planlose Kreuzungszucht der unterschiedlichsten Rassen hatte vielfach katastrophale Folgen. Trotz seiner zahllosen Irrtümer pflegt man Buffon heute als den Vater der Evolutionslehre anzusehen. Später kam sein Landsmann, der Anatom und Paläontologe *George Baron de Cuvier* (1769–1832), mit der sogenannten „Katastrophentheorie", nach der die Erde eine Reihe alles Leben vernichtender großer Naturkatastrophen erlebt habe. Nach jeder dieser Katastrophen habe eine neue Schöpfung stattgefunden, die neuen Formen hätten sich jeweils von denen der vorhergegangenen Periode unterschieden. Mit seiner Theorie stützte Cuvier die Lehre von der Unveränderlichkeit der Arten in dem jeweiligen Erdzeitalter.

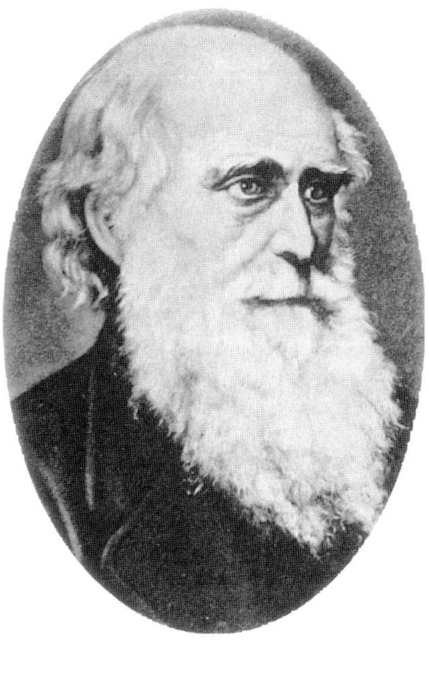

Charles Robert Darwin kam aufgrund eingehender Naturstudien zu der Erkenntnis, daß die Selektion durch die Natur die Ursache der Evolution ist.

Die größte Bedeutung für die Entwicklung der Evolutionslehre unter den französischen Forschern des 18. Jahrhunderts erlangte *Jean Baptiste Monet, Chevalier de Lamarck* (1744–1829). In seiner berühmten PHILOSOPHIE ZOOLOGIQUE (Paris 1809) stellte er die Theorie von der Unveränderlichkeit der Arten in Frage und begründete die Theorie von der Vererbung unter dem Einfluß des Milieus erworbener Eigenschaften, die noch bis weit in das 20. Jahrhundert hinein von vielen der bedeutendsten Pferdezuchttheoretiker vertreten wurde.

Als die Resultate der auf praktischen Erfahrungen beruhenden englischen Tierzucht und die neuentwickelten Rassen auf dem Kontinent bekannt wurden, machte sich um die Verbreitung dieser Erkenntnisse in Deutschland vor allem der Arzt und praktische Landwirt *Albrecht Thaer* (1752–1828) verdient. Die Wirkung war jedoch nur gering. Statt dessen begann bald ein Streit über Konstanz und Inzucht, und man verlor die praktischen Ziele aus den Augen. Ehe wir uns jedoch mit der Konstanzlehre befassen, ist es notwendig, erneut einen Blick auf die Entwicklung der Tierzucht in England und ihren theoretischen Unterbau zu werfen. 1830–1833 veröffentlichte der schottische Geologe *Sir Charles Lyell* (1797–1875) in London sein Hauptwerk PRINCIPLES OF GEOLOGY, in dem er die Katastrophentheorie Cuviers widerlegte und eine Hypothese für die kontinuierliche Entwicklung auf der Erde aufstellte, die in ihren Grundzügen bis heute Gültigkeit besitzt. Auf diesem Werk aufbauend schuf der Engländer *Charles Robert Darwin* (1809–1882) die Grundlagen für die moderne Evolutionslehre, die er 1859 in seinem bedeutendsten Werk ON THE ORIGIN OF SPECIES BY MEANS OF NATURAL SELECTION OR PRESERVATION OF FAVOURED RACES IN THE STRUGGLE OF LIFE darstellte. In dieser Arbeit zog er den Schluß, daß die natürliche Selektion die Ursache der Evolution sei.

Tiergeographische Beobachtungen an der Küste von Südamerika, besonders die Entdeckung von verschiedenen Varietäten derselben Tierart (zum Beispiel der Darwin-Finken) auf den einzelnen Galapagos-Inseln, sowie die Bevölkerungstheorie von *Thomas Robert Malthus* (1766–1834) gaben Darwin die Idee zu seiner Lehre von der natürlichen Auswahl. Malthus hatte in seiner Arbeit ÜBER BEDINGUNGEN UND FOLGEN DER VOLKSVERMEHRUNG (1789) behauptet, daß eine enge Beziehung zwischen der Zunahme der Bevölkerung und dem Zugang zu ausreichenden Nahrungsmittelquellen bestehe. Steige die Bevölkerungszahl rascher als die Nahrungsmittelproduktion, so komme es automatisch zu Hungersnöten, Seuchen, Kriegen, die sie reduzierten.

Nach *S. Berge* (a. a. O.) kann Darwins Erklärung vom Ursprung der Arten in vier Punkten zusammengefaßt werden.

1. Überproduktion von Individuen und Kampf ums Dasein: Weil die lebenden Wesen dazu neigen, sich stärker zu vermehren als die Nahrungsmenge zunimmt, entsteht ein Kampf zwischen verschiedenen Arten und zwischen Individuen der gleichen Art. Dieser Kampf ist teils aktiv, indem eine Tierart die andere auffrißt, teils passiv, indem die eine die Nahrung der anderen wegfrißt.

2. Variation: Alle Pflanzen und Tiere variieren, und es gibt kaum zwei absolut gleiche Individuen. Einzelne sind besser geeignet als andere, unter den gegebenen Umständen den Kampf ums Dasein zu bestehen.

3. Natürliche Auswahl: Die am besten ausgerüsteten Individuen überleben den Kampf ums Dasein und haben Gelegenheit, sich zu vermehren. Die am schlechtesten ausgerüsteten gehen unter oder geben durchschnittlich weniger Nachkommen. *Herbert Spencer* (1820–1903, englischer Philosoph) hat das mit dem Schlagwort ausgedrückt: „Survival of the Fittest".

4. Die Variation ist bis zu einem gewissen Grade erblicher Natur: Die sich im Kampf ums Dasein am besten bewährenden Individuen überführen ihre günstigen Eigenschaften auf die Nachkommen, dadurch entsteht eine andauernde Verschiebung der Typen der Rasse oder Art in Richtung der Auswahl.

Darwin unterschied noch nicht zwischen erblicher und nichterblicher (milieubedingter) Variation. Zu seiner Entschuldigung mag dienen, daß zu jener Zeit, als er seine Theorie aufbaute, weder der Mendelismus noch die darauf aufbauende moderne Genetik bekannt waren.

Der britische Arzt und Anthropologe *Sir Francis Galton* (1822–1911), in mancher Hinsicht ein Gegenspieler seines Vetters Charles Darwin, war einer der ersten, die erkannten, daß es die befruchtete Eizelle ist, die die Anlagen für die Teile des entstehenden Organismus enthält. Er wandte sich gegen die Theorie, daß jeder einzelne Teil des Körpers Keime zu den Geschlechtszellen bringe und folgerte, daß es allein die Gameten (Geschlechtszellen) seien, die sowohl die Körperzellen als auch die neuen Gameten bilden. Galton stellte eine Reihe von Erbgesetzen auf. Das wichtigste von ihnen, die sogenannte „Galtonsche Regel", besagt, daß innerhalb einer Population bestimmte erbliche Eigenschaften stets um einen Mittelwert schwanken. Zusammen mit dem Statistiker *K. Pearson* begründete Galton die „Biometrische Schule" und wurde so zu einem der Gründerväter der Populationsgenetik.

Am Anfang des 19. Jahrhunderts entstand schließlich unter dem Einfluß der englischen Haustierzucht die sogenannte „Konstanzlehre", deren Grundsätze rasch von allen zeitgenössischen, über Haustierzucht schreibenden Autoren akzeptiert wurde. Gemäß der neuen Lehre war Rassereinheit die erste Voraussetzung für den Erfolg einer jedweden Zucht, je weiter sich eine Abstammung zurückverfolgen ließ, desto höhere Sicherheit nahm man für die Vererbung an. Unter dem Einfluß der Konstanzlehre begann man die Wichtigkeit des Nachweises der Abstammung der Zuchttiere zu erkennen. Doch man glaubte, daß nur Eigenschaften vererbt würden, die der Rasse insgesamt eigen seien, eine Vererbung individueller Eigenschaften wurde verneint – eine Theorie, die vor allem *Professor Johann Wilhelm Baumeister* (1804–1846) in seinen Schriften vertrat.

Selbstverständlich fand sich ein „Korn Wahrheit" in der Konstanzlehre. Bei den Haustieren besteht eine große genetische Varianz. Durch die nun allgemein propagierte Inzucht gelang eine Reduktion der Varianten und damit das Erreichen einer größeren Einheitlichkeit von Genotyp und Phänotyp innerhalb der Rassen. Die Konstanzlehre vertrat zum erstenmal die Theorie, daß die Verteilung der Erbanlagen beider Eltern auf den einzelnen Nachkommen mathematisch gleich sei. Diese Theorie liegt bis heute den Prozentangaben (für das Arabische Blut) in den Pedigrees der Französischen Anglo-Araber-Zucht zugrunde. Und letztlich basiert auf ihr auch die moderne Populationsgenetik, die eine Gleichwertigkeit der Gene voraussetzt, wodurch ihre einfache Addition möglich sei.

Da sie sehr eingängig war und verschiedene Rätsel der Vererbung zu erklären schien, verbreitete sich die Konstanzlehre mit erstaunlicher Geschwindigkeit über ganz Mittel- und Nordeuropa. In Skandinavien bildete sich unter der Führung *Professor Valentin Proschs* (1820–1889) von der Königlichen Veterinär- und Landwirtschaftshochschule zu Kopenhagen eine ganz eigene Version der Konstanzlehre heraus. Er vertrat die Ansicht, daß das Milieu, in dem unsere Haustiere leben, sie verändere, indem sie sich ihm anpaßten, und daß sie die durch die Anpassung erworbenen Eigenschaften an ihre Nachkommen weitervererbten – eine Kombination von Lamarcks Theorie von der Vererbbarkeit erworbener Eigenschaften und der Forderung nach Rassereinheit. Nach Prosch hatten die Galopprennen das Vollblut, die Ausbildung in der Hohen Schule den Lipizzaner, die Trabrennen den Traber gebildet, und nicht die Selektion auf diese speziellen Eigenschaften. Namentlich die Idee von der „Prägung durch die Scholle" und der darauf aufbauenden Weitervererbung erworbener Eigenschaften fand viele Sympathisanten. Einer der prominentesten Anhänger dieser Theorie war der Landstallmeister von Trakehnen und nachmalige Preußische Oberlandstallmeister *Burchard v. Oettingen* (1850–1928). In seinem Standardwerk DIE PFERDEZUCHT (2. Auflage, Berlin 1921) führt er aus: „Nur Reize, die längere Zeit und regelmäßig besonders in jugendlichem Alter zur Erwerbung bestimmter Eigenschaften geführt haben, zum Beispiel das bei Absatzfohlen beginnende Trabtraining der Traber, werden imstande sein, auf die Keimzellen so einzuwirken, daß eine günstige Anlage zu den von den Eltern erworbenen Eigenschaften auch vererbt wird. So erklärt sich auch die Vererbung der durch den andauernden Einfluß der ‚Scholle' hervorgerufenen Veränderungen." Als ein besonders überzeugendes Beispiel führt er die in dem russischen Hauptgestüt Derkulsk (Gouvernement Charkow) rein gezüchteten Percherons an. Sie hätten bereits nach wenigen Generationen im Steppenmilieu ihren ursprünglichen kaltblütigen Rassetyp verloren und sich hinsichtlich Trockenheit der Textur und Lebhaftigkeit des Temperaments ihren Arabischen Vorvätern angeglichen. Wörtlich sagt er dann: „Die große Bedeutung des Einflusses der ‚Scholle', das heißt der durch Klima, Boden, Nahrung und Lebensweise bedingten Einwirkungen auf den Gesamtorganismus der Tiere, hat auch Darwin in den Vordergrund bei jeder Zucht gestellt. Durch die in die Hand des Züchters gelegte Änderung der äußeren Lebensbedingungen können gewaltige Veränderungen des Zuchtmaterials bewirkt werden. Die praktische Pferdezucht basiert auf diesen Grundwahrheiten und rechnet auf die Vererbung vieler erworbener Eigenschaften. Dazu gehören in erster Linie Gesundheit, Kraft, Härte, Gewohnheiten, Aktion und die mit derselben verbundene, durch bestimmte Übungen veränderte Konstruktion des Skeletts."

Daß die Theorie von der Konstanz der Rassen und der Vererbbarkeit erworbener Eigenschaften nicht richtig sein konnte, wurde von praktischen Züchtern, die eigene Beobachtungen machten und zur Reflexion in der Lage waren, schon frühzeitig erkannt. Zwei der bedeutendsten Kritiker waren *Hermann Settegast* (1819–1908) und *Hermann v. Nathusius* (1809–1879). Settegast publizierte 1861 eine Kritik der Konstanztheorie, in der er als Gegenargument die „Individualpotenz" einzelner hervorragender Zuchttiere ins Feld führte. Sein Argument fußte auf der Beobachtung, daß immer wieder einzelne Individuen ihre Nachkommen in weit stärkerem Maße prägten als die Mehrzahl ihrer Geschlechtsgenossen, und das unabhängig davon, wie lang und „rein" ihr Stammbaum war. In seinem 1868 in Berlin erschienenen Lehrbuch DIE TIERZUCHT machte Settegast seinen Standpunkt klar. Das Buch erreichte eine große Verbreitung weit über die Grenzen Deutschlands. Es führte

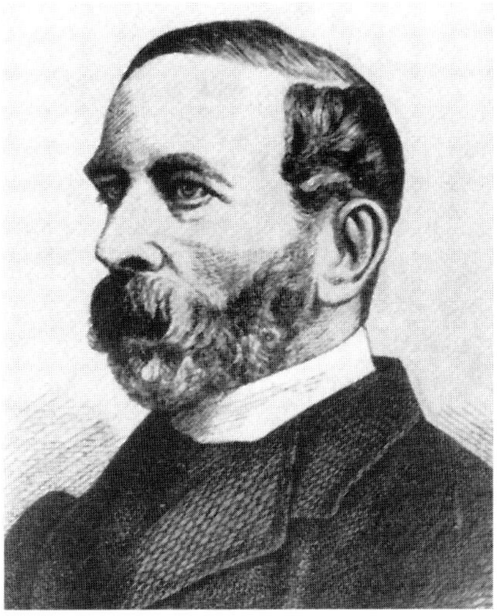

Mit seiner 1866 in Berlin veröffentlichten Arbeit „Über Konstanz in der Tierzucht" widerlegte Hermann v. Nathusius die herrschende Konstanzlehre.

dazu, daß man immer mehr Wert auf das einzelne Zuchttier zu legen begann. Ende des 19. Jahrhunderts wurden daraufhin Zuchtbücher bei den verschiedenen Haustiergattungen eingerichtet. In der Pferdezucht führte Settegasts Theorie zur Gründung der Zuchtverbände.

Hermann v. Nathusius veröffentlichte 1860 in Berlin seine Arbeit ÜBER KONSTANZ IN DER TIERZUCHT, worin auch er die herrschende Konstanzlehre angriff. Sein späteres Buch VORTRÄGE ÜBER VIEHZUCHT UND RASSENKENNTNIS erschien in mehreren Auflagen und übte großen Einfluß auf die europäische Tierzucht aus.

Doch es dauerte noch bis in die zwanziger Jahre des 20. Jahrhunderts, bis der norwegische Staatskonsulent für Tierzucht in Oslo, *Christian Wriedt*, in seinen BIOLOGISCHEN ESSAYS ÜBER PFERDEZUCHT UND PFERDERASSEN (Berlin 1929) die Konstanztheorie und die Lehre von der Vererbung erworbener Eigenschaften und dem Einfluß der „Scholle" endgültig widerlegen konnte. Und in praxi dauerte es tatsächlich noch bis in die sechziger/siebziger Jahre, ehe diese Irrlehre völlig ausgerottet war. Als wir bei dem Veredlungsprozeß der Holsteiner-Zucht zwischen 1958 und 1973 einen Teil der Vollblut-Hengste aus England und Irland holten, warf man uns von offizieller Seite vor, wir brächten mit den nicht an die deutsche „Scholle" akklimatisierten Hengsten einen Unsicherheitsfaktor in die Zucht, was unweigerlich zu Fehlschlägen führen müsse. Unsere Zuchterfolge haben diesen Aberglauben widerlegt.

Während des gesamten 19. Jahrhunderts, aber selbst noch bis gegen Ende des 20. Jahrhunderts, bestand ein teils erbittert geführter Streit um den Formalismus in der Zuchttierbeurteilung, der sich in der Pferdezucht am hartnäckigsten gehalten hat und bis heute eine ausschlaggebende Rolle bei der Selektion der Zuchttiere spielt. Seinen Ursprung hat dieser Streit in der alten Frage nach der Gewichtung einzelner Exterieureigenschaften in Relation zur Funktionalität. Die Prüfung des Gebrauchswertes eines Zuchtpferdes setzte sich (außer in den Leistungszuchten des Vollbluts und der Traber) erst ganz allmählich seit etwa 1900 durch, obgleich Forderungen nach einer Leistungsprüfung von verschiedenen Autoren bereits seit Anfang des 19. Jahrhunderts erhoben worden waren (zum Beispiel von *Baron Gottlieb Biel* in EINIGES ÜBER EDLE PFERDE, Dresden 1830).

Die Theorie von der Individualpotenz wurde abgelöst durch die auf praktischen Versuchen beruhende Entdeckung der Vererbungsgesetze durch den Augustinerpater und späteren Prior des Klosters zu Brünn, *Johann Gregor Mendel* (1822–1884), die die Grundlage der modernen Genetik bilden. Mendel kreuzte Varietäten derselben Pflanzenarten (Erbsen und Bohnen), woraus rund 13 000 Bastardpflanzen hervorgingen. Daraus leitete er in seinen Schriften VERSUCHE ÜBER PFLANZENHYBRIDEN (Brünn 1861) und ÜBER EINIGE AUS KÜNSTLICHER BEFRUCHTUNG GEWONNENE HIERACEUMBASTARDE (posthum Leipzig 1901) die später nach ihm benannten Vererbungsgesetze ab. Nachdem seine Forschungsergebnisse zunächst wenig Beachtung gefunden hatten, kamen um die Jahrhundertwende verschiedene Forscher

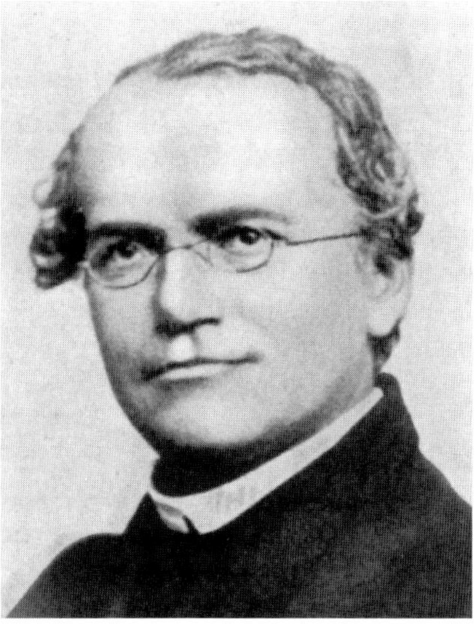

Aufgrund experimenteller Artenkreuzungen in der Pflanzenzucht entdeckte der Augustinermönch Johann Gregor Mendel um etwa 1860 die Vererbungsgesetze, auf denen die moderne Genetik aufbaut.

in Deutschland *(Correns)*, den Niederlanden *(de Vries)* und Österreich *(Tschermak)* unabhängig voneinander mit analogen Methoden zu gleichen Ergebnissen.

Aufgrund der Erkenntnisse aus Mendels Zuchtexperimenten kann man die drei folgenden Grundregeln der Vererbung aufstellen:

1. Uniformitätsregel: Kreuzt man reinerbige (homozygote) Individuen (P-Generation) miteinander, die sich in nur einem Merkmal (Gen) unterscheiden, so sind deren Nachkommen untereinander alle gleich (uniform), das heißt für das betreffende Gen mischerbig (heterozygot). Ist das Merkmal dominant, bestimmt es die äußere Erscheinung (den Phänotyp). Wenn die Nachkommen der F_1-Generation im Phänotyp zu gleichen Teilen beiden Eltern gleichen (zum Beispiel Mischfarbe), liegt ein intermediärer Erbgang vor.

2. Spaltungsregel: Kreuzt man heterozygote Individuen der F_1-Generation, so sind ihre Nachkommen (F_2-Generation) nicht alle gleich, sondern es treten neben heterozygoten auch homozygote Individuen auf. Bei Dominanz eines von zwei Merkmalen erfolgt eine Aufspaltung im Verhältnis 3 : 1. Die Dominanzregel lautet: Von den Nachkommen aus einer heterozygoten F_1-Kreuzung sind 75 Prozent einheitlich wie der Elter mit dem dominanten Merkmal aussehend, aber rein- und mischerbig im Verhältnis 2 : 1, und 25 Prozent reinerbig entsprechend dem Elter mit dem rezessiven Merkmal.

3. Gesetz der freien (zufälligen) Kombinierbarkeit der Gene: Kreuzt man Individuen miteinander, die sich in mehr als einem Gen unterscheiden, gilt für jedes einzelne Gen-(Merkmals-)Paar die Uniformitäts- und die Spaltungsregel. Die freie Kombinierbarkeit gilt jedoch nur für Genpaare, die auf verschiedenen Chromosomen angesiedelt sind. Die auf den gleichen Chromosomen lokalisierten Gene sind zu sogenannten Kopplungsgruppen zusammengefaßt, die sich im Kreuzungsexperiment jeweils wie ein Gen verhalten.

Einer der ersten, der sich der Mendelschen Gesetze in der Pferdezucht bediente, war der berühmte italienische Vollblut-Züchter *Federico Tesio* (1869–1954), der sie 1906 kennenlernte und in seinem Buch BREEDING THE RACEHORSE (London 1958) ausführlich würdigt. Die wichtigste Erkenntnis, die er aus den Forschungsergebnissen Mendels schöpfte, war die Tatsache, daß das in Italien „Puro Sangre" (Reinblut) genannte Vollblutpferd (Thoroughbred) alles andere als „reinblütig" ist. Tatsächlich ist es ein Bastard und folgt als solcher den Mendelschen Gesetzen. Tesio züchtete in vierzig Jahren insgesamt zwanzig Derbysieger sowie die beiden Giganten *Nearco* und *Ribot*, die beide auf der Rennbahn ungeschlagen blieben und in der Vollblut-Zucht zwei der wichtigsten Vererber des 20. Jahrhunderts wurden.

Bis heute bilden die Forschungsergebnisse Mendels die Grundlage der gesamten modernen Vererbungslehre. Das gilt auch für die Populationgenetik, die seit den vierziger/fünfziger Jahren die beherrschende Zuchttheorie in der Haustierzucht darstellt. Ihr geistiger Vater ist, wie oben erwähnt, *Sir Francis Galton*, der bereits 1886 erste Schritte zur Schaffung eines Zuchtindexes unternahm. In seiner Arbeit NATURAL INHERITANCE (London 1889) beschreibt Galton seine Beobachtungen. Er unterscheidet darin „natürliche" (das heißt angeborene) und „erworbene" Eigenschaften und weist nach, daß erworbene Eigenschaften nicht vererbbar sind. Das nach ihm benannte „Galtonsche Gesetz" zur Indexberechnung wurde um 1900 von seinem Nachfolger, dem Statistiker *Charles Pearson* (1857–1936), verbessert.

Daß in der allgemeinen praktischen Haustierzucht bis in die dreißiger Jahre wenig Auswirkungen der Vererbungsforschung spürbar waren, beruhte nicht auf Mangel an Interesse unter den Züchtern, sondern vielmehr darauf, daß die Genetiker noch keine sinnvollen Methoden für die praktische Anwendung liefern konnten. Wichtigste Voraussetzung, um Fortschritte in der Leistungsvererbung bei Haustieren zu erzielen, war

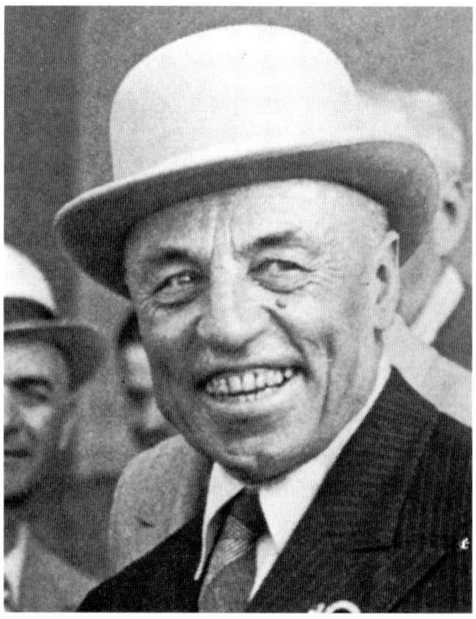

Federico Tesio wandte als einer der ersten die Mendelschen Gesetze in der Pferdezucht an.

die Einführung objektiver Kriterien bei der Beurteilung von Tieren und ihren Leistungen durch die Züchter und Züchtervereinigungen. Ein besonders frühes Beispiel dafür war seit der Gründung des „New York Trotting Clubs" 1825 die Einführung der offiziellen Zeitmessung und die Festlegung eines Standardwertes, innerhalb dessen ein Pferd die Meile traben mußte, um Aufnahme im „American Standardbred Stud Book" zu finden.

Nach Einführung der Gestütbücher für die verschiedenen Pferderassen Europas im letzten Drittel des 19. Jahrhunderts wurde es allgemein üblich, die Körpermaße bei der Zuchtwertbeurteilung zu berücksichtigen und zu registrieren. Um die Jahrhundertwende begannen die Landstallmeister verschiedener Landgestüte und des Hauptgestütes Trakehnen mit der Prüfung ihrer Junghengste im Jagdfeld. 1926 und 1927 wurden die Hengstleistungsprüfungsanstalten Zwion Georgenburg (Ostpreußen) und Westercelle (Hannover) mit dem Ziel gegründet, die Beurteilung der für die Zucht vorgesehenen Vatertiere zu objektivieren. Erste Ansätze für eine Prüfung der Hengstnachkommenschaften auf ihre Leistungsfähigkeit in größerem Stil bildeten die in der Zeit zwischen den beiden Weltkriegen vom „Reichsverband für Zucht und Prüfung deutscher Pferde" kontrollierten Turniere. Parallel dazu wurden von den Kaltblutzüchtern Zugleistungsprüfungen im schweren Zug veranstaltet.

Als den bahnbrechenden Pionier für die Populationsgenetik in der praktischen Tierzucht muß man *Professor Jay L. Lush* nennen. Die von Lush begründete Schule an der Iowa State University in Ames befaßte sich seit Beginn der vierziger Jahre mit der Weiterentwicklung der quantitativen Genetik. Lush entwarf eine allgemeine Theorie, um die Analyse der Vererbung quantitativer Eigenschaften, eine Zuchtwertschätzung von Tieren und eine Schätzung des Selektionsgrades zu ermöglichen und praxisreif zu machen. In Zusammenarbeit mit Lush veröffentlichte *L. N. Hazel* 1943 eine Arbeit zu den genetischen Grundlagen der Indexberechnung unter dem Titel THE GENETIC BASIS FOR THE CONSTRUCTION OF SELECTION INDEXES.

Nach Lush haben auch zahlreiche andere Genetiker die Methoden der Populationsgenetik übernommen, weiterentwickelt, verfeinert und ihre Anwendung auf alle Haustierarten und -gattungen ausgedehnt. Stellvertretend nenne ich hier die Professoren *Carl Kronacher* (Hannover/Berlin), *Sir John Hammond* (Cambridge), *Ivar Johansson* (Uppsala), *Fritz Haring* (Göttingen), *Henri Louis Le Roy* (Zürich) und *Hans Otto Gravert* (Kiel). Seit etwa 25 Jahren hat sich die Populationsgenetik in ständig steigendem Maße auch der Pferdezucht zugewandt. Inzwischen wird das populationsgenetische Verfahren mit Hilfe des BLUP (Best Linear Unbiased Prediction)-Tiermodells in zahlreichen europäischen Sportpferdezuchten angewendet. Das betrifft außer verschiedenen Traberpopulationen besonders die warmblütigen Sportpferdezuchten der drei wichtigsten Pferdezuchtnationen Deutschland, Frankreich und der Niederlande.

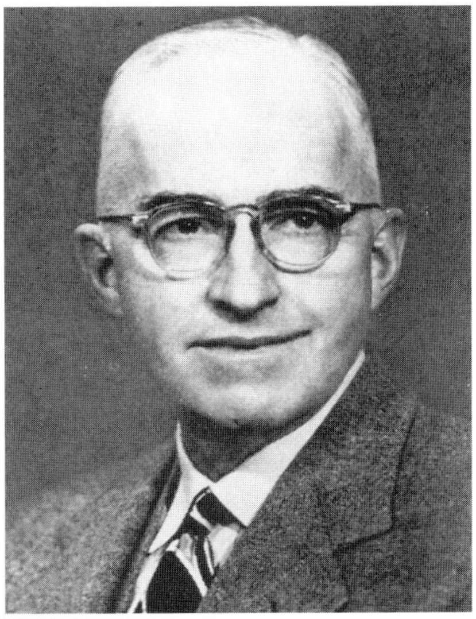

Der bahnbrechende Pionier der Populationsgenetik war der amerikanische Tierzuchtprofessor Jay L. Lush von der Iowa State University.

In der Sportpferdezucht waren die Franzosen die ersten, die aufgrund ihres seit 1972 gespeicherten Materials von Sportergebnissen ihrer Pferde 1988 mit der Zuchtwertschätzung nach dem BLUP-Tiermodell an die Öffentlichkeit traten. Treibende Kräfte waren hier *Dr. Bernard Langlois* und *Dr. Anne Tavernier* vom Institut für angewandte quantitative Genetik (I. N. R. A.) in Jouy-en-Josas, die dazu auch zahlreiche Abhandlungen in der Fachpresse veröffentlicht haben. Deutschland folgte 1990 mit einem etwas anders konstruierten BLUP-System, aufgebaut auf seinem seit 1976 gespeicherten Material. Das Verfahren beruht im wesentlichen auf einer von *Dr. Heiko Meinardus* an der Universität Göttingen als Dissertation erarbeiteten Methode, die er 1988 unter dem Titel ZÜCHTERISCHE NUTZUNG DER TURNIERSPORTPRÜFUNG in Warendorf veröffentlichte. Seit 1991 gibt es auch für die Niederländische Warmblutzucht einen nach dem BLUP-Tiermodell ermittelten Zuchtwert.

Es ist sicher keine Schande zuzugeben, daß wir Züchter zu Anfang recht optimistisch waren hinsichtlich des modernen BLUP-Zuchtschätzwertverfahrens, auch wenn den einen oder anderen bereits damals vielleicht gewisse Zweifel beschlichen. Denn die grundlegende Arbeitshypothese, die mit Sicherheit nicht korrekt ist, geht von einem Erbanteil von exakt 50 Prozent für beide Eltern an dem entstandenen Produkt aus. Dazu bemerkt der

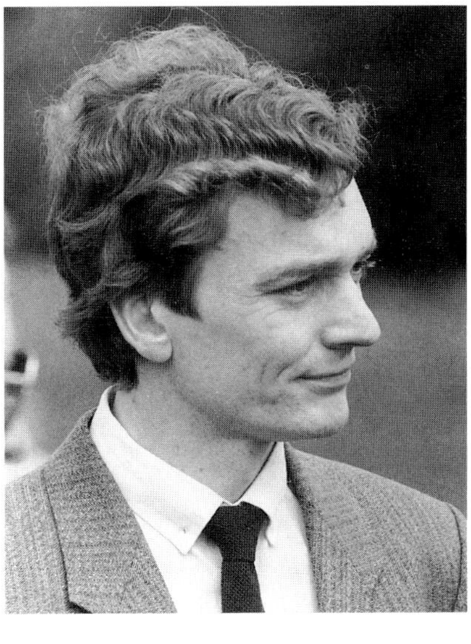

Mit seiner in Göttingen verfaßten Dissertationsschrift „Züchterische Nutzung der Turniersportprüfung für Reitpferde" zeigte Dr. Heiko Meinardus, wie die Populationsgenetik in der Sportpferdezucht anzuwenden ist.

Tierzuchtprofessor *Signoret* (zitiert nach *Bernard le Courtois* in seinem Aufsatz „Halte au BLUP!" 1994): „Das Prinzip des BLUP-Verfahrens ist außerordentlich einfach, ja geradezu primitiv. Es geht davon aus, daß ein Fohlen eine Mischung zu gleichen Teilen von Vater und Mutter darstellt. Aber Züchter, Genetiker und alle anderen, die sich mit der Verbesserung der verschiedenen Haustierzuchten beschäftigen, wissen, daß das so keineswegs zutrifft!"

Nach Signorets Ausführungen führt allein die Schätzung des Erbwertes der Milchleistung in der Rinderzucht zu unanfechtbaren Ergebnissen. Er meint, es sei höchst verführerisch und zugleich unwahrscheinlich, daß sich eine Methode zur Erbwertschätzung eines einzelnen Merkmals wie der Milchleistung ohne weiteres auch auf die Beurteilung der Eigenschaften und Leistungen des modernen Sportpferdes anwenden ließe. Die wesentlichen Unterschiede beim Milchvieh einerseits und beim Sportpferd andererseits liegen einmal in der unterschiedlichen Größe der Populationen. Bei den Rindern handelt es sich um Millionen Tiere und damit um das „Gesetz der großen Zahl". Das Individuum gilt wenig, die Selektion erfolgt mit dem Schlachtermesser. Das Zuchtziel besteht darin, die Mittelwerte der Leistungen der Gesamtpopulation – marginal – zum Positiven zu verschieben. Dagegen zählen die Pferdepopulationen in der Regel nur nach wenigen Tausenden. Man züchtet mit Einzeltieren, deren Wert zu hoch ist, um die Minusvarianten wie in den Massentierzuchten selektieren zu können. Das Zuchtziel ist vor allem auf das individuelle Spitzenprodukt ausgerichtet. Bei der Schätzung des Erbwertes für die Milchleistung handelt es sich um ein einzelnes, abgegrenztes, einfach meßbares Merkmal. Dagegen setzen sich die Erbanlagen für die Leistungen der Pferde aus einer Vielzahl von Merkmalen zusammen, die sich dazu noch für die verschiedenen Sparten nur teilweise decken und zudem aufgrund ihrer Komplexität nur schwer faßbar, da nicht meßbar sind.

Der erwähnte amerikanische Genetiker Lush, einer der prominentesten Fürsprecher der Populationsgenetik, weist zudem noch auf einen weiteren Schwachpunkt hin: Ergebnisse sind manipulierbar. Wegen der Schwerverständlichkeit des Verfahrens (Datentransfer, -aufbereitung und -sicherung) und des komplizierten mathematischen Procederes der BLUP-Methode ist eine Kontrolle der Ergebnisse durch die „Kundschaft", also die Züchter und Zuchtverbände, kaum möglich. Lush nannte selbst die Populationsgenetik in einem unbewachten Augenblick einmal eine „Algebra der Halbwahrheiten".

Es scheint mir ermutigend, daß es neben der großen Zahl der Populationsgenetiker auch einige Wissenschaftler gibt, die sich um einen anderen Lösungsansatz zur Ermittlung des Zuchtwertes bemühen. In deutlichem Gegensatz zur quantitativen Genetik steht eine Vererbungstheorie, die zum Beispiel durch den ehemaligen Inhaber des Lehrstuhls für Haustiergenetik an der Landwirtschaftlichen Fakultät der Universität München, den niederländischen *Professor Frederik Bakels*, vertreten wird. In einer Abhandlung unter dem Titel DER ASIL ARABER IM LICHTE NEUER GENETISCHER ERKENNTNISSE (Hildesheim 1980) nimmt er dazu Stellung: „Ich selbst stehe mit dem, was ich lehre, im Gegensatz zu den Anhängern der quantitativen, der Populationsgenetik. Diese quantitativen Genetiker behandeln die einzelnen Erbanlagen so, als wären sie alle gleichberechtigt. Es ist aber so, daß die Erbanlagen ... sehr komplex sind." Bakels erklärt diese Tatsache mit dem – wie er es bezeichnet – hierarchischen Aufbau eines jeden Organismus, der in der Entwicklungsgeschichte begründet sei. Mit seiner Theorie von dem hierarchischem Aufbau der Vererbung lehnt sich Bakels offenbar an das „biogenetische Grundgesetz" *Ernst Haeckels* (1834–1919) an oder ist mindestens von ihm beeinflußt. Auch Haeckel ging von einem hierarchischen Aufbau der Entwicklung eines jeden Organismus aus, wenn er die Ontogenese, die Entwicklung des Individuums, als eine – verkürzte – Wiederholung der Phylogenese, der Stammesentwicklung, ansah.

Bakels kritisiert den grundlegenden Irrtum der Populationsgenetiker, die Prozentzahlen der Vorfahren eines Pferdes einfach zu addieren und zu meinen, daß der Einfluß eines Vorfahrs in fünfter oder weiter zurückliegender Ahnenreihe als zu vernachlässigende Größe angesehen werden könne. Ein solches Vorgehen werde schon dadurch widerlegt, daß aus manchen Stutenstämmen in jeder Generation Leistungspferde hervorgehen, während andere Stämme, obgleich sie über drei, vier oder mehr Generationen dieselbe Sequenz an Vatertieren aufweisen, niemals mehr als Mittelmaß hervorbringen.

Bakels führt weiter aus: „Wir haben uns nun überlegt, wie aus dieser Kritik eine konstruktive Alternative entwickelt werden kann. Diese Alternative erhielt ihren Anstoß aus der Geschichte der Tierzucht. Es gibt keine Schöpfung bedeutender Rassen, die ohne Hilfe von Linienzucht und Inzucht zustande gekommen ist ... Die Züchter haben also mittels Linienzucht und Inzucht Erfolg gehabt, schnelleren Erfolg als unsere quantitativen Genetiker mitsamt ihrer Computer, Labors etc. ..." In einem Artikel von *Dr. L. Huybrechts* mit dem Titel „Der höhere Wert der Mutterlinie wissenschaftlich bewiesen!" wird ein weiterer Mangel der Populationsgenetik aufgezeigt (ZANGERSHEIDE MAGAZINE 1/1997). Er äußert sich folgendermaßen: „Es ist Tradition, der Abstammung des Vaters viel mehr Aufmerksamkeit zu schenken als der der Mutter ... Die alltägliche Praxis verstärkt den Eindruck noch dadurch, daß in Starterlisten, Jahrbüchern, Übersichten und dergleichen die Abstammung auf die Nennung des Vaters und des Muttervaters beschränkt wird ... Die Namen von Vater und Muttervater bilden zusammen eine Art Beschwörungsformel, die den künftigen Erfolg garantieren muß. Die Mutterlinie bleibt meistens ungenannt und das zu Unrecht. Was viele Züchter intuitiv wissen – das Fohlen bekommt mehr von der Mutter als vom Vater mit –, erweist sich nun wirklich als Faktum ... Nur die Mutter liefert die DNS der Mitochondrien. Diese DNS gibt die Mutter unverändert an ihre Tochter weiter etc. Die Ururenkelin hat somit genau (oder fast genau) die gleiche Mitochondrien-DNS (mtDNS) wie die Ururgroßmutter unten in der vierten Ahnenreihe."

Persönlich halte ich es für unabdingbar, daß die Mutter eines für die Zucht von Leistungspferden vorgesehenen Hengstes aus einem Stamm hervorgegangen sein muß, der seine Leistungsfähigkeit in einigen aufeinanderfolgenden Generationen jeweils bewiesen hat. Als ich 1991 nach einem geeigneten Selle-Français-Beschäler für unser Gestüt suchte, bin ich fünfmal nach Frankreich gefahren und habe zwischen 150 und 200 Hengste gemustert, ehe ich mich schließlich entschieden habe. Ausschlaggebend für mich war, daß der von mir gewählte Hengst in seiner Abstammung auf der Mutterseite vier Stuten in absteigender Linie führte, die alle Grand-Prix-Siegerinnen und für Frankreich erfolgreich in Nationenpreisen gestartet waren und außerdem Produkte gleicher Klasse wie sie selbst geliefert hatten.

Weiter Huybrechts: „1988 wurde eine neue, sehr empfindliche biochemische Methode (die sogenannte PCR-Methode) entwickelt, um äußerst kleine DNS-Mengen aufzuspüren. In bezug auf die mtDNS bestand das Experiment aus einer Paarung von 26 weiblichen Mäusen an ein und dasselbe Mäusemännchen, um so die DNS des Männchens in den Mitochondrien zu kumulieren. Es erwies sich tatsächlich, daß ein äußerst kleiner Teil (geschätzt wurde weniger als 0,05 Prozent der gesamten Menge) der mtDNS doch von dem Männchen kam. Das bedeutet also, daß nach vier Elterngenerationen der Einfluß der Ururgroßmutter auf die DNS des Ururenkels immer noch mehr als 99,95 Prozent beträgt und daß also der Einfluß der Männchen außer acht zu lassen ist! Genetische Prozesse verlaufen bei Mäusen und Stuten analog. Das heißt, was für die Mitochondrien der Mäuse gilt, gilt auch für die der Pferde. Die Stute vererbt also exakt genausoviel Kerninformation wie der Hengst. Aber ihr zusätzlicher und exklusiver Beitrag an mtDNS bedeutet, daß ihr Einfluß auf den gesamten Genotyp und Phänotyp größer ist als der des Hengstes."

Die Ausführungen Professor Bakels' und Dr. Huybrechts' zeigen deutlich die Problematik einer ausschließlich auf der quantitativen Genetik aufgebauten Zuchtwertschätzung. Sie untermauern wissenschaftlich, was wir als praktische Züchter (und Generationen von Züchtern vor uns) immer gefühlt und geglaubt und wonach wir „intuitiv" gezüchtet haben. Nicht umsonst haben schon frühere Generationen in einzelnen Zuchten, wie zum Beispiel der Vollblut- oder der Holsteiner-Zucht, ihre Populationen in Mutterlinien zusammengefaßt, denen sie Stammnummern gaben. Sie stellen aus heutiger Sicht eine vorausschauende Investition dar, deren unschätzbarer Wert sich nun erweist, da es sich zeigt, daß Vererbung wesentlich komplizierter verläuft, als es uns manche „Terribles Simplificateurs" unter den Populationsgenetikern glauben machen möchten. Hierbei ist ihnen möglicherweise eine ernsthafte Konkurrenz entstanden, die die Erbwertschätzung in Zukunft auf eine wesentlich veränderte Basis stellen könnte, vor allem was kleine Populationen, wie in der Pferdezucht, angeht. Auf diese Weise werden wir vielleicht der Erkenntnis des tatsächlichen Erbganges näherkommen.

ZUCHTMETHODEN

REIN- UND RASSENZUCHT

Seit dem Aufkommen der Konstanztheorie wird die Pferdezucht innerhalb einer Rasse als „Reinzucht" bezeichnet. Aber das ist nach heutigem Kenntnisstand nur eine Übereinkunft. Tatsächlich ist keine unserer Haustierrassen, also auch keine Pferderasse, eine „reine" Rasse im Sinne von Homozygotie.

Doch gibt es Rassen, die „homozygoter" sind als andere. Allen voran ist hier der Asil Araber zu nennen, an zweiter Stelle das Vollblut. Beide besitzen geschlossene Zuchtbücher. Angeblich ist dem Asil Araber seit den Zeiten der Hedschra (622) kein Fremdblut zugeführt worden, was allerdings nicht nachprüfbar ist. Die Vollblut-Rasse ist seit der Gründung des General Stud Book 1791 rein gezüchtet worden. Jedoch muß man hier die Einschränkung machen, daß im Verlauf des 19. Jahrhunderts und nach der Aufhebung des sogenannten Jersey-Act (1949) noch einige Individuen mit nicht ganz geklärter Abstammung Aufnahme in das Gestütbuch gefunden haben.

Eine Rasse, die ursprünglich auf verschiedene Wurzeln zurückging, in die jedoch seit etwa 800 bis 900 Jahren keine fremden Gene eingeführt worden sind, ist das Islandpferd. Entsprechendes kann man zum Beispiel von den britischen Native Ponies nicht behaupten, in die alle, bis zur Wende des 19. zum 20. Jahrhundert und teils sogar noch wesentlich länger, Fremdblut eingeflossen ist; in einige Rassen, wenn auch offiziellerseits entrüstet bestritten, sogar noch bis in die jüngste Vergangenheit. Die Native Pony-Rassen sind demnach alle, selbst der Exmoor-Pony, als „heterozygot" anzusehen.

Alle unsere Kulturrassen besitzen offene Gestütbücher, in alle westeuropäischen Reitpferderassen sind ausnahmslos immer wieder fremde Gene eingekreuzt worden, um bestimmte Eigenschaften zu verbessern. Aus diesem Grund schlugen *Johansson* und *Lush* in „Zucht- und Selektionsmethoden" (in HANDBUCH DER TIERZÜCHTUNG, Band 2, Hamburg – Berlin 1959) vor, statt von einer „Reinzucht" lieber von einer „Rassenzucht" zu sprechen. Sie definierten Rassenzucht in angegebenem Werk als Paarung von Tieren, die derselben Rasse angehören. Innerhalb der Rassenzucht können verschiedene Zuchtmethoden unterschieden werden.

INZUCHT (INBREEDING)

Unter Inzucht versteht man die Paarung von Tieren, die näher miteinander verwandt sind als dies die übrigen Individuen innerhalb einer Population durchschnittlich sind. Johansson und Lush (a. a. O.) definieren Inzucht als Paarung zwischen Verwandten 2. Grades (das heißt Kusinen) als „mäßige" Inzucht und zwischen Halbgeschwistern oder Doppelkusinen als „enge" Inzucht. Engste Inzucht bezeichnet den „Inzest", also Paarungen zwischen Vollgeschwistern oder Eltern und Kindern.

Die meisten heute bestehenden Kulturrassen sind gegen Ende des 18. (vor allem England) bis zur Mitte des 19. Jahrhunderts unter dem Einfluß der „Konstanzlehre", gelegentlich auch unbewußt und unbeabsichtigt, durch häufig enge Inzucht entstanden. Beispiele dafür sind der Orlow-Traber und der Amerikanische Standardtraber. Graf Orlow betrieb bewußt eine ganz extreme Inzucht bei gleichzeitig harter Leistungsprüfung der Produkte seiner Zucht. Dagegen ist die Inzucht in der Standardtraberzucht völlig unbewußt zustandegekommen, indem man immer die schnellsten Individuen miteinander paarte. Sie wurde erst bei der Analyse der Pedigrees der Gründerhengste und -stuten entdeckt.

Als Inzuchtlinien bezeichnet man Blutlinien, in denen während mehrerer Generationen Inzucht betrieben worden ist, dabei über mindestens zwei Generationen Inzest.

GRUPPENZUCHT

In der sogenannten Gruppenzucht werden innerhalb einer Population Gruppen gebildet, zwischen denen während einer größeren Zahl von Generationen kein Genaustausch stattfindet. Sie entstanden in früherer Zeit häufig in den Landeszuchten im Einzugsbereich der Hengststationen. Dort konnte man beobachten, daß die Stutenbestände des Bezirks jeweils ganz homogen eine bestimmte Sequenz von Hengsten in ihren Stammtafeln aufwiesen, entsprechend der dort in Folge stationierten Beschäler. Dadurch entstanden Zuchtgruppen mit unterschiedlichem Genbestand. Die Zuchtleitungen nutzten diesen Sachverhalt häufig ganz bewußt aus, indem sie von Zeit zu Zeit Vatertiere aus einem anderen Bezirk und damit mit abweichendem Genpotential stationierten, um so einer Inzuchtdepression entgegenzuwirken. Im Zeitalter der Pferdetransporter, in der der Züchter weite Strecken zum Hengst seiner Wahl zurücklegt oder sich gar seinen Samen schicken läßt, kommt es nicht mehr automatisch zu solchen in sich geschlossenen Gruppenbildungen.

In der landläufigen Linienzucht wird in der Regel eine mäßige Inzucht betrieben. Meist paart man verschiedene Vatertiere aus einem bestimmten Stamm über mehrere Generationen an Stuten aus demselben Stamm. Dieses Verfahren ist beispielsweise in der Holsteiner-Zucht, in der seit Einführung des Gestütbuches auch die Stutenstämme geführt werden, bis heute sehr verbreitet.

AUSZUCHT (OUTBREEDING)

Als Auszucht wird das Zuchtverfahren bezeichnet, bei dem Tiere miteinander gepaart werden, die aus genetisch voneinander abweichenden Gruppen oder Inzuchtlinien derselben Population stammen – die Verwandtschaft zwischen ihnen ist geringer als die durchschnittliche Verwandtschaft innerhalb der Gesamtpopulation. Auch diese Methode ist zum Beispiel in Holstein vielfach angewendet worden, indem man in Gruppen, die in der oben dargestellten Weise entstanden waren, Hengste aus genetisch anders zusammengesetzten Gruppen einführte. Viele Züchter paarten auch bewußt an ihre mehr oder weniger geschlossenen Stämme Hengste aus anderen, dabei genetisch ebenso geschlossenen, aber anders zusammengesetzten Stämmen, um auf diesem Weg eine zu enge Inzucht zu vermeiden.

KREUZUNGSZUCHT

Unter einer Kreuzung versteht man die Paarung von Tieren unterschiedlicher Arten oder Rassen.

GEBRAUCHSKREUZUNG

Die Artenkreuzung unter Equiden, wie sie zum Beispiel die Maultier- und Mauleselzucht darstellen, ist als Gebrauchskreuzung anzusprechen, die dadurch charakterisiert ist, daß die entstandenen Produkte nicht fruchtbar miteinander gepaart werden können. Die Gebrauchskreuzung zwischen nicht oder nur entfernt verwandten Rassen (F_1-Kreuzung) ist beispielsweise seit jeher in der Anglo-Irischen Hunter-Zucht angewendet worden, indem man Vollblut mit einer nicht direkt verwandten Rasse anpaarte, zum Beispiel Irish Draught, Cleveland Bay, aber auch Connemara, um Gebrauchs-, nicht Zuchtpferde zu erzielen.

Bei der Doppelgebrauchskreuzung paart man das Produkt der Kreuzung der Rassen A und B mit dem der Rassen C und D. Dadurch erhält man sogenannte Doppelhybriden. Wenn die verschiedenen verwendeten Rassen in Typ, interieuren und exterieuren Eigenschaften sehr weit voneinander abweichen (beispielsweise Kreuzung von Vollblut mit Kaltblut mal Araber mit Islandpferd), so ist dies Verfahren in der Pferdezucht problematisch und kaum zu empfehlen, da es zu keinen vorhersehbaren Ergebnissen, sondern vielmehr zu Aufspaltungen in alle Richtungen führt. Man bezeichnet es dann besser als Mischzucht.

ROTATIONSKREUZUNG

Rotationskreuzung ist eine Methode, bei der wechselweise rückgekreuzt wird. Sie kann erfolgen als sogenanntes „Criss-Cross", das heißt als Zwei-Rassen-Kreuzung, bei der das Produkt der Kreuzung der Rassen A und B an A, das erzielte Produkt in der nächsten Generation an B, in der nächsten Generation wieder an A rückgekreuzt wird etc. Ein analoges Verfahren kann man auch mit drei Rassen durchführen. In der Regel werden bei der Rotationskreuzung nur die weiblichen Kreuzungsprodukte zur Weiterzucht verwendet, während die Vatertiere „reinrassig" sind. In der Pferdezucht wird die Rotationskreuzung kaum angewendet.

Nach dem Zweiten Weltkrieg kamen in den warmblütigen Landeszuchten in dem Modernisierungs- und Umstellungsprozeß auf ein vielseitig verwendbares Reitpferd zwei Verfahren zur Anwendung, einmal die Meliorationskreuzung (Veredlung) und zum anderen die Verdrängungskreuzung.

Bei der Veredlungskreuzung werden in eine Rasse durch Kreuzung mit einem oder einer Anzahl von Individuen einer anderen Rasse Gene eingeführt, um gewisse Eigenschaften zu verbessern, ohne jedoch im übrigen die Rasse wesentlich zu verändern. Beispiele dafür sind die Hannoversche Zucht, die Trakehner- und Vollblut-Hengste einsetzte, die Westfälische, die mit Vollblut-, wenigen Trakehner- und einem Anglo-Araber-Hengst veredelte, und die Holsteiner-Zucht, bei der der Hauptveredlungsfaktor das Vollblut war, daneben ein Selle-Français-Hengst mit sehr hohem Vollblutanteil und ein Anglo-Arabischer Halbblut-Hengst.

Die größte Aussicht auf einen nachhaltigen Erfolg bei einer Meliorationskreuzung besteht, wenn die zur Veredlung eingeführten Individuen hinsichtlich Größe, Bewegungsablauf sowie interieuren und exterieuren Eigenschaften nicht zu sehr von der zu veredelnden Population abweichen. Andernfalls kommt es zu unerwünschten Aufspaltungen. Dieser Erkenntnis haben vor allem der Holsteiner-Verband und die Selle-Français-Zucht Rechnung getragen bei der Auswahl der Vollblut-Hengste, die durchweg im Typ des Anglo-Irischen Hunter-Producers standen.

Die von *Professor Hans Löwe* in seinem Buch PFERDEZUCHT (3. Auflage, Stuttgart 1979) vertretene Ansicht, daß der verwendete vollblütige Veredlerhengst nur seinen „Nerv und Draht" zu vererben habe, während die übrigen Eigenschaften wie Größe, Kaliber, Gang- und Springvermögen aus der zu veredelnden Stutengrundlage kommen müßten, ist sicher falsch. Die Nachzucht zu kleiner und feiner Vollblut-Hengste wird auch nach mehreren Generationen immer wieder aufspalten. Die Veredlung mit dem Vollblut geschieht am nachhaltigsten, wenn wir für die Weiterzucht die entstehenden Halbblutprodukte beiderlei Geschlechts verwenden, denn wenn wir die veredelten Stuten wieder an unveredelte Hengste (oder umgekehrt) rückpaaren, wie es die orthodoxe Pferdezuchtlehre empfiehlt, kreuzen wir den jeweils erzielten Zuchtfortschritt im nächsten Schritt wieder aus.

VERDRÄNGUNGSKREUZUNG

Die Verdrängungskreuzung besteht in einer Rückkreuzung Generation nach Generation an dieselbe Rasse, so daß die Gene der Ursprungsrasse allmählich völlig verdrängt werden. In Württemberg ist diese Methode nach dem Zweiten Weltkrieg mit Trakehner-Hengsten, in Ostfriesland mit Hannoveranern durchgeführt worden, so daß die Ursprungsrassen mittlerweile völlig verschwunden sind. Die Verdrängungskreuzung wurde auch bei der Entstehung der Kaltblutzuchten in verschiedenen Zuchtgebieten Deutschlands seit dem Ende des 19. Jahrhunderts angewendet, als die Verdrängungskreuzung mit Belgischen Hengsten des Brabanter Typs auf der jeweils vorhandenen, oft sehr inhomogenen Stutengrundlage vorgenommen wurde.

RASSENBILDUNGSKREUZUNG

Auch die Rassenbildungskreuzung wurde im Modernisierungsprozeß nach dem Zweiten Weltkrieg angewendet. Sie besteht in der Kreuzung zweier oder mehrerer Rassen, um durch fortgesetzte Weiterzucht mit den Kreuzungsprodukten eine neue Rasse zu bilden. Typische Beispiele dafür sind die Niederländische Warmblutzucht (KWPN) und vor allem die Oldenburger-Zucht, in der ein ganzer Cocktail verschiedener Rassen (Vollblut, Selle Français, Trakehner, Französischer Anglo-Araber, Hannoveraner, Holsteiner etc.) zum Einsatz kam.

Eine letzte Zuchtmethode muß nun noch erwähnt werden: Es ist die der Rassenbildungskreuzung nahestehende Kreuzung von Tieren unterschiedlicher, nicht verwandter Rassen, die nur nach Typ selektiert werden. Diese Art der Züchtung wurde vor allem in der sowjetischen Tierzucht angewendet. Auf diese Weise entwickelte man zum Beispiel die nach ihrem Initiator *Marschall Semjon Michailowitsch Budjonny* (1883–1973) benannte neue, zunächst vorwiegend für kavalleristische Zwecke gedachte Rasse des Budjonny-Pferdes. Aus ideologischen Gründen, fußend auf den Theorien von *Trofim Denissowitsch Lyssenko* (1898–1976), während der Stalin-Ära Leiter des Institutes für Genetik an der Sowjetischen Akademie der Wissenschaften, der eine dialektisch-materialistische Vererbungslehre entwickelt hatte, nach der erworbene Eigenschaften vererbt würden, verzichtete man bei dem Versuch, den Typ zu festigen und die Zucht zu konsolidieren, völlig auf das Mittel der Verwandtschaftszucht oder gar Inzucht. Die sowjetischen Wissenschaftler versuchten vielmehr ihr Ziel zu erreichen, indem sie Pferde möglichst ähnlichen Typs und Exterieurs miteinander paarten und die Produkte auf Leistung prüften. Tatsächlich erwies sich diese Theorie und das auf ihr aufgebaute Zuchtverfahren als fortschrittshemmend und wurde nach dem Tode Stalins 1953 und dem Ausscheiden Lyssenkos aus der Akademie aufgegeben.

Die Pferde- und Ponyrassen

Nachdem die einleitenden Kapitel des ersten Bandes der Enzyklopädie der Pferderassen der Stammesgeschichte der Pferde und den verschiedenen Equidenuntergattungen und -arten gewidmet waren, habe ich als einführendes Thema des zweiten Bandes die theoretischen Grundlagen der Pferdezucht gewählt. Bei der Tierzuchtlehre habe ich mich bemüht, außer Grundsätzlichem und einer Darstellung der verschiedenen Methoden der Züchtung auch die neuesten Erkenntnisse über den hierarchischen Gang der Vererbung wie zum Beispiel den mittlerweile nachgewiesenen stärkeren Einfluß der Mutterlinie auf die Nachkommen zu berücksichtigen. Sie führen zwangsläufig zu einer gewissen Relativierung der Populationsgenetik, die ja heute weitestgehend die Zuchtmethodik beherrscht, obgleich ihr Einsatz in der Pferdezucht nicht unumstritten ist.

Die wichtigste Rasse des zweiten Bandes ist das Vollblut, das ich selbstverständlich nicht nur in seinem Heimatland, sondern, weltweit verbreitet, auch in den bedeutendsten Vollblut-züchtenden Ländern, vor allem Frankreich und Nordamerika, darstellen mußte. Das Vollblutpferd ist die wichtigste, durch gezielte Zuchtwahl entstandene Pferderasse der Neuzeit. Das Zuchtprinzip einer konsequenten, über Jahrhunderte währenden Selektion auf höchste Schnelligkeit im Galopp unter Reitergewicht hat sein Exterieur geformt und es zur wichtigsten Sportpferderasse der Welt gemacht, die zugleich als bedeutendste Veredlerrasse aller heutigen Reitpferderassen angesehen werden muß.

Neben den warmblütigen Sportpferdezuchten Skandinaviens, der Britischen Inseln und Frankreichs habe ich die geschichtlich wichtigen ursprünglichen Warmblut- und Kaltblutrassen ausführlich behandelt, auch wenn sie ihre Populationsgrößen von heute teilweise zu praktischer Bedeutungslosigkeit haben herabsinken lassen. Vor allem der Cleveland Bay und das aus ihm unter Vollbluteinfluß hervorgegangene Yorkshire Coach Horse sowie der Norfolk Trotter haben bei der Entwicklung nahezu aller europäischen Warmblutrassen Pate gestanden. Ohne sie hätte es keine internationale Warmblutrasse gegeben, wie sie von Celia Clarke und Debbie Wallin in ihrem Buch The International Warmblood Horse (Buckingham 1991) beschrieben wird.

Die britischen und einige französische Kaltblutrassen sowie die dänische waren seit der Mitte des 19. Jahrhunderts, in der Folge der Intensivierung der Landwirtschaft, der Einführung der Mineraldüngung und der wegen des Hackfruchtbaus notwendigen Tiefkultur, die ein schweres Pferd erforderte, die Wegbereiter einer den gesamten Kontinent umfassenden Kaltblutzucht von höchster wirtschaftlicher Bedeutung. Durch die seit der Mitte des 20. Jahrhunderts vollzogene totale Motorisierung, die das Pferd aus Landwirtschaft und Verkehr verdrängt hat, sind die Populationen dieser Rassen sehr stark reduziert worden – sofern sie nicht wie zum Beispiel in Frankreich auf die Produktion von Schlachtpferden umgestellt wurden. Dieser Ausweg zur Erhaltung einer ausreichend großen Stutengrundlage wäre dagegen im angelsächsischen Bereich völlig undenkbar gewesen. Aus diesem Grund bestehen die britischen Kaltblutrassen insgesamt nur noch aus wenigen hundert Individuen.

Besonderes Interesse des Lesers werden sicher die verschiedenen autochthonen Ponyrassen finden, nicht nur die der Britischen Inseln, sondern auch der schwedische Gotland-Pony und die französischen Ponyrassen des Südens. Viele von ihnen existieren heute nur noch in kleinen, teils akut gefährdeten Beständen.

Bei Großbritannien habe ich auch die verschiedenen Gebrauchstypen, wie Hunter, Hack, Cob etc., mit aufgenommen, da sie, obgleich sie keine Rassen im eigentlichen Sinne sind, doch auf den Inseln eine ebenso lange Tradition besitzen wie viele der bodenständigen Rassen. Zugleich kommen einige von ihnen in so großen Zahlen vor, daß man sie nicht ignorieren kann oder darf.

ISLAND

Island, im europäischen Nordmeer südlich des Polarkreises gelegen, ist die zweitgrößte Insel Europas (nach der britischen Hauptinsel). Sie ist der einzige Teil des nördlichen Mittelatlantik-Rückens, der über den Meeresspiegel herausragt.

Aufgebaut ist die Insel aus „Feuer und Eis" weitgehend aus vulkanischem Material, das hier im Bereich des Zentralisländischen Grabens (gemäß der Theorie der Plattentektonik) an einer sogenannten Plattengrenze aufquillt. Ihre westliche Begrenzung bildet eine 600 bis 700 Meter aufragende Geländestufe. Von den über 140 nacheiszeitlichen Vulkanen sind 27 bis heute noch tätig. Der Vulkanismus der Insel hat eine Landschaft mit Schildvulkanen, Spalteneruptionsformen, Explosionskratern, Lavafeldern und -strömen, heißen Quellen, Geysiren, Schlammtöpfen, Solfataren und Fumarolen entstehen lassen. Erdbeben und Vulkanausbrüche sind häufig. Das andere prägende Charakteristikum Islands ist das Eis. Bis heute sind noch etwa 11 Prozent der Insel mit Gletschern bedeckt. Tafelberge und Höhenrücken sind unter der Eisdecke entstanden, die bei Vulkanausbrüchen schmilzt und sogenannte „Gletscherläufe" mit oft verheerenden Auswirkungen verursacht. Der Vatnajökull ist mit fast 8500 Quadratkilometern der größte Plateaugletscher Europas. Hier findet sich mit dem Hvannadalshnúkur die höchste Erhebung der Insel (2120 m). Die Küsten sind im Westen, Norden und Osten stark durch Fjorde zerklüftet. Im Süden findet sich ein flaches Küstenland, bedeckt mit Sandern und von Haffen und Nehrungen begleitet.

Island liegt in einem Übergangsgebiet zwischen südpolarem und kühl gemäßigtem Klima. Die mittlere Januartemperatur in Reykjavik beträgt –0,4 °C, die mittlere Julitemperatur +11,2 °C. Der Süden der Insel erhält sehr hohe Niederschläge von durchschnittlich 1700 mm, das zentrale Hochland weniger als 500 mm, die im Oktober bis März als Schnee fallen. West- und Südküste bleiben im allgemeinen eisfrei unter dem Einfluß des warmen Irmingerstromes.

Die isländische Vegetation ist subpolar. Über die Hälfte der Insel ist mehr oder weniger völlig vegetationslos. Bis über 300 m über Normalnull finden sich geringe Krüppelwaldbestände aus Birken und Weiden. Bis 700 m Höhe herrschen Zwergstrauch-Heiden vor, in tieferen Lagen Niedermoorwiesen und Sümpfe, oberhalb 700 m nur noch Moos- und Flechten-Heiden. Hier gedeiht vor allem das bekannte Isländische Moos (Cetraria islandica), eine Art der Schüsselflechten.

Altisländischer Hengstkampf (Zeichnung von 1936)

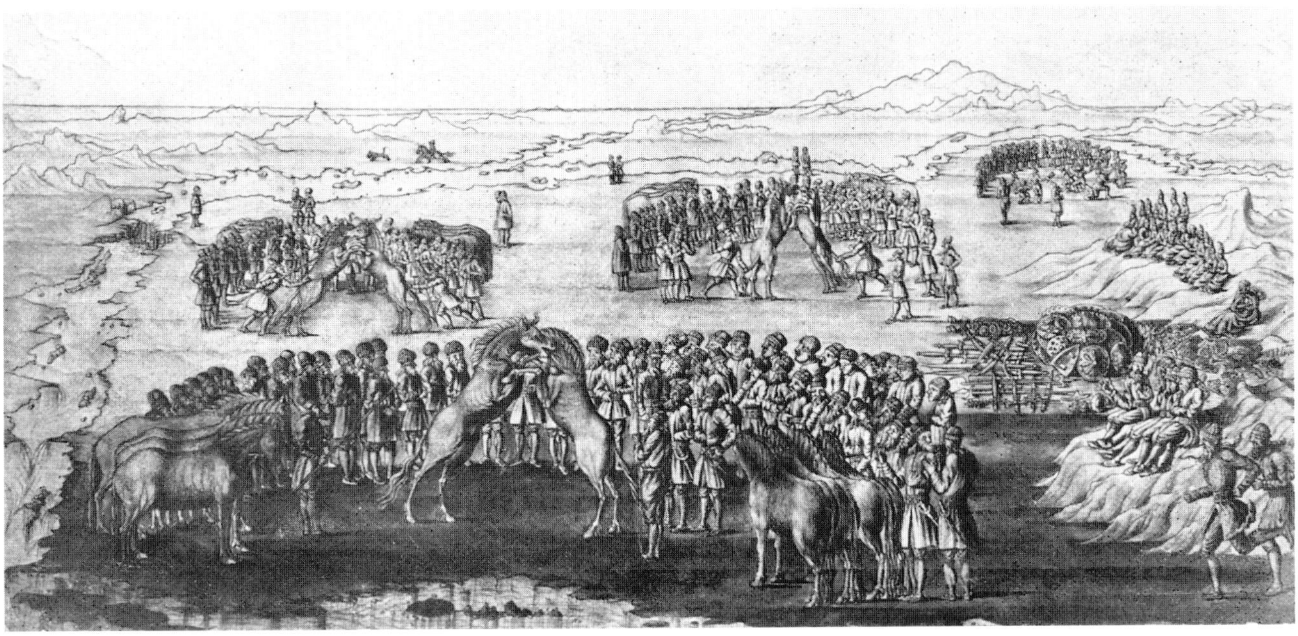

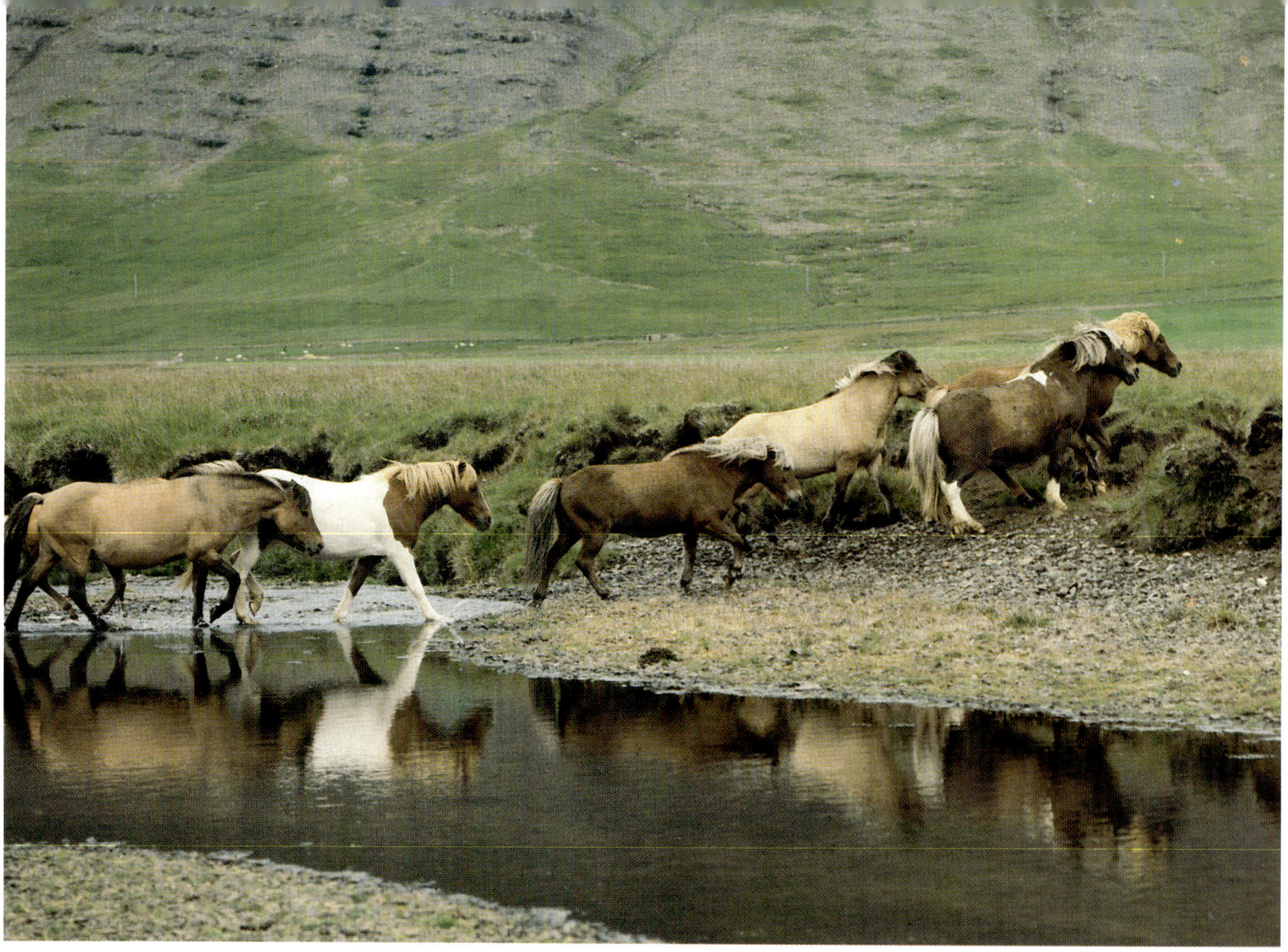

Islandpferde in ihrem natürlichen Habitat

Die Bevölkerung von knapp 250 000 Einwohnern lebt vor allem im südwestlichen Flachland und an den Küsten, 46 Prozent in der Hauptstadt Reykjavik. In der Landwirtschaft überwiegt Weidewirtschaft. Neben der traditionellen Pferde- und Schafhaltung hat sich inzwischen auch die anspruchsvollere Rinderhaltung entwickelt. Haupteinnahmequelle der Bevölkerung ist jedoch der Fischfang.

Existenz und ungefähre Lage Islands waren etwa seit dem 4. Jahrhundert n. Chr. bekannt. Früh im 9. Jahrhundert erfolgte eine erste Besiedlung durch iro-schottische Mönche, denen ab 874 wikingische Einwanderer in mehreren Wellen folgten und bis 930 die gesamte Insel in Besitz nahmen (sogenannte „Landnahme"). Die norwegischen Wikinger kamen aus verschiedenen Gründen: Vielerorts herrschte ständiger Landbedarf, Hauptanlaß war jedoch die Flucht vor Gewalt und Unterdrückung. Zu jener Zeit hatte *König Harald Haarfagr* („Schönhaar", ca. 860–933) begonnen, Norwegen gewaltsam zu einem einzigen Reich zu einigen. Während der damit einhergehenden Konflikte erwiesen sich vor allem die größeren, reichen Landbesitzer als Haralds Gegner und flohen vor seiner Unterdrückungspolitik. Andere erhoben sich gegen seine ständig neuen und despotischen Gesetze und die ihnen auferlegten, steigenden Steuern und anderen Repressalien, und zogen, nachdem sie die Aussichtslosigkeit ihres Widerstandes erkannt hatten, ebenfalls die Auswanderung vor. Island bot den Flüchtlingen sowohl Land als auch Freiheit im Überfluß!

Die Ereignisse jener Epoche sind in alter Literatur und anderen Quellen festgehalten, deren umfassendste das ISLÄNDERBUCH und das LANDNAHMEBUCH darstellen. Keine andere Nation hat so genaue Berichte über ihre Herkunft und ihren Hintergrund. Man geht davon aus, daß am Ende der Besiedlung, um 930, etwa 60 000 Menschen auf Island lebten.

Das von den Siedlern vorgefundene Land unterschied sich optisch ganz wesentlich von dem heutigen Erscheinungsbild Islands. Zwar haben sich Gebirge und Hochländer, Vulkane, Gletscher und die anderen Landformationen seither nicht sehr verändert. Doch war das Klima milder und ein weitaus größerer Teil der Insel, etwa zwei Drittel der Landesoberfläche, mit Vegetation bedeckt. In den Niederungen, entlang den Fjorden und in den Tälern standen überwiegend kräftige Birkenwälder, die sich bis hinauf in die Hügel und Berghänge zogen. Heute ist nur noch ein Viertel bewachsen und nur noch ein knappes Prozent besteht aus Wald! Es fand sich eine vielfältige Tierwelt, reich vor allem an Vogelarten und Fischen in den Bächen, Flüssen und Küstengewässern. Treibholz, das den Einwanderern als Bauholz und Heizmaterial diente, bedeckte in großen Mengen die Strände.

Zu Anfang dürfte es für die Siedler recht leicht gewesen sein, mit diesem Reichtum an Naturprodukten zu überleben, auch wenn es viel Arbeit gab: Häuser zu errichten, die Wildnis urbar zu machen, zu roden, pflügen, säen und zu pflanzen. Auf ihren Drachenbooten hatten die norwegischen Wikinger ihre Haustiere mitgebracht, Schafe, Pferde, Rinder, Hühner, Gänse, Hunde und Katzen. Andere Einwanderer kamen in kleinerer Zahl aus Wikingerkolonien wie zum Beispiel den Schottland vorgelagerten Shetland- und Orkney-Inseln, den Hebriden, der Isle of Man und Irland. Auch sie brachten Pferde (vermutlich keltischen Ursprungs) und andere Haustiere mit. Aufgrund der Weiträumigkeit der Insel errichteten die Einwanderer ihre Gehöfte in weiten Abständen voneinander, was bis heute für die isländische Siedlungsweise charakteristisch geblieben ist.

Ohne das Pferd wäre eine Besiedlung der Insel und deren Aufrechterhaltung wohl kaum möglich gewesen. Es diente als Reit-

und Tragtier, zum Hüten der Schafe und deren herbstlichem Auftrieb ebenso wie als Kriegsroß bei Stammesfehden, aber auch bei Sport und Spiel. Und nicht zuletzt war es Fleischlieferant bei der unerläßlichen Versorgung mit tierischem Eiweiß. Haut und Haar waren wertvolle Rohstoffe für die Herstellung täglicher Gebrauchsgegenstände. Entscheidend war, daß das Pferd weit robuster, widerstandsfähiger gegen Witterungsunbilden wie Kälte und Nässe und weit anspruchsloser, genügsamer hinsichtlich des Futters war als Schaf oder gar Rind.

Als nach 930 eine neue, eigene Nation auf der Insel entstanden und das fruchtbare Land verteilt war, begann der Einwanderungsstrom abzuebben. In den meisten Siedlergruppen erwies sich eine bestimmte Person als Anführer oder Häuptling, und da sie in der Regel reich und von vornehmer Herkunft war, dominierte sie ihren Klan in weltlichen wie religiösen Fragen. Diese sogenannten „Goden" setzten bestimmte Regeln für ihr Gebiet fest und veranlaßten zu festgelegten Zeiten im Jahr die notwendigen Opfer an die Götter. Ihre Tätigkeit wurde durch Steuern ihrer Hörigen abgegolten, wodurch die Position der Goden stabilisiert und sie immer reicher und mächtiger wurden.

Die Mehrzahl der Bewohner strebte nach den Drangsalierungen unter Harald Schönhaar ein friedliches Miteinander an. Bald erkannte man die Vorteile einer unter einer einheitlichen Gesetzgebung vereinten Gesellschaft. Zunächst bildeten sich kleine lokale Gemeinschaften mit eigenen parlamentarischen Vertretungen, schließlich kam es im Laufe nur kurzer Zeit zu einer Vereinigung aller Godentümer in einer Republik mit einem einzigen Parlament für die ganze Nation. 930 muß man als Gründungsjahr des Isländischen Freistaates und des Isländischen Althing ansetzen. In jenem Jahr wurde Thingvellir als jährlicher Tagungsort des neuen Parlaments festgesetzt, in das jedes der Godentümer stimmberechtigte Mitglieder entsandte. Dem Althing oblagen Legislative wie Jurisdiktion, es besaß jedoch keine exekutive Macht. Da man das Bedürfnis einer öffentlichen Verteidigung gegen äußere Feinde gering erachtete, gab es keinen gemeinsamen Herzog oder König; ein Mangel, der sich im Laufe der Geschichte als Fehler erwies.

Nach Einführung des Christentums wurden Schritt um Schritt die heidnischen Gebräuche abgeschafft. Vor allem die Pferdeopfer („Blóts"), bei denen ein heiliger Schimmel getötet, sein Blut von einem Priester in einem großen Steingefäß aufgefangen und die Menge der Gläubigen damit besprengt wurde, das Trinken des warmen Blutes und der Verzehr des Pferdefleisches (tatsächlich ja eine ähnlich symbolische Kulthandlung wie der Verzehr von Brot und Wein als „Leib und Blut des Herrn") wurden als unchristlich verboten. So ging die Einführung des Christentums mit einem Kampf gegen das Pferd und seine Verehrung als Gottheit einher.

Im Laufe des 13. Jahrhunderts geriet der isländische Handel immer mehr in Abhängigkeit von norwegischen Händlern, und nach inneren Wirren wurde 1262 dem norwegischen König die Oberhoheit über die Insel übertragen. Zusammen mit Norwegen kam Island 1380 an Dänemark und war seit 1397 als eins der Nebenländer der „Kalmarer Union" verbunden.

Nachdem sich durch fortwährende Vulkanausbrüche zu Beginn des 16. Jahrhunderts die Lage der isländischen Wirtschaft ständig verschlechtert hatte, gelang es *Christian III. von Dänemark* 1541, die Insel völlig zu unterwerfen und die Reformation einzuführen. Er verbot 1592 die damals üblichen Hengstkämpfe, bei denen im übrigen oft auch hohe Wetten abgeschlossen wurden. Allerdings ist verbürgt, daß sie mindestens noch bis 1623 weiterhin stattfanden. Das 1800 von der Kopenhagener Regierung verbotene Althing wurde 1843 im Zuge der von *J. Sigurósson* geführten Unabhängigkeitsbewegung wieder eingesetzt und ab 1875 mit gesetzgeberischer Funktion ausgestattet. Bis heute stellt das Althing das isländische Parlament dar, allerdings nun mit modernen politischen Parteien, die auf demokratische Weise gewählt werden. Nachdem seit 1918 eine Teilautonomie unter dänischer Herrschaft bestanden hatte, dauerte es jedoch noch bis 1944, ehe Island seine Unabhängigkeit zurückerhielt und die Republik ausgerufen werden konnte.

Seit 1000 Jahren auf der unwirtlichen Nordmeerinsel Island in absoluter Reinzucht gehalten, stellt das Islandpferd einen züchterisch markant ausgeformten Pferdetyp dar, der nicht nur in seinem Exterieur, sondern auch in seinem Charakter und seinen übrigen interieuren Eigenschaften (ebenso wie die menschlichen Inselbewohner) von dem ständigen Kampf mit einer harten Umwelt geprägt worden ist. Das Islandpferd hat aufgrund seiner Härte, Zähigkeit und all seiner übrigen wertvollen psychischen und physischen Eigenschaften ganz wesentlich zu dem Zusammenwachsen der isländischen Bevölkerung zu einer Nation beigetragen. Nur mit seiner Hilfe war über viele Jahrhunderte eine Überwindung der Entfernungen durch die unwirtlichen Einöden und damit eine Kommunikation der Menschen untereinander möglich.

Nachdem den Pferden ihre harten Frondienste durch Motor und Maschinen abgenommen worden sind, einigen sie heute auf einer anderen Ebene, der des Sports und Spiels, weiterhin die isländische Bevölkerung. An dieser großen Breitensportbewegung hat auch die Stadtbevölkerung ihren Anteil. In der Hauptstadt gibt es Hunderte von aktiven Reitern, die jeweils zwei, drei oder mehr Pferde besitzen. Am Rand der Vorstädte sind Stallungen und Paddocks entstanden, vielfach unter der Regie der neu gegründeten Reitervereine. Oft jedoch bauen auch mehrere Pferdebesitzer einen eigenen Stall, den sie zusammen betreuen.

Reiten war auf Island immer etwas so Selbstverständliches und gehörte so unabdinglich zum täglichen Leben, daß man erst spät darauf kam, diese natürliche Betätigung zu einer rein sportlichen Angelegenheit umzugestalten. Erste Rennen wurden 1874 in Akureyri anläßlich der 1000-Jahr-Feier der Landnahme ausgetragen. Seither ist das Pferd stets einer der wichtigsten Bestandteile jeder nationalen Veranstaltung im Lande. In unregelmäßigen Abständen werden immer wieder Rennen zum Vergleich der Pferde abgehalten, irgendwo im Land, wie sich die Gelegenheit ergibt.

Der erste isländische Reiterverein wurde erst 1922 in Reykjavik unter dem Namen „Fákur" (poetische Bezeichnung für Pferd) gegründet. Im selben Sommer erbauten die Mitglieder die Rennbahn Ellidaá. Es folgten weitere Vereinsgründungen überall im Land. Mit der zunehmenden Freizeit, gleichzeitig angeregt durch das steigende Interesse des Auslandes am Islandpferd, hat seit dem Zweiten Weltkrieg die Beschäftigung mit dem Pferd, mit der Zucht und dem Sport auch im Mutterland eine neue Blüte erfahren.

Seit dem Ende der sechziger Jahre hat die isländische Bereitervereinigung außerordentlich viel für die Vervollkommnung der isländischen Reiterei und einen einheitlichen Reitstil getan. Seit Beginn der siebziger Jahre sind im ganzen Land Trainingszentren gegründet worden, in denen erfahrene Trainer die jungen Pferde auf ihre Zukunft unter dem Sattel und im Sport vorbereiten.

PONYZUCHTEN

ISLANDPFERD

TYP, INTERIEUR, VERWENDUNG:
Das Islandpferd ist ein ausgesprochen eigenständiger Pferdetyp, ein robustes, urwüchsiges, kompaktes Kleinpferd, ausgezeichnet durch außerordentliche Futtergenügsamkeit und Leichtfuttrigkeit, durch höchste Widerstandskraft gegenüber Witterungsunbilden und absolute Wetterfestigkeit gegenüber den extremen klimatischen Bedingungen seiner nordischen Heimat. Lediglich warme Klimate verträgt es weniger gut.

Die Genügsamkeit des Islandpferdes ist außerordentlich groß. Im Winter scharrt es, frei gehend, unter dem Schnee das Heidekraut, Moose und Flechten hervor, beißt die Rinde und kleinere Zweige der Krüppelbirken und -weiden ab und nimmt an der Küste den angespülten Tang und gelegentlich einen angetriebenen Fisch auf. Auch findet es sonst alles, was genießbar ist. Interessant ist, daß manche Bauern während der Wintermonate eine Tonne mit Salzheringen aufzustellen pflegen, aus der sich die Pferde täglich meist nur einen Fisch holen, um so mit Hilfe dieser nahrhaften Kost ihren Bedarf an Fett, Eiweiß, Vitaminen und Mineralien zu decken.

Das Islandpferd ist recht spätreif, wie die meisten Primitivrassen, weshalb sich sein Anreiten, Anspannen oder seine Verwendung in der Zucht vor dem fünften Lebensjahr verbieten. Es zeichnet sich durch Langlebigkeit aus und ist bis in ein hohes Alter fruchtbar. Bei einem im allgemeinen gutmütigen, jedoch energischen, feurigen Temperament besitzt es in der Regel eine ausgeprägte, starke, eigenständige Persönlichkeit. Bekannt geworden ist es in Deutschland und über dessen Grenzen hinaus vor allem dank der Werbung von *Ursula Bruns* seit Beginn der fünfziger Jahre als „der Klassiker der Gangpferde". Es deckt die ganze Bandbreite vom Freizeitreiten bis hin zum spektakulären Gangpferdesport ab. Es ist ausdauernd als Säumer und im Reitdienst in unwegsamem Gelände. Die Rittigkeit ist ausgesprochen befriedigend. Aufgrund seines starken Rückens und stabilen, kräftigen Fundaments trägt es problemlos einen schweren Erwachsenen.

Grob gesehen kann man im allgemeinen zwei klar gegeneinander abgesetzte Typen unterscheiden, einen edleren, feinknochigeren und einen gröberen, weniger edlen. Während der edlere Typ in seiner Heimat hauptsächlich als Reitpferd dient, wird der gröbere Typ in nicht unerheblichem Maße auch als Fleischlieferant gezüchtet.

Einige Probleme treten im Zusammenhang mit der Haltung und dem Reiten des Islandpferdes für den weniger versierten Freizeitreiter auf: Zum einen geht das Temperament vor allem der besseren Exemplare unter einem schwachen Reiter recht leicht in Heftigkeit über. Das Islandpferd ist eigentlich für erwachsene Menschen gezüchtet, die ein energisches Pferd wünschen, und nicht für Kinder oder Reitanfänger. Sehr häufig tritt beim Isländer in unseren Breiten und dem ihm nicht gemäßen Klima die sogenannte Sommerräude auf, ein Ekzem in Mähne und Schweif, das zu starkem Juckreiz und dadurch verursachtem Scheuern bis hin zu blutenden Wunden am Mähnenkamm und der Schweifwurzel führt. Und schließlich kommt es aufgrund der Leichtfuttrigkeit des Islandpferdes bei zu reichlicher Fütterung ohne ausreichende Bewegung, vor allem durch zu reichliche Eiweißgaben, wie sie eine zu üppige Weide bieten kann, immer wieder zu Hufrehe und/oder Kreuzverschlag. Haltung in engen, dunklen Ställen können bei dieser an ein hartes Klima in frischer Luft gewohnten Rasse außerdem zu Lungenproblemen wie zum Beispiel Dämpfigkeit führen.

EXTERIEUR:
Der edlere Typ besitzt einen, wenn auch nicht kleinen, so doch recht edlen, fast orientalisch anmutenden Kopf mit viel Ausdruck, lebhaften, oft

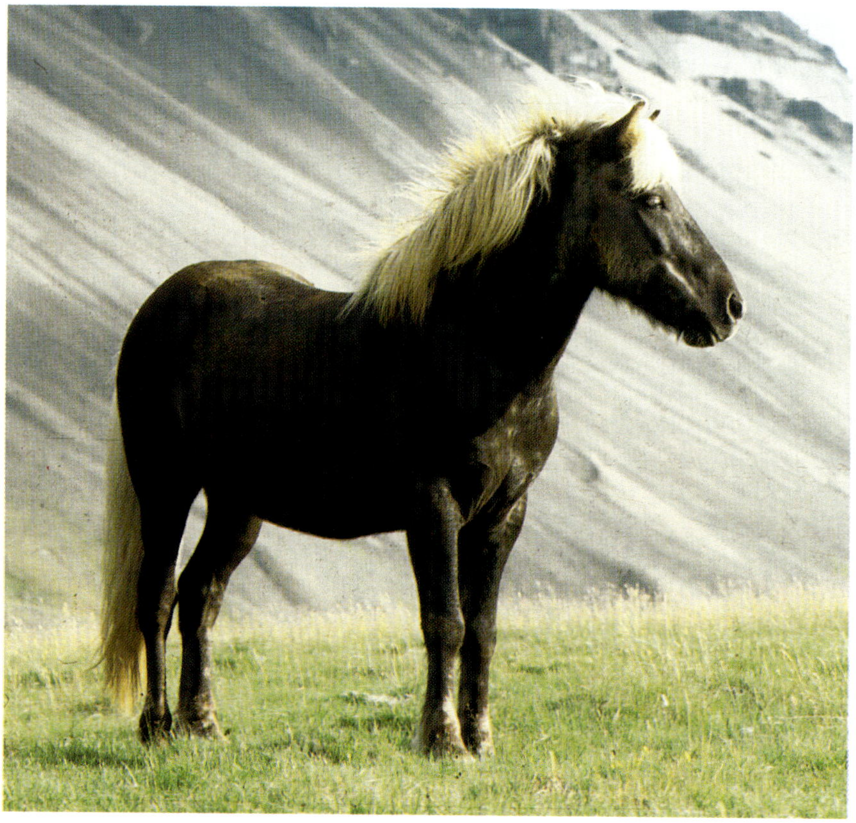

Island-Hengst

Isländer des schwereren Typs

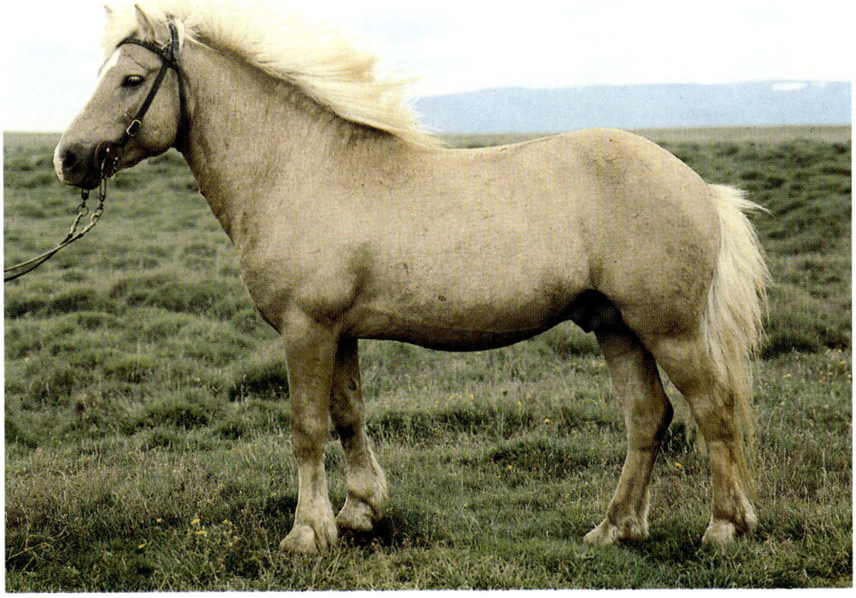

feurigen Augen und kurzen, spitzen Ohren. Dagegen findet man bei dem unedleren Typ nicht selten einen recht schweren Kopf mit Ramsnase. Der Hals ist stark, oft tief angesetzt. Der wenig ausgeprägte Widerrist macht bei der Sattlung meist einen Schweifriemen erforderlich, damit der Sattel nicht auf die Schulter rutscht.

Der Körperbau des Islandpferdes ist untersetzt, gepackt, mit kurzem, starkem Rücken und in der Regel kurzer, abgeschlagener, muskulöser Kruppe, mit tief herabreichender Sitzbeinmuskulatur (Hosen) und tiefem Schweifansatz. Die Gliedmaßen sind eisenhart, unverwüstlich, mit gut markierten Sehnen und Gelenken und relativ kurzer Fesselung. Stellungsabweichungen wie zehenweite Stellung vorn oder kuhhessige hinten sind häufig und gelten nicht als fehlerhaft, da rassetypisch. Die Hufe sind meist sehr gut geformt, nicht zu klein und von extrem harter, zäher Struktur. Das Langhaar ist stark ausgebildet und dicht, das Winterfell lang, zottig, mit reichlicher Unterwolle. Es findet sich nur geringer Behang. Im Winter kommt es zur sogenannten Geisbartbildung, die den Pferden ein uriges Aussehen verleiht.

Zwar gilt auch auf Island der bekannte Grundsatz „Ein gutes Pferd hat keine Farbe“. Andererseits weist die Inselrasse ein so ungewöhnlich breites Spektrum an Farbnuancen auf wie keine andere Pferderasse der Welt (den nordamerikanischen Mustang vielleicht ausgenommen), was trotz des insgesamt urtümlichen Gesamteindrucks auf die unterschiedliche Herkunft der ursprünglichen Population hindeutet. Diese Farbvielfalt stellt einen bedeutenden genetischen Wert dar, und die Isländer sind heute stolz darauf, daß sie Suggestionen ausländischer Händler um die Jahrhundertwende, den Farbreichtum züchterisch zu begrenzen, nicht gefolgt sind. Auf der Basis dieses vielfältigen Erbmaterials ist vor einigen Jahren von einem isländischen Genetiker eine wissenschaftliche Untersuchung über die Erbgänge bestimmter Farben durchgeführt worden, die zu völlig neuen und teils überraschenden Ergebnissen geführt hat. Dennoch gibt es auch auf Island gewisse Vorlieben

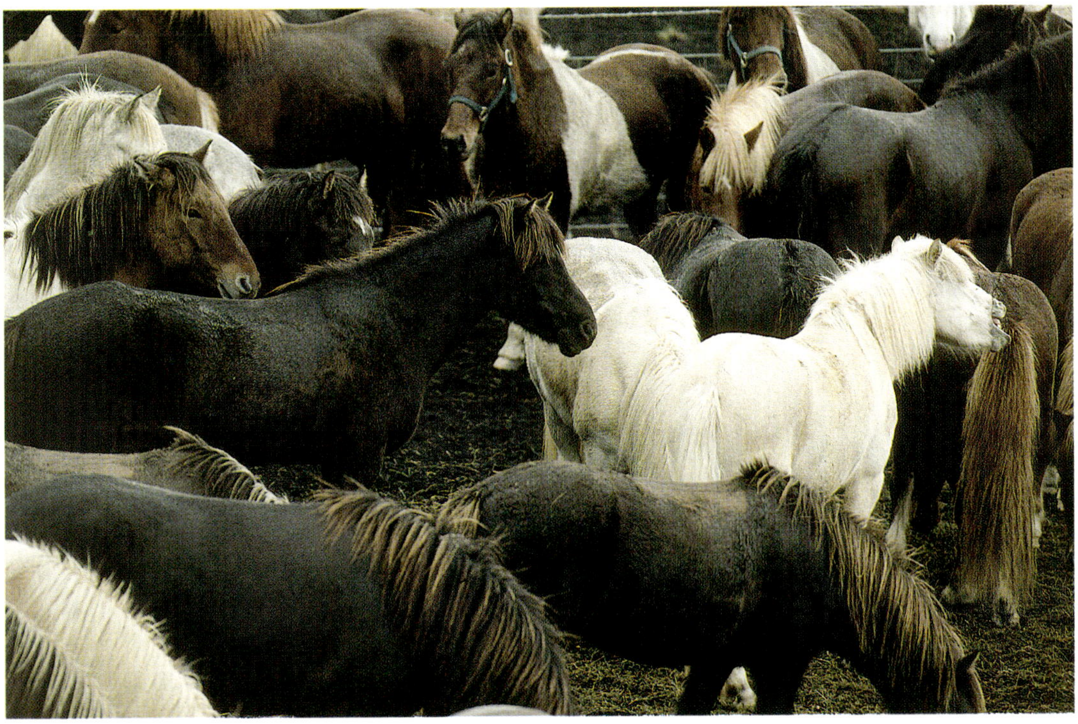

Verschiedene Fellfarben in einer Island-Herde. Nur beim Islandpferd und beim Mustang findet man eine so große farbliche Vielfalt.

für bestimmte Farben. Ein Beispiel dafür ist das Kirkjubaer-Gestüt, das berühmt ist für seine uniforme Zucht von Füchsen mit flachsenem Langhaar und Blessen.

Insgesamt umfaßt die Zucht 40 Prozent Rappen und Dunkelbraune, 20 Prozent Füchse (oft mit hellem Langhaar und Kopfabzeichen), 10 Prozent Schimmel und 10 Prozent Falben in zahlreichen Farbnuancierungen. Selten, jedoch nicht ungewöhnlich, sind Schecken (ausschließlich Plattenschecken), Isabellen und Albinos. Die isländische Sprache kennt fünfzehn verschiedene Pferdefarben, deren jede noch in verschiedene Farbnuancen unterteilt ist.

Die Widerristhöhe liegt zwischen 128 und 143 cm Stockmaß, das Idealmaß bei 131–135 cm.

MECHANIK:
Man unterscheidet bei den Islandpferden drei Gangpferdetypen: Dreigänger beherrschen von Natur aus nur die drei bekannten Grundgangarten Schritt, Trab und Galopp. Viergänger besitzen außer diesen Gangarten noch eine angeborene Anlage zum Tölt, Fünfgänger dazu noch die zum Paß (der stets im Renntempo geritten wird). Nach Untersuchungen von Ursula Bruns (veröffentlicht in PONY-POST 1963) sind Tölt und Paß zwei völlig eigenständige, genau zu definierende Gangarten.

Die tausendjährige Isolation der Islandpferde hat ihnen manche Eigenschaften erhalten, die bei vielen antiken und mittelalterlichen Rassen ganz gewöhnlich waren, bei den meisten heutigen Rassen jedoch verlorengegangen sind. Darunter fallen vor allem die beiden zusätzlichen Gangarten Tölt und Paß. Im Mittelalter benannte man bequem zu reitende Reisereitpferde mit paßartigen (das heißt gleichseitigen) Gängen als „Zelter", „Tölter". Sie waren bereits seit der Antike bekannt und beliebt, damals unter dem Namen „Thieldones". *Plinius* versteht unter einem „Thieldo" ein Asturisches Pferd (Asturcón). Mittellateinisch wird ein Zelter als „Tolutarius" bezeichnet. Der Wortstamm ist also in allen Fällen der gleiche.

Im weiteren möchte ich in großen Zügen den Definitionen von *Sigurdur A. Magnusson* in STALLION OF THE NORTH (Reykjavik 1978) folgen.

Welche Gangart der Reiter bei einem Fünfgänger wählt, richtet sich nach dem zu durchquerenden Gelände und danach, welche seinen Absichten sonst am meisten dient.

Der Schritt („Fetgangur") ist eine gewöhnliche Gangart aller Huftiere und wird auch beim Islandpferd vor allem bei der Bewältigung weiter Entfernungen angewendet. Früher, als noch aller Lastverkehr auf der Insel von Packpferden übernommen wurde, gingen die Pferde zu mehreren, Kopf an Schweif gebunden, hintereinander im „Gänsemarsch". Aber auch heute noch sieht man gelegentlich in schwierigem Gelände Packpferde hintereinander im Schritt gehen.

Trab („Brokk") ist die gewöhnlichste Gangart in unwegsamem, schwierigem Gelände. Allerdings ist der Trab nicht sehr beliebt, da er als unbequem gilt. Ausgeführt wird er in verschiedenen Tempi.

Im Galopp („Stökk") wird vor allem geritten, wenn es schnell gehen soll. Man galoppiert nicht nur auf grasbestandenen Strecken, sondern auch über steinigen Untergrund und Geröllhalden. Eine Variante des Galopps ist der Canter („Valhop"), eine bei unebenem, wechselndem Untergrund praktische Gangart; doch gilt er auf Island als unästhetisch und ist deshalb bei den Reitern nicht sonderlich beliebt.

Den Paß („Skeid") reitet man in der Regel nur über kurze Strecken bei hoher Geschwindigkeit. Bei Pacerrennen beginnt man im Galopp und muß innerhalb der ersten 50 Meter das Pferd „in den Paß legen". Wenn es weitergaloppiert, wird es disqualifiziert. Beim Paß erfolgt die Bewegung im Zweitakt, jedoch nicht bei diagonalem Auffußen, wie im Trab, sondern lateral. Die Gliedmaßen der selben Seite fußen fast gleichzeitig auf und ab. Dabei kommt eine gleitende Gangart zustande. Der Wortstamm „Skeid" ist offenbar der gleiche wie beim englischen „Skate" (Schlittschuhlaufen) oder schwedischen „Skida" (Skilaufen), das im ursprünglichen Wortsinn nichts anderes bedeutet als „Gleiten". Beim Fünfgänger ist der Paß die letzte Gangart, die man trainiert. Der Preis für einen Fünfgänger hängt vor allem von seinen Paßgangsqualitäten ab.

Der Tölt ist die eigentlich charakteristischste Gangart des Islandpferdes,

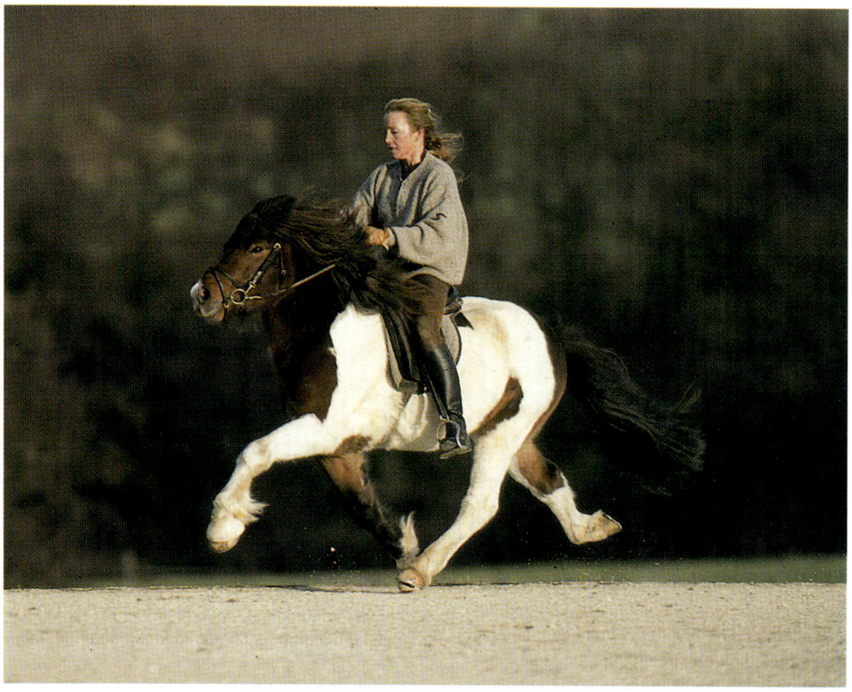

Islandpferd im Rennpaß

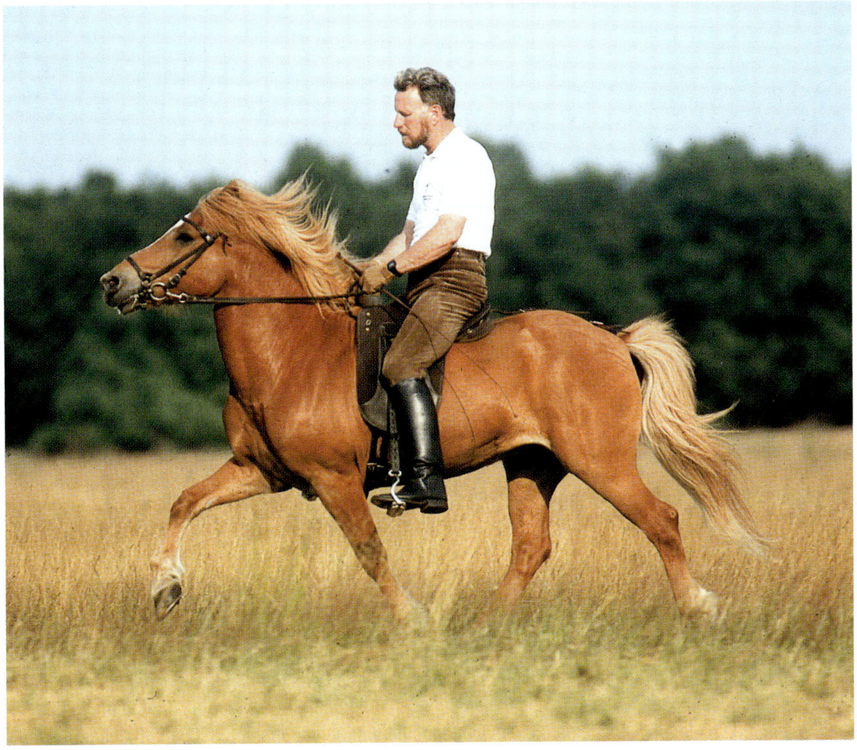

Töltender Isländer

durch die es sich von den anderen europäischen Pferderassen unterscheidet. Man wendet ihn vor allem auf gebahnten Wegen und in ebenem Gelände an. Diese außerordentlich bequeme Reisegangart läßt den Reiter nahezu völlig erschütterungsfrei im Sattel sitzen, im Gegensatz zur werfenden Bewegung im Trab. Die Fußfolge des Tölts entspricht der des Schritts, nur mit höherer Geschwindigkeit, mit gleichmäßig langen Intervallen im Viertakt, wobei jeder Fuß für den Bruchteil einer Sekunde allein das volle Gewicht des Körpers aufnimmt, um es sofort an den nächsten weiterzugeben. Die Geschwindigkeit läßt sich vom langsamen Schritt-Tempo bis zu hoher Geschwindigkeit steigern. Zu hören ist, vor allem auf festem Untergrund, ein konstantes, klares Viertakt-Stakkato. Charakteristisch ist die stolz aufgerichtete Haltung des Pferdes mit erhobenem Kopf und flatternder Mähne und einer wellenartigen Bewegung des Schweifes.

ZUCHT:

Die Heimat des Islandpferdes ist die im Nordatlantik gelegene große Insel Island. Die Zucht wird größtenteils (ca. 50 Prozent) noch in halbwilden Herden betrieben. Jeder Bauer auf Island hat für seine Pferde und Schafe ein eingetragenes Zeichen. Fohlen und Lämmer werden nach einem Schlüssel mit Ohrkerben versehen, die in einem Buch festgehalten sind und die jeder Bauer mit sicherem Griff erkennt. Hengste, die gekört sein müssen und harten Leistungsprüfungen unterworfen werden, laufen in umzäunten Arealen für sechs Wochen mit der Herde. So ist gewährleistet, daß die Fohlen in der für sie günstigsten Jahreszeit zur Welt kommen. Die Abfohlrate beträgt um 95 Prozent.

Bei den Leistungsprüfungen ebenso wie bei den Hengstkörungen auf Island werden die Pferde nach Leistung und Exterieur beurteilt. Die Reiteigenschaften gehen mit 60 Prozent in die Endnote ein. Sie sind in acht Einzelnoten unterteilt, in denen nicht nur die Gangarten, sondern auch Charakter, Gehlust und Form unter dem Reiter beurteilt werden. Die restlichen 40 Prozent werden für das Exterieur vergeben, bestehend aus sechs Gebäudenoten. Die Pferde werden in zwei Gruppen beurteilt, einmal die Viergänger, bei denen der Tölt den Hauptausschlag gibt, zum anderen die Fünfgänger, bei denen Tölt und Paß als wichtigste Gangarten bewertet werden. Alle vier Jahre findet das sogenannte „Landsmót" im Zusammenhang mit der Tagung des Althing in dem historischen Thingvellir statt, bei dem zahlreiche Reitwettbewerbe stattfinden. Dieses Vierjahrestreffen gilt traditionell zugleich als die Hauptkörung der Rasse. Wegen der Selektion der Hengste und der Prämiierung der Hengstnachkommen, die vorher von Experten innerhalb des ganzen Landes ausgewählt worden sind, ist es ein Höhepunkt der isländischen Pferdezucht-Veranstaltungen.

Die staatliche Zuchtbuchführung hat ihren Sitz in der Hauptstadt Reykjavik, ebenso die Zuchtleitung. Die Populationsgröße liegt bei etwa 45 000 Pferden (bei einer Einwohnerzahl von ca. 250 000). Nachzuchten finden sich in Deutschland, Dänemark, Norwegen, Schweden, den Niederlanden, Belgien, der Schweiz, Großbritannien, Kanada, den USA etc. – mit einer Pferdezahl, die sich allmählich der Gesamtzahl der Pferde in Island nähert.

GESCHICHTE:

Nachdem zu Beginn des 9. Jahrhunderts bereits irische Mönche in Island gelandet waren, wurde zwischen 874 und 930 die Insel von norwegischen Wikingern in Besitz genommen (sogenannte Landnahme). Auf Island erreichten sie ihr „Ultima Thule". Bis zur Besiedlung durch die Wikinger hatte es auf der Insel keinerlei Tiere gegeben, die größer als Schneehase und Polarfuchs waren. Die Einwanderer jedoch brachten aus ihrer Heimat Pferde, Rinder, Schafe und Ziegen mit. Die von ihnen eingeführten Pferde entsprachen dem Typ des um 800/900 im nördlichen Europa vorhandenen Pferdes, wie er sich bis heute nur noch im nordnorwegischen Nordlands-Lyngspferd erhalten hat. Wahrscheinlich stammten die meisten Pferde der aus Skandinavien kommenden Einwanderer der damals auf den Lofoten gezüchteten Rasse. Dieser Pferdetyp entsprach, wie Vergleiche mit den den Schiffsgräbern von Gokstad, Oseberg und Nydam beigegebenen Opferpferden zeigen, dem damals über ganz Nordeuropa verbreiteten Typ.

Siedler aus Wikingerkolonien wie den Shetland- und Orkney-Inseln,

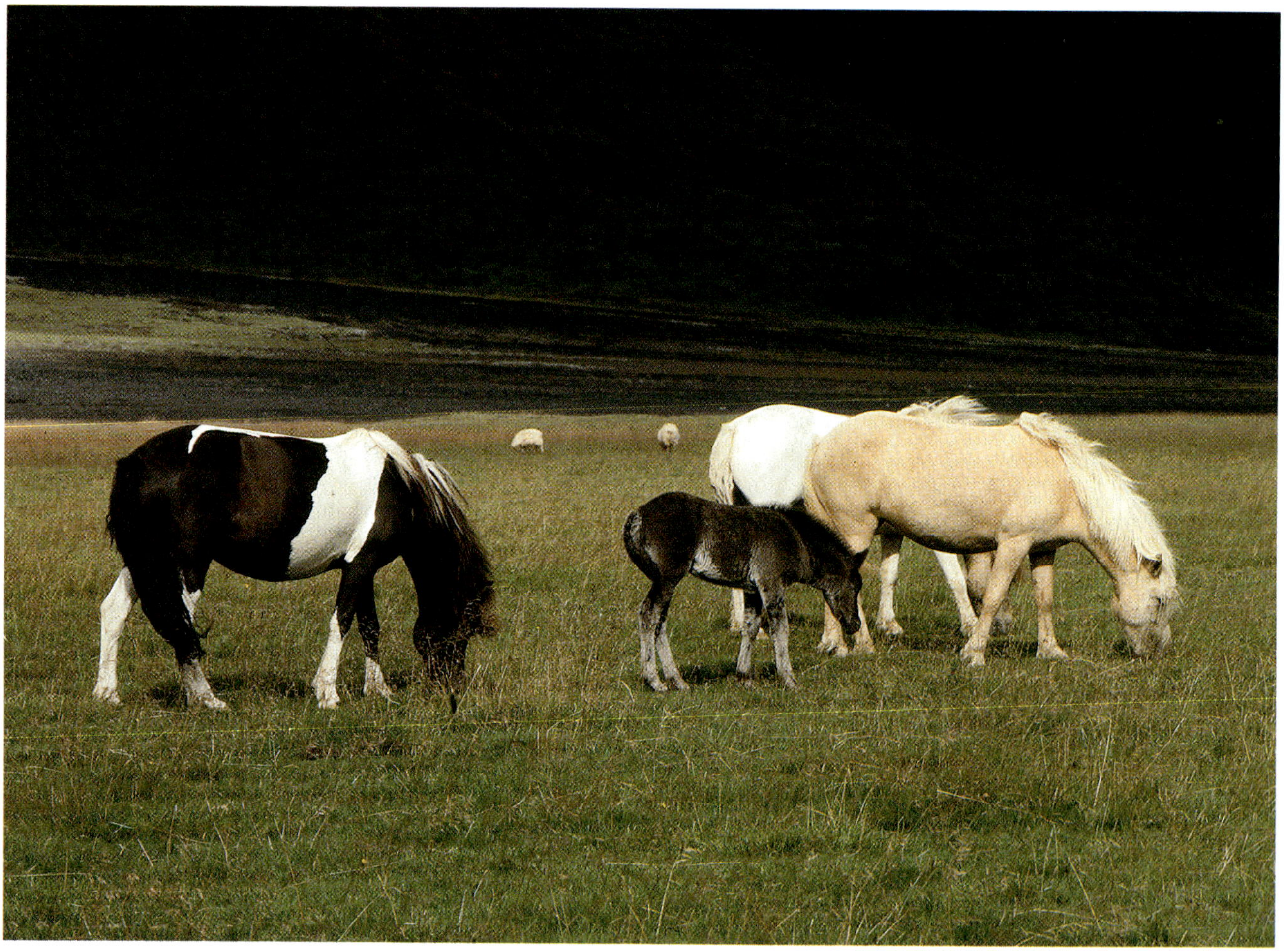

Grasende Islandpferde auf der Sommerweide

den Hebriden, der Isle of Man in der Irischen See und Siedler aus Irland brachten ebenfalls Pferde, vermutlich keltischen Ursprungs, nach Island mit. Diese Ansicht vertritt jedenfalls *William Ridgeway* in THE ORIGIN OF THE THOROUGHBRED HORSE (Cambridge 1905). Aus der Verschmelzung dieser verschiedenen Pferde entstanden in der neuen Heimat mehrere erkennbar unterschiedliche Typen. Ein besonders interessanter Typ ist bis heute das sogenannte Faxafloi-Pferd im südwestlichen Island, das stark dem Exmoor-Pony ähnelt und damit auf Einflüsse von den Britischen Inseln hindeutet.

930 soll das erste Althing ein Pferdeeinfuhrverbot erlassen haben. Laut modernen Forschungsergebnissen ist dies jedoch ein Märchen. So wird in der Thorsfindingasaga, die im 11. Jahrhundert spielt, von dem isländischen Kämpen Gold-Thorir berichtet, der von Gautland, an der Westküste Schwedens, einen Hengst mit weißer Unterlippe namens Kinnskaer als Geschenk bekommen habe. Er wird beschrieben als „gotischer Renner" und als besonders kostbar; winters wie sommers sei er mit Hafer gefüttert worden. Zu jener Zeit fand man im südlichen Schweden schon gelegentlich das eine oder andere Orientalische Pferd. Es ist nicht unwahrscheinlich, daß es sich bei diesem Hengst um ein solches gehandelt hat. Möglicherweise sind damals noch wenige andere Orientalen nach Island gelangt. Der Einfluß von ihnen in der Anpaarung mit den heimischen Pferden hatte verhängnisvolle Auswirkungen. Weichheit und Degenerationserscheinungen wurden auf diese Importe zurückgeführt, und zwar noch über Jahrhunderte.

Seit der Saga-Zeit (um 1300) bis heute sind keine Einzelheiten über den Import von weiteren Zuchtpferden überliefert. Die erste gesetzliche Einschränkung von Tierimporten nach Island wurde 1882 erlassen. Seit 1909 ist der Import von Pferden nach Island verboten. So dürfen auch Pferde, die die Insel einmal verlassen haben, nie mehr zurückgebracht werden.

Trotz fast 900 Jahren Isolation kam es niemals zu einer völligen Konsolidierung der Rasse und Verschmelzung der verschiedenen Typen, so daß *Hermann Ebhard* in den vierziger/fünfziger Jahren drei deutlich unterschiedene Typen ausmachen zu können glaubte, wie sie bereits bei Ausgrabungen der frühesten Grabstätten der ältesten geschichtlichen Periode zutage gefördert worden waren. Aufgrund dieser Skelettfunde ließ sich feststellen, daß die ursprünglich importierten Pferde etwas größer gewesen waren als heute. Vermutlich ist die heutige Kleinheit auf die harte Selektion unter den extremen Weide- und Klimabedingungen der Insel zurückzuführen.

Eine große Rolle spielten in alter Zeit bei der Auswahl der Hengste die Hengstkämpfe. Die Sagas schildern zahlreiche von ihnen in der Zeit des isländischen Freistaates zwischen 930 und 1262. Bei dem alljährlich in einer zweiwöchigen Sitzungsperiode tagenden Althing fanden ausgedehnte Festlichkeiten mit Hengstkämpfen, Pferdemärkten, Pferdeschauen, Reiterspielen und anderen Volksbelustigungen statt. Neben dem recht blutigen Schauspiel des Hengstkampfes, bei dem häufig Hengste und Menschen zu Schaden kamen, führte oftmals Parteinahme mit dem jeweiligen Hengst und Hengstbesitzer dazu, daß unter den gegnerischen Parteien ebenfalls erbitterte Kämpfe ausbrachen. Vor allem aber maß man dem Ausgang der Kämpfe große Bedeutung für den Zuchtwert der Hengste bei, da man die besten Kämpfer auch für die besten Zuchthengste ansah. Jeder Hengst, der Anspruch auf Anerkennung als Zuchtverbesserer erhob, mußte bei den Kämpfen gesiegt haben. Somit waren die Pferde nicht nur das einzige Verkehrsmittel, um zu den Volksversammlungen zu kommen. Sie waren auch ein, wenn nicht der Hauptanziehungspunkt, das Thing zu besuchen.

1262 geriet Island aufgrund innerer Streitigkeiten und Wirren unter norwegische Herrschaft und 1380 in der Kalmarer Union zusammen mit Norwegen an Dänemark, bei dem es bis 1918 verblieb. Nach Einführung der Reformation wurden anläßlich der Synode von Kyraugastadir 1592 auf dänische Initiative vom Klerus die mit Wetten verbundenen Hengstkämpfe verboten. Nach Angaben des Historikers *Jón Espólin* sind sie jedoch bis 1623 immer noch schriftlich belegt. Danach wurde erst bei der Jahrtausendfeier des Althing 1930 wieder ein Hengstkampf durchgeführt.

Aufgrund der unendlichen Entfernungen zwischen den einzelnen Siedlungen und einzeln gelegenen Höfen waren die Isländer 1000 Jahre lang auf das Reitpferd als Verkehrsmittel für die Kommunikation angewiesen. Bis zum Beginn des 20. Jahrhunderts gab es keine Straßen, keine Eisenbahnen, kaum eine Brücke über einen der zahllosen, vielfach reißenden Gletscherflüsse und -bäche. 1000 Jahre lang trug das Islandpferd seinen Reiter durch das unwegsame Land, über Lavafelder und Moore, Gebirge, Gletscher, Treibsand und die schäumenden Gletscherströme mit trügerischem Untergrund. Wegen der ständigen Bedrohung durch eine unberechenbare, feindliche Witterung mußte es seit 1000 Jahren diese Strecken stets so schnell wie möglich überwinden. Alle diese Faktoren trugen zur Bildung einer besonderen Rasse mit ganz einzigartigen Eigenschaften bei.

Interessant ist es, daß bereits die Sagas ganz genaue Zuchtanweisungen enthalten. So findet man dort den Begriff „Stód", der dem angelsächsischen „Stud" entspricht und eigentlich eine kleine Stutenherde mit einem Hengst bedeutet; korrekt ins Deutsche übersetzt bedeutet er „Stuterei" oder moderner „Gestüt". Auf Island besaß und besitzt jeder Hof sein eigenes „Stód", bestehend aus einer Herde von vier bis sechs oder mehr Stuten mit einem oder mehreren Hengsten. Sie wurden und werden sorgfältig ausgewählt und in heidnischer Zeit wurde das ganze Gestüt einer bestimmten Gottheit geweiht.

Im Gegensatz zu den Sagas, dem Landnámabok und dem Islandbuch mit ihren zahlreichen Hinweisen auf Pferdezucht, berühmte Züchter und Pferde, sind die Quellen zum Thema Pferd während der dänischen Herr-

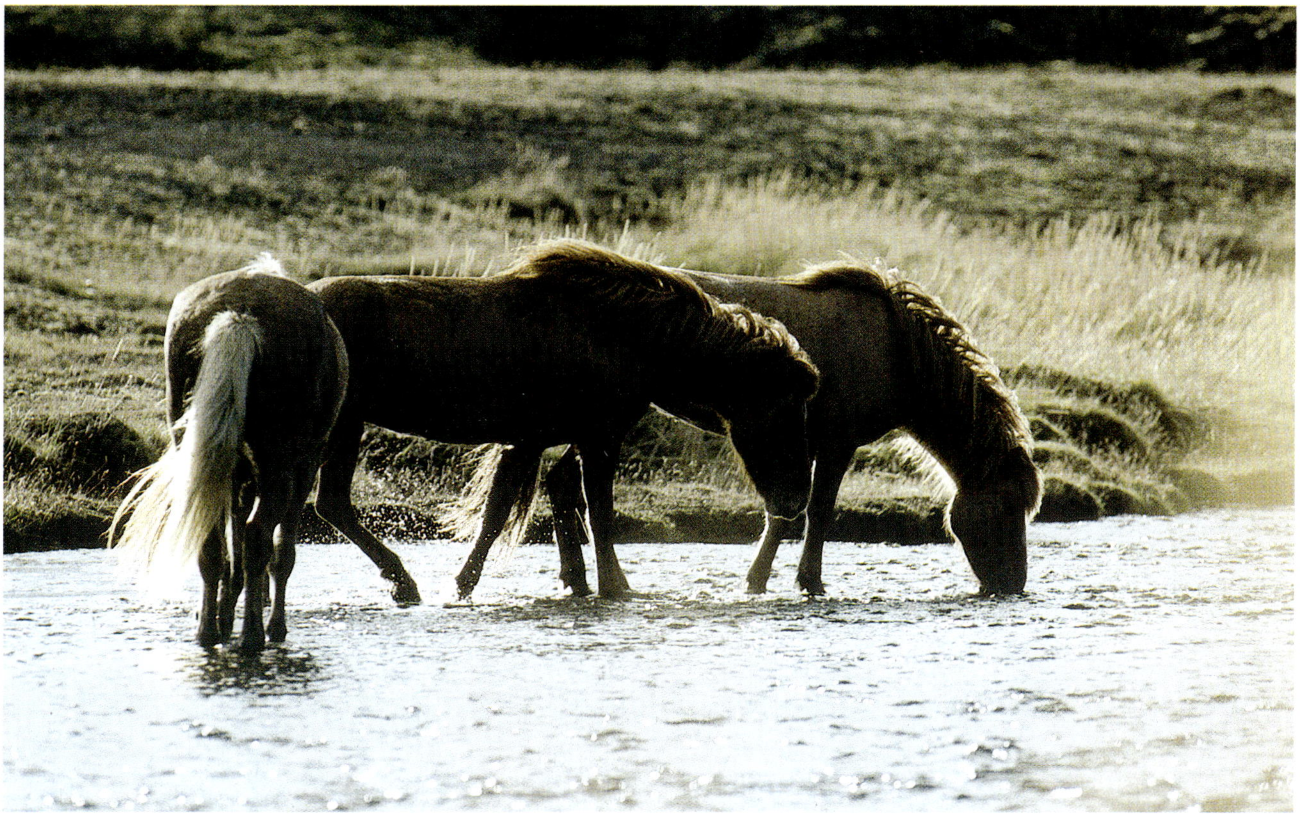

An der Tränke

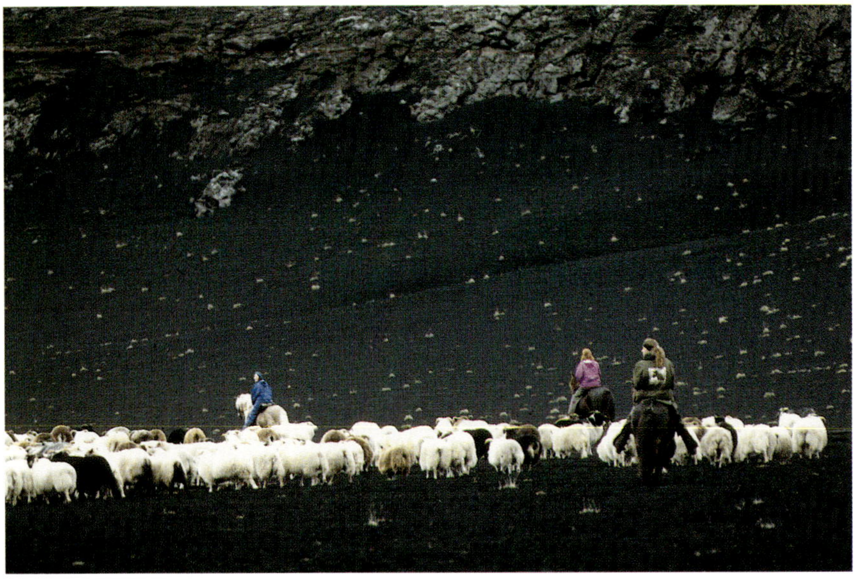

Schaftrieb zu Pferde auf Island

schaft – jedenfalls zwischen dem 13. und 18. Jahrhundert – eher spärlich. Möglicherweise war daran das dem heidnischen Pferdekult abholde Christentum schuld. Eine der wenigen Ausnahmen bildet die Chronik des Bischofs von Skálholt, *Stefan Jónsson* (1491–1518), der in seinem Testament der Kirche des Bistums nicht weniger als 180 eigene Zuchtpferde hinterließ. 1788 veröffentlichte *Olafur Stephensen*, einer der höchsten Landesbeamten, die ersten schriftlichen Vorschläge zur Verbesserung der Zucht. Sein Sohn (und Nachfolger im Amt) *Magnus* griff 1825 auf diese Anregungen zurück und empfahl in einer Schrift die sorgfältige Selektion des Zuchtmaterials. Erste Schritte in der Richtung wurden in Nordisland unternommen, wo ab 1879 in jeder Gemeinde drei Männer gewählt wurden, die die Verbesserung der Zuchtmethoden kontrollieren sollten. 1880 fand im Skagafjördurbezirk (Nordisland) eine erste Prämiierung von Zuchtpferden statt. Erste Gesetze verboten es, Hengste, die älter als anderthalb Jahre waren, mit den Stuten laufen zu lassen. 1917, 1926 und 1929 wurden vom Althing die Pferdezuchtgesetze präzisiert.

Heute müssen alle Zuchthengste gekört sein und dürfen nicht mehr frei umherlaufen, sondern gehen mit jeweils fünfzehn bis zwanzig Stuten für etwa sechs bis acht Wochen auf eine Zuchtweide. Die Abfohlrate beträgt durchschnittlich 95 Prozent.

In den langen Jahren ihres Inseldaseins hat sich die Zahl der Islandpferde relativ konstant gehalten beziehungsweise nach großen klimatisch bedingten oder von sonstigen Naturkatastrophen verursachten Einbußen immer wieder erholt. Nach *Daniel Bruun* in HESTEN I NORDBOERNES TJENESTE PAA ISLAND, FAERØERNE OG GRØNLAND (Kopenhagen, um 1900) war auf Island folgende zahlenmäßige Entwicklung festzustellen:

Jahr	Anzahl der Perde
1703	26 730
1779	32 408
1783*	36 408
1783**	8 395
1804	26 524
1845	33 300
1896	43 235
1997	ca. 45 000

* bevor der Vulkanausbruch des Skaftaréldar die Weidegründe in fast ganz Island verwüstet
** nach dem Ausbruch

Während der zweiten Hälfte des 19. Jahrhunderts wurden zahlreiche Islandpferde nach den englischen Kohledistrikten verschifft, um unter Tage in den Minen eingesetzt zu werden. Sie erfreuten sich außerordentlicher Beliebtheit wegen ihrer Energie, robusten Gesundheit und Langlebigkeit, die ihnen oftmals erlaubte, bis weit über ihr zwanzigstes Lebensjahr Dienst zu tun. Nur wenige wurden in England auch zu Reitzwecken verwendet. Immerhin bestand schon um 1880 in Orchardmains ein Gestüt im Besitz von *Lord Burleigh*, das Islandpferde besserer Klasse züchtete und, wie *Graf Wrangel* (HAANDBOK FÖR HÄSTVÄNNER, Stockholm 1888) berichtet, „den englischen Markt mit recht brauchbaren Damen- und Kinderponies für den Reit- und Fahrgebrauch" versah.

Um 1900 kam es zu ersten Exporten von Islandpferden für die Verwendung unter dem Sattel direkt von Island auf den Kontinent. Die ersten gelangten nach Dänemark, wo sie sich bald großer Beliebtheit als Kinderpferde erfreuten. Eine zahlenmäßig nur sehr kleine Menge kam in den dreißiger Jahren nach Deutschland. Nach dem Zweiten Weltkrieg, in den fünfziger Jahren, wurden Zehntausende von Islandpferden, meist zu Schlachtzwecken, nach Westeuropa exportiert. Hier jedoch stießen sie in eine Nische und brachten eine Bewegung in Gang, die erhebliche Auswirkungen auf die gesamte europäische Pferdeszene haben sollte. Auf einer Woge der Begeisterung für die ungewohnten Pferde mit den ungewöhnlichen Gangarten, zu Anfang vermischt mit einem gewissen Schuß sentimentalen Mitleids, fand sich bald unter Führung der Nestorin der „Gangpferde"-Experten, *Ursula Bruns*, eine ständig wachsende, oft fast fanatisiert anmutende Anhängerschaft zusammen, die sich, parallel mit der gleichzeitig entstehenden „Zurück-zur-Natur-Bewegung" die Robustpferdereiterei auf ihre Fahnen schrieb und sie in Gegensatz zur traditionellen Reiterei stellte. Daneben löste Ursula Bruns mit ihren eigenen Studien erstmals eine ernsthafte wissenschaftliche Beschäftigung mit den „anderen" Gangarten aus. Inzwischen ist aus der kleinen Schar der Pionierzeit in den Fünfzigern eine machtvolle, grenzüberschreitende Bewegung geworden. Gedanken aus der Robusthaltung haben auch Eingang in die traditionelle Pferdehaltung gefunden, es hat ein allgemeines Nach- beziehungsweise Umdenken bezüglich artgerechter Pferdehaltung und -behandlung eingesetzt.

NORWEGEN

Norwegen bildet den Westteil der Skandinavischen Halbinsel. Die Nord-Süd-Ausdehnung beträgt knapp 1800 Kilometer, die größte Ost-West-Ausdehnung über 430 Kilometer. Die Küsten, denen zahlreiche Schären und Inseln vorgelagert sind, werden durch viele, weit ins Land einschneidende Fjorde gegliedert. Im Westen liegt das zentralnorwegische Gebirge, das nach Westen steil, nach Osten schwach abfällt und Höhen bis über 2000 Meter erreicht. Das Landesinnere wird durch weite Hochebenen bestimmt.

Nur rund drei Prozent des Staatsgebietes können landwirtschaftlich genutzt werden; 2,5 Prozent sind Ackerflächen. Bedeutend ist vor allem die Milchviehhaltung, bei der Almwirtschaft eine wichtige Rolle spielt, ebenso wie bei der Zucht der verschiedenen norwegischen Pferderassen.

Die älteste schriftliche Überlieferung von Norwegen als einer geschichtlichen Einheit findet sich in der sogenannten „Heimskringla". Das ist die heute meist angewendete Bezeichnung für das bedeutende historische Werk des Isländers *Snorri Sturlausson* (1179–1241), abgeleitet von dessen Anfangsworten „Kringla Heimsins . . .". Der eigentliche Titel lautet NORGES KONUNGSSAGOR und behandelt die Geschichte der norwegischen Könige bis einschließlich *König Sverre* (ca. 1150–1202).

König Harald I. Haarfagr („Schönhaar", ca. 860–933) überwand in Norwegen erstmalig das herrschende Kleinkönigtum und machte sich zum Alleinherrscher. Dauer gaben dem von ihm zusammengezwungenen Verband von Regionen, Küstenstreifen und Inseln erst einige gemeinschaftsbildende Normen auf dem Gebiet des Rechtswesens und der Religion unter seinen Nachfolgern. *Olaf I. Tryggvesson* (995–1000) setzte um die Jahrtausendwende endgültig die bereits um 830 begonnene Christianisierung mit Hilfe angelsächsischer Missionare durch. *Olaf II. Haraldsson* (1015–1028) setzte das Werk fort mit Kirchen- und Rechtsreformen.

Durch diese gewaltsame Einigung und die Christianisierung der Bevölkerung durch englische Mönche unter *Olaf Tryggvesson* und *Olaf II. Haraldsson* zwischen 950 und 1030, wurden zahlreiche Norweger, die mit den Neuerungen nicht einverstanden waren, veranlaßt, sich eine neue Heimat zu suchen. So kam es zu den Auswanderungen und der Besiedlung der Färöer, Islands und

Karge nordnorwegische Landschaft

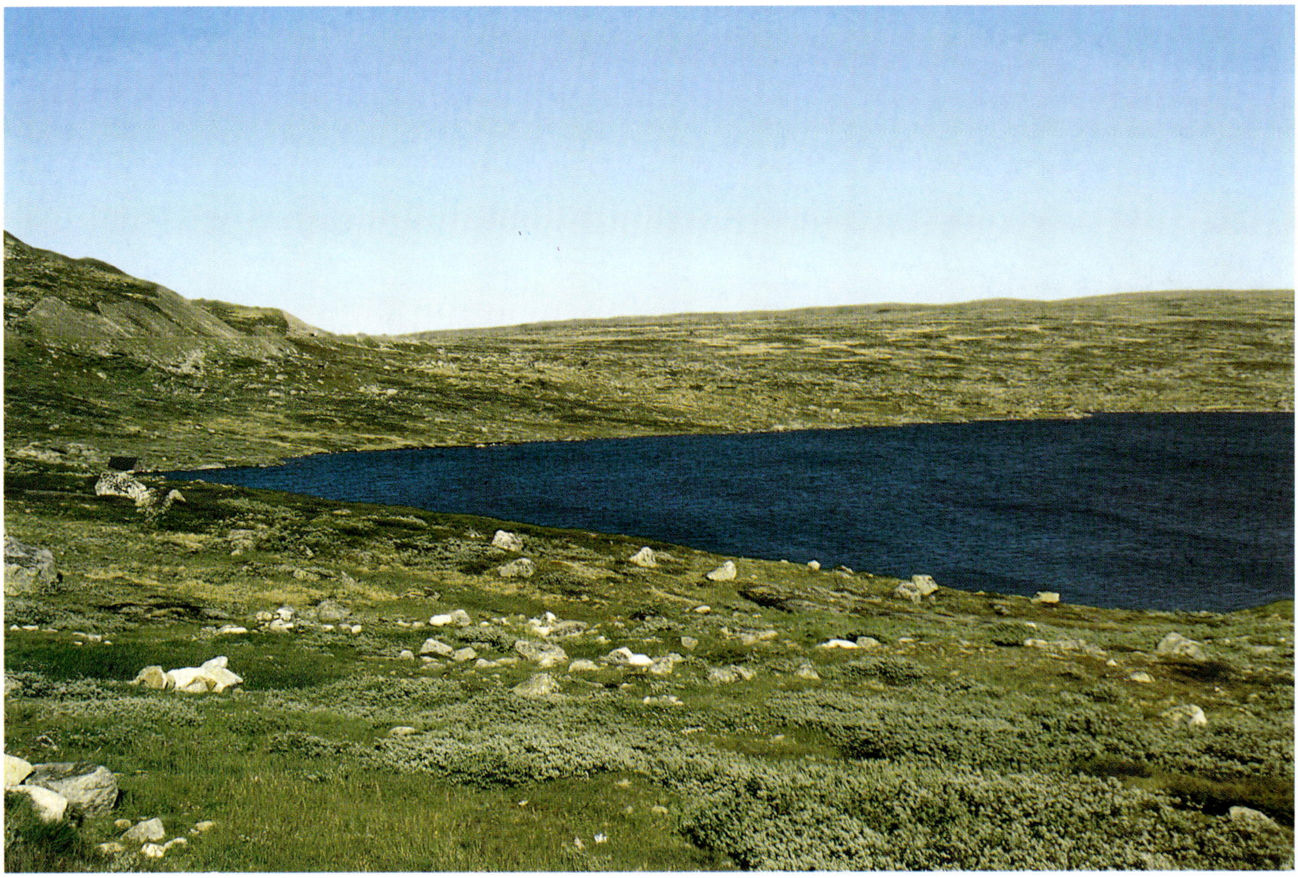

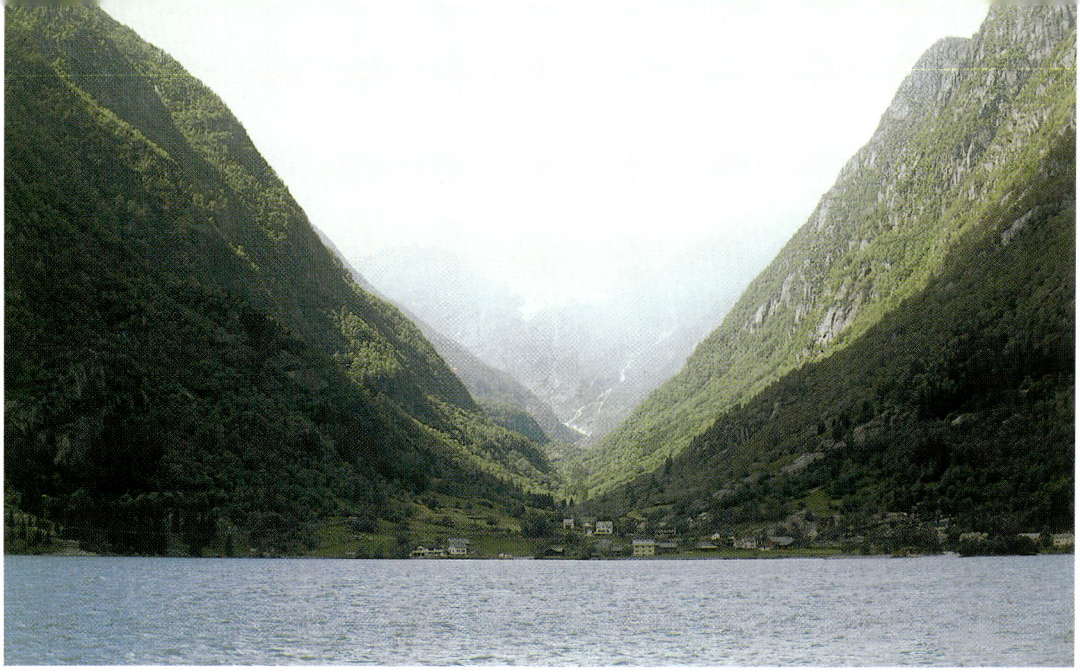

Die norwegische Westküste ist von zahlreichen Fjorden zerschnitten.

Grönlands; aber auch auf der Isle of Man, in Irland und Schottland siedelten norwegische Wikinger.

In ihren seegehenden Drachenbooten, die bis zu 24 Meter lang und über fünf Meter breit waren, bei einem Tiefgang von in der Regel knapp einem Meter, so daß sie an allen, auch den flachsten Küsten bis nahe ans Ufer fahren konnten, führten sie überall ihre Streitrosse mit, von denen sie im Vorderteil ihrer Schiffe zehn oder mehr unterbringen konnten, wie der Fund des Osebergbootes zeigt.

Daß Norwegen seit dem Ende des Hochmittelalters, das in der norwegischen Geschichtsschreibung mit dem Erlöschen des norwegischen Königshauses im Mannesstamm um 1319 angesetzt wird, bis 1905 kein selbständiges und ab 1387 überhaupt kein von eigenen Herrschern regiertes Land gewesen ist, beruht auf einem dynastischen Zufall: 1387 bis 1814 trugen die dänischen, danach bis 1905 die schwedischen Könige die norwegische Krone. Die Witwe des letzten selbständigen norwegischen Königs *Haakon VI. Magnusson* (1355–1380), *Margarethe I.*, Königin von Dänemark, Norwegen und Schweden, machte solche thronfolgerechtlichen Möglichkeiten zum Ziel ihrer Politik. Nach dem Tod ihres einzigen Sohnes Olaf IV. Haakansson machte sie 1397 ihren Großneffen *Erik* VII. zum König der drei Reiche (sogenannte Kalmarer Union der drei Kronen).

Während Schweden unter *Gustav I. Vasa* bereits 1523 seinen Austritt aus der Union erklärte, blieben Norwegen und Dänemark aufgrund der Union von Bergen enger aneinander gebunden. 1536 wurde Norwegen zu einem Teil Dänemarks erklärt. Als historische Einheit blieb es jedoch erhalten und erhielt seine heutige Gestalt durch den Erwerb von Finnmarken sowie die Abtretungen von Härjedalen, Jämtland und Bohuslän an Schweden im Verlauf des 17. Jahrhunderts. Erst 1814, im Frieden von Kiel, wurde die Union von Dänemark und Norwegen aufgelöst.

Bis weit ins 18. Jahrhundert bestand in Norwegen ein dänisches Einfuhrmonopol, das handelspolitisch stark hemmend wirkte. Erst im Verlauf des 19. Jahrhunderts, während der Bindung an Schweden, kam es zu einem vermehrten Aufblühen von Wirtschaft und Industrie.

Seit der schwedischen Herrschaft über Norwegen entstanden im Lande umfangreiche Bestrebungen nach größerer Selbständigkeit, ja nach einer Loslösung von Schweden im Mittelpunkt des öffentlichen Interesses. Die in allen drei Ländern vorhandene, diesen Bestrebungen entgegengesetzte „panskandinavische" Bewegung, die eine Art Neuauflage der Kalmarer Union wünschte, hatte in Norwegen – begreiflicherweise – die wenigsten Anhänger.

Nachdem die schwedische Krone während des 19. Jahrhunderts vor allem während der Regierungszeit König *Oskars II.* (1872–1905), wenn auch widerstrebend, weitgehende Autonomie eingeräumt hatte, fand 1905 eine Volksabstimmung statt, bei der eine Majorität von fast 100 Prozent für die Trennung von Schweden votierte. Zum König des wieder selbständigen Norwegens wurde der dänische Prinz Karl unter dem Namen *Hakon VII.* gewählt.

Im Zweiten Weltkrieg war Norwegen, dessen Bemühungen um Neutralität von den kriegführenden Mächten mißachtet wurden, vom Frühjahr 1940 bis Frühjahr 1945 von deutschen Truppen aufgrund eines Präventivschlages besetzt, die damit einer Invasion der Alliierten zuvorkamen.

1960 trat Norwegen der EFTA bei, die unter anderem die drei skandinavischen Reiche einschloß. Der gemeinsam mit Dänemark, Schweden sowie anderen EFTA-Mitgliedern geplante Beitritt Norwegens zur Europäischen Union (EU) scheiterte zweimal in einer Volksabstimmung.

Ein ausgedehnter Pferdehandel entwickelte sich seit dem Mittelalter vor allem über die ehemals norwegischen Gebiete Härjedalen und Jämtland. Vor allem das Gudbrandsdal- oder Østlandspferd (Vorläufer des heutigen Døle-Pferdes) war in Schweden sehr gefragt. Das bodenständige norwegische Pferd hat sich typmäßig am reinsten in dem in Nordnorwegen gezüchteten Nordlands-Lyngspferd erhalten. Aus ihm hervorgegangen sind die Rassen des Vestlandspferdes (Fjording) und Østlandspferdes (Døle-Pferd). Das Østlandspferd hat seinerseits eine bedeutende Rolle bei der Herausbildung des Nordschwedischen Kaltbluts und des Norwegisch-Schwedischen Kaltbluttrabers gespielt.

Nach dem Zweiten Weltkrieg kam es in den fünfziger/sechziger Jahren zu erheblichen Exporten von Fjordpferden nach Deutschland. Ausschlaggebend dafür dürften zweifelsohne die guten Erfahrungen gewesen sein, die deutsche Soldaten während der Besatzung Norwegens mit dem Fjording gemacht hatten. Weitere Ausfuhren gingen nach Dänemark, Polen und in die ehemalige Tschechoslowakei.

In Norwegen ist mittlerweile eine eigene warmblütige Reitpferdezucht im Entstehen begriffen, die sich bisher vor allem auf schwedisches Zuchtmaterial stützt und vermutlich in dem allgemeinen europäischen Warmblutpferd enden wird.

WARMBLUT-ZUCHTEN

NORDLANDS-LYNGSPFERD

Nordlandspferd, Lofoten-Pony

TYP, INTERIEUR, VERWENDUNG: Bei den verschiedenen, für das Nordlands-Lyngspferd gebräuchlichen Namen Lyngshest (Hest = Pferd), Porsangerhest, Lofotenhest oder Lofoten-Pony handelt es sich meist um sehr alte Bezeichnungen lokaler oder regionaler Schläge derselben, früher in ganz Nordnorwegen weitverbreiteten Rasse. Es ist die älteste der drei bodenständigen Pferderassen Norwegens. Der an der Grenze zum Pony stehende, recht primitive Pferdetyp steht dem ursprünglichen nordeuropäischen Pferd in vielen Points noch sehr nahe. Es existieren zwei geringgradig voneinander differierende Typen, der eine etwas kompakter und schwerer, der andere etwas leichter und edler.

Das Nordlandspferd ist von außerordentlicher Robustheit und Härte, dabei extrem anspruchslos, was seine ganzjährige Haltung im Freien bei nur geringer Zufütterung ermöglicht. Früher wurde es hauptsächlich in der Land- und Forstwirtschaft für alle anfallenden Arbeiten verwendet: im Geschirr, im Travois, unter dem Packsattel, aber auch als Reitpferd in weglosem Gelände. Trittsicher und scheufrei erfreut es sich heute steigender Beliebtheit als Reitpferd in allen Disziplinen (auch für Erwachsene, die es dank seiner Stärke leicht tragen kann), unter anderem für Wander- und Distanzritte. Wegen seines guten Charakters und ruhigen, ausgeglichenen Temperaments wird es auch gern im Behindertenreiten und als Therapiepferd eingesetzt.

Die Rasse ist ziemlich spätreif, langlebig und fruchtbar. Die Verwendung zu Arbeit und Zucht bis über das dreißigste Lebensjahr ist nichts Ungewöhnliches. Der Altersrekord liegt bei 45 Jahren.

EXTERIEUR: Das Nordlandspferd ist klein, aber ungewöhnlich stark. Der wohlproportionierte Körper ist kräftig bemuskelt. Der Kopf ist klein, mit breiter Stirn, kurzen, spitzen Ponyohren und weit auseinanderstehenden, lebhaften, intelligenten Augen. Der Hals ist tief angesetzt, muskulös, nicht selten etwas kurz und dick. Der Widerrist ist nur wenig ausgeprägt, die Schulter steil gelagert, die Gurttiefe bedeutend. Der starke Rücken geht über eine kurze Lende in die kräftig bemuskelte, abschüssige Kruppe über, der Schweif ist niedrig angesetzt. Die kurzen, eisenharten, trockenen Gliedmaßen ohne Behang wirken gelegentlich etwas fein. Die Hufe sind von außerordentlich zäher Beschaffenheit, die einen Beschlag oft unnötig macht.

Das Winterfell hat sich an die harten Anforderungen des Klimas angepaßt. Es wird ungewöhnlich lang mit dichter Unterwolle. Allerdings ist eine Länge der Deckhaare des Winterfells von 50 cm, wie bei einigen älteren Autoren angegeben, wohl etwas übertrieben. Das Sommerfell ist kurz, glatt und glänzend. Eine Bartbildung kommt nicht vor. Mähnen- und Schweifhaar sind sehr reich ausgebildet. Die Fellfarben sind für eine so altertümliche Rasse ungewöhnlich vielfältig, ebenso wie beim stammverwandten Islandpferd: Füchse mit hellem Langhaar, Rappen, verschiedene Schimmelvarianten, Falben und Isabellen.

Die Widerristhöhe variiert von 125 bis 140 cm Stockmaß.

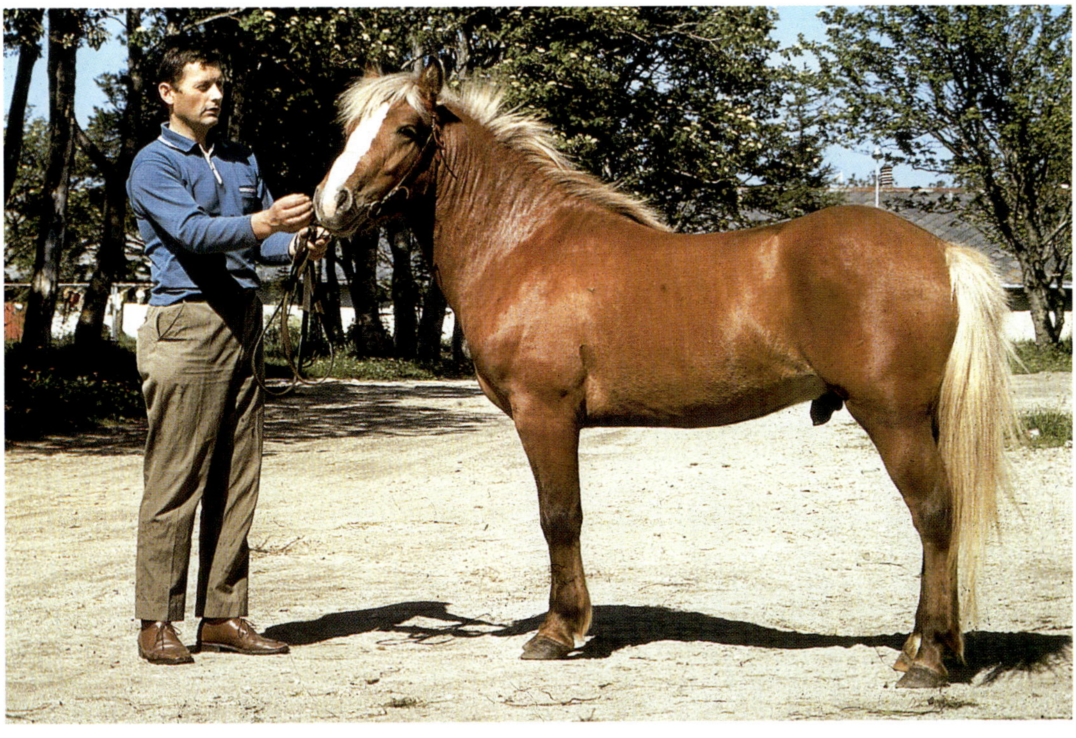

Hengst der sehr urtümlichen Nordlands-Lyngs-Rasse

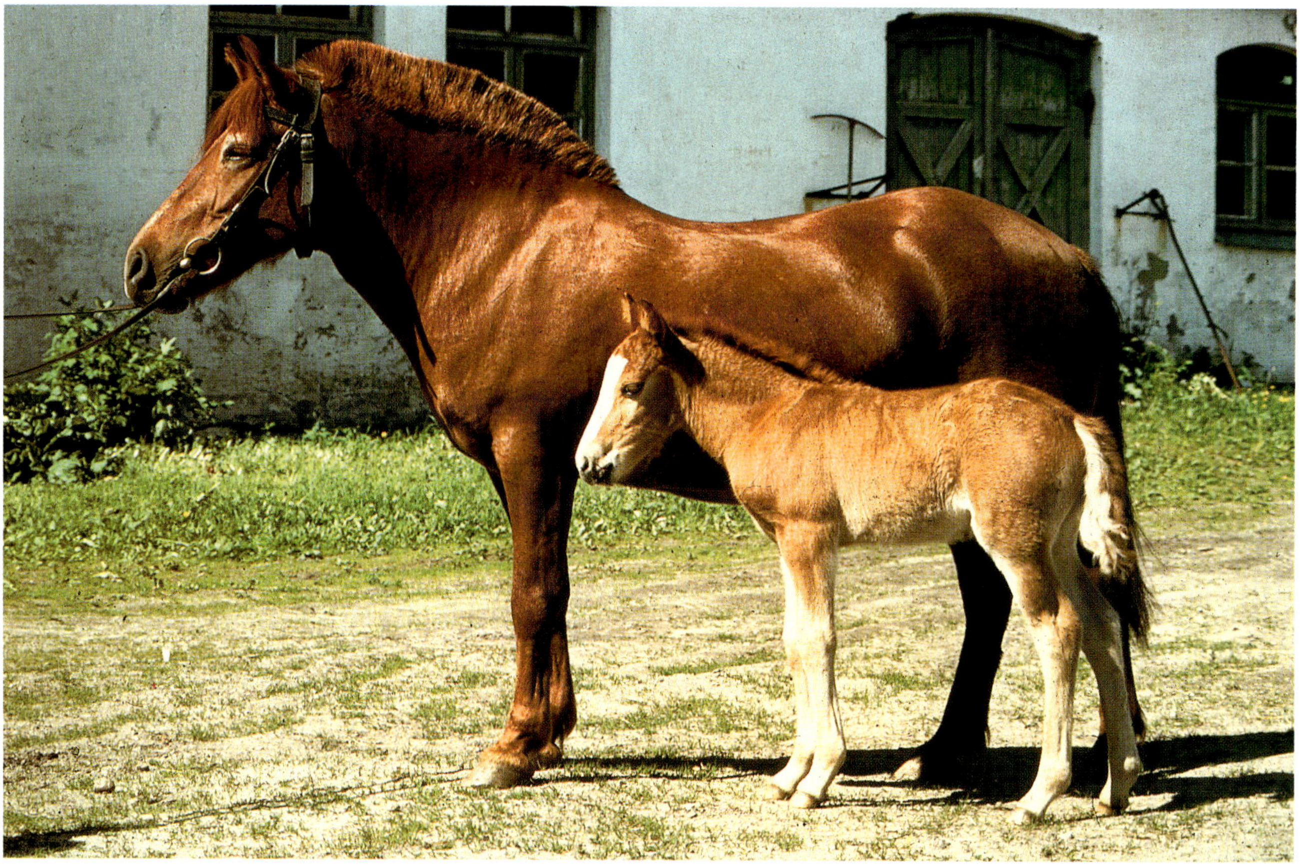

Nordlands-Lyngs-Stute mit Fohlen

MECHANIK:
Die Mechanik des Nordlandspferdes zeichnet sich aus durch energische, fördernde Bewegungen, vor allem gutes Trabvermögen, und eine außergewöhnliche Trittsicherheit. Die Springanlagen sind recht befriedigend, wie bei den meisten Ponyrassen.

ZUCHT:
Die Heimat des Nordlands-Lyngspferdes ist Nordnorwegen, die Lofoten, Finnmarken, die Gegend um Tromsø, Vesterålen, die Ufer des Lyngenfjords und des Porsangerfjords (östlich des Nordkaps). Aufgrund der Bodenstruktur und des Klimas eignet sich nur ein ganz geringer Prozentsatz des Landes (ca. 2 Prozent) für den Ackerbau. Dagegen gibt es zahlreiche fruchtbare Hochgebirgsalmen, die während der nur sehr kurzen Vegetationsperiode (etwa ein Drittel des Gebiets liegt nördlich des Polarkreises) für die verschiedenen Haustiergattungen Futter liefern. Dazu kommen ausgedehnte Wiesen, die Vorrat an Winterfutter in Form von Heu bieten.

Die Population im Norden beträgt heute etwa 1000 Pferde über ganz Nordnorwegen verteilt, meist in bäuerlichem Einzelbesitz. Im ganzen Land liegt sie bei insgesamt 2000 Köpfen. Im Süden werden die Nordlandspferde meist von Hobbyzüchtern (überwiegend ganzjährig im Freien) gehalten.

Die Rasse findet zunehmend auch innerhalb Schwedens wieder Anhänger. Hier war sie früher bei den Lappen (Samen) im Norden verbreitet.

GESCHICHTE:
Das Nordlands-Lyngspferd stammt von uralten Ahnen ab. Es ist bei weitem die älteste und zugleich unbekannteste der drei bodenständigen Pferderassen Norwegens. Nach vergleichenden Forschungen *M. Hilzheimers* ist die ausgesprochene Primitivrasse der nordeuropäischen Urrasse noch sehr nahe verwandt und hat sich kaum gewandelt.

Seit der jüngeren Steinzeit findet man im skandinavischen Norden Haustierhaltung, seit der Bronzezeit ist sie allgemein verbreitet, da sich Bodenstruktur und Klima nicht für den Ackerbau, jedoch zum Gräsen eigneten. Die Wikinger führten (etwa ab 400 n. Chr.) in ihren Drachenbooten auch ihre Pferde mit sich. Sie müssen typmäßig weitgehend mit dem heutigen Nordlandspferd identisch gewesen sein. Pferde dieses Typs bildeten zusammen mit keltischen Ponies den Grundstock der Islandpferdepopulation bei der „Landnáma" (Landnahme) der Insel im neunten und zehnten Jahrhundert. Man darf wohl davon ausgehen, daß der Lofoten-Pony, als der das Nordlandspferd lange Zeit bekannt war, auch zu den Stammvätern der Shetland- und Färöer Ponies gehört, wohin er ebenfalls durch die Wikinger kam. Inwieweit Mongolische Ponies der Horden *Dschingis Khans* (1155–1227) so weit nach dem Norden verschlagen wurden, daß sie Einfluß auf die Rasse nehmen konnten, wie die Überlieferung wissen will, läßt sich kaum mehr nachprüfen und scheint reichlich unglaubwürdig.

Seit Anfang des 20. Jahrhunderts liest man in der einschlägigen hippologischen Literatur unter dem Stichwort „Lofoten-Pony", daß diese einstmalige Ursprungsrasse des Islandpferdes und Färöer Ponys ausgestorben sei. So schreibt *Graf C. G. Wrangel* in seinem grundlegenden Werk DIE RASSEN DES PFERDES (2. Band, Stuttgart 1909), das letzte Pferd des Lofotenschlages solle „1897, 30 Jahre alt, das Zeitliche gesegnet haben. Noch vor 30 Jahren gab es auf den Lofoten kleine Herden solcher Ponies." Zur Verdeutlichung der harten Lebensumstände der Rasse fährt er dann fort: „Wie in ‚Norsk Landmandsblad' mitgeteilt wird, reichten fremde Fischer, die bei Eggum Winterfischfang betrieben hatten, im Jahre 1885 eine Anzeige beim Amtsgericht ein, in welcher das Gericht ersucht wurde, ein Verbot gegen die auf den Lofoten übliche Tierquälerei zu erlassen, die darin bestünde, daß die armen Pferde sich den ganzen Winter hindurch bei jedem Wetter im Freien herumtreiben müßten. Außerdem ließen die Lofotenfischer ihre Pferde Hunger leiden. Die beklagenswerten Tiere wären so ausgehungert, daß sie nicht nur die zum Trocknen aufgehängten Fische von den Gestellen herunterrissen, sondern sogar die Ölkleider der Leute und das Holz der Boote zernagten.

Infolge dieser Anzeige wurde ein Amtsagronom nach Eggum hinausgeschickt, um eine Untersuchung der dortigen Verhältnisse vorzunehmen. Aus dem Berichte dieses Beamten geht nun hervor, daß die Anzeige, weit entfernt, die Sachlage in zu grellen Farben geschildert zu haben, in einer sehr maßvollen Sprache abgefaßt worden war. In diesem Berichte heißt es unter anderem:

‚Eggum ist ein gegen das Nördliche Eismeer zu ganz offen liegendes und isoliertes Fischerdorf, das von 16 bis 18 Fischern bewohnt wird. Diese Leute besitzen zusammen so viel Land, daß jeder ein wenig Kartoffeln setzen kann. Auf ihrer gemeinsamen Grasfläche wächst nicht mehr Gras, als bequem mit einem Pferd eingefahren werden kann. Nun besitzt aber nahezu jeder Anwohner ein Pferd. Von einer Stallfütterung kann daher keine Rede sein, sondern es bleibt im Sommer wie im Winter dem Spürsinne der armen Tiere überlassen, draußen im Freien irgend etwas Genießbares aufzutreiben.

Die Besitzer erklärten zur Beschönigung dieses Systems und um zu beweisen, daß die Pferde unmöglich irgendwelche Not leiden könnten, daß sich ein dreißigjähriges Pferd in der Herde befände, das seit seinem zweiten Lebensjahre nie unter Dach gewesen. Und daß kein Kräfteverfall bei diesen Tieren eingetreten sei, wäre ebenfalls offenbar. Vermöchten sie doch sonst nicht die Gestelle umzureißen, oder sich auf die Hinterbeine zu erheben, um die zum Trocknen aufgehängten Fische zu erreichen. Ebenso irrig wäre es, wenn man aus dem Umstand, daß die Pferde Holz benagten, auf quälenden Hunger schließen wollte. Sie täten dies aus dem einfachen Grunde, weil sie sich warmhalten müßten; denn Arbeit schaffe Wärme.'

Seitdem der Herr Amtsagronom nach dem Rechten in Eggum sah, werden sich die dortigen Verhältnisse wohl sehr zu ihrem Vorteil geändert haben."

Graf Wrangel meint abschließend, daß dieser „Struggle for Life" dem Lofotenpferd schließlich den Garaus gemacht habe. Aber darin irrte er, wenn auch das Nordlandspferd in den letzten 100 Jahren von der öffentlichen Aufmerksamkeit stark vernachlässigt worden ist zugunsten der „neueren" Rassen des Østlands- (Døle-) und des Vestlands- (Fjord-) Pferdes, deren Vorfahren sicherlich mit denen des Nordlandspferdes identisch sind.

Um die Jahrhundertwende fand man das Nordlandspferd nur noch im äußersten Norden von Norwegen bei den Bergbauern, wo man ein Pferd benötigte, „das die wenigsten Ansprüche stellte und zugleich das meiste gab", wie seine Züchter es ausdrückten. Man verwendete es für alle Arbeiten auf den Höfen, auf dem Felde und im Forst und auch als Reitpferd und als „Shooting Pony" im unwegsamen Gebirge (analog etwa dem Highland-Pony in Schottland). Die Pferde gingen meistens das ganze Jahr draußen und ernährten sich

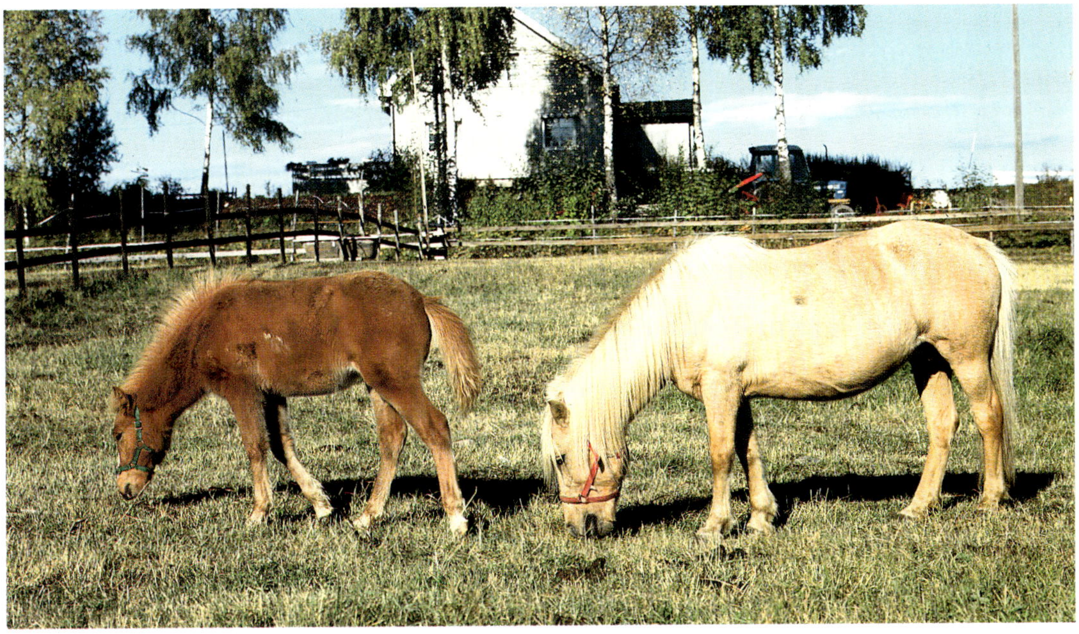

Fohlenstute der Nordlands-Lyngs-Rasse

während der acht Monate währenden Winterszeit auf den Inseln und an der Küste von Heidekraut, Moos, Flechten, Salzgräsern, ja sogar von Seetang und getrocknetem Fisch. Die von Graf Wrangel berichtete Episode war also keineswegs übertrieben. Bis Anfang 1900 wurde das Nordlandspferd auch im äußersten Norden Schwedens von den Lappen (Samen) – meist im Travois oder unter dem Sattel – verwendet.

Nachdem Fjord- und Døle-Pferd das Nordlandspferd fast völlig aus dem Bewußtsein der übrigen norwegischen Bevölkerung verdrängt hatten, stand die Rasse etwa bei Ausbruch des Ersten Weltkrieges kurz vor dem Aussterben. Um dem entgegenzuwirken, arrangierte der Veterinär *Olsen* 1916 eine Zuchtschau. Im gleichen Jahr begann man die züchterische Arbeit zu organisieren. Ab 1920 setzte sich der Name Lyngspferd allgemein durch anstelle der regionalen Bezeichnungen. 1923 nahmen Lyngspferde erstmals an Springprüfungen in Mjelde am Tromsø-Sund teil. Dennoch ging die Zucht zahlenmäßig weiter zurück. Anläßlich einer erneuten Ausstellung von Zuchttieren 1939 in Lyngen kam es erstmals zu allgemeineren Erörterungen über Möglichkeiten zur Rettung und Verbesserung der Rasse.

Der Zweite Weltkrieg brachte einen weiteren Rückschlag für die Zucht. Es gab nur noch einen einzigen bedeutenden Züchter, *Christen Klafstad*, der mit dem besten noch vorhandenen Material, einem Hengst und zehn Stuten, weiterzüchtete. 1945 zählte man insgesamt nur noch sechs Hengste und 38 Stuten. Ab 1950 jedoch setzte in letzter Minute eine umfassende Aktion ein, das Kulturerbe dieser uralten, urnorwegischen Rasse zu retten. 1967 schlossen sich die Züchter zu einer Züchtervereinigung zusammen. 1968/69 änderte das Landwirtschaftsministerium den Namen Lyngspferd in Nordlands-Lyngspferd. Gleichzeitig wurde die Eigenständigkeit der Rasse staatlicherseits anerkannt. Der einflußreichste Hengst der jüngeren Zuchtgeschichte war der *Rimfakse*-Sohn *Lyngsrauen*. Heute gibt es wieder eine stabile Population des Nordlandspferdes, und seine Beliebtheit beginnt sich über die Landesgrenzen auszudehnen.

NORWEGISCHES WARMBLUT

Siehe Einleitung Norwegen

KALTBLUTZUCHTEN

DØLE-PFERD

Østlandspferd, Gudbrandsdalrasse

TYP, INTERIEUR, VERWENDUNG: Das norwegische Døle-Pferd (vielfach auch Østlandspferd genannt – im Gegensatz zum Vestlandspferd, dem Fjording) ist eine der leichteren Kaltblutrassen Europas und steht fast auf der Grenze zum Warmblut. Im Typ ist es dem stammverwandten Nordschweden sehr nahe, mit dem es eine gemeinsame Wurzel besitzt, so daß man mit einigem Recht fast von zwei Schlägen einer Rasse sprechen könnte.

Beim Døle-Pferd handelt es sich um ein ausgesprochen handliches, frommes, arbeitswilliges Pferd. Es besitzt ein energisches, eifriges Temperament, hohe Leistungsbereitschaft und Leistungsfähigkeit, dazu große Körperkraft und Ausdauer, Robustheit und Härte gegenüber Klimaschwankungen, Futterdankbarkeit und eine ungewöhnliche Langlebigkeit und Fruchtbarkeit. Die beiden letztgenannten Eigenschaften sind eigentlich nicht charakteristisch für eine Kaltblutrasse, im allgemeinen bleiben Kaltblutpferde nur selten über ihr zwanzigstes Lebensjahr hinaus arbeitsfähig, während Døle-Pferde oft noch mit 25–30 Jahren und länger Dienst tun und auch zur Zucht verwendet werden.

Die Rasse ist vor allem für die Rückearbeit in den Gebirgsforsten Norwegens, wie überhaupt für alle Arbeiten in kupiertem Gelände, prädestiniert. In der Vergangenheit

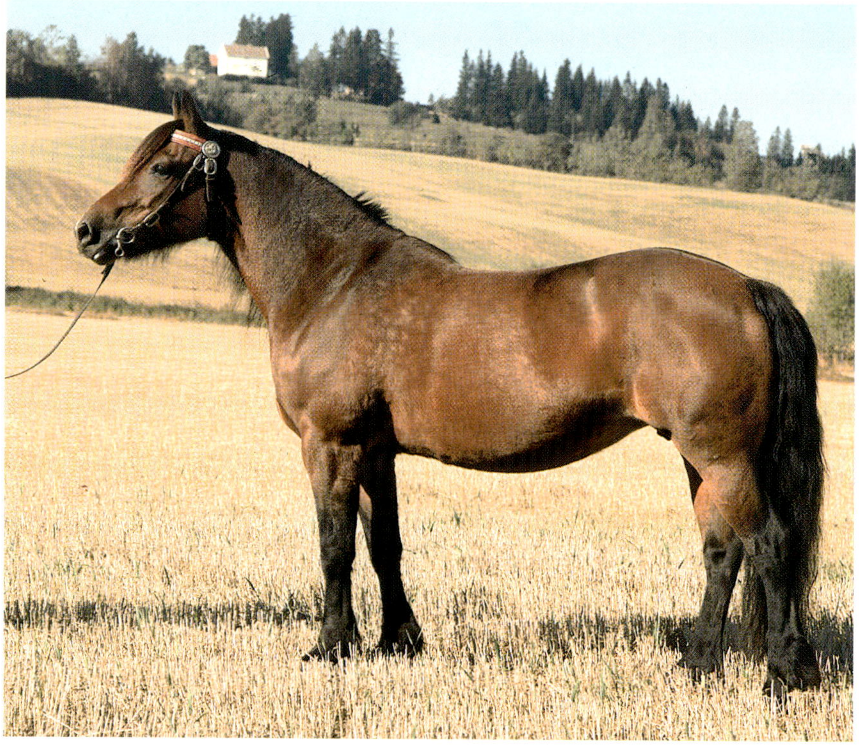

Døle-Stute

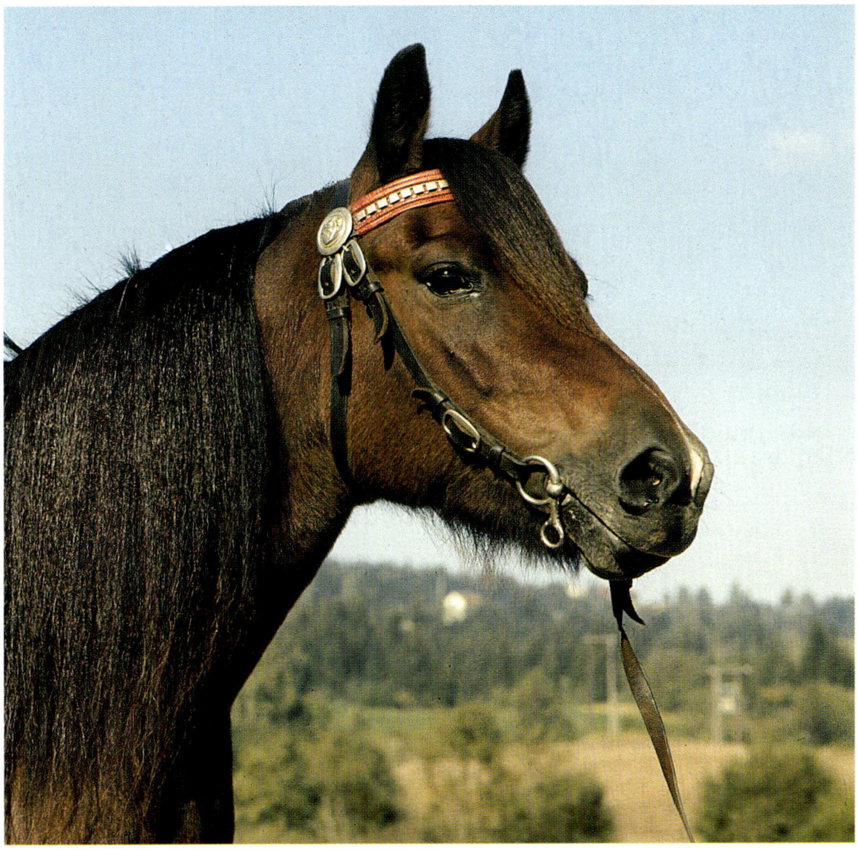

Typischer Kopf eines Døle-Hengstes

wurde das Døle-Pferd wegen seines flotten Bewegungsablaufes auch für weite Überlandfahrten, als Zugpferd für die bespannte Gebirgsartillerie, ja sogar unter dem Sattel genutzt. Der ausgesprochene „Allrounder" wird auch im Freizeitsport, bei Wanderritten und als Fahrpferd eingesetzt.

EXTERIEUR:
Das Døle-Pferd besitzt einen nicht unedlen Kopf mit in der Regel geradem Profil, breiter Stirn, freundlichen Augen und kurzen, etwas breit gestellten Ohren. Der Hals ist kräftig, muskulös, gut aufgesetzt, breit an der Basis und von mittlerer Länge. Die relativ steile Schulter wirkt oft etwas beladen. Der Rücken besitzt eine gewisse Länge und erscheint trotz guter Bemuskelung durch die meist vorhandene Einsattlung etwas weich. Die muskulöse Kruppe, schräg, ja oft abgeschlagen, ist in der Regel nicht besonders lang. Die langen Sitzbeinmuskeln („Hosen") sind kräftig ausgebildet und reichen weit hinab. Der Schweifansatz liegt tief. Die Brust ist breit und tief, das Fundament heute aufgrund sorgfältiger Zuchtwahl recht korrekt, kräftig und trocken, mit gut ausgeprägten Sehnen und Gelenken. Die gut geformten, meist recht großen Hufe besitzen ein dunkles Hufhorn von zäher Konsistenz. Ein Fesselbehang ist im allgemeinen nur mäßig ausgeprägt. Dagegen findet sich ein reichlich ausgebildetes, welliges Langhaar und im Winter neben dem langen Winterhaar mit dichter Unterwolle auch ein auffallend starker Geisbart.

An Farben überwiegen Braune, Dunkelbraune und Rappen. Nicht selten sind Falben verschiedener Schattierungen, die auf die gemeinsame Wurzel mit dem Fjording und dem Nordschweden hinweisen. Sehr selten finden sich Füchse oder Schimmel. Weiße Abzeichen sind ebenfalls selten und, wenn vorhanden, nur klein.

Die Widerristhöhe beträgt bei Hengsten bis 158 cm, bei Stuten bis 157 cm Stockmaß.

MECHANIK:
In seinem Bewegungsablauf hat das Døle-Pferd wenig gemein mit den meisten Kaltblutrassen, sondern erinnert hinsichtlich Energie, Antritt aus der Hinterhand und Raumgriff in Trab und Schritt an eine Warmblutrasse. Es gilt als ungewöhnlich trittsicher, auch in schwierigem Terrain.

ZUCHT:
Das Gebiet des Gudbrandsdals muß man als die, wie *Graf C. G. Wrangel* sie genannt hat, „Pflanzschule" der Gudbrandsdal- oder (wie sie heute bezeichnet wird) der Døle-Rasse ansehen. Es ist das fruchtbare Tal des Lågen, das, ausgehend von Hedmarken, das Gebiet um Oslo in nordwestlicher Richtung mit der Küste des nördlichen Atlantik verbindet. Hier wirkt sich der die gesamte norwegische Westküste passierende Golfstrom deutlich klimamildernd aus. In diesem Gebiet liegt bis heute der Schwerpunkt der Zucht. Es finden sich größere Höfe mit fruchtbarem natürlichem Grünland, das sich besonders gut für Pferde- und Viehzucht eignet, außerdem findet auch Hafer- („Hestekorn"-)Anbau statt. Im weiteren Sinne umfaßt das Zuchtgebiet die oberen Kirchspiele Dovre, Lesje, Lom und Vaage, wo stets sehr gute Pferde gezüchtet worden sind. Sie wurden früher von den Bauern als „Nordheste" bezeichnet. In seiner gesamten Ausdehnung umfaßt das Zuchtgebiet der Rasse Teile der Ämter Bratsberg, Jarlsberg und Learvik, dazu Smaalene, Akerhus, Buskerud, Hedemarken, Kristian und Süd- und Nord-Trondheim. Das eigentliche Elitezuchtgebiet war jedoch von alters her das „Dal" (Tal), also das eigentliche Gudbrandsdal, nach dem man heute die Rasse als „Talpferd", „Døle Hest", bezeichnet.

Die heutige Døle-Zucht ist recht eng in ihrem Blutaufbau. Es gibt praktisch nur noch zwei Hengstlinien, wodurch eine recht starke Inzucht (jedoch ohne negative Auswirkungen) gegeben ist. Nur staatlich prämiierte (gekörte) Hengste erhalten eine Deckerlaubnis. Die Gestütbuchführung ist staatlich organisiert. Für die Eintragung in das Gestütbuch („Stambog over Heste af Døle Rase") werden neben der Bonitierung auch die Maße von Widerristhöhe (früher in Band-, heute in Stockmaß), Brustumfang und Röhrbeinumfang genommen.

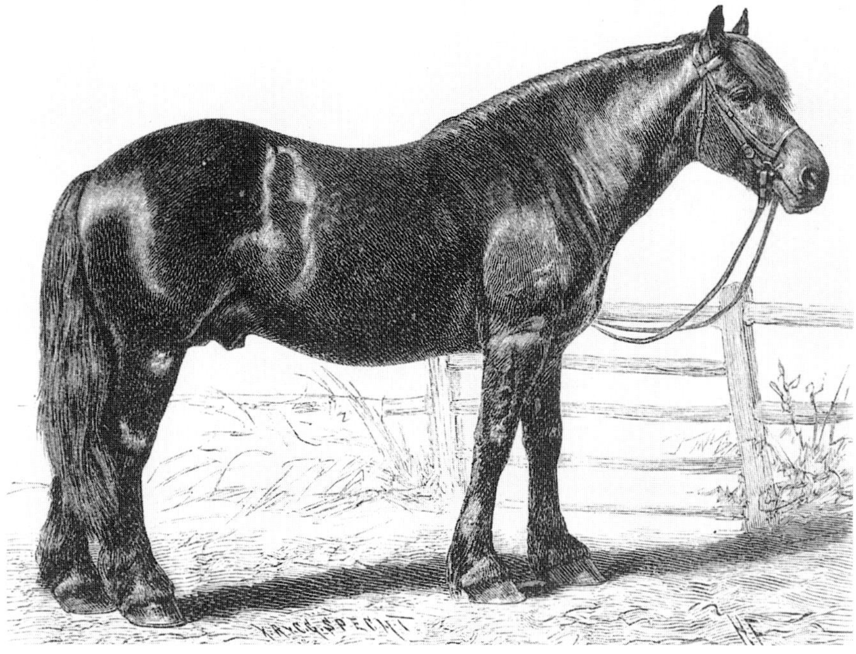

Døle-Pferd um etwa 1870, aus Graf. C. G. Wrangel, „Das Buch vom Pferde" (2. Band, Stuttgart 1895)

GESCHICHTE:

Wie *Professor Sven Dyrendahl* in Den Svenska Hästen i Arbete och Sport (Stockholm 1959) darlegt, ist es höchst wahrscheinlich, daß der skandinavische Norden in vorgeschichtlicher Zeit von einer gemeinsamen Klepperrasse bevölkert war, aus der sich einzelne Lokalrassen, zunächst aufgrund räumlicher Trennung und später unter dem Einfluß der Zuchtwahl durch den Menschen, herausbildeten. Um eine solche Lokalrasse handelt es sich bei dem heutigen Døle-Pferd.

Inwieweit die Rasse, wie ihr Phänotyp nahelegen würde, mit den nordenglischen Fell- und Dales-Ponies und dem Friesen verwandt ist und gewissermaßen als „Reis vom selben Stamm" angesehen werden kann, wird sich wohl nur mit Hilfe des sogenannten „genetischen Fingerprintings" näher bestimmen lassen. Immerhin scheint doch die ursprüngliche Farbe der in den Küstengebieten von den Pyrenäen im Süden bis nach Nordjütland hinauf lebenden Pferde dunkel gewesen zu sein. Die heutige Fuchsfarbe des Jütischen Pferdes ist ja erst in neuerer Zeit, nämlich im letzten Drittel des 19. Jahrhunderts, durch den aus England importierten Fuchshengst *Oppenheim* in diese Zucht gebracht worden. Vorher herrschte auch hier die dunkle Farbe vor! Insofern wäre es also durchaus möglich, daß schon das autochthone Pferd des Østlands diese Farbe besessen hat.

Bei *Wrangel* lesen wir (in Die Rassen des Pferdes, 2. Band, Stuttgart 1909), daß bereits die Friesen, die damals an der gesamten europäischen Westküste ihren Handel betrieben, um 40–60 n. Chr. Pferde aus ihrer heimischen Zucht als Handels- und Tauschobjekte gegen die Landesprodukte nach Norwegen verschifft hätten. Aber das ist schwierig nachzuprüfen, da darüber aus Norwegen keine schriftlichen Zeugnisse vorliegen. Am wahrscheinlichsten ist es wohl, daß die bodenständige norwegische Klepperrasse in den fruchtbaren østländischen Distrikten von Gudbrandsdal und Mjøs günstigere Lebensbedingungen fand als im Westen, im Vestland oder anderen norwegischen Landesteilen, und sich daher dort stärker und größer entwickeln konnte als anderswo.

Über einen langen Zeitraum war die Entwicklung der Rasse durch die günstigen natürlichen Verhältnisse der Gegend und vor allem durch das große Interesse der Bevölkerung an der Pferdezucht gefördert worden. Doch seit dem 17. Jahrhundert bis heute gefährdeten wiederholte Fremdbluteinkreuzungen, die längst nicht alle zur Verbesserung der Rasse beitrugen, ihren Bestand. Wie Staatskonsulent *Sigvard Petersen* in Nogle Oplysningar om den Gudbrandsdalske Hest berichtet, kam dänisches und anderes fremdländisches Blut mit den zu jener Zeit im Land in Garnison liegenden dänischen Truppen nach Norwegen. Die fremden Rassen scheinen sogar in den besten Zuchtdistrikten zur Zucht verwendet worden zu sein. Es ist bekannt, daß ein Pfarrer mit Namen *Anders Munk* zwischen 1722 und 1737 eine Reihe dänischer Hengste eingeführt hat. Ein weiterer Kleriker ließ sich einige Jahre später einen Hengst aus dem königlichen Gestüt Frederiksborg kommen. In anderen Chroniken lesen wir von einem Hengst, den die 1760 aus Holstein zurückkehrenden Truppen mitbrachten, der auf Søndre Hovi (Süderhof) „einen schönen, guten Stamm" hinterlassen habe.

Daß dänische Hengste typverändernd auf die bodenständige Rasse eingewirkt haben, ist unumstritten. Aber die Liste von Hengsten fremder Rasse, die im Østland eingesetzt wurden, ist damit keineswegs erschöpft. Zu Beginn des 19. Jahrhunderts (gleichzeitig mit dem Abzug der spanischen Truppen aus Dänemark, wo zu der Zeit die Knabstrupper-Rasse mit spanischem Blut begründet wurde) wurden im Amt Smaalenene einige Andalusische Hengste aufgestellt.

Von größter Bedeutung für die Zucht ist das Datum des 10. Juni 1834, der Tag, an dem der berühmte Vollblut-Hengst *Odin* (gez. 1830 im königlichen Gestüt zu Hampton Court, v. *Partisan – Whalebone*), angekauft durch eine eigens dafür gegründete Aktiengesellschaft aus dem Besitz des *Lord Tavistock*, norwegischen Boden betrat. Über die tatsächliche Herkunft und Abstammung dieses Hengstes herrschte längere Zeit vollkommenes Dunkel, das erst von dem bekannten Hippologen *Graf C. G. Wrangel* erhellt wurde. Bis dahin war nur bekannt gewesen, daß der Hengst 4620 Kronen gekostet hatte, daß sein Vorbesitzer ein Lord gewesen, daß er edler Abkunft, gut gebaut, stark, ausdauernd und – sehr bösartig war. Mit Hilfe des General Stud Book und des Englischen Rennkalenders rekonstruierte Graf Wrangel Herkunft und Geschichte *Odins*. Es klingt fast paradox, daß das Schicksal ausgerechnet einen Vollblut-Hengst dazu bestimmte, durch seine Nachzucht zu einem geradezu epochemachenden Stammvater einer Kaltblutrasse zu werden. *Odin* deckte von 1834 bis 1838 über 100 Stuten. Die Mehrzahl von ihnen kam aus dem Gebiet von Christiania (Oslo). Einige jedoch wurden ihm auch aus der Mjøsen-Gegend zugeführt, und das Produkt einer von diesen wurde die Großmutter des berühmten *Vejkle Balder*.

Von 1830 bis etwa 1890 wurde noch eine größere Anzahl von mehr oder weniger warmblütig gezogenen Hengsten in der Døle-Zucht verwendet. Die Skala reichte vom reinen Vollblut-Hengst über Mecklenburger, Frederiksborger, Schwedisches Halbblut, Anglo-Araber, Norfolk Roadster, Orlow-Traber bis zum Standardbred. Sie alle, ebenso wie die gegen Ende des Jahrhunderts von der Remontekommission empfohlenen Hackneykreuzungen, hinterließen jedoch kaum Verbesserungen, sondern drohten nur, den Typ des Døle-Pferdes bis zur Unkenntlichkeit zu zerstören. Das forderte natürlich die Kritik der Züchter und einer Reihe von Funktionären heraus, von denen wir den Staatskonsulenten S. Petersen bereits erwähnt haben. Die Hauptkritik aber kam von tierärztlicher Seite. In Worte faßte das Unbehagen an der Entwicklung um die Jahrhundertwende der Staatskonsulent *Otto Borchgrewink* in einem amtlichen Bericht mit folgenden Worten: „Wenn man die Hengste auf unseren Pferdeausstellungen besichtigt, kann man, sofern man aufrichtig ist, nicht verschweigen, daß sie im Ganzen manches zu wünschen übrig lassen, ja in gewissen Beziehungen, besonders was Trockenheit und Breite der Extremitäten sowie Breite und Tiefe des Brustkastens betrifft, im Rückgang begriffen sind. Es wäre daher hohe Zeit, die Ursachen dieser beklagenswerten Tatsache zu erforschen und sie sodann zu beseitigen."

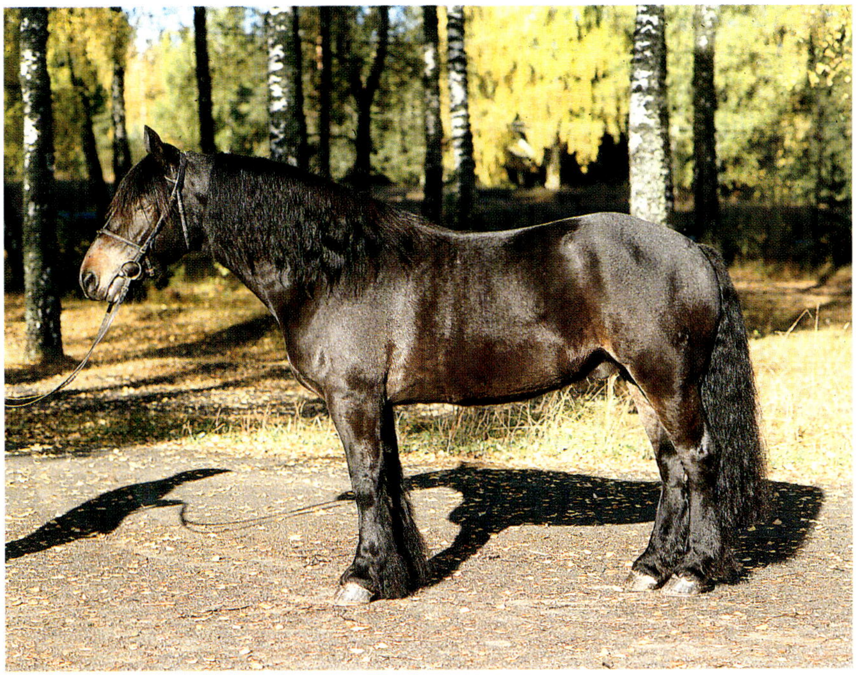

Døle-Hengst

Das Resultat war, daß man sich, sozusagen „in letzter Stunde", endlich zur strikten Reinzucht entschloß. Seit das Zuchtverfahren so geregelt worden war, nahmen bald Brustbreite und Brustumfang sowie Muskelfülle wesentlich zu. Die teilweise gewünschte Größenzunahme und Verstärkung des Fundaments wurde ausschließlich durch eine Selektion innerhalb der Rasse erreicht, wobei man peinlichst bemüht war, sie nicht auf Kosten der Gebrauchseigenschaften vorzunehmen.

In der Einleitung zum 1. Band des Gestütbuchs beschreibt *Sigvard Petersen* das Døle-Pferd folgendermaßen: „Leichtes Arbeitspferd. Sein Gewicht überschreitet nur ausnahmsweise 600 kg.

Positive Eigenschaften: Kräftiges Untergestell mit guten, harten und starken Hufen – die jedoch häufig infolge nachlässiger Pflege und schlechten Beschlages fehlerhafte Formen erhalten haben. Gesunde Konstitution, hart, genügsam, willig. Raumgreifende Aktion sowohl im Schritt wie im Trab. Wenn nicht zu groß geworden vorzügliches Gebrauchspferd im Wald und Gebirge.

Gewöhnlichste Fehler: Zu geringer Brustumfang. Mangel an Breite und Tiefe. Kurze steile Schultern. Langer, weicher Rücken (‚Senkrücken'). Wenig entwickelte Muskulatur der Hinterhand. Zu steile Stellung der Beckengliedmaßen. Ausdruckslose, geschnürte Vorderröhren mit schwachen Sehnen. Unregelmäßiger Gang im Schritt und Trab.

Allgemeines Urteil: Das Pferd hält mehr, als es verspricht."

Der norwegische Staat hat nie viel für seine Pferdezucht getan, sondern das meiste privater Initiative überlassen. Seine Hauptleistungen beschränkten sich bis zur Jahrhundertwende darauf, etwa zehn sogenannte „Stammhengste" bereitzustellen, einige Pferdealmen zur Aufzucht von Jungpferden und der Haltung von prämiierten Stuten im Gebiet des Gudbrandsdals zu pachten sowie einige sehr bescheidene Prämiengelder sowie Zuschüsse zu den Pferdeausstellungen in Trondhjem, Levanger, Christiania (Oslo), Lillehammer, Hammer und Leardal zu zahlen. Eine erste Pferdeausstellung fand immerhin schon 1859 im Gudbrandsdal statt. Damals unterschied man zwischen einem schwereren Typ, dem Vorläufer des späteren Døle-Arbeitsschlages, und einem leichteren Typ, aus dem der Døle-Traber hervorging. Auf der Ausstellung wurde der berühmte Hengst *Balder Nr. 4* (geb. 1849) vorgeführt, der einer der wichtigsten Vererber in der zweiten Hälfte des 19. Jahrhunderts wurde.

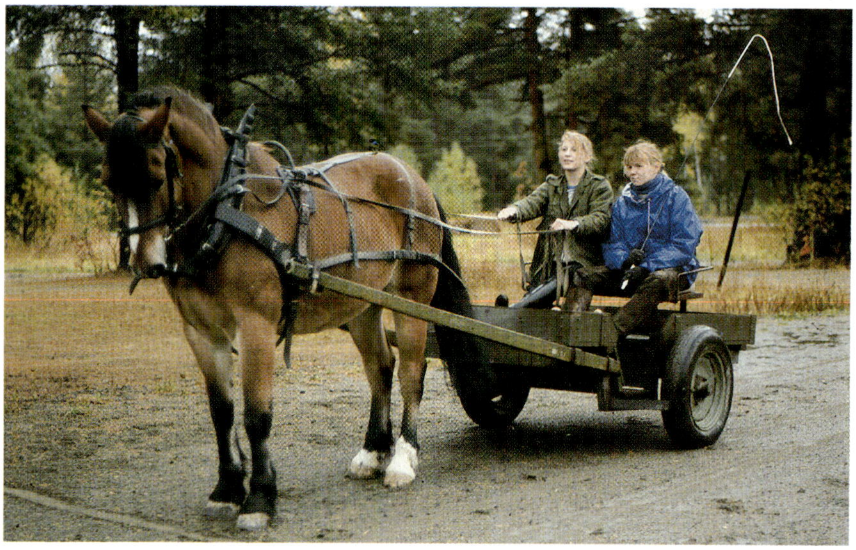

Døle-Pferd im Geschirr

Nach Ansicht *Christian Wriedts,* Staatskonsulent für Vererbungsfragen im norwegischen Landwirtschaftsministerium (Oslo), veröffentlicht in seinen BIOLOGISCHEN ESSAYS ÜBER PFERDEZUCHT UND PFERDERASSEN (Berlin 1929), wurde die Grundlage für die Gudbrandsdaler Zucht durch starke Inzucht gelegt. Er schreibt: „In Norwegen bietet die Zucht des alten Pferdestammes auf dem Bauernhofe Tofte in Dovre ein ausgezeichnetes Beispiel starker Inzucht durch einen langen Zeitraum. Wie lange der alte Pferdestamm in Tofte bestand und zur Inzucht benutzt worden ist, weiß man nicht. Aber man kann davon ausgehen, daß er wenigstens 150–200 Jahre alt war, als man um das Jahr 1890 fremde Hengste zu benutzen begann. Ungefähr um das Jahr 1837 wurde zwar ein Hengst von Sønstebø oder Nørstebø in Lesja angekauft, doch wurde er bald ausgeschieden, weil die Nachkommen den Anforderungen nicht entsprachen. Tor Tofte, der Eigentümer des Bauernhofes, besaß im Jahre 1847 den ‚Segelstad'-Hengst. Aber auch er hinterließ keine Spur seiner Wirksamkeit auf Tofte. In Dovre hatte nur der Bauernhof Tofte und kein anderer Hengste im Gebirge. Die Hengste von Tofte bewahrten ihre Herrschaft über die Herde, bis sie 15–16 Jahre alt waren. Es war darum ganz gewöhnlich, daß die Hengste ihre Töchter und Mütter deckten . . . Die Tofte-Pferde bilden die Grundlage des jetzigen (1929, Anm. d. Verf.) Østländischen Pferdes."

An anderer Stelle schreibt Wriedt in seinem Buch mit direktem Bezug auf das Døle-Pferd: „Das Interessanteste an der Geschichte des Østländischen Pferdes ist, daß wir bei dieser Pferderasse Gelegenheit haben, der Entwicklung, die die Fortschritte der Landwirtschaft und die Ansprüche des Marktes an Schwere und Masse mit sich geführt haben, folgen zu können. Staatskonsulent Grewink führte nämlich bei der Körung der Østländischen Pferde für das Stammbuch die Neuordnung ein, daß die Pferde gemessen werden sollten. Die für die Stammbuchführung der Stuten genommenen Maße waren: Höhe über dem Widerrist im Bandmaß, Brustumfang, Umfang und Breite der Röhrbeine (vorn, Anm. d. Verf.). Diese Maße wurden immer vom Stammbuchführer genommen und folglich stets auf die gleiche Weise und so verläßlich wie möglich.

In der Geschichte des Østländischen Pferdes zeigt sich, wie bei anderen Haustierrassen, daß einige hervorragende Vatertiere die Grundlage der Rasse bilden. Der älteste dieser Matadoren war *Toftebrun Nr. 82,* geb. 1865. Dieser hatte neun gemessene Töchter, deren Widerristhöhe 152,44 cm (Band), Brustumfang 175,00 cm und Röhrbeinumfang 18,72 cm im Durchschnitt waren. Nach *Toftebrun* gibt es eine lange Reihe Hengste, deren Töchter eine durchschnittliche Widerristhöhe von 155–157 cm hat. Der Brustumfang variierte zwischen 173,50 cm und 178,50 cm und der Röhrbeinumfang betrug ungefähr 19,50 cm.

Eine intensive Auswahl nach Schwere und Masse schien erst durch die prinzipielle Messung und Wägung bei der Zuchtauswahl begonnen zu haben; und seit dieser Zeit läßt sich eine stete Entwicklung von Schwere und Masse bemerken . . . Der Unterschied zwischen den Töchtern der einzelnen Hengste beruht selbstverständlich in den allermeisten Fällen auf den verschiedenen vererblichen Anlagen der Hengste. In einzelnen Fällen können aber auch Ernährungsverhältnisse Verschiebungen verursacht haben."

Wriedt hat sehr viel Zeit und Mühe darauf verwendet, um herauszufinden, wie stark das Milieu, das heißt in diesem Fall vor allem die Fütterung, den Phänotyp beeinflusse, beziehungsweise wieviel an der Exterieurentwicklung genetisch bedingt sei. Dabei kam er zu dem meines Erachtens nicht ganz unerwarteten Schluß, daß dem Genotyp der meiste Einfluß zuzuschreiben sei. Unter den Hengsten, die der Rasse eine Zunahme an Größe und Masse verliehen, ist allen voran der um die Jahrhundertwende eingesetzte Hengst *Brimin 825* (v. *Dalebu – Draupner*) zu nennen. Er gab seinen Nachkommen das notwendige Kaliber für die Arbeit mit den durch die Intensivierung der Landwirtschaft schwerer gewordenen landwirtschaftlichen Maschinen und Gerätschaften. Diese Verstärkung und Vergrößerung kam ausschließlich durch Selektion innerhalb der Rasse und nicht etwa durch Zuführung fremder Gene zustande. Während der Durchschnitt der Stuten um 1900 eine Widerristhöhe von ca. 157 cm Bandmaß besaß, maßen *Brimins* Töchter 164,50 cm. Allerdings ging diese Vergrößerung auf Kosten der Gängigkeit, an der es *Brimin* mangelte! Dennoch war sie zwischen den beiden Weltkriegen sehr erwünscht. Damals erlebte die Døle-Zucht die Zeit ihrer höchsten Blüte, quantitativ wie qualitativ. Als während des Zweiten Weltkriegs und der Besetzung Norwegens durch deutsche Truppen (April 1940 bis Mai 1945) das Benzin rationiert wurde, schlug noch einmal die große Stunde der Pferdezucht des Landes. Die Pferdezahlen schnellten von durchschnittlich 180 000 während der Vorkriegszeit auf über 200 000 hinauf, von denen über die Hälfte Døle-Pferde waren.

Mit dem Kriegsende ging jedoch dieser Boom zu Ende. Und in der anschließenden rasanten totalen Motorisierungsphase der fünfziger/sechziger Jahre, die bis in jeden abgelegenen Winkel vordrang, gingen die Pferdezahlen vor allem in der Landwirtschaft unaufhaltsam zurück. In der Forstwirtschaft vollzog sich der Rückgang erheblich langsamer, obgleich er auch hier empfindlich spürbar wurde. Hier hat sich bis heute, auf ihrem ureigensten Arbeitsgebiet, eine Nische für den Einsatz der Døle-Arbeitsrasse erhalten. Was im übrigen den Einsatz als Wanderreitpferd oder auch für den Freizeitfahrsport angeht, so sind diese Märkte doch außerordentlich begrenzt und eine Nachfrage von dort her sehr klein. Lediglich die Nachfrage nach dem leichten Døle-Traber ist mit der Zunahme des Kaltblut-Trabrennsports laufend gestiegen. Dieser leichte Kaltbluttraber bildet heute zusammen mit dem Nordschwedischen Traber quasi eine eigene Kaltbluttraber-Rasse, die mit dem Døle-Brugshest nicht mehr viel gemein hat.

KALTBLUTTRABER

TYP, INTERIEUR, VERWENDUNG: Die Spezialzucht des Kaltbluttrabers wird grenzübergreifend in Norwegen und Schweden betrieben. Obgleich heute fast ausschließlich als Rennpferd gezüchtet, stellt doch auch der Kaltbluttraber (ebenso wie seine beiden Ausgangsrassen, das Døle- und das Nordschwedische Pferd) ein intelligentes, energisches, stets einsatzbereites Pferd von hoher Lern- und Leistungsbereitschaft und hoher Lern- und Leistungsfähigkeit dar, das für alle Spanndienste in Landwirtschaft und Forst nutzbar ist. Hierbei ist es erstaunlich, welche Körperkräfte er zu entfalten imstande ist. Auf den Höfen eignet sich der Kaltbluttraber hervorragend als „Mädchen für alles".

Von den Arbeitsschlägen unterscheidet sich der Traber vor allem durch eine größere Drahtigkeit sowie mehr Adel und Trockenheit. Zudem ist er etwas kleiner und feinknochiger. Insgesamt steht er dem Warmblut noch näher, was vermutlich auf seine Norfolk Trotter- und Hackney-Vorfahren zurückzuführen ist. Bei untadligem, umgänglichem Charakter besitzt er ein aufgewecktes, energisches, eifriges Temperament. Gelegentlich kann er in der Arbeit etwas „heiß" werden. Im Geschirr gilt er als absolut ehrlich und hundertprozentig zugfest.

Die Rasse ist, im Gegensatz zum warmblütigen Standardtraber, relativ spätreif, dafür jedoch ungewöhnlich langlebig und fruchtbar.

Das Haupteinsatzgebiet des Kaltbluttrabers sind selbstverständlich die Trabrennen, die, vor allem in Norwegen, in den Wintermonaten immer noch vor dem leichten Rennschlitten auf Eis oder Schnee, im Sommer auf festen Bahnen im Sulky gelaufen werden. In Norwegen und Schweden, hier namentlich in den nördlichen Provinzen, bestehen zahlreiche grö-

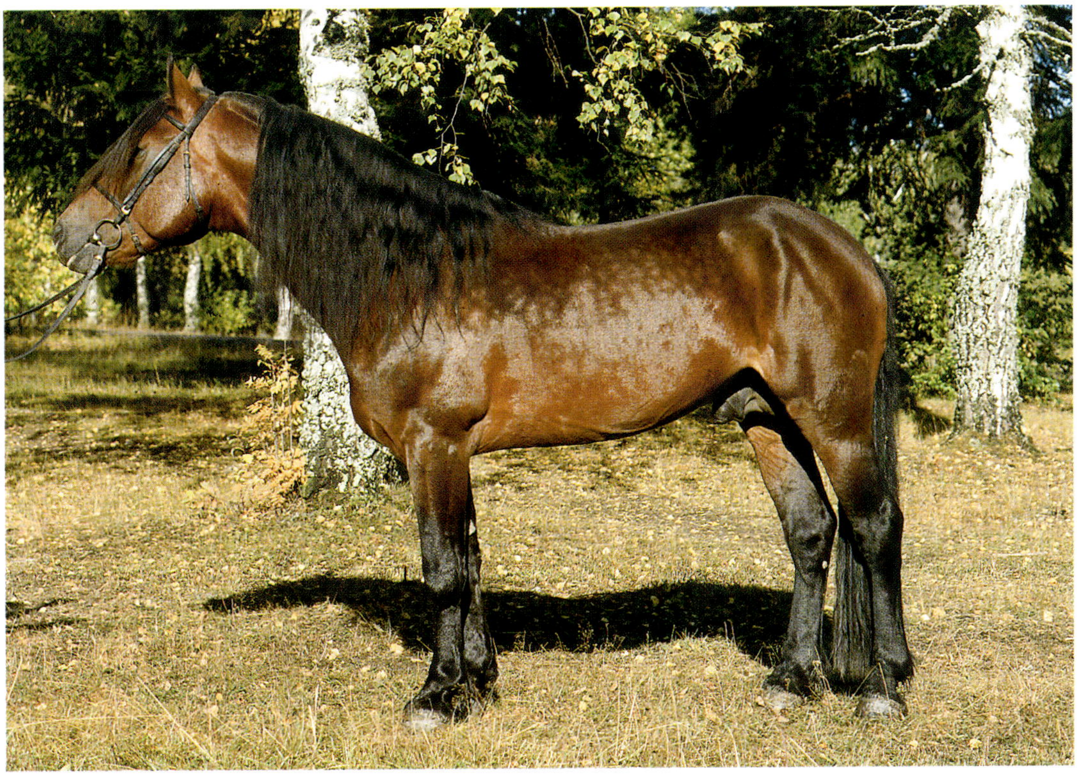

Moderner Skandinavischer Kaltbluttraber-Hengst

ßere und kleinere Rennbahnen, auf denen ausschließlich oder überwiegend Rennen mit Kaltbluttrabern gefahren werden.

EXTERIEUR:
Im Exterieur kann der Kaltbluttraber seine nahe Verwandtschaft mit den beiden Ausgangsrassen nicht verleugnen. Der mittelgroße Kopf wirkt recht edel, mit breiter Stirn und weit auseinanderstehenden, lebhaften Augen. Die Ohren sind kurz und relativ breit angesetzt, das Profil gerade, gelegentlich leicht konkav. Der gut aufgesetzte Hals, kräftig bemuskelt, besitzt eine breite Basis. Im Vergleich mit den Arbeitsschlägen wirkt der Körper kürzer, geschlossener, das ganze Pferd zugleich hochbeiniger. Das Schulterblatt liegt nicht besonders schräg, der Widerrist ist nur mäßig markiert. An der kräftig bemuskelten Kruppe fallen vor allem die ausgeprägten, weit herabreichenden langen Sitzbeinmuskeln („Hosen") auf. Der Schweifansatz liegt tief. Das Fundament ist trocken und hart, mit tief sitzenden, gut ausgeprägten Vorderfußwurzel- und Sprunggelenken. Die vorzüglich geformten, eher großen, runden Hufe bestehen aus zähem, widerstandsfähigem Horn. Ein Behang ist nur mäßig ausgebildet. Dagegen findet sich ein reiches, starkes Langhaar.

Am häufigsten sind verschiedene Braunschattierungen sowie Rappen. Füchse sind nicht selten, ein Erbteil eingekreuzter Finnischer Kaltbluttraber, auf die auch die häufiger vorkommenden größeren weißen Abzeichen zurückzuführen sein dürften.

Die Widerristhöhe liegt bei 155 cm Stockmaß, teils darunter.

MECHANIK:
„Wie es sein Beruf verlangt", ist der Trab des Kaltbluttrabers enorm räumend, mit hervorragender Schulterfreiheit und energischem Antritt aus der Hinterhand. Wenn auch die Rennrekorde des Kaltbluttrabers kaum mit denen des Amerikanischen Standardtrabers oder des Französischen Trabers konkurrieren können, so sind doch die über 1000 Meter erzielten Zeiten äußerst respektabel und haben sich im Durchschnitt im Verlauf der letzten 50 Jahre um etwa zehn Sekunden nach unten verschoben. Heute liegen die Spitzenzeiten meist unter 1 : 30 min. Der Rekord, aufgestellt 1986 von dem fünfjährigen Kaltbluttraber-Hengst *Alm Swarten*, liegt bei 1 : 26,6 min.

ZUCHT:
Wie bereits eingangs bemerkt, wird die Zucht des Kaltbluttrabers grenzübergreifend in den benachbarten Ländern Norwegen und Schweden betrieben und die in einem der beiden Länder registrierten Pferde sind jeweils auch in dem anderen gestütbuchfähig. Schwerpunkte der Zucht in Norwegen liegen in den angestammten Zuchtgebieten der Døle-Rasse, während sie sich in Schweden hauptsächlich in den nördlichen Provinzen befinden. In Norwegen werden Zucht und Sport von „Det Norske Travselskap", in Schweden von „Svenska Travsportens Centralförbund" betreut.

GESCHICHTE:
Schon seit alter Zeit haben im skandinavischen Raum Trabrennen stattgefunden, zunächst als Wettkämpfe der Bauern untereinander und als Volksbelustigung, später dann als regulärer professioneller Sport.

Um die Trabeigenschaften der heimischen Klepperrasse (die wohl schon immer überdurchschnittlich waren) und zugleich Substanz und Größe sowie exterieure Eigenschaften zu verbessern, hat man bereits seit dem 17./18. Jahrhundert Fremdblut eingekreuzt. Wie der um die norwegische Pferdezucht hochverdiente Staatskonsulent *Sigvard Petersen* in seiner Broschüre NOGLE OPLYSNINGAR OM DEN GUDBRANDSDALSKE HEST berichtet, kam dänisches und deutsches Blut mit den zu jener Zeit im Land garnisonierenden dänischen und deutschen Kavallerieregimentern nach Norwegen. Es ist außerdem bekannt, daß ein Pfarrer, *Anders Munk*, von 1722 bis 1737 dänisches Zuchtmaterial importierte. Und ein anderer Geistlicher kaufte einige Jahre später einen Frederiksborger Hengst in dem königlichen Hofgestüt. Erwähnen muß man ebenfalls, daß 1760 von den aus Holstein heimkehrenden Soldaten ein Hengst der dortigen Rasse ins Land gebracht wurde, der auf Søndre Hovi „einen schönen, guten Stamm" hinterlassen haben soll. Anfang des 19. Jahrhunderts wurden im Amt Smaalenene Andalusische Hengste stationiert, die von den 1813 repatriierten spanischen Truppen bei ihrem Abzug in Dänemark zurückgelassen worden waren. Gleichzeitig oder wenig später erfreute sich vor allem in dem Gebiet von Trondhjem die zahlreiche Nachkommenschaft eines in der benachbarten schwedischen Provinz Jämtland stark benutzten Mecklenburgischen Hengstes mit Namen *Herr Blixt* besonderen Ansehens. Ganz besondere Erwähnung verdient der im Jahre 1834 von einer eigens dafür gegründeten Aktiengesellschaft aus dem Besitz von *Lord Tavistock* erworbene Vollblut-Hengst *Odin* (geb. 1830 im königlichen Gestüt zu Hampton Court, v. *Partisan – Whalebone*), der zwischen 1834 und 1838 weit über 100 Stuten deckte und durch seinen Urenkel *Vejkle Balder Nr. 4* einer der Stammväter der modernen Døle-Zucht wurde.

An der Wiege der Kaltbluttraber-Zucht standen also eine Reihe edler Hengste. Als Stammvater der modernen Kaltbluttraber-Zucht gilt der Døle-Hengst *Dovre Nr. 130* (v. *Borkhushingsten Nr. 85*), der zusammen mit *Vejkle Balder Nr. 4* (v. *Huseby Odin*) und *Toftebrun Nr. 82* (v. e. Hengst aus Tofte) den Grundstein für die eigentliche Rennpferdezucht legte. Größere Bedeutung als Gründerväter für die Traberzucht erlangten schließlich noch der Norfolk Trotter *King Tom* sowie einige der ihm folgenden Hackney-Hengste, ehe man sich am Ende des 19. Jahrhunderts zu strikter Reinzucht entschloß.

Zu den Faktoren, die in Norwegen der Døle-Traberzucht wesentliche Impulse verliehen, muß man die Gründung von „Det Norske Travselskap" im Jahre 1875 zählen. Sie brachte das bis dahin sehr amateurmäßig gehandhabte Rennwesen in ein festes rationelles System und förderte das allgemeine Interesse an den Trabrennen, wodurch eine rege Nachfrage nach

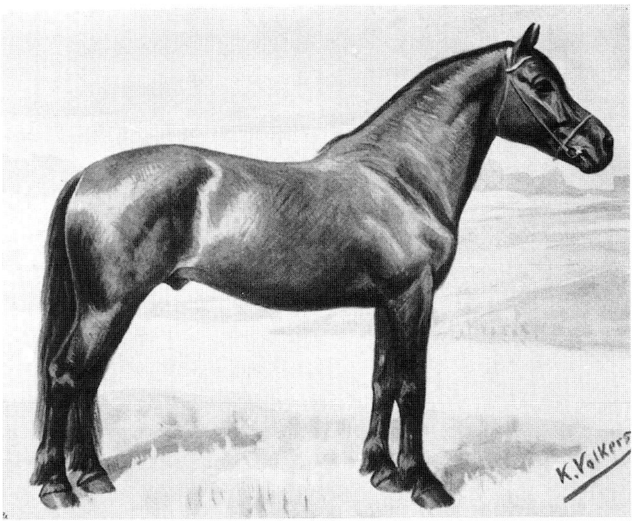

Auf der Døle-Gudbrandsdaler Grundlage entstandener Kaltbluttraber-Hengst (aus Froelich/Schwarznecker, „Die Pferdezucht", Berlin 1928)

schnell trabenden Kaltblutpferden wachgerufen wurde. Das wiederum führte zur Einrichtung zahlreicher permanenter Rennbahnen in Oslo, Drammen und anderen Orten.

Die seit Jahrhunderten als Bauernrennen und Volksbelustigung über Distanzen von 300 bis 600 Meter ausgetragenen Dorfstraßenrennen hatten keinen großen Einfluß auf das Entstehen einer wirklichen Rennpferdezucht gehabt. An die Stelle dieser „Gelegenheitsrennen", zum Beispiel zur und von der Kirche, trat unter der Ägide der Trabrenngesellschaft ein sorgfältig abgestimmtes, nach sportlichen Gesichtspunkten erarbeitetes System, das den besonderen Eigenschaften der Kaltbluttraber-Rasse, vor allem ihrer Spätreife, Rechnung trug. Die folgenden Distanzen wurden ab 1875 für die verschiedenen Altersklassen ausgeschrieben:
500–1000 Meter für vier- und fünfjährige Pferde,
2000 Meter für sechsjährige und ältere Pferde,
3000 Meter für siebenjährige und ältere Pferde.

Auch die überall in der Provinz entstandenen kleineren Trabrenngesellschaften erweiterten die zu laufenden Strecken nach dem Muster der Trabrenngesellschaft, so daß von der Zeit an die Traber, die in Rennen reüssieren sollten, eine sorgfältige Aufzucht und ein fachmännisches Training benötigten. Ab 1890 gab die Norwegische Trabrenngesellschaft ein Standardregister heraus, in das nur Traber mit einer Leistung von 1:40 Minute über 1000 Meter eingetragen wurden. Damit war von da an die angestrebte Wechselwirkung zwischen Zucht und Sport gewährleistet. Doch erst 1941 entschloß man sich zu einer endgültigen Aufteilung des Gestütbuches in je eine Abteilung G (Gudbrandsdaler, also Arbeitsschlag) und eine Abteilung T (Traber).

In DEN SVENSKA HÄSTEN I ARBETE OCH SPORT (Stockholm 1959) schreiben *Sven Carlström* und *Sven-Eric Lindström* in einem Aufsatz mit dem Titel „Nordsvensk Kavalkad" über die Entwicklung des Kaltbluttrabrennsports in Schweden: „Schon seit unerdenklichen Zeiten, als es noch keinen organisierten Trabrennsport gab, fanden im Norden unseres Landes Pferderennen statt. Diese Rennen, die nur um der Ehre des Gewinnens wegen ausgetragen wurden, müssen wir als die Anfänge unseres heutigen Trabrennsports ansehen. In unseren Breitengraden wurden die Rennen meist im Winter auf dem Eise oder Schnee, oft auch im Zusammenhang mit den sonntäglichen Kirchfahrten ausgetragen; und die Pferde, die man fuhr, gehörten meist der heimischen Landrasse an, die wir heute als die Nordschwedische bezeichnen. Diese Rasse war lange Zeit eigentlich eine Arbeitspferderasse mit besonders ausgeprägten Trabanlagen. Man hat inzwischen jedoch einen Teil der Pferde im Laufe der Jahre ständig veredelt, da viele Züchter bestrebt waren, leichtere und damit auch schnellere Produkte für die Rennbahn zu züchten. Trotzdem wird bis heute in der Nordschwedischen Traberzucht besonderer Wert auf ein gewisses Körpergewicht gelegt. In den Rennen für jüngere Pferde erhalten diejenigen mit dem höchsten Gewicht das niedrigste Handikap. Auf diese Weise versucht man, in der Rasse ein gewisses Kaliber zu erhalten.

Im Gegensatz zum Warmblut-(Standardbred-)Traber scheinen die Interieureigenschaften beim Kaltbluttraber eine weit größere und schwieriger einzuschätzende Rolle zu spielen. Die schwerere Rasse benötigt einfach erheblich mehr Arbeit, um in die gehörige Kondition zu kommen, als die leichte. Es besteht im übrigen allgemein die Ansicht (1959!, Anm. d. Verf.), daß der Nordschwede leichter fit für die Rennen zu bekommen ist und temperamentsmäßig ausgeglichener bleibt, wenn er täglich im Geschirr in der Landwirtschaft oder/ und im Forst arbeitet, als wenn er professionell ausschließlich auf der Rennbahn trainiert wird. Möglicherweise ist das ganz einfach eine Frage des Sichwohlfühlens."

In den ersten 60 Jahren der Nordschwedischen Reinzucht war die Zuchtleitung ängstlich darauf bedacht, keine Spezialtraberzucht sich entwickeln zu lassen, wie aus den Ausführungen des langjährigen Vorstandsmitgliedes *Professor Sven Dyrendahl* hervorgeht, die er in DEN SVENSKA HÄSTEN I ARBETE OCH SPORT in einem Aufsatz mit der Überschrift „Nordsvenskan och Travet" ausführlich darlegt, wobei er sich als ausgesprochener Gegner der Spezialtraberzucht erweist: „Im Anfang des 20. Jahrhunderts spielten norwegische Hengste der Døle-Rasse eine bedeutende Rolle für den Wiederaufbau der fast untergegangenen Schwedischen Landrasse. Diese Hengste waren am Anfang oftmals von ganz vorzüglicher Qualität. Später jedoch, so scheint es, hat man einen Teil in Norwegen ausrangierter Hengste minderer Qualität nach Schweden importiert. Als Resultat davon hatten um 1940 die Hengstimporte aus Norwegen fast völlig aufgehört. Einer der letzten Importe war *Remin 1276*, der

1947 von der Jämtländischen Trabrenngesellschaft in Östersund eingeführt wurde. Dieser Hengst hat eine große Bedeutung für den Trabrennsport insofern, als er der Zucht außer großer Schnelligkeit (wie zu erwarten war) auch Masse und Kaliber zugeführt hat. Mehrere seiner Söhne gelangten ebenfalls in die Zucht. In den folgenden Jahren wurde nur noch eine Anzahl Spezialtraberhengste nach Schweden eingeführt. Da diese Hengste jedoch keine qualifizierte Abstammung besaßen (das heißt eine von der schwedischen Zuchtleitung anerkannte, Anm. d. Verf.), waren ihre Nachkommen nicht stutbuch- oder körfähig. Sie haben folglich nur mit Sondergenehmigung gedeckt.

Die Nordschwedische Rasse war von Natur aus stets gängig und schnell. Daher sind seit alters vor allem im Norden Rennen mit diesen Pferden abgehalten worden. Diese auf den Dorfstraßen abgehaltenen Wettrennen haben sicher eine gewisse Bedeutung gehabt für die Konsolidierung einiger der guten Eigenschaften der Rasse, unter anderem Härte, Gängigkeit und bis zu einem gewissen Grade auch Schnelligkeit (jedoch waren die Auswirkungen auf die Zucht nur indirekt und begrenzt, Anm. d. Verf.). Nachdem eine große Anzahl permanenter Rennbahnen im Land eingerichtet worden war, ist die Entwicklung inzwischen jedoch dahin gegangen, daß sich innerhalb der Nordschwedischen Rasse ein leichterer, feinerer Schlag herauskristallisiert hat, der sich heute nicht selten zu einem reinen Rennpferd entwickelt hat, das von einer Rennbahn zur anderen reist, um Rennen zu bestreiten.

Die Kilometerzeiten sind immer von neuem unterboten worden, und in dem Bestreben, neue Rekorde aufzustellen, sind gelegentlich auch Abstammungen gefälscht worden (man vermutet, daß eine nicht unerhebliche Menge von Standardbred-Blut unerkannt in die Zucht eingeflossen ist – nach dem Motto ‚corriger la fortune . . .‘, Anm. d. Verf.).

Mit Hinblick darauf, daß die Reinzucht des Nordschweden 1959 gerade einmal seit etwa 60 Jahren betrieben wird, ist es nicht verwundernswert, daß immer wieder einmal Typen mit deutlichem Warmbluteinschlag herausmendeln. Man sollte auch nicht verfehlen, darauf hinzuweisen, daß die norwegische Gudbrandsdalrasse, die so viel Material für die Nordschwedische Zucht geliefert hat, zum Teil auf dem Wirken eines Vollblut-Hengstes, *Odin*, beruht (der 1834–1838 deckte, Anm. d. Verf.). Bei den Sommerprämiierungen werden gelegentlich Nordschwedische Pferde gezeigt, die einen so deutlichen Warmblutstempel tragen, daß man allen Grund zu der Annahme hat, derartige Warmbluteinkreuzungen lägen wesentlich kürzere Zeit zurück.

In der Nordschwedischen Zucht hat auch über viele Jahre ein Hengst höchst zweifelhaften Typs gewirkt, nämlich *Solo 1024*, der eine große Anzahl sehr schneller Traber geliefert hat, die jedoch sehr oft ausgesprochen grazil im Fundament waren und dazu in einem dem Warmblut nahen Typ standen.

In Norwegen war die Døle-Rasse seit dem Ende des 19. Jahrhunderts in zwei Sektionen aufgeteilt, die in zwei unterschiedliche Register eingetragen wurden (den Arbeitstyp G = Gudbrandsdal und den Trabertyp T = Traber, Anm. d. Verf.). Es ist vielleicht notwendig, darauf hinzuweisen, daß anfänglich die meisten aus Norwegen nach Schweden eingeführten Hengste dem Arbeitspferde- oder G-Stamm angehörten, der allein von der schwedischen Landwirtschaftsbehörde anerkannt war. Folglich konnten Pferde, die in dem norwegischen G-Stammbuch registriert waren, auch in Schweden eingetragen und gekört werden. Das galt jedoch nicht für die norwegischen Pferde, die nur in das T-Stammbuch eingetragen waren. Die Norwegischen ‚Spezial-Traber‘-Hengste, die in späteren Jahren nach Schweden eingeführt wurden, konnten im Nordschwedischen Gestütbuch keine Aufnahme finden, geschweige denn gekört werden. Sie durften nur mit Sonderdeckerlaubnis zur Zucht verwendet werden. Tatsächlich wurden jedoch diesen leichteren Sportpferdtypen recht große Stutenzahlen zugeführt. Auf diese Weise haben diese Traberhengste in nur sehr kurzer Zeit eine bedeutende Menge an Rennpferden geliefert.

Diese Entwicklung wurde von der Zuchtleitung als nicht wünschenswert angesehen. Man war der Ansicht, daß es in der Nordschwedischen Zucht nicht ausreichend Raum gebe für einerseits das Zuchtziel eines Arbeitsschlages, dessen beste Eigenschaften in seiner Verwendungsfähigkeit in der Forstarbeit liegen, mit Gewicht, Kurzbeinigkeit und Tiefe und einem ruhigen, gelassenen Temperament, und andererseits einem leichten, mehr hochbeinigen und schmalen Trabrenntyp mit heißem Temperament, dessen Hauptaufgabe es ist, eine Strecke von 1000 Meter in möglichst kurzer Zeit zurückzulegen. Von Natur aus streben diese beiden Typen in zwei verschiedene Richtungen auseinander.

Am glücklichsten wäre es, wenn wir für die Trabrennen auf die Stämme mit dem besten Bewegungsablauf zurückgreifen würden, die sich durch besonderes Trabvermögen auszeichnen, wie sie die Landeszucht liefert, statt mit Hilfe leichter norwegischer Hengste eine eigene Spezialtraberzucht zu betreiben. Auf diese Weise könnten die Trabrennen weiter ihre Mission erfüllen, das Gangvermögen in der gesamten Nordschwedischen Zucht zu erhalten und zu verbessern, ohne den Typ völlig umzuwerfen."

Inzwischen ist die Zeit über die Ansichten der damaligen Zuchtleitung und die Bedenklichkeiten *Dyrendahls* hinweggegangen. Heute besteht neben dem Arbeitsschlag eine eigene, mehr oder weniger einheitliche nordskandinavische Spezial-Kaltbluttraberzucht. Den Grundstein dafür hatte bereits über ein Jahrzehnt vor Erscheinen des Buches, dem ich den oben zitierten Absatz entnommen habe, ein eifriger Vorkämpfer der Kaltbluttraberzucht mit einer Untersuchung von grundsätzlicher Bedeutung gelegt: *Sven Karlsson*, der bereits damals die Traber der Døle- und der Nordschwedischen Zucht als einer Rasse zugehörig behandelte (FADERSHINGSTAR INOM KALLBLODSTRAVET, Östersund 1945). Interessantestes Ergebnis seiner Untersuchung ist die blutmäßige Zusammensetzung der Schwedischen Kaltbluttraberzucht: Von den 90 untersuchten Vaterpferden sind 23 Importe aus Norwegen, 38 sind Söhne, 19 Enkel (väterlicherseits) von norwegischen Døle-Trabern. Zudem führen viele von ihnen auch noch über ihre Mutter Døle-Blut. Aus dem Vorwort von *Karlssons* Arbeit geht ganz klar die bereits damals bestehende enge Zusammenarbeit zwischen „Det Norske Travselskap" und „Svenska Travsportens Centralförbund" hervor.

Heute handelt es sich „ohne Wenn und Aber" um eine Rasse. Seit langem ist der Kaltbluttrabrennsport ein eigener Zweig des Rennsportes in Norwegen und Schweden und steht gleichberechtigt neben dem regulären Trabrennsport mit warmblütigen Trabern.

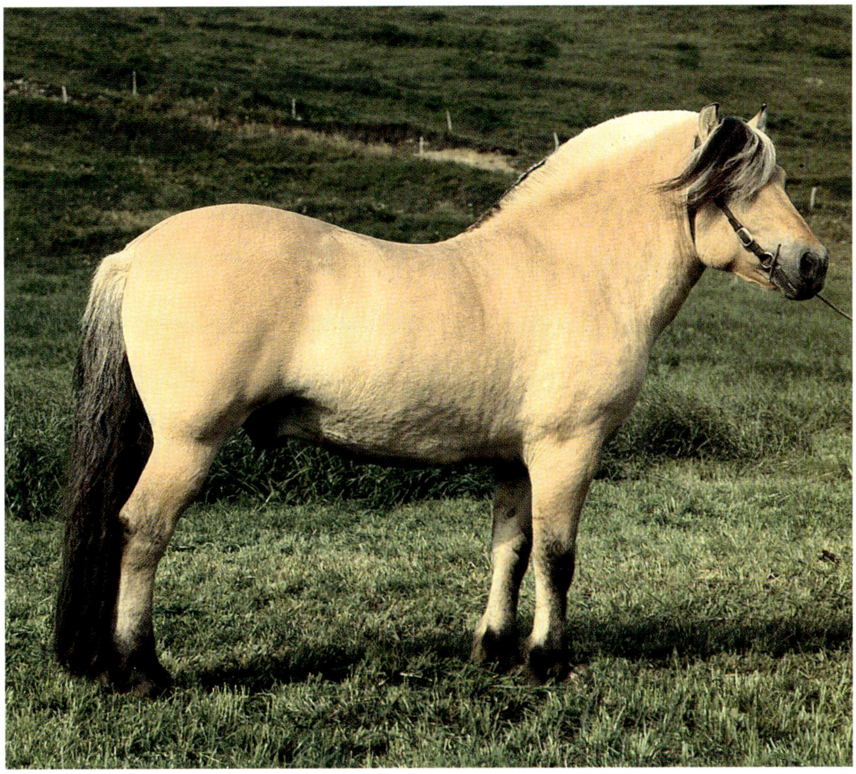

Moderner Fjord-Hengst

PONYZUCHTEN

FJORDPFERD

Fjording, Norweger-Pony, Vestlandspferd

TYP, INTERIEUR, VERWENDUNG: Der aus dem Vestland (Westland) stammende Norweger-Pony ist ein primitives Kleinpferd im Kleppertyp auf der Grenze zwischen Pony und Kaltblut. Er zeichnet sich aus durch große Leistungsfähigkeit und -bereitschaft, überraschende Trag- und Zugkraft, Ausdauer und Härte, Genügsamkeit und Anspruchslosigkeit.

Seine robuste Konstitution macht den Fjording widerstandsfähig gegen kaltes und feuchtes Klima, Schnee und die rauhen Stürme der nördlichen Nordsee. Er eignet sich daher ideal für die Offenstallhaltung. Dagegen ist er empfindlich gegen schlecht belüftete, warme Ställe. Sein geringer Futterbedarf und seine ebenso niedrigen Ansprüche hinsichtlich eines festen Stalles machen die Haltung ausgesprochen billig. Der Gesamtnährstoffbedarf eines Fjordings beträgt nur etwa 50 Prozent desjenigen eines mittleren Großpferdes. Als ausgesprochener Rauhfutterverzehrer benötigt er kaum Kraftfutter.

Der Norweger besitzt einen gutmütigen, freundlichen, unkomplizierten Charakter und ein munteres, eifriges Temperament. In seiner Heimat war er gewissermaßen „das Mädchen für alles" auf den Bergbauernhöfen. Es gab kaum eine Arbeit, für die er sich nicht eignete und die er nicht mit gleichem Eifer und Ehrlichkeit verrichtete. Vor dem Bau von Straßen diente er als Pack- und Reitpferd auf schwierigen Gebirgspfaden, später dann im Geschirr, einzeln oder im Zweispänner, vor dem Erntewagen und der Kutsche, für die Fahrt zur Kirche oder in die nächste Stadt. Er war ebenso unermüdlich vor Pflug und Egge wie beim Stämmerücken und der Holzabfuhr im Forst. Für die norwegischen Gebirgstruppen ist er bis heute unverzichtbar als Tragtier und vorzüglich bewährt in jedem Gelände durch ungewöhnliche Leistungen im Klettern, unter schwerer Last, wobei er größte Ruhe bewahrt.

Voll des Lobes über die Leistungsfähigkeit des Fjordings war schon *Graf C. G. Wrangel* in der dänischen Ausgabe seines berühmtem Standardwerkes HAANDBOG FOR HESTEVENNER (2. Band, Kopenhagen 1888). Er schrieb nach einer ausführlichen, jedoch nicht sehr schmeichelhaften Exterieurbeschreibung: „Das alte Sprichwort, ‚daß man den Hund nicht nach seinem Haar und den Teufel nach seinem Schwanz beurteilen soll', bewahrheitet sich auch in diesem Fall: Denn jedermann, der nur einmal mit ‚Skyds' in Norwegen gereist ist, wird mit Verwunderung und Bewunderung die außerordentliche, verblüffende Zähigkeit, Ausdauer und Energie, die in Relation zu seiner Größe und Knochenstärke überraschende Zug- und Tragkraft, den schnellen, leichten Trab und das über alles Lob erhabene, vortreffliche Temperament festgestellt haben." Der norwegische Staatskonsulent *Christian Wriedt* berichtet in seinem Artikel „Die Pferderassen Norwegens" (INTERNATIONALE AGRARTECHNISCHE RUNDSCHAU 1914), daß Tagesleistungen von 90 bis 110 Kilometern nicht selten waren.

Prämiierte Fjord-Stute

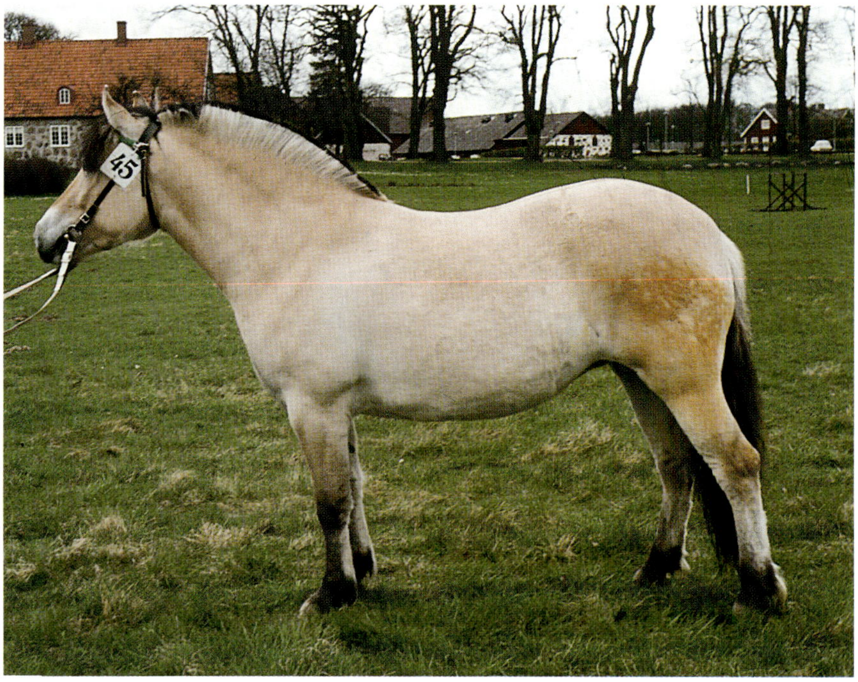

In seinen edleren Typen ist der heutige Norweger sehr gut geeignet als leichtes Kutschpferd, als vielseitiges Kinderreitpferd für Gymkhanas, Geländeritte, Springen, für Ponytrekking und dergleichen auch für Erwachsene, sowie als Shooting-Pony für die Jagd im Gebirge und den Abtransport des erlegten Wildes.

EXTERIEUR:
Bei der Beurteilung des Exterieurs des Fjordings sollte man Landstallmeister *Dr. W. Uppenborns* Rat befolgen. Der ehemalige Geschäftsführer der „Arbeitsgemeinschaft der deutschen Ponyzuchtverbände" (1954 bis 1967) schreibt in PONYS (Stuttgart 1968): „Den Fjordpony sollte man – genauso wie den Isländer – nicht nach den in der Großpferdezucht gebräuchlichen Grundsätzen beurteilen. Man wird nur dann nutzbringend und erfolgreich richten, wenn man wirklich nach Leistungsmerkmalen urteilt und nicht nach Schönheitsbegriffen in der herkömmlichen Exterieurbeurteilung!"

Der kantige, ausdrucksvolle Kopf des Fjordpferdes zeigt eine breite Stirn und weit auseinanderstehende, klare, dunkle Augen, die Vertrauen, aber auch Energie widerspiegeln. Die kurzen Ohren sind relativ weit gestellt und tief angesetzt. Der eingesattelte Nasenrücken und die weiten Nüstern, zusammen mit der hellen Färbung um das Maul herum, geben dem Kopf ein besonderes Gepräge. Der Übergang zu dem verhältnismäßig kurzen, kräftigen Hals ist durch stark ausgeprägte Ganaschen gekennzeichnet. Die Lagerung des in der Regel nur mäßig langen Schulterblattes ist oftmals etwas steil, wobei der Widerrist nur wenig ausgebildet ist. Die Rippenwölbung ist, jedenfalls bei den edleren Typen im Originalzuchtgebiet, nicht besonders ausgeprägt.

Erfahrungen der norwegischen Gebirgstruppen haben einwandfrei bestätigt, daß Fjordpferde mit kurzem Rücken in der Arbeit schneller ermüden. Auch wenn die Oberlinie bei etwas längerem Rücken durch den wenig ausgeprägten Widerrist leicht etwas matt und ein kürzerer Rücken optisch vielleicht schöner wirkt, sollte man dem Fjording der Funktionalität wegen ruhig eine gewisse Rückenlänge zubilligen. Wichtig ist eine kräftige, muskulöse Verbindung zu der nicht selten etwas kurzen, abgedachten und dadurch etwas spitz wirkenden, stark geneigten, ja abschüssigen Kruppe.

Der Schweif ist tief angesetzt und wird nicht sehr hoch getragen. Die Gliedmaßen wirken trocken, mit deutlich markierten Gelenken und Sehnen, die Röhren kurz, doch nicht kaltblutmäßig stark, die Fesseln von mittlerer Länge, auf keinen Fall zu kurz. Gerade Sprunggelenke gelten als fehlerhaft, da nachteilig für die Arbeit im Gebirge. Die nicht so seltene Kuhhessigkeit wird zwar als Schönheitsfehler angesehen, ebenso wie eine gewisse zehenweite Stellung vorn, aber nicht als Gebrauchsmangel. Zehenenge Stellung dagegen gilt als grober Fehler.

Hier möchte ich noch einmal Uppenborn (a. a. O.) zitieren: „Ein Fjordpony soll ein Pony bleiben: Eine übertriebene Breite besonders der Kruppe ist untypisch und es erschwert das Ausbalancieren im Gebirge. Unharmonisch wirkt beim Fjordpony auch ein zu starkes Röhrbein, dessen Masse keineswegs Leistungen oder Qualität bedingen, die in erster Linie von der Konstitution, der Energie und dem Temperament abhängen."

Die aus dunklem Horn bestehenden Hufe sind von vorzüglicher Konsistenz und meist gut geformt.

Der Fjording ist unverkennbar aufgrund seiner ausschließlichen Falbfärbung in verschiedenen Schattierungen, stets mit Aalstrich, der am Scheitel beginnt und am Ende der Schweifrübe endet, sowie häufig mit dunklen Querbinden an den Beinen. Dr. W. Uppenborn unterscheidet in seinem erwähnten Werk dabei folgende Falbfarben:

„1. Braunfalb, mit Unterscheidungen Hellbraunfalb, Braunfalb und Dunkelbraunfalb. Die Mähne ist bei Braunfalben in der Mitte schwarz und an beiden Seiten weiß. Die Hellbraunfalben sind als Zuchttiere besonders beliebt (85 Prozent des Bestandes, Anm. d. Verf.).

2. Rotfalb, mit denselben Unterscheidungen. Sie haben nur einen schwach sichtbaren Aalstrich und eine rötlichgraue Färbung in Mähne und Schweif.

3. Hellfalb, ohne besondere Unterscheidungen. Helle Körperfarbe im

Ton frischer Schafwolle mit schwarzem Aalstrich.

4. Gelbfalb, ohne Unterscheidungen. Sie gleichen in der Körperfarbe den Hellfalben, in der Färbung der Abzeichen den Rotfalben.

5. Graufalb (Mausfalb, Anm. d. Verf.). Die graufalbe Farbe erstreckt sich von einem hellen Silbergrau bis zum dunklen Schiefergrau. Graufalben gelten in Norwegen als besonders hart und leistungsfähig.

6. Weiß, gleichmäßig weiß am ganzen Körper mit schwach gelblichem Aalstrich.“

Bei allen diesen Färbungen sind die Beine von der Vorderfußwurzel und dem Sprunggelenk abwärts dunkler gefärbt als der übrige Körper, etwa im Farbton des jeweiligen Aalstrichs.

Das Langhaar ist reich ausgebildet und ausgesprochen grob, ja steif, dabei stets innen dunkel (aufgrund des Aalstrichs) und außen hell. Die Mähne wird in charakteristischer Weise zur „Borste“ gestutzt, um die Form des Halses zu betonen, wodurch eine Stehmähne zustande kommt, ähnlich der des Przewalski-Pferdes. In Norwegen wird die Mähne einfach gerade abgeschnitten, etwa knapp eine Handbreit über dem Mähnenkamm. Seiten- und Mittelhaare bleiben gleich lang, so daß die Mähne, von der Seite gesehen, einfarbig hell erscheint. In Dänemark dagegen wird die Mähne so geschnitten, daß der dunkle Kern etwa zwei bis drei Zentimeter länger bleibt und sich damit deutlich gegen die seitlichen, hellen Haare abzeichnet. Lediglich der Schopf bleibt in Norwegen wie in Dänemark ungestutzt. Die kurz geschorene Mähne findet sich erstmals bildlich dargestellt bei den Pferden der Angelsachsen auf der Tapete von Bayeux, wodurch sie sich von den Pferden der Normannen unterscheiden, deren Mähnen lang herabwallen.

Weiße Abzeichen sind unerwünscht. Sie gelten als Hinweis auf eine Einkreuzung fremder Rassen. Nicht selten fehlen Kastanien und Sporen an den hinteren, ja gelegentlich an allen Gliedmaßen.

Die Widerristhöhe variiert bei den Hengsten von 138 bis 145 cm, bei den Stuten von 136 bis 142 cm Stockmaß, doch kommen gelegentlich auch größere oder kleinere Exemplare vor.

MECHANIK:

Neben einem fleißigen, raumgreifenden Schritt besitzt das Fjordpferd eine vorzügliche, behende und energische Trabaktion bei außerordentlicher Trittsicherheit. Überraschend ist bei den edleren Exemplaren das ausgezeichnete Galoppier- und Springvermögen.

ZUCHT:

Wie schon der Name Vestlandspferd sagt, wird das Fjording an der Westküste Norwegens gezüchtet, von Telemarken im Süden bis Finnmarken im äußersten Norden. Das Hochzuchtgebiet allerdings beschränkt sich auf die vier südwestlichen Küstenprovinzen Rogaland, Hordaland, Sogn og Fjordane und Møre og Romsdal.

Traditionsgemäß ist auf den norwegischen Bauernhöfen die Landwirtschaft eng verknüpft mit Fischerei und Waldwirtschaft. Im Gegensatz zum Ackerbau spielt die Weidewirtschaft eine wesentlich größere Rolle. Der Bestand an Haustieren ist im Verhältnis recht hoch; man überwintert jeweils so viele Tiere wie möglich, um die guten, großen Hochgebirgsalmen optimal ausnutzen zu können. Die Winterfütterung ist dementsprechend knapp und besteht im wesentlichen aus Heu (denn auch Stroh ist wegen des geringen Getreideanbaus knapp). Laut *Per Tuff* (TIERHEILKUNDE UND TIERZUCHT, Band 7 Berlin/Wien 1930) unterhält der norwegische Staat bereits seit 1862 Pferdeweiden im Ge-

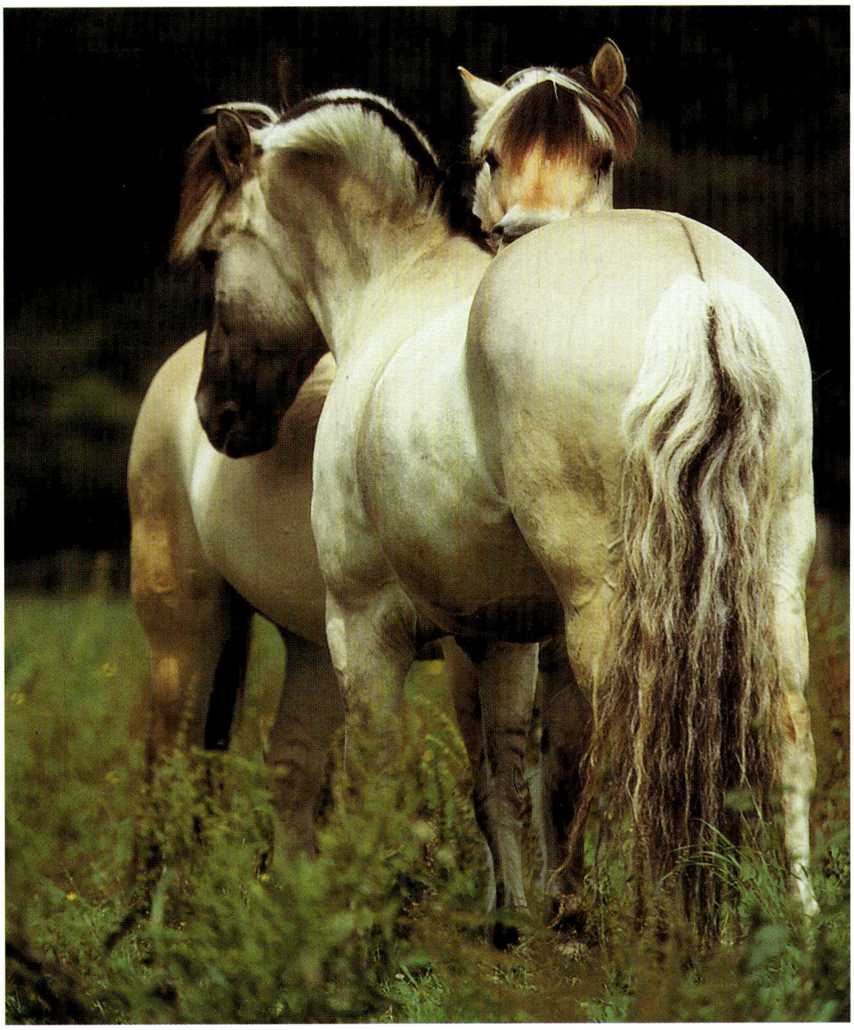

Aus dieser Perspektive sind Aalstrich und Zebrastreifung sehr gut erkennbar.

birge. Hier gehen auf Hochgebirgsalmen in über 1000 Metern Höhe je 10 bis 40 Stuten mit ihren Fohlen und einem Hengst auf die Sommerweide.

Auf diesen Hochalmen beginnt in der Regel die Sommerweideperiode mit dem sogenannten „Hesteslipp" (dem Freilassen der Herde) am Mittsommertag (23. Juni – Sommeranfang). Hier kommt es unter völlig natürlichen Bedingungen zur Herdenbildung, deren Resultat unter anderem eine Abfohlrate von über 95 Prozent ist.

Betreut wird die Zucht durch das staatlich organisierte „Norges Fjordhestlag" in Bergen, dem auch die Gestütbuchführung obliegt. Bei den diversen Schauen in Lillehammer, Nordfjordeid und Hammer werden durch den Staatskonsulenten Prämien sowohl für Hengste als auch für Stuten vergeben. Außerdem hilft der Staat mit Ankaufsbeihilfen und Erhaltungsprämien für Hengste. Eine staatliche Hengsthaltung wie in früherer Zeit gibt es heute nicht mehr; dagegen müssen alle Hengsthaltungsvereine staatlich anerkannt und die Hengste gekört sein.

Nachzuchten des Fjordpferdes bestehen vor allem in Deutschland und Dänemark, jedoch auch in einer Reihe anderer europäischer und überseeischer Staaten.

GESCHICHTE:
„Das ‚Vestland' war im 15., 16., 17., 18. und bis weit ins 19. Jahrhundert hinein Norwegens eigentliches Hochzuchtgebiet für Pferde und versah fast das ganze Land mit Pferden. Vom Vestland aus ergoß sich ein steter Strom von Pferden nach Osten, bis über die Grenze nach Schweden. Und auf dem Pferdemarkt von Levanger (am Trondheimsfjord) konnte man oftmals mehr als 1000 Händler antreffen, die Pferde einkaufen wollten", schreibt *Graf C. G. Wrangel* in HANDBOK FÖR HÄSTVÄNNER, 1. Band, Malmö 1887).

Selbstverständlich konnte es nicht ausbleiben, daß die langdauernde Verbindung Norwegens vor allem mit Dänemark, aber auch mit Schweden, deren beider Pferdezuchten die Norwegens sowohl quantitativ wie auch

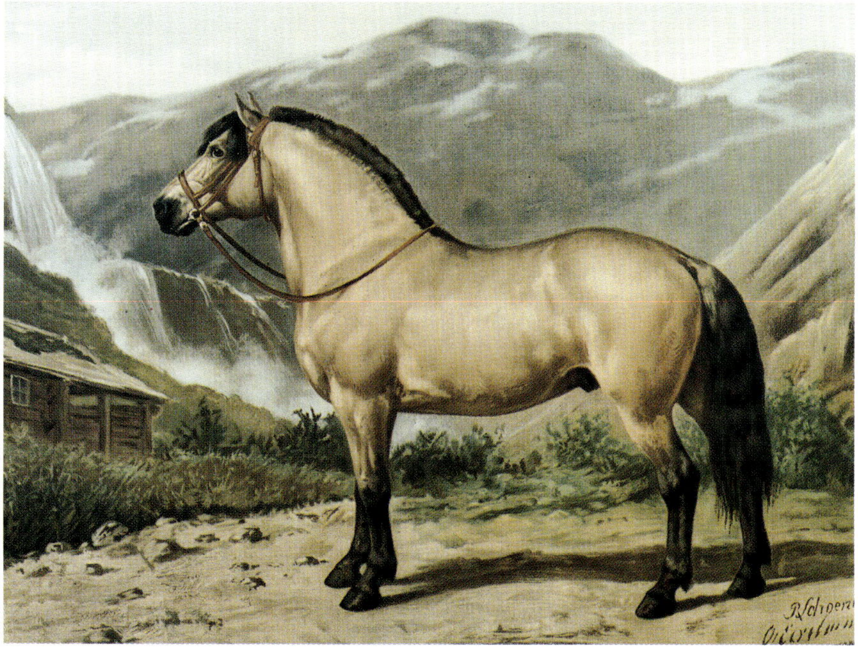

Hengst Rosendalsborken der norwegischen Vestlands- oder Fjordrasse, Darstellung von Otto Erelman (geb. 1834)

qualitativ weit überragten, nicht ohne Einfluß auf die norwegische Zucht blieb. Daß sich dennoch, abgesehen von der bis heute bestehenden Nordlandsrasse, die Vestlands- und die Østlandsrasse eigenständig entwickeln konnten, ist eine durchaus bemerkenswerte Tatsache.

Frühe bildliche Darstellungen des über ganz Norwegen und Schweden verbreiteten Vorfahrs des Fjordpferdes stammen unter anderem schon von Funden aus den Bootgräberfeldern im schwedischen Uppland, aus Vendel (am Vendelsee), Valsgärde (Alt-Uppsala), Tuna (Alsike) und Ultuna (Bondkyrka). Sie gehören der sogenannten Vendel- (Vandalen-?)Kultur des 6. bis 8. Jahrhunderts an, die sich auch nach Westen, über Tröndelagen und Norwegen, ausbreitete. Andere Pferdedarstellungen aus der Völkerwanderungszeit bis ins frühe Mittelalter finden sich als Ritzzeichnungen, Steinreliefs und Holzschnitzereien an Felswänden, auf Runensteinen und an und in Kirchen.

Eine erste planmäßige Zucht des Fjordings in der heutigen Form begann im ersten Viertel des 19. Jahrhunderts auf der Grundlage des bodenständigen Landpferdes, wie es heute noch das Nordlands-Lyngspferd verkörpert, das damals selten mehr als 125 bis 130 cm Stockmaß erreichte. Die Farbe der damals unter zahlreichen verschiedenen regionalen Namen bekannten Klepperrasse war im 18. und um die Wende zum 19. Jahrhundert bei weitem nicht so einheitlich wie ein Jahrhundert später, als *Graf Wrangel* der falbe Fjording in seinem BUCH VOM PFERDE (Stuttgart 1895) in ganz Europa bekannt machte. Es gab neben verschiedenen Falbschattierungen auch Rappen, Dunkelbraune und Füchse. Nach Ingolf Benders Buch HANDBUCH ROBUSTPFERDE (Stuttgart 1991) habe es jedoch auch in den vorangegangenen Jahrhunderten, wenn man die Berichte seit etwa 1500 verfolge, keine Schimmel oder Schecken gegeben, wie man sie heute auf Island und den Shetland-Inseln antrifft.

Bis heute hat sich der Fjording zu einem ganz eigenen, unverwechselbaren Pferdetyp entwickelt, der gewisse urtümliche Merkmale aufweist, die zum Beispiel dem Nordlandspferd verlorengegangen sind. Zu den Erbanlagen, die die normalen Pferdefarben bedingen, tritt beim Fjordpferd ein Aufhellungsfaktor, der bei allen reinrassigen Tieren homozygot ist und die charakteristische Falbfarbe mit dem Aalstrich und der Beinstreifung bewirkt. Braun plus Aufhellungsfaktor gibt Braunfalb, Rappe plus Aufhellungsfaktor ergibt Mausfalb etc.

Die auffallende, ungewöhnliche, ausschließliche Falbfärbung scheint den Fjordpony in die Nähe des Przewalski-Pferdes zu stellen. Von *Professor James Cossar Ewart*, einem der zu seiner Zeit namhaftesten Zoologen und Hippologen von der Universität Edinburgh, wurde er um 1900 als *Equus caballus typicus* bezeichnet und als direkter Przewalski-Nachkomme zum Vorahn aller schweren okzidentalen Rassen erhoben. Ewart datierte sein Alter bis in prähistorische Zeit zurück. Das Ganze klingt nach heutigem Kenntnisstand reichlich unwahrscheinlich, wenn man weiß, was alles im vorigen Jahrhundert in die Rasse eingekreuzt worden ist. Es muß verwundern, daß Autoren wie *Professor Hans Löwe* in HANDBUCH DER TIERZÜCHTUNG, 2. Band Hamburg/Berlin 1961) ebenso wie Landstallmeister *Dr. W. Uppenborn* in PONYS (Stuttgart 1968) schreiben konnten, daß das Fjordpferd mit größter Wahrscheinlichkeit ein direkter Nachkomme des Przewalski-Pferdes sei, zumal Uppenborn an anderer Stelle ausdrücklich feststellt, daß die von Ewart als Beweis für das Alter der Rasse angeführten Merkmale Falbfarbe, Aalstrich und Zebrierung der Extremitäten typisch atavistische Merkmale seien, die besonders häufig bei Kreuzungsprodukten auftreten.

Man muß Ingolf Bender (a. a. O.) zustimmen, wenn er schreibt: „Die von manchen vermutete direkte Abstammung vom Przewalski-Pferd aufgrund einer oberflächlichen Ähnlichkeit mit diesem ist ohne wissenschaftliche Grundlage. Exterieur, Fell und Schutzhaar sowie Färbung und Verhalten differieren in hohem Maße." Hinzu kommt meines Erachtens, und das vergessen die meisten Autoren, die abweichende Chromosomenzahl. Das *Equus przewalskii* ist mit 66 Chromosomen vom Fjording mit 64 Chromosomen ebenso weit entfernt wie dieses wiederum vom Esel mit 62 Chromosomen. Man kommt fast in Versuchung, zu fragen, ob die gemeinhin als „Urwildpferd" bezeichnete, bisher als Ahn aller Hauspferde angesehene Art überhaupt ein „echtes" Pferd ist. Sagen wir es scherzhaft und ein wenig überspitzt: Ebensowenig, wie der Neandertaler unser Großvater war, sondern nur sein Vetter, ist vielleicht auch *Equus przewalskii poljakoff* nicht der Großvater unserer domestizierten Pferde, sondern nur einer seiner Verwandten aus einer Seitenlinie.

Seit dem 18. und vor allem seit dem Beginn des 19. Jahrhunderts hat es nicht an Bestrebungen gefehlt, die Rasse, die, der kargen Haltung auf den kleinbäuerlichen Höfen angepaßt, nur 125 bis 130 cm Stockmaß besaß und deren Rassebild von *Walther* um 1800 (zitiert nach Christian Wriedt, ÜBER PFERDEZUCHT UND PFERDERASSEN, Berlin 1929) skizziert wird als „lebhafte, muntere, mutige und sichere Bergpferde, besser zum Reiten als Fahren. Sie wehren sich tapfer gegen Bären und Wölfe", durch Einkreuzungen verschiedenster Art zu „verbessern", zu veredeln, zu vergrößern und zu verstärken. Diese züchterischen Maßnahmen ge-

Fjording im Arbeitsgeschirr

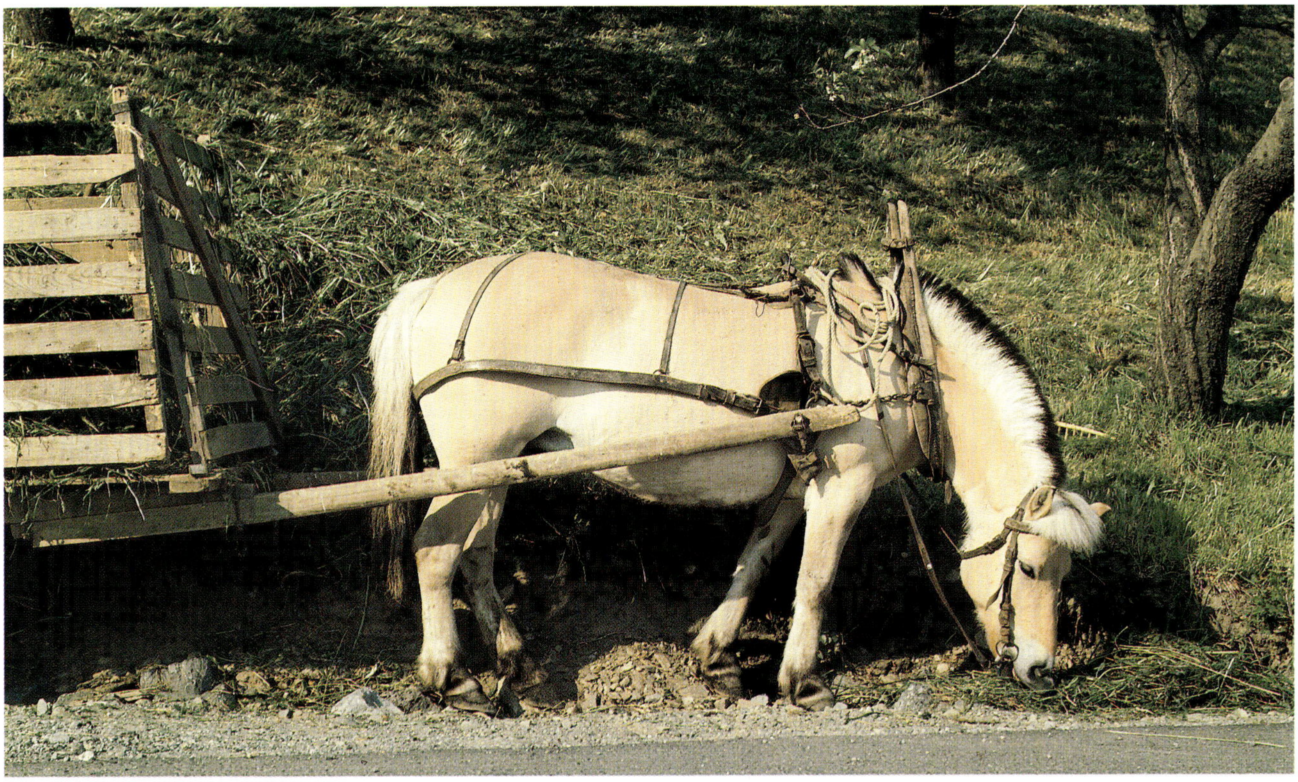

wannen gegen die Jahrhundertmitte noch an Intensität. Bender (a. a. O.) schreibt: „Um 1850 bekam die Fjordpferdezucht neue Impulse, als man wegen gestiegener Ansprüche der Landwirte an die Zugkraft versuchte, das Fjordpferd größer zu züchten. Bis dahin waren die Pferde als Reit-, Zug- und Tragtiere, teilweise unter extremen Bedingungen im Gebirge, eingesetzt worden. Um mehr Größe und Masse zu bekommen, versuchte man in verschiedenen Bezirken des Vestlandes mit größeren Pferden, vornehmlich Døle-Pferden, zu kreuzen. Die Ergebnisse befriedigten jedoch nicht, weil die Nachzucht fast ausnahmslos Charakterfehler aufwies, die man nicht akzeptieren konnte."

Diese Kreuzungen waren in den sechziger Jahren seitens des Staates stark gefördert worden. Glücklicherweise kam man dann nach zahlreichen Fehlschlägen zu dem Schluß, daß die Rasse eigentlich den an sie gestellten Anforderungen und ihrem Milieu ideal angepaßt war. So besann man sich auf die Nützlichkeit einer strikten Reinzucht und Regeneration der Rasse aus sich selbst.

Es folgte eine scharfe Rassebereinigung und anschließend strenge Selektion auf den heutigen Typ, die mit einer Bevorzugung der Falbfärbung und Auswahl nach Charaktereigenschaften einherging. Zugleich wurden Haltung, Aufzucht und Fütterung verbessert. Ein umfangreiches Prämiensystem wurde eingeführt, dessen nur reinrassige Fjordpferde teilhaftig werden konnten.

Ein erstes Hengstbuch mit allen Hengsten, die zwischen 1857 und 1904 in die Zucht gelangt waren, erschien 1904/05. Noch einmal Bender zu der nun folgenden Entwicklung: „Anläßlich der großen Landwirtschaftsausstellung in Hamburg im Jahre 1883 sah man erstmals eine Kollektion norwegischer Fjordpferde, darunter den (bereits zwanzigjährigen, Anm. d. Verf.) eleganten Fjordhengst *Rosendalsborken*. Norwegen stellte dann auch bei den internationalen Tierausstellungen 1896 in Odense auf Fünen (Dänemark) und 1898 in Paris (Frankreich) typische Fjordpferde aus. Zu dieser Zeit galten sie als ‚Exoten' mit ihrer aparten Falbfarbe, dem Aalstrich, den Beinstreifen und der seit Jahrhunderten rassetypischen Frisur. So ist es auch erklärlich, daß zunächst verschiedene Adlige Europas sich diese Pferde kauften. Um 1910 erwarb die rumänische Königin zwei sehr schöne graufalbe Fjordpferde als Gespann. Weitere Balkanfürsten und auch der englische Herzog von Westminster eiferten ihr nach." Und, wie ich hinzufügen möchte, auch *Kaiser Wilhelm II.* besaß einen eleganten braunfalben Fjordwallach als Einspännerpferd in seinem Marstall.

Nach Deutschland kam eine erste größere Anzahl Fjordpferde im Jahre 1940, kurz nach der Besetzung Norwegens durch deutsche Truppen (4. April 1940). Dabei handelte es sich um 17 Stuten und den Hengst *Sølofaks*, mit denen die deutsche Wehrmacht auf zwei Hochalmen bei Hall in Tirol ein Heeresgestüt für die Zucht von Gebirgstragtieren für militärische Zwecke aufzubauen beabsichtigte. In Dänemark, genauer in Nordjütland, beiderseits des Limfjordes, hatte sich schon während des Ersten Weltkrieges eine Fjordpferdezucht auf den leichten Sandböden der kleinbäuerlichen Betriebe der Heidebauern Jütlands etabliert. Sie erreichte während der Zeit der Weltwirtschaftskrise (zwischen 1922 und 1926) einen beträchtlichen Umfang. Außer bedeutenden Importen aus Norwegen, die bis 1925 insgesamt etwa 15 000 Zuchttiere umfaßt haben sollen, kam es auch zu einer ausgedehnten Verdrängungszucht auf der bodenständigen Jütischen Stutenbasis.

Nach dem Zweiten Weltkrieg, nach der sich rasant ausbreitenden Motorisierung, schien sich für ein leichteres, „pflegeleichtes", billig zu haltendes Pferd als Zugkraftreserve für die unregelmäßig anfallenden Neben- und Aushilfsarbeiten auf den Höfen plötzlich eine Lücke aufzutun. Damit wurde die Aufmerksamkeit offizieller Stellen ebenso wie die privater bäuerlicher Züchter auf den Fjording (und den Haflinger) gelenkt (deren Anhänger bezeichnenderweise sogleich in einen erbitterten Streit über die Vorzüge und Nachteile der jeweiligen Rasse gerieten). Ab Anfang der fünfziger Jahre kam es in Deutschland zu umfangreichen Importen von Fjordpferden, zunächst als Gebrauchspferde, dann jedoch mehr und mehr auch zu Zuchtzwecken, teils aus dem Ursprungsland Norwegen direkt, teils auch aus dem Nachzuchtgebiet Dänemark. Beliebt war die Rasse vor allem auf den durch die Bodenreform (1946–1948) entstandenen Kleinsiedler- und Neubauernstellen, die, meist mit Flüchtlingen besetzt, sich zunächst kaum einen Traktor leisten konnten. Ein wahrer Siegeszug der Fjordpferde, von den Kaltblutzüchtern als „Gelbe Gefahr" beschimpft, setzte ein. Leider war man nicht überall gleich kritisch oder gut beraten bei der Einfuhr. Es ist richtig, wie Bender (a. a. O.) sagt: „Geschätzt wurden die Pferde zunächst als leistungsbereite, anspruchslose und leicht zu handhabende Zugtiere in der Landwirtschaft sowie in Spezialkulturen des Wein- und Obstbaues. Manche Nachzuchtgebiete bevorzugten zu dieser Zeit einen vom Originaltyp abweichenden, eher massigen Fjordpferdtyp; andere wiederum züchteten (wie in Hessen unter dem Vorsitz des *Prinzen Heinrich I. Reuss*, Anm. d. Verf.) den weniger ‚quelligen', trockenen Originaltyp, der heute als robustes Freizeitpferd geschätzt wird."

Eine der gravierendsten Auswirkungen der Ausbreitung der Fjordrasse war allenthalben ein beschleunigter Rückgang der Kaltblutzucht. In ihrem verzweifelten Bemühen, ihre Pferde auf einen kleineren, leichteren, futterdankbareren (also möglichst dem Fjording oder Haflinger ähnlichen) Typ umzustellen, mußten die Kaltblutzüchter allein an der zeitlichen Vorgabe scheitern: Es dauert nun einmal in der Pferdezucht mindestens vier Jahre, ehe die nächste Generation geboren wird.

In wenigen Jahren war jedoch auch die kurze Scheinblüte der Fjordzucht vorüber. Dazu schreibt *Michael Schäfer* in seiner außerordentlich gründlichen Arbeit GROSSPONYS UND KLEINPFERDE (München 1972): „Wie gut sich die Fjordpferdehaltung auch anließ und wie erfolgversprechend sie anfänglich erschien, so erwies sie sich

Bei diesem sehr schweren, kompakten Fjordtyp liegt der Verdacht auf Kaltbluteinfluß nahe.

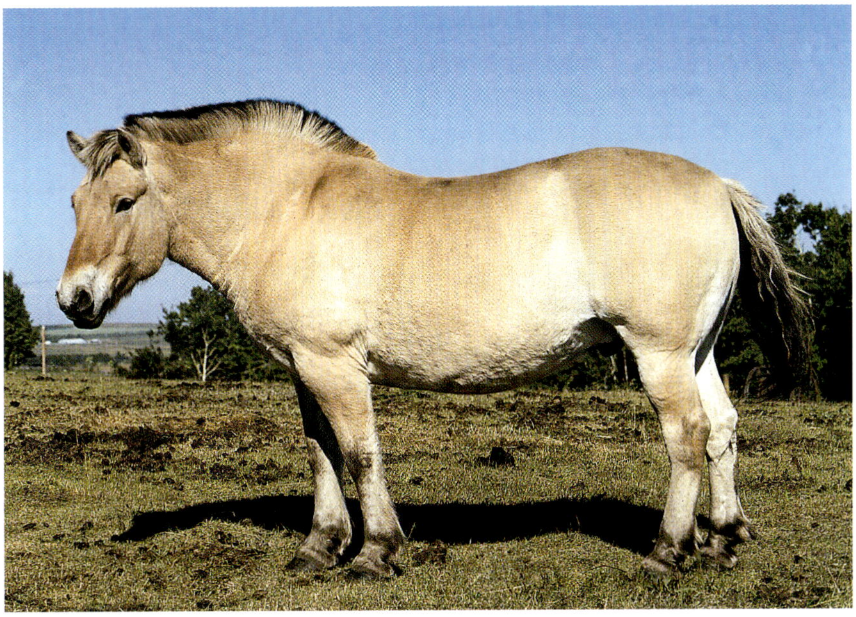

doch schon verhältnismäßig früh als volkswirtschaftliche Fehlspekulation. Der landwirtschaftliche Trend zur Vollmechanisierung durch geeignete Maschinen für hügelige Lagen und selbst für das Hochgebirge rollte seit Beginn der sechziger Jahre über die Kleinpferde hinweg, und es ereilte sie zu Tausenden dasselbe Schicksal wie wenig vorher ihre großen warm- und kaltblütigen Artgenossen."

Eine der Hauptursachen dafür war fraglos die vielerorts falsche Wahl des Ausgangsmaterials. Der vor allem in den norddeutschen Raum importierte schwere, womöglich mit Kaltblut verkreuzte Typ mußte, nachdem auch sein Arbeitseinsatz durch den Kleinschlepper überflüssig geworden war, in einem Konkurrenzkampf um Marktanteile in dem aufblühenden Turniersport gegen Warmblut und Reitponies unterliegen. Massenweise waren die Züchter gezwungen, ihre Pferde blutenden Herzens zum Schlachter zu schicken. Neben dem ideellen Verlust war auch der finanzielle groß und ging häufig an die Substanz der Kleinbauern.

Nachdem der Fjording seit rund zwanzig Jahren in Deutschland gehalten und gezüchtet worden und in vielen Gebieten ein Grundstock an erstklassigen, rassetypischen, durchgezüchteten Stutenstämmen entstanden war, begannen sich um 1970 in den norddeutschen Bundesländern die Zuchtleitungen und die Züchter Gedanken zu machen, wie man – durch Selektion und Umzüchtung auf einen rittigeren Ponytyp – dieses wertvolle Genmaterial vor dem Untergang retten und den Rückgang der Rasse aufhalten könne. Daß der Weg einer Selektion aus der Rasse selbst in die angestrebte Richtung ein sehr langwieriger sein würde und daß der Fjording diesen Wettlauf gegen die bereits weit mehr im Reitponymodell stehenden Rassen der Britischen Inseln unweigerlich verlieren mußte, war vorauszusagen, zumal einige Eigenschaften, die für einen modernen Reitpony erwünscht, ja notwendig waren, genetisch gar nicht angelegt schienen. Damals kam in einer Reihe von Zuchtleitungen der Gedanke an eine Fremdbluteinkreuzung auf, die einige Züchter – dies aber nur „hinter vorgehaltener Hand" – ohne Absegnung „von oben" bereits praktiziert hatten.

Zu diesen Gedankengängen kann ich selbst Stellung nehmen, da ich einer ihrer Initiatoren war. Zugleich möchte ich mich gegen meines Erachtens ungerechtfertigte Vorwürfe und Angriffe nachgeborener Robustpferdereiter und -züchter zur Wehr setzen. Zu jener Zeit steckte die heute so verbreitete Robustpferdebewegung noch in ihren Anfängen. Einen Markt und damit Absatzchancen für die in großer Zahl vorhandenen reinblütigen Fjordzuchtprodukte des Wirtschaftstyps stellte sie durchaus noch

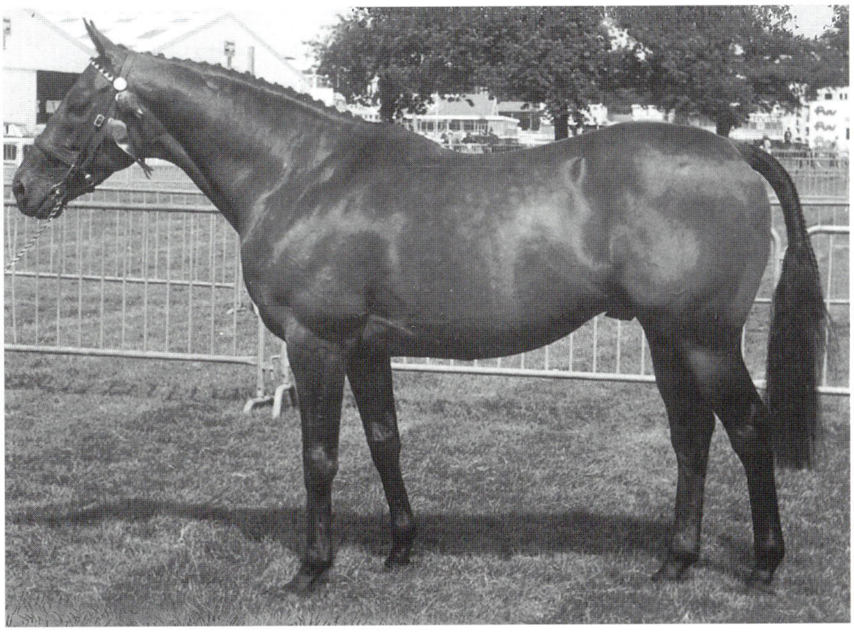

Der auf meinen Rat nach Schleswig-Holstein importierte Vollblut-Hengst Queens Colour lieferte aus Fjord-Stuten eine Reihe erfolgreicher Reitponies, die sich vor allem im Springen auszeichneten.

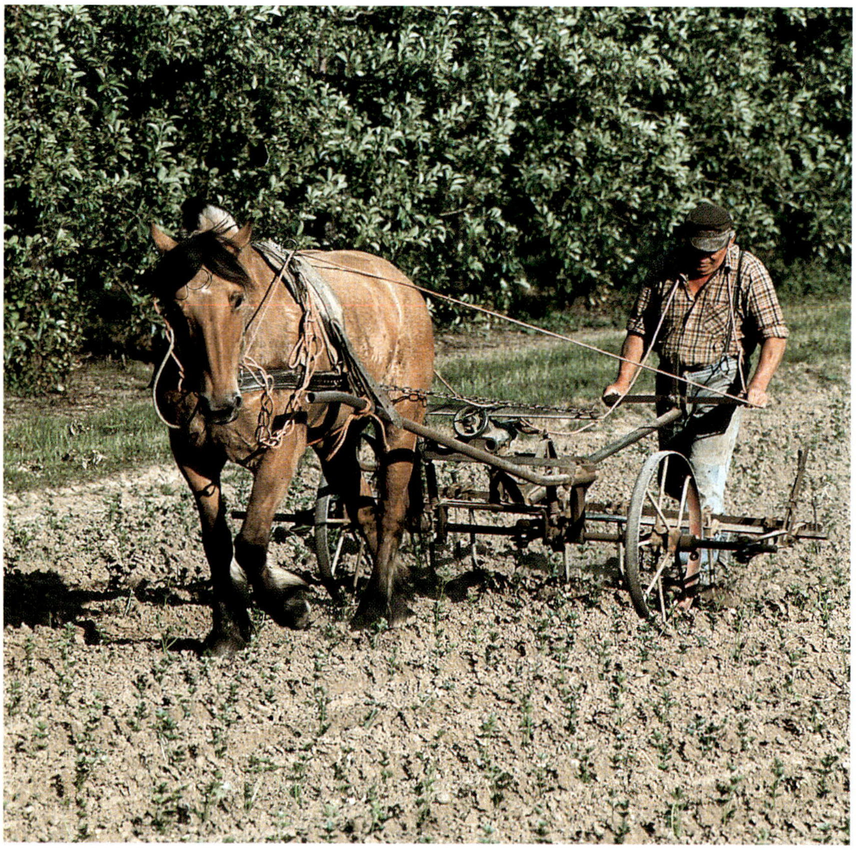

Relativ schwerer braunfalber Fjordpony vor dem Kultivator

nicht dar! Aus unserer damaligen Sicht klingt es reichlich unfair, wenn ein Autor wie Ingolf Bender 25 Jahre später (a. a. O.) schreibt: „Seit Mitte der sechziger Jahre hat sich in Deutschland die Fjordpferdezucht langsam, aber konsequent wieder zugunsten des drahtigen Originaltyps entwickelt. ‚Kurzatmige' Kreuzungsexperimente mit Araber-Hengsten, einem Vollblut-Hengst in Schleswig-Holstein und, völlig unnötig, mit einem Connemara-Hengst in Hessen sind vorhersehbar inzwischen gescheitert zugunsten sorgfältiger Reinzuchtwahl."

Ist Benders „moralisierend erhobener Zeigefinger" gerechtfertigt? In unserem Blickfeld gab es damals einige, gelegentlich etwas außerhalb der Legalität entstandene, Vollblut-mal-Fjord-Kreuzungen, die, im Springsport bis zur Mittleren Klasse, erfolgreich mit den Warmblütern konkurrierten und sich zudem wegen ihrer Handlichkeit und Ehrlichkeit auch für Jugendliche vorzüglich eigneten. Meine persönlichen Erfahrungen in der Zuchtleitung des Holsteiner-Verbandes mit dem Einsatz von Vollblut waren ausschließlich positiv; und meine recht genaue Kenntnis der teils höchsten internationalen Standard haltenden Vollblut-mal-Connemara- (und anderen Pony-)Kreuzungen auf den Britischen Inseln veranlaßten mich, der schleswig-holsteinischen Ponyzuchtleitung den Versuch eines Vollblutkreuzungsprogramms für die Fjordzucht anstelle der höchst unbefriedigenden Schlachtfohlenproduktion vorzuschlagen. Diese Idee fiel auf fruchtbaren Boden. So wurde mit meiner Hilfe ein in der englischen Reitponyzucht hochbewährter Vollblut-Miniatur-Hunterproducer gekauft und mit Erfolg in der Zucht eingesetzt. Eine Anzahl seiner Nachkommen bewährte sich später im Springsport bis zur Mittleren Klasse. Der letzte Nachkomme errang 1993, neunzehnjährig, seine letzten L-Plazierungen. Da kann man, mit Verlaub, wohl kaum von „Kurzatmigkeit" sprechen?! Aufgrund dieser Ergebnisse bin ich immer noch der Ansicht, daß eine solche Gebrauchskreuzung, vor allem bei richtiger Auswahl der Fjord-Mutterstute, die unbedingt bereits im Reitpferdtyp stehen sollte, durchaus ihre Berechtigung haben kann!

Alle heutigen Hengstlinien der Fjordrasse gehen über den großen Linienbegründer *Njaal* (geb. 1891) auf den Stammhengst *Gange Rolv* (geb. 1874) zurück. Seit 1925 bestehen die Linien von *Bergfast* (geb. 1912), *Haakon Jarl* (geb. 1913) und *Øyerblakken* (geb. 1923).

Neben Dänemark und Schweden haben nach dem Zweiten Weltkrieg mehrere Länder Fjordzuchtmaterial eingesetzt, darunter auch Staaten des ehemaligen Ostblocks, wie Polen und die Tschechoslowakei, teils um damit Reinzucht zu betreiben, teils, um es in ihre bodenständigen Ponyzuchten zur Verbesserung einzukreuzen.

SCHWEDEN

Schweden grenzt im Westen an Norwegen und im Nordosten an Finnland. Alle anderen Begrenzungen ergeben sich aus Meeresteilen der Ostsee. In nord-südlicher Richtung erstreckt sich das Land über 1500 km, in ost-westlicher Richtung über 200 km. Im Windschatten des skandinavischen Zentralgebirges gelegen, gerät Schweden (außer im äußersten Süden) sehr leicht unter kontinentalen Klimaeinfluß. Nord-südlich senkt sich der nördliche Teil vom Zentralgebirge (höchste Erhebung der Kebnekajse mit 2111 m) als flachwellige Hochfläche zur Ostsee ab. Südlich des Siljan-Sees schließt sich die mittelschwedische Senke an, die vom Mälarfjord und den beiden großen Seen, dem Vännern und dem Vättern, geprägt und im Süden von der flachwelligen Hochfläche Smålands begrenzt wird. Dies bereits zu Südschweden gehörige Bergland und die anschließende Moränenlandschaft Hallands, Blekinges und Skånes (Schonens) leiten nach Mitteleuropa über.

Schweden hat knapp neun Millionen Einwohner. Der größte Teil der Bevölkerung lebt im südlichen Teil des Landes. In den drei Großstadtbereichen von Stockholm, Göteborg und Malmö allein leben etwa 2,5 Millionen Menschen (knapp 30 Prozent der Bevölkerung). Neben der schwedisch sprechenden Mehrheit gibt es zwei nationale Minderheiten, im Norden etwa 16 000 als Rentiernomaden lebende Lappen (Samen) und eine zunehmende Zahl von zuwandernden Finnen.

Nur neun Prozent des Landes werden landwirtschaftlich genutzt, davon 80 Prozent als Ackerland. Schwerpunkte sind die Ebenen von Skåne, Halland und Östergötland, die Gebiete um die großen Seen und das Tal des Mälarfjordes. Der wichtigste Zweig der Landwirtschaft ist die Viehzucht, vor allem die Rinder- und Schweinehaltung. Die Pferdezahl ist, gemessen an der Bevölkerungszahl, überproportional hoch. Einer der Hauptgründe dafür ist der sehr verbreitete Pferdesport aller Sparten, nach dem Fußball die zahlenmäßig zweitstärkste Sportart.

Was die Pferdezucht auf dem Gebiet des heutigen Schwedens angeht, so kann man es wohl als gesichert annehmen, daß die Bevölkerung der Skandinavischen Halbinsel bereits in der jüngeren Steinzeit Landwirtschaft und Tierzucht betrieb und daß hier seither das Pferd als Haustier gehalten worden ist. Von teils aus Knochen, teils aus Holz gefertigten Trensengebissen, die man in Gräbern gefunden hat, kann man schließen, daß das Pferd bereits damals gezähmt war und zum Reiten und Fahren verwendet wurde. Welchem Typ dieses Pferd angehörte, weiß man dagegen nicht genau. Doch geht man wohl nicht fehl in der Annahme, daß es dem im gesamten Ostseeraum vorkommenden Kleppertyp entsprach, wie ihn die Ostpreußische Schweike, die Baltischen und Finnischen Klepper und das Nordlands-Lyngspferd Nord-Norwegens bis in viel spätere Zeit verkörpert haben. Ältere Beschreibungen, die das einheimische Pferd vor der Einkreuzung fremder Rassen schildern, lassen einen dem Konik beziehungsweise dessen Urform, dem Tarpan, nahen Wildpferdetyp als Ausgangsform vermuten.

In seinem Werk DE ORIGINE, SITU, MORIBUS AC POPULIS GERMANORUM berichtet *Publius Cornelius Tacitus* (ca. 55–120 n. Chr.) als erster Historiker von einem Volk der Svear, das er aufgrund seiner Krieger, Waffen und Schiffe als äußerst mächtig bezeichnet und das in mehrere Stämme zerfalle. Er lokalisiert es im östlichen Mittelschweden mit einem Zentrum in Uppland. Reiche Grabungsfunde künden von damals bestehenden lebhaften Handelsbeziehungen mit Rom und später mit den auf dem Boden des Römischen Imperiums errichteten Germanenreichen.

Über die politischen Ordnungen jener Zeit ist so gut wie nichts bekannt. Nach 500 reißen die Verbindungen nach Süden plötzlich ab. Vermutlich deshalb, weil in die durch die Völkerwanderung von den dort ansässigen Germanenstämmen frei gewordenen Gebiete entlang der südlichen Ostsee auf niedrigem kulturellem Niveau stehende Slawenstämme nachrücken, die dort eine feindliche Barriere gegen allen Nord-Süd-Handel aufrichten. Dadurch wird der skandinavische Raum für längere Zeit völlig von Mitteleuropa isoliert.

Die Wikingerzeit der Skandinavischen Halbinsel von 800 bis 1050 bringt dann endlich einen Ausbruch aus der Isolation. Im 9. Jahrhundert erobern die Ynglingar das Gebiet westlich des Oslofjordes. Um 900 herrscht ein schwedischer Wikingerhäuptling, *Olof*, über die dänische Wikingerhauptstadt Haithabu (Haddeby, Hedeby) im heutigen Schleswig-Holstein. In der zweiten Hälfte des 10. Jahrhunderts regiert *Erik II.* („Segersäll", der Siegreiche) weite Teile Dänemarks. Zur gleichen Zeit richtet sich eine andere schwedische Expansion nach dem Osten, wo schwedische Wikinger mit ihren Langbooten und Pferden die östliche Ostseeküste und die Stromgebiete von Wolga, Dnjepr und Don erschließen und die großen Handelsmetropolen Kiew und Nowgorod errichten. Die sich selbst als „Russ" (nach ihren Rossen, siehe Gotland-Russ) bezeichnenden Wikinger lieferten auf diese Weise die späteren Namen „Russen" und „Rußland" (Pferdeland). In jener Zeit entwickelt sich Gotland zu einem der dominierenden Handelszentren in der Ostsee als Zwischenstation zwischen Nordwesteuropa und Rußland. Erst nach 1000 geht allmählich der Handel mit dem Osten zurück, was in Schweden einen kulturellen Rückgang bewirkt.

Inwieweit schon die Wikingerzüge auf die autochthone skandinavische Pferderasse eingewirkt haben, läßt sich heute nicht mehr mit Bestimmtheit nachweisen. Doch ist es wohl ziemlich sicher, daß die Wikinger mit anderer Beute und Handelsgut aus fremden Ländern auch Pferde heimgebracht und dann dort zur Zucht verwendet haben. Auf jeden Fall bestand bis zum Ende des 18./Anfang des 19. Jahrhunderts die Mehrzahl der Pferde der Landeszucht in Schweden und dem mit ihm verbundenen Finnland aus den erwähnten, harten, ausdauernden Kleppern. Daneben muß es jedoch schon relativ früh, wenn auch nicht in großer Zahl, einen größeren, stärkeren Pferdetyp gegeben haben, der vermutlich auf Importen beruhte und bereits in frühmittelalterlicher Zeit auf schwedischem Boden vorhanden gewesen ist. In einer Reisebeschreibung aus der Zeit um 1000 schreibt der Mönch *Adam von Bremen*, daß Schweden damals berühmt war für seine Zucht von „stattlichen Gängern". Man kann sich kaum vorstellen, daß er damit den weitverbreiteten Kleppertyp gemeint haben könnte, an dem gewiß nicht viel „Stattliches" war. Bei Ausgrabungen hat man bereits aus frühmittelalterlicher Zeit stammende Hufeisen sowohl von kleinen als auch von großen Pferden gefunden. „Einige waren", wie *Alexis Noring*, der langjährige Sekretär der Schwedischen Gestütsverwaltung, in einem Artikel in der TIDSKRIFT FÖR HÄSTVÄNNER OCH LANTMÄN (Jahrgang 1833) schreibt, „so groß, daß sie ohne weiteres einem englischen Cart-Horse (Shire, Anm. d. Verf.) gepaßt hätten."

Während des Hochmittelalters, also in der Ritterzeit, blühte in den königlichen Gestüten sowie denen des Adels und der Klöster die Zucht eines großen, starken Streitrosses auf vermutlich friesisch-flämischer Basis, das imstande war, einen gepanzerten Ritter mitsamt der eigenen Rüstung zu tragen und dabei noch im Anrennen im Galopp den gegnerischen Ritter aus dem Sattel zu werfen. Nach der Erfindung des Schießpulvers und der Veränderung der Kriegstechnik mit der Anwendung der Handfeuerwaffen verfiel die Zucht der großen Ritterpferde allmählich, vor allem auch, als im Zuge der Reformation die Klostergestüte aufgelöst wurden. Dennoch sind auch in Gustav Vasas Zeit (1496–1560) Friesische Pferde in größerer Zahl eingeführt worden. Einer Inventarliste von 1581 können wir entnehmen, daß die königlichen „Friisstodh" (Friesengestüte) auf den verschiedenen „Kungsgårdarna" (Königshöfen) insgesamt 29 Beschäler, 209 ältere und 130 Jungstuten sowie 128 Fohlen umfaßte. Auch der Adel importierte damals noch Pferde aus Friesland. So unterhielt *Graf Magnus Gabriel de la Gardie* auf Schloß Leckö gemäß einem Verzeichnis von 1662 ein Friesisches Gestüt mit fünf Beschälern, 17 Mutterstuten, 14 Junghengsten zwischen drei und fünf Jahren und 28 Jungpferden und Fohlen. Seit dem 17. Jahrhundert begann sich jedoch das Interesse der Oberschicht mehr und mehr dem spanischen Pferd Andalusischen Typs zuzuwenden.

Viel für die Pferdezucht Schwedens tat *Gustav II. Adolf* (1594–1632). In einem Rundschreiben vom Jahre 1624 verfügte er, daß alle exterieur- und größenmäßig ungeeigneten Hengste zu kastrieren seien. Im Tavastland, dem heutigen Häme in Finnland, ließ er eine Reihe von Gestüten anlegen. 1621 wurde auf seine Veranlassung das wichtige Hof- und spätere Staatsgestüt Strömsholm auf einer Insel im Mälarfjord gegründet. Insgesamt war jedoch seine Regierungszeit zu kurz, um alle seine ehrgeizigen Vorhaben auszuführen. Nach Gustav Adolfs Tod während des Dreißigjährigen Krieges übernahm bis 1644 der bedeutende Kanzler *Graf Axel Oxenstierna* (geb. 1583, Kanzler seit 1612 bis zu seinem Tod 1654) die Vormundschaftsregierung für die minderjährige *Kronprinzessin Kristina* (1626–1689). Sie dankte jedoch schon 1654 zugunsten ihres Vetters *Karl Gustav* ab, ging ins Exil nach Rom und trat zum Katholizismus über. Äußerst interessant ist, was *Sir Bulstrode Whitelocke* (1606–1675), Oliver Cromwells Sonderbotschafter bei Königin Kristina in den Jahren 1653 und 1654, in seinem oft zitierten Tagebuch über die schwedische Pferdezucht schreibt: „Englische Pferde sind in Schweden hochgeschätzt, vor allem wegen ihres Ganges. Die eigenen, einheimischen Pferde sind im allgemeinen ganz klein, fast wie unsere schottischen und walisischen Cobs. Die Königin und die Vornehmeren besitzen doch einen Schlag größerer und schönerer Pferde. Aber für die Kavallerie bezieht man die Remonten meist aus Dänemark beziehungsweise Holstein." Die englischen Pferde, die Whitelocke aus England mitgebracht hatte, gefielen der Königin so sehr, daß sie darum bat, einige käuflich zu erwerben. Whitelocke erwiderte, daß er keine Pferde zu verkaufen habe, daß sie aber alle Ihrer Königlichen Majestät zur Verfügung stünden. Hocherfreut erbat sich Kristina daraufhin acht Rapphengste als Karossiers und vier erstklassige Reitpferde (jedes mindestens 1000 £ wert). Dem Prinzen, späteren *Karl X.*, schenkte Whitelocke sieben Schimmelhengste als Gespann.

Kristina auf dem Thron folgte ihr Vetter *Karl X. Gustav* aus dem Hause Pfalz-Zweibrücken. 1649 wurde er zum Thronfolger, 1650 zum Erbfürsten ernannt und 1654 zum König gekrönt.

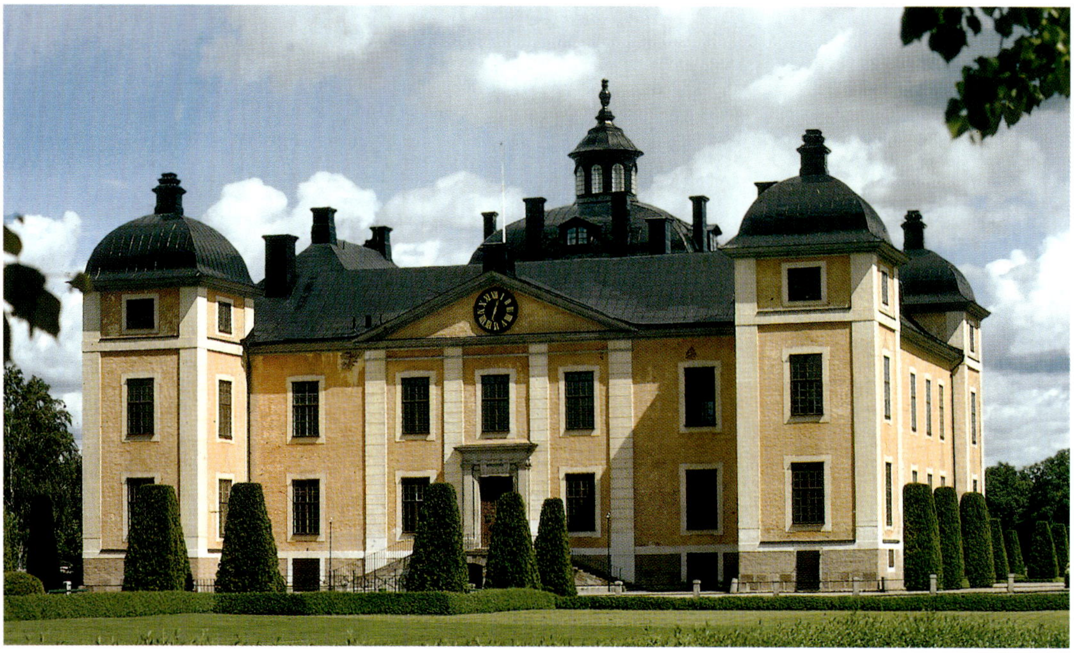

Das Schloß des ehemaligen Staatsgestüts Strömsholm in Mälardalen

Sogleich nach seiner Thronbesteigung schloß Karl durch Vermittlung Whitelockes einen Freundschaftsvertrag mit England, der zu einer bedeutenden, länger andauernden politischen und handelsmäßigen Annäherung zwischen den beiden Staaten führte und sich vor allem gegen Schwedens Rivalen im Ostseeraum, Dänemark, richtete. Karls X. politische Hauptziele waren eine Sanierung der unter Kristina in Unordnung geratenen Staatsfinanzen und die Behauptung der schwedischen Vormachtstellung in der Ostsee. Als eine Folge dieser Politik gelang es ihm, im Krieg mit Dänemark, den der Friede von Roskilde 1658 beendete, das heutige Südschweden mit der pferdezüchterisch wichtigen Provinz Skåne (Schonen) zu gewinnen.

Noch auf sein Betreiben, aber schon in der Regierungszeit seines Nachfolgers, *Karls XI. Gustav* (1655–1697), kam es 1660 zur Gründung der beiden bedeutenden südschwedischen Gestüte Flyinge und Ottenby. Flyinge wurde auf einem ehemals dem säkularisierten Kloster Dalby bei Lund zugehörigen Gut eingerichtet, das zu jener Zeit im Besitz des dänischen Adligen *Axel v. Sehestedt* war. Mit dem „Recht des Siegers" wurde er kurzerhand enteignet. Ottenby gründete man auf einem seit der Zeit Königin Margarethes der Krone gehörenden Gut, ehemals aus dem Besitz des Klosters Nydala, auf einer Geländeerhebung im südlichen Teil der der Ostküste vorgelagerten Insel Öland. Während Ottenby nur kurzen Bestand hatte und später noch einmal als Remontedepot genutzt wurde, entwickelten sich Flyinge im Süden und Strömsholm in Mittelschweden zu wichtigen Kristallisationspunkten der schwedischen Pferdezucht. Beide erreichten ihre eigentliche Blütezeit erst im 19. Jahrhundert.

Die Hauptrolle bei der Remontierung der schwedischen Armeen seit dem Mittelalter noch bis über die Napoleonischen Kriege (1796–1815) hinaus spielte die Landrasse des erwähnten Kleppertyps. Aber selbst von den Königen und dem Adel wurde dies kleine, unscheinbare Pferd ob seiner Ausdauer und Härte hoch geschätzt. Als ein glänzendes Beispiel für diese Eigenschaften muß man den Ritt *Karls IX.* (1550–1611) auf seinem berühmten „gelben Pferd" ansehen, da er an einem Tag die Strecke von Stockholm nach Nyköping (ca. 100 km) zurücklegte.

Als einen in des Wortes buchstäblicher Bedeutung herausragenden Vertreter der schwedischen Landrasse hört man stets den legendären „Brantklipparen" rühmen, dessen Lob und Preis in schwedischen Volksliedern und -geschichten verkündet wird. Man kennt die genaue Herkunft und Abstammung des „Brandkleppers" nicht, denn leider finden sich in den königlichen Stall- und Gestütslisten der damaligen Zeit darüber keinerlei Angaben. Aber in einem Artikel in der TIDSKRIFT FÖR HÄSTVÄNNER OCH LANTMÄN (Jahrgang 1833) schreibt der bereits oben zitierte A. Noring, „daß er vermutlich der im Småland heimischen, vor allem nördlich um Kalmar bis heute (1833) vorhandenen starken und ausdauernden ‚Bauernrasse' angehörte." Dieser Hengst begann seine glänzende Karriere in der Schlacht bei Lund, als ihn der småländische Reiter *Håkan Ståhle* Karl XI. überließ, nachdem des Königs Holsteinischer Streithengst durch eine feindliche Kugel zu Boden gestreckt worden war (Ståhle wurde daraufhin unter dem Namen Ridderståhle geadelt). Der „Brandklepper" soll fünf Jahre alt gewesen sein, als er in den Besitz des Königs überging. Nach Karls XI. Tod übernahm ihn *Karl XII.* (1682–1718), der ihn auf seinem Zug nach Livland ritt. 1709 rettete das Pferd ihm in der Schlacht bei Pultava das Leben und trug ihn bis in die Türkei, wo er bei Bender in Gefangenschaft geriet. Nach Beendigung des dortigen Exils kam er 1714 in Stralsund erneut in Gefangenschaft, wurde jedoch zurückgegeben und kam 1715 nach Schweden zurück, wo er 1718 bei Lund (Flyinge ?) im Alter von 47 Jahren einging.

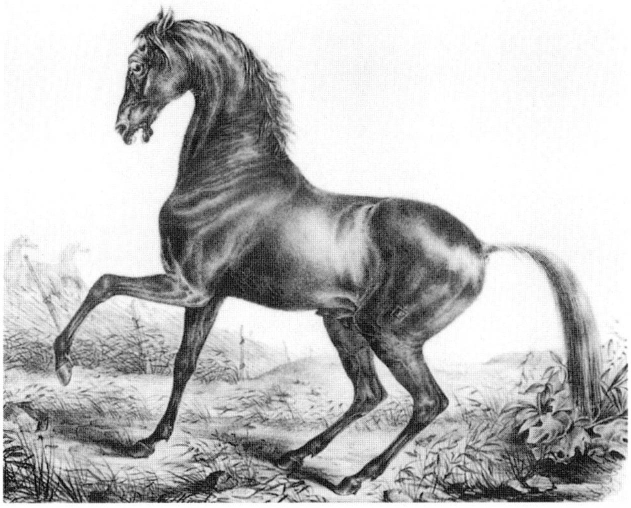

Der spanische Hengst Godsven, der zu Beginn des 19. Jahrhunderts im Staatsgestüt Strömsholm eine bedeutende Hengstlinie begründete und dadurch die Zucht maßgeblich prägte (Lithographie von Carl Fredrik Kiörboe, ca. 1830)

Strömsholmer Stammstute Unge Eva (Lithographie von Carl Fredrik Kiörboe, ca. 1830)

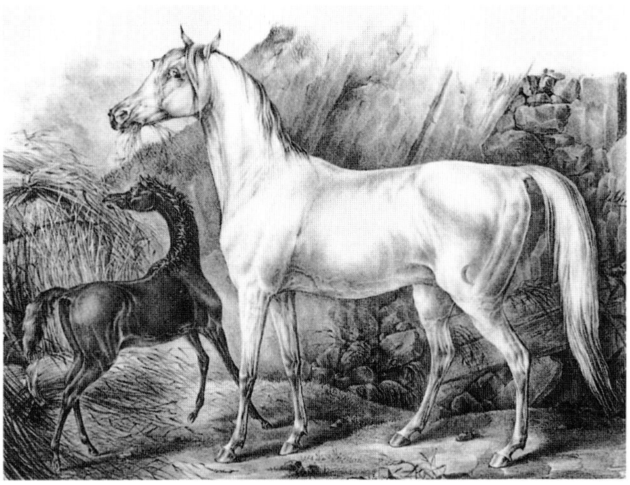

Wenn diese Geschichte stimmt und es sich wirklich in all dieser Zeit um ein und dasselbe Pferd gehandelt hat, dann muß der Hengst tatsächlich ein wahres Wunder an Ausdauer, Härte und vor allem Langlebigkeit gewesen sein. Beim Übergang nach Livland wäre er bereits 29, in der Schlacht bei Pultava und auf dem langen Ritt in die Türkei 39 Jahre alt gewesen. Das ist kaum zu glauben, auch wenn die Überlieferung es nunmehr seit 280 Jahren getreulich weitergibt und ich noch nirgendwo in der schwedischen Literatur irgendwelche Zweifel daran habe aufspüren können. Selbst dem sonst so kritischen *Grafen C. G. Wrangel* muß hier sein schwedischer Patriotismus im Wege gestanden haben, denn er gibt in der 2. Auflage seines HANDBOK FÖR HÄSTVÄN-

NER (2. Band, Lund 1911–1913) die Geschichte ohne jede kritische Anmerkung wieder.

„Wie leicht erklärlich", schreibt Graf Wrangel in DIE RASSEN DES PFERDES (2. Band, Stuttgart 1909), „nahm die bisher ungestörte Entwicklung der Zucht ein jähes Ende, als Karl XII. zur Regierung kam. Die nun folgenden langwierigen und blutigen Kriege verschlangen alles, was die einheimischen Gestüte und Privatzüchter an Pferden zu liefern imstande waren. Erst unter dem unglücklichen Könige *Gustav IV. Adolf* (1778–1837, auf dem Thron bis zu seiner Absetzung in einem Staatsstreich 1809) zeugen neue wertvolle Importe von einem Aufschwung in der schwedischen Pferdezucht, unter anderem aus Trakehnen und England."

In einer von dem österreichischen Hippologen *L. J. Fitzinger* veröffentlichten Arbeit VERSUCH ÜBER DIE ABSTAMMUNG DES ZAHMEN PFERDES (Wien 1858) wird das Schwedische Landpferd dargestellt als die Stammform einer der fünf Gruppen, in die er die Pferde einteilt, von denen die heutigen Pferde ausgegangen sein sollen. Seine Beschreibung lautet folgendermaßen: „Der Kopf ziemlich groß und dick, mit geradem Profil und starken Ganaschen, der Hals kurz und breit, mit dicker Mähne, der Körper gut geschlossen, die Kruppe abschüssig und abgerundet, die Brust tief, mit guter Rippenwölbung, das Fundament stark, trocken, mit guten Gelenken, die Fesseln ziemlich kurz, etwas Behang, die Hufe klein und wohl geformt, der Schweif dicht behaart und tief angesetzt, das Haarkleid lang und gelegentlich etwas kraus. Die Farben gewöhnlich graubraun oder mausfalb; Füchse und Falben kommen vor. Die Widerristhöhe um vier Fuß, drei Zoll (137 cm, Anm. d. Verf.), das Temperament lebhaft und energisch, die Bewegungen rasch und trittsicher. Anmerkenswert sind besonders eine bedeutende Stärke und außerordentliche Ausdauer und Härte."

Zu dieser Beschreibung muß man wissen, daß der österreichische Gesandte in Stockholm 1804 einige schwedische Pferde erworben hatte, die er der Schönbrunner Menagerie als Repräsentanten dieser Rasse schickte. Nachdem *Napoleon I.* Wien eingenommen hatte, ließ er die Pferde 1809 nach Paris in den „Jardin des Plants" überführen. Eins von ihnen findet man abgebildet in dem Monumentalwerk HISTOIRE NATURELLES DES MAMMIFERES (Paris 1817) von *Baron George Cuvier* und *Geoffroy Saint-Hilaire*. Fitzingers Beschreibung scheint auf persönlichen Beobachtungen zu beruhen. Man darf annehmen, daß er die Pferde in Wien oder Paris noch selbst gesehen hat, was man auch aus seiner Bemerkung schließen kann, daß die Abbildung in Cuviers Werk „wenig geglückt" sei. Ältere schwedische Hippologen stimmen weitgehend mit Fitzingers Beschreibung überein. Eine recht treffende Beschreibung findet sich in den oben erwähnten RASSEN DES PFERDES von Graf Wrangel: „In der älteren Zeit ist in Schweden auf dem Gebiete der Zucht viel gesündigt worden. Am meisten hat die Zucht unter dem ständigen Systemwechsel und der unter dem herrschenden Dilettantismus zur Blüte gelangten Kreuzungsmanie zu leiden gehabt. Von ruhiger Entwicklung eines Stammes oder einer Rasse konnte unter solchen Verhältnissen nie die Rede sein. Und so ist es denn auch zu erklären, daß – wenn wir den kleinen Gotlands-Pony ausnehmen – in dem heutigen Schweden keine einzige im wahren Sinne des Wortes Schwedische Rasse, sondern nur mehr oder weniger gelungene Produkte von Kreuzungen mit fremdländischem Blute anzutreffen sind. Sogar das wegen seiner stattlichen Größe und Leistungsfähigkeit früher hochgeschätzte Jämtlands- und Helsinge-Pferd ist teils durch unverständige Veredelungskreuzungen, teils durch systematische Vermischung mit norwegischem Zuchtmaterial vollständig seines ursprünglichen Typs beraubt worden. Ein ähnliches Schicksal hat das in der Mitte des vorigen (19.) Jahrhunderts, speziell in der Provinz Västergötland (unter Einfluß von Clydesdale-Blut, Anm. d. Verf.) mit Erfolg gezüchtete sogenannte Levene-Pferd erlebt ... Ungefähr zu derselben Zeit, als das Clydesdale-Pferd in Schweden zur Verwendung gelangte, wurden auch umfassende Kreuzungen mit Percherons vorgenommen ... Aber wieder auf ihn zurückzugreifen, würde heute gewiß keinem schwedischen Züchter einfallen ...

Zum Heile der schwedischen Pferdeproduktion trat in den siebziger Jahren des vorigen Jahrhunderts sowohl in der warmblütigen als auch in der kaltblütigen Zucht ein entscheidender Wendepunkt ein, der dem unheilvollen Schwanken und Herumtappen der Züchter ein Ende bereitete. Dies geschah in der Weise, daß durch die Einführung von Rennen nach englischem Vorbild und die sich hieraus von selbst ergebende ausgiebige Verwendung von Vollblut der Grund zu einer rationell betriebenen Halbblutzucht gelegt und andererseits mit Bezug auf die Kaltblutzucht beschlossen wurde, fortan in den nördlicheren Provinzen nur norwegisches resp. nordschwedisches Material zu benützen, in den südlicheren aber hauptsächlich mit der Ardenner-Kreuzung zu operieren. Dank der konsequenten Befolgung dieses Zuchtplanes liefert die Schwedische Zucht heute vorzügliche Pferde für jeden Gebrauch. Voll- und Halbblutpferde haben unter den schneidigen schwedischen Reiteroffizieren Proben einer ganz außerordentlichen Leistungsfähigkeit abgelegt; auf den größeren Märkten des Landes finden die stämmigen Halb-Ardenner zu hohen Preisen reißenden Absatz, und in den nördlichen Provinzen wurde ein Pferd erzeugt, das den Vergleich mit den besten Gudbrandsdalern nicht zu scheuen braucht."

Während die Ardenner-Zucht ausschließlich aufgrund privater Initiative, meist auf den Gütern und größeren Besitzungen in Väster- und Östergötland und Skåne, ihren enormen Aufschwung nahm, wobei eine Reihe bedeutender Privatgestüte entstand, erhielt die nordschwedische Zucht staatliche Unterstützung durch die Errichtung der bis heute bestehenden Hengstaufzuchtanstalt Wången in Jämtland, sowie zeitweilig im höchsten Norrland durch eine entsprechende Anstalt in Strömbäck (später verlegt an die Höhere Landbauschule in Umeå).

Um die Pferdezucht in die richtigen Bahnen zu lenken und die verschiedenen Zuchtrichtungen gegeneinander abzugrenzen und zu konsolidieren, führte die Regierung 1874 das Stutenprämiierungssystem ein. Für jede Stute, die Aufnahme in das Gestütbuch finden sollte, war der Nachweis von Vater, Mutter- und Großmuttervater obligatorisch. Seit 1914 wurde auch die Körung der Hengste gesetzlich geregelt. Seither dürfen nur noch gekörte Hengste in den verschiedenen Zuchtrichtungen verwendet werden.

Seit den siebziger Jahren des 19. Jahrhunderts waren auf Anregung von Graf C. G. Wrangel für die Verbesserung der Warmblutzucht Anglo-Normänner, für die der Kaltblutzucht leichte Berg-Ardenner-Hengste eingeführt worden. Die mit großen Erwartungen begrüßten Normänner hielten jedoch in ihrer Vererbung nicht, was sie versprochen hatten, da sie ihre exterieuren Vorzüge, um derentwillen man sie geholt hatte, nicht an ihre Nachzucht weitergeben konnten. Sie waren hinsichtlich Klima, Weide und Fütterung zu anspruchsvoll. Abgesehen von dem rauheren Klima und dem kargeren Boden Schwedens waren auch die

Stutenprämiierung auf der Landwirtschaftsausstellung in Elmia bei Jönköping

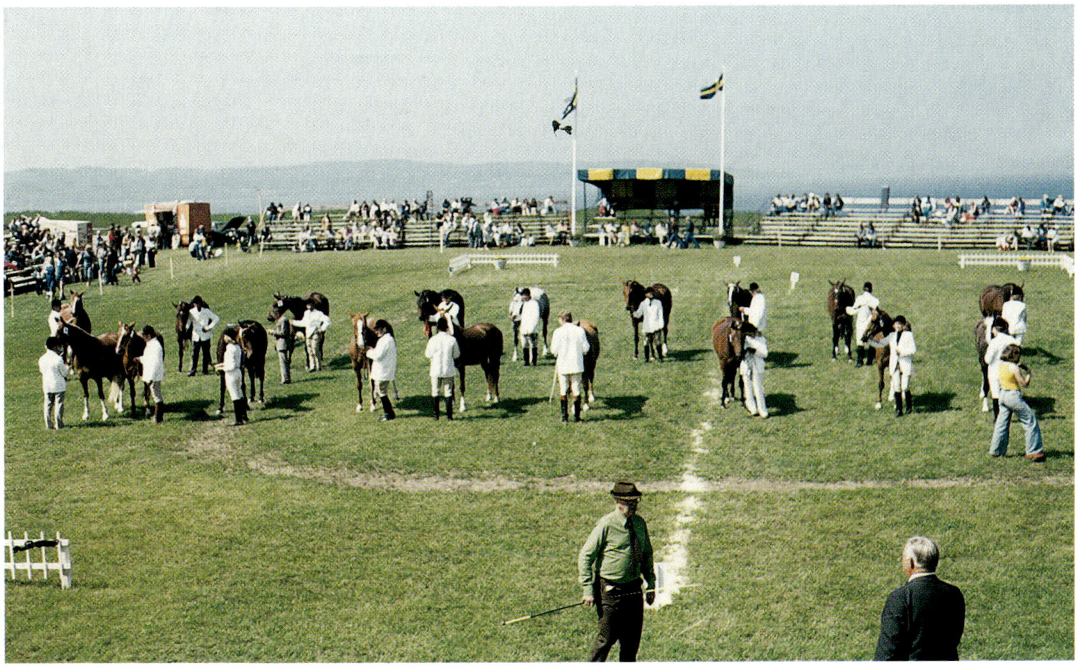

schwedischen Züchter zu konservativ, um ihre Haltungs- und Fütterungsgewohnheiten umzustellen. So wandte man sich vermehrt verschiedenen deutschen Zuchten zu, vor allem der Ostpreußischen und der Hannoverschen. Nach dem Ersten Weltkrieg, als es darum ging, das Warmblut gegenüber dem Kaltblut konkurrenzfähig zu halten, machte man den Versuch einer Verstärkung mit Hilfe von Oldenburger-Hengsten. Doch war das Resultat so wenig glücklich wie das mit den Anglo-Normännern. Prägend für die Schwedische Warmblutzucht blieb vielmehr über lange Zeit, seit dem Beginn des Jahrhunderts bis etwa Mitte/Ende der siebziger Jahre, die glückliche, „goldene" Balance zwischen Hannoverschem und Ostpreußischem Blut.

Die ebenfalls auf Wrangels Anregung nach Schweden geholten Ardenner muß man dagegen als einen wahren Glücksfall für die Zucht eines mittelschweren, gängigen, landwirtschaftlichen Kaltblut-Arbeitspferdes ansehen. Binnen kürzester Frist entstand mit ihrer Hilfe eine konsolidierte Kaltblutzucht auf Ardenner-Basis, die sich vor allem in den großen, weiträumigen Ackerbaugebieten ausbreitete und bis zum Beginn der fünfziger Jahre die zahlenmäßig stärkste Pferderasse Schwedens blieb. Seither hat sie, ebenso wie die nordschwedische kaltblütige Arbeitspferdezucht, einen starken Schrumpfungsprozeß durchlaufen. Zahlenmäßig kontinuierlich zugenommen hat dagegen die aus ihr hervorgegangene Kaltbluttraberzucht, die sich vor allem im Norden großer Beliebtheit erfreut, wo eine Reihe von Rennbahnen eigens für diese Rasse etabliert worden ist.

Überhaupt besitzt der Trabrennsport, vor allem der mit Warmbluttrabern betriebene, größte Popularität. Die in Schweden bestehende warmblütige Traberzucht ist heute eine der leistungsstärksten der Welt und konkurriert, mehr oder weniger auf rein Amerikanischem Standardtraberblut aufgebaut, an Qualität durchaus mit dem Mutterland jenseits des Atlantiks, mit dem ein lebhafter Genaustausch besteht. Zahlenmäßig übertrifft die Traberzucht Schwedens die Warmblutzucht.

Die Schwedische Warmblutzucht, die in den fünfziger bis siebziger Jahren ebenfalls stark zurückgegangen war (was unter anderem 1956 zur Schließung des Landgestüts Strömsholm führte und auch die 1983 erfolgte Umwandlung des Staatsgestüts Flyinge in eine private Stiftung verursachte), weist heute eine Zahl von etwa 5500 Mutterstuten auf. Stark zugenommen hat der Bestand an Privatbeschälern, die in einem eigenen Verband organisiert sind, während der Hengstbestand des Gestüts Flyinge laufend zurückgeht und im Jahre 1997 nur noch – neben einer Reihe von Pachthengsten – aus einer Anzahl von unter 20 eigenen Hengsten bestand. Das bedeutet seit der Umwandlung in eine Stiftung einen Rückgang um etwa 60 Prozent des damaligen Bestandes.

Noch immer ist die Zucht einem starken Wandel unterworfen. Während in den siebziger Jahren schwedische Dressurpferde ein bedeutendes Potential im internationalen Sport darstellten, verschiebt sich entsprechend den Forderungen des Marktes der Anteil der gezüchteten Pferde mehr und mehr in Richtung Springveranlagung. Dabei prägen zahlreiche privat importierte Hengste aus den führenden Springpferdezuchten, namentlich aus Holstein, das Bild.

Seit der Einrichtung der Schwedischen Kavallerieschule im Jahre 1868 im damaligen Staatsgestüt Strömsholm hat die kavalleristische Tradition lange Jahre die Reiterei und damit auch den angestrebten Pferdetyp bestimmt. Mit dem Beginn des 20. Jahrhunderts und der Geburt des modernen Turniersports hat das kleine Schweden mit seinen meist der Armee angehörenden Reitern auf Pferden der Landeszucht zu den erfolgreichsten Reiternationen der Welt gehört. Schwedische Reiter dominierten eine Reihe von Olympischen Reiterspielen und andere Spitzenereignisse des Reitsports bis in die siebziger Jahre. Mit der Ausweitung des Reitsports zum Volkssport nach dem Zweiten Weltkrieg hob sich der allgemeine Standard vor allem dank einer ausgedehnten Breitenarbeit der Reitsportorganisationen. Hand in Hand damit kam es zu einer beträchtlichen Verbreiterung auch des Spitzensports in allen Disziplinen. Vor allem seit den achtziger Jahren vervielfältigte sich die Zahl der Turniere, und die Anforderungen nahmen wesentlich zu, was sich naturgemäß fördernd auf den allgemeinen Leistungsstandard ausgewirkt hat.

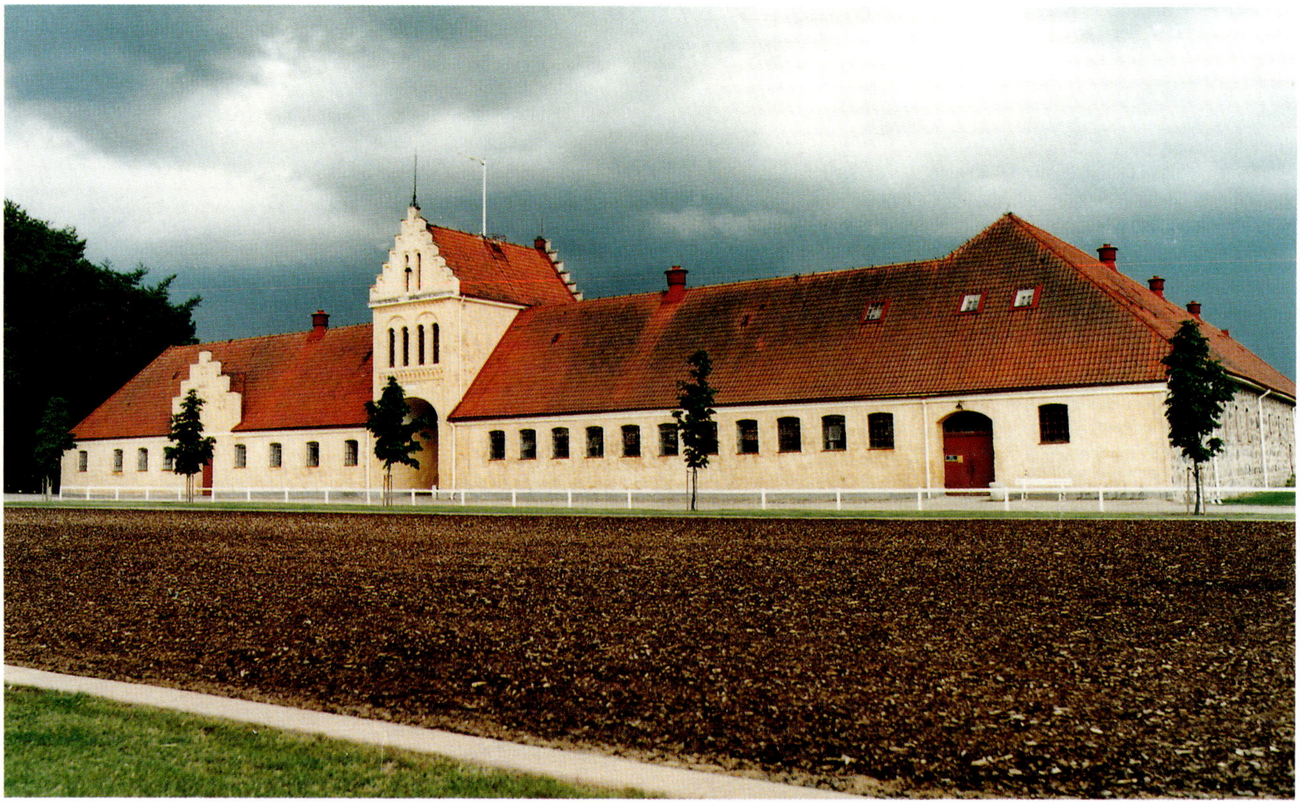

Hengststall des 1983 in eine Stiftung umgewandelten Staatsgestüts Flyinge bei Lund (Skåne) nach der Renovierung

In Zusammenarbeit mit den Landwirtschaftsbehörden ist eine alle Pferderassen umfassende Dachorganisation entstanden und eine Reihe von Maßnahmen zur Förderung und Verbesserung der Zucht erarbeitet worden, die den Anforderungen der oben erwähnten Veränderungen Rechnung tragen und konsequent verfolgt werden: Seit 1980 ist die Registrierung aller Fohlen obligatorisch. Bereits seit 1940 wurden alle Staatshengste und seit 1965 auch alle Privathengste einer mehrfach abgewandelten und modernisierten, den verschiedenen Rassen angepaßten Eigenleistungsprüfung unterworfen. Vorhandene Turnierleistungen, dem Alter entsprechend, werden ebenfalls für die Beurteilung und Bewertung der Warmbluthengste herangezogen. Bei der Nachkommenschaftsbewertung der Warmbluthengste dienen die Leistungen in den seit 1972 landesweit abgehaltenen Reitpferde-Eignungsprüfungen als Berechnungsgrundlage, die bereits relativ früh einen Fingerzeig für die Leistungsvererbung bieten. Bei diesen Prüfungen auf Rittigkeit, Gangarten, Springanlagen, Gesundheit und Exterieur handelt es sich um die weltweit umfangreichste standardisierte Nachkommenschaftsprüfung in einer Warmblutzucht, an der auf freiwilliger Basis weit über ein Drittel aller in Schweden geborenen Warmblutpferde teilnimmt.

Wie schon eingangs erwähnt, ist heute der Reitsport in Schweden die zweit-mitgliederstärkste Sportart, wobei ca. 90 Prozent der aktiv Reitenden weiblich sind. Dieses Zahlenverhältnis wirkt sich auch auf die Zusammensetzung der Züchterschaft aus: In zunehmendem Maße beginnen Frauen mit sportlichem Hintergrund die traditionellen männlichen, landwirtschaftlichen Züchter abzulösen. Einem Umfrageergebnis von 1996 zufolge sind über 60 Prozent der Züchter weiblich, im Alter zwischen 25 und 50 Jahren, reiten oder haben – auf sehr unterschiedlichem Niveau – geritten und besitzen in der Regel nur eine Stute. Sie lassen ihre Stuten in vielen Fällen nur einmal oder in unregelmäßigen Abständen decken, das Fohlen wird nur im Hinblick auf Eigenbedarf gezüchtet.

Diese Entwicklung ist in zweierlei Hinsicht äußerst bedenklich: Zum einen läßt sich mit einer derartig strukturierten Hobbyzüchterschaft nur sehr schwer eine gezielte, kontinuierliche Zuchtpolitik betreiben, es lassen sich keine vererbungssicheren, leistungsfähigen Stutenstämme aufbauen, ohne die eine Zucht zum Scheitern verurteilt ist. Zum anderen bedeutet eine so umfangreich ohne Gewinnstreben betriebene Zucht einen ständigen latenten Preisdruck, der vor allem die Wirtschaftlichkeit der rein gewerblich betriebenen Zuchten untergräbt. Denn tatsächlich drängt aus den verschiedensten Gründen ein Teil dieser für den Eigenbedarf gezüchteten Pferde dennoch auf den Markt, was namentlich in konjunkturellen Depressionen der allgemeinen Wirtschaft, in denen viele Hobbyzüchter ihre Pferde nicht mehr halten können und um jeden Preis verschleudern müssen, zu einem totalen Preisverfall und Zusammenbruch des Marktes führen kann. Gerade die besten der gewerblichen Züchter, die um eine gesunde Rendite aus ihrer Zucht bemüht sind, werden dann gezwungen, aufzugeben, „weil es sich nicht mehr rechnet". Diese in allen westlichen Industrieländern zu beobachtende Entwicklung hat in Schweden eine besonders krasse Form angenommen.

WARMBLUT-ZUCHTEN

SCHWEDISCHES WARMBLUT

TYP, INTERIEUR, VERWENDUNG:
Bei dem Schwedischen Warmblutpferd handelt es sich um einen edlen, harten, vielseitig verwendbaren Reitpferdtyp mittlerer Größe. In früherer Zeit die ideale Kavallerieremonte, erstreckte sich sein Eignungsschwerpunkt bis vor etwa 15 bis 20 Jahren hauptsächlich auf Dressur und Military. Bis zu jener Zeit stellte der Typ eine ausgesprochen geglückte Verschmelzung von Ostpreußischem und Hannoverschem Blut dar.

Vor allem durch die seit Mitte der siebziger Jahre stetig zunehmende Privathengsthaltung sind zahlreiche Hengste anderer Rassen, darunter Holsteiner, Niederländische Warmblüter, Anglo-Araber, Dänische Warmblüter, Selle Français und Zangersheider, eingeführt worden, mit dem Ziel, die Springanlagen zu verbessern. Auf diese Weise hat sich der Typ teilweise verändert und ist nicht mehr so ausgeglichen, während sich die Gebrauchseigenschaften doch deutlich verbessert haben, namentlich im Springen. Insgesamt gleicht sich das Schwedische Warmblut mehr und mehr dem allgemeinen internationalen Warmbluttyp an, wie er in den meisten deutschen Zuchtverbänden sowie den Niederlanden, Belgien und Dänemark gezüchtet wird.

EXTERIEUR:
Im allgemeinen zeichnet sich das Schwedische Warmblutpferd durch recht viel Adel aus. Der Kopf ist nobel und trocken, der Hals günstig angesetzt und geformt, mit leichtem Genick. Die Schulter-Widerrist-Partie ist gelegentlich etwas knapp, und auch die Kruppe könnte in einigen Fällen länger sein. Dadurch wirkt das Mittelstück manchmal etwas lang. Großer Wert wird auf ein korrektes, kräftiges, trockenes Fundament gelegt. Die harten Hufe sind häufig etwas klein.

Es kommen alle gängigen Farben vor. Am häufigsten sind Braun, Dunkelbraun und „bunter Fuchs“. Nicht allzu selten sind die in den meisten Warmblutzuchten kaum vorkommenden Falben und Isabellen.

Die Widerristhöhe liegt in der Regel bei 160–170 cm Stockmaß.

MECHANIK:
Die drei Grundgangarten sind solide, keine „Schaugänge“. Der Trab, von den Züchtern als „Schwedengang“ bezeichnet, ist ausgesprochen flach. Gelegentlich könnten sich die Pferde etwas mehr selbst tragen, mehr Antritt aus der Hinterhand zeigen. In jüngster Zeit finden sich einige vorzügliche Springpferde auch für größere Aufgaben.

ZUCHT:
Schwerpunkte der Schwedischen Warmblutzucht liegen vor allem in Südschweden, in Skåne und Halland, und in Mittelschweden, in Östergötland, Västergötland und im Tal des Mälarfjordes.

1997 waren etwa 5000 Mutterstuten und 180 Deckhengste in der Warmblutzucht aktiv, davon 160 in Privatbesitz und 24 eigene im Besitz der Flyinge-Stiftung (dem ehemaligen Staatsgestüt).

Bereits 1874 wurden Prämiierungen für das Zuchtmaterial eingeführt. Seit 1940 wurden alle Staats- und seit 1960 auch die Privathengste einer mehrfach abgewandelten Leistungsprüfung unterworfen. Das bisher angewendete dreiteilige Prüfungssystem, durchgeführt als Feldprüfungen nach häuslicher Vorbereitung, unter Reitern der Wahl des Hengstbesitzers, wird durch eine mehrtägige, einmalige Prüfung abgelöst, deren wichtigste Neuerung die zusätzliche Einführung von Testreitern ist, die die Grundgangarten, Springanlagen und Rittigkeit sowie weitere Entwicklungsmöglichkeiten vom Sattel aus prüfen sollen.

Auch für das weibliche Zuchtmaterial findet eine Selektion statt, allerdings nach Typ und Exterieur. Von den jährlich etwa 600 dreijährigen Stuten, die einer Exterieurbeurteilung unterzogen werden, konkurrieren die 50 besten „Diplomstuten“ bei der Landwirtschaftsausstellung in Elmia bei Jönköping um den „Preis der Reichssiegerstute“. Angestrebt wird für die dreijährigen Stuten ebenfalls eine Leistungsprüfung.

Seit 1973 bestehen in Schweden die sogenannten „Kvalitetstävlingarna“, landesweit abgehaltene Reitpferde-

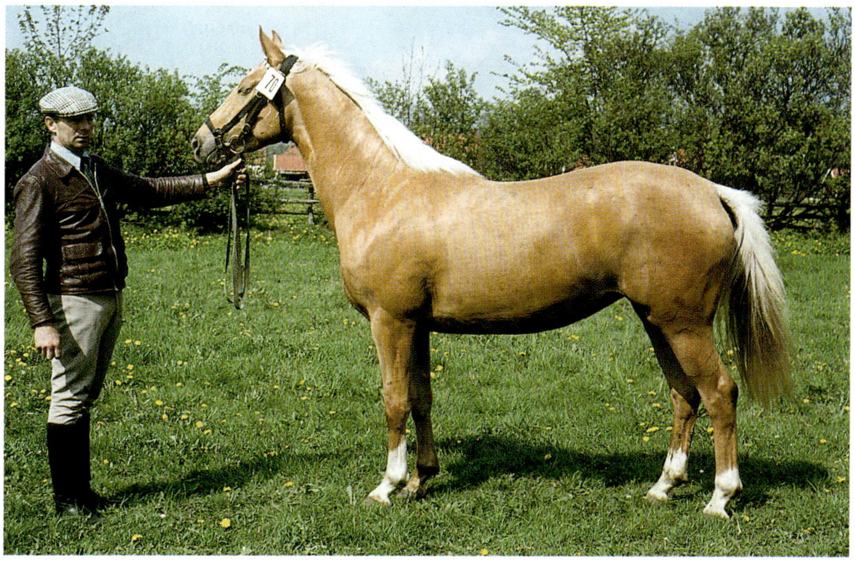

Die Isabell- und die Falbfärbung finden sich in der Schwedischen Warmblutzucht sehr viel häufiger als in den meisten anderen westeuropäischen Warmblutzuchten (dreijährige Tochter des Isabellhengstes Pegasus).

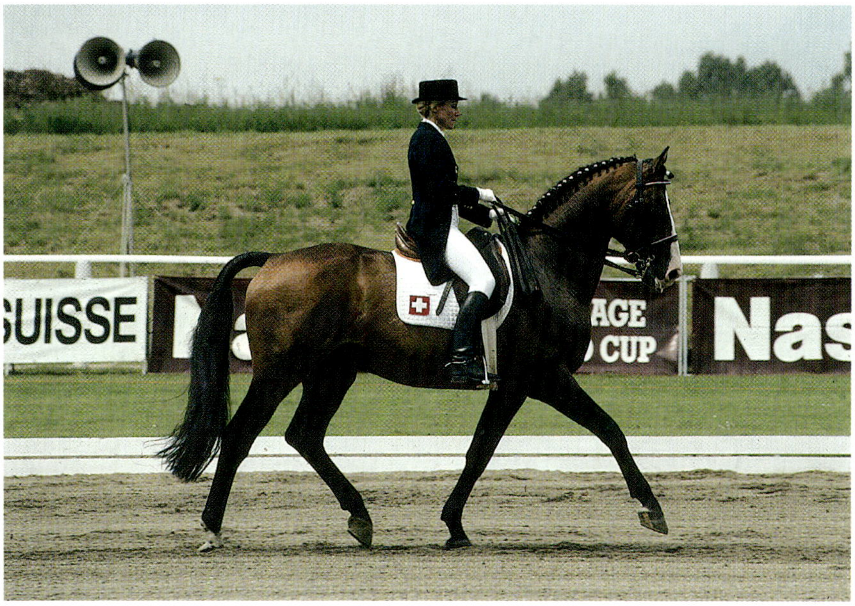

Der etwas kleinrahmige, nicht sehr bedeutende, schwedisch gezogene Gauguin de Lully, (geb. 1975, v. d. ebenfalls international erfolgreichen Chagall) wurde von der Schweizerin Christine Stückelberger bis in die Welt-Dressurspitze geritten.

Eignungsprüfungen für vierjährige Pferde, die bereits relativ früh ein repräsentatives Bild der Leistungsverbung eines jeden Hengstes ergeben. Hierbei handelt es sich um ein auf der Welt einmaliges Prüfungssystem, dem – auf freiwilliger Basis – weit über ein Drittel aller in Schweden vorhandenen vierjährigen Warmblutpferde eines jeden Geburtsjahrganges unterworfen werden. Damit dürfte es die prozentual gesehen größte gezielte und standardisierte Nachkommenschaftsleistungsprüfung auf Reitpferdeigenschaften darstellen, die es in einer Warmblutzucht gibt. In dieser Prüfung werden die Grundgangarten, die Springanlagen, die Rittigkeit, das Exterieur, das Temperament und der Gesundheitszustand geprüft. Die in regionalen Qualifikationsprüfungen ermittelten 100 Pferde nehmen dann an einem Finale teil, bei dem die Reichssieger, das heißt das dressurmäßig bestveranlagte Pferd, das springmäßig bestveranlagte Pferd sowie ein Gesamtsieger festgestellt werden.

Die Ziele, die mit den Kvalitetstävlingarna verfolgt werden, umschreibt der Zuchtverband folgendermaßen:

1. Aufschluß zu erteilen über Anlagen und Gesundheitszustand eines jeden Pferdes, also eine Art individuelle Produktbeschreibung.

2. Statistische Unterlagen zu liefern für die Nachkommenbeurteilung von Hengsten und Stuten (also die Grundlage für deren Zuchtwertschätzung, Anm. d. Verf.).

3. Geeignetes Material zur Verfügung zu stellen für Forschung und Weiterentwicklung der Zucht (also für eine zielgerichtete Zuchtplanung, Anm. d. Verf.).

4. Grundlagen zu schaffen für eine qualifizierte Beratung des Reiters bei der Weiterausbildung des jeweiligen Pferdes.

5. Interessenten die Möglichkeit in die Hand zu geben, Talente zu entdecken.

6. Einen Leistungstest für vier- und fünfjährige Zuchtstuten im Zusammenhang mit ihrer Stutbucheintragung zu liefern.

Seit 1980 ist die Registrierung aller Fohlen obligatorisch. 1986 startete der Schwedische Privathengsthalterverband eine dem amerikanischen „Breeders Cup" (in der Vollblut-Zucht) entsprechende Aktion als Werbekampagne für die Benutzung der angeschlossenen Hengste, hierbei konkurrieren fünf- bis sechsjährige Pferde (gewissermaßen analog zum Deutschen Bundeschampionat) um Millionenbeträge in den Disziplinen Springen, Dressur und Military. Zunächst konnten nur die Nachkommen von Privathengsten teilnehmen, später auch Nachkommen der Flyinge-Hengste, so daß nun die Ergebnisse eine weitere Grundlage für die Zuchtwertschätzung liefern.

Nahtlos an diese Prüfungen schließen die Nachwuchsprüfungen der Schweren Klasse für sieben- und achtjährige Pferde an.

Da an den Kvalitetstävlingarna und den Folgeprüfungen nicht nur Wallache, sondern auch Stuten und Hengste teilnehmen, ist hier eine genaue Verfolgung der Eigenleistungen jedes Zuchttiers im Vergleich zur Gesamtpopulation gegeben.

GESCHICHTE:

Bis etwa 1850/60 war in Schweden eine Unterscheidung zwischen „Warmblut" (bis 1970 als „Halbblut" bezeichnet) und „Kaltblut" unbekannt. Aber mit der zunehmenden Intensivierung der Landwirtschaft in den weiten Ackerbaugebieten Süd- und Mittelschwedens in der zweiten Hälfte des 19. Jahrhunderts entsprach das von der schwedischen Landespferdezucht gelieferte Pferd, dessen Zuchtziel weitgehend an den Bedürfnissen des Militärs ausgerichtet war, nicht mehr den Ansprüchen an ein schweres, ruhiges landwirtschaftliches Zugpferd. Bis zu dieser Zeit ließen sich in Schweden deutlich zwei Pferdetypen unterscheiden: Während der Süden ein Pferd züchtete, das dem in Norddeutschland und Dänemark gezüchteten Warmblut nahestand, war das Pferd des Nordens weit ursprünglicher und ähnelte immer noch den in Norwegen und Finnland gezüchteten Kleppertypen. Als Armee und Landwirtschaft nicht mehr das gleiche Pferd anstrebten, sondern spezialisierter Typen bedurften, versuchte man nicht länger, den Kleppertyp in Richtung Halbblut zu veredeln, sondern es kam zu der neuen Unterscheidung in Halbblut und Kaltblut.

In der Halbblutzucht brachte nach Festlegung des Zuchtziels der Import von Vollblut- und Anglo-Normänner-Hengsten erste, allerdings geringe Verbesserungen. Später erlangten Hannoversche und Ostpreußische Hengste den größten Einfluß. Hilfreich dabei war seit 1874 das Prämiensystem für das Zuchtmaterial.

In der Kaltblutzucht experimentierte man zunächst mit norwegischen (Døle)-Hengsten, mit Percherons, Clydesdales, Shires, Suffolks und Pinzgauern. Die Ergebnisse waren jedoch, mit Ausnahme der Einkreuzung des stammverwandten Døle-Blutes, unbefriedigend. So begründete man, auf diesen Erfahrungen aufbauend, vor allem im Norden und in den großen Waldgebieten auf der heimischen Kleppergrundlage die sogenannte Nordschwedische Zucht.

Etwa ab 1870 begann man in die weiten Agrargebiete Süd- und Mittelschwedens Ardenner einzuführen, mit denen man teils in Reinzucht, teils durch Verdrängungskreuzung mit den vorhandenen Halbblutpferden, eine umfangreiche landwirtschaftliche Arbeitspferdezucht aufbaute, die bald zur zahlenmäßig stärksten der schwedischen Pferdezuchten aufrückte und diese Stellung bis zum Anfang der fünfziger Jahre des 20. Jahrhunderts behielt. Dabei drängte sie die Warmblutzucht in die Defensive. Von vielen größeren Gütern verschwand sie nahezu völlig.

Um die Pferdezucht in die richtigen Bahnen zu lenken und die verschiedenen Zuchtrichtungen zu konsolidieren und gegeneinander abzugrenzen, führte die Regierung im Jahre 1874 das Stutenprämiierungssystem ein. Für eine Gestütbuchaufnahme wurde für jede Stute der Nachweis ihres Vaters sowie des mütterlichen Vaters und Großvaters vorgeschrieben. Ab 1914 wurde auch die Körung der Hengste obligatorisch. Seither durften nur noch gekörte Hengste in den verschiedenen Zuchten des Landes eingesetzt werden, mit Ausnahme für den Eigenbedarf.

Seit den sechziger/siebziger Jahren des 19. Jahrhunderts war es im Kampf um Marktanteile gegen das andrängende Kaltblut deutlich geworden, daß es notwendig war, den Hengstbestand der Halbblutzucht zu verbessern. Die vorhandenen Beschäler, teils Produkte der heimischen Zucht, teils recht wahllos importiert, genügten den Anforderungen nicht länger. Einige Zeit herrschte eine starke Verwendung von Vollblut-Hengsten vor. Fast konnte man von „Anglomanie“ sprechen, da damals die Überzeugung verbreitet war, daß man mit Vollblut alle Rassen verbessern könne. Jedoch war zu jener Zeit der Stutenbestand der Schwedischen Halbblutzucht noch so unausgeglichen und vielfach auf einem qualitativ so niedrigen Stand, daß die Ergebnisse oft unbefriedigend blieben, wie übrigens auch die Einkreuzungen von Hengsten anderer Rassen. Immerhin erhielten zwischen 1860 und 1900 doch einige Vollblut-Hengste eine größere Bedeutung, von denen vor allem der 1874 geborene *Warren Hastings* (v. *Citadel – Buccaneer*) hervorzuheben ist, der von 1880 bis 1901 in Flyinge stand; dazu einige Hannoversche Hengste, die man noch heute im Hintergrund älterer Stutenstämme findet.

Um 1870/80 waren auf Initiative des bekannten Hippologen *Graf C. G. Wrangel* Anglo-Normänner-Hengste importiert worden, die durch ihr Kaliber ein gewisses Gegengewicht zum Kaltblut schaffen sollten. Sie wurden zunächst von den Züchtern mit großem Enthusiasmus begrüßt, hielten jedoch in ihrer Vererbung bei weitem nicht, was sie versprachen, da sie ihr Kaliber und ihre anderen exterieuren Vorzüge zumeist ihrer intensiven Aufzucht verdankten und sich in dem rauheren Klima Schwedens und auf den kargen Böden nicht zufriedenstellend entwickelten. Vermutlich verhinderten auch fehlerhafte Fütterungs- und Haltungsgewohnheiten der schwedischen Züchter, die die Anspruchslosigkeit der bodenständigen Rasse gewohnt waren, nachhaltige Erfolge. Daraufhin wandten die Züchter ihr Interesse vermehrt den deutschen Zuchten zu. In der Zeit von 1880 bis 1920 kamen insgesamt 372 Hengste

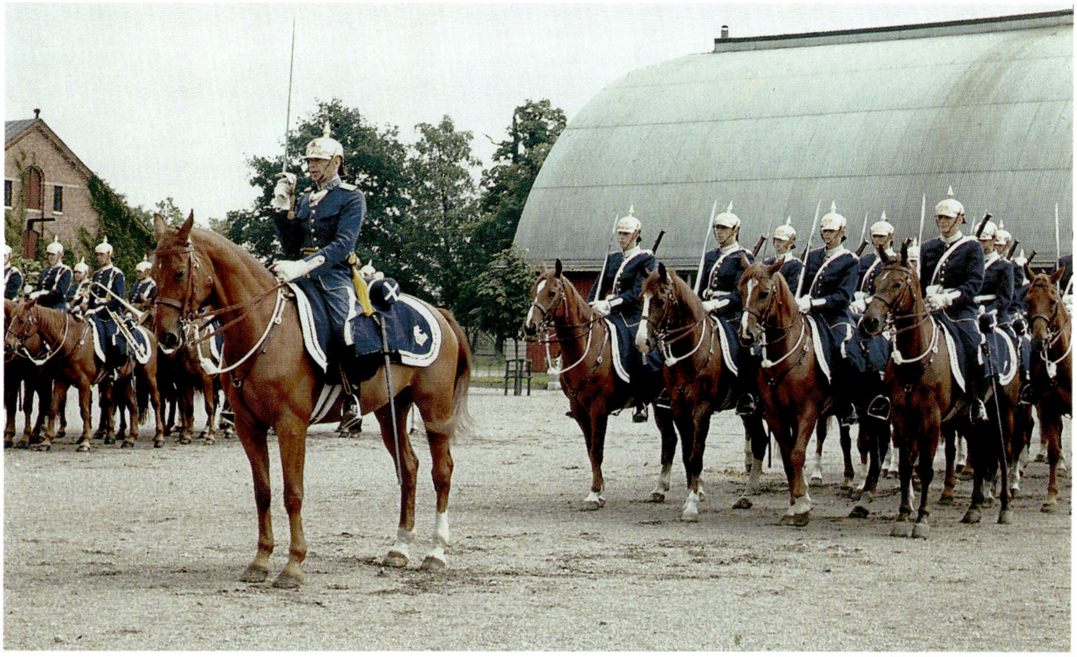

K1, das Königliche Leib-Dragonerregiment zu Stockholm, ist übriggeblieben von Schwedens einst umfangreicher, über Jahrhunderte kriegsentscheidender Kavallerie. Es dient heute nur noch Repräsentationszwecken.

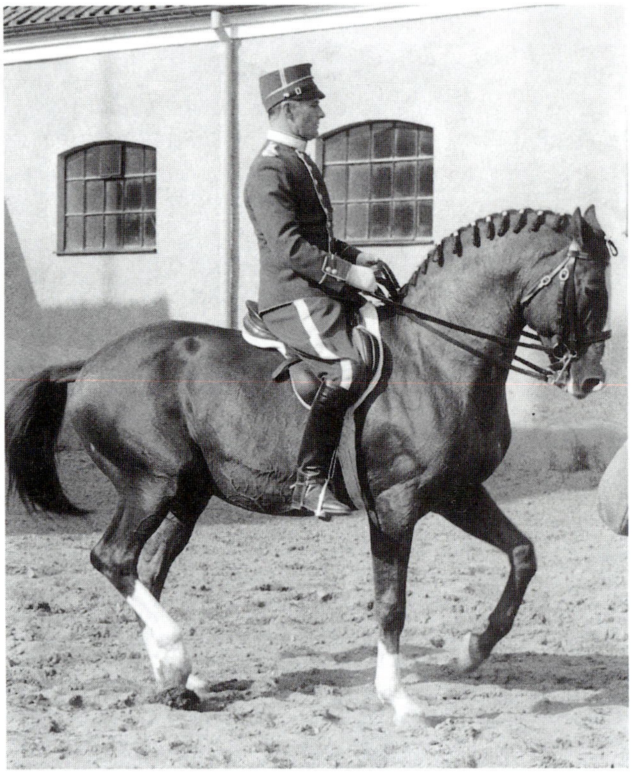

Mitglied der schwedischen Dressur-Equipe bei Olympischen Spielen war der über Parad auf den Trakehner Humanist zurückgehende, 1949 geborene Spitzenvererber Gaspari. Seine Nachkommen beherrschten in den sechziger/siebziger Jahren die internationale Dressurszene. Auf dem Bild unter seinem Ausbilder, dem Obersattelmeister des Gestüts Flyinge, Yngve Viebke.

aus Deutschland nach Schweden, von denen 310 Hannoveraner und 62 Ostpreußen und Trakehner waren. Die Hannoverschen Hengste lieferten 59 Hengste und 950 Stuten, die Ostpreußischen 47 Hengste und 312 Stuten aus schwedischen Stuten für die Zucht. Wichtigste Vererber jener Zeit waren die Ostpreußen *Kattenau* (geb. 1891, v. *Aurelius – Herold*), *Corvettino* (geb. 1904, v. *Edeling – Arcansas xx*) und *Attino* (geb. 1910, v. *Fechtmeister – Orcus*).

Einen deutlichen Stempel auf der Schwedischen Warmblutzucht hat, vor allem seit der Einrichtung der Kavallerieschule zu Strömsholm, die Armee hinterlassen, deren Forderungen nach einem mittelrahmigen, leichtfuttrigen, praktischen Remontetyp mit fördernden, jedoch nicht aufwendigen Bewegungen, korrektem, solidem Fundament und gesunden, harten Hufen über lange Zeit das allgemeine Zuchtziel darstellten. Nachdem die Landwirtschaft weitgehend auf das für den intensiven Ackerbau und die Tiefkultur geeignetere, leichter hantierbare Kaltblut ausgewichen war und sogar noch während der mit dem Beginn des 20. Jahrhunderts einsetzenden Motorisierung, blieb zunächst der Einfluß der Armee auf die Warmblutzucht im wesentlichen weiter typbestimmend. Dann jedoch setzte der sich in mehreren Schüben vollziehende Abbau der Pferdebestände beim Militär ein. Der erste Schnitt erfolgte gegen Ende der zwanziger Jahre, als die schwedischen Kavallerieregimenter von neun auf vier reduziert wurden. Mitte der fünfziger Jahre wurde eine erneute Reduktion vorgenommen. 1968 erfolgte dann, trotz spektakulärer Erfolge der schwedischen Offiziere bei den Olympischen Spielen von Stockholm 1956, die Auflösung der Kavallerieschule. Heute besteht nur noch das Gardekavallerieregiment zu Stockholm für repräsentative Zwecke.

In den Jahren nach dem Ersten Weltkrieg ging, wie überall in Europa, auch in Schweden die Warmblutzucht (in Konkurrenz zu Kaltblut und Motor und wegen der Reduzierung der Kavallerie) stark zurück. Um nicht zuviel Boden zu verlieren, suchten die Züchter ihr Heil in einer Verstärkung ihrer Pferde und importierten zu diesem Zweck eine Reihe schwerer und schwerster Hannoverscher und auch einiger Oldenburger-Hengste. 1927 kaufte man den ersten Oldenburger-Hengst für Strömsholm. Zunächst waren die Oldenburger sehr beliebt, was sich aus den hohen Bedeckungszahlen ablesen läßt: 1940 wurden von den Strömsholmer Landbeschälern insgesamt 1102 Stuten gedeckt, wobei auf die 12 Oldenburger-Hengste 511 Stuten, auf die 36 anderen Hengste der Rest entfiel. Jedoch schon 10 Jahre später hatten die Oldenburger mit der sich immer rascher ausbreitenden Motorisierung der Landwirtschaft ihre Popularität verloren und ver-

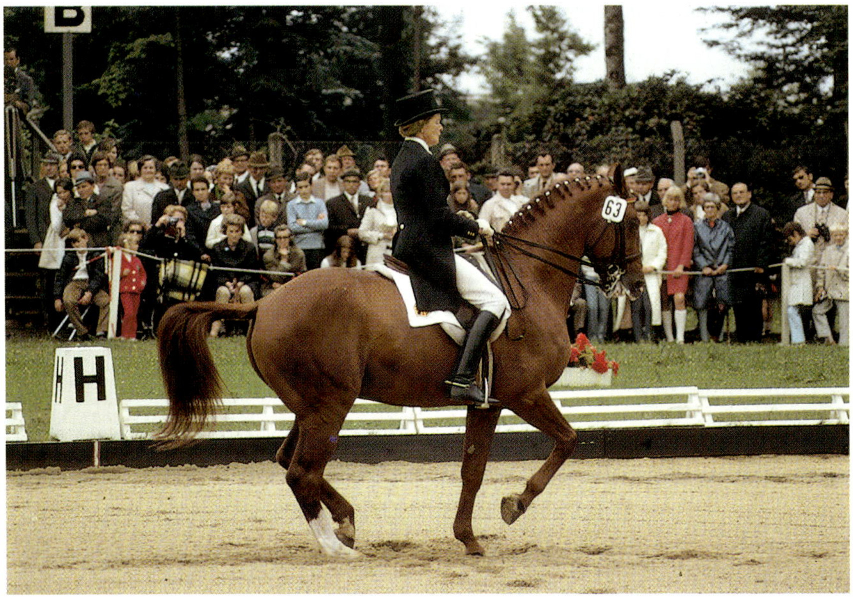

Piaff, Gasparis bedeutendster Sohn, kam unter Liselott Linsenhoff zu Gold- und Silbermedaillen-Ehren bei Olympischen Spielen und Welt- und Europameisterschaften. Leider ging er, wie die meisten der Gaspari-Söhne, durch Auslandsverkauf der Schwedischen Zucht verloren.

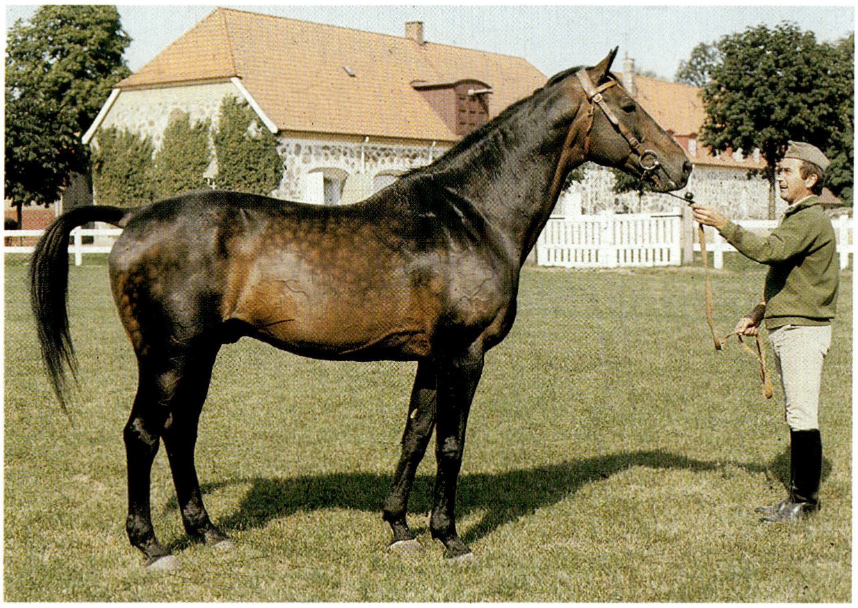

Jovial, der sehr hoch im Blut stehende Linienbegründer (geb. 1952, v. Bohème xx – Trotz xx). Er brachte Spitzenpferde für alle Sparten. Obgleich er selbst wenig Hengstausdruck besaß, lieferte er eine Reihe bedeutender Beschäler und trug wesentlich zur Modernisierung der Zucht bei.

schwanden aus der Zucht, die letzten mit der Auflösung des Hengstdepots Strömsholm 1956. Dagegen waren unter den schweren Hannoveranern der Zwischenkriegszeit einige sehr wertvolle Hengste, die die Zucht für eine längere Periode wesentlich beeinflußten und ihr Substanz und Kaliber verliehen. Unter ihnen waren *Schwabliso* (geb. 1914, v. *Schwabenblock – Aviso*) und *Hamlet* (geb. 1929, v. *Alpenpflug II – Sportanzeiger*) die wichtigsten.

Als Gegengewicht zu den Verstärkungsbestrebungen der Landwirtschaft wurden auf Veranlassung des Militärs bald wieder Trakehner und Ostpreußen eingeführt, von denen *Humanist* (geb. 1916, v. *Tautropfen – Obelisk*) eine der wichtigsten, lange Zeit führende und bis heute bestehende Hengstlinie begründete. Auf sie gehen zwei der bedeutendsten Vererber der fünfziger/sechziger Jahre zurück, die allerdings zwei verschiedenen Zweigen entstammen: *Drabant* (geb. 1946, v. *Kokard – Pergamon*) und *Gaspari* (geb. 1949, v. *Parad – Haffner*).

In dem Maße, wie sich die heimische Zucht verbesserte und konsolidierte, ging folgerichtig der Import fremder Hengste zurück. Ein paar Zahlen mögen das belegen: 1923 betrug die Zahl der Staatshengste 132, von denen 40 Original-Hannoveraner und acht Ostpreußen waren. 20 Jahre später waren von den 140 Staatshengsten drei Hannoveraner und einer ein Ostpreuße.

Kurz nach Kriegsende kamen dennoch wieder einige Importhengste nach Schweden, deren Wirken Konsequenzen für die folgende Zeit hatte. 1948 gelang es dem damaligen Vorsitzenden des Zuchtverbandes, *Dr. Arvid Aaby-Ericsson*, einige Original-Trakehner-Hengste für die schwedische Zucht zu retten, darunter *Heristal* (geb. 1939, v. *Hyperion xx – Paradox xx*) und *Anno* (geb. 1943, v. *Dampfroß – Polarfischer*). 1952 folgte ihnen noch der Ostpreuße *Polarstern* (geb. 1946, v. *Portwein – Alibaba*), der Ersatzpferd der deutschen Military-Equipe bei den Olympischen Spielen in Helsinki gewesen war. Über einen langen Zeitraum prägte die glückliche Balance zwischen Hannoverschem und Ostpreußischem Blut auf der alten schwedischen Basis die Schwedische Warmblutzucht.

Unter den aus der Schwedischen Landeszucht hervorgegangenen Beschälern seit 1945 ragen turmhoch drei Beschäler des ehemaligen Staatsgestüts heraus, von denen zwei, wie schon erwähnt, auf die mit dem Trakehner *Humanist* begründete Hengstlinie zurückgehen. Der ältere von ihnen, *Drabant*, lieferte für Schweden, für die Schweiz und Deutschland eine Anzahl herausragender Dressurpferde, dazu für sein Heimatland zahlreiche gekörte Hengste. Der andere, noch ungleich bedeutendere Vererber der *Humanist*-Linie war *Gaspari*. Sein Pedigree stellte eine sehr geglückte Legierung von Ostpreußischem und Hannoverschem Blut mit Vollblut und Altschwedischem Blut dar. Ausgebildet von dem damaligen Obersattelmeister des Staatsgestüts Flyinge, *Yngve Viebke*, war *Gaspari* selbst ein überragendes Dressurpferd und gehörte zweimal der schwedischen Dressurmannschaft bei Olympischen Spielen an. Er war zeitweilig der bedeutendste Dressurvererber der Welt. Viele seiner gekörten Söhne gingen als Grand-Prix-Dressurpferde ins Ausland, darunter der Olympiasieger, Europameister und (Mannschafts-)Weltmeister *Piaff* (Liselott Linsenhoff). Während *Drabant* fast nur Dressurpferde lieferte, brachte *Gaspari* auch eine größere Anzahl Springpferde. Der dritte Stempelhengst, der als Leistungsvererber erwähnt werden muß, ist *Jovial* (geb. 1952, v. *Boheme xx – Trotz xx*). Der sehr edel gezogene Hengst führt in seiner Abstammung nur ein Sechzehntel Warmblut. *Jovial* lieferte Spitzenpferde für alle Sparten des Turniersports und ebenfalls eine Reihe von Beschälern.

Leider ist von diesen drei Topvererbern nur wenig in der Zucht geblieben. Es ist vor allem im Fall von *Gaspari* in höchstem Grade bedauerlich, daß der damalige Landstallmeister, *Olle Kjellander*, nahezu alle gekörten Söhne des Hengstes ins Ausland verkauft hat, ohne sich eine Option auf eine Rückkehr ins Gestüt nach abgeschlossener Turnierlaufbahn offenzuhalten. Statt dessen hat er eine Reihe Hannoverscher Hengste eingestellt, die den Hochstand des Hengstbestandes deutlich verschlechtert haben.

Es wird mir für immer unvergeßlich bleiben, wie mich Kjellander etwa um die Mitte der sechziger Jahre auslachte, als ich ihm vorschlug, doch anstelle der – aufgrund seiner beschränkten finanziellen Ressourcen – qualitativ nur mittelmäßigen Hanno-

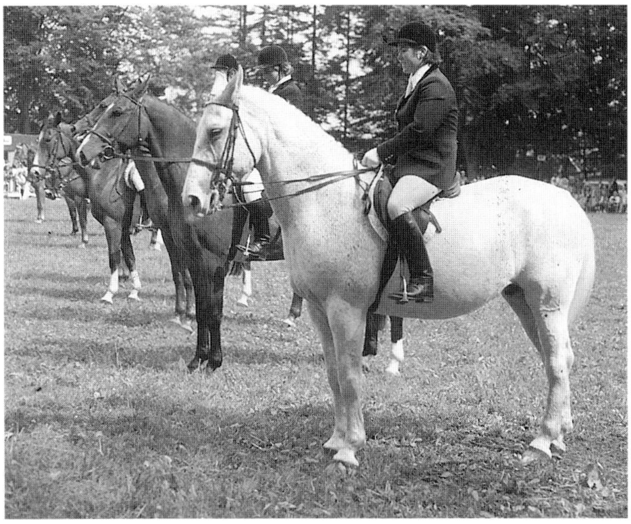

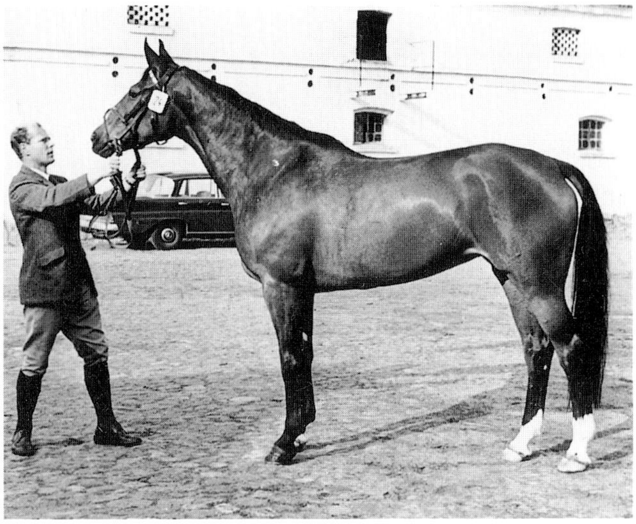

Wie durchschlagend Jovial veredelte, zeigen die im alten Hannoversch geprägten Remontetyp stehende Sirocco (oben links) und ihre hochelegante, international im Militarysport außerordentlich erfolgreiche Tochter Pipaluk (oben rechts).

verschen Hengstankäufe eine Anzahl – damals noch sehr wohlfeil zu habender – Hannoverscher Stuten aus erprobten Leistungsstämmen zu erwerben, um mit Hilfe seiner „Matadoren" *Gaspari* und *Jovial* seine eigenen – erstklassigen – Nachwuchsbeschäler zu züchten. Er glaubte nicht an die Vererbbarkeit von Leistungseigenschaften und äußerte das auch mehrfach in Wort und Schrift. Das war ein wirkliches Unglück für die Schwedische Warmblutzucht, da er so das Vermächtnis seines bedeutenden Vorgängers, *Hodder Stjernsvärd*, der die drei Spitzenbeschäler gezüchtet hatte, verspielte, und ein fataler Rückschlag für die sich damals im Aufwind befindliche Schwedische Warmblutzucht.

Ein einziger unter den während Kjellanders Amtszeit eingestellten Hannoverschen Hengsten, noch dazu nicht von ihm selbst ausgewählt und eigentlich nur eine Verlegenheitslösung aus finanziellen Zwängen (anstelle eines von ihm gewünschten, jedoch zu teuren Hengstes), wurde ein Volltreffer: *Utrillo* (geb. 1962, v. *Ernö* – *Anilin*) aus der bekannten Leistungszucht von *Ortrud Jaffé-Stahmer*, Gestüt Osthoff. Er begründete eine eigene Linie, die Pferde für alle Sparten des Turniersports lieferte.

Vor allem in der ersten Hälfte des 20. Jahrhunderts, seit der Geburt des modernen Turniersports, hat Schweden mit seinen meist der Armee angehörenden Reitern auf Pferden der schwedischen Landeszucht zu den erfolgreichsten Reiternationen der Welt gehört. Seit den fünfziger/sechziger Jahren errangen auch ausländische Reiter zunehmend mehr Erfolge auf schwedisch gezogenen Pferden, vor allem in der Dressur.

Mit der unglaublichen Ausbreitung des Turniersports aller Sparten nach dem Zweiten Weltkrieg hat sich der allgemeine Standard aufgrund der Breitenarbeit innerhalb des nationalen Schwedischen Reitsportverbandes (SRC) wesentlich gehoben. Dabei hat auch die Zahl der Spitzenreiter (und -fahrer) prozentual entsprechend zugenommen, ebenso wie die Zahl der Turniere des gehobenen und internationalen Standards. Diese Entwicklung konnte nicht ohne Auswirkungen auf die allgemeine Schwedische Warmblutzucht bleiben. Die Anforderungen an ein modernes Reit- und Sportpferd haben sich in dieser Zeit ganz erheblich gewandelt und gesteigert und prägen heute auch das moderne Schwedische Warmblutpferd. In diesem Zusammenhang hat jedoch ein sehr beachtenswerter Prozeß innerhalb der Zucht eingesetzt: Lange Zeit hatten die schwedischen Staatsgestüte einen außerordentlichen Einfluß, und Flyinge im Süden und Strömsholm in Mittelschweden stellten die eigentlichen Kristallisationspunkte der Zucht dar. Was die Reitpferdezucht angeht, so war sicher die glückliche Verbindung, die Strömsholm ab 1868 mit der Kavallerieschule einging, wodurch eine deutliche Beeinflussung der Zucht durch die Praxis zustandekam, von weitreichender Bedeutung für die Entstehung des modernen schwedischen Reitpferdes. Nach dem Zweiten Weltkrieg wurde diese Kontinuität jedoch unterbrochen: Im Zuge des allgemeinen Rückgangs der Pferdezucht in den vierziger/fünfziger Jahren wurde auf einen Reichstagsbeschluß 1956 das Landgestüt Strömsholm aufgelöst. 1968 folgte die Schließung der Kavallerieschule.

Aufgrund der nicht sehr glücklichen Politik des Leiters von Flyinge in den sechziger und siebziger Jahren hat die früher nur unbedeutende Privathengsthaltung innerhalb der Schwedischen Warmblutzucht zahlenmäßig stark zugenommen und dominiert sie heute auch von der Qualität her. Die Tabelle auf Seite 69 oben mag die Entwicklung des Hengstbestandes in der Schwedischen Warmblutzucht seit 1923 verdeutlichen.

Da nach der Pensionierung Kjellanders 1980 und eigentlich schon eine Reihe von Jahren vorher eine Rentabilität des Staatsgestüts nicht mehr gewährleistet war und von Jahr zu Jahr empfindlichere Verluste im

Jahr	Gestütshengste	Privathengste
1923	121	28
1933	104	6
1943	117	2
1953	96	4
1956*		
1963	52	4
1973	41	25
1983**		
1983	43	110
1993	40	140

* Auflösung des Hengstdepots Strömsholm
** Umwandlung des Staatsgestüts Plyinge in eine Stiftung

Betrieb entstanden, die aus der angespannten Staatskasse ausgeglichen werden mußten, beschloß das schwedische Parlament die Privatisierung und Umwandlung des Gestüts in eine Stiftung zum 1. Januar 1983. Diese Stiftung wurde durch die schwedische Großindustrie in einem Solidarakt mit millionenschweren Betriebsmitteln ausgestattet, nachdem das staatliche Baudepartement zuvor sämtliche – unter Denkmalschutz stehenden – Gestütsgebäude renoviert und saniert hatte und aus Spenden eine große Reithalle, im Stil und farblich den übrigen Baulichkeiten angepaßt, errichtet worden war.

1977 wurde der Schwedische Privathengsthalterverband gegründet, was die Anerkennung einer Reihe von ausländischen Sportpferderassen durch den Schwedischen Warmblutzuchtverband nach sich zog. Betrachten wir in diesem Zusammenhang den Hengstbestand des Staatsgestüts Flyinge und den der Privathengsthalter 1976: In diesem Jahr hatte Flyinge 57 Landbeschäler. Davon waren 44 Hengste im Inland gezogen. Von ihnen hatten sechs einen ausländischen Vater. Im übrigen verteilte sich die Blutzusammensetzung wie folgt:

Rasse	Anzahl
Dänisches Warmblut	1
Hannoveraner	4
Trakehner	2
Vollblut	5
Westfale	1
Gesamt	13

In demselben Jahr hielten die Privathengsthalter 55 Beschäler. Von ihnen waren 33 im Inland gezogen, drei von einem ausländischen Vater. Die übrige Rassenverteilung war folgende:

Rasse	Anzahl
Anglo-Araber	1
Dänisches Warmblut	1
Hannoveraner	3
Selle Français	1
Vollblut	12
Wielkopolski	1
Gesamt	19

20 Jahre später, 1996, war das Verhältnis folgendermaßen: Flyinge hatte 40 Hengste. Von ihnen waren 28 im Inland geboren; sieben davon hatten einen ausländischen Vater. Der Rest der Hengste verteilte sich auf folgende Rassen:

Rasse	Anzahl
Anglo-Araber	1
Dänisches Warmblut	1
Hannoveraner	2
Niederländisches Warmblut – KWPN	2
Oldenburger	1
Russe	1
Zangersheider	1
Gesamt	9

Ergänzend muß noch hinzugefügt werden, daß, im Gegensatz zu 1976, von den aufgeführten Hengsten nur 24 im Eigentum des Gestüts standen. Der Rest war gepachtet.

Gegenüber Flyinge unterhielt die Privathengsthaltung 140 Hengste. Von ihnen waren 82 im Inland gezogen, darunter 25 von einem ausländischen Vater. Die übrige Blutführung war folgende:

Rasse	Anzahl
Dänisches Warmblut	2
Hannoveraner	6
Holsteiner	14
Niederländisches Warmblut – KWPN	9
Oldenburger	3
Selle Français	4
Trakehner	1
Zangersheider	2
Zweibrücker	1
Gesamt	42

Wie der Vergleich zeigt, befindet sich das Gestüt auf einem unaufhaltsamen Rückzug gegenüber der erdrückenden Übermacht der Privathengsthaltung. Da auch die Privathengsthalter untereinander konkurrieren, besteht gewissermaßen ein Idealzustand für die Züchter. Sie kön-

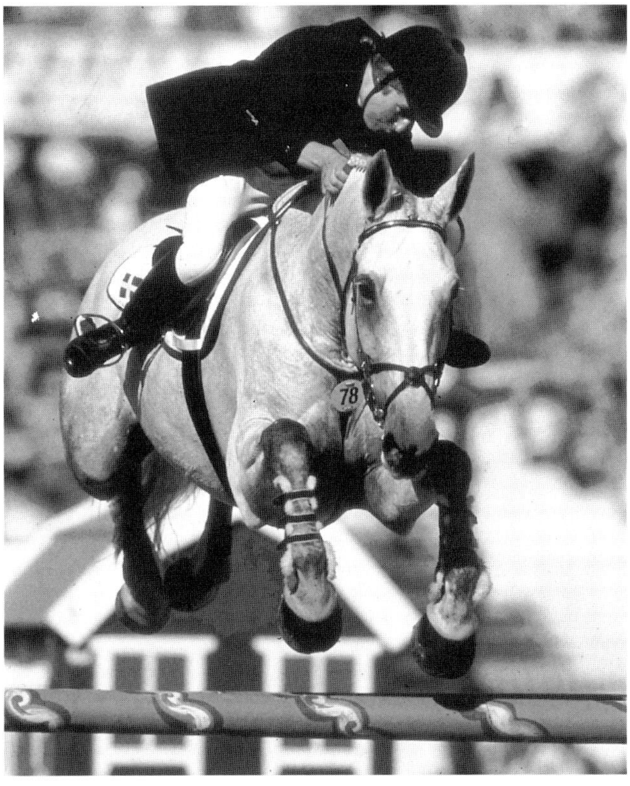

Seit etwa zwanzig Jahren drängen vermehrt im Ausland gezogene Sporthengste in Schweden vor allem als Väter von Springpferden nach vorn, wie der 1971 geborene Niederländische Hengst Irco Marco (v. Irco Polo), dessen hier abgebildete Tochter Marcoville unter Maria Gretzer eine Reihe von Jahren an der Spitze des schwedischen Springsports stand.

nen ständig unter den besten Hengsten auswählen, da alle Hengsthalter im Wettbewerb um ihre Gunst immer wieder mit neuer und besserer Qualität aufwarten müssen.

Unter den erfolgreichsten Vererbern der jüngsten Zeit (was Springanlagen angeht) ist vor allem der in den Niederlanden gezogene, selbst im internationalen Spitzensport geprüfte Privathengst *Irco Marco* (geb. 1971, v. *Irco Polo – Sportman*) zu nennen, der eine Reihe Pferde für den Sport bis zu Olympischen Spielen und internationalen Championaten geliefert hat. Aber inzwischen profilieren sich aus der großen Zahl der Privatbeschäler zahlreiche weitere Spitzenvererber verschiedener Rassen.

Das hauptsächlich durch Qualität der Privathengste verbesserte Pferdematerial liefert fraglos einen der Hauptgründe, daß sich der Reitsport (von der Zahl der aktiven Sportler in Schweden unter allen Sportarten – nach Fußball – an zweiter Stelle liegend) auf einem deutlich gehobenen Niveau eingependelt hat.

KALTBLUTZUCHTEN

NORD-SCHWEDISCHES KALTBLUT

Nordsvensk brukshäst

TYP, INTERIEUR, VERWENDUNG: Vom Typ her ist das Nordschwedische Pferd dem norwegischen Døle-Pferd ähnlich, mit dem es stammverwandt ist. Man zählt es zu den Kaltblutpferden, auch wenn es exterieur- und typmäßig, vor allem in seinen edleren Exemplaren, auf der Grenze zwischen Kaltblut und Warmblut steht.

Der Nordschwede ist fügsam und fromm im Stall, anhänglich und treu im Umgang, jedoch wach und energisch im Geschirr, wo er sich in seinem Element fühlt. Gelegentlich kann er sogar ein wenig übereifrig und heftig sein. Angespannt gilt er als absolut zugfest, „todehrlich" und „idiotensicher" (Originalton Zuchtverband).

Ein gut trainierter Nordschwede erledigt zum Beispiel bei der Rückearbeit viele Aufgaben nur auf Zuruf, während die Leinen lose auf seinem Rücken liegen und sein Führer neben oder hinter ihm hergeht, ohne ihn zu berühren. Neben seiner nie erlahmenden Energie zeichnet er sich aus durch hohe Leistungsfähigkeit, konstitutionelle Ausdauer, Härte gegenüber Witterungsunbilden, Leichtfuttrigkeit und Genügsamkeit hinsichtlich seines Futters, Anspruchslosigkeit in der Haltung, robuste Vitalität und Gesundheit bis ins Alter.

Er ist recht spätreif, gleicht das jedoch durch außerordentliche Langlebigkeit und Nutzungsdauer aus. Wenn wir einmal absehen von älteren, nur schwer nachprüfbaren Berichten über 40- oder 50jährige Individuen, so sind doch Nordschwedische Pferde, die bis über ihr 30., 35. Lebensjahr in Arbeit und Zucht genutzt worden sind, keine Seltenheit.

In einer vergleichenden Untersuchung um die Mitte der vierziger Jahre über die durchschnittliche Lebenserwartung des Ardenners und des Nordschweden, die sich auf die 34 resp. 20 Gestütbuchbände der jeweiligen Rasse stützte, stellte *Profes-*

Nordschwedischer Hengst im Geschirr

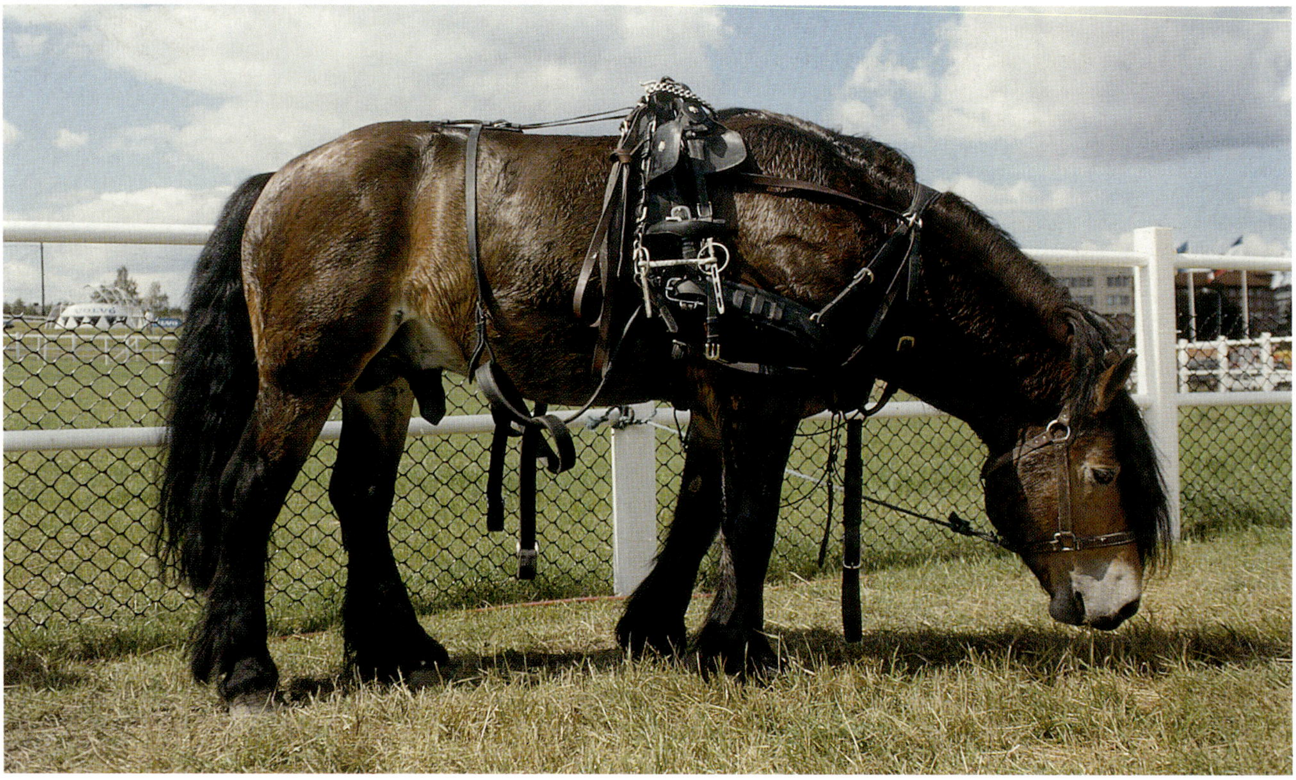

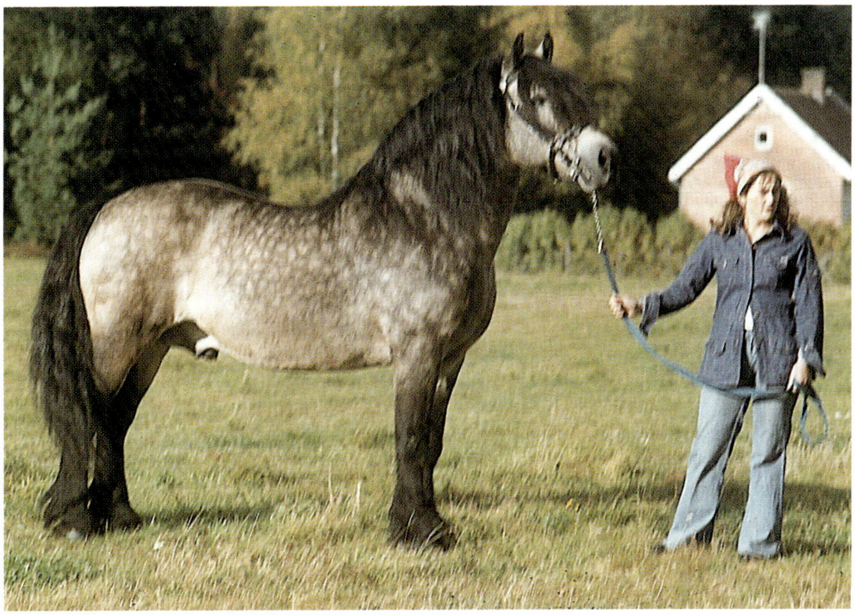

Typvoller Nordschwedischer Prämienhengst in der alten Falbfarbe, die sich bis heute auch noch gelegentlich in der Schwedischen Warmblutzucht findet, was auf die gemeinsame Wurzel beider Rassen hindeutet.

sor Karl Eriksson signifikante Unterschiede fest. Während die Ardenner im Durchschnitt 15 Jahre alt wurden, lag das durchschnittliche Lebensalter der Nordschweden bei 20 Jahren. Diese hohe Lebenserwartung, zusammen mit den oben erwähnten Eigenschaften, stellen einen großen ökonomischen Wert dar.

Aufgrund seiner bedeutenden Stärke und seines Vermögens, selbst unwegsamstes Terrain zu überwinden, eignet sich der Nordschwede vor allem für die Rückearbeit und alle anderen forstlichen Arbeiten. Hier liegt bis heute seine Hauptdomäne in den großen Waldgebieten des Nordens sowie Smålands und Västergötlands. In früherer Zeit war er wegen seines vorzüglichen Trabvermögens auch sehr geschätzt für weite Fuhren über Land sowie bei der Armee als Zugpferd für die leichte Gebirgsartillerie. In jüngster Zeit gewinnt er zunehmend wieder an Boden in einer ökologisch ausgerichteten Forstwirtschaft im Zusammenhang mit dem „Dauerwaldgedanken" und einer schonenderen Bearbeitung des Bodens. Zunehmend beliebter wird er wegen seiner Umgänglichkeit auch für den Freizeitsport, für Wanderritte und -fahrten.

EXTERIEUR:

Die Exterieurpoints des Nordschweden weisen ihm eine Mittelstellung zwischen leichtem Kaltblut und schwerem Warmblut beziehungsweise der alten, ihm zugrunde liegenden Klepperrasse zu.

Der Kopf, mittelgroß, ist hübsch, selten unedel, mit geradem Profil und breiter Stirn, freundlichen Augen und kurzen, ponyhaften, weit gestellten Ohren. Die Ganaschen können gelegentlich etwas stark ausgeprägt sein. Allgemein ist der Hals gut aufgesetzt, kräftig bemuskelt, mit breiter Basis. Der Körper ist relativ lang, tief, ein wenig „walzenförmig", mit eingesatteltem Rücken, so daß er trotz guter Bemuskelung oft etwas weich wirkt. Die gepackte Schulter ist nicht sehr schräg gelagert, der Widerrist nur mäßig ausgeprägt. Die Kruppe, muskulös, schräg, ja abgeschlagen wirkend, hat nur eine mäßige Länge. Der Schweif ist tief angesetzt. Durch die bedeutende Gurttiefe wirkt das Pferd kurzbeinig. Das Fundament, im Verhältnis zur Größe grob, mit kurzen, breiten Röhren, zeigt trockene, gut markierte Sehnen und kräftige Gelenke. Die vorzüglich geformten, eher großen Hufe bestehen aus dunklem, zähem Horn. Es ist ein, allerdings nur mäßiger, Behang vorhanden. Im Winter wird ein dicker, langer Pelz mit dichter Unterwolle entwickelt. Ebenso kommt es dann zu einer starken Geißbartbildung. Das reich ausgebildete Langhaar ist lockig.

Als die gewöhnlichsten Farben der Nordschwedischen Rasse finden sich ein normales Braun sowie Nuancen nach Dunkel- und Schwarzbraun, auch Rappen. Dazu kommen die für die Rasse typischen Falbfärbungen vom normalen Gelb-, Braun- über Fuchs- und Mausfalben. Füchse oder Schimmel sind selten. Abzeichen fehlen in der Regel völlig.

Die durchschnittliche Widerristhöhe der Hengste beträgt 158 cm, die der Stuten 154 cm Stockmaß.

MECHANIK:

In seiner Gängigkeit erinnert der Nordschwede eher an ein Warmblut- als ein Kaltblutpferd, fraglos Erbteil seiner Norfolk-Trotter-Vorfahren. Diese Eigenschaft ist durch die seit den zwanziger Jahren des 20. Jahrhunderts durchgeführte Selektion noch wesentlich verbessert worden, vor allem auch hinsichtlich der Korrektheit. Trab und Schritt zeichnen sich durch Energie, kräftigen Impuls von hinten und Raumgriff sowie eine hohe Trittsicherheit in kupiertem Gelände aus.

ZUCHT:

Die Nordschwedische Rasse ist, wie der Name sagt, vor allem im Norden Schwedens zu Hause, dazu in den großen Forstgebieten des übrigen Landes. Aufgrund ihrer Genügsamkeit gedeiht sie im Gegensatz zu dem in Mittel- und Südschweden gezüchteten Ardenner und dem Warmblüter auch auf kargem Boden.

Seitens des Staates hat man, namentlich seit der Jahrhundertwende, viel für die Zucht getan. Dazu lesen wir in *V. Stang/D. Wirth* TIERHEILKUNDE UND TIERZUCHT (Band 9, Berlin/Wien 1931) in dem Beitrag „Schweden – Tierzuchtverhältnisse" von *E. Th. Nyström:* „Zur Hebung der einheimischen Hengsterzeugung wurde 1903 durch Zusammenwirken von vier Landwirtschaftskammern (Jämtland, Kopparberg, Västernorrland und Gävleborg, Anm. d. Verf.) eine Hengstaufzuchtanstalt angelegt, wozu die königliche Domäne Wången zur Verfügung gestellt wurde. Ein besonderer Ausschuß kauft jährlich

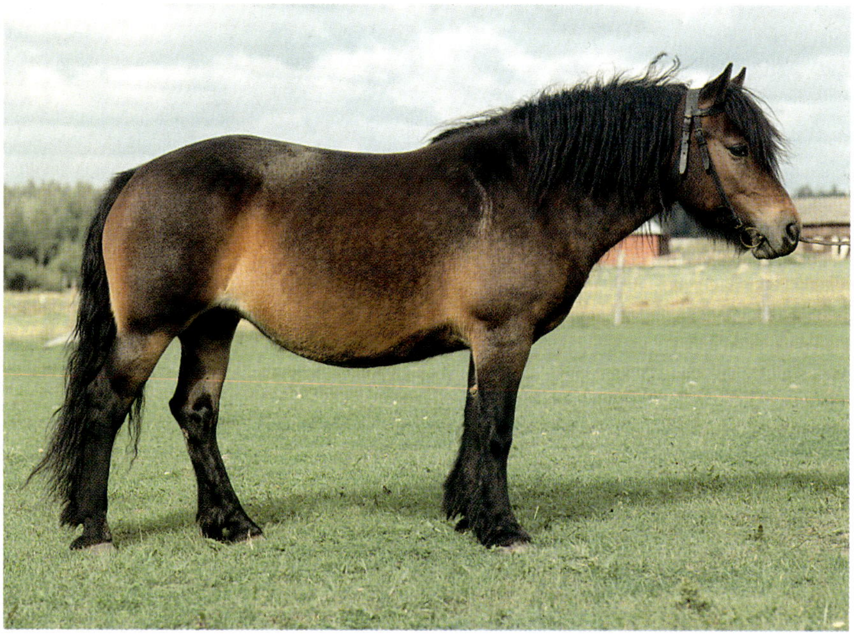

Deutlich vom Døle-Pferd beeinflußte Nordschwedische Stute

ungefähr 20 Hengstfohlen Nordschwedischer Rasse auf, die auf den umfangreichen Weiden dieser Anstalt aufgezogen und im Alter von vier Jahren nach Besichtigung des zuständigen Prämiierungsausschusses auf öffentlicher Auktion abgegeben werden."

Zeitweilig bestanden noch weitere Hengstaufzuchtanstalten in Norenberg, in Värmland, und bei der Landbauschule in Umeå. Letztgenannte Anstalt war ursprünglich 1915 von der Landwirtschaftskammer Västerbotten in Strömbeck eingerichtet worden, ehe sie nach Umeå verlegt wurde. Wången, etwa 50 km nordwestlich Östersund in der Gemeinde Alsen gelegen, besteht, stark eingeschränkt, bis heute. Im ANNONSBLADET TILL ALLGEMEN TIDSKRIFT FÖR LANTMÄN (Nr. 24 vom 16. Juni 1995) lesen wir, daß die Anstalt seither außer der Aufzuchtanstalt ein Fahr- und Ausbildungszentrum beherbergt, wofür Pläne bereits seit den fünfziger Jahren bestanden, ebenso wie in Strömsholm und Flyinge, das von LRF (dem Schwedischen Reichsbauernverband), ATG (der obersten Behörde für Trab- und Galopprennen) etc. ökonomische und ideelle Unterstützung erfährt.

Seit etwa 1900 wird die Nordschwedische Zucht mehr oder weniger als Reinzucht betrieben. 1909 erschien der erste Band des RASSTAMBOK FÖR NORDSVENSKA HÄSTAR, herausgegeben von *Professor Wilhelm Hallander* in Wången. Seit 1924 wird die Zucht betreut durch den Zuchtverband für das Nordschwedische Pferd (Föreningen Nordsvenska Hästen) mit Sitz in Enebyberg. Seit der Gründung des Dachverbandes „Svenska Hästavelsförbund" (SH, Swedish Horse Board) 1986 ist der Nordschwedische Verband dieser Organisation angeschlossen.

Es werden jährlich etwa 1000 Nordschwedische Stuten von 120 Hengsten gedeckt.

GESCHICHTE:
In Schweden (oder besser: in ganz Skandinavien) hat es seit „ewigen" Zeiten eine heimische Landrasse gegeben, über deren früheres Schicksal allerdings erstaunlicherweise wenig in der Literatur zu finden ist. Daß es sich dabei um ein verhältnismäßig kleines, im Kleppertyp stehendes Pferd gehandelt hat, ziemlich leicht, hart, genügsam und von außerordentlicher Leistungsfähigkeit, geht jedoch aus den vorhandenen Überlieferungen hervor. Eine ihrer bekanntesten Eigenschaften war die große Langlebigkeit der Rasse. Die letzten Überreste dieser Landrasse finden sich heute auf schwedischem Boden auf Gotland im Russ, in Norwegen im Nordlands-Lyngspferd, und, wenn man so will, auf Island im „emigrierten" Islandpferd.

Es lag in der Natur eines so langgestreckten, weiten Landes wie Schweden mit seinen wechselnden landschaftlichen Gegebenheiten, daß sich dort schon früh verschiedene Lokalrassen herausbildeten, wie zum Beispiel das Helsinge-, Jämtlands-, Ångermanlands- und das Norrlands-Pferd. Die Repräsentanten dieser verschiedenen Schläge einer und derselben Rasse variierten in Typ und anderen Eigenschaften und haben zur Entstehung des Nordschweden ebenso wie zu der des Warmbluts ihren Anteil beigesteuert, sind selbst jedoch alle lange ausgestorben. Ebenso war es in den Nachbarländern Norwegen und Finnland, in denen es auch seit vielen Jahrhunderten autochthone lokale Schläge und Rassen im Kleppertyp gegeben hat, aus denen sich die heutigen Rassen entwickelt haben (wie das Vestlands- oder Fjordpferd und das Østlands- oder Døle-Pferd in Norwegen resp. das Finnische „Universal"-Pferd in Finnland).

Die schwedische Landrasse, der direkte Vorläufer des heutigen Nordschweden, ist schon seit alter Zeit von dem norwegischen Døle-Pferd oder, wie man es früher nannte, dem Gudbrandsdaler beeinflußt worden und umgekehrt. Seit Jahrhunderten wurde ein lebhafter Pferdehandel zwischen Norwegen und Schweden betrieben, wobei die schwedische Provinz Jämtland seit jeher das Hauptdurchgangsland für den Warenaustausch zwischen Schweden und Norwegen, zwischen Bottenhavet im Osten und den Fjordküsten im norwegischen Trøndelagen, darstellte. Hier verlief einer der ältesten Handelswege des Nordens und ungezählte Pferdehufe haben diesen langen Weg ausgetreten. Von und nach den Märkten in Levanger und Trøndhjem strömten lange Kolonnen von Pferdefuhrwerken mit Hunderten von Lasten an Handelswaren. Die jämtländischen Pferdehändler trieben zahllose Pferde von Norwegen heimwärts. Von Jämtland führte man dann diese Pferde nach Osten, nach Ångermanland und Medelpad, oder nach Süden, nach Helsingeland, auf die Märkte in Falun, Hedemora, Uppsala und Stockholm. Die schwedische Pferdezucht erlebte in jener Zeit ein ähnlich wechselvolles Schicksal wie die Zuchten in den übrigen europäischen Kulturländern. Die Auswirkungen der wechselnden Moderichtungen und -strömungen, die die Pferdezuchten in Europa beeinflußten, waren auch in Schweden festzustellen.

Bereits eingangs haben wir gesehen, daß das schwedische Landpferd, das den Grundstock für die Nordschwedische Zucht bildete, in eine Reihe lokaler Schläge aufgesplittert war, deren Vertreter stark in Typ und anderen Eigenschaften voneinander abwichen. Während nahezu des gesamten 19. Jahrhunderts herrschte in Schweden eine wahre Kreuzungsmanie, ehe man sich auf die Möglichkeit einer Reinzucht besann: „In kaum einem anderen europäischen Land hat man die heimische, nationale Pferderasse so völlig ‚rasiert' wie in dem unseren!" (*Professor Sven Dyrendahl* in DEN SVENSKA HÄSTEN I ARBETE OCH SPORT).

In der ersten Hälfte des 19. Jahrhunderts verbreitete sich als Nachwirkung der großen Erfolge der englischen Reiterei am Ende der Kriege gegen Napoleon allenthalben das Vollblut als – nach Meinung der meisten Hippologen der Zeit – der nie fehlende, ideale Veredler für alle Rassen. Dieses Streben nach „Veredlung" aller bodenständigen Rassen durch Kreuzung, in diesem Fall mit Vollblut, brach sich bald auch in Skandinavien Bahn. Als ein berühmtes Beispiel dafür kann man den Vollblut-Hengst *Odin* nennen, der 1834 nach Norwegen kam und über seinen Enkel *Vejkle Balder Nr. 4* einer der wichtigsten Stammväter der heutigen Døle-Rasse wurde.

Auch in Schweden stationierte man zwischen 1830 und 1840 von dem Staatsgestüt Strömsholm aus edle Hengste bei Bauern in verschiedenen Orten, unter anderem in Jämtland. Diese Strömsholmer Hengste wurden in den vierziger Jahren dann durch edle, hoch im Blut stehende, sogenannte „Schwadronshengste" ersetzt, die die berittenen Truppenteile für die Landeszucht zur Verfügung halten sollten, um eine ausreichende Remonteproduktion zu gewährleisten. Auf diese Weise war die schwedische Pferdezucht im ganzen Land um die Mitte des 19. Jahrhunderts in Richtung Halbblut beeinflußt. Die Absicht war ganz klar darauf gerichtet, Pferde zu züchten, die sich besser als Remonten für die Armee eigneten als das unveredelte Landpferd. Bald genug jedoch begannen die Bauern des Nordens negativ auf diese Veredlungskreuzungen zu reagieren, obgleich sie sicher in mancher Beziehung das Landpferd „verschönert" hatten, während sie es andererseits jedoch seiner Brauchbarkeit für die Arbeit im Forst und auf dem Acker beraubten. Die veredelten Kreuzungsprodukte blieben zu leicht, zu feinknochig und zu nervig, um die allgemeine Gunst der Bauern zu erringen. Bei einer eigens von der jämtländischen Landwirtschaftskammer einberufenen Versammlung sprach sich die Mehrzahl der Bauern gegen die Ergebnisse der Kreuzungsexperimente aus und meinte bereits damals, daß die einzig geeignete Pferderasse für eine Einkreuzung in die heimische Landrasse das norwegische Gudbrandsdal-Pferd sei.

In der Folgezeit kam es jedoch zunächst einmal zu einem völlig anderen Trend in der Pferdezucht Schwedens. Etwa seit der Mitte des Jahrhunderts setzte auch hier eine Intensivierung und Rationalisierung der Landwirtschaft ein. Effektivere, jedoch zugleich schwerere Maschinen für die Tiefkultur und den Hackfruchtanbau wurden konstruiert. Diese neuen Maschinen erforderten stärkere, größere Pferde, die mehr Gewicht ins Geschirr legen konnten als die bodenständigen Klepper. Ab 1850 begann auch eine Intensivierung der Forstwirtschaft, außer der Rückearbeit erforderte der Abtransport des Holzes aus den Forsten große, starke Pferde. Um diesen neuen Anforderungen genügen zu können, begann man sich auf dem Kontinent nach geeigneten Pferderassen für eine Einkreuzung in die leichte heimische Landrasse umzusehen.

In der zweiten Hälfte des Jahrhunderts begann die „goldene Zeit" der schweren Rassen, oder sagen wir lieber die „Goldgräberzeit" der Pferdehändler, die Europa nach schweren Pferden durchstreiften, um sie den schwedischen Bauern zu verkaufen, die zunächst alles akzeptierten, was man ihnen anbot, wenn es nur schwer und fremd genug war. Die Händler wollten nur ihr Bestes, nämlich ihr Geld! Man importierte eine Rasse nach der anderen und kreuzte planlos mit den heimischen Stuten – Clydesdales aus Schottland, Percherons aus Frankreich, Pinzgauer aus Österreich, Ardenner aus Belgien. Die schweren Hengste überschwemmten die besten Zuchtdistrikte, und die wertvollsten Zuchtstuten gingen zu den fremden Hengsten, die der Allgemeinheit durch ihre Masse und Größe imponierten. Es ist bemerkenswert, daß nicht nur die Händler für diese Kreuzungen Reklame machten, sondern daß auch die Körkommissionen sie hoch prämiierten, während sie die einheimischen Hengste zur Seite stießen. Das ging so weit, daß erstklassige Hengste der eigenen Rasse kastriert wurden, um fremdblütigen Platz zu machen.

In seiner Einleitung zum ersten Band des Nordschwedischen Gestütbuches beschreibt der Herausgeber, *Professor Wilhelm Hallander*, den Fall einer jämtländischen Elitestute, die nicht weniger als 19 Fohlen brachte, davon 18 Kreuzungsprodukte und nur ein reinrassiges Fohlen. Zu jener Zeit sah man Reinzucht als reine Zeitverschwendung an. Kreuzung war auf alle Fahnen geschrieben . . .

Kurz nach der Jahrhundertwende wurden die von *Gregor Mendel* (1822–1884) entdeckten Vererbungsgesetze allgemein bekannt. Und plötzlich hatte man eine Erklärung dafür, warum so viele der Kreuzungsprodukte zwar gute Gebrauchspferde waren, aber in der Zucht völlig versagten und nichts als Rückschläge brachten. Alle guten Eigenschaften der heimischen Rasse gingen verloren im Austausch gegen eine Reihe von unerwünschten Anlagen wie Temperamentsmängel, mangelnde Zugfestigkeit, Trägheit, Verlust der Trittsi-

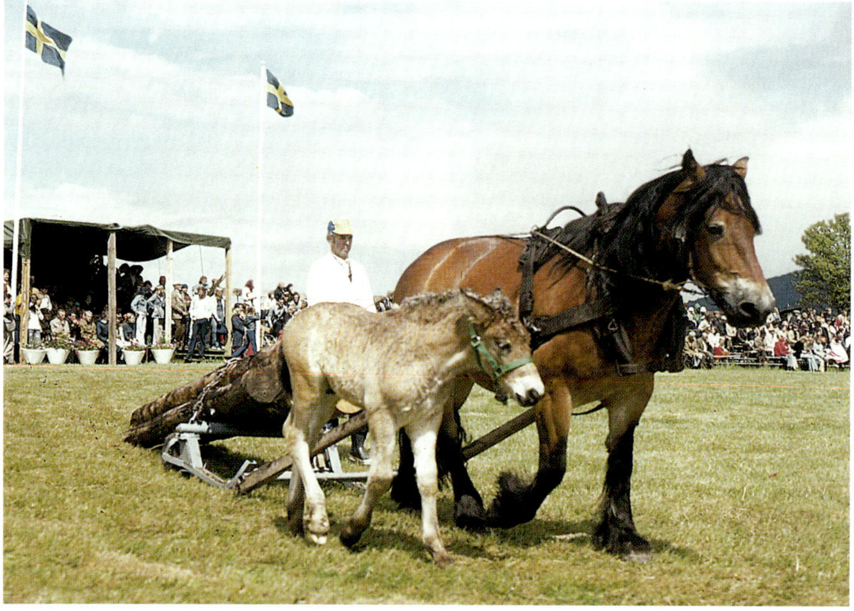

Vornehmlich bei der Forstarbeit bewährt sich der Nordschwede, wie diese Nordschwedische Stute (mit Fohlen bei Fuß) bei einer Rückedemonstration auf der Landwirtschaftsausstellung in Elmia bei Jönköping beweist.

cherheit, aber auch Hufknorpelverknöcherung, Kreuzlahmheit und andere Erbkrankheiten, die sich rapide ausbreiteten. Wenn diese planlose Kreuzungszucht noch lange so fortgegangen wäre und ihr Zerstörungswerk fortgesetzt hätte, so wäre die schwedische Landrasse bald verschwunden und vergessen worden. Erstaunlicherweise waren es nicht die Funktionäre, das heißt die Mitglieder der Kör- und Prämiierungskommissionen, und auch nicht die Landwirtschaftskammern, noch auch die Züchter und Halter der Pferde, sondern die Veterinäre, die Alarm schlugen. Ab 1894 begann auf ihre Vorstellungen hin als erste die Süd-Dalarnasche Landwirtschaftskammer „die Notbremse zu ziehen“. An die Spitze der Anti-Kreuzungs- und Pro-Reinzuchtpolitik setzte sich der Distriktsveterinär und spätere Professor Wilhelm Hallander. Er errichtete Dämme gegen die wilde Kreuzungsflut, und in der von ihm erarbeiteten Körordnung von 1900 findet sich zum erstenmal die Bezeichnung „Nordschwedisches Pferd“.

Für die Zuchtarbeit „draußen im Feld“ haben in Schweden seit langem die Pferdezuchtvereine eine große Bedeutung gehabt. Der früheste Verein zur Förderung der Pferdezucht in ganz Norrland dürfte die in den dreißiger Jahren des 19. Jahrhunderts wirkende „Patriotiska Föreningens Provinsialförening i Jämtland“ gewesen sein. Dieser Verband versuchte bereits damals, das Norrlandpferd in seiner ursprünglichen Form wiederherzustellen. Alle anderen Pferdezuchtvereine entstanden wesentlich später. Die „Föreningen Södra Dalarnas Hästvänner“ begann ihre Arbeit 1894. Zahlreiche andere folgten, so „Ås-Rödöns Hästavelsförening“ und „Ovikens Hästavelsförening“ in Jämtland, „Boteåortens Hästavelsförening“ in Ångermanland, „Fryksdalens Hingstförening“ in Värmland und „Flarken“ in Västerbotten . . .

Obgleich bereits seit der Jahrhundertwende eine systematische Nordschwedische Zucht betrieben wurde, dauerte es doch noch bis 1923, daß der Gedanke an einen reichsübergreifenden Zuchtverband reifte, der die Zuchtarbeit und ihre Richtlinien vereinheitlichen sollte. Äußerlicher Anlaß dafür war die kunterbunte Mischung Nordschwedischer Pferde, die bei dem Landwirtschaftstreffen 1923 in Gothenburg aufeinandertrafen. Das Bild, das die ausgestellten Pferde boten, war vor allem das einer völligen Uneinheitlichkeit innerhalb derselben Rasse. Da fanden sich alle möglichen Typen, von dem kleinen, fast ponyhaftigen, ursprünglichen Klepper bis zu großen, wenig rassetypischen, schweren Individuen, unter demselben Namen „Nordschweden“ zusammen.

Die treibende Kraft, die Gründung einer allgemeinen Nordschwedischen Pferdezuchtorganisation zu verwirklichen, war der Vorsitzende der Körkommission in Värmland, der Kreistierarzt *Gustaf Kjellgren*. Tatsächlich glückte ihm diese Gründung 1924 auf Anhieb bei einer von zahlreichen interessierten Züchtern besuchten Versammlung in Östersund. Ziel des übergreifenden Zuchtverbandes sollte die Entwicklung und Vereinheitlichung der Rasse sein, bei gleichzeitiger Erhaltung der guten Rasseeigenschaften. Dies sollte erreicht werden durch zentrale Hengstausstellungen nach dem Muster der von der Døle-Zucht veranstalteten Schauen im norwegischen Lillehammer. In der Folge veranstaltete der neugegründete Verband landesweit beschickte Ausstellungen in Östersund in den Jahren 1927, 1930, 1934 und 1938 sowie bei der Landwirtschaftswoche 1943 in Stockholm. Nachdem diese Ausstellungstätigkeit durch den Krieg unterbrochen worden war, gelang es erst ab 1949 wieder, an sie anzuknüpfen. Ende der fünfziger Jahre ging man von der reinen Exterieurschau ab und veranstaltete statt dessen Schauen mit dem Hauptgewicht auf der Zugleistungsprüfung, die größtes Publikumsinteresse auf sich zogen. So zählte man bei der Reichslandwirtschaftsschau 1959 aus diesem Anlaß etwa 25 000 Zuschauer.

Seit eine geregelte Nordschwedische Zucht besteht, haben Brustbreite und -umfang sowie Muskelfülle und Knochenstärke wesentlich zugenommen. Eine gewisse Verstärkung und auch Größenzunahme war erwünscht, doch hat man sich bemüht, sie nicht auf Kosten der guten Interieureigenschaften und des Gangvermögens der Rasse zu erreichen.

Wie alle Arbeitspferderassen war auch die Nordschwedische nach dem Zweiten Weltkrieg infolge der sich in jeden Winkel ausbreitenden totalen Motorisierung von einem starken Rückgang betroffen. Während 1936 etwa 13 000 Stuten von 380 Hengsten

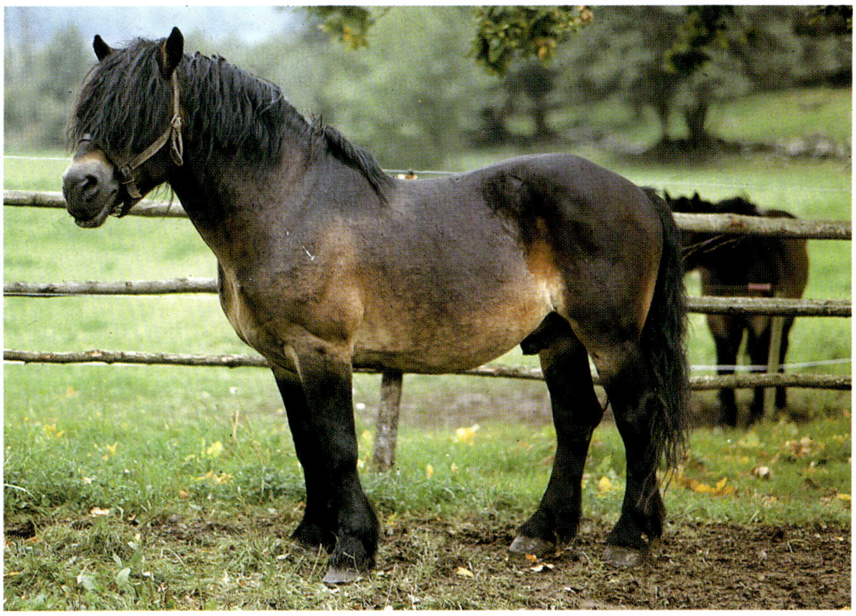

Am häufigsten in der Nordschwedischen Rasse ist die dunkelbraune und braune Farbe.

gedeckt wurden, waren es schon 1946 nur noch 7000 Stuten (345 Hengste) und 1956 4500 Stuten (180 Hengste). 1997 ist die Zahl auf knapp 1000 Stuten und 120 Hengste zurückgegangen. Dennoch „zeichnet sich ein Silberstreif am Horizont ab". Unter der Überschrift „Das Pferd ist zurückgekehrt in die Landwirtschaft" (Hästen tillbaka i lantbruket) schreibt *Annika Karlbom* in der schwedischen Zeitschrift RIDSPORT (Trosa, Heft 2/1997) über eine Maßnahme des Schwedischen Bauernverbandes: „Das Pferd ist in die schwedische Landwirtschaft zurückgekehrt: Nachdem man das Pferd über mehrere Jahrzehnte nur als einen Hemmschuh für ihren Fortschritt angesehen hatte, betrachtet man es heute wieder als einen ernstzunehmenden Partner der Landwirtschaft; von tatsächlich so großer Bedeutung, daß der ‚Schwedische Reichsbauernverband' (LRF – Lantbrukarnas Riksförbund) einen eigenen ‚Pferdebeauftragten' (Hästombudsman) angestellt hat, der sich ausschließlich mit Pferdefragen befassen soll. Sein Name ist Bo Slättsjö . . .

Ende des Zweiten Weltkrieges gab es in Schweden 600 000 Pferde. Die meisten fanden in der Landwirtschaft Verwendung. 30 Jahre später war ihre Zahl auf 70 000 gesunken. Nach diesem absoluten Tiefpunkt begann ihre Zahl wieder zuzunehmen. Heute beträgt die Zahl der Pferde in Schweden wieder ca. 200 000. Von ihnen findet sich etwa die Hälfte in landwirtschaftlichen Betrieben, bisher meist zur Zucht oder als Reitpferde. Tatsächlich jedoch ist das Pferd, das seit den sechziger Jahren als unnütz aus der Obhut der Landwirtschaftspolitik entlassen worden war, jetzt erst dabei, zu seiner ursprünglichen Aufgabe in die Landwirtschaft zurückzukehren . . . Kurz zusammengefaßt soll der neue ‚Pferdebeauftragte' darüber wachen, daß das Pferd in der schwedischen Landwirtschaftspolitik nicht wieder ‚ins Abseits' gerät . . .

‚In den sechziger Jahren wurde das Pferd aus der Landwirtschaftspolitik verdrängt. Nun sind wir wieder da.' Die Pferde haben erneut ‚die Arena betreten'. Dabei denkt Slättsjö an die neuen EU-Zuschüsse für die Grünlandwirtschaft.

‚Bisher hat die Regierung dazu noch keine Einzelheiten vorgelegt. Aber in groben Zügen kann die Pferdehaltung in der Landwirtschaft zukünftig mit etwa 60 Millionen SEK an Zuschüssen pro Jahr von der EU für die Grünlandwirtschaft, also für Pferdeweiden und Heu- bzw. Silagewerbung rechnen. Einen entsprechenden Betrag bezahlt die EU bereits an die Landwirtschaft für den Anbau von Futtergetreide. Es gilt, die Politiker zu überzeugen, daß zum Beispiel der Reitsport (in Schweden von allen Sportarten nach Fußball der mitgliederstärkste Sport überhaupt, Anm. d. Übers.), aber auch alles andere, was mit Pferdehaltung, -zucht etc. zu tun hat, einen Wirtschaftszweig umfaßt, der sehr vielen Menschen Arbeit gibt. Auf diesem Sektor besteht eine ungeheure Vielseitigkeit und Breite'."

SCHWEDISCHER TRABER, NORDSCHWEDISCHER TRABER

Siehe Kaltbluttraber, Norwegen

SCHWEDEN-ARDENNER

Siehe Ardenner, Belgien

PONYZUCHTEN

GOTLAND-PONY

Russ

TYP, INTERIEUR, VERWENDUNG: Die autochthone Pferderasse der schwedischen Insel Gotland ist das „Russ" (Roß). Die Gotländer nennen es meist nur kurz „Russ", aber auch „Skogsruss" (Waldroß), „Skogshäst" (Waldpferd), „Skogsbagge" (Waldbock) oder nur „Bagge" (Bock).

Das Russ ist ein recht harmonischer, mittelgroßer, genügsamer, robuster Ponytyp von eiserner Konstitution, extremer Ausdauer und Härte. Berühmt sind seine Langlebigkeit und Fruchtbarkeit: Fünfundzwanzigjährige oder ältere Stuten, die seit ihrem dritten Lebensjahr ununterbrochen jedes Jahr ein Fohlen gebracht haben, sind nicht selten.

Typmäßig steht der Gotland-Pony den britischen Mountain- und Moor-

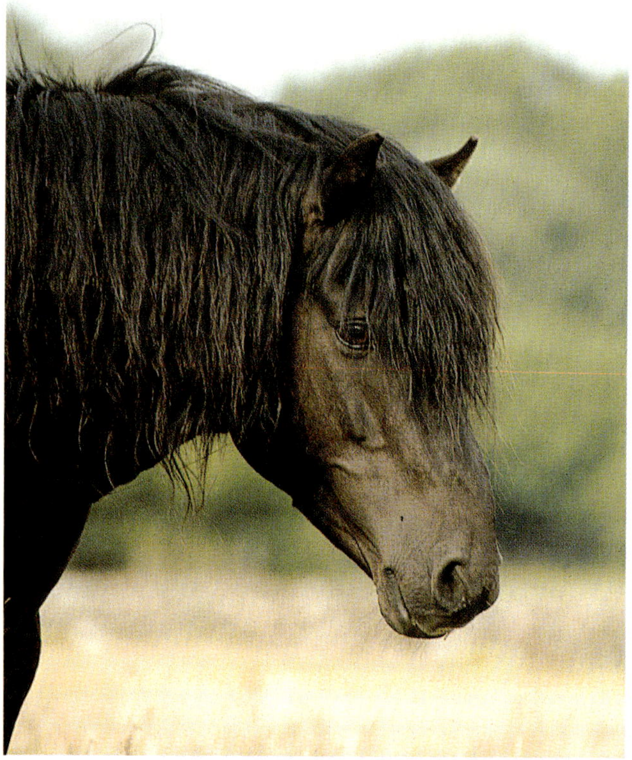

Das Russ ist, da relativ unverkreuzt, vermutlich der der ursprünglichen skandinavischen Landrasse am nächsten stehende Pferdetyp.

Ponies (etwa dem Dartmoor- oder Exmoor-Pony) nahe. Er war seit vor- und frühgeschichtlicher Zeit das Reit- und Zugpferd der Inselbewohner. Noch heute dient er ihm für leichte Spanndienste auf den Höfen. Wegen seines gutartigen und frommen Charakters und seines energischen, ja feurigen Temperaments ist er ein beliebter und begehrter Kinderpony für alle reitsportlichen Disziplinen.

Allerdings geht leider, jedenfalls in Schweden, die Bedeutung des Russ als Reitpony wegen seiner mangelnden Größe etwas zurück. Die Kinder entwachsen ihm allzu rasch für eine kontinuierliche Nutzung im Reitsport. Dagegen nimmt seine Verwendung für den ebenfalls von Kindern betriebenen Pony-Trabrennsport ständig zu. Auf den meisten großen Trabrennbahnen des Landes werden auch Pony-Trabrennen gefahren, so in Solvalla, Mantorp und Skrubbs bei Visby (Gotland). Daneben gibt es auch einige nur den Ponies vorbehaltene Bahnen, zum Beispiel Tomelilla, Hjularp und Växjö. Seitens ATG, der obersten schwedischen Trabrennsportbehörde, betrachtet man den Ponysport gewissermaßen als Vorschule für den in Schweden äußerst populären eigentlichen Trabrennsport und subventioniert ihn auch entsprechend.

EXTERIEUR:
Der relativ lange Kopf des Gotland-Ponys ist typisch ponyhaftig, mit geradem Profil, breiter Stirn, großen, lebhaften, weit auseinanderstehenden Augen und kurzen Ohren. Der Hals ist nicht selten etwas tief angesetzt, dabei dick und gelegentlich kurz. Der früher oft lange, weiche Rücken ist durch strenge Selektion fast völlig verschwunden. Die Schulter, in der Regel schräg gelagert, weist eine gute Länge auf. Die Brust ist breit und tief, die Kruppe muskulös, doch ausgesprochen kurz, abgeschlagen, mit tiefem Schweifansatz. Die recht feinen, nicht immer korrekt gestellten Gliedmaßen (vorn Tendenz zu Zehenweite, hinten zu Säbelbeinigkeit, Kuhhessigkeit) besitzen eine trockene Textur und klar markierte Sehnen und Gelenke. Die außerordentlich harten Hufe bedürfen nur in Ausnahmefällen eines Beschlages. Die Kastanien sind wenig ausgebildet und fehlen oft gänzlich an den Hintergliedmaßen. Das Winterfell ist dicht mit reichlicher Unterwolle, das Sommerfell relativ fein. Das Langhaar ist kräftig ausgebildet, ein Behang dagegen kaum.

An Farben finden sich etwa 40 Prozent Braune und Dunkelbraune, 40 Prozent Rappen, 11 Prozent Füchse, 6 Prozent Falben und je 1 Prozent Isabellen, Schimmel und Schecken. Weiße Abzeichen sind recht selten und bei den Russ-Züchtern im allgemeinen auch nicht beliebt. Allerdings sucht der Sport Ponies mit abweichenden Farben. Die Widerristhöhe variiert von 110 bis 130 cm Stockmaß, größere Ponies gelten als nicht rassetypisch.

MECHANIK:
Drei vorzügliche Grundgangarten zeichnen das Russ aus. Vor allem der Trab ist oft brillant und räumend und wird vielfach in Pony-Trabrennen ausgenutzt. Der Kilometerrekord liegt derzeit bei 1 : 45 Minute. Die Springanlagen sind sowohl hinsichtlich Vermögen wie Beintechnik hervorragend.

ZUCHT:
Die Heimat des Gotland-Ponys ist die etwa 140 km^2 umfassende Insel Gotland im östlichen Teil der Ostsee (zwischen Schweden und Lettland), etwa 90 km von der Ostküste des schwedischen Festlands entfernt, der Provinz Småland vorgelagert.

Gotland ruht auf einem Silurkalksockel, der auf etwa einem Viertel der Insel – vor allem im Norden – offen zutage tritt. Etwa ein Drittel der Inseloberfläche besteht aus natürlichem Grünland, Weiden und Wiesen. Entsprechend hoch ist der Anteil der Weidewirtschaft an der Landwirtschaft. Zwei Fünftel Gotlands sind waldbestanden, zum großen Teil mit Krüppelkiefern.

Die Haltung der autochthonen Ponies erfolgt bis heute noch teils in halbwilden Herden, deren wichtigste und größte die auf Lojst Hajd (gotländische Schreibweise), einem Waldheidegebiet etwa in der Mitte der Insel, ist.

Die Russ-Population in Schweden beläuft sich auf 800–1000 eingetragene Stuten und 120–150 Hengste. Etwa ein Viertel der Zucht ist auf Gotland konzentriert. Dazu lesen wir in einem Aufsatz von *Pernilla Hägg* unter der Überschrift „Russen på Lojsta Hed – ett Kulturarv" (Das Russ auf der Heide von Lojsta – ein Kulturerbe) in der Zeitschrift RIDSPORT (1/1997): „Seit undenklichen Zeiten findet sich die Russ-Herde auf Lojsta

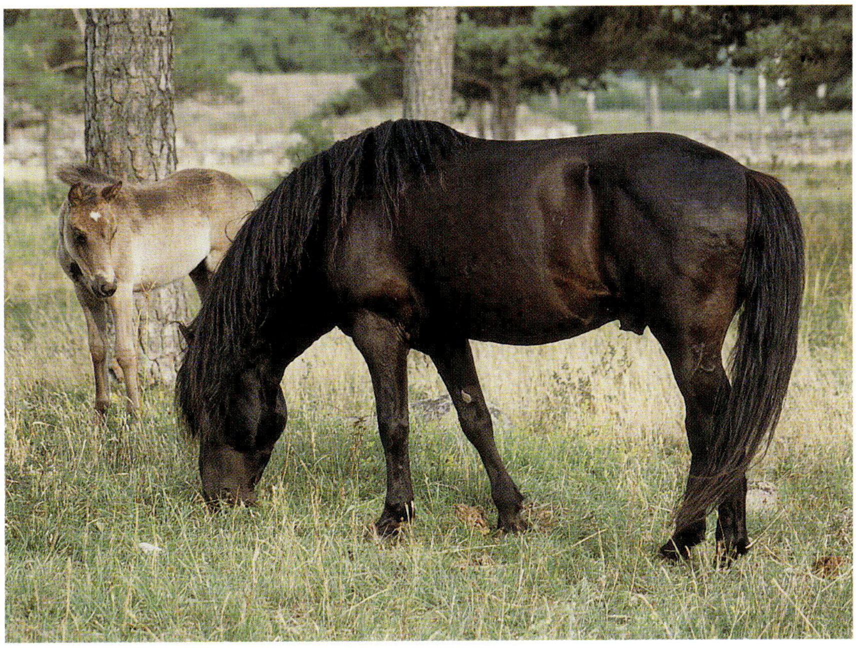

Der Hauptbeschäler auf der Sommerweide auf Lojst Hajd, Gotland

Hed (schwedische Schreibweise, Anm. d. Verf.), einem etwa 600 Hektar umfassenden Naturreservat. Die Herde zählt etwa 50 bis 60 oder mehr Fohlenstuten sowie deren Fohlen. Die Anzahl schwankt stark, je nach Jahreszeit. Im Winter, nach dem Absetzen der Fohlen, ist sie am niedrigsten. 1996 war die Fohlenzahl besonders hoch: 41 Fohlen stellten einen Rekord dar, den es seit vielen Jahren nicht gegeben hatte.

Seit Jahrhunderten gehören die Russ gewissermaßen als ‚Ahnenerbe' einer Reihe von in Gerum, Lojsta und Fardhem ansässigen Familien. Außerdem besitzt die gotländische Landwirtschaftskammer (‚Gotlands Läns Hushållningsselskap') eine Anzahl Ponies. Das lichte mit Kiefern bestandene Gelände der Waldheide ist in je eine Sommer-, Herbst- und Winterweide unterteilt, die wechselweise begrast werden. (Dadurch wird, abgesehen von der Winterweide, eine Überweidung, wie in anderen Ponyreservaten, weitgehend vermieden, Anm. d. Verf.)."

Etwa um den 10. Juni wird der Hengst in die Herde gelassen und gleichzeitig die Ponies auf die etwa 200 Hektar große Sommerweide umgeweidet. Am letzten Wochenende im Juli findet im Rahmen eines großen Volksfestes die große Prämienschau der Jährlinge, Zwei- und Dreijährigen auf Lojst Hajd statt, an der auch zahlreiche „zahme" Ponies teilnehmen. Im Anschluß an die Prämienschau weidet der Forstaufseher die Herde sukzessive, in kleinen Gruppen, auf die 300 Hektar große Herbstweide um. Die Herbstweide mit ihrem recht dichten Busch- und Baumbestand ist derjenige der drei Weidegründe, in dem es am schwierigsten ist, die sehr scheue Herde aufzuspüren.

Im November werden die Ponies erneut, nun auf die nur etwa 100 Hektar große Winterweide, umgeweidet. Am zweiten Sonnabend im November werden die Fohlen abgesetzt und aus der Herde entfernt. Gleichzeitig erhalten sie ihre Lebensnummer mittels Kaltbrand auf der rechten Halsseite. Im Frühjahr werden die Ponies entwurmt, und zweimal im Jahr werden allen Ponies die Hufe ausgewirkt, einmal in der Dezembermitte und einmal Anfang Mai.

Während der Wintermonate wird den Ponies jeden zweiten Tag Heu zugefüttert, wobei sich die Besitzerfamilien bei dieser Arbeit ablösen. Die Menge der Heugaben richtet sich danach, wie kalt es ist beziehungsweise wieviel es regnet. Langandauernder Regen ist der schlimmste Feind der Ponies. Etwa um den 20. April herum beginnt der Forstaufseher in kleinen Gaben Kraftfutter zuzufüttern, hauptsächlich, um die gesamte Herde jeden Tag unter Kontrolle zu haben.

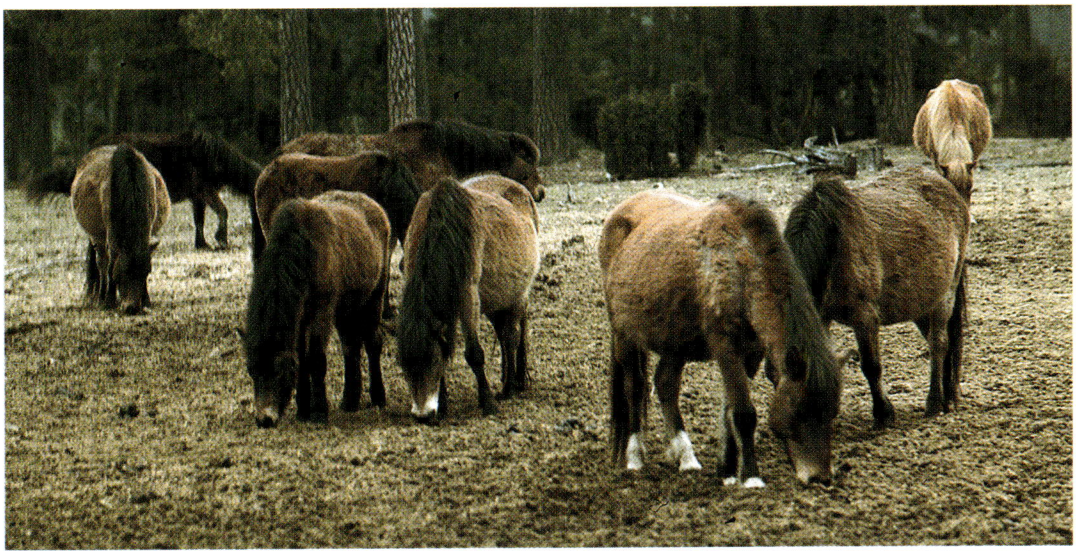

Stutenherde auf der übergrästen Winterweide auf Lojst Hajd, Gotland

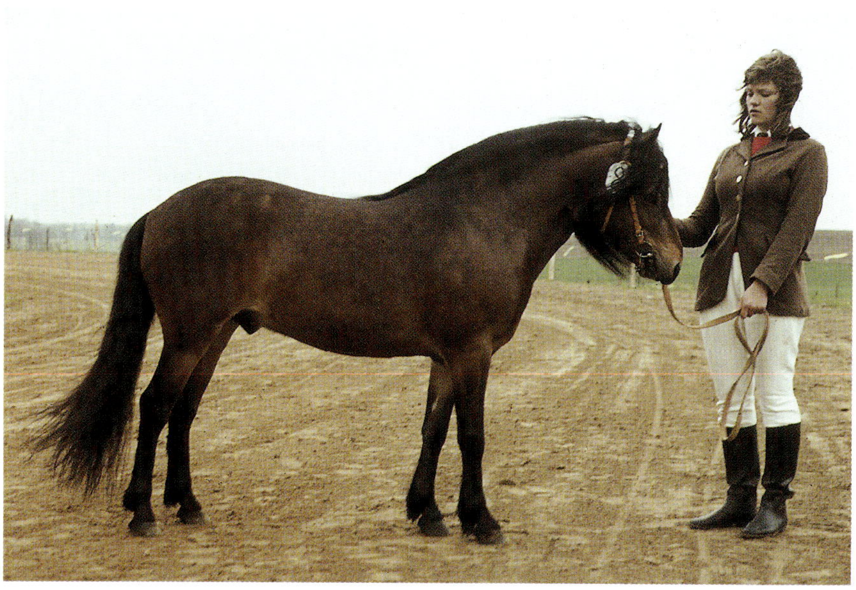

„Zahmer" Russ-Hengst

Es nähert sich dann die Abfohlperiode, und dann ist es wichtig, sämtliche Ponies so oft wie möglich zu sehen. Außerdem können die Stuten im letzten Trächtigkeitsstadium gut ein wenig mehr Futter gebrauchen.

Beim Auftrieb für die Prämiierungen, zum Auswirken sowie zum Absetzen der Fohlen werden alle Ponies in kleine Paddocks („Fållor") getrieben, jeweils in Gruppen zu dreien oder vieren. Der Auftrieb geschieht in sogenannten „Treiben" („Drev"), wie bei der Treibjagd, woran sich die Mitglieder sämtlicher Eignerfamilien beteiligen.

Vor allem auf der Herbstweide, aber auch auf der Sommerweide sieht man wenig von den Ponies. Meist halten sie sich dann zwischen Büschen und Bäumen versteckt. Am besten sieht man sie bei der Winter- beziehungsweise Frühjahrsfütterung und an den Tagen der großen Auftriebe, Anfang Mai, anläßlich der Prämienschau oder Mitte Dezember, beim Auswirken.

Die Stuten, unter denen sich eine Reihe von Hengstmüttern, Elite- und A-prämierten Stuten finden, leben und sterben auf Lojst Hajd. Nur ganz wenige von ihnen sind gelegentlich von der Heide zu irgendwelchen Ausstellungen gebracht und später dort wieder freigelassen worden.

Es gibt nicht viele Personen, die die sehr uniform gefärbten, meist braunen, dunkelbraunen oder schwarzen, einander sehr ähnlichen Ponies auseinanderkennen; es sind vor allem der Forstaufseher und seine Frau, aber viel mehr, selbst unter den Mitgliedern der Besitzerfamilien, sind es nicht. Wie einer von ihnen es ausdrückte: „Das ist angeboren, das kann man nicht lernen!" Das hat wenig mit dem Äußeren, sondern vor allem mit der Ausstrahlung und dem Temperament des einzelnen Tieres zu tun.

Ein Problem auf Gotland ist die Überalterung der Züchterschaft. Die meisten Züchter sind über 60 Jahre alt. Es fehlt der Nachwuchs. Vor allem die mittlere Generation interessiert sich leider nur wenig für die Ponyzucht.

Etwa 75 Prozent der Gotland-Ponies sind in kleineren und größeren Zuchten über ganz Mittel- und Südschweden verteilt. Hauptschwerpunkte der Zucht liegen in Skåne, Småland und Västergötland. Die Zucht wird organisiert durch „Svenska Russavelsföreningen" mit Sitz in Visby auf Gotland, die ihr eigenes Gestütbuch (Riksstambok för Russ) herausgibt. Kleinere Nachzuchten bestehen auch in einigen anderen Ländern, so in Europa (Deutschland) und in Übersee (USA, Kanada), wo sie vor allem für Pony-Trabrennen eingesetzt werden.

GESCHICHTE:

Das Russ gilt als die älteste, ihrer Urform am nächsten erhaltene Pferderasse Skandinaviens. Auf der zu Gotland gehörenden Stora Karlsö finden sich in der Höhle „Stora Förvar" Pferdeknochen aus der älteren Steinzeit. Der früheste sicher datierte archäologische Fund eines Pferdeskeletts auf dem jungsteinzeitlichen Siedlungsplatz „Vallhagar" nahe der Westküste Gotlands stammt von etwa 2200 v. Chr. Ob es sich dabei um ein zahmes, halbwildes oder Wildpferd gehandelt hat, läßt sich heute nicht mehr mit Sicherheit feststellen. Aber in Größe und Knochenbildung weicht es kaum vom rezenten Russ ab. Das Russ stellt damit wohl den Urtyp des skandinavischen Pferdes dar, wie er

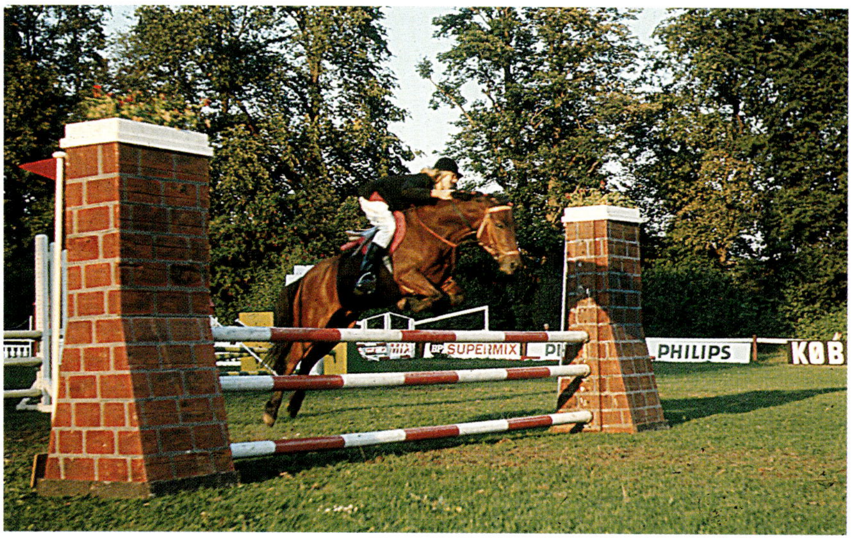

Gotland-Ponies sind durchaus beliebt im Ponyturniersport. Ponyspringen in Bernstorffs-Parken, Kopenhagen

sich sonst nur noch im Nordlands-Lyngspferd Nordnorwegens und der Lofoten erhalten hat.

Während der Eroberungszüge der normannischen Wikinger nach Osten und Südosten seit dem Beginn des 9. Jahrhunderts, bei denen sie mit ihren Drachenbooten den Flußläufen von Wolga, Don und Dnjepr in Richtung Schwarzes Meer folgten, begleitete sie ihr Pferd, das „Russ". Welche Bedeutung die Wikinger ihrem kleinen skandinavischen Pferd beimaßen, zeigt der von ihnen gewählte Name Russ für sich selbst. Aus dem Namen der Russ, die um 862–880 Nowgorod und Kiev eroberten und die dortigen Fürstentümer begründeten, leiteten sich später die Bezeichnungen „Russen" und „Russ"land ab.

Um 1020 wurde Gotland durch den norwegischen *König Olaf II.*, den Heiligen, christianisiert. Bis um die Mitte des 14. Jahrhunderts war Visby, Gotlands Hauptstadt, „Vorort", also Hauptstadt der Hanse. 1361 eroberte der dänische *König Valdemar IV.* („Atterdag") die Insel. Erst in der Regierungszeit der *Königin Christine* wurde Gotland 1645 von dem Reichskanzler *Axel Oxenstierna* für Schweden erobert. Richtige Schweden sind die Gotlänninger jedoch niemals geworden. Sie sprechen eine eigene Sprache, mit zahlreichen deutschen und dänischen Elementen durchsetzt, die von den meisten Schweden nicht verstanden wird.

Über viele Jahrhunderte lang existierte das Russ weitgehend unberührt von fremden Einflüssen in relativ großen Zahlen in halbwildem Zustand auf den Ostseeinseln Gotland und auch Öland (wo das noch im 19. Jahrhundert dort gezüchtete sogenannte „Königspferd" allerdings inzwischen ausgestorben ist). Auf Gotland waren die Ponies lange Jahrhunderte Gemeineigentum – wer ein Pferd zum Reiten oder Fahren benötigte, fing es sich aus den wildlebenden Herden heraus und zähmte es. Völlig frei von fremden Einflüssen ist die gotländische Rasse mittlerweile nicht geblieben, wie *Graf C. G. Wrangel* in seinem HANDBOK FÖR HÄSTVÄNNER (2. Auflage, 1. Band, Lund 1911) berichtet: „Daß in die gotländische Ponyrasse in späteren Jahrhunderten von Zeit zu Zeit, mehr zufällig, fremdrassiges Zuchtmaterial eingekreuzt worden ist, ist eine Tatsache. So weiß man, daß Einwanderer aus den Ostseeprovinzen (also dem Baltikum, Anm. d. Verf.) kleine Klepper livländischer Zucht mitbrachten, die dann auf der Insel zur Zucht verwendet wurden.

Es ist auch bekannt, daß während des Krimkriegs 1853–1856 einige zwanzig Hengste und Stuten der Klepperrasse durch ein von den Engländern aufgebrachtes russisches Schiff an Land gesetzt worden sind, die dann an die Züchter verkauft und zur Zucht verwendet wurden. Ihren Einfluß kann man bis heute (1911) erkennen. Ihre Nachkommen sind breiter und tiefer als der ursprüngliche Typ, ohne doch dessen Härte und Ausdauer eingebüßt zu haben."

Bis zur Mitte des 19. Jahrhunderts war der Gotland-Pony die einzige landwirtschaftliche Zugkraft Gotlands. Mit der Aufhebung der „Allmenden" und der zugleich einsetzenden Intensivierung der Landwirtschaft und der damit für das schwerere Ackergerät notwendig werdenden stärkeren Zugtiere auch auf Gotland kam es zu einer immer stärkeren Zurückdrängung der nun als nutzlos angesehenen Ponies. Eine wesentliche Verminderung ihrer Zahlen wurde durch ausgedehnte Exporte als Grubenponies nach England und Belgien sowie als Kleinhändlerpferde vor allem nach Deutschland bewirkt. Bald gab es nur noch wenige Dutzende Ponies auf der Insel. Nun jedoch rief die drohende Ausrottung der Ponies ab etwa 1870 eine Reihe begeisterter Naturfreunde unter Führung des gotländischen Kreisveterinärs *E. Schoug* und des *Grafen C. G. Wrangel* auf den Plan, die bedeutende Anstrengungen unternahmen, die Rasse vor dem Untergang zu retten. Einige der von ihnen gestarteten Maßnahmen sind allerdings etwas umstritten. So unternahm man einen Veredelungsversuch mit zwei orientalisch-blütigen Hengsten, um das Russ exterieur- und gangmäßig zu verbessern und so exportgeeigneter zu machen. Die größten Typveränderungen bewirkte der vielleicht von einem Araber-Hengst abstammende *Khedive*. Er brachte ausgesprochene Reitpferdepoints in die Zucht. Und auch die seither in der bisher ausschließlich aus Braunen, Dunkelbraunen und Rappen bestehenden Zucht auftretenden „Fehlfarben", das heißt Füchse, Isabellen und Schimmel, gehen wohl auf ihn zurück. Dagegen verbesserte der von einem kleinen, in Syrien gezogenen Hengst stammende *Olle* hauptsächlich das Trabvermögen. Ihm wird auch die gelegentlich auftretende Falbfarbe zugeschrieben, die jedoch wahrscheinlich auch eine der ursprünglichen Farben der Rasse war, vergleichbar etwa der des Fjordings oder des Koniks.

Bis in das erste Jahrzehnt des 20. Jahrhunderts betreuten hauptsächlich zwei etwas größere Aktiengestüte die Zucht, deren Entstehung durch einen Aufruf des Grafen in seiner ZEITUNG FÜR PFERDEFREUNDE (Tidning för Hästvänner) um etwa 1880 initiiert wurde und die sich zur Aufgabe gestellt hatten, „die letzten Sprößlinge dieser uralten schwedischen Rasse zu sammeln und durch sorgfältige Selektion und Pflege einer höheren Entwicklung zuzuführen."

Im Jahre 1900 nahm die „Gotlands Läns Hushållningsselskap" (Gotländische Landwirtschaftskammer) die Russ-Zucht unter ihre Fittiche. Seither erhält sie staatliche Fördermittel zur Unterstützung, Reinerhaltung und Verbesserung als einzige autochthone schwedische Pferderasse.

1910 wurde der Gotlandspony-Zuchtverband zu Visby auf Gotland gegründet. Das Zentrum der Zucht bildet seitdem die Lojst Hajd, seit Urzeiten eins der Hauptweidegebiete des Russ. Hier halten meist in Gerum und Umgebung ansässige Mitglieder des Verbandes gemeinsam eine Herde von 50 bis 60 Elitestuten mit einem alle paar Jahre ausgewechselten Hauptbeschäler. 1943 wurde der erste Band des Russ-Gestütbuches von der Landwirtschaftskammer herausgegeben.

Seit dem Anfang des 20. Jahrhunderts, mit der steigenden Nachfrage nach Kinderponies, breitete sich die Russ-Zucht, nachdem sie Ende der

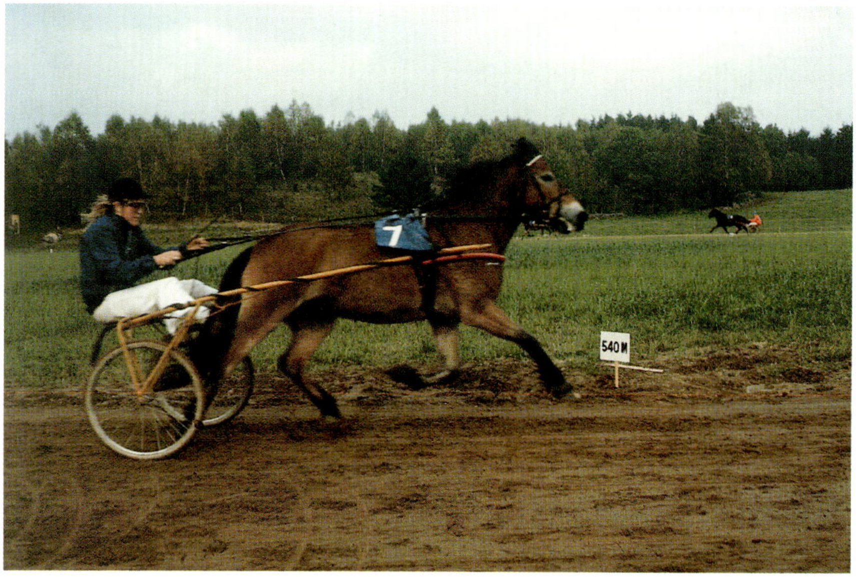

Vor allem im Trabrennsport spielt das Russ heute eine große Rolle in Schweden: Russ im Renntrab

zwanziger Jahre während der Weltwirtschaftskrise, noch einmal einen Tiefpunkt zu überwinden hatte, wieder über ganz Gotland aus. Und nachdem 1954 der Schwedische Ponyzuchtverband gegründet worden war, begann sich die Russ-Zucht auch das Festland zu erobern und ist heute über ganz Mittel- und Südschweden verbreitet.

In den vierziger/fünfziger Jahren trat in der Russ-Zucht auf der Heide eine Reihe von Fällen von Ataxie auf, die sich auf bestimmte Blutlinien und die Inzucht auf sie zurückführen ließ. Neben der Ausmerzung dieser Linien führte man als Gegenmaßnahme 1951 und 1957 zwei fremdblütige Hengste ein, *Revel General* (geb. 1944) und *Criban Daniel* (geb. 1953), beide reingezogene Welsh Mountain-Ponies. Diese Maßnahme ist heute allerdings im höchsten Grade umstritten.

Bereits in der Einleitung zum 3. Band des STAMBOK FÖR RUSS (Visby 1958) schreibt *Dr. Bengt Lundholm* zum Thema Inzucht: „Ob ein Hengst die Möglichkeit erhält, seine eigenen Töchter zu decken, hängt davon ab, wie lange er als Herdenhengst eingesetzt wird. Wenn er dieses Amt genügend lange ausübt, so befördert das auf jeden Fall eine Inzucht höchsten Grades. Durch eine solche Inzucht treten die negativen Anlagen zutage. Das bedeutet, daß sie rasch verschwinden in dem harten Kampf ums Überleben. Stark ingezüchtete Tiere, die keine Degenerationserscheinungen aufweisen, sind eine Garantie dafür, daß keine versteckten (rezessiven) derartigen Anlagen vorhanden sind."

An anderer Stelle lesen wir in Lundholms Werk: „Wenn ich einen Wunsch äußern dürfte, so wäre es der, daß man einem Teil der Russ-Rasse die Möglichkeit gäbe, unter den ursprünglichen Bedingungen zu leben, unter denen sie entstanden ist, das heißt in mehr freilebenden Herden unter Leitung von verschiedenen Hengsten. Vermutlich wäre eine solche Zucht weniger einträglich für den einzelnen Stutenhalter und würde ein größeres Risiko für die verschiedenen Hengste bedeuten. Aber es wäre doch von größtem wissenschaftlichen Interesse, diese Pferde zu studieren. Und man stelle sich vor, was für eine Touristenattraktion es für Gotland wäre, wenn man wirklich wilde Waldpferde zeigen könnte."

Leider ist die Zuchtpolitik auf Lojst Hajd den Ideen von Lundholm genau entgegengesetzt. Als Winterweide, auf der sie die längste Zeit des Jahres verbringen, steht den Ponies das kleinste Areal zur Verfügung, damit sie so wenig forstlichen Schaden anrichten wie möglich. Statt sich ihr Futter selbst zu suchen, bekommen sie während des Winters Heu zugefüttert, damit die Touristen auf Gotland nicht womöglich mit mageren oder halbverhungerten Tieren konfrontiert werden. Man erwägt außerdem für den Winter Unterstände für sie zu errichten. Alle diese von falscher Tierliebe diktierten Maßnahmen können nur zu einer Degeneration der Rasse führen.

Statt die von Lundholm als positiv angesehene Inzucht zu betreiben, um möglichst erbsichere Stämme zu erzielen, wechselt man die Hengste häufig, um Inzuchtdepressionen zu vermeiden, und verwendet „modische" Hengste, um Verkaufspferde zu erzielen. 1997 zum Beispiel lief ein als Russ anerkannter Fuchshengst mit Blesse und großen weißen Abzeichen an den Beinen in der Herde, da sich Füchse mit Abzeichen angeblich leichter als Reitponies verkaufen lassen.

„Erlaubt ist, was gefällt . . .", auch wenn auf diese Weise der einheitliche originale Ponytyp zerstört wird. Das Argument, daß man die Nachzucht des Fuchses ja herausfange und verkaufe, ist leicht zu widerlegen. Zum einen gelten auch die Füchse weiterhin als reinrassige Russen und werden, wenn auch nicht auf Lojst Hajd, teilweise zur Zucht benutzt. Und im übrigen müssen ja die Abgänge im Stutenbestand mit Jungstuten aufgefüllt werden. Wenn diese dann phänotypisch auch dem originalen Typ entsprechen, so weichen sie genotypisch von ihm aufgrund des Erbgutes des Fuchshengstes ab.

Das Hauptargument für die zweifelhafte Konzession an den Geschmack der Käufer ist natürlich die Verkäuflichkeit. In der Regel lassen sich die Gotland-Ponies nur noch als Absetzer verkaufen oder aber dreijährig oder älter, dann jedoch nur, wenn sie bereits unter dem Sattel ausgebildet oder eingefahren sind. Jährlinge oder Zweijährige sind nahezu unverkäuflich. Das wirkt sich seit 1990 negativ auf die Bedeckungszahlen aus, die seither rückläufig sind.

Den geringsten Rückgang hat der immer populärer werdende Pony-Trabrennsport erfahren, dessen Zuschüsse aus den staatlichen Wetteinnahmen kommen. Die wichtigsten Traberlinien sind die von *Dröm, Rollo, Nils-Dacke* und *Brunte*.

FINNLAND

Finnland, das mit einem Viertel seiner Fläche nördlich des Polarkreises liegt, erstreckt sich in nord-südlicher Richtung fast 1200 Kilometer und in ost-westlicher Richtung über 500 Kilometer. Bei einer Gesamtfläche von knapp 340 000 Quadratkilometern sind fast zehn Prozent von Wasser (Seen) bedeckt. Das Landschaftsbild ist von der Eiszeit und ihren Rückzugsstadien geprägt. Den Küsten vorgelagert sind rund 30 000 Inseln und Schären. Der für die Besiedelung wichtigste Teil des Landes ist die finnisch-karelische Seenplatte mit rund 55 000 Seen. Das Land ist weitgehend eben, mit einer durchschnittlichen Höhe von 150 Metern über Normalnull. Im Nordwesten steigt es auf Höhen bis zu 700 Metern an.

Das Klima ist kontinental bis subpolar, mit Mitternachtssonne im Sommer und langer Dunkelheit im Winter. Es kommt zu häufigen Polarlufteinfällen. Das Frühjahr ist sehr kurz, im Sommer sind Schadfröste nicht selten. Die Niederschlagsmenge ist vor allem im Norden gering.

71 Prozent der Fläche Finnlands sind waldbestanden. Große Strecken sind mit Mooren und Sümpfen bedeckt. Das in Kultur genommene Land umfaßt nur 13 Prozent der Fläche. Finnland hat knapp fünf Millionen Einwohner, von denen 93,2 Prozent Finnen, 6,6 Prozent Finnländer (Schwedischstämmige und -sprechende) und etwa 2500 Lappen (Samen) sind. Wichtigste Erwerbszweige sind Forst- und Landwirtschaft. Die Milchviehhaltung spielt eine große Rolle, als deren Komplementär auch die Pferdezucht betrieben wird.

Aus den sehr wenigen vorgeschichtlichen Funden läßt sich schließen, daß das Land spät besiedelt worden ist. In der Zeit der germanischen Völkerwanderungen fand die Besiedlung durch die finnischen Stämme statt, die bis etwa zum 8. Jahrhundert beendet war. Eine erste Welle kam aus dem Baltikum und richtete sich in den Südwesten Finnlands, die zweite Welle kam aus dem Osten. Bis heute unterscheidet man drei Hauptstämme: die eigentlichen Finnen, die Tavasten im Westen und die Karelier im Osten.

Nachdem christliche Missionare seit dem 11. Jahrhundert im Südwesten Finnlands tätig gewesen waren, wurde um 1238 bis 1249 Tavastland in mehreren „Kreuzzügen" von *Birger Jarl* unterworfen und zu einem Teil Schwedens erklärt. 1323 wurde Karelien zwischen Schweden und Nowgorod aufgeteilt und gemeinsam erstmals eine finnische Ostgrenze festgelegt. Unter *Gustav I. Vasa* (1523–1560) führte *Michael Agricola* die Reformation durch. 1581 wurde Finnland zu einem Großfürstentum erhoben, praktisch jedoch wie eine schwedische Provinz verwaltet. Während der „Grafenzeit" im 17. Jahrhundert erlebte das Land unter dem Generalgouverneur, *Graf Per Brahe* (1602–1680), eine erste wirtschaftliche und kulturelle Blüte.

Im Frieden von Nystad nach dem Nordischen Krieg (1721) mußte Karelien an Rußland abgetreten werden, im Frieden von Åbo (1743) weitere Teile im Südosten Finnlands. Nach dem russisch-schwedischen Krieg von 1808/1809 mußte Schweden im Frieden von Fredrikshamn endgültig auf ganz Finnland verzichten, 1811 kam es zur Wiedervereinigung mit den 1721 und 1743 abgetretenen Gebieten. 1812 wurde die Hauptstadt von Turku (Åbo) nach Helsingfors (Helsinki) verlegt.

Nachdem in Rußland 1917 die Oktoberrevolution ausgebrochen war, erklärte sich Finnland als selbständig, 1919 gab es sich eine republikanische Verfassung. 1920 erkannte die Sowjetregierung die Unabhängigkeit Finnlands offiziell an und trat mit einem schmalen Korridor zum Eismeer den eisfreien Hafen Petsamo ab. Als 1921 der Völkerbund im Streit mit Schweden Finnland die 40 Kilometer entfernt vor der schwedischen Küste gelegenen, rein schwedisch besiedelten Ålandsinseln zugesprochen hatte, besaß Finnland damit die größte territoriale Ausdehnung seiner Geschichte.

Die Entwicklung zwischen den beiden Weltkriegen war gekennzeichnet durch die antikommunistische bäuerliche „Lappo"-Bewegung und durch den Gegensatz zwischen Finnen und Finnländern (Schweden). Nach 1930 kam es zu einer Periode kräftiger wirtschaftlicher Entwicklung, die 1939/1940 jäh der „Winterkrieg" unterbrach, in dem Finnland von der UdSSR angegriffen wurde. Von 1941 bis 1944 nahm Finnland an der Seite Deutschlands am Krieg gegen die Sowjetunion teil. Im Waffenstillstand von 1944, bestätigt im Frieden von Paris 1947, mußte Finnland erneut Westkarelien sowie weite andere Gebiete und den Eismeerhafen Petsamo wieder an den östlichen Nachbarn abtreten. Das Land, das unbesetzt blieb, erholte sich jedoch rasch von den Kriegsfolgen und bewahrte seine Unabhängigkeit. Bis 1952 waren bereits alle Reparationen bezahlt.

Die in Finnland bodenständige Pferdezucht ist in ihren Ursprüngen mehr oder weniger identisch mit dem um den gesamten Ostseeraum heimischen Kleppertyp. Von Birger Jarl (1238) bis zur Annexion Finnlands durch Rußland (1808) blühte die finnische Pferdezucht, wobei sich namentlich *Gustav I. Vasa* sehr um eine Verbesserung derselben bemühte. Er richtete im Tavastland Gestüte ein und sorgte für die Einfuhr veredelten Zuchtmaterials. Seit seiner Zeit stellte die finnländische Reiterei einen erheblichen Teil der schwedischen Kavallerie, stets beritten auf ihren heimischen, kleinen, zähen Pferden. Das finnische Pferd hatte sich schon immer durch ein vorzügliches Trabvermögen ausgezeichnet, das seit Jahrhunderten meist im Winter auf den zugefrorenen Seen vor dem Schlitten erprobt wurde und eine beliebte Volksbelustigung darstellte. Im 19. und 20. Jahrhundert wurden diese Rennen immer besser organisiert, so daß heute über das ganze Land verteilt auf eigens angelegten Rennbahnen Trabrennsport mit Kaltbluttrabern betrieben wird.

Durch den steigenden Wohlstand nach dem Zweiten Weltkrieg expandierte nicht nur der Trabrennsport, auch der Reitsport verbreitete sich mehr und mehr. Heute ist man bemüht, einen eigenen modernen Reitpferdtyp für Sport und Freizeit auf der heimischen Grundlage zu schaffen, wofür man teilweise auf ausländische Hengstimporte zurückgreift.

FINNISCHES UNIVERSAL

TYP, INTERIEUR, VERWENDUNG:
Das „Finnish Universal" ist die einzige autochthone Pferderasse Finnlands und wird von den Finnen selbst als eine der wenigen „Multi-Purpose-Rassen" der Welt bezeichnet, als ein Pferd „für alle Fälle". Man unterscheidet heute vier verschiedene Typen, die unterschiedlichen Schlägen, aber einer Rasse angehören:

1. einen kleineren, ponyhaften „Klepper"-Typ (Pienhevonen),
2. ein schweres kaltblütiges Zugpferd (Työhevonen),
3. einen leichten Kaltbluttraber (Juoksija) und
4. einen vielseitigen Reittyp auf der Grenze von Kaltblut zu Warmblut (Ratsuhevonen).

Je nach Typ ist das Finnische Pferd mal feingliedriger, edler, mal massiver, knochiger, doch niemals plump oder klobig. Stets ist es harmonisch, wohl proportioniert, muskulös. Alle vier Typen sind nicht auf Schönheit, sondern auf Gebrauchseigenschaften und -fähigkeit gezüchtet und zeichnen sich aus durch hervorragende Leistungsfähigkeit und Leistungsbereitschaft. Der Charakter ist zuverlässig, ehrlich, freundlich, das Temperament bei aller Lebhaftigkeit und Energie doch ruhig und ausgeglichen. Gerühmt wird an den Finnischen Pferden ihre Langlebigkeit und Fruchtbarkeit, dazu ihre Robustheit und Genügsamkeit, die sie auch bei knapper Fütterung immer noch gut aussehen läßt.

Einen gelegentlich aufkommenden ersten Eindruck, den nicht mit der Rasse Vertrauten flüchtig an den Haflinger erinnernd, vor allem aufgrund der Farben, muß man rasch korrigieren wegen der Größe und des völlig anderen Bewegungsablaufes. Die meisten Finnischen Pferde gehören dem Trabertyp an, der seit jeher als der schnellste Kaltbluttraber der Welt gilt. Seine Selektion erfolgt hauptsächlich aufgrund der Leistungen auf der Rennbahn.

Zahlenmäßig an zweiter Stelle steht heute der Reitpferdetyp, ein vielseitiges Pferd auf der Grenze zwischen Kaltblut und Warmblut, das sich in seinen besten Exemplaren für die verschiedenen reitsportlichen Disziplinen bis zu einem mittleren Level eignet, in der Dressur bis Prix St. George, im Springen bis Prüfungen von 130/140 cm und in Geländeprüfungen bis 110 cm Höhe. Sehr populär sind die Finnischen Pferde des Reittyps für Distanzritte, als Familienpferde und als Reitschul- und Therapiepferde. Sie gelten als ausgesprochen „pflegeleicht" auch für den schwächeren Reiter. Daneben sind sie kräftig genug, auch einen Planwagen zu ziehen.

Der schwerere, kaltblütige Zugpferd-Gebrauchstyp hat eine langjährige Tradition in der finnischen Land- und Forstwirtschaft. Leider ist er seit den fünfziger Jahren zahlenmäßig sehr zurückgegangen, ebenso wie der ursprüngliche, ponyhafte „Klepper"-Typ, aus dem die anderen Schläge hervorgegangen sind. Der nur Ponymaß erreichende „Klepper" eignet sich wegen seines umgänglichen Charakters und ruhigen Temperaments nicht nur als Reitpferd für Kinder und Jugendliche, sondern ist aufgrund seiner Stärke ohne weiteres in der Lage, einen Erwachsenen zu tragen. Daneben leistet er auch Erstaunliches im Geschirr.

EXTERIEUR:
Das Finnische Pferd, gleich welchen Schlages, zeichnet sich durch ein harmonisches Exterieur aus. Vom Gesamteindruck her steht es auf der Grenze zwischen Kaltblut und Warmblut. In der Regel sind die Traber- und Reitpferdetypen kürzer und geschlossener (bei größerer Widerristhöhe) als die Zugpferde und Klepper.

Der gelegentlich etwas lange, schwere Kopf ist ausdrucksvoll, mit freundlichen, doch lebhaften Augen und kurzen, breit angesetzten Ohren, das Profil gerade, der Übergang zu dem recht kurzen, dicken, zum Verfetten neigenden Hals ist durchweg günstig. Im allgemeinen ist die Schulter relativ steil gelagert, der Widerrist nur mäßig ausgeprägt, die über eine kräftige Nierenpartie an den breiten muskulösen Rücken herangeschlossene Kruppe ist breit, abschüssig, ja oft sogar „abgeschlagen", mit tief angesetztem Schweif.

Das trockene, harte Fundament weist kurze, kräftige Röhren und gut ausgeprägte Gelenke und Sehnen auf.

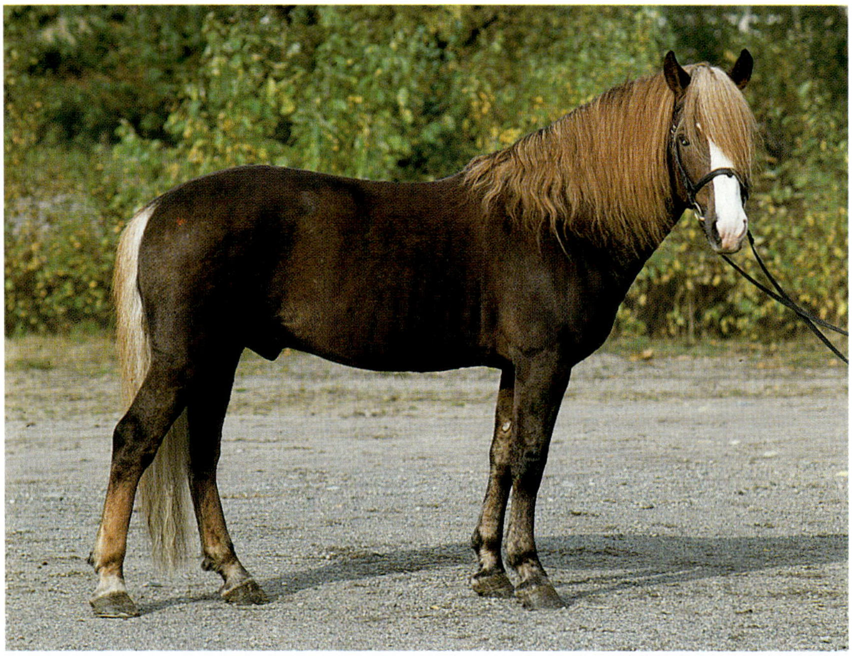

Finnischer Hengst des modernen Reittyps

Finnish-Universal-Hengst

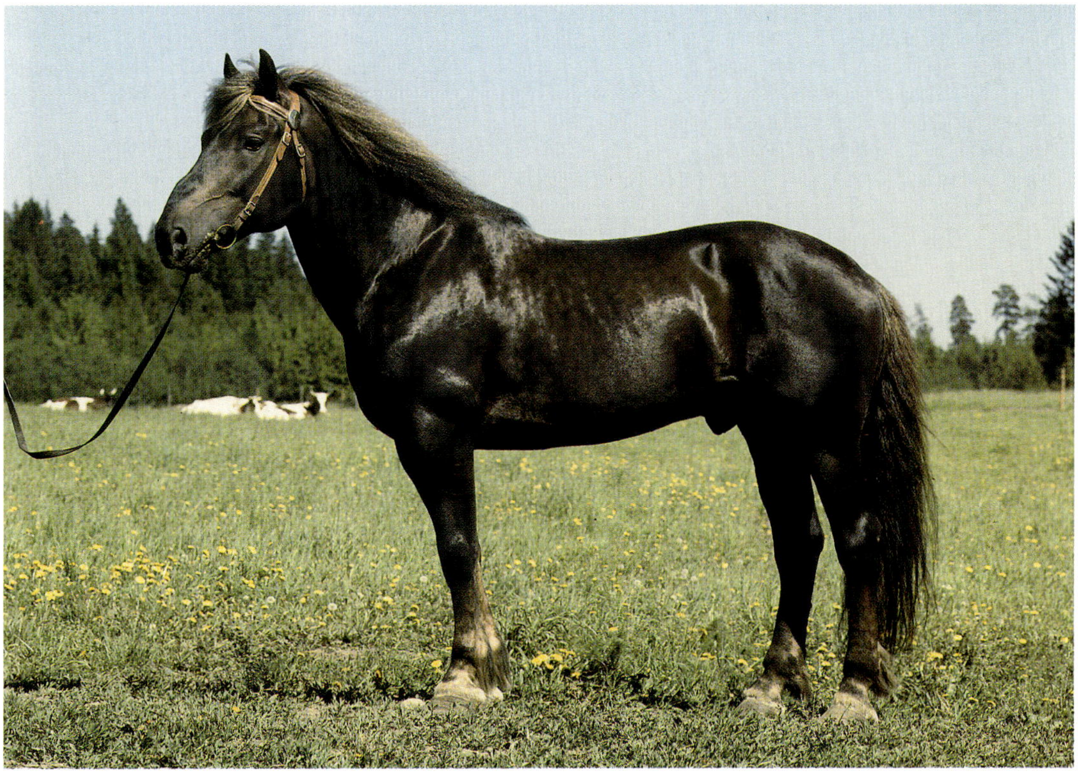

Die Fesselung ist nur mäßig lang, die gut geformten, recht großen, runden Hufe zeichnen sich durch eine vorzügliche Hornqualität aus. Die Stellung der Gliedmaßen ist oftmals, funktional bedingt, nicht ganz korrekt (Traberexterieur). Vor allem eine kuhhessige bis säbelbeinige Stellung der Beckengliedmaßen findet sich beim Finnischen Pferd häufiger.

An Farben sind Füchse aller Schattierungen mit reich ausgebildetem, flachsblondem Langhaar am häufigsten. Daneben auch, selten, Falben und Mausfalben mit Aalstrich sowie Rappen und Braune. Blessen und Abzeichen an den Gliedmaßen sind recht häufig.

Die Widerristhöhe variiert je nach Typ vom Klepper bis hin zum Reitpferd von ca. 140 bis 163 cm Stockmaß.

MECHANIK:
Unter den allen Typen eigenen vorzüglichen drei Grundgangarten fällt vor allem das raumgreifende Trabvermögen mit energischem Antritt aus der Hinterhand auf. Die Rasse ist schon sehr frühzeitig auf Trabanlagen selektiert worden. Für den Finnischen Traber, der mit einem Kilometer-Rekord von 1 : 21,4 Minuten als schnellste Kaltbluttraberrasse der Welt, gewissermaßen als der „Vollblüter unter den Kaltblütern" gilt, besteht eine Reihe von Rennbahnen über das ganze Land verteilt.

Der Reittyp besitzt drei ausgezeichnete Grundgangarten und zeigt in mittlerem Rahmen auch recht befriedigende Springanlagen (bis ca. 130 / 140 cm). Allen vier Schlägen eignet zudem eine hohe Trittsicherheit.

ZUCHT:
Das einzige bodenständige Finnische Pferd ist über das gesamte, weite, dünnbesiedelte Land verbreitet. Das Gestütbuch („Suomen Hippo" – 1907 gegründet) erfaßt alle vier Schläge. Seit 1930 findet eine sehr strenge Auslese auf Trab- und Zugleistung statt. Nach dem Zweiten Weltkrieg widmete man sich vor allem im Staatsgestüt Ypeya der Entwicklung eines vielseitig verwendbaren Reittyps, wofür man sich Schwedischer Warmbluthengste als Veredler bediente. Jährlich fallen insgesamt 1000 Fohlen aller vier Typen.

GESCHICHTE:
Das heutige Finnische Pferd geht auf eine frühe Hauspferdform zurück, den sogenannten „Klepper", der rund um die Ostsee bodenständig war, vom Nordlands-Lyngspferd bis nach Rußland, ins Baltikum, Polen hin zur ostpreußischen Schweike.

Während der schwedischen Herrschaft zwischen 1238 *(Birger Jarl)* und 1808 *(Zar Alexander I.)* erreichte die Pferdezucht Finnlands eine hohe Blüte. *König Gustav I. Vasa* machte sich um ihre Entwicklung verdient, indem er schwedisches Zuchtmaterial nach Finnland brachte und in Südwestfinnland verschiedene Gestüte einrichtete. Wenn auch diese Gestüte unter der Regierung der *Königin Christine* wieder eingingen, hatte doch die vorhergehende zielbewußte Zucht eines kräftigen, ausdauernden Pferdes für eine mehrseitige Nutzung Fuß gefaßt.

Zur Geschichte der Entwicklung der Finnischen Pferdezucht möchte ich hier *Graf C. G. Wrangel* (DIE RASSEN DES PFERDES, 2. Band, Stuttgart 1909) das Wort erteilen: „Blättert man in der Geschichte der Finnländischen Pferderasse, so gelangt man bald zu der Überzeugung, daß viele vortreffliche Eigenschaften unter dem unansehnlichen Äußeren dieser Pferde verborgen sind. Es sei mit Bezug hierauf unter anderem an die Tatsache erinnert, daß *König Karl XI.* auf einem Pferde Finnländischer Rasse namens ‚Brand-Klipparen' die 150 km betragende Entfernung von Stockholm nach Kungsör in neun Stunden 33 Minuten zurücklegte. Ein finnischer Edelmann hatte dem König dieses Pferd geschenkt und wurde dafür mit

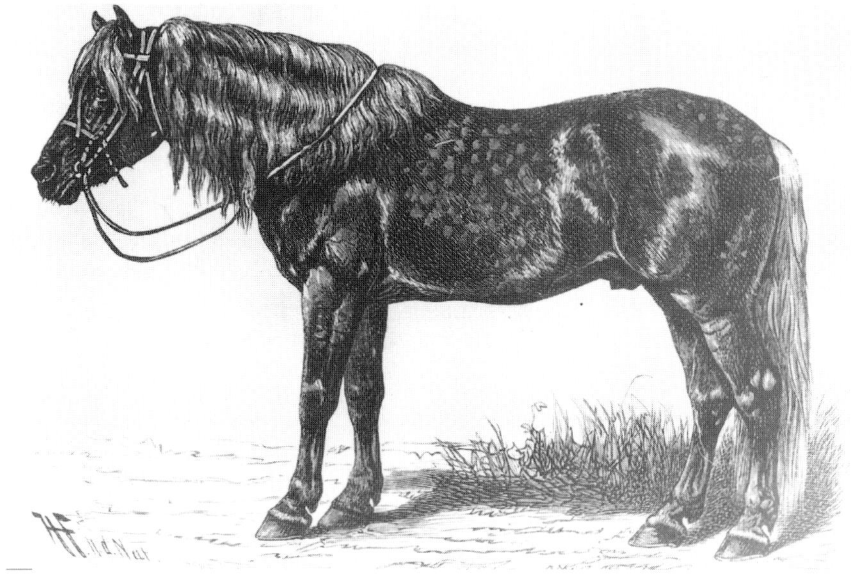

Finnischer Klepper der zweiten Hälfte des 19. Jahrhunderts, Holzstich von H. Fieg

seinen Nachkommen von allen Abgaben befreit.

Während der ganzen schwedischen Herrschaft (1238–1808) wurden die Finnländischen Pferde vorzugsweise für die Reiterei verwendet. *Gustav Adolf* formierte 1624 eine Anzahl Dragonerschwadronen in Finnland, und 1658 stellte dieses Land nicht weniger als drei Reiterregimenter adliger Fahne. Unter *Karl XI.* gab es vier finnländische Reiterregimenter, das Åbosche, Nyländische, Wiborgsche und Karelische. Jedes dieser Regimenter zählte 1000 Pferde. Die finnländische Kavallerie machte auch alle Campagnen *Karls XII.* mit.

Ferner sei erwähnt, daß der schwedische General *Graf Magnus Björnstjerna* der Finnländischen Rasse in seiner 1828 herausgegebenen Broschüre ‚System för Sveriges Hästkultur' folgendes im höchsten Grade ehrendes Zeugnis ausstellte: ‚Während der Wintercampagne in Finnland anno 1808 verlor die finnische Cavallerie sehr wenig Pferde, obwohl die Kälte oft 30 °C erreichte, also strenger war, als 1812 in Polen, und die Märsche ebenfalls außergewöhnliche Anforderungen an Mann und Roß stellten ... Ich sah Abteilungen der nyländischen und karelischen Dragoner auf Vorposten mehrere Monate hindurch jede Nacht in haushohen Schneemassen, teils auf festgefrorenem Boden, teils auf dem Eise des finnischen Meerbusens bivouaquieren, und das bei einer Kälte, die das Quecksilber zum Gefrieren brachte (–38,87 °C, Anm. d. Verf.), und ohne weiteres Futter als Stroh. Trotzdem blieben die Pferde dienstbar. Allerdings waren sie Sprösslinge der braven heimischen Finnländischen Rasse ...'

Da indessen die äußere Form in jedem Lande nahezu ausschlaggebend bei der Bestimmung des Marktwertes der verschiedenen Pferdegattungen geworden ist, und mit steigender Kultur auch die in industriellen und landwirtschaftlichen Kreisen hervortretende Nachfrage nach Pferden berücksichtigt werden mußte, die eine gewisse Masse ins Geschirr bringen, begann man schon in den fünfziger Jahren des vorigen (19.) Jahrhunderts auch in Finnland, sich mit der Frage zu beschäftigen, wie man wohl dem einheimischen Pferdeschlage etwas mehr Größe, Gewicht und harmonischere Formen verleihen könnte."

Insgesamt brachte die russische Oberherrschaft im 19. Jahrhundert wenig für die Hebung der Pferdezucht Finnlands. Es war ein allgemeiner Rückgang zu verzeichnen. Hatte Gustav Adolf im 17. Jahrhundert noch einen großen Teil seiner Reiterei auf Finnländischen Pferden beritten machen können, so war es zweihundert Jahre später erforderlich, daß sogar das finnländische Dragonerregiment seine Pferde in Rußland kaufen mußte.

Alle Bestrebungen nach einer Verbesserung und Veredlung der Finnischen Pferdezucht gingen auf Privatinitiativen zurück. Tatsächlich versuchte man eine Veredlung mit Orientalen, Vollblut, Orlow-Trabern und

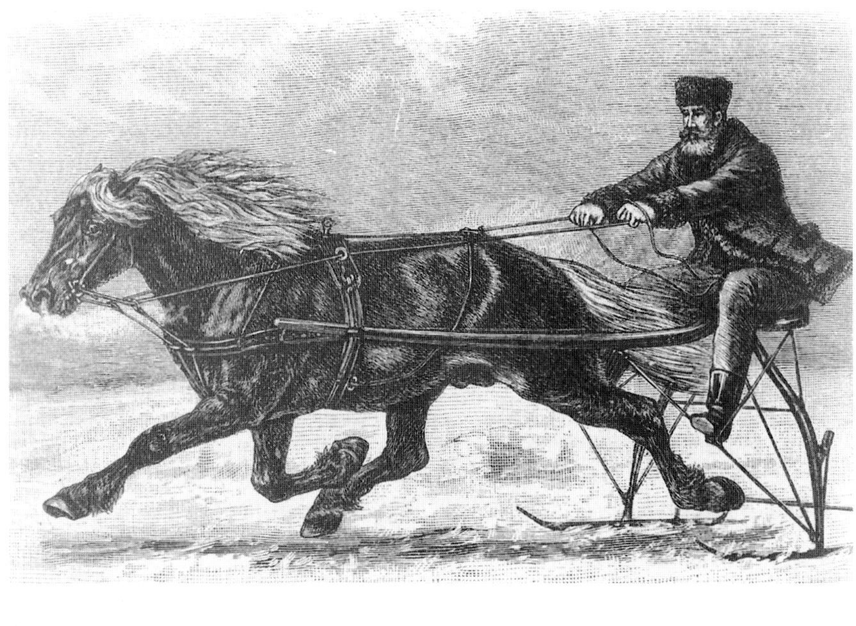

In den siebziger Jahren des 19. Jahrhunderts hielt der Finnische Traberhengst Weikko den Rekord von 5:41 min über drei Werst (3.201 m), Holzstich von H. Fieg

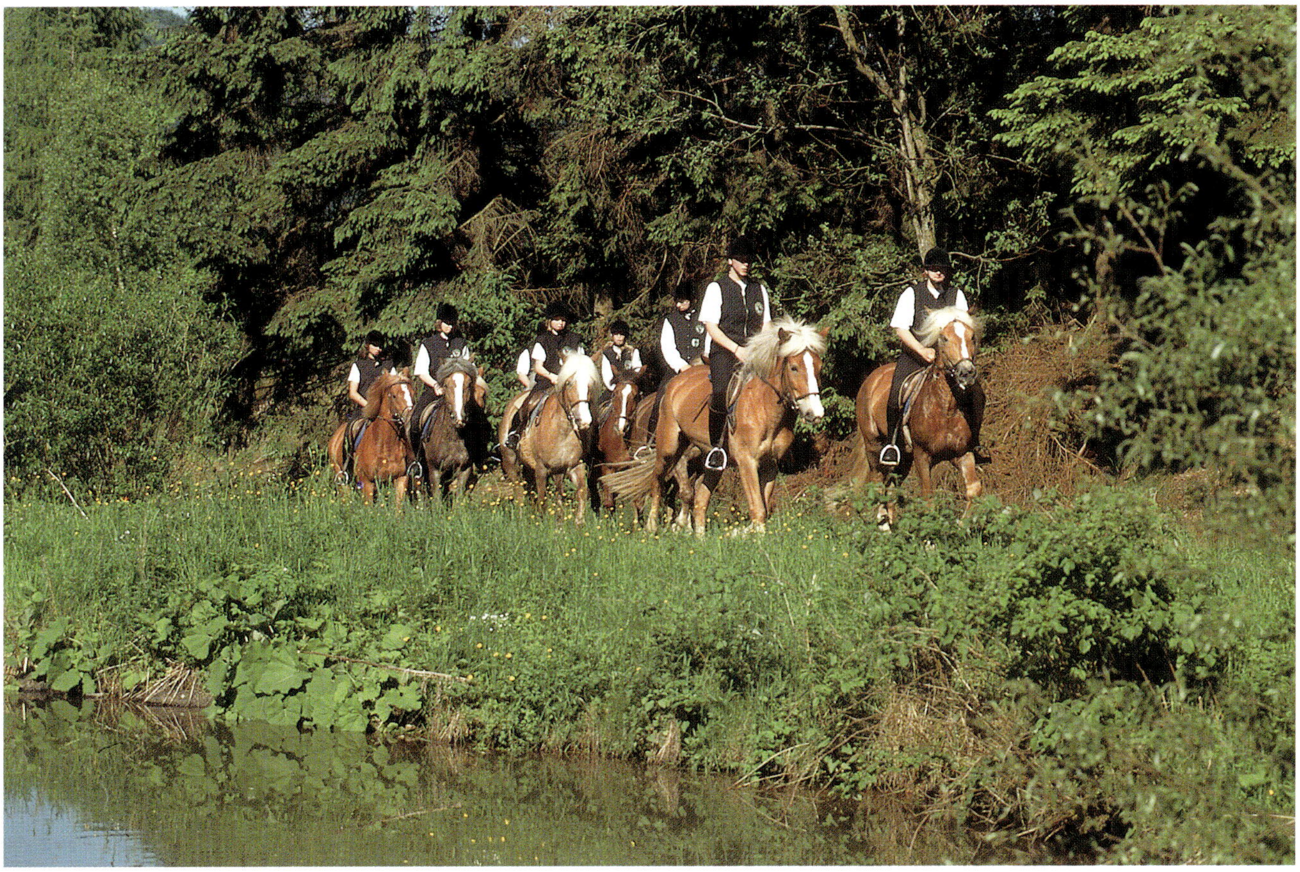

Finnische Pferde des Reittyps in der Abteilung im Gelände

Norfolk Roadstern. Größten Einfluß unter diesen Rassen erlangte die letztgenannte. Aber da keins der Ergebnisse der Veredlungsbemühungen voll befriedigte, gab man der Parole einer „Verbesserung des heimischen Pferdeschlages durch Reinzucht" schließlich den Vorzug. Hemmend wirkte hierbei die vielfach praktizierte Aufzucht im Stall, wie wir in einer 1901 anonym in Joensum erschienenen Schrift mit dem Titel „Vår Hästavfel och Förslag till dess Upphjelpande af Aan" nachlesen können („Unsere Pferdezucht und ein Vorschlag, wie man ihr aufhelfen könnte").

Man machte den Versuch, zwischen einem Traber- und einem Arbeitspferdetyp zu unterscheiden. Aber es sollte noch recht lange dauern, bis sich die Zucht nach verschiedenen Typen durchsetzte. Noch um 1900 standen die meisten finnischen Pferde, die von den Russen als den Hauptabnehmern finnischer Zuchtprodukte importiert wurden, im Typ des Finnischen Kleppers. Das ließ sich, wie *Graf Wrangel* (a. a. O.) schreibt, besonders gut vor den Droschken in St. Petersburg studieren, wo diese „Finkas" (oder „Schwedkas") genannten Pferdchen in großer Zahl Verwendung fanden. „Klein, vernachlässigt, spindelbeinig und häßlich", so lautete das Urteil eines zeitgenössischen Besuchers der russischen Hauptstadt, veröffentlicht um die Jahrhundertwende in der britischen Fachzeitschrift THE FIELD.

Nachdem nach Karelien (Ostfinnland) in der zweiten Hälfte des 19. Jahrhunderts das meiste fremde Blut eingeflossen und die Pferde dort größer und stärker geworden waren, verwendete man sie zum Aufbau eines schwereren Zugpferdetyps, wobei auch Kaltblut aus den angrenzenden russischen Gebieten eingekreuzt wurde.

Mit besonderem Eifer pflegten die Finnen den seit 1875 gründlich reorganisierten Trabrennsport. In jenem Jahr wurde als Renndistanz die Entfernung von drei Werst (3200 m) eingeführt. Ein Gegner dieser Neuerung behauptete, daß mindestens zehn Jahre vergehen würden, ehe ein einziger Finnischer Traber die Distanz in der geforderten Maximalzeit von 6 : 30 Minuten zurückzulegen imstande sein würde. Tatsächlich wurde sie bereits bei dem allerersten derartigen Rennen von dem Hengst *Jaako I* in 6 : 14 Minuten getrabt.

Seit etwa 1960 setzten Bestrebungen ein, einen eigenen, leichteren, mehr dem Warmblut angenäherten Finnischen Pferdetyp für den Reitsport herauszuzüchten, wofür man sich vor allem Schwedischer Warmbluthengste bediente.

Exporte von Pferden aus Finnland nach Deutschland bestehen meist aus Vertretern des Reittyps, die vor allem in Reitschulen beliebt sind, während nach Schweden und Norwegen hauptsächlich Importe von Trabern zur Verbesserung der dortigen bodenständigen Kaltbluttraberzuchten an Umfang gewonnen haben.

Dänemark

Bis auf die heute quer durch das Herzogtum Schleswig verlaufende Landgrenze zu Deutschland ist Dänemark allseitig von Wasser umgeben. Im Westen stößt das Land an die Nordsee, im Norden an Skagerrak und Kattegat und im Osten liegen die Inseln im westlichen Teil der Ostsee. Zum Staatsgebiet gehören auch die Färöer Inseln und Grönland.

Kennzeichnend für Dänemark, das bis 1864 bis an die Elbe reichte, ist seine Brückenlage zu Europa und dem eigentlichen Skandinavien. Das Land besteht aus 474 Inseln, von denen etwa 100 bewohnt sind, und dem jütischen Festland. Mit Ausnahme der Insel Bornholm ist Dänemark geomorphologisch eine Fortsetzung des Norddeutschen Tieflandes, landschaftlich weitgehend geprägt von der letzten Eiszeit. Im Westen Jütlands schließen an die Marschgebiete die aus den Geestinseln und flachen Grundmoränenflächen bestehenden jütischen Heidegebiete. Im Osten und auf den Inseln finden sich stärker reliefierte Grundmoränenlandschaften mit hügelartigen Erhebungen bis maximal etwa 170 Metern Höhe, die größtenteils aus fruchtbaren Lehmböden, ähnlich dem Osten Schleswig-Holsteins, bestehen.

Das Klima ist kühl, gemäßigt maritim, mit durchschnittlichen Niederschlägen von 750 Millimetern auf Jütland und 450 Millimetern auf den Inseln. Deutlich spürbar als Klimafaktor ist der die Westküste berührende Golfstrom.

Dänemark ist mehr oder weniger ein reines Agrarland und relativ dünn besiedelt, abgesehen vom Kopenhagener Großraum, in dem etwa ein Viertel der Bevölkerung lebt. Die landwirtschaftliche Nutzfläche nimmt über 70 Prozent des Bodens ein, wobei die tierische Produktion gut 90 Prozent des Gesamtwertes der landwirtschaftlichen Erzeugung ausmacht. Die Pferdezucht hat sich allerdings von den rein bäuerlichen Betrieben teilweise in die Hand von Hobbyzüchtern verlagert und diese Entwicklung hält, wie überall in Westeuropa, noch an.

Spätestens seit der skandinavischen Bronzezeit (etwa 2000 bis 800 v. Chr.) war das Pferd auf dem Boden des heutigen Dänemark gezähmt. Seit jener Zeit gab es bereits das Rad, wie verschiedene Kultwagenfunde beweisen. Alle Fundstücke, wie Waffen, Schmuck, Beschläge sowie Pferdegeschirre und Wagen, weisen eine außerordentliche handwerkliche Kunstfertigkeit auf, wie man sie etwa in den angrenzenden südlicheren Gebieten Nord- und Mitteldeutschlands nicht findet. Diese Funde setzen sich fort durch solche aus der frühen Eisenzeit, die in Skandinavien etwa bis um Christi Geburt andauert. Hervorzuheben ist hier vor allem der Wagenfund aus dem Dejberger Moor bei Ringköbing in Jütland, der in der Feinheit seiner Ausformung und technischen Vollendung und seinen reichen Beschlägen ein hohes handwerkliches Können verrät, das ohne weiteres auf eine Stufe zu stellen ist mit dem Wagenbau des 19. Jahrhunderts. Auch der silbergetriebene Opferkessel von Gundestrup bei Aalborg aus dem 3.–2. Jahrhundert v. Chr. mit seinem Reiterzug, der von der Komposition her ein wenig an den des Parthenonfrieses auf der Akropolis von Athen erinnert, erreicht ein hohes handwerkliches und künstlerisches Können. Die gelegentlich geäußerten Zweifel, daß es sich um eine bodenständige Arbeit handele, vielmehr römisch-keltischen Ursprungs sei, lassen sich meines Erachtens leicht dadurch entkräften, daß man auch in anderen Teilen Dänemarks Bruchstücke ähnlicher Kessel gefunden hat, die den gleichen Stil verkörpern.

Ein erstes Zusammentreffen mit den Völkern der kimbrischen Halbinsel, des heutigen Jütlands und Schleswig-Holsteins, hatten die Römer an der Wende des zweiten zum ersten Jahrhundert v. Chr., als an ihren Grenzen die Kimbern, Teutonen und Ambronen auf ihrem Zug nach Süden mit ihren Pferden und Wagen erschienen und den „Furor Teutonicus" verbreiteten. Kurz vor Christi Geburt, während der Regierungszeit des *Kaisers Augustus*, segelte eine römische Flotte nach Norden, um die dortigen Länder zu erkunden. Hierbei entdeckte man die Westküste der kimbrischen Halbinsel und machte erneut Bekanntschaft mit der dortigen Pferdezucht. Dabei machte das, verglichen mit den Pferden des Mittelmeerraumes, große und starke Pferd der Küste einen nachhaltigen Eindruck auf die römischen Entdecker. Nicht sehr viel später findet man in der klassischen Literatur auch Angaben über die dänischen Inseln in der Ostsee.

Um 449 brachen von der Westküste der Kimbrischen Halbinsel die Sachsen, Angeln und Jüten in ihren Drachenbooten auf, um das keltische Britannien zu erobern. In ihren seegehenden Schiffen brachten sie ihre Pferde mit. Welch eine große Rolle das Pferd bei diesen Stämmen spielte, verraten die Namen ihrer beiden Anführer *Hengist* und *Horsa* (beides alte nordische Pferdebezeichnungen). Nach der Eroberung und Unterwerfung Britanniens setzte ein lebhafter Handel mit dem Heimatland ein, der mit Gewißheit auch Pferde einschloß.

Größtes Handelszentrum und Hauptstadt des dänischen Wikingerreiches wurde für längere Zeit Haithabu (Haddeby, Hedeby), über das bereits im 7. Jahrhundert berichtet wird, etwa zwei Kilometer von der Nachfolgestadt Schleswig entfernt an der Schlei gelegen. Die Stadt bestand bis etwa 1000, ehe sie an ihren heutigen Platz verlegt wurde. Von 800 bis 1000 war Haithabu Dänemarks, ja ganz Skandinaviens wichtigste Stadt mit einem Areal von etwa 28 Hektar innerhalb der mächtigen Wallanlagen. Ausgrabungen in Haithabu unter Leitung der Kieler Zoologieprofessoren *Wolf Herre* und *Günter Nobis* ergeben einige recht interessante Einzelheiten über die damals dort gehaltenen Pferde. In der von Wolf Herre herausgegebenen Schrift DIE HAUSTIERE VON HAITHABU (Neumünster 1960) faßt G. Nobis die Einzeldaten der Funde folgendermaßen zusammen: „In Haithabu hielt man verschieden große Pferde kräftigen, breiten Wuchses. Neben kleinen ponyartigen Pferden von 135 cm Widerristhöhe kamen auch mittelgroße Hauspferde von annähernd 145 cm Widerristhöhe, also der Größe zum Beispiel des Litauischen Landpferdes, vor. Aber auch Übergänge sind vorhanden. Die gestaltlichen Eigenarten dieser Pferde lassen den Schluß zu, daß keine einheitliche Rasse-

Sonnenwagen von Trundholm. Der von einem Pferd gezogene, etwa 60 cm lange Sonnenwagen entspricht in seiner Symbolik dem Wagen des griechischen Sonnengottes Helios. Während Pferd und Wagen nur schematisch dargestellt sind, besteht die Sonnenscheibe aus vergoldeter, gravierter Bronze. Gefunden 1902 im Trundholms Mosse bei Nykøbing auf der dänischen Hauptinsel Seeland.

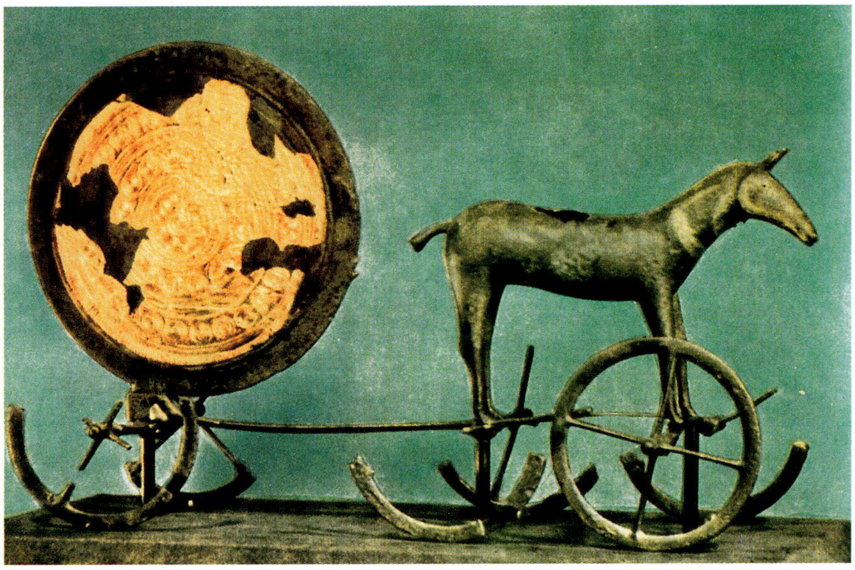

zucht betrieben wurde, sondern mannigfache Kreuzungen vorkamen. Der Wunsch war wohl nur auf leistungsfähige, breitwüchsige Arbeitstiere von hoher Genügsamkeit gerichtet." Man interpretiert diese Äußerungen wohl richtig, wenn man annimmt, daß es sich bei den „größeren" Pferden gewissermaßen um „Ur-Kaltblüter" gehandelt hat.

Andere Ausgrabungen bestätigen die von Nobis gemachte Analyse. So zum Beispiel die des aus der Zeit um etwa 400 n. Chr. stammenden Nydam-Bootes, bei dem ebenfalls eine Reihe Pferdeskelette gefunden wurden. Das Boot, das heute im Museum von Schloß Gottorf in Schleswig liegt, hat eine Länge von knapp 23 Metern und eine Breite von etwa 5 Metern und gehört dem Typ an, mit dem die Sachsen, Angeln und Jüten im fünften Jahrhundert nach Britannien und noch 1066 *Wilhelm der Eroberer* von der Normandie nach England gesegelt sind und ihre Pferde mit sich geführt haben.

In geschichtlicher Zeit ist die Pferdezucht Dänemarks lange sehr eng mit der Krone und den verschiedenen Herrschergestalten verknüpft. Als eigentlicher Staatsgründer des heutigen Dänemarks wird *Gorm der Alte* (Guttorm den Gamle – ca. 935) angesehen. Unter seinem Sohn *Harald „Blåtand" (Blauzahn) Gormsen*, der zum Christentum übertrat, wurden um ca. 950 Dänemark und Norwegen zu einem Reich vereinigt und allmählich das Christentum eingeführt. Vom 9. Jahrhundert bis etwa 1050 unternahmen dänische Wikinger zahlreiche Raub- und Eroberungszüge an den Küsten des Frankenreiches, der Provence, Asturiens, Portugals, der Balearen und Italiens. Bis 878 hatten sie bereits den größten Teil Englands erobert. *Knuth II.*, Sohn des *Sven Tveskäggs* (Canuth, gest. 1035), war schließlich König von Dänemark, Norwegen, eines Teils von Schweden und England.

In heidnischer Zeit spielte das Pferd auf dem Gebiet des heutigen Dänemarks, vor allem auf der Kimbrischen Halbinsel, eine bedeutende Rolle in vielen kultischen Veranstaltungen wie im Reiterkampf, vor den Kultwagen und bei den von den germanischen Stämmen abgehaltenen Rennen. Die Einführung des Christentums änderte hier zunächst vieles. Das Essen von Pferdefleisch, das früher vor allem bei Festen und Opferfeiern zu Ehren der Götter eine rituelle Bedeutung gehabt hatte, wurde verboten als Götzendienst, ebenso die Pferderennen und Reiterspiele. Dadurch ging in der Bevölkerung das Interesse am Pferd und an der Pferdezucht merklich zurück. Von nun an wurde das Pferd vorwiegend zur Feldarbeit herangezogen, die bis dahin mit Menschenkraft und von Ochsen versehen worden war.

Dagegen wurden die zahlreich neu entstehenden Klöster mit umfangreichem Grundbesitz ausgestattet und in vielen von ihnen wurden Gestüte angelegt, wodurch sie zu den Hauptzentren der Pferdezucht wurden. Gefördert wurde die Zucht durch Schenkungen und Kauf edler Beschäler. Vor allem während der Kreuzzüge kam wertvolles Material ins Land. Ein gutes Beispiel dafür war das Zisterzienser-Nonnenkloster zu Uetersen, das gewissermaßen zur Keimzelle einer organisierten Pferdezucht in Holstein wurde.

1387 wurde Valdemars Tochter *Margarethe I.* (die „schwarze Margreth", 1376–1412 Königin) zugleich in Dänemark und Norwegen gehuldigt, 1389 auch in Schweden-Finnland. Mit der Krönung ihres Großneffen *Erik* 1397 zum König der drei Reiche entstand die sogenannte Kalmarer Union der drei Kronen, die bis 1523 Bestand hatte, aus der jedoch bereits 1448 Schweden mit Finnland ausgebrochen war. Bestimmend wurde von nun an die Rivalität mit Schweden-Finnland um die Vorherrschaft im gesamten Ostseeraum, in der Dänemark vergeblich versuchte, seine vorherige Macht wiederzuerlangen.

Ein wichtiges Datum in der dänischen Geschichte ist der Vertrag von Ribe (1460), in dem *Christian I.* (1426–1481) die unauflösliche Zusammengehörigkeit der Herzogtümer Schleswig und Holstein beschwört: „Desse vorbenömeden land laven wy na alla vnsemm vermoge holden an gudeme vrede vnd dat se bliuven ewich tosamede vngedelt." In dem Vertrag wird zugleich die Zugehörigkeit der beiden Herzogtümer in Personalunion unter der Oberhoheit der Krone zum Königreich Dänemark besiegelt. Dieser Vertrag sollte weitreichende Folgen für beide Vertragspartner bis in das 20. Jahrhundert haben.

1536 war in Dänemark die Reformation abgeschlossen. Sie führte zu einer Säkularisierung der Klöster. Da die ehemals geistlichen Besitzungen vorwiegend an die Krone fielen, wurden die Könige die größten Grundbesitzer im Lande. Mit Zuchtmaterial des Klerus gründeten sie eigene Gestüte und betrieben die Pferdezucht mit Eifer und oft erheblicher Sachkenntnis. Nach dem Beispiel des Königs begannen auch Adel und Ritterschaft, sich mehr und mehr mit der Pferdezucht zu beschäftigen. Die Ausfuhr von Pferden nahm allmählich einen immer größeren Umfang an. Durch Verkauf und Schenkungen verbreiteten die Könige die von ihnen gezüchteten Pferde unter ihren Untertanen.

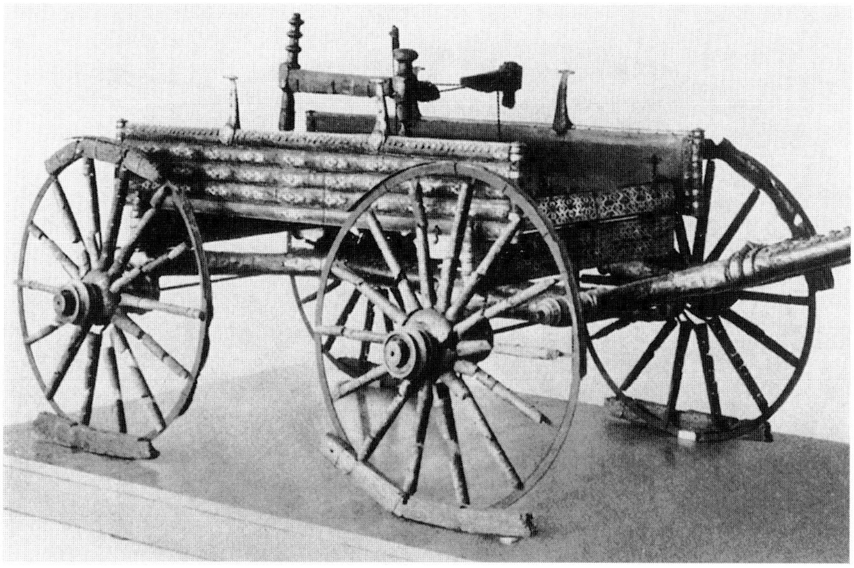

Kultwagen aus dem Dejberger Moor. Der aus Eschenholz gefertigte Wagen, verziert mit reichen Bronzebeschlägen, fällt auf durch seine handwerkliche und künstlerische Vollendung. Datiert ca. 500 v. Chr., gefunden 1889 im Praestgaardsmosse, Jütland.

1562 gründete *König Friedrich II.* (1534–1588) im Stadtgebiet von Kopenhagen auf dem Boden des ehemaligen Klosters Esserom das Hofgestüt Frederiksborg mit Spanisch-Andalusischem Zuchtmaterial. Es sollte für mehr als 200 Jahre eines der führenden Gestüte Europas werden und strahlte weithin über die Grenzen Dänemarks aus.

Im 17. Jahrhundert unternahm *Christian IV.* (1577–1648) zwei Feldzüge gegen Schweden (1611–1613 und 1643–1645), um die machtpolitische Rivalität im Ostseeraum auszukämpfen. Im Dreißigjährigen Krieg (1618–1648), in den Christian als Haupt des niedersächsischen Reichskreises eingriff, versuchten beide Staaten vom Kontinent aus ihre Stellung gegenüber ihrem Rivalen zu stärken, wobei Schweden sich durchsetzte. In den knapp zwei Jahrzehnten zwischen 1643 und 1660 wurde die machtpolitische Gewichtsverlagerung zugunsten Schwedens zementiert. Im Frieden von Roskilde 1660 verlor Dänemark die Provinzen Jämtland und Härjedalen, Bohuslän, Halland, Skåne und Blekinge sowie die Inseln Gotland und Öland an Schweden. Mit den drei südlichen Provinzen, vor allem Skåne, ging Dänemark ein bedeutendes Pferdezuchtgebiet verloren.

Im 17./18. Jahrhundert war neben der des Hofgestüts Frederiksborg die Holsteiner-Zucht die bedeutendste Dänemarks und eine der meist anerkannten Pferdezuchten Europas. Die Einkünfte aus ihr stellten einen erheblichen Aktivposten im Sozialprodukt des Dänischen Reiches dar.

Durch die Schwäche der dänischen Krone aufgrund der Geisteskrankheit *Christians VII.* (1749–1808) geriet Dänemark in eine schwere Krise, die sich auch auf die Pferdezucht auswirkte. Hinzu kam die Parteinahme des Landes für die Sache *Napoleons*, die bei Ende des Krieges dazu führte, daß im Kieler Frieden von 1814 die jahrhundertelange Union zwischen Dänemark und Norwegen aufgelöst wurde und Norwegen unter schwedische Herrschaft kam.

Die Aufhebung der Leibeigenschaft und der qualitative Rückgang der königlichen Gestüte, der zu deren späteren Auflösung führte, der Staatsbankrott von 1814, all das wirkte sich negativ auf die Landwirtschaft und damit natürlich auch auf die Landespferdezucht aus. Hinzu kam in Holstein die rücksichtslose Remontierung durch die feindlichen Parteien, die große Lücken in den Zuchtpferdebestand gerissen hatte. Zu allem Überfluß kam es dann 1825 zu einer schweren Sturmflut, die das Hochzuchtgebiet der Marschen heimsuchte und weite Weidegebiete überschwemmte und völlig versalzte, so daß sie auf Jahre für das Gräsen von Pferden und Rindern unbrauchbar waren.

Während sich Holstein mit Hilfe des Imports edler englischer Hengste, die vor allem auf Initiative des Herzogs *Christian August v. Schleswig-Holstein-Sønderborg-Augustenborg* (des „Augustenburgers") und verschiedener weitblickender Hengsthalter wie *Jürgen Vahlert Senior und Junior* und *Jacob Olde* ins Land geholt wurden, bald wieder erholte und eine noch verbesserte Ausgabe seines schon lange hochgeschätzten Pferdes auf den Markt brachte, stagnierte die Pferdezucht im übrigen Dänemark. Von den Gütern wurde die Aufhebung der Hand- und Spanndienste mit dem Ende der Leibeigenschaft durch notwendige Rationalisierungsmaßnahmen, Ausweitung der Rinderzucht und Einrichtung von Meiereien beantwortet. All das verursachte einen Rückgang der gestütsmäßigen Pferdezucht auf den großen Betrieben und ihren Übergang auf die kleineren bäuerlichen Wirtschaften, was sehr häufig nicht vorteilhaft war.

Im Verlaufe des Jahrhunderts war dann in Schleswig-Holstein, der pferdereichsten und damit für die Zucht wichtigsten dänischen Provinz, die Gesamtentwicklung von Landwirtschaft und Wirtschaft überschattet durch eine verhängnisvolle politische Entwicklung: Die Bevölkerung des Doppelherzogtums war, obgleich loyal gegenüber der dänischen Krone, doch fast rein deutschsprachig. Zugleich war Holstein ein Teil des bis 1806 (Reichsdeputationshauptschluß) bestehenden Deutschen Reiches, während das seit dem Vertrag von Ribe (1460) unauflöslich mit ihm verbundene Schleswig ein Teil des Dänischen Reiches war. Der König von Dänemark war als Herzog von Holstein zugleich ein deutscher Reichsfürst, und durch seine Person waren beide Herzogtümer mit Dänemark verbunden und Holstein eine dänische Provinz. Mit dem Aufkommen des Nationalismus überall in Europa setzten seit 1773 seitens der Regierung in Kopenhagen starke Danisierungsversuche in den beiden Herzogtümern ein, die darin gipfelten, auch hier die dänische Sprache als Amts- und Verkehrssprache einzuführen. Diese Versuche wurden nach 1800 noch intensiviert. Im Jahre 1806 erging eine Verordnung für Schleswig-Holstein, alle königlichen Gesetze in Dänisch und Deutsch zu veröffentlichen. Eine Verfügung von 1809 schrieb die Abfassung aller Bewerbungen und Bestallungen in Dänisch vor. 1810 wurde die dänische Sprache vor Gericht, in Kirche und Schule eingeführt. 1811 folgte eine Verordnung, daß bei Besetzung von Ämtern die Beherrschung der dänischen Sprache ausschlaggebend sein sollte. Weitere Verordnungen im gleichen Sinne folgten, die von der Bevölkerung mit großem Unmut aufgenommen wurden. Ebenfalls zu großer Unzufriedenheit führte die finanzielle Situation Schleswig-Holsteins. Das Steueraufkommen der Herzogtümer betrug etwa

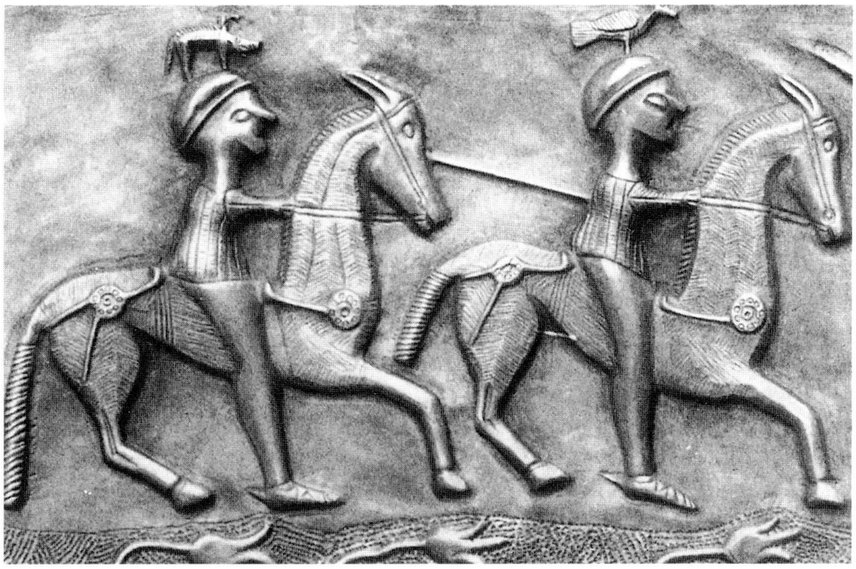

Detail aus dem Reiterzug auf der Innenseite des silbergetriebenen Weih- oder Opferkessels von Gundestrup, datiert etwa ins dritte bis zweite Jahrtausend v. Chr., gefunden 1891 in Gundestrup, Jütland

zwei Fünftel, das des übrigen Dänemarks etwa drei Fünftel der Gesamtsumme des Reiches. Der Rückfluß in Form von staatlichen Investitionen jedoch betrug für Schleswig-Holstein nur etwa ein Fünftel gegenüber vier Fünftel im übrigen Dänemark. Seit der Französischen Revolution von 1830, die den Bürgerkönig *Louis Philipp Egalité* auf den Thron Frankreichs gebracht hatte, entwickelten sich auch in Schleswig-Holstein revolutionäre Gedanken, so daß es schließlich 1848–1851 zu einem Aufstand und offenen Krieg zwischen der Krone und den rebellierenden Herzogtümern kam. Preußen, das zunächst Truppen geschickt hatte, um der schleswig-holsteinischen Armee zu Hilfe zu kommen, zog aus diplomatischen Gründen seine Soldaten zurück. Daraufhin kam es zu dem Waffenstillstand von Malmö 1848. Jedoch führten die von der Regierung in Kopenhagen bis 1849 getroffenen Maßnahmen zu einem erneuten Aufflammen des Krieges. 1851 jedoch wurden die Feindseligkeiten durch massiven Druck Preußens und Österreichs auf Schleswig-Holstein zugunsten Dänemarks beendet. Während der folgenden Jahre herrschte in Schleswig-Holstein wiederum eine verstärkte Danisierungskampagne. Der Herzog v. Schleswig-Holstein-Augustenborg wurde enteignet und des Landes verwiesen. Damit wurde auch sein berühmtes, erfolgreiches Gestüt auf Alsen aufgelöst, das so großen Einfluß auf die Pferdezucht der Herzogtümer gehabt hatte.

Durch die weiteren Maßnahmen Kopenhagens, vor allem aufgrund der Unterzeichnung eines Edikts durch den 1863 auf den Thron gekommenen *Christian IX.* (1818–1906), das, entgegen dem im Frieden von Kiel 1851 noch einmal bestätigten Ripener Vertrag von 1460 über die Untrennbarkeit der Herzogtümer Schleswig und Holstein, die Loslösung Schleswigs verfügte, kam es zu einem offenen Aufstand in den Herzogtümern und einer Huldigung des *Prinzen Friedrich*, des Sohnes des 1851 verbannten „Augustenburgers", als *Herzog Friedrich VIII. von Schleswig-Holstein*. Nun jedoch schritt der Deutsche Bund unter Führung von Preußen und Österreich ein, und es kam zum Deutsch-Dänischen Krieg von 1864, der den Verlust der Herzogtümer (von der Elbe im Süden bis zur Königsau im Norden, reichlich ein Drittel des Staatsgebietes) für Dänemark nach sich zog. Die treuhänderische Verwaltung für den rechtmäßigen Thronprätendenten Herzog Friedrich VIII. von Schleswig durch Preußen und von Holstein durch Österreich währte nur kurz. Nach einem 1866 folgenden Krieg zwischen den beiden Siegermächten, in dem Österreich unterlag, annektierte Preußen auf Betreiben *Bismarcks* kurzerhand das Doppelherzogtum unter Mißachtung der legitimen Rechte des Herzogs Friedrich und gegen den Willen der Bevölkerung. Damit wurde Schleswig-Holstein ab 1871, nach der Proklamation des Deutschen Reiches zu Versailles, automatisch eine deutsche Provinz.

Für Dänemark war der Verlust außerordentlich hart. Vom Standpunkt der Pferdezucht gesehen blieb dem Land außer der Jütischen Zucht nicht viel übrig. Allerdings fiel in der Volksabstimmung von 1920 im Anschluß an den Ersten Weltkrieg der nördliche Teil Schleswigs zwischen Flensburg und der Königsau wieder an Dänemark zurück und damit das Hochzuchtgebiet des dem Jüten stammverwandten Schleswigers, was eine bedeutende Verstärkung für die aufstrebende Jütische Zucht zur Folge hatte.

Bereits in den letzten zwei Jahrzehnten des 19. Jahrhunderts bis zum Ersten Weltkrieg, vor allem aber in der Zwischenkriegszeit bis kurz nach dem Ende des Zweiten Weltkrieges, blühten mit der Intensivierung der Landwirtschaft in Dänemark die schweren Arbeitspferdezuchten auf. In Jütland war es naturgemäß die bodenständige Zucht, die sich von einem typmäßig etwas unklaren, zwischen Warm- und Kaltblut stehenden Landschlag in eine reine Kaltblutrasse wandelte. Auf Fünen wurde seit den achtziger Jahren ein schwerer Oldenburger gezüchtet, unter dessen Einfluß auf Seeland und den übrigen Inseln der Frederiksborger nach der Auflösung des Stammgestüts in Bauernhand eine Metamorphose vom eleganten Schul-, Kavallerie- und Kutschpferd zu einem mittelschweren landwirtschaftlichen Arbeitspferd durchlief.

Nach dem Zweiten Weltkrieg brachte die sich allgegenwärtig ausbreitende Motorisierung zunächst einen sich rasant beschleunigenden Rückgang aller Pferdezuchten einschließlich der erst kürzlich in Dänemark etablierten Fjordpferdezucht. Ab 1960 entwickelte sich dann jedoch mit der Entstehung einer edlen Sportpferdezucht die Zucht eines sich bald über das ganze Land ausbreitenden Warmblutpferdes, teils basierend auf den heimischen Warmblutschlägen unter Zuhilfenahme von Vollblut, größtenteils jedoch auf importiertes Blut aus den angrenzenden Nachbarzuchten Schweden und Hannover zurückgehend. Heute macht das Dänische Warmblut das Gros der dänischen Pferdezucht aus und hat die anderen noch vorhandenen Rassen weitgehend an den Rand gedrängt, wenngleich sich eine gewisse Renaissance für den Knabstrupper und den Frederiksborger abzeichnet.

1990 hat sich der Holsteiner Grenzverband (Graeseegnens Holstener Hesteavlsforening) erneut konstituiert und betreibt eine eigene, mehr auf Springanlagen ausgerichtete Zuchtpolitik.

WARMBLUT-ZUCHTEN

FREDERIKSBORGER

TYP, INTERIEUR, VERWENDUNG:
Der heutige Frederiksborger hat mit dem alten Gestütspferd seiner Glanzzeit im 16.–18. Jahrhundert, in der er vor allem für die Hohe Schule, als Paradepferd und im Geschirr der Staatskarossen eingesetzt wurde, außer dem Namen nicht mehr viel gemein. Im 19. Jahrhundert war er vor allem Militärremonte und wurde dann zwischen 1890 und 1960/70 im wesentlichen als leichteres landwirtschaftliches Arbeitspferd sowie Kutsch- und auch Reitpferd verwendet. Seitdem, zahlenmäßig stark zurückgegangen, dient die kräftige, energische, ehrliche, gängige Rasse unter dem Sattel und im Geschirr als vorzügliches Freizeitpferd und, in seinen besseren, veredelten Exemplaren, auch in den verschiedenen turniersportlichen Disziplinen.

EXTERIEUR:
Der Kopf des Frederiksborgers ist im allgemeinen trocken, oft etwas lang und deutlich geramst, doch nicht unedel. Die Augen sind ausdrucksvoll, lebhaft, die Ohren fein, gut gestellt und relativ lang. Der Kopf wird von einem gut aufgesetzten, muskulösen Hals getragen. Die kräftig bemuskelte Schulter ist nur mäßig geneigt, der Widerrist zwar gut ausgeprägt, jedoch nur kurz. Der Rumpf ist tief, der nicht selten lange Rücken hinter dem Widerrist etwas eingesattelt, wodurch er „weich" wirken kann. Die Nierenpartie ist stark, die Kruppe von guter Länge und Breite mit schön angesetztem und getragenem Schweif.

Das Fundament ist kräftig, Sehnen und Gelenke sind deutlich markiert, trocken, die Röhrbeine kurz, vorn in der Regel korrekt gestellt mit geradezu vorbildlicher Einschienung, die Fesselung eher kurz. Die Hintergliedmaßen können öfters recht gerade oder nach hinten herausgestellt sein, mit kleinen, geraden Sprunggelenken. Die Hornqualität der mittelgroßen, runden Hufe ist vorzüglich.

Vorherrschend ist die Fuchsfarbe (ca. 95 Prozent), oft in einem kräftig rotgoldenen Ton, doch kommen auch dunklere oder hellere Farbvarianten vor. Das Langhaar ist oft etwas aufgehellt, blond, vor allem die Mähne. Abzeichen, auch größere, an Kopf (breite Blessen) und den Hinterbeinen sind häufig.

Die Widerristhöhe liegt bei 160 bis 163 cm Stockmaß.

MECHANIK:
Der Frederiksborger zeigt drei recht fördernde Grundgangarten mit einer relativ hohen, runden Aktion und gelegentlich aufgrund der herausgestellten Hinterhand etwas wenig Antritt von hinten. Die Springanlagen sind eher durchschnittlich.

ZUCHT:
Die Zucht des Frederiksborgers, entstanden ursprünglich im Gestüt Frederiksborg bei Kopenhagen, war früher hauptsächlich auf den Inseln Seeland und Bornholm zu Hause. Heute ist sie über ganz Dänemark verbreitet. Sie wird betreut von der „Frederiksborgshesteavlsforeningen" mit Sitz in Gudbjerg auf der Insel Fünen. Die heutige Zuchtpopulation beträgt kaum mehr als 250 bis 300 Stu-

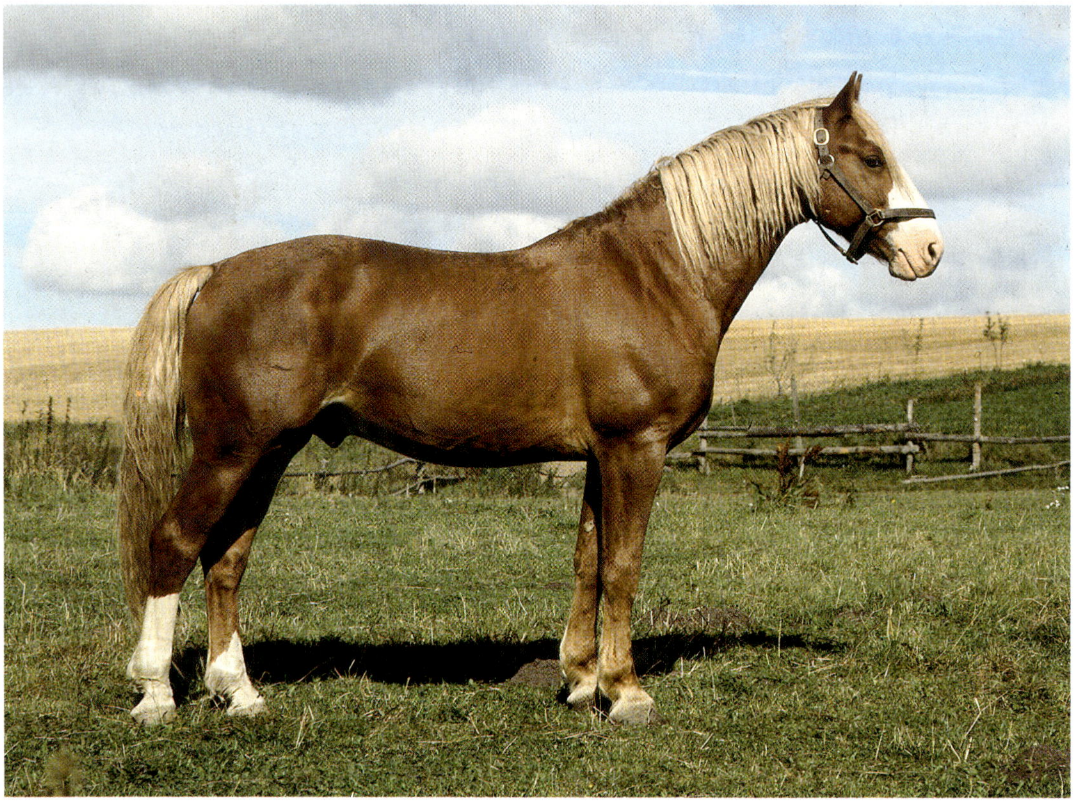

Frederiksborger Hengst

Galoppierender Frederiksborger Hengst

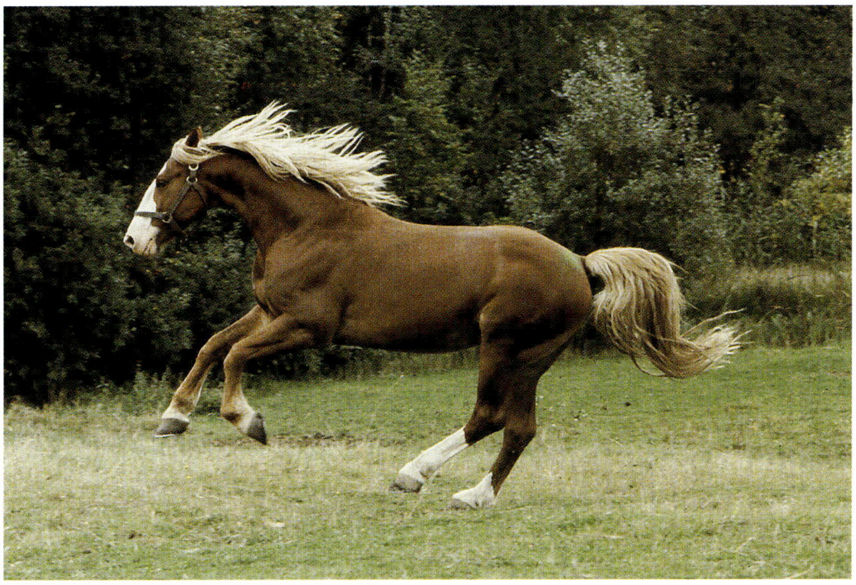

ten. Man muß den Frederiksborger deshalb zu den gefährdeten Haustierrassen rechnen.

GESCHICHTE:
So wie Dänemark seit den Tagen der Wikinger über lange Zeit eine bedeutende Rolle im Konzert der Weltmächte gespielt hatte, so besaß es auch seit dem Frühmittelalter und noch während der Renaissance und des Barocks eine außerordentlich hochstehende Pferdezucht. Neben der Zucht auf der Kimbrischen Halbinsel, von der vor allem die Holsteiner-Zucht zu erwähnen ist, bestand seit langem (bereits während des Katholizismus) auf der Hauptinsel Seeland sowie in den drei auf dem Festland liegenden, ursprünglich dänischen Stammprovinzen Skåne (Schonen), Halland und Blekinge, die 1658 an Schweden fielen, eine glänzend florierende Rasse.

Die eigentliche Blütezeit der Zucht beginnt jedoch erst mit der unter *Christian III.* (1503–1559)· im Jahre 1536 eingeführten Reformation. Nachdem die Ländereien der Klöster und die sonstigen Besitztümer der Geistlichkeit durch die Krone eingezogen worden waren und folglich die dortige Pferdezucht nicht fortgeführt werden konnte, nahmen sich nun die dänischen Könige als größte Grundbesitzer des Landes der Pferdezucht an und betrieben sie mit großem Eifer. Von nun an war die dänische Pferdezucht geprägt von der jeweiligen Herrscherpersönlichkeit und ihrem Engagement.

König Friedrich II. (1534–1588) war der erste unter ihnen, der sich eingehend mit der Pferdezucht beschäftigte. Zwei Jahre, nachdem er 1560 nördlich von Kopenhagen Schloß Frederiksborg erbauen ließ, gründete er in dem nahegelegenen Kloster Esserom das später unter dem Namen Frederiksborg zu großer Berühmtheit gelangende Hofgestüt. In seiner CAVALLERIA 1729 schreibt der deutsche Reitmeister und bekannte hippologische Schriftsteller *Georg Engelhard v. Löhneysen*, daß König Friedrich II. Zuchthengste aus Italien und Spanien bezogen habe. Bereits damals hatte die dänische Pferdezucht einen so hohen Stand erreicht, daß zum Beispiel *König Phillip II. von Spanien* (1527–1598) Beschäler aus Dänemark für sein Gestüt zu Cordoba holte.

Einen womöglich noch größeren Aufschwung nahm die in den königlichen Gestüten betriebene Pferdezucht unter dem Nachfolger Friedrichs II., *Christian IV.* (1577–1648). 1620 ließ er ein Gestüt in Sparepenge errichten. In seiner Zeit wird die Zahl der königlichen Gestütsstämme mit 16 angegeben. Hier wurden türkische, ägyptische, polnische, marokkanische, englische, lüneburgische, schaumburgische und friesische Hengste zur Zucht verwendet, wie Löhneysen (a. a. O.) berichtet.

„Es geht indessen", wie *Professor Valentin Prosch* von der Königlichen Veterinär- und Landwirtschafts-Hochschule Kopenhagen 1866 in seiner Arbeit FREDERIKSBORGS STUTTERI schreibt, „deutlich aus E. Viborgs Schilderung hervor, daß diese bunte Mannigfaltigkeit von Rassen nicht Veranlassung zu einer ernsteren Mischzucht gegeben haben, sondern daß die Hengste nur nach genauer Prüfung auf die Gestütshöfe verteilt wurden. Man wird auch bei Durchsicht jener Schilderung leicht gewahr, daß die Farbe nicht nur bei dieser Verteilung, sondern noch mehr bei der Erwerbung einzelner Rassen eine äußerst wichtige Rolle gespielt hat."

Wie schon Löhneysen bezeugt, waren „curieuse und seltene Farben" zu der damaligen Zeit in höchster Mode, und die Gestütsregister beweisen, daß dieser Geschmack noch bis zum Ende des 18. Jahrhunderts, ja darüber hinaus weiter Bestand hatte. Unter König Christian IV. wurde auch eine Anzahl Stuten aus dem Ausland importiert, wobei 1608 einige friesische Stuten den Anfang machten, die in dem Gestütshof zu Esserom untergebracht wurden, ebenso wie der vorzügliche friesische Beschäler *Hertug Olrich*.

Einige Jahre später verlagerte sich die Vorliebe des Königs auf helle Farben, namentlich Schimmel und Falben. So richtete er auf seiner Besitzung Jaegerspris ein Gestüt ein, wo diese Farben gezüchtet wurden, ebenso wie in Roskilde. In Ringsted wurde 1608 ein polnischer Falbhengst, *Tomleren*, aufgestellt, der Stammvater einer nach ihm benannten berühmten Familie wurde. Der Weltruhm der mit großer Sorgfalt geleiteten Zuchten veranlaßte Züchter und Pferdeliebhaber dazu, nach Dänemark zu „wallfahren", um geeignetes Material für die Verbesserung ihrer heimischen Zuchten zu erwerben.

Christians Sohn und Nachfolger, *Friedrich III.* (1609–1670), setzte das mit großem Engagement begonnene züchterische Werk seines Vaters mit

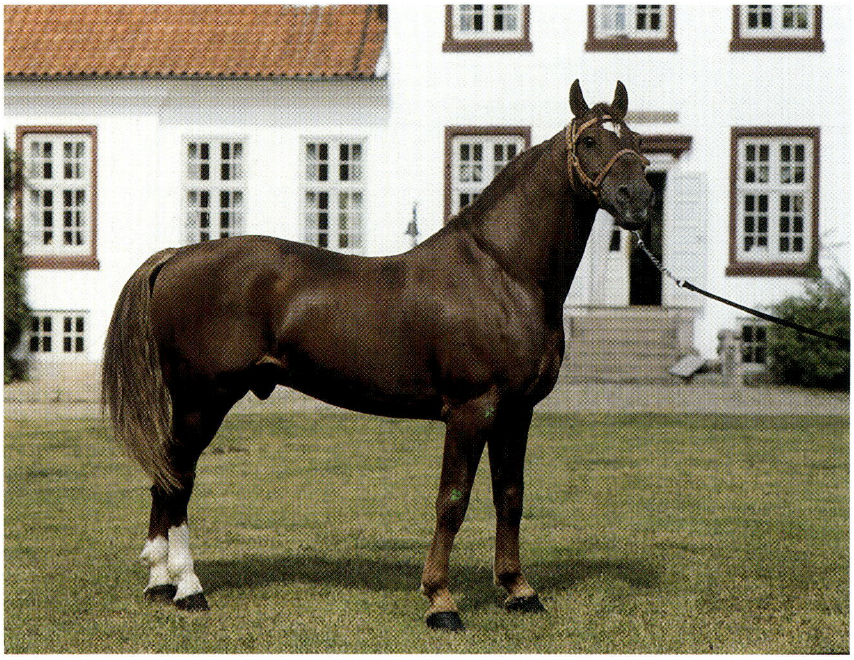

Frederiksborger Hengst modernen Typs

ebensoviel Energie wie Geschick fort. In seinem Buch DET KONGELIGE FREDERIKSBORGSKE STUTTERIS HISTORIE (Kopenhagen 1910) berichtet der Staatskonsulent *Jensen*, daß der König insgesamt zehn kleinere Gestüte besaß, die dem Gestüt zu Frederiksborg als Filialen angegliedert waren und deren Gesamtbestand um 1660 123 Stuten betrug.

Die Niederlage im unglücklichen Krieg mit dem Nachbarland Schweden und der für Dänemark ungünstige Frieden von Roskilde 1658 führten dazu, daß der königliche Pferdebestand stark zusammenschmolz und auch ein Teil der besten Vaterpferde verlorenging. In den ihm noch verbleibenden zwölf Jahren seiner Regierungszeit nach dem Friedensschluß richtete sich Friedrichs Bestreben darauf, die entstandenen Verluste durch Importe hochklassigen Materials zu ersetzen. Ein brauner turkmenischer Hengst, der als Geschenk *Kaiser Leopolds* nach Kopenhagen gelangte, war daher außerordentlich willkommen. Erklärter Liebling des Königs war jedoch der aus England stammende Paßgänger *Firefax*, der drei Jahre lang als Hauptbeschäler wirkte.

Da das Gestüt zu Vordingborg im äußersten Süden Seelands von Zeit zu Zeit weißgeborene Pferde lieferte, die der König außerordentlich schätzte, führte er zur Förderung dieser Zucht zwei weißgeborene Beschäler ein, von denen der eine aus Kurland, der andere aus Württemberg stammte, dazu noch einen spanischen Brauntiger.

Eine konstante Zucht Weißgeborener zu begründen gelang allerdings erst seinem Nachfolger *Christian V.* (1646–1699), der in Esserom ein neues Gestüt, Kroghdal, errichtete. Hauptbeschäler wurden hier der aus Oldenburg bezogene weißgeborene Hengst *Jomfruen* („Die Jungfrau"), der weißgeborene *Porcellain* und der Weißtiger *Vaillant*. Bereits 1683 zählte das Gestüt 18 weißgeborene Stuten. Staatskonsulent Jensen betont (a. a. O.), daß die Weißgeborenen sich unter allen Stämmen der dänischen Hofgestüte als die edelsten, stärksten und ausdauerndsten bewährt hätten. Unzweifelhaft hat dieser Stamm am meisten dazu beigetragen, den Weltruf der Frederiksborger Zucht zu begründen.

Christian V. holte sich als Oberstallmeister, „Envoyé extraordinaire" (Sonderbotschafter) und Oberlandesrat von Oldenburg (das damals in Personalunion mit der dänischen Krone verbunden war) den *Freiherrn Anton Wolf v. Haxthausen* (1647–1694). Wie Professor Erik Viborg berichtet, begründete er ab 1680 zu Esserom die Zucht der Weißgeborenen und im selben Jahr auch auf Schloß Christiansborg die Königliche Hofreitschule. Haxthausen, der auch ein hervorragender Schulreiter war, organisierte am Hof zu Kopenhagen diverse Caroussells, Mohrenkopf-Stechen und andere prunkvolle barocke Pferdefeste. Ab 1680 reorganisierte er die Frederiksborger Zucht von Grund auf und leitete damit eine gut 100 Jahre währende Reinzuchtperiode und Hochblüte des Hofgestüts ein.

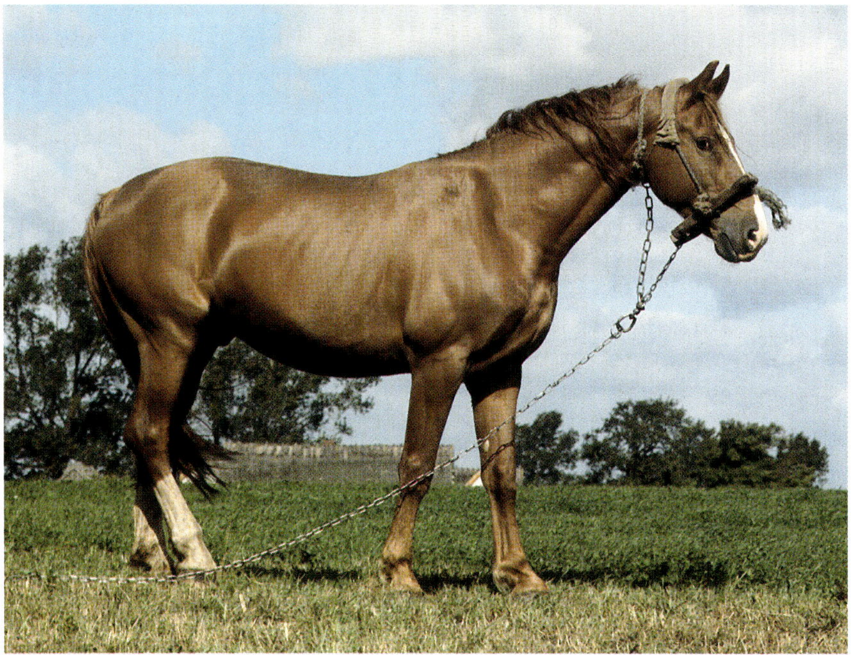

„Getüderte" (angepflockte) Frederiksborger Stute

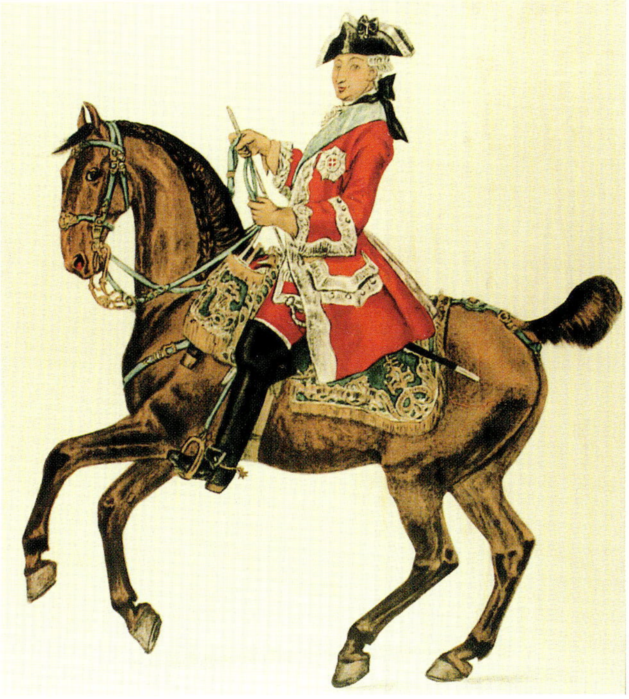

König Friedrich V. von Dänemark auf einem Frederiksborger Hengst Andalusischen Typs

Ein weiterer bedeutender Hippologe, den Christian sich für die Leitung der Königlichen Hofreitschule nach Kopenhagen holte, war *Georg Simon Winter v. Adlersflügel* (um 1634 bis nach 1700). Außer als Reitmeister trat dieser als Verfasser einer Reihe von wichtigen pferdekundlichen Schriften hervor. Unter seiner Leitung wurde die Königliche Hofreitschule zu Christiansborg zu einer der wichtigsten und angesehensten Reitakademien Europas.

Auch der allgemeinen Landespferdezucht widmete der König eine ernsthaftes Interesse verratende Fürsorge. Unter anderem verfügte er, daß es den Bauern strikt verboten sei, Hengste unter einem gewissen Alter und Stockmaß zur Zucht zu verwenden. Solche Hengste wurden vom Staat konfisziert, und der mit der Jurisdiktion betraute Gutsherr mußte eine empfindliche Geldstrafe gewärtigen. In seinen Verordnungen von 1680 und 1681 bestimmte der König, daß jede größere Gemeinde mindestens einen Beschäler von einer bestimmten Widerristhöhe und jeder Pfarrer, Beamte und Gutspächter mindestens zwei große Stuten halten müsse. Zusätzlich wurde 1686 verfügt, daß jeder Gutsbesitzer ein der Fläche seines Grundbesitzes angemessenes Gestüt zu unterhalten und den Bauern geeignete Beschäler für ihre Stuten zur Verfügung zu stellen habe.

Beim Tod Christians V. bestanden zu Esserom und Frederiksborg acht getrennte Stämme, zwei Blauschimmel-, vier Rapp-, ein Weißgeborener und ein Dunkel-Isabellstamm. Insgesamt betrug der Stutenbestand 144 Mutterstuten, die jährlich etwa 90 Fohlen brachten. Für jeden der Stämme wurde ein eigenes Brandzeichen verwendet.

Unter *König Friedrich IV.* (1671 bis 1720) wurden 16 spanische Hengste für Frederiksborg importiert. Sonst allerdings geschah wenig oder nichts für die Verbesserung und weitere Entwicklung der Pferdezucht. Dafür kam es unter seiner Herrschaft zu einer Reihe innenpolitischer Reformen, deren wichtigste die Abschaffung der Leibeigenschaft war.

Christians VI. (1699–1746) Regierungszeit wiederum war geprägt durch sein großes hippologisches Interesse und gestaltete sich zu einer überaus segensreichen Periode dänischer Pferdezucht. Das stand eigentlich in völligem Widerspruch zu seinem von düsterer Religiosität und Entschlußlosigkeit geprägten Wesen. Seine Tätigkeiten beschränkten sich mehr oder weniger auf eine relativ rege Bautätigkeit und die Maßnahmen zur Förderung der Pferdezucht. 1741 führte er drei orientalische Beschäler ein, von denen einer, ein schwarzbrauner Hengst, sieben Jahre lang als Frederiksborger Hauptbeschäler wirkte. Von ihm stammte unter anderem der vorzügliche Hengst *Étranger*, dessen Nachkommen eine hervorragende Rolle in der königlichen Gestütszucht spielten. 1720 ließ er zu Hillerødsholm, südlich Helsingør, eine Gestütsfiliale einrichten.

Auf Christian VI. folgte *Friedrich V.* (1723–1766). In seiner Regierungszeit wurde keinerlei Zuchtmaterial aus dem Ausland bezogen, da man damals die Überzeugung hegte, daß das Frederiksborger Pferd beziehungsweise die Frederiksborger Rasse einen höheren Zucht- und Gebrauchswert besäße als alle anderen europäischen Rassen und deshalb durch Einkreuzung von Fremdblut nicht gewinnen, sondern nur verlieren könne.

Die Tigerscheckenzucht des Hofgestüts florierte unter Christian VI. und Friedrich V. vor allem dank der Tätigkeit der beiden Oberstallmeister (Vater und Sohn) *Graf Ferdinand Anton Danneskold-Laurvig* (1688–1754) und *Landgraf Frederik Ludvig Danneskold-Laurvig* (1717–1762). Großen Einfluß erlangte damals ein Tigerscheckhengst namens *Papillon* aus der Danneskold-Laurvigschen Zucht, den Christian VI. 1741 von dem Grafen zum Geschenk erhalten hatte.

Im Zusammenhang mit der Blütezeit der Frederiksborger Zucht bemerkt *Graf Wrangel* (a. a. O.): „Was dem Frederiksborger der Zeitperiode von 1650 bis 1800 in den Augen der Kenner einen so hohen Wert verlieh, war sein elegantes Exterieur, sein lebhaftes, aber frommes Temperament und vor allem seine kräftige, raumgreifende und hohe Aktion, die ihn instand setzte, sich in kadenzierten Gangarten zu bewegen. Die in hohem Ansehen stehende Kopenhagener Hofreitschule (zu Christiansborg) konnte sich deshalb auch glücklich schätzen, über ein Pferdematerial zu verfügen, das alle Eigenschaften des ‚geborenen' Schulpferdes besaß."

In diese Zeit fallen auch gemäß *H. Gassebner* (DIE PFERDEZUCHT DER ÖSTERREICHISCH-UNGARISCHEN MONARCHIE, Wien 1896) die Importe so wichtiger Original-Frederiksborger Stammhengste durch das Kaiserlich-Österreichische Hofgestüt Lipizza wie *Danese* (Farbe ?, geb. ?, imp. 1718), *Pluto* (Schimmel, geb. 1765, imp. 1772), *Sanspareil* (Rappe, geb. 1766, imp. ?), *Junker* (Schimmel, geb. 1767, imp. ?) und *Danese* (Rappe, geb. 1795, imp. ?).

Unter *Friedrich V*. und noch bis in die Zeit seines Nachfolgers, des geistesgestörten *Christian VII.* (1749 bis 1808), war *Graf Scheel* (1718–1786) Oberstallmeister. Er war ebenfalls ein profilierter Pferdezüchter, der auf seinen Gestüten Gammal Elstrup und Ulstrup in Jütland eine Scheckzucht mit Pferden Frederiksborger Blutführung betrieb. Zugleich war er 1774–1784 Direktor der Königlichen Veterinär- und Landwirtschaftshochschule (Kongelige Veterinaer- og Landbohöjskole) zu Kopenhagen.

Zu Beginn des letzten Drittels des 18. Jahrhunderts hatte Frederiksborg seinen absoluten züchterischen Höhepunkt und exportierte Zuchtmaterial in großen Mengen. So sehr diese Exporte jedoch den züchterischen Erfolg des Hofgestüts unterstrichen, so waren sie gleichzeitig Vorboten und Einleitung zu seinem unaufhaltsamen Niedergang. Namentlich eine in den ersten Regierungsjahren Königs Christians VII. im Jahre 1771 abgehaltene große Auktion, gedacht, die stets leere Kasse der königlichen Hofhaltung zu füllen, beraubte das Gestüt zahlreichen unentbehrlichen, unersetzlichen

Frederiksborger Hauptbeschäler Palnatoke, Lithographie von H. Gebauer, datiert 1823

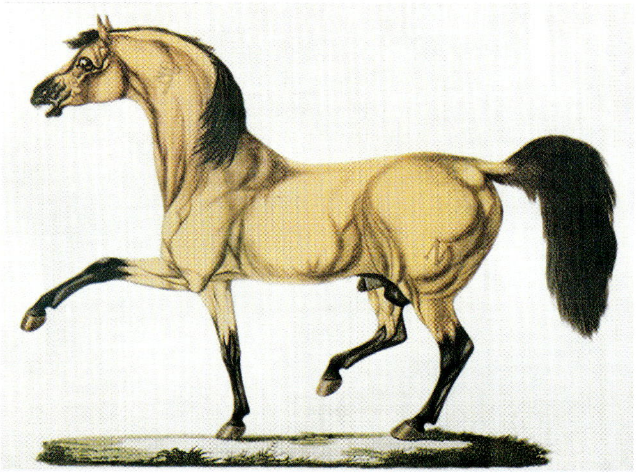

Zuchtmaterials. Bei der Auktion traten unter anderem Rußland und Österreich als Käufer auf. Damals wechselte auch der oben erwähnte Hengst *Pluto* den Besitzer, er begründete eine der fünf klassischen Hengstlinien im Hofgestüt Lipizza.

Noch jedoch besaß das Gestüt zu Frederiksborg alte reine Stämme in den spanischen Rappen und Braunen, den friesischen Mohrenköpfen, der türkischen Praestevangs- und der polnischen Tomler-Rasse. Außerdem besaß es eine rare Spezialität in den Weißgeborenen des Gestüts Kroghdal. Weißgeborene Pferde, „Kakerlaken" genannt, wurden außer in dem Frederiksborger Filialgestüt Kroghdal nur noch im Hannoverschen Hofgestüt Memsen bei Hoya (bis 1803) gezüchtet. Von hier wurden sie während der Napoleonischen Kriege ins königliche Gestüt Great Lodge in England und nach Neuhaus am Solling und von dort ab 1844 ins neu errichtete herzogliche Hofgestüt Herrenhausen bei Hannover verlegt.

Wie leicht erklärlich, hatten diese Gestüte mit großen Schwierigkeiten zu kämpfen, die geeigneten Vaterpferde zu beschaffen. Eine gewisse Zeit half man einander aus durch Austausch passender Hengste. Allmählich trat dadurch jedoch eine sehr nahe Verwandtschaft zwischen den Pferden dieser Gestüte ein, und sowohl in Memsen wie auch in Kroghdal entwickelte sich eine hochgradige Inzucht, ja Inzestzucht. Bis 1780 hielt man trotz mancher Symptome einer fortschreitenden Inzuchtdepression wie abnehmender Fruchtbarkeit, hoher Fohlensterblichkeit und Rückgang der Widerristhöhe der Pferde in Kroghdal weiterhin streng am Prinzip der Reinzucht innerhalb der einzelnen Stämme fest.

Dann jedoch begann man in immer größerem Ausmaß mit fremden Genen zu experimentieren; und damit war der Niedergang der königlichen

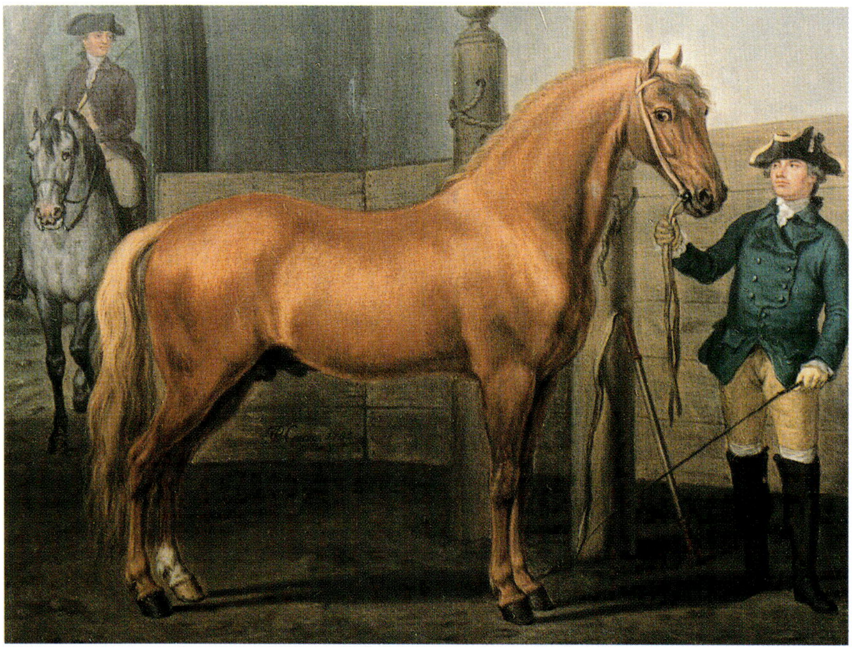

Hengst aus dem Dänischen Hofgestüt Frederiksborg um 1785 in der für die Rasse bis heute typischen Fuchsfarbe. Gemälde des niederländischen Malers Tethart P. C. Haag (1737–1812)

Zucht endgültig besiegelt. Zwar hatte die übertriebene Verwandtschaftszucht die erwähnten Mängel verursacht, dennoch beging der Gestütsleiter *Viborg* einen verhängnisvollen Irrtum, als er dies zum Anlaß einer schroffen Systemänderung nahm und von der bisher geübten Reinzucht zu einer ungehemmten, planlosen Kreuzungszucht überging. Tatsächlich war die Ursache für die sich ausbreitende Unfruchtbarkeit nicht allein in der engen Verwandtschaft zu suchen, sondern zu einem erheblichen Teil auch Milieueinflüssen zuzuschreiben, unter anderem der Pferdemüdigkeit der Gestütsweiden aufgrund jahrzehntelanger Überweidung, dazu Mängeln in Haltung, Fütterung, Pflege und nicht ausreichender Bewegung des Zuchtmaterials. Negativ wirkte sich auch, wie *Dünkelberg* sicher zu recht bemerkt, die 1803 erfolgte Schließung der hervorragenden Hofreitschule zu Christiansborg aus, in der bis dahin, analog etwa der Spanischen Hofreitschule zu Wien, das Beschälermaterial einer strengen Leistungsprüfung unterworfen worden war, wodurch eine Selektion sowohl auf Form und Gangarten als auch auf Temperament, Charakter und Rittigkeit ermöglicht wurde. Hätte man beizeiten, statt sein Heil in allen möglichen Kreuzungen zu suchen, in den Privatzuchten des seeländischen Großgrundbesitzes nach geeignetem Zuchtmaterial der alten Frederiksborger Rasse gesucht, wäre der alte, wertvolle Stamm möglicherweise noch zu retten gewesen.

Nach dem dänischen Staatsbankrott von 1813 versuchte man einen völligen Neuanfang in Frederiksborg und eine totale Umstellung der Zucht auf eine für kavalleristische Zwecke geeignete Remonte. Aber durch die wahllosen Kreuzungen mit Arabern, Persern, Anglo-Arabern, Kladrubern und ab 1824 auch Englischen Halbbluthengsten der Yorkshire Coach-Zucht beschleunigte man nur den völligen Ruin des einstmals weltberühmten Gestüts. Im Jahre 1827 sah sich die Regierung genötigt, eine Untersuchungskommission einzuberufen, die die Gründe für den Verfall des Gestüts analysieren und Vorschläge für eine Reform machen sollte. Auf Anraten des *Herzogs v. Augustenburg*, eines Vorkämpfers für das Vollblut, wurde 1840 eine königliche Resolution erlassen, aufgrund derer mit Ausnahme der fünf weißgeborenen Stuten das gesamte Gestüt verauktioniert werden sollte. Zwei bis drei Hengste der alten Rasse sollten zurückbehalten werden, um die Stuten der Landeszucht in der Umgebung zu decken. Im übrigen sollte das Gestüt auf Vollblut umgestellt werden. Durch den Verkauf des großen Teils der Gestütspferde an die seeländischen Bauern wurde die Basis für eine heimische Landeszucht auf der Insel gelegt.

Zwar bedauerte man von Regierungsseite bald die getroffenen Maßnahmen und machte einen Versuch zur Wiederbelebung des alten Typs, indem man einige der besten Stuten zurückkaufte. Man suchte auch nach einem geeigneten Beschäler des alten Stammes und fand ihn in dem Hengst *Merkur* (geb. 1834). Er entsprach auch durchaus den in ihn gesetzten Erwartungen und lieferte eine größere Anzahl typtreuer Nachkommen, deren bester der Hengst *Augustus* war. Dieser begründete eine neue Hengstlinie über seinen Sohn *Kultsvieren*, der der modernen Frederiksborger Zucht seinen Stempel aufdrückte.

Außerdem wurde aus dem Königlich-Württembergischen Hofgestüt Weil ein Arabischer Fuchshengst namens *Zarif* eingestellt, der sich bewährte. Als 1871 das Gestüt endgültig aufgelöst wurde, gelangte ein Enkel dieses *Zarif*, *Hamlet*, aus einem alten Frederiksborger Stamm, der auf *Merkur* zurückging, in den Besitz eines bäuerlichen Pferdezuchtvereins, wo er sich als erfolgreicher Hengstvater einen Namen machte und das alte Frederiksborger Blut in die neuere Zucht hinüberrettete.

Insgesamt war jedoch über den klassischen Frederiksborger Barocktyp die Zeit hinweggegangen. Angestrebt wurde nun eine für militärische Zwecke geeignete Remonte. Seit der Schlacht bei Waterloo (1815), bei der die Überlegenheit der englischen Pferde über die des Kontinents auf dem Schlachtfeld deutlich geworden war, waren Vollblutpferde und Vollblutkreuzungen „Trumpf".

Ab 1852 erhielt Frederiksborg die Aufgabe, der bäuerlichen Zucht Landbeschäler zu liefern. Die Qualität der gezüchteten Hengste war jedoch höchst fragwürdig. Die nach der 1840 erfolgten Reduzierung des Bestandes eingeleitete Reform hatte der Zucht kein neues Leben einhauchen können, sondern nur zu weiteren Enttäu-

Typische Frederiksborger Stute von heute

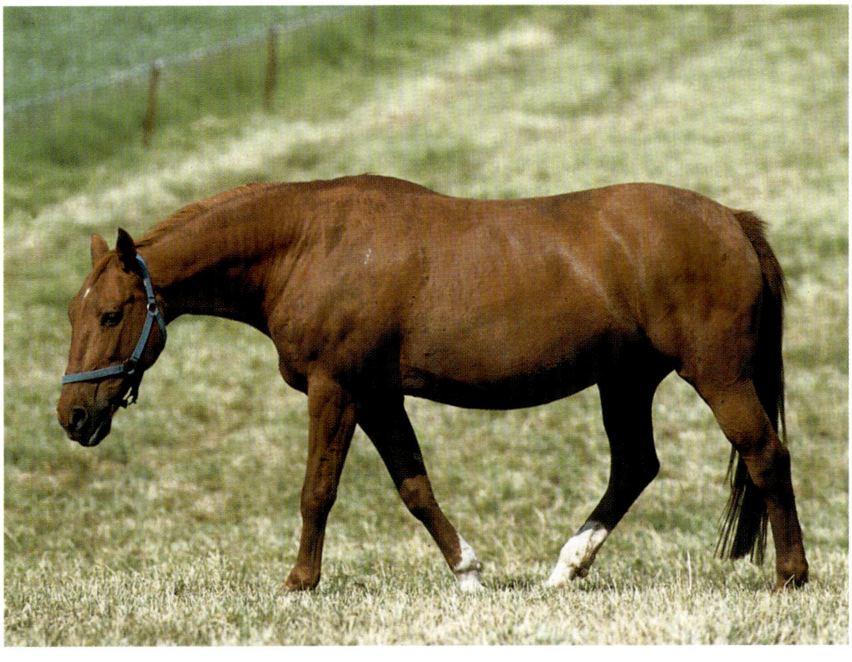

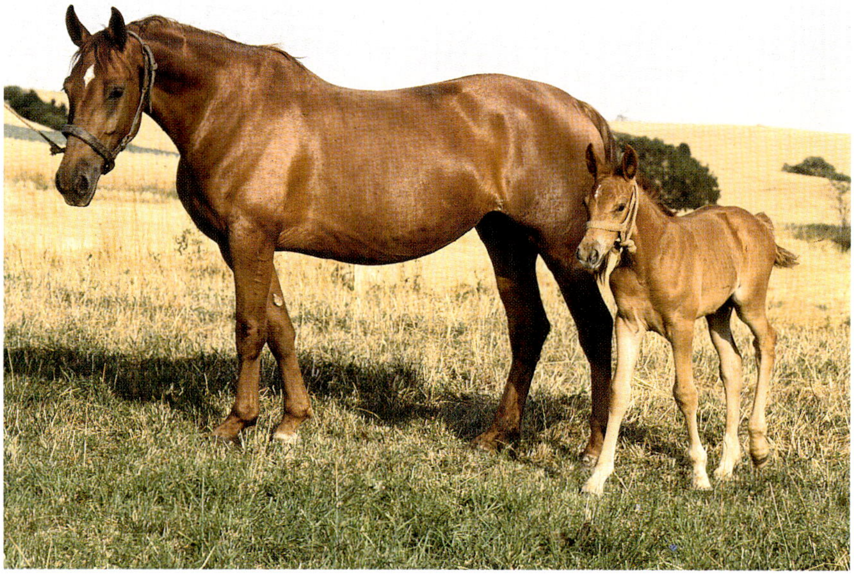

Stute mit Fohlen im schweren, unveredelten Frederiksborger Wirtschaftstyp

schungen geführt. Die damals eingeleitete Vollblutperiode hatte deutlich gezeigt, wie man Vollblut nicht züchten darf, nämlich indem man es keiner Rennprüfung unterwirft. Wie Graf Wrangel (a. a. O.) schreibt: „Weder das Englische noch das Arabische Vollblut lieferte den ersehnten, im goldigen Lichte der Erinnerung als Idealpferd erscheinenden früheren Typus und unter den Mutterstuten grassierte die Unfruchtbarkeit in so hohem Grade, daß im Jahre 1865 von 21 belegten Stuten nur sechs Fohlen geboren wurden ... Unter solchen Umständen kann es nicht wundernehmen, daß im Dänischen Reichstag immer nachdrücklicher für die gänzliche Auflösung dieser, trotz ihrer bedeutenden Unkosten gänzlich unproduktiven Zucht gemacht wurde ... Man entschloß sich daher im Jahre 1871, das ganze Gestüt durch Verkauf aufzulösen.

Der gesamte Pferdebestand wurde dem Etatsrat *Tietgen*, einem Finanzgenie, ohne welches zur damaligen Zeit in Dänemark kein größeres Geschäft zustande kommen konnte, zu einer Lotterie überlassen und am 22. Mai 1876 machte der Hammer des Auktionators der Frederiksborger Gestütsherrlichkeit für immer ein Ende. Das Resultat der Auktion dürfte den guten Rechner, der Etatsrat Tietgen war, ohne Zweifel befriedigt haben. Für die 68 Pferde verschiedenen Alters erlöste er 80 000 Kronen, womit er den Beweis antrat, daß es keine verfehlte Spekulation von ihm gewesen war, seine Hand auf die letzten Trümmer des einst weltberühmten Staatsgestüts zu legen.

Zwar wurde auch danach noch auf den Inseln, vor allem auf Seeland, ein Pferd gezogen, das bis heute den Namen der ‚Frederiksborger Rasse' trägt. In den Adern dieses nicht ohne leicht chauvinistische Betonung als ‚nationales Dänisches Halbblut' bezeichneten Pferdeschlages fließt aber so eine bunte Blutmischung, daß die Benennung ‚Frederiksborger Rasse' etwas gewagt scheint."

Neben dem Hofgestüt und seinen Filialen waren es die großen Rittergüter, die nach der Auflassung der Klöster im Zuge der Reformation mit Erfolg Pferdezucht betrieben. Nachdem die heimische Zucht durch spanisches Blut exterieurmäßig verbessert, vergrößert und in ein kräftigeres Reitpferd umgezüchtet worden war, wurde die Rasse zwei Jahrhunderte lang ein gesuchtes Kavalleriepferd, das vor allem die Kürassierregimenter mit Vorliebe als Remonte einstellten. Die besseren und besonders die auffallend gefärbten Pferde gingen an die verschiedenen Fürstenhöfe oder auch an reiche Privatleute als Luxusreit- und Wagenpferde.

Seit den Napoleonischen Kriegen zu Beginn des 19. Jahrhunderts unterlag die Nutzung des Pferdes bedeutenden Wandlungen. Eine wesentliche Rolle spielte dabei ab der Mitte des Jahrhunderts die landwirtschaftliche Revolution, die für den sich ausbreitenden Hackfruchtbau und die dafür notwendige Tiefkultur ein bedeutend schwereres und stärkeres Pferd verlangte. Gleichzeitig ging die Pferdezucht ganz allgemein mehr und mehr von den großen Gütern in die Hände bäuerlicher Grundbesitzer über. Die sich ändernden Bedingungen führten zu einer Anpassung der Pferdezucht, schließlich büßte das auf Seeland gezüchtete Pferd mehr und mehr seine Reitpferdeeigenschaften ein. Wie es sich vorher schon vom barocken Schul- und Parade-Roß zur Kavallerieremonte gewandelt hatte, wurde es nun langsam aber stetig in ein an die landwirtschaftliche Nutzung angepaßtes Arbeitspferd umgezüchtet. Zwar wurde die Rasse immer noch als „Frederiksborger" bezeichnet, was man damit rechtfertigte, daß die Pferde ihre Stammbäume auf der Vaterseite noch auf berühmte Namen der alten Rasse zurückführen konnten. Dabei berücksichtigte man jedoch nicht die später erfolgte Massenzufuhr fremden Blutes und den total veränderten Rassetyp.

Der angesehene Hippologe und Tierarzt *C. Klingborg* schrieb dazu in dem dänischen Fachjournal HIPPOLOGISK TIDSKRIFT im Jahre 1904: „Es scheint mir müßig, die allen Fachleuten bekannte Tatsache in Abrede stellen zu wollen, daß unsere nationalen Halbblutpferde, die Überbleibsel unseres berühmten Gestüts, in den letzten 25 Jahren sowohl hinsichtlich Quantität wie Qualität eine betrübliche Minderung erfahren haben. Ja, es scheint mir sogar zweifelhaft, ob diese Pferde in ihrer Mehrzahl heute noch auf einer internationalen Schau als Halbblut angesehen werden würden. Man käme tatsächlich in Verlegenheit, wie man sie einordnen sollte.

Nur in einer Richtung ist ein Fortschritt erkennbar, in der Größe. Allerdings ist das ein Phänomen, das in allen Ländern mit einer höher entwickelten Landwirtschaft bei allen Haustiergattungen auftritt. Daß Größe und Masse beim Frederiksborger so auffallend zugenommen haben, ist allerdings wohl hauptsächlich dem auf den Tierschauen befolgten Prinzip zuzuschreiben. Man hat dort seit Jahren immer mehr Gewicht auf ein höheres Widerristmaß der Pferde gelegt und Abstammung, Adel und trockene Textur vernachlässigt. Von der Überzeugung ausgehend, daß große, schwere Pferde am besten bezahlt werden, hat man das edle Blut systematisch eliminiert und geglaubt, so auf einfache Weise die Zucht verbessern zu können.

Eine Folge davon war, daß die Zahl der Züchter merklich zurückging; denn es erwies sich bald, daß die Rechnung nicht aufging. Die Produkte der angepriesenen Zuchtmethode erzielten keine kostendeckenden Preise. In seinem Bericht über die Jubiläumsschau charakterisiert Herr Staatskonsulent Jensen das Frederiksborger Pferd – namentlich die Produkte von *Zarif* und *Pegasus* – mit beißender Ironie folgendermaßen: ‚Eine Rasse von weder edlen noch schnellen, aber fast ausschließlich aus Füchsen bestehenden Halbblutpferden, von denen jedoch die Braunen anderen Halbblutpferden am meisten ähnlich sehen.' Sapienti sat!"

1909 schreibt Graf Wrangel (a. a. O.): „Während vor 15 Jahren ein Hengst fremder Halbblutrasse noch eine seltene Erscheinung auf den seeländischen Schauen war, besteht heute nahezu die Hälfte des ganzen Hengstbestandes auf der Insel Seeland aus sogenanntem fremden Halbblut." Er schlägt als Gegenmaßnahme vor, „im Zeitalter des Automobils, in dem leichtes Halbblut unfehlbar die wenigst gangbare Ware sein" werde, an die alte Tradition des Gestüts Frederiksborg anzuknüpfen und unter tunlichster Benutzung des noch vorhandenen, im Alt-Frederiksborger Typ stehenden Zuchtmaterials ein dem Lipizzaner-Typ nahestehendes Pferd zu züchten, da in Lipizza im 18. Jahrhundert auch Hengste und Stuten aus Frederiksborg verwendet worden seien und es dort noch reine Frederiksborger Blutströme über den Hengst *Pluto* und die Stute *Deflorata* gäbe. Man folgte jedoch nicht Wrangels Rat!

Seit Auflösung des Gestüts lag die seeländische Pferdezucht weitgehend in der Hand der mittel- und kleinbäuerlichen Züchter. Auch die Hengsthaltung war privat, teils in genossenschaftlicher, teils Einzelhengsthaltung. Seit 1894 wurde die Stammbuchführung zentral geregelt in einem Register für Pferde leichterer Rasse. Hier wurden Pferde im alten Frederiksborger oder ihm nahestehenden Typ, edle Pferde anderen Typs sowie Vollblutpferde erfaßt. 1897 wurde der erste Band des Gestütbuches für Pferde leichterer Rasse (Stambog over Heste av lettere Race) veröffentlicht.

„Zwar veranlaßte der Nationalstolz der dänischen Bauern, das Pferd, das durch Jahrhunderte mit dem Wohl und Wehe des Staates verknüpft gewesen war, als ein Erbstück aus alten Zeiten zu betrachten", wie *Jens V. Volquardsen* in GESCHICHTE UND BLUTAUFBAU DER FREDERIKSBORGER RASSE UND VERGLEICH MIT ÄHNLICHEN DEUTSCHEN RASSEN (Dissertation Halle 1924) anmerkt, „so zwang sie doch die wirtschaftliche Notwendigkeit, das Pferd, das bis dahin als Luxuspferd verwendet worden war, zu produktiver Ar-

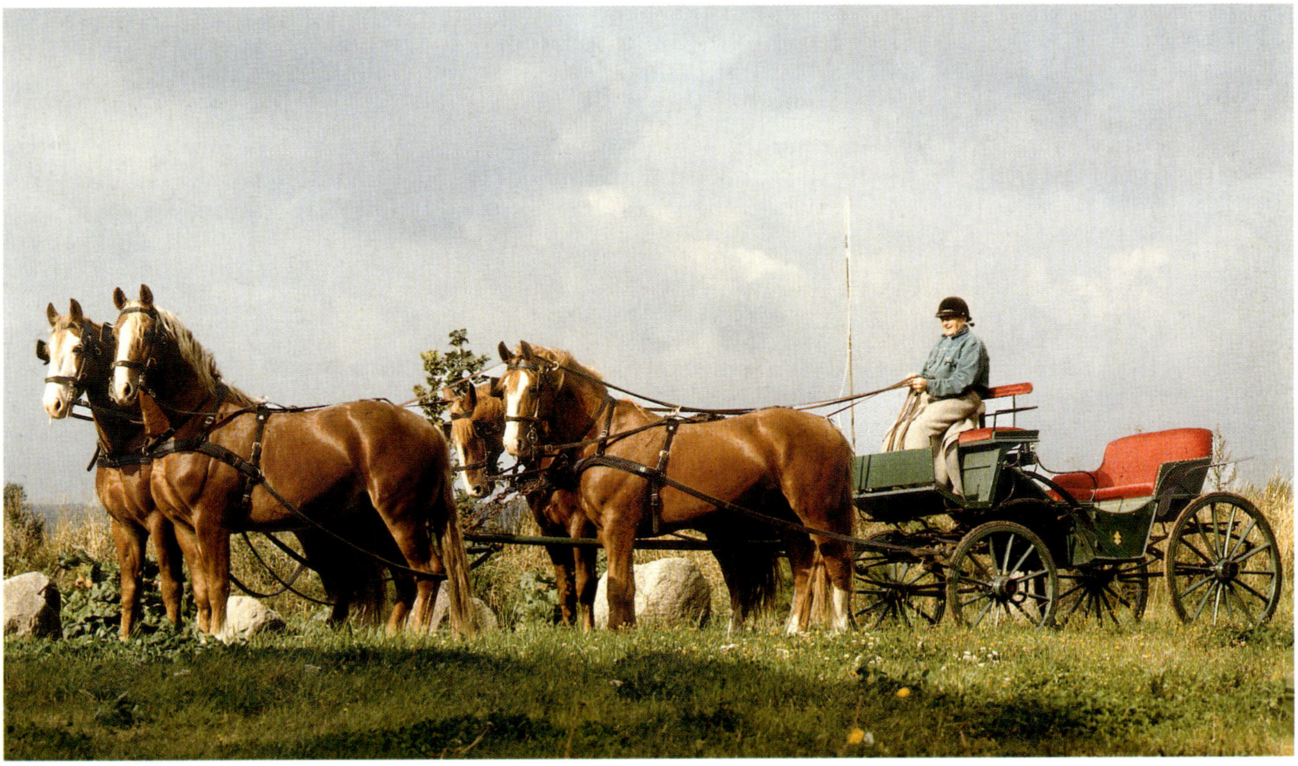

Frederiksborger Vierergespann

beitsleistung in der Landwirtschaft heranzuziehen. Den Charakter eines Wagenpferdes sollte es nicht verlieren, ebenfalls nicht sein typisches Gepräge. Aber es war eine Notwendigkeit, ein leistungsfähigeres Pferd daraus zu entwickeln."

Der Wunsch nach größerer Schwere führte zu Kreuzungen, teils mit Jütischem Kaltblut, teils mit Yorkshire Coach, zwischen den beiden Weltkriegen auch mit Oldenburger und Ostfriesischem Blut. Um keine zu große Einbuße an Adel zu erleiden, kreuzte man außerdem mit Vollblut, Ostpreußen, Holsteinern, Hannoveranern und Hackneys.

Einen sicher nicht unerheblichen Anteil an dem Typwandel des Frederiksborgers hatte eine, neben den von *Merkur* und *Zarif* begründeten, dritte Hengstlinie, die auf den Stammbeschäler *Regulus* zurückging, der eine jütische Rappstute des Arbeitsschlages zur Großmutter hatte.

Ab 1900 etwa begann in einigen Züchterkreisen der Gedanke Fuß zu fassen, anstelle der hemmungslosen Mischzucht die Reinzucht zu setzen, um so die alte Rasse zu retten.

Bis zur Mitte des 20. Jahrhunderts schien der Fortbestand der Frederiksborger Rasse, die inzwischen in ein mit Oldenburgisch/Ostfriesischem Blut verstärktes landwirtschaftliches Wagen- und Ackerpferd umgezüchtet worden war, auf den kleinen und mittleren bäuerlichen Betrieben mit leichterem Boden gesichert. Vor allem im Norden von Seeland und auf Bornholm hatte sich auch stets eine gewisse Reiteignung erhalten.

Als besonderes morphologisches Merkmal hatte sich eine einheitliche Fuchsfarbe durchgesetzt.

Nach dem Zweiten Weltkrieg kam es infolge des unaufhaltsamen, rasant fortschreitenden Motorisierungsprozesses der Landwirtschaft zu einem starken Schrumpfungsprozeß in der ohnehin nicht sehr großen Population. Daraufhin wurden, dem allgemeinen Trend folgend, Versuche unternommen, die Rasse mit Hilfe von Trakehner und Vollblut in Richtung auf ein vielseitig verwendbares, für Sport und Freizeit gleichermaßen geeignetes, gängiges Reitpferd umzuzüchten. Der Frederiksborger fand in dem landesweiten Verband für Leichte Dänische Pferde (Danmarks Lette Heste Avlsforbund) eine neue Heimat (heute im Dansk Varmblod – Dänisches Warmblut aufgegangen).

Bedauerlicherweise war der Umzüchtungsprozeß der Frederiksborger-Zucht nicht von besonders großem Erfolg gekrönt. Die Kleinheit der Restpopulation zeigt, daß sich die Rasse in Konkurrenz zu dem allgegenwärtigen „Internationalen Europäischen Warmblut" schwertut. Die ursprüngliche Basisrasse ist in beängstigendem Maße verschwunden. Heute werden nur noch etwa 250 mehr oder weniger reinrassige Stuten jährlich gedeckt, so daß man den Frederiksborger zu den gefährdeten Haustierrassen zählen muß. Mittlerweile werden große Anstrengungen unternommen, die Rasse zu erhalten als eine wertvolle Genreserve und ein altes Kulturgut Dänemarks. Ein eigens dafür gegründeter Zuchtverband, „Frederiksborgshesteavlsforeningen", hat sich dies zur Aufgabe gesetzt. Vielleicht ist heute die Zeit reif dafür, die Anregungen Graf Wrangels aufzugreifen und mittels des Lipizzaner-Blutes an die Barocktradition des Frederiksborgers anzuknüpfen und ihm so wieder eine Aufgabe und erneute Existenzberechtigung und damit gewissermaßen seine eigene „Nische" zu schaffen, statt im Wettlauf mit dem übrigen Europäischen Warmblut zu unterliegen. Wenn man weiterhin an der Fuchsfarbe als einheitlichem Rassemerkmal des Frederiksborgers festhalten will, würde sich eine Genanleihe von fuchsfarbenem Zuchtmaterial, Hengsten wie Stuten, in dem rumänischen Lipizzaner-Staatsgestüt Simbata de Jos bei Fagaras anbieten, wo Füchse relativ häufig sind und die Pferde nach Darstellung von *K. H. Kirsch* (in MITTEILUNGSBLATT DES LIPIZZANER ZUCHTVERBANDES DEUTSCHLAND, 3/1988) und *Heinz Nürnberg* (DER LIPIZZANER, Magdeburg 1993) besonders viel Adel und Qualität besitzen. Vor allem könnte eine solche Blutauffrischung den Bewegungsablauf in allen drei Grundgangarten verbessern.

KNABSTRUPPER

TYP, INTERIEUR, VERWENDUNG: Beim Knabstrupper handelt es sich um eine dem Frederiksborger recht nah verwandte Pferderasse mit auffallender, individuell unterschiedlicher Fellfleckung. Auch der Typ des modernen Knabstruppers variiert stark, ebenso wie sein Temperament und Charakter.

Sehr gut charakterisiert ihn *Bent Branderup* in seiner Monographie KNABSTRUPPER – GEFLECKTE FÜRSTENPFERDE (Völkersen 1995). Er meint, daß jedermann auf den ersten Blick einen Knabstrupper an den Flecken in seinem Fell erkennen könne – sein eigenartiges Interieur, seinen ganz speziellen Charakter, die „Flecken in seiner Seele" bemerke man jedoch meist zu spät . . .

Es scheint also mehr der Charakter als die Farbe gewesen zu sein, die den Knabstrupper zu etwas Besonderem gemacht hat. Mit seinen ganz spezifischen Charaktereigenschaften allerdings muß man leben und muß, will man von ihm als Freizeit- oder Sportpartner akzeptiert werden, sich auf sie einstellen.

Branderup wörtlich (a. a. O.): „. . . Knabstrupper können, wenn sie sich unterfordert fühlen, auf die eigenartigsten Ideen kommen . . . Kann man einem Knabstrupper aber einen Lebensinhalt bieten, sein Interesse gewinnen, ihn an eine Aufgabe heranziehen, so kann man erleben, daß er sich mit großer Passion dieser Aufgabe widmet." Wir sehen also, daß der Knabstrupper im Positiven wie im Negativen ein ausgesprochenes Original ist!

Wegen seiner hohen Intelligenz und Sensibilität benötigt der Knabstrupper einen konsequenten, dabei einfühlsamen Reiter. In der richtigen Hand nimmt er seine Aufgabe zum Beispiel als Schulpferd in der Hohen Schule mit Leib und Seele wahr. Er verträgt jedoch keine Langeweile und keine gewaltsame Unterjochung. Unter einem schwachen, inkonsequenten oder harten, brutalen Reiter wird er leicht widersetzlich.

Da der reingezogene Knabstrup-

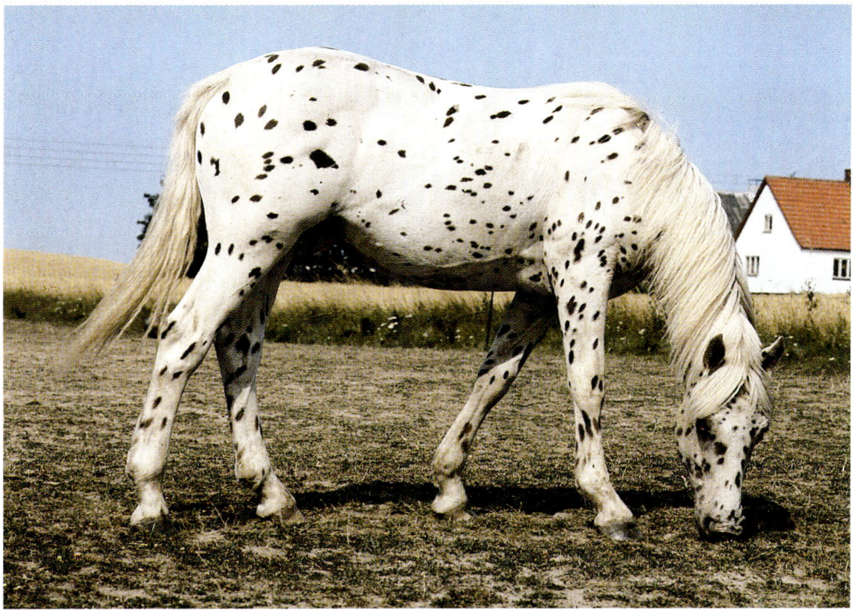

Knabstrupper im leichteren Barocktyp

per ausgestorben ist und auch seine Ursprungsrasse, der Frederiksborger, seinen alten Typ völlig verloren hat, gibt es keinen einheitlichen Typ mehr. Die Züchtervereinigung erfaßt sehr unterschiedliche Typen, sogar Ponyzüchtungen, da das Hauptkriterium mehr oder weniger die Tigerscheckfärbung ist. Aufgrund unterschiedlicher Einkreuzungen finden sich hochedle, zum Beispiel vom Trakehner oder Vollblut beeinflußte Typen ebenso wie recht unedle, einem landwirtschaftlichen Arbeitspferd nahe Typen, bei denen man irgendwo im Hintergrund des Pedigrees Kaltblut vermutet, was sich aus der wechselvollen Geschichte der Rasse erklärt.

Branderup meint, man solle sich den ursprünglichen Typ des Knabstruppers, wie übrigens auch des Frederiksborgers, etwa so vorstellen wie das Pferd des bronzenen Reiterstandbildes Friedrichs V. auf dem Schloßplatz von Amalienborg in Kopenhagen, 1770 von dem französischen Bildhauer *Jacques Saly* (1717–1776) geschaffen. Hierbei handelt es sich um ein typisches Barockpferd, wie es uns bis heute in der Pura Raza Español, dem Lusitano oder Lipizzaner erhalten geblieben ist.

Beliebt ist dieser klassische Knabstrupper-Typ vor allem als spektakuläres Zirkuspferd, für die Ausbildung in der Hohen Schule, für Freiheitsdressuren, als Gespannpferd (wobei allerdings eine Zusammenstellung zu Paßgespannen wegen der individuellen Zeichnung Probleme bereiten kann), dazu als ungewöhnliches, auffälliges Sport- und Freizeitpferd. Er zeichnet sich aus durch Eifer, Gelehrigkeit, Sensibilität und eine gewisse Eigenwilligkeit. Deshalb sei hier noch einmal betont, daß er kein „Jedermanns-Pferd“ ist, sondern einen gefühlvollen Reiter benötigt, der bereits über eine gewisse Reitfertigkeit verfügt!

Will man einen Knabstrupper erwerben, sollte man sich bemühen, ein im klassischen Barocktyp stehendes Pferd mit einem möglichst hohen Anteil an originalem Knabstrupper-Blut zu bekommen. Gelegentlich werden Appaloosa-Kreuzungen mit allen möglichen anderen Rassen als Original-Knabstrupper angepriesen und verkauft, natürlich ohne Papiere. Vorsicht ist also geboten. Aber auch bei einem einwandfrei eingetragenen Knabstrupper kann die Höhe des Fremdblutanteils erheblich schwanken und sollte berücksichtigt werden. Zu inhomogene Einkreuzungen, wie Kaltblut und Vollblut oder Trakehner und Pony sollten stets eine Kontraindikation für einen Kauf darstellen, da sie keinerlei Hinweise auf eine Eignung des Pferdes für welche Verwendungsmöglichkeiten auch immer geben und bei züchterischem Einsatz eine voraussehbare Vererbung nahezu völlig ausschließen.

EXTERIEUR:

In seiner Arbeit Det Kongelige Stald Etat (Kopenhagen 1947) beschreibt *Hjalmar Friis* das Idealbild des dänischen Barockpferdes der Zeit um die Mitte des 18. Jahrhunderts folgendermaßen: „Ein anatomisch fast fehlerfreies, harmonisch gebautes Pferd mit einem nicht ganz mittelgroßen Ramskopf, gut verbunden mit einem hoch aufgesetzten und getragenen, recht kräftigen Hals, schräg liegender Schulter und gerundetem Widerrist. Breite und tiefe Brust,

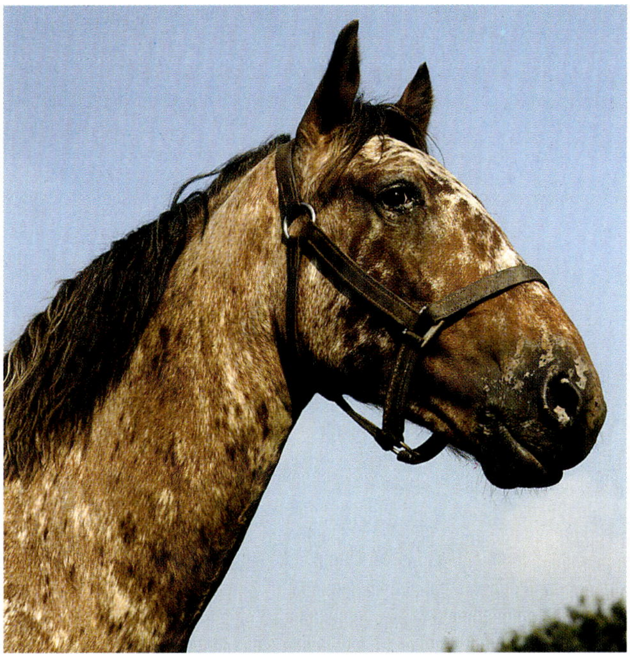

Das Portrait dieses Knabstruppers zeigt das typische barocke Ramskopfprofil, wie wir es auch bei der Pura Raza Español, beim Lipizzaner und beim Kladruber finden.

Rücken von einer gewissen Länge, breite, kräftig bemuskelte Nierenpartie, Kruppe von mittlerer Länge, breit, abschüssig und deutlich gespalten, tief angesetzter, doch gut getragener Schweif mit stark entwickeltem Haar, kräftiges Fundament." Das Stockmaß dürfte bei etwa 155 cm gelegen haben.

Bis heute ist dieses Exterieur in vielen Details bei dem klassischen Knabstrupper-Typ erkennbar. Die Formen sind gerundet, harmonisch. Der trockene Ramskopf ist eher klein, mit großen, lebhaften Augen, die in der Regel die weiße Sklera sehen lassen („Birkauge"). Branderup bezeichnet sie als „Menschenaugen". Das Profil ist stets konvex, ein „Hechtkopf" (konkaves Profil) auf jeden Fall rasseuntypisch. Das Genick ist fein, die Ganaschen nicht sehr ausgeprägt, wodurch eine leichte Beizäumung gewährleistet ist. Ein grober, unedler Kopf mit kurzen fleischigen Ohren, kleinen Augen und schwerem Genick legt den Verdacht auf Kaltbluteinfluß ebenso nahe wie ein grobes Fundament, Behang oder lockiges Langhaar. Der Hals ist lang, hoch aufgesetzt und getragen. Die Widerristpartie verschwindet in mächtiger Muskulatur und wirkt dadurch nicht sehr ausgeprägt. Die Schulter liegt mäßig schräg, die Brust ist breit und tief. Der Rücken zeigt eine gewisse Länge und geht über eine kräftig bemuskelte, breite Lende in die mittellange, leicht gespaltene muskulöse und abschüssige Kruppe über. Der Schweif ist tief angesetzt, wird jedoch gut getragen. Die Gliedmaßen sind kräftig, mit klar ausgeprägten Sehnen und Gelenken. Das Langhaar ist reich ausgebildet.

Charakteristisch ist die Fleckung des Fells, die allerdings nicht bei allen Knabstruppern manifest wird. Es kommen auch einfarbige oder weißgeborene Knabstrupper vor, die jedoch Träger der Erbanlage für Tigerung sind. Wir finden etwa die gleichen Farbmuster wie auch beim nordamerikanischen Appaloosa. Am häufigsten sind Braun-, Fuchs- und Rapp-Tiger (beim Appaloosa als Leopard pattern bezeichnet). Charakteristisch sind die sogenannten Palominoflecke, die bei nahezu allen Knabstruppern zwischen den übrigen Flecken auftreten. Sie sollen auf den gelbgefärbten Stammhengst *Baeveren* zurückgehen. Nach der Form und Größe unterscheidet man verschiedene Flecke: Schmetterlingsflecke, melierte Flecke, Pfauenauge (mit solidem Kern und meliertem Rand), Riesenflecke etc. Alle gefleckten Knabstrupper zeigen „Menschenaugen" und gestreiftes Hufhorn. Sehr häufig sind ein Krötenmaul und fleischfarbene Flecke um die natürlichen Körperöffnungen. An diesen Stellen ist die Haut empfindlicher als die normal pigmentierte Haut, zum Beispiel gegen Sonnenbrand. Unerwünscht ist eine melierte Färbung des gesamten Körpers, die an die im englischen als „Roan" bezeichnete Farbe erinnert und im dänischen „Øllebrøds farvet" (Brotsuppenfarbe) genannt wird. Pferde mit diesem Haarkleid besitzen oft ein spärlich ausgebildetes Langhaar.

Die Widerristhöhe kann von 155 bis 163 cm Stockmaß variieren.

MECHANIK:
Der Schritt des Knabstruppers soll raumgreifend und energisch sein. Im Trab, der auf keinen Fall „schiebend" sein darf, soll sich das Pferd auf der Hinterhand tragen und selbst ausbalancieren. Die Aktion wird hoch und rund gewünscht, was die Ausbildung zu Piaffe und Passage erleichtert, der Galopp deutlich bergauf gesprungen. Springanlagen sind nicht sehr ausgeprägt.

ZUCHT:
Die landesweit operierende Züchtervereinigung in Dänemark, „Knabstrupper Foreningen for Danmark" (erst 1970 gegründet), hat ihren Sitz in Hadersleben (Haderslev) in Nordschleswig (Sønderjylland). Die Gestütbuchführung in Skejby veröffentlicht das „Körregister für Knabstrupper Pferde". Bis 1995 waren darin etwas über 800 Stuteneintragungen erfolgt. Heute muß der Knabstrupper zu den akut gefährdeten Pferderassen gezählt werden.

GESCHICHTE:
Inwieweit die Knabstrupper-Schekkung ein Domestikationsmerkmal ist oder bereits in vorgeschichtlicher Zeit bei Wildpferden vorkam, ist ein umstrittenes Thema. Immerhin ist es interessant, daß sich unter den Höhlenmalereien der Steinzeit in Frankreich und Spanien bereits gefleckte Pferde finden. So sind in der Grotte Pech Merle (bei Cabernet, am Cele, einem Nebenfluß des Lot) zwei gefleckte Pferde abgebildet, die im mittleren Magdalenién (vor ca. 15 000 Jahren) geschaffen wurden. Wahrscheinlich ist es unwissenschaftlich anzunehmen, daß es sich bei diesen von Cro-Magnon-Steinzeitjägern stammenden Darstellungen tatsächlich um Wildpferde handelt, die ihr Vorbild in der Natur hatten. Möglicherweise hatten die Flecke einen anderen, symbolhaften Charakter. Wenn man jedoch die im übrigen so außerordentlich naturgetreuen Pferdedarstellungen des Magdalenién betrachtet, so fällt es schwer zu glauben, daß sich für dieses eine Detail, die Fellfärbung, nicht auch ein in der Natur vorhandenes Vorbild gefunden habe. Gab es diese Färbung bereits damals, lange vor einer nachgewiesenen Domestikation des Pferdes, dann müßten bereits damals Gene vorhanden gewesen sein, die durch die weltweiten Wanderungen der Pferde nach der Domestikation gelegentlich manifest und durch züchterische Selektion gefördert worden wären.

Gefleckte Pferde haben zu allen Zeiten und überall auf der Welt, ob in Europa, Persien, Indien oder China, das Interesse des Menschen erregt. Es ist überliefert, daß der chinesische *Kaiser Wu Ti* (140–86 v. Chr., Han-Dynastie) einen fünfundzwanzigjährigen Krieg um den Erwerb der sogenannten „Himmlischen Pferde" gegen die westlich seines Reiches in den großen Steppengebieten Innerasiens lebenden Nomadenvölker geführt habe, in dessen Verlauf er unter anderem die Hunnen besiegte.

Auch in Dänemark muß die Tigerung schon früh beliebt gewesen sein und eine lange Tradition gehabt haben. Nahe dem Gut Knabstrup, der ursprünglichen Geburtsstätte der Knabstrupper-Rasse, findet sich in der Kirche des Dorfes Skibby auf der nord-seeländischen Halbinsel Horns

Galoppierender Knabstrupper des schweren Typs

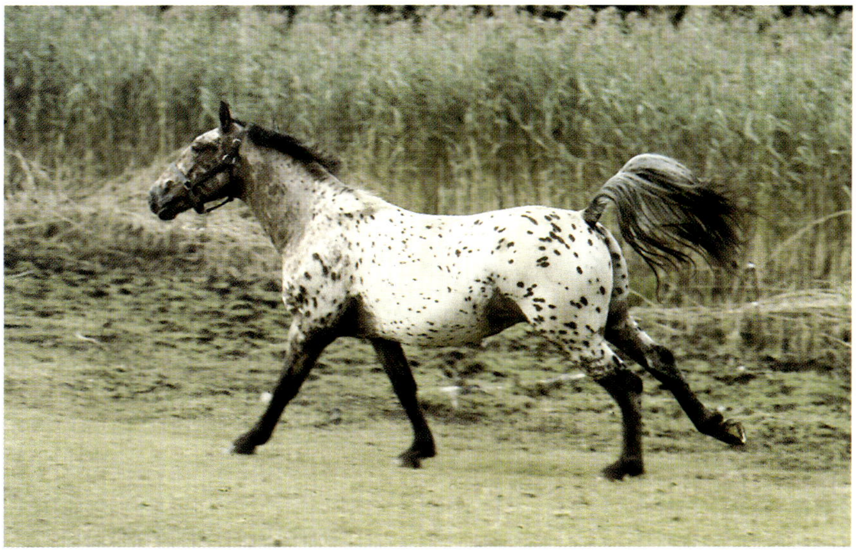

Herred ein hochmittelalterliches Fresko mit der Darstellung von drei Prinzen, die auf getigerten Pferden reiten. Die Geschichte der gefleckten Pferde beginnt demnach auch auf der Insel Seeland lange vor der Entstehung der Knabstrupper und auch der vor ihr begründeten Frederiksborger Ursprungszucht, möglicherweise bereits in heidnischer Wikingerzeit. Auf jeden Fall gab es diese Zuchtrichtung aber nach der Christianisierung Dänemarks im 9./10. Jahrhundert während der katholischen Zeit in den Klostergestüten.

Im Jahre 1536 wurde durch *König Christian III.* (1503–1559) in Dänemark die Reformation eingeführt und der gesamte Kirchenbesitz an Grundeigentum von der Krone konfisziert, die dadurch zum größten Grundbesitzer des Landes wurde. *König Friedrich II.* (1534–1588) war dann der erste unter den dänischen Herrschern, der sich in großem Stil der Pferdezucht annahm. 1562 errichtete er auf der Grundlage des ehemaligen Klostergestüts Esserom nördlich Kopenhagen, in nächster Nachbarschaft zu dem neu erbauten Schloß Frederiksborg, das gleichnamige Gestüt. In seinem Werk CAVALLERIA (Nürnberg 1729) würdigt der deutsche Hippologe und Reitmeister am Hof zu Braunschweig, *Georg Engelhardt v. Löhneysen*, Friedrichs Bemühungen um die Förderung der Pferdezucht und erwähnt, daß er aus Spanien und Italien Zuchthengste für das neue Gestüt bezogen habe.

Einen noch größeren Aufschwung nahm die königliche Pferdezucht unter seinem Sohn und Nachfolger, *Christian IV.* (1577–1648). Für den königlichen Marstall lieferte das Hofgestüt in jener Zeit jedes Jahr etwa 50 vierjährige Hengste, woraus man durchaus Rückschlüsse auf seine Größe ziehen kann.

Mit der Zeit nahm das Interesse an ausgefallenen Farben immer mehr zu. Im Jahre 1660, nach dem für Dänemark unglücklichen Ausgang des Krieges gegen Schweden, machte der Stutmeister *König Friedrichs III.* (1609–1670), *Johan Uldrik*, eine Inventur des Pferdebestandes des Gestüts zu Frederiksborg. Darin erwähnt er unter anderem auch den damaligen Hauptbeschäler *Rantzou* (genannt, wie damals üblich, nach seinem Züchter, dem holsteinischen Grafen *Rantzau*) und bezeichnet ihn als „spaettet" (gefleckt).

Dem bereits erwähnten Buch von Branderup können wir die Aufstellung über die auf *Rantzou* folgenden Hauptbeschäler der Jahre 1672–1679 entnehmen (unten), aus der hervorgeht, daß viele von ihnen Tigerschecken waren.

Christian V. (1646–1699) brachte Dänemark eine erneute pferdezüchterische Glanzperiode. Er hatte als Kronprinz im Jahre 1662 einige Monate am Hof Ludwigs XIV. zugebracht, und nachdem er 1670 die Alleinherrschaft übernommen hatte, nahm er sich den Hof zu Versailles zum Vorbild und für sich persönlich die Begeisterung des „Sonnenkönigs" für Tigerschecken.

Unter *Christian VI.* (1699–1746) und *Friedrich V.* (1723–1766) blühte die Tigerscheckenzucht des Hofgestüts vor allem dank der Tätigkeit der beiden Oberstallmeister, (Vater und Sohn) *Grafen Ferdinand Anton Danneskold-Laurvig* (1688–1754) und *Frederik Ludvig Danneskold-Laurvig* (1717–1762). Wesentliche Bedeutung für die Scheckzucht hatte vor allem ein Tigerscheckhengst, *Papillon*, aus der Danneskold-Laurvigschen Zucht, den Christian VI. 1741 von dem Grafen als Geschenk erhalten hatte.

Das Ende der Napoleonischen Kriege und der Ablauf der Regierungszeit des geistesgestörten *Königs Christian VII.* (1749–1808) ließen die dänische Krone stark geschwächt zurück. Damit war auch die Glanzzeit des Hofgestüts Frederiksborg plötzlich zu Ende. Noch allerdings bestanden zahlreiche bedeutende Privatzuchten, in denen die Rasse unvermischt gezüchtet wurde.

Deckjahr	Stamm Rantzou		Stamm Kroghdal	
1672	Unge Cranich	weißgeboren	Granich	weißgeboren
1673	Gentil	bunt	Jomfruen	weißgeboren
1674	Gentil	bunt	Porcellain	Tiger
1675	Imperator	Gelbtiger	Vallion	Rapptiger
1676	Vallion	Rapptiger	Vallion	Rapptiger
1677	Falk	gelb	Stoppsack	hellgrau
1678	Cavaller	weiß	Cavaller	weißgeboren
1679	–	–	Valliant	Tiger

1776 wurde das Hauptgut Knabstrup von dem *Justizrat Christian Detlev Lunn* übernommen, der dort eine ausgedehnte Pferdezucht begründete. Es war allerdings erst sein Sohn, Major (und Assessor) *Villars Lunn*, der die bekannte Pferderasse schuf, die später nach dem Gut benannt wurde.

Als Major Lunn 1798 das Gut Knabstrup im Amt Holbaek in Nord-Seeland von seinem Vater übernahm, begann er sich sogleich mit großer Passion der Pferdezucht zu widmen. Dazu lesen wir bei seinem Sohn *W. Lunn* in einer von ihm in der Hochblüte der Zucht verfaßten Schrift KNABSTRUP STUTTERIET OG DETS AFSTAMMNING (Naestved 1855): „Da die Knabstrupper-Pferde in den letzten Jahren und vor allem während des Krieges 1848–1850 (zwischen Dänemark und Schleswig-Holstein, Anm. d. Verf.) mehr bekannt geworden sind und die Nachfrage nach ihnen wegen ihrer guten Eigenschaften zugenommen hat, hoffe ich, daß es nicht ohne Interesse für die Öffentlichkeit ist, wenn hier die Herkunft dieser Pferderasse bekannt gemacht wird.

Ungeachtet der Tatsache, daß die Knabstrupper-Pferde individuelle Unterschiede in Form und Farbe aufweisen können, scheint doch insofern die Berechtigung zu bestehen, sie als eine eigene Rasse zu bezeichnen, da bestimmte Eigenschaften bei allen Pferden zu finden sind. Die Pferde der Knabstrupper-Rasse besitzen eine so eigentümliche Prägung, daß der Kenner mit recht großer Sicherheit feststellen kann, ob ein Pferd ihr angehört, selbst wenn es nicht die typische Farbe und das damit verbundene Auge aufweist.

Bei dieser Gelegenheit möchte ich auf den Rapport des Landstallmeisters *Dr. With* über den Zustand der Königlichen Landgestüte und die Pferdezucht in Dänemark aus dem Jahre 1851 hinweisen, in dem er für das Amt Holbaek den Rat gibt, Hengste zu benutzen, die näher oder entfernter mit der sogenannten Knabstrupper-Rasse verwandt sind ... Zwar spreche gegen die Benutzung von Hengsten Knabstrupper-Rasse, daß sie dazu neigten, getigerte Nachkommen zu liefern ... Doch besäßen diese so viele Vorteile, daß sie nicht nur von den Züchtern selbst mit Vorteil verwendet werden, sondern gegebenenfalls auch mit gutem Gewinn verkauft werden könnten ...

Der Vorbehalt des Landstallmeisters gegenüber den Knabstrupper-Pferden, daß sie dazu neigten, getigerte Nachkommen zu bringen, wurde auch schon früher (also vor 1851, Anm. d. Verf.) bei Gestütsbesichtigungen geäußert. Das führte damals dazu, daß man versuchte, die Pferde einfarbiger zu züchten. Deshalb wurde Fremdblut eingekreuzt und Pferde zur Zucht ausgewählt, deren einzige positive Eigenschaft darin bestand, daß sie einfarbig waren, während anderen Eigenschaften zweitrangige Bedeutung zugemessen wurde. Das hätte zweifellos das Ende der Rasse bedeutet, wenn man nicht einige reingezogene Individuen zurückbehalten hätte. Denn man kam bald zu der Erkenntnis, daß sich mit dem Rückgang der Farbigkeit auch die positiven Eigenschaften verminderten, ebenso wie in der Regel auch alle übrigen rassetypischen Charakteristika ...

Es galt als großes Lob, wenn man ein Pferd als einen ‚Mikkel' bezeichnete (also als einen Nachkommen des berühmten Hengstes dieses Namens, Anm. d. Verf.). Aber da man heute mit diesem Prädikat jedes Pferd belegt, das ein getigertes Fell besitzt, ob es nun näher oder ferner mit einem Hengst Knabstrupper-Rasse verwandt ist, bietet es noch lange keine Gewähr dafür, daß es sich um ein gutes Pferd handelt.

Da derzeit Pferde mit Farben wie die des Knabstruppers anscheinend in Mode gekommen sind, neigen viele Käufer dazu, jedes getigerte Pferd für gut zu halten. Es ist zu befürchten, daß diese Mode dem Ansehen der Knabstrupper eher schaden als nützen wird, da Liebhaber lieber viel Geld für das Fell als für das Pferd auszugeben bereit sind (Das gilt tatsächlich bis heute! Anm. d. Verf.). Wenn sie später von ihrer Erwerbung enttäuscht sind, geben sie zu Unrecht der Rasse in ihrer Gesamtheit die Schuld ...

Keineswegs können Hengste Knabstrupper-Rasse, selbst wenn sie ihre Farbe vererben, auch alle ihre anderen guten Eigenschaften an ihre Nachkommen weitergeben, wenn ihnen nicht gute und zu ihnen passende Stuten zugeführt werden.

Auf die Frage, welches die hervorstechenden positiven Merkmale der Pferde der Knabstrupper-Rasse seien, möchte ich folgendes antworten: Ein geschlossener Körper mit recht flachen, trockenen, starken, gut gestellten Beinen, die dem Pferd Kraft, Ausdauer und einen leichten Gang geben. Außerdem eine breite, tiefe Brust, gut gewölbte Rippen und eine gesunde Lunge. Leichtfuttrigkeit und abgerundete, harmonische Formen. Die Eigenschaft, Kälte und Anstrengungen in einem solchen Maße zu ertragen, daß sie zu Recht als außerordentlich zäh bezeichnet werden. Ein feuriges Temperament und eine außerordentliche Langlebigkeit.

Ihr Orientierungsvermögen, Orts- und Wegekenntnis sowie die Liebe zu ihrem Heimatstall scheinen stärker ausgeprägt zu sein als bei den meisten anderen Pferderassen. Es gibt Beispiele, daß Knabstrupper-Pferde die erstbeste Gelegenheit genutzt haben, in ihr Heimatgestüt zurückzukehren, und zwar nicht auf den Wegen, auf denen sie weggeführt worden waren, sondern querfeldein, in gerader Linie, über Gräben und Zäune.

Ihr eifriges Temperament geht nicht selten in Macken und Unarten über, wenn sie nicht richtig behandelt werden ...

Pferde der Knabstrupper-Rasse geben ebenso gute Reitpferde für den Herrn ab wie für den Kavalleristen, eignen sich als Fahr- und Kutschpferde ebenso wie als Post- oder Arbeitspferde ...

Nachdem ich nun die Rasseeigenschaften der Knabstrupper beschrieben habe, muß ich die Herkunft der Rasse erwähnen. Dabei muß ich bis in das vorige Jahrhundert zurückgehen, als mein Vater (Major Villars Lunn, Anm. d. Verf.) sich der Landwirtschaft zuwandte und mit Passion und Begeisterung Pferdezucht zu betreiben begann. Der Typ, den er bevorzugte, war der des Frederiksborgers.

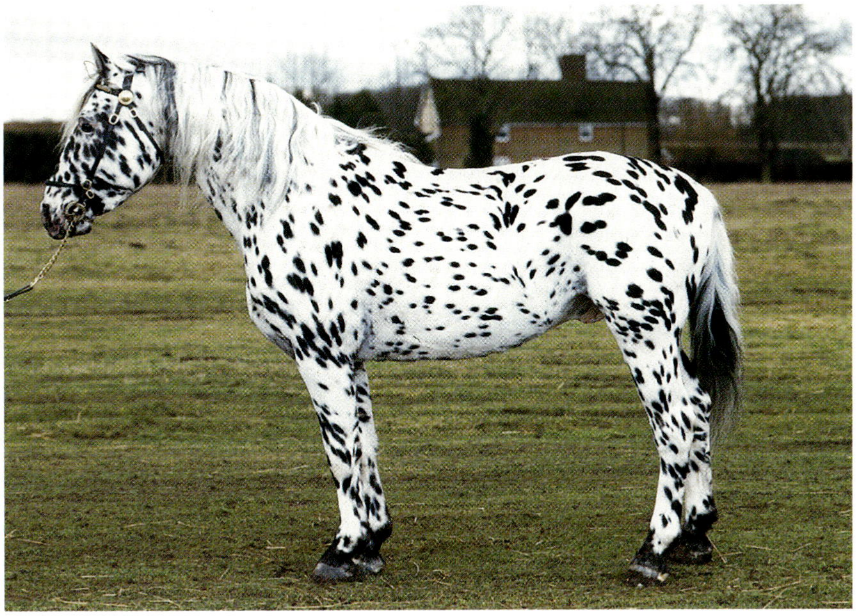

Knabstrupper im Barocktyp – hoffentlich wird er auch in Zukunft erhalten bleiben.

Bald begann er, Zuchtmaterial dieser Rasse zu erwerben, was nahelag, da das nur eine halbe dänische Meile (ca. 3,8 km, Anm. d. Verf.) entfernte Gestüt Løvenborg damals eins der bedeutendsten Privatgestüte des Frederiksborger Pferdes war.

Im Jahre 1798 kaufte mein Vater bei einer der jährlichen Auktionen in der Reithalle (der Hofreitschule zu Christiansborg, Anm. d. Verf.) zwei Stuten, eine Fuchsstute mit Schusstern und eine Rappstute, beide im Gestüt Frederiksborg geboren. Sie wurden auf Løvenborg von einem Isabellhengst namens *Baeveren* gedeckt, der damals dort ‚Stodhingst' war (d. h. frei mit der Stutenherde ging, Anm. d. Verf.). Er stammte ursprünglich ebenfalls aus Frederiksborg . . .

Die Nachkommen wurden fein und edel, mit runden, geschlossenen Formen, schönen Köpfen und Halsungen, trockenem, korrektem Fundament, aber klein. Wenn mein Vater später durch Zukauf seinen Stutenbestand erweiterte, so war sein Bestreben stets, solche zu finden, die denen aus seinem eigenen Stamm möglichst ähnlich waren.

Bei seinen Einkäufen achtete er nicht nur auf das Exterieur, er versuchte zugleich Stuten zu bekommen, die bei starkem Gebrauch ihre Leistungsfähigkeit bewiesen hatten . . .

Auf diese Weise hatte mein Vater sich eine einheitliche Stutenherde aufgebaut, als er 1812 von dem Schlachter *Flaebe* in Holbaek eine Stute kaufte . . ., die wegen ihrer unglaublichen Ausdauer berühmt war. Sie erhielt nach ihrem Vorbesitzer den Namen *Flaebehoppen (Die Flaebe-Stute)*. Sie war edel und schön, ein Zobelfuchs mit weißer Mähne und Schweif, stark stichelhaarig und mit runden, weißen Flecken, die über den ganzen Körper verteilt, hauptsächlich in der Lendenpartie auftraten, wo sie auch noch dunkelbraune Flecke hatte. Flaebe hatte sie von dem Adjutanten eines spanischen Infanteriebataillons in Roskilde gekauft. Bei Flaebe zeigte sie unglaubliche Leistungen im Einspänner und war dafür in ganz Kopenhagen bekannt. Sie wurde Stammutter der getigerten Knabstrupper-Rasse.

Die *Flaebe-Stute* wurde 1812 von einem vierjährigen gelben Hengst auf Løvenborg gedeckt und bekam 1813 ein Hengstfohlen, *Flaebehingsten (Der Flaebe-Hengst)* genannt, das nach Meinung der Stalleute über zwanzig verschiedene Farben aufwies. Er war ein Hell-Zobelfuchs mit weißer Mähne und Schweif und mit weißen, roten, braunen und schwarzen, etwa haselnußgroßen Flecken, die über den ganzen Körper verteilt waren. Außer seiner eleganten und seltenen Färbung besaß der Hengst eine ausgezeichnete Oberlinie, einen ungewöhnlich langen Hals, einen kleinen, trockenen, edlen Kopf, den er stets senkrecht hielt, mit großen, klaren, lebendigen Augen und wohlgestellten, feinen Ohren, leichte, aber kraftvolle Bewegungen und ein lebhaftes, doch fügsames Temperament . . . Er starb im Alter von 21 Jahren an einer Zahnerkrankung.

Der *Flaebe-Hengst* genoß ein ungewöhnliches Ansehen bei den Pferdezüchtern der Gegend (Amt Holbaek auf Seeland) und wurde viel benutzt, wodurch er der Vater zahlreicher getigerter Fohlen wurde.

Außer dem *Flaebe-Hengst* brachte *Flaebehoppen* unter anderem ein rot meliertes Stutfohlen von dem veredelten Jütischen Hengst *Cimber*, das 1819 geboren wurde. Es wurde nach der Mutter *Flaebe 2* genannt. Neben verschiedenen anderen Fohlen bekam diese Stute 1836 von *Den Gamle Gule Knabstrupperhingsten* ein rot meliertes Stutfohlen, das *Flaebe 3* getauft wurde. (Der *‚Gule Knabstrupper'* war *Mikkel*, geb. 1818. Er stammte von dem *Flaebe-Hengst* aus einer Frederiksborger Stute von *Praest Jylland* und war zwanzig Jahre lang ‚Stodhingst' auf Knabstrup, Anm. d. Verf.)

Flaebe 3 lebt noch heute (1854, Anm. d. Verf.) auf dem zu Knabstrup gehörenden Vorwerk Dorotheaslyst. Sie ist die Mutter des ‚Stodhingstes' *Gamle Thor* (geb. 1847, v. *Unge Mikkel*, wegen seiner ausgefallenen Farbe scherzhaft ‚den Grønne' – der Grüne – genannt, geb. 1840, ein Sohn von *Mikkel*, Anm. d. Verf.)."

W. Lunn gibt dann einen Ausblick auf die Zukunft der Knabstrupper-Zucht: „Die Pferdezucht auf Gut Knabstrup wird in erster Linie zur Aufgabe haben, den heute (1854, Anm. d. Verf.) über fünfzigjährigen Stamm konstant und rein zu erhalten, ihn aber durch passende Anpaarungen zu veredeln und so echt zu erhalten, wie das möglich ist, ohne die Eigenschaften einzubüßen, die ihn bisher gekennzeichnet haben, das heißt Kraft, gepaart mit Leistungsbereitschaft, vereint mit Härte, Genügsamkeit und Lebenskraft, sowie Langlebigkeit und Temperament.

Vor einigen Jahren wurde das Knabstrupper Blut aufgefrischt durch einen rot melierten Hengst aus der

Baeveren-Linie (aus der auch der Vater des *Flaebe-Hengstes* stammte, Anm. d. Verf.). Nach dessen Verkauf im Jahre 1851 an den Proprietaer *Weinschenk* auf Gunnerupsgaard, Jütland, wurde zur Anpaarung an die Töchter hauptsächlich (‚Gamle') *Thor* (geb. 1847) benutzt, da er das meiste Original-Knabstrupper Blut führt . . ."

Zur Herkunft der *Flaebe-Stute* sind vielleicht noch ein paar ergänzende Anmerkungen angezeigt. Wie W. Lunn berichtet, hatte der Schlachter Flaebe die Stute von einem spanischen Offizier erworben. Im Krieg gegen England hatte sich Dänemark mit *Napoleon* verbündet. Dieser hatte 1808, nachdem er den spanischen König *Ferdinand VII.* abgesetzt hatte, seinen Bruder *Joseph Bonaparte* auf den spanischen Thron gesetzt. Um Dänemark gegen England zu unterstützen, schickte Joseph spanische Truppen in den Norden, hauptsächlich Infanterie, die Regimenter Asturia und Guadalajara, dazu das Kavallerieregiment Infante, unter dem Kommando des Marschalls *Pedro Caro y Sureda*. Als in Spanien der Aufstand gegen die französische Fremdherrschaft losbrach, beschloß Caro y Sureda, der sich später im spanischen Freiheitskrieg gegen die Franzosen einen bedeutenden Namen machte, die Truppen zu entführen und seinen Landsleuten im Heimatland zu Hilfe zu kommen. Tatsächlich gelang es ihm, den größeren Teil von ihnen auf englischen Schiffen nach Spanien zurückzubringen, wobei die Kavallerie ihre Pferde in Nyberg zurückließ. Zehn spanische Hengste kamen später als Beschäler nach Frederiksborg. Einer von ihnen hinterließ auf Fünen getigerte Nachzucht.

Die zurückgelassenen meuternden spanischen Truppen wurden von der dänischen Armee entwaffnet und über Kalundborg nach Deutschland verschifft. Auf ihrem Weg von Kopenhagen nach Kalundborg gab ein dänischer Kaufmann in Holbaek für die spanischen Offiziere ein Abschiedsessen. Bei dieser Gelegenheit soll die *Flaebe-Stute* in den Besitz des Schlachters gelangt sein, vielleicht durch Kauf, vielleicht durch Schenkung, damit sie nicht konfisziert wurde. Genaueres ist nicht bekannt. Über die Abstammung der Stute ist viel gerätselt worden. Tatsächlich erhielten die nach Dänemark ausrückenden spanischen Truppen ihre Pferde aus den von Napoleon beschlagnahmten berühmten andalusischen Gestüten rund um Jerez und Cordoba. Damals erloschen die dort gezüchteten bunten Farbschläge. Das könnte eine Erklärung dafür sein, warum ein spanischer Offizier eine so gefärbte Stute ritt.

Flaebehoppen war wie geschaffen für die Zucht Major Lunns. Zum einen entstammte sie der alten spanischen Rasse, zum anderen hatte sie in dem langen Marsch über Tausende von Kilometern von Spanien bis nach Dänemark ihre Ausdauer und Leistungsfähigkeit bewiesen. Sie wurde eine würdige Stammutter der im Entstehen begriffenen Knabstrupper-Rasse. Der gelbe Hengst, dem sie 1812 auf Schloß Løvenborg zugeführt wurde, gehörte der *Baeveren*-Linie an, die auf einen 1683 im Karthäuser Kloster zu Jerez de la Frontera geborenen Rapphengst namens *Superbe* zurückging. Mit dem *Flaebe-Hengst* lieferte die berühmte Stute einerseits den Stammhengst der Knabstrupper-Zucht, andererseits führte sie der alten Hengstlinie erneut original-spanisches Blut zu.

Im ersten Schleswig-Holsteinischen Krieg 1848–1850 wurden Knabstrupper-Pferde von der dänischen Armee wegen ihrer Ausdauer, Härte und Schnelligkeit häufiger als Offizier-Chargenpferde eingesetzt. Da sie jedoch aufgrund ihrer auffälligen Farbe als solche leicht zu erkennen waren (die Mannschaften ritten einfarbige Pferde) wurden ihre Reiter mehrfach das Opfer feindlicher Scharfschützen. So wurden namhafte Offiziere wie zum Beispiel *General Schleppegrell* und *Oberst Laessøe* in der Schlacht bei Idstedt von ihren Pferden heruntergeschossen. Das führte dazu, daß man bemüht war, von nun an die Knabstrupper-Pferde mehr einfarbig zu züchten, bedauerlicherweise auf Kosten ihrer Leistungsfähigkeit und anderer schätzenswerter Eigenschaften. Bereits in den siebziger Jahren des 19. Jahrhunderts war von den Qualitäten der Knabstrupper-Rasse kaum mehr etwas zu bemerken. Das liegt gewiß auch daran, daß die Zucht auf Knabstrup selbst um jene Zeit nicht mehr auf gleicher Höhe stand wie zu Zeiten des Majors Lunn. Die Versuche seiner Nachfolger, die Rasse einfarbig zu züchten und die zu diesem Zweck von ihnen vorgenommenen Kreuzungen mit inferiorem Zuchtmaterial hatten eine stete Minderung der von ihren Stammeltern ererbten Vorzüge bewirkt.

Um 1909 schreibt *Graf Wrangel* (a. a. O.): „Gegenwärtig dürfte wohl kaum noch ein einziger nachweislich reingezogener Knabstrupper in Dänemark anzutreffen sein. Schade um diesen Schlag; denn es unterliegt keinem Zweifel, daß er ursprünglich aus gutgebauten, energischen, harten und ungemein ausdauernden Pferden bestand."

1871 hatte das Königliche Hofgestüt zu Frederiksborg endgültig und ruhmlos sein Leben ausgehaucht. Eine traditionsreiche Zucht war für immer beendet. Aber auch auf den großen Gütern ging die Zucht der leichten Frederiksborger Pferde mehr und mehr zu Gunsten schwerer Rassen wie Oldenburger, Jütischem und Belgischem Kaltblut zurück, die auf den schweren Böden den Erfordernissen des Hackfruchtbaus und der dafür notwendigen intensiveren Bodenbearbeitung besser entsprachen. So kam es, daß die Zucht von nun an vorwiegend in bäuerlicher Hand fortbestand. Die bis dahin weitgehend als Reitpferd, zunächst als Schul- und Paradepferd der Fürsten und des Adels, dann als Militärremonte und leichtes Kutschpferd gezüchtete Rasse wurde von den Bauern durch Einkreuzung von unedlem Blut einer landwirtschaftlichen Verwendung angepaßt. Und dieses Schicksal teilte auch die Knabstrupper-Zucht. Vor allem in den Jahren zwischen den beiden Weltkriegen fand mit Hilfe von Oldenburger- und Ostfriesischem Blut ein Umzüchtungsprozeß statt. Waren die Rassen bis dahin immer noch als leicht einzustufen gewesen, wurden sie nun schwerer gezüchtet und bekamen gelegentlich einen Stich ins Gemeine. Mit dem Ausscheiden des

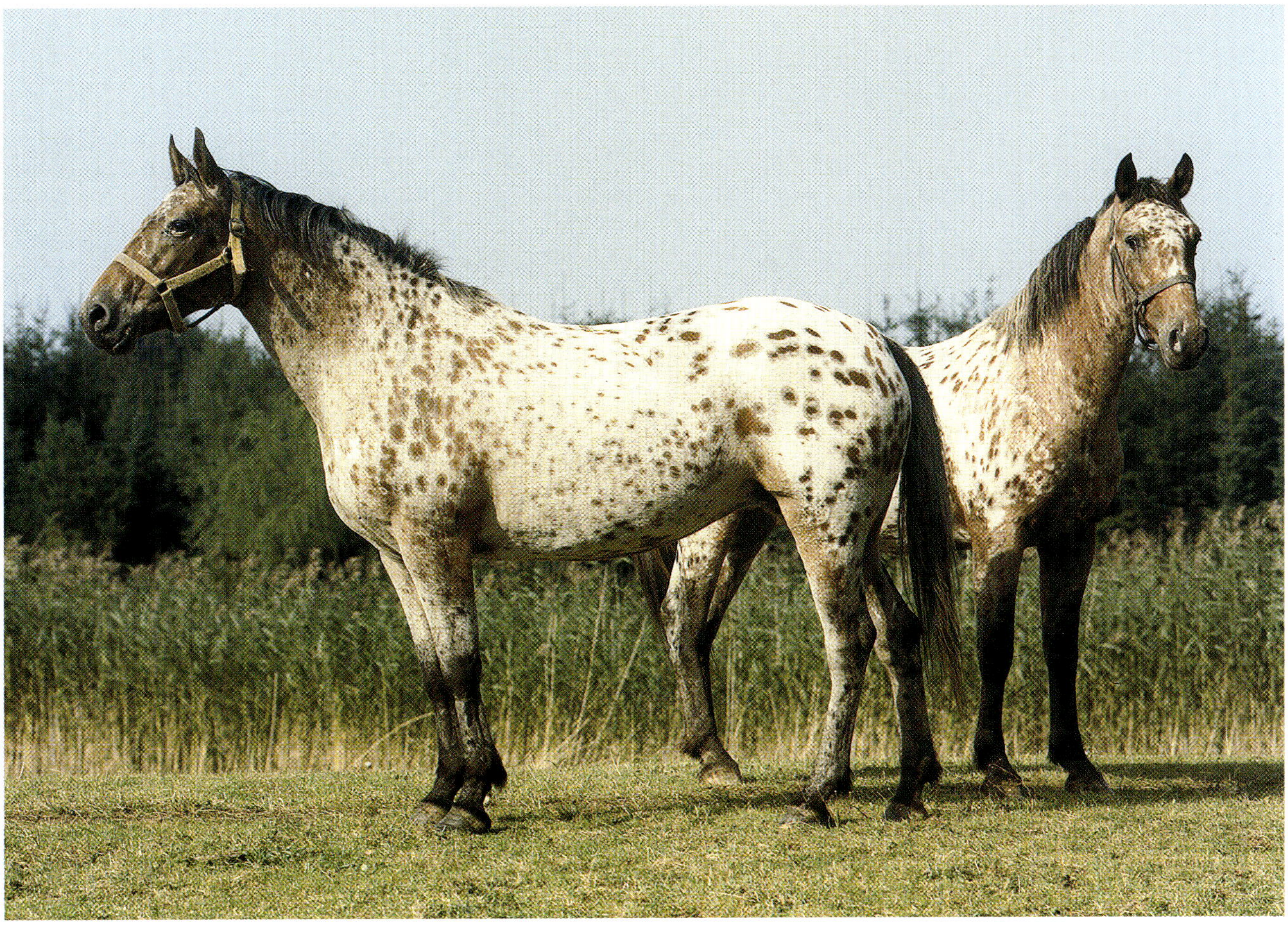

Knabstrupper auf der Grenze zwischen Barock- und Wirtschaftstyp

Pferdes aus dem Arbeitsprozeß aufgrund der rasant fortschreitenden Motorisierung des gesamten Verkehrswesens und der Landwirtschaft nach der Beendigung des Zweiten Weltkrieges verlor auch dieser Typ seine Existenzberechtigung.

Eine öffentliche Organisation der Knabstrupper-Zucht kam erst spät in Gang. 1932 wurde auf Bornholm ein erster „Verein zur Förderung der Knabstrupper-Zucht" gegründet.

Im Mittelpunkt der dortigen Zuchtbemühungen stand der getigerte Hengst *Max Vennerslyst*. Im Spätherbst 1947 hoben unter Vorsitz von *Viggo Larsen* (Holbaek) der Hofbesitzer *Herman Nielsen* und der Rechtsanwalt *C. N. Ledager* den „Verein zur Förderung der Knabstrupper-Zucht" aus der Taufe. Kristallisationspunkt war das Gut Egemosegaard bei Hørby, wo ein eigener Stamm mit dem Stammhengst *Thor Uddeby* entstanden war.

Da kein einheitlicher Zuchtverband für das Knabstrupper-Pferd existierte, der die weitere Entwicklung lenkte, verlief sie äußerst uneinheitlich. Während der schwere Typ zahlenmäßig stark zurückging und damit auch die gesamte Bestandszahl, kam es zu allerlei Umzüchtungsversuchen. Mit Hilfe der Einkreuzung von Trakehner, Vollblut oder anderem edlem Blut versuchten verschiedene Züchter, sich Marktanteile in der expandierenden Turnierszene zu erobern. Einerseits ging dabei auch noch die letzte Ähnlichkeit mit dem alten klassischen Knabstrupper-Typ verloren, andererseits wurden die bunten Pferde trotz Erfolgen meist belächelt. Manche Züchter hielten weiterhin an dem schweren landwirtschaftlichen Typ fest, wieder andere versuchten sich an gefleckten Minizüchtungen.

Erst 1970 kam es zur Gründung einer landesweit operierenden Züchtervereinigung für die Knabstrupper-Rasse („Knabstrupperforeningen for Danmark") mit Sitz in Hadersleben, Nordschleswig (Sønderjylland). Im selben Jahr wurden die ersten 44 Stuten erfaßt. Bis 1995 waren insgesamt über 800 Eintragungen in das Stutenregister erfolgt. Die Gestütbuchführung befindet sich heute in Skejby bei Aarhus (ebenfalls Jütland). 1978 erschien der 1. Band des KÖRREGISTERS FÜR KNABSTRUPPER PFERDE im Druck.

Die Numerierung im Knabstrupper-Hengstregister beginnt mit der Nr. KNN 1 und dem Hengst *Molro af Thorsager*, die des Stutenregisters mit der Nummer KNN 1001 und der Stute *Molly af Thorsager*. Nach Ansicht Branderups gibt es heute weltweit keine 600 Knabstrupper mehr. Von ihnen haben viele gar keine oder nur eine unvollständige Abstammung, teils auch hohe Fremdblutanteile. Bei dem dänischen Zuchtverband sind zum Teil Pferde erfaßt, die trotz 90 Prozent Fremdblut als Knabstrupper registriert sind. Der Knabstrupper muß deshalb zu den akut gefährdeten Haustierrassen gezählt werden, obgleich zur Zeit in Dänemark eine gewisse Rückbesinnung und Bestrebungen eingesetzt haben, dieses Kulturdenkmal für die Zukunft und kommende Generationen zu erhalten.

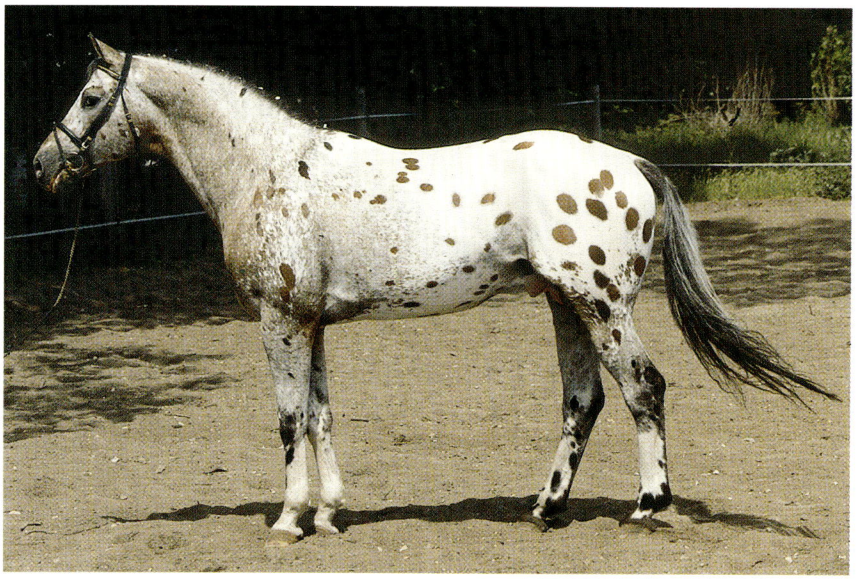

Der mit Trakehner-Blut „veredelte" Knabstrupper hat außer der Färbung nicht mehr viel mit dem originalen Barocktyp gemein.

Glücklicherweise bemühte und bemüht sich ein Teil der Züchterschaft, den klassischen Knabstrupper-Typ zu bewahren beziehungsweise zu rekonstruieren. Hier bestand jedoch das Problem, daß es in ganz Dänemark keinen einzigen Knabstrupper-Reinzuchthengst mehr gab. Hierzu meint der Knabstrupper-Experte B. Branderup, daß es sinnvoll sein könnte, Hengste anderer barocker Rassen, die mit dem ursprünglichen Knabstrupper verwandt sind und kräftige Farben und einen klaren barocken Typ vererben (dunkelfarbige Hengste der Rassen Pura Español, Lusitano, Altér Real und Lipizzaner) mit weißgeborenen Stuten, wie sie in der Knabstrupper-Zucht immer wieder einmal auftreten, die jedoch das Gen für Tigerscheckvererbung besitzen, anzupaaren, um so kräftig getigerte Nachkommen zu erzeugen.

DÄNISCHES WARMBLUT

TYP, INTERIEUR, VERWENDUNG: Das moderne Dänische Warmblutpferd ist ein meist deutlich durch eine Verschmelzung von Hannoverschen und Trakehner Elementen geprägter Sportpferdetyp. Es unterscheidet sich kaum von den übrigen, von den Autorinnen *Celia Clarke* und *Debbie Wallin* in ihrem Buch THE INTERNATIONAL WARMBLOOD HORSE (Buckingham 1991) beschriebenen, über die meisten deutschen Zuchtgebiete, die Niederlande, Belgien, Schweden, die Schweiz, Österreich und Großbritannien verbreiteten Warmbluttypen. Sicherlich haben die dänischen Züchter und ihre Zuchtlei-

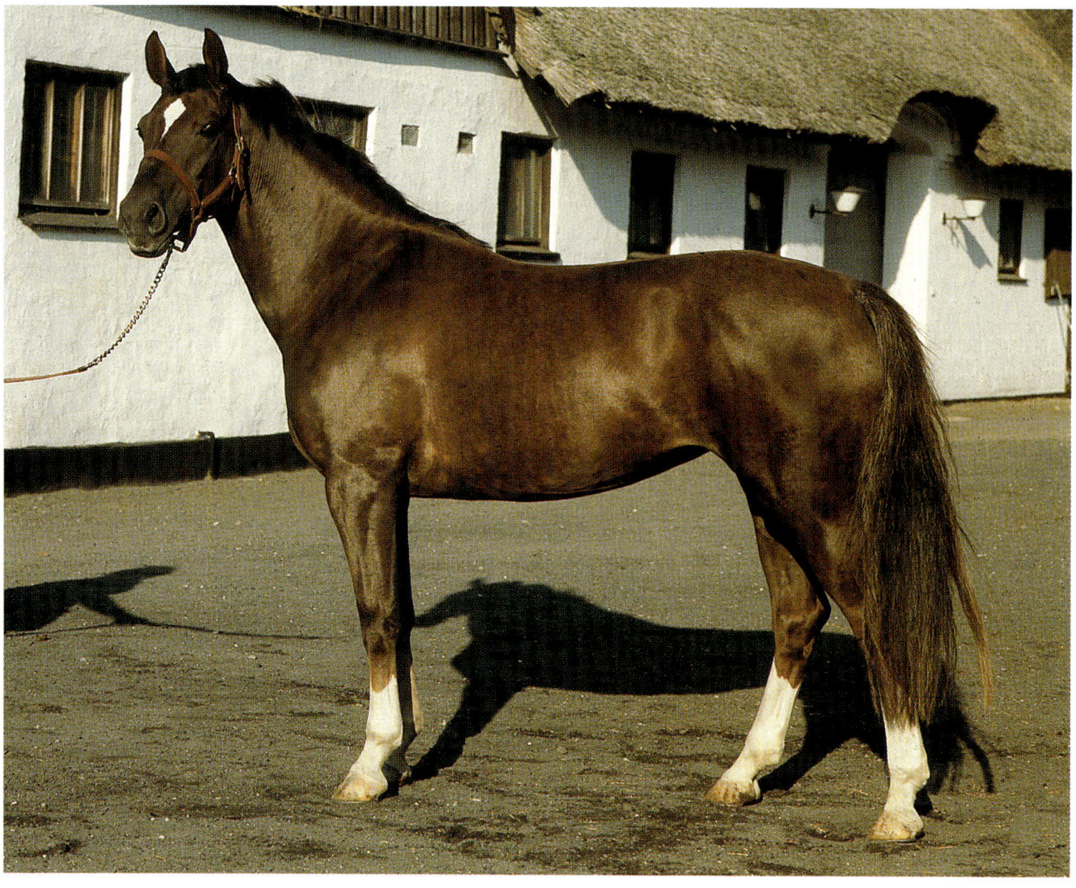

Edle Dänische Warmblutstute, der man deutlich die Ostpreußischen Ahnen ansieht

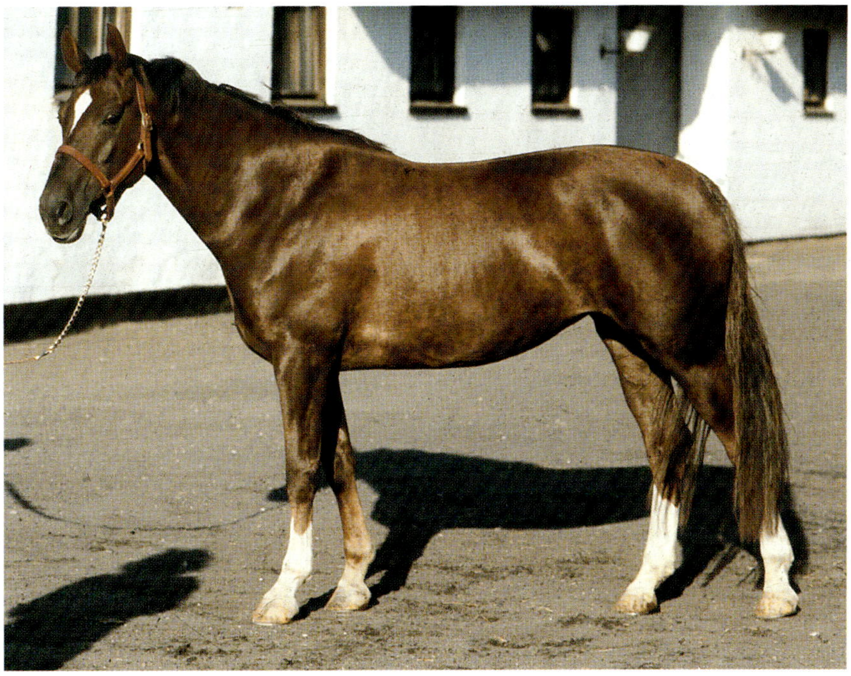

Mehr dem Hannoverschen Typ entsprechende Dänische Warmblutstute

tung den Begriff „Europferd" sehr wörtlich aufgefaßt, denn ein ausgesprochen „dänischer Typ" ist tatsächlich nicht zu erkennen.

Genetisch ist die Zucht ein „Cocktail" aus den verschiedenen Komponenten, die sich in den europäischen Nachbarländern finden, wohl in Anlehnung an das „Rezept" des früheren Vorsitzenden des Schwedischen Warmblutzuchtverbandes, *Dr. Arvid Aaby-Ericsson*. Neben den oben genannten finden sich Abstammungen aus der Schwedischen, Holsteiner und Oldenburger-Zucht, dazu Vollblut, Anglo-Araber, Gelderländer, Anglo-Normänner, Wielkopolski und Malopolski, ja sogar Bulgarisches Blut. Die Hannoverschen und Ostpreußischen Anteile überwiegen allerdings. Nicht umsonst schrieb *Peder Hostrup-Pedersen*, Mitbegründer und zeitweilig Vorsitzender des Dänischen Warmblutzuchtverbandes, schon Anfang der siebziger Jahre: „Was steht uns als Züchtern eines Dänischen Warmblutpferdes vor Augen? Ein Pferd, das eine Legierung ist aus den besten Eigenschaften eines großen Schweden, eines starken Trakehners, eines leichten Hannoveraners und eines edlen Holsteiners."

Der vielseitige Däne hat sich auf internationalem Parkett vor allem in der Dressur und in der Military hervorgetan. Internationale Springpferde der Spitzenklasse sind seltener. Aufgrund seiner Handlichkeit, seines angenehmen, kooperativen Wesens und ruhigen und doch energischen Temperaments ist er in der Regel problemlos im Umgang. Dadurch eignet er sich neben dem turniersportlichen Einsatz auch sehr gut als Jedermanns- und Freizeitpferd, sowohl unter dem Sattel als auch im Geschirr.

EXTERIEUR:
Der Kopf des Dänischen Warmblutpferdes ist mittelgroß, recht edel, und wird von einem genügend langen, gut geformten und aufgesetzten Hals getragen. Schulter und Widerrist bieten in der Regel eine ausgezeichnete Sattellage, eins der Hauptanliegen der dänischen Zuchtselektoren bei der Exterieurbeurteilung. Der Rumpf besitzt eine gute Breite und Tiefe. Die Kruppe ist leicht abfallend, muskulös, der günstig angesetzte Schweif wird gut getragen. Das Fundament ist kräftig, trocken, gut formiert.

Braun ist die gewöhnlichste Farbe, von Schwarz- und Dunkelbraun bis zum lichten Hellbraun. Es kommen aber auch alle anderen reinen Farben vor. Weiße Abzeichen an Kopf und Gliedmaßen sind recht häufig. Die Widerristhöhe liegt bei 160–170 cm Stockmaß.

MECHANIK:
Der Schritt ist raumgreifend, der Trab ausbalanciert, im allgemeinen relativ flach (Erbteil des Ostpreußen), mit guter Kadenz, was die Eignung des Dänischen Warmbluts für die Dressur auch in höheren Klassen erklärt. Das Galoppier- und Springvermögen ist gut, jedoch nicht ganz gleichwertig mit den beiden anderen Grundgangarten.

ZUCHT:
Die Zucht des Dänischen Warmblutpferdes ist völlig in privater Hand, seit sich der Staat 1862 durch Auflösung des Landgestüts Kolding und 1876 durch Verauktionierung des Pferdebestandes des königlichen Hofgestüts Frederiksborg daraus zurückgezogen hat. Die traditionellen bäuerlichen Züchter bilden inzwischen die Minderheit, während Neu- und Hobbyzüchter überwiegen.

Anhand der Zahlen der durchschnittlich jährlich in den einzelnen Landesteilen stationierten Hengste lassen sich die Schwerpunkte der Zucht ablesen: in Seeland 20, in Fünen 8, in Lolland – Falster – Mön 2 und in Bornholm 2. Gut drei Viertel der Hengste, das heißt etwa 140 bis 150, stehen in Jütland, das damit heute das Hauptzuchtgebiet des Dänischen Warmblutpferdes darstellt. Hier hat – wie in vielen anderen Teilen Europas – das Warmblutpferd das bodenständige Kaltblut Jütischer Rasse verdrängt.

GESCHICHTE:
Das Dänische Warmblutpferd wird seit 1962 systematisch gezüchtet. Nachdem man ab den siebziger / achtziger Jahren des 19. Jahrhunderts die alten ursprünglichen Reitpferderassen des Frederiksborgers und des Knabstruppers zu Wagen- und landwirtschaftlichen Arbeitspferden umgezüchtet hatte, gab es in Dänemark keine eigene Reitpferdezucht mehr, zumal auch die wichtigste Pferderasse Dänemarks, der Holsteiner, der im Hunter- und Kutschtyp stand, dem Land nach der Annexion durch Preußen 1866 verlorengegangen war. Die seit den achtziger Jahren nach Fü-

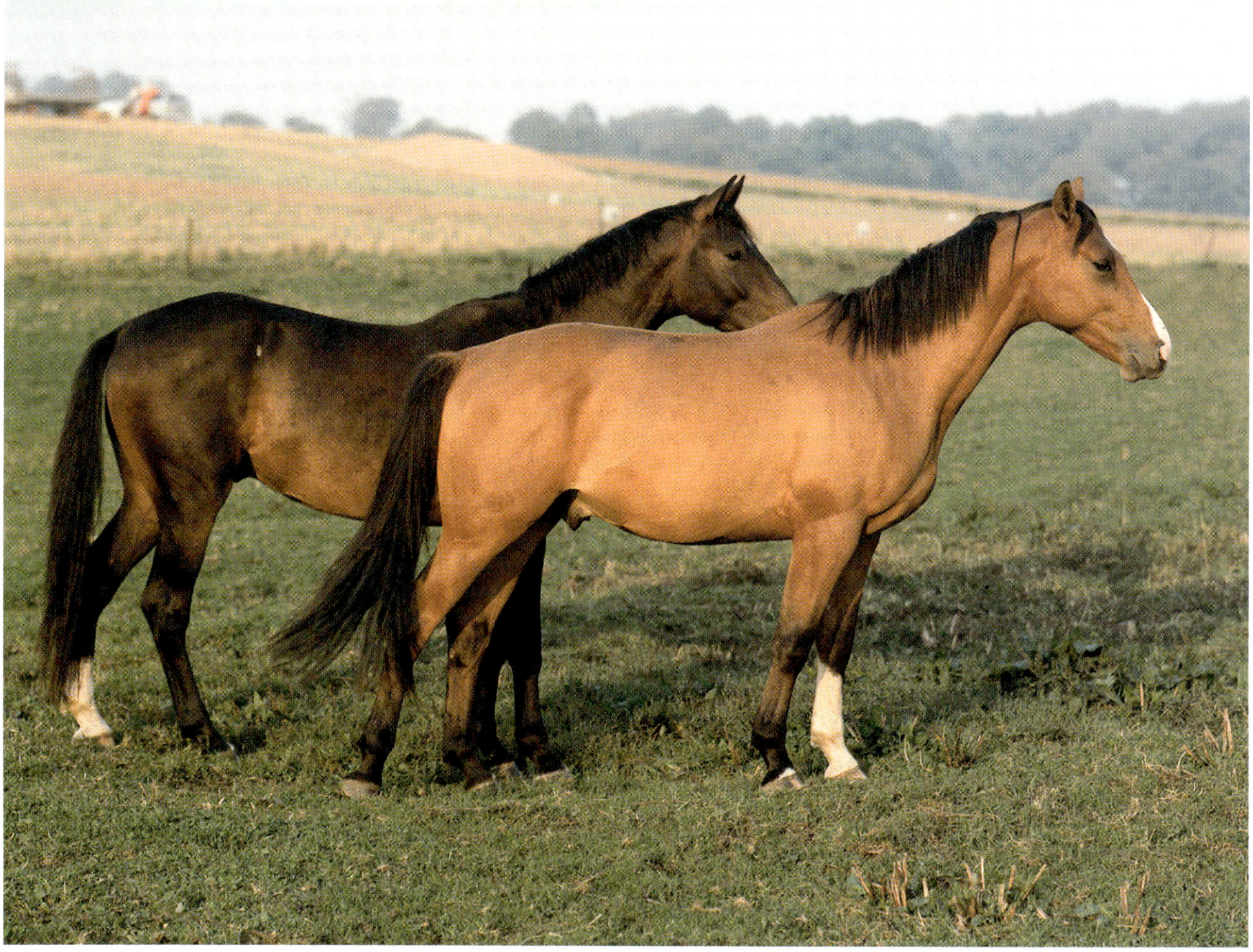

Dänische Warmblutstuten auf der Weide

nen eingeführten Oldenburger verkörperten einen starken landwirtschaftlichen Arbeitspferdetyp.

Für den sich in den Zwischenkriegsjahren und vor allem nach dem Zweiten Weltkrieg mehr und mehr ausbreitenden Turniersport war Dänemark zunächst gezwungen, die dafür notwendigen Reitpferde aus dem Ausland zu importieren. So war Ende der fünfziger, Anfang der sechziger Jahre die Zeit reif für die Zucht eines eigenen Dänischen Reit- und Sportpferdes. Folgerichtig sammelte sich im Jahre 1962 in Roskilde ein Kreis von Pferde- und Zuchtinteressierten und gründete den Dänischen Sportpferdezuchtverband (Dansk Sportheste Avlsforbund, DSA), den Vorläufer des Dänischen Warmblutzuchtverbandes. Die Leitidee dabei war, daß man in einem Agrarland wie Dänemark genausogut eine Zucht von Qualitätspferden aufbauen könnte wie in den Nachbarländern Deutschland und Schweden. Zu dem Zeitpunkt gab es in Dänemark zwar schon einzelne Sportpferdezüchter, aber sie waren noch ohne eine verbandliche Bindung, und die Zucht war stark zersplittert. Die Oldenburger- und die Frederiksborger-Zucht siechten dahin. Die Knabstrupper-Zucht schien untergegangen zu sein. Es bestand nicht länger Bedarf für ein landwirtschaftliches Zugpferd, und man hatte sich noch keine grundsätzlichen Gedanken gemacht, was mit den genannten Rassen werden sollte. Die Neugründung des Sportpferdezuchtverbandes füllte gewissermaßen ein Vakuum, und er erhielt bald mehr Zulauf, als die Verbandsgründer es sich hätten träumen lassen. Eine Fusion des Sportpferdestammbuches mit dem Stammbuch für Leichte Pferde, dem Stammbuch für Südwestjütland, dem Frederiksborger-Stammbuch und dem Holsteiner-Stammbuch erfolgte. Auch verschiedene Oldenburger-Züchter mit Sportpferdeneigung schlossen sich an. Der erste Vorstand setzte sich zusammen aus einer Mischung von „Hobbybauern" und „richtigen" Bauern; aber alle hatten starke Bindungen entweder an den Reitsport oder an die Pferdezucht oder an beides. Der Anfang sah sehr vielversprechend aus. Kurz nach der Gründung des Verbandes verließen jedoch einige wichtige Mitglieder den Vorstand. Die erste schwere Belastungsprobe kam, als der Verbandsvorsitzende sich mit seinem Vorstand überwarf und 1964 seinen Posten niederlegte. Als sein Nachfolger wurde *Peder Hostrup-Pedersen* gewählt, der zusammen mit seinem energischen Sekretär *Björn Ohl* während der nächsten fünf Jahre die Aktivitäten des Verbandes prägte, zusammen mit einem, wie man es nennen könnte, „festen Kern" kompetenter Vorstandsmitglieder.

Der Leitgedanke des DSA war von Anfang an klar und kann kaum besser ausgedrückt werden als mit den Worten von Peder Hostrup-Pedersen: „Unser Zuchtziel war die Zucht eines Dänischen Warmblutpferdes für den Gebrauch unter dem Sattel. Und unsere wichtigste Aufgabe dabei war, einen Stutenstamm dänischer Zucht zu schaffen, mit den Eigenschaften, die die Reiter wünschen. Diese Eigenschaften sollten durch Selektion und Veredlung verstärkt und gefestigt werden, so daß sie ihre hohe Zuchtkonstanz durch die Vererbung des gewünschten Typs beweisen." Um dieses Ziel zu erreichen, ging man recht unkonventionell ans Werk. Es gab damals nicht viele Personen in Dänemark, denen die Prinzipien einer Reitpferdezucht geläufig waren. Daher wendete man sich zur Inspiration und Vermittlung von Kenntnissen an die Nachbarländer und „alliierte" sich mit dem Hannoverschen und dem Schwedischen Zuchtverband. Dieser Schritt weckte großen Widerstand in verschiedenen der angeschlossenen dänischen Verbände, erwies sich für den DSA jedoch als von unschätzbarem Wert. Nicht nur erhielt man auf diese Weise viele Jahre der Erfahrung und Sachkunde gewissermaßen gratis, sondern die züchterischen Kontakte, die dabei geknüpft wurden, kamen dem DSA in höchstem Grad zugute.

Es wurde sofort ein eigenes Sportpferde-Gestütbuch mit drei Sektionen eingerichtet: DH als Hauptregister für die zehn bis fünfzehn Prozent der besten Stuten und die gekörten Hengste, DS als Register für die Stuten, die dafür, jedoch nicht für das Hauptregister qualifiziert waren, sowie schließlich ein Vorregister für Stuten ohne vollständige Abstammung oder mit Mängeln in Exterieur und / oder Gang.

Das Zuchtmaterial, mit dem man in den ersten Jahren arbeitete, war, vorsichtig ausgedrückt, „gemischt". Zu Beginn wurden kaum Stuten abgelehnt. Auf der ersten Körreise für Hengste wurden insgesamt 23 Hengste gekört, davon 14 Vollblüter. Hinsichtlich der Bonitierungen stand das ganze Projekt noch auf recht wackligen Füßen. Im selben Jahr körte man auch 119 Stuten, eine recht gemischte Gesellschaft von Reitpferden mehr oder minder bekannter Abstammung, Oldenburger, Frederiksborger, Holsteiner etc. Ein Anfang war gemacht, aber es war völlig klar, daß man, um dem Zuchtziel näher zu kommen, frisches Blut aus den Nachbarländern benötigte. Hier zeigte es sich, daß der Enthusiasmus der Mitglieder weitaus größer war, als man erwarten konnte. In den ersten Jahren des Bestehens des Verbandes importierten die Mitglieder Zuchtmaterial „was das Zeug halten wollte", aus Schwedischen und Hannoverschen Blutlinien und von einer Qualität, wie sie dringend für den Aufbau benötigt wurde.

Es dauerte nur wenige Jahre, bis die Maßstäbe für die Körung erheblich angehoben werden mußten. Als auch in der Folgezeit die Anforderungen ständig stiegen, wäre Unzufriedenheit und Widerstand unter den Mitgliedern durchaus zu erwarten gewesen. Aber im Gegenteil erwies es sich, daß die Züchter bereit waren, aus Erfahrungen zu lernen, auch wenn ihre eigenen Pferde eine ungünstige Kritik erhielten. Dieses Verständnis und der Wille, so rasch wie möglich das angestrebte Zuchtziel zu erreichen, war sicher eine der Hauptursachen für den qualitätsmäßigen Fortschritt im Gesamtdurchschnitt der Zucht. Eine andere war die gerade, kompromißlos konsequente Linie, die vom Vorstand verfolgt und von der Körkommission in die Tat umgesetzt wurde. Das brachte der Arbeit des DSA Respekt ein – auch im Ausland.

Zu der Zeit, als der DSA gegründet wurde, fand allgemein in den europäischen Warmblutzuchten ein großer Umbruch statt. Die stark traditionsverhafteten Zuchten Schwedens und Hannovers waren in einem mehr oder weniger weitreichenden Umzüchtungsprozeß begriffen. Die Schweden bemühten sich, ihren Pferden etwas mehr Größe und Kaliber zu verleihen, die Hannoveraner versuchten, etwas mehr Adel, Linie und Leichtigkeit in ihre Zucht hineinzubringen. Der DSA, als ein völlig neuer Verband, war durch keine Tradition gebunden und hatte dadurch eine völlig einmalige Chance in der europäischen Reitpferdezucht. Er konnte durch selektive Benutzung von Hengsten aus den umliegenden Nachbarländern weit rascher den Typ schaffen, den auch alle anderen Verbände anstrebten: das moderne Warmblutpferd für den Gebrauch unter dem Sattel. Seit damals hat der Eifer der Mitglieder nicht nachgelassen, und heute ist Dansk Varmblod der größte dänische Pferdezuchtverband.

Die ersten Hengste, die sich in Dänemark als Reit- und Sportpferdeprodukteure einen Namen machten, waren die Schweden *Herzog* (geb. 1950, v. *Heristal Trak. – Samos*) und *Irak* (geb. 1951, v. *Barbarossa – Mecenat*). Es ist kein Zufall, daß man damals Hengste aus Schweden holte. Durch die Auflösung des Landgestüts Strömsholm 1956 waren Kapazitäten frei geworden, zumal die schwedische Zucht insgesamt rückläufig war. In den Jahren 1962 bis 1970 wurden 17 Schwedische Warmbluthengste für den DSA gekört, die eine größere Anzahl von Söhnen für die Zucht und eine Menge Sportpferde lieferten. Zwar wurden in dem gleichen Zeitraum ebenso viele Hannoversche und Trakehner-Hengste eingeführt, doch war in den ersten 15 Jahren der schwedische Einfluß im Hengstbestand am größten. Einer der Gründe dürfte darin zu suchen sein, daß als Konsulent der schwedische Gutsbesitzer und Hochzüchter *Torkel Bjarnholt* von den Dänen zu Hilfe geholt worden war, um mit seinem Rat die neue Zucht aufzubauen. Um gerecht zu sein, muß man allerdings zugeben, daß damals die schwedische Zucht hinsichtlich ausgeprägter Reitpferdeeigenschaften auch weiter fortgeschritten war als die Hannoversche. Es war die Zeit, als alle Welt im internationalen Spitzendressursport schwedische Pferde ritt.

Im übrigen wurden alle in Dänemark gekörten Hengste, soweit sie nicht bereits eine Hengstleistungsprüfung aus ihrem Heimatland vorweisen konnten, in den ersten Jahren im südschwedischen Staatsgestüt Flyinge geprüft. Jedoch machte die steigende Zahl der Hengste nach einiger Zeit eine Prüfung in Dänemark notwendig, die bis zur Einrichtung des Nationalen Dänischen Pferdesportzentrums Vilhelmsborg, südlich Århus in Mitteljütland, in der Husarenkaserne in Naestved auf Seeland durchgeführt wurde.

Während der sechziger Jahre benötigte die Hannoversche Zucht in ihrem noch nicht abgeschlossenen Veredlungsprozeß in Richtung auf einen modernen, vielseitigen Reitpferdetyp alle ihre edlen Hengste selbst. So taten sich die meist noch etwas altmodischen Hannoveraner-Hengste der ersten Stunde in Dänemark vor allem als Lieferanten kräftiger, solider

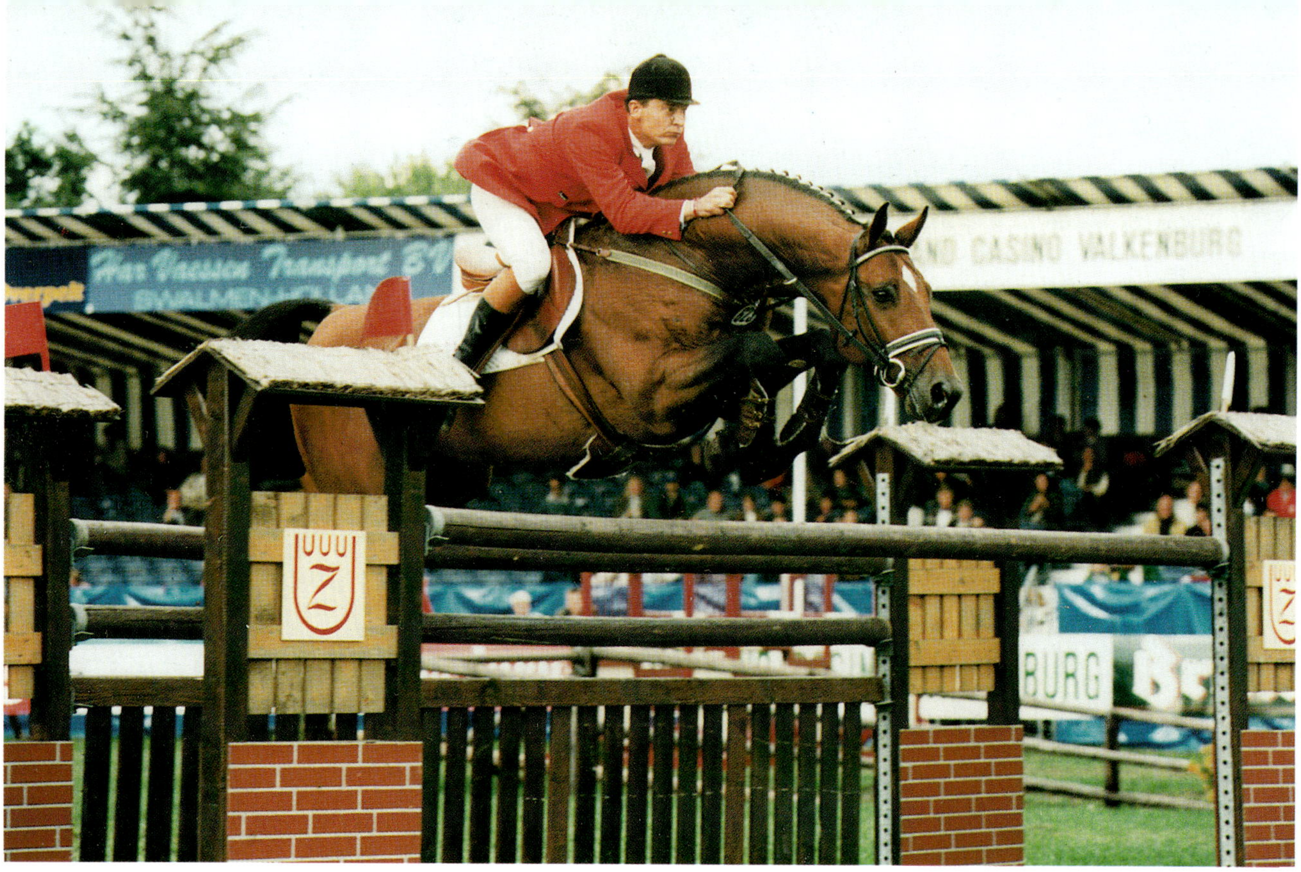

Der als Dänisches Warmblut geführte Hengst Lucky Light Junior, Sieger des Spring-Finales der Sechsjährigen beim Offiziellen Welt-Zuchtchampionat Zangersheide 1995 unter Søren Knudsen, ist ein reingezogener Holsteiner.

Mutterstuten hervor. Auch die ersten Trakehner, die nach Dänemark abgegeben wurden, waren nicht allererster Qualität, da die besten für den Wiederaufbau der eigenen Zucht nach dem ungeheuren Aderlaß des letzten Kriegsjahres unverzichtbar waren. So brachten auch sie im Durchschnitt nur weibliches Zuchtmaterial.

Die Anzahl der zu Beginn sehr vielen Vollblut-Hengste ging bald zurück, und ihr züchterischer Einfluß blieb relativ klein – im Gegensatz zu den beiden in den sechziger Jahren importierten Holsteinern *Alibi* (geb. 1962, v. *Aldato – Heidekrug*) und *Martell* (geb. 1966, v. *Marlon xx – Harras*), die die moderne Dänische Reitpferdezucht deutlich mitprägten.

In den siebziger Jahren änderte sich das Bild erheblich: Während keine schwedischen Hengste mehr nachgeholt wurden, verschob sich das Gewicht deutlich zugunsten der Trakehner und Hannoveraner. So wurde ein Teil erstklassiger Trakehner-Hengste zur Körung vorgestellt, von denen viele in der ersten oder zweiten Generation Vollblut führten. Das galt auch für die in großer Zahl eingeführten Hannoveraner, die die Trakehner bald überflügelten. Das war nicht verwunderlich, da nun der Geschäftsführer des Hannoverschen Verbandes, *Dr. Walter Hartwig*, den Schweden als Ratgeber abgelöst hatte.

Um die Springanlagen zu verbessern, folgten dann seit den achtziger Jahren eine Reihe Holsteiner- sowie vereinzelte Zangersheider- und Selle Français-Hengste. Heute wird der größere Teil der zur Körung gestellten Hengste im Land selbst gezüchtet.

Den einzuschlagenden Weg der Dänischen Warmblutzucht hatte schon in den siebziger Jahren Peder Hostrup-Pedersen folgendermaßen skizziert: „Unser Zuchtziel, das Dänische Warmblut-Reitpferd, ist weder etwas Außergewöhnliches noch Unerreichbares. Wir haben in verschiedenen Zweigen der dänischen Haustierzucht mehrere ähnliche Beispiele für die Schaffung typtreuer Rassen. Um ein Beispiel aus der Pferdezucht zu wählen, so kann man hier die glänzenden Zuchtfortschritte der Jütischen Kaltblutrasse anführen, um aufzuzeigen, was sich auch in der Pferdezucht erreichen läßt durch fundierte, planmäßige Zuchtarbeit.

Das, was alle nordeuropäischen Reitpferde-Zuchtverbände heute anstreben, ist die Erzüchtung eines Pferdetyps, dessen Ideal allgemein gesehen genau das gleiche ist, das wir schaffen wollen. Daß sich diese Typen im Laufe einer Reihe von Jahren in Europa immer mehr einander angleichen werden, zeichnet sich schon heute ab.

Was wir züchten wollen, ist eine Dänische Reitpferderasse, die in sich die Summe der positiven Eigenschaften verschiedener anderer Rassen vereinigt, ein Reitpferd mit Adel, Klasse und Masse."

Während der siebziger Jahre stand eine weitere Züchtervereinigung mit dem Dänischen Sportpferdezuchtverband (DSA) im Wettbewerb: der Dänische Zuchtverband für Leichte Pferde (Dansk Lette Heste Avlsforening, DLH), in dem sich DLH-Jütland, DLH-Fünen, DLH-Seeland und Avlsforening for Oldenborg och Lettere Heste zusammengeschlossen hatten. Viele der von der DLH anerkannten Hengste, darunter einige auf Wielkopolski-Basis gezogen, waren vom DSA nicht anerkannt, andere entweder bei der Körung abgelehnt oder wegen mangelnder Hengstleistungsprüfung oder Vererbung abgekört. Als es 1978 zu Verhandlungen über einen Zusammenschluß der beiden Ver-

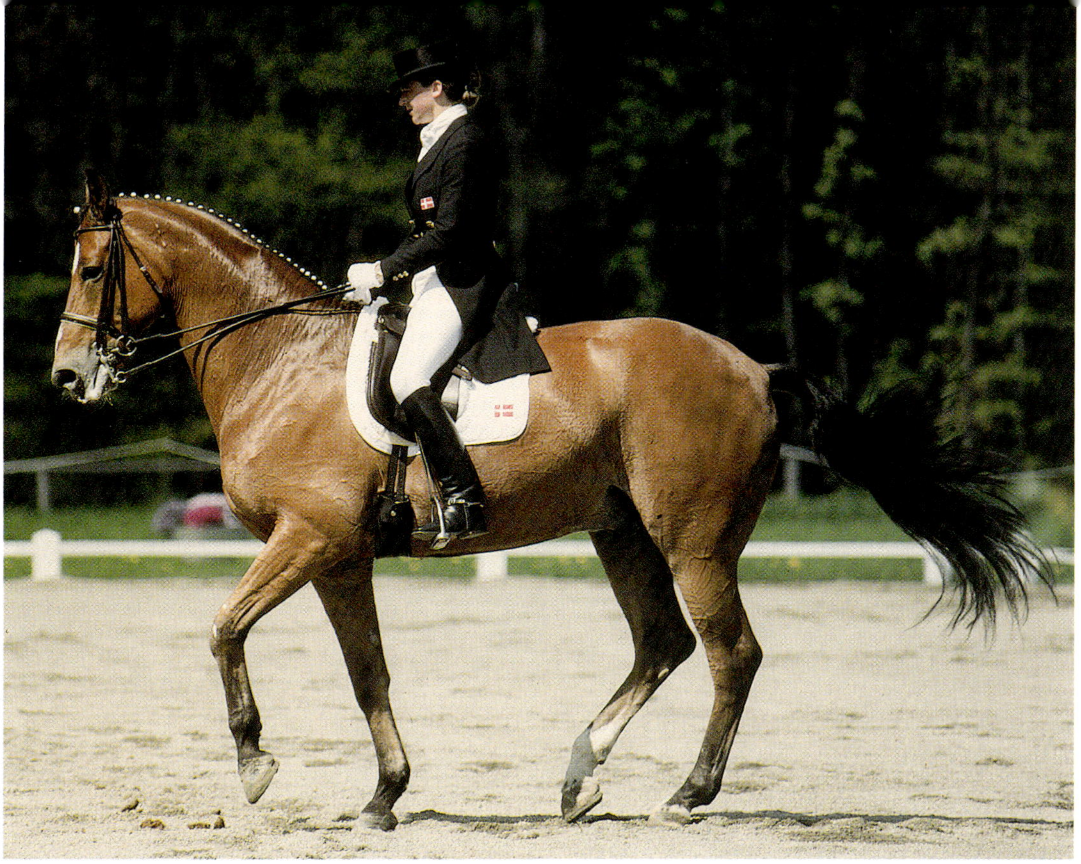

Der von dem Schwedischen Warmbluthengst Herzog stammende Dänische Warmblutwallach Marzog war 1983 Europameisterschafts- und 1985 Weltmeisterschaftssieger in der Dressur unter Anne Grethe Jensen.

bände kam, stellte diese Tatsache ein ernstes Hindernis dar. Erst ein neu gegründeter Gesamt-Verband „Dansk Varmblod-Dansk Rideheste Avlsforbund" erkannte auch diese Hengste an, doch sind sie im Hengstregister mit einem „S" vor der Eintragungsnummer gekennzeichnet.

Nachdem die im Februar stattfindende Hengstkörung über viele Jahre in der Husarenkaserne in Naestved abgehalten worden war, verlegte man sie aus Platzgründen, wegen der ständig zunehmenden Zuschauerzahlen, auf das große landwirtschaftliche Messegelände in Herning, Mitteljütland. 1988 wurde das Nationale Dänische Pferdesportzentrum in Vilhelmsborg in Angriff genommen, dessen erste Bauetappe 1990 abgeschlossen war. Seither finden hier die jährlichen Hengstleistungsprüfungen statt.

Gelegentlich kommt es auch im Dänischen Warmblutzuchtverband zu kleineren Turbulenzen, so im Jahre 1990, als der Holsteiner-Zuchtverband sich erneut konstituierte und aus dem gemeinsamen Verband austrat. Nachdem die „Holstener Gränseegnens Hesteavlsforening" ihre Selbständigkeit zugunsten von „Dansk Varmblod" aufgegeben hatte, war sie lediglich als regionaler Verein ohne eigene Befugnisse bestehen geblieben. Das ihr bis dahin vom Holsteiner Mutterverband eingeräumte Privileg, ihre Pferde holsteinisch zu brennen, hatte sie dadurch verloren. Die Pferde erhielten nun den international weit weniger angesehenen dänischen Kronenbrand. Außerdem schrieb ihr die Dänische Warmblutkörkommission vor, welche Holsteiner-Hengste sie benutzen durfte, nachdem sie das vorher im Einvernehmen mit Elmshorn selbst hatte bestimmen können. Schließlich war das Zuchtziel der Grenzbauern weit mehr auf die Verbesserung der Springanlagen ausgerichtet als das des Dänischen Warmblutzuchtverbandes. Unzufriedenheit in Nordschleswig war vorprogrammiert und folglich kam es

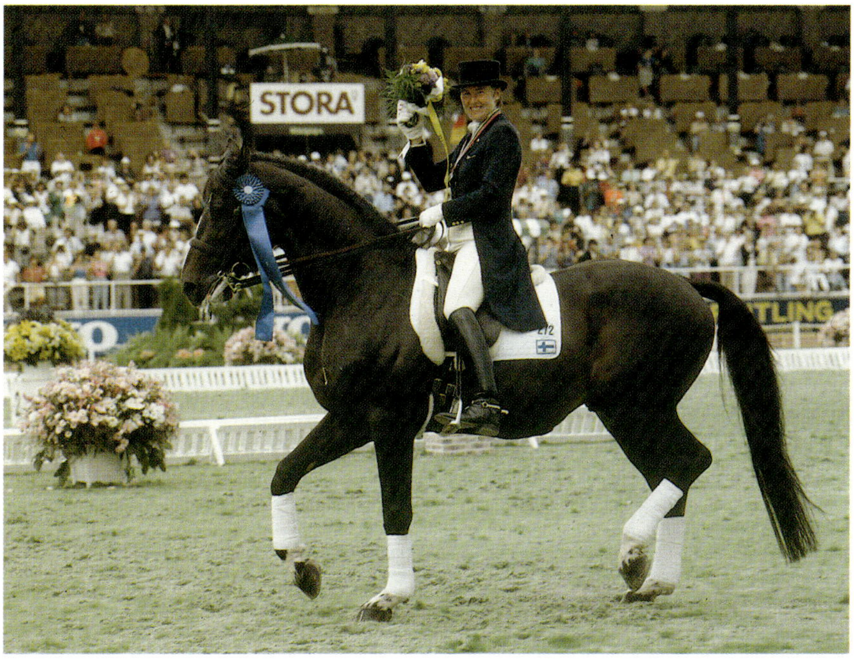

Bekanntestes Dressurpferd der Dänischen Warmblutzucht ist der auch züchterisch eingesetzte May Sherif-Sohn Matador unter der Finnin Kyra Kyrklund, der in seiner Abstammung, aufbauend auf einem Holsteiner-Stamm, einen ganzen „Cocktail" verschiedener Rassen vereinigt.

zur Wiederbelebung der Holsteiner Grenzzüchtervereinigung und deren Abspaltung.

Unter den herausragenden Pferden der Dänischen Warmblutzucht müssen vor allem *Marzog* und *Monaco* genannt werden. *Marzog* war Sieger der Einzelwertung der Dressur-Europameisterschaft 1983 und gewann die Silbermedaillen 1984 bei den Olympischen Spielen und 1986 bei der Weltmeisterschaft unter *Annegrete Törnblad*. *Monaco* gewann 1979 die Einzelwertung der Military-Europameisterschaft und 1980 die Goldmedaille bei den inoffiziellen Olympischen Ersatzspielen unter *Nils Haagensen*. Das bekannteste Dressurpferd der Dänischen Warmblutzucht ist sicherlich der Hengst *Matador* (geb. 1979, v. *May Sherif – Wersal*), der unter der Finnin *Kyra Kyrklund* bei den Weltmeisterschaften 1990 die Silbermedaille gewann und heute ein international sehr gesuchter Zuchthengst ist.

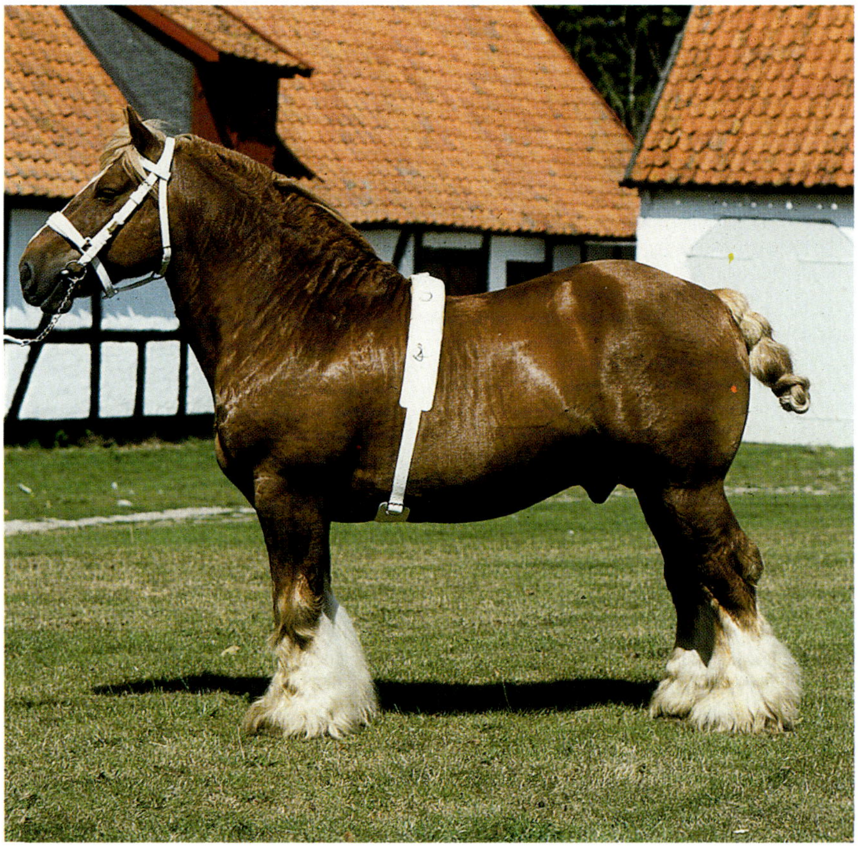

Im Vergleich mit dem Schleswiger verkörpert dieser Jütische Prämienhengst einen etwas schwereren Kaltbluttyp.

DÄNISCHER OLDENBURGER

Siehe Oldenburger, Deutschland

KALTBLUTZUCHTEN

JÜTLÄNDER

Jüte, Jydsk

TYP, INTERIEUR, VERWENDUNG:
Im Vergleich mit dem stammverwandten Schleswiger ist der Jütländer etwas größer und massiger. Er ist ein energisches, ausdauerndes, mittelschweres, mittelgroßes, sehr leistungsbereites und leistungsfähiges kaltblütiges Arbeitspferd für alle landwirtschaftlichen Arbeiten. Daneben läßt er sich auch als ein vielseitig verwendbares Freizeitpferd einsetzen, das sich wegen seines ruhigen und doch lebhaften Temperaments vor allem für Kutsch- und Planwagenfahrten eignet. Beliebt ist der Jüte auch als Brauereipferd, eine Tradition, die vor allem die Carlsberg-Brauerei in Kopenhagen seit 1928 aufrecht erhält. Hauptsächlich jedoch findet man ihn bis heute in der Forstwirtschaft und in Baumschulen sowie in der alternativen Landwirtschaft.

Im Gegensatz zur Schleswiger-Zucht hat man sich teilweise auf Schlachtfohlenproduktion umgestellt, um so den Stutenbestand nicht unter die kritische Grenze absinken zu lassen. Ein Einsatzgebiet, das man in Jütland bisher nicht ausnutzt, ist die Hybridzucht zur Erzeugung von Hunter-Typen für den Springsport. In einem beschränkten Zuchtversuch habe ich in den siebziger Jahren mit einigen ausgesuchten Jütischen Stuten und einem großen, starken Anglo-Irischen Hunter Producer einige Hybridversuche gemacht, die ausgesprochen befriedigende Ergebnisse brachten. Die erzielten Produkte waren etwas über mittelgroß, dunkelbraun ohne Abzeichen (wie der Vollblutvater), wohl proportioniert, besaßen gute Grundgangarten und vor allem vorzügliche Springanlagen und dazu das ruhige, ausgeglichene Temperament ihrer Mütter.

EXTERIEUR:
Das heutige Jütische Kaltblutpferd ist ein mittelschweres Zugpferd mit hübschem, nicht zu schwerem Kopf, geradem Profil, breiter Stirn und munteren, intelligenten Augen. Der gut aufgesetzte und getragene Hals ist kräftig bemuskelt und hat eine gute Länge. Die Brust ist breit und tief. Der kurze, starke Rücken geht über eine kräftige Lende in die breite, muskulöse, abschüssige, gespaltene, über den Hüften abgerundete Kruppe über. Die Glutäen- und lange Sitzbeinmuskulatur ist gut ausgeprägt. Das früher oft etwas lange, flache Mittelstück ist durch gezielte Zuchtwahl heute kurz, tief und geschlossen mit vorzüglicher Rippenwölbung. Die nicht zu kurzen Gliedmaßen sind kor-

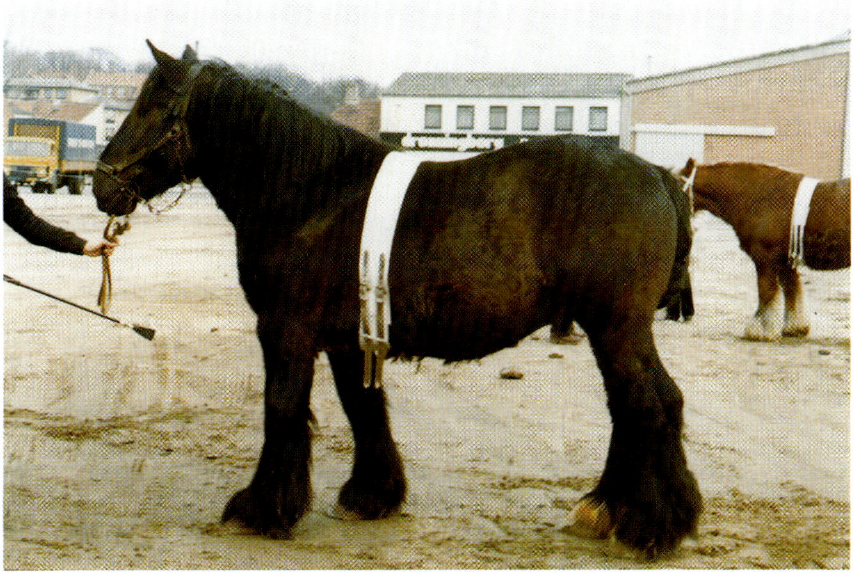

Zweieinhalbjähriger Jütischer Junghengst in der selten gewordenen ursprünglichen Rappfarbe der Rasse

rekt gestellt und wirken trocken, mit klar markierten Sehnen und Gelenken und stabilen, offenen, runden Hufen. Ein Behang ist, allerdings nicht sehr ausgeprägt, vorhanden. Dagegen findet sich ein reichlich ausgebildetes lockiges Langhaar.

Füchse in verschiedenen Abstufungen mit lichtem Langhaar und Behang sind vorherrschend, Braune, Dunkelbraune und Rappen sind heute selten geworden. An Abzeichen sind Blessen sehr verbreitet, größere Gliedmaßenabzeichen jedoch nicht häufig und auch nicht beliebt.

Die Widerristhöhe liegt bei 158/160 bis selten über 165 cm Stockmaß.

MECHANIK:
Der Schritt des Jüten ist fördernd, die energische Trabaktion zeigt viel Schub aus der Hinterhand bei ausgezeichneter Schulterfreiheit. Kreuzungen mit geeigneten Vollblut-Hengsten weisen überraschend gute Galoppier- und Springanlagen auf.

ZUCHT:
Das Zuchtgebiet des Jütischen Pferdes lag ursprünglich im Norden der Kimbrischen Halbinsel, im eigentlichen Jütland, und hier vor allem in den Marschen an der Westküste, nördlich und südlich des Limfjordes bis hinunter nach Ribe und an die Königsau. Zuchtschwerpunkte waren die Insel Mors (im Limfjord), die Halbinsel Salling, Harsyssel, Thysyssel und Himmersyssel. Im Osten lagen die Hauptzuchtgebiete um Aarhus, Viborg und Randers.

Seit der Volksabstimmung von 1920 kam der früher zum Herzogtum Schleswig gehörende nördliche Teil (Nordschleswig) als Sønderjylland zum Jütischen Zuchtgebiet hinzu. Der Sitz des Verbandes ist Aarhus. Hier liegt auch die Gestütbuchführung. Die jährliche Hengstkörung findet in Randers statt, Stuten- und Fohlenschauen verteilen sich über das Land.

GESCHICHTE:
In seinem Standardwerk DIE RASSEN DES PFERDES (2. Band, Stuttgart 1909) schreibt *Graf C. G. Wrangel* über die Zucht des Jütländers: „Was zunächst den Ursprung der auch in Deutschland unter dem Namen ‚Wasserdänen' als Ackerpferd geschätzten und vielfach benutzten Jütländischen Rasse betrifft, sind bekanntlich die tiefgelegenen fruchtbaren Nordseegestade schon seit undenklichen Zeiten die Heimat eines schweren Pferdeschlages gewesen."

Man weiß, daß die Pferde der Kimbrischen Halbinsel bereits die Aufmerksamkeit der Römer erregten, als diese ihre ersten Berührungen mit den um die Wende vom zweiten zum ersten Jahrhundert an ihren Grenzen erscheinenden Kimbern, Teutonen und Ambronen hatten. Ein zweites Mal trafen römische Seefahrer auf die im Vergleich mit den Pferden des Mittelmeerraumes stärkeren und größeren Pferde der Marschen, als eine von *Kaiser Augustus* etwa um das Jahr von Christi Geburt ausgesandte Flotte entlang der Küste des heutigen Jütlands nach Norden vorstieß. Auch als um 449 n. Chr. die Sachsen, Angeln und Jüten in ihren Drachenbooten von der Kimbrischen Halbinsel zur Eroberung Britanniens aufbrachen, führten sie ihre Streitrosse mit sich. Zu höchstem Ansehen gelangten die aus dem Norden stammenden Pferde dann in der Ritterzeit, als von ihnen in erster Linie gefordert wurde, daß sie sich dazu eignen sollten, im Turnier und Zweikampf zu Pferd von einem schweren Panzerreiter „getummelt" zu werden. Um 1200 rühmt Abt *Arnold v. Lübeck* in seiner SLAVENCHRONIK den Reichtum des Landes an guten Pferden. Eine recht lebhafte Ausfuhr von Pferden nach den benachbarten Ländern fand bereits im Mittelalter statt. So gibt das „Jordebog" (Grundbuch) *König Valdemars II.* (genannt der Sieger, König seit 1202, gestorben 1241) aus dem Anfang des 13. Jahrhunderts an, daß allein in einem Jahr 8400 Pferde über Ribe ausgeführt worden seien. Das Zuchtmaterial muß demnach damals recht gut gewesen sein. Und wenn man die zerstreut wohnende Bevölkerung des Landes berücksichtigt, scheint die Höhe der Ausfuhr darauf hinzuweisen, daß Pferdezucht ein lohnendes Geschäft war, das von den Bauern ebenso wie von den größeren Grundbesitzern betrieben wurde, wenn auch die Königlichen Gestüte sowie die Klostergüter und Herrensitze die größten und besten Pferde lieferten.

Mit dem Aufkommen der Handfeuerwaffen, dem Verschwinden der schweren Rüstungen und der Entwicklung anderer Kampftechniken, die ein leichteres und beweglicheres Pferd erforderten, trat eine Abnahme der Bedeutung der massiven Streitrosse ein, obgleich sie weiterhin Verwendung in den Reihen der

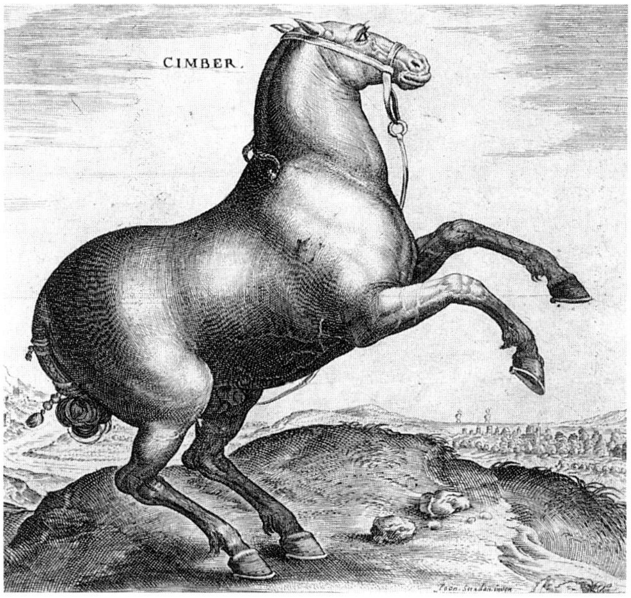

Nach seiner Heimat, der Kimbrischen Halbinsel als „Cimber" bezeichnetes Jütisches Pferd. Kupferstich von Jan van der Straet (Stradamus) um ca. 1620

schweren Reiterei fanden. Während des 16. bis in das 18. Jahrhundert hinein bestand immer noch eine rege Nachfrage nach Pferden aus Jütland. Dann jedoch brach durch die Befreiung des Bauernstandes von der Leibeigenschaft und die Aufhebung des Heimatzwanges im Jahre 1788 für die dänische Landwirtschaft und damit auch für die Pferdezucht eine neue Zeit an.

Der pferdereichste Teil des Dänischen Reiches war die Kimbrische Halbinsel, in deren Süden die Holsteiner-Zucht blühte und in deren Norden das noch recht unveredelte Jütische Landpferd gezüchtet wurde. Beide Rassen waren aus der gleichen Wurzel hervorgegangen, wobei die Zucht in den holsteinischen Marschen schon früh einen sehr hohen Stand erreicht hatte, dagegen die Pferde, je weiter man nach Norden ging, immer weniger veredelt waren. Die Übergänge waren fließend: Während der Süden ein eindeutig im heutigen Sinne als Warmblut zu bezeichnendes Pferd züchtete, war es im Norden, in Nordschleswig und im eigentlichen Jütland lange nicht klar, „wohin das Pendel ausschlagen würde". Von den jütischen Gebieten zeichneten sich vor allem die Ostküste sowie im Westen die Insel Mors im Limfjord, die Halbinsel Salling, Harsyssel und Thysyssel durch Pferdereichtum und gute Qualität aus.

Ab der zweiten Hälfte des 18. Jahrhunderts begann die dänische Krone durch Vergabe von goldenen und silbernen Medaillen für die besten Hengste in bäuerlichem Besitz die Pferdezucht verstärkt zu fördern. Diese Maßnahme wurde notwendig, da in jener Zeit die Pferdezucht nach Aufhebung der Leibeigenschaft und dem damit verbundenen Fortfall der Hand- und Spanndienste sowie größeren wirtschaftlichen Veränderungen von den Gütern, wo sie seit langem mehr oder weniger gestütsmäßig betrieben worden war, auf die bäuerlichen und kleinbäuerlichen Betriebe überging. Dort jedoch erlitt sie, da häufig mit mangelhaftem Zuchtmaterial betrieben, eher einen Rückschlag. Nur zu oft veräußerten die Bauern aus finanziellen Zwängen das beste Zuchtmaterial an Stuten und Hengsten und züchteten mit der zweiten oder dritten Wahl weiter. Vor allem die Hengstaufzucht litt darunter, da Wallache besser bezahlt wurden.

Durch Gesetze und Verordnungen suchte die Regierung daher unter Führung des Staatsministers, *Graf Andreas Peter v. Bernstorff* (1735–1797), fördernd auf die Pferdezucht einzuwirken. Zwischen 1779 und 1798 wurden vier Pferdezuchtgesetze erlassen. Das Gesetz von 1779 beinhaltete eine erste Beschreibung der Anforderungen an die Exterieurbeschaffenheit eines Deckhengstes.

Nach den Napoleonischen Kriegen (1776–1814) lag allenthalben auf dem europäischen Kontinent die Pferdezucht am Boden, und man bemühte sich um geeignete Maßnahmen, ihr wieder aufzuhelfen, indem man privat und staatlicherseits Zuchtmaterial aus England importierte – dem einzigen Land, dessen Pferdezucht nicht unter den Kriegsereignissen gelitten und andererseits während des Krieges ihre Überlegenheit bewiesen hatte. Hier tat sich als Pionier vor allem der *Herzog Christian August v. Schleswig-Holstein-Sønderborg-Augustenborg* (1798–1869) hervor. Er gründete 1821 ein Vollblut-Gestüt zu Augustenborg auf der Insel Alsen, das erheblichen Einfluß auf die Entwicklung der Landespferdezucht auf der gesamten Kimbrischen Halbinsel gewinnen konnte, da der Herzog seine Hengste in der Folgezeit auch den bäuerlichen Züchtern zur Verfügung stellte.

Die dänische Krone suchte mit Hilfe des königlichen Landgestüts Kolding (an der jütischen Ostküste) die Zucht zu verbessern. Dort stellte sie eine größere Anzahl von Cleveland Bay-und Yorkshire Coach-Hengsten auf. Zwar findet man in der dänischen Literatur späterer Jahre laut *C. Becker*, dem Pferdezuchtreferenten der Landwirtschaftskammer Schleswig-Holstein, in seiner Arbeit DIE HERVORRAGENDSTEN STÄMME DES DÄNISCHEN PFERDES (Wilsdorfs Taschen-Stammbibliothek Heft 3, 1912) eine vehemente Ablehnung der edlen Hengste, ja geradezu eine gewisse „Verteufelung" der damaligen Zuchtmaßnahmen seitens der orthodoxen, puristischen Kaltblutzüchter, von denen ihr Einsatz als verhängnisvoll und schädlich bezeichnet wurde. Aber tatsächlich scheint mir eine solche Verdammung ungerecht und ungerechtfertigt. Man stellte die Coach-Hengste, vor allem die größten und schwersten von ihnen wie *Blackwood, Sir Richard, Mr. Ellis* und *Bay Beckingham* (nach Wrangel *Buckingham*), in die besten Jütischen Zuchtdistrikte. Von ihnen hat sich der 1846 importierte *Bay Beckingham* als züchterisch besonders wertvoll erwiesen. Er lieferte nicht weniger als 500 eingetragene Zuchtpferde und begründete eine eigene Linie. Sein Urenkel *Grantorp 215* (geb. 1864) galt zu seiner Zeit als bester Vertreter der Jütischen Rasse. Durch den Einfluß der Coacher erhielt der Jütländer eine gewisse Drahtigkeit und ein vorzügliches Gangvermögen, wodurch er sich bis heute vorteilhaft von vielen anderen Kaltblutrassen unterscheidet. Ohne den Einfluß der englischen Importe wäre die weitere positive Entwicklung der Jütischen Zucht zu dem heutigen Kaltbluttyp nicht möglich gewesen.

Noch im 18. Jahrhundert war der Jütische Landschlag geschildert worden als ein mittelschweres, breites, tiefes, leichtfuttriges Pferd. Der Kopf hatte in der Regel ein grobes Gepräge. Der Körper war geschlossen und gedrungen, die Brust breit und tief, die Kruppe abgeschlagen, mit tiefem Schweifansatz, dabei breit und mit ausgeprägter Muskulatur bepackt. Unbefriedigend war das Fundament, vorn unterständig und inkorrekt, oft verstellt, hinten steil. Spat war nicht selten, ebenso Schale. Die Bewegungen waren unregelmäßig, „fuchtelnd" und wenig energisch. Hier vor allem haben die Yorkshire Coach-Hengste Wunder gewirkt. In der Gegend um Randers entstand durch den Import auch erstklassigen Stutenmaterials eine größere Coach-Horse-Enklave.

In der dänischen Ausgabe seines berühmten BUCHES VOM PFERDE (HAANDBOG FOR HESTEVENNER, 2. Band, Kopenhagen 1888) faßt *Graf C. G. Wrangel* den Einfluß der Yorkshire Coach-Horses insgesamt folgendermaßen zusammen: „Unter den veredelten Exemplaren dieser (das heißt der Jütischen, Anm. d. Verf.) Rasse finden sich meiner Meinung nach Pferde, deren Zuchtwert man gar nicht hoch genug veranschlagen kann. Sie vereinen eine vollendete Harmonie des Körperbaus mit einem Fundament von so großer Solidität und Stärke, daß sie in der Hinsicht keine Wünsche offenlassen. Ich kann mich daher in keiner Weise der heute ziemlich allgemein verbreiteten Ansicht anschließen, daß die um 1840 vorgenommenen Einkreuzungen von Yorkshire-Hengsten den Wert der Jütischen Pferde für Zucht und Gebrauch untergraben hätten."

Jütischer Hengst Grantorp um etwa 1870/80. Man erkennt deutlich den Yorkshire Coach-Einfluß der Zeit vor Oppenheim. Holzschnitt aus Graf C. G. Wrangel, „Das Buch vom Pferde" (2. Band, Stuttgart 1895)

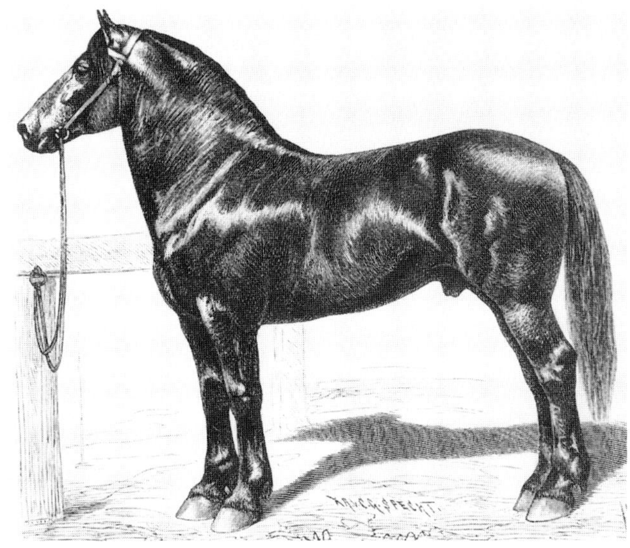

Weiter unten äußert Wrangel dann die Ansicht, daß, wenn man sich im Gebiet um Randers, also dem Schwerpunkt des Yorkshire Coach-Einsatzes, weiter an das bewährte Rezept gehalten hätte, man dort leicht eine ähnlich gängige, hochklassige, warmblütige Rasse hätte schaffen können wie im Süden der Kimbrischen Halbinsel, also in Holstein. Jedoch verlief die Entwicklung in eine völlig andere Richtung. Leider versäumten es die Züchter um Randers, mittels des vorhandenen erstklassigen Coach-Blutes geeignete Nachwuchshengste heranzuziehen, da ihre Pferde als Wallache höhere Preise als Luxuskarossiers in den großen europäischen Metropolen erzielten. So schlossen sie die entstehenden Lücken im Hengstbestand nicht durch Einstellung reingezogener Hengste, sondern durch Vertreter aller möglichen Rassen.

Auf Veranlassung der Regierung hörte dann der Yorkshire Coach-Einfluß völlig auf. Die letzten Hengste der Rasse wurden von dem aufgelösten Landgestüt Kolding nach Holstein überstellt, darunter der bekannte *Brilliant*, dessen Hengstlinie als einzige ältere Linie (unter dem Namen F-Linie) bis heute in Holstein überlebt hat. Statt dessen verordnete die Regierung den Einsatz grober, unveredelter Hengste heimischer Zucht. Dazu kam die Einfuhr einer größeren Anzahl von Hengsten aller möglichen ausländischen Rassen, was zu einer Zeit des Experimentierens und zu der wildesten Kreuzungszucht führte. Unwillkürlich wird man an eine ähnliche Entwicklung in Mecklenburg erinnert. In der Zeit bis 1862 weist das Gestütbuch der Jütischen Zucht nicht weniger als 75 Hengste fremder Rasse auf, darunter außer den Cleveländern und Yorkshire Coachern auch Holsteiner, Hannoveraner, Oldenburger, Suffolk Punchs, Percherons, Frederiksborger, Norfolk Roadsters, Clydesdales und Ostfriesen. Im Nordschleswigschen, das seit 1866 von Preußen annektiert war, kamen dazu bis 1900 noch 133 Traventhaler Gestütshengste der verschiedensten Rassen, vor allem Hannoveraner, Mecklenburger, Ostpreußen, Oldenburger, aber auch Anglo-Normänner, Shires, Clydesdales und Belgier zum Einsatz.

Nach dieser Periode wilder, ungezielter Kreuzungszucht trat 1862 insofern eine Änderung der staatlichen Zuchtpolitik ein, als, nachdem das Landgestüt Kolding aufgelassen, die Reinzucht der Jütischen Rasse für die Zukunft propagiert wurde. Treibende Kraft hinter der Abkehr von der Veredlung mit den Coach-Hengsten und der Kreuzungszucht war der die Reinzucht predigende *Professor Valentin Prosch*, der an der Königlichen Höheren Landbauschule zu Kopenhagen lehrte.

Paradoxerweise wurde gerade zu dieser Zeit, als man sich von den Kreuzungen abwendete, der Grundstein der modernen Jütischen Zucht durch eine ganz zufällige und höchst

Jütischer Scheckhengst aus der Zeit vor der Umzüchtung mit Hilfe des aus England importierten Kaltbluthengstes Oppenheim, zweites Drittel des 19. Jahrhunderts

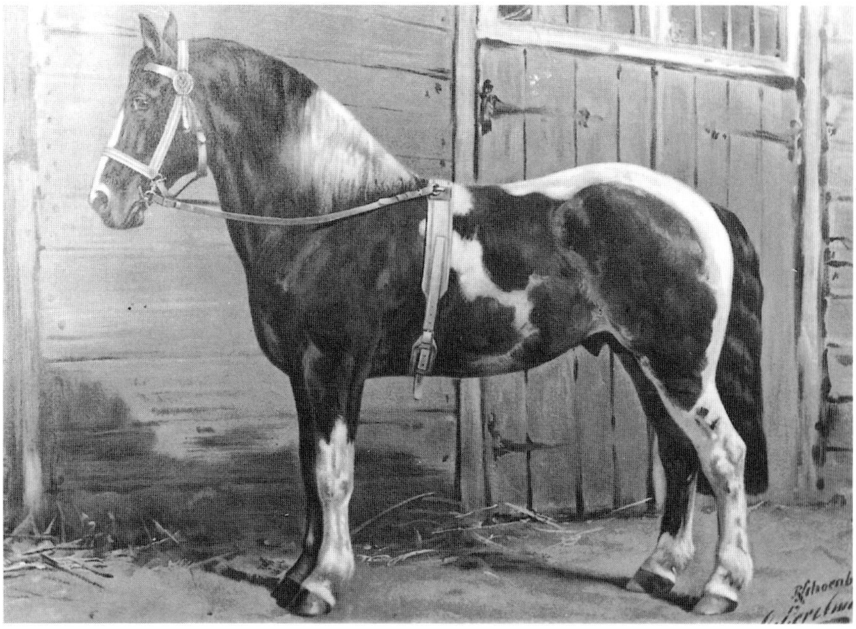

heterogene Kreuzung gelegt: Der entscheidende Wandel vollzog sich, als der bekannte jüdische Pferdehändler *Louis Oppenheimer* aus Hannover einen Fuchshengst importierte und nach Dänemark weiterverkaufte. Dieser Hengst, der später nach seinem Im- und Exporteur den Namen *Oppenheim* erhielt, war 1959 in England geboren. Für die stattliche Summe von 300 £ (damals etwa 6000 Mark) angekauft, kam er mit einer Sendung Suffolk-Hengste, die für das Mecklenburgische Landgestüt Redefin bestimmt war, im Hamburger Hafen an. Dort wurde er jedoch von dem mecklenburgischen Oberlandstallmeister *Baron v. Maltzahn* wegen periodischer Augenentzündung nicht abgenommen. Daraufhin stationierte ihn Oppenheimer kurz entschlossen bei seinem Geschäftsfreund von den Pferdemärkten in Randers, dem Gutsbesitzer *Jørgen Lange* in Robdrup.

Lange Jahre hat man den Hengst für einen Suffolk Punch gehalten, jedoch gibt es von ihm eine recht gute Beschreibung von dem Sohn Langes, *Hans Lange*, der ihn als junger Mann betreut hatte. Unter anderem heißt es darin, daß Oppenheim einen sehr starken Behang hatte, eine Eigenschaft, die untypisch für einen Suffolk ist. Sie ist vielmehr ein Rassemerkmal des Shire, ebenso wie die großen weißen Abzeichen (Blesse und weiße Hinterfüße), die bei einem Suffolk Punch reiner Rasse undenkbar gewesen wären. Man kann daraufhin mit recht hoher Wahrscheinlichkeit annehmen, daß *Oppenheim* ein Shire gewesen ist – wobei die für einen Shire recht seltene Fuchsfarbe wahrscheinlich der Grund gewesen ist, warum Oppenheimer einen so qualitätvollen Hengst überhaupt hatte kaufen können. Trotz seiner exterieuren Vorzüge kam er wegen seiner Farbe für einen züchterischen Einsatz in seinem Heimatland nicht in Frage. Das mag auch der Grund gewesen sein, warum ihn keine Abstammungspapiere begleiteten. In der Gegend von Randers stationiert, traf *Oppenheim* dort auf die oben erwähnte Yorkshire Coach-Stutengrundlage und begründete mit ihr zwischen 1862 und 1869, als er wegen einer schweren Hufrehe getötet werden mußte, in einer völlig heterogenen Paarung die wichtigste Hengstlinie der Jütischen Zucht.

Zu der Entwicklung des Einflusses der *Oppenheim*-Linie äußert sich der Staatskonsulent im norwegischen Landwirtschaftsministerium, *Christian Wriedt*, in seinen BIOLOGISCHEN ESSAYS ÜBER PFERDEZUCHT UND PFERDERASSEN (Berlin 1929): „Bei der Zuchtauswahl in den sechziger, siebziger und im Beginn der achtziger Jahre wurden in der Regel korrekte Pferde ohne jeglichen ausgeprägten Schrittpferdetyp vorgezogen. Der Umschlag in der Zuchtauswahl kam, als *J. Jensen* im Jahre 1889 Staatskonsulent wurde. Von den Hengsten, welche die neue Richtung in der Zucht auswählte, bekamen die Hengste *Munkedal* und *Ølgod* eine entscheidende Bedeutung für die Entwicklung des Jütländischen Pferdes.

Munkedal war ein sehr tiefes Pferd. Er hatte eine ausgezeichnete Brustbreite, breite, wohlgeformte Kruppe, tiefes, besonders beleibtes Mittelstück, schwere Beine; die Hinterbeine etwas gerade und die Knie (Vorderfußwurzelgelenke, Anm. d. Verf.) etwas hängend. Dazu hatte er scharf abgesetzte Sprunggelenke und auch sehr große weiße Abzeichen – ‚Fehler', die zur Folge hatten, daß er erst verhältnismäßig spät anerkannt wurde. Er stammte in direkter männlicher Linie von *Oppenheim* ab, und *Oppenheim* war auch der Großvater des Vaters seiner Mutter . . .

Ølgod, der andere ‚Matador', den die neue Richtung hervorzog, war ein sehr tiefer, kurzbeiniger, breiter Hengst. Er hatte eine sehr hohe Kruppe und wirkte überhaupt unregelmäßig. Auch dieses Pferd hatte ‚Farbfehler', und zwar hatte er Abzeichen und graue Haare im Schweif und an den Beinen. Dazu kam ein großer, grober Kopf mit tiefliegenden ‚Eselaugen'. Er wurde daher von wohlmeinenden Pferdeschriftstellern, die in allen Ländern ihre unfehlbaren Meinungen um Pferde aufzutischen pflegen, gründlich gehaßt.

Wie es in der Regel eintrifft, waren es diese zwei verachteten Hengste, die die Grundlage für die Entwicklung des Jütländischen Pferdes zum modernen Schrittpferdetyp bildeten, der einen einzigartigen Fortschritt vom halbleichten ‚Keinerlei'-Pferd bezeichnet, welches früher der gewöhnliche Pferdetyp Jütlands war."

Es ist sicher richtig, wenn Staatskonsulent Jensen der Auffassung huldigt, daß es äußerst zweifelhaft sei, ob die „Reinzucht" des Jütländischen Pferdes ohne *Oppenheim* und seine Söhne und Enkel hätte gelingen können. Ein interessantes Phänomen ist die Tatsache, daß *Oppenheim*, der sich so hervorragend und prägend auf den Coach-Stuten vererbte, absolut nicht zu den schweren lymphatischen Stuten der jütländischen Marsch paßte. Erst seine Söhne und Enkel, angereichert mit dem Coach-Blut, setzten sich auf den Jütischen Stuten durch.

Eine Zeitlang waren die direkten *Oppenheim*-Nachkommen, wie zum Beispiel *Essenbäck, Elkär* und *Valdemar*, führend. Bald jedoch wurden sie durch Hengste im angestrebten Jütländischen Typ abgelöst, namentlich von den Engebergern und Munkedalern. Das war vor allem eine Folge der geradezu phänomenalen Vererbungskraft des *Munkedal*-Enkels *Aldrup Munkedal 839*; dadurch beherrschten die Aldruper die Jütische Zucht bald völlig. Innerhalb des *Aldrup*-Geschlechts haben *Aldrup Munkedals* Söhne *Prins af Jylland 1000* und *Høvding 1055* je eine weitverzweigte Hengstlinie gebildet. Daß von 1865 bis 1945 der Anteil der Füchse in der Jütischen Zucht auf ca. 96 Prozent gestiegen war, ist dem Einfluß der drei auf *Oppenheim* ingezüchteten Munkedaler Hengste, *Munkedal Vater, Munkedal II Sohn* und *Aldrup Munkedal Enkel* zuzuschreiben, die alle drei reinerbige Füchse waren. Das Vertrauen, das die jütischen Züchter *Aldrup Munkedal* (geb. 1893) sowie seinen Söhnen und Enkeln entgegenbrachten, war nahezu unbegrenzt. Um 1900 schrieb J. Jensen dazu: „Nur in der Vollblut-Zucht findet man ein gleiches Verständnis und gleichen Opfermut bei dem Bestreben, sich die Dienste des besten Hengstes zu sichern. Gewöhnliche Bauern schicken ihre Stuten weite Strecken per Bahn, um sie von einem der ‚Matadore' belegen zu lassen, obwohl deren Decktaxe 100–300 Kronen beträgt."

Welche Preise für Nachkommen des *Aldrup Munkedal* bezahlt wurden, läßt sich unter anderem aus der Tatsache entnehmen, daß damals die Züchtergenossenschaft „Frem" dem Hundborger Zuchtverein in Thysyssel einen anderthalbjährigen Hengst von *Aldrup Munkedal* aus einer *Holger Danske*-Stute für 30 000 Kronen verkaufte. Für den alten *Aldrup Munkedal* selbst sollen im Jahre 1900 vergeblich 75 000 Kronen geboten worden sein.

Recht interessant ist, was *Graf Wrangel* zu der starken Verwendung der *Munkedal*-Hengste schreibt (a. a. O.): „Trotz der gewaltigen Reklame, die dem *Munkedal*-Stamm durch derartige Preise gemacht werden, läßt sich nicht in Abrede stellen, daß die Aldruper, obwohl in der Regel Pferde von sehr einnehmenden Formen, keineswegs als Idealtypen bezeichnet werden können, wenn man ihre Hinterfesseln, die Stellung ihrer Extremitäten und ihre Aktion einer schärferen Kritik unterzieht. Ob es unter solchen Umständen ein Glück für die Jütländische Zucht sein kann, daß alle anderen Stämme von der erdrückenden Überlegenheit der Aldruper aus der Zucht verdrängt werden und daß infolgedessen schließlich nichts anderes übrigbleiben wird, als Inzucht innerhalb dieser einen Familie zu betreiben, erscheint mir höchst zweifelhaft!"

Zum Stand der Jütischen Zucht um die Jahrhundertwende äußert sich auch *H. Silversleth* im Zusammenhang mit einer Versammlung der „Løve-Herreds Hesteavlsforening" in der HIPPOLOGISK TIDSKRIFT (Kopenhagen, Februar 1904): „Das Jütländische Pferd hat, als Material zur Verbesserung einer modernen schweren Zucht betrachtet, unzweifelhaft große Mängel. Es bildet noch keine festbegründete Rasse und ist in mancher Hinsicht auch ein fehlerhaftes Individuum. Vorzuwerfen ist ihm das lange Mittelstück, die ungenügende Brusttiefe, die nicht befriedigende Entwicklung der Hinterhand und der in keiner Weise hervorragende Gang, wozu leider in den vergangenen Jahren sich noch eine höchst unvorteilhafte Stellung der Fesseln gesellt hat, die eine starke Tendenz zeigt, ein charakteristisches Kennzeichen des Jütländischen Pferdes zu werden. Die Hauptsache aber ist, daß der Rasse die Konstanz in der Vererbungskraft fehlt, die man von ihr fordern muß. Dies kann nicht wundernehmen. Erst gegen Ende der dreißiger Jahre des vorigen (19.) Jahrhunderts begann man in Jütland, die Zucht eines schweren Pferdes in Angriff zu nehmen. Vorher war das dortige Pferd in großer Ausdehnung Gegenstand der Veredlung gewesen, und heute noch trägt es den Stempel des edlen Blutes. Mit einer solchen Vergangenheit kann eine so neue Rasse, wenn man diese Bezeichnung benutzen darf, nicht die Vererbungskraft besitzen, die zur Erzielung eines sicheren Resultates unbedingt notwendig ist. Es läßt sich eben mit Bezug auf das voraussichtliche Ergebnis der vorzunehmenden Paarungen kein Rechenexempel aufstellen; denn dies hängt von der Vererbungspotenz ab, die den miteinander zu paarenden Tieren eigen ist.

Von dem Jütländischen Pferde sind auf den Schauen viele verschiedene Formen zu sehen, die auch verschiedene Vorzüge haben können. Die Nachteile sind leider überall die gleichen. Hierzu kommt noch, daß die Jütländischen Hengste verhältnismäßig hoch im Preis gestiegen sind, weil es so wenige gute unter ihnen gibt."

Tatsächlich ist es wohl ein Fehler gewesen, allein auf die *Oppenheim*-Nachkommen zu setzen und die anderen oben erwähnten Linien, die sich in der Regel durch besseres Gangwerk und Fundament von ihnen unterschieden, auszumerzen. Vor allem um den von *Bay Beckingham* über *Grantorp 215* begründeten Stamm war es schade. In dem in jener Zeit von dem Staatskonsulenten J. Jensen herausgegebenen 14. Band des Stammbuches der Hengste Jütischer Rasse beherrschen die Aldruper mit 27 Söhnen und Enkeln des *Aldrup Munkedal* von 41 Hengsten (das bedeutet 66 Prozent) das Zuchtgeschehen.

Vermutlich waren die mangelnde Konsolidiertheit der Jütischen Rasse zusammen mit den beschriebenen Mängeln in Gang und Exterieur die Ursache dafür, daß der „Wasserdäne" in den verschiedenen deutschen Zuchtgebieten stets gewissermaßen nur als „Schrittmacher" für den Aufbau einer kaltblütigen Arbeitspferdezucht diente, um dann mehr oder weniger rasch durch den Belgier verdrängt zu werden.

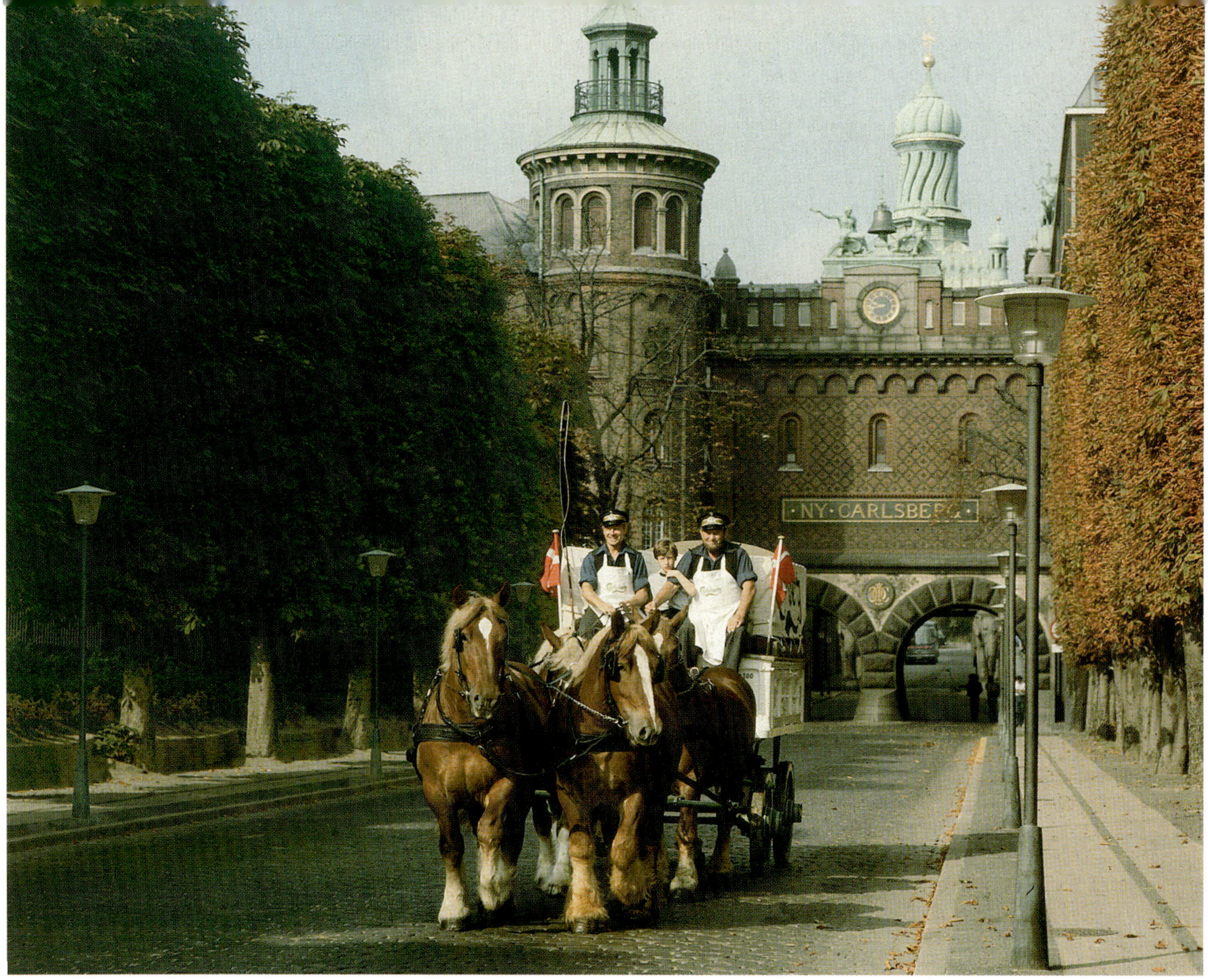

Die Jütischen Vierergespanne vor den schweren Faßwagen der Carlsberg-Brauerei sind aus dem Kopenhagener Stadtbild nicht wegzudenken.

Es ist nicht verwunderlich, daß zu Beginn des Jahrhunderts die jütischen Züchter nach der „*Aldrup*-Flut" eine notwendig erscheinende kurzfristige Blutauffrischung der Rasse mit Berg-Ardennern vornahmen, die sich positiv auswirkte. In seinem Buch DIE RASSEN DES PFERDES (2. Band, Stuttgart 1909) kommentiert Graf Wrangel diese Maßnahmen mit voller Zustimmung: „Gegenwärtig erfreuen sich sowohl in Jütland wie auch auf Fünen und Seeland importierte Belgische Hengste (Berg-Ardenner, Anm. d. Verf.) einer regen Nachfrage. Man scheint zu der Erkenntnis gekommen zu sein, daß das Jütländische Pferd, dessen gute Eigenschaften niemand bestreitet, doch etwas zu leicht und vor allem zu wenig gängig ist, um den heutzutage an ein schweres Arbeitspferd gestellten hohen Anforderungen zu entsprechen. Der Jüte ist eben eine Mittelform, in gewissem Sinne ‚nicht Fisch und nicht Fleisch'; und da sich nun außerdem in dem ganzen Zuchtgebiet der Jütländischen Rasse ein von Jahr zu Jahr zunehmender Mangel an erstklassigen Vaterpferden bemerkbar macht, meint man, daß jetzt der Augenblick gekommen ist, der sowieso nicht reinblütigen Rasse frisches Blut durch Einführung geeigneter Belgischer Hengste zuzuführen.

Es läßt sich nicht leugnen, daß diese Ansicht viel für sich hat; denn was den in den Ardennen und Luxemburg gezogenen Belgier kleineren Schlages kennzeichnet, sind bekanntlich ein geschlossener, kurzer, breiter und tiefer Rumpf, starke, trockene Beine und Gelenke, gesunde Hufe, vorzügliche, energische Aktion im Schritt und Trab und ein außerordentlich gutmütiges Temperament, also lauter Eigenschaften, die sich mit denjenigen der Jütländischen Rasse sehr gut verschmelzen lassen würden.

Mit welcher Treue und Sicherheit das Belgische Pferd bei Kreuzungen seine Eigenschaften auf die fremde Rasse überträgt, lehrt übrigens das Beispiel der nun seit 35 Jahren (1909, Anm. d. Verf.) im benachbarten Schweden (auf Betreiben Graf Wrangels, Anm. d. Verf.) betriebenen Ardenner-Kreuzungen, die dort einen Pferdeschlag zutage gefördert haben, der nunmehr zu hohen Preisen nach Deutschland und Dänemark ausgeführt wird. Die Dänen haben übrigens auch schon gemerkt, daß die deutschen Händler weit lieber schwedische als dänische Fohlen kaufen."

Durch konsequente Selektion und mit Hilfe der Blutauffrischung durch nur kurzfristig vorgenommene Ardenner-Einkreuzungen gelang es bis etwa 1920/25, die oben genannten Fehler in Exterieur und Gang auszumerzen und die Rasse in ihrer heutigen Form zu konsolidieren.

In der Zeit von 1920 bis 1931, nach der Volksabstimmung vom Frühjahr 1920, fielen durch die Abtrennung Nordschleswigs und seine Eingliederung in den jütischen Teil der Kimbrischen Halbinsel als Sønderjylland etwa zwei Drittel des Stutenbestandes der Schleswiger-Zucht an Dänemark und brachten der Jütländischen Zucht nicht nur quantitativ, sondern auch qualitativ einen bedeutenden Zuwachs und stimulierenden Impuls. Die durch diesen Aderlaß ausgeblutete Schleswiger-Zucht beeilte sich nach einer kurzen internen Krise, die fast zur Auflösung des Zuchtverbandes geführt hätte, durch eine starke Einfuhr von Jütischem Zuchtmaterial den Stutenbestand wieder aufzufüllen. Dabei kam (im Trend der Zwischenkriegszeit) das Jütische Pferd wegen seiner größeren Tiefe und Schwere dem damaligen Zuchtziel entgegen. Eine Zusammenarbeit zwischen den beiden Verbänden wurde dadurch erheblich erleichtert, daß einzelne Individuen und ihre Nachzucht vom Jütischen Gestütbuch in das Schleswiger und umgekehrt übertragen werden konnten.

Während der Zwischenkriegs- und Kriegszeit erlebte die Jütische Zucht mit Exporten von jährlich 15 000 bis 20 000 Pferden, meist nach Deutschland, ihre größte und eigentliche Blütezeit. Dann jedoch kam es zu einem zunächst unaufhaltsam scheinenden Rückgang aufgrund der totalen Motorisierung von Landwirtschaft und Wirtschaft. Nachdem man in der Züchterschaft teilweise dazu übergegangen war, Schlachtfohlen zu produzieren, hat sich die Stutenzahl von etwa 35 000 in den dreißiger Jahren bis 1998 auf wenige hundert eingependelt. Immerhin scheint auf diese Weise das Weiterbestehen der Rasse gesichert. Es fanden mittlerweile erneut Exporte von Zuchtmaterial in das Schleswiger Zuchtgebiet statt, um der dortigen Rasse etwas mehr Kaliber und Größe zu verleihen.

PONYZUCHTEN

FÄRÖER PONY

TYP, INTERIEUR, VERWENDUNG, EXTERIEUR:

In DIE RASSEN DES PFERDES (2. Band, Stuttgart 1909) liefert *Graf Wrangel* eine nicht zu schmeichelhafte Beschreibung des Färöer Ponys der Zeit um 1900: „Auf den Färöern gibt es (ebenfalls) Ponies, nur sind diese kleiner und viel ordinärer als die isländischen, weshalb sie auch nur als Packpferde (?) Verwendung finden. Diese Ponies, deren Zahl übrigens kaum mehr als 700 beträgt, bringen das ganze Jahr im Freien zu, wo sie sich ihr Futter selbst suchen müssen. Begreiflicherweise läßt infolgedessen ihre Kondition im Frühjahr sehr viel zu wünschen übrig."

Tatsächlich sind die Färöer Ponies im Typ den stammverwandten Isländern ähnlich, allerdings im Stockmaß selten über 120 cm. Auch die Farbverteilung ist eine andere: Es gibt fast nur Braune sowie gelegentlich Dunkelbraune und Rappen. Aufgrund des milden Klimas ist eine ganzjährige Haltung im Freien möglich.

GESCHICHTE:

Die zu Dänemark gehörige, jedoch weitgehend autonome Inselgruppe der Färöer (wörtlich übersetzt „Schafinseln") ist vulkanischen Ursprungs und liegt im Europäischen Nordmeer, etwa 475 Kilometer südöstlich von Island. Außer den Hauptinseln Streymoy (Strømø) mit der Hauptstadt Tórshavn (Thorshavn), Eysturoy (Østerø), Suduroy (Søderø), Sandoy (Sandø) und Vágar (Vaagø) existieren 18 weitere Inseln, von denen eine den Namen Hestoy, Pferdeinsel, trägt. Das hochozeanische Klima mit kühlen Sommern und milden Wintern ist sehr feucht, mit hohen Niederschlägen und heftigen Stürmen. Drei Viertel des Jahres herrscht Nebel.

Die Felseninseln, die sich etwa 400 bis 700 Meter über den Meeresspiegel erheben, sind von zahlreichen Fjorden zerschnitten. Sie stellen die Reste eines einstmals größeren vulkanischen Plateaus dar. Heute ist jedoch keiner der durch die Erosion weitgehend eingeebneten Vulkane mehr tätig. Die Moränendecke über den Basalt- und Tuffschichten ist mit Gras und Heide bewachsen. Auf flachen Strecken finden sich auch Moore. Ackerbau ist wegen des Bodens und Klimas kaum möglich, es besteht aber eine umfangreiche Weidewirtschaft. Neben der Schafzucht hat auch die Rinderzucht heute eine gewisse Bedeutung erlangt. Im übrigen war der Fischfang schon immer die Haupteinnahmequelle der Inselbevölkerung.

Um 825 berichtet der irische Mönch *Dicuil*, daß die Färöer etwa 100 Jahre lang von irischen Eremiten bewohnt waren, jedoch seit längerem wegen der Raubzüge normannischer Wikinger von ihren Einwohnern verlassen worden waren. Eine erneute Kolonisation fand nach der Schlacht am Hafrsfjord (872) von Norwegen aus statt.

Es kann als ziemlich sicher angenommen werden, daß die Siedler, ähnlich wie nach Island, auch auf die Färöer ihre Pferde mitbrachten. Wenn es vorher schon aus irischer Zeit eine zurückgelassene Pferdepopulation auf der Färöern gegeben hatte, so dürfte sie in der norwegischen aufgegangen sein. Die um 1350 eingeschleppte „schwarze" Pest („Digerdöden"), die damals in ganz Europa herrschte, entvölkerte die Insel fast völlig. Jedoch kamen bald neue Einwanderer von Norwegen nach, die ebenfalls ihre Pferde mitbrachten.

Der Färöer Pony, der als sehr stark, ausdauernd, robust, genügsam und trittsicher gilt und früher das einzige Transportmittel auf den Inseln darstellte, ist zahlenmäßig stark zurückgegangen. Allerdings hatte er nie die Bedeutung für die Inselbewohner wie die Pferde auf Island, was sich schon allein durch die relative Kleinheit und die dadurch geringen Entfernungen auf den Inseln erklärt. Um 1900 wird die Größe der Population mit 620 angegeben. Gemäß der Darstellung von *Dr. Johs. E. Flade* und *Karlheinz Gless* (Berlin 1983) soll die in den siebziger Jahren noch rund 500 Köpfe betragen haben. Doch kann es sich hier auch um eine Fehlinformation handeln. Heute ist jedenfalls die Zahl so geschrumpft, daß man den Färöer Pony zu den vom Aussterben bedrohten Rassen zählen muß.

DIE BRITISCHEN INSELN

Die Besiedelung der heutigen Britischen Inseln mit Pferden ist vermutlich in einer Zeit erfolgt, als diese noch eine feste Verbindung zum Kontinent besaßen. Funde in den Mendiphöhlen in Somerset (Südwestengland) weisen auf zwei Pferdetypen hin, die wir von den vor etwa 30 000 bis 10 000 Jahren entstandenen Höhlenmalereien in Frankreich und Spanien kennen. Es handelt sich um einen kleinen Typ, der in insgesamt 21 der 27 Grabungsschichten vorkommt und wahrscheinlich dem heutigen Exmoor ähnlich war. Der andere Typ war möglicherweise einem schwereren, mehr kaltblütigen Pferd ähnlich. Die ältesten Funde von Mendip stammen aus einer Zeit von vor etwa 15 000 Jahren.

Erste Nachrichten über eine Pferdezucht in Britannien liefert uns *Caesar*. Bei seiner Landung um 55/54 v. Chr. (die eigentliche Eroberung der Insel erfolgte erst durch *Kaiser Claudius* und *Gnaeus Julius Agricola* 43 n. Chr. resp. 77 bis 84 n. Chr.) fand er bei der dortigen keltischen Bevölkerung ein kleines, jedoch kräftiges, ausdauerndes und schnelles Pferd vor, das im Kampf vor den gefürchteten Sichelwagen verwendet wurde. Da in der altkeltischen Sprache „rhediad" Rennen bedeutet, was auf den gleichen Wortstamm zurückgeht wie „rheda", Rad, übertragen dann Rennen, kann man wohl annehmen, daß die ersten von den Kelten veranstalteten Rennen Wagenrennen gewesen sind. Auf den gleichen keltischen Wortstamm geht auch das mittellateinische „paraveredus", Handpferd, später Postpferd, Wagenpferd, zurück, aus dem unser heutiges Pferd, das französische Palfroi und das englische Palfrey, Zelter, geworden ist. Auf jeden Fall war der Stand der Pferdezucht und des Gebrauchs des Pferdes bei den Inselbewohnern ein höherer als bei den sie unterwerfenden Römern.

Während der Römerherrschaft, die von 43 bis zum Anfang des fünften Jahrhunderts dauerte, fand ein reger Austausch von Pferden mit dem Festland statt. An dem Bau des Hadrianswalles (ca. 122 bis 136 n. Chr.), und auch später bei seiner Verteidigung gegen die Pikten, waren friesische Truppen beteiligt, die ihre eigenen, recht viel größeren und stärkeren Pferde mitbrachten, die bei den Schanzarbeiten und bei der Verteidigung der Festungsanlagen eingesetzt wurden. Man nimmt an, daß sie die Vorfahren der Fell- und Dales-Ponies Nordenglands sind. Auf jeden Fall ist die Ähnlichkeit frappierend. Bei ihren Eroberungen sparten die Römer das Land nördlich des Firth of Forth aus, von wo seit dem dritten Jahrhundert immer wieder Angriffe der Pikten mit ihren schnellen Galloways, den heimischen Ponies, auf den römisch besetzten Teil der Britischen Hauptinsel erfolgten. Auch Irland entging der römischen Eroberung.

Die Römer berichten von Pferderennen auf britischem Boden. Während der vier Jahre, die *Kaiser Severus* (*Marcus Aurelius Alexander Severus*, 208 bis 235) in York verbrachte, sollen dort Rennen zur Volksbelustigung abgehalten worden sein. Tatsächlich geht der Ursprung der Pferderennen bereits auf die Zeit der keltischen Besiedlung der Inseln zwischen 1700 und 650 v. Chr. zurück, sie dienten ursprünglich kultischen Zwecken.

Als nach dem Verfall der Römerherrschaft die Britannii von Schottland (Pikten) und Irland (Skoten) aus bedrängt wurden, suchten sie Hilfe bei den nordgermanischen Angeln, Sachsen und Jüten, die daraufhin 449 unter ihren sagenhaften Heerkönigen *Hengist* und *Horsa* mit ihren Drachenbooten und ihren Pferden aus ihrer kimbrischen Heimat aufbrachen und in dem später nach ihnen benannten England (Angelland) landeten und das Land in Besitz nahmen.

Unsere wichtigste Quelle über die Invasion der Angeln, Sachsen und Jüten ist das Hauptwerk HISTORIA ECCLESIASTICA GENTIS ANGLORUM des angelsächsischen Geschichtsschreibers und Kirchenlehrers *Beda Venerabilis* (674–735, 1899 vom Papst zum „Doctor Ecclesiae" erklärt). Der bedeutende Historiker (er lehrte im Kloster Jarrow bei Newcastle upon Tyne bis 735) verfaßte mit seiner fünfbändigen „Geschichte" die wertvollste, den ihm zur Verfügung stehenden Quellen gewissenhaft und objektiv entnommene Darstellung der Geschichte Englands, von der ersten Landung Caesars 55 v. Chr. bis zum Jahre 731 n. Chr. Unter anderem lieferte er die Schilderung der Hintergründe und des Verlaufs der Bezwingung Britanniens durch die auf der Kimbrischen Halbinsel (Jütland/ Schleswig-Holstein) ansässigen Wikingerstämme und weist auf die enge Verbindung der Eroberer mit dem Pferd hin. (Man muß sich klarmachen, daß er nur etwa 250/260 Jahre nach den tatsächlichen Ereignissen lebte!)

Beda schreibt, daß die beiden Anführer der Angeln, Sachsen und Jüten, die Brüder „Hengist" („Hengst") und „Horsa" („Ross", „Pferd"), sich als Urenkel des germanischen Gottes *Odin* (Wotan) betrachteten, der nach nordischem Mythos auf dem achtbeinigen Hengst *Sleipner* reitet und bei dem es sich nach Ansicht von *Professor I. Lindquist* (in SVENSK UPPSLAGSBOK, Band 20, Malmö 1934) tatsächlich mit großer Wahrscheinlichkeit um einen vorgeschichtlichen nordgermanischen König gehandelt hat.

Bei den Sachsen und den mit ihnen verwandten Stämmen der Angeln und Jüten bestand bereits damals eine ausgedehnte, hochentwickelte Pferdezucht. Zugleich waren sie in der Lage, in ihren seetüchtigen Drachenbooten Pferde zu befördern, so daß sie bei ihrer Landung in der Humbermündung in Ost-England ihre

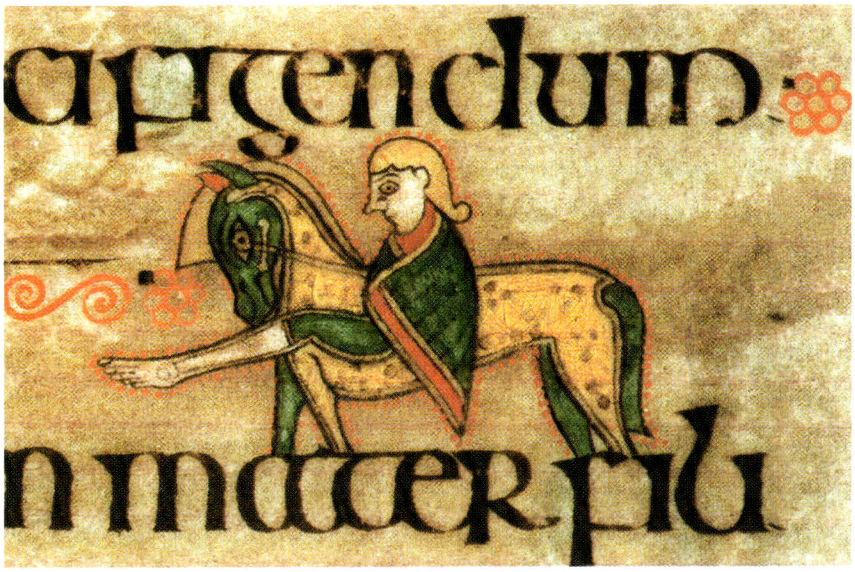

Stilisierte Pferdedarstellungen finden sich in der Handschrift des sogenannten „Book of Kells" (Irland).

berittene Streitmacht mitbringen konnten. – Mit großer Wahrscheinlichkeit hat später, da die Verbindung mit dem Heimatland nicht abriß, ein ausgedehnter Austausch zwischen der Insel und dem Festland stattgefunden, der auch Pferde einschloß.

In der Folgezeit bildeten sich sieben angelsächsische Klein-Königreiche heraus, auf deren Grundlage sich die Entstehung eines angelsächsischen Volkes vollzog, gefördert durch die Annahme des Christentums (in seiner römischen Form). Einigungsbestrebungen führten im achten Jahrhundert unter *König Offa* zur Oberhoheit des Teilreiches Mercia (in Mittelengland). Im neunten Jahrhundert wurde das angelsächsische Reich durch Einfälle heidnischer Wikinger (aus der alten Heimat der Angeln, Sachsen und Jüten) schwer erschüttert. Sie faßten in Nordschottland und Teilen Irlands festen Fuß, wo sie erste Städte gründeten (Dublin, Limerick etc.). Außerdem unterwarfen sie Teile des Nordens und Ostens des angelsächsischen Gebiets. Auch die Wikinger brachten selbstverständlich neuen Pferdenachschub mit. Möglicherweise gehen die Shetland-Ponies darauf zurück. Die Inseln wurden im achten/neunten Jahrhundert von den Wikingern besetzt.

Im Verlaufe dieser Entwicklung verlor Mercia seine Führungsposition an Wessex, von wo aus dessen Könige *Egbert* (802–839) und *Alfred der Große* (871–901) die Einigung der angelsächsischen Reiche weiter vorantrieben. Nachdem die Wikinger das Christentum angenommen hatten, erfolgte ihre vollständige Eingliederung aufgrund des sogenannten Danelagh (eines eigenen, die Wikinger betreffenden Gesetzes) in die angelsächsische Oberhoheit, so daß bereits *König Aethelstan*, der von 924 bis 940 regierte, im wesentlichen das gesamte heutige England beherrschte.

Nach dem Fall des Wikingerkönigreiches von York wurde um 955 ein gesamtenglisches Reich geschaffen. Grundlage dafür waren die Verwaltungsgliederung in Grafschaften und die Bemühungen *Alfreds des Großen* um das Bildungswesen, vor allem unter Verwendung einer eigenen angelsächsischen Volkssprache. Eine Erneuerung der Kirche brachte neben einer Klosterreform die Einführung des fränkischen Krönungsrituals, die dem Königtum eine christlich-sakrale Überhöhung verlieh.

Während *Aethelstans* Herrschaft wurden Pferdezuchtgesetze und ein Ausfuhrverbot für heimische Pferde erlassen. Aus seinem Testament kann man schließen, daß er ein großer Pferdeliebhaber war. Auf seinem Sterbebett traf er ausdrückliche Bestimmungen über die Pferde, „die er von *Thurbrand* erhalten", und „die weißen Rosse (vermutlich sächsischer Zucht, Anm. d. Verf.), die ihm *Liefbrand* zum Geschenk gemacht" hatte. Die Überlieferung will wissen, daß schon in seiner Zeit Pferde von der Iberischen Halbinsel nach England gekommen seien.

In der Folgezeit schwächten Konflikte mit dem erstarkenden Adel, der teilweise mit den erneut einfallenden Wikingern paktierte, das angelsächsische Königtum. 1013 verlor *Ethelred II.* seine Krone an den dänischen *König Sven „Gabelbart" (Sven „Tveskaeg")*. Dessen Sohn *Knut der Große* besetzte 1016 England und ließ sich nach Annahme des Christentums zum König wählen. 1018 auch König von Dänemark und 1028 von Norwegen, vereinigte er die drei stammverwandten Reiche unter einer Krone. Nach seinem Tod kam in England mit *Edward dem Bekenner* wieder ein heimischer König auf den Thron.

Die Streitrosse der normannischen Eroberer vor der Schlacht bei Hastings (1066). Teppich von Bayeux

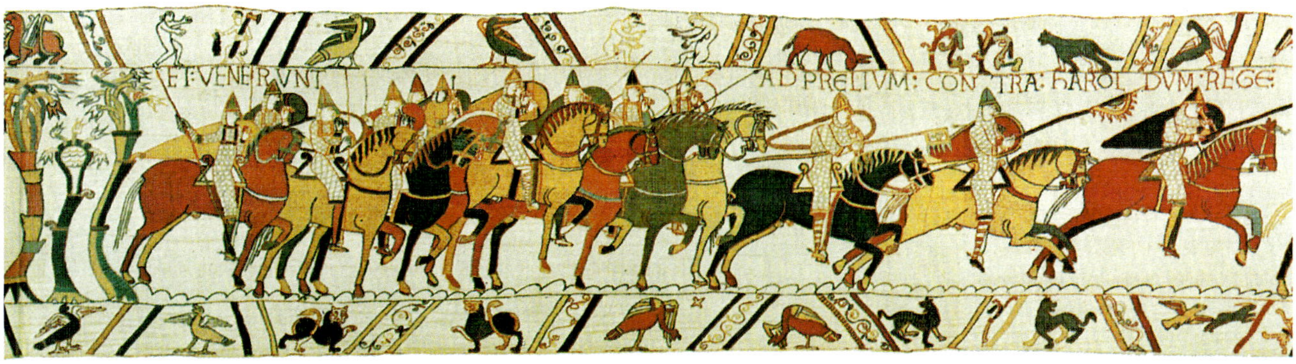

Die unmittelbar anschließende Geschichte können wir der berühmten Tapisserie von St. Vigor de Bayeux entnehmen. Diese zeitgenössische Bildgeschichte schildert in anschaulicher Weise, wie der sterbende *Edward* den *Grafen Harold von Kent* zu *Wilhelm*, dem Herzog der (von den Wikingern besiedelten) Normandie, schickt, um ihm mitteilen zu lassen, daß er ihn zu seinem Nachfolger ausersehen hat. Nach dem Tod *Edwards* läßt sich jedoch *Harold* zum König der Angelsachsen wählen. Daraufhin rüstet *Wilhelm* ein großes Heer aus und landet 1066 in England, wo er in der Schlacht bei Hastings den von den Earls des nördlichen Englands im Stich gelassenen *Harold* schlägt, der dabei fällt.

Die Tapete, deren Anfertigung der Frau *Wilhelms des Eroberers* (wie er nach Hastings genannt wird), *Mathilde,* und ihren Hofdamen zugeschrieben wird, zeigt bis ins Detail die von den Rittern verwendeten Pferde auf der Jagd und in der Schlacht, das Entladen der Pferde von den Drachenbooten etc. Sie zeigt eine deutliche Individualisierung der Pferdetypen. Die Streitrosse der normannischen Wikinger und Sachsen sind recht groß, mit kleinen, edlen Köpfen, schön geschwungenen, hoch aufgesetzten Hälsen, breiter Brust, stark bemuskelter Kruppe mit ausgeprägten Hosen und tiefem Schweifansatz, reich ausgebildetem Langhaar und keinerlei Behang. Daneben findet sich die Darstellung eines großen rappfarbenen Maultiers, kenntlich an den langen Ohren, das von dem *Grafen Guy de Ponthieu* geritten wird, und nach der Landung Wilhelms in England die eines dort heimischen Bergponys, im Typ eines heutigen Exmoor-Ponys, mit den bis in unsere Zeit gebräuchlichen, mittels eines Jochs beidseitig aufgehängten „Creels", aus Weiden geflochtenen Tragkörben.

Von Wilhelm dem Eroberer wird berichtet, daß er ein großer Bewunderer spanischer Pferde gewesen sei. Auch *Roger de Belesme*, Graf von Shrewsbury, soll spanische Pferde nach England eingeführt haben.

Nach der Überlieferung ist das erste orientalische Pferd 1121, während der Regierungszeit *Heinrichs I. Beauclerc* (1068–1135), nach England gekommen, dem alsbald infolge der Kreuzzüge eine größere Anzahl weiterer nachfolgte. Von *Richard Löwenherz* (1157–1199), der am 3. Kreuzzug teilnahm, bei dem Zypern erobert wurde, berichten alte Chroniken, daß er von dort zwei vermutlich türkische Pferde mitgebracht habe, die so schnell gewesen seien, „daß nicht Dromedar noch Kamel sie in ihrem Laufe haben einholen" können.

Unter Richards Vater *Heinrich II. „Kurzmantel"* (1133–1189) wurden die ritterlichen Übungen zu Pferd mit zunehmender Vorliebe vom englischen Adel betrieben. In jener Zeit war Smithfield bei London der größte Pferdemarkt Englands. In einer Beschreibung von damals lesen wir: „Hier gibt es auch abgerichtete Streitrosse von schöner Figur und voll von Feuer, die jeden Beweis von einem trefflichen und edlen Temperamente liefern." In Smithfield fanden neben den ritterlichen Kampfspielen und Lanzenstechen auch Rennen zur Volksbelustigung statt.

Politisch hatte der zu Beginn seiner Regierungszeit sehr mächtige König zwei große Erfolge zu verzeichnen: Im Inneren schuf er mit der allgemeinen Zuständigkeit der königlichen Gerichte die Grundlagen des „Common Law". Städte und Handel nahmen einen großen Aufschwung, während der Adel in Schranken gehalten und mit sportlichen Übungen beschäftigt und bei Laune gehalten wurde. Außenpolitisch wurde 1171/72 Irland erobert und damit für immer unter das mehr oder weniger harte Joch der englischen Herrschaft gezwungen, Schottland und Wales erkannten die englische Lehnsoberhoheit der Krone von England an.

Die Regierungszeit von *Johann „ohne Land"* (*„Lacland"*, 1167–1216), der von dem durch seinen Vater unterdrückten Adel durch die „Magna Charta Libertatum" zur Bestätigung ihrer Rechte gezwungen wurde, war auf dem Pferdesektor durch bedeutende Importe schwerer Pferde aus Flandern und Friesland gekennzeichnet. Bei einer Gelegenheit allein führte er 100 schwere Hengste vom Festland ein. In diesen Importen ist wahrscheinlich der Grundstock zu der späteren schweren englischen Karrenpferderasse (dem Shire) zu suchen.

In dem Konflikt *Edwards II.*, der von 1307–1327 auf dem engli-

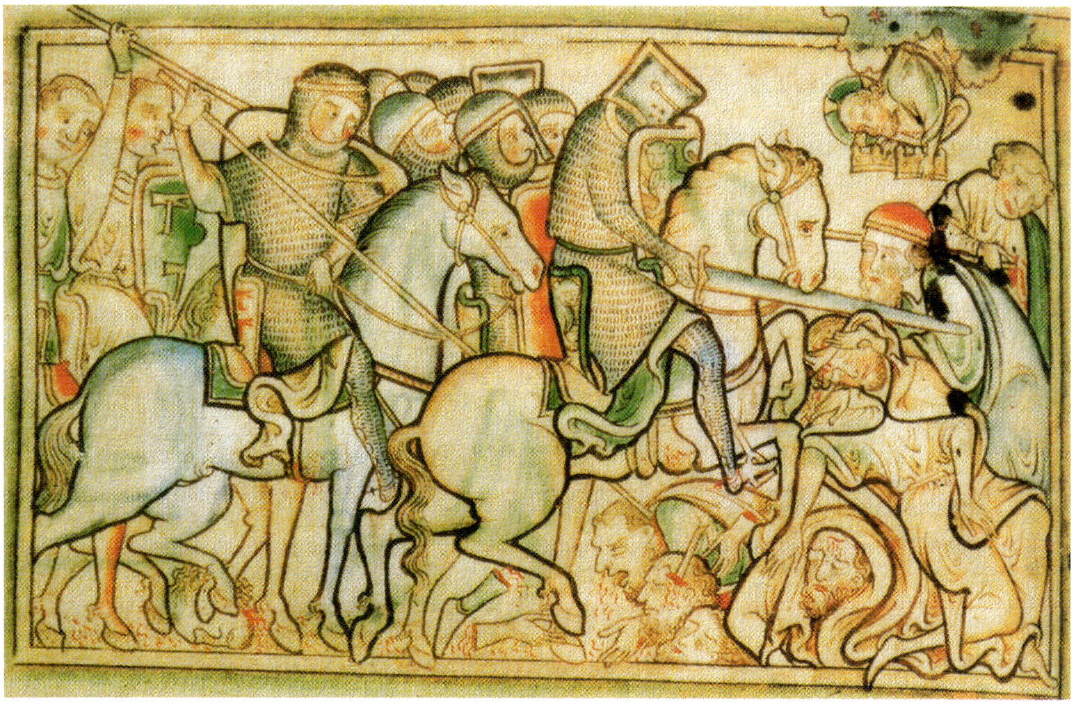

Gepanzerte normannische Ritter auf ihren Streithengsten (12./13. Jahrhundert). Aus einer illustrierten Geschichte des Heiligen Alban (des ersten Märtyrers auf britischem Boden unter Diocletian um 309 p. Chr. n.) von Metthew Paris (gest. 1259): „Die Ermordung der Konvertierten" (Trinity College).

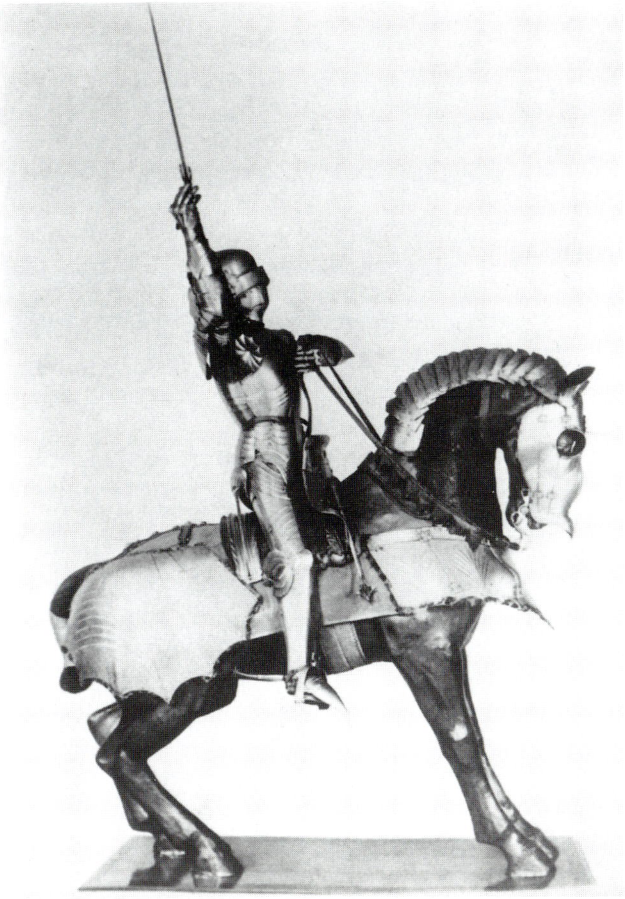

Komplette Rüstung eines Ritters und seines Pferdes aus der Zeit der „Rosenkriege" (1455–1485)

schen Thron saß, mit dem Adel unter Führung seiner Frau und ihres Liebhabers *Roger Mortimer*, Graf von March, der mit seiner Absetzung und Ermordung endete, gewann das Parlament immer mehr an Gewicht. Grafschaftsvertreter und Bürger („Commons") tagten fortan getrennt und erlangten 1360 ein unumgängliches Bewilligungsrecht für außerordentliche Staatsausgaben. Als Pferdekenner war Edward glücklicher und machte sich einen bedeutenden Namen dadurch, daß er im Ausland, in der Normandie, der Champagne und der Lombardei, für große Summen erstklassiges Zuchtmaterial einkaufte, darunter etwa 30 Streithengste und 12 „schwere" Hengste. Die Leiche des Königs wurde von Berkeley Castle nach London in einem Wagen überführt, ein Zeichen für den frühen Gebrauch von Wagen in England. Auch von der Mutter *Richards II.* wird berichtet, daß sie 1360 in einem Wagen aus London floh.

Edward III. (1312–1377), der Sohn Edwards II., bestieg 1327 den Thron und befreite sich 1330 von der Vormundschaft seiner Mutter und ihres Liebhabers, indem er *Isabella* vom Hof verbannte und *Mortimer* hinrichten ließ. Er gründete ein bedeutendes Gestüt mit spanischen Pferden und erließ eine auch von seinen Nachfolgern aufrechterhaltene Verordnung, in der er die Pferdepreise festsetzte und den Export vor allem nach Schottland verbot. Während seiner Regierungszeit muß die Pferdezucht Englands recht bedeutend gewesen sein, da er – laut *Sebastian Münsters* COSMOGRAPHIA (Basel 1544) – 20 000 bewaffnete Reiter ins Feld stellen konnte. In der Schlacht von Halidon Hill 1333, in der die Blüte des schottischen Adels fiel, sicherte er sich erneut die Oberhoheit über Schottland, die sein Vater verspielt hatte.

Von *Heinrich VII.* (1457–1509) wurde die Ausfuhr von Stuten minderer Qualität erlaubt, diejenige von Hengsten blieb dagegen weiterhin verboten. Durch die „Rosenkriege" zwischen den Häusern York und Lancaster in der Zeit von 1455 bis 1485, die Heinrich durch seinen Sieg über *Richard III.* beendete, hatte die Pferdezucht des Landes sehr gelitten, so daß sein Nachfolger, der exzentrische *Heinrich VIII.* (1491–1547) drakonische Gesetze zu deren Hebung erließ. Als geringstes Maß für Hengste wurde 15 Hands (152 cm), für Stuten 13 Hands (132 cm) festgesetzt. Alle zu kleinen oder fehlerhaften Hengste oder Stuten wurden von der Zucht ausgeschlossen. Erzbischöfe und Herzöge mußten wenigstens sieben zum Reiten geeignete Trotter-Hengste von mindestens 15 Hands (152 cm Widerristhöhe) halten, Markgrafen, Grafen, Bischöfe und Barone mindestens deren fünf. Untertanen mit niedrigerem Einkommen mußten zwei halten, und jeder Privatmann, dessen Frau einen seidenen Mantel, einen französischen Hut oder eine Samthaube trug oder Perlen und anderen Schmuck, mußte wenigstens einen solchen Hengst halten. Der König selbst richtete in seinem Gestüt zu Hampton Court eine eigene Renn-

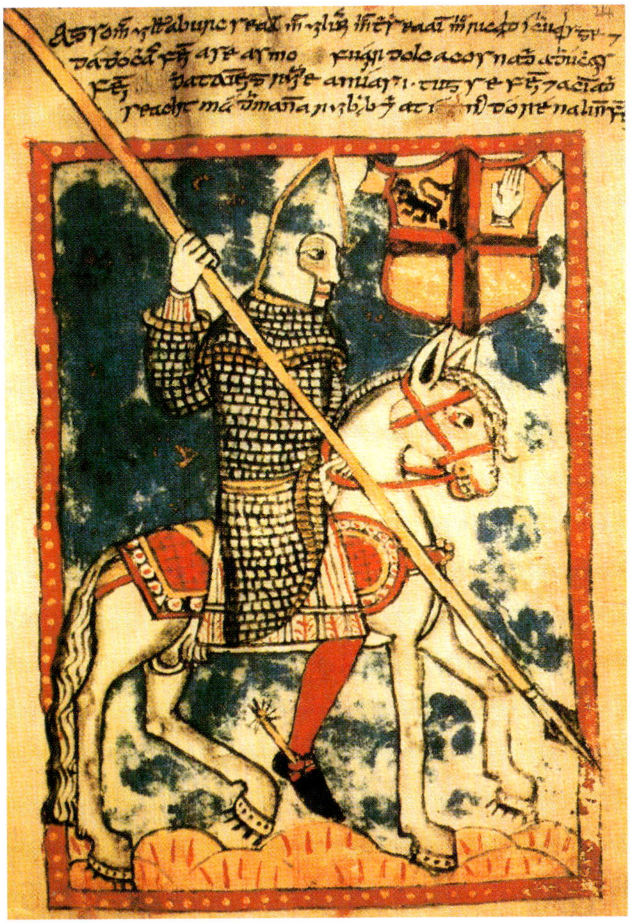

Der Ritter Sean MacWilliam Burke (de Burgo) im mittelalterlichen Kettenpanzer und Spitzhelm auf einem irischen Ponaidh (gälisch für Pony), Galway um 1580

pferdezucht ein. Insgesamt haben diese Verordnungen nur wenig Erfolg gehabt, weil ihnen teils nicht entsprochen wurde, teils weil ihre Durchführung nicht zu kontrollieren war. Auf diese Weise haben die autochthonen Ponies der Inseln überlebt.

In Irland hatte der bei der Eroberung des Landes durch Heinrich II. ins Land gekommene anglo-germanische Adel bis zur Mitte des 13. Jahrhunderts durch Unterdrückung der gälischen Oberschicht immer weitere Gebiete in Besitz genommen, wurde jedoch selbst zunehmend keltisiert. Um dem gegenzusteuern, setzte Heinrich VIII. 1534 den *Grafen von Kildare* ab und ließ sich 1441 vom irischen Parlament, das seit 1297 als Ständeversammlung bestand, den Titel eines Königs von Irland übertragen. Gleichzeitig erhielten die irischen Großen ihr Land vom König zu Lehen und englische Adelstitel.

Der Versuch, die Reformation in Irland durchzusetzen, schlug fehl. Selbst der anglo-germanische Adel blieb bei dem katholischen Glauben. Zahlreiche Aufstände bis in die Zeit von Cromwell waren der Ausdruck der religiösen Spannungen.

Bei Regierungsantritt von Heinrichs Tochter *Elizabeth* (1558) lag die Pferdezucht Englands immer noch darnieder. Angesichts der befürchteten Landung der Spanischen Armada 1588 war das Land nicht in der Lage, mehr als 3000 Reiter aufzubieten. Wie aller Handel und Wandel erholte sich jedoch in der Regierungszeit Elizabeths auch die Pferdezucht, wenn man dem Zeugnis eines Zeitgenossen, des italienischen Stallmeisters des Grafen Leicester, *Claudio Conte de Pavia*, Glauben schenken darf. Er schreibt in seinem posthum zu Venedig erschienenen Werk IL CAVALERIZZO: „In diesem Land gibt es gute Pferde. Ich spreche nicht von den Zeltern, deren Gang sehr schnell ist und die ebenso schön, lenksam und angenehm als leicht sind. Ich spreche vielmehr von den Rossen, welche sich zur Reitschule eignen und für den Kriegsdienst brauchbar sind. Die Gestüte der Königin sowie die meines Mäcens, des Grafen Leicester, erzeugen vor allen anderen schöne, zu allen Schulen brauchbare Pferde, voll Kraft und guten Anlagen. Und es ist keines in dem mir untergebenen Marstalle, das nicht seinen Reiter verstände und gehorsam wäre." Damals beherrschten spanisch-italienische Pferde und die spanisch-italienische Reitweise den Zeitgeschmack.

Elizabeth war eine begeisterte Jagdreiterin und frönte sowohl der damals noch weitverbreiteten Beizjagd als auch der Jagd hinter den Hunden, wobei sie den Spreizsitz bevorzugte. Sonst jedoch zeigte sich die „Virgin Queen" gewöhnlich im Seitsitz auf einem Kissen hinter ihrem schönen Stallmeister, der ihr erklärter Günstling war, in der Öffentlichkeit. *Leicester*, ein tüchtiger Pferdemann, hat viel für die Pferdezucht Englands getan, unter anderem dadurch, daß er gutes Pferdematerial aus dem Ausland hereinholte. Die Königin züchtete und hielt auch Rennpferde. Im übrigen erließ sie, sicher beraten von Leicester, zahlreiche Gesetze und Dekrete, die zum Ziel hatten, überall im Land die Pferdezucht zu fördern und den Pferdebestand quantitativ und qualitativ zu mehren.

1579 listete *Prospero d'Osma* die Pferde in den königlichen Gestüten Tutbury und Malmesbury auf als Streitrosse sowie kleinere Rennpferde und Zelter, die im Hampton Court als spanische Genetten und Berber oder Orientalen. 1598 enthielt der Pferdebestand von Tutbury immer noch leichte Rennpferde, Zelter und schwere italienische Streitrosse. Daneben unterhielt die Königin in Greenwich einen eigenen Rennstall mit Berbern, Türken und Arabern. Unter Elizabeth kam der Gebrauch von Kutschen mehr und mehr auf, nachdem der *Graf von Arundel* das erste derartige Gefährt eingeführt hatte.

James (Jakob) I. (1566–1625) baute Stallungen in Newmarket und begann in großem Maßstab, Rennpferde zu züchten, nachdem er 1603 auf den Thron gekommen war. So wurde er zu einem bedeutenden Wegbereiter des Rennsports und der „Courser"-Zucht. Die Rennen, die bis dahin bald hier, bald da, meist bei Märkten oder Volksfesten stattgefunden hatten, wurden insofern mehr organisiert, als man permanente Rennbahnen anzulegen begann, zum Beispiel in Chester, Croydon, Enfield etc., und auch die Gewichte, Distanzen und Alter festlegte sowie Ehrenpreise aussetzte. Diese Ehrenpreise waren zunächst im allgemeinen noch recht bescheiden und bestanden oft in einem silbernen Glöckchen. Der in England volkstümliche Spruch „Bear away the Bell" („Die Glocke forttragen"), bildlich auf die Erringung irgendeines Sieges angewandt, stammt aus jener Zeit, als man sich im Rennsport noch mit der Ehre allein begnügte. Denn der Sieger mußte eine Garantiesumme hinterlegen, daß er seinen Wanderpreis im kommenden Jahr verteidigen und nicht zu Geld machen würde. Erst 1624 durfte der Sieger erstmals seinen Preis behalten.

1605 war die Ouse zugefroren und König James veranstaltete auf dem Eis ein Rennen. Er war ein recht exzentrischer Pferdemann und äußerte einmal, daß ihn der Anblick eines ordinären, schwerfälligen Pferdes in Tränen ausbrechen lasse. Er zog die Gesellschaft von Sportsleuten der von Politikern vor und war dumm genug, das öffentlich zu äußern.

Als ein Fanatiker namens *Hinde* eine Kampagne gegen die Rennen als Ursache aller Weltlichkeit, des Fluchens, der Streitereien, Schlägereien und des Müßiggangs anzettelte, antwortete der König darauf, indem er das Tanzen und andere sportliche Spiele ausdrücklich als legal erklärte und speziell in Newmarket öffentliche Rennen ausrichten ließ.

Als Regent war James kein würdiger Nachfolger seiner bedeutenden Vorgängerin. Er orientierte sich an der Lehre vom „göttlichen Recht der Könige" und geriet so in scharfen Gegensatz zu den Verfechtern des Common Law und zum Parlament. Er mißachtete die Unabhängigkeit der Rechtsprechung und ließ mißliebige Politiker kurzerhand verhaften. Sein Druck auf die Puritaner veranlaßte viele von ihnen, wie zum Beispiel die „Pilgrim Fathers", die Gründer der späteren USA, zur Auswanderung.

Der Kampf zwischen Krone und Parlament wurde in der Zeit *Karls I.* (1600–1649) fortgesetzt. Obwohl als tätig, geistvoll, gütig, liebenswürdig beschrieben, neigte er zu Leichtsinn, Hartnäckigkeit und Willkür. 1629 bis 1640 regierte er ohne Parlament. Nachdem es 1640 wieder hatte zugelassen werden müssen, kam es ab 1642 zum Bürgerkrieg, in dem er unterlag und von einem Rumpfparlament, bestehend aus etwa 60 Puritanern, zum Tode verurteilt und vor dem Palast von Whitehall enthauptet wurde.

Wie seine Vorgänger hatte Karl den Rennsport begünstigt, und der Bau der Rennbahnen im Hyde Park und in Newmarket ist ihm zu verdanken. Ab 1635 wurden Rennen im Hyde Park veranstaltet, zu denen Tausende von Zuschauern strömten, die dort ihr Geld verwetteten. Das Hauptrennen war der „St. George's Cup". Auf Newmarket Heath waren schon seit Jahrhunderten Rennen veranstaltet worden, jedoch ohne feste Rennbahn. Karls Tod und die Abschaffung der Monarchie erschütterten Rennsport und Rennpferdezucht erheblich. Die königlichen Gestüte wurden aufgelöst, das kostbare Pferdematerial in alle Winde zerstreut.

Der britische König Charles II. (1630–1686) muß als der bedeutendste Förderer der Zucht des englischen Rennpferdes vor dessen Etablierung als eigene Rasse angesehen werden.

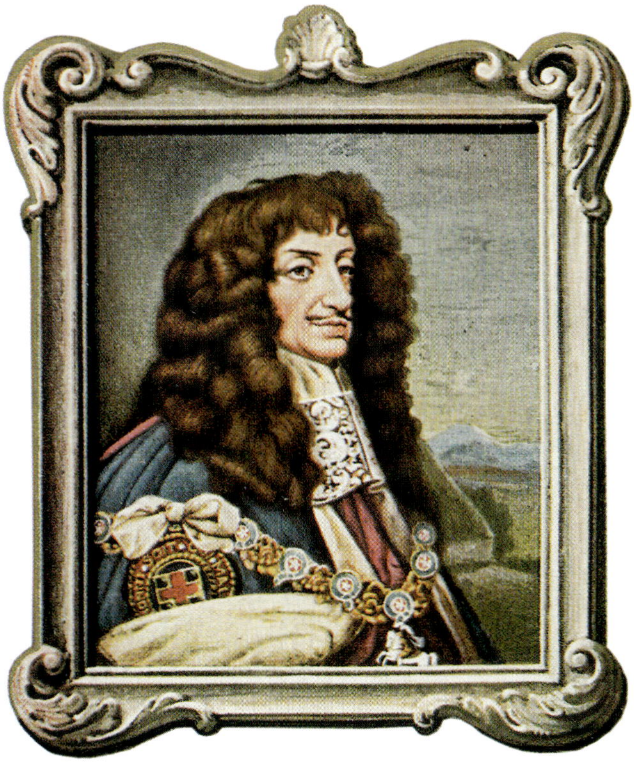

Nach Abschaffung der Monarchie und des Oberhauses erhielt das Land 1653 die erste schriftliche Verfassung. Jedoch regierte *Cromwell*, gestützt auf ein stehendes Heer, praktisch wie ein Alleinherrscher, mit harter Hand, ohne Rücksicht auf Staatsrat und Parlament.

In Irland kam es nach der blutigen Niederschlagung eines Aufstandes 1649/50 zu einer weitgehenden Umstrukturierung der Besitz- und Herrschaftsverhältnisse. Vor allem im Norden wurden die immer noch weitgehend katholischen Grundbesitzer enteignet und durch Protestanten (meist republikanische Offiziere) ersetzt.

Oliver Cromwell war zwar kein Feind des Rennsports, doch mußte er den ihn stützenden Puritanern zuliebe mehrfach für einige Zeit Rennen, Hahnenkämpfe und Bullenhatz verbieten. Da jeweils alle Rennbahnen geschlossen wurden, kam es zur Arbeitslosigkeit von Tausenden im Rennsport Beschäftigter, und die Besitzer der Rennpferde mußten in vielen Fällen diese um jeden Preis verkaufen, um zu überleben.

Die moderne Geschichte des Rennsports beginnt eigentlich mit dem vorletzten der Stuart-Könige, *Karl II.* Sport liebend wie viele seiner Vorgänger und Nachfolger, eine königlichen Neigung von wesentlicher Bedeutung für das Aufblühen der englischen Pferdezucht, vor allem der Vollblut-Zucht, war Karl (1630–1685) einer der hervorragendsten Reiter seiner Zeit. Seit 1637 war der Herzog von Newcastle sein Erzieher, mit dem ausdrücklichen Auftrag, aus ihm einen guten Reiter zu machen. Das war nicht weiter schwierig, da er außerordentlich begabt dafür und von der Natur mit einem ausgeglichenen Temperament und einer guten Figur begünstigt war. Schon im Alter von zehn Jahren war er in der Lage, jedes, auch das schwierigste Pferd zu reiten, selbst ohne Sattel.

Verständlicherweise versuchte er, als er 1660 König wurde, das verschwundene Zuchtmaterial aus dem Tutbury Gestüt wieder aufzufinden, jedoch ohne Erfolg. Daraufhin bemühte er sich, auf andere Weise geeignetes Zuchtmaterial zu erwerben. Dazu schickte er seinen Stallmeister *John Fenwick* ins In- und Ausland, das Beste zu kaufen, was für Geld zu haben war. Seine in den großen königlichen Gestüten gehaltenen Stuten wurden später als die sogenannten „Royal Mares" bekannt, die die Stammstuten des 1. Bandes des General Stud Books bildeten, der 1791 erschien.

Bei kritischer Würdigung aller Fakten darf man wohl annehmen, daß es sich bei diesen Stuten nicht um reine Orientalen, gar Araber gehandelt hat, wie die meisten hippologischen Autoren, einer vom anderen abschreibend, nicht müde werden zu versichern, sondern daß sie vielmehr Stutenstämmen der nordenglisch-schottischen Galloway- und der mit ihr verwandten irischen Hobby-Zucht entstammten, die seit vielen Jahrhunderten auf Rennleistung gezüchtet, später mit meist spanischem, türkischem oder Berber-Blut veredelt worden waren.

Neben seiner Meisterschaft in der Hohen Schule ritt *Karl II.* auch selbst Rennen. 1675 notierte *Sir Robert Carr*, „daß seine Majestät drei Stichrennen (‚Heats') und einen Umlauf geritten und den Ehrenpreis nur durch sein meisterliches Reiten gewonnen hat. Denn alle drei Heats sind in härtester Pace gelaufen worden und nur knapp ausgegangen."

Karl war auch ein begeisterter Jagdreiter, zog aber die Rennen vor und bewirtete anschließend alle Rennteilnehmer fürstlich. Er war auch ein sehr guter Gespannfahrer und versuchte, seine Nobility dazu zu bringen, ihre Pferde selbst zu fahren, statt durch einen Kutscher, und regte sie an, hochklassige Wagenpferde zu züchten. Die Rennpreise, die seit *James I.* in Silberglöckchen bestanden hatten, wurden in seiner Zeit in Pokale und Juwelen umgewandelt.

James II. (geb. 1633) hatte in seiner kurzen Regierungszeit (1685–1688) kaum Gelegenheit, viel für die Pferdezucht und den Sport zu leisten, ehe das Parlament wegen seiner offensichtlichen Bestrebungen, England zu rekatholisieren und erneut ein absolutistisches Königtum einzuführen, *Wilhelm von Oranien*, den niederländischen Erbstatthalter, der mit einer Tochter von James II., *Maria*, verheiratet war, bat, die Herrschaft des Landes zu übernehmen, um so eine protestantische Thronfolge zu sichern.

Der Thronwechsel von *James II.* zu *Wilhelm III.* und *Maria II.*, die bis zum Tod der Königin 1694 gemeinsam regierten, vollzog sich unblutig, weshalb er als die „Glorious Revolution" bezeichnet wird. *Wilhelm von Oranien*, der noch bis 1702 allein regierte, stiftete für verschiedene Meetings die Rennpreise, die sich bis heute unter dem Namen „King's Plates" erhalten haben. Er war persönlich sehr am Rennsport interessiert und unterhielt ein eigenes Gestüt und einen Rennstall, die von *Tregonwell Frampton* (1641–1727) geleitet wurden. Frampton bekleidete diesen Posten auch noch unter seinen Nachfolgern *Königin Anna, Georg I.* und *Georg II.* Er wird häufig als „Father of the English Turf" bezeichnet. Wilhelm gründete auch eine bedeutende Reitakademie.

Seine Nachfolgerin wurde *Anna Stuart* (1665–1714). Auch sie unterhielt einen großen Rennstall. Sie dotierte einige Rennplätze mit Preisen. In Ascot gründete sie die „Royal Buckhound" Meute, hinter der sie viel und begeistert jagte. Weil sie wegen ihrer un-

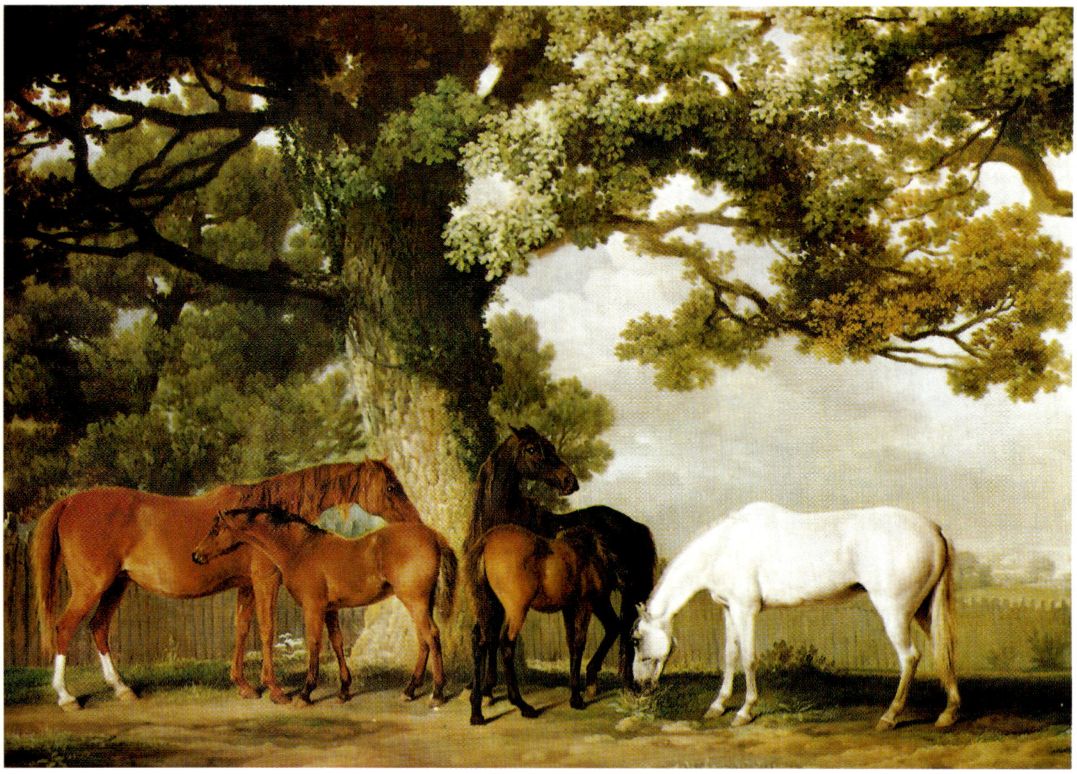

Vollblut-Stuten und -Fohlen auf der Weide im Schatten einer Eiche (Ausschnitt). Gemälde von George Stubbs (1742–1806)

förmigen Schwergewichtigkeit am Reiten gehindert wurde, pflegte sie der Meute in einer leichten Chaise zu folgen, die mit einem schnellen Pferd bespannt war. 1711 gründete sie die Rennbahn auf Ascot Heath.

Gemäß der Thronfolgeordnung von 1701 (Act of Settlement) ging 1714 die britische Krone auf das Haus Hannover über. Von nun an bis 1837 war der britische König gleichzeitig Kurfürst von Hannover.

Unter *Georg I. Ludwig von Hannover* (1660–1727) begannen im Rennsport allerlei Betrügereien Platz zu greifen, verursacht durch die inzwischen beträchtlich hohen Geldpreise der Rennen, so daß sein Nachfolger *Georg II.* (1683–1760), einer der wenigen britischen Monarchen, die sich wenig aus dem Pferdesport machten, sich genötigt sah, Verordnungen gegen derlei Auswüchse zu erlassen.

Georg III. (1738–1820) nahm wieder wesentlich regeres Interesse an Pferdezucht und -sport. Während seiner Regierungszeit gründete 1777 *Richard Tattersall*, ein früherer Trainer des Herzogs von Kingston, an der Südwestseite des Hyde Parks ein Unternehmen, das unter dem Namen „The Corner" bald zum Mittelpunkt für alles wurde, was mit Pferden zu tun hatte. Aus dieser Gründung ging das weltweit bekannte Auktionshaus „Tattersall" hervor. In die Regierungszeit Georgs III. fielen die Gründungen der „Klassischen" Rennen St. Leger, Derby, Oaks, 2000 Guineas und 1000 Guineas und des General Stud Book für die Vollblut-Zucht durch *James Weatherby* sen. (gest. 1793).

In die Zeit von Georg II. und III. fiel auch das Wirken von *Robert Bakewell*. Im Verlauf des 18. Jahrhunderts erfolgte Englands Aufstieg zur Großmacht. Dieser war begleitet von einer ersten industriellen Revolution, der eine Revolution auf dem Agrarsektor folgte. Um die in die expandierenden Städte strömenden Massen, die selbst nicht mehr ihren eigenen Nahrungsmittelbedarf erzeugen konnten, sondern von Lohnarbeit lebten, ernähren zu können, war es notwendig, die landwirtschaftliche Produktion zu steigern, sowohl auf pflanzlichem wie auf tierischem Gebiet.

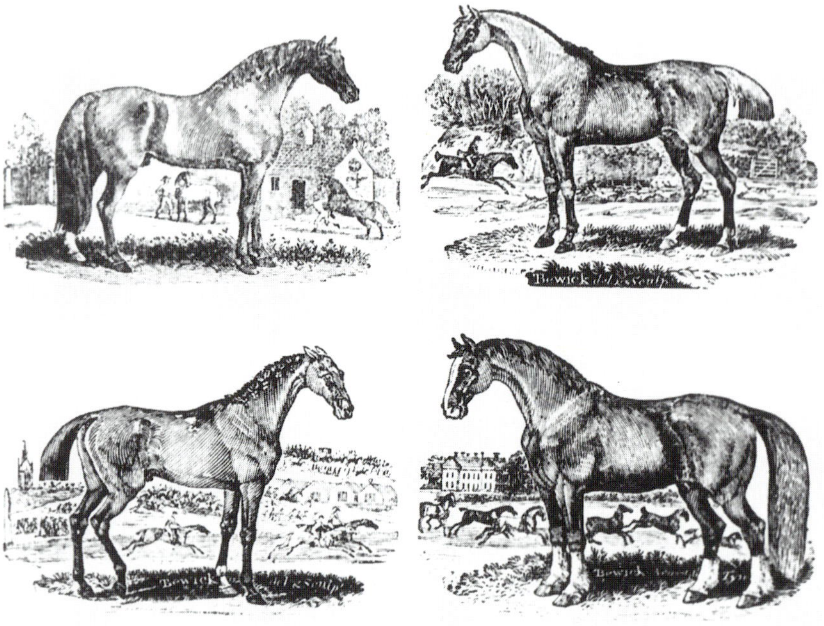

Pferdedarstellungen aus Thomas Bewickes „History of Quadrupeds" (1790): oben links Araber, oben rechts Hunter, unten links Courser, unten rechts großes schwarzes Karrenpferd (Shire)

Hochentwickelte Fruchtwechsel, in denen vor allem die Hackfrüchte eine Rolle zu spielen begannen, lösten die alte, allgemein in Europa geübte „Dreifelder-Wirtschaft“ ab. Die Gesetze zur Auflösung der Allmenden und Einkoppelung des Grundeigentums veränderten nicht nur die Landschaft, sondern auch die landwirtschaftlichen Betriebsstrukturen und das gesamte System der Bewirtschaftung.

Wolle war ein tierisches Produkt, das bis dahin zum Reichtum Englands wesentlich beigetragen hatte. Tuchmanufaktur war ein wichtiger englischer Betriebszweig. Nun jedoch stellte der steigende Fleischbedarf der zunehmenden Bevölkerung die Rolle des Schafes als Hauptfleischlieferant in Frage und lenkte das Interesse auf das Rind.

Einer der führenden Köpfe und sicher der erfolgreichste Praktiker auf dem Gebiet der Landwirtschaft und Tierzucht war *Robert Bakewell* (1725–1795) von der Grange Farm in Dishley (Leicestershire). Auf Studienreisen hatte er festgestellt, daß überall in Europa ein Bedarf an leistungsfähigeren Nutztierrassen bestand. Bakewell gilt bis heute als der Begründer der modernen Tierzuchtlehre. Damit löste er die Lehren *Georges Louis Leclercs*, Graf von Buffon (1707–1788), ab, der in seinem 36 Bände umfassenden Werk „Histoire Naturelle Générale et Particulière“ (Paris 1749–1788) generelle Artenkreuzung als einzig sinnvolle Zuchtmethode empfohlen und behauptet hatte, daß die Natur nur bei Artenkreuzung stets ihr Bestes gäbe.

Buffons Theorien waren großenteils die eines „Stubengelehrten“, am „Grünen Tisch“ entstanden, was leicht daran erkennbar wird, daß er Behauptungen aufstellte, die jeden Bezug zur Realität vermissen ließen. Wie weit er von praktischer Beobachtung der Natur entfernt war, zeigt zum Beispiel die Tatsache, daß er behauptete, die Rinder wechselten in jedem Jahr ihre Hörner wie die Hirsche.

Bakewell dagegen war ein Mann der Praxis, der mit seinen Theorien und der darauf gegründeten Tätigkeit und ihren Resultaten viel Geld verdiente. Mit Bakewell setzte in der englischen Haustierzucht eine Entwicklung ohne Gegenstück in anderen Ländern ein, die zur Herausbildung der verschiedenen Nutztierrassen und ihrer bewußten, gezielten Veredlung und Verbesserung führte. Schon zu seinen Lebzeiten war Bakewell in England die anerkannte Autorität auf dem Gebiet der Haustierzucht. Sein Name ist vor allem mit der Zucht des Dishley (New Leicester)-Schafes, des Midland Longhorn-Rindes und des großen Englischen Karrenpferdes (Shire) verbunden.

Zu seiner Zeit galt das schwarze Midland Cart Horse als eine unveredelte Landrasse. Selbst die von Bakewell zu Beginn verwendeten Zuchttiere wurden noch als höchst mangelhaft angesehen. Daher reiste Bakewell, zusammen mit seinem Freund *Salisbury*, in die Niederlande, auf der Suche nach Pferden, mit deren Hilfe er seinen Bestand verbessern zu können meinte. In Westfriesland gelang ihm der Erwerb einiger exzellenter Stuten. Durch enge Familienzucht gelang es ihm, teils auch durch In- und Inzestzucht, in kurzer Zeit einen neuen, wesentlich verbesserten Typ zu erzielen, wie er seinem unbestechlichen züchterischen Auge vorgeschwebt hatte.

Weniger bekannt sind Bakewells ackerbautechnische und die Weidekultur betreffende Innovationen, die vor allem in Bewässerung, Drainage und Düngung bestanden. Durch sie war er imstande, für die von ihm gezüchteten Hochleistungstiere die notwendige Futtergrundlage in qualitativer und quantitativer Hinsicht und über einen längeren Teil des Jahres zu schaffen.

Bakewell gründete die bis heute bestehende „Dishley Gesellschaft“, die aus einer kleinen Zahl begeisterter Anhänger bestand. Die Mitglieder waren zur Verschwiegenheit über die angewandten Zuchtmethoden verpflichtet. Bakewell selbst, obgleich er einigen Vertrauten seine Ideen offenbarte, war doch allgemein bekannt dafür, daß er seine Methoden geheimhielt. Er war ein tüch-

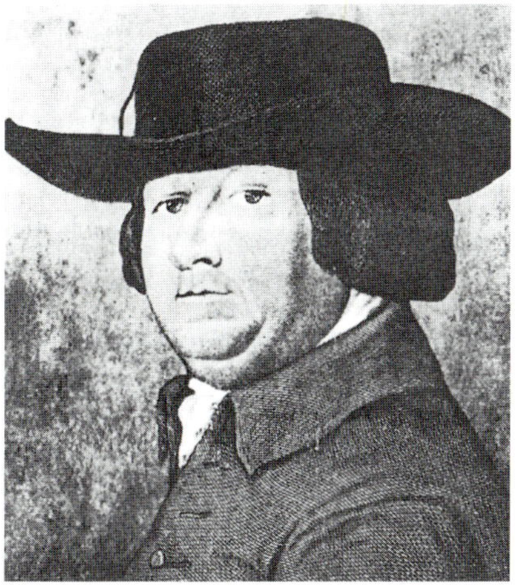

Robert Bakewell (1725–1795), der Schöpfer der Shire-Rasse, zeitgenössischer Kupferstich

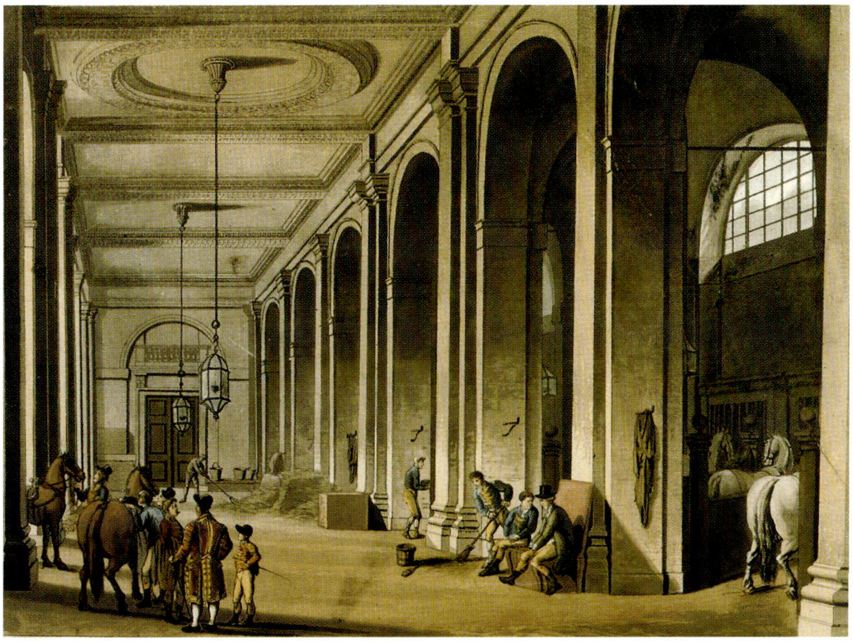

The Royal Mews, Darstellung von Thomas Rowlandson (1756-1827) um 1808

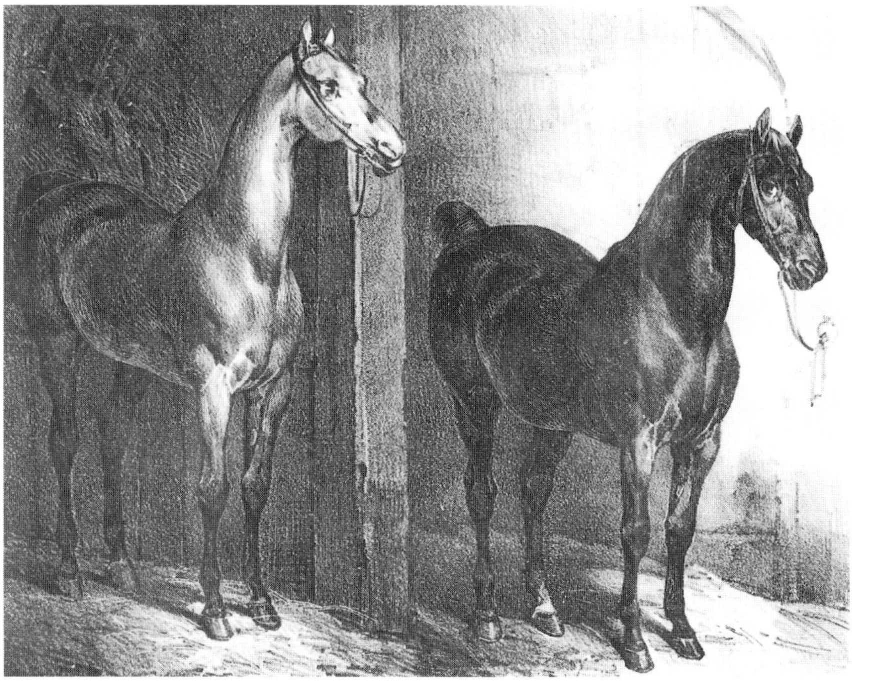

Vollblut-Hengst (links) und englischer Halbbluthengst (Yorkshire Coach, rechts) um 1830. Aus „Zeitschrift für Gestütte und Reitbahnen, Remonten und Pferdehandel" (Bern 1831)

tiger Geschäftsmann und zog sicher Nutzen aus dem Mystizismus, der seine Tätigkeiten umgab. Dennoch veröffentlichte er später im 1. Band der DOMESTIC ENCYCLOPAEDIA seine Zuchtprinzipien und -erfahrungen, wodurch er der Tierzucht für mindestens 100 Jahre weitere Impulse verlieh.

Die künstliche, durch den Menschen vorgenommene Selektion auf ein bestimmtes Zuchtziel hin, die sich an den Ideen Bakewells orientierte beziehungsweise parallel analog zu ihnen von anderen entwickelt wurde (da die Zeit einfach reif dafür war), hat aus den weitgehend durch natürliche Auslese, Milieu, Klima, Futtergrundlage etc. entstandenen, nur wenig durch den Menschen beeinflußten Landrassen, aufgrund von deren großen genetischen Variationsmöglichkeiten, die unterschiedlichsten Nutztierrassen entstehen lassen. Man braucht sich bei den Pferden nur die große Variabilitätsspanne zwischen Shetland und Shire, Araber und Belgier, Vollblut und Traber zu vergegenwärtigen, um sich dies klarzumachen. Auf diese Weise sind auf den Britischen Inseln neben den mehr oder weniger als Landrassen anzusprechenden Native Ponies die verschiedenen Kulturrassen entwickelt worden. Seit dem 18. bis zum Ende des 19. Jahrhunderts entstanden so die Warmbeziehungsweise Kaltblutrassen des Cleveland Bay, des Norfolk Roadster als Vorläufer des Hackney, des Irish Draught, des Suffolk Punch, des Clydesdale, des Shire.

Mit der Verbesserung des Verkehrswegenetzes aufgrund des von dem schottischen Ingenieur *J. L. McAdam* (1756–1836) erfundenen festen Straßenbelages war die Einrichtung eines Schnellpostsystems möglich, der Personenverkehr in bequemen, schnellen Luxusfahrzeugen gewann auf den Britischen Inseln immer mehr an Bedeutung. Wer schnell fahren wollte, benötigte schnelle Pferde. So schufen die Züchter aus der Cleveland Bay-Rasse mit Hilfe von Vollblut- und Norfolk Trotter-Blut den schnellen, ausdauernden Schlag des Yorkshire Coach Horse.

Zwischen 1780 und 1830 (vor Ausbau der Eisenbahnen) hatte England das ausgedehnteste und dichteste Netz vorzüglicher Landstraßen der damaligen Zeit. Ebenso vorbildlich funktionierten der Post- und Personenverkehr (Mail- und Stage Coach) mit ihren Streckenabschnitten von durchschnittlich zehn Meilen (ca. 16 km), die in 55 Minuten zurückgelegt wurden. Dann wurde das Gespann gewechselt, was drei bis vier Minuten erforderte. Auf diese Weise war es möglich, die Strecke London–Edinburgh, 643 km, in 40 Stunden, die Strecke London–Exeter, 278 km, in 20 Stunden zurückzulegen. Die Länge der einzelnen Streckenabschnitte variierte etwas, entsprechend der Geländebeschaffenheit. Auf der Exeter-Strecke betrugen sie nur 13 km. Jeder Fahrer fuhr pro Tag etwa 80 Meilen mit insgesamt etwa acht bis sechzehn Gespannen.

Auf den gegen Ende seiner Regierungszeit geistesgestörten *Georg III. Wilhelm Friedrich* folgte sein Sohn *Georg IV. August Friedrich* (1830–1837), der schon seit 1811 die Regentschaft für den kranken Vater ausgeübt hatte. Er machte vor allem durch private und öffentliche Skandale auf sich aufmerksam, die der königlichen Machtstellung in Großbritannien sehr viel Abbruch taten.

Auf *Wilhelm IV.*, der kinderlos starb, folgte 1837 seine Nichte *Victoria Alexandrine* (1819–1901), die einem ganzen Jahrhundert ihren Namen lieh. Das „Viktorianische Zeitalter", wie es genannt wurde, die 64 Jahre währende Regierungszeit der Königin, zeichnete sich durch eine strikt liberale, reformistische Innenpolitik aus, die von den reformerischen Kräften auf dem Kontinent als vorbildlich betrachtet wurde. Außenpolitisch brachte sie Großbritannien, vor allem nach dem Krimkrieg 1853 bis 1856, seine größte Machterweiterung. Das Empire wurde zum größten Kolonialreich des imperialistischen Zeitalters. 1876 nahm Victoria den Titel einer Kaiserin von Indien an.

Die Erschütterungen der 1848er Revolutionen, die auf dem Kontinent durch die von der Kartoffelseuche *Phytophtera infestans* (Braunfäule, falscher Mehltau) verursachten Mißernten und die ihnen folgenden Hungersnöte ausgelöst wurden, berührten die britische Hauptinsel nicht. Um so größere Auswirkungen hatten sie in Irland. Dort waren alle Bemühungen um eine Landreform an dem hartnäckigen Widerstand der britischen Grundherren gescheitert, die das Land wie eine Kolonie ausbeuteten. Die überwiegende Mehrheit der Bevölkerung lebte in bitterster Armut, in der Stellung von Pächtern, die aufgrund der Konfiskationen des Bodens in den vorhergehenden Jahrhunderten allen Landbesitzes beraubt, von der Willkür der Großgrundbesitzer abhängig waren. Etwa 750 Großgrundbesitzern gehörte mehr als die Hälfte des Bodens. Die meisten irischen Bauern arbeiteten als Tagelöhner für den Großgrundbesitz, wofür sie ein Stückchen Land von selten mehr als einem Acre mit einer Erd- oder Lehmhütte darauf erhielten, auf dem sie Kartoffeln pflanzten.

In einem Land, in dem die Kartoffel das einzige verfügbare Volksnahrungsmittel war, mußte eine Mißernte, wie die von der Braunfäule verursachte, verheerende Folgen haben. Zwischen 1845 und 1850 kam es zu der als „The Great Famine" in die Ge-

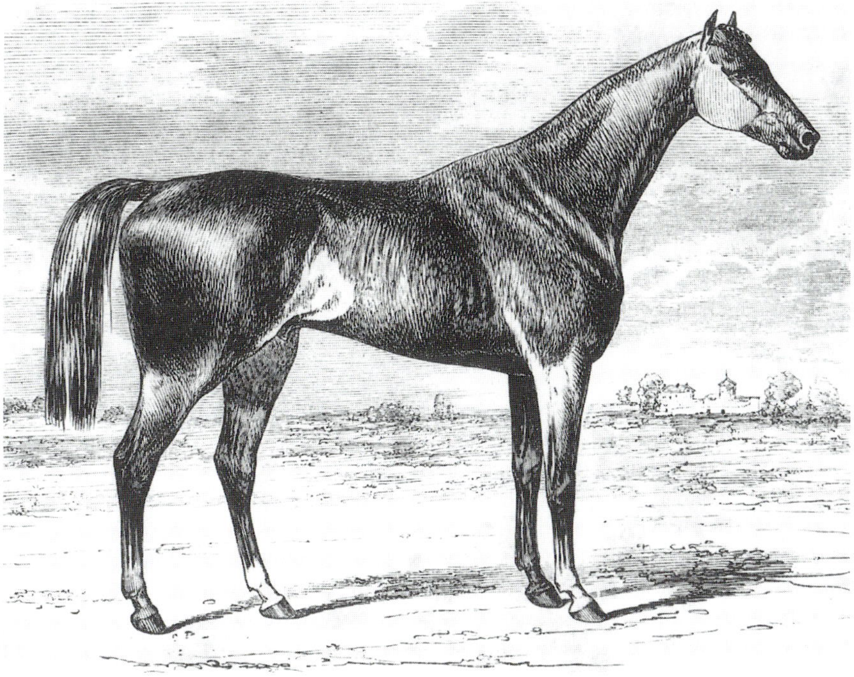

Englisches Vollblutpferd um etwa 1850/60, aus Karl Löfflers „Das Pferd" (1. Teil, Berlin 1866)

schichte eingegangenen furchtbaren Hungersnot, die Irland mindestens ein Drittel seiner Bevölkerung kostete (1843 ca. neun Millionen, 1851 ca. sechs Millionen). In ideologischer Befangenheit auf die Kräfte eines freien Marktes vertrauend, ließ es die britische Zentralregierung in London geschehen, daß etwa eine bis anderthalb Millionen Iren Hungers starben und etwa anderthalb Millionen auswanderten, meist in die USA oder nach Kanada.

In der Viktorianischen Epoche stand die britische Pferdezucht in England und Schottland in hoher Blüte. Außer Vollblut wurde Zuchtmaterial der Zugpferderassen in großem Stil exportiert. Cleveland Bay, Yorkshire Coach Horse und Norfolk Trotter bildeten den Grundstock beim Wiederaufbau oder der Neuerschaffung der meisten europäischen Warmblutrassen nach den Napoleonischen Kriegen. Seit Anfang der agrarischen Revolution um die Mitte des 19. Jahrhunderts bis zum Ersten Weltkrieg wurden überall Clydesdale, Shire und Suffolks zum Aufbau schwerer Ackerpferdzuchten eingeführt.

Während auf der britischen Hauptinsel die Pferdezucht florierte, wurde sich die Regierung erst spät über den Wert der irischen Pferdezucht klar, obgleich sich die englische Gentry bereits seit Jahrhunderten aus dem scheinbar unerschöpflichen irischen Reservoir vor allem an Huntern bedient hatte. Erst als gegen Ende des 19. Jahrhunderts die allgemeine Qualität der irischen Zucht zurückging, wurde von Regierungsseite eine Kommission eingesetzt, die eine Bestandsaufnahme vornehmen und Pläne zur Verbesserung der Zuchten des Draught und des Connemara ausarbeiten sollte.

Ebenso wie auf dem Kontinent brachten die beiden Weltkriege tiefe Zäsuren in der Nutzung und Zucht der verschiedenen Pferderassen auf den Britischen Inseln. Mit dem Ende des Ersten Weltkrieges kam das Ende des Einsatzes des Pferdes als kriegsentscheidender Faktor. Nach Auflösung der meisten berittenen Truppenteile bestand kaum mehr ein Bedarf an leichten Kavalleriremonten. Die Zukunft schien allein nur noch dem schweren Ackerpferd zu gehören. Die Nachfrage nach repräsentativen Karossiers, wie ihn der Cleveland Bay und in weit stärkerem Maße der Yorkshire Coach verkörperten, ging immer mehr zurück, da aufgrund der Weltwirtschaftskrise niemand mehr Geld für Luxusgespanne besaß. Außerdem begann das sich ausbreitende Automobil den gesamten Personen- und Lastverkehr auf der Straße zu übernehmen.

In Großbritannien gab es nach dem Ersten Weltkrieg auch keine der deutschen ländlichen Reitervereinsbewegung entsprechende Entwicklung, durch die der Zucht von leichten Reitpferden neue Absatzmärkte hätten erschlossen werden können. Der Klassengegensatz in der Bevölkerung war immer noch wesentlich

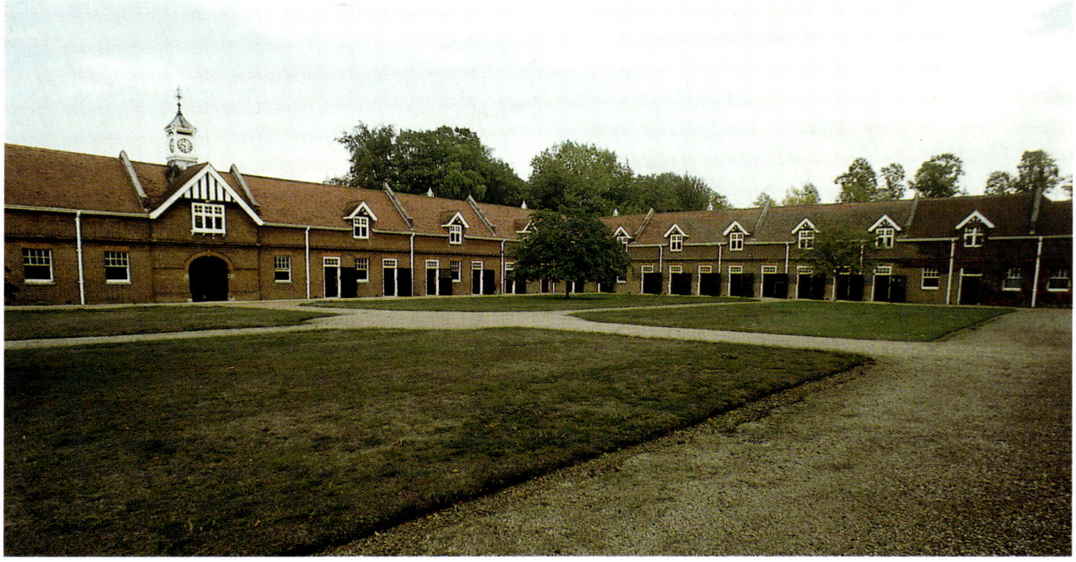

Stanley and Woodland Stud, Newmarket, das traditionsreiche Gestüt der Earls of Derby

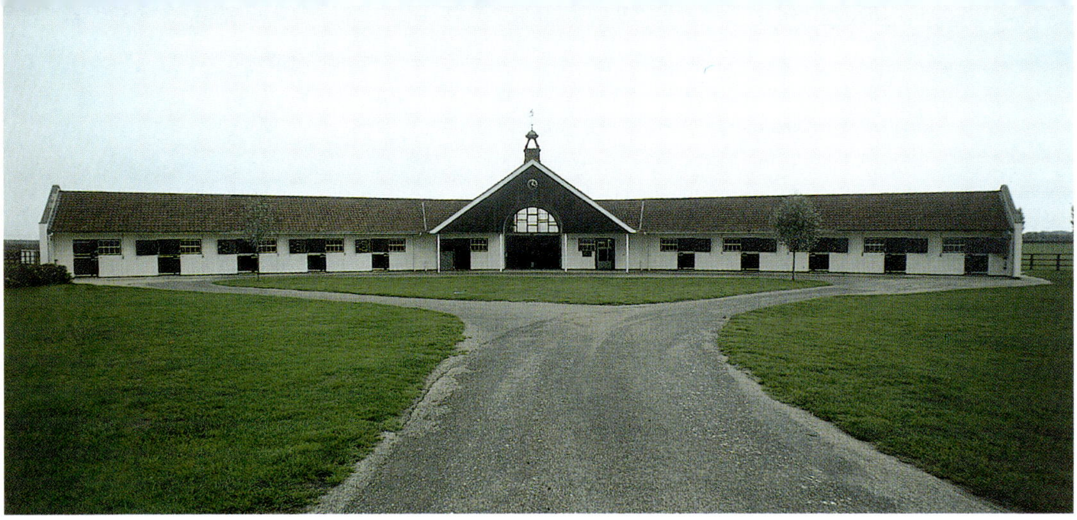

Der Hengststall des British National Stud, Newmarket

größer als auf dem Kontinent, und Reiten war ein Sport der „Upper Class". 1937 mußte die „Yorkshire Coach Horse Society" mangels Masse aufgelöst werden und ging in der allerdings ebenfalls stark reduzierten „Cleveland Bay Horse Society" auf.

Die Auswirkungen des Zweiten Weltkrieges waren noch weit gravierender. Die Kaltblutzuchten gingen im Zuge der allgemeinen Motorisierung auf Minimalzahlen zurück, so daß man sie heute alle zu den gefährdeten Haustierrassen zählen muß. Aber auch die alte klassische Warmblutzucht des Cleveland Bay ist in hohem Maße vom Untergang gefährdet. Es ist ein ganz erstaunliches Phänomen, daß es den Züchtern, deren Vorfahren seit *Bakewell* einmal Vorbild für alle anderen europäischen Tierzüchter gewesen waren, aufgrund mangelnder Flexibilität nicht gelungen ist, ihre Zucht rechtzeitig so umzustellen, daß sie sich ihre Marktanteile auf dem Sportpferdesektor sichern konnten. Erstarrt in nostalgischem Typ- und Exterieurdenken, haben sie vergessen, daß man Pferdezucht nicht als „l'Art pour l'Art" betreiben kann. Wie das der Kaltblutzüchter und der Züchter der „Native Ponies" erschöpft sich auch ihr Zuchtziel in der Erhaltung des Typs und des „reinen" Blutes. Statt auf Leistungen zu prüfen, besteht ihr Selektionsinstrument immer noch in einer dogmatisch formalistischen Exterieurbeurteilung.

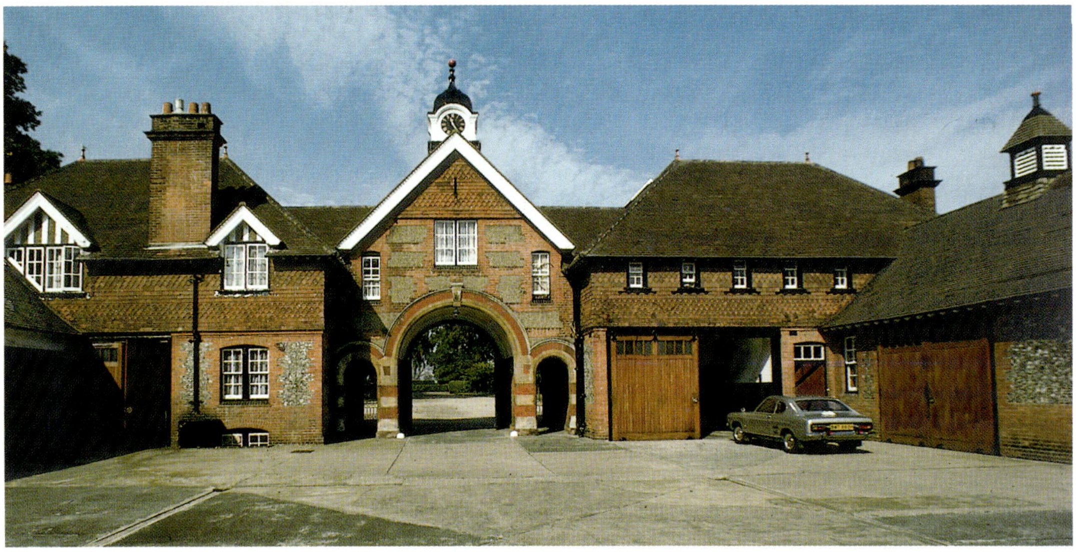

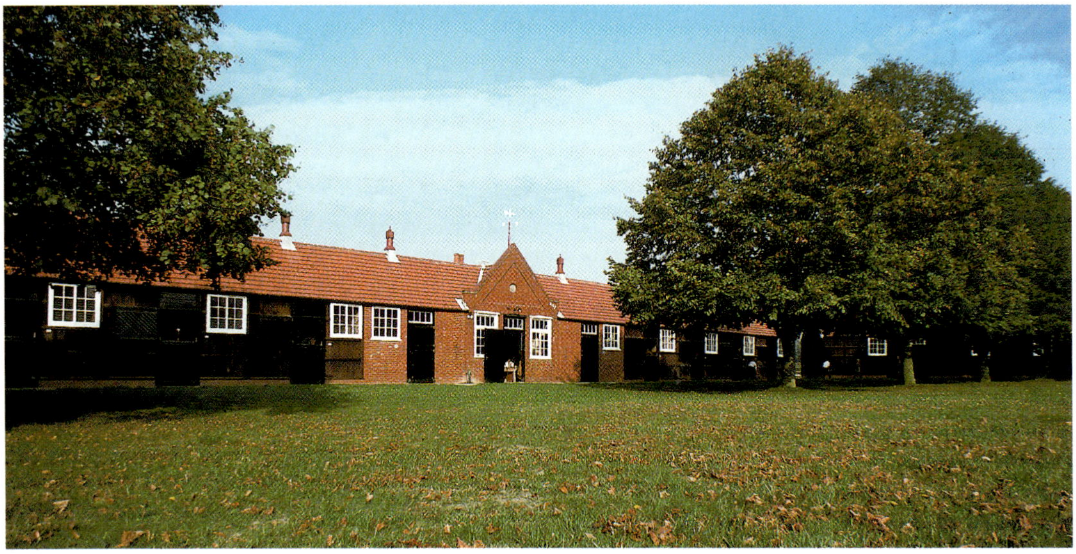

Einige der großen britischen Vollblut-Gestüte: oben Childwick Bury, St. Albans, Einfahrt; links Dalham Hall Stud, Newmarket

Rechts das Irish National Stud, Curragh; Beschälerboxen. Unten Ragusa Stud, Irland

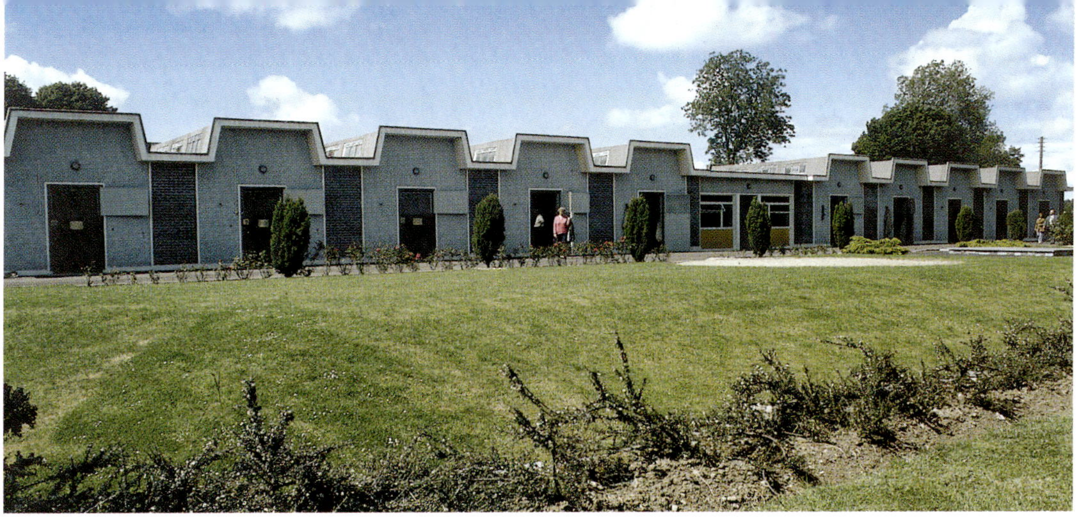

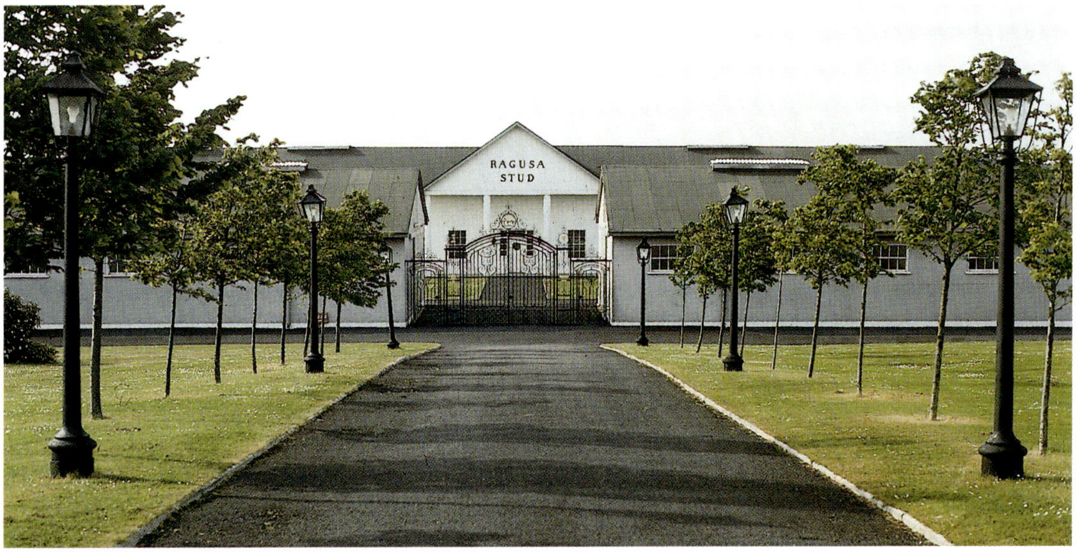

Unsere Haustierrassen sind jeweils ein Produkt ihrer Zeit, deren Erfordernissen sie immer wieder erneut angepaßt werden müssen. Eine landwirtschaftliche Nutztierrasse ist noch niemals an einem Mangel an Typ zugrunde gegangen, sondern stets an einem Mangel an wirtschaftlichen Eigenschaften, die eine ausreichende Nachfrage nach ihnen sicherte. In der heutigen Zeit sind die vordringlich erforderlichen wirtschaftlichen Eigenschaften eines Warmblutpferdes Rittigkeit, Springanlagen, Gesundheit – und nicht ein abstrakter Typ.

Daß die Kaltblutrassen und schweren Warmblutrassen überall in Europa, aber ganz besonders in Großbritannien, dazu auch ein Teil der Mountain- und Moor-Ponies so stark zurückgegangen sind, daß sie nur noch ein „Nischendasein" führen, liegt nicht daran, daß sie ihren Typ verloren hätten, sondern weil es für sie infolge der allumfassenden Motorisierung in Land und Stadt immer weniger Verwendungsmöglichkeiten gab. Für viele dieser Rassen gab es auch keine Möglichkeit einer Umstellung. Und eine Rasse, deren Typ und übrige Eigenschaften man nicht den jeweiligen Erfordernissen der Zeit anpassen kann, ist zur Unwirtschaftlichkeit und damit zum Untergang verurteilt.

Das hätte jedoch eigentlich nicht auf den Cleveland Bay zutreffen müssen. Hätten die Züchter ein wenig mehr Flexibilität gezeigt, als die Zuchtbasis noch groß genug war, und an die Yorkshire Coach-Tradition angeknüpft, statt sich auf das „reine" Blut zu kaprizieren, und hätten statt dessen auf der 1937 aufgegebenen Basis das edle, hoch im Blut stehende Leistungspferd geschaffen, das der Markt wünschte, so hätte man heute die Konkurrenz mit den warmblütigen Sportpferdezuchten des Kontinents oder der Zucht des Irischen Sportpferdes bestehen können. Den Iren ist in letzter Minute genau das gelungen. Sie sind dabei, ihre Hunterzucht in eine konsolidierte Leistungszucht (hervorgegangen aus dem bodenständigen Draught und ausgesuchtem Vollblut) umzuformen, analog etwa zum modernen Selle Français oder Holsteiner.

Gewiß bedeutet das große Engagement der britischen Königin *Elizabeth II.* (geb. 1926), die seit 1952 die Krone trägt, ebenso wie das der Königinmutter viel für den Rennsport und die Vollblut-Zucht Großbritanniens. Auch die große Pferdepassion *Prinz Philips* und der Kinder *Anne* und *Charles* haben ohne Frage dem Pferdesport wesentliche Impulse gegeben. Immerhin hatte der Herzog von Edinburgh von 1964 bis 1988, Princess Anne von 1988 bis 1994 die Präsidentschaft der „Internationalen Reiterlichen Vereinigung (FEI)" inne. Prinz Philip war, ebenso wie Kronprinz Charles, ein sehr passionierter Polospieler, dazu ein vorzüglicher Viererzugfahrer mit internationalen Einsätzen. Und die Princess Royal, eine sehr couragierte Militaryreiterin, war 1971 auf einem Pferd eigener Zucht Europameisterin. Aber auf die Entwicklung der Sportpferdezucht hat all das bisher keinen Einfluß gehabt.

Zu Anfang der siebziger Jahre diskutierte ich einmal mit *Ted Edgar*, der damals auf dem Höhepunkt seiner Springreiter-Karriere stand, über gezielte Zucht von sportlicher Leistungsfähigkeit beim Pferd. Er lachte mich aus und behauptete, das sei nicht möglich. Diese Ansicht vertraten auch sein Schwager, *David Brome*, und andere angelsächsische Springreiter. Wahrscheinlich war damals die Zeit in Großbritannien nicht reif für solche Gedanken.

Heute bemühen sich auf britischem Boden zahlreiche miteinander konkurrierende, teils einander auch bekämpfende Züchtervereinigungen, wie „Anglo-European Studbook", „British Horse Data Base", „British Sports Horse Register", „British Warmblood Society",

„Hunters Improvement and National Light Horse Breeding Society", „Non Thoroughbred Register", den auf dem Kontinent, in Deutschland, Frankreich, Belgien, Holland, Dänemark, Schweden erreichten Vorsprung von mindestens 30 Jahren einzuholen.

Ich schließe hier einige Auszüge aus einer Analyse der warmblütigen britischen Sportpferdezucht aus der Feder des Sekretärs des „Anglo-European Studbook", *Henk Minderman*, an, die in THE LEADING COMPETITION SIRES OF GREAT BRITAIN AND IRELAND 1996/97 (Woodhead, Ayrshire 1996) erschienen: „Der Ausdruck ‚Warmblood' ist vergleichsweise neu im Vokabular der britischen Pferdezüchter. Und wenn ein Neuling auf dem Gebiet der Pferdezucht fragen würde: ‚Was ist ein Warmblut?', so ist die Chance recht groß, daß er aus dem Mund eines traditionellen englischen Züchters hören würde: ‚Das ist eins von diesen weichen, feigen Dingern vom Kontinent!' oder eine ähnliche Beschreibung.

Tatsächlich ist die richtige Antwort weit komplexer und außerordentlich interessant!

Es ist richtig, daß der Ausdruck ‚Warmblut' seinen Ursprung auf dem Kontinent hat. Er ist entstanden als Bezeichnung für die Pferderassen, die zwischen zwei sehr unterschiedlichen Typen, dem ‚Kaltblut', das heißt den sehr schweren Zugpferderassen, den kontinentalen Entsprechungen von Suffolk Punch und Clydesdale, und den ‚Reinblutrassen' Araber und Vollblut einzuordnen sind. Alles, was zwischen diesen beiden Extremen liegt, würde man als Warmblut bezeichnen. Die Pferde wurden nicht Hunter genannt, wie im Vereinigten Königreich, da die Jagd zu Pferd auf dem Kontinent keine große Rolle spielte. Statt dessen prägten sie diesen Terminus, der alle ihre zahlreichen Reit- und Wagenpferdezuchten abdeckte. Es besteht allerdings ein ganz wesentlicher Unterschied zum Hunter: Die Warmblutzuchten sind alle gestütbuchmäßig erfaßt und unterliegen einer gezielten Selektion!

Es klingt paradox, daß man auf dem Kontinent mit der Registrierung begann, als – am Anfang dieses Jahrhunderts – in England die Gestütbücher für diesen Pferdetyp zu verschwinden begannen. Der Grund, weshalb die Kontinental-Europäer dort begannen, wo die Briten aufhörten, war unter anderem der, daß sie Hunderte von britischen Hengsten aus den erfolgreichsten Blutlinien importierten mit gestütbuchmäßig dokumentierter Abstammung.

Dieser Trend hatte bereits seit etwa 1830 begonnen. Von 1830 bis 1889 wurden allein im Hannoverschen Landgestüt Celle 53 englische Voll- und Halbbluthengste einrangiert. Von den Briten lernten die Deutschen und die Niederländer die Wichtigkeit der Registrierung und die Aufzeichnung der Abstammungen, da es nur mit ihrer Hilfe möglich war, schlechte Linien zu eliminieren und sich auf die besten zu konzentrieren.

Neben den Vollblut-Hengsten bestand die Mehrzahl der Importe aus Yorkshire Coach- (also in der Regel Kreuzungen von Cleveland Bay und Vollblut) und Norfolk Trotter-Hengsten (der Ursprungsrasse des Hackneys und der meisten amerikanischen Mehrzweckrassen). Diese Pferde besaßen viel Adel und Ausdruck, Ausdauer und sehr gute Bewegungen. Sie waren gewöhnlich Halb- oder Dreiviertelblüter oder standen dem Vollblut noch näher. Sie wurden mit großer praktischer Erfahrung ausgewählt und waren bei den kontinentalen Züchtern außerordentlich populär.

Bezeichnenderweise machte gerade die heute bei weitem erfolgreichste Springpferdezucht, Holstein, den ausgiebigsten Gebrauch von den englischen Hengsten. Die wichtigsten von ihnen waren *Owstwick*, *Brilliant* und *Burlington Turk*. Sie waren alle drei nah miteinander verwandt und ingezüchtet auf den Vollblut-Hengst *Harpham Turk*. Sie deckten die starken Marschstuten, deren beste Eigenschaften ihre Widerstandsfähigkeit, Leistungsbereitschaft und Fruchtbarkeit waren.

Der Gründerhengst der berühmtesten Blutlinie, *Achill*, war stark ingezüchtet, fünfmal auf *Burlington Turk* und zweimal auf *Brilliant*. Diese unglaublich enge Inzucht machte ihn zu dem durchschlagenden Vererber, der er war. Tatsächlich führte er zu Dreiviertel englisches Blut.

Inzucht war eine ganz gewöhnliche Zuchtmethode in jener Zeit, als die Selektion durch die tägliche Erprobung in der Arbeit gnadenlos hart war, und hatte einen sehr positiven Effekt ...

Ein Blick in das Pedigree der Mutter des Hengstes *Landgraf I* zeigt, daß sie siebenmal auf *Cicero* (also sieben mal sieben auf *Burlington Turk*) und elfmal auf *Achill* ingezüchtet ist. Ihre Stammtafel ist angefüllt mit dem besten Springblut der Welt, und es ist zu fünfzig Prozent englischen Ursprungs. Hinzu kommt, daß *Landgrafs* Vater der in England gezogene Vollblut-Hengst *Ladykiller* ist. So könnte man sagen, daß dieser ‚weiche und feige kontinentale Warmblüter', der die Weltrangliste aller Springpferdeväter anführt und der Vater des World-Cup-Siegers *Libero H* ist, zu Dreiviertel aus englischer Zucht stammt!

Alles zusammengenommen hat jedes europäische Land von englisch gezogenen Wagen- und Reitpferden für seine Warmblutzucht Gebrauch gemacht. Die Franzosen entwickelten ihre Anglo-Normänner-Zucht mit Norfolk Trottern und Vollblut. Der Anglo-Normänner ist der Vorläufer des heute berühmten Selle Français. Durch Hannoverschen und Holsteiner Einfluß gehen alle deutschen Zuchten außer dem Trakehner auf Yorkshire Coach- und Norfolk Trotter-Hengste des 19. Jahrhunderts zurück.

Das Versäumnis, ihre Hunter-Zucht gestütbuchmäßig zu führen, und der ausgesprochene Widerwille gegen den Verzehr von Pferdefleisch haben es den Engländern sehr erschwert, die Qualität ihrer Pferde zu verbessern, während auf dem Kontinent jedes Pferd, das nicht hart genug arbeiten konnte oder wollte, aufgegessen wurde. Dieser ‚natürliche' Ausleseprozeß hatte zum Ergebnis, daß nur mit den gesündesten und widerstandsfähigsten Stuten, Stuten mit der richtigen Mentalität, Ausdauer und Härte, gezüchtet wurde, während Minusvarianten in großem Stil eliminiert wurden. Dadurch wurde das Züchten heute sehr viel vorhersehbarer und rentabler.

Sorgfältig geführte Gestütbücher ermöglichten es den Kontinental-Europäern, weit selektiver und weit verschiedenere Typen für die verschiedensten Anwendungsbereiche zu züchten, wie zum Beispiel schwerere Artilleriestangenpferde, um die Kanonen zu ziehen, Luxus-Karossiers für die Reichen, leichte Reitpferde für Offiziere, mittlere Gewichtsträger für die berittenen Truppen etc.

Nach Überwindung der furchtbaren Folgen des Zweiten Weltkrieges erlebte die westliche Welt eine wirtschaftliche Blüte. Während die Arbeitspferdepopulationen in der Landwirtschaft aufgrund der totalen Mechanisierung zusammenschrumpften, nahm die Nachfrage nach Sport- und Freizeitpferden ständig zu. Ein anderer Pferdetyp war plötzlich gefragt.

Plötzlich entstand ein großer Bedarf an englisch und irisch gezogenen Vollblut-Hengsten, und wir sehen, daß zum zweitenmal

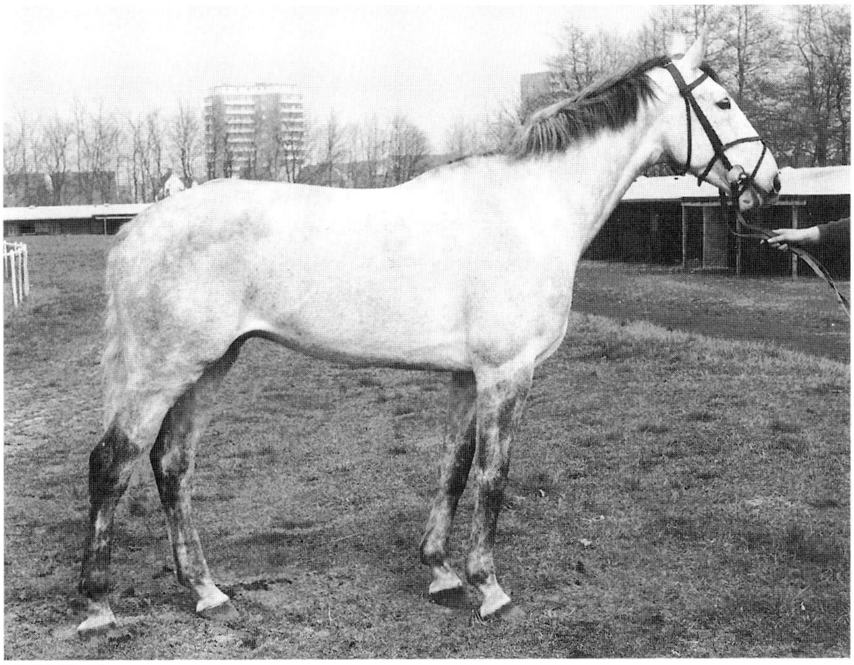

Ein typisches Beispiel für die im Gegensatz zur streng geregelten Vollblut-Zucht weitverbreiteten, von den Briten selbst als „Mongrelzucht" bezeichneten Sportpferdezuchten ist der 1962 in Devonshire geborene Schimmelwallach Chicago. Das seinerzeit zur Weltspitze gehörende Militarypferd stammte von einem zweijährigen Vollblut-Hengst namens Thistle a. d. vierundzwanzigjährigen Hunter-Stute Bella, Abstammung unbekannt, vermutlich Irish Draught mal Vollblut, und war ein Weideprodukt. Noch beim Welt-Zuchtpferde-Championat 1995 in Zangersheide traten die Briten mit Pferden ohne dokumentierte Abstammung an. In diese offenbare züchterische Lücke drängen seit kurzem mit Macht die kontinentalen Warmblutzuchten.

solche Hengste in großer Zahl auf den Kontinent exportiert wurden. Die Franzosen und die Holsteiner waren die ersten, die erkannten, daß die Paarung des Vollblut-Hengstes mit ihren im Wirtschaftstyp stehenden Stuten das angestrebte Resultat brachte. Die Gründe für diesen Erfolg waren zwiefältig:

1. Die übriggebliebenen Stuten waren natürlich die besten ihrer Rasse, diejenigen, von denen sich die Züchter nicht hatten trennen können, während die anderen bereits ihren Weg in die Schlachthöfe angetreten hatten.

2. Der Hybrid-Effekt, der durch den totalen Outcross zustande kam, wodurch die Produkte oftmals stärker und besser als beide Elternteile werden.

In jenen Tagen verfügten die Franzosen über Vollblut-Hengste wie *Furioso, Orange Peel, Ultimate*. Holstein hatte *Ladykiller, Marlon, Anblick, Cottage Son*, die jeder von ihnen ihre eigenen Hengstlinien begründeten, die bis heute so sehr gefragt sind.

In der gleichen Zeit hatten die Züchter auf den Britischen Inseln wenig Anleitung, mit einigermaßen Sicherheit Leistungspferde zu züchten. Grundsätzlich züchtete man für das Jagdfeld und den Schauring. Damals kamen so neunmalkluge Sprüche auf wie ‚Züchten ist nur was für Narren' oder ‚Springpferde kann man nicht züchten'. Natürlich hatten diejenigen, die das sagten, für ihren Teil recht; denn wie hätten sie erfolgreich züchten können, ohne irgend etwas über die Leistungsanlagen der Eltern oder Großeltern ihrer Zuchtpferde zu wissen? Das war einfach unmöglich." Soweit Henk Minderman!

Ein abschließender Blick noch auf die britische Native Pony-Zucht: Kein Land in Europa hat auch nur annähernd einen solchen Schatz an vielfältigen autochthonen Ponyrassen aufzuweisen wie die Britischen Inseln. Zu Beginn des 19. Jahrhunderts soll es noch etwa 20 von ihnen gegeben haben, die sich klar voneinander unterschieden, so daß man sie, hätten sie bis heute überlebt, alle als eigene Rassen anerkannt hätte.

Einige der bekanntesten, besten und wichtigsten Ponyrassen, wie Galloway und Hobby, sind inzwischen ausgestorben beziehungsweise in anderen Rassen aufgegangen. Doch existieren bis heute immerhin noch neun klassische Mountain- und Moor-Ponyrassen, denen sich mittlerweile sogar zwei wiederentdeckte hinzugesellt haben.

Die Native Ponies stellen die älteste Equidenpopulation der Britischen Inseln dar. Aber erst gegen Ende des 19. Jahrhunderts wurde man eigentlich auf die Einmaligkeit dieses nationalen Schatzes aufmerksam. Vorher hatte man in Hunderten, ja Tausenden von Jahren von ihnen Gebrauch gemacht, sie für bestimmte Zwecke umgezüchtet, sie in vielen Gegenden völlig ausgerottet als lästige Konkurrenten um Ackerland oder Weide für Rinder oder Schafe, sie in landschaftliche „Nischen" abgedrängt etc. Aber nun entdeckte man sie plötzlich als ein kulturelles Erbe, das es womöglich zu erhalten galt. Heute, 100 Jahre nach dieser Entdeckung, ist, nach einer wenig geradlinigen Entwicklung während des 20. Jahrhunderts, die weitere Existenz einiger von ihnen nur unvollkommen abgesichert.

Nachdem die meisten Ponyrassen während der zweiten Hälfte des 19. Jahrhunderts durch den starken Raubbau geschädigt worden waren, der unter ihren besten Exemplaren für den großen Bedarf an Grubenponies für die Bergwerke getrieben worden war, ebenso, wie durch die wilde Kreuzungszucht zur Erzielung kleiner Kreuzungsponies für den Bergbau, der kaum eine Rasse verschont hatte, schien ihr Stern in den ersten Jahren des 20. Jahrhunderts im Sinken begriffen. Dann jedoch kam es glücklicherweise zu einer Rückbesinnung und, zunächst mit dem Gestütbuch für Poloponies, aber dann zunehmend mit der Einrichtung von eigenen Gestütbüchern für die einzelnen Rassen, zu einer Bestandsaufnahme und einer geordneten Zucht.

Besonders während und in der ersten Zeit nach dem Zweiten Weltkrieg gerieten einige Rassen in ausgesprochene Gefahr, durch Truppenübungsplätze ihres Lebensraums beraubt zu werden oder später zur Sicherung der Eiweißversorgung der Bevölkerung auf dem Schlachthof zu enden. In Notzeiten überwog der Hunger selbst in Großbritannien die Abneigung gegen Pferdefleisch.

Mit der allgemein steigenden Nachfrage nach Pferden und Ponies erholten sich die meisten Rassen wieder. Namentlich das Interesse an ihnen vom Kontinent und aus Übersee stellte sich für einige von ihnen geradezu als lebensrettend heraus, da es der Zucht neue Impulse verlieh. Dennoch muß man einige von ihnen immer noch zu den vom Aussterben bedrohten Haustierrassen zählen.

GROSSBRITANNIEN

VOLLBLUT

Thoroughbred

TYP, INTERIEUR, VERWENDUNG: Ehe wir uns mit den Eigenschaften des Vollblutpferdes, des „Thoroughbred" Horse befassen, ist eine Begriffsbestimmung notwendig. Was ist ein Vollblutpferd?

Der englische Begriff „Thoroughbred" kam in den siebziger Jahren des 18. Jahrhunderts als Synonym für den Ausdruck „Courser" auf, um ihn schließlich ganz zu ersetzen. Der deutsche Terminus „Vollblut", der sich laut *Ernst Wasserzieher* WOHER – ABLEITENDES WÖRTERBUCH DER DEUTSCHEN SPRACHE (11. Auflage, Bonn 1948) zu Beginn des 19. Jahrhunderts anstelle des bis dahin gebrauchten Begriffes „Wettläufer" durchsetzte, scheint als Übersetzung nicht ganz glücklich gewählt.

Gemäß dem OXFORD DICTIONARY von *A. S. Hornby et al.* (15. Auflage, Oxford 1984) bedeutet „thorough" „complete in every way", „not forgetting or overlooking anything", „uncompromising". „Thoroughbred" wird (a. a. O.) in bezug auf Tiere mit „of pure breed" oder auch „highspirited" definiert. Hier zeigt sich ein gewisser Bedeutungswandel: Gehen wir von der Bedeutung von „thorough" aus, so müßte die deutsche Interpretation eigentlich „kompromißlos auf Leistung gezüchtet" lauten. Denn das ist es ja, was die Rasse ausmacht. Das Vollblut war die erste Tierrasse, bei der konsequent als einziges Selektionskriterium die Leistung entschied. Sie inspirierte unter anderem den genialen englischen Tierzüchter des 18. Jahrhunderts, *Robert Bakewell* (1725–1795), zur Schaffung neuer leistungsfähiger Haustierrassen, wie das New-Leicester- (oder Dishley-)Schaf, das Longhorn-Rind und das Black Cart Horse (Vorläufer des Shire). Interessant scheint mir, daß noch in *William Odell Elwell's* NEW AND COMPLETE DICTIONARY OF THE ENGLISH AND GERMAN LANGUAGES (New York 1868) „Thoroughbred" mit „gut gezogen" („gut" im Sinne von „vollkommen", „gründlich") übersetzt wird.

Das DEUTSCHE WÖRTERBUCH von *Gerhard Wahrig* (Gütersloh, Berlin, München, Wien, 2. Auflage 1975) definiert den deutschen Ausdruck „Vollblut" in bezug auf Tiere als „rein gezüchtet", speziell auf Pferde bezogen als „reinrassiges, aus arabischer oder englischer Zucht stammendes Pferd". Aber das ist mit Sicherheit, ebenso wie bei dem englischen Begriff, bereits eine interpretierende Fortentwicklung in eine ganz bestimmte Richtung. Diese übertragene Bedeutung war vermutlich von den Schöpfern des Ausdrucks „Vollblut" nicht beabsichtigt. Die ursprüngliche Bedeutung, abgeleitet von „vollblütig", wird von *Wahrig* (a. a. O.) mit „von vollblütiger Beschaffenheit", „lebenskräftig", angegeben. Das dürfte wohl eher die Bedeutung gewesen sein, die zur Schaffung des Begriffs „Vollblut" für die „Wettläufer"-Rasse geführt hat.

Daß man heute in Deutschland auch den reingezogenen Araber als „Vollblut" bezeichnet, ist eigentlich irreführend und, wenn man den deutschen Terminus „Vollblut" mit dem englischen „Thoroughbred" völlig gleichsetzt, sogar falsch. Denn es gibt nur eine „Thoroughbred" („Vollblut")-Rasse. Man sollte sich angewöhnen, statt dessen von „Reinblut"-Araber zu sprechen; denn das ist gemeint.

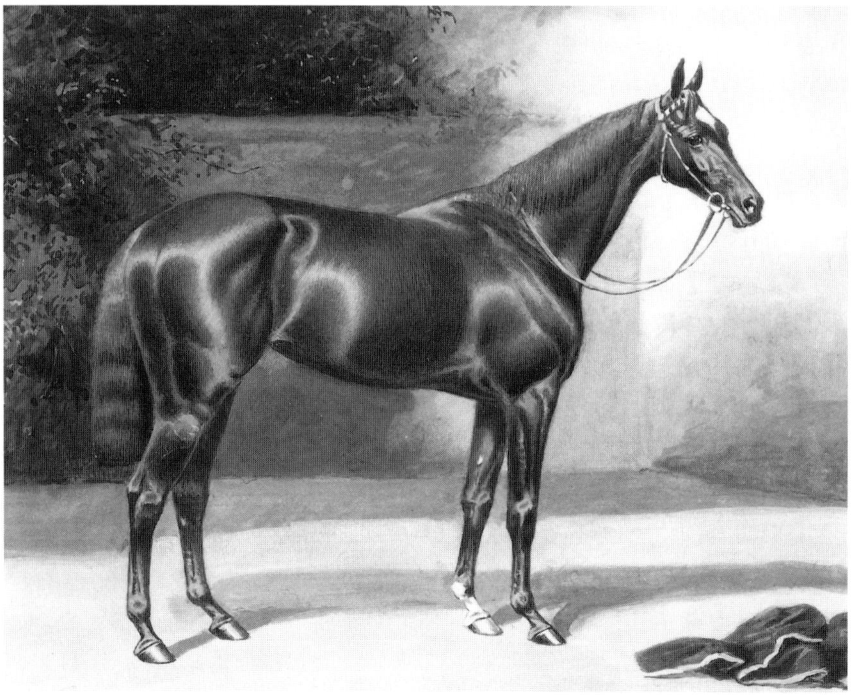

Pretty Polly, geb. 1901 (v. Gallinule – Saraband). Obgleich ihr Vater Kehlkopfpfeifer war und unter Nasenbluten litt und ihre Mutter nur ein mäßiges Rennpferd unter National Hunt Rules war, wurde sie die erfolgreichste Stute ihrer Zeit in England. Sie gewann 22mal bei 24 Starts.

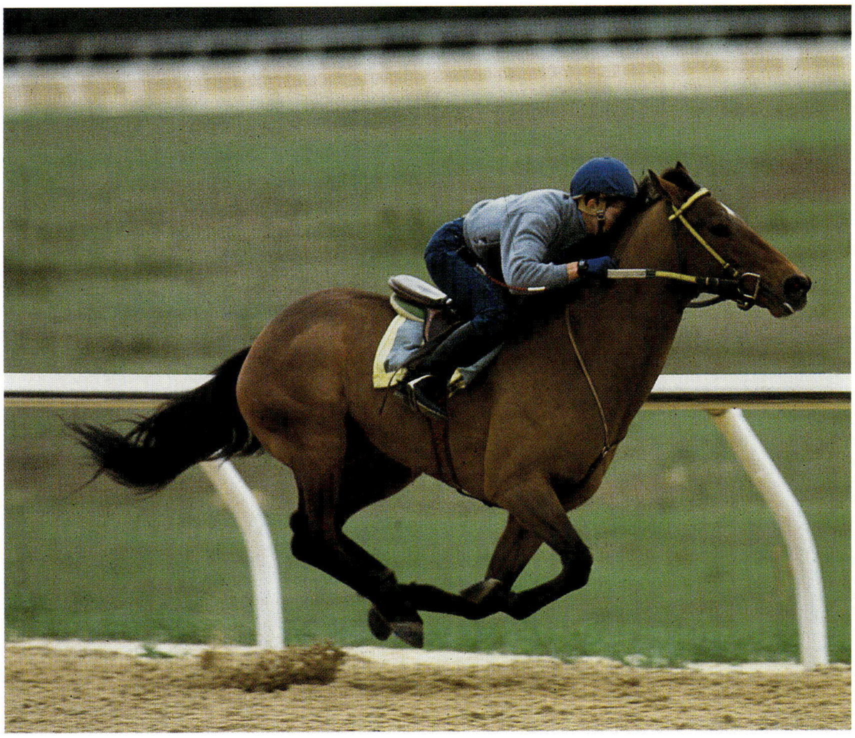

Pipeopener im Training

Der französische Begriff für das „Thoroughbred" Horse ist Cheval de „Pur Sang", korrekt übersetzt also Pferd von „reinem", „unvermischtem Blut".

In seinem grundlegenden Werk THE THOROUGHBRED (London 1970) charakterisiert *Peter Willett* das eigentlich Wesentliche der Vollblut-Zucht, das, was sie gewissermaßen zur „Mutter aller zielgerichteten Leistungszuchten" macht, folgendermaßen: „Geregelte Pferderennen oder Wetten auf Rennpferde oder geregelter Handel mit ihnen sind unmöglich, wenn man nicht die Rennergebnisse aufzeichnet und veröffentlicht. Derjenige, der sein Pferd gegen andere Pferde in Rennen starten lassen will, derjenige, der auf ein Pferd wetten will, ein Rennen gegen andere Pferde zu gewinnen, derjenige, der ein Pferd kaufen möchte, um es in Rennen starten zu lassen – sie alle müssen die bisherigen Rennleistungen des fraglichen Pferdes kennen, um seine Chancen in Rennen gegenüber anderen Pferden beurteilen zu können.

Es kann keine geregelte Zucht von Rennpferden oder eine Verbesserung der Rennpferdezucht geben, wenn es keine verläßlichen Aufzeichnungen der Abstammungen oder der Paarungen von Hengsten und Stuten gibt. Der Züchter muß die physischen und psychischen Eigenschaften der Pferde kennen, mit denen er züchtet. Aber ebenso wichtig ist es für ihn, die Vorfahren seiner Pferde zu kennen, deren Eigenschaften und Rennleistungen . . ."

Das Vollblutpferd ist das Rennpferd schlechthin für Galopprennen, für Flachrennen und für Hindernisrennen unter Reitergewicht (im Gegensatz zu den meist im Sulky ausgetragenen Trabrennen). Ein englisches Sprichwort lautet: „They run in all shapes" und will damit andeuten, daß Vollblutpferde unterschiedlichen Exterieurs in Rennen laufen (und gewinnen).

Wenn auch die Übergänge fließend sind, so kann man doch beim Vollblutpferd heute zwei mehr oder weniger deutlich voneinander abweichende Typen unterscheiden: Da ist zum einen der großlinige, größere Typ, der in der Regel in den klassischen und Langstreckenrennen startet. In seinen besten Exemplaren verkörpert dieser Typ, den man als „Stayer" („Steher") oder „Stayer" mit „Speed" bezeichnet, das Ideal eines Reitpferdes.

Rennen über die klassischen Distanzen von einer Meile (1609 m), anderthalb Meilen (2414 m) und einer Meile, sechs Furlongs (132 Yards, 2937 m) werden auf der ganzen Welt auf „Turf"- (Gras-)bahnen gelaufen. Die Form der Rennbahnen ist unterschiedlich, was vor allem die Bögen, die Gesamtlänge und die Länge der Einlaufgeraden angeht. Die Mehrzahl

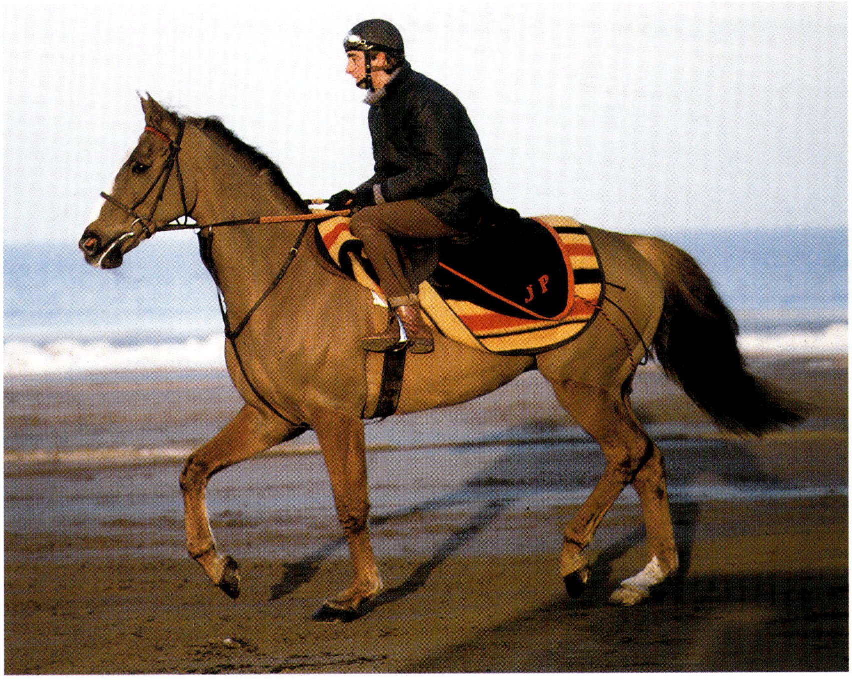

„Dogtrotting« am Strand von Deauville

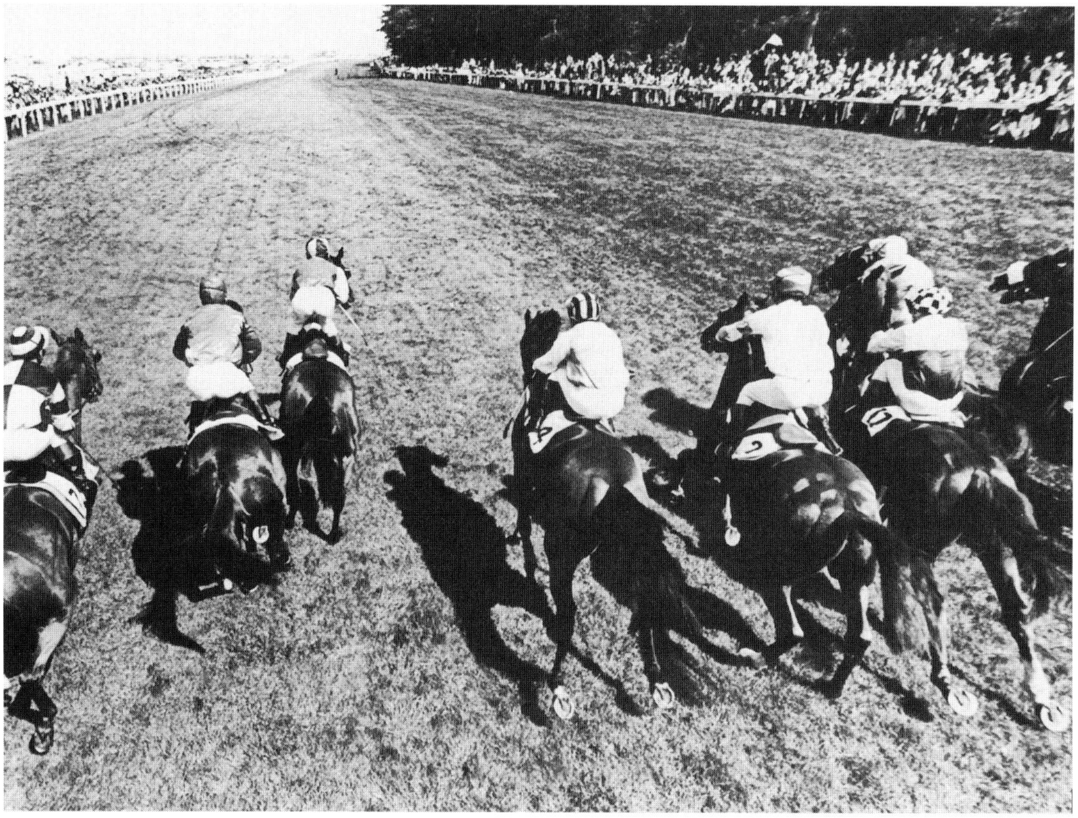

Start zum Derby 1977, das Lester Piggott mit The Minstrel gewann (Ausschnitt, der die Weite der Derbybahn zeigt).

der Bahnen ist oval, doch gibt es birnenförmige, dreieckige, wie eine Schlinge oder eine Acht geformte, U-förmige Kurse etc. In Newmarket gibt es eine Einlaufgerade von einer Meile Länge. Manche Bahnen enthalten nicht unbeträchtliche Niveauunterschiede, auf- und absteigende Strecken oder langgestreckte, sanfte Bodenwellen. Viele Rennen werden auf der linken Hand gelaufen. Aber mehrere der bedeutendsten englischen Bahnen, wie zum Beispiel Royal Ascot und Newmarket, sind rechtshändig.

Der erkennbar andere, kleinere, kleinrahmigere, enorm muskulöse Vollblut-Typ ist in den USA entstanden. Er ist das logische Ergebnis der dortigen Sprintrennen, die meist bei Flutlicht auf den zahlreichen kleinen, ovalen, tischebenen 1600-m-Dirt-Track-Bahnen meist über Distanzen von fünf bis sieben Furlongs (1005–1407 m) ausgetragen werden. Bis zu einem gewissen Grade erinnert dieser Typ an den des amerikanischen Quarter Horse, der sich funktionell an die extrem kurzen Sprintdistanzen (von einer Viertelmeile, 404 m) angepaßt geformt hat.

Schließlich gibt es noch den allerdings heute recht selten gewordenen „National Hunt"-Typ, der speziell für den sogenannten „illegitimen" Sport, den Sport „zwischen den Flaggen", wie er auch genannt wird, also den Steeplechase oder Jagdrennsport gezüchtet wird. Typmäßig ist er im allgemeinen „workmanlike", eine große, vergröberte, knochenstarke Version des klassischen Stehertyps. Er war stets eigentlich nur ein Gewächs der Britischen Inseln und mehr oder weniger auf sie beschränkt. Er ist ausgesprochen spätreif und gedeiht nur auf sehr kalkreicher Scholle, wie sie vor allem Irland bietet.

Während die beiden erstgenannten Typen in der Regel schon zweijährig ihre ersten Rennen bestreiten, und die für den klassischen Sport gezüchteten Pferde den Höhepunkt ihrer Rennlaufbahn dreijährig, die extremen Steher, die über weite Distanzen laufen, ihn vier- oder fünfjährig erreichen, betreten die Steepler meist erst im Alter von drei oder vier Jahren zum erstenmal die Rennbahn.

In den klassischen Rennen sind ausschließlich Hengste und Stuten startberechtigt, während in Handicaprennen, die mit einem Gewichtsausgleich entsprechend den bisher gezeigten Rennleistungen gelaufen werden, auch Wallache starten dürfen. In den verschiedenen Hindernisrennen, den Hurdle- (Hürden)-Rennen, den Point-to-Point-Rennen und den eigentlichen Steeplechases (Jagdrennen), starten fast nur Wallache und Stuten; Hengste sind hier außerordentlich selten.

Neben seiner Eignung für den Rennsport ist das Vollblutpferd das leichte, elegante Reitpferd par excellence. Es eignet sich in seinen besten Exemplaren, von den Rennen abgesehen, hervorragend als Jagd-, Distanz-, Military-, Spring- oder Dressurpferd. Zahlreiche Vollblüter haben es in der Military, im Springen und in der Dressur zu Medaillenrängen bei Europa- und Weltchampionaten und Olympischen Spielen gebracht. Der in Chile gezogene Vollblüter *Huaso* stellte 1949 den bis heute (1998) bestehenden Hochsprung-Weltrekord auf.

Die Rasse zeichnet sich aus durch Ausdauer und Härte, Intelligenz, hohe Lern- und Leistungsbereitschaft und Lern- und Leistungsfähigkeit. Wegen seines gelegentlich sehr lebhaften, eifrigen, heißen Temperaments und seines nicht immer einfachen Charakters benötigt der Vollblüter einen einfühlsamen, routinierten Reiter mit guter Balance und gefühlvoller Hand.

Was Haltung, Pflege und Fütterung angeht, so ist das Vollblutpferd recht anspruchsvoll. Bei relativ gerin-

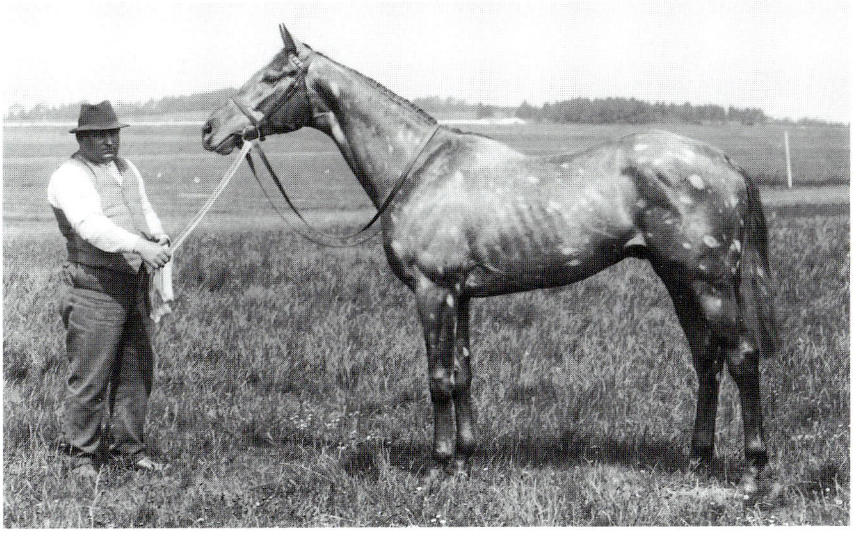

„The Spotted Wonder", The Tetrarch (oben), geb. 1911 (v. Roi Herode – Bona Vista), gezogen in Irland, war vermutlich eins der schnellsten Rennpferde, die je gelebt haben. Obgleich ein sehr fauler Deckhengst, erlangte er großen Einfluß auf die Zucht, vor allem über seine von dem Aga Khan gezogene Tochter Mumtaz Mahal (unten), geb. 1921, aus e. Tochter von Sundridge, und seinen Sohn Tetratema. Mumtaz Mahals Enkel Nasrullah war der einzige Hengst, der die Liste der erfolgreichsten Vaterpferde in Großbritannien und den USA anführte.

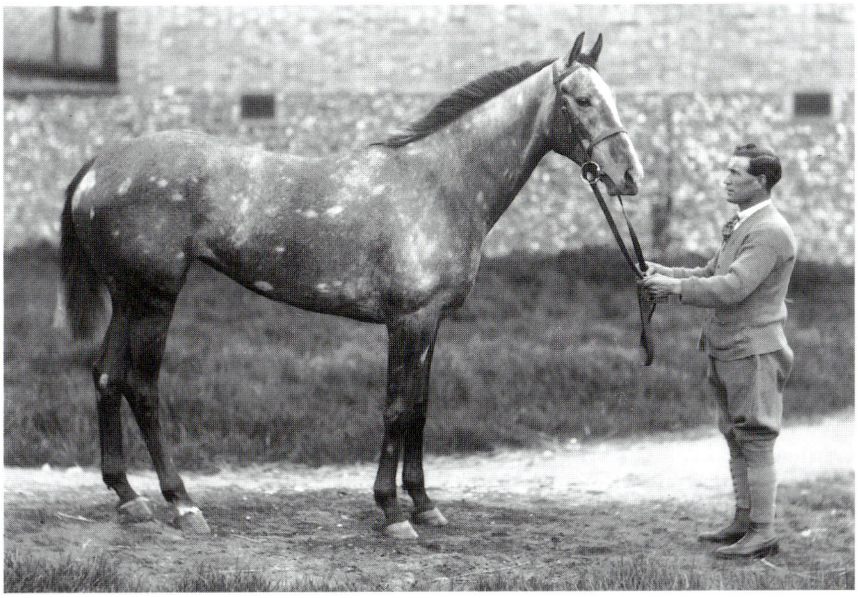

gem Rauhfutterbedarf benötigt es wegen seines hohen Grundumsatzes, vor allem bei härterer Beanspruchung, viel und qualitativ hochwertiges Kraftfutter.

Durch seine hohe Zuchtkonstanz, die Fähigkeit, sowohl seine interieuren als auch seine exterieuren Werte weiterzugeben, stellt das Vollblut die wichtigste, wahrhaftig unentbehrliche Veredlerrasse zur Verbesserung der Reitpferdeeigenschaften sämtlicher Warmblutzuchten dar. Wie *Gustav Rau* in seinem Buch DIE REITKUNST DER WELT AN DEN OLYMPISCHEN SPIELEN 1936 (Berlin 1937) sehr zutreffend schreibt: „Keine Warmblutzucht kann auf Dauer ohne Zufuhr von Vollblut auskommen."

EXTERIEUR:

Der klassische Vollblut-Typ ist ein wohlproportioniertes, hochedles Reitpferd mit trockener Textur und vorzüglich ausgebildeter, nirgendwo überladener Muskulatur. Das Format ist langrechteckig; das Pferd „steht über viel Boden". Die optimale Winklung der großen Körperhebel macht eine extreme Bemuskelung unnötig. Dadurch entsteht der Eindruck großer körperlicher Harmonie.

Der Kopf ist klein bis mittelgroß, edel, trocken, mit großen, lebhaften Augen und weiten Nüstern, die Ohren im allgemeinen gut angesetzt; in einigen Blutlinien sind sie etwas weit gestellt, mit einer Tendenz zu „Bam-

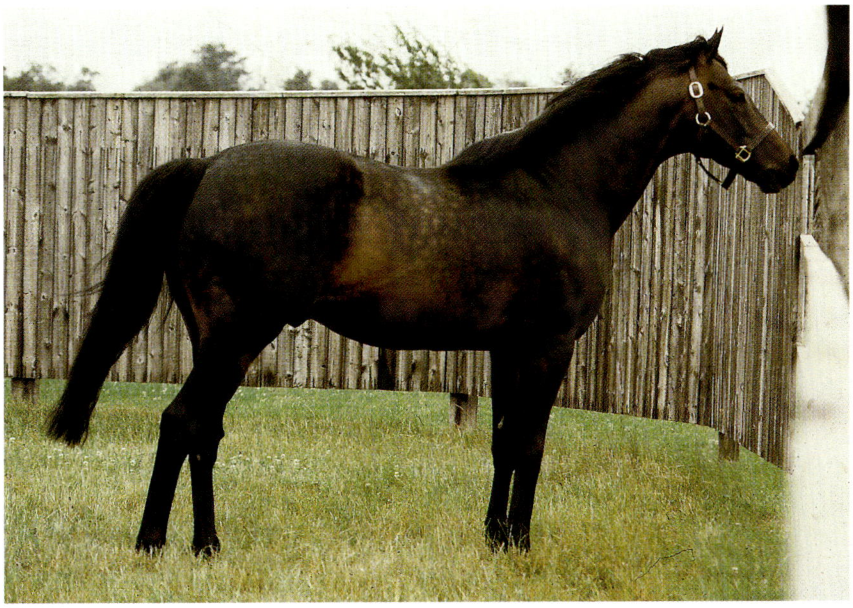

Mill Reef, geb. 1968 in den USA (v. Never Bend - Princequillo), stand nach seinem Sieg im Prix de l'Arc de Triomphe lange im Britischen Nationalgestüt in Newmarket, wo er sich züchterisch so bewährte, daß man ihm eine Bronzestatue errichtete.

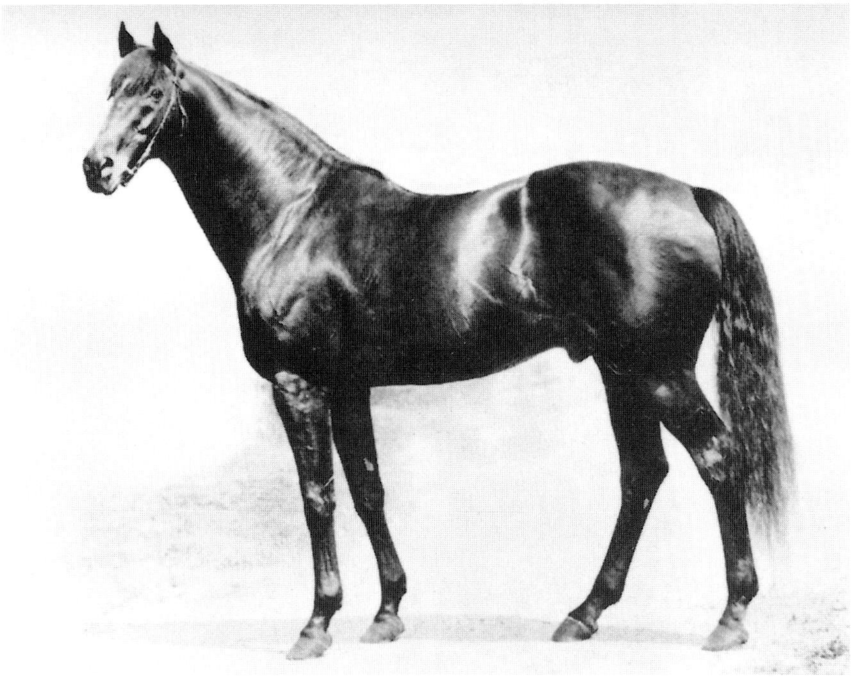

Phalaris, geb. 1913 (v. Polymelus – Sainfoin), hatte das Pech, 1916, also mitten im Ersten Weltkrieg, auf dem Höhepunkt seiner Karriere und seiner Rennform zu sein. Er lief nur in Newmarket und bekam keinerlei Chancen außer in Sprintrennen, obgleich seine Kapazität mit Sicherheit für Klassische Distanzen gut gewesen wäre. Im Gestüt seines Züchters, Lord Derby, wurde er einer der besten Beschäler. Er brachte unter anderem die Vollbrüder Pharos und Fairway.

melohren". Eine gerade Profillinie ist die Regel; gelegentlich finden sich deutlich konkave (arabisiert scheinende) oder konvexe Profile. Der Hals ist lang, gut angesetzt und getragen, oft schön geschwungen, mit leichtem Genick; manchmal finden sich etwas volle Ganaschen und gerade Hälse. Die ideale Schulterformierung mit dem hohen, weit in den Rücken auslaufenden Widerrist bietet eine vorbildliche Sattellage. Die Brust ist relativ schmal, gewährt jedoch aufgrund ihrer oft enormen Gurttiefe reichlichen Raum für das Herz, das deutlich größer ist als bei anderen Pferderassen, und die hinsichtlich ihrer Kapazität ebenfalls recht viel größere Lunge. Die Flanken sind im Training oft recht aufgezogen.

Der tragfähige, elastische Rücken weist eine kräftige Bemuskelung auf und geht über eine oft geradezu ideal geformte Lendenpartie in die lange, geneigte, gut bemuskelte Leistungskruppe über. Die langen Sitzbeinmuskeln sind erkennbar ausgeprägt. Der Körper wird getragen von vier wohlbemuskelten, außerordentlich trockenen, gelegentlich etwas eng und vorn leicht zehenweit gestellten Gliedmaßen mit langer, elastischer Fesselung und runden, manchmal recht flachen und eher großen Hufen. Die Vorderfußwurzeln können in einigen Fällen etwas ausdruckslos sein. Auch die Einschienung der Sprunggelenke ist nicht immer tadelsfrei; Hasenhacken kommen gelegentlich vor.

Von dem klassischen Typ weicht der kleinere Sprintertyp ab. Er breitet sich aufgrund des zunehmenden amerikanischen Einflusses auch in Europa mehr und mehr aus. Der Körper ist von kurzen Konturen begrenzt; er fällt auf durch seine Muskelfülle. Der Kopf ist gewöhnlich recht edel, oft mit etwas konkavem Profil. Der Hals, von mäßiger Länge, eher kurz, kann gerade, tief angesetzt, mit ausgeprägtem Unterhals sein. Die Schulter ist nicht selten recht steil, dabei mächtig bemuskelt; sie kann geradezu beladen wirken. Der kurze, starke Rücken geht über eine ebenfalls starke Lende in eine häufiger leicht überbaute, breite, enorm bemuskelte, abschüssige Kruppe mit stark ausgebildeter langer Sitzbeinmuskulatur („Hosen") über. Die Gliedmaßen sind relativ stark, vorn oft unterständig. Auffallend sind die

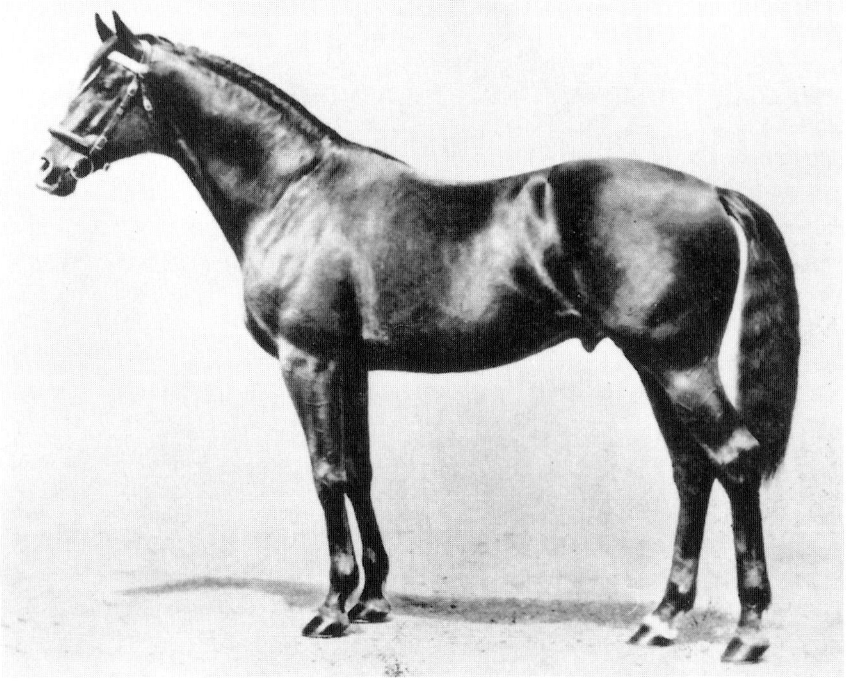

Hurry On, geb. 1913 (v. Marcovil – Sainfoin). Der in sechs Rennen ungeschlagene Hengst, St.-Leger-Sieger, war eines der körperlich größten und mächtigsten Rennpferde aller Zeiten. Er maß 17 Hands (ca. 173 cm) und hatte ein Röhrbeinmaß von 9 Inches (ca. 23 cm). Er war berufen, die Linie des auf Godolphin Barb zurückgehenden Mat'chem fortzusetzen.

geraden Hinterbeine, die geradezu ein Typmerkmal darstellen.

Der Hunter-Chaser-Typ ist eigentlich nur eine weniger edle, deutlich gröbere, große Ausgabe des Steher-Typs, mit langen Linien und starkem Fundament, an dem kräftige Gelenke, kurze Röhren und große, gut geformte, runde Hufe auffallen.

Die Haut des Vollblüters ist dünn, das Unterhautbindegewebe wenig ausgebildet, das Deckhaar fein, wodurch der Eindruck einer außerordentlich trockenen Textur entsteht und sich bei Anstrengungen das Unterhautvenengeflecht deutlich abzeichnet. Das Langhaar ist ebenfalls fein.

Die Farben der Vollblut-Rasse sind hauptsächlich Braun, von Hellbraun bis Dunkelbraun, Rappe Schwarzbraun, und Fuchs in verschiedenen Farbabstufungen. Falben und Isabellen oder gar Schecken kommen nicht vor. Dagegen sind weiße Abzeichen, auch größere, vor allem bei den Füchsen, häufig. Die Widerristhöhe der Steher und Hunter Chaser liegt bei 160 bis 168 cm Stockmaß, nicht selten auch darüber. Die Flyer oder Sprinter sind selten über 165 cm, öfter dagegen unter 160 cm Stockmaß hoch.

MECHANIK:
Der Schritt des klassischen Vollblutpferdes ist lang, aus der Schulter heraus mit weitem Übertritt von hinten, mehrere Huflängen über die Spur des Vorderhufes hinaus. Der Trab ist ebenfalls lang, meist flach, niemals prahlend mit aufwendiger Aktion. Der Galopp wirkt mühelos, leicht, federnd elastisch mit gewaltigem Raumgriff. Die große Galoppade kann bei der Nutzung als Reit- und Springpferd gelegentlich Probleme bei der Versammlung, in engen Wendungen oder dem Sich-Verkürzen vor einem Hindernis beziehungsweise in Kombinationen mit sich bringen.

Das Springvermögen ist, was das absolute Vermögen angeht, oftmals weit überdurchschnittlich, wie man bei der Überwindung der formidablen Hindernisse auf den Jagdrennbahnen (zum Beispiel in der „Grand National", Liverpool) sehen kann, wo die Pferde Sprünge von 1,80 bis 2,00 Metern Höhe beziehungsweise 8,00 bis 10,00 Metern Weite und mehr überwinden. Das Springen eines Turnierparcours dagegen wird nicht selten, vor allem heute, da die Bahnen so hohe technische Anforderungen stellen, durch eine schwer oder gar nicht verbesserbare Vorderbeinstechnik (Hängebein) und/oder mangelhafte Bascule aufgrund fehlender Rückentätigkeit, ein dadurch bedingtes „Sich-nicht-Öffnen-Können" sowie ein „Sich-nicht-verkürzen-Können" beeinträchtigt. Der Bewegungsablauf des Sprunges in Hindernisrennen weicht deutlich von dem in einem Springparcours ab.

Beim Sprinter können Schritt und Trab oft recht gebunden sein. Der Galopp ist kurz, jedoch rasant und rasch repetierend und kann gewissermaßen direkt aus dem Stand entwickelt werden. Durch den kürzeren Galoppsprung fällt es dem Sprintertyp leichter, in den engen Bögen zu wenden und die Balance zu halten, als den Stehern, die durch ihren langen Galoppsprung unter Umständen weit hinausgetragen werden und leicht „die Füße verlieren".

ZUCHT:
Im Mutterland der Vollblut-Zucht, auf den Britischen Inseln, ist Pferdezucht seit jeher ausschließlich privat betrieben worden. Das trifft auch für die Vollblut-Zucht zu. Sie ist das Ergebnis privater Initiative und privaten Wettbewerbs. Ja, eigentlich muß man den Wettbewerb als die Haupttriebfeder ansehen. Das gilt für die Rennen nicht minder als für die Zucht.

Ein wichtiges Element dabei sind die Wetten, ohne die gedeihliche Vollblut-Zucht und Rennen nicht existieren könnten. Dabei geht es gar nicht so sehr um die aus den Wettsteuern gespeisten Rennpreise. Sie ließen sich sicher auch auf andere Weise aufbringen. Aber, während Züchter und Besitzer sich selbstverständlich automatisch mit ihren Pferden identifizieren und deren Leistungen mit Spannung verfolgen, gelingt es nur über das Medium der Wetten, die breite Öffentlichkeit dazu zu bringen, sich für die einzelnen Pferde und den Verlauf der Rennen zu interessieren.

Nicht nur alles, was Zucht und Training auf den Inseln angeht, ist ausschließlich privat organisiert. Auch die gesamte Organisation und

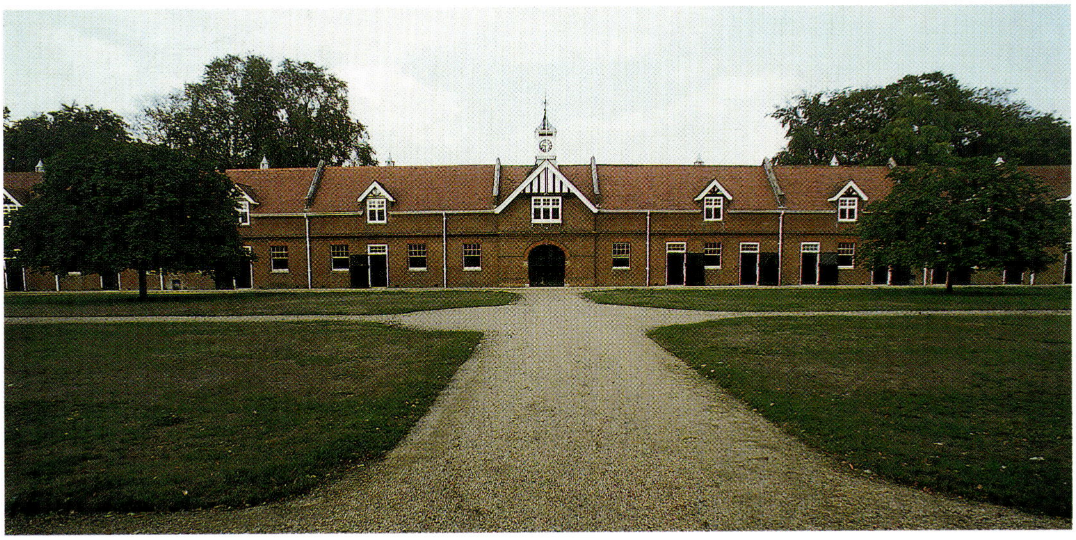

Stanley and Woodland Stud, das Vollblut-Gestüt von Lord Derby

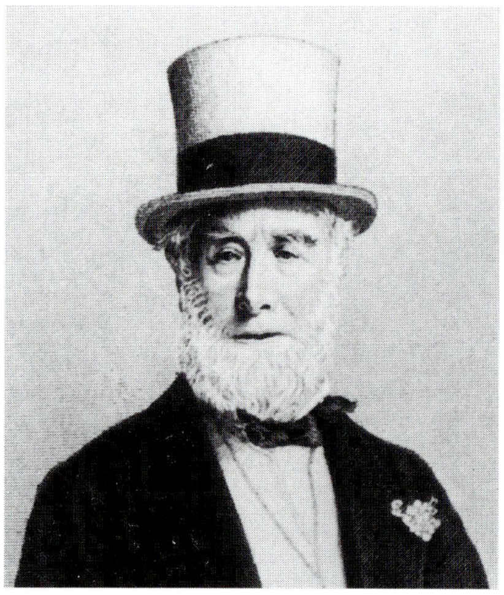

James Weatherby, seit 1770 offiziell bestallter Verwalter des Match Books, begründete das General Stud Book, dessen ersten Band er 1791 herausgab.

Administration erfolgt privat. Tragende Körperschaften sind der Jockeyclub und die Firma Weatherby. Der Jockeyclub ist die erste und älteste Rennsportinstanz. Er ist um etwa 1750 aus einem losen Kreis von Rennsportenthusiasten hervorgegangen und beruht, wie vieles in Großbritannien, nicht auf einer Gesetzesgrundlage, sondern ist aus Gewohnheit und Bewährung gewachsen. Seinen entscheidenden Ausbau und seine innere Organisation verdankt er dem berühmten „Diktator des Turfs" *Admiral John Henry Rous*, der von 1846 bis 1877 sein Präsident war.

Heute besteht der Jockeyclub aus etwa 50 repräsentativen Fachleuten aus der ganzen Welt, von denen 15 auf Honorarbasis arbeiten. Er fungiert nicht nur als oberste Instanz von Rennsport und Vollblut-Zucht in Großbritannien und Irland, sondern auch als stillschweigend anerkannte Autorität für alle Länder der Erde, in denen Vollblut-Zucht und -Rennen betrieben werden.

Der Jockeyclub besitzt drei Stewards, alle drei Mitglieder des Clubs, die die Exekutive darstellen. Sie können Geldstrafen verhängen, Lizenzen erteilen oder einziehen, Nennungen ablehnen, alle Daten der Rennveranstaltungen festlegen, Untersuchungen anstellen, unerwünschten Personen das Betreten von Newmarket Heath verbieten etc. Die Stewards amtieren jeweils drei Jahre. Jedes Jahr scheidet einer von ihnen aus und nominiert seinen Nachfolger mit Zustimmung der anderen Clubmitglieder. Der Steward, der im letzten Jahr vor seinem Ausscheiden amtiert, wird als der Senior Steward bezeichnet. Der Sitz des Jockeyclubs ist London.

Die andere wichtige Instanz ist die Firma Weatherby & Sons, die seit seiner Gründung das General Stud Book für Vollblut-Zucht auf den Britischen

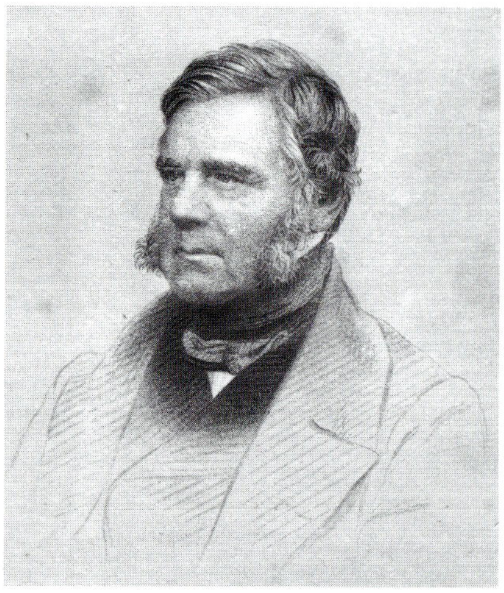

Admiral John Henry Rous (1795–1877), der sogenannte „Diktator des Turfs". Während seiner Amtszeit als Administrator des Rennwesens reinigte er den Galopprennsport von allen üblen Machenschaften des Wettbetrugs mit untergeschobenen Pferden, Bestechungen der Jockeys, Manipulationen an den Pferden etc., die die gesamte Rennszene in ein sehr zweifelhaftes Licht in der Öffentlichkeit gebracht hatten.

Inseln auf rein privater Basis (es ist Firmeneigentum), aber selbstverständlich in Abstimmung mit dem Jockeyclub, führt und überwacht. Die Firma Weatherby veröffentlicht ebenfalls den Rennkalender, den der Jockeyclub um die Mitte des 19. Jahr-

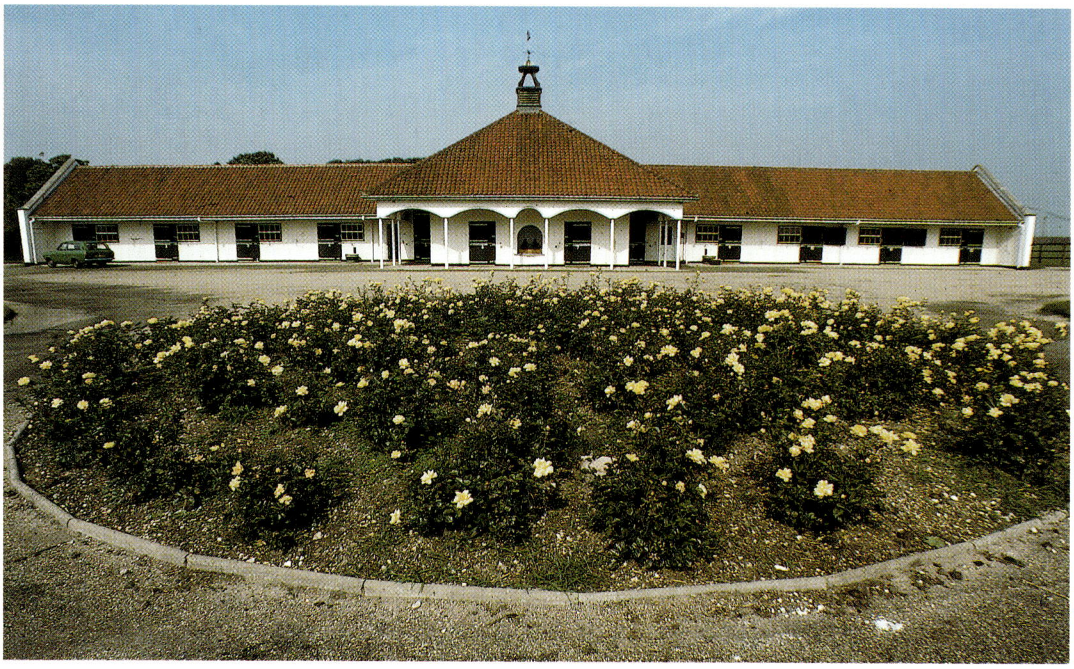

Stutenstall des British National Stud. Das im Ersten Weltkrieg durch eine Stiftung Lord Wavertrees an den britischen Staat gefallene, ursprünglich in Irland beheimatete Gestüt hat seit 1963 seinen Standort in Newmarket. Seitdem ist es ein reines Pensionsgestüt für fremde Stuten, die dort hinkommen zum Abfohlen und zur Wiederbedeckung.

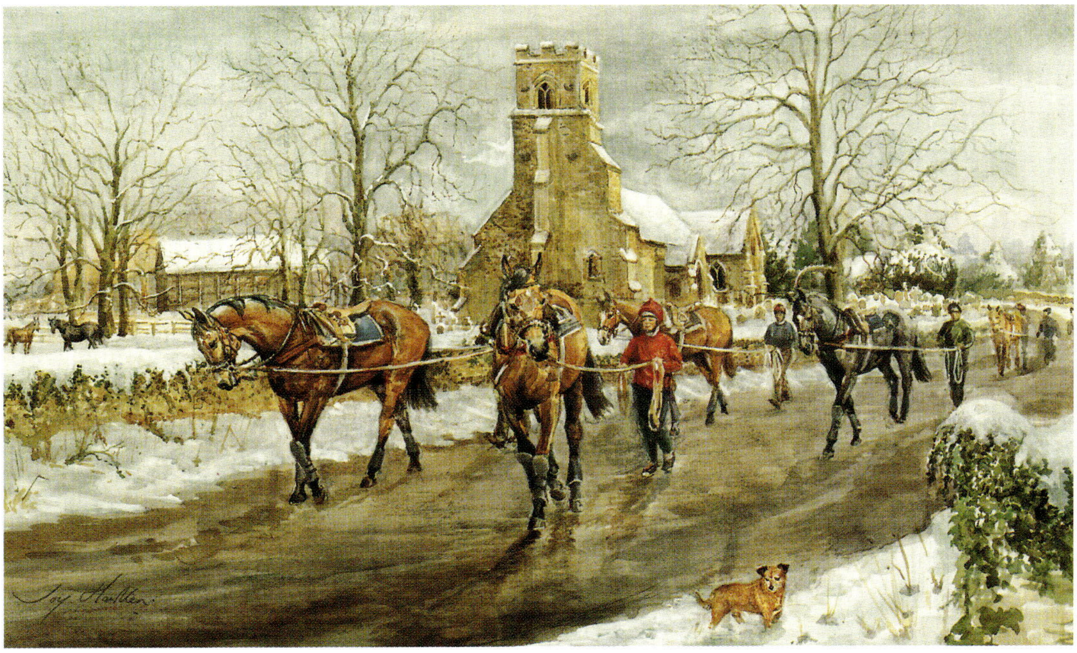

„Mouthing": Stalleute gewöhnen die im Herbst in den Rennstall gekommenen Vollblut-Jährlinge mit Hilfe der Doppellonge an das Gebiß. Winterliche Szene bei Herringswell, Newmarket. Gemälde von Joy Hawken

hunderts von ihr gekauft hatte. Der Rennkalender erscheint wöchentlich und bringt Jockeyclub-Verlautbarungen, Ausschreibungen für Flach- und Hindernisrennen, Nennungsschlüsse, Gewichte und Gewichtserlaubnisse für Handicaps, Zeiteinteilungen von Rennveranstaltungen, Reugelderklärungen, registrierte Namen, Namensänderungen, Teilhaberschaften, Rennfarben, Besitzwechsel, Deckanzeigen für Hengste, Annoncen für Auktionen etc. Der Sitz von Weatherby ist ebenfalls London.

Vollblutpferde werden in Großbritannien und Irland nahezu überall gezüchtet, wo Boden und Klima es zulassen. Die größten und meisten Gestüte liegen um Newmarket; hier befindet sich auch das British National Stud. In Irland konzentriert sich das Zucht- und Sportgeschehen um den Curragh im Co. Kildare; dort, in Tully liegt auch das irische Nationalgestüt.

Die Vollblut-Rasse war zwar ursprünglich eine rein englische Schöpfung. Inzwischen ist sie aber über die ganze Welt verbreitet und wird in über 50 Ländern der Erde gezüchtet, wo immer es der Boden und die klimatischen Verhältnisse erlauben und es nicht durch bestimmte endemische Seuchen (wie zum Beispiel in Zentralafrika) unmöglich gemacht wird.

In sehr vielen Ländern ist die Vollblut-Zucht analog dem britischen Vorbild rein privat organisiert. In einer Reihe von Ländern jedoch, allen voran in Frankreich, wird sie von der staatlichen Gestütsverwaltung straff organisiert und geleitet. In Frankreich unterstehen Zucht und Rennwesen nicht dem Jockeyclub, der nur repräsentative Funktionen ausübt, sondern der staatlichen „Société d'Encouragement pour l'Amélioration des Races de Chevaux en France". Sie versieht Legislative und Exekutive von Sport und Zucht. Das französische Vollblut-Gestütbuch wurde 1833 aufgrund königlichen Dekrets eingerichtet. Die bedeutendsten Vollblut-Gestüte Frankreichs liegen in der Normandie, die sich aufgrund ihres kalkreichen Bodens und maritimen, durch den Golfstrom milden Klimas für die Pferdezucht besonders eignet.

In den Vereinigten Staaten von Amerika wird die Zucht ebenso wie der Sport ziemlich dezentralisiert verwaltet, entsprechend dem föderativen Aufbau des Landes. Der erst 1890 in New York als Kontrollorgan gegründete Jockeyclub wurde 1950 durch Bundesgerichtsurteil aller zentralen Handlungsbefugnis beraubt. Seitdem liegt alle Legislative und Exekutive bei den Rennkomitees der einzelnen Staaten. Lediglich das 1868 von *Colonel Sanders D. Bruce* eingerichtete Vollblut-Gestütbuch wird auch weiterhin zentral vom Jockeyclub betreut. Das Haupt-Vollblutzuchtgebiet der USA war lange Zeit das „Blue-Grass"-Land Kentucky, wo sich um Lexington herum bis heute eine größere Zahl der bedeutendsten Gestüte befindet. Jedoch haben sich, hauptsächlich seit dem Zweiten Weltkrieg, auch andere Staaten auf dem Gebiet der Vollblut-Zucht profiliert, allen voran Kalifornien und Florida.

In Deutschland war die Funktion des Jockeyclubs, der hier den Namen „Union Club" trägt und 1867 gegründet wurde, nach dem Ersten Weltkrieg (1919) auf die sogenannte „Oberste Behörde für Vollblut-Zucht und Rennen" übergegangen. Nach dem Zweiten Weltkrieg wurde an Stelle der „Behörde" (1947) das „Direktorium für Vollblut-Zucht und Rennen" in Köln gegründet.

In der ehemaligen DDR lag die Betreuung der Vollblut-Zucht und der Rennen bei der „Zentralstelle für Pferdezucht beim Ministerium für Land-, Forst- und Nahrungsgüter der DDR" in Berlin.

Die Mehrzahl der deutschen Vollblut-Gestüte liegt in Westdeutschland, vor allem in der Rheinebene. Das ehemalige deutsche Vollblut-Nationalgestüt Graditz, bei Torgau an der Elbe, befand sich seit Kriegsende auf DDR-Gebiet und untersteht seit der Wiedervereinigung der Länderhoheit von Sachsen.

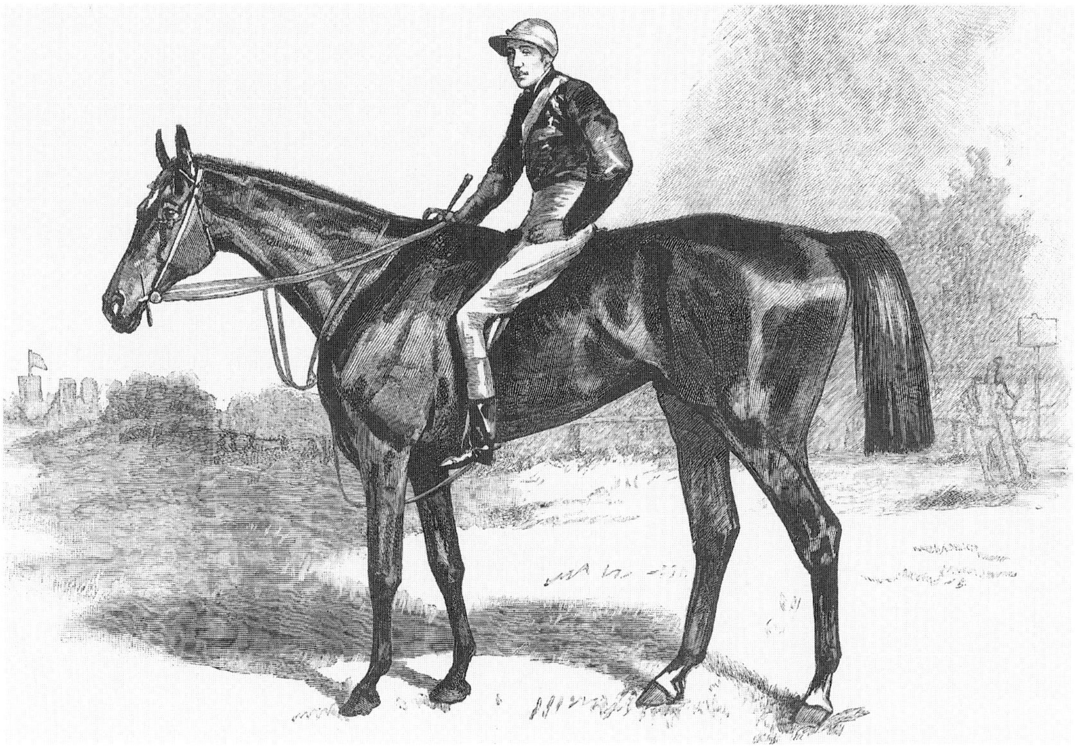

Fred Archer, (1857–1886), einer der erfolgreichsten Jockeys aller Zeiten, 13mal englischer Championjockey. Ritt 8084 Rennen. Er beging Selbstmord, als er sein Renngewicht nicht mehr halten konnte. Er ritt unter anderem St. Simon in allen seinen Rennen. Hier reitet er Rinting.

GESCHICHTE:
Die Pferde der keltischen Bevölkerung der Britischen Inseln wurden von *Caesar* und seinen Zeitgenossen sowie späteren römischen Schriftstellern als besonders schnell und ausdauernd gerühmt. Sie waren vermutlich die Vorläufer der späteren Galloways und Hobbies, die während des Mittelalters für die Galopprennen verwendet wurden.

Pferderennen als Sport haben in Großbritannien historische Wurzeln, die mindestens in die Zeit der römischen Besatzung zurückreichen. *Caesar* landete in Britannien schon 55/54 v. Chr., die Eroberung erfolgte jedoch erst durch *Claudius* ab 43 n. Chr.; die Besatzung dauerte bis zum Anfang des 5. Jahrhunderts. Damals sollen zum Beispiel in York schon Rennen veranstaltet worden sein. Als kultische Veranstaltung gehen die Rennen sicher bis auf die Zeit der Besiedlung der Inseln durch die Kelten zurück. Mehr oder weniger genau erfaßt ist jedoch die Geschichte der Rennen und der Rasse, die wir mit ihnen in Verbindung bringen, die „Thoroughbred"-Rasse (Vollblut-Rasse), erst seit rund vierhundert Jahren.

Die Pferde, die in der Frühzeit des Rennsports verwendet wurden, waren vor allem die Galloways, eine schnelle Ponyrasse, die in der Grenzregion von Schottland und Nord-England gezüchtet wurde, sowie eine ihnen weitgehend entsprechende Pferde- beziehungsweise Ponyrasse in Irland, die „Hobby" genannt wurde. Diese beiden Rassen bildeten den Grundstock der Rennpferdezucht vermutlich seit der Keltenzeit bis zum Ende des Mittelalters.

Zu Smithfield bei London, dem damals größten Pferdemarkt Englands, fanden zur Zeit *Heinrichs II.* („Kurzmantel", 1133–1189) an den Markttagen Rennen statt. Unter *Heinrich VIII.* (1499–1558) wurde auf dem Roodey von Chester, wo bis heute Rennen abgehalten werden, um die „Chester Vase" gekämpft. Eigens für Galloways ausgeschriebene Rennen gab es

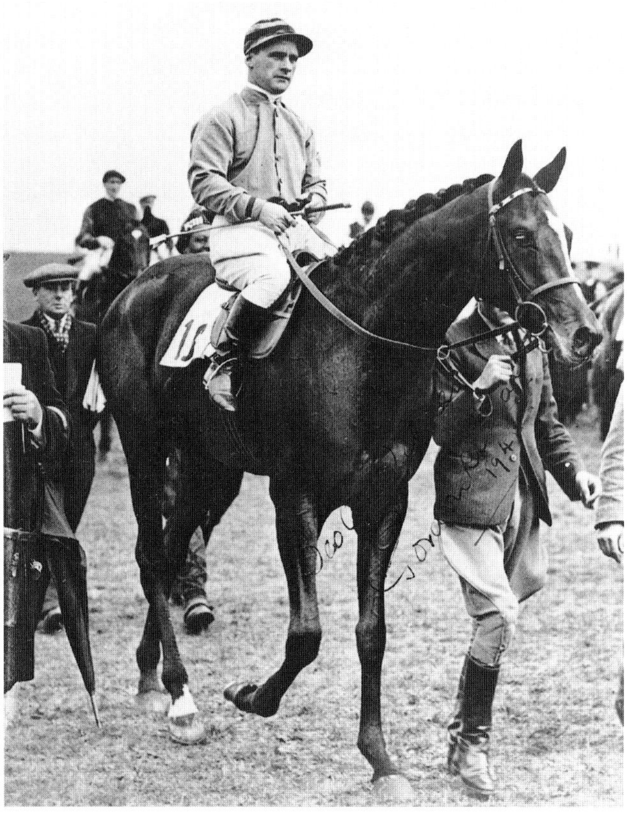

Sir Gordon Richards, geb. 1904, wurde 1953 als erfolgreichster und zugleich erster professioneller Jockey geadelt. Er war 26mal britischer Championjockey.

in England noch bis gegen Ende des 18. Jahrhunderts. Allerdings hatte sich damals schon die Bedeutung des Namens soweit gewandelt, daß er nun alle Rennponies bis 13 Hands (132 cm) Stockmaß umfaßte und nicht mehr eine bestimmte Rasse bezeichnete.

Um 1600 war die heimische Pferdezucht bereits über längere Zeit bis zu einem gewissen Grade durch importierte Pferde beeinflußt, die schon seit dem 9./10. Jahrhundert ins Land gekommen waren und deren Zustrom sich in der Folge verstärkte. Viele dieser Pferde waren iberischer Herkunft. Von *Wilhelm dem Eroberer* (1027–1087) wird berichtet, daß er ein großer Bewunderer der spanischen Pferdezucht war. Doch ist anzunehmen, daß in der ersten Zeit nach der Eroberung durch die Normannen auch Normänner-Pferde aus deren kontinentalen Gestüten nach England hereinkamen.

Während den Zeiten der Tudors im 15. bis 17. Jahrhundert und der Stuarts im 17. Jahrhundert fanden hauptsächlich Importe von Pferden spanischer und italienischer Herkunft statt. Es waren gewöhnlich Angehörige von Rassen, die aus der Kreuzung von bodenständigem europäischem Zuchtmaterial mit Berbern beziehungsweise Orientalen hervorgegangen waren.

Bis zum Ausbruch des Civil War in England 1642 waren die königlichen Gestüte zu Hampton Court (in Middlesex), Malmesbury, Eltham (in Kent) und Tutbury (in Staffordshire) die besten und bedeutendsten des Landes, wie aus einem Bericht des neapolitanischen Hofstallmeisters *Prospero d'Osma* aus der Zeit *Queen Elizabeths I.* zu erfahren ist.

Nach der Enthauptung *König Charles I.* 1649 und der Ausrufung der Republik wurden die Royal Studs auf Befehl des Lordprotektors *Oliver Cromwell* (1599–1658) aufgelöst, das wertvolle Zuchtmaterial in alle Winde zerstreut. Immerhin ist eine Inventarliste von Tutbury vor der Auflösung erhalten geblieben. Sie zählt 140 Pferde auf, darunter 38 Mutterstuten. Unter den Stuten waren zwei, die *Black Morocco* hießen, eine, die *Young Morocco* und eine, die einfach nur *Morocco* hieß – Anhaltspunkte für ihre vermutete Berber-Abstammung. Sechs Stuten führten in ihrem Namen das Anhängsel „Newcastle", was darauf hindeutet, daß sie von Hengsten des *Duke of Newcastle* stammten, eines der größten Gestütseigner seiner Zeit. Es ist bekannt, daß der Herzog ein begeisterter Anhänger der spanischen und der Berberrasse war.

Unter *Cromwell* erlitt die Rennpferdezucht einen erheblichen Rückschlag, da Rennen und Rennwetten aus religiösen Gründen mehrfach als unmoralisch verboten wurden.

Während der Zeit, als Tanger unter englischer Herrschaft stand, unter die es 1661 als Brautschatz der portugiesischen Infanta *Katharina Bragança* bei ihrer Vermählung mit *Charles II. Stuart* gekommen war, kam es bis zu der kostenbedingten Aufgabe des nordafrikanischen Hafens 1684, fast ein Vierteljahrhundert lang, zu recht umfangreichen Importen von Berbern aus Marokko.

Es ist heute unmöglich, die Wirkung der importierten Pferde auf die Rennpferdezucht bis zum Ende des 16. Jahrhunderts abzuschätzen. Doch darf man wohl zu Recht annehmen, daß ihr Einfluß im Süden Englands

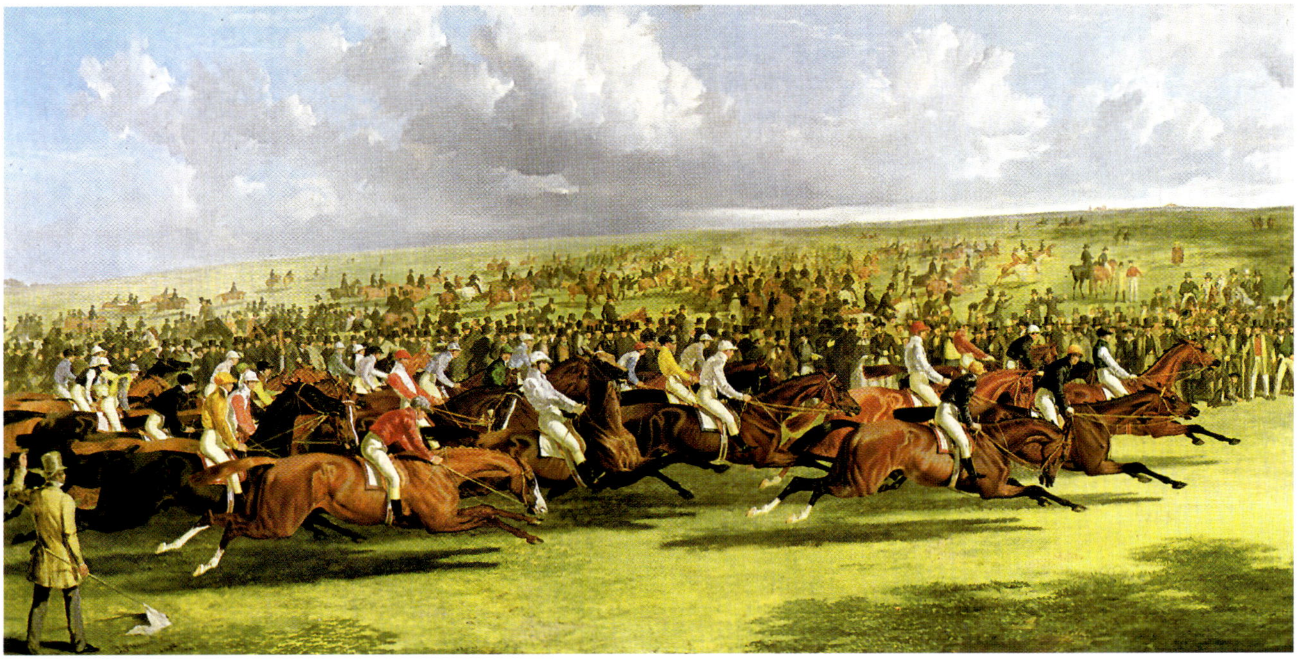

Der Start für das Derby des Jahres 1844. Das „schmutzigste Derby seiner Geschichte" wurde am 3. Mai 1844 gelaufen, nachdem der Agent Abraham Levi Goodman dem Getreidehändler Wood einen vierjährigen Hengst (Maccabeus) als den dreijährigen Running Rein untergeschoben hatte, der denn auch tatsächlich siegte. Das Komplott wurde jedoch (vor allem dank der Bemühungen von Admiral Rous) aufgedeckt, und nach der Disqualifikation von Maccabeus/Running Rein wurde der an zweiter Stelle eingekommene Orlando zum Sieger erklärt. Gemälde von John Frederick Herring (1795–1865)

weit spürbarer war als im traditionellen Zuchtgebiet des Galloway im Norden. Große Anstrengungen sind in der Vergangenheit unternommen worden, die Frage zu klären, ob der Ursprung der Rennpferdezucht und die Majorität der Vorfahren des heutigen Vollbluts autochthone Wurzeln besaßen oder aus importierten orientalischen, arabischen Quellen hervorgegangen sind.

Es bestehen seit langem zwei Schulen, die sich widersprechen: Von der einen wird die ausschließliche Abstammung vom Araber oder, etwas großzügiger, vom Orientalen behauptet und der Einfluß der heimischen Galloways- beziehungsweise Hobby-Zucht ignoriert. Die andere besteht auf einer bodenständigen Herkunft der Vollblut-Rasse und bestreitet einen maßgeblichen Einfluß orientalischen oder gar ausschließlich arabischen Blutes. Alles, was dazu vor allem im 19. Jahrhundert, aber auch noch lange ins 20. Jahrhundert hinein geschrieben worden ist, scheint mehr oder weniger spekulativ zu sein. Dazu gemachte Angaben über Prozentzahlen, wieviel arabisches, turkmenisches und berberisches Blut beteiligt gewesen sei, während kein Wort über die autochthone Rasse fällt, sind sogar ausgesprochen unseriös. Vielleicht wird es gelingen, mit Hilfe der DNA-Analysen zu neuen, verläßlicheren Erkenntnissen zu kommen.

Es ist recht bezeichnend, was *Gervase Markham*, der aus einer bedeutenden Züchterfamilie stammte, in seinem Buch HOW TO CHASE, RIDE, TRAIN AND DIET BOTH HUNTING HORSES AND RUNNING HORSES (1599) ganz allgemein über den Einfluß der Orientalen auf die Schnelligkeit der englischen Rennpferde geschrieben hat: „Was die Schnelligkeit angeht, welche Nation hat ein Pferd hervorgebracht, das das englische darin übertroffen hat? Die besten Berber, die ich in ihrer Blüte gesehen habe, sie wurden geschlagen von einem kleinen schwarzen Hobby in Salisbury. Doch dieser Hobby wurde von einem Pferd namens *Valentine* distanziert. Dieser *Valentine*, der niemals seinesgleichen im Jagdfeld oder auf der Rennbahn hatte, war ganz einfach ein englisches Pferd, sowohl von Vaters wie von Mutters Seite . . ."

Dieses Urteil wird von anderen, späteren Autoren bestätigt. *J. B. Robertsson*, einer der sorgfältigsten und zuverlässigsten Chronisten der Geschichte der Vollblut-Zucht, ist der Ansicht, daß in den 130 Jahren, die auf die Wiedereinsetzung der Monarchie nach *Cromwells* Tod und die Abdankung seines Sohnes *Richard* 1660 bis zur Herausgabe des ersten Bandes des General Stud Book folgten, nur eine sehr kleine Anzahl „orientalischer und Berber-Stuten importiert wurden und daß ein Einfluß östlich-berberischen Blutes ausschließlich über die importierten Hengste zustande gekommen ist. Das General Stud Book listet insgesamt 103 von ihnen auf."

Baron Gottlieb Biel (1792–1837), einer der beiden Brüder Biel, die die Galopprennen und die Vollblut-Zucht in Deutschland eingeführt haben, war ebenfalls nicht vom Wert der Einkreuzung von orientalischem Blut überzeugt; er war der Zeit der endgültigen Formierung des Vollblutpferdes um fast zweihundert Jahre näher als wir. In seinem grundlegenden Werk EINIGES ÜBER EDLE PFERDE (Dresden 1830) trägt er verschiedene englische Stimmen zum Einfluß der Araber beziehungsweise Orientalen zusammen. Wir lesen dort: „Mr. H. Darley sagt: ‚Merkwürdig ist es, daß seit dem Tode des *Godolphin Arabian* die Wunder aufgehört haben, und daß gar keine guten Pferde mehr von Arabischen Hengsten in England gefallen sind. Die Männer, welche so zahlreich Araber nach England noch jetzt einführen, müssen an solche Wunder glauben, und hoffen, daß sie das Große Los ziehen werden, denn sonst würden sie nicht so ungeheure Kosten daran verwenden'" und etwas weiter unten: „Mr. Ch. J. Apperley (bekannt als Verfasser unter dem Pseudonym *Nimrod*, Anm. d. Verf.) sagt: ‚Was das Arabische Blut für uns geleistet hat – ein Punkt, über den wir gar nicht einmal im Klaren sind – ist eine Sache; eine Andere aber ist es, ob es auf's Neue wieder für uns nützlich werden könnte. Das Letztere ist mehr als zweifelhaft.' "

Außerdem: „Sey es uns nun auch erlaubt, das mitzutheilen, was ein offener Widersacher der Araber, der seine Gesinnung schon mit seiner Unterschrift ‚Anti-Arab' bekräftiget, darüber bekannt gemacht hat: ‚Es ist in England anerkannt, daß das erste Produkt eines Arabischen Hengstes mit einer Englischen Stute fast immer ohne Werth ist. Das Argument derer, welche den Ursprung unserer edlen Zucht von den Arabern allein herleiten wollen, ist, daß der Vortheil, den das Pferdegeschlecht durch dieselben erhält, in der ersten Generation nicht sichtbar sey. Dieses ist eine Abgeschmacktheit, die für die jetzigen Zeiten nicht mehr paßt. Höchstens für diejenigen ist es ein Grund, welche glauben, daß, indem Lord Oxford seine Windhunde mit Bulldogs kreuzte, er dadurch dieselben verbesserte; obgleich es klar ist, daß der Vorteil der Kreutzung erst dann sich zeigte, als durch die Länge der Zeit und viele Paarungen das Blut der Bulldogs wieder gäntzlich verschwunden war. Eben so fürchte ich, daß die Wunder für die Zucht, welche man sich von solchen niedlichen kleinen Pets, wie mein Freund Sir Charles einen besitzt, erhoffte, erst nach der fünften oder sechsten Generation zum Vorschein kommen werden, wenn sein Blut durch englisches Vollblut so gut wie weggeschwemmt seyn wird.' "

Ein negatives Urteil über die importierten Orientalen fällt auch *Graf Wrangel* in seinen RASSEN DES PFERDES (1. Band, Stuttgart 1908): „Es wäre verfehlt, aus diesen imponierenden Zahlen (an importierten Orientalen, Anm. d. Verf.) den Schluß ziehen zu wollen, daß die englische Vollblut-Rasse was sie geworden ist, ausschließlich den Orientalen verdankt. Ist es doch eine über jeden Zweifel erhabene Tatsache, daß das englische Jagd- und Rennpferd des 17. Jahrhunderts auf der Bahn eher größere als geringere Schnelligkeit und Ausdauer als die besten importierten Orientalen entwickelte. Die durch das orientalische Blut bewirkte Veredlung hat somit auf einer vortrefflichen Grundlage stattgefunden, einer Grundlage, die reines Produkt der englischen Scholle gewesen.

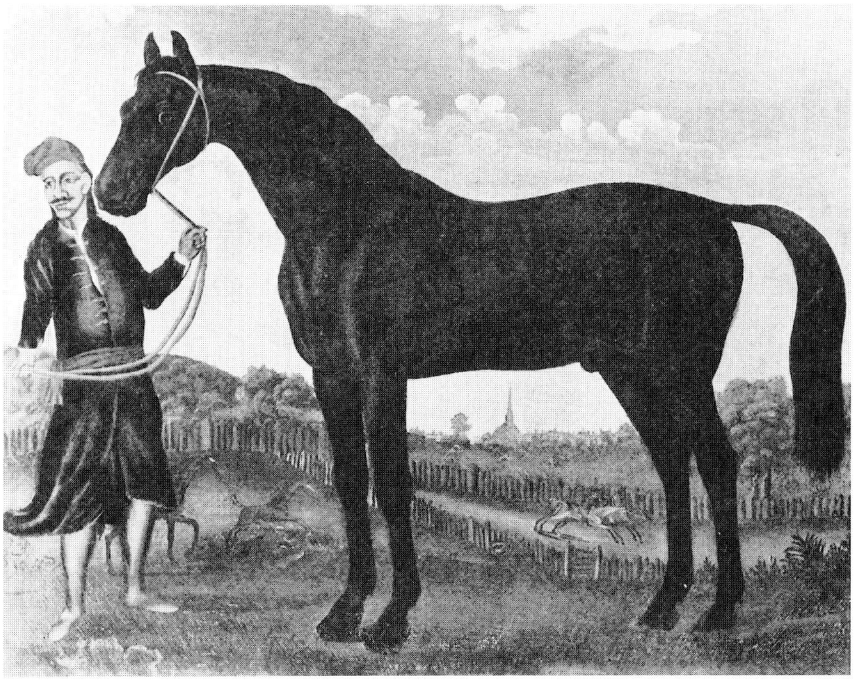

The Byerly Turk, der älteste der drei Stammväter der Vollblut-Zucht. Er soll bei der Belagerung Wiens durch die Türken erbeutet worden sein (1684) und war später Reitpferd des englischen Captains Byerly, nach dem er benannt wurde. Zeitgenössische Darstellung im Besitz des Earl of Rosebery

Außerdem bleibt wohl zu beachten, daß von den vielen importierten Orientalen nur eine verhältnismäßig geringe Anzahl namhaften oder überhaupt irgendwelchen Zuchtwert in ihrer neuen Heimat an den Tag gelegt . . . Sagen wir, um ja nicht die Verdienste der Orientalen zu knapp zu bemessen, 15 bis 20 Namen, verteilt auf den Zeitraum von 100 Jahren. Selbstverständlich dürfen auch die stattgefundenen Stutenimporte nicht unberücksichtigt bleiben. Es fragt sich nur, wie viele von diesen ‚Royal Mares' und anderen nach England eingeführten Zuchtstuten wirklich echte Orientalen und nicht Produkte verschiedenartiger europäischer Edelzuchten gewesen."

Bis in die heutige Zeit bestehende Hengstlinien konnten nur drei Orientalen begründen: *The Byerley Turk, The Darley Arabian* und *The Godolphin Barb*. Der früheste der drei genannten Linienbegründer war der hellbraune *Byerley Turk*. Er war ein Beutepferd, das *Captain* (später Colonel) *Byerley* bei der Eroberung von Buda 1686/87 den Türken abgenommen hatte. Byerley ritt ihn später als Dienstpferd unter anderem in der Schlacht am Boyne, in der er um ein Haar in Gefangenschaft geraten wäre, ehe er ihn ins Gestüt überstellte. Zuerst stand er in Middridge Grange, Co. Durham, danach in Goldsborough Hall bei York. Bei Betrachtung seines Bildes, gemalt von *John Wootton* (1677–1765), ist es vollkommen klar, daß es sich nur um einen typischen Turkmenen gehandelt haben kann, wie wir ihn heute im Akhal-Tekkiner kennen. *Byerley Turks* Linie lebt bis ins zwanzigste Jahrhundert über *The Tetrarch, Ksar, Tourbillon, Djebel* und andere bedeutende Hengste fort.

Im Jahre 1706 (das heißt während der Regierungszeit der *Königin Anna*) wurde der Stammhengst *Darley Arabian* eingeführt, wie sich durch folgenden Auszug aus einem Brief von *Thomas Darley*, dem damaligen britischen Konsul in Aleppo, belegen läßt: „Der Junghengst wurde von mir vor anderthalb Jahren angekauft mit der Absicht, ihn bei nächstmöglicher Gelegenheit an meinen Vater zu senden. Er wird Ende März, Anfang April vier Jahre alt. Seine Farbe ist Braun, sein linker Vorderfuß und beide Hinterfüße sind weiß. Er hat eine ziemlich breite Blesse. Er hat eine Widerristhöhe von etwa 15 Hands (152 cm) und gehört der angesehensten arabi-

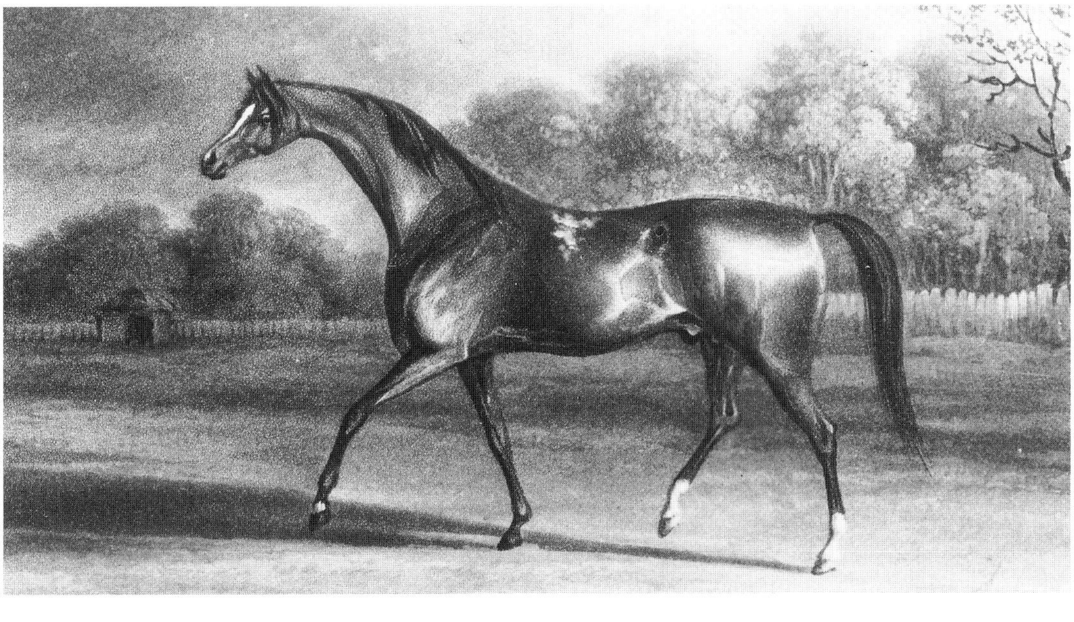

Darley Arabian, geb. 1700, war der zweite und bei weitem einflußreichste der drei orientalischen Gründerhengste der Vollblut-Zucht. Er führte turkmenisches Blut, daher seine langen Linien, die allerdings hier künstlerisch überhöht erscheinen. Nach einem Gemälde von D. Dalby gestochen von T. Sutherland

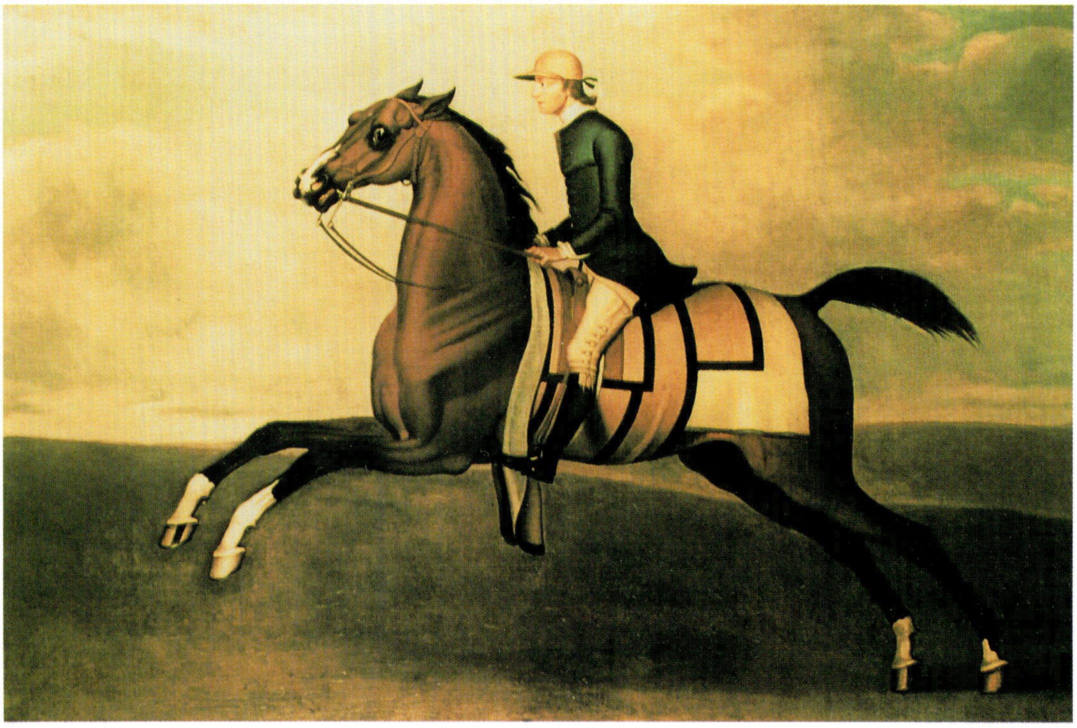

The Flying Childers, zu seiner Zeit angesehen als „das schnellste Pferd, das je in Newmarket gelaufen war, oder, wie allgemein aufgenommen, das je in der Welt gezüchtet worden war."

schen Rasse an, sowohl von Vater- wie von Mutterseite, die Mannicka (Muniqe) genannt wird. Werde ihn mit einem meiner besten Freunde, dem ehrenwerten Pfarrer Henry Brydges, dem Sohn von Lord Chandos, hinüberschicken, der sich auf der ‚Ipswich' einschiffen wird, Kapitän W. Waklin.

Hoffe, man wird nicht zuviel an ihm zu bemängeln haben. Hier wird er jedenfalls sehr hoch eingeschätzt, und ich hätte ihn für einen beträchtlichen Preis verkaufen können, wenn ich ihn nicht für England bestimmt hätte.

Ich habe Mr. Brydges gebeten, ihn bei meinem Bruder John abzuliefern oder bei meinem Vetter Charles Waite, wen von beiden er antrifft. Sie sollen den Anweisungen meines Vaters hinsichtlich seiner Stationierung im Land folgen.
gez. *Thomas Darley*
28. Dezember 1705
Frachtkosten 100 £ oder etwas mehr."

John Woottons Darstellung des *Darley Arabian* zeigt einen völlig untypischen Araber, der in allen seinen Points deutlich an den *Byerley Turk* gemahnt. Das ist leicht zu erklären. Aus Th. Darleys Brief geht hervor, daß es sich um einen Muniqe-Araber handelt. Daher rührt sein von den klassischen Kuhaylan und Saqlavy abweichender, wesentlich großlinigerer Typ. Der Muniqe-Typ ist entstanden aus der Anpaarung von Stuten des Jilfan-Stammes, nachdem dieser aus

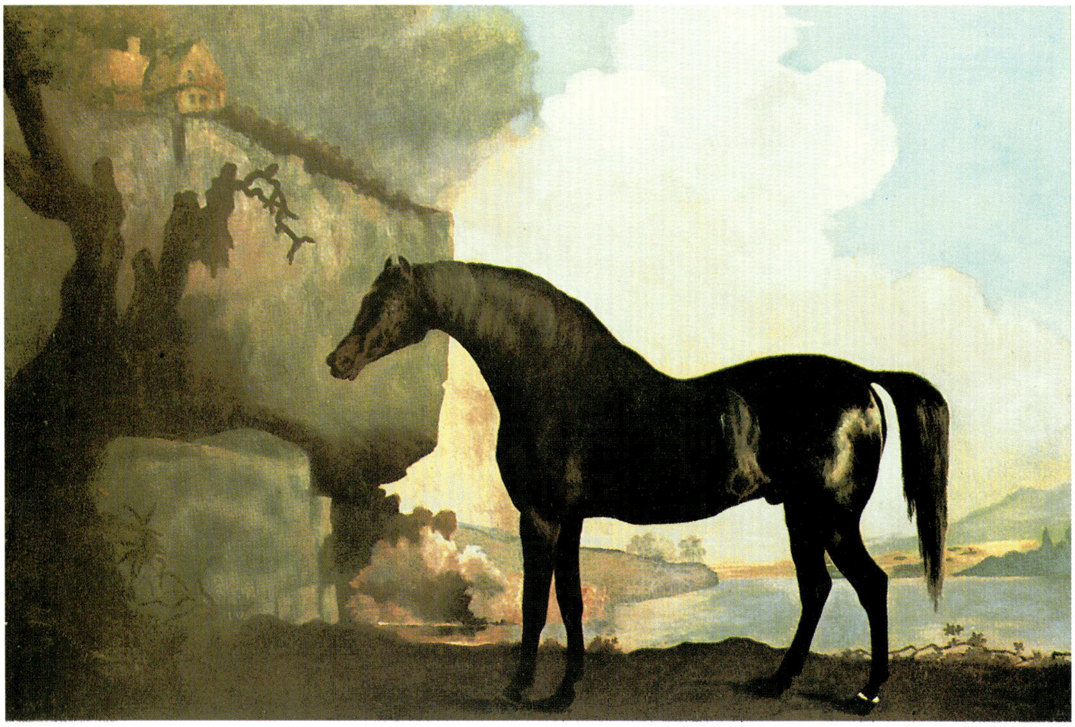

Marske, geb. 1750 (v. Squirt – Blacklegs). Der Hengst war nur ein mittelmäßiges Rennpferd, als Vater von Eclipse jedoch erlangte er ungeheuren Einfluß auf die weitere Entwicklung der Vollblut-Zucht. Gemälde, datiert 1770, von George Stubbs (1724–1806), heute im Besitz des Herzogs v. Norfolk

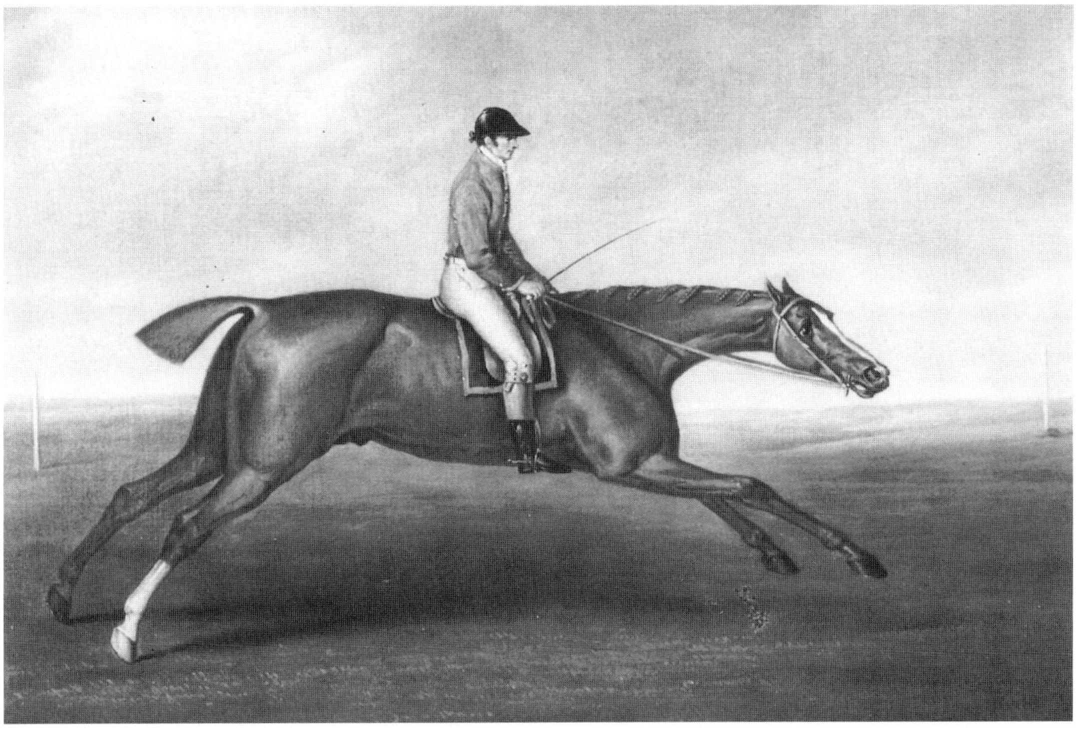

„Eclipse first – the rest nowhere", wettete sein Besitzer, Captain D. O'Kelly, und behielt recht. Der Fuchshengst, geb. während der Sonnenfinsternis des Jahres 1764, v. Marske – Regulus, ungeschlagen in 19 Rennen und 7 Heats, findet sich heute in den Pedigrees von mehr als 90 Prozent aller Vollblutpferde der Welt. Gemälde von J. N. Sartorius (ca. 1759 bis ca. 1828)

dem zentralarabischen Raum in den heutigen Irak, westlich des Euphrat, ausgewandert war, mit Turkmenischen Hengsten. Die Übersetzung von „Muniqe" oder „Manaqe" bedeutet „langer Hals".

Zur Zeit des Importes von *Darley Arabian* besaß *John Brewster Darley* nur ein kleines Gestüt, Aldby Park bei Buttercrambe, einige Meilen westlich Malton, North Riding. Seine einzige gute Stute, die *Old Hautboy Mare,* brachte 1711 bzw. 1713 die Hengste *Aleppo* und *Almanzor* von *Darley Arabian.* Obgleich sie als Rennpferde nicht erste Klasse verkörperten, veranlaßten sie doch *Leonard Childers,* seine hervorragende Stute *Betty Leedes* zu *Darley Arabian* zu schicken. Das Ergebnis dieser Paarung war 1715 *The Flying Childers,* der als das schnellste Pferd seiner Zeit bezeichnet wurde.

Die Frage, ob *Betty Leedes* noch einen zweiten Sohn, *Bartlett's Childers* hatte, der nirgendwo in den Ergebnislisten der Rennen auftaucht, demnach nicht gelaufen sein kann, oder ob er mit *Flying Childers* identisch war, kann heute nicht mehr zweifelsfrei beantwortet werden. *Peter Willett* schreibt in THE THOROUGHBRED (London 1970), *Bartlett's Childers* sei der rechte Bruder von *Flying Childers* gewesen und wegen chronischen Nasenblutens nicht trainiert worden. Deshalb sei er nicht gelaufen. Er gibt dafür jedoch keine Quelle an.

Laut Gestütbuch wurde *Bartlett's Childers,* genannt nach seinem damaligen Besitzer Bartlett, aus Nettle Court bei Masham, Yorkshire, von den dortigen Züchtern stark benutzt. Er wurde Vater vieler guter Rennpferde. Sein wichtigster Sohn war *Squirt,* ein auf der Rennbahn erfolgreicher Hengst, dessen Gestütslaufbahn wegen eines Hufverschlags beendet worden wäre, wenn sich nicht, wie die Legende berichtet, sein Pfleger für ihn verwendet und ihm das Leben gerettet hätte. Das sollte sich als von eminenter Bedeutung für die weitere Entwicklung der Vollblut-Zucht erweisen, denn er wurde danach Vater von *Marske,* der wiederum Vater von *Eclipse* wurde. Auf diese Weise wurde der wichtigste Zweig der *Darley Arabian*-Linie begründet.

Obgleich *Marske* nur ein mediokres Rennpferd war, ließ ihn sein Besitzer, der *Herzog von Cumberland,* einige seiner besten Stuten, darunter auch die *Regulus*-Tochter *Spiletta,* decken. Das Ergebnis dieser Paarung war *Eclipse,* geboren während einer Sonnenfinsternis (daher der Name) im Jahre 1764. 1765 starb der Herzog, und sein gesamter Pferdebestand wurde von *Richard Tattersall,* dem Gründer des berühmten, bis heute blühenden Auktionshauses, verkauft. Bei dieser Gelegenheit erwarb ihn der Schlachter *William Wildman* aus Smithfield für 75 Guineas. Wildman machte halbpart mit dem in der Literatur als „Abenteurer" bezeichneten Captain (später Colonel) *Dennis O'Kelly* vom Westminster Regiment der Middlesex Militia. Nach dem zweiten Sieg von *Eclipse* kaufte O'Kelly auch die andere Hälfte des Hengstes. Bevor er starb, ein Jahr vor *Eclipses* Tod, errechnete O'Kelly, daß ihm der Hengst nur an Deckgeldern über 25 000 £ verdient hatte. Seine Gewinne auf der Bahn und die aus den Wetten auf ihn sind nie errechnet worden.

Eclipse erschien 1769 als Fünfjähriger zum erstenmal auf der Rennbahn. In damaliger Zeit wurden die Rennen durch bis zu drei Stichrennen von je vier Meilen (6436 m) entschieden. Ein Pferd brauchte nicht erneut zu stechen, wenn es seine Kontrahenten klar „distanziert", das heißt, um mehr als 240 Yards (ca. 220 m) geschlagen hatte. Vor dem zweiten Heat (Stechen) wettete *O'Kelly,* daß er den Einlauf der ersten drei Pferde voraussagen könne. Damals prägte er die unsterblich gewordenen Worte *„Eclipse* first, and the rest nowhere". *Eclipse* wurde nie geschlagen. Als er 1770 ins Gestüt ging, hatte er zehn Rennen gewonnen und dazu sechs „Walkovers" (in denen seine Gegner zurückgezogen hatten) erhalten.

Hatten wir bereits oben gesagt, daß der orientalische Einfluß auf die Vollblut-Zucht insgesamt weit weniger groß war, als es viele spätere Autoren gern wahrhaben möchten, so bleibt nun noch die Frage zu klären, welchen Typ die sogenannten Araber verkörperten, die Einfluß erlangten, ob es sich bei ihnen wirklich um die klassischen Araber-Typen, die wir als Kuhaylan und Saqlavy kennen, oder, was wahrscheinlicher ist, um andere Orientalen handelte.

Zunächst einmal scheint es unbedingt notwendig, vorsichtig mit dem Begriff „Araber" umzugehen. Bis ins 19. Jahrhundert hinein pflegte man sehr viele orientalische Pferde so zu nennen, die absolut keine Araber waren. Eines der bekanntesten Beispiele aus der Geschichte der deutschen Pferdezucht dürfte der Hengst *Turc Main Atty* sein, der im Friedrich-Wilhelm-Gestüt Neustadt a. d. Dosse von 1791 bis 1806 in der Zucht stand. Obgleich er vom türkischen Gesandten eindeutig als turkmenisches Pferd identifiziert worden war, denn nichts anderes bedeutet sein Name, wurde er weiterhin als Araber bezeichnet. Noch das „Hauptbeschälerbuch Trakehnen 1732–1945" von Landstallmeister *Jürgen v. Henninges* (Braunschweig 1985) verzeichnet ihn mit einem ox hinter dem Namen.

Die eigentliche Ausformungsperiode der Vollblut-Rasse fiel in das 17. und 18. Jahrhundert. In jener Zeit bestand eine Sitte – oder sollte man lieber sagen Unsitte – darin, Pferde Araber, Türken oder Berber zu nennen, mehr oder weniger wahllos und unabhängig davon, was ihre wirkliche Abstammung und ihr Herkunftsland waren. Pferde rassemäßig falsch einzuordnen wurde verstärkt noch dadurch gefördert, daß man oftmals vor allem Stuten als Araber, Türken oder Berber bezeichnete, weil ihre Väter bereits diese (oft ebenfalls fehlerhafte) Rassebezeichnung getragen hatten.

Viele Araber-Schwärmer haben sich über diese Tatsache einfach großzügig hinweggesetzt. Sehr viel Konfusion in dieser Hinsicht hat die bekannte Araber-Züchterin *Lady Judith Anne Dorothea Blunt-Lytton*, Baroness Wentworth (1873–1957), angerichtet, die in ihren zahllosen Schriften zur Verherrlichung der Arabischen Rasse in „dichterischer Freiheit" alle positiven Eigenschaften des Vollbluts dem Konto des arabischen Erbes gutschrieb.

Tatsächlich dürfte der genetische Anteil des klassischen Arabers ziemlich klein und sein Einfluß auf die Entwicklung des Speed eher negativ gewesen sein. Denn der Araber war ursprünglich nicht auf die Entwicklung höchster Schnelligkeit selektiert worden, sondern auf Ausdauer. Das verraten der kurze „Prell"-Rücken und die gerade Kruppe und knappe Schulter der Kuhaylan- und Saqlavy-Typen ebenso wie der begrenzte, „stukige" Bewegungsablauf im Galopp. Die heutigen Araber-Rennen sind in meinen Augen eine „contradictio in se".

Recht aufschlußreich scheint mir im Zusammenhang mit dieser Frage, was die beiden Redakteurinnen der Zeitschrift „Araber-Journal", *Isabella Neven-DuMont* und *Gudrun Waiditschka*, in ihrem Editorial (Stuttgart, Heft 2, Februar/März 1995) zu dem Thema „Araber-Rennen" schreiben: „Araber-Rennen erleben in Europa derzeit einen beachtlichen Aufschwung. In vielen Ländern bilden sie bereits seit mehreren Jahren einen festen Bestandteil der Araberszene ...

Rennergebnisse werfen gerade im Hinblick auf die Selektion einige Fragen auf: Wer nur auf Schnelligkeit züchtet, der endet über kurz oder lang bei einem Pferd, das dem englischen Vollblut stark ähnelt; denn die Funktionalität beruht in hohem Maße auf bestimmten Körpermerkmalen. Einige französische Rennlinien ließen sich hier als Beispiel heranziehen, deren Pferde zwar schnell sind, die aber in bezug auf ihr äußeres Erscheinungsbild nicht mehr viel mit einem Araber gemein haben ... Wer also Arabische Rennpferde züchten will, der sollte sich der Tatsache bewußt sein, daß es auch einen Arabischen Typ zu erhalten gilt ... Schöne, im Arabischen Typ stehende Leistungspferde zu züchten, ist eine Gratwanderung zwischen Funktionalität und Ästhetik ..."

Man sollte hier vielleicht richtigstellen, daß die Arabische Rennpferdezucht in Frankreich von Anfang an mit Muniqe-Typen aufgebaut worden ist, die nichts mit dem von den beiden Damen geforderten (klassischen) Typ gemein hatten. Sie sind also nicht erst aufgrund einer Anpassung an eine neue Funktion entstanden. Die französische Pferdezucht war spätestens seit *Napoleon I.* stets durch die Armee von dem Postulat der Zweckmäßigkeit bestimmt und nicht von Rücksichtnahmen auf Ästhetik. Im übrigen möchte ich stark bezweifeln, daß sich die heutigen Kuhaylan- und Saqlavy-Typen, wie sie auf Schauen herausgestellt werden (und sich vielleicht erst unter ihrem Einfluß zu den heutigen Extremen geformt haben?), so ohne weiteres in wenigen Generationen durch Selektion auf Rennfähigkeit verändern würden. In einer Population nicht vorhandene Gene können nur durch Kreuzung von außen hereingebracht werden, wie wir bei der Abstammung des *Darley Arabian* gesehen haben. Deshalb hatte er, folgen wir der Ansicht der oben angeführten Journalistinnen, „nicht mehr viel mit einem Araber gemein".

Ein Anhaltspunkt, daß es sich bei den Orientalen nicht um „klassische" Araber, sondern meist um Turkmenen, Spanier oder Berber gehandelt hat, sind die bildlichen Darstellungen von orientalischen Hengsten und Stuten der „Sporting Art" des 17. und 18. Jahrhunderts. Manche Kunsthistoriker ohne hippologische Kenntnisse halten diese Darstellungen für durch einen bestimmten Zeitgeschmack und die Wunschvorstellungen der Auftraggeber wie auch der oft recht schwachen Künstler geprägt. Aber das ist so nicht ganz richtig gesehen. Alle diese Künstler waren, zeitbedingt, auch Reiter, viele sogar ganz exzellente. Für den hippologisch Gebildeten sind auch heute noch durchaus rassespezifische Points erkennbar, aufgrund derer man die verschiedenen Rassen unterscheiden kann, selbst auf sehr schwachen, sehr naiv wirkenden Darstellungen.

Es zeigt sich, daß unter den zahllosen Gemälden und Stichen aus jener Zeit Pferde mit den rassetypischen Arabischen Points extrem selten oder gar nicht vorkommen. Für den Hippologen zeigen die meisten der Pferdedarstellungen, die als Araber be-

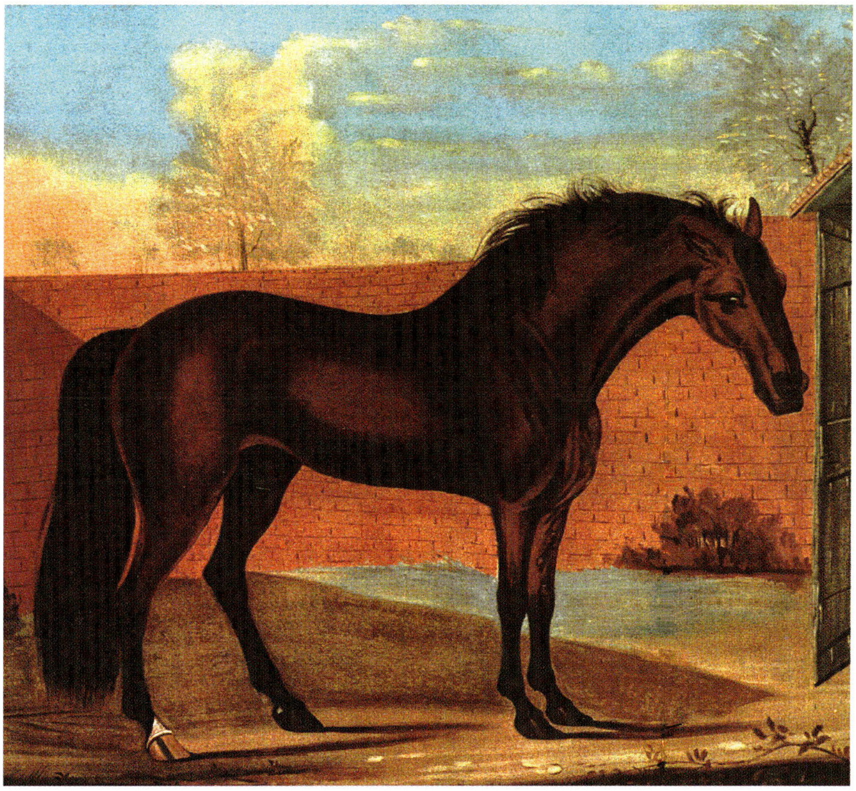

The Godolphin Arabian oder besser Barb, geb. ca. 1724, der jüngste der drei orientalischen Gründerhengste, war ursprünglich ein Geschenk des Sultans von Marokko, ehe er in die Hand von Lord Godolphin und auf sein Gestüt Gog Magog gelangte.

zeichnet werden, in allen Exterieureinzelheiten die Charakteristika Turkmenischer Pferde; das geht hin bis zur Farbe. Einige zeigen auch das Exterieur des Berbers. Der *Oxford Dun Arabian*, gemalt von *James Seymour* (1702–1752), dürfte schon aufgrund seiner Farbe kaum ein Araber gewesen sein, abgesehen von seinem Exterieur. Bei der Turkmenischen Rasse sind dagegen Falben und Isabellen häufig. Und für die altiberische Rasse des Sorraia, ist die Falbfarbe sogar ein Rassemerkmal. Darstellungen von rassetypischen Arabischen Pferden kommen erst nach der Schließung des General Stud Book 1791 und dem ägyptischen Feldzug Napoleons 1798 häufiger vor, jedoch meist bei französischen Künstlern wie *Jacques Louis David, Carle Vernet, Théodore Géricault* und *Eugène Delacroix*.

Der *Godolphin Barb* war der letzte der drei Stammväter der Vollblut-Zucht, deren männliche Linie bis heute erhalten ist. Der schwarzbraune Hengst war 1724 geboren und soll 1728 nach England gekommen sein. Um ihn ranken sich allerlei Legenden. So heißt es, daß er von einem Quäker namens *Coke* vor einem Wasserwagen in Paris entdeckt und, nachdem er auf dem glatten Pflaster gestürzt, von ihm aus Mitleid dem Fuhrmann abgekauft worden sei. Eine andere dieser Geschichten behauptet, daß er bei *Lord Godolphin* auf seinem Gestüt Gog Magog als Probierhengst eingesetzt gewesen sei und nur, weil er den Beschäler *Hobgoblin* weggebissen, die Stute *Roxana* gedeckt habe.

Tatsächlich war der Lebenslauf von *Godolphin Barb* wohl weit weniger romantisch. 1727 machte der *Bey von Tunis* dem französischen *König Ludwig XV*. (1710–1774) vier Berberhengste zum Geschenk, von denen drei in den königlichen Forsten der Bretagne freigelassen wurden, um die dortige halbwilde Zucht zu verbessern. Den vierten kaufte *Edward Coke*, Longford Hall in Derbyshire. Von ihm erwarb ihn *Lord Godolphin*, der ihn auf seinem Gestüt Gog Magog stationierte. Nach ihm erhielt er, wie es damals üblich

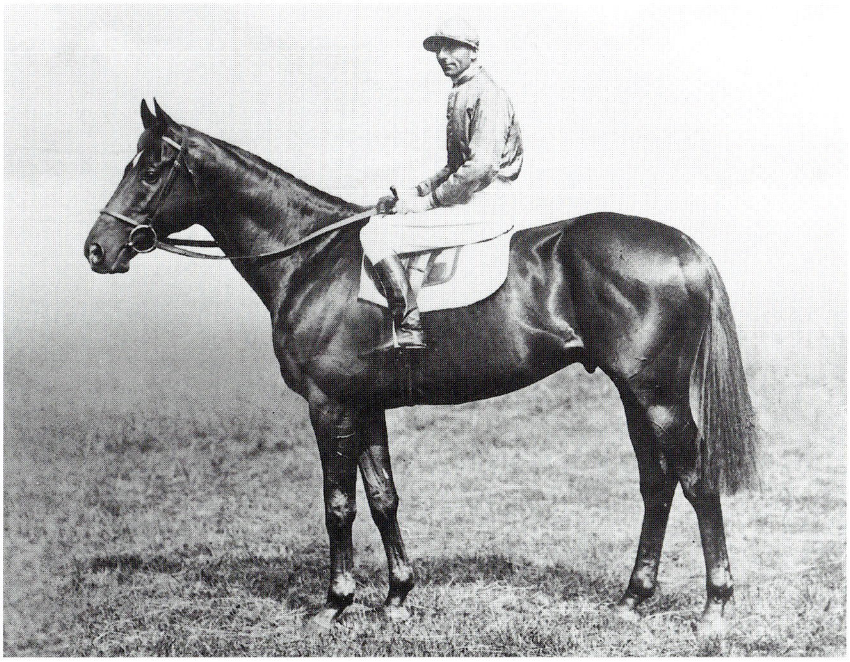

Außer von den drei Derbysiegern Captain Cuttle, Coronach und Call Boy war Hurry On der Vater des größten Stehers seiner Zeit, Precipitation, geb. 1933, a. e. Tochter von Bachelor's Double. Er wurde der wichtigste Hengst für den Erhalt der auf Godolphin Barb zurückgehenden Mat'chem-Linie, die sich neben ihren Steherqualitäten vor allem auch durch hervorragende Springanlagen auszeichnet, was sich unter anderem in der Warmblutzucht verschiedener Länder durch Verwendung von Vollblut-Hengsten aus der Linie ausgewirkt hat. Ihr wichtigster Vertreter war der in Irland geborene Furioso in der Selle-Français-Zucht.

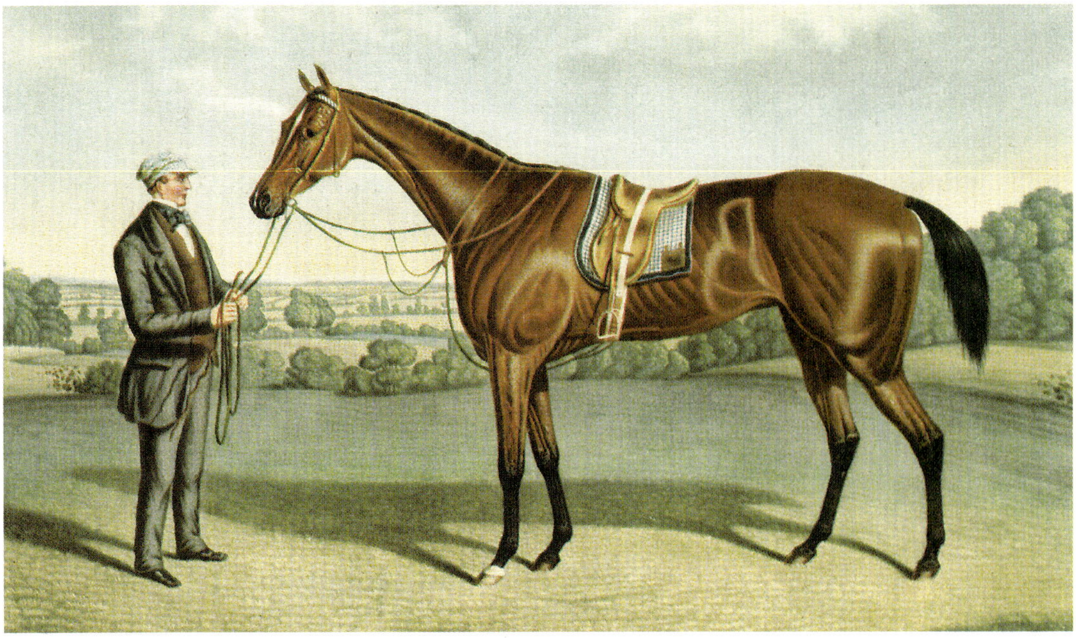

Blink Bonny, geb. 1854 (v. Melbourne – Gladiator). Die hervorragende Stute wurde durch einen Rennbetrug um ihren Triumpf im St. Leger gebracht. Sie gewann jedoch das Derby mit einer Halslänge und 48 Stunden später die „Oaks". In der Zucht brachte sie den hervorragenden Derbysieger Blair Athol.

war, den Namen *Godolphin Arabian*, unter dem er im 1. Band des General Stud Book auf Seite 445 verzeichnet ist.

Als sich eines Morgens im Jahre 1731 der für sie bestimmte Hengst *Hobgoblin* weigerte, die Stute *Roxana* zu decken, wurde sie dem *Godolphin* zugeführt. Die Frucht dieser Paarung war *Lath*, damals ein sehr erfolgreiches Rennpferd. Nach ein paar Jahren wurde diese Paarung noch einmal wiederholt und resultierte in *Cade*, dem nachmaligen Großvater von *Match'em*. Aus dieser Linie gingen im zwanzigsten Jahrhundert so wichtige Hengste wie *Hurry On*, *Precipitation* und *Santa Claus* hervor.

Bereits früh wurden Zweifel geäußert, ob der *Godolphin Barb* wirklich ein Araber gewesen sei. Das von *George Stubbs* (1724–1806) gemalte Ölbild (laut Stud Book damals in der Sammlung von *Lord Cholmondeley* in Houghton) macht die Zweifel verständlich. Im General Stud Book lesen wir dazu: „Ob er ein Araber oder Berber war, ist strittig; sein Bild deutet eher auf Berber-Abstammung." Das Gemälde zeigt einen muskulösen, tiefen Hengst mit recht unedlem, ramsnasigem Kopf, mächtigem, langem Speckhals, ziemlich beladener Schulter, weichem Rücken, starker Nierenpartie, gewaltig bemuskelter, langer, abschüssiger Kruppe und tiefem Schweifansatz. Das sehr leichte Fundament, das verschiedene nach dem Gemälde von Stubbs gefertigte Stiche zeigen, entsprach, wie der Vergleich mit dem Original erweist, keineswegs der Wirklichkeit. Es war vielmehr ausgesprochen stark. Die von Stubbs dargestellten Exterieurmerkmale, die durchaus nichts Arabisches an sich haben, sind die Ursache, daß der Hengst heute meist als *Godolphin Barb* bezeichnet wird. Er wurde 29 Jahre alt.

In dem Zitat aus DIE RASSEN DES PFERDES von *Graf Wrangel* war schon die Frage nach der Herkunft der sogenannten „Royal Mares" aufgeworfen worden. Nachforschungen von *C. M. Prior* haben ergeben, daß die Version, daß sie fast alle auf Anordnung des Königs durch seinen „Master of the Royal Stud", *James d'Arcy*, aus dem Orient importiert worden seien, keineswegs zutrifft. Vielmehr handelte es sich großenteils um Stuten aus dessen eigenem Gestüt Sledbury bei Bedale, Yorkshire, einige gingen in weiblicher Linie auf Stuten zurück, mit denen schon der Großvater d'Arcys gezüchtet hatte. Wenn Priors Untersuchungsergebnisse korrekt sind, so muß ein ganz erheblicher Anteil Galloway- und Hobby-Blutes in den Adern der „Royal Mares" geflossen sein, wenn nicht sogar der überwiegende Teil, und damit auch in den heutigen Vollblutpferden.

Die wichtigsten Ereignisse der zweiten Hälfte des 18. Jahrhunderts waren die Einrichtung des General Stud Book und die Gründung der klassischen Rennen.

Seit den zwanziger Jahren des 18. Jahrhunderts hatte es in England den „Sporting-Calendar" gegeben, begründet von *Cheney*, der jährlich erschien und alle Rennergebnisse, Ausschreibungen, aber auch Deckanzeigen, Anzeigen über Auktionen etc. enthielt. Der Herausgeber hatte mehrere Male gewechselt. Nachdem es jedoch *James Weatherby sen.*, dem offiziellen Verwalter des „Match Books", in dem alle Nennungen für die Rennen verzeichnet wurden, gelungen war, 1772 die Herausgeber *William Tuting* und *Thomas Fawconer* auszumanövrieren, erschien ab 1773 eine entsprechende Publikation seiner Firma unter dem Namen Racing-Calendar (die bis heute im Auftrag des Jockeyclubs veröffentlicht wird).

Bereits seit dem 17. Jahrhundert, und vielleicht schon früher, hatte es immer wieder Versuche gegeben, Register mit Abstammungen der an den Rennen beteiligten Pferde zu erstellen. Jedoch gelang es erst *James Weatherby sen.*, nach akribischen Studien aller verfügbaren Unterlagen, das Material für einen ersten Band des General Stud Book zusammenzustellen und diesen 1791 mit einer ausführlichen Einleitung herauszubringen. Als Quellen hatten ihm dafür diverse private Zuchtbücher, die Kalender von *Cheney*, *Pond*, *Heber*, *Tuting* und *Fawconer* seit 1727, Aufzeichnungen von *William Pick*, alte Auktionskataloge, Stud Cards etc. zur Verfügung gestanden.

James Weatherby sen. starb 1793, und das von ihm begonnene Werk wurde von seinem Neffen *James jun.*

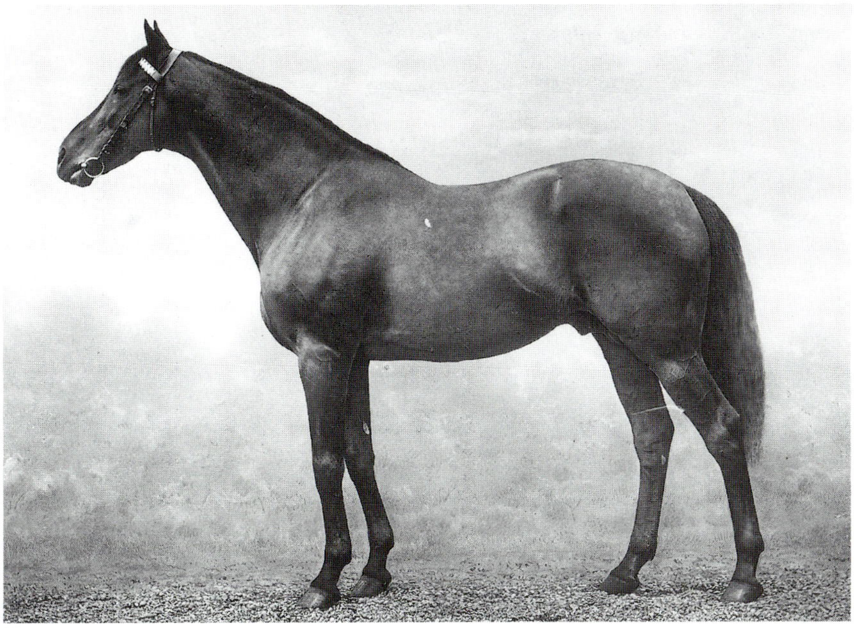

Rechts: St. Simon, geb. 1881 (von Galopin – King Tom), war mit Sicherheit das beste Rennpferd, das die Vollblut-Zucht seit Eclipse bis zu ihm hervorgebracht hatte. Wegen des schlechten Gesundheitszustandes (Herzprobleme) seines Züchters, des in England lebenden ungarischen Prinzen Batthyany, der auch früh starb, hatte St. Simon keine Nennungen in den Klassischen Rennen erhalten. Dennoch, überall wo er auf einer Rennbahn auftauchte, distanzierte er seine Gegner meist überlegen. Er gewann alle seine Rennen mit die anderen Pferde beschämender Leichtigkeit. Er gab erstklassigen Pferden bis zu 19,5 kg vor und siegte doch mit bis zu 20 Längen Vorsprung. Seine Laufbahn als Rennpferd wurde durch seine Triumphe in der Zucht gekrönt, wo er sich als „Gigant" erwies. Er war neunmal führendes Vaterpferd und sechsmal führend als Vater der Mütter von Siegern. Seine züchterische Wirkung strahlte bis in die dreißiger Jahre des 20. Jahrhunderts hinüber. Insgesamt fielen nach ihm 554 Fohlen.

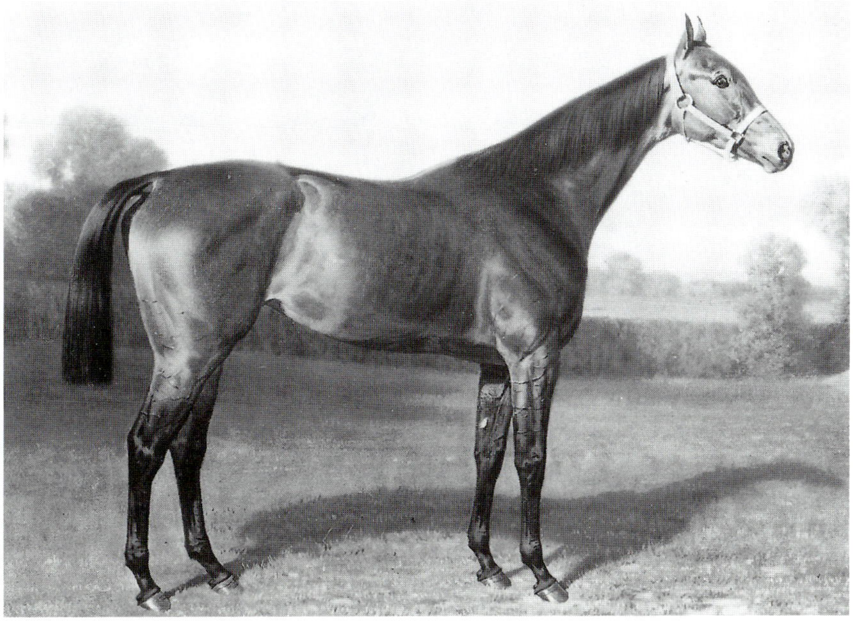

Rechts Mitte: Sceptre, geb. 1899 (von St. Simon – Bend Or), blieb bei 25 Starts 13mal siegreich, siebenmal plaziert und war die erfolgreichste Stute ihrer Zeit auf der Bahn. Gemälde von Emil Adams (geb. 1843)

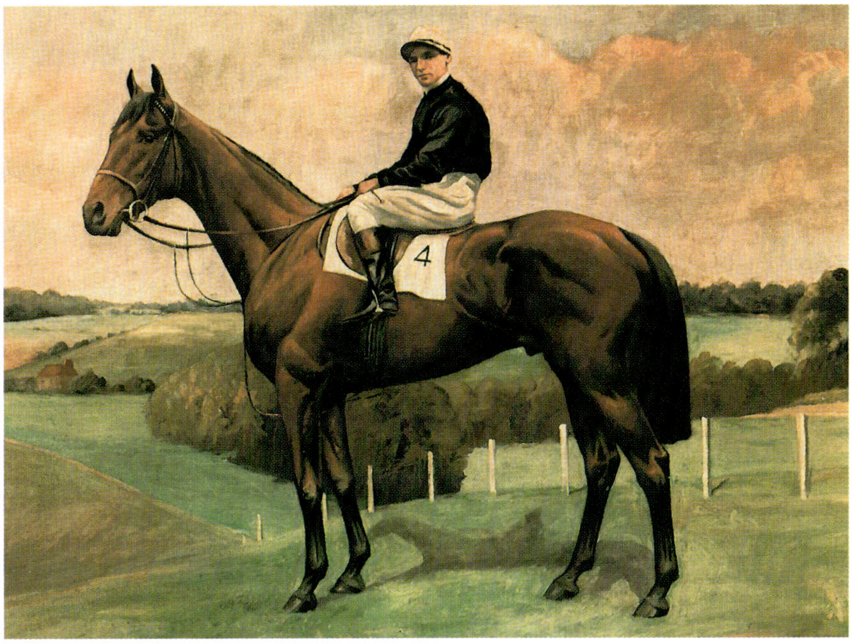

Rechts unten: 1924 gewann Sansovino (v. Swynford – Loved One), aus der Zucht von Lord Derby, das Derby. Gemälde von Cecil Wilson

tigeurs Sohn *Vedette* mit der *Flying-Dutchman*-Tochter *Flying Duchess* gepaart. Aus dieser Verbindung ging *Galopin* hervor, der Vater des vermutlich besten Rennpferdes und mit Sicherheit besten Vererbers des 19. Jahrhunderts, *St. Simon*.

Trotz gewisser Fehler im Rennsystem blieb Großbritannien führend als Vollblut-züchtende Nation bis zum Ersten Weltkrieg. Große Rennpferde, wie *St. Simon, Isonomy, Ormonde* unter den Hengsten und *Sceptre* und *Pretty Polly* unter den Stuten und die überragenden Vererber *Stockwell, Hermit* und *St. Simon* wurden von ihr hervorgebracht.

In der Entwicklung der Vollblut-Zucht muß man Großbritannien und Irland als eine Einheit ansehen; denn

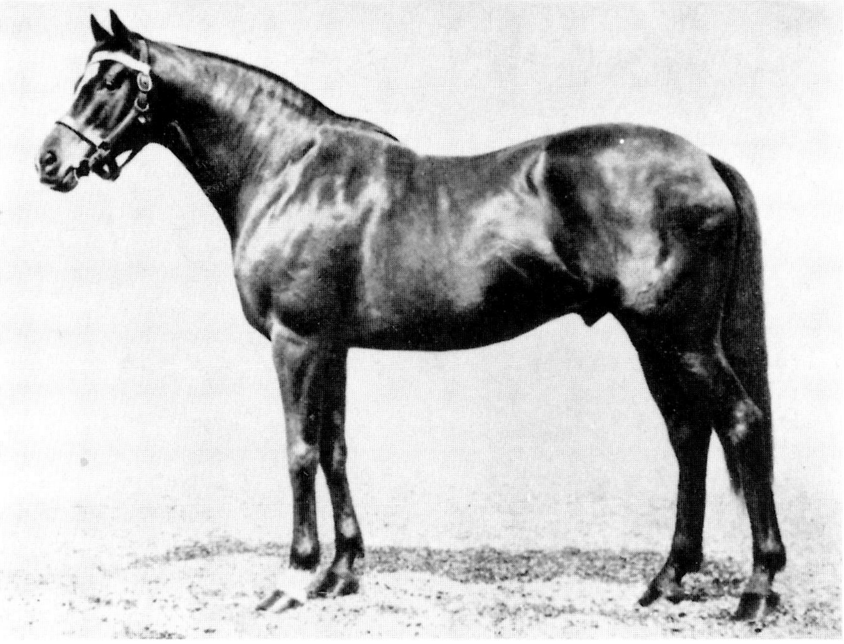

Blandford, geb. 1919 im National Stud, kurz nach dessen Stiftung durch Lord Wavertree, v. Swynford – White Eagle. Wegen Problemen mit seinen Vorderbeinen wurde er nur in vier Rennen gestartet, von denen er drei gewann. Er hatte keine Nennungen in den Classics wegen einer schweren Lungenentzündung als Jährling. Bei seiner züchterischen Beurteilung muß man seinen relativ frühen Tod (16jährig) in Betracht ziehen. Er wurde Vater des Triple Crown-Siegers Bahram, von Windsor Lad und dem wie Bahram aus finanziellen Gründen durch seinen Züchter, den Aga Khan, zum großen Schaden der englischen Zucht in die USA verkauften Blenheim.

tatsächlich war die Verbindung immer äußerst eng gewesen, unabhängig von der jeweiligen politischen Konstellation. Zweifellos hatten die irischen Hobbies, die Rennponies der „Grünen Insel", wesentlichen Anteil an der Entstehung des Vollbluts.

Spätestens seit den Zeiten von *Birdcatcher* und *Harkaway* in den dreißiger/vierziger Jahren des 19. Jahrhunderts, als die Schiffs- und Straßenverbindungen Irlands sich bedeutend verbessert hatten, ist die Kommunikation zwischen den benachbarten Zuchten immer enger geworden, so daß man sie heute nicht mehr voneinander trennen kann.

Mit dem Curragh, einer leicht welligen, grasbestandenen Ebene nahe Dublin, besitzt Irland ein Renn-, Trainings- und Zuchtzentrum, das dem Vergleich mit Englands Newmarket Heath ohne weiteres standhält. Das von der Firma Weatherby privat herausgegebene General Stud Book gilt seit 1905 für die Vollblut-Zucht beider Inseln. In jeder Decksaison kreuzen mehrere hundert Stuten in beiden Richtungen die Irische See, um Hengste auf der anderen Seite aufzusuchen. Viele englische Züchter ziehen ihre Absetzer auf den kalkreichen irischen Weiden auf.

Es war vorauszusehen gewesen, daß das Blut von *St. Simon* im Laufe der Zeit verdünnt werden würde. Jedoch kam sein Einfluß in einigen Fällen, wo es durch Inzucht gefestigt worden war, noch in der Zeit zwischen den beiden Weltkriegen und später erneut zum Tragen. Gute Beispiele dafür sind drei der führenden Vollblut-Vererber des 20. Jahrhunderts, *Hyperion* (geb. 1930, v. *Gainsborough*), *Nearco* (geb. 1935, v. *Pharos*) und *Ribot* (geb. 1952, v. *Tenerani*).

Einer der einflußreichsten Hengste in der englischen Zucht des 20. Jahrhunderts sollte *Hyperion* werden. Er war 1930 im Gestüt des 17. Earl of Derby geboren. In seinem Werk BLOODSTOCK BREEDING, der „Bibel der Vollblut-Zucht" (2. Auflage, London 1983), schrieb *Sir Charles Lei-*

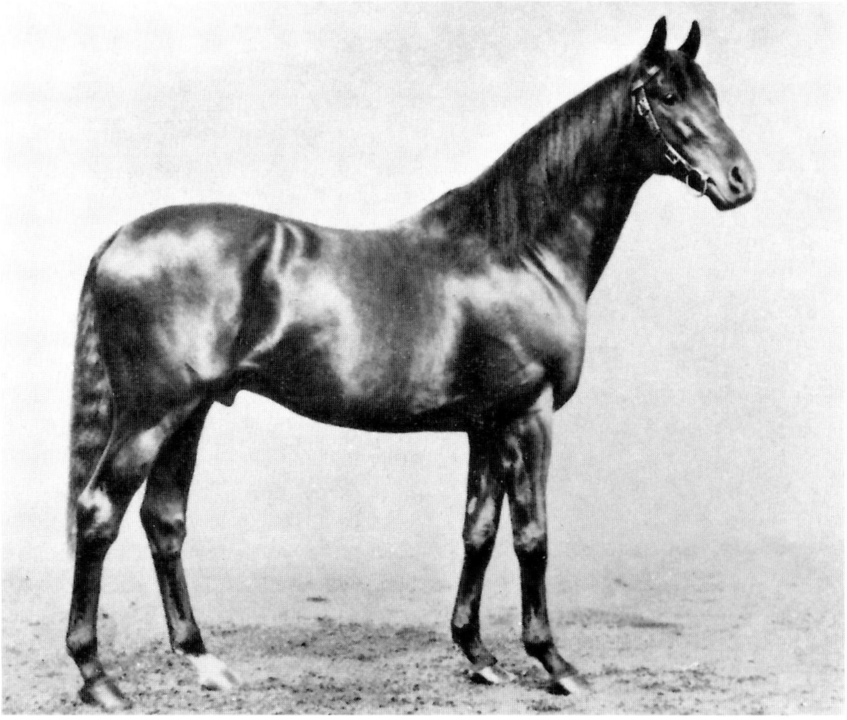

Gainsborough, geb. 1915 (v. Bayardo – St. Frusquin). Er erreichte nicht den Reservepreis auf der Jährlingsauktion, so daß ihn seine Züchterin, Lady J. Douglas, selbst in ihrem Rennstall behielt. In ihren Farben gewann er 1918 die Triple Crown. Gainsborough wurde der Vater des kleinen „großen" Hyperion. Es ist seltsam, daß nur seine Söhne Klasse zeigten, während die Töchter weder im Rennstall noch in der Zucht Bedeutung erlangten.

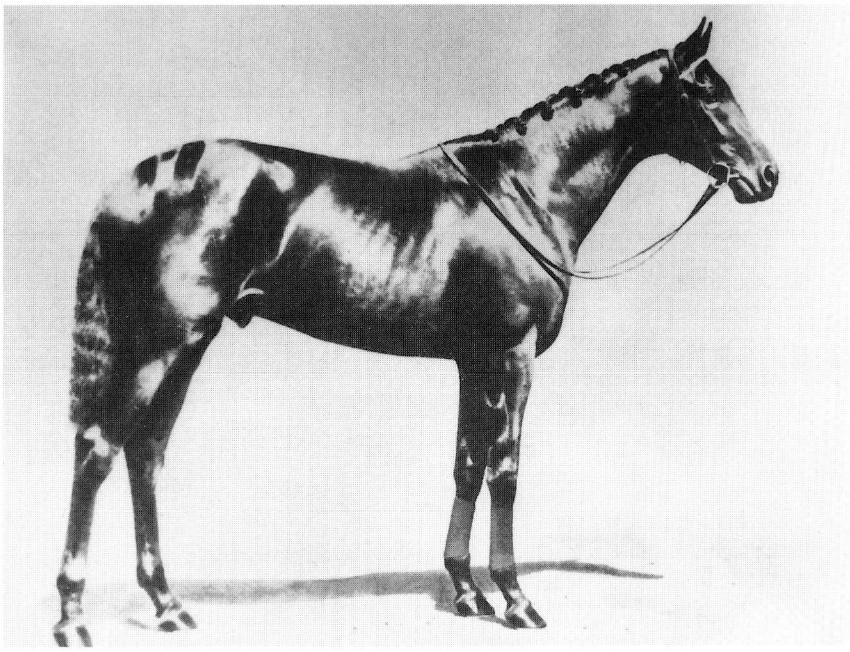

Solario, geb. 1922 (v. Gainsborough – Sundridge), war neben Hyperion der beste Sohn Gainsboroughs. Als Rennpferd stand er ihm ein wenig nach. In der Zucht allerdings ließ ihn der Jüngere doch recht weit hinter sich. Seine besten Söhne waren Midday-Sun und Straight Deal.

cester: „Der Derby-Sieger von 1933 hatte eine vollkommen andere Ausgangsposition als der (Zufalls-, Anm. d. Verf.) Sieger von 1932. *Hyperion* war das Produkt seit Generationen praktizierter sorgfältiger Zuchtplanung, der Angehörige eines großen, mächtigen Stalles mit allen Trainingsmöglichkeiten, ohne Rücksicht auf die Kosten, zugleich umgeben von allen Vorteilen, die ein reicher Besitzer ihm gewähren konnte. Was jedoch mehr ist, er wurde ein ganz großer Vererber."

Als Rennpferd war *Hyperion* ein guter Zweijähriger, ein sehr guter Dreijähriger und ein enttäuschender Vierjähriger. Er siegte bei neun von 13 Starts und war dreimal plaziert.

Nachdem er fünfjährig ins Gestüt gegangen war, hatte er bereits mit seinen ersten drei Jahrgängen auf der Bahn die Position des führenden Vaterpferdes erreicht. Bei seinem Tode im Alter von 30 Jahren war er sechsmal in Führung und 16mal unter den „Top Ten". Er lieferte acht klassische Sieger, davon fünf Stuten, jedoch mit *Owen Tudor* nur einen Derby-Sieger. Viele seiner Söhne wurden erfolgreiche Vererber im Ausland. Der beste von ihnen war vermutlich *Alibhai*, der, obgleich selbst ungeprüft, 15mal unter die „Top 20" der führenden Hengste der USA kam. Auch die Liste der erfolgreichen *Hyperion*-Töchter ist beeindruckend.

Bis 1950, als *Aureole* geboren wurde, befürchtete man, daß man voreilig alle guten *Hyperion*-Söhne ins Ausland verkauft habe. *Aureole,* gezogen von *König Georg VI.* im Gestüt Sandringham, war kein überragendes Rennpferd. Er wurde ein um so besserer Vererber, wobei, seltsamerweise, im Gegensatz zu seinem Vater seine Töchter nicht das Maß der Söhne hielten. Dennoch schien Hyperion die Vormachtstellung der britischen Vollblut-Zucht zu bestätigen. Dann brach der Zweite Weltkrieg aus.

Als sich die britische Vollblut-Zucht nach fünf Jahren kriegsbedingter Isolation der ausländischen Konkurrenz stellen mußte, zeichnete sich bald ein Desaster ab: Im Ausland gezogene Pferde, meist aus Frankreich, aber auch aus den USA und Italien, machten in zahlreichen klassischen Rennen im Mutterland des Rennsports und der Vollblut-Zucht „reinen Tisch".

Ich folge hier in groben Zügen der

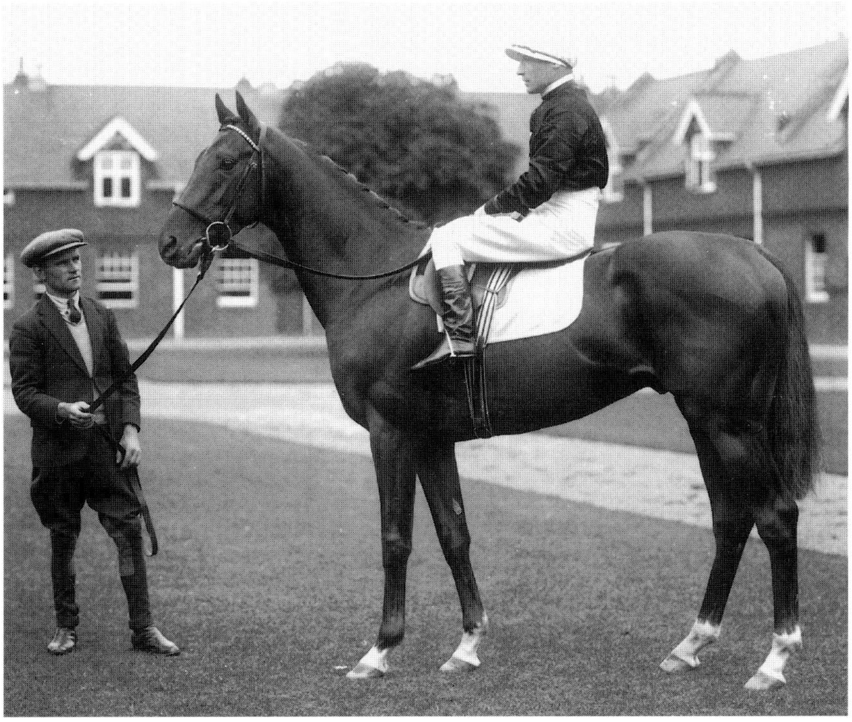

Hyperion, geb. 1930 (v. Gainsborough – Chaucer), aus der Zucht von Lord Derby, war eines der kleinsten Rennpferde, die je ein Klassisches Rennen gewonnen haben. Er gewann sowohl das Derby wie auch das St. Leger mit größter Überlegenheit. In der Zucht erreichte sein Blut eine ungeheure Verbreitung. Er und Nearco haben für gut vierzig Jahre durch ihre direkte Nachkommenschaft die Vollblut-Zuchten der ganzen Welt dominiert.

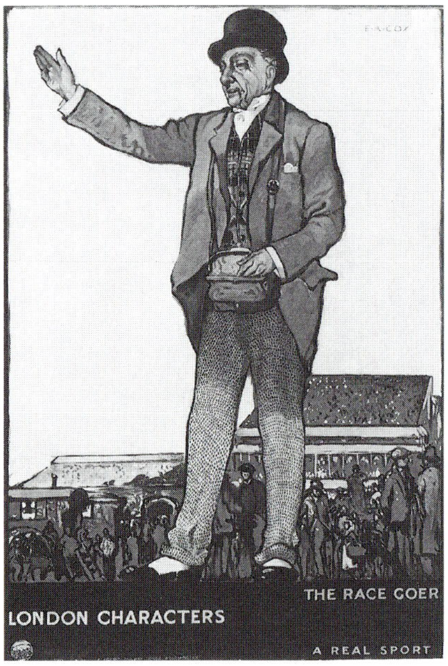

C. A. Cox's „Bookmaker" ist eines von vielen Rennbahnoriginalen, die er um 1920 in einer Plakatserie für die britische Rennsportwerbung schuf. Wir sehen den typischen „Bookie" in dem zu jener Zeit üblichen „Outfit" vor der Haupttribüne der Rennbahn von Epsom. Charakteristisch sind die angedeuteten Handbewegungen, eine ausgeklügelte Zeichensprache, mit der sich die Buchmacher mit ihren Agenten auf der Rennbahn zu verständigen pflegen. Auf diese Weise werden zwischen ihnen Quoten festgesetzt und Wetten abgeschlossen.

Analyse von *Peter Willett*, einem kritischen Begleiter dieser Entwicklung, die er in seinem grundlegenden Werk THE THOROUGHBRED (London 1970) niedergelegt hat.

Den ersten Vorstoß nach dem Krieg machte *Marcel Boussac* mit seinen hervorragenden Stehern *Caracalla II, Marsyas* und *Arbar* als „Speerspitze". Aber nachdem einmal die Legende von der Unbesiegbarkeit der britischen Pferde zerstört war, kamen ausländische Galopper in Scharen, um die wertvollsten Rennen zu „plündern".

Es hatte bereits zwischen den beiden Weltkriegen Anzeichen dafür gegeben, daß Gefahr aus Frankreich drohte, als Pferde wie *Sir Gallahad III, Epinard, Rodosto* und *Ksar* in England große Rennen gewannen. Die schlimmste Verletzung britischen Selbstwertgefühls hatte der Derby-Sieg von *Bois Roussel* in Epsom 1938 bedeutet. Aber noch hatte man derartige vereinzelte Ergebnisse gewissermaßen als „Unfälle" abgetan. Und nachdem *Blue Peter* 1939 die 2000 Guineas und das Derby gewonnen hatte, verbreitete sich wieder Euphorie, die bis zum Ende des Krieges anhielt. Um so schlimmer war das Erwachen. Die Niederlagen gegen Ausländer begannen immer stärker zuzunehmen. Bis 1965, 20 Jahre nach Kriegsende, waren von 100 klassischen Rennen 30 von ausländischen Pferden gewonnen worden.

Neben den „Classics" hatten sie auch in vielen der anderen großen Rennen, wie den Eclipse Stakes (sechsmal), den Champion Stakes (neunmal) und dem Ascot-Gold-Cup (zehnmal) gesiegt.

Was war geschehen, daß es zu einer solchen Entwicklung kommen konnte? Zu einem großen Teil waren die Probleme der Vollblut-Zucht auf den Britischen Inseln hausgemacht. Da war der sogenannte „Jersey-Act" von 1913, durch den sich die Briten absichtlich einen sicheren züchterischen Fortschritt verbauten, indem sie eine Reihe der besten Rennpferde aus internationaler Zucht wegen ihrer Abstammungen von der Aufnahme in das General Stud Book ausschlossen. Das betraf alle Pferde, deren Vorfahren nicht lückenlos in einem der bis dahin veröffentlichten Gestütbuchbände Aufnahme gefunden hatten, unabhängig wie erfolgreich sie sich als Rennpferde und/oder in der Zucht erwiesen hatten. Ursprünglich hatte der von dem damaligen Senior Steward des Jockeyclubs, *Lord Victor Albert George*, VII. Earl of Jersey, eingebrachte Antrag, wenn auch nicht offen ausgesprochen, den britischen Vollblut-Markt vor der anbrandenden ausländischen Konkurrenz schützen sollen, die man selbstverständlich in jedem Fall für „inferior" hielt. Damit hatte die – wie sich später herausstellen sollte – selbstmörderische Politik die britischen Züchter von der Benutzung der teils überragenden französischen und überseeischen Blutlinien ausgeschlossen. Zwar wurde der „Jersey Act" im Jahre 1949 rückgängig

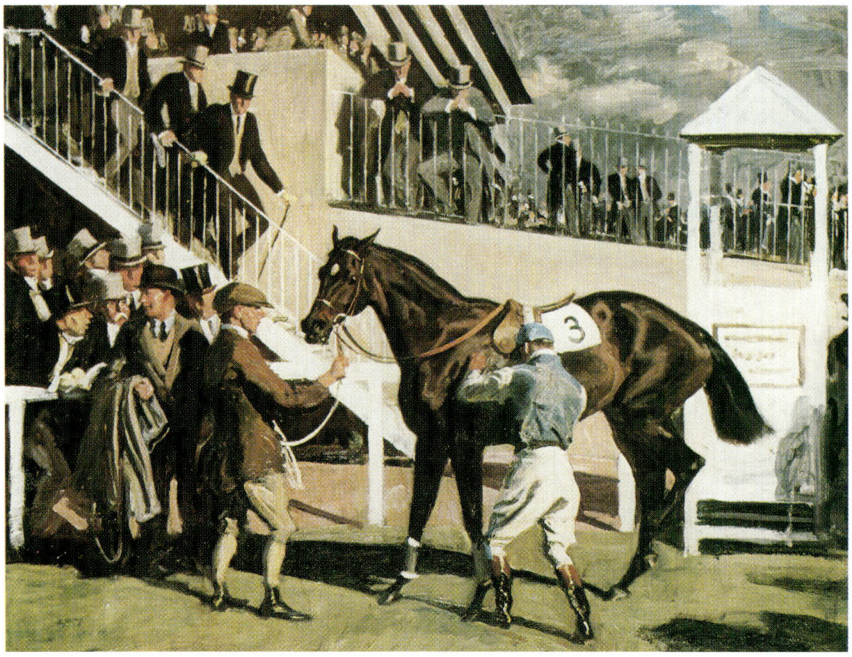

Im Absattelring nach dem Derbysieg (ca. 1948), Gemälde von Sir Alfred Munnings (1878–1959). Der sehr populäre Künstler war einer der letzten großen Vertreter der britischen „Sporting Art" und Porträtist des Vollbluts. Er wurde bekannt durch eine erste Ausstellung von Gemälden von ostenglischem Landleben mit Jahrmärkten, Zigeunern und Ponies. 1919 erhielt er seinen ersten Auftrag für ein Portrait eines Vollblutpferdes. Von 1944 bis 1949 war er Präsident der Königlich Britischen Kunstakademie. Er wurde für seine Verdienste mit dem Adelstitel ausgezeichnet.

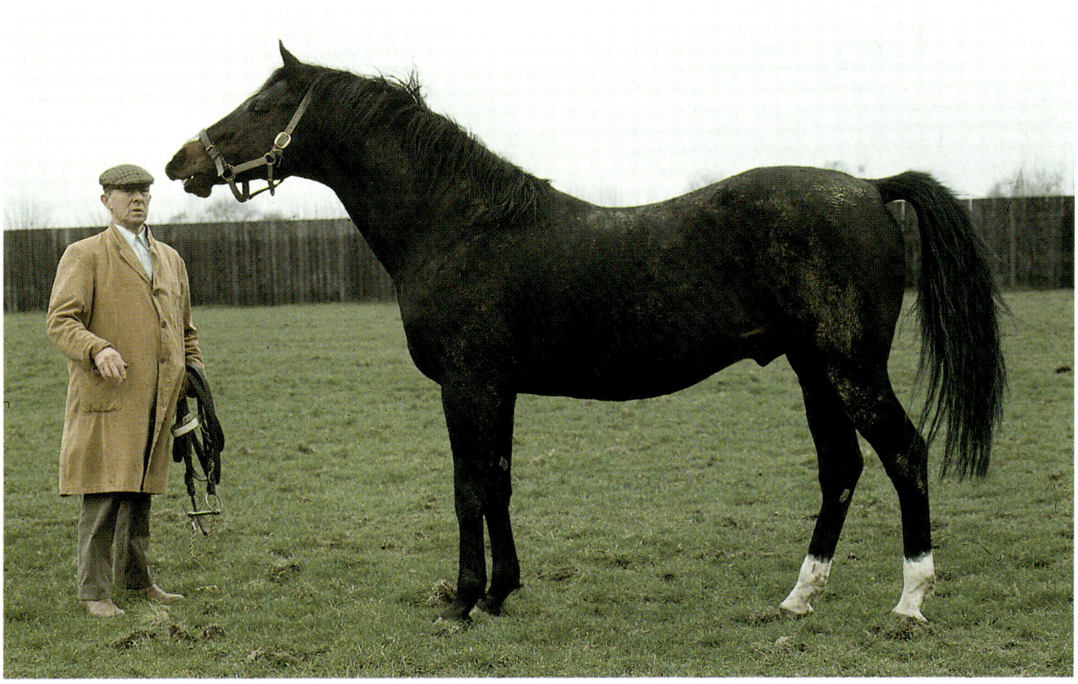

Le Levanstell, geb. 1957 (v. Le Levandou – Ballyogan), wurde in Irland (Mc Grath) gezogen, wohin er nach einer erfolgreichen Rennkarriere in sein Heimatgestüt zurückkehrte. Hier brachte er unter anderen hervorragenden Pferden auch Levmoss, den größten Steher der Zeit nach dem Zweiten Weltkrieg.

gemacht. Aber 36 Jahre des Abgeschnittenseins von einer Anzahl der aktuellsten, erfolgreichsten Linien, derer sich die Züchter des Kontinents und in Amerika ungeniert bedienen konnten, hatten die britische Zucht viel von ihrem früheren Vorsprung einbüßen lassen.

Ein besonders gutes Beispiel, wie man sich durch bloßen Formalismus von wichtigen Ressourcen abgeschnitten hatte, war der amerikanische Hengst *Lexington*. Er war in der zweiten Hälfte des 19. Jahrhunderts nicht weniger als sechzehnmal Champion-Vererber in den USA gewesen. Folgerichtig fand er sich in nahezu jedem Pedigree eines in den USA gezogenen Vollblutpferdes, oft mehrere Male. *Lexington* ging zwar in väterlicher Linie auf den ersten amerikanischen Derby-Sieger *Diomed* zurück. Seine Mutter war jedoch von nicht eindeutig geklärter Abstammung. Infolgedessen waren alle Pferde, in deren Ahnentafel *Lexington* vorkam, nach der Regel des Jockeyclubs als „Halbblüter" zu betrachten.

Die Herren, die verantwortlich waren für diese Fehlentscheidung, hätten eigentlich bereits aufgeschreckt werden müssen durch den Derby-Sieg von *Durbar II* im Jahre 1914. Zwar stammte sein Vater von dem *St. Simon*-Sohn *Rabelais*, aber seine Mutter galt als „Halbblut", da sie *Lexington* in ihrem Pedigree führte.

Doch dann kam der Erste Weltkrieg, danach die Weltwirtschaftskrise und kurz danach auch der Zweite Weltkrieg, und erst danach wurde den Verantwortlichen in Großbritannien die verhängnisvolle Langzeitwirkung des Beschlusses von 1913 bewußt. Denn mit der Invasion der Boussacschen Pferde kamen zahlreiche Nachkommen von *Tourbillon* und seinem Sohn *Djebel*. *Tourbillons* Mutter *Durban* war von *Durbar II* . . . Die Krise erreichte ihren Höhepunkt, als zwei der fünf klassischen Rennen, die

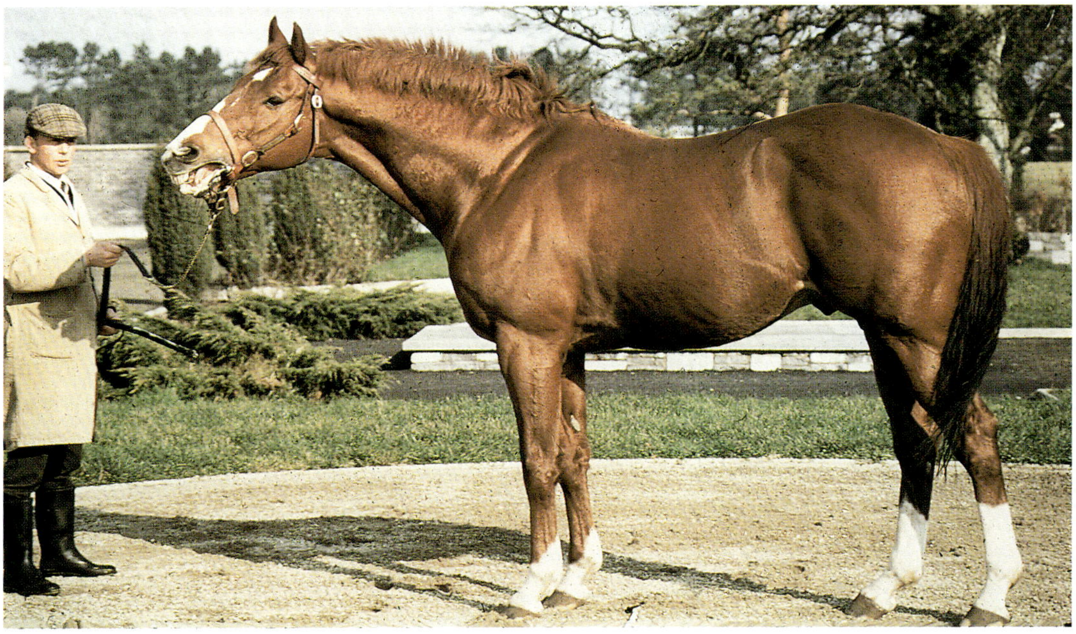

Whistling Wind, geb. 1960 (v. Whistler – Nimbus). Der in Irland geborene Hengst lief nur als Zweijähriger, ungeschlagen in vier Rennen. Danach stand er längere Zeit im Irish National Stud, ehe er 1973 nach Japan exportiert wurde.

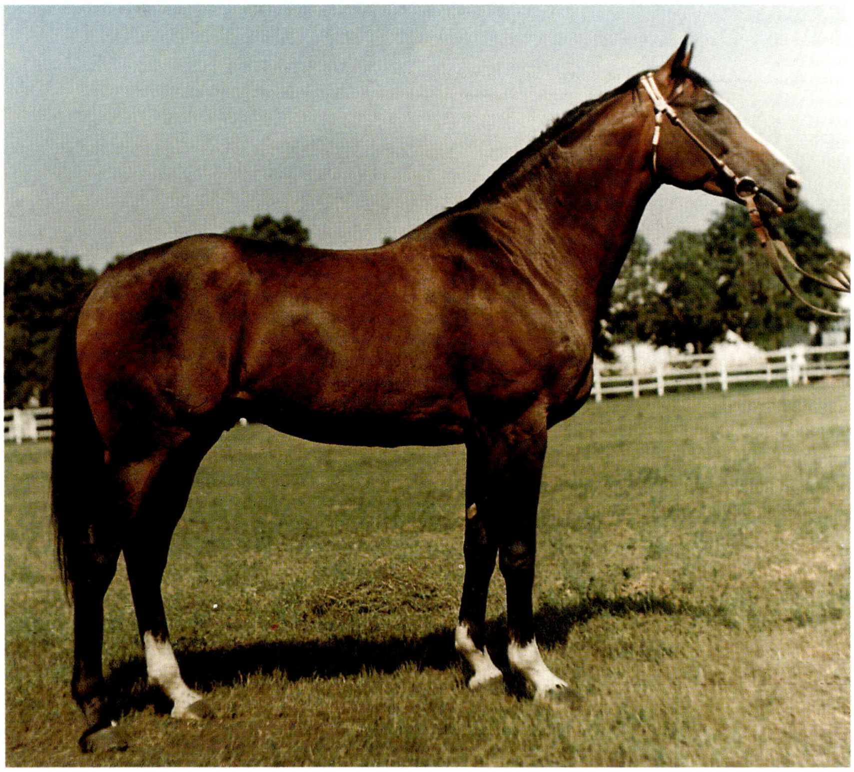

International gesehen war Anilin, geb. 1961 im Gestüt Woschod, v. Blement – Agregat, der dreifache Sieger im Preis von Europa, das erfolgreichste Rennpferd Rußlands aller Zeiten. Versuche, den Hengst für westliche Gestüte zu pachten oder zu kaufen, scheiterten daran, daß er hier als nicht gestütbuchfähig angesehen wurde. Seine mütterliche Abstammung scheint manipuliert. Es wird in seiner Stammtafel als Mutter einer Stute eine Stammstute des Hauptgestüts Graditz angegeben, die mit Sicherheit in dem fraglichen Jahr güst gewesen ist. Züchterisch muß man das bedauern, da er der perfekte Outcross für das Nearco- und Hyperion-Blut gewesen wäre.

2000 Guineas und das St. Leger, von „Halbblutpferden" gewonnen wurden, nämlich von *My Babu* und *Black Tarquin*. Die Aufhebung des „Jersey Act" im folgenden Jahr erfolgte gerade noch rechtzeitig, um den britischen Jockeyclub nicht vollends der Lächerlichkeit preiszugeben. In den folgenden 15 Jahren wurden das Derby und das St. Leger jeweils viermal von Pferden gewonnen, die seit 1913 nicht hätten registriert werden können, darunter so bedeutende Vererber wie der im britischen Nationalgestüt stationierte *Never Say Die, Larkspur, Relko, Hethersett, Ragusa*.

Aber die Folgen des „Jersey Act" waren nicht der einzige Grund für die offensichtliche Schwäche der Vollblut-Zucht in Großbritannien. Da war der Export einer großen, zu großen Zahl der besten Hengste, wie *Blenheim, Mahmoud, Nasrullah*, aus den Gestüten des Aga Khan, die alle bedeutende Vererber in den USA wurden.

Noch ernster zu nehmen war jedoch die konservative Einstellung der so lange erfolgsgewohnten britischen Züchter zu Fragen der Selektion. Man war in eine Anbetung von alten Familien verfallen und züchtete „nach angeblich nicht versagenden Blutlinien, trotzdem diese nach den Gesetzen der Vererbung längst aufgespalten und ihre großen Eigenschaften längst abgegeben" hatten, wie es *Gustav Rau* in DIE REITKUNST DER WELT AN DEN OLYMPISCHEN SPIELEN 1936 (Berlin 1937) einmal treffend ausdrückte. Positive Vorurteile hinsichtlich bestimmter Blutlinien mit großer Vergangenheit ließen die Züchter über erwiesene Mängel hinwegsehen, wie gravierende Beeinträchtigungen der Gesundheit des Fundaments, des Kreislaufs, des Respirationsapparates und vor allem der Rennfähigkeit.

Zu einem nicht unwesentlichen Teil war daran der Jährlingsmarkt schuld. Mehr und mehr Gestüte produzierten für den Jährlingsmarkt. Man verwendete Hengste auf Stuten aus guten Familien, die jedoch in den jüngsten Generationen nichts mehr an Leistung bewiesen hatten oder vorsichtshalber gar nicht in Rennen geprüft waren. All das, weil der Markt diese Pferde besser bezahlte.

Schließlich hatte das schlechte Abschneiden der auf den Inseln gezogenen Vollblüter im internationalen Vergleich noch einen weiteren Grund: Das Rennsystem hatte über einen zu langen Zeitraum Pferde nur mit Speed begünstigt, ohne zu berücksichtigen, daß die großen „Pattern Races", die im internationalen Vergleich zählen, Pferde mit Speed und Stehvermögen erfordern.

Ein Komitee unter Leitung zunächst des *Herzogs von Norfolk* und später eine ständige Konferenz unter dem Vorsitzenden *Lord Porchester* stellte fest, daß es auf den Inseln zu wenige Rennen über zweieinhalb bis zweidreiviertel Meilen gab für die guten Drei- und Vierjährigen, die es der Mühe wert sein ließen, die besten von ihnen nach den klassischen Prüfungen noch im Training zu behalten.

Selbstverständlich ist das Vollblut eine Schöpfung der Britischen Inseln. Aber seit dem Anfang des 19. Jahrhunderts begannen sich Rennsport und Vollblut-Zucht auch in vielen anderen Ländern zu verbreiten. Da ausländische Züchter einsahen, daß es nicht lohnte, auf heimischer Grundlage eine eigene Rennpferdezucht zu entwickeln, begann man allenthalben mit importiertem englischem Material zu züchten.

Ungarn, Deutschland, Rußland, Australien, Neuseeland, Südafrika, Argentinien, Chile – sie alle haben von Zeit zu Zeit einmal ein gutes, international erfolgreiches Pferd hervorgebracht. Aber bisher haben die wesentlichen Beiträge für einen Fortschritt der gesamten Zucht außer dem Mutterland nur drei Länder geliefert, die USA (einschließlich Kanadas), Frankreich und Italien.

Frankreich, das heute eine der führenden Rennsport- und Vollblut-Zucht treibenden Nationen ist, begann erst relativ spät mit einem geregelten Rennbetrieb und der Zucht von Vollblutpferden. Zwar wurde 1776 schon auf der Plaine de Sablons bei Paris von einigen Adligen die erste reguläre Galopprennbahn eingerichtet. Bereits Jahre vor der Revolution hatte auch der oberste Chef der französischen Gestütsverwaltung, *Prince Charles Eugène de Lambesc* (1751–1825), Vollblut-Hengste in den Haras du Pin bei Argentan geholt, um die bodenständige Normänner-Rasse zu veredeln und zu verbessern. Dann jedoch fegte die Revolution von 1789–1799 alles hinweg, was in dieser Hinsicht entstanden war.

Napoleons Hass auf alles Angelsächsische und seine Begeisterung für die Arabische Rasse brachten Vollblut-Zucht und -Rennen auf den absoluten Nullpunkt in Frankreich, und das zu einem Zeitpunkt, da der Galopprennsport und seine Institutionen im Anschluß an die Einführung der Klassischen Rennen und der Einrichtung des General Stud Books in ihrem Heimatland ihren bis dahin bedeutendsten Entwicklungsschub erfuhren und sich die Vollblut-Zucht als Rasse konsolidierte.

Zwar wurden schon 1817/1818, direkt nach dem Ende der Napoleonischen Kriege, von Adligen, die die Rennen und die Zucht während ihrer Emigration in England kennengelernt hatten, bei ihrer Rückkehr nach Frankreich einige Vollblutpferde eingeführt, doch dauerte es noch recht lange, ehe es zur Entstehung einer geregelten Zucht und eines eigenen französischen Rennsystems kam.

Der eigentliche Initiator der Vollblut-Zucht und -Rennen war ein Engländer, *Lord Henry Seymour*, der, in Paris geboren, fast sein ganzes Leben in Frankreich verbrachte. Er wurde der erste Präsident des 1833 gegründeten französischen Jockeyclubs. Kurz nach seiner Konstituierung wurde seitens des Staates die „Société d'Encouragement pour l'Amélioration des Races de Chevaux en France" etabliert, die, anders als in Großbritannien, wo alles privat organisiert ist, bis heute die administrativen Aufgaben der gesamten Pferdezucht in Frankreich versieht, während dem Jockeyclub lediglich die Repräsentation obliegt.

Die „Société d'Encouragement", wie sie abgekürzt meist genannt wird, richtete zunächst den Champ-de-Mars (wo heute der Eiffelturm steht) als Rennbahn ein. Hier fand im Frühjahr 1834 das erste Galopprennen auf französischem Boden nach der Revolution statt.

Knapp zehn Jahre lang dominierten *Seymour* und sein bester Freund, der Kronprinz, *Herzog Ferdinand Philippe von Orleans*, Vollblutsport und -zucht in Frankreich. Dann starb der Prinz bei einem Verkehrsunfall und im selben Jahr, 1842, verkaufte Seymour sein Gestüt und gab sein Engagement im Rennsport auf.

1836 wurde nahe Paris die Rennbahn von Chantilly angelegt, wo seither der „Prix du Jockeyclub", das französische Äquivalent zum Derby, entschieden wird.

Anfänglich wurden die Rennen auf Pferde beschränkt, die in Frankreich gezogen waren, um die noch in den Kinderschuhen steckende französische Vollblut-Zucht zu schützen. Gleichzeitig wurden zahlreiche hochklassige Pferde zu Zuchtzwecken importiert, die binnen kurzem eine erstaunliche Qualitätssteigerung bewirkten. Seymours wichtigster Beitrag hierzu war der Ankauf von *Royal Oak* gewesen. Sie hatte ihm *Poetess*, und mit ihr den letzten seiner vier Siege im französischen Derby gebracht. Die Stute wurde später eine der bedeutendsten Zuchtstuten der französischen Vollblut-Zucht. Unter anderem brachte sie *Heroine*, die im „Prix de Diane" (gegründet 1843 als Gegenstück zu den Oaks) siegte, und *Monarque*, den Sieger der französischen Entsprechungen zu den 2000 Guineas und zum Derby. Vierjährig gewann *Heroine* den „Prix du Cadran" über zweieinhalb Meilen (4023 m), der 1837 als Pendant zum Ascot-Gold-Cup gegründet worden war. Die beiden Produkte der *Poetess* lenkten bei erfolgreichen Exkursionen nach England die Aufmerksamkeit auf die in Frankreich entstehende Vollblut-Zucht.

1856 wurde die Rennbahn von Longchamps im Bois de Boulogne eröffnet, die an Bedeutung bald die von Chantilly übertraf.

Monarque wurde der Vater von *Gladiateur*, der zum erstenmal die Gemüter der englischen Vollblut-Züchter aufschreckte, als er 1865 die englische Triple Crown (2000 Guineas, Derby und St. Leger) gewann. Seine Art, die englischen Pferde seines Jahrganges zu deklassieren, brachte ihm bei den Franzosen den Spitznamen des „Rächers für Waterloo" ein.

Zeitweilig erregte es unter den britischen Rennleuten einen gewissen Unmut, daß französische Pferde ohne Restriktionen in England starten und den heimischen Pferden die Preise weggewinnen durften, während der französische Protektionismus Ausländer auch weiterhin von den eigenen Rennbahnen verbannte. Jedoch ließ der ungeheure Impuls, den die englische Zucht durch den 1881 geborenen *St. Simon* (v. *Galopin*) erfuhr, der mit seiner Nachkommenschaft die Zuchtprodukte der Insel nahezu unschlagbar machte, diese Benachteiligungen vergessen, zumal die „Société d'Encouragement" sie nach und nach lockerte oder gänzlich aufhob.

Aus der Linie des überragenden *Flying Dutchman*, der nach seinem Sieg über seinen härtesten Gegner *Voltigeur* nach Frankreich verkauft worden war, ging fünf Generationen später *Brûleur* (geb. 1910, v. *Chouberski*) hervor, selbst kein Klasserennpferd, dafür jedoch eines der besten Vaterpferde seiner Zeit. Er brachte drei Sieger im „Prix de l'Arc de Triomphe", vier im französischen Derby und einen im „Grand Prix de Paris".

Flying Fox, der Triple-Crown-Sieger von 1899, hätte vermutlich nie Großbritannien verlassen, wenn nicht sein Züchter, der *Herzog von Westminster*, gestorben wäre. So kaufte ihn *Edmond Blanc* für 37 500 Guineas, den höchsten Preis, der je für ein Rennpferd in Training auf der Insel bezahlt worden war. Diese Summe wurde erst 67 Jahre später durch den Preis von *Vaguely Noble* übertroffen. *Flying Fox*, den Blanc fast nur seine eigenen Stuten decken ließ, brachte eine Reihe guter Pferde, darunter *Ajax*, der über *Teddy* zu *Tantieme* führte, einem der erfolgreichsten klassischen französi-

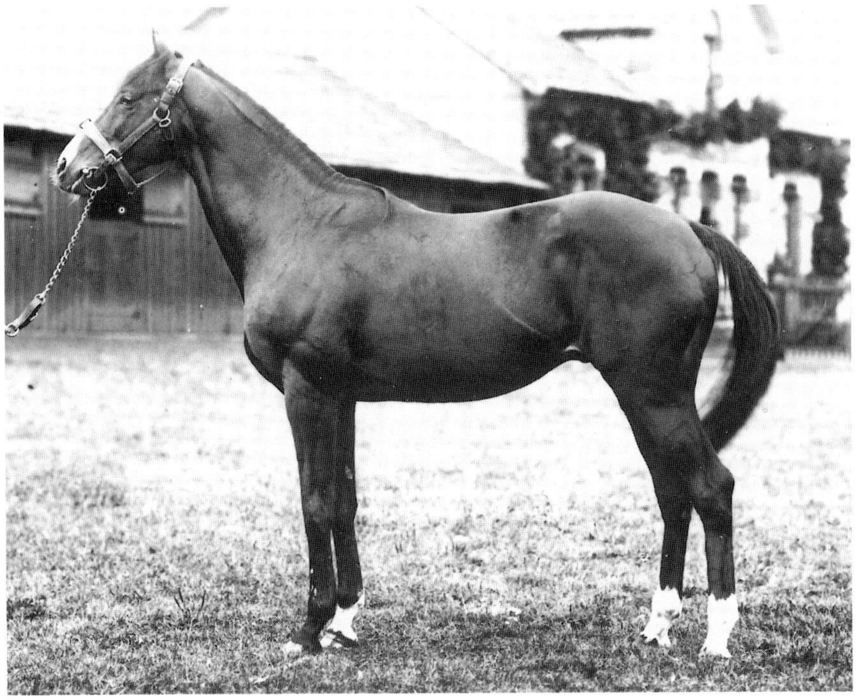

Der in Frankreich gezogene Rabelais, geb. 1900 (v. St. Simon – Satiety), war nur ein mittelmäßiges Rennpferd. Er wurde deswegen nach Rußland verkauft, jedoch für unglaubliche 700 £ zurückgeholt und erwies sich später als ein wirklicher Stempelhengst der Vollblut-Zucht. Sein bestes Produkt war der Derbysieger von 1914, Durbar II, der einer auf Lexington zurückgehenden amerikanischen Mutterlinie entstammte.

schen Hengste nach dem Zweiten Weltkrieg.

Rabelais, selbst als Rennpferd keineswegs in der gleichen Klasse wie die beiden vorher Genannten, machte seinem Vater *St. Simon* als Vererber alle Ehre, da er zahlreiche Spitzenpferde lieferte, darunter den Sieger im englischen Derby *Durbar II*, den Grand-Prix-de-Paris-Sieger *Verdun* und den französischen Derby-Sieger *Ramus*. Seine Linie setzte sich in Frankreich über *Rialto* bis zu *Worden II* und *Le Fabuleux* und in Italien über *Havresac II* bis zu *Ribot* fort.

Im ersten Jahrzehnt des 20. Jahrhunderts brachte die französische Zucht vier Cracks hervor, *Sans Souci II*, seinen Sohn *La Farina*, *Alcantara II* und *Sardanapale*. Der Einfluß dieser vier großen Hengste reichte über die Zeit des Zweiten Weltkriegs hinaus. Sie gaben ihre Zähigkeit, ihre Härte und ihr Stehvermögen, die so typisch sind für die französische Zucht, an die ihnen folgenden Generationen weiter.

Der Erste Weltkrieg brachte den französischen Rennsport fast zum Erliegen. Einige der besten Pferde, zum Beispiel der 1913 geborene *Teddy*, liefen statt dessen siegreich in Spanien (San Sebastian), bevor sie erfolgreiche Vererber wurden. Zwei von *Teddys* besten Söhnen, *Sir Gallahad III* und *Bull Dog*, gingen in die USA. Andere, ebenso gute, wie *Astérus* und *Aethelstan*, blieben im Lande.

Die durch den Krieg geschwächte französische Vollblut-Zucht war verwundbar gegenüber der britischen, da der Rennbetrieb, wenn auch eingeschränkt, auf den Inseln aufrechterhalten worden war. Die ersten Klassischen Rennen nach dem Krieg und der erste 1920 zur Feier des Kriegsendes gestiftete „Prix de l'Arc de Triomphe" wurden eine Beute englischer Pferde. Doch dann erholte sich die Zucht mit großer Schnelligkeit. *Ksar*, der erste nach dem Krieg gezogene Crack Frankreichs, war mit Sicherheit das beste Pferd seines Jahrgangs beiderseits des Kanals. Er gewann das französische Derby und St. Leger, den Prix du Cadran und den Arc.

In den zwanziger/dreißiger Jahren begann die Blütezeit der Gestüte von *Marcel Boussac*. 1939 gelang Boussac bereits sein fünfter Sieg im französischen Derby und sein erster im Grand Prix de Paris mit *Pharis II*, 1940 sein erster klassischer Sieg in England in den 2000 Guineas mit dem *Tourbillon*-Sohn *Djebel*.

Danach wurden Großbritannien und Frankreich durch die Kriegsereignisse voneinander isoliert. In beiden Ländern ging der Rennbetrieb, wenn auch stark eingeschränkt, weiter. Aber ein direkter Vergleich war nicht mehr möglich. „Als jedoch die beiden Nationen ihren Wettkampf von vor dem Krieg nach 1945 wieder aufnehmen konnten, wurde schnell offenbar, daß die Franzosen die Engländer in der Zucht hochklassiger Pferde für die mittleren und langen Distanzen überholt hatten. Von 1946 an taumelte die englische Vollblutindustrie unter einem französischen Angriff unvorhergesehener Intensität, einem Angriff, in dem die Boussac-Pferde in vorderster Front standen", schreibt *Peter Willett* (a. a. O.).

Pferde von *Boussac* gewannen alle klassischen englischen Rennen, oft nicht nur einmal, dazu alle anderen großen, prestigeträchtigen Rennen. Boussacs Erfolgsrezept, nach dem er seit Anfang der zwanziger Jahre vorgegangen war, bestand in der immer neuen Kombination dreier dominierender Hengste: *Astérus*, *Tourbillon* und *Pharis II*. Jedoch dauerte die Erfolgswelle Bousssacs nicht ewig. Die „goldene Kombination" verlor ihre Kraft. Derselbe Faktor, der Boussacs Zuchtimperium groß gemacht hatte, die ständig wiederholte Kombination der erwähnten Vererber, bewirkte auch deren Untergang. Durch fortwährende Inzucht auf die immer gleichen Ingredienzien verloren seine Pferde an Rennvermögen, Lebenskraft, Fertilität ... Außerdem hatte wohl auch durch Überweidung eine Erschöpfung der Böden in den Gestüten Fresnay-le-Buffard und Jardy Einfluß auf den Rückgang der Erfolge gehabt und bewirkte ein Auftreten allzu vieler „Rennkrüppel".

Auch andere Züchter hatten teil an den Erfolgen der französischen Pferde, darunter an herausragender Stelle *François Dupré*, der mit einem internationalen Outcross arbeitete, und *Baron Guy de Rothschild*, der seine ursprünglichen Steherfamilien gezielt

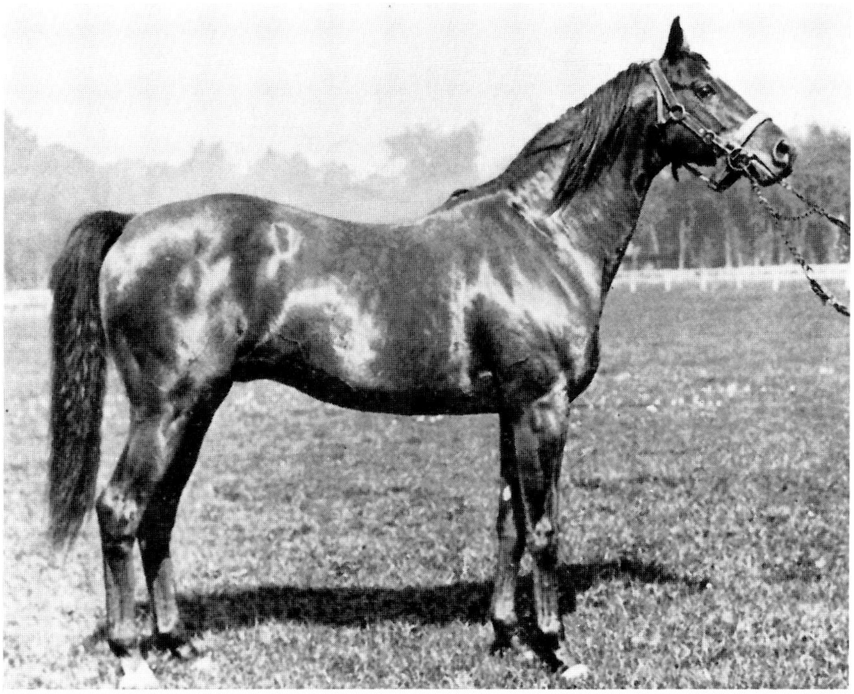

Einer der Eckpfeiler der Zucht von Marcel Boussac war Tourbillon, zusammen mit Astérus und Tourbillons Sohn Djebel.

mit Speedelementen kombinierte. Aber alle diese speziellen Rezepte waren wohl jeweils auch nur für spezielle Erfolge ausschlaggebend. Grundsätzlich lagen die französischen Erfolge in der konstitutionellen Qualität begründet, die alle französischen Vollblüter auszeichnete. Sie war entstanden aufgrund eines ausgefeilten Rennsystems, das die „Société d'Encouragement" über 100 Jahre kompromißlos konstant aufrechterhalten hatte. Es begünstigte in einem Land mit idealem Klima und Boden einen klassischen Pferdetyp, der die Anlage besaß, im Alter von drei, vier Jahren genügend Stehvermögen für die anderthalb bis zwei Meilen Distanzen zu entwickeln und trotzdem ausreichend Speed zu besitzen.

Erste Importe von Rennpferden in die Neue Welt fanden schon lange vor der Konsolidierung des „Thoroughbred" als Rasse im 17. und 18. Jahrhundert statt. Die erste Rennbahn auf amerikanischem Boden legte 1665 der erste Gouverneur von New York, *Richard Nicolls*, auf dem Salisbury Plain auf Long Island an, wo in jedem Frühjahr und Herbst Rennen um einen Silberpokal veranstaltet wurden, „weniger zur Zerstreuung der Jugend als vielmehr, die Verbesserung der Pferdezucht zu ermutigen, die durch große Nachlässigkeit Schaden gelitten hat" (wie Nicolls schrieb).

Im Verlaufe des 18. Jahrhunderts nahmen die Importe von Rennpferden zu, besserklassige Pferde kamen ins Land. Doch war der Unabhängigkeitskrieg von 1775 bis 1783 bereits vorbei, als die amerikanische Vollblut-Zucht nachhaltige Impulse durch den Import von *Medley* und *Diomed* erhielt. *Medley* erwies sich als vorzüglicher Stutenmacher. Seine Töchter paßten ideal zu *Diomed*.

Diomed war, in den Farben von *Sir Charles Bunbury*, der Sieger des ersten Derbys im Jahre 1780 gewesen. Seine Zuchtleistung in England hatte nicht befriedigt. In den USA, wohin er erst im Alter von 21 Jahren kam, wurde er der Vater zahlreicher Sieger und ein wahrer „Chef de Race". Er wurde 31 Jahre alt und besaß bis zu seinem Tode eine hohe Fertilität. Sein bester Sohn war *Sir Archie*, der die Rennbahn ungeschlagen verließ, nachdem es kein Pferd mehr gab, das gegen ihn antreten konnte.

Diomeds wichtigster Nachkomme (über *Timoleon* – *Boston*), geb. 1850, war der braune Hengst *Lexington*, der sechzehnmal führendes Vaterpferd der Vereinigten Staaten war. Aufgrund der starken Zuchtbenutzung des Hengstes waren die Pedigrees der US-amerikanischen Vollblüter am Ende des 19. Jahrhunderts mit seinem Blut geradezu übersättigt. Das sollte Konsequenzen haben, die zu seinen Lebzeiten niemand voraussehen

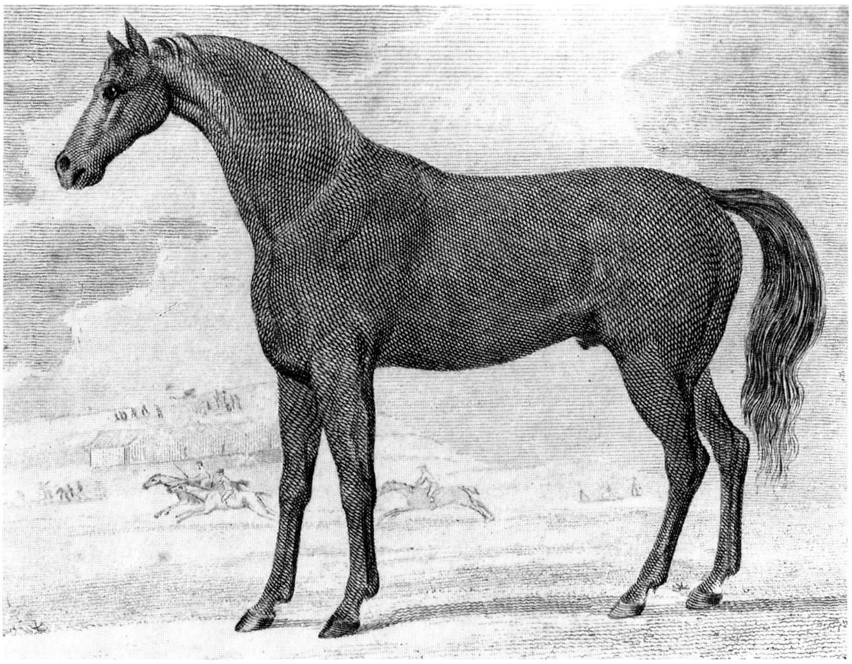

Diomed, geb. 1777 (v. Florizel), war der erste Derbysieger (1780). Er lief in den Farben von Lord Bunbury. Ein züchterischer Versager in England, wurde er – im Alter von 21 Jahren nach Virginia exportiert – zum Gründerhengst der amerikanischen Vollblut-Zucht.

konnte. Dadurch, daß das englische Handicap-Rennsystem allzusehr die mittelmäßigen Pferde begünstigte, war im Mutterland der Vollblut-Zucht ein Überschuß an solchen Pferden entstanden. Die kleinen britischen Züchter begannen darauf zu drängen, daß man, um sie irgendwie gegen Konkurrenz zu schützen, den Inlandsmarkt gegen billige Importe aus dem Ausland (vor allem Amerika) abschirmen müsse. Selbstverständlich nicht „expressis verbis", aber doch in diesem Sinne war der bereits erwähnte sogenannte „Jersey Act" gemeint. Er erklärte alle Pferde, die ihre Vorfahren nicht lückenlos auf Pferde zurückführen konnten, die bereits in einem der früheren Bände des General Stud Books Aufnahme gefunden hatten, zu „Halbblütern". Begründet wurde diese Maßnahme damit, daß man die Vollblut-Rasse vor einem durch die Importe drohenden Qualitätsverfall schützen müsse. Da die neue Regel auch *Lexingtons* Mutter *Alicia Carneal* betraf, wurden mit einem Federstrich sämtliche Nachkommen des Hengstes und damit praktisch die gesamte amerikanische Vollblut-Zucht zu „Halbblütern" erklärt.

Lexingtons Gestütslaufbahn, die in die Zeit des US-amerikanischen Bürgerkrieges (1862–1865) fiel, markierte einen Wendepunkt im amerikanischen Rennsystem. Hatten bis dahin Rennen über weite Distanzen mit mehrfachen Stechen, das heißt Ausdauerprüfungen vorgeherrscht, wurden sie nun abgelöst durch Kurz-Distanz-Rennen über fünf Furlongs (1005 m) bis anderthalb Meilen (2414 m), die in erster Linie den Speed prüften. Die schnellen Pferde, die bald den Turf zu beherrschen begannen, mußten aus Rentabilitätsgründen ihre Leistungen bereits im Alter von zwei bis drei Jahren erbringen. Gleichzeitig setzten sich Handicap-Rennen immer mehr durch, die die Startmöglichkeiten für mittelmäßige und schlechte Produkte einer rasch wachsenden Zuchtindustrie wesentlich erweiterten.

Dieses Rennsystem bestand in Großbritannien ja schon lange, doch neigte die Entwicklung in Amerika zu einer noch stärkeren Begünstigung von Speed und Frühreife. Es ist charakteristisch, daß das Kentucky Derby, das 1875 erstmals auf den Churchill Downs bei Louisville gelaufen wurde, nur über eineinviertel Meilen (2011 m) führte statt über anderthalb Meilen (2414 m) wie in England. Das frühreife Ein- bis Eineinviertel-Meilen-Pferd, das einen raschen Antritt am Start besaß und über eine begrenzte Distanz eine hohe Geschwindigkeit halten konnte, wurde zum Zuchtziel erhoben. Zweijährigen-Rennen nahmen unverhältnismäßig an Zahl zu. Aufgrund ihrer Frühreife und ihres überlegenen Speeds wurden im letzten Viertel des 19. Jahrhunderts die amerikanischen Pferde zu einer bedrohlichen Konkurrenz für die zweite Garnitur der Handicap-Pferde in England und Frankreich. Dann kam es jedoch auch zu amerikanischen Erfolgen in Klassischen Rennen.

Diese Konkurrenz entwickelte sich vor dem Hintergrund eines totalen Zusammenbruchs des amerikanischen Rennbetriebs, der eine logische Folge der vorangegangenen boomartigen Entwicklung war. Zahllose neue Rennbahnen waren wie Pilze aus dem Boden geschossen, die miteinander um die Gunst der Trainer und Besitzer und vor allem des Publikums wetteiferten. Üble Praktiken der Buchmacher, Rivalitäten unter den Rennbahnbetreibern, Betrügereien, Doping etc. hatten die Öffentlichkeit und die Politik gegen den Rennsport aufgebracht. In zahlreichen Staaten wurden die Rennwetten verboten. Die Folge war ein katastrophaler Rückgang der Rennen und ein Massenkonkurs der Rennbahngesellschaften. 1897 waren auf 314 Bahnen in den USA und 43 in Kanada Rennen gelaufen worden. Zehn Jahre später waren die Zahlen auf 25 bzw. 6 zurückgegangen.

1910 kam der härteste Schlag, als ein neues Gesetz im Staat New York, der Heimat des Jockeyclubs, des Eigners des amerikanischen Gestütbuches und gleichzeitig der obersten Rennbehörde in gesetzgebender, richterlicher und administrativer Hin-

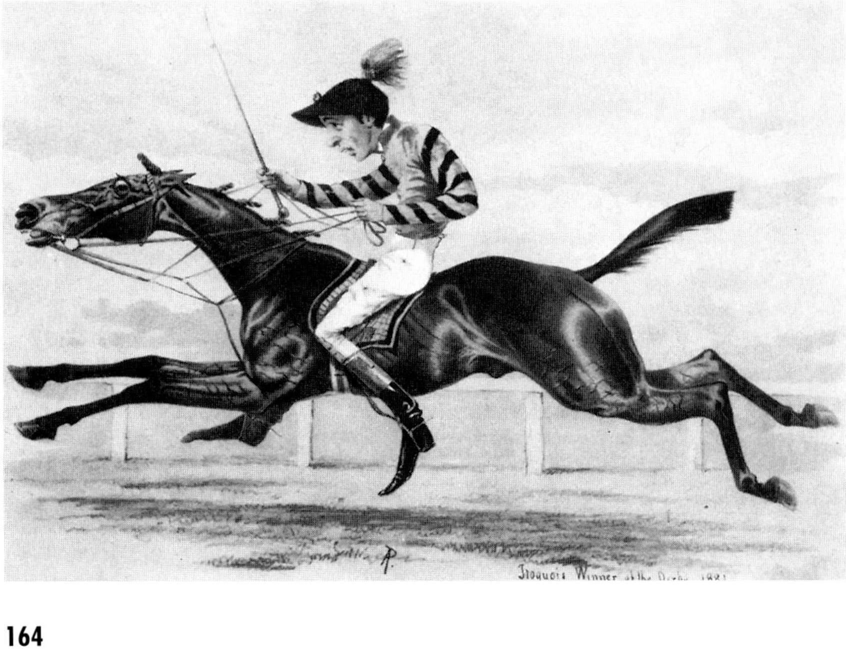

Nach dem französischen Derbysieg von Gladiateur im Jahre 1865 machte sich die amerikanische Vollblut-Zucht auf dem Boden des Mutterlandes des Vollbluts erstmalig wieder bemerkbar durch den Derbysieg von Iroquois 1881. Wie Gladiateur war auch Iroquois in Newmarket trainiert worden, jedoch nicht durch einen Briten, sondern durch einen von seinem Eigner Pierre Lorillard über den Atlantik mitgeschickten Trainer namens Jacob Pincus. Dieser war der erste „Clockwatcher« in der Trainingsmetropole, was bei seinen konservativen britischen Kollegen große Skepsis auslöste. Im Derby wurde Iroquois meisterhaft von dem großen Fred Archer geritten und siegte. Die Abbildung zeigt eine zeitgenössische britische Karikatur, signiert A. P.

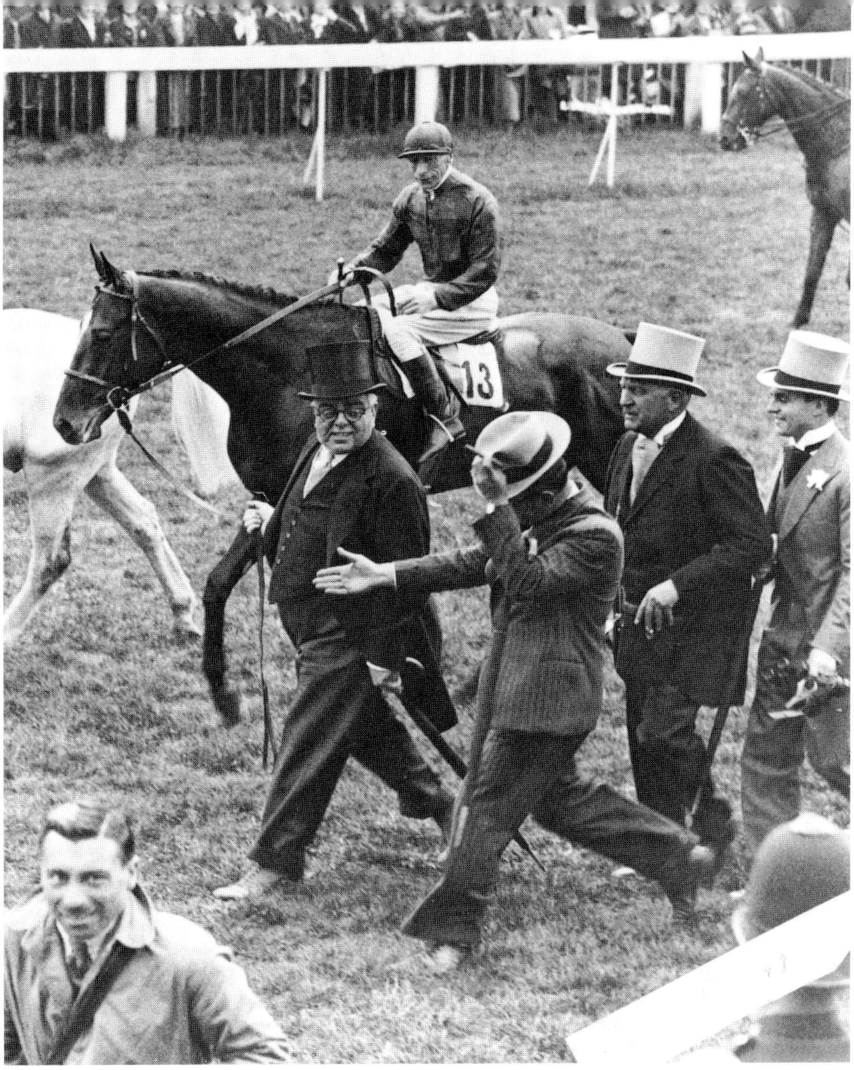

Die Karriere des Aga Khan (1877–1957) auf dem britischen Turf war spektakulär: Seine Pferde gewannen insgesamt fünfmal das Derby, Blenheim 1930, Bahram 1935, Mahmoud 1936, My Love 1946, Tulyar 1952. Sein bestes Pferd war Bahram, der 1935 die Triple Crown gewinnen konnte. Der Aga Khan zog sich den Zorn der britischen Züchter zu, als er 1940, angeblich aus finanziellen Gründen, seine Hengste Bahram und Mahmoud in die USA verkaufte, wohin sie Blenheim folgten, den er bereits 1936 über den Atlantik exportiert hatte. Bahram, hier auf dem Bild, geb. 1932, v. Blandford – Friar Marcus, verbrachte nur vier Zuchtjahre in England, wo er unter anderem den guten Vererber Big Game brachte. In den USA wurde er kein großer züchterischer Erfolg, ebensowenig wie in Argentinien, wohin er 1946 ging.

sicht, alle Rennwetten verbot. Zwei Jahre lang fanden im Staat New York keine Rennen statt. Unter diesen Schlägen brach der amerikanische Vollblutmarkt völlig zusammen.

Als mit dem „Jersey-Act" Großbritannien und mit einer ähnlichen Regel auch Frankreich ihre Gestütbücher für amerikanische Pferde schlossen, waren die beiden größten Märkte für amerikanische Vollblutpferde versperrt.

Möglicherweise muß man diese Katastrophe als eine heilsame Roßkur für die Vollblut-Zucht und die Rennen in den Staaten ansehen. Es kam zu einer „Austilgung der Sumpfblüten"; auf den Bahnen wurde das Buchmachen verboten und statt dessen Totalisatorwetten eingeführt, an denen die Staaten und die Rennbahngesellschaften prozentual partizipierten.

Nicht alle Züchter hatten in Panik ihr Zuchtmaterial verkauft, einige hatten sich antizyklisch verhalten. Zum Beispiel wurde 1906 der Triple-Crown-Sieger *Rock Sand* importiert, der Vater von *Tracery*, und für Amerika vielleicht noch wichtiger, von *Mahubah* wurde, dessen Sohn *Man O'War* 1917 von dem Jockeyclub-Präsidenten *August Belmont II* gezogen wurde. *Man O'War* gilt bis heute als das beste Rennpferd, das der amerikanische Kontinent hervorgebracht hat. Er war ein Symbol für die Geschwindigkeit, mit der die amerikanische Vollblut-Zucht das „Tal" der ersten zwei Jahrzehnte des 20. Jahrhunderts überwunden hatte.

Auf die bereits im Zusammenhang mit der französischen Zucht erwähnten Hengste *Sir Gallahad* und *Bull Dog* (beide v. *Teddy*) folgten weitere Importe von Hengsten aus den Gestüten des Aga Khan, wie den Derby-Siegern *Blenheim* (geb. 1927, v. *Blandford*), *Mahmoud* (geb. 1933, v. *Blenheim*) und *Bahram* (geb. 1932, v. *Blandford*), *Hyperions* Söhnen *Alibhai* (geb. 1938) und *Khaled* (geb. 1943) sowie dem alle überragenden *Nasrullah* (geb. 1943 v. *Nearco*). Alle diese Importe bewirkten eine Verstärkung der amerikanischen Zucht in der Zeit zwischen den beiden Weltkriegen und der ersten Zeit nach 1945, mit Auswirkungen, wie zum Beispiel *Nasrullahs* bedeutendsten Sohn *Northern Dancer* (geb. 1961 in Kanada), bis in die jüngste Vergangenheit. Nach Kriegsende war die US-Währung lange Zeit die stärkste der Welt und ermöglichte es den amerikanischen Züchtern, das beste Zuchtmaterial nach Übersee zu holen, das der europäische Markt bot, darunter den ungeschlagenen *Ribot* (geb. 1952, v. *Tenerani*) und den besten Dreijährigen seines Jahrgangs, *Seabird II* (geb. 1962, v. *Dan Cupid*).

Natürlich ist der Import besten, sorgfältig ausgewählten Zuchtmaterials die eine Ursache des Erfolges der amerikanischen Zucht, aber eine mindestens ebenso wichtige ist das sehr strenge amerikanische Prüfungssystem. Amerikanische Pferde aller Jahrgänge werden sehr oft, hart und lange geprüft, wobei man allerdings in Betracht ziehen muß, daß der Boden der Dirttrack-Bahnen absolut flach ist, die Form der Bahnen die Entfaltung größtmöglicher Schnelligkeit erlaubt und die Rennen im Durchschnitt kürzer sind als in England oder Frankreich. Die weiteste Distanz, mit nur ganz wenigen Ausnahmen, beträgt eineinviertel Meilen (2011 Meter).

Seitdem amerikanische Pferde zahlreiche Erfolge in Europa errungen und Einfluß auf die europäische Zucht genommen haben, man denke etwa an die US-Amerikaner *Never Say Die*, *Never Too Late II*, *Hula Dancer*, *Long Look*, *Baldric II*, *Sir Ivor*, *Tambou-*

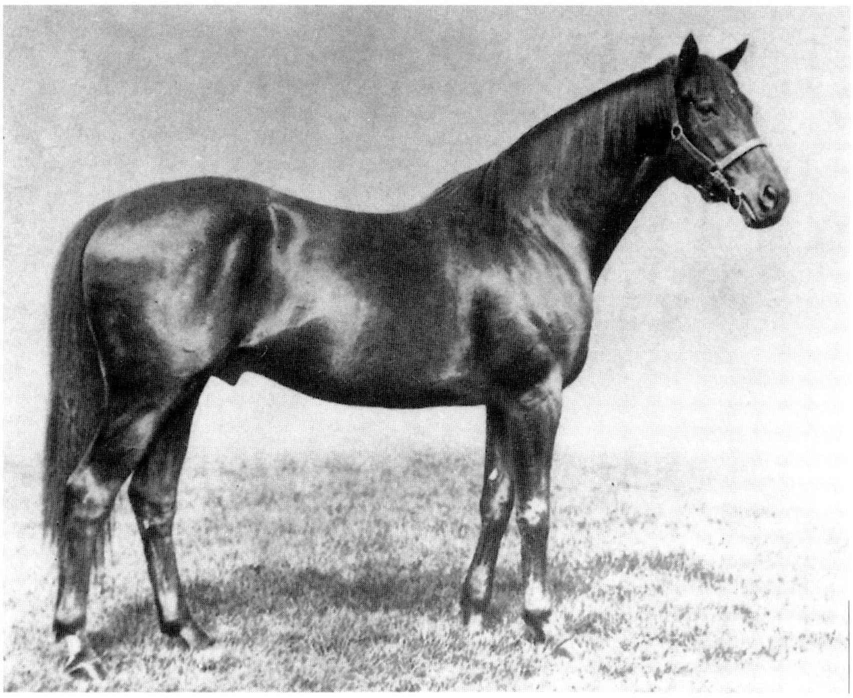

Swynford, geb. 1907 (v. John O'Gaunt – Tristan), stammte aus der Zucht von Lord Derby aus der berühmten Canterbury Pilgrim, wodurch er ein Halbbruder zu Chaucer war. Der Sieger im St. Leger des Jahres 1910 brachte den einflußreichen Blandford.

rine II, Ribocco, Ribero und den Kanadier *Nijinsky*, hat ein ständig wachsender Zustrom amerikanischen Blutes in die europäische Vollblut-Zucht eingesetzt, so daß man unter seinem Einfluß von einer gewissen Typveränderung sprechen kann.

In seinem Buch THE THOROUGHBRED schreibt *Peter Willett*: „Die Geschichte der italienischen Vollblut-Zucht ist in zweierlei Hinsicht bemerkenswert: Zum einen beruhte die Schaffung einer erfolgreichen Vollblut-Industrie dort allein auf der Leistung eines einzelnen Mannes, und das bis zu einem Ausmaß, das nirgendwo sonst eine vergleichbare Parallele hatte. Zum anderen ist der Einfluß dieser nationalen Vollblut-Zucht auf die Zuchten der übrigen Welt größer als der irgendeiner vergleichbar großen (oder vielmehr kleinen)."

Die Rede ist von *Senatore Federico Tesio* und seinem Gestüt Dormello. In dem Vorwort zum bebilderten Gestütbuch der Gestütsgemeinschaft Dormello-Olgiata (erschienen 1962 als Privatdruck) schreibt der bekannte englische Rennsportjournalist *John Hislop*: „Wenn unsere Generation einmal von ihren Enkeln gefragt werden wird: Wer war der größte Vollblut-Züchter, der meist herausragende Vererber, das beste Rennpferd Eurer Zeit? Dann wird die Antwort vermutlich lauten: *Tesio, Nearco, Ribot*."

Tesio züchtete die beiden „World Beater" (*Willett* a. a. O.) *Nearco* und *Ribot*. Das allein berechtigt ihn zu dem Titel des größten Züchters der ersten Hälfte des zwanzigsten Jahrhunderts. Darüber hinaus züchtete er mindestens ein Dutzend weiterer internationaler Spitzenpferde. Der ehemalige Kavallerieoffizier hatte, neunundzwanzigjährig, mit nur begrenztem Kapital, sein Gestüt Sant'Andrea, besser bekannt unter dem Ortsnamen Dormello, am Lago Maggiore gegründet. 1911 gewann er sein erstes italienisches Derby mit dem von ihm gezüchteten *Guido Reni*. Als er 1954 starb, hatten von ihm gezüchtete Pferde das Rennen weitere zwanzigmal gewonnen. Und in den auf seinen Tod folgenden 15 Jahren gewannen Pferde des Gestüts noch fünfmal.

In der Einleitung zu dem von Tesio verfaßten Buch BREEDING THE RACEHORSE (London, posthum 1958), in dem er Erfahrungen aus seinem langen Züchterleben niederlegte (das ich selbst 1962 ins Deutsche übersetzt habe), schreibt sein Freund *Eduardo Spinola* über den „Hexer von Dormello" unter anderem (hier ein paar Auszüge): „Als Persönlichkeit braucht Federico Tesio nicht vorgestellt zu werden; denn die Pferde, die auf seinem Gestüt Dormello am Ufer des Lago Maggiore in Norditalien groß wurden, haben seinen Ruf praktisch in jedes Land getragen, in dem

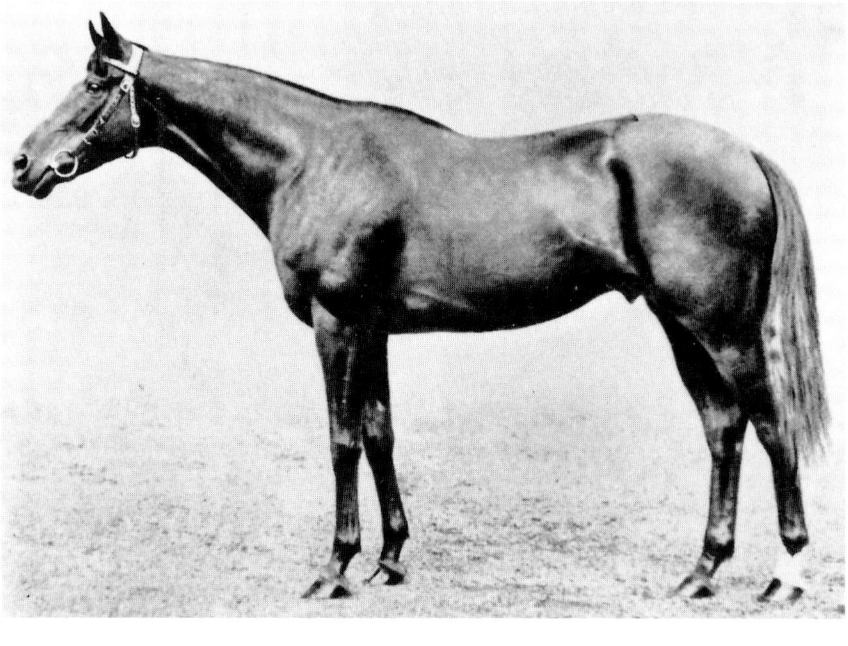

Der Derbysieger von 1930, Blenheim, geb. 1927, aus der Zucht des Aga Khan, v. Blandford – Charles O'Malley, brachte für die Zucht von F. Tesio in Dormello den bedeutenden Donatello II.

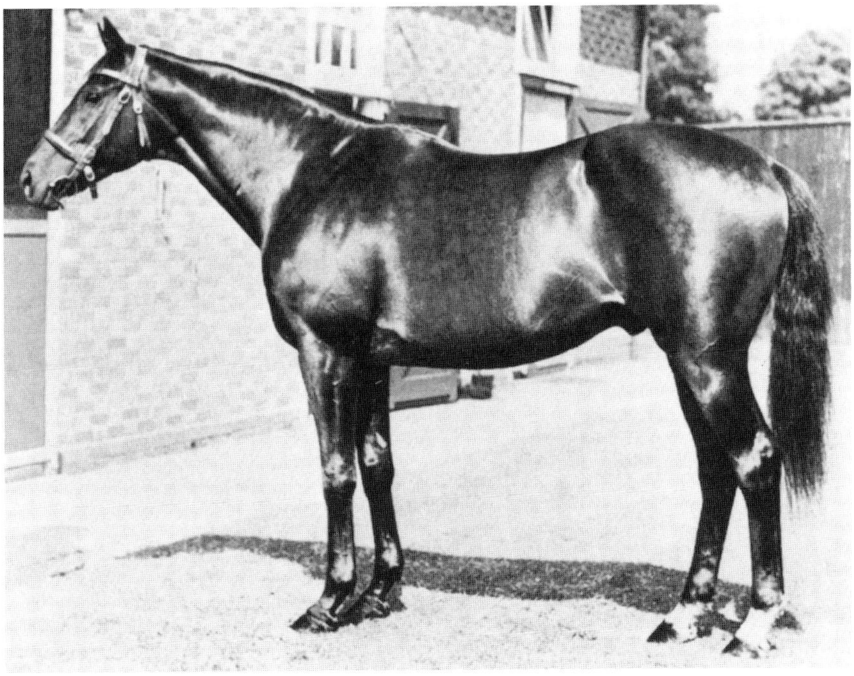

Nearco, geb. 1935 (v. Pharos XIII – Havresac II), aus der Zucht des „Hexers von Dormello", Federico Tesio. Er ging nach 14 Starts ungeschlagen ins Gestüt und gilt als das Vollblutpferd des Jahrhunderts in einer Reihe mit Eclipse und St. Simon. Seine Bedeutung für die Vollblut-Zucht der Welt ist über seine Nachkommen bis heute ungebrochen.

man sich mit Vollblut-Zucht beschäftigt . . .

Dormello ist nicht, wie ich erwartet hatte, ein Gestüt, sondern besteht aus einer Reihe kleinerer Gestüte, die zwischen den Hügeln versteckt liegen, jedes mit Blick auf den See und eigenen Stallungen und Weiden . . . Der Sinn dieser Isolierung war, wie mir Tesio erklärte, daß so ein Seuchenherd abgeriegelt werden könne, bevor das ganze Gestüt angesteckt sei. Und die verschiedenen Weiden auf den Hügeln garantieren eine größere Auswahl an Grasland und so eine längere Weideperiode.

Der Schlüssel zur Anlage des Gestüts schien in dem Satz zu liegen: ‚Die Natur weiß es am besten!' Die Weiden waren natürliches Grasland; denn Tesio hielt nichts von künstlicher Bewässerung, die zwar den Aufwuchs fördert, das Gras jedoch seiner Kraft beraubt. Er trieb sogar den Aufwand, den natürlichen Zug der Pferde während des Winters nach Süden nachzuahmen, indem er seine Absetzer in jedem Herbst auf das Gestüt Olgiata seines Partners, des Marchese *Mario Incisa della Rochetta,* in die römische Campagna brachte . . . So wuchsen seine Fohlen völlig natürlich auf, mit viel Freiheit, Bewegung und gutem, grünem Gras, aber stets unter seinen wachsamen Augen. Denn Tesio wußte, daß der Absetzer von heute das Rennpferd von morgen ist und daß Training zwar Qualität entwickeln (wenn sie vorhanden ist!), nicht aber schaffen kann . . .

Die persönliche Aufsicht in jedem Stadium der Entwicklung und des Trainings war ein wichtiger Faktor für Tesios Erfolg!

Der bekannte Rennsportjournalist *Franco Varola* schrieb in der britischen Zeitschrift ‚Horse and Hound' (in seinem Obituary anläßlich Tesios Tod 1954, Anm. d. Verf.): ‚Tesio war der einzige Pferdemann in Italien, der die Chancen seiner Rennpferde dadurch vervielfältigte, daß er sie ständig beobachtete . . . Er arbeitete in seinem Trainingszentrum in San Siro (Mailand) und auf seinem Gestüt am Lago Maggiore ohne jede fremde Hilfe. Seine Jockeys empfingen ihre Weisungen direkt von ihm. Kein Trainer, Stallmeister oder Assistent ist je an seiner Seite gesehen worden.' Nur durch die strikte Befolgung dieses Prinzips konnte, wie Varola sagte, ‚der stets anwesende Trainer den Züchter unterstützen . . .'

Tesios Züchtungen basierten nicht auf theoretischen Vorlagen, die er am ‚grünen Tisch' ausgearbeitet hatte . . . Er ist bei der Paarung seiner Stuten mit den jeweiligen Spitzenhengsten in Frankreich und England nie nach starren Prinzipien verfahren, sondern hat stets individuell den richtigen Hengst für die richtige Stute ausgesucht. Er hat sich Exterieur, Leistung, Temperament und individuelle Eigenschaften eines jeden Pferdes angesehen . . .

In der Regel behielt Tesio keinen Hengst zu Hause, da er glaubte, durch größere Variabilität die Chancen für jede Stute zu vermehren . . . Ein anderer interessanter Punkt in Tesios Politik war seine Bereitwilligkeit, sogar seine besten Produkte zu verkaufen. Er weigerte sich selten, ein Pferd zu verkaufen, nicht einmal *Nearco* . . . Von 1900 bis 1945 blieben pro Jahr weniger als ein Dutzend Fohlen in Dormello – eine unglaublich niedrige Zahl für den weltweiten Ruhm des Gestüts . . ."

Seit Ende der zwanziger Jahre fühlte Tesio mehr und mehr, daß es ihm an Betriebskapital für seine sich ausweitenden züchterischen Bestrebungen fehlte; andere, wohlhabendere italienische Züchter begannen ihn zu kopieren und versuchten, ihm den Rang streitig zu machen. 1932 lud er daher den sehr wohlhabenden Marchese *Mario Incisa della Rochetta* ein, mit dem er befreundet war, der jedoch bisher in Rennsport und Vollblut-Zucht mehr eine Randfigur gewesen war, sein Partner zu werden. Olgiata, der Besitz von Incisa, lag knapp 500 Kilometer südlich von Dormello in der Nähe Roms und erfreute sich eines weit milderen Klimas während der Wintermonate. Hierhin wurden von nun an die Absetzer auf die Winterweide gebracht.

Die Auswirkungen der neuen Partnerschaft, die den Namen „Razza di Sant'Andrea – Dormello-Olgiata" trug, machten sich rasch bemerkbar, obgleich Tesio nun keineswegs in teure Stuten zu investieren begann. Aber er war von nun an in der Lage, die besten Hengste, vor allem klassische Sieger in Frankreich und England, für seine Stuten auszuwählen.

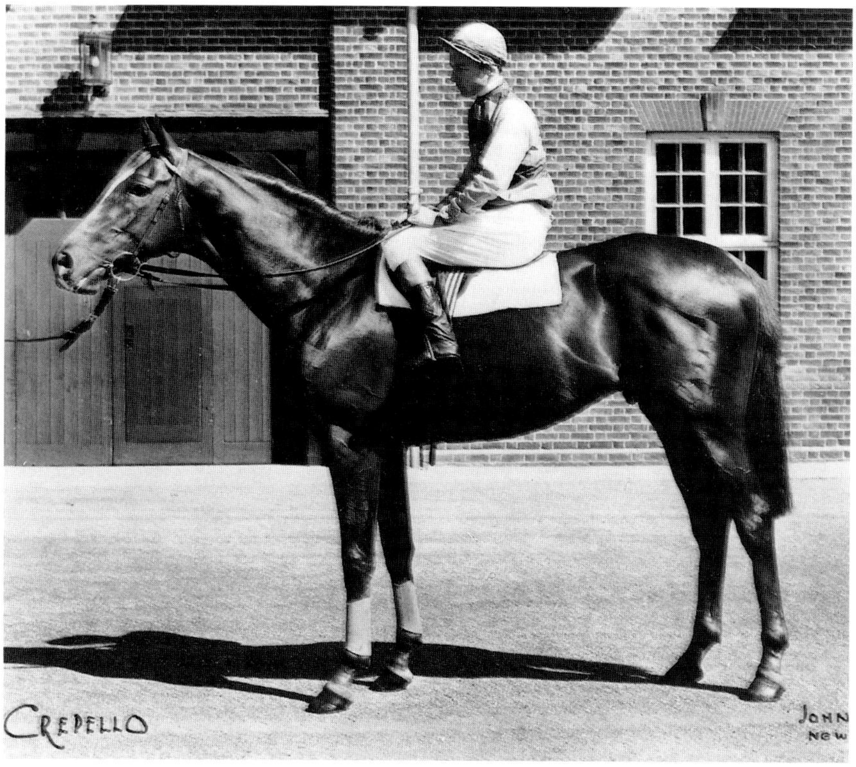

Crepello, geb. 1954 (v. Donatello II – Mieuxce). Donatello war bereits 16 Jahre alt, als Crepello geboren wurde, und rehabilitierte mit ihm seinen etwas lädierten Ruf, keinen Hengst von Bedeutung hervorbringen zu können. Crepello gewann die 2000 Guineas und das Derby in überlegenster Weise gegen den sehr starken, in Irland gezogenen Ballymoss. Leider war Crepello recht empfindlich für harten Boden und konnte sich nur auf weichem Geläuf voll entfalten. Diese Schwäche vererbte er auch, so zum Beispiel an seinen besten Sohn Busted.

Ganz deutlich wurde der positive Effekt in den späten dreißiger Jahren, als *Donatello II* und *Nearco* sich als Rennpferde allererster Klasse bewährten. Der 1935 geborene *Pharos*-Sohn *Nearco* war der größte züchterische Erfolg, den Tesio zu Lebzeiten hatte. *Nearcos* Mutter *Catnip* hatte der „Hexer" für lächerliche 100 £ in England gekauft. Mit dem bedeutenden französischen *St. Simon*-Sohn *Havresac II* gepaart, brachte sie *Nogara*, eine der besten Stuten Dormellos. Sie wurde Mutter von sieben herausragenden Hengsten, als deren beste sich später in der Zucht *Niccolo dell'Arca* und vor allem *Nearco* erwiesen.

Nearco hielt Tesio selbst, der ja *Ribot* nicht mehr auf der Bahn erlebte, für das beste von ihm trainierte Pferd.

Nearco verbrachte seine gesamte Gestütslaufbahn in Newmarket, nachdem er von dem Buchmacher und Züchter *Martin Benson* für 60 000 £ erworben worden war. Für England brachte er die klassischen Sieger *Dante, Nimbus, Hafiz II, Infatuation, By Thunder, Krakatao, Narrator* und *Nearctic*. Merkwürdigerweise rekrutierten sich seine züchterisch bedeutendsten Söhne nicht aus ihrer Zahl, sondern aus Hengsten, die als Rennpferde eher im zweiten Glied gestanden hatten: *Nasrullah, Royal Charger* und *Mossborough*.

Den größten Einfluß von ihnen hatte der von dem Aga Khan 1940 aus der *Mumtaz Begum* in Irland gezogene *Nasrullah*. Daß er keine so großen Chancen auf der Rennbahn erhielt, lag an dem kriegsbedingt eingeschränkten Rennbetrieb. Das hinderte ihn jedoch nicht, der bedeutendste Verbreiter des *Nearco*-Blutes und einer der einflußreichsten Hengste der letzten 50 Jahre zu werden. Von 1944 bis 1950 stand er in Europa, in der ersten Saison in England, danach in Irland, ehe er ab 1951 bis zu seinem Tod 1959 in den USA stationiert war.

Insgesamt war der Einfluß der von *Tesio* gezüchteten Pferde auf die internationale Vollblut-Zucht ein ungeheurer. Heute, (1998), 44 Jahre nach dem Tod des „Hexers von Dormello", stellt die männliche Linie von *Nearco* einen der meist dominierenden Faktoren in der Zucht für die klassischen Rennen in allen Teilen der Welt dar, wo Vollblutpferde gezüchtet werden. In England und Irland führen ihn über 95 Prozent aller klassischen Sieger ein oder mehrere Male in ihrem Pedigree. Züchterisch muß man *Nearco* in eine Reihe stellen mit *Flying Childers, Eclipse, Gladiateur, St. Simon, Ormonde* und *Man O'War*, eine Reihe, die von dem ebenfalls von Tesio gezüchteten *Ribot* fortgesetzt wurde.

Ribot wurde der zweite „World Beater" der Tesioschen Zucht. Der Hengst entstammte der letzten Decksaison seines in Dormello gezogenen Vaters *Tenerani* in Italien, ehe er 1952 an das British National Stud verpachtet wurde. Seine Mutter *Romanella* war eine Tochter eines anderen Dormello-Hengstes, *El Greco*, der 17 Mittel-Distanz-Rennen in Italien gewann, ehe er 1949 ins Gestüt nach Frankreich ging (wo er ein Jahr später starb). *Romanella* war ein schnelles, frühreifes Rennpferd. Sie gewann zweijährig fünf von sieben Rennen, in denen sie startete, ehe sie eine Schale entwickelte und zur Enttäuschung Tesios aus dem Training genommen werden mußte. Sie wurde in einer zwanzigjährigen Gestütslaufbahn die Mutter von 10 Siegern.

In seinen Memoiren schrieb der *Marchese Incisa*: „Tesio hatte gegenüber *Romanella* eine Abneigung und schätzte auch *Tenerani* nicht . . .", um damit anzudeuten, daß er mit dem Resultat der Paarung der beiden lediglich Glück gehabt habe. Incisa argumentierte weiter, daß Tesio wegen der Abneigung seinen Eltern gegenüber *Ribot* nicht für die klassischen Rennen genannt habe. Mag sein, daß er Recht hatte. Aber wahrscheinlicher ist es wohl, daß er dem bei der Geburt sehr kleinen Hengst die notwendige Entwicklung bis dreijährig nicht zutraute. Leider hat Tesio keinen Kommentar über *Ribot* im Dormello-Register hinterlassen, so daß wir nicht wissen, was er wirklich über ihn dachte. Er starb zwei Monate vor *Ribots* erstem Start als Zweijähriger im „Premio Tranuschio" in Mailand

Es wird nie entschieden werden, welcher von den beiden „World Beatern“ aus der Zucht von Federico Tesio, Nearco oder Ribot, das bessere Rennpferd war. Wie auf Nearco trifft auch auf Ribot der Ausspruch des Besitzers von Eclipse, Captain Dennis O'Kelly, „Eclipse first – the rest nowhere“ zu. Ribot, geb. 1952, v. Tenerani – El Greco, siegte in allen seinen 16 Rennen haushoch überlegen gegen seine Gegner. Ribot stand von 1960 bis zu seinem Tod auf der Darby Dan Farm in Kentucky in den USA. Bei der Frage, ob auf die Dauer er oder Nearco das bedeutendere Gewicht erlangen wird, neigt sich die Waagschale allerdings doch wohl zugunsten Nearcos.

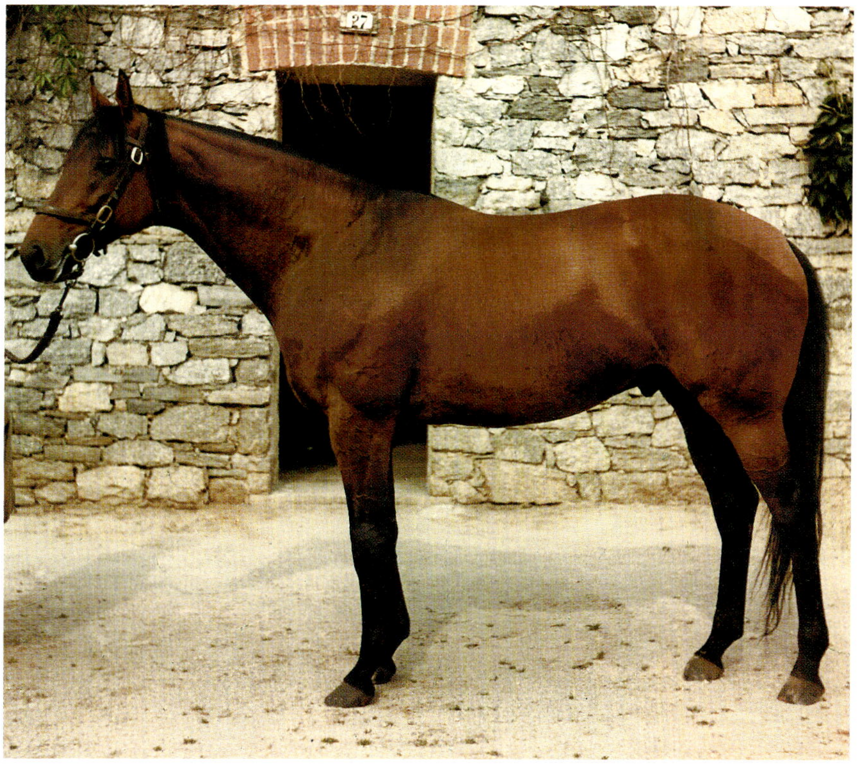

über 1000 Meter, ohne die Genugtuung gehabt zu haben, zu wissen, daß er mit diesem Hengst einen zweiten „Jahrhunderthengst“ gezüchtet hatte. *Ribot* gewann sein erstes Rennen ebenso wie alle 15 weiteren, verteilt über drei Saisons, über 1000 bis 3000 Meter, auf hartem, wie auf tiefem Boden, in drei verschiedenen Ländern.

Nach Beendigung seiner Rennkarriere ging er ins Gestüt, wo er ein überragender Erfolg wurde. Er stand in seiner ersten Saison in Newmarket, dann von 1957 bis 1960 in Dormello, ehe er für fünf Jahre nach Kentucky verpachtet wurde. Hier blieb er jedoch dann bis an sein Lebensende, da man das Risiko für zu hoch hielt, ihn erneut zu transportieren. Er starb 1972 an Darmverschlingung.

Ribot hinterließ eine zahlreiche überragende Nachkommenschaft an Siegern in klassischen und anderen großen „Pattern“-Rennen, darunter *Molvedo, Romulus, Ragusa, Prince Rolfe, Dapper Dan, Graustark, Ribocco, Ribero, Arts and Letters, Boucher, Filiberto* ... Ob er in seinen Auswirkungen auf die Vollblut-Zucht einen ebenso großen Einfluß gewinnen wird wie sein großer Vorgänger *Nearco* scheint allerdings fraglich.

In der Welt des Vollbluts ist Deutschland stets nur eine Größe zweiter Ordnung gewesen, obgleich man hier schon recht früh zu züchten begann. Erste größere Importe erfolgten vor allem durch die mecklenburgischen Barone *Wilhelm und Gottlieb Biel*, die nach den Befreiungskriegen für die Vollblut-Zucht eintraten. Sie hatten unter dem Herzog von Wellington gekämpft und dabei die Überlegenheit der englischen Pferde kennengelernt. Der jüngere Bruder Gottlieb verfaßte ein seinerzeit viel beachtetes Buch unter dem Titel EINIGES ÜBER EDLE PFERDE (Dresden 1830), in dem er sich vehement für die Einführung von Rennsport und Vollblut-Zucht zur allgemeinen Verbesserung der Landeszucht und gegen die damals von den meisten Experten propagierte Veredlung mit orientalischem Blut aussprach. Die Brüder waren auch die Initiatoren der ältesten deutschen Rennbahn, die 1822 in Doberan ihre Pforten öffnete.

Trotz so frühen Beginns kam die Vollblut-Zucht nur langsam in Gang und erreichte niemals eine Höhe wie in Frankreich oder den USA und brachte auch kein solches züchterisches Genie hervor wie Italien in *F. Tesio*. Dabei mögen eine Reihe von Faktoren mitgewirkt haben, wie das vor allem in den östlichen Landesteilen, in denen ein für die Zucht geeigneter Großgrundbesitz vorherrschte, zu ungünstige, rauhe Klima und die zu arme, sandige Scholle, zudem mangelnde staatliche Unterstützung von Rennen und Vollblut-Zucht (wie etwa in Frankreich) und anderes mehr. So waren die Vollblut-Zucht und der Rennsport weitgehend privaten Initiativen seitens des Unionclubs und einzelner Persönlichkeiten überlassen. Daß Klima und Boden eine recht entscheidende Rolle gespielt haben, läßt sich daran erkennen, daß die gleich zu Beginn im Osten gegründeten Vollblut-Gestüte gegen Ende des 19. Jahrhunderts fast alle wieder eingegangen waren. Statt dessen entstand eine Reihe von Gestüten in der klimatisch günstigeren, fruchtbaren Rheinebene.

Immerhin bestand in dem preußischen Hauptgestüt Graditz bei Torgau an der Elbe ein staatliches Gestüt, das sich zeitweilig ausschließlich der Vollblut-Zucht widmete. Seine Aufgabe war jedoch nicht vordringlich die Zucht von Rennpferden. Das Interesse der preußischen und später, nach der Reichsneugründung 1871, der deutschen Staatsregierung am Vollblut war im wesentlichen damit motiviert, daß es den wichtigsten Veredlungsfaktor für die Landeszucht zur Erzeugung von Militärremonten darstellte. Zwischen 1870 und 1914 wurden von der Preußischen Gestütsverwaltung zahlreiche erstklassige Zuchtpferde importiert, wie zum Beispiel der 2000 Guineas-Sieger *Galtee More*, der Derby-Sieger *Ard Patrick*

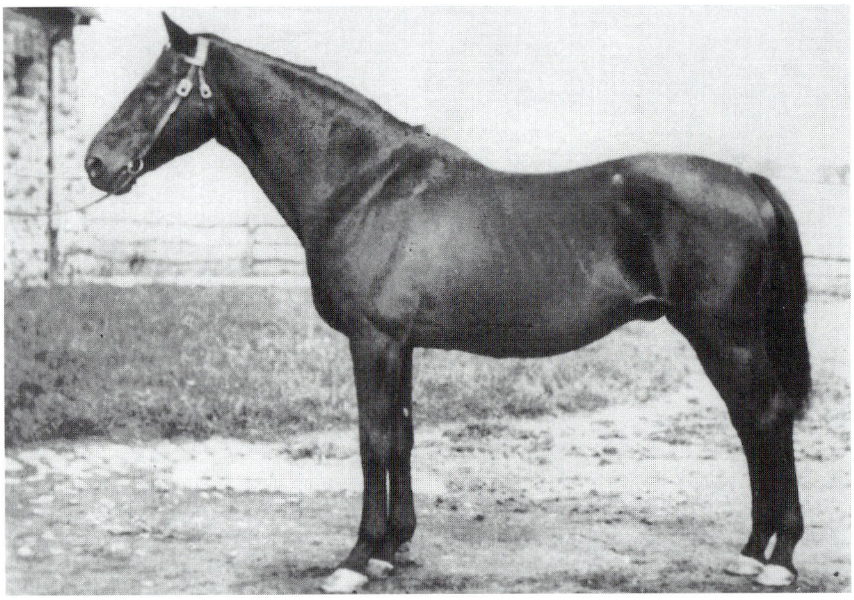

Dark Ronald, geb. 1905 (v. Bay Ronald – Thurio), in hohem Alter. Der Hengst war ein nützliches Rennpferd, jedoch nicht klassischen Formats. Nach vierjähriger Gestütstätigkeit wurde er von der preußischen Gestütsverwaltung für das Hauptgestüt Graditz angekauft, wo er sich als der wichtigste Vererber der ersten 50 Jahre des 19. Jahrhunderts für die deutsche Vollblut-Zucht erwies.

und andere; darunter die Hengste *Caius*, *Nuage*, *Dark Ronald* und die Stuten *Orsova*, *Alveole* und *Festa*. Aber wahrscheinlich kam es aufgrund einer die Rennfähigkeit nicht obenan stellenden Selektion nicht zu mit England oder Frankreich vergleichbaren Erfolgen. Hinzu kamen im 20. Jahrhundert zwei verlorene Kriege, die die traditionell mit dem Vollblut verbundenen Kreise verarmt zurückließen. Unter den zu neuem Wohlstand Gelangten fanden sich nur wenige, die sich gerade diesem Sport zuwandten. Das gilt auch für die Zeit nach dem Zweiten Weltkrieg, als sich das berühmte deutsche „Wirtschaftswunder" und der damit verbundene allgemeine Wohlstand nicht in zu erwartender Weise auf den Rennsport und die Vollblut-Zucht ausgewirkt haben. Infolgedessen gibt es in Deutschland nur wenige Namen von Pferden, Züchtern oder Gestüten, die dem internationalen Vergleich standhalten. Allerdings ist nach dem Zweiten Weltkrieg mit Fährhof das in den letzten Jahren führende deutsche Vollblut-Gestüt entstanden.

Herausstellen muß man jedoch an dieser Stelle, daß in Deutschland mit Hilfe der Vollblut-Veredlung seiner Landeszuchten, vor allem der großen norddeutschen, die weltweit bedeutendste warmblütige Sportpferdezucht für alle Sparten des Turniersports geschaffen worden ist.

In den meisten anderen europäischen Ländern existieren ebenfalls Vollblut-Zuchten und Rennen. Doch kann sich keines dieser Länder rühmen, eine Zucht zu besitzen, die ständig in der Lage ist, Pferde internationalen Kalibers hervorzubringen. Die Gründe dafür sind vielfältig: Ungünstige klimatische Bedingungen, nicht geeignete Bodenverhältnisse, Mangel an Interesse in der Bevölkerung, fehlender Professionalismus, unzureichende staatliche Unterstützung und dazu zwei Weltkriege und große politische Umwälzungen ... Einige außereuropäische Länder sind in dieser Hinsicht recht viel günstiger dran.

In Südafrika besteht ein blühender Rennsport. Jedoch ist das Land seit dem Bestehen einer eigenen Vollblut-Zucht bis heute immer von Importen aus Europa und Übersee abhängig gewesen, obgleich es einige herausragende Pferde hervorgebracht hat.

Von Japan hat man zeitweilig (nach den umfangreichen Einfuhren von Spitzenpferden aus Europa und den USA) erwartet, daß es sich in die Spitzengruppe der Vollblut-züchtenden Nationen einreihen könnte und würde. Trotz eines ausgedehnten Rennbetriebes und größter Beliebtheit des Rennsports ist der große Durchbruch in der Zucht bisher ausgeblieben und der Inselstaat ist weiter auf Importe angewiesen.

Australiens Bedeutung als Vollblut-züchtendes Land hat seit dem Zweiten Weltkrieg ungeheuer an Bedeutung gewonnen. Exporte von australischen Pferden in die USA und deren Erfolge haben die Aufmerksamkeit auf die Zucht dieses Landes der südlichen Hemisphäre gelenkt, die im übrigen Neuseeland mit einschließt, dessen Scholle sich besonders eignet, hervorragende Vollblutpferde zu züchten.

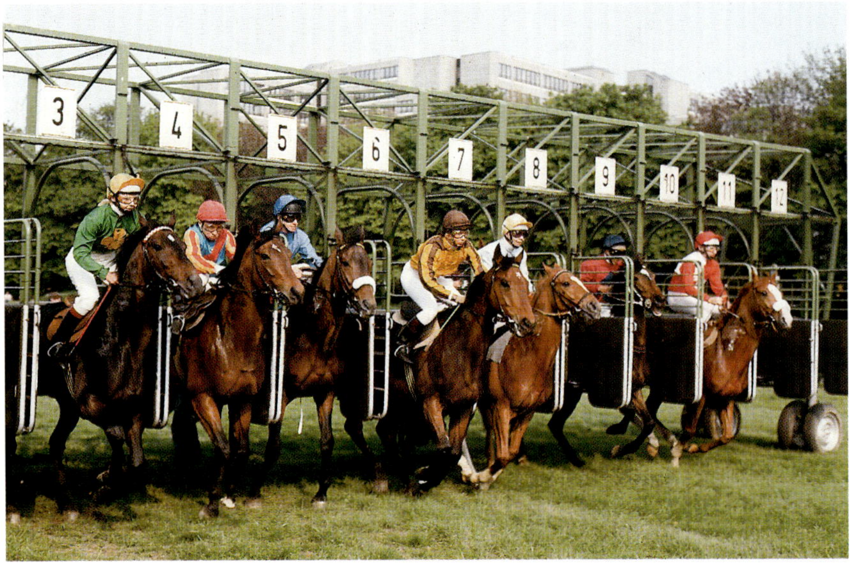

Boxenstart bei einem Flachrennen

In Südamerika spielt die Vollblut-Industrie eine recht große Rolle. Das gilt vor allem für Argentinien, Chile und Brasilien. Der argentinische Jockeyclub wurde schon 1850 von *Dr. Carlos Pelegrini* gegründet. Es gibt 36 Rennbahnen im Land, deren wichtigste San Isidoro und Palermo sind. Die Argentinier hatten stets eine Vorliebe für englisch gezogene Pferde, seit sie Anfang des 20. Jahrhunderts den Derby-Sieger *Diamond Jubilee* (v. *St. Simon*) importiert haben. Auch Chile erfreut sich einer florierenden Vollblut-Zucht, wobei viel für den Export nach Nord- und Mittelamerika gezüchtet wird. Die zahlenmäßig größte Vollblut-Zucht in Südamerika dürfte Brasilien besitzen, doch ist der Standard gegenüber den beiden spanisch-sprechenden Nachbarländern niedriger.

Die von Angehörigen der Länder des Vorderen Orients errichteten Vollblut-Imperien sind seit den Gestütsgründungen des Aga Khan (1877–1957) bis hin zu denen der saudischen Prinzen und anderer Potentaten aus den Öl-Scheichtümern auf europäischem Boden angesiedelt und nicht in den klimatisch benachteiligten Heimatländern. Man muß sie als integrale Bestandteile der jeweiligen europäischen Zuchten ansehen.

Bisher haben wir uns ausschließlich mit dem Flachrennpferd befaßt. Nun gilt es, noch einen Blick auf den Hindernisrennsport, den „Sport zwischen den Flaggen", den „illegitimen Sport", zu tun.

Innerhalb der weltweiten Vollblut-Population kann man, grob gesehen, zwei Typen unterscheiden. Darüber hinaus kann man nur in einem Fall von einem eigenen, abweichenden Vollblut-Schlag, gewissermaßen einer spezialisierten rassischen Variante sprechen. Es handelt sich um den anglo-irischen Steeplechaser.

Ohne Frage ist der Chaser, wie er meist abgekürzt genannt wird, ein Vollblutpferd, sowohl exterieurmäßig wie genetisch gesehen. Und doch hat dieser Schlag gewisse Merkmale entwickelt, die ihn vom Flachrennpferd deutlich unterscheiden. Er wirkt weniger hochgezüchtet, mehr „workmanlike", gemacht, um über drei Meilen (4827 m) oder mehr unter schwerem Gewicht zu laufen und unterwegs eine Reihe von Hindernissen von mindestens vier Fuß, 6 Inches (knapp 140 cm) oder mehr Höhe zu springen.

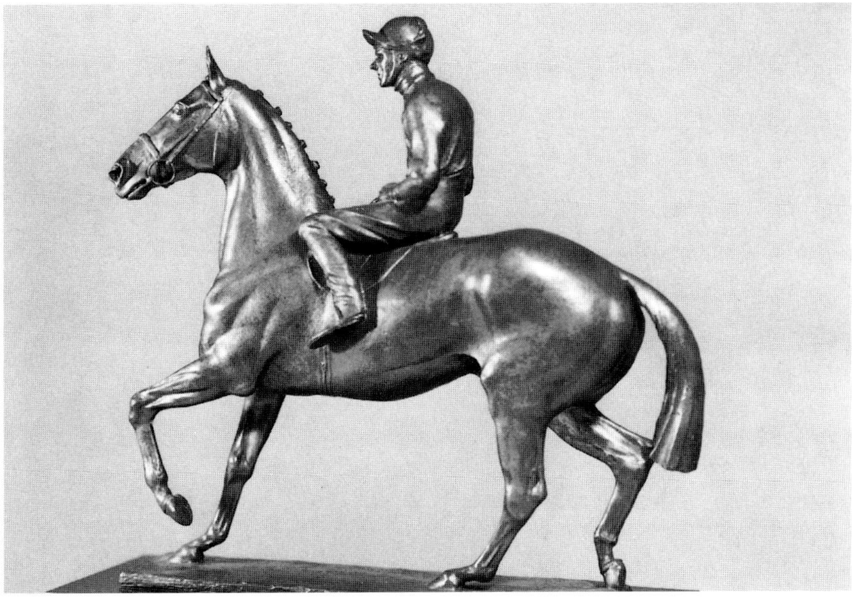

Bronzestatuette des großen Steeplers Arkle mit Pat Taaffe im Sattel. Arkle, geb. 1957 in Irland, v. Archive – Knight of the Garter – My Prince II, gewann dreimal den Cheltenham Gold Cup und einmal die King George VI. Chase. Insgesamt war er siegreich in 27 Hindernisrennen. Die Besitzerin, die Herzogin von Westminster, startete ihn niemals in der Grand National in Aintree, da sie das Risiko der Verletzung durch andere Pferde fürchtete. Arkle war das klassische Beispiel eines Hunter Chasers aus einem alten, seit Generationen ausschließlich für Hindernisrennen gezogenen Stutenstamm.

Die auffallendsten Merkmale, die der Chasertyp entwickelt hat, sind ein allgemeiner Eindruck von Kraft und Härte, bedeutende Breite und Tiefe, starkes Fundament mit tiefsitzenden Vorderfußwurzeln und Sprunggelenken und breiten, kräftigen Röhrbeinen. Schulter, Oberarm, Kruppe und Oberschenkel sind mächtig bemuskelt. Häufig ist eine besonders ausgeprägte Glutäenmuskulatur auf der Kruppe, die man als „Jumping Bump" oder „Jumping Pitch" bezeichnen hört.

Allerdings sehen heute nicht alle Hunter Chaser noch so aus, wie oben beschrieben. Viele nähern sich typ- und exterieurmäßig dem Stehertyp des Flachrennpferdes beziehungsweise sind vollkommen mit ihm identisch, auch genetisch. Das ist darauf zurückzuführen, daß das Tempo der Hindernisrennen gegen früher so viel schneller geworden ist, während man die Hindernisse hinsichtlich Höhe und Festigkeit entschärft hat, so daß das absolute Springvermögen nicht mehr so ausschlaggebend ist.

Daß sich überhaupt in den letzten 250 Jahren ein eigener Zweig der Zucht auf Hindernispferde spezialisiert hat, ist auf die große Zahl und Bedeutung der ihnen vorbehaltenen Rennen auf den Britischen Inseln zurückzuführen. In keinem anderen Land hat der „Sport zwischen den Flaggen" solch hohe Popularität, Konzentration, Professionalität und Niveau erreicht.

Der anglo-irische Hindernissport kann auf eine kontinuierliche geschichtliche Entwicklung zurückblicken, die bis in die zweite Hälfte des 18. Jahrhunderts zurückreicht. Einen Hauptkristallisationspunkt dafür bildete die Landschaft in der Grafschaft Leicestershire, die ein Gelände besitzt, das sich besonders für eine schnelle Jagd hinter den Hunden auf den Fuchs eignet. In dieser Gegend gab es nur wenig Pflugland. Das meiste Land gehörte zu großen Besitzungen und lag in Weide, in 30 bis 50 Hektar großen Koppeln, die mit Hecken eingefriedigt waren. In dieser parkartigen Landschaft mit festem und daher sehr „schnellem" Boden gab es außer kleinen „Coverts", in denen die Füchse ihre Baue hatten,

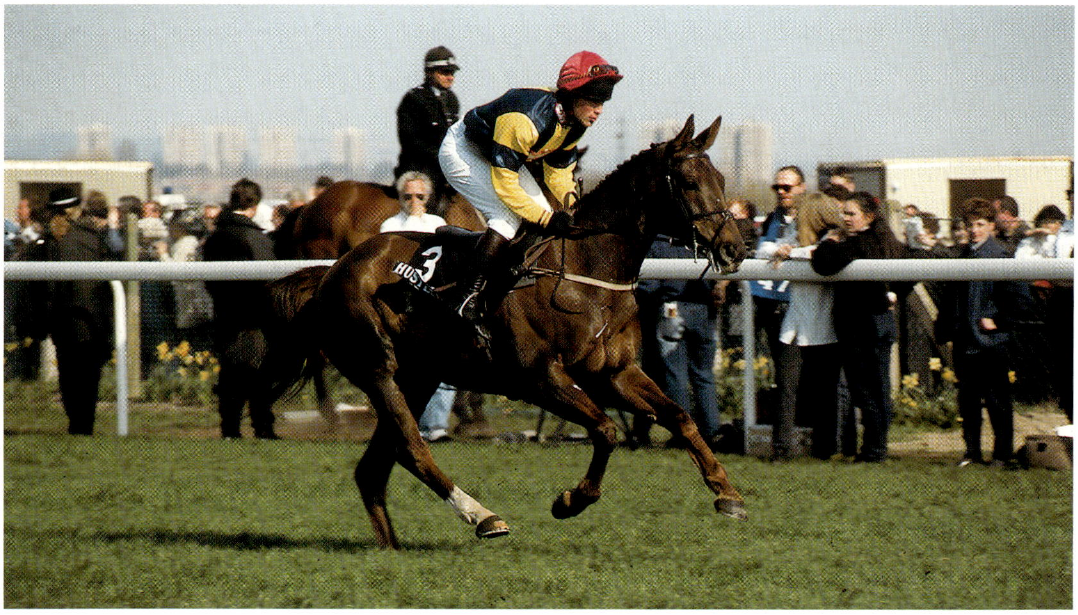

Aufgalopp zur Grand National Steeplechase in Aintree bei Liverpool

kaum Wald. In dem weiträumigen Gebiet konnte sich hinter einer schnellen Meute ein schnelles Pferd voll entfalten. Die meisten der „Meltonians", wie man die meist recht wohlhabenden Gentleman Rider zu nennen pflegte, die in Leicestershire den Hunden der verschiedenen berühmten, um Melton Mowbray beheimateten Meuten folgten, ritten folglich Vollblutpferde.

Peter Willett beschreibt in THE THOROUGHBRED, wie es unter diesen Umständen zur Entstehung der Steeplechases als eigene Sportdisziplin kam, ja kommen mußte: „Der Kampfgeist, der durch das schnelle Reiten hinter den Hunden entstand, veranlaßte die Jagdreiter, mit ihren Pferden untereinander Querfeldeinrennen auszutragen. Da die am weitesten sichtbaren Landmarken gewöhnlich die Kirchtürme waren, pflegte man am Anfang die Strecken einfach von ‚Steeple' zu ‚Steeple' zu legen. Auf diese Weise fand der Ausdruck ‚Steeplechase' Eingang in die Terminologie des Rennsports.

Die frühesten ‚Steeplechases' wurden in Irland und England kurz nach der Mitte des 18. Jahrhunderts ausgetragen. Doch erst als das Reiten von Vollblutpferden hinter schnellen Hunden sich allgemein durchgesetzt hatte, etwa 50 Jahre später, wurden sie ein regulärer Bestandteil des britischen Pferdesports."

Laut *Reginald S. Summerhays'* ENCYCLOPAEDIA FOR HORSEMEN (London – New York 1970) wurde die erste Steeplechase 1752 über viereinhalb Meilen in Irland zwischen den Herren *O'Callaghan* und *Blake* von der Kirche von Buttevant nach dem Kirchturm von St. Leger ausgetragen. 1792 fand das erste Hindernisrennen mit mehreren Teilnehmern in Leicestershire statt.

Die Entwicklung der Jagdrennen von improvisierten Querfeldeinrennen über natürliche Hindernisse, wie sie gerade im Weg standen, zu Rennen auf regulären, gut gepflegten Rennbahnen mit künstlich angelegten, sorgfältig konstruierten, schrekkenerregend mächtigen Hindernissen, fand im Laufe der ersten Hälfte des 19. Jahrhunderts statt. Die Bahnen wurden eingezäunt, um Eintrittsgelder erheben zu können zur Deckung der hohen Bau- und Unterhaltungskosten und der Ausstattung mit Rennpreisen. 1810 wurde in Bedford

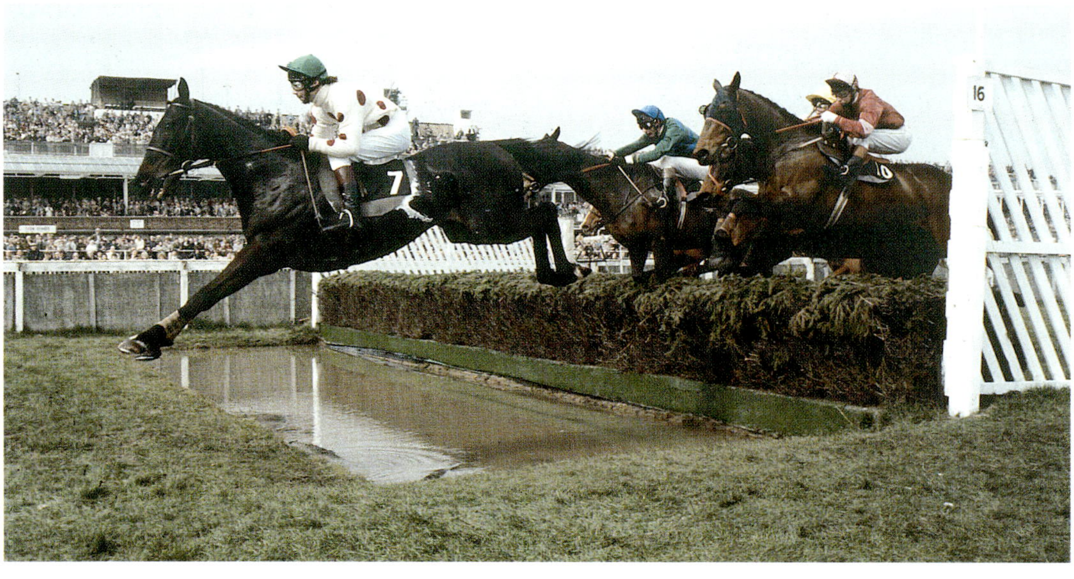

The Water Jump, einer der 30 Sprünge der Grand National Steeple Chase, die über die Distanz von vier Meilen und 856 Yards (7.220 m) führt und als das schwerste Hindernisrennen der Welt gilt.

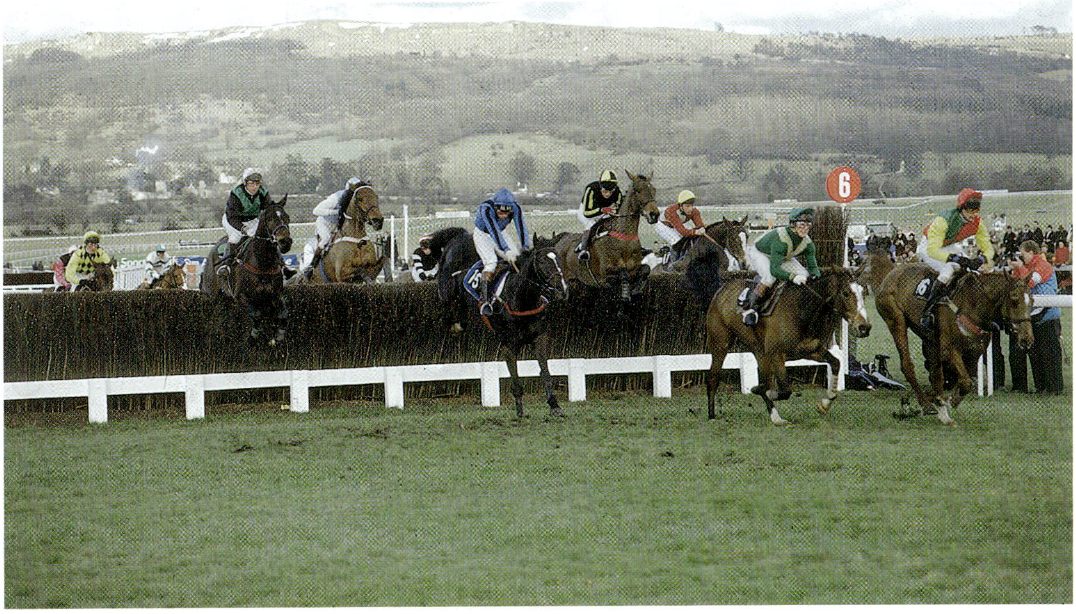

Das prestigeträchtigste Hindernisrennen Englands ist der Cheltenham Gold Cup, gegründet 1924

ein solches Rennen über drei Meilen mit acht Hindernissen ausgetragen, das in drei Heats (Stichrennen) entschieden wurde. 1837 gründete der Liverpooler Gastwirt *William Lynn* die „Grand National Steeplechase" in Aintree. Sie führt über eine Strecke von vier Meilen 856 Yards (7219 m) und 30 gewaltige Hindernisse.

Während bis dahin die Rennen in der Regel von Amateurreitern („Gentlemen Riders") bestritten wurden, nahmen nun auch immer mehr Jockeys daran teil und die Chases fanden allmählich ihre heutige Form. Cheltenham entwickelte sich zum Zentrum des Steeplechase-Sports, so wie Newmarket bereits seit 200 Jahren das Zentrum des Flachrennsports war.

Um die Jahrhundertwende und in der Zeit bis zum Ersten Weltkrieg kamen viele amerikanische Pferde nach England wegen der Anti-Wett-Gesetzgebung in den Staaten. Dadurch erlebten die Hindernisrennen einen großen Aufschwung. Der Höhepunkt des Steeplechasing waren die Jahre zwischen den beiden Weltkriegen, als eine Reihe reicher Besitzer den Sport protegierte. 1924 wurde der „Cheltenham Gold Cup" gegründet, neben der „Grand National" das zweite wichtige Großereignis des National Hunt Racings.

Eine Besonderheit der Hunter-Chaser-Zucht ist die Tatsache, daß nur ganz wenige Hengste in diesem Sport und später in der Zucht für die Jagdrennbahn eingesetzt werden. Die Väter der Chaser rekrutieren sich also in der Regel aus auf der Flachen oder gar nicht geprüften Hengsten.

Es läßt sich nicht genau schätzen, wie viele Vollblutpferde speziell für den Hindernissport gezüchtet werden, da es ja keinen separaten Teil für sie im Gestütbuch gibt. *Peter Willett* (a. a. O.) nimmt an, daß es etwa zwanzig Prozent aller jährlich registrierten Fohlen sind, von denen fast 60 Prozent in Irland geboren werden. Die Zahl der ausschließlich für diese Disziplin gezüchteten Pferde scheint rückläufig zu sein, da der Profit aus der Zucht für den Flachrennsport höher ist. Das liegt nicht etwa daran, daß der Erlös für zweitklassige Flachpferde höher wäre als für erstklassige Chaser, sondern weil sich die für Flachrennen gezogenen Pferde schon als Jährlinge verkaufen lassen, während die Hindernispferde erst mit drei oder vier Jahren verkaufsreif sind. Aber ohnehin wäre die Zahl der für die Hindernisbahn speziell gezogenen Chaser zu klein, um den Bedarf zu befriedigen, so daß ein ganz großer Teil der in Hindernisrennen laufenden Pferde aus ehemaligen Flachpferden besteht, die sich als zu langsam herausgestellt haben, um dort zu bestehen. Da viele, die meisten (!) der ehemaligen Flachpferde, niemals über das sehr viel geringere Anforderungen an das Springvermögen stellende Zwischenstadium der Hürdenrennen hinauskommen, sind inzwischen die Preise für genuine Hunter-Chaser enorm gestiegen, so daß zu hoffen ist, daß sie einen genügend großen Anreiz bieten, daß diese Pferde auch weiterhin gezüchtet werden und so eine in über 200 Jahren entstandene Spezialzucht nicht ausstirbt.

Außerhalb der Britischen Inseln spielen Hindernisrennen nur noch in Nordamerika und Frankreich eine gewisse Rolle. Das erste Hürdenrennen fand in den USA 1844 in Hoboken, im Staat New Jersey, statt. Die erste Steeplechase wurde erst 1865 in Paterson durchgeführt. Damals starteten vier Pferde über einen Drei-Meilen-Kurs (4827 m) mit 27 Hindernissen. 1895 wurde die „National Steeplechase Association" gegründet, ein Jahr nach Einführung des „Maryland Hunt Cup", des bis heute größten Amateur-Hindernisrennens der USA.

Der heutige amerikanische Hindernisrennsport hat zwei parallele Zweige: zum einen die Hürdenrennen über niedrige, transportable „Bürsten", zum anderen die sogenannten „Timber" Races über absolut vertikale, hohe, solide, feste Koppelricks, die ausschließlich von Amateuren geritten werden.

In Frankreich hat sich außer den Hürdenrennen über die „Haie" genannten grünen Hecken und die aus einem stabilen Weidengeflecht bestehenden, als „Claie" bezeichneten Hindernisse eine modifizierte Form der Steeplechases entwickelt, deren Hindernisse, obgleich an die anglo-irischen erinnernd, doch sehr viel „zahmer" sind. Das größte Hindernisren-

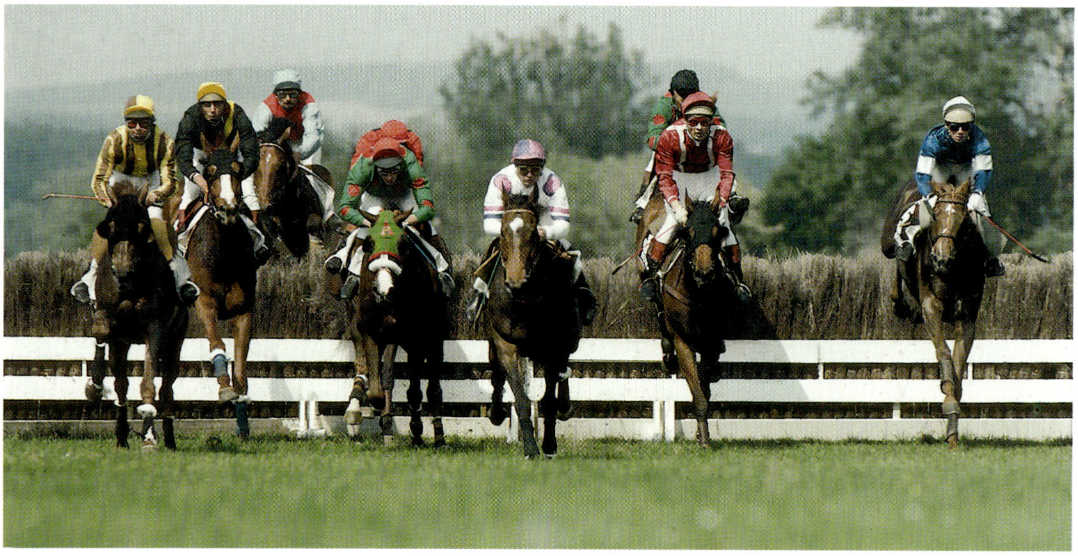

Hurdle Races, Hürdenrennen, werden über relativ niedrige, transportable Birkenhürden („Bürsten") gelaufen. Da viel weniger zu springen ist und die Rennen kürzer sind, ist das Tempo sehr viel höher als in Steeplechases.

nen Frankreichs ist die „Grand Steeplechase" (Französische Grand National) in Paris-Auteuil im Bois de Boulogne, der bedeutendsten Hindernisbahn Frankreichs. Im allgemeinen werden die Hindernisrennen in Frankreich in einem etwas höheren Tempo gelaufen als auf den Britischen Inseln, da die Pferde weit weniger springen müssen.

Von England und Irland aus breiteten sich die Vollblut-Zucht und das Rennwesen schrittweise seit dem Ende des 18. Jahrhunderts über die Länder Europas und Übersee aus. Zugleich begann die Vollblut-Rasse die bis zur Wende vom 18. zum 19. Jahrhundert dominierenden Veredlerrassen, den Andalusier und die Orientalen (Türken, Berber, Araber), bei der Zucht von edlen Reit- und Wagenpferden fast überall abzulösen. Dabei änderte sich nach dem Ende der Napoleonischen Kriege 1815 das Zuchtziel ganz allgemein. Man wandte sich von der auf engen Raum begrenzten Schulreiterei ab und hin zur Campagne-Schule, beeinflußt von den Parforcejagden hinter den Hunden, den Point-to-Point Rennen und Steeplechases in England.

Das Vollblut spielte die entscheidende Rolle bei der Herausbildung der modernen Reitpferderassen zu Beginn des 19. Jahrhunderts und bei der Entstehung der verschiedenen nationalen Remontezuchten für militärische Zwecke seit der Mitte des Jahrhunderts bis zum Ersten Weltkrieg. Und es bildete nach dem Zweiten Weltkrieg auch den entscheidenden Veredlungsfaktor bei dem Umzüchtungsprozeß in Richtung auf ein vielseitig verwendbares Reit- und Sportpferd, nachdem das Pferd seine Unentbehrlichkeit in Landwirtschaft, Wirtschaft und Armee an den Motor verloren hatte.

Bei diesem Veredlungsprozeß vermittelte das Vollblut den Landrassen die entscheidenden Reitpferdeeigenschaften, indem es ihnen seine interieuren und exterieuren Merkmale gab, wie Kampfgeist, Mut, Leistungsbereitschaft, Härte, Ausdauer, Reaktionsvermögen und Schnelligkeit, dazu die lange, schräge Galoppierschulter, die zusammen mit dem ausgeprägten Widerrist und dem starken Rücken eine ideale Sattellage bietet, sowie die lange, geneigte, muskulöse Leistungskruppe und die idealen Proportionen und Winkelungen der großen Körperhebel.

Wichtigstes Exterieurmerkmal des Vollblutpferdes ist der tragfähige Rücken, der den Bewegungsablauf des Galopps koordiniert. In seinem Buch VOLLBLUT (2. Auflage, München, Basel, Wien 1967) stellt *Franz Châles de Beaulieu* dieses entscheidende Merkmal heraus und erklärt Entstehung und Funktion: „Der Bewegungsablauf eines jeden Wirbeltieres wird durch die mit dem Skelett verbundenen Muskelgruppen ausgeführt. Alle diese Muskeln sind für das harmonische Zusammenspiel notwendig, wenn auch in verschiedener Rangordnung. Je nach Lebensweise können die gleichen Muskeln bei der einen Tierart von großer Bedeutung und daher stark entwickelt, bei der anderen nebensächlich und wenig ausgebildet sein.

Der Rücken des Vierfüßlers hat eine besondere Bedeutung deshalb, weil er die Verbindung zwischen den Vorder- und Hintergliedmaßen für eine rhythmische Fortbewegung herstellen muß. In schneller Gangart wölbt sich der Rücken in einer wechselnden Taktbewegung zwischen Fußen und Schweben auf und ab.

Beim Pferd wird der Rückenschwung noch durch die taktmäßige Nickbewegung des verhältnismäßig langen Halses mit dem ansitzenden Kopf verstärkt. Aus diesem Grund sind die großen Rückenmuskeln und die Halsmuskeln in einem wunderbaren System mannigfach miteinander verspannt. Dieser Mechanismus ermöglicht erst die jedem Reiter bekannte, für die richtige Bewegung und Beherrschung des Pferdes so wichtige natürliche Halsstellung. Der Rücken hat also eine dreifache Aufgabe: Er stellt die Verbindung zu der den gesamten Vorwärtsschub leistenden Hinterhand her, er trägt die Last des Reiters und er ist außerdem das große ‚Schwungrad' für die schnelle Bewegung des Tieres . . .

Je kräftiger und elastischer bei dem warmblütigen Bewegungspferd der Rücken konstruiert ist, um so später treten . . . Ermüdungserscheinungen auf. Konsequenterweise hat man mit dem Rennsystem natürlich das Pferd nicht etwa im Stand oder Schritt – sondern . . . gemäß der englischen Idee in der schnellsten Gangart, im Renngalopp, erprobt und erlesen."

WARMBLUT-ZUCHTEN

CLEVELAND BAY

TYP, INTERIEUR, VERWENDUNG:
Der Cleveland Bay ist die älteste Warmblutrasse einheitlichen Typs Großbritanniens, beheimatet im Nordosten Englands. Sie galt unter den Zugpferderassen der Insel als die aktivste, energischste, schnellste und vielseitigste, da sie, um eine sprichwörtliche Äußerung über sie zu zitieren, „in der Lage war, mehr Arbeit im Geschirr in kürzester Zeit bei weniger Futter zu leisten, als alle anderen Rassen". Seiner Vielseitigkeit wegen war der Cleveland Bay das weitaus ökonomischste Pferd, da er jede Art landwirtschaftlicher Arbeit, vom schweren Zug in dem steifen Lehm der Marschen an der Küste und dem Ernteeinsatz, bis zur flotten Ausfahrt vor der Kutsche und dem Dienst als Schwergewichtshunter über „knuffige" Hindernisse im Jagdfeld hinter der Meute, leisten konnte. Dabei ist er bedeutend genügsamer hinsichtlich seines Futterbedarfs und gesünder, robuster, anspruchsloser, was die Pflege angeht, als die anderen britischen Zugpferderassen. Er gilt als besonders langlebig und fruchtbar, oft noch von hoher Leistungsfähigkeit jenseits des zwanzigsten Lebensjahres.

Der Cleveland Bay und das ihm nahe verwandte Yorkshire Coach Horse als seine leichtere Version haben im 19. Jahrhundert eine äußerst bedeutsame Rolle bei der Entwicklung der meisten deutschen und zahlreicher anderer europäischer Warmblutrassen gespielt. Der Rassestandard der Cleveland Bay-Zucht, wie er bei der Gründung des Verbandes festgelegt wurde, basiert in seinen wesentlichen Punkten auf dem alten, bereits 1827 formulierten Zuchtziel. Er besagt, daß das Cleveland Bay-Pferd die optimale Kombination von Stehvermögen mit Klasse, „Go" und muskulärer Zugkraft und Gewicht verkörpern und für jede Art Arbeit im Geschirr geeignet sein soll. Die vielseitige Anpassungsfähigkeit und hohe Erbsicherheit der Rasse waren auf der ganzen Welt anerkannt. Der Cleveland Bay und das Yorkshire Coach Horse eigneten sich deshalb hervorragend zur Verbesserung anderer warmblütiger Rassen. Es dürfte wohl kaum eine wichtigere Warmblutrasse auf der Welt geben, bei der sie nicht als „Gründerväter" zu irgendeiner Zeit bedeutenden Einfluß gehabt haben.

Mit dem Ausscheiden des Pferdes aus der landwirtschaftlichen Arbeit wäre der Cleveland Bay in den sechziger Jahren als Rasse fast untergegangen, wie in den Dreißigern schon vor ihm das Yorkshire Coach Horse. Außer im turniermäßigen Fahrsport sieht man gelegentlich mit dem Vollblüter gekreuzte Cleveland Bays im Springsport, in der Military, im Jagdfeld, aber auch als Freizeitpferde. Trotzdem gilt dieses ehrwürdige, typisch englische Kulturgut als Rasse immer noch als hochgradig gefährdet.

EXTERIEUR:
Der Kopf ist bei dieser Rasse relativ groß und zeigt mit seinem in der Regel leicht konvexen Profil bis heute noch gewisse Anklänge an seine berberischen und andalusischen Vorfahren. Die Augen sind groß und freundlich, die Ohren recht lang. Der Hals ist, verglichen mit alten Darstellungen, nicht mehr ganz so stark wie früher, aber immer noch mächtig ausgebildet, überdurchschnittlich lang, hoch aufgesetzt und stolz getragen. Der Widerrist, obwohl gut ausgebildet und genügend lang, verschwindet fast völlig in der stark entwickel-

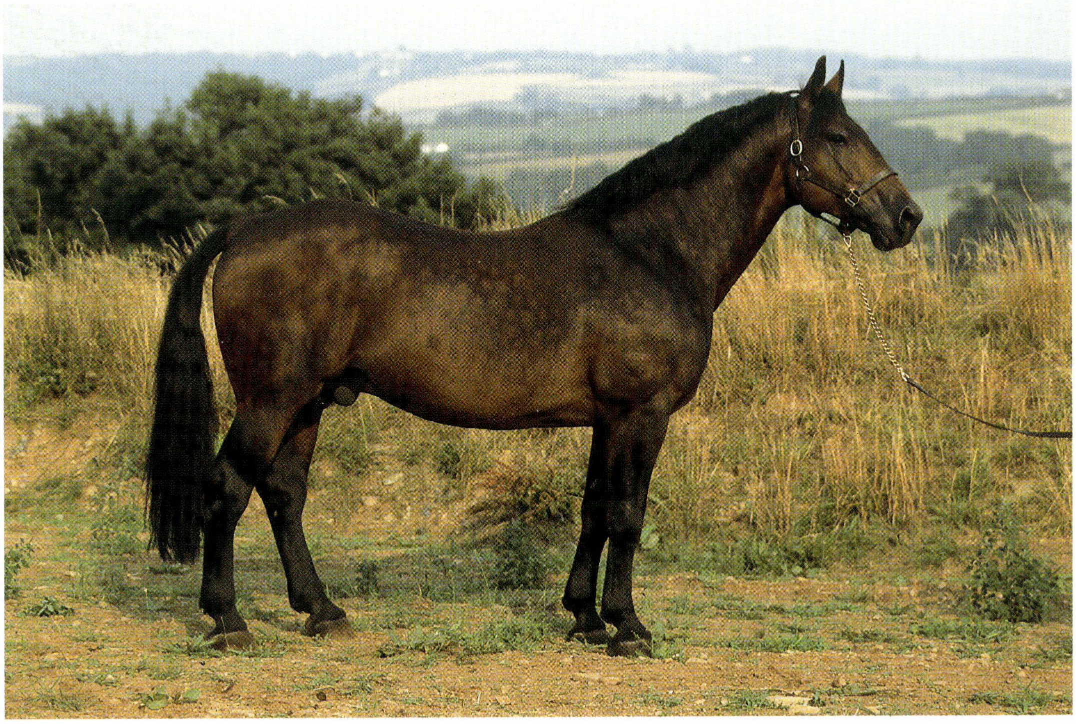

Cleveland Bay-Hengst heutiger Zucht

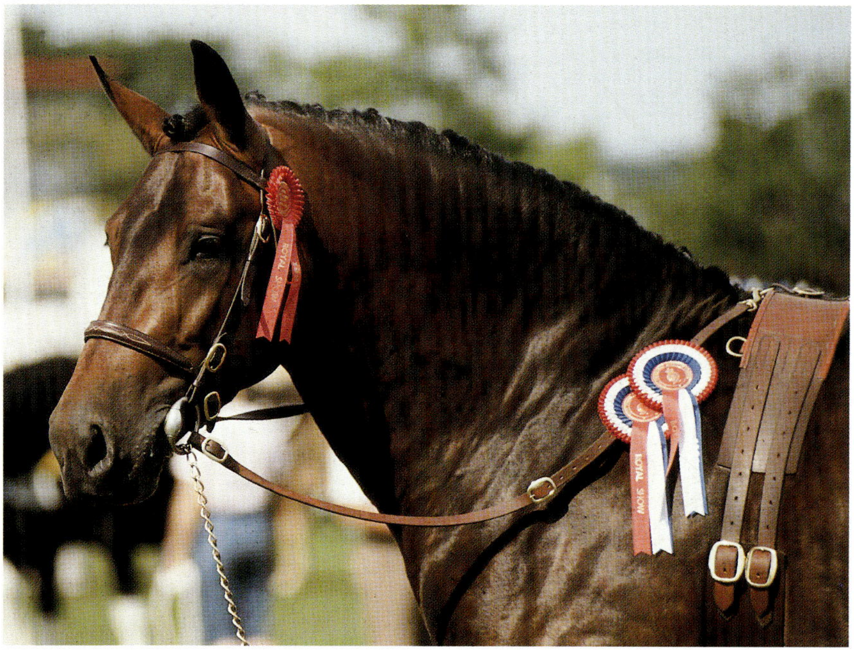

Charakteristischer Kopf eines prämiierten Cleveland-Hengstes

ten Muskulatur. Der Körper ist breit und tief, der Rücken von einer gewissen Länge, gut bemuskelt, über eine breite, starke Lende in die lange, breite, leicht abschüssige Kruppe übergehend. Die „Hosen“ sind mächtig ausgebildet, lang hinabreichend. Auch die Ober- und Unterarme sind wohl bemuskelt. Die Hinterhand gibt insgesamt den Eindruck, daß sie ein Schwergewicht „über ein Haus“ tragen könnte, wie man in Yorkshire sagt. Die sauberen Vorderfußwurzel- und Sprunggelenke sind breit, trocken und vorzüglich eingeschient. Die kurzen Röhren sollen möglichst über 22,5 cm Umfang besitzen. Die Fesseln sind mäßig lang, die Fesselköpfe klar konturiert. Die großen, runden, dunklen Hufe weisen eine ausgesprochen zähe, widerstandsfähige Struktur auf.

Die Farbe ist ein klares, leuchtendes, gelegentlich auch ein dunkleres Braun. Schwarzbraune oder Rappen sind ebenso verpönt wie Füchse oder Schimmel. Das helle, lichte Braun, begleitet von tiefschwarzem Langhaar und Gliedmaßen in deren distalem Bereich, ist die typische Farbe des Cleveland Bay, das „Bay“, nach dem er benannt ist. Eine Besonderheit und rassetypisch sind Aalstrich und Zebrastreifung an Unterarmen und oberhalb und unterhalb des Sprunggelenks. Wenige weiße Haare in Mähne und Schweifwurzel gelten nicht als fehlerhaft, sondern als Zeichen besonderer Härte. Dagegen führen größere weiße Abzeichen an Kopf und/oder Gliedmaßen zum Ausschluß, da sie auf unerwünschte, fremde Einflüsse hindeuten. Erlaubt sind lediglich eine Flocke oder ein sehr kleiner Stern und wenige weiße Haare in der Fesselbeuge. Behang kommt nicht vor. Die Widerristhöhe variiert von 162 bis 172 cm Stockmaß.

MECHANIK:

Der Cleveland Bay besitzt drei raumgreifende, energische Grundgangarten. Der Trab ist kein hoher, steppender, exaltierter Show-Gang wie beim Hackney, sondern bodendeckend, rund, schwungvoll, mit mächtigem Antritt aus der Hinterhand. Die Galoppier- und Springanlagen sind nicht selten überdurchschnittlich. Vollblut mal Cleveland Bay-Kreuzungen ergeben in ihren geglückten Exemplaren vorzügliche Springpferde.

ZUCHT:

Als das Ursprungsland der Cleveland Bay-Rasse sind Cleveland, dazu Ryedale, das Tal von Pickering und die angrenzenden Gebiete anzusehen. Generell kann man sagen, daß die Heimat der Rasse ebenso wie die des heute ausgestorbenen, aus ihr hervorgegangenen Yorkshire Coachers der östlich des Flusses Ouse gelegene, sich zur Nordseeküste hin erstreckende Teil Yorkshires ist.

Das Yorkshire Coach Horse war zeit seiner Existenz mehr ein Typ als eine eigene Rasse, in der Regel hervorgegangen aus der Kombinationskreuzung von Cleveland Bay-Stute mal Vollblut-Hengst.

In früheren Zeiten gab es eine

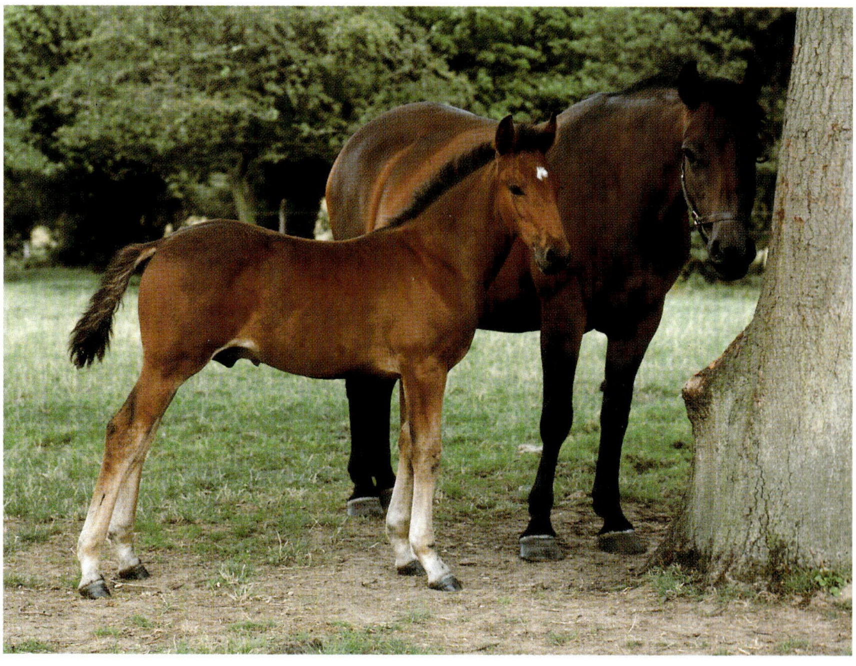

Cleveland Bay-Fohlen

Reihe bedeutender Cleveland Bay-Gestüte. Eins der einflußreichsten war seit jeher das von der Britischen Krone unterhaltene, das, wenngleich zwischen den beiden Weltkriegen recht stark eingeschränkt, doch in den sechziger/siebziger Jahren seine Rolle als der wichtigste Nukleus der Zucht wieder übernommen hat. Leider gibt es heute kein geschlossenes Zuchtgebiet mehr, sondern die Zucht wird von einigen enthusiastischen Züchtern weiterhin aufrechterhalten. Sitz der „Cleveland Bay Horse Society" und der Gestütbuchführung ist York. In den USA und anderen Nachzuchtländern bestehen (beziehungsweise bestanden) eigene Züchtervereinigungen mit eigener Gestütbuchführung.

GESCHICHTE:

Über die Frühzeit der Cleveland Bay-Rasse ist nicht viel bekannt. Darüber, daß sie sehr alt ist und schon lange in dem heutigen Typ besteht, gibt es wohl kaum Zweifel. Nur der Name „Cleveland Bay" ist relativ modernen Ursprungs. Im Mittelalter und noch bis weit in die Neuzeit hinein lautete die übliche Bezeichnung „Pack Horse" oder „Chapman Horse", womit die vorwiegende Verwendung der Pferde als Packpferde, Säumer, in der Zeit vor dem Ausbau des Straßennetzes gekennzeichnet ist beziehungsweise später ihre Beliebtheit bei den „Chapmen", den reisenden Landkrämern. Der heutige Name Cleveland Bay bezieht sich einerseits auf die obligatorische braune („bay") Farbe. Andererseits bezeichnet Cleveland die Herkunft aus dem Cleveland (cliffland = Klippenland), der Landschaft zwischen Stokesley und Helmsley und zwischen Guisborough und Whitby.

Es muß verwundern, daß die meisten britischen Wissenschaftler den Ursprung der Cleveland Bay-Rasse in der Antike suchen, da sie annehmen, daß deren Vorfahren mit den Kelten auf ihren Wanderungen nach Britannien gekommen sind oder mit phönizischen (karthagischen?) Kaufleuten oder den römischen Truppen. Möglich ist all dies oder eins davon natürlich, aber es bleibt doch sehr weitgehend Vermutung. Wie gewöhnlich in solchen Fällen gibt es für jede dieser Theorien eine oder mehrere Gegentheorien. Wieso man nicht eine Verbindung der Rasse mit den Angeln, Sachsen und Jüten bei ihrer Invasion Britanniens 449 und dessen allmählicher Eroberung sucht, ist merkwürdig. Denn das wissen wir ja genau, daß die nordischen Krieger Pferde aus ihrer Heimat, der pferdereichen Kimbrischen Halbinsel (dem heutigen Jütland und Schleswig-Holstein) mitbrachten, ebenso wie 1066 die von der Normandie übersetzenden Wikinger unter *Wilhelm dem Eroberer*. Alle diese nordischen Invasoren führten in ihren Drachenbooten ihre Streitrosse mit sich.

Aus dem Dunkel ins Licht der Geschichte herauszutreten beginnt das „Pack Horse" erst in der Zeit *Heinrichs VIII.* (1491–1547) und *Elizabeths I.* (1533–1603). Einer der um die Mitte des 19. Jahrhunderts wohl größten Cleveland Bay-Experten war *Lumley Hodgson* (geb. 1807). Er behauptet, daß die Rasse bereits lange vor den Zeiten der drei Stammväter der Vollblut-Zucht, *Byerley Turk* (geb. 1680), *Darley Arabian* (geb. 1699) und *Godolphin Barb* (geb. 1724), in den East Moor Dales als eine „reine" Rasse angesehen wurde: „A pure breed without blood nor black!" wie er sich auszudrücken pflegte. Leider gibt es darüber wenig schriftliche Zeugnisse. Immerhin ist überliefert, daß gegen Ende des 18. Jahrhunderts die drei Hengste *Dart, Barley Harvest* und *Farmer's Glory* ungefähr die Rolle für die Cleveland-Rasse gespielt haben wie die erwähnten drei Orientalen für das Vollblut. Aber wie bei ihnen ist über deren Abstammungen wenig bekannt.

Wir wissen allerdings, daß zum einen in der Zeit der genannten Könige und auch später ein recht ausgedehnter Pferdehandel mit Spanien bestand und andererseits auch eine große Zahl, nicht Arabischer, wie man oft liest, sondern Berberischer Pferde nach England gelangte. Viele dieser nordafrikanischen Pferde kamen über den zeitweilig von Spanien beziehungsweise Portugal behaupteten marokkanischen Seehafen Tanger (an der Straße von Gibraltar), der 1662 als Brautschatz der portugiesischen Infantin *Katharina* bei ihrer Vermählung mit *König Charles II.* (1630–1685) in den Besitz der Englischen Krone überging, worauf der Pferdehandel eine erhebliche Ausweitung erfuhr.

In der Einleitung des ersten Bandes

Yorkshire Coach-Hengst Dart, geb. 1837 (v. Rainbow – Cade), importiert 1844 durch das jütische Landgestüt Kolding

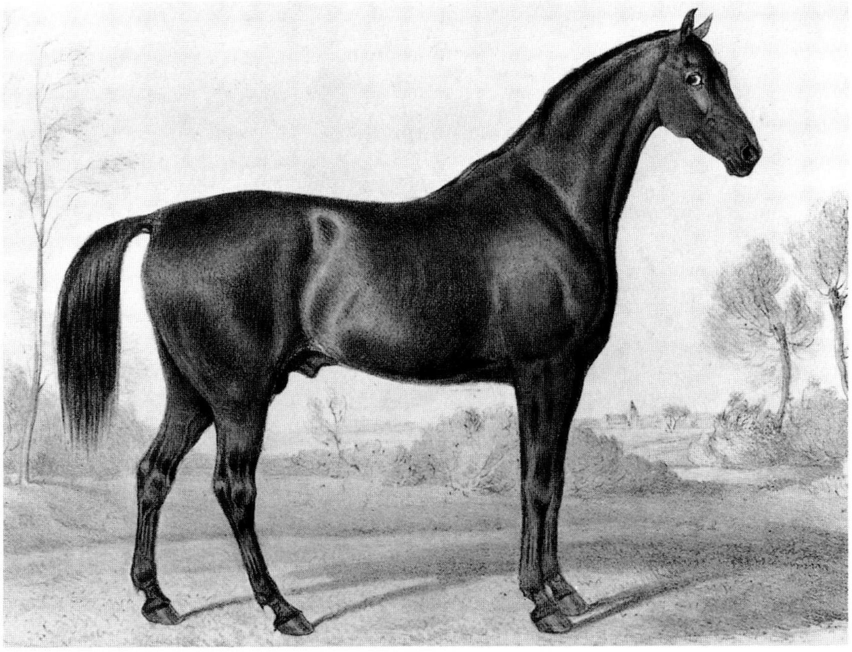

des Cleveland Bay-Gestütbuches, erschienen 1886, wurde von *William Scarth-Dixon* behauptet, daß die Rasse frei sei von „Karrenpferdeblut" und von „Vollblut". Unter „Karrenpferd" (Cart Horse) verstand man den schweren Kaltblüter des Shire-Typs, das „Old Horse" mit seinem stark ausgebildeten Behang.

Es trifft wohl zu, daß der Zucht niemals Cart Horse-Blut zugeflossen ist. Die Behauptung dagegen, daß in die Rasse niemals Vollblut eingekreuzt worden sei, ist in einem späteren Gestütbuchband berichtigt worden: „Wahr ist das Folgende: Vollblut hat durchaus während des 18. Jahrhunderts seinen Teil zu der Entwicklung der Rasse beigetragen. Der damals entstandene Typ hat sich jedoch anschließend nicht mehr gewandelt und ist seither von jeglicher Einkreuzung freigehalten worden. Alles was man zugeben kann, ist, daß viele Generationen zurück die Rasse eine geringe Einkreuzung des besten ‚Blutes' erfahren hat, durch das man ihr mehr Ausdauer und Nerv zu verleihen bemüht war. Unter den Vollblut-Hengsten, die Einfluß auf die Entwicklung der Cleveland-Rasse genommen haben, waren *Manica* (geb. 1707, v. *Darley Arabian*) und *Jalap* (geb. 1758, v. *Regulus*, jener v. *Godolphin Barb*) die beiden wichtigsten. Ein sehr bedeutender Vollblut-Hengst in der alten „Chapman"-Zucht war auch *Old Traveller* (geb. 1735, v. *Partner*), gezogen von dem Vater des berühmt-berüchtigten ‚Meltonian' *Squire Osbaldeston*. Er war ein sehr erfolgreiches Rennpferd in seiner Zeit, ehe er einer der Stammhengste der Cleveland Bay-Zucht wurde."

Aufgrund der gemeinsamen Vorfahren von Cleveland Bay und Vollblut scheint eine große Affinität zwischen den beiden Rassen zu bestehen, was den hervorragenden „Passereffekt" erklären würde, der bei der Paarung von ihnen zu beobachten ist. Dazu muß man sich vor Augen halten, daß alle Vollblutpferde der Welt auf 78 Gründerstuten und drei orientalische Hengste zurückgehen. Von den Gründerstuten sind über 70 bodenständige Stuten aus dem Norden von Yorkshire, die bereits seit Generationen auf Schnelligkeit im Galopp unter Reitergewicht selektiert waren. Man darf annehmen, daß die Cleveland Bay-Zucht auf der gleichen Stutengrundlage aufgebaut worden ist, nur daß die Selektion in eine andere Richtung ging.

In den Zeiten, als das Straßennetz noch unentwickelt war, die Wege schlecht, unbefestigt und grundlos, war das „Pack" oder „Chapman" Horse vor allem ein starker Säumer und gewichttragendes Reitpferd. Wie *Graf C. G. Wrangel* in DIE RASSEN DES PFERDES (1. Band Stuttgart 1908) schreibt, konnten die damaligen Pferde „eine aus dem ca. 100 Kilo wiegenden Farmer, seiner 75–80 Kilo schweren Ehefrau, mehreren Säcken Getreide, Kartoffeln und Äpfeln bestehende Last auf elenden Wegen in flottem Trabe nach der 6–8 Meilen (10–13 Kilometer) entfernten Stadt befördern". Als Säumer wurde das „Pack Horse" vor allem für den Transport von Wolle und Kohle, die Hauptexportartikel Yorkshires in jener Zeit, in die Nordseehäfen benutzt.

Bis in die Regierungszeit *Elizabeths I.* waren Kutschen in England unbekannt. Mit deren Aufkommen jedoch eigneten sich die Cleveland Bays mit ihrer Kraft und Ausdauer hervorragend als Zugkraft für die anfänglich sehr schweren Vehikel. Im Laufe der Jahre wurde das Straßen- und Wegenetz allmählich dichter, der Straßenbelag besser. Auf dem neuen Straßenbelag konnte man auch schwere Stage und Mail Coaches mit weit größerer Geschwindigkeit fortbewegen. Gegen Ende des 18. Jahrhunderts, nach dem Ausbau der großen Überlandstraßen, fuhren diese Kutschen schon so schnell, daß die Post die 400 Meilen (ca. 650 Kilometer) zwischen London und Edinburgh in 40 Stunden zurücklegte, also mit einer Geschwindigkeit von durchschnittlich 16 Kilometern pro Stunde. In Anzeigen wurden die schnellen Stage und Mail Coaches als „Flying Machines" gerühmt. „Diese Geschwindigkeit wurde für so ungeheuer und zugleich gefährlich angesehen", wie *Lord Campbell* in seinen Erinnerungen schreibt, „daß mir ernstlich geraten wurde, einen Tag in York Station zu machen, da diverse Personen, die die Strecke ohne Unterbrechung zurückgelegt hatten, wegen der enormen Schnelligkeit der Bewegung am Schlagflusse gestorben wären."

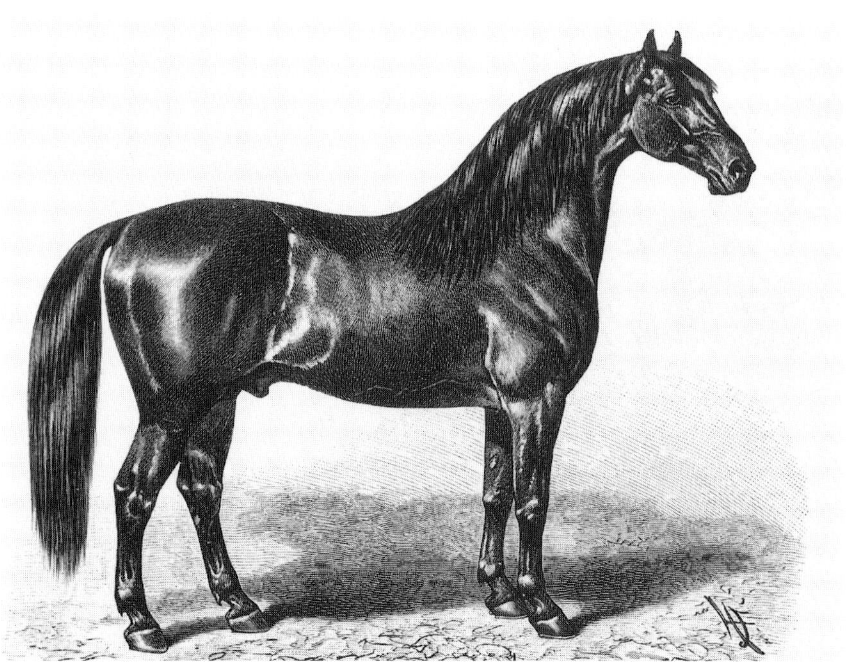

Cleveland Bay-Hengst um 1860, aus Graf Wrangel „Das Buch vom Pferde" (2. Band, Stuttgart 1895)

Gegen Ende des 18. Jahrhunderts nahm die unmittelbare Nachfrage nach Pferden mit Schnelligkeit und Ausdauer für die Anspannung einer steigenden Zahl von Kutschen laufend zu. Cleveland Bays gingen in zunehmender Zahl an die Betreiber von Poststationen. Es gibt Berichte über den Auftrieb großer Zahlen von Cleveland Bay-Pferden auf den Märkten in Northallerton, Topcliffe, Boroughbridge, York, Howden etc., wo die Stationshalter ihre Pferde bevorzugt einzukaufen pflegten.

Mit der Verbesserung der Straßen stieg auch das Interesse an schneller trabenden, höher im Blut stehenden Pferden an. Daraufhin wurde es unter den Cleveland Bay-Züchtern üblich, ihren Zuchten einen Extra-Schuß Vollblut zuzuführen, um ihre Pferde marktgängiger zu machen, ohne sich zunächst Rechenschaft über „Reinblütigkeit" oder „Nichtreinblütigkeit" zu geben. Zum Beispiel figurierten viele Nachkommen des Vollblut-Hengstes *Traveller* als reingezogene Cleveland Bays. „*The Druid*", ein damals populärer hippologischer Autor, der unter diesem Pseudonym schrieb, gab dem entstehenden „New Cleveland Bay Horse", wie es im Unterschied zu dem orthodoxen „Old Cleveland Bay Horse" genannt wurde, den lustigen Namen „Howdenshire Cleveland Horse" (nach dem Markt in Howden); er behauptete, je näher man an York käme und in den Südosten von East Riding, desto „höher im Blut" seien die Pferde, der Grad nehme mit jeder Meile zu.

Wenn wir sorgfältig den ersten Band des fast einhundert Jahre später gegründeten Yorkshire Coach Horse-Gestütbuches studieren, so stellen wir fest, daß unter den Vorfahren der eingetragenen Pferde viele „close to the Book" gezogen, daß sie teils reines Vollblut, teils ihm in ihrer Blutführung sehr nahe waren. Eine Reihe der Stammhengste war unzweifelhaft und nachweisbar Vollblut, wie *Bay President*, *Runaway* und *Harpham Turk*. Bei anderen kann man es mit hoher Wahrscheinlichkeit annehmen. Als eigener Zuchttyp erscheint der „Coacher" erstmals 1805 auf einer Pferdeschau in Howden. Aber bis in das letzte Drittel des 19. Jahrhunderts existieren die Zucht des „Old" und des „New" Cleveland Bay-Pferdes nebeneinander, wobei sich für die neue Zucht mehr und mehr der Name „Yorkshire Coach Horse" durchsetzte.

Bis zum Ende des 18. Jahrhunderts hatte die Cleveland-Zucht in höchster Blüte gestanden. Alle Arbeit auf den Farmen Yorkshires wurde mit ihm durchgeführt, meist von den Mutterstuten, aus denen man reinblütige Cleveland Bays zog, ebenso wie Coach Horses für Überlandfahrten, Hunters für die immer populärer werdenden Jagden hinter den Hunden oder Kavallerieremonten, die zum Beispiel in der Schlacht bei Waterloo 1815 das Erstaunen und die Bewunderung der Kontinentaleuropäer erregten.

Zu Beginn des 19. Jahrhunderts, mit dem Aufkommen der Eisenbahnen, änderte sich der Bedarf an Pferden. Dadurch, daß leichte, elegante Kutschen bei Adel und Gutsbesitzern Mode wurden, brauchten die Pferde nicht mehr so stark zu sein. Entsprechend verlangte der Markt des In- und Auslandes nach leichteren, brillanten, großrahmigen (um 17 hh = 173 cm) Kutschpferden. Vor allem aus den durch die Napoleonischen Kriege ausgebluteten kontinentalen Pferdezuchten bestand ein ungeheurer Bedarf nach edlem Zuchtmaterial. Zum einen war England das einzige Land, dessen Pferdezucht nicht unter dem Kriegsgeschehen gelitten hatte, zum anderen hatten die englischen Pferde einen enormen Eindruck wegen ihrer schlachtenentscheidenden Rolle hinterlassen. Außerdem hatte sich nach der Revolution die Mode von allem Französischen ab- und England und der „Englischen Art" zugewandt. Allenthalben wurden die der klassischen Schulreiterei gewidmeten höfischen Reitinstitute geschlossen, und man begann, „Englisch" zu reiten, das heißt, die Gelände-, Jagd- und Rennreiterei zu pflegen. Die schwerfälligen, zeremoniellen, von langsamen, gravitätischen Prunkkarossiers gezogenen Staatskarossen machten leichten, eleganten, von schnelltrabenden, hoch im Blut stehenden Wagenpferden gezogenen Kutschen Platz. In dieser Zeit importierte die Holsteiner-Zucht ihre wichtigsten Stammväter, die bis heute ihren Stempel hinsichtlich der überwiegend braunen Farbe hinterlassen haben. Je mehr aufgrund der großen Nachfrage die Yorkshire Coach Horse-Zucht zahlenmäßig zunahm, desto mehr ging die Cleveland-Zucht zurück.

Der Rückgang war so rapide, daß um 1820 ein Mangel an reingezogenen Cleveland Bay-Stuten für die beliebten F_1-Paarungen eintrat und die Gefahr eines Aussterbens der alten Ursprungsrasse drohte. Die Zucht überlebte nur, weil einige weitblickende Persönlichkeiten ihren großen Wert für die Farmarbeit erkannten und „stur" an der Zucht des alten Typs festhielten. Mit einer neuen Welle der Intensivierung der Landwirtschaft, vor allem der für den Hackfruchtbau notwendigen Tiefkultur, und dem Ruf nach stärkeren Pferden nahm dann die Nachfrage nach den originalen Cleveland Bays wieder zu, was eine Belebung der Zucht bewirkte.

In viele der bedeutendsten Zuchtgebiete des Schweren Warmbluts auf dem Kontinent, wie zum Beispiel nach Ostfriesland und Oldenburg, aber auch in die Hannoverschen Elb- und Seemarschen, führte man Cleveland Bay-Hengste ein, die maßgeblich zur Konsolidierung beitrugen. Es kam zu umfangreichen Exporten der trockenen, harten, anspruchslosen Cleveland Bays auch nach Nordamerika, wo es vor allem der im Laufe des 19. Jahrhunderts erschlossene „Wilde Westen" war, der einen großen Bedarf an den robusten Original Cleveland-Typen hatte. Um der steigenden Nachfrage entsprechen zu können, die sich nach Beendigung des Amerikanischen Bürgerkrieges (1861–1865) noch mehr steigerte, kam es zu Bestrebungen, der Zucht eine festere Organisation zu geben, die schließlich 1885 zur Gründung der „Cleveland Bay Horse Society" führten.

In THE NEW BOOK OF THE HORSE (London – New York – Toronto – Melbourne 1910) meint *William Scarth Dixon*, Gründungsmitglied der Society und Herausgeber

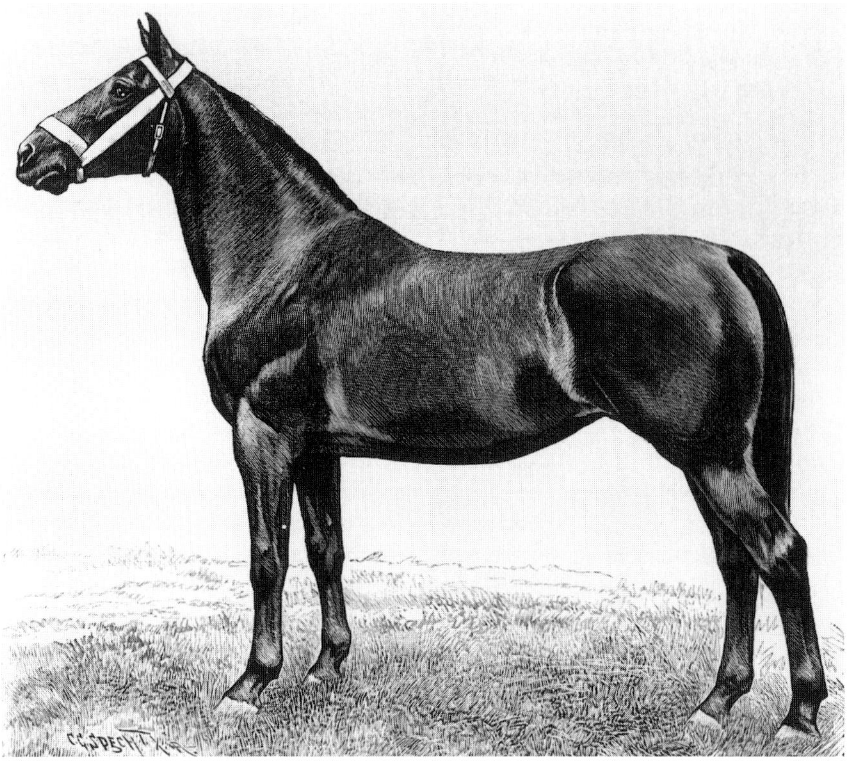

Cleveland Bay-Stute um 1880, aus Graf Wrangel „Die Rassen des Pferdes" (1. Band, Stuttgart 1908)

der ersten Bände des „Cleveland Bay Horse Gestütbuches" (1884/85): „Die Zeit war einfach reif dafür!" Er beschreibt, wie und warum es zu einer Spaltung der Züchterschaft und 1886 zur Gründung der „Yorkshire Coach Horse Society" mit separatem Gestütbuch kam: „Als der Schreiber dieser Zeilen den ersten Band des Cleveland Bay-Gestütbuches zusammenstellte, nahm er auch die Namen der Hengste *Inkerman, Hero, Paulinus, Candidate* und mehrerer anderer auf, die ähnlich gezogen waren. Aber die Gestütbuch-Kommission wollte grundsätzlich kein ‚Coaching Blut' anerkennen. So wurden einige Pferde abgewiesen, die gewiß mehr Cleveland Bay-Blut führten als andere, die Eingang fanden. Es war diese Art von Willkürakten der Kommission, die schließlich zur Gründung der Yorkshire Coach Horse Society führte, die 1886 ins Vereinsregister eingetragen wurde, ein Jahr nach der Cleveland Bay Society. Es gab keine Möglichkeit, zu verhindern, daß zwei Zuchtverbände entstanden, da die Cleveland-Bay-Gestütbuch-Kommission ebenso wie der Vorstand unerbittlich blieben. Es gab einfach zu viele gute Coach Horses, die in keinem anderen Gestütbuch Aufnahme fanden. Da sich das auf ihren Handelswert negativ auswirkte, griffen die zahlreichen Coach-Horse-Züchter zur Selbsthilfe und gründeten einen eigenen Verband mit eigenem Gestütbuch."

Nach Gründung der „Yorkshire Coach Horse Society" entstand die seltsame Situation, daß in das Cleveland Bay-Gestütbuch keine vollblutführenden Yorkshire Coach-Pferde eingetragen wurden, andererseits das Yorkshire Coach-Gestütbuch alle, auch die reingezogenen Cleveland-Pferde registrierte. Dieser Zustand führte vor allem im Ausland, wo man nicht immer ganz genau über die inneren Zusammenhänge informiert war, zu einiger Verwirrung, zumal man immer noch von „Alten Clevelands" und „Neuen Clevelands" zu sprechen pflegte.

Über die große Zeit der Yorkshire Coacher in den sechziger bis neunziger Jahren des 19. Jahrhunderts schrieb *Sir Alfred Pease*, eines der Gründungsmitglieder der Society: „Während der hohen Zeit der Londoner ‚Saison' konnte man an jedem Nachmittag Hunderte der phantastischsten Yorkshire Coach-Gespanne im Hyde Park sehen. Die besten dieser herrlichen Pferde wurden im Gebiet von Howden, im Tal von York, in East Riding und im Süden von North Riding gezogen. Die besten Vertreter dieser Zucht waren exterieur- und bewegungsmäßig in ihrer Vollkommenheit dem Ideal nahe, von brillanter Schönheit, mit überragender, freier Aktion und, was noch wichtiger war,

Cleveland Bay-Hengst Royal Knight, geb. 1893, aus C. v. Drathen „Die europäischen Pferdeschläge auf der Pariser Weltausstellung 1900" (Berlin 1901)

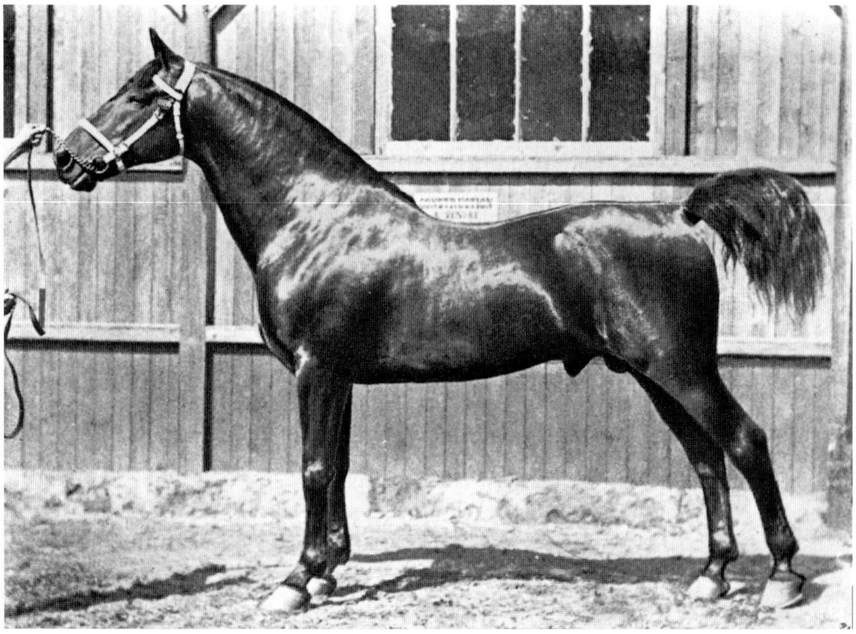

von höchster Leistungsfähigkeit und Leistungsbereitschaft." Bis zum Ende des 19. Jahrhunderts gingen sie alle, jedenfalls bei dem „Mann auf der Straße", unter dem Namen „Cleveland Bay".

Mit der Ausbreitung des Automobils seit den achtziger/neunziger Jahren des 19. Jahrhunderts und vor allem in der Zeit nach dem Ersten Weltkrieg, als aufgrund der Weltwirtschaftskrise allenthalben das Geld knapp war, verlor der Karossier im repräsentativen Gespann mehr und mehr seine Bedeutung, und die Zucht ging rapide zurück. Die Leute, die noch oder wieder reich genug waren, um zu repräsentieren, fanden meist das Automobil für derartige Zwecke schicker. In Großbritannien gab es nach dem Ersten Weltkrieg auch keine analoge Entwicklung des ländlichen Reitsports wie in Deutschland, die der Zucht neue Entwicklungs- und Absatzchancen erschlossen hätte. So kam es, daß die Zucht der Coach Horses in den zwanziger/dreißiger Jahren so stark zurückging, daß 1937 die letzten Mitglieder der „Yorkshire Coach Horse Society", in der Erkenntnis, daß die Basis für eine erfolgreiche Zucht zu klein geworden war, ihren Verband auflösten und sich „unter die Fittiche" der stärkeren Originalzucht „flüchteten". Das Verbandsvermögen ging an die überlebende „Cleveland Society", der letzte Band des Yorkshire Coach-Gestütbuchs wurde als Annex zum Cleveland Bay Stud Book veröffentlicht. Aber auch die Cleveland Bay-Zucht ging nach dem Ende des Ersten Weltkrieges stetig zurück. Die Armee fiel sofort, Industrie und Wirtschaft allmählich als Absatzmärkte völlig aus. Und auf den Farmen ging zwischen den beiden großen Kriegen, aber vor allem nach dem Ende des Zweiten Weltkrieges, proportional mit der immer rascher sich ausbreitenden Motorisierung und Mechanisierung der landwirtschaftlichen Arbeit ein kontinuierlicher Rückgang der Einsatzmöglichkeiten für die tierische Zugkraft einher. Die Zuchtleitung der Cleveland Bay Society verhielt sich dieser Entwicklung gegenüber unflexibel, statisch und ideenlos. Man hielt starr am alten Typ fest, obgleich er unverkäuflich geworden war, statt wie die meisten kontinentaleuropäischen Warmblutzuchten einen Umzüchtungsprozeß ihrer Rassen in Richtung auf ein vielseitig verwendbares Reit- und Sportpferd einzuleiten.

Die einzige Konzession, die man an den „Zeitgeist" machte, war die, daß man ab 1955 die Kreuzung mit Vollblut zur Erzielung von gängigen, edlen Huntertypen offiziell gestattete, aber nicht etwa, wie zum Beispiel in Holstein, der Normandie oder in der Irischen Sportpferdezucht, um damit gewisse, erprobte und erwünschte Leistungsanlagen genetisch zu fixieren, um das bedeutende, einst in der Cleveland Bay-Zucht schlummernde Genpotential durch gezielte Zuchtwahl sichtbar zu machen, solange die Population dafür zahlenmäßig noch groß genug war. Man hat sich darauf beschränkt, von den erzielten Produkten zu verlangen, daß sie edel, exterieurmäßig gelungen und korrekt seien. Hinsichtlich der Leistungsanlagen hat man nur „gehofft". Manifestierte Leistungsanlagen sind nicht durch erprobte Leistungsvererber fixiert worden, „da man mit Kreuzungsprodukten nicht züchtet". Vielmehr blieb es bei der bekannten Gebrauchskreuzungszucht mit allen ebenso bekannten Unwägbarkeiten, in der das geglückte Produkt immer mehr oder weniger vom Zufall abhängt. Ich habe selbst die „Probe aufs Exempel" gemacht, als ich Anfang der siebziger Jahre ein paar junge, rohe, hochprämiierte Pferde dieser Kreuzung auf einer Auktion in Doncaster kaufte. Exterieur- und gangmäßig (an der Hand) entsprachen sie verwöhnten Ansprüchen. Aber sie stellten sich als wenig rittig heraus und konnten buchstäblich nicht „über einen Strohhalm springen". Sie waren eben leider „Minusvarianten". Nur konnte man ihnen das nicht ohne weiteres ansehen. Früher hätten sie als Kutschpferde vielleicht ihren Dienst tun können. Aber dafür bestand damals kaum Bedarf.

Es scheint, daß die insuläre Lage und der „dichte Kanal-Nebel" den Cleveland Bay-Züchtern den Blick auf den Kontinent und das dortige Zuchtgeschehen verstellt hat. Zwei sehr typische angelsächsische Äußerungen mögen das untermauern. So schreibt *A. Mackay-Smith* in THE BREEDER'S GAZETTE (Mai 1944): „Der Cleveland Bay hat alles, was wir für ein vielseitig verwendbares Pferd benötigen. Er verkörpert eine reine Rasse mit über 200jähriger Zuchtgeschichte und einem seit langer Zeit

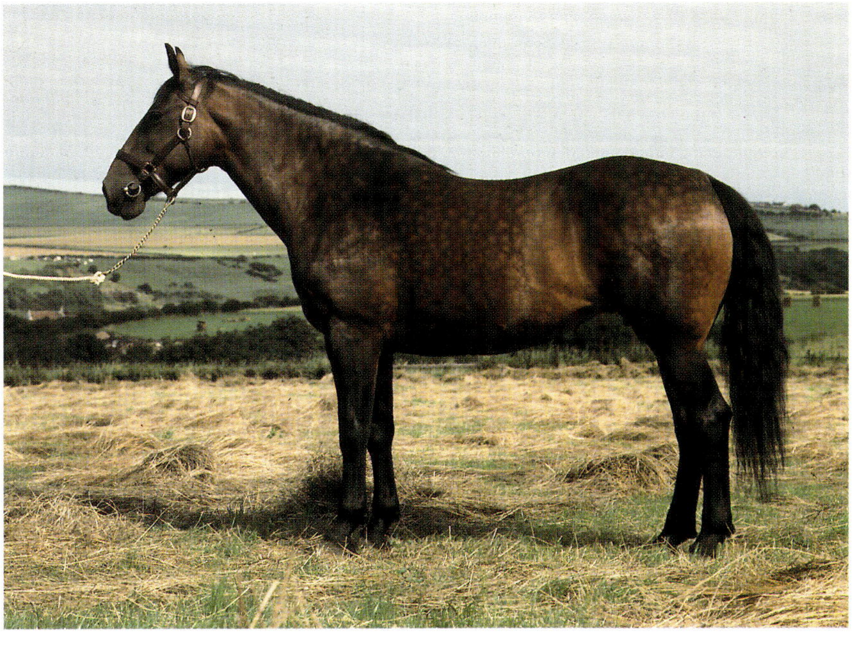

Cleveland Bay-Stute um 1970

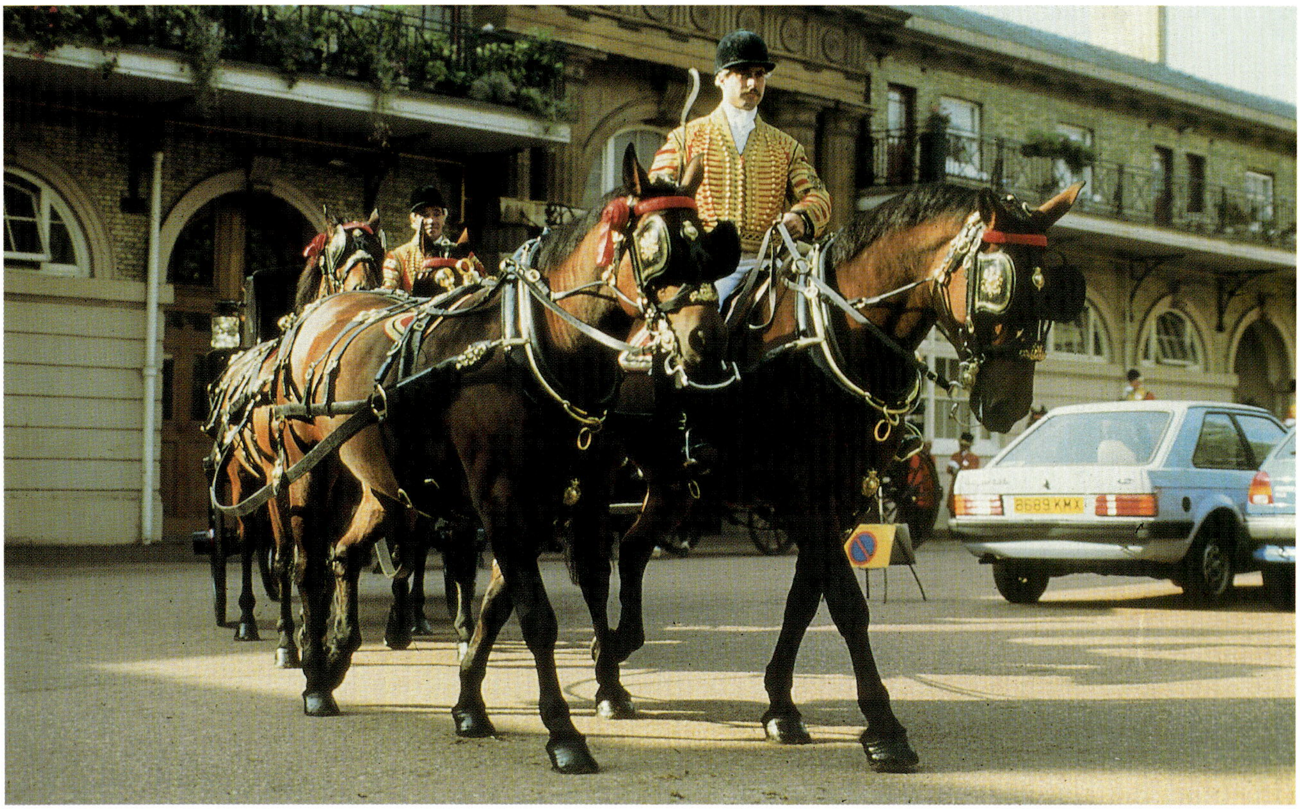

Cleveland Bay-Galagespann des Königlichen Marstalls, London (Royal Mews)

bestehenden Zuchtregister. Durchschnittsgewicht 650 kg; Durchschnittswiderristhöhe 160 cm Stockmaß; Farbe ausschließlich Braun mit schwarzen Beinen; gute Klimaverträglichkeit (auch Hitze); außerordentlich futterdankbar auch bei geringen Futtergaben; ruhiger Charakter; fördernde Bewegungen; gute allgemeine ‚Handlichkeit'; bedeutende Gurttiefe (200 cm und mehr Brustumfang); kurze Gliedmaßen; kräftige Vorderfußwurzeln, Sprunggelenke und Sehnen; kurze, flache Röhren mit 23 cm oder mehr Umfang; die bestmöglichen Hufe; eine gute ‚Verbindung' und Rippenwölbung." Dagegen stellt *Celia Clarke* in ihrem Beitrag über das „Britische Warmblut" in THE INTERNATIONAL WARMBLOOD HORSE (Buckingham 1991) verwundert fest, ohne doch den Cleveland Bay namentlich zu erwähnen: „Für ein Land, das eine so lange, hervorragende pferdezüchterische Tradition besitzt, scheint der Stellenwert Großbritanniens heute im Vergleich mit anderen warmblutzüchtenden Ländern niedrig zu liegen. Viele viel kleinere Länder mit einer weniger ausgeprägten Tradition, was die Zucht von Reitpferden angeht, und mit Gestütbüchern und Zuchtverbänden, die vergleichsweise erst vor sehr kurzer Zeit entstanden sind, haben sich rasch einen internationalen Namen als Produzenten von warmblütigen Spitzenklasse-Turnierpferden erworben, während die Warmblutzucht im ‚Vereinigten Königreich' ein winziger und irgendwie unorganisierter Teil der Pferdeindustrie geblieben ist.

Gründe dafür gibt es mannigfach. Aber hauptsächlich dürften sie in der historisch gewachsenen und fortwährenden Bedeutung der Rennen und des Jagdreitens für die britische Öffentlichkeit zu suchen sein."

Zu den Äußerungen von Mackay-Smith ist wenig zu sagen. Seine Beschreibung des Cleveland Bay erschöpft sich mehr oder weniger in Exterieurmerkmalen. Über die interieuren Eigenschaften, die das moderne Leistungspferd vor allem ausmachen, finden wir, außer einem „ruhigen Charakter" und „allgemeiner Handlichkeit" nichts. Aber ich glaube auch nicht, daß Celia Clarke mit ihrer Analyse recht hat. Aus der Tradition der Vollblut-Zucht, dem Vorbild aller Leistungszucht überhaupt, ist es meines Erachtens nur schwer verständlich, daß man in der Cleveland Bay-Zucht nicht ebenfalls auf die angestrebte Leistung selektiert hat. In den großen westdeutschen, niederländischen und französischen Zuchten hat man seit Generationen fortgesetzt eine gezielte Selektion auf die erprobte, erkannte Leistungsveranlagung betrieben, pragmatisch immer wieder auch unter Hereinnahme fremder, nicht in der eigenen Population vorhandener Leistungsgene aus anderen Zuchten. Dagegen steht die Cleveland Bay-Zucht hier stellvertretend für die generelle Einstellung der britischen Züchter. Ihre hauptsächlichsten Zuchtziele sind die Erhaltung des „reinen Blutes" und des traditionellen Typs. Ihr hauptsächlichstes Zuchtinstrument ist nicht die Leistungsprüfung, sondern die dogmatisch gehandhabte Exterieurbeurteilung.

So ist es zu der bedauerlichen Tatsache gekommen, daß ausgerechnet die Rasse, die neben dem Vollblut an der Wiege der modernen Warmblutzuchten Europas gestanden hat, fast zugrunde gegangen ist, ohne daß man einen Versuch gemacht hat, sie den veränderten Forderungen des Marktes anzupassen. 1960 war die Population auf etwa 200 Stuten und vier Hengste zurückgegangen, und man sah selbst auf den traditionellen Pferde- und Tierschauen wie der Yorkshire, Cleveland, Hinderwell oder Stokesley Schau kaum noch Vertreter der Rasse.

Daß der Cleveland Bay überhaupt überlebt hat, jedenfalls bis heute, ist hauptsächlich der Unterstützung durch das britische Königshaus zu verdanken. 1962 stellte die Queen der Zucht den hervorragenden Hengst *Mulgrave Supreme* zur Verfügung, der eigentlich nach Amerika verkauft werden sollte. Er wurde ein sehr erfolgreicher Vererber und bereits 15 Jahre später hatte die Zahl der Hengste von vier wieder auf 15 zugenommen, von denen die meisten Nachkommen von *Mulgrave Supreme* waren.

Cleveland Bays (und Yorkshire Coachers) waren traditionell immer sehr populär in der „Royal Mews" (dem königlichen Marstall). Und die Zucht von Wagenpferden erfuhr einen gewissen Aufschwung in den sechziger/siebziger Jahren durch die von *Prinz Philip* in internationalen Konkurrenzen gefahrenen reingezogenen und Halbblut-Cleveland-Gespanne aus der königlichen Zucht. Dennoch gehört die ehrwürdige Cleveland Bay-Rasse heute zu den stark vom Aussterben gefährdeten Haustierrassen, für deren Überleben man ernstlich fürchten muß. Die groteske Situation ist eingetreten, daß in dem von den drei britischen Autorinnen *Celia Clarke, Debbie Wallin* und *Jane Kidd* verfaßten Buch THE INTERNATIONAL WARMBLOOD HORSE (Buckingham 1991) in dem Kapitel über das „Vereinigte Königreich" der Cleveland Bay, immerhin die älteste Warmblutrasse Englands, auch nicht mit einer Silbe erwähnt wird.

HACKNEY

TYP, INTERIEUR, VERWENDUNG:
Der moderne Hackney ist ein leichtes, mittelgroßes, hochelegantes, oft blendendes Schau-Wagenpferd, ein edel geschnittenes Paradepferd für Turniere. Die einstige Gebrauchsrasse ist zu einer reinen Luxusrasse auf Schaueffekte, zu einer Art „Schau-Ballerina" veredelt worden. Der praktische Gebrauchswert ist dadurch stark eingeschränkt. So eignet sich der Hackney wegen seines aufwendigen, kräftezehrenden Trabes und des oft unzureichend bodendeckenden Schritts nur bedingt für die modernen internationalen Fahrprüfungen.

Der Hackney besitzt ein lebhaftes, energisches Temperament und einen gutartigen, kooperativen Charakter. Sein Auftreten soll von einer gewissen Eitelkeit, einem koketten sich In-Szene-Setzen und feuriger Gehlust gekennzeichnet sein.

EXTERIEUR:
Insgesamt bietet der Hackney den Eindruck eines leichten, eleganten, schnittigen Wagenpferdes. Der mittelgroße, manchmal etwas lange Kopf besitzt meist ein gerades bis leicht konvexes Profil. Die lebhaften Augen und die langen, beweglichen Ohren verraten ein aufgewecktes Pferd mit munterem Temperament. Der Hals ist schön geschwungen, gut aufgesetzt und getragen, von mittlerer Länge. Der Übergang zum Kopf ist fein, wodurch eine problemlose Beizäumung ermöglicht wird. Die flache Schulter ist in der Regel nicht sehr lang, dabei relativ steil gelagert und bildet mit dem nur mäßig langen Oberarm den typischen Traberwinkel von 90 Grad. Der Widerrist ist weniger ausgeprägt als bei einem Pferd, für das der Galopp die wichtigste Gangart ist. Der Rücken zeigt eine gewisse Länge und ist mäßig bemuskelt. Die Gurttiefe ist eher gering. Die flachen Rippen und die oft aufgezogenen Flanken („Wespentaille") deuten auf eine gewisse Schwerfuttrigkeit hin. Die gerade Kruppe kann mit dem hohen Schweifansatz durch die nicht sehr stark entwickelten langen Sitzbeinmuskeln gelegentlich etwas nackt wirken.

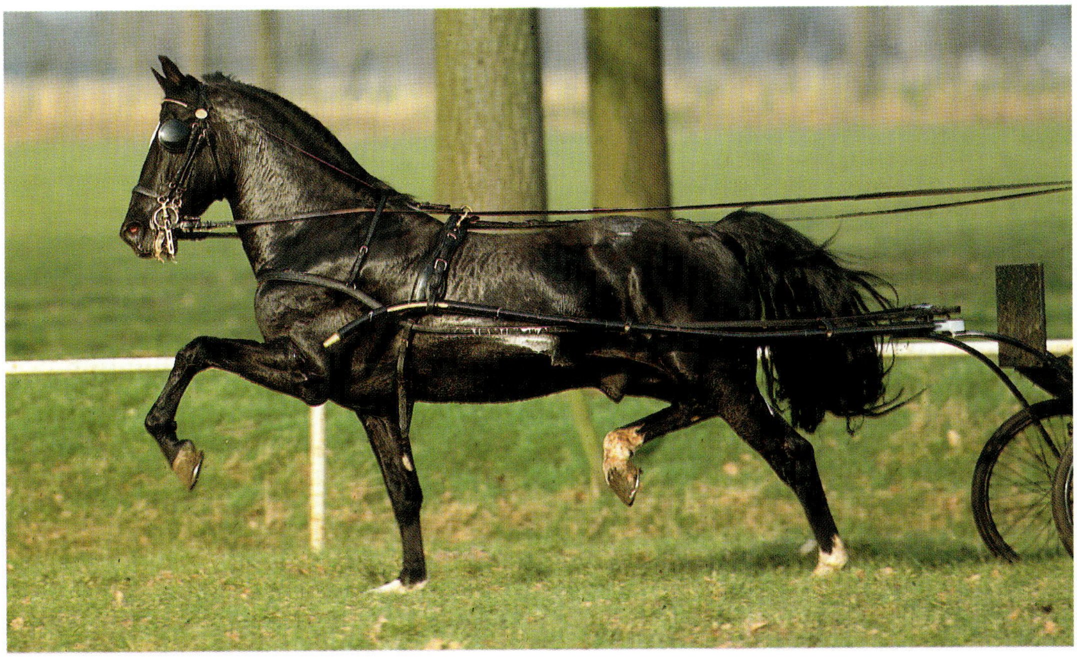

Moderner Hackney im Geschirr

Auffallend ist die hervorragende Ellbogenfreiheit (wenn wir von „Schulterfreiheit“ sprechen, meinen wir eigentlich „Ellbogenfreiheit“). Diese Ellbogenfreiheit in Verbindung mit dem Traberwinkel ermöglicht die enorme Vorderbeinsaktion des Hackneys, von der *Sir Richard Glyn* in THE WORLD'S FINEST HORSES AND PONIES (London 1971) sagt, daß „die Vorderbeine wie Propeller rund und glatt ausgreifen, unterstützt von den weit untertretenden Hinterbeinen“.

Unterarme und Unterschenkel sowie Röhrbeine vorn und hinten sind relativ lang, wodurch der Eindruck einer gewissen Hochbeinigkeit entsteht. Insgesamt wirkt das Fundament leicht, fein, trocken, die Vorderfußwurzeln sind rückbiegig, die Sprunggelenke nicht sehr stark, sondern eher etwas knapp, schmal oder gar geschnürt. Die Fesselung ist lang, oft etwas steil. Die recht großen, hohen, steilen, allerdings oft auch recht lang belassenen Hufe fallen durch ihre hohen Trachten ins Auge.

Das Langhaar ist fein. Der früher stets kurz kupierte, extrem hoch getragene Schweif wird heute unfrisiert als „Fasanenschweif“ belassen.

An Farben finden sich Braune, Hellbraune, Dunkelbraune, Rappen und recht viele Füchse. Große Blessen und hohe weiße Abzeichen an den Gliedmaßen sind sehr verbreitet. Auch Stichelhaar ist, vor allem bei den Füchsen, häufig. Die Widerristhöhe variiert von ca. 152 bis 162 cm Stockmaß (selten darüber).

MECHANIK:
Gemäß Zuchtziel soll der Schritt des Hackneys federnd und elastisch sein. Jedoch läßt er hinsichtlich Raumgriff oft zu wünschen übrig, wie dies bei vielen Rassen mit hoher Trabaktion der Fall ist.

Der Trab ist energisch mit extravagant hoher Knieaktion, schwebend, dabei nicht immer ganz regelmäßig. Nicht von ungefähr nennen die Engländer den Hackney auch „Highstepper“ und sprechen von einem „lofty Trot“. Aber auch die Hinterhand tritt im Idealfall hoch und weit unter den Schwerpunkt. Gelegentlich kann der Bewegungsablauf unregelmäßig sein, das Abfußen der Hinterfüße nicht ganz koordiniert mit den hoch und weit vortretenden Vorderfüßen.

Der Galopp ist etwas schwerfällig und schwankend. Überraschend dagegen sind die oft vorhandenen überdurchschnittlichen Springanlagen.

ZUCHT:
Die Hackney-Zucht ist heute über die gesamten Britischen Inseln verbreitet, mit Schwerpunkten in Norfolk, Cambridgeshire, Lincolnshire und Südost-Yorkshire. Sie wird organisiert durch die „Hackney Horse Society“ (Roehampton), die auch das Gestütbuch führt. Die Society hält ihre jährliche Schau jeweils im Juni in Verbindung mit der „South of England Agricultural Show“ in Ardingly, Sussex, ab.

Der Norfolk Roadster und später der Hackney haben weltweit einen großen Einfluß auf die Zucht eleganter Wagenpferde ausgeübt. Bis heute bestehen in vielen außerbritischen Ländern eigene reinrassige Zuchten, so zum Beispiel in Südafrika, Australien, den USA, Kanada, Südamerika (vor allem Argentinien und Uruguay) und Japan.

GESCHICHTE:
In England hat es nachweislich schon seit angelsächsischer Zeit eine bedeutende Pferdezucht von behenden Gebrauchspferden gegeben. Allgemeine Übereinkunft besteht darüber, daß die Zucht in East Anglia starke Impulse durch dänisches Zuchtmaterial erhielt, das mit dem Heer *Knuds des Großen* (ca. 995–1035) an die englische Ostküste gelangt war. Möglicherweise sind nach der Eroberung Frieslands durch die Sachsen ebenfalls schon schnelltrabende Pferde nach East Anglia gekommen.

Die Herkunft des Wortes „Hackney“, das seit mindestens 900 Jahren in Gebrauch ist, leitet sich ursprünglich von dem angelsächsischen „hneagan“ (englisch to neigh, wiehern) ab, das nach der normannischen Invasion (1066) in die französisch-normannische Form „Haquenée“ abgewandelt wurde. Über eine Reihe von Jahrhunderten wurde dieser Ausdruck in verschiedener Schreibweise für leichte Mehrzweck-Gebrauchs- und Allround-Reitpferde verwendet und beinhaltete keineswegs eine bestimmte Rasse ausschließlich von Trabern.

In seinen sehr strengen Pferdezuchtgesetzen, die sich vor allem ge-

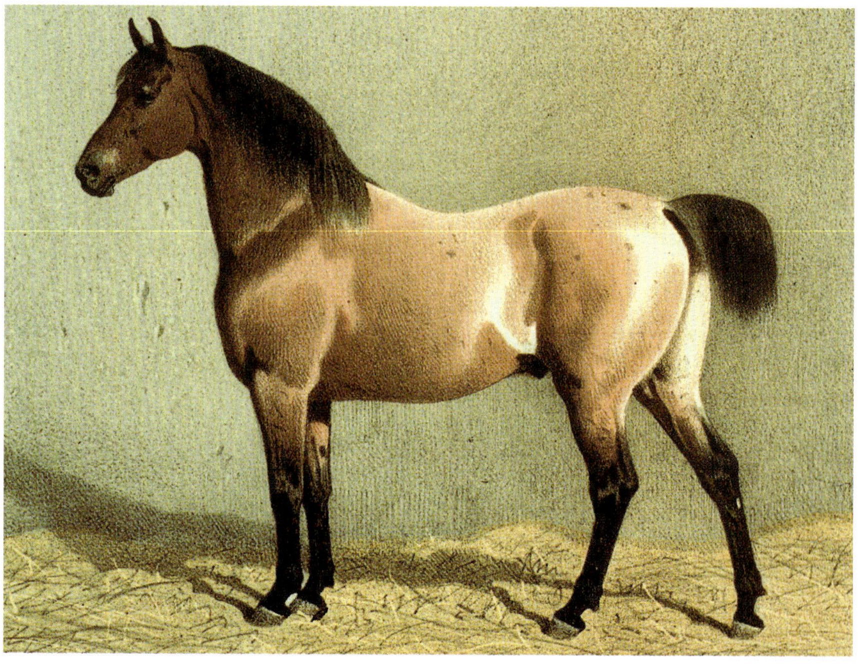

Norfolk Trotter- oder Roadster-Hengst um 1860/70, Litho von Emil Volkers (1871–1905). Er stellte einen sehr viel kompakteren Typ dar als der aus ihm hervorgegangene Hackney.

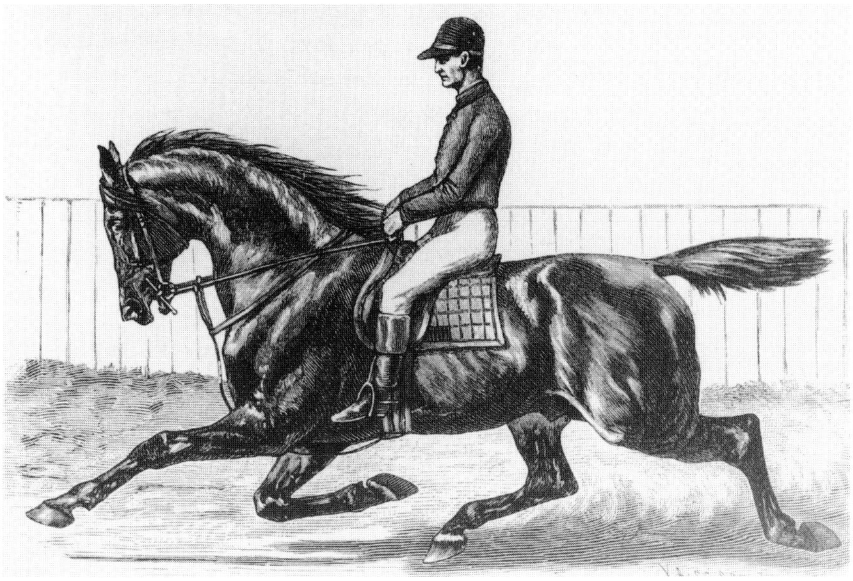

Norfolk Roadster-Pony alten Schlages vor der Umzüchtung zum Hackney. Dieser Roadster-Typ hatte große Bedeutung unter anderem bei der Entstehung des Welsh Cob, des American Standardbred und des Trotteur Français.

gen Ponies und zu kleine Pferde richteten, unterschied *Heinrich VIII.* (1491–1547) zwischen „Road Horses" „Cart Horses" und „Sumpter Horses" (also zwischen trabenden Reisepferden einerseits und Karrenpferden und Säumern andererseits). Tatsächlich gab es im 15. Jahrhundert in Norfolk und den angrenzenden Grafschaften bereits eine Rasse schnelltrabender Pferde, die Heinrich möglicherweise als Vorbild im Auge gehabt hatte. Der Bewegungsablauf dieser Pferde wird schon als diagonal beschrieben, also abweichend von dem weit verbreiteteren Tölt. So kann man wohl mit Fug und Recht East Anglia als die Heimat der englischen Traberrasse ansehen, die allerdings unter lokalen Bezeichnungen wie Norfolk Roadster, Norfolk Trotter, Lincolnshire Trotter etc. bekannt war, jedoch nicht direkt mit dem Namen Hackney bezeichnet wurde.

Schon vor der Regierungszeit der *Königin Anne* (1702–1714) bestand in East Anglia ein Stamm starker, gängiger Zugpferde, die unter dem Sattel und im Geschirr eine bedeutende Schnelligkeit im Trabe zu entwickeln vermochten. Sie waren die Vorfahren der gegen Ende des 18., Anfang des 19. Jahrhunderts zu europäischer Berühmtheit gelangten Norfolk Trotter.

Bei *Graf C. G. Wrangel* in DIE RASSEN DES PFERDES (1. Band, Stuttgart 1908) lesen wir: „Es läßt sich authentisch nachweisen, daß Stuten dieses vortrefflichen Schlages vielfach mit den arabischen, berberischen und türkischen Hengsten gepaart worden sind, die wir als die Stammväter der englischen Vollblut-Rasse kennengelernt haben."

Unter diesen Hengsten war der 1733 geborene *Blaze* (v. *Flying Childers*), ein Enkel des *Darley Arabian. Blaze* „zeugte den Hengst *Shales* (geb. 1755), von welchem in direkter Linie die in den Annalen der Hackney-Zucht mit goldenen Lettern verzeichneten Vaterpferde *Driver* (geb. 1765), *Jenkinson's Fireaway* (geb. 1780), *Read's Fireaway* (geb. 1815), *Wildfire* (geb. 1827), *The Norfolk Phenomenon* (geb. 1835), *Performer* (geb. 1846) und *Denmark* (geb. 1862) abstammen." (Wrangel a. a. O.).

Großen Einfluß erlangte der 1835 geborene *Norfolk Phenomenon.* Seine Nachkommen haben in Norfolk selbst, ebenso wie in Yorkshire, Cambridgeshire und Lincolnshire, eine außerordentliche Bedeutung für die Zucht erlangt. Besonders erwähnt werden muß hier der in dritter Generation von *Phenomenon* abstammende *Denmark*, der durch seinen Sohn *Danegelt* weit über die Grenzen von Großbritannien berühmt wurde.

Es ist eine interessante Tatsache, daß die hervorragenden Trabanlagen, die bereits das Norfolk-Pferd des 16./17. Jahrhunderts auszeichneten, durch die Kreuzung mit dem edlen Blut eher noch verbessert wurden, was wir unter anderem in der von *John Marshall* 1795 veröffentlichten RURAL ECONOMY OF NORFOLK nachlesen können.

Von dem Norfolker alten Schlages heißt es in Berichten des 17. Jahrhunderts, daß er nicht nur ein Schnelltraber war, sondern auch im Jagdfeld brillierte und vor dem Pflug und im landesüblichen Fünfergespann vorzügliche Dienste leistete. Spätere Autoren rühmen seine hohe, stolze, raumgreifende Trabaktion. Allerdings scheint im Verlauf der ersten Hälfte des 19. Jahrhunderts diese Trabaktion ihren ursprünglichen Charakter eingebüßt und einem ökonomischeren Bewegungsablauf Platz gemacht zu haben.

Durch die gesamte erste Hälfte des 19. Jahrhunderts hindurch hatten Züchter vom Kontinent, aus den überseeischen Kolonien und den USA zahlreiches Zuchtmaterial importiert, so daß in der Züchterschaft dieser nunmehr bereits so gut wie konsolidierten Roadster-Rasse der Wunsch nach einer besseren Organisation von Zucht und Absatz entstand.

Die schnelltrabenden Wagenpferderassen erlebten ihre Blüte in England seit dem Ende des 18. Jahrhunderts bis zum Aufkommen der Eisenbahn. Bis dahin standen diese Pferde für eine schnelle, bequeme Art des Reisens in der Mailcoach auf den von dem schottischen Ingenieur *John Loudon McAdam* (1756–1836) geschaffenen glatten Überlandstraßen. Dann kam die Konkurrenz der Eisenbahn mit ihrem sich rasch ausbreitenden Schienennetz. Sehr bald war nur noch Bedarf für den innerstädtischen Kurzstreckenverkehr und für elegante, ins Auge fallende Luxus-Schaugespanne. Der Absatzmarkt strukturierte sich vollkommen neu. Durch den steigenden Wohlstand, bewirkt durch die Industrielle Revolution und die Ausdehnung des Empire, stieg der Bedarf für Luxusgüter, also auch für elegante Kutschpferde zur Demonstration des neuerworbenen Reichtums.

Seit 1845 kam es zu verschiedenen Anstrengungen, einen Zuchtverband

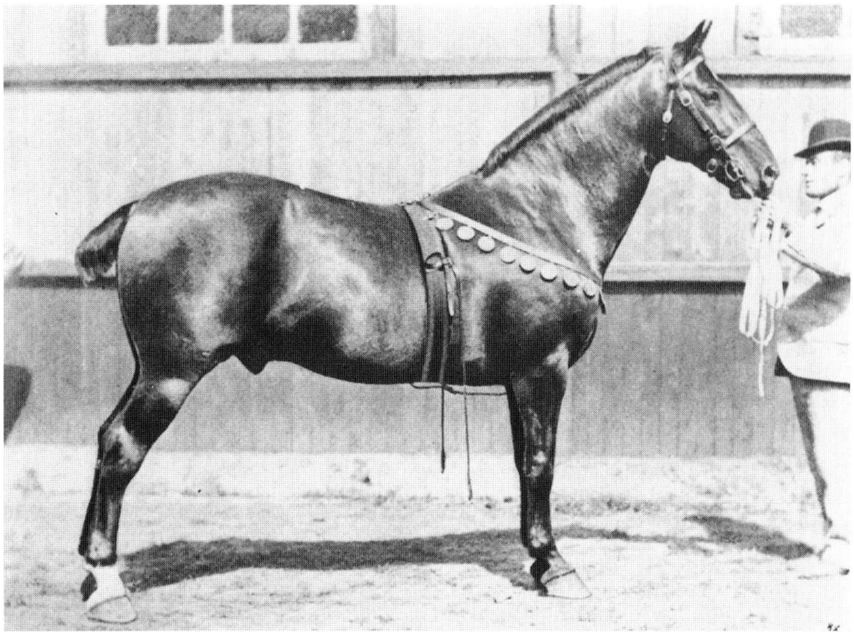

Hackney-Hengst Hedon Squire, geb. 1891, aus C. v. Drathen „Die europäischen Pferdeschläge auf der Pariser Weltausstellung 1900" (Berlin 1901)

zu gründen. 1883 wurde auf einer nach Norwich (Norfolk) einberufenen Züchterversammlung endlich die „Hackney Horse Society" aus der Taufe gehoben. Hierbei entschloß man sich, anstelle der alten, lokalen Namen als allgemeine übergreifende Bezeichnung den noch von keinem anderen Zuchtverband besetzten altehrwürdigen Namen „Hackney" zu wählen. Bald wurden auch gesellschaftlich herausragende Persönlichkeiten aus Adel und Wirtschaft in die Aktivitäten der Gesellschaft integriert, und die Zucht blühte auf; vor allem, nachdem der *Prince of Wales* das Patronat übernommen hatte. Ab 1885 hielt die neugegründete Züchtervereinigung jährlich Anfang März eine eigene umfangreiche Zuchtschau in der „Agricultural Hall" zu Islington (London) ab, zu der stets zahlreiche in- und ausländische potentielle Käufer erschienen. Ab 1885 wurde auch regelmäßig ein Gestütbuch veröffentlicht.

Wie der erste Sekretär der Hackney-Gesellschaft, *Henry F. Euren,* in seinen ADDITIONAL NOTES ON THE HISTORY OF THE HACKNEY HORSE zum Gestütbuch schreibt, scheinen die Züchter den Verlust des „Lofty Trot" bedauert und ihm durch gezielte züchterische Maßnahmen gegengesteuert zu haben. Das führte jedoch, vor allem in Norfolk, zu gewissen Auswüchsen. Euren schreibt: „Es unterliegt keinem Zweifel, daß der unter dem Namen *D'Oyley's Confidence 158* im Hackney Stud Book eingetragene Hengst mehr Pferde mit extravaganter Knieaktion und mangelhaftem Nachschub aus der Hinterhand erzeugt hat, als irgend ein anderer Hackney-Hengst. Ebenso sicher ist aber auch, daß seine Produkte höher bezahlt wurden, als die der übrigen Vaterpferde . . ."

Da der Markt diese Pferde bevorzugte, kam es bald ganz allgemein zur Ausbreitung des bis heute für den Hackney charakteristischen Bewegungsablaufs. Auf der Strecke blieb nach nur wenigen Jahren der weit weniger aufwendige, unauffällige Gang des Roadsters. Die hippologische Welt war darüber geteilter Meinung.

Graf Wrangel, als Zeitgenosse dieser Entwicklung, äußerte sich außerordentlich kritisch über die Transformierung des „workmanliken" Roadsters in eine „Show Ring Ballerina". In DIE RASSEN DES PFERDES schreibt er 1908: „Heute schwärmt man in England mehr denn je für die extravagante Knieaktion! Je höher der Gaul die Knie hebt, gleichviel, ob er die Hinterbeine dabei ordentlich unter den Rumpf setzt oder mühsam nachschleppt, desto höher wird er bezahlt. Die Tage, da man den Hackney als schnelles und ausdauerndes Gebrauchspferd schätzte, sind längst vorüber. Gegenwärtig ist er nur ein reines Schauobjekt, dem man keine andere Arbeit zumutet, als vor der gaffenden, kritiklosen Menge, die das Stammpublikum der Corsos und Hippodrome bildet, seine ‚Kniekünste' zu produzieren." Allerdings konnte Wrangel nicht die Entwicklung des 20. Jahrhunderts vorhersehen, den unaufhaltsamen Siegeszug des Automobils und die völlige Verdrängung des Pferdes als Verkehrsmittel und seine einzige Überlebenschance im Show-Ring.

70 Jahre später schrieb *Tom Ryder* in seinem grundlegenden Werk über den Hackney (THE HIGHSTEPPER, New York – London 1979) eine Quasi-Entgegnung auf Wrangels erbarmungslose Kritik (die er vermutlich gar nicht gekannt hat): „Wäre der Hackney nur ein Gebrauchspferd geblieben, so wäre er wahrscheinlich bis heute vollständig verschwunden. Aber das Publikum hatte ihn in einer viel glänzenderen Rolle kennen- und lieben gelernt – als die schönste Blüte am Stamm der Zugpferde, als den Aristokraten der Turnierplätze, als den Fürsten unter den Wagenpferden . . .

Der moderne Hackney hat die Fähigkeit, sich in einer extravaganteren Weise zu bewegen als irgendeine andere Pferderasse, und das war seine Rettung . . ."

Schon 1864 hatte die 135 Jahre vorher gegründete „Royal Dublin Society" ihre erste Pferdeschau an der Kildare Street in Dublin durchgeführt. Mit der zunehmenden Beliebtheit dieser Pferdeschauen stieg die Nachfrage nach eleganten Wagenpferden mit hoher, spektakulärer Aktion. Mit dem Aufkommen des Automobils ging die Hackney-Zucht vor allem nach dem Ersten Weltkrieg aufgrund der Weltwirtschaftskrise dramatisch zurück. Jedoch blieben glücklicherweise die besten Linien bestehen.

Die meisten englischen Hackneys stammen heute von dem braunen Hengst *Mathias* ab, der, 1895 geboren, sich hauptsächlich über seinen Sohn *Buckley Courage* und dessen Söhne *Mersey Searchlight* und *Solitude* weiter-

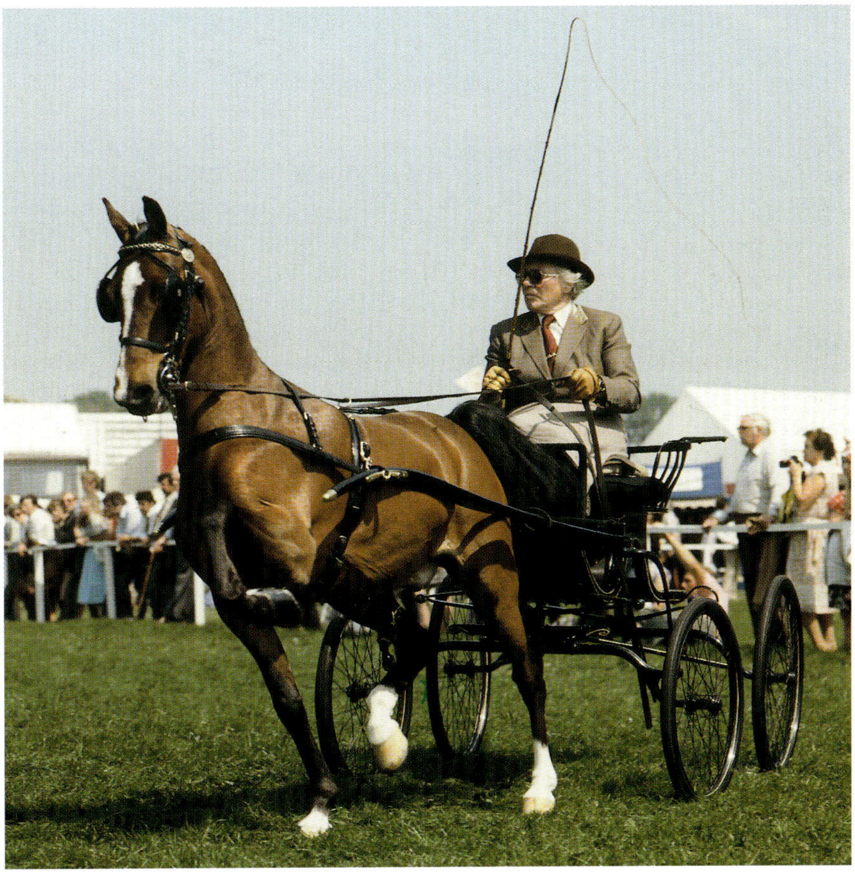

Hackney „Hurstwood Untouchable" bei einer Schauvorführung

vererbt. In einigen anderen Ländern haben auch andere Linien überlebt.

Einen wesentlichen Anteil an der Entstehung der amerikanischen Traberrasse (Standardbred) hat der Norfolk-Roadster beziehungsweise -Hackney über deren Stammvater *Belfounder* (geb. 1816) gehabt. Aber auch in der französischen Traberzucht haben in der Anfangsphase Norfolk-Trotter beziehungsweise -Hackneys über die Hengste *Lavater* (geb. 1867) und *Niger* (geb. 1869) eine wichtige Rolle gespielt, die beide in männlicher Linie auf den berühmten *Norfolk Phenomenon* zurückgehen.

SHALES

TYP, INTERIEUR, VERWENDUNG:
Bei dem im historischen Norfolk Roadster-Typ stehenden Shales handelt es sich um eine autochthone Rasse Ostenglands, wie man sie auf zahlreichen Ölbildern und Stichen des 17., 18. und 19. Jahrhunderts wiedererkennen kann. Man kann den kompakten, kalibrigen Shales ohne weiteres als einen „Cob" bezeichnen. Er ist ein ausgesprochenes „Allround"-Pferd, das sich im Jagdfeld, auch unter schwererem Gewicht, ebenso bewährt wie vor dem Kutschwagen, beim Polospiel, in der Dressur oder im Springen auch der gehobenen Klassen.

Wegen seines ruhigen, ausgeglichenen Temperaments und unproblematischen Charakters ist er auch als Freizeitpferd für den etwas schwächeren Reiter und als Übergangspferd vom Pony zum Großpferd für Jugendliche glänzend geeignet. Seine Geschirrtugenden gelten als vorbildlich. Das „abgedrehte", muskulöse, harmonische Pferd ist anspruchslos in der Haltung und ausgesprochen leichtfuttrig.

EXTERIEUR:
Der Kopf des Shales ist nicht der kleinste und edelste, gelegentlich ist er etwas lang. Das Profil ist gerade. Die Augen blicken freundlich, gutmütig, ruhig. Der gut angesetzte Hals ist eher kurz. Der muskulöse Rücken ist kräftig, ebenso wie die breite, abschüssige Kruppe. Das stabile Fundament wirkt mit seinen gut markierten Sehnen und Gelenken ausgesprochen trocken. Die harten Hufe sind groß und wohlgeformt.

Vorherrschend sind Schimmel und Füchse. Die Widerristhöhe liegt bei 152 cm Stockmaß mit geringen Abweichungen nach oben oder unten.

MECHANIK:
Der Shales verfügt über drei vorzügliche Grundgangarten. Neben dem hervorragenden Trabvermögen sind auch sein Schritt und seine Galoppade sowie die Springanlagen überdurchschnittlich gut.

ZUCHT:
Die Shales Zucht war nie sehr umfangreich, umfaßt jedoch 1998 nur noch eine Population von etwa 40 Köpfen, überwiegend in der Hand der Schwestern *Elizabeth* und *Margaret Colquhoun*, und gehört damit zu den am stärksten vom Untergang bedrohten Pferderassen Großbritanniens. Der einzige, von Elizabeth Colquhoun gezogene Hengst der Rasse, *Finmere Grey Shales*, steht bei der Familie *Ward* in Prior's Marston bei Banbury, Oxfordshire.

GESCHICHTE:
Bei der Shales-Zucht handelt es sich um die letzten Reste der originalen alten Norfolk Roadster- oder Trotter-Zucht des 17./18. Jahrhunderts, die erstaunlicherweise bis zum Ende des 20. Jahrhunderts überlebt haben, während insgesamt die Rasse in der zweiten Hälfte des 19. Jahrhunderts zu dem heutigen Hackney umgezüchtet worden ist. Der Shales entwickelte sich ursprünglich als eine spezielle Linie innerhalb der Norfolk Roadster-Zucht. *Original Shales*, geb. 1755, gilt als ihr Stammvater. Er war ein Sohn von *Blaze*, und damit über *Flying Childers* ein Urenkel eines der Gründerhengste der Vollblut-Zucht, *Darley Arabian*, aus einer Roadster-Stute unbekannter Abstammung. Traditionell tragen bis heute alle Hengste dieser Linie das Suffix „Shales", wovon sich die heutige Rassebezeichnung herleitet.

Wie *John Marshall* 1787 in seiner

RURAL ECONOMY OF NORFOLK schreibt, bestand in diesem Teil Englands schon lange vor den Tagen *Queen Annes* (1665–1714) eine Zucht starker, gängiger Wagenpferde, die im Geschirr eine bedeutende Trabgeschwindigkeit entwickelten. Es waren die Vorfahren der im 18. Jahrhundert zu europäischer Berühmtheit gelangten Norfolk Roadster. Es läßt sich anhand zahlreicher Quellen nachweisen, daß Stuten dieses vorzüglichen Schlages sehr häufig mit den Orientalischen Hengsten gepaart worden sind, die auch bei der Entstehung der Vollblut-Zucht eine bedeutende Rolle gespielt haben.

Der alte Norfolk Roadster-Typ unterlag im Verlauf des 19. und der ersten Hälfte des 20. Jahrhunderts der Herausforderung der Lokomotive und des Automobils. Er überlebte nur als reine Schaurasse, als Hackney. Lediglich im Shales erhielt sich der alte Typ bis heute. Vor dem Ersten Weltkrieg bis in die ersten Jahre des Zweiten Weltkrieges hinein war diese Zucht noch verbreitet. So verwendete ein *Oberstleutnant Staveley* in seinem Gestüt Tor Royal in Devon Shales-Hengste zur Anpaarung an Devon Pack Horses, um Militärremonten zu erzielen. Leider wurden die aus dem Krieg zurückkehrenden Stuten in der Zeit der Weltwirtschaftskrise der zwanziger Jahre wegen der schwachen Nachfrage nach Pferden nicht zur Zucht verwendet. So starb die Zucht von Tor Royal aus.

Einer der Züchter, die an dem Shales-Typ festhielten, war *Lord Ashtown* auf Woodlawn, Co. Cork, in Irland, der mit einer Reihe aus Yorkshire stammender, sehr hochklassiger Stuten züchtete. Das Woodlawn Gestüt mußte 1941 auf Regierungsanordnung hin aufgelöst werden.

Eine bedeutende Zucht unterhielt die Familie *Monson* in Walpole St. Peter, bei Wisbech, Cambridgeshire. Sie züchtete hauptsächlich Hunter, meist Schimmel. Ein solcher Hengst, *Findon Grey Shales*, in Sussex von einer *Mrs. Hunt* gezogen, stand auf dem Herzoglichen Gestüt des Prinzen von Wales in Cornwall. Dieser Hengst gewann bei den Hackney-Schauen 1918 und 1920 den Cup als bester Remonteprodukteur. Die Monson Hackneys oder Shales wurden zeitweilig im Hunter Stud Book registriert. Auch dieses Gestüt mußte im Zweiten Weltkrieg geschlossen werden. Auf die dort gezüchteten Pferde, namentlich auf die Hengste *Monson Cader Shales* und *Monson Walpole Shales*, gehen die meisten der heutigen Shales-Pferde zurück.

1922 kaufte die Mutter der beiden letzten Shales-Züchterinnen, *Elizabeth* und *Margaret Colquhoun*, einen Sohn von *Findon Grey Shales, Royal Shales*, mit dem sie ihre bis heute bestehende Zucht begründete. Namentlich Elizabeth Colquhoun hat in den letzten Jahrzehnten eine Reihe von Spitzenpferden gezüchtet, die zu Erfolgen in Military, Dressur und Springen bis hin zu Europameisterschaftsniveau gelangt sind.

Wegen der drohenden Inzuchtdepression innerhalb der sehr kleinen Shales-Population verwendet Elizabeth Colquhoun gelegentlich auch Connemara, Irish Draught oder Vollblut zur Einkreuzung. Trotz derartiger „Fremdblut"-Infusionen hat die Shales-Zucht jedoch ihren eigenen, unverwechselbaren Typ bewahren können, da sich die alten, durchgezüchteten Stämme stets durchsetzen.

Dennoch scheinen, ihrem unbezweifelbaren Gebrauchs- und auch ideellen Wert zum Trotz, leider die Tage der Shales-Rasse gezählt zu sein, wenn es nicht gelingt, die Zucht auf eine breitere Basis zu stellen.

KALTBLUTZUCHTEN

CLYDESDALE

TYP, INTERIEUR, VERWENDUNG: Der Clydesdale ist das große, starke, gängige Kaltblutpferd Schottlands. Eine harmonische Kombination von Gewicht, Größe und Energie ist für ihn charakteristisch. Trotz der nahen Verwandtschaft weicht der Clydesdale vom Shire in einigen Points deutlich ab, so ist er etwas leichter und beweglicher. Die Schotten bevorzugen einen etwas edleren, trockeneren Typ von größerer Härte, Ausdauer und Behendigkeit. Der Clydesdale ist wesentlich spätreifer als der Shire, was nicht nur an dem rauheren Klima Schottlands liegt. Vielmehr wird er, im Gegensatz zum Shire, als junges Pferd nicht „getrieben". Infolgedessen hat ein Clyde-Jährling etwa die Größe und Wirkung eines Shire-Fohlens, ein dreijähriger Clyde entspricht im Aussehen einem Shire-Jährling. Während der Shire in der Regel bis etwa dreijährig ausgewachsen ist, wächst der Clyde bis zum Alter von sechs Jahren. Erst dann hat er seinen Rahmen voll ausgefüllt. Oberarm- und Oberschenkelmuskulatur ebenso wie die Formierung des Mittelstücks mit den etwas aufgezogenen Flanken wirken beim jungen Clydesdale oft noch dürftig.

Der Clydesdale ist eine der bestgeeigneten Rassen für den schweren Zug auch in schwerstem, „steifstem" Boden. Seine Energie und Aktivität sind sprichwörtlich. Er besitzt ein lebhaftes, munteres, dabei ausgeglichenes Temperament und einen frommen, willigen, ehrlichen Charakter. Gerühmt wird seine absolute Zugfestigkeit. Beim Probepflügen hat man schon gegen Ende des 19. Jahrhunderts festgestellt, daß diese Rasse kaum zu übertreffen ist: In Versailles traten vier Stuten-Zweigespanne gegeneinander an, je ein Clydesdale-, Suffolk-, Percheron- und Boulonnais-Gespann. Das Clydesdale-Gespann leistete dabei soviel wie drei Pferde der anderen Rassen und benötigte dazu weniger Zeit. Ähnliche Erfahrungen machte der Vorkämpfer der Clydesdale-Zucht in Deutschland, *Hermann v. Nathusius* (1824–1890) zu Althaldensleben (Sachsen-Anhalt), die er in seinem Werk DAS SCHWERE ARBEITSPFERD MIT BESONDERER RÜCKSICHT AUF DEN CLYDESDALE (Berlin 1882) beschreibt. Ein Nachteil des Clyde, der letztlich seiner Einführung in Deutschland im Wege stand und den er mit dem Shire teilt, war sein großer Futterbedarf, sowohl was Quantität wie auch Qualität angeht.

Prämiierter moderner Clydesdale-Hengst

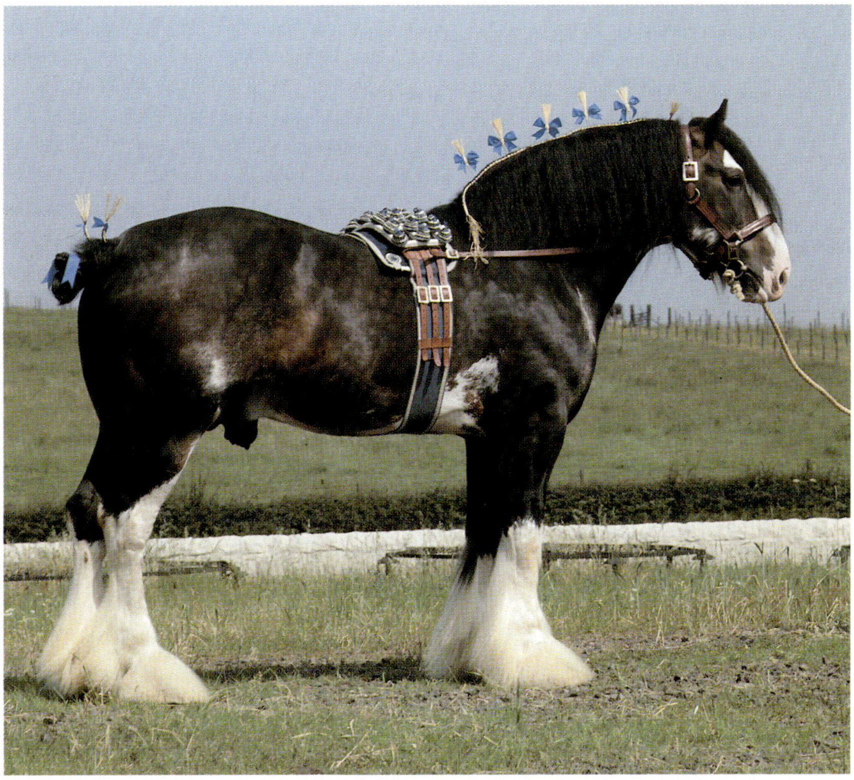

Das schwere landwirtschaftliche Arbeits- und Wirtschaftspferd ist heute in Europa weitestgehend vom Traktor abgelöst worden, so daß man zeitweilig für seine Existenz fürchten mußte, zumal in Großbritannien die Umstellung einer Pferdezucht auf Schlachtpferde- beziehungsweise -fohlenproduktion (im Gegensatz etwa zu Frankreich, Italien, Belgien oder auch Dänemark) völlig undenkbar wäre. Heute findet die zahlenmäßig stark zurückgegangene Zucht vor allem für Schauzwecke Verwendung, wozu auch Wettbewerbe im schweren Zug und Gespannpflügen gehören. Sehr beliebt sind die Clydes auch als Zugpferde zu Reklamezwecken für Brauereien und Whisky-Destillerien sowie im Zirkus.

Die gelegentlich vorgenommenen Kreuzungen mit Vollblut-Hengsten können in der F_1- beziehungsweise F_2-Generation recht brauchbare Heavy- oder Middleweight-Hunter geben. Einige von ihnen sind sogar für den Springsport geeignet.

EXTERIEUR:
Das Exterieur des Clydesdale ist durch die von ihm erwartete Leistung bestimmt. Er besitzt eine mächtige Front, vor allem die Hengste. Der Kopf ist meist eher kurz, keilförmig, mit breiter Stirn, weit auseinanderstehenden Augen und weiten Nüstern. Das Profil ist gerade oder auch leicht konvex. Der lange Hals ist hoch aufgesetzt und schön getragen, der Widerrist gut markiert, die Schulter lang, gut bemuskelt, jedoch nicht „beladen", schräg gelagert. Die Vorderhand ist deutlich höher als die Hinterhand, der Rücken kräftig, ebenso die lange, abfallende, nicht gespaltene Kruppe mit lang herabreichender, ausgeprägter Sitzbeinmuskulatur, jedoch weniger breit und ohne die ausgeprägten Glutäenpolster des Belgiers.

Die Clydesdale-Züchter haben stets Wert auf ein trockenes, reines Fundament mit ausgeprägten Sehnen und Gelenken gelegt, wobei sie der Härte den Vorzug vor der Stärke gaben. So sind die Vorderfußwurzel- und Sprunggelenke bei weitem nicht so extrem grob wie die des Belgiers. Auch die Vorderröhre wirkt gelegentlich etwas fein und scharf abgesetzt. Das Hinterbein ist stets günstig gewinkelt und zeigt niemals eine Tendenz zu übertriebener Geradheit. Anlage zu Kuhhessigkeit bei den oft etwas eng gestellten Sprunggelenken kommt vor. Auffallend ist bis heute die recht lange, zu einer gewissen

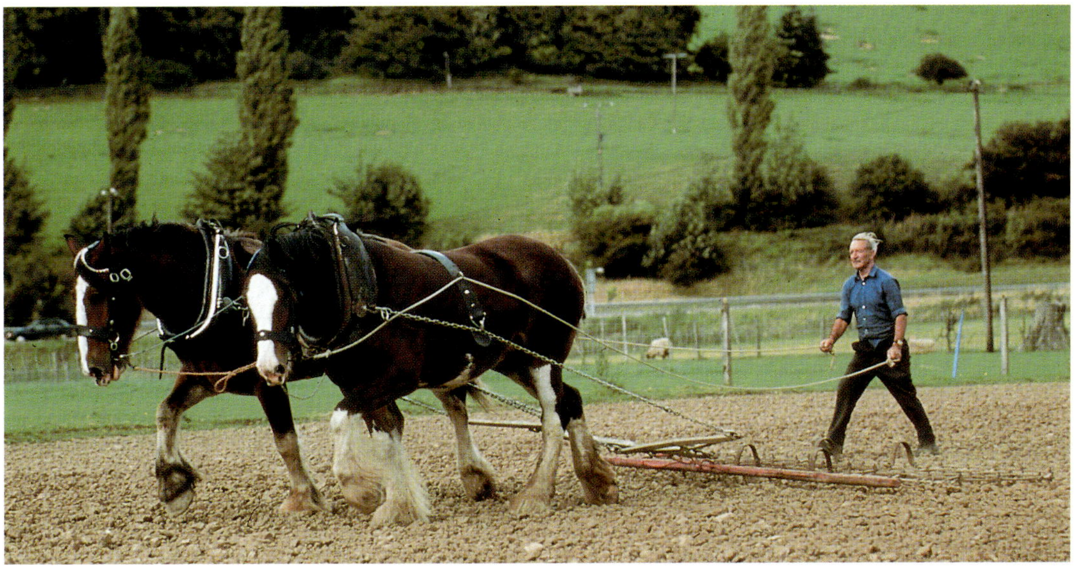

Clydesdales vor der Egge

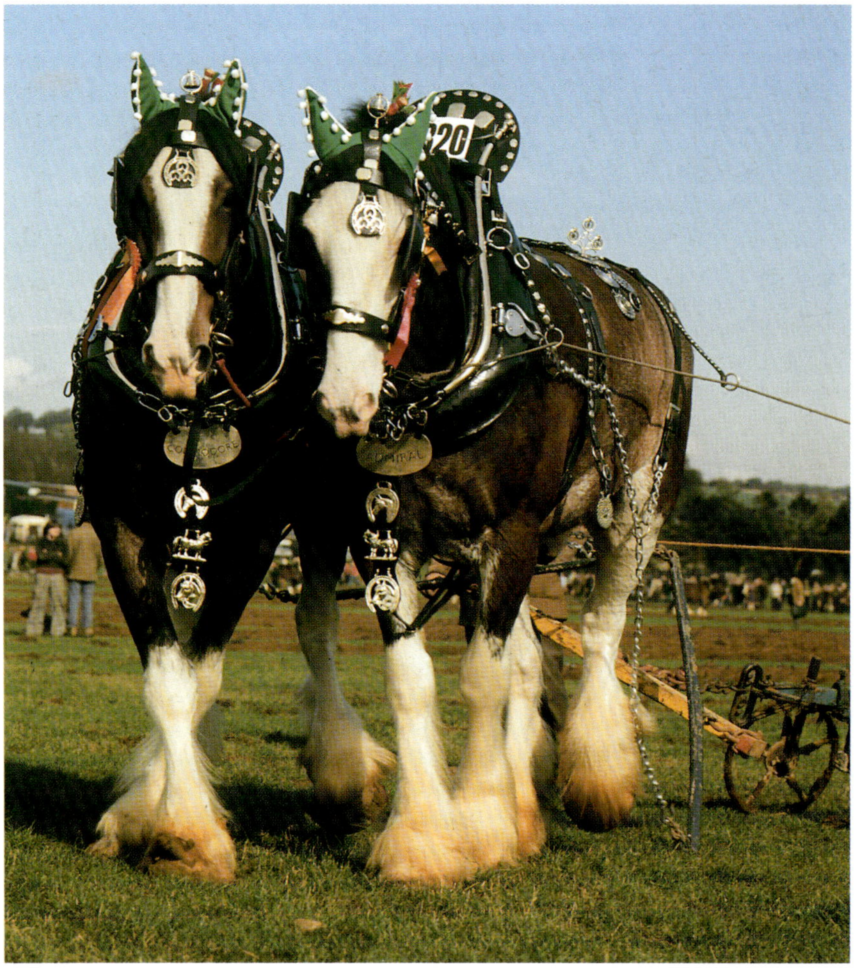

Clydesdales im Arbeitsgespann

Weichheit neigende Fesselung. Früher war die Wendung „eine feine, lange Fessel" („a fine and long pastern") geradezu eine Empfehlung für ein Pferd der Clydesdale-Rasse. Der Behang ist ausgeprägt, jedoch seidiger als beim Shire und „federartig", vor allem an der Rückseite der Röhre. Die Hufe sind groß, rund, offen, manchmal reichlich flach und an den Gliedmaßen mit weißen Abzeichen in der Regel aus weißem Horn. Das Langhaar ist reich ausgebildet.

Beim reingezogenen Clydesdale gelten Füchse und Fuchsschimmel als nicht rassetypisch und sind deshalb unerwünscht. Bevorzugte Farben sind Rappen, Dunkelbraune und Braune; Schimmel sind selten. Extrem große Abzeichen sind – modebedingt – die Regel: breite, durchgehende Blessen; die Abzeichen an den Beinen gehen nicht selten bis über die Vorderfußwurzeln und Sprunggelenke, ja reichen sogar bis zum Bauch, wo sich oft stichelhaarige oder weiße Flecke von unterschiedlicher Größe finden. Eine gewisse Tendenz zu Stichelhaarigkeit ist generell zu beobachten. Die Widerristhöhe liegt bei 168–172 cm, gelegentlich (vor allem in den USA) erheblich darüber. Dort bevorzugt man Widerristhöhen um 180 cm.

MECHANIK:

Der Schritt und der Trab sind außerordentlich fördernd, lang, frei, aktiv und energisch mit hervorragender Hinterhandsaktivität. Die Korrektheit des Bewegungsablaufs gilt als musterhaft. In der STANDARD ENCYCLOPEDIA OF MODERN AGRICULTURE von 1908, Band 3, wird der Unterschied zwischen der steppenden Aktion des Hackneys und dem runden, betonten Erheben der Gliedmaßen beim Clydesdale und möglicherweise auftretender Fehlerhaftigkeit der Bewegungen (zu denen alle seitlichen Abweichungen zählen) genau erklärt.

ZUCHT:

Der Clydesdale ist das schottische Pendant zum nordenglischen Shire. Sein Ursprungsgebiet liegt im Tal des Clyde (= Clydesdale), zwischen Lamington flußaufwärts und Hamilton flußabwärts, im heutigen Lanarkshire. Der Clyde wird in den schottischen Lowlands gezüchtet.

Die Betreuung der Zucht liegt in der Hand der „Clydesdale Horse Society of Great Britain and Ireland", Glasgow, die auch das Gestütbuch führt. Es besteht eine Reihe von Nachzuchtgebieten, zum Beispiel in Australien, Südafrika, USA. In den meisten von ihnen gibt es eigene Zuchtverbände, die ebenfalls Gestütbücher herausgeben, so in Südafrika die „Clydesdale Horse Breeders Society of South-Africa" und in den USA die „Clydesdale Breeders Association of the United States" (CBA), Batavia, Iowa.

GESCHICHTE:

Was die Herkunft des großen, schweren Pferdes in Schottland angeht, so findet man in der hippologischen Literatur meist die Angabe, daß es seinen Ursprung einer vor über 300 Jahren vorgenommenen Einkreuzung flämischen Blutes verdanke. Dennoch unterliegt es kaum einem Zweifel, daß man schon weit früher Pferde von bedeutender Größe und Schwere in Schottland gezüchtet hat. Im 12.–14. Jahrhundert züchtete der Adel unter Zuhilfenahme vom Kontinent importierten Zuchtmateriales besonders für den ritterlichen Turniersport geeignete Streithengste, die auch als „Noble Horses" bezeichnet wurden. In einem bis heute erhaltenen „Safe Conduct" (Geleitbrief) von *König Edward III. von England* (1312–1377) wird dem schottischen Ritter *William Douglas* die Erlaubnis erteilt, mit „zehn großen Pferden" (das in Latein abgefaßte Schreiben spricht von „magnos") die englische Grenze bei Teviotdale zu überschreiten. Man nimmt heute an, daß auch diese Pferde flämisch-friesischen Ursprungs gewesen sind, da die Überlieferung berichtet, daß Hengste des schweren, schwarzen, niederländischen Schlages schon seit dem 12. Jahrhundert in den Norden Englands und das angrenzende Schottland eingeführt worden seien. Eine systematische Einkreuzung von niederländischem Blut mit dem Ziel einer allgemeinen Verbesserung der Landeszucht fand jedoch zu jener Zeit noch nicht statt. Vielmehr muß man sich die damals vorhandene autochthone Landrasse etwa ähnlich der vorstellen, die die Grundlage der heutigen Fell- und Dales-Ponies gebildet hat und die ursprünglich weit mehr als Säumer denn zum Ziehen von Lasten gezüchtet wurde.

Als Folge des von *König Richard II. von England* (1367–1400) bereits Ende des 14. Jahrhunderts ausgesprochenen Verbotes zur Ausfuhr schwerer Pferde im Typ des „Altenglischen" oder „Großen" Pferdes, das etwa 150 Jahre später von *König Heinrich VIII.* (1491–1547) noch einmal erneuert wurde, war es für die schottischen Herrscher unmöglich, schwere Hengste zur Verbesserung ihrer Zucht aus ihrem südlichen Nachbarland zu importieren. So wandten sie sich statt dessen nach dem Kontinent und holten Zuchtmaterial vor allem aus Dänemark, Friesland und Flandern.

1535 erließ *Jacob V. von Schottland* (1512–1542) ein Gesetz, um die Zucht großer, starker Pferde zu fördern. Aus der Zeit seiner Tochter *Maria Stuart* (1542–1587) stammt das Wort: „Was für England seine Flotte, bedeuten für Schottland seine Pferde."

Erst Jahrhunderte später kam es in Schottland zu einer zielgerichteten und länger andauernden Verwendung flämisch-friesischen Blutes, um der einheimischen Rasse mehr Größe und Kaliber zu verleihen. Von fast allen Hippologen wird angenommen, daß es der *Herzog v. Hamilton* gewesen sei, der 1682 sechs sehr schöne Rapphengste aus den Niederlanden habe kommen lassen, die er auf seinem Gestüt Strathavon Castle stationierte und seinen Bauern zur Anpaarung an ihre Landstuten unentgeltlich zur Verfügung stellte. Auf jeden Fall blieben es nicht die letzten niederländischen Hengste, die ins Land kamen. Vielmehr entstand auf den Hamiltonschen Besitzungen eine gewisse Tradition, sich dieses Blutes zu bedienen.

Eine andere Version, die auch Eingang in die Einleitung des ersten Bandes des Clydesdale Stud Book gefunden hat, berichtet, daß ein gewisser *John Paterson* aus Lochlyoch bei Carmichael, Upper Ward, zwischen 1715 und 1720 einen flämisch-friesischen Rapphengst von einer Reise nach England mitgebracht habe, den man als Stammvater der berühmten schwarzen Lochlyoch-Familie bezeichnen könne. Patersons Söhne und Enkel folgten ihrem Vater als Pferdezüchter und zwischen 1770 und 1780 begannen sie, aus England Zuchtmaterial des berühmten Züchters und Begründers der Herdbuchzucht, *Robert Bakewell*, zur Anpaarung an die heimische Zucht zu importieren, um einen eigenen schottischen Cart Horse-Stamm aufzubauen. Etwa um 1800 oder etwas früher konnte man von dem schottischen Cart Horse als einer eigenen Rasse sprechen.

1784 etablierte sich die „Highland and Agricultural Society of Scotland", die Schauen ausrichtete und Prämien für Zuchtpferde aussetzte. Den Namen „Clydesdale" erhielt die Rasse, da ihre Wiege in dem am Fluß Clyde gelegenen County Lanarkshire stand, dessen ursprünglicher Name Clydesdale (Tal des Clyde) gewesen war. Eine bessere Scholle für die Entwicklung einer neuen Rasse hätte sich kaum in ganz Schottland gefunden. Sowohl Klima als auch Bodenverhältnisse in den Niederungen von Clyde und auch Avon eignen sich in außergewöhnlichem Maß für die Zucht eines starken Pferdes schweren kaltblütigen Schlages.

Der erste historisch erfaßbare Gründerhengst ist der 1810 geborene Rapphengst *Glancer 355*, der auch unter dem Namen *Thomson's Black Horse* bekannt wurde, genannt nach seinem späteren Eigner *James Thomson* (Germiston, Tollycross). Dieser Hengst soll auf die von John Paterson be-

Links unten: Clydesdale-Hengst alten Typs, um 1875, aus Graf Wrangel „Das Buch vom Pferde" (2. Band, Stuttgart 1895)

Rechts unten: Clydesdale um 1890, aus Zürn „Das Pferd und seine Rassen" (Leipzig 1902)

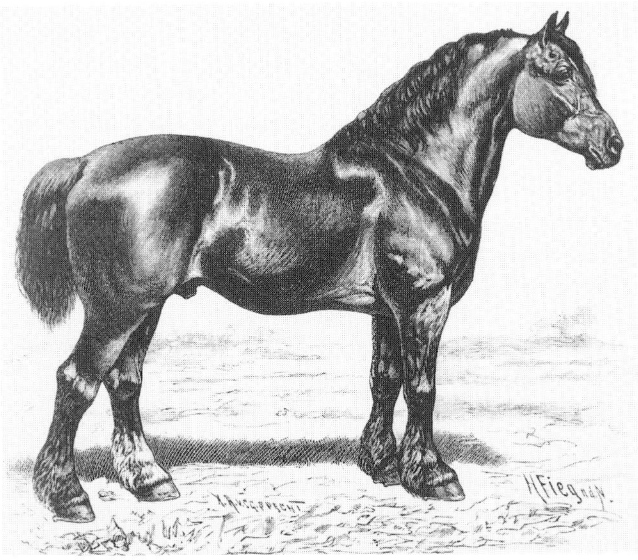

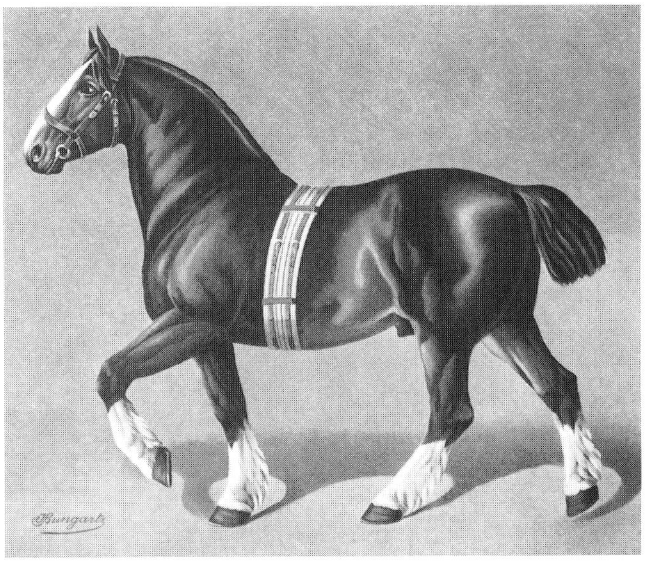

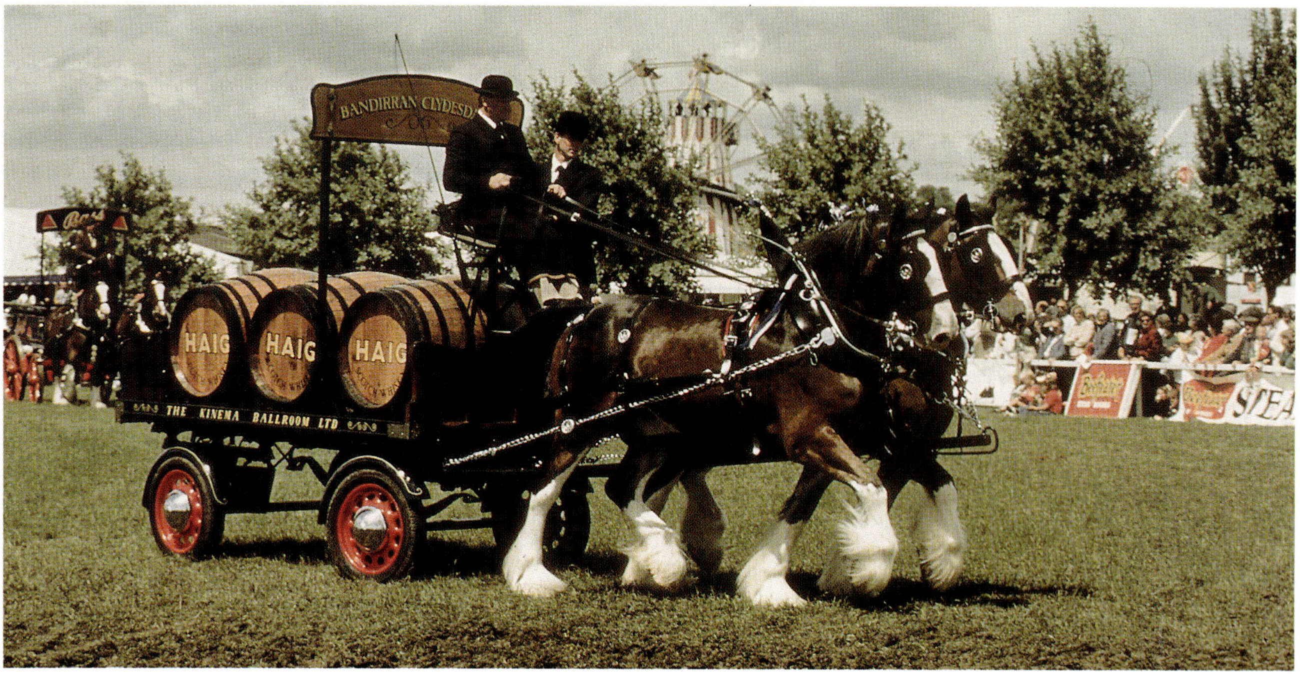

Clydesdale-Gespann der Whisky-Destillery Haig

gründete Linie und den erwähnten Lochlyoch-Hengst zurückgehen. Er lieferte über seine Söhne und Enkel die Linienbegründer *Darnley* und *Prince of Wales*.

Das Clydesdale Stud Book wurde 1876 von *Thomas Dykes* begründet. Der erste Gestütbuchband und die von Dykes verfaßte Entstehungsgeschichte der Zucht wurden von *Lord Dunmore*, selbst ein bedeutender Clyde-Züchter, finanziert. 1877 kam es zur Gründung der Clydesdale Horse Society.

Selbstverständlich spielte auch das weibliche Element bei der Entwicklung der Rasse bereits in der frühen Zeit eine bedeutende Rolle. Bei dem genauen Studium ihrer Abstammungen stellt man fest, daß die meisten Stuten auf eine mehr oder weniger reichliche Zufuhr von Shire-Blut hinweisen. Vermutlich hat bereits seit Beginn des 18. Jahrhunderts in Schottland eine Kreuzung der Landrasse mit Shires stattgefunden, wenn das auch von den Clydesdale-Züchtern zu allen Zeiten nur ungern zugegeben worden ist. Denn es wurde nicht nur Shire-Blut eingekreuzt, sondern man importierte auch zahlreiche Shire-Stuten. Ihnen vor allem dürfte es auch zu verdanken sein, daß die Clydesdale-Rasse in verhältnismäßig kurzer Zeit genügend groß und schwer geworden war, um auf dem englischen Markt mit den reingezogenen Shires konkurrieren zu können.

Der bedeutendste Befürworter einer Clyde-Shire-Kreuzung war der berühmte Züchter *Lawrence Drew*, dessen Rezept es war, eine schwere Shire-Stute mit einem leichteren, gängigeren Clyde-Hengst zu paaren. Nachdem das von ihm initiierte eigene Gestütbuch eingegangen war, kam es zu einer Eingabe ihm gleichgesinnter Züchter. Daraufhin wurde 1895 im 18. Band des Gestütbuches ein Supplement für diese Kreuzungsprodukte eingerichtet.

Von ihrem relativ begrenzten Ursprungszuchtgebiet am Clyde, zwischen Lamington stromaufwärts und Hamilton stromabwärts, breitete sich die Zucht schon seit dem 18. Jahrhundert nach allen Teilen Schottlands aus. So gelangte zum Beispiel die Zucht im Galloway-Gebiet bald zu großem Ansehen, vor allem im Gebiet von Wigton und Kirkcudbright, und führte zu der völligen Verdrängung und Ausrottung der dort früher so beliebten, harten, schnellen Galloway-Ponies. Eine bedeutende Rolle spielte die Clyde-Zucht auch in Kentyre, Ayrshire und Aberdeenshire.

In Folge der Industriellen Revolution und der landwirtschaftlichen Revolution kam es zu einem starken Aufblühen der Clydesdale-Zucht. Bald entwickelte sich ein starker Export, vor allem in die USA und Kanada. Viele der nordamerikanischen Siedler waren schottischer Abstammung, besonders im Westen der USA, und bevorzugten den Clyde vor dem Shire, da er viel gängiger war. So kam es dazu, daß die Zahl der exportierten Clydesdales die der Shires weit übertraf. Ein Teil der Pferde wurde auch nach Südamerika, Australien und Neuseeland ausgeführt.

Versuche von *Nathusius* um 1860, den Clydesdale in Deutschland, vor allem auf den schweren Böden Sachsen-Anhalts, Thüringens und Sachsens, als die kaltblütige Arbeitspferderasse zu etablieren, scheiterten trotz zahlreicher Importe zugunsten des Belgischen Kaltbluts. Bedeutung erlangte der Clydesdale in Rußland, wo er im Gebiet von Wladimir zur Schaffung einer eigenen Kaltblutrasse eingeführt wurde. Ab 1900 wurden in den staatlichen Hengstdepots Jurjew-Podolsk bei Wladimir und vor allem Gawrilow-Possad bei Iwanowo Clydesdale- und auch Shire-Hengste aufgestellt, die der dortigen Kaltblutzucht ihren Stempel aufdrückten, was sich bis heute im Exterieur, dem starken Behang und den auffälligen weißen Abzeichen ablesen läßt. Diese Zucht erhielt 1946 unter den Sowjets ihre staatliche Anerkennung unter dem Namen „Wladimirer Traktorenpferd“.

Bis 1920 hatte sich der Clydesdale

zum ebenbürtigen Konkurrenten des Shire entwickelt, obgleich in England seine Verbreitung zugunsten des Shire zurückging. Nach einem allgemeinen „Zugpferdetiefstand" zwischen 1948 und 1963 aufgrund der abgeschlossenen Motorisierung von Landwirtschaft und Wirtschaft, haben die Exporte ins Ausland wieder kräftig angezogen. Vor allem die USA, Kanada, Australien und Südafrika importieren vermehrt Clydes.

Nirgendwo war die Rasse aber populärer als in den Gespannen der Anheuser-Busch-Bier-Brauerei in St. Louis, Missouri. Als *Adolphus Busch* 1876 seine berühmte „Budweiser"-Marke gründete, wurden alle Bierwagen noch von schweren Kaltblütern gezogen, zum großen Teil Clydesdales. Ende der zwanziger Jahre war man fast ganz auf Lastkraftwagen umgestiegen. Jedoch, um das Ende der Prohibition 1933 zu feiern, schenkte der Enkel von Adolphus Busch, *August A. Busch junior*, seinem Vater ein Achter-Gespann Clydes und einen dazu passenden Bierwagen. Das war die Wiedergeburt einer stolzen Tradition. In St. Louis stehen sie noch heute in den originalen Stallungen. In Grant's Farm, westlich von St. Louis County, unterhält die Brauerei ein eigenes Clydesdale-Gestüt. Hier werden in jedem Frühjahr bis zu 30 Clydesdale-Fohlen geboren, in der von Busch favorisierten braunen Farbe.

In Melbourne (Australien) wirbt ein Clydesdale-Gespann für das Bier von Carlton & United Breweries, und in Glasgow dient ein Clydesdale-Gespann der Werbung für „Black and White"-Whisky ebenso wie in Langley (British Columbia, Kanada) für den Whisky der Potter Destilleries Ltd. Potter besitzt ebenfalls ein eigenes Clydesdale-Gestüt.

SHIRE

TYP, INTERIEUR, VERWENDUNG: Das größte Pferd der Welt, der Shire, war bis zum Einsetzen der Motorisierung die meistverbreitete und

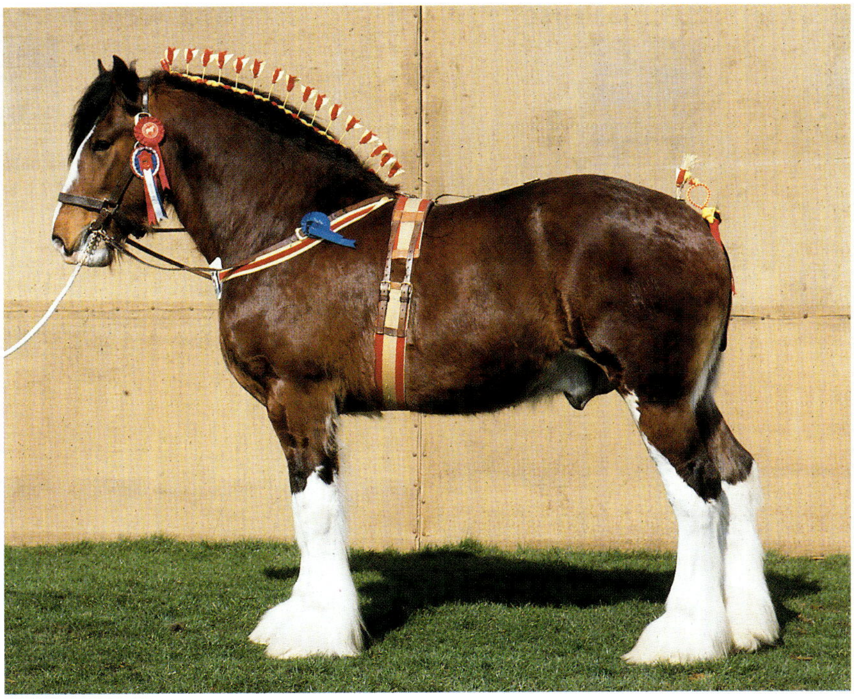

Prämiierter moderner Shire-Hengst

beliebteste Kaltblutrasse der Britischen Inseln. Seine immensen Körperkräfte befähigen dieses gewaltige Arbeitspferd, Lasten von vielen Tonnen Gewicht in Bewegung zu setzen. Dabei ist der Shire ein schönes, wohlproportioniertes Pferd in bedeutendem Rahmen. Er wirkt mit seiner enormen Größe majestätisch, nobel und langlinig. Er ist keineswegs ein solcher Fleischkoloß wie viele kontinentale Kaltblutrassen. In Aufrichtung und Bewegungen zeigt er sehr viel Ausdruck („presence"). Er ist wundervoll ausbalanciert in Stand und Gang. Der ganze Körper bewegt sich in Harmonie. Eine ältere, sehr treffende Beschreibung, in der zugleich viel Züchterstolz liegt, lautet: „Das Shire-Pferd ist eine prachtvolle und durch und durch englische Rasse und zugleich die absolute Verkörperung dessen, was Pferdekraft eigentlich ausmacht."

Aufgrund der seit über 250 Jahren konsolidierten Zucht gilt der Shire als außerordentlich erbtreu. Die Vorzüge des Shire, der im Vergleich etwa zum Belgier über eine weit geringere Muskelfülle, dagegen jedoch über sehr viel günstigere Winkelungen der großen Körperhebel verfügt, liegen außer in seiner ungeheuren Stärke in seiner harten, robusten Konstitution, seinem außerordentlich frommen, umgänglichen, gutmütigen Charakter und ruhigen, gelassenen, fast könnte man sagen phlegmatischen Temperament (gegenüber dem lebhafteren Clydesdale), seiner darauf beruhenden leichten Anpassungsfähigkeit und leichten Hantierbarkeit und nicht zuletzt in seiner ausdrucksstarken Dekorativität. Seine große Beliebtheit und die darauf beruhende weite Verbreitung verdankte er jedoch seit jeher seiner Frühreife (im Gegensatz zum spätreifen Clydesdale). Die auf den Farmen bereits dreijährig angespannten und angelernten, meist mit der Stimme, weniger mit Leineneinwirkung gelenkten Wallache fanden vierjährig über die großen Pferdemärkte und Großhändler ihren Weg in Großbritanniens Metropolen, wo sie für jede Arbeit im schweren Zug verwendet wurden. Waren sie von Haus aus bereits an die Arbeit vor Egge, Schleppe, Pflug, Erntewagen und Holzfuhrwerk gewohnt, wurden sie nun in den Städten in Wirtschaft und Industrie zum Bewegen schwerster Lasten verwendet. Sie gingen vor dem pferdebespannten Omnibus, vor der Pferdebahn, rangierten Eisenbahnwaggons,

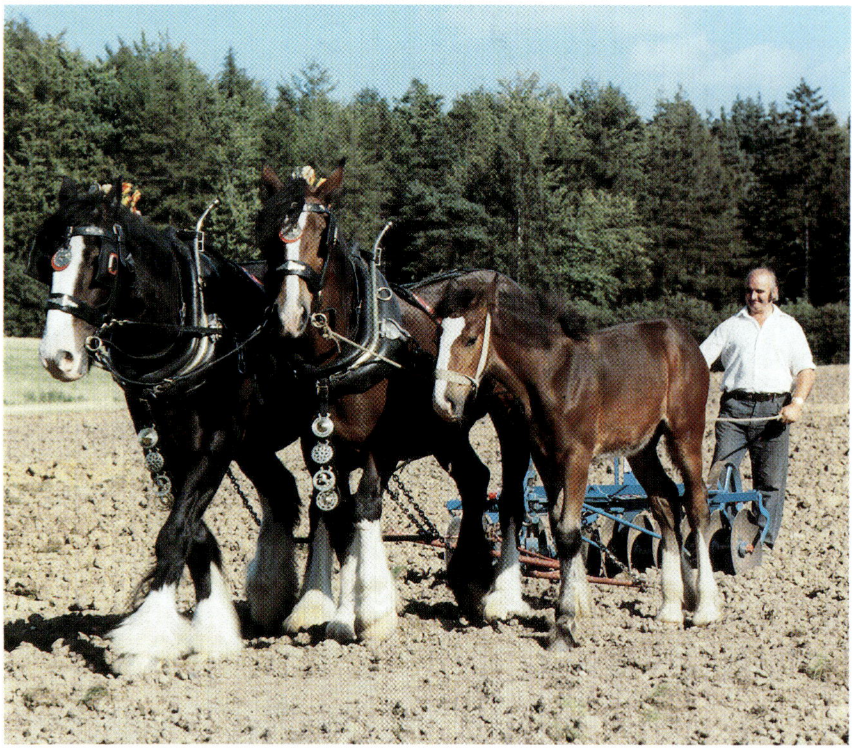

Shire-Stuten im Arbeitsgespann vor der Scheibenegge, mit beigebundenem Fohlen

dienten vor Erz- und Kohlefuhrwerken, in der Müll- und Bauschuttbeförderung, dem Transport von Baumaterialien, Kies und Sand, beim Treideln großer Kähne flußaufwärts und immer wieder einspännig vor den zunächst nur zweirädrigen Karren der Bierbrauereien, die später von riesigen, vierrädrigen, ungefederten Faßwagen abgelöst wurden, dann von vier oder sechs Pferden gezogen. Außerdem sah man die Shires bei Galazügen vor Staatskarossen und als Paukenpferde vor Militärkapellen.

Leider spielen die meisten dieser früher unschätzbar wertvollen Einsatzmöglichkeiten im Zeitalter der totalen Motorisierung nur noch eine untergeordnete Rolle. Sein heutiges Überleben verdankt der Shire vor allem seiner Beliebtheit und Publikumswirksamkeit auf Schauen. Immer häufiger wird er zu Werbefahrten in überaus dekorativen Gespannen herangezogen. Die meiste Verbreitung besitzt er bis heute vor den traditionellen Bierwagen der berühmten englischen Brauereien. Auch die Staatskarossen bei feierlichen Paraden und der Einsatz als Paukenpferd vor den wenigen verbliebenen berittenen Militärkapellen sind ihm geblieben. Zudem ist er wegen seines guten Temperaments und seiner Gelehrigkeit ein beliebtes Zirkuspferd, vor allem in der Kombination der Extreme mit Shetland- oder Falabella-Ponies. Unter anderem im Zusammenhang mit den jährlich ausgetragenen Weltmeisterschaften im Gespannpflügen ist auch eine ausgesprochene Renaissance der Shires im Rahmen der alternativen Landwirtschaft zu beobachten.

EXTERIEUR:
Der typische Shire soll perfekt harmonisch sein, verbunden mit einer trotz aller Größe erkennbaren Eleganz. Größter Wert wird auf ein gutes Fundament gelegt mit guten, großen, runden, weiten Hufen mit wohlausgebildeten Trachten und Strahlen. Das Hufhorn sollte, wenn möglich, dunkelblau sein. Jedoch werden heute alle möglichen Konzessionen hinsichtlich weißen Horns gemacht wegen der von der Mode verlangten weißen Abzeichen. Eine relativ lange Fesselung ist charakteristisch und gern gesehen, da man der Ansicht ist, daß sie mehr Elastizität des Ganges auf dem Pflaster gewährleistet. Die Röhren sind in der Regel kurz und flach. Dadurch erscheint das tatsächlich starke, trockene Fundament häufig etwas leicht. Die Karpal- und Tarsalgelenke sind gut markiert und breit ausgeformt, wirken jedoch wegen ihrer Trockenheit weniger mächtig als die häufig etwas schwammigen des Belgiers. Der zwar große, aber zum übrigen Körper proportional sehr gut passende Kopf ist langgestreckt, die Augen groß, ausdrucksvoll, freundlich, die Ohren relativ lang und dünn. Eine gewisse Ramsnasigkeit ist nicht nur die Regel, sondern wird als rassetypisch gern gesehen. Der Hals weist eine gute Länge auf und ist schön geschwungen, hoch aufgerichtet, vor allem bei den Hengsten, dabei etwas stärker und massiver als beim Clydesdale. Die gut bemuskelte, jedoch nicht überladene Schulter, vielleicht etwas weniger lang und schräg als bei seinem nördlichen Nachbarn, liefert ein gutes Widerlager für das Kumt. Der Widerrist reich pronounciert weit in den Rücken hinein. Der recht kurze Rücken vermittelt zusammen mit der meist nicht sehr ausgeprägten Gurttiefe einen gewissen Eindruck von Hochbeinigkeit. Rücken und Lende sind wohl bemuskelt, die Kruppe gut geformt und ziemlich abschüssig, sie zeigt wegen der weniger ausgeprägten Glutäenmuskulatur kaum eine Spaltung. Sehr gut ausgebildet dagegen sind die tief hinabreichenden langen Sitzbeinmuskeln („Hosen“). Der Schweifansatz ist tief. Der kräftige Behang beginnt direkt unter der Vorderfußwurzel beziehungsweise am Sprunggelenk und ist nicht (wie beim Clydesdale) „federartig“ an der Rückseite der Röhre, sondern rundum und fällt über die Kronenränder fast bis auf den Boden. Das Langhaar ist reich entwickelt, jedoch weniger grob als bei den meisten kontinentalen Kaltblutrassen.

Die gewöhnlichen Farben sind Rappen und recht dunkle Braune, seltener Schimmel; obgleich diese Farbe, bei der die Fohlen dunkel geboren werden und sich erst allmählich weiß färben, schon in alter Zeit beim Shire vorkam. Weißgeborene Pferde, die sich nicht weiter verfärben, sind sehr selten und gelten als besonders hart; Hengste dieser Färbung werden jedoch in der Regel kastriert, da sie bei den traditionellen Käufern nicht beliebt ist. Immer wieder einmal treten Füchse auf, Fuchshengste werden jedoch nicht zur Zucht verwendet. Sie gelten als nicht rassetypisch und sind unpopulär. Auffallend sind die großen weißen Abzeichen, die an den Gliedmaßen häufig bis an oder über die Vorderfußwurzel- und Sprunggelenke reichen, und die breiten Blessen. Große weiße Flecken am Körper sind unerwünscht.

Die Widerristhöhe der Hengste liegt heute durchschnittlich über 180 cm, größere Exemplare sind nicht selten und werden vor allem von den Brauereien bevorzugt. Widerristhöhen bis 200 cm kommen vor. Die Stuten sind proportional etwas kleiner.

MECHANIK:
Der Bewegungsablauf des Shire im Schritt und Trab wirkt trotz seiner riesenhaften Größe überraschend leichtfüßig, fördernd, aus einer aktiven Hinterhand heraus bei guter Schulterfreiheit. Im Schritt entbehrt er nicht einer gewissen pathetischen Majestät, der sich der Betrachter kaum entziehen kann.

ZUCHT:
Die Zucht wird von der „Shire Horse Society of the United Kingdom of Great Britain and Ireland" in Peterborough, Co. Northamptonshire, betreut. Sie führt auch das Shire-Gestütbuch. Der Schwerpunkt der Zucht lag früher in den englischen Midlands, und in den sogenannten „Fenlands" von Cambridgeshire und Lincolnshire, den Marsch-Fennengebieten an der Ostküste. Größere Gestüte unterhielten bis etwa zur Jahrhundertmitte der *König von England*, *Lord Rothschildt*, *Sir Muntz* etc. Heute ist die Zucht über ganz England verstreut und wird teils auch aus Liebhaberei betrieben. Die Population in Großbritannien umfaßt etwa 3000 Pferde. Größere Shire-Zuchten gibt es in einer Reihe von Nachzuchtländern, wie den USA, Australien und Argentinien, die zum Teil eigene Gestütbücher veröffentlichen.

GESCHICHTE:
Der Ursprung des Shire liegt, wie bei den meisten alten Rassen, im Dunkel der Geschichte verborgen. In der Literatur sind uns einige Fakten aus recht frühen Jahrhunderten überliefert, auf denen ein Berg von Theorien errichtet worden ist.

Der Einfluß der römischen Herrschaft in Britannien, die bis zur Eroberung des späteren England durch die Angeln, Sachsen und Jüten 449 n. Chr. dauerte, auf die insulare Population muß groß gewesen sein. Denn die Römer benötigten schwere Pferde in weit größerer Zahl, als sie das Land hergab, um ihre ge-

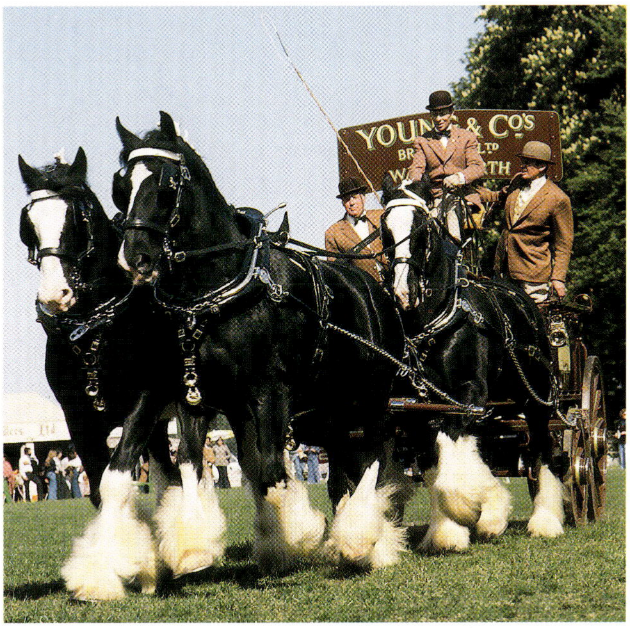

Shire-Gespanne verschiedener Färbung – Rappen ...
... Braune und...
... Schimmel. Andere Farben sind unerwünscht.

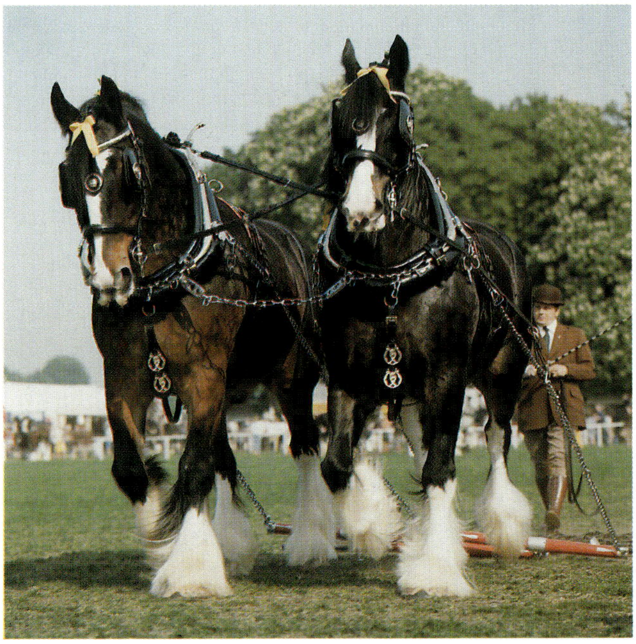

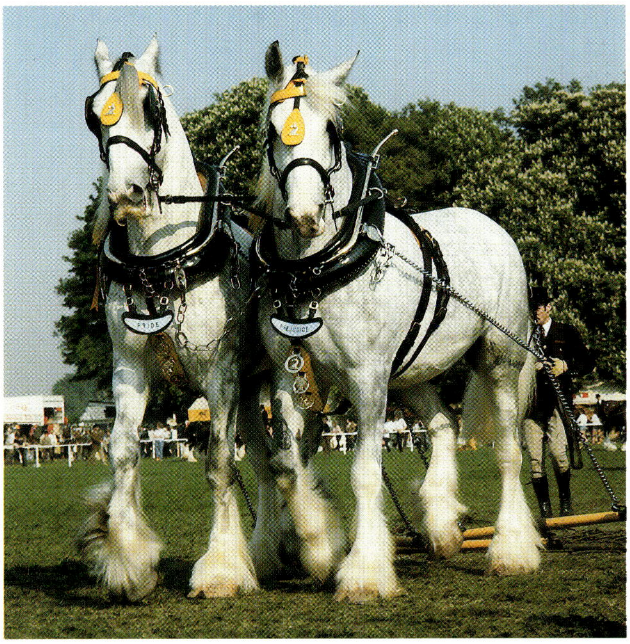

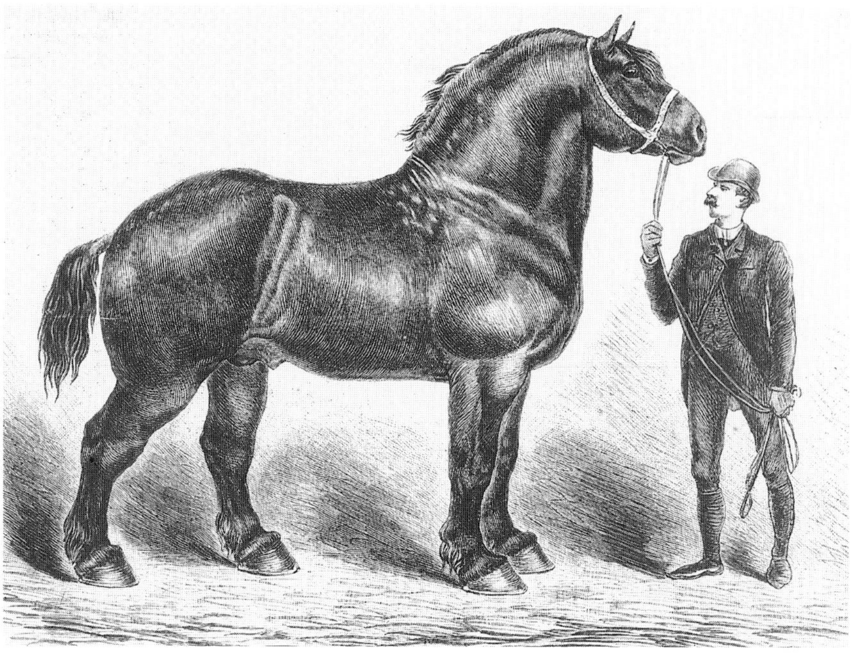

„Das stärkste Pferd der Welt", Zeitungsillustration von Franz O. Stückenberg (1885)

panzerte Reiterei zu tragen und ihre Kampfwagen über rauhes, kupiertes Gelände zu ziehen. Möglicherweise war zu jener Zeit die Geschichte des heutigen Shire mit der dort heimischen Landrasse identisch, wie sie sich bis in die Gegenwart in den Fell- und Dales-Ponies erhalten hat. Da die römisch besetzten Gebiete des heutigen Nordengland immer wieder von den nördlich von ihnen lebenden keltischstämmigen Kaledoniern verheert wurden, ließ der römische *Kaiser Publius Aelius Hadrianus* (76–138) um das Jahr 120 n. Chr. den nach ihm benannten Limes quer durch das Land, von Solway im Westen bis an die Mündung des Tyne, aufrichten. Da die heimische Bevölkerung für die Arbeit an diesem Riesenwerk zahlenmäßig nicht ausreichte, verstärkte die römische Besatzungsmacht sie durch Hilfstruppen aus anderen Provinzen des Imperiums. Unter diesen „Auxiliarii" war auch eine Kohorte Friesen, die Pferde aus ihrer Heimat mitbrachten. Diese Pferde sollen in Typ, Exterieur und Farbe dem bis heute recht ursprünglich erhaltenen (West)-Friesen nahegestanden haben. Um 400 n. Chr. bestand eine weitere friesische Garnison im Cuneus Frisonum Aballavenis bei Burg-by-Sands. Das bedeutet also, daß über mehrere Jahrhunderte ein stetig anhaltender Zustrom an Friesischen Pferden in dieses Gebiet stattgefunden hat, wo sie Einfluß auf verschiedene dortige Rassen nahmen beziehungsweise vielleicht gar zu „Gründern" dieser Rasse wurden.

Ob später die Angelsachsen bei ihrer Eroberung ebenfalls „große Pferde" mitbrachten, wissen wir nicht. Bekannt ist jedoch, daß lange vor der Schlacht bei Hastings (1066) und dem Regierungsantritt *Wilhelms des Eroberers* im Norden Englands schwere Pferde gezüchtet wurden, denen die besondere Fürsorge der angelsächsischen Herrscher galt. Auch hier hatten die damaligen Machthaber nur den Zweck im Auge, ihren Bedarf an kräftigen Pferden für den kriegerischen Einsatz zu decken, denn die landwirtschaftliche Arbeit wurde in jener Zeit ausschließlich mit Ochsen verrichtet. Pferde, namentlich schwere, große Pferde, waren bei weitem zu teuer im Unterhalt für den gemeinen Landmann.

Maddox berichtet in THE HISTORY OF EXCHEQUEER, daß *König Heinrich II.* (1153–1189) die Pferdezucht durch Importe „from beyond the sea" zu fördern suchte. In zeitgenössischen Chroniken lesen wir, daß *König Johann „ohne Land" (John Lackland,* 1167–1216) hundert schwere Hengste aus Flandern und Holland einführte, um sie mit heimischen Stuten des Landschlages zu kreuzen. Auch unter *Edward II.* (1284–1327) fanden derartige Importe statt. Sein Sohn und Nachfolger *Edward III.* (1312–1377) suchte die Interessen der Zucht nicht durch Importe zu fördern, sondern erließ statt dessen ein strenges Pferdeausfuhrverbot, das sich vor allem gegen das im Hundertjährigen Krieg mit Frankreich verbündete Schottland richtete.

Über lange Zeit erfolgte nun seitens der Krone nichts mehr an züchterischen Maßnahmen außer Ausfuhrverboten, bis der ebenso energische wie despotische *König Heinrich VIII.* (1491–1547) den Thron bestieg. Nun konnten sich die Züchter nicht länger über Vernachlässigung ihrer Interessen beklagen. „Bluff King Hal" (wie der König auch genannt wurde) tat hier des Guten eher etwas zuviel. Alle seine Verordnungen bezweckten nichts anderes, als die Zucht größerer, schwererer Pferde zu fördern. Alle Besitzer und Pächter größerer landwirtschaftlicher Besitzungen wurden gezwungen, mindestens zwei Stuten ausreichender Größe zu halten. Das Ausfuhrverbot „nach Schottland und über das Wasser" *König Edwards III.* wurde erneuert. Schließlich errichtete König Heinrich ein eigenes Gestüt, in dem Pferde des gewünschten größten Schlages gezogen wurden, um seinen Züchtern ein gutes Beispiel zu geben. Dagegen verlangte er, daß alle Stuten und Wallache, die zu klein und schwach für harte landwirtschaftliche Arbeit waren, vertilgt würden. Während seiner Herrschaft wurden erstmals die bis dahin „Great Horses" genannten Pferde als „Shire" Horses bezeichnet. Damit meinte man die Pferde der Midlands, der sogenannten Shires. Auf jeden Fall muß es zu jener Zeit bereits sehr große und enorm starke Pferde gegeben haben, schließt man aus der im Tower aufbewahrten Rüstung von Heinrichs Schwager, dem *Herzog von Suffolk*, die zusammen mit ihrem Träger rund 450 pounds (ca. 200 kg) wog. Mit seiner eigenen Rüstung mußte das Pferd insgesamt die gewaltige Last von 770 pounds (ca. 350 kg) tragen und dabei noch galoppieren können.

Auch seine ihm auf dem Thron fol-

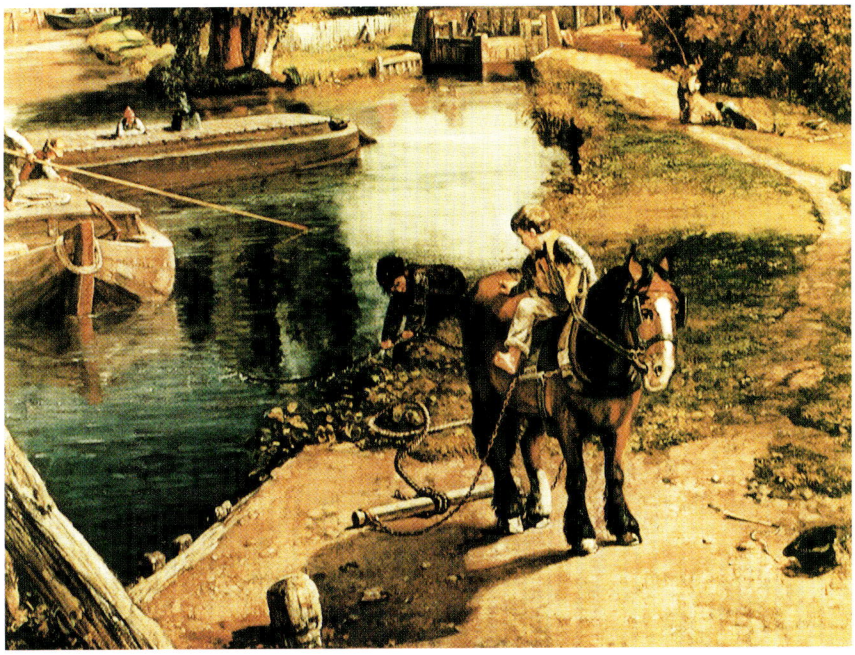

Shire vor einem Treidelkahn auf der Ouse. Ausschnitt aus dem Gemälde „Flatford Mill" von John Constable (1776–1837)

genden Kinder *König Edward VI.* (1537–1553) und *Queen Elizabeth I.* (1553–1603) erneuerten die Ausfuhrverbote für große, schwere Pferde. Unter Elizabeth kamen die ersten Kutschen auf, die wegen ihres hohen Gewichts und ihrer ungeschlachten Räder nur von sehr starken Pferden über die vielfach noch unbefestigten Straßen gezogen werden konnten. Dazu waren nur Pferde von der Statur imstande, wie sie die Shires und die Marsch-Fennen an der Küste hervorbrachten. In seiner Beschreibung des alten englischen Streitrosses zitiert *Sir Walter Gilbey* in seiner dreibändigen Arbeit ANIMAL PAINTERS OF ENGLAND FROM THE YEAR 1650 (London 1900) *Sir Thomas Blundeville*, der in seinem 1566 erschienenen Werk BREEDING OF HORSES AND ART OF RIDING die mittelalterliche Pferdezucht Englands genau beschreibt: „Some men have a breed of great horses meete for the war, and to serve in the field; others tried ambling horses of a meane stature for to journey and travel bye the way. Some again have a race of swift runners to run for wagers or to gallop the backe. But plain country men have a breed only for draught or burden." (Einige Leute haben eine Zucht von großen Pferden, bestimmt für den Krieg und um auf dem Schlachtfeld zu dienen. Andere versuchten Zelter (Tölter) zu züchten, von kleinerer Statur, zum Reisen und zum Befahren der Straßen. Einige wiederum haben eine Rasse von geschwinden Rennern, um Wetten zu laufen oder auf die Hügel zu galoppieren. Aber gemeine Landleute haben eine Zucht nur für den Zug oder das Tragen von Lasten.)

Im 17. Jahrhundert war es recht still um die Zucht schwerer Pferde in England. Im Jahre 1620 schätzte das „Privy Council Minute of an Estimate for Horsing Expedition" den Wert von „strong and great" horses auf 15 £, den gewöhnlicher Pferde auf 9 £ durchschnittlich. Dieser Preisunterschied lag wohl in dem Unterschied zwischen einem gewöhnlichen Last- oder Tragpferd und dem schwereren und deshalb wertvolleren Zugpferd. 1658 veröffentlichte *William Cavendish*, der Herzog von Newcastle (1592–1676), sein berühmtes Prachtwerk NOUVELLE METHODE POUR DRESSER LES CHEVAUX in Paris, das 1667 auch in englischer Sprache erschien. In ihm beschreibt er auch das „Great Horse" mit einer Reihe noch heute typischer Exterieurpoints, wie der mächtigen Vorderhand, dem starken Fundament, dem stark ausgebildeten seidigen Behang und Mähnen- und Schweifhaar.

Die schwergewichtige *Queen Anne* (1664–1714) war eine eifrige Förderin des schweren Zugpferdes aus den Shires und bediente sich seiner bei der Anspannung ihrer Staatskarossen. In jener Zeit begann sich die heutige Form dieses Pferdes mehr und mehr klar herauszukristallisieren. Im 18. Jahrhundert setzte in England (weit früher als auf dem Kontinent) die Industrielle Revolution ein und in deren Folge auch die der Landwirtschaft. Nun mußte die Ernährung der Massen der Industriearbeiter, die vorher auf dem Lande Selbstversorger gewesen waren, auf andere Weise gesichert werden. Neben der Nachfrage nach Produkten von Haustieren, wie Milch, Fleisch, Fett, Leder, Wolle etc., war die tierische Zugkraft in Form schwerer Arbeitspferde gefragt. Das Bestreben der Landwirtschaft, den Boden gründlicher und rascher zu kultivieren, zusammen mit der Notwendigkeit, Pferde zu schaffen, die stark genug waren, schwerste Lasten zu bewegen, förderte die Zucht der schweren Pferde vor allem in Leicestershire und den angrenzenden Grafschaften.

Der Mann, der auf dem Gebiet der Tierzucht den eigentlichen Durchbruch brachte, war der englische Farmer *Robert Bakewell* (1725–1795). Er übernahm im Jahre 1760 die Leitung des Gutes Dishley in Leicestershire, wo er zunächst die nach dem Gut benannten Schaf- und Rinderrassen entwickelte, ehe er seine hierbei gewonnenen Erfahrungen auf die Shire-Zucht anwandte. Die von ihm benutzten Zuchtmethoden sind nicht ganz geklärt. Es scheint jedoch, daß er nach Auswahl unter dem in der Gegend vorhandenen sehr unausgeglichenen Material und späteren mehrfachen Inzuchten auf die gewünschten Typen zu seinen bahnbrechenden Erfolgen kam. Es wird behauptet, daß Bakewell seine Zucht mit einem Rapphengst aus Leicestershire und einer Anzahl ausgesuchter Stuten begann. Unter den Stuten soll sich eine Reihe von Nachkommen Friesischer Stuten (Westfriesen) befunden haben, deren Vorfahren mit niederländischen Kriegsgefangenen ins Land gekommen waren. Sie wurden ab 1652 wegen ihrer aus ihrer Heimat mitgebrachten Kenntnisse auf Initiative des *Herzogs v. Bedford* eingesetzt, um die sogenannten „Fen Lands", die Marschen an der seichten Bucht Ostenglands, durch den Bau von Gräben und Kanälen zu entwässern und durch Deiche vor der Überflutung zu sichern. Auf diese Weise entstand hier fruchtbarstes Weideland bester Qualität, eine Grundvoraussetzung für die Aufzucht schweren Kaltbluts. Dieses Gebiet, Bedford Level und Holland genannt, galt später stets als die Heimat der schwersten Shire-Pferde.

Nach anderen Autoren soll Bakewell seine Stuten in Friesland selbst erworben haben. Mit seiner Zucht legte er den Boden für einen beispiellosen Aufschwung der Shire-Rasse während des 19. und bis weit ins 20. Jahrhundert hinein. Nach dem Zeugnis von *Arthur Young*, der kurz vor der Wende zum 20. Jahrhundert die englische Agrargeschichte im Auftrag des Landwirtschaftsministeriums genau erforschte, verpachtete Bakewell zwischen 1771 und 1786 seine Hengste für ein Entgelt von 25 bis 150 Guineas pro Saison – Preise, die sonst nur für Spitzen-Courser-Hengste (Vollblut-Hengste) gezahlt wurden. Es scheint, daß Bakewell nicht nur der „Vater der modernen Tierzucht", sondern auch ein exzellenter Geschäftsmann gewesen ist.

Folgen wir *R. S. Reynolds*, einer der größten frühen Autoritäten auf dem Gebiet der Shire-Zucht. In seiner Einleitung zum ersten Band des Shire-Gestütbuches schrieb er: „Soweit Überlieferung folgende Generationen mit Informationen versorgen kann, scheinen die frühesten namentlich belegten Shire-Hengste in Leicestershire und den angrenzenden Counties von Staffordshire und Derbyshire beheimatet gewesen zu sein. Ähnliche Überlieferungen finden wir hinsichtlich der Fen Counties. In der Tat ist es wahrscheinlich, daß die Fennen die eigentliche Heimat des schwersten Schlages waren, der sich dann über das ganze Land verbreitete. Das Dorf Packington by Ashby-de-la-Zouch beansprucht für sich, einen der ältesten, wenn nicht den ältesten namentlich bekannten Shire-Hengst beherbergt zu haben. Dieser ‚Blinde Packington Hengst' lebte von 1755 bis 1770. Er und seine Nachkommen erlangten größten Einfluß auf die Zucht."

Das durch sorgfältige Zuchtwahl nach dem Vorbild Bakewells geschaffene Shire Horse wurde in der Regel dreijährig auf den Farmen angespannt und mit vier oder fünf Jahren in die großen Städte verkauft. Hier erregte es verständlicherweise auch große Aufmerksamkeit bei ausländischen Besuchern. So berichtet *H. v. Wachenhusen* in seiner ZEITUNG FÜR PFERDELIEBHABER (Hamburg 1826) von „höchst eigentümlichen, elephantenartigen Karrenpferden" Englands. Und *Adam Müller* schreibt in seinem Werk DER PFERDEZÜCHTER (Mainz 1858): „Unter den englischen Pferderacen sind vorzüglich drei bemerkenswerth:

1. Das schwere Zugpferd . . . von schwarzer Farbe. Es wird in den Provinzen Leicestershire, Warwickshire, Staffordshire und Derbyshire gezüchtet, erreicht eine ungewöhnliche Größe (5 Fuß, 5–8 Zoll = 168–176 cm) mit entsprechender Breite des Körpers und Stärke der Gliedmaßen. Es wird auch seiner Größe wegen das ‚Elephantenpferd' und nach seiner Farbe das schwarze Pferd (black horse) genannt. Die schönsten und colossalsten Pferde dieser Race sieht man in den Straßen Londons, vor den Karren der Bierbrauer . . . Wir glauben aber auch, daß diese Colosse mehr dazu dienen, die Eitelkeit der reichen Brauereibesitzer zu befriedigen, als die ihrer Größe entsprechenden Dienste zu leisten; daß sie mehr Pracht- und Schaustücke sind, als wirklich nützliche und einträgliche Thiere. . . ." Die Skepsis der kontinentalen Autoren hinsichtlich der Nützlichkeit „dieser Kolosse" ist nicht zu überhören.

In der ersten Hälfte des 19. Jahrhunderts, unter dem Einfluß einer mehr und mehr beschleunigten Industrialisierung, wurde die Nachfrage nach Shires oder überhaupt nach schweren Zugpferden immer größer. Nicht nur die klassischen zweirädrigen Einspännerkarren erforderten eine Bespannung. Man benötigte Zugkraft für das Bewegen aller schweren Lasten. Die Zucht hatte Schwierigkeiten, den Bedarf mit reinrassigen Pferden zu decken. So begann eine sich mehr und mehr ausdehnende Kreuzungszucht, oft mit aus Flandern oder Brabant eingeführtem Material. Das rief jedoch unter den traditionsbewußten Shire-Züchtern eine Gegenreaktion hervor. Das Hauptanliegen aller nach vorwärts blickenden Züchter wurde es nun, eine Einheitlichkeit von Typ, Erscheinungsbild und Exterieurpoints zu erreichen, zusammen mit authentischen Aufzeichnungen der Abstammungen von Stuten, Hengsten und Nachzucht. Unter diesen Prämissen wurde endlich 1878 der „Nukleus" der späteren Shire Society unter dem

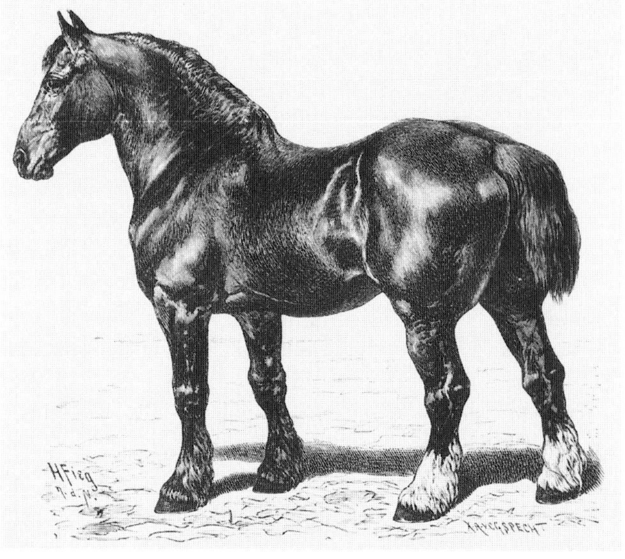

„Black Cart Horse", Shire alten Typs (um 1870) aus Graf Wrangel „Das Buch vom Pferde" (2. Band, Stuttgart 1895)

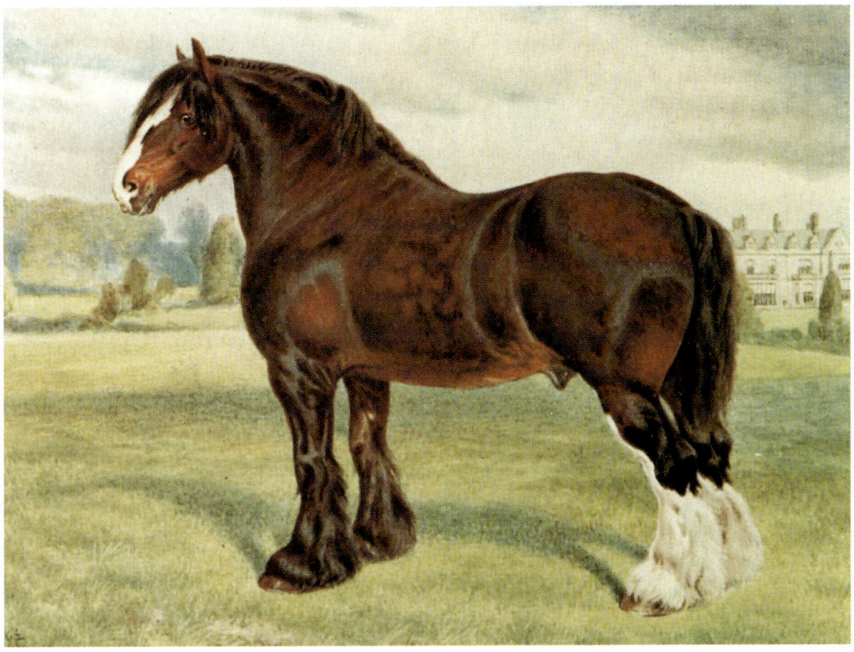

Shire-Hengst Harold, Darstellung um 1900, aus Charles Richardson „The New Book of the Horse" (London 1911)

Namen „English Cart Horse Society" gegründet. Da dieser Name jedoch als zu vage die meisten neu eingetretenen Mitglieder nicht befriedigte, änderte man ihn 1884 in „Shire Horse Society of the United Kingdom of Great Britain and Ireland". Im März 1880 wurde die erste „Spring Show" (Frühjahrsausstellung) für Shire-Pferde in der „Royal Agricultural Hall" in Islington veranstaltet, die dann regelmäßig jedes Jahr stattfand. Eine andere populäre Veranstaltung, die vor allem mit der Shire-Rasse verknüpft ist (mehr als 90 Prozent der Teilnehmer pflegten Shires zu sein), ist die „London Cart Horse Parade" in Regent's Park an jedem Pfingstmontag. Hier wurden früher auch die sogenannten Dray Horses (Brauereipferde) der Londoner Bierkönige, Riesen von Widerristhöhen bei 190–195 cm, traditionell einspännig vor dem zweirädrigen Karren gezeigt, ohne Leine, nur mit der Stimme gelenkt.

Nach Gründung der Züchtervereinigung begann sich die reine Rasse rasch über ganz Großbritannien zu verbreiten. Ein recht lebhafter Export, hauptsächlich in Konkurrenz zum Clydesdale, setzte ein in die USA, nach Kanada, Australien, Argentinien, Rußland.... In Deutschland konnte sich der Shire, ebensowenig wie der Clyde, trotz größter Bemühungen von *Heinrich v. Nathusius* (1824–1890) wegen seines stark ausgebildeten Behangs und hohen Kraftfutterbedarfs nicht durchsetzen. In Großbritannien erlebte die Shire-Zucht in der ersten Hälfte des 20. Jahrhunderts ihre höchste Blüte, wobei sie in England teils den Clyde aus bereits erobertem Terrain wieder verdrängte.

Die enorme Stärke des Shire ist geradezu spektakulär. Zugtests vor dem Dynamometer haben unglaubliche Ergebnisse gebracht. *Sir Richard Glyn* schreibt in THE WORLD'S FINEST HORSES AND PONIES (London 1971): „Anläßlich eines Wettbewerbs im schweren Zug in London zogen zwei Shire-Wallache in Tandemanspannung auf nassem, glitschigem Kopfsteinpflaster einen ungefederten Wagen mit einer Last von 18,5 tons – und beim Wenden auf die Rückstrecke zog ihn das hintere Pferd ganz allein. Danach setzten sie in der weichen Lohe des Show-Ringes 6 tons in Bewegung. Und schließlich betrug die Last, mit der ein hölzerner Zugschlitten beladen war, 16,5 tons Gewicht, die wiederum beim Anziehen allein von dem Deichselpferd bewegt wurde, ehe das Vorderpferd Tritt faßte." In Wembley testete man 1924 ein Shire-Tandemgespann vor dem Zugkraftmesser, wobei dessen Skala nicht ausreichte. Man schätzte, daß die Pferde eine Zugkraft von etwa 50 Tonnen entwickelten.

Im Zeitalter der Motorisierung spielen solche Beweise ungeheuerer Kraftentfaltung leider keine Rolle mehr. Mit den sich nach dem Zweiten Weltkrieg durchsetzenden Traktoren und Lastkraftwagen verlor der Shire mehr und mehr an Boden und in den fünfziger und sechziger Jahren kam es zu einem katastrophalen Rückgang der Zucht, der ihren Untergang fürchten ließ; zumal auf den Britischen Inseln eine Umstellung etwa auf Schlachtpferdeproduktion, um so eine ausreichende Zuchtbasis zu sichern, aus ethischen Gründen völlig undenkbar wäre. Inzwischen scheint es der „Shire Horse Society" mit ihren noch ca. 2500 Mitgliedern und zahlreichen Freunden der kaltblütigen Riesen, in Zusammenarbeit mit einer Reihe berühmter, traditionsbewußter Brauereien, gelungen zu sein, dieses größte, stärkste und beeindruckendste Kaltblut-Pferd der Welt vor dem Aussterben zu bewahren. Bei den beiden Londoner Brauereien Whitbread & Co Ltd. und Young Co's Brewery Ltd. stehen je etwa zwanzig Shire-Schimmel beziehungsweise Rappen im Stall, die bei Horse Shows und entsprechenden Gelegenheiten als Werbeträger auftreten und in der täglichen Arbeit die Bierfässer und -kisten in die in der näheren Umgebung liegenden Pubs verteilen. Die Brauerei Courage Ltd. unterhält eine Reihe von Shire-Gespannen brauner Farbe, in einem eigenen Werbecenter etwas außerhalb Londons, wohin jährlich mehr als 80 000 Besucher kommen. Nach Angaben von *Friderun Papavassiliou* in LIEBENSWERTE RIESEN (Wiesbaden 1988) hat sich seit 1970 etwa ein gutes Dutzend englischer Brauereien an dem Rettungsprogramm für die Shires beteiligt. Seit 1973 unterhält auch die Brauerei Eichhof in Luzern, als einzige auf dem Kontinent, einen Shire-Rappviererzug, um für ihr Bier zu werben.

SUFFOLK PUNCH

TYP, INTERIEUR, VERWENDUNG:
Der Suffolk „Punch“ trägt seinen von seinem Erscheinungsbild abgeleiteten Namen seit alter Zeit zu Recht: ein muskulöser, kurzbeiniger „Knüppel“. Bei ihm handelt es sich um diejenige von den drei britischen Kaltblutrassen, die mehr als die anderen zum überwiegenden Teil in der Landwirtschaft genutzt wird. Vor dem Abschluß der totalen Motorisierung sah man den Punch nur in Ausnahmefällen im Dienst von Wirtschaft und Industrie; so zum Beispiel vor den Wagen der britischen Paketgesellschaften, wo er Shire und Clydesdale an Trabvermögen überlegen war. Außerdem war er, obgleich kleiner und leichter als die anderen beiden Rassen, sehr beliebt für das Rangieren von Eisenbahnwaggons. Aber seine Hauptdomäne war doch die Arbeit auf den Höfen, vor Pflug, Egge, Schleppe, Drillmaschine, Erntewagen, Milchwagen – und sonntags vor der Kutsche. Der Suffolk ist von unübertroffener Treue und Ehrlichkeit, ambitioniert, energisch und zäh im schwersten Zug. Es ist charakteristisch für ihn, daß er niemals den Zug versagen würde. Dabei ist er immens ausdauernd, und in früheren Zeiten war es nicht selten, daß er acht bis zehn Stunden praktisch ohne Pause auf dem Acker arbeitete. Auch ist er außerordentlich anspruchslos und leichtfuttrig. Er besitzt ein lammfrommes, dabei lebendiges, energisches Temperament und einen gutmütigen, freundlichen Charakter. Er gilt als intelligent und gelehrig.

Gerühmt wird an ihm seine Frühreife und seine enorme Langlebigkeit, die eine unverminderte Verwendung zu Arbeit und Zucht oft über das zwanzigste Jahr hinaus ermöglicht. Kaum glaublich ist die Geschichte, daß bei einer der ersten großen Suffolk-Ausstellungen eine verbürgtermaßen siebenunddreißigjährige Stute mit Fohlen bei Fuß gezeigt wurde. Eine Reihe der berühmten Hengste stammt von Eltern, die beide weit über 20 Jahre alt waren.

Früher wurde der Suffolk mit edleren Rassen wie Cleveland Bay, Yorkshire Coach Horse, Lincolnshire oder Norfolk Roadster oder Vollblut gekreuzt zur Erzeugung tüchtiger Gebrauchspferde, leistungsfähiger Artillerieremonten oder gewichttragender Hunter. Insgesamt hat sich das Erscheinungsbild des Suffolk Punch seit seiner ersten Beschreibung im 16. Jahrhundert kaum geändert. Lediglich an Größe hat er wohl etwas zugenommen.

Durch die Motorisierung der Landwirtschaft hat die Rasse ihre Funktion auf dem Acker nahezu völlig eingebüßt. Die nie sehr große Population ist bis auf geringe Reste zurückgegangen. In England wäre es völlig undenkbar, im Gegensatz etwa zu Frankreich, Belgien, Italien und Spanien, auf die Schlachtpferdeproduktion umzustellen, um die Bestandszahlen zu erhalten.

Mit der sich ausbreitenden alternativen Landwirtschaft hat sich jedoch die Nachfrage nach Suffolks wieder etwas belebt. In den Städten sieht man Suffolk-Gespanne gelegentlich vor den Bierwagen der Brauereien. Außerdem beteiligen sie sich, mit ihrer charakteristischen Farbe und dem typischen Exterieur unverwechselbar, an Schauen, Ausstellungen und an Wettbewerben im Pflügen wie zum Beispiel der jährlich in dieser Disziplin ausgetragenen Weltmeisterschaft.

EXTERIEUR:
Das Auffälligste am Suffolk Punch ist die der Rasse eigene uniforme

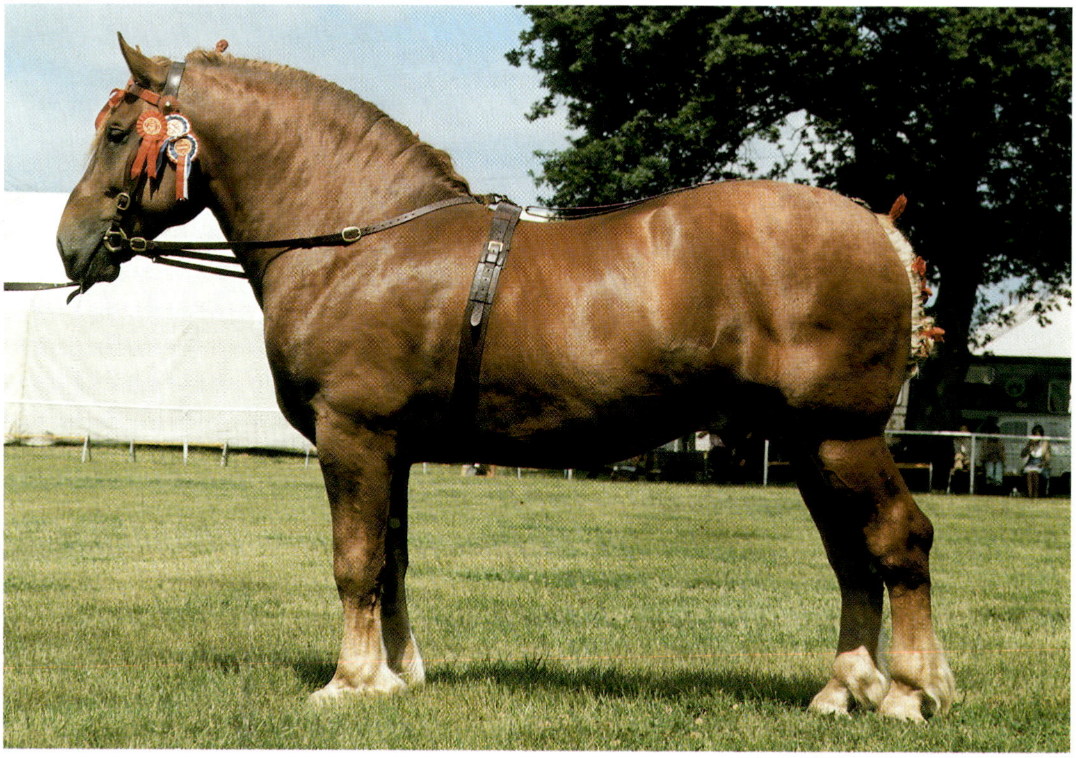

Suffolk-Hengst modernen Typs

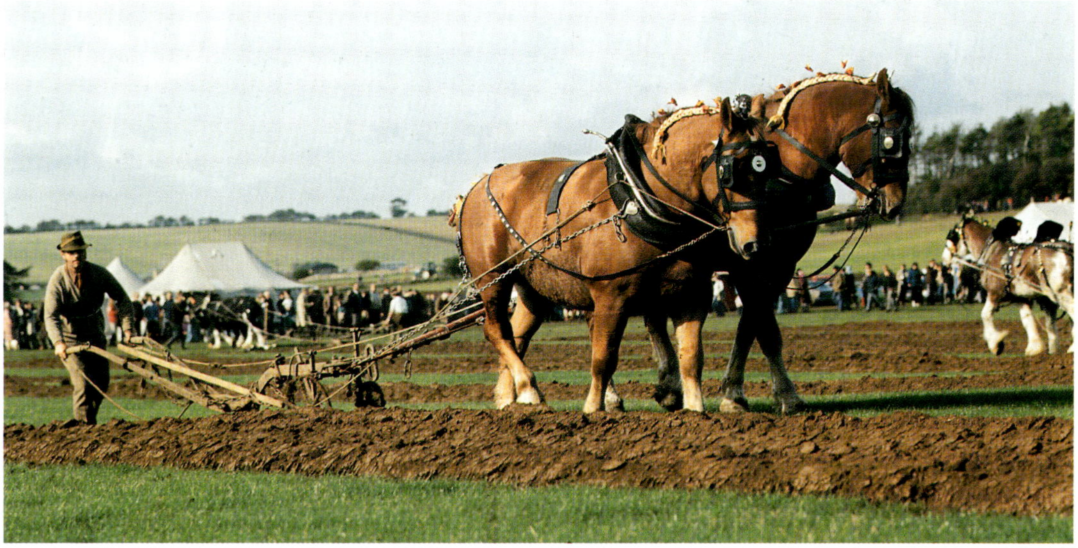

Suffolk Punch-Gespann beim Wettpflügen

Fuchsfarbe verschiedener Schattierungen, eine „conditio sine qua non" für die Eintragung. Am beliebtesten sind die Goldfüchse mit gleichfarbigem Langhaar. Nach *Hume Webster*, einem profunden Kenner der Rasse und Verfasser einer Schrift über den Suffolk, bezeichnet man diese Färbung als „Guinea-Gold". Lehm- und Schweißfüchse werden geduldet, aber nicht gern gesehen. Alle dunkleren Schattierungen wie zum Beispiel Kohlfüchse erregen das Mißtrauen von Experten auf eventuelle fremdrassige Einkreuzungen. Größere weiße Abzeichen werden ebenfalls nicht gern gesehen und kommen auch (außer einer Flocke oder einem kleinen Stern und gelegentlich einer weißen Krone oder Ballen) kaum vor. In der Regel sind die Gliedmaßen ganz ohne Abzeichen.

Die Gesamterscheinung des Suffolk wirkt „knüppelig", mit runden, muskulösen Formen, kurzbeinig, und mit einer dazu im Verhältnis stehenden gewissen Länge. Der Kopf ist massiv, doch nicht gemein, wie man in manchen älteren kontinentalen Beschreibungen lesen kann, mit großen, freundlichen, recht weit auseinanderstehenden Augen und kurzen Ohren. Der starke, massive, bei Hengsten oft recht speckige Hals wirkt etwas kurz. Die lange, mächtig bemuskelte Schulter ist nicht besonders schräg gelagert, der breite, niedrige Widerrist verschwindet völlig in der üppigen Muskulatur. Die Gurt- und Flankentiefe ist bedeutend. Der starke Rücken weist eine gewisse Länge auf. Er ist breit und geht über eine muskulöse Lende in eine lange, breite, enorm bemuskelte, nicht gespaltene, abschüssige Kruppe über, die gelegentlich etwas hoch sein kann; dadurch kann der Suffolk manchmal etwas überbaut erscheinen. Die Unterarme sind breit und muskulös, ebenso wie die Unterschenkel mit ihren ausgeprägten „Hosen". Insgesamt sind die Gliedmaßen kurz, trocken, stark mit kurzen, kräftigen Fesseln und mittelgroßen, harten Hufen, deren Qualität oft einen Beschlag erübrigt. Ein Behang ist kaum ausgeprägt. Das Langhaar ist weniger ausgebildet als bei anderen Kaltblutrassen. Die Widerristhöhe beträgt 162–168 cm Stockmaß, nicht selten auch mehr.

MECHANIK:
Die Bewegungen des Suffolk in Schritt und Trab sind flott, energisch und bodendeckend. Man rechnet, daß ein Suffolk vor dem Pflug in nicht zu schwerem Boden etwa drei Meilen (= knapp 5 km) in der Stunde zurücklegt. Aufgrund seines vorzüglichen Trabes macht der Suffolk auch ein gutes Bild vor dem Kutschwagen, wo er auf Landstraßen eine Geschwindigkeit von rund 10 Kilometern in der Stunde entwickelt.

ZUCHT:
Das Zuchtgebiet des Suffolk ist zugleich sein ursprüngliches Entstehungsgebiet und seine Heimat seit jeher: die Grafschaften Suffolk, Norfolk und Essex an der Ostküste Englands. Die Zucht wird betreut von der „Suffolk Horse Society", Ipswich, an der Mündung des Orwell in Suffolk. Sie gibt auch das Gestütbuch heraus. Die Population beträgt heute nicht viel mehr als etwa 300–350 Pferde. Es existieren Nachzuchten in den USA, Kanada, Australien, Neuseeland etc.

GESCHICHTE:
William Camden (1551–1623) erwähnt in seinem Werk BRITANNIA (London 1586), daß die Suffolk Punch-Rasse auf das Jahr 1506 zurückgehe. Das muß man wohl so verstehen, daß seit jenem Jahr (oder besser um jene Zeit) die Rasse sich zu einem eigenen, unverwechselbaren Typ entwickelt und ihren heutigen Namen erhalten hatte. Es gibt vorher keinerlei Jahreszahlen oder Fixpunkte in der Geschichte, an denen sich das Alter der Suffolk-Rasse festmachen läßt – ob sie bodenständige Wurzeln besitzt, ob ihre Vorfahren mit den Römern, den Angeln, Sachsen und Jüten oder mit den normannischen Wikingern ins Land gekommen sind etc. Von manchen Autoren wird behauptet, daß der Suffolk, da er in seinem Erscheinungsbild so deutlich von den beiden anderen britischen Kaltblutrassen abweicht, unter dem starken Einfluß kontinentaler Rassen entstanden sei, die bereits lange vor der Regierungszeit *König Heinrichs VIII.* (1491–1547) ins Land gekommen seien. Unter anderem wird von einer Prägung des Suffolk durch Normänner-Hengste geschrieben. Jedoch findet sich nirgendwo Aufschluß über den Zeitpunkt, wann derartige Importe stattgefunden haben sollen. *Herman J. Biddell*, einer der besten Kenner der Rasse, bestreitet jeden Einfluß durch

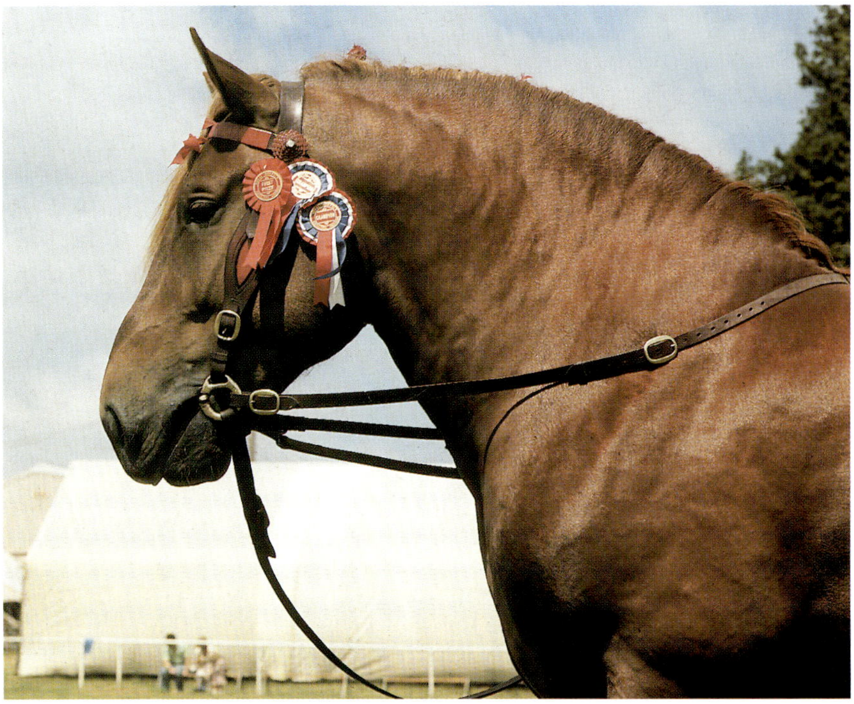

Kopfstudie eines prämiierten Suffolk Punch-Hengstes

ausländische Einfuhren. In einem Vortrag vor dem Framlington Club 1907 sagte er: „Ich habe in jeder erreichbaren Quelle nachgeforscht, woher dieses Gerücht stammen könnte. Ich konnte jedoch auch nicht die leiseste Begründung für diesen legendären Ursprung des Suffolk-Pferdes finden."

Man muß es wohl als zutreffend ansehen, daß es sich beim Suffolk um ein vergleichsweise rein gezogenes Produkt seiner Scholle handelt. Vieles spricht dafür. Vor allem die Tatsache, daß keine Rasse auf den Britischen Inseln so typtreu und einheitlich vererbt, unterstützt Biddell's These, die schon vorher von *W. J. Moscrop* im Royal Agricultural Society's Journal von 1886 aufgestellt worden war. Er schrieb dort: „Alles spricht dafür, daß dort keine Einkreuzungen fremden Blutes vorgekommen sein können über einen Zeitraum, der bis vor die geschichtlich erfaßte Zeit zurückreicht."

Auch der 1740 geborene *Arthur Young* spricht von den Suffolks bereits als „von einem besonderen Typ, der der Rasse bereits zu eigen war, lange Zeit weiter zurück, als die Erinnerung irgendeines lebenden Menschen reicht." Interessant sind *Robert Reyce's* Ausführungen in The Breviary of Suffolk von 1618, daß den Bauern von Suffolk stets mehr an einer Zucht starker landwirtschaftlicher Arbeitspferde als an der von Streithengsten für den ritterlichen Kampf gelegen gewesen sei.

Vom Jahre 1720 an kann man die Entwicklung der Zucht minutiös genau verfolgen, da die Herausgeber des Ipswich Journal eine Sammlung aller Jahrgänge ihrer im genannten Jahr gegründeten Zeitung besaßen, aufgrund derer, wie des ebenso sorgfältig gesammelten Suffolk Chronicle ungefähr gleichen Alters, das Geschehen in der Suffolk-Zucht anhand von zahllosen Artikeln, Berichten, Notizen und Inseraten rekonstruiert werden kann. Vor allem die Deckanzeigen und die landwirtschaftlichen Berichte sind im höchsten Grade aufschlußreich. So gibt es wohl kaum eine Kaltblutrasse, deren Vergangenheit in den letzten 300 Jahren besser dokumentiert wäre. Es scheint unbezweifelbar, daß die Points des modernen Suffolk Punch tatsächlich sehr alt sind. Bereits zu Beginn des 18. Jahrhunderts und früher priesen die Hengsthalter ihre Hengste an als „das reinste Suffolk Karrenpferdeblut". Das wirft ein bezeichnendes Licht auf die Einstellung der dortigen Züchter gegenüber der „Reinheit des Blutes". Etwa um 1780 beschreibt *Sir Thomas Jery Cullum* den Suffolk folgendermaßen: „Gliedmaßen ohne Behang und gut geformte Schultern sind Charakteristika der reinen Suffolk-Rasse, Points, die ihnen einen guten Bewegungsablauf ermöglichen." In History of the County of Suffolk von Suckling etwa aus der gleichen Zeit lesen wir, Suffolks seien „mittelgroß, kurz und abgedreht, und, obgleich nicht hoch aufgesetzt, so doch sehr aktiv in ihren Gangarten, und imstande, auf dem leichteren Boden des Landes einen Pflug mit einer Geschwindigkeit von etwa drei Meilen pro Stunde zu ziehen."

Die Stärke ihrer Pferde war stets der besondere Stolz der Farmer und stellte seinerzeit eine beliebte Volksbelustigung und ein Wettobjekt ihrer Besitzer dar. Der oben erwähnte *Sir Thomas Cullum* beschreibt, daß die Wettbewerbe vor einem mit Sand beladenen Wagen durchgeführt würden, dessen Räder durch sein Gewicht etwas in den Boden einsanken. Um die Sache noch zu erschweren, legte man Bremsklötze vor die Räder. Beim Anziehen ließen sich die Pferde vorn auf die „Knie" fallen, damit sie auf diese Weise ihre gesamte Stärke und ihr volles Gewicht einsetzen konnten. Für das Jahr 1724 liegt uns eine Annonce zu so einem Zugkraftwettbewerb vor, bei dem ein Silberteller im Wert von 45 £ ausgesetzt war für das beste Pferd.

Der früheste bekanntgewordene Hengst, auf den sich interessanterweise noch heute sämtliche Pferde der Suffolk-Zucht zurückführen lassen, war ein 1768 geborener Hengst eines *Mr. Crisp* aus Ufford bei Woodbridge, mit dem Namen *Crisp's Noted Horse*. Auf seiner „Advertisement Card" wurde er beschrieben als „15 $^1/_2$ hh (= ca. 154 cm), light chesnut (man achte auf die Schreibweise statt ches*t*nut, die bis heute von der Suffolk Society beibehalten wurde) and active . . .", „geeignet, gutes Material für Kutsche und Straße zu produzieren." Interessant ist, daß der Hengsthalter im Falle von Nichtträchtigkeit einen Deckgeldnachlaß für die folgende Saison gewährte.

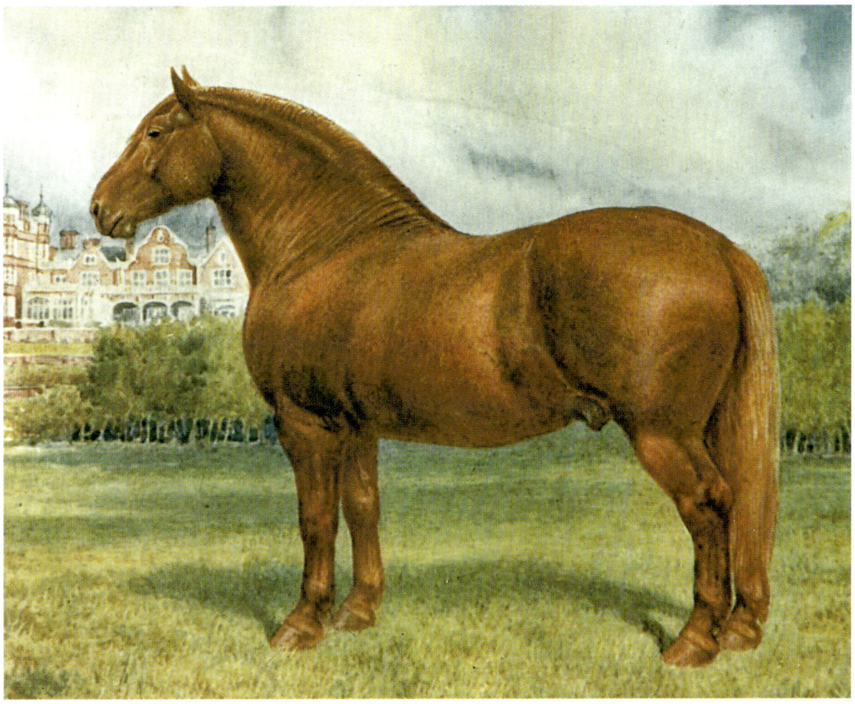

Suffold Punch-Hengst Prince Wedgewood um 1900, aus Charles Richardson „The New Book of the Horse" (London 1911)

Was sich sicher nicht wegdiskutieren läßt, ist die Einkreuzung vereinzelter Pferde aus den benachbarten Grafschaften, die aber natürlich stammverwandt waren und nur sehr selten vorkamen. Insofern mag *Biddell* tatsächlich recht haben. Die vermutlich bekannteste derartige Einkreuzung war die des Fuchshengstes *Blake's Farmer*. Er war im Besitz eines *Mr. Blake* aus St. Margeret bei Ipswich. Man glaubt, daß es ein Pferd aus Lincolnshire gewesen ist, das hervorragend traben konnte. Diese Eigenschaft erhielt sich auch in allen seinen Nachkommen, unter denen vor allem der in vierter Generation von ihm stammende *Young Briton* herausragte. Insgesamt lieferte die zwischen 1780 und 1880 florierende *Blake*-Linie der Zucht sehr viel Zuchtmaterial bester Qualität, das auf den großen Pferdeschauen stets durch Erste Preise ausgezeichnet wurde.

1877 wurde in Ipswich in Suffolk die „Suffolk Horse Society" gegründet. 1880 erschien der erste Band des Suffolk Gestütbuches. Der Einfluß der „Suffolk Horse Society" war außerordentlich segensreich. Seither wurde eine sehr sorgfältige Zuchtselektion durchgeführt, aufgrund derer gewisse Exterieurpoints klar verbessert wurden. Dazu gehörten die niedrige Vorderhand und das gelegentliche Überbautsein, ein zu leichtes Fundament, die mangelnde Hufqualität und die kurze Trabaktion. Neben der sorgfältigen Führung des Gestütbuches und der Verteilung von Prämien bemühte sich die Suffolk-Gesellschaft auch sonst auf alle Weise, die Zucht zu fördern. So wurden an kleine Züchter, die nicht mehr als 200 acres (ca. 80 ha) Land und gute Stuten besaßen 30 Freideckscheine zu eingetragenen Qualitätshengsten verteilt. Auch konnten solche Züchter Mutterstuten besserer Klasse für einen niedrigeren Preis erwerben. Durch diese Maßnahmen kam es zu einem staunenswerten Fortschritt der Zucht. Die Gesellschaft organisierte Auktionen und förderte auch sonst in jeder Weise den Absatz. Kein Suffolk durfte ohne tierärztliches Attest verkauft oder auf einer der größeren Schauen gezeigt werden. Zahlreiche Pferde wurden ins Ausland exportiert, so in die USA, wo ein eigenes Gestütbuch angelegt wurde, nach Kanada, Südafrika, Australien, Neuseeland, Rußland, Argentinien etc.

Es ist eine Ironie des Schicksals der uralten Suffolk-Rasse, daß sie auf dem Höhepunkt ihrer züchterischen Entwicklung durch die Motorisierung und Mechanisierung in der Landwirtschaft, Wirtschaft und Industrie um ein Haar hinweggefegt worden wäre. Bei *Sir Richard Glyn* lesen wir in THE WORLD'S FINEST HORSES AND PONIES (London 1971), „daß um 1966 – zu einem Zeitpunkt, als die Kaltblüter auszusterben drohten – auf den wichtigeren britischen

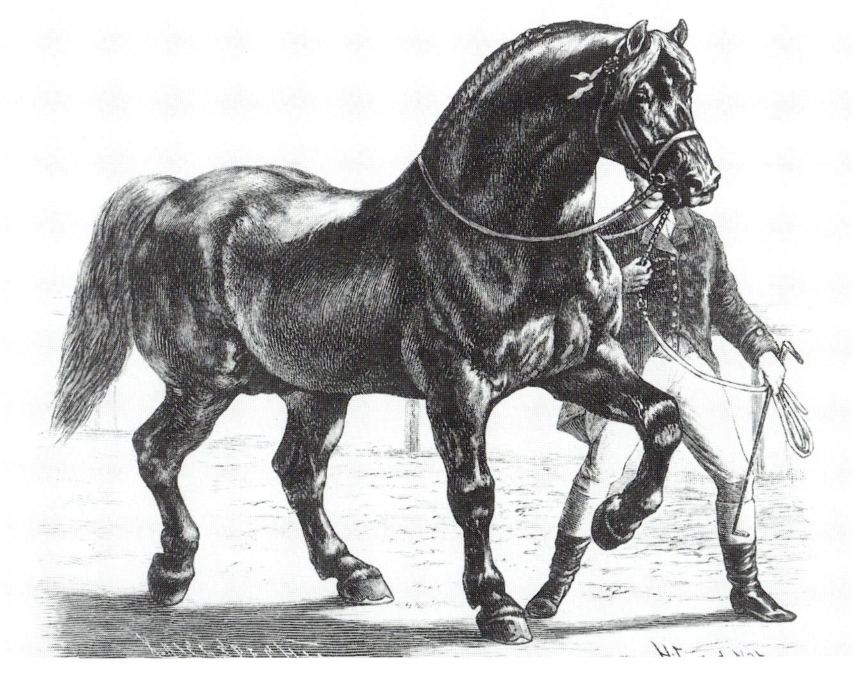

Suffolk-Hengst alten Typs, um ca. 1870, aus Graf Wrangel „Das Buch vom Pferde" (2. Band, Stuttgart 1895)

Landwirtschaftsschauen ein herrliches Gespann von acht Suffolk Wallachen erschien – gefahren von einer Dame! Und sämtliche Wettbewerbe der schweren Klasse gewann ... Das Fahren von acht Kaltblütern, deren jeder über eine Tonne wog, gilt sicher als ein Rekord weiblicher Fahrkunst."

Bei einem „Häuflein Aufrechter" und Enthusiasten ist der Suffolk bis heute noch sehr beliebt. Sie haben sich die Erhaltung der gefährdeten Rasse zum Ziel gesetzt. Sie züchten (zwar in kleinem Rahmen – aber die Population war, verglichen mit denen der Shire und Clydesdale, niemals sehr groß) ihre Pferde weiter, zeigen sie auf Schauen, bei Wettbewerben im Fahren, Pflügen, schweren Zug und fahren sie vor dem Acker- und dem Kutschwagen.

PONYZUCHTEN NATIVE PONIES

SHETLAND-PONY

Shettie, Sheltie

TYP, INTERIEUR, VERWENDUNG: Der Shettie repräsentiert den kleinsten der britischen „Native Ponies". Zugleich ist er in Relation zu seiner Widerristhöhe die stärkste aller Pferderassen. Aufgrund seiner Intelligenz, seines wachen Wesens, seines Eifers und seiner Gelehrigkeit lernt er ebenso rasch gute wie schlechte Gewohnheiten.

Er kann gelegentlich mit anderen Pferden recht unverträglich sein. Namentlich die Hengste tendieren dazu, ein ähnlich aggressives Temperament zu entwickeln wie die Terrier- und Pinscherrassen unter den Hunden. Man hat Beispiele, daß mehrere Shetland-Ponies über ein einzelnes Großpferd hergefallen sind. Wegen seines gelegentlich etwas reizbaren Temperaments und seines nicht immer ganz zuverlässigen, eigensinnigen Charakters ist der Shetland-Pony nicht unbedingt der ideale Kinder-Pony, auf jeden Fall ist er kein harmloses Spielzeug und sollte nicht als „Kuscheltier" angesehen werden, auch wenn er oft auf den ersten Blick so wirkt!

In seiner Heimat wurde der dort auch als Sheltie bezeichnete Pony seit weit über 1000 Jahren als einziges Transportmittel von den Bauern und Fischern genutzt. Er ist sehr spätreif und eigentlich erst mit acht bis neun Jahren völlig ausgereift. Die Einwohner der Shetland-Inseln sind der Meinung, daß ihm frühere harte Beanspruchung schade.

In alten Zeiten sah man die Ponies nur selten im Geschirr, vor dem Karren, dem Einscharpflug oder der hölzernen Egge. „Vielfach verwendete man sie als Packpferde", wie *Brian Vesey-Fitzgerald* in seinem Beitrag über den Shetland-Pony in THE BOOK OF THE HORSE (London/Brüssel 1947) schreibt, „hauptsächlich jedoch zum Reiten".

Straßen sind auf den Shetland-Inseln erst relativ jungen Datums. Die ersten wurden um 1850 herum angelegt. Vorher existierten an ihrer Stelle nur rauhe Pfade, auf denen alle, teils erstaunliche Lasten von den Ponies in großen, aus Weiden oder Stroh geflochtenen Körben transportiert wurden. So erzählt man von einem Pony, der eine Last von zweieinhalb Centerweights (= 152 kg) Mehl über 26 Meilen (= 42 km) trug. *Vesey-Fitzgerald* schreibt (a. a. O.): „Die Ponies gehen leichtfüßig in ihrer natürlichen, ausbalancierten Gangart und unglaublich trittsicher in rauhestem und abschüssigem Gelände, wobei sie so stark sind, daß sie problemlos einen Mann und seine hinter ihm sitzende Frau zu tragen imstande sind, auch wenn der Mann den Pony selbst leicht vom Boden heben könnte." Einen erwachsenen Mann 40 Meilen (ca. 65 km) an einem Tag zu tragen, galt nicht als besondere Leistung. Auch bei dem dann aufkommenden Straßenbau haben die Ponies ihre geradezu legendäre Körperstärke bewiesen.

Bis heute finden die Ponies Verwendung als billige und nützliche Arbeitskraft in Gärtnereien und ähnlich gelagerten Betrieben, zur Erledigung kleiner Transporte und vor Reklamefuhrwerken in Handel und Gewerbe. Im Zirkus sind sie besonders beliebt wegen ihrer hohen Intelligenz, Gelehrigkeit, Geschicklichkeit und ihres eifrigen Wesens, das sie dazu befähigt, die erstaunlichsten Tricks zu lernen. Hier sind besonders die verschiedenen Scheckfärbungen sehr gesucht.

Der Shetland-Pony ist extrem anspruchslos und genügsam hinsichtlich Pflege und Futter. Er kann sich monatelang in harten Wintern, schutzlos den eisigen Stürmen ausgesetzt, nur von Strandhafer, Seegras und dem im Wattenmeer angespülten Tang ernähren, wobei er gelegentlich angespülte Meerestiere oder von Fischern weggeworfene Dorschköpfe durchaus nicht verschmäht. Lediglich sein täglicher Wasserbedarf ist, verglichen mit dem anderer Pferde, relativ hoch. Kraftfuttergaben wirken auf den Shettie auch schon in kleinen Mengen wie übermäßiger Alkoholgenuß auf den Menschen. Ohne Frage lassen sich viele Temperamentsprobleme darauf zurückführen, ebenso wie Stoffwechselerkrankungen, die auf den Inseln unbekannt sind, außerhalb seiner Heimat bei reichlicher Fütterung – schon bei zu fetter Weide – mit schöner Regelmäßigkeit aufzutreten pflegen.

Extreme Härte und Langlebigkeit sind weitere Charakteristika des Shetland-Ponys. Dreißig Jahre bei voller Arbeitsfähigkeit sind völlig normal. Viele Ponies werden vierzig und mehr Jahre alt.

Hervorzuheben ist die außerordentliche Zuchtkonstanz und Vererbungstreue der Rasse. Im Gegensatz zu vielen anderen sogenannten Ponies, die man besser als Kümmerformen größerer (eigentlich Pferde-) Rassen ansehen muß, die bei Verbringung in ein günstigeres Milieu nur allzuoft über das Ponymaß hinauswachsen (typisch zum Beispiel beim Connemara), erlebt man beim Shetland-Pony keinerlei derartige Rückschläge hinsichtlich Größenvererbung auch unter positiv abweichenden Bedingungen, was Klima und Futterangebot angeht, verglichen mit

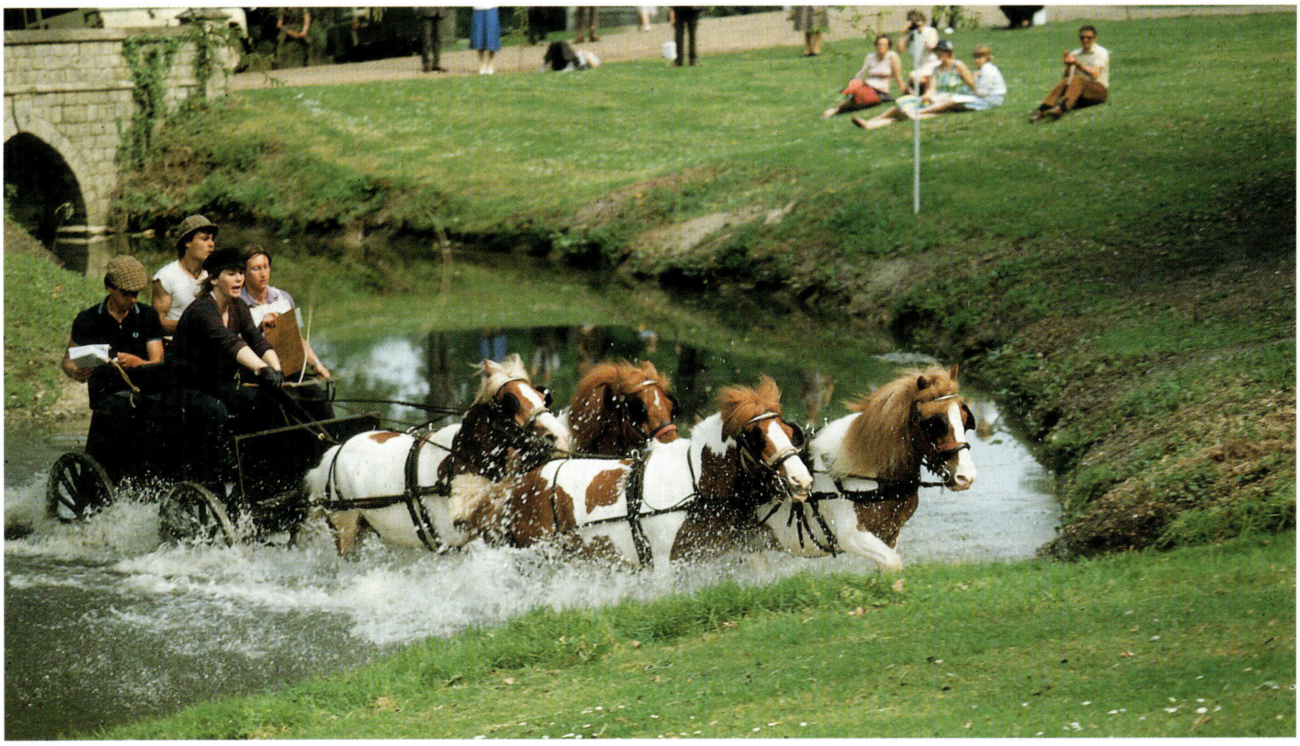

Shetland-Pony-Viergespann im Cross in Windsor

seiner Heimat. Der Zwergwuchs des Shetties ist genetisch fixiert.

Bei von Anfang an richtiger Behandlung und vernünftiger Anleitung und Aufsicht durch sachkundige Erwachsene sowie sparsamer Fütterung eignen sich viele Shetties (keine Hengste!) recht gut für die ersten Reitversuche von Kindern. Sofern sie nicht durch Fehler in der Ausbildung oder Neckereien verdorben sind, geben sie gute Erstponies ab, auch für kleine Kinder, in Führzügelklassen, Gymkhanas, Reit-, Spring- und Fahrwettbewerben, Ponyrennen etc. Als Gespannpferde in Zwei-, Vier- und Mehrspännern werden sie auch von Erwachsenen erfolgreich in Fahrprüfungen vorgestellt.

EXTERIEUR:
Der Kopf des Shettie ist in der Regel trocken, recht nobel, jedoch im Verhältnis nicht gerade klein, mit gerader oder leicht konkaver Nasenlinie, breiter Stirn, großen, lebhaften, intelligenten Augen und kurzen, spitzen Mausohren, die Ganaschen oft stark entwickelt, der Hals kurz, gelegentlich tief angesetzt mit breiter Basis. Die Brust ist breit, die Herztiefe beachtlich, die Schulter günstig gelagert, muskulös, der Widerrist breit und relativ flach, der Rücken kurz und breit (was unter Umständen für das Reiten von kleineren Kindern mit ihren noch kurzen Beinen gewisse Probleme bereiten kann). Die wohlbemuskelte Nierenpartie ist gut an die manchmal etwas kurze, dabei jedoch breite, abschüssige Kruppe mit niedrigem Schweifansatz angeschlossen. Die Extremitäten sind kurz und kräftig mit kurzen Röhren und breiten, gut ausgeprägten Gelenken. Die Hintergliedmaßen können manchmal etwas kuhhessig stehen. Die Hufe, die gewöhnlich gut geformt und von außerordentlicher Härte sind, weisen eine blauschwarze Färbung auf. Das Langhaar von Mähne und Schweif ist üppig entwickelt. Fohlen unter zwei Jahren tragen ein Fell, das man eher als Wolle denn als Haar bezeichnen möchte. Das natürliche Winterfell besteht aus dem langen, dichten Deckhaar und darunterliegender dicker Unterwolle. Die fettigen, langen Grannen des Deckhaares wirken wie ein Reetdach, an dem das Wasser leicht abläuft, so daß die ebenfalls fet-

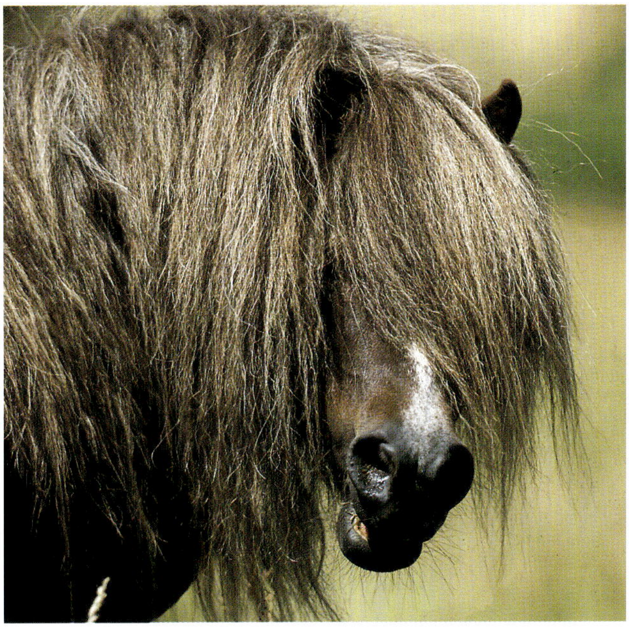

Kopfstudie eines Shetland-Hengstes

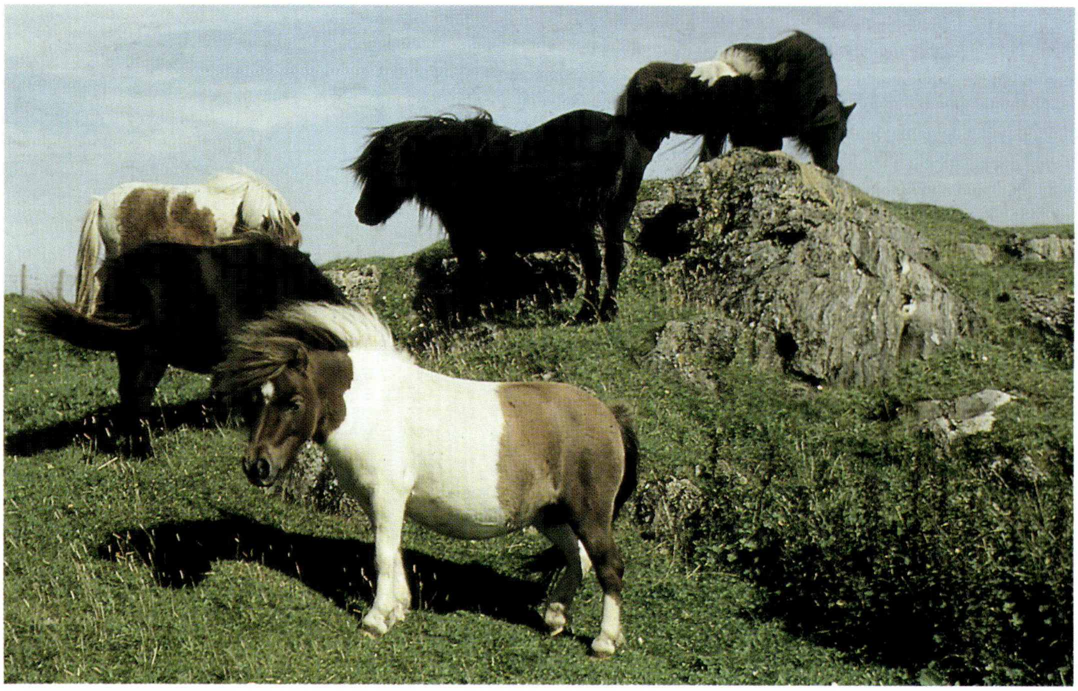

Shetland-Ponies im Originalzuchtgebiet

tige Unterwolle direkt auf der Haut vollkommen trocken bleibt und so das – fettgepolsterte – Unterhautbindegewebe vor Auskühlung schützt. Im Sommer ist das Haarkleid kurz, glatt und glänzend.

Es herrscht eine große Farbvarianz: Neben den heute als rassetypische Grundfärbung angesehenen Rappen und Dunkelbraunen finden sich Braune, Füchse, Falben, dazu Schecken verschiedener Couleur. Damit sind die Shetland-Züchter die einzigen unter den britischen Native Pony Züchtern, die Scheckung in ihrem Rassestandard zulassen. Schimmel sind bis heute ausgesprochen selten. Noch bis in die Mitte des 19. Jahrhunderts war die Mausfalbfarbe vorherrschend, so daß der Shetland-Pony gewissermaßen an eine Miniaturausgabe des Konik erinnerte. Große weiße Abzeichen sind unerwünscht, ebenso wie Glasaugen, obgleich sie gelegentlich vorkommen.

Die Widerristhöhe variiert zwischen 65 und 110 cm Stockmaß, im Durchschnitt beträgt sie etwa 99 cm. Der Rassestandard begrenzt sie nach oben für vierjährige und ältere Ponies auf 106,6 cm. Beim American Shetland-Pony sind in den USA 110 cm, in Kanada sogar 112 cm zugelassen.

MECHANIK:
Im Schritt und Trab können die Bewegungen des Shettie gelegentlich etwas kurz und trippelnd sein. Diese abgehackten, rasch repetierenden Gänge erschweren es solchen Ponies, ihren Takt unter dem Sattel zu finden. Bessere Exemplare dagegen weisen oft brillante Bewegungen auf. Die Trittsicherheit in unwegsamem Gelände und das Galoppier- und Springvermögen sind hervorragend. Der Bewegungsablauf der amerikanischen Ponies ist, vor allem im Trab, runder, „steppender", hackneyartig.

ZUCHT:
Der Shetland-Pony stammt von der etwa 170 Kilometer nördlich der Nordküste Schottlands gelegenen, rund 100 teils felsige Inseln umfassenden, baumlosen Shetland-Inselgruppe, die ein Gesamtareal von rund 370 000 Acres (= 150 Quadratkilometer) ausmacht.

Die Ponies leben in halbwild gehaltenen Herden ganzjährig im Freien, im Sommer auf Gemeindeland, im Winter vielfach auf großen Allmenden. Mit wenigen Ausnahmen sind die Kleinbauern und -pächter sowie Fischer die Züchter. Sie besitzen nur selten mehrere Stuten.

Wegen des Golfstromes ist das Klima atlantisch-gemäßigt; das heißt, daß extreme Temperaturen nicht vorkommen, Eis oder Schnee sind sehr selten. Vor den oft Orkanstärke erreichenden Stürmen suchen die Ponies hinter den nur niedrigen Hügeln und in kleinen Bodensenken Schutz.

Die Ponies werden im Freien geboren, leben im Freien und sterben im Freien. Unter den extrem harten Lebensbedingungen bringen die Stuten häufig nur jedes zweite Jahr ein Fohlen. An keinem Punkt der zahlreichen Inseln ist das Meer weiter als vier Meilen (rund 6,5 Kilometer) entfernt. Während der Stürme peitscht der Wind die Gischt der See über sie hin.

Die Betreuung der Rasse obliegt der „Shetland Pony Stud Book Society" in Perth, die auch das Gestütbuch führt. Nachzuchten bestehen auf der ganzen Welt, in den meisten westeuropäischen und wohl den meisten englischsprachigen Ländern, soweit das Klima es zuläßt.

GESCHICHTE:
Man nimmt an, daß die Vorfahren der bodenständigen Zwergpferderasse der Shetland-Inseln ihre Heimat bereits vor der letzten Eiszeit erreicht haben. Älteste archäologisch gesicherte Knochenfunde aus der Bronzezeit (ca. 2500/2000 v. Chr.) lassen auf einen etwas größeren (130/135 cm), bereits domestizierten Ponytyp schließen. Manche Forscher nehmen auch an, daß die sehr pferdeliebenden Kelten bei ihrer Besiedlung der Britischen Inseln, einschließlich der Schottland vorgelagerten Shetland-Inseln, einen kleinen, nur etwa 110 cm messenden, edleren, südlichen Ponytyp mitbrachten, den sie in die autochthone eiszeitliche Tundrenpony-Population einkreuzten.

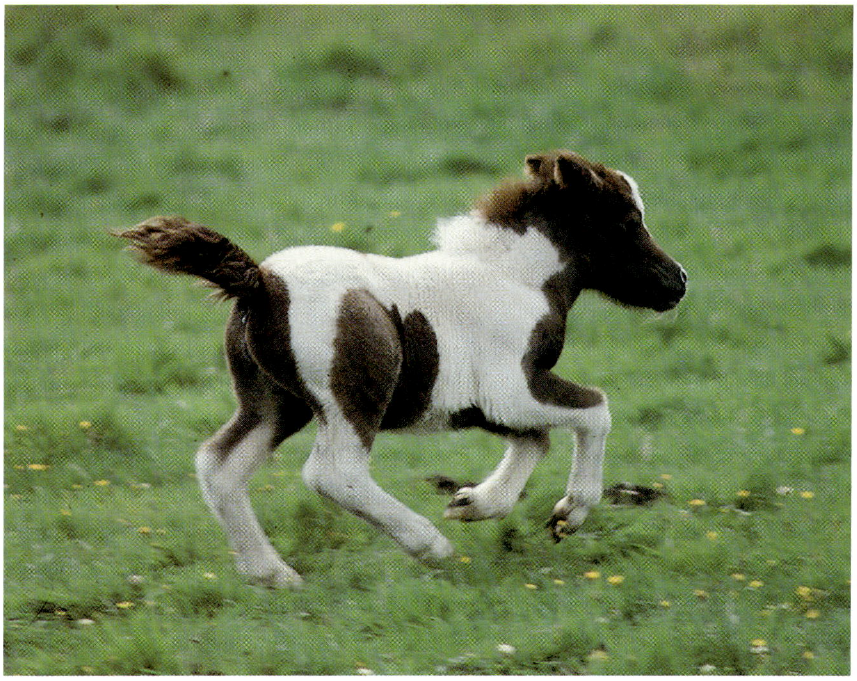

Shetland-Pony-Fohlen

Urkundlich belegt ist auf jeden Fall, daß die nordischen Wikinger, als sie zwischen 800 und 900 die nördlichen Shetland-Inseln (damals noch „Hjetland" genannt) mit ihren Drachenbooten erreichten und eroberten, ungewöhnlich kleine Pferde vorfanden. Anzunehmen ist, daß sie, wie nach Island, auch auf die Shetland-Inseln eigene Pferde mitbrachten.

Die Wissenschaft betrachtet den Shetland-Pony als eine Zwergvarietät, die sich unter dem Einfluß des immerwährenden Existenzkampfes auf den kargen, sturmumtosten Klippen der weit draußen im Atlantik liegenden Felseninseln von dem ursprünglich dem Exmoor nahen Typ abgespalten hat. Demnach hätten jeweils nur die kleinsten, lebenskräftigsten Individuen überlebt und so eine gnadenlose Selektion auf die Zwergform hin stattgefunden, bis diese zu der hohen Erbkonstanz der Rasse in ihrer heutigen Form geführt hätte.

Gewisse andersrassige Einflüsse lassen sich teils vermuten, teils sogar nachweisen. So soll die Rappfarbe zurückgehen auf die heute ausgestorbenen kleinen, schwarzen Lofoten-Ponies von Nordwest-Norwegen, die die Wikinger um etwa 850 bei ihrer Eroberung der Shetland-Inseln mitbrachten. Andere Fremdeinflüsse sind weit jüngeren Datums. So geht mit Sicherheit die gelegentlich auftretende gelbliche Falbfarbe auf Ponies von den Orkney-Inseln und auf Fjord-Hengste zurück, die in den fünfziger Jahren des 19. Jahrhunderts nach Dunrossness eingeführt wurden, um den heimischen Ponies mehr Größe zu verleihen. Sie begründeten den bis 137 cm Stockmaß erreichenden, seit langem wieder ausgestorbenen Sumburgh-Stamm im Süden der Hauptinsel Mainland. Einen anderen, den sogenannten Fetlar-Stamm, der Widerristhöhen von 111 bis 122 cm Stockmaß erreichte, schuf etwa zur gleichen Zeit *Sir Arthur Nicholson* auf der Insel Fetlar mit dem von ihm importierten Mustang-Hengst *Bolivar* und unter Zuhilfenahme von Araber-Blut. Auch dieser Stamm ist längst wieder ausgestorben.

Das Interesse potentieller Käufer ging genau in die entgegengesetzte Richtung: Nicht größere Ponies wurden gewünscht, sondern kleinere. Um die Mitte des 19. Jahrhunderts wurde der Shettie als „Pet" und Kinderpony entdeckt und trat als solcher zunächst seinen Siegeszug über die Britischen Inseln und dann über die ganze Welt an. Zeitweilig galt es in englischen Adels- und Sportkreisen als „fashionable", bereits die Säuglinge in besonders konstruierten Korbsätteln auf dem Rücken der Ponies spazierenführen zu lassen, was wegen der trittsicherer Wachheit der Shetties völlig ungefährlich war.

Gleichzeitig mit der einsetzenden Verbreitung als Kinderpferde (genauer: im Jahre 1851) verließ der erste Transport von Shetland-Ponies für die englischen Kohlengruben die Inseln. Nun begannen die Preise für die Ponies plötzlich rapide zu steigen. Ponies, die bis dahin nur vier bis fünf Pfund gekostet hatten, mußten in den sechziger Jahren schon mit 15 bis 20 Pfund bezahlt werden. Mit den steigenden Preisen begann ein regelmäßiger Export von Ponies. Jährlich wurden etwa 500 Grubenponies und etwa 200 für andere Zwecke ausgeführt. Es kam zu einem nicht zu verkraftenden Aderlaß an dem besten Zuchtmaterial, denn die Händler kauften natürlich stets nur die besten Ponies. Zugleich begann die Zucht, zumindest aus der Sicht des Ponyreitsports, eine unerwünschte Richtung zu nehmen, da man ab etwa 1860 auf einen schwereren, grobknochigeren, untersetzten, mehr kaltblütigen Typ mit kurzem Hals und begrenztem Bewegungsablauf für die Arbeit unter Tage zu selektieren begann.

In dieser kritischen Situation gründete 1873 der *Marquess of Londonderry* ein Shetland-Gestüt großen Zuschnitts, um zu versuchen, den Rassetyp zu erhalten und zu verbessern. Zu diesem Zweck schickte er erfahrene Kenner der Zucht auf die verschiedenen Inseln, um das beste Zuchtmaterial aufzukaufen, was zu haben war. Bei *Graf Wrangel* (DIE RASSEN DES PFERDES, 2. Band Stuttgart 1909) und *Scarth-Dixon* (a. a. O.) lesen wir, daß Lord Londonderry sein Gestüt unter die Leitung eines erfahrenen Fachmannes stellte. Trotz der Sorgfalt, mit der die Stuten ausgewählt worden waren, sei die Herde zunächst einmal noch sehr unausgeglichen gewesen. Zugleich mit den Stuten habe Londonderry jedoch auch etwa 200 Junghengste eingekauft, aus denen er die besten sechs als Beschäler ausgewählt habe. Damit sei er der erste gewesen, der auf den Inseln nicht nach dem Prinzip „happy go lucky" vorgegangen sei, sondern mittels planmäßiger Paarungen.

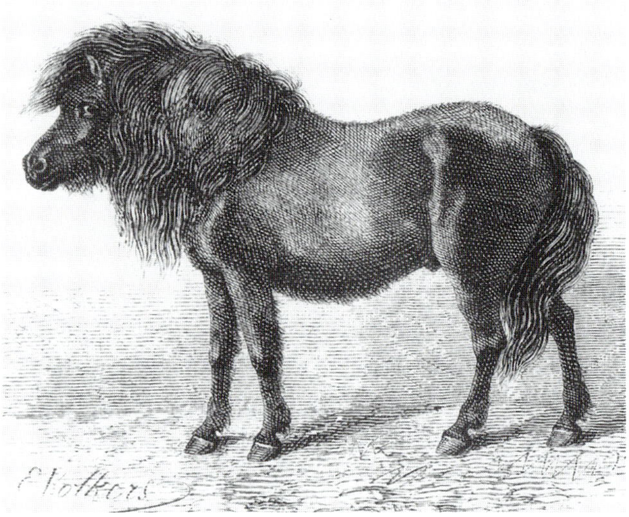

Shetland-Pony um 1860/70, Darstellung von Emil Volkers (1831–1905), aus Schwarznecker „Die Pferdezucht nach ihrem rationellen Standpunkt" (2. Band, Berlin 1879)

Von diesen Hengsten hätten sich zwei als durchschlagende Vererber erwiesen. Der eine, *Jack*, ein Rappe von 10 hh. (102 cm), begründete die bis heute wichtigste Hengstlinie der Shetland-Pony-Zucht. Der Zweite, *Prince of Thule*, dunkelbraun, 9.2 Hands (92 cm), dagegen war ein hervorragender Stutenmacher, dessen Töchter ideal zu den Söhnen von *Jack* paßten.

Auch das übrige Management des Gestüts unterschied sich wesentlich von dem der Inselbewohner. Man habe die Fohlen im Spätherbst abgesetzt und auf eine gute Winterweide gebracht, statt sie bis zum nächsten Sommer bei den Müttern zu lassen, was in der Regel eine Trächtigkeit im folgenden Jahr verhinderte. Soweit notwendig, hätten sie, ebenso wie die tragenden Stuten, eine Zufütterung mit Heu erhalten, was einem Verfohlen in den kargen Frühjahrsmonaten vorgebeugt habe. Schon bald hatte Lord Londonderry sein Zuchtziel erreicht, die Widerristhöhe der Ponies zu vermindern, die Köpfe zu veredeln und gewisse Exterieurpoints, vor allem des Fundaments, zu verbessern.

Die jährlich veranstalteten Gestütsauktionen lockten Käufer aus allen Teilen Schottlands und Englands nach Seaham Harbour und verbreiteten den Ruhm des Gestüts. Während des dreiundzwanzigjährigen Bestehens des Gestüts nahm die Qualität der Ponies ständig zu, und als es 1896 in einer großen Auktion aufgelöst wurde, bei der die Ponies Preise in einer bis dahin nicht gekannten Höhe erreichten, wurden die sorgfältig und rein gezüchteten Produkte einer über eine Reihe von Generationen durchgeführten Zuchtwahl zum Grundstock für zahlreiche Gestütsneugründungen. Zugleich regte das Beispiel Lord Londonderrys zahlreiche Züchter auf den Inseln an, seinem Beispiel folgend, nach den gleichen Grundsätzen bei der Selektion, Zucht und Aufzucht vorzugehen.

1890 wurde die „Shetland Pony Stud Book Society" gegründet und 1891 der erste Gestütbuchband herausgegeben. Aus ihm geht eindeutig hervor, daß die beiden Hauptbeschäler des Marquess of Londonderry, *Jack* und *Prince of Thule*, zu den Stamm- und Stempelhengsten der modernen Shetland-Pony-Zucht wurden. *Jack* begründete über seinen Sohn *Lord of the Isles* die bedeutendste Hengstlinie, während *Prince of Thule* zahlreiche hochklassige Stuten lieferte.

Mit der zunehmenden Verbreitung als Kinderpony hat sich im Laufe der letzten 100 Jahre als Zuchtziel ganz allgemein ein schnittigeres, eleganteres Modell durchgesetzt, mit einem ausgeglicheneren Temperament und raumgreifenderen Bewegungen in Trab und Schritt. Dabei hat man peinlich darauf geachtet, daß wertvolle

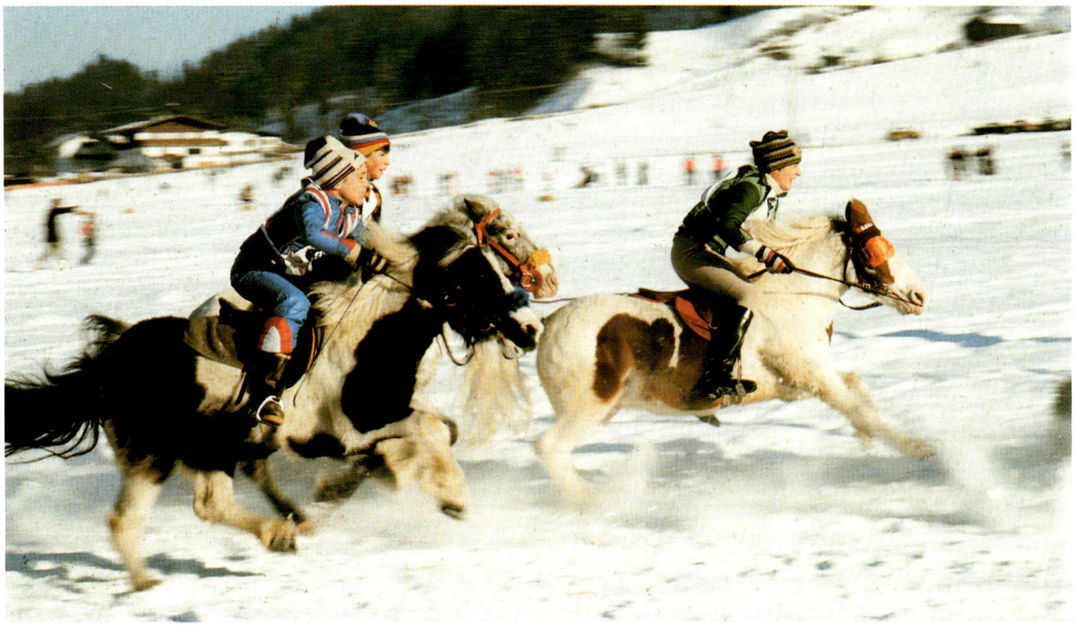

Shetland-Pony-Rennen im Schnee

Eigenschaften wie zum Beispiel die Freiheit von Erbkrankheiten, die Langlebigkeit und die Härte der Ponies nicht verlorengehen.

In Deutschland begann die Shetland-Pony-Zucht durch Importe von *Hans Bongard*. 1902 legte der Tierpark Hagenbeck in Hamburg-Stellingen mit dem Transport einer Herde Shetties den Grundstein für sein noch bis heute bestehendes Gestüt.

Insgesamt rechnet man, daß es etwa 250 000 Shetland-Ponies auf der Welt gibt. Allerdings dürfte die Hälfte davon dem etwas edleren American-Shetland-Pony-Typ angehören, in dessen Richtung sich seit einiger Zeit teilweise auch der Trend in Europa bewegt.

ERISKAY-PONY

TYP, INTERIEUR, VERWENDUNG:
Der Eriskay-Pony ist in sehr vielen Exterieureigenschaften dem Exmoor-Pony ähnlich. Er hat sich auf Eriskay wegen der Schwerzugänglichkeit der Insel mehr oder weniger isoliert über die Jahrhunderte erhalten und ist den extremen Lebensbedingungen auf der Insel hervorragend angepaßt. Er ist äußerst genügsam und futterdankbar, so daß er mit dem geringen Aufwuchs zwischen den Klippen der Insel, den Hartgräsern und dem Heidekraut auskommt. Er trotzt problemlos den Witterungsunbilden des Inselklimas, den rauhen Atlantikströmen und den hohen Niederschlagsmengen. Er ist außerordentlich trittsicher auch an Steilhängen und auf schlüpfrigen Klippen, was ihn zu einem vorzüglichen Säumer und Reitpferd in unwegsamem Gelände macht. Trotz seiner Kleinheit ist er enorm stark und ohne weiteres in der Lage, einen schweren Erwachsenen zu tragen. Durch sein ruhiges Temperament und sein angenehmes, freundliches Wesen ist der Umgang mit ihm auch für Kinder oder ältere Leute problemlos.

EXTERIEUR:
Nach Ansicht von *Dr. Robert Beck* in SCOTLAND'S NATIVE HORSE – IT'S HISTORY, BREEDING & SURVIVAL (Wigtown 1992) sind Exmoor- und Eriskay-Pony sehr nahe verwandt. Aufgrund umfangreicher vergleichender Messungen an verschiedenen Mountain- und Moorland-Ponies ist er zu der Überzeugung gelangt, daß in Gestalt dieser beiden Rassen die Urform der britischen Ponies, der von *Dr. Sue Baker* (SURVIVAL OF THE FITTEST, Dulverton 1993) sogenannte „Hill Pony", in nahezu unveränderter Form überlebt hat. Die Exterieurunterschiede sind nur marginal. Insgesamt ist der Eriskay-Pony etwas kürzer als der Exmoor-Pony. Sein Kopf ist etwas kleiner und edler. Das leicht konkave Profil ist sehr charakteristisch. Es läßt zunächst auf orientalischen Einfluß schließen. Dem widerspricht jedoch das an das völlig andere Futterangebot der kargen Inselvegetation angepaßte Gebiß, das keinerlei Ähnlichkeit mit dem eines orientalischen Pferdes besitzt.

Das Ergebnis von Dr. Becks sorgfältigen Messungen war, daß ganz eindeutig Exmoor- und Eriskay-Pony einander am meisten ähnelten. Sie sind im Durchschnitt in 24 von 27 Maßen miteinander identisch, während wenig oder gar keine Übereinstimmungen mit den anderen Berg- und Moor-Ponies festzustellen sind.

Die Maße der Eriskay-Ponies zeigen eine geringgradig höhere Variabilität als die der Exmoor-Ponies. Doch sollte man nicht vergessen, daß die Exmoor-Pony-Zucht in den letzten 15 bis 16 Generationen einer systematischen Selektion nach den 1927 von der Zuchtleitung (also von Menschen) aufgestellten Kriterien unterworfen worden ist. Dadurch ist es zu einem Grad der Standardisierung gekommen, wie er in der Natur kaum angetroffen wird. Auf Eriskay dagegen hat bis auf den heutigen Tag die Zuchtselektion mehr oder weniger ausschließlich durch die Natur stattgefunden.

Auch in den nicht meßbaren, durch äußeren Vergleich erkennbaren Merkmalen fand Dr. Beck eine große Übereinstimmung. Die größte Abweichung schien zunächst in der fast ausschließlichen Schimmelfärbung der Eriskays im Gegensatz zu der ausschließlich braunen Farbe der Exmoors zu bestehen. Jedoch darf man hierzu die folgenden Fakten nicht aus den Augen verlieren:

Das Auftreten von ungewöhnlichen Farben, die zwar von der Natur angelegt sind, jedoch nur sehr selten vorkommen und deshalb als nicht typisch angesehen werden, gilt als typisches Resultat der Domestikation. Bisher hat man fast stets beispielsweise das Auftreten von Schimmeln in europäischen Pferderassen als Resultat einer Einführung fremder Gene (Einkreuzung von orientalischem Blut) hinwegzuerklären versucht, ohne zu bedenken, daß auch unter natürlichen Bedingungen von der Norm abweichende Farbvarianten durch Mutation entstehen und sich in der Folgezeit erhalten und verbreiten können. Es ist gelegentlich auch für den Pferdezüchter ganz nützlich, einmal einen „Blick über den Tellerrand" zu tun. Allzuoft kommen in freier Wildbahn bei anderen Tiergattungen oder -arten dunkle oder helle Mutanten vor. Während sie sich in den meisten Gegenden nur vereinzelt finden, stellen sie in manchen isolierten Populationen die Regel dar. Man darf daraus wohl schließen, daß auch in einer Pferderasse unterschiedliche, von der Mehrzahl abweichende Farbvarianten völlig natürliche Ursachen haben können. Dagegen kann andererseits eine einheitliche Färbung in einer Population auf einer durch den Menschen getroffenen Zuchtwahl beruhen.

Die Farbe der Eriskay-Ponies ist ungewöhnlich. Nahezu alle werden dunkel geboren. Und bei den Fohlen sind die für den Exmoor so typischen Aufhellungen vorhanden. Außerdem tritt gelegentlich eine Zebrastreifung an den Unterarmen auf. Da sich fast alle Eriskay Ponies im Laufe ihres Lebens zu Schimmeln ausfärben, verschwinden diese charakteristischen Merkmale des „Hill Ponys" (*Dr. Sue Baker*, a. a. O.).

Im Winter entwickelt der Eriskay-Pony ebenso wie der Exmoor unter dem sehr dichten Deckhaar eine dicke, ebenfalls außerordentlich dichte, fettige Unterwolle, die das

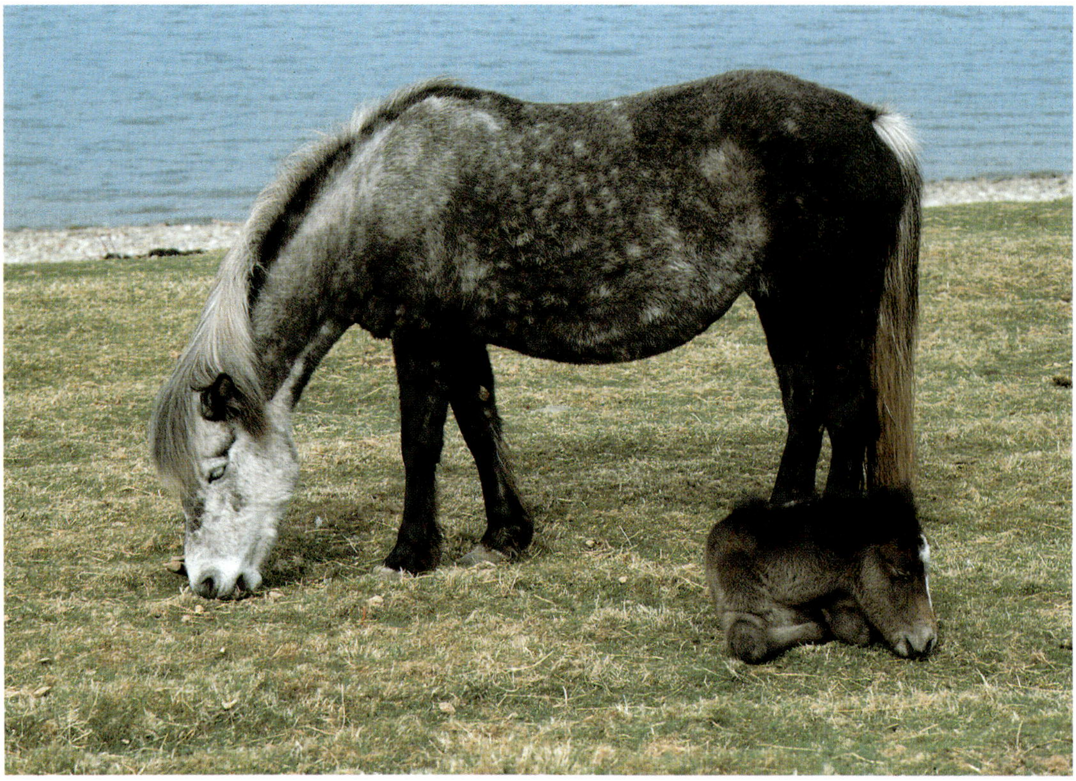

Eriskay-Pony-Stute mit Fohlen

Wasser abweist, so daß es einfach abperlt und nicht bis auf die Haut durchdringen kann. Das Langhaar ist stark ausgebildet und wellig, lockig.

Während Eriskay-Pony und Exmoor-Pony exterieurmäßig weitgehend übereinstimmen, sind die Unterschiede zum Highland-Pony auffallend groß. Die Widerristhöhe der Highland-Ponies variiert von 13 Hands bis 14.2 Hands (132–147 cm), während die Eriskay-Ponies in der Regel zwischen 11.2 und 13.1 Hands (117–135 cm) Stockmaß liegen. Ein Behang, der bei den Highland-Ponies relativ stark ausgebildet ist, fehlt den Eriskay-Ponies im Sommer völlig und ist auch im Winter nur ganz gering ausgeprägt. Die Hufe der Inselponies sind klein, schmal, mit hohen Trachten und nicht sehr stark entwickeltem Strahl, während die Hochländer flachere, breitere Hufe mit gut entwickeltem Strahl besitzen. Auch hinsichtlich der Farben bestehen große Unterschiede: Die Eriskay-Ponies werden, wie oben bereits erwähnt, dunkel geboren mit lokalen Aufhellungen. Nur in Ausnahmefällen werden sie nicht bereits mit dem Verlust des Fohlenhaares zu Schimmeln. Bei den Highland-Ponies dagegen finden wir überwiegend Falben, von Hell-, Cremefalben bis Braun- und Mausfalben, wobei stets ein deutlich erkennbarer Aalstrich vorhanden ist, den die Eriskay-Ponies fast niemals aufweisen. Außerdem kommen beim Hochland-Pony Isabellen, Braune, Schwarzbraune, Rappen und Schimmel vor. Die Farbvielfalt ist für eine Berg- und Moorpony-Rasse ungewöhnlich groß.

MECHANIK:

Im Gegensatz zum Highland-Pony ist der Bewegungsablauf des Eriskay-Pony sehr viel weniger aufwendig, nicht sehr raumgreifend, fleißig, gleichmäßig, ökonomisch, niemals hoch und rund. Bemerkenswert ist die extreme Trittsicherheit selbst auf schlüpfrigem Felsuntergrund. Das Galoppiervermögen ist beachtlich. Dazu klettert und springt der Pony wie eine Gemse.

ZUCHT:

Die Insel Eriskay, nach der die Rasse ihren Namen erhielt, gehört zu den Äußeren Hebriden und liegt gegenüber der Nordwestküste Schottlands, zwischen South Uist und Barra. Eriskay mißt nur 2,7 Meilen in der Länge und an seiner breitesten Stelle 1,5 Meilen (4,34 resp. 2,4 Kilometer). Die Insel ist außerordentlich felsig, der Boden in den Senken an den meisten Stellen nicht drainierbar. Sie eignet sich deshalb nicht für den Ackerbau.

Man hat ein wenig Grasland kultiviert und eingezäunt. Viele Felshänge sind stark zerklüftet und fallen steil zum Meer ab, wo sie in tangbedeckte, schlüpfrige Klippen übergehen, so daß hier nur sehr trittsichere Tiere grasen können. Die West-(See-)Seite besteht aus einem flachen Sandstrand mit mächtigen Dünen. Die höchste Erhebung auf der Insel ist der Ben Scrien mit 609 Fuß (186 Meter).

An Tieren werden einige Fleischrindkreuzungen und Blackface-Schafe gehalten, sowie die Ponies. Die Insel hat rund 200 Einwohner. Da die Beschäftigung hauptsächlich die Küstenfischerei ist, besteht die Bevölkerung an Wochentagen vornehmlich aus Frauen, Kindern und alten Leuten. Sie sind es auch, die hauptsächlich mit den Tieren umgehen.

Die Betreuung der Zucht obliegt der „Eriskay Pony Society" mit Sitz in Loch Boisdale auf South Uist, die auch das Gestütbuch führt.

GESCHICHTE:

Dr. Sue Baker führt in ihrem Buch SURVIVAL OF THE FITTEST (Dulverton 1993) den Ursprung aller Mountain- und Moorland-Ponies auf einen gemeinsamen Arche-Typ, von ihr als „Hill Pony" bezeichnet, zurück, der vermutlich bereits zu der Zeit auf die Britischen Inseln gelangt war, als noch eine Landverbindung mit dem Festland bestand, also in der Zeit, als in Südfrankreich und Nordspanien die Höhlenmalereien entstanden (vor etwa 30 000 bis 10 000 Jahren), auf denen wir eben diesen Pferdetyp vielfältig abgebildet finden.

Mit dem Abschmelzen der Polkappen nach der letzten Eiszeit, das vor etwa 10 000 Jahren einzusetzen begann, wurden weite Gebiete Europas überschwemmt. Damals entstand der Ärmelkanal, eine Entwicklung, die vor etwa 7000 Jahren abgeschlossen war und die Equidenpopulation auf den so entstandenen Britischen Inseln isolierte, daß sie von nun an eine eigene Entwicklung nahm. Aus der heutigen Wassertiefe zwischen Schottland und den Hebriden kann man schließen, daß während der Eiszeit auch dorthin noch eine Landverbindung bestand.

Frühe Chroniken berichten nicht über die Eriskay-Ponies. Der erste, der ihre Existenz, wenn auch nur indirekt, erwähnte, war *Donald Monro*, der in A DESCRIPTION OF THE OCCIDENTAL – I. E. WESTERN-ISLES OF SCOTLAND 1549 schrieb, daß die Insel Eriskay bewohnt und „manured", das heißt gedüngt sei, und zwar mit Seetang. Das setzt voraus, daß den Bewohnern trittsichere Pferde für den Transport des Tangs die steilen Klippen hinauf zur Verfügung gestanden haben müssen.

Während der „Hill Pony"-Typ auf dem europäischen Festland und im britischen Flachland seit der Antike beziehungsweise dem Mittelalter Bestrebungen, ein größeres Pferd zu schaffen, weichen mußte, erhielt er sich nur in bestimmten „Nischen", so zum Beispiel auch auf den Inseln, rein bis in die Neuzeit. Noch im letzten Drittel des 18. Jahrhunderts schrieb der Reverend *John Walker* in seinem Werk ECONOMIC HISTORY OF THE HIGHLANDS: „Die Pferde in den Highlands, vor allem auf den Inseln, stellen heute die einzige reine, unverkreuzte Rasse in ganz Britannien dar. Die ursprüngliche Pferderasse, die in England und dem Süden von Schottland (den „Lowlands", Anm. d. Verf.) einmal gezüchtet wurde, kommt dort heute nicht mehr vor. Sie ist vermutlich verdrängt worden durch die verschiedenen fremden Rassen, die im Verlauf der Jahrhunderte dorthin eingeführt worden sind."

Noch bis um 1900 besaß jede der Hebriden-Inseln ihren eigenen Ponytyp, der sich einerseits aufgrund der isolierten Lage, zum anderen durch einen von Insel zu Insel unterschiedlichen Anteil an Fremdblut, das dorthin bereits seit der Keltenzeit gelangt war, von den Nachbarn unterschied. Bis ins zwanzigste Jahrhundert hinein dienten die Hochland- und Inselponies mehr oder weniger als ausschließliches Verkehrsmittel, als trittsichere Reitpferde und Säumer in dem von Straßen kaum erschlossenen Hochland und auf den Inseln. Für den Transport von Lasten benutzt man auf Eriskay bis heute sogenannte „Creels".

Gegen Ende des 19. Jahrhunderts war der autochthone Ponytyp in den schottischen Highlands fast verschwunden und auch auf den Inseln wurde er mehr und mehr verdrängt und abgelöst durch Kreuzungstypen, wie sie der heutige „Highland-Pony" verkörpert. Die Insel Lewis galt als die letzte Bastion des alten Typs. Aber auch hier begann er um die Jahrhundertwende zu verschwinden, da das schottische Department of Agriculture dort Hengste eines neuen Typs stationierte, die die Bauern in Ermangelung anderer benutzten.

Ab 1911 wurden die Bemühungen der Regierung, die Pferdezucht zu „verbessern", dadurch verstärkt, daß man auf allen Inseln Hengste stationierte. Von amtlicher Seite wäre niemand auf die Idee gekommen, die Möglichkeit in Betracht zu ziehen, daß auf den Inseln und im Hochland für sehr viele Zwecke der heimische alte Ponytyp weitaus besser geeignet war. So kam es, daß obrigkeitlicherseits keinerlei Anstrengungen zu seiner Erhaltung unternommen wurden und er ab den zwanziger Jahren als ausgestorben galt. Nur auf Eriskay, wohin nachweislich nie ein fremdblütiger Hengst gelangt war, grasten die Ponies weiter frei auf den Hügeln und die Inselbewohner besaßen genügend gesunden Menschenverstand und Vertrauen in ihr eigenes Urteil, der Propaganda der Regierung für eine „Verbesserung" ihrer Ponies zu widerstehen.

Der erste, der darauf hinwies, daß auf Eriskay der alte autochthone Ponytyp überlebt hatte, war *John McDonald*, der darüber schon vor dem Zweiten Weltkrieg in seinem Buch HIGHLAND PONIES (Stirling 1937) schrieb. Er fand damit jedoch wenig Beachtung. Tatsächlich gab es den reingezogenen Eriskay-Pony am Anfang der siebziger Jahre immer noch auf der Insel. Er wäre aber auch auf Eriskay untergegangen, wenn sich nicht einige Enthusiasten gefunden hätten, die sich seine Rettung und Erhaltung zum Ziel gesetzt hatten. Wie dicht vor dem Aussterben die Rasse damals stand, beleuchtet die Tatsache, daß 1971 der letzte reingezogene Eriskay-Hengst einging. Im nachhinein erscheint es fast wie ein Wunder, daß die Rasse damals nicht verschwand, unbeachtet und völlig unbekannt außerhalb Eriskays und seiner allernächsten Nachbarschaft.

Den ersten Anstoß für seine Rettung gab *Alastair Fraser*, der sich mit geradezu kreuzzugartigem Eifer für die Belange der Hochland- und Inselbewohner, der Landschaft und der Kleinbauern und -pächter einsetzte. Er machte *Dr. Beck* darauf aufmerksam, daß es auf Eriskay den autochthonen Inselponytyp noch gab, und machte ihn mit zwei für die zukünftige Entwicklung der Ponies wichtigen Persönlichkeiten bekannt, dem Inselgeistlichen *Pater Calum MacNeill* und *Dr. Robert Hill*, einem Arzt auf Barra. Pater MacNeill, der selbst den Wert und die Einmaligkeit der Eriskay-Ponies erkannt hatte und für ihre Erhaltung kämpfte, war natürlich überglücklich, daß nun auch andere Leute sich für sie und ihre weitere Existenz interessierten. Er wurde der erste Sekretär der neu zu gründenden Eriskay-Züchtervereinigung. Dr. Hill hatte bereits früh versucht, die Eriskay-Zucht zu bewahren, indem er selbst einige Stuten hielt. Er wurde zeitweilig zum Präsidenten der 1972

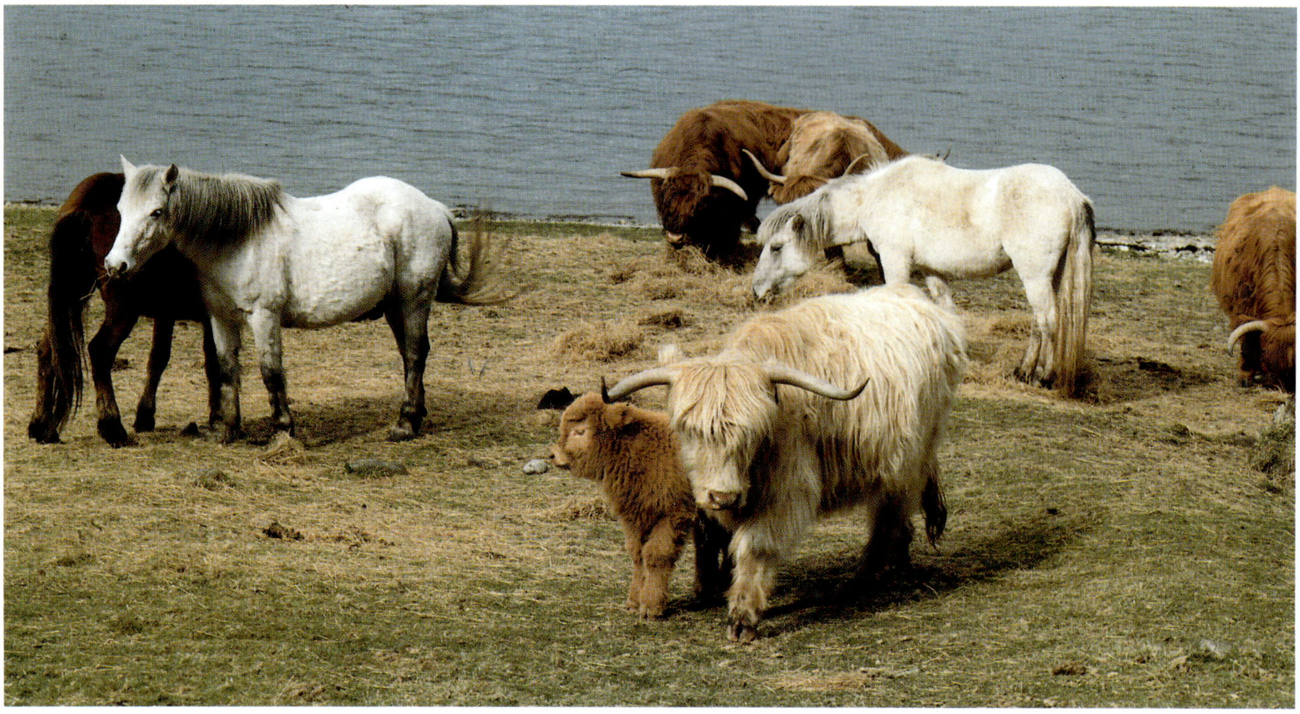

Eriskay-Ponies und Highland Cattle an der Küste der Insel. Wahrscheinlich haben wir in diesen Ponies den ursprünglichen Typ des Hochland- und Inselponys vor uns.

in Lochboisdale auf South Uist gegründeten „Association for the Preservation and Development of the Eriskay Pony" gewählt, deren Name später in „Comann Each nan Eilean" umgewandelt wurde. Wörtlich übersetzt bedeutet der gälische Name eigentlich „Züchtervereinigung der Pferde der Inseln".

Die Population bestand anfänglich nur aus etwa 20 zuchtfähigen Stuten. Ein großes Problem stellte das Fehlen eines reingezogenen Hengstes dar. Zunächst glaubte man deswegen, die Rasse nicht völlig rein erhalten zu können. Normalerweise hätten die Bewohner von Eriskay beim Tode des alten Hengstes den Stuten einen Junghengst aus ihrer Zucht beigesellt. Jedoch waren unglücklicherweise in den letzten Zuchtjahren fast nur Stutfohlen geboren worden. Und die beiden einzigen Hengstfohlen waren beide beidseitige Kryptorchiden und daher unfruchtbar. Die Rettung kam durch *Eoghann MacLachlainn*, einen Lehrer und Kleinbauern auf Süd-Uist. Er hatte 1970 durch Vermittlung von Pater MacNeill einen reingezogenen Junghengst der Eriskay-Rasse gekauft, der durch Zufall der Kastration entgangen war. Er besaß selbst ein paar Stuten, die Eriskay-Blut führten, und beschloß nun, die gute Gelegenheit zu einem Rückkreuzungsprogramm zu nutzen. Zu jener Zeit waren jedoch alle Zuchthengste, außer den Native Ponies, auf ihrer angestammten Scholle dem staatlichen Körzwang unterworfen. Beim Landwirtschafts-Departement erfuhr man 1973 von der Existenz *Erics*, wie MacLachlainn ihn genannt hatte, und verlangte, daß er ihn zur Körung stellen müsse. Wie nicht anders zu erwarten, wurde er von der Körkommission abgelehnt, da er nicht in dem ihnen gewohnten Highland-Typ stand. Daraufhin erhielt MacLachlainn vom Agrardepartement die Auflage, den Hengst zu kastrieren.

Bis zu dem Zeitpunkt hatte der unglückliche Hengstbesitzer noch nichts von der neuen Eriskay-Züchtervereinigung gehört, wandte sich jedoch um Hilfe an den ihm bekannten Tierarzt *Dr. Beck.* Dessen Überraschung und Freude, daß da plötzlich aus dem Nichts ein reingezogener Original-Eriskay-Hengst auftauchte, war übergroß. Nachdem das Problem mit der Landwirtschaftsbehörde ausgeräumt war, kaufte die Society den Hengst und brachte ihn nach Eriskay zurück. So wurde *Eric* zum Stammvater neuer Ponygenerationen. Wobei die Regelung bestand und besteht, daß sämtliche reingezogenen Hengstfohlen in das Eigentum der Züchtervereinigung übergehen.

Die Tatsache, daß nur eine männliche Linie besteht, bedeutet erhebliche Inzucht, die noch verstärkt wird dadurch, daß der ursprünglich vorhandene Stutenbestand nur sehr klein war. Aber, wie es scheint, war der unglückliche Umstand, daß einmal gleichzeitig zwei Kryptorchiden auftraten, ein reiner Zufall und nicht erblich bedingt. Denn bisher sind keinerlei Anzeichen einer drohenden Inzuchtdepression aufgetreten. Dr. Beck nimmt an, daß, da auf der Insel wegen ihrer Kleinheit Inzucht schon immer unvermeidlich gewesen war, in einem „Reinigungsprozeß der Natur" alle Träger von letalen oder konstitutionsschwächenden Genen bereits vor Hunderten, wenn nicht gar Tausenden von Jahren ausgemerzt seien. Gemäß dem Gesetz von *Charles R. Darwin* (1809–1882) vom „Survival of the Fittest" („Überleben des Tüchtigsten") hat zweifellos in diesem Selektionsprozeß das Inselmilieu einen ganz wesentlichen Beitrag geleistet. Deshalb scheint es auch in der Zukunft unbedingt erforderlich zu sein, daß die Ponies weiterhin unter den Bedingungen ihrer kargen Heimat gezüchtet und die Zuchttiere von dort ausgewählt werden.

Inzwischen verbreitet sich die alte

Rasse von Eriskay aus allmählich auch wieder über die angrenzenden Inseln. Noch Ende der siebziger Jahre bedauerte *Donald MacDonald* in seiner Arbeit LEWIS – EINE GESCHICHTE DER INSEL (Edinburgh 1978), daß dort die originale Ponyrasse durch unverständige Kreuzungen verschwunden sei. Heute wird auch auf Lewis wieder der alte Typ gezüchtet.

Obgleich die Rasse vor dem Aussterben gerettet ist und allmählich zahlenmäßig wieder zunimmt, bleibt noch viel Arbeit für den Zuchtverband zu tun. Unverständlicherweise hat er bisher keinerlei Förderung vom „Highlands and Islands Development Board" erfahren, obgleich es eigentlich dessen Aufgabe ist, gerade derartige, auf die Bewahrung beziehungsweise Wiederherstellung des ökologischen Gleichgewichts in den genannten Gebieten gerichtete Unternehmungen zu fördern, in denen durch Schaf- und Hirsch-Monokulturen seit zweihundert Jahren immense Schäden angerichtet worden sind.

HIGHLAND-PONY

TYP, INTERIEUR, VERWENDUNG: Der Schottische Hochlandpony gilt allgemein als der größte der britischen Berg- und Moor-Ponies. Früher existierten auf dem Festland und auf jeder der westlich Schottlands vorgelagerten Inseln ein eigener Typ. Heute bemüht man sich im gesamten Zuchtgebiet um einheitliche Typstandards, nach denen alle Ponies bei der Eintragung in das Gestütbuch beurteilt werden.

Der Highland-Pony ist sehr widerstandsfähig und genügsam, von robuster Konstitution, optimal den Klima-, Boden- und Vegetationsverhältnissen seiner Heimat angepaßt. Er ernährt sich gewöhnlich von dem groben Gras, einzeln stehenden Kräutern und anderem Aufwuchs in den Bergen. Aufgrund seiner großen Stärke und Ausdauer ist er in der Lage, enorme Lasten über weite Strecken zu tragen oder zu ziehen. Seit alter Zeit war der Pony das einzige Transportmittel des schottischen Hochlandes und der vor der Küste liegenden Hebriden (Western Isles), „Maid of all Work" der Bergbauern, Kleinpächter, Schafhirten und Peddlers (Hausierer). Als Säumer trug er in „Creels" oder „Panniers" genannten Weidenkörben, die mittels einer Art Joch zu beiden Seiten des Ponys aufgehängt waren, landwirtschaftliche Produkte, Seetang, Torf, Erz oder Kohle über das bis zum Beginn des 20. Jahrhunderts von Straßen kaum erschlossene Hochland.

Der Highland-Pony gilt als intelligent, gelehrig und leistungsbereit. Er besitzt ein energisches, eifriges Temperament, jedoch einen nicht ganz einfachen, empfindsamen Charakter. Er ist Fremden gegenüber reserviert, gelegentlich mißtrauisch und verträgt absolut keine ruppige Behandlung.

Seit der Highland-Pony seinen Arbeitsbereich bei den Crofters (Kleinpächtern) aufgrund der völligen Mechanisierung der Landwirtschaft durch den Motor besetzt findet, wird

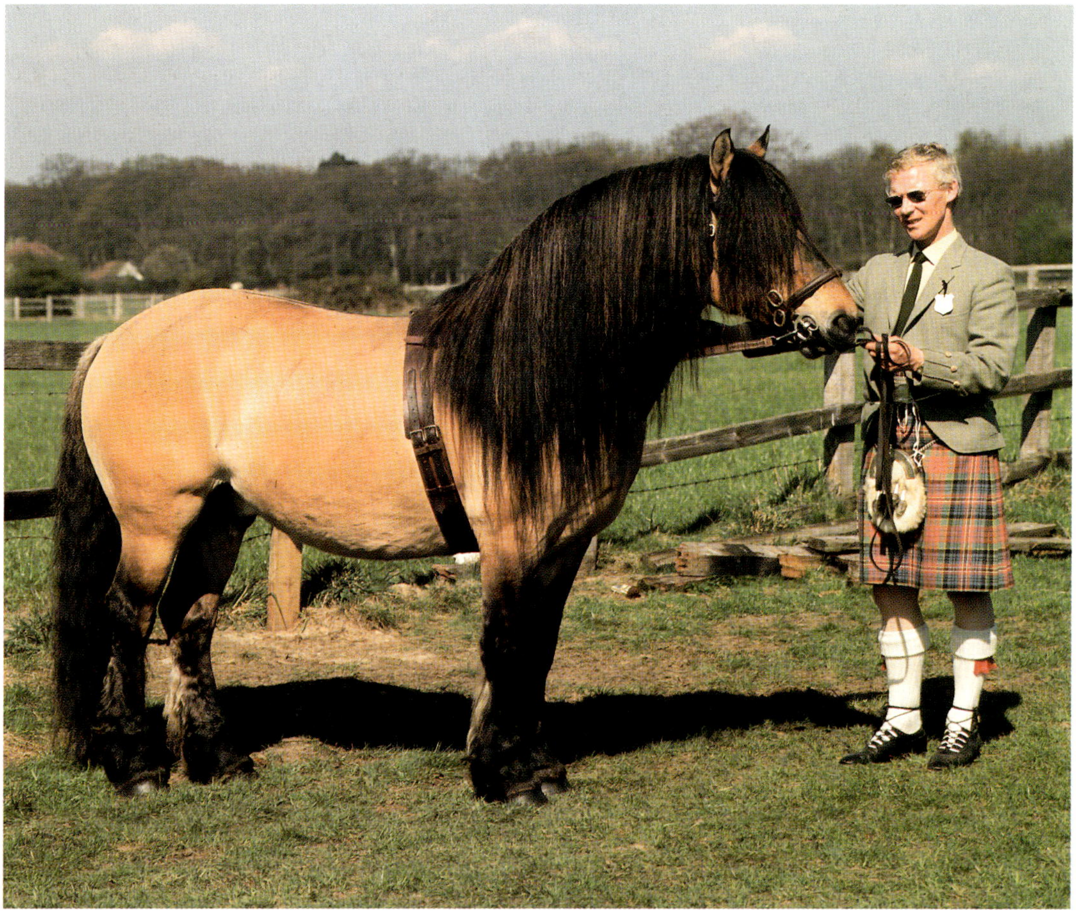

Highland-Hengst mit Vorführer im traditionellen schottischen Kilt

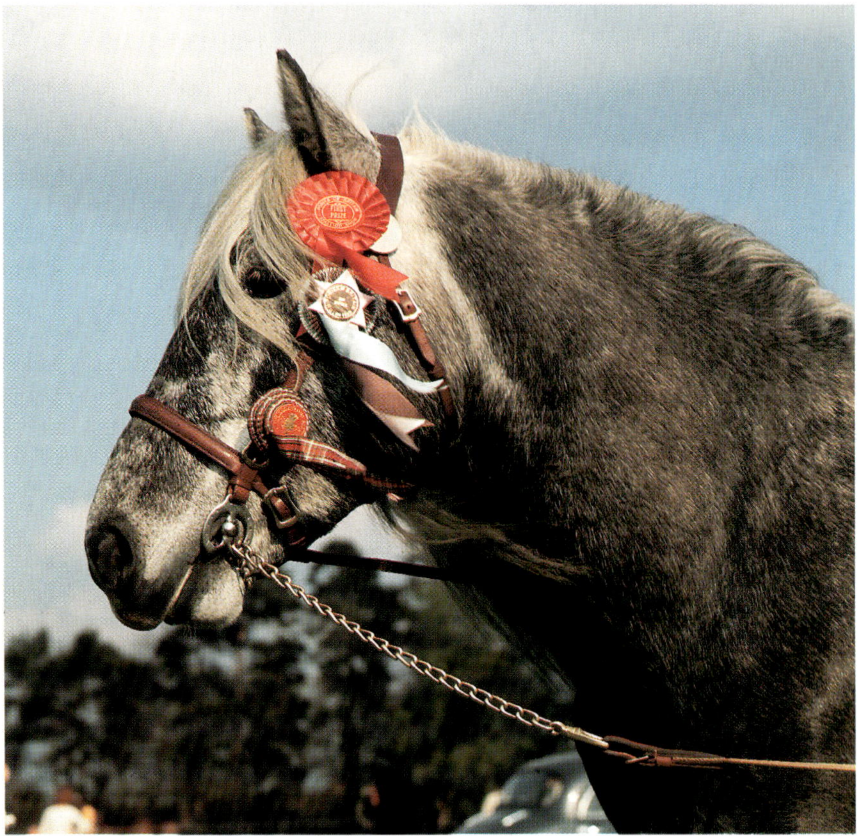

Kopfstudie eines prämiierten Highland-Hengstes

er in zunehmendem Maße in der Freizeitreiterei und im Tourismus eingesetzt, zum Beispiel für Trailritte. Außerordentlich beliebt ist er als „Shooting-Pony" bei der Pirschjagd und der Ansitzjagd vom Sattel aus auf Rotwild, Moorhuhn etc., sowie zum Abtransport des erlegten Wildes aus dem weglosen Bergland. Die „Forestry Commission for Scotland" verwendet Hochlandponies für die Arbeit im Wald, vor allem für das Stämmerücken in den Bergen und den Holztransport zu Tal.

Der etwas größere Highland-Pony des Festlandes galt vor der totalen Motorisierung der britischen Armee als exzellente Remonte für die berittene Infanterie und sogar die Yeomanry, eine berittene Freiwilligentruppe, während Vollblut-Kreuzungen hervorragende Pferde für die Kavallerie ergaben. Im südafrikanischen Burenkrieg (1899–1902) waren die „Lovat Scouts" und „Marquis of Tullibardine's Scottish Horses" auf Highland-Ponies beritten. Highland-Kreuzungen mit Vollblut liefern auch ausgezeichnete Hunter für die Jagd hinter den Hunden.

EXTERIEUR:
Der starke, kompakte und dabei edle Highland-Pony besitzt einen edlen, kleinen Kopf mit breiter Stirn, weit auseinanderstehenden, großen, intelligenten, meist dunklen Augen. Doch kommen auch braune, hellbraune („hazel") und sogar blaue („Glas"-) Augen vor. Die Nüstern sind weit, die Ohren kurz. Das Profil ist in der Regel gerade, gelegentlich leicht konkav. Die Inselponies haben oftmals etwas schmalere Köpfe. Der Hals ist schön geschwungen, gut aufgesetzt, von wohlproportionierter Länge, die Schulter günstig gelagert, der Widerrist breit und flach. Der kurze, starke Rücken geht über eine muskulöse Nierenpartie in die gut herangeschlossene, breite, abschüssige Kruppe mit tief hinabreichenden langen Sitzbeinmuskeln („Hosen") und tiefem Schweifansatz über. Die Gliedmaßen sind stämmig, kurz, mit breiten Vorderfußwurzel- und Sprunggelenken, deutlich ausgebildetem, feinhaarigem Behang an der Rückseite der Röhren und runden, offenen Hufen aus dunklem, außerordentlich hartem Horn. Mähnen- und Schweifhaar sind dicht und relativ fein.

Dominierend ist die Falbfarbe in verschiedenen Schattierungen (ca. 65 Prozent), von Mausfalb bis Braunfalb. Charakteristisch ist vor allem eine leuchtende Goldfalbfarbe. Etwas weniger häufig sind Schimmel. Braune und Rappen sind in der Minderzahl. Gelegentlich kommen auf den Inseln auch Füchse mit silbriggrauem Langhaar und Behang vor. Hellfarbene Ponies zeigen häufig Aalstrich und Zebrastreifung an Unterarmen und Unterschenkeln bis über die Gelenke, selten auch einmal ein Schulterkreuz. Weiße Abzeichen kommen kaum vor.

Die Widerristhöhe variiert von 138 bis 148 cm Stockmaß.

MECHANIK:
Die drei korrekten, freien, taktmäßigen Grundgangarten sind raumgreifend und trittsicher. Der Pony klettert und springt vorzüglich.

ZUCHT:
Die Heimat des Highland-Ponys ist Schottland, genauer das Schottische Hochland, die Highlands, und die westlich liegenden Inseln, die Hebriden oder Western Isles. Auf dem Festland reicht sein Zuchtgebiet von Kap Wrath bis zum Mull of Kintyre, auf den Inseln von Lewis bis Barra, vom Norden der Insel Skye bis zum Ross of Mull.

Die Highlands bestehen, von Süden nach Norden, aus den Grampian Mountains (höchste Erhebung Ben Nevis 1343 m), den Northern Highlands (höchste Erhebung Carn Eige 1182 m) und den Western Isles. Die West- und die Nordküste sind steil, felsig und durch Flüsse, Fjorde („Firths") und vorgelagerte Felseninseln stark gegliedert. Das atlantische Klima ist feucht, kühl, stürmisch, im Winter ausgesprochen rauh, mit hohen Niederschlägen. Die waldarmen Hochflächen sind meist mit Heide und Moor bedeckt, teils auch nahezu kahl.

Um die Ponies von einer Insel zur anderen, zu neuen Weidegebieten zu bringen, pflegt man sie zu zweien oder dreien von einem Boot aus in Schlepp zu nehmen. Zwischen manchen Inseln werden regelrechte

Schwimmwettbewerbe veranstaltet. Leider ist die Zahl der Inselponies im Gegensatz zu der auf dem Festland seit den Zwischenkriegsjahren stark zurückgegangen.

Die Highland-Ponies sind extrem hart und von so gesunder Konstitution, daß sie ganzjährig im Freien auf rauher Bergweide leben können, wenn sie nur in besonders strengen Wintern etwas zusätzliches Heu erhalten.

Die „Highland Pony Society" in Edinburgh führt das Gestütbuch und veranstaltet Schauen und auch Prämierungen.

GESCHICHTE:
Über Tausende von Jahren diente der bodenständige Pony der Urbevölkerung nur als Nahrungsquelle, als jagdbares Wild. Erst mit der Einwanderung der Kelten vor ca. 3700–2650 Jahren, die die notwendige Horsemanship mitbrachten, kam es zu seiner Zähmung und Dienstbarmachung durch den Menschen.

Während der Besiedlung führte der keltische Stamm der Brigantii auch Pferde mit sich nach Irland, auf die kornische Halbinsel, Wales und den Westen Nordenglands und Schottlands. Ob die Falbfarbe vieler Highland-Ponies noch heute von den durch die Briganten aus Iberien eingeführten Pferden zeugt, ist nicht ganz sicher. Immerhin findet man ebenso gefärbte Pferde noch heute in Portugal, im Alentejo: die Sorraia-Ponies, die „Ur-Andalusier".

Seit der Zeit der Wikingereinfälle zwischen 800 und 900 nach Christus stößt man auf den Hebriden, genauer auf Uist, wo nordische Wikinger siedelten, gelegentlich auf Füchse mit „silbrigem" Langhaar, die auf von ihnen mitgebrachte Pferde zurückgehen sollen.

In den Schottischen Lowlands war die Zuchtpolitik seit dem Mittelalter darauf ausgerichtet, die Widerristhöhe der Pferde zu vergrößern. Während der Regierungszeit von *Jacob V.* (1528–1542) wurde ein Gesetz erlassen, alle Hengste zu kastrieren, „wenn sie nicht eine gewisse Widerristhöhe erreichten." Obgleich um jene Zeit bereits Gestüte mit größeren Pferden bestanden, waren doch insgesamt die Auswirkungen einer Einkreuzung von und Selektion auf größere Pferde noch wenig verbreitet. Die heimischen Ponies machten noch lange die Masse der Pferde der überwiegend ländlichen Bevölkerung aus; und sie wurden, wo es um den Einsatz als Säumer ging oder um das Reiten in weglosem Gelände, um das Überstehen der Unbilden der Witterung im Freien und des kargen Futterangebots im Winter, auch weiterhin bevorzugt.

Offenbar ritten auch die „Mosstroopers" („Moortruppen") heimische Ponies. *Estienne Perlin*, der um 1551 schrieb, meinte, daß die „Leute von der Grenze" die Gewohnheit haben, ‚kleine paßgehende Klepper' und ‚kleine Pferde' zu reiten und kurze Lanzen zu benutzen. Sie besitzen kaum größere Pferde, abgesehen von den wenigen, die sie aus Frankreich in ihr Land eingeführt haben . . ."

Das zeigt, daß damals „größere Pferde" in Schottland immer noch selten waren. „Kleine Pferde" bedeutete wahrscheinlich in den Augen eines Franzosen Ponies, kleiner als 13 hh (132 cm). Natürlich könnten auch Galloways von diesen berittenen Guerilleros benutzt worden sein. Das würde die Unterscheidung erklären, die Perlin so sorgfältig trifft zwischen „kleinen paßgehenden Kleppern" und „kleinen Pferden".

Der Paß war im Mittelalter eine beliebte Gangart, vor allem bei den bodenständigen Ponyrassen. Doch der Trend zum großen Pferd setzte sich in den Lowlands fort und nahm ständig zu. Um die Mitte des 18. Jahrhunderts hatte, so scheint es, die Zucht der heimischen Ponies in den Lowlands völlig aufgehört.

In den Highlands dagegen kam dieser Trend einer Kreuzungszucht zur Erzielung größerer Pferde erst sehr viel später auf, obgleich einige wenige große Hengste auch schon früh in die Berge gelangten. Das von Jacob V. bevorzugte Jagd- und Beizrevier war der Forst von Atholl. Man kann deshalb annehmen, daß das Atholl-Gestüt seit 1540 auch neues Blut einführte. Es ist auf jeden Fall überliefert, daß *Jacob VI.* den Campbells of Glenorchy einen Hengst aus seinen Gestüten in England schickte und daß schon vorher fremdblütige Hengste nach Glenorchy gekommen waren.

Hier scheint der geeignete Moment gekommen, mit einem hartnäckigen Gerücht aufzuräumen, das immer noch in fast allen Berichten und Darstellungen über die im Westen der bri-

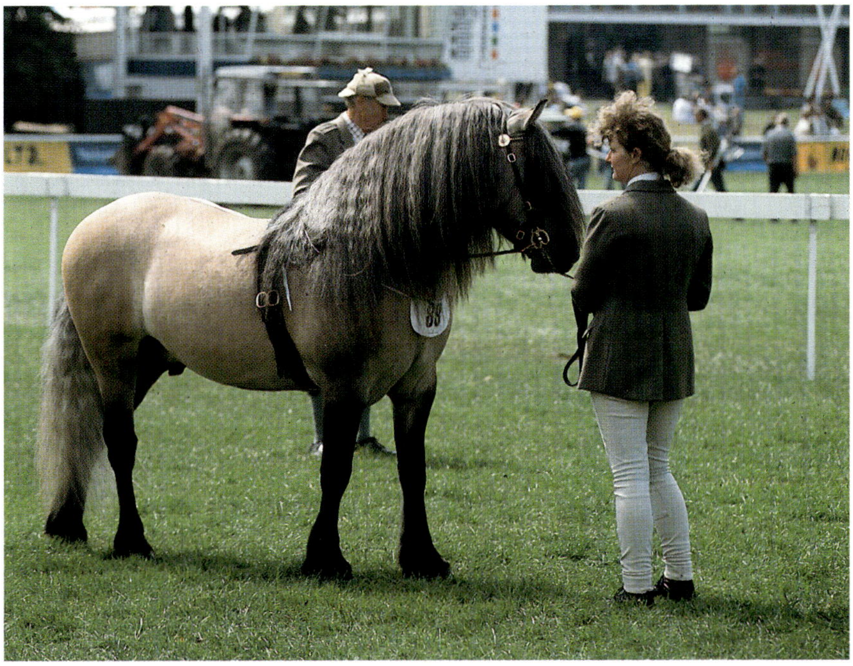

Highland-Championatsstute

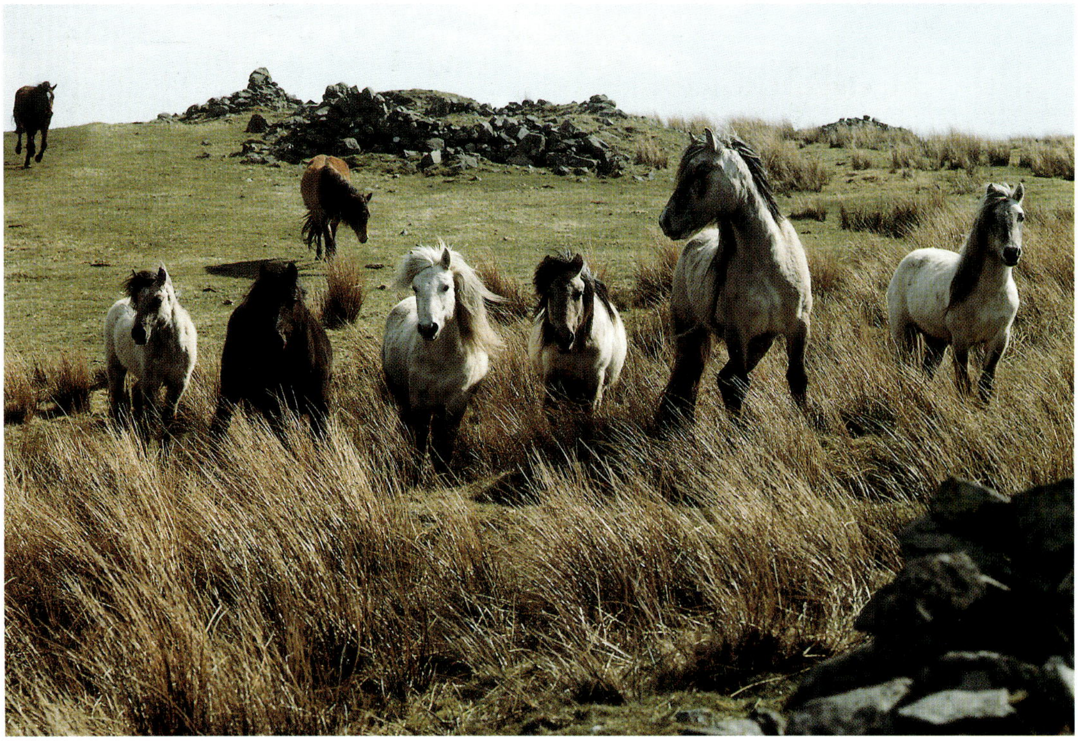

Highland-Ponies auf der Weide

tischen Hauptinsel beheimateten Ponyrassen „spukt“:

1588 sandte Spanien seine Armada gegen England, und es ist die Legende entstanden, daß spanische Hengste von schiffbrüchigen Schiffen dieser Flotte an Land geschwommen seien, um sich dann dort mit heimischen Stuten zu paaren. Dieses Märchen ist an der gesamten Westküste, von Schottland bis Devon, verbreitet. Daß ihm jede faktische Grundlage fehlt, haben Untersuchungen des Tierarztes *Dr. Robert Beck* ergeben (SCOTLAND'S NATIVE HORSE – IT'S HISTORY, BREEDING & SURVIVAL, Wigtown 1992).

Ein möglicher Grund für das Aufkommen eines solchen Gerüchts mag der sein, daß während der letzten dreihundert Jahre immer wieder Besucher der westlich Schottlands liegenden Hebriden-Inseln oder auch der an die Atlantikküste und die Irische See grenzenden Zuchtgebiete unter den heimischen Ponies zu ihrem Erstaunen Exemplare bemerkten, die besonders elegant und edel waren und sich hervorragend für die Verwendung unter dem Sattel eigneten. Nicht mit der Zucht Vertraute konnten sich nicht vorstellen, daß solche Ponies innerhalb der reingezogenen Rasse seit jeher vorgekommen waren, und versuchten, sich und anderen das Phänomen durch gewagte Vermutungen zu erklären. Dr. Beck gab sich als Wissenschaftler damit nicht zufrieden, sondern nahm Kontakt mit dem spanischen Konsulat in Edinburgh auf, um der Sache auf den Grund zu gehen. Dank der in Madrid vorhandenen schriftlichen Unterlagen konnte festgestellt werden, daß sich an Bord keines der Flotte angehörigen Schiffe auch nur ein einziger Streithengst befand.

Daß dennoch in einem gewissen Umfang spanisches Blut in die schottische Ponyzucht gelangt ist, ist nicht unwahrscheinlich. Vermutlich ging der Weg über Irland, das einen ausgedehnten Handel mit Spanien betrieb, jedoch auch enge Beziehungen zu Schottland unterhielt. Manche der großen keltischen Familien, wie die O'Neill und MacDonald, besaßen auf beiden Seiten des North Channels und der Irischen See Ländereien. Namentlich der Austausch zwischen den Hebriden und Irland sollte nicht unterschätzt werden. Noch bis 1790 lag im Hafen von Southend, an der Südspitze von Kintyre, ein Fährboot ständig unter Segel, bereit, nach Irland überzusetzen. Die Entfernung beträgt nur etwa 20 Meilen (32 Kilometer).

Bei *Reverend John Walker* in AN ECONOMIC HISTORY OF THE HIGHLANDS (Edinburgh 1812) lesen wir zur Frage eines Einflusses auf die Highland-Pony-Zucht: „Seit dem Jahr 1745 wurden viele südländische Pferde ins Hochland gebracht; jedoch waren es meist Gebrauchspferde, weniger zur Zucht bestimmt. Aus der Zeit vorher gibt es keinerlei Berichte über Veränderungen in der Zucht, mit einer Ausnahme: Der *Captain von Clanranald*, der im Jahre 1715 in der Schlacht von Sheriff Muir fiel, war Oberst in der spanischen Armee gewesen. Als er in seine Heimat zurückkehrte, brachte er einige spanische Hengste mit, die er auf seinem Hauptgut auf South Uist stationierte.“ Vielleicht wirft dieser geschichtlich belegte Bericht ein erhellendes Licht auf die Unhaltbarkeit des Märchens von den schiffbrüchigen Pferden der spanischen Armada.

Im südlichsten Teil des Zuchtgebiets des Highland-Ponys glaubte *Lord Arthur Cecil*, die wohl bedeutendste Autorität in Ponyfragen um 1900, daß der Galloway entstanden sei als eine Fortentwicklung des Highland-Ponys. Auf jeden Fall scheint zwischen dem Highland-Pony und dem schwarzen Galloway, der bis zum Beginn des 20. Jahrhunderts im Galloway-Distrikt im Südwesten Schottlands, in den Lowlands, und auf der zu den Inneren Hebriden gehörigen Insel Rhum gezüchtet wurde und heute völlig verschwunden ist, eine gewisse Interaktion bestanden zu haben.

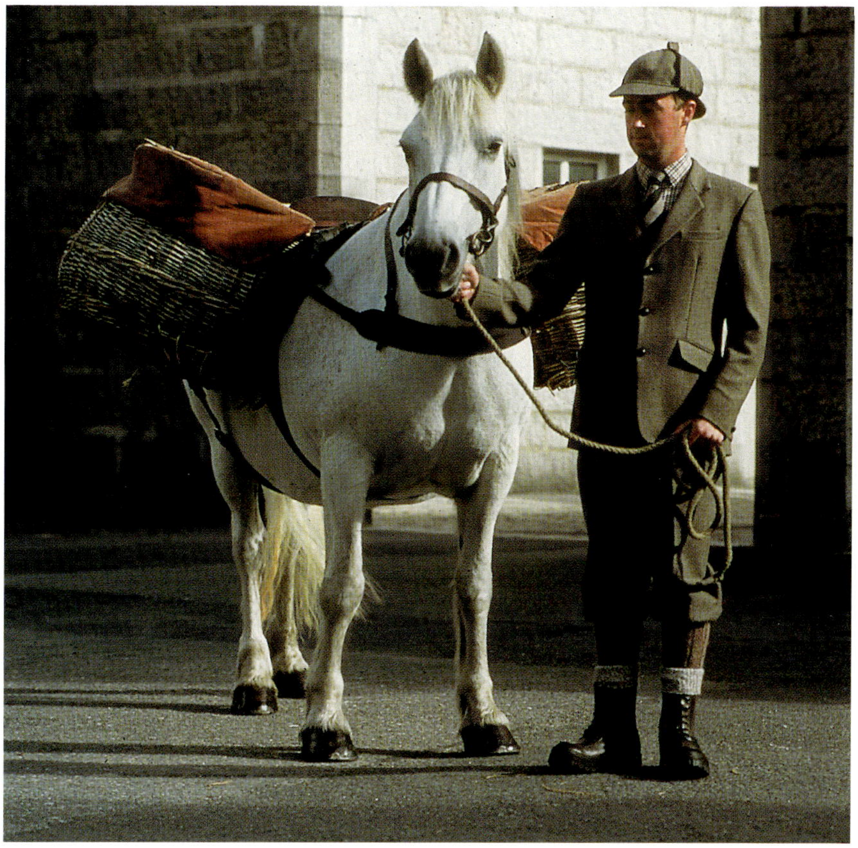

Highland-Pony mit den seit mehreren tausend Jahren verwendeten Tragkörben (Creels)

Während manche Autoren, wie Sir Arthur, glauben, daß der Galloway auf der Highland-Grundlage entstanden sei, sind andere der Ansicht, daß umgekehrt der Galloway den Highland-Pony in ähnlicher Weise beeinflußt habe wie den Fell- und den Dales-Pony. Auf jeden Fall scheint die Rasse lange vor der Invasion der Normannen und wohl auch der Angelsachsen und Dänen in Schottland etabliert gewesen zu sein. In seinem Buch TOUR THROUGH SCOTLAND 1706 schreibt *Daniel Defoe* (XII. Brief): „Hier (in Galloway, Anm. d. Verf.) hat man die beste Zucht von kleinen, starken Pferden von ganz Britannien und vielleicht ganz Europa, die wir ‚Pads' nennen und nach denen wir alle stabilen, starken, kleinen Reitpferde als Galloways bezeichnen. Die Pferde zeichnen sich auch als gute Paßgänger aus, stark, mit leichten Bewegungen, hart, fromm, einfach zu reiten, und vor allem sehr ausdauernd. Deshalb werden sie sehr viel nach England verkauft."

Auf Galloways waren die berüchtigten schottischen Grenzräuber beritten in den Tagen vor der Vereinigung von England und Schottland unter einer Krone im Jahre 1603. Und sie waren berühmt für die Schnelligkeit ihrer Pferde. Später wurde der Name Galloway ganz allgemein zu einem Synonym für ein Pony im Renntyp.

Generell wurden die Ponies im Hochland und auf den Inseln frei in den Hügeln laufen gelassen, wenn sie nicht gebraucht wurden. Dort suchten sie sich selbst ihr Futter. Solange diese Gebiete noch relativ fruchtbar waren, stellten sie die Existenzgrundlage einer harten Ponyrasse dar, die Sommer wie Winter im Freien verbrachte. Für die Hochland-Bewohner war das ein ökonomischer Aktivposten, den man nicht hoch genug veranschlagen kann.

Donald Monro berichtete um 1549, daß es in der westlichen See Inseln gäbe, die auf gaelisch „Eilean nan Each" („Pferdeinseln") genannt wurden, auf denen die Pferde frei liefen. Und *James Ritchie* schreibt dazu in THE INFLUENCE OF MAN ON ANIMAL LIFE IN SCOTLAND (Cambridge 1920), daß sich diverse Hinweise in der frühen schottischen Literatur auf wildlebende Pferde fänden. *Thomas Dykes* berichtet in THE HIGHLAND PONY (Edinburgh 1905) von einem Schneesturm in Breadalbane, dem auch „wilde" Pferde zum Opfer gefallen seien.

Aufgrund der gemischten Beweidung mit Ponies, den genügsamen Hochlandrindern, Hochlandschafen und -ziegen, die alle unterschiedliche Weidegewohnheiten entwickelten (also nicht in Konkurrenz um das Futter zueinander traten), gab es in der Zeit bis zur Mitte des 18. Jahrhunderts in der Regel reichlich Berggräser und -kräuter, Heidekraut und Farn, so daß sie alle satt wurden. Nach 1746 kam es jedoch zu einer katastrophalen Entwicklung im Schottischen Hochland. Schon 1707 hatte Schottland seine staatliche und ökonomische Unabhängigkeit verloren. Abrupt wurden alle handelspolitischen und intellektuellen Verbindungen des Landes zum Kontinent von der Zentralregierung in London unterbunden. Schottland wurde wie eine eroberte Kolonie behandelt, gewissermaßen „zur Plünderung freigegeben". Die Clan-Häuptlinge, die gegen die Unterdrücker aufstanden, wurden hingerichtet, eingesperrt oder in die Verbannung getrieben. Die Häuptlinge, die sich unterwarfen, wurden aller ihrer alten Rechte beraubt, vor allem des erblichen Rechts der Jurisdiktion über ihre eigenen Stammes-(Clan-) Genossen. Sie wurden zu „Lairds" (Gutsbesitzern) degradiert. Die alten Clanstrukturen wurden zerschlagen. Viele „Lairds" verkauften ihren Grund und Boden an Fremde, die keine Bindung an das Land besaßen, gewöhnlich nicht auf ihren neuen Besitzungen lebten und nur auf raschen Gewinn spekulierten. Wegen des Fehlens der gewohnten Strukturen, einer Führung, sich rasch ausbreitender Armut und sinkender Moral unter der Landbevölkerung gingen die landwirtschaftliche Produktivität und die Pferdezucht rapide und unaufhaltsam zurück. Dadurch verschärfte sich die Armut unter den Kleinbauern und Pächtern stetig. Innerhalb eines Jahrhunderts führte dieser Prozeß zu einem totalen Wandel des gesellschaftlichen Aufbaus in den Highlands.

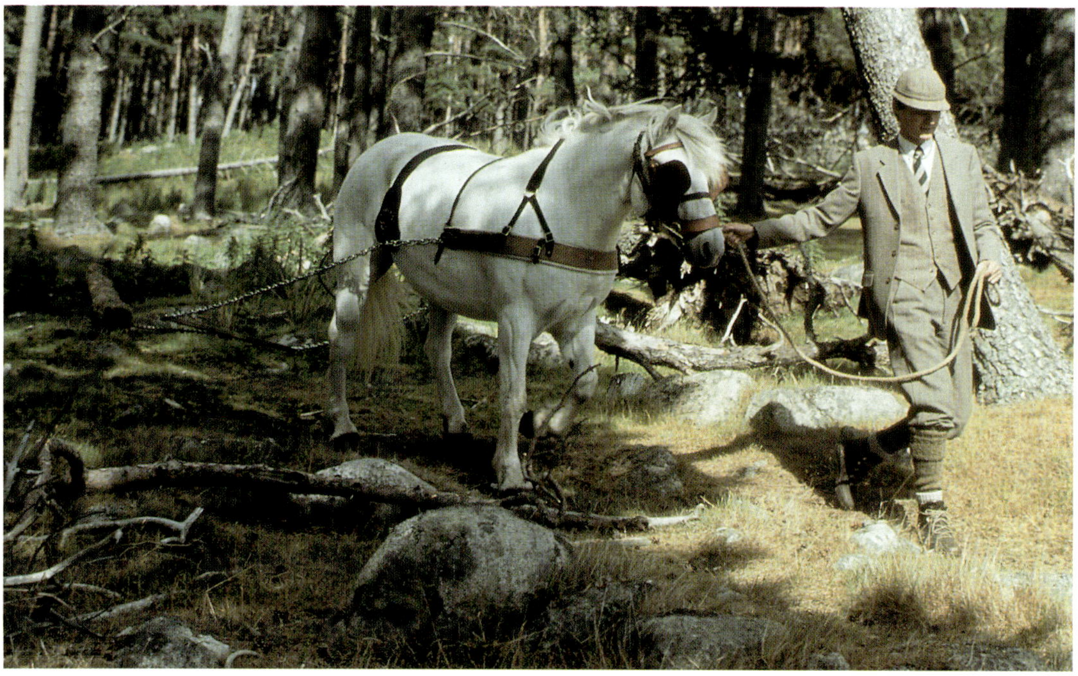

Highland-Pony bei der wettkampfmäßigen Rückearbeit

Monokulturen an Schafen, und zwar nicht der heimischen, genügsamen Hochlandrasse, sondern anspruchsvoller Wollrassen, gediehen in den ersten Jahren prächtig. In den Highlands wurden immer größere Flächen als Schafweiden ausgelegt. Um 1815 nahmen einzelne dieser „Sheep Walks" genannten Flächen über 60 Quadratmeilen (155 Quadratkilometer) ein. Aber schon bald kam es nach der „Goldgräberstimmung" der Anfangszeit mit ihren schwindelnden Gewinnen zu einer totalen Erschöpfung des Bodens, und es entstand in einem früher weithin zwar nicht reichen, doch aufgrund des Fleißes seiner Bewohner fruchttragenden Gebiet eine Wüste.

Von dieser Entwicklung war die Pferde- beziehungsweise Ponyzucht des Landes in erheblichem Maße betroffen. In den „Statistical Accounts of Scotland" von 1791 lesen wir als ein Beispiel für eine beliebige Gemeinde: „Nur sehr wenige Pferde werden hier heute noch gezüchtet. Dagegen gibt es 25 000 Schafe in dieser Gemeinde, oder mehr, da ihre Zahl täglich zunimmt . . ." Von 1814 bis 1856 sank die Zahl der in Schottland gezüchteten Pferde von 243 000 auf 123 000, ein Rückgang von fast 50 Prozent, und dies in einer Zeit, da die Nachfrage nach Pferden mit der allgemeinen Industrialisierung und dem wirtschaftlichen Aufschwung im übrigen Königreich ständig zunahm.

Negativ auf die Ponyzucht wirkte sich die nun allenthalben aufkommende Sucht aus, die verbliebenen Ponies durch Kreuzungen „verbessern" zu wollen. Denn etwa ab 1770 setzte ein umfangreicher, zunehmender Import „großer" Hengste ein, die mit den heimischen Stuten gekreuzt wurden. 1822 wurde der kaledonische Kanal vollendet, für den seit Baubeginn 1803 viele große Pferde, darunter auch Hengste, ins Land gebracht worden waren, die Einfluß auf die Ponyzucht nahmen.

Trotz warnender Stimmen von John Walker (a. a. O.) und anderen Autoren blieb von der alten Rasse kaum etwas erhalten, obgleich man bei der 1784 gegründeten „Highland and Agricultural Society of Scotland" (Edinburgh) deren Wert durchaus erkannt hatte und seit 1831 Preise für sie bei den jährlichen Schauen aussetzte. Dennoch nahm ihre Zahl immer mehr ab und gegen Ende des 19. Jahrhunderts gab es, außer in einigen obskuren „Nischen", den originalen Highland-Pony-Typ nicht mehr. An seine Stelle war eine in Größe und Typ sehr inhomogene Rasse getreten.

Zu Recht schrieb *William Scarth-Dixon* in seinem Beitrag über den Highland-Pony in THE NEW BOOK OF THE HORSE (London – New York – Toronto – Melbourne, 1910): „Der Highland-Pony . . . variiert beträchtlich hinsichtlich der Widerristhöhe. Einige Exemplare sind nur 11 hh 3 inch (119 cm) hoch, während man andere findet, die bis 14 hh 1 inch (144,8 cm) oder mehr erreichen . . ."

Auch die Farben variierten stark, wie sie es heute noch tun. Wenn man bereit ist, *Dr. Beck* (a. a. O.) zu folgen, so scheint die Schimmelfarbe die ursprünglich typische Farbe der Highland-Ponies gewesen zu sein, ehe es zur Einkreuzung von Fremdblut kam. Die so häufige Falbfarbe mit dem goldenen Farbton, von vor allem älteren Autoren auf iberische Einflüsse zurückgeführt, findet vielleicht eine etwas wahrscheinlichere und modernere Erklärung. Dr. Beck (a. a. O.) führt sie auf die Einkreuzung von Fjordhengsten im 19. Jahrhundert zurück. Das scheint einleuchtend. Ebenso wie die iberischen Sorraias besitzen auch die norwegischen Vestlands- oder Fjordpferde den auch beim Highland-Pony verbreiteten Aalstrich und die Zebrastreifung an Unterarmen und Unterschenkeln bis in den Bereich der Hand- bzw. Fußwurzelgelenke.

Die Rappfarbe sowie die dunkelbraune Farbe der Highland-Ponies hat möglicherweise ihren Ursprung dem Einfluß der angeblich beim Bau des Hadrianswalles (122–136 n. Chr.) in den Norden des heutigen Englands gelangten Friesischen Pferden zu verdanken, ob direkt oder über das Medium des Galloways oder des Fell-Ponys, kann in jedem Fall nur Vermutung bleiben.

Einer Erklärung bedarf auch die recht seltene Fuchsfarbe mit dem „silbrigen" Langhaar, die nach William Scarth Dixon (a. a. O.) ihren Ursprung auf der zu den Äußeren Hebriden gehörigen Insel Uist hatte. Man nimmt an, daß sie von Pferden stammt, die die nordischen Wikinger mitbrachten.

Einen großen Einfluß in der Highland-Zucht erlangte das Clydesdale-Kaltblut, vor allem über den Hengst *Bain's Stallion*. Er prägte rundum im Land der Highland-Zucht seinen Stempel auf. Allerdings hatte dieser Hengst, wie andere damals verwendete Clydesdale-Hengste, wenig mit dem heutigen Clydesdale gemein. Es handelte sich vielmehr um den alten, schimmelfarbigen Clydesdale „Gig-Pony", der allerdings schon damals mehr Pferdecharakter besaß. Er ist seit langem im heutigen Clyde aufgegangen.

Viele der von den Western Isles stammenden Ponies führen mit Sicherheit orientalisches Blut. So ist verbürgt, daß die Familie der *MacNeills* auf Barra ihre Stuten im Laufe des 19. Jahrhunderts mit Araber-Hengsten zu veredeln suchten. Auch *John Munro McKenzie*, der gegen Ende des Jahrhunderts auf der Insel Mull sein berühmtes „Calgary"-Gestüt aufbaute, brachte mit dem Hengst *The Syrian* orientalisches Blut in die Zucht, das er mit dem des alten Western Isles-Originaltyps des Hengstes *Isleman* und heimischen Stuten paarte. Der bedeutendste Stempelhengst der Highland-Zucht gegen Ende des 19. Jahrhunderts war wohl der 1881 in Lochaber geborene Schimmelhengst *Herd Laddie*, der ab 1887 im Gestüt Atholl wirkte und von dort aus die gesamte Highland-Zucht prägte.

Früher unterschied man verschiedene Haupt- und Nebentypen des Highland-Ponys. Jede der größeren Hebriden-Inseln besaß ihren eigenen Typ. In seinem Buch THOROUGHBREDS AND OTHER PONIES schrieb *Sir Walter Gilbey* 1903: „Highland-Ponies können in drei Klassen eingeteilt werden: Erstens die kleinen Ponies von Barra und den äußeren Inseln mit einer Größe von 12.3 bis 13.2 hh (129,5–137,2 cm) . . ., zweitens, was man die hochklassigen Reitponies des westlichen Hochlandes und der Inseln nennen könnte, 13.2 bis 14.2 hh (137,2–147,3 cm) . . .,

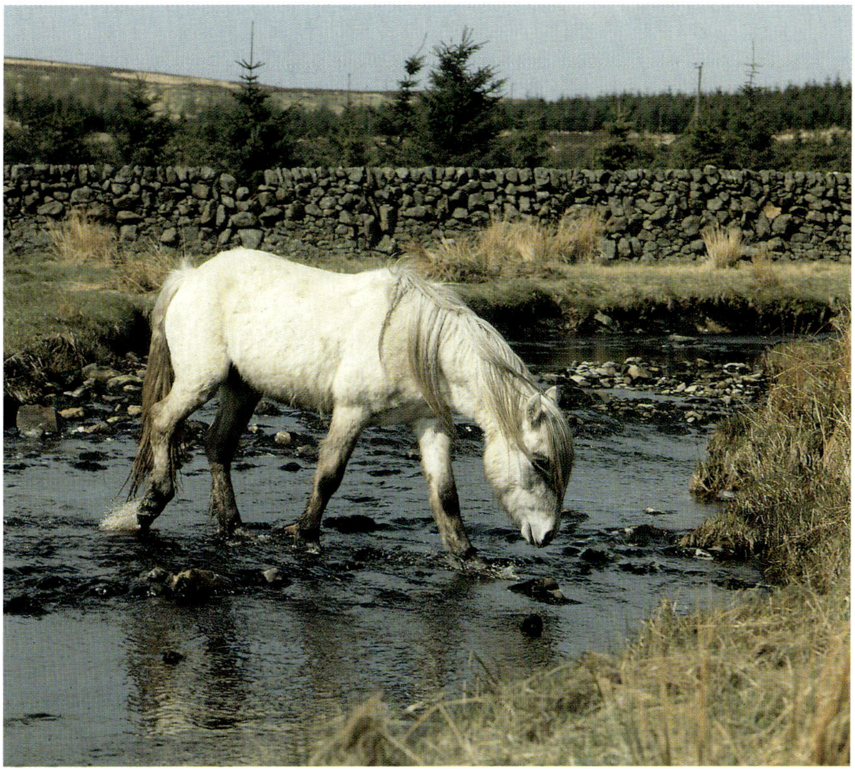

Highland-Pony an der Tränke

und drittens die als ‚Garrons' bezeichneten Ponies. Sie sind recht viel größer als die beiden anderen Klassen. Einige trifft man, die sogar bis 15 hh (152,4 cm) erreichen." Die Bezeichnung „Garron" wird gewöhnlich nur auf die Hochlandponies des Mainlandes (Festlands) angewendet, doch liest man sie manchmal auch als Namen der gesamten Rasse. Laut SAMUEL JOHNSON'S DICTIONARY von 1755 stammt der Wortstamm von Garron aus dem Keltischen. In frühen literarischen Zeugnissen in der keltischen Schreibweise „Gearran" bedeutet das Wort „Wallach". Die Kelto-Iberer verwendeten es auch zur Bezeichnung einer autochthonen Ponyrasse, des Garrano.

Durch gezielte Zuchtwahl hat die „Highland Pony Society" einen heute ziemlich einheitlichen, von dem im 19. Jahrhundert entstandenen, stärkeren, größeren Festlandtyp („Garron") geprägten Rassetyp herausgebildet. Lediglich durch eine geringere Widerristhöhe, einen schmaleren Kopf und einen etwas leichteren, edleren Knochenbau sowie die eventuell einmal auftretende Fuchsfarbe mit hellem Langhaar verrät sich gelegentlich noch der Inseltyp. Aber im allgemeinen ist ein Unterschied kaum noch zu erkennen.

Seit 1923 sorgt die „Highland Pony Society" für eine planmäßige Zucht und betreut das Gestütbuch.

Aufgrund der Beliebtheit der Rasse, die eher im Steigen begriffen ist, scheint die Zukunft des Highland-Ponys, im Gegensatz zu mancher der anderen Native Ponies, ungefährdet.

FELL-PONY

TYP, INTERIEUR, VERWENDUNG: Der über die Jahrhunderte äußerst typtreu gebliebene Fell-Pony wurde früher vor allem als Säumer verwendet, der großes Gewicht tragen konnte (bis zu zwei Zentnern in besonders konstruierten Körben, sogenannten Panniers), um Blei- und Eisenerze und Kohlen von den Minen und Pflastersteine aus den Bergen zum Hafen von Tyneside zu bringen. Vielfach wurde er auch unter Tage eingesetzt. Den Bergbauern diente er

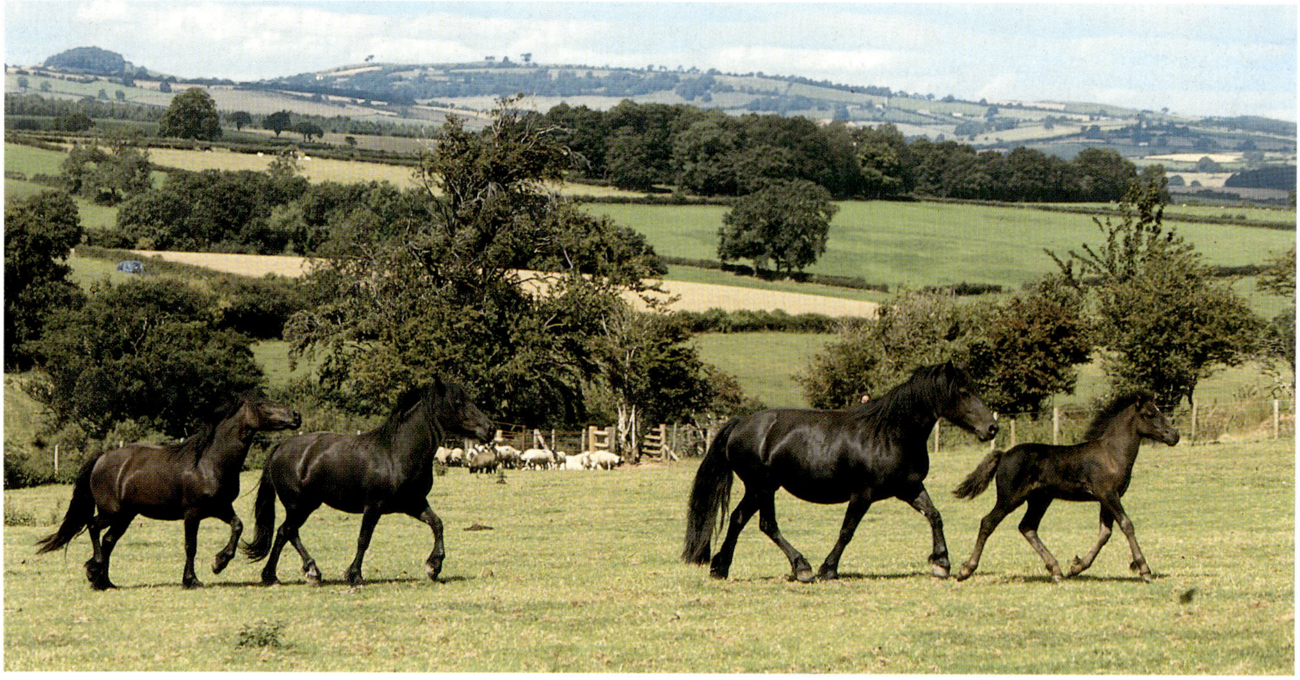

Fell-Ponies auf der Weide in Westmoreland

beim Transport von Torf und landwirtschaftlichen Produkten sowie als Hirtenpferd beim Hüten ihrer Schafherden in den Bergen, wozu ihn seine Schnelligkeit, Wendigkeit und Trittsicherheit besonders befähigten.

Heute ist der Fell-Pony ein ausgezeichneter, robuster Reitpony für Erwachsene und Kinder und auch als Mehrzweck-Pony zum Reiten und Fahren kaum zu übertreffen. Etwa fünfzig Prozent der Ponies gehen im Geschirr. Als Shooting Pony ist er sehr beliebt bei den Jägern, sowohl für den Ansitz und zum Pirschen, als auch für den Transport des erlegten Wildes. Aufgrund seines guten Charakters und seines frommen Temperaments findet er auch Verwendung im therapeutischen Reiten. In England sieht man ihn häufig auch auf Ponyschauen. Er ist hart und anspruchslos, energisch, leistungsbereit und stark.

EXTERIEUR:
Der Gesamteindruck des Fell-Ponys ist eher der eines Miniaturkaltblüters als der eines Ponys. Sein Kopf besitzt eigentlich kein typisches Ponygesicht. Das Profil ist oft geramst oder gerade, sehr viel seltener konkav. Die Ohren tendieren eher zu pferdemäßiger Länge. Der Hals ist wohlgeformt, von gut proportionierter Länge, der Körper tief, geschlossen, kräftig und muskulös. Die Schulter ist recht günstig gelagert und gut bemuskelt, der Widerrist mäßig ausgeprägt, die Kruppe breit, von mittlerer Länge, abschüssig, mit tiefem Schweifansatz. Die kräftigen, korrekten Gliedmaßen besitzen breite, trockene Gelenke und deutlich markierte Sehnen. Unterarm- und lange Sitzbeinmuskeln („Hosen“) sind kräftig ausgeprägt, die Beckengliedmaßen gelegentlich steil gestellt. Die „Kaltblut“-Hufe sind rund, weit, hart, mit dem charakteristischen dunkelblauen Horn.

Der im Winter besonders an der Rückseite der Röhren reichlich ausgebildete Behang verliert sich im Sommer bis auf die Kötenbehaarung. Mähne und Schweif sind sehr stark behaart, lockig und lang und werden niemals gekürzt. Charakteristisch ist ein vorn zwischen den Nüstern häufig anzutreffender kurzer Schnurrbart sowie in der kalten Jahreszeit ein stark ausgebildeter Kinnbart.

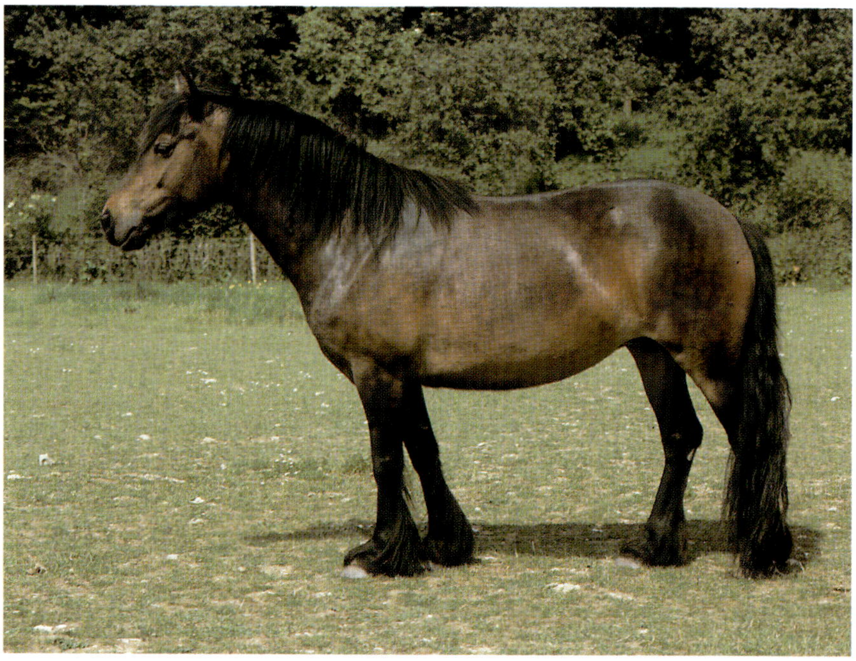

Neben der am meisten verbreiteten Rappfarbe finden sich beim Fell-Pony als seltenere Farbvariante auch Braune.

Am häufigsten kommen Rappen (ca. 60 Prozent) sowie Schwarzbraune vor, daneben findet man auch ein „torfiges" Dunkelbraun und, selten, Schimmel. Andere Farben sind nicht zulässig. Weiße Abzeichen kommen kaum vor mit Ausnahme eines gelegentlichen kleinen Sterns und weißer Kronen und/oder Ballen. Im Sommer bleicht die Farbe auch der Rappen meist ein wenig aus, so daß sie einen leicht bräunlichen Anflug bekommen.

Seit vor über 75 Jahren der Zuchtstandard veröffentlicht wurde, hat sich der Fell-Pony kaum verändert. Die Größe soll bei 132 bis 142 cm Stockmaß liegen, doch kommen (vor allem unter den Hengsten) immer wieder Exemplare vor, die 14.2 Hands (147,3 cm, das „volle" Ponymaß) erreichen oder gar darüber hinauswachsen, was von den Züchtern nicht gern gesehen wird.

Von einem Züchter, der seine Ponies bis 1995 auf den sogenannten Commons gehalten hat, stammt der Ausspruch: „Ein Fell-Pony, der bei einem Sturm nicht hinter einer Steinmauer Schutz findet, ist mir zu groß!" Dazu muß man wissen, daß die die Weiden einfriedenden Mauern in der Regel zwischen 135 und 140 cm hoch sind.

Sehr interessant sind die Beobachtungen von Barbara Müller zur Frage der typmäßigen Ausgeglichenheit der Rasse: Sie stellte fest, daß trotz des auf den ersten Blick einheitlichen Typs, ein Eindruck, der sehr durch die einheitlich dunkle Farbe verstärkt wird, die Ponies hinsichtlich Interieur- und Exterieurdetails sowie Größe ganz erheblich differieren. Beim Studium des ersten Bandes des Fell-Gestütbuchs fand sie, „daß viele vor allem der frühen Eintragungen, namentlich der Hengste, das Pony-Endmaß von 14.2 hh (147,3 cm) erreichten oder sogar überschritten". Das bestärkt mich in meiner Ansicht, daß es sich beim Fell- (und Dales-)„Pony", ähnlich wie beim Connemara- und Highland-„Pony", eigentlich um die jeweiligen Landrassen ihrer Heimat handelt, von denen wir ja wissen, daß sie in früheren Zeiten durchweg relativ klein waren. Es will mir scheinen, daß erst mit dem Aufkommen der „Pony-Bewegung" und der von einer Mode diktierten „Pony-Ideologie" das „Pony-Maß" geschaffen worden ist, das man dann allen als Native Ponies bezeichneten Rassen übergestülpt hat, gleich, ob es tatsächlich zu den Rasseeigentümlichkeiten paßte oder nicht.

MECHANIK:
Die Gangarten sind außerordentlich trittsicher, auch in unwegsamem Gelände. Der Schritt ist fördernd, der Trab gut ausbalanciert, mit deutlicher Knieaktion vorn und aktiver Hinterhand, die Galoppade ernergisch, die Springanlagen überdurchschnittlich hinsichtlich Vermögen und Technik.

ZUCHT:
Der Fell-Pony gehört zu den britischen Moor- und Mountain-Ponies. Seine Heimat ist Nordengland, Northumbria und Cumberland. Das Zuchtgebiet erstreckt sich westlich vom Kamm des Pennine Mittelgebirgszugs (höchste Erhebung 893 Meter) und den Cumbrischen Bergen von Westmoreland (höchste Erhebung 978 Meter) bis nach Windermere, Ullswater und Derwentwater. Die höheren Lagen der beiden Mittelgebirgszüge bestehen in „Rauhweiden", die sich nur für die Pferde- und Schafzucht eignen.

Die früher allgemein übliche Haltung auf Commons (den „Allmendeweiden") in den Fells (nordenglisch für „Berg") geht immer mehr zurück. Heute gibt es nur noch drei oder vier wildlebende Herden in den Fells. Die Zucht befindet sich nahezu ausschließlich in bäuerlicher Hand. Betreut wird sie von der „Fell Pony Society" in Windermere (Westmoreland), die jedes Jahr im Mai ihre Hengstprämiierung und Anfang August ihre große Zuchtschau in Penrith (Cumbria) abhält.

Die Fell-Pony-Population umfaßte 1997 vermutlich etwa 1500 Ponies.

GESCHICHTE:
Die Ausgangsrasse der Fell-Ponies wird wahrscheinlich der schwerere der beiden Pferdetypen gewesen sein, die wir bereits auf den Höhlenmalereien in Südfrankreich und Nordspanien finden. Daß dieser braune Pferdetyp, der wohl der Urtyp für die über ganz Westeuropa verbreitete, eher zum Kaltblut tendierende Landrasse gewesen sein dürfte, wird auch nicht durch die heute überwiegende Rappfarbe widerlegt, wenn man sich nur klarmacht, daß noch bis zur Jahrhundertwende Braun und Dunkelbraun überwogen. Auf jeden Fall ist

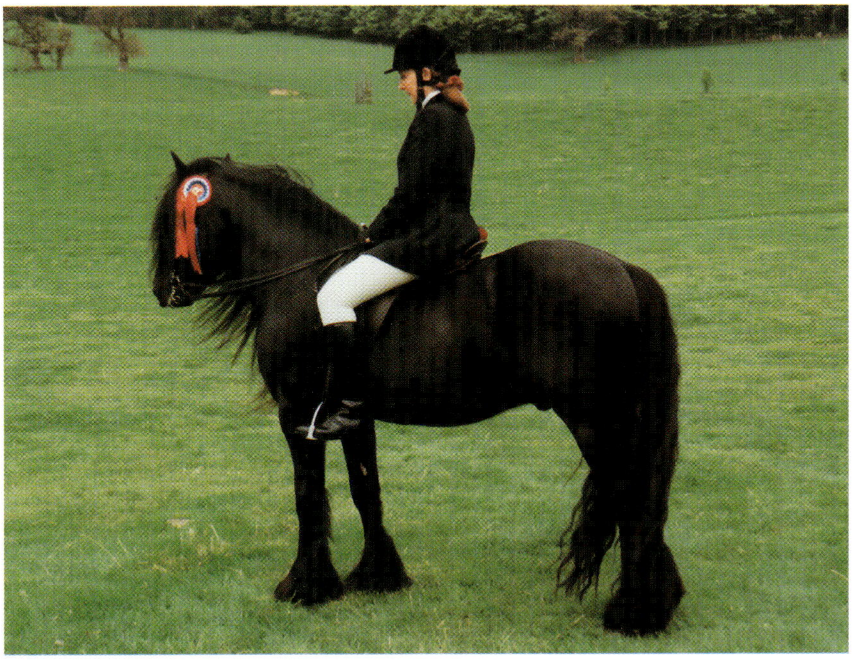

Heltondale Black Prince, Siegerhengst der Fell-Pony-Schau 1990, unter dem Sattel

die Silhouette des heutigen Fell-Ponys der der vorgeschichtlichen Felszeichnungen frappierend ähnlich. Es ist anzunehmen, daß die Urform des Fell-Ponys bereits zur Zeit der Landverbindung mit dem Kontinent auf den Britischen Inseln vorkam und nicht erst vor 3000 bis 4000 Jahren von nomadisierenden (keltischen?) Jägern eingeführt wurde.

Im Jahre 55 v. Chr. begannen die Römer, ihr Imperium auch nach Britannien auszuweiten, wo sie in einer Anzahl Landungen befestigte Lager aufschlugen. In römischen Quellen jener Zeit werden die einheimischen Pferde im Norden Englands beschrieben als „zwischen 120 und 130 cm hoch, oft auch kleiner, allerdings stark, lebhaft und sehr zäh. Farben Dunkelbraun, Braun oder Falb."

Im Norden wurden die Römer trotz anfänglicher Siege immer wieder von den im Gebiet des heutigen Schottlands lebenden Kaledoniern angegriffen. Deshalb beschloß um 120 n. Chr. *Kaiser Hadrian*, den nach ihm benannten Limes quer durch das Land zu bauen. Da die einheimische Bevölkerung für das gigantische Werk nicht ausreichte, verstärkten die Römer sie mit Hilfstruppen aus anderen Provinzen ihres Reiches. Unter ihnen war eine Kohorte Friesen, die auf ihren seegehenden Schiffen auch Pferde aus ihrer Heimat mitbrachten. Diese Pferde ähnelten in Typ, Exterieur und Farbe wahrscheinlich bereits dem bis heute erhaltenen (West-) Friesen. Die damaligen friesischen Pferde waren zeitgenössischen Quellen gemäß um 152 cm groß, von kräftigem Bau und außerordentlich stark, dabei jedoch von fügsamem Charakter. Diese Pferde, in der Regel Hengste, mischten sich vielfach mit den heimischen Stuten.

Die friesischen Truppen wurden, wie wir aus verschiedenen Überlieferungen und Bodenfunden wissen, im Fort von Ruchester am Hadrianswall stationiert, wo ihre Pferde, da sie bedeutend größer und stärker waren als die einheimischen Ponies, wertvolle Dienste beim Bau der Befestigungen leisteten. Später wurden mehr friesische Hilfstruppen in den Norden Englands verlegt, die alle ihre Pferde mitbrachten. So fand über mehrere Jahrhunderte ein ständiger Zustrom friesischen Blutes nach dem Norden Englands statt, wo die Rasse Einfluß auf verschiedene bodenständige Rassen beziehungsweise deren Entstehung nahm, so unter anderem auf die Fell- und Dales-Ponies sowie auf die Kaltblutrassen Shire und Clydesdale.

Etwa gegen Ende des fünften Jahrhunderts gab es am Hadrianswall eine Ponyrasse, die bereits weitgehend dem heutigen Fell-Pony entsprach und die als Zugpferd, Packpony, Kriegs- und Jagdpferd diente, mit einer Widerristhöhe von ca. 130 cm. Nach der Eroberung Nordenglands durch die Normannen (seit 1066) und der Errichtung zahlreicher Klöster, vor allem durch Zisterzienser-Mönche, nahmen sich Adel und Geistlichkeit der Pferdezucht an. Die Mönche hielten große Schafherden und betrieben den Handel mit Wolle nach Frankreich und Belgien, wobei sie die Wolle auf dem Rücken der Fell-Ponies zu den Häfen transportierten. Die Normannen führten auch die Technik des Kastrierens ein, wodurch unerwünschte Hengste von der Zucht ausgeschlossen wurden, was eine gezieltere Selektion auf bestimmte Eigenschaften ermöglichte.

Ein weiterer Eingriff in die Fell-Pony-Zucht war die Einkreuzung der sogenannten „Zisterzienser-Greys". Die Zisterzienser-Mönche und -Nonnen gehörten zu einem „weißen Orden". Sie trugen daher weiße Kutten und auch ihre Rinder und Pferde waren weiß. Das erklärt das noch heute vorkommende Auftreten von Schimmelnstämmen in der Fell-Rasse.

Während des Mittelalters war der Ponytyp, wie ihn noch heute der Fell-Pony verkörpert, weit mehr verbreitet. So war er zum Beispiel das vorherrschende Pferd der schottischen Lowlands. Dort wurde es als Galloway bezeichnet. Zwischen den nordenglischen Ponies und den Galloways fand ein reger züchterischer Austausch statt. Nach der Reformation, der Loslösung von Rom und der Säkularisierung der Klostergüter unter *Heinrich VIII.* (1491–1547) gelangte die Fell-Pony-Zucht größtenteils in die Hand der kleinen Farmer des englischen Nordens. Mit dem zunehmenden Abbau von Blei und Eisen sowie Kohle im 17./18. Jahrhundert fand der Fell-Pony in immer stärkerem Maße Verwendung als Packpony für den Erztransport von den Minen zu den Häfen an der Nordostküste sowie aller möglichen Güter nach dem Süden, nach Manchester oder gar London. Zu der Zeit gab es noch kein ausgebautes Kanalsystem für die Binnenschiffahrt, und der schlechte Zustand der Überlandstraßen machte die Verwendung von pferdebespannten Wagen schwierig, im Winter oft völlig unmöglich. Die Ponies bewältigten bis zu 40 englische Meilen am Tag (fast 65 Kilometer). Dabei waren sie unbeschlagen. Sie überstanden diese strapaziösen Anforderungen nur dank ihrer sehr harten („blauen") Hufe und ihrer sprichwörtlichen Härte, Ausdauer und Genügsamkeit. Ein solcher Ponyzug konnte aus bis zu 20 Ponies bestehen, die im „Gänsemarsch" hintereinander gingen, nur von einem berittenen Aufseher begleitet. Auch bei Händlern und Schmugglern waren die Fell-Ponies sehr beliebt; und mit der Verbesserung des Straßennetzes taten sie auch Dienst vor den Postkutschen.

Die meisten Bauern in den Fell Mountains, einer Bergkette in den cumbrischen Bergen, der die Rasse ihren Namen verdankt, hielten stets mindestens einen Pony für die Farmarbeit und zum Hüten der Schafe. Im 18./19. Jahrhundert bis über die Jahrhundertwende zum 20. Jahrhundert waren in Cumbria Trabrennen sehr populär. Dazu schreibt *Sarah Müller* in der Zeitschrift RUND UMS PFERD (Heft 1, Dummertorf 1994): „Die Fell-Ponies wurden in Cumbria auch für Trabrennen eingesetzt. Diese entstanden aus Wettkämpfen zwischen einzelnen Ponies bei den Hirtentreffen in jedem Herbst. Die Treffen wurden bald zu gesellschaftlichen Ereignissen, bei denen die Trabrennen ein wesentlicher Bestandteil der Handlungen war. Die Rennen gingen gewöhnlich über eine Meile (1,609 Kilometer). Die Ponies wurden ohne Sattel und nur mit einem Strickhalfter oder einer einfachen Trense geritten. Eine Durch-

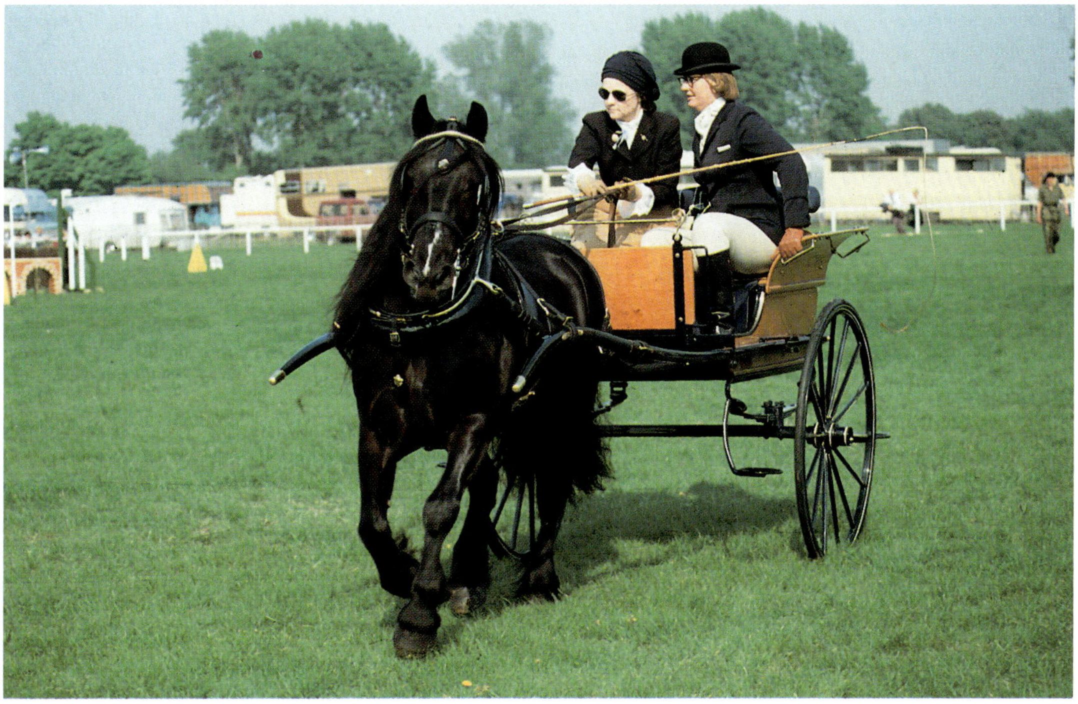

Fell-Pony vor dem Dogcart

schnittsgeschwindigkeit von etwa 30 Kilometern in der Stunde war normal. Manche Ponies waren sogar schneller." Für schnell trabende Ponies wurden recht hohe Preise bezahlt.

Während dem Dales-Pony im 19. Jahrhundert wiederholt Kaltblut (Clydesdale) zugeführt wurde, wachten die Fell-Züchter eifersüchtig darauf, daß ihre Rasse frei von unedlem Blut blieb. Andere Einflüsse lassen sich jedoch nicht einfach verleugnen: Im Jahre 1823 kaufte der Großvater des Schöpfers des Hackney-Ponys – wie er trug er den Namen *Christopher Wilson* – den Landsitz Rigmaden Park bei Kirkby Lonsdale (Westmoreland), und im selben Jahr noch begann er seine Zucht von „Turf-Ponies". Bevor in England, dem Heimatland des Galopprennsports, Tribünen auf den Rennbahnen eine Standardeinrichtung wurden, das heißt vor der Mitte des 19. Jahrhunderts, sah man diese Turf-Ponies bei allen Rennereignissen. Lieber als vom Dach einer Park oder Mail Coach folgten die Sportsmen der damaligen Zeit dem Rennverlauf vom Pferderücken aus. Dabei galoppierte man außerhalb der Rails streckenweise neben dem Feld her, solange man folgen konnte. Für diesen Zweck bedurfte es eines schnellen Ponys mit erheblichem Stehvermögen und ausreichendem Speed, das zugleich auch ein ausgesprochener Gewichtsträger war, da viele der Herren recht schwergewichtig waren. Ein Turf-Pony sollte andererseits auch nicht zu groß sein, um seinen oft älteren Reitern das Auf- und Absitzen zu erleichtern, und möglichst bequem zu reiten.

Der Enkel jenes Christopher Wilson senior, *Christopher Wilson junior*, widmete sich ebenfalls im großen Stil der Ponyzucht. Auf der Grundlage des in Westmoreland und Cumberland verbreiteten, nach Meinung von *Graf C. G. Wrangel* (in DIE RASSEN DES PFERDES, 2. Band Stuttgart 1909) wegen der räumlichen Nähe stark von dem gängigen Galloway der schottischen Lowlands beeinflußten, bodenständigen Ponyschlages entwickelte Wilson seine eigene Zucht. Durch sorgfältige Zuchtwahl und verbesserte Aufzuchtbedingungen sowie die Einkreuzung von Norfolk Roadstern des alten Typs gelang es ihm, einen Ponystamm zu schaffen, der nach Ansicht von Zeitgenossen kaum seinesgleichen besaß.

Als Mutterstuten verwendete Wilson von 1872 an die besten Stuten des Gebirgsschlages, deren er habhaft werden konnte, und als Vaterpferd den auf vielen Ausstellungen preisgekrönten Ponyhengst *Sir George*, in dessen Adern außer anderen, unbekannten Ingredienzien, ein Strom Norfolk-Roadster-Blut floß.'Die weiblichen Produkte dieser Paarung wurden erneut ihrem Vater zugeführt, was zur Folge hatte, daß der Roadster deutlicher zu Tage trat. Aus der nach diesem System betriebenen dritten direkten Rückpaarung mit dem Gründerhengst ging die Stammutter der Wilson-Ponies, *Georgina V*, hervor. Sie verkörperte in idealer Weise das von Wilson angestrebte Zuchtziel: Sie war wesentlich stärker im Fundament als ihre Mutter und Großmutter, und vererbte das auch, ebenso wie ihr überragendes Gangvermögen. Die große Beliebtheit, deren sich der Wilson-Pony gegen Ende des 19. Jahrhunderts erfreute, verdankte er neben seinem Bewegungsablauf vor allem seinem huntermäßigen Exterieur. Mit erstklassigen Wilson-Ponies wurden damals erstaunliche Preise erzielt, so daß sich bald auch andere namhafte Züchter, wie zum Beispiel *Sir Humphrey de Trafford* (Flordon Stud, Norfolk), ihrer Zucht widmeten.

Der Wilson-Pony ist heute ausgestorben. Aus ihm ging zum einen der spätere Hackney-Pony hervor. Zum anderen brachten die in der Fell-Pony-Zucht aufgegangenen Wilson-Ponies dieser neue Impulse zur Verbesserung des Gangwerks. Die durchaus nicht allzu selten auftretenden edleren Fell-Pony-Exemplare, die von Puristen als „nicht typisch" angesehen werden und sich meist durch besonders gute Reiteigenschaften auszeichnen, sind wahrscheinlich die

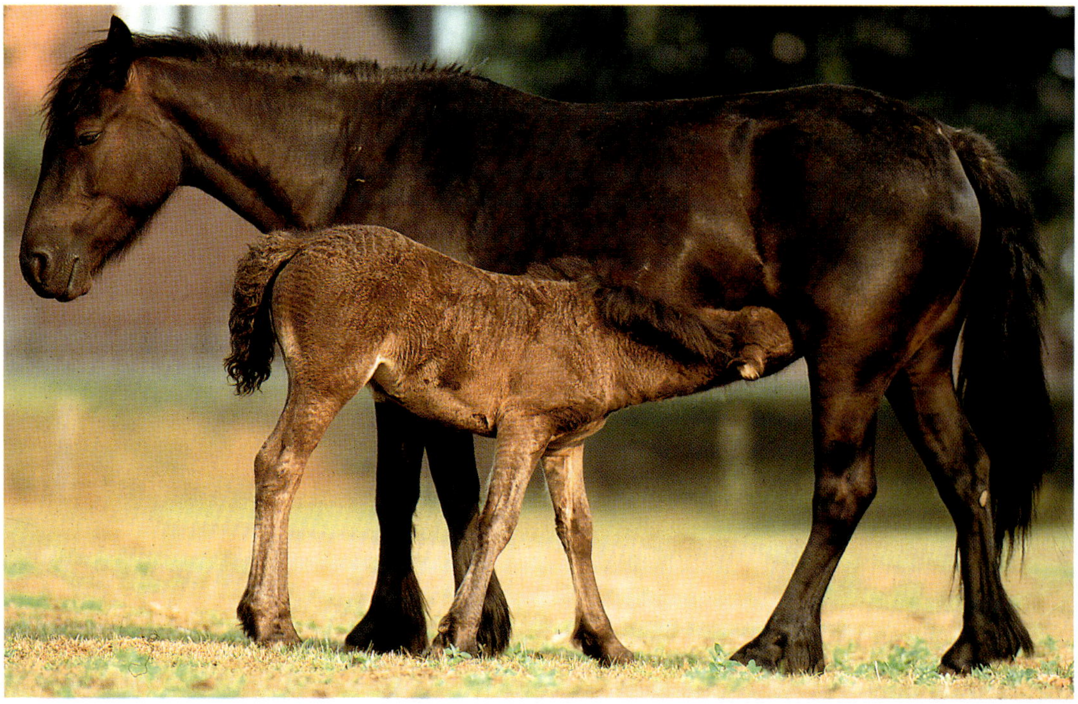

Fell-Pony-Stute mit Fohlen

letzten Spuren der Wilson-Ponies. 1918 kam es zur Gründung der Fell Pony Society.

Zwischen 1920 und 1940 war die Fell-Pony-Zucht vom Aussterben bedroht, da man aufgrund der fortschreitenden Motorisierung in der Landwirtschaft keine Verwendung für die Ponies zu haben schien. In den zwanziger Jahren hatte auch die Weltwirtschaftskrise einen verheerenden Einfluß. Zur Hengstschau 1932 erschienen nur noch drei Hengste. Die Chronik der Fell Pony Society vermeldet, daß nur die großzügigen Donationen *König Georges V.* die Zucht über diese schwere Zeit retteten. Eine Wiederbelebung der Nachfrage nach Ponies brachte die Benzinrationierung während der Zeit des Zweiten Weltkriegs und der ersten Nachkriegszeit.

Mit dem Ende des Krieges hörte die „Gaureiterei" mit Hengsten im Gebiet der Fell-Pony-Zucht auf. Durch Ausbreitung der motorisierten Pferdetransporter wurde es ermöglicht, daß die Stuten den Hengst aufsuchten, soweit die Züchter nicht einen eigenen Hengst hatten. In der Regel gehen heute die Stuten mit einem Hengst auf die Weide, was eine sehr hohe Trächtigkeitsrate zur Folge hat.

Mit dem sich ausweitenden Freizeitsport und dem Einsatz auch von Ponies als Turniergespanne hat die Nachfrage nach Fell-Ponies seit den fünfziger Jahren bis heute kontinuierlich zugenommen. Mit ausdrücklicher Ermutigung der Fell Pony Society starten viele Fell-Ponies mit ihren Besitzern bei „Pony"- und „Riding Club"-Veranstaltungen, wie zum Beispiel Gymkhanas, Dressurprüfungen, Springprüfungen, Geländeritten, Distanzritten, Jagden, Trailritten und Fahrprüfungen. Unter anderem fährt *Prinz Philip*, der Prinzgemahl der britischen *Königin Elizabeth II.*, einen Viererzug Fell-Ponies.

Bis vor wenigen Jahren lebten immer noch zahlreiche Ponies mehr oder weniger wild auf den Commons (den Allmende-Weiden) in den Bergen, wie schon vor 2000 Jahren oder länger. Doch hat die Zahl der Herden von vor kurzem noch 12 Herden stetig abgenommen. Die weitere Existenz der Fell-Pony-Rasse und ihrer rassetypischen Eigenschaften in ihrer Heimat, den Fells von Cumbria, ist keineswegs gesichert. Es scheint, daß die Tage der frei in den Fells streifenden Ponyherden gezählt sind. Die traditionellen, alten (überalterten) Züchter finden unter der Jugend keine Nachfolger mehr, die auf den Shows mit den Ponies laufen, die unter Umständen harte Plackerei der winterlichen Rauhfutterzufütterung auf sich nehmen, sich mit der geringen Verzinsung des eingesetzten Kapitals begnügen, da die Zahl der Käufer, die sich für die Rasse interessieren, doch recht begrenzt ist.

Im August 1995 wurde in einem spektakulären „Dispersal Sale" die Helton Dale-Herde, eine der ältesten noch bestehenden, freigehenden Fell-Pony-Herden, im Besitz eines der profiliertesten Züchter, *Sarge Noble*, zu regelrechten Schleuderpreisen verkauft. Anlaß dafür waren sein fortgeschrittenes Alter und auch das Fehlen eines Nachfolgers (keine eigenen Kinder) sowie Krankheit. Unmittelbar nach ihm gab noch ein anderer großer Züchter auf.

DALES-PONY

TYP, INTERIEUR, VERWENDUNG: Der Dales-Pony gehört in die Reihe der britischen Native Ponies. Er unterscheidet sich jedoch von ihnen, ja sogar von dem stammverwandten, leichteren Fell-Pony, mit dem er ursprünglich eine Rasse bildete, durch seinen unleugbar kaltblütigeren Gesamteindruck. Betrachtet man ein Standphoto eines Dales-Ponys, ohne seine tatsächliche Widerristhöhe zu kennen, so könnte man kaum glauben, einen Pony vor sich zu haben. Typ, Silhouette und fast alle Exterieur-Points stimmen mit alten Clydesdale-Bildern aus der Zeit vor 1880 überein. Vielleicht wäre es deshalb richtiger, beim Dales – noch mehr als

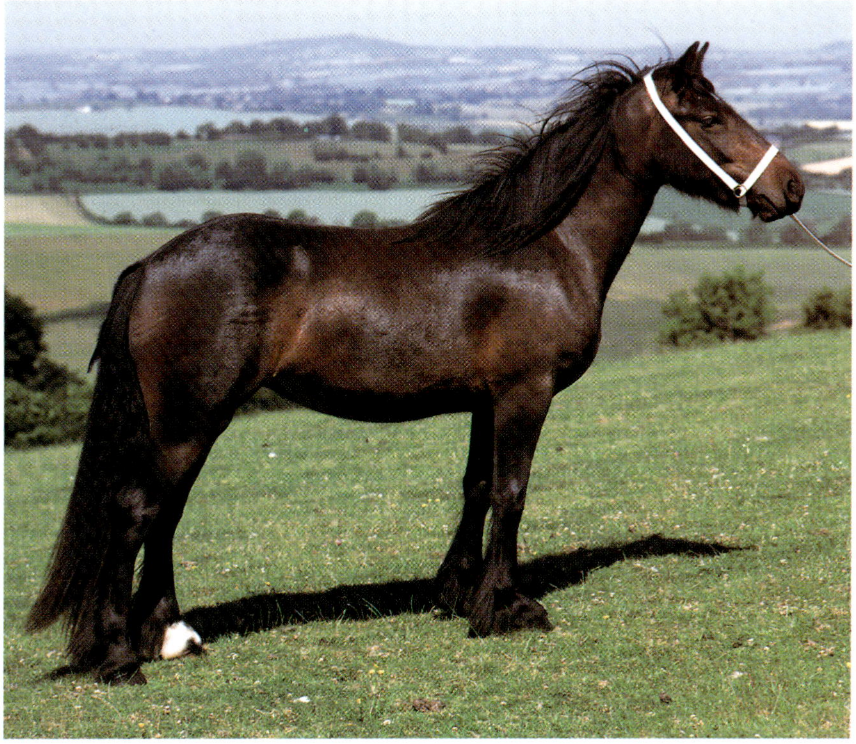

Dunkelbraune Dales-Pony-Stute vor heimischer Kulisse

beim Fell – von einem „Kleinpferd" zu sprechen.

Früher wurde der Dales-Pony hauptsächlich als Packpony der Farmer auf den kleinen Höfen in den unwirtlichen Hochtälern der Pennine-Bergkette und in der Bleiindustrie verwendet. Auf den Farmen transportierte er landwirtschaftliche Produkte, wie Getreide, Kartoffeln, Rüben, Heu etc., ja sogar den Stallmist, für den Bergbau vor allem Bleierz, aber auch Kohlen, in Lasten bis zu 100 Kilogramm Gewicht in besonders konstruierten Tragkörben. Die Erztransporte gingen von den Minen in Northumberland und Durham meist bis zur Mündung des Tyne, in der Regel auf schmalen Saumpfaden, in Gruppen von bis zu 20 Ponies, die Kopf an Schweif hintereinander hergingen, mit meist nur einer berittenen Begleitperson.

Mit der Verbesserung der Straßenverhältnisse wurde der Dales-Pony zum bevorzugten landwirtschaftlichen Zugpferd der Kleinbauern des nordenglischen Flachlandes. Wegen seines flotten Trabes fuhren die Bauern auch mit dem Pony am Sonntag zur Kirche und veranstalteten ländliche Trabrennen. Wenn im Herbst die Ernte vorüber war, dienten ihnen die Ponies sogar als Hunter hinter den Hunden. Daneben waren sie als Packpferdremonten und als Zugpferde der leichten Artillerie in der Armee begehrt.

Mit dem Aufkommen des Traktors und dem nahezu vollständigen Ersatz der tierischen Zugkraft in der Landwirtschaft ging die Dales-Zucht stark zurück. Heute findet der Dales-Pony Einsatz als Robustreit- und Freizeitpferd unter dem Sattel und im Geschirr, für Trailritte oder als Shooting-Pony. Wegen seines frommen, ruhigen Temperaments und seines ehrlichen, zuverlässigen Charakters eignet er sich auch für die Verwendung im therapeutischen und Behinderten-Reiten. Ihn zeichnen Ausdauer, Härte, eiserne Konstitution und Anspruchslosigkeit sowie eine große Leistungsbereitschaft und Intelligenz aus. In Relation zu seiner Größe besitzt er enorme Körperkräfte. Er ist zudem ein sehr genügsamer, guter Rauhfutterverwerter.

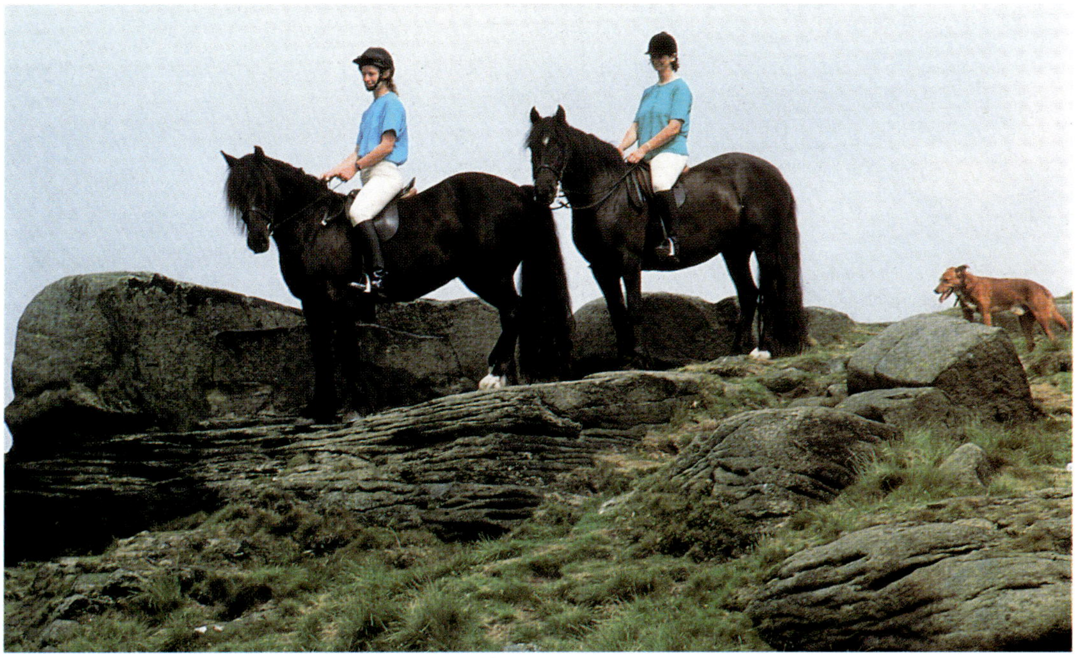

Dales-Ponies eignen sich dank ihrer großen Trittsicherheit auch für Ritte in schwierigem Gelände hervorragend.

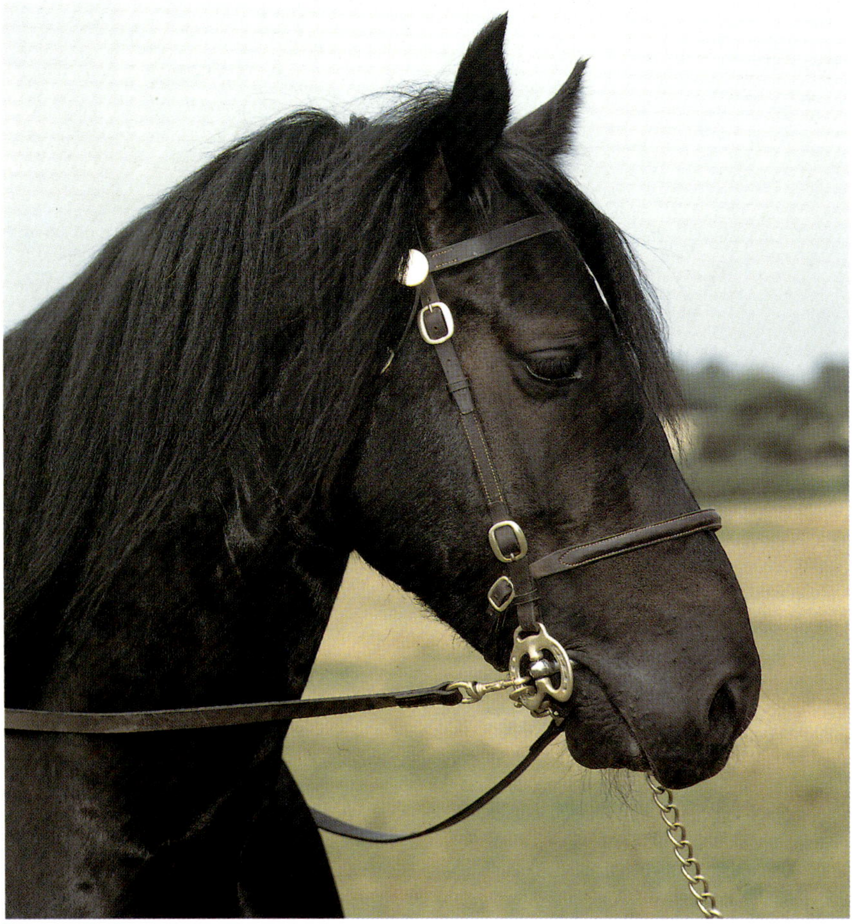

Kopfstudie eines Dales-Hengstes

EXTERIEUR:
Der recht lange Kopf des Dales-Ponys besitzt meist ein konvexes oder auch gerades, niemals konkaves Profil und eine für einen Pony auffallend schmale Stirn. Die langen Ohren und die im Vergleich zum Fell-Pony weit weniger feine Maulpartie wirken ausgesprochen „pferdemäßig". Der Übergang in den gut aufgesetzten und getragenen, eher kurzen Hals wirkt aufgrund der nicht sehr stark entwickelten Ganaschen leicht. Das lange Schulterblatt ist nicht sonderlich schräg gelagert, jedoch mächtig bemuskelt. Der breite, kräftige, oft stark eingesattelte Rücken geht über eine üppig bemuskelte Lendenpartie in die breite, muskelbepackte, abschüssige Kruppe über. Der Schweif ist tief angesetzt und wird wenig getragen. Die kräftigen Extremitäten besitzen kurze, breite Röhren und ausgeprägte Gelenke. Die Hinterbeine sind recht häufig kuhhessig oder steil gestellt, die Fesselung relativ lang, elastisch, die Hufe groß, rund, von harter Konsistenz, mit gut geformtem, breitem Strahl. Der feinhaarige Behang ist stark ausgebildet und bleibt auch im Sommer erhalten. Mähne und Schweif sind reich behaart und glatt.

Am häufigsten kommen Rappen vor, gelegentlich Schwarzbraune und Braunschattierungen hellerer Tönung sowie Schimmel. Rotschimmel sind sehr selten, Füchse und Schecken kommen nicht vor. Die manchmal auftretenden weißen Abzeichen am Kopf (kleiner Stern oder Schnippe) und den Hinterbeinen (gelegentlich bis zur Hälfte der Röhre) sind wohl auf Clydesdale-Einfluß zurückzuführen. Größere Abzeichen, vor allem an Kopf und Vordergliedmaßen, gelten als nicht rassetypisch und sind unerwünscht. Solche Pferde werden nur ins Vorbuch aufgenommen.

Die Widerristhöhe beträgt im allgemeinen um 147 cm Stockmaß, doch wachsen etliche Exemplare auch über das Ponymaß hinaus.

MECHANIK:
Die Bewegungen des Dales-Ponys sind korrekt und raumgreifend, der Schritt lang, fördernd, die Trabaktion hoch und mit energischem Antritt aus der Hinterhand. Das Galoppier- und Springvermögen ist vielfach recht befriedigend.

ZUCHT:
Die Heimat des Dales-Ponys ist Nordengland, das Gebiet von North Riding in Yorkshire, östlich der Pennine-Bergkette in den sogenannten Dales (den Hochtälern der Flüsse Tyne, Wear und Teas). Die Zucht ist völlig in bäuerlicher Hand. Die Ponies werden meist ganzjährig im Freien, auf Weiden nahe den Höfen gehalten, damit sie stets zur Hand sind, wenn Arbeit für sie anfällt. Der Hengst geht oft mit den Stuten auf die Weide, wodurch eine sehr hohe Fertilität erzielt wird.

Der die Zucht betreuende Verband ist die „Dales Pony Society" in Sheffield (Yorkshire).

GESCHICHTE:
Bis etwa um die Mitte des 19. Jahrhunderts war die geschichtliche Entwicklung der Dales-Pony-Zucht im großen und ganzen identisch mit der des Fell-Ponys. Wie bei ihr waren in der Antike wahrscheinlich Einflüsse Friesischer Pferde, später dann schottischer Galloways, Norfolk Roadsters und Wilson-Ponies an der Herausbildung beteiligt.

Der Bruch zwischen den beiden Rassen kam zustande, als man in der zweiten Hälfte des 19. Jahrhunderts die autochthone Rasse der östlichen Dales mit schweren Großpferden zu kreuzen begann, um sie so für die Arbeit im schweren landwirtschaftlichen Zug in einer intensivierten Landwirtschaft geeigneter zu machen. Vor allem die Einkreuzung von Clydesdale-Blut drohte der Rasse völlig den bis dahin bewahrten Ponycharakter zu nehmen.

Als Gegenreaktion erfolgte 1917 die Gründung der „Dales Improvement Society" in Bishop's Auckland (County Durham), die sich zum Ziel setzte, mit Hilfe von Fell-Einkreuzungen den ursprünglichen Ponycharakter wiederherzustellen. 1939, mit dem Ausbruch des Zweiten Weltkrieges, erlitt die ohnehin kleine Dales-Zucht einen gefährlichen Aderlaß. Die damalige Remontierungskommission unter dem Kommando des Generals *Bates* hob zahlreiche Dales-Ponies, darunter auch viele wertvolle Zuchtstuten, für die Armee aus, um mit ihnen die bisher als Säumer verwendeten Maultiere zu ersetzen.

Nach dem Kriege wurde die zur Winzigkeit zusammengeschrumpfte Dales-Population zunächst zu den aussterbenden Rassen gezählt. Doch hat sich die Zucht dank der Bemühungen des „Rare Breeds Survival Trusts" inzwischen soweit erholt, daß man sie nur noch als „gefährdet" einstuft. 1957 spaltete sich von der bestehenden „Dales Pony Society" die „Northern Dales Society" in Barnard Castle (North Riding) ab, die die absolute Reinzucht des Dales-Ponys auf ihre Fahne geschrieben hatte. Sie wurde zeitweilig als alleinige offizielle Vertretung der Zucht von der britischen „National Pony Society" anerkannt. Bei der geringen Stutenzahl waren die Querelen in der Züchterschaft der Erhaltung und Regeneration der Rasse mit Sicherheit nicht besonders förderlich. Mittlerweile haben sich die Züchter jedoch wieder in einem gemeinsamen Verband, der „Dales Pony Society" zusammengefunden.

Da inzwischen die Anhängerschaft des Dales-Ponys und damit auch das Interesse und die Nachfrage nach ihm mit dem sich allgemein immer mehr ausbreitenden Freizeitsport zugenommen hat, darf man wohl auf einen Fortbestand der Rasse hoffen.

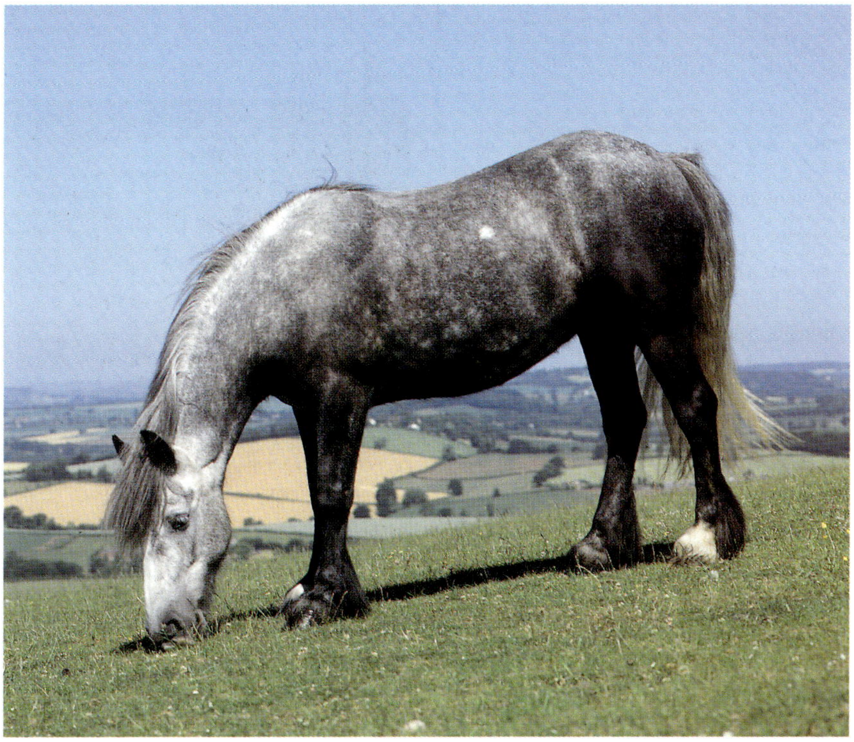

Wie beim Fell-Pony finden sich auch beim Dales-Pony die drei Farbvarianten Rappe, Brauner und Schimmel.

WELSH-PONY UND WELSH-COB

Der Welsh-Pony ist eine der beliebtesten Ponyrassen Großbritanniens. Die bodenständige Zucht, die seit Urzeiten, mindestens aber seit der keltischen Besiedlung und der Antike in Wales besteht, gehört in die Gruppe der Mountain und Moorland oder Native Ponies der Britischen Inseln. Man unterscheidet vier gesonderte Typen, für die im Gestütbuch vier Unterabteilungen (Sections) bestehen:

A) Welsh-Mountain-Pony
B) Welsh-Pony – Riding or Show Type (Reit- oder Schautyp)
C) Welsh-Pony – Cob Type (Welsh Pony im Cobtyp)
D) Welsh-Cob.

Außerdem gibt es noch einen Annex zum Gestütbuch, in dem Welsh-Partbreds (Welsh-Halbblut) geführt werden, die mindestens 25 Prozent im Welsh-Gestütbuch registriertes Blut führen müssen.

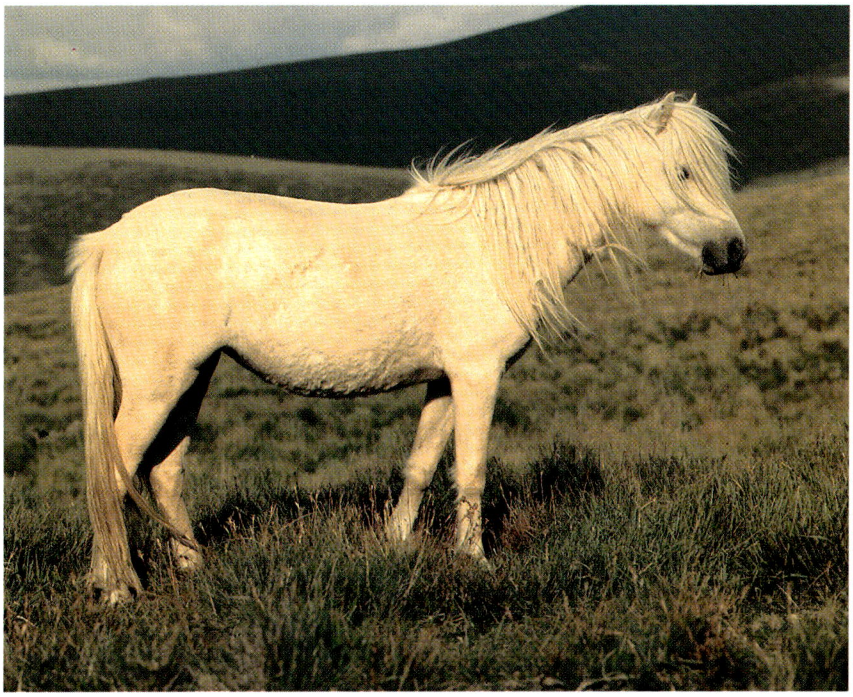

Welsh-Mountain-Ponystute in den Waliser Bergen

ZUCHT:
Das Zuchtgebiet der Welsh-Ponies und Cobs ist das britische Fürstentum Wales (keltisch „Cymru") im Südwesten der britischen Hauptinsel. Es umfaßt mit der Insel Anglesey und der Grafschaft Monmouthshire 20 761 Quadratkilometer. Wales ist eine in die Irische See vorspringende Halbinsel, zwischen der Bucht von Liverpool im Norden und dem Bristol Channel im Süden. Das Land ist gebirgig, ein silurisches und kambrisches Schiefergebirge mit Mittelgebirgscharakter. Die höchste Erhebung ist der Snowdon mit 1085 m im Nordwesten im Kambrischen Gebirge. Eine Einsenkung trennt Nord- von Südwales. Im Süden ist der höchste Berg der Brecknock Beacon (872 m) in den Black Mountains. Die Berge und Hügel in Wales sind entweder völlig kahl oder mit Heidekraut oder Gras bewachsen. Ackerbau ist nur in den Senken und Tälern möglich. Ein großer Teil des Landes ist nicht für landwirtschaftliche Zwecke nutzbar. Etwa 35 Prozent des Bodens sind Grasland, 17 Prozent Ackerland. Das maritime Klima, feucht, kühl, doch nie sehr kalt, mit hohen Niederschlagsmengen, begünstigt die Grünlandwirtschaft, Rinder-, Schaf- und Pferde- bzw. Pony-Zucht.

Welsh-Pony und Cob tragen ihre Namen nach ihrer Heimat, dem Hügel- und Bergland von Wales. Hier werden die Welsh-Mountain-Ponies meist halbwild vor allem in den Grafschaften von Pembroke und Glamorgan im südlichen Wales gezüchtet. Die Cob-Zucht war früher über ganz Wales verbreitet. Ein besonderer Schwerpunkt lag bis vor 100 Jahren in den Grafschaften von Cardiganshire und Pembrokeshire. Vor allem der Cardigan-Cob war berühmt. Heute konzentriert sich die Zucht hauptsächlich auf Südwales.

Der Zuchtverband, dem seit 1902 auch die Gestütbuchführung obliegt, ist die „Welsh Pony and Cob Society" mit Sitz in Aberystwyth in Cardiganshire (Nord-Wales).

Mit ihren verschiedenen Unterabteilungen ist die Welsh-Pony-Rasse die bei weitem zahlreichste Rasse von allen britischen Berg- und Moorponies, sowohl innerhalb als auch außer-

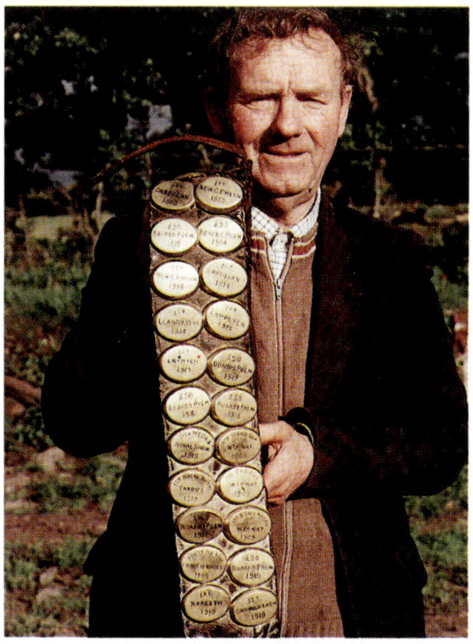

Erfolgreicher Welsh-Züchter, der stolz die zahlreichen von seinen Ponies gewonnenen Preisplaketten zeigt

halb Großbritanniens. Heute betreiben die vier Sektionen Reinzucht. Dabei besteht jedoch eine gewisse Durchlässigkeit zwischen den Sektionen A und B sowie C und D insofern, als über das Maß hinausgewachsene Individuen in der jeweils anderen Sektion registriert werden können. Zu kleine Ponies der Sektion B können aber nicht in der Sektion A bei den Mountain-Ponies aufgenommen werden.

Die traditionellen Märkte für Welsh-Ponies und Cobs waren seit alter Zeit Talgarth in Breconshire, Huntingdon und New Radnor in Radnorshire und Newton in Montgomeryshire, dazu außerhalb Wales Brampton Brian im angrenzenden Herefordshire.

Neben der Zucht in seiner Heimat Wales ist der Welsh-Pony ebenso wie der Cob über ganz Großbritannien, dazu über Europa, Nord- und Südamerika, Südafrika und Australien verbreitet.

GESCHICHTE:
Die Welsh-Pony-Zucht ist die älteste geschichtlich belegte Ponyzucht der Britischen Inseln. Natürlich besitzt sie eine gemeinsame Wurzel mit den übrigen Berg- und Moorponies, die weit in die Vorgeschichte zurückreicht. Ersten züchterischen Einfluß dürften die Kelten genommen haben, denen möglicherweise auch ihre Zähmung zu verdanken ist. Bis dahin war das Pferd nur Jagdwild gewesen. Während der Wanderung der Kelten brachte ein Teil des Stammes der Brigantii, der zunächst auf der Iberischen Halbinsel gesiedelt hatte und sich später spaltete, Pferde von dort auch mit nach Wales. Möglicherweise deutet die gelegentlich beim Welsh-Pony auftretende Falbfarbe auf eine Verwandtschaft mit dem „Ur-Andalusier", dem im heutigen Alentejo (Portugal) beheimateten Sorraia-Pony, hin.

Gajus Julius Caesar (101–44 v. Chr.) schreibt in Ausdrücken höchster Bewunderung über die keltischen Ponies, wegen ihrer Leichtlenkbarkeit und ihrer Schnelligkeit vor den sichelbewehrten Kampfwagen, ihrer Energie als Reitpferde und ihrer allgemeinen Qualität. Es gilt als ziemlich sicher, daß während der römischen Okkupation Britanniens (55 v. Chr. bis 410 n. Chr.) am Lake Bala in Merionethshire ein walisisches Gestüt mit einheimischen Pferden eingerichtet wurde, das überregionale Bedeutung erlangte und die Aufgabe hatte, Saumpferde für die römischen Legionen zu züchten.

Erste Gesetze und Anweisungen über Zucht und Haltung von Pferden wurden von dem keltischen Druiden *Howel Dda*, der 909–949 über das Fürstentum Wales herrschte, in den sogenannten „Leges Wallicae" erlassen.

In der Literatur finden wir erstmals im 12. Jahrhundert eine Erwähnung der „Ponies auf den Hügeln", also der „Hill Ponies", wie *Dr. Sue Baker* die Ausgangsrasse aller britischen Native Ponies in ihrem Buch SURVIVAL OF THE FITTEST (Dulverton 1993) nennt, ebenso wie der walisischen Cobs.

Dazu schreibt *Dr. Wynne Davies* in seinem grundlegenden Werk WELSH PONIES AND COBS (2. Auflage, London 1985): „Im Jahre 1188 waren die Kreuzzüge wegen mangelnder Beteiligung in eine Krise geraten. Um Kreuzfahrer zu werben, unternahm deshalb der Erzbischof von Canterbury, *Baldwin*, zusammen mit dem

Erzdiakon von Brecon, *Giraldus Cambrensis* (Geralt Cymro, Gerald de Berry), eine Reise durch Wales. Das Ergebnis genannter Fahrt legte Giraldus in seinen berühmten Werken ‚Itinery through Wales' und ‚Description of Wales' nieder, worin er die Hügel als ‚voll von Ponies' beschreibt.

In Powys fand Giraldus nach eigenem Bekunden ‚exzellente Gestüte ausschließlich für die Pferdezucht, deren Ursprung auf einige edle Hengste zurückging, die der Count of Shrewsbury, Robert de Belesme, aus Spanien nach Britannien eingeführt hatte. Dadurch sind die Pferde jener Gegend auffallend hinsichtlich ihrer stattlichen Form und überraschenden Schnelligkeit.'

Aus der Verschmelzung der spanischen Hengste mit den heimischen Mountain Stuten entstand der walisische oder Powys-Cob, der seit dem 13. Jahrhundert (bis in das 20. hinein, Anm. d. Verf.) die britische Armee mit so zahlreichen Remonten beliefert hat."

Der heutige Welsh-Cob geht also verbürgtermaßen auf den sogenannten Powys-Cob zurück, der schon zur Zeit *Richards I.* (1157–1199) wegen seiner hervorragenden Reitpferdeeigenschaften sehr geschätzt war.

1535 verstieg sich der hinsichtlich einer Förderung der Pferdezucht in England sonst außerordentlich umsichtig und erfolgreich agierende *König Heinrich VIII.* (1491–1547) dazu, allen „nags of small stature" (Kleppern von geringer Widerristhöhe) den Krieg zu erklären. Um die Zucht von stolzen Kriegsrossen, „die den Kampf von weitem wittern", und von größeren Cobs, die einen gepanzerten Ritter tragen konnten, voranzutreiben, ordnete der König eine „Vertilgung" aller Pferde unter „wenigstens 13 Handvoll" (132 cm Stockmaß) und aller Ponyhengste "unter 14,2 Handvoll" (147 cm) Stockmaß an. Verstöße dagegen sollten mit 40 Shilling Strafe geahndet werden.

Heinrichs Anordnung ging an der Wirklichkeit vorbei, denn sie bewirkte das Gegenteil dessen, was er beabsichtigt hatte. Wenn sie überhaupt bis in die abgeschiedenen Täler von Wales drang, weckte sie höchstens Widerstand. Denn für die Kleinbauern und -pächter, für die die Haltung eines großen Pferdes viel zu teuer und aufwendig war, stellte die Arbeitskraft der Ponies eine unverzichtbare Hilfe dar, sie nutzten sie als Reit- und Hütepferd beim Hüten ihrer Schafe und als Packpferd zur Beförderung aller Arten von Lasten von und nach den Höfen in der weglosen Hügellandschaft von Wales. Die Jagd der Büttel der Krone auf die Ponies war fruchtlos. Sie führte nicht selten zu einer Art „Katz'-und-Maus-Spiel" und hatte zum Ergebnis, daß ihnen gerade die besten und schnellsten Ponies entkamen. Sie überlebten in ihrer walisischen „Nische" geradeso, wie auch anderswo in schwer zugänglichen Gegenden des Königreiches. Einen positiven Nebeneffekt allerdings hatte die königliche Verordnung: Sie bewirkte eine aktive Förderung der Cob-Zucht durch die Krone.

John Lawrence erwähnt 1809 in seinem Klassiker THE HISTORY AND DELINEATION OF THE HORSE, daß Wales berühmt sei wegen seiner „Hobbies" (womit er Paßgänger oder Tölter meinte). Die Anlage zum Paß bzw. Tölt war früher allgemein verbreitet und weithin geschätzt als die Gangart eines Gebrauchs-Reitpferdes, im Unterschied zum Trab des Kriegs- und Streitrosses. Namentlich auf längeren Reisen war der bequeme Tölt sehr beliebt, da er über weite Strecken ohne Ermüdung von Pferd oder Reiter durchgehalten werden konnte. Es finden sich dafür seit alter Zeit bis ins frühe 18. Jahrhundert zahlreiche literarische Zeugnisse.

Unter den Veredlerhengsten, die im 18./19. Jahrhundert von vor allem reicheren, wohlmeinenden Grundbesitzern in die Hügel geschickt wurden, um der Rasse mehr Adel und

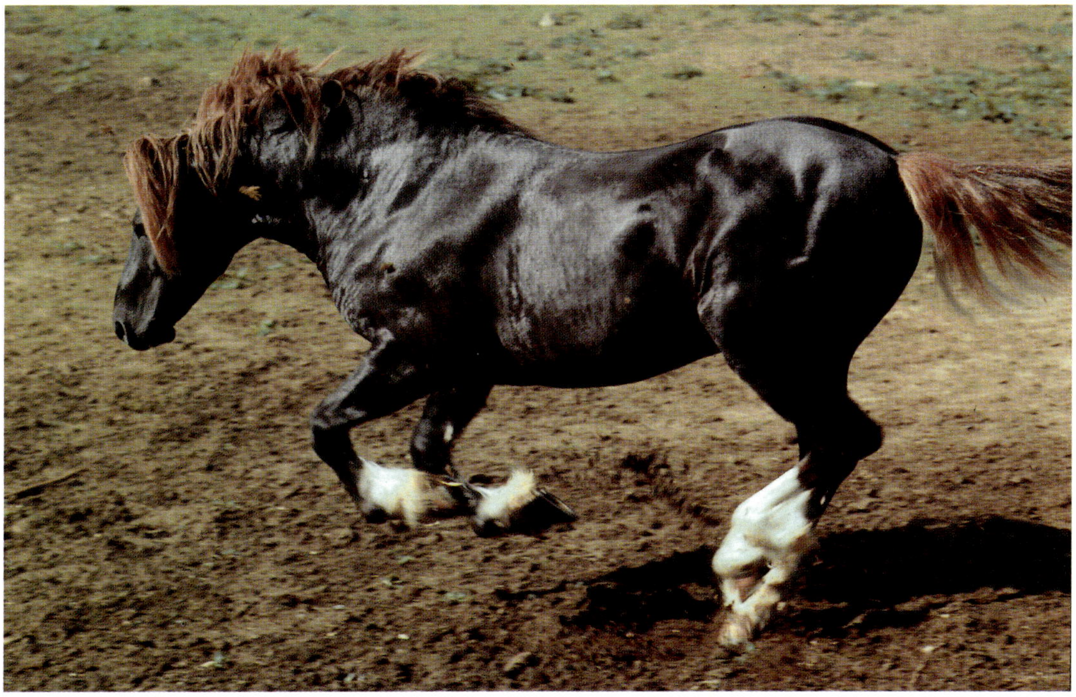

Welsh Cob (Sec. D) in den heimischen Bergen

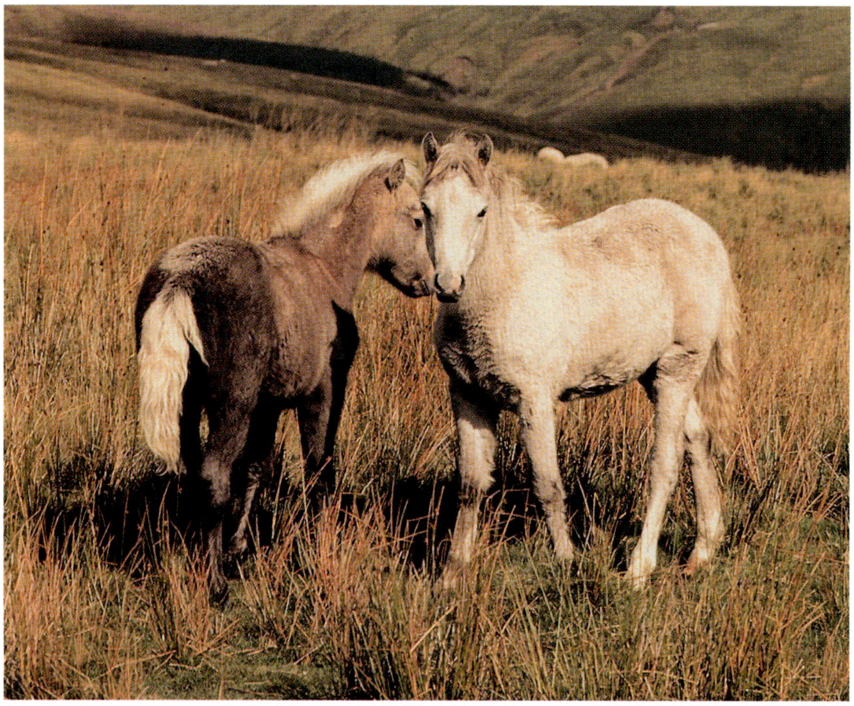

Welsh-Pony-Fohlen (Sec. A) in den Bergen

Reitpferdequalitäten zu verleihen, ist eine ganze Reihe bekannt, teils sogar namentlich. Es handelte sich dabei meist um Orientalen oder Vollblut-Hengste.

Eine besondere Bedeutung erlangte unter ihnen der kleine Vollblut-Hengst *Merlin* (ein Nachkomme in direkter Linie von dem Stammhengst der Vollblut-Rasse, *Byerly Turk*), den Anfang des 18. Jahrhunderts, nach einer erfolgreichen Rennlaufbahn, ein Mitglied der bekannten Züchterfamilie *Williams-Wynne* während einigen Sommern in den Ruabon Hügeln in Nord-Wales laufen ließ. Seine zahlreiche hervorragende Nachzucht war weit über die Landesgrenzen hinaus berühmt, so daß der Name *Merlin* geradezu zu einem Synonym für den veredelten, etwas größeren Welsh-Pony-Typ wurde. Bis auf den heutigen Tag hört man gelegentlich einmal die Bezeichnung „Merlin" für einen Welsh-Pony der Sektion B.

Andere, meist orientalische Hengste, sind ebenfalls bekannt. So ließ *Crawshay Bailey*, der Eisenhüttenbesitzer von Merthyr Tydfil, einen Araber-Hengst mit seinen Stuten in den Hügeln in der Nachbarschaft seiner Hütte und den Brecon Beacons laufen, der unter anderem der Vater des einflußreichen Cob-Hengstes *Cymro Llwyd* wurde.

Morgan Williams, St. Donats, Aberpergwm, Glamorgan, hielt mehrere Araber-Hengste, die zwischen 1830 und 1850 mit seinen Stuten auf den Hügeln von Aberpergwm und im Tal von Neath liefen. Einer von ihnen, ein Schimmel, ist vermutlich der Großvater des seinerzeit bedeutendsten Stempelhengstes der Welsh-Mountain-Zucht, *Champion Dyoll Starlight*. Dessen auffallender arabischer Überguß und die Schimmelfarbe sprechen jedenfalls dafür. Seinem starken Einfluß verdankt die Rasse die weite Verbreitung der Schimmelfarbe.

Ab 1850 etwa erschienen mehr und mehr Schimmel auf Gemälden von Welsh-Mountain-Ponies, die zugleich den von *Captain G. A. Howson* in seinem Beitrag „Welsh Ponies and Cobs" in „THE BOOK OF THE HORSE" von *Brian Vesey-Fitzgerald* (London – Brüssel 1947) mit dem Terminus „Refinement" umschriebenen orientalischen Charakter aufwiesen. Der Adel und die Qualität, die die Maler den Ponies auf diesen Bildern verleihen, sind keineswegs künstlerische Übertreibungen, wie ein Vergleich mit einem Photo von *Dyoll Starlight* zeigt.

Trotz der genannten Veredlungs- und Verbesserungsversuche durch einzelne war insgesamt der Zustand im Waliser Zuchtgebiet unbefriedigend, wie aus einer Beschreibung von *Sir Richard Green Price*, veröffentlicht im Welsh Pony and Cob Stud Book von 1904, zu ersehen ist: „Es kann und muß uns wahrlich nur verwundern, daß diese kleinen Tiere sich in so perfektem Stand erhalten haben, wie wir sie noch heute auf ihren heimatlichen Hügeln grasend vorfinden. Nicht nur wurden sie durch das Gesetz verfolgt, sie erlitten auch Hunger, Verfolgungen bis zu dem Hetzen mit Hunden und grobe Nachlässigkeit bei der Zuchtwahl durch die menschliche Zivilisation, ausgerechnet durch die Farmer, die eigentlich ihre besten Freunde hätten sein müssen. Trotz Inzucht, fehlerhaften Paarungen, Futtermangel in der Jugend, schlechter Behandlung und Vernachlässigung über die Jahrhunderte, sind sie heute ein lebendes Beispiel für das Gesetz des „Survival of the Fittest" (Überleben des Tüchtigsten).

Dieselben kleinen Tiere, die dort leben, wo Vieh und Schafe nur verhungern können, alle Instinkte geschärft durch den Trieb zur Selbsterhaltung, die gesamte Physis, jedes Glied gespannt, kämpfen wie eh ihren Überlebenskampf ohne irgendwelche fremde Hilfe."

Über Jahrhunderte hatte man die Welsh-Mountain-Ponies in dem, verglichen etwa mit dem des New Forest sehr viel rauheren, härteren Milieu der walisischen Hügel praktisch unbeaufsichtigt sich vermehren und aufwachsen lassen. Zwar hatten einzelne Züchter immer wieder einmal veredelte Hengste in die Hügel geschickt, um die Rasse zu verbessern, doch wurde nicht der leiseste Versuch gemacht, das Vorhandensein schlechter oder gar ungesunder Hengste zu verhindern. Schlimmer noch: Die hohe Qualität der Rasse und die rege Nachfrage nach Welsh-Ponies stellte sich als gefährlich heraus. Jedes Jahr wurden die Ponies in einem großen „Round up" zusammengetrieben, und seit der Mitte des 19. Jahrhunderts kauften die Händler die besten Ponies für die Arbeit unter Tage in den Kohlenminen. Das Resultat war, daß nur die mindere Qualität für die Zucht nachblieb. Diese negative Auslese zeigte bald Auswirkungen, die sich in einer allgemeinen Verschlechterung der Qualität der Ponies manifestierten. Daraufhin kam es gegen Ende des Jahrhunderts zur Gründung von lokalen „Hill Pony Improvement Societies", in denen sich allenthalben die besseren, weiter vorausschauenden Züchter zusammenschlossen. Obgleich sich nun die Mehrzahl der Züchter loyal um eine Qualitätsverbesserung bemühte und einen strengen Maßstab an ihre freigehenden Hengste legte, gab es doch immer noch einige Farmer, die sich abseits hielten und mit ihren minderwertigen Hengsten das gemeinsame Aufbauwerk störten und behinderten. Dabei stand es nicht in der Macht der lokalen Zuchtvereine, Druck auf diese „schwarzen Schafe" auszuüben, geschweige denn gar die Minusvarianten von der Zucht auszuschließen und von den gemeinsamen Weidegründen zu entfernen.

Folgerichtig wurde der Ruf nach einer überregionalen Züchtervereinigung für alle Welsh-Pony- und -Cob-Züchter laut, mit deren Hilfe man sich verstärkten Einfluß auch auf offizielle Stellen versprach. Im Frühling des Jahres 1901 kam es zur Gründung der „Welsh Pony and Cob Society". Unter der Präsidentenschaft von *Lord Tredegar* schlossen sich zunächst 248 Mitglieder zusammen.

1902 legte die Society den ersten Band ihres Welsh-Gestütbuches vor, der 38 Hengste und 571 Stuten enthielt und in vier Sektionen eingeteilt war:

A) Welsh-Mountain-Ponies (unter 12.2 Hands)
B) Welsh-Ponies of Cop Type (unter 13.2 Hands)
C) Welsh-Cobs (unter 14.2 Hands)
D) Welsh-Cobs (über 14.2 Hands).

Interessant ist die Farbverteilung: Von den 38 Hengsten des ersten Gestütbuchbandes gehörten 20 der „harten" schwarzen, schwarzbraunen oder braunen Farbvariante an, 14 waren Dunkelfüchse, 3 Eisenschimmel (also permanente Schimmel) und nur ein einziger *(Dyoll Starlight)* war Schimmel (heute die häufigste Farbe). Von den Stuten waren 367 Rappen, Schwarzbraune oder Braune, 109 Füchse, 40 Eisenschimmel, 34 Schimmel und 21 Falben oder Isabellen.

Bis zum Jahre 1908 konnte jedermann seine unkastrierten Hengste (ebenso wie Schaf- und Ziegenböcke oder Bullen) frei auf den Commons im Königreich laufen lassen, wo sie ungehindert umherstreichen und auch fremde Stuten (Schafe, Geißen, Kühe) decken konnten, gleichgültig, wie schlecht und fehlerhaft sie waren. Dieser leidige Zustand wurde 1908 endlich beendet, als der sogenannte „Commons Act" das Parlament passiert hatte. Von nun an war es möglich, wertloses männliches Zuchtmaterial von allen Ländereien zu entfernen, auf denen das Gesetz galt.

Der Welsh-Mountain-Pony gilt als die Urform des Welsh-Ponys. Er hat sicherlich immer noch die meiste Ähnlichkeit mit dem Ponyvorfahren, der Hügel und Berge von Wales bewohnte, ehe er durch den Menschen gezähmt wurde. Aber in einem Vergleich mit den, dem ursprünglichen „Hill Pony" am nächsten stehenden Exmoor- oder Eriskay-Ponies, kann er den ganz erheblichen Einfluß fremder, vor allem orientalischer Blutströme nicht verleugnen. Der Welsh-Mountain-Pony zeigt einen ganz ungewöhnlichen, bei einem halbwild lebenden Pony kaum zu erwartenden Adel.

Auch der Welsh-Cob ist seit früher Zeit in Wales beheimatet gewesen. Seine Beschreibung bietet eine erstaunliche Übereinstimmung mit dem heutigen Typ. Manche Autoren sehen im Cob eine eigenständige Rasse, die ursprünglich nichts mit dem Pony gemein hatte. Andere wie Giraldus behaupten einen spanischen Ursprung. Dazu würde sehr gut die Ansicht verschiedener Autoren passen, die den Cob von dem alten, heute ausgestorbenen Welsh-Draught-Horse ableiten, das typmäßig dem Irish Draught nahegestanden hatte oder sogar mit ihm gleichzusetzen war. In beiden Rassen soll spanischer Einfluß vorhanden gewesen sein. Andere Autoren meinen, daß der Cob nur der größere Bruder des Mountain-Ponys sei, aus ihm entstanden durch gezielte Zuchtwahl, Einkreuzung von Fremdblut und bessere Fütterung. Außer den Spaniern und später Orientalen waren es im 18./19. Jahrhundert vor allem Norfolk Roadster, Yorkshire Coach Horse und schließlich Hackney, die sich prägend auf die Rasse ausgewirkt haben. Das läßt sich bis heute an seinem Bewegungsablauf ablesen.

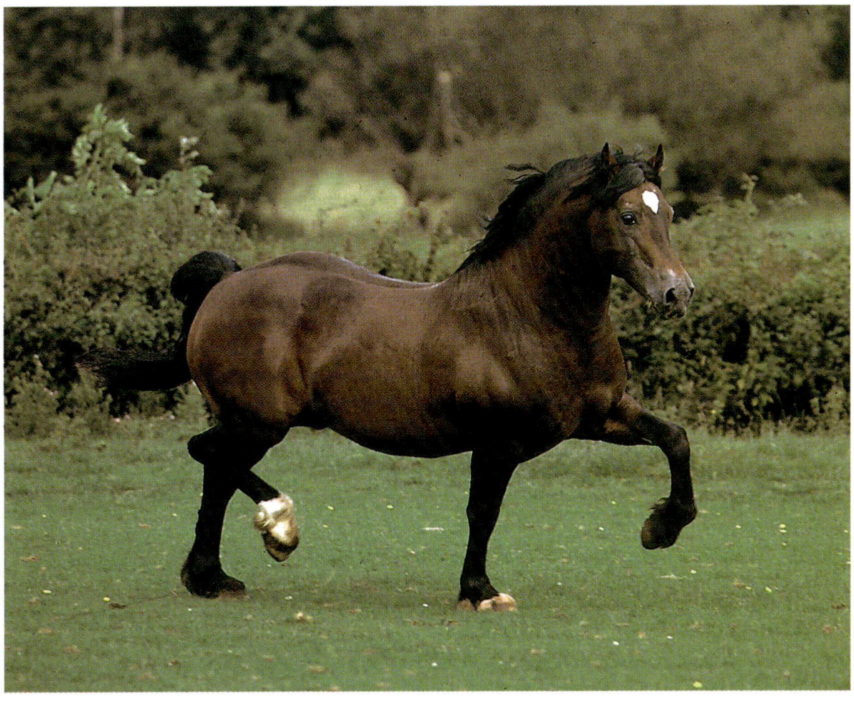

Am Bewegungsablauf des Welsh-Cobs erkennt man deutlich den Einfluß der um 1900 vorgenommenen Hackney-Einkreuzungen.

Viele Welsh-Cobs können nach *Vero Shaw* in seinem Beitrag über die Welsh-Zucht in THE NEW BOOK OF THE HORSE in ihrer Abstammung bis zu *Old Trotting Comet*, einem frühen Hackney-Hengst, zurückverfolgt werden. Andere bedeutende Hackney-Hengste waren *Smetticote Shales* und *Danegelt*. Ein weiterer wichtiger Stammvater der Cob-Zucht war der Yorkshire Coach-Hengst *True Briton*.

Die beiden anderen Versionen des Welsh-Ponys sind wesentlich jüngeren Datums. Als trotz aller schätzenswerten Eigenschaften der Mountain-Typ den steigenden Anforderungen des Ponysports wegen seiner geringen Widerristhöhe nur bedingt entsprechen konnte, richtete die Society 1961 die Sektion B des Gestütbuches ein für Riding Ponies mit einer Widerristhöhe von maximal 13.2 Hands (137,2 cm) Stockmaß. Dadurch wurde ein wesentlich größerer Interessentenkreis angesprochen. Hier fanden alle die Ponies Eingang, die in den Tälern infolge reichlicherer Fütterung zu groß geworden waren, sowie die Ponies, die aus der Kreuzung mit Vollblut oder Orientalen entstammten, jedoch außer ihrer Größe im angestrebten Typ standen. Das Zuchtbuch ist heute geschlossen, um die Einkreuzung von weiterem Fremdblut zu verhindern. Dadurch hat sich der Typ sehr vereinheitlicht.

Auch der Cob-Pony der Sektion C hat heute weitgehend nur noch reitsportliche Funktion und wird hauptsächlich als Miniatur-Hunter und Springpferd für größere Kinder und als elegantes Kutschpferd verwendet.

WELSH-MOUNTAIN-PONY

TYP, INTERIEUR, VERWENDUNG: Der ursprüngliche Typ der walisischen Berg- und Hügelponies ist ein edler, hübscher, typtreuer, mittelgroßer Gebirgspony, hart, ausdauernd, langlebig und fruchtbar. Diese positiven Eigenschaften illustriert eindrucksvoll das im zweiten Band des WELSH PONY AND COB STUD BOOK erschienene Portrait einer Welsh-Mountain-Stute, die ihr ganzes Leben in den Bergen nahe Penybont, Radnorshire, verbracht hatte, wo sie 41 Jahre alt wurde und 35 Fohlen das Leben schenkte.

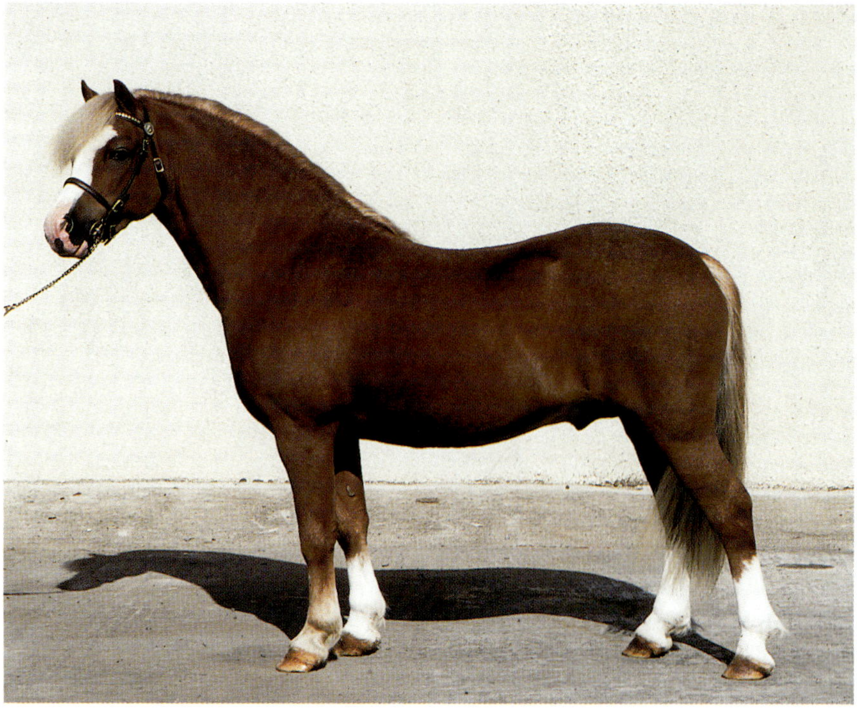

Welsh-Mountain-Ponyhengst

Der Welsh-Mountain-Pony besitzt einen ausgesprochen freundlichen, umgänglichen Charakter und ein munteres, lebhaftes, oft feuriges Temperament. Er besticht durch seine große Ausstrahlung und sein eitles, effektvolles Auftreten.

Seit antiker Zeit war der Welsh-Mountain-Pony das genügsame, nimmermüde Pack- und Reitpferd der keltischstämmigen Schafhirten seiner bergigen Heimat. In der zweiten Hälfte des 19. Jahrhunderts fand er dann auch vielfach Verwendung in den Kohlebergwerken von Südwales. Heute stellt er aufgrund seiner Intelligenz und Gelehrigkeit, seiner Leistungsbereitschaft und Leistungs-

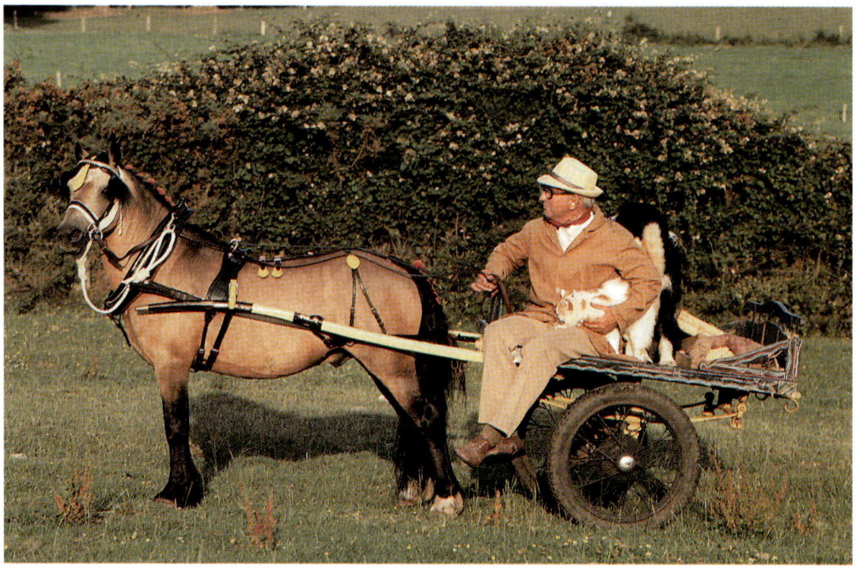

Welsh A-Hengst in Arbeitsanspannung vor einem leichten Karren

fähigkeit einen der am vielseitigsten verwendbaren Kinderponies der Welt dar, geeignet für alle Arten des Pferdesports, vom Trekking über Gymkhanas bis zu Spring-, Dressur- und Gelände- sowie Fahrprüfungen.

Durch seine Kleinheit eignet er sich recht gut als Erstpony, sofern ihm nicht sein oft recht lebhaftes Temperament im Wege steht. Dagegen macht ihn sein Exterieur weniger geeignet als Reitpferd für Erwachsene, obgleich er das höhere Gewicht leicht tragen kann. Im Geschirr gibt er, auch von Erwachsenen gefahren, stets ein sehr gutes Bild ab.

Welsh-Mountain-Ponies bilden vielfach die Basis für die Reitponyzucht in der Kreuzung mit Arabern oder kleinen Vollblut-Hengsten. Sie stellen auch die Ausgangsrasse dar für die Welsh-Ponies der Sektionen B und C des Gestütbuchs.

EXTERIEUR:
Schon 1909 schrieb *Charles Coltman Rogers* über zwei divergierende Typen in der Welsh-Mountain-Zucht, den „arabischen“ und den „Cob“-Typ. Fast 90 Jahre später gibt es diese beiden Typen immer noch, und beide Extreme sind gleichermaßen voll akzeptiert. In seinem Standardwerk THE WELSH MOUNTAIN PONY (London 1993) beschreibt *Wynne Davies* sie sehr klar anhand der zwei aufeinanderfolgenden „Royal Welsh Show Champions“ der Jahre 1995, *Cod Coch Siaradus*, und 1996, *Brierwood Honey*. Seither kann man sämtliche Champions der vergangenen vierzig Jahre diesen beiden „Polen“ zuordnen.

Nicht selten ist der Gesamteindruck des Welsh-Mountain-Ponys der eines Miniatur-Arabers. Vor allem die besten Exemplare besitzen sehr viel Adel und Ausstrahlung, den typischen „Araberknick“ in der Profillinie, spitze Ohren und weite Nüstern. Der Kopf und der gut aufgesetzte Hals mit dem leichten Genick werden hoch getragen. Der Rücken ist kurz und geht über die kräftige Lendenpartie in die breite, muskulöse Kruppe über. Die Schulter ist die eines Reitpferdes, lang und schräg. Die stabilen Gliedmaßen zeigen eine klare Konturierung. Vorderfußwurzeln und Sprunggelenke sitzen tief. Die Beckengliedmaßen haben gelegentlich eine Tendenz zur Säbelbeinigkeit und/oder Kuhhessigkeit. Manchmal trifft man auch auf eine etwas kurze, gerade Kruppe (Erbteil des Arabers). Die Hufe sind klein und aus dichtem, hartem, dunklem Horn. Das reich ausgebildete Mähnen- und Schweifhaar ist sehr fein und glatt.

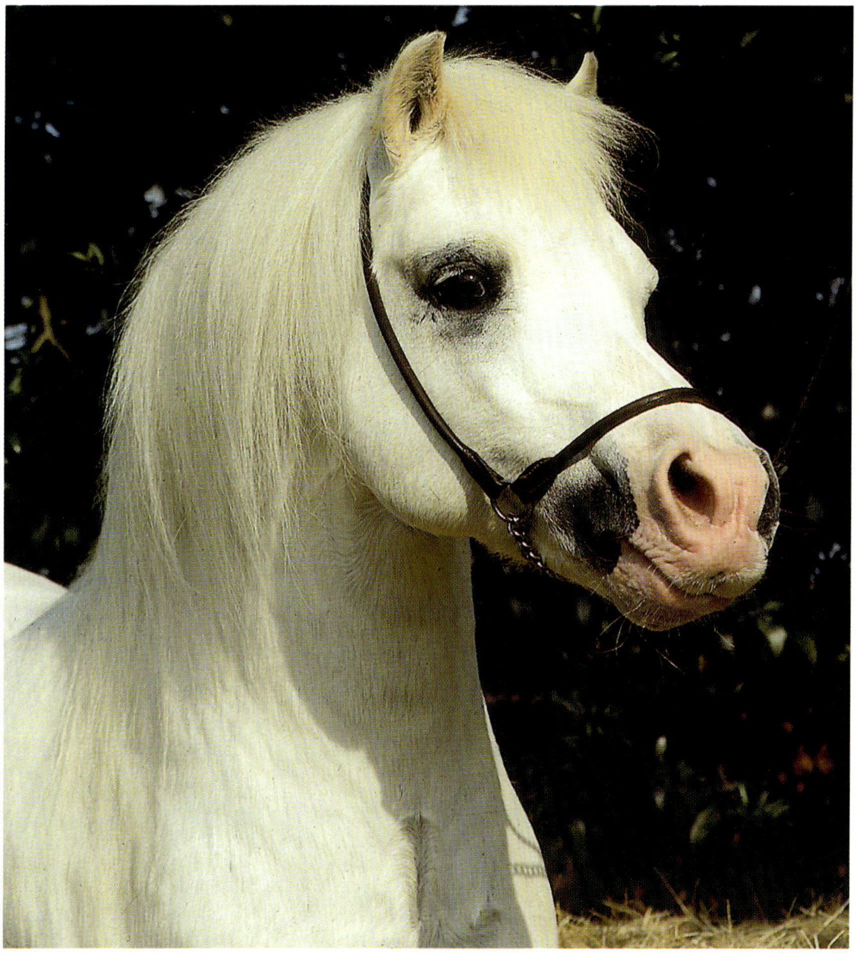

Kopfstudie eines Welsh-A-Hengstes

An Farben überwiegen die Schimmel, doch finden sich auch Füchse, Dunkelfüchse, Braune, Dunkelbraune und Schwarzbraune, Rappen, Falben und Isabellen. Manchmal kommt Stichelhaarigkeit vor. Nicht registrierungsberechtigt sind Schecken; diese Farbe deutet auf eine Beimischung von Shettie-Blut hin. Große weiße Abzeichen sind verpönt. Dagegen schließen gelegentlich auftretende Birk- oder Glasaugen nicht von einer Eintragung aus. Die Widerristhöhe beträgt maximal 12.2 Hands (127 cm) Stockmaß. Nur sehr wenige Ponies sind unter 12 Hands (122 cm).

MECHANIK:
Die Bewegungen sind in allen drei Gangarten kraftvoll, energisch und raumgreifend. Eine zeitweilig modebedingt gewünschte hohe Knieaktion ist heute eher die Ausnahme. Trittsicherheit und Springanlagen liegen weit über dem Durchschnitt.

WELSH-PONY IM REIT- ODER SHOW-TYP

TYP, INTERIEUR, VERWENDUNG, EXTERIEUR:
Die Welsh-Ponies des Reit- und Schautyps unterscheiden sich von dem eigentlichen, ursprünglichen Gebirgsponytyp dadurch, daß sie womöglich noch mehr im Reitpferdetyp stehen. Ihre Formen sind in der Regel noch edler, eleganter, die Linien bedeutender. Dabei sind sie etwas

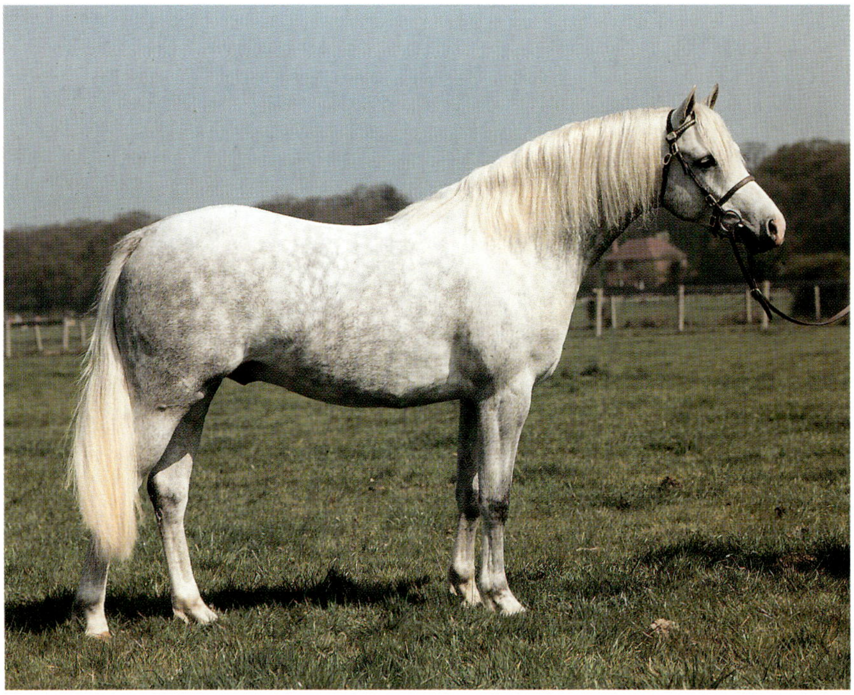

Welsh-Hengst im Showtyp (Sec. B)

meinsam ist jedoch der typische Ponycharakter, die Leistungsbereitschaft und Leistungsfähigkeit, der vorzügliche Charakter, das energische Temperament und die Härte.

Auch farblich entspricht der Welsh-Pony dem Welsh-Mountain-Pony. Allerdings kommen bei ihm eher einmal auch größere Blessen und Abzeichen an den Gliedmaßen vor.

Manchmal werden die Welsh-Ponies als „Merlins" bezeichnet. Der Name rührt von einem kleinen Vollblut-Hengst mit Namen *Merlin* her, der im ersten Drittel des 18. Jahrhunderts zur Zucht verwendet wurde.

größer, bis höchstens 13.2 Hands (137,2 cm) Stockmaß.

Größter Wert wird auf die Eignung als Kinderreitpferd gelegt. Aufgrund ihrer Widerristhöhe sind die Welsh-Show-Ponies noch vielseitiger verwendbar als die Welsh-Mountain-Ponies, vor allem für größere Kinder. Sie sind jedoch meist nicht für Anfänger geeignet, sondern erfordern ihres hohen Temperaments wegen reiterliche Routine und Gefühl.

Gelegentlich kommen auch Gebrauchstypen mit etwas weniger Adel und größeren Köpfen vor. Allen ge-

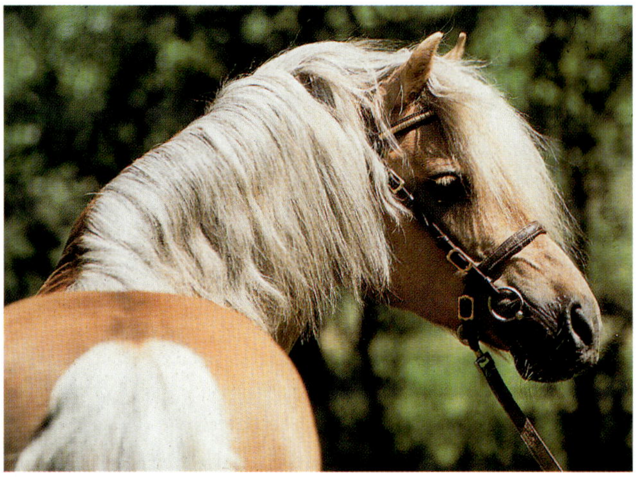

Kopfstudie eines Welsh B-Hengstes

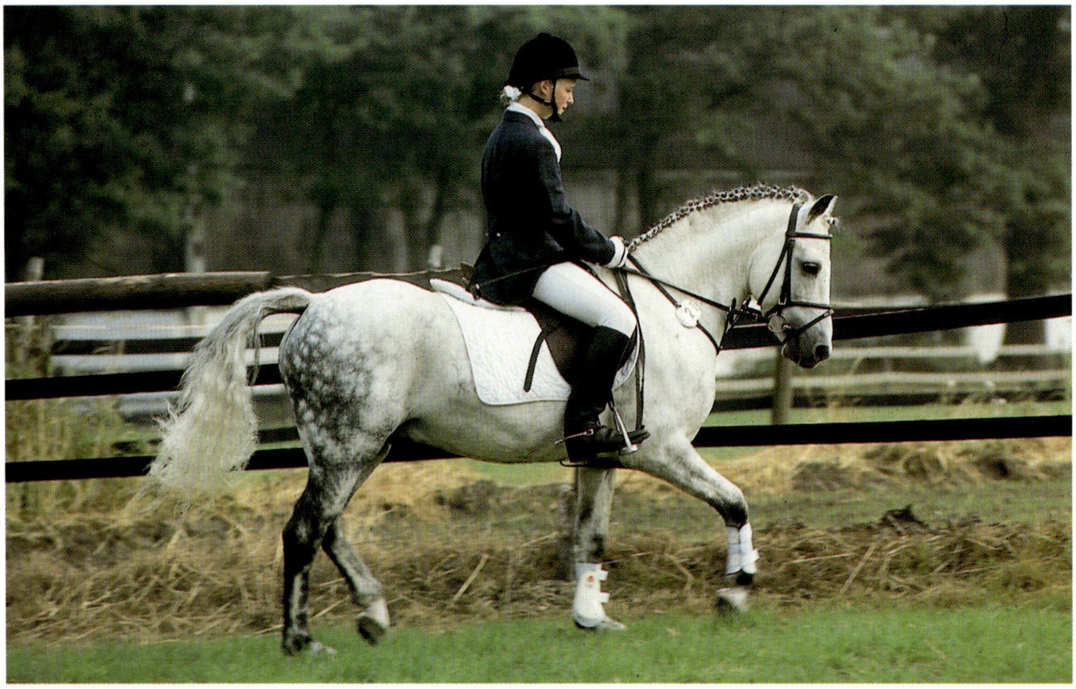

Welsh-Ponies des Schautyps eignen sich für alle Disziplinen des Reit- und Fahrsports, von der Freizeitreiterei bis zu den anspruchsvolleren Sparten, vom einfachen Ausritt ins Gelände über die Dressur und das Springen bis zu Zwei- und Mehrspänner-Fahrprüfungen.

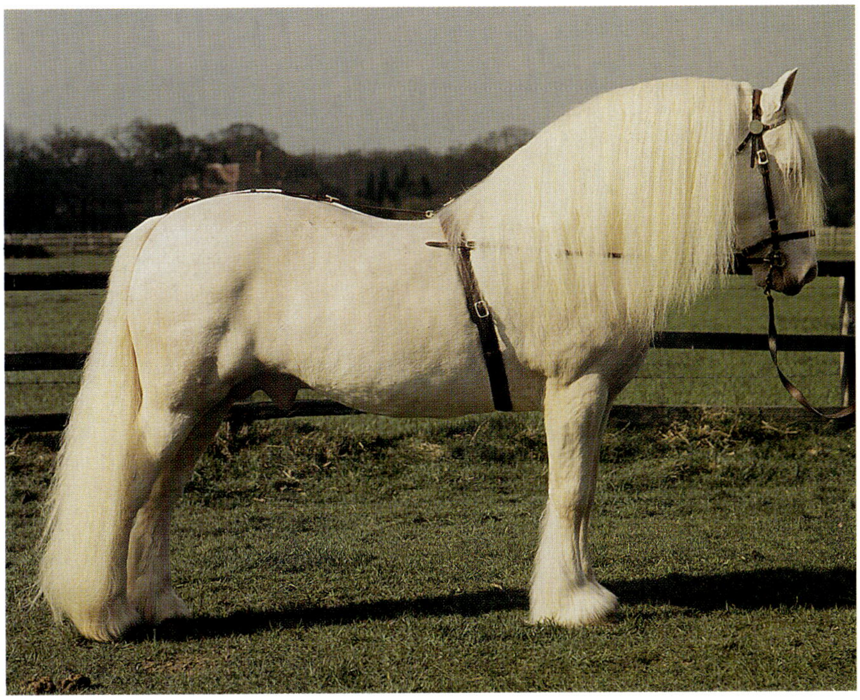

WELSH-PONY IM COB-TYP

TYP, INTERIEUR, VERWENDUNG, EXTERIEUR:
Die Miniaturausgabe des Cobs, eine Zwischenform zwischen Welsh-Cob und dem Welsh-Mountain-Pony, wurde ursprünglich hauptsächlich im Gebiet von Breconshire und Radnorshire gezüchtet. Heute ist sie über ganz Wales verbreitet.

Bis auf die Größe weist der Cob-Pony alle Points seines größeren Bruders auf, vor allem die gerundeten, muskulösen Formen und die Knochenstärke. Er besitzt auch seinen raumgreifenden Trab mit der hohen Knieaktion und dem energischen Antritt aus der Hinterhand.

Früher wurde der Cob-Pony in seiner Heimat meist als Packpony und Reitpferd genutzt und war auch beliebt als leichtere Zugkraft in der Landwirtschaft sowie als Karrenpferd des Milchmannes, Peddlers (Hausierers), Lumpen- oder Schrottsammlers etc. Daneben diente er der Gebirgsinfanterie für militärische Zwecke. Heute ist er vor allem ein eleganter, kompakter Kinderpony im Reitpferdtyp mit vorzüglichen Grundgangarten und Springanlagen.

Welsh C-Hengst

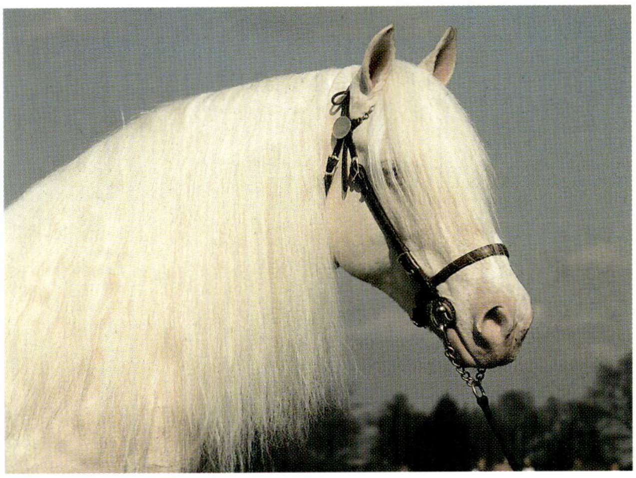

Kopfstudie eines im Cob-Typ (Sec. C) stehenden Hengstes

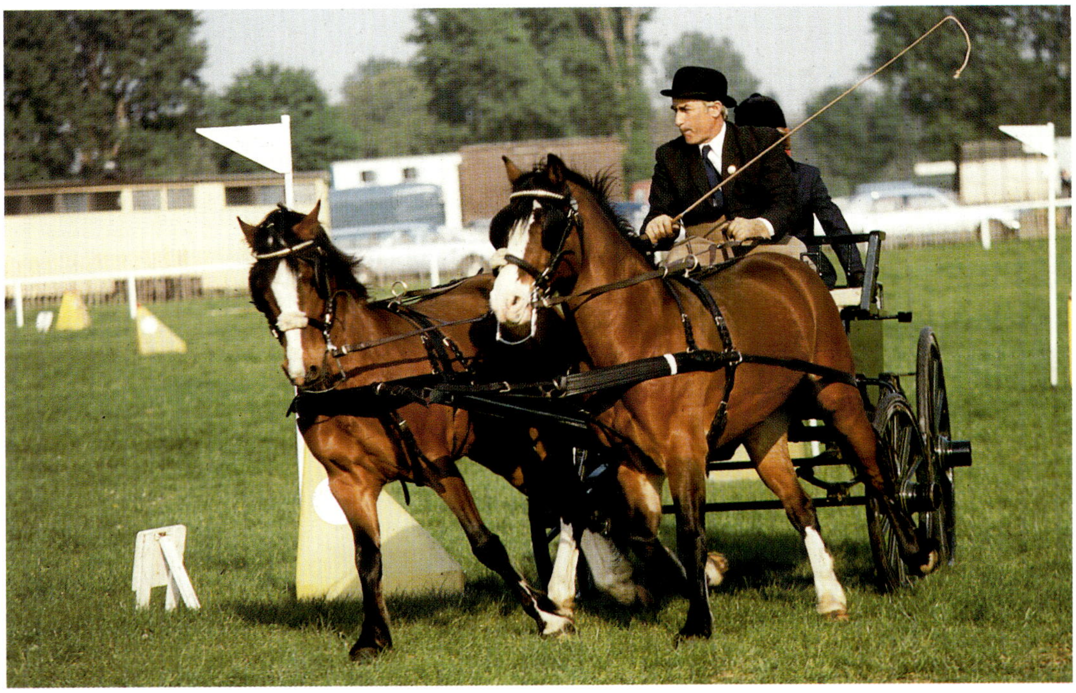

Welsh C-Ponies eignen sich vorzüglich als Gespannpferde: Hindernisfahren mit einem Zweispänner dieses Typs.

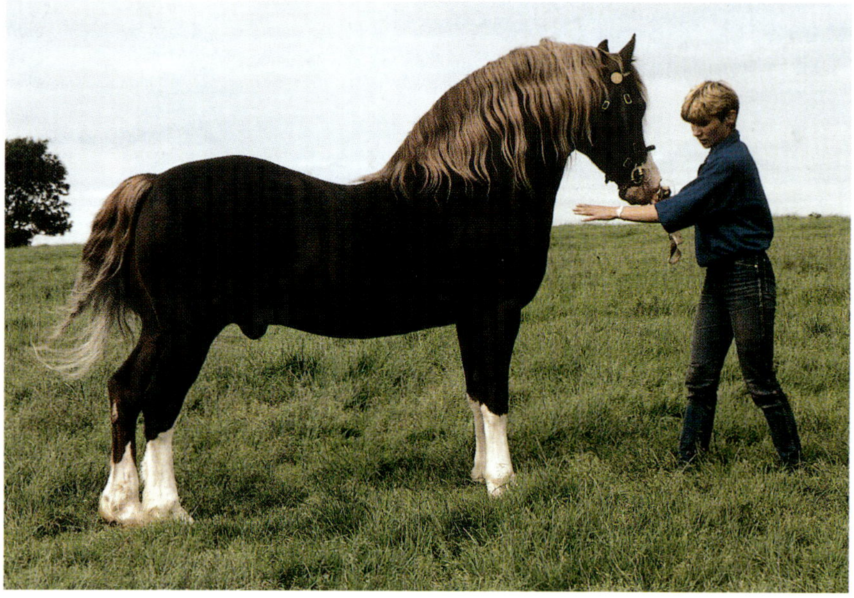

Welsh Cob (Sec. D)-Championhengst

Es überwiegen Schimmel, doch auch andere Farben kommen vor. Die Widerristhöhe liegt zwischen 12.2 und 13.2 Hands (127 und 137,2 cm) Stockmaß.

WELSH-COB

TYP, INTERIEUR, VERWENDUNG: Der Welsh-Cob ist ein kräftiges, hartes Kleinpferd von elegantem, flottem Gesamteindruck und harmonischen, gerundeten, muskulösen Formen. Er verbindet Adel und Substanz miteinander. Dabei steht er durchaus noch dem Ponytyp nahe, mit einem gewissen orientalischen Überguß. Er ist außerordentlich leistungsbereit und leistungsfähig, ausdauernd, hart, genügsam, bei hoher Intelligenz gelehrig, mit energischem, eifrigem Temperament und frommem, ausgeglichenem Charakter.

Seit alten Zeiten wurde der Cob auf den Höfen für landwirtschaftliche Arbeiten, für die sonntägliche Fahrt zur Kirche, als Reit- und Packpferd, zur Jagd hinter den Hunden sowie von der Armee, vor allem den Gebirgstruppen, verwendet. Britische Pferdeleute verfallen hinsichtlich seiner Reitpferdeigenschaften, Springanlagen und Geschirrtugenden meist in Superlative.

Heute ist der Welsh-Cob ein gesuchtes Sportpferd für alle Disziplinen einschließlich des Fahrsports und für den Freizeitsport (Trekking etc.). Zugleich stellt er eine hervorragende Zuchtgrundlage dar für die Kreuzung mit dem Vollblut zur Erzeugung von Huntern und Springpferden.

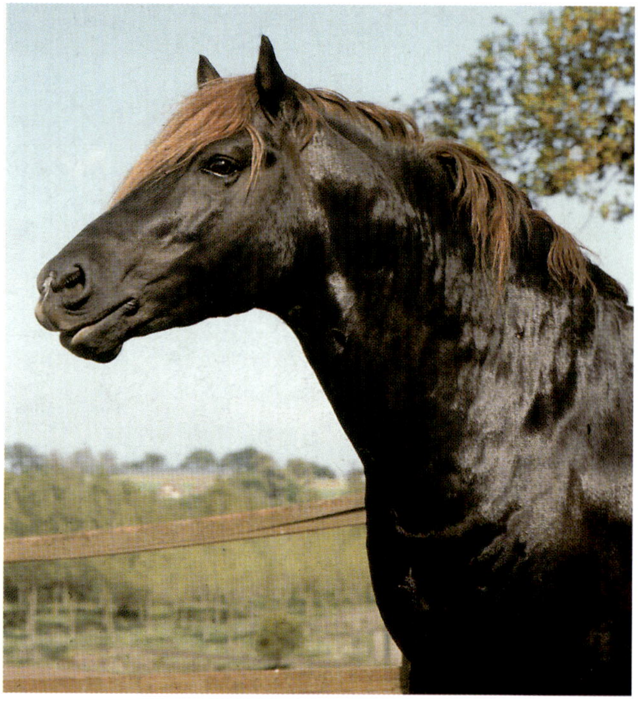

Kopfstudie eines Welsh-Cob-Hengstes (Sec. D)

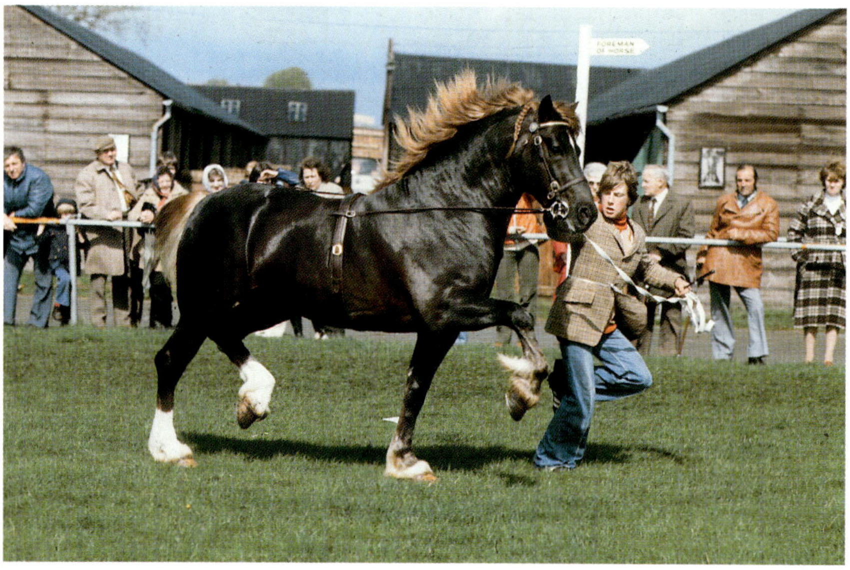

Cob-Hengst beim Vormustern auf der Schau

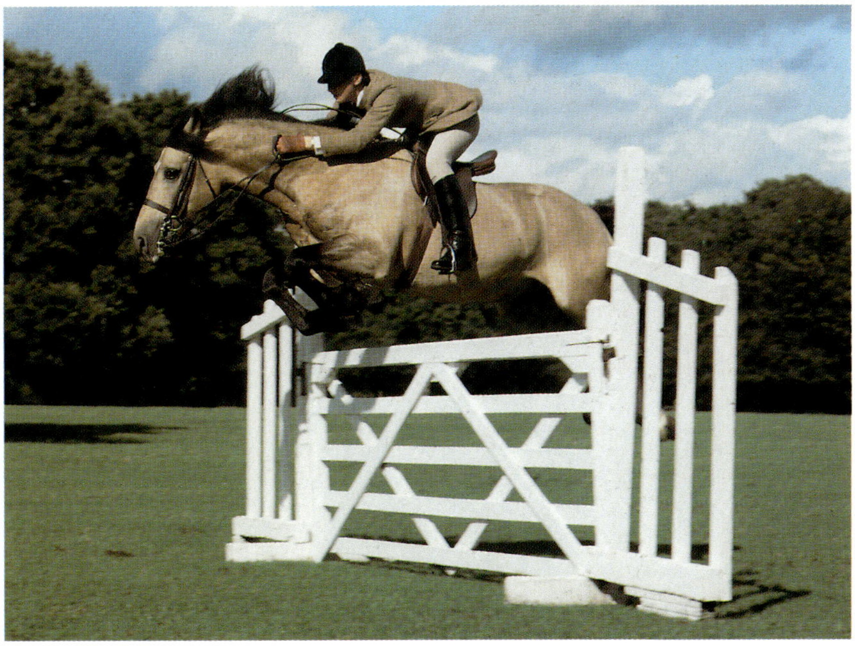

Welsh Cobs besitzen vorzügliche Springanlagen.

EXTERIEUR:
Der Kopf des Cobs ist klein und nobel, mit orientalischem Ausdruck, großen, lebhaften Augen, breiter Stirn und kurzen, spitzen Ohren. Der lange, kräftige Hals ist hoch aufgesetzt und wird gut getragen, die Brust ist tief und breit, die Schulter lang, schräg gelagert und wohl bemuskelt. Der kurze, starke Rücken und die gleichfalls kurze, gewölbte Lende sowie die lange, breite, mächtig bemuskelte Kruppe mit der stark ausgeprägten, weit hinabreichenden langen Sitzbeinmuskulatur („Hosen") vermitteln einen Eindruck von Geschlossenheit des gesamten Pferdes; „wie mit Keulen zusammengeschlagen", um einen alten, hier sehr treffenden Ausdruck zu verwenden. Die Gliedmaßen sind kurz, stämmig, trocken, mit kurzen Röhrbeinen, breiten, gut markierten Gelenken und großen, runden Hufen aus exzellentem Horn. Die Fesseln weisen einen bis zur Rückseite der Röhre hinaufreichenden, geringen, federartigen, seidigen Behang auf. Das reich ausgebildete Langhaar ist fein und glatt. Der gut getragene Schweif wurde früher stets kupiert, bis diese Operation 1948 gesetzlich verboten wurde.

An Farben kommen vor allem Dunkelbraune, Rappen, Braune, Füchse und Dunkelfüchse vor, gelegentlich findet sich Stichelhaar. Größere weiße Abzeichen sind unerwünscht, kommen jedoch gelegentlich vor. Schecken werden als nicht typgerecht nicht ins Gestütbuch aufgenommen.

Die Widerristhöhe liegt über 13.2 Hands (137,2 cm) Stockmaß ohne offizielle Begrenzung nach oben. Jedoch gilt als ungeschriebenes Gesetz ein Höchstmaß von etwa 15.2 Hands (157 cm) – meist liegt sie zwischen 145 und 150 cm.

MECHANIK:
Die Bewegungen des Cob sind hervorragend, fördernd. Der Trab wird mit deutlicher Knieaktion gewünscht, wobei das gesamte Vorderbein aus der Schulter heraus soweit wie möglich vortritt, bei gleichzeitigem energischem Antritt aus der Hinterhand, unter kräftiger Hebelung der Gelenke. Die Trittsicherheit und die Springanlagen sind weit überdurchschnittlich.

MARSH-PONY

TYP, INTERIEUR, VERWENDUNG:
Im Typ steht der halbwilde Marsh-Pony der Halbinsel Gower den Welsh-Ponies nahe, auf die er zurückgeht. Zudem werden in dem Zuchtgebiet nur reinrassige Welsh-Hengste der Sektionen A und B eingesetzt. Dennoch kann man den Marsh-Pony nur bedingt mit den Berg- und Heideponies vergleichen, da er unter völlig anderen Umweltbedingungen aufwächst und sich perfekt dem Leben in Marsch und Watt angepaßt hat.

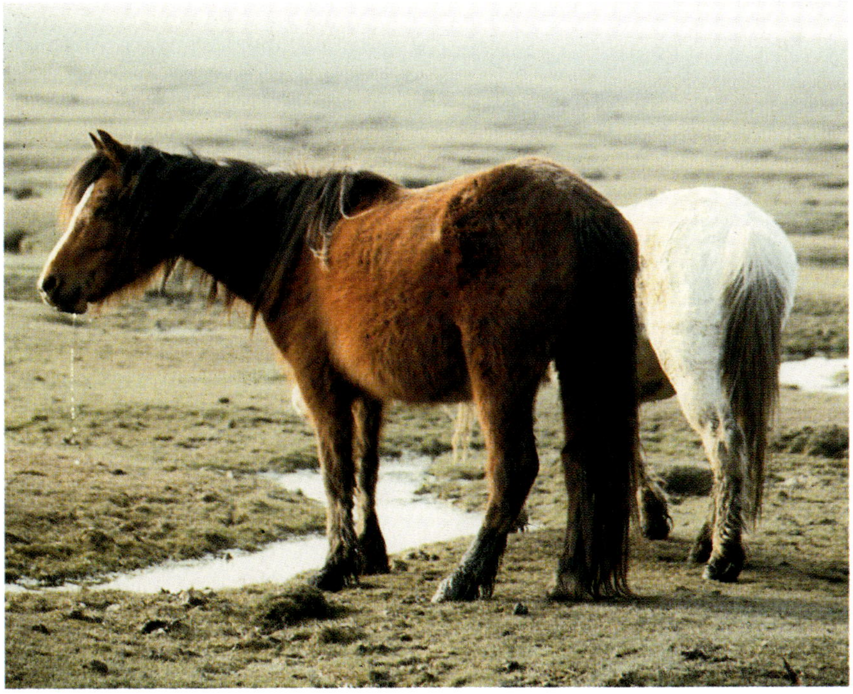

Marsh-Ponies auf dem Küstenvorland bei Swansea. Die Ponies stillen ihren Durst mit dem Brackwasser der Priele.

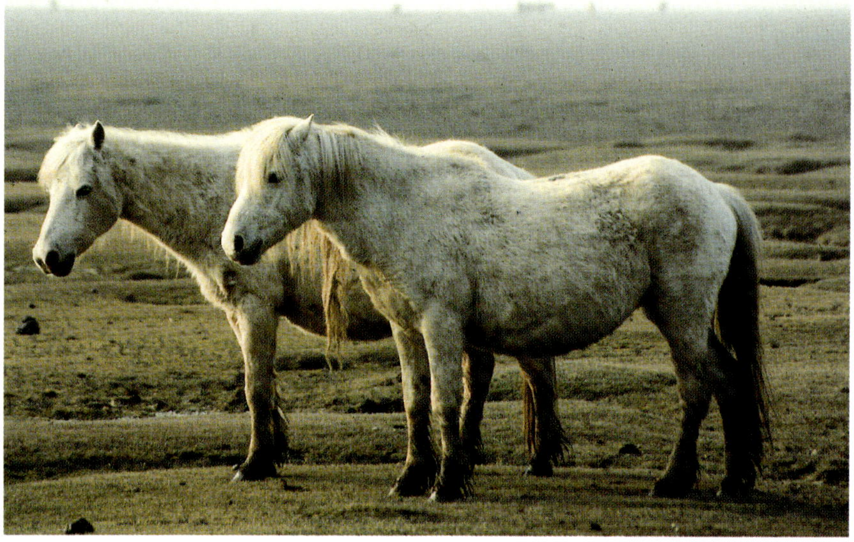

Bei genauem Hinsehen erkennt man die Verwandtschaft der Marsh-Ponies mit den Welsh-Ponies.

EXTERIEUR:
Von den Welsh-Ponies unterscheidet sich der Marsh-Pony hauptsächlich durch einen geringeren Adel, was sich unter anderem in einem recht ausgeprägten Behang, einem weniger trockenen Fundament und einer kurzen, spitzen, abgeschlagenen Kruppe zeigt. Sonst sind die Exterieurunterschiede gering. Schimmel überwiegen, doch kommen auch Braune und Füchse, teils mit größeren Abzeichen, vor. Die Widerristhöhe entspricht im allgemeinen der der Welsh Ponies der Sektion B.

MECHANIK:
Die Bewegungen entsprechen denen der Welsh-Ponies.

ZUCHT:
Das Zuchtgebiet liegt in den Llanrhidian Marschen, am nördlichen Ende der zu Wales (Co. Glamorgan) gehörigen Halbinsel Gower. Hier besitzt der National Trust ein Gelände von etwa 1300 Acres (knapp 530 Hektar) Marschland, auf dem eine Population von rund 300 Ponies lebt. Während die Stuten unbekannter Abstammung sind, werden als Herdenhengste nur reinrassige Welsh-Hengste der Sektionen A oder B zugelassen. Ein- bis zweimal jährlich erfolgt ein Auftrieb sämtlicher Ponies, um die überzähligen Jungpferde, vor allem die Hengste, herauszufangen.

GESCHICHTE:
Über die Geschichte und Herkunft der Marsh-Ponies ist wenig bekannt. Man nimmt an, daß sie vor 150 oder mehr Jahren von den heutigen Reservaten auf dem Heiderücken von Gower, Cefin Bryn, Fairwood Common und Killay an die Küste ausgewandert sind, um dort die völlig andere, in nichts mit ihrer bisherigen Heimat zu vergleichende Marschlandschaft von Llanrhidian mit ihren Prielen, Mooren, Treibsänden und Schlick zu besiedeln.

Das der Marsch vorgelagerte Watt liegt bei Flut nahezu gänzlich unter Wasser, während bei Ebbe die weiten, mit nährstoffreichen Futterpflanzen bestandenen Flächen hervortreten. Pflanzen und Trinkwasser sind stark salzhaltig. Es findet eine natürliche harte Selektion statt, bei der nur die Ponies überleben, die sich dem ungewohnten Milieu anpassen können. Insofern ist es vielleicht falsch, als Deckhengste immer von neuem Berg-Ponies einzusetzen, die das Leben in Marsch und Watt nicht von Fohlen an gewohnt sind, statt sie aus der bodenständigen Population auszuwählen.

Die Flora des Watts und der Uferniederungen besteht vor allem aus Amerikanischem Cordgras, Schlickgras, gemeinem Queller (Glasschmalz), gestielter sowie Portulak-Salzmelde, Strandsalzmiere und Strandhafer und bildet eine ausgezeichnete Futtergrundlage mit vielen Proteinen und mineralischen Inhaltsstoffen. Selbst im Winter wachsen die Pflanzen aufgrund des warmen Golfstromwassers stets reichlich nach. Infolgedessen sind die Ponies, auch die völlig wildlebenden, hochtragenden Stuten, am Ende des Winters immer noch in einem sehr guten Futterzustand, im Gegensatz zu ihren Artgenossen auf den Bergen und heidebestandenen Hochflächen von Wales.

Da die Ponies nach vermutlich einigen 100 Jahren Aufenthalt in Marsch und Watt sich völlig diesem Milieu angepaßt haben, werden sie selbst durch schwere Naturkatastrophen, wie zum Beispiel die Springflut von 1991, bei der fast ein ganzer Fohlenjahrgang ertrank, nicht dazu veranlaßt, das Habitat, das ihnen keinerlei Weidekonkurrenten streitig machen, aufzugeben.

Oftmals wagen sich die Ponies, immer unter Leitung älterer, erfahrener Stuten, recht weit ins Watt hinaus, gewöhnlich in V-Formation, die Leitstute an der Spitze, die auch bestimmt, wie weit der Ausflug geht und wann die Herde umkehren und aufs Festland zurückkehren muß. Der gesamte Lebensrhythmus der Ponies wird durch die Gezeiten bestimmt. Wenn die Flut einsetzt, ziehen sich die Ponies in die Marsch, aufs feste Land zurück. Bei Ebbe gehen sie ins Watt hinaus, durch ein feines Netzwerk von Prielen, die, bei Ebbe meist nur kleine Rinnsale, sich bei auflaufender Flut oft ganz plötzlich mit Wasser füllen und dem sich im Watt Befindlichen, Mensch oder Tier, den Rückzug aufs Land abschneiden, was das sichere Todesurteil bedeutet. Das Frappierende ist, daß das den Marsh-Ponies nur äußerst selten zustößt. Gelegentlich kann man beobachten, daß einzelne Ponies bei Flut bis an den Hals im Wasser stehen und ruhig darauf warten, daß der Wasserspiegel wieder sinkt. Ihre Kalkulation der Fluthöhe und des Eintritts der Flut ist so exakt, daß sie ihre Ausflüge sogar der Größe und dem Alter ihrer Fohlen anpassen. Sie berechnen Wegstrecke und Zeitpunkt der Umkehr aufs Land so genau, daß selbst die jüngsten Fohlen genügend Zeit bekommen, gefahrlos das sichere Ufer zu erreichen. So kommt es nur äußerst selten vor, daß ein Pony im Watt ertrinkt.

EXMOOR-PONY

TYP, INTERIEUR, VERWENDUNG: Von allen britischen Berg- und Moor-Ponies gilt der klar definierte Typ des Exmoor-Ponys zugleich auch als der reinste. Er scheint absolut unverwechselbar und ist bei weitem am wenigsten durch Fremdbluteinkreuzungen verändert.

Bis zur Mitte des 19. Jahrhunderts, bis im Exmoor Straßen gebaut und der Gebrauch von Wagen eingeführt wurde, diente der Exmoor-Pony als Reit- und Packpferd der Moorbauern, von dessen Rücken aus sie ihre Schafe und auch die Ponies hüteten, mit dem sie Torf und landwirtschaftliche Produkte transportierten, ja sogar den Stallmist auf die Felder ausbrachten. Später wurde er daneben auch zum Karrenpferd der Bauern und Händler, die mit ihm von Hof zu Hof zogen.

Die drei hervorstechendsten Charakteristika des Exmoor-Ponys, die von den Züchtern unter dem Begriff „Quality" zusammengefaßt werden (am besten in diesem Fall wohl als „Adel", „Klasse" zu umschreiben), sind „Alertness" („Aufgewecktheit", „rasche Reaktion"), „Vigour" („Energie", „Spannkraft") und „Poise" („Grazie", „Balance", „Haltung"), wobei die drei Begriffe nicht nur physisch, sondern auch psychisch gemeint sind. Es war fraglos diese doppelte Bedeutung, die *William Youatt* veranlaßte, in seinem Buch DIFFERENT BREEDS OF ENGLISH HORSES (London 1820) zu schreiben, daß der Exmoor-Pony den Eindruck eines „Vollbluts" („Thoroughbred") mache.

Heute ist der Exmoor, wenn rechtzeitig eingefangen und früh und sorgfältig an den Menschen und den Sattel gewöhnt, ein sehr geeignetes und beliebtes Kinderreitpferd, vor allem für Springen und Jagdreiten, daneben ein Robust- und Freizeitpferd für Kinder und Erwachsene zum Reiten, Fahren, für Trekking oder als Shooting-Pony für die Ansitz- und Pirschjagd. Er steht nicht nur im Typ eines (Miniatur-)Heavyweight Hunters, er ist auch tatsächlich einer. Vorausgesetzt, er ist ausgewachsen, gesund und in ordentlichem Futterzustand, so ist er ohne weiteres in der Lage, einen (auch schwergewichtigen) Erwachsenen einen ganzen langen Jagdtag über unwegsames Gelände, durch tiefe Schluchten und über steile Anhöhen zu tragen.

Außer seiner Anspruchslosigkeit, Ausdauer, Gesundheit, Härte und Langlebigkeit (ein Alter von 30 und mehr Jahren ist nichts Ungewöhnliches) sind das energische Temperament, der freundliche, gutmütige Charakter und die hohe Intelligenz hervorstechende Eigenschaften des Exmoor-Ponys.

Nicht so gut geeignet ist er als „Erst-Pony" für kindliche Reitanfänger, da er für sie in der Regel zu energisch, zu stark und auch zu intelligent ist. Er erkennt sofort jede reiterliche Schwäche und nutzt sie aus. Im Exmoor sagt man: „If you can ride an Exmoor, you can ride everything" (Wenn du einen Exmoor reiten kannst, kannst du alles reiten).

Geradezu sprichwörtlich ist die Gesundheit des Exmoor-Ponys. „Einen lahmenden Exmoor sieht man sehr selten", schreibt *M. A. Wace* – in seinem Beitrag „The Exmoor Pony" (THE BOOK OF THE HORSE, *Brian Vesey-Fitzgerald*, London-Brüssel 1947). Das geringe Futterangebot und die Härte des Winterklimas haben alle Schwachheiten ausgerottet.

Die Kreuzung des Exmoors mit Vollblut ergibt hervorragende Turnierponies, Hacks und Hunter. Das ist nicht so sehr verwunderlich, da die Vollblut-Zucht ganz bedeutende Wurzeln in den autochthonen britischen Ponyrassen besitzt, die meistens bei der Darstellung ihrer Entwicklung vernachlässigt werden.

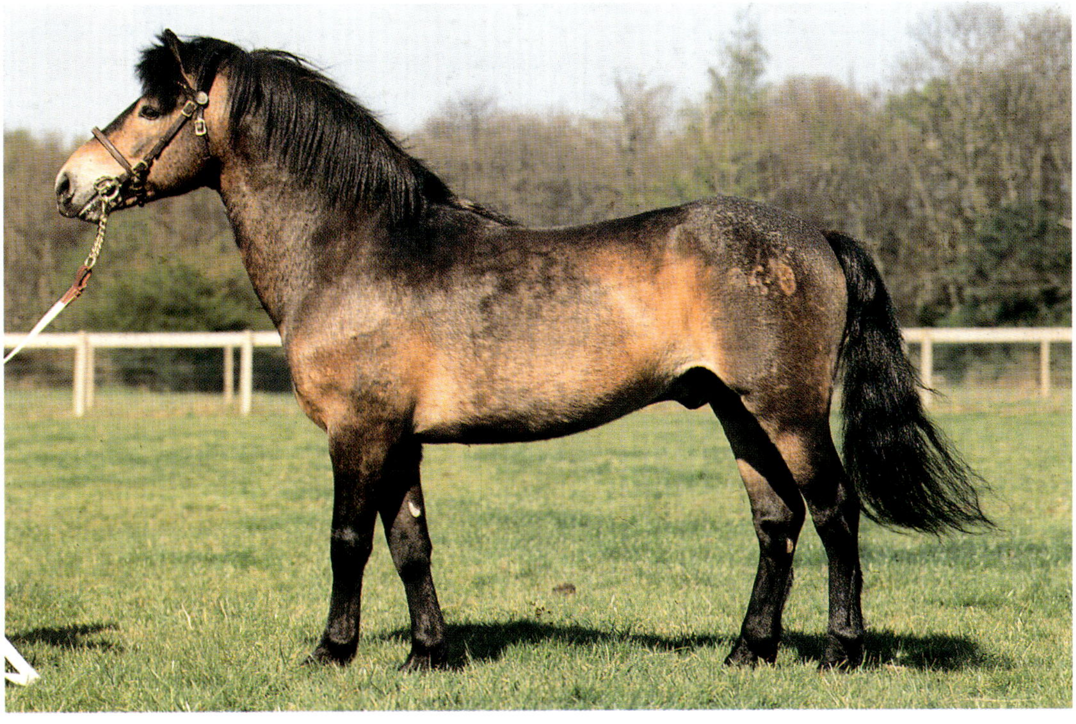

Exmoor-Pony-Hengst mit den typischen Exterieurmerkmalen der reingezogenen Rasse

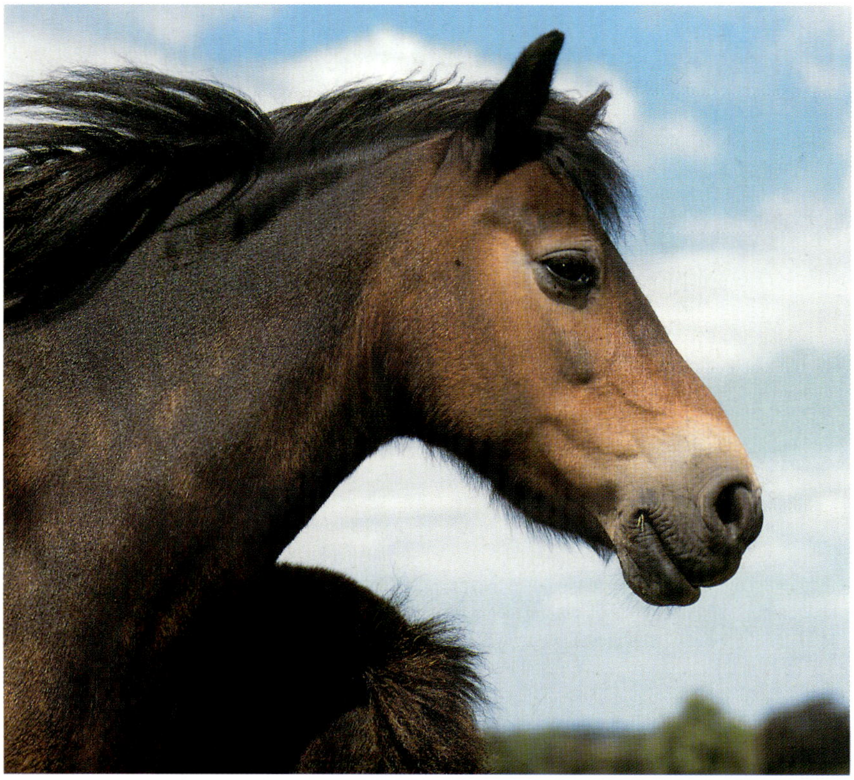

Kopfstudie einer Exmoor-Stute mit den charakteristischen „Krötenaugen" und dem „Mehlmaul"

Deutlich unterscheiden kann man in der Exmoor-Zucht zwei Typen: den Acland- oder Anchor-Typ (genannt nach dem Ankerbrand der Familie Acland), der kleiner und edler ist und eine gelblichrotbraune Farbe sowie ein leicht konvexes Profil besitzt, und den insgesamt derberen, größeren, dunkleren, mehr torfbraunen Typ mit geradem Profil von den Withypol Commons.

EXTERIEUR:
Das Exterieur des Exmoor-Ponys ist sehr rassespezifisch, der Typ außerordentlich einheitlich, wozu natürlich die Uniformität der Färbung nicht unerheblich beiträgt. Der Kopf ist trocken, ausdrucksvoll, mit einer feinen Maulpartie, weiten Nüstern, einer breiten Stirn und kurzen, spitzen Ohren. Charakteristisch sind die weitgestellten „Toad Eyes" (die etwas vorstehenden „Krötenaugen"). Solche Augen sieht man selten bei anderen Pferderassen. Sie erscheinen etwas hervortretend durch die sie umgebenden hellen Haare, nicht weil sie, wie bei der „Basedowschen Krankheit", aufgrund einer Schilddrüsen-Hyperfunktion hervorquellen.

Der Hals ist wohlgeformt, mit leichtem Genick und weitem Kehlgang, gut aufgesetzt und bemuskelt, doch keineswegs dick, die Schulter lang und schräg gelagert. Der Rücken und die stark abschüssige, gelegentlich etwas kurze Kruppe sind kräftig bemuskelt, der Schweif relativ niedrig angesetzt, der Rumpf breit und tief. Die gut bemuskelten Gliedmaßen besitzen kurze, kräftige Röhren, deutlich markierte Sehnen und Gelenke und harte, wohlgeformte, runde, recht große Hufe. Behang ist nicht vorhanden („Clean, no feather, no hairy heel", wie die Farmer sagen), das Langhaar dagegen sehr stark und reich. Das Deckhaar, die „Grannen", ist im Winter hart und elastisch und ohne Glanz, die Unterwolle sehr dicht, dick und fettig, so daß das Regen- bzw. Schmelzwasser einfach abperlt. Dieses Haarkleid, dazu noch ein mächtiger Kinnbart, befähigt den Pony, auch der härtesten Winterwitterung, den schwersten Niederschlägen, eisigem Frost und den rauhesten Stürmen zu trotzen. Im Sommer besitzt das Fell einen ganz spezifischen, auffallenden, metallischen Glanz.

Die Färbung ist sehr charakteristisch: ein gelbliches Rotbraun oder torfiges Dunkel- oder auch Graubraun. Die Farben des Exmoor sind in Wirklichkeit nicht so stark voneinander abweichend, wie es aus der Beschreibung scheinen könnte. Es handelt sich tatsächlich nur um geringgradig voneinander verschiedene Schattierungen. Ein unverzichtbares Rassemerkmal ist, daß das Ohrinnere, die Partie um die Augen, die Maul-Nüstern-Partie, die Innenseiten von Unterarm und Unterschenkel, Unterbrust und Bauch bis hinauf in die Flanken wie mit Mehl bestäubt, aufgehellt wirken. Man spricht geradezu von einem „Mehlmaul". Beim Sommerfell soll der Übergang von den hellen Partien zu den dunklen am Kopf recht abrupt sein; die Augen selbst, Nüsterninneres und Maulspalte sind dunkel. Weiße Abzeichen an Kopf und Gliedmaßen, wie klein auch immer, selbst weiße Stirnhaare, ebenso wie gestreiftes Hufhorn, gelten als fehlerhaft, weil nicht rassetypisch, und machen eine Gestütbuchaufnahme unmöglich. Die früher möglicherweise gar nicht so selten vorkommenden Schimmel und Rappen sind seit 1927 ebenfalls von einer Registrierung ausgeschlossen.

Die Widerristhöhe liegt meist um 12.2 hh (127 cm); der Hengst soll 130 cm, die Stute 127 cm Stockmaß nicht überschreiten. Die untere Grenze liegt bei 114 cm.

MECHANIK:
Die Bewegungen sind bodendeckend, fördernd in allen drei Gangarten und außerordentlich trittsicher. Der Schritt ist lang und energisch, der Trab mit guter Schulterfreiheit und aktivem Antritt aus der Hinterhand, doch ohne aufwendige Aktion. Galoppier- und Springanlagen sind hervorragend.

ZUCHT:
Der Exmoor-Pony ist in Südwestengland zu Hause, auf der Grenze zwischen Somerset und Devon, in dem an der Küste des Bristol Channels gelegenen Exmoor Forest.

Das heutige Exmoor umfaßt etwa 265 Quadratmeilen (knapp 690 Quadratkilometer) oder 170 000 Acres (fast 70 000 Hektar) und erstreckt sich von Combe Martin im Westen bis Minehead im Osten ca. 36,5 Meilen (59 Kilometer) entlang der Küste des Bristol-Kanals. Etwa zwei Drittel des Exmoors liegen in Somerset, ein Drittel in Devon. Die Küste des Exmoors wird von zerrissenen Abhängen und Felswänden gebildet, die steil zum Wasser abfallen, während sich die wellige, teils von Schluchten durchschnittene Hochebene des Moors, meist aus Heide- und Hochmoorflächen bestehend, sanft zum Inland hin absenkt.

Das Herz des Exmoors ist der alte Royal Forest, bis zu seinem Verkauf im Jahre 1814 exklusives königliches Jagdrevier. Die Vegetation besteht hauptsächlich aus immergrünem zwergigem Buschwerk, Heide und Ginster, harten Sauergräsern und Adlerfarn sowie einigem Krüppelholz. Der Name „Forest" für das Exmoor ist etwas irreführend, da in alter Zeit im gesamten königlichen Forst nur zwei – namentlich sogar bekannte – Bäume standen, die „Hoar-Oak" (Rauhreif-Eiche) und die „Kite Oak" (Habichts-Eiche – heute Kittuck geschrieben); sonst war die Hochebene baumlos. Dagegen sind die tief eingeschnittenen Täler des Exmoors bewaldet. Das gesamte Gebiet ist bis heute ziemlich wild und hat über die Jahrhunderte allen Kultivierungsversuchen widerstanden.

Die Großtierfauna des Moors besteht aus dem Exmoor-Pony, dem Exmoor-Horn (einer mittelgroßen Fleischschafrasse) und dem Exmoor-Hirsch. Die Farmer sind – wohl zu Recht – der Ansicht, daß diese drei Tierarten einander ideal ergänzen, da sie sich in keiner Weise bezüglich der Futtergrundlage Konkurrenz machen, wodurch eine Ermüdung der Gräsungsflächen vermieden wird. Alle drei haben zudem die Eigenschaft, mit wenig und vom Nährstoffgehalt her geringklassigem Futter auszukommen.

Betreut wird die Zucht durch die „Exmoor Pony Society" in Taunton (Somerset). Das Gestütbuch wurde bereits im Jahre 1899, zunächst als eine Sektion des Zuchtbuchs der „Polo Pony Society" (später „National Pony Society"), veröffentlicht. Der erste eigene Gestütbuchband erschien erst 1963. Während des Sommers finden rund zwei Dutzend Schauen statt, an denen Exmoors teilnahmeberechtigt sind, entweder in eigenen Exmoor-Klassen oder in gemischten Mountain- und Moor-Klassen. Die wichtigste Schau ist die der Exmoor Pony Society in Exford in der zweiten Augustwoche. Dort sind auch Klassen unter dem Sattel ausgeschrieben.

Wichtigste züchterische Ereignisse sind die Hengstparade im Mai und die Inspektion der Fohlen für die Registrierung im Spätherbst. Bei der Hengstschau wird in zwei Gruppen gerichtet: zum einen zweijährige und zum anderen dreijährige und ältere Hengste. Außerdem werden besonders vielversprechende Jährlingshengste prämiert. Die Fohleninspektion ist so spät im Jahr angesetzt, um auch die Ausbildung des Winterfells beurteilen zu können, denn Fohlen ohne das rassetypische Winterfell überstehen in der Regel den Winter im Moor nicht. Abgelehnt werden natürlich alle Fohlen mit gesundheitlichen Mängeln. Registrierte Fohlen werden, wenn sie überhaupt verkäuflich sind, auf dem von der Society autorisierten Markt in Brampton am letzten Donnerstag im Oktober verkauft, unregistrierte meist auf dem Markt in Brendon Anfang November.

In der Einleitung des Buches SURVIVAL OF THE FITTEST (*Dr. Sue Baker*, Dulverton 1993) gibt *Desmond Morris* die Zahl der frei im Moor lebenden Exmoor-Ponies mit nur noch ca. 140 und die der Gesamtpopulation mit ca. 800 an, was dazu geführt habe, daß die Rasse auf die Liste der gefährdeten Haustiere gesetzt worden sei.

Kleinere Nachzuchten des Exmoor-Ponys bestehen in anderen Teilen Großbritanniens, so in Schottland, wo die veterinärmedizinische Fakultät des Royal Dick College (Edinburgh) eine eigene Herde zu Versuchszwecken hält, sowie in Dänemark, Deutschland, Kanada und den USA.

GESCHICHTE:

Am Anfang der Entwicklungsgeschichte der britischen Mountain- und Moorland-Ponies stand, wie wir mit Sicherheit annehmen können, ein gemeinsamer Vorfahr, gewissermaßen ein „Ur-Pony", von Dr. Sue Baker (a. a. O.) als der britische „Hill Pony" (Hügel-Pony) bezeichnet. Wir können uns ein Bild von ihm machen, wenn wir die Höhlenmalereien von Altamira (nahe dem spanischen Biskaya-Hafen Santander), Lascaux (in der französischen Dordogne) sowie der Grotten Cosquer (bei Marseille) und Chauvet (an der Ardèche) be-

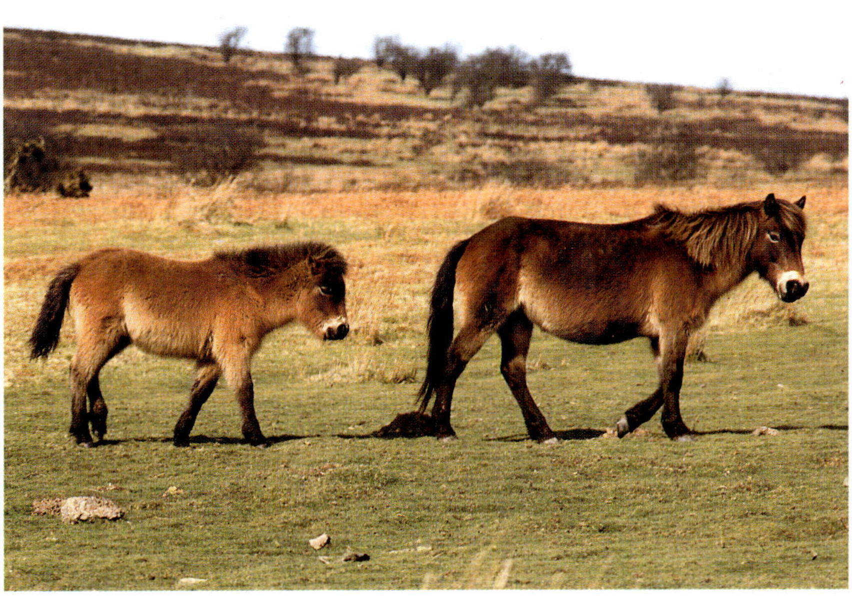

Exmoor-Stute mit Fohlen

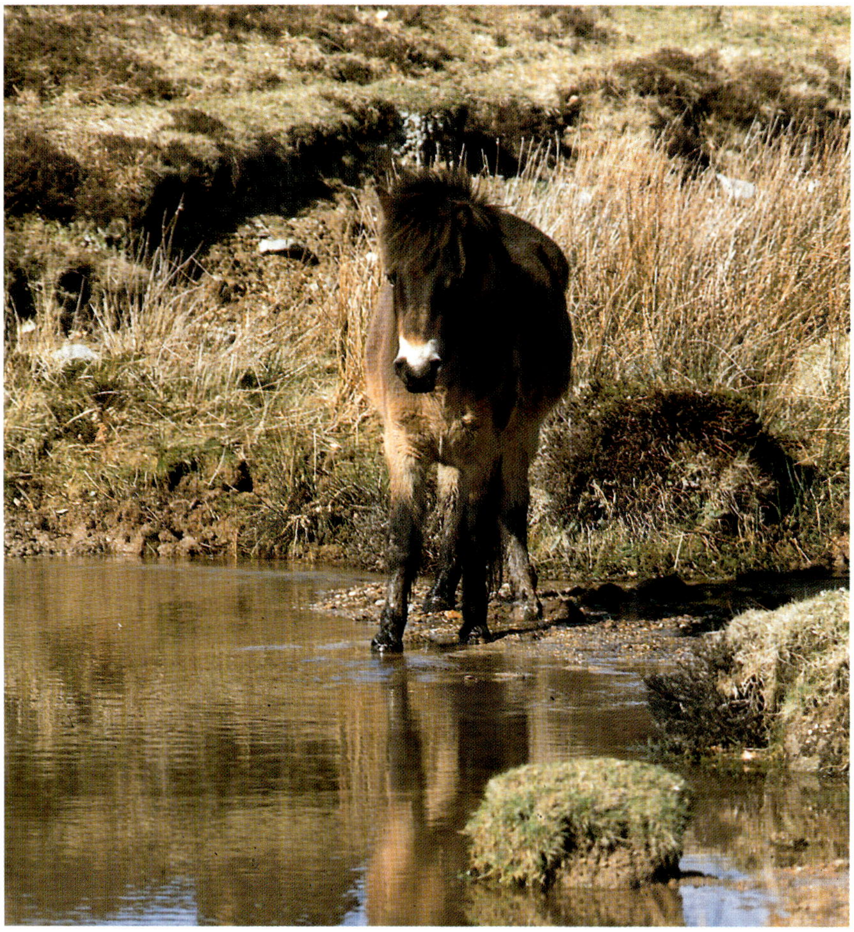

Exmoor an der Tränke

trachten. Sie sind während der Eiszeit, vor 30 000 bis 10 000 Jahren, entstanden.

Den wahrscheinlich besten Eindruck von der eiszeitlichen Fauna auf den Britischen Inseln erhalten wir aufgrund der paläontologischen Ausgrabungen in Somerset (zwischen dem Exmoor und Bristol), deren Alter man auf etwa 12 000 bis 15 000 Jahre festsetzen kann. Die Funde wurden großenteils von *H. E. Balch* gemacht, der darüber 1948 ein Buch unter dem Titel MENDIP – IT'S SWALLET CAVES AND ROCK SHELTERS veröffentlichte. In 21 der 27 ausgegrabenen Höhlen fanden sich Pferdeknochen, wobei interessanterweise zwei voneinander abweichende Typen gefunden wurden, ein kleinerer, der in allen Schichten, auch den frühesten (untersten) vorhanden war, und ein größerer, der in den späteren (oberen) Schichten (aber noch während der Eiszeit) auftaucht. Dieses Phänomen finden wir auch in den Höhlen der Dordogne (Frankreich).

Dazu stellt *Professor James G. Speed* in A SURVEY OF THE EVOLUTION OF THE HORSE IN BRITAIN (fünfziger Jahre) fest, daß es sich bei dem kleineren Typ um den bis heute existierenden Berg-Pony und bei dem größeren um einen Steppenpferdtyp handle. Vergleiche von Knochenfunden des Ponytyps aus den Mendip-Höhlen von vor etwa 12 000 bis 15 000 Jahren mit solchen aus der Dordogne von vor etwa 32 000, solchen aus der Gegend von Brighton von vor 120 000 und aus Alaska von vor etwa 27 000 Jahren zeigen identische Maße und Formen. Das legt den Schluß nahe, daß über dieses weite Gebiet und diese lange Zeit die gleiche Rasse existiert haben könnte, die sich, wenn man sie mit rezenten Skeletten von Exmoor-Ponies vergleicht, kaum verändert hat.

Mit dem Abschmelzen der Polkappen vor etwa 10 000 bis 9500 Jahren, am Ende der Eiszeit, wurden weite Gebiete Europas überschwemmt. Auf diese Weise entstand der Ärmelkanal, der die Britischen Inseln vom übrigen Kontinent Europa trennt. Seit 8000 bis 7000 Jahren wurde so die auf den Inseln lebende Fauna, und damit auch die vorhandene Equiden-Population, isoliert und eine vom Festland getrennte Entwicklung eingeleitet. Während der letzten Eiszeit war Britannien mit Gletschern, Eis und Schnee bedeckt, nur im Süden und Südwesten, die eisfrei geblieben waren, gab es eine subarktische Tundrenvegetation, die den Pferden ein Überleben sicherte.

Zweifellos haben nicht nur die Kelten bei ihrer Invasion der Inseln Pferde mitgebracht und auch später noch weiterhin welche importiert, das gilt auch für die ihnen folgenden römischen, angelsächsischen und normannischen Eroberer. Und zu allen Zeiten haben Kreuzungen dieser Pferde mit den einheimischen Rassen stattgefunden. Aber erst in jüngerer Zeit, in den letzten 200 Jahren, waren diese Kreuzungen mit den verschiedenen Berg- und Moor-Ponies so zahlreich, daß der alte, einheitliche, regional nur wenig differierende „Hill Pony"-Typ verschwand und nur im Exmoor erhalten blieb.

In der oben bereits erwähnten Arbeit über den Exmoor-Pony bringt Dr. Sue Baker eine Reihe von Photos von Ponies anderer Rassen, wie Welsh Mountain, Highland, ja sogar vom Färoer Pony, die die typischen Charakteristika des heutigen Exmoor zeigen, wie „Mehlmaul", „Toad Eye" etc. Allerdings war der alte Einheitstyp wohl bei einigen Rassen schon früher verschwunden, wenn wir *Captain Hayes* Buch POINTS OF THE HORSE (London 1904) folgen. Er gibt darin die Ansicht *Lord Arthur Cecils* wieder, der meint, daß zum Beispiel der „Hill Pony"-Typ im New Forest schon im frühen 18. Jahrhundert nicht mehr vorhanden war. Professor *James G. Speed* und *Mary G. Etherington* äußern in dem Aufsatz „An Aspect of the Evolution of British Horses" die Meinung, daß die Bastardisierung in den leicht zugänglichen Gegenden bereits früh erfolgte, während die in ihren „Nischen" versteckten Ponies lange Zeit allen „Verbesserungs"versuchen entgingen. Offenbar sind so die Exmoor-Ponies als einzige Ponyrasse in ihrer mehr oder weniger ur-

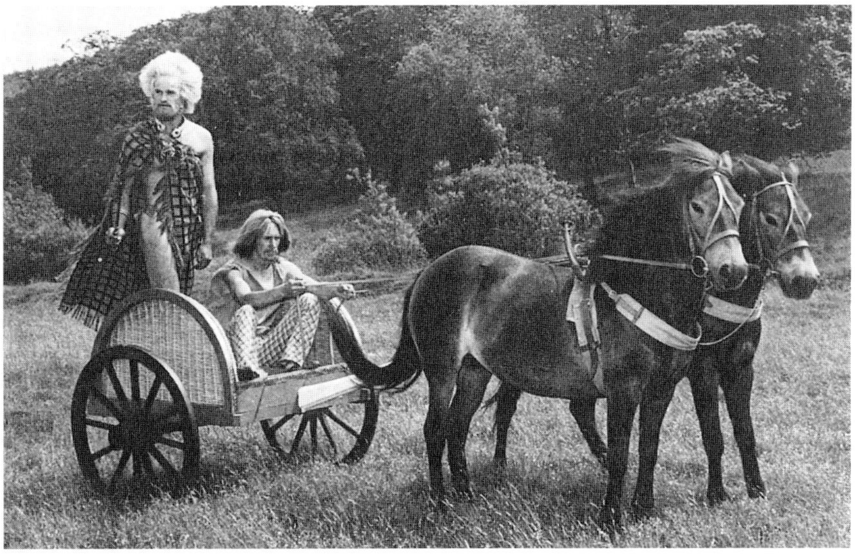

Nachbildung eines keltischen Kampfwagens aus der Zeit der Landung Caesars in Britannien (um 55 v. Chr.). Unter dem Joch zwei reinblütige Exmoor-Ponies aus der Zucht des Royal Dick Colleges (Edinburgh). Die beiden Männer auf dem Wagen sind Studenten , die die Ponies für ein BBC-Programm eingefahren hatten.

sprünglichen Form erhalten geblieben.

In einer Reihe von Fällen sind, wie Speed/Etherington (a. a. O.) schreiben, ganze Rassen von Moorland- und Mountain-Ponies den Kreuzungen zum Zweck der Veredlung und Verbesserung zum Opfer gefallen, wie Manx, Cushendale, Tiree, Long Mynd, Galloway, Goonhill etc. zeigen. Die begehrten Kreuzungsprodukte wurden vielfach rasch verkauft. In ihrer Heimat waren jedoch die unverkauften nicht lebensfähig, und man versäumte es, die alten Rassen in Reinzucht als Genreserve zu erhalten.

Um etwa 1820 hatten alle Native Ponies ihre mehr oder weniger unverwechselbaren Eigenschaften und Charakteristika so weit entwickelt, daß das „Ministerium für Landwirtschaft, Fischerei und Ernährung" eine in dem Jahr vorgenommene Studie dahingehend kommentierte, „daß, obgleich die verschiedenen Ponyrassen eine Reihe von Gemeinsamkeiten aufweisen, sie doch aufgrund ihrer Unterschiede hinsichtlich Exterieur und Größe als eigene Rassen betrachtet werden müssen".

Anthony Dent schickt seinem Buch THE PUREBRED EXMOOR PONY (Dulverton 1970) folgende skeptischen Zeilen *Allan Frasers* voraus (aus SHEEP HUSBANDRY, London 1968):

„Zuchtverbände, wenn nicht die Fakten ganz klar gegen sie sprechen, lieben es, von folgenden Annahmen auszugehen hinsichtlich der Rassen, die sie vertreten:

1. einem uralten Ursprung,
2. keiner fremden Blutbeimischung zu irgendeiner Zeit ihrer Geschichte,
3. fortgesetzter Verbesserung durch sorgfältige Zuchtwahl und Paarungen ausgesuchter Individuen innerhalb der Rasse.

In gewissen Fällen ist hier den Fakten recht erheblich nachgeholfen worden, um diesen Theorien zu entsprechen . . . Irgendwie scheinen alte Blutlinien eine seltsame, falsche Glioriole zu besitzen . . ."

Und Dent fährt dann fort: „Man möchte gern wissen, inwieweit er (Fraser) glaubt, daß man den Tatsachen im Fall des Exmoor-Ponys nachgeholfen hat . . . Ich meine, daß es gar nicht so sehr die ursprüngliche Ausgangsrasse oder die zufällige Beimischung von Fremdblut sind, die zweifellos über die Jahrhunderte in den ‚reinsten' Rassen stattgefunden hat, die eine Rasse formen, sondern das konstant auf sie einwirkende Milieu ihrer Heimat. Ich glaube nicht, daß nach einer Reihe von Generationen, wie reinrassig auch immer hinsichtlich ihrer im Gestütbuch festgehaltenen Abstammung, Exmoor-Ponies, die nicht das Wasser im Exmoor getrunken und die dortige Luft geatmet haben, noch mit ihren Vorfahren identisch sein werden . . ."

Der Exmoor-Pony in seiner ursprünglichen Form war für das Überleben im Moor am besten geeignet. Alle Einkreuzungen machten ihn „unfit". Deshalb hat sich die alte Form dort konservieren können.

Die traditionelle Weise, in der die Exmoor-Ponies im Moor gehalten werden, ist wahrscheinlich unverändert seit der Bronzezeit oder früher erhalten geblieben. Möglicherweise ist auch die jährliche Hengstparade Anfang Mai ein Relikt aus der Bronzezeit. Zeitlich fällt sie nahe zusammen mit dem alten keltischen Beltane-Fest. Dieser heidnische Maifeiertag war eines der wichtigsten Daten im Jahresverlauf für den Tierzüchter.

Bei dem Sonnenkult, der vor allem von den Nord- und Westeuropäern der Bronzezeit praktiziert wurde, spielte das Pferd die Hauptrolle. An bestimmten Festtagen zogen geweihte Hengste den heiligen Wagen mit der goldenen Sonnenscheibe. Diese Hengste waren nicht nur die „Creme" der Pferdezucht des jeweiligen Stammes, sie mußten auch ohne jeden Fehler und in optimaler Verfassung erscheinen. Der König der Herde durfte niemals überaltern, niemals krank oder sonstwie unansehnlich werden. Bei dem leichtesten Anzeichen einer Schwäche mußte er durch einen jüngeren ersetzt werden. Der Nachfolger mußte im richtigen Alter sein, seinem Vorgänger so ähnlich wie möglich, jedoch voller Lebenskraft, Gesundheit, körperlicher Stärke und wohlgestaltet. Deswegen mußten die Menschen jedes Jahr erneut den Herdenkönig küren (kören) und die Junghengste erwählen, die ihn einmal ersetzen sollten. Der 1. Mai war der geeignete Tag dafür, da um den Zeitpunkt auch der erste Jahrestag der Geburt der vorjährigen Hengstfohlen lag. Unter dem System eines solchen religiös bestimmten, fanatischen Bestehens auf einem einheitlichen Typ, meint jedenfalls Dr. Baker (a. a. O.), muß Reinzucht bereits seit früher Zeit praktiziert worden sein. Sie sucht darin einen der Gründe für die Erhaltung des klar definierten Exmoor-Typs über Tausende von Jahren.

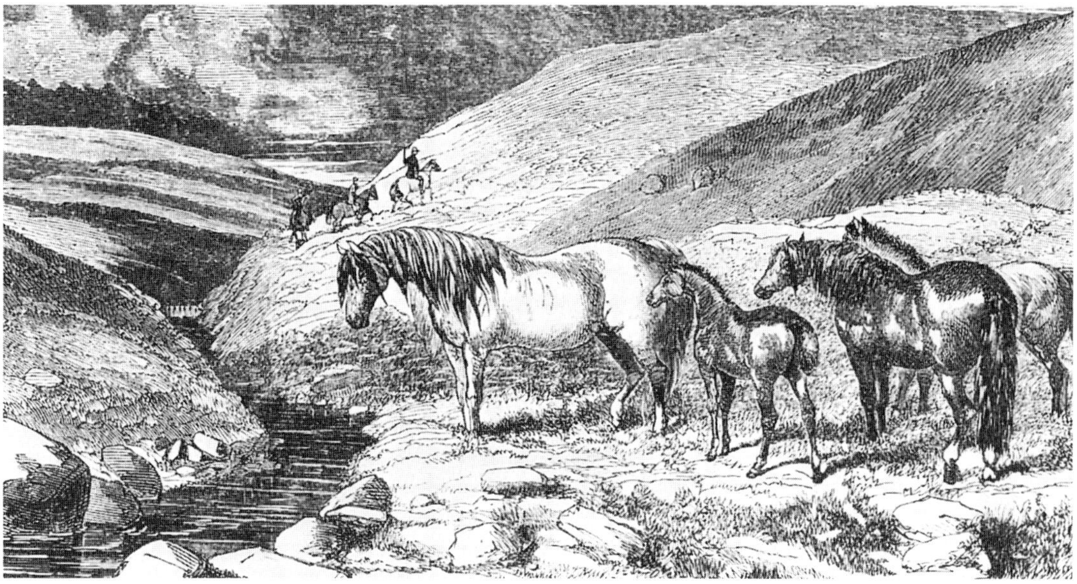

Einer der seltenen Exmoor-Schimmel, die möglicherweise vor der Selektion durch den Menschen gar nicht so selten waren: Stich aus der „Illustrated News", London 1853.

Einem Exmoor, der weiße Abzeichen besitzt, und seien sie auch noch so klein, wird die Aufnahme in das Gestütbuch verweigert. Maßgeblich ist auch die einheitliche braune Färbung mit den charakteristischen Aufhellungen. Und dennoch finden wir in den frühen Eintragungen einige als reinrassig anerkannte Exmoors, die Schimmel waren. Sie entstammten der Acland-Herde und trugen den Ankerbrand. Wir wissen, daß die Acland-Familie sehr sorgfältig zwischen reingezogenen Exmoor-Ponies und Kreuzungsprodukten unterschied. Bei einem der ersten in Winsfield Hill gezogenen und in einem frühen Gestütbuchband eingetragenen Schimmel finden wir den Vermerk: „Mutter, Großmutter und Urgroßmutter reingezogene Exmoor-Ponies." Wir können und müssen daraus schließen, daß früher die Schimmelfarbe in der Exmoor-Zucht durchaus genuin war. Gestützt wird diese Annahme durch *Evelyn March-Phillips*, die über die Acland-Herde 1896 schrieb: „Die Farbe ist ebenfalls ein Rassemerkmal, meistens ist es ein Torfbraun bis Graubraun oder ein Schwarzbraun, nach Dunkelbraun hinüberspielend, gelegentlich – sehr selten – Rappe oder Schimmel" (PALL-MALL MAGAZINE, Oktober 1896).

Auf verschiedenen alten Darstellungen von Exmoor-Ponies, zum Beispiel drei Kupferstichen in der „Illustrated London News" (Oktober 1853), finden wir ebenfalls Schimmel abgebildet. Aber der schlagendste Beweis für das Vorkommen der Schimmelfarbe im Exmoor ist die Reproduktion eines Photos in FARM LIFESTOCK OF GREAT BRITAIN von 1907, das möglicherweise bereits vor 1885 aufgenommen ist. Es zeigt in einer gerade aus den Bergen herabgetriebenen Herde auch einen Schimmel. Möglicherweise war die heute ausgestorbene Schimmelfarbe früher gar nicht so selten?! Als Resultat der Domestikation gilt das Auftreten ungewöhnlicher Farben, die, obgleich auch in der Natur möglich, doch sicher nicht typisch sind. Bisher hat man allgemein angenommen, daß das Auftreten von Schimmeln oder Rappen in europäischen Pferderassen notwendigerweise auf fremde Gene zurückzuführen sein müsse (Kreuzung mit Orientalen . . .). Aber muß das unbedingt der Fall sein? Verschiedene ungewöhnliche Farben, die durch Mutation entstanden sind, können sich auch in der Natur in der Folgezeit erhalten und verbreiten. Nur allzu oft kommen zum Beispiel schwarze Mutanten beim Rehwild oder beim Eichhörnchen vor. Wenn in einer Population Rappen oder Schimmel vorhanden sind, so ist das also durchaus mit einem unverkreuzten Ursprung zu vereinbaren.

In einer Pferderasse können unterschiedliche, von der Mehrzahl abweichende Färbungen völlig natürliche Ursachen haben, während eine uniforme Farbe ohne weiteres durch eine durch den Menschen vorgenommene gezielte Zuchtselektion zustande kommen kann. Der 1927 von der Zuchtleitung aufgestellte Rassen-Standard läßt jedoch nur noch die verschiedenen Braunschattierungen mit den typischen Aufhellungen zu.

In dem auf Veranlassung *Wilhelms des Eroberers* zusammengestellten DOMESDAY BOOK von 1086 besitzen wir nicht nur eine Aufstellung über die Besitzverhältnisse im Exmoor vor und nach der Eroberung durch die Normannen, sondern auch über den Nutztierbestand in den einzelnen Herrschaften, die sich das Moor teilten. Allerdings sind die Zahlen wohl etwas untertrieben. Immerhin fällt die große Pferdezahl auf, verglichen mit denen der anderen Tierarten.

Seit *König Wilhelm II.* (1056–1100), vielleicht auch schon seit der Zeit der angelsächsischen Könige, war der Exmoor-Forst königliches Jagdgebiet. Damals und auch später räumte die Krone immer nur einem beschränkten Kreis von Farmern das Recht zum Gräsen von Tieren in ihren Forsten ein. Im Exmoor waren es 52 Familien, die dort unter anderem je fünf Stuten mit ihrer Nachzucht gräsen durften. Sie waren bekannt als „The Free Suitors of Hawkridge and Withypole" und entrichteten keine Pacht, sondern waren dem König zu Diensten, wann immer er sich zur Jagd in Withypole aufhielt. Die Aufsicht über die Forsten hatten die sogenannten „Warden" und ihre Unterbeamten, die „Verderer". Bereits im 12. und 13. Jahrhundert wurden – wie bis heute – Exmoor-Ponies auf dem Markt zu Bampton (am Exe, Co. Devon) gehandelt.

Während der Regierungszeit des

exzentrischen *Königs Heinrich VIII.* (1491–1547), der oft zu radikalen Maßnahmen griff, versuchte man, aller Ponies unter 130 cm Stockmaß habhaft zu werden, um sie zugunsten der Zucht größerer Pferde auszurotten, die sich mehr für den Kriegsdienst eigneten. Dieser Kampagne entgingen nur die wildlebenden Berg- und Moor-Ponies, wie der Exmoor, in ihren Schlupfwinkeln des Ödlandes, der Moore und Heiden.

Um 1710 bezeichnete man die Exmoor-Ponies als „Horse Beasts", womit man sie gewissermaßen mit den übrigen Wildtieren gleichsetzte. Der Name Exmoor-Pony (Exmoore Horse) ist erst seit 1805 urkundlich belegt. 1777 finden wir sie noch unter dem Namen Exmoore Naggs.

1814 verkaufte die englische Krone den Forst von Exmoor, und der vorherige „Warden" (Forstmeister), *Sir Thomas Acland*, der einen großen Teil des Geländes erworben hatte und von der Wichtigkeit der Erhaltung der Exmoor-Pony-Rasse durchdrungen war, richtete auf seinem Besitz Winsfield Hill ein Gestüt mit ausgesuchten Stuten ein, die er dort rein weiterzüchtete. Weitere bedeutende Züchter waren *John Knight* und sein Sohn, *Sir Frederic*, die 1818 5000 Acres der Exmoor-Heide von Acland erwarben und auf Porlock bei Dulverton mit Acland-Zuchtmaterial eine eigene Zucht begründeten. Allerdings begingen sie zunächst den Fehler, die Rasse mittels eines angeblichen „Araber"-Hengstes (tatsächlich war es wohl ein Dongola) „veredeln" zu wollen. Die auf diese Weise entstandenen Kreuzungsprodukte überlebten in der freien Wildbahn des Exmoors nicht und merzten sich so selbst aus.

Es gibt allerlei Legenden über den Einfluß fremden Blutes, das auf mehr oder minder romantische Weise in den Forst gelangt sein soll; etwa, daß beim Untergang spanischer Kriegsschiffe Andalusische Pferde an Land geschwommen seien und sich mit den Ponies im Forst gekreuzt hätten. Dr. Sue Baker schrieb dazu (a. a. O.): „Selbst wenn ein paar unglückliche Individuen an Land geschwommen wären, so scheint es doch außerordentlich unwahrscheinlich, daß sie über ein so weites Gebiet irgendeinen Einfluß von Bedeutung hätten ausüben können. Diese spanische Theorie gutzuheißen, würde bedeuten, daß man es auch als gegeben ansehen müßte, daß die Decks aller passierenden spanischen Schiffe voll mit Pferden beladen waren, sie alle so dicht unter Land segelten, daß bei Schiffbruch die spanischen Hengste lebend das Land erreichen und dann die Ponyhengste von ihren Herden vertreiben konnten . . ." Und dann, muß man hinzufügen, mußten die Kreuzungsprodukte im Moor auch noch überleben, was ebenfalls kaum wahrscheinlich war.

Man muß derartige Erzählungen ebenso ins Reich der Fabel verweisen wie das Märchen von dem Schimmelhengst *Katerfelto*, der, angeblich einem politischen Flüchtling entlaufen, zunächst frei im Forst und später eingefangen zahlreiche hervorragende Nachzucht geliefert habe. In diesem Fall läßt sich sogar die Quelle nachweisen, aus der die Geschichte stammt: „Katerfelto" war der Titel eines Romans von *George J. Whyte-Melville* (1821–1878), den er 1876 veröffentlichte. Er beschreibt darin in dichterischer Überhöhung den Hengst als einen Arabischen Schimmel, und in seinen letzten Sätzen deutet er vage an, daß er möglicherweise ins Moor entlaufen sei, wo er sich den wild lebenden Herden zugesellt habe.

Tatsächlich hat es einen Hengst namens *Katerfelto* gegeben, der sich im Besitz des königlichen Forstmeisters Sir Thomas Acland befand. Der hippologische Journalist *Charles James Apperley* (1778–1843), bekannt geworden unter dem „Nom du Guerre" Nimrod, beschrieb ihn in einem Artikel im SPORTING MAGAZINE 1824 als Sohn eines sehr schönen Galloway-Rapphengstes. *Katerfelto* sei selbst ein Dunkelbrauner von ca. 14 hh (142 cm) Stockmaß gewesen. Es gebe jedoch keinerlei Hinweise darauf, daß er je frei im Moor gelaufen sei. 1886 schrieb der Sohn von Sir Thomas, *Sir Thomas jun.*, daß sein Vater in jener Zeit über 500 Exmoor-Ponies besessen habe und strikt auf Reinzucht achtete. Wenn je ein Hengst *Katerfelto* mit der genannten Abstammung in seinem Besitz existiert hätte, wäre er sicherlich nicht frei im Moor gelaufen, sondern bestenfalls auf dem Hof zu Kreuzungen benutzt worden.

Später, im Verlauf des 19. Jahrhun-

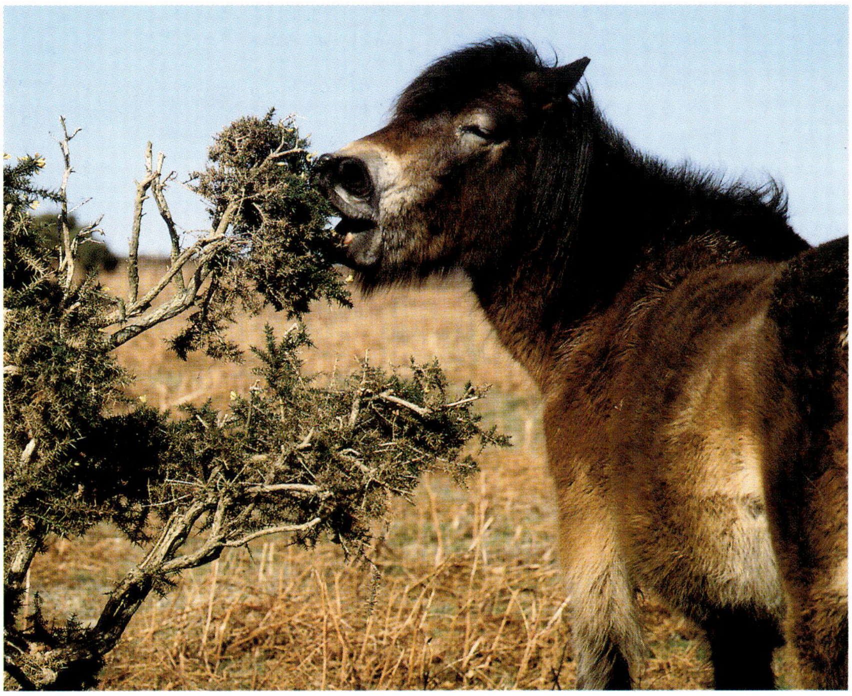

Exmoor-Pony, während des Winters, in Ermangelung anderer Nahrung Ginster fressend.

derts, fehlte es dann nicht an Versuchen, auch den urwüchsigen Exmoor „mit Blut" zu „veredeln" oder zu „verbessern", doch waren alle diese Kreuzungsprodukte im Moor nicht überlebensfähig.

„Illegitime" Abkömmlinge des Exmoor-Ponys, deren Zucht vor dem Aufkommen der Wagen in Somerset blühte, waren das einstmals berühmte „Devon Pack Horse" und der „Devon Cob". Sie stellten nach einhelliger Meinung heutiger Fachleute keine richtigen Rassen dar, sondern waren Gebrauchskreuzungstypen. Die Devon Pack Horses entstanden aus der Kreuzung von Exmoor mit Irish Draught oder schweren altenglischen Cart Horses. Es hat niemals so etwas wie einen Devon-Pack-Hengst gegeben, trotz des etwas irrationalen Versuchs, diese Zucht in den zwanziger Jahren des 20. Jahrhunderts wieder aufleben zu lassen. Der Devon Cob war (und ist) mehr oder weniger ein Beiprodukt der Hunterzucht.

Relativ spät wurde der vorher über viele Jahrhunderte nur als Reit- und Packpferd verwendete Exmoor-Pony auch angespannt. Dazu kam es erst, nachdem feste Straßen durch das Moor gebaut worden waren. Allerdings waren „Hill Ponies" von denen zum Beispiel *Caesar* berichtet, wohl von den Kelten bereits vor ihre Streitwagen gespannt worden.

Während des 19. Jahrhunderts wurde eine große Anzahl Ponies in den Kohlenminen gebraucht, und man verwendete auch Exmoors wegen ihrer relativen Kleinheit und großen Körperkraft gern unter Tage. Diese Zeiten sind heute lange vorbei, ebenso wie die des Gebrauchs als Karrenpferd oder in der landwirtschaftlichen Arbeit. Dort sind die Ponies überall durch den sich bis in die entlegensten Winkel ausbreitenden Motor abgelöst worden. Infolgedessen ist die Zahl der Ponies im Moor stark zurückgegangen.

In den Depressionsjahren nach dem Ersten und Zweiten Weltkrieg erlitt die Exmoor-Zucht jeweils einen starken Aderlaß durch zahlreiche Schlachtungen, von dem sie sich nur schwer erholte. Trotz der vielseitigen Einsatzmöglichkeiten wird die Nachfrage nach Exmoor-Ponies nicht unwesentlich eingeschränkt durch ihre Kleinheit und ihr nicht ganz einfaches Temperament, das ihren Einsatz als Kinder-Ponies nicht ideal macht.

Lange bevor das Viktorianische Zeitalter zu Ende ging, wurde die britische „Polo Pony Society" gegründet. Der Name ist nicht ganz zutreffend, da es zwar auch um die Zucht von Polo-Ponies ging, vor allem aber darum, den Reitponyrassen ihre Reitpferdepoints zu erhalten und zu verhindern, daß sie zu Wagenpferden umgezüchtet wurden.

1898 wurde bereits der fünfte Band des Pony-Gestütbuchs herausgegeben, als Sir Thomas Acland, Enkel des Gründers der berühmten Anker-Herde von Winsfield Hill, zum Vorsitzenden der innerhalb der Polo Pony Society bestehenden Sektion für Exmoors gewählt wurde. Auf sein Betreiben begann man ab 1899 mit der Registrierung von Hengsten und Stuten im Moor. Im ersten Jahr wurden insgesamt fünf Hengste und 25 Stuten eingetragen. 1912 wurde eine Kommission eingesetzt, die Richtlinien zur Erhaltung und Verbesserung der Berg- und Moor-Ponies erarbeiten sollte. Von 1915 an wurde diese Kommission zu einer festen Institution innerhalb der mittlerweile in „National Pony Society" umbenannten Züchtervereinigung.

1921 wurde *Earl Fortescue* Vorsitzender der Exmoor-Sektion. Seine Familie hatte 1879 von *Sir Frederik Knight* die Anwartschaft auf „Simonbath Estate" erworben, so daß bei dessen Tod 1897 die beiden großen Familiengüter vereinigt wurden. Von nun an wurde der gesamte Besitz von Castle Hill, dem Familiensitz der Fortescues, bei Filleigh (Nord Devon), verwaltet. Lord Fortescue wurde nächst den Aclands der größte Exmoor-Züchter im Land. 1921 gründete er eine eigene, unabhängige Exmoor Pony Society und wurde deren erster Präsident. Der erste eigene Gestütbuchband dieser Züchtervereinigung wurde erst 1963 veröffentlicht; bis dahin erfolgte die Registrierung in der gewohnten Weise bei der „National Pony Society".

Die Zahl der Exmoor-Ponies war nie sehr groß. Aber sie wird auch kaum erheblich wachsen, da das Moor immer nur eine begrenzte Anzahl Ponies verkraften kann. Andererseits ist es nach Ansicht der orthodoxen Züchter essentiell, daß die Ponies, wenn sie ihren eigenen, unverwechselbaren Typ bewahren sollen, in ihrer ureigenen Heimat, dem Exmoor, in Freiheit aufwachsen müssen.

Die weitere Existenz der alten Rasse ist in den letzten 100 Jahren von so vielen Kassandrarufen, die ihren alsbaldigen Untergang prophezeiten, bezweifelt worden wie kaum eine andere der britischen Mountain- und Moor-Ponies. Aber die meisten Propheten vergessen, daß der Exmoor-Pony aus dem Exmoor niemals ein Massenartikel war.

DARTMOOR-PONY

TYP, INTERIEUR, VERWENDUNG: Der Dartmoor-Pony ist ein sehr nobler, eleganter, dabei doch kompakter Pony von großer Typtreue, der in seinem Gesamteindruck und seinen Linien an einen Miniatur-Vollblüter erinnert. Früher diente er hauptsächlich als Reit- und Packpferd der Moorbauern, die auf seinem Rücken sämtliche Transporte, vom Brennmaterial über landwirtschaftliche Produkte bis zum Stallmist, durchführten. Erst seit dem Bau von Straßen durch das Moor um die Mitte des 19. Jahrhunderts und der Einführung von Wagen in der dortigen Gegend wurde er auch angespannt und zog unter anderem die Karren der durchs Land fahrenden Hausierer und Kleinhändler.

Heute ist der Dartmoor-Pony ein beliebter Kinder-Show-Pony, vor allem für das Springreiten und Hunting. Wenn er früh genug in Menschenhand gekommen ist, gibt er einen idealen „Erst"-Pony ab. Daneben findet er Verwendung als Robust-Reitpferd für Kinder und Erwachsene. Er eignet sich auch vorzüglich als Shooting-Pony.

Der Dartmoor-Pony ist anspruchslos, hart und ausdauernd, dabei ausgesprochen intelligent, begabt mit

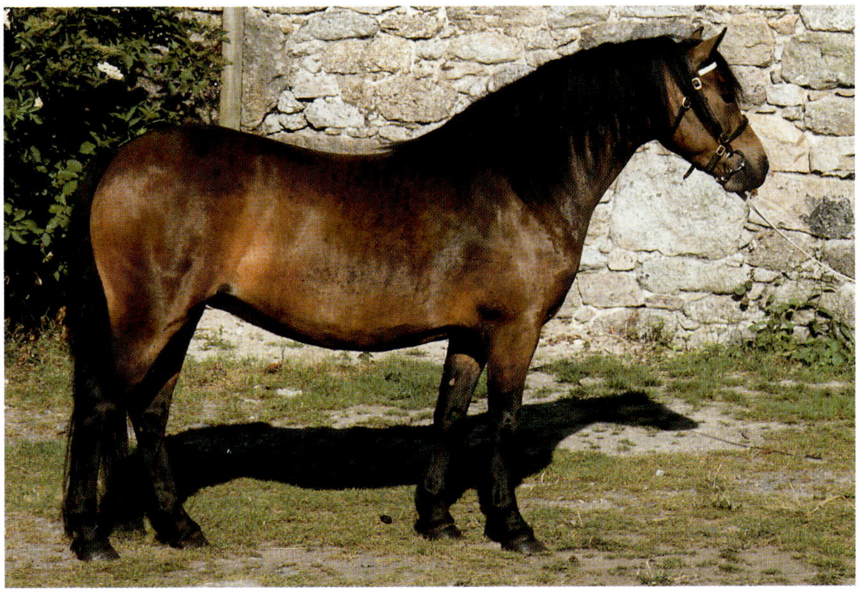

Typische Dartmoor-Stute

dem „Moor Sense" (wie die Züchter im Moor sagen) und mit einem unabhängigen, gelegentlich etwas eigenwilligen Charakter und energischem, lebhaftem Temperament, dabei doch freundlich und liebenswert.

Im Verhältnis zu seiner Größe ist der Dartmoor-Pony sehr stark: Ein ausgewachsener Pony kann ohne weiteres auch einen schwergewichtigeren Erwachsenen einen ganzen Jagdtag lang über wegloses Gelände tragen. Der Slogan der Dartmoor-Züchter lautet: „Klein von Statur, aber mit einem großen Herzen." Wie *Marsh Barton* (Exeter/Devon) 1990 schrieb: „Seit vielen Jahrhunderten der Diener, Weggefährte und Freund des Menschen."

Die Ponies werden halbwild aufgezogen, außer beim einmaligen, jährlichen Auftrieb zum Brennen und zum Aussondern der für den Verkauf oder die eigene Nutzung der Farmer bestimmten Ponies kommen sie kaum mit dem Menschen in Berührung. Es ist deshalb ratsam, die als Kinderreitpferde bestimmten Ponies recht früh einzufangen und an den Menschen zu gewöhnen. Sonst wird man nicht so leicht oder gelegentlich niemals Herr ihrer durch das wilde Leben im Moor geschärften Flucht- und Abwehrinstinkte.

Durch Kreuzung mit dem Vollblut werden häufig auch größere, recht anspruchsvolle, hochklassige Turnier-Ponies für ältere Kinder gezüchtet.

EXTERIEUR:
Der Kopf des Dartmoor-Ponys ist klein, trocken und nobel, mit einem geraden bis leicht konkaven Profil, großen, dunklen, lebhaften Augen und den als Charakteristikum der Reinrassigkeit geltenden sehr kleinen Ohren. Das Genick ist leicht, der Hals gut aufgesetzt, wohl proportioniert, lang und kräftig, jedoch nicht dick. Die lange Schulter ist günstig gelagert. Der kräftig bemuskelte Rücken schließt über die starke Lendenpartie an eine gut geformte, lange, muskulöse, abschüssige Kruppe an. Die Extremitäten sind stahlhart mit trockenen Sehnen, ausgeprägten Gelenken und wohlgeformten Hufen von vorzüglicher Konsistenz.

Das üppige Mähnen- und Schweifhaar ist häufig wellig und gelockt. Im Winter entwickelt der Pony ein sehr dichtes Fell mit dicker Unterwolle, das aufgrund seines Fettgehalts das Wasser abperlen und niemals bis auf die Haut durchdringen läßt.

Ein echter Dartmoor-Pony ist braun, schwarzbraun, ein Rappe oder gelegentlich ein Schimmel. Füchse sind sehr selten und nicht beliebt. Schecken gelten als nicht rasserein. Auch größere weiße Abzeichen an Kopf und Gliedmaßen werden abgelehnt, da sie auf Fremdbluteinfluß hindeuten.

Die Widerristhöhe soll 127 cm nicht über- und 117 cm nicht unterschreiten.

MECHANIK:
Die Bewegungen sind raumgreifend, leicht und fördernd sowie wenig aufwendig, dabei außerordentlich trittsicher. Der Trab zeigt gute Schulterfreiheit und energischen Antritt aus der Hinterhand, jedoch keine übertriebene Knieaktion. Das Galoppiervermögen ist hervorragend, die Springanlagen sind exzellent hinsichtlich Manier, Technik und Vermögen.

ZUCHT:
Die Heimat des Dartmoor-Ponys ist das Hochmoor- und Heidegebiet des Dartmoor Forests in Devon (Südwestengland). Das Dartmoor ist ein Tafelland mit drei Verebnungsflächen von 30, 265 und 330 Metern über Normalnull. Die höchste Erhebung ist der High Willhays mit 622 Metern.

Der heutige Nationalpark Dartmoor hat eine fast kreisrunde Gestalt, deren Grenzen bestimmt werden durch die Ortschaften Okehampton im Norden, Bovey Tracey im Osten, Ivybridge im Süden und Tavistock im Westen. Das Areal umfaßt 395 Quadratmeilen (etwas über 1000 Quadratkilometer). Es handelt sich um ein ödes, ausgesprochen wildes Gelände mit Zwergstrauch-, Heide- und Moorvegetation, mit steilen Hängen und Schluchten, überragt von zahlreichen bloßliegenden Granitkanzeln, „Tor" genannt. Als Herzstück der Grafschaft Devon nimmt es etwa ein Siebtel von dessen Fläche ein. Der Name Dartmoor rührt her von den beiden Zweigen des Flusses Dart. Tatsächlich jedoch speist das sehr nasse Dartmoor noch eine große Anzahl weiterer kleinerer, radial abfließender Auen und Bäche. Grund dafür ist der reichliche Niederschlag, der sich, vom Atlantik kommend, auf seinen Höhen fängt. Die jährliche Niederschlagsmenge beträgt in Princetown, also im Zentrum des Moors, 82 Inches (2083 Millimeter). Das Wetter wechselt ständig unter dem Einfluß der atlantischen Winde von strahlendem Sonnenschein und herrlicher Fernsicht inner-

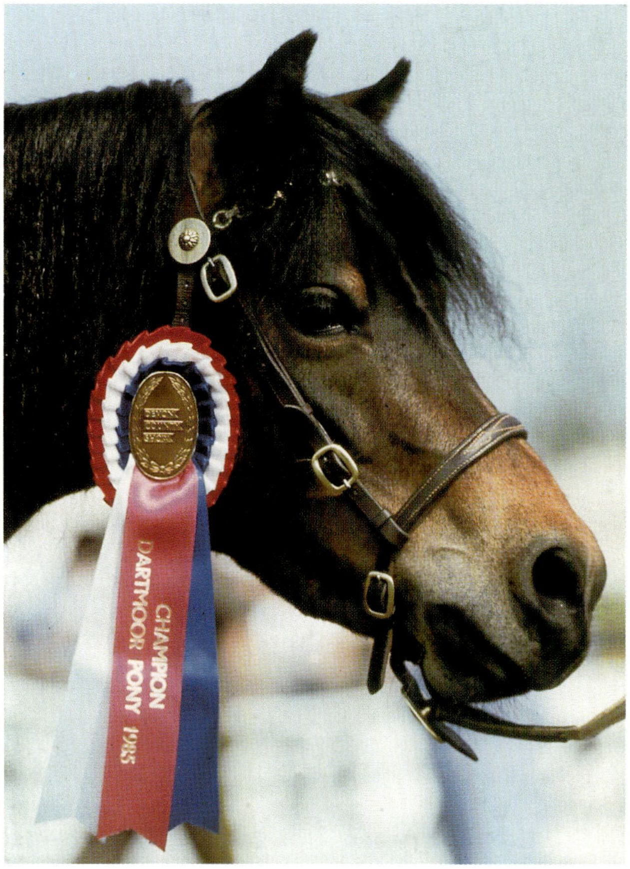

Kopfstudie einer prämiierten Stute – die nahe Verwandtschaft zum Exmoor-Pony ist deutlich erkennbar.

halb von Minuten zu dichtem Nebel oder stürmischen Regengüssen.

Als Rückzugsgebiet für eine Ponyrasse ist das Gebiet ideal, da es den naturnahen, abgehärteten, anspruchslosen Ponies die drei essentiellen Voraussetzungen liefert, die sie zum Überleben benötigen: Wasser, Nahrung und Schutz. Das Gras, das im Moor wächst, ist zwar hart und sauer, aber dafür bedarf es keiner Kultur durch den Menschen. Daneben gibt es immergrünes Buschwerk, Heide und Ginster. Sie alle sind für die genügsamen Ponies höchst nahrhaft und sie stehen das ganze Jahr über zur Verfügung. Selbst aus tiefem Schnee, der allerdings selten ist, scharren die Ponies sie hervor.

Im Winter halten sich die Herden meist in den Tälern auf, wo sie Schutz vor den eisigen Stürmen finden. Mit der aufsteigenden Frühlingssonne bewegen sie sich die Höhen hinauf und vermeiden dabei die in der warmen Jahreszeit ausschwärmenden lästigen Fliegen und Mücken und den in den Niederungen reichlich wachsenden Adlerfarn, der, in grünem Zustand in größeren Mengen genossen, giftig ist, während er trocken im Winter keine Gefahr darstellt.

Die Leitung der Zucht liegt bei der „Dartmoor Pony Society" (Newton Abbot/Devonshire), die das Gestütbuch betreut und eine Reihe von Schauen im dortigen Gebiet ausrichtet.

Es bestehen Nachzuchten in anderen Teilen Großbritanniens, verschiedenen europäischen Ländern und Übersee.

GESCHICHTE:
Dartmoor- und Exmoor-Pony sind ursprünglich aus der gleichen Wurzel hervorgegangen. Die Ähnlichkeit ist unübersehbar. Der Dartmoor-Pony wirkt wie eine verfeinerte Form des Exmoors. Vor gut 150 bis 100 Jahren fand man unter den Dartmoor-Ponies noch häufiger die braune Farbe mit dem „Mehlmaul" und dem aufgehellten Bauch, die heute so charakteristisch für den Exmoor ist; außerdem das alte „Celtic Blue", von dem die Moorbauern noch lange sprachen, nachdem es verschwunden war.

Das Dartmoor ist altes menschliches Siedlungsgebiet, wovon die zahlreichen, während der Megalithkultur (ca. 3000 v. Chr., Neolithikum) aufgerichteten, bis zu zwanzig Meter hohen, schlanken Steinsäulen, „Menhir" genannt (von keltisch „Maen-hir", langer Stein), zeugen. Ob es im Dartmoor bereits Pferde gegeben hatte, ehe es die Sachsen nach Kämpfen mit den dort ansässigen Kelten zwischen etwa 660 und 710 n. Chr. in Besitz nahmen, ist nicht ganz sicher. Ohne Zweifel jedoch brachten die Sachsen mit ihrem übrigen Tierbestand auch ihre Pferde mit.

Erstmals schriftlich erwähnt werden die Ponys des Dartmoors um 1012 von dem sächsischen Bischof *Aelwold of Credition*. Eine weitere schriftliche Erwähnung findet das Dartmoor in einer „Exequer Pipe Roll" aus dem Jahre 1181. 1238 überließ *Heinrich III.* seinem Bruder *Richard* den Forst, als er ihn als Grafen von Cornwall einsetzte. Um 1337 scheint der Dartmoor Forest wieder an die Krone zurückgefallen zu sein; denn nun überschrieb ihn *Edward III.* (1312–1377), und diesmal auf Dauer, seinem Sohn *Edward*, dem Prinzen von Wales (1330–1376), nach seiner Rüstung auch der „Schwarze Prinz" genannt, als erstem Herzog von Cornwall. Seitdem kam es über die Jahrhunderte zu einer allmählichen, schleichenden Erosion der der Krone gehörigen Fläche des Moors. Von den Rändern aus begannen die angrenzenden Grundbesitzer kleinere Teile in ihre eigenen privaten Ländereien einzubeziehen und zu kultivieren. 1898 stellte man fest, daß allein seit 1820 auf diese Weise über 15 000 Acres (6000 Hektar) „privatisiert" worden waren.

Dieses Vorgehen engte den Lebensraum der Ponies immer mehr ein. Damit jedoch nicht genug. Seit 1873 hielt die britische Armee im Moor jährliche Manöver ab. Zunächst geschah das nur während bestimmter, begrenzter Zeiten des Jahres, doch dann wurden Teile des Moors in einen regulären Truppenübungsplatz umgewandelt. Das erfolgte übrigens erstaunlicherweise, obgleich man damals seitens der Regierung und einflußreicher Kreise bereits im Dartmoor die Einrichtung eines nationalen Naturschutzparks in Erwägung zog. Die „Dartmoor Preservation Association", die dieses Ziel anstrebte, wurde schon 1883 gegründet.

Während in der Zeit des Ersten Weltkrieges die militärischen Aktivitäten gegenüber den Friedenszeiten kaum zunahmen, kam es während des Zweiten Weltkrieges zu schwerwiegenden, weitreichenden Eingriffen in die bis dahin unberührte Natur. Es wurden Schießplätze für leichte Waffen und für Artillerie und andere schwere Waffen, Übungsplätze für Panzer etc. eingerichtet. Am Nordende von Roborough Down wurde sogar ein Flugplatz gebaut. All das war unter Kriegsbedingungen verständlich und entschuldbar. Aber bei Kriegsende ließ die Armee wenig Neigung erkennen, die von ihr behaupteten 72 000 Acres (ca. 32 000 Hektar) je wieder freizugeben. Erst die lauten Proteste der Öffentlichkeit veranlaßten das Verteidigungsministerium, sich von der Hälfte der Fläche zurückzuziehen.

1949 endlich wurde der langgehegte Plan der „Dartmoor Preservation Association" Wirklichkeit. Ein Naturschutzgebiet im Dartmoor wurde eingerichtet. Zu diesem Zweck wurde das Moor neu vermessen und karthographiert.

„Die Geschichte des Dartmoor-Ponys bis vor etwa 100 Jahren muß weitgehend ein Feld für Vermutungen bleiben", schrieb *Sylvia Calmady-Hamlyn* 1953 nach 22 Jahren als ehrenamtliche Sekretärin der „Dartmoor Pony Society" und über 60 Jahren als aktive Dartmoor-Züchterin. Als Grund für diese radikale Feststellung gab sie an, diesen Zeitraum umfasse ihre eigene Erfahrung und die Berichte verläßlicher, ihr persönlich bekannter Zeugen. Alles andere sei nur „Guesswork" (Vermutung).

Ein Ereignis, das recht viel weiter in der Vergangenheit lag und mit Gewißheit auch die Ponies im Dartmoor betroffen hatte, selbst wenn wir darüber kein schriftliches Zeugnis besitzen, war das Vorgehen *Heinrichs VIII.* (1491–1547) gegen alle Ponyhengste unter 14 hh (142 cm) Widerristhöhe. Im Jahre 1535 erließ er ein Gesetz, gemäß dem alle Grundbesitzer, die Land besaßen „von der Ausdehnung einer Meile im Durchmesser", verpflichtet wurden, mindestens „zwei Stuten zu halten, die geeignet und in der Lage sind, Fohlen auszutragen von einer Höhe von wenigstens 13 Handvoll; 40 Schillinge die Strafe bei Verstößen dagegen".

Es kam noch schlimmer, wie wir bei *Joseph Palmer* in THE DARTMOOR PONY (Exeter 1990) nachlesen können: „Nur sechs Jahre später wurde dieses Gesetz ausgedehnt auf alle Pferde in nicht weniger als 26 Shires und anderen Zuchtgebieten des Königreiches. Der Krieg gegen die ‚kleinen Pferde' war erklärt . . .

Das Dartmoor war in jener Zeit noch weit wilder, als es heute ist. Die Strafandrohung lautete tatsächlich auf Bestrafung der Zuwiderhandelnden und Vertilgung der unerwünschten Zuchtprodukte, in der Annahme, daß erstere identifiziert und letztere eingefangen werden könnten. Des Königs Vorschrift, sofern denn überhaupt Kunde von ihr in so abgelegene Winkel drang, flößte niemandem Angst ein. Es muß damals nicht ganz selten vorgekommen sein, daß die Beamten der Krone in ohnmächtiger Wut die schon sicher geglaubte Beute mit wehenden Schweifen und Mähnen am Horizont verschwinden sahen. Das Ergebnis war, daß gerade die besten, schnellsten Ponies überlebten." Derartige Versuche seitens der Regierung, die Zucht „großer Pferde" auf Kosten der Ponies zu fördern und per Gesetz zu regeln, folgten von nun an in regelmäßigen Abständen bis ins 18. Jahrhundert, jedoch ohne nennenswerten Erfolg.

Ein bedeutungsvolles Datum für das Dartmoor war die Ankunft von *Thomas Tyrwhitt* im Jahre 1785. Er hatte von seinem Freund und Schulkameraden im Christchurch College (Oxford) *George, Prinz von Wales* und *Herzog von Cornwall*, 2300 Acres (rund 1000 Hektar) Moorland südlich von Two Bridges am South Dart als Geschenk erhalten. Er nannte den Besitz, den er im Laufe der nächsten Jahre urbar machte, Tor Royal. Tyrwhitts Haupteigenschaft war sein Drang, alles zu verbessern.

Bis zu seinen Zeiten trugen Ponies von 11.2 hh (117 cm) ihre Besitzer, wie schwer sie auch waren, durch die steilen Schluchten des Dartmoors, bergauf und bergab bei ihrer täglichen Arbeit. Oft sah man den kleinen Pony kaum unter seinem großen Reiter. Alle Lasten wurden auf dem Pferderücken befördert. Da Tyrwhitt und manche anderen Grundbesitzer den Ponies nicht zutrauten, die nun zu leistende Arbeit bewältigen zu können, begannen sie die heimische Rasse durch Einkreuzung von Fremdblut zu „verbessern".

Bis zum Ende des 19. Jahrhunderts wurden die wild im Moor lebenden Ponies nicht offiziell registriert und auch nicht die ihnen zugesellten

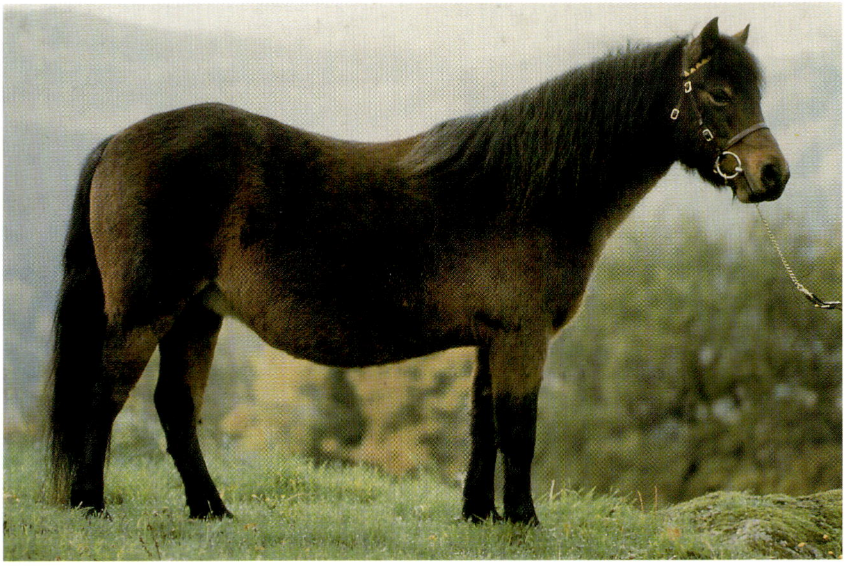

Tragende Dartmoor-Stute im nebligen, wilden Dartmoor

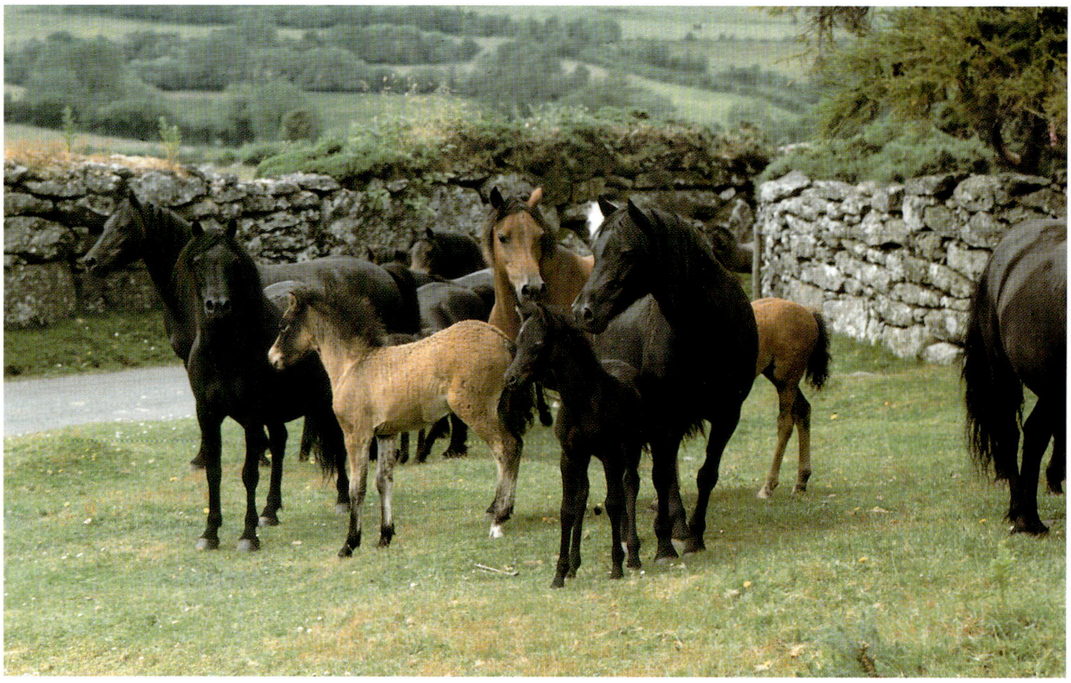

Dartmoor-Ponies im heimatlichen Dartmoor

fremdblütigen Hengste. Fell- und Welsh-Hengste wurden im Moor freigelassen, ebenso wie Araber und Vollblüter. Norfolk-Trotter-Hengste produzierten die sogenannten „Roadster Ponies“. Aber die größte Bedrohung für die Rasse wurde der in der zweiten Hälfte des 19. Jahrhunderts übermächtige Shetland-Pony-Einfluß, die man verwendete, um kleine Grubenponies für den Bergbau unter Tage zu erzeugen, und die um ein Haar den Typ des Dartmoor-Ponys völlig zerstört hätten. In letzter Minute begann die Polo Pony Society ab 1899 in ihrer Gestütbuchführung spezielle Sektionen für die einzelnen Rassen einzurichten.

Vor dem Ersten Weltkrieg konnte man die größte Anzahl Dartmoor-Ponies beim herbstlichen „Gänsemarkt“ in Tavistock sehen, wo am Straßenrand eine gute Meile weit Stuten und Fohlen angeboten wurden, frisch gefangen im Forst, und viele gute, angerittene Ponies zum Verkauf standen. Auch auf den Märkten von South Brent, Chagford und Okehampton sowie Princetown wurden Ponies verkauft.

Außerhalb der Märkte war es für Käufer fast unmöglich, eine größere Anzahl von Ponies zu sehen, da sie absolut keinen menschlichen Kontakt gewohnt und im Moor ebenso schwierig anzupirschen waren wie anderes Wild. Vor allem die besten Hengste und Stuten verließen während ihres Lebens kaum jemals ihre Heimat. Sie lebten völlig wild und wurden deshalb auch nie auf Schauen gezeigt.

Wir werden wieder aufmerksam auf Tor Royal, als im ersten Viertel des 20. Jahrhunderts (genauer seit 1917) *Edward*, der damalige *Prince of Wales*, in dessen Besitz das Gut inzwischen übergegangen war, in das Dartmoor-Gestütbuch, Band 14, für das dort betriebene Gestüt eine Reihe von Pferden (einen „östlichen“ Hengst und mehrere Dartmoor-Stuten und -Hengste) eintragen ließ. Tatsächlich allerdings war die Zucht auf Tor Royal alles andere als eine Dartmoor-Zucht. Der Prinz oder sein Management verwendete die bodenständige Rasse, wie zu jener Zeit üblich, mehr oder weniger nur als Rohmaterial, um auf ihrer Grundlage mit Hilfe fremdblütiger Hengste Gebrauchspferde wie Polo-Ponies, Hacks, Hunter und „Carrier“- oder „Hauler“-Ponies (als Packtiere) für die Armee zu produzieren.

Daß es sich bei dem Dartmoor-Pony um einen kostbaren genetischen Schatz der Britischen Inseln handle, dessen Erhalt ein nationales Anliegen sein müsse, war zu dem Zeitpunkt noch nicht in das allgemeine Bewußtsein der Öffentlichkeit und auch nicht in das Bewußtsein des Prinzen gedrungen. Die immer wieder wiederholte Story, daß das „Duchy“ Stud (das Herzogliche Gestüt) im Dartmoor Forest die Mehrzahl der besten noch vorhandenen freilaufenden Dartmoor-Stuten habe einfangen lassen, um mit Hilfe aller nur erdenklicher, meist Kaltblutkreuzungen die imaginäre Rasse des „Devon Pack Horse“ wieder zum Leben zu erwecken (die es in Wirklichkeit nie gegeben hatte), und daß bei der Auflösung des Gestüts alle diese wertvollen Stuten nach außerhalb des Zuchtgebiets verkauft worden seien, was ein verhängnisvoller, nicht zu ersetzender Aderlaß für die Dartmoor-Zucht gewesen sei, ist jedoch nichts als eine Legende!

In der Präambel der Dartmoor-Pony-Gestütbuch-Sektion der Polo Pony Society (später National Pony Society) wurde ein sehr strenger Rassenstandard festgelegt, nach dem ein Dartmoor nicht mehr als ein Viertel Vollblut oder Araberblut und ein Achtel Hackneyblut besitzen durfte, um als reinrassig registriert zu werden.

1927 kam es nach langen Geburtswehen zur Gründung einer eigenen Dartmoor Pony Society. Die ersten Jahre dieser Vereinigung verliefen ein wenig „unkontrolliert“. In nur wenigen Jahren erwies es sich, daß die Society mehr Geld ausgab, als sie einnahm. Als dieser Zustand permanent zu werden und eine Einstellung der Aktivitäten des Verbandes zu verursachen drohte, wurden 1931 *Sylvia Calmady-Hamlyn* zur Sekretärin und *Nora Dawson* zur Schatzmeisterin gewählt. Von nun an ging das Leben der Society seinen geregelten Gang. Die beiden brachten die nötigen Kenntnisse, viel Enthusiasmus und auch den finanziellen Hintergrund für ihre Ämter mit. Stillschweigend ließ man sie gewähren, die bestehenden Schulden abzulösen, die laufenden Kosten niedrig und die Society am Leben zu halten.

Wie war es den beiden energischen Damen möglich, diese Ziele zu erreichen? Ganz einfach: Sie bezahlten die gesamten Kosten für Schauen, Preise, Büroarbeiten und -material etc. aus eigener Tasche. Es handelte sich bei den beiden Ämtern ja um Ehrenämter. Aber damit erschöpften sich ihre Beiträge zum Wohl und Gedeihen der Dartmoor Society bei weitem nicht. Wiederum in Partnerschaft begannen sie die Zuchtpolitik zu steuern. Die Sekretärin, die bedeutendere Züchterin der beiden, ließ sich nicht etwa seitens des Society-Vorstandes oder Zuchtbeirats Handlungsfreiheit einräumen; sie nahm sie sich. Sie regierte diktatorisch, mit einem scharfen Intellekt, eisernem Willen und harter Hand unter Einsatz ihres großen Vermögens, um 28 Jahre lang die eingeschlagene Linie innezuhalten.

Gelegentlich bog sie dabei die von der Society festgelegten Zuchtregeln ihren Interessen und Vorstellungen gemäß ein wenig zurecht. Ein Beispiel dafür war der von ihr 1921 im Gestüt Tor Royal erworbene Hengst *The Lead*. Er war ein Sohn des Arabers *Dwarka*. Seine Mutter stammte von dem Roadster-Hengst *Confident George* aus einer vermutlich reinrassigen Dartmoor-Stute unbekannter Abstammung. Dieser braune Hengst war ein ideales Beispiel dafür, daß Vererbung nicht additiv erfolgt, wie uns die Populationsgenetiker so gern glauben machen möchten. In ihm schlug das rein rechnerisch nur ein Viertel der Abstammung ausmachende Dartmoorblut dominant durch und drängte die beiden Hengste einfach beiseite. Photos von ihm zeigen, daß er die Quintessenz dessen verkörperte, was man heute als den modernen Dartmoor-Typ bezeichnen würde, eine ideale Kombination von Adel und Härte. Er wurde auf allen Schauen als das Paradebeispiel des Dartmoor-Zuchtzieles herausgestellt, ebenso wie seine Nachzucht, und wurde so zum Gründerhengst der heutigen Dartmoor-Zucht. Auf ihn traf der heute recht altmodisch lautende Begriff der „Individualpotenz" zu.

Das Beispiel *The Leads* zeigt, daß Sylvia Calmady-Hamlyn wirklich eine Züchterin von hohen Graden war. Sie bewies das durch ihre Zuchtmaßnahmen und -erfolge in ihrem eigenen Gestüt (Vean Stud) wieder und wieder. Etwa um 1935 kam der Welsh-Mountain-Hengst *Dinarth Spark* nach Vean und wurde von ihr mit einem Lot „handverlesener" Dartmoor-Stuten gepaart, ohne Rücksicht darauf, daß das nach der Zuchtbuchordnung eigentlich ausgeschlossen war. Als sie dann mit den Produkten dieser Paarungen auf allen Schauen die ersten Preise gewann, war die Kritik ihrer Gegner groß. Aber sie setzte sich darüber hinweg. Sie hielt ihr Vorgehen züchterisch für richtig und wußte, daß sie recht hatte. Aus einem Abstand von über einem halben Jahrhundert muß man heute sagen: Diese Paarungen paßten exakt zu der Linie, auf der sie den Zuchtverband führte, auf der der Standard der Ponies eine Qualität erreichte, von der vorher niemand nur zu träumen gewagt hätte.

1945, als der Stutenbestand auf einen bedenklich niedrigen Stand geschrumpft war, wurde das Gestütbuch noch einmal für Neuzugänge geöffnet, die jedoch einer Inspektion auf die im Standard festgelegten Rassenmerkmale unterzogen oder auf einer öffentlichen Schau prämiiert sein mußten. 1957 wurde das Gestütbuch geschlossen, 1961 wurde ein Vorbuch eingerichtet. Nur Ponies, die ihre Abstammung auf die im ersten Hauptregisterband verzeichneten Ponies zurückführen können, erhalten den Dreiecksbrand der Dartmoor Society auf ihrer linken Halsseite.

Die besten Dartmoor-Ponies befinden sich heute in Privatgestüten in Devon und teils auch außerhalb des Zuchtgebiets.

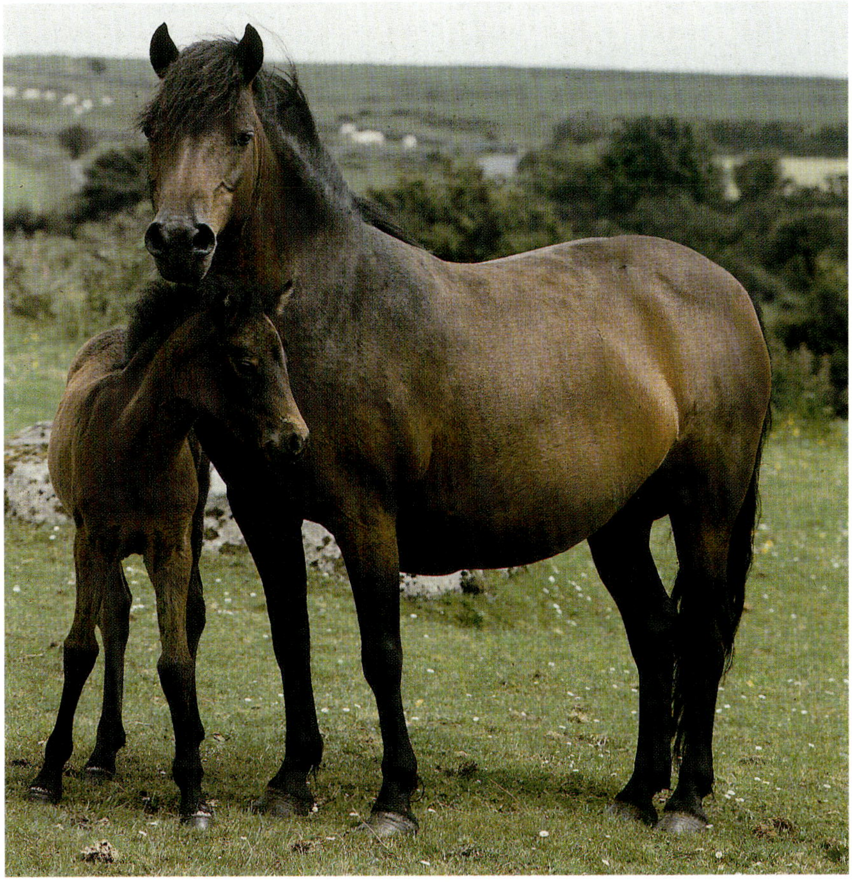

Dartmoor-Stute mit Fohlen

NEW FOREST-PONY

TYP, INTERIEUR, VERWENDUNG:
Der New Forest-Pony ist einer der größten Vertreter der britischen Berg- und Moor-Ponies. Die Rasse ist nicht sehr ausgeglichen, was Typ, Farbe und Widerristhöhe angeht. Allen New Forestern gemeinsam ist jedoch das außerordentlich freundliche Wesen, die Handlichkeit, die große Gelehrigkeit, Intelligenz, Besonnenheit und Verläßlichkeit.

Man kann sagen, daß die Rasse zwischen zwei Typen variiert, einem kleineren „ponyhaftigeren", mit kräftigem Fundament, der sich hervorragend als Kinderpony eignet, auch für Turniere, für Springen und Hunting, und einem größeren, mehr „pferdigen", der auch als Robustreitpferd für Erwachsene dienen kann und als Familienpony für Eltern und Kinder. Alle New Forest-Ponies gehen auch sehr gut im Geschirr.

Von der Züchtervereinigung werden jährlich Point-to-Point-Rennen abgehalten, um das Galoppier- und Springvermögen in rauhem Gelände unter Beweis zu stellen. Die Ausgangsrasse, die mit der der anderen Mountain- und Moorland-Ponies identisch gewesen sein muß, ist heute im Typ nur noch wenig zu erkennen. Die Ponies sehen vielmehr oft wie Miniaturausgaben von Pferden aus. Die besten wirken ausgesprochen „gut gezogen", „hoch im Blut stehend".

EXTERIEUR:
Der Kopf des „Foresters", wie die Züchter den New Forest-Pony kurz nennen, ist nicht selten wenig ponyhaft, relativ lang, oft deutlich arabisch beeinflußt, der Hals gut angesetzt und getragen, doch relativ kurz; die Schulter/Widerristpartie günstig formiert, eine gute Sattellage gewährend. Die Gurttiefe ist ausgeprägt, Rücken, Nierenpartie und die oftmals etwas kurze, in der Regel recht abschüssige Kruppe weisen eine kräftige Bemuskelung auf. Die kurzen, stabilen, gesunden Gliedmaßen besitzen trockene Röhren und klar markierte Sehnen. Die Stellung ist nicht immer ganz regelmäßig; häufiger findet sich eine kuhhessige Stellung der Beckengliedmaßen. Die Hufe sind wohlgeformt, groß, rund und von harter Konsistenz.

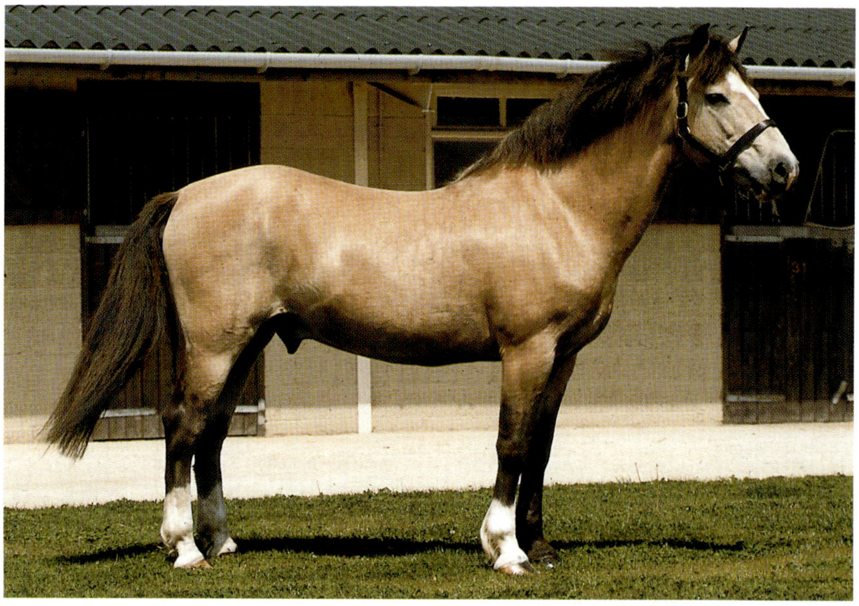

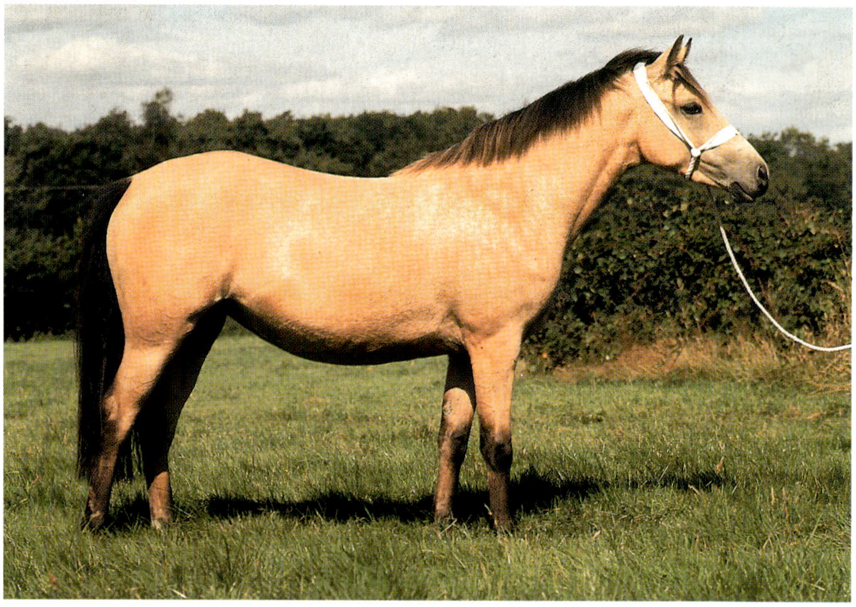

In der Falbfarbe von Hengst (oben) und Stute (unten) dokumentiert sich ein altes Ahnenerbe der insgesamt doch sehr stark verkreuzten und uneinheitlichen New Forest-Rasse.

Es kommen fast alle Farben vor. Lediglich Schecken sind unerwünscht, da sie auf eine Beimischung von Shetland-Pony-Blut hindeuten. Weiße Abzeichen an Kopf und Extremitäten sind nicht selten, doch sind die besten New Forest-Ponies falb, braun, schwarzbraun oder schwarz mit wenig Weiß.

Ein Behang ist in der Regel nicht ausgebildet. Der Schnurrbart, den einige New Forest-Ponies als Schutz entwickeln, wenn sie im Winter viel Ginster fressen, ist keineswegs etwas Einmaliges. Ein solcher Schnurrbart findet sich zum Beispiel auch beim Fell- und beim Dales-Pony. Da wir wissen, daß *Sir Arthur Cecil* in den neunziger Jahren des 19. Jahrhunderts Fell-Ponies zur Verbesserung

Der erste Eindruck des „wilden" New Forest täuscht: Tatsächlich ist der New Forest heute mehr oder weniger ein riesiges Naherholungsgebiet für die Londoner Bevölkerung, in dem die gar nicht scheuen Ponies ständig in Gefahr sind, überfahren zu werden.

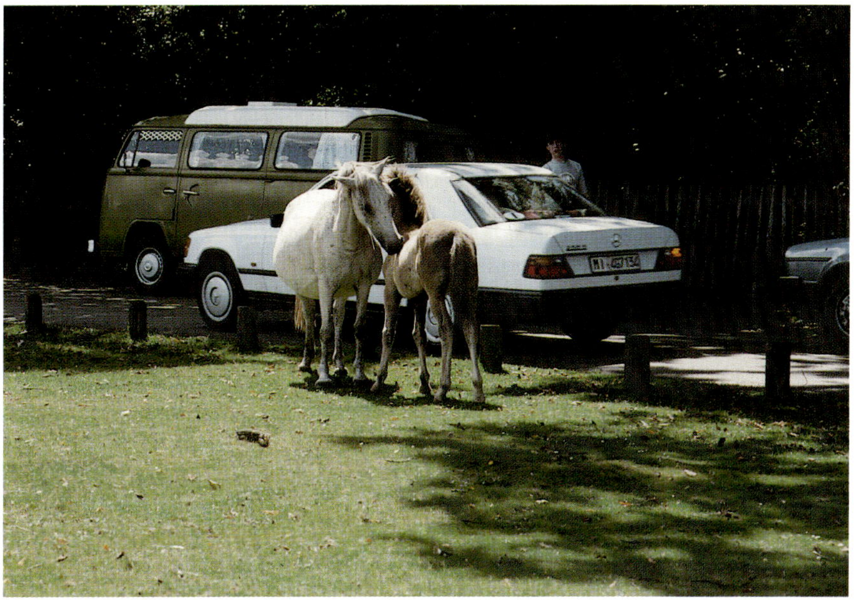

der Rasse einkreuzte, brauchen wir uns nicht über dieses Merkmal zu wundern.

Obgleich eine untere Grenze nicht festgesetzt oder vorgeschrieben ist, sind wenige Forester unter 135 cm Stockmaß, während viele das volle Ponymaß von 148 cm erreichen, ja, bei reichlicher Fütterung gelegentlich auch darüber hinauswachsen.

MECHANIK:
Der New Forest-Pony besitzt drei recht raumgreifende, energische Grundgangarten mit hoher Trittsicherheit. Vor allem das Galoppiervermögen und die Springanlagen sind überdurchschnittlich. Die guten Bewegungen machen ihn für alle Disziplinen des Reit- und Fahrsports geeignet.

ZUCHT:
Der New Forester ist nach dem New Forest benannt, einem weiten, annähernd dreieckigen Waldgebiet in Hampshire. Es wird westlich vom Avon River, südlich von der Kanalküste und im Osten, ausgehend von der Grenze von Wiltshire entlang dem Southampton Water begrenzt. Der einstige königliche Jagdforst ist heute mehr ein parkartiges Naherholungsgebiet, durchzogen von zahlreichen Straßen (darunter die A 31), mit Park- und Picknickplätzen, ein beliebtes Ausflugsziel der Londoner und südenglischen Bevölkerung. Er ist in Staatsbesitz und wird von zehn sogenannten „Verderers" beaufsichtigt.

Die Ponies leben halbwild im Forst, vergesellschaftet mit ebenfalls freilebenden Rindern. Sie ernähren sich von dem recht kargen Aufwuchs an harten Sauergräsern, Schilf, Heidekraut und Ginster. Durch den starken Publikumsverkehr sind sie außerordentlich zutraulich gegenüber Menschen und Autos, was leider dazu führt, daß es immer wieder zu schweren Unfällen innerhalb des Forstgebietes kommt (im Durchschnitt etwas über 100 pro Jahr). Daher beabsichtigt man, einen Autotunnel von ca. 300 Metern Länge zu bauen. Dadurch würde der Forst gewissermaßen „wiedervereinigt". Die Ponies und Rinder könnten über den Tunnel, der mit etwa einem Meter Erde bedeckt werden soll, wieder von dem einen Teil des Forsts in den anderen gelangen, ohne die A 31 zu berühren.

Die New Forest-Pony-Zucht ist in der „New Forest Pony Breeding and Cattle Society" organisiert und gibt ihr eigenes Gestütbuch heraus. Die Population innerhalb des Forstes beträgt etwa 3200 Ponystuten mit Nachzucht und 150 Hengste. Die frei im Forst gehenden Ponies werden nur in sehr strengen Wintern zugefüttert und auch sonst keiner regelmäßigen „Wartung" unterzogen. Die Konkurrenz bezüglich des Futterangebots mit Rindern, Schafen und Eseln und die Verseuchung mit Magen- und Darmparasiten mit allen negativen Nebenwirkungen führen dazu, daß die Ponies gegen Ende des Winters und im frühen Frühjahr vielfach sehr herunterkommen, was vor allem seinen Tribut unter den älteren Ponies und dem vorjährigen Fohlenjahrgang sowie an Verfohlungen fordert. Betroffen sind meist die etwas „pferdigeren", größeren Exemplare.

Die Aufsicht über die Tiere im Forst obliegt einem Rat mit eigener Jurisdiktion, dem sogenannten „Verderers' Court". Das Amt eines „Verderers" ist etwa dem eines Oberförsters im deutschen Sprachraum vergleichbar. Ihnen unterstehen die „Agisters", ehrenamtliche Forstaufseher, die laufend die Tiere kontrollieren und notfalls ihre Entfernung aus dem Forst veranlassen können. Zusätzlich haben sich noch einige andere Tierschutzorganisationen die Aufgabe gestellt, das Los der Tiere im Forst zu überwachen und zu verbessern. Nachzuchten bestehen außerhalb des Originalzuchtgebietes im übrigen Großbritannien, in den Niederlanden, Dänemark, Deutschland, Schweden, Frankreich, Kanada und den USA.

GESCHICHTE:
Der „Neue Forst", wie er genannt wurde, seit *William the Conqueror* dort um 1072 umfangreiche Aufforstungen vornehmen ließ, war schon unter den Dänenkönigen *Wilfric* und vor allem *Knut dem Großen* („Canute the Great" 995–1035) ein bevorzugtes Jagdrevier der Krone. Zwei Söhne des „Eroberers", *William Rufus* und *Richard*, kamen bei Jagden im New Forest ums Leben.

Die Landschaft besteht aus einem weitläufigen, relativ flachen Gebiet von Hutweiden, sogenannten „Commons" (zu deutsch „Allmenden"), moorigen Niederungen und Mischwald. Der Boden ist lehmig, an manchen Stellen moorig, sumpfig, während höhergelegene Areale auch Geröllböden aufweisen. Die Flora und damit auch das Nahrungsangebot ist recht viel reichhaltiger als etwa im Exmoor oder Dartmoor Forest, das Klima milder, die Landschaftsformation weniger rauh.

Das ursprünglich wesentlich größere Gebiet des New Forests umfaßt heute noch etwa 140 Quadratmeilen (363 Quadratkilometer). Es erstreckt sich zwischen dem fruchtbaren Farmland von West Hampshire und der englischen Südküste, gegenüber der Isle of Wight, flankiert von den Städten Bournemouth im Westen und Southampton im Osten. Größere Ansiedlungen innerhalb des Forstes sind Lyndhurst, Beaulieu und Brockenhurst. Daneben breiten sich in wachsender Ausdehnung private Anwesen und Campingplätze aus, die den Lebensraum der Tierwelt des Forstes immer mehr einschränken.

In früheren Jahrhunderten war wegen der Jagdrechte der Krone an den im Forst lebenden Hirschen das Gräsen von landwirtschaftlichen Nutztieren, wie Ponies, Rindern und Schafen, zu bestimmten Jahreszeiten innerhalb strikt definierter Grenzen nicht erlaubt. Das galt zum einen für die Zeit vom 22. November bis 4. Mai, die sogenannte „Winter Heyning". Wenn das natürliche Futterangebot knapp war, durften die „gewöhnlichen" Ponies nicht mit dem „königlichen" Rotwild konkurrieren. Und das galt selbstverständlich auch während der Setzzeit der Hirsche vom 20. Juni bis 20. Juli (dem „Fence Month"). Erst durch die „New Forest Act" von 1877 wurde den Farmern die Erlaubnis gewährt, ihre Tiere ganzjährig im Forst zu gräsen. Auf diese Weise ist es seitdem zu einer gewissen Überweidung gekommen, die sich negativ auf die Entwicklung der Ponies auswirkt.

Da der New Forest nicht so abgelegen war wie Exmoor oder Dartmoor, darf man wohl annehmen, daß hier der Mensch bereits frühzeitig Einfluß auf die Ponies zu nehmen begann, möglicherweise bereits seit der keltischen Invasion, seit etwa 3700 Jahren, mit Sicherheit jedoch seit der Zeit der römischen Besatzung, die unter *Kaiser Claudius* (*Tiberius Claudius Nero Germanicus*, 10 v. Chr.–54 n. Chr.) in Britannien ab 43 n. Chr. festen Fuß zu fassen begann. Noch größeren Einfluß dürften die Angelsachsen ausgeübt haben.

1016 erließ *Knut der Große* ein Gesetz bezüglich des „Royal Forests", dem auch ein Verzeichnis der dort lebenden Wildtiere beigefügt war. Unter ihnen werden auch die Ponies erwähnt. In der „Pipe Roll" der „Bishopric of Winchester" von 1208 hören wir zum ersten Mal, daß man der Zucht im New Forest neues Blut von außerhalb zugeführt habe. Damals ließ man 18 Stuten aus Wales im Forst frei.

Während des gesamten Mittelalters waren die Ponies ein begehrter Handelsartikel und eine wichtige Einnahmequelle der großen Landbesitzer ebenso wie der Kleinbauern, die an den dortigen Weiderechten („Right of Common Pasture") teilhatten. Unter der Regierung des sehr autokratischen *Königs Heinrich VIII.* (1491–1547), der sich zur Durchsetzung seiner Befehle oft radikaler Maßnahmen bediente, erlitt die New Forest-Zucht jedoch einen erheblichen Aderlaß. Auf seine Anordnung hin wurden alle Ponies unter 132 cm Stockmaß zur Ausrottung freigegeben zugunsten einer Zucht von mehr für den Kriegsdienst geeigneten Großpferden. Dieser königliche Befehl zeigte im New Forest erheblich größere Auswirkungen als in abgelegeneren Zuchtgebieten. Zu derartigen Versuchen seitens der Krone, die Zucht „großer Pferde" auf Kosten der Ponies durchzusetzen, kam es von nun an in mehr oder weniger regelmäßigen Abständen bis gegen Ende des 19. Jahrhunderts, als man endlich den Wert der bodenständigen Native Ponies zu erkennen und sich um ihre Erhaltung zu bemühen begann. Statt der Ponyhengste, die man zu gewissen Zeiten einfach abschoß, wurden immer wieder größere Hengste im Forst freigelassen und so der heimischen Ponyrasse fremdes Blut beigemengt.

Dazu schreibt *William Scarth Dixon* in seinem Beitrag über den New Forest-Pony in THE NEW BOOK OF THE HORSE (London – New York – Toronto – Melbourne 1910):

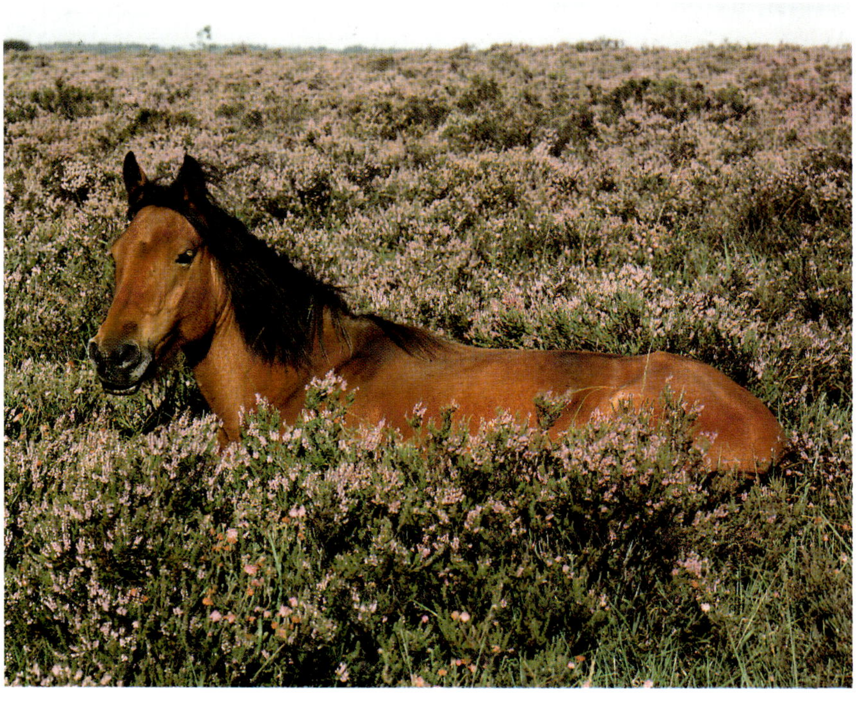

Manche Gebiete des New Forest sind immer noch recht einsam, wie die weiten Heideflächen.

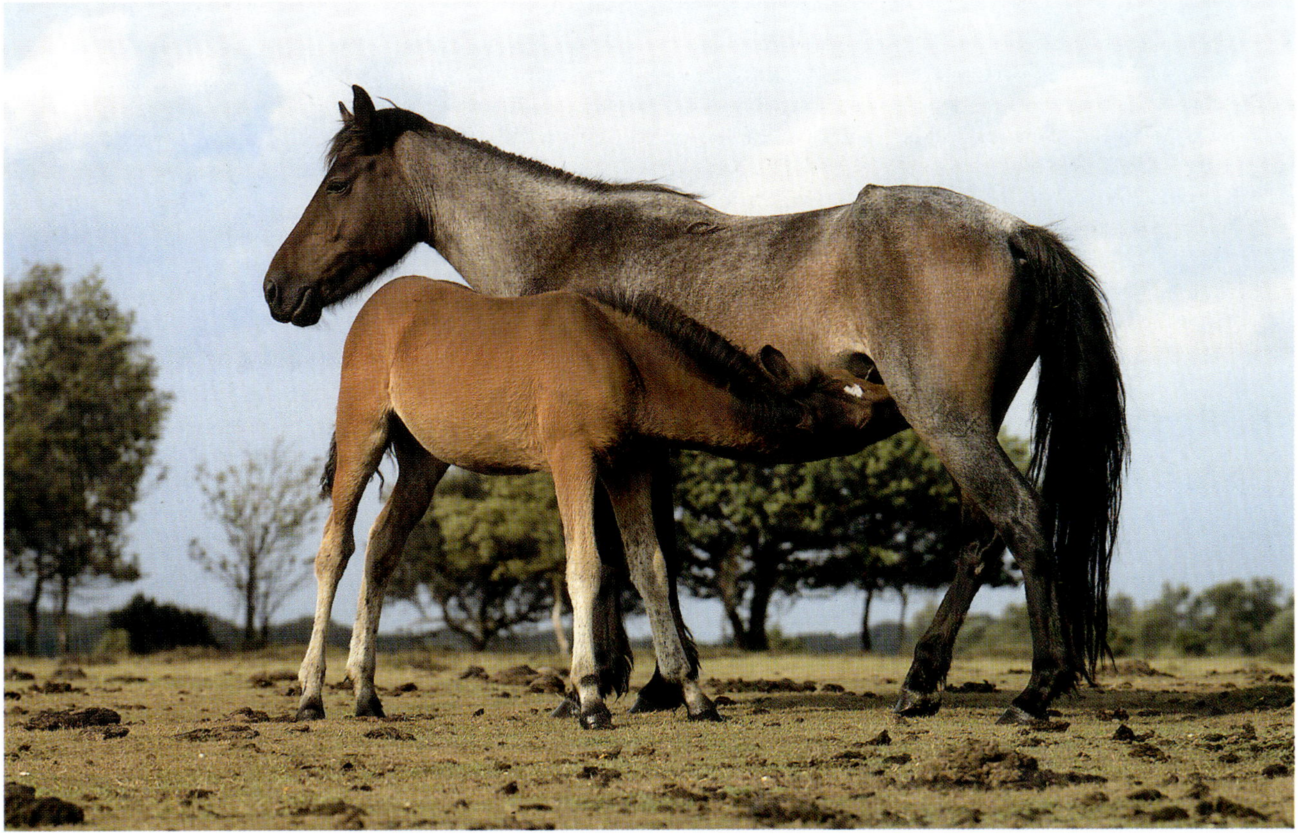

Fohlenstute im New Forest

„Das königliche Gestüt Clarendon Castle liegt nur etwa 7,5 Meilen (zwölf Kilometer) nördlich der Nordspitze des New Forests und seine Nähe ist möglicherweise auch der Grund gewesen, weshalb sich die Krone so angelegentlich um die Verbesserung der dortigen Zucht bemüht hat. Seit dem Beginn des 16. Jahrhunderts setzte ein bedeutender Import von edlem Blut aus Spanien, Nordafrika, Neapel und der Türkei ein; dazu kamen auch schwere, ‚große' Hengste vermutlich Friesischen Typs aus Flandern nach England.

Es ist anzunehmen, daß die Gestütsmanager von Clarendon ihren Ehrgeiz darein setzten, die Pferde der Nachbarschaft zu verbessern, zumal, wenn ein königlicher Befehl das unmißverständlich anordnete. Allerdings sind dies nur Annahmen, für die sich keine schriftlichen Zeugnisse finden lassen. Erst aus der Zeit etwa zweihundert Jahre später existieren verläßliche Nachrichten über fremde Bluteinflüsse.

Um die Mitte des 18. Jahrhunderts hatte *William Augustus*, Herzog von Cumberland, die Aufsicht über den königlichen Forst. Bekanntlich war er ein eifriger Agrarier und ‚Sportsman' (also Anhänger des Vollblut-Rennsports, Anm. d. Verf.). Zu den vielen Pferden in seinem Besitz gehörte auch der Vollblut-Hengst *Marske* (v. *Squirt*), der auf der Rennbahn nicht gerade ein leuchtender Erfolg gewesen war. Er deckte im Forst von 1765–1768 eine Reihe ausgewählter Stuten. Beim Tode des Herzogs kaufte ihn einer der New Forest-Farmer aus dem Nachlaß und verkaufte ihn erst mit beträchtlichem Gewinn nach Yorkshire, als der Ruhm seines ungeschlagenen Sohnes *Eclipse* ihn weithin bekannt gemacht hatte."

Von 1852 bis 1856 (nach anderen Quellen bis 1860) verlieh *Prinz Albert*, der „Prince Consort" der Königin Victoria (1819–1901), seinen Araber-Hengst *Zorah* an die Verderers zur Bedeckung im Forst. Wie groß sein Einfluß war, läßt sich schwer abschätzen, da Versuche, den einheimischen Pony mit Edelblut zu „verbessern", wie gut gemeint auch immer, oft daran scheiterten, daß die Kreuzungsprodukte dem Leben in der freien Wildbahn mit dem kargen Winterfutter und dem rauhen Klima nicht widerstehen konnten und kümmerten oder zugrunde gingen. 1889 schickte die Queen erneut aus den Royal Stables zwei Araber-Hengste, *Abeyan* (ein Geschenk des Imam von Muscat) und *Yirassow*. Andere Einkreuzungen erfolgten mit Cart Horses des schweren Schlages wie dem „Old Black Horse" oder mit Hackneys. Aber die Ergebnisse entsprachen in keinem Fall den hochgesteckten Erwartungen. Die allgemeine Widerstandskraft und Genügsamkeit, die für das ganzjährige Überleben im Freien unter den harten Bedingungen des Forsts, ohne Zufutter und ohne Unterstand, notwendig waren, gingen verloren.

Gegen Ende des 19. Jahrhunderts wurde bei einer Bestandsaufnahme der Zucht in Fachkreisen Erstaunen laut über die immer noch relativ gute Qualität des Stutenbestandes (ohne Zweifel eine Folge der Selektion durch das Milieu) und die Meinung vertreten, daß die der Hengste ihr absolut nicht entspräche und dringend der Verbesserung bedürfe.

Diese Erkenntnisse veranlaßten 1893 *Lord Arthur Cecil*, die bedeutendste Persönlichkeit auf dem Gebiet der Ponyzucht der damaligen Zeit, an Stelle der Kreuzungs- und Fremdbluthengste Vatertiere von hervorragender Qualität aus den anderen stamm-

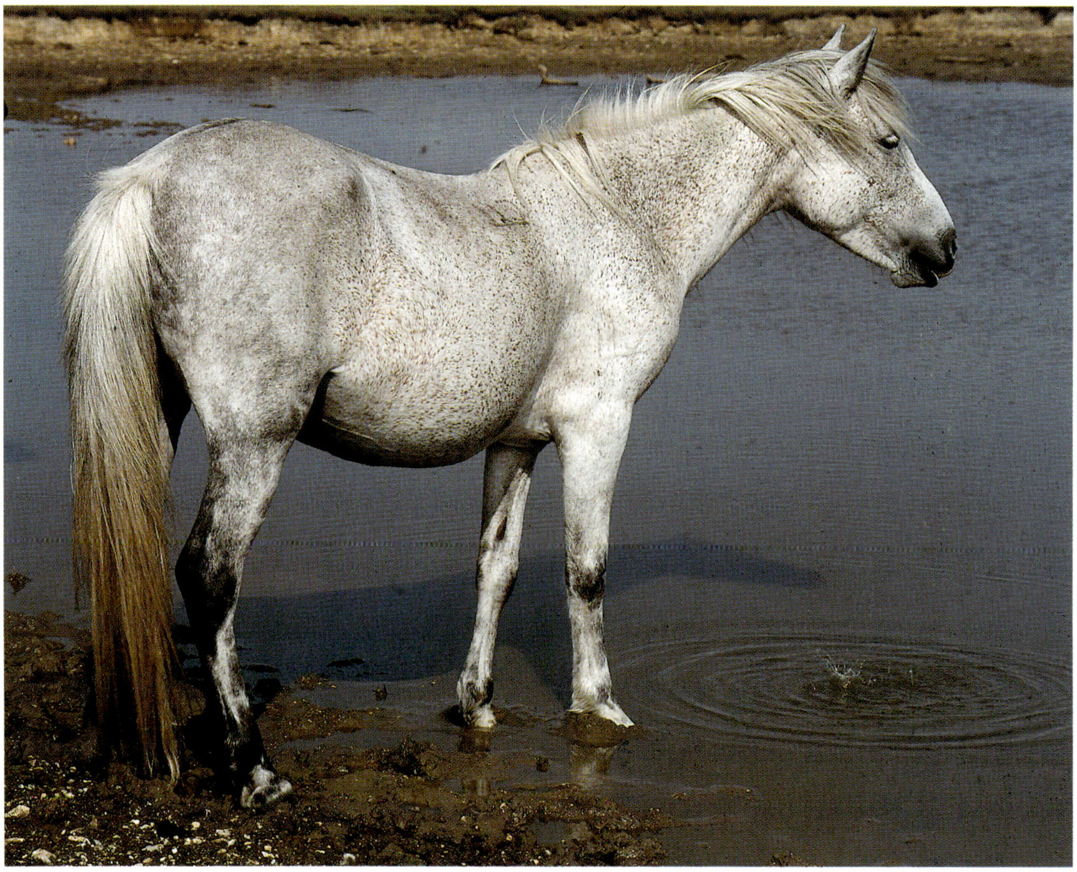

Alte Stute an der Tränke im New Forest

verwandten, bodenständigen Ponyrassen im Forst einzusetzen. Unter anderem holte er Hengste von der Insel Rhum, aus Dartmoor und Exmoor und einige Fell-Hengste aus Cumberland. Später folgten dann noch Importe aus der berühmten *Dyoll-Starlight*-Linie durch *Lord Lucas*, der sich von ähnlichen Schlußfolgerungen leiten ließ wie Lord Cecil. Die Auswirkungen dieser Maßnahmen erwiesen sich als außerordentlich segensreich für die New Forest-Zucht, obgleich bedauerlicherweise bis in die dreißiger Jahre auch weiterhin ein Einsatz von Fremdblut erfolgte.

Durch den Einfluß von sehr unterschiedlichen Genen, vor allem von „Pferdeblut", ist es dazu gekommen, daß die New Forest-Ponies in Größe, Bewegungsablauf, Exterieur und Typ variieren. Dabei zeichnet sich, nach einer Periode der Konsolidierung, nun eine Entwicklung ab, die eine erneute Typaufspaltung bewirken könnte. Während die Zucht im Forst, wie es Lord Cecil ausdrückte, „aufgrund der rätselhaften Kräfte der Natur alle diese verschiedenen Typen abschleift und assimiliert, so daß ein Amalgam entsteht, das sich am besten für das Überleben in Freiheit eignet", kommt es durch die neu entstehenden verschiedenen Gestütszuchten zu einer verstärkten Diversifikation. Denn was liegt näher, als daß jeder private Züchter, der seinen eigenen Stamm aufbaut, gewisse Vorlieben, vielleicht ganz unbewußt, bei der Selektion seiner Zuchtpferde walten läßt.

Seit dem frühen Mittelalter (oder länger?) führen die „Verderers" im Forst die Aufsicht über alle Tiere. Sie halten mindestens sechsmal im Jahr, ihre „Court"-Sitzungen in der „Verderers' Hall" im „Queen's House" in Lyndhurst ab.

Der Forst ist in vier Bezirke aufgeteilt, in denen jeweils ein sogenannter „Agister" die Aufsicht führt. Die „Agisters" (Forstaufseher) stellen gewissermaßen die ausführenden Organe der „Verderers" dar und rekrutieren sich ausschließlich aus den ihre Tiere im Forst gräsenden Farmern. Sie besitzen gewisse polizeiliche Vollmachten und arbeiten bei verschiedenen Gelegenheiten eng mit der Polizei zusammen.

1891 wurde der erste Versuch unternommen, die New Forest-Zucht mittels eines Zuchtverbandes zu steuern: Man gründete, auf Empfehlung der „Verderers" und mit Unterstützung der großen Züchter Lord Arthur Cecil und Lord Lucas, die „Association for the Improvement of the Breed of New Forest Ponies". Sie organisierte die ersten Hengstschauen in Lyndhurst. Die „Improvement Society" richtete ihre Aktivitäten hauptsächlich auf die Verbesserung der Hengste. Allmählich begann sich jedoch die Erkenntnis durchzusetzen, daß auch die Qualität der Stuten angehoben werden müsse. Daher wurde 1906 als Ergänzung die „Burley District New Forest Pony & Cattle Society" gegründet, die sich dieses Problems annahm. 1910 wurde der erste Band des New Forest Stud Book publiziert. Er umfaßte alle Ponies, die bis dahin registriert worden waren (118 Hengste und 356 Stuten). Die Zusammensetzung vor allem des Hengstbestandes war außerordentlich bunt und inhomogen. Der Initiator des Gestütbuchs war der Reverend *T. F. Dale*, der auch die Einleitung schrieb; in ihr stellte er die Bedeutung der weiblichen Linie heraus. Band zwei wurde 1912 veröffentlicht. Von 1914 bis 1959 wurde die Registrierung und Gestütbuchpublikation von der „National Pony Society" übernommen. 1938 wurden beide Vereinigungen in der

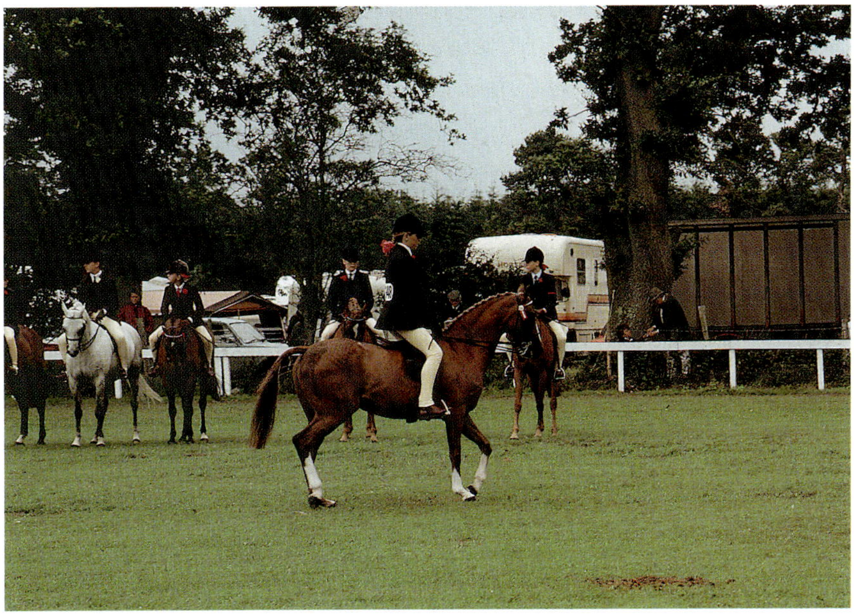

Schau und Ponymarkt in Lyndhurst, New Forest

unabhängigen „New Forest Breeding and Cattle Society" vereinigt. Seitdem werden alle Neueintragungen, nicht nur die Hengste, einer sorgfältigen Inspektion unterzogen und fremdblütige Hengste von der Zucht ausgeschlossen. Seit 1959 gibt der Zuchtverband sein Gestütbuch wieder in Eigenregie heraus.

Mit dem Vordringen des Motors in alle Bereiche, in denen früher tierische Zugkraft benötigt wurde, verlor der New Forest-Pony seine Absatzgebiete als Karrenpferd der Hausierer und anderer Kleinhändler sowie in der Landwirtschaft. Je mehr die Industrialisierung fortschritt und damit das Freizeitangebot sich vermehrte, desto größer wurde die Nachfrage nach Sportpferden und -ponies für alle Disziplinen. Hier kam dem Forester seine „pferdige" Verwandtschaft durchaus zustatten, da er vom Bewegungsablauf, den Springanlagen und dem außerordentlich verläßlichen Charakter den Wünschen des Marktes entgegenkam. Im Gegensatz zu verschiedenen anderen der britischen Native Pony-Rassen sind deshalb die Nachfrage nach New Forest-Ponies und ihr Absatz auch auf längere Sicht gewährleistet.

LUNDY ISLAND PONY

TYP, INTERIEUR, VERWENDUNG, EXTERIEUR:

Der Pony der Insel Lundy verkörpert heute hinsichtlich Qualität und Form einen dem New Forest-Pony recht nahen Typ. Er zeichnet sich durch große Genügsamkeit, Härte und Robustheit aus und widersteht klaglos den rauhen Winterstürmen der Irischen See. Wegen des felsigen Untergrundes der Insel ist er sehr trittsicher.

Die harte Aufzucht und das verglichen mit dem New Forest kargere Nahrungsangebot bewirken, daß er im allgemeinen etwas kleiner und leichter bleibt, als der Original Forester. Der Lundy Pony eignet sich wegen seiner guten Grundgangarten und des sehr verläßlichen Charakters hervorragend als Kinder-Pony. Auch seine Springanlagen sind gut.

Die beim Lundy-Pony überwiegende Farbe ist Falb. Größere weiße Abzeichen kommen kaum vor. Die gutgeformten Hufe sind hart und von vorzüglicher Konsistenz. Die Widerristhöhe liegt im allgemeinen nicht oder nur wenig über 13.1 Hands (135 cm) Stockmaß.

ZUCHT:

Die Heimat des Lundy Pony ist die am südlichen Rand der Mündung des Bristol Channels in die Keltische See liegende, aus Granitfelsen bestehende Insel Lundy. Die größtenteils in Weide liegende Insel ist etwas über 370 Hektar groß. Sie liegt außerhalb der südlich von ihr aufsteigenden Felsküste der zu Devon gehörigen Barnstaple Bay.

Wie alle Inseln bietet auch diese gewisse Vorteile für die Pferdezucht. Die einzigen Zäune, die man benötigt, sind die um das wenige vorhandene Garten- und Ackerland. Sonst können die Ponies grasen, wie und wo sie wollen. Insgesamt ist die Scholle nicht unfruchtbar, bereichert durch den Dung der zahlreichen Seevögel.

Ein weiterer Vorteil ist der, daß die Stuten frei überall gehen können, ohne daß man befürchten muß, daß sie von irgendeinem streunenden „Heckenhengst" belästigt werden, wie das nur allzuoft auf den „Commons" geschieht. Aus dem gleichen Grund wird ein Hengst, der auf der Insel freigelassen wird, bald der gesamten Nachzucht seinen Typ aufprägen. Eine gewisse Inzucht kann sich dabei sogar vorteilhaft auswirken.

Die Ponies teilen sich mit den Schafen die Weide, wobei unterschiedliche Weidegewohnheiten der beiden Tierarten eine recht gute Ergänzung darstellen. Konkurrenz erhalten beide jedoch von den zahlreichen Kaninchen, die die Inseln bevölkern und die alles Grün, das sich zeigt, wegäsen.

GESCHICHTE:

Auf der Insel dürfte schon seit Jahrhunderten Ponyzucht betrieben worden sein. Jedoch ist Lundy in früherer Zeit niemals als besonders hervorragend in die Annalen der Ponyzucht eingegangen. Gegen die Jahrhundertwende vom 19. zum 20. Jahrhundert scheint allerdings die Zucht sehr heruntergekommen zu sein, und dieser Abwärtstrend setzte sich auch noch in den ersten Jahrzehnten des Jahrhunderts fort.

Auf jeden Fall kaufte 1928 der damalige Eigentümer von Lundy, *Martin Coles Hartman*, um die Zucht zu verbessern, eine Anzahl erstklassiger New Forest-Stuten und -Stutfohlen auf der privaten Herbstauktion von Beaulieu Road (etwa drei Meilen außerhalb von Lyndhurst). Zu diesen Stuten erwarb er als Beschäler zwei

Hengste, einen mischblütigen und einen Vollblut-Hengst. Im Verlauf der kommenden Jahre erwiesen sich die Fohlen des Vollblut-Hengstes als nicht überlebensfähig auf der Insel. In der Folgezeit setzte Hardman eine Reihe von Hengsten verschiedener Ponyrassenzugehörigkeit ein. Doch waren die Ergebnisse nur teilweise befriedigend. Nach dem Tod von Hardmann 1969 übernahm der National Trust die Insel.

1972 wendete man sich der New Forest-Reinzucht zu, um den Originaltyp und die Falbfarbe, die auf der Insel vorherrschten, zu erhalten. Zu diesem Zweck pachtete die Inselverwaltung von J. Bessant den Original New Forest-Falbhengst *Greenwood Mistrel*. Mit seiner Hilfe gelang es in den letzten Jahren, die Zucht beträchtlich zu vereinheitlichen und zu verbessern. 1980 wurde die gesamte Inselpopulation nach Cornwall verpflanzt, wo heute, sowie in Nord-Devon, die meisten Lundy-Ponies gezüchtet werden.

TINKER-PONY

TYP VERWENDUNG:
Der Tinker-Pony ist ein von den in Schottland und Irland als Tinker („Kesselflicker"), in England und Wales als Potter („Töpfer", „Töpferwarenhändler") bezeichneten Gypsies (Zigeuner) der Britischen Inseln gezüchteter kaltblütiger Ponytyp, der an die Dales- und Fell-Ponies und die kaltblütigen Clydesdale und Shire erinnert, mit denen ihn vermutlich eine, möglicherweise länger zurückliegende, Verwandtschaft verbindet. Er zeichnet sich durch Futterdankbarkeit, Arbeitswilligkeit und ein ruhiges Temperament und freundlichen Charakter aus. Er ist absolut scheufrei. Von seinen Züchtern wird er als ausdauerndes, in der Regel einspännig gefahrenes Zugpferd vor ihren malerischen, traditionellen Planwagen verwendet. Wegen seiner einfachen Handhabung und Leichtlenkbarkeit ist er auch von Anfängern und Freizeitfahrern als Zugpferd für Ferien-Planwagenfahrten entdeckt worden. Tinker-Ponies sind wegen ihrer Scheufreiheit und Ruhe und ihres angenehmen Temperaments beliebt in den Rennställen als „Trainer's Pony" und lassen sich auch sehr gut als Shooting-Pony verwenden. Die Stuten eignen sich besonders gut als Ammen, wozu sie in vielen Vollblut-Gestüten eingesetzt werden. Sie sind sehr gutartig, schlagen nicht nach verwaisten Fohlen und adoptieren sie sehr leicht. Zudem besitzen sie eine sehr gute Milchleistung. Gescheckte Sportpferde, Hunter, Spring- und Militarypferde, die man nicht selten auf den Britischen Inseln trifft, entstammen meist einer oder wiederholten Kreuzungen von Tinker-Ponies mit Vollblut.

EXTERIEUR:
Der Kopf des Tinker-Ponys ist ausgesprochen gewöhnlich, schwer, plump, mit konvexem Profil, kleinen, gutmütigen Augen, engen Nüstern und kurzen, ponyhaften Ohren. Der Hals ist recht lang, dabei schwer, die Schulter gepackt und steil, der Widerrist relativ hoch, aber kurz. Der oft etwas weiche Rücken geht über eine recht lange Nierenpartie in eine stark abschüssige, muskulöse Kruppe mit tiefem Schweifansatz über. Die nicht sehr korrekten Gliedmaßen (vor allem oft kuhhessig-säbelbeinige Stellung hinten) sind kräftig, mit relativ langen Röhren, langer weicher Fesselung und großen, runden, flachen Hufen. Auffallend ist der sehr starke Behang mit der charakteristischen Befiederung der Hinterröhre und der ausgeprägte Kinnbart.

Hauptsächlich vorkommende Farben sind Rappscheck (Piebald) und Fuchs- oder Braunscheck (Skewbald), aber gelegentlich auch dreifarbige Schecken. Die Scheckung geht stets vom Bauch aus (Tobiano Pattern). Der in der Regel dunkle Kopf weist oft eine mehr oder weniger breite Blesse, manchmal auch nur Stern und Schnippe, auf. Die Gliedmaßen sind fast stets völlig weiß mit hellen Hufen. Das Langhaar ist sehr stark ausgebildet. Die Widerristhöhe beträgt 130–145 cm Stockmaß, teils auch mehr.

MECHANIK:
Der Tinker-Pony ist nicht nur ein

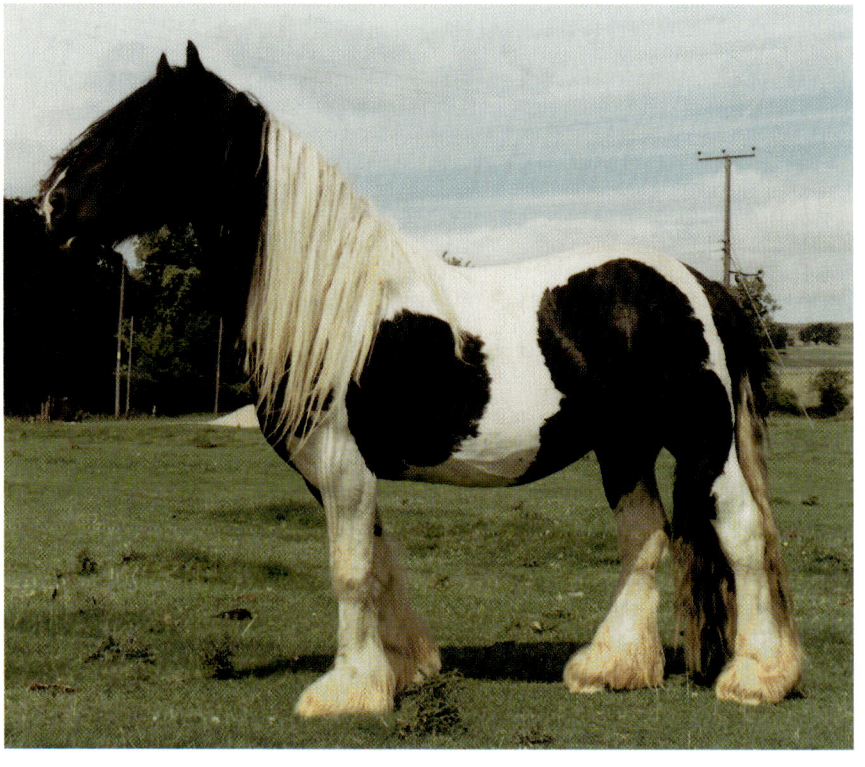

Tinker-Pony-Hengst Boxer

Tinker-Pony-Stute

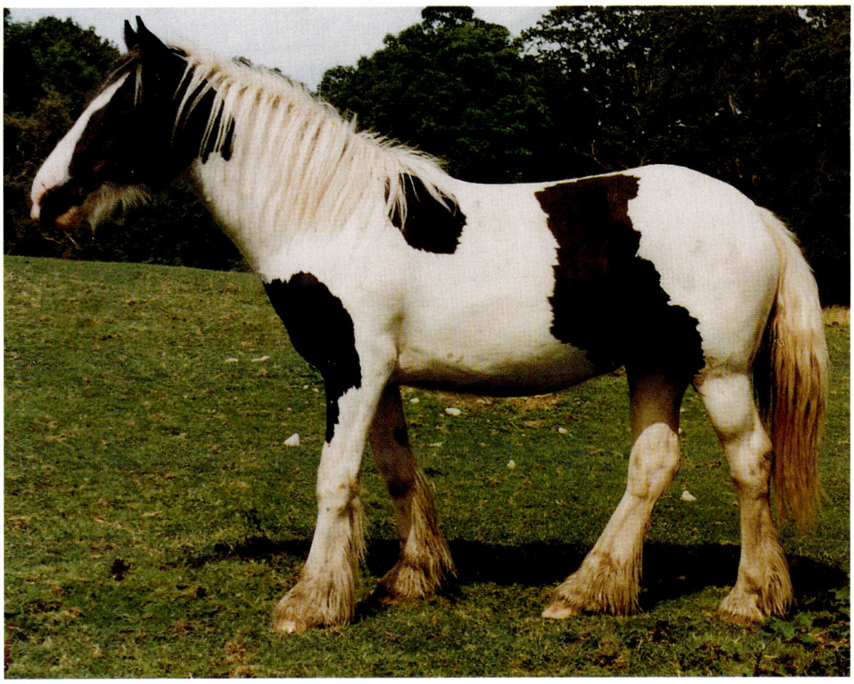

Schrittpferd, er zeigt auch erstaunlich gute Trabanlagen und ist ein recht ordentlicher Galoppierer.

ZUCHT:
Die Rasse wird fast ausschließlich von den bis heute auf den Britischen Inseln nomadisierenden Tinkern gezüchtet, nach denen er benannt ist. Die Fohlen werden unterwegs geboren und folgen ihrer Mutter vom ersten Lebenstag an auf den Straßen. Da die Tinker meist unterwegs sind und kein eigenes Land besitzen, grasen Fohlen und Pferde angepflockt an den Wegrändern. Sie kennen in der Regel keine richtige Weide. Dies und der ständige Umgang mit dem Menschen bewirken die außerordentliche leichte Hantierbarkeit.

GESCHICHTE:
Die sonst auf den Britischen Inseln nicht vorkommende Scheckfärbung des Tinker-Ponys legt die Vermutung nahe, daß die Zigeuner, als sie um 800–1000 aus ihrer Heimat Indien zu ihrem Zug über Persien nach dem Westen aufbrachen, möglicherweise bereits gescheckte Pferde mitbrachten, deren Existenz dort lange vorher durch Malereien dokumentiert war. Die indische Mogulmalerei und persische Miniaturen zeigen zahlreiche gescheckte Pferde. In Persien erfolgte eine Teilung des Volkes in die Hauptstämme der Ben und der Phen. Die Phen bildeten den Ursprung der europäischen Zigeuner. Der aus ihr hervorgegangene Unterstamm der Sinti erschien seit Beginn des 15. Jahrhunderts mit den charakteristischen Pferden und Zelten in Mitteleuropa. Als Jahr ihres ersten Auftretens wird in England 1430, in Schottland, wo sie sehr gut aufgenommen wurden, 1492 angegeben. Für Irland liegt keine Jahreszahl vor.

Der Kaltblutcharakter des Tinker-Ponys hat sich vermutlich erst im Laufe der Zeit durch Kreuzung der mitgebrachten Pferde mit den bodenständigen Kaltblutrassen Europas, vielleicht aber auch erst auf den Britischen Inseln entwickelt. Was die Scheckung der Tinker-Ponys angeht, so gibt es auch die Theorie, daß die Tinker ihre Stuten heimlich von großen, gescheckten Hengsten der „Great War Horse"-Rasse, dem Vorfahren der Shire und Clydesdale, hätten decken lassen, deren Zucht im Mittelalter bei Strafe nur dem Adel gestattet war, indem sie sie nachts in deren Paddocks einließen und sie noch vor der Morgendämmerung wieder holten. Sie sollen diese Praxis übrigens bis heute üben. Das wäre dann gleichzeitig auch eine Erklärung für den Kaltblutcharakter des Tinker-Ponys.

Zunächst wurden die Ponies hauptsächlich als Packpferde verwendet, ähnlich etwa den Fell-, Dales- und Highland-Ponies, mit denen die Zigeuner als Töpferwarenhändler oder Kesselflicker über Land zogen. Mit der Verbesserung der Straßen begann dann die Zeit, in der die Zigeuner mit ihren Wohnwagen, in denen die gesamte Familie lebt, anfingen, umherzuziehen.

In größeren Zahlen sieht man die Tinker-Ponies heute noch auf den Jahrmärkten, wie zum Beispiel der Appleby Country Fair oder der Brough Hill Fair in Westmoreland, oder der Ballinasloe Country Fair in Galway.

ANDERE PONIES UND PONYTYPEN

HACKNEY-PONY

Zwerg-Hackney

TYP, INTERIEUR, VERWENDUNG:
In seinem Standardwerk über den Hackney mit dem Titel THE HIGH-STEPPER (London – New York 1971) schreibt *Tom Ryder* über den Hackney-Pony: „Mag die Zukunft des Hackneys ungewiß sein, so ist die seines nahen Verwandten, des Hackney-Ponys gesichert, so lange es noch einen Pferdeliebhaber auf der Welt gibt, denn er ist eins der faszinierendsten Geschöpfe. Zwergformen, welcher Art auch immer, scheinen einen ganz besonderen Charakter zu besitzen, eine Mischung aus Selbstbewußtsein, Unverschämtheit und Joie-de-Vivre, die beim Menschen nicht immer anziehend, bei Tieren jedoch unwiderstehlich wirkt. Wir sehen sie in dem ‚Bantam'-(Zwerg-)Hahn, der den Hof beherrscht, oder in den kleinen Terrierrassen und lieben sie deswegen. Für den Pferdemann drücken sich diese Eigenschaften in dem

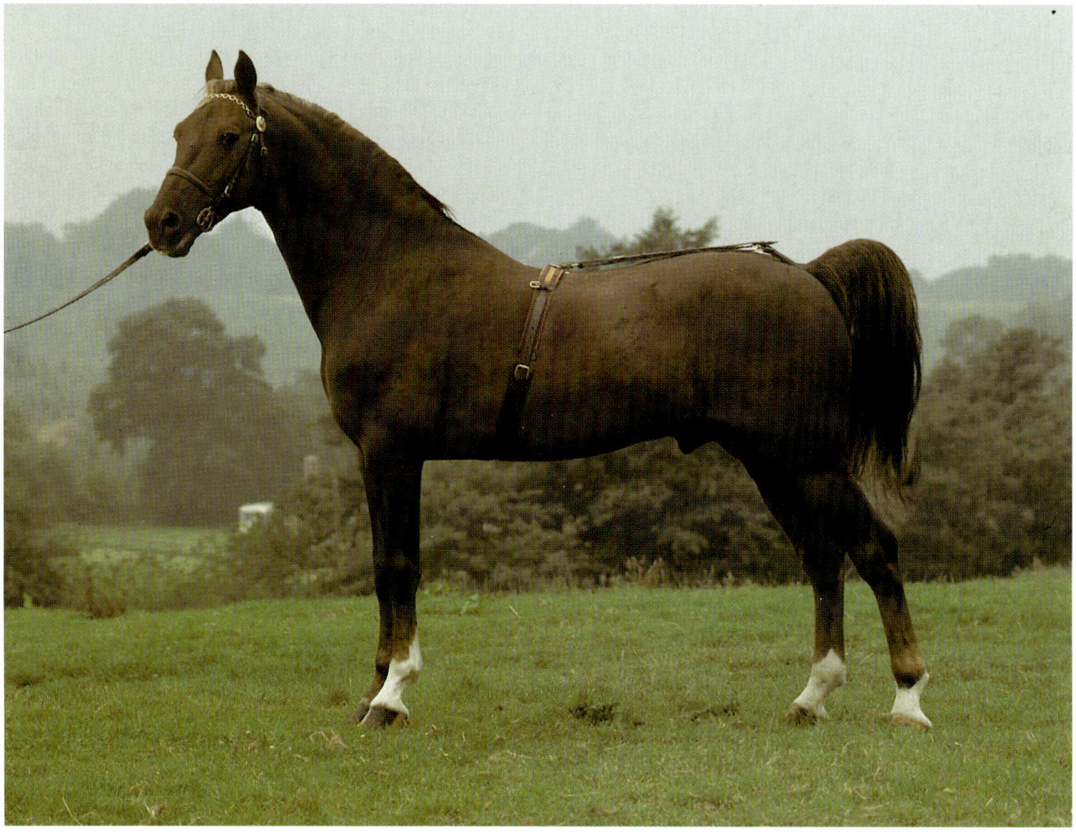

Der Hackney-Pony ist die Miniaturausgabe des Hackneys.

‚Ponycharakter' aus. Und der Hackney-Pony ist die Quintessenz dessen, was wir unter Ponycharakter verstehen." Wobei Ponycharakter etwas zwar Unverwechselbares, zugleich jedoch schwer zu Definierendes ist, strahlt er doch außer den „Bantam"-Eigenschaften auch noch eine besondere Aufgewecktheit, „Presence" aus.

Ebenso wie der Hackney ist auch der Zwerg-Hackney heute ein reines Luxusgeschöpf, ausschließlich für den Schauring gezüchtet. Lange vorüber sind die Zeiten, von denen noch *Reginald S. Summerhays* in THE OBSERVERS BOOK OF HORSES AND PONIES (London 1949) schrieb, „daß der Hackney-Pony vielfach von Kleinhändlern verwendet wurde wegen seiner schicken Erscheinung und der Tatsache, daß er ein energischer und ehrlicher Arbeiter beim Ausbringen von Waren war. Zudem wurde er als ein gutes Aushängeschild für jeden Händler angesehen."

Der Hackney-Pony besticht durch seine eitlen Manieren, mit denen er sich in Szene setzt, durch sein waches Wesen und sein selbstbewußtes Auftreten im Schauring. Er gilt zwar als sehr temperamentvoll, manchmal zu „heiß", andererseits jedoch als lern- und leistungsbereit, äußerst willig und eifrig, gelehrig und handlich – wenn in der richtigen Hand!

Vorgestellt wird er heute meist einspännig in einem ultraleichten Sielengeschirr, vor einem extrem leichten, vierrädrigen, luftbereiften, einsitzigen Turnier-Buggy. Seltener erfolgt eine Vorstellung zwei- oder vierspännig oder in Tandem- oder Random-Anspannung.

EXTERIEUR:
Der Hackney-Pony wirkt auf den ersten Blick wie eine Miniaturausgabe des großen Hackneys. Die Unterschiede fallen erst bei genauerem Hinsehen auf. Er besitzt einen kleinen Kopf mit meist geradem Profil, munteren Augen, spitzen, beweglichen Ponyohren und einer feinen Maulpartie. Der Übergang zu dem gut aufgesetzten, schön geschwungenen, nicht sehr langen Hals ist leicht. Die mittellange Schulter bildet mit dem Oberarm den für eine freie Aktion gewünschten Traberwinkel von ca. 90°. Der Ellbogen liegt frei von den Rippen, eine unabdingbare Voraussetzung für eine freie, ungehinderte Trabaktion. Der Rücken ist relativ kurz. Die Kruppe ist im allgemeinen ein wenig bemuskelter als die des „großen Bruders" und auch weniger gerade, der Schweifansatz hoch. Das Fundament ist leicht, fein und trocken, die Gelenke sind nicht sehr ausgeprägt, die Röhren relativ lang. Die Hufe sind recht groß, steil, mit hohen Trachten, in der Regel relativ lang belassen, was diesen Eindruck noch verstärkt.

Die vorherrschenden Farben sind (im Gegensatz zum Hackney, der zu 80 Prozent Fuchs ist) Dunkelbraun, Braun, Schwarzbraun und Rappe. Füchse und Schimmel sind sehr selten. Große weiße Abzeichen sind ebenfalls wenig verbreitet. Das Langhaar ist fein. Der früher stets kurz kupierte Schweif wird heute meist als Fasanenschweif naturbelassen.

Die Widerristhöhe beträgt 12 bis 14 Hands (122–142 cm) Stockmaß.

MECHANIK:
Der Schritt soll energisch, federnd und elastisch sein bei ausreichendem Raumgriff. Charakteristisch ist, wie beim Hackney, der extrem hohe, extravagante Trab, rund, aber dennoch mit weitem Vortritt, unterstützt durch die ebenso energisch abfußenden, weit unter den Schwerpunkt tretenden Hinterbeine. Wegen der fließenden Leichtigkeit und Anmut spricht *John W. Patten* in seinem Buch THE

Light Horse Breeds (New York – London 1960) geradezu enthusiastisch von einer „Poesie" dieses Bewegungsablaufes. Die Galoppade ist recht aufwendig. Dagegen zeigt der Pony beachtliche Springanlagen.

ZUCHT:
Wie der Hackney, so ist auch der Hackney-Pony heute keine lokale oder regionale bodenständige Zucht, sondern in kleineren und größeren Zuchtstätten über die gesamten Britischen Inseln verteilt. Schwerpunkt dürfte England sein. Die Betreuung der Zucht erfolgt durch die „Hackney Horse and Pony Society" in Roehampton. Sie gibt auch das Gestütbuch heraus.

Darüber hinaus ist die Rasse über die meisten englisch sprechenden Länder der Welt verbreitet. Vor allem in den USA erfreut sie sich großer Beliebtheit.

GESCHICHTE:
Auf den ersten Blick möchte es scheinen, daß der Zwerg-Hackney oder Hackney-Pony nur eine verkleinerte Ausgabe des Hackneys sei. Aber tatsächlich handelt es sich um zwei verschiedene Rassen. Die Hackney-Pony-Zucht ist eine verhältnismäßig junge Zucht, deren Entstehung knapp 150 Jahre zurückreicht.

Folgt man Tom Ryder (a. a. O.), so begann die faszinierende Geschichte der spezialisierten Zucht des Hackney-Ponys mit den erfolgreichen Experimenten von *Christopher Wilson*, Rigmaden Park bei Kirky Lonsdale in Westmoreland. In Westmoreland besteht seit alters her die zu den Native Ponies gerechnete Fell-Pony-Zucht. Bei seinem Zuchtexperiment bediente sich Wilson in größerem Stil des Inzestprinzips, um den von ihm angestrebten Typ zu fixieren. Der Hengst, den er verwendete, war ein ca. 14 hh (142 cm) messender, in Yorkshire gezogener Hengst namens *Sir George*. Er war 1866 geboren und stammte von dem Trotter-Hengst *Hart's Sportman*. Seine Mutter *Polly*, vermutlich eine Fell-Pony-Stute unbekannter Abstammung, muß von außergewöhnlicher Qualität gewesen sein. *Sir George* gewann den ersten Preis bei der „England's Royal Show" acht Jahre nacheinander in Folge. Zugleich war er ein Hengst von hoher „Individualpotenz", der seiner Nachzucht stets seinen Typ aufprägte.

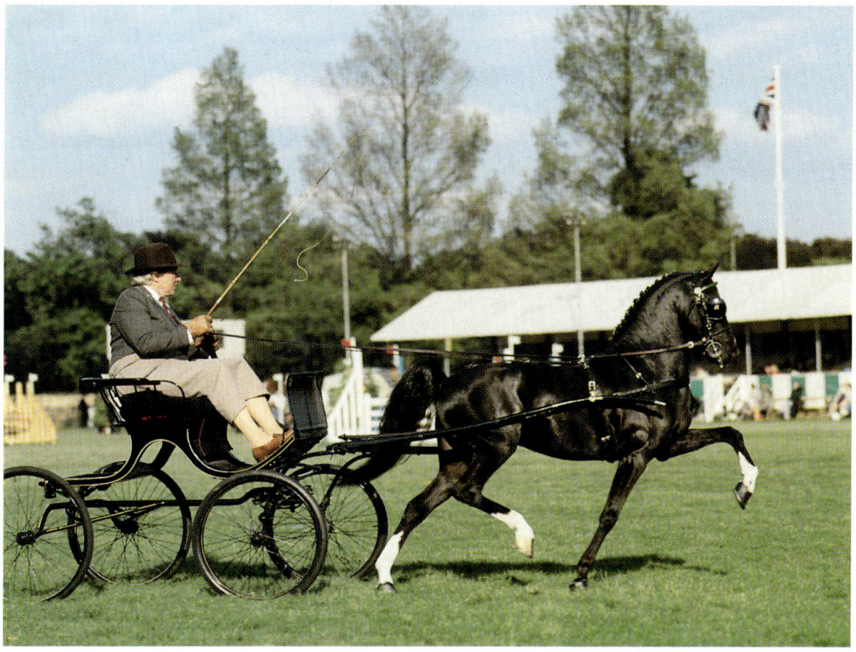

Zwerg-Hackney in Schau-Anspannung

Wilsons beste Stute war *The Pet*, vermutlich reines Vollblut oder doch „Close to the Book" gezogen. Aus ihr zog er mit *Sir George* die Stute *Snorer*, eine vielfache Schau- und Rennsiegerin. *Snorer* und zwei weitere seiner Töchter wurden erneut *Sir George* zugeführt und die aus diesen Paarungen fallenden Stuten wiederum mit ihm gedeckt. Aufgrund dieser Inzestzucht auf *Sir George*, die in höchstem Maße erfolgreich gewesen sein muß, entstand der „Wilson-Pony", der bald in ganz England berühmt war und dessen Ruhm auch noch lange anhielt, nachdem Wilson 1892 sein Gestüt verkauft hatte. 1882 paarte Wilson *Snorer* mit dem schwarzbraunen Hengst *Young Confidence*, der von dem Norfolk-Trotter *Confidence* aus einer Welsh-Stute unbekannter Abstammung hervorgegangen war, und erhielt so den schwarzbraunen Hengst *Little Wonder*, der bereits weitgehend im Typ des angestrebten Zwerg-Hackneys stand. 1888 rangierte Wilson die Hackney-Stute *Dorothy Derby* seiner Herde ein. Sie brachte in Anpaarung an *Little Wonder* den Hengst *Sir Horace*.

Nachdem Wilson so in Rigmaden Park eine sichere Basis für die neue Rasse des Zwerg-Hackneys gelegt hatte, verkaufte er 1892 sein gesamtes Gestüt auf einer großen Auktion. Die meisten seiner Ponies gingen nach Florden an *Sir Humphrey de Trafford*, der jedoch bereits vier Jahre später ebenfalls seine Zucht auflöste. Bei dieser Auktion erzielten die Ponies Preise von nie gekannter Höhe. Das animierte eine Reihe von jüngeren Züchtern, die sahen, daß mit diesen Ponies Geld zu verdienen war, eigene Gestüte mit dort erworbenem Zuchtmaterial aufzubauen.

Der oben erwähnte Hengst *Sir Horace*, den *Sir Gilbert Greenall* (später Lord Daresbury) bereits bei dem Wilsonschen Verkauf erworben hatte, wurde sein Hauptbeschäler in Tissington Stud (Derbyshire). Er setzte auch seinen Stempel auf die Zucht *Walter Cliff's* in Melbourne Stud. Diese beiden Gestüte wurden die wichtigsten in der Nach-Wilsonschen Ära für die Entstehung einer konsolidierten Hackney-Pony-Zucht.

Inwieweit tatsächlich, wie von manchen Autoren vermutet und auch recht einleuchtend begründet, der berühmte, heute ausgestorbene Galloway des Südwestens Schottlands bei der Entstehung des Zwerg-Hackneys mittelbar eine Rolle gespielt hat, ist nicht ganz geklärt. Auf Photos von Galloways und Wilson-Ponies aus den fünfziger/sechziger Jahren des 19. Jahrhunderts sehen sich beide zum Verwechseln ähnlich. Wir wissen, daß der Galloway zu seiner Zeit Einfluß auf die Fell- und Dales-Zucht gehabt hat. Es ist deshalb möglich und naheliegend, daß Wilson einen Teil seines Stutenmaterials, wie beispielsweise die Mutter von *Sir George*, *Polly*, ausgewiesen als Fell-Stute unbekannter Abstammung, unter solchen Typen ausgewählt hat.

Heute kann und muß man die Zwerg-Hackney-Zucht als eigenständig und unabhängig von der Zucht des großen Hackneys ansehen. Obgleich sie eine Reihe der wichtigsten Stammhengste mit ihr gemeinsam gehabt hatte, weicht sie typmäßig aufgrund der anderen Stutenausgangsbasis doch deutlich von ihr ab.

RIDING-PONY

Reitpony

TYP, INTERIEUR, VERWENDUNG:
Riding-Ponies, Reitponies, vielleicht sollte man sie lieber Sportponies nennen, werden in Großbritannien und Irland für alle Disziplinen des Turniersports gezüchtet. Es handelt sich oft um hochelegante, leistungsbereite und leistungsfähige Ponies unterschiedlicher Größe. Meist zeichnen sie sich durch Intelligenz und Lernfähigkeit aus. Es sind Miniatur-Reitpferde, die sich einen Teil ihrer Ponyeigenschaften erhalten haben.

Nicht selten haben vor allem die auf Welsh-Basis entstandenen, hochgezüchteten Reitponies mit hohem Araber- und Vollblutanteil ein etwas heißes Temperament, sind unter Umständen recht sensibel und erfordern ein routiniertes Kind mit fortgeschrittenen Reitfähigkeiten, wenn sich der oft vorhandene Übereifer des Ponys nicht gegen seinen Reiter kehren soll.

Hinsichtlich Rittigkeit, Intelligenz, vor allem am Sprung, rascher Reaktion, Trittsicherheit, Robustheit und Härte sind die geglückten Exemplare der Reitponyzucht den großen Vettern aus der internationalen Warmblut-Reitpferdezucht vielfach weit überlegen.

EXTERIEUR:
Am Gesicht erkennt man oftmals noch den Ponyhintergrund bei einem sonst vollendeten Reitpferdeexterieur. Der lange Hals ist oft schön geschwungen und gut aufgesetzt. Die Schulter, schräg gelagert, bietet zusammen mit dem ausgeprägten Widerrist eine gute Sattellage, die viele unveredelte Ponyrassen vermissen lassen. Der Rücken, kräftig und gut bemuskelt, geht in eine wohlgeformte, schräge, muskulöse Leistungskruppe über. Das Fundament ist in der Regel korrekt, gelegentlich etwas leicht, meist sehr hart und trocken. Die Hufe besitzen eine vorbildliche Form und Konsistenz.

Bevorzugt werden Braune und Füchse in verschiedenen Schattierungen. Schimmel sind wegen der Welsh- und Connemara-Vorfahren nicht selten. Die Widerristhöhe variiert von 122 bis 148 cm Stockmaß.

MECHANIK:
Der Bewegungsablauf ist leicht, raumgreifend, trittsicher in allen drei Grundgangarten. Der Trab kann geradezu brillant sein und den der Native Ponies weit übertreffen. Die Springanlagen sind oft überragend hinsichtlich Vermögen und Technik.

ZUCHT:
Auf den Britischen Inseln bestehen zahllose kleine und größere Gestüte, die sich der Reitponyzucht widmen. Die Zucht wird von der „National Pony Society" überwacht, die auch

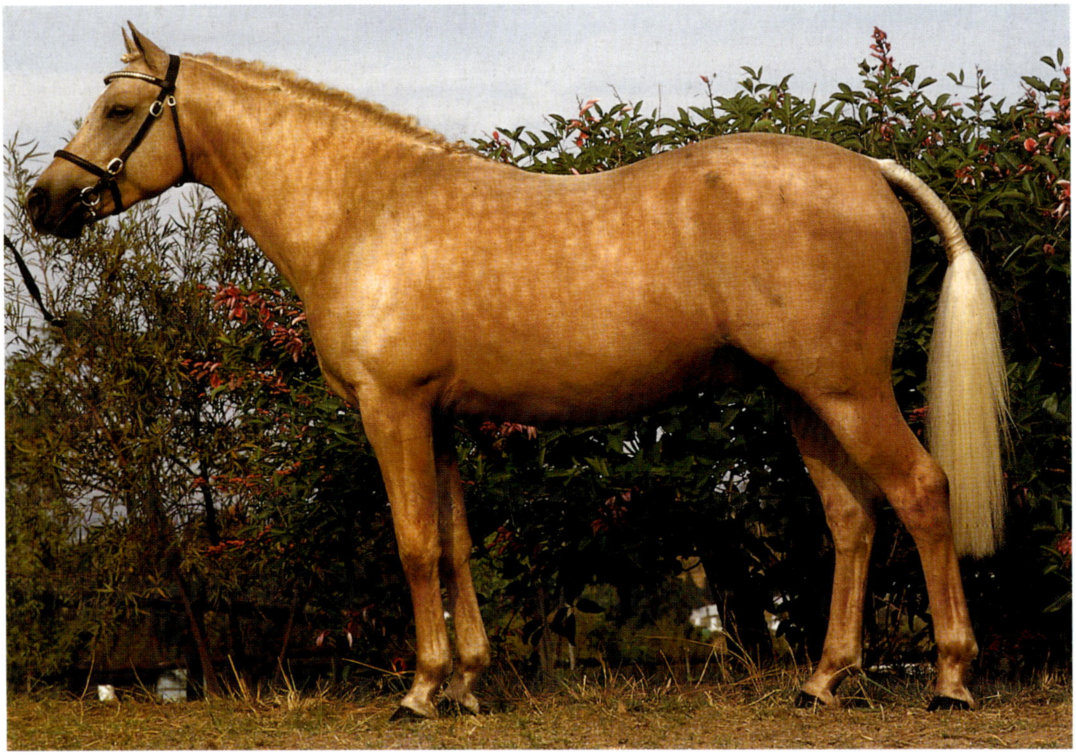

Britischer Reitpony-Hengst, gezüchtet auf Welsh-Grundlage

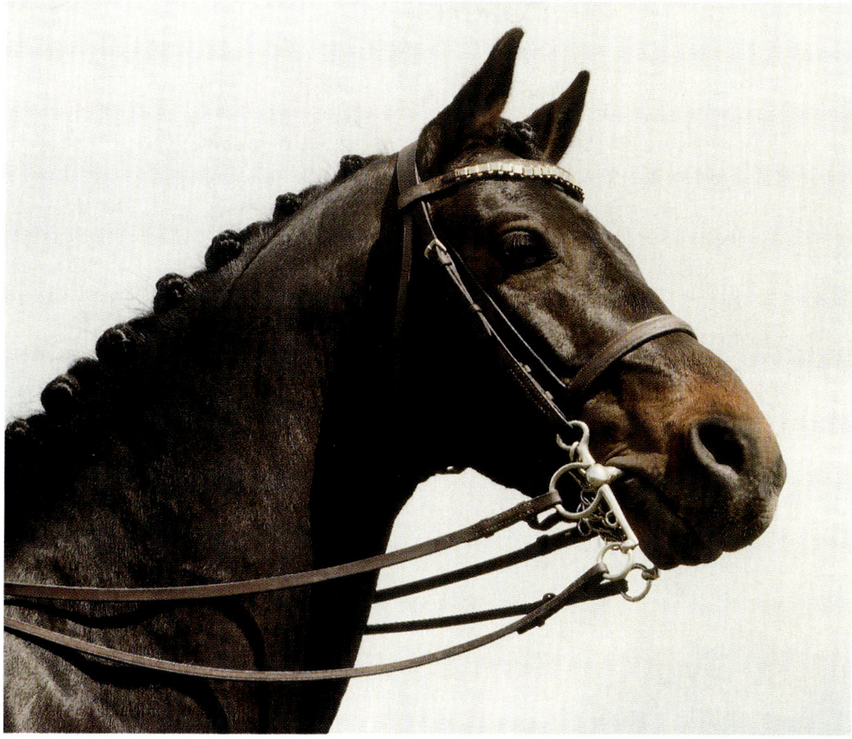

Kopf eines Britischen Reitpony-Hengstes

das Gestütbuch führt. Die Ponies werden in drei Größenklassen eingeteilt: Bis 128 cm, bis 138 cm und bis 148 cm Stockmaß. Die „National Pony Society" und die „British Show Pony Society" regeln alle Belange der Zucht, des Ausstellungswesens und des Turniersports.

Seit den sechziger/siebziger Jahren des 20. Jahrhunderts erkannte man auch im kontinentalen Westeuropa den Wert dieser hocheleganten und leistungsbereiten Ponies und begann ähnliche Zuchten wie auf den Inseln aufzubauen, vielfach mittels importierten Zuchtmaterials und mit den gleichen Zuchtmethoden wie im Mutterland.

Teilweise züchtet man auch auf der Grundlage eigener bodenständiger Ponyrassen. In Frankreich kreuzt man den heimischen Landais Poney mit Connemara-, Welsh- und New Forest-Hengsten, um so den französischen Reitpony zu schaffen. In Deutschland ist ein geringer Anteil an Dülmener Wildbahn-Ponyblut sowie Arenberg-Nordkirchner und Lehmkuhlener Blut in die Reitponyzucht eingeflossen. Meist wird jedoch mit importiertem Material gezüchtet. Auch die Niederlande und Skandinavien weisen vorzügliche Reitponyzuchten auf. Umfangreichere Reitponyzuchten finden sich ebenfalls in den USA, Kanada und Australien. In allen diesen Ländern wird die Zucht in eigenen Gestütbüchern erfaßt.

GESCHICHTE:
Der Reitpony, wie er heute in den meisten westeuropäischen Ländern gezüchtet wird, ist ursprünglich eine englische Erfindung. Sie lag insofern gerade dort nahe, als die Britischen Inseln „mit dem einzigartigen Erbe von neun unterschiedlichen bodenständigen Ponyrassen gesegnet sind, von denen die meisten wundervolle Kinderreitpferde sind . . .", wie *Sir Richard Glyn* in THE WORLD'S FINEST HORSES AND PONIES (London 1971) schrieb.

Verschiedene dieser Rassen eignen sich ganz besonders gut als Ausgangsmaterial für eine auf Spitzenleistungen unter dem Sattel ausgerichtete Spezial-Reitponyzucht. Die englischen Miniatur-Schaupferde, -Hunter, -Militarypferde, -Springpferde, -Fahrpferde haben weltweit einen sehr hohen Standard für den Ponyreitsport gesetzt.

Die bereits seit dem letzten Drittel des 19. Jahrhunderts bestehende Polopony-Zucht muß man wohl als den Kristallisationspunkt für diese Zuchtrichtung ansehen. Der erste Reitponyzüchter war vermutlich *Christopher W. Wilson*, Rigmaden Park, Kirkby Lonsdale in Westmoreland (Nordengland). Diesem Züchter gelang es, durch sorgfältige, genau geplante Zuchtwahl und rationelle Aufzucht und Haltung der Produkte einen Ponystamm heranzuziehen, der zu seiner Zeit kaum seinesgleichen hatte.

Als Mutterstuten verwendete Wilson von 1872 an die besten Stuten des heimischen Gebirgsschlages, derer er habhaft werden konnte. Vermutlich handelte es sich bei diesem Stutenmaterial um Ponies im Typ des heute ausgestorbenen, berühmten Galloway. Als Vaterpferd setzte er den auf vielen Ausstellungen preisgekrönten Ponyhengst *Sir George* ein, „in dessen Adern ein Strom des alten Norfolk Blutes floß", wie wir bei *C. G. Graf Wrangel* in DIE RASSEN DES PFERDES (2. Band Stuttgart 1909) nachlesen können. Durch starke Inzestzucht kam es zu einer Konsolidierung der Zucht auf seinen Typ.

Die große Beliebtheit am Ende des 19. Jahrhunderts verdankte der Wilson-Pony hauptsächlich seinem vorzüglichen huntermäßigen Exterieur und seinen guten Gebrauchseigenschaften. Bald erkannte man allenthalben in England den Wert dieser Hybrid-Ponies und begann sich dieses Zuchtprinzips zur Erzeugung von Miniatur-Reitpferden zu bedienen. Zahlreiche größere und kleinere Zuchtstätten entstanden. Zunächst war das Hauptanliegen, Ponies für den Polosport zu züchten. Doch bald überwog als Zuchtziel ein Reitpony für Kinder, wobei man für die verschiedenen Altersstufen geeignete Größen anstrebte.

Seit etwa 1930 erlebte der Ponysport einen starken Aufschwung in Großbritannien, der durch den Krieg und die erste Nachkriegszeit unterbrochen wurde, sich aber seit den fünfziger Jahren ebenso wie der Turniersport rasant ausweitete. Hand in Hand mit dieser Entwicklung ging eine stetige Zunahme an Qualität und Klasse der Reitponies.

In Großbritannien sind es vornehmlich die Welsh-Ponies, die als Basisrasse für eine Ponyzucht von

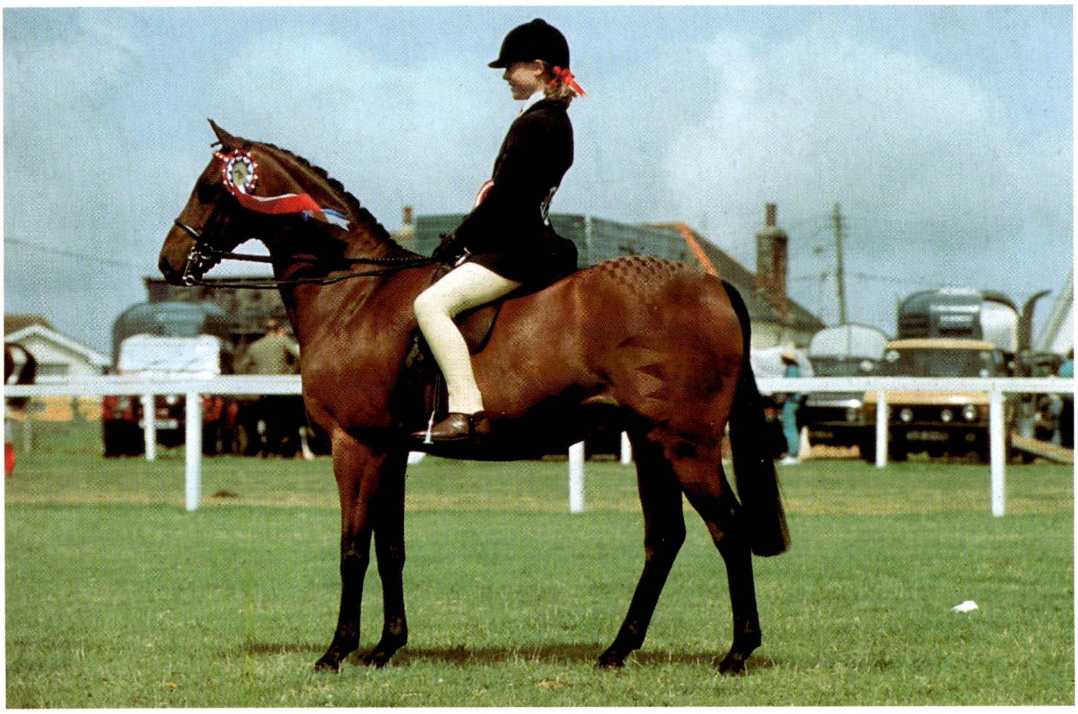

Britischer Reitpony im Show-Hack-Typ

„highly sophisticated standard" dienen. In Kombination mit kleinen Arabischen und Vollblut-Hengsten ergeben sie geradezu vollendete Miniatur-Reitpferde, die von Exterieur, Gangwerk und Springanlagen kaum Wünsche offenlassen.

1971 schrieb Sir Richard Glyn (a. a. O.): „Die Ponyzucht ist in Großbritannien eine blühende Industrie geworden, wobei alle Züchterleidenschaft nachhaltig vom milden Meeresklima der Inseln unterstützt wird. Die winterlichen Durchschnittstemperaturen liegen wesentlich höher als auf dem Kontinent. Das Problem des Aufstallens ist selbst bei hoch im Blut stehenden Ponies von geringerer Dringlichkeit.

Die züchterischen Bemühungen werden von den Veranstaltern der Schauen und Turniere kräftig unterstützt: Außer Prüfungen unter dem Sattel werden auf allen einigermaßen bedeutenden Plätzen auch solche für Ponies ‚in hand' ausgeschrieben. Zu den traditionellen Klassen für Zuchtstuten mit und ohne Fohlen kommen solche für Jährlinge, Zwei- und Dreijährige. Sie sind ständig überfüllt. Auf wichtigeren Schau-Plätzen sind diese Altersklassen noch nach Größe unterteilt – für Ponies bis 130 cm, bis 137 cm, bis 148 cm etwa –, und Nennungen von 30 bis 40 Teilnehmern in jeder der einzelnen Sektionen sind nichts Ungewöhnliches. . . ."

Natürlich ist die Zeit seither nicht stehengeblieben. Die Reitponyzucht hat sich in Großbritannien enorm ausgeweitet. Neben den Welsh-Kreuzungen finden auch solche mit anderen Rassen zur Erzielung hochklassiger Reitponies statt. Je nach gewünschter Größe und Eignung für bestimmte Disziplinen variieren die Ausgangsrasse und der Anteil an Arabischem und Vollblut. Als gut geeignet für die Reitponyzucht haben sich auch die häufig bereits im Reittyp stehenden Native-Pony-Rassen Dartmoor und New Forest erwiesen. Um Reitponies für den Spitzenspringsport mit Maßen am oberen Ende der Ponyskala zu erzielen, ist vor allem der Connemara-Pony geeignet. Auch Kombinationskreuzungen von Reitponies verschiedener Ursprungsrassen kommen vor, wobei man die Vorzüge der unterschiedlichen Native Ponies in einem Reitpony zu vereinigen trachtet.

Für gelungene Produkte der Reitponyzucht findet sich ein aufnahmebereiter internationaler Markt. Für Spitzenprodukte sind ehrgeizige Eltern bereit, Spitzenpreise zu bezahlen. Aber auch die nicht so hochklassigen Ponies fanden in der Vergangenheit auf einem bescheideneren Preisklassenniveau einen Liebhaberkreis. Inzwischen allerdings, nachdem sich die Reitponyzucht, meist auf angloirischer Grundlage begründet, über ganz Westeuropa verbreitet hat und auch anderswo sowohl Spitzen- wie Durchschnittsprodukte gezüchtet werden, ist eine gewisse Überproduktion eingetreten, und nicht jeder Pony findet zu einem kostendeckenden Preis einen Käufer.

WARMBLUT-TYPZUCHTEN

HUNTER

TYP, INTERIEUR, VERWENDUNG: Beim Hunter handelt es sich nicht um eine konsolidierte Rasse, sondern um einen Gebrauchstyp der Britischen Inseln und der früher zum Britischen Empire gehörenden Länder, von Kanada bis Neuseeland. In seinem Buch THE HUNTER-HORSE, COB, PONY (Richmond upon Thames 1980) schreibt *Michael Clayton*: „Ein ‚guter Hunter' ist in meiner Vorstellung ganz einfach ein Pferd, das mich sicher querfeldein trägt, wenn ich der Meute folge. Man kann keine festen Regeln hinsichtlich des Pferdetyps aufstellen, der diesen Anforderungen entspricht . . ."

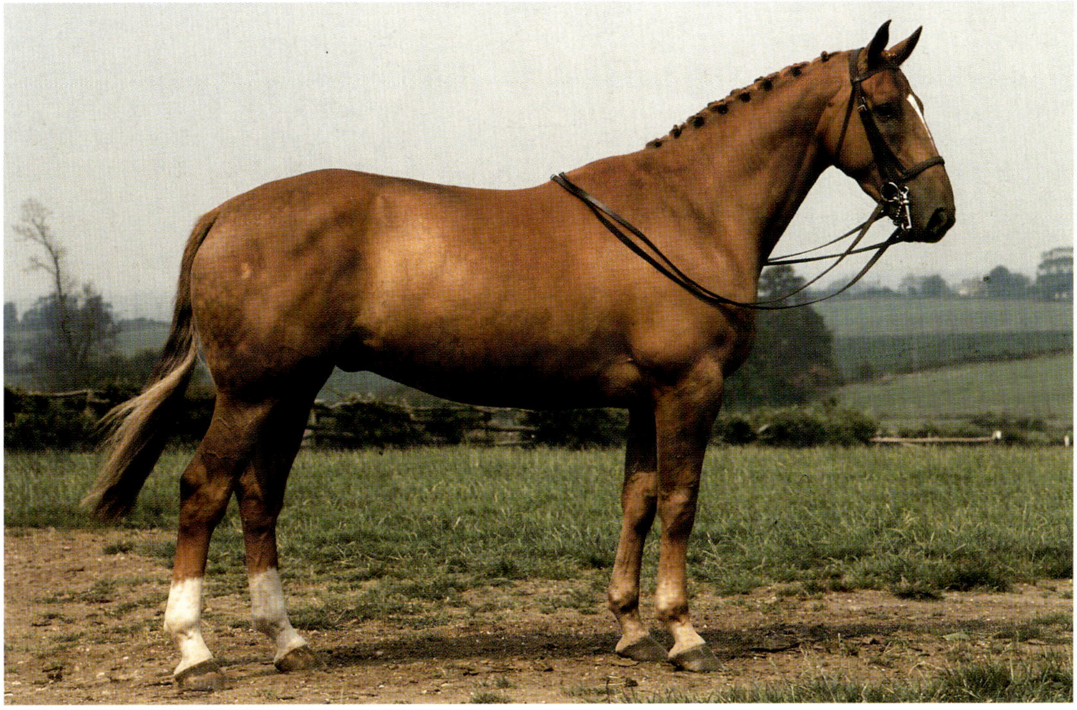

Moderner Hunter-Typ

Damit erklärt er das recht uneinheitliche Bild, das die Hunter in einem Jagdfeld auf den Britischen Inseln hinsichtlich Größe, Kaliber, Typ und Blutanteilen bieten. Die Hunter allerdings, die in den Show Hunter-Klassen von den Richtern favorisiert werden, sind in der Regel typmäßig recht einheitlich, große, großrahmige, edle Reitpferde. Sie machen den Eindruck von bedeutender Tragkraft, Ausdauer, Energie, Härte und gesunder Konstitution. Ob sie sich allerdings, ausgewählt lediglich nach Typ und Exterieur, „in der Stunde der Wahrheit" – über einen langen Jagdtag in steifem oder auch sehr schnellem Gelände im Sinne von Michael Clayton bewähren würden, dafür bieten sie keine Garantie. Die Unterschiede zwischen einem Show Hunter und einem Working Hunter können sehr groß sein.

Die offizielle Einteilung der Show Hunter durch die „Hunters' Improvement and National Light Horse Breeding Society" ist folgende: Der Lightweight Hunter muß in der Lage sein, ein Reitergewicht von über 12 bis 13 Stone 7 Lb. zu tragen (also ca. 76–86 kg). Für den Middleweight Hunter gelten Gewichte von über 13 Stone 7 Lb. bis 14 Stone 7 Lb. (ca. 86–92 kg), für den Heavyweight Hunter über 14 Stone 7 Lb. (über ca. 92 kg).

In Klassen, in denen nur nach Light- und Heavyweight getrennt wird, liegt die Grenze bei unter bzw. über 14 Stone (ca. 89 kg). Für Ladies' Hunter gibt es keine Gewichtseinteilung. Sie müssen lediglich geeignet sein, eine Dame zu tragen. Small Hunters dürfen nicht über 15.2 Hands (157,5 cm) Widerristhöhe besitzen, müssen jedoch 12 Stone 7 Lb. (80 kg) tragen können.

Den irischen Huntern wird nachgesagt, daß sie den englischen im Springen und in schwierigem Terrain überlegen seien. Dagegen sind die englischen oftmals höher im Blut, wohl gar reines Vollblut oder doch „Close to the Book" (das heißt zum General Stud Book) gezogen und folglich schneller. Bei der Jagd auf den Fuchs benötigt man in unterschiedlichem Gelände auch ganz unterschiedliche Hunter-Typen. Um auf den großflächigen Shires rund um Melton Mowbray, Rugby, Market Harborough, Burghley etc. mithalten zu können, muß das Pferd sehr schnell sein. Dagegen ist in dem kupierten Gelände Irlands mit seinen Wällen, Drains (Gräben), Hecken und Steinmauern der Ire besser geeignet. Und auch in Westengland und Wales benötigt man weniger ein schnelles Pferd als eins mit „Springkopf". Hier wird der Speed des Pferdes nicht auf eine so harte Probe gestellt. Wichtig ist vielmehr, daß das Pferd genügend Springvermögen besitzt und zugleich intelligent genug ist. Im allgemeinen pflegen die weniger „blutig" gezogenen Pferde hier den Vollblütern überlegen zu sein.

EXTERIEUR:
Der Hunter ist ein großrahmiges, über viel Boden stehendes Pferd mit bedeutenden Linien und meist recht stattlichem Kaliber, wodurch er sich vom kleineren, leichteren „Hack" unterscheidet. Jedoch kann der Unterschied zwischen einem „Hunter" und einem „Hack" fließend sein. Man hört deshalb gelegentlich, wenn die Grenzziehung Schwierigkeiten macht, von einem „Hackhunter" sprechen.

Der zu den übrigen Proportionen passende, nicht immer edle Kopf des Hunters hat meist ein gerades, nicht selten auch leicht geramstes Profil, große, intelligente Augen und relativ lange Ohren. Der geschwungene, gut aufgesetzte und getragene Hals ist von mittlerer Länge. Die lange, schräg gelagerte Galoppierschulter und der ausgeprägte Widerrist bieten eine vorzügliche Sattellage. Der Reiter „hat viel vor sich". Die Brust ist breit, die Gurttiefe beträchtlich, wodurch sie Herz und Lunge reichlich Raum einräumt. Der kräftige Rücken geht über eine muskulöse Lendenpartie in die breite, lange Kruppe über, an der die ausgeprägten langen Sitzbeinmuskeln („Hosen") auffallen. Vor allem die Vordergliedmaßen sind meist

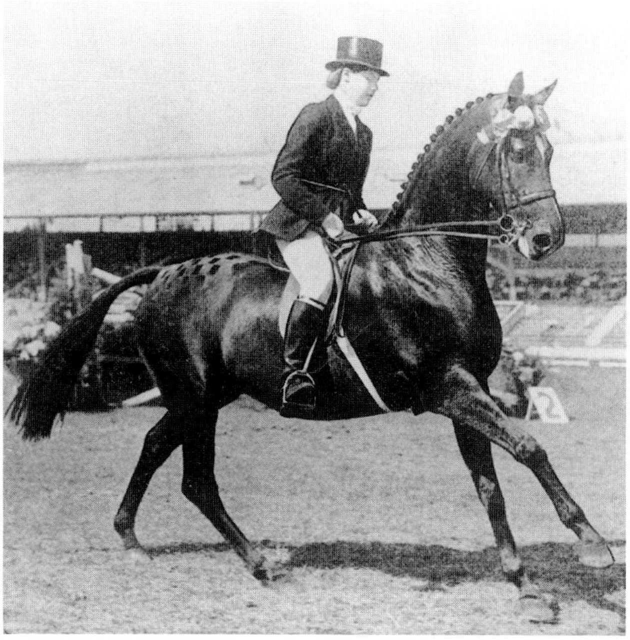

Prämiierter Lightweight-Huntertyp Gay Lancer, von dem Hunter Producer Cottage Son xx, Sieger bei der „Horse of the Year Show"

vorbildlich formiert mit starker Vorderfußwurzel, kurzer, starker Röhre und günstiger Fesselstellung. Die starken Sprunggelenke sitzen tief am Boden. Die Hufe sind groß und rund, manchmal etwas flach.

Reine Farben mit wenigen Abzeichen werden bevorzugt. Die Widerristhöhe variiert und liegt in der Regel, außer beim Small Hunter, über 165 cm Stockmaß. Die vorgeschriebenen Röhrbeinmaße betragen: Lightweight nicht unter 8 Inches (ca. 20 cm), Middleweight 8 $^{1}/_{2}$ Inches (ca. 22 cm) und Heavyweight 9 Inches (ca. 23 cm).

MECHANIK:
Der Schritt ist raumgreifend, der Galopp deckt viel Boden und ist meist wenig aufwendig, kraftsparend. Die Springanlagen sind in der Regel überdurchschnittlich, was Vermögen und Technik angeht.

ZUCHT:
Beim Hunter handelt es sich um keine Rasse-, sondern eine Typzucht, die traditionell aus der Gebrauchskreuzung von Vollblut-Hengsten mit Nicht-Vollblut-Stuten verschiedenster Provenienz entsteht. Es kennzeichnet die Situation hinreichend, wenn ein Pferdehändler auf die Frage eines potentiellen Käufers nach der Abstammung eines von ihm angebotenen Hunters mit einem Grinsen und der Gegenfrage antwortete: „Von wem möchten Sie denn gern, daß er abstammt?"

Man kann M. Clayton (a. a. O.) beipflichten, daß die Hunter-Zucht bis heute nicht unbedingt eine gezielte Leistungszucht darstellt, daß ihr vielmehr aufgrund nur unzureichender Abstammungsnachweise vor allem auf der Mutterseite ein gewisser „Lotterie-Charakter" anhaftet.

Die Hunter-Zucht wird in Großbritannien organisiert und überwacht durch die „Hunters' Improvement and National Light Horse Breeding Society" mit Sitz in Edenbridge, Kent. Das Bestreben dieses Verbandes ist seit Gründung darauf gerichtet, den Hunter-Typ in eine eigenständige britische Reitpferderasse zu transformieren. Jedoch ist das bisher nicht gelungen. Grundsätzlich steht der Hunter dem vollblütigen Stehertyp mit seinen bedeutenden Linien nahe.

Ein großer Teil der Nicht-Vollblutahnen ist irischen Ursprungs und gehört mehr oder weniger in weiterem Sinne der Draught-Zucht an. In England hat man für die Hunter-Zucht bis zu einem gewissen Grade auch auf den Cleveland Bay und dessen inzwischen ausgestorbenen Vetter, das Yorkshire Coach Horse, zurückgegriffen. Jedoch kommen – seltener – auch Kreuzungen mit Shire, Suffolk, Clydesdale, Highland oder Welsh Cob vor. Den größten Anteil des weiblichen Zuchtmaterials in der Hunter-Zucht stellen jedoch Kreuzungsstuten ohne gesicherte Abstammung, wodurch die Unsicherheit der Zuchtergebnisse erheblich erhöht wird.

Ein weiterer Unsicherheitsfaktor, der in den vergangenen dreißig Jahren ständig an Bedeutung gewonnen hat, ist der Einfluß in Amerika gezogener Vollblut-Hengste. Anstelle der großen, großrahmigen Stehertypen haben in der Vollblut-Zucht wegen gewisser Veränderungen im Rennsystem mit einer Tendenz zu Kurz-Distanz-Fliegerrennen die aus Amerika stammenden kleinen, begrenztrahmigen Typen die Oberhand erlangt. Diese Vollblüter eignen sich in der Regel nur bedingt für eine Reitpferdezucht und sind deshalb auch nicht zur Erzeugung von Huntern geeignet.

Wie schon gesagt: Die besten Hunter werden in Irland gezüchtet, doch liefern auch Devon und Cornwall, dazu Yorkshire recht gute Pferde. In den Commonwealth-Staaten Kanada,

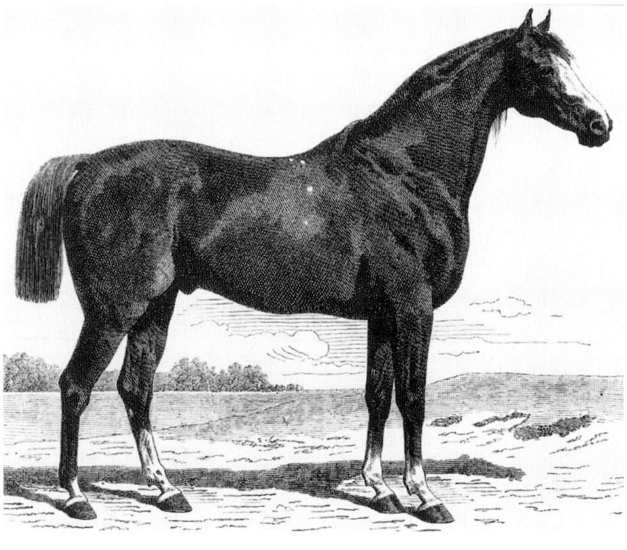

Anglo-Irischer Hunter um 1860, aus Schwarznecker „Raçen, Züchtung und Haltung des Pferdes" (Berlin 1879)

The Eunuch xx, geb. 1947, v. Lancewood – Craig – en – Eran, lange Zeit im Besitz des Tea Caddy Stud. Der züchterisch sehr erfolgreiche typische Hunter Producer kam 1962 nach Bayern, wo er bis 1968 deckte und eine Reihe ausgezeichneter Sportpferde lieferte.

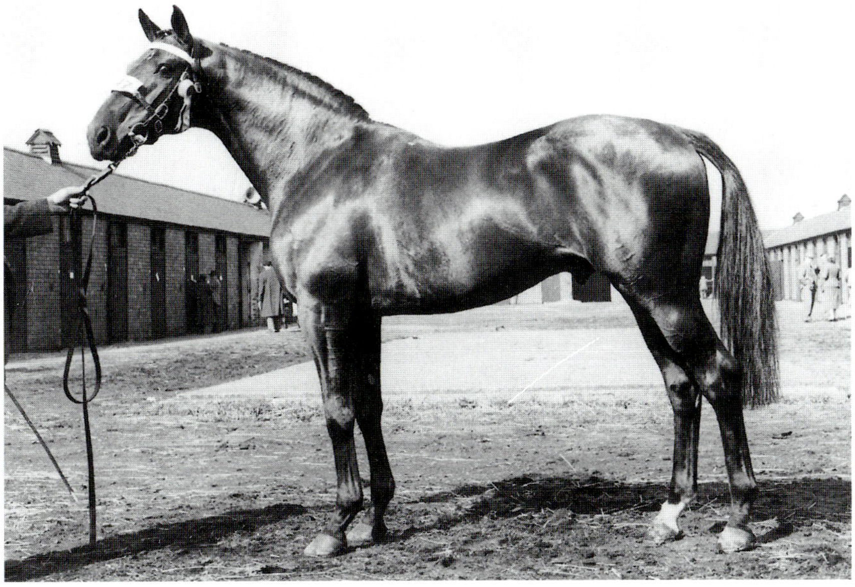

Südafrika, Australien und Neuseeland sowie in den USA bestehen verwandte Halbblutzuchten, die nach ähnlichen Prinzipien aufgebaut sind.

GESCHICHTE:
Unter der Herrschaft des Hauses Plantagenet (1154–1499) entwickelte sich die Pferdezucht in England durch den Import von hochklassigem Zuchtmaterial unter anderem aus Spanien zu einer ersten Blüte. Angestrebtes Zuchtziel war ein Schlachtroß, das gleichzeitig zur Jagd geeignet war. Diese Bestrebungen wurden während der Tudor-Zeit (1485–1603) mit Nachdruck fortgesetzt, wobei vor allem *König Heinrich VIII.* (1491–1547) wesentlich zur Schaffung eines großen, starken Pferdes beitrug. Namentlich die Hirschjagd erforderte ein starkes, großes Pferd. Andererseits machte die im Mittelalter verbreitete Beizjagd ein schnelles, wendiges Pferd notwendig. Diese beiden Pferdetypen haben wesentlich das Leitbild des modernen Hunters geprägt.

Seit dem 17. Jahrhundert läuft die Geschichte der Hunter-Zucht parallel mit der des Vollbluts. Bis zum Ende der Regierungszeit von *Queen Anne* (1702–1714) wurden zwei der drei Stammväter der Vollblut-Zucht nach England importiert: *Byerley Turk* und *Darley Arabian*. *Godolphin Barb* kam nur wenige Jahre später ins Land. Ihr Wirken gewann über ihre ausgedehnte Nachzucht auch für die Entwicklung der Hunter-Zucht große Bedeutung. Der entscheidende Unterschied zwischen dem Vollblut und dem Hunter, die mit Sicherheit

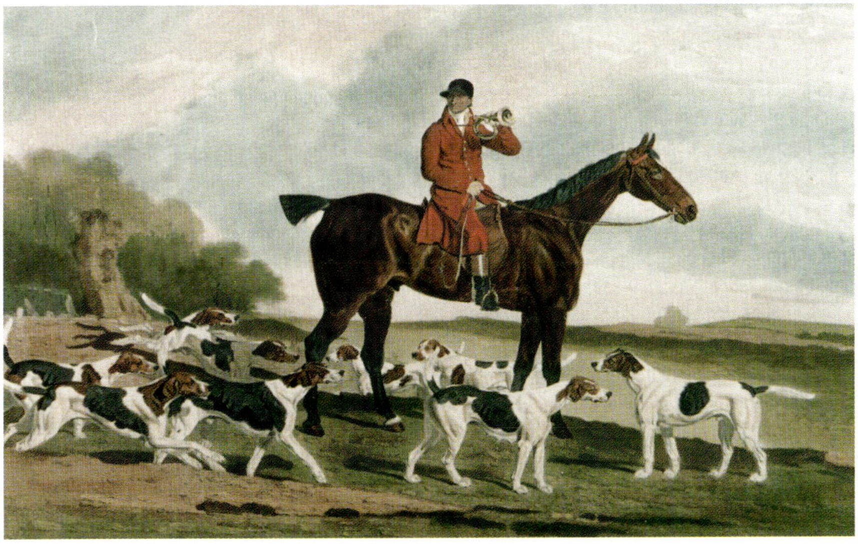

Links: Anglo-Irischer Hunter „Brush" des Huntsman der Berkeley Hounds, Thomas Oldaker (um 1820), nach einem Gemälde von Ben Marschall (1767–1835)

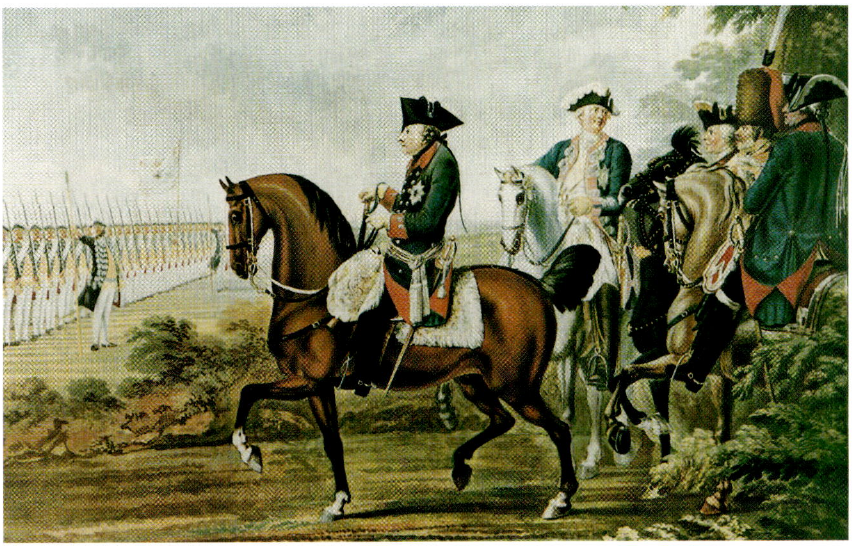

Rechts: König Friedrich der Große auf einem seiner englischen Leibreitpferde um 1778, nach einem Gemälde von Daniel Chodowiecki (1726–1801)

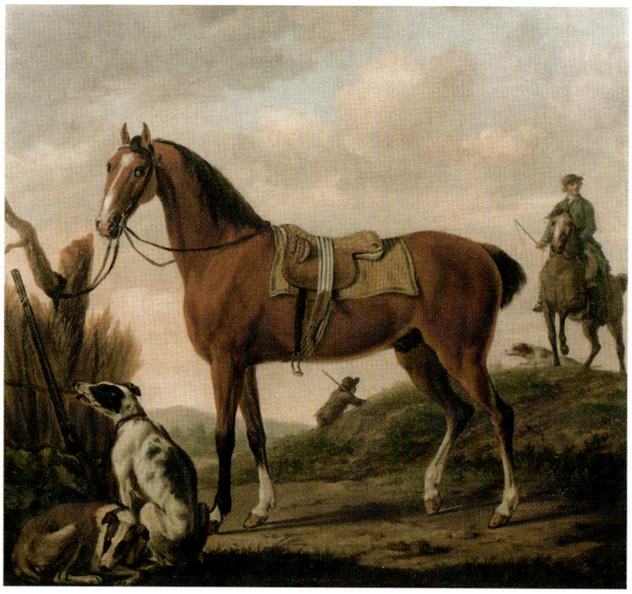

Pferd des englischen Halbblut-Hunter-Typs von vor 1800, wie es zum Beispiel von Friedrich dem Großen als Reitpferd bevorzugt wurde. Undatiertes Gemälde des Niederländers Tethart P. C. Haag (1737–1812), heute Schloß Cannenburgh.

zunächst nicht so scharf gegeneinander abgegrenzt waren, liegt darin, daß es sich beim ersten seit Herausgabe des ersten Bandes des General Stud Books 1793 um eine geschlossene Rassezucht, beim zweiten um eine Gebrauchskreuzungszucht handelt.

Mit der Entwicklung der Jagdreiterei entwickelte sich auch die Hunter-Zucht, deren Hauptabsatzgebiet das Jagdfeld war. Allerdings fand ein nicht unerheblicher Teil der besserklassigen Hunter auch Verwendung in Point-to-Point-Rennen und Steeplechases. Ein größeres Absatzgebiet war auch die Verwendung als Kavallerieremonten sowie, vor der Erfindung der Motoren, als schnelle Wagenpferde.

Mit dem steigenden Wohlstand aufgrund des sich ausdehnenden Empires und infolge der in England sehr früh einsetzenden Industriellen Revolution während des 18. Jahrhunderts war man weit weniger auf die Erträge aus dem Ackerbau angewiesen als auf dem Kontinent. Immer mehr Land wurde in Weide gelegt und der Schaf- und Rinderzucht umgewidmet.

Durch das Abholzen der großen Forsten – das Holz wurde für den Flottenbau benötigt –, wurde das Land vielfach in die bis heute so charakteristische Parklandschaft verwandelt, die Jagden wurden immer schneller. Inzwischen hatte der Fuchs die Hirsche als bevorzugtes Jagdwild abgelöst. Die für die Rinder- und Koppelschafhaltung notwendigen Umzäunungen, Holzzäune, Hecken, Steinmauern und Gräben – stellten sich den Reitern in den Weg. Bis dahin war man Hindernissen häufig ausgewichen. Nun jedoch wurde es üblich, die teils recht bedeutenden Hindernisse aus der höheren Pace fliegend zu überspringen. In den verschiedenen Landschaften entstanden spezifische, unterschiedliche Hindernisse.

Gegen Ende des 19. Jahrhunderts wurde die Nachfrage nach Qualitätspferden immer größer. Um dieser Nachfrage durch landeseigene Zuchtprodukte entsprechen zu können, wurde 1885 die „Hunters' Improvement and National Light Horse Breeding Society" gegründet. Sie sollte den Hunter-Züchtern zu günstigen Konditionen erstklassige, gesunde Vollblut-Hengste zur Verfügung stellen. Die Anfänge waren bescheiden. 1888 wurden acht Prämien von je 50 Pfund an die besten Hengste ausgeteilt. Damals betrug die durchschnittliche Decktaxe zwei Pfund, die durchschnittliche Bedeckungszahl lag bei etwa 20 Stuten. 1923 wurden 28 Prämien zu je 150 Pfund vergeben. Heute sind es in der Regel über 60 Prämien, wobei die Höhe bis über 1000 Pfund für die Spitzenhengste beträgt. Die Decktaxe liegt bei mindestens 100 Pfund und maximal 300 Pfund für Mitglieder der HIS (Nichtmitglieder 160–400 Pfund).

In Irland, das bis zum Zweiten Weltkrieg ein unerschöpfliches Reservoir an erstklassigen Huntern darstellte, ging mit der Motorisierung der Landwirtschaft die essentielle Grundlage der Hunter-Zucht, die Irish Draught-Stutenzahl, so dramatisch zurück, daß man zeitweilig um ihren Bestand fürchten mußte. Glücklicherweise hat sich durch die energische Förderungspolitik der irischen Regierung mit Hilfe von Mitteln der Europäischen Union diese Gefahr abwenden lassen.

Außerdem ist mit dem Irish Sport Horse auf der Hunter-Grundlage eine eigene, in sich konsolidierte Leistungsrasse im Begriff zu entstehen, die in sich die besten erprobten Leistungsgene aus der Draught- und der Vollblut-Zucht vereinigt. Dies im Gegensatz zu England, wo eine ähnliche Entwicklung noch nicht in Sicht ist und man immer noch bei der Gebrauchskreuzung verharrt. So gehen wertvolle, erprobte sportliche Leistungsanlagen verloren, da sie nicht in einer konsolidierten Zucht aufgefangen und fixiert werden. Außerdem entwickelt sich in England – im Gegensatz zu Irland – mit Macht eine Warmblutzucht auf Basis der in ganz Europa verbreiteten internationalen Warmblutrassen, die unter anderem von den Verbänden „British Warmblood" and „Anglo-European Studbook" vertreten wird.

Die Blütezeit der Jagdreiterei in der heutigen Form setzte in der zweiten Hälfte des 18. Jahrhunderts ein, wovon die außerordentlich umfangreiche „Sporting Art" kündet. Wie groß die Bedeutung der Jagdreiterei unter den „Field Sports" bis heute ist, wird erkennbar aus den auf den Britischen Inseln vorhandenen Meuten:

1995	Foxhounds	Harriers	Staghounds	Draghounds
England und Wales	188	18	4	15
Schottland	10	–	–	–
Irische Republik	38	27	2	–

Insgesamt betrug der Gesamtumsatz der Hunting-Industrie im Jahre 1995 2,7 Milliarden Pfund Sterling!

Zum Vergleich rechts eine Aufstellung über die Meuten im Vereinigten Königreich aus dem Jahre 1910 (Quelle THE NEW BOOK OF THE HORSE von *Charles Richardson*).

Richardson schätzte (a. a. O.) die Zahl der um die Jahrhundertwende ständig gehaltenen Hunter auf ca. 200 000. Man bekommt einen Eindruck von der Bedeutung der Jagdreiterei für die Pferdezucht der damaligen Zeit, wenn man beim selben Verfasser (a. a. O.) liest, daß die Zahl der Kavalleriepferde für die Kriegsstärke der Britischen Armee im Falle einer Mobilmachung nicht mehr als 59 000 betrug. Im Frieden kaufte die Armee jährlich nur 2500 Remonten.

Was allerdings aus diesem blühenden Pferdesport- und -zuchtzweig werden wird, wenn, wie zu erwarten, irgendwann in der nächsten Zukunft die Sozialisten zusammen mit der „grünen Bewegung" und den Tierschutzverbänden im Unterhaus einen „Bann" der Wildjagd hinter der Meute durchsetzt, die bisher so vielen Tausenden von Menschen Arbeit und eine Existenz sichert, ist heute noch nicht abzusehen.

1910	Foxhounds	Harriers	Staghounds	Draghounds
England und Wales	173	89	16	13
Schottland	11	–	–	–
Irland	24	41	3	–

HACK

TYP, INTERIEUR, VERWENDUNG: Beim Hack handelt es sich nicht um eine konsolidierte Rasse, sondern um einen Gebrauchstyp der Britischen Inseln und der früher zum Britischen Weltreich gehörigen Länder, von Kanada über Südafrika bis Australien und Neuseeland. *Sir Richard Glyn* beschreibt ihn in THE WORLD'S FINEST HORSES AND PONIES (London 1971) als „auf dem Papier leicht zu definieren", doch sei er in praxi „ein recht nebulöses Geschöpf, da er weder eine konsolidierte Rasse bildet noch sich fest umrissenen Standards anpaßt." Die Bezeichnung „Hack-Typ" ist in mancherlei Hinsicht so subjektiv, daß sie immer wieder zu Auseinandersetzungen im und um den Schauring führt. Nur über einen Aspekt dieses verwirrenden Phänomens sind sich alle Experten einig: Daß man den „richtigen" Hack erkenne, wenn man ihm begegne.

Der Name „Hack" leitet sich von dem altfranzösischen Wort „Hacquenée" ab, ein Ausdruck, den die Normannen mitbrachten und der bereits um 1300/1350 in den englischen Sprachgebrauch eingegliedert war. Er bezeichnete ein Gebrauchs-Reitpferd, dessen charakteristische Gangart der Trab war.

Der Hack des 18./19. Jahrhunderts ähnelte dem heutigen Show Hack nur wenig. Er hatte seine große Zeit vor dem Siegeszug des Verbrennungsmotors, als Pferde noch lebensnotwendig waren und nicht nur ein „Hobby".

„Covert Hacks" waren die Pferde, auf denen die Jagdreiter zum Stelldichein ritten, ehe sie auf ihre Hunter umsaßen, die sie über Tage hinter den Hunden tragen sollten. „Hacks" nannte man auch die Pferde, auf denen Ärzte, Priester, Notare etc. in Ausübung ihres Berufes zu den Plätzen ihrer Tätigkeit ritten, als es noch wenige feste Straßen gab, auf denen man fahren konnte. Der Hack jener Zeit hatte sehr viel mehr Substanz und Knochen und weit weniger Eleganz und Adel; denn häufig mußte er einen (womöglich übermüdeten) gewichtigen Reiter über Distanzen von 18 bis 20 Meilen (30 bis 35 km) tragen. Dabei mußte er immer noch ein angenehmes, leicht zu reitendes Pferd mit guten Manieren sein.

Neben dem gewöhnlichen Hack gab es den sogenannten „Park Hack", ein weit exquisiteres Luxusgeschöpf, auf dem nach der letzten Mode gekleidete Damen oder Herren im Hyde Park oder anderen reiterlichen Paradegründen das Auge der Menge ergötzten und sich zugleich ein wenig

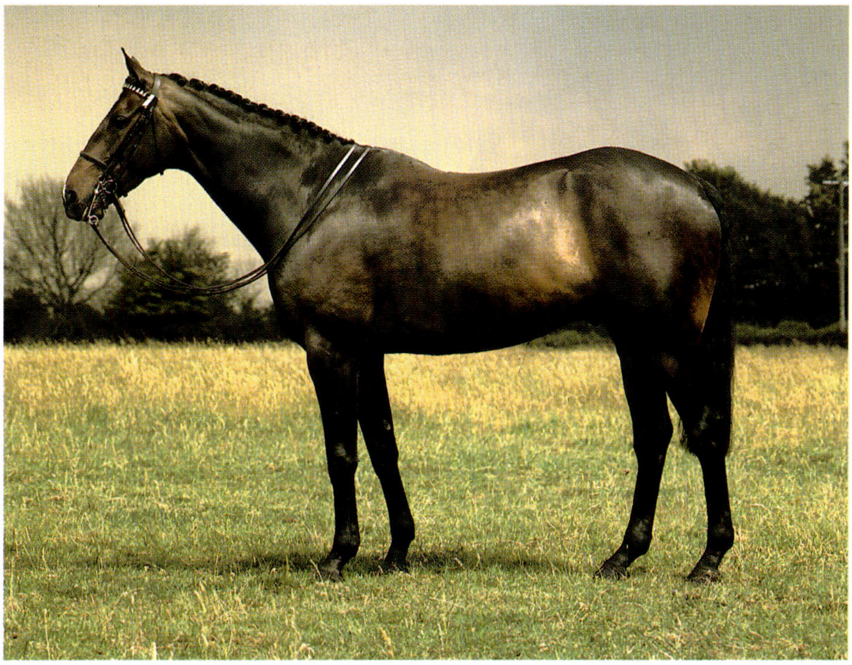

Obgleich keine Rasse im eigentlichen Sinne, so verkörpert der Hack doch einen recht einheitlichen, klar definierten, hochedlen Typ.

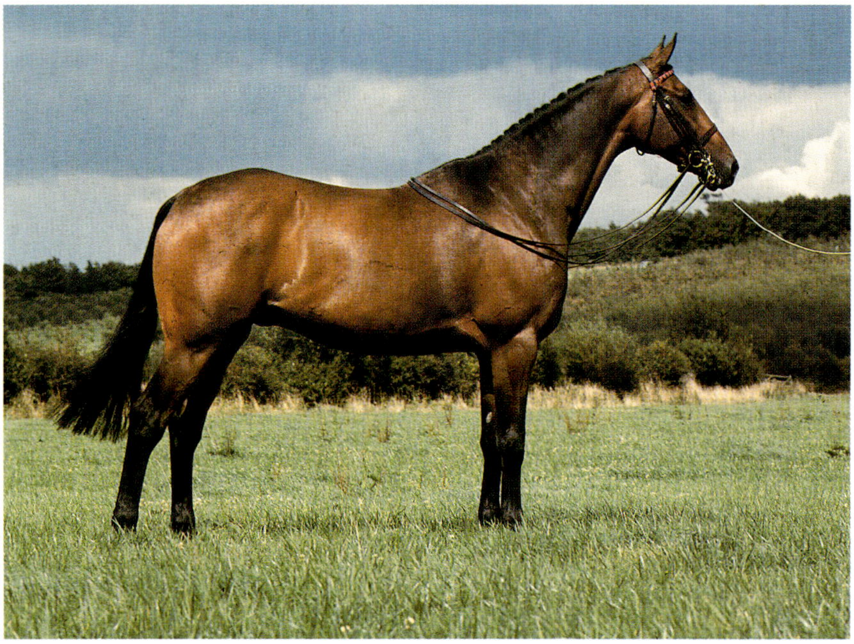

Modell des modernen Show Hacks, ein „Blutpferd mit großen Linien

sportliche Bewegung zur Erhaltung ihrer Gesundheit verschafften.

Der Park Hack hat Pate gestanden bei der Erfindung des modernen Show Hacks. Der Show Hack soll ein qualitätvolles, edles Reitpferd sein, nicht ein „windiger Blüter" oder ein graziler Halbblutaraber. Obgleich er ein gewisses eitles Auftreten zeigen soll, darf er sich doch nicht „wie ein Pfau gebärden"!

Ein ruhiges, gelassenes Temperament ist eine der wichtigsten Eigenschaften des Show Hacks. Es genügt eigentlich, einmal bei einer Siegerehrung in Wembley zugegen zu sein, wenn das Publikum zu klatschen beginnt, um zu erkennen, was ein ausgeglichenes Temperament bedeutet.

EXTERIEUR:
Der Hack soll ein hochnobles Reitpferd verkörpern, mit auffallender Eleganz und korrektem, nicht zu feinem Fundament. Im Idealfall ist der Kopf klein, trocken und nobel, mit sehr viel Ausdruck, der Übergang zum gut aufgesetzten, schön geschwungenen, langen Hals leicht. Die Schulter ist lang, schräg gelagert, der Widerrist ausgeprägt, wodurch eine gute Sattellage gewährleistet wird. Der Rücken ist kurz und kräftig, die Kruppe in der Regel von guter Länge und Bemuskelung. Alle soliden Grundfarben sind erlaubt, dunkle Farben jedoch bevorzugt. Größere weiße Abzeichen sind unerwünscht.

MECHANIK:
Bei der Beurteilung legt man neben einem tadellosen Gebäude und imponierendem Auftreten auf einen überragenden Bewegungsablauf Wert. Vor allem der Schritt ist wichtig. Im Unterschied zum Hunter wird der Hack einer Rittigkeitsprüfung unterzogen, in der Wendungen, Handwechsel, einfache Galoppwechsel, Rückwärtsrichten und regungsloses Stillstehen verlangt werden. Ausschlaggebend sind natürliche Balance und psychische Stabilität, ein gutes Sich-Tragen, problemloses Annehmen des Gebisses (in der Regel Kandare mit Unterlegtrense), ein freier, geregelter Schritt mit weitem Übertreten der Hinterbeine und ein Trab aus der Schulter heraus mit einer gewissen Schwebephase, bei der (um einen Showausdruck zu benutzen) von vorn gesehen „die Eisen gezeigt werden". Hoch bewertet wird, wenn die Vorstellung mit einer Hand erfolgt.

„Wie im Theater- oder Filmgeschäft", schreibt *Glenda Spooner* in „THE HANDBOOK OF SHOWING" (London 1968), „ist der Intendant oder Produzent von maßgeblicher Bedeutung. Seine Aufgabe ist um so leichter, wenn das Tier, das er vorführen soll, natürliche Balance und Bewegungen besitzt, ebenso wie ein einfaches Temperament. Aber tatsächlich besteht die professionelle Vorführung in dem Überspielen einer Unzahl von Schwächen . . ."

ZUCHT:
„Hacks cannot be bred. They ‚happen'" (Hacks kann man nicht züchten. Sie „ereignen sich"), sagt *Glenda Spooner* (a. a. O.). In der Tat, da liegt eine ihrer Hauptschwächen! Sie sind Zufallsprodukte.

Auf größeren Schauen werden Hacks in vier Klassen gezeigt: In der kleinen Klasse, von 14.2 Hands bis 15 Hands (147,3–152,4 cm), in der großen Klasse, von 15 Hands bis 15.3 Hands (152,4–160 cm); in der Ladies Hack Klasse und in der Novice Klasse (für gewinnlose Pferde). Die Qualität der kleinen Hacks ist heute meist weniger ausgeglichen. Sehr oft erscheinen in den Preisbewerbungen über das Maß hinausgewachsene Ponies, denen alle Eigenschaften des klassischen Hacks fehlen. Es ist sehr selten, daß bei der Ermittlung des Gesamtsiegers ein kleiner Hack einen der größeren Klasse aussticht.

Einen praktischen Gebrauchswert hat der heutige Show Hack nicht mehr. Er wird ausschließlich für den Schauring gezüchtet und ausgebildet. Der Schwerpunkt der Zucht auf den Britischen Inseln liegt in den südlichen Grafschaften Englands. Es handelt sich um eine reine „Hobby"-Zucht. Die Betreuung erfolgt durch die „British Show Hack & Cob Association", Kenilworth, Warwickshire.

COB

TYP, INTERIEUR, VERWENDUNG, EXTERIEUR, MECHANIK:
Unter der alten englischen Bezeichnung „Cob" versteht man ein kurzbeiniges, gedrungenes, sehr kräftiges Pferd mit abgerundeten Formen. Im Deutschen bezeichnet man ein solches Pferd als „Doppelpony", also als ein Pferd, das über das Ponymaß hinausgewachsen ist, jedoch nicht die Widerristhöhe eines Großpferdes er-

reicht und sich eine Reihe von Ponycharakteristika bewahrt hat.

In der Regel ist ein Cob (abgesehen von den Welsh-Cobs) ein Kreuzungsprodukt, ja oft sogar eine Art „Promenadenmischung". Auf jeden Fall ist er, wie der Hack, ein Zufallsprodukt. Die Engländer bezeichnen die Cob-Zucht (ebenso wie die von Hacks – und im Gegensatz zu der der „Native Ponies") als „Fluke Breeding" (direkt übersetzt „Dusel"-Zucht, also Zucht „auf gut Glück").

Die geforderten Maße für Show-Cobs lauten: über 14.2 Hands und unter 15.1 Hands (147,3 resp. 154,9 cm). Daneben gibt es dann noch Ponies im Cob-Typ, die selbstverständlich das Ponyhöchstmaß von 14.2 Hands nicht überschreiten dürfen, sonst aber alle Exterieur-Points des Cobs besitzen.

Es gibt Cobs des Reittyps ebenso wie Geschirr-Cobs. Ein Reit-Cob, der den Anspruch auf die Bezeichnung Show-Cob erhebt, muß außer der geforderten Knochenstärke und mächtigen Bemuskelung auch viel Adel besitzen. Vorbild sind bis heute manche Bilder von *Henry Alken jun.* (1810–1892), die den Idealtyp des Cobs zeigen: der intelligente Kopf, gelegentlich leicht geramst, das große, freundliche Auge, gespitzte Ohren, ein nicht sehr langer, jedoch gut geformter und aufgesetzter Hals mit stark entwickeltem Mähnenkamm, übergehend in einen wohlentwickelten Widerrist und starken Rücken, die Schulter nicht steil und/oder beladen, eine bedeutende Herztiefe. Die bauchigen, rundrippigen Wagentypen mit steiler Schulter sieht man heute kaum mehr unter dem Sattel.

Der Cob soll kurz, geschlossen sein, mit einer bedeutenden Front und einer mächtigen, muskulösen Kruppe. Wie eine alte, etwas drastische Beschreibung lautet: „Head like a Lady – Bottom like a Cook."

Wichtig ist, daß der Cob alle Charakteristika besitzt, die auch einen guten Hunter ausmachen, das heißt, kurze, breite Röhren und breite, starke Gelenke, vor allem Sprunggelenke. Wegen ihrer „kaltblütigen" Vorfahren haben viele Cobs etwas rückbiegige Vorderbeine, was jedoch beim Show-Cob als Fehler angesehen wird.

Gewöhnlich hat der Cob eine muntere, runde Aktion, Erbteil seiner Roadster-Vorfahren, und einen ausbalancierten, etwas hohen Galopp, der dem Reiter ein gutes Gefühl gibt. Er ist ein ausgesprochener Gewichtsträger. Weil er so kurz und geschlossen ist, ist er meist ein sehr guter Futterverwerter und präsentiert sich im Schauring oft in üppiger Kondition.

Der edlere Cob ist in der Lage, der Meute einen ganzen langen Jagdtag zu folgen und alles zu springen, was ihm in den Weg kommt. Der weniger edle bietet traditionell dem älteren, auch schwergewichtigen Herrn eine bequeme, geradezu patentierte Sicherheit im Sattel. Durch seine Kleinheit erleichtert er auch nicht mehr so gelenkigen Personen das Aufsitzen. Er ist mit seinen „eingesparten Zentimetern" und seiner katzenhaften Geschmeidigkeit unübertroffen beim Überklettern steiniger Wälle und dicht bewachsener Böschungen und der Überwindung anderer beschwerlicher Hindernisse, die sich nicht springen lassen. Dabei muß er ein Reitergewicht von mindestens 14 Stone (rund 90 kg) tragen können.

Früher war es üblich, die Mähne kurz zu scheren und den Schweif sehr kurz zu kupieren, was dem Cob nach Meinung seiner Anhänger ein noch flotteres, strammeres Aussehen gab. Diese grausame Modetorheit, die schon seit dem Mittelalter bekannt war, hatte sich seit dem Anfang des 18. Jahrhunderts immer mehr bei Wagen- und Reitpferden durchgesetzt. Seit 1948 ist sie in Großbritannien gesetzlich verboten.

ZUCHT:
Die britische Cob-Zucht wird von der „British Show Hack & Cob Association", Kenilworth, Warwickshire, organisiert.

WINDSOR GREY

Der populäre Name „Windsor Grey" bezeichnet heute keine eigene Rasse mehr, sondern bezieht sich nur noch auf die schimmelfarbenen Karossiers des Königlich Britischen Marstalls (Royal Mews) des Buckingham Palace.

Mit *Georg I.* (1660–1727), der in Personalunion Herzog von Hannover und König von Großbritannien (seit 1714) war, kamen zuerst weißgeborene (Albinos, sogenannte Kakerlaken) Pferde aus dem herzoglichen Gestüt Memsen als Anspannung für den Hof in London auf. Seit 1803 bestand ein eigenes Gestüt für sie in

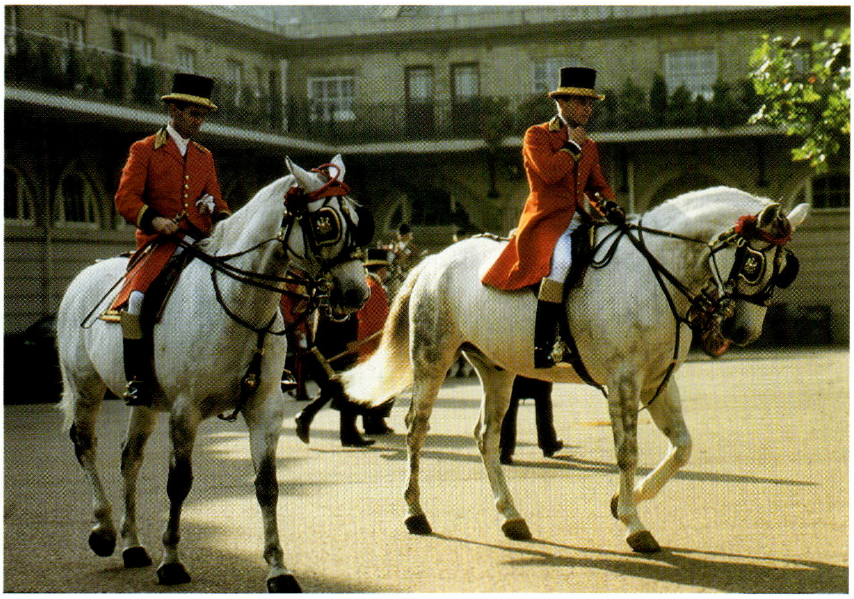

Windsor Greys der Royal Mews, London

Great Lodge. Die Kakerlakenzucht kam 1895 aufgrund mangelnder Fruchtbarkeit und hoher Fohlensterblichkeit zum Erliegen. Infolgedessen erhielt das kleine, in England geführte Gestüt von dort auch keinen Nachschub mehr und wurde schließlich während des Ersten Weltkrieges aufgelassen. Die wenigen noch vorhandenen Pferde wurden verkauft oder als Truppenpferde eingezogen.

Seit 1923 wurden die Pferde für die Staatskarossen durch zugekaufte Schimmel ersetzt, auf die der Name Windsor Greys überging. Die Albino-Zucht in Windsor wurde nicht wieder aufgenommen.

ORRA HORSE

Unter der Bezeichnung „Orra Horse“ versteht man in Schottland das Kreuzungsprodukt aus der Paarung von Highland-Stute und Clydesdale. Die heute fast nicht mehr vorgenommene Kreuzung lieferte vor der endgültigen und völligen Motorisierung der Landwirtschaft ein besonders beliebtes, mittelgroßes, hartes, ausdauerndes, gängiges und wendiges landwirtschaftliches Arbeitspferd.

PIT-PONY

Grubenpony

Bei der Bezeichnung „Pit-Pony“ (Grubenpony) handelt es sich nicht um eine besondere Rasse, sondern um eine Art Berufsbezeichnung und einen Sammelbegriff für alle im Bergbau unter Tage verwendeten Ponies und Pferde. Ihre Verwendung kam zuerst in Großbritannien auf und dürfte dort wohl auch am längsten, mindestens in Europa, beibehalten worden sein. Seit der Mitte des 18. Jahrhunderts, mit dem Beginn der industriellen Revolution, als man die Schlüsselrolle der Kohle erkannte, fanden die ersten Ponies ihren Einsatz unter Tage. Zunächst trugen die Ponies die Kohle in Körben aus den niedrigen Stollen, was vorher vielfach auch von Frauen und Kindern ausgeführt wurde.

Ab etwa 1790 verlegte man Schienen, auf denen die Ponies die Kohlewagen, die sogenannten „Hunde“, zogen. Konnte ein Pony in Körben bis zu 140 kg transportieren, zog er nun bis zu zehn Wagen mit je 300 kg. Von nun an stieg die Zahl der Grubenponies rasch.

Ab etwa 1892 verbot der Gesetzgeber die Kinder- und Frauenarbeit unter Tage, was zu einem starken Anstieg der Grubenponies führte. In den Jahren vor dem Ersten Weltkrieg arbeiteten in Großbritannien etwa 70 000 Ponies und Pferde in den Kohlengruben, wo sie außer der gebrochenen Kohle auch Abraum sowie Bau- und Stützmaterial für die Abstützung und Sicherung der Schächte transportierten. Seit 1887 waren Grubeninspektoren eingesetzt, die sich um die Behandlung, Haltung und Fütterung der Ponies kümmerten. Erst 1911, als die „National Equine Defence League“ intervenierte, wurde durch eine königliche Kommission die sogenannte „Pit Ponies Charter“ erarbeitet. Sie regelte alles was mit den Ponies zu tun hatte, einschließlich der Länge der Arbeitszeit und des Urlaubs über Tage.

Im Verlaufe der 300 Jahre währenden Geschichte des britischen Kohlebergbaus wurden Ponies und Pferde verschiedener Rassen und Größe in den Gruben verwendet. Bevorzugte

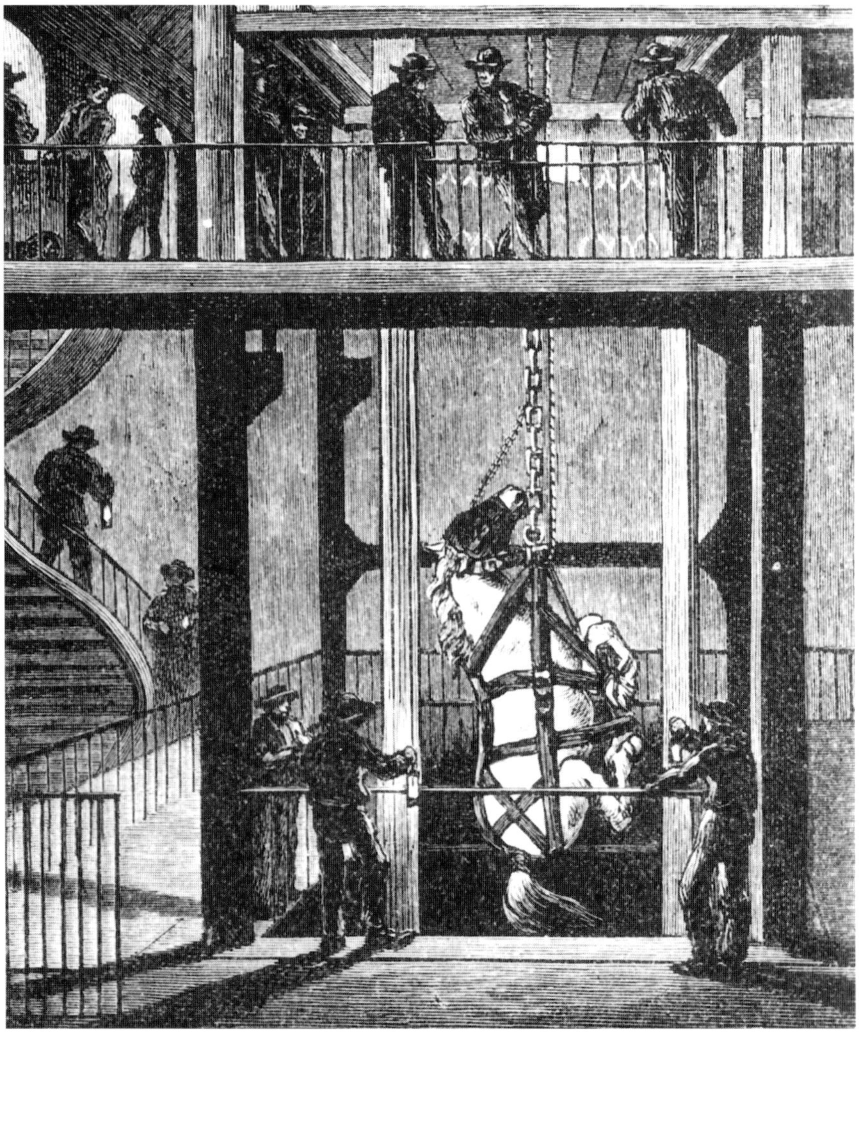

Abseilen eines Grubenpferdes in die Kohlengrube, wie es bis Mitte des 19. Jahrhunderts üblich war.

Pit-Pony in einem Steinkohlenschacht um 1894

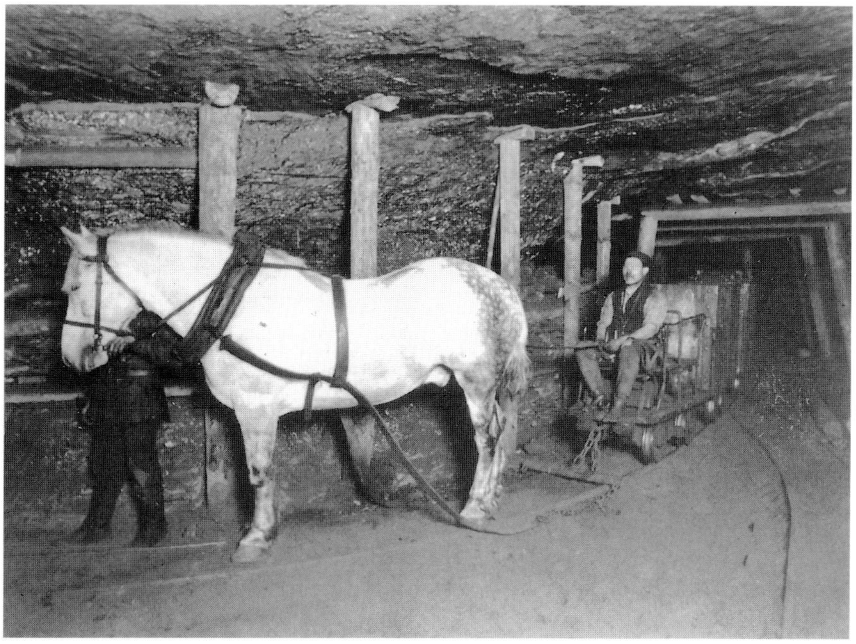

man zunächst in den sehr niedrigen, engen Schächten und Stollen hauptsächlich Shetland-, Dartmoor-, Exmoor- und Welsh Mountain-Ponies, kam es später in den Hauptschachtanlagen, die weit geräumiger und höher waren, auch zum Einsatz von größeren Ponies wie Fell-, Dales-, Highland-, New Forest- und Connemara-Ponies, ja sogar auch kaltblütigen Großpferden.

Da die Produktion an geeigneten Ponies im eigenen Lande für den großen Bedarf bei weitem nicht ausreichte, importierte man auch Ponies aus Island, Amerika und Rußland. Viele der Ponies wurden recht alt unter Tage und nicht selten arbeiteten sie dort noch mit 20 und mehr Jahren. Die meisten waren unter Tage aufgestallt und kamen nur für einen „Jahresurlaub“ von ein paar Wochen ans Tageslicht. Der Transport in den Schacht und wieder herauf erfolgte entweder in den Förderkörben oder in Netzen, Seilschlingen oder Riemenvorrichtungen.

Nach dem Ersten Weltkrieg nahm der maschinelle Kohleabbau einen so großen Umfang an, daß der Transport vielerorts nicht mehr mit tierischer Zugkraft bewältigt werden konnte. Daraufhin begann die Zahl der Grubenponies allmählich abzunehmen. In den dreißiger Jahren gab es noch etwa 32 000 von ihnen.

Als man 1947 die britische Kohleindustrie verstaatlichte, taten noch rund 20 000 Ponies Dienst. Zu Beginn der achtziger Jahre arbeiteten noch 55 Ponies in den Gruben. Die Ellington Grube in Northumberland war schließlich die letzte, in der Ponies unter Tage, in gut 10 000 m Tiefe, eingesetzt waren. Anstatt vor den Kohlewagen wurden sie zuletzt vor allem zum Transport von Stützmaterial verwendet. Im Februar 1994 wurden die letzten vier Ponies pensioniert. Es waren zwei Welsh Mountain, *Klax* und *Carl*, ein Dartmoor, *Alan*, und ein Fell-Pony, *Tom*.

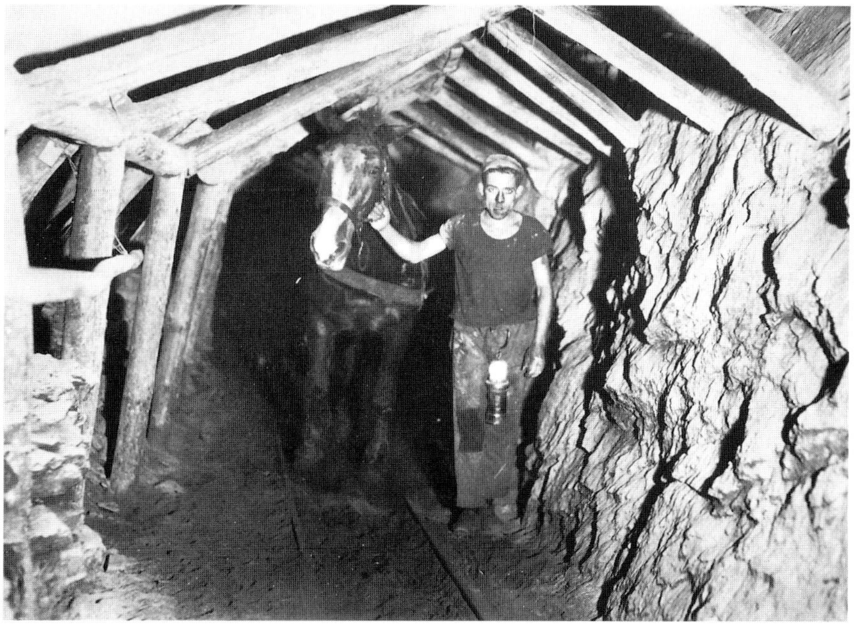

Kaltblütiges Grubenpferd um 1930

IRLAND

WARMBLUT-ZUCHTEN

IRISH DRAUGHT

TYP, INTERIEUR, VERWENDUNG:
Das Irish Draught ist die autochthone Landrasse der „Grünen Insel", ein kraftvolles, über viel Boden stehendes, kompaktes Warmblut-(!)Pferd, das sich in Gang und Stand sehr gut trägt. Es besitzt eine außergewöhnlich harte, starke und gesunde Konstitution und große Tragkraft. Berühmt ist das Draught für seine hohe Lern- und Leistungsbereitschaft und Lern- und Leistungsfähigkeit, seine Intelligenz, seinen frommen, ehrlichen Charakter und sein unkompliziertes und doch lebhaftes, energisches Temperament.

Trotz seiner Kompaktheit eignet es sich vor allem aufgrund seines Galoppier- und Springvermögens und seiner Cleverness am Sprung, die sich nur mit der verschiedener Ponyrassen, vor allem des ihm stammverwandten Connemara vergleichen läßt, als Hunter für schweres Gewicht in schwierigem, kupiertem Gelände, und tiefem Boden. Aufgrund seiner Energie und Ausdauer, mit der das Draught seine gelegentlich fehlende Schnelligkeit kompensiert, leistet es Erstaunliches im Jagdfeld.

In früherer Zeit war das Irish Draught eines der vielseitigsten landwirtschaftlichen Arbeitspferde, das wochentags die Arbeit verrichtete und sonntags die Kutsche mit der Familie zur Kirche zog. Bei jeder sich bietenden Gelegenheit trug es den Farmer als Hunter auf der Fuchs- oder Hirschjagd durchs Gelände. Als gesuchter Exportartikel in zahlreiche Länder der Welt war es nicht nur als Arbeitspferd geschätzt, sondern auch an der Begründung neuer Rassen beteiligt. In der britischen Armee stellte es eine der gesuchtesten Remonten als Artillerie-Stangenpferd dar. Außerdem bildete das Draught in Kombination mit dem Vollblut die Grundlage zur Erzeugung der weltberühmten irischen Hunter und Springpferde. Das Draught in Kombination mit dem Vollblut liegt auch der neu entstandenen Zucht des Irischen Sportpferdes zugrunde.

EXTERIEUR:
Der Kopf des Irish Draught ist in der Regel nicht besonders klein, auf keinen Fall jedoch grob oder strukturlos, mit freundlichem Ausdruck, breiter Stirn, weit auseinanderstehenden, furchtlosen, gutmütigen Augen und gut angesetzten, nicht sehr kurzen Ohren. Der Kehlgang ist weit. Die Schulter ist wohlmarkiert und -gelagert, aber nicht beladen, der Widerrist

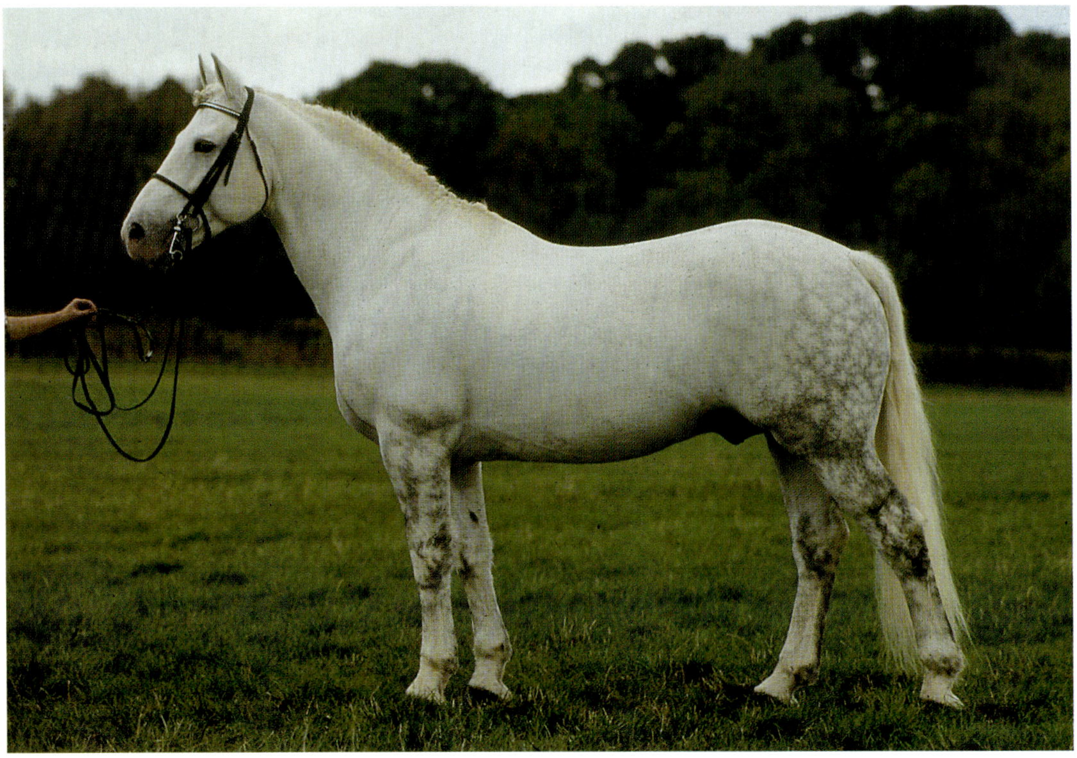

Typischer Irish Draught-Hengst

ausgeprägt, doch nicht derb. Der Hals ist gut aufgesetzt und wird stolz getragen; der Reiter „hat viel vor sich". Die Brust ist breit, doch nicht bullig oder fleischig, die Gurttiefe beachtlich. Der nicht sehr kurze Rücken ist stark und tragfähig, auch für schweres Gewicht, und geht über eine kräftige Lende in die lange, breite, recht abschüssige, stark bemuskelte Kruppe über. Gelegentlich trifft man auf den sogenannten „Jumping Bump", die stark ausgeprägte Glutäenmuskulatur, die ein solches Pferd fast „überbaut" erscheinen läßt. Flache, „platte", hüftige oder spitze, abgedachte Kruppen kommen beim Draught nicht vor. Die stark ausgebildete lange Sitzbeinmuskulatur („Hosen") reicht tief hinab und erscheint, von hinten gesehen, ebenso breit oder breiter als die Hüften.

Das Fundament ist trocken und stark, mit hervorragend bemuskelten Unterarmen und Unterschenkeln und breiten, gut geformten und ausgebildeten Gelenken. Die Röhren sind flach und extrem kurz. Lange Röhrbeine werden als äußerst fehlerhaft angesehen, ebenso wie vorbiegige Vorderfußwurzeln, mangelhaft eingeschiente Sprunggelenke und „runde" Fesselköpfe. Die Sehnen sind deutlich markiert. Fehlerhafte Stellungen der Gliedmaßen sind selten; die Beckengliedmaßen sind eher etwas gerade als gewinkelt. Die Fesselung, meist von mittlerer Länge und idealer Winkelung, ist kräftig, die großen Hufe, von vorzüglicher Hornbeschaffenheit, sind rund, offen, mit breitem, wohl entwickeltem Strahl.

Das Langhaar, reich entwickelt, ist auf keinen Fall lockig und hart wie beim Kaltblut. Der manchmal vorkommende geringe Behang ist federartig, seidig und beschränkt sich auf den hinteren Teil der Röhre und der Fessel. Im Winter ist das Deckhaar relativ lang und dicht mit gut ausgebildeter Unterwolle.

Am häufigsten sind Schimmel, Füchse und Braune; die letzten beiden in verschiedenen Farbabstufungen. Ausgedehntere weiße Abzeichen sind selten, typische Clydesdale- oder Shire-Abzeichen, die über die Vorderfußwurzeln oder Sprunggelenke hinaufreichen, gelten als fehlerhaft. Die Widerristhöhe beträgt bei Hengsten in der Regel über 162 bis 170 cm, bei Stuten über 160 bis 168 cm Stockmaß.

MECHANIK:
Die Bewegungen des Draught sind geschmeidig, niemals schwerfällig oder protzig „paradierend". Schritt und Trab zeigen einen vorzüglichen Raumgriff mit energischem Antritt aus der Hinterhand. Die Trabbewegung ist überraschend leichtfüßig, mühelos, bei guter Schulterfreiheit, rund, aber nicht steppend oder mit übertriebener Knieaktion. Der elastische Galopp deckt viel Boden. Die Trittsicherheit des Draught ist sprichwörtlich, ebenso wie die überragenden Springanlagen, die ihn in eine Reihe mit den besten Springpferderassen der Welt stellt.

ZUCHT:
Die Zucht und Hengsthaltung der Irish Draught-Rasse liegt ausschließlich in der Hand der irischen Farmer, in deren Familien sie oft eine lange Tradition besitzt.

Jährlich wird vom Irish Horse Board (auf Gälisch „Bord na Capall") in Dublin in Zusammenarbeit mit dem Department of Agriculture für Nord-Irland in Belfast ein Hengstregister herausgegeben, das unter anderem alle zuchtwirksamen registrierten Irish Draught (RID)-Hengste auflistet. Außerdem enthält es zahlreiche andere Angaben, so zum Beispiel über Leistungen der Nachzucht der lebenden wie auch toten Hengste, Deck- und Abfohldaten, Regeln und Bestimmungen für die Eintragung von Pferden, veterinärmedizinische Bestimmungen etc. Alle in Irland gezogenen Pferde werden in einem Gesamtregister registriert.

Neben den offiziellen Registern gibt es ein privates Verzeichnis, das alle registrierten Irish Draught-Stuten enthält, die zwischen 1918 und 1992 eingetragen worden sind, sowie eines, das alle registrierten Irish Draught-Hengste enthält, die zwischen 1911 und 1993 Eingang ins Hengstregister gefunden haben. In ihnen findet man Namen, Nummern, Eltern, Züchter und Eigentümer der Pferde sowie deren Adressen.

Insgesamt standen 1994 101 RID-Hengste in der Zucht, die insgesamt 3498 Stuten deckten. Von ihnen fielen 1995 2039 Fohlen (58 Prozent Abfohlungsrate). Von den 1994 von RID-Hengsten gedeckten Stuten waren 589 RID-Stuten, die 377 Fohlen brachten (64 Prozent Abfohlungsrate). Hinzu kamen noch 543 Stuten, die im Anhang zum Irish Draught-Gestütbuch geführt werden. Ihr Abfohlergebnis lag bei 350 Fohlen (65 Prozent). Die gesamte zuchtwirksame Irish Draught-Population betrug also 1994 101 Hengste und 1132 Stuten.

Das heutige, vom Landwirtschaftsministerium geführte Gestütbuch umfaßt für die Irish Draught-Zucht ein „Hauptbuch" (Main Stud Book) und ein „Vorbuch" (Supplementary Book) sowie ein Hengstbuch I für gekörte, anerkannte Hengste (Register for approved Stallions) und ein zweigeteiltes Hengstbuch II für nicht anerkannte Hengste (Supplementary Stallions). Die Eintragung erfolgt wie im Schema dargestellt:

	Gekörter u. anerkannter Hengst – Hengstbuch I – (Approved Stallion)	Gekörter, nicht anerkannter Hengst – Hengstbuch II – (Supplementary Stallion)
Stute im Hauptbuch (Mare in Main Stud Book)	Nachzucht im Hauptbuch (Progeny in Main Stud Book)	Vorbuch II, 1 (Stallion S 1) Vorbuch II, 2 (Stallion S 2)
Stute im Vorbuch (Mare in Supplementary Book)		Nachzucht im Vorbuch (Progeny in Supplementary Book)

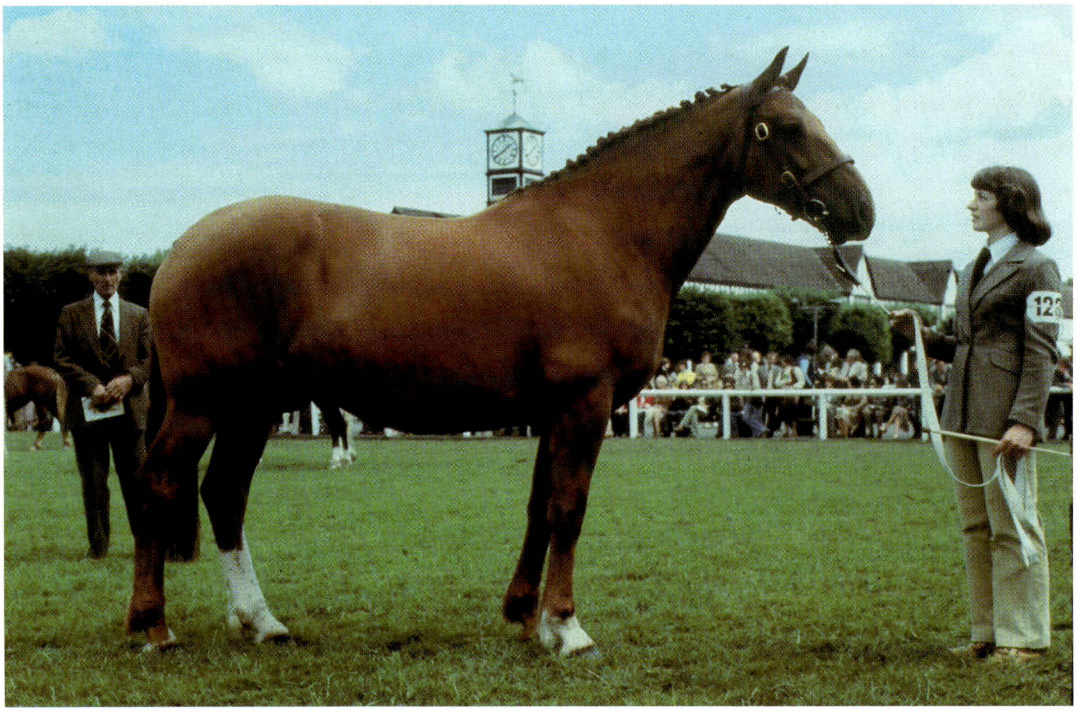

Prämiierte Irish Draught-Stute auf der Spring Show in Ballsbridge, Dublin

Um die Entwicklung der Zucht verfolgen und die Hengste in ihren historischen Kontext einordnen zu können, ist es hilfreich, zu wissen, wann sie registriert wurden. *Alex Fell* (THE IRISH DRAUGHT HORSE, London 1991) gibt dafür die Tabelle unten an.

GESCHICHTE:
Spätestens mit der Einwanderung der Kelten muß auf der Grünen Insel das Pferd dem Menschen dienstbar gemacht worden sein. Seit damals ist es in Irland ein integraler Bestandteil des kulturellen, sozialen und politischen Lebens gewesen.

Die ersten Pferde, die keltisch-irische Barden namentlich besangen, waren die Hengste des irischen Nationalheros *Cuchulain*: „Liath Macha" (der Schimmel von Macha), der zugleich sein Streithengst in der Schlacht war, und der Rappe „Dubhfhoilean" (nach anderen Quellen auch „Dubh Sainglend" – der Rappe von Fhoilean oder Sainglend).

Die große Bedeutung des Pferdes im täglichen Leben Irlands läßt sich aus zahlreichen, teils schon sehr alten Gesetzestexten ablesen, so beschreiben zum Beispiel die *Brehon Laws*, ein Gesetzes-Codex, der seit der Einführung des Christentums in Teilen bis in die Zeit *Oliver Cromwells* (1599–1658) Gültigkeit besaß, die Eigenschaften, die ein gutes Pferd besitzen sollte. „Ein Pferd soll groß sein, gesund, edel, hochaufgesetzt, gewichttragend, lebhaft, mit breiter Brust, hochgemut, von graziöser Haltung, geschmeidig, mit trockenem Fundament, von edler Abstammung, frei von Speernarben auf dem Rücken und frei von Schwertnarben, im Körperbau untadlig, keine Schwellungen oder sonstige Schwächen des Rückens, kein unregelmäßiger Gang, nicht zu niedrig im Widerrist, aber auch nicht zu hoch, scheufrei, nicht schreckhaft, keine zu lange Maulspalte, trittsicher, nicht faul, nicht lahm, kein Schläger, kein ‚offenes Haar', nicht dämpfig, keine ‚Bammelohren', völlig gesund, leicht zu reiten ..." Auch das BUCH VON AICILL (einer der ältesten irischen Gesetzestexte) und das BOOK OF RIGHTS beschäftigen sich mit dem Pferd.

Jahr	registrierte Hengste Nr.	Jahr	registrierte Hengste Nr.
1907–1920	1– 59	1951–1960	412–478
1921–1930	50–115	1961–1970	479–616
1931–1938	116–184	1971–1980	617–712
1939–1944	185–340	1981–1989	713–789
1945–1950	341–411	ab 1990	790 und alle weiteren

Um 1014 bis 1030, zur Zeit der Wikingereinfälle, wird mehrfach ein berühmter Schimmelhengst erwähnt, ein Geschenk an *Teig O'Connor*, dem König von Connaught, der unter dem Namen „Teig mit dem weißen Pferd" in die Geschichte eingegangen ist. Damals trugen die irischen Reiter einen Stock mit einer Krücke am oberen Ende, mit dem sie ihre Pferde zu lenken zu pflegten, ähnlich dem Kamelstock der Beduinen. Sie ritten ohne Sättel, mit Halfterzäumung (ohne Gebiss) und nur einem Zügel.

In der Einleitung zum IRISH DRAUGHT HORSE BOOK lesen wir: „In alter Zeit gab es in Irland wenig Ackerbau. Das meiste Land lag in Weide. Aber das Hüten der Schaf- und Rinderherden und zahlreiche kriegerische Auseinandersetzungen erforderten die Dienste eines aktiven, ausdauernden Pferdes. Dieses Pferd, das sich unter dem Einfluß irischer Scholle und Klimas aus der autochthonen Rasse, mit einem gehörigen Schuß Spanischen Blutes entwickelt hatte, darf wohl als der Vorfahr des heutigen Irish Draught angesehen werden.

Es wurde „Hobby" genannt, was wahrscheinlich von dem altfranzösischen „Hobbin" abgeleitet ist, das Pony bedeutet. Es muß ein Reitpferd von beträchtlichen Qualitäten gewesen sein, da es schon seit früher Zeit in England hochgeschätzt war.

Gervasse Markham hat es beschrieben als ‚im Besitz eines noblen Kopfes und starken Halses, eines wohlgeformten Körpers, kräftiger Glieder, trittsicher, flink und wendig in gefährlichen Situationen und Örtlichkeiten, von lebhaftem, couragiertem Wesen, zäh über weite Entfernungen'."

Die Einleitung berichtet dann weiter über den Export von Hobbies nach England, wo sie mit Sicherheit an der Entstehung der Vollblut-Rasse beteiligt waren.

Methew Kenny, der der „Royal Commission" 1897 zahlreiche wertvolle Aufschlüsse über die irische Zucht vermittelte, bezeichnet die „altirische Stute" als „klein, mit trockenem Fundament und sehr hart". „Diese Zucht", konstatierte er, „ging zurück auf die zahlreichen Spanischen Hengste, die im 16. Jahrhundert nach Irland gebracht wurden. Über viele hundert Jahre bestand ein regelmäßiger Handel zwischen Irland und Spanien: Irland exportierte Wolle, Häute und Butter und erhielt dafür Wein, Tuche, Pferde und Gewürze. Die Rasse, der die Pferde angehörten, war die Andalusisch-Berberische."

Nach der Eroberung eines großen Teils Irlands durch *Heinrich II. von England* (1056–1106) im Jahre 1071/72 geriet der Osten Irlands unter Zurückdrängung des gälischen Adels mehr und mehr unter englische Herrschaft. Das irische Pferd der damaligen Zeit war hoch angesehen. Ebenso war es die darauf berittene leichte irische Kavallerie, die sogenannten „Hobelars", eine sehr bewegliche schnelle Einsatztruppe. Ihre schnellen, wendigen Pferde waren denen der schwergepanzerten Ritter in ihrer Manövrierfähigkeit weit überlegen. Erstmals erwähnt werden die Hobelars 1296, als 260 von ihnen dem englischen *König Edward I.* in seinen Kriegen gegen Schottland (1265) und Frankreich (1303) zu Hilfe kamen. Noch 1347 fochten 50 mit dem Langbogen bewaffnete Hobelars unter dem Kommando des *Earl of Kildare* bei der Belagerung von Kildare, wie *Brian Smith* in THE HORSE IN IRELAND (Dublin 1991) schreibt.

Über viele Jahrhunderte hielt ein Einfluß der Iberischen Pferde in Irland an. Zunächst vor allem durch Handel und Wandel unter den stammverwandten keltischen Stämmen beiderseits des Ärmelkanals. Aber die Verbindung dauerte weit in das zweite Jahrtausend hinein an, wobei der Handel mit den Pferden meist über die Häfen an der irischen Süd- und Westküste erfolgte.

Der Einfall des normannischen Adels unter *Richard of Clare* (genannt „Strongbow") im Jahre 1169/70 brachte ein neues Element in die irische Pferdezucht. Er kam mit Pferden, die nordische Wurzeln besaßen, die Vorläufer der heutigen Normänner und Percherons. Den besten Eindruck von ihrer Wucht, Kraft und ihrem athletischen Körperbau bekommt man bei der Betrachtung der Darstellungen der Pferde *Wilhelms des Eroberers* auf dem berühmten Teppich von Bayeux. Mit Sicherheit kam weiteres Normänner-Zuchtmaterial nach Irland, als *Heinrich II.* „Shortmantle" (1153–1189) in den Jahren 1170 bis 1173 die englische Herrschaft begründete.

Nachdem bis zum 16. Jahrhundert der anglogermanische Adel, die herrschende Klasse Irlands, mehr und mehr keltisiert worden war, begann unter *Heinrich VIII.* (1491–1547) ab dem Jahre 1534 eine erneute energische, diesmal totale Unterwerfung Irlands. Mehrere große Aufstände der Iren wurden blutig niedergeschlagen. Nach und nach eigneten sich die Engländer mehr als drei Viertel des irischen Grundbesitzes an und legten durch restriktive Handelsbeschränkungen die gesamte Wirtschaft des Landes lahm. Die Ausdehnung der anglikanisch bestimmten englischen Strafgesetzgebung auch auf die katholischen Iren bedeutete deren totale politische Entrechtung. Der Landbesitz der Katholiken sank ständig, gefördert durch speziell für Irland erlassene Erbgesetze und Landverkaufsverbote. 1727 bis 1729 und 1740/41 kam es zu schweren Hungerkatastrophen unter der verarmten Landbevölkerung.

Einem gewissen wirtschaftlichen Aufschwung im letzten Viertel des 18. Jahrhunderts, bewirkt durch die Aufhebung der meisten Handelsbeschränkungen zwischen England und Irland, folgte ein rasches Bevölkerungswachstum. Die dadurch ent-

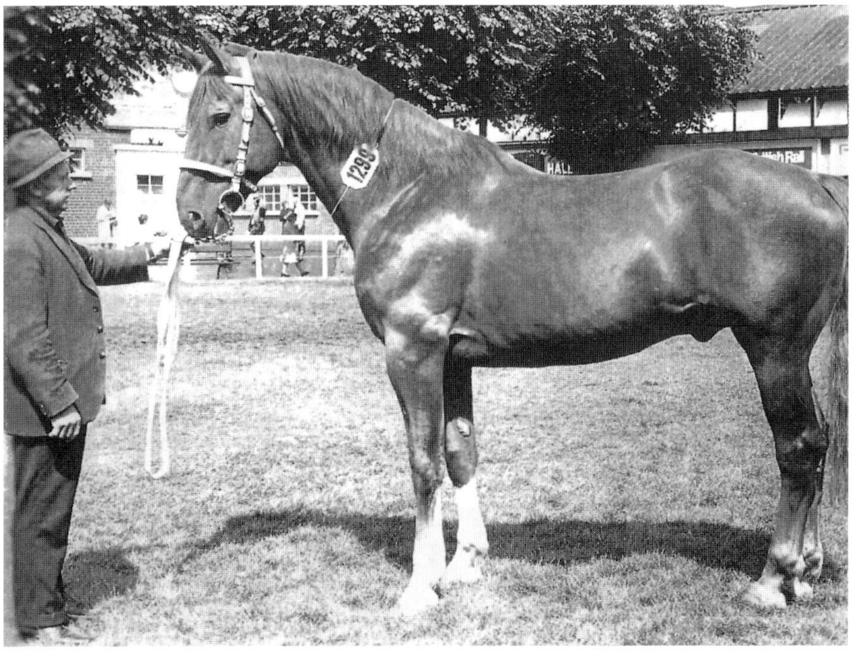

King of Diamonds, geb. 1962 (v. Errigal – True Boy), vorgeführt von dem Sohn des Besitzers, Loftus O'Neil (Slyguff Stud, Begenalstown, Co. Carlow) auf der Royal Dublin Horse Show 1972. Nach Zuchtwertschätzung war er bis 1996 der beste Springvererber Irlands.

stehende Landverknappung und drückende Armut verursachten soziale Probleme und hatten eine erste nationalistische Bewegung zur Folge. 1798 kam es unter dem Eindruck der Französischen Revolution zu einem nationalen, katholischen Volksaufstand, den die Briten jedoch rasch und blutig niederschlugen. Als Reaktion darauf führte *William Pitt der Jüngere* (1759–1806) als damaliger Premierminister die Union von Großbritannien und Irland herbei.

Der irische Nationalismus errang einen ersten Sieg 1829 durch die Aufhebung der politischen Entrechtung der Katholiken. Doch die katholische Emanzipation hatte wenig an dem „de facto"-Zustand Irlands verändert. Die Masse der irischen Landbevölkerung lebte weiter als abhängige Kleinpächter oder Dienstleute des in englischen Händen befindlichen Großgrundbesitzes von einem so kärglichen Einkommen, daß sie kaum ihre meist zahlreichen Familienmitglieder unterhalten konnten.

1845 kam es in Irland zum Ausbruch der in ganz Europa grassierenden Kartoffelseuche „Phythophtera infestans", die mehrere Jahre lang die Kartoffelernten völlig vernichtete. Diese Katastrophe führte auf der Insel zu der als „The Great Famine" bekannt gewordenen Hungersnot. Sehenden Auges ließ es die britische Zentralregierung in London geschehen, daß etwa eine bis anderthalb Millionen Iren Hungers starben und etwa anderthalb Millionen auswanderten. Zwischen 1845 und 1850 verlor Irland mindestens ein Drittel seiner Bevölkerung (1843 ca. 9 Millionen, 1851 ca. 6 Millionen).

Aus dem irischen „Hobby" entstand im Laufe der Jahrhunderte in dem wirtschaftlich zurückgebliebenen, kaum kultivierten, jeder festen Straße entbehrenden Irland, in einer Selektion auf Stärke, Ausdauer und Geländegängigkeit, unterstützt durch die fruchtbaren, kalkreichen, immergrünen Weiden, das Irish Draught, und im kargen, moorigen Küstengebiet an der Atlantikküste von Galway der Connemara-Pony.

Seit gut zweihundertfünfzig bis dreihundert Jahren stellte das Irish Draught zusammen mit dem Vollblut die Basis der anglo-irischen Hunter-Zucht dar. Der starke Export von Irish Draughts seit der Mitte des 19. Jahrhunderts aufgrund der hohen Preise für Wallache, die vor allem in England vom Sport gezahlt wurden, führte dazu, daß die verarmten Züchter, die jeden Penny nötig hatten, die Hengstaufzucht vernachlässigten und schon bald ein deutlicher Mangel an reingezogenen Draught-Hengsten einzutreten begann.

Als auch in Irland die landwirtschaftliche Revolution einsetzte, begann man in den drahtigen, wendigen leichten irischen Stamm die schwerfälligen Englischen und Schottischen Carthorses einzukreuzen, in dem Irrglauben, dadurch eine landwirtschaftlich nützlichere, stärkere, schwerere Rasse zu erzeugen. Der Einfluß der als Ersatz für die Draught- und Connemara-Hengste importierten schweren Hengste war jedoch negativ, da Gängigkeit und Härte und auch die Basis für die bis dahin lukrative Hunter-Zucht verlorengingen.

Über Jahrhunderte hatte sich die englische Nobility des unerschöpflichen Reservoirs an Irischen Huntern bei der Remontierung ihrer Jagdställe bedient. Aber eine irische Zucht in Form einer eigenen Rasse existierte im Bewußtsein der britischen Öffentlichkeit bis zum Ende des 19./Anfang des 20. Jahrhunderts nicht. Es war, als ob man es nicht wahrhaben wollte, daß der berühmte Hunter eine Schöpfung des ungeliebten, armen, kleinen Bruders „Paddy" war und eine irische Mutter hatte.

Gegen Ende des Jahrhunderts hatte sogar die in den meisten Irland betreffenden Fragen unglücklich agierende britische Regierung eine Untersuchungskommission eingesetzt, um zu klären, wie die irische Zucht bestund schnellstmöglich wieder auf den höchsten Stand gebracht werden könnte. In der ab 1897 tätigen Kommission kam es bald zu einer Reaktion gegen das Kaltblut und unter den Puristen der Draught-Züchter gar zur Ausgabe der Parole „Neither Black nor Blood" (d. h. weder Kaltblut noch Vollblut in ihrer Zucht anzuerkennen). War das hinsichtlich des Karrenpferdeblutes ohne Zweifel richtig, so entzündeten sich an der Frage der Höhe des Vollblutanteiles, den man zulassen könne, immer wieder heftige Diskussionen. Da häufig nicht korrekt ausgewiesen, „da nicht sein kann, was nicht sein darf", lassen sich vielfach Vollbluteinflüsse nur vermuten. Ein Loch in einem der frühen Pedigrees kann ebensogut einen Vollblut- wie einen Kaltblutvorfahren bedeuten.

Die Frage, warum die Paarungen von Vollblut mal Draught so exzellente Ergebnisse bringen, im Gegensatz etwa zu Kreuzungen mit Clydesdale oder Shire, ist oft gestellt worden. Wie wir gesehen haben, war der alte Draught, trotz seines heutigen, eigentlich etwas irreführenden Namens, auch ohne direkte, gezielte Vollblutbeimischung zunächst eine Reitpferderasse gewesen und noch gegen Ende des 19. Jahrhunderts stellte die Rasse häufig „die besten Hunter ihrer Zeit", wie die einschlägige Literatur übereinstimmend berichtet.

Als Folge der Industriellen Revolution kam es im letzten Drittel des 19. Jahrhunderts auch in Irland zu einem enormen Aufschwung der Landwirtschaft. 1886 wurde die „Royal Dublin Society gegründet, die eine grundlegende Bestandsaufnahme und Reform der irischen Pferdezucht bezweckte. 1887 wurde ein Prämiensystem für Hengste eingeführt. Man untersuchte Trächtigkeitsquoten, Abfohlraten etc. Zunächst wurden von der Royal Society nur Vollblut-Hengste registriert. Es wurden Beurteilungssysteme entwickelt nach Exterieur, Bewegungsablauf, Leistung auf der Rennbahn, über verschiedene Distanzen, über Hindernisse etc. Daneben fanden veterinärmedizinische Untersuchungen auf Roaren, Knochenschäden etc. statt. Ein Hengststationierungsplan wurde herausgegeben, so daß sich die Züchter informieren konnten, wo welcher Hengst zu finden war oder auf welcher Route er eingesetzt wurde. Erstaunlicherweise befaßte sich die Society zu Beginn nicht mit der Zucht von Zug- und Arbeitspferden.

Seacrest, geb. 1979 (v. Knockboy – Tara), eingetragener Irish Draught-Hengst mit Erfolgen in S-Springen. Er ist unter anderem der Vater des Weltklasse-Hengstes Cruising.

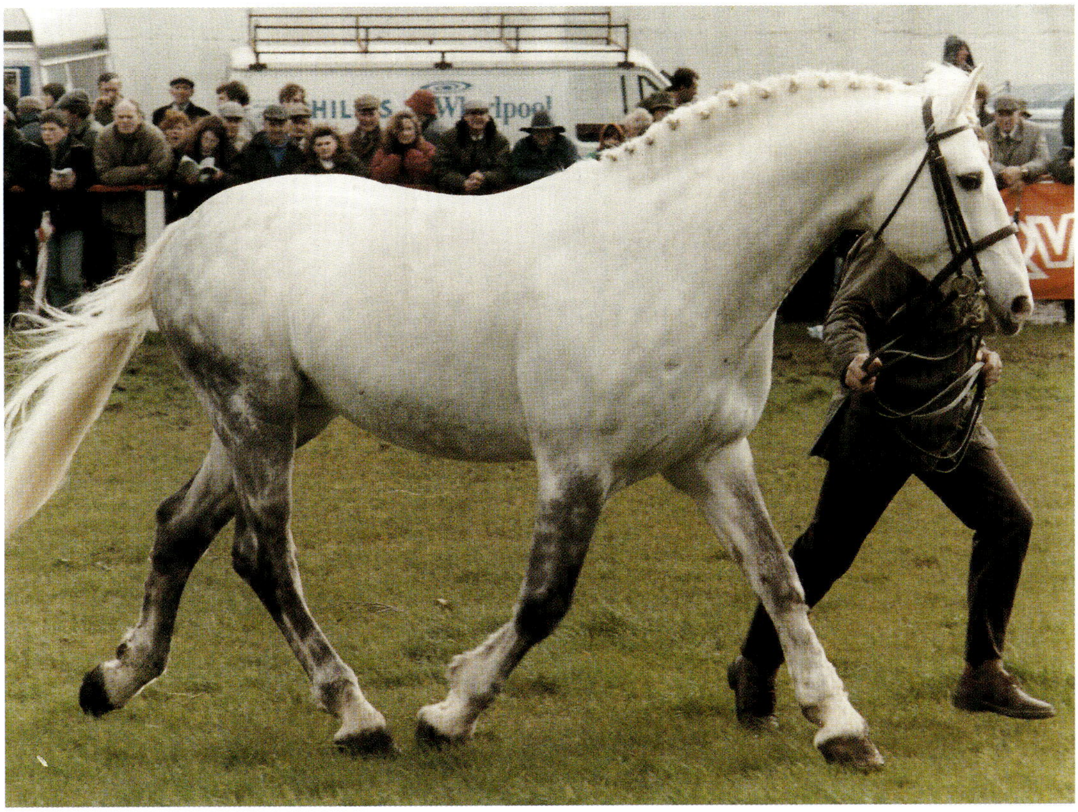

In der Regierungszeit *König Edwards VII.* (1841–1910) kam es zum Erlaß mehrerer Landgesetze, durch die die Kleinpächter größtenteils zu freien Bauern gemacht wurden. 1901 begann man im Department of Agriculture einen Plan zur Förderung der Pferde-, Esel- und Maultierzucht in Irland zu entwickeln. Zu dem Zweck richtete das Department 1904 in Chantilly (Co. Dublin) ein Nationalgestüt ein, 1907 übernahm es auch die Betreuung der Hengste der Society. Ab diesem Zeitpunkt wurden auch Halbbluthengste in die Förderung einbezogen und seit 1911 wurden Halbblut- und Irish Draught-Hengste unterschieden.

Allzuspät begann die Regierung in London den Wert Irlands, seines menschlichen Potentials und seiner Landwirtschaft wahrzunehmen. Seit 1870 befand sich der Reformismus der regierenden liberalen Partei bis zum Vorabend des Ersten Weltkrieges in ständigem Wettlauf mit halbrevolutionären Loslösungsbestrebungen des irischen Nationalismus.

Während Großbritannien 1914 in den Krieg eintrat, verschärften sich in Irland erneut die Gegensätze. 1921 erhielt Nord-Irland ein eigenes Parlament. In einem Vertrag wurde die Trennung des südlichen Teils von Irland als Freistaat von Großbritannien, jedoch sein Verbleib im Commonwealth festgelegt.

1918 wurde der erste Band des „Irish Draught Stud Book" veröffentlicht. Ihm folgten 1919 Band zwei, 1920 Band drei und 1921 Band vier. Sie enthielten zum erstenmal auch alle erfaßten Stuten. Wegen des 1922 bis 1924 herrschenden Bürgerkrieges in Irland wurde nach Gründung der Republik die Herausgabe des Gestütbuches zunächst nicht fortgesetzt. Bedauerlicherweise verbrannten während des Bürgerkrieges die beim Department of Agriculture liegenden Original-Unterlagen. Später wurde dann doch noch ein Manuskript für die Veröffentlichung eines fünften Bandes aufgefunden, das die ersten 144 Hengste und 1191 Stuten enthielt. Seine Veröffentlichung erfolgte wegen der instabilen politischen Verhältnisse erst 1932. Bei Untersuchungen für ihr Buch THE IRISCH DRAUGHT HORSE (London 1991) fand Alex Fell heraus, daß das Landwirtschaftsministerium für 1939 die Veröffentlichung eines sechsten Bandes vorbereitet hatte, die jedoch wegen des Krieges unterblieb. Vermutlich sind dadurch nicht mehr rekonstruierbare Lücken in der Registrierung entstanden.

Während des Zweiten Weltkrieges blieb die Republik Irland neutral und die Draught-Zucht erlebte noch einmal einen Boom. Dann jedoch kam es mit der Motorisierung von Landwirtschaft und Wirtschaft zu einem rapiden Rückgang, wobei die wenigen zu Zuchtzwecken verwendeten Draught-Stuten meist für die Gebrauchskreuzung mit dem Vollblut zur Erzeugung von Huntern und Springpferden, kaum jedoch zur Reproduktion der Rasse genutzt wurden. Hier wurde binnen weniger Jahre wertvolles Material verschleudert. Es zeigten sich Auflösungserscheinungen in der Zuchtorganisation. Da keine Nachfrage und Absatzmöglichkeiten für Draughts bestanden, war auch kaum jemand mehr an einer ordnungsgemäßen Registrierung seines Zuchtmaterials interessiert. Mit dem Verlust der Stutenbasis ging auch die sportliche Bedeutung der irischen Sportpferdeerzeugung zurück. Irland sank als Sportpferdelieferant auf einen Platz unter „ferner liefen" zurück. Ein Umdenkungsprozeß hat erst seit kurzem eingesetzt.

Mit dem Eintritt Irlands in die EU 1973 besserte sich allmählich auch die Zuchtpolitik wieder. Namentlich nachdem in jüngster Zeit seitens der EU Fördermittel für ein großangelegtes Pferdezuchtprogramm bereitgestellt wurden, befindet sich auch die Draught-Zucht wieder im Aufwind. 1992 und 1993 veröffentlichte Dr. Charlotte Moore je ein privates Stuten- und Hengstregister.

Vom hippologischen Standpunkt her ist es erfreulich, daß nach einer von Niedergang und Depression geprägten Phase die irische Pferdezucht sich wieder anschickt, vor allem mit dem auf der Grundlage des Irish Draught entstandenen Irischen Sportpferd den anderen europäischen Sportpferdezuchten den Markt streitig zu machen und ihre alte Rolle wieder einzunehmen.

IRISCHES SPORTPFERD

Irish Sporthorse

TYP, INTERIEUR, VERWENDUNG:
Beim Irischen Sportpferd handelt es sich um eine in dieser Form noch sehr junge Zucht, wodurch der Typ noch nicht so völlig einheitlich ist wie in alten konsolidierten Zuchten. Sehr deutlich sind, je nach Blutanteil, die Draught- oder Vollblutahnen zu erkennen. Allerdings geht der allgemeine Trend in Richtung eines blutgeprägten, großrahmigen, athletischen internationalen Springpferdetyps, wie ihn der Irische Hunter in seinen besten Typen seit jeher verkörperte.

Ein energisches Temperament, Leistungsbereitschaft und ein ehrlicher, gutartiger Charakter zeichnen das hauptsächlich für Springen und Geländeprüfungen gezüchtete Pferd aus. Das Irische Sportpferd ist im allgemeinen ein großes Pferd mit hoher Leistungsfähigkeit. Es ist intelligent und willig und von robuster, harter, ausdauernder Konstitution. Für seine optimale Aufzucht benötigt es die kalkreichen, immergrünen Weiden der Irischen Insel. Es ist relativ spätreif, dabei langlebig, so daß es sehr lange auch im Spitzensport einsatzfähig bleibt.

EXTERIEUR:
Der Kopf des Irischen Sportpferdes ist meist edel, vollblutgeprägt, gelegentlich etwas herb. Die Kopf-Hals-Verbindung ist nicht immer ideal. Der Hals ist meist lang und gut getragen und wirkt als „Balancierstange" im Galopp und über dem Sprung. Eine muskulöse, lange, schräg gelagerte Galoppierschulter und ein ausgeprägter Widerrist formen zusammen mit dem kräftigen, gelegentlich etwas weichen Rücken eine ideale Sattellage. Die Brust ist breit und tief. Der Rücken geht über eine starke, breite Lendenpartie in die breite, muskulöse abschüssige Kruppe über, die vielfach den charakteristischen sogenannten „Jumping Bump" aufweist. Der Schweif ist tief angesetzt und wird nicht besonders akzentuiert getragen. Die „Hosen" (die lange Sitzbeinmuskulatur) reichen weit hinab und bilden starke Muskelpakete. Das Fundament ist stabil mit langen, wohlbemuskelten Ober- und Unterarmen und Ober- und Unterschenkeln, die breiten, trockenen Vorderfußwurzeln und Sprunggelenke sitzen tief am Boden, die trockenen Röhren sind oft überraschend stark. Die elastischen Fesseln weisen eine gute Länge auf. Sprichwörtlich sind die großen, runden, offenen Hufe; gelegentlich können sie etwas flach sein, mit dünnen Sohlen.

An Farben kommen Schimmel sowie Füchse und Braune verschiedener Farbabstufungen vor. Andere Farben sind selten. Das Stockmaß liegt meist über 165 bis 170 cm.

MECHANIK:
Der hervorragende Schritt ist raumgreifend, energisch; der Trab dagegen, verglichen mit den kontinentaleuropäischen Warmblutrassen, weniger kadenziert. Er wird durch die weit überdurchschnittliche, räumende, elastische, aus einer aktiven Hinterhand kommende Galoppade ausgeglichen. Die Springanlagen zeichnen sich durch hervorragendes Vermögen und Technik sowie oft katzenhafte Geschmeidigkeit und viel „Herz" aus.

ZUCHT:
Die sehr junge Zucht des Irischen Sportpferdes wird vor allem in der Irischen Republik betrieben, jedoch findet sie sich auch in der nördlichen, zum Vereinigten Königreich gehörenden Provinz Ulster. Die rasch expandierende Population umfaßte 1997 etwa 1500 Stuten und etwa 50–60 Sporthengste. Hinzu kommt noch ein gewisser Anteil der zahlreichen in Irland in der Zucht stehenden Vollblut-Stuten und vor allem Hengste, die ebenfalls in der Sportpferdezucht eingesetzt werden. Die Registrierung al-

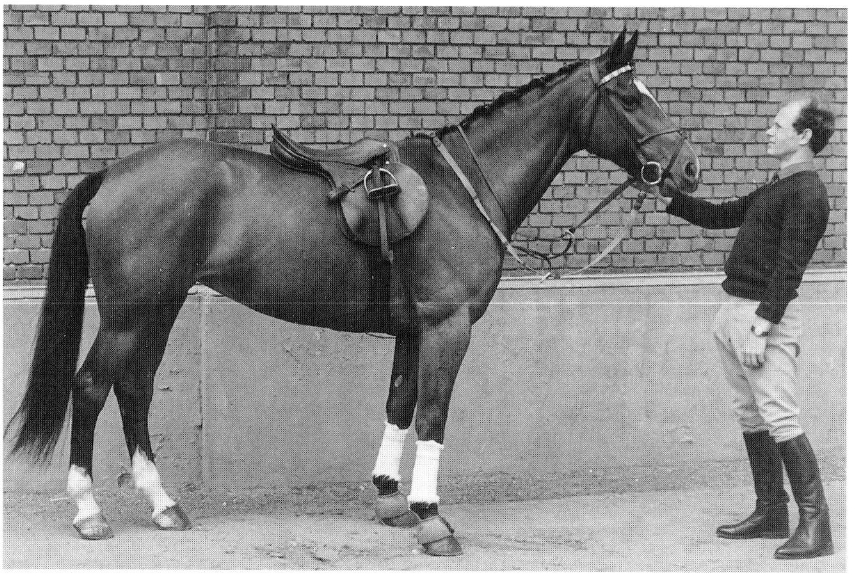

Ballet Royal, geb. 1958 (v. Oxonian xx a. e. Connemara-Stute unbekannter Abstammung)

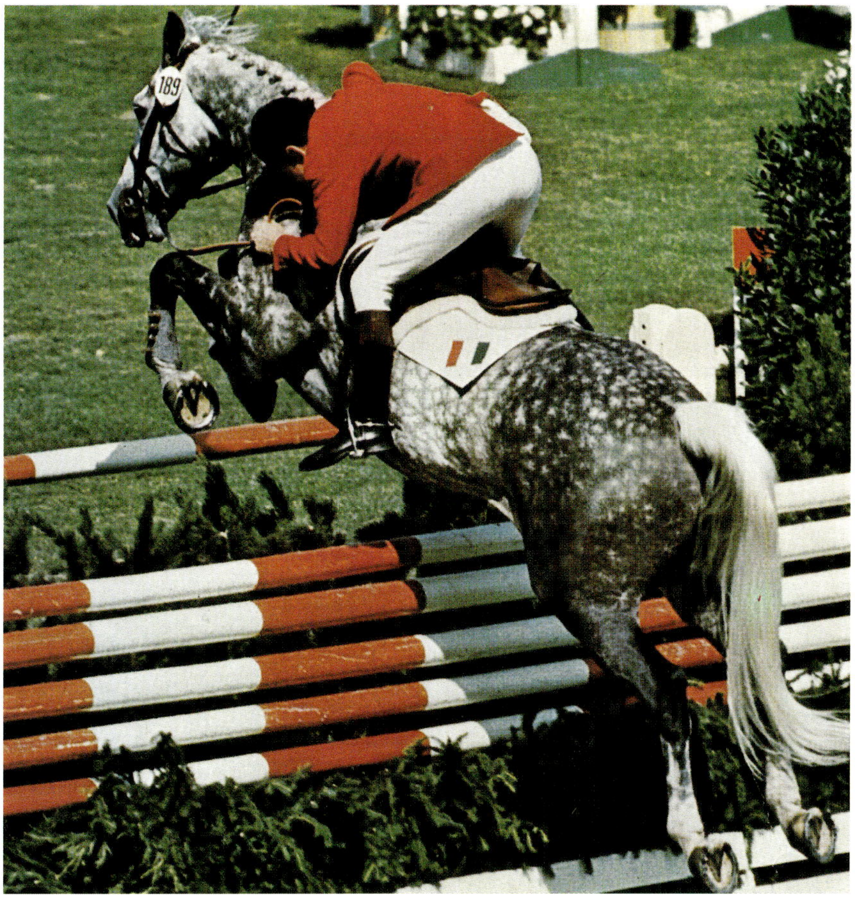

Der Olympiasieger im Springen 1972 in München, Ambassador, geb. 1964 (v. Nordlys xx a.e. Irish Daught Stute), unter Graziano Mancinelli

ler Pferde erfolgt durch das „Irish Horse Board" (gälisch „Bord na gcapall") in Dublin.

GESCHICHTE:
Die Irische Sportpferdezucht hat alte Ahnen, ist jedoch in ihrer heutigen Form (1998) einer gezielten Zucht vor allem auf Springleistung (analog etwa der Selle Français-Zucht oder auch dem Zuchtziel des Gestüts Zangersheide) sehr jungen Datums. Hier ist eine neue Rasse im Entstehen begriffen, deren wesentliche Ingredienzien die einheimische Landrasse des Irish Draught und das Vollblut sind. Insofern lassen sich Parallelen zum Selle Français oder auch zum modernen Holsteiner ziehen, denen ebenfalls ein – dem Draught entsprechender – starker, leistungsbereiter, autochthoner, landwirtschaftlicher Arbeitsschlag mit hervorragenden Springanlagen zugrunde liegt, dem man mit Hilfe ausgesuchten Vollbluts die Reitpferdepoints eines vornehmlich springbegabten, marktgängigen, modernen Sportpferdes verliehen hat.

Hört man den Namen Irish Draught, so denken die meisten Kontinentaleuropäer an ein ziemlich ordinäres, mittelschweres, kaltblütiges, landwirtschaftliches Arbeitspferd mit den typischen Points dieser Rassengruppe. Das ist jedoch falsch! In alter Zeit gab es in Irland wenig Ackerbau. Fast das ganze Land der „Grünen Insel" lag in Weide, und die Überwachung der Rinder- und Schafherden machte die Zucht und Haltung eines gängigen, beweglichen, ausdauernden, trittsicheren Reitpferdes notwendig. Es wurde während des Mittelalters als „Hobby" bezeichnet (vermutlich abgeleitet von dem altfranzösischen Wort „Hobbin" für Pony). Schon früh muß es ein Reitpferd von bemerkenswert hoher Qualität gewesen sein, hochgeschätzt zum Beispiel auf dem englischen Markt.

Aus diesem „Hobby" entstand im Lauf der Jahrhunderte unter der Selektion auf Stärke, Ausdauer und Geländegängigkeit auf dem fruchtbaren, kalkreichen irischen Grasland das Irish Draught.

Ursprünglich pflegte man in Irland die autochthone Draught-Stute mit dem Vollblut-Hengst zu paaren, um mit dieser F_1-Generation die Gebrauchskreuzung des Irischen Heavyweight-Hunters zu erzielen, für die seit dem Mittelalter betriebenen Hetzjagden auf lebendes Wild hinter der Meute, die im 19. Jahrhundert ihre höchste Blüte erreichten. Bei der Paarung von Vollblut mit Draught steuert der Vollblüter seinen Speed und seine große Galoppade, seinen athletischen Bau und seine Reitpferdepoints bei, während das Draught Horse seine robuste Gesundheit, Intelligenz, Stärke und seine hervorragenden Springanlagen (Vermögen, Technik, Herz) in diese „Ehe" einbringt.

Während die aus diesen Paarungen fallenden Hengste als Endprodukte angesehen und noch bis über die Mitte unseres Jahrhunderts hinaus fast stets kastriert wurden, verwendete man zunächst nur gelegentlich, später mit größerer Regelmäßigkeit die aus der F_1-Kreuzung hervorgegangene Stute, die sich im Jagdfeld bewährt hatte, zu einer erneuten Paarung mit dem Vollblüter, wodurch man das F_2-Kreuzungsprodukt des meist schnelleren, leichteren Middleweight-Hunters erzielte. Eine weitere Vollblutzufuhr ergab dann als F_3-Produkt den Lightweight-Hunter.

Einem alten irischen Ausspruch zufolge wurde die Zucht des Hunters in der ersten Paarung von Irish Draught mal Vollblut als „simplicity itself" angesehen. Hierbei wurde übrigens häufig auch der umgekehrte Weg der Paarung von Vollblut-Stute mit Draught-Hengst beschritten, wobei man das Stutenmaterial unter den für Irland typischen, mit enormem Springvermögen begabten Hunter Chaser-Blutlinien auswählte, da die für Steeple Chases oder Point-to-Point-Rennen gezogenen Vollblut-Hengste, ebenso wie die Hunter, in der Regel kastriert wurden und somit nicht für die Zucht zur Verfügung standen. Diese für die Hunter-Zucht ausgewählten Vollblut-Stuten besaßen gewöhnlich eine bedeutende

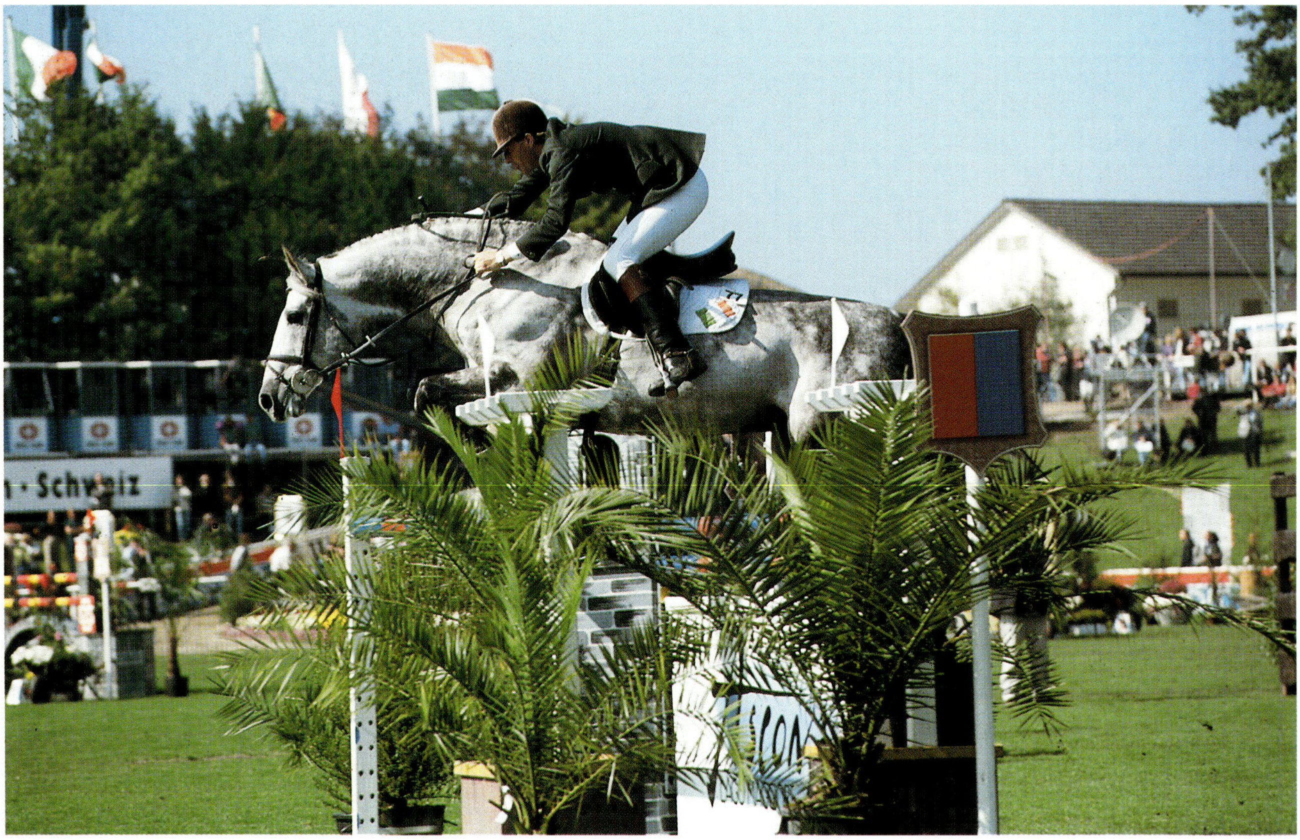

Eines der besten Springpferde der Irischen Sportpferdezucht ist der Schimmelhengst Cruising, geb. 1985 (v. Seacrest RID – Bahrain xx), unter Trevor Coyle.

Größe sowie „substance and bone", so daß sie fast wie Halbblüter wirkten. Nach Meinung der traditionellen irischen Hunter-Züchter war jedoch im Gegensatz zur quasi unfehlbaren ersten Kreuzung mit dem Vollblut das Resultat bei einer zweiten oder weiteren Kreuzung (Halbblut mal Halbblut) weniger sicher.

Über Jahrhunderte war man nach dem bewährten Rezept verfahren, und der Irische Hunter war das berühmteste und begehrteste Jagdpferd in allen Ländern, in denen die „Jagd in Rot" betrieben wurde. Mit dem Aufkommen des Turniersports seit dem Ende des 19. Jahrhunderts übernahm der Hunter neben seiner angestammten Aufgabe im Jagdfeld sogleich die führende Rolle in den als „Jagdspringen" bezeichneten Prüfungen, deren Anforderungen hinsichtlich ihrer Hindernisgestaltung am Anfang weitgehend denen der Natur angenähert waren. Diese führende Rolle behielt er bis gegen Ende der fünfziger/Anfang der sechziger Jahre. Bis dahin war die Majorität, aber auch später noch ein hoher Prozentsatz der besten Springpferde der Welt irischer Abstammung.

Nachdem man über Jahrzehnte aus dem vollen geschöpft hatte, wobei auch zahlreiche wertvolle, hohe Zuchtqualitäten besitzende Stuten als Springpferde Irland verlassen hatten und ihre Gene so aus der Zucht verschwanden, traten nach dem Zweiten Weltkrieg Entwicklungen ein, die leicht für die irische Zucht hätten verhängnisvoll werden können. Mit der sich rasch ausbreitenden Motorisierung der Landwirtschaft, Wirtschaft und Armee ging die Zahl der registrierten Draughts rapide zurück, so daß plötzlich die schwere warmblütige Zuchtbasis für die Gebrauchskreuzungszucht nicht mehr in ausreichender Größe zur Verfügung stand.

Parallel dazu kam es seit den fünfziger Jahren durch den ständig zunehmenden Einfluß amerikanisch gezogener Vollblut-Hengste zu einer fortschreitenden Typveränderung im europäischen Vollblut, von der selbst die Hunter Chaser-Zucht nicht unberührt blieb. Ein kleiner, dem Quarter Horse ähnlicher Vollblut-Typ breitete sich mehr und mehr auch in Europa aus zuungunsten der großrahmigen, großlinigen Stehertypen mit ihrer großen Übersetzung.

Wohl oder übel mußte man nun mangels Masse von dem traditionellen Prinzip der Gebrauchskreuzung abgehen und sich unter dem Zwang der Verhältnisse mehr auf die in der Sportpferdezucht erfolgreichen Halbblutstuten und -hengste besinnen, sie sammeln und untereinander paaren. Mehr und mehr wurden nun auch, nachdem man sich bewußt geworden war, welche Blutlinien miteinander kombiniert die vom internationalen Sportpferdemarkt gesuchten Produkte brachten, Halbblut-Hengstfohlen unkastriert aufgezogen, ehe man sich (nicht selten aufgrund ihrer Eigenleistungen im Sport) dafür entschied, sie zur Reproduktion zu verwenden. Auf diese Weise wurden die wertvollen Vollblutgene in der Population konsolidiert und so vor der bisher üblichen „Vergeudung" bewahrt. Auf diese Weise entstand (zunächst sicher ganz ungeplant, inzwischen jedoch immer gezielter) eine neue, sich rasch konsolidierende Zucht mit hohem Vollblutanteil, die bis Mitte der achtziger Jahre als Halbblut bezeichnet wurde, heute Irish Sport Horse heißt und in ihrem Blutaufbau weitgehend unabhängig ist von allen übrigen europäischen Sportpferdezuchten. In dieser Zucht wird unter Rückgriff auf die erfolgreichsten Vollblut- und Draught-Hengste der letzten 50 bis 60 Jahre systematisch auf Springanlagen selektiert.

Die als Irish Sport Horses bezeichneten Pferde führen in der Regel, vor allem im Hintergrund ihrer Pedigrees, die illustren Namen der Spitzen-Vollblut- und Draught-Springvererber, die demjenigen, der mit den Abstammungen der irischen Springvererber der dreißiger bis siebziger Jahre vertraut ist, in ihrer Bedeutung bekannt sind, wie die Vollblüter *Waterserpent, Nordlys, Menelek, Battle Burn, Bahrain* und die Draughts *Galty Boy, Solohead, Coman Boy, Golden Orb, Galty Prince, Galgorm, Rusheen Hero, King of Diamonds* und andere. Noch sprechen die Iren selbst bescheiden hinsichtlich ihrer Sportpferdezucht von einem Typ und nicht einer eigenen Rasse und begründen das damit, daß ihre Zuchtbücher immer noch allzu lückenhaft seien. Wie sehr im verborgenen diese neue Zuchtrichtung blüht, zeigt sich beispielsweise daran, daß man bisher nicht einmal im Nachbarland England von ihr Notiz genommen hat, etwa seitens der dort sich neu etablierenden Warmblutzuchten.

Je mehr sich die irischen Züchter bewußt werden oder geworden sind, welche Blutlinien beziehungsweise Blutkombinationen Leistungspferde bringen, desto häufiger kommt es nun, durch fortwährende Rückpaarung der veredelten Produkte, Stuten wie Hengste, und strenge Selektion vor allem auf Springanlagen, zu einer Konsolidierung des entstandenen Genpotentials. Wenn man das Zuchtverfahren in der Irischen Sportpferdezucht mit denen in Holstein oder der Normandie vergleicht, so besteht kein größerer Unterschied. Auch der moderne Holsteiner oder das Cheval de Selle Français (die man ja heute, trotz eines nicht geschlossenen Gestütbuches, beide als eigenständige Rassen anspricht), sind aus der Kombination der jeweiligen bodenständigen Landrasse und dem Vollblut hervorgegangen. Nur spricht man dort in aller Regel nicht von „Kreuzung", sondern von „Veredlung".

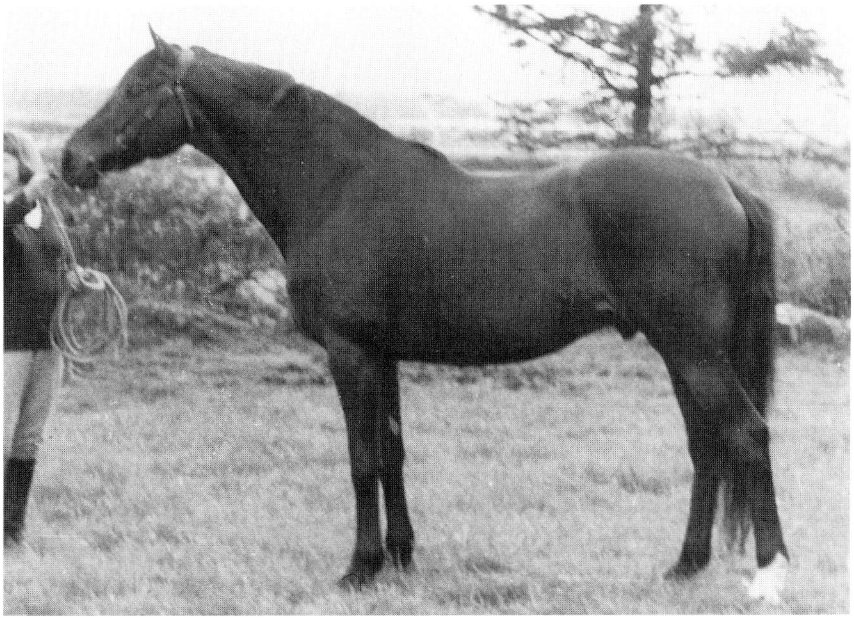

Der berühmte irische Hunter-Producer Waterserpent xx, Vater zahlreicher irischer Spitzenspringpferde, im Alter von 23 Jahren

Seit etwa 1986 zeichnet sich eine sich rasant beschleunigende Expansion der Irischen Sportpferdezucht ab. Mittlerweile hat die Irische Sportpferdezucht etwa den Umfang der Holsteiner-Zucht während der Hauptveredlungsphase zwischen 1958 und 1974 erreicht und ist keineswegs mehr eine „Quantité négligeable". Wenn die Entwicklung weiter so stürmisch verläuft, könnte sie bald ein sehr ernsthafter Konkurrent auf dem internationalen Sportpferdemarkt werden, vor allem für jene Zuchten, die sich im „Dickicht" des Exterieurdenkens verfangen haben und sklavisch die „heilige Kuh" des „100-Tage-Tests" anbeten. Für manche Zuchten mit einem Mangel an ausgeprägten Genen für Springanlagen könnte es möglicherweise ein sehr interessanter „Outcross" werden, diese Gene in ihre Populationen hineinzubringen.

PONYZUCHTEN

CONNEMARA-PONY

TYP, INTERIEUR, VERWENDUNG: Der Connemara-Pony ist neben dem Highland-Pony der größte der Heide- und Moor-Ponies der Britischen Inseln. Er ist stark geprägt durch die harten Lebensbedingungen seiner Heimat Galway. Gewünscht wird heute ein kompakter, gut ausbalancierter, über viel Boden stehender Pony im Reitpferdetyp, mit guter Breite und Tiefe, genügend Raum für Herz und Lunge und einem stabilen Fundament.

Seit alter Zeit diente der Pony den Farmern als trittsicherer Säumer und Reitpferd in dem unwegsamen Gebirgsgebiet der Küstenregion von Galway. Der Mangel an gebahnten Straßen und Wegen machte bis gegen Ende des 19. Jahrhunderts eine Verwendung von Karren oder Wagen unmöglich. So war man für den Transport von Gütern auf Tragkörbe (Panniers), die mittels eines hölzernen Jochs zu beiden Seiten des Ponys befestigt wurden, oder sogenannte „Loadeens" oder „Slidecars" (primitive Schleppen) angewiesen, auf denen ein größerer Korb angebracht war.

Insgesamt ist die Connemara-

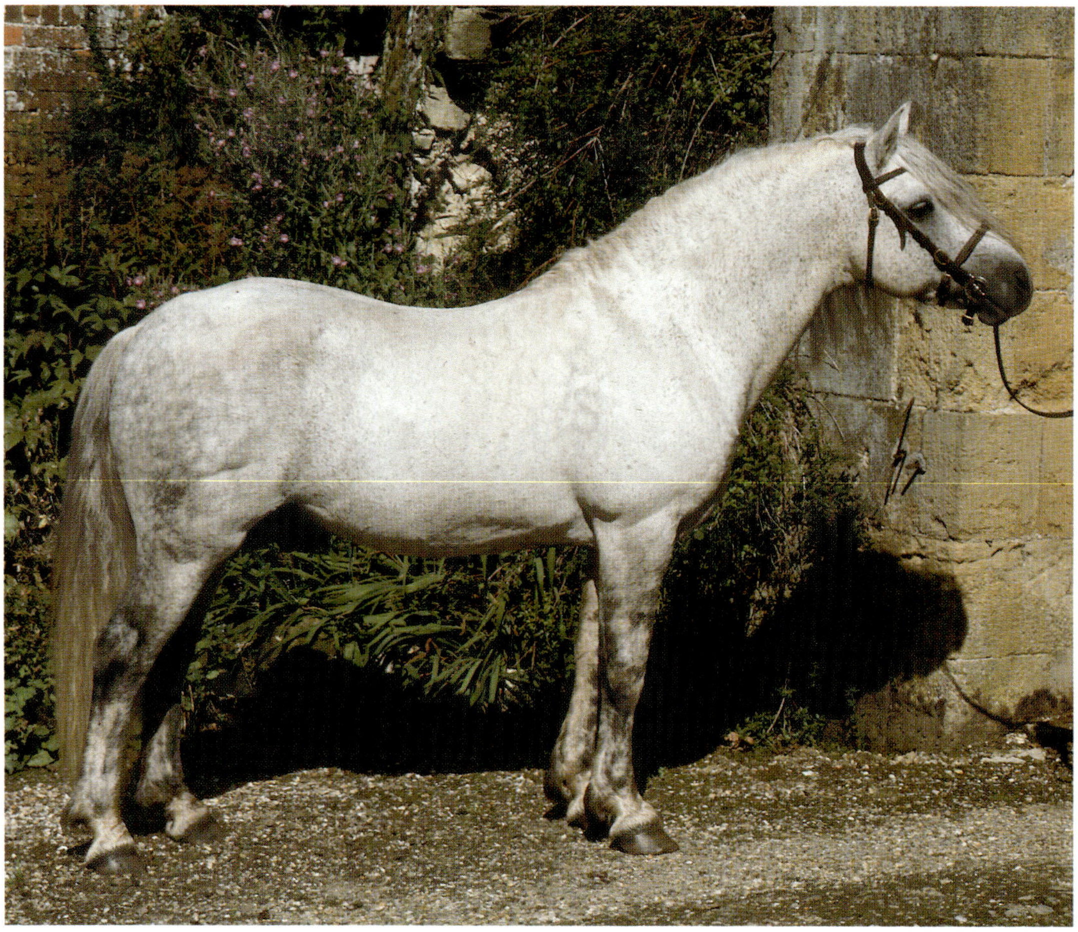

Connemara-Hengst MacNamara im edleren Reittyp

Zucht nicht sehr ausgeglichen. Trotz einer bereits vierzigjährigen Konsolidierungsphase kann man immer noch zwei Haupttypen erkennen: einen heute mehr und mehr an Boden verlierenden gröberen Typ, der fast ein wenig kaltblütig wirkt, und einen edleren, leichteren Typ, der heute die Majorität der Ponies stellt, mit klar ausgeprägten Reitpferdepoints. Beiden gemeinsam sind Trockenheit, Härte, Ausdauer, Gesundheit, Anspruchslosigkeit, Langlebigkeit, Fruchtbarkeit, Intelligenz und Gelehrigkeit. Hervorzuheben sind auch der freundliche Charakter und das fromme, dabei jedoch eifrige, energische, oft feurige Temperament.

Der Connemara ist eine der vielseitigsten Ponyrassen. Neben den vorzüglichen Reitpferdeeigenschaften, die aufgrund seiner angeborenen Springanlagen und seiner hohen Trittsicherheit einen Einsatz vor allem im Springsport und der Military ermöglichen, kann man ihn auch als Jagdpferd selbst im schwierigsten Gelände, als Freizeit-Robustpferd (für Trailritte etc.) sowie im Geschirr nutzen. Leistungsbereitschaft und Leistungsfähigkeit sind weit überdurchschnittlich; er versucht immer sein Bestes zu geben. Gelegentlich können die edleren Typen gar etwas übereifrig und heiß unter dem Sattel sein und sind dann nicht für Reitanfänger geeignet, sondern erfordern Routine, Gefühl und eine gute Balance. Connemara-Ponies des weniger edlen Typs eignen sich dagegen manchmal nicht so gut für den Leistungssport, da es ihnen an einer ausreichenden Galoppade und Springvermögen und an der Bereitschaft zum Springen mangelt.

Aufgrund ihrer Menschenbezogenheit und Intelligenz sind selbst Fohlen und Jungpferde, die noch kaum in Menschenhand gewesen sind, bei ruhiger, bestimmter Behandlung einfach und problemlos zu hantieren.

Wie die anderen Mountain- und Moorland-Ponies ist der Connemara robust zu halten und ausgesprochen leichtfuttrig. Schäden an den Gliedmaßen sind selbst bei harter Beanspruchung so gut wie unbekannt. Dagegen ist der Pony, wie alle irischen Pferde, ausgesprochen empfindlich für Atemwegserkrankungen. Er benötigt viel frische Luft und verträgt absolut nicht den warmen, ammoniakgeschwängerten Mief und den mit Allergenen gesättigten Staub, wie er immer noch in vielen Ställen auf dem Kontinent anzutreffen ist.

Wie sein großer Bruder, das Irish Draught der östlichen und mittleren Grafschaften der „Grünen Insel", eignet sich der Connemara hervorragend für die Kreuzung mit edlen Rassen zur Erzeugung edler, eleganter Hochleistungspferde. Im Gegensatz zur Welsh-Zucht, in der man dafür das orientalische Blut verwendet, wird der Connemara in der Regel mit Vollblut gekreuzt, wofür es als Beispiele eine große Anzahl von Spitzenpferden für alle Disziplinen gibt. Allerdings waren auch einige Araberkreuzungen sehr erfolgreich.

EXTERIEUR:

Der Gesamteindruck des Connemara ist eher pferde- als ponyartig. Der Kopf ist in der Regel edel, der Hals lang, gut aufgesetzt und getragen. Die Lage der langen, gut bemuskelten Schulter ist schräg. Beides zu-

Prämiierte Connemara-Stute

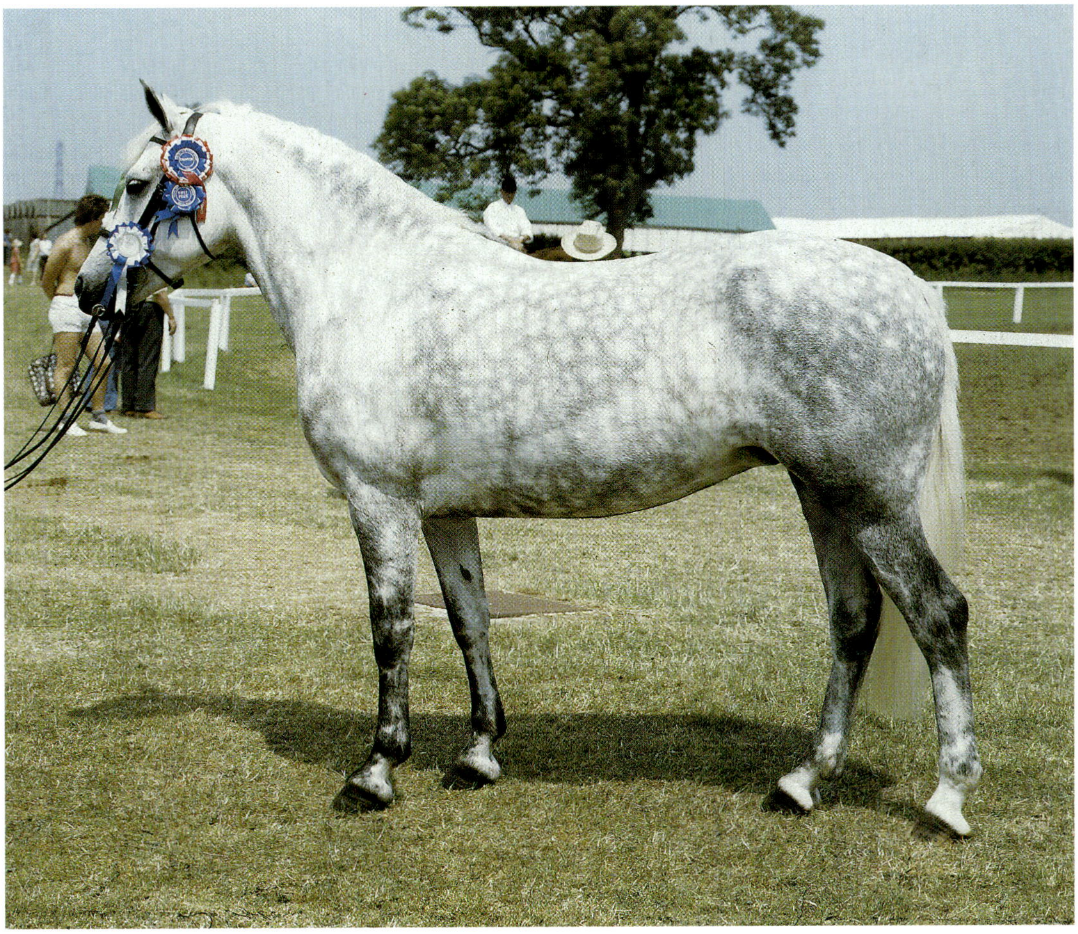

sammen bewirkt, daß der Reiter „viel vor sich hat". Der Rücken ist gelegentlich etwas lang, jedoch kräftig, mit günstiger Verbindung zur wohlbemuskelten, breiten, meist recht abschüssigen Kruppe mit tiefem Schweifansatz und lang hinabreichender langer Sitzbeinmuskulatur („Hosen").

Durch den ausgeprägten Widerrist ist eine vorzügliche Sattellage gewährleistet. Die durchweg korrekten, trockenen Gliedmaßen weisen lange, wohlbemuskelte Ober- und Unterarme und Unterschenkel auf, Vorderfußwurzeln und Sprunggelenke sind gut ausgeprägt, die Röhren kurz und von auffallender Knochenstärke (18 bis 21 cm Röhrbeinumfang), die Sehnen klar konturiert. Die Fesseln besitzen eine mittlere Länge und Neigung, die Hufe sind mittelgroß, gut geformt und aus dunklem, sehr widerstandsfähigem Horn.

In PONIES AUS IRLAND – DIE CONNEMARAS schreibt *Martin Haller* (Cham 1994): „Das Problem der Standards ist eben, daß sie nur grobe Anhaltspunkte liefern können. Ein hoher Prozentsatz der Rasse kommt

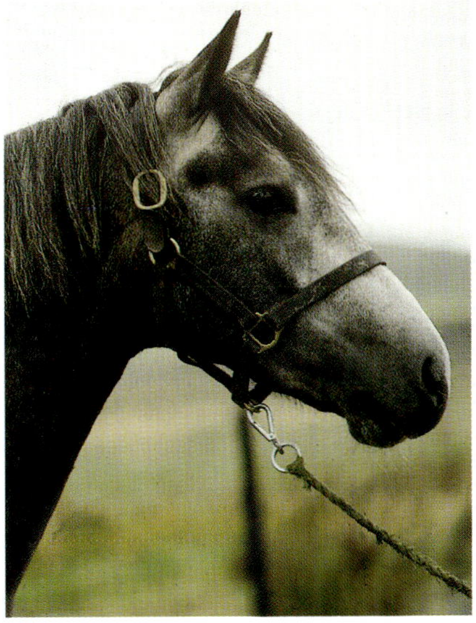

Kopfstudie eines jungen Connemara-Hengstes

in den meisten Punkten den Anforderungen recht nahe. Abweichungen ergeben sich bei den Köpfen, die manchmal eher ‚pferdig' wirken, und in den Beinen, die etwas leichter und länger sein können. Manchmal sieht man auch ungenügend ausgeprägte Ristformationen. Typmäßig liegt der Connemara zwischen Pony und Pferd. Nur selten trifft man auf extrem kleine, wirklich ‚ponyhafte' Individuen, was sich aus der Geschichte der Rasse erklären läßt . . ."

Die häufigste Farbe in der Connemara-Zucht war in früheren Jahrhunderten die Falbfärbung. Sie hat mit einiger Sicherheit ihre Wurzeln in den iberischen Vorfahren der Connemaras. Sie ist bis heute typisch für den portugiesischen Sorraia. Aber sie findet sich auch ganz häufig unter den nordeuropäischen Ahnen der Rasse. Für das norwegische Vestland-Pferd (Fjording) ist diese Farbe bis heute ein rassetypisches Charakteristikum. Beim Connemara kann man die Falbfarbe, eine gelbliche bis gräulichbräunliche Tönung mit dunklem Langhaar und Beinen, als Hinweis auf die alte, primitive Herkunft der Rasse sehen.

Die „Yellow Ponies" wurden stets als besonders hart angesehen und geschätzt. Bei ausländischen Käufern ist diese Färbung immer noch sehr beliebt. Dagegen bestehen seitens der einheimischen irischen Züchter ge-

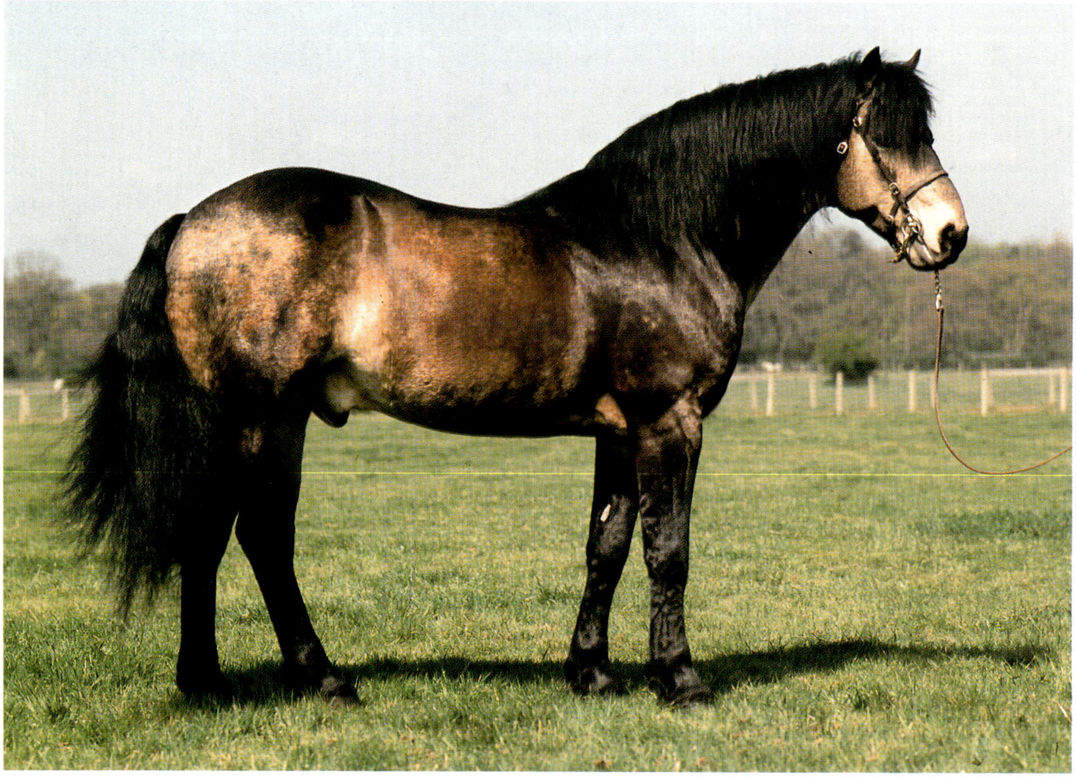

Älterer Connemara-Hengst in der seltener gewordenen Falbfarbe

wisse Vorbehalte, da diese Ponies einen Erbfaktor besitzen, der unter Umständen bei den Nachkommen zu Isabellfärbung mit blauen Augen (BEC, „Blue-eyed-Cream" genannt) führen kann. Blauäugige Pferde waren in früheren Jahrhunderten sehr beliebt als Gala- und Paradepferde. In der modernen Connemara-Zucht sind sie jedoch unerwünscht und werden von der Gestütbuchaufnahme ausgeschlossen. Der Anteil an Falben beträgt immer noch etwa 20 Prozent.

In neuerer Zeit ist die vorherrschende Farbe in der Connmara-Zucht die Schimmelfarbe. Sie macht etwa 60 Prozent aus. Dieser hohe Prozentsatz ist wohl teilweise auf spanische Blutzufuhr, vor allem jedoch auf die orientalischen Einflüsse seit dem 18. Jahrhundert zurückzuführen.

Füchse trifft man nur äußerst selten an. Man glaubt, daß sie auf die Einkreuzung von Welsh-Cob-Hengsten zurückzuführen sind. Möglicherweise ist auch der Berberhengst *Awfully Jolly*, der in Westirland gedeckt hat, der Verursacher dieser Farbvariante.

Die sogenannten „harten" Farben, das heißt Braun aller Schattierungen bis zum Rappen, machen zusammen mit der seltenen Fuchsfarbe die restlichen 20 Prozent aus. Ob die dunklen Farben auf eingekreuztes Vollblut zurückgehen, ist nicht ganz klar. Das torfige Braun ist ja eigentlich eine typische Färbung der autochthonen „Hill Ponies" der Britischen Inseln.

Ich halte es für nicht unmöglich, daß der Ursprung der Rappfarbe in frühen friesischen Einflüssen zu suchen ist, wie sie auch auf der Britischen Hauptinsel, zum Beispiel beim Fell- und Dales-Pony und beim ausgestorbenen Galloway, vorkamen. *Clive Richardson* erwähnt in The Fell Pony (London 1990) eine heute ausgestorbene schwarze irische Ponyrasse, deren Ursprung er ebenfalls in friesischen Importen bereits zur Römerzeit sucht.

Stichelhaarigkeit kommt beim Connemara nur selten vor. Scheckfärbung gilt als nicht rasserein und wird nicht eingetragen. Beim robusteren Typ ist meist etwas Behang vorhanden, der beim edleren Typ fehlt. Das Langhaar ist reich ausgebildet. Die Widerristhöhe liegt im allgemeinen zwischen 13 und 14.2 Hands (132 bis 147,3 cm), jedoch wird sie nicht selten bei intensiverer Aufzucht überschritten, was erneut die Frage „Pony oder Pferd" in den Raum stellt.

MECHANIK:
Der Schritt ist energisch und bodendeckend, die leichte, freie Trabaktion häufig etwas rund. Die Trittsicherheit ist auch in unwegsamem Gelände hervorragend. Das Galoppiervermögen ist bei den edleren Typen oft überdurchschnittlich. Die Springanlagen, überragend hinsichtlich Vermögen, Technik und Intelligenz am Sprung, stellen den Connemara ganz nach vorn unter den Springpferderassen. Nicht wenige Ponies sind in der Lage, Höhen bis zu zwei Metern und mehr zu überspringen.

ZUCHT:
Die Heimat der Connemara-Ponies ist die Grafschaft Galway im Westen der Republik Irland, wo sie meist halbwild ganzjährig im Freien gehalten werden. Galway war einst ein Teil des Königreichs Connachta (der heutigen Provinz Connaught), das eins der fünf keltischen Stammesgebiete bildete, in die die Insel bis ins 12. Jahrhundert zerfiel.

Der Name der Ponies stammt von der direkt am Atlantik gelegenen Landschaft Connemara, westlich der großen Seen Lough Corrib und Lough Mask, im Norden begrenzt von Killary Harbour, im Süden von der Galway Bay. Die Küste ist stark zerklüftet, von kleinen Einschnitten und Buchten unterbrochen, mit zahllosen vorgelagerten kleinen Inseln und Felsklippen. An einigen Stellen finden sich flache Sandstrände.

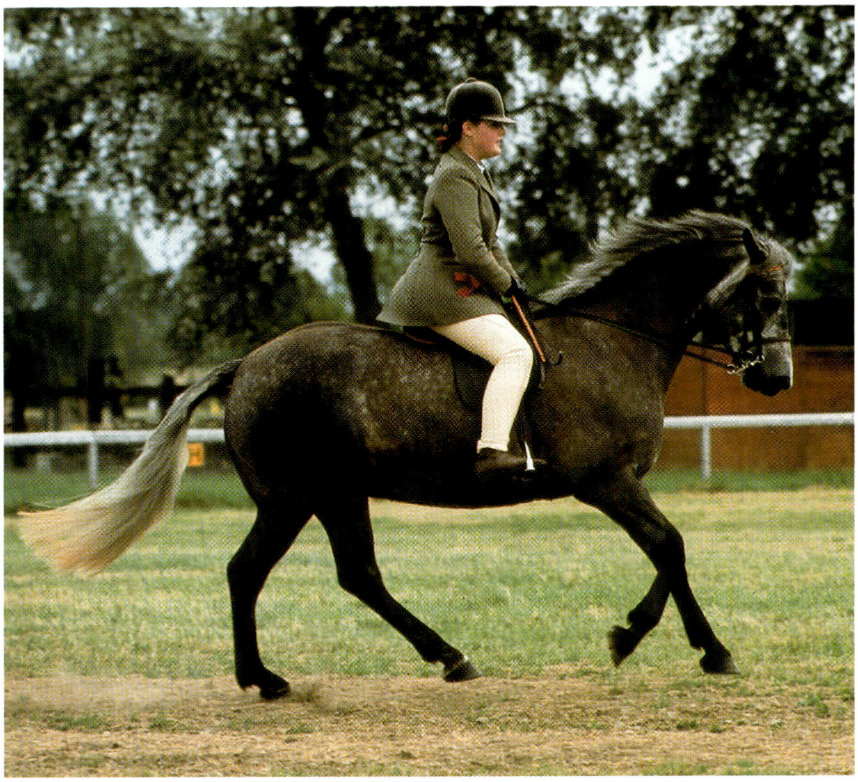

Junger Connemara-Pony unter dem Sattel

Connemara galt immer als die ärmste, unwirtlichste Landschaft Irlands. Vor allem der küstennahe Süden ist öde, die Weideflächen sind steinig, die Vegetation arm. Teils wird das Land von zahllosen Feldsteinmauern in kleine, unregelmäßige Flächen aufgeteilt, teils ist es scheinbar überhaupt nicht von Menschenhand berührt. Die armselig scheinende Vegetation aus Sauergräsern, Schilf, Binsen oder an trockenen Standorten auch Trockengräsern, Heidekraut, Ginster und niedrigem Strauchwerk bietet Gräsung für die kleinen struppigen Rinder, die schwarzköpfigen Schafe und die Ponies. Tatsächlich ist die Weide ergiebiger, als sie auf den ersten Blick erscheint; ihr Gehalt an Mineralien und Spurenelementen ist hoch. Auch der von den Ponies an der Küste aufgenommene Seetang ist reich an Salzen und anderen wertvollen Inhaltsstoffen, die eine hohe Vitalität bewirken.

Wegen der wilden Szenerie mit Bergbächen, Wasserfällen und zahllosen größeren und kleineren Seen wird die Connemara häufig „das Hochland Irlands“ genannt, analog zum schottischen Hochland. Das Klima ist maritim. Jahreszeitliche Schwankungen sind gering. Im Winter sinken die Temperaturen selten unter den Gefrierpunkt, steigen im Sommer jedoch auch kaum über 16 °C an, was auf den Einfluß des Golfstroms zurückzuführen ist, der Irland allseitig umspült und für eine konstante Meerestemperatur von +10 °C vor der Küste von Connemara sorgt. Durchschnittlich rechnet man mit etwa 250 Regentagen im Jahr. Sonnenschein gibt es selten und immer nur für wenige Stunden. Vom Atlantik weht ständig ein frischer Wind, der sich zu Stürmen steigert.

Die Ponies finden sich hauptsächlich im Küstengebiet, westlich von Spiddal (einschließlich Rosmuc, Carna und Cashel) und in dem Gebiet zwischen Oughterard und Clifden, vor allem Maam, Cross, Recess und Ballynahinch. Die große Connemara-Show findet jedes Jahr im August in Clifden statt.

Die Zahl der Connemara-Hengste in Irland (davon in Galway) betrug:

Jahr	Hengste	in Galway
1992	142	58
1993	110	48
1994	171	61
1995	166	58
Zum Vergleich:		
1984	159	45

Die Hengstzahl ist also relativ konstant. Leider geht aus den offiziellen Veröffentlichungen des Irish Horse Board nicht die Entwicklung der Größe der Stutenpopulation und die Zahl der Bedeckungen pro Jahr hervor. Laut *Haller* (a. a. O.) gab es 1994 insgesamt ca. 800 eingetragene Stuten.

Züchterisch wird die Rasse betreut von der „Irish Connemara Pony Society“ („Chumann Lucht Capaillini Chonamara“ auf Gälisch) in Clifden (Co. Galway) und der „English Connemara Pony Society“, Selford, Chipping North (Co. Oxfordshire).

Die Zucht ist heute über fast alle westeuropäischen Staaten sowie die USA, Kanada, Australien und Südafrika verbreitet.

GESCHICHTE:

Der Connemara-Pony ist eine bodenständige Rasse der Irischen Insel. Man darf wohl annehmen, daß dort ursprünglich eine ähnliche Equidenpopulation vorhanden gewesen ist wie auf der Britischen Hauptinsel, eingewandert, als noch eine Verbindung und damit ein Austausch mit dem Festland bestand, also bis spätestens vor etwa 10 000 Jahren, als die Höhlenmalereien in Südfrankreich und Nordspanien entstanden.

Daß Connemara und Draught vermutlich die gleiche Grundlage besitzen und eigentlich nur verschiedene Ausformungen derselben Rasse darstellen, kann man leicht erkennen, wenn man Standphotos von Vertretern der beiden Rassen vergleicht, ohne die Widerristhöhe zu kennen. Eine Verwechslung ist leicht möglich, vor allem, wenn der Draught-Vertreter dem etwas edleren Typ angehört.

Seit der keltischen Besiedlung zwischen 1700 und 650 v. Chr. bestanden enge Beziehungen zu der ebenfalls keltisch dominierten Iberischen Halbinsel. Der keltische Stamm der Brigantii spaltete sich während der keltischen Völkerwanderung im 9.–7. Jahrhundert, in zwei Unterstämme, von denen der eine im nordspanischen Asturien und Galizien, der andere in Irland und an der englischen Westküste siedelte. Seitdem begann ein reger Handelsaustausch.

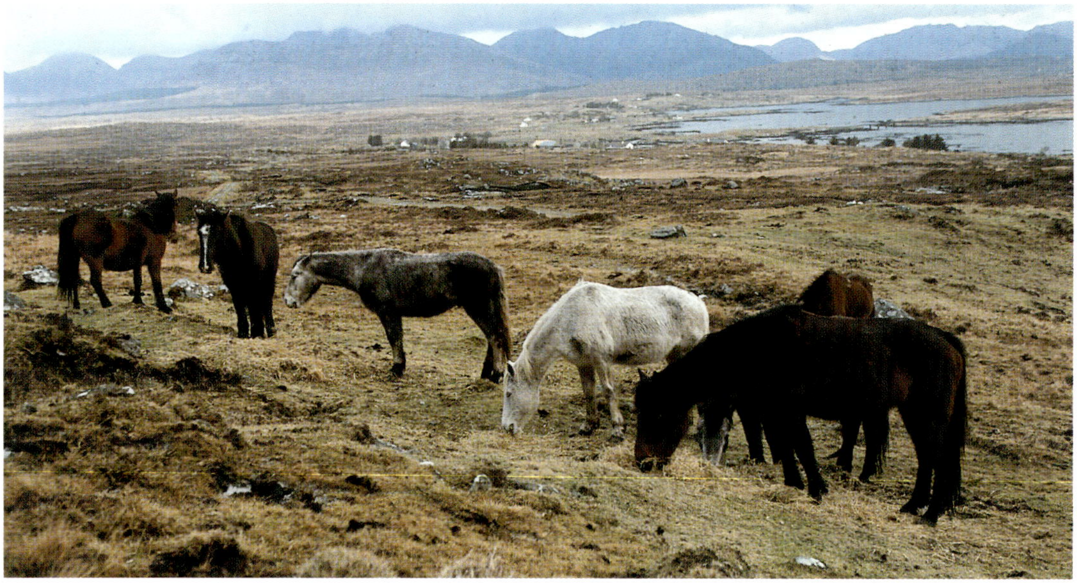

Connemara-Ponies in Galway

Diese Beziehung ist nicht wieder abgerissen, obgleich sie natürlich zu gewissen Zeiten intensiver war als zu anderen. Der Import von Pferden von der spanischen Halbinsel dürfte auch während der Römerzeit weiter angehalten haben.

Die Pferdezucht Irlands ist untrennbar verknüpft mit seiner Geschichte und hier selbstverständlich mit der Politik Englands, das das Land über Hunderte von Jahren wie eine Kolonie behandelte, seit englische Truppen unter *Heinrich II.* 1171/72 in die irische Kirchenreform eingegriffen hatten. Die endgültige Unterwerfung Irlands begann 1534, als *Heinrich VIII.* den *Grafen von Kildare* als seinen Statthalter absetzen und sich von der Ständeversammlung der Anglo-Iren den Titel eines Königs von Irland übertragen ließ. Zahlreiche Aufstände gegen die Krone (1559, 1568–1583, 1594–1603) waren der Ausdruck der religiösen Spannungen auf der Insel. Die Lage der irischen Landwirtschaft und Wirtschaft verschlechterte sich fortwährend. Die englischen Besatzer rissen allen Grundbesitz an sich, und englische Adlige und Unternehmerfamilien wurden als neue Grundherren eingesetzt. Sie verpachteten das Land in kleinen Parzellen an gälische Pächter, wobei sie horrende Pachtsummen erhoben. Daraus erwuchs eine weitere Verarmung der unterdrückten Landbevölkerung.

Bereits um 1630 äußerte der *Herzog von Ormond* in einem Brief an den Grafen von Dorchester, daß Irland so ausgeplündert und verarmt sei, daß es dort nichts mehr zu holen gäbe. So seien unter anderem auch die noch um 1570 von *Edmund Campion* in seiner HISTORY OF IRELAND so gelobten „Hobbies", deren Ursprung er in eingeführten spanischen Pferden suchte, nahezu völlig verschwunden.

Allein der Westen Irlands blieb von den politischen Umbrüchen und ihren sozialen Umschichtungen und anderen Auswirkungen zunächst noch einigermaßen verschont. „In dieser düsteren Periode wurde das alte Königreich Connaught, das im wesentlichen die heutige Grafschaft Galway umfaßte, zu einer Zuflucht für die gälische Bevölkerung", schreibt *Haller* (a. a. O.). „Völlig ausgeblutet hielt sich diese Region mit großer Zähigkeit am Leben und wurde nach der Restauration (die nach dem Tod Cromwells einsetzte, Anm. d. Verf.) unter begüterten Familien aufgeteilt, die wirtschaftlich dachten und handelten. Sie trugen zur Wiederherstellung der Provinz wesentlich bei, nicht zuletzt, weil sie darin ihren eigenen Vorteil erkannten.

Die Pferdezucht litt unter der allgemeinen Armut der Landbevölkerung und unter dem Fehlen irgendwelcher Regulative oder wenigstens Vorbilder. Der Connemara-Pony jedoch konnte aufgrund der Isolation der westlichen Regionen, gewissermaßen in einer ‚Nische', weiterexistieren. Natürlich besaßen die Pachtherren als Angehörige einer Oberschicht auch Zuchtpferde, zumeist Hengste, die sie auch ihren Pächtern hie und da zur Verfügung stellten. Aber es waren wiederum spanische oder orientalische Hengste und somit der Stutenbasis nicht blutsfremd."

Schon seit dem frühen Mittelalter bis in die Neuzeit hinein hatten reiche Handelsherren aus der bedeutenden kommerziellen Metropole Galway, dem wichtigsten Hafen an der Westküste Irlands, wie überliefert wird, das Beste an iberischem Pferdematerial, das zu haben war, vor allem Hengste, im Austausch gegen Häute, Wolle, Butter und andere landwirtschaftliche Erzeugnisse der Grünen Insel ins Land gebracht.

Einige der importierten Hengste sollen auch die Zucht in der Connemara beeinflußt haben. Die Haupthandelsplätze waren wie erwähnt Galway und später auch Clifden.

Aus moderneren Zeiten haben wir recht verläßliche Angaben über die Einfuhr von orientalischen und spanischen Pferden durch einzelne wohlhabende Landbesitzer in der Connemara. Ihr Einsatz reichte bis über die Mitte des 19. Jahrhunderts hinaus. Allen Berichten gemeinsam ist es, daß als Ursprung die Iberische Halbinsel, die Maghreb-Staaten und der vordere Orient angegeben werden. Daß ein breiter Strom orientalisch-berberischen und spanischen Blutes nach Galway gekommen ist, erkennt man aus augenfälligen Typübereinstimmungen.

In seinem Werk BREEDS OF DOMESTIC ANIMALS OF THE BRITISH ISLES schrieb *Professor Low* 1842 sehr eingehend über die Ponyzucht in der

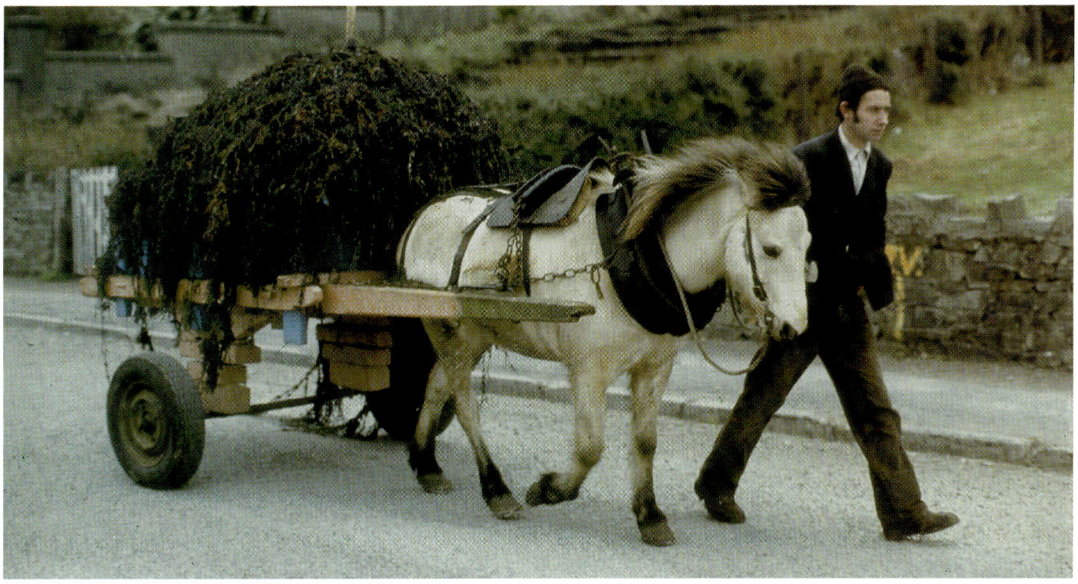

Connemara-Pony vor einem mit Seetang beladenen Karren in Galway

Connemara: „Pferde aus Spanien sollen zu der Entstehung der verschiedenen Rassen der Britischen Inseln beigetragen haben. Aber es ist nicht allgemein bekannt, daß eine Rasse von Pferden spanischen Ursprungs, fast, wenn nicht völlig reiner spanischer Abstammung, in diesem Land von beträchtlichem Umfang besteht. Diese Pferde bevölkern den Connemara Distrikt der Grafschaft Galway.

Traditionelle Überlieferung will wissen, daß von den Wracks einiger Schiffe der spanischen Armada an der Westküste Irlands im Jahre 1588 etliche Hengste und Stuten gerettet wurden, die sich dann in der wilden, gottverlassenen Gegend, in die sie gebracht worden waren, vermehrten. Aber wir brauchen diese alte Geschichte gar nicht zu strapazieren, um den Ursprung der Pferde zu beweisen, da alle ihre charakteristischen Points durch und durch spanisch sind.

Sie haben eine Widerristhöhe zwischen 12 und 14 Hands (122 und 142 cm), im allgemeinen die vorherrschende spanische Fuchsfarbe der andalusischen Pferde (tatsächlich meinte er, folgen wir Pat Lyne a. a. O., die Falbfarbe, wie sie auch eine seinem Buch beigegebene Abbildung zeigt, Anm. d. Verf.), sind fein an Gliedern und besitzen auch die typische Kopfform der spanischen Rasse. Allerdings haben sie darunter gelitten, daß sie wild und vernachlässigt in diesem Land von Fels und Sumpf umherlaufen, das ihren Lebensraum bildet. Man sieht sie dort oft in Rudeln zwischen den wilden Kalkfelsen galoppieren, aus denen das Land besteht . . .

Sie sind bemerkenswert hart, energisch und trittsicher und haben sich auch den besonderen Paßgang der spanischen Genetten bewahrt. Es muß als bemerkenswert angesehen werden, daß sich diese Pferde die Charakteristika ihrer Rasse so lange Zeit erhalten haben, in einem Milieu, das so verschieden ist von dem, aus dem sie stammen. Sie sind nur kleiner geworden als die Originalrasse, etwas runder in der Kruppe, und sind, in ihrem Naturzustand mit zottigem Haar bedeckt, unvermeidbares Resultat eines Klimas, das das feuchteste Europas ist.

Nur aufgrund der Vernachlässigung einer gezielten Selektion ihrer Eltern sind viele dieser kleinen Pferde extrem häßlich; und doch können sie ihren Originaltyp nicht verleugnen. Es wäre wünschenswert, wenn die irische Gentry ihre Aufmerksamkeit dieser bemerkenswerten Rasse widmen würde, die ein Pferd von der Klasse und Größe der heute so sehr gesuchten Galloways liefern könnte. Wenn man einige der besten andalusischen Hengste importieren würde, könnte man in der Rasse einen wundervollen Wandel herbeiführen, der zudem auch einen wichtigen ökonomischen Beitrag für den Distrikt leisten könnte, in dem sie gezüchtet wird!"

Hier handelte es sich also um einen recht späten Hinweis auf die spanischen Vorfahren der westirischen Ponyrasse. Was allerdings den Zusammenhang zwischen dem Untergang der spanischen Kriegsflotte und dem spanischen Typ der Connemara-Ponies angeht (eine ähnliche Verbindung stellt die Sage auch zum Highland, Welsh und anderen Rassen her), so wird diese Geschichte trotz ständiger Wiederholung in der Literatur seit 400 Jahren nicht wahrer.

Dr. Robert Beck hat in seinem grundlegenden Buch über die Ponies Schottlands (SCOTLAND'S NATIVE HORSE – IT'S HISTORY, BREEDING AND SURVIVAL, Wigtown 1992) nach eingehenden Forschungen in spanischen Archiven schlüssig bewiesen, daß es sich um ein Märchen handelt. Angebliche Augenzeugen, die die spanischen Pferde schwimmend im Meer gesehen haben wollen, müssen einer Augentäuschung unterlegen sein!

Friesische Pferde sollen bereits im frühen Mittelalter durch friesische Händler nach Irland importiert worden sein, wo sie eine heute ausgestorbene schwarze Ponyrasse begründet hätten, ähnlich den Fell- oder Dales-Ponies. Der Einfluß dieser Ponyrasse könnte vielleicht die gelegentlich auftretende Rappfärbung und gewisse Kaltblutmerkmale in der Connemara-Zucht erklären.

Erst sehr spät, in vieler Hinsicht zu spät, begann man sich bei der englischen Regierung des tatsächlichen Wertes Irlands hinsichtlich menschlichen und landwirtschaftlichen Potentials bewußt zu werden und die Politik der rücksichtslosen Unterdrük-

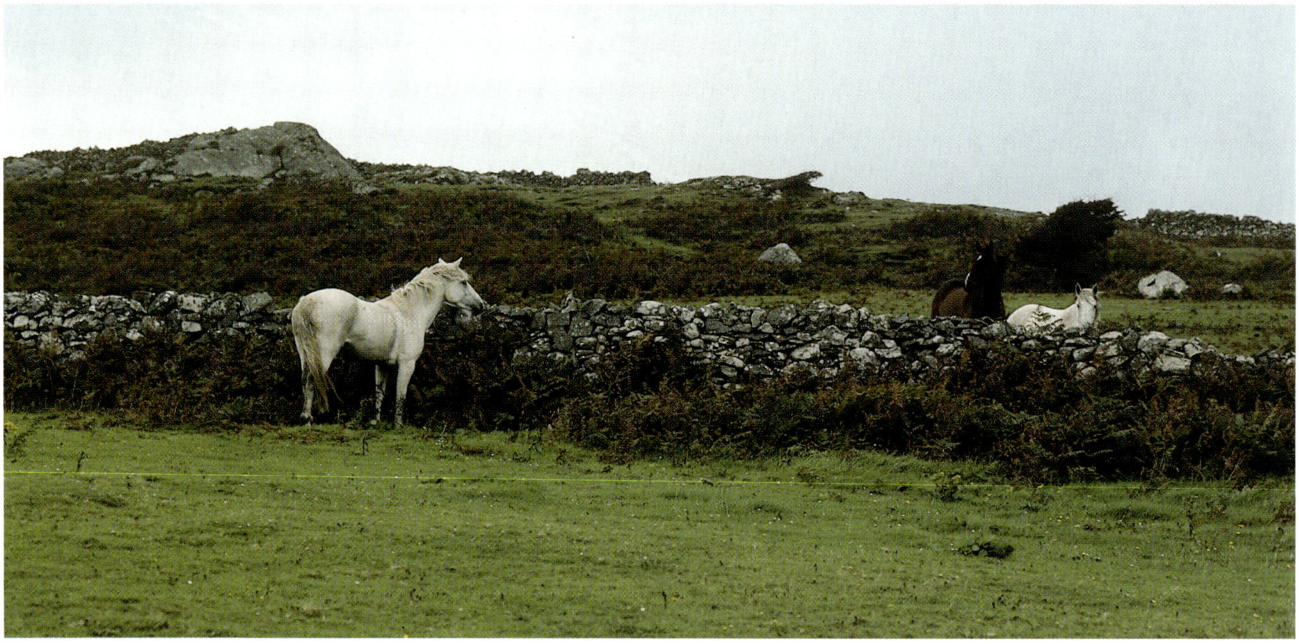

Die typischen Steinmauern in Galway

kung und Ausbeutung zu ändern. Zwar hatte vor allem der englische Adel sich Irlands ungeniert als eines unerschöpflichen Reservoirs für Gebrauchspferde bedient, jedoch war es kaum in das allgemeine Bewußtsein der herrschenden Klasse gedrungen, daß auf der Grünen Insel einige außerordentlich wertvolle, den englischen mindestens ebenbürtige, wenn nicht überlegene, genuine Pferderassen vorhanden waren, die durch die verantwortungslose „Kolonial"-Politik der Downingstreet Irland gegenüber zugrunde zu gehen drohten.

Es kennzeichnet die Situation um die Wende vom 19. zum 20. Jahrhundert mehr als deutlich, daß in dem von *Charles Richardson* (im Titel als „Hunting Editor" der Zeitschrift THE FIELD ausgewiesen) herausgegebenen umfangreichen Zweibänder THE NEW BOOK OF THE HORSE (London – New York – Toronto – Melbourne 1910) sich unter den zahlreichen ausführlich behandelten, auch ausländischen Rassen keine der beiden irischen befand. Er „schweigt sie einfach tot"; oder sollte Irland für ihn tatsächlich eine „Terra incognita" gewesen sein?

Dagegen bringt *Graf Carl Gustav Wrangel* in seinem zweibändigen Standardwerk DIE RASSEN DES PFERDES (Stuttgart 1908/09) beide Rassen, vor allem den Connemara-Pony, ausführlich. Wir lesen bei ihm, „daß die Ponyzucht (in Galway, Anm. d. Verf.) von der Mitte des 19. Jahrhunderts an starke Rückschritte gemacht habe. Zum Teil schrieben Fachleute dies dem Umstande zu, daß man die junge Nachzucht im Alter von sechs Monaten um billiges Geld – 30 Shilling bis höchstens drei Pfund Sterling per Stück – nach England verkaufte, wo sie dann meist in den Kohlebergwerken ihr Leben beschloß und so gänzlich für die Zucht verlorenging. Was nach diesen Verkäufen übrigblieb, war Schund, wurde aber trotzdem kritiklos zur Remontierung des Zuchtmaterials verwendet.

Um der hierdurch beschleunigten Entartung Einhalt zu gebieten, hat die irländische Landkommission vor einigen Jahren die Initiative zur Einführung von Hackney-Hengsten des kleineren Schlages ergriffen, aus deren Paarung mit sorgfältig ausgewählten Connemara-Stuten recht gelungene Produkte hervorgegangen sein sollen."

Wir sehen, daß Graf Wrangel seine Informationen aus der britischen Regierung nahestehenden Quellen schöpfte und sich vollkommen deren Perspektive der Situation zu eigen gemacht hatte. Nachdem er zunächst die Ursache der Verarmung der Farmer in deren Dummheit sucht, ihr bestes Zuchtmaterial zu „Dumpingpreisen" verschleudert zu haben, macht er dann auch noch den Qualitätsrückgang der Ponies und den dadurch bedingten Rückgang der Preise als Ursache für die Hungersnöte aus.

Tatsächlich war es ja genau umgekehrt: Durch die Politik der Downingstreet seit den Landgesetzen der ersten Hälfte des 18. Jahrhunderts und den großen Hungersnöten von 1727 bis 1729 und 1740/41 waren die irischen Bauern mehr und mehr verarmt. Dadurch war eine Möglichkeit, die einstige Qualität der Connemara-Rasse zu erhalten oder gar zu verbessern, kaum vorhanden gewesen. Die meisten Kleinbauern und Kleinpächter waren in ihrer bitteren Armut darauf angewiesen, irgendwie Geld zu verdienen. Daß sie dabei von der Substanz lebten, war ihnen meist nicht klar.

Durch zwei voneinander unabhängige Ereignisse wurde die Situation ab 1845 dann jedoch erheblich verschärft. 1845 kam es auch in Irland zum Ausbruch der überall in Europa grassierenden Kartoffelseuche Phytophthera infestans, die bis 1850 sämtliche Ernten vernichtete. Damit waren die ärmsten Schichten der Landbevölkerung, die die Träger der Connemara-Zucht waren, ihres wichtigsten Grundnahrungsmittels beraubt. Mit dem Ausfall der Kartoffeln hatten die Menschen nichts mehr, wovon sie überleben konnten. Furchtbare Hungersnöte waren die Folge, Irland verlor rund ein Drittel seiner Bevölkerung durch Tod oder Flucht in die Emigration. Vom Census von 1843 bis zu dem von 1851 ging die Bevölkerungszahl von neun auf knapp sechs Millionen zurück. Die Übriggebliebenen lebten in unsäglicher Hoffnungslosigkeit und Armut.

Hier kam nun jedoch noch eine zweite Entwicklung ins Spiel, die zwar nichts mit der geschilderten Situation zu tun hatte, jedoch den Ausverkauf des Zuchtmaterials noch forcierte. Mit der sich beschleunigenden Industriellen Revolution kam es ab etwa 1850 zu einem vermehrten Ausbau der Kohleförderung in den englischen Midlands, um den erhöhten Energiebedarf zu decken. Schnell hatten die großen englischen Pferdehändler herausgefunden, daß es in Westirland eine reichlich sprudelnde Quelle an billigen Grubenponies gab, die man sich nur erschließen mußte. So verschwanden die besten Ponies in den Minen. Die Züchter mußten akzeptieren, was ihnen der Handel zu zahlen bereit war. Eine Beschreibung der Verhältnisse finden wir in *Sir Walter Gilbeys* Buch PONIES – PAST AND PRESENT (London 1900), in dem er den scheinbar unaufhaltsamen Niedergang beschreibt.

Während des letzten Drittels des 19. Jahrhunderts hatte sich die Lage der irischen Landbevölkerung in geradezu unerträglicher Weise angespannt. Da sich dadurch immer mehr sozialer Zündstoff ansammelte, der sich in Aufständen zu entladen drohte, war die Regierung in London auf möglichst rasche Abhilfe bedacht. 1891 richtete sie das sogenannte „Congested Districts Board" (CDB) ein (Kommission für die übervölkerten Gebiete), das bis 1923 Bestand hatte und dessen Aufgabe es war, Vorschläge zur Verbesserung der Lebensumstände der ländlichen irischen Bevölkerung zu erarbeiten.

Vor dem geschilderten Hintergrund „ist es verständlich, daß das CDB versuchte, die vorhandene Zucht möglichst rasch aufzuwerten und über eine Qualitätsverbesserung auch ein höheres Preisniveau zu erreichen", schreibt Haller (a. a. O.). Und dann weiter: „Obwohl in den Ansätzen durchaus positiv, war es den Vertretern des CDB schon aufgrund ihrer räumlichen und sozialen Distanziertheit von den Krisengebieten oft unmöglich, wirklich durchgreifende Maßnahmen zu setzen. Doch in der Summe waren die Bestrebungen des CDB wohl als erfolgreich zu sehen. So ließ man Spinnräder an die Haushalte verteilen, verschenkte Sämereien und ermunterte die Bevölkerung ganz allgemein, von ihren alten Handfertigkeiten Gebrauch zu machen. Mit der Einmischung dieser honorigen Gesellschaft in die Pferdezucht wäre allerdings um ein Haar die uralte Ponyrasse Connaughts untergegangen."

Die große Gefahr für die Connemara-Zucht bestand darin, daß sich in diesem Aufbauwerk eine Reihe zwar anerkannter Hippologen engagierte oder als Berater hinzugezogen wurde, von denen jedoch keiner mit der Rasse vertraut war, die tatsächlichen Notwendigkeiten für ihre Restaurierung erkannte. Dabei ging man keineswegs leichtfertig vor. Im Gegenteil! Es wurden zahlreiche mögliche Wege erwogen und verworfen. Nur auf die Idee, daß der einzige richtige Ansatzpunkt eine Regeneration der Rasse aus sich selbst gewesen wäre, kam wegen der großen Sachferne niemand.

Schließlich wurde an die Spitze des Reformprozesses der Ponyzucht Galways der Right Honourable *Fredrick Wrench* gestellt, ein Großgrundbesitzer aus der Gegend von Dublin und Mitglied der Landkommission, allseits beliebt und geachtet und von den besten Absichten beseelt, nur leider ein passionierter Hackney-Züchter, der das einzige Heil für die alte Rasse von Connaught in ihrer Verkreuzung mit dem von ihm favorisierten Hackney sah.

Es ist schon erstaunlich, daß man kein Vollblut verwendete, sondern Hackneys, obgleich sie als weich galten, dazu Berber, Halbblut und Welsh Cobs. Diese Zuchtpolitik stieß bei den Züchtern auf wenig Anklang. Das CDB stellte jedoch eine Summe von 60 000 Pfund zur Verbesserung der Pferdezucht zur Verfügung. In Shankhill bei Dublin richtete man das Hengstdepot Chantilly ein, wo die Hengste außerhalb der Decksaison untergebracht wurden, da sie die Wintermonate in der kargen, sturmgepeitschten Connemara niemals überlebt hätten.

Insgesamt 18 vom CDB eingekaufte Hackney-Hengste wurden in der Connemara züchterisch eingesetzt. Aber nachdem schon die Züchter sie abgelehnt und nur widerwillig in Ermangelung anderer Hengste benutzt hatten, zeigte sich, daß auch der Markt die Kreuzungsprodukte nicht wollte. Haupteinwände waren die, daß sie weich seien, daß sie in ihrer exaltierten Aktion zuviel Energie verbrauchten, so daß sie nicht ausdauernd seien, daß man in der Connemara erstklassige Ponies und keine zweitklassigen Pferde kaufen wolle ...

Die wohlgemeinte Fremdblutzufuhr wurde zu einer ernsten Gefahr für das Überleben der Connemara-Rasse, die fast den gleichen Weg in den Untergang angetreten hätte wie andere lokale Ponyschläge Westirlands, zum Beispiel der Achill-Pony der Grafschaft Mayo. In SHROUDED IN MIST schreibt *Pat Lyne:* „Es scheint, daß der Lösungsansatz der Kommission einerseits dogmatisch und andererseits widersprüchlich und inkonsequent war. Zu Anfang schien man geradezu besessen zu sein von dem Einsatz der Hackneys, was offensichtlich keine weise Wahl war. Als zweiten Schritt konzentrierte man sich ausschließlich auf die Verbesserung der weiblichen Linie, bis 1902 endlich der Gedanke aufkam, den alten Typ dadurch zu bewahren, einen Hengst aus der richtigen Stute zu züchten. Es scheint, der Vorstand war in keiner Weise offen für Ratschläge und ignorierte jede Art von Kritik. All dies zusammengenommen, was an Gutem bewirkten alle Bemühungen des CDB?

Als das ‚Congested Districts Board' (1923) seine Arbeit einstellte, waren die einheimischen Züchter hinreichend aufgerüttelt, und es regte sich der Wunsch, zu dem bodenständigen Zuchtmaterial zurückzukehren. Vielleicht war es das erste Mal, daß ihnen der Wert ihrer ‚eigenen' Ponies bewußt und gewissermaßen eine Art Lokalpatriotismus angefacht wurde für sie."

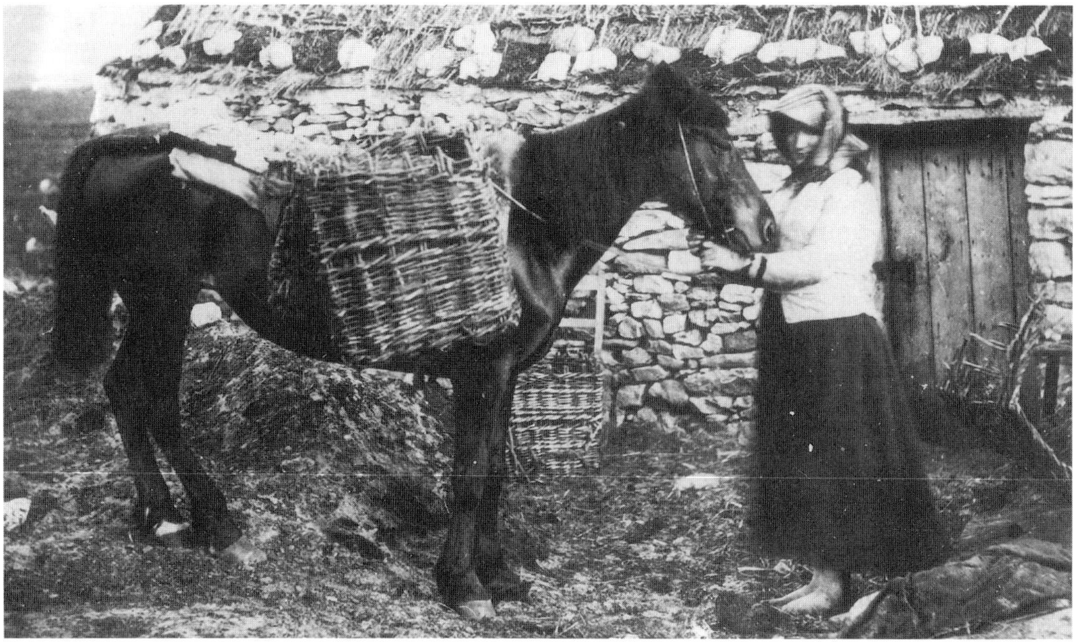

Achill-Pony um 1890, eine dem Connemara nahestehende oder sogar mit ihm identische Rasse, heute ausgestorben.

1903 wurde *Wrench* durch den ebenfalls dem CDB angehörigen *T. Porter* abgelöst.

Schon 1896/97 hatte das Department of Agriculture die Bildung einer Kommission veranlaßt, die die Situation analysieren und Möglichkeiten einer Verbesserung der Zucht und der Lage der Züchter in Westirland finden sollte. Hierzu lud man zahlreiche Experten ein, die über ihre Erfahrungen berichteten.

Vor dieser Kommission sagte der Dubliner Pferdehändler *Thomas Meleady* Folgendes aus: „In früheren Jahren konnte ich in Belmullet im Co. Mayo jedes Jahr zehn gute Polo-Ponies kaufen. Sie hatten Schultern wie Vollblutpferde, und man konnte sie 30 Meilen weit reiten, ohne daß sie ermüdeten, obgleich sie nie Hafer zu fressen bekamen. Sie wurden Achill-Ponies genannt. Heute sind sie verschwunden. Die Verkreuzung der Ponies mit schottischen Hengsten (Clydesdale) in Galway und Mayo hat die Zucht ruiniert. Und nicht nur dort, denn die Züchter verkaufen ihre Fohlen nach Wexford und Wicklow, wo sie auch die dortige Zucht ruinieren.

Einer der bewährtesten Kenner der Connemara-Zucht, *Samuel Usher Roberts*, trug folgendes Gutachten vor der „Royal Commission of Horse Breeding in Ireland" vor: „Ich habe 25 Jahre im westlichen Teil des irischen Counties Galway gelebt. Zu meiner Zeit gab es dort einen außerordentlich harten und zähen Ponyschlag, der viel berberisches und arabisches Blut zeigte. Es waren das ohne Ausnahme die besten Tiere, die ich je kennengelernt habe: Gute Schulter, gute, harte Beine, gute Gänge und große Ausdauer besaßen sie alle. Selten überschritten sie ein Maß von 14 Hands (142,3 cm). Nie sah ich eines mit Spat oder Überbeinen oder mit in irgendeiner Richtung angegriffenen Atmungsorganen. Die deutlichen Spuren orientalischen Blutes ließen sich, wie ich stets gehört habe, auf den vor vielen Jahren durch die Familie Martin vorgenommenen Import eines Berber- oder Araberhengstes in die Connemara erklären." Er präzisierte seine Aussage, indem er den Import des Hengstes auf etwa 1833 datierte. Der ältere Typ des Connemara-Ponys wurde von einem anderen von der Kommission befragten Experten, *R. B. Begley*, als „lang im Mittelstück, mit viel vor dem Sattel, kräftigem Rücken und gutem Schluß" geschildert.

Dazu schreibt *Martin Haller* (a. a. O.): „Wir erkennen zweierlei aus diesen Aussagen, die um 1897 vor einer Kommission gemacht wurden und sich auf die Zeit nach 1860 beziehen: Der wirtschaftliche Ruin der Farmer war schuld am Niedergang der Rasse. Die Kleinbauern waren gezwungen, anstatt auf Qualität nur auf Masse und Größe zu achten, um die Tiere besser vermarkten zu können. Und das ‚Hobby' in seinen lokalen Spielformen war weit über die eigentliche Region Connemara hinaus verbreitet . . .

Ich schließe daraus, daß es außerhalb der Connemara fast im gesamten Verbreitungsgebiet der irischen Ponies eine deutliche Verschlechterung gegeben hat, die durch die planlose Verkreuzung mit meist kalibrigen Wirtschaftspferden verursacht wurde."

Es ist möglich, daß es um 1900 in ähnlich abgeschiedenen Rückzugsgebieten, wie zum Beispiel der Achill-Halbinsel, auch immer noch Restbestände gab. Die Existenz eines Achill-Ponys war auf jeden Fall Realität, wie ein Photo von 1890 in Hallers Buch zeigt. Das Bild bestätigt einen Reisebericht der Engländerin *Maria B. Pettison* über eine Reise in West Mayo, in dem sie schrieb: „Wir trafen auf endlose Schlangen von Ponies, beladen mit Torf in Körben oder in Platten, die aus dem Moor geschnitten und zum Dachdecken verwendet werden. Die Ponies wurden von Mädchen in malerischer Tracht geführt; und manchmal saßen diese noch hinter der Last am Ende der Kruppe auf. Mit offensichtlich mühsamer Balance trabten sie die steilen, steinigen Straßen entlang. Sie verwendeten keine Zügel, nur ein kleines Stöckchen zum Lenken. Ein Mädchen ließ seinen Pony niederknien und sprang hinter den Körben auf."

Ich gebe M. Haller (a. a. O.) recht, wenn er meint, daß, wenn zu der Zeit, als der Regenerationsprozeß der Connemara-Zucht begann, statt dessen eine breitere Öffentlichkeit auf den

Achill-Pony aufmerksam geworden wäre, es durchaus hätte sein können, daß die bodenständige westirische Rasse heute Achill-Pony genannt würde anstatt Connemara-Pony. Der Achill-Pony ist heute ausgestorben. Aber auch der Connemara-Pony hatte noch einen langen, steinigen Weg zurückzulegen.

Im Jahre 1900 wurde durch das „Department of Agriculture and Technical Instruction" für Irland der bekannte Zoologe (und Hippologe) *Professor J. Cossar Ewart* von der Universität Edinburgh beauftragt, den Westen Irlands zu bereisen und „unter Konsultation einiger dort lebender Experten den tatsächlichen Stand und die Möglichkeiten einer Entwicklung der Connemara-Zucht zu untersuchen." Im September desselben Jahres legte Ewart einen umfassenden Bericht von 34 Seiten mit 21 Photos unter dem Titel THE PONIES OF CONNEMARA vor, in dem er seine Erfahrungen und Vorschläge ausbreitete. In seiner Darstellung schreibt der Professor, daß der alte falbe Typ des Connemara „überleben könne, wo alles andere, außer wilden Ponies, verhungern würde." Die Ponies seien „stark und hart wie Maultiere". Weiter stellt er fest, daß die Connemara-Rasse so wertvoll, weil „fruchtbar und frei von erblichen Krankheiten" sei, daß ihr Untergang ein nationaler Verlust wäre, und er fügt hinzu, daß, „wenn nicht sofort Schritte zu ihrer Rettung eingeleitet würden, sie auf immer der Vergangenheit angehören würde".

Wenn Ewart in der kurzen Zeit seines Aufenthaltes auch nicht die ganze Situation in Galway erfaßte und durchschaute, so hatte sein Report doch ein ganz wichtiges Fazit. Er war der erste Befürworter einer Reinzucht und Wiederherstellung der Rasse aus sich selbst. Damit bereitete er den Boden für ein totales Umdenken.

Glücklicherweise beruhte der Eindruck, daß die Rasse kurz vor dem Aussterben stehe, auf einem Trugschluß. Tatsächlich war die Zahl der Ponies in den Bergen um ein Vielfaches höher, als er realisiert hatte. Seine Empfehlungen für eine Reform waren logisch und fielen auf fruchtbaren Boden: 1. Nur die besten Hengste zur Zucht zu verwenden und alle anderen zu eliminieren. 2. Ein Register reingezogener Stuten einzurichten als Unterlage für ein Connemara-Gestütbuch. 3. Die Farmer zu überzeugen, daß es sich lohne, nur mit den besten, selektierten Hengsten zu züchten, statt mit den immer noch überall vorhandenen „Heckenhengsten".

Nach der Übernahme der Pferdezucht durch das Department of Agriculture im Jahre 1903 wurde die Benutzung der Hackney-Hengste sofort eingestellt, ohne daß von ihnen irgendwelche nachhaltigen Spuren in der Zucht geblieben wären. Anders war es mit den stammverwandten Welsh Cobs. Von den sieben vom CDB in Galway stationierten Welsh Cob-Hengsten erlangte *Prince Llewellyn* als einziger grundlegende Bedeutung für die Wiederherstellung der Connemara-Rasse. Er war ein Fuchs von ca. 150 cm Widerristhöhe und noch vor der Gründung des Welsh-Gestütbuches, wahrscheinlich etwa um 1885, geboren. Von 1893–1900 wurde er vom CDB auf verschiedenen Stationen aufgestellt, ehe er an einen *William Lyons* aus der Gegend von Maam Cross verkauft wurde, der eine besonders gute Stutenherde besaß. Er wurde der Züchter von *Dynamite* und dessen Sohn *Cannonball*. Die Abstammungen der Mütter dieser beiden Hengste sind unbekannt. Sie gehörten aber zweifellos zu den Elitestuten Lyons'. *Cannonball*, mit der Nr. 1 ins Hengstregister des Gestütbuches eingetragen, wurde der bedeutendste Linienbegründer der Connemara-Zucht. Die anderen Welsh Cob-Hengste erlangten keine so große Bedeutung. Immerhin zeichneten sie sich teilweise als gute Stutenmacher aus.

Ein Hengst, der einen gewissen Einfluß auf die westirische Ponyzucht ausübte, war der 1875 in Tunis geborene Berber-Hengst *Awfully Jolly*, der zuvor bereits in England ausgezeichnete Ponynachzucht geliefert hatte. Es scheint, daß er zu den Connemara-Stämmen besonders gut paßte.

Nach *Ewarts* Bericht dauerte es leider noch etwa zwanzig Jahre, bis es 1923, nach der Unabhängigkeitserklärung der Republik von Großbritannien, zur Gründung der „Irish Connemara Pony Breeding Society" in Oughterard kam. *Michael O'Malley*, ein kleiner Kaufmann aus Rosmuc

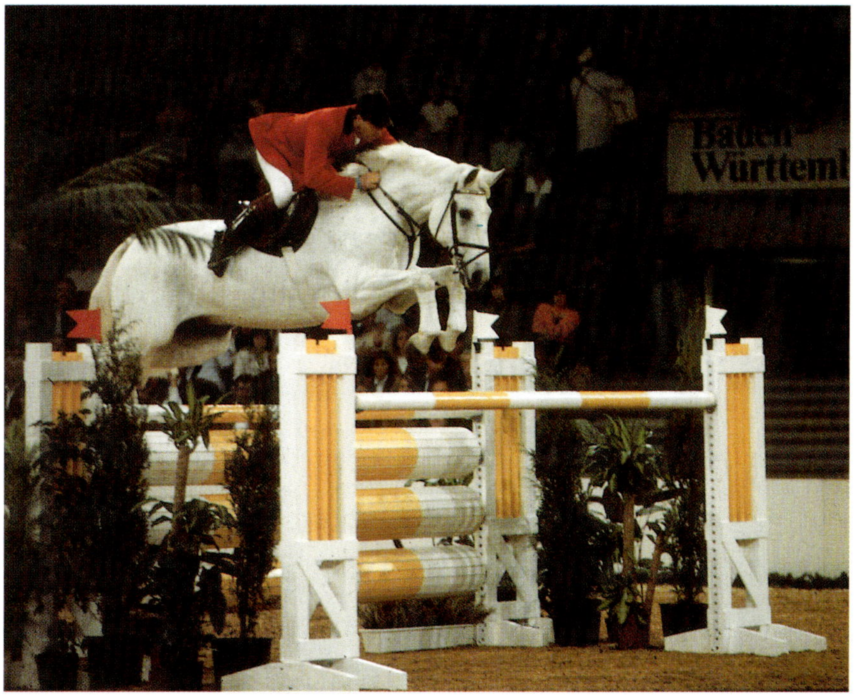

Der mit großer Wahrscheinlichkeit von dem Connemara-Pony-Hengst Celtic Trusca Prince (a. e. als Irish Sport Horse zu bezeichnenden Stute v. Any Questians AA – Top Walk xx) stammende Milton war jahrelang unter John Whitaker das beste Springpferd der Welt.

und glühender irischer Patriot, und der Pfarrer *P. White* scheinen die Hauptinitiatoren gewesen zu sein. Vor allem O'Malley war ein eifriger Vorkämpfer der Sache der Connemara-Zucht. Er war der erste, der 1912 auf der Schau in Olympia (London) Connemara-Ponies außerhalb Irlands ausstellte. Pater White wurde der erste Präsident der Gesellschaft.

Mit dem Beginn der Verbandstätigkeit führte man ab 1924 die Stuten- und Hengstinspektionen zum Zweck der Gestütbuchaufnahme ein. Wie ein Blick in die Resultate dieser Inspektionen zeigt, war der Maßstab in den ersten 15 Jahren des Bestehens des Verbandes außerordentlich streng.

Schon 1924 hatte sich die Society entschlossen, jährlich eine große Zuchtschau abzuhalten. Zunächst fand sie alternierend in Carna, Clifden, Oughterard und Roundstone statt. Seit 1947 jedoch ist Clifden einziger Ausstellungsort und Schaufenster der Connemara-Zucht mit Zucht- und Schauklassen. Jeden dritten Donnerstag im August trifft sich hier die Connemara-Fan-Gemeinde aus der ganzen Welt zu einer Art Zuchtkonferenz, zu der auch Vertreter der Nachzuchtländer kommen.

Seit ihrer Gründung bis heute besitzt die Society immer noch eine Reihe eigener Spitzenbeschäler, die stets alle in Galway stationiert werden. 1995 waren es sechs Hengste.

Gemäß Pat Lyne (a. a. O.) gibt es fünf genuine Connemara-Hengstlinien, die mit folgenden Hengsten begründet wurden:

1. *Cannonball 1,* geb. 1904, Schimmel,
2. *Black Paddy 8,* geb. 1916, Rappe,
3. *Connemara Boy 9,* geb. 1922, Schimmel,
4. *John Quirke 13,* geb. 1923, Schimmel,
5. *Mountain Lad 32,* geb. 1928, Schimmel.

Dazu kommen zwei weitere mit einem fremdblütigen Hengst begründeten Linien. Der erste, dem es gelang eine eigene Hengstlinie, die sechste, zu begründen, war der 1942 geborene braune Vollblut-Hengst *Little Heaven,* über seinen Sohn *Carna Dun 89. Little Heaven xx* war ein Glückstreffer insofern, als er neben gutem Zuchtmaterial eine Reihe von Produkten für den Spitzensport aus Connemara-Müttern lieferte, darunter das Olympia-Dressurpferd *Little Model* und die Top-Springpferde *Stroller* (ebenfalls mit olympischem Lorbeer) und *Dundrum* (den Puisance-Seriensieger).

Der zweite Nicht-Connemara, der eine Linie gründete, die siebte, war *Naseel ox,* ein hochklassiger arabischer Schimmel, geb. 1936, über seinen Sohn *Clonkeehan Auratum 104.* Auch *Naseel ox* brachte ausgesprochene Leistungsgene in die Zucht. Wahrscheinlich ist *Clonkeehan Auratum* über seinen in England stehenden Sohn *Celtic Trusca Prince* der väterliche Großvater des Weltklassespringpferdes *Milton.* Glaubt man den Gerüchten, so sollen zu Beginn der achtziger Jahre zwei Vollblut-Hengste inoffiziell in der Zucht gewirkt haben. Wie dem auch sei – ohne Frage ist die Connemara-Zucht von allen Ponyzuchten der Britischen Inseln heute diejenige mit dem höchsten Leistungspotential.

KERRY BOG-PONY

TYP, INTERIEUR, VERWENDUNG:
Der etwas kaltblütig wirkende, etwa Shetland Pony-Größe erreichende Kerry Bog-Pony erinnert ein wenig an eine Miniaturausgabe des Haflingers. Er wird bereits seit alter Zeit als Bog-(= Torfmoor) oder Peat-(= Torfsoden) Pony bezeichnet. Damit wurde seine ursprünglich hauptsächlichste Verwendung charakterisiert. Seit jeher diente er dazu, den als Brennmaterial gestochenen, getrockneten Torf aus den ausgedehnten Mooren auf die Höfe zu transportieren. Dabei bediente man sich entweder einer Schleppe, bestehend aus zwei gekreuzten Stechpalmen-(Ilex) Stämmchen, auf denen ein Korb befestigt war, der so von dem Pony gezogen werden konnte, oder zweier über dem Rücken verbundener Tragkörbe. Der Bog-Pony zeigt hervorragende Geschirrtugenden und ist ein unermüdlicher, energischer Arbeiter mit frommem, freundlichen Wesen. Er eignet sich wegen seiner Kleinheit und Umgänglichkeit hervorragend als Erstpony für ein Kind. Aufgrund seiner Körperkraft ist er jedoch ohne weiteres in der Lage, einen erwachsenen Reiter zu tragen.

EXTERIEUR:
Der sehr muskulöse, starke Pony besitzt ein nettes Ponygesicht mit freundlichen Augen, kurzen Ohren und einem geraden oder leicht konkaven Profil. Seine Gurttiefe ist beträchtlich. Die ausgeprägte Rippenwölbung deutet auf eine gute Futterverwertung hin. Der Rücken ist breit und muskulös, die Kruppe abgeschlagen mit tief herabreichender langer Sitzbeinmuskulatur. Die stabilen Gliedmassen sind kurz, mit kräftigen Gelenken und kurzen Röhren. Ein Behang ist wenig ausgeprägt. Die Hufe sind groß und rund, oft etwas flach. Die Stellung der Beckengliedmaßen tendiert gelegentlich zu Kuhhessigkeit oder Säbelbeinigkeit.

Als Farbe findet man fast ausschließlich Füchse, darunter häufig Exemplare mit breiter Blesse, seltener dagegen Schimmel, Falben oder Braune. Das reich ausgebildete, ziemlich grobe Langhaar der Mähne und des tief angesetzten Schweifes ist bei den Füchsen stets hell, flachsblond. Die Widerristhöhe beträgt zwischen 102 und 112 cm Stockmaß.

MECHANIK:
Die Bewegungen des Bog-Ponys sind energisch und fleißig, jedoch in ihrem Raumgriff begrenzt.

ZUCHT:
Die zahlenmässig nur noch sehr kleine Population ist in den Moorgebieten der Grafschaft Kerry im Südwesten der Republik Irland beheimatet, genauer in dem von *John Mulvihill* betriebenen Freilichtmuseum alter Handwerker- und Bauernhäuser und Stallungen im Kerry Bog Village (Glenbeigh, Co. Kerry).

GESCHICHTE:
In alter Zeit war das Leben der Bog- oder Peat-Ponies sicherlich kein leichtes. Fraglos erhob das rauhe Klima in Berg und Moor an der Atlantikküste seinen Zoll und die harte Arbeit und

Ein Vertreter der erst 1994 wiederentdeckten Kerry-Bog-Ponyrasse, die lange als ausgestorben galt, vor einem mit handgestochenem Torf beladenen Wagen

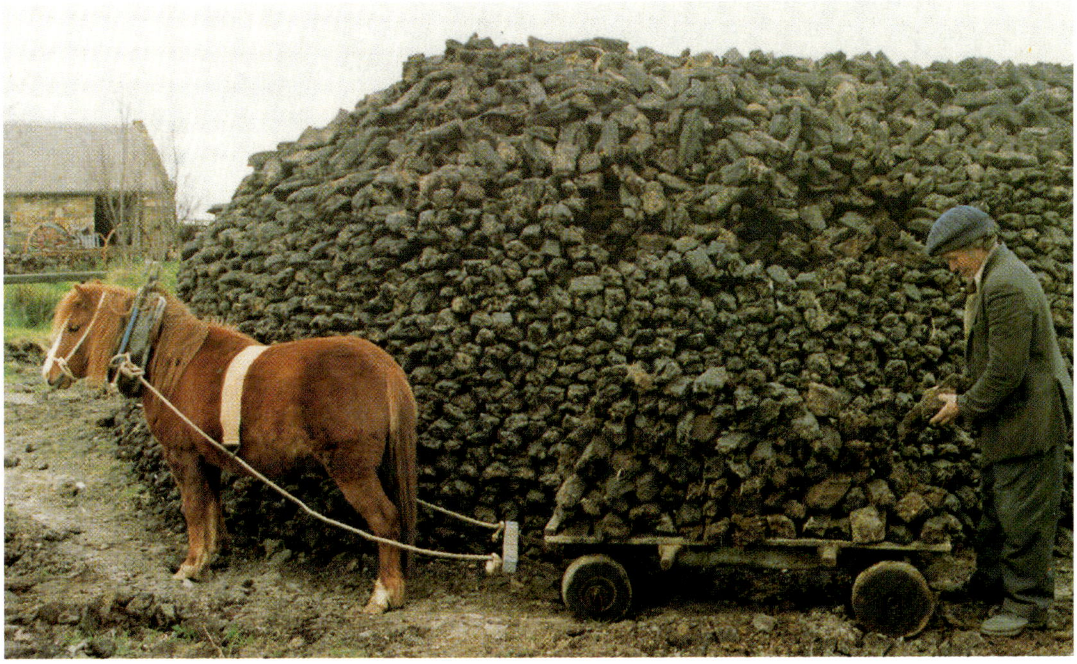

häufiger Futtermangel mit Sicherheit ebenfalls. Im 17. bis 19. Jahrhundert waren die Möglichkeiten der Landbewirtschaftung in Kerry außerordentlich ärmlich und bescheiden. Härteste Plackerei und starke Arme waren das Gesetz des Überlebens für den kleinen Farmer auf seinem winzigen, meist unfruchtbaren Land, um seine zahlreiche Familie durchzubringen.

Die einzige Hilfe neben den Familienmitgliedern waren die Ponies, die den Torf, das Heu und alle übrigen Farmprodukte heranschaffen mußten. Dabei konnte in dem unwegsamen Gelände vielfach nicht einmal ein Karren oder Wagen benutzt werden. Man war auf die primitive Schleppe (Travois) oder die über dem Rücken mit Gurten verbundenen seitlichen, aus Weiden oder Stroh geflochtenen Tragkörbe (Panniers) angewiesen. Im Verlaufe des 19. Jahrhunderts, mit der Verbesserung des Straßen- und Wegenetzes, ging die Zahl der Bog-Ponies zurück – zugunsten größerer, stärkerer Pferde. Und mit der Ausbreitung des Motors im Verlaufe des 20. Jahrhunderts in Europa auch bis in die entlegenste Hütte schien ihr Schicksal endgültig besiegelt.

Längere Zeit nahm man an, daß sie ausgestorben wären, als eines Tages im Jahr 1987 John Mulvihill vom Kerry Bog Village Museum bei dem Moorbauern *Jim Doyle* in Glencar einen uralten, kleinen Pony-Fuchshengst mit Blesse und hellem Langhaar entdeckte und ihm abkaufte; denn er hatte ihn sogleich, aufgrund von Erzählungen seines Vaters, die er in seiner Jugend gehört hatte, als einen Vertreter der verschollen geglaubten Rasse erkannt. Folglich machte er sich nun daran, die letzten Reste der Rasse aufzuspüren, zu sammeln und zu registrieren, um sie so vor dem endgültigen Verschwinden zu retten. Der von ihm seinerzeit erworbene alte Hengst ist mittlerweile tot. Jedoch ein sehr rassetypischer Enkelsohn von ihm, *Flashy Fox* (aus der Stute *Purple Heather*), ist bestimmt, die Zucht fortzuführen.

Inzwischen ist die Aufmerksamkeit auf die Rasse außerordentlich gestiegen, nicht zuletzt, nachdem 1994 der damalige Landwirtschaftsminister *Joe Walsh* nach einem Besuch in Kerry Bog Village ihre Förderung zu seinem persönlichen Anliegen gemacht hatte.

In einer sorgfältig durchgeführten Analyse der Kerry Bog-Ponies durch den bekannten Direktor des „Irish Genetic Resources Trust", *Dr. Leo Curran*, hat er die unzweifelhafte genetische Abstammung des Junghengstes *Flashy Fox* und seines Vaters *Bogman* vom alten Peat-Pony feststellen können. Mittlerweile haben sich noch einige zwanzig oder dreißig weiterer Ponies der Rasse, fünfzehn davon in Kerry Bog Village oder der Nachbarschaft, teils jedoch auch außerhalb des County Kerry in anderen Teilen Irlands gefunden.

Das Irische Landwirtschaftsministerium ist sehr stolz darauf, daß man die Rasse vor dem Untergang hat bewahren können und sie im Februar 1995 offiziell als eigenen Zuchtverband registrieren konnte.

Die Geschichte von der Wiederentdeckung des Kerry Bog-Pony ist um die Welt gegangen, und das Interesse vor allem aus den englisch-sprechenden Ländern mit hohem irischem Bevölkerungsanteil, wie den USA, Kanada, Australien, an einem Erwerb von Zuchttieren scheint vorläufig noch weit größer als die Exportmöglichkeiten.

Das letzte Wort soll John Mulvihill vorbehalten bleiben. Unverbesserlicher Optimist, der er nun einmal ist, meint er euphorisch: „Dieses Pony bringt das Erbe unserer Vorväter zurück und wird unsere Gegend wieder mit Leben erfüllen. Es gibt einen großen Markt für unsere Ponys, in Europa und weltweit. Die Welt steht dem Bog-Pony offen!" – Hoffentlich behält er recht!

FRANKREICH

Das französische Staatsgebiet umfaßt das zwischen dem Ärmelkanal, dem Hauptkamm der Pyrenäen und dem Mittelmeer sich erstreckende französische Mutterland einschließlich der Insel Korsika. Im Norden grenzt Frankreich an Belgien und Luxemburg, im Osten an Deutschland, die Schweiz und Italien. Die Gesamtfläche beträgt rund 544 000 Quadratkilometer, die Einwohnerzahl knapp 57 Millionen. Von verschiedenen Minderheiten werden außer Französisch auch Baskisch, Bretonisch, Katalanisch, Deutsch, Flämisch und Italienisch gesprochen.

Abgesehen von den beiden Hochgebirgen ist Frankreich zum größten Teil Tief- beziehungsweise Hügelland, durchsetzt von einigen Mittelgebirgen. Die Küsten sind im Norden buchtenreich und felsig. Am Golf von Biscaya und vom Golf du Lion bis zum Rhône-Delta finden sich flache Anschwemmungsküsten mit großen Strandseen (Etangs).

Das Klima ist nordwestlich der Cevennen (Zentralmassiv) atlantisch, vom Golfstrom beeinflußt (kühle Sommer, milde Winter); die Niederschläge (1000–500 mm) nehmen nach Osten hin ab. Östlich des Zentralmassivs ist das Klima mehr kontinental und südlich der Seealpen mediterran (Riviera) mit Niederschlägen um 670 mm.

Die landwirtschaftliche Nutzfläche beträgt fast 60 Prozent der Gesamtfläche des Landes. Viehwirtschaft und Tierzucht erbringen über 60 Prozent der Gesamteinnahmen aus der Landwirtschaft.

Bereits aus vorgeschichtlicher Zeit finden wir in Frankreich eine Reihe von Höhlen mit steinzeitlichen Pferdedarstellungen aus dem Zeitraum von vor 30 000 bis 10 000 Jahren. Auf diesen Höhlenmalereien kann man deutlich zwei unterschiedliche Pferdetypen erkennen, einen kleineren, älteren, eher ponyartigen Typ und einen größeren, stärkeren, mehr kaltblutartigen Typ.

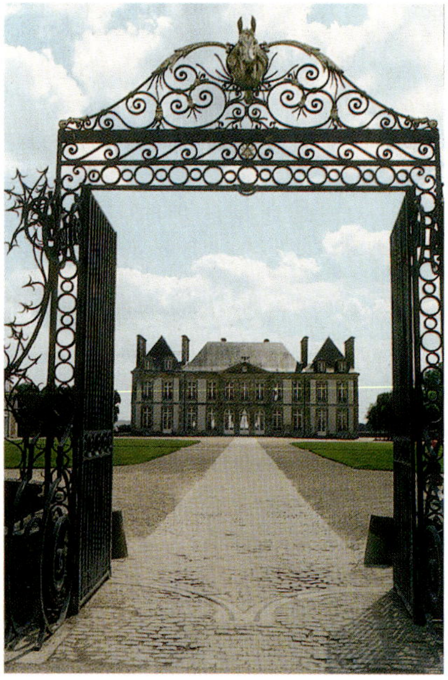

Eingangstor des französischen „Klein-Versailles der Pferde", des staatlichen Hengstdepots Le Pin bei Argentan (Normandie), im Hintergrund das Schloß

Unter den Höhlen, in denen sich prähistorische Pferdebilder finden, nennt *Gerhard Kapitzke* in FRANKREICH FÜR PFERDEFREUNDE (Köln 1981) im Gebiet des sogenannten „schwarzen" Perigord (Vézère) vor allem die von Lascaux, Rouffignac, La Mouthe, Font de Gaume, Les Combarelles und Pech Merle, und unter denen in den Vorgebirgen der Pyrenäen, südlich Toulouse, die von Niaux. Die dort vorhandenen Darstellungen stammen aus verschiedenen Stilepochen. In neuerer Zeit sind zwei weitere, sehr wichtige Höhlen entdeckt worden, die besonders schöne Darstellungen von Pferden enthalten: zum einen die Grotte Cosquer bei Marseille, die 1991 entdeckt wurde und deren Eingang sich heute etwa 37 Meter unter dem seit der Steinzeit um etwa 100 Meter gestiegenen Meeresspiegel des Golfs du Lion befindet, zum anderen die Grotte Chauvet bei Vallon-Pont-d'Arc im Tal der Ardèche.

Die Höhlenmalereien aus der Zeit von vor etwa 20 000 bis 10 000 Jahren geben uns in ihrer naturalistischen Darstellungsweise ein recht gutes Bild von der damaligen Fauna Europas und den dort vorkommenden beiden Wildpferdtypen, die sich zum Ende der Eiszeit herausgebildet hatten. Die eine Form war der Urpony, wie ihn bis heute der englische Exmoor-Pony am typischsten verkörpert. Seine Widerristhöhe betrug etwa 122–125 cm. Sein Haarkleid war einem feuchtkalten Klima mit hohen Niederschlägen angepaßt. Vor allem das Winterfell mit der stark ausgebildeten fettigen Unterwolle und den darüberliegenden langen Grannen des Oberhaares, die reich ausgebildete, nach beiden Seiten fallende Mähne mit dem dicken Stirnschopf und der ebenso stark behaarte, volle Schweif ließen das Wasser einfach abperlen. Stark ausgeprägt war der jahreszeitlich gesteuerte Wandertrieb, der ihn den günstigsten Weidebedingungen folgen ließ.

Durch den Einschluß in Gletscherenklaven während der Eiszeit entwickelte sich als zweiter Pferdetyp der Tundren-Pony. Sein Erbe ist bis heute in allen Kaltblutrassen erhalten. Typisch für ihn ist ein dichtes, zottiges Haarkleid mit stark ausgebildeter Unterwolle, das ihn gegen die tiefsten Kältegrade schützte. Dagegen waren Schopf, Mähnen- und Schweifhaar unter den trockenen kontinentalen Bedingungen nur gering ausgebildet. Wegen der eingeschränkten Bewegungsfreiheit verlor der Tundren-Pony die Beweglichkeit des Urponys, der sich meist im Trab bewegte, und wandelte sich zu einem ausgesprochenen Schrittpferd mit massigem, starkknochigem Körperbau. Die Widerristhöhe betrug am Ende der Eiszeit etwa 145 cm Stockmaß, doch hatten sich zwischendurch auch Formen von 170 cm Widerristhöhe und mehr gebildet. Beide Typen finden sich in den Grotten nebeneinander dargestellt.

Aber überspringen wir nun einen Zeitraum von einigen 1000 Jahren und begeben uns in die frühgeschichtliche Zeit Frankreichs während seiner keltischen Besiedlung: Folgt man *Schwarzneckers* Darstellung in der 6., von *G. Frölich* überarbeiteten Auflage seines LEHRBUCHS DER PFERDEZUCHT (Berlin 1926), so haben die Gallier das Pferd als Symbol der Sonne verehrt, weswegen es ihr

Das südfranzösische Staatsgestüt Pompadour, dessen burgartige Gebäude aus dem Mittelalter stammen, ist heute auch der Sitz des „Institut du Cheval", das sämtliche französische Gestütbücher herausgibt.

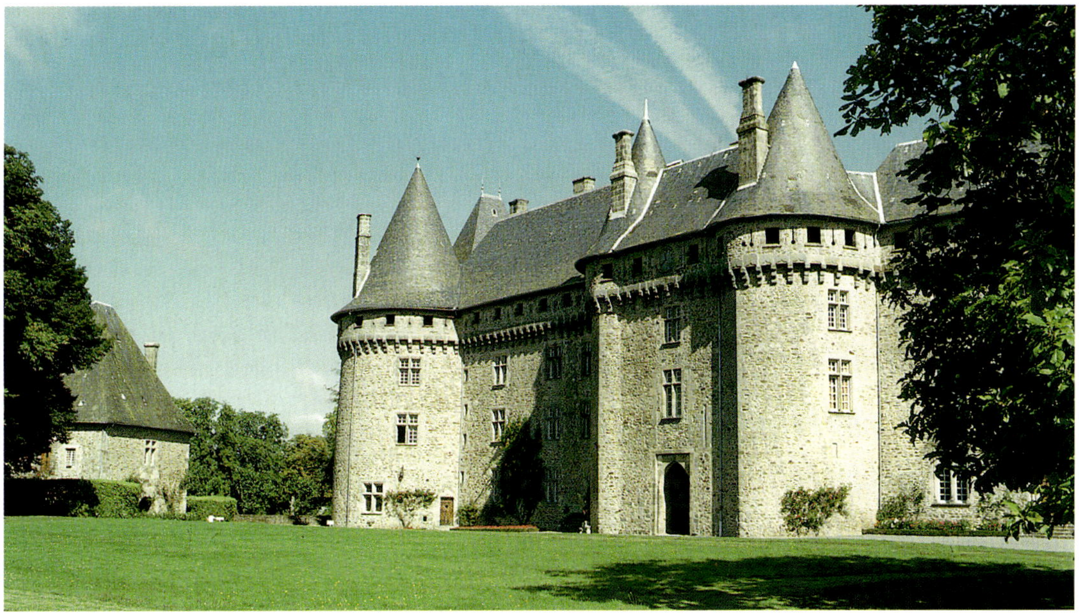

wichtigstes und wertvollstes Opfertier war. Die gallische Numismatik zeigt das Pferd in verschiedenen Formen. Jedoch sind diese Darstellungen recht unvollkommen, so daß man sich keine ganz klare Vorstellung von den damaligen Typen machen kann. Nach *Caesar* waren die gallischen Pferde deutlich verschieden von den germanischen. Vor allem waren sie größer. Im Gegensatz zu den Germanen, die in der Zeit vor Christi Geburt nur Pferde eigener Zucht benutzten, scheinen die Gallier bereits früh Pferdehandel über Ländergrenzen hinweg betrieben und Pferde eingeführt zu haben.

Die Bezeichnung „Pferd" ist ein gallisches Lehnwort und stammt von „Veredus", der latinisierten Form des keltischen „Vehoreda". Der römische Grammatiker *Sextus Pompejus Festus* (2. Jahrhundert n. Chr.) erklärt das Wort „Veredus" mit „quia rhedam vehit". „Rheda" ist der keltische Ausdruck für „Rollen" oder „Wagen". Er kommt aus dem gleichen Wortstamm wie unser „Rad". Unter der „Rheda" der Gallier verstand man den vierrädrigen, mit Ochsen oder Pferden bespannten Karren, auf dem sie bei ihren Wanderungen ihre gesamte Habe transportierten. Im Mittellateinischen wurde aus dem „Veredus" der „Paraveredus", das Postpferd (ursprünglich eigentlich „Beipferd", also „Handpferd"). Im Deutschen hat sich daraus das „Pferd" abgeschliffen, im Französischen bildete sich der „Palefroi".

Schon der karthagische Feldherr *Hannibal* (247–183 v. Chr.) wußte die gallische Reiterei zu schätzen und mehr noch *Gaius Julius Caesar* (101–44 v. Chr.), der vor allem die Treverer in seinem Werk DE BELLO GALLICO als tüchtige Reiter rühmte. Während der römischen Kaiserzeit waren neben den germanischen auch die gallischen Pferde hochgelobt. Viele der gallischen Auxiliarii waren auf ihnen beritten.

Aus den Jahrhunderten der Völkerwanderungszeit, während der Reiche der Goten, Vandalen und Burgunder auf französischem Boden, ist in hippologischer Hinsicht kaum etwas bekannt, ebensowenig wie aus dem 5. Jahrhundert, als der Hunnenkönig *Attila* 441 von *Aetius* auf den Katalaunischen Feldern geschlagen wurde und der fränkische *König Chlodwig I.* (466–511, aus dem Haus der Merowinger) 486 bei Soissons den letzten römischen Statthalter Galliens, *Synagrius*, bezwang.

Durch die Mauren, die Südgallien bis zur Rhône erobern, ehe sie in den Sümpfen zwischen Tours und Poitiers 732 durch *Karl Martell* entscheidend geschlagen und ihr Siegeszug unterbrochen wurde, kam ein neues Element in die Pferdepopulation Frankreichs, und es entstand durch den orientalischen Einfluß der bis heute bestehende deutliche rassische Gegensatz zwischen Süd- und Nordfrankreich. Während im Süden das Orientalische Blut bis heute überwiegt, wurde unter den Karolingern und vor allem seit der Besetzung der Normandie durch die nordischen Wikinger seit der Mitte des 9. Jahrhunderts im Norden ein stärkerer, schwererer Pferdetyp vorherrschend.

Die Normannen gründeten eine Reihe von bedeutenden Gestüten in der Gegend von Rouen, Caen und Bayeux und führten Pferderennen ein, wie sie es aus ihrer nordischen Heimat gewohnt waren. Bald begannen auch Klöster und Abteien eigene Gestüte anzulegen. Unter anderem wird die Abtei Mont-Saint-Michel vielfach wegen ihrer vorzüglichen Pferde gerühmt. Tatsächlich muß man wohl die Normannen und nicht die Franken als die eigentlichen Schöpfer einer organisierten Pferdezucht in Frankreich ansehen.

Als während der Zeit der Kreuzzüge (vom Ende des 11. bis zum Ende des 13. Jahrhunderts) und unter den Kapetingern das Ritterwesen zu höchster Blüte gelangte, wurde Frankreich führend in allem, was Pferdezucht und Reiterei anging. Fränkisches Regelwerk wurde für die gesamte christliche Ritterschaft bindend. Aus den „Combats de la Table Ronde" entwickelte sich der Brauch, nicht nur mit stumpfen Waffen – „Armes courtoises ou gratieuses" – auf den Turnieren zu kämpfen, sondern auch mit scharfen – „à outrance". Auch das Lanzenstechen „über die Schranke" bei derlei Turnieren ist eine fränkische Erfindung. Pferde, die dabei verletzt worden waren, wurden oft so scheu und widersetzlich, sich der Schranke zu nähern, daß man sie nur noch mit verbundenen Augen im Wettstreit reiten konnte. Sie mit einem Panzer oder später mit großen „Couverturen" zu schützen, scheint erst im 13. Jahrhundert mit den Kreuzzügen gegen die Sarazenen aufgekommen zu sein.

Als Zuchtgebiete der großen, schweren, starken Ritterpferde waren die Marsch- und Niederungsgebiete der gesamten Westküste entlang dem Ärmelkanal von der Bretagne bis zum Norden berühmt. Die Bedeutung der Normandie für die Zucht solcher Pferde geht daraus hervor, daß man diese Pferde nach der Landschaft Armorica zwischen Loire und Seine als Armorikanische

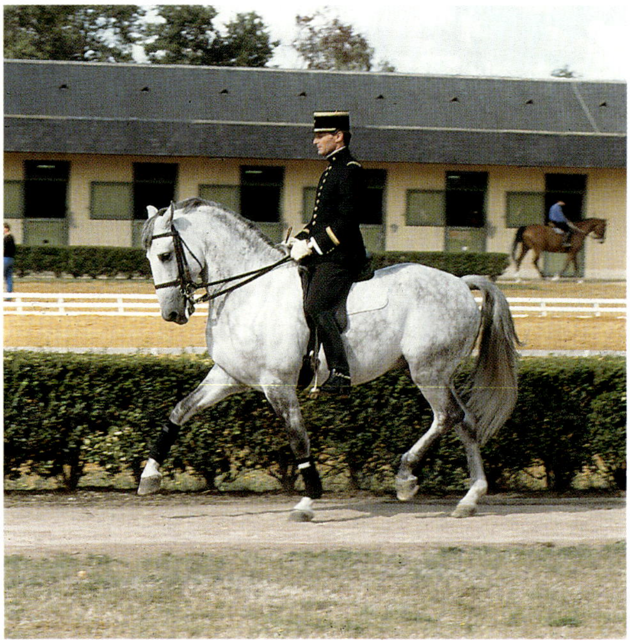

Ecuyer des Cadre Noir vor den Stallungen der Nationalen Reitschule von Terrefort

Rasse bezeichnete. Sie ist die eigentliche Ursprungsrasse des heutigen Anglo-Normänners und des Percheron.

Mit dem Aufkommen der Handfeuerwaffen, nach der Erfindung des Schießpulvers, machte die Reiterei eine bedeutende Wandlung durch. Ein edleres, wendigeres Pferd als das schwere Streitroß wurde erforderlich. Zunächst nahm die für die neue Kampftechnik erforderliche Schulreiterei ihren Anfang in Italien. Die Turnierrosse der schwer gepanzerten Ritter kannten nur den Schritt und den Galopp auf gerader Linie. Als aber die Zeit des „Anrennens" gegen den Gegner, um ihn durch den Anprall aus dem Sattel zu werfen, vorüber war und durch die Einzelkämpfe von Reiter zu Reiter mit der Toledoklinge und dem Faustrohr abgelöst wurde, legte man nicht nur die Rüstungen ab, sondern verwendete auch weit größere Sorgfalt auf die Ausbildung des Pferdes zum Kampfgenossen.

Bis etwa zur Mitte des 16. Jahrhunderts war Neapel das Zentrum der Schulreiterei gewesen. Mit dem dortigen Verfall der Reitkunst und der steigenden Macht der französischen Könige fand die „Hohe Schule" eine neue Heimat in Frankreich. Wie Schwarznecker (a. a. O.) schreibt: „Karussells und die Ringrennen sind wohl nirgends glänzender gestaltet worden als unter Ludwig XIII. (1601–1643), XIV. (1638–1715) und XV. (1710–1774)." Jeder größere Grundbesitzer unterhielt zur Zeit *Ludwigs XIII.* ein eigenes Gestüt. Der geniale Reitmeister *Antoine de Pluvinel* war der gefeierte Reitlehrer des Königs.

Unter *Ludwig XIV.* blühte zwar die Schulreiterei bei Hofe auch weiterhin, und in die Regierungszeit *Ludwigs XV.* fällt das Wirken *François Robichon de la Guérinière,* der als der Begründer der modernen Dressurreiterei angesehen werden muß. In züchterischer Hinsicht setzte jedoch eine bedenkliche Wende ein. In den Auseinandersetzungen des Königs mit der Fronde, dem unbotmäßigen Adel, um die Durchsetzung seiner absolutistischen Vorstellungen von seiner Machtvollkommenheit, begannen die privaten Gestüte zu zerfallen. Schon bald kam Frankreich, das bisher Pferde hatte exportieren können, in die Lage, seine Armeen im Ausland remontieren zu müssen. Bereits unter Ludwig XIV. war die Leibgarde auf schwarzen Holsteinern und braunen Mecklenburgern beritten. Um dem erkannten Mangel an remontierungsfähigem Pferdematerial abzuhelfen, begann der königliche Finanzminister *Jean Baptiste Colbert, Marquis de Seignelay* (1619–1683), mit dem Aufbau einer eigenen, zentral gelenkten staatlichen Gestütsverwaltung. Zu dem Zweck ließ er Hengste aus Deutschland, Dänemark (Holstein), Belgien, Spanien, Neapel und der Türkei einführen, die er ab 1665 in den zahlreichen neu gegründeten Staatshengstdepots aufstellen ließ. 1662 beauftragte Ludwig XIV. seinen Finanzminister, auf der Domaine Le Pin ein Staatsgestüt zu errichten. Dieser Wunsch des Königs konnte allerdings aus Geldmangel erst nach dem Tode beider verwirklicht werden. Der Bau dauerte fast 15 Jahre, und erst 1730 standen die ersten Staatshengste in den Stallungen des „Klein-Versailles" der Pferde.

In der Zeit Ludwigs XV. begann neben der privaten Zucht auch die Schulreiterei zurückzugehen. Die adlige Jugend wurde zu verweichlicht und bequem. Lassen wir dazu noch einmal Schwarznecker (a. a. O.) zu Worte kommen: „Nachdem durch Einführung der Wagen die Reiterei immer mehr verdrängt worden war – schon um 1650 waren die ersten Mietwagen in Paris aufgestellt –, gehörte es zwar noch zum guten Ton und zur Ausbildung der jungen Leute von Stande, die Reitakademien zu besuchen; indessen hatte diese Reiterei keinen Einfluß mehr, weder auf die Kriegführung noch auf die Zucht. Auch die Errichtung der Staatsstammgestüte zu Pin (1714), zu Pompadour (1745) im Limousin und zu Rosières (1767) blieben ebenso ohne nachhaltige Einwirkung wie die Bemühung des Großstallmeisters Ludwigs XVI. (1754–1793), des Prinzen von Lambesc, durch gute und kräftige englische (Vollblut-, Anm. d. Verf.) Hengste größere Energie in die aufgeschwemmten Massen zu bringen und durch Rennen die Passion für das Pferd zu wecken. Alle diese Bemühungen erfuhren durch die Revolution eine jähe Unterbrechung. Die Staatsbeschäler wurden verkauft (1790), die Überwachung der Zucht hörte auf, und die Rennen wurden als aristokratisches Vergnügen verhöhnt, bis der Kultus des Griechischen in dieser tollen Zeit zu dem Versuche führte, Wagenrennen nach griechischem Muster einzurichten.

Allerdings konnte selbst der Nationalkonvent auf Dauer sich nicht der Überzeugung verschließen, daß die Erhaltung guter Pferde ein Staatsinteresse sei. Indessen fehlte es am Gelde, dieser Überzeugung praktischen Nachdruck zu verleihen. Es blieb dem universellen Genie Napoleons vorbehalten, auch hier fördernd einzugreifen. Die Gestüte in Pau, Pin, Longounet, Pompadour und die Versuchsgestüte auf den Tierarzneischulen in Lyon und Alfort, 30 Beschälerdepots und die Militärreitschulen wurden unter seiner Leitung (1806) eingerichtet und nichts verabsäumt, um im Lande den Geschmack an eigengezogenen Pferden zu erwecken; aber Kriege, Requisitionen und Revolutionen sind nicht der Boden, auf dem die Pferdezucht gedeiht, und so zerstörte die eine Hand wieder, was die andere gepflanzt hatte."

Während der Restauration unter *Ludwig XVIII.* und *Karl X.* (1814–1830) bemühte man sich durch Import von Zuchtmaterial aus England und durch die Förderung von Trabrennen unter dem Reiter, der Pferdezucht wieder auf die Beine zu helfen.

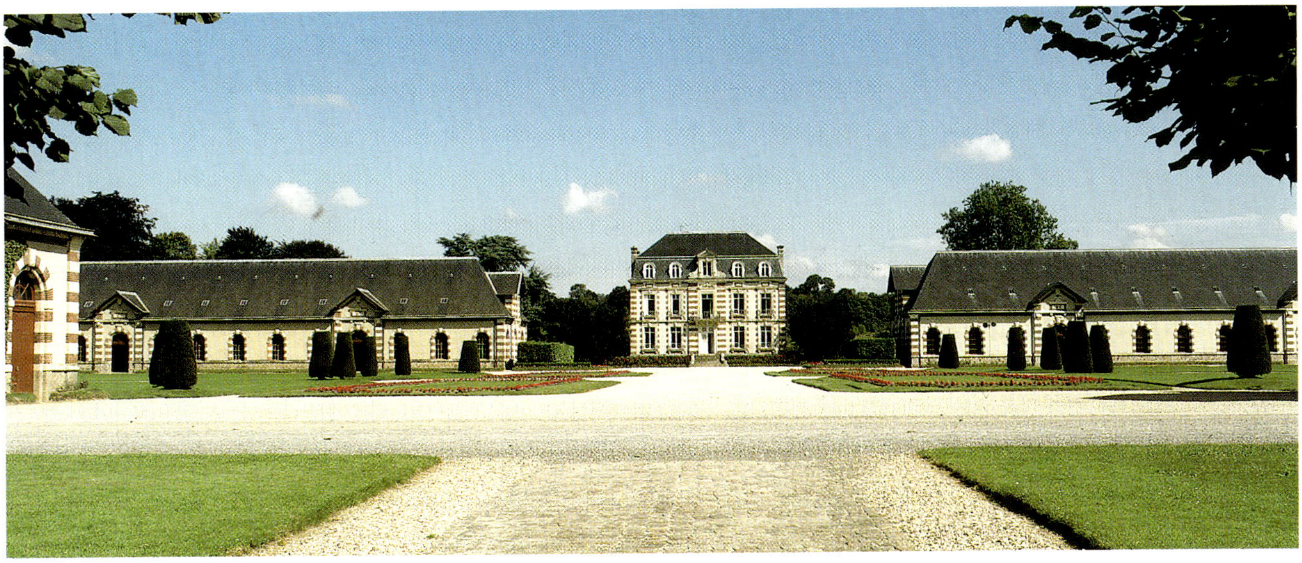

Das größte französische Staatshengstdepot befindet sich in dem 1806 von Napoleon I. gegründeten Saint Lô.

Außenpolitisch gelang es schon sehr früh, die Kriegsschulden zurückzuzahlen und im Aachener Kongreß (1818) den Rückzug der Alliierten von dem französischen Staatsgebiet und die völlige Wiederherstellung der Gleichberechtigung Frankreichs innerhalb der europäischen Staaten zu erreichen. Innenpolitisch jedoch kam Frankreich nicht zur Ruhe. Die reaktionäre Haltung Karls X. führte 1830 zur „Julirevolution" und zur Wahl des „Bürgerkönigs" Louis Philippe „Egalité" (v. Orleans, 1773–1850, König von 1830 bis 1848). Auch während seiner Regierung importierte die französische Gestütsverwaltung weiter englische Pferde zur Verbesserung der Zucht. Jedoch erst im Zweiten Kaiserreich (1848–1870) unter *Napoleon III.* gelang es, sie wieder auf einen Stand zu bringen, der die Bedürfnisse von Armee, Landwirtschaft und Wirtschaft weitgehend aus eigener Produktion zu decken imstande war.

1847 war der bedeutendste Hippologe Frankreichs im 19. Jahrhundert, *Eugène Gayot* (1808–1891), zum Generalinspekteur der französischen Staatsgestüte berufen worden. Seine Zuchtmaßnahmen waren von bahnbrechender Bedeutung für die Richtung, die die französische Pferdezucht nahm. Im Haras du Pin gründete er die bis heute bestehende staatliche Gestütsschule. Durch Importe erstklassiger Vollblut-Hengste aus England und die Förderung der Trabrennen, vorzugsweise der unter dem Sattel, baute er auf der alten, durch Revolution und Kriege ausgebluteten Normänner-Grundlage die nun Anglo-Normänner genannte Rasse neu auf. In Südfrankreich schuf er – nach dem Vorbild der Zweibrücker-Zucht – durch die Kombination von Arabischem Blut und Vollblut den Anglo-Araber, wobei er bestrebt war, in ihm die Vorzüge der beiden Ausgangsrassen zu vereinigen.

General Emile Felix Fleury (1815–1884), seit 1862 Erster Stallmeister der Krone, verstand es, die Pferderennen als Volksbelustigung wirksam in Szene zu setzen, wobei er erhebliche Geldmittel aufwendete, um die Rennbeteiligung durch hohe Preise für die Pferdebesitzer attraktiv zu machen und sie so zu veranlassen, in die Vollblut-Zucht zu investieren.

In der Regierungszeit Napoleons III. wurde das ganze Land in hippologische Arondissements eingeteilt. Der jeweils an der Spitze stehende Direktor hatte die Aufgabe, den Zuchtbetrieb in seinem Bezirk zu überwachen, und zugleich die Leitung des dazugehörigen Hengstdepots inne. Diese Direktoren bildeten innerhalb des Ministeriums des kaiserlichen Hauses die leitende Körperschaft für Pferdezuchtangelegenheiten. Die Gestütsverwaltung verfolgte mit ihren Maßnahmen einseitig den Zweck, unter allen Umständen die Remontierung der Armee sicherzustellen. Die dafür aufgewendeten Mittel waren ganz außerordentlich. Diese ausschließliche Ausrichtung der Zucht erregte erheblichen Neid bei der Mehrheit der Züchter, da sie nicht in deren Genuß kamen, denn die meisten von ihnen züchteten kaltblütige, landwirtschaftliche Arbeitspferde.

Zu jener Zeit bestanden zwischen den Pferdezuchtdepartements des Ackerbauministeriums und denen des Kriegsministeriums erhebliche Dissonanzen. Denn natürlich benötigte ein Land mit so ausgedehnter und hochstehender Landwirtschaft eine ausreichende Versorgung mit geeigneter tierischer Zugkraft, zumal seit der um die Jahrhundertmitte einsetzenden Intensivierung des Ackerbaus, der für den Hackfruchtbau und die dafür notwendige Tiefkultur schwerer Maschinen und Geräte bedurfte und damit auch schwererer Pferde. Folgerichtig hatte in Frankreich mit seinen zahlreichen verschiedenen Kaltblutrassen gegen Ende des 19. Jahrhunderts die Zucht der schweren Pferde die der leichten zahlenmäßig bereits überrundet.

Wie auch anderswo in Europa, zum Beispiel in Preußen, war die Unzufriedenheit der Kaltblutzüchter mit den regierungsseitig unternommenen Maßnahmen groß. Es kam zu einem ersten Streit um die größere Zweckmäßigkeit einer staatlichen oder privaten Hengsthaltung. Die Hauptargumente gegen die staatliche Hengsthaltung lauteten, daß sie ineffektiv arbeite, daß sie zu teuer und zu einseitig ausgerichtet sei, daß die Remontezucht trotz der hohen Subventionen nicht lohnend sei und daher häufig durch Ausweitung der Rinder-, Schaf- oder Maultierzucht abgelöst werde. Obgleich die Anhänger einer privaten Hengsthaltung eine klare Mehrheit unter den Züchtern darstellten, wurde die staatliche Hengsthaltung bis heute aufrechterhalten. Das Resultat war, daß vor allem in Südwestfrankreich, dem Zuchtgebiet des Anglo-Arabers, also einer reinen Remontezucht, die Pferdezucht seit der

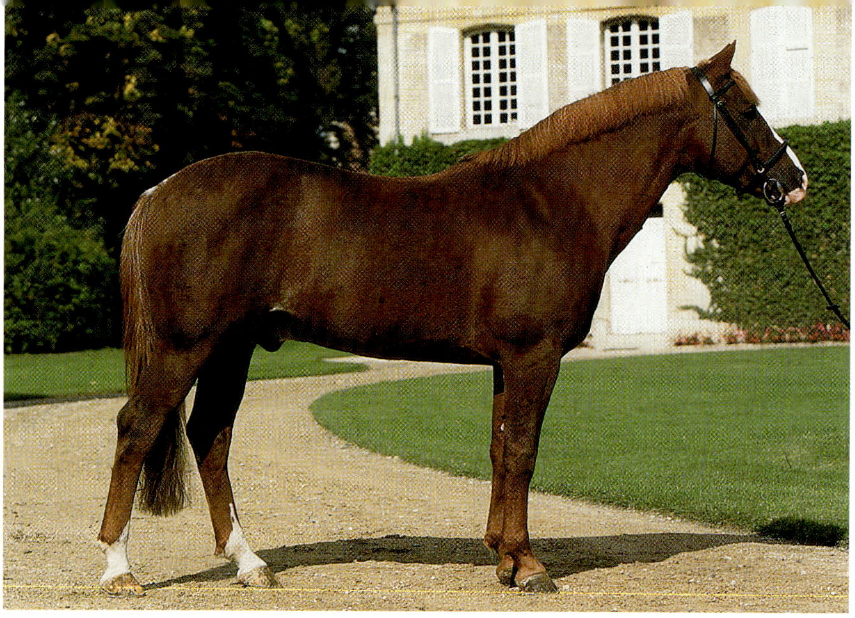

Der Poney de Selle Français entspricht weitgehend den britischen, deutschen oder anderen Reitponyzüchtungen.

Jahrhundertwende stark rückläufig war. In den Jahren von 1904 bis 1909 nahm sie im Südwesten um 32 Prozent, im Midi um 26 Prozent und in der Charente und der Vendée um 35 Prozent ab: Alles Zuchten eines leichten Reit- und Kavalleriepferdes auf Anglo-Arabischer Basis, während die Kaltblutzucht expandierte.

Naturgemäß haben die beiden Weltkriege der französischen Pferdezucht sehr große Verluste zugefügt. Während im Ersten Weltkrieg am meisten die an Belgien angrenzenden Zuchtgebiete des Trait du Nord, Ardenners und Boulonnais durch den jahrelang anhaltenden Stellungskrieg betroffen waren, nahm im Zweiten Weltkrieg vor allem die Zucht der Normandie durch die Invasion und die Bombardements der Amerikaner Schaden. Außer den Zuchten auf dem flachen Land, also den einzelnen Züchtern, wurde das größte französische Hengstdepot St. Lô im Herzen der Normandie, das Zuchtzentrum der Anglo-Normänner- und der Percheron-Zucht, schwer in Mitleidenschaft gezogen. In beiden Weltkriegen erlitt im übrigen auch die französische Vollblut-Zucht erhebliche Beeinträchtigungen. In der ZEITSCHRIFT FÜR GESTÜTSKUNDE (Berlin 1918) lesen wir: „Die französische Vollblut-Zucht scheint durch den Krieg schwer betroffen zu sein, da die französische Regierung die Ausmusterung eines Teils der Rennpferde und sogar der Mutterstuten anordnete" (vermutlich aus Futtermangel, Anm. d. Verf.). Im Zweiten Weltkrieg war der Hauptgrund der, daß eine große Anzahl der wichtigsten Vollblut-Gestüte sowie das Trainingszentrum Deauville in der Normandie liegen.

Aufgrund der sich nach dem Zweiten Weltkrieg rasant ausbreitenden Motorisierung aller Lebensbereiche, vor allem der Landwirtschaft, wurde ein starker Rückgang der Kaltblutzuchten, des Ardenners, des Boulonnais, des Bretonen, des Comtois, des Poitevin, des Percheron, des Auxois, dazu der Zuchten des Cob Normand und des Postier Bretonen sowie der Maultierzucht verursacht. Die Regierung hat daraufhin als Gegenmaßnahme eine subventionierte Schlachtfohlenproduktion der schweren Rassen ins Leben gerufen, um die jeweils als Selektionsgrundlage notwendige Stutengrundlage zu sichern.

Auf einem recht viel höheren Niveau hat sich, trotz anfänglichen Rückgangs in der ersten Nachkriegszeit, die warmblütige Reitpferdezucht gehalten. 1958 wurde für die unter der Bezeichnung „Demi Sang" zusammengefaßten Rassen der Name „Cheval de Selle Français" (kurz „Selle Français") eingeführt, wobei die ursprüngliche Rassezugehörigkeit oder Abstammung ignoriert wurde. Der Begriff faßt demnach die Pferde der Normandie, Burgunds, der Vendée, des Charollais etc. zusammen. Die angestammten Zuchtgebiete des Selle Français liegen in der nördlichen Hälfte Frankreichs, wobei der größte Einfluß von der Normandie ausgeht, deren Pferdebestand etwa 40 Prozent des Gesamtbestandes ausmacht. Der bedeutende Fortschritt der französischen Reitpferdezucht im internationalen Springsport der letzten 30 Jahre beruht weitgehend auf der sich ständig ausdehnenden Privathengsthaltung, die auf erprobte Eigenleistung setzte.

Neben der nach dem Zweiten Weltkrieg enorm aufgeblühten Vollblut-Zucht ist es vor allem die Französische Traber-Zucht auf Normänner-Grundlage, die in voller Blüte steht und in ihren gelungenen Exemplaren den besten American Standardbreds Paroli bietet. Die im Südwesten Frankreichs beheimatete Zucht des Anglo-Arabers ist in den letzten Jahren im Gegensatz zur Selle Français-Zucht zahlenmäßig rückläufig, obgleich ausgesuchte Anglo-Araber-Hengste auch in der Selle Français-Zucht und in anderen europäischen Reitpferdezuchten als Veredler eingesetzt werden.

Eine sehr ursprüngliche Rasse stellt das Camargue-Pferd des Rhône-Deltas dar, das man fast den Ponies zurechnen könnte, wenn man nur seine Widerristhöhe berücksichtigt. In früheren Jahrhunderten versuchte die Gestütsverwaltung durch ständige Einkreuzung anderer Rassen den Camarguais für die Remontezucht nutzbar zu machen, wodurch langandauernde Meinungsverschiedenheiten mit den Manadiers (den Camargue-Züchtern) sich zusehends vertieften und zu einem Dauerzustand entwickelten. Heute ist absolute Reinzucht angesagt. Zuchtziel ist das „Cheval de Taureau", das vollendete Rinder-Hütepferd mit dem, wie man in Amerika sagen würde, angeborenen „Cow Sense".

Im Süden, im Einzugsgebiet des Nationalgestüts Pau-Gelos, liegen die Zuchtgebiete von drei autochthonen Ponyrassen Frankreichs, die sich jede in ihrer „Nische" erhalten haben. Es handelt sich um den Ariègois oder Mérens-Pony aus dem abseitigen Pyrenäenhochtal von Ariège, den Pottok oder baskischen Pony der Westpyrenäen, der in größerer Zahl auch auf der spanischen Seite lebt (und daher dort vorgestellt wird) und den Landais-Pony (oder Barthais) der oft überschwemmten Marschgebiete in der Mündung des Adour, südwestlich von Dax. Alle drei Rassen werden heute ebenfalls von „Verbesserungskreuzungen" verschont und in Reinzucht erhalten. Gleiches kann man leider nicht von dem Korsischen Pony sagen, der einer Verdrängungskreuzung mit Anglo-Arabischem Blut ausgesetzt ist.

Neben den einheimischen Ponyrassen gibt es in Frankreich eine recht ausgedehnte, bedeutende Reitponyzucht, analog der in Großbritannien, den Niederlanden und Deutschland, teils auf der Grundlage der einheimischen Rassen, teils auf der des von den Britischen Inseln importierten Zuchtmaterials. Hier spielt vor allem der Connemara-Pony eine entscheidende Rolle.

WARMBLUT-ZUCHTEN

SELLE FRANÇAIS

Cheval de Selle Français, Französisches Reitpferd

TYP, INTERIEUR, VERWENDUNG: Die unter der Bezeichnung Cheval de Selle Français (meist abgekürzt zu Selle Français) zusammengefaßten warmblütigen Reitpferdezuchten (früher als Demi Sang, Halbblut, bezeichnet) der nördlichen Hälfte Frankreichs nähern sich stetig und unaufhaltsam dem Typ des modernen Anglo-Normänners, sie bilden jedoch bis heute aufgrund ihrer unterschiedlichen Entstehungsgeschichte noch immer ein relativ heterogenes Bild.

Das Zuchtziel ist ein großrahmiges, statuöses, starkknochiges, trockenes, mächtig bemuskeltes, harmonisches Warmblutpferd mit bedeutenden Linien, ein hochklassiges Reit- und vor allem Springpferd. Es besitzt einen hohen, jedoch mittlerweile weitgehend konsolidierten Anteil an bestem Vollblut. Leistungsbereitschaft und Leistungsfähigkeit stellen es heute in die Spitzengruppe der internationalen Springpferdezuchten. Ein energisches, lebhaftes, dabei sehr ausgeglichenes Temperament und ein ausgesprochen freundlicher, frommer, ehrlicher Charakter zählen zu seinen herausragenden Eigenschaften. Neben seiner sportlichen Bedeutung im In- und Ausland nimmt vor allem der Selle Français Anglo-Normänner Ursprungs eine hervorragende Stellung bei der Entstehung und Vervollkommnung einer Reihe hochklassiger ausländischer Sportpferdezuchten ein, denen er vor allem seine überragenden Springanlagen weitergegeben hat.

EXTERIEUR: Der Kopf des Selle Français ist meist nicht besonders edel oder klein zu nennen. Die Profillinie ist gewöhnlich gerade, gelegentlich geringgradig konvex, die Augen freundlich, die Ohren hoch und recht breit angesetzt. Der starke, muskulöse Hals ist in der Regel nicht sehr lang. Er wirkt manchmal sogar eher kurz, ein Eindruck, der durch die mächtige, lange, schräge Schulter noch verstärkt wird; doch ist er stets gut aufgesetzt und wird gut getragen. Die Schulterformierung und ein ausgeprägter, breiter, weit in den Rücken reichender Widerrist verlegen die vorzügliche Sattellage weit ins Pferd hinein. Dadurch hat der Reiter trotzdem viel vor sich. Zugleich wirkt die Oberlinie mit der über eine starke, gewölbte Lende gut herangeschlossenen langen, breiten, leicht abschüssigen Kruppe ausgesprochen geschlossen. Die Gurt- und Flankentiefe ist bedeutend. Die Muskulatur der langen Sitzbeinmuskeln (Hosen) ist sehr ausgeprägt und reicht weit hinab. Das starke Fundament zeigt breite, mächtige Gelenke; die Sehnen sind deutlich markiert, die Röhren kurz und trocken, die Hufe groß und rund.

An Farben treten am häufigsten Braunschattierungen, einschließlich Dunkel- und Schwarzbraun, auf (knapp 60 Prozent), dazu Füchse in verschiedenen Farbabstufungen, einschließlich Schweißfüchsen (etwa 37 Prozent), sowie Schimmel (etwa 3 Prozent). Die Fuchsfarbe ist häufig mit großen weißen Abzeichen sowohl am Kopf als auch an den Gliedmaßen gekoppelt. Die Widerristhöhe beträgt 166–170 cm Stockmaß, nicht selten auch darüber.

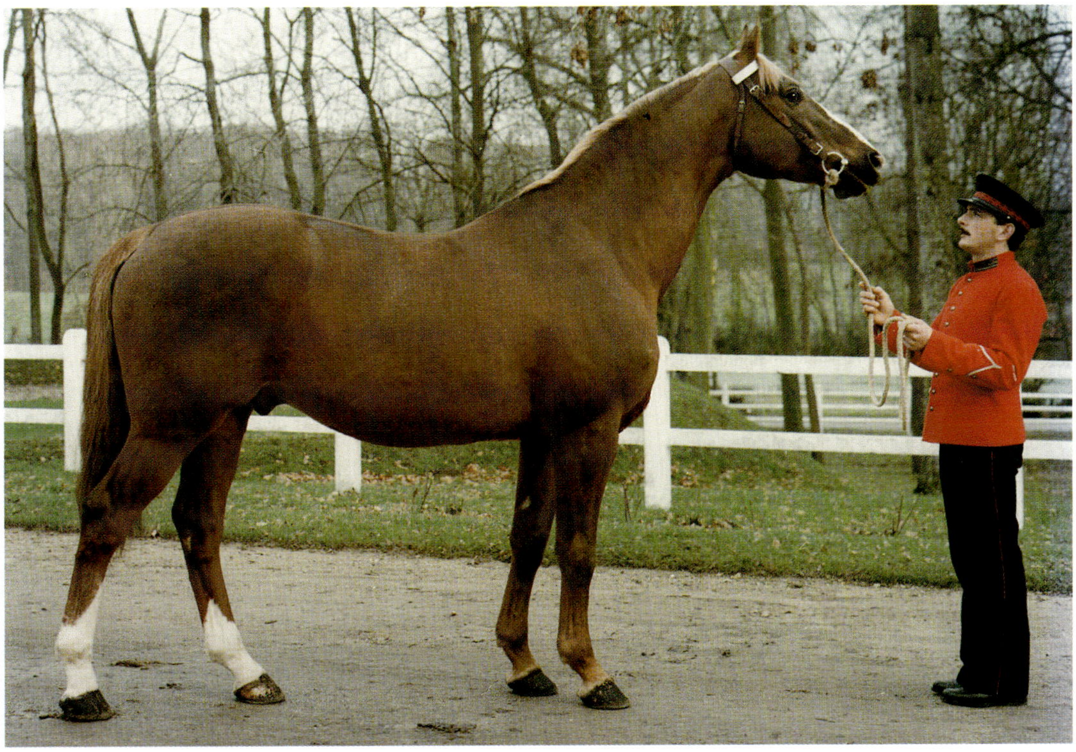

Grand Veneur, geb. 1972 (v. Amour de Bois – Le Mioche xx) war in den achtziger Jahren einer der einflußreichsten Hengste des Gestüts St. Lô.

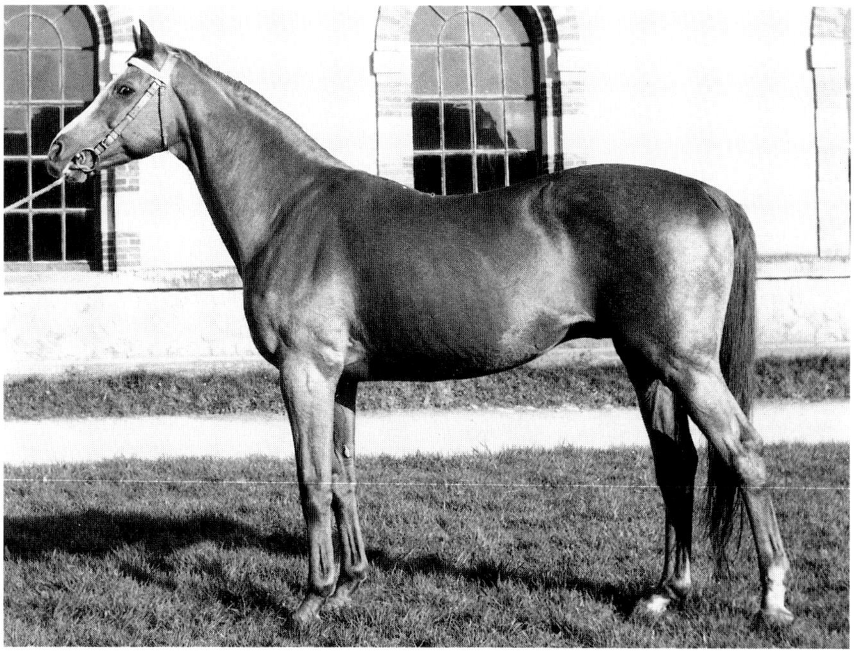

Der in Frankreich gezogene Rantzou xx, geb. 1946 (v. Foxlight – Cavaliere d'Arpino) ist einer der zahlreichen in der Anglo-Normänner- beziehungsweise Selle Français-Zucht eingesetzten erstklassigen Vollblut-Hengste, die der Rasse zu ihrem heutigen Hochstand verholfen haben. Er ist der Vater des in Holstein so erfolgreichen Cor de la Bryère.

MECHANIK:
Die Bewegungen des Selle Français sind elastisch, energisch, raumgreifend. Im Trab zeigt sich oftmals eine recht hohe, nicht immer ganz regelmäßige Knieaktion. Der Galopp ist räumend, hoch, rund, oftmals sehr geschmeidig. Auffallend ist die aktive Hinterhand in allen Gangarten. Die hervorragenden Springanlagen zeichnen sich häufig durch enormes Vermögen, rasche Reaktion und vorzügliche Beintechnik („schnelle Beine") und eine auffallende Bascule aus.

ZUCHT:
Das Zuchtgebiet des Cheval de Selle Français umfaßt das gesamte nördliche Frankreich. Schwerpunkte der Zucht finden sich vor allem in den Einzugsgebieten der staatlichen Hengstdepots: Le Pin (22 Selle Français-Hengste) versorgt die östliche Hälfte der Normandie, das heißt den Osten von Calvados sowie die Gebiete von Orne, Eure und Seine Maritime; Saint Lô (62 SF-Hengste) den westlichen Teil der Normandie, also den Westen von Calvados und La Manche. Der Gestütsbezirk des Haras National de Cluny (22 SF) umfaßt Burgund, die Departements Sâone-et-Loire, Allier, Nièvre, Yonne und Côte d'Or. Auch die anderen nationalen Hengstdepots beherbergen größtenteils einen mehr oder weniger großen Bestand an Selle Français-Hengsten: Compiegne (12), Rosières-aux-Salines (12), Strasbourg (12), Montier-en-Der (12), Lamballe (6), Hennebont (6), Le Lion d'Angers (7), Blois (16), Besançon (12), La Roche-sur-Yon (12), Saintes (8), Annecy (21). Kleinere Bestände finden sich auch im Süden, so in Aurillac (8), Villeneuve-sur-Lot (4), Rodez (4), Uzes (2). Insgesamt stehen etwa 250 Selle Français-Hengste über die staatlichen Hengstdepots in der Zucht. Völlig frei von ihnen sind nur Pau, Tarbes und das Hauptgestüt Pompadour. Etwa 200 SF-Hengste befinden sich in Privathand. Der Stutenbestand beträgt etwa 15 000.

Die französische Pferdezucht, dabei vor allem die des Cheval de Selle Français, unterscheidet sich von vielen anderen heutigen Reit- und Sportpferdezuchten durch die konsequente Nutzung populationsgenetischer Methoden zur Zuchtwertschätzung, in der sie fraglos führend ist, und durch die ausgedehnte Nutzung moderner, effizienter Zuchttechniken. In vielen Zuchten bedient man sich heute der Besamung mit Gefrier- beziehungsweise Frischsamen und des Samenversands sowie der Trächtigkeitsuntersuchungen mit Hilfe von Ultraschall. Aber die französische Zucht ist bereits einen Schritt weiter. Sie wendet bereits in größerem Stil den Embryotransfer an. Diese Technik bietet den Vorteil, daß man von einer wertvollen Stute innerhalb nur einer Saison mehrere Fohlen ziehen kann. Sie macht es möglich, daß man von einer Stute, die sich noch in vollem sportlichem Einsatz, womöglich auf dem Höhepunkt ihrer Karriere im Spitzensport befindet, Fohlen ziehen kann, ohne ihre Turnierlaufbahn zu unterbrechen.

Als Cheval de Selle Français gelten alle bei der „Association du Stud Book du Cheval de Selle Français" eingetragenen Pferde. Die Eintragung erfolgt nach dem unten gezeigten Schlüssel.

GESCHICHTE:
Kurz nach dem Zweiten Weltkrieg entschlossen sich die Züchter der Normandie, ihre durch die Kriegsereignisse (die Invasion der Alliierten erfolgte bekanntlich in der Normandie) stark in Mitleidenschaft gezogene Zucht auf einen modernen Reitpferdetyp für den internationalen, vor allem Springpferdemarkt umzustellen. Als Veredler wählten sie den in der Normandie bereits seit dem

	xx Stute	TF Stute	AR Stute	AA Stute	SF Stute
xx Hengst	xx	SF	AA	AA	SF
TF Hengst	SF	TF	SF	SF	SF
AR Hengst	AA	SF	AA	AA	SF
AA Hengst	AA	SF	AA	AA	SF
SF Hengst	SF	SF	SF	SF	SF

Zeichenerklärung: xx = Vollblut, TF = Französischer Traber, AR = Araber, AA = Anglo-Araber, SF = Selle Français

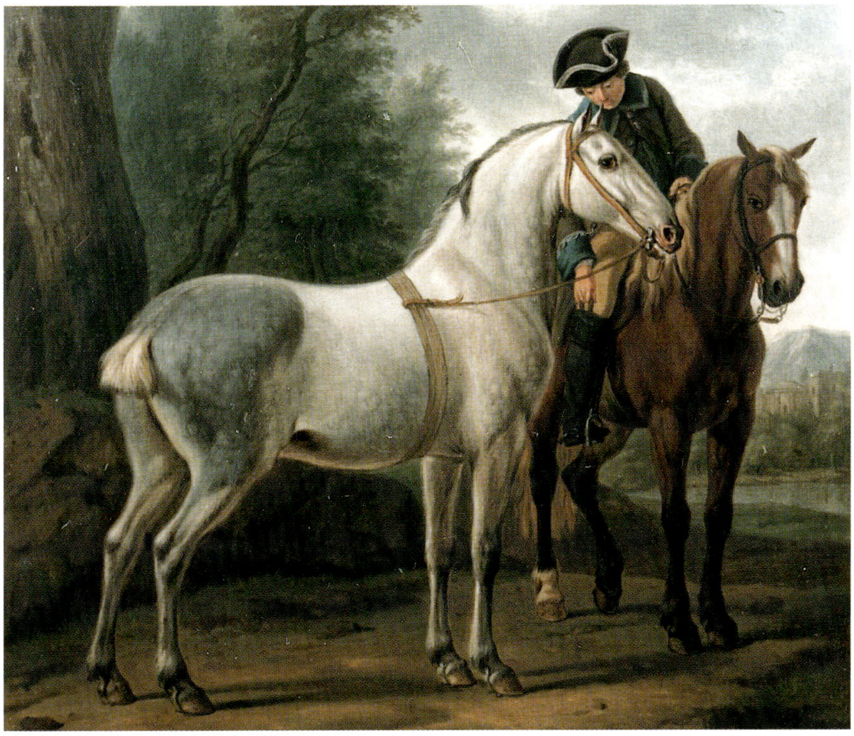

Seit dem Mittelalter stellte die Normandie eine der wichtigsten Reitpferderassen Frankreichs. Das Gemälde des niederländischen Malers Tethart P. C. Haag von 1785 zeigt ein Normänner Pferd vor der Veredlung mit dem Vollblut.

18. Jahrhundert vielfach bewährten Vollblüter. Hengste wie der Ire *Furioso xx*, 1946 bis 1967 im Haras du Pin stationiert, der zu einem der erfolgreichsten Springvererber der Welt wurde, aber auch *Orange Peel xx, Foudroant xx, Fra Diavolo xx, Ultimate xx, Rantzau xx* und andere wurden zu Stammvätern der neuen Zuchtrichtung. Ihnen folgten *Night and Day xx, St. Brendan xx, Pot d'Or xx, Sire xx, Amarpour xx, Plein d'Espoir xx, Fujiyama xx, Turner xx* und viele andere, die zu Stempelhengsten wurden.

Die Bezeichnung „Cheval de Selle Français" (Selle Français, SF) ist relativ jung. Wie in allen westeuropäischen Warmblutzuchten, so ging auch in denen Frankreichs nach dem Zweiten Weltkrieg mit der rapid fortschreitenden Motorisierung der Landwirtschaft und dem Verschwinden des Pferdes aus dem Transportwesen und der Armee ein starker Rückgang des Zuchtmaterials einher. Um zu einer breiteren Zuchtbasis zu kommen, vereinigte man unter Federführung des Landwirtschaftsministeriums in Paris 1958 die verwandten Zuchten der Normandie, der Bretagne, der Vendée, der Charente, des Charollais und des Berrichon in einem gemeinsamen Gestütbuch unter dem Namen „Cheval de Selle Français" (Französisches Reitpferd), analog etwa dem Begriff des „Deutschen Reitpferdes", wobei allerdings im Gegensatz zu Westdeutschland, entsprechend dem französischen Zentralismus, die einzelnen miteinander konkurrierenden Zuchtgebiete ihre Eigenständigkeit verloren. Den zahlenmäßig größten und qualitativ am höchsten stehenden Anteil brachte die Zucht der Normandie ein. Hier werden auch heute noch proportional die meisten (ca. 40 Prozent) und besten Pferde gezüchtet und die besten Hengste remontiert. Seit jeher hat die Normandie auf die anderen französischen Warmblutzuchtgebiete ausgestrahlt.

Die Normänner-Pferdezucht hat eine lange Geschichte und läßt sich bis in die Zeit *Wilhelms des Eroberers* (1027–1087) zurückverfolgen. Das älteste bildliche Zeugnis über die Pferde der Normannen zeigt der berühmte Teppich von Bayeux mit der Darstellung von Wilhelms Reiterheer bei seinem Sieg über die Angelsachsen bei Hastings. Es ist klar, daß die normannischen Wikinger bei ihrer Eroberung der Normandie ihren wertvollsten Besitz, ihre Streithengste, in ihren Drachenbooten aus dem Norden mitbrachten und dort mit ihnen weiterzüchteten, ebenso wie ihre Vettern einige Jahrhunderte vor ihnen, als sie Britannien unterwarfen.

Das älteste Gestüt in der Normandie, Vorläufer des Haras du Pin, wurde 1338 auf dem Gelände des Schlosses Domfront als Privatgestüt *Phillips VI.* gegründet. 1662 erwarb *Ludwig XIV.* die Domäne Le Pin bei Argentan und beauftragte seinen Finanzminister *Colbert*, dort Stallgebäude zu errichten und ein Staatsgestüt zu eröffnen, das erste in Frankreich. Nach einer durch finanzielle Probleme eingetretenen Verzögerung entstand 1715–1730 das wohl schönste Gestüt Europas, ja der Welt, ein „Klein Versailles der Pferde". Unter Colbert wurde auch die französische Gestütsverwaltung eingerichtet, um die heimische Pferdezucht zu fördern, in der Erkenntnis, daß eine schlagkräftige Kavallerie, remontiert im eigenen Lande und damit unabhängig von Importen, eine der Hauptsäulen der damaligen Kriegsführung war.

Bereits während der Regierungszeit *Ludwigs XVI.*, also noch vor der Französischen Revolution, führte der damalige Direktor von Le Pin, *Prinz Charles Eugene de Lambesc*, Großstallmeister von Frankreich, Vollblut-Hengste aus England zur Verbesserung der Normänner-Rasse ein. Vorher hatte, entsprechend dem Zug der Zeit und den Lehren des *Grafen George Louis de Buffon* folgend, eine recht ungezielte Kreuzungszucht vorgeherrscht, in der außer der bodenständigen Landrasse, Araber, Berber, Andalusier, Mecklenburger und Holsteiner eine größere Bedeutung erlangten.

Außerordentlich verheerend für die gesamte französische Pferdezucht wirkte sich die Revolution und die darauf folgende Anarchie aus, die zunächst zu einer Zerschlagung des Verwaltungsapparates und der Auflösung der Gestüte führte. Die dann kurz danach folgenden Kriege *Napoleons I.* (1796–1815) ließen, dem uner-

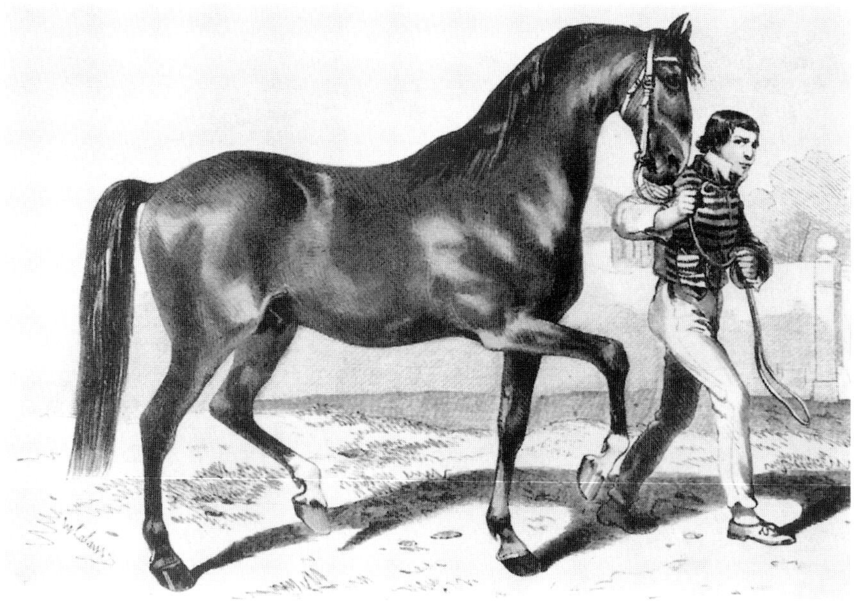

Anglo-Normänner-Hengst aus der Zeit nach der Veredlung mit dem Vollblut (ca. 1830). Aus Eugène Gayot „Connaissance Generale du Cheval"

sättlichen Bedarf der Armee entsprechend, durch rücksichtslose Remontierung aller brauchbaren Pferde nur spärliche Überreste der einst blühenden Zuchten zurück.

Um nach dem Ende der napoleonischen Herrschaft die Pferdezucht der Normandie wieder aufzubauen, importierte man während der Restauration englische Halbblut- (Norfolk Roadster, Yorkshire Coach Horses) und Vollblut-Hengste, anknüpfend an die Zuchtversuche des Prinzen de Lambesc. Große Bedeutung als Stammhengste erlangten im ersten und zweiten Drittel des 19. Jahrhunderts die Vollblut-Hengste *Sylvio* (geb. 1824), *Napoleon* (geb. 1824), *Eylau* (geb. 1835) und *The Hair of Linne* (geb. 1853). Von den Nicht-Vollblütern übten vor allem die ebenfalls englisch gezogenen Hengste *Young Rattler* (geb. 1811) und *The Norfolk Phenomenon* (geb. 1845) einen unschätzbaren Einfluß auf die Anfänge der Anglo-Normänner-Zucht aus. Um diese Zeit entstand die Bezeichnung „Race Anglo-Normand". Zwischen 1850 und 1900 entwickelte sich die Zucht zu einer der begehrtesten Wagen- und Reitpferderassen Europas. Als Veredlerrasse erlangte sie außer in nahezu allen französischen Warmblutschlägen auch in Ungarn, der Schweiz, Schweden und Deutschland (Oldenburg, Ostfriesland, Württemberg) große Bedeutung.

In der zweiten Hälfte des 19. Jahrhunderts unterschied man vier Typen: den alten, derben, auf der Grenze zum Kaltblut stehenden Cob Normand, von dem es einen kleineren und einen größeren gab; den stattlichen, hochaufgesetzten Karossier mit hervorragendem Gangwerk, vor allem als Kutschpferd für die Luxuskarossen der aufblühenden Metropolen Europas; den Typ Selle, ein bedeutend liniertes, großes, kräftiges Reitpferd im Huntertyp, die typische Kürassierremonte der französischen Armee; und als Spezialzucht schließlich begann sich der Trotteur Normand, der Französische Traber, zu entwickeln, der, deutlich stärker und größer, geeigneter für Rennen über längere Distanzen war als der amerikanische Standardtraber und seine Qualitäten vor allem seinen Norfolk Roadster-Ahnen und der konsequenten Selektion in Trabrennen unter dem Reiter („Monté") und im Sulky verdankte. Dabei waren die Grenzen fließend: Karossier und Selle erhielten immer wieder Vollblutspritzen, und Cob x Vollblut, Traber x Selle ergab nicht selten einen Karossier, Karossier x Vollblut einen Traber oder Selle . . . Das heißt, es gab keine geschlossenen Gestütbücher für die einzelnen Normänner-Schläge. Und so blieb es eigentlich bis nach dem Zweiten Weltkrieg.

So war die Normänner-Ausgangsbasis bei Gründung des „Stud Book du Cheval de Selle Français" recht unausgeglichen. Die Typverbesserung und Angleichung in Richtung auf ein modernes Reitpferd versuchte man durch den Einsatz zahlreicher erstklassiger, großer, starker Vollblut-Hengste zu erreichen. Angestrebt wird seit den fünfziger Jahren ein großrahmiger, kräftiger Huntertyp mit allen Points des Vollbluts. Heute findet man in den ersten vier bis sechs Generationen die Pedigrees geradezu gesättigt mit Vollblut. Wenn man allerdings etwas weiter zurück geht, so stößt man immer wieder einmal auch auf einen Cob oder Traber. Ohne diese beiden Komponenten wäre die

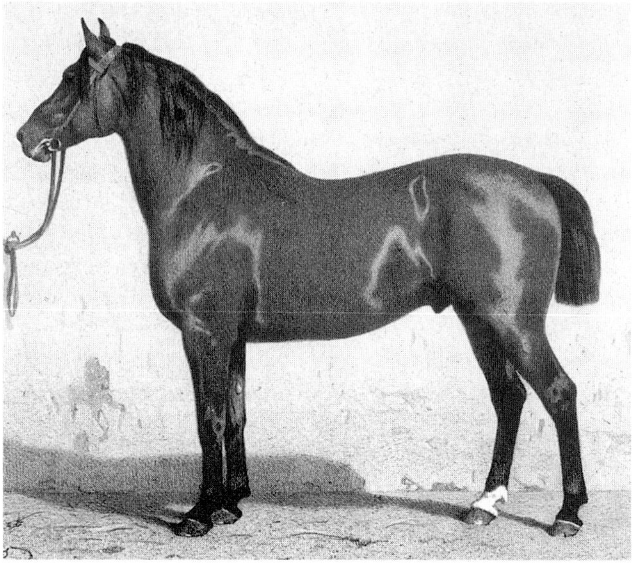

Anglo-Normänner-Hengst, zweites Drittel des 19. Jahrhunderts, Lithographie von Emil Volkers (1831–1905)

moderne Anglo-Normänner-Zucht gar nicht denkbar. Inzwischen ist das Gestütbuch für Cobs geschlossen. Aber Traber tauchen noch wesentlich weiter vorn in manchen Stammtafeln auf. Daraus erklärt sich, daß der Typ Selle bis heute durchaus nicht einheitlich ist und immer wieder einmal typmäßige Rückschläge vorkommen, zumal auch die Selektion weniger nach Typ und Exterieur als vielmehr nach Leistung erfolgt. Den Ausgleich suchte man durch immer neue Zufuhr von Vollblut und heute auch Anglo-Araber zu erreichen.

Das zweite bedeutende Hengstdepot der Normandie ist Saint Lô, in der gleichnamigen Stadt gelegen. Es wurde 1806 aufgrund kaiserlichen Dekrets auf dem Gelände der ehemaligen Abtei Sainte-Croix mit einem Bestand von 24 Hengsten begründet. Die Anzahl wuchs mit der Bedeutung des Depots um 1870 auf 100 Beschäler und erreichte 1912 den Höchststand mit 420 Hengsten. Die erforderlichen Erweiterungsbauten waren 1898 abgeschlossen. Während der alliierten Invasion wurde das Gestüt durch Bombenabwürfe der Amerikaner sehr stark in Mitleidenschaft gezogen, ist heute jedoch wieder völlig hergestellt. Neben dem Kernzuchtgebiet der Normandie müssen noch einige andere ehemals eigenständige Halbblutzuchtgebiete Frankreichs erwähnt werden, die ebenfalls einen gewissen Anteil an der Entwicklung der Selle Français-Zucht hatten.

Vor allem ist an dieser Stelle Burgund zu nennen. Hier begann man um 1875 das bodenständige Pferd mit Hilfe qualitätvoller Vollblut- und Halbblut-Hengste grundlegend zu veredeln und umzuzüchten. Auf diese Weise entstand bis zur Jahrhundertwende ein mittelgroßes, edles Pferd (um 160 cm Stockmaß) mit starkem Fundament und, aufgrund seiner Aufzucht, von außerordentlicher Härte und Widerstandskraft. Hauptabnehmer war bis zum Ersten Weltkrieg das Remontedepot zu Mâcon, das in dem Gebiet jährlich etwa 1000–1200 Pferde für die Armee aufzukaufen pflegte. Mit der sich ausbreitenden Motorisierung in Heer, Landwirtschaft, Wirtschaft und Indu-

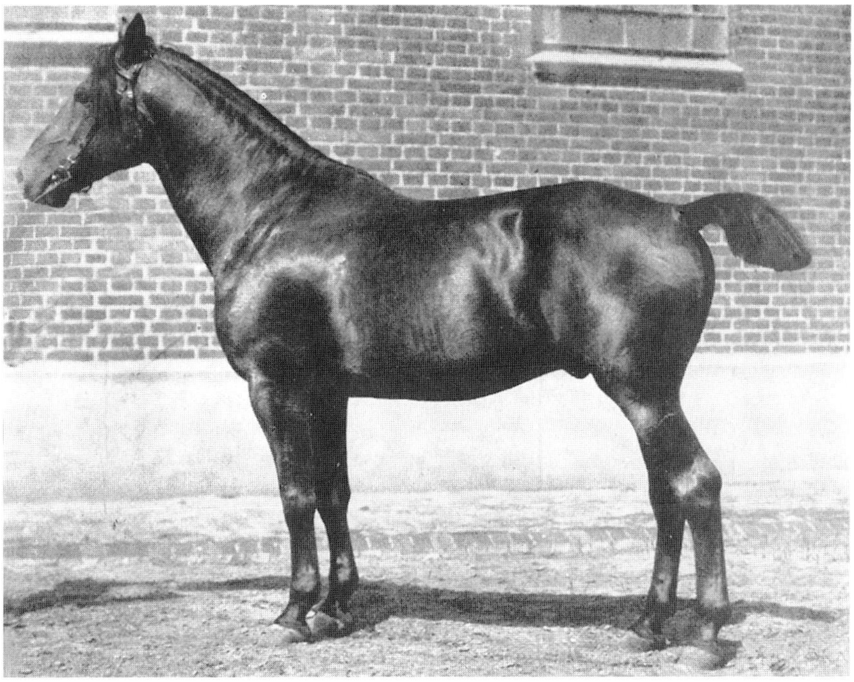

Cakota, Anglo-Normänner-Hengst des Karossierschlages, geb. 1903 (v. Duragon)

strie und der Umstellung des Marktes erfaßten die dortigen Züchter sehr rasch die Forderung einer neuen Klientel nach einem gängigen Reit- und Sportpferd. Bereits kurz nach der Jahrhundertwende begann das Zuchtgebiet um das Hengstdepot von Cluny (gegründet 1806 in der einst berühmten Abtei) und dann ohne Unterbrechung bis heute eine große Zahl von Springpferden internationalen Niveaus zu liefern.

Ein anderes Gebiet war bereits im 19. Jahrhundert bekannt für seine vorzügliche Halbblutzucht und bildete nach 1958 einen wichtigen Kristallisationspunkt für die aufblühende Selle Français-Zucht: die Vendée um den 1806 von Napoleon gegründeten Haras National de la Roche-sur-Yon. Der Vendéen war schon im 17. bis 19. Jahrhundert ein außerordentlich leistungsfähiges, begehrtes Truppenpferd. In seinem Zuchtgebiet, den fruchtbaren Weidegebieten an der Mündung der Loire, fiel den Züchtern die Umstellung auf ein vielseitiges Sportpferd nicht schwer. Das gilt auch für die stammverwandte Zucht in der an die Normandie grenzenden Bretagne. Hier hatte man, vor allem im Gebiet von Le Conquet (Finistère) und Corlay (Côtes du Nord), aber auch in Ile-et-Vilaine und Morbihan, schon lange ein edles Halbblutpferd gezüchtet. Auf der Grundlage des Bidet de Briec wurde schon um 1850 unter Einkreuzung von Vollblut- und Vendée-Hengsten die Zucht eines wertvollen Edelpferdes, gelegentlich als „Corlay" bezeichnet, begonnen. Sie belieferte bis zum Ersten Weltkrieg vornehmlich das Remontedepot Guincamp mit Pferden für die Kavallerie. Auch hier fand ein allmählicher Verdrängungsprozeß mit Anglo-Normänner-Hengsten statt, der problemlos in die Selle Français-Zucht einmündete.

Neben den regionalen Staatshengstdepots breitet sich in der Selle Français-Zucht immer stärker eine ausgedehnte Privathengsthaltung aus. Die harte Konkurrenz zwischen staatlicher und privater Hengsthaltung und der privaten Hengsthalter untereinander ist der Verbesserung der Zucht außerordentlich förderlich, da der Zwang, im Wettbewerb zu bestehen, beide Seiten veranlaßt, in immer bessere Beschäler zu investieren. Ja, man kann behaupten, daß erst der vermehrte Einsatz der Privathengste und die damit entstandene Konkurrenz zu den Staatsgestüten die staunenswerten Fortschritte der Selle Français-Zucht bewirkt hat. Nicht zum wenigsten verdankt die Zucht ihre progressive Entwicklung dem

Einsatz wissenschaftlich untermauerter Methoden der Zuchtwertschätzung und einer darauf aufbauenden konsequenten Selektion.

Für den Außenstehenden, der doch recht gut mit der Selle Français-Zucht vertraut ist, ist es außerordentlich interessant, zu beobachten, wie sich seit 1965 innerhalb dieser Zucht hinsichtlich Typ und bestimmter Exterieurpoints eine gewisse Abweichung von den anderen westeuropäischen Warmblutrassen eingestellt hat. Der Selle Français paßt nicht in das landläufige Klischee des „International Warmblood Horse". Es gibt dafür zwei Gründe, die allerdings eng miteinander verknüpft sind: Eine der beiden Ursachen liegt in der, seit der Gründung des Selle Français-Gestütbuches für ganz Frankreich im Jahre 1958, vermehrt jedoch seit Beginn der siebziger Jahre, ausschließlich auf Springanlagen ausgerichteten Zuchtwahl. Die andere ergibt sich folgerichtig aus ihr. Die einseitige Selektion auf ein Merkmal hat einen raschen Zuchtfortschritt und zugleich eine weitgehende genetische Einengung und Konzentration auf die beiden springmäßig höchst veranlagten Linien von *Ibrahim* (vor allem über seinen erfolgreichsten Sohn *Almé* und dessen nicht weniger erfolgreiche Deszendenz) und auf *Amour du Bois* beziehungsweise seinen besten Sohn *Grand Veneur* (und dessen Nachzucht) zur Folge gehabt. Diese Entwicklung ist in hohem Maße noch durch die 1988 eingeführte Zuchtwertschätzung mit Hilfe des BLUP-Tiermodells gefördert worden.

Wenn in früherer Zeit solche Typ- und Exterieuranpassungen bestimmter Rassen aufgrund einseitiger Selektion auf bestimmte Leistungsanlagen erfolgten, so beanspruchten sie Jahrzehnte, ja Jahrhunderte zu ihrer Entwicklung. Klassische Beispiele dafür sind das Vollblut (das gerade wieder eine auffallende Typveränderung erfährt), die verschiedenen Traber-Rassen oder auch das Quarter Horse. Beim Selle Français erfolgt diese Exterieuranpassung an eine spezialisierte Leistungsanforderung sehr viel rascher und ist dadurch um so auffälliger. Die Erklärung dafür liegt in dem angewandten Selektionssystem und einer Reihe anderer Einflüsse. Es ist faszinierend, die Entwicklung zu verfolgen, die dazu geführt hat:

1972 wurde in Frankreich der sogenannte ISO (Index Saute Obstacle, Index für Springleistung) eingeführt. Es handelt sich bei ihm um die individuelle Einstufung des Pferdes aufgrund seiner sportlichen Jahresleistung (damit vergleichbar etwa dem Timeform Rating resp. dem Generalausgleichsgewicht – GAG – in der englischen beziehungsweise deutschen Vollblut-Zucht), gemessen an den innerhalb eines Jahres gewonnenen Preisgeldern.

Um ein objektives Bild der individuellen Leistung zu bekommen, haben die Wissenschaftler des INRA (Institut National de la Récherche Agronomique) gewisse Korrekturfaktoren eingebaut. Sie berücksichtigen unter anderem das jeweilige Jahr, in dem die Erfolge errungen wurden, und das Alter eines Pferdes. Hinzu kommt noch eine Reihe von weiteren Faktoren. Nachdem die genannten Korrekturen vorgenommen worden sind, wird die jeweilige Jahresgewinnsumme durch Logarithmierung in den Index umgewandelt. Der durchschnittliche Index innerhalb der Gesamtpopulation liegt bei etwa 100. Nur 15 Prozent aller Pferde erreichen einen Index von 120 oder mehr und nur 2,5 Prozent von 140 oder mehr mit Spitzen von über 210.

Die Indizierung aller Pferde hinsichtlich ihrer individuell gezeigten Leistung hat wesentlich zu einer gezielteren Selektion auf Springanlagen innerhalb der Selle Français-Zucht beigetragen, zumal in steigendem Maße auch Hengste – vor allem Privathengste – im Sport eingesetzt worden sind.

Insgesamt jedoch war den Genetikern das System noch nicht befriedigend und zuverlässig genug. Denn ein Pferd kann ein reines Zufallsprodukt sein, bei dem die Leistungsgene nur von einem Elternteil stammen, während der andere durchaus nichts dazu beigetragen hat. In einem solchen Fall kann das aufgrund seiner hervorragenden Eigenleistung scheinbar vielversprechende Individuum zu einem absoluten züchterischen Flop werden. Das trifft besonders häufig zu für Produkte eines sogenannten „Outcross", bei dem die Höchstleistung des Pferdes auf dem Heterosis-Effekt beruht, der jedoch in den folgenden Generationen nicht wiederholbar ist.

Auf diese Weise kam es zur Entwicklung der Zuchtwertschätzung nach dem BLUP-Tiermodell. „BLUP" ist die Abkürzung für „Best Linear Unbiased Prediction" (= günstigste lineare, unabhängige Voraussage). Der BLUP ist ein genetischer Index, der sich nicht nur aus der Eigenleistung errechnet, sondern auch aus der der Vorfahren, Geschwister, Nachkommen sowie aller übrigen erfaßbaren Verwandten. Die Gewichtung der Verwandtenleistungen hängt dabei von dem Verwandtschaftsgrad ab, wobei väterliches und mütterliches Erbpotential je 50 Prozent ausmachen sollen, also gleich gewichtet werden (was nicht unumstritten ist!). Aufgrund der BLUP-Berechnung steht bereits für jedes neugeborene Fohlen ein („Abstammungs"-)Zuchtwert fest. Ja, genau genommen läßt er sich bereits vor der Paarung der Eltern für das zu erwartende Produkt errechnen.

Der französische BLUP besteht aus einer zweistelligen Zahl, die grundsätzlich positiv ist und den Index selbst angibt sowie in Klammern den Sicherheitsfaktor, der zwischen 0 und 1 pendelt und angibt, wie hochprozentig sicher die Aussage des Index ist.

Analog dem Index für die individuelle Leistung (ISO) werden auch bei der Ermittlung des BLUP (BSO) Korrekturen hinsichtlich der nicht genetischen Einflüsse vorgenommen. Außer den bereits erwähnten Faktoren werden noch einige weitere berücksichtigt. Eine sehr hohe Gewichtung erfährt der Einfluß des „gemeinsamen Milieus". Das heißt, gleiche Umgebung, gleicher Reiter werden mit 20 Prozent bewertet. Außerdem mißt man dem Zuchtwert der Partner große Bedeutung bei. Es ist natürlich ein Unterschied, ob ein Hengst mit Stuten hohen Zuchtwertes gepaart wird (wie sehr häufig üblich

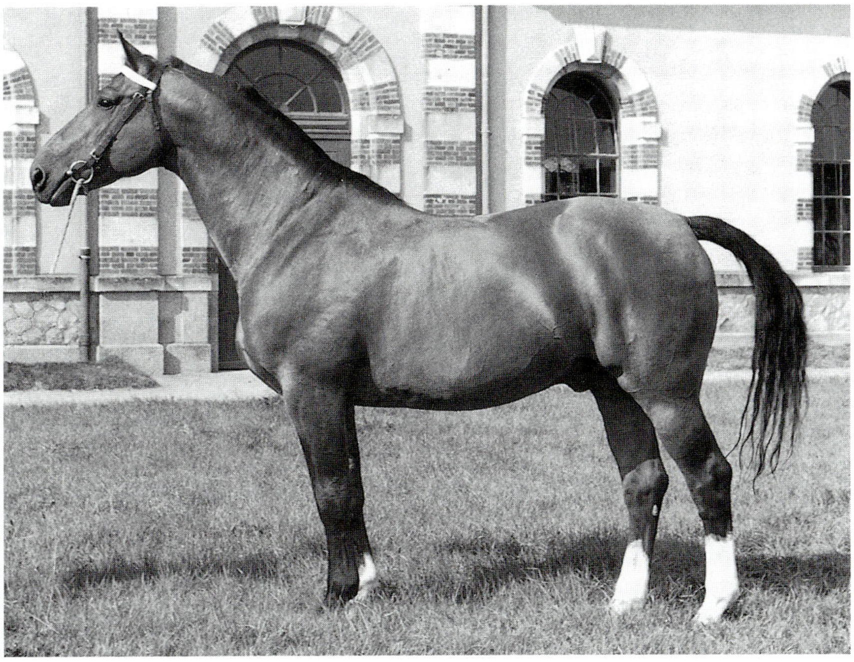

Der Anglo-Normänner-Hengst Ibrahim, geb. 1952 (v. The last Orange – Porte Bonheur), galt schon zu seinen Lebzeiten als „Chef de Race". Er ist der Vater des „Jahrhunderthengstes" Almé.

bei bereits als Topvererber erkannten Hengsten) oder „at random" mit dem unselektierten Durchschnitt der Stuten der Landeszucht. Hier wird ebenfalls eine Berichtigung vorgenommen.

Alles in allem gesehen ist heute der BLUP, richtig angewandt, der beste Indikator für eine zu erwartende Leistungsvererbung, der uns zu Gebote steht. Seine Vorzüge liegen in der Einfachheit seiner Anwendung: Er ist umfassend, da mit Hilfe eines einzigen Wertes eine genetische Einordnung des Zuchtwertes innerhalb einer Population möglich ist. Er ist universell, da er gleichermaßen Hengste, Stuten und deren Nachkommen erfaßt. Er macht es möglich, die genetische Verbesserung von Generation zu Generation zu messen.

Der Boden, auf den die Saat des BLUP fiel, war durch die allgemeine züchterische Entwicklung der letzten Jahrzehnte nur allzu aufnahmebereit. Die traditionelle bäuerliche Züchterschaft hatte schrittweise Terrain aufgegeben, da sie sich, vielfach aus wirtschaftlichen Zwängen, die Zucht von Pferden nicht mehr leisten konnte. Oft bestand leider auch, vor allem bei der männlichen Landjugend, wenig Interesse mehr an der Pferdezucht. An ihre Stelle ist eine Generation von „städtisch" geprägten Neuzüchtern getreten, die, mit viel Passion, Interesse und wenig Kenntnissen ausgestattet, die Zucht nicht als Beruf, sondern als „Hobby" betreibt (eine Entwicklung, die man übrigens im gesamten westlichen Europa beobachten kann) und sich hinsichtlich der praktischen Seite der Zucht unsicher fühlt.

Das Resultat dieser mehr oder weniger bedingungslosen Abhängigkeit vom BLUP ist unter anderem, daß man – staatliche wie private Hengsthaltung und die meisten Stutenbesitzer – vor dem Einsatz von Vollblut-Hengsten zurückschreckt, obwohl gerade sie ja der entscheidende Faktor bei der Entstehung der modernen Selle Français-Zucht waren. Vollblut-Hengste „verderben" nach heute allgemein verbreiteter Meinung den BLUP ihrer Nachkommen, da sie selbst, „in einer anderen Fakultät graduiert" (den Rennen), keinen eigenen BLUP Saut Obstacle besitzen. Mit ihrem O-BLUP reduzieren sie selbst die BLUP-Werte der Nachkommen der höchstbewerteten Stuten um 50 Prozent. Entsprechendes gilt für die früher so häufig in den Pedigrees der französischen Spitzenspringpferde auftauchenden Traber! Das ist ein ganz bedenklicher Verlust für die zukünftige Zucht. Wie lange sie diese „Blutabstinenz" verkraften kann, ist die Frage.

Schon *Graf C. G. Wrangel* war in seinem grundlegenden Werk DIE RASSEN DES PFERDES (1. Band,

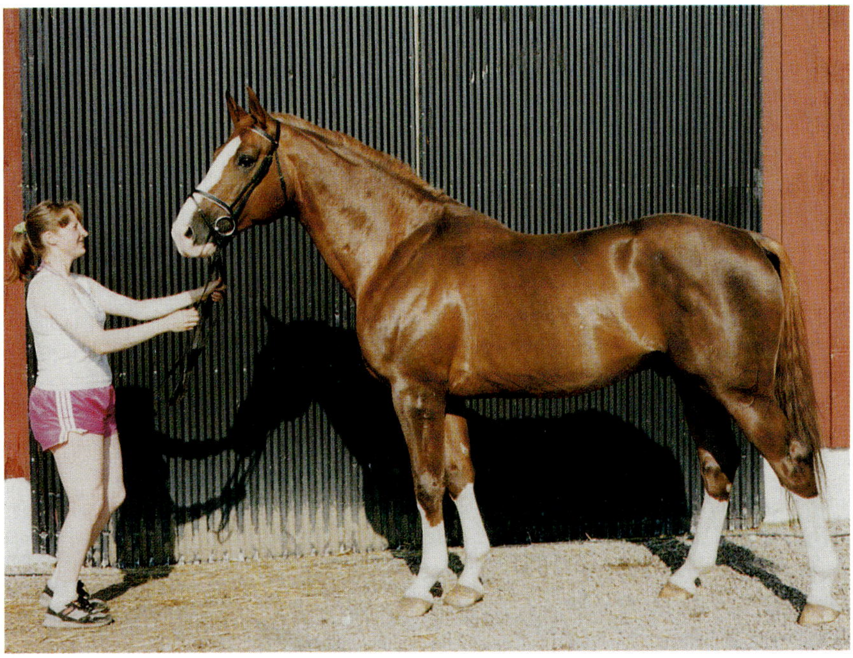

Der gezielter Leistungszucht entstammende Turban Rose, geb. 1984 (v. Grand Veneur – Ibrahim), verkörpert mit vier aufeinanderfolgenden, im internationalen Spitzensport geprüften Stuten das heutige Zuchtziel der Selle Francąis-Zucht.

Stuttgart 1908) der Ansicht, daß die Zucht der Normandie „ohne häufige Zufuhr edlen Blutes" auf keinen Fall auskommen würde, daß unter dem Einfluß von Scholle und Klima die Pferde bald zu gemein werden würden. Beispiele dafür sieht man bereits jetzt nicht so selten. Und in seinem BUCH VOM PFERDE (2. Band, 3. Auflage, Stuttgart 1895) meint er zu diesem Thema: „Der Kampf gegen das in Grund und Boden der Normandie steckende ‚schwerblütige' Element darf (soll mittels Vollblut, Anm. d. Verf.) niemals aufgegeben werden . . ."

COB NORMAND

Normänner Cob, Cob Cultural

TYP, INTERIEUR, VERWENDUNG:
Der Cob Normand ist der alte Arbeits- und Wirtschaftsschlag der Normandie. Die Franzosen rechnen ihn zu den „Chevaux des Lourds" (Zugpferderassen), als die sie sonst nur die eindeutigen Kaltblüter einstufen. Nach deutschen Begriffen würde man ihn wohl eher als „Schweres (Schwerstes) Warmblut" bezeichnen, wie es etwa der Ostfriese und der Württemberger zwischen den beiden Weltkriegen verkörperten, da ihm die typischen Kaltblutmerkmale fehlen.

Der Cob ist ein derbes, kurzes, geschlossenes, enorm muskulöses Pferd. Insgesamt wirkt er recht harmonisch und keineswegs edel. Ursprünglich stellte er ein mittelschweres, landwirtschaftliches Arbeits- und starkes, gängiges Wirtschaftspferd dar, das auch in der französischen Armee vor allem als Artilleriestangenpferd verwendet wurde. Er ist energisch, temperamentvoll, besitzt eine robuste Konstitution und eignet sich für alle Arbeiten im Geschirr, vom Pflügen in schwerem Boden, dem Zug, drei Pferde voreinander gespannt vor dem Rübenkarren, bis zur flotten Fahrt vor dem leichten Kutschwagen am Sonntagmorgen zur Kirche.

Noch bis in die sechziger Jahre schien der Cob unverzichtbar für die Landwirtschaft. Doch dann setzte die sich unaufhaltsam ausbreitende Motorisierung seiner Tätigkeit ein Ende. Auch seine Rolle als Verbesserer anderer Zuchten, wie der Oldenburger, Württemberger, Badischen oder Pfälzer Zucht, auf die er im vorigen Jahrhundert großen Einfluß gewinnen konnte, war ausgespielt. Diese hat der ihm stammverwandte Selle Français Normänner Zucht übernommen.

Zum allergrößten Teil trägt die Cob-Zucht heute zur Schlachtpferdeproduktion bei. Von den fast 100 000 Tonnen Pferdefleisch, die in Frankreich pro Jahr verzehrt werden, wird nur etwa ein Viertel im Inland erzeugt. Der Cob ist eine sehr geschätzte Fleischrasse. Sein Fleisch soll einen besonders feinen Geschmack besitzen. Da er den edlen Rassen näher steht, ziehen die Franzosen es dem der Kaltblutrassen vor.

EXTERIEUR:
Das Gesicht des Cob Normand ist recht grob, oft mit geramstem Profil, die Augen sind klein, die Ohren lang. Über starke Ganaschen geht der Kopf in einen hoch aufgesetzten, starken, mäßig langen Hals über. Die Schulter ist relativ steil gelagert, jedoch in dem günstigen „Traberwinkel" von 90° zum langen, muskulösen Oberarm. Der Widerrist ist nicht sehr ausgeprägt, der Rücken kurz und stark, die Kruppe breit, muskulös, abschüssig. Die relativ kurzen Gliedmaßen weisen breite, ausgeprägte Gelenke und kurze, massive Röhren auf. Die Fesselung ist kurz, die Hufe sind breit und rund, gelegentlich etwas flach.

Der gut getragene Schweif wird bis heute stets sehr kurz kupiert, wie bei allen französischen Zugpferderassen. Ein Fesselbehang ist kaum vorhanden, dagegen ist das Langhaar dicht und stark ausgebildet.

Die Farbe ist in der Regel braun, oft kastanienbraun, gelegentlich kommen Rappen oder Füchse vor, häufig mit weißen Abzeichen an Kopf und Gliedmaßen.

Die Widerristhöhe beträgt 160–170 cm Stockmaß.

MECHANIK:
Die Bewegungen des Cob Normand sind kraftvoll, energisch, sowohl im Trab wie im Schritt. Die Trabaktion ist rund, mit viel Antritt von hinten. Erstaunlich gut sind das Galoppiervermögen und die Springanlagen.

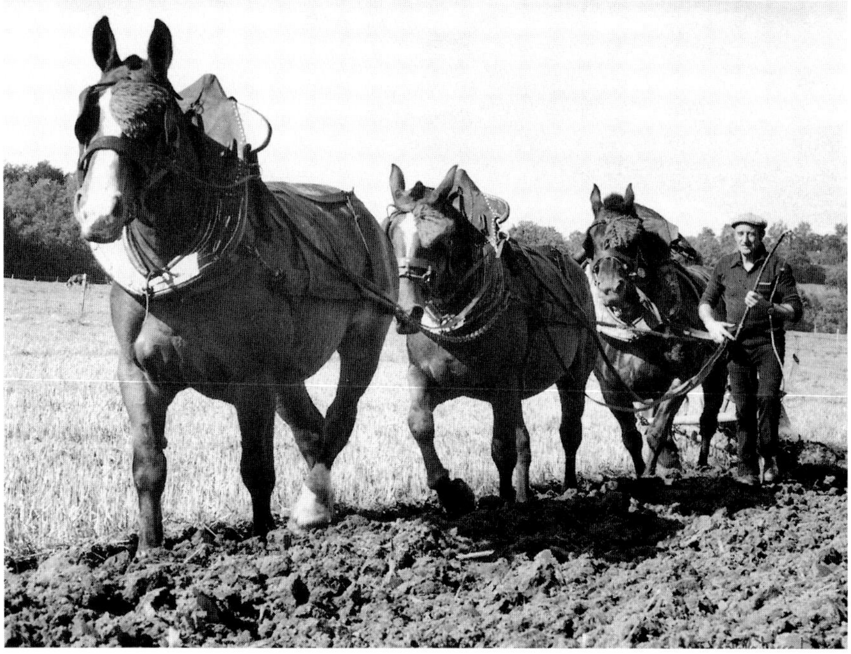

Cob-Stuten in der klassischen Anspannung bei der landwirtschaftlichen Arbeit in der Manche in den fünfziger Jahren

Der Cob Normand-Hengst zeigt im Traberkarren sein hervorragendes Trabvermögen.

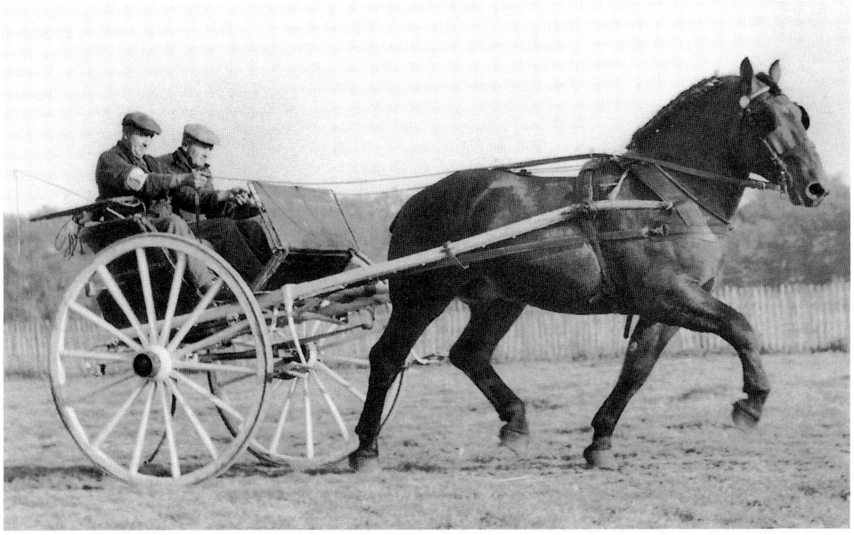

ZUCHT:
Das angestammte Zuchtgebiet des Cob Normand ist, wie der Name sagt, die Normandie an der Westküste Frankreichs, genauer die Halbinsel Cotentin mit ihren grünen Hügeln, teils recht feuchten Weiden und den Apfelplantagen des Departements Manche, ein „Land zwischen den Meeren", klimatisch stark vom Golfstrom beeinflußt.

Die Gestütbuchführung liegt, wie für alle französischen Pferderassen, in staatlicher Hand. Die Versorgung mit Deckhengsten geschieht hauptsächlich durch die Haras Nationeaux (Staatshengstdepots). Hier ist vor allem St. Lô mit ca. 35 Beschälern zu nennen. Aber auch die folgenden Landgestüte halten Cob-Hengste: Le Pin (drei), Le Lion d'Angers (sieben), Cluny (vier), Saintes (zwei) und Uzés (zwei). Dazu kommen etwa 20 Privatbeschäler. Gut 75 Hengste insgesamt stehen einer Population von etwa 1600 Stuten gegenüber.

GESCHICHTE:
Historisch gesehen ist die Entwicklung des Cob Normand bis in die jüngste Zeit weitgehend identisch mit der der gesamten Normänner-Rasse. Die alte Rasse hat ihre Wurzeln im frühen Mittelalter, wenn sie nicht schon in dem autochthonen armorikanischen Pferd zu suchen sind. Seit den Kreuzzügen fand eine stete Aufwärtsentwicklung der Zucht statt, die bis in die Zeit *Ludwigs XIII.* (1601 bis 1643) währte. Unter *Ludwig XIV.* (1638–1715) und *Ludwig XV.* (1710 bis 1774) kam es in den zahlreichen kriegerischen Auseinandersetzungen zu starken Aderlässen der Normänner-Zucht, die im 18. Jahrhundert den umfangreichen Import ausländischen Zuchtmaterials notwendig machten. Dabei spielten vor allem Holsteiner-Hengste eine wichtige Rolle, mit denen das 1730 fertiggestellte Gestüt Le Pin besetzt wurde. Unter *Ludwig XVI.* (1754–1793) fand erstmals eine Reform des Gestütswesens der Normandie durch den *Prinzen de Lambesc* statt. Er führte die ersten Vollblut-Hengste aus England ein. Jedoch wurde durch die ständigen rücksichtslosen Remonteaushebungen während der Revolution und der Kriege *Napoleons I.* zwischen 1793 und 1814 der eingeleitete Aufschwung jäh unterbrochen und die alte Rasse fast völlig vernichtet.

Mit dem Beginn der Restauration wurde ein systematischer Aufbau der Zucht in Angriff genommen mit Hilfe von Vollblut- und Norfolk Trotter-Hengsten aus England und durch die Einführung von Leistungsprüfungen für Zuchtpferde in Trabrennen, großenteils unter dem Sattel.

In der zweiten Hälfte des 19. Jahrhunderts kam es allmählich zu einer Differenzierung der verschiedenen Gebrauchstypen der nun Anglo-Normänner genannten Rasse, wobei das Gestütbuch offen und die Grenzen fließend blieben. Um 1900 unterschieden die Züchter in der Normandie unter den Normänner-Hengsten solche, die der Zucht von Militärremonten und Luxusreit- und -fahrpferden dienten, und solche, die für die Erzeugung von landwirtschaftlichen Arbeitspferden verwendet wurden. Den letztgenannten kupierte man die Schweife, vor allem in den staatlichen Hengstdepots Le Pin und St. Lô, und bezeichnete sie als Cobs, analog dem Ausdruck der Engländer für ihre kräf-

Fabier, geb. 1905, Normänner-Hengst des Cob-Typs (v. Kaback – Cadix), war Landbeschäler in Marbach a. d. Lauter vor dem Ersten Weltkrieg.

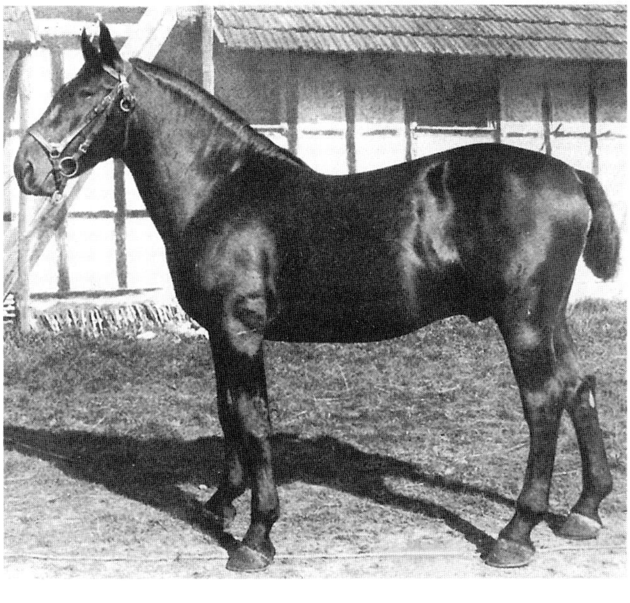

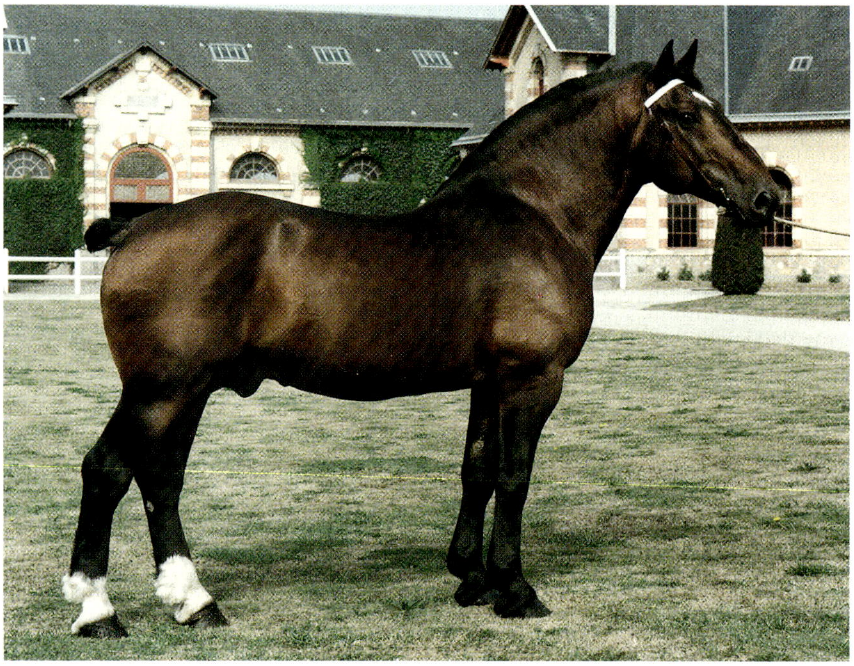

Besonders typtreuer Cob Normand (Cob Cultural)-Hengst im Haras St. Lô. Man versteht nicht recht, warum diese Rasse von den Franzosen als Kaltblut eingestuft wird. Der Cob hat einen nicht unerheblichen Anteil an der Entstehung des modernen Selle Français gehabt.

tigen Gebrauchstypen, die als Jagdpferde für schweres Gewicht sowie als Kutschpferde dienten. Erst 1959 wurde eine klare gestütbuchmäßige Trennung von Cob Normand und Selle Français Normänner Zucht vorgenommen.

Fraglos hatte der Cob seinen nicht unerheblichen Anteil an der Entstehung des Cheval de Selle Français nach dem Zweiten Weltkrieg, als, wie überall in Europa, die Basis für den anstehenden Umzüchtungsprozeß schmal geworden war. Heute verschwinden die damals verwendeten Cobs in den Reitpferdepedigrees immer mehr im Hintergrund. Während im französischen Sporthengstekatalog von 1988 unter etwas über 100 Hengsten noch drei in vierter Generation einen Cob auswiesen, gab es im Katalog von 1994 keinen einzigen mehr. Allerdings lassen vorhandene Pedigreelücken in vierter oder fünfter Generation vermuten, daß bei 15 Hengsten 1994 die Cob-Vorfahren nur schamhaft verschwiegen worden sind.

Den Cob Cultural heute noch zum Schweren Warmblut zu rechnen oder als Kaltblutrasse anzusehen ist unter Experten strittig. In seiner jetzigen Gestalt entspricht er – wie ich meine – etwa den schwersten Ostfriesischen oder Württemberger-Typen der Zeit zwischen den beiden Weltkriegen, bei denen niemals jemand auf die Idee gekommen wäre, sie dem Kaltblut zuzurechnen. Bisher fehlen dem Cob einige der wesentlichen Kaltblutmerkmale, wie die gespaltene Kruppe und der Behang, doch geht der Trend weiterhin zu eher noch schwereren Typen. Das läßt sich leicht erklären: Früher hatten viele Cob-Hengste einen Selle-, Traber- oder Vollblut-Vater, viele Cob-Stuten wurden von Selle-, Traber- oder Vollblut-Hengsten gedeckt, um das Gangvermögen und die Wendigkeit zu verbessern. Diese Paarungen haben jedoch fast völlig aufgehört, seit die Cob-Zucht nahezu ausschließlich auf die Fleischerzeugung ausgerichtet worden ist und nur noch das Ausschlachtungsergebnis zählt.

Dennoch zeichnet sich für den Cob Cultural ein „Silberstreif" am Horizont ab. In einem Aufsatz mit dem Titel „Schwere Pferde aus dem Cotentin" schreibt *Angela Waidmann* in der Zeitschrift TRAUMPFERDE (Sulzbach, 9/1994) zu den Zukunftsaussichten der Rasse: „Eigentlich wären die Cob Normands die idealen Freizeitpferde: Ihr Charakter ist ausgeglichen, aber lebhafter als der der meisten schweren Kaltblüter. Sie sind berühmt für ihre robuste Gesundheit, und sie strotzen vor Kraft und Energie! Traditionell sind sie sehr gute Kutschpferde mit einem Chic, der bei Kaltblutpferden nicht alltäglich ist. Durch ihren guten Charakter, ihre Größe, den kräftigen Körperbau und die raumgreifenden Gänge sind sie außerdem zuverlässige Reitpferde und als Gewichtsträger auch für schwere Erwachsene geeignet. Im Nationalgestüt (St. Lô, Anm. d. Verf.) weist man außerdem mit Stolz darauf hin, daß manch ein Cob Normand über beachtliches Springvermögen verfügt ... Glücklicherweise ist auch in Frankreich in den letzten Jahren einiges in Bewegung geraten. Wie in Deutschland wächst auch bei unseren westlichen Nachbarn das Interesse an den Kaltblutpferden ständig. Mehr und mehr Hobbyfahrer spannen wieder schwere Pferde an ... Wettkämpfe sind noch selten, aber die Tendenz ist steigend. Und nicht nur das, vor allem im waldreichen Westen Frankreichs werden in den letzten Jahren in wachsendem Umfang wieder Pferde zum Holzrücken eingesetzt ... All das wirkt sich auch auf die schweren Pferde des Cotentin aus ... Der Wandel, der sich ankündigt, scheint tiefgreifender zu sein, als man auf den ersten Blick annehmen möchte ... Es scheint sich einiges zu ändern für die Cob Normands in Frankreich."

FRANZÖSISCHER TRABER

Trotteur Français, Trotteur Normand

TYP, INTERIEUR, VERWENDUNG: Im Typ verrät der Französische Traber noch heute die nahe Verwandtschaft zur Anglo-Normänner-Rasse, aus der er einmal hervorgegangen ist. Vor allem im Bewegungsablauf des Trabes wirkt er vielfach in der Silhouette wie eine leichte, veredelte Form des Cob Normand. Der Traber wird speziell für die Rennen im Sulky und unter

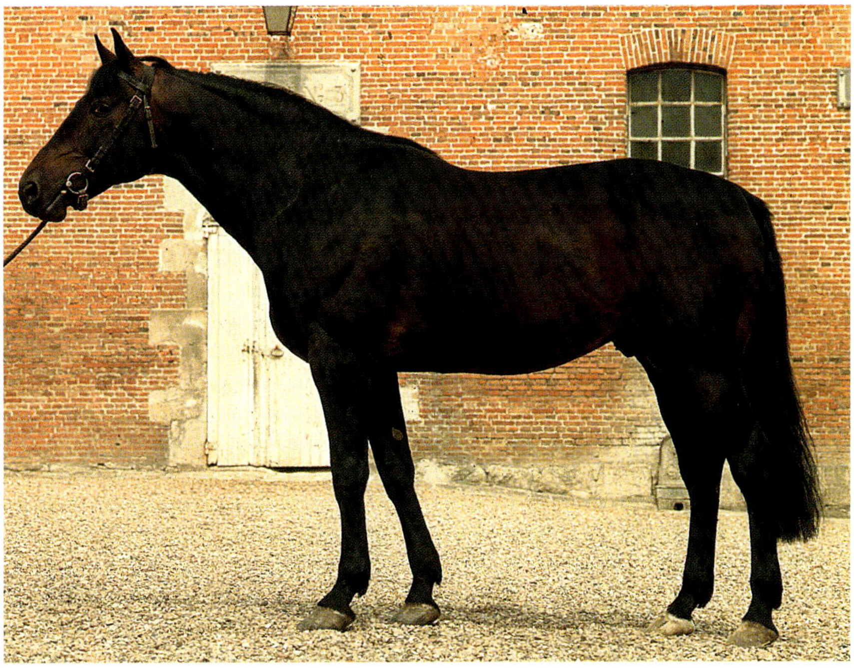

Traber-Hengst im Haras du Pin. Sein Exterieur ist weitaus harmonischer als das des Amerikanischen Standardtrabers.

dem Reiter (Trot monté) gezüchtet. Ursprünglich war die Traber-Zucht ein Teil der allgemeinen Normänner-Landeszucht und diente unter anderem der Remonteproduktion und der Erzeugung gängiger Kutsch- und Wirtschaftspferde.

Abgesehen von einer gewissen Typvariation, die den jeweiligen Stamm charakterisiert, ist der Französische Traber ein ziemlich großrahmiges, mächtigeres Pferd als der Amerikanische Standardtraber. Er steht ganz klar im Warmbluttyp und besitzt keine auffälligen Traber-Points. Insgesamt ist sein Bau recht harmonisch und kompakt. Allerdings tendiert die Rasse heute dazu, an Größe und Substanz zu verlieren, je mehr sie ausschließlich für Rennen gezüchtet wird.

Der Traber besitzt ganz vorzügliche Zugpferdeeigenschaften, dazu große Energie, Kampfgeist, Stehvermögen und Kraft. Da, um der Überproduktion zu steuern, ein gewisser Prozentsatz der Traber gar nicht erst in Training genommen wird, gelangt der Überhang der Zucht ebenso wie die ausrangierten Rennpferde zum großen Teil in den allgemeinen Reitsport, wo sie als Reitpferde, Springpferde, im Geschirr und im Freizeitsport und Reittourismus Verwendung finden. Einzelne Traber-Stuten und -Hengste, vor allem des Monté-Typs, werden auch immer noch gern in die Selle Français-Zucht integriert, da sie in der Regel gute Springanlagen besitzen. Anglo-Normänner-Traber haben in einer Reihe von europäischen Traberzuchten einen mehr oder weniger bedeutenden Einfluß erlangt, so in Deutschland, Italien, Belgien und Schweden.

Auch wurden zwei Hengste durch die Gestütsverwaltung der ehemaligen UdSSR importiert, die erfolgreich in der Russischen Traberzucht eingesetzt wurden.

EXTERIEUR:
Auf die Verwandtschaft des Trotteur Normand zum Cob und zum Anglo-Normänner weist eine Reihe von Exterieurpoints hin, so Kopf und Hals, Rücken- und Kruppenformierung. Der Kopf kann gelegentlich lang, grob und unedel sein, auch ramsnasig. Der Hals ist an der Basis meist recht breit und muskulös, nicht selten mit ausgeprägtem Unterhals. Der Widerrist ist deutlich markiert, die Schulter schräger gelagert als bei den anderen Traberrassen, dabei lang und gut bemuskelt, ebenso wie Ober- und Unterarm. Häufig trifft man auf eine nur geringe Gurttiefe. Bemerkenswert ist der meist kräftige, muskulöse Rücken, Resultat der Selektion auf Rennleistung unter dem Sattel, mit gut herangeschlossener, breiter, meist recht abschüssiger Kruppe und mächtig ausgeprägter, langer Sitzbeinmuskulatur. Der Schweif ist tief angesetzt.

Die früher oft fehlerhaften Fundamente sind heute dank intensiver züchterischer Selektion und weiter fortgeschrittener Konsolidierung der Rasse recht korrekt, die Röhren relativ lang, die Gelenke und Sehnen klar konturiert. Die Fesselung ist gelegentlich etwas lang. Hervorragend gut

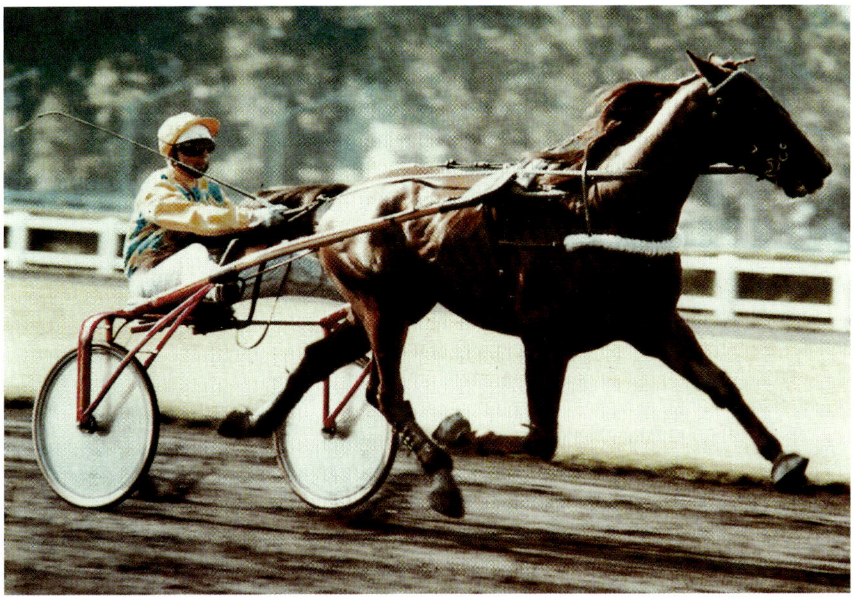

Französischer Traber Ourasi auf der Rennbahn (Schwebephase im Trab)

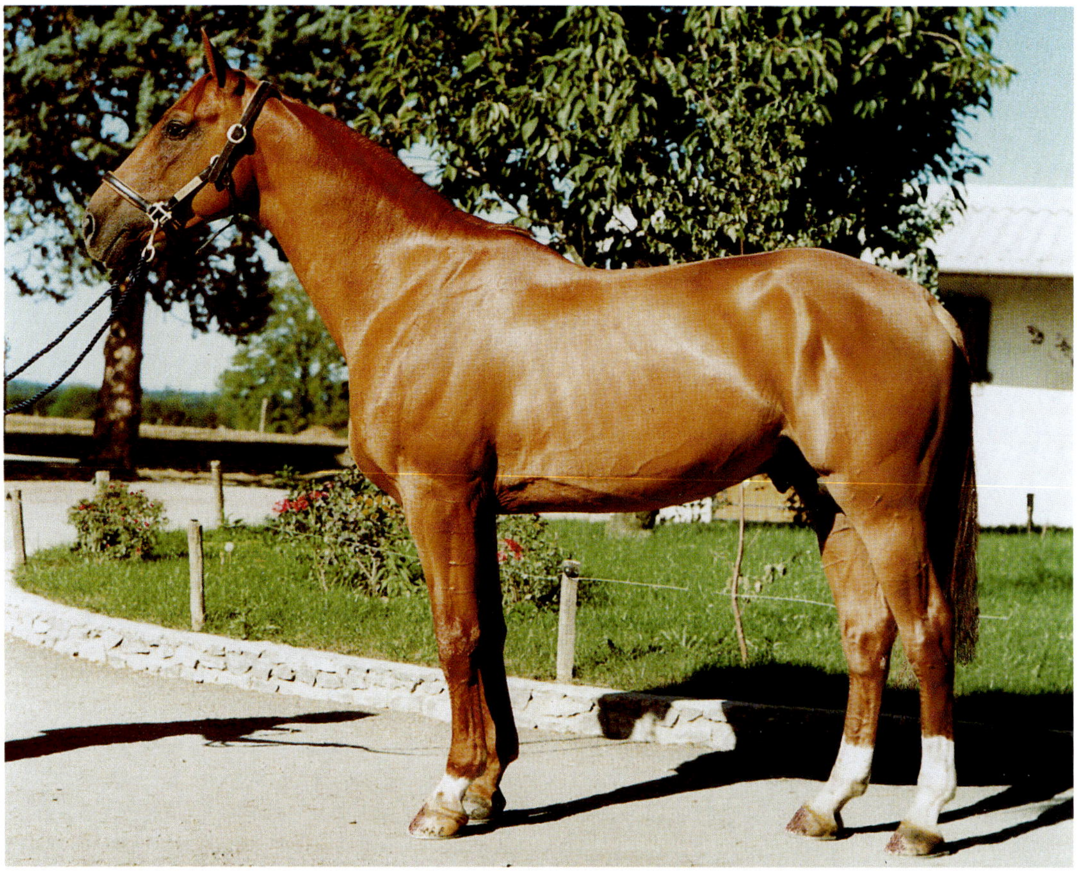

Moderner Französischer Traber-Hengst Tenor de Baune, siegreich in 24 Rennen

sind im allgemeinen (wie bei allen Traberrassen) die Hufe hinsichtlich Hornqualität und Form.

Vorherrschende Farben sind braun beziehungsweise dunkelbraun (ca. 70%) und Füchse verschiedener Schattierungen (ca. 30%). Schimmel kommen fast nie vor.

Die Widerristhöhe beträgt durchschnittlich 165 bis 168 cm Stockmaß.

MECHANIK:

Die Hauptgangart des Trotteur Français ist der schwungvolle, raumgreifende Renntrab mit enormer Schulterfreiheit und starkem Schub aus der Hinterhand. Die Qualifikationszeit, um an Rennen teilzunehmen, betrug 1997 1 : 22 Minuten auf 1000 Meter. Der Rekord lag zu diesem Zeitpunkt bei 1 : 11,5 Minuten. Die Rennen unter dem Reiter erfordern mehr Kraft von den Pferden als die im Geschirr, weshalb die Monté-Zeiten in der Regel 2–2,5 Sekunden darunter liegen. Sattelrennen bilden ein wichtiges Kriterium bei der Selektion der Beschäler. Trotz der Spezialisierung auf den Trab sind infolge der teilweisen Prüfung unter dem Sattel die großen Gliedmaßenwinkel günstiger formiert für eine weit befriedigendere Entfaltung von Schritt und Galopp als bei den anderen Traberrassen. Die Springanlagen liegen oft beachtlich über dem Durchschnitt.

ZUCHT:

Die eigentliche Heimat des Trotteur Normand (oder besser Trotteur Français) ist die Normandie, und dort vor allem die Gebiete von La Manche, Calvados und L'Orne. Daneben finden sich heute Zuchtschwerpunkte im Anjou, der Vendée und um Lyon (an der Rhone). Nahezu 20 Prozent al-

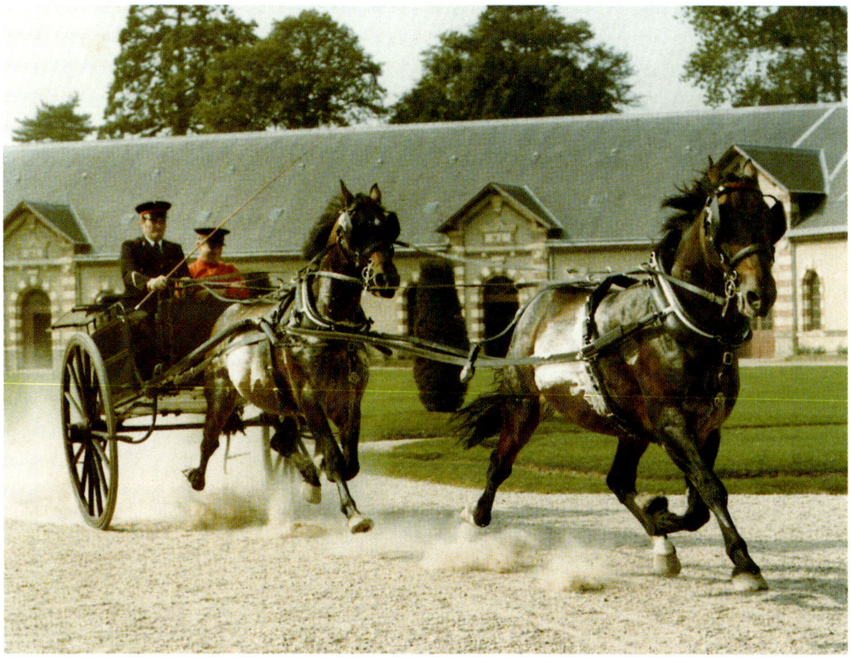

Auch als leichtes, elegantes Kutschpferd ist der Französische Traber hervorragend geeignet, wie die beiden Hengste in Tandem-Anspannung im Gestütshof von St. Lô beweisen.

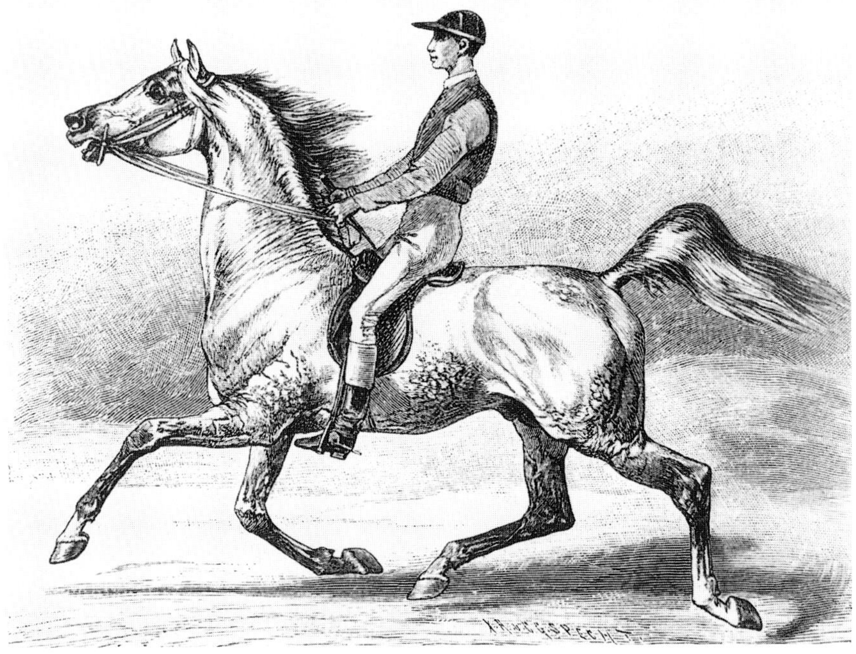

Französischer Satteltraber (Trot monté) um 1870/80, aus Graf C. G. Wrangel, „Das Buch vom Pferde" (2. Band, Stuttgart 1895)

ler in Frankreich gedeckten Stuten sind Traber. Damit liegt diese Rasse noch vor der des Selle Français. Die Zahl der Hengste beläuft sich auf etwa 700, die der Stuten auf 15 000. Die Privathengste überwiegen die Staatshengste um ein Vielfaches: In 17 von 23 Staatshengstdepots stehen rund 100 Traber-Hengste (14 Prozent).

Es gibt eine Reihe größerer Privatgestüte, die Masse der Zucht befindet sich jedoch in der Hand kleiner Züchter, die nur ein bis drei Stuten besitzen. Viele von ihnen sind zugleich Besitzer, Trainer und Fahrer oder Reiter in einer Person und bringen ihre Pferde auf den weit über 100 Provinzbahnen selbst heraus. „Viele Kleinbauern verdanken ihrer Traber-Zucht Einkommensverbesserungen und sozialen Aufstieg", schreibt *Gerhard Kapitzke* in FRANKREICH FÜR PFERDEFREUNDE (Köln 1981).

Traber-Stuten, die im Gestütbuch registriert sind, können großzügige Staatsprämien für Leistungen (Sélection) oder Exterieur (Modèle) erhalten, die auf den regionalen Rennplätzen oder der großen jährlichen Schau in Vincennes vergeben werden. Einer gewissen Überproduktion wird durch Qualifikationstests und Ausschluß mittelmäßiger Pferde von der Beteiligung an Rennen vorgebeugt.

Das Gestütbuch der Französischen Traber-Zucht wird heute vom „Institut du Cheval-Sire" in Arnac-Pompadour herausgegeben.

GESCHICHTE:

Der Französische Traber verdankt seine Entstehung nicht der Privatinitiative eines einzelnen oder dem Zufall, sondern ist als ein geplantes Produkt der Normänner Landeszucht anzusehen. Er entstand unter ständiger fördernder Kontrolle und Unterstützung der staatlichen französischen Gestütsverwaltung. Ausschlaggebend für seine folgerichtige Entwicklung wurde die dringende Forderung an die Landespferdezucht, alles Zuchtmaterial vor seiner Verwendung in der Zucht einer Leistungsprüfung und einer strengen Selektion zu unterziehen. Die Selektion auf Trabvermögen wurde vor allem von dem damaligen Direktor des Staatsgestüts St. Lô, *Houel*, forciert, der gewissermaßen als der „Erfinder" des französischen Trabrennsports gilt.

Die Notwendigkeit des Wiederaufbaus der durch die Revolutionswirren und die nachfolgenden Napoleonischen Kriege ausgebluteten Pferdezucht veranlaßte die Gestütsverwaltung, sich für die Verbesserung des Hengstbestandes der Gestüte in der Normandie nach geeigneten Vaterpferden in England umzusehen. Man hoffte, aus dem einzigen Land in Europa, dessen Pferdezucht nicht durch den Krieg gelitten, sondern vielmehr ihre höchste Bewährungsprobe – in der Schlacht bei Waterloo – bestanden hatte, ein weiteres Mal so gute Hengste zu bekommen, wie sie schon vor der Revolution der damalige Großstallmeister von Frankreich, *Charles Eugene, Prinz v. Lambesc* (1751–1820), in England erworben hatte. So kam es zwischen 1815 und 1850 zum Import einer größeren Anzahl von Vollblut- und Halbblut-Hengsten aus England. Auf Veranlassung des Kriegsministeriums, das aufgrund der Kriegserfahrungen die Weichheit der Normänner-Pferde beanstandet hatte, wurde zugleich nach einem praktikablen, aussagekräftigen Leistungsprüfungssystem auf Härte und Ausdauer gesucht. Das war die Geburtsstunde des Französischen Trabers, der ursprünglich eigentlich nur ein auf Trabrennen spezialisierter Anglo-Normänner war. In anderen Ländern hätte man wahrscheinlich eine Prüfung unter dem Sattel im Galopp eingeführt. In der Normandie entstand statt dessen zunächst eine Prüfung unter dem Sattel im Trab (Trot monté).

Die vier bis heute dominierenden Hengstlinien der Französischen Traber-Zucht kann man auf drei aus England eingeführte Hengste zurückführen: Die *Conquérant*- und die *Normand*-Linie gehen beide auf den 1811 geborenen englischen Halbblut-Hengst *Young Rattler* (v. *Rattler xx* a. e. Stute v. *Snap xx*) zurück, der 1820 nach Frankreich kam. *Conquérant* wurde 1858 geboren. Sein Vater *Kapirat* gilt als Begründer der Französischen Traber-Zucht, da er als erster in größerem Maße Trabvermögen vererbte. Aber auch seine Mutter *Elisa* vererbte eine außerordentliche Trabaktion, wie ihr Enkel *Phaëton*, ebenfalls Begründer einer Hengstlinie, beweist. *Conquérant* wurde über seinen Sohn *Reynolds* Großvater von *Fuschia*, der (1883 geboren) Stammvater des größeren Teils aller Französischen Traber wurde. Man rühmte an den Nachkommen *Conquérants* vor allem ihre große Ausdauer und Energie, ihren Kampfgeist und ihre glänzende, korrekte Trabaktion. Ebenfalls auf *Young Rattler* zurück reicht das Pedi-

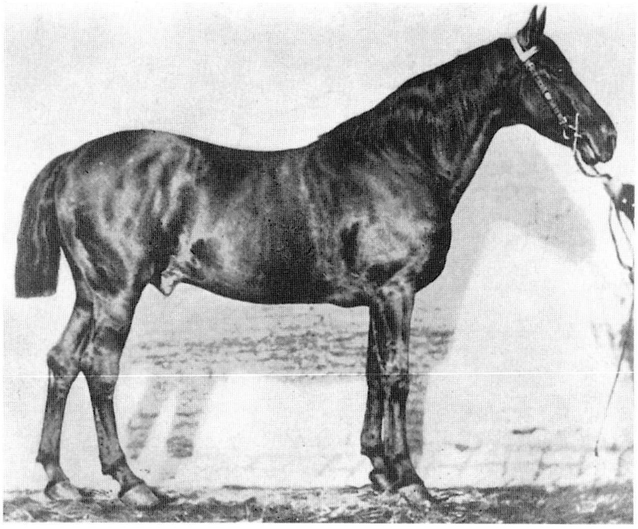
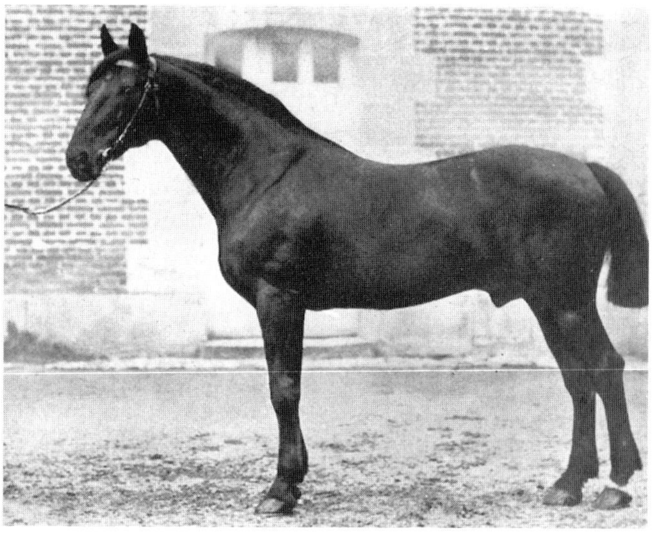

Anglo-Normänner-Traber-Hengst Conquérant (oben links), geb. 1858. Sein Vater Kapirat gilt als der eigentliche Stammvater der Französischen Traber-Zucht. Sein Enkel Fuschia (oben rechts), geb. 1883 (v. Reynolds), war der schnellste Traber seiner Zeit.

gree des zweiten Stammhengstes *Normand*. Der 1896 geborene Hengst beherrschte über lange Zeit durch seinen Sohn *Cherbourg* den Turf. *Normand* starb nach nur kurzer Gestütstätigkeit. Er vererbte einen mächtigen Körperbau und große Knochenstärke. Seine Nachkommen galten charakterlich als nicht so zuverlässig wie die *Conquérants*. Die dritte Linie geht auf den 1851 importierten, 1845 geborenen Norfolk Trotter-Hengst *The Norfolk Phenomenon* zurück. Sein Sohn *Lavater*, 1867 geboren, von ziemlich gewöhnlicher Abstammung, bewährte sich besonders in der Anpaarung an hoch im Blut stehende Stuten. Seine Hauptbedeutung hat er durch seine Tochter *Reveuse* erlangt (a. d. *Sympathie xx*), die Mutter von *Fuschia*. *Phaëthon*, geboren 1871, begründete die vierte, jüngste Dynastie. Er geht auf den zuletzt importierten der drei englischen Stammhengste zurück, den Vollblut-Hengst *The Heir of Linne*, geboren 1853. Seine Bedeutung war zeitweilig durch die Erfolge seiner Nachkommen so groß, daß man fast glaubte, er würde *Conquérant* überflügeln.

In Frankreich hat (wenn es auch lange Zeit verpönt war, dies zu erwähnen) eine nicht ganz unbedeutende Einkreuzung Amerikanischen Traber-Blutes stattgefunden. So hatte der Hengst *Niger* (v. *The Norfolk Phenomenon*), zeitweilig Stammvater einer heute ausgestorbenen Hengstlinie, in der Stute *Miss Bell* eine Amerikanische Standardtraber-Mutter. Besonders erfolgreich auf der Rennbahn waren die drei Halbamerikaner *Dacota*, *Bobichon* und *Fred Leyburn*. *Dacota* erlangte durch seine Nachzucht auch als Vaterpferd Bedeutung. *Fred Leyburn* (geb. 1905) war der erste französische Traberkönig (58 Siege): Dreimal gewann er den Prix du Conseil Municipal de Paris (heute Prix d'Amérique). Er entstammte einer Paarung des Anglo-Normänner Trabers *Kalmia* mit der American Standard-Stute *Helen Leyburn*.

Lange Zeit hatte die französische Zuchtleitung keine sonderlichen Sympathien für den Amerikanischen Traber, da er weder im Exterieur noch kalibermäßig ihren Ansprüchen genügte. Man kann fast von einer Art Haßliebe der Franzosen für den Standardtraber sprechen, da sie andererseits seinen Speed, seine Härte und sein gutes Temperament anerkennen und heimlich bewundern mußten. Daß es häufiger, als man es gern wahrhaben mochte, zu Infusionen von Standard-Blut in scheinbar fleckenlose französische Pedigrees gekommen ist, dafür ist das prominenteste Beispiel der 1883 geborene Hengst *Fuschia*. Dieser Enkel *Conquérants* führte über seine Großmutter väterlicherseits, *Miss Pierce*, ein Viertel amerikanischen Blutes. *Fuschia* stand vierzehn Jahre lang (1893–1906) an der Spitze der gewinnreichsten französischen Traber-Beschäler und lieferte rund 400 Nachkommen für die Rennbahn.

Parallel mit der Entwicklung der Traber-Zucht verlief die Entwicklung des Trabrennsports und des Rennsystems. 1836 wurde in Cherbourg das erste Trabrennen unter dem Sattel gelaufen. Es folgten Rennen in Caen, St. Lô, Alençon, Avranches, Le Pin. Dem besonderen System des französischen Trabrennsports – früher wurde etwa ein Drittel der Rennen unter dem Sattel gelaufen, mit Gewichten zwischen 60 und 85 kg, zum Teil über lange Distanzen – und der großzügigen staatlichen Förderung seit 1846 – der französische Staat ist Stifter der meisten Rennpreise und Züchterprämien und schreibt die Propositionen aus – verdankt das Land die blühende Entwicklung und laufende Verbesserung und Ausdehnung seiner Traber-Zucht. Trotzdem blieb der Trabersport über einen relativ langen Zeitraum ein Provinzsport. Erst 1878 fand das erste Trabrennen im Pariser Raum (in Maison Lafitte) statt, dem dann jedoch bald Rennen in Vincennes, Neuilly-Levallais und St. Cloud folgten. Relativ spät kam es zu Prüfungen im Geschirr, zunächst vor einer Art Traberkarren mit hohen, eisenbereiften Rädern, ab den neunziger Jahren

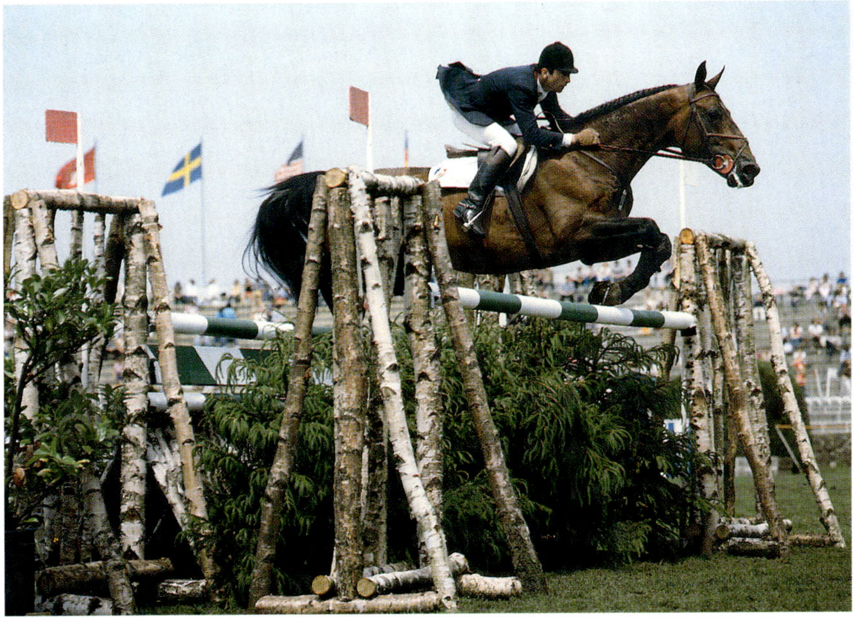

Das Weltklassespringpferd Galoubet A besitzt eine reingezogene Traber-Mutter.

vor den aus den USA importierten leichten Sulkys mit kleinen, luftbereiften Rädern, amerikanischer Beschirrung und Trainingsmethoden, was einen wesentlichen Einfluß auf die Steigerung der Renngeschwindigkeit des Französischen Trabers hatte.

Lange Zeit erfolgte die Eintragung der Traber in ein privates Register, das „Studbook Trotteur Français", durch die hippologische Fachzeitschrift „France Chevaline". Erst 1922 wurde auf Anordnung des Landwirtschaftsministeriums die „Societé du Demi Sang" offiziell mit der Führung beauftragt. Sie erhielt das Recht, Ausländern die Eintragung zu verweigern, „um die Reinheit der Französischen Traber-Rasse" zu erhalten. Diese Vorbehalte richteten sich vor allem gegen die Amerikanische Standardrasse. 1942 wurde das heute vom Institut du Cheval (SIRE) herausgegebene Gestütbuch endgültig geschlossen. Lediglich Produkte Französischer Traber-Hengste aus Vollblut-Stuten hatten weiter Zugang. So war interessanterweise einer der besten Französischen Traber der Nachkriegszeit *Jamin* (geb. 1953, 1 : 13,5 Minute auf 1000 Meter). Er stammte aus der in Rennen ungeprüften Dladys, deren Mutter, die Vollblut-Stute *Gladys* (v. *Craig-an-Eran – Sunstar – Gainsborough*), unter anderem Siegerin in den 2000 Guineas und den Eclipse Stakes war. Auch zwei andere Rekordtraber der fünfziger/sechziger Jahre, die Stuten *Gélinotte* und *Cancannière*, führten Englisches Vollblut in den ersten drei Generationen. Inzwischen sind die Restriktionen hinsichtlich des Einsatzes von Standardbred in der Französischen Traberzucht wieder etwas gelockert. Durch ausgewählte, dosiert gezielte Zuführung von Standardbred-Genanteilen sind Schnelligkeit und Frühreife des Französischen Trabers so verbessert worden, daß heute durchaus Wettbewerbsfähigkeit besteht.

Die Beibehaltung eines relativ großen Anteils an Rennen unter dem Sattel, obgleich sie nicht so spektakulär sind wie die vor dem Sulky, dient der Erzielung eines starken, großrahmigen Trabers und ist vor allem auf die Selektion des Beschälernachwuchses ausgerichtet. Manche Pferde sind nur auf eine Art der Rennen spezialisiert, andere absolvieren beide. Das größte internationale Trabrennen Europas (im Sulky ausgetragen) ist der „Prix d'Amérique", er wird jedes Jahr Ende Januar in Vincennes gelaufen.

Bis zur Verdrängung des Pferdes durch den Motor aus Landwirtschaft, Wirtschaft und Armee spielte der Traber nicht nur im Rennsport, sondern auch zur Verbesserung der Landeszucht, einschließlich des Cobs, bei der Erzeugung leistungsfähiger Militärremonten sowie gängiger Reit- und Wagenpferde eine beachtliche Rolle. Es gibt bis heute nicht wenige Züchter, die ihre Traber-Stuten von Selle Français-Hengsten decken lassen, da sie oft sehr gute Springanlagen besitzen, und auf diese Weise hervorragende Springpferde erzielen, so zum Beispiel die großen internationalen Sieger *Lutteur B, Pomone B, Varin, Urbin, Aragon, Déesse II, Galoubet A, Gitan P, I love You* oder *Koua III*, die alle Traber-Blut führen. Prominentestes Beispiel ist der World-Cup-Sieger und Spitzenleistungsvererber *Galoubet A*, (geb. 1972, v. *Almé SF* a. d. *Viti TFr* v. *Abner – Boum – Otho du Verdier*).

FRANZÖSISCHER ANGLO-ARABER

TYP, INTERIEUR, VERWENDUNG: Als Anglo-Araber werden Pferde bezeichnet, die der direkten Kreuzung von Arabischem Blut und Vollblut entstammen beziehungsweise aus der Weiterzucht dieser Kreuzung, um die Vorzüge beider Rassen in einer zu vereinigen.

Der südfranzösische Anglo-Araber oder, wie ihn seine Züchter meist abkürzend bezeichnen, der „Anglo", war bis zur Auflösung der Kavallerieverbände nach der Motorisierung des französischen Heeres die ideale leichte Husarenremonte. Heute findet er als edles, elegantes, leichtes Reitpferd im Sport eine vielseitige Verwendung.

Man kann in der Zucht zwei Typen unterscheiden: den ursprünglichen, kleinen, feinknochigen Renntyp, der noch dem Anglo-Arabischen Vollblut sehr nahesteht, und den größeren, stärkeren Reitpferdetyp, mehr im Warmblutcharakter, der sich typmäßig – er ist in der Regel schöner – hinsichtlich Größe und Kaliber kaum noch von edleren Exemplaren des Selle Français unterscheidet.

Der edlere Typ aus dem Gebiet um Pau wird hauptsächlich für die Renn-

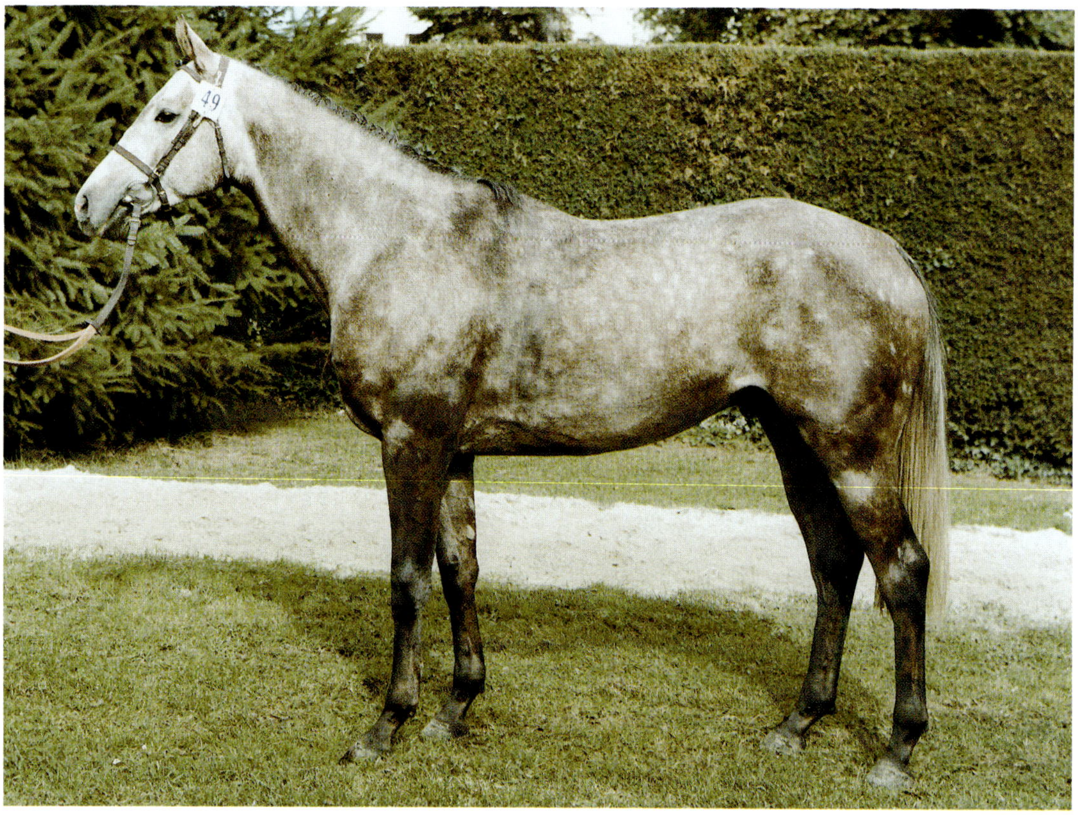

Französischer Anglo-Araber-Hengst des Renntyps

bahn gezüchtet. Hier zählen vor allem Rennleistung und Exterieur, während Temperament und Charakter nicht so viel Aufmerksamkeit geschenkt wird. Die Rennen stellen für ihn den wichtigsten Selektionsfaktor dar. Sie bestehen hauptsächlich in einem bereits 1874 eingeführten Flachrennsystem, dessen Krönung der „Große Preis von Tarbes" darstellt. Die Rennen sind unterteilt in solche für Pferde mit 25 bis 49 Prozent Arabischem Blut und solche mit 50 oder mehr Prozent. Außerdem werden Hindernis- und Point-to-Point-Rennen ausgetragen. Die vornehmlich aufgrund der Rennleistung stattfindende Selektion bewirkt, daß die Pferde sehr temperamentvoll, verspielt, oft schwierig sind und viel Geduld und Einfühlungsvermögen bei der Ausbildung erfordern. Sie eignen sich in der Regel nur sehr bedingt für höhere Anforderungen in Springen oder Dressur.

Der größere Typ, der vornehmlich um Pompadour gezüchtet wird, ist für die meisten Disziplinen des Reitsports, außer den Rennen, besser geeignet. Hinsichtlich seiner Springanlagen ist er jedoch gewöhnlich auch etwas begrenzt in Vermögen und Leistungsbereitschaft, so daß nur in Ausnahmefällen Spitzenleistungen erwartet werden können. Auch in höheren Dressuren hat er nicht selten Probleme mit einer gewissen Sensibilität und seinem nicht ganz einfachen Temperament. Doch beweisen die zahlreichen Anglo-Araber des Cadre Noir in Saumur-Terrefort, dem nationalen französischen Pferdesport-Zentrum, daß viele von ihnen vor allem in der Military höchsten Ansprüchen gerecht werden. Dabei kommen ihnen ihre Härte, Ausdauer und Trittsicherheit zustatten.

Vor der leichten Kutsche besticht der Anglo durch seine Eleganz und seinen Adel sowie seine leichtfüßige Aktion. Sein grundsätzlich freundliches Wesen, seine Geländegängigkeit und Ausdauer empfehlen ihn auch für den gehobenen Freizeitsport im Gelände und als Jagdpferd.

Typmäßig läßt sich der Französische Anglo-Araber am ehesten mit dem Trakehner vergleichen, kein Wunder, da beide auf Orientalische und Vollblutahnen zurückgehen. Folgerichtig spielt der Anglo in jüngerer Zeit, analog dem Trakehner, in steigendem Maße die Rolle eines Veredlers, so natürlich in der Zucht des Cheval de Selle Français, aber auch zahlreicher ausländischer Zuchten, wie der Oldenburger, der Hannoveraner, des Niederländischen Reitpferde- und Pony-Stammbuches, der italienischen und spanischen Sportpferdezucht oder der schwedischen Warmblutzucht.

In Polen ist nach dem Zweiten Weltkrieg das Anglo-Araber-Gestüt Pruchna (ca. 20 km nördlich Ciéscyn, Teschen) ausschließlich mit französischem Zuchtmaterial aufgebaut worden.

EXTERIEUR:

Das Äußere des Französischen Anglo-Arabers ist sehr gefällig und edel. Er vereinigt in sich Harmonie, Charme, Grazie und Schönheit des Orientalen mit dem großlinigen Rahmen und der großen „Übersetzung" des Vollbluts. Der Renntyp wirkt nicht selten etwas „windhundmäßig" mit reichlich leichtem, feinem, geradezu grazilem Fundament. Dagegen weist der Reitpferdetyp heute oft bereits eine bedeutende Größe und Knochenstärke auf, ohne doch seinen Adel und Charme eingebüßt zu haben.

Insgesamt ist das Exterieur dem des Englischen Vollblüters sehr ähnlich. Der Kopf erinnert noch am meisten an die orientalischen Ahnen. Der Hals ist lang und im allgemeinen schön getragen, beim Renntyp kann er manchmal etwas gerade und „bret-

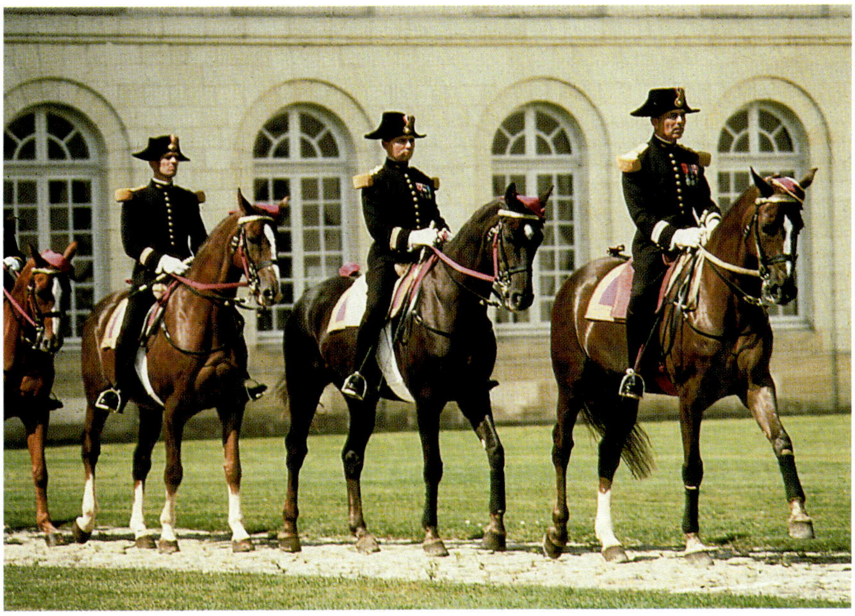

Anglo-Araber des Cadre Noir von Saumur

tig" sein. Die Schulter ist schräg gelagert, der Widerrist ausgeprägt, der Rücken kurz. Die Kruppe kann gelegentlich etwas kurz und gerade, mit hohem Schweifansatz sein (Erbteil des Orientalen). Das Fundament ist ausgesprochen trocken und wirkt (Renntyp) reichlich leicht. Auffallend sind die, im Gegensatz zu denen des Vollbluts, kleinen, schmalen Hufe.

Prozentual gliedert sich die Farbverteilung etwa folgendermaßen: Braun (einschließlich Dunkel- und Schwarzbraun) 53 Prozent, Fuchs (verschiedener Schattierungen – häufig mit recht großen weißen Abzeichen an Kopf und Gliedmaßen) 35 Prozent, Schimmel 12 Prozent.

Die durchschnittliche Größe liegt bei 162 cm Stockmaß. Der kleinere Typ hat vielfach um bis unter 160 cm, der größere nicht selten über 165 cm Widerristhöhe.

MECHANIK:
Die Grundgangarten des Anglos wirken ausgesprochen leichtfüßig, dabei trittsicher. Der Schritt hat eine gute Länge, der Trab ist flach und fördernd, die Galoppade raumgreifend, elastisch, mühelos, auch wenn der Anglo nicht die Schnelligkeit seines englischen Vollblut-Cousins erreicht. Das Springen zeichnet sich meist durch gute Bascule und Technik, weniger durch großes Vermögen aus.

ZUCHT:
Das Zuchtgebiet des Französischen Anglo-Arabers reicht von den Pyrenäen bis zum Zentralmassiv und erstreckt sich über die Gebiete der Basses Pyrénées, des Adour-Beckens, des Medoc, Limousin und Corrèze, mit den Gestüten Pompadour, Pau, Tarbes, Aurillac, Rodez und Ville-Neuve-sur-Lot, wo sie als Landeszucht bodenständig ist. Ein eigenes Gestütbuch wird vom „Service des Haras, des Courses et de l'Équitation" mit Sitz in Arnac-Pompadour herausgegeben, der dem französischen Landwirtschaftsministerium untersteht.

Als Anglo-Araber gelten alle Pferde, bei denen in vierter Generation 15 von 16 Vorfahren Araber oder Vollblüter sind. Bei jedem Anglo-Araber werden im Gestütbuch die Prozentanteile an Arabischem Blut angegeben. Sie dürfen 25 Prozent nicht unterschreiten, wenn das Pferd noch als Anglo-Araber geführt werden soll. Es gibt jedoch einen gewissen Prozentsatz an Pferden, die einen geringeren Anteil an Orientalischem Blut besitzen, deren Nachkommen in Anpaarung an Pferde mit höherem Arabischem Blutanteil wieder als Anglo-Araber eingetragen werden können. Sie werden als „Anglo de Complément" bezeichnet.

Der Bestand der Anglo-Arabischen Zucht ist insgesamt seit 1980 rückläufig gewesen. Dabei ist der Anteil der Pferde mit zwischen 25 und 49 Prozent Arabischem Blut nur wenig zurückgegangen. Sie konnten sich wegen ihrer meist größeren Widerristhöhe in den Sportpferdemarkt integrieren und fanden auch bevorzugt als Veredler Verwendung. Anglos mit 50 oder mehr Prozent Arabischem Blut haben deutlich abgenommen, da sie dem Zeitgeschmack und

Anglo-Arabischer Hauptbeschäler in Pompadour

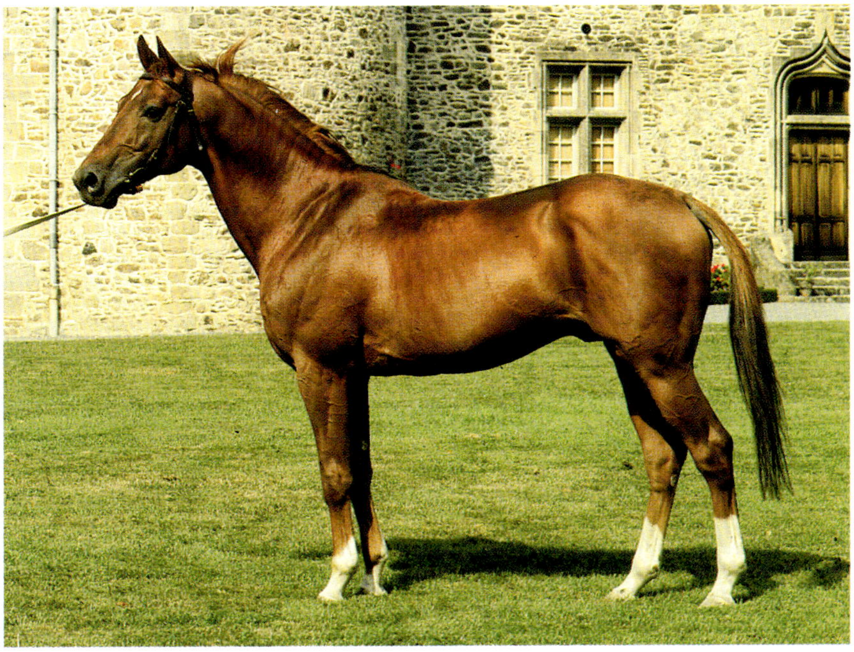

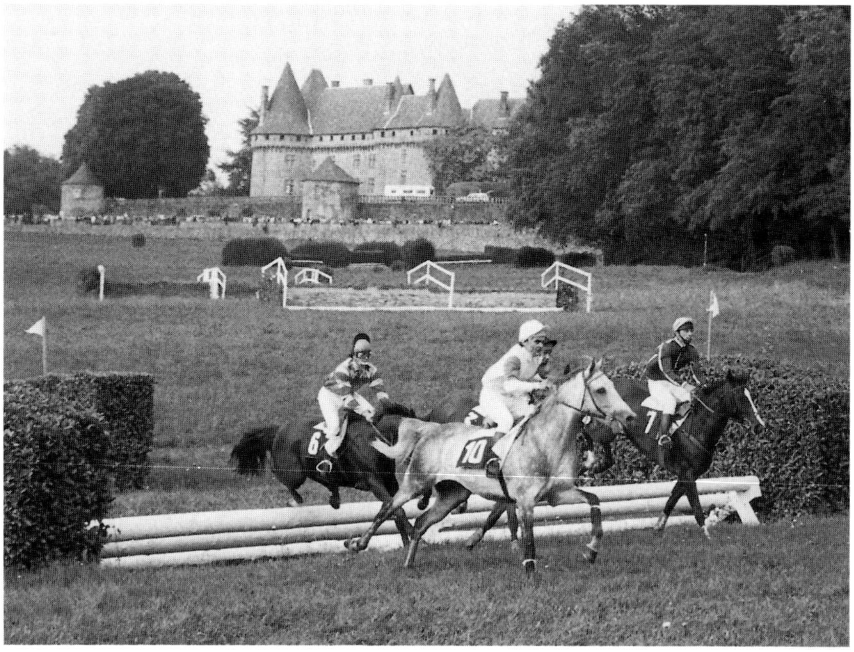

Anglo-Araber-Rennen auf der Steeplechase-Bahn vor der Kulisse des Schlosses von Pompadour

den sportlichen Ambitionen der meisten Reiter nur bedingt entsprechen. Auch die Anglos de Complément sind zahlenmäßig zurückgegangen.

Mehr und mehr nähert sich der Französische Anglo-Araber einer konsolidierten Rasse. Etwa 80 Prozent der Stuten werden von Anglo-Araber-Hengsten gedeckt. Der Bestand der ca. 3000 zuchtaktiven Stuten besteht zu etwa zwei Dritteln aus Anglo-Arabern und zu einem Drittel aus Vollblut-Stuten. Arabische Stuten kommen kaum noch vor. Die Tendenz geht steigend in Richtung Paarung von Anglo × Anglo. Bedeckungen von Vollblut-Stuten mit Araber-Hengsten, also das ursprüngliche Zuchtkonzept, betragen heute (1998) unter zehn Prozent. Das umgekehrte Prinzip kann man vernachlässigen, es ist noch weit geringer.

Das eigentliche Zentrum der Anglo-Zucht ist das „Haupt- und Landgestüt" Pompadour. Seit 1872 arbeitet das Gestüt ohne Unterbrechung in staatlicher Regie. Zu ihm gehört (außer dem umfangreichen Hengstdepot mit ca. 100 Hengsten – davon ca. 35 Anglos, 5 Vollblut-Hengste und 5 Araber, kein Selle Français (!); der Rest Kaltblüter und Ponies) eine Mutterstutenherde – ca. 45 Köpfe plus Nachzucht – von ausgesuchter Qualität.

Der Zuchtbezirk umfaßt die Departements Dordogne, Corrèze, Haute-Vienne und Creuse. Von Mitte Februar bis Anfang Juli sind die Hengste auf 23 Deckstationen im Lande verteilt. Zwei Deckstationen befinden sich im Depot (Kaltblüter) und im vier Kilometer entfernten Vorwerk La Rivière (Edelpferde), wo auch die Mutterstuten ihr Domizil haben.

Der gesamte Gestütsbetrieb umfaßt mehrere Abteilungen: das Hengstdepot, die Stutenherde, die Domäne, ein Versuchsgut für Mastpferde, eine Schule für Gestütspersonal, eine wissenschaftliche Forschungsstation und ein Computer-Rechenzentrum mit zwanzig Angestellten, die eine Zentralkartei für den gesamten Pferdebestand Frankreichs verwalten. Darüber hinaus das Kutschenmuseum und die Sattelkammer mit kostbaren Geschirren. Südlich des Schlosses liegt weit überblickbar eine der schönsten Rennbahnen Frankreichs. Hier und auf dem Turniergelände am Depot finden das ganze Jahr über pferdesportliche Veranstaltungen statt, die auch über Frankreichs Grenzen hinaus bekannt sind.

Zuchtschwerpunkt des Gestüts ist der Anglo-Araber für sportliche Eignung, der des landwirtschaftlichen Betriebes das gelbbraune Limousin-(Fleisch-)Rind. Auf dem Gelände des nahegelegenen kleinen Schlosses La Rivière, wo Ende des 19. Jahrhunderts einige Stallgebäude errichtet wurden, sind die Stutenherde und die Deckstationen für Reitpferde untergebracht. Hier ist die Wiege der von Gayot vor mehr als 120 Jahren begründeten Anglo-Araber-Zucht. Die Herde setzt sich aus 7 Araber-, 2 Vollblut- und 31 Anglo-Araber-Stuten zusammen, deren Auswahl nach Exterieur, Eignung und Leistungsvermögen in Rennen, Dressur und Springen erfolgt, das sich nicht selten dreifach in einem Tier vereinigt und fast immer durch Leistungsnachweis in den entsprechenden Disziplinen belegt ist. Die Deckstation beherbergt elf Hengste und ist damit die größte (staatliche) Frankreichs: drei Vollblüter, zwei Araber und sechs Anglo-Araber.

Die Nachzucht der Stutenherde verbringt die ersten Lebensjahre im Fohlenhof Chignac, wo die Jungpferde nach Alter und Geschlecht getrennt, zwecks besserer Weidenutzung mit Rindern zusammen, auf weiten Koppeln ihrer Bestimmung entgegensehen. Im Alter von drei Jahren siedeln sie in den Trainingsstall am Schloß über, wo sie von Lehrlingen der Gestütsschule unter Anleitung erfahrener Gestütsbeamter angeritten werden.

Das 120 Hektar große Versuchsgut Chamberet unternimmt Forschungsprojekte für die Pferdezucht, die für ganz Frankreich Bedeutung haben.

Die wichtigsten Hengstdepots für die Anglo-Zucht sind außer Pompadour noch Pau (12 Anglo-, 2 Araber- und 4 Vollblut-Hengste) für die Departements Landes und Pyrénées Atlantiques; Tarbes (25 Anglo-, 5 Araber- und 2 Vollblut-Hengste) für Gers, Hautes Pyrénées, Haute Garonne und Ariège; Aurillac (8 Anglo-Hengste) für Puy-de-Dome, Cantal und Haute Loire; Rodez (19 Anglo-, 7 Araber- und 2 Vollblut-Hengste) für Lot, Tarn-et-Garonne, Tarn und Aveyron; Villeneuve-sur-Lot (12 Anglo-, 4 Araber- und 2 Vollblut-Hengste) für Gironde und Lot-et-Garonne; und schließlich

Saintes (14 Anglo- und 3 Vollblut-Hengste) für Charente, Charente-Maritime und Vienne.

Die bedeutendsten Zuchtereignisse des Jahres sind die Anglo-Araber-Tage Mitte September, die im Wechsel in Pau oder Pompadour abgehalten werden, und die Reitertage in Tarbes, anläßlich des Hengstmarktes Ende Oktober, wo die besten Rennpferde im „Großen Preis" starten.

GESCHICHTE:

Die Pferdezucht des südlichen Frankreichs war vermutlich schon seit der römischen Herrschaft von Iberischem und Berberischem Blut beeinflußt. Dieser Einfluß hat mit Sicherheit während der Sarazenen-Zeit auf der Iberischen Halbinsel (711 bis 1492) in Teilen der Provence erheblich zugenommen, wobei nun noch das Orientalische Element hinzukam.

Nach der Niederlage des maurischen Heeres unter *Abd-ar-Rachmān*, dem Statthalter der Kalifen von Bagdad in Spanien, in der Schlacht in den Poitou-Sümpfen zwischen Tours und Poitiers im Jahre 732, die dem Vordringen des Islam nach Norden ein Ende setzte, fielen *Karl Martell* und seinem fränkischen Heer zahlreiche Orientalische Pferde in die Hände, die in der Folgezeit die Pferdezucht des fränkischen/französischen Reiches befruchteten, zumal es sich wohl ausschließlich um Hengste handelte.

Auch die sieben Kreuzzüge zwischen 1096 und 1270, an denen sich viele südfranzösische Ritter beteiligten, brachten ohne Zweifel eine nicht unbeträchtliche Menge Orientalischen Zuchtmaterials ins Land, wobei wir nicht glauben dürfen, daß es sich hauptsächlich um Araber, sondern ebenso um Turkmenen, Perser, Syrer, Berber, Dongolavi etc. gehandelt haben dürfte.

In dieser Zeit errichteten auch Tempel- und Malteser-Ritter Gestüte mit Orientalischblütigen Pferden in Navarra (im französischen/spanischen Grenzgebiet) und in dem nördlich anschließenden Bearn und der Gascogne. Besonderen Einfluß auf die dortige Reit- und Edelpferdezucht wird dem Gestüt der *Grafen von Royères* zugeschrieben, das mit auf den Kreuzzügen erbeuteten Pferden begründet worden war.

Auch durch Handel, Kriegs- und Raubzüge vor allem auf dem von den Arabern und später den Türken beherrschten Gebiet des Maghreb, den an der Mittelmeerküste liegenden Ländern Nordafrikas und im Grenzgebiet der maurisch beherrschten Iberischen Halbinsel kamen Orientalische Pferde vor allem in den Süden Frankreichs.

Durch alle diese Orientalischen Einflüsse war die Navarresische Landrasse entstanden als Vorläufer des modernen Anglo-Arabers, deren letzte Überreste sich im Ariègois (Poney de Mérens), Pottok (Poney Basque) und Barthais (Poney des Landes) erhalten zu haben scheinen.

Einen ganz entscheidenden Anstoß erhielt die Orientalische Zucht durch *Napoleon I.* In seinem Haß auf alles Englische favorisierte er eine auf Orientalischem Blut basierende Pferdezucht, ebenso, wie er für sich (begünstigt durch seine kleine Statur) als Reitpferde stets Orientalen bevorzugte. Eine wichtige Rolle in der Entwicklung der Anglo-Arabischen Rasse Südfrankreichs sollte dabei das Gestüt Pompadour spielen. Hierzu lesen wir bei *Gerhard Kapitzke* (a. a. O.): „Arnac heißt die Ortschaft und Pompadour das dazugehörige, auf einer beherrschenden Anhöhe gelegene, asymmetrisch angelegte, wuchtige Kastell, dessen Name in der Geschichte weltbekannt wurde . . .

Im 15. Jahrhundert errichtete G. H. de Pompadour den Bau in neuer Form, von dem nach der Französischen Revolution nur noch der Südflügel erhalten blieb.

Nach mehreren Zwischenbesitzern erwarb *Louis XV.* den Stammsitz, der den Namen jener Familie behalten hatte, und schenkte ihn seiner Lieblings-Mätresse *Madame Lenormand d'Etoile*, die nunmehr den Lehenstitel übernahm und als *Marquise de Pompadour* in die Geschichte einging. Sie hat niemals in ihrem Schloß gewohnt, ließ dort aber ein Privatgestüt mit Araber- und Berberpferden einrichten. Als die Marquise die Gunst des Königs verlor und in finanziellen Nöten ihren Besitz verkaufte, war dieser wenig erfreut. Durch Tausch mit einem Landgut in Amboise erwarb er es zurück und gründete ein königliches Gestüt, das bis zur Revolution gut florierte.

Nach der revolutionären Verwüstung und Auflösung ließ *Napoleon* das Gestüt wieder einrichten, um dort seine privaten Araber-Hengste unterzubringen" (die er auf seiner ägyptischen Expedition 1798 erbeutet hatte, Anm. d. Verf.).

Erste Versuche einer Anglo-Arabischen Zucht mit dem Ziel, die Vorzüge beider Rassen zu vereinigen, hatte bereits der vorletzte Herzog von Zweibrücken, *Christian IV.*, in seinem ca. 1755 gegründeten Hofgestüt unternommen. Er paarte die beiden Rassen systematisch miteinander zur Erzielung von Remonten für seinen Marstall und von Landbeschälern zur allgemeinen Beförderung der Landespferdezucht. Die bedeutendsten Beschäler in Zweibrücken waren der Vollblut-Hengst *Baudy* und die Original-Araber *Vezir* und *Soliman*.

Die in der Literatur für *Baudy* angegebene Abstammung von *Darley Arabian* (geb. 1701, importiert nach England 1705) aus einer Tochter von *Byerley Turc* (geb. 1680, importiert nach England 1689) klingt allerdings reichlich unwahrscheinlich. Bei beiden Eltern dürfte es sich wohl eher um Pferde aus der jeweiligen Linie gehandelt haben.

Der Sohn des *Vezir, Empereur*, und der Enkel, *Hercules*, wurden die Stammväter der neuen Rasse. Der Herzog ließ sich die Pferdezucht außerordentlich angelegen sein und führte eine Reihe von noch heute sehr modern klingenden Maßnahmen durch. Unter anderem sorgte er für eine rationelle, gesunde Aufzucht der Jungpferde. Weiter begann er mit einer Prüfung aller Hengste bei den Parforcejagden des Hofes auf Kraft und Ausdauer und merzte rücksichtslos alles aus, was sich nicht bewähren konnte. Erprobte Beschäler, die aus dieser scharfen Zuchtwahl hervorgegangen waren, wurden auch der bäuerlichen Landeszucht zugänglich gemacht. Um 1760 deckten die herzoglichen Hengste bereits etwa

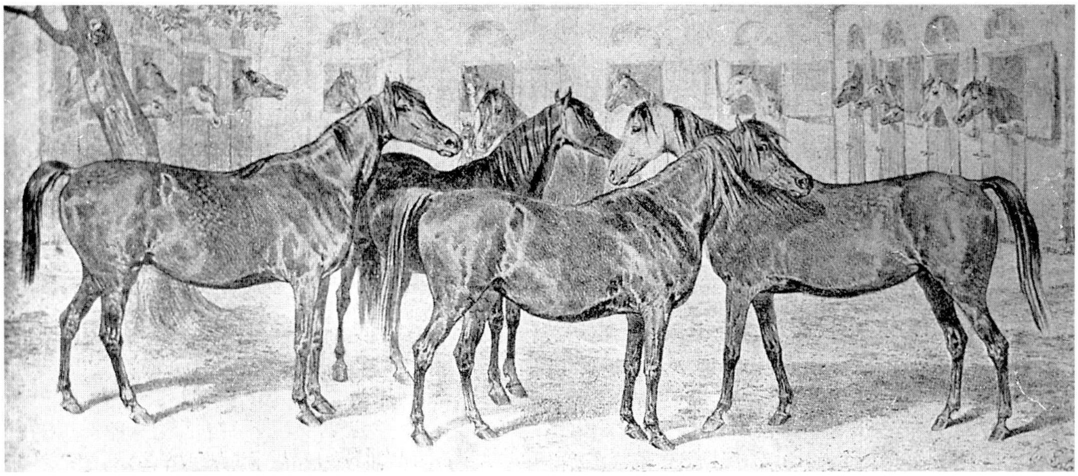

Stammstuten der von Gayot im Gestüt Pompadour begründeten Anglo-Araber-Zucht (Mitte des 19. Jahrhunderts)

2000 ausgewählte Stuten der Landeszucht, eine für die damalige Zeit und das kleine Land beachtliche Zahl. Schon bald erfreute sich die Zweibrücker Zucht allgemein hoher Wertschätzung in Europa, wie steigende Exportzahlen in verschiedene bedeutende ausländische Gestüte zeigen: Unter anderem kauften das „Friedrich-Wilhelm"-Gestüt zu Neustadt und das Preußische Hauptgestüt Trakehnen zwischen 1786 und 1790 insgesamt elf Zweibrücker Hengste, die teilweise in beiden Gestüten deckten und hervorragend in das dortige Zuchtkonzept paßten.

Leider bereiteten die französischen Revolutionskriege der Zweibrücker Pferdezucht ein jähes Ende. 1793 wurde das Herzogtum Zweibrücken von französischen Truppen besetzt, der gesamte Pferdebestand des Hofgestüts beschlagnahmt und nach Rosières (heute Rosières aux Salines) überführt, wo mit ihm ein neues Gestüt eingerichtet wurde. Um den Pferdebestand nicht im Stich zu lassen und gegebenenfalls seine Rückführung in das Heimatgestüt zu erwirken, war der damalige Gestütsleiter *Heinrich Georg Strubberg* mit nach Rosières gegangen.

Tatsächlich gelang 1806 eine teilweise Repatriierung des Gestüts in die inzwischen von Frankreich annektierte Pfalz und das als Gestüt 1. Klasse in „Haras Imperial de Deux Ponts" umbenannte Zweibrücken. Dabei hatten einige Ereignisse eine Rolle gespielt, die *Napoleon* persönlich beeindruckt und überzeugt hatten, daß diese Pferde nur in ihrer Heimat gedeihen konnten. Zum einen hatte er in den Schlachten von Eylau und Wagram einen Schimmelhengst Zweibrücker Rasse mit Namen *Fayoum* geritten, der ihm wegen seiner Härte, Ausdauer, Schnelligkeit und Wendigkeit ausnehmend gefiel. Zudem war dem Kaiser ein Kavallerieregiment aufgefallen, das, ausschließlich auf Zweibrücker Pferden beritten, sich durch die Leichtigkeit seiner Manöver, die Wucht seiner Attacken und seine Ausdauer in der Verfolgung des Feindes auszeichnete. Auch bei anderen Gelegenheiten waren ihm immer wieder Zweibrücker Pferde als besonders leistungsfähig aufgefallen.

Der durch Strubberg freudig begonnene Wiederaufbau, den Napoleon durch Schenkungen ausgesuchten Pferdematerials, das er auf seinen Feldzügen erbeutet hatte, kräftig unterstützte, war jedoch nicht von Dauer. Nachdem im Befreiungskrieg von 1814 Napoleon an allen Fronten geschlagen war, und die „Grande Armée" aus allen okkupierten Gebieten flüchtete, wurde das Gestüt erneut nach Frankreich verschleppt. Hier wurde es bei Auxerre von österreichischen Kürassieren eingeholt und der gesamte Pferdebestand als Beute nach Österreich entführt. Den Todesstoß erlitt die berühmte Zweibrücker Anglo-Araber-Zucht, als alle im Gestüt zurückgebliebenen Pferde dann von den von *Blücher* befehligten preußischen Truppen in das Gestüt Neustadt a. d. Dosse gebracht wurden, zur Ergänzung der dort seit etwa 1885 bestehenden Anglo-Araber-Zucht.

Dennoch hatte sich der Ruhm der Anglo-Arabischen Pferde aufgrund ihrer vorzüglichen Leistungen im Kriege innerhalb Frankreichs weit verbreitet. Schon bald begannen Privatleute und staatliche Gestütsleiter dem Zweibrücker Zuchtprinzip einer direkten Paarung von Orientalischem mit Vollblut zu folgen.

Nach dem Ende der Ära Napoleons I. wurde in der folgenden „Restauration" von den während der Revolution nach England emigrierten Franzosen (vielfach Adligen, die das Vollblut in seinem Heimatland kennengelernt hatten) zahlreiches Zuchtmaterial von den Inseln nach Frankreich eingeführt. Mit einem Teil von ihnen und dem vorhandenen Arabischen Zuchtmaterial kam es alsbald im mittleren und südlichen Frankreich nach Zweibrücker Vorbild zu einer Anglo-Arabischen Zucht. Initiiert durch den Generalinspekteur der französischen Gestütsverwaltung, *Graf Montendre*, begann die systematische Zucht, wobei sie interessanterweise ihren Ausgang von dem in der Normandie (bei Alençon) gelegenen Gestüt Le Pin nahm, dessen Direktor, *M. de Bonneval*, zu ihrem enthusiastischen Verfechter wurde. Mit Hilfe des syrischen Hengstes *Messoud* schuf er einen ersten Stamm von Anglo-Arabern, der rasch zu hoher Berühmtheit gelangte.

In der folgenden Zeit verlagerte sich jedoch die Anglo-Arabische

In Südfrankreich gezogene, vielfach prämierte Französische Anglo-Araber-Stute um ca. 1870/80. Holzstich von C. G. Specht, aus Graf C. G. Wrangel, „Die Rassen des Pferdes" (1. Band, Stuttgart 1908)

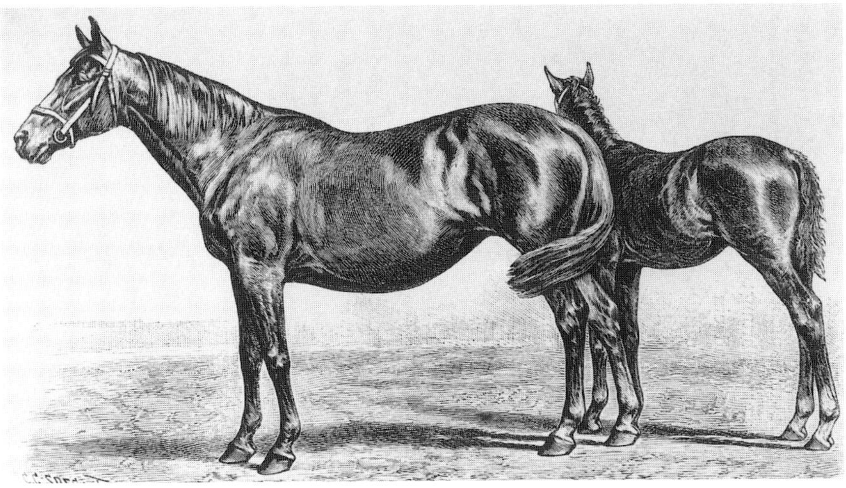

Zucht mehr und mehr in das Gebiet des Centre um Pompadour, wo aus Napoleons Zeit bereits ein guter Orientalischer Stammbestand vorhanden war, sowie in den Süden um Pau und Tarbes, wo schon seit Menschengedenken eine stark Orientalisch geprägte Zucht bestanden hatte.

Promotoren wurden vor allem die Direktoren von Pompadour, *de Lespinat*, der dem Gestüt von 1834 bis 1843 vorstand, und nachfolgend der geniale *Eugène Gayot*, der große Reformator der gesamten französischen Pferdezucht. Gayot (1808–1891), der in Alfort bei Paris Veterinärmedizin studiert hatte, war seit 1833 an verschiedenen französischen Gestüten tätig. Er war nacheinander Direktor der Gestüte Le Pin und Pompadour, ehe er ab 1847 Generalinspekteur der französischen Staatsgestüte wurde. Seine Zuchtmaßnahmen waren von bahnbrechender Bedeutung für die gesamte französische Pferdezucht. 1840 gründete er im Haras du Pin die bis heute bestehende Staatliche Gestütsschule. Ab 1847 ließ er sich vor allem die Pflege der von ihm favorisierten Anglo-Arabischen Rasse angelegen sein, nachdem er bereits ab 1843 in Pompadour mit der Paarung von Munique Araber-Hengsten, die dem Vollblut typmäßig nahe standen, an Vollblut-Stuten begonnen hatte, um so einen für das südfranzösische Klima besonders geeigneten Pferdetyp zu schaffen.

Zu den Stammhengsten der Anglos wurden der schon erwähnte, aus Syrien importierte *Messoud* sowie der auch von dort stammende *Aslan*, Stammstuten die Engländerinnen *Delphine xx*, *Danae xx* und *Cloris xx*. Die Zucht des Midi und des Centre wird bis heute durch die Systematik Gayots geprägt, was sich an den in Prozentzahlen bis auf zwei Stellen hinter dem Komma berechneten Arabischen Blutanteilen ablesen läßt, die bei jedem Französischen Anglo-Araber angegeben werden.

Kapitzke schreibt in FRANKREICH FÜR PFERDEFREUNDE (Köln 1981): „Selten paarte man Vollblut-Hengste mit Araber-Stuten, da die Nachzucht häufig eine zu geringe Größe erreichte. Oftmals aber mischte man Anglo-Araber-Hengste in feiner, wohldurchdachter Dosierung ein und betrieb mitunter Inzucht, um das bestmögliche Zuchtziel zu erreichen. Knapp zwanzig Jahre später verfügte Pompadour über einen hervorragenden Stutenstamm, der sich zusehends harmonischer gestaltete. Denn eine der Ausgangsrassen des Vollblutes war ebenfalls der Araber, so daß ein beinahe nahtloser Blutanschluß erfolgte."

Gayot kommentierte die Anglo-Arabische Zucht und deren Ergebnisse mit den folgenden Worten: „Die Unzulänglichkeit der Arabischen Form ist schon älteren Datums und die anspruchsvolle Natur des Englischen Vollbluts ist selbst zu den Zeiten seines größten Wertes ein mächtiges Hindernis für seine allgemeine Verbreitung gewesen. Mit zuviel Blut läuft das Englische Pferd sehr schnell; allein die übertriebene Geschwindigkeit schadet seiner Form und zerschellt sie. Daraus folgt die Zweckmäßigkeit, eine andere Rasse zu schaffen, welche unter einer neuen, wenig abweichenden Form die Mängel beider Vollblut-Rassen aufhebt und ohne viel Mühe und Zeit eine erneute Grundlage für die Hebung der Zucht von gelungenen Gebrauchspferden abgibt.

Dieses Ergebnis hat nichts Erstaunliches und ist von praktischen Züchtern mit Recht befolgt worden. Allein die exklusiven Parteigänger des reinen Arabischen und die Fanatiker des reinen Englischen Blutes sind in seiner Bekämpfung einig und verwerfen es ohne berechtigte Gründe. Die Erfahrung ist stärker als die verneinende Widerrede und hat sich zu seinen Gunsten entschieden!

Der Anglo-Araber hat längere Linien, mehr Größe, entwickelteren Körper und breitere Glieder als sein Vater, der Arabische Hengst. Er ist minder platt und ungelenk, minder gestreckt als die Englische Vollblut-Stute, seine Mutter. Er ist weniger äußeren Einflüssen zugänglich als seine Eltern und von einem sicheren Gebrauche. Weniger spät als der Araber entwickelt, hat er nicht ganz die Anlage zur Vergrößerung wie die Englische Rasse. Allein er wächst schnell genug, ohne jemals die Regelmäßigkeit seiner Formen einzubüßen. Das ist wichtig, weil es das beste Schutzmittel vor Mängeln und Fehlern ist, welche so häufig an den Gliedern des Englischen Pferdes vorkommen, sie verunzieren und entwerten. Minder mäßig und nüchtern als der Araber, hat er doch, wenn es sein muß, nicht so viel Bedürfnisse als der andere und nutzt die Nahrung durch Entwicklung und Ausbildung besser aus. Als Gebrauchspferd endlich ist er kühn und stark, widerstandsfähiger als der Engländer und tüchtiger als der Araber. Alles dies folgt aus seinem soliden und kom-

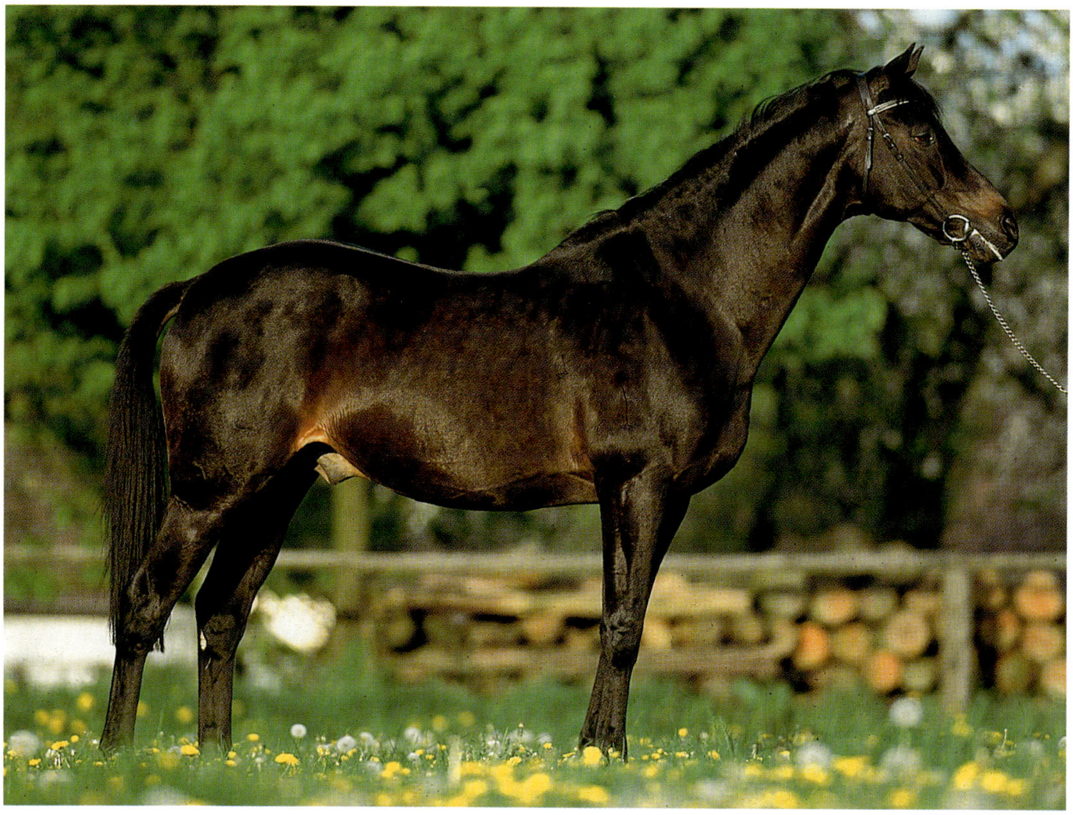

Der von Baron Clemens Nagel-Boornich für sein Gestüt Vornholz importierte Französische Anglo-Araber-Hengst Kallistos, der später in der Senner-Zucht wirkte

pakten Bau und ist in dem Ausdruck seiner intelligenten Physiognomie erkennbar."

Hierzu bemerkt noch einmal Kapitzke (a. a. O.): „Die von Gayot beklagte Gegnerschaft betrieb mit Eifer der Jockey-Club, der das Rennwesen bestimmte und damals große Macht besaß. Die Vollblut-Züchter befürchteten durch die Anglo-Araber eine Konkurrenz für ihre Rennen. Aber auch private Anglo-Araber-Züchter opponierten gegen Pompadour, da hier die qualitativ besseren Pferde gezogen wurden und sie deshalb ihre Absatzmöglichkeiten gefährdet sahen. Beide Widersacher erreichten schließlich, daß die Zucht von Pompadour 1861 aufgelöst wurde – zehn Jahre später indes nahm das Gestüt den Betrieb wieder auf. Die Größe des Anglo-Arabers hatte sich mittlerweile von einstmals 146 bis 154 cm Stockmaß auf 156 bis 160 cm erhöht, ohne im Typ unharmonischer geworden zu sein.

Regelmäßig eingeführte Original-Araber-Hengste dienten zur ständigen Blutauffrischung. Ein Anglo-Arabisches Pferd französischer Zucht muß abstammungsmäßig 25 Prozent Araber-Blut in seinen Adern führen, die übrigen 75 Prozent sollten Vollblut sein, obgleich dies durch vergangene Fremdblut-Kreuzungseinflüsse nicht immer ganz zutrifft (der andersrassige Bluteinfluß vor allem aus den großen warmblütigen Zuchten des Centre, Berrichon, Limousin, Corrèze ist deutlich erkennbar und hat zu der Vergrößerung sicher wesentlich beigetragen, wenn er sich auch in den ersten vier/fünf Generationen nicht mehr nachweisen läßt, Anm. d. Verf.).

Bis zum Ersten Weltkrieg erfuhr die Zucht einen beträchtlichen Aufschwung durch den Bedarf an Kavallerieremonten. Bis zum Zweiten Weltkrieg stieg die Nachfrage durch bemerkenswerte Erfolge im Sport. In der Nachkriegszeit jedoch waren die Anglo-Araber, wie alle anderen Zuchten auch, von der allgemeinen Rezession betroffen. Erst um 1968 erfolgte eine Belebung des Zuchtgeschehens um die Gestüte in Pau und Tarbes."

Heute stellt die Anglo-Zucht mit jährlich etwa 3000 gedeckten Stuten die zweitgrößte Reitpferdezucht Frankreichs dar. Allerdings ist sie unter den französischen Warmblutrassen in den vergangenen Jahren zahlenmäßig auf den vorletzten Platz zurückgefallen, im Gegensatz zum stark expandierenden Cheval de Selle Français, dem Französischen Traber und dem Vollblut. Das prozentuale Verhältnis lautet (1998): Selle Français etwa 33 Prozent, Traber 30 Prozent, Vollblut 22 Prozent, Anglos 7,5 Prozent, Araber 5,5 Prozent.

Möglicherweise spielt hier die Gläubigkeit der französischen Züchter an den Aussagewert der Zuchtwertschätzung mittels des BLUP-Tiermodells eine ausschlaggebende Rolle, bei der der Anglo-Araber gegenüber dem Selle Français weniger gut abschneidet.

KALTBLUTZUCHTEN

BOULONNAIS

TYP, INTERIEUR, VERWENDUNG: Einer der schönsten Vertreter der französischen Kaltblutrassen ist der Boulonnais. Er gehört zugleich zu den schwersten und größten Kaltblütern überhaupt. Das starke, ausdauernde, gängige, sehr bewegliche Arbeitspferd besitzt eine robuste Konstitution, ein energisches, aktives Temperament und einen frommen, gutartigen Charakter. Die große Frühreife der Rasse macht es möglich, daß es bereits im Alter von nur 18 Monaten

Der Boulonnais-Hengst des Haras National de Compiègne verrät in seinem Kopfprofil deutlich Orientalische Einflüsse.

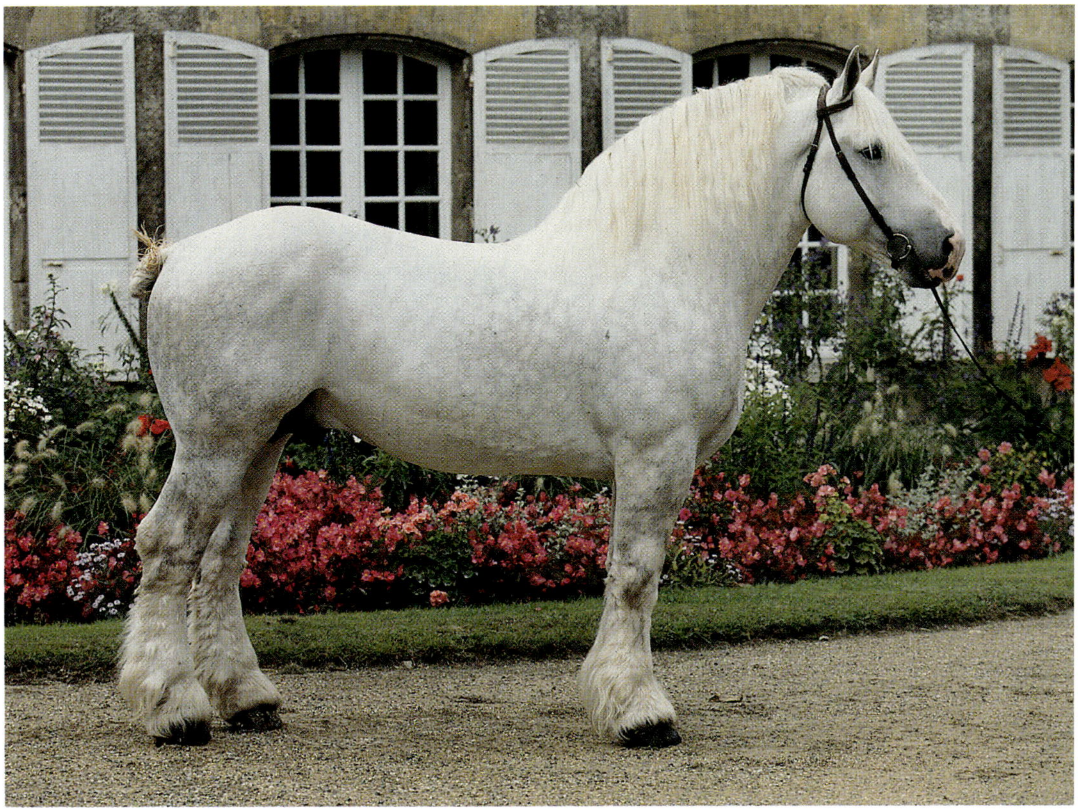

für leichtere Arbeiten angespannt werden kann.

Das Erscheinungsbild des Boulonnais ist stark orientalisch geprägt. Er stellt eine glückliche Kombination von Eleganz und Kaliber, von Anmut und Kraft dar. Bis etwa 1800 unterschied man zwei Grundtypen: den sogenannten „Mareyeur" (das Pferd der Fischhändler der Küste), einen kleineren, etwas leichteren Typ des Gebiets von Saint Pol (um Abbeville, an der Sommemündung), gezüchtet für den Zug im Trab, und einen großen, wuchtigen Typ, gezüchtet für die Arbeit im Schritt im schweren landwirtschaftlichen Zug. Er war besonders geeignet für das Anrücken schwerer Lasten, weshalb man ihn zum Abkoppeln von Eisenbahnwaggons auf Bahnhöfen (daher die Bezeichnung „Wagonnier" für ihn) und Flottmachen von Schiffen einsetzte. Seine Zucht war vor allem im Gebiet von Boulogne-sur-Mer, Calais und Dünkirchen konzentriert, also in Französisch-Flandern, und wurde je nach Herkunftsregion als Boubourienne, Flamande, Chauchoise, Artesienne oder Picarde bezeichnet. Der Typ Flamand war der schwerste.

Während der leichte, auch als Postier bezeichnete Typ heute praktisch ausgestorben ist, bewegt sich die fast ausschließlich auf Schlachtfohlenproduktion ausgerichtete Zucht unaufhaltsam immer mehr auf einen schweren, mastigen Typ hin, bei dem Leichtfuttrigkeit, Masse an Muskelfülle, absolutes Gewicht und rasche Gewichtszunahme sowie Frühreife bei der Selektion ausschlaggebend sind. Die vor allem dem leichteren Typ eignende Trockenheit und Härte und die hervorragende Gängigkeit drohen verlorenzugehen und einer gewissen Schwammigkeit Platz zu machen.

EXTERIEUR:
Im Exterieur des Boulonnais ist der Orientalisch/Andalusische Einfluß unverkennbar. Insgesamt wirkt das Exterieur ausgesprochen harmonisch, mit gerundeten Konturen. Der Kopf ist ungewöhnlich klein, leicht und edel, mit breiter Stirn, großen dunklen, langbewimperten Augen (allerdings auch etwas schweren Lidern), kurzen Ohren, weiten Nüstern und einer feinen Maulpartie. Die Profillinie ist meist deutlich konkav. All das verrät den Orientalischen Einschlag. Der Hals ist lang, breit und stark, schön geschwungen und aufgesetzt. Den hohen Widerrist verdeckt die üppige Muskulatur fast völlig. Die Schulter ist nicht sehr lang, etwas steil gelagert, doch bildet sie einen günstigen Winkel zum Oberarm. Die muskulöse Brust ist breit und tief. Der Rücken wirkt zuweilen etwas weich. Die kurze, breite, stark bemuskelte Nierenpartie geht in eine lange, breite, abschüssige, stets gespaltene Kruppe mit ausgeprägter Glutäenmuskulatur über. Die Extremitäten sind gewöhnlich trocken, mit kräftigen, deutlich markierten Gelenken und Sehnen. Die großen, runden Hufe sind stark und wohlgeformt. Mittlerweile trifft man häufiger auf schwammige, mit Gallen und Auftreibungen behaftete Fundamente.

Das Langhaar ist reich ausgebildet, weich, seidig. Der Schweif ist fast stets kupiert. Fesselbehang ist nur wenig vorhanden. Die Schimmelfarbe mit einem leicht bläulichen Schimmer herrscht vor.

Die Widerristhöhe liegt bei 160 bis 170 cm Stockmaß.

MECHANIK:
Der Boulonnais besitzt eine außerordentlich energische, raumgreifende Aktion im Trab. Auch der Schritt ist vorzüglich fördernd, bodendeckend.

ZUCHT:
Das Zuchtgebiet der Boulonnais-Rasse ist der äußerste Nordwestzipfel

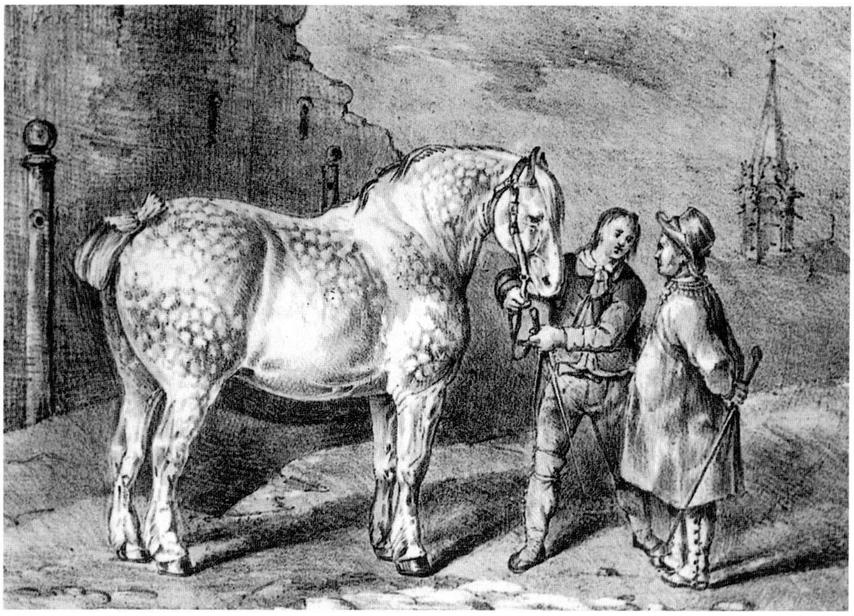

Schwerer Typ des Boulonnais um ca. 1830

Frankreichs, um Calais und im Mündungsgebiet der Somme, Boulogne, Vimeux, Pas-de-Calais, Pays-de-Caux (Seine Inferieure), Marquanterre, Oise, Seine Maritime, Picardie.

Es ist wohl nicht zu bezweifeln, daß die Landschaft ganz wesentlich zur Entwicklung der Eigenschaften beigetragen hat, die der Rasse in früherer Zeit einen so hohen Gebrauchswert verliehen haben. Das gesamte Boulonnais ist hügelig mit Höhen von bis zu 200 Metern und mehr. Auf den Steilhängen und Hügelkuppen trocknet der Boden rasch aus, auf den Hochebenen und niedrigeren Hügeln dagegen gedeihen auf dem äußerst kalkreichen Boden die besten Futterpflanzen. In seinem Standardwerk DIE RASSEN DES PFERDES (1. Band, Stuttgart 1908) bemerkt dazu *Graf C. G. Wrangel:* „Kein Wunder, daß der Boulonnais des Hügellandes sich im Gegensatz zu seinen Stammesgenossen der Tiefebene von Watringues durch ein stärkeres Skelett, stärkere Muskulatur und straffere Sehnen auszeichnet."

Ein eigenes Gestütbuch wird seit 1886 von dem „Syndicat Hippique Boulonnais" herausgegeben. Die staatlichen Beschäler der Boulonnais-Zucht sind alle im Hengstdepot von Compiegne konzentriert. Mit etwa 50 Hengsten und 1200 Stuten ist die Boulonnais-Zucht heute zahlenmäßig die kleinste Kaltblutzucht Frankreichs, während sie noch 1908 von Graf C. G. Wrangel (a. a. O.) als der des Percheron „numerisch bedeutend überlegen" bezeichnet wurde. Eine große Zuchtschau der Rasse findet jedes Jahr im Sommer in Wimmereux in Pas-de-Calais statt.

GESCHICHTE:

Der Boulonnais geht zurück auf einen alten, seit dem 17. Jahrhundert nach der Stadt Boulogne im Departement Pas-de-Calais benannten Landschlag.

Schon in der Antike war die Pferdezucht auf den fruchtbaren Weiden an der Kanalküste berühmt und geschätzt. Um 55/54 v. Chr. war numidische Kavallerie, beritten auf nordafrikanischen Hengsten des Berbertyps, in dem heutigen Zuchtgebiet des Boulonnais, nahe Kap Gris-Nez, stationiert, ehe *Gaius Julius Caesar* von dort aus nach Britannien übersetzte. Es ist anzunehmen, daß bereits diese Nordafrikaner ihre Spuren in der Zucht hinterlassen haben.

Immer wieder kam es danach durch die Jahrhunderte zu Orientalischen Einflüssen, die das Erscheinungsbild der Rasse bis heute geprägt haben. Ursprünglich war der Boulonnais, dessen Zucht auf der bodenständigen Rasse der dortigen Gegend basierte, ein eher leichter Landschlag mit flotten Gängen, dem seit den Zeiten der Kreuzzüge (1098–1270) mehr oder weniger systematisch Orientalisches Blut zugeführt worden war. „*Eustache Graf v. Boulogne* und *Robert Graf v. Artois* werden unter den Rittern genannt, die nach ihrer Heimkehr aus dem Morgenlande sich mit besonderem Eifer der mit Orientalischem Blut betriebenen Verbesserung der einheimischen Rasse gewidmet

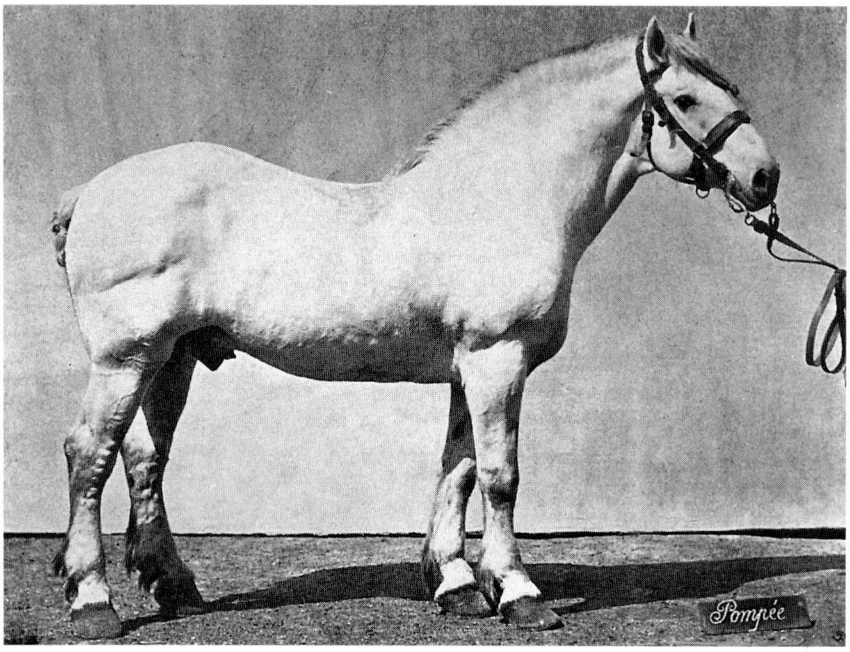

Boulonnais-Hengst Pompée, geb. 1894. Aus C. v. Drathen, „Die europäischen Pferdeschläge auf der Pariser Weltausstellung 1900" (Berlin 1901)

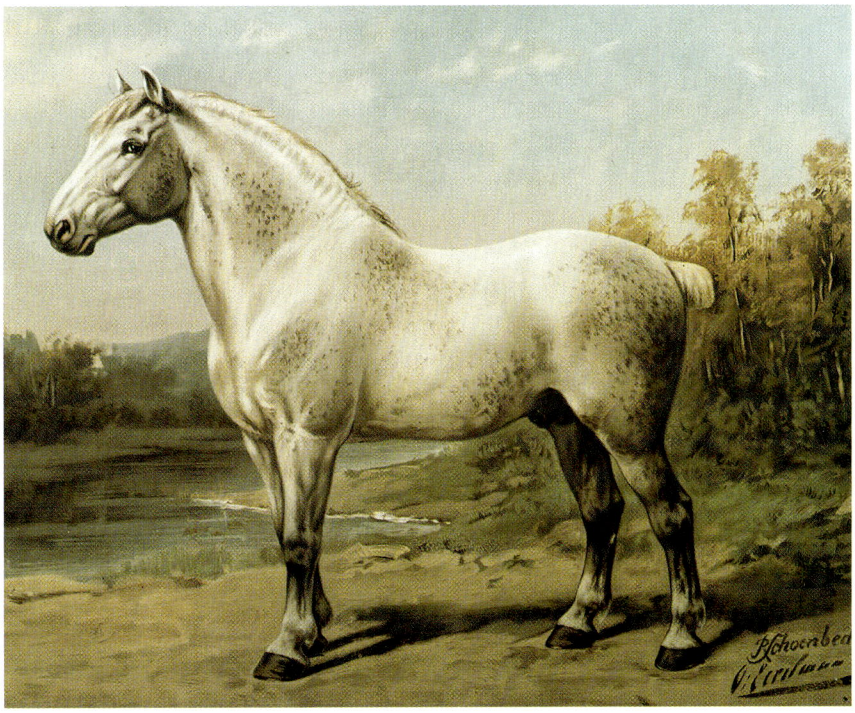

Boulonnais-Hengst um 1870. Darstellung von Otto Erelman (geb. 1834)

haben" (Graf Wrangel). Später, seit der Zeit *Kaiser Maximilians* (1459 bis 1519) und seiner Nachfolger, kam es in den kriegerischen Auseinandersetzungen zwischen Deutschland und Spanien mit Frankreich um die Niederlande zu einem länger anhaltenden Einfluß Andalusischen Blutes. Die Wirkung, die der Andalusier auf das im Nordwesten Frankreichs gezüchtete Pferd ausübte, muß eine überaus vorteilhafte gewesen sein, denn schon bald nahm der Export aus diesem Gebiet solche Dimensionen an, daß *Karl V.* (1500–1558) sich genötigt sah, ab 1553 ein strenges Ausfuhrverbot zu erlassen. Im 17./18. Jahrhundert erfreute sich der Boulonnais weiter großer Nachfrage, und Händler aus der Picardie und Haute-Normandie kamen, um Material zur Verbesserung ihrer heimischen Zuchten zu erwerben.

Eine letzte große Orientblut-Zuführung erhielt der Boulonnais gegen Ende des 18./Anfang des 19. Jahrhunderts durch die damals in den französischen Hengstdepots in großer Zahl vorhandenen Orientalischen Hengste. Ihr verdankt er die heute für die Rasse typische Schimmelfärbung. Früher dominierten Braune und Rappen.

Erst im Zuge einer radikalen Änderung des Zuchtziels als Folge der allenthalben einsetzenden Intensivierung der Landwirtschaft um die Mitte des 19. Jahrhunderts kam es zur Umstellung auf ein schweres, im Kaltbluttyp stehendes Pferd. Ihr verdankt der schwere Dünkirchener Typ (von dem man sagt „qu'il flaminque", daß er an das Flämische Pferd erinnert) seine Entstehung.

Allezeit blieb jedoch die Erhaltung des hervorragenden Trabvermögens eins der Hauptanliegen der Boulonnais-Züchter, auch wenn die im 19. Jahrhundert zeitweilig zur Förderung der Zucht abgehaltenen Trabrennen mangels ausreichenden Interesses bereits lange vor der Jahrhundertwende wieder eingestellt worden waren. Namentlich der kleinere Typ des Mareyeur besaß ein überragendes Trabvermögen. Das nutzten die Fischhändler vor dem Bau der Eisenbahn Paris–Calais zum Schnelltransport ihrer eisgekühlten Fische von den Häfen zu den Markthallen in Paris. In einer Stunde legte ein Mareyeur (es wurden bevorzugt Stuten eingespannt) mit dem zweirädrigen Karren 16 Kilometer zurück. An den Relaisstationen wurden die Pferde gewechselt, und oftmals lieferten sich die Kutscher auf dem Weg zum Markt regelrechte Straßenrennen.

Seit der Mitte des 19. Jahrhunderts wurde der Boulonnais, vor allem der kleinere Abbeville-Typ, häufig als Veredler in andere in- und ausländische Kaltblutrassen eingekreuzt. Ein besonders geglücktes Beispiel dafür war der Einsatz des 1949 geborenen Hengstes *Faust Boulonnais*, der ab 1955 in der Schleswiger-Zucht wirkte und nachhaltig zu deren Modernisierung beitrug.

Heute wird auch diese Kaltblutrasse hauptsächlich zur Schlachtfohlenproduktion gezüchtet. Das Fleisch des Boulonnais soll sich durch besondere Feinheit und Wohlgeschmack auszeichnen. Diese Nutzung des Pferdes wäre in Großbritannien oder Deutschland völlig undenkbar. Dazu meint *Gerhard Kapitzke* in FRANKREICH FÜR PFERDEFREUNDE (Köln 1981): „Hierzu muß angemerkt werden, daß der bei aller Emotionalität real empfindende Romane gemeinhin ein unbefangenes Verhältnis zum Verzehr von Pferdefleisch entwickelt, das er nicht selten als Delikatesse ansieht. Für ihn entfällt weitgehend die Hemmschwelle des germanischen Problemgefühls ‚Schlachtpferd', das hierzulande manchem Reitersmann in idealisierender Sentimentalität den Bissen vom ‚edlen Gefährten des Menschen' im Munde stecken bleiben läßt. Denn es muß keineswegs ausgeschlossen sein, daß derselbe ‚Pferdefreund' trotz romantischer Verklärung ‚des herrlichsten Geschöpfes auf dieser Erde' sich berufen fühlt, das Objekt seiner Zuneigung aus Unkenntnis, in rücksichtslosem Ehrgeiz oder gar gewollt ein kurz bemessenes Pferdeleben lang reiterlich zu verschleißen. Und wo mag letztlich der Unterschied liegen, ob ein Pferd oder ein Rind sein Leben für den Kochtopf lassen muß?"

PERCHERON

TYP, INTERIEUR, VERWENDUNG: Möglicherweise klingt es etwas gewagt, wenn man den Percheron als einen durch Klima, Scholle und Selektion auf schwere Zugleistung über Jahrhunderte vergröberten Araber bezeichnet. Jedoch liegt fraglos ein

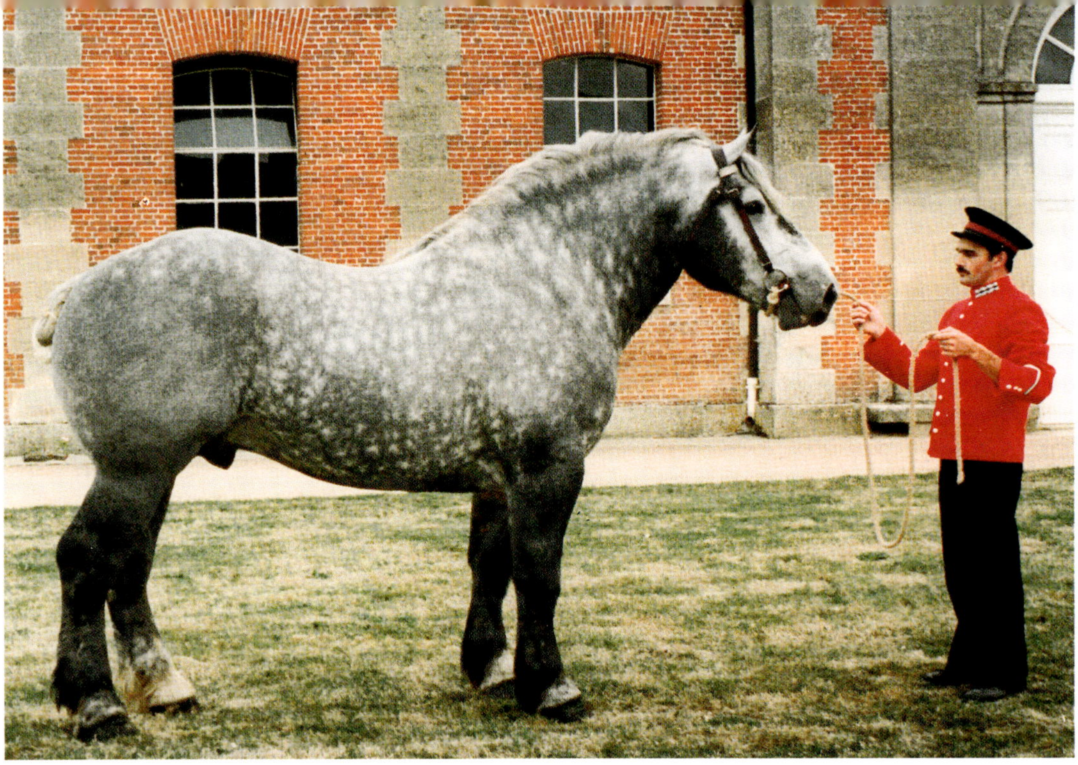

Noch nicht voll ausgefärbter Percheron-Junghengst im Haras du Pin

Körnchen Wahrheit darin, denn wie der verwandte Boulonnais kann auch der Percheron einen gewissen Orientalischen Überguß in seinem Erscheinungsbild nicht verleugnen. Der heutige Percheron ist ein großes, schweres, kaltblütiges Zugpferd, gekennzeichnet durch einen überraschenden Adel. Er ist gängig und ausdauernd, von frommem, gutmütigem Charakter und einem energischen, manchmal fast schon übereifrigen Temperament. Früher war er eins der stärksten und größten landwirtschaftlichen Arbeitspferde Frankreichs. Seit der Ablösung des Pferdes als Zugkraft durch den Motor trifft man ihn jedoch nur noch selten im Geschirr, etwa in Brauerei- oder anderen Geschäftsgespannen zu Reklamezwecken, bei Hengstparaden und anderen Schauen und gelegentlich als Forstpferd für alle dort anfallenden Arbeiten.

Der Schwerpunkt der Verwendung des Percherons liegt heute in der Schlachtfohlenproduktion, deren Zucht für die Bauern unter anderem deshalb so rentabel ist, weil Gewichtszunahme und damit das Erreichen der Schlachtreife beim Pferd rascher erfolgt als beim Rind. Leider verschwinden unter dem Einfluß der Selektion auf Fleischertrag Adel und Drahtigkeit des alten Percherons immer mehr zugunsten eines gröberen, schwereren, gemeinen Masttyps.

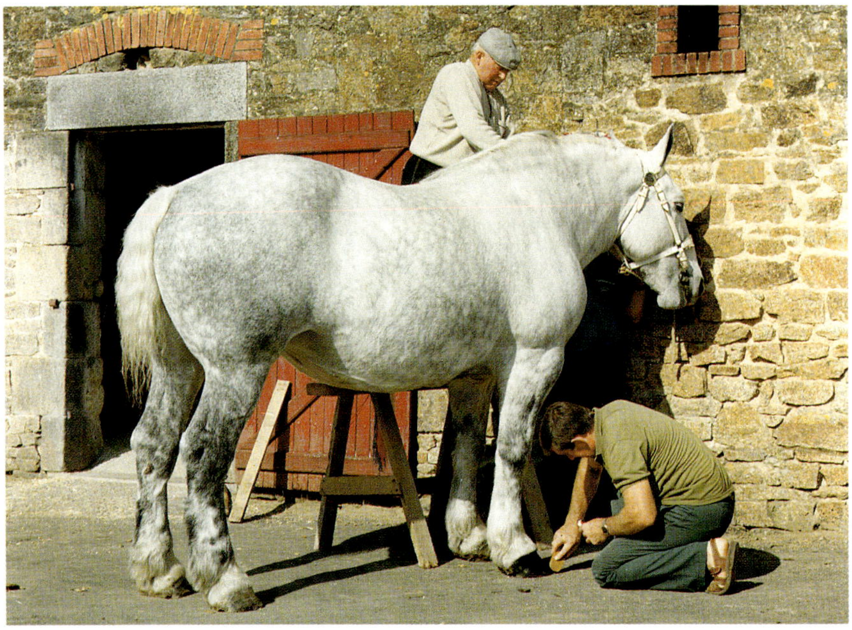

Vorbereitung für die Stutenschau in der Perche

EXTERIEUR:
Der Orientalische Überguß zeigt sich beim Percheron unverkennbar in dem insgesamt harmonischen Exterieur und besonders in dem edlen, orientalisierten Kopf mit breiter Stirn, meist leicht konkaver Profillinie, großen, freundlichen, lebhaften Augen, beweglichen Ohren und einer feinen Maul-Nüstern-Partie. Der Hals ist gut geformt und aufgesetzt, von mäßiger Länge, dabei breit und dick, mit starken Ganaschen. Der breite Widerrist ist unter reichlich Muskulatur versteckt. Die Schulterlage ist steil, das Schulterblatt von guter Länge steht in einem günstigen („Traber"-)Winkel (45°) zum muskulösen Oberarm. Rücken- und Nierenpartie sind kurz, breit und stark bemuskelt, die Kruppe lang, breit, sie wirkt aufgrund der stark ausgeprägten Glutäenpolster gespalten. Der Rumpf ist tief, geschlossen, mit breiter Brust und tonniger Rippenwölbung. Das kräftige Fundament ist gut bemuskelt und wirkt trocken und hart, mit kurzen Röhren und starken, vorzüglich ausgebildeten Sehnen und Gelenken. Die Hufe sind groß, rund und von harter Konsistenz. Ein Behang ist kaum vorhanden. Leider finden sich mittlerweile häufiger Pferde mit schwammiger Textur und reichlich konturlosen

Extremitäten, die einen Eindruck von Weichheit machen.

Das Langhaar ist relativ fein und sehr dicht, der Schweif in Frankreich stets kurz kupiert. Hauptsächlich kommen Schimmel vor, seltener sind (meist abzeichenlose) Rappen.

Die Widerristhöhe beträgt 165–172 cm Stockmaß, in den USA, wo man einen besonders großen Typ bevorzugt, auch bis über 180 cm Stockmaß.

Die Rückansicht des Percheron-Gespannes zeigt die gewaltige Kraft der Rasse.

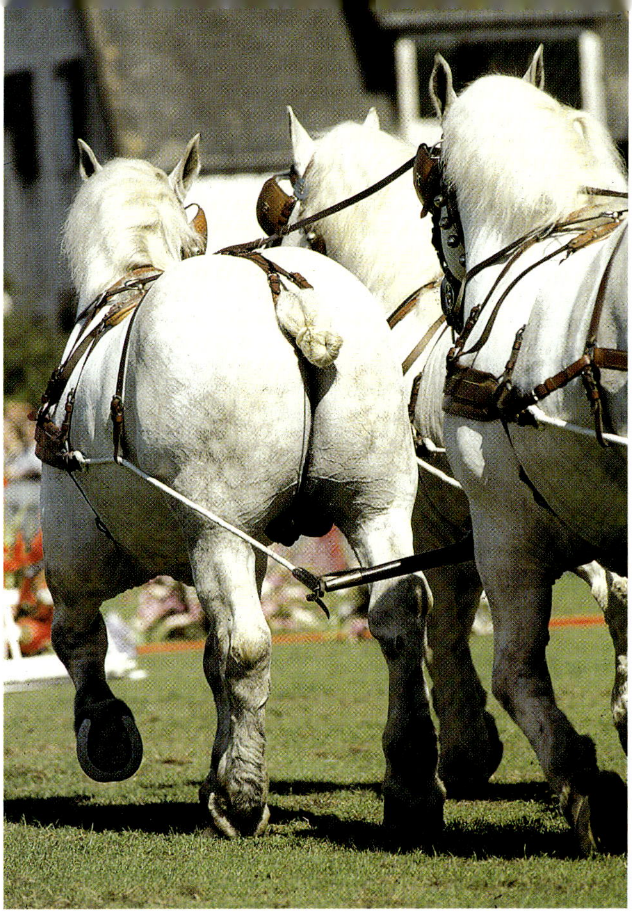

MECHANIK:
Der Bewegungsablauf des Percheron im Trab und Schritt ist energisch, fördernd und wirkt trotz der Größe und Schwere des Pferdes leichtfüßig und geschmeidig.

ZUCHT:
Die engere Heimat der französischen Percheron-Rasse, nach der sie ihren Namen erhalten hat, ist die historische Grafschaft La Perche, eine sehr fruchtbare Gegend, in der hauptsächlich Ackerbau betrieben wird, gelegen innerhalb eines gedachten Dreiecks, dessen Eckpunkte die nationalen Hengstdepots von Le Pin, Angers und Blois bilden. Das Gebiet deckt etwa die Departements Orne, Eure-et-Loire, Loire-et-Cher und Sarthe. Das Zentrum der Zucht ist das Tal von Huisne. Das Zuchtgebiet besteht hauptsächlich aus fruchtbarem Hügelland auf einem Kalksockel mit lehmiger Ackerkrume. Das Klima ist durch den Einfluß des Golfstroms sehr gemäßigt, mit hohen Niederschlägen. Diesem Milieu verdankt der Percheron seine vorzügliche Knochenstruktur, Größe und Stärke.

Die Percheron-Rasse, die noch um 1900 die zahlenmäßig größte und zugleich wichtigste Kaltblutrasse Frankreichs darstellte, ist heute mit ihren nur noch etwa 4500 Stuten relativ klein gegenüber der Bretonischen oder der Comtois-Zucht. Über das eigentliche Stammzuchtgebiet der Perche hinaus ist die Rasse über die 1966 „eingemeindeten" verwandten Zuchtgebiete des Augeron, Berrichon, Bourbonnais, Maine und Nivernais ausgeweitet worden. Außer den Landgestüten Blois im Departement Loire-et-Cher (15 Hengste), Le Lion d'Angers im Departement Maine-et-Loire (27) und Le Pin im Departement Orne (18) stehen auch Percheron-Beschäler in den Depots Annecy (11), Saintes (4), Saint Lô (20) und dem Hauptgestüt Pompadour (8).

Der Zuchtverband der Rasse ist die „Société Hippique Percheronne" mit Sitz in Nogant-le-Rotrou. Sie gibt das „Stud Book Percheron" heraus. Im übrigen ist es nicht übertrieben, wenn man sagt, der Percheron habe sich „die Welt erobert": Seit dem 19. Jahrhundert sind Percherons über den gesamten Erdball exportiert worden, unter anderem in die USA, nach Kanada, Argentinien, Rußland, Australien, Südafrika, Großbritannien und Japan. In verschiedenen dieser Länder bestehen Percheron-Zuchtverbände, die eigene Zuchtbücher führen.

In Großbritannien, wohin merkwürdigerweise die ersten Percherons als Omnibuspferde aus den USA gelangten, stabilisierte sich ebenfalls eine Percheron-Zucht. Hauptanstöße dafür gingen von britischen Soldaten aus, die im Ersten Weltkrieg in Frankreich gekämpft und Gefallen an der Rasse gefunden hatten. Sie stellten durch umfangreiche Importe ihren drei heimischen Kaltblutrassen eine vierte an die Seite, die alsbald auch anerkannt wurde. 1918 wurde ein eigener Zuchtverband gegründet, der seit 1919 das Gestütbuch herausgibt. Recht interessant ist die Entwicklung in Japan. Dort hat man seit der ersten Erdölkrise 1973 Hunderte von Percherons importiert. Sie werden zu Zugkraftwettbewerben verwendet, die sich größter Beliebtheit erfreuen. Auf einer tiefen Sandbahn müssen die Pferde eine eiserne Schleppe mit etwa 500 kg Gewicht ziehen. In die Strecke, die 200 Meter lang ist, sind bis 180 Zentimeter hohe Hügel eingebaut. Die Breite der Bahn erlaubt bis zu zehn Starter gleichzeitig. Wie bei anderen Pferderennen wird gewettet, wobei die Wetteinsätze staunenswerte Höhen erreichen. Ein Nebeneffekt dieser ungewöhnlichen Pferdesportart ist es, daß so in dem an fossilen Brennstoffen armen Land eine kleine Reserve an leistungsgeprüfter tierischer Zugkraft entstanden ist für eventuelle Krisenzeiten.

Um in der französischen Percheron-Zucht den Anteil an Rappen zu erhöhen, hat die französische Gestütsverwaltung kürzlich aus den USA einen dort gezogenen Rapphengst importiert, der durch seine Größe und Stärke, zugleich jedoch durch die Trockenheit seiner Textur auffällt. Von den Züchtern wird der Hengst bevorzugt benutzt.

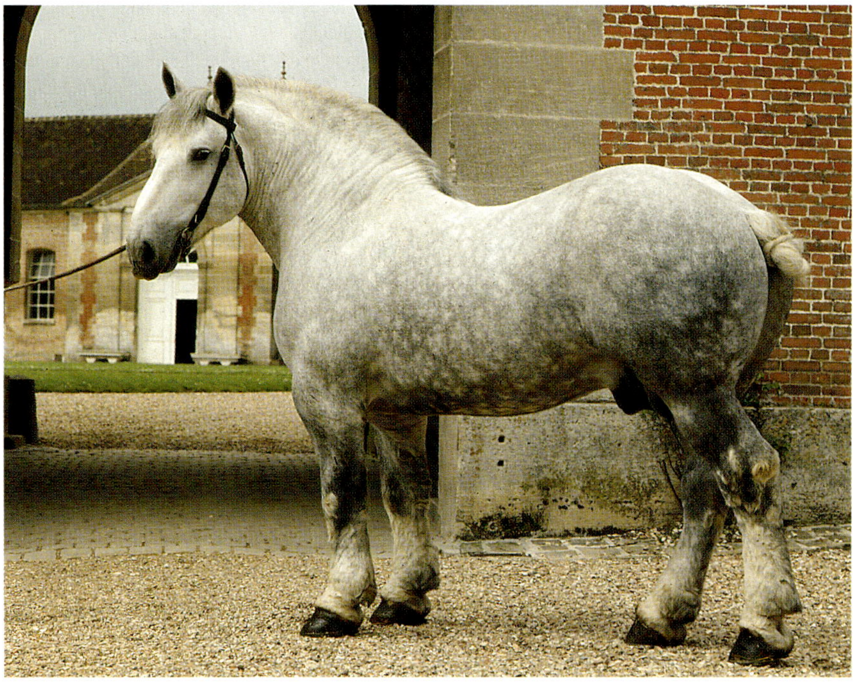

Percheron-Hengst in der typischen originalen Schimmelfarbe im Gestüt Le Pin

Da im 19. Jahrhundert die US-Amerikaner Percheron-Rappen bevorzugten, kreuzten die Züchter in der Perche Nivernais-Rappen in ihre Zucht ein. Dieser aus den USA importierte Percheron-Hengst im Haras du Pin geht auf eine solche Einkreuzung zurück.

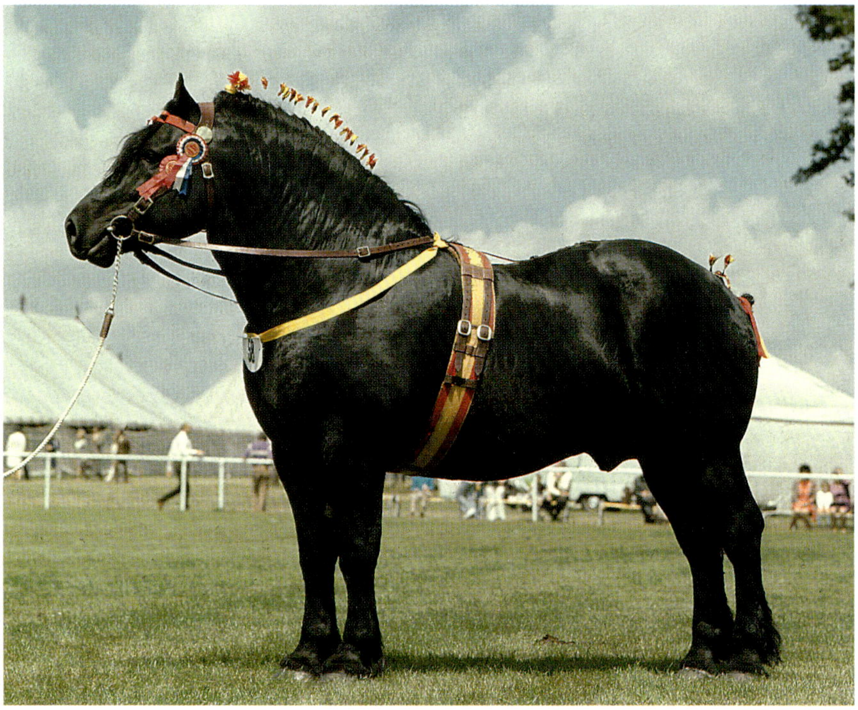

GESCHICHTE:

Wie von den südfranzösischen Pferden sowie dem Boulonnais und dem Ardenner, so behauptet der bedeutende französische Hippologe und Araber-Spezialist *Eugène Gayot*, der „Vater der modernen französischen Pferdezucht", in seinem 1887 in Paris erschienenen Werk LES CHEVAUX DE TRAIT FRANÇAIS auch vom Percheron, daß erste Orientalische Zuchtimpulse bereits von Pferden ausgegangen seien, die *Karl Martell* bei seinem Sieg über die Sarazenen unter *Abd-ar-Rachmān* (dem Statthalter des Kalifen von Bagdad in Spanien) 732 in der Schlacht in den Sümpfen zwischen Tours und Poitiers – in unmittelbarer Nachbarschaft der Perche – erbeutet hatte. Es wird auch überliefert, daß *Graf Rotrou von Perche* Pferde Orientalischen Typs aus Spanien mitgebracht habe, als er gegen Kastilien Krieg führte, und daß er bei seiner Rückkehr von dem ersten, von *Gottfried v. Bouillon* angeführten Kreuzzug (1096–1099) eine Anzahl Orientalischer Hengste importiert habe, die er mit Stuten des heimatlichen Landschlages paarte.

Über viele Jahrhunderte war der Percheron ein vorzügliches Kavalleriepferd, das der Remontierung der französischen Armee diente. Wie kaum eine andere französische Pferderasse wurde er in den Epochen der Renaissance und des Barock durch den reichen Adel der Gegend mit kostbarem Orientalischem und Andalusischem Blut veredelt. Außer den Grafen von Rotrou, Nogent, Belléme und Mortagne beteiligte sich seit ihrer Gründung durch *Jean-Baptiste Colbert, Marquis de Seignelay* (1619–1683, Finanzminister Ludwigs XIV.) auch die französische Gestütsverwaltung an den Importen Orientalischer Hengste. Von den 1820 von ihr eingeführten Orientalischen (Arabischen?) Hengsten erlangten die beiden Schimmel *Gallipoli* und *Godolphin* den größten Einfluß. *Gallipoli* wurde 1824 Vater des berühmten *Jean-le-Blanc*, der mehr als irgendein anderes Vaterpferd zur Verbesserung der Percheron-Rasse beigetragen hat. Er starb erst 1856, im Alter von 32 Jahren. Er war es, der im wesentlichen die Schimmelfarbe in der bis dahin dunkelfarbigen Percheron-Zucht verbreitete, die dann fast ein Rassemerkmal wurde.

Wegen ihrer schwungvollen Gänge und ihres kräftigen Exterieurs waren die Percherons die gesuchten Remonten für die Schwere Reiterei, die Cuirassiers. Ebenso begehrt waren sie für die Bespannung von Postkutschen, Feuerwehrspritzen und Dienste, bei denen es auf schnelle Beförderung ankam. Von Vorteil war dabei ihre leuchtende, auch in der Dunkelheit leicht auszumachende Schimmelfarbe. Als 1825/26 die erste Pariser Omnibusgesellschaft gegründet wurde, remontierte sie ihre Gespanne fast ausschließlich unter den Schimmeln der Perche. Der Volksmund nannte daraufhin die Omnibuspferde wegen ihrer weißen Farbe „Les Dames Blanches".

Erst um die Mitte des 19. Jahrhunderts, mit dem Einsetzen der Intensivierung des Ackerbaus, als wegen der immer schwerer werdenden Ackergeräte und landwirtschaftlichen Maschinen für die Tiefkultur und den Hackfruchtbau die Forderungen der Bauern nach einem starken, landwirtschaftlichen Arbeitspferd allenthalben unüberhörbar wurden, wandelte sich der Percheron von einem eher warmblütig geprägten, vielseitigen Trabpferd durch Einkreuzung von vor allem Boulonnais-, aber auch Bretonischem und Brabanter Blut in den heutigen schweren, kaltblütigen „Riesen". Hierzu *Graf C. G. Wrangel* in DIE RASSEN DES PFERDES (1. Band, Stuttgart 1908): „Um zu verhindern, daß der so überaus populäre und leistungsfähige Percheron des Postier-Typus vollkommen in den schweren französischen Zugrassen aufgeht, bemühte sich die Gestütsverwaltung, die Züchter zur Benützung geeigneter Halbblut-Hengste (der Anglo-Normänner-Rasse, Anm. d. Verf.) zu bewegen. Dies führte zu lebhaften Kämpfen zwischen den Anhängern des schweren Schlages und denen des leichten, gängigen Percherons vergangener Tage. Leider vermochte die Gestütsverwaltung nicht die Majorität der Züchter für ihr Programm zu gewinnen. In einer Ausdehnung von 30–40 Kilometern um Nogent-le-Rotrou gelangte der neue, große und schwere Typus binnen kurzem zur Alleinherrschaft. Trotzdem durfte die Gestütsverwaltung gegen Mitte des vorigen (19.) Jahrhunderts noch hoffen, daß die glänzenden Erfolge der von ihr gelieferten Vaterpferde ... den Percheron-Züchtern die Überzeugung von dem größeren Zucht- und Gebrauchswert des alten Schlages beibringen würden. Doch da erschienen die Amerikaner auf dem Schauplatz, und die unerhörten Preise, die sie, ohne zu feilschen, für Percherons der größten und schwersten Klasse bezahlten, sicherten der neuen Zuchtrichtung endgültig den Sieg ... Der Percheron wurde ein Exportartikel. ‚Dieses so nützliche, so notwendige leichtere Zugpferd, das vor der Luxus-Equipage, vor dem Omnibus und vor den Geschützen der französischen Artillerie gleich vortreffliche Dienste leistete, existiert nicht mehr', schrieb *Edmond Gast* 1889 in seinem prächtigen Werke *Le Cheval Normand et ses Origines.*"

Um der Nachfrage aus den USA während des letzten Drittels des 19. Jahrhunderts nach möglichst schweren, großen Pferden schwarzer Farbe gerecht zu werden, verwendete man in der Perche Nivernais-Rapphengste aus dem stammverwandten Zuchtgebiet von Nièvre, in dem Rappen überwogen. Noch einmal Graf Wrangel (a. a. O.): „Welche Ausbreitung die Percheron-Zucht in Amerika gewonnen hat, läßt sich daraus entnehmen, daß der Percheron dort unter den kaltblütigen Schlägen in erster Reihe steht ... Wie der landwirtschaftliche Sachverständige in Washington, *Freiherr v. Hermann*, mitteilt, kamen die ersten Percherons im Jahre 1839 nach New Jersey. Größeren Aufschwung nahm die Zucht dieses Pferdeschlages jedoch erst 1851, wozu ein nach Ohio eingeführter Hengst namens *Louis Napoleon* den Anstoß gegeben haben soll. Die Kreuzung dieses Hengstes mit amerikanischen Stuten des Landschlages hatte nämlich so gute Erfolge, daß die Züchter den Import aus Frankreich in jeder Weise begünstigten ... Seit 1876 gibt ‚The American Breeders Association' zu Chicago ‚The Percheron Stud Book of America' heraus ..." Seither erfreut sich die Rasse in Amerika höchster Popularität.

Zwischen 1880 und 1920 erlebte die kaltblütige Percheron-Rasse ihre größte Blüte. Nicht allein, daß ihre Vertreter in aller Welt für den schweren Zug begehrt waren, man suchte sie auch als Veredler, Verbesserer oder Begründer anderer Kaltblutrassen. In dieser Zeit regierte die französische Kaltblutzucht auf dem ersten Platz unter den Kaltblutzuchten der Welt, und der Percheron, „L'orgueil de la France" (der Stolz Frankreichs), nahm in ihr den vordersten Rang ein. Doch seit nach dem Zweiten Weltkrieg die Leistung der tierischen Zugkraft von Traktor und Lastkraftwagen über-

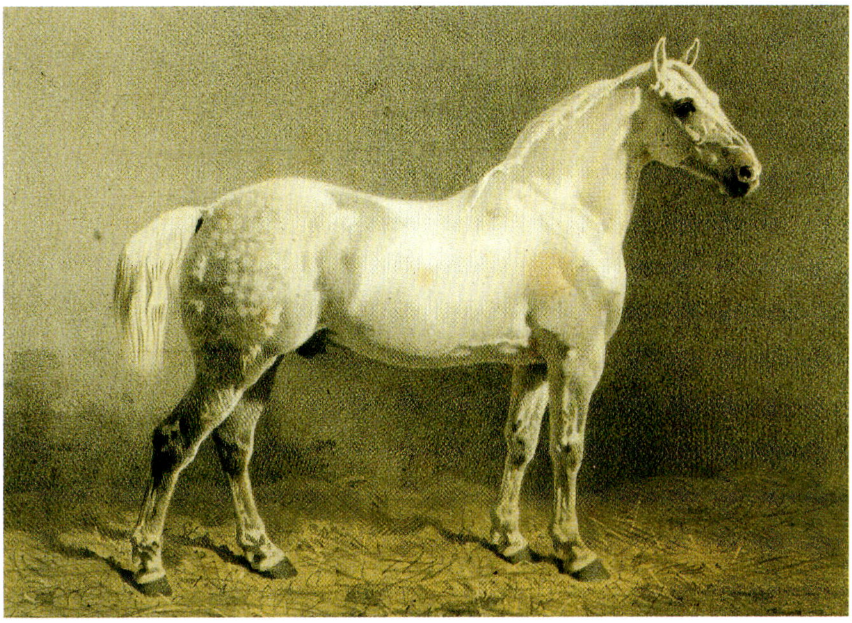

Percheron-Hengst. Farblithographie von Emil Volkers

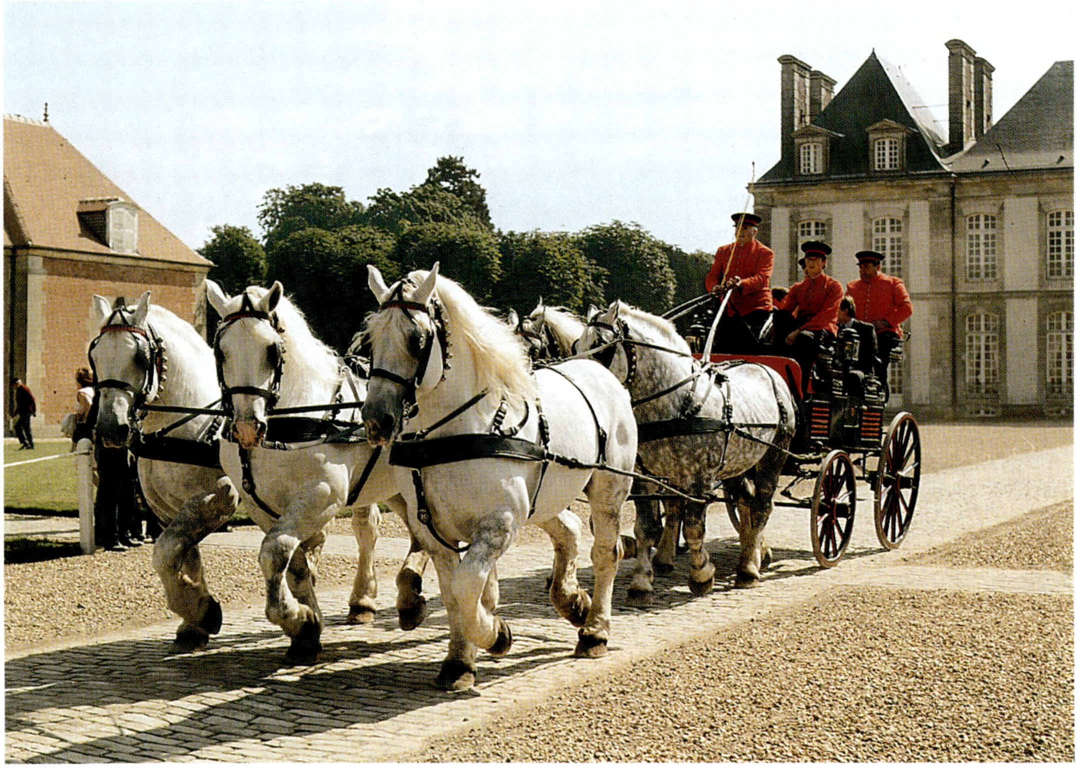

Fünferzug Percheron-Hengste in Le Pin

nommen wurde, die Landwirtschaft, Wirtschaft, Industrie und Armee völlig mechanisiert und motorisiert, ihrer nicht mehr bedarf, ist auch die Bedeutung des kaltblütigen Arbeitspferdes geschwunden. Daß sich in Frankreich trotzdem die Zucht in dem gegenwärtigen Umfang gehalten hat, ist nur damit zu erklären, daß man staatlicherseits äußerste Anstrengungen unternommen hat, das traditionsreiche Kulturgut der Kaltblutrassen zu erhalten. Die bis vor wenigen Jahren noch drohende Gefahr eines Aussterbens der Percheron-Rasse hat man heute durch konsequente Umstellung auf eine subventionierte Schlachtfohlenproduktion in großem Stil gebannt. Diese Zuchtrichtung, deren Erfolg nur in einem Land gelingen konnte, in dem der Verzehr von Pferdefleisch nicht von geschichtlichen und gefühlsmäßigen Tabus behindert wird, erhält heute die stolze Percheron-Zucht am Leben.

Seit 1883 wurde von der „Société Hippique Percheronne" das „Stud Book Percheron" herausgegeben. 1911 wurde es geschlossen und stand nur noch den im Originalzuchtgebiet gezogenen Pferden offen, deren beide Elternteile als Percheron registriert waren. Nachdem die Percheron-Zucht durch den Motorisierungsprozeß so stark geschrumpft war, daß man um ihre weitere Existenz fürchtete, öffnete man 1966 das Gestütbuch noch einmal, um es mit den aus dem Percheron hervorgegangenen stammverwandten Regionalschlägen der benachbarten Gebiete aufzufüllen. Damals wurden die verwandten Schläge Trait Augeron, Trait de la Loire, Trait Berrichon, Trait du Maine, Gros Trait Nivernais, Trait de la Saône-et-Loire und Trait Bourdonnais gleichberechtigt als Percherons anerkannt.

Völlig recht behalten hatten übrigens Graf Wrangel und Edmond Gast nicht mit ihrer Prognose eines endgültigen Verschwindens des Postier Percherons, denn noch bis in die erste Zeit nach dem Zweiten Weltkrieg gab es, wenn auch in kleinen Zahlen und nicht im ursprünglichen Warmbluttyp, neben dem schweren, großen, landwirtschaftlichen Schrittyp des Percherons für den schweren Zug auf dem Acker einen kleineren, leichteren, edleren kaltblütigen Trabtyp für den Spanndienst vor dem Wagen auf der Straße. Jeweils wenn dem schweren Percheron der Rassetyp, Adel, Härte, Ausdauer und Gangvermögen verlorenzugehen schienen, konnte man auf ihn zurückgreifen, zu einer Veredlung gewissermaßen aus der Rasse selbst. Nun jedoch, unter dem Einfluß der Selektion auf möglichste Frühreife, rasche Gewichtszunahme und hohe Ausschlachtungsergebnisse, die das Zuchtziel stark beeinflußt haben, hat leider eine unaufhaltsame Entwicklung hin zu einem schweren, mastigen, schwammigen Typ stattgefunden, dem trotz großer Anstrengungen der Gestütsverwaltung, gegenzusteuern, auch das hervorragende Gangvermögen verlorenzugehen droht. Der Postier ist diesem Trend bereits zum Opfer gefallen.

BRETONE

TYP, INTERIEUR, VERWENDUNG: In der Bretonischen Kaltblutzucht kann man drei Typen unterscheiden:

Der meistverbreitete Typ ist heute der des *„Trait Breton"*, das schwere, massige Bretonische Pferd der Küstenniederungen, ein energisches, ausdauerndes, kaltblütiges, landwirtschaftliches Arbeitspferd, stark, hart und anspruchslos, das heute hauptsächlich der Schlachtfohlenproduktion dient. Der Trait Breton stellt gegenwärtig die größte Zahl schwerer Pferde in Frankreich. Staatliche Beschäler finden sich in fast allen nationalen Hengstdepots, da dieser Typ in seiner kurzbeinigen Massigkeit den höchsten Fleischertrag aller fran-

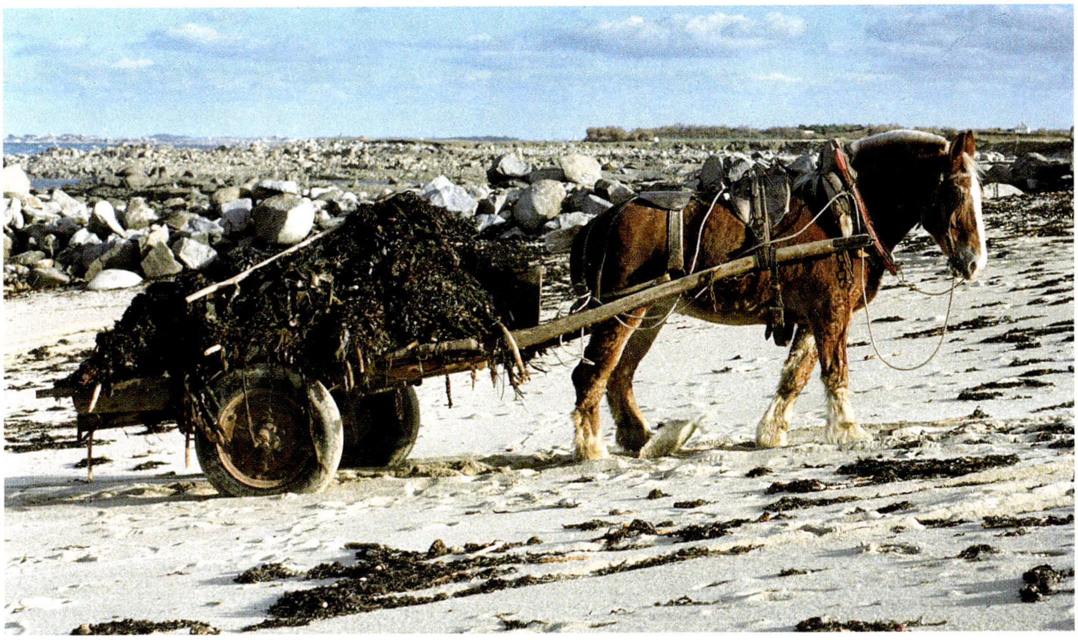

Bretone bei der Einbringung von Tang für pharmazeutische Zwecke

zösischen Kaltblutrassen gewährleistet. Man kann heute geradezu von einer Nord-Süd-Wanderung der Kaltblutrassen innerhalb Frankreichs sprechen, die sich vor allem die südlichen Gebirgsregionen erobern. Nur ein geringer Teil der etwa 40 Prozent in der ursprünglichen Heimat, der Bretagne, gezüchteten Bretonen wird heute noch für die Arbeit auf den Gemüsefeldern und beim Abfahren von Seetang für pharmazeutische Zwecke angespannt. Jährlich werden etwa 200 Hengste des Typs Trait Breton nach Italien, Spanien und Japan exportiert.

Der *Berg-Bretone („Petit Trait Breton")* ist das ursprüngliche Pferd der bretonischen Berge. Er ähnelt in Typ und Exterieur heute weitgehend dem Trait Breton, nur ist er etwas kleiner und leichter. Seit Jahrhunderten ist er in dieser Region gezüchtet worden. Der ungemein zähe, anspruchslose und energische, kleine, gepackte Kaltblüter ist wegen seiner Anpassungsfähigkeit an karge Bodenverhältnisse und seiner Handlichkeit und Wendigkeit nicht nur in seiner Heimat, sondern auch in kleinbäuerlichen Betrieben Italiens, Spaniens und des Balkans beliebt. Dieser Typ wird leider unaufhörlich durch den schweren Trait Breton verdrängt, da für die Schlachtfohlenproduktion Frühreife, Schnellwüchsigkeit, rasche Gewichtszunahme und hohe Ausschlachtungsergebnisse das Zuchtziel diktieren.

Der *„Postier Breton"* ist der leichteste der drei Typen. Er stammt aus dem Inneren der Bretagne und steht auf der Grenze zwischen Kalt- und Warmblut. Die Warmblutanteile sind in Typ, Exterieurpoints und Bewegungsablauf deutlich erkennbar. Früher wurde er hauptsächlich als Wagenpferd für den Transport auf der Straße, als Post-, Omnibus- und Artilleriepferd verwendet, daher der Name Postier. Er ist enorm gängig, eifrig, arbeitswillig und zeigt mehr Adel als die beiden anderen Typen.

EXTERIEUR:
Die drei Typen der Bretonischen Kaltblutzucht unterscheiden sich exterieurmäßig deutlich voneinander:

Der *Trait Breton* besitzt gewöhnlich einen relativ schweren Kopf mit wenig Adel und kleinen Augen. Das Profil ist in der Regel gerade, gelegentlich sieht man einen Ramskopf. Die Ganaschen sind stark ausgebildet, der Hals ziemlich kurz, dick, breit, die Schulter steil und gepackt, die Brust tief und weit. Der Rumpf

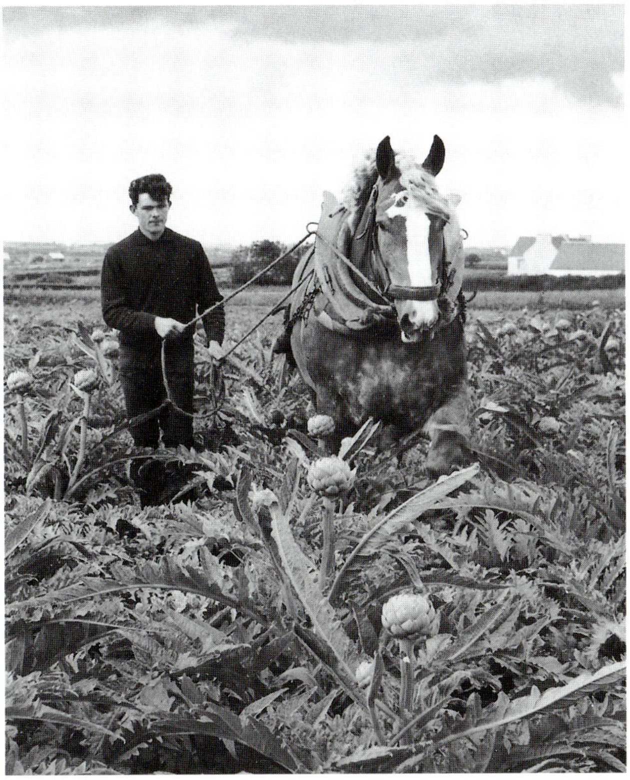

Bretone bei der Arbeit im Artischockenfeld

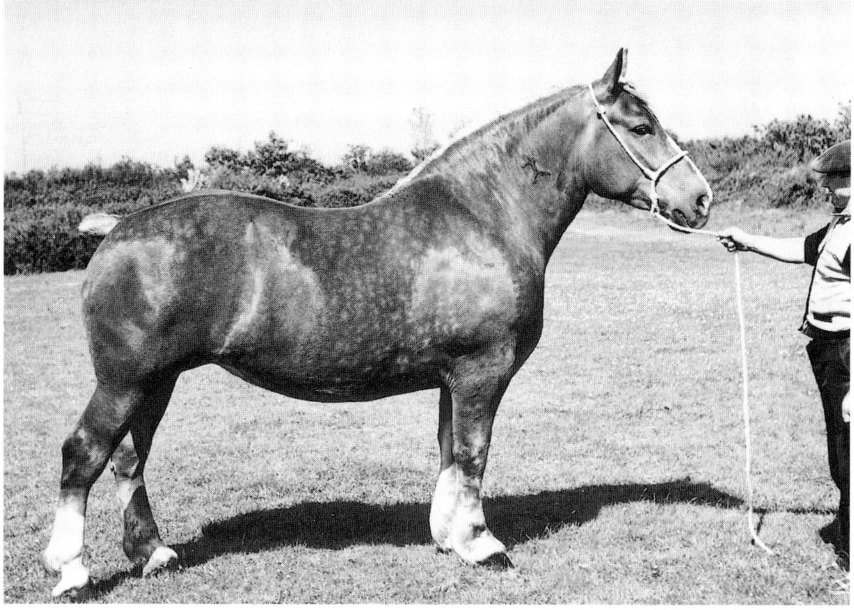

Dreijährige Bretonen-Stute des Postier-Typs auf der Stutenschau in St. Pol de Léon

wirkt kurz und geschlossen und weist eine beträchtliche Rippenwölbung auf, die auf gute Futterverwertung hindeutet. Der kurze, breite Rücken ist kräftig bemuskelt, ebenso wie die Lende. Die gut herangeschlossene Kruppe ist breit, muskulös, gelegentlich etwas kurz, stets gespalten und abgeschlagen. Die kurzen, starken Gliedmaßen weisen sehr gute Bemuskelung, kurze, breite Röhren und stabile Gelenke und Sehnen auf. Die Fesselung ist kurz und kräftig. Die Hufe sind groß, rund und manchmal etwas flach. Die starke Mähne fällt gewöhnlich nach beiden Seiten. Der Schweif wird stets kupiert, das lockige Schweifhaar läßt man etwa 20 cm lang werden. Die hauptsächlichsten Farben sind Füchse verschiedener Farbabstufungen, meist mit hellerem Langhaar und Gliedmaßen, Rotschimmel, Braune und Schimmel. Größere Abzeichen an Kopf und Gliedmaßen kommen oft vor. Die Widerristhöhe liegt bei 166 cm Stockmaß.

Der *Berg-Bretone* ist heutzutage in allen Exterieurpoints nurmehr eine Miniaturausgabe des Trait Breton, wohl weniger genetisch bedingt, als aufgrund der kargeren Aufzuchtbedingungen des Gebirges. Insgesamt nähert er sich in seinem Erscheinungsbild mehr und mehr dem schweren Typ. Dennoch sind die Gebirgspferde bis in die Gegenwart trockener und drahtiger als die Pferde der Küstenregion.

Der *Postier Breton* ist rundherum edler und leichter als die beiden anderen Typen. Sein Kopf zeigt einen gewissen Adel. Der Hals ist nicht so grob, leichter im Genick und deutlich länger. Das Fundament weist eine große Härte und Trockenheit auf. Behang ist kaum vorhanden. Das Langhaar ist feiner. Der Schweif wird stets sehr kurz kupiert, das Schweifhaar kurz und bürstenartig gestutzt. Die Widerristhöhe entspricht etwa der des Berg-Bretonen.

MECHANIK:
Allen drei Typen ist ein energischer, raumgreifender Bewegungsablauf im Schritt und Trab eigen. Der Berg-Bretone gilt als sehr trittsicher. Der Postier zeigt ein überragendes, bodendeckendes Trabvermögen mit hohem Kniebug und energischem Abfußen aus der Hinterhand.

ZUCHT:
Die Zucht der Bretonischen Rasse war ursprünglich auf die Halbinsel der Bretagne beschränkt, wobei die räumliche Verteilung der drei Typen etwa die folgende war:

1. Trait Breton in den Gebieten um Saint Pol de Léon, Côtes du Nord und Finistère, also den Küstenregionen.
2. Berg-Bretone im Gebiet der Montagne, den Gebirgsgegenden des Landesinneren.
3. Postier Breton auf den weiten Heideflächen des Landesinneren.

Zwei früher zeitweilig miteinander rivalisierende nationale Hengstdepots beherbergen die größte Zahl der Beschäler: Hennebont ist zuständig für die Departements Morbihan,

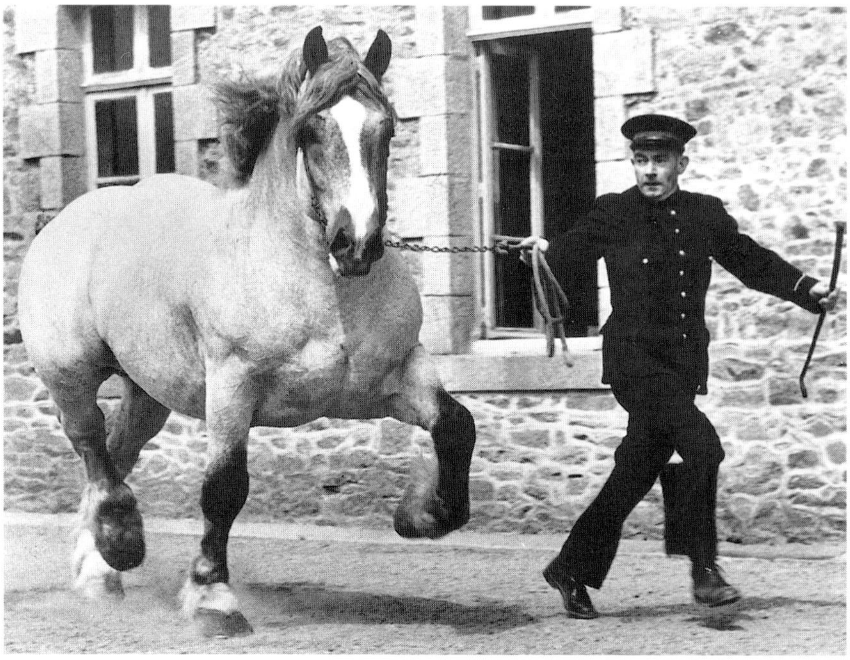

Der Postier-Breton-Hengst im Gestüt Lamballe zeigt die enorme Wucht seiner Gänge.

Ile-et-Villaine und den südlichen Teil von Finistère; Lamballe betreut den nördlichen Teil von Finistère und das Departement Côtes du Nord. Jedoch stehen nur etwa 6000 der insgesamt 15 000 in Frankreich vorhandenen Bretonen-Stuten im Originalzuchtgebiet und etwa 120 Trait Breton- und etwa 60 Postier Breton-Hengste. Die übrigen etwa 320 Bretonischen Hengste sind verteilt auf die Hengstdepots von Le Lion d'Angers, Annecy, Aurillac, Pau, La Roche sur Yon, Rodez, Saintes, Tarbes, Uzes, Villeneuve-sur-Lot und das Hauptgestüt Pompadour und versorgen die ihnen zugeordneten Zuchtgebiete mit Beschälern. Auffällig ist dabei die Konzentration der Bretonen auf die westlichen und südlichen Departements. Der die Rasse organisierende Zuchtverband ist das Syndicat des Elèveurs du Cheval Breton, der auch das Gestütbuch herausgibt.

GESCHICHTE:
Ursprünglich waren in der Bretagne, die bis in das 19. Jahrhundert zivilisationsmäßig sehr rückständig und dem Verkehr nur wenig erschlossen war, zwei bodenständige Rassen heimisch. Die eine war ein schwererer, kaltblutartiger Schlag, der in den fruchtbaren Küstenregionen gezüchtet wurde und noch bis in die Zeit der Napoleonischen Kriege wegen der schlechten Straßenverhältnisse hauptsächlich als Saumpferd („Sommier") für schwere Traglasten diente. Daneben gab es einen leichten, kleinen, nur etwa 140 cm Stockmaß erreichenden Heideklepper (als „Bidet de Briec", „Bidet d'Allure" oder „Bidet Breton" bezeichnet), einen Paßgänger, der vornehmlich als Reitpferd und wegen seiner bequemen Bewegungen als Reisepferd diente, und der der Überlieferung nach auf Pferde des in der Bretagne im 1. Jahrhundert v. Chr. sich ansiedelnden keltischen Stammes der Britannii zurückgeht. Im Spätmittelalter unterschied man dann weiterhin den schweren Lasttyp und einen kleinen, auf den Heideklepper zurückgehenden leichten Reitpferdetyp, „Roussin" genannt, der als Kavallerie- und Reisepferd Verwendung fand.

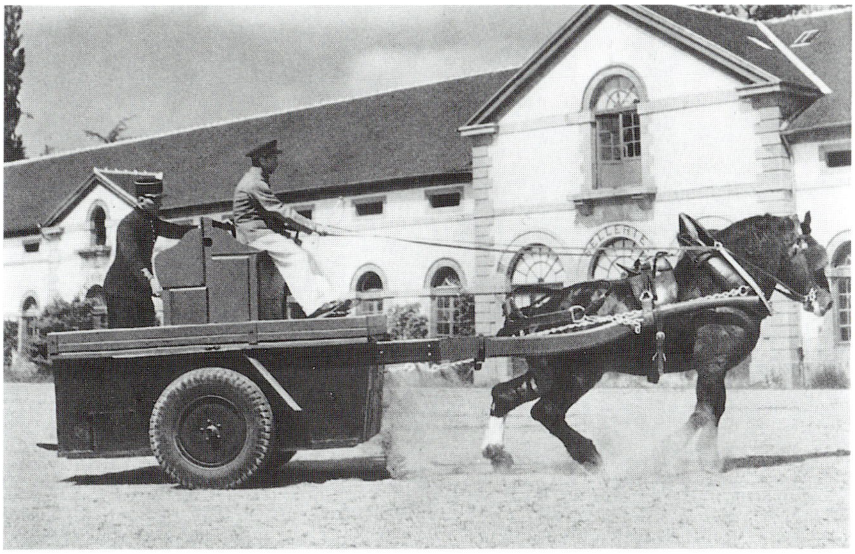

Trait Breton vor dem Zugkraftmesser im Gestüt Lamballe

Im Laufe des 18. Jahrhunderts kam es zunächst zur Einkreuzung von deutschen und dänischen Pferden und im 19. Jahrhundert dann von Normännern in beide Rassen, um ihnen ein besseres Trabvermögen, mehr Widerristhöhe und ein gefälligeres Exterieur zu verleihen. Doch die Resultate blieben unbefriedigend. Im Verlaufe des 19. Jahrhunderts kam es dann mit der Intensivierung der Landwirtschaft und dem immer größer werdenden Bedarf an schwereren landwirtschaftlichen Arbeitspferden zur Einkreuzung von Boulonnais-, Percheron- und Ardenner-Blut in beide Rassen. So entstand an der Küste der Trait Breton.

Den Durchbruch zum Postier Breton brachte erst die Kreuzung des mittlerweile ebenfalls Kaltblutzüge tragenden leichteren Heideschlages mit dem Norfolk Trotter ab der Mitte des 19. Jahrhunderts. Er verlieh den Pferden mehr Linie, bedeutendere Tiefe und eine brillante Trabaktion. So entstand ein mittelgroßes Arbeits-

Bretonischer Hengst des Postier-Typs in der zweiten Hälfte des 19. Jahrhunderts. Farblithographie von Otto Erelman (geb. 1834)

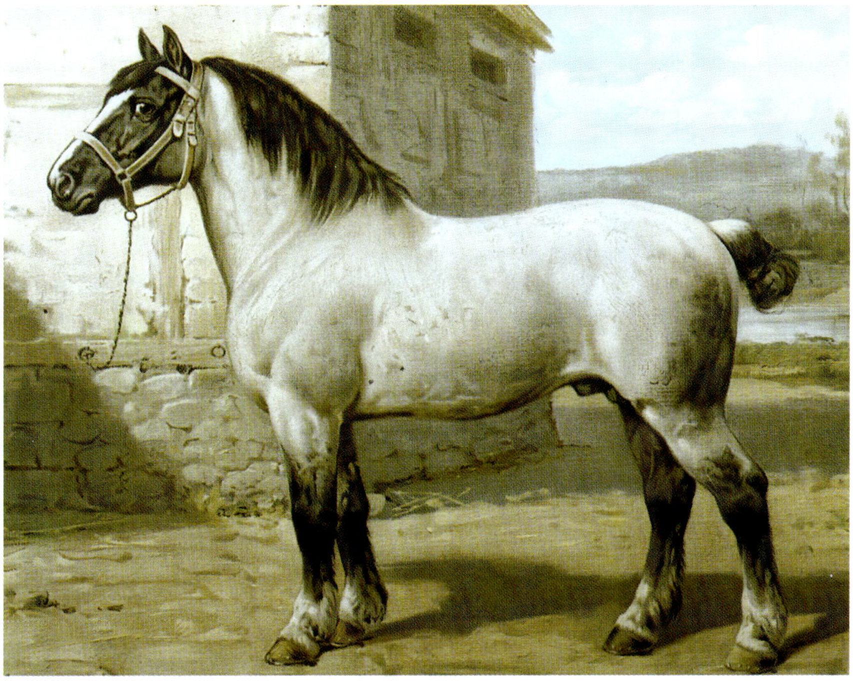

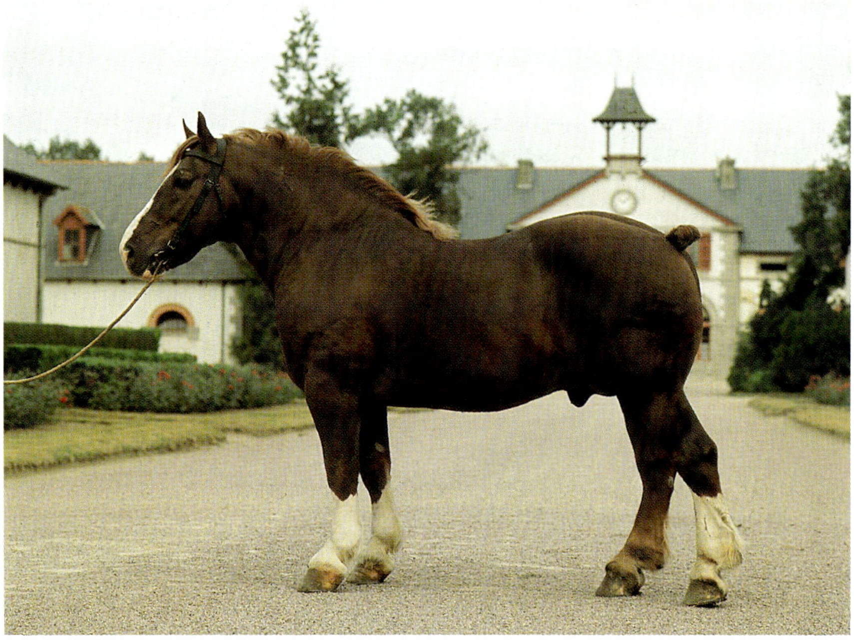

Bretonischer Hengst im Gestüt Lamballe

pferd, robust, energisch, ausdauernd, mit räumenden, hohen Gängen, das zunächst in der Landwirtschaft, dann aber mehr und mehr auch als Postpferd, bei der Artillerie und vor den pferdegezogenen Omnibussen und Pferdebahnen in den großen Städten Einsatz fand. Die auffallende Trabaktion ist dem Postier bis heute erhalten geblieben. 1930 wurde das Postier-Gestütbuch geschlossen.

Der Trait Breton und auch der Berg-Bretone, soweit er nicht bereits völlig verschwunden ist, werden heute fast ausschließlich für die „Boucherie de Cheval" (also als Schlachtpferde) gezüchtet, wie alle französischen Kaltblutrassen. Dagegen hat man den Postier teilweise mit Hilfe von Anglo-Arabischem und Anglo-Normänner-Blut zu einem vielseitig verwendbaren, marktgängigen Reitpferd im Selle Français-Typ umgezüchtet. Diese Zucht wurde hauptsächlich im Gebiet von Le Conquet bei Brest und im Côtes du Nord bei Corlay gepflegt und gelegentlich als „Corlay" bezeichnet. Sie ist inzwischen im Selle Français aufgegangen.

Eine bedeutende Rolle hat die Bretonische Rasse bei der Begründung, Konsolidierung und Modernisierung verschiedener anderer Kaltblutrassen auch außerhalb Frankreichs gespielt. So verdanken zum Beispiel das moderne italienische und spanische Kaltblutpferd ihren heutigen Typus dem massiven Einsatz Bretonischer Hengste nach dem Ersten Weltkrieg. Ein Postier-Hengst, *Hasta Breton* (geb. 1952), erlangte auch einen gewissen Einfluß in dem ab 1955 einsetzenden Schleswiger Modernisierungsprozeß. Wenn es ihm auch nicht gelang, eine eigene Hengstlinie zu begründen, so findet er sich doch immer noch in den Stutenstämmen.

ARDENNER

Siehe Belgien

POITEVIN, POITOU-ESEL, POITOU-MAULTIER

Mulassier, Baudet de Poitou, Mulet de Poitou

TYP, INTERIEUR, VERWENDUNG: Die Anpaarung der Poitevin-Stute (Race Mulassière – Kaltblut des Poitou) mit dem Poitou-Esel ergibt das Poitou-Maultier.

Das Kaltblutpferd des Poitou ist ein ausgesprochen unschönes, ordinäres, plumpes, unedles Zugpferd von ruhigem, fast trägem, phlegmatischem Temperament und gutmüti-

Poitevin-Hengst der Französischen Gestütsverwaltung

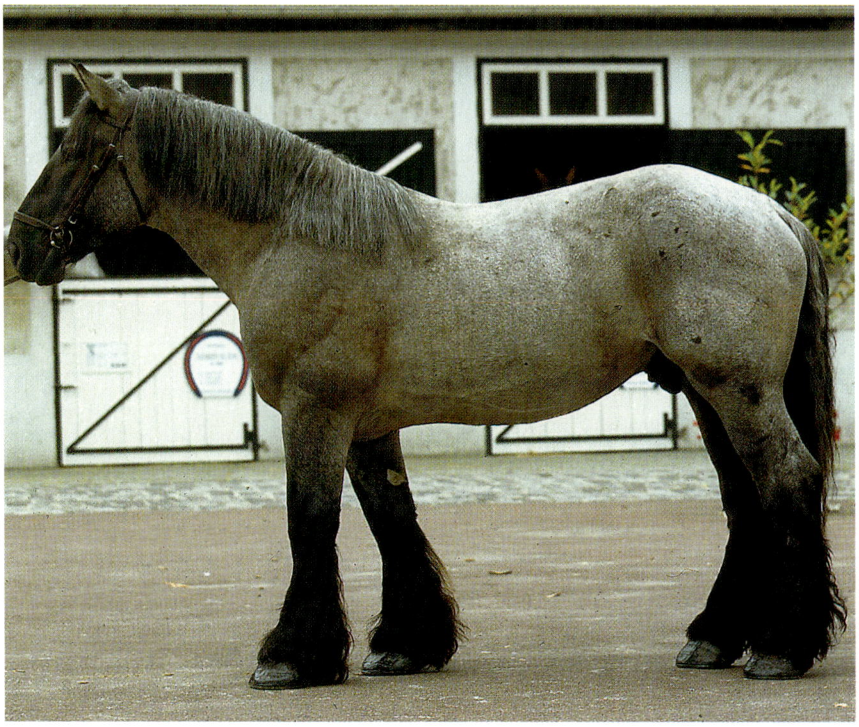

Poitevin-Stute (Mulassière) mit Pferdefohlen

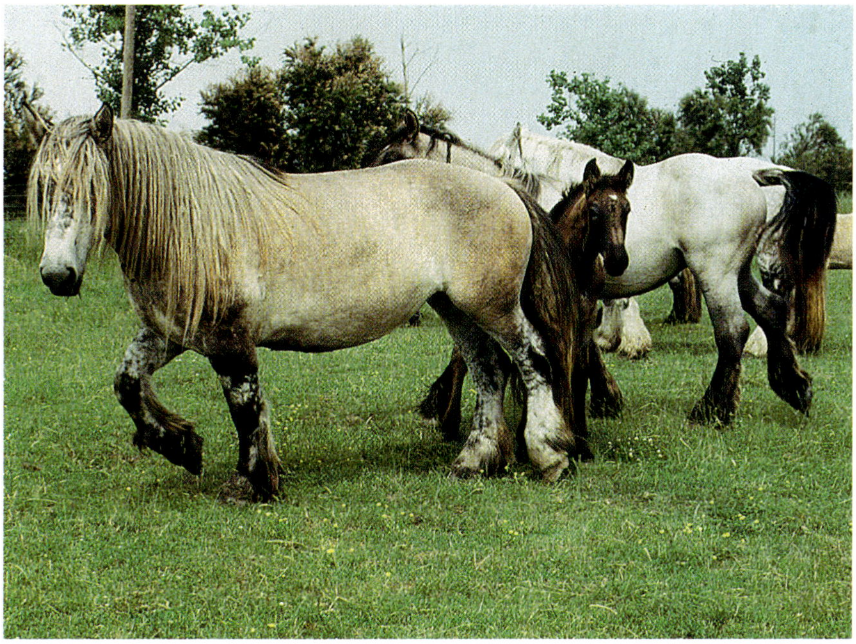

gem, umgänglichem Charakter. Es ist ziemlich groß, starkknochig und schwer; wie der Schriftsteller *Jacques Bujault* zu Beginn des 19. Jahrhunderts einmal schrieb: „Eine große Tonne auf vier starken Säulen." Dabei ist es leichtfuttrig und Witterungsunbilden gegenüber unempfindlich; zugleich ein unermüdlicher Arbeiter, ausdauernd und willig auf dem Acker oder vor dem schweren Lastfuhrwerk. Daß man insgesamt so wenig für eine Verbesserung des Exterieurs unternommen hat, rührt sich von dem bäuerlichen Aberglauben her, daß man das Zuchtziel eines großen, kräftigen Maultiers, dessen Erzeugung ja den Hauptanwendungszweck der Poitevin-Rasse darstellt, am besten mit einer möglichst groben, ordinären und häßlichen Stute erreiche. Zudem bildete man sich ein, daß nur eine solche dem Baudet, dem Eselhengst, gefalle und ihn animiere, sich mit einer artfremden Stute zu paaren.

Der Poitou-„Riesen"-Esel, mit dem die Poitevin-Stute gepaart wird, eignet sich wegen seines ungünstigen Temperaments und seines meist zu inkorrekten Fundaments selbst nur sehr bedingt für die Arbeit im Geschirr. Bei ihm steht die Masse im Zuchtziel über allem. Seine Gliedmaßenstärke ist wegen der sehr groben Knochen enorm. In früheren Zeiten stellten Poitou-Eselhengste zur Maultiererzeugung einen gesuchten Exportartikel in viele Länder der Welt dar, doch besteht heute kaum noch größere Nachfrage.

Die Kreuzung von Individuen verschiedener Arten einer Gattung, wie sie die der Pferdestute mit dem Eselhengst darstellt (das heißt also *Equus caballus* x *Equus asinus*), führt in der Regel in der ersten Generation zu hybriden Nachkommen mit begrenzter Fruchtbarkeit. Die männlichen Hybriden sind dabei grundsätzlich unfruchtbar, weil bei ihnen der spermatogenetische Reifevorgang nur unvollständig abläuft. Die weiblichen Tiere dagegen können unter Umständen fruchtbar sein.

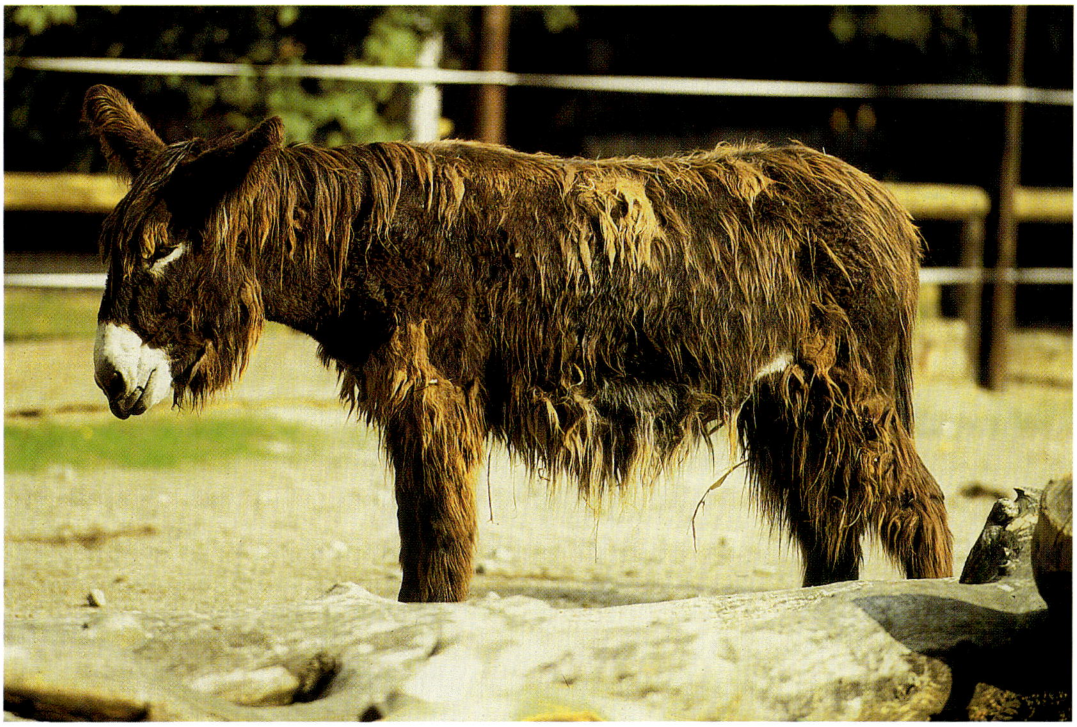

Baudet de Poitou (der Eselhengst des Poitou)

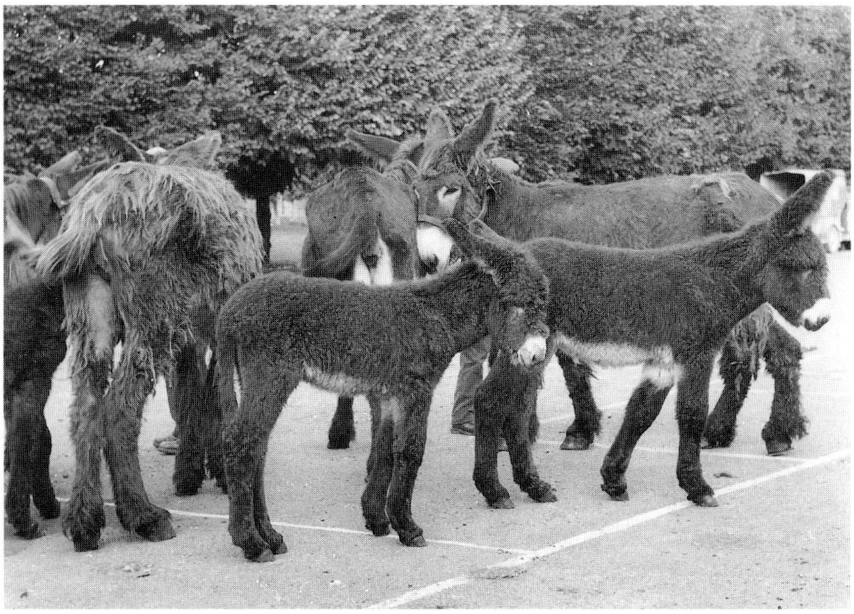

Eselstuten und -fohlen der Poitou-Rasse

Typmäßig verkörpert das der Paarung von Pferdestute mit Eselhengst entstammende Maultier eine Zwischenform zwischen den Arten, die stark heterotische Züge aufweist. Durch den Hybrideffekt besitzt es eine außerordentlich starke Umstellungs- und Anpassungsfähigkeit an ungünstige Umweltbedingungen, Widerstandsfähigkeit gegen Krankheiten, Futterdankbarkeit und eine lange Lebens- und Nutzungsdauer. Man rechnet damit, daß das große, schwere Poitou-Maultier etwa 40 Prozent des Futters eines gleich großen und schweren Pferdes benötigt und eine um etwa 45 Prozent verlängerte Lebenserwartung besitzt. Dabei weist es eine ebenso große, wenn nicht größere Leistungsfähigkeit und Zugkraft wie das Pferd auf. Eine weitere spezifische Eigenschaft des Poitou-Maultiers ist seine große Frühreife. Im Gegensatz zu den meisten Pferden kann man es ohne Schaden bereits im Alter von 18 Monaten zur Arbeit verwenden. Als problematisch gilt vor allem der Charakter des Maultiers. Es ist ausgesprochen sensibel, übelnehmerisch und nachtragend. Durch falsche, nicht genügend einfühlsame Behandlung im jugendlichen Alter kann es bereits für das ganze Leben für den Umgang mit dem Menschen verdorben werden.

Namentlich im Süden Frankreichs, in den Wein-, Obst- und Gemüseplantagen, war das Maultier – einzeln oder im Gespann – früher eine beliebte Zugkraft, ebenso wie bei der Armee, zumal es durch seine Trittsicherheit auch in unwegsamem Gelände besser einsetzbar war als das Pferd. Daneben exportierte das Poitou bis in die erste Zeit nach dem Zweiten Weltkrieg einen erheblichen Teil seiner Maultierproduktion in die ganze Welt, wegen der vorzüglichen Hitzetoleranz auch viel in subtropische und tropische Länder. Mit der sich überall mehr und mehr ausbreitenden Motorisierung von Landwirtschaft und Wirtschaft sind jedoch die meisten Absatzmärkte auch des Auslandes weggefallen. In den USA finden im Lande auf der Poitou-Grundlage gezüchtete Maultiere heute Verwendung bei Rodeo-Veranstaltungen, für die vierspännigen Planwagenrennen und für Trail Rides.

EXTERIEUR:

Poitevin: Vom Gesamterscheinungsbild her wirkt der Mulassier wenig ansprechend, ja geradezu gemein. Der schwere, grobe Kopf ist lang und weist gewöhnlich ein ramsnasiges Profil auf. Die tiefliegenden Augen wirken klein, zumal sie von den schweren Lidern halb bedeckt sind. Die Ohren sind lang und dick. Das große Maul hat weiche, hängende Lippen. Der Hals ist kurz und gerade, mit starken Ganaschen, die Schulter steil und kurz, die Brust hinter den Ellenbogen leicht geschnürt (wenig Herztiefe). Der Rücken wirkt lang und weich, ein Eindruck, der durch eine meist ebenfalls eingesenkte Lende und ausgeprägte Polster auf der Kruppe noch verstärkt wird. Die mächtige Kruppe ist hüftig, und extrem abgeschlagen, gespalten, mit tiefem Schweifansatz. Das starkknochige Fundament zeigt gewöhnlich gute Bemuskelung. Sehnen und Gelenke sind stark und unverwüstlich. Die Gesamttextur ist jedoch nicht sehr trocken und die Stellung gelegentlich so fehlerhaft, daß ihre positiven Points dadurch entwertet werden. Die gewaltigen Hufe sind rund und platt. Behang und Langhaar sind reichlich ausgebildet, von grober Struktur.

Farblich ist die Rasse nicht sehr einheitlich: Man trifft Füchse und Braune, Rappen, Falben und Schimmel. Die Widerristhöhe liegt bei 165 cm Stockmaß, teils auch darüber.

Poitou-Esel: Auch der Poitou-Esel, der Baudet de Poitou, fällt nicht gerade als ein Ausbund an Schönheit auf, eher durch seine Größe und Stärke und sein langhaariges Fell, das ihm das Aussehen eines ungepflegten Schnürenpudels gibt. Der recht hochbeinig wirkende „Riesen"-Esel besitzt wie die meisten seiner Art eine steile, kurze Schulter, einen kaum ausgeprägten Widerrist und einen langen, geraden Rücken. Auffallend ist die geringe Muskelentwicklung und die schmale, dachförmige Kruppe. Das Fundament ist extrem starkknochig. Es kommen Röhrbeinmaße bis zu 26 cm Umfang vor. Die Stellung ist häufig recht fehlerhaft, vorn zehenweit, hinten weit herausgestellte Sprunggelenke mit „angeklatschten" Sprungbeinhöckern, säbelbeinig. Die Hufe verdienen besonders das Augenmerk des Betrachters: Sie sind extrem klein, atavistisch rezessiv unterentwickelt, mit steilen, hohen Trachten, häufig mit gebrochener Zehenachse zu den kurzen, starken Fesseln. Diese Kleinheit der Hufe führt bei älteren Eseln häufig zu einem Überquellen der Haut im Kronenbereich über den Hufrand, wie über einen zu kleinen Schuh, und zu schweren Hufleiden (Rehe, Hufbeinrotationen etc.), die eine Verwendung des Esels für die praktische Arbeit im Geschirr stark behindern, wenn nicht gar völlig unmöglich machen.

Die Farbe ist Schwarzbraun bis Kastanienbraun mit starken Aufhellungen zu einem weißlichen bis Silbergrau an der Nüsternpartie, um die Augen, an Unterkiefer und Kehle, Unterbrust und Bauch und zwischen den Unterschenkeln.

Auffallend ist das lange, wollige, sich in Schnüren ringelnde Fell, das absichtlich seitens der Züchter und Halter niemals mit einer Bürste in Berührung gebracht wird. Bei fast allen Eselrassen wird das Fohlen mit einem persianerartig gekräuselten Fell geboren, das sich im Laufe der Entwicklung streckt und glättet. Dieses Jugendhaar wird beim Poitou-Esel durch Selektion und absichtlichen Mangel an Pflege erhalten, so daß ein wahres Vlies an groben, langen, verfilzten Schnürenlocken entsteht, das an den Ohren, der Kehle, unter dem Bauch und an den Flanken lang herabhängt. Zwischen dem Ende des Winters und Juli ist es am längsten, um sich dann ab August durch den Haarwechsel etwas zu verdünnen. Betreibt man beim Poitou-Esel regelmäßige Fellpflege, wie das zum Beispiel in der Schweiz, im Bundesgestüt Avenches, durchgeführt worden ist, so verschwindet das lange Haar völlig, und es zeigt sich, daß die Rasse eigentlich kurzhaarig ist.

Bemerkenswert ist der starke Geschlechtsdimorphismus des Poitou-Esels: Während die Hengste Widerristhöhen von 150 cm Stockmaß und mehr erreichen, werden die Stuten kaum über 146 cm. Ihre Durchschnittsmaße liegen bei 138–146 cm.

Poitou-Maultier: Im Poitou-Maultier findet sich eine mosaikartige Zusammenfassung der Exterieurmerkmale beider Ausgangsarten *Equus caballus* und *Equus asinus* mit mehr oder minder hervortretenden mütterlichen und väterlichen Eigenschaften. Das Mulet de Poitou ist groß und schwer wie ein Pferd. Seine Widerristhöhe erreicht in der Regel zwischen 158 und 165 cm Stockmaß. Farblich schlägt es nach dem Vater und besitzt meist seine dunkle Färbung mit den begrenzten Aufhellungen an verschiedenen Körperpartien, ebenso wie seine langen Ohren, die spärlich behaarte Mähne und den im Gegensatz zum Pferd geringer behaarten Schweif. Von der Pferdemutter hat es dagegen das glatte Fell und die großen, breiten Hufe geerbt.

Portrait eines Poitou-Eselhengstes

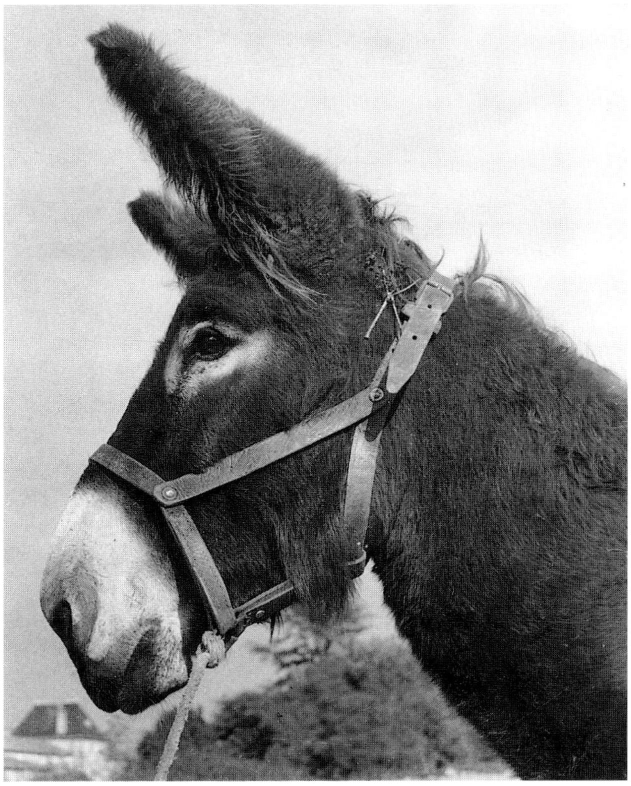

In den USA wurden mit Hilfe von Poitou-Eseln teilweise Maultiere mit extremen Widerristhöhen gezüchtet, so zum Beispiel für den schweren Zug von bis 175 cm, ja 180 cm und für den Zuckerrohrbau von 165–170 cm Stockmaß.

MECHANIK:

Poitevin: Der Bewegungsablauf des Poitevin ist wenig energisch, oft nicht ganz regelmäßig. Doch trabt es recht ausdauernd auch vor einem schweren Karren und schafft auch im Schritt recht viel Bodengewinn.

Poitou-Esel: Der Poitou-Esel besitzt einen relativ fördernden Gang in Schritt und Trab, weniger raumgreifend als eifrig, allerdings oft durch Hufleiden behindert.

Poitou-Maultier: Das Poitou-Maultier ist außerordentlich trittsicher im Gange. Es setzt die Füße schnell, doch mit Bedacht. Auch unter schweren Traglasten geht es auf schmalen Pfaden recht schnell und sicher, schneller als in entsprechenden Fällen ein großes Pferd.

ZUCHT:

Das ursprüngliche Zuchtgebiet der Poitou-Pferde, -Esel und -Maultiere war die historische Grafschaft Poitou mit ihrer Hauptstadt Poitiers, genauer das Marsch-, Moor- und Sumpfgebiet im Mündungsbereich des Sèvre. Heute wird die Zucht vor allem im Einzugsgebiet der nationalen Hengstdepots von Saintes und La Roche sur Yon gezüchtet, also in den Departements Charente, Charente-Maritime, Vienne, Deux-Sèvres und Vendée. Dazu in geringer Zahl auch in den Distrikten der Depots von Pau-Gelos, Tarbes und Uzes. Insgesamt gibt es noch etwa 20 Mulassier-Hengste und etwa 300 Stuten und etwa ebenso viele Poitou-Eselhengste und -stuten. Aufgrund des Exports zahlreicher Eselhengste in andere Länder sind auch außerhalb Frankreichs eine Reihe recht bedeutender Maultierzuchten, so in Südamerika vor allem in Argentinien, in den USA in den Staaten Kentucky, Tennessee und Missouri, entstanden.

GESCHICHTE:

Der Urtyp des Poitou-Pferdes stammt aus den sumpfigen Marsch- und Moorgegenden der Vendée und des Poitou im Mündungsgebiet des Sèvre, nahe der Atlantikküste, nördlich von La Rochelle, wo er vermut-

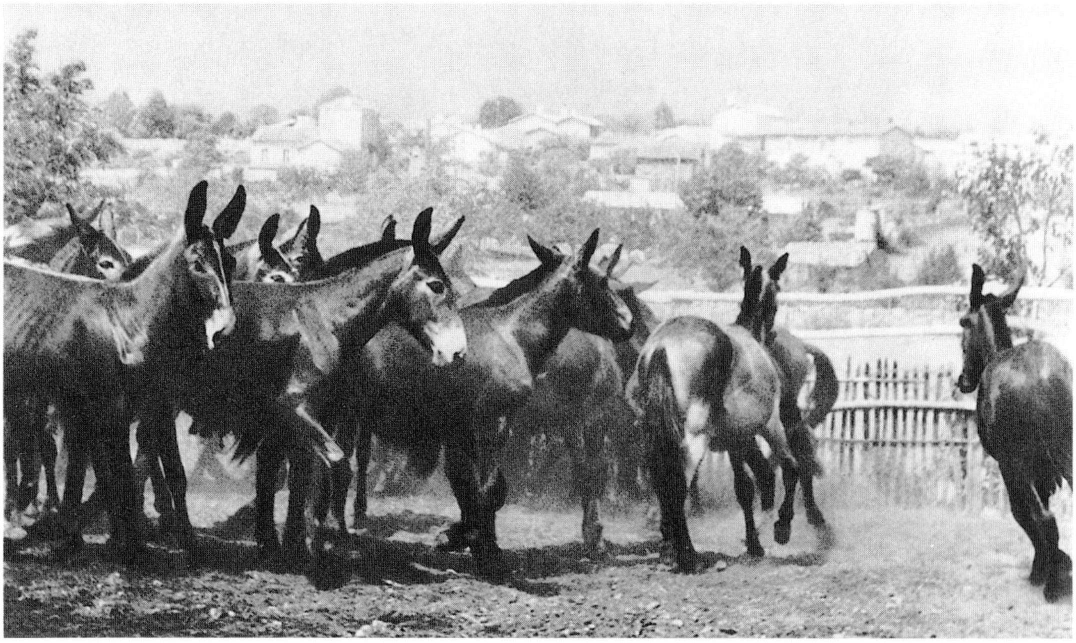

Poitou-Maultierherde im Paddok

lich schon seit Urzeiten bodenständig war. Eselhengste, die mit großer Wahrscheinlichkeit der Maultierzucht dienten, werden während der Regierungszeit *Karls des Großen* (768–814) für Westfrankreich erwähnt. Mit Sicherheit hat man im Gebiet von Poitou seit dem 10. Jahrhundert mit den großen Poitou-Eseln (die der Überlieferung nach aus Nordwestafrika gekommen sein sollen, möglicherweise mit den Mauren) die Zucht des Poitou-Maultiers betrieben. Bereits während der Regierungszeit *Guillaume IV. Fierabras, Comte de Poitiers, Herzog von Aquitanien* (963–995), rühmt ein italienischer Prälat während eines Besuchs dort das „milde, schöne, große und tüchtige Maultier seiner Provinz". Geschichtliche Quellen melden, daß seit etwa 1600 die Pferdezucht und damit auch die Maultierzucht der Gegend einen bedeutenden Aufschwung nahm. Bewirkt wurde das durch Hengste, die holländische und flämische Kolonisten aus ihrer Heimat mitbrachten. Sie waren nach dem Edikt von Nantes 1598 von *Maximilian de Béthune, Herzog von Sully*, dem leitenden Minister Heinrichs IV. von Bourbon-Navarra (des „guten Königs"), ins Land geholt worden, um die Marschen einzudeichen und trockenzulegen. Die Anpaarung an den einheimischen Landschlag führten zur Ausbildung des Poitevin, der in der Verbindung mit dem Poitou-Esel ein wesentlich größeres und stärkeres Maultier lieferte als alle anderen derartigen Kreuzungen.

So kam es über Jahrhunderte zu einer Hochblüte der Maultierzucht im Poitou. Ein gewisser Niedergang begann erst im 19. Jahrhundert einzusetzen, als in den Abnehmerländern, den südlichen Departements und Korsika, dem Norden Spaniens und in Italien ebenfalls Maultierzuchten entstanden, die denen des Poitou an Qualität ebenbürtig waren. Negativ beeinflußt wurde diese Entwicklung noch dadurch, daß im Laufe der Zeit in der Mulassier-Zucht eine negative Selektion stattgefunden hatte, da stets die besten, das heißt stärksten und größten Poitevin-Stuten für die Produktion von Maultieren verwendet worden waren, was zu einer merkbaren Verschlechterung des Pferdematerials geführt hatte. Dem entgegenzuwirken, führte *Eugène Gayot*, der große Reformator der französischen Pferdezucht, bei seinem Amtsantritt 1847 als Inspekteur der französischen Gestütsverwaltung, eine Anzahl von Boulonnais- und Percheron-Hengsten in die Poitou-Zucht ein, die eine merkliche Qualitätsverbesserung brachten. Das Stud Book Mulassier wurde 1887 eingerichtet. Es enthält je eine Section für die Poitevins und die Poitou-Esel.

Seit dem Ende des Ersten Weltkrieges ist mit der sich ausbreitenden Motorisierung und dem allmählichen Überflüssigwerden tierischer Zug- und Tragkraft ein steter Rückgang in der Nachfrage auch nach den Poitou-Maultieren einhergegangen, der sich nach dem Zweiten Weltkrieg noch erheblich beschleunigte. Die Zucht, die um 1900 etwa 6000–7000 Maultiere jährlich lieferte, bringt heute nur noch etwa 150–200 hervor. Allerdings stieg in jüngster Zeit die Nachfrage nach den großen, starken Maultieren wieder etwas, so unter anderem auch aus dem Ausland. Die französische Gestütsverwaltung bemüht sich deshalb zusammen mit den privaten Züchtern, die Zucht und Aufzucht von Maultieren, vor allem im Naturschutzgebiet des Poitou, zu beleben.

COMTOIS

TYP, INTERIEUR, VERWENDUNG: Der Comtois zählt zu den Races de Chevaux de Lourds (Zugpferdrassen) Frankreichs. Er ist ein nur mittelgroßer, ziemlich leichter, flottgängiger, sehr harter Kaltbluttyp von energischem, munterem Temperament und frommem, gutartigem Charakter. Besonders zu rühmen sind seine Futterdankbarkeit, Anspruchslosigkeit, Fruchtbarkeit und Langlebigkeit. Der Comtois braucht wenig Pflege; er kann ganzjährig im Freien gehalten werden. Er ist unproblematisch in der Zucht, die Stuten nehmen leicht auf, fohlen leicht ab und haben ausgezeichnete Muttereigenschaften, vor

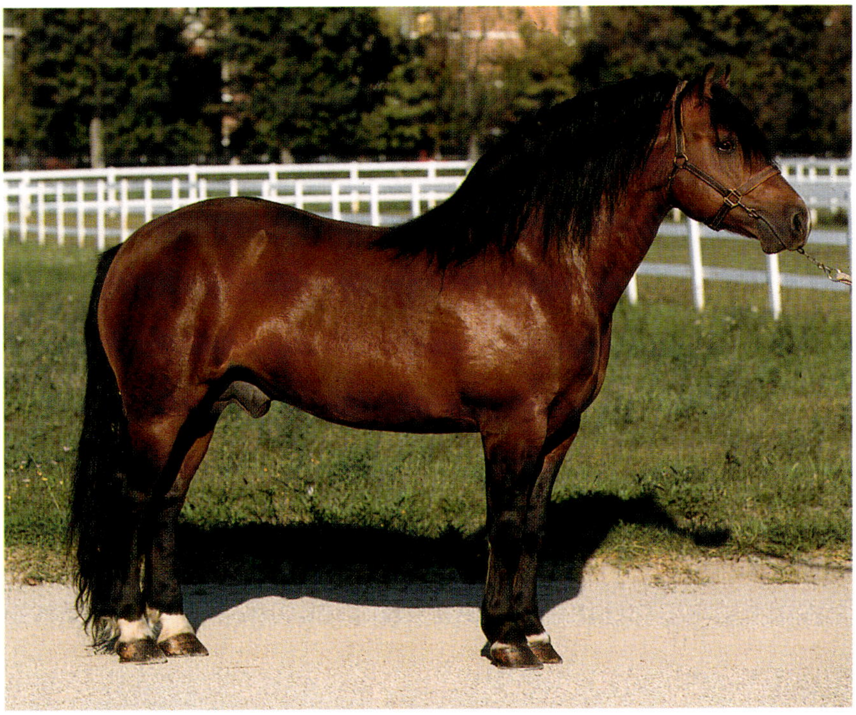

Comtois-Hengst im Gestüt Besançon

allem eine gute Milchleistung. Er gilt als außerordentlich leistungsbereites, energisches, nimmermüdes Zugpferd des bergigen Oberen Juras und der hügeligen Weinbaugebiete Burgunds um Arbois und eignet sich vor allem für leichtere landwirtschaftliche Zugarbeiten in Ergänzung des Treckers. Aufgrund seiner Bergfreudigkeit, Trittsicherheit und Behendigkeit hat sich der Comtois auch andere bergige Weinbau- und Forstgebiete Frankreichs erobert. In den Wintersport- und Kurorten ist er als Schlittenpferd wegen seiner Gängigkeit sehr beliebt.

In einem Bericht über den „Concours Special de la Race Comtoise" in Mâiche (in der Zeitschrift DAS ZUGPFERD, Stücken, Heft 5/1994) schreibt *Katharina v. Guenther:* „Der Comtois ist ein Pferd der Bauern der Region . . . Man hält die Pferde (heute! Anm. d. Verf.) ‚pour plaisir', zum Spaß . . . Mit den Pferden verbindet sich ein soziales Gefüge. Wer Pferdezüchter ist, ist nicht nur angesehener als ein Nichtpferdemann, sondern es gibt Gründe und Anlässe, sich zu treffen, etwas zu unternehmen, ob es nun die örtlichen Schauen sind, Körung in Mâiche oder die Fahrt zur großen Landwirtschaftsausstellung in Paris und die Teilnahme daran oder einfach das Anspannen zu einer gemeinsamen Ausfahrt." Inzwischen spannen die Züchter ihre Pferde tatsächlich wieder häufiger zu Sechs- oder Achtspännern an. Traditionell ist die Anspannung als Sechsspänner im doppelten Dreigespann, häufig natürlich zu Schauen.

Der Schwerpunkt der Zucht liegt jedoch heute, wie in allen Kaltblutzuchten Frankreichs, auf einer umfangreichen Schlachtfohlenproduktion. Auf diese Weise bleibt die für die Selektion notwendige Stutenbasis erhalten. Ein nicht unerheblicher Einkommensfaktor für die Züchter ist auch der Verkauf von Zuchtpferden zur Fleischproduktion in anderen Gebirgsregionen, wie den Alpen, dem Zentralmassiv und den Pyrenäen. Der Comtois verbessert deutlich die Fleischqualität der dort heimischen Rassen.

EXTERIEUR:
Der Gesamteindruck des Comtois ist der eines harmonischen, kurzen, abgedrehten, stämmigen leichten Kaltblutpferdes. Der trockene, ausdrucksvolle, doch nicht besonders kleine Kopf zeigt lebhafte Augen und ein bewegliches Spiel der kurzen Ohren. Der eher kurze Hals ist gut aufgesetzt, die Schulter kräftig bemuskelt, die Brust tief und breit, der Rücken und die Lende kurz und breit. Die abschüssige, ausladende Kruppe weist

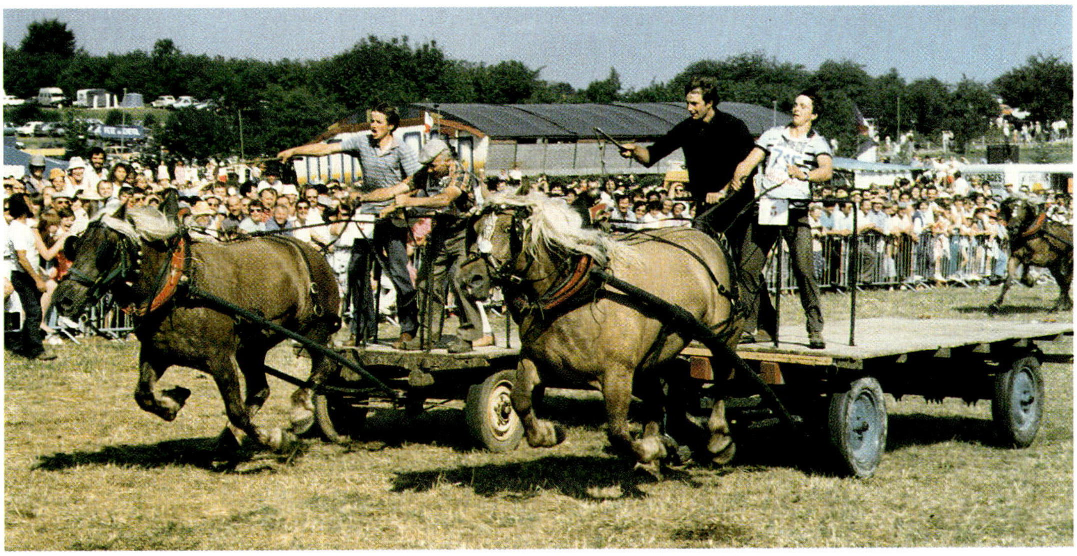

Ländliches Rennen von Comtois-Pferden vor dem Plattenwagen bei einer regionalen Schau

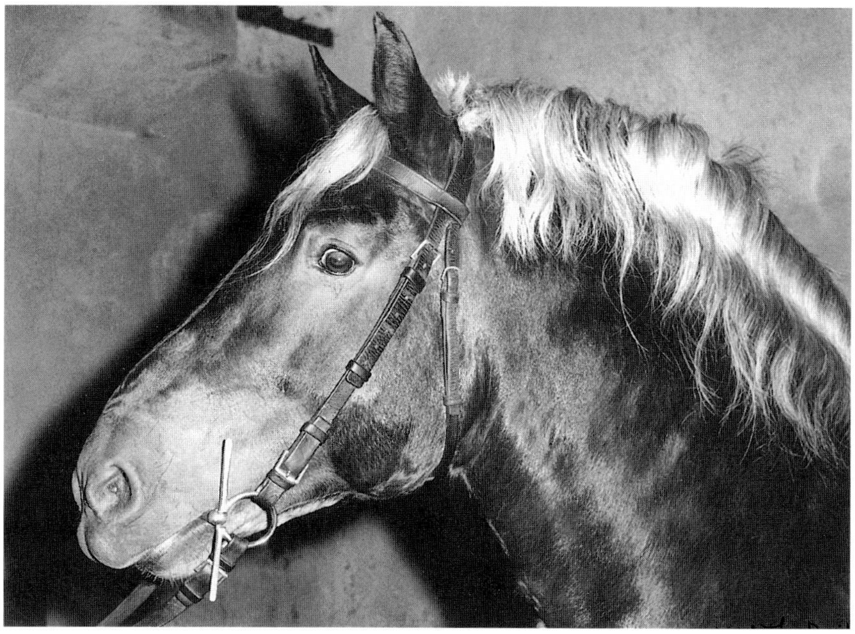

Das Gesicht des Comtois-Hengstes zeigt sehr viel Ausdruck.

eine stark ausgeprägte Muskulatur auf. Der Rumpf ist tonnig, mit guter Rippenwölbung und wirkt sehr geschlossen. Der Comtois steht auf vier kurzen, korrekten, trockenen, harten Beinen mit wenig Behang und gesunden, wohlgeformten Hufen.

Zur Farbe der Comtois-Rasse schreibt Katharina v. Guenther (a. a. O.): „Es sind vorwiegend Füchse zu sehen, einige Braune und nicht selten ungewohnte Mischfärbungen: So der Fuchs mit hellem Behang, Schweif und Mähne, aber grauer oder schwarzer Fellfärbung an den Beinen; oder Pferde mit braunem Deckhaar, schwarzen Beinen, aber hellem Langhaar und Behang." Man wird unwillkürlich daran erinnert, daß Pferde Burgundischer Rasse (auf die auch der Comtois zurückgeht), die die *Gräfin Margarethe Maultasch von Tirol* (1318–1369) bei ihrer Eheschließung mit *Ludwig dem Älteren von Brandenburg* als Brautgeschenk erhielt, die Haflinger-Rasse begründeten. Eben deren Idealfärbung, Fuchs mit hellweißem Langhaar und lichtem, nicht zu starkem Behang, ist nach Auskunft des stellvertretenden Direktors des Haras de Besançon, *Jean-Paul Bernard*, auch die angestrebte Färbung des Comtois. Katharina v. Guenthers Behauptung (a. a. O.), daß es beim Comtois vorkomme, daß aus Fuchseltern ein braunes Fohlen geboren werde, muß man wohl mit ein wenig Skepsis aufnehmen, da sie allen Vererbungsregeln widerspricht. Es scheint mir dies wohl eher eine Frage der Definition zu sein, was ein Brauner und was ein Fuchs ist . . .

Die Widerristhöhe bewegt sich um 155 cm Stockmaß.

MECHANIK:
Die Bewegungen im Schritt und Trab sind ausgesprochen trittsicher, energisch, fleißig, fördernd und in guter Balance.

ZUCHT:
Das Zuchtgebiet des Comtois ist im östlichen Frankreich angesiedelt. Seine Heimat ist die Franche-Comté (Hoch-Burgund) an der Schweizer Grenze. Heute hat sich das Zuchtgebiet des Comtois, dessen Herzstück ursprünglich Mâiche und Le Russey waren (die bis heute sein eigentliches Zentrum bilden) über die gesamte Franche-Comté ausgebreitet. Es besteht aus mehreren Departements, von denen Doubs die älteste Tradition besitzt. Dazu kommen Jura, Haut-Rhin, Haute Saône und das Territoire Belfort. Dies ist das Einzugsgebiet des Haras National de Besançon, in dem gewöhnlich 25 Comtois- und 5 Ardenner-Hengste stehen. Außerhalb Burgunds sind heute ebenfalls teils größere Zahlen von Comtois-Hengsten stationiert, so in den Hengstdepots Annecy (Savoyen) 19, Aurillac (Auvergne) 11, Cluny (Saône-et-Loire) 10, Pau-Gelos (Pyrenäen) 21, Rodez (Aveyron) 6, Strasbourg (Alsace) 5 und Uzes (Mittelmeerküstenregion und Korsika) 8.

Als zur Race Comtoise gehörig zählen alle beim „Syndicat du Cheval Comtois" registrierten Pferde. Die Population umfaßt etwa 7000 Zuchtstuten und 200 Hengste, davon etwa 100

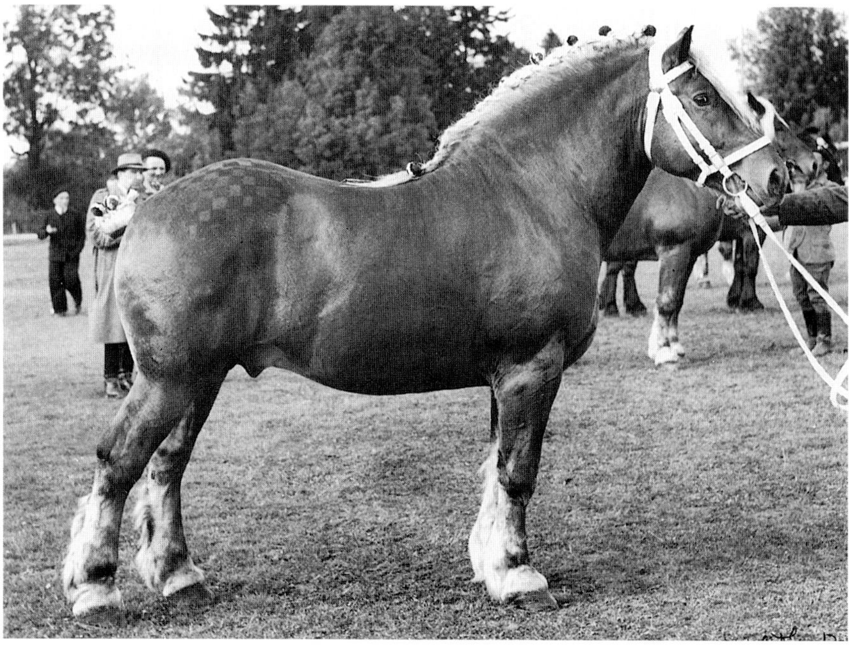

Prämiierter Comtois-Hengst

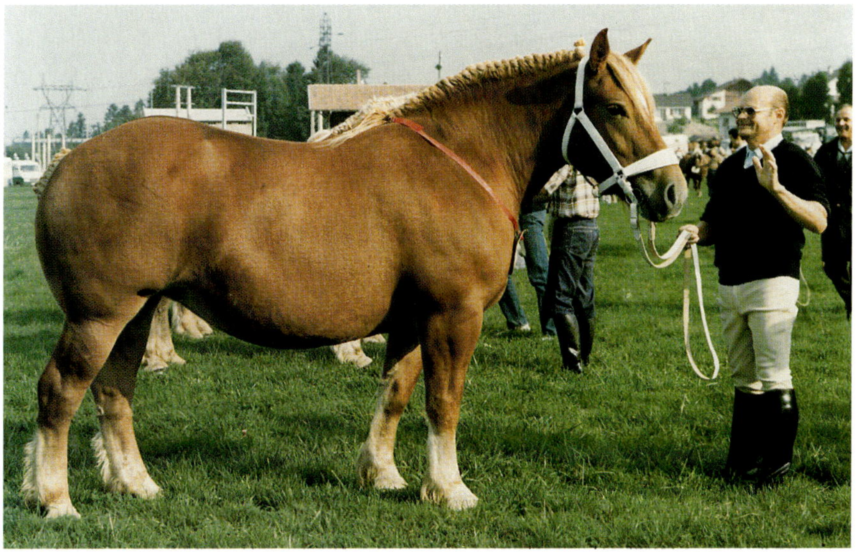

Comtois-Stute auf einer Prämienschau in den sechziger Jahren

in Staats- und 100 in Privatbesitz. Die große jährliche Zuchtschau und Zentralkörung der Rasse findet etwa Mitte September in Mâiche statt.

Der Comtois ist das Pferd der Bauern der Franche-Comté, einer bergigen reinen Grünlandregion, die hauptsächlich von der Milchviehhaltung (dem dort heimischen Montbeliard-Rind) lebt. Die Aufzucht der Pferde erfolgt meist auf hochgelegenen Almen zwischen 800 und 1700 Metern über Normalnull, in der Regel gemeinsam mit den Rindern, für die sie eine willkommene Weideergänzung darstellen. Seit Einführung der Milchquoten wird die Zahl der Milchkühe konstant gehalten, so daß die Schlachtfohlenproduktion eine nicht zu unterschätzende zusätzliche Einnahmequelle darstellt, die zudem kaum Extrakosten verursacht.

GESCHICHTE:
Die Rasse des Comtois soll ursprünglich auf germanische Pferde zurückgehen, die die Burgunder, ein ostgermanischer Volksstamm, während der Völkerwanderungszeit bei ihrer Besiedlung des heutigen Burgunds, der Region zwischen Saône und oberer Loire, um 440/450 aus ihrer Heimat mitgebracht hatten. Nach *Plinius dem Älteren* (23 od. 24–79 n. Chr.) sollen sie noch im ersten Jahrhundert n. Chr. zwischen Oder und Weichsel gesessen haben.

Der Kristallisationspunkt der Rasse lag im Hochjura, um Mâiche und Le Russey, von wo sie sich dann über die angrenzenden Gebiete ausbreitete. Bereits 1544 empfahl *Kaiser Karl V.*, den damals recht viel leichteren Comtois als Veredler für die Pferdezucht in ganz Burgund und anderswo einzusetzen. Burgundische Pferde spielten auch eine Rolle bei der Entstehung der Haflinger-Rasse in Südtirol.

In den Armeen *Ludwigs XIV.* waren die Burgundischen Pferde als Reit- und Artilleriepferde hoch geschätzt und stellten ein beträchtliches Kontingent. Während der Napoleonischen Kriege (1796–1814) zeichnete sich der Comtois durch hohe Leistungsfähigkeit aus. Jedoch erlitt die Rasse vor allem in dem Feldzug von 1812 und der sich anschließenden Flucht der Großen Armee in den winterlichen Weiten Rußlands einen schweren Aderlaß, der sie fast völlig vernichtete, da ihre gesamte Elite als Remonten ausgehoben worden war. Während der Restauration und auch später noch begann man mit verschiedenen Rassen, zunächst edlen, nach 1850 auch schweren, wie Percheron, Bretone, Cob Normand, Versuche, die Rasse wiederherzustellen, die jedoch alle unbefriedigend verliefen.

1806 hatte *Napoleon I.* zu Besançon das staatliche Hengstdepot gegründet. Mitte des 19. Jahrhunderts fand es seinen jetzigen Platz in einer stillgelegten Fabrik am Stadtrand. Die 1946 bei einem Brand zerstörten alten Gebäude wurden 1952 durch Neubauten ersetzt. Das Gestüt liegt auf einer Anhöhe oberhalb des im Tal liegenden Stadtzentrums von Besançon, jedoch noch innerhalb des Stadtgebietes. Bis 1914 diente es vorwiegend der Edelpferdezucht zur Erzeugung von Kavallerieremonten. Seither liegt der Schwerpunkt auf dem kaltblütigen Comtois.

Ab 1905 erfolgte die Umstellung des Zuchtziels der stark heruntergekommenen Zucht mit Hilfe des Berg-Ardenners. Die damals einsetzende Verdrängungszucht hat die Rasse ganz wesentlich geprägt und führte zu ihrer Konsolidierung. 1919 wurde der Zuchtverband, das „Syndicat du Cheval Comtois", gegründet, 1925 wurde das Gestütbuch geschlossen. Seither erfolgt Reinzucht.

Heute stellt die Race Comtoise nächst der des Bretonen die zweitumfangreichste Kaltblutzucht Frankreichs dar. Ihr heutiges Florieren resultiert allerdings vornehmlich aus der Zucht für den Fleischmarkt, die Bedeutung des Comtois als landwirtschaftliche Zugkraft der Berg- und Weinbauern ist stark zurückgegangen. Wesentlichen Anteil hatte die Rasse an der Entstehung des Schweizer Kaltblutpferdes, des Freibergers.

Heute scheint in Burgund, wie auch anderswo, der Trend wieder in Richtung auf einen Reitpferdtyp zu gehen, was wohl die Zucht des Comtois allmählich zurückdrängen wird. Im Haras National de Besancon standen 1997 ein Vollblut-Hengst, zwei Anglo- und 12 Selle Français-Hengste, die Tendenz ist steigend.

PONYZUCHTEN

CAMARGUE-PFERD

Crin Blanc

TYP, INTERIEUR, VERWENDUNG:
Das Pferd der Camargue ist ein recht primitiver, halbwilder Ponytyp, über dessen tatsächliche Herkunft nur

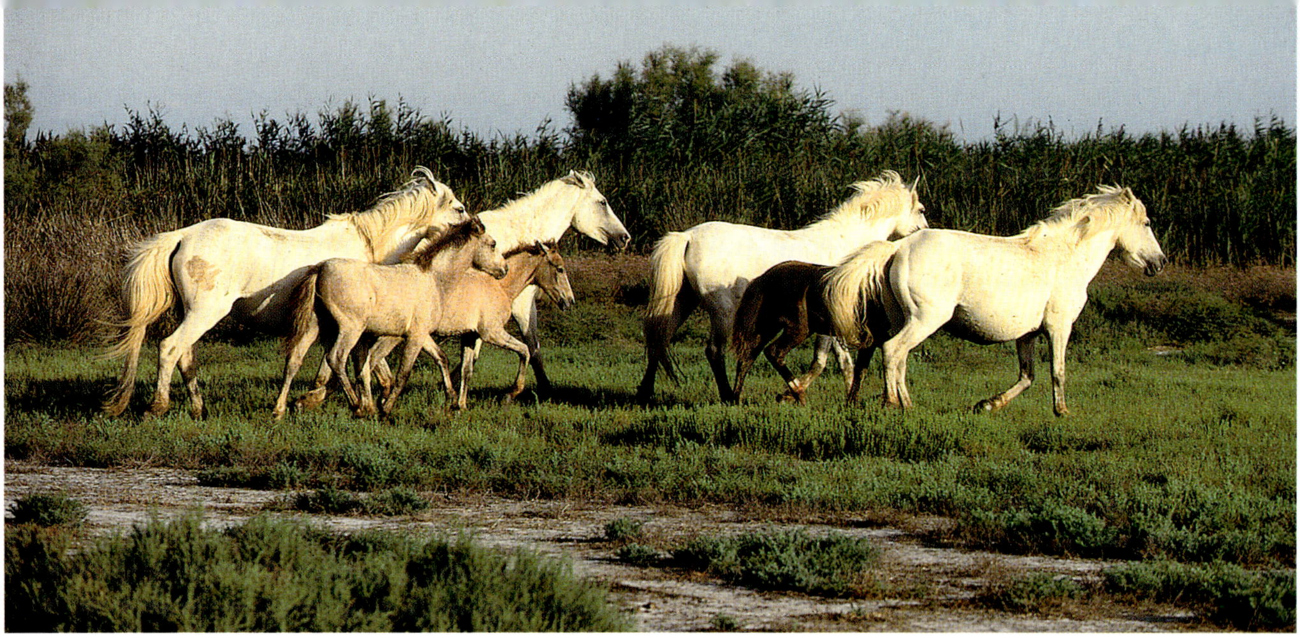

Camargue-Fohlenstuten

wenig bekannt ist. Die Rasse ist zwar von geringer wirtschaftlicher Bedeutung, erregt jedoch wegen ihres sehr ehrwürdigen Alters und des Milieus, in dem sie lebt, das Interesse der hippologischen Welt.

Das Crin Blanc, wie es auch wegen seiner Schimmelfarbe genannt wird, ist das Reit- und Hütepferd der Rinderhirten der Camargue, die seit 1512 in der Confrèrie (Bruderschaft) der Gardians (Hirten) zusammengeschlossen sind.

Der Gardian fordert von seinem Pferd absolute Trittsicherheit in dem tückischen Gelände der Sümpfe und Treibsände des Rhônedeltas, die Fähigkeit, aus dem Stand zur schnellsten Gangart überzugehen, eine ausgeprägte Balance, die es ihm ermöglicht, in jeder Gangart jederzeit die Richtung zu ändern, dazu den instinktiven Sinn im Umgang mit den Rindern – ein Cowboy würde es „Cow sense" nennen.

Das Camargue-Pferd hat ein feuriges Temperament, ist ausgesprochen mutig, ungemein ausdauernd, abgehärtet und genügsam. Es gilt als wenig krankheitsanfällig und unempfindlich gegen die Insektenplage in den Sümpfen. Trotz fast ständigen Grasens in Wasser und Schlick, findet sich bei ihm niemals die bei allen unter diesen Bedingungen gehaltenen Kulturrassen auftretende Mauke. Kreuzungen von Camargue-Pferden etwa mit Arabern oder Berbern dagegen büßen diese robusten Eigenschaften bereits in der F_1-Generation ein.

Interessant ist das Nebeneinander von Pferden und Rindern, die oft vergesellschaftet grasen und aufgrund der seit Jahrtausenden währenden Gewöhnung aneinander eine Weidegemeinschaft herausgebildet haben, die einer Vermeidung von Gefahren und der Abwehr natürlicher Feinde dient. Das Verhalten ist von gegenseitigem Respekt geprägt, wobei das wendigere, intelligentere Pferd einen gewissen Vorteil entwickelt. Sein „Cow sense" läßt es instinktiv die langen, spitzen Hörner der Rinder vermeiden.

Im Alter von drei bis vier Jahren werden die Junghengste, die vorher kaum je in Menschenhand gewesen sind (außer als Jährlinge zu den „Ferrades", dem Brennen mit den 11 bis 17 cm großen Brandzeichen des jeweiligen Manadiers, also des Herdenbesitzers, auf dem linken Hinterschenkel), eingefangen, meist kastriert, da die Gardians Wallache als leichter zu hantieren vorziehen, und dann „eingebrochen". Der Ausdruck ist in diesem Fall durchaus berechtigt, da die Pferde am Anfang einen erheblichen Widerstand leisten, ohne weiteres vergleichbar dem der amerikanischen Mustangs oder australischen Brumbies. Es werden ausschließlich die Junghengste aus den Manades herausgefangen, während die Stuten ihr Leben lang in Freiheit bleiben.

Die Zuchtselektion erfolgt auf das vollendete „Cheval de taureau", das mit dem instinktiven Sinn für den

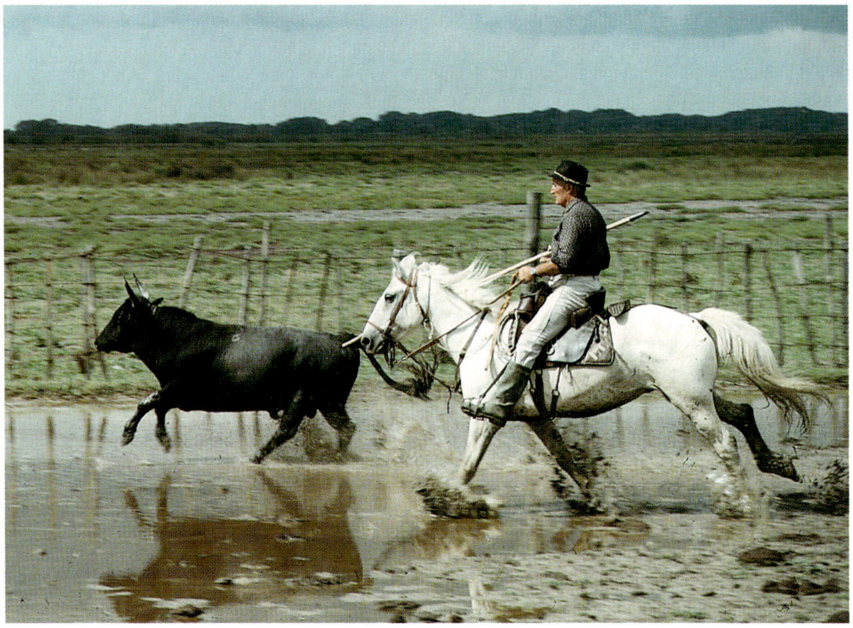

Aussondern eines Stiers durch den Gardian

Umgang mit den Rindern begabte, reaktionsschnelle, wendige Pferd, ohne das es dem Gardian nicht möglich wäre, die höchst aggressiven wildlebenden Rinder zu hüten oder mit dem „Seden" (französisch für Lariat, Anm. d. Verf.) einzufangen.

Glücklicherweise hat sich das Camargue-Pferd trotz aller möglicher wohlgemeinter Fremdbluteinkreuzungen seinen ursprünglichen Charakter erhalten, seine Gesundheit, Widerstandskraft, Härte und Ausdauer, da sich alle Kreuzungsprodukte unter den ungewöhnlichen, unwirtlichen Lebensbedingungen von selbst ausmerzen. Man kann unschwer zwei etwas unterschiedliche Typen unterscheiden: einen etwas kleineren, kompakteren Typ und einen etwas hochbeinigeren, leichteren. Daneben kommen viele Mischtypen vor.

Das Camargue-Pferd ist außerordentlich genügsam. Es ernährt sich vorwiegend von nährstoffarmen Salzpflanzen wie Salicorniae und Saladellae sowie von Reet und Kalmus. Vor allem beim Äsen des sehr schmackhaften Kalmus unterhalb der Wasseroberfläche kann es wie der Elch die Nüstern schließen, so daß kein Wasser in die Lunge eindringen kann. Eine weitere sehr schätzenswerte Eigenschaft ist seine Langlebigkeit, die seinen Dienst unter dem Sattel und seine Zuchtverwendung bis weit über das zwanzigste Jahr möglich macht. Man trifft nicht selten Pferde, die noch mit über 30 Jahren geritten werden.

EXTERIEUR:
Je nach Typ ist das Camargue-Pferd etwas kleiner, kompakter, kurzbeiniger, mit einem mehr breitstirnigen, etwas schweren Kopf und kurzen Ponyohren oder aber leichter, hochbeiniger, mit schmalerem, oft geramstem Schädel, längeren Ohren und kleinen, flach im Kopf sitzenden Augen. Doch es kommen auch viele Mischtypen vor. Der Hals ist gewöhnlich gerade, oft mit einer gewissen Tendenz zum Hirschhals. Die Brust ist breit, jedoch relativ flach. Durch das voluminöse Futter ist meist ein mächtiger Grasbauch ausgebildet. Der Rücken ist kurz und kräftig, mit muskulöser Lende zu der etwas kurzen, abschüssigen, nicht besonders breiten Kruppe. Der Schweifansatz ist tief. Die trockenen, eisenharten Gliedmaßen sind ebenso unverwüstlich wie die großen, breiten, gutgeformten Hufe, die in der Regel einen Beschlag erübrigen. Das Langhaar ist sehr reich ausgebildet. Ebenso ist ein allerdings nur geringer Behang vorhanden.

Es kommen ausschließlich Schimmel vor. Die Pferde werden stets dunkel geboren, als Rappen, Braune, Füchse oder Falben, färben sich jedoch meist schon bis zum fünften, spätestens bis zum siebten Jahr völlig weiß aus. Schimmel mit einem rötlichen Schimmer oder rötlicher Sprenkelung (Fliegenschimmel) deuten auf Berbervorfahren hin. Pferde, die sich nicht rein weiß ausfärben, gelten als nicht rasserein.

Die Widerristhöhe beträgt 135–145 cm Stockmaß.

MECHANIK:
Das Camargue-Pferd kann aus dem Stand außerordentlich rasch akzellerieren, ist dabei außergewöhnlich ausdauernd, so daß es einen ganzen langen Arbeitstag aushalten kann, ohne zu ermüden. Dabei ist es hervorragend ausbalanciert und wendig, so daß es für alle Übungen der Stierkampfschule geeignet ist und jedem Manöver der Rinder zuvorkommen kann.

ZUCHT:
Die Heimat des Camargue-Pferdes ist das Rhônedelta, das etwa 40 Kilometer vom Meer entfernt von den beiden Armen der Rhône gebildet wird, die die Isle de Camargue einschließen. Im Norden liegt die altfranzösische Stadt Arles, schon in der Römerzeit berühmt, heute allerdings wohl mehr bekannt als Wirkungsstätte des niederländischen Malers Vincent van Gogh, im Westen die „kleine" Rhône, im Osten die „große" Rhône und im Süden das Meer.

Die Camargue, La Crau und Le Plan du Bourg, ein unmittelbar an der Rhône liegendes Alluvialgebiet, bilden gemeinsam „Les Pays d'Arles". Insgesamt umfaßt das komplette Areal etwa 70 000 Hektar. Das kleine weiße Pferd, zusammen mit dem urigen, langhornigen, schwarzen Rind, verleiht dem Delta eine ganz eigene Physiognomie, der sich niemand entziehen kann, der diese Landschaft einmal gesehen hat.

Die Tiere sind alle im Eigentum der sogenannten Manadiers, deren Manades in der Regel aus 20 bis 30 Mutterstuten bestehen. Um sein Eigentum zu kennzeichnen, versieht man alle Pferde im Jährlingsalter bei den sogenannten Ferrades mit dem jeweiligen individuell unterschiedlichen Brandzeichen.

Seit 1968 ist die Rasse staatlich anerkannt und damit vor wilden Kreuzungen geschützt. Seither besteht ein eigenes Gestütbuch. Die Betreuung der Rasse erfolgt durch das 1972 gegründete Staatsgestüt Uzès, dessen Direktor der Rasse zu ihrer staatlichen Anerkennung verholfen und den jahrhundertealten Streit zwischen den Züchtern der Camargue und der Gestütsverwaltung in Paris zu einem glücklichen Ende geführt hat. Die Population beträgt etwa 40 Hengste und 750 Stuten.

Ein sehr interessantes Phänomen beschreibt *Christiane Behrens* unter dem Titel „Inzucht ist keine Methode der Pferde-Natur" in der PFERDE-WELT (30. Mai 1995, hier gekürzt): „In einem normalen natürlichen Herdenverband lebt in der Regel ein Leithengst mit einem kleinen Rudel von volljährigen Stuten und ihren Nachkommen zusammen. Bisher hatte man stets angenommen, daß die in der Herde aufgewachsenen Jungstuten die potentiellen Partnerinnen des Hengstes seien. Da diese Stuten mit großer Wahrscheinlichkeit Töchter des Herdenhengstes sind, lag die Vermutung nahe, daß es zu starker Inzucht kommen mußte. Ob diese Einschätzung zutreffe, dem war ein französisches Forschungsprojekt gewidmet. Man beobachtete eine freilebende Herde über 20 Jahre auf dem Gelände der Forschungsstation Tour la Vallat. Die ursprüngliche Ausgangsherde bestand aus einem Hengst und sechs Stuten sowie einigen Jungpferden. Die Pferde wurden so weit an den Menschen gewöhnt, daß man sich ihnen problemlos

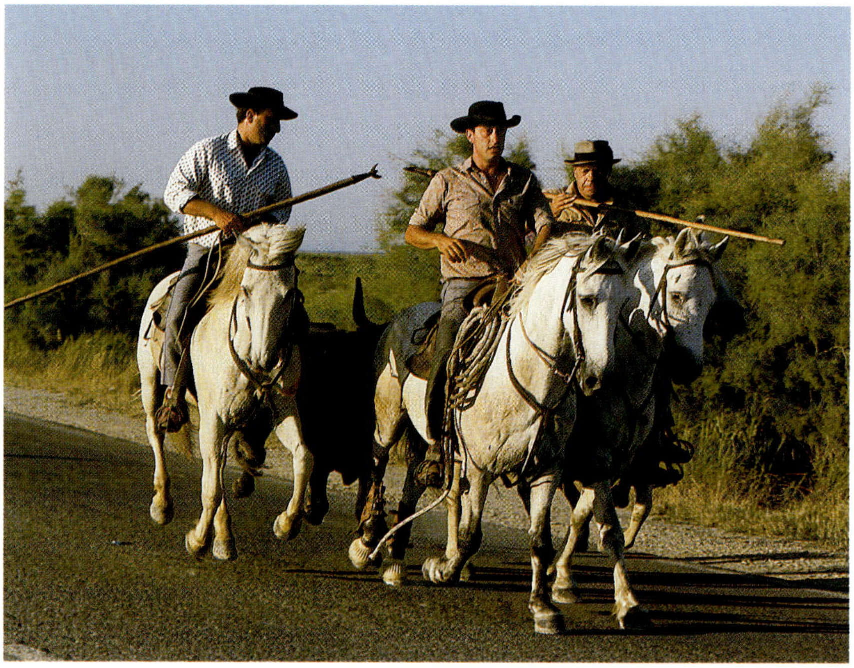

Berittene Rinderhirten (Gardians oder Manadiers) in der Camargue mit Trident (Dreizack) und Seden (Lasso)

nähern und sie aus nächster Nähe beobachten konnte. Die Abstammungen der Stammpferde sind bekannt. Die Vaterschaften der in der Herde geborenen Fohlen wurden durch Blutgruppenbestimmung festgestellt. Dabei stellte sich heraus, daß der Inzuchtgrad wesentlich geringer war als erwartet. Beobachtungen ergaben, daß sich der Leithengst nur selten den Jungstuten näherte, die in seiner Herde aufgewachsen und aller Wahrscheinlichkeit nach seine Töchter waren. Es scheint, als ob in der Regel Paarungen zwischen Vater und Tochter vermieden wurden. Meist verließen die geschlechtsreifen Jungstuten ihre Heimatherde und gesellten sich einem anderen Hengst zu. Paarungen zwischen Mutter und Sohn wurden nicht beobachtet. Offenbar ist der ‚Ödipuskomplex' ein natürliches Phänomen. Möglicherweise ist die Prägung eines Hengstes auf seine Mutter so stark, daß er sie auch nach Jahren der Abwesenheit wiedererkennt. Andererseits besteht allerdings auch die Möglichkeit, daß sich die ältere Stute stärker an einen älteren Hengst anlehnt und den jungen, unerfahrenen Hengst als lästig empfindet. Unter Geschwistern und Halbgeschwistern, die über die Mutter verwandt sind, sind sexuelle Aktivitäten nach den Beobachtungen der französischen Forscher sehr selten. Diese natürlichen Mechanismen der Inzuchtvermeidung sind so ausgeprägt, daß in der beobachteten Herde nur ein ganz geringer Inzuchtgrad festgestellt werden konnte. Und das, obgleich die Stammstuten eng miteinander verwandt waren. Die wenigen Inzestprodukte waren in der Regel lebensschwach. Der Lebensraum der Camargue stellt hohe Anforderungen: Das Schilf enthält nur wenig Energie; durch Überweidung ist nicht genug Futter vorhanden; die Böden sind oft salzig. Würmer, Blutegel und Stechmücken setzen den Pferden zu. Zum Überleben müssen die Fohlen von Geburt an sehr robust sein. Die in vielen Pferdezuchten bewußt eingesetzte Inzucht zur Zusammenführung und Verstärkung gewünschter Eigenschaften stellt unter den Bedingungen der freien Wildbahn keine erfolgreiche Strategie im Kampf ums Überleben dar."

GESCHICHTE:
Man nimmt an, daß das Pferd des Rhônedeltas dort bereits sehr alte Ahnen gehabt hat. Alter Überlieferung nach soll es von Arabischen und Berberpferden abstammen, die im 8. Jahrhundert von den Sarazenen zurückgelassen wurden, die *Karl Martell* (688–741) bei Tours und Poitiers im Jahre 732 an ihrem weiteren Vordringen nach Europa hinein und einer Islamisierung des Abendlandes hinderte. Neuere Forschungen lassen diese Annahme, die auch im Zusammenhang mit anderen orientalisch beeinflußten Rassen Frankreichs immer wieder auftaucht, allerdings mehr oder weniger als Konjektur, wenn nicht gar als Legende ohne historischen Rückhalt erscheinen.

Inwieweit man allerdings das Camargue-Pferd in seinem Ursprung auf das während des Quartärs in Südfrankreich zahlreich vorhandene Pferd des Solutré-Typs zurückführen kann, wie es moderne Forscher gern tun möchten (das Pferd ist benannt nach dem berühmten Felsen von Solutré in Burgund, an dessen Fuß an die 100 000 Skelette von Wildpferden eingelagert sind, die dort bei Absturzjagden von den Menschen der Eiszeit erlegt wurden), dürfte nur schwer zu beweisen sein. Vielleicht sind die Camargue-Pferde tatsächlich Nachfahren jener wandernden Urpferde, die bereits lange vor unserer Zeitrechnung zur Zeit jener Absturzjagden im Rhônedelta gelebt haben. Möglich ist es auch, daß sie von domestizierten Pferden der Kelten oder Germanen abstammen, die während der Völkerwanderungszeit durch dieses Gebiet zogen. Hierauf könnte die Schimmelfarbe deuten, die bei diesen Stämmen als heilig galt. Man weiß von zahlreichen in heiligen Hainen gehaltenen weißen Pferden der Kelten und Germanen aus vielerlei Überlieferungen.

Früheste schriftliche Nachrichten über die Pferde im Rhônedelta stammen aus der Zeit von *Gaius Julius Caesar* (101–44 v. Chr.). Er soll von ihnen so begeistert gewesen sein, daß er in Arles und Rhodansia zwei Gestüte einrichtete. Ein weiteres schriftliches Zeugnis berichtet davon, daß im Jahre 339 n. Chr. der *Praefect Symmacus* von Rom einen gewissen *Bassus*, der im Rhônedelta ein Gestüt für Pferde für die römische Armee und die Wagenrennen unterhielt, um Unterkunft und Unterstützung für seinen Sohn und dessen Gefolge bat, die mit einer Lieferung Pferde aus Gallien unterwegs waren und bei ihm zu übernachten und weitere Pferde hinzuzukaufen beabsichtigten.

Wie schon oben erwähnt, überquerten die Mauren nach ihrer Eroberung der Iberischen Halbinsel die Pyrenäen und erreichten auch Südfrankreich, wo ihre Berber- und Araber-Hengste möglicherweise Spuren hinterlassen haben, nachdem sie von *Karl Martell* in die Flucht geschlagen worden waren. Nachdem die Mauren vertrieben waren, kultivierten die Ordensritter Teile der Camargue. Zwischen 1200 und 1600 herrschte dort eine blühende Pferdezucht und ein schwunghafter Handel mit Camargue-Pferden, die wegen ihrer Härte und Ausdauer sehr gesucht waren.

In seinem sehr sorgfältig recherchierten Buch FRANKREICH FÜR PFERDEFREUNDE (Köln 1981) schreibt *Gerhard Kapitzke* unter anderem davon, daß im 12. Jahrhundert die Bürger von Arles dem Grafen der Provence vertraglich den Verkauf von 300 kriegstüchtigen Camargue-Pferden bestätigt hätten. In den Schriften eines Bischofs aus der Gegend von 1550 sei eine Zahl von ca. 40 000 Camargue-Pferden erwähnt, die in Manades (kleinen Herden von 25–30 Pferden) im Rhônedelta grasten. Diese sehr unwahrscheinliche Zahl sei durch den Bericht eines arlesischen Edelmannes relativiert worden, der 1551 von etwa 4000 Stuten und 16 000 Rindern schreibt. 1660 habe *William Cavendish*, der Herzog von Newcastle, von einem Gaunerstück einiger französischer Adliger aus dem Midi berichtet, die zahlreiche Camargue-Stuten mit Berber-Hengsten gekreuzt und die Nachzucht als Original-Berber auf den Märkten von Arles, St. Gilles und Frontignan verkauft hätten. Es ist auch überliefert, daß im 17. Jahrhundert eine Truppe militanter Calvinisten unter ihrem Anführer *Jean Laporte* 200 der besten Camargue-Pferde erworben und sich mit ihnen lange Zeit in den Cevennen gegen die königlichen Truppen gehalten hätten, was nur möglich gewesen sei aufgrund der Härte, Widerstandskraft, Ausdauer und Genügsamkeit der Pferde.

1665 beschloß *Jean Baptiste Colbert, Marquis de Seignelay* (1619–1683), der Finanzminister Ludwigs XIV., im Rahmen seiner grundlegenden Wirtschaftsreformen auch eine weitreichende Neuorientierung des Gestütswesens vorzunehmen, um Frankreich unabhängig zu machen von dem Import von Remonten für seine Armee. Zu diesem Zweck ließ er unter anderem in Afrika Berber-Hengste ankaufen und sie den Züchtern in der Camargue zur Verfügung stellen. Der Versuch scheiterte, vermutlich, weil das feuchte Klima des Deltas den Wüstenpferden nicht bekam.

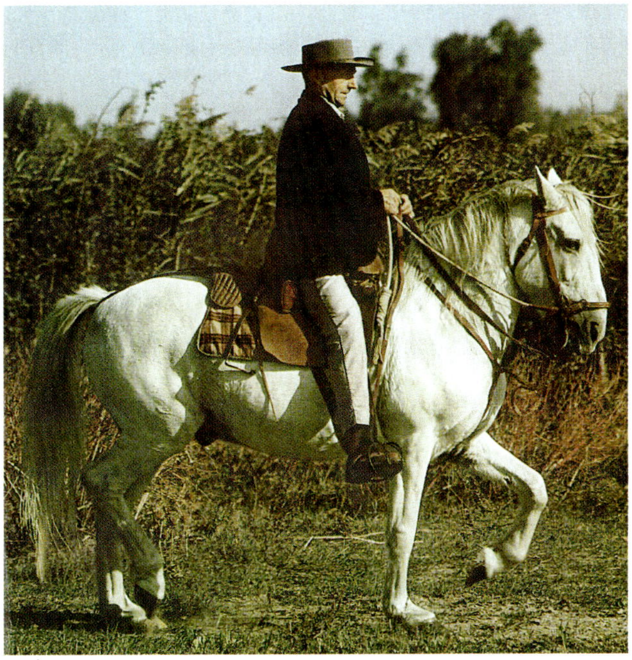

Der bekannte Ausbilder Jean Bounias auf einem Camarguais in der Passage. Die Ausbildung eines Stierpferdes beginnt im Alter von 3–4 Jahren, wobei Wallache bevorzugt werden, da sie ausgeglichener und fügsamer sind als Hengste.

In einem Reisebericht von 1700 lesen wir von Hirten auf kleinen, wendigen weißen Pferden, die im Rhônedelta wilde schwarze Rinder hüteten. Im Jahre 1755 ließ *Ludwig XV.* (1710–1774) im Rhônedelta ein Gestüt errichten, von dem es heißt, daß es so hervorragende Pferde lieferte, daß sie für den königlichen Marstall zu Versailles Verwendung fanden. *Napoleon*, der die Camargue-Pferde sehr schätzte, ließ in den Jahren 1793/94 und noch einmal 1807 eine größere Zahl von ihnen für die Remontierung seiner Armee ausheben, wodurch er allerdings die Zucht stark schädigte, da er selbstverständlich nur die besten nahm. Immerhin versuchte er den Schaden teilweise wiedergutzumachen, als er 1806 das alte, von Ludwig XV. gegründete Gestüt, das den Revolutionswirren zum Opfer gefallen war, wieder errichten ließ.

Nach dem Sturz Napoleons, während der Restaurationszeit, gründete die französische Gestütsverwaltung auf Initiative des großen Reformators und Generalinspecteurs des französischen Gestütswesens, *Eugène Gayot* (1808–1891), im Zuge der allgemeinen Gestütsreform in der Camargue eine „Muster"-Manade zu Versuchszwecken. Um dem Camargue-Pferd einen größeren Wert als Militärremonte zu verleihen, indem man seine Widerristhöhe vergrößerte, hat man in der zweiten Hälfte des 19. Jahrhunderts auf Drängen der Remontierungskommission zahlreiche Einkreuzungen mit fremdrassigen Hengsten vorgenommen, so daß lange Zeit die Gefahr bestand, daß die uralte Rasse völlig ausgerottet werden würde. Bereits seit dem Beginn des 19. Jahrhunderts hatten Fachleute immer wieder auf die Gefahr einer Entartung und eines Niedergangs der Rasse hingewiesen, die durch die wilden Kreuzungen ihrer wertvollsten Eigenschaften verlustig zu gehen drohte. Dazu kam der Raubbau durch die ständigen Konfiskationen der besten Pferde und die fortschreitende Urbarmachung des Deltas, die den Lebensraum mehr und mehr einschränkte.

Weitsichtige Züchter versuchten zu retten, was zu retten war, wobei es zu ständigen Reibereien zwischen den Manadiers und der Gestütsverwaltung kam, aus denen sich eine Art Dauer-„Kriegszustand" entwickelte. Um ein Haar wäre die Camargue-Rasse in diesem Streit verschlissen und zum Untergang verurteilt worden, da die allmächtige, wie alles in Frankreich zentralistisch gesteuerte Gestütsverwaltung sich nicht dazu durchringen wollte, sie als eigenständige Rasse anzuerkennen, und andererseits die recht eigenwilligen provenzalischen Züchter nicht bereit waren, auch nur einen Zentimeter in ihren Forderungen nachzugeben. Die Schizophrenie in Paris ging so weit, daß man zwar die Camargue-Stuten für gut genug hielt, mit Hilfe fremdblütiger Hengste Gebrauchspferde zu produzieren, jedoch jede Eigenständigkeit als Rasse ablehnte.

Gegen den Willen der Züchterschaft richtete die Gestütsverwaltung noch vom Ende des 19. Jahrhunderts bis zum Ersten Weltkrieg fünf neue Deckstationen ein mit zwei Araber-Hengsten, zwei Anglo-Arabern, sechzehn Warmbluthengsten und drei Kaltblütern, die jährlich annähernd 1000 Stuten deckten. Noch im letzten Jahr seines Bestehens unterhielt das Hengstdepot in Perpignan Stationen in Arles und Mas d'Agon mit insgesamt sechs Hengsten, die rund 200 Stuten deckten.

Die Geschichte der Camargue-Zucht zwischen 1850 und 1928 ist ein besonders krasses Beispiel dafür, mit welcher Skepsis man immer wieder die staatlichen Eingriffe in die Tierzucht betrachten muß. Der Staat sieht sich – besser, seine Repräsentanten sehen sich – als unfehlbar und dem Züchter auf dem „platten Land" in der Beurteilung dessen, was diesem am besten frommt, stets als haushoch überlegen an. Sie neigen nur allzuoft dazu, Irrtümer der Vergangenheit in der Gegenwart durch Gesetze zu „zementieren", statt sie kritisch zu hinterfragen. In nur allzu vielen Fällen liegt ihnen, wie das Beispiel der Camargue-Zucht zeigt, lediglich daran, das staatserhaltende Prinzip „nicht räsonieren, sondern parieren" zu verteidigen.

Wunderlicherweise kam die Rettung für die Camargue-Rasse durch ein Ereignis, das mancher anderen Zucht fast den Garaus gemacht hätte: Mit dem Ende des Ersten Weltkrieges war klar, daß der Kavallerie in Zukunft als kriegsentscheidende Waffe niemals wieder irgendwelche Bedeutung zukommen würde. Und schlagartig verlor damit auch die französische Gestüts- und Remonteverwaltung jegliches Interesse an den kleinen weißen Pferden des Rhônedeltas und an jeglichen Querelen mit ihren unbotmäßigen Züchtern. Was geschah, ist kaum zu glauben, aber wahr: Man löste 1928 einfach die staatlichen Deckstellen auf und ließ die Camargue-Zucht gewissermaßen „fallen wie eine heiße Kartoffel". Das heißt, man überließ die Züchter, die man so lange bevormundet hatte, ohne jegliche Richtlinien sich selbst.

Ungestört von den fremdbestimmten züchterischen Ein- (oder vielmehr Fehl-)griffen des Staates, sorgte die Natur zusammen mit den traditionsgeprägten Züchtern für eine natürliche Selektion zurück auf die alte Rasse. Nahezu 50 Jahre ganzjährigen Lebens in Freiheit auf der kargen Salzsteppe, in dem feuchten Seeklima, ernährt nur von den Sumpfgräsern, den Salzpflanzen und dem Schilf, hatten eine wunderbar reinigende Wirkung auf die Rasse, die alle artfremd eingekreuzten „Schlacken" abstreifte.

Dann jedoch trat in den siebziger Jahren immer mehr eine andere Gefahr für das Camargue-Pferd auf, die ebenfalls außerordentlich bedrohlich für seine Existenz wurde: Die landwirtschaftliche Erschließung des Deltas mit modernen Methoden, die von Jahr zu Jahr zunahm, engte den Lebensraum der Pferde und Rinder mehr und mehr ein. Nach der Gründung der Züchtervereinigung 1968 veranstaltete zunächst der für das Gebiet zuständige Gestütsdirektor des Nationalgestüts Tarbes jährliche Zuchtschauen in der aus der Römerzeit stammenden Stierkampfarena von Arles, zusätzlich zu den Abrividas, den – unblutigen – Stierkämpfen der Gardians zu Pferd in den antiken Arenen von Nimes, Arles und anderen, um das Publikum auf die weißen Pferde aufmerksam zu machen. Inzwischen ist es dem nunmehr für die Region zuständigen Gestütsdirektor des 1972 im Delta errichteten Nationalgestüt von Uzès mit großem diplomatischem Geschick gelungen, die uralte Fehde zwischen den provenzalischen Manadiers und Paris zu schlichten. Nun ist die Camargue-Rasse endlich voll von der französischen Gestütsverwaltung anerkannt.

Heute gilt die Camargue mit ihren weißen Pferden, schwarzen Stieren, der weiten Lagunen- und Strandlandschaft, mit den alten Strandwällen, den Sümpfen, Triebsänden und Salzsteppen und dem mitten darin liegenden Naturpark Etang de Vaccarès, einem der bedeutendsten Vogelschutzgebiete Europas, als ausgesprochene Touristenattraktion. Jedermann, der einmal das unvergeßliche Erlebnis gehabt hat, die Gardians auf ihren weißen Pferden ihren schwarzen Rindern über die Salzsteppe des Rhônedeltas folgen zu sehen, muß dies glückliche Ende mit Genugtuung erfüllen.

LANDAIS-PONY

Poney des Landes, Poney Barthais, Poney de Dax

TYP, INTERIEUR, VERWENDUNG: Der recht elegante Landais-Pony der Heide- und Marschflächen der Adourmündung entspricht in seinem Typ dem Welsh-Pony. Er ist mittelgroß, recht edel und leicht und wirkt deutlich arabisiert. Ausdauernd, genügsam, anspruchslos und robust, zeichnet er sich zugleich durch große Härte und Widerstandskraft gegenüber den Witterungsunbilden an der Atlantikküste aus. Er gilt als besonders intelligent und gelehrig, dabei leistungsbereit und leistungsfähig. Sein Temperament ist lebhaft, eifrig, oft feurig, nicht immer ganz einfach, der Charakter gutartig freundlich.

Der Landais war stets das willige, zuverlässige Arbeitspferd der Bauern seiner Heimat, sowohl im Geschirr als auch unter dem Sattel. Aufgrund seiner hohen Intelligenz und Gelehrigkeit und seiner vorzüglichen Gänge und Springanlagen hat er inzwischen auch zunehmend Verbreitung im Ponysport Frankreichs, als Spring-, Dressur- und Fahrpferd, daneben

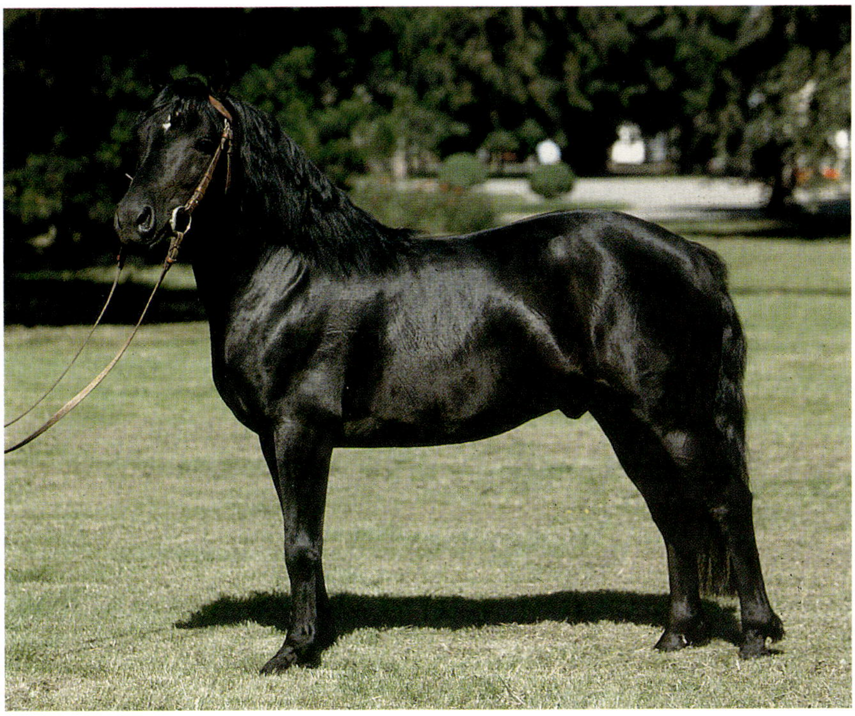

Landais-Ponyhengst des Hengstdepots Pau-Gelos, dem die Betreuung der Rasse obliegt

auch im Freizeit-Breitensport gefunden. Je nach Fremdblutanteil unterscheidet man zwei etwas voneinander abweichende Typen.

EXTERIEUR:
Nicht ganz zu Unrecht bezeichnen seine Züchter den Landais als einen „reduzierten Araber". In der Tat zeigt er häufig in seinen Exterieurpoints Orientalischen Einfluß. Der hübsche Kopf ist unverwechselbar araberähnlich, mit konkavem Profil, breiter Stirn, weit auseinanderstehenden, großen, lebhaften Augen und kleinen, spitzen Ohren. Der lange Hals mit leichtem Genick und breiter Basis weist manchmal etwas Unterhals auf. Die Brust ist breit und kräftig, der Rücken kurz, die Kruppe ebenfalls kurz, leicht abschüssig und wohl bemuskelt, der Schweif hoch angesetzt und gut getragen. Die Schulter-Widerrist-Partie ist günstig formiert und kräftig bemuskelt, das korrekte Fundament robust und trocken, mit großen, gerundeten, harten Hufen. Das Langhaar ist reich ausgebildet.

Die Farben variieren von Dunkelbraun bis Schwarzbraun; Rappen und Füchse sind selten. Die Widerristhöhe beträgt für Hengste 120–135 cm, für Stuten der Sektion A des Gestütbuchs 118–135 cm, für Stuten der Sektion B 120–147 cm Stockmaß.

MECHANIK:
Der Bewegungsablauf des Poney Landais ist fördernd und energisch. Zusammen mit den überdurchschnittlichen Springanlagen prädestinieren sie ihn ebenso für den Turnier- wie für den Freizeitsport, sowohl unter dem Sattel als auch im Geschirr.

ZUCHT:
Die Landais-Rasse stammt aus dem südwestlichen Frankreich. Sie ist benannt nach ihrer engeren Heimat, dem weitläufigen Forstgebiet Les Landes mit seinen ausgedehnten Heideflächen an der Biscaya, südwestlich von Dax. Die ältere Bezeichnung Poney Barthais bezieht sich auf das Barthais genannte Schwemmland im Mündungsgebiet des Adour in dem dem Atlantik nahen Bayonne.

Die Haltung des Landais-Ponys erfolgt ganzjährig im Freien. Die halbwilden Herden ernähren sich von dem salzig-sauren Aufwuchs an Glasschmalz (Queller), verschiedenen Arten der Salzmelde und der Strandsalzmiere sowie Cord- und Schlickgräsern im Überschwemmungsgebiet der Adourmündung oder von dem Heidekraut des Landais-Forstgebiets.

Es besteht ein eigener Zuchtverband für die Landais-Rasse, der Zuchtschauen und Prämiierungen abhält und das Gestütbuch herausgibt. Dieses ist unterteilt in die Sektion A für Stuten mit mindestens 75 Prozent Landais-Blut und die Sektion B für Stuten ab 50 Prozent Landais-Blut.

GESCHICHTE:
Die Ursprünge der Rasse von Les Landes sollen in der Altsteinzeit liegen, da die heutigen Ponies nach Ansicht ihrer Bewunderer deutlich den

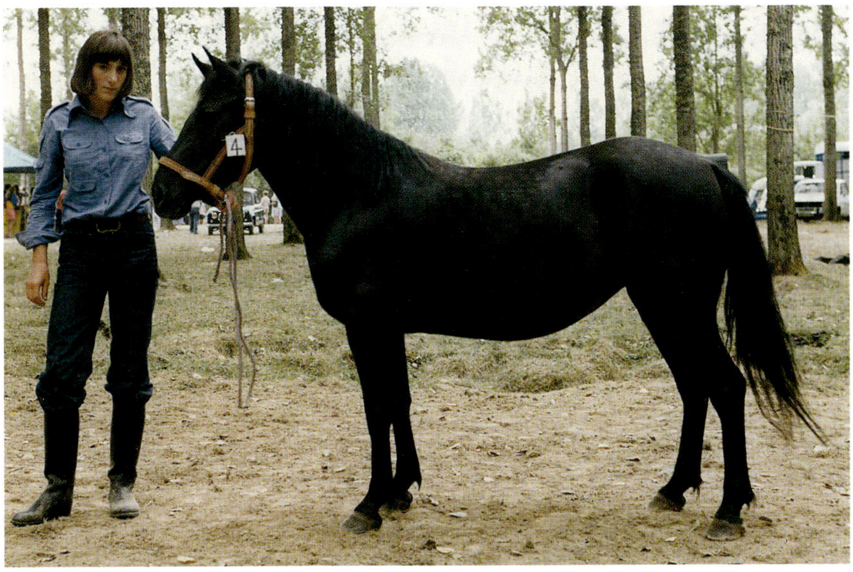

In den ausgedehnten, lichten Wäldern der Region Les Landes findet die Stutenschau statt, hier eine prämiierte Landais-Ponystute.

auf den Höhlenmalereien des Magdalénien in Frankreich und Nordspanien gleichen. Entsprechendes wird von vielen Ponyrassen Westeuropas behauptet. Auf jeden Fall scheint es sich um eine autochthone Rasse zu handeln.

Der Sage nach sollen erste Orientalische Einflüsse bis in die Zeit der Schlacht von Tours und Poitiers zurückgehen, in der 732 *Karl Martell* die Mauren schlug. Auf ihrer Flucht hätten die auf die Iberische Halbinsel zurückflutenden Truppen des *Abd-ar-Rachmān* zahlreiche ihrer Pferde im Gebiet von Les Landes zurückgelassen. Wie auch immer, die Nähe zu dem lange von den Mauren beherrschten Spanien legt den Schluß nahe, daß während des Mittelalters Orientalisches Blut nicht nur einmal dorthin gelangt ist; so vermutlich auch während der Kreuzzüge (1096–1270) und nach der Reconquista (begonnen bereits im 8. Jahrhundert, abgeschlossen 1492).

Verbürgt sind Berichte sehr viel jüngeren Datums: *Napoleon I.* brachte von seinem ägyptischen Feldzug (1798) eine Reihe Araber-Hengste als Beute nach Frankreich mit, deren Einfluß über den gesamten südfranzösischen Raum ausstrahlte. Um 1810 hielt ein Besitzer eine Herde von etwa 50 Landais-Stuten mit einem kleinen Araber-Hengst als Beschäler. Auch nach dem Zweiten Weltkrieg ist noch einmal Araber-Blut sowie das Welsh-Blut eingekreuzt worden, um die Reitpferdepoints und die Grundgangarten zu verbessern.

1968 wurde das Gestütbuch eingerichtet, in dem die Stuten in zwei Sektionen registriert werden. Seit 1981 wird ausschließlich Reinzucht betrieben, indem man nur noch reingezogene Hengste verwendet, um so das Fremdblut an den Rand der Pedigrees zu verdrängen. Die Selektion erfolgt vor allem auf sportliche Leistung unter dem Sattel. Mit dem Aufschwung der Ponyreiterei in Frankreich begann der Landais-Pony mehr und mehr das Interesse des Turniersports zu erregen. Die stark gestiegene Nachfrage hat dazu geführt, daß die ursprünglich nur kleine Population deutlich zugenommen hat.

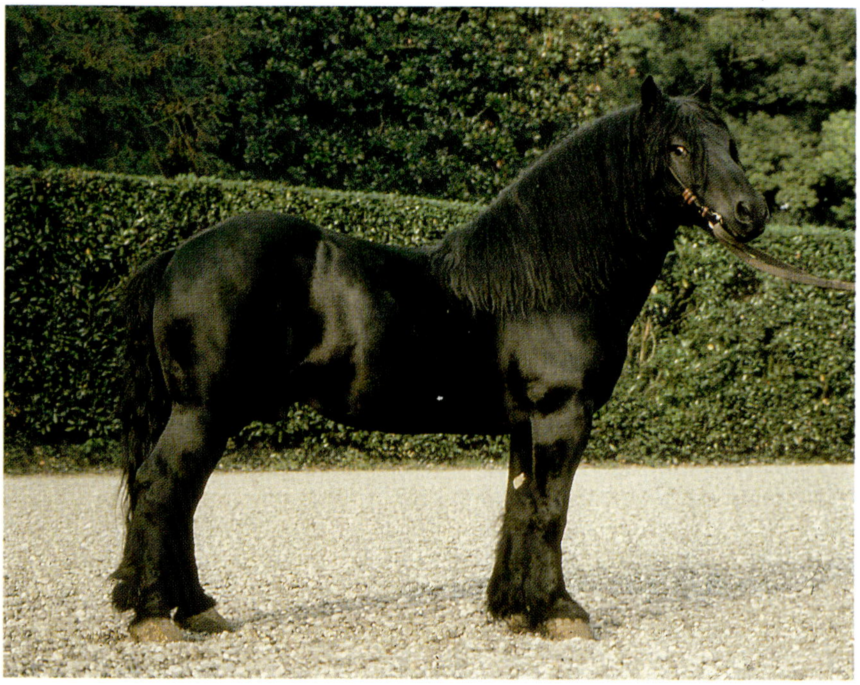

Mérens-Ponyhengst im Hengstdepot Pau-Gelos

MÉRENS-PONY

Ariègois

TYP, INTERIEUR, VERWENDUNG:
Der Poney de Mérens ist eine auf der Grenze zum leichten Kaltblut stehende Gebirgsrasse der französischen Pyrenäen. Der kräftige Arbeitspony ist ein vorzüglicher Säumer, ein hervorragendes Reit- und landwirtschaftliches Zugpferd der Bergbauern. Früher war er das einzige Transportmittel in den Bergen, auf dessen Rücken alle Güter, wie landwirtschaftliche Produkte, Holz, Kohle und Erz, befördert wurden.

Das kleine, robuste, sehr harte, genügsame Bergpferd ist widerstandsfähig gegen Kälte, Nässe und Schnee, jedoch empfindlich gegen die heißen Bergsommer, während derer es gewöhnlich zur Nachtzeit grast, während es die Tage dösend im Schatten verbringt. Sehr intelligent, gelehrig und handlich, erstaunt der Mérens-Pony durch seine enorme Leistungsfähigkeit und -bereitschaft, auch unter schwierigsten Geländebedingungen. Er ist außerordentlich langlebig, fruchtbar, die Stuten besitzen eine hohe Milchleistung, die sie zu ausgezeichneten Müttern macht. Sein Charakter ist freundlich, fromm, das Temperament ruhig, doch energisch.

Aufgrund seiner Menschenfreundlichkeit hat sich der Mérens-Pony heute seinen festen Platz im Ponysport erobert, sowohl als Freizeitpferd unter dem Sattel als auch im Geschirr, ebenso im Turniersport, wo er sehr populär ist.

Aufgrund der über viele Jahrhunderte währenden Isolation im Tal der Ariège handelt es sich um eine durch starke Inzucht sehr durchgezüchtete, in sich konsolidierte Zucht von durchschlagender Vererbungskraft, die sich nahezu völlig frei von fremden Einflüssen gehalten hat und sich hervorragend zur Verbesserung auch anderer Pyrenäenrassen eignet, ja zu diesem Zweck der Veredlung einheimischer Rassen sogar nach Französisch-Schwarzafrika exportiert worden ist.

EXTERIEUR:
Den Pony von Ariège kennzeichnet ein nicht besonders kleiner, jedoch hübscher, sehr ausdrucksvoller Kopf mit gerader Stirn-Nasen-Linie, kurzen Ohren und großen, lebhaften Augen. Der Hals ist gut aufgesetzt, wohl proportioniert, die Brust breit, die Gurttiefe bedeutend. Die Schulter ist nur mäßig geneigt, muskelbepackt, der Widerrist wenig ausgeprägt, der Rücken relativ lang, stark, muskulös, die Kruppe stark bemuskelt, abschüssig, mit tiefem Schweifansatz. Die Gliedmaßen sind kurz, gut bemus-

Mérens-Viererzug der Staatlichen Französischen Gestütsverwaltung

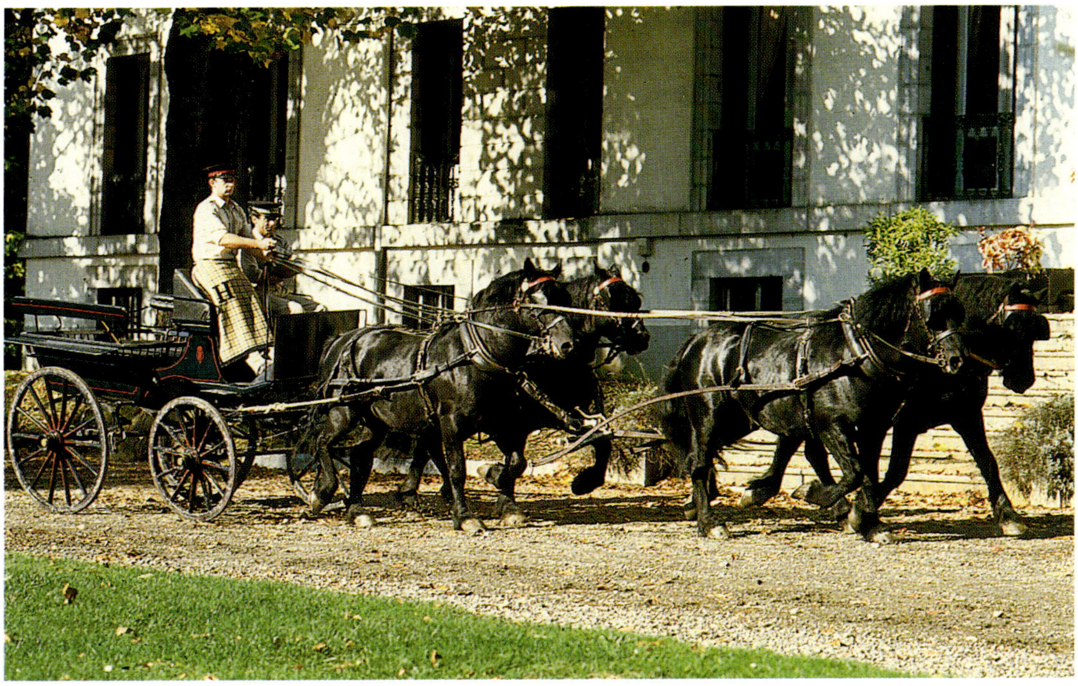

kelt, kräftig, mit kurzen Röhrbeinen und gut ausgeprägten Sehnen und Gelenken. Zuweilen findet sich eine kuhhessige Stellung hinten. Die Hufe sind rund, von guter Größe und zäher, unverwüstlicher Beschaffenheit, die einen Beschlag in der Regel unnötig macht. Der Fesselbehang ist mäßig ausgebildet, dagegen besitzt der Pony einen sehr starken Mähnen- und Schweifwuchs.

Typisch ist die ausschließliche, ein wenig fahle Rappfarbe, meist ohne jegliche Abzeichen. Die Widerristhöhe liegt bei 135–147 cm Stockmaß, bei kräftiger Fütterung gelegentlich auch darüber.

MECHANIK:
Der Mérens-Pony besitzt drei hervorragende, bodendeckende Grundgangarten mit energischem Antritt aus der Hinterhand und hoher Trittsicherheit. Dazu klettert und springt er wie eine Gemse.

ZUCHT:
Die engere Heimat der Mérens-Rasse ist das abgeschiedene, schwer zugängliche Hochtal der Ariège (eines Nebenflusses der Garonne), deren Quellgebiet an der Nordostgrenze von Andorra liegt. Doch hat er sich heute darüber hinaus bis in die Hochalpen der Departements Haut-Alpes und Alpes-de-Haute-Provence sowie in das Massif Central und die Cevennen ausgebreitet.

Die Haltung der Ponies erfolgt in halbwilden Herden zu 30–40 Pferden ganzjährig im Freien an den Hängen des Ariège-Tals, bei nur geringer Zufütterung in schneereichen Wintern.

Die Zucht wird organisiert vom „Syndicat d'Elevage du Cheval de Mérens", das seit 1948 auch das Gestütbuch herausgibt. Der französische Staat hält in den Nationalgestüten Pau-Gelos (vier) und Tarbes (einen) Beschäler der Arièguois-Rasse bereit. Die Population besteht aus etwa 1000 Mutterstuten und 100 Hengsten.

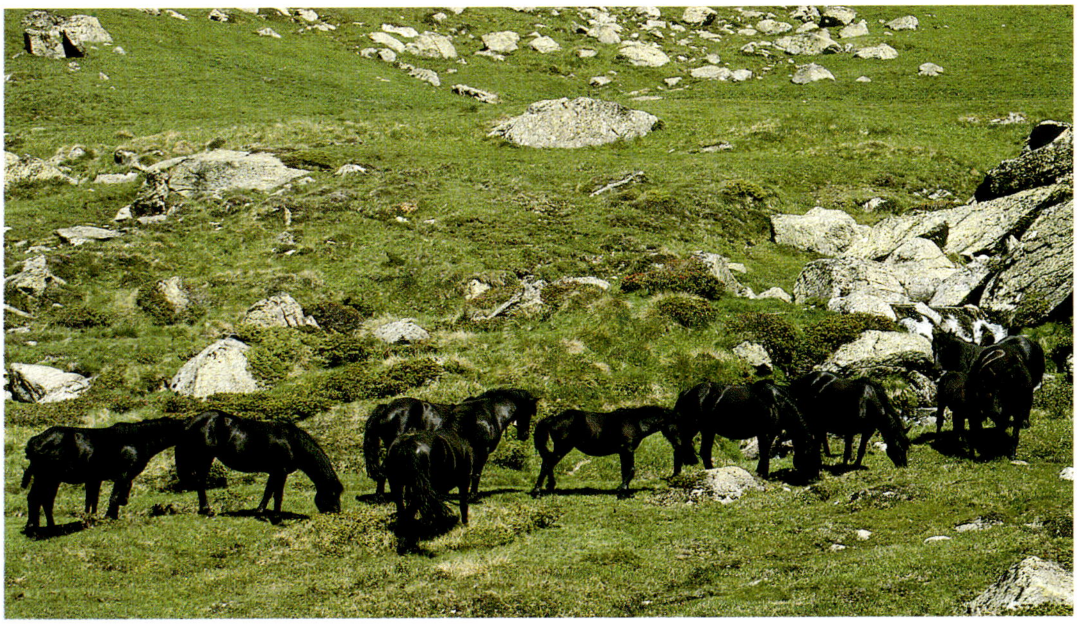

Ganzjährig, bei geringer Zufütterung im Winter, leben die Mérens-Ponies in Herden von 30–40 Pferden in den Bergen in unbehinderter Freiheit.

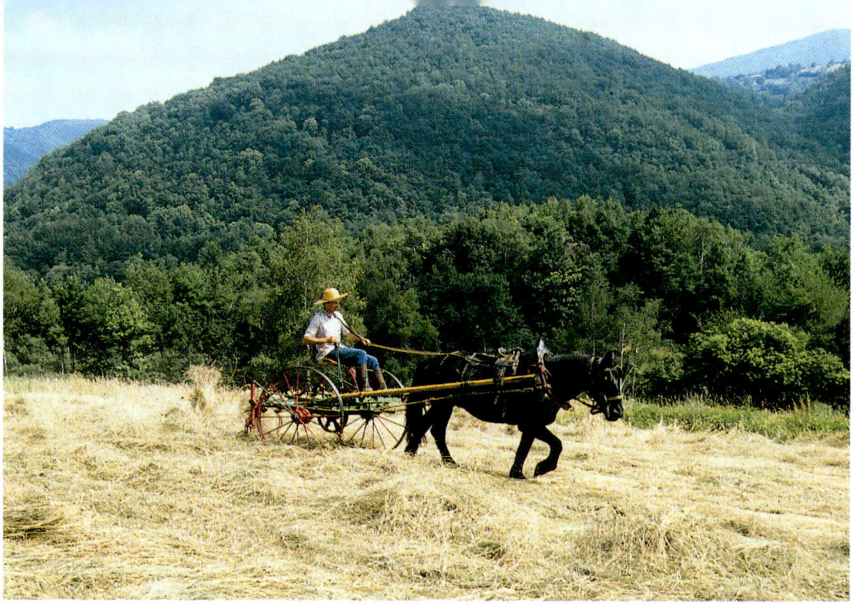

Der Mérens-Pony ist ausgesprochen vielseitig verwendbar. Er eignet sich als Packpony, Zug- und Reitpferd – auch für die Arbeit vor dem Heuwender.

GESCHICHTE:
Die Rasse des Poney de Mérens gilt als uralt. Bei einer Betrachtung der Silhouette des Ponys drängt sich einem unwillkürlich ein Vergleich mit gewissen über 15 000 Jahre alten Pferdedarstellung in den Höhlen von Labastide, Lascaux, Niaux oder den Grotten von Chauvet und Cosquer (frühes bis mittleres Magdalénien) auf, denen er in fast allen Einzelheiten ähnelt. Auf jeden Fall scheint sich die Rasse in den letzten 2000 Jahren, seit den Zeiten von *Gaius Julius Caesar* (101–44 v. Chr.), in ihrem Erscheinungsbild nicht verändert zu haben, denn seine Beschreibung in den COMMENTARII stimmt weitgehend mit dem Erscheinungsbild des heutigen Mérens überein. Das ist auch weiter nicht verwunderlich, da der bis ins 20. Jahrhundert schwierige Zugang zum Ariège-Hochtal das Eindringen anderer Pferderassen verhindert oder doch sehr erschwert hat. So konnte sich die Rasse über die Jahrtausende mehr oder weniger unvermischt erhalten.

Während der Mérens-Pony jahrhundertelang ein unbeachtetes Nischendasein führte (in der älteren Literatur findet man ihn nirgendwo erwähnt) und brav den Bergbauern bei ihrer schweren Arbeit diente, wurde die Französische Gestütsverwaltung erstmals auf ihn aufmerksam, als sich seine hohe Durchschlagskraft bei der Vererbung herausstellte. Nachdem man ihn zunächst erfolgreich bei der Verbesserung anderer Ponyrassen der Pyrenäen eingesetzt hatte, begann man ihn auch als Veredler der Pferderassen in den schwarzafrikanischen Kolonien zu verwenden. Von nun an nahm sich der Staat dieser nützlichen und wertvollen Ponys an. 1901 wurde die Rasse offiziell anerkannt. Seit 1908 erfolgte eine systematische, sorgfältige Selektion des Zuchtmaterials. 1933 bildete sich der erste Interessenverband für die Ponies. Mittlerweile hat mit der Ausbreitung des Ponysports das Interesse an der Zucht auch im Ausland erheblich zugenommen. Der Mérens-Pony gilt als eine Art Geheimtip unter den Freizeitreitern.

Daß die Rasse bis heute weiterbesteht, ist mehr oder weniger das Verdienst eines einzigen Mannes: *Olivier Courthiade*, der sich bereits als Schüler für die Ponies begeisterte, erhielt 1971 bei einem Studentenwettbewerb einen ersten Preis für ein von ihm erarbeitetes Projekt zu ihrer Erhaltung. Damals war die Mérens-Zucht aufs äußerste gefährdet, einmal dadurch, daß es aufgrund der allgemeinen Motorisierung bis in den hintersten Winkel keine Absatzmärkte mehr gab, zum anderen durch die (auch aufgrund der Landflucht der Jugend) allgemeine Überalterung der Züchter. Es herrschte die Auffassung, daß mit dem Aussterben der älteren Generation auch der Mérens-Pony aussterben werde.

Während es bis zum Beginn des 20. Jahrhunderts noch 12 bekannte Hengstlinien gegeben hatte, hat sich aufgrund des Rückgangs der Zucht bis heute nur eine, über den 1947 eingetragenen Hengst *Vigoureux*, erhalten. Auf ihn gehen alle heute lebenden Mérens-Ponies zurück. Die sehr gut organisierte Zucht befindet sich aufgrund der steigenden Nachfrage deutlich im Aufwind, und ihr Bestand scheint gesichert.

POTTOK

Siehe Spanien

KORSISCHER PONY, KORSISCHER ANGLO-ARABER

Poney Corse

TYP, INTERIEUR, VERWENDUNG:
Der heute zahlenmäßig stark zurückgegangene Pony Korsikas steht im Typ dem Basken-Pony nahe. Es handelt sich um einen edlen, leichten, kleinen, gefälligen Ponytyp. Vom harten Leben in den gebirgigen, kargen Gebieten der Insel geprägt, ist er sehr genügsam, anspruchslos, dabei ausdauernd, leistungsbereit und leistungsfähig, wendig, gängig, beweglich. Berühmt sind seine Langlebigkeit, Fruchtbarkeit und gesunde Konstitution. Auf seiner Grundlage entsteht gegenwärtig ein leichter Anglo-Araber-Typ von Pferdegröße.

Der Korsische Pony war seit alters das Arbeits- und Gebrauchspferd der Bergbauern, das sie bis heute als Saumpferd, zum Reiten und – selten – im Karren verwendeten. Der steinige, weithin unfruchtbare Boden und das trocken-heiße Klima Korsikas sind für die Zucht von Leistungspferden für den Turniersport denkbar ungeeignet. Folgerichtig ist das Zuchtziel des Korsischen Anglo-Arabers ein edles Pferd im Reitpferdtyp, gedrungen, kräftig, stabil, auch hinsichtlich Temperament und Charakter, ein Gebrauchspferd fürs Gelände, vielseitig verwendbar unter dem Sattel und im Geschirr, ohne höhere sportliche Leistungsansprüche, ein Pferd für den fortgeschrittenen Freizeitreiter. Auf der bodenständigen Inselgrundlage züchtet man schon seit der Antike mit mittel-

Korsischer Anglo-Araber

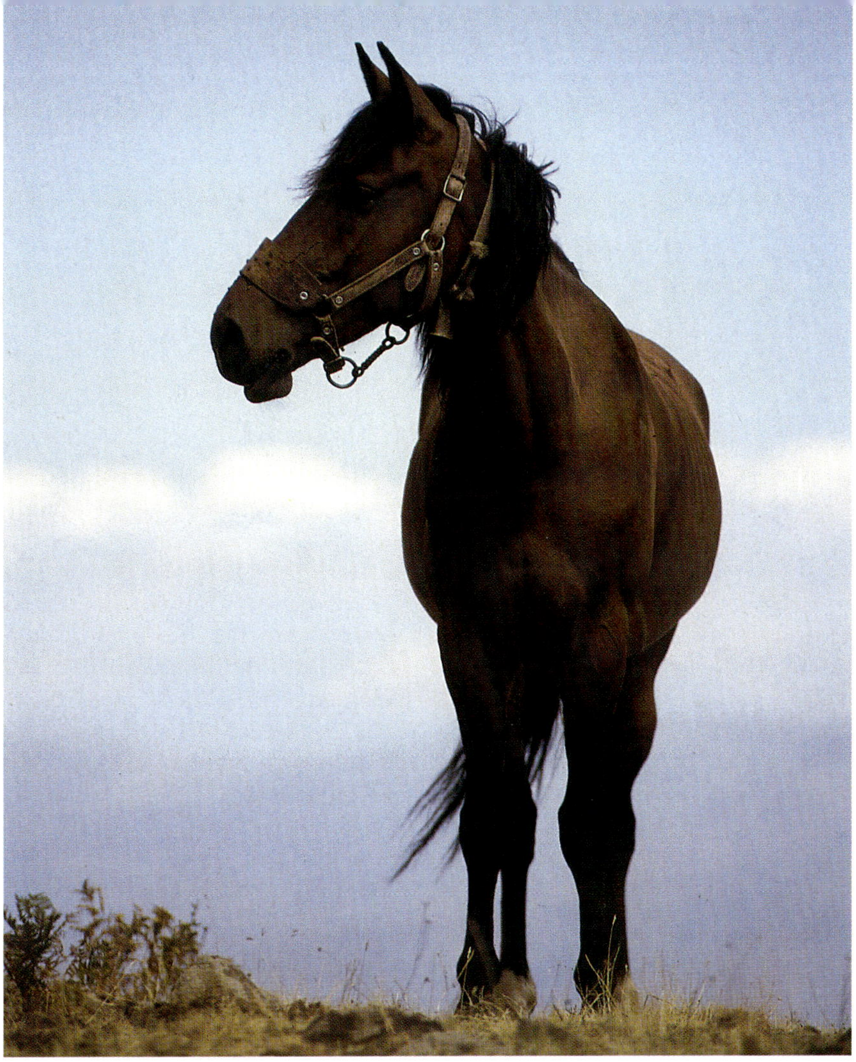

großen Eselhengsten leichte Maultiere als Säumer im Gebirge.

EXTERIEUR:
Der Kopf des Korsischen Ponys ist edel, orientalisch geprägt, mit geradem Profil, kurzen, spitzen, eng beieinanderstehenden Ohren und lebhaften Augen. Der Hals ist schön geschwungen und gut aufgesetzt, die Brust schmal, die Schulter meist gut gelagert, der Rücken kurz und kräftig, die Kruppe oft etwas spitz, kurz, abschüssig. Die Gliedmaßen sind von auffallend trockener Textur, fein, gelegentlich fehlerhaft gestellt (vorn französisch, hinten kuhhessig), die Hufe klein und schmal, mit hohen Trachten, eisenhart.

An Farben finden sich vor allem Dunkelbraune oder Rappen mit wenig Abzeichen; Füchse oder Schimmel sind sehr selten. Die Widerristhöhe beträgt in der Regel nicht über 140 cm Stockmaß.

Der Korsische Anglo-Araber ist ein leichtes, mittelgroßes Pferd. Er strahlt viel Adel aus und ist ausgesprochen gut proportioniert. Gegenüber dem Pony ist er deutlich verbessert in seiner Kruppenformierung und hinsichtlich Stärke und Korrektheit des Fundaments. Füchse sind hier nicht selten. Die Widerristhöhe liegt bei 155 bis 158 cm Stockmaß, selten darüber.

MECHANIK:
Die drei Grundgangarten des Korsischen Ponys (ebenso wie die des Korsischen Anglo-Arabers) sind energisch, fleißig, fördernd und trittsicher, auch in kupiertem Gelände. Auffallend sind die ausgezeichneten Springanlagen des Ponys.

ZUCHT:
Zusammen mit den anderen Mittelmeer-Departements gehört die Pferdezucht der französischen Mittelmeerinsel Korsika zum Einzugsbereich des staatlichen Hengstdepots Uzès (zwischen Orange und Nîmes) im Departement Gard, also auf dem Festland, von wo aus die Züchter mit staatlichen Anglo-Arabischen Landbeschälern und Baudets (Eselhengsten für die traditionelle Maultierzucht) versorgt werden.

GESCHICHTE:
An den Küsten der von ligurischen Volksstämmen besiedelten Insel Korsika errichteten seit der Antike nacheinander Phönizier, Griechen und Etrusker Handelsniederlassungen. Sie alle brachten ihre Pferde mit, die in der bodenständigen Pferdepopulation ihre Spuren hinterließen, ebenso wie später die der Römer, Sarazenen, Mauren, Spanier und Franzosen. Lange Zeit war die einstmals blühende Pferdezucht Korsikas sich selbst überlassen geblieben und vernachlässigt worden.

Graf C. G. Wrangel schreibt über den Korsen in DIE RASSEN DES PFERDES (2. Band, Stuttgart 1909): „Ein sehr beliebter Pony kleiner Gattung, der ebenfalls in Gottes freier Natur aufwächst, ist schließlich noch der Corsicaner. Bevor dieser drei Jahre alt geworden ist, bleibt er sich nahezu vollkommen selbst überlassen. Dann aber wird er eingefangen und in Dressur genommen. Zu den besten Points des corsischen Ponys gehören: der edle, ausdrucksvolle Kopf, der schön geformte Hals, die gut gelagerte Schulter, der kräftige Rücken, der elegant getragene Schweif, die allerdings sehr feinen, aber starken Gliedmaßen, die gesunden Hufe, eine Widerristhöhe von ca. 135 cm . . . Die corsicanischen Bauern hätten also alle Ursache, stolz auf ihre lebhaften und eleganten Ponies zu sein, die sich im ganzen südlichen Europa einer großen Popularität erfreuen und überall auf einen lohnenden Absatz zählen können. Trotzdem macht die Ponyzucht auf Corsica eher Rückschritte als Fortschritte. Dies hat sicherlich seine Erklärung in dem Mangel an Erwerbssinn, der die corsicanische Bevölkerung von jeher gekennzeichnet hat."

Erst seit 1972, seit der Neuerrichtung des Hengstdepots Uzès durch die Staatliche Französische Gestütsverwaltung, verfolgt man mit dem Korsischen Anglo-Araber ein neues Zuchtziel, dem allerdings leider der bodenständige alte Ponytyp zum Opfer fallen dürfte.

ANHANG

GLOSSAR

Aalstrich: Vom Widerrist bis zum Schweif in der Rückenmitte verlaufender, unterschiedlich breiter Haarstreifen von deutlich dunklerer Farbe als das umgebende Fell. Rudimentärer Rest einer bei früheren Equidenformen von Kopf bis Schweif verlaufenden Mähne, die sich heute noch beim Lanugo der Pferdeeselfohlen ausgebildet findet.

abgedreht: Als abgedreht bezeichnet man ein Pferd mit runden, geschlossenen Körperformen.

additiv: Als additiv bezeichnet man es, wenn die gemeinsame Wirkung aller Faktoren gleich der Summe der Einzelwirkungen ist. Auf der Prämisse, daß sich die einzelnen Gene gleichberechtigt addieren lassen, beruht die Populationsgenetik.

Advertisement Card: Karte mit Abstammung, Beschreibung und anderen Details (z. B. Decktaxe etc.) eines Deckhengstes, seit dem 17./18. Jahrhundert von den englischen Hengsthaltern an potentielle Kunden verschickter Hengstprospekt

Aktion: Bezeichnung für die Art des Vortritts eines Pferdes, vor allem im Trab

akzelerierter Gang: beschleunigter Gang

Allele: Singular Allel, Bezeichnung für Erbfaktoren, die am gleichen Genort (Locus) homologer Chromosomen liegen (das heißt an der Stelle, an der bei einem Chromosom ein bestimmtes Gen gelagert ist. In der älteren Literatur auch als Allelomorphe bezeichnet.).

Artillerieremonte: siehe Remonte

Aufgalopp: Einzeln absolvierter Probegalopp vor Beginn eines Rennens an den Zuschauertribünen vorbei zum Start. Dient dem Lösen des Rennpferdes und gibt dem Publikum die Möglichkeit, die Galoppaktion der einzelnen teilnehmenden Pferde zu vergleichen.

Auftrocknung: Der Verlust von Fett im Unterhautbindegewebe bei jungen Pferden nach der Umstellung vom Weidegang auf die Stallfütterung bei gleichzeitigem Training. Häufig beobachtetes Phänomen bei Pferden, die auf besonders üppigen Weiden großgeworden sind.

autochthon: griechisch, alteingesessen, eingeboren, bodenständig

Behang: Vor allem bei bestimmten Kaltblut- und Ponyrassen anzutreffende, stark ausgebildete Behaarung im Bereich der Fessel und gegebenenfalls auch der Röhre.

beladen: Beschreibt die Formierung eines Körperteils, vor allem der Schulter eines Pferdes, der so mit Muskeln und Fett bedeckt ist, daß keine Konturen mehr sichtbar sind.

Birkenauge: Pferdeauge, bei dem die Iris von einem mehr oder weniger breiten weißen Rand umgeben ist. Die Sehkraft ist in der Regel nicht beeinträchtigt.

BLUP-Tiermodell: BLUP bedeutet „Best Linear Unbiased Prediction" – optimales Verfahren zur Schätzung unverzerrter Zuchtwerte. Populationsgenetische Methode zur Bewertung der Erblichkeit bestimmter Merkmale, die Abstammung und Geschwister- und Nachkommenleistungen berücksichtigt, korrigiert hinsichtlich Alter, Geschlecht, Einfluß des Reiters und anderer Milieueinflüsse, die den einzelnen Wert verzerren. Setzt die gleichberechtigte Addition der Gene voraus.

bodendeckende Gangart: Gangart mit hohem Raumgewinn

Bonitierung: In Ziffern (meist von 1–10) ausgedrückte Bewertung der Exterieurpunkte eines Pferdes

Bookmaker: Abgekürzt Bookie, englischer Begriff für Buchmacher oder Leger, wettechnischer Ausdruck bei Pferde- (und Hunde-)rennen für eine Person, die gewerbsmäßig Wetten auf Rennpferde annimmt, in der Regel zu einem festen Kurs (Quote), gelegentlich auch auf die Totalisatorquote, und sie auf eigenes Risiko hält.

Buchmacher: siehe Bookmaker

Buchmacherwette: Rennwette, in der Regel „feste Wette", das heißt, bei ihrem Abschluß werden Einsatz und möglicher Gewinn zahlenmäßig festgelegt und die Wette ist, falls nicht andere Abmachungen getroffen sind, nur im Gewinnfall des gewetteten Pferdes gewonnen, sonst, auch bei Nichtstartern, verloren.

Buggy-Trap: Extrem leichter, stets vierrädriger, offener Turnierwagen amerikanischen Ursprungs. Die Räder sind gleich groß (wie bei Equirotal-Phaeton). Wird in der Regel einspännig im leichten Sielengeschirr gefahren.

Canter: englischer Begriff für Arbeitsgalopp

Chromosomen: Griechisch, Farbkörper. Hauptsächlich aus Chromatin bestehende Teilstücke der Zellkernmasse, Träger der mendelnden Erbinformation.

Classics: Die sogenannten „Klassischen Rennen". Dazu gehören die gegen Ende des 18. bis Anfang des 19. Jahrhunderts begründeten (Zucht-) Rennen:

Saint Leger, seit 1776, Länge 1 Mile, 6 Furiongs, 132 Yards (ca. 2.930 m), für Hengste und Stuten, in Doncaster im September gelaufen.

The Oaks, seit 1779, Länge 1 1/2 Miles (ca. 2414 m), nur für Stuten, in der ersten Juniwoche, in der Regel zwei Tage nach dem Derby in Newmarket gelaufen.

Derby, seit 1780, Länge 1 1/2 Miles (ca. 2414 m), für Hengste und Stuten, in der ersten Juniwoche in Epsom gelaufen.

2000 Guineas, seit 1809, Länge 1 Mile (ca. 1609 m), für Hengste und

Stuten, beim ersten Frühjahrsmeeting in Newmarket gelaufen.

1000 Guineas, seit 1814, Länge 1 Mile (ca. 1609 m), nur für Stuten, beim ersten Frühjahrsmeeting in Newmarket gelaufen.

Die Classics, die früher hauptsächlich über die Qualifikation eines Vollblutpferdes für die Zucht entschieden, sind heute nur noch ein, wenn auch sehr wichtiger, Teil des gesamten Rennsystems

Desoxyribonukleinsäure: Abgekürzt DNS (englisch Desoxyribonucleid Acid – DNA), kettenförmiges Polymer aus Nukleotiden, die als Zuckerkomponente Desoxyribose enthalten. Hauptbestandteil der Chromosomen, Träger der Erbinformation.

Distance: 240 Yards (ca. 220 m). Bezeichnete in Rennen, die durch Heats (Stichrennen) entschieden wurden, den Abstand, den ein Pferd zu seinen Gegnern im Ziel erreicht haben mußte, damit es nicht an einem weiteren Heat teilnehmen mußte. Ein Pferd, das um eine Distance hinter dem Feld einkam, war automatisch vom nächsten Stechen ausgeschlossen („outdistanced").

distanced: siehe Distance

Dogtrott: Englische Bezeichnung für einen unversammelten, unaufwendigen, leichten Trab unter dem Sattel, den das Pferd über lange Strecken durchhalten kann; dient dem Lösen und dem allgemeinen Konditionstraining der Renn- und (Military-)Pferde.

dun: Englisch, eigentlich blaugrau. Beim Pferd Mausfalb, in der Regel mit Aalstrich, schwarzem Langhaar und schwarzen Beinen und oft Zebrastreifung an Unterarmen und Unterschenkeln.

eingesattelt: Bezeichnung für einen Körperteil (z. B. Rücken, Nasenlinie) des Pferdes, der einen konkaven Verlauf aufweist, ähnlich der Sitzfläche des Sattels.

Einlauf: siehe Zielgerade, siehe Finish

Einlaufbogen: Der Bogen der Rennbahn vor der Zielgeraden, auf der das Finish ausgetragen wird.

Einlaufquote: Wettechnischer Ausdruck für die Quote, die ausgezahlt wird, wenn der Wetter die Reihenfolge der beiden erstplazierten Pferde richtig getippt hat.

Exterieur: Zusammenfassender Begriff für die körperlichen Eigenschaften des Pferdes, sein Gebäude.

fassbeinige Stellung: sprunggelenkweite Stellung der Hinterbeine

Feld: siehe Field

fen: Englischer Begriff, niedrig gelegenes Marschland in Norfolkshire und Lincolnshire. Entspricht dem niederdeutschen Fenn oder Fenne.

Fessel, Fesselung: Verbindung der Röhre mit dem Huf. Man unterscheidet lange und kurze, weiche und steile Fesselung. Seitlich gesehen soll die Fessel auf jeden Fall eine gerade Linie mit der Hufwand bilden. Von vorn gesehen soll eine gerade Linie durch Fessel und Zehe verlaufen.

Field: Feld, nach Reginald S. Summerhays „Encyclopaedia for Horsemen" (London 1952): a) ein Terminus aus dem Rennsport, beinhaltet alle Pferde, die an einem Rennen teilnehmen, oder b) ein wettechnischer Ausdruck der Buchmacher.

Finish: Englisch, der Endkampf in einem Rennen

Flieger: siehe Flyer

Flyer: „Flieger", englische Bezeichnung für ein Galopprennpferd, das seine größte Schnelligkeit über Sprintdistanzen erreicht (in der Regel über 1000 bis max. 1600 m), jedoch kein Stehvermögen über weitere Strecken besitzt (siehe Stayer).

fördernde Gangart: vorwärtsbringende Gangart

Format des Pferdes: Verhältnis von Rumpflänge zu Widerristhöhe. Nach Geschlecht und Rasse unterschiedlich: Der Hengst neigt zum quadratischen, die Stute zum langrechteckigen, der Wallach zum hochrechteckigen Format. Araber zeigen ein mehr quadratisches, Vollblüter ein mehr langrechteckiges Format.

französische Stellung: siehe zehenweite Stellung

Gaureiterei: Das Reiten von Hengsten auf bestimmten Strecken während der Decksaison, um die zu deckenden Stuten aufzusuchen. War in den meisten deutschen Zuchtgebieten lange Zeit verboten. Gewöhnliche Praxis der Hengsthalter in Großbritannien: „The stallion travels the following routes, Monday . . ., Tuesday . . . etc."

Genotyp: Gesamtheit aller in den Chromosomen lokalisierten Erbanlagen eines Individuums, bleibt während des ganzen Lebens konstant.

gepackt: Ein Pferd oder ein Körperteil des Pferdes, der in reichlichem Maße mit Muskeln ausgestattet ist. Eine Steigerung zu „gepackte" Schulter ist „beladene" Schulter.

geschlossen: Ein Pferd wird als geschlossen bezeichnet, wenn es ein kurzes Mittelstück und eine gut entwickelte Hinterrippe besitzt, so daß die Flanke voll erscheint.

geschlossenes Zuchtbuch: Zuchten, in denen ausschließlich Reinzucht betrieben wird, besitzen ein „geschlossenes Zuchtbuch" – z. B. das Vollblut.

Gestütbuch: Korrekte Übersetzung des von den Engländern geprägten Begriffs Stud Book; es beinhaltet die Gesamtpopulation einer Rasse.

Gewichtsausgleich: Von dem offiziell beauftragten Handicapper (Ausgleicher) den einzelnen Pferden zugeteilte, zu tragende Gewichte in Handicaprennen (Ausgleichsrennen), soll die Siegchancen für alle Pferde etwa gleich machen.

Gewichtsvorgabe: siehe Gewichtsausgleich

Glasauge: Pferdeauge, dessen Iris aufgrund geringer Pigmentablagerung hellblau oder hellbräunlich („gläsern") scheint. Die Sehkraft ist meist nicht beeinträchtigt; gelegentlich wird eine gewisse Lichtempfindlichkeit festgestellt.

Glutäenpolster: Bezeichnung für Polster, die durch den Kruppenmuskel gebildet werden und die Kruppe „gespalten" erscheinen lassen.

Gurttiefe: Herztiefe, Tiefe des Pferderumpfes hinter dem Ellenbogen, im Bereich des Sattelgurtes.

güst: nicht trächtig

Gymkhana: Aus Indien stammende, heute in ganz Westeuropa verbreitete Reiterspiele, meist auf Ponies betrieben, die Geschicklichkeit und Gewandtheit von Pferd und Reiter erfordern. Man unterscheidet Spiele für Einzelreiter, Paare und Mannschaften. Das Alter der Reiter ist begrenzt auf 7–16 Jahre. Zu den Gymkhanas gehören z. B. Slalomrennen, Barrel Racing, Ringstechen, Flaggenrennen, Kartoffelrennen, Apfeltauchen etc.

Halbblut: International bezeichnet man alle Pferderassen, die nicht Vollblut, Kaltblut oder Pony sind, als Halbblut. In Deutschland gelten als Halbblut Pferde, bei denen nur ein Elternteil zu 100 Prozent Vollblut ist. Der internationale Halbblutbegriff wird allmählich durch den in Deutschland geprägten Begriff Warmblut verdrängt.

Handicap: siehe Gewichtsausgleich

Heat: Englischer Ausdruck für ein Stichrennen. Vor allem im 17. und 18. Jahrhundert wurden viele Galopprennen dadurch entschieden. Ein Pferd brauchte nur nicht zu einem Heat anzutreten, wenn es bereits im ersten Rennen im Ziel um eine Distance (240 Yards, ca. 220 m) vor seinen Gegnern gelegen hatte. Anders durfte ein Pferd, das im Zieleinlauf eine Distance oder mehr hinter seinen Gegnern gelegen hatte, nicht mehr an dem folgenden Heat teilnehmen. In Amerika werden bis heute einige Trabrennen durch Heatrennen entschieden.

Hechtkopf: Kopf mit konkaver Profillinie

Hengstleistungsprüfung: Ein in Deutschland für alle gekörten Hengste vorgeschriebenes Training mit abschließender Prüfung. Es wird in der Regel dreieinhalbjährig in einer der dafür anerkannten Hengstleistungsprüfungsanstalten absolviert. Kann ersatzweise auch durch Turnierleistungen erbracht werden.

Hengstlinie: Von einem Gründer- oder Stammhengst ausgehende Folge von Vatertieren, die sich über mehrere Generationen erstreckt und unter Umständen in verschiedene Zweige aufspaltet.

Heterosiseffekt: Die Erscheinung, daß die Nachkommen aus einer Kreuzung von Individuen verschiedener Erbverbände (Populationen, Rassen, Linien) den Durchschnitt ihrer Eltern in Größe, Fruchtbarkeit, Gesundheit, Leistungsfähigkeit etc. übertreffen.

heterozygot: griechisch, gemischterbig, mit ungleichen, verschiedenen Erbanlagen ausgestattet

homozygot: griechisch, reinerbig, mit gleichen Erbanlagen ausgestattet

Hunter Chaser: englischer Begriff für Jagdrennpferd

Hunting: englischer Begriff für Jagdreiten hinter Hunden

illegitimer Sport: Hindernisrennsport, so genannt, da er im Gegensatz zu den Flachrennen ohne Relevanz für die Zucht ist

Index: Zur Verbesserung von Statistiken meist mit 100 gleichgesetzte Zahl, auf die die übrigen Werte einer Reihe bezogen werden.

Individualpotenz: Tierzüchterische Theorie. Bezeichnet die durchschlagende Vererbung eines einzelnen Zuchttieres hinsichtlich bestimmter Eigenschaften in Anpaarung an jedes andere Zuchttier. In der Pferdezucht vor allem auf Hengste angewandt, die auf einer beliebig ausgewählten Stutengrundlage sich selbst vererben.

Interieur: Bezeichnung für die Summe der seelischen und geistigen Eigenschaften des Pferdes.

Inzucht: Die Fortpflanzung durch Paarung nahe verwandter Individuen. Inzucht ist unproblematisch bei Paarung erbgesunder Tiere. Sie ist ein sicheres Mittel, um rezessive Erbkrankheitsanlagen herauszufinden.

Inzuchtdepression: Auftreten einer Verminderung von Fruchtbarkeit, Vitalität und Leistungsfähigkeit bei Inzucht innerhalb nicht erbgesunder Individuen.

Jersey Act: Von dem Chief Steward des Jockey Clubs, Victor Albert, 7th Earl of Jersey (1845–1915), 1913 durchgesetzte Regelung, die allen Vollblutpferden, deren Abstammung nicht lückenlos auf den 1. Band des General Stud Book zurückgeführt werden konnte, den Status von Halbblutpferden verlieh. Dies betraf vor allem zahlreiche der besten amerikanischen Rennpferde der Zeit zwischen 1913 und 1949, als die Regelung wieder rückgängig gemacht wurde.

Jockey: Englisch, nach R. S. Summerhays in „Encyclopaedia for Horsemen" (London 1952): „Jeder Reiter beiderlei Geschlechts, der an einem Pferderennen teilnimmt." Nach A. S. Hornby in „Oxford Advanced Dictionary of Current English" (Oxford 1974) ein berufsmäßiger Rennreiter.

Jucker: Gebrauchsbegriff für ein mittelgroßes, schnelles, elegantes, leichtes, hoch im Blut stehendes Kutschpferd (im Gegensatz zum Karossier). Vor dem Ersten Weltkrieg wurden die gesuchtesten Jucker in Ungarn und Galizien gezüchtet (Furioso-Northstar, Gidran, Kisberi, Lipizzaner, Shagya, Przedswit). Jucker werden stets in leichter Ungarischer Anspannung (d. h. Doppelringtrense, Sielengeschirr) und meist in Vierer- oder den typischen ungarischen Fünferzügen gefahren.

Kaltblut: Bezeichnung für alle schweren Arbeitspferderassen mit bestimmten Rassemerkmalen: schweres Kaliber, großer, plumper Kopf, kurzer, dicker Hals, wenig Widerrist, meist gespaltene, abgeschlagene Kruppe, tief angesetzter, wenig getragener Schweif, kurzes, stämmiges Fundament, oft mit mehr oder weniger stark ausgeprägtem Behang, grobes, welliges Langhaar, oft Doppelmähne, große, runde Hufe. Nicht immer treffen alle Exterieureigenschaften bei einer Rasse zusammen.

Karossier: Gebrauchsbegriff für ein Pferd im Typ des großen, starken Kutschpferdes (im Gegensatz zum Jucker), das gewöhnlich in Englischer Anspannung (d. h. Kumt und Kandare) gefahren wird. In früherer Zeit waren die typischen Karossiers Yorkshire Coach Horse, Cleveland Bay, Oldenburger, Ostfriese, Holsteiner und Anglo-Normänner.

Karpalgelenk: Carpus, Handwurzelgelenk, Vorderfußwurzelgelenk

Karpfenrücken: Fehlerhaft aufgebogener Rücken mit mangelnder Elastizität, der den Reiter schlecht sitzen läßt.

Kavallerieremonte: siehe Remonte

Kehlkopfpfeifen: Häufige Kehlkopferkrankung der Pferde, bei der durch die Lähmung des einen Astes des Recurrens-Nerven die Beweglichkeit der betroffenen Stimmtasche eingeschränkt ist, wodurch ein charakteristisches Geräusch bei der Einatmung entsteht. Betrifft vor allem große Pferde mit langen Hälsen. Die Anlage ist vermutlich erblich.

Keilkopf: Kopf mit gerader Profillinie, der sich zur Maulpartie hin verjüngt.

konsolidiert: züchterisch gefestigt, erbsicher

Körkommission: Amtlich berufener Ausschuß zur Körung von Vatertieren, in der Regel bestehend aus einem ehrenamtlichen Vorsitzenden, einem Tierzuchtbeamten, einem Tierarzt und zwei bis drei praktischen Züchtern.

Körung: Früher durch eine staatlich berufene, heute von den Zuchtverbänden eingesetzte Körkommission vorgenommener Hoheitsakt zur Auswahl von Vatertieren, die hierbei aufgrund Abstammung, Exterieur, Bewegungsablauf (einschließlich Springen) und bei entsprechendem Alter aufgrund von Eigenleistungen beurteilt und selektiert werden. Die Körurteile lauten: „gekört", „nicht gekört" oder „vorläufig nicht gekört" (das heißt zurückgestellt für eine eventuelle spätere Körung). Die Körung eines Hengstes durch einen bestimmten Verband bedeutet noch nicht unbedingt seine Zuchtbuchanerkennung, die in einem gesonderten Verfahren vorgenommen wird.

Kötenzopf: Behang an der Köte, am Fesselkopf

Krötenmaul: unpigmentiertes, daher fleischfarbenes Maul

kuhhessige Stellung: sprunggelenksenge Stellung der Hinterbeine

Lanugo: Lateinisch, Fohlenhaar, eigentlich Wollhaar, Bezeichnung für den Flaum des Fötus, der sich in der zweiten Trächtigkeitshälfte bildet und bald nach der Geburt gegen das spätere, endgültige Haarkleid ausgewechselt wird.

Linierung: die Linien der Konturen des Pferdekörpers

Lumbago: Kreuzverschlag, Stoffwechselentgleisung der Muskulatur, bei der aufgrund akuten Sauerstoffmangels in den Muskelzellen eine hochgradige Anreicherung mit toxischen Abbauprodukten erfolgt. Häufig tödlicher Verlauf.

Marstall: Abgeleitet vom altdeutschen March, Marah für Roß, Mähre. An Fürstenhöfen und Schlössern die Baulichkeiten, in denen Pferde, Sattelzeug, Geschirre, Wagen etc. untergebracht sind. Als „pars pro toto" auch nur für den gesamten Pferdebestand der Hofhaltung gebraucht. Der Marstall wird gewöhnlich in einen Reit- und einen Fahrstall geschieden. In dem erstgenannten sind die Pferde des jeweiligen Fürsten besonderer Fürsorge anvertraut. Er wird gewöhnlich als Leibstall bezeichnet.

Match: Altmodischer englischer Rennsportausdruck. Bedeutet ein Rennen zwischen zwei Pferden verschiedener Eigner unter von ihnen privat vereinbarten Bedingungen, jedoch ohne Ehren- oder Geldpreis. Früher häufig. Kommt heute kaum noch vor.

Mechanik: Gesamtheit der Bewegungen des Pferdes.

Meet: Englisch, Stelldichein, der vereinbarte Platz, an dem sich die Jagdreiter mit der Meute und der dazugehörigen Jagdequipage treffen, um eine Jagd zu reiten.

Meeting: Englisch, rennsportlicher Ausdruck für eine Rennveranstaltung von mindestens zwei zeitlich zusammenhängenden Renntagen desselben Veranstalters auf derselben Bahn, wenn sie innerhalb von vier Tagen abgehalten werden; drei, wenn sie innerhalb von acht; vier, wenn sie innerhalb von zehn Tagen; fünf und mehr Renntagen, wenn sie innerhalb von zwei aufeinanderfolgenden Wochen abgehalten werden.

Milieu: Umfeld, Lebensverhältnisse. Im tierzüchterischen Sinne bedeutet Milieu die Summe der nicht erblich bedingten Faktoren, die auf die Entwicklung eines Individuums einwirken (wie Fütterung, Haltung, Behandlung, Ausbildung, Training etc).

Mitochondrien: Singular Mitochondrium. Faden- oder körnchenförmige Oganellen der Zelle, die der Atmung und dem Stoffwechsel dienen. „Kraftzentren" der Zelle, die ihr Energie liefern. Das genetische Material, das für Aufbau und Funktion der Mitochondrien benötigt wird, befindet sich in ihnen selbst. Alle anderen Erbinformationen finden sich in den Chromosomen.

Nasenbluten: Epistaxis, häufige Erkrankung von Rennpferden, spontan auftretender Bruch von Blutgefäßen im Naseninnenbereich, vor allem bei Anstrengungen, beeinträchtigt die Trainier- und Rennfähigkeit. Es scheint eine erbliche Prädisposition vorzuliegen.

National Hunt Committee: In Großbritannien die Instanz, die für alle Rennen verantwortlich zeichnet, die nicht in die Zuständigkeit des Jockey-Clubs fallen.

National Hunt Rules: Die vom National Hunt Committee aufgestellten Regeln, unter denen vor allem alle Hindernisrennen in Großbritannien und Irland gelaufen werden.

Oberlinie: Obere Begrenzungslinie der Silhouette des Pferdekörpers

Odds: Englischer Begriff, eigentlich „Chancen". Beim Rennen bedeutet es die Gewinnchancen (Gewinnquote, Einlaufquote) eines Pferdes. Man spricht von „long odds", wenn die „Chancen" gering, von „short odds", wenn sie hoch erscheinen.

offenes Zuchtbuch: Zuchten, in die Individuen aus anderen, nicht verwandten Populationen eingekreuzt werden, besitzen ein „offenes" Zuchtbuch, z. B. die verschiedenen Warmblutzuchten.

Outcross: Paarung von zwei nicht miteinander verwandten Tieren (siehe Heterosis).

outdistanced: siehe Distance

Pedigree: Englischer Begriff für Ahnentafel, Stammtafel. Tabellarische Darstellung aller bekannten Vorfahren eines Individuums über eine begrenzte Zahl von Generationen. In der Regel stehen die männlichen Vorfahren rechts, die weiblichen links.

Phaeton: Englisch, leichter, vierrädriger Wagen, ausschließlich vom Herrenfahrer, niemals vom Kutscher gefahren (also niemals Livree!). Zahlreiche Variationen (Mail-, Demi-Mail, Park-, Spider-Phaeton). In der Regel sind die vorderen Räder etwas kleiner als die hinteren (Ausnahme Equirotal-Phaeton, bei dem sie gleich groß sind).

plein: englisch, unansehnlich

Points: Englisch, bemerkenswerte, positive Eigenschaften im Gebäude eines Pferdes, die unter Umständen kleinere Mängel kompensieren.

Pony: Englisch, Bezeichnung für alle Pferde unter 14.2 Hands (147,3 cm) Widerristhöhe.

Ponytrekking: Englisch, Wanderreiten mit Ponies, in den USA auch Trail Rides genannt.

Populationsgenetik: Zweig der Genetik, der sich die Erforschung der statistischen Folgerungen des Mendelismus in einer Gruppe von Familien oder Individuen auf Populationsebene zur Aufgabe gestellt hat. Baut auf der Prämisse auf, daß bei der Paarung beide Eltern exakt je 50 Prozent zu den Erbanlagen des neuentstehenden Individuums beisteuern, und daß die Erbanlagen ihrem Gewicht nach alle gleichberechtigt sind, so daß sie sich einfach addieren lassen.

Prädisposition: Anfälligkeit, Veranlagung für bestimmte Krankheiten

Punch: Englischer Begriff, bedeutet im Zusammenhang mit der Suffolk-Rasse soviel wie „stämmig, mit gerundeten Formen".

qualitative Merkmale: Merkmale, die nicht meß- oder zählbar sind, zum Beispiel des Interieur, das heißt die geistigen und seelischen Eigenschaften, oder die Konstitution.

quantitative Genetik: Der Teil der Populationsgenetik, der sich mit den quantitativen Merkmalen befaßt.

quantitative Merkmale: Merkmale, die meßbar oder zählbar, also quantifizierbar sind, z. B. Körpergröße, Fettgehalt, Wurfanzahl. Sie beruhen in der Regel auf den Allelen vieler Genorte und haben meist eine kontinuierliche Häufigkeitsverteilung.

Rahmen: Proportionen des Pferdekörpers, relativer Begriff, kein absolutes Größenmaß. Ein Pony kann einen relativ bedeutenderen Rahmen besitzen als ein großer, schwerer Kaltblüter.

Ramsnase: Mehr oder weniger stark gebogenes Nasenprofil (konvex). Bei einigen Rassen ausgeprägtes Exterieurmerkmal (z. B. Kladruber, Lipizzaner, Andalusier, Berber).

Random-Anspannung: Drei Pferde hintereinander gespannt, vorn zwei Hunter, in der Schere ein leichter Karossier, wobei stilistisch korrekt die beiden Vorderpferde (im Sielengeschirr und mit Doppelringtrense) nicht ziehen, sondern mit leicht durchhängenden Strängen gehen sollen, während das Deichselpferd (auf Kumt und Kandare) den Cart zieht. Diese Anspannung war im 18./19. Jahrhundert aufgekommen, weil man auf den oft engen Wegen zum Meet nicht zweispännig fahren konnte und die beiden vorn gehenden Hunter möglichst wenig angestrengt zum Jagdbeginn kommen sollten. Als Wagen wurde ein zweirädriger, hoher Dogcart, Tilbury o. ä. verwendet.

räumender Trab: raumgreifender, fördernder Trab

Remonte: Französischer Begriff, durch die Remontierungskommission meist drei- bis dreieinhalbjährig angekauftes Nachwuchs-Militärpferd. Der Ausdruck Remonte wird häufig ganz allgemein für ein junges Pferd angewendet.

Röhrbeinumfang: Der Umfang des Röhrbeins (Os metacarpale tertium bzw. Metacarpus) mitsamt dem dazu parallel verlaufenden Sehnenapparat wird etwa eine Handbreit unter dem Vorderfußwurzelgelenk gemessen.

rückbiegig/vorbiegig: Auf eine Sehnenschwäche hindeutende Stellung des Vorderfußwurzelgelenks, das entweder nach rückwärts oder vorwärts von der Senkrechten abweicht.

säbelbeinige Stellung: stark gewinkelte Hinterbeinstellung

Säumer/Saumtier: Als Tragtier, Packpferd vor allem im Gelände verwendetes Pferd

Schwanenhals: Besonders langer, optisch schöner, gebogener Hals, der jedoch gelegentlich gewisse reiterliche Schwierigkeiten bietet.

Selektion: Züchterische Auswahl, ein von Charles Darwin geprägter Begriff: Bei der Selektion übernimmt der Mensch gewissermaßen die Rolle der Natur bei der Wahl der weiterhin zur Fortpflanzung zuzulassenden Tiere.

Shooting Pony: Schußfester, trittsicherer Pony, der für die Ansitz- und Pirschjagd vor allem im Gebirge verwendet wird.

Spat: Knochenauftreibung im oder am Sprunggelenk, die unter Umständen Lahmheit verursacht.

Spider: Englisch, die leichteste Art des Phaetons, wird meist zwei-, gelegentlich auch einspännig gefahren.

Sporn: Hornbildung an der Köte, vermutlich rudimentärer Ballen

Sport zwischen den Flaggen: Hindernisrennsport, so bezeichnet, weil die Hindernisse durch Flaggen – rot rechts, weiß links – in ihrer Breite begrenzt sind.

Stammbuch: Im allgemeinen nur in der Kaltblutzucht verwendete Bezeichnung für das „Herdbuch".

Stayer: „Steher", englische rennsportliche Bezeichnung für ein ausdauerndes Galopprennpferd, das mühelos Strecken von über 2400 m bewältigt. Als „Stayer mit Speed" bezeichnet man ein Pferd, das nach einem Langstreckenrennen vor dem Ziel noch so viel Reserven besitzt, daß es an Schnelligkeit zulegen kann. „Dead Stayer" bezeichnet ein Pferd, das über lange Strecken laufen kann, aber im Finish keine Reserven besitzt, um noch zuzulegen.

Steher: siehe Stayer

Stempelhengst: Zuchthengst, der durch seine dominante Vererbung eine Zucht prägt.

Strahl: Aus elastischem Horn bestehendes Polster an der Unterseite des Hufes. Der Strahl dient der Stoßbrechung beim Auffußen des Hufes.

Stutbuch: Fehlerhafte deutsche Übersetzung des englischen Begriffs Stud Book, heute von den meisten deutschen Zuchtverbänden für ihr „Herdbuch" angewendet.

Sulky: leichter, zweirädriger Karren für Trabrennen

Tandem-Anspannung: Zwei Pferde hintereinander gespannt, vorn ein Hunter, in der Schere ein leichter Karossier, wobei stilistisch korrekt das Vorderpferd (im Sielengeschirr und mit Doppelringtrense) nicht ziehen, sondern mit leicht durchhängenden Strängen gehen soll, während das Deichselpferd (auf Kumt und Kandare) den Cart zieht. Diese Anspannung war im 18./19. Jahrhundert aufgekommen, weil man auf den schmalen Wegen zum Meet nicht zweispännig fahren konnte und der vorn gehende Hunter bei Jagdbeginn möglichst frisch sein sollte. Als Wagen wird bis heute ein leichter, hoher, zweirädriger Dogcart, Tilbury o. ä. verwendet.

Tarsalgelenk: Tarsus, Fußwurzelgelenk, Sprunggelenk

Tilbury Gig: Spezielle englische Cabrioletform, sehr leichter Kutschwagen mit zwei hohen Rädern, stets einspännig oder in Tandem- oder Random-Anspannung zu fahren. Nach seinem Designer benannt.

Totalisator: Bezeichnung für den amtlichen Wettbetrieb im Rennsport (im Gegensatz zur Buchmacherwette). Erstmals 1871 in Frankreich eingeführt. Heute werden mittels Computer die sogenannten Quoten errechnet, die den Wettern ausgezahlt werden. An Wettschaltern werden unter Aufsicht des jeweiligen Rennvereins Einsätze auf die an den Rennen beteiligten Pferde angenommen. Der Wetter erhält eine Quittung über die Wettart und die Höhe seines Einsatzes. Bei Beginn des Rennens werden gleichzeitig sämtliche Schalter geschlossen. Nach Schluß des Rennens und der Erklärung des Siegers sowie der Reihenfolge der einlaufenden Pferde wird gegen Rückgabe der Quittung im Falle eines Gewinns die jeweilige Quote ausbezahlt.

Totalisatorwette: Rennwette, bei der im Gegensatz zur Buchmacherwette jeder einzelne Wetter gegen die Gesamtheit sämtlicher Wetter wettet. Die Wetten werden an den Totalisatorschaltern angenommen. Der Totalisator (heute ein Computer) ermittelt elektronisch die Gewinnquoten. Sie werden nach der Rennentscheidung und Abzug der Steuer in Form einer festen Quote ausbezahlt.

Traberexterieur, Trabermerkmale: Im Vergleich mit dem Vollblutpferd weisen die Traberrassen, vor allem der Amerikanische Traber, ein deutlich abweichendes Exterieur auf, das sich aufgrund der ausschließlichen Selektion auf höchste Trabschnelligkeit allmählich herausgebildet hat. Typische Trabermerkmale sind ein steil gelagertes Schulterblatt im sogenannten Traberwinkel (90°) zu dem langen, muskulösen Oberarm, wenig Herz- und Flankentiefe, eine abschüssige, oft etwas spitz wirkende Kruppe mit sogenanntem „Trotting Pitch" (etwas überbaut), ein wenig ausgeprägter Widerrist, ein weicher Rücken und eine ebenfalls weiche Lendenpartie, dazu eine kuhhessige oder säbelbeinige Stellung der Beckengliedmaßen, die ein weites Vorgreifen, vorbei an den Vordergliedmaßen, ermöglicht.

Trabrennen: In Rußland und den USA entstandene Rennprüfungen auf äußerste Schnelligkeit im Trab. In den meisten Ländern ausschließlich im Sulky, in Frankreich auch unter dem Sattel gelaufen.

Trachten: hinterer Hufwandbereich

Trachtenzwang: Verengung im Trachtenbereich, die die Beweglichkeit des Hufmechanismus beeinträchtigt.

Travois: Aus zwei gekreuzten Stangen gefertigte, von einem Pferd gezogene Schleppe (ohne Räder).

Triple Crown: Englischer rennsportlicher Ausdruck für den Sieger in den drei Klassischen Rennen 2000 Guineas, Derby und St. Leger.

Turf: Englischer Begriff, nach R. S. Summerhays in „Encyclopaedia for Horsemen" (London 1952) der „offiziell akzeptierte Terminus für jedwede Rennbahn", davon abgeleitet „die Leistung eines Pferdes auf der Rennbahn". Nach A. S. Hornby in „Oxford Advanced Dictionary of Current English" (Oxford 1974) auch „das Geschehen auf dem Turf", also „der Rennbetrieb" ganz allgemein.

Typ: Begriff aus der Pferdebeurteilungslehre, Bezeichnung für die Summe derjenigen Formen und Eigenschaften des Pferdes, die nicht wandelbar sind. Den jeweiligen Typ kennzeichnet neben den „äußeren" Erscheinungsformen besonders der „Ausdruck" als Spiegelbild der „inneren" Eigenschaften und Veranlagungen. Er schließt die „innere" Leistungsbereitschaft ein. Ein Pferd kann in verschiedener Hinsicht typisch sein: Es kann einen Rassetyp vertreten, eine geschlechtstypische (maskuline oder feminine) Ausprägung zeigen, einem Zucht-, Gebrauchs- oder Leistungstyp entsprechen oder einem Konstitutionstyp.

Verdrängungskreuzung: In einem Umzüchtungsprozeß angewendetes Verfahren, bei dem man auf einer vorhandenen Stutengrundlage durch Verwendung von Hengsten aus einer anderen Population über eine Folge von Generationen eine Auskreuzung der Gene der Ausgangsrasse vornimmt.

Veredlung: Bei der Veredlungskreuzung (Meliorationskreuzung) werden in einer Rasse durch Einkreuzung mit einer ausreichenden Anzahl qualitätsmäßig geeigneter Individuen einer anderen Rasse Gene eingeführt, die in nicht ausreichender Menge oder gar nicht vorhanden sind, in der Absicht, gewisse Eigenschaften zu verbessern, ohne doch die Rasse wesentlich zu verändern.

Vollblut: Ungenaue Übersetzung des englischen Begriffs Thoroughbred. In Deutschland zu Unrecht auch auf andere Rassen angewendet.

vorbiegig: siehe rückbiegig

Wallach: Kastriertes männliches Pferd. Die Bezeichnung ist von Wallachei abgeleitet, wo das Verfahren angeblich erstmals angewendet worden sein soll.

Warmblut: Gegen Ende des 19. Jahrhunderts in Deutschland geprägter Begriff, der alle Pferderassen umfaßt, die nicht Kaltblüter oder Ponies sind. Bezeichnet das lebhaftere Temperament, und nicht die Bluttemperatur. Löste um 1900 den Begriff Halbblut in Deutschland ab und erobert mittlerweile die Welt.

Weatherby & Sons: Private Londoner Firma, die im Auftrage des Jockey-Clubs seit 1791 das General Stud Book (das allgemeine Gestütbuch für die Vollblut-Zucht) führt.

zeheneng: Fehlerhafte Stellung der Vordergliedmaßen, die bis zum Fesselkopf hinab gerade stehen, darunter jedoch mehr oder minder nach innen abweichen, so daß die Zehen nach innen zeigen. Die zehenenge Stellung scheint bei unedlen Rassen häufiger zu sein als bei edlen. Sie wird meist als gravierender angesehen als die zehenweite Stellung.

zehenweit: Fehlerhafte (auch „französisch" genannte) Stellung der Vordergliedmaßen, die bis zum Fesselkopf hinab gerade stehen, darunter jedoch mehr oder minder nach außen abweichen, so daß die Zehen nach außen zeigen. Eine geringgradig zehenweite Stellung scheint für das Vollblut rassetypisch zu sein und ist für die Funktionalität ohne Bedeutung.

Zielgerade: Gerades Stück der Rennbahn, auf der das Finish bis zum Zielpfosten (vor der Tribüne) ausgeritten wird. Kann von unterschiedlicher Länge sein.

Zuchtenklave: Bezeichnung für das Verbreitungsgebiet einer Rasse, das gewissermaßen als Insel innerhalb des Zuchtgebietes einer anderen Rasse liegt.

Zwanghuf: Huf, bei dem die Beweglichkeit des Hufmechanismus eingeschränkt ist.

LITERATURVERZEICHNIS

G. Ahsbahs, Die Pferdezucht in der Kremper Marsch; Kiel 1886
G. Ahsbahs, Gestütbuch der Holsteiner Marschen; 3. Band Berlin 1893
Andrees Allgemeiner Handatlas; 3. Auflage Bielefeld – Leipzig 1896
C. J. Apperley, Das Rennpferd, seine Erziehung und Vorbereitung für die Rennbahn; Köln – Aachen 1838
C. J. Apperley, Katerfelto; Zeitschrift Sporting Magazine 1824
Aristoteles, Historia Animalia
Avicenna (Ibn Sina), Asch Schifa (Sufficientia)
Avicenna (Ibn Sina), Al Ischarat Wa At Tanbihat (Beweise und Behauptungen)
F. Bakels, Der Asil Araber im Lichte neuer genetischer Erkenntnisse; Hildesheim 1980
S. Baker, Survival of the Fittest; Dulverton 1993
R. Bakewell, Domestic Encyclopaedia; um 1780
H. E. Balch, Mendip – It's swallest Caves and Rock Shelters; London 1948
W. Bateson, Materials for the Study of Variation; 1894
W. Bateson, Mendel's Principles of Heredity; 2. Auflage 1913
W. Bateson, Problems of Genetics; 2. Auflage 1916
W. Graf Baudissin, Pferderassen und Rassepferde; Berlin 1934
F. C. de Beaulieu, Vollblut; 2. Auflage München – Basel – Wien 1967
R. Beck, Scotland's native Horses; Wigtown 1992
C. Becker, Das Schleswiger Pferd; Hannover 1914
I. Bender, Handbuch Robustpferde; Stuttgart 1991
S. Berge, Historische Grundlagen über Zuchttheorien und Zuchtmethoden bis zur Jahrhundertwende; Handbuch der Tierzüchtung; 2. Band Hamburg – Berlin 1959
H. J. Biddell, Vortrag vor dem Framlington Club 1907
Baron G. v. Biel, Einiges über edle Pferde; Dresden 1830
G. M. Björnstjerna, System för Sveriges Hästkultur; 1829
Sir T. Blundeville, Breeding of Horses and Art of Riding; London 1566
M. Bongianni, All Världens Hästar, Väststeras 1992
M. Bongianni, Cavalli; Mailand 1987
M. Bongianni, Handbuch der Pferderassen; Zürich – Stuttgart – Wien 1988
M. Bongianni – C. Mori, Geliebte Pferde – Ein Handbuch über die Pferde dieser Welt; Stuttgart 1991
M. Bongianni – C. Mori, Il Cavallo; Mailand 1985
H. Bourne, Little story of Exmoor; Withypole 1969
B. Branderup, Knabstrupper – Gefleckte Fürstenpferde; Völkersen 1995
O. Brandt, W. Kluver, Geschichte Schleswig-Holsteins; 3. Auflage Kiel 1935
C. Bräuer, Die Gestüte des In- und Auslandes; Dresden 1901
J. Bremer, Geschichte Schleswig-Holsteins bis zum Jahre 1848; Kiel 1864
Brockhaus Konversationslexikon, 17 Bände; 14. Auflage Leipzig 1908
U. Bruns, Untersuchungen zu Tölt und Paß; Zeitschrift Ponypost 12/1963
D. Bruun, Hesten I Nordboernes Tjeneste paa Island, Faeroerne og Gronland; Kopenhagen 1900
G. J. Caesar, De Bello Gallico
S. Calmady-Hamlyn, On the History of the Dartmoor Pony; Newton Abbot 1953
W. Camden, Britannia; London 1586
E. Campion, History of Ireland; um 1570
W. Cavendish, Duke of Newcastle, Nouvelle Methode pour dresser le Chevaux en suivant la Nature et même la Perfectionnant par la Subtilité de l'Art; Paris 1668
A. de Chapeaurouge, Einiges über Inzucht; Hamburg 1909
Capitaine Charpy, Le Trait leger; Paris 1909
M. Clayton, The Hunter Horse, Cob, Pony; Richmond upon Thames 1980
C. Clarke – D. Wallin – J. Kidd, The International Warmblood Horse; Buckingham 1991
D. Clerk, On the Agriculture of the County of Argyll; Th & Ass, Fourth Series, Vol. 10 Edinburgh 1878
J. Colerus, Oeconomia ruralis et domestica; Wittenberg 1591
G. Comberg, Tierzüchtungslehre; Stuttgart 1971
Le Commandante de Comminges, Les Races de Chevaux de Selle en France, Paris 1904
G. L. Leclerc, Comte Buffon, Histoire Naturelle Générale et Particulière; 36 Bände, Paris 1749–1788
C. Cormier, Le Cheval Berrichon et le Cheval Limousin; Paris et Chateauroux 1906
B. le Courtois, Halte au Blup; Annuaire de l'Etalon Sport Francais, La Chaussée d'Ivry 1994
G. Baron de Cuvier, Discours sur les Revolutions de la Surface du Globe et sur les Changements qu'elles ont produits dans le Règne Animal; Paris 1812
W. Scarth Dixon, Cleveland Bay Stud Book; Volume 1 New York 1886
W. Scarth Dixon, The new Book of the Horse; London – New York – Toronto – Melbourne 1910
T. F. Dale, New Forest Stud Book; Lindhurst 1910
P. Damen, Die Geschichte des Belgischen Zuchtpferdes; 1985
O. T. Dargan, The Welsh Pony; Privatdruck Boston 1913
C. R. Darwin, On the Origin of Species by Means of Natural Selection or Preservation of favoured Races in the Struggle of Life; London 1859
W. Davies, The Welsh Mountain Pony; London 1993
W. Davies, Welsh Ponies and Cobs; London 1985
D. Defoe, Tour through Scotland; 12. Brief 1706
C. Dencker, Das Oldenburger Pferd; Berlin 1941
A. Dent, The purebred Exmoor Pony; Dulverton 1970
A. Dent, D. M. Goodall, A History of British Native Ponies; 2. Auflage London 1988
M. und H. D. Dossenbach, H.-J. Köhler, Die großen Gestüte der Welt; Stuttgart – Bern 1977
C. v. Drathen, Die europäischen Pferdeschläge auf der Pariser Weltausstellung 1900; Berlin 1901
Det kgl. Danske Landhusholdningsselskab, Varmblodhesten; Festsrift Kopenhagen 1977

dtv-Lexikon, 20 Bände; 3. Auflage Mannheim 1997
Magister E. Duncker, Berättelse om Allmänna Finska Landbruksmötet i Åbo; Herausgeber E. Rönnebäck, Åbo 1881
F. W. Dünkelberg, Das Englisch-Arabische Vollblut und seine Zuchtmethoden, Stuttgart 1907
P. v. Dusburg, Chronicon Prussiae; Frankfurt 1679
T. Dykes, History of the Clydesdale Horse; Glasgow 1876
T. Dykes, The Highland Pony; Edinburgh 1905
H. Ebhardt, Verhaltensweisen verschiedener Pferdeformen; Säugetierkundliche Mitteilungen 1956
H. Ebhardt, Ponies und Pferde im Röntgenbild nebst einigen stammesgeschichtlichen Bemerkungen dazu; Säugetierkundliche Mitteilungen München 1961
King Edward III., Safe Conduct for the honourable William Douglas; 1352
E. H. Edwards, Encyclopedia of the Horse; London 1985
E. H. Edwards, The Ultimate Horse Book; London – New York – Stuttgart 1991
E. Ehrensberger, Pfälzische Pferdezucht – Beiträge zur Geschichte derselben und der Gestütsanstalt Zweibrücken; Hannover 1922
P. Eipper, Auf Wanderfahrt mit Tier und Mensch; Berlin 1943
H. F. Euren, Additional Notes on the History of the Hackney Horse, Einleitung zum 1. Band des Hackney Stud Books; Norwich 1885
J. C. Ewart, The Ponies of Connemara; Edinburgh 1900
A. Fell, The Irish Draught Horse; London 1991
H. Franke, Neuzeitliche Tierzucht; Frankfurt 1965
A. Fraser, Sheep Husbandry; London 1968
A. Fraser, Tierzucht im Zwiespalt; Hamburg – Berlin 1964
H. Friis, Det Kongelige Stald Etat; Kopenhagen 1947
A. Gallier, Le Ceval Anglo-Normand; Paris 1900
A. Gallier, Le Cheval de Demi Sang, Races Françaises; Paris 1909
A. Gallier, Le Cheval de Trait, Races Françaises; Paris 1909
Sir F. Galton, Natural Inheritance; London 1889
E. de Gasté, Le Cheval Normand et ses Origines; Paris 1889
E. de Gasté, Le Modèle et les Allures; Paris 1903
E. Gayot, Les Chevaux de Trait Français; Paris 1887
K. F. Gesner, Historia Animalium; 4 Bände, Zürich 1551–1558
Sir W. Gilbey, Animal Painters of England from the Year 1650; London 1900
Sir W. Gilbey, Thoroughbreds and other Ponies; London 1903
Sir W. Gilbey, Small Horses in Warfare; Vinton 1900
Sir W. Gilbey, Ponies – Past and Present; London 1900
Sir R. Glyn, The World's Finest Horses and Ponies; London 1971
Gotlands läns hushallningssällskap, Stambok för Russ, 1. Band 1943
Dr. W. Grabensee, Zur französischen Pferdezucht; Berlin 1903
E. Haeckel, Natürliche Schöpfungsgeschichte; Bonn 1868
M. Haller, Ponies aus Irland; Cham 1994
M. Haller, Der Kosmos Pferdeführer; Stuttgart 1994
M. Haller, Die Götterpferde; Zeitschrift Traumpferde 3/1996
J. Hammond – I. Johansson – F. Haring, Handbuch der Tierzüchtung; 4 Bände, Hamburg – Berlin 1961
C. Hayes, Points of the Horse; London 1904
L. N. Hazel, The Genetic Basis for the Construction of Selection Indexes; Iowa 1943
B. L. Hendricks, International Encyclopedia of Horse Breeds; London 1995
J. v. Henninges, Hauptbeschälerbuch Trakehnen 1732–1945; Braunschweig 1985
J. Hislop, Razza di Sant' Andrea, Gestütbuch der Zuchtgemeinschaft Dormello – Olgiata; Privatdruck Dormello 1962
J. R. Hjalmarsson, Land und Freiheit für die Unterdrückten, „Die Geschichte Islands"; Iceland Review Reykjavik 1994
P. Hjorthoy, Physisk og Ekonomisk Beskrivelse af Gutbrannsdalens Provsti, um 1750
H. E. Hoff, Schleswig-Holsteinische Heimatgeschichte; 2 Bände, Kiel – Leipzig 1910
C. E. G. Hope – G. N. Jackson, The Encyclopedia of the Horse; London 1974
A. S. Hornby, Oxford Dictionary; Oxford 1984
Graf B. v. Hutten-Czapski, Die Geschichte des Pferdes; Berlin 1876
L. Huybrechts, Der höhere Wert der Mutterlinie wissenschaftlich bewiesen, Zeitschrift Zangersheide Magazine 1/1997
H.-H. Isenbart – E. M. Bührer, Das Königreich des Pferdes; Luzern – Frankfurt 1970
M. Jähns, Roß und Reiter in Leben, Glauben und Geschichte der Deutschen, zwei Bände; Leipzig 1872
J. Jensen, Avlens Historie; Artikelserie in „Hippologisk Tidskrift", Kopenhagen 1900
J. Jensen, Det kongelige Frederiksborgske Stutteris Historie; Kopenhagen 1910
J. Jensen, Hestens Historie; Kopenhagen 1925
S. Johnson, A Tour to the Hebrides; London 1775
S. Jónsson, Chronik; Skálholt um 1500
Jordanes, De Origine actibusque Getarum; Konstantinopel oder Chalcedon 547
Jordanes, De Breviatione Chronicorum; Konstantinopel 551
Stambog over Heste of Jydsk Race, Aarhua
G. Kapitzke, Frankreich für Pferdefreunde, Köln 1981
G. Kapitzke, Die Staatsgestüte; München 1979
S. Karlsson, Fodershingstar inom Kallblodstravet; Östersund 1945
J. Kidd, Horse Breeds and Breeding; London 1985
A. Kjaer, Das Jütische Pferd; in „Tierheilkunde und Tierzucht"; Berlin – Wien 1926
A. Kjaer, Den Jyske Hest; in „De danske Hesteracer"; Kopenhagen 1920
C. Klingberg, Zur Nationalen Dänischen Halbblutzucht; in Zeitschrift Hippologisk Tidskrift 1, Kopenhagen 1904
T. Koch, Zur Geschichte des Pferdes; Jena 1961
S. Kronenberg, Freizeitpferde; Stuttgart 1994

Chevalier de Lamarck, J. B. Monet, Philosophie Zoologique; Paris 1809
Landesökonomisches Kollegium, Die Konstanztheorie; Berlin 1848
Landnamabok; Island ca. 930
J. Lawrence, The History of Delineation of the Horse; London 1809
Sir C. Leicester, Bloodstock Breeding; 2. Auflage London 1983
U. Lehmann, Paläontologisches Wörterbuch; 2. Auflage Stuttgart 1977
C. Lewis, Horse Breeding in Ireland; London 1980
J. Freiherr von Liebig, Theorie und Praxis der Landwirtschaft; Braunschweig 1856
J. Freiherr von Liebig, Naturwissenschaftliche Briefe über die moderne Landwirtschaft; Leipzig 1859
G. E. von Löhneysen, Cavalleria oder neu eröffnete Hof-, Kriegs- und Reitschul; Nürnberg 1729 oder 1625 (Text S. 92)
P. Low, Breeds of Domestic Animals of the British Islands; London 1842
H. Löwe, Pferdezucht; 3. Auflage Stuttgart 1979
H. Löwe, Handbuch der Tierzüchtung; Hamburg – Berlin 1961
Abt A. von Lübeck, Slavenchronik; ca. 1200
N. Lugli, Rassepferde; München 1974
D. Lund, Oldenborg Hesten; Kopenhagen, 1988
W. Lunn, Knapstrup Stutteriet og dets Afstammning; Naestved 1855
P. Lyne, Shrouded in Mist; Leominster 1984
P. Lyne, Out of the Mist; Leominster 1990
J. Mac Donald, Highland Ponies; Stirling 1937
D. Machin-Goodall, A History of Horse Breeding; London 1977
D. Machin-Goodall, Pferde der Welt; Heidenheim 1966
M. B. Mackeprang, Der Zug der Cimbern und Teutonen aus Nordjütland; Zeitschrift Der Norden, 16. Jahrgang 1939
T. R. Malthus, Essay on the Principles of Population; London 1789
E. March-Phillips, The Acland Herd; Pall Mall Magazine 1896
F. Martin, Den Svenska Hästen I Arbeite och Sport; Stockholm 1959
G. Mann – A. Heuss, Weltgeschichte, 10 Bände; Gütersloh 1979–1980
G. Markham, Hot to chase, ride, train and diet both Hunting Horses and Running Horses; London 1599
J. Marshall, Rural Economy of Norfolk; Norwich 1795
B. Martiny, Zuchtstammbücher aller Länder; Bremen 1883
H. Meinardus, Züchterische Nutzung der Turniersportprüfung für Reitpferde; Warendorf 1988
J. G. Mendel, Versuche über Pflanzenhybriden; Brünn 1861
J. G. Mendel, Über einige aus künstlicher Befruchtung gewonnene Hiraceum-Bastarde; Leipzig 1901
G. J. van de Mey, Die Nachkommen von L' Invasion; Zeitschrift Viehzucht und Milchwirtschaft 6/1967
G. J. van de Mey, Erbkrankheiten und die Gefahr der Inzucht; Het Nederlandse Warmbloedpaard 12/1978
Meyers großes Taschenlexikon, 24 Bände; 3. Auflage Mannheim – Wien – Zürich 1990
Meyers Konversationslexikon, 21 Bände; 5. Auflage Leipzig – Wien 1897
H. Minderman, The leading Competion Sires of Great Britain and Ireland; Ayrshire 1996
H. Möncke, B. Persson, Till Island – Sagön I Nordatlanten; Stockholm 1996
D. Monro, A Deskription of the Occidental – I. E. Western Isles of Scotland; 1549
C. Moore, Irish Draught Mares 1918–1992; Crumlin 1992
C. Moore, Irish Draught Stallion 1911–1993; Crumlin 1993
W. J. Moscrop, Zur Reinrassigkeit der Shire Rasse; Zeitschrift Royal Agriculture Society's Journal 1886
A. Müller, Der Pferdezüchter; Mainz 1858
H. Nachtsheim, Vom Wildtier zum Haustier; Berlin 1949
H. von Nathusius, Das schwere Arbeitspferd mit besonderer Rücksicht auf den Clydesdale; Berlin 1882
H. von Nathusius, Über Konstanz in der Tierzucht; Berlin 1860
H. von Nathusius, Über die Zucht schwerer Arbeitspferde und die Mittel zu ihrer Beförderung in Preußen; Berlin 1885
H. von Nathusius, Vorträge über Viehzucht und Rassenkenntnis; Berlin 1890
S. von Nathusius, Die Pferdezucht; Berlin 1902
S. von Nathusius, Unterschiede zwischen der morgenländischen und abendländischen Pferdegruppe; Halle 1891
J. Nissen, Welches Pferd ist das?; 10 Auflagen, Stuttgart 1961–1986
J. Nissen, Das Schwedische Warmblut; Artikelserie in zwei Teilen, Zeitschrift Reiter Revue International, Hefte 1,3/1988
J. Nissen, Das Sportpferd; Stuttgart 1964
J. Nissen, Hengstkörung und Jungpferde-Championat der Dänischen Warmblutzucht (DV) in Herning, Jütland 1990; Zeitschrift Boerderij 3/1990
J. Nissen, Springen; Heidenheim 1968
J. Nissen, Vollblut in der warmblütigen Leistungszucht Holsteins; Hamburg 1969
J. Nissen, Leistungszucht – Die „heiligen" 100 Tage, Zeitschrift Zangersheide Magazine, Heft Juni – August 1996
J. Nissen, Zur Abstammung des in Zangersheide gezogenen Hengstes Alexis Z; Gutachten 1994
J. Nissen – W. Gorbracht, Ponybuch; Frankfurt 1974
J. Nissen, Großes Reiter- u. Pferdelexikon; Gütersloh 1976
J. Nissen, Pferde, Reiter, Fahrer, Züchter; München 1979
G. Nobis, Vom Wildpferd zum Hauspferd; Köln – Wien 1971
H. Nürnberg, Der Lipizzaner; Magdeburg – Essen 1993
F. Oetken, Zur französischen Pferdezucht; Berlin 1902
B. von Oettingen, Die Pferdezucht; 2. Auflage Berlin 1921
M. O'Neill, Chevaux de France; 2. Auflage Paris 1961
J. *W. Patten,* The Light Horse Breeds; New York – London 1960
J. Palmer, The Dartmoor Pony; Exeter 1990
F. Papavassiliou, Liebenswerte Riesen; 2. Auflage Wiesbaden 1988
C. Conte de Pavia, Il Cavalerizzo; Venedig nach 1600
B. de Perthuis, L'Equitation; Paris 1983
S. Petersen, Nogle Oplysningar om den Gudbrandsdalske Hest; Kristiana 1877

K. Ploetz, Auszug aus der Geschichte; 27. Auflage, Würzburg 1968
Prokopios von Caesarea, Geschichte seiner Zeit; 8 Bände, Konstantinopel ca. 550
V. Prosch, Huusdyravlens almindelige love; Kopenhagen 1861
V. Prosch, Frederiksborgs Stutteri – en Historisk undersogelse; Kopenhagen 1866
E. A. L. Quadekker, Het Paardenboek; 1905
L. von Ranke, Deutsche Geschichte im Zeitalter der Reformation, 6 Bände; Berlin 1839–1847
G. Rau, Aufgaben und Entwicklung der Deutschen Landespferdezucht im Vergleich zur Landespferdezucht in Frankreich und Ungarn; Stuttgart 1909
G. Rau, Die Reitkunst der Welt an den Olympischen Spielen 1936; Berlin 1937
R. Reyce, The Breviary of Suffolk; Ipswich 1618
R. S. Reynolds, Einleitung zum Shire Stud Book Volume 1; Peterborough 1884
C. Richardson, The New Book of the Horse; 2 Bände, London 1910
C. Richardson, The Fell Pony; London 1990
W. Ridgeway, The Origin of the Thoroughbred Horse, Cambridge 1905
M. de Saint Riqier – J. Delporte, Lexique de l'Homme de Cheval; Paris 1975
J. Ritchie, The Influence of Man on Animal Life in Scotland; Cambridge 1920
F. Roth, Pferde in Frankreich; Bad Homburg 1984
V. Russell, New Forest Ponies; Newton Abbot – London – Noth Pomfret – Vancouver 1976
T. Ryder, The Highstepper; London – New York 1979
E. Sauel, Le Cheval – Equitation et Sports Hippiques; Paris 1966
L. Sausseau, L'Ane, les Chevaux Mulassiers et le Mule du Poitou; Paris 1925
M. Schäfer, Großponys und Kleinpferde; München 1972
M. Schäfer, Welches Pferd zu welchem Zweck; München 1975
M. Schäfer, Wie werde ich Pferdekenner?; München 1971
A. Schedel-Stupperich, Marsh-Ponies – ein Leben zwischen den Gezeiten; Sonderausgabe der Zeitschrift Pegasus, Januar 1997
Schleswiger Pferdezuchtvereine, Gestütbuch; 1. Band Berlin 1900 und folgende
J. Schmitthenner, Lexikon für Pferdefreunde; Luzern – Frankfurt 1976
D. Schön, Praktische Pferdezucht – Sportpferde und Ponies; Stuttgart 1983
H. J. Schwark, Pferdezucht; Neudamm – Berlin 1984
G. Schwarznecker, Raçen, Züchtung und Haltung des Pferdes; Berlin 1870
G. Schwarznecker - W. Zipperlin, Pferderassen; Stuttgart 1883
H. Settegast, Die Tierzucht; Berlin 1868
C. Silver, Guide to the Horses of the World; Lausanne 1978
C. Silver, Pferderassen der Welt; München – Bern – Wien 1978
B. Smith, The Horse in Ireland; Dublin 1991
M. S. Smith – R. Mortimer, Derby 200 – The official Story of the Blue Riband of the Turf; Enfield 1979
J. G. Speed, A Survey of the Evolution of the Horse in Britain; Zeitschrift British Veterinary Journal 1955
J. E. Speed – M. G. Etherington, An Aspect of the Evolution of British Horses; Zeitschrift British Veterinary Journal 1952
G. Spooner, Handbook of Showing; London 1968
V. Stang – D. Wirth, Tierheilkunde und Tierzucht, 11 Bände; Berlin – Wien 1926–1937
H. Staun, Frederiksborgshesten och det Kongelige Frederiksborgske Stutteri; Frederiksborg 1981
S. J. Stenersen, Vestlandshesten; Norsk Idraetsblad, Kristiania September 1885
S. Sturlausson, Heimskringla; ca. 1220
R. S. Summerhays, Encyclopaedia for Horsemen; 2. Auflage London 1970
R. S. Summerhays, Encyclopaedia of the Horse; London – New York 1970
R. S. Summerhays, Horses and Ponies; London – New York 1954
S. Graf Szechenyi, Über Pferde, Pferdezucht und Pferderennen; Leipzig und Pest 1830
F. Tesio, Breeding the Racehorse; London 1958
F. Traut, Gestüte Europas; Verden 1971
C. Trägardh (Herausgeber), Hästen I Sverige; Stockholm 1939
H. Trunz, Pferde im Lande des Bernsteins; Berlin – Hamburg 1967
P. Tuff, Tierheilkunde und Tierzucht; Berlin – Wien 1930
W. von Unger, Meister der Reitkunst; Bielefeld und Leipzig 1926
W. Uppenborn, Die Chancen der Pferdezucht im mechanisierten landwirtschaftlichen Betrieb; Bonn 1956
W. Uppenborn, Pferdezucht und Pferdehaltung; Offenbach 1970
W. Uppenborn, Ponys; Stuttgart 1968
S. Usher, Gutachten, vorgetragen vor der Royal Comission on Horse Breeding in Ireland; Dublin1897
F. Varola, Obituary anläßlich Federico Tesios Tod; Zeitschrift Horse and Hound 1954
J. V. Volquardsen, Geschichte und Blutaufbau der Frederiksborger Rasse und Vergleich mit ähnlichen deutschen Rassen; Dissertation Halle 1924
B. Vesey-Fitzgerald, The Book of the Horse; London – Brüssel 1947
E. Viborg, Bidrag til en historisk Udsigt over Danmarks Hesteavl; Kopenhagen 1800
F. Vilhelmsborg, Det Nationale Hestesportcenter Vilhelmsborg; Arhus 1990
S. Villeroy – A. Müller, Der Pferdezüchter; Mainz 1858
J. Walker, An Economic History of the Highlands; Edinburgh 1812
J. Weatherby senior, General Stud Book; Newmarket 1791
W. Weinberg, Über Vererbungsgesetze beim Menschen; 1909
W. Weinberg, Weitere Beiträge zur Theorie der Vererbung; 1910
J. Welcome, The Sporting Empress; London 1975
M. Whittlesney, The Horse; London 1989
G. J. Whyte-Melville, Katerfelto; London 1876
P. Willett, The Thoroughbred; London 1970
P. Willett, Makers of the Thoroughbred; London 1984
G. S. Winter von Adlersflügel, Gründliche Anweisung zur Reit- und Zaumkunst; Nürnberg 1673
G. S. Winter von Adlersflügel, Wohlberittener Cavalier; Nürnberg 1678

G. S. Winter von Adlersflügel, Courieuser Stallmeister; Nürnberg 1691
Graf C. G. Wrangel, Haandbog for Hestevenner, 2 Bände; Kopenhagen 1888
Graf C. G. Wrangel, Das Buch vom *S. Calmady-Hamlyn,* On the History of the Dartmoor Pony; Newton Abbot 1953
Pferde, 2 Bände; 3. Auflage Stuttgart 1895, 6. Auflage Stuttgart 1927
Graf C. G. Wrangel, Die Rassen des Pferdes, 2 Bände; Stuttgart 1908/09
Graf C. G. Wrangel, Handbok för Hästvänner, 2 Bände; 2. Auflage 1911–1913
C. Wriedt, Biologische Essays über Pferdezucht und Pferderassen; Berlin 1929
C. Wriedt, Die Pferderassen Norwegens; Zeitschrift Internationale agrartechnische Rundschau; Berlin 1914
S. Wright, The Correlation between Relatives on the Supposition of Mendelian Inheritance; Edinburgh 1918
M. Wünsche, Pferde des Nordens; Zürich – Stuttgart – Wien 1973
W. J. Yenne, The pictorial Encyclopedia of Horses; London 1989
W. Youatt, Different Breeds of English Horses; London 1820
W. Zorn, Pferdezucht; 3. Auflage Ludwigsburg 1952
F. A. Zürn, Das Pferd und seine Rassen; Leipzig 1902

Laufende Jahrgänge der Zeitschriften:
Agrarisch Dagblatt, Zwolle; Cavallo, Stuttgart; Das Holsteiner Pferd, Hamburg; Das Zugpferd, Stücken; Der Hannoveraner, Hannover, später Verden; Fries Landbouwblad, Leeuwarden; Het Belgisch Warmbloedpaard, Oud Haverlee; In de Strengen, Zeist; L'Année Hippique, Best.; Nouvelles Brèves/Korte Berichten, Rhode-St.-Genese; NRC Handelsblad, Rotterdam; Parade, Soltau; Pferd und Sport, Berlin; Pferdewelt, Wiesbaden; Reiter Revue, Mönchengladbach, später Düsseldorf; Rund ums Pferd, Dummersdorf; Sankt Georg, Hamburg; Traumpferde, Sulzbach; Viehzucht und Milchwirtschaft; Zangersheide Magazine, Lanaken, später Eindhoven;
Verbandsmitteilungen und Verbandszeitschriften der verschiedenen Zuchtverbände

Errata
Diese Enzyklopädie der Pferderassen wurde so sorgfältig recherchiert wie kaum ein anderes Werk. Daher ist uns auch folgende Berichtigung zum ersten Band besonders wichtig:

Seite 9, rechte Spalte, Zeile 12 von unten:
„Vollblut-Traber", nicht „Vollblut-Araber"

Seite 41, Abbildung unten, und Seite 72, Abbildung oben:
Otto Erelman, nicht Erdmann. Der niederländische Pferdemaler lebte von 1639 bis 1926. Einige seiner Bilder stellte uns das Deutsche Pferdemuseum (Verden a. d. A.) zur Verfügung.

Seite 239, rechte Spalte, Zeile 13/14 von unten:
Die „niederländische Wasserlinie" bewies ihre Wirksamkeit schon in dem niederländischen Befreiungskampf gegen Spanien von 1566 bis 1648, nicht erst im Spanischen Erbfolgekrieg, als die meisten Entscheidungen auf See fielen.

Seite 256, linke Spalte, Zeile 13 von unten:
unter den weniger, nicht wenigen veredelten Typen

Seite 258, mittlere Spalte, Zeile 2 von unten:
„Stiftung für seltene Haustierrassen", nicht Hengstrassen

Seite 276, rechte Spalte, Zeile 2 von unten:
„Eigen Kweek" bedeutet im Flämischen (abweichend vom Niederländischen) „eigene Zucht", hat also nicht den ironischen Unterton wie das deutsche „auf dem eigenen Mist gewachsen".

REGISTER